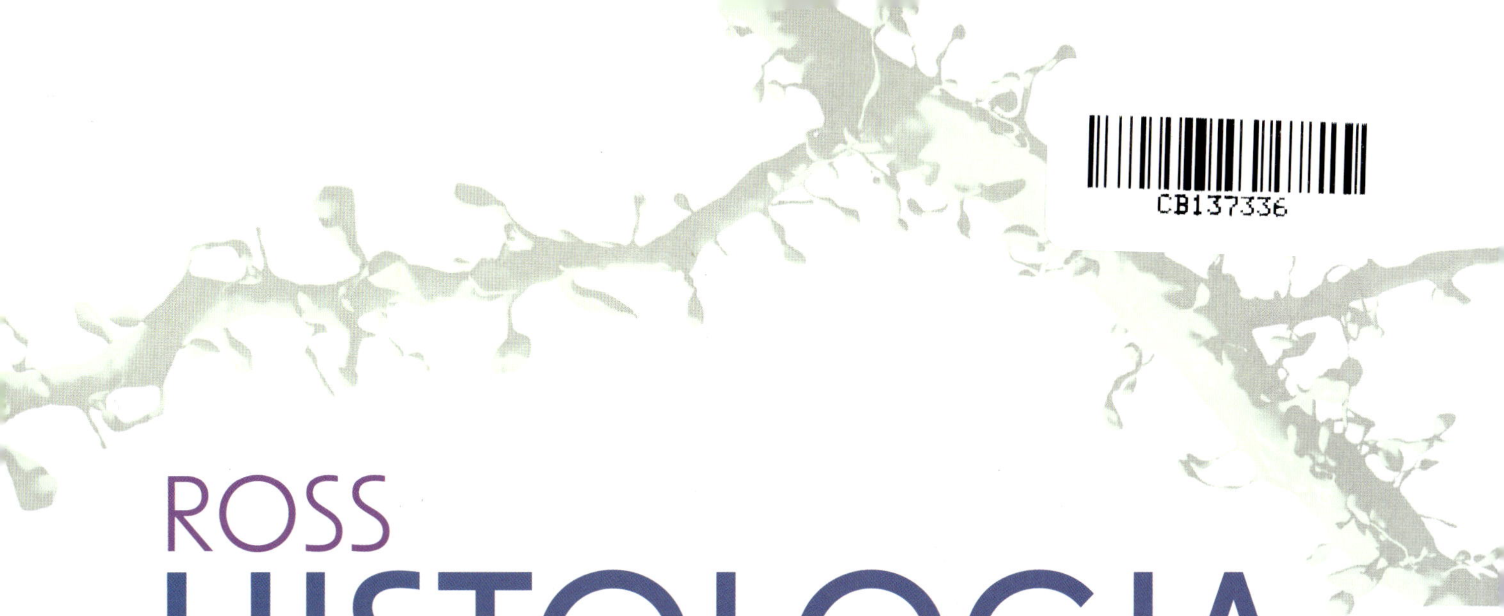

CB137336

ROSS

HISTOLOGIA

TEXTO E ATLAS

Correlações com Biologia Celular e Molecular

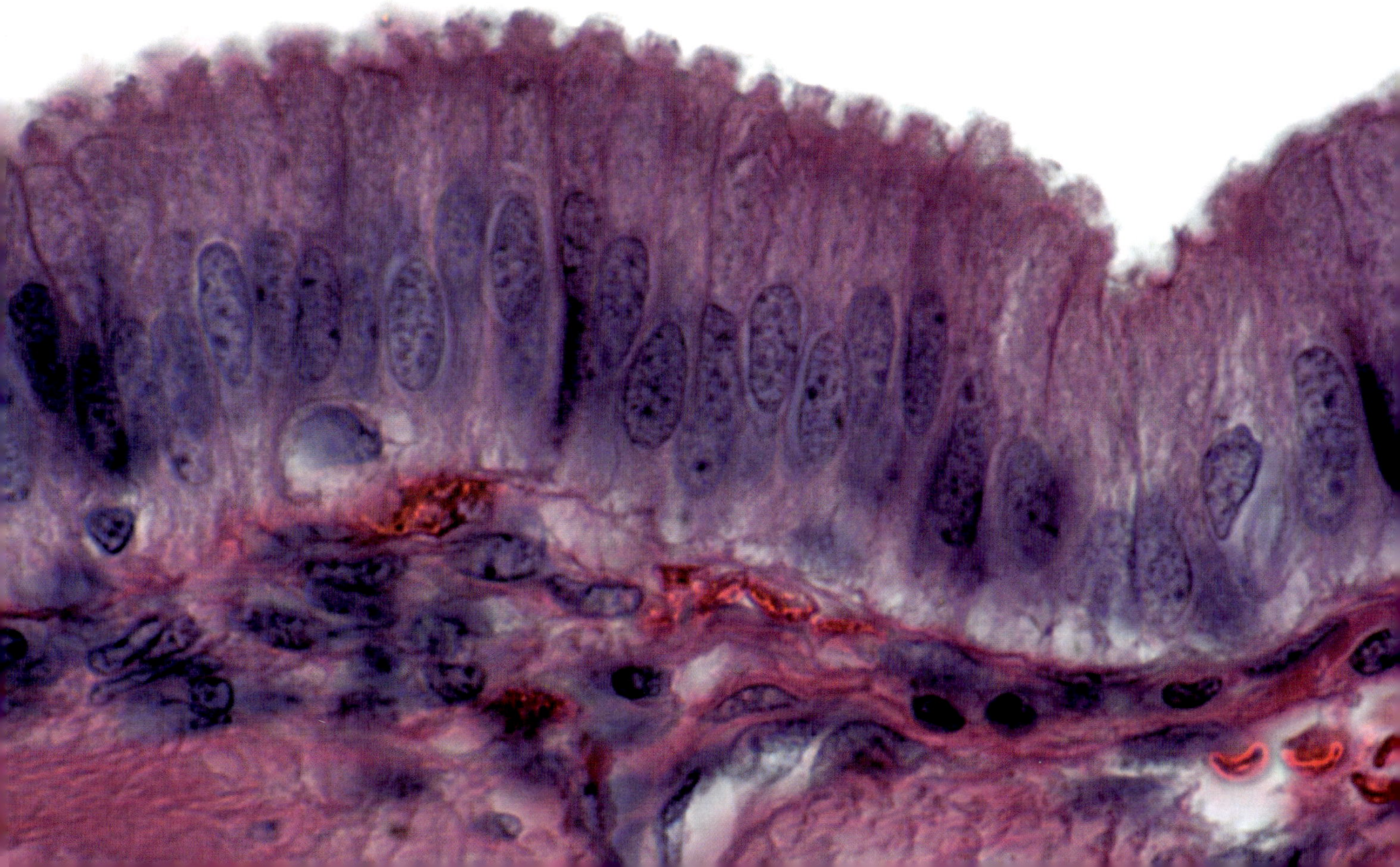

O GEN | Grupo Editorial Nacional – maior plataforma editorial brasileira no segmento científico, técnico e profissional – publica conteúdos nas áreas de ciências da saúde, exatas, humanas, jurídicas e sociais aplicadas, além de prover serviços direcionados à educação continuada e à preparação para concursos.

As editoras que integram o GEN, das mais respeitadas no mercado editorial, construíram catálogos inigualáveis, com obras decisivas para a formação acadêmica e o aperfeiçoamento de várias gerações de profissionais e estudantes, tendo se tornado sinônimo de qualidade e seriedade.

A missão do GEN e dos núcleos de conteúdo que o compõem é prover a melhor informação científica e distribuí-la de maneira flexível e conveniente, a preços justos, gerando benefícios e servindo a autores, docentes, livreiros, funcionários, colaboradores e acionistas.

Nosso comportamento ético incondicional e nossa responsabilidade social e ambiental são reforçados pela natureza educacional de nossa atividade e dão sustentabilidade ao crescimento contínuo e à rentabilidade do grupo.

ROSS

HISTOLOGIA

TEXTO E ATLAS

Correlações com Biologia Celular e Molecular

WOJCIECH PAWLINA, MD, FAAA

Professor of Anatomy and Medical Education
Consultant and Past Chair, Department of Clinical Anatomy
Joint Consultant, Department of Obstetrics and Gynecology
Past Medical Director of Procedural Skills Laboratory
Mayo Clinic College of Medicine and Science
Rochester, Minnesota
Fellow of the American Association of Anatomists

Revisão Técnica

Maria de Fátima Azevedo

Graduada em Medicina pela Faculdade de Ciências Médicas da Universidade do Estado do Rio de Janeiro (UERJ). Pós-graduada pela Sociedade Brasileira de Medicina Interna (Hospital da Santa Casa de Misericórdia do Rio de Janeiro). Especialização em Medicina do Trabalho. Médica concursada do Ministério da Saúde. Médica concursada do município do Rio de Janeiro. Ex-Membro da Comissão de Ética Médica do Centro Municipal de Saúde (CMS) João Barros Barreto, no Rio de Janeiro.

Tradução

Patricia Lydie Voeux

Nona edição

gen | GUANABARA KOOGAN

- O autor deste livro e a editora empenharam seus melhores esforços para assegurar que as informações e os procedimentos apresentados no texto estejam em acordo com os padrões aceitos à época da publicação. Entretanto, tendo em conta a evolução das ciências, as atualizações legislativas, as mudanças regulamentares governamentais e o constante fluxo de novas informações sobre os temas que constam do livro, recomendamos enfaticamente que os leitores consultem sempre outras fontes fidedignas, de modo a se certificarem de que as informações contidas no texto estão corretas e de que não houve alterações nas recomendações ou na legislação regulamentadora.
- Data do fechamento do livro: 27/11/2024.
- Os autores e a editora envidaram todos os esforços no sentido de se certificarem de que a escolha e a posologia dos medicamentos apresentados neste compêndio estivessem em conformidade com as recomendações atuais e com a prática em vigor na época da publicação. Entretanto, em vista da pesquisa constante, das modificações nas normas governamentais e do fluxo contínuo de informações em relação à terapia e às reações medicamentosas, o leitor é aconselhado a checar a bula de cada fármaco para qualquer alteração nas indicações e posologias, assim como para maiores cuidados e precauções. Isso é particularmente importante quando o agente recomendado é novo ou utilizado com pouca frequência.
- O autor e a editora se empenharam para citar adequadamente e dar o devido crédito a todos os detentores de direitos autorais de qualquer material utilizado neste livro, dispondo-se a possíveis acertos posteriores caso, inadvertida e involuntariamente, a identificação de algum deles tenha sido omitida.
- **Atendimento ao cliente: (11) 5080-0751 | faleconosco@grupogen.com.br**
- Traduzido de:
  HISTOLOGY: A TEXT AND ATLAS: WITH CORRELATED CELL AND MOLECULAR BIOLOGY, NINTH EDITION

  Copyright © 2024 Wolters Kluwer.
  Copyright © 2020, 2016 Wolters Kluwer Health. Copyright © 2011, 2006, 2003 Lippincott Williams & Wilkins. Copyright © 1995, 1989 Williams & Wilkins. Copyright © 1985 Harper & Row, Publisher, J. B. Lippincott Company.
  All rights reserved.

  2001 Market Street
  Philadelphia, PA 19103 USA
  LWW.com
  Published by arrangement with Wolters Kluwer, U.S.A. Wolters Kluwer did not participate in the translation of this title.
  ISBN: 978-1-975181-51-2

- Direitos exclusivos para a língua portuguesa
  Copyright © 2025 by

  EDITORA GUANABARA KOOGAN LTDA.
  Uma editora integrante do GEN | Grupo Editorial Nacional
  Travessa do Ouvidor, 11
  Rio de Janeiro – RJ – CEP 20040-040
  www.grupogen.com.br

- Reservados todos os direitos. É proibida a duplicação ou reprodução deste volume, no todo ou em parte, em quaisquer formas ou por quaisquer meios (eletrônico, mecânico, gravação, fotocópia, distribuição pela Internet ou outros), sem permissão, por escrito, da EDITORA GUANABARA KOOGAN LTDA.

- Capa: Bruno Gomes
- Editoração eletrônica: Anthares
- Ficha catalográfica

CIP-BRASIL. CATALOGAÇÃO NA PUBLICAÇÃO
SINDICATO NACIONAL DOS EDITORES DE LIVROS, RJ

P366r
9. ed.

Pawlina, Wojciech
Ross histologia : texto e atlas : correlações com biologia celular e molecular / Wojciech Pawlina ; revisão técnica Maria de Fátima Azevedo ; tradução Patricia Lydie Voeux. - 9. ed. - Rio de Janeiro : Guanabara Koogan, 2025.
28 cm.

Tradução de: Histology : a text and atlas : with correlated cell and molecular biology
Inclui índice
ISBN 978-85-277-4089-0

1. Histologia. 2. Histologia - Atlas. I. Azevedo, Maria de Fátima. II. Voeux, Patricia Lydie. III. Título.

24-94789 CDD: 611.018
CDU: 611.018

Meri Gleice Rodrigues de Souza - Bibliotecária - CRB-7/6439

Respeite o direito autoral

Esta edição é dedicada a **Teresa Pawlina**, minha esposa, colega e melhor amiga, que, com amor, paciência e perseverança, criou um refúgio seguro para que eu trabalhasse neste livro

e

a meu filho, **Conrad Pawlina**, a minha filha, **Stephanie Pawlina Fixell**, cujos estímulo e empolgação são sempre contagiantes

e

aos meus netos **Alexander Conrad Fixell** e **Zofia Marie Pawlina**, cuja capacidade de aprender novas habilidades para a vida é simplesmente de tirar o fôlego.

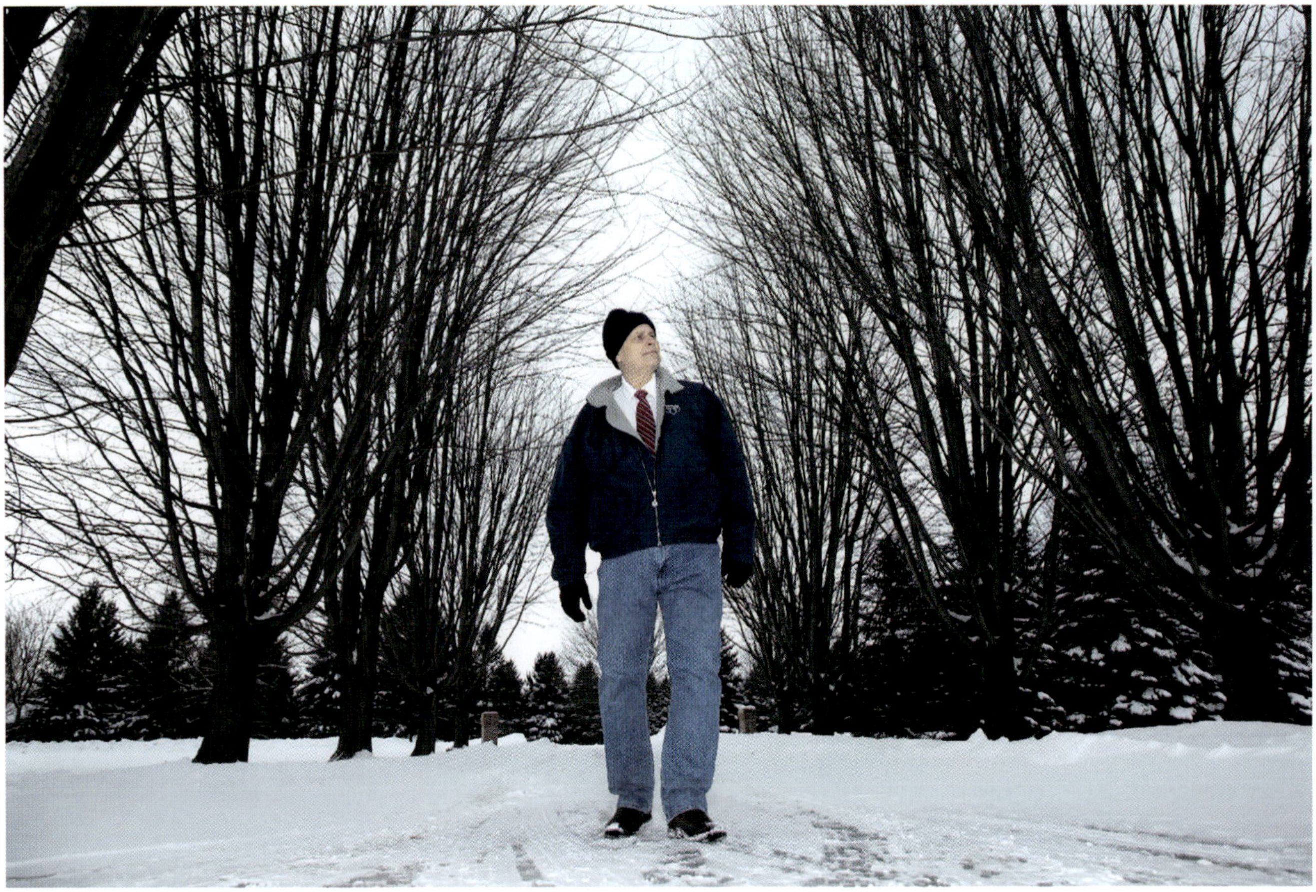

Wojciech Pawlina

Caminhando no frio congelante do inverno (–22°C) em uma estrada em Rochester, Minnesota, contemplando estruturas histológicas brancas como a neve: leucócitos, adipócitos brancos, polpa branca do baço, substância branca do cérebro e da medula espinal, fibras musculares brancas e, talvez, corpo *albicans* e túnica albugínea. (Fotografia de Kevin J. Ness.)

Prefácio

A nona edição de *Ross Histologia: Texto e Atlas – Correlações com Biologia Celular e Molecular* mantém a tradição de apresentar a estudantes da área da saúde o mais avançado da histologia integrada à biologia celular e molecular. Além disso, para promover a compreensão da natureza de células e tecidos, o material é integrado à anatomia básica, à embriologia e à fisiologia, com comentários clínicos relevantes. Como em edições anteriores, este livro é uma combinação de texto e atlas, em que as descrições textuais são complementadas por uma série de esquemas, imagens de tecidos e células, bem como fotografias de casos clínicos. Ao fim de cada capítulo há pranchas em alta resolução, com legendas detalhadas que destacam e resumem os elementos da anatomia microscópica. *Ross Histologia: Texto e Atlas* é, portanto, um livro "dois em um".

Esta edição pretende servir como fonte confiável e perspectiva clínica para aqueles que buscam entender a histologia em medicina, odontologia, cursos de graduação, pós-graduação e outras áreas da saúde. A inclusão de informações atualizadas fornece um arcabouço sólido para exploração científica adicional e aplicação clínica. Como recurso para os estudantes, esta obra não deve ser utilizada com o objetivo de memorizar fatos, mas sim como um guia para aprendizagem, extraindo conceitos-chave de todas as explicações fornecidas que servirão para futuras atividades acadêmicas.

As seguintes inovações foram incluídas nesta edição:

Todas as figuras deste livro foram cuidadosamente examinadas, revisadas e atualizadas. Várias figuras novas foram acrescentadas para mostrar a interpretação mais recente de conceitos importantes baseados nas últimas descobertas com relação à pesquisa molecular e celular. Todas as ilustrações mantêm um estilo uniforme ao longo dos capítulos, com uma agradável paleta de cores. Várias figuras inéditas foram alinhadas com fotomicrografias ou com micrografias eletrônicas, uma característica de edições anteriores que foi mantida e que recebeu elogios de revisores, estudantes e membros do corpo docente. Além disso, todas as pranchas do atlas foram renumeradas para serem mais consistentes com os números dos capítulos.

O conteúdo de biologia celular e molecular foi atualizado. O material da oitava edição foi cuidadosamente revisado e atualizado para incluir os mais recentes avanços em biologia celular e molecular, biologia das células-tronco, marcadores celulares e sinalização celular. A nona edição se concentra em conceitos-chave para auxiliar os estudantes a compreender esses campos em rápido crescimento. A partir de sugestões dos revisores, a nona edição integrou novos conhecimentos em biologia celular com correlatos clínicos, os quais os leitores verão tanto como informações clínicas destacadas em texto azul quanto boxes de correlações clínicas e considerações funcionais. Por exemplo, os últimos anos da pandemia de covid-19 despertaram interesse sobre as alterações em tecidos normais quando infectados pelo vírus coronavírus 2 da síndrome respiratória aguda grave (SARS-CoV-2). Por isso, vários capítulos contêm descrições dessas alterações, com explicações dos mecanismos celulares e moleculares e características clínicas apresentadas pelos pacientes. Outras inovações incluem as seguintes:

- Foi adicionada uma nova discussão sobre o sistema mononuclear fagocitário e sobre a biologia celular dos macrófagos teciduais residentes
- Foram incorporadas as últimas descobertas de pesquisa sobre a ativação das células imunes
- Tópicos atualizados de biologia celular incluem o tecido adiposo bege, a transição epitelial mesenquimal, o tecido linfático associado à conjuntiva, a biogênese e a função dos peroxissomos e os exossomos como a mais recente descoberta da comunicação entre células
- Foram incluídas novas informações mais detalhadas sobre a histologia dos órgãos genitais masculinos e femininos externos
- O capítulo sobre a pele foi complementado e atualizado com muitas imagens novas e discussões sobre a cor e o envelhecimento da pele
- Com o constante aprimoramento dos métodos microscópicos, foi incorporada uma nova discussão básica sobre métodos de microscopia tridimensional (3D) no capítulo referente aos métodos.

As seções "Resumo" foram revisadas e atualizadas. Elas contêm informações essenciais, listadas em tópicos, para uma revisão rápida do material abordado. A meta é agilizar o acesso às informações e auxiliar na preparação para provas e avaliações. As notas adesivas coloridas foram projetadas com um amplo espaço livre para permitir ao leitor escrever suas próprias notas e complementar os pontos destacados.

Implementação de inovações facilitadoras. A exemplo das edições anteriores, o objetivo é facilitar o acesso a conceitos importantes e informações essenciais. Todas as mudanças introduzidas nas edições anteriores, como termos-chave em vermelho, informações clínicas em texto azul e um novo modelo dos boxes de correlação clínica, foram aprovadas pelos leitores e mantidas nesta edição. Conceitos importantes foram revisados e são apresentados como epígrafes. Termos essenciais de cada seção são apresentados no texto com fonte vermelha. O texto que contém informações clínicas e achados mais recentes das pesquisas é apresentado em azul; e a terminologia referente a doenças, condições, sintomas ou mecanismos causadores, com fonte azul e em negrito. Os boxes, facilmente encontrados em cada capítulo, apresentam informações clínicas atualizadas com ilustrações e figuras.

Como nas edições anteriores, todas as alterações foram feitas em prol dos estudantes. Os autores e os editores batalharam muito para criar uma obra concisa e transparente que auxiliasse os estudantes a compreender os assuntos abordados, a se familiarizar com as novas informações e a aplicar os conhecimentos recém-adquiridos.

Wojciech Pawlina

Agradecimentos

Sou grato ao criador deste livro, **Dr. Michael H. Ross**, meu mentor, colega e querido amigo, por sua confiança em minha capacidade de levar adiante seu modo de ensinar histologia. Nessas últimas duas décadas, ocorreram muitas mudanças no ensino da histologia. Nos currículos atuais do curso de medicina, a disciplina de histologia continua perdendo a sua identidade à medida que se torna integrada a maiores blocos didáticos. No mundo digital da histologia virtual, frequentemente impulsionado por instruções autodirigidas, existe a necessidade de um livro didático abrangente no qual os estudantes possam selecionar pequenos trechos de conhecimento para suas tarefas específicas de aprendizagem em muitas disciplinas. A histologia descritiva clássica do passado não é mais suficiente para compreender a estrutura e a função das células e dos tecidos. A histologia moderna está se tornando cada vez mais o estudo da biologia celular e molecular, uma tendência que havíamos previsto no início dos anos 2000. A partir da quinta edição deste livro, em 2006, aumentamos a ênfase em tópicos de biologia celular e molecular que estão alinhados com a histologia; conforme reconhecido pelo acréscimo do subtítulo "*Correlações com Biologia Celular e Molecular*" à quinta e subsequentes edições deste livro. A visão do Dr. Ross em fornecer um texto de histologia moderna da melhor qualidade, com imagens superiores integradas com os mais recentes avanços em biologia celular e molecular e fatos clínicos de apoio permanece inalterada.

As modificações desta edição se basearam principalmente em comentários e sugestões de estudantes que dedicaram tempo e esforço para me enviar *e-mails* contando do que gostam no livro e, mais importante, como o livro poderia melhorar para ajudá-los ainda mais no aprendizado de histologia. Recebi também comentários relevantes de meus alunos de histologia do primeiro ano que, frequentemente, fazem com que eu explore novas descobertas e conquistas nos muitos campos relacionados com a histologia. Sou grato a eles pelo sentido aguçado com que avivam este trabalho.

Do mesmo modo, muitos de meus colegas que ensinam histologia, biologia celular, imunologia e fisiologia ajudaram a produzir esta nova edição. Muitos sugeriram maior ênfase na importância clínica e em novas descobertas, sobretudo nas áreas de biologia celular e biologia molecular, que busco incluir continuamente à medida que são divulgadas novas pesquisas. Outros contribuíram com novas fotomicrografias, micrografias eletrônicas, acesso a suas coleções virtuais de *slides* ou novas tabelas, ou, ainda, indicaram a necessidade de reelaboração de diagramas e figuras existentes.

Desejo agradecer especificamente aos seguintes revisores, que dedicaram seu tempo ao me enviarem comentários construtivos que impactaram esta edição:

Jan Aten, PhD
Amsterdam University Medical Center
Amsterdam, The Netherlands

Stefanie Attardi, PhD
Oakland University William Beaumont School of Medicine
Rochester, Michigan

Barış Baykal, MD
Gülhane Faculty of Medicine
University of Health Sciences
Ankara, Türkiye

Paul B. Bell, Jr., PhD
University of Oklahoma
Norman, Oklahoma

Jalaluddin Bin Mohamed, MBBS, PhD
National Defence University of Malaysia
Kuala Lumpur, Malaysia

David E. Birk, PhD
University of South Florida, College of Medicine
Tampa, Florida

Christy Bridges, PhD
Mercer University School of Medicine
Macon, Georgia

Craig A. Canby, PhD
Des Moines University
Des Moines, Iowa

Stephen W. Carmichael, PhD
Mayo Clinic College of Medicine and Science
Rochester, Minnesota

Yasmin Carter, PhD
University of Massachusetts Chan Medical School
Worcester, Massachusetts

Pike See Cheah, PhD
Universiti Putra Malaysia
Serdang, Selangor, Malaysia

Kevin N. Christensen, MD
Winona Health
Winona, Minnesota

Sookja K. Chung, PhD
Macau University of Science and Technology
Taipa, Macau

John Clancy, Jr., PhD
Loyola University Medical Center
Maywood, Illinois

Rita Colella, PhD
University of Louisville School of Medicine
Louisville, Kentucky

Iris M. Cook, PhD
State University of New York Westchester Community College
Valhalla, New York

Robert D. Cottrell, MHS, PA (ASCP)ᶜᴹ
Quinnipiac University School of Health Sciences
Hamden, Connecticut

Dongmei Cui, MD, PhD
University of Mississippi Medical Center
Jackson, Mississippi

Eduard I. Dedkov, MD, PhD
Cooper Medical School of Rowan University
Camden, New Jersey

Andrea Deyrup, MD, PhD
University of South Carolina School of Medicine Greenville
Greenville, South Carolina

Lori B. Dribin, PhD
Nova Southeastern University
Fort Lauderdale, Florida

Jennifer Eastwood, PhD
Burrell College of Osteopathic Medicine
Las Cruces, New Mexico

Rodrigo Enrique Elizondo-Omaña, MD, PhD
Autonomous University of Nuevo León, School of Medicine
Monterrey, Nuevo León, Mexico

Tamira Elul, PhD
Touro University College of Osteopathic Medicine
Vallejo, California

Francis A. Fakoya, MBChB, MSc, PhD
St. George's University School of Medicine
True Blue, Grenada, West Indies

Bruce E. Felgenhauer, PhD
University of Louisiana at Lafayette
Lafayette, Louisiana

G. Ian Gallicano, PhD
Georgetown University School of Medicine
Washington, District of Columbia

Joaquin J. Garcia, MD
Mayo Clinic College of Medicine and Science
Rochester, Minnesota

Mathangi Gilkes, MBBS, MSc
St. George's University School of Medicine
True Blue, Grenada, West Indies

Ferdinand Gomez, MS
Herbert Wertheim College of Medicine
Florida International University
Miami, Florida

Amos Gona, PhD
University of Medicine & Dentistry of New Jersey
New Brunswick, New Jersey

Ervin M. Gore, PhD
Middle Tennessee State University
Murfreesboro, Tennessee

Joseph P. Grande, MD, PhD
Mayo Clinic College of Medicine and Science
Rochester, Minnesota

Joseph A. Grasso, PhD
University of Connecticut Health Center
Farmington, Connecticut

Shannon Haley, MD, PhD
Thomas Jefferson University
Philadelphia, Pennsylvania

Brian H. Hallas, PhD
New York Institute of Technology
Old Westbury, New York

Arthur R. Hand, DDS
University of Connecticut School of Dental Medicine
Farmington, Connecticut

Robert J. Hillwig, MD
Kentucky College of Osteopathic Medicine
University of Pikeville
Pikeville, Kentucky

Charlene Hoegler, PhD
Pace University—Pleasantville Campus
Pleasantville, New York

Christopher Horst Lillig, PhD
University of Greifswald
Greifswald, Germany

Michael Hortsch, PhD
University of Michigan Medical School
Ann Arbor, Michigan

Jim Hutson, PhD
Texas Tech University
Lubbock, Texas

John-Olov Jansson, MD, PhD
University of Gothenburg
Gothenburg, Sweden

Malsawmzuali (JC) Joute Chawngvawr, MS
Cardiovascular Research, Mayo Clinic
Rochester, Minnesota

Cynthia J. M. Kane, PhD
University of Arkansas for Medical Sciences
Little Rock, Arkansas

Punnose K. Kattil, MBBS, MD
Mayo Clinic College of Medicine and Science
Rochester, Minnesota

Nazanin Yeganeh Kazemi, MD, PhD
Mayo Clinic College of Medicine and Science
Rochester, Minnesota

Michael J. Kern, PhD
Medical University of South Carolina
Charleston, South Carolina

G. M. Kibria, MD
National Defence University of Malaysia
Kuala Lumpur, Malaysia

Thomas S. King, PhD
University of Texas Health Science Center at San Antonio
San Antonio, Texas

Bruce M. Koeppen, MD, PhD
Quinnipiac University
Frank H. Netter MD School of Medicine
North Haven, Connecticut

Andrew Koob, PhD
University of Wisconsin—River Falls
River Falls, Wisconsin

Craig Kuehn, PhD
Western University of Health Sciences
Pomona, California

Ton La, MD, JD, LLM
Baylor College of Medicine
Houston, Texas

Nirusha Lachman, PhD
Mayo Clinic College of Medicine and Science
Rochester, Minnesota

Gavin R. Lawson, PhD
Western University of Health Sciences
Pomona, California

Susan LeDoux, PhD
University of South Alabama
Mobile, Alabama

Karen Leong, MD
Drexel University College of Medicine
Philadelphia, Pennsylvania

Kenneth M. Lerea, PhD
New York Medical College
Valhalla, New York

Frank Liuzzi, PhD
Lake Erie College of Osteopathic Medicine
Bradenton, Florida

Donald J. Lowrie, Jr., PhD
University of Cincinnati College of Medicine
Cincinnati, Ohio

Kuo-Shyan Lu, PhD
National Taiwan University College of Medicine
Taipei, Taiwan

Andrew T. Mariassy, PhD
Nova Southeastern University College of Medical Sciences
Fort Lauderdale, Florida

Geoffrey W. McAuliffe, PhD
Rutgers Robert Wood Johnson Medical School
Piscataway, New Jersey

Kevin J. McCarthy, PhD
Louisiana State University Health Sciences Center Shreveport
Shreveport, Louisiana

David L. McWhorter, PhD
Georgia Campus—Philadelphia College of Osteopathic Medicine
Suwanee, Georgia

Fabiola Medeiros, MD
Cedars-Sinai Medical Center
Los Angeles, California

William D. Meek, PhD
College of Osteopathic Medicine
Oklahoma State University
Tulsa, Oklahoma

Björn Meister, MD, PhD
Karolinska Institutet
Stockholm, Sweden

Amir A. Mhawi, DVM, PhD
Saba University School of Medicine
Saba, Dutch Caribbean

Siobhan Moyes, PhD
University of Plymouth
Plymouth, United Kingdom

Frank E. Nelson, PhD
Temple University
Philadelphia, Pennsylvania

Christine E. Niekrash, DMD
Frank H. Netter MD School of Medicine
Quinnipiac University
North Haven, Connecticut

Diego F. Nino, PhD
Louisiana State University Health Sciences Center
Delgado Community College
New Orleans, Louisiana

Sasha N. Noe, DO, PhD
Saint Leo University
Saint Leo, Florida

Mohammad (Reza) Nourbakhsh, PhD
University of North Georgia
Dahlonega, Georgia

Ivón T. C. Novak, PhD
National University of Córdoba
Córdoba, Argentina

Joanne Orth, PhD
Temple University School of Medicine
Downingtown, Pennsylvania

Fauziah Othman, DVM, PhD
Universiti Putra Malaysia
Serdang, Selangor, Malaysia

Claus Oxvig, PhD
Aarhus University
Aarhus C, Denmark

Scott Paterson, PhD
University of Bristol
Bristol, United Kingdom

Malin Petersson, MD
Karolinska Institutet
Stockholm, Sweden

Thomas E. Phillips, PhD
University of Missouri
Columbia, Missouri

Stephen R. Planck, PhD
Oregon Health & Science University
Portland, Oregon

Harry H. Plymale, PhD
San Diego State University
San Diego, California

Rebecca L. Pratt, PhD
Oakland University William Beaumont School of Medicine
Rochester, Michigan

Margaret Pratten, PhD
Medical School, University of Nottingham
Nottingham, United Kingdom

Rongsun Pu, PhD
Kean University
East Brunswick, New Jersey

Edwin S. Purcell, PhD
University of Medicine and Health Sciences
Basseterre, St. Kitts & Nevis

Romano Regazzi, PhD
Faculty of Biology and Medicine
University of Lausanne
Lausanne, Switzerland

Herman Reid, DVM, MD
Saba University School of Medicine
Saba, Dutch Caribbean

Mary Rheuben, PhD
Michigan State University
East Lansing, Michigan

Michael S. Risley, PhD
Albert Einstein College of Medicine—Jack and Pearl Resnick Campus
Bronx, New York

Melvin G. Rosenfeld, PhD
New York University School of Medicine
New York, New York

Jeffrey L. Salisbury, PhD
Mayo Clinic College of Medicine and Science
Rochester, Minnesota

David K. Saunders, PhD
University of Northern Iowa
Cedar Falls, Iowa

Roger C. Searle, PhD
School of Medical Sciences, Newcastle University
Newcastle, United Kingdom

Lorenzo R. Sewanan, MD, PhD
Yale School of Medicine
New Haven, Connecticut

Allen A. Smith, PhD
Barry University
Miami Shores, Florida

Carles Solsona, PhD
Faculty of Medicine, University of Barcelona
Barcelona, Spain

Jamil Talukder, DVM, PhD
University of Wisconsin—Stout
Menomonie, Wisconsin

Sehime G. Temel, MD, PhD
Uludağ University
Bursa, Türkiye

Barry Timms, PhD
Sanford School of Medicine, University of South Dakota
Vermillion, South Dakota

James J. Tomasek, PhD
University of Oklahoma Health Science Center
Oklahoma City, Oklahoma

John Matthew Velkey, PhD
University of Michigan
Ann Arbor, Michigan

Suvi Kristiina Viranta-Kovanen, PhD
University of Helsinki
Helsinki, Finland

Robert Waltzer, PhD
Belhaven University
Jackson, Mississippi

Scott A. Weed, PhD
West Virginia University School of Medicine
Morgantown, West Virginia

Taylor M. Weiskittel, MD, PhD
Mayo Clinic College of Medicine and Science
Rochester, Minnesota

Brandon A. Wilbanks, PhD
Mayo Clinic College of Medicine and Science
Rochester, Minnesota

Anne-Marie Williams, PhD
School of Medical Sciences, University of Tasmania
Hobart, Australia

Joan W. Witkin, PhD
College of Physicians and Surgeons, Columbia University
New York, New York

Robert W. Zajdel, PhD
State University of New York Upstate Medical University
Syracuse, New York

Como em cada nova edição, vários colegas fizeram contribuições notáveis para este livro. Sou extremamente grato ao Dr. **Ivón T. C. Novak**, da Universidad Nacional de Córdoba, na Argentina, por fornecer uma revisão detalhada do sistema imune com inúmeras sugestões úteis para melhorias; ao Dr. **Nazanin Yeganeh Kazemi** pela edição e adição de comentários úteis ao capítulo sobre o sistema linfático; ao Dr. **Michael Hortsch**, da University of Michigan Medical School, por fornecer orientações na obtenção de permissão para uso de sua notável coleção virtual de lâminas de microscopia; ao Dr. **Kevin N. Christensen**, da Winona Health, por fornecer imagens histológicas originais de amostras de pele e pelas discussões interessantes de dermatopatologia; à Dra. **Nirusha Lachman**, da Mayo Clinic College of Medicine & Science, que me forneceu muitas ideias e *feedback* para melhorias; ao Dr. **Barış Baykal**, editor de tradução no idioma turco da University of Health Sciences, Gulhane Faculty of Medicine em Ancara, Turquia, por fornecer uma lista de melhorias que ele compilou durante a tradução da oitava edição; e aos muitos outros médicos, pesquisadores e educadores que me deram a autorização para usar suas imagens digitais originais e exclusivas, micrografias eletrônicas, fotomicrografias e imagens de reconstrução 3D nesta edição. Todos eles foram citados e reconhecidos nas legendas das respectivas figuras.

Quando a Wolters Kluwer iniciou esta nona edição no início de 2020, não tínhamos ideia de que essa revisão levaria mais tempo do que o esperado. O fator imprevisto, a pandemia da covid-19, teve impacto em nosso cronograma, visto que novas demandas nos recursos virtuais *online* de emergência em desenvolvimento tiveram precedência sobre as atividades programadas de muitos educadores de histologia. Com as restrições impostas pela pandemia, como o acesso limitado a laboratórios de nossa faculdade de medicina, amostras e instalações de processamento e equipamentos de imagem, muitas tarefas programadas para esta edição atrasaram.

Apesar desses desafios, houve muitos pontos positivos no desenvolvimento desta edição. **Crystal Taylor**, editora de aquisições sênior, merece reconhecimento pelo seu apoio e incentivo duradouros (mais de 20 anos) durante todo o desenvolvimento e o aprimoramento deste livro. **Kathleen H. Scogna**, editora *freelance*, como em todas as edições anteriores desde a quarta edição, em 2003, editou o manuscrito e forneceu comentários e sugestões com *feedback* honesto e conselhos construtivos. Para qualquer autor, é essencial ter um relacionamento baseado no respeito mútuo com um editor de confiança para um livro didático de sucesso. Eu tive a sorte de vivenciar esse tipo de relacionamento enquanto trabalhei com Kathleen.

Tive, ainda, o privilégio de um dos mais talentosos ilustradores médicos, **Rob Duckwall**, do Dragonfly Media Group (Baltimore, Maryland), a quem denominei o "Michelangelo da Capela Sistina da Histologia" em uma edição anterior, ter concordado em trabalhar nesta edição. Rob acrescentou novas ilustrações e aprimorou muitas antigas para esta edição. Seu compromisso e desejo de atuar como artista-autor propiciaram uma dinâmica criativa inédita, que fez toda a diferença. Rob é o autor de um trabalho artístico sem igual.

Quero também estender meus agradecimentos a **Jennifer Clements**, diretora de arte, por renomear e substituir imagens nas seções de texto e atlas deste livro. Por fim, meu agradecimento especial a **Deborah Bordeaux**, editora de desenvolvimento, que se juntou à equipe nesta nona edição, para gerenciar todos os capítulos e figuras revisados.

Sumário

15 Sistema Tegumentar, 552

16 Sistema Digestório 1 | Cavidade Oral e Estruturas Associadas, 604

17 Sistema Digestório 2 | Esôfago e Tubo Gastrintestinal, 648

18 Sistema Digestório 3 | Fígado, Vesícula Biliar e Pâncreas, 706

19 Sistema Respiratório, 744

20 Sistema Urinário, 782

21 Órgãos Endócrinos, 828

22 Sistema Genital Masculino, 876

23 Sistema Genital Feminino, 922

24 Olho, 994

25 Orelha, 1032

1 Métodos

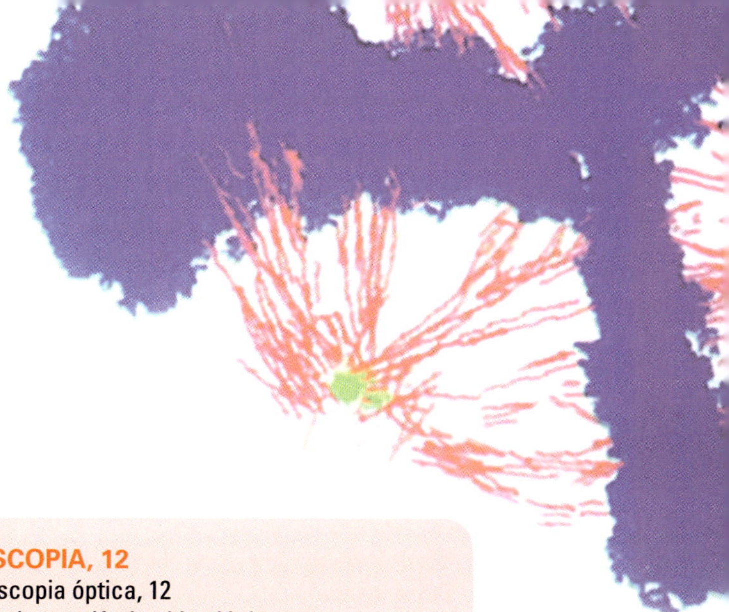

VISÃO GERAL DOS MÉTODOS USADOS NA HISTOLOGIA

O objetivo do curso de histologia é levar o estudante a compreender a microanatomia de células, tecidos e órgãos e correlacionar a estrutura com a função.

Histologia, também chamada de anatomia microscópica, é o estudo científico de estruturas microscópicas de tecidos e órgãos do corpo. A histologia moderna não é apenas uma ciência descritiva, mas também inclui muitos aspectos de biologia molecular e celular, que ajudam a descrever a organização e a função das células. Os histologistas adotam grande variedade de métodos em seus estudos. Boa parte do conteúdo do curso de histologia pode ser estruturada em termos da microscopia de luz (ou microscopia óptica). Atualmente, nos laboratórios de histologia, os estudantes usam os microscópicos ópticos ou, com uma frequência crescente, os microscópicos virtuais, nos quais amostras microscópicas digitalizadas são visualizadas em uma tela de computador ou dispositivos móveis. No passado, a interpretação mais detalhada das estruturas microscópicas era feita com o microscópio eletrônico – tanto o microscópio eletrônico de transmissão (MET) como o microscópio eletrônico de varredura (MEV). Nos dias atuais, o microscópio de força atômica (MFA) e várias técnicas de microscopia de super-resolução fornecem imagens que têm resolução comparável ou superior (p. ex., MFA) às obtidas com o MET. Em virtude de suas maiores resolução e capacidade de aumento útil, ME e MFA são as últimas etapas na aquisição de dados a partir de muitas técnicas auxiliares prévias de biologia celular e molecular. Todavia, o uso de técnicas de super-resolução está aumentando na pesquisa de biologia celular e de biologia molecular, principalmente porque as imagens de alta resolução podem ser capturadas diretamente das células vivas por meio de microscopia de fluorescência. Essas técnicas auxiliares incluem:

- Vários métodos de coloração para realçar o contraste das imagens microscópicas
- Técnicas de histoquímica e citoquímica
- Imunocitoquímica e técnicas de hibridização
- Radioautografia
- Cultura de órgãos e tecidos
- Separação de células e organelas por centrifugação diferencial
- Preparação especializada de tecidos (p. ex., em microscopia de expansão)
- Técnicas microscópicas e microscópios especializados (p. ex., microscopia de super-resolução)

- Sistemas ópticos especializados (p. ex., microscópio de polarização, microscópio confocal ou microscopia de fluorescência com iluminação perpendicular [LSFM, do inglês *light sheet fluorescence microscope*])
- *Software* de análise de imagens, que possibilita a reconstrução tridimensional (3D) de células e organelas.

O estudante pode se sentir distante de tais técnicas e procedimentos experimentais, visto que a experiência direta com tais técnicas não está disponível nos currículos atuais. Contudo, é importante conhecer esses procedimentos especializados e os tipos de dados que produzem. *Este capítulo faz um levantamento dos métodos e explica como os dados fornecidos por tais técnicas podem ajudar o estudante a ter melhor compreensão das células, dos tecidos e da função dos órgãos.*

Os estudantes de histologia precisam compreender a natureza da imagem bidimensional (2D) de uma lâmina histológica ou de uma micrografia eletrônica e como as imagens se relacionam com a estrutura 3D de onde foram obtidas. Para preencher essa lacuna conceitual, iniciaremos com uma breve descrição de como as lâminas de vidro e as amostras de microscopia eletrônica são produzidas e examinadas. Além disso, discutiremos vários novos métodos de microscopia óptica e eletrônica que foram desenvolvidos para reconstruir objetos celulares 3D a partir de estruturas fotografadas.

■ PREPARAÇÃO DO TECIDO

Coloração por hematoxilina e eosina com fixação por formalina

As amostras mais estudadas na histologia são aquelas rotineiramente coradas com hematoxilina e eosina.

O conjunto de lâminas fornecido a cada estudante para ser estudado com o microscópio óptico ou de luz é composto basicamente por amostras fixadas em formalina, embebidas em parafina e coradas com hematoxilina e eosina (H-E). Quase todas as micrografias ópticas na seção Atlas são de conjuntos de lâminas utilizados de fato pelos estudantes. Do mesmo modo, as fotomicrografias usadas para ilustrar os tecidos e órgãos nas palestras e conferências de histologia são retiradas desses conjuntos de lâminas. Algumas vezes, outras técnicas de coloração também são adotadas quando se deseja demonstrar componentes específicos de célula ou tecidos; vários desses métodos são discutidos a seguir.

A primeira etapa no preparo da amostra de tecido ou órgão é a fixação, necessária para preservar a sua estrutura.

Fixação, em geral por uma substância química ou uma mistura de substâncias químicas, preserva de maneira permanente a estrutura do tecido para tratamentos posteriores. As amostras devem ser imersas em um fixador imediatamente após serem retiradas do corpo. A fixação é usada para:

- Interromper o metabolismo celular
- Evitar a degradação enzimática de células e tecidos pela autólise (autodigestão)
- Exterminar microrganismos patogênicos, tais como bactérias, fungos e vírus
- Enrijecer o tecido como resultado de formação de ligações cruzadas ou desnaturação das moléculas de proteínas.

O fixador mais utilizado é a formalina, uma solução aquosa de formaldeído a 37%, em várias diluições e combinada com outras substâncias químicas e tampões. O formaldeído preserva a estrutura geral da célula e dos componentes extracelulares ao reagir com o grupo amino das proteínas (na maioria das vezes, resíduos de lisina com ligação cruzada). Como o formaldeído não altera, de maneira significativa, a estrutura 3D, as proteínas mantêm sua capacidade de reagir com anticorpos específicos. Essa propriedade é importante nos métodos imunocitoquímicos (ver adiante). A solução comercial padrão de formaldeído tamponado com fosfatos (pH 7) atua de modo relativamente lento, mas penetra bem no tecido. No entanto, como ela não reage com os lipídios, é um fixador ruim para as membranas celulares.

Em uma segunda etapa, a amostra é preparada para inclusão em parafina para possibilitar a obtenção de cortes histológicos.

Para isso, é necessária a embebição da amostra com um meio de inclusão que possibilite a obtenção de cortes muito finos, na faixa de 5 a 15 μm (1 μm é igual a 1/1.000 de 1 mm; Quadro 1.1). Após a fixação, a amostra é lavada e, em seguida, desidratada em uma série de soluções alcoólicas de concentração crescente até o álcool 100% para remover a água. Na próxima etapa, clarificação, os solventes orgânicos miscíveis em álcool e parafina, como xilol ou toluol, são usados para remover o álcool antes da infiltração da amostra com parafina derretida.

Quando a parafina derretida resfria e endurece, forma-se um bloco sólido, o qual é, então, colocado em um micrótomo (equipamento especialmente projetado para realizar cortes muito finos) e cortado com uma lâmina de aço. As secções resultantes são então montadas em lâminas de vidro usando um meio de montagem como adesivo. O meio de montagem é uma solução que endurece e mantém a amostra aderida ao vidro e evita a deterioração (*i. e.*, escurecimento, desbotamento, lixiviação, cristalização etc.) da amostra com o tempo. Os meios de montagem permanentes não aquosos mais usados incluem resinas sintéticas à base de tolueno (Permount®), bálsamo do canadá (uma terebintina líquida obtida por destilação de resina de coníferas) e muitos outros. Os meios de base aquosa são, mais frequentemente, usados em imunocitoquímica e incluem gelatina e produtos à base de glicerol.

Na terceira etapa, a amostra é corada para possibilitar a análise.

Como os cortes de parafina, com poucas exceções, são incolores, as amostras não são ainda adequadas para exame com microscópio óptico. Para corá-los, a parafina tem de ser dissolvida e removida por uma nova imersão em xilol ou toluol, e a lâmina precisa ser reidratada por meio de uma série de

Quadro 1.1 Equivalentes lineares comumente usados.

1 picômetro	=	0,01 angstrom (Å)
1 angstrom	=	0,1 nanômetro (nm)
10 angstroms	=	1,0 nanômetro
1 nanômetro	=	1.000 picômetros (pm)
1.000 nanômetros	=	1,0 micrômetro (μm)
1.000 micrômetros	=	1,0 milímetro (mm)

soluções de álcool em concentrações decrescentes. O tecido na lâmina é, então, corado com hematoxilina dissolvida em água. Visto que o corante de contraste, eosina, é mais solúvel em álcool do que em água, a amostra é desidratada de novo por meio de uma série de soluções alcoólicas de concentrações crescentes e corada com eosina em álcool. A Figura 1.1 mostra os resultados da coloração somente com hematoxilina, somente com eosina e com hematoxilina com o corante de contraste eosina. Após a coloração, as amostras são, então, diafanizadas em xilol ou toluol. Para a obtenção de um preparado permanente, os cortes são cobertos com uma lamínula de vidro.

Outros fixadores

A formalina não preserva todos os componentes das células e dos tecidos.

Embora os cortes corados com H-E das amostras fixadas em formalina sejam convenientes para uso porque mantêm as características estruturais gerais, não é possível determinar a composição química específica dos componentes das células. Além disso, muitos componentes são perdidos durante o preparo da amostra. Para conservar esses componentes e estruturas, é necessário utilizar outros métodos de fixação. A escolha desses outros métodos se baseia, em geral, no conhecimento das reações químicas envolvidas. Por exemplo, o uso de alcoóis e solventes orgânicos nas preparações de rotina remove lipídios neutros.

Para preservar os lipídios neutros, como os existentes nos adipócitos, é preciso utilizar cortes por congelação de tecido fixado em formalina e corantes que se dissolvem nas gorduras; para preservar as estruturas de membranas, são usados fixadores contendo metais pesados como permanganato e ósmio, que se ligam aos fosfolipídios (Boxe 1.1). O uso de tetróxido de ósmio como fixador para a microscopia eletrônica é essencial para a preservação das membranas celulares nas micrografias eletrônicas.

Outros processos de coloração

Hematoxilina e eosina são usadas na histologia basicamente para revelar características estruturais.

Apesar das vantagens da coloração com H-E, ela não revela de maneira adequada alguns componentes estruturais existentes nos cortes histológicos, tais como material elástico, fibras reticulares, membranas basais e lipídios. Quando é desejável revelar esses componentes, é necessário usar outros procedimentos de coloração, a maioria deles seletivo, os quais incluem uso de orceína e resorcina-fucsina para material elástico e impregnação com prata para fibras reticulares e componentes da membrana basal. As bases químicas de muitos métodos de coloração não são completamente compreendidas. A compreensão dos conceitos básicos de um procedimento de coloração é, com frequência, mais importante do que saber com precisão todas as etapas envolvidas nesse processo.

HISTOQUÍMICA E CITOQUÍMICA

Procedimentos químicos específicos podem fornecer informações sobre a função das células e dos componentes extracelulares dos tecidos.

Os procedimentos histoquímicos e citoquímicos podem fundamentar-se na ligação específica de um corante, na ligação de anticorpo marcado com moléculas fluorescentes com um componente celular específico ou na atividade enzimática inerente de um componente celular. Além disso, muitas moléculas que estão nas células podem ser localizadas pelo processo de radioautografia, na qual os precursores ligados a moléculas radioativas são incorporados *in vivo* pelas células e tecidos antes que sejam quimicamente fixados. Muitos desses procedimentos podem ser usados em preparações para microscopia óptica e microscopia eletrônica.

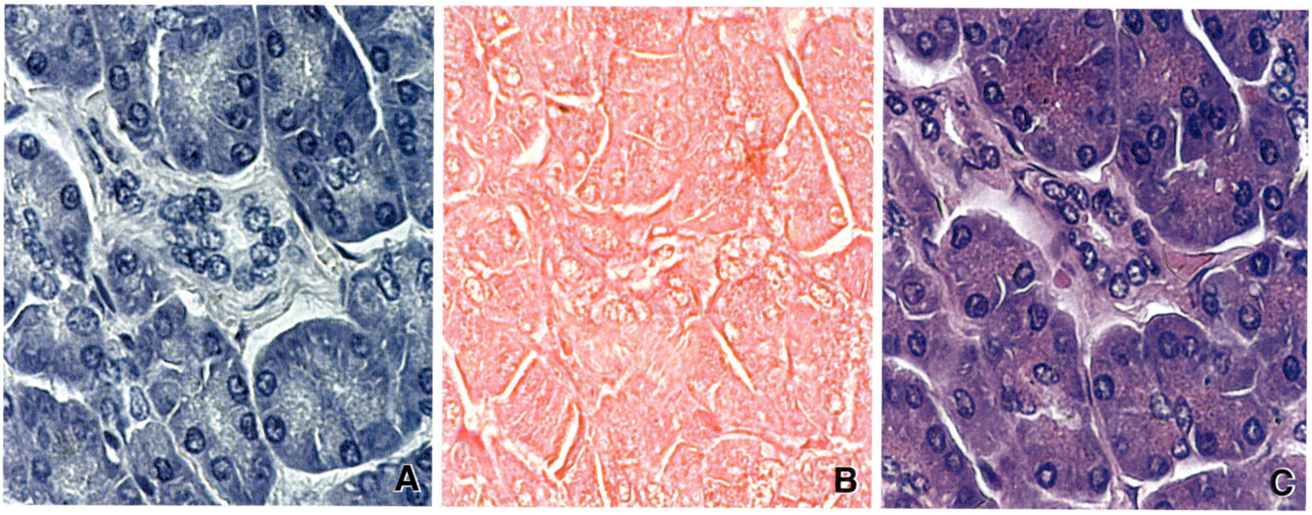

Figura 1.1 Coloração com hematoxilina e eosina (H-E). Esta série de amostras do pâncreas são cortes seriados (adjacentes) que demonstram o efeito da H-E usadas sozinhas e combinadas. **A.** Esta fotomicrografia mostra a coloração apenas com hematoxilina. Embora exista uma coloração geral da amostra, os componentes e as estruturas com grande afinidade pelo corante (substâncias ácidas) – por exemplo, DNA nuclear e áreas da célula com RNA citoplasmático – são corados mais intensamente. **B.** Nesta fotomicrografia, a eosina tem, assim como a hematoxilina, um efeito de coloração geral quando usada sozinha. Observe, no entanto, que os núcleos estão menos evidentes do que na amostra corada apenas com hematoxilina. Somente após a amostra ser corada com hematoxilina e, em seguida, com uma solução alcoólica de eosina, a hematoxilina que não estiver firmemente ligada à estrutura é perdida. Só então a eosina (corante ácido) colore componentes com os quais tem alta afinidade (substâncias básicas, tais como mitocôndrias, proteínas citoplasmáticas). **C.** Esta fotomicrografia revela o efeito da coloração combinada de H-E. 480×.

Boxe 1.1

Correlação clínica | Cortes por congelação

Em alguns casos, solicita-se que um patologista avalie no mesmo instante o tecido obtido durante a cirurgia, em especial quando o diagnóstico imediato pode determinar como a cirurgia vai prosseguir. Existem vários procedimentos para tal avaliação, um dos quais é utilizado rotineiramente, que consiste em **cortes por congelação**. Em geral, durante um procedimento cirúrgico, o cirurgião solicita um corte por congelação quando não dispõe de diagnóstico pré-operatório ou quando achados inesperados precisam ser identificados. Além disso, o cirurgião pode desejar confirmar se o tecido patológico alterado foi completamente removido e se a margem da ressecção cirúrgica não apresenta alterações. Os cortes por congelação também são combinados com outros procedimentos, tais como endoscopia ou biopsia por agulha fina, a fim de confirmar se o material obtido pela biopsia será útil para outros exames patológicos.

Três etapas principais compõem o preparo do corte por congelação:

- **Congelamento da amostra de tecido**. Pequenas amostras de tecido são congeladas por dióxido de carbono comprimido ou por imersão em um fluido frio (p. ex., isopentano) a uma temperatura de –50°C. O congelamento preserva e solidifica o tecido, possibilitando cortá-lo com um micrótomo
- **Corte do tecido congelado**. O corte geralmente é feito em um criostato, um equipamento especial refrigerado contendo um micrótomo. Como o tecido se torna sólido pelo congelamento, ele pode ser cortado em cortes muito finos (5 a 10 μm). As secções são então montadas em lâminas de vidro
- **Coloração dos cortes**. A coloração é feita para diferenciar os núcleos celulares do resto do tecido e identificar alguns compostos específicos. Os corantes mais comumente usados para cortes congelados são hematoxilina e eosina, azul de metileno (Figura B.1.1.1) e reação pelo ácido periódico de Schiff (PAS).

O processo completo de preparo e avaliação das secções congeladas pode levar menos de 10 minutos. O tempo total para obter os resultados depende muito do tempo de transporte do tecido da sala de cirurgia para o laboratório de patologia, da técnica de patologia usada e da experiência do patologista. Os resultados são então comunicados diretamente para o cirurgião, que está à espera na sala de cirurgia.

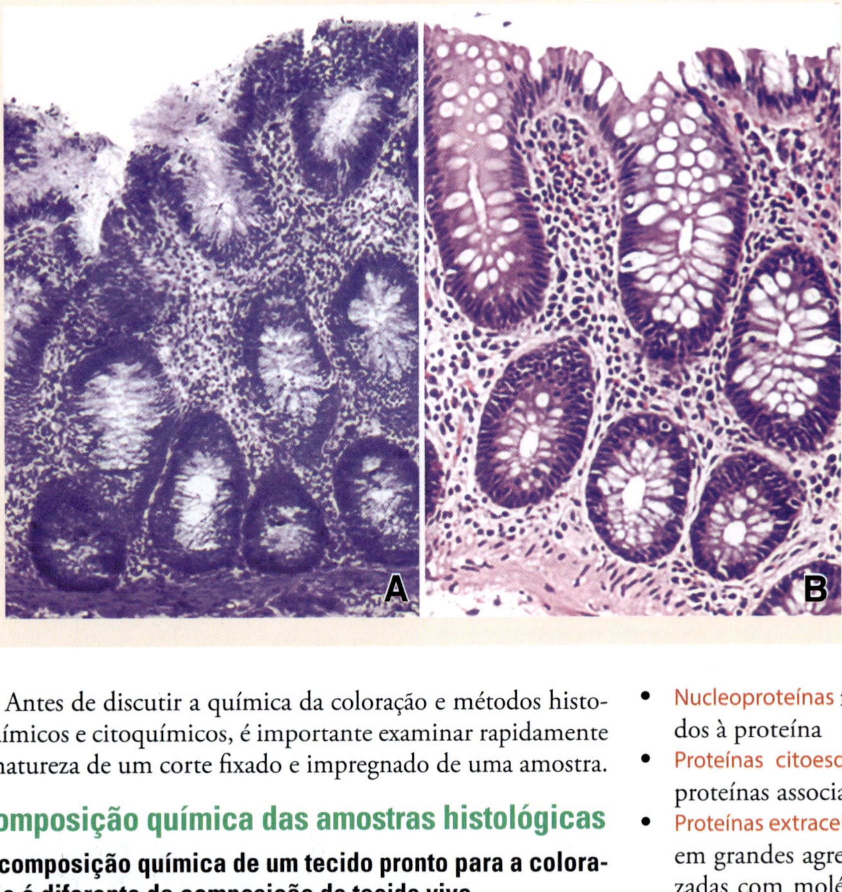

Figura B.1.1.1 Avaliação da amostra obtida durante cirurgia pela técnica de corte por congelação. A. Esta fotomicrografia foi obtida da amostra retirada do intestino grosso, preparada pela técnica de congelação e corada com azul de metileno. 160×. **B.** Parte da amostra foi fixada em formalina e processada rotineiramente por H-E. O exame do corte congelado revelou que o tecido é normal. O diagnóstico foi posteriormente confirmado pelo exame da amostra incluída em parafina e corada com H-E. 180×. (Cortesia do Dr. Daniel W. Visscher.)

Antes de discutir a química da coloração e métodos histoquímicos e citoquímicos, é importante examinar rapidamente a natureza de um corte fixado e impregnado de uma amostra.

Composição química das amostras histológicas

A composição química de um tecido pronto para a coloração é diferente da composição do tecido vivo.

Os componentes que permanecem após a fixação são, em sua maioria, moléculas grandes que não se dissolvem facilmente, em especial após o tratamento com o fixador. Essas moléculas grandes, sobretudo as que reagem com outras moléculas grandes para formar complexos de macromoléculas, são preservadas em um corte de tecido. Os exemplos dos complexos de macromoléculas incluem:

- Nucleoproteínas formadas a partir de ácidos nucleicos ligados à proteína
- Proteínas citoesqueléticas intracelulares complexadas com proteínas associadas
- Proteínas extracelulares da mesma família, que polimerizam em grandes agregados insolúveis, unidas por ligações cruzadas com moléculas vizinhas, como ocorre na formação da fibrila de colágeno
- Complexos de fosfolipídio de membrana-proteína (ou carboidrato).

Essas moléculas compõem a estrutura de células e tecidos, ou seja, elas são os elementos formadores do tecido e a base para a organização observada no tecido com o auxílio do microscópio.

Em muitos casos, um elemento estrutural também é uma unidade estrutural. Por exemplo, no caso de proteínas que compõem os filamentos contráteis das células musculares, os filamentos são componentes estruturais visíveis e os reais participantes no processo de contração. O RNA do citoplasma faz parte tanto de um componente estrutural (p. ex., ergastoplasma das células secretoras, corpúsculos de Nissl das células nervosas) como também é, de fato, a maquinaria responsável pela síntese da proteína.

Muitos componentes de tecidos são perdidos durante o preparo das amostras, a inclusão em parafina e a coloração por H-E.

Embora os ácidos nucleicos, as proteínas e os fosfolipídios sejam, em sua maioria, retidos nos cortes de tecidos, muitos componentes de tecidos também são perdidos. Pequenas proteínas e pequenos ácidos nucleicos, como o RNA transportador, geralmente, são perdidos durante o preparo do tecido. Como já descrito, os lipídios neutros costumam ser dissolvidos pelos solventes orgânicos usados durante esse processo. Grandes moléculas também podem ser perdidas, por exemplo, ao serem hidrolisadas pelo pH desfavorável das soluções fixadoras. Os exemplos de moléculas de grande peso molecular perdidas durante a fixação de rotina em fixadores aquosos são:

- Glicogênio (um carboidrato de armazenamento intracelular abundante no fígado e nas células musculares)
- Proteoglicanos e glicosaminoglicanos (carboidratos complexos extracelulares encontrados no tecido conjuntivo).

Tais moléculas, entretanto, podem ser preservadas quando se usam procedimentos específicos. O glicogênio pode ser preservado pelo uso de fixador não aquoso, enquanto as moléculas de carboidratos dos espaços extracelulares são preservadas quando se adicionam agentes de ligação específicos à solução fixadora.

Os componentes solúveis, íons e pequenas moléculas também são perdidos durante o preparo de amostras para inclusão em parafina.

Os metabólitos intermediários, tais como glicose, sódio, cloreto e substâncias semelhantes, são perdidos durante o preparo das amostras para inclusão em parafina e coloração com H-E. Muitas dessas substâncias, porém, podem ser estudadas em preparações especiais. Entretanto, muitas vezes há considerável perda da integridade da estrutura. Esses pequenos íons e moléculas solúveis não compõem os elementos de um tecido – eles participam dos processos de síntese ou reações celulares. Quando preservados e demonstrados por meio de métodos específicos, eles fornecem informações inestimáveis sobre o metabolismo celular, transporte ativo e outros processos celulares vitais. Um exemplo é a água, uma molécula muito versátil, que participa dessas reações e processos, contribuindo para a estabilidade da estrutura macromolecular por meio da formação de pontes de hidrogênio.

Base química da coloração

Corantes ácidos e básicos

Hematoxilina e eosina são os corantes mais usados para os estudos histológicos.

Um corante ácido, como eosina, carrega uma *carga elétrica global negativa* na sua porção colorida e é descrito pela fórmula geral [Na^+ corante$^-$].

Um corante básico carrega uma *carga elétrica global positiva* na sua porção colorida e é descrito pela fórmula geral [corante$^+$ Cl^-].

A hematoxilina, embora não se enquadre na definição de um corante estritamente básico, tem propriedades semelhantes às de um corante básico. Entretanto, a cor de um corante não está relacionada com sua natureza básica ou ácida, como pode ser observado pelos exemplos de corantes básicos e ácidos listados no Quadro 1.2.

Os corantes básicos reagem com os componentes aniônicos das células e dos tecidos (componentes com carga negativa).

Os componentes aniônicos incluem os seguintes grupos: fosfato dos ácidos nucleicos, sulfato dos glicosaminoglicanos e carboxilas das proteínas. A capacidade de tais grupos aniônicos em reagir com um corante básico é chamada basofilia. Os componentes de tecidos corados por hematoxilina também exibem basofilia.

A reação dos grupos aniônicos varia com o pH:

- Em um *pH elevado* (em torno de 10), todos os três grupos estão ionizados e disponíveis para reação por meio de ligações eletrostáticas com o corante básico
- Em um *pH levemente ácido a neutro* (5 a 7), os grupos sulfato e fosfato estão ionizados e disponíveis para reação com o corante básico por meio de ligações eletrostáticas
- Em um *pH menor* (abaixo de 4), apenas os grupos sulfato permanecem ionizados e reagem com os corantes básicos.

Por conseguinte, os corantes básicos em um pH específico podem ser usados para identificar grupos aniônicos específicos. Como esses grupos são encontrados principalmente em algumas macromoléculas, a coloração serve como indicador de tais macromoléculas.

Como mencionado, a hematoxilina não é, a rigor, um corante básico. Ela é usada como um mordente (*i. e.*, uma ligação intermediária entre o componente do tecido e o corante), e este faz com que a coloração lembre um corante básico. A ligação no complexo tecido-mordente-hematoxilina não é uma simples ligação eletrostática; a hematoxilina não se dissocia do tecido quando as lâminas são colocadas na água. A própria hematoxilina é mais adequada a sequências de coloração em que a ela se segue a imersão dos cortes de tecidos em soluções aquosas de corantes ácidos. Os verdadeiros corantes básicos, diferentemente da hematoxilina, não costumam ser usados em sequências nas quais o corante básico é seguido por um corante ácido.

Quadro 1.2 Exemplos de corantes básicos e ácidos.

Corante	Cor
Corantes básicos	
Verde de metila	Verde
Azul de metileno	Azul
Pironina G	Vermelho
Azul de toluidina	Azul
Corantes ácidos	
Fucsina ácida	Vermelho
Azul de anilina	Azul
Eosina	Vermelho
Orange G	Laranja

O verdadeiro corante básico se dissociaria do tecido durante as lavagens aquosas entre as duas soluções de corante.

Os corantes ácidos reagem com grupos catiônicos nas células e tecidos, em particular com os grupos amino das proteínas.

A reação dos grupos catiônicos com um corante ácido é chamada de acidofilia. As reações dos componentes de células e tecidos com os corantes ácidos não são tão específicas nem tão precisas como as reações com corantes básicos.

Embora a ligação eletrostática seja o principal fator na conexão primária de um corante ácido ao tecido, ela não é a única; por isso, muitas vezes se utilizam combinações de corantes ácidos com o objetivo de realçar, seletivamente e com matizes distintos, diferentes constituintes de tecido. Por exemplo, três corantes ácidos são usados na técnica de coloração de Mallory: azul de anilina, fucsina ácida e *orange* G. Esses corantes realçam seletivamente colágeno, citoplasma e hemácias, respectivamente. A fucsina ácida também cora os núcleos.

Em outras técnicas com múltiplos corantes ácidos, a hematoxilina é usada primeiro para corar os núcleos, seguida por corantes ácidos que realçam, seletivamente, o citoplasma e as fibras da matriz extracelular. O realce seletivo dos componentes de tecido pelos corantes ácidos se deve a fatores relacionados com o tamanho e o grau de agregação das moléculas do corante e também com a permeabilidade e a "compactação" do tecido.

Os corantes básicos também podem ser usados em combinação ou em sequência (p. ex., verde de metila e pironina, para estudar a síntese e a secreção de proteínas). Essas combinações, entretanto, não são tão amplamente usadas como as de corantes ácidos.

Um número limitado de substâncias intracelulares e a matriz extracelular apresentam basofilia.

As substâncias que apresentam basofilia incluem:

- Heterocromatina e nucléolos do núcleo (principalmente por causa dos grupos fosfato ionizados nos ácidos nucleicos de ambos)
- Componentes citoplasmáticos como o ergastoplasma (em decorrência de grupos fosfato ionizados no RNA ribossômico)
- Compostos extracelulares como os carboidratos complexos da matriz da cartilagem (pela existência de grupos sulfato ionizados).

Os corantes ácidos são menos específicos, mas alguns componentes intracelulares e da matriz extracelular exibem acidofilia.

As substâncias que apresentam acidofilia incluem:

- A maioria dos filamentos citoplasmáticos, em especial os das células musculares
- A maioria dos componentes membranosos intracelulares e boa parte do citoplasma não especializado
- A maioria das fibras extracelulares (basicamente por causa de grupos amino ionizados).

Metacromasia

Alguns corantes básicos reagem com componentes dos tecidos, os quais mudam sua cor normal de azul para vermelho ou roxo; essa mudança de absorbância é denominada *metacromasia*.

O mecanismo subjacente à metacromasia é a existência de poliânions no tecido. Quando esses tecidos são realçados com uma solução concentrada de corante básico, como o azul de toluidina, as moléculas de corante ficam próximas o suficiente para formar agregados diméricos e poliméricos. As propriedades de absorção desses agregados são diferentes daquelas das moléculas de corante não agregadas.

As estruturas de células e tecidos com altas concentrações de grupos sulfato e fosfato ionizados – como a matriz extracelular não fibrilar ou matriz fundamental da cartilagem, grânulos contendo heparina dos mastócitos e retículo endoplasmático rugoso dos plasmócitos – exibem metacromasia. O azul de toluidina, portanto, aparecerá de cor roxa a vermelha quando corar esses componentes.

Grupos aldeído e reagente de Schiff

A capacidade da fucsina básica (reagente de Schiff) em reagir com grupos aldeído resulta em uma cor vermelha especial, conhecida como vermelho-magenta, base das reações do ácido periódico de Schiff e reações de Feulgen.

A reação do ácido periódico de Schiff (PAS, do inglês *periodic acid-Schiff*) cora os carboidratos e as macromoléculas ricas em carboidratos. É usada para demonstrar glicogênio e muco em várias células e tecidos, as membranas basais dos epitélios e as fibras reticulares do tecido conjuntivo. O reagente de Schiff também é usado na composição do corante de Feulgen, que, após hidrólise suave de ácido clorídrico, cora o DNA.

A reação de PAS ocorre quando as moléculas nos tecidos apresentam as seguintes características químicas:

- Anéis de hexose de carboidratos com carbonos adjacentes, cada um com um grupo hidroxila (–OH)
- Hexosaminas de glicosaminoglicanos com carbonos adjacentes, um dos quais com um grupo –OH, enquanto o outro tem um grupo amino ($–NH_2$)
- O ácido periódico rompe a ligação entre os átomos de carbono adjacentes e forma grupos aldeídos
- Esses grupos aldeídos reagem com o reagente de Schiff para gerar uma cor magenta distinta.

A coloração da membrana basal (Figura 1.2) e das fibras reticulares com PAS baseia-se no conteúdo ou associação de proteoglicanos (carboidratos complexos associados a uma

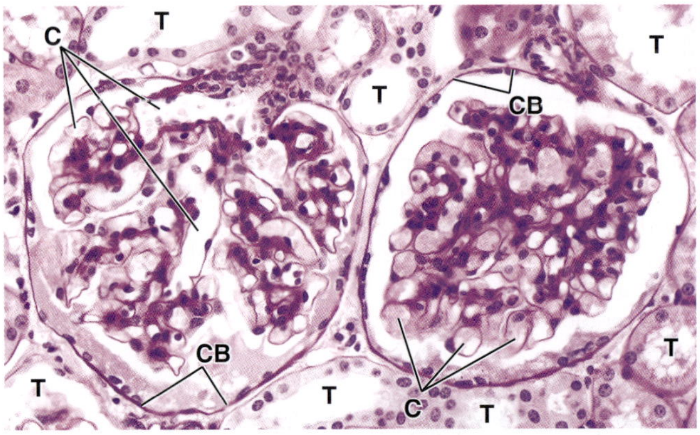

Figura 1.2 Fotomicrografia de um corte histológico de rim corado pelo método do ácido periódico de Schiff (PAS). Este método histoquímico demonstra e localiza carboidratos e macromoléculas ricas em carboidratos. As membranas basais são PAS-positivas, como é indicado pela coloração magenta desses locais. Os túbulos renais (*T*) estão nitidamente delineados pela membrana basal corada que circunda dos túbulos. Os capilares glomerulares (*C*) e o epitélio da cápsula de Bowman (*CB*) também mostram membranas basais PAS-positivas. A amostra foi realçada com hematoxilina para demonstrar os núcleos celulares. 320×.

proteína central). A coloração de fibras reticulares com PAS é uma alternativa aos métodos de impregnação pela prata, que também se baseiam na reação com moléculas de açúcar presentes nos proteoglicanos.

A reação de Feulgen fundamenta-se na separação das purinas da desoxirribose do DNA por hidrólise ácida suave. A hidrólise abre o anel de açúcar e forma grupos aldeído que reagem com o reagente de Schiff, conferindo a eles o matiz magenta característico. A reação do reagente de Schiff é estequiométrica, ou seja, o produto dessa reação é mensurável e proporcional à quantidade de moléculas de DNA. Essa propriedade torna essa reação ideal para métodos espectrofotométricos que quantificam o DNA no núcleo de uma célula (Boxe 1.2). O RNA não é corado pela reação de Schiff porque não contém desoxirribose.

Digestão enzimática

A digestão enzimática de parte do tecido adjacente a uma secção corada para um componente específico, como glicogênio, DNA ou RNA, pode ser usada para confirmar a identidade do material corado.

O material intracelular corado pela reação de PAS pode ser identificado como glicogênio por meio do pré-tratamento dos cortes com as enzimas diastase ou amilase. A eliminação da coloração após esses tratamentos possibilita a identificação segura do material corado como glicogênio.

De igual maneira, o pré-tratamento das secções de tecido com desoxirribonuclease (DNAse) elimina a coloração de Feulgen nessas secções e o tratamento dos cortes de epitélios secretores de proteínas com ribonuclease (RNAse) elimina a coloração por corantes básicos do ergastoplasma.

Histoquímica enzimática

Os métodos histoquímicos também são usados para identificar e localizar enzimas nas células e tecidos.

Para localizar as enzimas nas secções de tecido, é necessário cuidado especial na preservação da atividade enzimática pelos fixadores. Em geral, a fixação suave com aldeído é o método preferido. Nesses procedimentos, observa-se o produto da reação da atividade enzimática, e não a própria enzima. Em geral, é usado um reagente de captura, um corante ou um metal pesado, para prender ou ligar o produto da reação da enzima, precipitando-o no local da reação. Em uma reação típica para detectar uma enzima hidrolítica, o corte de tecido é colocado em uma solução com um substrato (AB) e o reagente *trapping* (T) que precipita um dos produtos como a reação a seguir:

$$AB + T \xrightarrow{\text{Enzima}} AT + B$$

em que AT é o produto final precipitado e B é o substrato hidrolisado.

Ao usar tais métodos, o lisossomo, primeiramente identificado em estudos de centrifugação diferencial das células, foi caracterizado por conter um componente vacuolar observado nas micrografias eletrônicas. Nos tecidos levemente fixados, as hidrolases ácidas e esterases presentes nos lisossomos reagem com um substrato apropriado. A mistura da reação também tem íons chumbo que precipitam (p. ex., fosfato de chumbo derivado da ação da fosfatase ácida). O produto precipitado da reação pode ser observado usando a microscopia óptica ou eletrônica. Procedimentos histoquímicos semelhantes foram desenvolvidos para demonstrar a fosfatase alcalina, os trifosfatos de adenosina (ATPases) de vários tipos (incluindo a Na^+/K^+ ATPase, que é a base enzimática da bomba de sódio nas células e tecidos), várias estearases e muitas enzimas respiratórias (Figura 1.3A).

Um dos métodos histoquímicos mais comuns (muitas vezes usado junto com a imunocitoquímica) emprega a enzima *horseradish* peroxidase (peroxidase obtida da raiz-forte) para detecção de antígeno mediada por enzima. Um substrato muito usado para a *horseradish* peroxidase é a 3,3'-diaminobenzidina (DAB), um composto orgânico incolor que gera um produto insolúvel marrom no sítio da reação enzimática (ver Figura 1.3B). O produto dessa reação enzimática pode ser facilmente localizado nas células, gerando imagens de alta resolução na microscopia óptica e também na eletrônica.

Boxe 1.2

Considerações funcionais | Microespectrofotometria de Feulgen

A **microespectrofotometria de Feulgen** é uma técnica desenvolvida para estudar aumentos do DNA nas células em desenvolvimento e investigar *ploidia*; ou seja, o número de vezes que o conteúdo normal de DNA de uma célula é multiplicado (uma célula normal, que não se divide, é considerada como *diploide*, um espermatozoide ou um óvulo é *haploide*). Duas técnicas – a **citometria estática** para cortes de tecido e a **citometria de fluxo** para células isoladas – são usadas para quantificar o montante de DNA nuclear.

A citometria estática de cortes de tumores corados com Feulgen usa a microespectrofotometria acoplada a um sistema de imagem digital para medir a absorção da luz emitida pelas células e grupos de células no comprimento de onda de 560 nm. Ao contrário, a citometria de fluxo usa instrumentação capaz de varrer apenas células isoladas, passando um sensor em um meio líquido. Tal técnica fornece uma análise rápida e quantitativa de uma única célula com base na medida da emissão de luz fluorescente.

Atualmente, a microespectrofotometria de Feulgen é usada para estudar mudanças no conteúdo de DNA nas células em divisão que sofrem diferenciação. Também é usada na clínica para analisar número anormal de cromossomos (p. ex., padrões de ploidia) em células malignas. Algumas células malignas com um amplo padrão diploide estão bem diferenciadas; os tumores com esses tipos de células têm prognóstico melhor que os tumores com *aneuploidia* (múltiplos não integrais de quantidade haploide de DNA) e células tetraploides. A microespectrofotometria de Feulgen é particularmente útil nos estudos de adenocarcinomas específicos (cânceres epiteliais), câncer de mama, câncer renal, do cólon e outros cânceres gastrintestinais, câncer endometrial (epitélio uterino) e câncer de ovário. É uma das ferramentas mais valiosas para que os patologistas possam avaliar o potencial metastático desses tumores, fazer prognóstico e decidir o tratamento.

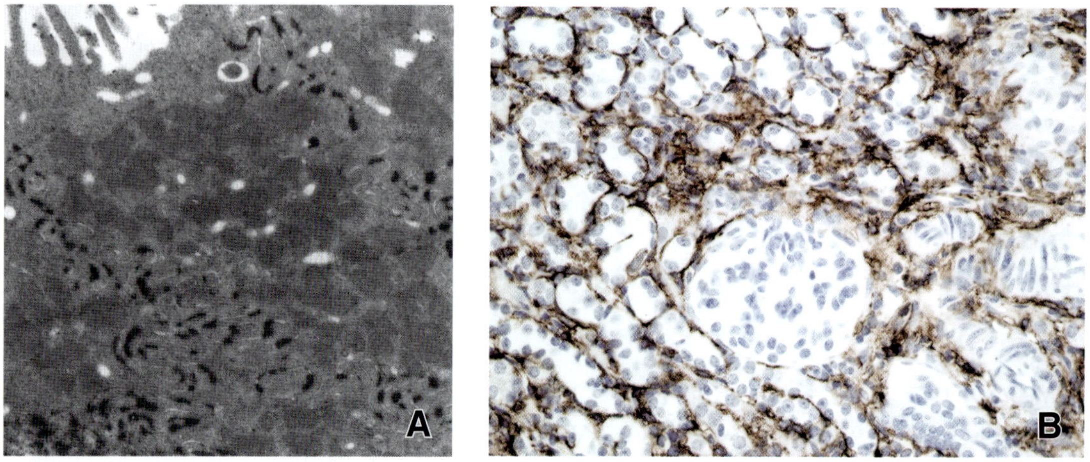

Figura 1.3 Procedimentos histoquímicos para microscopias eletrônica e óptica. A. Esta micrografia eletrônica mostra a localização da ATPase de membrana nas células epiteliais da vesícula biliar de coelho. As *áreas escuras* visíveis na micrografia eletrônica mostram a localização da enzima ATPase. Esta enzima é detectada nos domínios laterais da membrana plasmática de células epiteliais, que correspondem à localização das bombas de sódio. Estas células epiteliais estão envolvidas no transporte ativo de moléculas através da membrana plasmática. 26.000×. **B.** Esta fotomicrografia mostra macrófagos corados com um método histoquímico usando anticorpos marcados com peroxidase e reagente 3,3′-diaminobenzidina (DAB). Um corte embebido em parafina do rim de camundongo com hipertensão vascular renal foi corado para verificar a existência de uma proteína marcadora específica F4/80+ expressa exclusivamente na superfície dos macrófagos. Inicialmente, os cortes foram expostos a anticorpos primários de rato contra proteína F4/80+ de camundongo, a seguir foi feita incubação com anticorpos imunoglobulina G (IgG) secundários de cabra antirrato, marcados com enzima *horseradish* peroxidase (peroxidase obtida da raiz-forte). A amostra foi lavada e tratada com um tampão contendo DAB. Observe que um precipitado marrom (produto da oxidação de DAB pela enzima *horseradish* peroxidase) está localizado nas áreas em que há macrófagos. A amostra foi realçada com hematoxilina para identificar os núcleos celulares. 400×. (Cortesia do Dr. Joseph P. Grande.)

Imunocitoquímica

A especificidade de uma reação entre um antígeno e um anticorpo é a base fundamental da imunocitoquímica.

Os anticorpos, também conhecidos como imunoglobulinas, são glicoproteínas produzidas por células específicas do sistema imunológico em resposta a uma proteína estranha, ou antígeno. No laboratório, os anticorpos podem ser isolados do sangue e conjugados (presos) a um corante fluorescente. Em geral, os corantes fluorescentes (fluorocromos) são substâncias químicas que absorvem luz de diferentes comprimentos de onda (p. ex., luz ultravioleta) e, então, emitem luz visível de um comprimento de onda específico (p. ex., verde, amarelo, vermelho). A fluoresceína, o corante mais usado para localizar um antígeno nas células e tecidos, absorve luz ultravioleta e emite luz verde. Os anticorpos conjugados com fluoresceína podem ser aplicados a secções de tecidos levemente fixados ou congelados postos em lâminas de vidro. A reação do anticorpo com antígeno pode então ser examinada e fotografada com um microscópio de fluorescência ou microscópio confocal. Este último proporciona a realização de reconstrução 3D do tecido examinado (Figura 1.4).

São usados dois tipos de anticorpos na imunocitoquímica: anticorpos policlonais produzidos por animais imunizados e anticorpos monoclonais produzidos por linhagens de células produtoras de anticorpo imortalizadas (com replicação contínua).

Em um procedimento padrão, uma proteína específica, como actina, é isolada de uma célula muscular de uma espécie, como um rato, e injetada na circulação de outra espécie, como um coelho. No coelho imunizado, as moléculas de actina do rato são identificadas pelo sistema imunológico como um antígeno (proteína estranha). Este reconhecimento dispara uma cascata de reações imunológicas que envolvem múltiplos grupos (clones) de células denominadas linfócitos B. A clonagem dos linfócitos B leva à produção de anticorpos antiactina. Coletivamente, esses anticorpos policlonais representam misturas de diferentes anticorpos produzidos por muitos clones de linfócitos B, e cada um identifica diferentes regiões da molécula da actina. Os anticorpos são então removidos do sangue, purificados e conjugados com uma molécula fluorescente. Após esse procedimento, é possível utilizá-los para localizar moléculas de actina em tecidos ou células de ratos. Se a actina estiver presente em uma célula ou tecido, como um fibroblasto no tecido conjuntivo, o

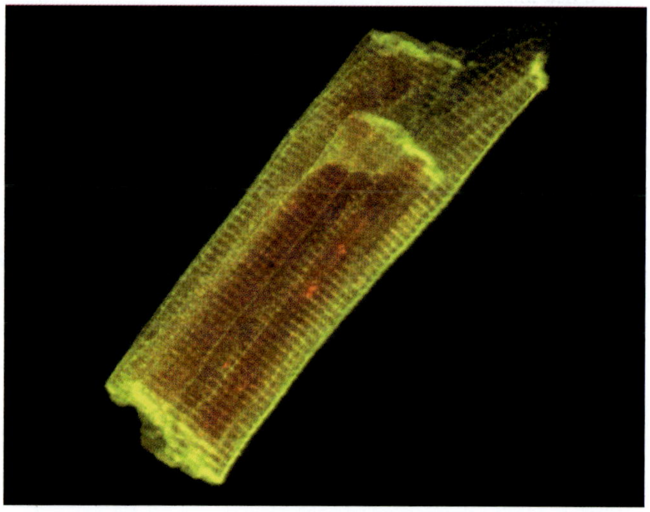

Figura 1.4 Imagem de microscopia confocal de uma célula muscular de rato. Esta imagem foi obtida com um microscópio confocal usando o método de imunofluorescência indireta. Dois anticorpos primários foram usados. O primeiro anticorpo primário reconhece uma molécula transportadora específica de lactato (MCT1), tendo sido detectado com um anticorpo secundário conjugado com rodamina (*vermelho*). O segundo anticorpo primário é direcionado contra a proteína transmembrana CD147, que está firmemente associada à MCT1. Esse segundo anticorpo foi detectado por um anticorpo secundário marcado com fluoresceína (*verde*). A cor *amarela* é visível exatamente dentro da célula do músculo cardíaco, local em que os dois anticorpos secundários marcados se colocalizam. Esta imagem tridimensional mostra que ambas as proteínas estão distribuídas na superfície da célula muscular, enquanto o transportador de lactato sozinho se localiza abaixo da membrana plasmática. (Cortesia dos Drs. Andrew P. Halestrap e Catherine Heddle.)

Boxe 1.3

Correlação clínica | Anticorpos monoclonais na medicina

Os **anticorpos monoclonais** são amplamente usados nas técnicas imunocitoquímicas e também têm muitas aplicações clínicas. Os anticorpos monoclonais conjugados com compostos radioativos são usados para detectar e diagnosticar metástases de tumor, diferenciar subtipos de tumores e estágios de sua diferenciação. São usados, ainda, no diagnóstico de infecções para identificar microrganismos no sangue e fluidos de tecidos. Atualmente, os anticorpos monoclonais com imunotoxinas, agentes quimioterápicos ou radioisótopos são usados para liberar, no corpo, agentes terapêuticos em células tumorais específicas.

anticorpo marcado com fluoresceína se liga à actina e a reação é visível por microscopia por fluorescência.

Os anticorpos monoclonais (Boxe 1.3) são produzidos por uma linhagem celular produtora de anticorpos composta por um único grupo (clone) de linfócitos B idênticos. O clone que se tornará uma linhagem celular é obtido de um indivíduo com mieloma múltiplo, um tumor derivado de um único plasmócito produtor de anticorpos. Indivíduos com mieloma múltiplo produzem uma grande população de anticorpos idênticos (homogêneos) com especificidade idêntica contra um antígeno. Para produzir anticorpos monoclonais contra um antígeno específico, um camundongo ou rato é imunizado com esse antígeno. Os linfócitos B ativados são, então, isolados do tecido linfático (baço ou linfonodos) do animal e fundidos com a linhagem celular do mieloma. Essa fusão produz um hibridoma, uma linhagem celular imortalizada secretora de anticorpo. Para obter os anticorpos monoclonais contra as moléculas de actina de ratos, por exemplo, os linfócitos B dos órgãos linfáticos de coelhos imunizados devem ser fundidos com as células do mieloma.

Os métodos imunocitoquímicos diretos e indiretos são usados para localizar um antígeno-alvo nas células e tecidos.

A técnica imunocitoquímica mais antiga usada para identificar a distribuição de um antígeno dentro das células e tecidos é conhecida como imunofluorescência direta. Tal técnica usa um anticorpo primário (policlonal ou monoclonal) marcado com fluorocromo que reage com o antígeno dentro da amostra (Figura 1.5A). A imunofluorescência direta envolve apenas um único anticorpo marcado. Nesse caso, a detecção das estruturas não é ideal devido à baixa intensidade da emissão do sinal. Em virtude da baixa sensibilidade, atualmente, os métodos de imunofluorescência diretos estão sendo substituídos por métodos indiretos.

A imunofluorescência indireta fornece sensibilidade muito maior que os métodos diretos e é chamada de "sanduíche" ou "técnica de camada dupla". Em vez de conjugar um fluorocromo com um anticorpo específico (primário) direcionado contra o antígeno em questão (p. ex., uma molécula de actina do rato), o fluorocromo é conjugado com um anticorpo secundário direcionado contra um anticorpo primário do rato (*i. e.*, anticorpo de cabra antirrato, ver Figura 1.5B). Quando a fluoresceína é conjugada diretamente com o anticorpo primário específico, o método é direto; quando é conjugada com um anticorpo secundário, o método é indireto. O método indireto acentua consideravelmente a emissão do sinal de fluorescência do tecido. Uma vantagem a mais do método de marcação indireta é que um único anticorpo secundário pode ser usado para localizar a ligação específica no tecido de vários anticorpos primários diferentes (Figura 1.6). Para estudos de microscopia, o anticorpo secundário pode ser conjugado com diferentes corantes fluorescentes, de modo que múltiplas

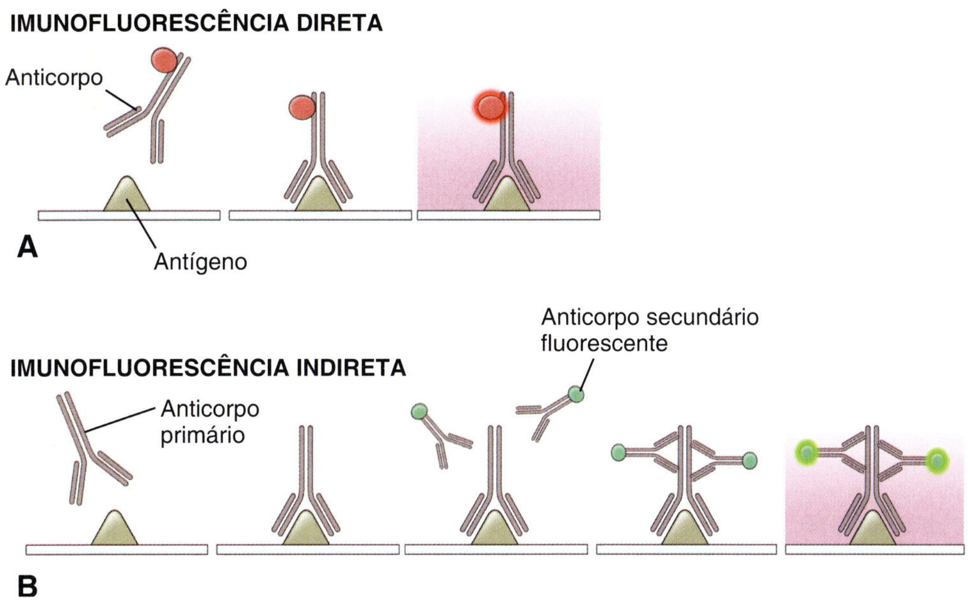

Figura 1.5 Imunofluorescências direta e indireta. A. Na imunofluorescência direta, um anticorpo primário marcado com fluorocromo reage com um antígeno específico dentro da amostra de tecido. As estruturas marcadas são observadas em um microscópio de fluorescência no qual um comprimento de onda de excitação (em geral, a luz ultravioleta) aciona a emissão de outro comprimento de onda. O comprimento desta onda depende da natureza do fluorocromo usado para marcação do anticorpo. **B.** O método indireto envolve dois processos. Primeiro, os anticorpos primários específicos reagem com o antígeno de interesse. Segundo, os anticorpos secundários, que são marcados com fluorocromo, reagem com os anticorpos primários. A observação das estruturas marcadas dentro do tecido é a mesma em ambos os métodos e requer o microscópio de fluorescência.

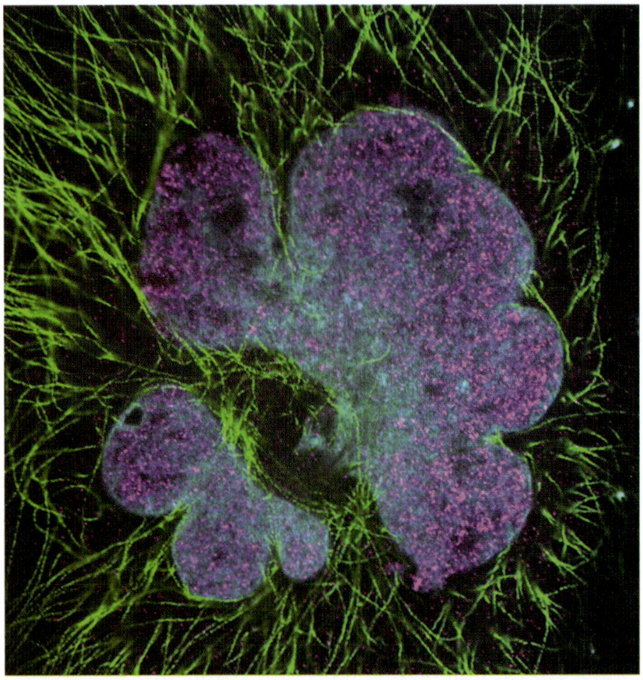

Figura 1.6 Microtúbulos e proteínas histona núcleo-específicas vistos por métodos imunocitoquímicos usando microscopia de expansão. A distribuição dos microtúbulos (elementos do citoesqueleto marcados em verde) e das proteínas fosfo-histona H3 núcleo-específicas (Ser10) (marcados em magenta) obtidos da linhagem de células HeLa de câncer de colo uterino pode ser estudada *in vitro* com o microscópio de fluorescência. Usando técnicas de imunofluorescência indireta, os microtúbulos foram marcados com anticorpos policlonais primários anti-α-tubulina de coelho e visualizados por anticorpos secundários de cabra contra coelho conjugados com o corante verde fluorescente (Alexa Fluor 488). As proteínas histona foram marcadas com anticorpos primários monoclonais antifosfo-histona H3 (Ser10) de camundongo e visualizados por anticorpos secundários de cabra contra camundongos conjugados com corante fluorescente (CF633). O DNA no núcleo foi realçado por corante azul inespecífico (DAPI). A rede de microtúbulos é bem visualizada pela microscopia de expansão (fator de expansão: 4,2). (Fotomicrografia cortesia dos Drs. Yongxin Zhao e Edward S. Boyden, Massachusetts Institute of Technology, Cambridge, MA.)

marcações podem ser realizadas no mesmo corte de tecido (ver Figura 1.4). As desvantagens da imunofluorescência indireta são seu custo, o trabalho intenso e a dificuldade de adaptação a procedimentos automatizados.

Também é possível conjugar anticorpos policlonais ou monoclonais com outras substâncias, como enzimas (p. ex., *horseradish* peroxidase), que convertem substâncias incolores (p. ex., DAB) em um produto insolúvel de cor específica que precipita no local da reação enzimática. A coloração resultante do método da imunoperoxidase pode ser obtida com os métodos imunocitoquímicos direto ou indireto e observada em microscópio óptico (ver Figura 1.3B). Em outra variação, o ouro coloidal ou ferritina (uma molécula com ferro) pode ser fixado à molécula do anticorpo. Esses marcadores elétron-densos podem ser vistos com a microscopia eletrônica.

Técnicas de hibridização

A hibridização é um método para localizar o RNA mensageiro (mRNA) ou DNA pela hibridização de uma sequência de interesse a uma fita complementar de uma sonda de nucleotídios.

Em geral, o termo hibridização descreve a capacidade de moléculas de RNA ou DNA de fita simples em interagir (hibridizar) com sequências complementares. No laboratório, a hibridização requer o isolamento do DNA ou RNA, que é então misturado com uma sequência complementar de nucleotídios (chamada de sonda de nucleotídios). Os híbridos são detectados com maior frequência usando um marcador radioativo preso a um componente do híbrido.

A ligação da sonda e da sequência pode ocorrer em uma solução ou em uma membrana de nitrocelulose. Na hibridização *in situ*, a ligação da sonda de nucleotídio à sequência de DNA ou RNA de interesse é feita dentro das células ou tecidos, como as células cultivadas ou embriões inteiros. Tal técnica torna possível a localização de sequências específicas de nucleotídios tão pequenas como 10 a 20 cópias de mRNA ou DNA por célula.

Várias sondas de nucleotídios são usadas na hibridização *in situ*. As sondas de oligonucleotídios podem ser pequenas, com 20 a 40 pares de bases; as sondas de DNA de fita simples ou dupla são muito maiores, e podem ter mais de 1.000 pares de bases. Para localização específica do mRNA, são usadas sondas de RNA complementares. Essas sondas são marcadas com isótopos radioativos (p. ex., ^{32}P, ^{35}S, ^{3}H), um nucleotídio especificamente modificado (digoxigenina) ou biotina (um marcador covalente multiúso comumente utilizado). As sondas radioativas podem ser detectadas pelo método da radioautografia. A digoxigenina e a biotina são detectadas por métodos imunocitoquímicos e citoquímicos, respectivamente.

A força das ligações entre a sonda e a sequência complementar depende do tipo de ácido nucleico nas duas fitas. A ligação mais forte é formada entre uma sonda de DNA e uma fita de DNA complementar, e a ligação mais fraca, entre uma sonda de RNA e uma fita de RNA complementar. Se a amostra de tecido tiver mRNA ou transcrito viral adequado, podem ser usadas a reação em cadeia da polimerase (PCR, do inglês *polymerase chain reaction*) para DNA ou a PCR-transcrição reversa (RT-PCR, do inglês *reverse transcription-PCR*) para RNA. Os transcritos amplificados obtidos durante esses procedimentos são geralmente detectados com sondas de nucleotídios complementares marcados usando técnicas-padrão de hibridização *in situ*.

Recentemente, foram combinados os corantes fluorescentes com sondas de nucleotídios, possibilitando-se a detecção de múltiplas sondas ao mesmo tempo (Figura 1.7). Essa técnica, chamada de hibridização *in situ* por fluorescência (FISH, do inglês *fluorescence in situ hybridization*), é muito usada na prática clínica para o exame genético. Por exemplo, uma sonda hibridizada

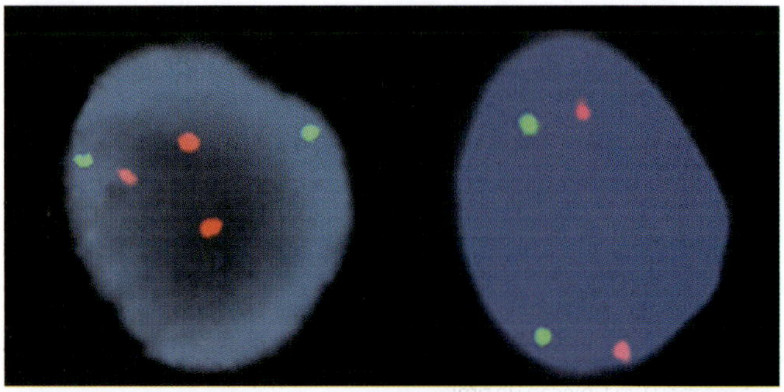

Figura 1.7 Exemplo de técnica de hibridização por fluorescência *in situ* (FISH) usada em um exame pré-natal. Os núcleos em interfase das células obtidas a partir de amostras de líquido amniótico foram hibridizados com duas sondas de DNA específicas. A sonda *laranja* (LSI 21) é específica do *locus* para o cromossomo 21 e a sonda *verde* (LSI 13) é específica do *locus* para o cromossomo 13. O núcleo à *direita* é da amostra de líquido amniótico normal e exibe dois sinais de cada cor, *verde* e *laranja*, o que indica as duas cópias dos cromossomos 13 e 21, respectivamente. O núcleo à *esquerda* tem três sinais *laranja*, que indicam a trissomia do 21 (síndrome de Down). O DNA foi realçado com um corante azul inespecífico (corante DAPI) para tornar o núcleo visível. 1.250×. (Cortesia do Dr. Robert B. Jenkins.)

para cromossomos em metáfase pode ser usada para identificar a posição do cromossomo de um gene. A **FISH** é usada simultaneamente para examinar os cromossomos, a expressão gênica e a distribuição dos produtos de genes como proteínas anormais. Muitas **sondas fluorescentes** específicas são agora comercializadas e usadas na clínica para **procedimentos de triagem** para câncer do colo uterino ou para detecção de células infectadas pelo vírus da imunodeficiência humana (HIV). A FISH também é usada em **exames pré-natais** para visualizar os cromossomos em células fetais coletadas por meio de amniocentese ou coleta de amostras de vilosidades coriônicas para detectar anormalidades cromossômicas. A FISH é ainda utilizada para examinar os cromossomos em linfócitos de astronautas para estimar sua dose de radiação absorvida após seu retorno do espaço. A frequência das translocações dos cromossomos nos linfócitos é proporcional à dose de radiação absorvida.

Radioautografia

A técnica de radioautografia usa uma emulsão fotográfica colocada sobre um corte de tecido para localizar material radioativo em células e tecidos.

Muitos pequenos precursores moleculares de moléculas maiores – como os aminoácidos que compõem as proteínas e os nucleotídios que compõem os ácidos nucleicos – podem ser marcados ao incorporar um átomo ou átomos radioativos na sua estrutura molecular. A radioatividade é então rastreada para localizar macromoléculas nas células e tecidos. As moléculas precursoras marcadas (radioativas) podem ser injetadas nos animais ou introduzidas em uma cultura de células ou de órgãos. Por exemplo, precursores radioativos de DNA (^{3}H-timidina) ou RNA (^{3}H-uridina) podem ser introduzidos em células vivas para estudar síntese do DNA e subsequente divisão celular, síntese de mRNA e localização da síntese proteica na célula. Outros precursores radioativos possibilitam o rastreamento da secreção proteica pelas células e localização de produtos de síntese dentro das células e/ou na matriz extracelular.

Os cortes de amostras com material radioativo incorporados são montados em lâminas. Em uma câmara escura, a lâmina é mergulhada em uma emulsão fotográfica líquida, produzindo um filme fotográfico fino na superfície da lâmina. As amostras são então acomodadas em caixas à prova de luz e deixadas para um período de exposição, em geral por dias a semanas. Após a exposição adequada, a emulsão exposta na lâmina é revelada por técnicas fotográficas-padrão e recoberta com lamínula, tornando o preparado permanente. As lâminas podem ser coradas antes ou após a exposição e a revelação fotográfica. Os grãos de prata da emulsão fotográfica, que foram atingidos pela radiação ionizante das moléculas radioativas contidas no tecido, quando revelados por esse procedimento, aparecem como pequenos grãos negros sobrepostos ao local da emissão radioativa. Esses grãos de prata metálica podem ser prontamente vistos quando os cortes de tecidos são examinados com o microscópio óptico (Figura 1.8A).

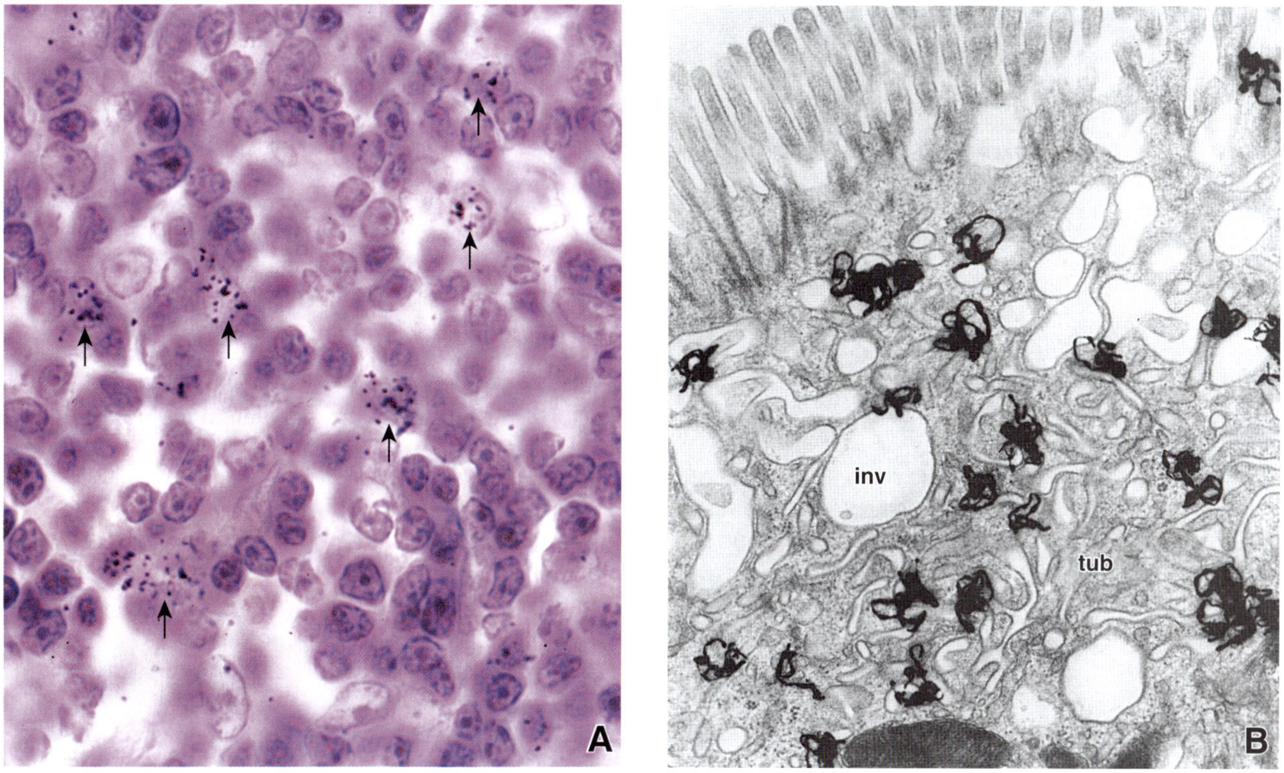

Figura 1.8 Exemplos de radioautografia usados nas microscopias óptica e eletrônica. A. Fotomicrografia de um corte de linfonodo de um animal que recebeu uma injeção de timidina tritiada [^{3}H]. Algumas das células exibem agregados de grãos de prata metálicos, que aparecem como pequenas partículas escuras (*setas*). Essas células sintetizaram DNA na fase de preparação para a divisão celular (fase S do ciclo) e, para isso, incorporaram a timidina [^{3}H]. Com o tempo, as partículas radioativas de baixa energia emitidas a partir da timidina [^{3}H] atingem os cristais de halogeneto de prata na emulsão fotográfica que cobre a amostra (durante o período de exposição), na qual criam uma imagem latente. Durante o processamento fotográfico, a imagem latente – ou seja, o halogeneto de prata da emulsão fotográfica sensibilizado pela radiação ionizante – é reduzida para prata metálica, a qual é vista como grãos negros ao microscópio. 1.200×. (Amostra original, cortesia do Dr. Ernst Kallenbach.) **B.** Radioautografia de cortes ultrafinos para microscopia eletrônica da região apical de uma célula de absorção do intestino. Nesta amostra, fator de crescimento do nervo (NGF, do inglês *nerve growth factor*) marcado com ^{125}I foi injetado no animal, e o tecido foi removido 1 hora depois. As amostras foram preparadas normalmente para a obtenção dos cortes ultrafinos, que foram cobertos com emulsão fotográfica e processados para a técnica de radioautografia de modo semelhante ao já descrito para microscopia óptica. O tamanho relativamente pequeno dos grãos de prata possibilita a localização precisa dos complexos ^{125}I-NGF. Observe que os grãos de prata estão concentrados sobre as invaginações apicais (*inv*) e perfis tubulares dos endossomos (*tub*). 32.000×. (Micrografia eletrônica cortesia da Dra. Marian R. Neutra.)

Esses grãos podem ser usados simplesmente para indicar a localização de uma substância ou podem ser contados para fornecer informação semiquantitativa sobre a quantidade de uma dada substância em um lugar específico. Por exemplo, após a injeção de timidina tritiada em um animal, as células que incorporaram esse nucleotídio no seu DNA, antes de se dividirem, terão aproximadamente duas vezes mais grãos de prata sobre seus núcleos do que as células que se dividiram após incorporarem o nucleotídio marcado.

A radioautografia também pode ser realizada em cortes ultrafinos de tecidos incluídos em resina para exame com microscópio eletrônico. Os procedimentos são os mesmos usados para a microscopia óptica; no entanto, assim como ocorre com todas as técnicas de preparo de MET, os processos são muito mais delicados e trabalhosos. Contudo, o MET gera melhor resolução e possibilita a localização muito mais precisa dos compostos radioativos (ver Figura 1.8B).

Microscopia de expansão

A microscopia de expansão é um método para melhorar a resolução da microscopia óptica por meio de um preparo específico que expande fisicamente a amostra.

A microscopia de expansão (MEx) é um processo no qual as amostras são infiltradas com polímeros expansíveis (hidrogéis – materiais muito absorventes comumente encontrados em fraldas de recém-nascidos/lactentes) que formam redes de polímeros hidrofílicos que conseguem absorver grandes volumes de água e aumentar de tamanho. A estrutura e a integridade física dessas redes são consequentes à existência de ligações cruzadas fortes e estáveis que possibilitam que o hidrogel suporte as forças de expansão geradas pelo acréscimo da água, estabilizando assim o gel. Como resultado da expansão isotrópica da amostra, as moléculas nas células, na membrana plasmática e na matriz extracelular são separadas umas das outras igualmente em todas as direções. O preparo da amostra para MEx envolve as seguintes etapas (Figura 1.9):

- Fixação. O processo de fixação para a MEx é igual aos protocolos de imunocoloração para microscopia óptica
- Estabilização. A estrutura celular de interesse é marcada com uma sonda molecular (p. ex., anticorpos conjugados com o corante fluoresceína, proteínas fluorescentes e outras) e incubada com um reagente estabilizador expressando locais de ligação específicos para sondas moleculares e com monômeros de gel. Além disso, algumas moléculas (p. ex., proteínas ou RNA) também podem ser estabilizadas diretamente no gel
- Gelação. A amostra é infiltrada com monômeros de gel (*i. e.*, acrilato de sódio) que polimerizam no interior das células e nos tecidos. Os polímeros resultantes (poliacrilato de sódio) formam uma densa matriz 3D que é firmemente conectada às moléculas celulares via locais de ligação no reagente estabilizador
- Homogeneização mecânica. A amostra embebida em polímero sofre homogeneização mecânica. Esse processo, que rompe as células, envolve desnaturação e/ou digestão de moléculas estruturais por proteases específicas
- Expansão. Um solvente é adicionado à amostra (água no caso de polímeros poliacrilato de sódio), provocando expansão da amostra nas três dimensões (aumento de mais de 100 vezes do volume).

Após esse preparo, a amostra expandida está pronta para exame, usando microscopia de fluorescência padrão.

A microscopia de expansão, que utiliza substâncias químicas baratas e microscópios ópticos comuns, proporciona imagens de super-resolução ao aumentar as dimensões da amostra observada.

A principal vantagem da MEx consiste na capacidade de separar moléculas muito próximas que inicialmente não são percebidas como estruturas distintas por limitações de difração e da resolução do microscópio. Nas amostras expandidas, essas moléculas são afastadas o suficiente para serem evidenciadas sem modificação dos limites de resolução do microscópio óptico. É possível expansão linear de 4,5 vezes, e isso se correlaciona com um aumento de resolução na faixa de 60 a 70 nm. É interessante mencionar que, após a expansão inicial, a amostra pode ser submetida a várias expansões por uma segunda rede de polímeros expansíveis. Esse processo, denominado microscopia de expansão iterativa (MExi), pode ser usado para expandir amostras biológicas até 20 vezes e obter imagens de células e tecidos com uma resolução de aproximadamente 25 nm à microscopia de fluorescência convencional (Figura 1.10).

Recentemente, os protocolos de MEx foram aplicados a lâminas coradas por H-E de amostras patológicas com o propósito de converter as lâminas de vidro em preparações compatíveis com MEx. Esse método, denominado **expansão da patologia (ExPat)**, possibilita o exame microscópico óptico e o diagnóstico de doenças que antes só podia ser feito por microscopia eletrônica.

■ MICROSCOPIA

Microscopia óptica

Um microscópio, simples (uma lente) ou composto (múltiplas lentes), é um instrumento que amplia uma imagem e possibilita a observação de detalhes impossíveis de serem vistos a olho nu. O microscópio mais simples é uma lente de aumento ou um par de óculos para leitura.

O poder de resolução do olho humano, ou seja, a menor distância que dois objetos precisam estar separados para serem vistos como dois objetos (0,2 mm), é determinado pela distância das células fotorreceptoras na retina. A função de um microscópio é aumentar uma imagem até um nível no qual a retina consiga distinguir os dois objetos – o que significa identificar algo que estaria abaixo do seu limite de resolução. O Quadro 1.3 compara a resolução do olho com a de vários instrumentos.

O poder de resolução é a capacidade de uma lente de microscópio ou de um sistema óptico de produzir imagens separadas de objetos muito próximos.

A resolução depende não apenas do sistema óptico, mas também do comprimento de onda da fonte de luz e de outros fatores, tais como espessura da amostra, qualidade da fixação e intensidade da coloração. Com a luz de comprimento de onda 540 nm (ver Quadro 1.1), uma luz filtrada para verde para a qual o olho é muito sensível, e com as lentes objetiva e do condensador adequadas, o maior poder de resolução de um microscópio de campo claro atingível seria de aproximadamente 0,2 μm (ver Boxe 1.4, para conhecer o método de cálculo). Essa resolução teórica depende de um conjunto ideal de condições. *O olho ou a lente ocular aumenta a imagem produzida pela lente objetiva, mas não pode aumentar a resolução.*

Vários microscópios ópticos estão disponíveis para uso geral e especializado na pesquisa biológica moderna. Suas

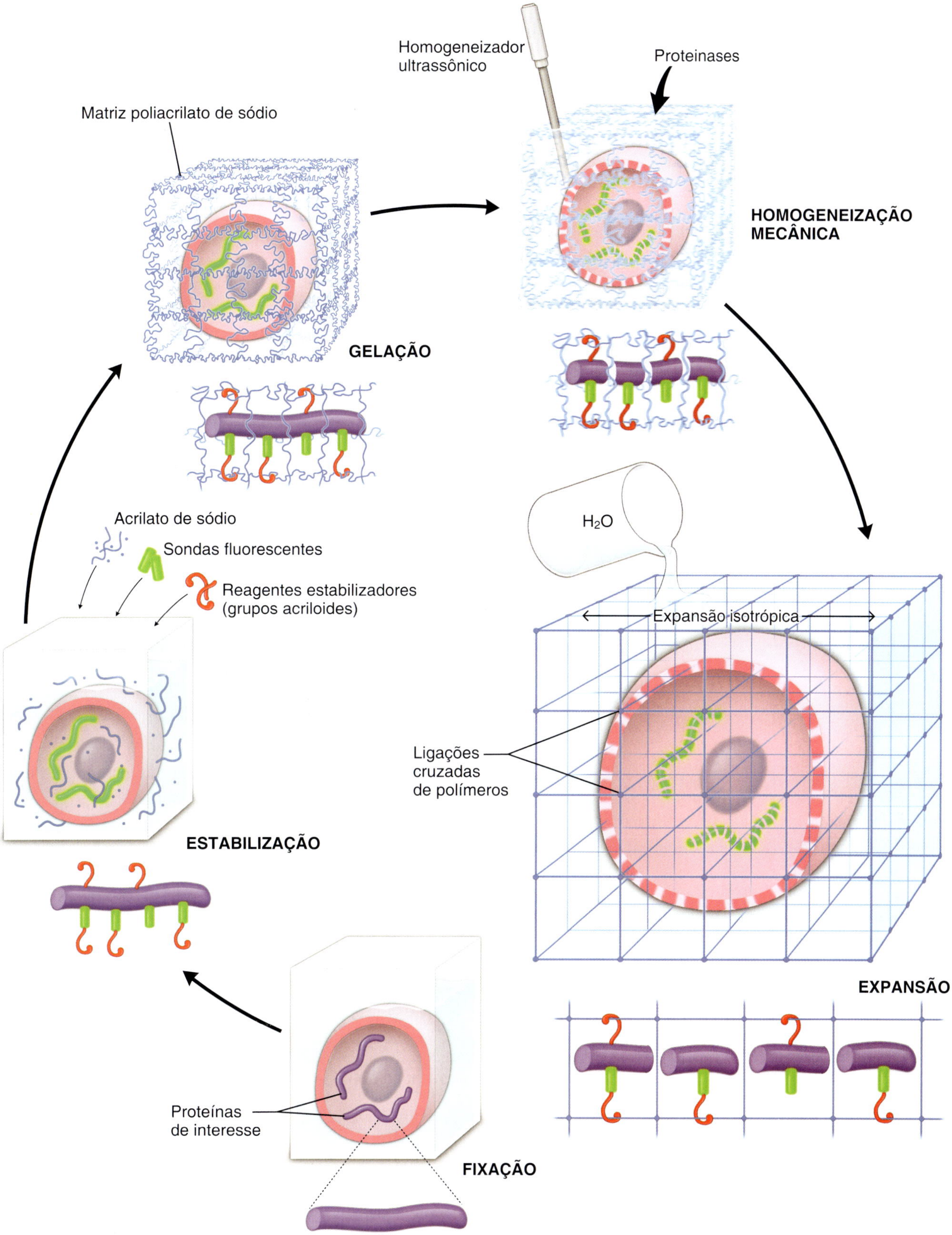

Figura 1.9 Etapas do processamento tecidual para microscopia de expansão. Este diagrama mostra as etapas consecutivas no preparo da amostra para microscopia de expansão. Após a fixação convencional (em formaldeído), a amostra é tratada com reagentes estabilizadores que se ligam a proteínas ou outras moléculas de interesse e sondas moleculares conjugadas com marcadores fluorescentes. O acréscimo de monômeros acrilato de sódio deflagra o desenvolvimento de uma densa matriz tridimensional de polímero hidrogel. Após a homogeneização mecânica que possibilita a abertura das células, a amostra, agora embebida em matriz hidrogel, está pronta para expansão física pelo acréscimo de água. As proteínas de interesse permanecem conectadas à rede expandida de polímero, que as traciona e afasta. A integridade do gel expandido é mantida por ligações cruzadas fortes e estáveis que resistem às forças expansivas geradas pelo acréscimo de água. Após a expansão (aproximadamente 4,5 vezes), a amostra está pronta para análise à microscopia de fluorescência.

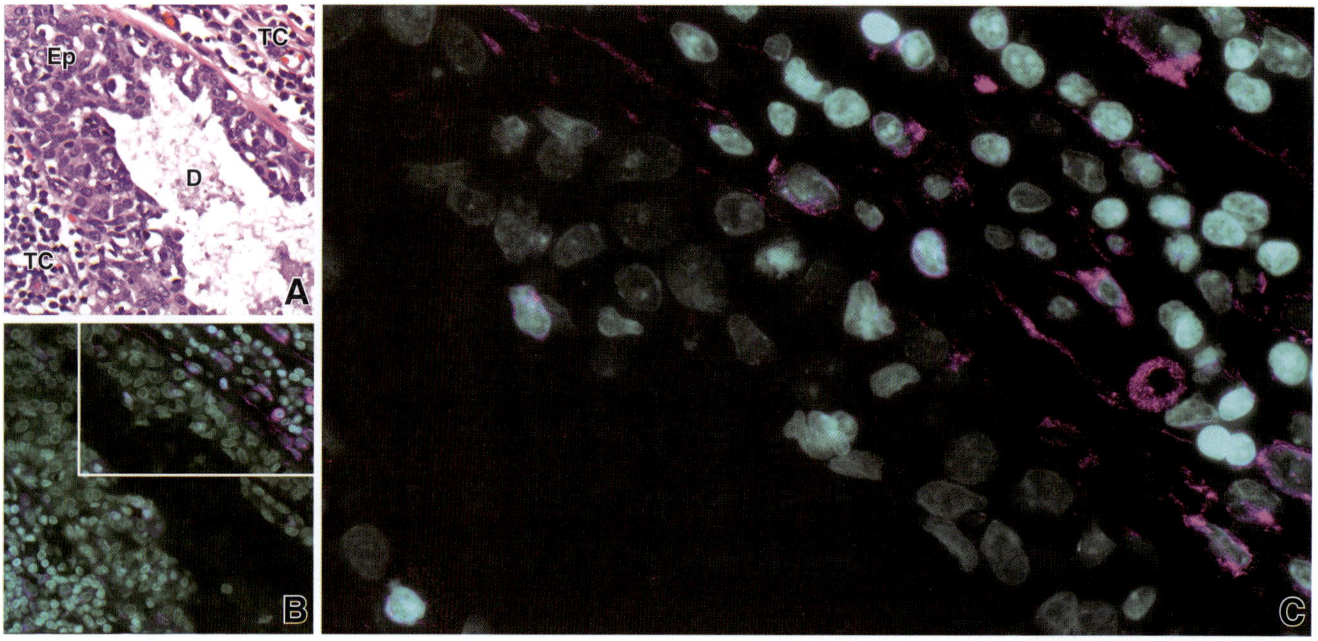

Figura 1.10 Comparação de fotomicrografias de tecido glandular mamário (microscopia óptica, microscopia de fluorescência e microscopia de expansão). Todas as imagens foram obtidas de cortes seriados do mesmo tecido e processados conforme as técnicas microscópicas específicas. Todas as imagens foram obtidas com a mesma lente objetiva (40×). **A.** Esta fotomicrografia de um corte corado rotineiramente com hematoxilina e eosina (H-E) mostra o ducto mamário (*D*) e o tecido conjuntivo (*TC*) circundante. Existe aumento perceptível das camadas de células no epitélio (*Ep*) ductal, que é indicativo de hiperplasia ductal usual (HDU). Os núcleos estão corados em azul pela hematoxilina, e a linha alongada cor-de-rosa sob o epitélio representa fibras de tecido conjuntivo coradas por eosina. Observe que os pequenos núcleos mais intensamente corados no *TC* pertencem aos linfócitos infiltrantes. 460×. **B.** Esta imagem imunofluorescente foi obtida do corte corado para vimentina de filamentos intermediários. As proteínas vimentina coradas em magenta foram marcadas com anticorpos primários policlonais de galinha antivimentina e visualizadas por anticorpos secundários de cabra contra os anticorpos de galinha conjugados com corante fluorescente (Alexa Fluor 488). O DNA foi realçado com corante azul inespecífico (DAPI) para tornar os núcleos visíveis. Nessa magnificação, muitos núcleos são de difícil definição por causa da resolução limítrofe. 460×. **C.** Corte adjacente do mesmo tecido mostrado na imagem **B**, processado para microscopia de expansão. A amostra foi embebida no polímero poliacrilato e expandida 4,25 vezes. A imagem mostra a parte incluída no retângulo na imagem **B** que foi fotografada na mesma magnificação (460×). Por causa da expansão do tecido, a resolução dessa imagem é bem melhor que a da imagem imunofluorescente rotineira na mesma amplificação. (As fotomicrografias são cortesia dos Drs. Yongxin Zhao e Edward S. Boyden, Massachusetts Institute of Technology, Cambridge, MA.)

diferenças baseiam-se, em grande parte, em fatores como o comprimento de onda da iluminação da amostra, a alteração física da luz que chega ou sai da amostra e os processos analíticos específicos que podem ser aplicados à imagem final. Os microscópios ópticos modernos são caros e extremamente complexos, e combinam um número crescente de componentes ópticos, fotomecânicos e eletrônicos. Entretanto, microscópios ópticos de baixo custo, com impressão e de fonte aberta (*i. e.*, UC2, μCube etc.) estão sendo projetados e podem ser mais amplamente disponíveis. Muitos dos instrumentos ópticos, eletrônicos e não ópticos utilizados na educação e em pesquisas e suas aplicações são descritos de maneira sucinta nas seções a seguir.

Quadro 1.3 Resolução do olho *versus* resolução do instrumento.

Distância entre pontos que podem ser diferenciados	
Olho humano	0,2 mm
Microscópio de campo claro	0,2 μm
Microscópio óptico de super-resolução	10 a 100 nm
Microscópio eletrônico de varredura	2,5 nm
Microscópio eletrônico de transmissão	
Teórico	0,05 nm
Corte de tecido	1,0 nm
Microscopia de força atômica	50,0 pm

O microscópio usado pela maioria dos estudantes e pesquisadores é o microscópio de campo claro.

O microscópio de campo claro é o descendente direto dos microscópios que se tornaram populares nos anos 1800 e inauguraram a primeira grande era da pesquisa histológica. O microscópio de campo claro (óptico) (Figura B1.4.1, no Boxe 1.4) é composto basicamente por:

- Uma fonte de luz para iluminar a amostra (p. ex., uma lâmpada subplatina)
- Uma lente condensadora para focalizar o feixe de luz na posição da amostra
- Uma platina (mesa) em que a lâmina ou outra amostra é colocada
- Uma lente objetiva para receber a luz que atravessou a amostra
- Uma lente ocular (ou um par de lentes oculares nos microscópios binoculares – os mais usados), através da qual a imagem formada pela lente objetiva pode ser examinada diretamente.

A amostra a ser examinada com o microscópio de campo claro tem de ser fina o suficiente para que a luz a atravesse. Embora alguma luz seja absorvida enquanto atravessa a amostra, o sistema óptico do microscópio de campo claro não produz um nível útil de contraste em amostras não coradas. Por isso, são usados vários métodos de coloração, como discutido anteriormente.

Boxe 1.4

Considerações funcionais | Uso adequado da microscopia óptica

Esta breve introdução sobre o uso adequado do microscópio óptico está direcionada para os estudantes que usarão o microscópio para o exame de rotina de tecidos. Os comentários a seguir podem parecer elementares, mas são necessários, pois a maioria dos usuários do microscópio não usa plenamente suas potencialidades. Apesar da disponibilidade atual de equipamentos tecnicamente avançados, pouca instrução formal é fornecida sobre o uso correto do microscópio óptico.

A óptica de alto custo e finamente ajustada somente terá o desempenho ideal quando a iluminação e o percurso do feixe de observação estiverem centralizados e adequadamente ajustados. Ajustes e alinhamento adequados do sistema óptico contribuem substancialmente para que pequenos detalhes sejam reconhecidos na amostra e para a obtenção fidedigna da cor da imagem diretamente observada ou capturada em uma fotomicrografia.

A **iluminação de Köhler** é crucial para a boa microscopia e está integrada no projeto de praticamente todos os microscópios modernos de laboratório e pesquisa. A Figura B1.4.1 mostra uma rota padrão de luz e os controles para o seu correto alinhamento em um moderno microscópio de laboratório. A seguir, são indicadas as instruções para a obtenção de uma iluminação adequada no seu microscópio.

As **etapas de alinhamento** necessárias para alcançar a boa iluminação de Köhler são poucas e simples:

- Focalizar a amostra
- Fechar o diafragma de campo
- Focalizar o condensador movendo-o para cima e para baixo, até que o esboço do seu diafragma de campo apareça no foco exato
- Centralizar o diafragma de campo utilizando os controles centralizadores no condensador (subplatina). Feito isso, deve-se abrir o diafragma de campo até que o feixe de luz preencha completamente o campo observado
- Remover a ocular ou usar uma ocular auxiliar para centralização e observar o diâmetro do campo iluminado de saída da objetiva. Você verá um campo circular iluminado que tem um raio diretamente proporcional à abertura numérica da objetiva. À medida que você fecha o diafragma do condensador, seu esboço aparecerá neste campo circular. Para a maioria dos materiais corados, o ajuste do diafragma do condensador deve cobrir aproximadamente 2/3 da abertura da objetiva. Esse ajuste leva a melhor relação entre resolução e contraste (o contraste é a diferença de intensidade entre as áreas claras e escuras da amostra).

Utilizando apenas essas cinco etapas simples, a imagem obtida será tão boa quanto a óptica possibilitar. Vamos descobrir os motivos.

Primeiro, por que ajustamos o diafragma do campo para iluminar apenas o campo observado? Iluminar um campo maior do que a óptica é capaz de "ver" promove apenas reflexões internas ou dispersão de luz, resultando em mais "ruído" ou redução no contraste da imagem.

Segundo, por que enfatizamos o ajuste do diafragma do condensador, ou seja, a abertura da iluminação? Este diafragma influencia muito a resolução e o contraste – ambos são fatores necessários para possibilitar a observação de detalhes da amostra.

Para usos mais práticos, a **resolução** é determinada pela equação

$$d = \frac{\lambda}{NA_{objetiva} + NA_{condensador}}$$

em que:

d = distância ponto a ponto do detalhe resolvido (em nm)
λ = comprimento de onda da luz usada (verde = 540 nm)

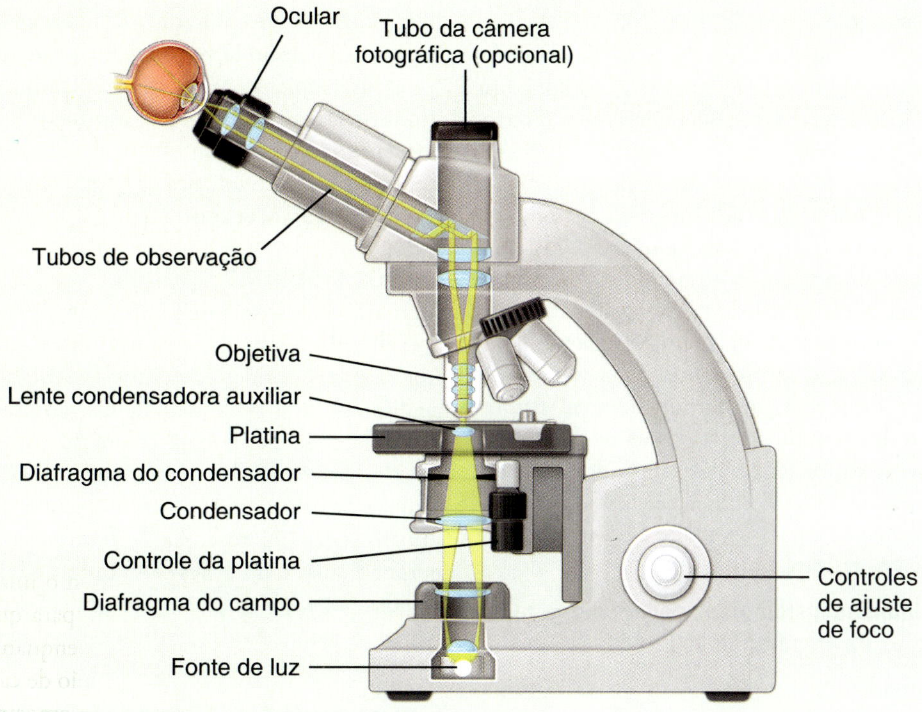

Figura B1.4.1 Diagrama de um típico microscópio óptico. Este desenho mostra uma vista transversal do microscópio, seus componentes e trajetória da luz.

Boxe 1.4

Considerações funcionais | Uso adequado da microscopia óptica (*continuação*)

NA = abertura numérica ou seno de metade do ângulo obtido pela objetiva ou condensador de um ponto central da amostra multiplicado pelo índice de refração do meio entre a objetiva ou o condensador e a amostra.

Como o comprimento de onda e a abertura numérica influenciam diretamente a resolução? As estruturas da amostra refletem a luz, e o ângulo de difração é diretamente proporcional ao comprimento de onda e inversamente proporcional ao espaço entre as estruturas. De acordo com o físico Ernst Abbé, um espaço entre as estruturas pode ser identificado quando o sistema óptico de observação (objetiva) consegue ver parte da luz refletida produzida pelo espaço. Quanto maior a abertura da objetiva, mais refletida é a luz que participa na formação da imagem, resultando em resolução de detalhes menores e imagens mais bem definidas.

Nossa fórmula simples, no entanto, mostra que a abertura do condensador é tão importante quanto a abertura da objetiva. Esse ponto é lógico apenas quando é levado em conta o ângulo de difração para um feixe oblíquo ou um de abertura maior. O ângulo permanece constante, mas é apresentado para a objetiva de modo que possa ser captado com facilidade.

Como o ajuste da abertura afeta o contraste? Teoricamente, a melhor transferência de contraste do objeto para a imagem seria obtida por meio da interação (interferência) entre as fontes de onda não refletidas e todas as refletidas. Para a transferência de contraste entre a transmissão total e a absorção completa em uma amostra, a relação de intensidade entre a luz refletida e não refletida teria de ser 1:1 para alcançar a interferência destrutiva total (preto) ou interferência construtiva total (branco). Quando a abertura do condensador se ajusta à abertura da objetiva, a luz não refletida entra na objetiva com intensidade total, mas apenas parte da luz refletida pode entrar, o que reduz o contraste. Em outras palavras, fechar a abertura do condensador em 2/3 da abertura da objetiva traz a relação de intensidade entre a luz refletida e não refletida para próximo de 1:1 e, portanto, melhora o contraste. Fechar a abertura do condensador (ou reduzir o condensador) além desse ponto de equilíbrio produzirá fenômenos de interferência ou artefatos de imagem, tais como os anéis de refração ou linhas artificiais ao redor das estruturas da amostra. A maioria das técnicas de microscópio usadas para potencializar o contraste – tais como campo escuro, iluminação oblíqua, contraste de fase ou modulação de contraste – tem como base o mesmo princípio (*i. e.*, anulam ou reduzem a intensidade da luz não refletida para melhorar um contraste fundamentalmente baixo da amostra).

Ao observar as etapas destacadas anteriormente e mantendo as lentes limpas, a qualidade e a fidelidade das imagens visuais variam apenas com a capacidade de desempenho do sistema óptico.

Exame de uma lâmina histológica no microscópio óptico

Os órgãos são tridimensionais, enquanto os cortes histológicos são bidimensionais.

Como discutido na seção "Preparação do tecido", toda amostra de tecido preparada para a microscopia óptica precisa ser cortada em fatias finas. Assim, cortes 2D são obtidos de uma amostra 3D do tecido. Um dos aspectos mais desafiadores para os estudantes que usam microscópio para estudar histologia é a capacidade de reconstruir mentalmente a terceira dimensão "ausente" nos cortes.

Por exemplo, a Figura 1.11 mostra cortes de uma laranja em diferentes planos. Observe que cada superfície cortada (indicada pela linha colorida contínua) da laranja inteira revela diferentes tamanhos e superfícies, dependendo da orientação do corte. Por isso, ao observar determinado corte da laranja, é importante ser capaz de reconstruir mentalmente a organização da estrutura e dos seus componentes. Um exemplo de estrutura histológica (neste caso, um corpúsculo renal) é apresentado como apareceria em diferentes planos de cortes (ver Figura 1.11). Observe as diferenças marcantes de tamanho, orientação e organização do tecido em cada corte do corpúsculo renal. Ao examinar vários cortes 2D, é possível perceber a configuração 3D da estrutura examinada.

Os artefatos nas lâminas histológicas podem ser gerados em todos os estágios da preparação do tecido.

A preparação de uma lâmina histológica requer várias etapas que começam com a coleta de uma amostra e terminam com a colocação da lamínula. Durante cada etapa, pode ser introduzido um artefato (um defeito causado por um erro no processo de preparo). Em geral, os artefatos que aparecem na lâmina de vidro final estão relacionados com a metodologia, o equipamento ou os reagentes usados durante o preparo. Impurezas nas substâncias químicas e reagentes usados no processo (fixadores, reagentes e corantes), imperfeições na execução da metodologia (intervalos muito curtos ou muito longos de fixação, desidratação, inclusão, obtenção dos cortes [microtomia], ou coloração ou montagem e colocação descuidada da lamínula) e, também, equipamento inadequado (p. ex., um micrótomo com uma lâmina defeituosa) podem produzir artefatos na preparação final. É importante que os estudantes identifiquem que nem toda lâmina que compõe a sua coleção é perfeita para se familiarizarem com os artefatos mais comumente encontrados.

Outros sistemas ópticos

Além do microscópio de campo claro, que é muito usado para o exame de rotina das lâminas histológicas, são usados outros sistemas ópticos (descritos a seguir) nos laboratórios de análise clínica e pesquisa. Alguns são usados para aumentar o contraste sem que haja coloração (como os microscópios de contraste de fase), enquanto outros são projetados para visualizar estruturas usando técnicas específicas, como imunofluorescência (microscopia de fluorescência com iluminação perpendicular e microscópios confocais). As imagens seriadas obtidas por esses microscópios podem ser capturadas em camadas e reconstruídas tridimensionalmente graças a vários *softwares* de análise de imagens 3D.

O microscópio de contraste de fase possibilita o exame de células e tecidos não corados e é muito útil para análise de células vivas.

O microscópio de contraste de fase aproveita as pequenas diferenças no índice de refração de distintas partes de uma amostra de célula ou tecido. A luz que atravessa diferentes áreas de índice de refração relativamente alto (áreas mais densas) é desviada e se torna fora de fase em relação ao restante do feixe de luz que atravessou a amostra. O microscópio de contraste de fase adiciona comprimentos de onda induzidos, fora de fase, através de uma série de anéis ópticos nas lentes condensadora e objetiva, abolindo praticamente a amplitude da porção inicialmente defletida do feixe e, desse modo, produz contraste na imagem. Porções escuras da imagem correspondem a porções densas da amostra; porções claras da imagem correspondem a porções menos densas da amostra. O microscópio de contraste de fase é usado para examinar células e tecidos

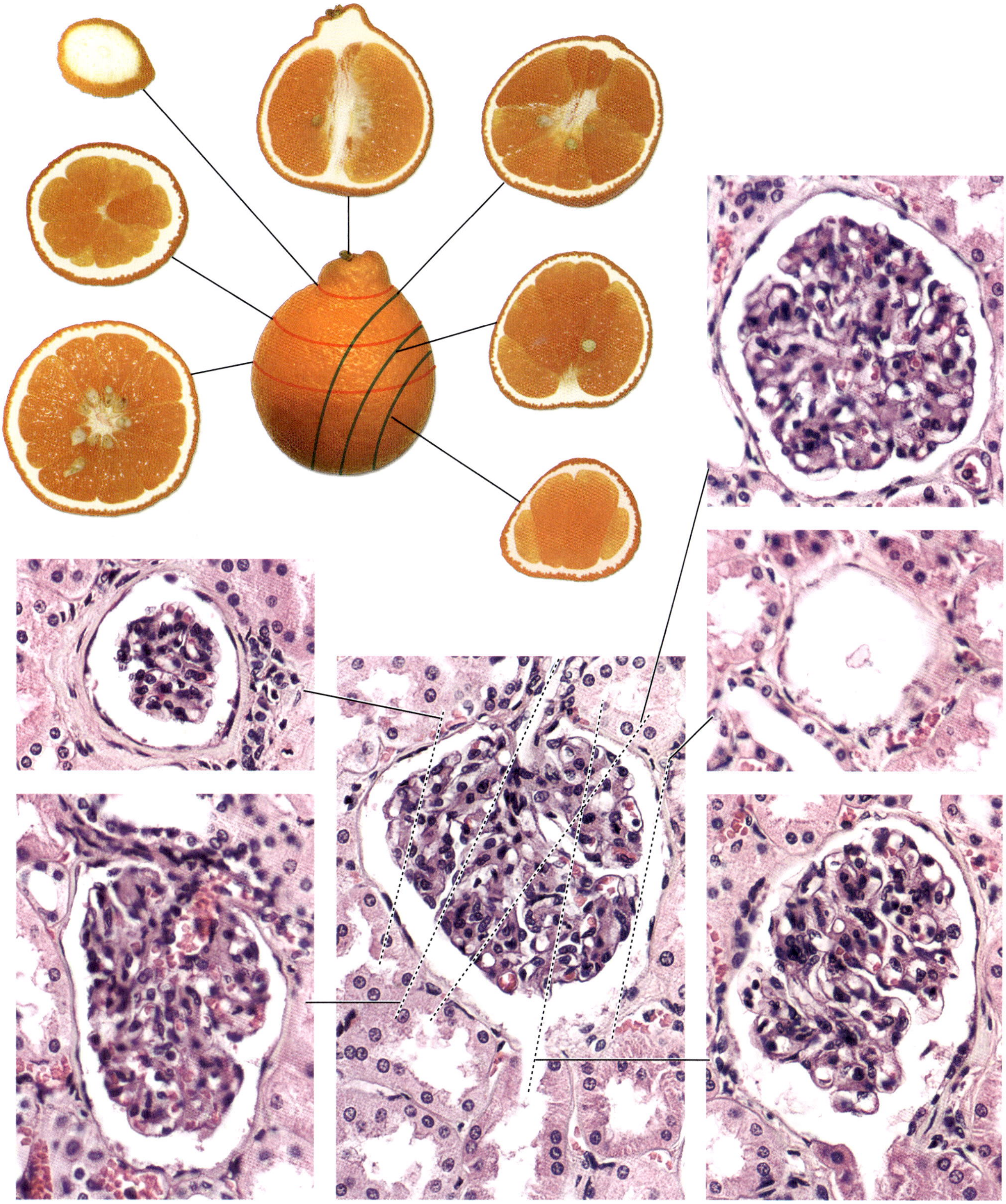

Figura 1.11 Exemplo de cortes de uma laranja e de um corpúsculo renal. As *linhas coloridas contínuas* desenhadas sobre a laranja intacta indicam o plano do corte correspondente a cada corte de superfície. Do mesmo modo, diferentes cortes através de um corpúsculo renal (marcados com *linhas tracejadas*), que também é uma estrutura esférica, mostram diferenças na aparência. O tamanho e a aparência da estrutura interna são refletidos no plano do corte.

vivos (como as células na cultura de tecido) e é amplamente utilizado para examinar cortes semifinos não corados (aproximadamente 0,5 μm) de tecido embebido em plástico.

Duas modificações do microscópio de contraste de fase criaram o microscópio de interferência, que também possibilita a quantificação da massa de tecido, e o microscópio de interferência diferencial (ou microscópio de Nomarski), que é especialmente útil para avaliar as propriedades de superfície das células e de outros materiais biológicos.

No microscópio de campo escuro, a lente objetiva só capta luz dispersa ou refratada.

No microscópio de campo escuro, apenas a luz que foi dispersa ou refratada pelas estruturas na amostra alcança a lente objetiva. O microscópio de campo escuro é equipado com um condensador especial que ilumina a amostra com luz forte e oblíqua. Assim, o campo de visão aparece como um fundo escuro, no qual pequenas partículas na amostra que refletem alguma luz na lente objetiva aparecem claras.

O efeito é semelhante ao de partículas de poeira observadas no feixe de luz que emana de um projetor de *slide* em uma sala escura. A luz refletida pelas partículas de poeira alcança a retina do olho, tornando as partículas visíveis.

A resolução do microscópio de campo escuro não pode ser melhor que a do microscópio de campo claro, usando a mesma fonte de comprimento de onda. Partículas menores, no entanto, só podem ser detectadas nas imagens de campo claro, em virtude do maior contraste dado por esse tipo de microscópio.

O microscópio de campo escuro é útil para examinar as radioautografias, nas quais os grãos de prata de cor preta aparecem brancos no fundo escuro. Na prática clínica, o **microscópio de campo escuro** é valioso no exame de urina à procura de cristais, como os de ácido úrico e oxalato, e na identificação de bactérias como **espiroquetas**, em particular *Treponema pallidum*, agente causal da **sífilis**, uma doença sexualmente transmissível.

O microscópio de fluorescência usa a capacidade de algumas moléculas em fluorescer sob luz ultravioleta.

Moléculas fluorescentes são aquelas que emitem luz com comprimento de onda na faixa visível quando expostas a uma fonte ultravioleta (UV). O microscópio de fluorescência é usado para visualizar moléculas fluorescentes naturais (autofluorescentes) como a vitamina A e alguns neurotransmissores. Como essas moléculas não são numerosas, a aplicação mais comum do microscópio é a observação de fluorescência introduzida, como na detecção de antígenos ou anticorpos nos procedimentos de coloração imunocitoquímicos (ver Figura 1.6). Moléculas fluorescentes (fluoróforos) específicas também podem ser injetadas em um animal ou diretamente em células, e usadas como rastreadores. Tais métodos são úteis para estudar as junções intercelulares (junções comunicantes), rastrear a trajetória das fibras nervosas na neurobiologia e detectar marcadores de crescimento em tecidos mineralizados. Vários filtros são inseridos entre a fonte de luz UV e a amostra, com o objetivo de produzir luz monocromática ou quase monocromática (comprimento de onda único ou comprimento de onda de banda estreita). Um segundo conjunto de filtros, inserido entre a amostra e a objetiva, possibilita que apenas a banda estreita de comprimento de onda da fluorescência alcance o olho ou um sensor de imagem no dispositivo de registro digital.

Na microscopia de fluorescência com iluminação perpendicular, um plano fino de luz é usado para cortar opticamente uma amostra transparente marcada com moléculas fluorescentes.

A microscopia de fluorescência com iluminação perpendicular (LSFM) utiliza uma lâmina de luz formada pelo feixe de *laser* plano. Essa fina lâmina de luz é formada no plano focal e secciona opticamente a amostra transparente marcada com corantes fluorescentes. A luz fluorescente emitida da amostra é, então, coletada perpendicularmente à trajetória da luz pela objetiva do microscópio e registrada por um sensor de imagem (p. ex., um dispositivo de carga acoplada [CCD]). A amostra é iluminada apenas em um plano focal único por vez, evitando excitação de áreas fora de foco da amostra. A própria lâmina de luz pode ser estática ou dinamicamente formada por um feixe de *laser* em movimento. Ao mover a amostra através da lâmina de luz, imagens podem ser registradas em camadas e reconstruídas tridimensionalmente (Figura 1.12).

Atualmente, a microscopia de fluorescência é uma das técnicas mais potentes e versáteis disponíveis para estudos de amostras biológicas.

A maioria dos laboratórios de pesquisa modernos utiliza a microscopia de fluorescência como ferramenta primária na pesquisa biológica. Moléculas fluorescentes (fluoróforos) foram criadas para absorver luz em um comprimento de onda específico e emitir luz em um comprimento de onda mais longo. Essas moléculas têm aspecto muito brilhante e são facilmente distinguíveis nos cortes de tecido de outros sinais de fundo. Além disso, graças ao desenvolvimento de proteínas fluorescentes (PFs) geneticamente codificadas, tornou-se possível visualizar e criar imagens de expressão, localização e atividade das proteínas em células vivas. A combinação de técnicas de microscopia de fluorescência e microscopia confocal com *hardware* de processamento rápido de dados possibilita que os pesquisadores renderizem as imagens em três dimensões.

O microscópio ultravioleta usa lentes de quartzo com uma fonte de luz ultravioleta.

A imagem obtida de um microscópio ultravioleta (UV) depende da absorção da luz UV pelas moléculas existentes na amostra. A fonte de UV tem um comprimento de onda de aproximadamente 200 nm. Assim, o microscópio UV pode alcançar resolução de 0,1 μm. O fundamento desse microscópio lembra o de um espectrofotômetro. Em ambos, os resultados são geralmente registrados por fotografia, porque a amostra não pode ser inspecionada diretamente através da lente ocular, visto que a luz UV não é visível e, além disso, é danosa aos olhos.

A microscopia UV é muito útil para detectar ácidos nucleicos, especificamente as bases purina e pirimidina dos nucleotídios; também é útil para detectar proteínas que contêm certos tipos de aminoácidos. Usando comprimentos específicos de onda, medidas espectrofotométricas de UV podem ser feitas por meio do microscópio UV para análises quantitativas de DNA e RNA em células. Como descrito no Boxe 1.2, a **microespectrofotometria de Feulgen** é usada na clínica para determinar o grau de ploidia (múltiplos de quantidade normal de DNA) em cortes de tumores.

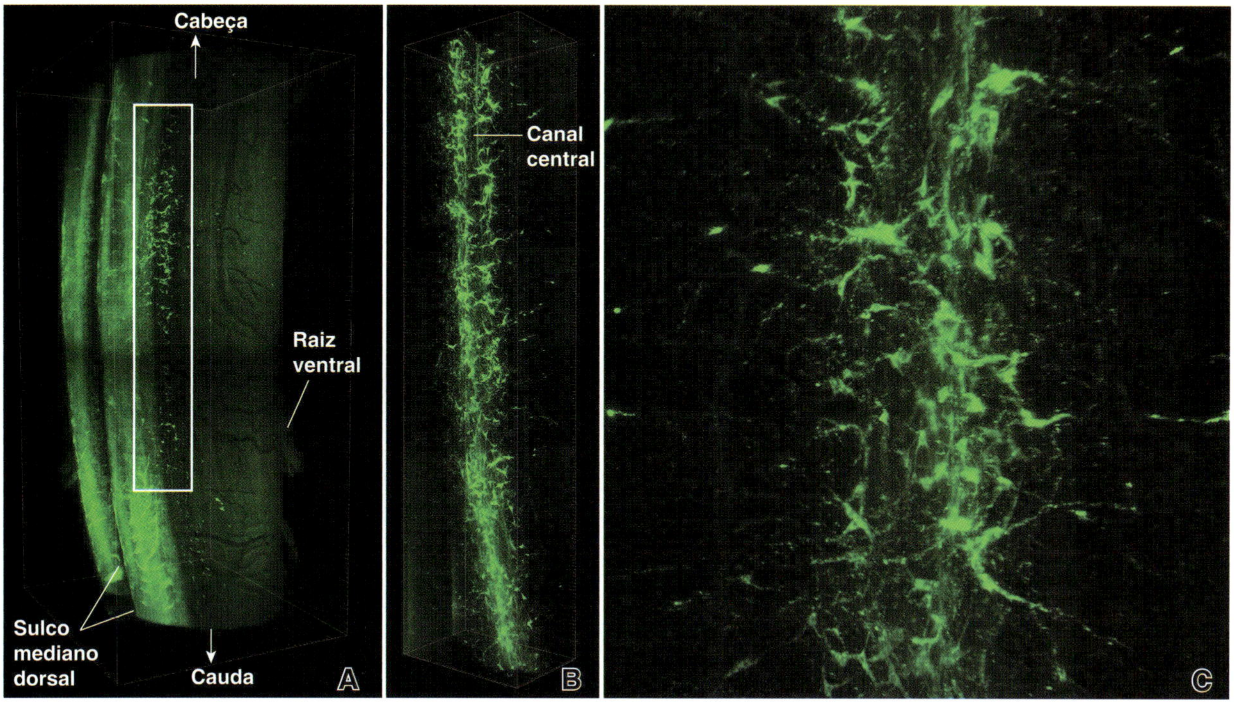

Figura 1.12 Imagem de microscopia de fluorescência com iluminação perpendicular (LSFM) de células expressando neuropeptídio galanina na medula espinal de um rato adulto (macho). A. Esta fotomicrografia mostra uma renderização tridimensional (3D) de uma imagem de LSFM da medula espinal de rato nos níveis das terceira e quarta vértebras lombares. Observe, dentro do *retângulo*, a marcação imunofluorescente de neuropeptídio galanina expressado nas células do trato espinotalâmico. Esse neuropeptídio foi detectado pelo método de imunofluorescência indireta usando anticorpos primários policlonais de coelho antigalanina e visualizado posteriormente pelo uso de anticorpos secundários de cabra anticoelho conjugados com corante fluoresceína (Alexa Fluor 647). Após a imunocoloração, a amostra foi clarificada em éter dibenzílico (DBE) e o tecido transparente foi examinado no plano horizontal usando LSFM bidirecional. Imagens TIFF foram coletadas a intervalos ópticos de 4 μm e reunidas graças a um *software* especializado de imagens. A imagem reconstruída foi, então, colorida artificialmente em *verde*. A renderização 3D possibilita a rotação da imagem e sua análise a partir de todas as direções possíveis. 10×. **B.** Esta imagem representa a magnificação maior das células do trato espinotalâmico galanina-positivas com a medula espinal ao fundo (*retângulo* mostrado em **A**). Observe que as células galanina-positivas estão muito próximas do canal central. 22×. **C.** Alta magnificação das células do trato espinotalâmico que expressam galanina mostrando seu padrão de interconexão. 110×. (Cortesia dos Drs. Aleisha M. Moore, Michael N. Lehman e Lique M. Coolen.)

O microscópio confocal de varredura combina os componentes de um microscópio óptico com um sistema de varredura para dissecar opticamente uma amostra.

O microscópio confocal de varredura possibilita a observação de uma amostra biológica em três dimensões. As duas lentes no microscópio confocal (objetiva e fototubo) estão perfeitamente alinhadas para focar a luz a partir do ponto focal de uma lente para o ponto focal da outra lente. A principal diferença entre um microscópio convencional e um microscópio confocal é a adição de um detector de abertura (*pinhole*) *con*jugado com o ponto *focal* da lente; daí, portanto, sua propriedade confocal. Esse orifício posicionado com precisão possibilita que apenas luz "em foco" passe por um dispositivo fotomultiplicador (detector), enquanto a luz "fora de foco" é impedida de entrar no detector (Figura 1.13). Esse sistema é capaz de obter resolução excepcional (0,2 a 0,5 μm). Fornece imagens de alta resolução de cortes finos de amostra biológica pela capacidade que o sistema tem de rejeitar a luz fora de foco.

A fonte de luz em um microscópio confocal usa um sistema de iluminação por luz a *laser* extremamente convergente e que, portanto, produz luz de excitação de alta intensidade, que atua na superfície de um ponto de varredura. Um sistema de espelho é usado para deslocar o feixe de *laser* pela amostra, iluminando um único ponto por vez (Figura 1.14). Muitos pontos simples no mesmo plano focal são percorridos, e um programa de computador reconstrói a imagem a partir dos dados registrados durante a varredura. Nesse aspecto, a microscopia confocal lembra o processamento de imagem na varredura por tomografia computadorizada axial (TCA).

Além disso, ao limitar a profundidade da imagem a um único plano de foco, é possível criar múltiplas imagens ao longo das diferentes profundidades dentro da amostra. Assim, pode-se literalmente dissecar camada por camada através da espessura da amostra; também é possível usar o computador para compor reconstruções 3D de uma série dessas imagens. Como cada uma das imagens localizadas em uma profundidade específica dentro da amostra está exatamente no foco, a imagem 3D resultante apresenta elevada nitidez. Ademais, programas especiais de computador possibilitam que os cortes seriados sejam organizados e reconstruídos em uma imagem tridimensional. Adicionalmente, essas imagens reconstruídas podem ser animadas de qualquer orientação desejada para visualização no computador (ver Figura 1.4).

O microscópio de polarização usa a propriedade de moléculas (ou grupos de moléculas) altamente organizadas, capazes de girar o ângulo do plano da luz polarizada.

O microscópio de polarização é uma modificação simples do microscópio óptico, no qual um filtro polarizante (o polarizador) está localizado entre a fonte de luz e a amostra, e um segundo polarizador (o analisador) está localizado entre a lente objetiva e a ocular.

O polarizador e o analisador podem ser girados; a diferença entre seus ângulos de rotação é usada para determinar o grau no qual uma estrutura afeta o feixe de luz polarizada. A capacidade de um cristal ou arranjo paracristalino em girar

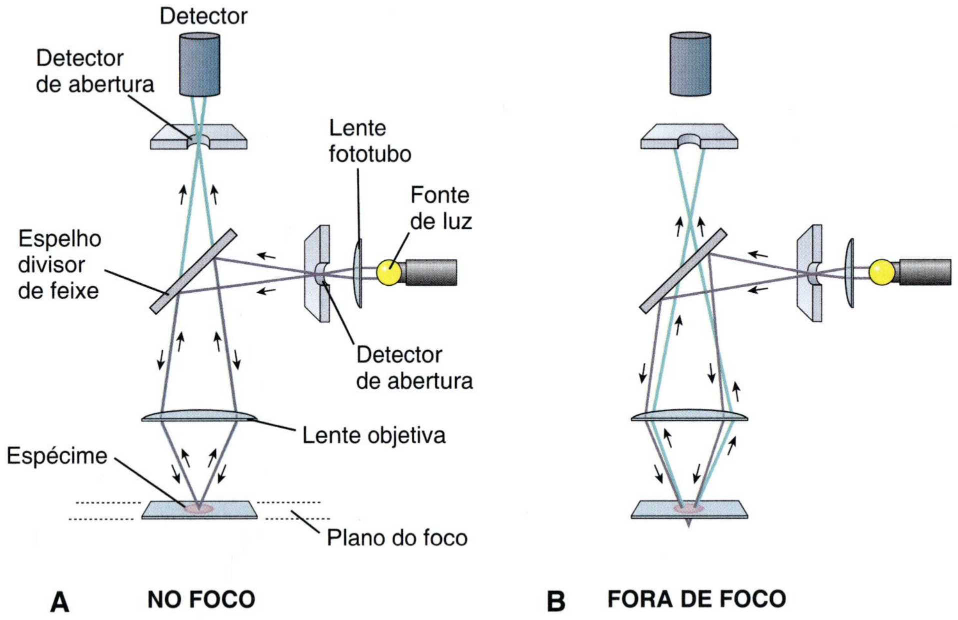

Figura 1.13 Diagrama de luz emitida no foco e fora de foco no microscópio confocal. A. Este diagrama mostra a trajetória do feixe de *laser* e luz emitida quando a estrutura está diretamente no foco da lente. A tela com um orifício no outro lado do sistema óptico do microscópio confocal possibilita a passagem da luz da estrutura em foco pelo orifício. A luz é então traduzida em uma imagem por um programa de computador. Como o ponto focal da lente objetiva do microscópio forma uma imagem nítida no nível no qual o orifício está localizado, esses dois pontos são chamados de *pontos confocais*. **B.** Este diagrama mostra a trajetória do feixe de *laser* e a luz emitida, que está fora de foco em relação ao orifício. Assim, a luz a partir da amostra, que é bloqueada pelo orifício, nunca é detectada.

o plano da luz polarizada é chamada de birrefringência (refração dupla). O músculo estriado e as inclusões cristaloides em células intersticiais do testículo (células de Leydig), dentre outras estruturas comuns, exibem birrefringência.

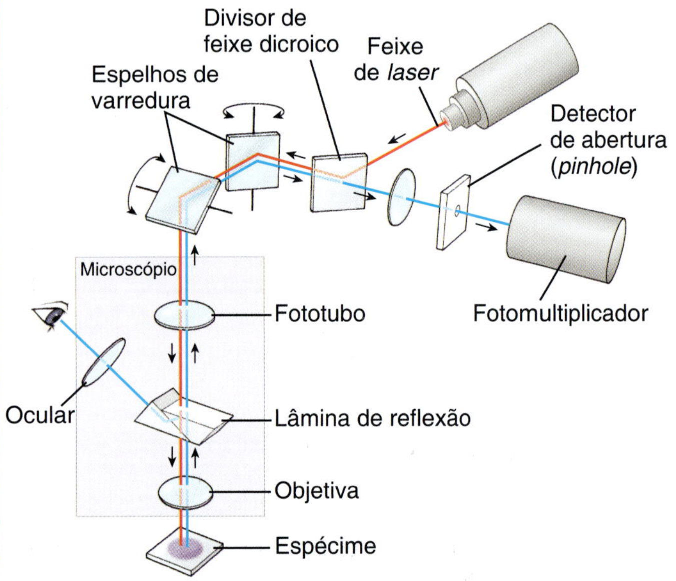

Figura 1.14 Estrutura do microscópio confocal e diagrama da trajetória do feixe. A fonte de luz para o microscópio confocal vem de um *laser*. O feixe de *laser* (*linha vermelha*) vai para a amostra de tecido via separador de feixe dicroico e, então, para dois espelhos de varredura móveis através da amostra em ambas as direções *x* e *y*. Finalmente, o feixe de *laser* entra no microscópio de fluorescência e atravessa seu sistema óptico, iluminando a amostra de tecido que está sendo examinada. A luz emitida pela amostra de tecido iluminada (*linha azul*) retorna ao sistema óptico do microscópio, através de ambos os espelhos de varredura, passa pelo separador de feixe e é focada no orifício do detector de abertura (*pinhole*). A luz que atravessa o orifício do detector (*pinhole*) é recebida e registrada por um detector conectado a um computador que constrói a imagem *pixel* por *pixel*.

Microscopia de super-resolução

Os microscópios ópticos convencionais apresentam uma limitação inerente do poder de resolução por causa do comprimento de onda da luz. A resolução, que é definida pela distância mínima entre dois pontos que possibilita a detecção de detalhes, é limitada pelo limite de difração da luz. A difração faz com que o sinal luminoso da amostra se disperse enquanto se desloca para o olho do observador ou para outros dispositivos de detecção da luz. Como já mencionado, a resolução de um microscópio óptico com alinhamento ótimo da objetiva e das lentes condensadoras se limita a 0,2 μm; portanto, não consegue revelar muitos detalhes das estruturas celulares.

As técnicas mais novas da microscopia de super-resolução conseguem sobrepujar o limite de resolução da microscopia óptica convencional.

Durante décadas, os pesquisadores buscaram técnicas que pudessem ultrapassar o limite de resolução do microscópio óptico. Recentes avanços conceituais e inovações tecnológicas resultaram em aumentos da resolução óptica de 0,2 μm para aproximadamente 10 nm. Qualquer técnica microscópica que aumente a resolução de um microscópio óptico convencional (ditada pela barreira de difração) por no mínimo um fator de 2 é denominada microscopia de super-resolução.

Várias técnicas de microscopia de super-resolução foram elaboradas para o estudo de células vivas à microscopia óptica de fluorescência. De modo geral, existem três métodos que são utilizados na microscopia de super-resolução:

- Métodos de localização de molécula única, que incluem microscopia de localização fotoativada (PALM), microscopia de localização fotoativada de fluorescência (FPALM) e microscopia de reconstrução óptica estocástica (STORM).

Esses métodos envolvem o uso de moléculas fluorescentes fotoativáveis e fotopermutáveis que conseguem alternar entre o estado de emissão de luz e escuro quando expostas a comprimentos de onda de luz específicos. A análise computadorizada de dados combinados obtidos de milhares de perfis de intensidade unimoleculares e perfil de difração microscópica é convertida em uma imagem com resolução entre 10 e 20 nm

- Métodos de microscopia de iluminação estruturada (SIM), que têm como base a extração de detalhes estruturais delicados a partir da interferência de uma estrutura com padrões de iluminação predeterminados. Como esse método utiliza frequências espaciais, que também são limitadas por difração, a microscopia SIM só consegue melhorar a resolução por um fator de 2 (resolução de cerca de 100 nm)
- Métodos de escaneamento pontual, que incluem microscopia por depleção de emissão estimulada (STED) e microscopia por depleção de emissão estimulada isotrópica (isoSTED). Esses métodos se fundamentam na microscopia confocal a *laser* com o acréscimo de um *laser* de depleção, que estimula moléculas excitadas a retornar ao estado amorfo. Com a microscopia STED, pode ser obtida uma resolução de imagem de 30 a 80 nm.

Os métodos da microscopia de super-resolução oferecem novas oportunidades de revelação de detalhes de estruturas nas células vivas em uma resolução maior do que a antes obtida pela microscopia de fluorescência convencional.

Microscopia eletrônica

Em geral, dois tipos de microscopia eletrônica podem fornecer dados morfológicos e analíticos sobre as células e tecidos: com microscópio eletrônico de transmissão (MET) e com microscópio eletrônico de varredura (MEV). O principal aperfeiçoamento na microscopia eletrônica em relação ao microscópio óptico é que o comprimento de onda do feixe de microscopia eletrônica é aproximadamente 1/2.000 do feixe da microscopia de luz, melhorando a resolução em 10^3 vezes.

O MET usa a interação de um feixe de elétrons com uma amostra para produzir uma imagem.

A óptica do MET é, a princípio, semelhante à do microscópio óptico (ver Figura 1.15), exceto que o MET usa um feixe de elétrons em vez de um feixe de luz. As bases desse microscópio são:

- Uma fonte de elétrons (cátodo, canhão de elétrons), tal como um filamento de tungstênio aquecido, emite elétrons
- Os elétrons (com carga elétrica negativa) são atraídos para um ânodo, que é o coletor de elétrons com carga elétrica positiva
- Uma diferença de voltagem entre o cátodo e o ânodo transmite voltagem de aceleração entre 20.000 e 200.000 volts para os elétrons, criando o feixe de elétrons

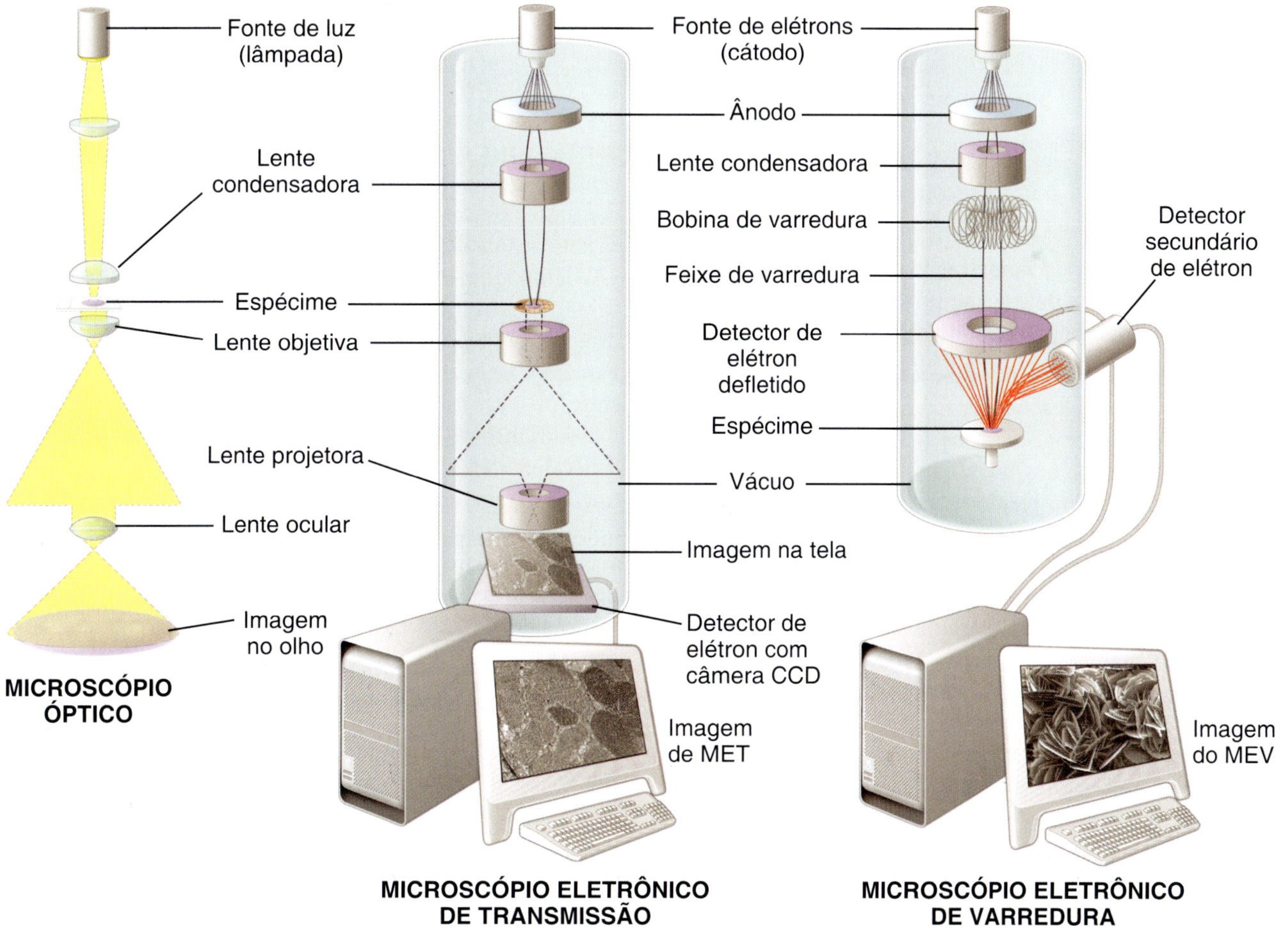

Figura 1.15 Diagrama comparando as vias ópticas em diferentes tipos de microscópios. Para melhor comparação entre todos os três tipos de microscópios, o microscópio óptico (*esquerda*) é apresentado como se estivesse de cabeça para baixo. Observe que no microscópio eletrônico de transmissão (*MET*) e no microscópio eletrônico de varredura (*MEV*) as amostras precisam ser inseridas em um ambiente de vácuo elevado (10^{-4} a 10^{-7} Pa).

- O feixe atravessa várias lentes eletromagnéticas que têm a mesma função das lentes de vidro do microscópio óptico.

A lente condensadora conforma e altera o diâmetro do feixe de elétrons que alcança o plano da amostra. O feixe que atravessou a amostra é, então, concentrado e ampliado por uma lente objetiva e, posteriormente, aumentado por uma ou mais lentes projetoras. A imagem final é observada em uma tela fluorescente revestida com fósforo, podendo ainda ser capturada em uma placa fotográfica. Partes da amostra atravessadas pelos elétrons aparecem escuras; tais partes (elétron-densas) da amostra absorvem ou dispersam os elétrons, dependendo de sua densidade inerente ou em decorrência de metais pesados adicionados aos tecidos durante a preparação da amostra. Em muitos casos, um detector de elétrons com sensor semicondutor para captação de imagem como um dispositivo de carga acoplada (CCD, do inglês *charge-coupled device*) é colocado acima ou abaixo de um monitor, possibilitando observar a imagem em tempo real em um monitor. As imagens podem ainda ser fotografadas ou gravadas em vídeos para serem arquivadas no formato digital, visando ao armazenamento em computadores.

O preparo da amostra para MET é semelhante ao preparo para microscopia óptica, exceto que o procedimento é mais sofisticado.

Os princípios usados no preparo de cortes para observação ao MET são basicamente os mesmos que os usados na microscopia óptica, com a limitação de que, em cada etapa, deve-se trabalhar com amostras de três a quatro ordens de magnitude menores ou mais finas que as usadas para microscopia óptica. O MET, cujo comprimento de onda do feixe de elétrons é de aproximadamente 0,1 nm, apresenta uma resolução teórica de 0,05 nm.

Em virtude da resolução excepcional do MET, a qualidade da fixação, ou seja, o grau de preservação da estrutura subcelular, deve ser a melhor possível.

O preparo rotineiro de amostras para MET começa com a fixação com glutaraldeído, seguida por lavagem com tampão e pós-fixação com tetróxido de ósmio.

O glutaraldeído, um dialdeído, preserva os componentes proteicos por meio de ligações cruzadas com estes, enquanto o tetróxido de ósmio reage com os lipídios; em particular, os fosfolipídios. Por ser um metal pesado, o ósmio, ao mesmo tempo que atua como fixador, confere densidade eletrônica às estruturas das células e dos tecidos, melhorando, assim, a imagem em MET.

Em condições ideais, os tecidos devem ser perfundidos com glutaraldeído tamponado antes de serem retirados. Rotineiramente, fragmentos de não mais de 1 mm^3 do tecido são fixados para MET (para microscopia óptica, as amostras podem ser medidas em centímetros). O processo de desidratação é idêntico ao usado na microscopia óptica. Contudo, o tecido não é embebido com uma resina monomérica como para a microscopia óptica, e sim com uma resina epóxi, que deve ser subsequentemente polimerizada.

O tecido embebido no plástico é cortado com lâminas de diamante em micrótomos especialmente projetados.

Em decorrência do poder limitado de penetração dos elétrons, os cortes de rotina para MET são ultrafinos e variam de 50 nm a não mais de 150 nm de espessura. Para a realização dos cortes (ultramicrotomia), são usadas navalhas de diamante com fio cortante quase perfeito. As facas de aço não podem ser usadas, pois os abrasivos utilizados para afiá-las deixam arranhões que prejudicam a observação dos cortes no MET. Os cortes feitos com a navalha de diamante são, entretanto, muito mais delicados para o manuseio; tais cortes ultrafinos são coletados na margem da navalha de diamante e postos para flutuar sobre a superfície de água limpa contida em uma pequena "balsa" feita com papel resistente. De lá são cuidadosamente coletados em pequenas telas ou grades de cobre, níquel ou ouro, revestidas com uma película de coloide. As malhas dessas telas têm de 50 a 400 orifícios por polegada ou ranhuras especiais, que possibilitam acomodar cortes seriados. O feixe de elétrons do microscópio passa pela amostra através dos orifícios da malha da tela. A imagem é, então, focalizada na tela (écran) de observação do microscópio em um CCD ou capturada em um filme fotográfico.

Para o processo rotineiro de corar secções para MET, é necessário aumentar o contraste intrínseco da estrutura das células, de modo que detalhes sejam mais facilmente vistos e fotografados.

Em geral, os cortes para MET são corados com compostos de alta densidade eletrônica, como íons de metais pesados. Os íons de metais pesados podem ser ligados aos tecidos durante a fixação ou desidratação. Mais comumente, as amostras são impregnadas em soluções de íons após o corte. O tetróxido de ósmio, usado rotineiramente no fixador, liga-se aos componentes fosfolipídios das membranas, aumentando a sua elétron-densidade.

O nitrato de uranila é adicionado a soluções alcoólicas usadas na desidratação para aumentar a elétron-densidade dos componentes das junções celulares e de outras estruturas da célula. Para micrografias eletrônicas de alta resolução e alto contraste, os cortes ultrafinos são corados com soluções de acetato de uranila e citrato de chumbo.

Algumas vezes, para detectar reações histocitoquímicas ou imunocitoquímicas com o MET, é necessário realizar procedimentos especiais com fosfatase e esterase (ver Figura 1.3). Para isso, um corante fluorescente conjugado a um anticorpo substitui o uso do metal pesado, possibilitando a adaptação dos métodos imunocitoquímicos para MET. Do mesmo modo, as técnicas de radioautografia para microscopia eletrônica foram refinadas para serem usadas com o MET (ver Figura 1.8B). Tais métodos são úteis para identificar as células precursoras; as vias intracelulares de alguns produtos secretados; a localização de receptores específicos na superfície da célula e a localização intracelular de substratos e fármacos.

A criofratura é um método especial de preparo de amostra para MET; é muito importante no estudo de membranas.

A criofratura é um método especial de preparo da amostra que fragmenta (fratura) uma amostra congelada com o propósito de revelar suas estruturas internas. O tecido a ser examinado poderá estar ou não fixado; se o tecido estiver fixado, o fixador deve ser retirado do tecido antes de dar continuidade aos procedimentos. Para isso, um crioprotetor como glicerol é infiltrado no tecido, o qual deverá ser rapidamente congelado a –160°C. A formação de cristais de gelo deve ser evitada com o uso de crioprotetores. O congelamento deve ser o mais rápido possível, e as amostras de tecido, de pequena dimensão. As amostras congeladas do tecido são então submetidas a vácuo e fraturadas com uma navalha afiada em um aparelho especial de criofratura e, em seguida, recobertas com metais pesados.

Quando as células são congeladas e fraturadas, o plano de fratura ocorre preferencialmente na região hidrofóbica das membranas biológicas, separando seus dois folhetos e expondo o interior da membrana.

Desse modo, a fratura da membrana plasmática produz duas novas superfícies. A superfície da membrana que é voltada para o espaço extracelular é chamada face E; já a face voltada para o protoplasma (citoplasma) é chamada face P. A amostra é, então, recoberta com carbono e platina evaporada, criando uma réplica da superfície da fratura. O tecido propriamente dito é dissolvido, e a réplica de sua superfície é coletada em uma pequena tela de metal apropriada para ser examinada ao MET. Tal réplica apresenta vistas planares da organização interna das membranas com detalhes da membrana em nível macromolecular (ver Figura 2.5, no Capítulo 2, *Citoplasma Celular*). Um dos usos mais comuns da técnica de criofratura é o exame das zônulas oclusivas (em que proteínas integrais das membranas mantêm as células juntas).

Em MEV, o feixe de elétrons não atravessa a amostra, e sim percorre (varre) sua superfície.

As imagens obtidas por meio de MEV são mais semelhantes às imagens vistas na tela da televisão do que as observadas no monitor de MET. As imagens obtidas são 3D e retratam a estrutura da superfície da amostra. Para o exame da maioria dos tecidos, a amostra é fixada, desidratada por secagem em um aparelho de ponto crítico e revestida com um filme de carbono-ouro evaporado. Em seguida, as amostras são coletadas em tubos de alumínio e colocadas na câmara a vácuo do MEV. Para a análise de tecidos mineralizados, é possível remover todos os tecidos moles com hipoclorito de sódio (NaClO), o que possibilita examinar apenas as características estruturais do mineral.

A varredura é feita pelo mesmo tipo de grade que percorre o feixe de elétrons de um tubo de televisão. Os elétrons refletidos a partir da superfície (retrodifusão) e os elétrons expulsos da superfície (elétrons secundários) são capturados por um ou mais detectores e reprocessados para formar uma imagem 3D de alta resolução de uma superfície da amostra (ver Figura 1.15). Nos primeiros modelos de microscópios, as imagens eram capturadas em um tubo de raios de cátodo (CRT, do inglês *cathode ray tube*) de alta resolução ou placa fotográfica. Em instrumentos modernos, no entanto, são obtidas imagens em preto e branco que podem ser observadas em um monitor de alta resolução, gravadas ou fotografadas.

Outros detectores podem ser usados para medir os raios X emitidos pela superfície da amostra, catodoluminescência de moléculas no tecido abaixo da superfície e, ainda, os elétrons Auger emitidos na superfície.

A microscopia eletrônica de varredura-transmissão (MEVT), ou microscopia eletrônica de transmissão e varredura (STEM, do inglês *scanning-transmission electron microscopy*), combina características de microscopia eletrônica de transmissão e de varredura para análise de raios X por microssonda eletrônica (EPMA, do inglês *electron-probe X-ray microanalysis*).

A configuração do MET pode ser usada para produzir uma imagem de microscopia de transmissão. Para isso, um suporte da tela é inserido no porta-amostra e os elétrons transmitidos são coletados em um detector. A imagem é então reconstruída em um CRT. Essa nova configuração do MEVT (ou STEM) facilita o uso desse instrumento para realizar microanálises por raios X.

Os detectores podem ser ajustados para possibilitar que o microscópio colete os raios X emitidos à medida que o feixe bombardeia o corte; com os analisadores adequados, pode ser construído um mapa que mostra a distribuição nos cortes dos elementos com um número atômico acima de 12 e uma concentração suficiente para produzir raios X em quantidade necessária para que possam ser analisados. Os dados semiquantitativos também podem ser derivados para elementos com concentração suficiente. Assim, MET e MEV podem ser convertidos em ferramentas analíticas sofisticadas, além de serem usados como instrumentos "ópticos".

A microscopia eletrônica tridimensional é usada para reconstruir células inteiras, suas conexões e organelas.

As imagens 2D únicas obtidas por meio de MET impõem várias limitações na interpretação de diferentes estruturas celulares, tais como tamanho, formato, número e relação com as estruturas vizinhas. Entretanto, imagens 2D únicas (em cortes seriados) podem ser utilizadas para recriar modelos 3D de uma estrutura de interesse. Os modelos 3D reconstruídos a partir de estruturas com imagens adquiridas possibilitam aos pesquisadores a obtenção de novas informações sobre volume, área de superfície, distribuição espacial e área de contato entre diferentes estruturas.

Nessa última década, a microscopia eletrônica tridimensional (ME 3D) desenvolveu-se rapidamente para incluir várias modalidades de imagens poderosas. Em geral, a reconstrução 3D é possível com MET e MEV, o que possibilita a coleta e a análise de múltiplas visualizações de amostras por meio de um *software* de reconstrução 3D. Vários métodos, tais como MET de corte seriados, MEV por feixe de íons focalizados, MEV de imageamento seriado e reconstrução volumétrica (*serial block-face imaging*), segmentação de imagens e reconstruções 3D de células e tecidos, são atualmente utilizados para a obtenção de imagens 3D em nível ultraestrutural. A reconstrução 3D é útil sobretudo na conectômica, um campo especializado no estudo das conexões estruturais e funcionais do cérebro entre as células nervosas. Com a recente aquisição de imagens de toda a rede de conexões sinápticas no cérebro de *Drosophila melanogaster* (mosca-da-fruta), o mapeamento de todas as conexões neurais no cérebro humano, com técnicas de ME 3D, pode ser possível em um futuro distante. As seguintes abordagens para visualização 3D no nível de ME são frequentemente utilizadas:

- MET de cortes seriados (METSS). Esta técnica envolve o corte de tecidos incorporados em resina epóxi com o uso de um ultramicrótomo e a coleta de *arrays* de cortes alinhados consecutivos em toda a amostra. Cada corte das fitas coletadas é colocado em uma grade, e imagens foram adquiridas separadamente por MET. A vantagem de utilizar METSS é que todos os cortes individuais podem ser preservados, arquivados, e novas imagens adquiridas. Graças a um *software* de análise de imagens, as imagens de ME podem ser alinhadas, segmentadas e modeladas para gerar imagens 3D de estruturas selecionadas

- MEV por feixe de íons focalizados (MEV FIB). Esta técnica aproveita instrumentos de feixe duplo com duas colunas de imagem. A primeira coluna é uma coluna de elétrons padrão encontrada em MEVs, enquanto a segunda coluna de íons gera íons de carga elétrica positiva (com frequência, utiliza-se o gálio metálico líquido como fonte de íons). Ambas as colunas têm bobinas de varredura, que possibilitam que os feixes de elétrons e íons se movam através da superfície da amostra de imagem. À medida que o feixe de íons de alto momento se move sobre a amostra, ele remove uma camada muito fina da amostra. Segue-se o feixe de elétrons de imagem, possibilitando que o detector de MEV capture elétrons secundários retrodispersados e emitidos para visualizar a superfície do bloco entre ciclos de remoção. Uma série de imagens é gerada, as quais são montadas em imagens 3D
- MEV de imageamento seriado e reconstrução volumétrica (*serial block-face*, MEV SBF). O princípio básico dessa técnica consiste em um ultramicrótomo dentro da câmara a vácuo de um MEV, que remove fatias finas da amostra incorporada. Imagens da parte superior da face do bloco são adquiridas antes de a superfície ser raspada por um bisturi de diamante em profundidade específica, revelando uma nova face do bloco, e novas imagens são adquiridas. Essa repetição cíclica captura uma pilha automaticamente alinhada de imagens seriadas de tecidos sequencialmente removidos do bloco. Em seguida, as imagens coletadas são reconstruídas com o uso de um *software* de análise de imagens 3D. Organelas específicas de interesse podem ser segmentadas e recriadas em 3D (Figura 1.16).

A segmentação de imagens possibilita a visualização de estruturas de interesse, atribuindo um rótulo a cada *pixel* associado à estrutura.

Na geração de modelos 3D, a segmentação de imagens possibilita a visualização de estruturas selecionadas de interesse. Nesse processo, *pixels* individuais são atribuídos a objetos, fornecendo-lhes um "rótulo". A segmentação pode ser efetuada manualmente

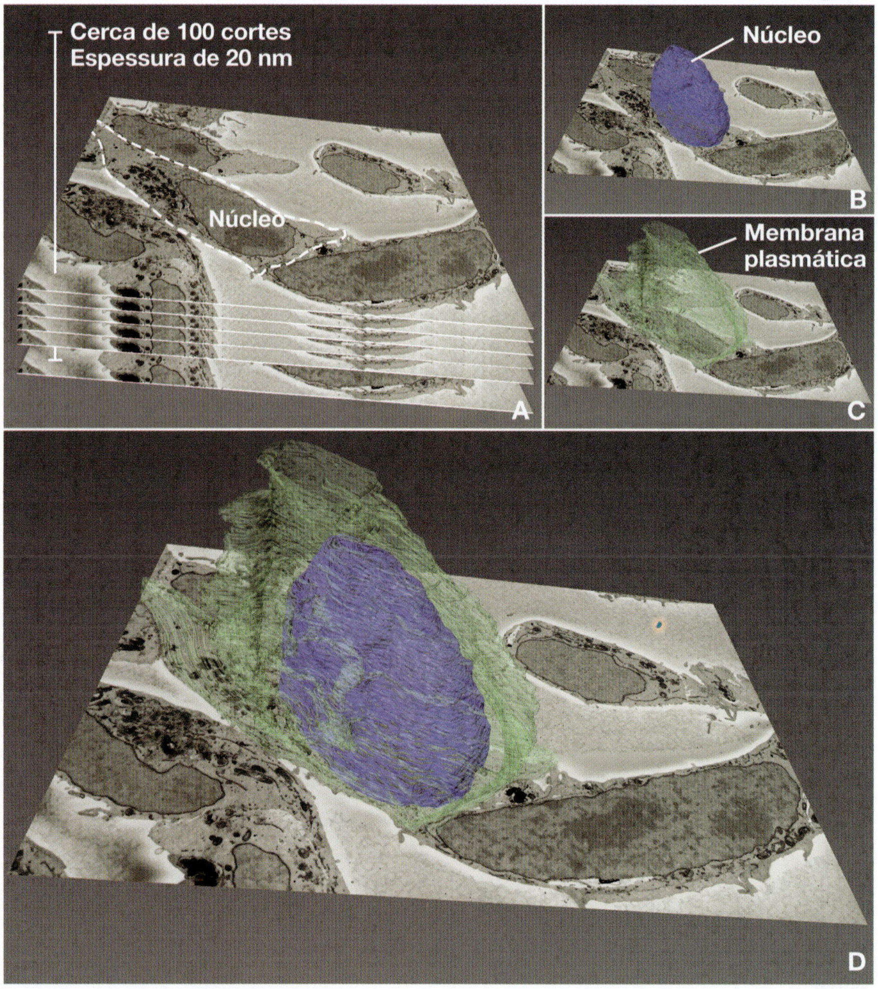

Figura 1.16 Imagem da membrana celular e do envelope nuclear por microscopia eletrônica de varredura de imageamento seriado e reconstrução volumétrica (*serial block-face*, MEV SBF). Esta imagem de células renais embrionárias humanas que cresceram em cultura (linhagem celular HEK-293) foi obtida com o uso de MEV SBF. As células foram preparadas rotineiramente para MEV e um bloco de resina epóxi contendo a amostra foi colocado na câmara a vácuo contendo um ultramicrótomo. **A.** Foram obtidas imagens da parte superior do bloco por um feixe de elétrons antes de a face do bloco ser cortada pelo micrótomo em uma espessura de cerca de 20 nm, revelando uma nova face do bloco, da qual imagens foram novamente adquiridas. Esse processo foi repetido até a coleta de cerca de 100 imagens de cortes sequenciais. A *linha tracejada* circunda a célula de interesse para reconstrução tridimensional (3D). As inclusões pretas no citoplasma representam nanopartículas de ouro captadas pelas células. São mostrados a face de imagem do bloco e os cortes seriados subsequentes submetidos à varredura e removidos. O conjunto de dados 3D coletado foi segmentado manualmente, traçando o envelope nuclear mostrado no painel **B** (*estrutura em azul*) e a membrana celular mostrada no painel **C** (*estrutura em verde*). O painel **D** mostra uma imagem 3D reconstruída sobreposta da membrana celular e do núcleo dentro da célula. 8.000× (painel D). (Cortesia de Dr. Louis J. Maher e Brandon A. Wilbanks, Mayo Clinic, Rochester, MN.)

por um pesquisador ou automaticamente por meio de algoritmos computacionais. Por exemplo, a identificação e a atribuição de todos os *pixels* relacionados com a membrana nuclear a um rótulo de "membrana nuclear" possibilita que o usuário acompanhe a distribuição dos *pixels* ao longo de cortes seriados e proceda à sua reconstrução em um objeto 3D (ver Figura 1.16).

- A segmentação manual é um processo trabalhoso e demorado. Com frequência, é realizada por meio de rastreamento de estruturas selecionadas com um *mouse* de computador ou caneta em uma mesa de desenho ou tela sensível ao toque. Em seguida, o usuário "pinta" rótulos na pilha de imagens 3D
- A segmentação automática utiliza algoritmos de segmentação de imagens com base em critérios definidos pelo usuário ou preexistentes. Com maior frequência, um algoritmo de segmentação limiar básico é o mais bem-sucedido na obtenção de uma boa imagem 3D. Durante esse procedimento, o pesquisador seleciona um valor limiar específico de intensidade de *pixel*, e todos os *pixels* com intensidade igual ou superior ao valor de intensidade selecionado são automaticamente atribuídos a um rótulo de objeto. Essa abordagem é adequada sobretudo para imagens com estruturas de interesse altamente contrastadas e coradas de modo seletivo (*i. e.*, neurônios individuais com coloração de biocitina ou onde a coloração pelo tetróxido de ósmio é baixa no lúmen dos túbulos T em comparação com o citoplasma circundante de células musculares esqueléticas). A segmentação automática constitui o método mais rápido de geração de modelos 3D. Entretanto, ela frequentemente não funciona em reconstruções de amostras de tecido, devido à distribuição heterogênea das intensidades dos *pixels* na amostra. Atualmente, protocolos de segmentação totalmente automatizados ainda estão em fase de desenvolvimento. Estão sendo desenvolvidos algoritmos mais poderosos que, no futuro, automatizarão totalmente a análise de imagens de ME 3D.

Microscopia de força atômica

O microscópio de força atômica surgiu como uma das ferramentas mais poderosas para o estudo de topografia de superfície com resolução molecular e atômica.

O microscópio mais recente que provou ser o mais útil para estudos biológicos é o microscópio de força atômica (MFA). Trata-se de um microscópio não óptico que trabalha da mesma maneira que uma ponta do dedo, que toca e sente a pele do nosso rosto, embora não o estejamos vendo. A sensação da ponta do dedo é processada por nosso cérebro, que é capaz de deduzir a topografia da superfície do rosto ao tocá-lo.

No MFA, uma sonda ultrafina, cuja ponta tem a dimensão aproximada de um único átomo, percorre a amostra procurando linhas paralelas ao longo do eixo *x*, repetindo a varredura em pequenos intervalos ao longo do eixo *y*. A ponta afilada é instalada na extremidade do cantiléver (uma haste muito flexível que funciona como uma mola). Ao aproximarmos a sonda da amostra, surgirão forças interatômicas repulsivas entre a ponta e a superfície, que podem ser detectadas pela deflexão da mola (Figura 1.17). A superfície superior do cantiléver é refletiva, e o feixe de *laser* é desviado do cantiléver para um diodo. Esse arranjo atua como uma "alavanca óptica", uma vez que desvios bem pequenos do cantiléver são

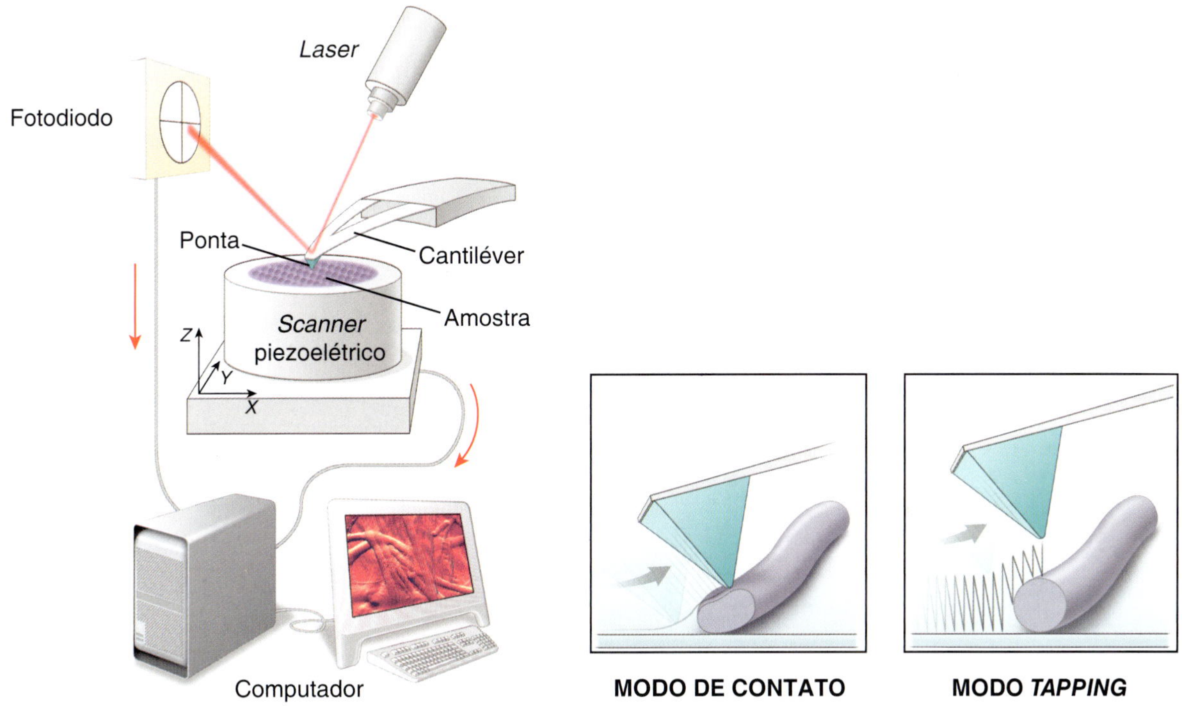

Figura 1.17 Diagrama do microscópio de força atômica. Uma ponta extremamente afilada em um cantiléver é movida sobre a superfície de uma amostra biológica. O mecanismo de *feedback* fornecido pelos *scanners* piezoelétricos possibilita que a ponta seja mantida com força constante acima da superfície da amostra. A ponta estende-se a partir da extremidade de um cantiléver reflexivo a *laser*. Um feixe de *laser* é focado no cantiléver. À medida que a ponta varre a superfície da amostra, movendo-se para cima e para baixo com o contorno da superfície, o feixe de *laser* é desviado do cantiléver para um fotodiodo. O fotodiodo mede as mudanças nas intensidades do feixe de *laser* e, em seguida, converte essas informações em corrente elétrica. O *feedback* do fotodiodo é processado por um computador como uma imagem de superfície e também regula o *scanner* piezoelétrico. No modo de contato (*detalhe à esquerda*), as forças eletrostáticas ou de tensão superficial arrastam a ponta de varredura sobre a superfície da amostra. No modo *tapping* (*detalhe à direita*), a ponta do cantiléver oscila. Este último modo possibilita a visualização de amostras moles e frágeis, ao mesmo tempo que obtém uma alta resolução.

muito amplificados no diodo. A MFA pode trabalhar com a ponta do cantiléver tocando a amostra (modo de contato) ou a ponta pode tatear de leve pela superfície (modo *tapping*), de maneira bastante semelhante ao movimento da bengala usada por pessoas com deficiência visual (ver Figura 1.17, detalhes).

À medida que a ponta do cantiléver sobe e desce no eixo *z* e cruza a amostra, os movimentos são registrados no diodo como movimentos do feixe de *laser* refletido. Um dispositivo piezoelétrico posicionado sob a amostra é ativado em uma alça de retroalimentação (*feedback*) sincronizada com o diodo, que move a amostra para cima ou para baixo, de modo que o feixe de *laser* fique centralizado no diodo. À medida que a ponta desce, ao encontrar uma depressão na amostra, esse dispositivo, para compensar a diferença, desloca a amostra para cima. Em contrapartida, quando a ponta do dispositivo piezoelétrico alcança uma elevação, ele compensa, abaixando a amostra. A corrente para o dispositivo piezoelétrico é interpretada como o eixo *z*, que, junto com os eixos *x* e *y*, desenha a topografia da amostra com resolução molecular, e às vezes, atômica (Figura 1.18).

A principal vantagem do MFA para a análise de amostras biológicas é que, diferentemente dos instrumentos ópticos de alta resolução (p. ex., MET ou MEV), a amostra não precisa estar no vácuo – pode até estar submersa na água. Assim, é possível obter imagens de células vivas em seus ambientes naturais.

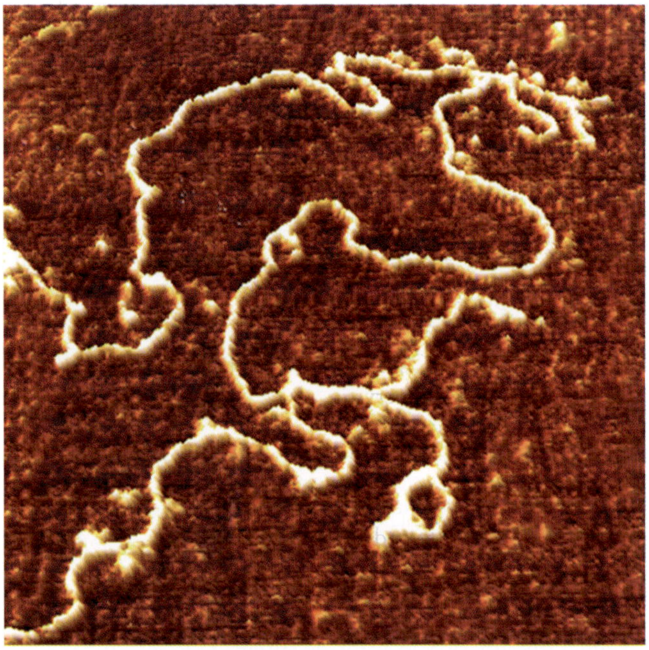

Figura 1.18 Imagem do microscópio de força atômica de uma única molécula de DNA. Esta imagem foi obtida pelo método de contato no qual a ponta afiada de varredura "bate" para cima e para baixo à medida que se move para a frente e para trás sobre a superfície da amostra. A amostra é depositada em uma superfície de mica ultralisa. Uma única molécula de DNA produz facilmente uma colisão suficiente para ser detectada. Os espessamentos ao longo da molécula de DNA são produzidos por proteínas ligadas à molécula e produzem movimento ainda maior da ponta de varredura. O campo de varredura mede 540 por 540 nm. O comprimento da molécula de DNA varia de 0 a 40 nm. 185.000×. (Cortesia da Dra. Gabriela Bagordo, JPK Instruments AG, Berlim, Alemanha.)

Microscopia virtual

A microscopia virtual é um procedimento digital que funciona como uma alternativa para o exame de lâminas histológicas usando um microscópio óptico.

A microscopia virtual integra a microscopia óptica convencional com as tecnologias digitais. Usando sistemas de obtenção de imagem óptica com foco automático, as imagens contidas em lâminas de vidro são capturadas para criar arquivos digitais 2D, que são armazenados em servidores destinados para microscopia virtual (Figura 1.19). O processo de varredura inclui a coleta de imagens a partir de uma lâmina de vidro. Diferentes sistemas como faixas lineares adquirem imagens que são, então, reunidas para criar

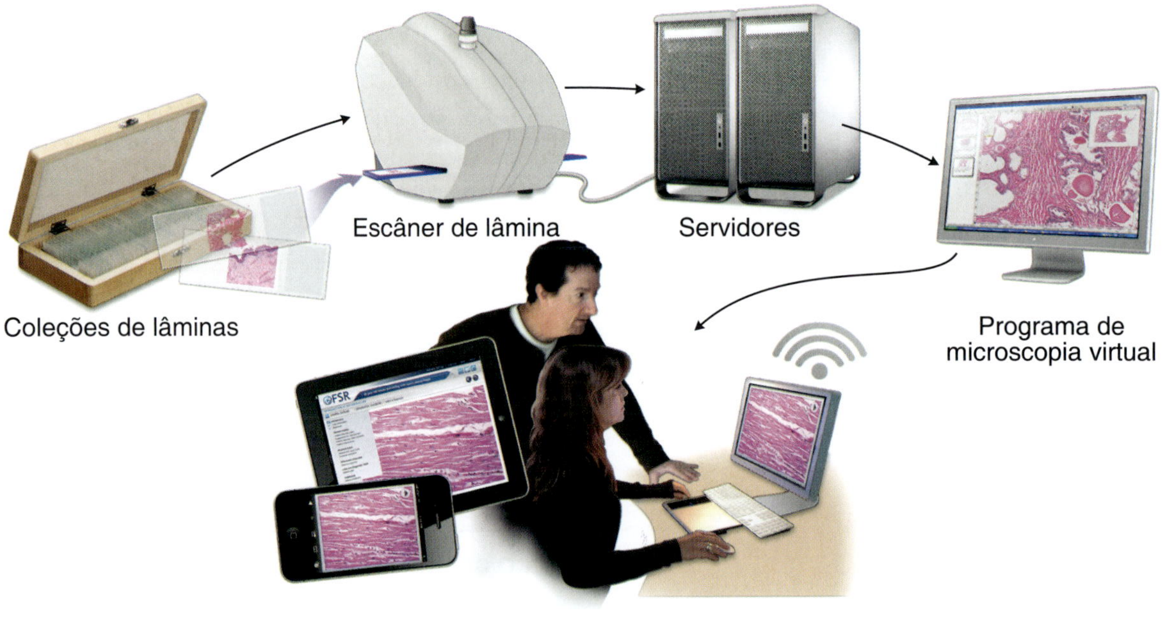

Figura 1.19 Microscopia virtual. As lâminas são percorridas usando um escâner de lâmina automático de alta resolução, e as imagens são coletadas em arquivos digitais, armazenados em servidores destinados à microscopia virtual. A lâmina virtual é uma representação digital de uma imagem histológica e pode ser apresentada por um programa específico para microscopia virtual. As lâminas virtuais podem ser distribuídas em uma rede de trabalho computadorizada ou na internet para observação a distância. Note que as lâminas virtuais podem ser observadas por um indivíduo ou por grupos de pessoas em qualquer dispositivo móvel, como *tablets* ou *smartphones* dotados de aplicativos de microscopia virtual.

uma lâmina virtual. A lâmina virtual é uma representação digital de uma lâmina histológica comum, que pode ser observada remotamente sem um microscópio óptico. As lâminas são digitalizadas em um único plano focal (p. ex., 40×, lente objetiva), mas elas também podem ser capturadas em múltiplos planos focais e em diferentes graus de magnitude.

Muitos pacotes de programas disponíveis chamados microscópios virtuais fornecem acesso à internet para que os observadores explorem lâminas digitais em qualquer dispositivo em rede, de modo muito semelhante à observação direta no microscópio óptico. Os microscópios virtuais oferecem novas possibilidades para observar e manusear amostras que não estão disponíveis para observação em um microscópio óptico padrão. Estes incluem os seguintes recursos:

- Observação a distância de qualquer lâmina digitalizada em qualquer dispositivo de rede (p. ex., *tablets*, *smartphones*) com um visualizador de microscopia virtual
- Zoom *in* e *out* sem emendas (em geral, variando de 0,06 a 40×)
- Troca com facilidade entre os aumentos de menor e maior potência sem alterar o campo de visão ou plano de foco
- Uma imagem de orientação (navegação) da lâmina inteira que mostra a localização da imagem principal na lâmina em tempo real (esta imagem de navegação permanece na tela mesmo quando se utiliza o *zoom*)
- Uma imagem em miniatura da lâmina que apresenta concomitantemente uma visualização digitalmente aumentada da região, correlacionada com a posição da seta de indicação na tela
- Recursos adicionais como arrasto e rotação da imagem e ferramentas para medida; ajuste de cor; e um recurso de foco que possibilita escolher diferentes planos em imagens capturadas em planos multifocais.

Para fins educacionais, os estudantes que usam microscópios virtuais são capazes de comparar imagens lâmina por lâmina de diferentes tecidos e/ou dos mesmos tecidos corados com diferentes corantes. Um recurso importante, mas não disponível nos microscópios ópticos, é a possibilidade de estudantes ou instrutores personalizarem as anotações em cada lâmina virtual, incluindo desenhos à mão livre e texto digitado. Essas anotações podem ser facilmente guardadas como arquivos sobrepostos às lâminas da microscopia virtual. Além disso, a microscopia virtual facilita as abordagens de colaboração e de aprendizado em equipe entre vários estudantes que compartilham um microscópio virtual em um ambiente laboratorial (ver Figura 1.19).

A microscopia virtual também é usada no estudo e prática da patologia (**telepatologia**). Ela pode ser feita em um ambiente virtual pelo compartilhamento *on-line* de lâminas virtuais entre patologistas. A telepatologia é atualmente utilizada para muitas aplicações diferentes, incluindo diagnósticos histopatológicos estabelecidos a distância. Prefere-se o uso de lâminas digitalizadas (microscopia virtual); todavia, em alguns países em desenvolvimento, uma imagem analógica ainda é utilizada em telepatologia.

RESUMO

Métodos

VISÃO GERAL DOS MÉTODOS USADOS NA HISTOLOGIA

- A **histologia (anatomia microscópica)** é o estudo científico das estruturas microscópicas de tecidos e órgãos do corpo
- A **microscopia óptica** (para observar lâminas de vidro contendo cortes histológicos) e a **microscopia virtual** (para observar amostras microscópicas digitalizadas em uma tela de computador ou dispositivo móvel) são os métodos mais utilizados para a análise de células, tecidos e órgãos nos cursos de histologia.

PREPARO DO TECIDO

- Os cortes corados com **hematoxilina e eosina (H-E)** de tecido fixado com **formalina** são as amostras mais utilizadas para estudos histológicos com o **microscópio óptico**
- A primeira etapa no preparo da amostra de tecido é a **fixação**, que preserva a estrutura e evita a degradação enzimática
- Na segunda etapa, a **amostra é desidratada**, clarificada e **incluída em parafina** ou resinas epóxi para posterior microtomia (realização de cortes em micrótomos)
- Na terceira etapa, a **amostra é montada** em uma lâmina de vidro e **corada** para tornar possível o exame com microscópio óptico
- Preparos específicos são necessários para a **microscopia de expansão (MEx)**, na qual as amostras são infiltradas com hidrogéis que provocam expansão física das amostras
- As etapas no preparo das amostras para **microscopia eletrônica de transmissão (MET)** são semelhantes às da microscopia óptica, exceto que são necessários fixadores diferentes (glutaraldeído e tetróxido de ósmio), meios embebidos (resinas plásticas e epóxi) e agentes de impregnação (metais pesados).

PROCEDIMENTOS DE COLORAÇÃO

- A **eosina** é um **corante ácido** (cor-de-rosa) e tem **carga elétrica global negativa**. Ela reage com grupos catiônicos com carga elétrica positiva existentes nas células e nos tecidos, em particular com os grupos amino das proteínas (estruturas eosinofílicas)
- A **hematoxilina** age como um **corante básico** de cor azul e tem **carga elétrica global positiva**. Ela reage com grupos fosfato ionizados com carga elétrica negativa, existentes nos ácidos nucleicos (estruturas basofílicas)
- A **reação do ácido periódico de Schiff (PAS)** cora os carboidratos e as macromoléculas ricas em carboidratos em uma cor magenta distinta. É usada para demonstrar glicogênio nas células, muco em células e tecidos, membrana basal e fibras reticulares no tecido conjuntivo
- A **imunocitoquímica** baseia-se na especificidade da reação entre um antígeno e um anticorpo conjugado com um corante fluorescente (para microscopia óptica) ou partículas elétron-densas (para microscopia eletrônica). Os métodos **imunocitoquímicos diretos** e **indiretos** são usados para localizar um antígeno-alvo nas células e nos tecidos
- Procedimentos **histoquímicos** e **citoquímicos** são baseados na **ligação específica** de um corante com um componente celular específico que exibe **atividade enzimática inerente**
- A **hibridização** é um método para localizar o mRNA ou DNA ao hibridizar a sequência de interesse com uma fita complementar de uma sonda de nucleotídios
- O **procedimento de hibridização *in situ* por fluorescência (FISH)** utiliza corantes fluorescentes combinados com sondas de nucleotídios para identificar múltiplas sondas ao mesmo tempo. Esta técnica é muito usada no exame genético
- A **radioautografia** usa uma camada muito fina de emulsão fotográfica colocada sobre um corte de tecido para localizar material radioativo no interior de células e tecidos.

MICROSCOPIA

- A interpretação correta das imagens microscópicas é importante porque os órgãos são 3D, enquanto os cortes histológicos são 2D
- O **poder de resolução** é a capacidade de uma lente de microscópio ou sistema óptico em produzir imagens separadas de objetos muito próximos. O poder de resolução de um **microscópio de campo claro** (mais usado por estudantes e pesquisadores) é 0,2 μm
- Além da microscopia de campo claro, os outros sistemas ópticos incluem: **microscopia de contraste de fase**, **microscopia de campo escuro**, **microscopia de fluorescência**, **microscopia confocal de varredura**, **microscopia ultravioleta** e **microscopia de alta resolução**
- Os **microscópios eletrônicos de transmissão** (MET; poder de resolução teórico de 0,05 nm) usam a interação de um feixe de elétrons com a amostra para produzir uma imagem
- Os **microscópios eletrônicos de varredura** (MEV; poder de resolução de 2,5 nm) usam elétrons refletidos ou forçados a sair da superfície da amostra, os quais são coletados por detectores e reprocessados para formar uma imagem da superfície da amostra
- A **microscopia eletrônica tridimensional** (ME 3D) é utilizada para a reconstrução de estruturas inteiras, incluindo células, suas conexões e suas organelas. Os métodos de ME 3D usados com mais frequência são **MET de cortes seriados (METSS)**, **MEV por feixe de íons focalizados (MEV FIB)** e **MEV de imageamento seriado e reconstrução volumétrica (*serial block-face*, MEV SBF)**
- Os **microscópios de força atômica** (MFA; poder de resolução de 50 pm) consistem em microscópios não ópticos que usam uma sonda ultrafina pontiaguda (**cantiléver**) que é arrastada sobre a superfície da amostra. Os movimentos de subir e descer do cantiléver são registrados e transformados em uma imagem gráfica.

2 Citoplasma Celular

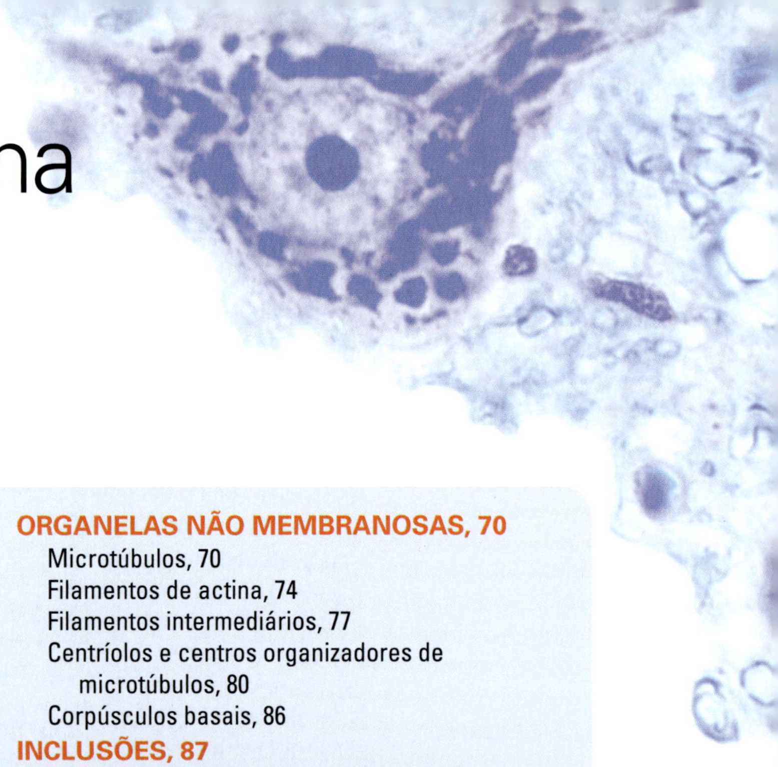

VISÃO GERAL DA CÉLULA E DO CITOPLASMA

As células constituem as unidades estruturais e funcionais básicas de todos os organismos multicelulares.

Os processos que normalmente associamos às atividades regulares dos organismos – proteção, ingestão, digestão, absorção de metabólitos, eliminação de escórias metabólicas, movimentos, reprodução e até mesmo a morte – são reflexos do que também ocorre em cada uma das células do corpo humano (constituído por bilhões delas). Em grande medida, as células de diferentes tipos utilizam mecanismos semelhantes para sintetizar proteínas, transformar energia e mover substâncias essenciais para o seu interior. Além disso, usam os mesmos tipos de moléculas para realizar a contração e para duplicar seu material genético.

Funções específicas são identificadas com componentes estruturais e domínios específicos dentro da célula.

Algumas células desenvolvem uma ou mais dessas funções em alto grau de especialização, possibilitando que sejam identificadas pela sua função e pelas estruturas celulares que a compõem. Por exemplo, embora todas as células contenham proteínas filamentosas contráteis, algumas delas, como as células musculares, apresentam grandes quantidades dessas proteínas em arranjos específicos. Em virtude de tal arranjo, as células musculares são capazes de realizar sua função especializada de contração tanto em nível celular quanto em nível tecidual. A atividade ou a função especializada de uma célula pode ser inferida não apenas pela maior quantidade do componente estrutural específico que realiza a atividade, mas também pelo formato da célula, por sua organização em relação a outras células semelhantes e por seus produtos (Figura 2.1).

As células podem ser divididas em dois compartimentos principais: citoplasma e núcleo.

Em geral, o citoplasma é toda a parte da célula localizada fora do núcleo. O citoplasma contém organelas ("pequenos órgãos"), um citoesqueleto (constituído de proteínas polimerizadas que formam microtúbulos, filamentos intermediários [IFs, do inglês *intermediate filaments*] e filamentos de actina) e inclusões suspensas em um gel aquoso denominado matriz citoplasmática. A matriz é constituída por vários solutos, incluindo íons inorgânicos (Na^+, K^+, Ca^{2+}), e moléculas orgânicas, tais como metabólitos intermediários, carboidratos, lipídios, proteínas e RNA. A célula controla a concentração de solutos dentro da matriz, o que influencia a velocidade da atividade metabólica dentro do compartimento citoplasmático.

O núcleo é a maior organela dentro da célula e contém o genoma, e as enzimas necessárias para a replicação do DNA e a transcrição do RNA. O citoplasma e o núcleo não apenas desempenham papéis funcionais distintos, mas também trabalham em conjunto para manter a viabilidade da célula. A estrutura e a função do núcleo são discutidas no Capítulo 3, *O Núcleo da Célula*.

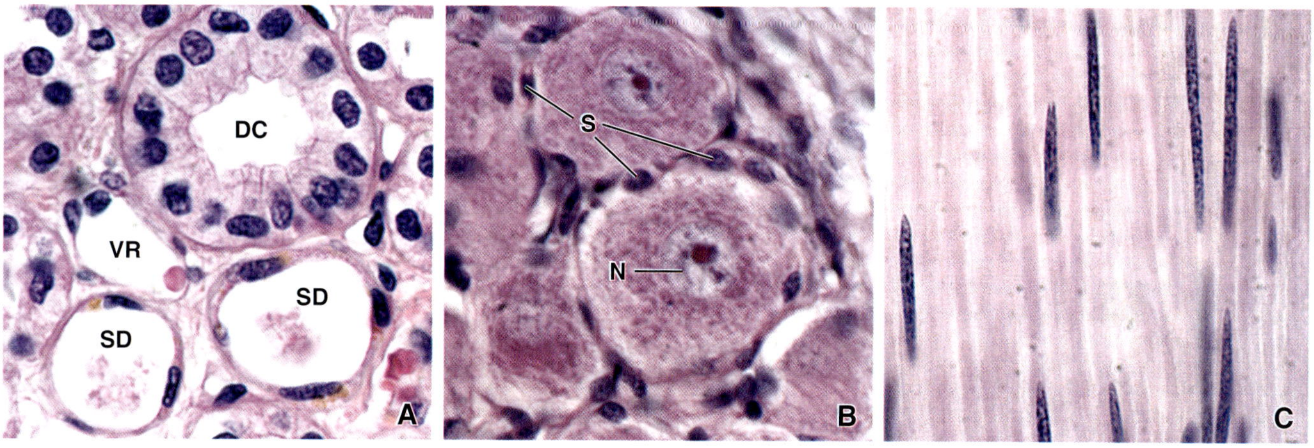

Figura 2.1 Características histológicas dos diferentes tipos celulares. Estas três fotomicrografias mostram diferentes tipos de células em três diferentes órgãos do corpo. As características que as distinguem incluem tamanho, formato, orientação e conteúdo citoplasmático, o que pode estar relacionado com a atividade ou a função especializada de cada célula. **A.** Células epiteliais do rim. Observe os diversos formatos das células epiteliais: células colunares com bordas bem definidas no ducto coletor (*DC*), células pavimentosas no segmento delgado (*SD*) do néfron, e até mesmo células mais planas que revestem vasos sanguíneos, os vasos retos (*VR*) do rim. 380×. **B.** Células do gânglio da raiz dorsal. Observe o grande tamanho desses corpos celulares e os núcleos (*N*) grandes e pálidos (eucromáticos) com nucléolos evidentes. Cada célula ganglionar é circundada por células-satélites (*S*) planas. O tamanho da célula ganglionar e a existência de um núcleo eucromático, nucléolo proeminente e corpúsculos de Nissl (retículo endoplasmático rugoso visível como grânulos mais escuros dentro do citoplasma) refletem a extensa atividade de síntese necessária para manter os prolongamentos extremamente longos (axônios) dessas células. 380×. **C.** Células musculares lisas do intestino delgado. Observe que essas células são geralmente alongadas, fusiformes e organizadas em um arranjo paralelo. Os núcleos, também alongados, adéquam-se ao formato geral da célula. 380×.

As organelas são descritas como membranosas (limitadas por membrana) ou não membranosas.

As organelas incluem os sistemas de membrana da célula e os compartimentos delimitados por membrana que realizam as funções metabólicas e de síntese (que exigem energia) e de geração de energia da célula, bem como componentes estruturais não membranosos. Todas as células têm o mesmo conjunto básico de organelas intracelulares que podem ser classificadas em dois grupos: (1) organelas membranosas, com membranas plasmáticas que separam o ambiente interno da organela do citoplasma, e (2) organelas não membranosas, desprovidas de membranas plasmáticas.

As membranas das organelas membranosas formam padrões vesiculares, tubulares e outros padrões estruturais dentro do citoplasma, que podem ser convolutos (como no retículo endoplasmático liso) ou pregueados (como na membrana mitocondrial interna). Essas configurações de membrana aumentam acentuadamente a área de superfície na qual ocorrem reações fisiológicas e bioquímicas. Os espaços cercados pelas membranas das organelas constituem os microcompartimentos intracelulares, nos quais substratos, produtos e outras substâncias são segregados ou concentrados. Além disso, cada tipo de organela contém um conjunto de proteínas únicas; nas organelas membranosas, essas proteínas são incorporadas às suas membranas ou sequestradas dentro de seus lumens. Por exemplo, as enzimas dos lisossomos são separadas da matriz citoplasmática por uma membrana resistente a enzimas específicas, visto que suas atividades hidrolíticas são deletérias para a célula. Nas organelas não membranosas, as proteínas específicas organizam-se geralmente em polímeros que formam os elementos estruturais do citoesqueleto.

Além das organelas, o citoplasma contém inclusões, que são estruturas não circundadas por uma membrana plasmática. Elas consistem em materiais diversos, tais como cristais, grânulos de pigmento, lipídios, glicogênio e outros produtos de degradação armazenados (para detalhes, ver adiante).

Organelas membranosas incluem:

- A membrana plasmática (celular), uma bicamada lipídica que forma os limites da célula, bem como os limites de muitas organelas dentro da célula
- O retículo endoplasmático rugoso (RER), uma região de retículo endoplasmático associado a ribossomos, o local de síntese proteica e modificação de proteínas recém-sintetizadas
- O retículo endoplasmático liso (REL), uma região do retículo endoplasmático envolvida na destoxificação de substâncias xenobióticas (fármacos ou substâncias químicas estranhas) e na síntese de lipídios e esteroides, porém não associada a ribossomos
- O complexo de Golgi, uma organela membranosa composta de várias cisternas planas responsáveis por modificação, seleção e acondicionamento das proteínas e dos lipídios para transporte intracelular ou extracelular
- Os endossomos, compartimentos envolvidos por membrana interpostos dentro das vias endocitóticas que desempenham a importante função de selecionar proteínas que eles recebem de vesículas endocitóticas e redirecioná-las para diferentes compartimentos celulares
- Exossomos, pequenas vesículas (100 nm de diâmetro, em média), derivadas de endossomos e envolvidas por membrana, que se originam no lúmen de corpúsculos multivesiculares. São liberados por meio de exocitose para o espaço extracelular. Os exossomos transportam ácidos nucleicos, proteínas, lipídios e metabólitos secretados pelas células para o espaço extracelular. Atuam como mediadores para a comunicação de curta e de longa distância entre as células
- Os lisossomos, pequenas organelas que contêm enzimas digestivas formadas a partir dos endossomos pelo aporte direcionado de proteínas específicas de membranas lisossômicas e enzimas lisossômicas
- As vesículas de transporte – incluindo vesículas pinocíticas, vesículas endocíticas e vesículas revestidas –, que estão envolvidas tanto na endocitose quanto na exocitose e que diferem quanto ao material que transportam
- As mitocôndrias, organelas que fornecem a maior parte de energia para a célula por meio da produção de trifosfato de adenosina (ATP, do inglês *adenosine triphosphate*) no processo de fosforilação oxidativa
- Os peroxissomos, pequenas organelas envolvidas em um tipo de metabolismo oxidativo. Estão envolvidos na degradação de ácidos graxos e na produção e degradação de intermediários reativos de oxigênio.

Organelas não membranosas incluem:

- Microtúbulos, que, juntamente com os filamentos de actina e os filamentos intermediários, formam elementos do citoesqueleto que se alongam (pela adição de dímeros de tubulina) e se encurtam (pela remoção de dímeros de tubulina) continuamente, uma propriedade descrita como instabilidade dinâmica
- Filamentos, que também fazem parte do citoesqueleto e podem ser classificados em dois grupos – filamentos de actina, que são cadeias flexíveis de moléculas de actina, e filamentos intermediários, que são fibras finas e alongadas formadas por várias proteínas – fornecem resistência à tensão e conferem resistência às forças de cisalhamento
- Centríolos, estruturas cilíndricas emparelhadas e curtas, encontradas no cerne do centro de organização do microtúbulo (COMT) ou centrossomo. Os corpúsculos basais dos cílios têm a mesma estrutura dos centríolos
- Ribossomos, estruturas essenciais para a síntese de proteínas e compostos de RNA ribossômico (rRNA, do inglês *ribosomal RNA*) e de proteínas ribossômicas (incluindo proteínas aderidas às membranas do RER e proteínas livres no citoplasma)
- Proteossomos, que consistem em complexos proteicos que degradam enzimaticamente as proteínas danificadas e desnecessárias em pequenos peptídios e aminoácidos.

O Quadro 2.1 fornece um resumo das características essenciais das organelas celulares e inclusões. A função normal e as patologias relacionadas com as organelas estão resumidas no Quadro 2.2.

Quadro 2.1 Revisão das organelas e inclusões citoplasmáticas | Uma chave para identificação nas microscopias óptica e eletrônica.

Organela ou inclusão	Tamanho (μm)	Aspectos à microscopia óptica	Aspectos à microscopia eletrônica
Núcleo	3 a 10	Maior organela da célula com limites distintos Nucléolos frequentemente visíveis e regiões de padrão de cromatina	Circundado por duas membranas (envoltório nuclear) contendo complexos dos poros nucleares e espaço da cisterna perinuclear Regiões com padrão de cromatina condensada e difusa (heterocromatina e eucromatina)
Nucléolo	1 a 2	Região basófila, grosseiramente circular dentro do núcleo Visível nas células vivas durante a interfase à microscopia de interferência	Estrutura não membranosa densa contendo material fibrilar e granular
Membrana plasmática	0,008 a 0,01	Não visível	Membrana externa e membranas que circundam as organelas membranosas da célula; duas camadas elétron-densas interna e externa separadas por uma camada elétron-transparente intermediária
RER	Área de aproximadamente 5 a 10	Frequentemente observado como uma região basófila no citoplasma, designada *ergastoplasma*	Lâminas planas, sacos e tubos de membranas com ribossomos acoplados
REL	Em todo o citoplasma	Não visível O citoplasma na região do REL pode exibir eosinofilia distinta	Lâminas planas, sacos e tubos de membranas *sem* ribossomos acoplados
Complexo de Golgi	Área de aproximadamente 5 a 10	Algumas vezes observado como região de "coloração negativa" Aparece como uma rede nas preparações coradas com metal pesado Visível nas células vivas com o microscópio de interferência	Pilha de lâminas de membranas planas, frequentemente adjacente a um dos lados do núcleo
Vesículas secretoras	0,050 a 1,0	Observadas apenas quando as vesículas são muito grandes (p. ex., grânulos de zimogênio no pâncreas)	Muitas vesículas relativamente pequenas com diâmetro uniforme e envolvidas por membrana, frequentemente polarizadas em um dos lados da célula
Mitocôndrias	0,2 a 7	Observadas apenas em situações favoráveis (p. ex., células hepáticas ou nervosas) como minúsculos pontos escuros; visíveis nas células vivas coradas com corantes vitais (p. ex., verde Janus)	Sistema de duas membranas: membranas externa e interna dispostas em numerosas pregas (cristas) Nas células produtoras de esteroides, a membrana interna está disposta em cristas tubulares
Endossomos	0,02 a 0,5	Não visíveis	Estruturas tubulovesiculares com lúmen subdividido contendo material elétron-transparente ou outras vesículas menores
Exossomos	0,03 a 0,1	Não visíveis	Vesículas intraluminais dentro de corpúsculos multivesiculares (MVBs, do inglês *multivesicular bodies*). São liberados para o espaço extracelular pela fusão dos MVBs com a membrana celular
Lisossomos	0,2 a 0,5	Visíveis apenas após coloração histoquímica enzimática especial	Vesículas envolvidas por membranas, frequentemente elétron-densas
Peroxissomos	0,1 a 0,5	Visíveis apenas após coloração histoquímica enzimática especial	Vesículas envolvidas por membrana, frequentemente com inclusões cristaloides elétron-densas

(continua)

Quadro 2.1 Revisão das organelas e inclusões citoplasmáticas | Uma chave para identificação nas microscopias óptica e eletrônica. (*Continuação*)

Organela ou inclusão	Tamanho (μm)	Aspectos à microscopia óptica	Aspectos à microscopia eletrônica
Elementos citoesqueléticos	0,006 a 0,025	Observados apenas quando organizados em grandes estruturas (p. ex., fibrilas musculares)	Estruturas lineares e longas, com espessura e aspectos característicos de cada tipo de filamento
Ribossomos	0,025	Não visíveis	Minúsculos pontos elétron-densos, frequentemente associados ao RER
Proteossomos	0,015	Não visíveis	Difíceis de diferenciar de outras proteínas da matriz
Glicogênio	0,010 a 0,040	São inclusões citoplasmáticas observadas como uma região "turva púrpura" no citoplasma, decorrente de metacromasia, em amostras coradas com azul de toluidina	Inclusões não membranosas semelhantes a cachos de uva, extremamente densas
Gotículas lipídicas	0,2 a 5, até 80	Facilmente visíveis quando muito grandes (p. ex., nos adipócitos) Aparecem como orifícios grandes e vazios no corte (o lipídio geralmente é removido pelos solventes utilizados na inclusão)	Inclusões não membranosas Geralmente aparecem como um vazio no corte

REL, retículo endoplasmático liso; RER, retículo endoplasmático rugoso.

Quadro 2.2 Organelas e inclusões citoplasmáticas | Funções e patologias.

Organela ou inclusão	Funções	Patologias
Núcleo	Armazenamento e uso do genoma	Doenças genéticas herdadas; mutações induzidas pelo ambiente
Nucléolo	Síntese de rRNA e montagem parcial das subunidades ribossômicas Envolvido na regulação do ciclo celular	Síndrome de Werner (doença do envelhecimento prematuro) Mau funcionamento do ciclo celular levando à carcinogênese
Membrana plasmática	Transporte de íons e nutrientes Reconhecimento do sinal ambiental Aderências intercelulares e da célula com a matriz extracelular	Fibrose cística Síndrome de má-absorção intestinal Intolerância à lactose
RER	Liga os ribossomos envolvidos na tradução do mRNA para as proteínas destinadas a secreção ou inserção na membrana Também envolvido nas modificações químicas das proteínas e síntese dos lipídios da membrana	Pseudoacondroplasia Doença do depósito de cristais de pirofosfato di-hidratado de cálcio (PPDHC, pseudogota)
REL	Envolvido no metabolismo dos lipídios e dos esteroides	Doença de armazenamento reticular endoplasmático hepático
Complexo de Golgi	Modificação química das proteínas Seleção e acondicionamento das moléculas para secreção ou transporte para outras organelas	Doença da célula I Doença renal policística
Vesículas secretoras	Transporte e armazenamento de proteínas secretadas até a membrana plasmática	Corpúsculos de Lewy da doença de Parkinson Diabetes melito, proinsulina
Mitocôndrias	Suprimento de energia aeróbica (fosforilação oxidativa, ATP) Iniciação da apoptose	Miopatias mitocondriais como síndrome MERRF, síndrome MELAS, síndrome de Kearns-Sayre e atrofia óptica hereditária de Leber
Endossomos	Transporte de material endocitado Biogênese dos lisossomos	Deficiência do receptor de M-6-P (doença das células I)
Exossomos	Vesículas de transporte para a comunicação intercelular e a troca de materiais entre células	Dependendo da carga transportada, podem promover neoplasia, crescimento de tumor, formação de metástases e resistência à terapia
Lisossomos	Digestão de macromoléculas	Doenças do armazenamento lisossômico (ver Boxe 2.1, Correlação clínica | Doenças de armazenamento lisossômico)
Peroxissomos	Digestão oxidativa (p. ex., ácidos graxos), biossíntese de lipídios, metabolismo de intermediários reativos de oxigênio	Doenças do espectro de Zellweger (distúrbios de biogênese peroxissomal): síndrome de Zellweger, doença de Refsum e adrenoleucodistrofia ligada ao X
Elementos citoesqueléticos	Várias funções, incluindo motilidade celular, aderências celulares e transporte intracelular e extracelular Manutenção do esqueleto celular	Síndrome dos cílios imóveis, doença de Alzheimer, epidermólise bolhosa
Ribossomos	Síntese de proteína ao ser traduzida a sequência de codificação de proteína a partir do mRNA	Disfunção ribossômica na doença de Alzheimer; anemia de Diamond-Blackfan Muitos antibióticos atuam seletivamente sobre os lisossomos bacterianos; por exemplo, tetraciclinas, aminoglicosídios (gentamicina, estreptomicina)

(*continua*)

Quadro 2.2 Organelas e inclusões citoplasmáticas | Funções e patologias. (*Continuação*)

Organela ou inclusão	Funções	Patologias
Proteossomos	Degradação de proteínas desnecessárias e danificadas, marcadas com ubiquitina	Doenças caracterizadas pelo acúmulo citoplasmático de proteínas inadequadamente dobradas: doença de Parkinson, doença de Alzheimer, síndrome de Angelman, miopatias de corpúsculos de inclusão
Glicogênio	Armazenamento de glicose a curto prazo na forma de polímero ramificado Encontrado em fígado, músculo esquelético e tecido adiposo	Existem várias doenças de armazenamento de glicogênio conhecidas, inclusive grupos importantes de fisiopatologias hepato-hipoglicêmicas e da energia muscular
Gotículas lipídicas	Armazenamento de formas esterificadas de ácidos graxos como moléculas de armazenamento de alta energia	Doenças de armazenamento dos lipídios, tais como doença de Gaucher e de Niemann-Pick, cirrose hepática

ATP, trifosfato de adenosina; MELAS, encefalopatia mitocondrial, acidose láctica e episódios semelhantes ao acidente vascular encefálico; MERRF, epilepsia mioclônica com fibras vermelhas rasgadas; mRNA, RNA mensageiro; REL, retículo endoplasmático liso; RER, retículo endoplasmático rugoso; ROIs, intermediários reativos de oxigênio; rRNA, RNA ribossômico.

■ ORGANELAS MEMBRANOSAS

Membrana plasmática

A membrana plasmática é uma estrutura de bicamada lipídica, visível com a microscopia eletrônica de transmissão.

A membrana plasmática (membrana celular, plasmalema) é uma estrutura dinâmica que participa ativamente em muitas atividades fisiológicas e bioquímicas essenciais à função e à sobrevida das células. Quando a membrana plasmática é corretamente fixada, seccionada, corada e observada em corte transversal à microscopia eletrônica de transmissão (MET), é vista como duas camadas elétron-densas separadas por uma camada intermediária elétron-transparente (não corada) (Figura 2.2). A espessura total da membrana plasmática mede em torno de 8 a 10 nm.

A membrana plasmática é composta por uma camada lipídica anfipática que contém proteínas integrais da membrana (proteínas transmembrana) e proteínas periféricas da membrana aderidas às suas superfícies.

A interpretação atual da organização molecular da membrana plasmática é designada como modelo em mosaico fluido modificado (Figura 2.3). A membrana consiste principalmente em moléculas de fosfolipídios, colesterol e proteína. As moléculas de lipídios formam uma bicamada com caráter anfipático (ou seja, é hidrofóbica e hidrofílica). As cadeias de ácidos graxos das moléculas de lipídios estão de frente umas para as outras, tornando a porção interna da membrana hidrofóbica (*i. e.*, que não tem afinidade pela água). As superfícies da membrana são formadas por grupamentos da extremidade polar das moléculas de lipídios, tornando, assim, as superfícies hidrofílicas (*i. e.*, com afinidade pela água). Os lipídios são distribuídos assimetricamente entre os folhetos interno e externo da bicamada lipídica, e sua composição varia consideravelmente entre as diferentes membranas biológicas.

Na maioria das membranas plasmáticas, as moléculas proteicas constituem aproximadamente metade da massa total da membrana. A maior parte das proteínas está inserida na bicamada lipídica. Outras atravessam a membrana em toda a sua extensão e são denominadas proteínas integrais da membrana. Os demais tipos de proteínas são denominados proteínas periféricas da membrana e não estão embebidos na bicamada lipídica. As proteínas periféricas estão associadas à membrana plasmática por fortes interações iônicas, principalmente com proteínas integrais tanto na superfície extracelular quanto na

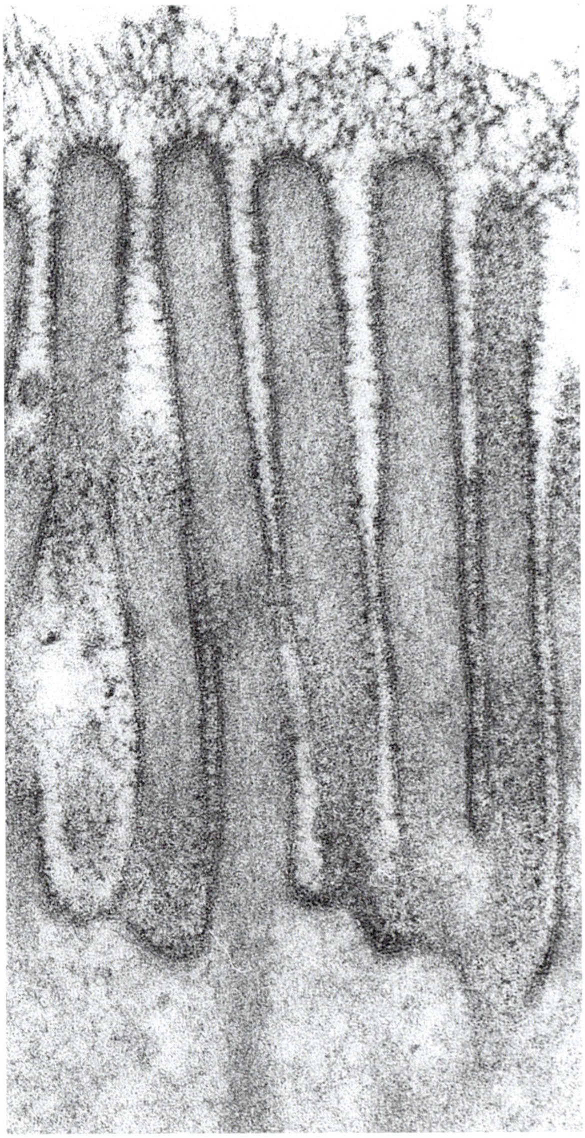

Figura 2.2 Eletromicrografia de microvilosidades na superfície apical de uma célula absortiva. Esta eletromicrografia mostra a porção apical de células absortivas com microvilosidades. Observe que, neste aumento, a membrana plasmática exibe sua aparência característica, mostrando duas linhas elétron-densas separadas por uma camada intermediária elétron-transparente. As glicoproteínas do glicocálice podem ser vistas estendendo-se a partir das extremidades das microvilosidades para o lúmen. A relação entre o folheto externo da membrana plasmática e o glicocálice é particularmente visível. As glicoproteínas do glicocálice incluem enzimas digestivas terminais, como as dipeptidases e as dissacaridases. 100.000×. (Cortesia do Dr. Ray C. Henrikson.)

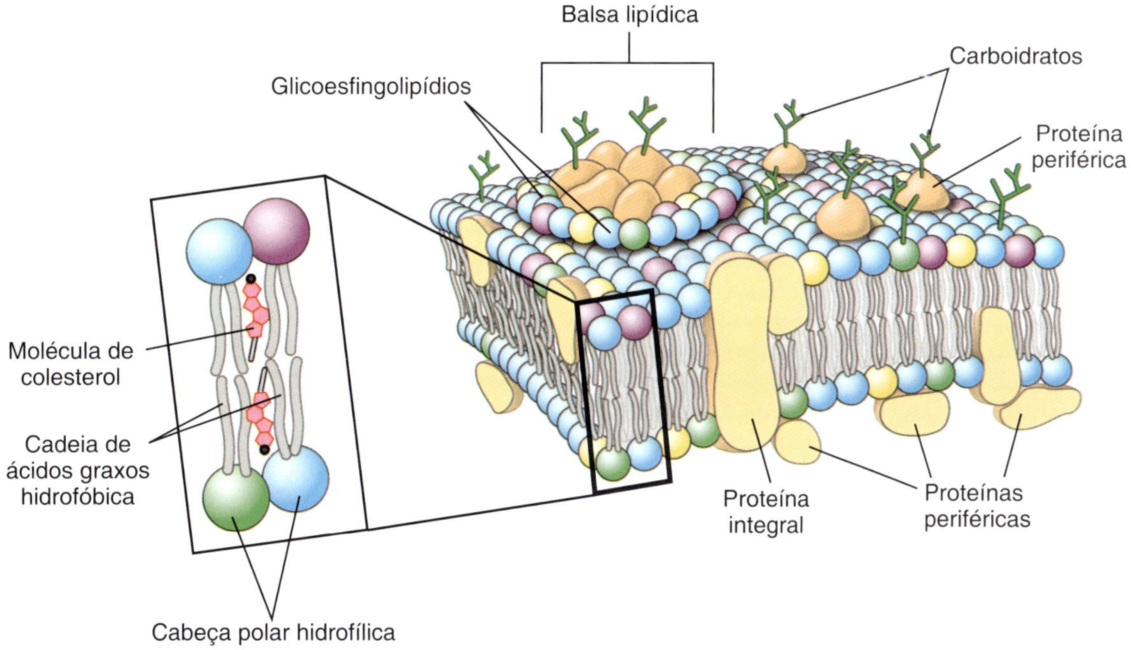

Figura 2.3 Diagrama de uma membrana plasmática mostrando o modelo de mosaico fluido modificado. A membrana plasmática é uma bicamada lipídica composta principalmente de moléculas de fosfolipídio, colesterol e proteínas. As cadeias hidrofóbicas de ácido graxo dos fosfolipídios defrontam-se umas com as outras para formar a porção interna da membrana, enquanto as cabeças polares hidrófilas dos fosfolipídios formam as superfícies extracelular e intracelular da membrana. As moléculas de colesterol são incorporadas igualmente, dentro de lacunas entre fosfolipídios, em ambos os lados da membrana. Observe a área elevada da balsa de lipídios caracterizada pela alta concentração de glicoesfingolipídios e de colesterol. As balsas também contêm muitas proteínas integrais e periféricas da membrana. A balsa faz protrusão acima do nível dos fosfolipídios de distribuição assimétrica na dupla camada de membrana (*indicada pelas diferentes cores das cabeças dos fosfolipídios*). As cadeias de carboidratos ligam-se tanto às proteínas integrais quanto às periféricas da membrana para formar glicoproteínas; e ligam-se também às cabeças polares dos fosfolipídios para formar glicolipídios.

intracelular da membrana (ver Figura 2.3). Além disso, na superfície extracelular da membrana plasmática, os carboidratos podem estar ligados às proteínas, formando glicoproteínas; ou aos lipídios da bicamada, formando glicolipídios. Essas moléculas de superfície constituem uma camada na superfície da célula, denominada glicocálice (ver Figura 2.2). O glicocálice ajuda a estabelecer os microambientes extracelulares na superfície da membrana que desempenham funções específicas no metabolismo, no reconhecimento celular e na associação celular. Servem, ainda, como receptores para hormônios.

Os microdomínios da membrana plasmática, conhecidos como balsas lipídicas, controlam o movimento e a distribuição de proteínas dentro da bicamada lipídica.

A fluidez da membrana plasmática não é revelada nas micrografias eletrônicas estáticas. No entanto, os experimentos realizados revelaram que a membrana se comporta como se fosse um fluido lipídico bidimensional. Por muitos anos, acreditou-se que as proteínas integrais da membrana se movessem livremente no plano da membrana; esse movimento foi comparado ao movimento de *icebergs* flutuando no oceano (ver Figura 2.3). Contudo, a distribuição e o movimento das proteínas na dupla camada lipídica não são tão aleatórios como se pensava antigamente. A membrana plasmática parece estar salpicada com regiões específicas, cujas estrutura e função são distintas das demais e variam quanto a espessura e composição molecular. Essas regiões específicas contêm altas concentrações de colesterol e de glicoesfingolipídios, e são denominadas balsas lipídicas. Em virtude da alta concentração de colesterol e da existência de cadeias de ácidos graxos altamente saturadas e mais longas, a área da balsa lipídica é mais espessa e exibe menos fluidez que a membrana plasmática circundante (Figura 2.4). O colesterol é a "cola" dinâmica que

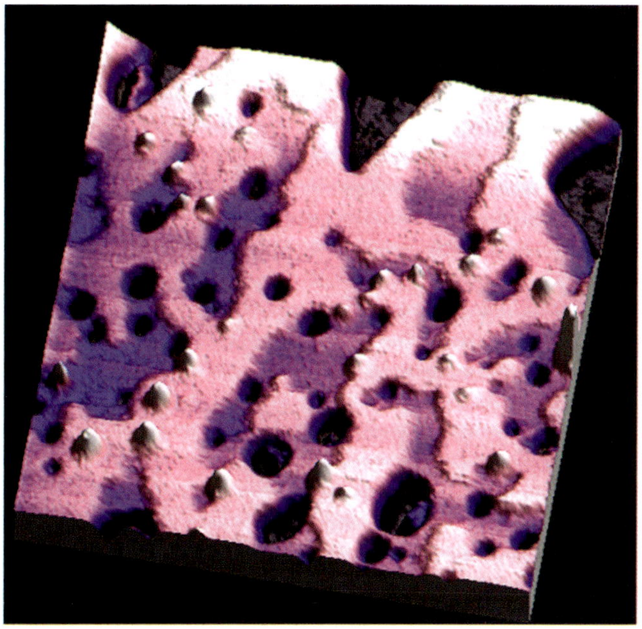

Figura 2.4 Imagem das balsas lipídicas obtida com a microscopia de força atômica (MFA) no modo contato. Esta imagem mostra uma bicamada lipídica, com 5 nm de espessura, aplicada sobre um suporte de mica. A bicamada é composta de dioleoilfosfatidilcolina (dioleoil-PC), esfingomielina e colesterol. A esfingomielina e o colesterol em conjunto formam balsas lipídicas, representadas na imagem pelas *áreas rosadas*; as *áreas azul-arroxeadas* são a base sem balsa da bicamada. Como as moléculas de esfingomielina são mais longas que as moléculas de dioleoil-PC, as balsas fazem protrusão a partir do fundo não balsa em aproximadamente 0,8 nm, e a MFA é suficientemente sensível para detectar essa protrusão. As regiões em preto representam o suporte de mica. A imagem também mostra moléculas da toxina VacA de *Helicobacter pylori* (*partículas brancas*), que se ligam preferencialmente aos receptores de proteínas nos domínios da balsa. A área mostrada nesta imagem tem 800 nm^2. (Cortesia dos Drs. Nicholas A. Geisse, Timothy L. Cover, Robert M. Henderson e J. Michael Edwardson.)

mantém a balsa unida; a remoção da balsa resulta em dispersão das proteínas e lipídios associados a ela.

Em geral, existem dois tipos de balsas lipídicas:

- As balsas lipídicas planares contêm uma família de proteínas de 47 kDa, denominadas flotilinas, bem como lipídios e colesterol específicos. As flotilinas são consideradas marcadores moleculares das balsas lipídicas, e acredita-se que sejam proteínas de arcabouço. As flotilinas também participam no recrutamento de proteínas de membrana específicas para as balsas e atuam como parceiros ativos em diversas vias de sinalização
- As balsas caveolares ou cavéolas ("pequenas cavernas") consistem em pequenas invaginações (50 a 100 nm de diâmetro), em formato de frasco, da membrana plasmática, e contêm proteínas integrais da membrana (18 a 24 kDa), denominadas caveolinas. A oligomerização das caveolinas produz a estrutura de caveolina essencial para criar invaginações na membrana plasmática. Essas proteínas ligam-se também ao colesterol e a várias proteínas envolvidas na transdução de sinais. As cavéolas são proeminentes nas células musculares lisas (ver Capítulo 11, *Tecido Muscular*), em que há vários canais de Ca^{2+}, trocadores de Na^+/Ca^{2+} e receptores acoplados à proteína G envolvidos na regulação dos níveis intracelulares de Ca^{2+} mediada por ligantes.

As balsas lipídicas contêm várias proteínas integrais e periféricas da membrana envolvidas na sinalização celular. Elas podem ser entendidas como "plataformas de sinalização" flutuando no oceano de lipídios. Cada balsa individual é equipada com todos os elementos necessários (receptores, fatores de acoplamento, enzimas efetoras e substratos) para receber e transmitir sinais específicos. A transdução de sinal nas balsas lipídicas ocorre mais rápida e eficientemente em razão da íntima proximidade e interação das proteínas. Além disso, diferentes balsas de sinalização possibilitam a separação das moléculas de sinalização específica umas das outras.

Nas infecções bacterianas e virais, o contato inicial do microrganismo com a célula ocorre na balsa. Por exemplo, algumas bactérias (p. ex., *Shigella flexneri*, *Salmonella typhimurium*) sequestram as balsas com seu mecanismo de sinalização e utilizam-nas para realizar a sua própria entrada na célula. Muitas bactérias usam as balsas para evitar a fagocitose e sua subsequente destruição nos lisossomos. Em outros casos, as bactérias invasoras utilizam receptores associados às balsas para produzir vacúolos feitos com componentes das balsas. Em seguida, esses vacúolos são utilizados para transportar as bactérias para dentro da célula sem o risco de estas serem detectadas pelos compartimentos fagocíticos.

As proteínas integrais da membrana podem ser observadas com a técnica de preparação de tecido, a criofratura.

A existência de proteína no conteúdo da membrana plasmática (*i. e.*, proteínas integrais) foi confirmada pela técnica de preparação conhecida como criofratura. Quando o tecido é preparado para a microscopia eletrônica (ME) pelo processo de criofratura (Figura 2.5A), as membranas dividem-se ou se clivam ao longo do plano hidrofóbico (*i. e.*, entre as duas camadas lipídicas), expondo as duas faces internas da membrana, uma face E e uma face P (Figura 2.5B). Ver detalhes do preparo tecidual pela técnica de criofratura no Capítulo 1, *Métodos*.

A face E, em sua parte posterior, tem o espaço *e*xtracelular, enquanto a face P é sustentada pelo citoplasma (*p*rotoplasma). As numerosas partículas observadas nas faces E e P à MET representam as proteínas integrais da membrana. Em geral, a face P exibe maior número de partículas (portanto, mais proteína) que a face E (Figura 2.5C).

As proteínas integrais da membrana têm importantes funções no metabolismo, na integração e na sinalização celulares.

Seis grandes categorias de proteínas da membrana foram definidas em termos de sua função; bombas, canais, receptores, ligantes, enzimas e proteínas estruturais (Figura 2.6). Essas categorias não são mutuamente excludentes (p. ex., uma proteína estrutural de membrana pode simultaneamente atuar como receptor, enzima, bomba ou qualquer outra combinação dessas funções):

- As bombas transportam ativamente certos íons, como o Na^+, através das membranas. Elas também transportam precursores metabólicos de macromoléculas, como aminoácidos e açúcares, através de membranas, por si próprias ou ligadas à bomba de Na^+
- Os canais possibilitam a passagem de pequenos íons, moléculas e água através da membrana plasmática em qualquer sentido (p. ex., difusão passiva). As junções comunicantes formadas por canais alinhados nas membranas das células adjacentes possibilitam a passagem de íons e pequenas moléculas envolvidas em vias de sinalização do citoplasma de uma célula para o citoplasma de células adjacentes
- As proteínas receptoras possibilitam o reconhecimento e a ligação circunscrita de ligantes (moléculas que se ligam à superfície extracelular da membrana plasmática) em processos como estimulação hormonal, endocitose de vesículas cobertas e reações a anticorpos. Os receptores que se ligam a moléculas de sinalização transmitem o sinal por meio de uma sequência de acionadores moleculares (*i. e.*, segundos mensageiros) para as vias de sinalização internas da célula, desencadeando, assim, uma resposta fisiológica
- As proteínas ligantes ancoram o citoesqueleto intracelular à matriz extracelular. Exemplos de proteínas ligantes incluem a família das integrinas que ligam os filamentos de actina citoplasmáticos a uma proteína da matriz extracelular (fibronectina)
- As enzimas desempenham várias funções. As ATPases têm papéis específicos no bombeamento de íons: a ATP sintase é a principal proteína da membrana mitocondrial interna, e as enzimas digestivas (como dissacaridases e dipeptidases) são proteínas integrais da membrana
- As proteínas estruturais são observáveis pelo método de criofratura, especialmente onde formam junções com as células adjacentes. Com frequência, certas proteínas e lipídios estão concentrados em determinadas regiões da membrana plasmática, nas quais realizam funções específicas. Exemplos dessas regiões podem ser encontrados nas células polarizadas, como as células epiteliais.

As proteínas integrais da membrana movem-se na bicamada lipídica da membrana.

As partículas ligadas à membrana conseguem se mover na superfície de uma célula; até mesmo as proteínas integrais da membrana, como as enzimas, movem-se de uma superfície celular para outra (p. ex., da superfície apical para a superfície lateral) quando barreiras ao fluxo, como as junções celulares, são rompidas. A fluidez da membrana é uma função dos tipos de fosfolipídios presentes na membrana e de variações em suas concentrações locais.

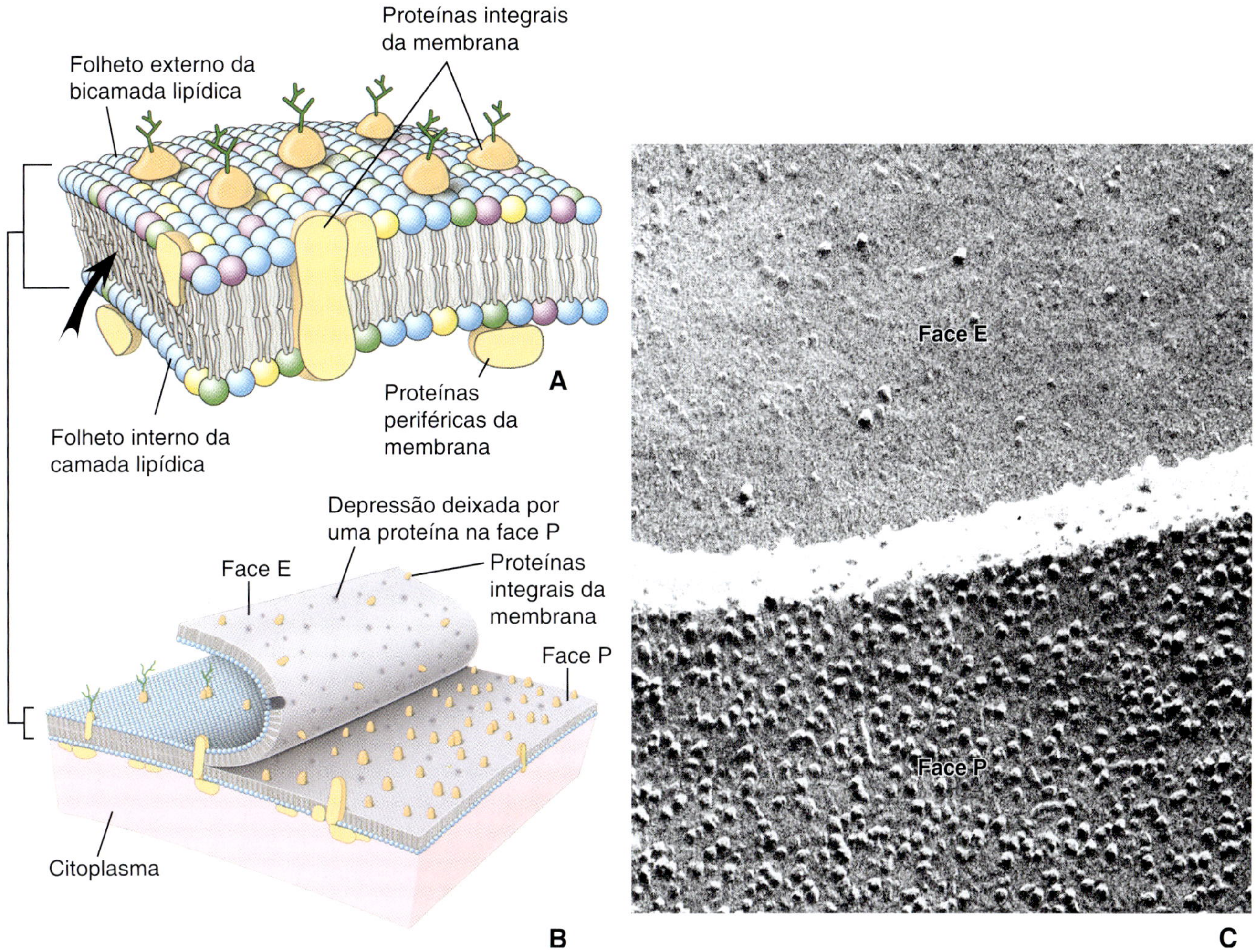

Figura 2.5 Análise da membrana plasmática pela técnica de criofratura. A. Vista da borda da membrana plasmática. A *seta* indica o plano preferencial de fratura da bicamada lipídica através da porção hidrofóbica da membrana. Quando os folhetos da membrana se separam, algumas proteínas são carregadas com o folheto externo, embora a maior parte fique retida dentro do folheto interno. **B.** Vista da membrana plasmática com os folhetos separando-se ao longo do plano de clivagem. As superfícies clivadas da membrana são revestidas, formando réplicas; estas são então separadas do tecido e examinadas à microscopia eletrônica de transmissão (MET). As proteínas aparecem como saliências. A réplica do folheto interno é denominada *face P*; em sua parte posterior, fica o citoplasma (protoplasma). A réplica do folheto externo é denominada *face E*; posteriormente a ela, está o espaço extracelular. **C.** Eletromicrografia de uma réplica de criofratura que mostra a face E da membrana de uma célula epitelial e a face P de uma membrana da célula adjacente. O plano de clivagem saltou da membrana de uma célula para a membrana da outra célula, conforme indicado pelo espaço em branco (espaço intercelular) cruzando o meio da figura. Observe a escassez de partículas na face E em comparação com a face P, a partir da qual a maioria das proteínas integrais da membrana se projeta. (Cortesia da Dra. Giuseppina d'Elia Raviola.)

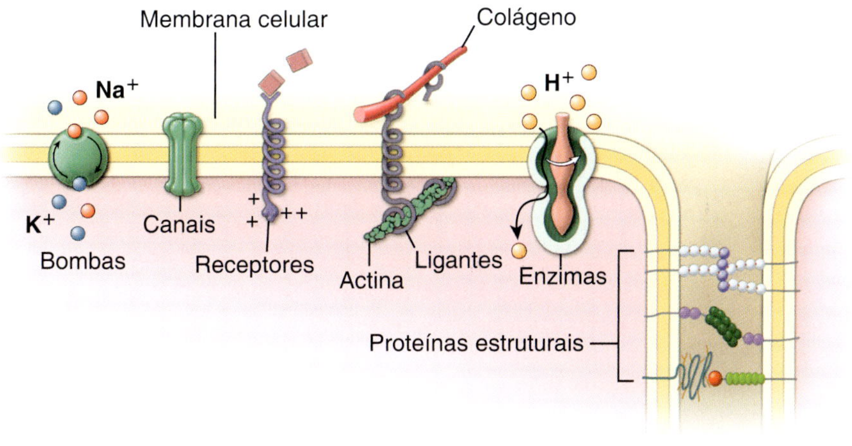

Figura 2.6 Diferentes funções das proteínas integrais da membrana. As seis categorias principais de proteínas integrais da membrana são mostradas neste diagrama: bombas, canais, receptores, ligantes, enzimas e proteínas estruturais. Essas categorias não são mutuamente excludentes. Uma proteína estrutural de membrana envolvida em junções intercelulares poderia simultaneamente atuar como receptor, enzima, ligante ou uma combinação dessas funções.

Conforme mencionado, as balsas lipídicas, que contêm proteínas integrais de membrana, deslocam-se de uma região para outra da membrana plasmática. O movimento de uma proteína integral ancorada a uma balsa lipídica torna a sinalização mais precisa e impede interações inespecíficas. A migração lateral das proteínas frequentemente é limitada pelas conexões físicas entre as proteínas da membrana e as estruturas intracelulares ou extracelulares. Essas conexões podem existir entre:

- Proteínas associadas aos elementos do citoesqueleto e a porções das proteínas da membrana que se estendem até o citoplasma adjacente
- Domínios citoplasmáticos das proteínas da membrana
- Proteínas periféricas associadas à matriz extracelular e às proteínas integrais da membrana que se estendem a partir da superfície celular (*i. e.*, o domínio extracelular).

Por meio dessas conexões, as proteínas podem estar localizadas ou restritas a regiões especializadas da membrana plasmática, ou podem atuar como ligantes transmembrana entre os filamentos intracelulares e extracelulares (ver seção a seguir).

A membrana plasmática sofre remodelagem contínua.

A membrana celular e as membranas plasmáticas internas das organelas sofrem remodelagem contínua. A videomicroscopia revela que a membrana plasmática sofre abaulamento, invaginação, brotamento, tubulação, pregueamento, fusão e fissão. Esses processos são essenciais para praticamente todas as funções principais da célula, incluindo a síntese e a degradação de moléculas, a endocitose, a exocitose, a sinalização, os mecanismos de defesa imunológica, a divisão celular e a migração. Em geral, existem dois tipos de remodelagem da membrana:

- Remodelação que exclui o citoplasma do lúmen das vesículas ou túbulos em formação, como ocorre durante a formação de vesículas endocíticas (Figura 2.7). Esse processo envolve proteínas que residem na superfície interna (citoplasmática) da membrana (*i. e.*, clatrina, caveolinas, COP-I e COP-II e outras), que ajudam a modificar o formato da membrana plasmática em invaginações semelhantes a vesículas (ver adiante). A família de dinamina de proteínas de cisão da membrana é essencial para mediar a liberação das vesículas da membrana plasmática. Invaginações semelhantes podem ser encontradas nas células musculares esqueléticas, em que os túbulos T estão conectados ao ambiente celular externo. Nas células musculares lisas, as cavéolas e as vesículas endocíticas ajudam a regular a homeostasia do Ca^{2+}
- Remodelagem que inclui o citoplasma dentro das estruturas recém-formadas. Esse processo ocorre quando partículas virais incorporadas no citoplasma brotam a partir da membrana celular (Figura 2.8). À medida que a membrana celular envolve as partículas virais e as circundam com citoplasma, a conexão dessa vesícula em formação com a membrana celular se estreita e a membrana se contrai até que as vesículas em brotamento estejam conectadas com a célula apenas por um fino pedículo preenchido com citoplasma (colo da membrana), que precisa ser seccionado para liberar a vesícula. A formação de vesículas contendo partículas virais também pode ocorrer dentro da célula a partir de membranas intracelulares, como RER, aparelho de Golgi ou complexos de replicação delimitados por membrana para o vírus (ver Figura 2.8). A remodelagem da membrana e a liberação de vesículas ou cisão de túbulos preenchidos com

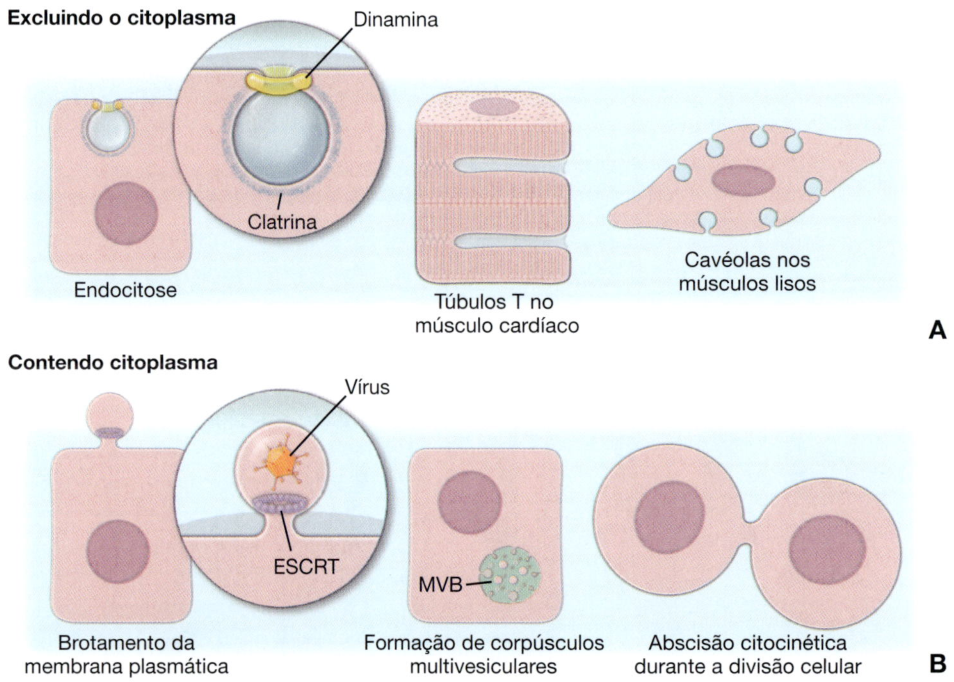

Figura 2.7 Processo de remodelagem da membrana plasmática. A. São mostrados aqui exemplos de remodelagem da membrana plasmática que exclui o citoplasma do lúmen das vesículas em formação (*i. e.*, vesículas endocíticas ou cavéolas). Esse processo envolve proteínas como clatrina, caveolinas, COP-I e COP-II, que auxiliam na formação de vesículas revestidas. A família de dinamina de proteínas de cisão de membrana é essencial para liberar as vesículas da membrana plasmática. Invaginações tubulares também podem ser encontradas nas células musculares esqueléticas, em que o lúmen do túbulo T está conectado com o ambiente celular externo. **B.** São mostrados aqui exemplos de remodelagem da membrana plasmática que inclui o citoplasma dentro das estruturas recém-formadas. Esse processo é observado no brotamento de vesículas a partir das membranas celulares ou de estruturas intracelulares. A liberação de vesículas ou de estruturas tubulares preenchidas com citoplasma é controlada pelo complexo de triagem endossômica necessário para o transporte (ESCRT) de proteínas. Observe que a separação de membranas mediada pelo ESCRT ocorre a partir da superfície interna da membrana contígua com o citoplasma, enquanto as vesículas e os túbulos que excluem o citoplasma são liberados a partir da membrana plasmática pela família de dinamina de proteínas de cisão da membrana.

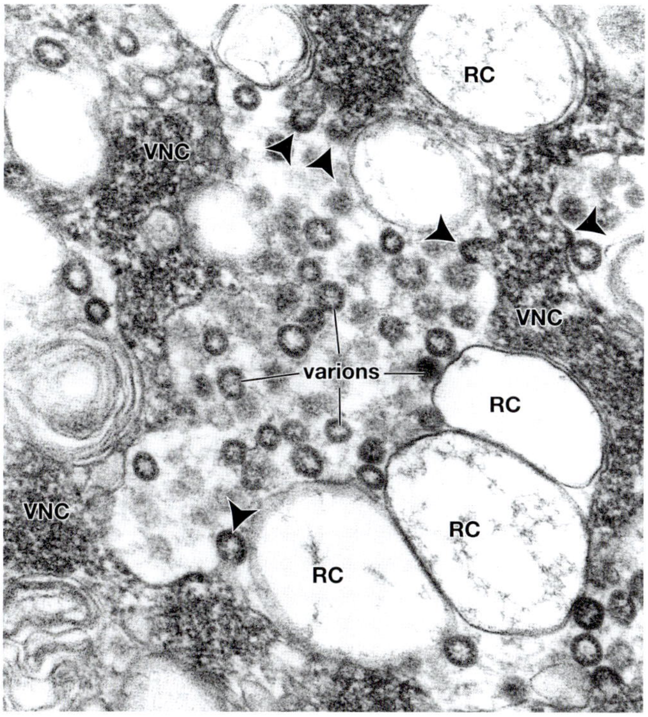

Figura 2.8 Vesículas em processo de brotamento contendo partículas virais. Esta micrografia eletrônica mostra uma célula epitelial renal em cultura, derivada da linhagem celular do macaco-verde africano (Vero E6) infectada por um coronavírus (síndrome respiratória aguda grave [SARS]-CoV). As células Vero E6 são suscetíveis à infecção viral, porque apresentam deficiência no *cluster* de genes de interferona e genes inibidores de quinases dependentes de ciclina; por conseguinte, não secretam interferona α nem β. Três a 5 dias após a inoculação com o vírus SARS-CoV, as células Vero E6 foram coletadas, inativadas por radiação gama e processadas para exame à microscopia eletrônica padrão. As *pontas de seta* indicam as vesículas em processo de brotamento nas cisternas do retículo endoplasmático rugoso ou do aparelho de Golgi que contêm partículas virais (varions). Essas cisternas representam compartimentos celulares nos quais as vesículas que contêm partículas virais são armazenadas no citoplasma antes da migração de todo o compartimento para a superfície celular, de modo a liberar o seu conteúdo no espaço extracelular. A área marcada como *VNC* representa inclusões intracelulares virais do nucleocapsídio viral. As grandes cisternas marcadas com *RC* representam vesículas de dupla membrana que servem como complexos de replicação para esse vírus. 55.000×. (Cortesia da Dra. Cynthia Goldsmith, Centers for Disease Control and Prevention, Atlanta, Georgia.)

citoplasma são controladas por complexos de triagem endossômica necessários para o transporte (ESCRT, do inglês *endosomal sorting complex required for transport*) de complexos de proteínas. Os ESCRT também participam da formação de corpúsculos multivesiculares (MVBs), exossomos, microvesículas, corpúsculos apoptóticos, vedação do envoltório nuclear pós-mitótico e fechamento de autofagossomos. Além disso, a divisão celular exige remodelagem da membrana plasmática durante a separação citoplasmática (abscisão citocinética) em duas células-filhas. A separação das membranas mediada por ESCRT ocorre a partir da superfície da membrana, que é contígua com o interior do colo da membrana preenchido com citoplasma (ver Figura 2.7). Esse mecanismo é oposto ao da família de dinamina de proteínas de cisão de membrana, que clivam o colo da membrana, contraindo-o a partir do lado externo (ver Figura 2.7).

A **lesão celular** frequentemente se manifesta como alterações morfológicas da membrana plasmática da célula, que resultam na formação de **bolhas na membrana plasmática**. Trata-se de protrusões celulares dinâmicas da membrana plasmática que são comumente observadas na lesão celular aguda, nas células em divisão e nas que estão morrendo, bem como durante o movimento celular. A formação de bolhas é causada pelo descolamento da membrana plasmática dos filamentos de actina do citoesqueleto celular subjacentes. As **toxinas citoesqueléticas** que atuam nos filamentos de actina, como a faloidina e a citocalasina B, causam extensa formação de bolhas na membrana. Além disso, em **infecções por vírus** como o vírus da imunodeficiência humana (HIV), o vírus Ebola e o vírus linfotrópico T humano, o ESCRT é "sequestrado" durante o brotamento do vírus na superfície das células hospedeiras infectadas, em que catalisa a cisão da haste da membrana que conecta o vírus em brotamento com a célula hospedeira.

Processos de sinalização

A sinalização celular envolve proteínas integrais de membrana, como receptores de superfície celular, canais de superfície celular e moléculas liberadas de exossomos.

A sinalização celular é o processo pelo qual estímulos extracelulares são recebidos, processados e transportados pela célula para regular suas próprias respostas fisiológicas. Uma única célula pode receber muitos sinais diferentes ao mesmo tempo, e precisa integrar todas as informações em um plano de ação unificado. Os processos de sinalização frequentemente estão envolvidos na regulação da expressão gênica; na exocitose; na endocitose; na diferenciação, no crescimento e na morte das células; na reorganização do citoesqueleto; e no movimento, na contração e/ou no relaxamento das células. As células, individualmente, também enviam moléculas de sinalização para outras células de localização próxima (p. ex., neurotransmissores nas sinapses nervosas) e distante (p. ex., hormônios que atuam sobre moléculas distantes).

As vias de transdução de sinais são mecanismos pelos quais as células respondem ao ambiente externo. Trata-se de cascatas hierárquicas de eventos moleculares que medeiam a especificidade dos tecidos e das células, possibilitam a amplificação e a modulação do sinal e estão envolvidas na regulação bioquímica e fisiológica. São iniciadas por moléculas de sinalização externas (também designadas como mensageiros primários ou *ligantes*), que podem ser solúveis e atuar localmente (controle autócrino ou parácrino, conforme discutido no Capítulo 21, *Órgãos Endócrinos*) ou que são transmitidas a alvos celulares por meio da circulação sanguínea (sinalização endócrina). Essas moléculas sinalizadoras também podem ser insolúveis, fixadas às membranas celulares ou localizadas na matriz extracelular. As moléculas de sinalização nos sistemas sensoriais frequentemente são de origem exógena (*i. e.*, odoríferos, sinais mecânicos, vibração e luz).

A maioria das vias de sinalização é iniciada pela ligação de mensageiros primários a receptores específicos que existem em um estado inativo na ausência de ligantes. Os sinais dos receptores são transferidos a moléculas-alvo no interior da célula pelo sistema de segundos mensageiros. Em geral, os receptores são classificados em três grupos, discutidos em seções anteriores e capítulos posteriores: as proteínas dos canais (ver anteriormente), os receptores intracelulares e os receptores de superfície celular (ver Capítulo 21, *Órgãos Endócrinos*). Este último grupo inclui membros da família de receptores ligados à proteína G (ver Capítulo 12, *Tecido Nervoso*); a família de receptores (catalíticos) ligados a enzimas (ver Capítulo 21) e a família da integrina, receptores de célula-matriz extracelular (ver Capítulo 5, *Tecido Epitelial*).

A sinalização exossômica representa uma via de comunicação intercelular na qual proteínas funcionais, metabólitos e ácidos nucleicos são fornecidos às células receptoras por meio do uso de exossomos como veículos de transferência. Os exossomos representam vesículas de carga muito pequenas e delimitadas por membrana, que são secretadas para o espaço extracelular por praticamente todas as células procarióticas e eucarióticas. A estrutura e a função detalhadas dos exossomos são discutidas nas adiante. Os exossomos são encontrados no sangue e em todos os líquidos corporais e transferem mensagens e moléculas de carga das células-mãe para o destino-alvo por meio de mecanismos autócrinos, parácrinos e endócrinos.

Os exossomos com suas moléculas de carga interagem com uma célula-alvo, sofrendo fusão direta com a membrana plasmática das células receptoras (mediada por interações SNAREs e Rab) ou utilizando vias de interação mediadas por receptor-ligante, ou seja, fagocitose, macropinocitose ou micropinocitose (ver adiante). Em seguida, os exossomos liberam o seu conteúdo diretamente no citoplasma da célula-alvo, iniciando cascatas de sinalização a jusante. Após entregar a sua carga, os exossomos sofrem degradação no citoplasma da célula receptora em uma via endossômica típica.

A ativação dos receptores de superfície celular leva a modificações pós-tradução, que contribuem para a amplificação do sinal.

Ocorrem várias modificações pós-tradução das proteínas intracelulares, que contribuem para a amplificação de um sinal recebido pela célula. Tais modificações incluem:

- Fosforilação (adição de grupamentos fosfato – PO_4^{3-})
- Glicosilação (adição de uma seleção diversa de porções de açúcar)
- Acetilação (fixação de grupamentos funcionais acetila – $COCH_3$)
- Metilação (adição de grupamentos metila – CH_3)
- Nitrosilação (reação do óxido nítrico – NO com resíduos de cisteína sem proteína)
- Ubiquitinação (ligação da proteína ubiquitina)
- SUMOilação (adição de pequena proteína modificadora relacionada com ubiquitina [SUMO, do inglês *small ubiquitin-related modifier*]).

A ativação dos receptores de superfície celular está associada ao desencadeamento de cascatas de reações intracelulares ligadas a quinases. As proteinoquinases e as proteínas fosfatases são famílias de enzimas que medeiam, respectivamente, a fosforilação e a desfosforilação de proteínas celulares. A fosforilação de resíduos seril, treonil ou tirosil pode alterar a atividade, os níveis ou a localização subcelular de proteínas.

Existem diversas proteinoquinases nas células, que são classificadas como:

- Proteinoquinases dependentes de segundo mensageiro, como a proteinoquinase A (PKA, ver Figura 13.12, no Capítulo 13, *Sistema Cardiovascular*) dependente de monofosfato de adenosina cíclico (cAMP), a proteinoquinase G (PKG, ver Figura 13.12, no Capítulo 13) dependente de progenitor granulocítico/monocítico cíclico (GMPc) e as quinases dependentes de cálcio/calmodulina, incluindo a quinase de cadeia leve da miosina (MLCK, ver Figura 11.26, no Capítulo 11, *Tecido Muscular*)
- Proteinoquinases independentes de segundo mensageiro, como enzimas de proteinoquinase ativada por mitógeno (MAPK, ver Figura 3.21, no Capítulo 3, *O Núcleo da Célula*), quinases dependentes de ciclina (ver Figura 3.11, no Capítulo 3) e proteínas tirosinoquinases (ver Figura 21.4, no Capítulo 21, *Órgãos Endócrinos*).

Em consequência, os padrões espaciais intracelulares e temporais de eventos de fosforilação específicos estão estreitamente ligados a muitas das respostas celulares ressaltadas em capítulos subsequentes.

Transporte de membrana e transporte vesicular

As substâncias que entram ou que deixam a célula precisam atravessar a membrana plasmática.

Algumas substâncias (pequenas moléculas lipossolúveis e moléculas sem carga elétrica e gases) atravessam a membrana plasmática por difusão simples ou passiva ao longo de seu gradiente de concentração sem gasto de energia metabólica e sem o auxílio de proteínas de transporte (Figura 2.9). Todas as outras moléculas necessitam de proteínas de transporte da membrana para atravessar a membrana plasmática.

Em geral, existem duas classes de proteínas de transporte:

- As proteínas carreadoras transferem pequenas moléculas hidrossolúveis. São altamente seletivas e transportam, com frequência, apenas um tipo de molécula. Após ligação a uma molécula designada para transporte, a proteína carreadora sofre uma série de modificações de conformação e libera a molécula no outro lado da membrana (ver Figura 2.9). Algumas proteínas carreadoras, como a bomba de Na^+/K^+ ou a bomba de H^+, necessitam de energia para o

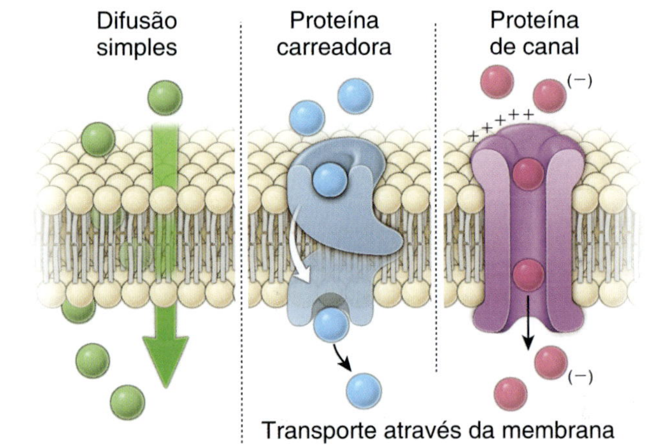

Figura 2.9 Movimento de moléculas através da membrana plasmática. As moléculas lipossolúveis e outras moléculas pequenas e sem carga elétrica (em *verde*) atravessam a membrana plasmática por difusão simples ao longo de seu gradiente de concentração. Outras moléculas necessitam de proteínas de transporte da membrana para fornecer-lhes uma passagem individual através da membrana plasmática. As pequenas moléculas hidrossolúveis (em *azul*) necessitam de proteínas carreadoras altamente seletivas para transferi-las através da membrana plasmática. Após ligação a uma molécula, a proteína carreadora sofre várias modificações de conformação e libera a molécula no outro lado da membrana. Se o processo necessitar de energia, é designado como *transporte ativo* (p. ex., o transporte de íons H^+ contra o seu gradiente de concentração). Se o processo não necessitar de energia, é denominado *transporte passivo* (p. ex., transporte de glicose). Os íons e outras moléculas pequenas com cargas elétricas (em *púrpura*) são transportados através da membrana plasmática por proteínas de canais seletivos para íons. Por exemplo, nos neurônios, o transporte de íons é regulado pelos potenciais de membrana (canais iônicos regulados por voltagem); nas células musculares esqueléticas, as junções neuromusculares apresentam canais iônicos regulados por ligantes.

transporte ativo de moléculas contra o seu gradiente eletroquímico ou de concentração. Outras moléculas carreadoras, como os transportadores de glicose, não necessitam de energia e participam no transporte passivo

- As proteínas dos canais também transferem pequenas moléculas hidrossolúveis. Em geral, os canais são constituídos de proteínas transmembrana com vários domínios que atravessam a membrana, criando canais hidrófilos através da membrana plasmática. Em geral, as proteínas dos canais contêm um domínio de poro, que penetra parcialmente a bicamada da membrana e que atua como um filtro de seletividade iônica. O domínio do poro é responsável pela notável seletividade iônica obtida pela regulação de sua estrutura tridimensional (ver Figura 2.9). Os canais são seletivos para íons e regulados de acordo com as necessidades da célula. O transporte pelas proteínas dos canais pode ser regulado por potenciais de membrana (p. ex., canais iônicos regulados por voltagem nos neurônios), por neurotransmissores (p. ex., canais iônicos regulados por ligantes, tais como os receptores de acetilcolina nas células musculares) ou por estresse mecânico (p. ex., canais iônicos regulados mecanicamente na orelha interna).

O transporte vesicular mantém a integridade da membrana plasmática e proporciona a transferência de moléculas entre diferentes compartimentos celulares.

Algumas substâncias entram e deixam as células por transporte vesicular, um processo que envolve modificações da configuração na membrana plasmática, em sítios localizados, e formação subsequente de vesículas a partir da membrana ou fusão de vesículas com a membrana (Figura 2.10).

O principal mecanismo pelo qual grandes moléculas entram e deixam a célula e se movem no seu interior é denominado brotamento vesicular. As vesículas formadas por brotamento a partir da membrana plasmática de um compartimento fundem-se com a membrana plasmática de outro compartimento. No interior da célula, esse processo assegura a transferência intercompartimental dos conteúdos das vesículas.

O transporte vesicular que envolve a membrana celular também pode ser descrito em termos mais específicos:

- Endocitose é o termo geral para referir-se a processos de transporte vesicular no qual as substâncias entram na célula. A endocitose controla a composição da membrana plasmática e a resposta celular a alterações do ambiente externo. Além disso, desempenha funções essenciais na captação de nutrientes, sinalização celular e alterações no formato da célula
- Exocitose é o termo geral para descrever processos de transporte vesicular nos quais as substâncias (moléculas carreadoras) deixam a célula. Exocitose também é o processo pelo qual todas as células transportam a membrana plasmática intracelular (que forma as vesículas citoplasmáticas) para a superfície celular. Os dois processos podem ser visualizados à ME.

Exocitose e endocitose estão acopladas: quando a exocitose é abolida, não ocorre endocitose.

A fusão de uma vesícula com a membrana plasmática libera as proteínas carreadoras para o espaço extracelular. Após a exocitose, a membrana vesicular e suas proteínas associadas são recuperadas da membrana plasmática via endocitose, que recicla as vesículas e impede o aumento ou a redução das dimensões das células secretoras. Estudos experimentais recentes revelaram que as neurotoxinas tetânica ou botulínica que bloqueiam a exocitose também bloqueiam a endocitose nas terminações nervosas. Esses estudos indicam que a exocitose e a endocitose estão acopladas e que as proteínas mediadoras da exocitose e a fusão da membrana vesicular (*i. e.*, proteínas SNARE; ver adiante) participam na iniciação da endocitose.

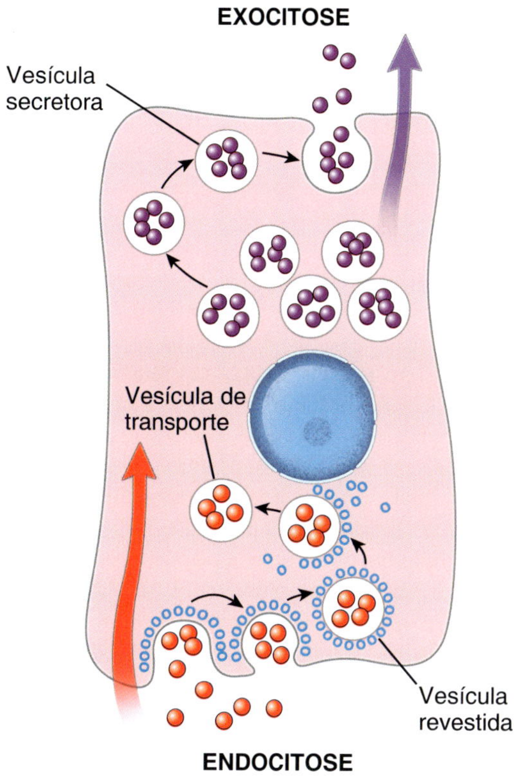

Figura 2.10 Endocitose e exocitose. Esses processos são as duas formas importantes de transporte vesicular. A endocitose traz moléculas e outras substâncias para dentro da célula. Na exocitose, as moléculas sintetizadas e outras substâncias deixam a célula. A endocitose está associada à formação e ao brotamento de vesículas a partir da membrana plasmática; a exocitose está associada à fusão das vesículas que se originam de organelas intracelulares com a membrana plasmática, e é a principal modalidade secretora.

Endocitose

Endocitose é o processo celular que viabiliza a captação de proteínas, fluidos, nutrientes, lipídios e moléculas sinalizadoras da membrana do ambiente extracelular para o interior da célula por vesículas endocíticas. Após a endocitose, o conteúdo das vesículas endocíticas e seus componentes de membrana são reciclados para a superfície celular ou transportados para endossomos tardios para futura degradação.

A captação de líquido e de macromoléculas durante a endocitose depende, em geral, de três mecanismos diferentes.

Alguns mecanismos endocitóticos necessitam de proteínas especiais durante a formação de vesículas. A proteína mais bem conhecida que interage com a membrana plasmática na formação de vesículas é a clatrina. Embora a clatrina seja certamente importante na formação de vesículas endocíticas, muitas vesículas são formadas independentemente da clatrina, utilizando proteínas diferentes (*i. e.*, caveolinas ou flotilinas). Por conseguinte, a endocitose pode ser classificada como dependente de clatrina ou independente de clatrina. Em geral, três principais mecanismos de endocitose são reconhecidos na célula; eles são pinocitose, fagocitose e endocitose mediada por receptor. A pinocitose pode ocorrer por duas vias diferentes, micropinocitose e macropinocitose, que são discutidas a seguir:

- Micropinocitose refere-se à ingestão inespecífica de líquido e de pequenas moléculas proteicas através de vesículas pequenas, geralmente com menos de 150 nm de diâmetro. A micropinocitose é realizada por praticamente todas as células do organismo e é constitutiva (*i. e.*, envolve a formação dinâmica contínua de pequenas vesículas na superfície celular) (Figura 2.11A). A formação de vesículas na micropinocitose está geralmente associada às proteínas caveolina e flotilina, encontradas nas balsas lipídicas. A caveolina-1 e a caveolina-2 são encontradas em todas as células não musculares, exceto nos neurônios e nos leucócitos, enquanto a caveolina-3 é específica das células musculares. A flotilina-1 e a flotilina-2 são encontradas em vesículas distintas das cavéolas. Além disso, mecanoenzimas, como a dinamina, uma família de GTPase de proteínas de cisão de membrana, estão envolvidas na cisão das vesículas pinocíticas (processo de separação da membrana plasmática). As vesículas pinocitóticas são visíveis à MET e apresentam superfície lisa. São particularmente numerosas no endotélio dos vasos sanguíneos (Figura 2.11B) e nas células musculares lisas. Como a caveolina-1 forma complexos (de 14 a 16 monômeros) que alteram a curvatura da membrana, levando à formação de vesículas, a micropinocitose não necessita de clatrina. A micropinocitose também não demanda remodelagem do citoesqueleto de actina e, por conseguinte, pode ser designada como endocitose independente de clatrina e de actina
- Macropinocitose é um mecanismo de captação inespecífica de líquido, solutos, nutrientes e antígenos extracelulares. Nesse processo actina-dependente, o citoesqueleto de actina é rearranjado na membrana plasmática, resultando na formação de ondulações na superfície da membrana. As ondulações se tornam alongadas e, depois, dobram-se para reter líquido extracelular. Elas dão origem a grandes vacúolos endocíticos (> 0,2 μm de diâmetro) denominados macropinossomas (Figura 2.11C). A grande capacidade de carrear líquido dos macropinossomas é utilizada por células do sistema imune (p. ex., macrófagos e células dendríticas) para coletar o máximo possível do seu meio extracelular. O volume de solutos e membranas internalizado durante a macropinocitose é superior ao de todas as outras vias endocíticas. A macropinocitose é um processo regulado e ocorre em resposta a vários fatores de crescimento, como o fator estimulador de colônias de macrófagos 1 (FEC-M 1), fator de crescimento epidérmico (FCE) ou fator de crescimento derivado das plaquetas (FCDP). Os macropinossomas passam por uma sequência definida de etapas de maturação na qual o conteúdo é degradado no endossomo tardio ou lisossoma ou é reciclado para a membrana plasmática. Por causa do aumento inicial da remodelagem do citoesqueleto de actina em regiões distintas da superfície celular que resulta na formação de ondulações na membrana plasmática, a macropinocitose é denominada endocitose clatrina-independente, mas actina-dependente
- Fagocitose consiste na ingestão de grandes partículas, como restos celulares, bactérias e outros materiais estranhos. Nesse processo não seletivo, a membrana plasmática emite pseudópodos para engolfar partículas fagocitadas dentro de grandes vesículas (com mais de aproximadamente 250 nm de diâmetro), denominadas fagossomos. A fagocitose é realizada principalmente por um grupo especializado de células, que pertencem ao sistema mononuclear fagocitário (SMF). Em geral, a fagocitose é um processo mediado por receptor, em que receptores na superfície celular reconhecem domínios de ligação não antígenos (fragmentos F_c) de anticorpos que recobrem a superfície de um microrganismo

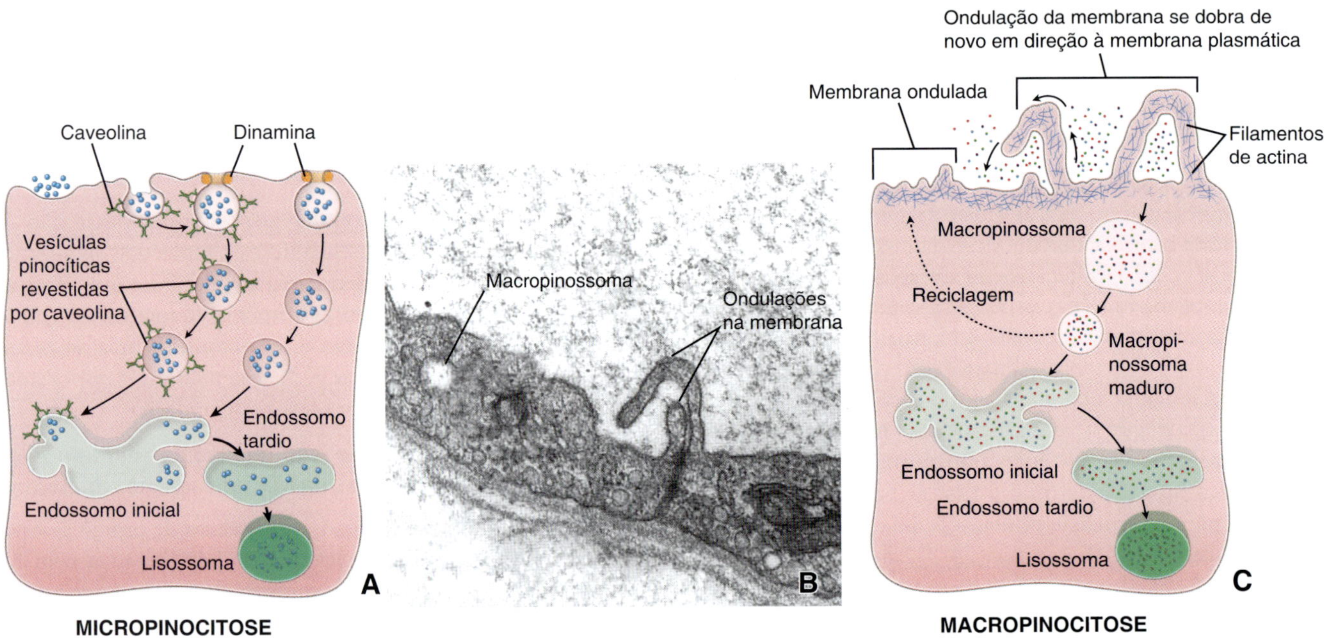

Figura 2.11 Pinocitose. A. A micropinocitose envolve a formação dinâmica de pequenas vesículas na superfície celular. Em primeiro lugar, as substâncias a serem pinocitadas (p. ex., pequenas proteínas solúveis, traçadores coloidais) entram em contato com a superfície extracelular da membrana plasmática. Em seguida, a superfície torna-se invaginada e a dinamina (uma GTPase) desprende a vesícula da membrana, transformando-se em uma vesícula pinocitótica dentro da célula. A pinocitose de determinadas substâncias pode estar associada à caveolina. **B.** Esta eletromicrografia mostra numerosas vesículas pinocitóticas de superfície lisa no citoplasma de células endoteliais de um vaso sanguíneo. As ondulações da membrana são visíveis nessa imagem. Elas são essenciais na formação de grandes macropinossomas. 55.000×. **C.** Macropinocitose envolve o rearranjo da membrana plasmática e o citoesqueleto de actina subjacente para formar as ondulações superficiais da membrana que retêm grandes volumes de líquido extracelular. As vesículas grandes (macropinossomas) penetram no citoplasma da célula, amadurecem e fundem-se com lisossomos iniciais ou retornam para a membrana plasmática para reciclagem.

invasor ou célula (Figura 2.12A). A fagocitose também é desencadeada pelo reconhecimento de padrões moleculares associados a patógenos (PMAPs), comumente expressos nas superfícies de patógenos por receptores semelhantes a Toll (ver Capítulo 10, *Sangue*). Esse reconhecimento de PMAP leva à ativação do fator nuclear kappa B (NF-κB, do inglês *nuclear factor kappa B*), o fator de transcrição que regula os genes que controlam as respostas celulares na fagocitose. Materiais não biológicos, como partículas inaladas de carbono, poeiras inorgânicas e fibras de asbesto, bem como restos biológicos de inflamação, cicatrização de feridas e células mortas, são sequestrados por células do sistema mononuclear fagocitário (SMF), sem a participação dos receptores F_c (Figura 2.12B). Esse processo não necessita de clatrina para a formação de fagossomos. Dada a extensão inicial de pseudópodos pela membrana plasmática que contribui para a formação do fagossomo, o citoesqueleto de actina precisa ser reorganizado em um processo que exige despolimerização e repolimerização dos filamentos de actina. Por conseguinte, a fagocitose é denominada endocitose independente de clatrina, mas dependente de actina

- Endocitose mediada por receptor possibilita a entrada de moléculas específicas na célula. Nesse mecanismo, os receptores para moléculas específicas, denominados receptores de carga, acumulam-se em regiões bem definidas da membrana celular. Tais regiões, representadas pelas balsas lipídicas na membrana plasmática, acabam se tornando depressões revestidas (Figura 2.13A). O termo *depressão revestida* deriva do aspecto dessas regiões à ME, que aparecem como acúmulo de material elétron-denso que representa a agregação de moléculas de clatrina na superfície citoplasmática da membrana plasmática. Os receptores de carga reconhecem e se ligam a moléculas específicas que entram em contato com a membrana plasmática. Em seguida, as moléculas de clatrina reúnem-se em uma estrutura semelhante a uma cesta, que ajuda a mudar o formato da membrana plasmática, formando uma invaginação semelhante a uma vesícula (Figura 2.13B). A clatrina interage com o receptor de carga por meio de proteínas adaptadoras de clatrina (adaptina, AP180), que é instrumental na seleção de moléculas de carga apropriadas para transporte para dentro das células. Por conseguinte, as proteínas de carga selecionadas e seus receptores são puxados do espaço extracelular para dentro do lúmen de uma vesícula em formação. Uma grande mecanoenzima (100 kDa) GTPase, denominada dinamina, medeia a liberação de vesículas em formação revestidas por clatrina da membrana plasmática, durante a endocitose mediada por receptor. O tipo de vesícula formada em consequência da endocitose mediada por receptor é designado vesícula revestida, e o próprio processo é conhecido como endocitose dependente de clatrina. As vesículas revestidas por clatrina também estão envolvidas no movimento de material de carga da membrana plasmática para endossomos iniciais e do complexo de Golgi para endossomos iniciais e tardios.

Exocitose

O movimento das vesículas secretoras para a membrana plasmática é essencial para a função celular normal. A fusão das vesículas secretoras à membrana plasmática é um processo

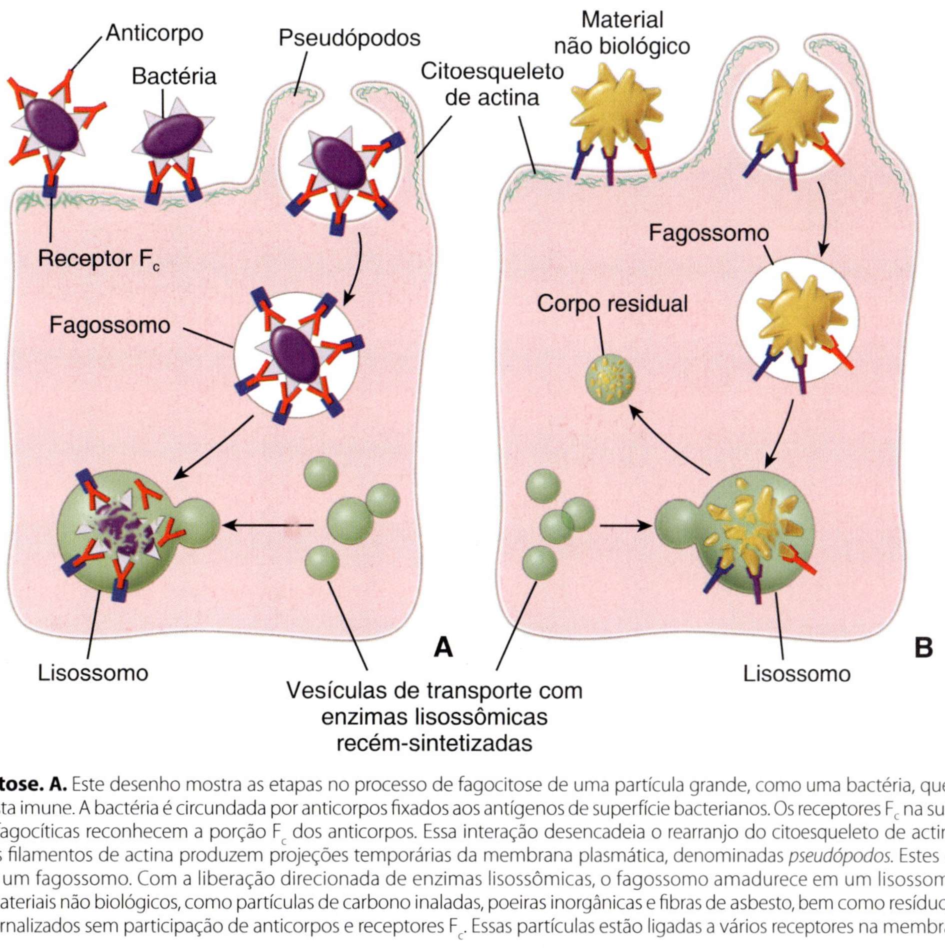

Figura 2.12 Fagocitose. A. Este desenho mostra as etapas no processo de fagocitose de uma partícula grande, como uma bactéria, que foi morta em consequência de uma resposta imune. A bactéria é circundada por anticorpos fixados aos antígenos de superfície bacterianos. Os receptores F_c na superfície da membrana plasmática de células fagocíticas reconhecem a porção F_c dos anticorpos. Essa interação desencadeia o rearranjo do citoesqueleto de actina. Despolimerizações e repolimerizações dos filamentos de actina produzem projeções temporárias da membrana plasmática, denominadas *pseudópodos*. Estes circundam a partícula fagocitada, formando um fagossomo. Com a liberação direcionada de enzimas lisossômicas, o fagossomo amadurece em um lisossomo, que digere o conteúdo fagocitado. **B.** Materiais não biológicos, como partículas de carbono inaladas, poeiras inorgânicas e fibras de asbesto, bem como resíduos celulares resultantes de inflamação, são internalizados sem participação de anticorpos e receptores F_c. Essas partículas estão ligadas a vários receptores na membrana plasmática.

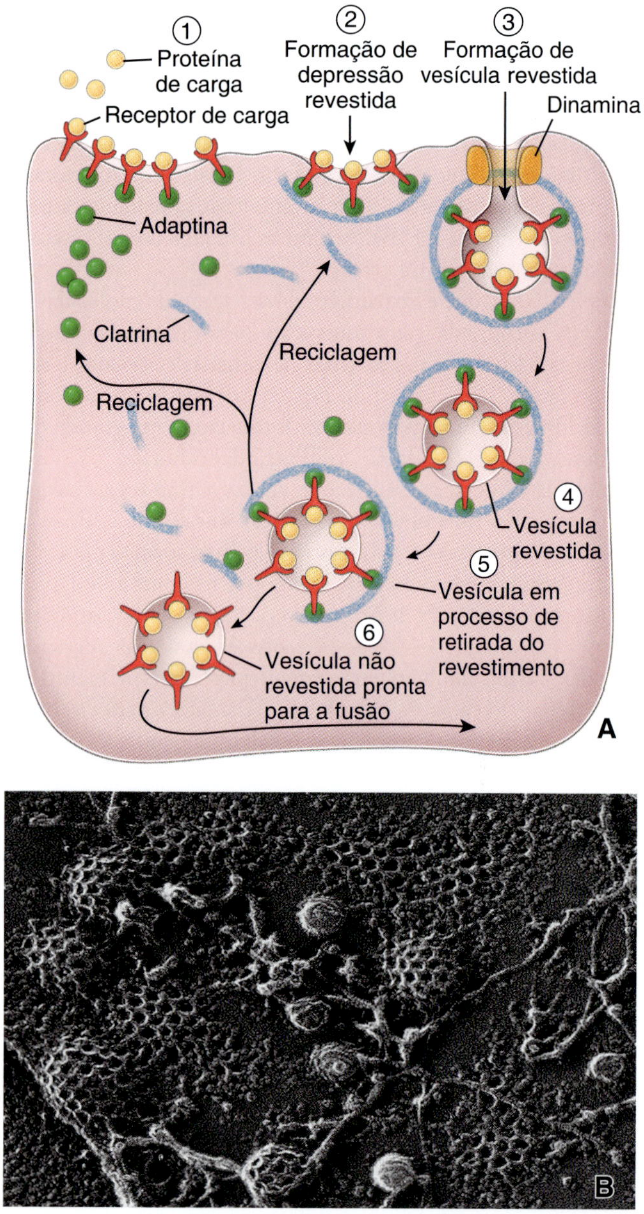

Figura 2.13 Endocitose mediada por receptor. A. Este diagrama mostra as etapas no processo de endocitose mediada por receptor, um mecanismo de transporte que possibilita a entrada, na célula, de moléculas selecionadas. Os receptores de carga reconhecem e se ligam a moléculas específicas que entram em contato com a membrana plasmática. Os complexos carga-receptores-molécula são reconhecidos pela adaptina, uma proteína que ajuda a selecionar e a reunir complexos apropriados em áreas específicas da membrana plasmática para o seu transporte dentro das células. Em seguida, as moléculas de clatrina ligam-se ao complexo adaptina-receptor de carga-molécula para montagem em uma estrutura oca semelhante a um cesto, formando uma depressão revestida. Em seguida, as interações da clatrina ajudam a membrana plasmática a modificar o seu formato, produzindo uma depressão profunda; isto é, uma depressão revestida totalmente formada, que se desprende da membrana plasmática pelo complexo proteico dinamina na forma de vesícula revestida (*i. e.*, brotamento a partir da membrana). Proteínas de carga selecionadas e seus receptores são, assim, puxados do espaço extracelular para dentro do lúmen de uma vesícula revestida em formação. Após o brotamento e a internalização da vesícula, as proteínas de revestimento são removidas e recicladas para uso futuro. A vesícula, agora não mais revestida, segue o seu trajeto até o seu destino para fundir-se com uma organela citoplasmática. **B.** Eletromicrografia da superfície citoplasmática da membrana plasmática de células A431 preparadas pela técnica de congelamento rápido e gravação profunda (*deep-etch*). Esta imagem mostra depressões revestidas e vesículas revestidas de clatrina em diferentes estágios de formação. Observe que as depressões revestidas e as vesículas revestidas de clatrina são formadas em áreas sem filamentos de actina. As pequenas vesículas pinocitóticas uniformes não têm revestimento de clatrina e estão localizadas em estreita proximidade com os filamentos de actina. 200.000×. (Cortesia do Dr. John E. Heuser, Washington University School of Medicine.)

complexo e envolve vários tipos de proteínas e lipídios. O entendimento dos mecanismos moleculares subjacentes da exocitose e da fusão à membrana constitui uma sólida base para o tratamento farmacológico de muitas doenças.

A exocitose é o processo pelo qual uma vesícula se move do citoplasma para a membrana plasmática, na qual libera seu conteúdo para o espaço extracelular.

Diversas moléculas produzidas pela célula para exportação são inicialmente liberadas do local de sua formação para o complexo de Golgi. A etapa seguinte envolve a seleção e o acondicionamento do produto secretor em vesículas de transporte, que são destinadas a se fundir com a membrana plasmática, em um processo conhecido como exocitose. O tráfego intracelular dessas vesículas é obtido pela existência de proteínas específicas em sua superfície (*coatomers*, como COP-I e COP-II), que medeiam seus movimentos (ver adiante). As moléculas que seguem esse trajeto são, com frequência, quimicamente modificadas (p. ex., glicosiladas, sulfatadas) à medida que passam por diferentes compartimentos celulares. A membrana acrescida à membrana plasmática no processo de exocitose é recuperada no compartimento citoplasmático por um processo de endocitose. Existem duas vias gerais de exocitose:

- Na via constitutiva, as substâncias destinadas para exportação são continuamente mobilizadas em vesículas de transporte até a membrana plasmática. As proteínas que deixam a célula por esse processo são secretadas imediatamente após a sua síntese e passagem pelo complexo de Golgi, conforme observado na secreção de imunoglobulinas pelos plasmócitos e de procolágeno pelos fibroblastos. Essa via está presente em algum grau em todas as células. A MET revela que essas células não apresentam grânulos secretores
- Na via secretora regulada, células especializadas, como células endócrinas e exócrinas e neurônios, concentram proteínas secretoras e as armazenam transitoriamente em vesículas secretoras no citoplasma (Figura 2.14). Nesse caso, um evento regulador (estímulo hormonal ou neural) precisa ser ativado para que ocorra secreção, como na liberação de vesículas secretoras pelas células principais da mucosa gástrica e pelas células acinares do pâncreas. O estímulo de sinalização provoca um influxo transitório de Ca^{2+} no citoplasma, que, por sua vez, estimula a fusão das vesículas secretoras com a membrana plasmática e a liberação de seus conteúdos (Figura 2.15). No passado, as vesículas secretoras que contêm precursor inativo (zimogênio) eram denominadas grânulos de zimogênio.

Além das vias excretoras, as proteínas podem ser transportadas entre o complexo de Golgi e outras organelas ao longo das vias endossômicas. Essas vias são utilizadas para a entrega de proteínas específicas de organelas, como proteínas estruturais lisossômicas, dentro das organelas apropriadas.

O preciso direcionamento das vesículas para o compartimento celular apropriado é inicialmente controlado por proteínas de ancoragem, e a especificidade é assegurada por interações de proteínas do receptor de ligação de NSF solúvel (SNARE).

Conforme discutido anteriormente, as vesículas recém-formadas que brotam da membrana doadora (como a membrana celular ou as cisternas de Golgi) podem fundir-se com várias

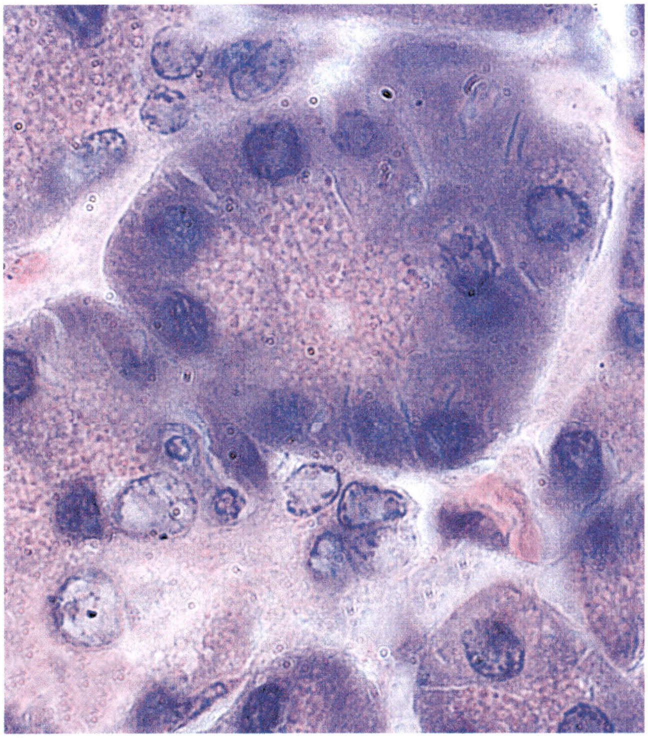

Figura 2.14 Fotomicrografia de células secretoras do pâncreas. Observe que as vesículas secretoras que contêm proteínas prontas para a secreção preenchem a porção apical das células. Esse processo exige um mecanismo de sinalização externo para que a célula possa descarregar os grânulos acumulados. 860×.

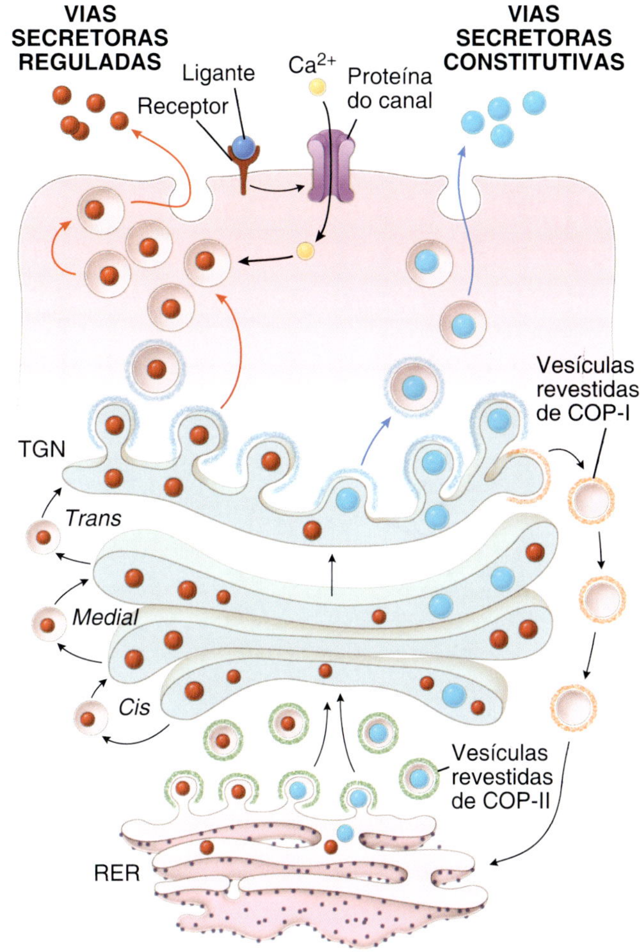

Figura 2.15 Diagrama mostrando as duas vias para a exocitose. As proteínas recém-sintetizadas são produzidas no retículo endoplasmático rugoso (*RER*). Após a sua modificação inicial pós-tradução, as proteínas são liberadas para o complexo de Golgi, em vesículas revestidas de COP-II. Após modificação adicional no complexo de Golgi, seleção e acondicionamento, o produto secretor final é transportado para a membrana plasmática em vesículas que se formam a partir da rede *trans* do complexo de Golgi (*TGN*). Observe que um transporte retrógrado ocorre entre as cisternas do complexo de Golgi e é mediado por vesículas revestidas de COP-I. São reconhecidas duas vias distintas. As *setas azuis* indicam a via constitutiva, na qual as proteínas deixam imediatamente a célula após a sua síntese. Nas células que utilizam essa via, não há acúmulo de quase nenhum produto secretor e, por conseguinte, existem poucas vesículas secretoras no citoplasma. As *setas vermelhas* indicam a via secretora regulada, em que a secreção de proteína é regulada por estímulos hormonais ou neurais. Nas células que utilizam essa via, como as células acinares do pâncreas (ver Figura 2.14), as proteínas secretoras são concentradas e armazenadas transitoriamente em vesículas secretoras dentro do citoplasma. Após estimulação apropriada, as vesículas secretoras fundem-se com a membrana plasmática e descarregam o seu conteúdo.

membranas-alvo dentro da célula. Pouco depois do brotamento e eliminação de seu revestimento de clatrina, a vesícula precisa ser direcionada para o compartimento celular apropriado. O mecanismo de direcionamento pode ser comparado a um motorista de táxi em uma grande cidade, que leva, com sucesso, o passageiro ao endereço correto. Na célula, o endereço é reconhecido pela Rab-GTPase ligada à membrana da vesícula em trânsito. A Rab-GTPase interage com proteínas de fixação localizadas na membrana-alvo. Essa interação inicial estabelece o reconhecimento da vesícula em trânsito e recruta o número necessário de proteínas de fixação para ancorá-la. O complexo de ancoragem entre a Rab-GTPase e o seu receptor imobiliza a vesícula próxima da membrana-alvo (Figura 2.16).

A família SNARE (do inglês *Soluble NSF Attachment REceptor*) de pequenas proteínas transmembrana é expressa nas vesículas e nas membranas-alvo para mediar o tráfego acurado das vesículas e subsequente fusão à membrana. Originalmente as proteínas SNARE eram agrupadas segundo sua localização na vesícula ou na membrana-alvo. A proteína SNARE vesícula-específica, denominada v-SNARE, interage com a membrana plasmática-alvo que contém uma proteína SNARE alvo-específica denominada t-SNARE. Quando uma vesícula atinge sua membrana destinatária, os dois grupos de proteínas SNARE localizados em membranas separadas precisam se reconhecer e se reunir em uma configuração alfa-helicoidal rígida denominada complexo *trans*-SNARE. A reunião bem-sucedida do complexo *trans*-SNARE garante a especificidade da interação de uma vesícula específica com sua membrana-alvo. Além disso, aproxima a vesícula e a membrana plasmática, iniciando a fusão das membranas.

Após a fusão da membrana, as proteínas dos complexos *trans*-SNARE, que estão localizadas nessa membrana fundida única, passam a ser denominadas complexos *cis*-SNARE. Esses complexos são desmontados com o auxílio do complexo NSF/proteína alfa-SNAP e reciclados para outro ciclo de fusão de membrana.

As proteínas SNARE e suas interações foram substancialmente estudadas nas junções neuromusculares e em outras terminações nervosas. Nas terminações nervosas, três proteínas SNARE específicas controlam o tráfego e a fusão das vesículas sinápticas (contendo neurotransmissor) com a membrana plasmática pré-sináptica:

- Sinaptobrevina é uma proteína integral com 18 kDa encontrada na vesícula sináptica (v-SNARE)

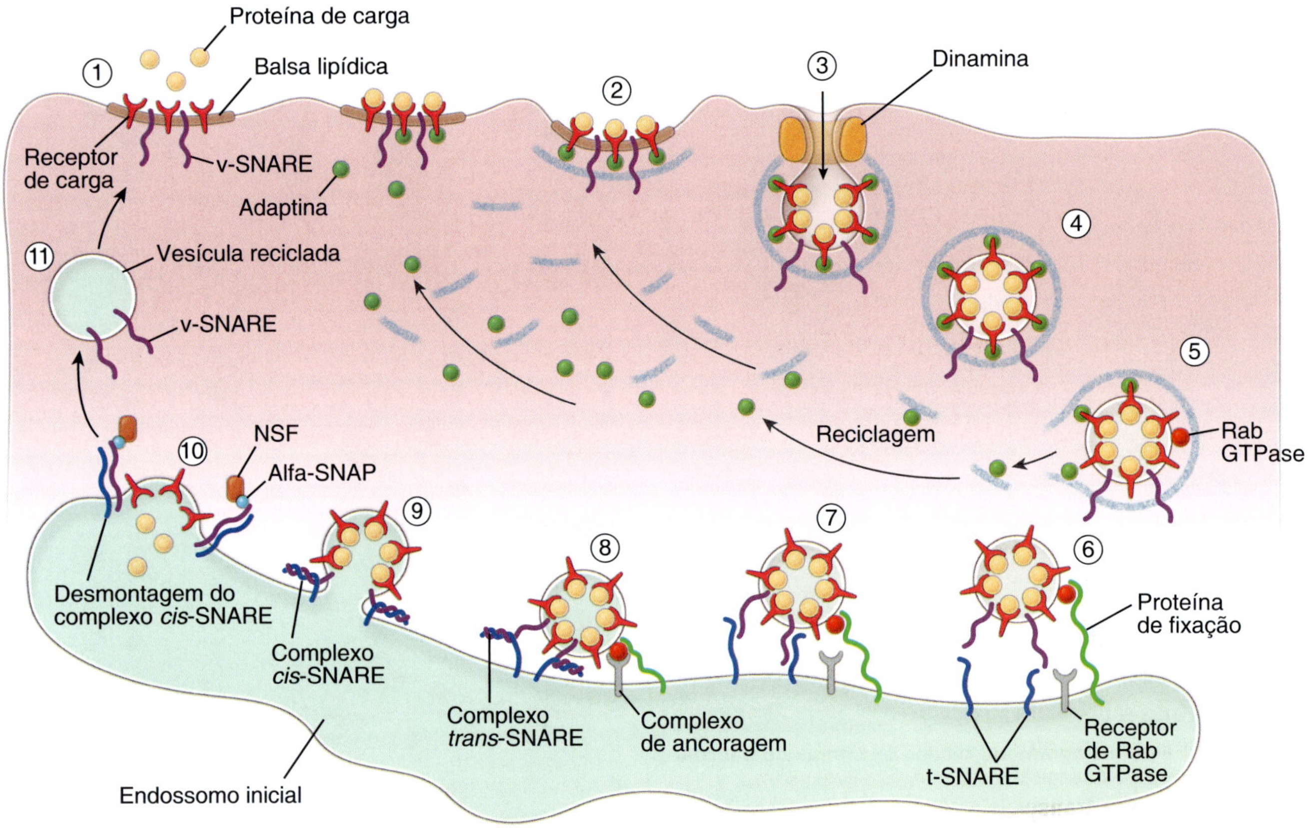

Figura 2.16 Etapas na formação, direcionamento, ancoragem e fusão das vesículas de transporte com a membrana-alvo. 1. Balsa lipídica com os receptores de carga prontos para interagir com a proteína de carga. Observe a existência da proteína de direcionamento específica, v-SNARE. **2.** Etapa inicial na formação da vesícula: a ligação do complexo de adaptina e clatrina forma uma reentrância revestida. **3.** Formação (brotamento) da vesícula revestida totalmente organizada. **4.** Transporte da vesícula revestida para o seu destino. **5.** Desagregação do revestimento de clatrina. Observe a expressão da atividade da Rab-GTPase. **6.** Fixação da vesícula à membrana-alvo pela interação da Rab-GTPase com as proteínas de fixação. **7.** Início do processo de ancoragem (recrutamento das proteínas de fixação). **8.** Formação do complexo de ancoragem entre a Rab-GTPase e a sua proteína na membrana-alvo: as v-SNARE da vesícula imobilizada interagem com t-SNARE presentes na membrana-alvo para formar o complexo *trans*-SNARE. **9.** A fusão da vesícula com a membrana-alvo, *trans*-SNARE transforma-se em complexo *cis*-SNARE. **10.** Liberação da proteína de carga no compartimento do endossomo inicial e desmontagem do complexo *cis* pela interação do complexo proteico NSF/alfa-SNAP. **11.** Reciclagem das v-SNARE nas vesículas de transporte para uso em outro ciclo de direcionamento e fusão das vesículas.

- Sintaxina é uma proteína integral da membrana com 33 kDa encontrada na membrana plasmática pré-sináptica (t-SNARE)
- A SNAP-25 é uma proteína de membrana periférica de 23 kDa ligada de forma covalente à superfície intracelular da membrana plasmática pré-sináptica por meio de lipídio modificado (ácido palmítico) no processo denominado palmitoilação. A SNAP-25 é essencial para a liberação de neurotransmissores das terminações sinápticas e é considerada uma proteína t-SNARE.

Interações dessas três proteínas SNARE são necessárias para a formação de complexos *trans*-SNARE e liberação de neurotransmissores. Seus domínios intracelulares têm a capacidade de formar estruturas em formato de bobinas enroladas. As três proteínas SNARE contribuem para suas regiões em bobina enrolada para a formação do complexo *trans*-SNARE, criando um feixe tetra-helicoidal paralelo. Sinaptobrevina e sintaxina contribuem, cada uma, com uma região helicoidal e SNAP-25 contribui com duas regiões helicoidais para o complexo.

A disfunção de qualquer uma dessas três proteínas resulta em defeitos na liberação de neurotransmissor nas terminações nervosas. Por exemplo, a **neurotoxina botulínica**, produzida pela bactéria *Clostridium botulinum*, bloqueia a transmissão neuromuscular. Essa toxina se liga à membrana do neurônio e é, posteriormente, endocitada. A seguir, a toxina penetra na membrana da vesícula endocítica para chegar ao citoplasma da terminação nervosa na junção neuromuscular. Existem sete sorótipos diferentes (A a G) de toxinas botulínicas e cada uma cliva as proteínas SNARE em locais distintos. Isso impede a liberação do neurotransmissor acetilcolina pela terminação neuromuscular e despolarização da célula muscular. Os sorótipos B, D, F e G clivam a **sinaptobrevina**, enquanto os sorótipos A, C e E clivam a **SNAP-25**. O sorótipo C cliva a **sintaxina**. Nos seres humanos, os sorótipos A, B e E são responsáveis pelo **botulismo**, uma enfermidade potencialmente fatal caracterizada por fraqueza muscular progressiva. Os sinais/sintomas incluem paralisia descendente que começa nos músculos que controlam os movimentos dos olhos, a expressão facial e a deglutição, e se propaga para os membros superiores, tórax (músculos respiratórios) e membros inferiores. A paralisia dos músculos respiratórios (p. ex., diafragma) compromete a respiração e acaba provocando insuficiência respiratória.

Os sorótipos A e B da toxina botulínica são usados no tratamento de pacientes com distúrbios musculares e nervosos. A injeção de uma pequena dose de toxina botulínica em músculos específicos é usada por oftalmologistas no tratamento de **blefarospasmo** ou **estrabismo**. No estrabismo, a toxina é usada para paralisar o músculo do olho que está tracionando o globo ocular para a posição anormal. Nos **distúrbios do movimento**, como **distonia**, as contrações repetitivas e incontroláveis da musculatura esquelética, bem como os **espasmos esfincterianos e da musculatura lisa intestinal**, também são tratados com toxina botulínica. Além disso, doses mínimas de toxina botulínica são injetadas nos músculos da expressão facial para tratamento cosmético de rugas faciais.

Outra bactéria anaeróbica, *Clostridium tetani*, produz a **toxina tetanospasmina**, que provoca o **tétano**. A tetanospasmina cliva a **sinaptobrevina** (proteína v-SNARE) e impede a liberação de neurotransmissores inibitórios (sobretudo glicina e ácido gama-aminobutírico [GABA]) das vesículas sinápticas nas terminações nervosas motoras inibitórias no sistema nervoso central. A função fisiológica dos neurotransmissores negativos é reduzir e modular a atividade excitatória dos neurônios motores. Por causa da perda dessa inibição, os neurônios motores estimulam excessivamente a contração muscular, provocando rigidez (sobretudo nos músculos da mandíbula e do pescoço), contrações musculares dolorosas e espasmos musculares.

É importante mencionar que as proteínas SNARE também participam na iniciação da endocitose. Por exemplo, a sinaptobrevina se liga à proteína adaptadora da clatrina (AP180); a SNAP-25 se liga à intersectina, uma proteína que codifica o tráfego de vesículas endocíticas; e a sintaxina se liga à dinamina.

Endossomos

Os endossomos representam uma rede de compartimentos citoplasmáticos envolvidos por membrana, que são essenciais na separação do material endocitado e das proteínas de membrana para transporte até a superfície celular ou para degradação nos lisossomos.

A MET do citoplasma da célula revela compartimentos delimitados por membrana associados a todas as vias endocíticas (Figura 2.17). Esses compartimentos, denominados endossomos iniciais, estão restritos a uma parte do citoplasma próximo à membrana celular. A função de triagem dos endossomos iniciais possibilita o retorno de muitas vesículas que brotam de sua superfície para a membrana plasmática. Os endossomos iniciais são formados *de novo* a partir da invaginação da membrana plasmática, criando vesículas que contêm proteínas de superfície celular e conteúdo solúvel do espaço extracelular. Essas vesículas endocíticas recém-formadas fundem-se diretamente umas com as outras ou com endossomos iniciais preexistentes. Além disso, as vesículas que se originam da rede *trans*-Golgi (TGN) e do retículo endoplasmático também podem contribuir para a formação e o conteúdo dos endossomos iniciais.

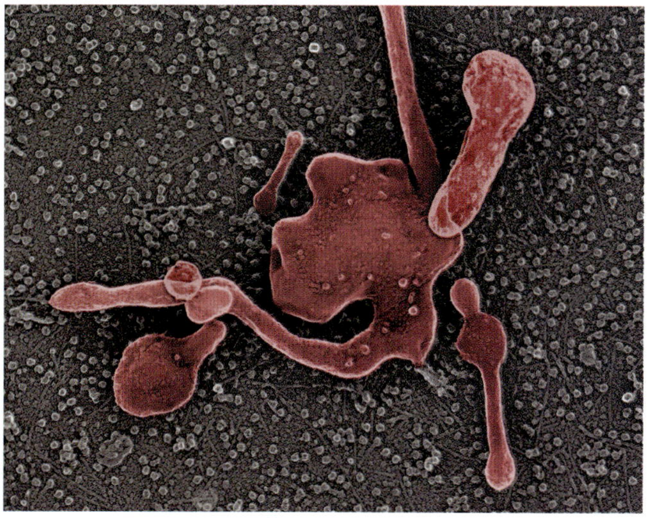

Figura 2.17 Eletromicrografia de endossomo inicial. Esta eletromicrografia de gravação profunda (*deep-etch*) mostra a estrutura de um endossomo inicial em *Dictyostelium*. Os endossomos iniciais estão localizados próximo à membrana plasmática e, à semelhança de muitos outros compartimentos selecionados, apresentam uma estrutura tubulovesicular típica. As porções tubulares contêm a maioria das proteínas integrais de membrana destinadas à reciclagem da membrana, enquanto as porções luminais coletam proteínas secretoras. O lúmen do endossomo é subdividido em múltiplos compartimentos ou *cisternas* pela invaginação de sua membrana e sofre alterações frequentes no seu formato. 15.000×. (Cortesia do Dr. John E. Heuser, Washington University School of Medicine.)

O conteúdo das vesículas incorporadas nos compartimentos endossômicos iniciais permanece nesse compartimento. À medida que o endossomo inicial amadurece, torna-se mais ácido e penetra nas regiões mais profundas do citoplasma, transformando-se em endossomos tardios. O complexo de proteínas citoplasmáticas ESCRT controla a remodelagem da membrana (ver adiante), que constitui a base da separação e maturação dos endossomos iniciais em endossomos tardios. A função de separação continua nos endossomos tardios. A membrana endossômica de alguns endossomos tardios sofre invaginação para gerar vesículas intraluminais. Essas estruturas, denominadas corpúsculos multivesiculares (MVBs) intracelulares ou endossomos multivesiculares, também são selecionadas. Alguns amadurecem e se tornam lisossomos (em que seu conteúdo será degradado), enquanto outros fundem-se com a membrana plasmática para liberar vesículas intraluminais por exocitose. Essas vesículas extracelulares que se originam de MVBs são denominadas exossomos.

Os endossomos podem ser considerados organelas citoplasmáticas estáveis ou estruturas transitórias, formadas como resultado da endocitose.

Recentes observações experimentais das vias endocíticas conduzidas *in vitro* e *in vivo* sugerem dois modelos diferentes para explicar a origem e a formação dos compartimentos endossômicos na célula:

- O modelo do compartimento estável descreve endossomos iniciais e tardios como organelas celulares estáveis, que mantêm sua conexão com o ambiente externo da célula e com o complexo de Golgi por meio de transporte vesicular. As vesículas revestidas formadas na membrana plasmática fundem-se apenas com os endossomos iniciais, visto que expressam receptores de superfície específicos; esses receptores permanecem como parte da membrana dos endossomos iniciais
- O modelo de maturação sugere que os endossomos iniciais são formados *de novo* a partir de vesículas endocíticas que se originam da membrana plasmática. Por conseguinte, a composição da membrana do endossomo inicial modifica-se progressivamente à medida que alguns componentes são reciclados entre a superfície celular e o complexo de Golgi. Esse processo de maturação leva à formação de endossomos tardios e, posteriormente, de lisossomos. À medida que esse compartimento amadurece, os receptores específicos presentes nos endossomos de separação iniciais (p. ex., para vesículas revestidas) são removidos por reciclagem, degradação ou inativação.

Ambos os modelos não se contradizem. Complementam-se na descrição, identificação e estudos das vias das moléculas internalizadas.

A principal função dos endossomos iniciais consiste em selecionar e reciclar proteínas internalizadas pelas vias endocíticas.

Como o próprio nome indica, os endossomos iniciais selecionam proteínas que foram internalizadas por processos endocíticos. O processo de seleção é regulado principalmente pelo ESCRT (ver anteriormente). O ESCRT representa uma montagem de quatro subcomplexos proteicos separados (ESCRT 0 a III), que medeiam a cisão dos colos da membrana a partir do interior. A forma e a geometria dos túbulos e das vesículas que emergem do endossomo inicial criam um ambiente no qual alterações localizadas no pH constituem a base do mecanismo de seleção dos endossomos. Tal mecanismo inclui a dissociação de ligantes de sua proteína receptora. Além disso, o diâmetro estreito dos túbulos e das vesículas também pode ajudar na seleção de moléculas grandes, que podem ser mecanicamente impedidas de entrar em compartimentos de seleção específicos. Após a sua seleção, a maioria das proteínas sofre rápida reciclagem ou é destinada à digestão, e o excesso de membrana retorna à membrana plasmática.

O destino do complexo ligante-receptor internalizado depende da capacidade de seleção e reciclagem do endossomo inicial.

Para o processamento dos complexos ligante-receptor internalizados são encontradas na célula as quatro vias a seguir:

- O receptor é reciclado e o ligante é degradado. Os receptores de superfície fazem com que a célula seja capaz de internalizar seletivamente substâncias por meio do processo de endocitose. Essa via ocorre mais frequentemente na célula; é importante, visto que ela possibilita a reciclagem dos receptores de superfície. A maioria dos complexos ligante-receptor dissocia-se no pH ácido do endossomo inicial. O receptor, mais provavelmente uma proteína integral de membrana (ver anteriormente), é reciclado para a superfície por meio de vesículas que brotam das extremidades dos túbulos de diâmetro estreito do endossomo inicial. Os ligantes são geralmente sequestrados na parte vacuolar esférica do endossomo, que posteriormente irá formar os MVBs, que transportarão o ligante para os endossomos tardios para degradação no lisossomo (Figura 2.18A). Essa via é utilizada pelo complexo de lipoproteína de baixa densidade (LDL, do inglês *low-density lipoprotein*)-receptor, o complexo de insulina-receptor do transportador de glicose (GLUT, do inglês *insulin-glucose transporter*) e uma variedade de hormônios peptídicos e seus receptores
- O receptor e o ligante são reciclados. A dissociação do complexo ligante-receptor nem sempre é acompanhada de reciclagem do receptor. Por exemplo, o pH do endossomo dissocia o ferro da proteína carreadora de ferro, a transferrina; no entanto, a transferrina permanece associada a seu receptor. Contudo, quando o complexo transferrina-receptor retorna à superfície celular, a transferrina é liberada. No pH extracelular neutro, a transferrina mais uma vez precisa ligar-se ao ferro para ser reconhecida pelo seu receptor e ligar-se a ele. Uma via semelhante é reconhecida para as moléculas do complexo principal de histocompatibilidade I e II

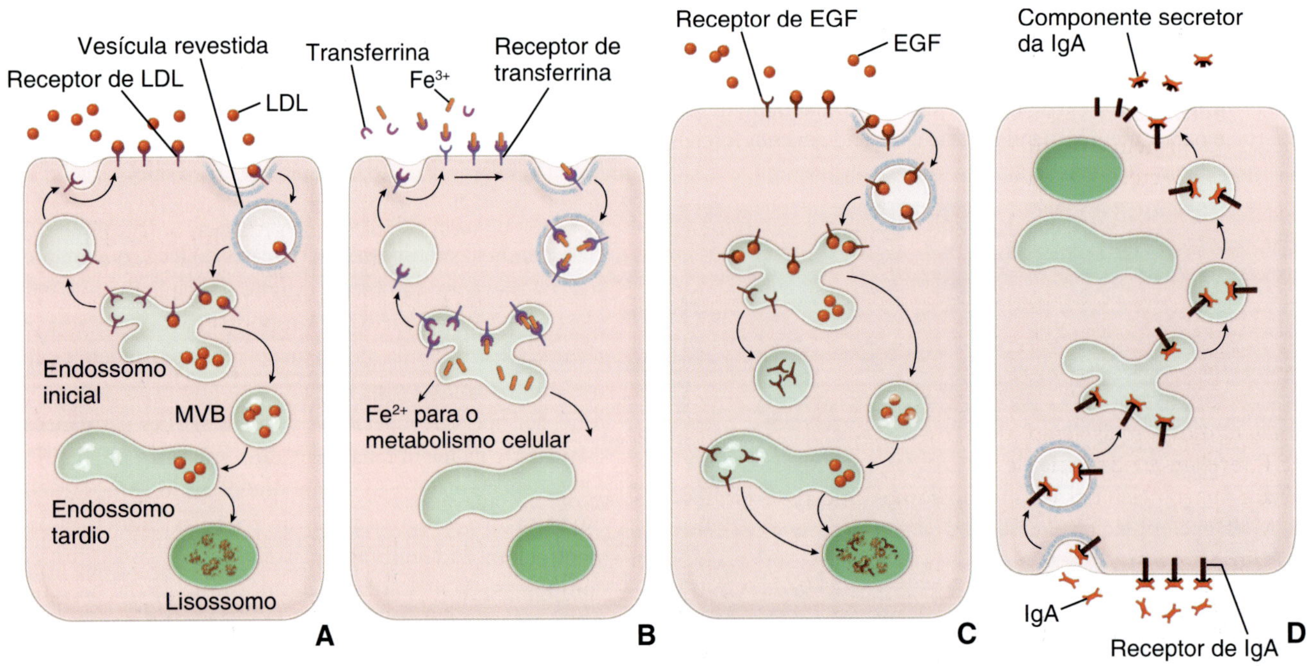

Figura 2.18 Destino do receptor e do ligante na endocitose mediada por receptor. Este diagrama mostra as quatro vias ao longo das quais o destino dos complexos ligante-receptor internalizados é determinado. **A.** O complexo ligante-receptor internalizado dissocia-se, o receptor é reciclado para a superfície celular, o ligante é direcionado para os endossomos tardios e, por fim, é degradado dentro dos lisossomos. Essa via de processamento é utilizada pelo complexo LDL-receptor, pelo complexo insulina-receptor GLUT e por uma variedade de complexos de hormônio peptídico-receptor. LDL, lipoproteína de baixa densidade; GLUT, transportador de glicose. **B.** Tanto o receptor quanto o ligante internalizados são reciclados. Não ocorre dissociação do complexo ligante-receptor, e todo o complexo é reciclado para a superfície. Um exemplo é fornecido pelo complexo ferro-transferrina-receptor de transferrina, que utiliza essa via de processamento. Uma vez liberado o ferro (*Fe^{3+}*) da transferrina no endossomo, o complexo transferrina-receptor de transferrina retorna à superfície celular, na qual a transferrina é liberada. Nos endossomos iniciais, os íons Fe^{3+} são reduzidos ao estado ferroso (*Fe^{2+}*) pela ferrirredutase e são liberados no citoplasma celular. **C.** O complexo ligante-receptor internalizado dissocia-se no endossomo inicial. O ligante e o receptor livres são direcionados para o compartimento endossômico tardio para maior degradação. Essa via é utilizada por muitos fatores de crescimento (p. ex., o complexo EGF-receptor). EGF, fator de crescimento epidérmico. **D.** O complexo ligante-receptor internalizado é transportado através da célula. Não ocorre dissociação, e todo o complexo sofre transcitose e liberação em um local diferente da superfície celular. Essa via é usada durante a secreção de imunoglobulinas (IgA secretora) na saliva. O complexo anticorpo IgA-receptor é internalizado na superfície basal das células secretoras da glândula salivar e liberado na superfície apical. IgA, imunoglobulina A.

(MHC, do inglês *major histocompatibility complex*), que são recicladas para a superfície celular ligadas com uma proteína antigênica estranha a elas (Figura 2.18B)

- O receptor e o ligante são degradados. Essa via foi identificada para o fator de crescimento epidérmico (EGF, do inglês *epidermal growth factor*) e seu receptor. À semelhança de muitas outras proteínas, o EGF liga-se a seu receptor na superfície celular. O complexo é internalizado e transportado até os endossomos iniciais. Aqui, o EGF dissocia-se do seu receptor, e ambos são selecionados, acondicionados em vesículas separadas e transferidos para o endossoma tardio, frequentemente detectado nos MVBs. A partir daí, tanto o ligante quanto o receptor são destinados a sofrer degradação dentro dos lisossomos (Figura 2.18C)
- O receptor e o ligante são transportados através da célula. Essa via é utilizada para a secreção de imunoglobulinas (IgA secretora) na saliva e no leite humano. Durante esse processo, comumente designado transcitose, as substâncias podem ser alteradas à medida que são transportadas através da célula epitelial (Figura 2.18D). O transporte de imunoglobulina G (IgG) materna através da barreira placentária para o feto também segue uma via semelhante.

Os endossomos iniciais e tardios diferem em termos de localização celular, morfologia, acidificação e função.

Os endossomos iniciais e tardios estão localizados em diferentes áreas da célula. Os endossomos iniciais podem ser encontrados no citoplasma mais periférico, enquanto os endossomos tardios frequentemente estão situados próximo do complexo de Golgi e do núcleo. O endossomo inicial exibe estrutura tubulovesicular: o lúmen é subdividido em cisternas separadas por invaginações de sua membrana. No interior dos endossomos iniciais, as proteínas destinadas a transporte para os endossomos tardios são selecionadas e separadas das proteínas destinadas a reciclagem e acondicionamento em vesículas. Os endossomos iniciais exibem apenas um ambiente ligeiramente mais ácido (pH 6,2 a 6,5) que o citoplasma da célula.

Em contrapartida, os endossomos tardios apresentam estrutura mais complexa e, com frequência, exibem membranas internas laminadas (semelhantes a uma cebola). A invaginação das membranas dos endossomos tardios resulta na formação de MVBs contendo vesículas intraluminais. O pH dos endossomos tardios é mais ácido, de 5,5 em média. Estudos com MET revelam a existência de vesículas específicas que transportam substâncias entre os endossomos iniciais e tardios. Os MVBs amadurecem em lisossomos que são degradados ou realocados para sofrer fusão com a membrana plasmática, com liberação de exossomos e outros conteúdos por exocitose (Figura 2.19).

Os endossomos tardios destinados a se tornarem lisossomos recebem enzimas lisossômicas recém-sintetizadas, que são direcionadas por meio do receptor de manose-6-fosfato (M-6-P).

Alguns endossomos também se comunicam com o sistema de transporte vesicular do RER. Essa via fornece aporte constante de enzimas lisossômicas recém-sintetizadas ou hidrolases. Uma hidrolase é sintetizada no RER como precursor enzimaticamente inativo, denominado pró-hidrolase. Em seguida, essa proteína fortemente glicosilada sofre enovelamento de

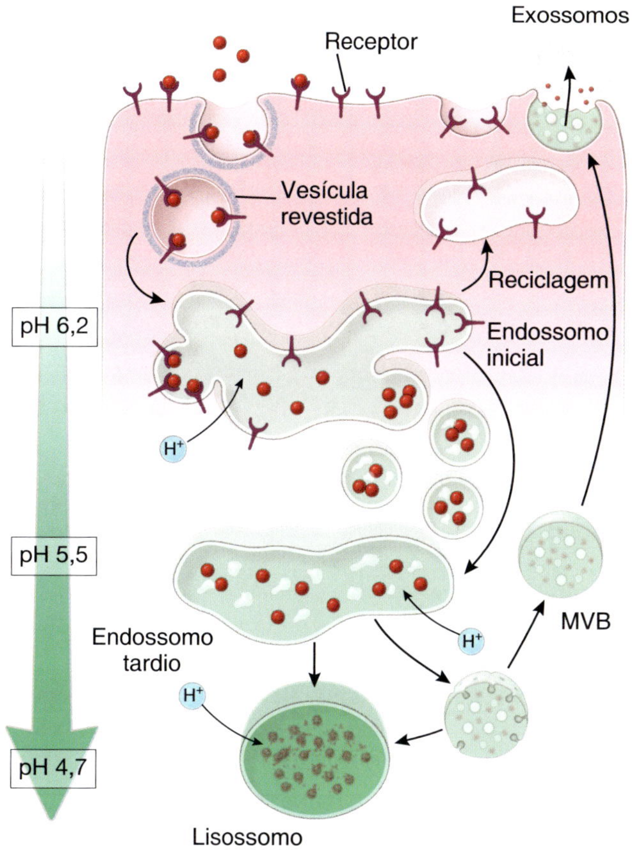

Figura 2.19 Diagrama esquemático dos compartimentos endossômicos da célula. Este diagrama mostra o destino de proteínas (*círculos vermelhos*) que sofreram endocitose a partir da superfície celular e estão destinadas à destruição lisossômica. Inicialmente, as proteínas são encontradas em vesículas endocíticas (revestidas) que as liberam em endossomos iniciais, os quais estão localizados na parte periférica do citoplasma. Em virtude da capacidade de seleção de endossomos iniciais, os receptores são geralmente reciclados para a membrana plasmática, e as proteínas endocitadas são transportadas por meio de vesículas até os endossomos tardios posicionados próximo ao complexo de Golgi e ao núcleo. As proteínas transportadas para os endossomos tardios acabam sendo degradadas nos lisossomos. Observe que o compartimento endossômico tardio forma vesículas nas quais a membrana endossômica sofre invaginações para gerar vesículas intraluminais. Normalmente, esses corpúsculos multivesiculares intracelulares (*MVBs*) amadurecem em lisossomos, em que seu conteúdo será degradado ou fundido com a membrana celular para liberar vesículas intraluminais (nesse estágio, denominadas exossomos) e outros conteúdos por exocitose. A escala de acidificação (*à esquerda*) ilustra mudanças no pH dos endossomos iniciais até os lisossomos. A acidificação é realizada pelo transporte ativo de prótons nos compartimentos endossômicos.

maneira específica, de modo a formar uma placa de sinal que é exposta em sua superfície. Esse sinal de reconhecimento é criado quando aminoácidos específicos são aproximados pelo enovelamento tridimensional da proteína. A placa de sinal em uma proteína destinada a um lisossomo é então modificada por várias enzimas que ligam a manose-6-fosfato (M-6-P) à superfície da pró-hidrolase. A M-6-P atua como alvo para proteínas que tenham um receptor de M-6-P. Receptores de M-6-P são encontrados nos endossomos iniciais e tardios, nos lisossomos e no complexo de Golgi, que está envolvido na seleção e na recuperação de pró-hidrolases secretadas destinadas a transporte para os endossomos (Figura 2.20). O ambiente ácido dos endossomos tardios provoca liberação de pró-hidrolases dos receptores de M-6-P, que são recicladas (transporte retrógrado) para a TGN. Em seguida, as pró-hidrolases são ativadas pela clivagem e pela remoção de grupos fosfato dos resíduos manose.

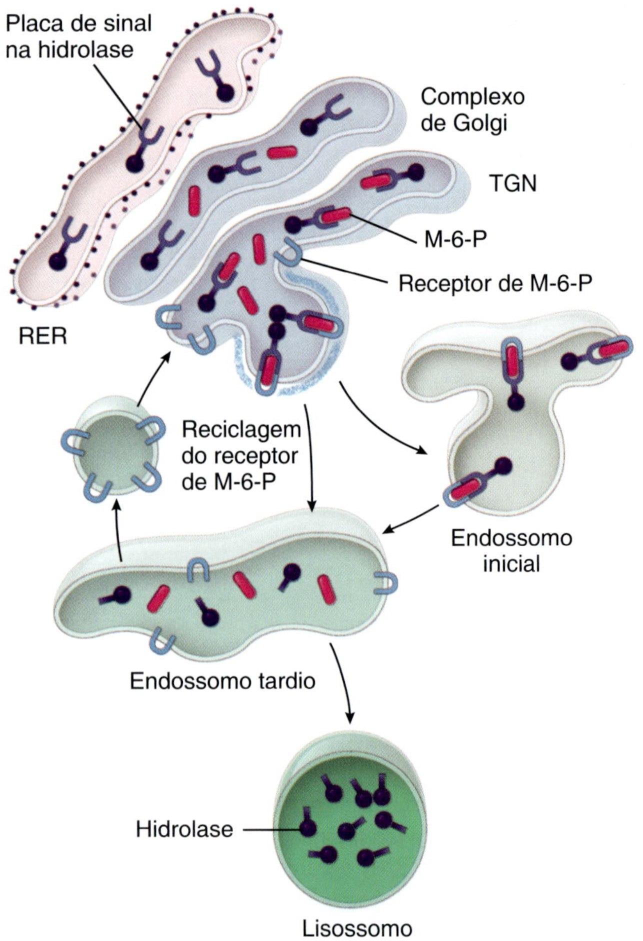

Figura 2.20 Vias para a liberação de enzimas lisossômicas recém-sintetizadas. As enzimas lisossômicas (como as hidrolases lisossômicas) são sintetizadas e glicosiladas dentro do retículo endoplasmático rugoso (*RER*). Em seguida, as enzimas dobram-se de maneira específica, de modo a formar uma placa de sinal, à qual a manose-6-fosfato (*M-6-P*) é adicionada. Essa outra modificação adicional torna possível o direcionamento da enzima para proteínas específicas com atividade de receptor de M-6-P. Os receptores de M-6-P estão presentes na rede *trans* do complexo de Golgi (*TGN*), local em que as enzimas lisossômicas são selecionadas e acondicionadas em vesículas posteriormente transportadas para os endossomos iniciais ou tardios. Os receptores de M-6-P são reciclados de volta ao complexo de Golgi.

O conteúdo dos endossomos tardios é degradado nos lisossomos; entretanto, as vesículas intraluminais encontradas em corpúsculos multivesiculares são frequentemente liberadas como exossomos na matriz extracelular.

Em geral, as substâncias transportadas para os endossomos tardios são finalmente degradadas nos lisossomos, em um processo padrão que não exige qualquer sinal adicional. Como os endossomos tardios amadurecem em lisossomos, são também denominados pré-lisossomos. Os endossomos tardios podem fundir-se entre si ou com lisossomos tardios. A videomicroscopia possibilita a visualização do comportamento complexo dessas organelas pelos pesquisadores.

Uma população de endossomos tardios pode sofrer transformação adicional. A invaginação das membranas endossomais tardias resulta na formação de vesículas intraluminais (elas residem no lúmen dos endossomos tardios). Essas vesículas contêm componentes citosólicos e certas proteínas derivadas da membrana endossomal tardia invaginada. A formação de vesículas intraluminais é auxiliada pelo complexo proteico citoplasmático ESCRT (ver anteriormente).

Exossomos

Os exossomos originam-se de corpúsculos multivesiculares e representam um novo modo de comunicação intercelular.

Os exossomos representam vesículas muito pequenas (40 a 100 nm de diâmetro) derivadas de endossomos e delimitadas por membrana, que são secretadas por células no espaço extracelular. Essas vesículas de tamanho nanométrico são liberadas da célula quando os MVBs se fundem com a membrana plasmática (Figura 2.21). Existem altas concentrações de exossomos em todos os líquidos corporais, incluindo sangue, linfa, líquido cerebrospinal, corpo vítreo, líquidos intersticiais, saliva, leite materno, líquido amniótico, sêmen e urina.

A presença de exossomos no espaço extracelular foi descoberta no final da década de 1980, quando foram inicialmente caracterizados como produtos residuais celulares. Estudos recentes confirmaram que os exossomos são vesículas funcionais, que atuam como veículos de transporte para a comunicação intercelular de curta e de longa distância e para a troca de materiais entre as células. As membranas dos exossomos contêm várias proteínas transmembrana que se originam da membrana plasmática da célula de origem (*i. e.*, moléculas de adesão, receptores e moléculas de sinalização). Os exossomos também transportam uma carga de ácidos nucleicos (fragmentos de DNA e vários tipos de RNAs), proteínas, lipídios, citocinas, receptores de fatores de transcrição, fatores de crescimento e outras substâncias bioativas que podem ser fornecidas às células-alvo (ver Figura 2.21). Como a família tetraspanina de proteínas transmembrana (como CD9, CD63, CD81 e CD82) e as proteínas associadas à membrana (como ALIX, TSG101, flotilina-1 e clatrina) são mais comuns, elas frequentemente são usadas como marcadores gerais de exossomos. Entretanto, foi identificado um número muito maior de marcadores celulares específicos para o tipo de célula de origem dos exossomos. Os exossomos liberados das células cancerosas podem promover neoplasia, crescimento tumoral, formação de metástases e resistência à terapia. Por exemplo, os exossomos que se originam de células do câncer de mama e do câncer de próstata induzem a transformação neoplásica de outras células por meio de transferência de sua carga de miRNA.

A entrega do conteúdo do exossomo é realizada por meio da ligação seletiva dos exossomos a receptores da superfície celular (desencadeando a sinalização intracelular específica), por endocitose e pela transferência direta do conteúdo intraexossômico, como RNA mensageiro (mRNA), para as células receptoras por meio da fusão do exossomo com a membrana celular. Por conseguinte, os exossomos representam um novo modo de comunicação intercelular na transdução de sinal, apresentação de antígenos, respostas imunes e muitos outros processos celulares.

A pesquisa clínica dos exossomos está evoluindo rapidamente. Os exossomos oferecem uma nova abordagem para o desenvolvimento de vacinas eficazes. Recentemente, foram testadas **vacinas de mRNA baseadas em exossomos** que impulsionam a expressão do nucleocapsídio viral e proteínas de espícula imunogênicos de covid-19. Essa vacina proporciona respostas celulares e humorais duradouras, demonstrando que as formulações de mRNA baseadas em exossomos representam uma nova abordagem para proteção contra covid-19 e outras doenças infecciosas. Além disso, os exossomos estão sendo testados para a entrega de agentes baseados em genes, como DNA e RNA, a pacientes com doenças genéticas e para entrega direcionada de agentes terapêuticos encapsulados em exossomos.

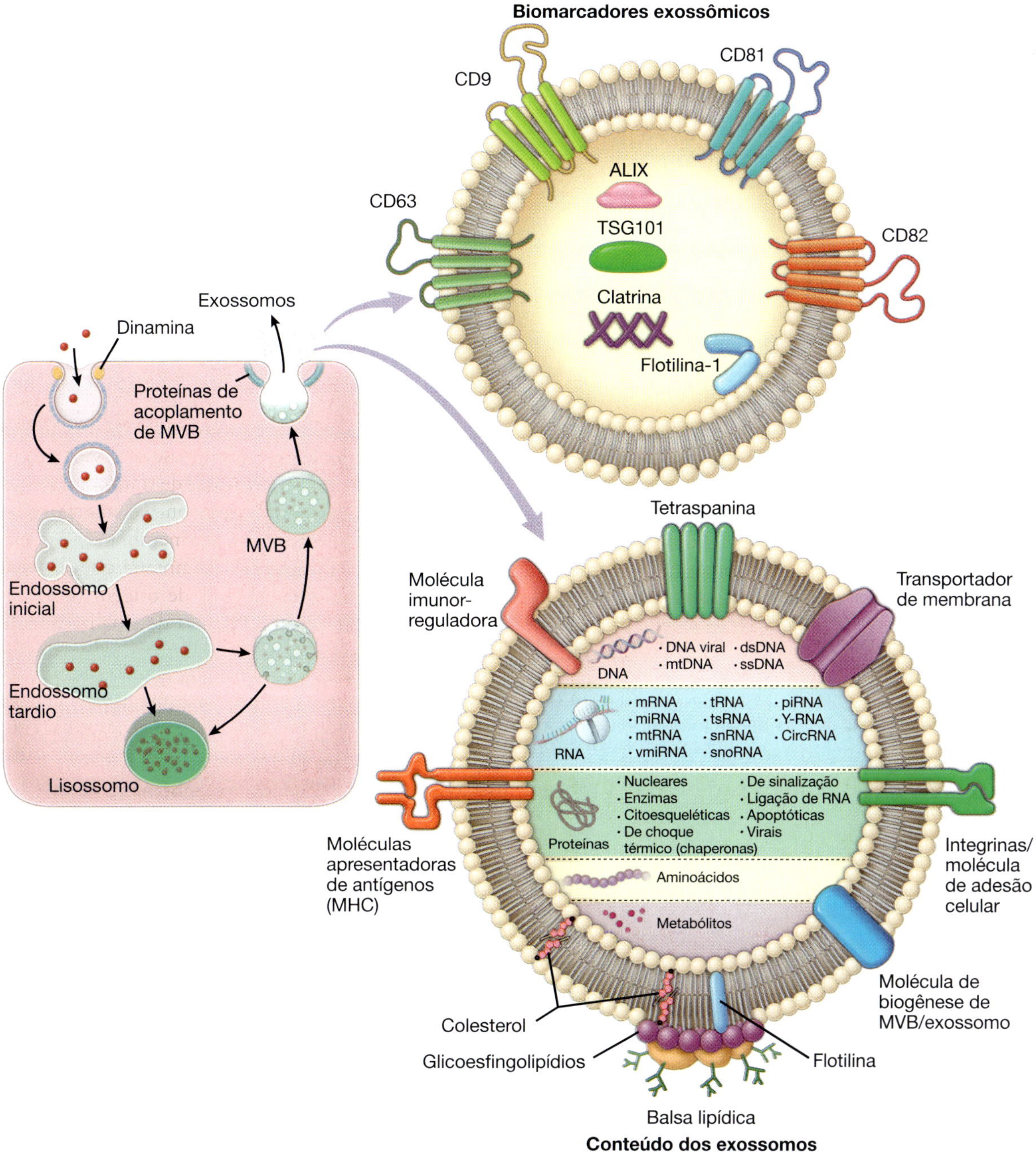

Figura 2.21 Origem, estrutura e conteúdo dos exossomos. Os exossomos são pequenas vesículas delimitadas por membrana, derivadas do lúmen dos corpúsculos multivesiculares (MVBs). São liberados por exocitose no espaço extracelular. Os exossomos transportam uma carga de ácidos nucleicos (fragmentos de DNA e vários tipos de RNAs), proteínas, aminoácidos e metabólitos, bem como várias classes de proteínas transmembrana, que são liberadas pelas células no espaço extracelular. Os exossomos atuam como mediadores para a comunicação de curta e de longa distância entre as células. Observe que a família tetraspanina de proteínas transmembrana (CD9, CD63, CD81 e CD82) e proteínas associadas à membrana (como ALIX, TSG101, flotilina-1 e clatrina) são usadas como marcadores gerais dos exossomos. Os exossomos podem alterar a transdução de sinais, a apresentação de antígenos, as respostas imunes e outros processos celulares nas células-alvo.

Lisossomos

Os lisossomos são organelas digestivas que só foram reconhecidas após o uso de procedimentos histoquímicos para demonstrar as enzimas lisossômicas.

Os lisossomos são organelas ricas em enzimas hidrolíticas, como proteases, nucleases, glicosidases, lipases e fosfolipases. O lisossomo representa um compartimento digestivo principal na célula que degrada macromoléculas derivadas de vias endocíticas, bem como da própria célula, em um processo conhecido como autofagia (remoção dos componentes citoplasmáticos, particularmente organelas envolvidas por membrana, por meio de sua digestão dentro dos lisossomos). Para mais informações sobre autofagia, ver adiante.

A hipótese original para a biogênese dos lisossomos, formulada há quase meio século, postulava que os lisossomos surgiam como organelas completas e funcionais a partir de seu brotamento do complexo de Golgi. Esses lisossomos recém-formados eram denominados lisossomos primários, em contraste com os lisossomos secundários, que já haviam se fundido com endossomos. No entanto, a hipótese dos lisossomos primários e secundários provou ter pouca validade, à medida que novos dados de pesquisa possibilitaram melhor compreensão dos detalhes das vias secretoras de proteínas e do destino das vesículas endocíticas. Atualmente, existe uma ampla aceitação de que os lisossomos são formados em uma série complexa de vias que convergem para os endossomos tardios, transformando-os em lisossomos. Essas vias são responsáveis pela liberação direcionada de enzimas lisossômicas recém-sintetizadas e proteínas lisossômicas estruturais de membrana em endossomos tardios. Conforme assinalado anteriormente, as enzimas lisossômicas são sintetizadas no RER e selecionadas no complexo de Golgi, com base na sua capacidade de ligação aos receptores de M-6-P (ver anteriormente).

Os lisossomos contêm uma membrana singular resistente à digestão hidrolítica que ocorre em seu lúmen.

Os lisossomos contêm uma coleção de enzimas hidrolíticas e são circundados por uma membrana singular, que resiste à hidrólise pelas suas próprias enzimas (Figura 2.22). A membrana lisossômica dispõe de uma estrutura fosfolipídica incomum que contém colesterol e um lipídio peculiar, denominado ácido lisobifosfatídico. As proteínas estruturais da membrana lisossômica são classificadas, em sua maioria, em proteínas de membrana associadas a lisossomos (LAMPs, do inglês *lysosome-associated membrane proteins*), glicoproteínas da membrana lisossômica (LGPs, do inglês *lysosomal membrane glycoproteins*) e proteínas integrais da membrana lisossômica (LIMPs, do inglês *lysosomal integral membrane proteins*). LAMPs, LGPs e LIMPs representam mais de 50% do total das proteínas de membrana nos lisossomos e são altamente glicosiladas na superfície luminal. As moléculas de açúcar cobrem quase toda a superfície luminal dessas proteínas, protegendo-as, assim, da digestão pelas enzimas hidrolíticas. Os ácidos lisobifosfatídicos dentro da membrana lisossômica podem desempenhar um importante papel na restrição da atividade das enzimas hidrolíticas dirigidas contra a membrana. A mesma família de proteínas de membrana também é detectada nos endossomos tardios. Além disso, os lisossomos e os endossomos tardios contêm bombas de prótons (H^+), que transportam íons H^+ para o lúmen lisossômico, mantendo um pH baixo (em torno de 4,7). A membrana lisossômica também contém

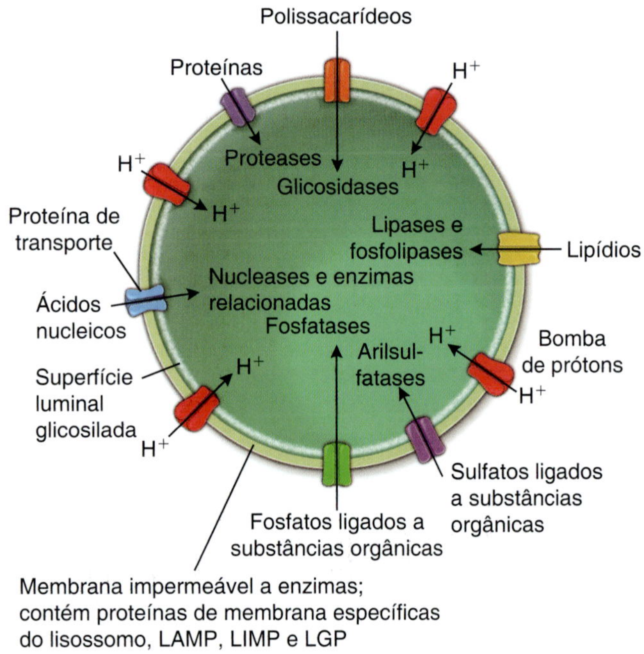

Figura 2.22 Diagrama esquemático de um lisossomo. Este diagrama mostra algumas enzimas lisossômicas localizadas dentro de um lisossomo e seus respectivos substratos. As principais proteínas específicas da membrana lisossômica, bem como algumas outras proteínas associadas ao transporte da membrana, também são mostradas. LAMP, proteína de membrana associada ao lisossomo; LGP, glicoproteína da membrana lisossômica; LIMP, proteína de membrana integral lisossômica.

proteínas de transporte, que transportam os produtos finais da digestão (aminoácidos, açúcares, nucleotídios) para o citoplasma, nos quais são usados nos processos de síntese da célula ou sofrem exocitose.

Determinados fármacos influenciam a função lisossômica. Por exemplo, a **cloroquina**, um agente usado no tratamento e na prevenção da malária, é um **agente lisossomotrófico**, que se acumula nos lisossomos. A cloroquina eleva o pH do conteúdo lisossômico, inativando, assim, muitas enzimas lisossômicas. Essa ação da cloroquina sobre os lisossomos é responsável pela sua atividade antimalárica; o fármaco concentra-se no vacúolo alimentar ácido do **parasito da malária** (*Plasmodium falciparum*) e interfere nos seus processos digestivos, matando-o, finalmente.

As proteínas de membrana lisossômicas são sintetizadas no RER e apresentam um sinal de direcionamento lisossômico específico.

Conforme assinalado anteriormente, o tráfego intracelular que leva à entrega de muitas enzimas lisossômicas solúveis nos endossomos tardios e lisossomos envolve o sinal da M-6-P e seu receptor. Todas as proteínas de membrana destinadas aos lisossomos (e aos endossomos tardios) são sintetizadas no RER e transportadas para o complexo de Golgi, no qual são selecionadas. No entanto, como não contêm sinais da M-6-P, devem ser direcionadas para os lisossomos por um mecanismo diferente. O sinal de direcionamento para as proteínas integrais de membrana é representado por um domínio C-terminal citoplasmático curto, reconhecido por complexos da proteína adaptina, e acondicionado dentro de vesículas revestidas por clatrina. Essas proteínas alcançam o seu destino por uma de duas vias:

- Na via secretora constitutiva, as LIMPs saem do complexo de Golgi em vesículas revestidas e são liberadas na superfície celular. A partir daí, sofrem endocitose e, por meio dos compartimentos endossômicos inicial e tardio, alcançam finalmente os lisossomos (Figura 2.23)
- Na via secretora das vesículas revestidas derivadas do complexo de Golgi, as LIMPs, após seleção e acondicionamento, saem do complexo de Golgi em vesículas revestidas por clatrina (ver Figura 2.23). Essas vesículas de transporte seguem o seu trajeto e sofrem fusão com endossomos tardios em decorrência da interação de componentes endossômicos específicos das proteínas de ancoragem v-SNARE e t-SNARE (ver anteriormente).

Três vias diferentes entregam material para digestão intracelular nos lisossomos.

Dependendo da natureza do material digerido, diferentes vias entregam material para digestão dentro dos lisossomos (Figura 2.24). No processo de digestão, a maior parte do material digerido provém de processos de endocitose; no entanto, a célula também utiliza os lisossomos para digerir suas próprias partes obsoletas, organelas não funcionais e moléculas desnecessárias. Existem três vias para a digestão:

- As partículas extracelulares grandes, tais como bactérias, restos celulares e outros materiais estranhos, são engolfadas no processo de fagocitose. Um fagossomo, formado quando o material é internalizado no citoplasma, recebe subsequentemente enzimas hidrolíticas, transformando-se em endossomo tardio, que será amadurecido no lisossomo
- As partículas extracelulares pequenas, tais como proteínas extracelulares, proteínas da membrana plasmática e complexo

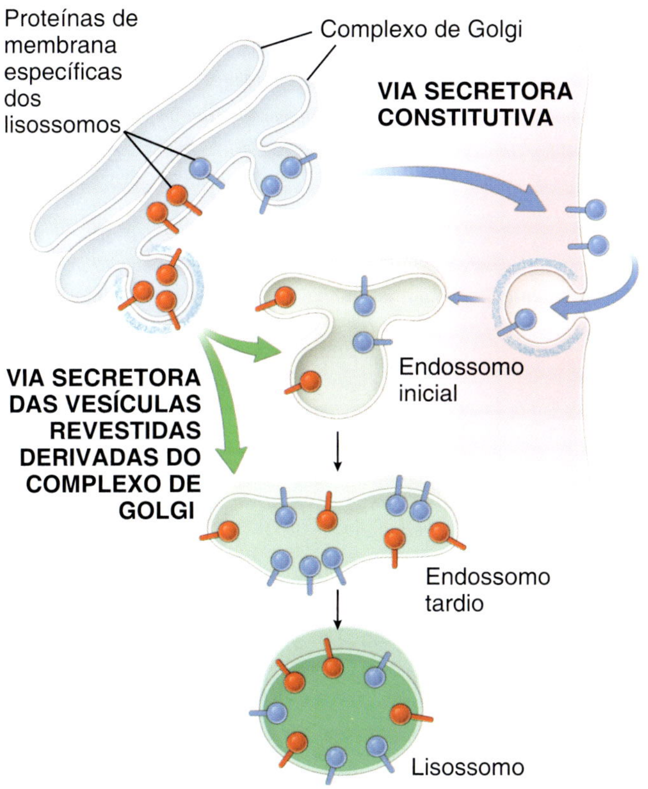

Figura 2.23 Biogênese dos lisossomos. Este diagrama mostra as vias regulada e constitutiva para entrega de proteínas de membrana lisossômicas específicas, nos endossomos iniciais e tardios. A membrana lisossômica contém proteínas de membrana específicas altamente glicosiladas que protegem a membrana da digestão pelas enzimas lisossômicas. Essas proteínas específicas do lisossomo são sintetizadas no retículo endoplasmático rugoso, transportadas para o complexo de Golgi e alcançam o seu destino por meio de duas vias. As *setas azuis* indicam a via secretora constitutiva, em que certas proteínas de membrana do lisossomo saem do complexo de Golgi e são liberadas na superfície celular. A partir daí, sofrem endocitose e, por meio dos compartimentos endossômicos inicial e tardio, alcançam finalmente os lisossomos. As *setas verdes* indicam a via secretora das vesículas revestidas derivadas do complexo de Golgi. Aqui, outras proteínas lisossômicas, após seleção e acondicionamento, saem do complexo de Golgi em vesículas revestidas por clatrina para se fundir com endossomos iniciais e tardios.

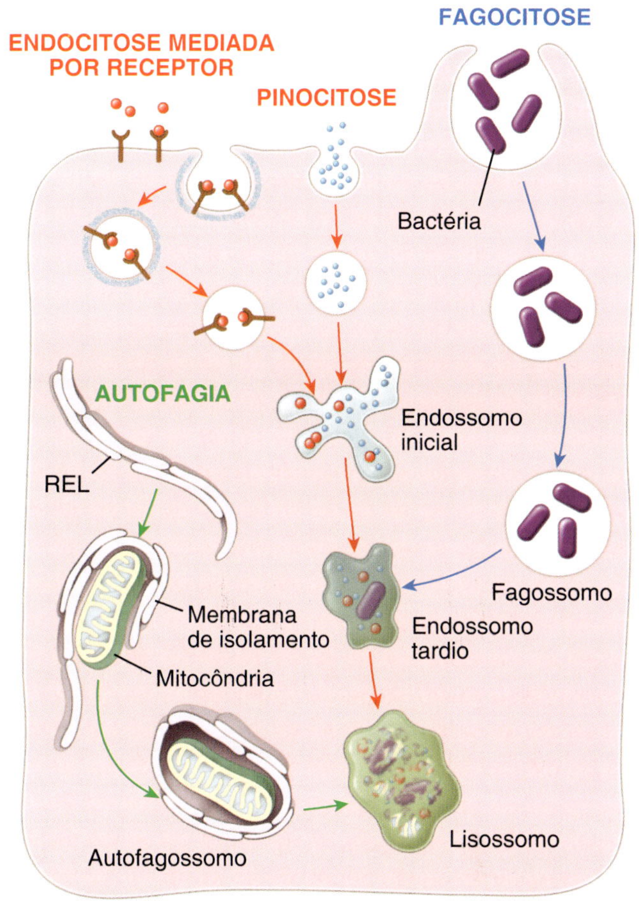

Figura 2.24 Vias de liberação de materiais para digestão nos lisossomos. As pequenas partículas extracelulares são, em sua maioria, internalizadas tanto por endocitose mediada por receptor quanto por pinocitose. Essas duas vias endocíticas estão indicadas por *setas vermelhas*. As grandes partículas extracelulares, como bactérias e resíduos celulares, são liberadas para digestão por meio da via fagocítica (*setas azuis*). A célula também utiliza os lisossomos para digerir suas próprias organelas e outras proteínas intracelulares por meio da via autofágica (*setas verdes*). As partículas intracelulares são isoladas da matriz citoplasmática pela membrana de isolamento do retículo endoplasmático liso (*REL*), transportadas para os lisossomos e, subsequentemente, degradadas.

ligante-receptor, são internalizadas por pinocitose e por endocitose mediada por receptor. Essas partículas seguem a via endocítica por meio dos compartimentos endossômicos inicial e tardio e, por fim, são degradadas nos lisossomos

- As partículas intracelulares, tais como organelas inteiras, proteínas citoplasmáticas e outros componentes celulares, são isoladas da matriz citoplasmática por membranas do retículo endoplasmático, transportadas para os lisossomos e degradadas. Esse processo é denominado autofagia.

Além disso, algumas células (p. ex., osteoclastos envolvidos na reabsorção óssea e neutrófilos envolvidos na inflamação aguda) podem liberar enzimas lisossômicas diretamente no espaço extracelular para digerir componentes da matriz extracelular.

Em algumas células, os lisossomos são reconhecíveis ao microscópio óptico, em virtude de seu número, tamanho ou conteúdo.

Os numerosos grânulos azurófilos dos neutrófilos (leucócitos) representam os lisossomos e são reconhecidos como agregados de coloração específica. Os lisossomos que contêm bactérias e fragmentos de células danificadas fagocitados frequentemente são reconhecidos nos macrófagos.

A degradação hidrolítica do conteúdo dos lisossomos frequentemente produz um vacúolo repleto de resíduos, denominado corpo residual, que pode permanecer por toda a vida da célula. Por exemplo, nos neurônios, os corpos residuais são denominados pigmentos da idade ou grânulos de lipofucsina. Os corpos residuais constituem uma característica normal do envelhecimento celular. A ausência de certas enzimas lisossômicas pode causar acúmulo patológico de substrato não digerido nos corpos residuais. Isso pode levar a vários distúrbios, coletivamente denominados doenças de armazenamento lisossômico (Boxe 2.1).

Autofagia

A autofagia representa a principal via celular, na qual várias proteínas citoplasmáticas, organelas e outras estruturas celulares são degradadas no compartimento lisossômico (Figura 2.25). Esse importante processo mantém um equilíbrio bem controlado entre as funções celulares anabólicas e catabólicas e possibilita que a célula elimine organelas indesejadas ou desnecessárias. Os componentes digeridos das organelas são reciclados e reutilizados para o crescimento e o desenvolvimento de células normais.

Boxe 2.1

Correlação clínica | Doenças de armazenamento lisossômico

Muitos distúrbios genéticos foram identificados em indivíduos que apresentam mutações em um gene que codifica as proteínas lisossômicas. Essas doenças são denominadas **doenças de armazenamento lisossômico** (**DALs**) e caracterizam-se por lisossomos disfuncionais. Na maioria dos casos, a proteína deficiente é uma enzima hidrolítica ou seu cofator; com menos frequência, proteínas da membrana lisossômica ou proteínas envolvidas na seleção, no direcionamento e no transporte das proteínas lisossômicas estão deficientes. O resultado consiste no acúmulo celular dos produtos específicos que as enzimas lisossômicas geralmente usam como substratos em suas reações. Esses produtos não digeridos e acumulados alteram a função normal da célula, levando à sua morte.

Atualmente, são reconhecidas 49 DALs, com incidência coletiva de cerca de 1 em 7.000 nascimentos vivos. A expectativa de vida em todo o grupo de indivíduos com esses distúrbios é de 15 anos. A primeira DAL foi relatada em 1881 pelo oftalmologista britânico Warren Tay, que descreveu manifestações de anormalidades retinianas em um lactente de 12 meses com sintomas neuromusculares graves. Em 1896, o neurologista norte-americano Bernard Sachs descreveu um paciente com manifestações oculares semelhantes às observadas anteriormente por Tay. Essa doença é atualmente conhecida como **doença de Tay-Sachs**. É causada pela ausência de uma enzima, uma galactosidase (beta-hexosaminidase) lisossômica, que catalisa uma etapa na degradação lisossômica de gangliosídios nos neurônios. O consequente acúmulo do gangliosídio GM_2 encontrado nas estruturas lameladas concêntricas nos corpos residuais dos neurônios interfere na função celular normal.

As crianças com DAL geralmente têm aspecto normal ao nascimento; contudo, logo exibem sinais clínicos da doença. Com frequência, apresentam crescimento mais lento, alterações nas características faciais e desenvolvem deformidades ósseas e articulares que levam a restrições significativas no movimento dos membros. Podem perder as habilidades já alcançadas, como fala e aprendizagem, e há possibilidade de ocorrerem problemas comportamentais, bem como grave deficiência intelectual. Essas crianças são propensas a frequentes infecções pulmonares e doenças cardíacas. Algumas crianças apresentam aumento de órgãos internos, como fígado e baço (hepatoesplenomegalia). As DALs mais comuns em crianças são a doença de Gaucher, a síndrome de Hurler (mucopolissacaridose [MPS] I), a síndrome de Hunter (MPS II) e a doença de Pompe.

Não há muito tempo, as DALs eram consideradas distúrbios neurodegenerativos, sem nenhum tratamento possível. Nas últimas duas décadas, houve sucesso limitado no tratamento dos sinais/sintomas das DALs. Um esforço considerável foi envidado na pesquisa genética e na descoberta de métodos para repor as enzimas ausentes que provocam várias formas de DAL. A **terapia de reposição enzimática**, que requer o aporte celular de uma enzima recombinante, está disponível para algumas DALs, tais como cistinose e doença de Gaucher. As enzimas também foram supridas por transplante de medula óssea contendo genes normais de um indivíduo não afetado. O sucesso da terapia de reposição enzimática é frequentemente limitado pela biodistribuição insuficiente das enzimas recombinantes e pelo seu elevado custo. Recentemente, estratégias emergentes para o tratamento das DALs incluem a **terapia farmacológica com chaperonas**, em que moléculas chaperonas são liberadas nas células afetadas. Em alguns casos, as chaperonas sintéticas conseguem ajudar no dobramento de enzimas com mutação, melhorando a sua estabilidade e sua entrega lisossômica. No futuro, a combinação de diferentes terapias, tais como reposição enzimática, chaperonas farmacológicas e **transferência gênica** com o desenvolvimento de testes de triagem para recém-nascidos, irá possibilitar a detecção precoce e a melhora do desfecho clínico de pacientes com DAL.

Resumo das doenças de armazenamento lisossômico comuns

Doença	Deficiência de proteína	Produto acumulado (ou processo deficiente)
Distúrbios da degradação de esfingolipídios		
Doença de Gaucher	Glicocerebrosidase	Glicosilceramida
Doença de Tay-Sachs	Beta-hexosaminidase, subunidade alfa	Gangliosídio GM_2
Doença de Sandhoff	Beta-hexosaminidase, subunidade beta	Gangliosídio GM_2, oligossacarídeos
Doença de Krabbe	Galactosilceramidase	Gal-ceramida, gal-esfingosina
Doença de Niemann-Pick A, B	Esfingomielinase	Esfingomielina
Distúrbios de degradação de glicoproteínas		
Aspartilglicosaminúria	Aspartilglicosaminidase	Oligossacarídeos *N*-ligados
Alfamanosidose	Alfamanosidase	Alfamanosídios
Distúrbios de degradação de glicosaminoglicanos		
Síndrome de Hurler (MPS I)	Alfa-L-iduronidase	Dermatan sulfato, heparan sulfato
Síndrome de Hunter (MPS II)	L-Iduronato sulfatase	Dermatan sulfato, heparan sulfato
Síndrome de Maroteaux-Lamy (MPS VI)	GalNAc 4-sulfatase/arilsulfatase B	Dermatan sulfato
Outros distúrbios de deficiência enzimática isolada		
Doença de Pompe (glicogenose II)	Alfa-1,4-glicosidase	Glicogênio
Doença de Wolman (xantomatose familiar)	Lipase ácida	Ésteres de colesterol, triglicerídios
Doença de Canavan (deficiência de aspartoacilase)	Aspartoacilase	Ácido *N*-acetilaspártico

Boxe 2.1

Correlação clínica | Doenças de armazenamento lisossômico (*continuação*)

Distúrbios de biogênese lisossômica		
Doença de células de inclusão (célula I), mucolipidose II	GlcNAc-1-fosfotransferase (GlcNAc-PTase); leva a uma seleção defeituosa da maioria das enzimas lisossômicas hidrolíticas solúveis	Não há hidrolases lisossômicas nos lisossomos
Distúrbios da membrana lisossômica		
Doença de Danon	LAMP2	Existência de vacúolos autofágicos
Cistinose	Cistinosina (transportador de cistina)	Cistina

LAMP2, proteína de membrana associada ao lisossomo 2; MPS I, II, VI, mucopolissacaridose tipo I, II, VI.

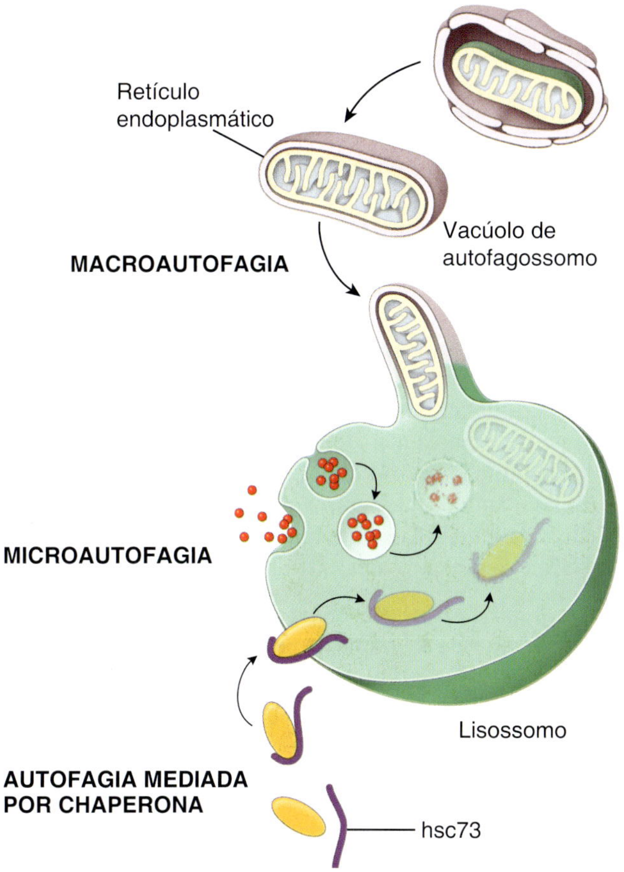

Figura 2.25 Três vias autofágicas para a degradação dos constituintes citoplasmáticos. Na *macroautofagia*, uma parte do citoplasma ou uma organela inteira é circundada por uma membrana intracelular do retículo endoplasmático para formar um vacúolo de autofagossomo de dupla membrana. Após fusão com um lisossomo, a membrana interna e o conteúdo do vacúolo são degradados. Na *microautofagia*, as proteínas citoplasmáticas são internalizadas nos lisossomos por invaginação da membrana lisossômica. A *autofagia mediada por chaperonas* para os lisossomos constitui o processo mais seletivo de degradação de proteínas citoplasmáticas específicas. Esse processo necessita da ajuda de proteínas denominadas *chaperonas*. A proteína chaperona (hsc73) liga-se à proteína e ajuda a transportá-la para o lúmen lisossômico, no qual é finalmente degradada.

As proteínas e as organelas citoplasmáticas são substratos para degradação lisossômica no processo de autofagia.

A autofagia desempenha um papel essencial durante a inanição, a diferenciação celular, a morte e o envelhecimento das células. Aplicando testes de pesquisa genética originalmente desenvolvidos para leveduras, os pesquisadores descobriram vários (aproximadamente 33) genes relacionados com autofagia (genes Atg) no genoma das células de mamíferos e conseguiram correlacionar a ativação ou a inibição desses genes em condições específicas. Nutrientes adequados e fatores de crescimento estimulam a atividade enzimática de uma serina-treonina quinase, conhecida como alvo da rapamicina em mamíferos (mTOR, do inglês *mammalian target of rapamycin*). A alta atividade da mTOR exerce um efeito inibidor sobre a autofagia. O oposto ocorre na privação de nutrientes, hipoxia e altas temperaturas, em que a falta de atividade do mTOR provoca ativação dos genes Atg. Isso resulta na formação de um complexo regulador de autofagia de proteinoquinase Atg1, que inicia o processo de autofagia. Em geral, a autofagia pode ser dividida em três vias bem caracterizadas:

- A macroautofagia (ou apenas autofagia) é um processo inespecífico, em que uma parte do citoplasma ou uma organela inteira são inicialmente circundadas por uma membrana intracelular dupla ou multilamelar de retículo endoplasmático, denominada membrana de isolamento, para formar um vacúolo designado autofagossomo. Esse processo é auxiliado por proteínas codificadas por vários genes Atg. Em primeiro lugar, o complexo que contém as proteínas Atg12-Atg5-Atg16L fixa-se a uma porção do retículo endoplasmático e localiza-se na membrana de isolamento. Subsequentemente, a Atg8 é recrutada e ligada à membrana. Em conjunto, essas proteínas modificam o formato da membrana de isolamento, que se curva para circundar e selar uma organela destinada à digestão dentro do lúmen do autofagossomo. Uma vez completado o autofagossomo, o complexo Atg12-Atg5-Atg16L e a Atg8 dissociam-se dessa estrutura. Após a liberação direcionada das enzimas lisossômicas, o autofagossomo amadurece em lisossomo. A membrana de isolamento desintegra-se dentro do compartimento hidrolítico de um lisossomo. A macroautofagia ocorre no fígado durante os estágios iniciais de inanição (Figura 2.26)
- A microautofagia também é um processo inespecífico, em que ocorre degradação de proteínas citoplasmáticas em um processo lento e contínuo em condições fisiológicas normais. Na microautofagia, pequenas proteínas citoplasmáticas solúveis são internalizadas nos lisossomos por invaginação da membrana lisossômica
- A autofagia mediada por chaperonas é o único processo seletivo de degradação proteica que requer o auxílio de chaperonas citosólicas específicas, como uma proteína chaperona do choque térmico, denominada hsc73. Esse processo é

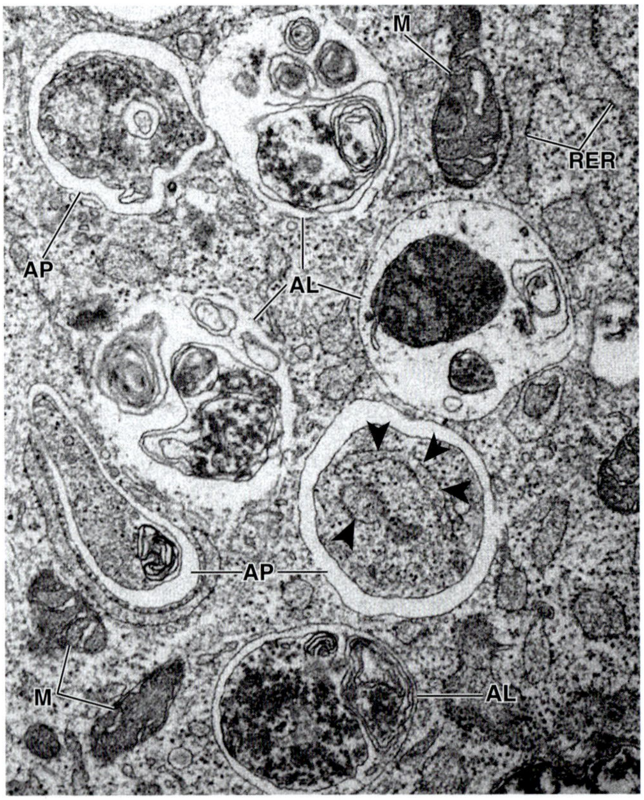

Figura 2.26 Eletromicrografia de fibroblastos de embriões de camundongo submetidos a inanição. Esta eletromicrografia mostra diversos autofagossomos (*AP*). Observe que autofagossomos são estruturas de dupla membrana que contêm organelas intracelulares não digeridas, tais como mitocôndrias ou fragmentos do retículo endoplasmático (*pontas de seta*). Após o autofagossomo se fundir com um lisossomo, forma-se um autolisossomo (*AL*) que degrada os materiais encerrados, inclusive a membrana interna do autofagossomo. *M*, mitocôndria. *RER*, retículo endoplasmático rugoso. 26.300×. (Cortesia dos Drs. Chieko Kishi-Itakura e Noboru Mizushima.)

ativado durante a privação de nutrientes e requer a ocorrência de sinais de direcionamento nas proteínas degradadas, bem como um receptor específico na membrana lisossômica. O transporte direto mediado por chaperonas assemelha-se ao processo de importação de proteínas para várias outras organelas celulares: a hsc73 liga-se à proteína e ajuda o seu transporte através da membrana lisossômica para o lúmen, no qual finalmente é degradada. A autofagia mediada por chaperona é responsável pela degradação de aproximadamente 30% das proteínas citoplasmáticas em órgãos como o fígado e o rim.

Degradação mediada por proteossomo

Além da via lisossômica de degradação proteica, as células são capazes de destruir proteínas sem a participação dos lisossomos. Esse processo ocorre dentro de grandes complexos proteicos citoplasmáticos ou nucleares, denominados proteossomos. Representam complexos de proteases dependentes de ATP que destroem proteínas especificamente marcadas para essa via. A degradação mediada por proteossomo é usada por células para destruir proteínas anormais inadequadamente dobradas, desnaturadas ou que contêm aminoácidos anormais. Essa via também degrada proteínas reguladoras normais de vida curta, que precisam ser rapidamente inativadas e degradadas, como as ciclinas mitóticas que regulam a progressão do ciclo celular, fatores de transcrição, supressores tumorais e promotores tumorais.

As proteínas destinadas à degradação mediada por proteossomo precisam ser reconhecidas e marcadas especificamente pela cadeia de poliubiquitina.

A degradação de uma proteína na via mediada por proteossomo envolve duas etapas sucessivas:

- A poliubiquitinação, em que proteínas marcadas para destruição são repetidamente marcadas por ligações covalentes de uma pequena proteína (8,5 kDa) denominada ubiquitina. A reação de marcação é catalisada por três ubiquitina ligases, denominadas enzimas ativadoras de ubiquitina E1, E2 e E3. Em uma cascata de reações enzimáticas, a proteína-alvo é inicialmente marcada por uma única molécula de ubiquitina. Isso cria um sinal para a fixação consecutiva de várias outras moléculas de ubiquitina, resultando em uma cadeia linear de conjugados de ubiquitina. Um alvo proteico para destruição dentro do proteossomo precisa ser marcado com pelo menos quatro moléculas de ubiquitina, na forma de uma cadeia de poliubiquitina, que serve como sinal de degradação para o complexo do proteossomo
- Degradação da proteína marcada pelo complexo do proteossomo de 26S. Cada proteossomo consiste em um cilindro oco em formato de barril, que contém uma partícula central (PC) de 20S, que facilita a atividade multicatalítica de proteases, pela qual as proteínas poliubiquitinadas são degradadas em pequenos polipeptídios e aminoácidos. Em ambas as extremidades do cilindro da PC encontram-se duas partículas reguladoras (PR) de 19S. A PR que forma a tampa do barril reconhece as marcas de poliubiquitina, desdobra a proteína e regula a sua entrada na câmara de destruição. A PR no lado oposto (na base) do barril libera peptídios curtos e aminoácidos após a degradação completa da proteína. As moléculas de ubiquitina livres são liberadas por enzimas desubiquitinantes (DUC) e recicladas (Figura 2.27).

Dois grupos de distúrbios patológicos estão associados ao **mau funcionamento da degradação mediada por proteossomo**. O primeiro grupo resulta da perda da função do proteossomo, em decorrência de mutações nos genes que codificam as enzimas ativadoras de ubiquitina. Isso leva à diminuição da degradação de proteínas e ao seu acúmulo subsequente no citoplasma celular (p. ex., na **síndrome de Angelman** e na **doença de Alzheimer**). O segundo grupo é causado por expressão exagerada de proteínas envolvidas na via de degradação mediada por proteossomos que resulta em degradação acelerada de proteínas por proteínas hiperexpressas (p. ex., infecções pelo papilomavírus humano). O uso de um inibidor específico tem sido bem-sucedido no tratamento de mielomas múltiplos e os pesquisadores esperam desenvolver outros inibidores para o tratamento de outras doenças.

Retículo endoplasmático rugoso

O sistema de síntese proteica da célula consiste no retículo endoplasmático rugoso e nos ribossomos.

O citoplasma de várias células envolvidas principalmente na síntese de proteínas é realçado intensamente por corantes básicos. A coloração basófila é causada pela existência de RNA. A porção do citoplasma que é realçada pelo corante básico é denominada ergastoplasma. O ergastoplasma nas células secretoras (p. ex., células acinares do pâncreas) é a imagem, ao microscópio óptico, da organela denominada retículo endoplasmático rugoso (RER).

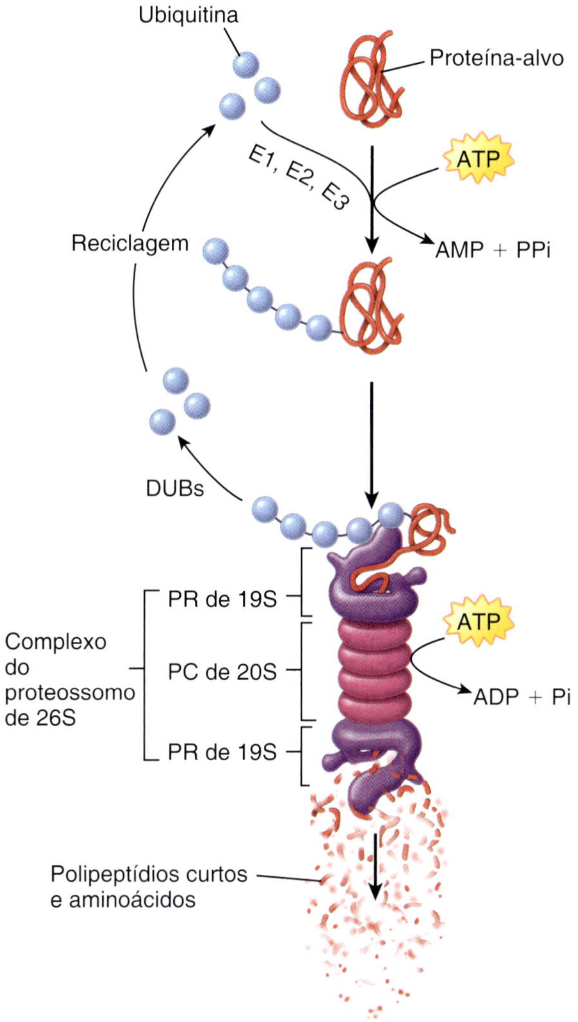

Figura 2.27 Degradação mediada por proteossomo. Essa via de degradação envolve proteínas marcadas destinadas à destruição por uma cadeia de poliubiquitina e sua degradação subsequente em um complexo do proteossomo, com liberação de moléculas de ubiquitina livres reutilizáveis. A ubiquitina na existência de trifosfato de adenosina (*ATP*) é ativada por um complexo de três enzimas ativadoras de ubiquitina (E1, E2 e E3) para formar uma cadeia de poliubiquitina única, que serve como sinal de degradação para o complexo do proteossomo de 26S. A partícula reguladora (PR de 19S) que forma a tampa da principal câmara de destruição de proteínas (partícula central de 20S [PC]) reconhece as marcas de poliubiquitina, desdobra a proteína e insere e regula a sua entrada na câmara de destruição. A partícula reguladora do lado oposto da câmara libera peptídios curtos e aminoácidos após a degradação completa da proteína. As moléculas de ubiquitina livres são liberadas por enzimas desubiquitinantes (DUB) e recicladas. ADP, difosfato de adenosina.

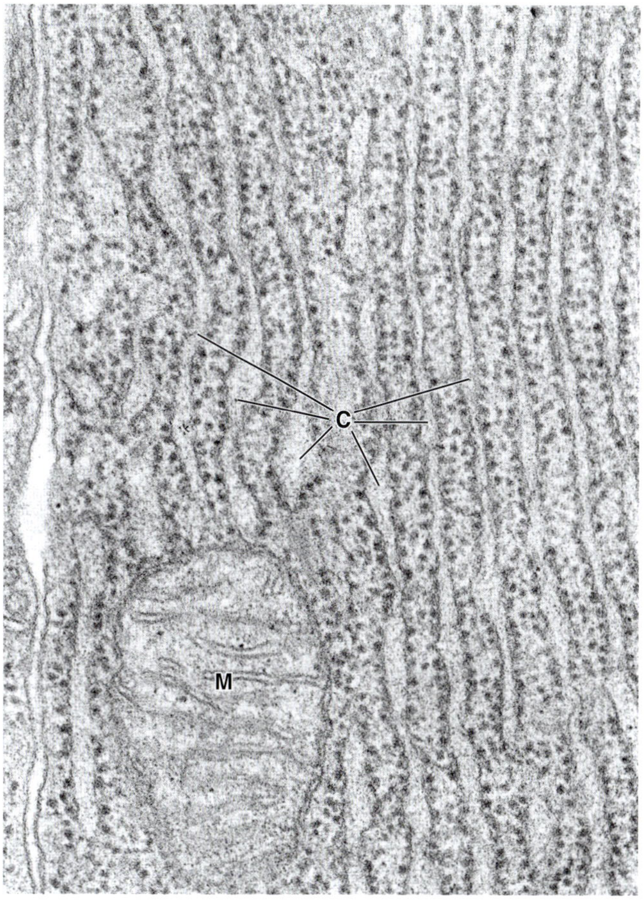

Figura 2.28 Eletromicrografia do retículo endoplasmático rugoso (RER). Esta imagem do RER em uma célula principal do estômago mostra as cisternas (*C*) membranosas estreitamente acondicionadas em arranjos paralelos. São observados polirribossomos na superfície citoplasmática da membrana que circunda as cisternas. A aparência de uma membrana cravejada de ribossomos é a origem do termo *retículo endoplasmático rugoso*. Alguns ribossomos estão livres no citoplasma. M, mitocôndria. 50.000×.

Com a MET, o RER aparece como uma série de sacos achatados delimitados por membrana e interconectados, denominados cisternas, com partículas ao longo da superfície externa da membrana (Figura 2.28). Essas partículas, denominadas ribossomos, estão fixadas à membrana do RER pelas proteínas de ancoragem ribossômicas. Os ribossomos medem 15 a 20 nm de diâmetro e consistem em uma subunidade pequena e outra grande. Cada subunidade contém RNA ribossômico (rRNA) de diferentes comprimentos, bem como numerosos tipos de proteínas. Em muitas situações, o RER é contínuo com a membrana externa do envoltório nuclear (ver seção a seguir). Grupos de ribossomos formam arranjos espirais curtos, denominados polirribossomos ou polissomos (Figura 2.29), nos quais muitos ribossomos estão fixados a um filamento de RNA mensageiro (mRNA).

A síntese de proteína envolve a transcrição e a tradução.

A produção de proteínas pelas células começa dentro do núcleo com a transcrição, em que o código genético para determinada proteína é transcrito do DNA para o pré-mRNA. Após modificações pós-transcrição da molécula de pré-mRNA – que incluem clivagem do RNA, excisão de íntrons, reunião de éxons e revestimento (*capping*) pela adição de trilhos de poli(A) na extremidade 3' e um capuz de metilguanosina [M(7) GPPP] na extremidade 5' –, a molécula de mRNA resultante deixa o núcleo e migra para o citoplasma (Figura 2.30). A transcrição é seguida de tradução, por meio da qual a mensagem codificada contida no mRNA é lida por complexos ribossômicos para formar um polipeptídio. Uma única e típica molécula de mRNA citoplasmático liga-se a muitos ribossomos espaçados a uma distância de 80 nucleotídios, formando, assim, um complexo de polirribossomos ou polissomo. Um polissomo ligado à superfície citoplasmática do RER pode traduzir uma única molécula de mRNA e produzir simultaneamente muitas cópias de uma proteína específica. Por outro lado, os ribossomos livres situam-se no citoplasma; tais ribossomos não estão associados a nenhuma membrana intracelular e são, do ponto de vista estrutural e funcional, idênticos aos polissomos do RER.

As diferenças entre a estrutura dos **ribossomos procarióticos (bacterianos) e eucarióticos** foram exploradas por pesquisadores,

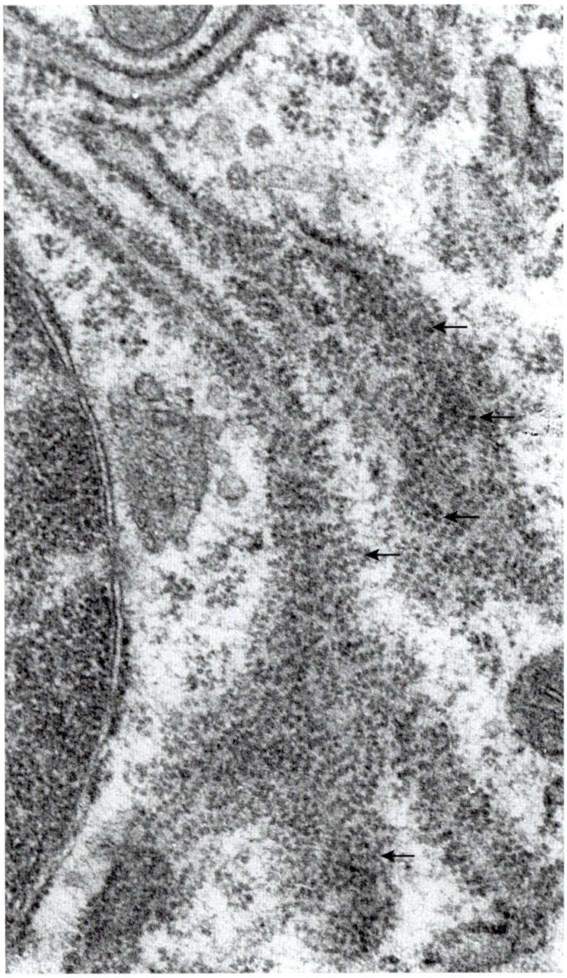

Figura 2.29 Eletromicrografia do retículo endoplasmático rugoso (RER) e complexos de polirribossomos. Esta imagem mostra um pequeno corte do RER adjacente ao núcleo seccionado em dois planos. O retículo girou dentro do corte. Assim, na *parte superior, à direita* e *à esquerda*, as membranas do retículo foram cortadas em ângulo reto à sua superfície. No *centro*, o retículo sofreu torção e é mostrado em vista aérea (de cima da membrana). As grandes montagens citoplasmáticas em espiral (*setas*) são cadeias de ribossomos que formam polirribossomos ativamente envolvidos na tradução da molécula de mRNA. 38.000×.

que descobriram compostos químicos (antibióticos) que se ligam aos ribossomos bacterianos. Os agentes antibióticos conseguem destruir bactérias sem destruir as células infectadas do indivíduo. Vários tipos de antibióticos – tais como os aminoglicosídios (estreptomicina), os macrolídios (eritromicina), as lincosamidas (clindamicina), as tetraciclinas e o cloranfenicol – inibem a síntese proteica por meio de sua ligação a diferentes partes dos ribossomos bacterianos.

Os peptídios sinais direcionam o transporte pós-tradução de uma proteína.

As proteínas sintetizadas para exportação ou que constituem parte de organelas específicas (como membrana plasmática, matriz mitocondrial, retículo endoplasmático ou núcleo) necessitam, em sua maioria, de sinalizadores para direcioná-las a seus destinos corretos. Essas sequências de sinais (peptídios sinalizadores) são frequentemente encontradas na sequência do primeiro grupo de 15 a 60 aminoácidos da extremidade aminoterminal de uma proteína recém-sintetizada. As sequências de sinais podem ser comparadas a etiquetas de bagagens. Do mesmo modo que as etiquetas garantem que a bagagem seja deslocada corretamente de um aeroporto para outro, os peptídios sinalizadores asseguram que a proteína recém-sintetizada seja apropriadamente identificada enquanto atravessa as organelas da célula. Durante esse trânsito, vários eventos de síntese e modificações pós-tradução ocorrem antes de os polipeptídios finalmente chegarem ao seu destino.

Por exemplo, quase todas as proteínas transportadas para o retículo endoplasmático apresentam uma sequência sinalizadora, que consiste em 5 a 10 aminoácidos hidrofóbicos em suas extremidades aminoterminais. A sequência sinalizadora do peptídio nascente interage com uma partícula de reconhecimento de sinal (PRS), que interrompe o crescimento adicional da cadeia polipeptídica. O complexo que contém o complexo PRS-polirribossomo que interrompe a síntese de polipeptídios é, então, relocado em direção à membrana do RER. A ligação da PRS a uma proteína de ancoragem na superfície citoplasmática do RER alinha o ribossomo com a proteína translocadora, uma proteína integral da membrana do RER. A ligação do ribossomo à proteína translocadora provoca dissociação do complexo PRS-proteína de ancoragem do ribossomo e da membrana do RER, liberando o bloqueio de tradução e possibilitando a retomada da síntese proteica pelo ribossomo (ver Figura 2.30). A proteína translocadora insere a cadeia polipeptídica em seu poro aquoso, possibilitando a descarga da proteína recém-formada no lúmen da cisterna do RER.

Para as proteínas secretoras simples, o polipeptídio continua sendo inserido pela proteína translocadora dentro do lúmen durante a síntese. A sequência sinalizadora é clivada do peptídio sinalizador peptidase, localizada na face cisternal da membrana do RER, mesmo antes do término da síntese de toda a cadeia. Para as proteínas integrais de membrana, as sequências ao longo do polipeptídio podem fornecer à proteína informação para passar para a frente e para trás através da membrana, criando os domínios funcionais que a proteína irá exibir ao ser inserida na membrana. Com o término da síntese proteica, o ribossomo se desprende da proteína translocadora e, novamente, fica livre no citoplasma.

A modificação pós-tradução e o sequestro das proteínas no RER constituem a primeira etapa na exportação de proteínas destinadas a deixar a célula.

À medida que as cadeias de polipeptídios são sintetizadas pelos polissomos envolvidos por membrana, a proteína é injetada no lúmen da cisterna do RER, no qual é ainda modificada na fase de pós-tradução por enzimas. Essas modificações incluem glicosilação, formação de pontes de dissulfeto e de hidrogênio, dobramento da proteína recém-sintetizada com a ajuda de chaperonas moleculares e montagem parcial da subunidade. Em seguida, as proteínas são concentradas dentro do lúmen das cisternas adjacentes do RER, ou são transportadas para outra parte da célula em canais contínuos do RER. Alguns antibióticos, como a **tunicamicina (A, B, C e D)**, atuam coletivamente sobre o RER para inibir a glicosilação de ligação N na síntese de glicoproteínas. Ao impedir a síntese de glicoproteínas, esses compostos impedem a formação do revestimento de superfície (glicocálice) das células infectadas por vírus e do capsídio viral protetor dos vírus em replicação. O nome tunicamicina (do latim, túnica, casaco) reflete o mecanismo de ação desse antibiótico. Embora a tunicamicina seja um poderoso antibiótico contra bactérias gram-positivas e tenha forte atividade antiviral, ela não tem aplicação terapêutica devido à sua alta toxicidade. Exceto por algumas proteínas que estabelecem residência permanente nas

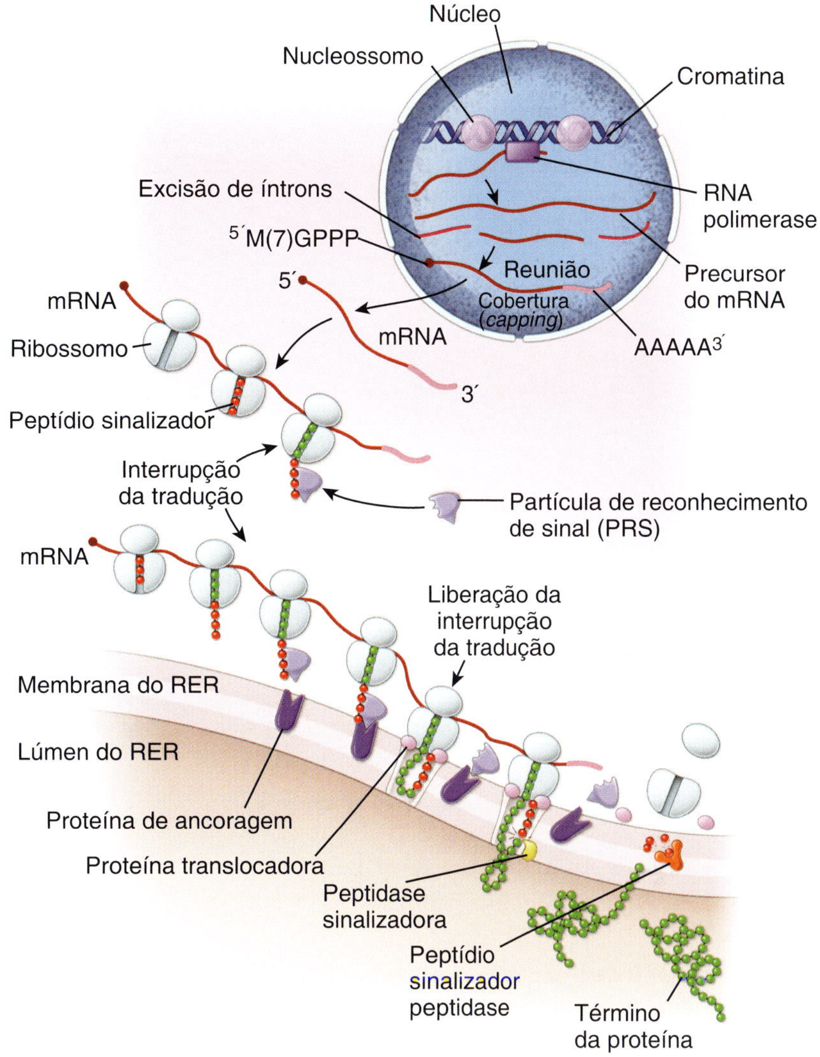

Figura 2.30 Resumo dos eventos durante a síntese de proteína. A síntese de proteína começa no núcleo com a transcrição, durante a qual o código genético para uma proteína é transcrito do DNA para precursores do RNA mensageiro (mRNA). Após modificações pós-transcrição da molécula de pré-mRNA – que incluem a clivagem do RNA, a excisão de íntrons, a reunião de éxons e a cobertura (*capping*) pela adição de trilhas de poli(A) na extremidade 3' e um capuz de metilguanosina na extremidade 5' –, a molécula de mRNA resultante deixa o núcleo e entra no citoplasma. No citoplasma, a sequência de mRNA é lida pelo complexo ribossômico no processo de tradução para a formação de uma cadeia polipeptídica. O primeiro grupo de 15 a 60 aminoácidos na extremidade aminoterminal de um polipeptídio recém-sintetizado forma uma sequência sinalizadora (peptídio sinalizador), que direciona a proteína para o seu destino (*i. e.*, lúmen do retículo endoplasmático rugoso [*RER*]). O peptídio sinalizador interage com uma partícula de reconhecimento de sinal (*PRS*), que interrompe o crescimento da cadeia polipeptídica até a sua realocação para a membrana do RER. A ligação da PRS a uma proteína de ancoragem na superfície citoplasmática do RER alinha o ribossomo com a proteína translocadora. A ligação do ribossomo à proteína translocadora provoca dissociação do complexo PRS-proteína de ancoragem para fora do ribossomo, e a síntese de proteína recomeça. A proteína translocadora guia a cadeia polipeptídica para o lúmen da cisterna do RER. A sequência sinalizadora é clivada do polipeptídio pela peptidase sinalizadora e, subsequentemente, digerida por peptídio sinalizador peptidase. Com o término da síntese proteica, o ribossomo se desprende da proteína translocadora.

membranas do RER e aquelas secretadas pela via constitutiva, as proteínas recém-sintetizadas geralmente são transportadas até o complexo de Golgi dentro de minutos. Algumas doenças caracterizam-se pela incapacidade do RER de exportar proteínas modificadas pós-tradução para o complexo de Golgi. Por exemplo, na **deficiência de α1-antitripsina**, uma única substituição de aminoácido torna o RER incapaz de exportar a alfa1-antitripsina (A1AT). Isso leva a uma diminuição da atividade da A1AT no sangue e nos pulmões e ao depósito anormal de A1AT deficiente dentro do RER dos hepatócitos, resultando em **enfisema** (doença pulmonar obstrutiva crônica) e comprometimento da função hepática.

Nas células em que predomina a via constitutiva – isto é, os plasmócitos e os fibroblastos ativados –, as proteínas recém-sintetizadas podem acumular-se nas cisternas do RER, causando seu ingurgitamento e distensão.

O RER também atua como ponto de controle de qualidade no processo de produção de proteínas. Se a proteína recém-sintetizada não for adequadamente modificada após a tradução ou estiver mal dobrada, ela será exportada do RER de volta ao citoplasma pelo mecanismo de retrotranslocação. Nesse ponto, as proteínas defeituosas são desglicosiladas, poliubiquitiniladas e degradadas dentro dos proteossomos (ver anteriormente).

O RER é mais altamente desenvolvido nas células secretoras ativas.

O RER é especialmente mais desenvolvido nas células que sintetizam proteínas destinadas a deixar as células (células secretoras), bem como nas células com grandes quantidades de membrana plasmática, como os neurônios. As células secretoras incluem as células glandulares, os fibroblastos ativados, os plasmócitos, os odontoblastos, os ameloblastos e os osteoblastos. No entanto, o RER não se limita às células secretoras e aos neurônios. Praticamente todas as células do corpo contêm perfis de RER; contudo, estes podem estar em pequeno número (refletindo a quantidade de proteínas secretadas pela célula) e dispersos de modo que, ao microscópio óptico, não são evidentes como áreas de basofilia.

O RER está mais altamente desenvolvido nas células secretoras ativas, visto que as proteínas secretoras são sintetizadas exclusivamente pelos ribossomos do RER. No entanto, em todas as células, os ribossomos do RER também sintetizam proteínas que irão se tornar componentes permanentes de lisossomos, do complexo de Golgi, do próprio RER ou do envoltório nuclear (essas estruturas são discutidas nas seções seguintes), ou componentes integrais da membrana plasmática.

Os coatômeros medeiam o tráfego bidirecional entre o RER e o complexo de Golgi.

Duas classes de vesículas revestidas estão envolvidas no transporte de proteínas a partir do RER e para ele. Um revestimento proteico semelhante à clatrina envolve as vesículas que transportam proteínas entre o RER e o complexo de Golgi (ver anteriormente). Contudo, diferentemente das clatrinas, que medeiam o transporte bidirecional da/para a membrana plasmática, uma classe de proteínas está envolvida apenas no transporte anterógrado do RER para a rede *cis* do complexo de Golgi (CGN, do inglês *cis-Golgi network*), as cisternas de Golgi mais próximas do RER. Outra classe de proteínas medeia o transporte retrógrado da CGN de volta ao RER (Figura 2.31). Essas duas classes de proteínas são denominadas coatômeros ou COPs.

- O COP-I medeia as vesículas de transporte que se originam na CGN de volta ao RER (Figura 2.32A). Esse transporte retrógrado medeia uma operação de resgate que devolve ao RER as proteínas erroneamente transferidas para a CGN durante o transporte anterógrado normal. Além disso, COP-I também é responsável pela manutenção do transporte retrógrado entre as cisternas de Golgi
- O COP-II é responsável pelo transporte anterógrado, formando vesículas transportadoras do RER destinadas à CGN (Figura 2.32B). O COP-II ajuda na deformação física das membranas do RER em botões acentuadamente encurvados e na separação posterior das vesículas da membrana do RER. A maior parte das proteínas produzidas no RER utiliza as vesículas revestidas por COP-II para alcançar a CGN.

Pouco depois da formação das vesículas revestidas por COP-I ou COP-II, os revestimentos dissociam-se das vesículas recém-formadas, possibilitando a fusão da vesícula com o seu alvo. Os componentes do revestimento são, então, reciclados para seus locais de origem.

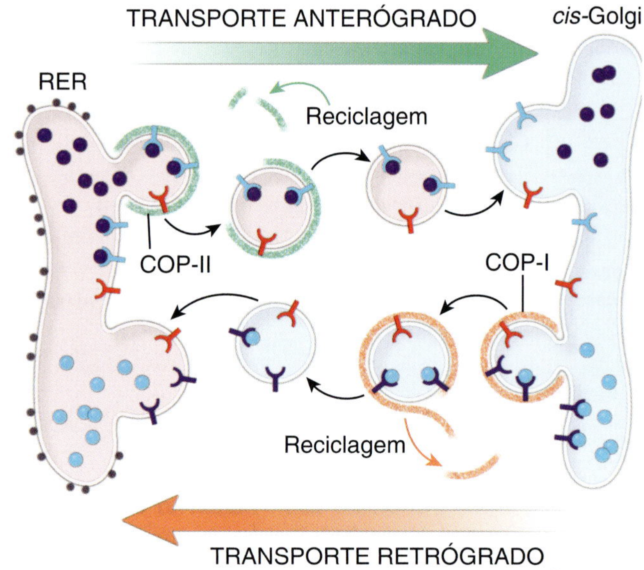

Figura 2.31 Transporte anterógrado e retrógrado entre o retículo endoplasmático rugoso (RER) e a rede *cis* do complexo de Golgi (CGN). Duas classes de vesículas revestidas estão envolvidas no transporte de proteínas a partir do RER e para ele. Essas vesículas são circundadas por complexos de revestimento proteico COP-I e COP-II, respectivamente. O COP-II está envolvido no transporte anterógrado do RER para a CGN, enquanto o COP-I está envolvido no transporte retrógrado da CGN para o RER. Após a formação de uma vesícula, os componentes do revestimento dissociam-se da vesícula e são reciclados para seu local de origem. O revestimento proteico do COP-I também está envolvido no transporte retrógrado entre as cisternas do complexo de Golgi (ver Figura 2.15).

Os ribossomos "livres" sintetizam proteínas que permanecerão na célula como elementos citoplasmáticos estruturais ou funcionais.

As proteínas direcionadas para o núcleo, as mitocôndrias ou os peroxissomos são sintetizados nos ribossomos livres e liberados no citosol. Algumas apresentam um curto sinal de direcionamento (p. ex., para os peroxissomos, o sinal de direcionamento consiste em um motivo de três aminoácidos, Ser-Lys-Leu) e podem utilizar proteínas especializadas (chaperonas solúveis) para guiá-las até organelas específicas (ver adiante). Entretanto, a maioria das proteínas sintetizadas nos ribossomos livres carece de uma sequência de sinal e, portanto, permanece no citosol. A basofilia citoplasmática

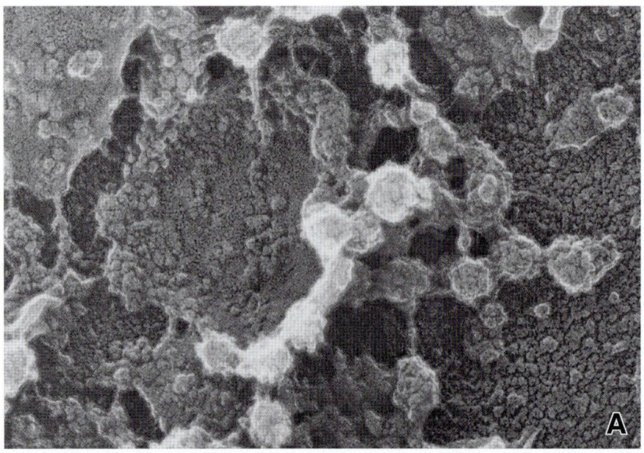

Figura 2.32 Eletromicrografia das vesículas revestidas por COP-I e COP-II. A. Esta imagem mostra vesículas revestidas por COP-I que iniciam o transporte retrógrado da rede *cis* do complexo de Golgi (CGN) para o retículo endoplasmático rugoso (RER). Nessa imagem, obtida de células preparadas pela técnica de congelamento rápido e gravação profunda, observe a estrutura da CGN e as vesículas emergentes. 27.000×. **B.** Imagem de vesículas revestidas por COP-II responsáveis pelo transporte anterógrado. Observe que o revestimento da superfície dessas vesículas é diferente daquele das vesículas revestidas por clatrina. 50.000×. (Cortesia do Dr. John E. Heuser, Washington University School of Medicine.)

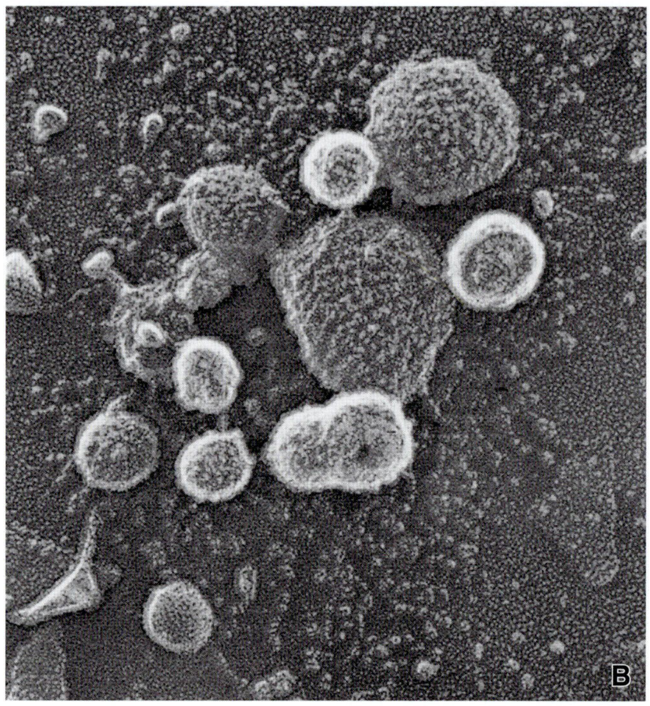

está associada a células que produzem grandes quantidades de proteína que irão permanecer na célula. Essas células e seus produtos incluem eritrócitos em desenvolvimento (hemoglobina), células musculares em desenvolvimento (as proteínas contráteis actina e miosina), células nervosas (neurofilamentos) e queratinócitos da pele (queratina). Além disso, a maioria das enzimas da mitocôndria é sintetizada por polissomos livres e transportada para dentro dessa organela.

A basofilia nessas células, antigamente denominada ergastoplasma, é causada pela existência de grandes quantidades de RNA. Nesse caso, os ribossomos e os polissomos estão livres no citoplasma (*i. e.*, não estão ligados às membranas do retículo endoplasmático). Os grandes corpúsculos basófilos das células nervosas, denominados corpúsculos de Nissl, são constituídos por RER e grande número de ribossomos livres (Figura 2.33). Todos os ribossomos contêm RNA; os grupos fosfato do RNA dos ribossomos (e não o componente membranoso do retículo endoplasmático) são responsáveis pela coloração basófila do citoplasma.

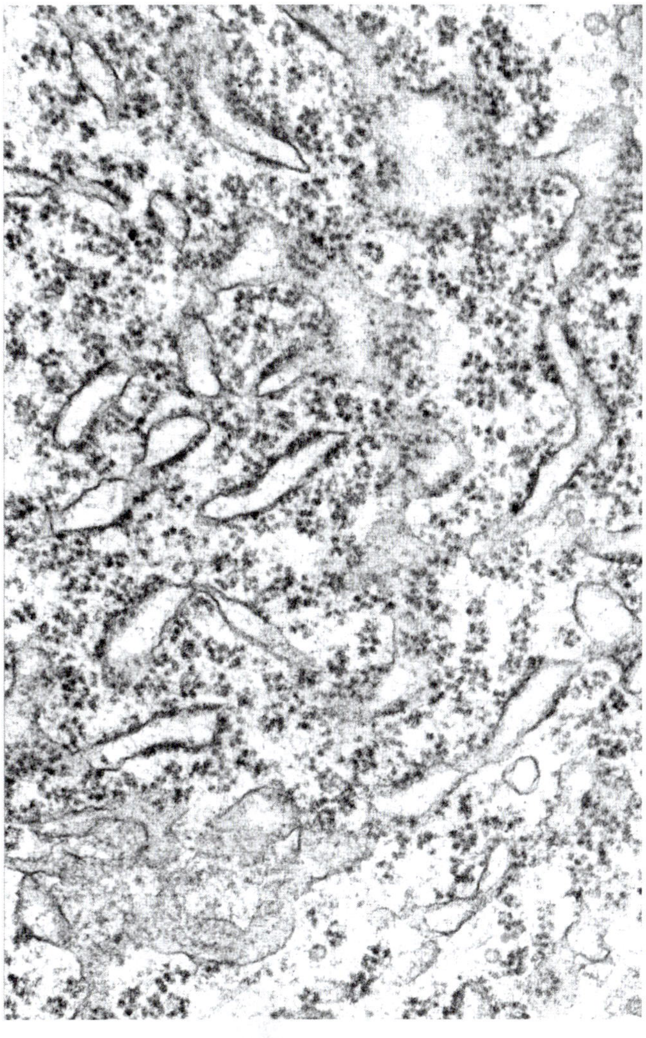

Figura 2.33 Eletromicrografia do corpo de uma célula nervosa mostrando o retículo endoplasmático rugoso (RER). Esta imagem mostra perfis do RER, bem como numerosos ribossomos livres localizados entre as membranas do RER. Em conjunto, os ribossomos livres e aqueles ligados à membrana são responsáveis pela basofilia característica do citoplasma (corpúsculos de Nissl) observada na microscopia óptica do citoplasma perinuclear dos neurônios. 45.000×.

Retículo endoplasmático liso

O REL consiste em túbulos anastomosados curtos, que não estão associados aos ribossomos.

As células com grandes quantidades de retículo endoplasmático liso podem exibir eosinofilia (acidofilia) citoplasmática distinta quando observadas ao microscópio óptico. O REL assemelha-se estruturalmente ao RER, mas sem as proteínas de ancoragem dos ribossomos. Tende a ser tubular, em lugar de se assemelhar a folhetos, e pode ser separado do RER ou constituir uma extensão dele. O REL é abundante nas células que atuam no metabolismo dos lipídios (*i. e.*, células que sintetizam ácidos graxos e fosfolipídios) e prolifera nos hepatócitos quando os animais são estimulados por agentes lipofílicos. O REL está bem desenvolvido em células que sintetizam e secretam esteroides, como as células adrenocorticais e as células de Leydig (intersticiais) do testículo (Figura 2.34). Nos músculos esquelético e cardíaco, o REL também é denominado retículo sarcoplasmático. Ele sequestra Ca^{2+}, que é essencial no processo contrátil e que está bem aposto às invaginações da membrana plasmática que conduzem os impulsos contráteis para o interior da célula. O REL também está envolvido na biogênese *de novo* dos peroxissomos (ver adiante).

O REL é a principal organela envolvida na destoxificação dos xenobióticos.

O REL está particularmente bem desenvolvido no fígado e contém uma variedade de enzimas destoxificantes, relacionadas com o citocromo P450. Essas enzimas estão ancoradas diretamente nas membranas plasmáticas do REL (particularmente no fígado). O composto enzimático do citocromo P450 representa um grupo de enzimas contendo heme que participam do metabolismo de muitos xenobióticos (fármacos ou produtos químicos estranhos), esteroides e carcinógenos. As enzimas do citocromo P450 modificam e destoxificam compostos hidrofóbicos, como fármacos, pesticidas e carcinógenos, por meio de sua conversão química em produtos conjugados hidrossolúveis, que podem ser eliminados do corpo. Em essência, as enzimas do citocromo P450 no REL

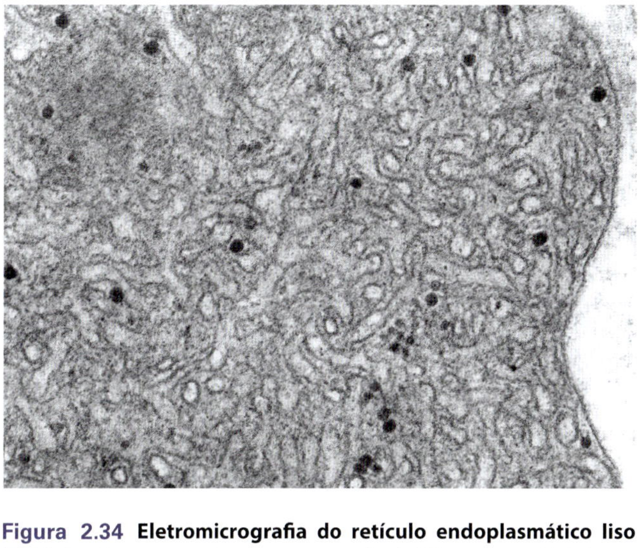

Figura 2.34 Eletromicrografia do retículo endoplasmático liso (REL). Esta imagem mostra numerosos perfis de REL em uma célula intersticial (de Leydig) do testículo, uma célula que produz hormônios esteroides. O REL observado aqui é um sistema complexo de túbulos anastomosado. Os pequenos objetos densos consistem em partículas de glicogênio. 60.000×.

do fígado controlam a velocidade com que os fármacos são metabolizados e a duração durante a qual os fármacos permanecem no corpo. O composto do citocromo P450 também é importante na síntese de hormônios esteroides (*i. e.*, estrogênio e testosterona), ácidos graxos e esteróis (como colesterol e ácidos biliares).

A caracterização das enzimas do **citocromo P450** de um indivíduo pode fornecer informações sobre os níveis ideais de dosagem terapêutica de fármacos, evitando, assim, as complicações da superdosagem ou, por outro lado, o tratamento ineficaz. Por exemplo, o **gene CYP2C9**, que codifica um membro da família de enzimas do citocromo P450, metaboliza a **varfarina (anticoagulante)** e outros fármacos, como fenitoína, tolbutamida e ibuprofeno. A capacidade de metabolizar fármacos é geneticamente determinada, e um indivíduo pode ser classificado como metabolizador ultrarrápido, rápido, extenso, intermediário ou fraco. Ao identificar a variante gênica específica de um indivíduo e, assim, o tipo de metabolizador, pode-se adaptar a dosagem de varfarina para evitar hemorragias internas, que constituem uma complicação comum e potencialmente perigosa desse fármaco. Essa personalização da terapia tem sido denominada **medicina personalizada**.

O grau de atuação do fígado no processo de destoxificação em qualquer período determinado pode ser estimado pela quantidade de REL presente nas células hepáticas. O REL também está envolvido:

- No metabolismo dos lipídios e dos esteroides
- No metabolismo do glicogênio
- Na formação e reciclagem da membrana.

Em virtude de suas funções amplamente distintas, numerosas outras enzimas – incluindo hidrolases, metilases, glicose-6-fosfatase, ATPases e lipídio oxidases – estão associadas ao REL, dependendo de seu papel funcional.

Complexo de Golgi

O complexo de Golgi está bem desenvolvido nas células secretoras e não é corado por hematoxilina ou eosina.

O complexo de Golgi foi descrito há mais de 100 anos, pelo histologista Camillo Golgi. Em estudos de células nervosas impregnadas com ósmio, ele descobriu uma organela que formava redes ao redor do núcleo. Além disso, ele observou que essas estruturas estavam bem desenvolvidas nas células secretoras. Alterações no formato e na localização do complexo de Golgi em relação a seu estado secretor foram descritas até mesmo antes de sua observação à microscopia eletrônica e antes do estabelecimento de sua relação funcional com o RER. O complexo de Golgi é ativo tanto em células que secretam proteínas por exocitose quanto em células que sintetizam grandes quantidades de membrana e proteínas associadas à membrana, como as células nervosas.

Na microscopia óptica, as células secretoras que apresentam um grande complexo de Golgi (p. ex., plasmócitos, osteoblastos e células do epidídimo) exibem, em geral, uma área clara parcialmente circundada por ergastoplasma (Figura 2.35). Na microscopia eletrônica, o complexo de Golgi aparece como várias estruturas saculares ou cisternas delimitadas por membrana, planas e empilhadas e extensões tubulares inseridas em uma rede de microtúbulos, próximo ao centro organizador de microtúbulos (COMT) (ver adiante). Pequenas vesículas envolvidas no transporte vesicular são observadas em associação com as cisternas.

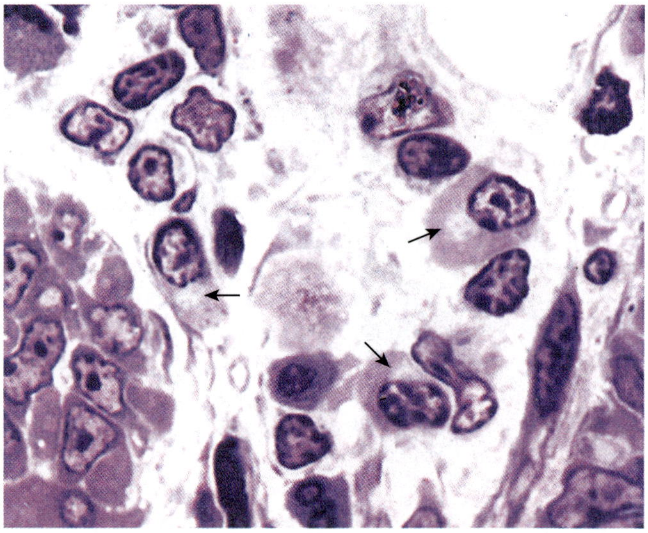

Figura 2.35 Fotomicrografia de plasmócitos. Esta fotomicrografia de amostra incluída em resina mostra a lâmina própria do intestino delgado corada com azul de toluidina. Os plasmócitos, nos locais onde estão apropriadamente orientados, exibem uma área clara no citoplasma próximo ao núcleo. Essas regiões coradas negativamente (*setas*) representam o acúmulo de cisternas membranosas que pertencem ao complexo de Golgi. O citoplasma circundante é intensamente corado de modo metacromático, devido à existência de ribossomos associados ao retículo endoplasmático rugoso (RER) extenso. 1.200×.

O complexo de Golgi é polarizado tanto morfológica quanto funcionalmente. As cisternas planas localizadas mais próximos do RER representam a face em formação ou rede *cis* do complexo de Golgi (CGN, do inglês *cis-Golgi network*); as cisternas afastadas do RER representam a face de amadurecimento ou rede *trans* do complexo de Golgi (TGN, do inglês *trans-Golgi network*) (Figuras 2.36 e 2.37). As cisternas localizadas entre a TGN e a CGN são comumente designadas rede de Golgi medial.

O complexo de Golgi atua na modificação pós-tradução, na seleção e no acondicionamento das proteínas.

As pequenas vesículas de transporte revestidas por COP-II transportam proteínas recém-sintetizadas (tanto secretoras quanto de membrana) do RER para a CGN. A partir daí, seguem o seu trajeto dentro de vesículas de transporte de uma cisterna para a seguinte. As vesículas brotam de uma cisterna e fundem-se com as cisternas adjacentes (Figura 2.38).

À medida que passam através das pilhas de Golgi, as proteínas e os lipídios sofrem uma série de modificações pós-tradução, que envolvem a remodelagem dos oligossacarídeos de ligação *N* previamente adicionados no RER. De modo geral, os oligossacarídeos existentes nas glicoproteínas e glicolipídios são aparados e translocados.

Proteínas e lipídios sofrem glicosilação por várias enzimas de processamento de carboidratos que adicionam, removem e modificam os componentes de açúcares das cadeias de oligossacarídeos. A M-6-P é adicionada às proteínas destinadas a seguir o seu trajeto para endossomos tardios e lisossomos (ver anteriormente). Além disso, as glicoproteínas são fosforiladas ou sulfatadas. A clivagem proteolítica de certas proteínas também é iniciada nas cisternas.

Quatro vias principais de secreção de proteínas do complexo de Golgi destinam as proteínas para diversos compartimentos celulares.

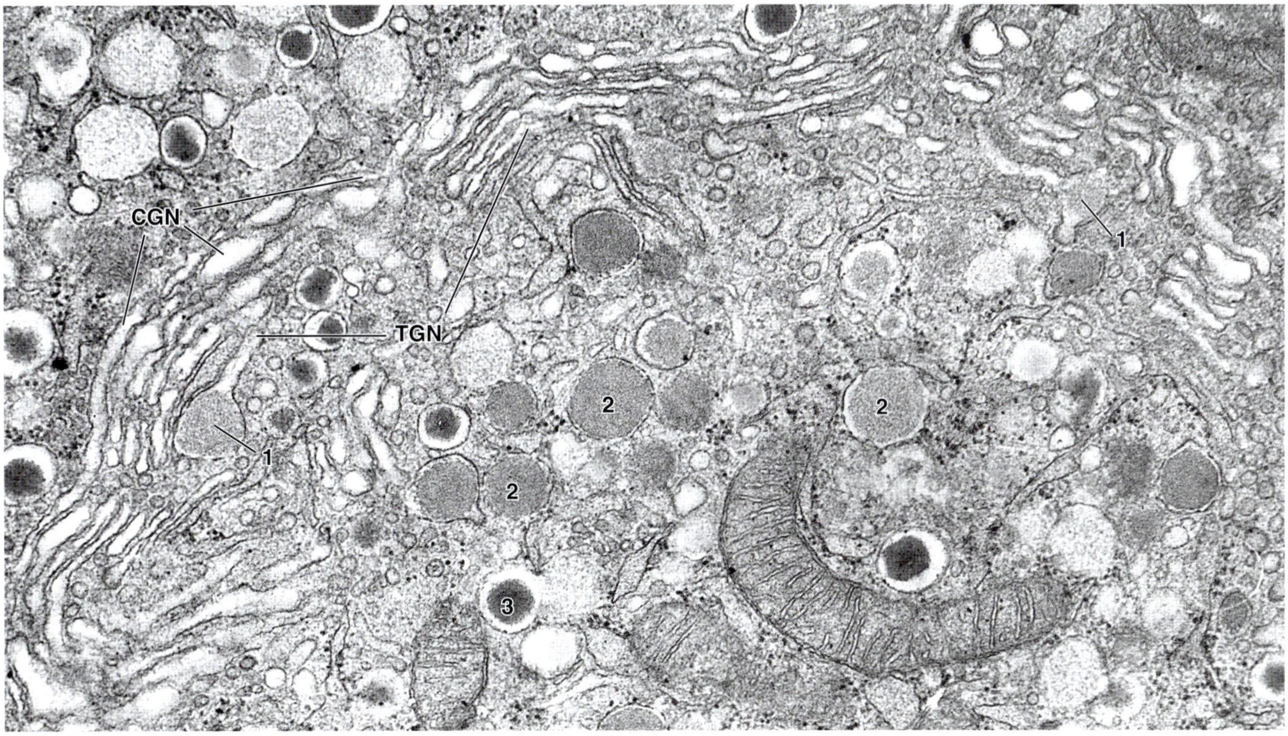

Figura 2.36 Eletromicrografia do complexo de Golgi. Esta eletromicrografia mostra o extenso complexo de Golgi em uma célula da ilhota do pâncreas. Os sacos de membrana planos do complexo de Golgi estão dispostos em camadas. A rede *cis* do complexo Golgi (CGN) é representada pelas vesículas achatadas na superfície convexa externa, enquanto as vesículas planas na região convexa interna constituem a rede *trans* do complexo Golgi (TGN). A partir da TGN, ocorre brotamento de várias vesículas **(1).** Essas vesículas são liberadas **(2)** e, por fim, transformam-se em vesículas secretoras **(3).** 55.000×.

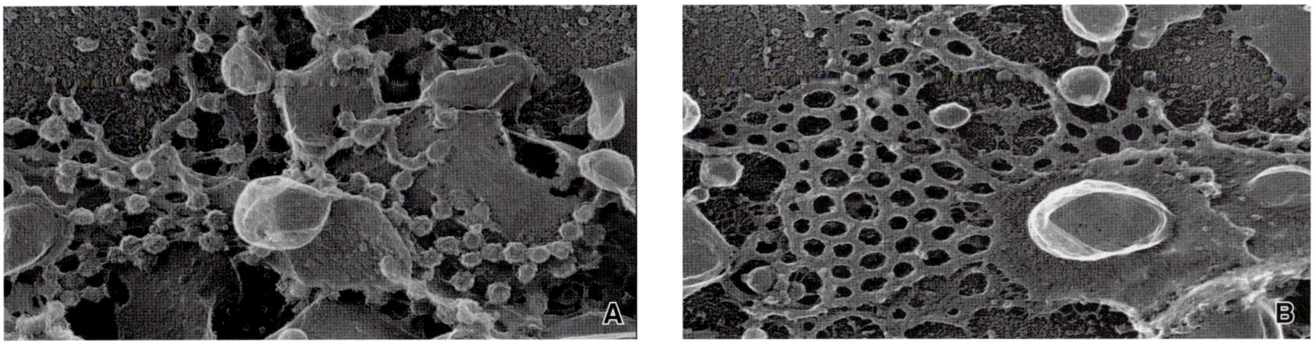

Figura 2.37 Eletromicrografia das cisternas do complexo de Golgi. A. Esta eletromicrografia de transmissão mostra uma réplica do complexo de Golgi, preparada por congelamento rápido, de cultivo de uma linhagem celular de ovário de *hamster* chinês (CHO, do inglês *Chinese hamster ovary*). As cisternas *trans* do complexo de Golgi estão em fase de formação de vesículas revestidas. **B.** A incubação das cisternas *trans* do complexo de Golgi com o citosol depletado de coatômeros mostra uma redução na atividade de formação de vesículas. Observe a ausência de vesículas e o formato fenestrado das cisternas *trans* do complexo de Golgi. 85.000×. (Cortesia do Dr. John E. Heuser, Washington University School of Medicine.)

Conforme mencionado, as proteínas saem do complexo de Golgi a partir da TGN. Essa rede e o arranjo tubulovesicular associado atuam como estação de seleção para transportar vesículas que liberam proteínas nos seguintes locais (Figura 2.39):

- Membrana plasmática apical. Muitas proteínas extracelulares e de membrana são liberadas nesse local. Essa via constitutiva mais provavelmente utiliza vesículas não revestidas por clatrina. Na maioria das células, as proteínas secretoras destinadas à membrana plasmática apical têm sinais de seleção específicos, que orientam seus processos de seleção na TGN. As proteínas são então liberadas na superfície apical da célula
- Membrana plasmática basolateral. As proteínas direcionadas para o domínio basolateral também têm um sinal de seleção específico ligado a elas pela TGN. Essa via constitutiva utiliza vesículas revestidas por proteínas especiais que se ligam a proteínas adaptadoras epitélio-específicas. As proteínas de membrana transportadas são continuamente incorporadas na superfície celular basolateral. Esse tipo de direcionamento é observado na maioria das células epiteliais polarizadas. Contudo, nos hepatócitos, o processo de seleção de proteínas nos domínios basolateral e apical é muito diferente. Todas as proteínas integrais de membrana plasmática destinadas aos domínios tanto apical quanto basolateral são inicialmente transportadas da TGN para a membrana plasmática basolateral. A partir desse ponto, ambas as proteínas sofrem endocitose e são selecionadas em compartimentos endossômicos iniciais. As proteínas basolaterais são recicladas de volta à membrana basolateral, enquanto as proteínas apicais são transportadas através do citoplasma para a membrana celular apical por transcitose

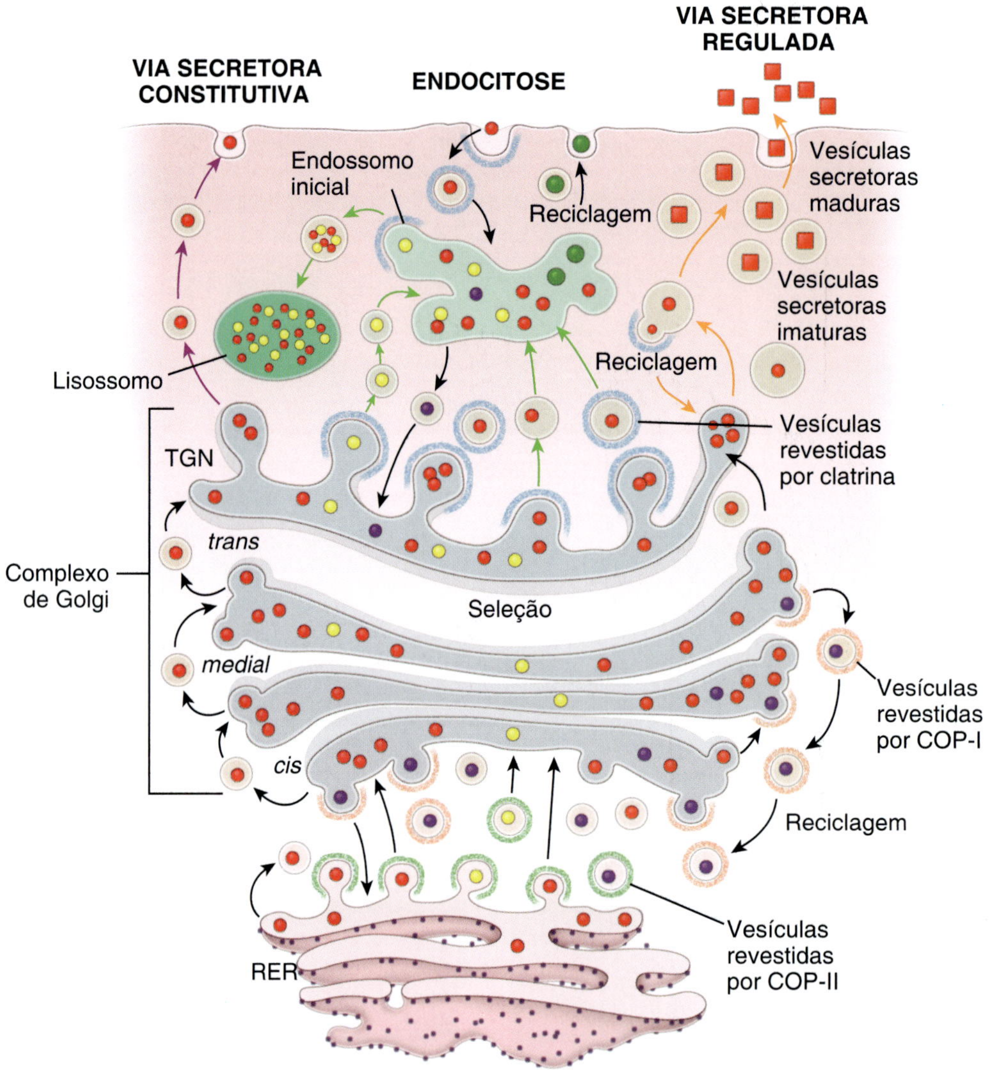

Figura 2.38 O complexo de Golgi e o tráfego vesicular. O complexo de Golgi contém várias pilhas de cisternas achatadas com bordas dilatadas. As cisternas do complexo de Golgi formam compartimentos funcionais separados. O compartimento mais próximo do retículo endoplasmático rugoso (*RER*) representa a rede *cis* do complexo de Golgi (CGN), com a qual vesículas de transporte revestidas por COP-II, provenientes do RER, fundem-se e liberam proteínas recém-sintetizadas. O transporte retrógrado da CGN para o RER, bem como o transporte retrógrado entre cisternas do complexo de Golgi, é mediado por vesículas revestidas por COP-I. Uma vez modificadas as proteínas dentro da CGN, as vesículas de transporte brotam a partir das extremidades dilatadas desse compartimento, e as proteínas são transferidas para as cisternas *mediais* do complexo de Golgi. O processo continua; da mesma maneira, as proteínas são translocadas para dentro das cisternas *trans* do complexo de Golgi e, em seguida, para a rede *trans* do complexo de Golgi (*TGN*), onde são selecionadas em diferentes vesículas de transporte que as levam até seus destinos finais.

- Endossomos ou lisossomos. As proteínas destinadas às organelas contêm, em sua maioria, sequências sinalizadoras específicas. São selecionadas na TGN e entregues a organelas específicas. No entanto, os mecanismos de seleção da TGN nunca são completamente acurados. Por exemplo, cerca de 10% das LIMPs, em vez de seguirem um percurso direto para dentro dos endossomos iniciais ou tardios, viajam por uma via extensa, através da membrana plasmática apical (ver Figura 2.23) e, a partir daí, retornam para as vias endossômicas. As enzimas destinadas aos lisossomos, que utilizam marcadores M-6-P (ver anteriormente) são liberadas nos endossomos iniciais ou tardios, à medida que se desenvolvem em lisossomos maduros
- Citoplasma apical. As proteínas que foram agregadas ou cristalizadas na TGN em consequência de alterações do pH e da concentração de Ca^{2+} são armazenadas em grandes vesículas secretoras. Essas vesículas sofrem um processo de maturação, no qual as proteínas secretoras são retidas dentro da vesícula. Todas as outras proteínas não secretoras são recicladas no compartimento endossômico ou na TGN em vesículas revestidas por clatrina (ver Figura 2.38). As vesículas secretoras maduras finalmente se fundem com a membrana plasmática para liberar o produto secretor por exocitose. Esse tipo de secreção é característico das células secretoras altamente especializadas encontradas nas glândulas exócrinas.

A seleção e o acondicionamento de proteínas em vesículas de transporte ocorrem na rede *trans* do complexo de Golgi.

As proteínas que chegam à TGN são distribuídas para diferentes localizações dentro de vesículas de transporte. O destino intercelular de cada proteína depende dos sinais de seleção incorporados à cadeia polipeptídica da proteína. A seleção e o acondicionamento efetivos das proteínas na TGN baseiam-se principalmente nos sinais de seleção e nas propriedades físicas

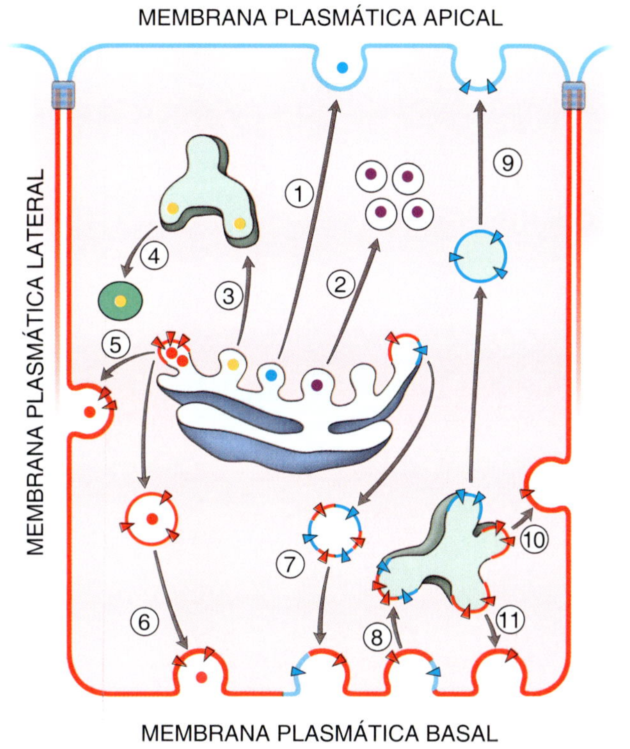

Figura 2.39 Resumo dos eventos no tráfego de proteínas a partir da rede *trans* do complexo de Golgi (TGN). O arranjo tubulovesicular da TGN atua como estação de seleção para as vesículas transportadoras que entregam as proteínas aos seguintes destinos: **(1)** membrana plasmática apical (*i. e.*, células epiteliais); **(2)** região apical do citoplasma celular, em que as proteínas são armazenadas em vesículas secretoras (*i. e.*, células secretoras); **(3)** compartimento endossômico inicial ou tardio; **(4)** proteínas selecionadas contendo sinais lisossômicos, que são direcionadas para os lisossomos; **(5)** membrana plasmática lateral (*i. e.*, células epiteliais); **(6)** membrana plasmática basal (*i. e.*, células epiteliais); **(7)** proteínas destinadas às superfícies apical, basal e laterais da membrana plasmática, que são liberadas na membrana plasmática basal (*i. e.*, nos hepatócitos); **(8)** todas as proteínas que sofreram endocitose e foram selecionadas nos endossomos iniciais; **(9)** membrana plasmática apical dos endossomos iniciais; **(10)** membrana plasmática lateral; e **(11)** membrana plasmática basal. Observe os dois mecanismos de direcionamento das proteínas para diferentes superfícies da membrana plasmática. Nas células epiteliais, as proteínas são direcionadas diretamente da TGN para a superfície celular apropriada, como mostram as etapas **1**, **5** e **6**. Nos hepatócitos, todas as proteínas são inicialmente secretadas na superfície celular basal; depois disso, são distribuídas para a superfície celular apropriada por meio do compartimento endossômico, como mostram as etapas **7** a **11**.

- Os sinais de seleção são representados pelo arranjo linear das moléculas de aminoácidos ou de carboidratos associados. Esse tipo de sinal é reconhecido pelo mecanismo de seleção, que direciona a proteína para dentro da vesícula de transporte adequadamente revestida
- As propriedades físicas são importantes para o acondicionamento de complexos proteicos funcionalmente associados. Esses grupos de proteínas são inicialmente distribuídos em balsas lipídicas separadas, que mais tarde são incorporadas nas vesículas de transporte destinadas a uma organela-alvo.

Mitocôndrias

As mitocôndrias são abundantes nas células que geram e consomem muita energia.

As mitocôndrias também eram conhecidas dos primeiros citologistas que as observaram em células coradas com corantes vitais com verde Janus B. Atualmente, ficou evidente que as mitocôndrias aumentam em número por divisão durante a interfase, sendo as suas divisões não sincronizadas com o ciclo celular. A videomicroscopia confirma que as mitocôndrias podem mudar a sua localização e sofrer alterações transitórias no seu formato. Em consequência, podem ser comparadas a geradores de energia móveis, visto que migram de uma área da célula para outra para suprir a energia necessária.

Como geram ATP, as mitocôndrias são mais numerosas nas células que utilizam muita energia, como as células musculares estriadas e as células envolvidas no transporte hidreletrolítico. As mitocôndrias também se localizam onde a energia para a célula é necessária, como na peça intermediária dos espermatozoides, nos espaços intermiofibrilares das células musculares estriadas e adjacentes às invaginações da membrana plasmática basolateral nas células do túbulo contornado proximal do rim.

As mitocôndrias evoluíram de bactérias aeróbicas que eram engolfadas por células eucarióticas.

Acredita-se que as mitocôndrias tenham evoluído a partir de um procarionte aeróbico (*Eubacterium*) que vivia de maneira simbiótica dentro das células eucarióticas primitivas. Tal hipótese recebeu apoio com a demonstração de que as mitocôndrias contêm o seu próprio genoma, aumentam o seu número por divisão e sintetizam algumas de suas proteínas estruturais (constitutivas). O DNA mitocondrial (mtDNA) é uma pequena molécula circular fechada, que codifica 13 enzimas envolvidas na via da fosforilação oxidativa, 2 rRNAs que são componentes essenciais de seu aparelho de tradução e 22 RNAs de transferência (tRNAs), que são utilizados na tradução do mRNA mitocondrial. O DNA mitocondrial é haploide e é herdado exclusivamente da mãe.

As mitocôndrias dispõem de um sistema completo para a síntese de proteínas, incluindo a síntese de seus próprios ribossomos. O restante das proteínas mitocondriais é codificado pelo DNA nuclear; novos polipeptídios são sintetizados por ribossomos livres no citoplasma e, em seguida, importados para dentro das mitocôndrias com a ajuda de dois complexos proteicos. Esses complexos incluem a translocase da membrana mitocondrial externa (complexos TOM, do inglês *translocase of the outer mitochondrial membrane*) e a translocase da membrana mitocondrial interna (complexos TIM, do inglês *translocase of the inner mitochondrial membrane*). A translocação de proteínas através das membranas mitocondriais requer energia e o auxílio de várias proteínas chaperonas especializadas.

As mitocôndrias estão presentes em todas as células, exceto nos eritrócitos e nos queratinócitos terminais.

O número, o formato e a estrutura interna das mitocôndrias frequentemente são característicos de tipos celulares específicos. Quando estão em grande número, as mitocôndrias contribuem para a acidofilia do citoplasma, em razão da grande quantidade de membrana que elas contêm. As mitocôndrias podem ser coradas especificamente por procedimentos histoquímicos, que demonstram algumas de suas enzimas constitutivas, como aquelas envolvidas na síntese de ATP e no transporte de elétrons.

As mitocôndrias apresentam duas membranas que delineiam compartimentos distintos.

As mitocôndrias exibem vários formatos, incluindo esferas, bastões, filamentos alongados e até mesmo estruturas espiraladas. Diferentemente de outras organelas já descritas, todas as mitocôndrias têm duas membranas (Figura 2.40).

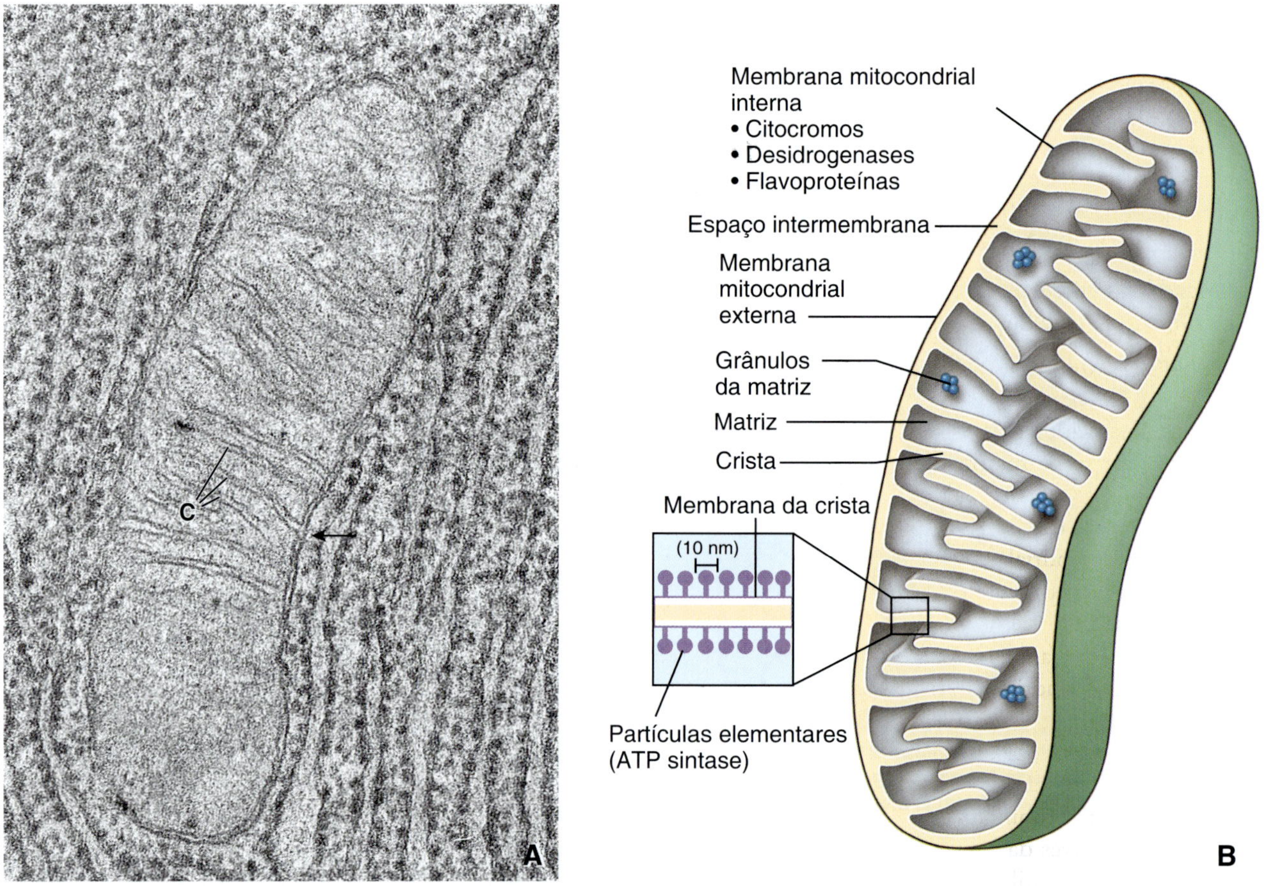

Figura 2.40 Estrutura da mitocôndria. A. Esta eletromicrografia mostra uma mitocôndria em uma célula acinar do pâncreas. Observe que a membrana mitocondrial interna forma as cristas (*C*) por meio de várias invaginações, como fica evidente na região da *seta*. A membrana mitocondrial externa é um envoltório contínuo liso, separado e distinto da membrana interna. 200.000×. **B.** Diagrama esquemático mostrando os componentes de uma mitocôndria. Observe a localização das partículas elementares (*detalhe*), cujo formato reflete a estrutura tridimensional da enzima difosfato de adenosina (*ATP*) sintase.

A membrana mitocondrial interna circunda um espaço denominado matriz. A membrana mitocondrial externa está em estreito contato com o citoplasma. O espaço entre as duas membranas é denominado espaço intermembrana. Os seguintes componentes estruturais das mitocôndrias exibem características específicas relacionadas com suas funções:

- Membrana mitocondrial externa. Esta membrana lisa de 6 a 7 nm de espessura contém muitos canais de ânions dependentes de voltagem (também denominados porinas mitocondriais). Tais canais (com aproximadamente 3 nm de diâmetro) são permeáveis a moléculas sem carga de até 5 kDa. Por conseguinte, as pequenas moléculas, os íons e os metabólitos podem entrar no espaço intermembrana, mas não conseguem penetrar na membrana interna. O ambiente do espaço intermembrana assemelha-se, portanto, ao do citoplasma no que concerne aos íons e pequenas moléculas. A membrana externa contém receptores para proteínas e polipeptídios que são translocados para dentro do espaço intermembrana. Ela também contém várias enzimas, incluindo fosfolipase A_2, monoamina oxidase (MAO) e acetilcoenzima A (CoA) sintase
- Membrana mitocondrial interna. A MET revela que essa membrana é mais delgada que a membrana mitocondrial externa. Dispõe-se em numerosas cristas (pregas), que aumentam significativamente a área de superfície da membrana interna (ver Figura 2.40). Essas pregas projetam-se até a matriz que constitui o compartimento interno da organela. Em algumas células envolvidas no metabolismo dos esteroides, a membrana interna pode formar projeções tubulares ou vesiculares para a matriz. A membrana interna é rica no fosfolipídio cardiolipina, que torna a membrana impermeável a íons. A membrana que forma as cristas contém proteínas que desempenham três funções principais: realizar as reações de oxidação da cadeia respiratória de transporte de elétrons, sintetizar o ATP e regular o transporte de metabólitos para dentro e para fora da matriz. As enzimas da cadeia respiratória estão ligadas à membrana interna e projetam suas cabeças dentro da matriz (ver Figura 2.40). Na MET, essas enzimas aparecem como estruturas em formato de raquete de tênis, denominadas partículas elementares. Suas cabeças medem cerca de 10 nm de diâmetro e contêm enzimas que realizam a fosforilação oxidativa que gera o ATP
- Espaço intermembrana. Esse espaço está localizado entre as membranas interna e externa e contém enzimas específicas que utilizam o ATP gerado na membrana interna. Tais enzimas incluem a creatinoquinase, a adenilatoquinase e o citocromo *c*. Este último é um importante fator na iniciação da apoptose (ver Capítulo 3, *O Núcleo da Célula*)
- Matriz. A matriz mitocondrial é circundada pela membrana mitocondrial interna e contém as enzimas solúveis do ciclo do ácido cítrico (ciclo de Krebs) e as enzimas envolvidas na betaoxidação dos ácidos graxos. Os principais produtos da matriz são o CO_2 e o NADH reduzido, que constitui a fonte de elétrons para a cadeia de transporte de elétrons. As mitocôndrias contêm grânulos da matriz densos, que armazenam Ca^{2+} e outros cátions divalentes e trivalentes. Esses

grânulos aumentam em número e em tamanho quando a concentração de cátions divalentes (e trivalentes) aumenta no citoplasma. As mitocôndrias podem acumular cátions contra um gradiente de concentração; por conseguinte, além da produção de ATP, as mitocôndrias também regulam a concentração de certos íons da matriz citoplasmática – um papel que elas compartilham com o REL. A matriz também contém DNA mitocondrial, ribossomos e tRNA.

As mitocôndrias contêm o sistema enzimático que gera ATP por meio do ciclo do ácido cítrico e fosforilação oxidativa.

As mitocôndrias geram ATP em várias vias metabólicas, incluindo a fosforilação oxidativa, o ciclo do ácido cítrico e a betaoxidação dos ácidos graxos. A energia gerada por essas reações, que ocorrem na matriz mitocondrial, é representada por íons hidrogênio (H^+) derivados do NADH. Tais íons impulsionam uma série de bombas de prótons localizada dentro da membrana mitocondrial interna, que transfere o H^+ da matriz para o espaço intermembrana (Figura 2.41). Essas bombas constituem a cadeia de transporte de elétrons das enzimas respiratórias (ver Figura 2.40). A transferência de H^+ através da membrana mitocondrial interna estabelece um gradiente eletroquímico de prótons – o qual cria uma grande força motriz de prótons, que provoca o movimento de H^+ ao longo de seu gradiente eletroquímico, por meio de uma grande enzima ligada à membrana, denominada ATP sintase. A ATP sintase fornece uma via através da membrana mitocondrial interna, na qual os íons H^+ são utilizados para impulsionar as reações energeticamente desfavoráveis que levam à síntese de ATP. Esse movimento de prótons de volta à matriz mitocondrial é designado acoplamento quimiosmótico. O ATP recém-produzido é transportado da matriz para o espaço intermembrana pela proteína de troca de ATP/ADP impulsionada por gradiente de voltagem, localizada na membrana mitocondrial interna. A partir desse local, o ATP deixa as mitocôndrias através de canais aniônicos dependentes de voltagem (VDACs, do inglês *voltage-dependent anion channels*) na membrana externa para entrar no citoplasma. Ao mesmo tempo, o ADP produzido no citoplasma entra rapidamente nas mitocôndrias para ser recarregado.

Vários **defeitos mitocondriais** estão relacionados com defeitos nas enzimas que produzem ATP. Os tecidos metabolicamente ativos que utilizam grandes quantidades de ATP (como as células musculares e os neurônios) são os mais comumente afetados. Por exemplo, a **epilepsia mioclônica com fibras vermelhas rotas** (**MERRF**, do inglês *myoclonic epilepsy with ragged red fibers*) caracteriza-se por fraqueza muscular, ataxia, convulsões e insuficiências cardíaca e respiratória. O exame microscópico do tecido muscular de pacientes afetados revela agregados de mitocôndrias anormais, que conferem um aspecto roto às fibras musculares vermelhas. A MERRF é causada pela mutação do gene do DNA mitocondrial que codifica o tRNA para a lisina. Tal defeito produz dois complexos anormais na cadeia de transporte de elétrons das enzimas respiratórias, afetando a produção de ATP.

As mitocôndrias decidem se a célula irá viver ou morrer.

Estudos experimentais indicam que as mitocôndrias percebem o estresse celular e são capazes de decidir se a célula irá viver ou morrer ao iniciar o processo de apoptose (morte

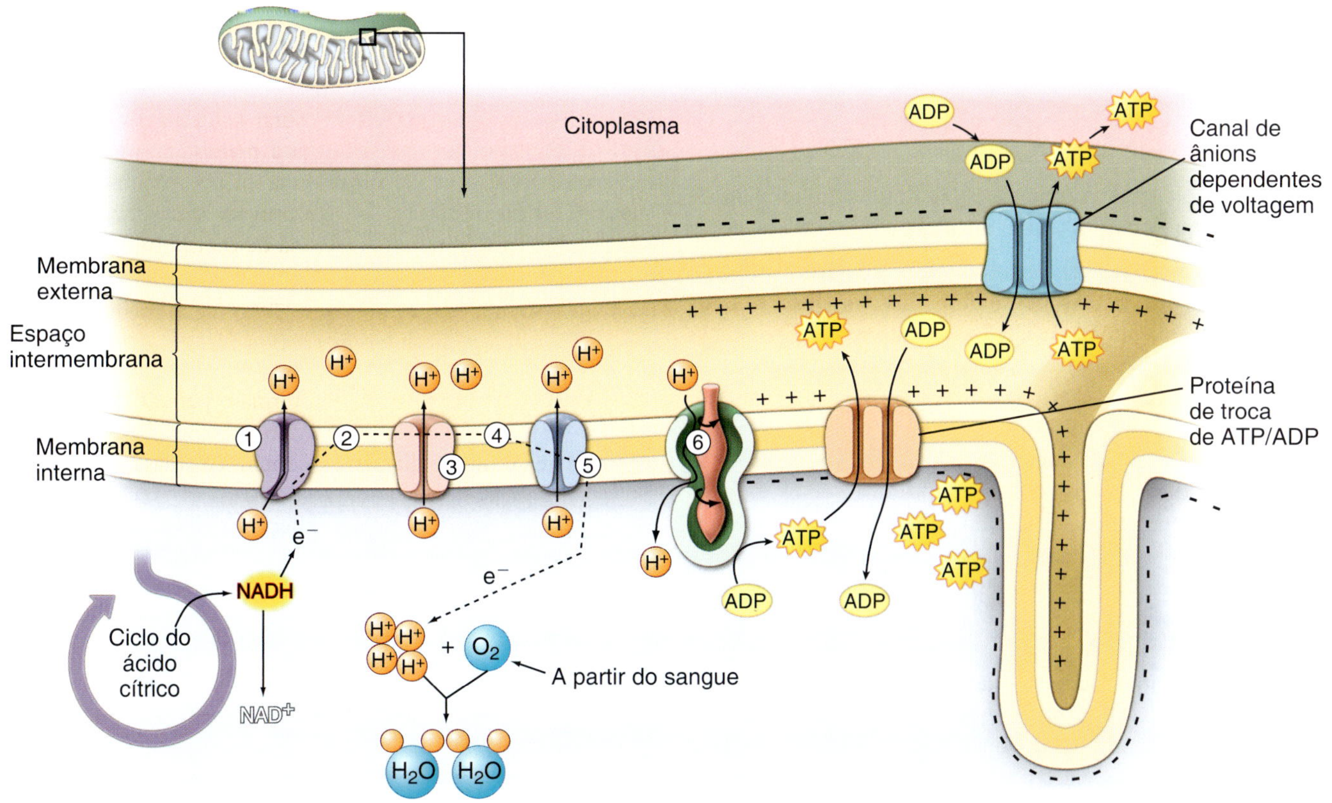

Figura 2.41 Diagrama esquemático ilustrando o modo como as mitocôndrias geram energia. Este diagrama indica o complexo da enzima trifosfato de adenosina (*ATP*) sintase e a cadeia de transporte de elétrons de proteínas localizadas na membrana mitocondrial interna. A cadeia de transporte de elétrons gera um gradiente de prótons entre a matriz e o espaço intermembrana, que é usado para a produção de ATP. Os *números* representam as proteínas sequenciais envolvidas na cadeia de transporte de elétrons e na produção de ATP. *1*, complexo da NADH desidrogenase; *2*, ubiquinona; *3*, complexo do citocromo *b-c₁*; *4*, citocromo *c*; *5*, complexo da citocromo oxidase; e *6*, complexo de ATP sintase. ADP, difosfato de adenosina.

celular programada). O principal evento da morte celular produzido pelas mitocôndrias é a liberação do citocromo *c* do espaço intermembrana mitocondrial para o citoplasma da célula. Alterações nos canais de ânion voltagem-dependentes (VDACs) na membrana mitocondrial externa são responsáveis por essa liberação. Tal evento, regulado pela família das proteínas Bcl-2 pró-apoptótica (ver Capítulo 3, *O Núcleo da Célula*), inicia a cascata de reações enzimáticas proteolíticas que levam à apoptose. A família de proteínas Bcl-2 controla, portanto, a morte celular basicamente por meio da regulação da permeabilidade da membrana mitocondrial externa, que resulta em liberação irreversível do citocromo *c*, subsequente ativação da enzima caspase e apoptose. Todavia, em determinadas condições (p. ex., modificações da tradução), as proteínas Bcl-2 atuam como agentes antiapoptóticos.

As mitocôndrias sofrem alterações morfológicas relacionadas com o seu estado funcional.

Os estudos com MET mostram que as mitocôndrias apresentam duas configurações distintas. Na configuração ortodoxa, as cristas são proeminentes, e o compartimento da matriz ocupa uma grande parte do volume mitocondrial total. Essa configuração energizada da mitocôndria é observada nas células saudáveis. Nessa configuração, a maior parte do citocromo *c* está sequestrada nas cristas e é resistente à liberação por agentes que rompem a membrana externa mitocondrial. A remodelagem da matriz para a configuração condensada resulta em despolarização das membranas mitocondriais. Essa configuração é caracterizada por cristas desdobradas que não são reconhecidas facilmente à MET. O volume da matriz está reduzido e parece mais concentrado, enquanto o espaço intermembrana aumenta até ocupar 50% do volume total da organela. Essas alterações expõem o citocromo *c* ao espaço intermembrana, facilitando sua liberação das mitocôndrias durante a apoptose.

Peroxissomos

Os peroxissomos são organelas delimitadas por uma única membrana que contém várias enzimas oxidativas.

Os peroxissomos são organelas esféricas, dinâmicas e multifuncionais, delimitadas por membrana, com um tipo de metabolismo oxidativo. À MET, assemelham-se a pequenas vesículas (0,1 a 0,5 mm de diâmetro) distribuídas por todo o citoplasma celular. Como os peroxissomos estão envolvidos no metabolismo lipídico celular, eles interagem com o retículo endoplasmático, as mitocôndrias, os lisossomos e inclusões de gotículas lipídicas. Estudos recentes indicam que os peroxissomos apresentam locais de contato entre as membranas das organelas, que possibilitam a troca de metabólitos, lipídios e proteínas com o retículo endoplasmático, as mitocôndrias e os lisossomos. Embora sejam abundantes nas células do fígado e dos rins, os peroxissomos são encontrados em quase todas as células do corpo. Variam quanto ao tamanho e número e, tipicamente, há de 10^2 a 10^3 peroxissomos por célula. O número de peroxissomos em uma célula aumenta em resposta à dieta, aos fármacos e à estimulação hormonal. Na maioria dos animais, mas não nos seres humanos, os peroxissomos também contêm urato oxidase (uricase), que frequentemente aparece como uma inclusão nuclear cristaloide característica.

Como os peroxissomos contêm enzimas oxidativas, sobretudo catalase e outras peroxidases, os pesquisadores originalmente acreditaram que a principal função dessas organelas fosse o metabolismo de intermediários reativos de oxigênio (ROIs), particularmente peróxido de hidrogênio (H_2O_2). Quase todas as enzimas oxidativas produzem ROIs durante as reações de oxidação que são tóxicos para as células. Algumas células, como as células fagocíticas, utilizam ROIs para imobilizar e matar bactérias vivas fagocitadas (ver Capítulo 10, *Sangue*). A catalase nos peroxissomos regula cuidadosamente a remoção de ROIs, protegendo, assim, a célula. Por exemplo, o peróxido de hidrogênio é decomposto em água (H_2O) e oxigênio (O_2). As enzimas oxidativas são importantes sobretudo nos hepatócitos, em que realizam vários processos de destoxificação. Por exemplo, os peroxissomos nos hepatócitos são responsáveis pela destoxificação do álcool etílico ingerido, convertendo-o em acetaldeído.

Entretanto, evidências recentes sugerem que os peroxissomos desempenham uma função primária no metabolismo dos lipídios, contribuindo para a degradação e a destoxificação dos ácidos graxos. Embora os ácidos graxos de cadeia média e de cadeia longa sejam oxidados principalmente nas mitocôndrias, os peroxissomos metabolizam quase exclusivamente ácidos graxos de cadeia muito longa (betaoxidação de ácidos graxos de cadeia muito longa) e ácidos graxos de cadeia ramificada (alfaoxidação de ácidos graxos de cadeia ramificada). Além disso, os peroxissomos nas células de mamíferos estão envolvidos na biossíntese lipídica de colesterol, dolicol e fosfolipídios ligados a ácidos graxos (p. ex., fosfolipídios éteres encontrados na bainha de mielina). No fígado, os peroxissomos também estão envolvidos na síntese de ácidos biliares, que são derivados do colesterol. Conforme assinalado anteriormente, betaoxidação também ocorre nas mitocôndrias. Em algumas células, a betaoxidação peroxissômica pode ser igual à que ocorre nas mitocôndrias e, dessa maneira, ajuda na manutenção da homeostasia celular metabólica de ácidos graxos. A Figura 2.42 apresenta um resumo das funções dos peroxissomos.

Além de suas funções metabólicas, os peroxissomos recentemente foram implicados na sinalização celular em diversas vias metabólicas. Diferentes níveis de espécies reativas de oxigênio peroxissômicas nos peroxissomos influenciam os processos intracelulares, promovendo a autofagia, melhorando a sobrevida celular e modulando a imunidade celular.

A biogênese dos peroxissomos é complexa; podem surgir a partir de peroxissomos preexistentes ou podem ser sintetizados *de novo*.

A biogênese dos peroxissomos ainda não está totalmente compreendida. Em geral, dois modelos de biogênese geralmente são aceitos:

- No modelo clássico, os peroxissomos surgem a partir de peroxissomos preexistentes por meio de crescimento e divisão. Essa observação é sustentada por estudos de MET de proliferação de peroxissomos farmacologicamente induzida no fígado
- No modelo alternativo, os peroxissomos são gerados *de novo* pela aquisição de proteínas de membrana e lipídios do REL e suas proteínas de matriz do citoplasma. A formação *de novo* de peroxissomos foi confirmada em células humanas com o uso de técnicas de imunofluorescência com moléculas de peroxina marcadas.

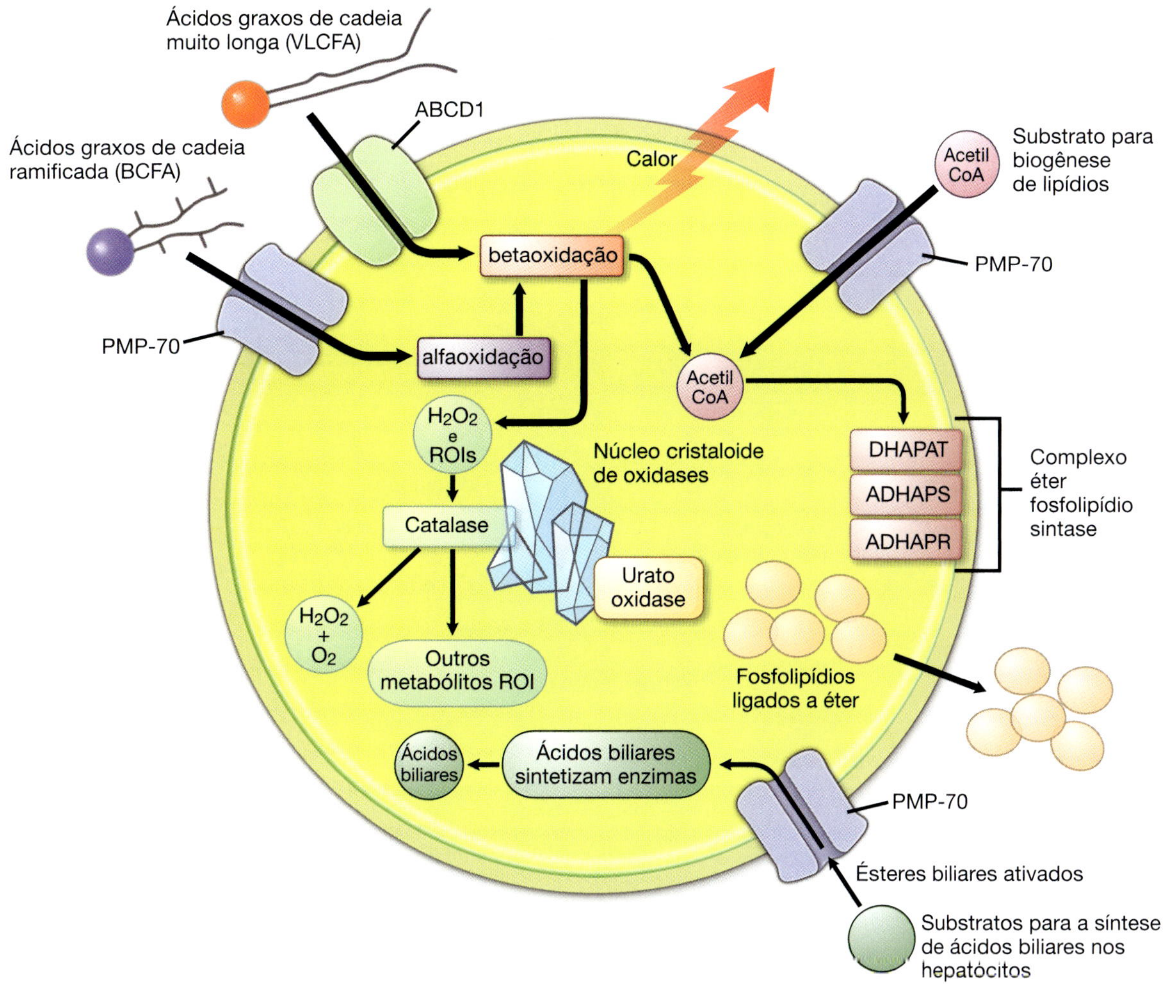

Figura 2.42 Diagrama esquemático de um peroxissomo. Este diagrama mostra enzimas peroxissômicas que residem na matriz do peroxissomo e suas respectivas vias metabólicas. São também mostradas proteínas selecionadas da membrana peroxissômica. O núcleo cristaloide das oxidases pode não existir em todas as espécies. ABCD1, transportadores de cassete de ligação de ATP (ABC) na subfamília D; ADHAPR, alquildi-hidroxiacetona fosfato redutase; ADHAPS, alquildi-hidroxiacetona fosfato sintase; DHAPAT, di-hidroxiacetona fosfato aciltransferase; PMP-70, proteína-70 da membrana peroxissômica; ROI, intermediário reativo de oxigênio.

A formação *de novo* é iniciada pela produção de vesículas pré-peroxissômicas (VPPs), que brotam a partir da superfície do REL (Figura 2.43). Foram identificadas pelo menos duas classes de VPPs que contêm diferentes populações de peroxinas, uma família de 32 proteínas peroxissômicas conhecidas, necessárias para a montagem e a função dos peroxissomos. A segregação de proteínas nas duas classes de VPPs impede a montagem prematura de peroxissomos. Esses precursores iniciais dos peroxissomos sofrem fusão e posteriormente são direcionados para proteínas específicas da matriz peroxissômica e proteínas adicionais da membrana peroxissômica sintetizadas em ribossomos livres no citoplasma. Todas as proteínas destinadas aos peroxissomos precisam ter um motivo simples de três aminoácidos, Ser-Lys-Leu, conhecido como sinal de direcionamento peroxissômico (PTS, do inglês *peroxisomal targeting signal*) ligado a seu terminal carboxi (PTS1).

As proteínas da membrana peroxissômica são inseridas na membrana do peroxissomo com o auxílio da proteína peroxina 19 (Pex19). Essa chaperona solúvel liga-se às proteínas da membrana peroxissômica no citoplasma e as transporta até o local de ancoragem (Pex3 e Pex16) e inserção na membrana do peroxissomo. Após a inserção, a Pex19 é reciclada de volta ao citoplasma.

As proteínas da matriz peroxissômica também utilizam peroxinas (Pex5 e Pex7) como receptores de importação. Esses receptores ligam-se às proteínas da matriz peroxissômica no citoplasma e as transportam para os receptores de acoplamento (Pex3 e Pex16) na membrana peroxissômica, em que as proteínas são liberadas no lúmen peroxissômico. Os receptores são reciclados de volta ao citoplasma.

Em geral, os distúrbios peroxissômicos são causados por comprometimento da atividade peroxissômica ou ausência de peroxissomos, devido a um defeito na biogênese dos peroxissomos. Vários distúrbios metabólicos humanos são causados por mutações nos **genes PEX** que codificam as **proteínas peroxissômicas** (peroxinas) necessárias para a biogênese e a função dos peroxissomos. Essas mutações resultam na incapacidade de importar proteínas da matriz e da membrana peroxissômicas dentro da organela. Os **distúrbios peroxissômicos** estão associados a comprometimento do metabolismo lipídico dos peroxissomos (p. ex., resultando no acúmulo de ácidos graxos de cadeia muito longa, ácidos graxos de cadeia ramificada) e síntese defeituosa de lipídios éteres e ácidos biliares. Os **distúrbios da biogênese dos peroxissomos** incluem **doenças do espectro de Zellweger (DEZs)** e **condrodisplasia punctata rizomélica do tipo 1 (CDPR1)**. Os distúrbios hereditários mais comuns do espectro de Zellweger são a **síndrome**

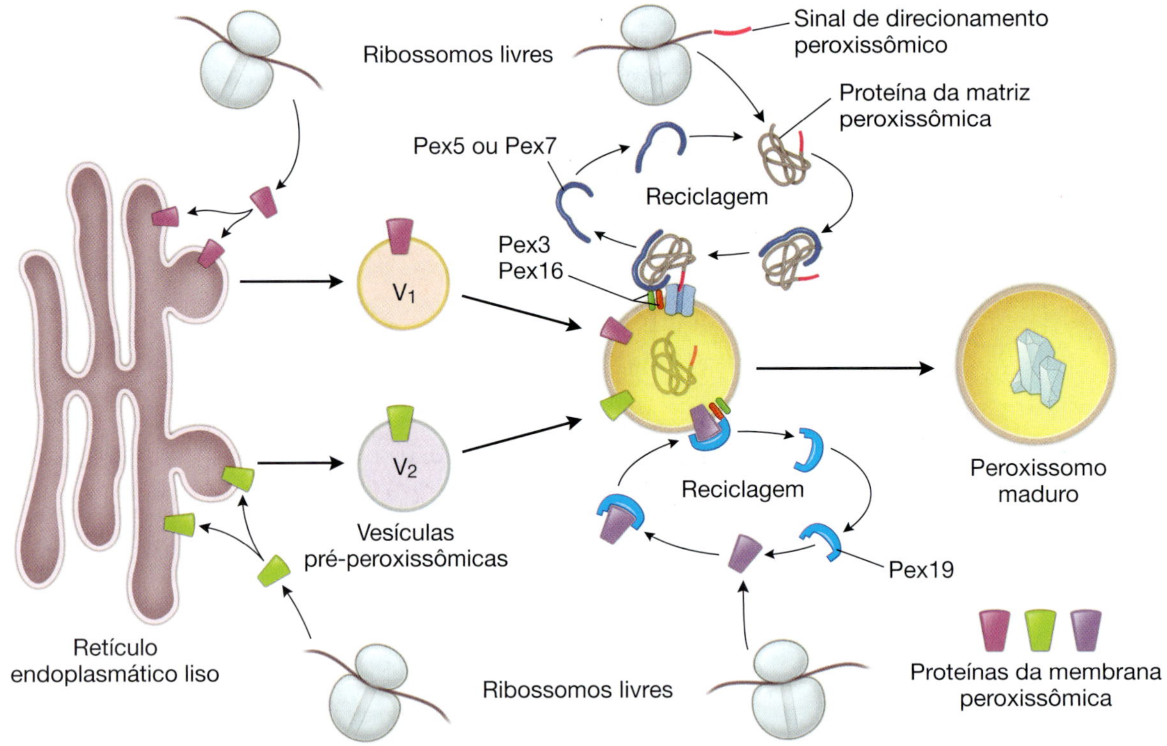

Figura 2.43 Formação *de novo* de peroxissomos. As proteínas na da membrana peroxissômica são sintetizadas nos ribossomos livres existentes no citoplasma. Inicialmente, são incorporadas ao retículo endoplasmático (REL) liso. A região do REL rica em proteína da membrana peroxissômica brota a partir do REL para formar vesículas pré-peroxissômicas. São mostradas duas classes de vesículas (V_1 e V_2) que contêm diferentes classes de proteínas da membrana peroxissômica no estágio inicial de formação do peroxissomo. A segregação de proteínas em vesículas separadas impede sua interação e montagem prematura de peroxissomos. A fusão das duas classes de vesículas resulta em um precursor do peroxissomo. Esse precursor é ainda direcionado para a entrega de proteínas específicas da matriz e membrana peroxissômicas. A entrega dessas proteínas ao peroxissomo é auxiliada por proteínas (chaperonas) receptoras citoplasmáticas solúveis. As chaperonas ligam-se às respectivas proteínas peroxissômicas no citoplasma, as transportam para o local de ancoragem (Pex3 e Pex16) e as inserem na membrana peroxissômica (Pex19) ou atuam como receptores de importação (Pex5 ou Pex7) para guiar as proteínas da matriz no lúmen. Após a inserção das proteínas, as chaperonas são recicladas de volta para o citoplasma. Observe que as proteínas destinadas aos peroxissomos exibem um sinal de direcionamento peroxissômico.

cérebro-hepatorrenal de Zellweger, a **adrenoleucodistrofia neonatal (ADLN)** e a **doença de Refsum infantil**. A síndrome de Zellweger é a mais grave desses três distúrbios. Provoca malformações craniofaciais, hepatomegalia, anormalidades neurológicas e de desenvolvimento, degeneração da retina e surdez. A maioria dos lactentes afetados pela síndrome de Zellweger não sobrevive além de 1 ano. As características clínicas da adrenoleucodistrofia neonatal e da doença de Refsum infantil assemelham-se às da síndrome de Zellweger; entretanto, esses distúrbios progridem mais lentamente. Mutações nos genes Pex3, Pex16 e Pex19 produzem os fenótipos mais graves, que resultam na ausência completa de peroxissomos. As terapias para os distúrbios peroxissômicos têm sido, até o momento, insatisfatórias.

■ ORGANELAS NÃO MEMBRANOSAS

Microtúbulos

Os microtúbulos são tubos ocos rígidos e não ramificados de proteína polimerizada, que rapidamente podem se juntar ou se dissociar. Em geral, os microtúbulos são encontrados no citoplasma, onde se originam do centro organizador de microtúbulos (COMT); crescem a partir do COMT localizado próximo ao núcleo e se estendem em direção à periferia da célula. Os microtúbulos também são encontrados nos cílios e nos flagelos, nos quais formam o axonema e seu corpúsculo basal de ancoragem; nos centríolos e no fuso mitótico; e nos processos de alongamento da célula, como aqueles dos axônios em crescimento.

Os microtúbulos estão envolvidos em numerosas funções celulares essenciais:

- Transporte vesicular intracelular (*i. e.*, movimento das vesículas secretoras, endossomos e lisossomos). Os microtúbulos criam um sistema de conexões dentro da célula, frequentemente comparado com os trilhos de uma ferrovia que começa em uma estação central, ao longo dos quais ocorre o movimento vesicular
- Movimento dos cílios e dos flagelos
- Fixação dos cromossomos ao fuso mitótico e seu movimento durante a mitose e a meiose
- Manutenção do formato da célula, particularmente de sua assimetria
- Efeito regulador do movimento e do alongamento das células (migração).

Embora possam exercer um efeito regulador no movimento e no alongamento das células, os microtúbulos não são essenciais a essas funções, que são mediadas pela polimerização da actina (ver adiante). Os microtúbulos exercem papel indireto ao regular a polimerização da actina, organizando o transporte de vesículas para a extremidade que avança das células migratórias e viabilizando o desmonte das aderências focais (ver Capítulo 5, *Tecido Epitelial*). Além disso, os microtúbulos podem restringir a locomoção celular por meio do alentecimento da retração da cauda da célula migratória, influenciando assim a direção da migração celular.

Os microtúbulos são estruturas poliméricas alongadas compostas de partes iguais de alfatubulina e betatubulina.

Os microtúbulos medem 20 a 25 nm de diâmetro; sua parede tem espessura de aproximadamente 5 nm e consiste em 13 moléculas de tubulina dimérica dispostas em arranjo globular. O dímero de tubulina tem peso molecular de 110 kDa e é formado por uma molécula de alfatubulina e uma molécula de betatubulina, cada uma com peso molecular de 55 kDa (Figura 2.44). Os dímeros sofrem polimerização de acordo com um padrão terminoterminal, cabeça com cauda, estando a molécula alfa de um dímero ligada à molécula beta do dímero seguinte em um padrão repetido. Os contatos longitudinais entre os dímeros os ligam, formando uma estrutura linear denominada protofilamento. A periodicidade axial observada ao longo dos dímeros com 5 nm de diâmetro corresponde ao comprimento das moléculas de proteína. Um pequeno segmento do microtúbulo de 1 μm contém aproximadamente 16.000 dímeros de tubulina.

Os microtúbulos crescem a partir de anéis de gamatubulina no COMT, que atuam como locais de nucleação para cada microtúbulo.

A formação dos microtúbulos pode ter a sua origem a partir de centenas de anéis de gamatubulina que formam parte integral do COMT e que atuam como modelos para a montagem correta dos microtúbulos. Seu padrão de nucleação iniciado no COMT pode ser estudado *in vitro* (Figura 2.45). Os dímeros de alfa e de betatubulina são acrescentados ao anel de gamatubulina de modo terminoterminal. O modelo mais simples usado no passado descrevia a montagem dos microtúbulos como um processo de adição de dímeros de tubulina à extremidade em crescimento de um microtúbulo totalmente formado. No entanto, vários estudos experimentais, utilizando a microscopia crioeletrônica, demonstraram que a montagem inicial ocorre a partir de um folheto encurvado constituído de dímeros de tubulina que, por sua vez, fecha-se em um tubo na extremidade em crescimento do microtúbulo (ver Figura 2.44).

A polimerização dos dímeros de tubulina exige que haja trifosfato de guanosina (GTP, do inglês *guanosine triphosphate*) e Mg^{2+}. Cada molécula de tubulina liga-se ao GTP antes de sua incorporação no microtúbulo em formação. Os dímeros de tubulina que contêm GTP apresentam uma configuração que favorece interações laterais mais firmes entre dímeros, resultando em polimerização. Em algum ponto do processo, o GTP é hidrolisado a difosfato de guanosina (GDP, do inglês *guanosine diphosphate*).

Em consequência desse padrão de polimerização, os microtúbulos são estruturas polares, visto que todos os dímeros, em cada protofilamento, exibem a mesma orientação. Cada microtúbulo contém uma extremidade (–) sem crescimento, que corresponde à alfatubulina; na célula, geralmente está inserida no COMT e, com frequência, está estabilizada por actina-proteínas de cobertura (*capping*) (ver Figura 2.44). A extremidade (+) em crescimento corresponde à betatubulina e se estende até a periferia da célula. Os dímeros de tubulina dissociam-se dos microtúbulos no estado de equilíbrio dinâmico, o que cria um reservatório de dímeros de tubulina livres no citoplasma. Esse reservatório está em equilíbrio com a tubulina polimerizada nos microtúbulos; por conseguinte, a polimerização e a despolimerização estão em equilíbrio.

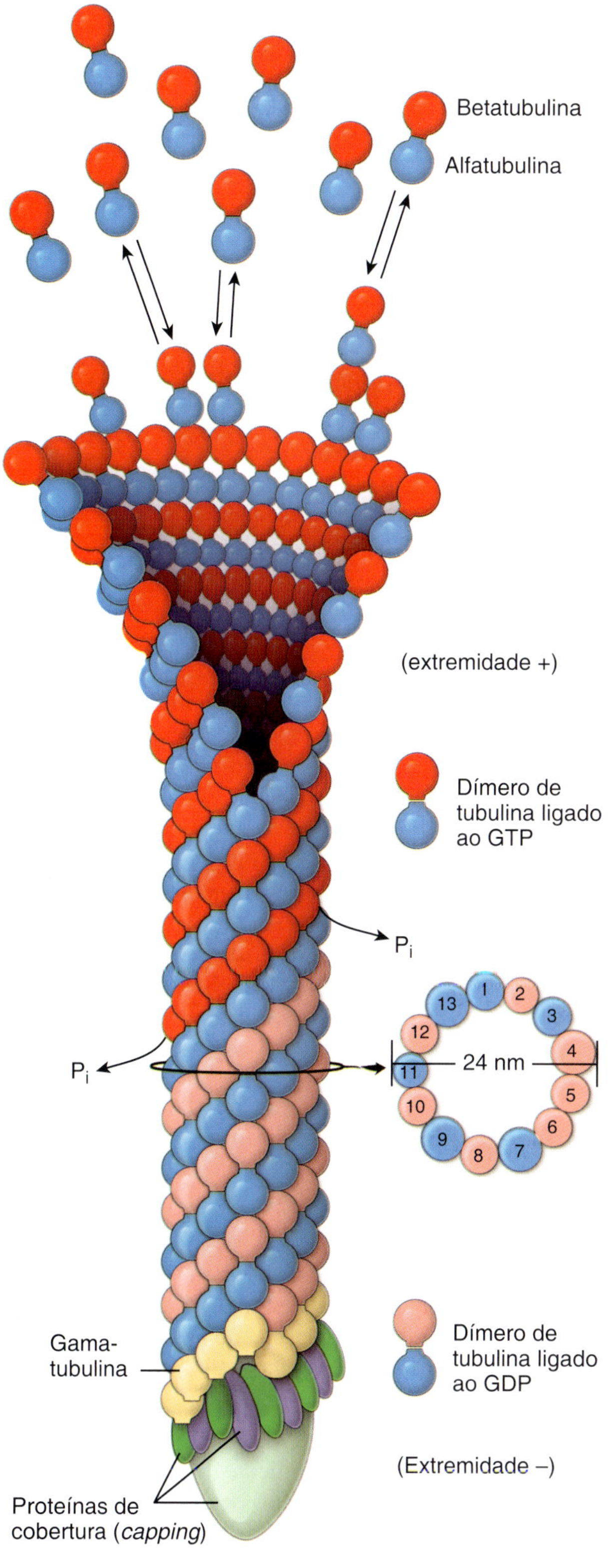

Figura 2.44 Polimerização dos microtúbulos. *À esquerda*, o diagrama mostra o processo de polimerização dos dímeros de tubulina durante o processo de montagem do microtúbulo. Cada dímero de tubulina consiste em uma subunidade de alfatubulina e de betatubulina. A extremidade positiva (+) do microtúbulo é a extremidade em crescimento à qual são incorporados dímeros de tubulina ligados a moléculas de trifosfato de guanosina (*GTP*) em um folheto encurvado que, por sua vez, fecha-se formando um tubo. Os dímeros de tubulina incorporados hidrolisam o GTP, que libera os grupos fosfato para formar polímeros com moléculas de difosfato de guanosina (*GDP*)-tubulina. A extremidade negativa (–) do microtúbulo contém um anel de gamatubulina, necessário para a nucleação do microtúbulo. Essa extremidade está habitualmente inserida no centro organizador de microtúbulos (COMT) e contém numerosas proteínas de cobertura (*capping*). *À direita*, o diagrama mostra, em corte transversal, que cada microtúbulo contém 13 dímeros de tubulina.

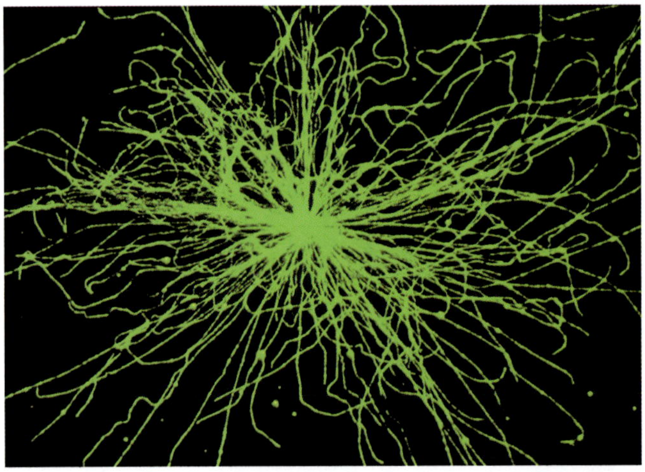

Figura 2.45 Atividade de nucleação de microtúbulos observada *in vitro* usando métodos imunocitoquímicos. O comportamento dos microtúbulos obtidos de células de câncer de mama pode ser estudado *in vitro* pela mensuração de sua atividade de nucleação. Os microtúbulos foram marcados com uma mistura de anticorpos monoclonais antialfatubulina e antibetatubulina (anticorpos primários) e foram visualizados por anticorpos secundários conjugados com corante fluoresceína (imunoglobulina G de cabra anticamundongo-isotiocianato de fluoresceína). A polimerização dos dímeros de tubulina é responsável pela formação de mais de 120 microtúbulos visíveis nessa imagem. Eles se originam do centro organizador de microtúbulos e se estendem para fora aproximadamente 20 a 25 µm em uma disposição radial uniforme. 1.400×. (A fotomicrografia é cortesia das Dras. Wilma L. Lingle e Vivian A. Negron.)

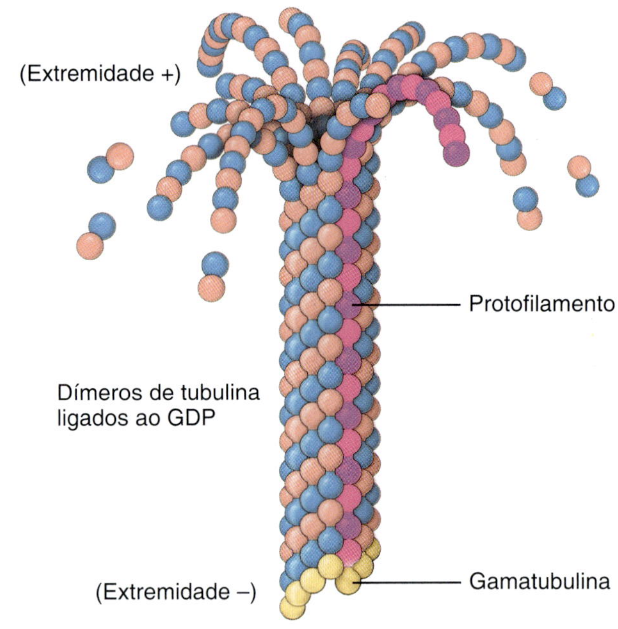

Figura 2.46 Despolimerização dos microtúbulos. Os microtúbulos são estruturas dinâmicas envolvidas no processo de remodelagem constante, conhecido como instabilidade dinâmica. Alongam-se pela adição (polimerização) de dímeros de tubulina ligados ao trifosfato de guanosina (*GTP*) e, em seguida, sofrem rápida retração pela remoção (despolimerização) de dímeros de tubulina que hidrolisaram o GTP. Os dímeros de tubulina ligados ao difosfato de guanosina (*GDP*) têm propensão a sofrer despolimerização pela perda de suas interações laterais. Isso torna possível que os protofilamentos se encaracolem, afastando-se da extremidade do microtúbulo. Observe o arranjo dos dímeros de tubulina em um único protofilamento mostrado em *rosa*.

O equilíbrio pode ser desviado na direção da despolimerização pela exposição da célula ou de microtúbulos isolados a baixas temperaturas ou alta pressão. A exposição repetida a temperaturas altas e baixas, alternadamente, constitui a base da técnica de purificação para a tubulina e os microtúbulos. A velocidade de polimerização ou de despolarização também pode ser modificada pela interação com proteínas associadas a microtúbulos (MAPs, do inglês *microtubule-associated proteins*). Tais proteínas, como MAP-1, MAP-2, MAP-3 e MAP-4; MAP-τ e TOG-ρ regulam a montagem dos microtúbulos e ancoram os microtúbulos a organelas específicas. As MAPs também são responsáveis pela existência de populações estáveis de microtúbulos que não sofrem despolimerização na célula, como aqueles encontrados nos cílios e nos flagelos.

O comprimento dos microtúbulos modifica-se constantemente à medida que os dímeros são acrescentados ou removidos em um processo de instabilidade dinâmica.

Os microtúbulos observados em células de cultura com videomicroscopia em tempo real parecem estar crescendo constantemente na direção da periferia da célula por meio de adição (polimerização) de dímeros de tubulina e, em seguida, sofrem súbita retração na direção do COMT pela remoção (despolimerização) de dímeros de tubulina (Figura 2.46). Esse constante processo de remodelagem, conhecido como instabilidade dinâmica, está ligado a um padrão de hidrólise do GTP durante o processo de montagem e desmontagem dos microtúbulos. Os dímeros de tubulina ligados ao GTP na extremidade em crescimento (+) do microtúbulo o protegem da desmontagem. Em contrapartida, os dímeros de tubulina ligados ao GDP são propensos à despolimerização, levando a rápida desmontagem e retração dos microtúbulos. Durante a desmontagem, os dímeros de tubulina ligados ao GDP perdem a interação lateral entre eles, e os protofilamentos dos dímeros de tubulina se encaracolam para longe da extremidade do microtúbulo, produzindo "extremidades partidas" (ver Figura 2.46). O processo de mudança de um microtúbulo em crescimento para um microtúbulo em retração é frequentemente designado como catástrofe microtubular.

O COMT pode ser comparado com um camaleão alimentando-se, que dispara a sua longa língua como um projétil para entrar em contato com o possível alimento. Em seguida, o camaleão retrai a língua de volta para a boca e repete esse processo até que tenha sucesso na obtenção do alimento. A mesma estratégia de "disparo" dos microtúbulos dinâmicos a partir do COMT em direção à periferia da célula e sua retração subsequente possibilita que os microtúbulos procurem o citoplasma. Quando o microtúbulo disparado encontra fatores de estabilização (como MAP), ele é capturado e modifica o seu comportamento dinâmico. Em virtude desse processo de estabilização seletiva, a célula é capaz de estabelecer um sistema organizado de microtúbulos ligando estruturas periféricas e organelas com o COMT.

Conforme mencionado anteriormente, a associação de um microtúbulo com MAP (p. ex., dentro do axonema de um cílio ou de um flagelo) bloqueia efetivamente essa instabilidade dinâmica e estabiliza os microtúbulos. Em determinadas células, como os neurônios, alguns microtúbulos nucleados no COMT podem ser liberados pela ação de uma proteína de corte de microtúbulos, denominada catanina. Em seguida, polímeros curtos e desprendidos de microtúbulos são transportados ao longo dos microtúbulos existentes por proteínas motoras moleculares, como as quinesinas.

A estrutura e a função dos microtúbulos na mitose e nos cílios e flagelos são discutidas mais adiante neste capítulo, bem como no Capítulo 5, *Tecido Epitelial*.

Os microtúbulos podem ser observados por vários métodos de imagem.

A ME de microtúbulos isolados *in vitro* e de microtúbulos *in vivo* dentro do citoplasma da célula constitui uma ferramenta essencial para examinar sua estrutura e função. Os microtúbulos podem ser facilmente vistos na MET, como mostra a Figura 2.47. Foram obtidas imagens de alta resolução dos microtúbulos com microscopia crioeletrônica, auxiliada por reconstrução tomográfica de sua estrutura molecular (Figura 2.48). Além disso, é possível obter também imagens de alta resolução dos microtúbulos utilizando a microscopia de força atômica. No passado, os microtúbulos eram vistos ao microscópio óptico (com o uso de corantes especiais) e por microscopia de polarização ou de contraste de fase que apresentavam resolução limitada. Atualmente, os microtúbulos podem ser facilmente distinguidos de outros componentes do citoesqueleto da célula com métodos imunocitoquímicos que empregam anticorpos contra a tubulina conjugados com corantes fluorescentes (Figura 2.49).

O movimento das organelas intracelulares é gerado por proteínas motoras moleculares associadas aos microtúbulos.

Nas atividades celulares que envolvem o movimento de organelas e de outras estruturas citoplasmáticas (como as vesículas de transporte), os microtúbulos atuam como guias para os destinos apropriados. As proteínas motoras moleculares fixam-se a essas organelas ou estruturas e atuam como catracas ao longo da trilha de microtúbulos (Figura 2.50). A energia necessária para o movimento de catraca provém da hidrólise do ATP. Foram identificadas duas famílias de proteínas motoras moleculares que possibilitam o movimento unidirecional:

- As dineínas constituem uma família de motores moleculares e se movem ao longo dos microtúbulos na direção da extremidade negativa (–) do microtúbulo. Por conseguinte, as dineínas citoplasmáticas são capazes de transportar organelas da periferia da célula em direção ao COMT. Um membro da família das dineínas, a dineína axonêmica, está presente nos cílios e nos flagelos, e é responsável pelo deslizamento de um microtúbulo contra um microtúbulo adjacente dentro do axonema, efetuando, por conseguinte, o seu movimento
- As quinesinas (membros da outra família) se movem ao longo dos microtúbulos em direção à extremidade positiva (+); por conseguinte, são capazes de mover organelas do centro da célula para a sua periferia.

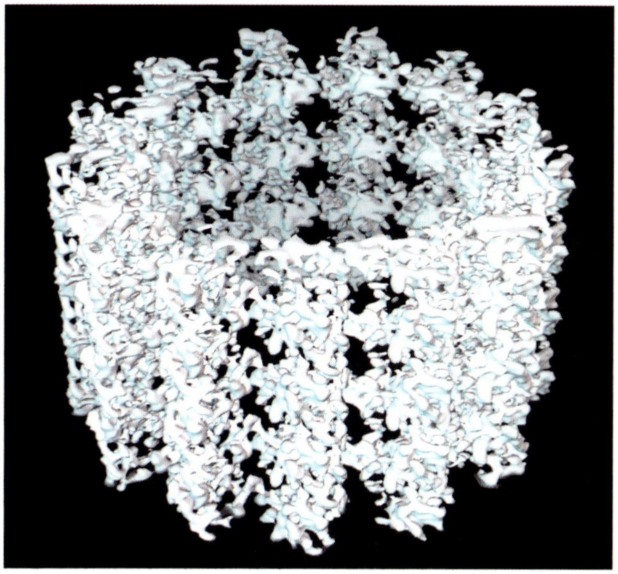

Figura 2.48 Reconstrução tridimensional de um microtúbulo intacto. Esta imagem foi obtida por microscopia crioeletrônica. Imagens tomográficas (em corte) de um microtúbulo hidratado e congelado foram reunidas e reconstruídas digitalmente em uma resolução de 8 angstroms (Å). A estrutura helicoidal das moléculas de alfatubulina é reconhecida neste aumento. 3.250.000×. (Cortesia do Dr. Kenneth Downing.)

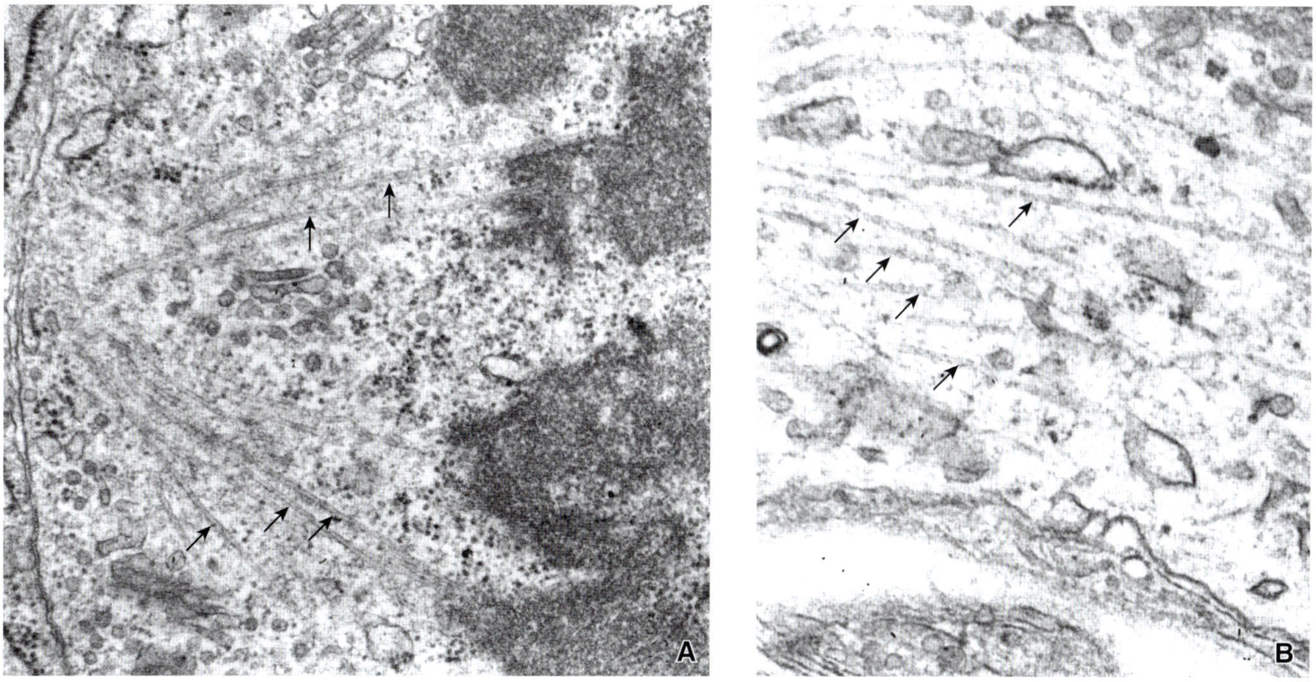

Figura 2.47 Eletromicrografias de microtúbulos. A. Micrografia mostrando os microtúbulos (*setas*) do fuso mitótico em uma célula em divisão. *À direita*, os microtúbulos estão fixados aos cromossomos. 30.000×. **B.** Micrografia de microtúbulos (*setas*) no axônio de uma célula nervosa. Em ambas as células, os microtúbulos são vistos em perfil longitudinal. 30.000×.

Tanto as dineínas quanto as quinesinas estão envolvidas na mitose e na meiose. Nessas atividades, as dineínas movem os cromossomos ao longo dos microtúbulos do fuso mitótico. As quinesinas estão envolvidas simultaneamente no movimento dos microtúbulos polares. Os microtúbulos se estendem a partir de um polo do fuso até a placa da metáfase e se sobrepõem aos microtúbulos que se estendem a partir do polo oposto do fuso. As quinesinas localizadas entre esses microtúbulos geram um movimento de deslizamento que reduz a sobreposição, afastando, assim, os dois polos dos fusos em direção a cada célula-filha (Figura 2.51).

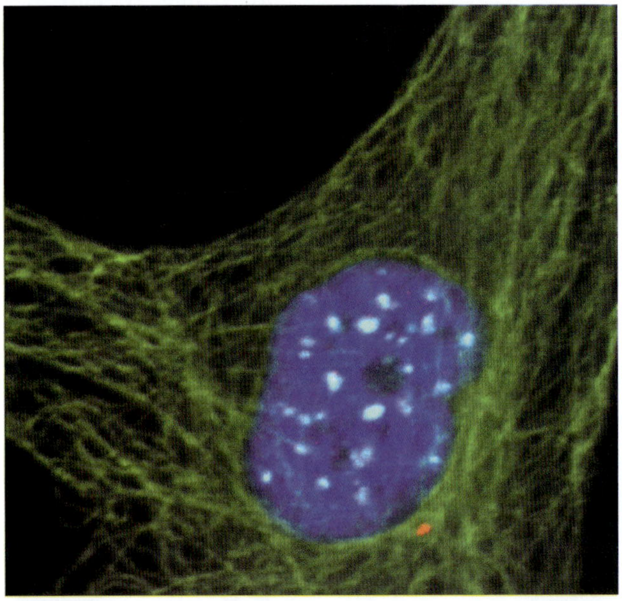

Figura 2.49 Identificação de microtúbulos com anticorpos fluorescentes. Esta imagem imunofluorescente obtida em microscópio confocal mostra a organização dos microtúbulos dentro de uma célula epitelial em cultura de tecido. Neste exemplo, a amostra foi imunomarcada com três anticorpos primários contra a tubulina (*verde*), a centrina (*vermelho*) e os cinetócoros (*azul-claro*) e, em seguida, incubada em uma mistura de três anticorpos secundários diferentes conjugados com moléculas fluorescentes, que reconheceram os anticorpos primários. Os núcleos foram corados (*azul-escuro*) com uma molécula fluorescente que se intercala dentro da dupla-hélice do DNA. Observe que os microtúbulos estão concentrados no centro organizador de microtúbulos (COMT) ou no centrossomo (*vermelho*), de localização adjacente ao núcleo. A célula encontra-se na fase S do ciclo celular, conforme indicado pela existência de grandes cinetócoros não duplicados e pares menores de cinetócoros duplicados. 3.000×. (Cortesia das Dras. Wilma L. Lingle e Vivian A. Negron.)

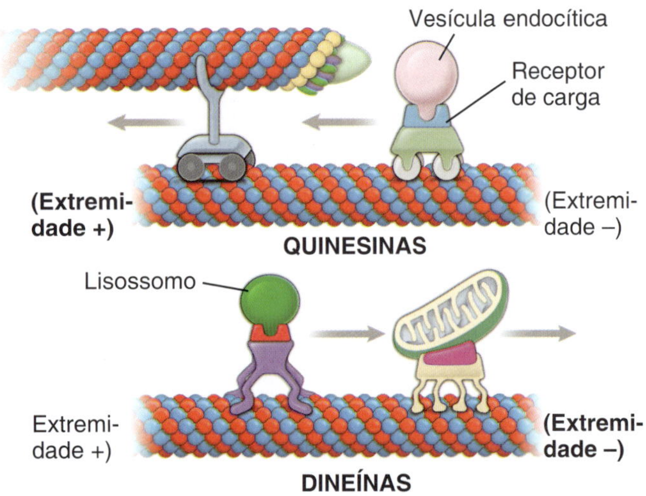

Figura 2.50 Proteínas motoras moleculares associadas aos microtúbulos. Os microtúbulos atuam como guias para as proteínas motoras moleculares. Essas proteínas motoras associadas a microtúbulos e impulsionadas por trifosfato de adenosina (ATP) estão fixadas em estruturas em movimento (como organelas) que as regulam como catraca ao longo de uma trilha tubular. Foram identificados dois tipos de motores moleculares: as dineínas, que se movem ao longo dos microtúbulos na direção de sua extremidade negativa (–) (*i. e.*, em direção ao centro da célula), e as quinesinas, que se movem em direção à extremidade positiva (+) (*i. e.*, em direção à periferia da célula).

Filamentos de actina

Os filamentos de actina são encontrados em praticamente todos os tipos de células.

As moléculas de actina (42 kDa) são abundantes e podem constituir até 20% das proteínas totais de algumas células não musculares (Figura 2.52). À semelhança da tubulina nos microtúbulos, as moléculas de actina também se agregam espontaneamente por polimerização em um arranjo helicoidal linear para formar filamentos de 6 a 8 nm de diâmetro. São mais finos, mais curtos e mais flexíveis que os microtúbulos. As moléculas de actina livres no citoplasma são denominadas actina G (actina globular), diferentemente da actina polimerizada do filamento, que é denominada actina F (actina filamentosa). O filamento de actina ou microfilamento é uma estrutura polarizada; sua extremidade de crescimento rápido é designada como extremidade positiva (farpada), enquanto a extremidade de crescimento lento é denominada extremidade negativa (afilada).

A actina é acrescida preferencialmente à extremidade positiva do filamento de actina, e é dissociada na extremidade negativa.

O processo dinâmico de polimerização da actina, que ocorre principalmente na extremidade positiva do filamento de actina,

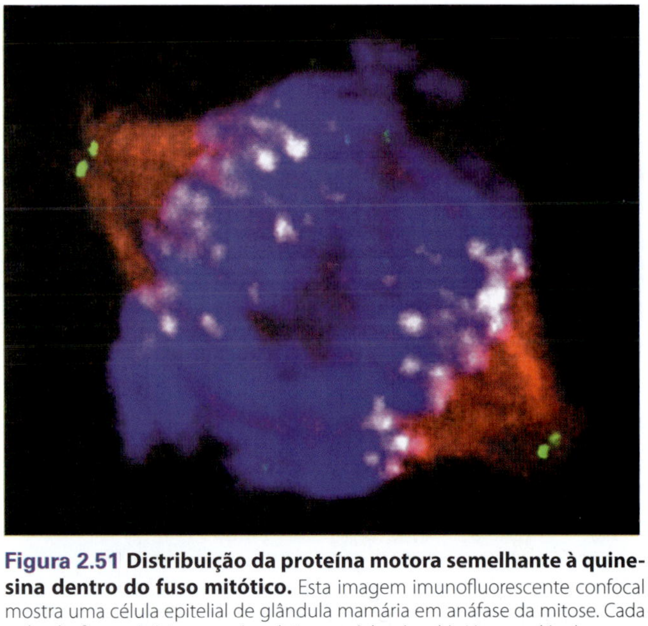

Figura 2.51 Distribuição da proteína motora semelhante à quinesina dentro do fuso mitótico. Esta imagem imunofluorescente confocal mostra uma célula epitelial de glândula mamária em anáfase da mitose. Cada polo do fuso mitótico contém dois centríolos (*verde*). Uma molécula semelhante à quinesina específica da mitose, denominada Eg5 (*vermelho*), está associada a um subgrupo de microtúbulos do fuso mitótico, que conectam os cinetócoros (*branco*) aos polos do fuso. A ação motora da Eg5 é necessária para separar as cromátides-irmãs (*azul*) nas células-filhas. Essa célula foi inicialmente imunomarcada com três anticorpos primários contra as proteínas Eg5 (*vermelho*), centrina (*verde*) e cinetócoros (*branco*) e, em seguida, incubada com três anticorpos secundários diferentes, que reconhecem os anticorpos primários, marcados com moléculas fluorescentes. Os cromossomos foram corados com uma molécula fluorescente que se intercala dentro da dupla-hélice de DNA. 3.500×. (Cortesia das Dras. Wilma L. Lingle e Vivian A. Negron.)

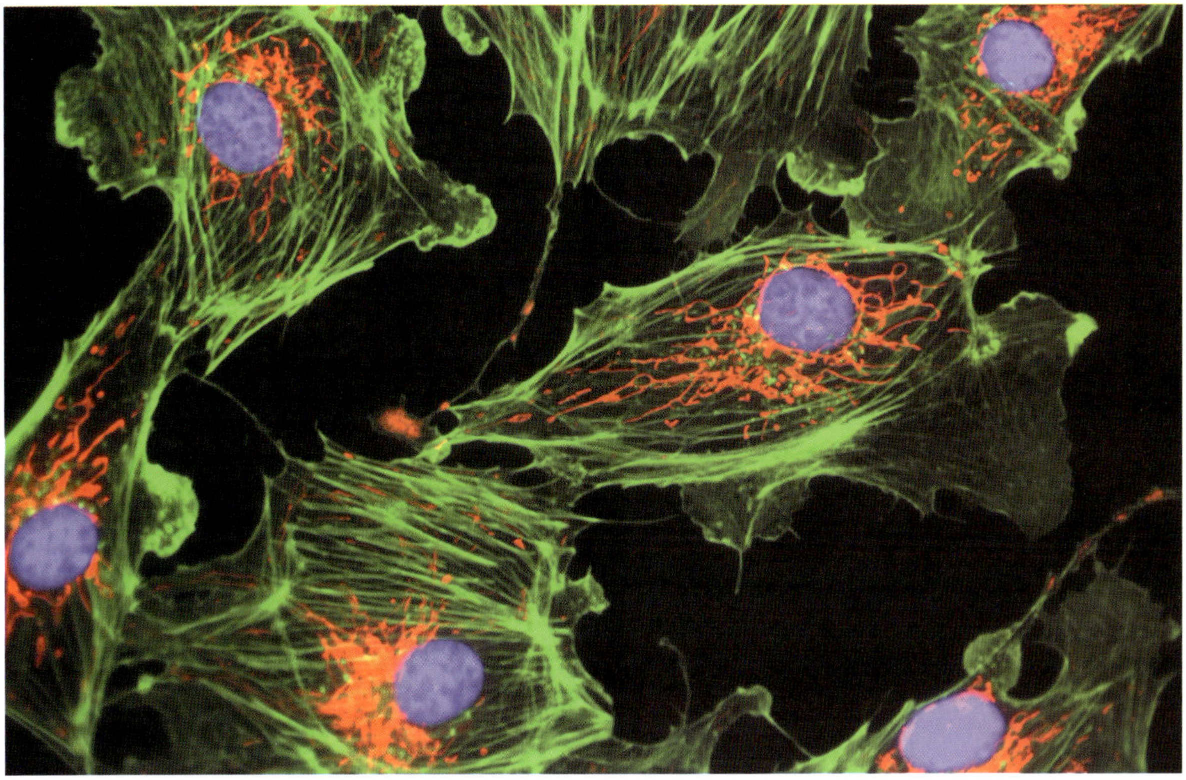

Figura 2.52 Distribuição dos filamentos de actina nas células endoteliais da artéria pulmonar em cultura. As células foram fixadas e coradas com falacidina NDB conjugada com fluoresceína. A falacidina liga-se aos filamentos de actina e os estabiliza, impedindo a sua despolimerização. Observe o acúmulo de filamentos de actina na periferia da célula, logo abaixo da membrana plasmática. Essas células também foram coradas com dois corantes adicionais: um corante seletivo para mitocôndrias (MitoTracker Red), que possibilita a observação das mitocôndrias (*vermelho*) no meio da célula, e o corante DAPI, que reage com o DNA nuclear e exibe fluorescência *azul* sobre o núcleo. 3.000×. (Cortesia de Molecular Probes, Inc., Engene, OR.)

exige que haja K^+, Mg^{2+} e ATP. Após a incorporação de cada molécula de actina G no filamento, o ATP é hidrolisado a ADP. No entanto, a liberação do grupo fosfato da hidrólise do ATP não é imediata, e a forma transitória da actina ligada ao ADP e ao grupo fosfato livre persiste nos filamentos (Figura 2.53).

Em condições fisiológicas as moléculas de actina G são incorporadas preferencialmente à extremidade positiva e dissociadas preferencialmente da extremidade negativa do filamento de actina. Portanto, cada nova molécula de actina G adicionada à extremidade positiva promove comprimento do filamento de actina e acaba deixando o filamento de actina pela extremidade negativa. Esse fenômeno é denominado *treadmilling*.

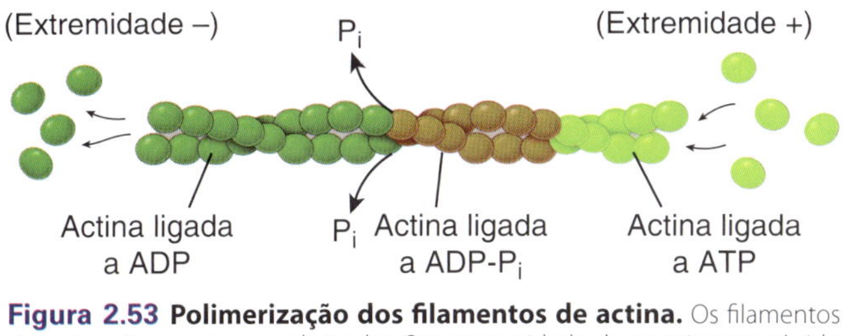

Figura 2.53 Polimerização dos filamentos de actina. Os filamentos de actina são estruturas polarizadas. Sua extremidade de crescimento rápido é denominada *extremidade positiva* (+) ou *farpada*; a extremidade de crescimento lento é designada como *extremidade negativa* (–) ou *afilada*. O processo dinâmico de polimerização da actina exige energia na forma de uma molécula de trifosfato de adenosina (*ATP*), que é hidrolisada a difosfato de adenosina (*ADP*) após a incorporação de uma molécula de actina G ao filamento. Os grupos fosfato não são imediatamente liberados; por conseguinte, é possível detectar no filamento uma forma transitória de actina ligada ao ADP-P_i.

Quando a velocidade de acréscimo da actina G livre na extremidade positiva é superior à velocidade de perda da subunidade na extremidade negativa, o filamento parece crescer. Por outro lado, quando a velocidade de acréscimo da actina G livre é inferior à velocidade de perda da subunidade, o filamento de actina parece encolher. Quando a velocidade de acréscimo de actina G é igual à velocidade de sua dissociação na extremidade negativa, o comprimento do filamento não se modifica. Isso é denominado estado de equilíbrio dinâmico do *treadmilling*.

O controle e a regulação do processo de polimerização dependem da concentração local de actina G e da interação de proteínas ligantes da actina (ABPs, do inglês *actin-binding proteins*), que podem impedir ou intensificar a polimerização.

Várias toxinas naturais que foram encontradas e isoladas de cogumelos, fungos e esponjas se ligam a filamentos de actina e influenciam sua polimerização e desmontagem. A **faloidina**, um polipeptídio com sete aminoácidos encontrado no cogumelo (*Amanita phalloides*), inibe a desmontagem de filamentos de actina por meio da estabilização das moléculas de actina adjacentes no filamento. Por causa de sua forte ligação à actina F, as moléculas de faloidina ligadas a marcadores fluorescentes são usadas como realce na visualização microscópica dos filamentos de actina. As **citocalasinas** produzidas por vários fungos se ligam à extremidade positiva dos filamentos de actina para impedir a montagem e desmontagem dos filamentos de actina nessa extremidade. A **latrunculina A**, uma toxina produzida pela esponja (*Latrunculia magnifica*), liga-se a monômeros de actina G para inibir sua polimerização em filamentos de actina. O **jasplaquinolídeo**, um pequeno composto encontrado na esponja do mar (*Jaspis johnstoni*) encontrada nas ilhas Fuji e Palau, estabiliza monômeros de actina, promovendo a polimerização e a montagem dos filamentos de actina.

Proteínas ligadoras de actina são responsáveis pela montagem, desmontagem e organização dos filamentos de actina.

Além de controlar a velocidade de polimerização dos filamentos de actina, as ABPs são responsáveis pela organização dos filamentos. Por exemplo, várias proteínas podem modificar os filamentos de actina ou atuar sobre eles, conferindo-lhes várias características específicas:

- As proteínas de formação de feixe de actina realizam uma ligação cruzada dos filamentos de actina em arranjos paralelos, criando feixes de filamentos de actina. Um exemplo dessa modificação ocorre dentro das microvilosidades, em que os filamentos de actina apresentam ligação cruzada com as proteínas de formação de feixe de actina, a fascina e a fimbrina. Essa ligação cruzada fornece suporte e confere rigidez às microvilosidades
- As proteínas de corte do filamento de actina cortam os filamentos de actina longos em fragmentos mais curtos. Um exemplo dessa proteína é a gelsolina, uma ABP de 90 kDa, que geralmente inicia a polimerização da actina; no entanto, quando há altas concentrações de Ca^{2+}, provoca corte dos filamentos de actina, convertendo um gel de actina em estado líquido. A cofilina, uma proteína de 18 kDa envolvida na remodelagem rápida do citoesqueleto de actina, secciona os filamentos de actina e cria extremidades livres positivas e negativas disponíveis para polimerização ou despolimerização de moléculas livres de actina
- As proteínas de cobertura (*capping*) da actina bloqueiam o acréscimo adicional de moléculas de actina por meio de sua ligação à extremidade livre de um filamento de actina. Um exemplo é a tropomodulina, que pode ser isolada de células musculares esqueléticas e cardíacas. A tropomodulina liga-se à extremidade livre dos miofilamentos de actina, regulando o comprimento dos filamentos em um sarcômero
- As proteínas de ligação cruzada da actina são responsáveis pela ligação cruzada dos filamentos de actina entre si. Um exemplo dessas proteínas pode ser encontrado no citoesqueleto dos eritrócitos. Várias proteínas – como a espectrina, a aducina, a proteína 4.1 e a proteína 4.9 – estão envolvidas na ligação cruzada dos filamentos de actina
- As proteínas motoras da actina pertencem à família da miosina, que hidrolisa o ATP para fornecer a energia ao movimento ao longo do filamento de actina, da extremidade negativa para a extremidade positiva. Algumas células, como as musculares, caracterizam-se pelo tamanho, pela quantidade e pela natureza dos filamentos e das proteínas motoras de actina que elas contêm. Existem dois tipos de filamentos (miofilamentos) nas células musculares: os filamentos de actina de 6 a 8 nm (denominados filamentos finos; Figura 2.54) e os filamentos de 15 nm (denominados filamentos grossos) de miosina II, que é a proteína predominante das células musculares. A miosina II é uma molécula de dupla cabeça com uma cauda alongada semelhante a um bastão. As relações estruturais e funcionais específicas entre a actina, a miosina e as outras ABPs na contração muscular são discutidas no Capítulo 11, *Tecido Muscular*.

Além da miosina II, as células não musculares contêm miosina I, uma proteína com um único domínio globular e uma cauda curta, que se fixa a outras moléculas ou organelas. Estudos extensos revelaram várias outras isoformas de miosina não muscular, que são responsáveis por funções motoras em muitas células especializadas, tais como melanócitos, células absortivas do rim e do intestino, cones de crescimento dos nervos e células pilosas da orelha interna.

Os filamentos de actina participam de várias funções celulares.

Os filamentos de actina frequentemente são agrupados em feixes próximos à membrana plasmática. As funções desses filamentos de actina associados à membrana incluem:

- Ancoragem e movimento de proteínas de membrana. Os filamentos de actina estão distribuídos em redes tridimensionais em toda a célula e são utilizados como âncoras dentro de junções celulares especializadas, como adesões focais
- Formação do centro estrutural das microvilosidades nas células epiteliais absortivas. Os filamentos de actina também podem ajudar a manter o formato da superfície celular apical (p. ex., a trama terminal apical dos filamentos de actina atua como um conjunto de cabos de tensão sob a superfície celular)
- Locomoção das células. A locomoção é realizada pela força exercida pelos filamentos de actina em processo de polimerização nas suas extremidades em crescimento. Esse mecanismo é usado em muitas células migratórias – em particular, nas células transformadas de tumores invasivos. Em consequência da polimerização da actina em sua borda principal, as células emitem prolongamentos a partir de sua superfície, empurrando a membrana plasmática à

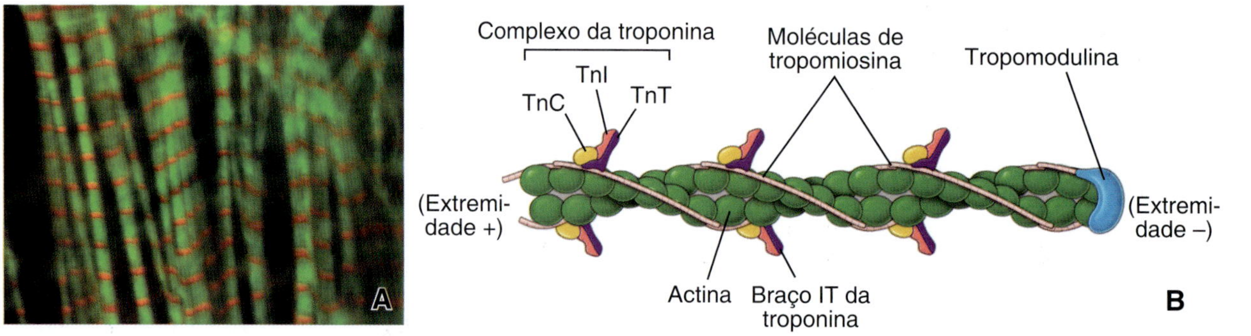

Figura 2.54 Organização e estrutura dos filamentos finos em células cardíacas. A. Micrografia de imunofluorescência para a actina (*verde*), de um miócito cardíaco de pinto, mostrando os filamentos finos, e para a tropomodulina (*vermelho*), mostrando a localização das extremidades de crescimento lento (–) dos filamentos finos. A tropomodulina aparece como estrias regulares, por causa dos comprimentos uniformes e do alinhamento dos filamentos finos nos sarcômeros. 320×. **B.** Diagrama de um filamento fino. A polaridade do filamento fino está indicada pela extremidade de crescimento rápido (+) e pela extremidade de crescimento lento (–). Para mais clareza, é mostrada apenas uma porção de todo o filamento fino. A tropomodulina está ligada à actina e à tropomiosina na extremidade de crescimento lento (–). O complexo de troponina liga-se a cada molécula de tropomiosina a cada sete monômeros de actina ao longo do comprimento do filamento fino. (Cortesia dos Drs. Velia F. Fowler e Ryan Littlefield.)

frente dos filamentos de actina em crescimento. Embora a borda-líder esteja se estendendo, os filamentos de actina na cauda da célula sofrem despolimerização, causando sua retração. As extensões da borda principal de uma célula migratória, denominadas lamelipódios, contêm feixes organizados de filamentos de actina, com suas extremidades positivas direcionadas para a membrana plasmática

- Extensão dos prolongamentos celulares. Esses prolongamentos podem ser observados em muitas outras células que exibem pequenas protrusões denominadas filopódios, que se localizam ao redor de sua superfície. À semelhança dos lamelipódios, essas protrusões contêm agregados frouxos de 10 a 20 filamentos de actina organizados na mesma direção, mais uma vez com suas extremidades positivas direcionadas para a membrana plasmática. Os filamentos de actina também são essenciais para o fluxo citoplasmático (*i. e.*, o movimento do citoplasma semelhante a uma corrente, que pode ser observado em células em cultivo).

Na **listeriose** (infecção causada por *Listeria monocytogenes*), o mecanismo de polimerização da actina da célula é sequestrado pelo patógeno invasor e usado para o seu próprio movimento intracelular e disseminação pelo tecido. Após a sua internalização em um fagossomo do hospedeiro (ver Figura 2.24), a *L. monocytogenes* provoca lise da membrana do fagossomo e escapa para o citoplasma. No citoplasma, uma extremidade da bactéria desencadeia a polimerização dos filamentos de actina da célula hospedeira, que a propele pela célula como um foguete espacial, deixando atrás uma cauda característica de actina polimerizada. A polimerização da actina possibilita a passagem das bactérias para uma célula adjacente, formando protrusões na membrana plasmática do hospedeiro.

Filamentos intermediários

Os filamentos intermediários (IFs, do inglês *intermediate filaments*) desempenham um papel de sustentação ou estrutura geral. Esses filamentos semelhantes a cordas são denominados *intermediários*, visto que o seu diâmetro de 8 a 10 nm fica entre o dos filamentos de actina e o dos microtúbulos. Quase todos os filamentos intermediários consistem em subunidades, com peso molecular de cerca de 50 kDa. Algumas evidências sugerem que muitas das proteínas estruturais estáveis nos filamentos intermediários evoluíram a partir de enzimas altamente conservadas, após apenas uma modificação genética muito pequena.

Os filamentos intermediários são formados a partir de subunidades de filamento intermediário apolares e extremamente variáveis.

Diferentemente daquelas dos microfilamentos e dos microtúbulos, as subunidades proteicas dos filamentos intermediários exibem considerável diversidade e especificidade tecidual. Além disso, não apresentam atividade enzimática e formam filamentos apolares. Os filamentos intermediários também não desaparecem e reaparecem da maneira contínua que caracteriza a maioria dos microtúbulos e filamentos de actina. Por esses motivos, acredita-se que os filamentos intermediários desempenhem, principalmente, um papel estrutural dentro da célula e estabeleçam a ligação citoplasmática de um *continuum* tecidual amplo de filamentos citoplasmáticos, nucleares e extracelulares.

As proteínas do filamento intermediário caracterizam-se por um domínio em formato de bastonete central conservado, com domínios globulares extremamente variáveis em ambas as extremidades (Figura 2.55). Embora as várias classes de filamentos intermediários sejam discretamente diferentes quanto à sequência de aminoácidos do domínio em formato de bastonete e exibam alguma variação no peso molecular, todas compartilham uma região homóloga importante na

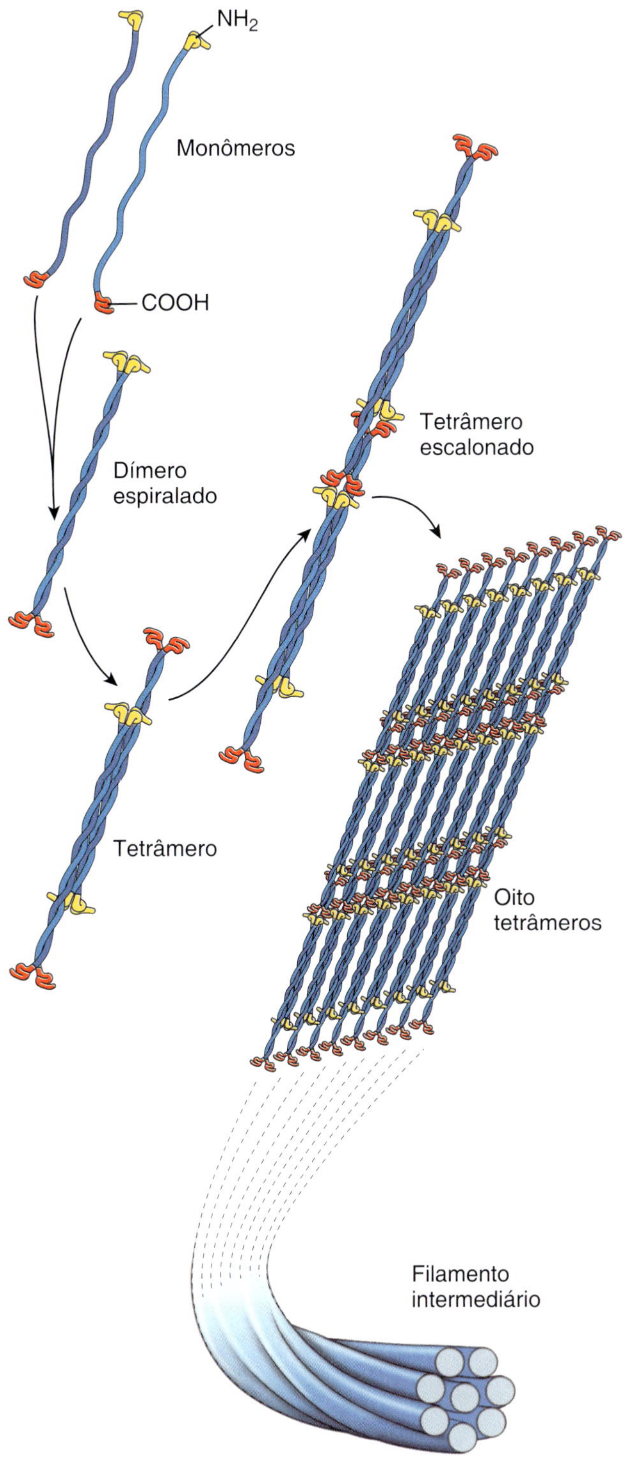

Figura 2.55 Polimerização e estrutura dos filamentos intermediários. Ocorre automontagem dos filamentos intermediários a partir de um par de monômeros que se torcem um ao redor do outro de maneira paralela, formando um dímero estável. Em seguida, dois dímeros espiralados se torcem um ao redor do outro de maneira antiparalela para formar um tetrâmero oscilante de dois dímeros espiralados. Esse tetrâmero forma a unidade não polarizada dos filamentos intermediários. Cada tetrâmero, que atua como uma unidade individual, alinha-se ao longo do eixo do filamento e liga-se à extremidade livre da estrutura em alongamento. Esse arranjo helicoidal oscilante é adicionalmente estabilizado por interações de ligações laterais entre tetrâmeros adjacentes.

automontagem do filamento. A montagem dos filamentos intermediários é realizada a partir de um par de monômeros helicoidais, que se torcem um em torno do outro para formar dímeros espiralados. Em seguida, dois dímeros espiralados se torcem um ao redor do outro de modo antiparalelo (em paralelo, mas apontando em direções opostas) para gerar um tetrâmero escalonado de dois dímeros espiralados, formando, assim, a unidade não polarizada dos filamentos intermediários (ver Figura 2.55). Cada tetrâmero, que atua como uma unidade individual, é alinhado ao longo do eixo do filamento. As extremidades dos tetrâmeros estão ligadas entre si para formar as extremidades livres do filamento. Esse processo de montagem fornece um arranjo helicoidal estável e escalonado, em que os filamentos são reunidos e adicionalmente estabilizados por interações de ligação laterais entre tetrâmeros adjacentes.

Os filamentos intermediários constituem um grupo heterogêneo de elementos do citoesqueleto encontrados em vários tipos de células.

Os filamentos intermediários estão organizados em seis classes principais, com base na estrutura gênica, composição da proteína e distribuição celular (Quadro 2.3).

Quadro 2.3 Classes de filamentos intermediários, sua localização e doenças associadas.

Tipo de proteína	Peso molecular (kDa)	Localização	Exemplo de doenças associadas
Classes 1 e 2 | Queratinas			
Citoqueratinas ácidas	40 a 64	Todas as células epiteliais	Epidermólise bolhosa simples
Citoqueratinas básicas	52 a 68	Todas as células epiteliais	Distúrbios ceratodérmicos causados por mutações da queratina Distrofia corneana de Meesman
Classe 3 | Vimentina e vimentina-símile			
Vimentina	55	Células de origem mesenquimatosa (incluindo células endoteliais, miofibroblastos, algumas células musculares lisas) e algumas células de origem neuroectodérmica	Miopatia relacionada com desmina (MRD) Miocardiopatia dilatada Doença de Alexander Esclerose lateral amiotrófica (ELA)
Desmina	53	Células musculares; coagrupamento com nestina, sinemina e paranemina	
Proteína ácida fibrilar glial (GFAP)	50 a 52	Células da neuróglia (principalmente astrócitos; em menor grau, células ependimárias), células de Schwann, células gliais entéricas, células-satélites dos gânglios sensoriais e pituícitos	
Periferina	54	Neurônios periféricos	
Classe 4 | Neurofilamentos			
Neurofilamento L (NF-L)	68	Neurônios Coagrupamento com NF-M ou NF-H	Doença de Charcot-Marie-Tooth Doença de Parkinson
Neurofilamento M (NF-M)	110	Neurônios Coagrupamento com NF-L	
Neurofilamento H (NF-H)	130	Neurônios Coagrupamento com NF-L	
Nestina	240	Células-tronco neurais, algumas células de origem neuroectodérmica, células musculares Coagrupamento com desmina	
Alfainternexina	68	Neurônios	
Sinemina alfa/beta[a]	182	Células musculares Coagrupamento com desmina	
Sincoilina	64	Células musculares	
Paranemina	178	Células musculares Coagrupamento com desmina	
Classe 5 | Laminas			
Lamina A/C[b]	62 a 72	Núcleo de todas as células nucleadas	Distrofia muscular de Emery-Dreyfuss
Lamina B	65 a 68	Núcleo de todas as células nucleadas	Distrofia muscular do cíngulo dos membros
Classe 6 | Filamentos em conta de rosário			
Faquinina (CP49)[c]	49	Fibras do cristalino (lente do olho) Coagrupamento com filensina	Cataratas de início juvenil Cataratas congênitas
Filensina (CP115)	115	Fibras do cristalino (lente do olho) Coagrupamento com faquinina	

[a]As sineminas alfa e beta representam duas transcrições alternativas do gene DMN.
[b]A lamina C é um produto de união (*splice*) da lamina A.
[c]O peso molecular do heterodímero filensina/plaquinina é de 131 kDa.

- Classes 1 e 2. São os grupos mais diversos de filamentos intermediários, denominados queratinas (citoqueratinas). Essas classes contêm mais de 50 isoformas diferentes e respondem pela maior parte dos filamentos intermediários (cerca de 54 genes de um total de 70 genes de filamentos intermediários humanos estão ligados às moléculas de queratina). A montagem das queratinas ocorre somente na forma de heteropolímeros; uma molécula de citoqueratina ácida (classe 1) e uma molécula de citoqueratina básica (classe 2) formam um heterodímero. Cada par de queratina é característico de um tipo específico de epitélio; no entanto, algumas células epiteliais podem expressar mais de um par. Os filamentos de queratina são encontrados em diferentes células de origem epitelial e são divididas em três grupos de expressão: queratinas dos epitélios simples, queratinas dos epitélios estratificados e queratinas estruturais, também denominadas queratinas duras, as quais são encontradas em apêndices cutâneos, como cabelos e unhas. Os filamentos de queratina estendem-se pelo citoplasma das células epiteliais e, por meio de desmossomos, conectam-se com filamentos de queratina nas células adjacentes. As subunidades de queratina não apresentam comontagem com outras classes de filamentos intermediários; por conseguinte, formam um sistema de reconhecimento distinto específico da célula e do tecido
- Classe 3. Este grupo contém quatro proteínas: a vimentina – a proteína do filamento intermediário mais amplamente distribuída no corpo – e as proteínas semelhantes à vimentina, tais como desmina, proteína ácida fibrilar glial (GFAP, do inglês *glial fibrillary acidic protein*) e periferina. Representam uma família diversa de filamentos citoplasmáticos encontrados em muitos tipos de células. Diferentemente das queratinas, as proteínas de classe 3 (com exceção da desmina) formam preferencialmente filamentos homopoliméricos, que contêm apenas um tipo de proteína intermediária. A vimentina é o filamento intermediário mais abundante encontrado em todas as células derivadas do mesoderma, incluindo os fibroblastos (Figura 2.56); a desmina é característica das células musculares; a GFAP é encontrada nas células gliais (altamente específica dos astrócitos) e a periferina ocorre em muitas células nervosas periféricas
- Classe 4. Historicamente, este grupo era denominado neurofilamentos; contém proteínas do filamento intermediário que são expressas principalmente nos axônios das células nervosas. Os três tipos de proteínas de neurofilamento apresentam diferentes pesos moleculares: NF-L (proteína de baixo peso molecular), NF-M (proteína de peso molecular médio) e NF-H (proteína de alto peso molecular). A comontagem dessas proteínas forma um heterodímero que contém uma molécula de NF-L juntamente com uma das duas outras proteínas. Todas as três proteínas formam filamentos, que se estendem a partir do corpo celular para as extremidades dos axônios e dos dendritos, proporcionando um suporte estrutural. Contudo, os genes para as proteínas da classe 4 também codificam várias outras proteínas dos filamentos intermediários. Essas proteínas incluem a nestina e a alfainternexina nas células nervosas, bem como a sinemina, a sincoilina e a paranemina nas células musculares. Os membros deste grupo têm a sua comontagem preferencialmente nos tecidos, formando heteropolímeros

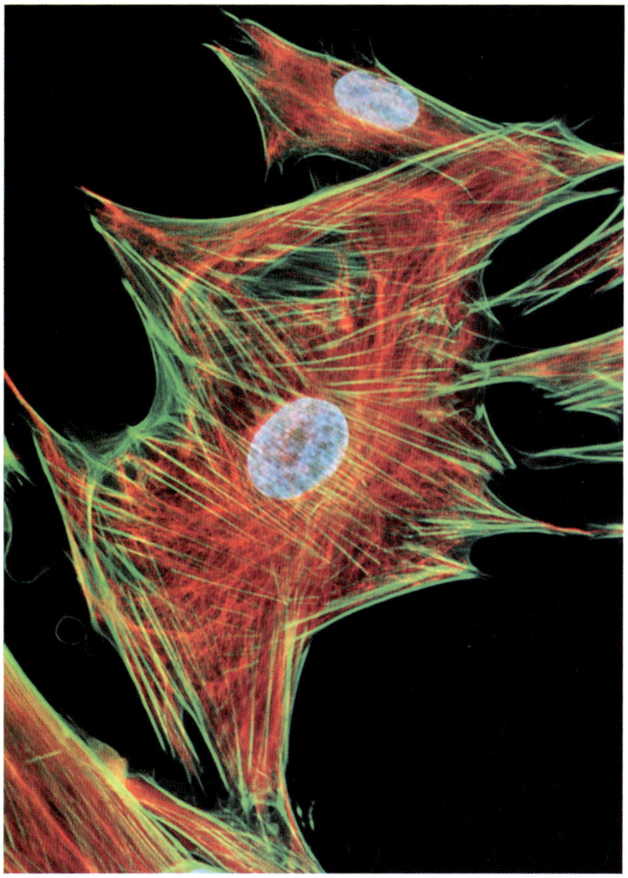

Figura 2.56 Distribuição dos filamentos intermediários nos fibroblastos do pulmão de feto humano. A distribuição da vimentina (*vermelho*) e dos filamentos de actina (*verde*) é mostrada em cultura de fibroblastos do pulmão de feto humano. A vimentina é uma proteína dos filamentos intermediários expressa em todas as células de origem mesenquimatosa. Nos fibroblastos em cultura, os filamentos de vimentina são visíveis na região central do citoplasma celular, onde os filamentos de actina estão agregados principalmente próximo da superfície celular. Esta imagem imunofluorescente foi obtida com técnicas de imunofluorescência direta, em que os filamentos de vimentina foram tratados com anticorpos primários murinos antivimentina, seguidos de anticorpos secundários antimurinos de cabra e conjugados com o corante fluorescente vermelho do Texas. Os filamentos de actina foram contracorados com faloidina conjugada com um corante fluorescente verde. Os núcleos foram corados em azul pela coloração fluorescente de Hoechst. 3.500×. (Reproduzida, com autorização, de Michael W. Davidson, Florida State University.)

- Classe 5. As laminas (especificamente, as laminas nucleares) formam uma estrutura semelhante a uma rede que está associada ao envoltório nuclear. As laminas são representadas por dois tipos de proteínas: lamina A e lamina B. Diferentemente de outros tipos de filamentos intermediários encontrados no citoplasma, as laminas estão localizadas no nucleoplasma de quase todas as células diferenciadas do corpo. É possível encontrar uma descrição de sua estrutura e função no Capítulo 3, *O Núcleo da Célula*
- Classe 6. Trata-se de um grupo de filamentos intermediários específicos da lente do olho (cristalino) ou "filamentos em conta de rosário", que contêm duas proteínas: a faquinina e a filensina. A aparência periódica da superfície desses filamentos semelhante a contas é atribuída à estrutura globular da extremidade carboxiterminal da molécula de filensina, que se projeta a partir do centro do filamento montado.

As proteínas associadas aos filamentos intermediários são essenciais para a integridade das junções intercelulares e da célula com a matriz extracelular.

Diversas proteínas associadas aos filamentos intermediários funcionam no citoesqueleto como partes integrais da arquitetura molecular das células. Algumas proteínas, como as da família da plectina, contêm locais de ligação para filamentos de actina, microtúbulos e filamentos intermediários e, por conseguinte, são importantes na montagem apropriada do citoesqueleto. As laminas, os filamentos intermediários no núcleo, estão associadas a numerosas proteínas na membrana nuclear interna, incluindo a emerina, o receptor de lamina B (LBR, do inglês *lamin B receptor*), a nurima e vários polipeptídios associados à lamina. Algumas dessas proteínas apresentam múltiplos locais de ligação aos filamentos intermediários, actina, cromatina e proteínas sinalizadoras; por conseguinte, atuam na organização da cromatina, na expressão dos genes, na arquitetura nuclear e na sinalização celular e proporcionam uma ligação essencial entre o nucleoesqueleto e o citoesqueleto da célula. Outra família importante de proteínas associadas aos filamentos intermediários consiste nas desmoplaquinas, proteínas semelhantes às desmoplaquinas e placoglobinas. Essas proteínas formam as placas de fixação para os filamentos intermediários, uma região essencial dos desmossomos e dos hemidesmossomos. A interação dos filamentos intermediários com as junções intercelulares e as junções entre a célula e a matriz extracelular proporcionam força e resistência mecânicas para as forças extracelulares. O Quadro 2.4 apresenta um resumo das características dos três tipos de filamentos citoesqueléticos.

Centríolos e centros organizadores de microtúbulos

Os centríolos representam o ponto focal ao redor do qual ocorre a montagem dos COMTs.

Os centríolos, visíveis ao microscópio óptico, consistem em cilindros citoplasmáticos curtos, emparelhados e semelhantes a bastonetes, formados por nove tripletos de microtúbulos. Nas células em repouso, os centríolos exibem uma orientação ortogonal: um dos centríolos do par está disposto em ângulo reto em relação ao outro. Os centríolos são geralmente encontrados próximo ao núcleo; com frequência, estão parcialmente circundados pelo complexo de Golgi e estão associados a uma zona de material pericentriolar denso e amorfo. A região da célula que contém os centríolos e o material pericentriolar é denominada centro organizador de microtúbulos ou centrossomo (Figura 2.57). O COMT é a região em que os microtúbulos são, em sua maioria, formados – e a partir da qual são, então, direcionados para destinos específicos dentro da própria célula. O COMT controla o número, a polaridade, a direção, a orientação e a organização dos microtúbulos formados durante a interfase do ciclo celular. Durante a mitose, os COMTs duplicados servem como polos do fuso mitótico. O desenvolvimento do próprio COMT depende exclusivamente da existência dos centríolos. Quando não há centríolos, os COMTs desaparecem, e a formação dos microtúbulos é muito comprometida.

A matriz pericentriolar do COMT contém numerosas estruturas em formato de anel, que iniciam a formação dos microtúbulos.

O COMT contém centríolos e uma matriz pericentriolar amorfa de mais de 200 proteínas, incluindo a gamatubulina, que está organizada em estruturas anelares. Cada anel de gamatubulina atua como ponto de partida (local de nucleação) para o crescimento de um microtúbulo, cuja montagem ocorre a partir de dímeros de tubulina; os dímeros de alfa e de betatubulina são acrescentados com orientação específica ao anel de gamatubulina. A extremidade negativa do microtúbulo permanece fixada ao COMT, enquanto a extremidade positiva representa a extremidade em crescimento direcionada para a membrana plasmática (ver Figura 2.57).

Os centríolos fornecem corpúsculos basais para os cílios e os flagelos e alinham o fuso mitótico durante a divisão celular.

Embora os centríolos tenham sido descobertos há mais de um século, suas funções precisas, a replicação e a montagem continuam sendo objeto de intensa pesquisa. As funções conhecidas dos centríolos podem ser organizadas em duas categorias:

- Formação do corpúsculo basal. Uma das funções importantes do centríolo consiste em produzir os corpúsculos basais, que são necessários para a montagem dos cílios e dos flagelos (Figura 2.58). Os corpúsculos basais são produzidos *de novo* sem contato com os centríolos preexistentes (via acentriolar) ou por duplicação dos centríolos existentes (via centriolar). Em torno de 95% dos centríolos são produzidos por meio da via acentriolar. Ambas as vias dão origem a múltiplos precursores imediatos dos centríolos, conhecidos como procentríolos, que amadurecem conforme migram para o local apropriado, próximo da membrana celular apical, onde se transformam em corpúsculos basais (Figura 2.59). O corpúsculo basal atua como centro organizador para um cílio. Os microtúbulos crescem para cima a partir do corpúsculo basal, empurrando a membrana celular para fora, e alongam-se para formar o cílio maduro. O processo de duplicação do centríolo é descrito a seguir.
- Formação do fuso mitótico. Durante a mitose, a posição dos centríolos determina a localização dos polos do fuso mitótico. Os centríolos também são necessários para a formação de um COMT totalmente funcional, que é responsável pela nucleação dos microtúbulos associados ao fuso mitótico. Por exemplo, os microtúbulos astrais são formados ao redor de cada centríolo, de maneira estrelada. Os centríolos são fundamentais para estabelecer o eixo do fuso mitótico em desenvolvimento. Em algumas células animais, o próprio fuso mitótico (principalmente os microtúbulos dos cinetócoros) é formado por mecanismos independentes do COMT, e consiste em microtúbulos que se originam dos cromossomos. Dados de estudos experimentais indicam que, caso não haja centríolos, não há desenvolvimento de microtúbulos astrais, causando erros na orientação do fuso mitótico (Figura 2.60). Por conseguinte, o principal papel dos centríolos na mitose consiste em posicionar corretamente o fuso mitótico, recrutando o COMT, a partir do qual os microtúbulos astrais podem crescer, além de estabelecer o eixo para o fuso em desenvolvimento.

A característica dominante dos centríolos é a disposição cilíndrica dos microtúbulos do tripleto com proteínas associadas.

A MET revela que cada centríolo em formato de bastonete mede aproximadamente 0,2 μm de comprimento e consiste em nove tripletos de microtúbulos, que estão orientados paralelamente ao eixo longitudinal da organela e se estendem em feixes ligeiramente torcidos (Figura 2.61). Os três microtúbulos do tripleto estão fundidos, e os microtúbulos

Quadro 2.4 Resumo das características dos três tipos de elementos citoesqueléticos.

	Filamentos de actina (microfilamentos)	Filamentos intermediários	Microtúbulos
Formato	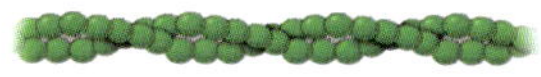 Arranjo helicoidal linear com filamento duplo	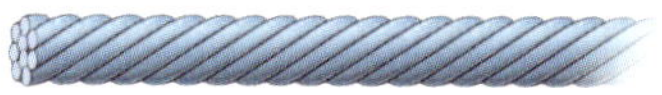 Fibras trançadas	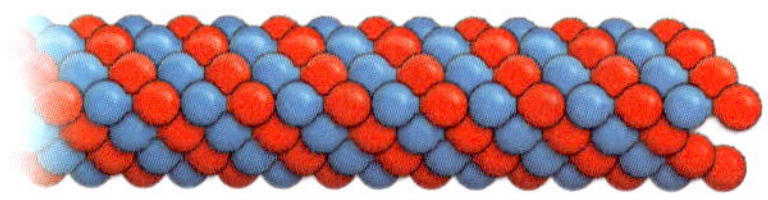 Cilindros ocos, longos e não ramificados
Diâmetro (**nm**)	6 a 8	8 a 10	20 a 25
Subunidade proteica básica	Monômero de actina G (PM 42 kDa)	Várias proteínas do filamento intermediário (PM cerca de 50 kDa)	Dímeros de alfa e betatubulina (PM 54 kDa); a gamatubulina encontrada no COMT é necessária para a nucleação dos microtúbulos; as δ, ϵ, ζ, η-tubulinas estão associadas ao COMT e aos corpúsculos basais
Atividade enzimática	Atividade hidrolítica do ATP	Nenhuma	Atividade hidrolítica do GTP
Polaridade	Sim; a extremidade negativa (–) ou afilada é a extremidade de crescimento lento A extremidade positiva (+) ou farpada é a extremidade de crescimento rápido	Estruturas apolares	Sim; a extremidade negativa (–) é a extremidade que não cresce, inserida no COMT A extremidade positiva (+) é a extremidade em crescimento
Processo de montagem	Monômeros de actina G são adicionados ao filamento em crescimento A polimerização exige que haja K^+, Mg^{2+} e ATP, que é hidrolisado a ADP após a incorporação de cada molécula de actina G ao filamento	Dois pares de monômeros formam dois dímeros espiralados; em seguida, dois dímeros espiralados se torcem um ao redor do outro para produzir um tetrâmero escalonado, que se alinha ao longo do eixo do filamento e que se liga à extremidade livre da estrutura em alongamento	No sítio de nucleação, são acrescentados dímeros de alfa e betatubulina ao anel de gamatubulina Cada dímero de tubulina liga-se ao GTP antes de se incorporar ao microtúbulo, na existência de Mg^{2+} Após a polimerização, o GTP é hidrolisado a GDP
Fonte da energia necessária para a montagem	ATP	N/A	GTP
Características	Filamentos finos e flexíveis	Estruturas resistentes e estáveis	Exibem instabilidade dinâmica
Proteínas associadas	Variedade de ABP com diferentes funções: fascina = formação de feixes; gelsolina = corte de filamentos; proteína CP = revestimento (*capping*); espectrina = ligação cruzada; miosina I e II = funções motoras	Proteínas associadas aos filamentos intermediários: as plectinas ligam-se aos microtúbulos, à actina e aos filamentos intermediários; as desmoplaquinas e placoglobinas fixam os filamentos intermediários aos desmossomos e hemidesmossomos	Proteínas associadas aos microtúbulos: MAP-1, MAP-2, MAP-3 e MAP-4; MAP-τ; e TOG-ρ regulam a montagem, estabilizam e fixam os microtúbulos a organelas específicas; proteínas motoras – dineínas e quinesinas – necessárias para o movimento da organela
Localização na célula	Centro das microvilosidades Trama terminal Concentrados abaixo da membrana plasmática Elementos contráteis dos músculos Anel contrátil nas células em divisão	Estendem-se através dos desmossomos e hemidesmossomos de conexão do citoplasma No núcleo, logo abaixo da membrana nuclear interna	Centro dos cílios Emergem do COMT e espalham-se na periferia da célula Fuso mitótico Centrossomo
Principais funções	Fornecem os componentes essenciais (sarcômeros para as células musculares)	Fornecem força mecânica e resistência às forças de cisalhamento	Fornecem uma rede ("trilhos de ferrovia") para o movimento das organelas dentro da célula Fornecem o movimento para os cílios e os cromossomos durante a divisão celular

ABP, proteína ligante da actina; ADP, difosfato de adenosina; ATP, trifosfato de adenosina; COMT, centro organizador de microtúbulos; GDP, difosfato de guanosina; GTP, trifosfato de guanosina; MAP, proteína associada aos microtúbulos; N/A, não aplicável; PM, peso molecular.

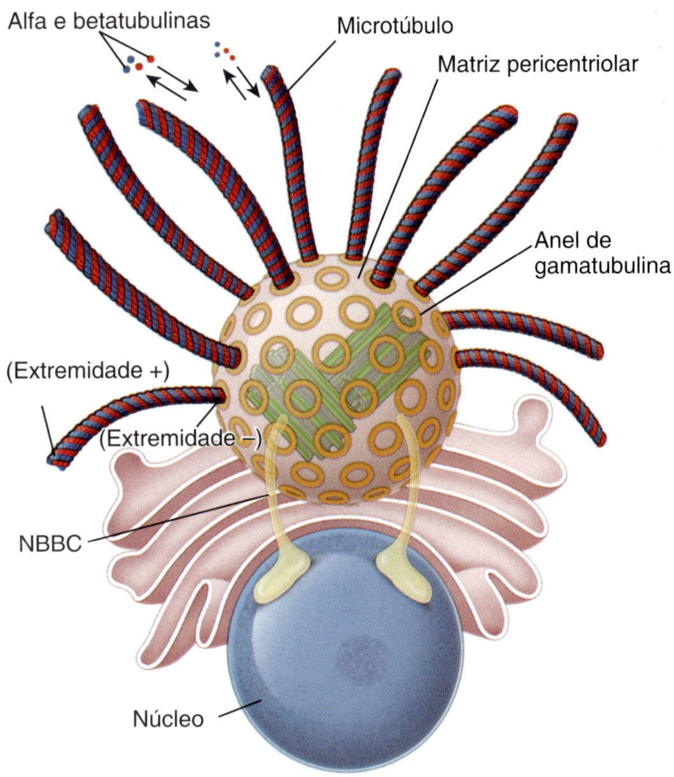

Figura 2.57 Estrutura do centro organizador de microtúbulos (COMT). Este diagrama mostra a localização do COMT em relação ao núcleo e ao complexo de Golgi. Em algumas espécies, o COMT está fixado ao envoltório nuclear por uma proteína contrátil, o conector do núcleo-corpúsculo basal (*NBBC*, do inglês *nucleus-basal body connector*). O COMT contém os centríolos e matriz proteica amorfa com uma quantidade abundante de anéis de gamatubulina. Cada anel de gamatubulina atua como local de nucleação para o crescimento de um único microtúbulo. Observe que a extremidade negativa (−) do microtúbulo permanece fixada ao COMT, enquanto a extremidade positiva (+) é a que cresce em direção à membrana plasmática.

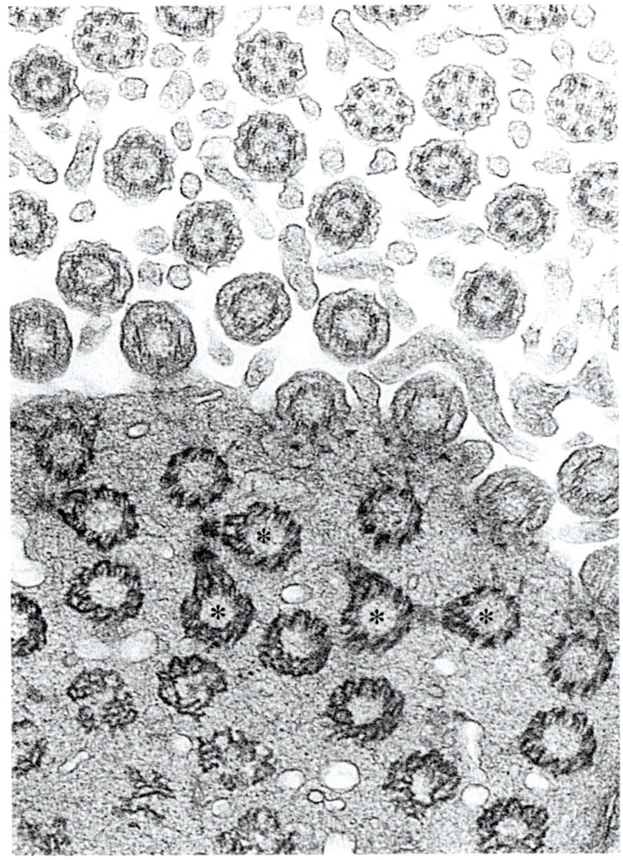

Figura 2.58 Corpúsculos basais e cílios. Esta eletromicrografia mostra os corpúsculos basais e os cílios em perfil transversal, conforme observado em um corte oblíquo através da parte apical de uma célula ciliada das vias respiratórias. Observe o arranjo 9 + 2 microtúbulos dos cílios, em que nove pares de microtúbulos na periferia dos cílios circundam os dois microtúbulos centrais. Os corpúsculos basais não apresentam o par de túbulos centrais. Em vários cortes transversais, o pé basal é visível quando se projeta lateralmente a partir do corpúsculo basal (*asteriscos*). 28.000×. (Cortesia de Patrice C. Abell-Aleff.)

adjacentes compartilham uma parede comum. O mais interno dos microtúbulos, ou microtúbulo A, é um anel completo de 13 protofilamentos que contêm dímeros de alfa e betatubulina; os microtúbulos B e C médio e externo, respectivamente, aparecem em formato de C, visto que compartilham dímeros de tubulina entre si e com o microtúbulo A. Os microtúbulos dos tripletos não têm comprimento igual. O microtúbulo C do tripleto é geralmente mais curto que os microtúbulos A e B.

Os tripletos de microtúbulos do centríolo circundam um lúmen interno. A parte distal do lúmen (distante do núcleo) contém uma proteína ligante de Ca^{2+} de 20 kDa, a centrina (Figura 2.62). A parte proximal do lúmen (próximo ao núcleo) é revestida por gamatubulina, que fornece o molde para o arranjo dos microtúbulos em tripletos. Além disso, dentro dos centríolos, foi identificada uma família de moléculas de δ, ε, ζ e η-tubulina recém-descobertas, bem como complexos de proteína pericentrina. Outras proteínas, como a proteína p210, formam um anel de moléculas que parece ligar a extremidade distal do centríolo à membrana plasmática. Foram identificadas conexões filamentosas entre o par de centríolos em linfócitos humanos. Em outros organismos, duas fontes de proteínas, as fibras de conexão proximal e distal, conectam cada centríolo em um par (ver Figura 2.62).

Nas células em divisão, essas conexões participam na segregação dos centríolos para cada célula-filha. Em alguns organismos,

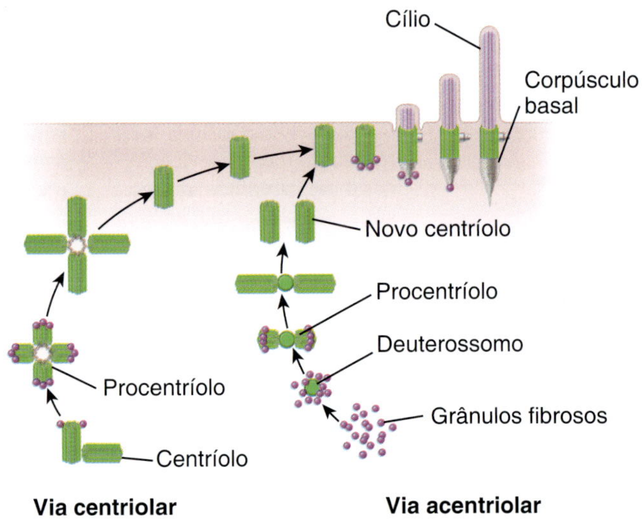

Figura 2.59 Duas vias de formação do corpúsculo basal. Na via centriolar, um par de centríolos já existentes atua como centro organizador para a duplicação de novos centríolos. As células ciliadas, ao utilizar essa via, têm a capacidade de montar um grande número de centríolos na vizinhança de um centríolo maduro antigo. Na via acentriolar, que tem participação importante na formação dos corpúsculos basais nas células ciliadas, novos centríolos são formados *de novo* a partir de grânulos fibrosos muito próximos a estruturas não microtubulares, denominadas deuterossomos. Ambas as vias dão origem a procentríolos, que amadurecem à medida que migram para o local apropriado próximo à membrana celular apical, onde se transformam em corpúsculos basais. Os grânulos fibrosos contribuem para a formação da radícula estriada. (Com base em Hagiwara H, Ohwada N, Takata K. Cell biology of normal and abnormal ciliogenesis in the ciliated epithelium. *Int Rev Cytol.* 2004;234:101-139.)

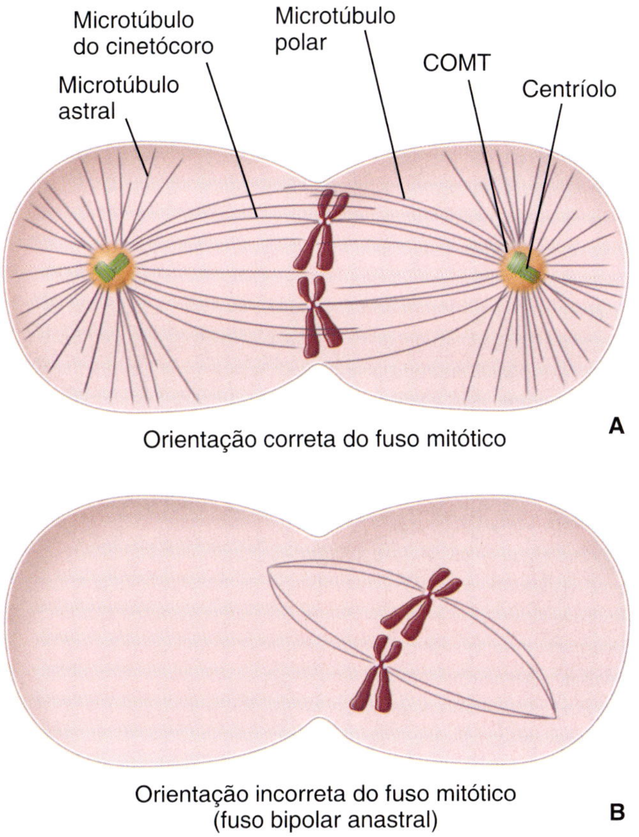

Figura 2.60 Fuso mitótico durante a divisão celular normal e em células sem centríolos. A. Este desenho esquemático mostra a orientação do fuso mitótico em uma célula normal que está sofrendo mitose. Observe as posições dos centríolos e a distribuição dos microtúbulos do fuso. *COMT*, centro organizador dos microtúbulos. **B.** Em uma célula sem centríolos, ocorre mitose e observa-se a formação de um fuso mitótico que contém apenas microtúbulos do cinetócoro. No entanto, ambos os polos do fuso mitótico são desprovidos de microtúbulos astrais, cuja função é posicionar o fuso no plano correto durante a mitose. Esse fuso mal orientado é designado como *fuso bipolar anastral.* (Com base em Marshall WF, Rosenbaum JL. How centrioles work: lessons from green yeast. *Curr Opin Cell Biol*. 2000;12:119-125.)

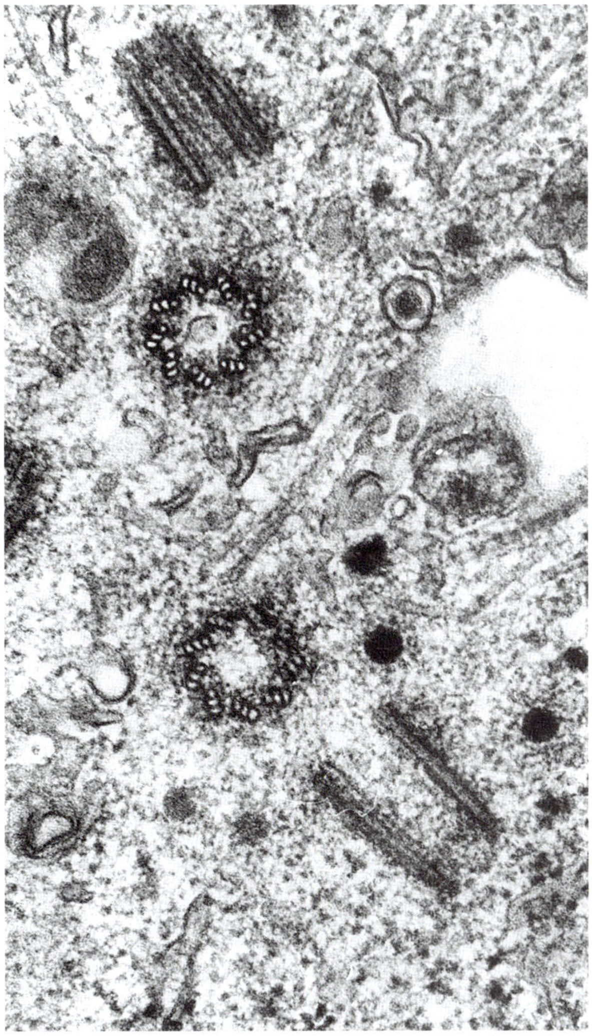

Figura 2.61 Eletromicrografia mostrando o centríolo-mãe e os centríolos-filhos em um fibroblasto. Observe que, no corte transversal, cada um dos pares de centríolo revela a configuração em tripleto dos microtúbulos. O centríolo *inferior à direita* representa um corte longitudinal mediano. No centríolo *superior à esquerda*, o corte longitudinal foi realizado ao longo do plano de sua parede. 90.000×. (Cortesia dos Drs. Manley McGill, D. P. Highfield, T. M. Monahan e Bill R. Brinkley.)

a extremidade proximal de cada centríolo está ligada ao envoltório nuclear por proteínas contráteis, denominadas conectores do núcleo-corpúsculo basal (NBBC, do inglês *nucleus-basal body connector*). Sua função consiste em ligar o centríolo aos polos do fuso mitótico durante a mitose. Nas células humanas, a conexão entre cromossomo e núcleo parece ser mantida por estruturas filamentosas do citoesqueleto. Uma característica distinta dos centríolos de mamíferos consiste na diferença existente entre os centríolos individuais de um par. Um centríolo (denominado centríolo maduro) contém processos-satélites semelhantes a pedículos, e apêndices semelhantes a lâminas, cuja função não é conhecida (ver Figura 2.62). O outro centríolo (denominado centríolo imaturo) não contém satélites nem apêndices.

A duplicação do centrossomo é sincronizada com eventos do ciclo celular e associada ao processo de ciliogênese.

A dinâmica do centrossomo, como a duplicação ou a formação de corpúsculos basais para a ciliogênese, é sincronizada com a progressão do ciclo celular. Os cílios são montados durante a fase G_1; estão mais abundantes na fase G_0, e a sua desmontagem ocorre antes da entrada da célula na fase M. Esses eventos estão ilustrados na Figura 2.63, que mostra uma relação entre a duplicação do centrossomo, a formação do cílio primário e a progressão pelo ciclo celular.

Como cada célula-filha recebe um par de centríolos após a divisão celular, essas células precisam duplicar os centríolos existentes antes da divisão celular. Na maioria das células somáticas, a duplicação do centríolo começa próximo da transição entre as fases G_1 e S do ciclo celular. Esse evento está estreitamente associado à ativação do complexo de ciclina E-Cdk2 durante a fase S do ciclo celular (ver Figura 3.11). Esse complexo fosforila diretamente a proteína chaperona do núcleo, a nucleofosmina/B23, que é responsável pela iniciação da duplicação dos centríolos.

Na maioria das células, a duplicação começa com a divisão de um par de centríolos, seguida do aparecimento de uma pequena massa de material fibrilar e granular na extremidade lateral proximal de cada centríolo original. Como o par existente de centríolos serve como centro para a formação de novas organelas, esse processo de duplicação dos centríolos é designado como via centriolar (ver Figura 2.59).

Nessa via, os grânulos fibrosos coalescem em estruturas esféricas densas, denominadas deuterossomos, e dão origem ao procentríolo (ou broto), que aumenta gradualmente para formar um apêndice em ângulo reto com o centríolo original (ver Figura 2.59).

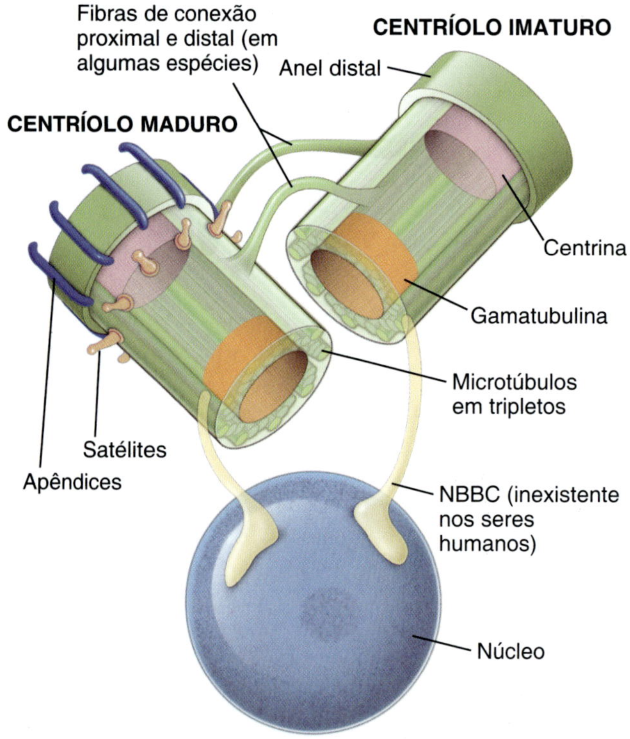

Figura 2.62 Estrutura esquemática dos centríolos. Nas células que não estão em divisão, os centríolos estão dispostos em pares, nos quais um centríolo está alinhado em ângulo reto com o outro. Um dos centríolos também é mais maduro (produzido pelo menos dois ciclos celulares antes) que o outro, que foi produzido no ciclo celular anterior. O centríolo maduro caracteriza-se pela existência de satélites e apêndices. Os centríolos estão localizados em estreita proximidade ao núcleo. Os componentes básicos de cada centríolo consistem nos tripletos de microtúbulos, os quais formam a estrutura cilíndrica que circunda um lúmen interno. A parte proximal do lúmen é revestida por gamatubulina, que fornece o molde para a nucleação e o arranjo dos tripletos de microtúbulos. A parte distal de cada lúmen contém a proteína centrina. Em algumas espécies, duas fontes de proteína – as fibras de conexão proximal e distal – conectam cada centríolo em um par. Em algumas espécies, mas não nos seres humanos, a extremidade proximal de cada centríolo está fixada ao envoltório nuclear por meio de uma proteína contrátil, conhecida como conector do núcleo-corpúsculo basal (*NBBC*).

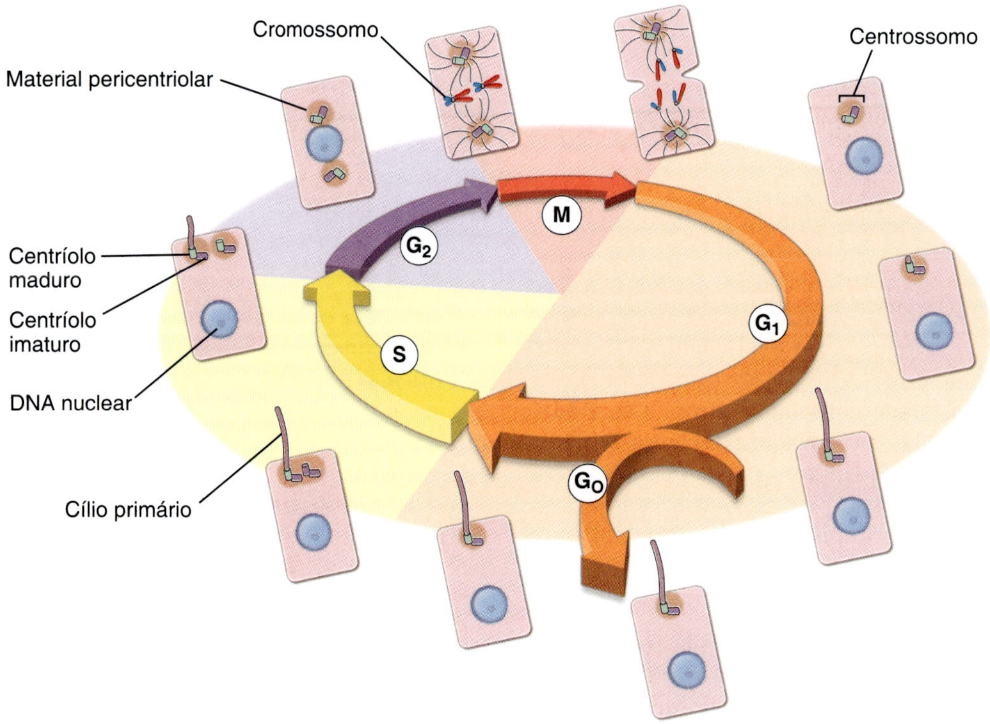

Figura 2.63 Associação da duplicação do centrossomo e formação do cílio primário com o ciclo celular. Quando emerge da mitose, uma célula contém um único centrossomo (centro organizador de microtúbulos [COMT]), circundado por material pericentriolar amorfo. A formação do cílio primário ocorre inicialmente na fase G_1, durante a qual o centrossomo migra na direção da membrana celular e inicia o processo de ciliogênese. As proteínas estruturais e de transporte necessárias são adquiridas e ativadas para construir o axonema do cílio primário (9 + 0) diretamente no ápice do centríolo maduro. No fim da fase G_1, bem como na fase G_0, o cílio primário atua como uma antena receptora externa, percebendo e interpretando sinais provenientes do meio extracelular. A duplicação dos centríolos começa próximo da transição entre as fases G_1 e S do ciclo celular, e os dois centríolos são visíveis na fase S. Durante a fase G_2 tardia, os centríolos alcançam a sua plena maturidade, enquanto ocorre desmontagem do cílio primário. Isso possibilita a migração dos centríolos para longe da membrana celular e a sua participação na formação do fuso mitótico. Quando a divisão celular está completa, os centríolos podem proceder à remontagem ciliar na fase G_1. (Com base em Santos N, Reiter JF. Building it up and taking it down: the regulation of vertebrate ciliogenesis. *Dev Dyn.* 2008;237:1972-1981.)

Boxe 2.2

Correlação clínica | Anormalidades nos microtúbulos e filamentos

As anormalidades relacionadas com a organização e a estrutura dos microtúbulos, da actina e dos filamentos intermediários estão na base de muitos distúrbios patológicos. Tais anormalidades levam a defeitos no citoesqueleto e podem produzir uma variedade de defeitos relacionados com o transporte vesicular intracelular, o acúmulo intracelular de proteínas patológicas e o comprometimento da mobilidade celular.

Microtúbulos

A ocorrência de defeitos na organização dos microtúbulos e das proteínas associadas aos microtúbulos pode imobilizar os cílios do epitélio respiratório, interferindo na capacidade do sistema respiratório de depurar as secreções acumuladas. Esse distúrbio, conhecido como **síndrome de Kartagener** (ver Boxe 5.2, no Capítulo 5, *Tecido Epitelial*), também provoca disfunção dos microtúbulos, o que afeta a motilidade dos espermatozoides e leva à esterilidade masculina. Além disso, pode causar infertilidade nas mulheres, devido ao comprometimento do transporte ciliar do zigoto pela tuba uterina.

Os microtúbulos são essenciais para o transporte vesicular (endocitose e exocitose), bem como para a motilidade celular. Determinados fármacos, como a **colchicina**, ligam-se a moléculas de tubulina e impedem a sua polimerização. Utilizada no tratamento dos ataques agudos de gota, impede a migração dos neutrófilos e reduz a sua capacidade de responder aos depósitos de cristais de urato nos tecidos. A **vimblastina** e a **vincristina** representam outra família de fármacos que se ligam aos microtúbulos e que inibem a formação do fuso mitótico essencial para a divisão celular. Esses medicamentos são usados com agentes antimitóticos e antiproliferativos na terapia do câncer. Outro fármaco, o **paclitaxel**, é utilizado na quimioterapia para o câncer de mama. Esse medicamento estabiliza os microtúbulos, impedindo a sua despolimerização (uma ação oposta à da colchicina) e, portanto, interrompe as células cancerosas em vários estágios da divisão celular.

Filamentos de actina

Os filamentos de actina desempenham papéis essenciais em vários estágios de migração dos leucócitos, bem como nas funções de fagocitose de diversas células. Algumas substâncias químicas isoladas de fungos, como a **citocalasina B** e a **citocalasina D**, impedem a polimerização da actina por meio de sua ligação à extremidade positiva do filamento de actina, inibindo a migração, a fagocitose e a divisão celular (citocinese) dos linfócitos. Várias toxinas de cogumelos venenosos, como a **faloidina**, ligam-se também aos filamentos de actina, estabilizando-os e impedindo a sua despolimerização. Os derivados da família da falotoxina (*i. e.*, NDB-falacidina), quando conjugados com corantes de fluoresceína, são frequentemente usados no laboratório para a coloração dos filamentos de actina (ver Figuras 2.47 e 2.51). A exposição prolongada da célula a essas substâncias pode romper o equilíbrio dinâmico entre a actina F e a actina G, causando morte celular.

Filamentos intermediários

Conforme já assinalado, a estrutura molecular dos filamentos intermediários é específica dos tecidos e consiste em muitos diversos tipos de proteínas. Várias doenças são causadas por defeitos na montagem adequada dos filamentos intermediários. Esses defeitos também foram induzidos experimentalmente por mutações nos genes dos filamentos intermediários em animais de laboratório. Alterações dos neurofilamentos dentro do tecido cerebral são características da **doença de Alzheimer**, o que produz **emaranhados neurofibrilares** contendo neurofilamentos e outras proteínas associadas aos microtúbulos.

Outro distúrbio do sistema nervoso central, a **doença de Alexander**, associa-se a mutações na região que codifica o gene GFAP. A característica histopatológica dessa doença consiste nas **fibras de Rosenthal**, que são formadas por acúmulos de proteína de filamento intermediário GFAP e outras proteínas associadas dentro do citoplasma dos astrócitos. A GFAP alterada impede a montagem não apenas dos filamentos intermediários, mas também de outras proteínas que contribuem para a integridade estrutural e a função dos astrócitos. Além disso, feixes de fibras de Rosenthal interferem na conclusão da mitose de astrócitos e divisões celulares. Os recém-nascidos/lactentes com doença de Alexander desenvolvem leucoencefalopatia (infecção do cérebro) com macrocefalia (cabeça anormalmente grande), convulsões e comprometimento psicomotor, levando à morte geralmente no decorrer da primeira década de vida.

Uma característica proeminente da **cirrose hepática alcoólica** é a existência de inclusões intracitoplasmáticas eosinófilas, compostas predominantemente de filamentos intermediários de queratina. Essas inclusões, denominadas **corpúsculos de Mallory**, são visíveis à microscopia óptica no citoplasma do hepatócito (Figura B.2.2.1).

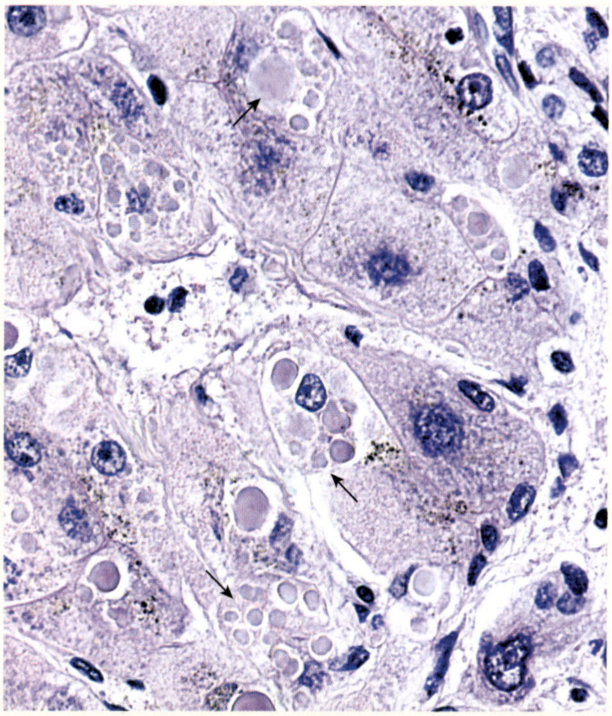

Figura B.2.2.1 Fotomicrografia de corpúsculos de Mallory. O acúmulo de filamentos intermediários de queratina, formando inclusões intercelulares, está frequentemente associado a lesões celulares específicas. Na cirrose hepática alcoólica, os hepatócitos exibem essas inclusões (*setas*), conhecidas como corpúsculos de Mallory. Os linfócitos e os macrófagos responsáveis por uma intensa reação inflamatória circundam as células contendo corpúsculos de Mallory. 900×.

Os microtúbulos começam a se desenvolver na massa de grânulos fibrosos à medida que ela cresce (em geral, durante a fase S até a fase G_2 tardia do ciclo celular), aparecendo, inicialmente, como um anel de nove túbulos simples e, em seguida, como duplas, e, por fim, como tripletos. À medida que os procentríolos amadurecem durante as fases S e G_2 do ciclo celular, cada par mãe-filho migra ao redor do núcleo. Antes do início da mitose, os centríolos com material pericentriolar amorfo circundante posicionam-se em lados opostos do núcleo e produzem microtúbulos astrais. Ao fazê-lo, definem os polos entre os quais o fuso mitótico bipolar se desenvolve.

A diferença importante entre a duplicação dos centríolos durante a mitose e durante a ciliogênese reside no fato de que, na mitose, apenas um centríolo-filho brota do lado lateral da organela-mãe, ao passo que, na ciliogênese, até 10 centríolos podem se desenvolver em torno do centríolo-mãe.

Corpúsculos basais

O desenvolvimento dos cílios na superfície celular exige que haja corpúsculos basais, que são estruturas derivadas dos centríolos.

Cada cílio exige um corpúsculo basal. A geração dos centríolos, que ocorre durante o processo da ciliogênese, é responsável pela produção dos corpúsculos basais. Os centríolos recém-formados migram para a superfície apical da célula e servem de centros de organização para a montagem dos microtúbulos do cílio. A estrutura central (axonema) de um cílio móvel é composta de um conjunto complexo de microtúbulos, que consistem em dois microtúbulos centrais circundados por nove duplas de microtúbulos (configuração 9 + 2). O papel organizador do corpúsculo basal difere daquele do COMT. As duplas de microtúbulos do axonema são contínuas com os microtúbulos A e B do corpúsculo basal, a partir do qual se desenvolvem pela adição de dímeros de alfa e betatubulina

Boxe 2.3

Correlação clínica | Duplicação anormal dos centríolos e câncer

Um dos componentes críticos da divisão celular normal é a redistribuição precisa dos cromossomos e de outras organelas celulares durante a mitose. Após a replicação do DNA cromossômico na fase S do ciclo celular, os centríolos passam por uma sessão de duplicação que é bem coordenada com a progressão do ciclo celular. Durante a mitose os centríolos são responsáveis pela formação do fuso mitótico bipolar, que é essencial para a segregação igual de cromossomos entre as células-filhas. Alterações dos mecanismos que regulam a duplicação dos centríolos podem resultar em multiplicação e anormalidades dos centríolos e dos centrossomos circundantes (centro organizador de microtúbulos [COMT]). As células com múltiplos centrossomos que sobrepujam a parada do ciclo celular mediada pela proteína supressora de tumor (p53) e a inibição do *checkpoint* da montagem do fuso podem se dividir com distorções do fuso mitótico (ou seja, fusos multipolares ou mal orientados) (Figura B.2.3.1), resultando em seleção anormal de cromossomos durante a divisão celular. Divisões celulares multipolares levam à aneuploidia, resultando em morte celular.

Todavia, algumas células cancerosas conseguem agregar seus centrossomos extras em dois polos e, depois, dividem-se e resultam em células-filhas viáveis. A agregação de centrossomos, que depende da interação de microtúbulos astrais com a membrana celular, pode resultar em aneuploidia e divisão celular assimétrica defeituosa. A agregação de centrossomos é, mais provavelmente, uma demanda específica para a sobrevida de determinadas células tumorais nas quais são frequentemente observados números aumentados de centríolos.

Além disso, centrossomos adicionais perdem proteínas pericentriolares da matriz para a nucleação de microtúbulos (ou seja, gamatubulina). Esse processo silencia a atividade do COMT nos centrossomos extras, bloqueando sua participação na formação do fuso.

As alterações resultantes no número de cromossomos aumentam a atividade de oncogenes ou diminuem a proteção de genes supressores tumorais. Essas modificações sabidamente promovem transformação celular maligna.

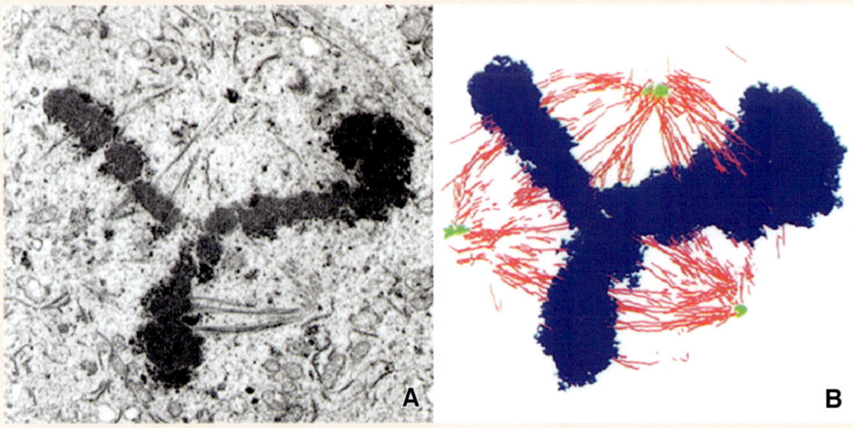

Figura B.2.3.1 Fuso mitótico multipolar em uma célula tumoral. A. Micrografia eletrônica de uma célula de tumor de mama invasivo mostrando fuso mitótico tripolar simétrico anormal na metáfase da divisão celular. 16.000×. **B.** Essa figura composta por traçados coloridos de microtúbulos (*vermelho*), polos dos fusos mitóticos (*verde*) e cromossomos de metáfase (*azul*) (obtidos de seis cortes seriados não adjacentes de células tumorais em divisão) mostra mais claramente a organização desse fuso mitótico anormal. Análises detalhadas e reconstrução tridimensional do fuso revelaram que cada polo do fuso tinha pelo menos dois centríolos e que um polo do fuso era composto por dois focos distintos, mas adjacentes, de microtúbulos. (Reproduzida, com autorização, de Lingle WL, Salisbury JL. Altered centrosome structure is associated with abnormal mitoses in human breast tumors. *Am J Path.* 1999;155:1941-1951.)

na extremidade positiva em crescimento. Uma descrição detalhada da estrutura dos cílios, dos corpúsculos basais e do processo de ciliogênese pode ser encontrada no Capítulo 5, *Tecido Epitelial*.

■ INCLUSÕES

As inclusões contêm produtos da atividade metabólica da célula e consistem, em grande parte, em grânulos de pigmentos, gotículas de lipídios e glicogênio.

As inclusões são estruturas citoplasmáticas ou nucleares com propriedades de coloração características, que são formadas a partir dos produtos metabólicos da célula; são consideradas componentes imóveis e inanimados da célula. Algumas dessas inclusões, como os grânulos de pigmento, são circundadas por uma membrana plasmática; enquanto outras (p. ex., gotículas de lipídios ou glicogênio) não contêm membranas próprias e estão localizadas na matriz citoplasmática ou nuclear.

- A lipofucsina é um pigmento marrom-dourado visível em preparações de rotina coradas por hematoxilina e eosina (H-E). É facilmente observada nas células que não se dividem, como os neurônios e as células musculares esqueléticas e cardíacas. A lipofucsina acumula-se ao longo do tempo na maioria das células eucarióticas, em consequência da senescência (envelhecimento) celular; por conseguinte, é frequentemente denominada pigmento de "desgaste". A lipofucsina é um agregado de lipídios oxidados, fosfolipídios, metais e moléculas orgânicas que se acumulam dentro das células, em consequência da degradação oxidativa das mitocôndrias e da digestão lisossômica. As células fagocíticas, como os macrófagos, também podem conter lipofucsina, que se acumula a partir da digestão de bactérias, partículas estranhas, células mortas e suas próprias organelas. Estudos experimentais indicam que o acúmulo de lipofucsina pode constituir um indicador acurado de estresse celular
- A hemossiderina é um complexo de armazenamento do ferro encontrado no citoplasma de muitas células; é mais provavelmente formada pelos resíduos não digeríveis da hemoglobina, e a sua existência está relacionada com a fagocitose dos eritrócitos. A hemossiderina é mais facilmente demonstrada no baço (onde os eritrócitos envelhecidos são fagocitados), mas também pode ser encontrada em macrófagos alveolares no tecido pulmonar, sobretudo após infecção pulmonar acompanhada de pequena hemorragia intra-alveolar. A hemossiderina é visível à microscopia óptica como grânulos marrom-escuros, mais ou menos indistinguível da lipofucsina. Os grânulos de hemossiderina podem ser identificados utilizando métodos histoquímicos para a detecção do ferro
- O glicogênio é um polímero extremamente ramificado usado como material de armazenamento da glicose. Não é corado em preparações de rotina coradas por H-E. No entanto, pode ser visto ao microscópio óptico com procedimentos especiais de fixação e coloração (como o azul de toluidina ou o método do ácido periódico de Schiff [PAS]). Os hepatócitos e as células musculares estriadas, que geralmente contêm muito glicogênio, podem exibir regiões não coradas nas quais o glicogênio está localizado. À ME, o glicogênio aparece como grânulos elétron-densos de 25 a 30 nm de diâmetro ou como agrupamentos de grânulos que frequentemente ocupam porções significativas do citoplasma (Figura 2.64)
- As inclusões lipídicas (gotículas de lipídio) costumam ser inclusões nutritivas, que fornecem energia para o

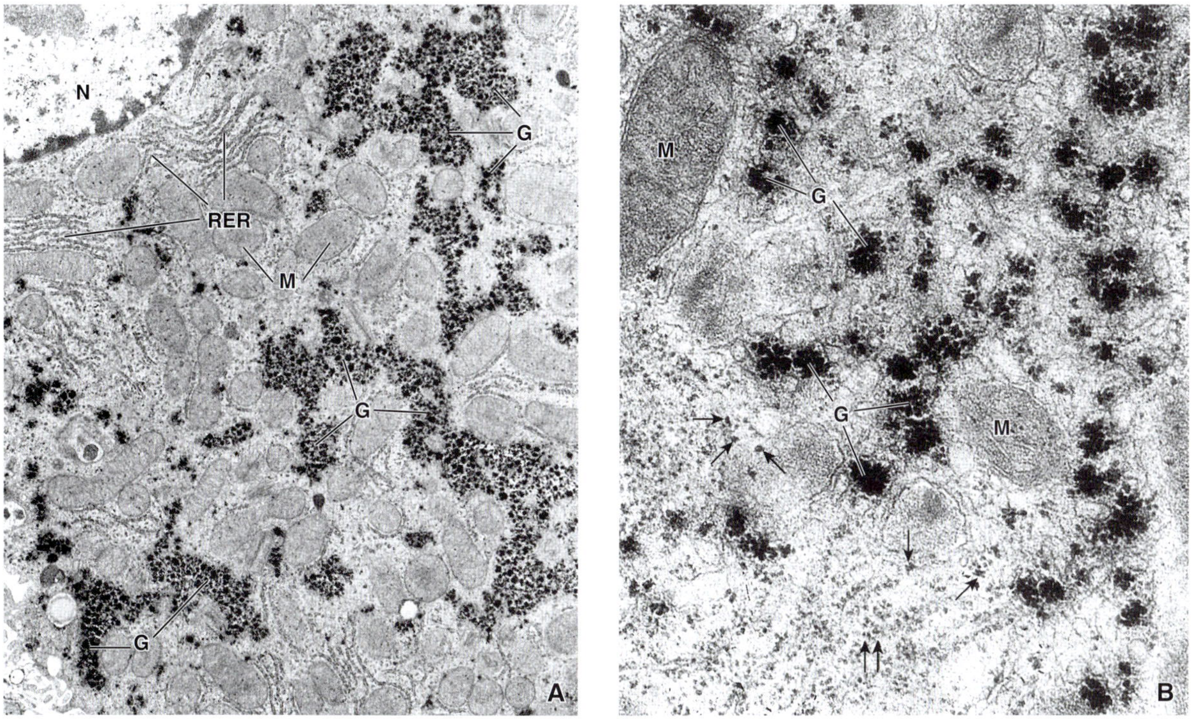

Figura 2.64 Eletromicrografias de um hepatócito com inclusões de glicogênio. A. Eletromicrografia com pequeno aumento, mostrando uma parte de um hepatócito com parte do núcleo (*N, em cima à esquerda*). O glicogênio (*G*) aparece como massas elétron-densas irregulares. Os perfis de retículo endoplasmático rugoso (*RER*) e das mitocôndrias (*M*) também são evidentes. 10.000×. **B.** Esta eletromicrografia com maior aumento mostra o glicogênio (*G*) na forma de agregados de pequenas partículas elétron-densas. Até mesmo os menores agregados (*setas*) aparecem compostos de várias partículas menores de glicogênio. A densidade do glicogênio é consideravelmente maior que a dos ribossomos (*embaixo à esquerda*). M, mitocôndria. 52.000×.

metabolismo celular. As gotículas de lipídio podem aparecer em uma célula por um breve período (p. ex., nas células absortivas intestinais) ou podem residir por um longo período (p. ex., nos adipócitos). Nos adipócitos, as inclusões lipídicas frequentemente constituem a maior parte do volume citoplasmático, comprimindo as outras organelas em uma borda fina na margem da célula. As gotículas de lipídio geralmente são extraídas pelos solventes orgânicos empregados no preparo dos tecidos para microscopia tanto óptica quanto eletrônica. Na realidade, o que se observa como gotícula de lipídio na microscopia óptica é um orifício no citoplasma, que representa o local a partir do qual o lipídio foi extraído. Em indivíduos com defeitos genéticos de enzimas envolvidas no metabolismo dos lipídios, pode ocorrer acúmulo de gotículas de lipídio em localizações anormais ou em quantidades anormais. Tais doenças são classificadas como **doenças de depósito de lipídios**

- As inclusões cristalinas contidas em certas células são reconhecidas na microscopia óptica. Nos seres humanos, essas inclusões são encontradas nas células de Sertoli (de sustentação) e nas células de Leydig (intersticiais) do testículo. Com a MET, foram encontradas inclusões cristalinas em muitos tipos de células e em praticamente todas as partes da célula, incluindo o núcleo e a maioria das organelas citoplasmáticas. Embora algumas dessas inclusões contenham proteínas virais, material de armazenamento ou metabólitos celulares, a importância de outras ainda não está totalmente esclarecida.

■ MATRIZ CITOPLASMÁTICA

A matriz citoplasmática é um gel aquoso concentrado, que consiste em moléculas de diferentes tamanhos e formatos.

A matriz citoplasmática (substância fundamental ou citosol) exibe uma estrutura pouco específica à microscopia óptica ou à MET convencional e, tradicionalmente, tem sido descrita como um meio aquoso concentrado que contém moléculas de diferentes tamanhos e formatos (p. ex., eletrólitos, metabólitos, RNA e proteínas sintetizadas). Na maioria das células, trata-se do maior compartimento isolado. A matriz citoplasmática constitui o local de processos fisiológicos fundamentais para a existência da célula (síntese e degradação de proteínas, decomposição de nutrientes). Os estudos realizados com ME de alta voltagem (MEAV) de cortes de 0,25 a 0,5 μm revelam uma complexa rede estrutural tridimensional de filamentos microtrabeculares finos e ligações cruzadas. Essa rede proporciona um substrato estrutural no qual ocorrem as reações citoplasmáticas, como as que envolvem os ribossomos livres, e ao longo do qual ocorrem o transporte citoplasmático regulado e direcionado e o movimento das organelas.

RESUMO

Citoplasma celular

VISÃO GERAL DA CÉLULA E DO CITOPLASMA

- As **células** constituem as unidades estruturais e funcionais básicas de todos os organismos multicelulares
- As células apresentam dois compartimentos principais: o **citoplasma** (que contém **organelas** e **inclusões** circundadas pela **matriz citoplasmática**) e o **núcleo** (que contém o genoma)
- As organelas, complexos ou compartimentos metabolicamente ativos, são classificadas como **organelas membranosas** e **não membranosas.**

MEMBRANA PLASMÁTICA

- A **membrana plasmática** é uma estrutura de bicamada lipídica anfipática, visível à microscopia eletrônica de transmissão (MET). A membrana plasmática é composta por fosfolipídios, colesterol, proteínas integrais de membrana (proteínas transmembrana) e proteínas periféricas de membrana
- As **proteínas integrais da membrana** desempenham funções importantes no metabolismo, na integração e na regulação celulares. Incluem bombas, canais, proteínas de receptores, proteínas ligantes, enzimas e proteínas estruturais
- As **balsas lipídicas** representam microdomínios na membrana plasmática, que contêm altas concentrações de colesterol e glicoesfingolipídios. Apresentam plataformas de sinalização móveis que transportam proteínas integrais e periféricas da membrana
- A **membrana celular** e as **membranas plasmáticas internas** das organelas estão em **contínua remodelação.** O citoplasma pode ser incluído ou excluído no processo de remodelação que é mediado por complexos de proteínas (ou seja, família de **ESCRT** ou proteínas de **dinaminas**)
- A membrana plasmática se invagina, possibilitando o **brotamento de vesículas**, que possibilita a entrada de moléculas na célula (**endocitose**) a sua saída da célula (**exocitose**) ou trânsito dentro do citoplasma da célula em vesículas de transporte.

TRANSPORTE DE MEMBRANA E TRANSPORTE VESICULAR

- Moléculas pequenas (lipossolúveis, sem carga elétrica) e gases atravessam a membrana plasmática por **difusão simples (passiva)** sem gasto energético. Todas as outras moléculas precisam de **proteínas de transporte** (canais ou proteínas carreadoras) para atravessar a membrana plasmática
- O **transporte ativo** demanda energia porque as moléculas são transportadas através da membrana plasmática contra seu gradiente de concentração ou contra seu gradiente eletroquímico. O **transporte passivo** exige proteínas carreadoras, mas não consome energia
- **Endocitose** refere-se à captação celular de líquidos e macromoléculas. Depende de três mecanismos diferentes: **pinocitose** (a micropinocitose e a macropinocitose consistem em captação de líquido e solutos em pequenas e grandes vesículas, respectivamente); **fagocitose** (captação de grandes partículas); e **endocitose mediada por receptor** (captação de moléculas específicas que se ligam a receptores)
- Os **endossomos iniciais** e **tardios** representam uma rede de compartimentos citoplasmáticos envolvidos por membrana, que são essenciais na seleção do material endocitado e das proteínas de membrana para transporte até a superfície celular ou para degradação nos lisossomos
- A **formação de vesículas** durante a endocitose mediada por receptor envolve a interação com a proteína clatrina, que se organiza em gaiolas semelhantes a cestas visíveis à ME na forma de **depressões revestidas** ou **vesículas revestidas**
- **Exocitose** é o processo de secreção celular pelo qual as vesículas de transporte, quando fundidas com a membrana plasmática, descarregam seu conteúdo no espaço extracelular. As **proteínas SNARE** são necessárias para a fusão da membrana na iniciação da exocitose e da endocitose
- Os **exossomos** são vesículas muito pequenas derivadas do endossomo, ligadas à membrana e secretadas por células dentro do espaço extracelular. Atuam como veículos transportadores para comunicação intercelular de pequena e média distância e troca de substâncias entre células
- **Exocitose constitutiva** é um processo pelo qual o conteúdo das vesículas de transporte é continuamente levado e descarregado na membrana plasmática. Na **exocitose secretora regulada**, o conteúdo das vesículas é armazenado dentro da célula e liberado em resposta a um estímulo hormonal ou neural.

DEGRADAÇÃO DE PROTEÍNAS

- **Lisossomos** são organelas digestivas que contêm enzimas hidrolíticas que degradam substâncias derivadas da endocitose, da fagocitose e da própria célula (autofagia). Apresentam uma membrana singular constituída por proteínas estruturais específicas resistentes à digestão hidrolítica
- Os **lisossomos desenvolvem-se a partir de endossomos** ao receber proteínas lisossômicas recém-sintetizadas (enzimas e proteínas estruturais) marcadas pelos sinais de marcação lisossômicos de **manose-6-fosfato (M-6-P)**
- A membrana endossômica de alguns **endossomos tardios sofre invaginação** para gerar vesículas intraluminais. Esses **corpúsculos multivesiculares (MVBs)** são degradados nos lisossomos ou fundem-se com a membrana plasmática para liberar vesículas intraluminais no espaço extracelular como **exossomos**
- **Proteossomos** são organelas não membranosas que também atuam na degradação de proteínas. Representam complexos de proteína citoplasmáticos, que destroem proteínas danificadas (inadequadamente dobradas) ou desnecessárias, que foram marcadas para a sua destruição com **ubiquitina**, sem a participação dos lisossomos.

RETÍCULO ENDOPLASMÁTICO

- O **retículo endoplasmático rugoso (RER)** representa uma região de retículo endoplasmático em associação a **ribossomos**. Trata-se do local de síntese de proteínas e modificação pós-tradução das proteínas recém-sintetizadas. O RER é mais desenvolvido nas células secretoras ativas e é visível ao microscópio óptico como uma região basófila (**ergastoplasma**)
- O **retículo endoplasmático liso (REL)** consiste em túbulos anastomosados não associados aos ribossomos. Contém **enzimas de destoxificação do citocromo P450** (fígado) e enzimas para o **metabolismo dos lipídios** e do glicogênio. O REL também atua como reservatório de Ca^{2+} nas células musculares esqueléticas.

COMPLEXO DE GOLGI E OUTRAS ORGANELAS MEMBRANOSAS

- O **complexo de Golgi** consiste em uma série de cisternas achatadas e empilhadas e funciona na modificação pós-tradução, seleção e acondicionamento de proteínas direcionadas para quatro destinos celulares principais: a **membrana plasmática apical e basolateral**, os **endossomos** e **lisossomos** e o **citoplasma apical** (para armazenamento e/ou secreção)
- As **mitocôndrias** são organelas móveis e alongadas que contêm a **cadeia de transporte de elétrons** de enzimas respiratórias para a geração de ATP. São abundantes nas células que produzem e consomem muita energia e regulam a **apoptose** (morte celular programada)
- Os **peroxissomos** são pequenas organelas envolvidas na produção e degradação do H_2O_2 e na degradação de ácidos graxos.

MICROTÚBULOS

- Os **microtúbulos** são tubos ocos (20 a 25 nm de diâmetro) rígidos e alongados, compostos de **alfatubulina** e **betatubulina**. Originam-se a partir de **anéis de gamatubulina** no centro organizador de microtúbulos (COMT), e o seu comprimento modifica-se dinamicamente à medida que os dímeros de tubulina são acrescentados ou removidos em um processo constante de remodelagem, conhecido como **instabilidade dinâmica**
- Os microtúbulos formam uma via para o **transporte vesicular** intracelular; formam também os **fusos mitóticos** e são responsáveis pelo movimento dos **cílios** e dos **flagelos**, bem como pela manutenção do formato da célula
- O **movimento das organelas intracelulares** ao longo dos microtúbulos é produzido por proteínas motoras moleculares (**dineínas** e **quinesinas**)
- Os **centríolos** são cilindros citoplasmáticos curtos, pareados e semelhantes a bastonetes formados por **nove tripletos de microtúbulos**. Representam o ponto focal ao redor do qual ocorre a montagem do COMT, fornecem os **corpúsculos basais** para os cílios e flagelos e alinham o fuso mitótico durante a divisão celular.

FILAMENTOS DE ACTINA

- Os **filamentos de actina** (microfilamentos) são mais finos (6 a 8 nm de diâmetro), mais curtos e mais flexíveis que os microtúbulos. São compostos de moléculas de **actina G (actina globular)** polimerizadas, que formam a **actina F (actina filamentosa)**
- Os filamentos de actina são responsáveis pela **fixação entre a célula e a matriz extracelular (adesões focais)**, pelo movimento das proteínas de membrana, pela formação do centro estrutural das microvilosidades e pela motilidade celular por meio da produção de extensões celulares (**lamelipódios** e **filopódios**)
- As **proteínas motoras de actina** (família da miosina), que hidrolisam o ATP para fornecer a energia necessária para o movimento ao longo do filamento de actina, são responsáveis pela contração muscular.

FILAMENTOS INTERMEDIÁRIOS

- Os **filamentos intermediários** são alongados e trançados (8 a 10 nm de diâmetro), proporcionando estabilidade à célula e interagindo com junções celulares (desmossomos e hemidesmossomos)
- Os filamentos intermediários são formados a partir de subunidades de filamentos intermediários apolares e extremamente variáveis, que incluem **queratinas** (encontradas nas células epiteliais), **vimentina** (células de origem mesodérmica), **desmina** (células musculares), **proteínas de neurofilamentos** (células nervosas), **laminas** (núcleo) e **proteínas de filamentos em conta de rosário** (cristalino).

INCLUSÕES

- As **inclusões** contêm produtos da atividade metabólica da célula e consistem, em grande parte, em grânulos de pigmento (a **lipofucsina** é o **pigmento de "desgaste"** mais comum), **gotículas de lipídios** e **glicogênio**.

3 O Núcleo da Célula

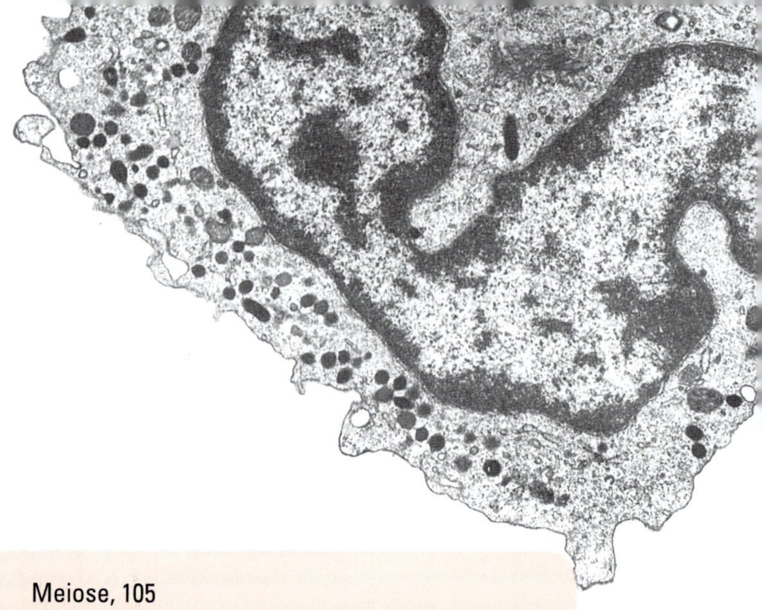

VISÃO GERAL DO NÚCLEO

O núcleo é um compartimento delimitado por uma membrana que contém o genoma (informação genética) em células eucariontes.

O núcleo contém as informações genéticas, com o conjunto de mecanismos necessários para replicação do DNA e transcrição e processamento do RNA. O núcleo de uma célula que não está se dividindo, também denominada célula em interfase, é formado pelos seguintes componentes:

- A cromatina, um material nuclear organizado na forma de eucromatina ou heterocromatina; contém DNA associado a uma massa aproximadamente igual de várias proteínas nucleares (p. ex., histonas) necessárias para que o DNA funcione
- O nucléolo, uma pequena área dentro do núcleo que contém DNA na forma de genes de RNA ribossômico (rRNA, do inglês *ribosomal RNA*) de transcrição ativa, RNA e proteínas; constitui o local de síntese de rRNA e contém proteínas reguladoras do ciclo celular
- O envoltório nuclear, o sistema de dupla membrana que circunda o núcleo da célula. Consiste em uma membrana interna e outra externa, separadas por um espaço, a cisterna perinuclear, e perfuradas por poros nucleares. A membrana externa do envoltório nuclear é contínua com a do retículo endoplasmático rugoso (RER) e, com frequência, é repleta de ribossomos (Figura 3.1)
- O nucleoplasma, referente ao conteúdo nuclear, além da cromatina e do nucléolo.

Uma avaliação microscópica simples do núcleo fornece muitas informações sobre o bem-estar de uma célula. A avaliação do tamanho, do formato e das estruturas nucleares é importante no câncer. Por exemplo, as **células que estão morrendo** apresentam alterações nucleares visíveis, que incluem os seguintes achados:

- **Cariólise**, ou desparecimento dos núcleos em consequência da dissolução completa do DNA pela atividade aumentada da enzima DNAase
- **Picnose**, ou condensação da cromatina, levando à retração dos núcleos (que aparecem como massas basófilas densas)
- **Cariorrexe** ou fragmentações dos núcleos (essas alterações são geralmente precedidas por picnose).

COMPONENTES NUCLEARES

Cromatina

A cromatina, que consiste em um complexo de DNA e proteínas, é responsável pela basofilia característica do núcleo.

Cada célula eucarionte contém em torno de 6 bilhões de *unidades de informação* codificada dentro de uma estrutura do DNA; seu comprimento total é de aproximadamente 1,8 m. O comprimento da molécula de DNA é 100.000 vezes mais longo que o do diâmetro nuclear; por conseguinte, o DNA precisa estar muito bem dobrado e firmemente acondicionado no núcleo da célula. Isso é obtido pela formação de um complexo de nucleoproteína singular, denominado cromatina.

O complexo da cromatina consiste em DNA e proteínas estruturais. O dobramento adicional da cromatina, como aquele que ocorre durante a mitose, produz estruturas denominadas cromossomos. Cada célula humana contém 46 cromossomos. As proteínas da cromatina incluem cinco proteínas básicas, denominadas

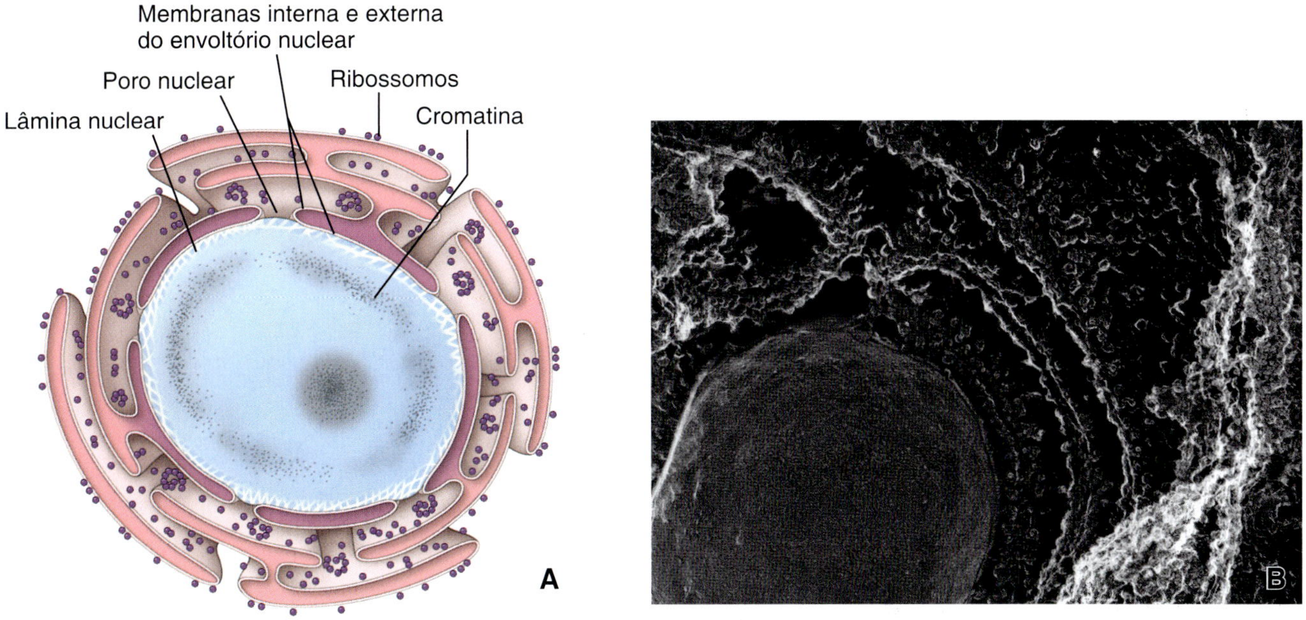

Figura 3.1 O núcleo e a sua relação como retículo endoplasmático rugoso (RER). A. A parede nuclear consiste em um envelope de membrana dupla que circunda o núcleo. A membrana externa é contínua com a membrana do RER; por conseguinte, o espaço perinuclear comunica-se com o lúmen do RER. A membrana interna é adjacente aos filamentos intermediários nucleares que formam a lâmina nuclear. **B.** Esta eletromicrografia, preparada pela técnica de congelamento rápido, profundo (*deep-etch*), mostra o núcleo, o grande componente esférico, circundado pelo envoltório nuclear. Observe que a membrana externa contém ribossomos e é contínua com RER. 12.000×. (Cortesia do Dr. John E. Heuser, Washington University School of Medicine.)

histonas, juntamente com outras proteínas não histonas. Uma característica peculiar do acondicionamento da cromatina é que ele possibilita que os mecanismos de transcrição tenham acesso às regiões dos cromossomos necessárias para a expressão dos genes.

O sequenciamento do genoma humano foi completado com sucesso em 2003.

O genoma humano engloba todo o comprimento do DNA humano que contém as informações genéticas acondicionadas nos 46 cromossomos. O sequenciamento do genoma humano levou aproximadamente 13 anos e foi completado com sucesso em 2003 pelo Projeto Genoma Humano. O genoma humano contém 2,85 bilhões de sequências de consenso de pares de bases de nucleotídios, dispostos em cerca de 23.000 genes codificadores de proteínas. Durante anos, acreditou-se que os genes geralmente estivessem contidos em duas cópias em um genoma. No entanto, descobertas recentes revelaram que grandes segmentos de DNA podem variar quanto aos números de cópias. Por exemplo, genes que, anteriormente, acreditava-se que sempre estivessem contidos em duas cópias por genoma, às vezes têm uma, três ou mais cópias. Essas variações do número de cópias (CNVs, do inglês *copy number variations*) estão disseminadas no genoma humano e, mais provavelmente, acarretam desequilíbrios genéticos. Anteriormente definido como um segmento de DNA envolvido na produção de uma cadeia de polipeptídios, o gene é na atualidade definido como a união de sequências genômicas que codificam um conjunto coerente de produtos funcionais potencialmente sobrepostos.

Em geral, são encontradas duas formas de cromatina no núcleo: condensada (denominada *heterocromatina*) e dispersa (chamada *eucromatina*).

Na maioria das células, a cromatina não tem aparência homogênea; em vez disso, agrupamentos de cromatina densamente corada estão inseridos em um fundo de coloração mais suave. O material de coloração densa é a cromatina altamente condensada, denominada heterocromatina; enquanto o material de coloração suave (em que muitos genes transcritos estão localizados) é uma forma dispersa denominada eucromatina. São os grupos fosfato do DNA da cromatina os responsáveis pela basofilia característica da cromatina (ver Capítulo 1, *Métodos*).

São identificados dois tipos de heterocromatina: constitutiva e facultativa. A heterocromatina constitutiva contém as mesmas regiões de sequência de DNA altamente repetidas e geneticamente inativas, condensadas e consistentemente acondicionadas nas mesmas regiões do cromossomo, em comparação com outras células. São encontradas grandes quantidades de heterocromatina constitutiva, próximo aos centrômeros e telômeros dos cromossomos. A heterocromatina facultativa também está condensada e não está envolvida no processo de transcrição. Ao contrário da heterocromatina constitutiva, a heterocromatina facultativa não é repetitiva, e sua localização no núcleo e nos cromossomos varia quando comparada com a de outras células. A heterocromatina facultativa pode sofrer transcrição ativa em determinadas células (ver descrição de corpúsculos de Barr, adiante), em condições específicas, como determinados estágios do ciclo celular, alterações na localização nuclear (*i. e.*, migração do centro para a periferia) ou transcrição ativa de apenas um alelo de um gene (expressão gênica monoalélica).

A heterocromatina é encontrada nas três seguintes localizações (Figura 3.2):

- A cromatina marginal é encontrada na periferia do núcleo; a estrutura que, antigamente, os microscopistas ópticos denominavam *membrana nuclear*, na realidade, consiste, em grande parte, em cromatina marginal
- Os cariossomos são corpos bem definidos de cromatina, com tamanho e formato irregulares, que são encontrados por todo o núcleo
- A cromatina nucleolar é encontrada em associação ao nucléolo.

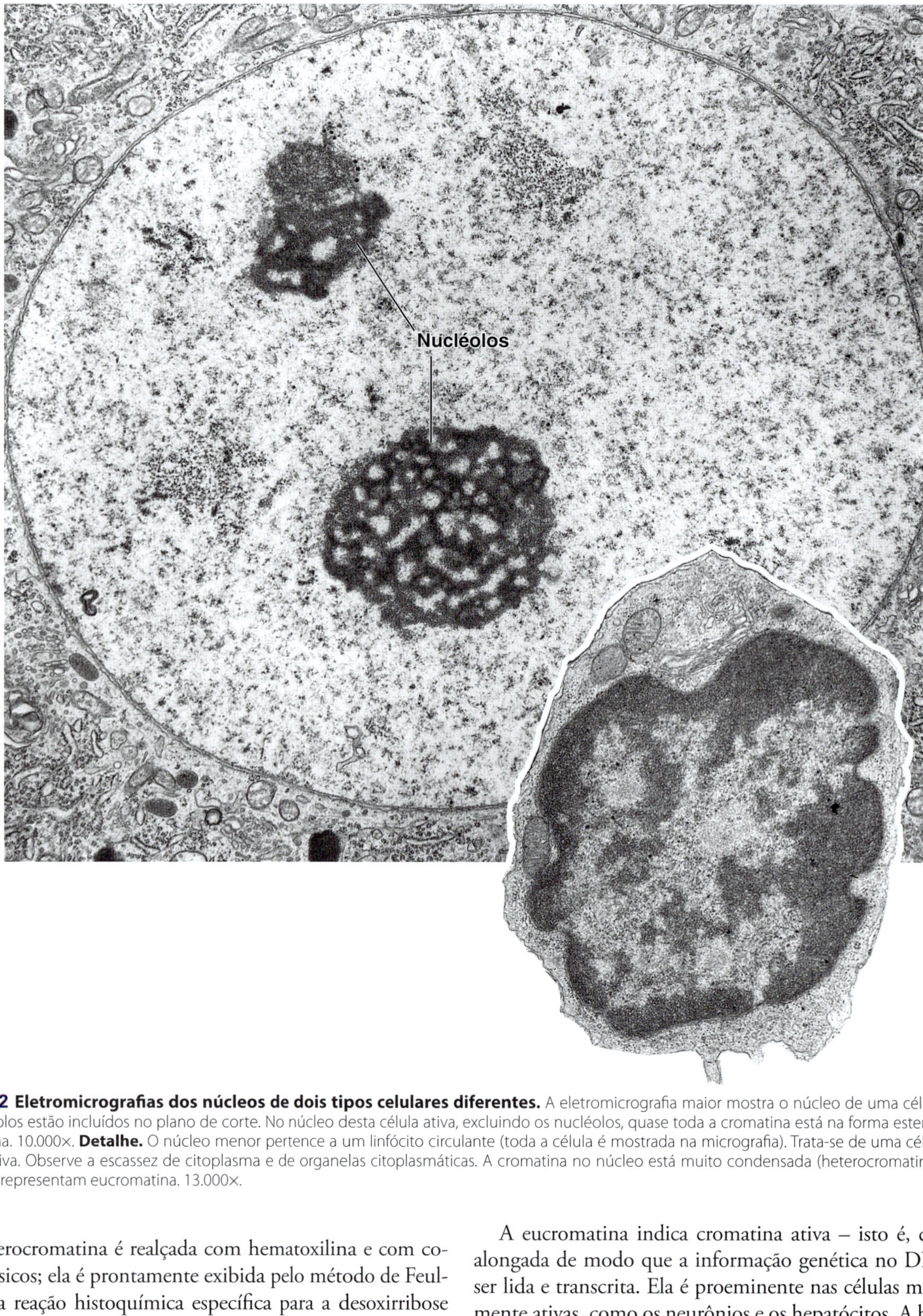

Figura 3.2 Eletromicrografias dos núcleos de dois tipos celulares diferentes. A eletromicrografia maior mostra o núcleo de uma célula nervosa. Dois nucléolos estão incluídos no plano de corte. No núcleo desta célula ativa, excluindo os nucléolos, quase toda a cromatina está na forma estendida ou de eucromatina. 10.000×. **Detalhe.** O núcleo menor pertence a um linfócito circulante (toda a célula é mostrada na micrografia). Trata-se de uma célula relativamente inativa. Observe a escassez de citoplasma e de organelas citoplasmáticas. A cromatina no núcleo está muito condensada (heterocromatina). As áreas mais claras representam eucromatina. 13.000×.

A heterocromatina é realçada com hematoxilina e com corantes básicos; ela é prontamente exibida pelo método de Feulgen (uma reação histoquímica específica para a desoxirribose do DNA, ver Capítulo 1, *Métodos*) e por corantes vitais fluorescentes, como os corantes de Hoechst e o iodeto de propídio. A heterocromatina é a responsável pela coloração conspícua do núcleo nas preparações com hematoxilina e eosina (H-E).

A eucromatina não é evidente à microscopia óptica; está localizada no nucleoplasma nas áreas "claras" entre e ao redor da heterocromatina. Nas eletromicrografias de rotina, não há distinção nítida entre a eucromatina e a heterocromatina; ambas têm aspecto granular e filamentoso, mas a eucromatina é menos densamente acondicionada.

A eucromatina indica cromatina ativa – isto é, cromatina alongada de modo que a informação genética no DNA possa ser lida e transcrita. Ela é proeminente nas células metabolicamente ativas, como os neurônios e os hepatócitos. A heterocromatina predomina nas células metabolicamente inativas (como os pequenos linfócitos circulantes e os espermatozoides) ou em células cujos produtos são importantes (como os plasmócitos).

As menores unidades de cromatina são complexos macromoleculares de DNA e histonas, denominados nucleossomos.

Os nucleossomos são encontrados tanto na eucromatina quanto na heterocromatina e nos cromossomos. Essas partículas de 10 nm de diâmetro representam o primeiro nível de dobramento da cromatina e são formadas pela espiralização da molécula de

DNA em torno de um núcleo proteico. Essa etapa encurta a molécula do DNA em aproximadamente sete vezes em relação à molécula do DNA não dobrada. O centro do nucleossomo consiste em oito moléculas de histona (denominadas octâmero). Duas alças de DNA (aproximadamente 146 pares de nucleotídios) são enroladas ao redor do octâmero central. O DNA estende-se entre cada partícula como um filamento de 2 nm que une os nucleossomos adjacentes. Quando a cromatina é extraída do núcleo, a subestrutura nucleossômica da cromatina é visível à microscopia eletrônica de transmissão (MET) e é frequentemente descrita como "contas em um colar" (Figura 3.3A).

Na etapa seguinte (dobramento da cromatina), um longo filamento de nucleossomos é espiralado até produzir uma fibrila de cromatina de 30 nm. Seis nucleossomos formam uma volta na espiral da fibrila de cromatina, que é aproximadamente 40 vezes mais curta que o DNA não dobrado. Longos estiramentos das fibrilas de cromatina de 30 nm estão ainda organizados em domínios de alça (contendo 15.000 a 100.000 pares de base), que estão ancorados em um esqueleto do cromossomo, ou matriz nuclear, composto de proteínas não histona. Na heterocromatina, as fibras de cromatina estão firmemente acondicionadas e dobradas umas sobre as outras; na eucromatina, as fibrilas de cromatina exibem um arranjo mais frouxo.

Nas células em divisão, a cromatina é condensada e organizada em corpúsculos bem definidos, denominados cromossomos.

Durante a divisão mitótica, as fibras de cromatina formadas a partir dos domínios em alça da cromatina fixada a uma estrutura proteica flexível sofrem condensação para formar cromossomos. Cada cromossomo é formado por duas cromátides, unidas em um ponto denominado centrômero (Figura 3.3B). A natureza dupla do cromossomo é produzida na fase precedente de síntese (S) do ciclo celular (ver adiante), durante a qual o DNA é replicado em preparação para a divisão mitótica seguinte.

A área localizada em cada extremidade do cromossomo é denominada telômero, que se encurta a cada divisão celular. Estudos recentes indicam que o comprimento do telômero constitui um importante indicador do tempo de vida da célula. Para sobreviverem indefinidamente (*i. e.*, para se tornarem "imortalizadas"), as células precisam ativar um mecanismo que mantenha o comprimento do telômero. Por exemplo, nas células que foram transformadas em malignas, existe uma enzima, denominada **telomerase**, que adiciona sequências de nucleotídios repetidas às extremidades do telômero. A expressão dessa enzima comprovadamente aumenta o tempo de vida das células, promovendo, assim, o crescimento celular. A enzima telomerase está sendo estudada como alvo potencial para uso no tratamento anticâncer.

Com exceção dos gametas maduros, o óvulo e o espermatozoide, as células humanas contêm 46 cromossomos organizados em 23 pares homólogos (cada cromossomo no par tem o mesmo formato e tamanho). Vinte e dois pares têm cromossomos idênticos (*i. e.*, cada cromossomo do par contém a mesma porção do genoma) e são denominados autossomos. O 23º par de cromossomos é constituído pelos cromossomos sexuais, designados como X e Y. As mulheres têm dois cromossomos X (46, XX), enquanto os homens têm um cromossomo X e um cromossomo Y (46, XY).

O número de cromossomos, 46, é encontrado na maioria das células somáticas do corpo e é denominado número diploide (2n). Para simplificar a descrição do número de cromossomos e as alterações do DNA que ocorrem durante a mitose e a meiose, usamos a letra minúscula (n) para o número do cromossomo e a letra (d) para o conteúdo de DNA. Os cromossomos diploides têm uma quantidade (2d) de DNA imediatamente após a divisão celular. Eles apresentam duas vezes essa quantidade (4d) após a fase S (ver adiante).

Como resultado da meiose, os óvulos e os espermatozoides têm apenas 23 cromossomos, o número haploide (1n), bem como o conteúdo haploide (1d) de DNA. O número de cromossomos somáticos (2n) e o conteúdo diploide (2d) de DNA são recuperados na fertilização pela fusão do núcleo do espermatozoide com o núcleo do óvulo (ver adiante).

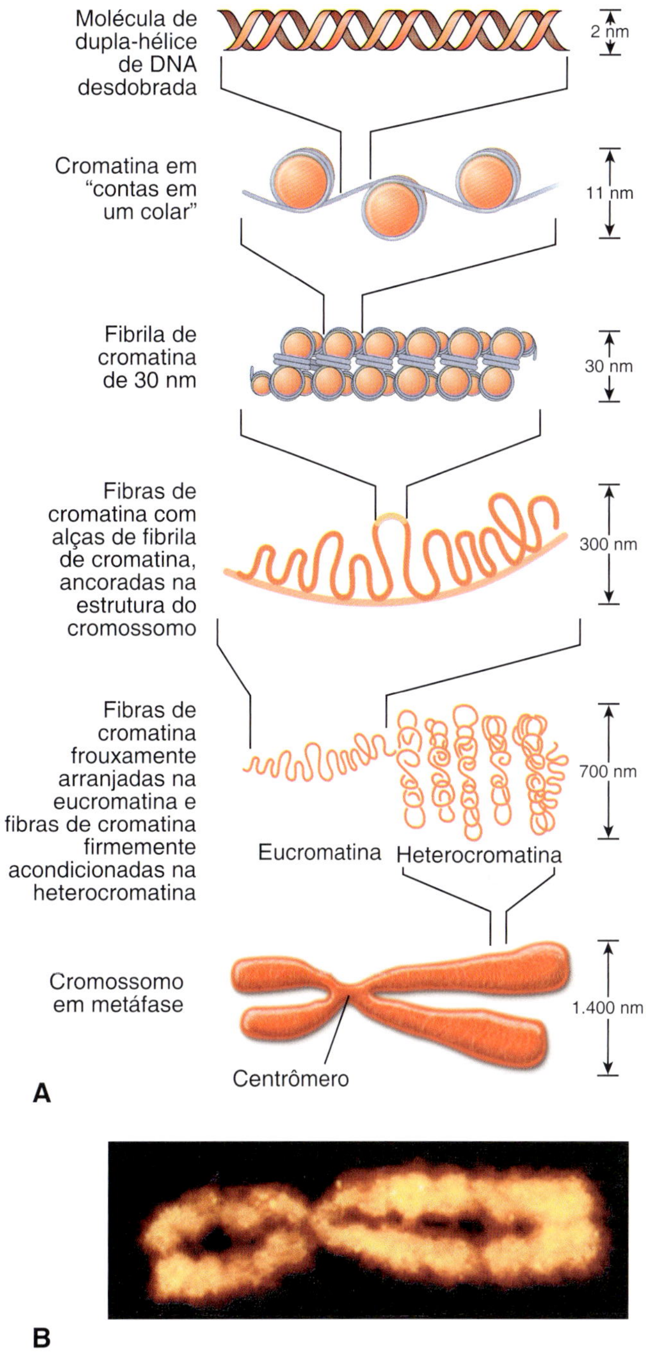

Figura 3.3 Acondicionamento da cromatina dentro da estrutura cromossômica. A. As etapas sequenciais no acondicionamento da cromatina nuclear são mostradas neste diagrama, começando com a dupla-hélice do DNA e terminando com a forma altamente condensada encontrada nos cromossomos. **B.** Estrutura da metáfase do cromossomo 2 humano observada na imagem por microscopia de força atômica. 20.000×. (Cortesia do Dr. Tatsuo Ushiki.)

Em um cariótipo, os pares de cromossomos são selecionados de acordo com o seu tamanho, formato e coloração fluorescente emitida.

Uma preparação de cromossomos derivados das células em divisão, rompidas mecanicamente, fixadas, colocadas em uma lâmina de microscópio e coradas é denominada preparação em metáfase. No passado, os cromossomos eram, rotineiramente, corados pelo método de Giemsa; no entanto, com o recente desenvolvimento das técnicas de hibridização *in situ*, a técnica de hibridização *in situ* fluorescente (FISH, do inglês *fluorescent in situ hybridization*) é, atualmente, utilizada com maior frequência para observar a preparação cromossômica. Essas preparações são observadas com o microscópio de fluorescência e, em seguida, são usadas câmeras controladas por computador para capturar as imagens dos pares de cromossomos. Utiliza-se um *software* de processamento de imagem para selecionar os pares de cromossomos de acordo com sua morfologia para construir o cariótipo (Figura B.3.1.1A). Diversas sondas moleculares – atualmente disponíveis no comércio – são usadas em **exames citogenéticos** para diagnosticar distúrbios causados por anormalidades cromossômicas, como as não disjunções, transposições (ver Figura B.3.1.1A), deleções (Figura B.3.1.1B) e duplicações de locais específicos nos genes. Os cariótipos também são usados para a determinação pré-natal do sexo em fetos, bem como no diagnóstico pré-natal de determinadas doenças genéticas (ver Figura 1.7, no Capítulo 1, *Métodos*).

O corpúsculo de Barr representa uma região de heterocromatina facultativa e pode ser usado para identificar o sexo de um feto.

Alguns cromossomos são reprimidos no núcleo em interfase e existem apenas na forma de heterocromatina altamente compactada. Um cromossomo X da mulher é um exemplo desse tipo de cromossomo e pode ser usado para identificar o sexo de um feto. Esse cromossomo foi descoberto em 1949 por Barr e Bartram em células nervosas de gatas, onde aparece como um corpúsculo arredondado e bem corado, agora denominado corpúsculo de Barr, adjacente ao nucléolo. Nas mulheres o corpúsculo de Barr representa uma região de heterocromatina facultativa e não participa no processo de transcrição. Durante o desenvolvimento embrionário, um cromossomo X, aleatoriamente selecionado no zigoto feminino, sofre condensação da cromatina generalizada. Esse estado é mantido durante toda a vida do organismo.

Embora o corpúsculo de Barr tenha sido originalmente encontrado em um corte de tecido, posteriormente foi demonstrado que qualquer número relativamente grande de células preparadas por meio de esfregaço (p. ex., raspados da mucosa oral da parte interna das bochechas ou neutrófilos de um esfregaço sanguíneo) pode ser usado para pesquisá-lo. Nas células da mucosa oral, o corpúsculo de Barr está localizado adjacente ao envoltório nuclear. Nos neutrófilos, o corpúsculo de Barr forma um apêndice em formato de baqueta de tambor em um dos lobos do núcleo (Figura 3.4). Tanto nos cortes quanto nos esfregaços, muitas células precisam ser examinadas para encontrar aquelas cuja orientação seja adequada para a identificação do corpúsculo de Barr.

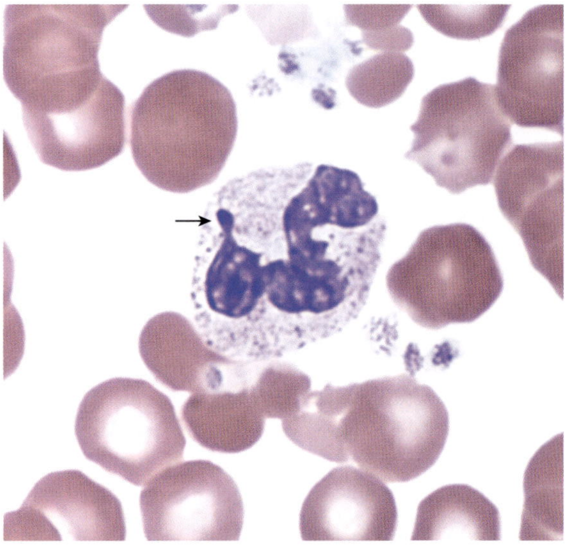

Figura 3.4 Fotomicrografia de um neutrófilo em esfregaço sanguíneo de uma paciente. O segundo cromossomo X da paciente está reprimido no núcleo em interfase e pode ser demonstrado no neutrófilo como um apêndice com aspecto de baqueta de tambor (*seta*) em um lobo nuclear. 250×.

Nucléolo

O nucléolo é o local da síntese do rRNA e da montagem ribossômica inicial.

O nucléolo é uma região não membranosa do núcleo que circunda os genes do rRNA de transcrição ativa. É o principal local de produção e montagem dos ribossomos. O nucléolo varia de tamanho, mas é especialmente bem desenvolvido nas células ativas na síntese proteica. Algumas células contêm mais de um nucléolo (Figura 3.5). O nucléolo apresenta três regiões morfologicamente distintas:

- Os centros fibrilares contêm alças de DNA de cinco cromossomos diferentes (13, 14, 15, 21 e 22) com genes de rRNA, RNA polimerase I e fatores de transcrição
- O material fibrilar (parte fibrosa) contém genes ribossômicos que sofrem transcrição ativa, e grandes quantidades de rRNA
- O material granular (parte granular) representa o local da montagem ribossômica inicial e contém partículas pré-ribossômicas densamente acondicionadas.

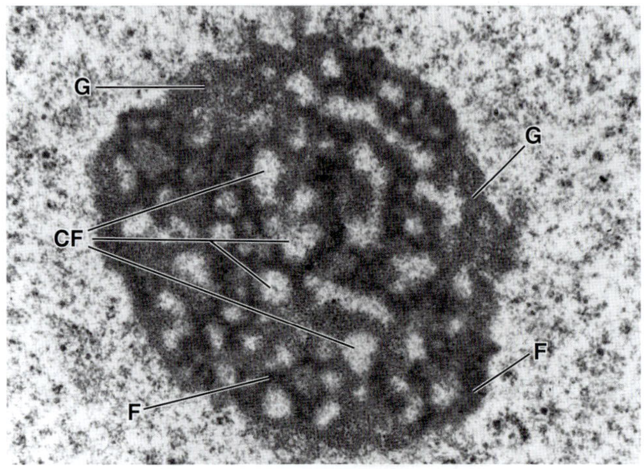

Figura 3.5 Eletromicrografia do nucléolo. Este nucléolo de uma célula nervosa mostra os centros fibrilares (*CF*) circundados pelos componentes fibrilar (*F*) e granular (*G*). Esses componentes formam uma rede denominada *nucleolonema*. O rRNA, os genes contendo DNA para o RNA ribossômico (rRNA) e as proteínas específicas estão localizados nos interstícios do nucleolonema. 15.000×.

Boxe 3.1

Correlação clínica | Exame citogenético

O **exame citogenético** é um importante componente no diagnóstico e na avaliação dos distúrbios genéticos e refere-se à análise dos cromossomos. Há anormalidades cromossômicas em aproximadamente 0,5% de todos os nascimentos vivos, e a sua ocorrência é detectada em cerca de 50% dos abortos de primeiro trimestre (abortos espontâneos) e em aproximadamente 95% das células de vários tumores. A análise cromossômica pode ser realizada no sangue periférico, na medula óssea, em tecidos (como a pele ou as vilosidades coriônicas obtidas de biopsias) e em células obtidas do líquido amniótico durante a amniocentese.

Os estudos de cromossomos começam com a extração de cromossomos inteiros de núcleos de células em divisão. Esses cromossomos são, então, colocados em lâminas de vidro, hibridizados com sondas fluorescentes especiais (técnica de hibridização fluorescente *in situ* [FISH]) e examinados ao microscópio. Uma única sonda de DNA fluorescente produz um sinal microscópico brilhante quando a sonda é hibridizada em uma parte específica de determinado cromossomo. Para obter uma imagem de todos os cromossomos, é usada uma mistura de diferentes sondas para produzir cores distintas em cada cromossomo. Os cariótipos marcados por esse método tornam possível aos citogeneticistas uma análise global das alterações no número de cromossomos e das anormalidades cromossômicas, como adições ou deleções. Os cromossomos emparelhados são numerados no cariótipo, e o sexo masculino é indicado pela existência dos cromossomos X e Y (Figura B.3.1.1A). O detalhe no quadrado branco da Figura B.3.1.1A mostra um par de cromossomos XX do modo como ele aparece em um indivíduo do sexo feminino.

Algumas vezes, parte de um cromossomo se desprende e liga-se a outro cromossomo. Quando isso ocorre, o processo é denominado **translocação**. Observe que o detalhe do quadrado vermelho na Figura B.3.1.1A mostra uma translocação entre os cromossomos 8 e 14 (t8;14). Está claramente visível, nesta imagem colorida, que uma parte do cromossomo 8 original (região em azul-claro) está agora fixada ao cromossomo 14, enquanto uma pequena parte do cromossomo 14 (região em vermelho) é agora parte do cromossomo 8. Essas translocações cromossômicas são encontradas nos linfomas (cânceres de células sanguíneas), como a leucemia mieloide aguda (LMA), o linfoma não Hodgkin (LNH) e o linfoma de Burkitt.

Na Figura B.3.1.1B, uma preparação em metáfase obtida a partir de linfócitos cultivados de um paciente com suspeita de **síndrome de Prader-Willi/Angelman** (**SPW/SA**) foi hibridizada com várias sondas de DNA reagindo com o cromossomo 15 (um par de cromossomos aumentados do cromossomo 15 é mostrado no detalhe do quadrado amarelo). A sonda verde (D15Z1) indica o centrômero do cromossomo 15. A sonda laranja adjacente (D15S10) reage com a região SPW/SA do cromossomo 15. A deleção dessa região está associada à SPW/SA. Observe que um homólogo do cromossomo 15 perdeu essa região (não há sinal laranja visível). A terceira sonda vermelha (PML) reconhece a porção distal do braço longo do cromossomo 15 e é visível em ambos os cromossomos. A SPW/SA se caracteriza por importante déficit intelectual, hipotonia muscular, baixa estatura, hipogonadismo e diabetes melito resistente à insulina. Quando a deleção é herdada da mãe, os pacientes desenvolvem a síndrome de Angelman; quando herdada do pai, desenvolvem a síndrome de Prader-Willi. Esta preparação é contracorada com DAPI, que reage com o duplo filamento de DNA e exibe fluorescência azul.

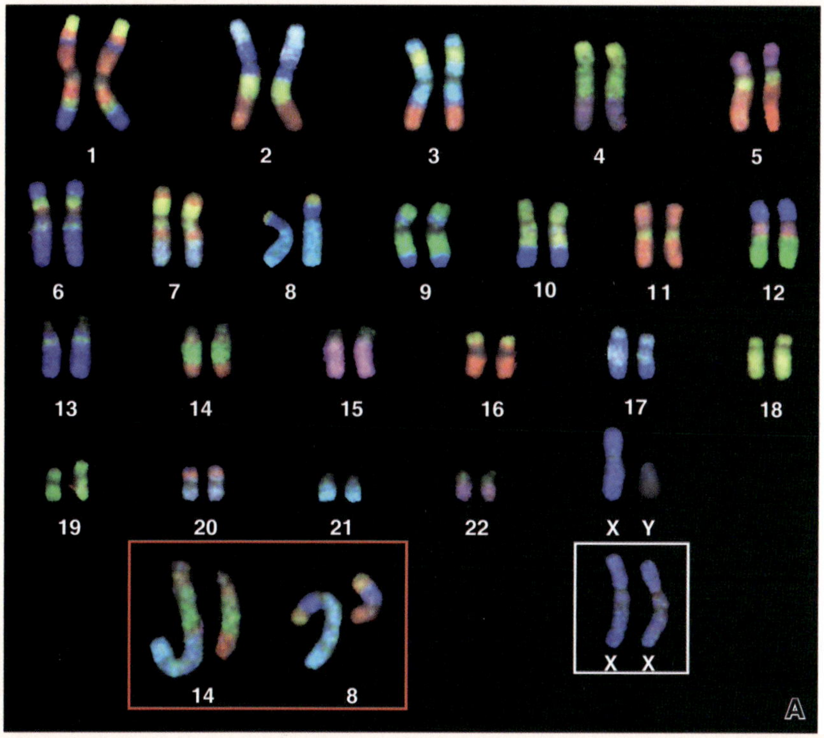

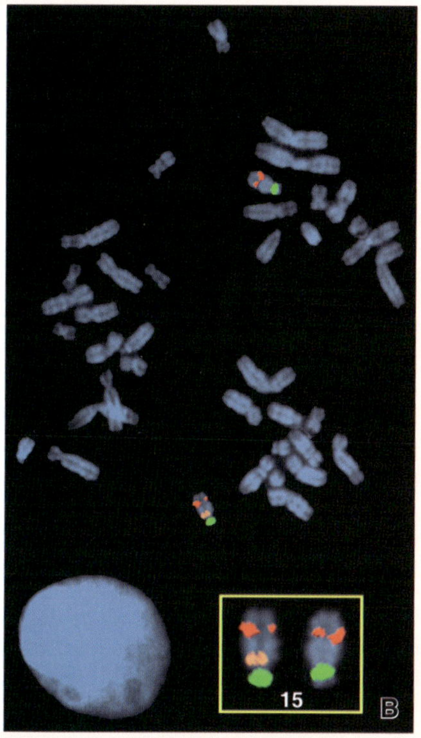

Figura B.3.1.1 Cariótipos obtidos com a técnica de hibridização fluorescente *in situ*. A. Cariótipo de um homem normal. O *detalhe no quadrado branco* mostra o par de cromossomos XX de uma mulher normal. O *detalhe no quadrado vermelho* revela anormalidades nos cromossomos 14 e 8. (Cortesia de Applied Imaging International Ltd., Newcastle upon Tyne, UK.) **B.** Uma preparação em metáfase de um paciente com a síndrome de Prader-Willi/Angelman. O *detalhe no quadrado amarelo* mostra um par ampliado do cromossomo 15. (Cortesia do Dr. Robert B. Jenkins.)

A rede formada pelos materiais fibrilar e granular é denominada nucleolonema. O rRNA está tanto no material granular quanto no fibrilar e está organizado, respectivamente, tanto como grânulos quanto como filamentos extremamente finos e densamente acondicionados. Os genes para as subunidades ribossômicas estão localizados nos interstícios dessa rede e são transcritos pela RNA polimerase I. Após processamento adicional e modificação do rRNA por pequenos RNAs nucleolares (snoRNAs), as subunidades de rRNA são montadas usando proteínas ribossômicas importadas do citoplasma. As subunidades ribossômicas parcialmente montadas (pré-ribossomos) são exportadas do núcleo, através de poros nucleolares, para montagem completa em ribossomos maduros no citoplasma.

O nucléolo está envolvido na regulação do ciclo celular.

A nucleostemina é uma proteína ligante da proteína p53 encontrada no nucléolo que regula o ciclo celular e influencia a diferenciação celular (ver adiante). À medida que a diferenciação progride, o nível dessa proteína diminui. A existência da nucleostemina em **células malignas** sugere sua possível participação na **proliferação descontrolada** dessas células (Boxe 3.2). Além disso, o DNA, o RNA e os retrovírus e suas proteínas virais interagem com o nucléolo e causam redistribuição dos materiais fibrilares e granulares durante a evolução da infecção viral. Esses vírus podem usar componentes do nucléolo como parte de seu próprio processo de replicação. Evidências sugerem que os vírus têm como alvo o nucléolo e seus componentes para favorecer transcrição e tradução virais e, talvez, alterar o ciclo celular para promover replicação viral.

O nucléolo é intensamente realçado por hematoxilina e corantes básicos e, de modo metacromático, por corantes tionina.

A relação entre a basofilia e a metacromasia do nucléolo com os grupos fosfato do RNA nucleolar é confirmada pela pré-digestão de amostras com ribonuclease (RNAse), o que elimina a coloração. Conforme mencionado anteriormente, o DNA está contido no nucléolo; no entanto, a sua concentração está abaixo da capacidade de detecção da reação de Feulgen. Por conseguinte, à microscopia óptica, os nucléolos são Feulgen-negativos, com a cromatina associada ao nucléolo Feulgen-positivo margeando frequentemente o nucléolo.

Envoltório nuclear

O envoltório nuclear, formado por duas membranas com um espaço de cisterna perinuclear entre elas, separa o nucleoplasma do citoplasma.

O envoltório nuclear fornece uma barreira membranosa, seletivamente permeável entre o compartimento nuclear e a cromatina. O envoltório nuclear é montado a partir de duas membranas nucleares (interna e externa) com um espaço de cisterna perinuclear entre elas. O espaço claro de cisterna perinuclear é contínuo com o espaço de cisterna do RER (ver Figura 3.1). As duas membranas do envoltório são perfuradas, em intervalos, por poros nucleares que medeiam o transporte ativo de proteínas, ribonucleoproteínas e RNA, entre o núcleo e o citoplasma. As membranas do envoltório nuclear diferem quanto a sua estrutura e funções:

- A membrana nuclear externa é muito semelhante à membrana do retículo endoplasmático e, de fato, é contínua com a membrana do RER (Figura 3.6). Os polirribossomos são frequentemente fixados às proteínas de ancoragem ribossômicas no lado citoplasmático da membrana nuclear externa
- A membrana nuclear interna é sustentada por uma rede rígida de filamentos proteicos intermediários fixados na sua superfície interna, denominada lâmina nuclear (fibrosa) (ver Figura 3.6). Além disso, a membrana nuclear interna contém receptores de lamina específicos e diversas proteínas associadas à lâmina que se ligam aos cromossomos e assegura a fixação da lâmina nuclear.

A lâmina nuclear é formada por filamentos intermediários, e a sua localização é adjacente à membrana nuclear interna.

A lâmina nuclear, uma camada de filamentos intermediários elétron-densos e finos, semelhante a uma rede, localiza-se sob a membrana nuclear. Além de sua função de suporte ou "nucleoesquelética", a lâmina nuclear é essencial para muitas atividades nucleares, como a replicação e a transcrição do DNA, e a regulação dos genes. Se o componente membranoso do envoltório nuclear for rompido pela exposição a detergente, a lâmina nuclear permanece, e o núcleo mantém o seu formato.

Boxe 3.2

Correlação clínica | Regulação do ciclo celular e tratamento do câncer

A compreensão dos detalhes da **regulação do ciclo celular** teve impacto sobre a pesquisa do câncer e contribuiu para o desenvolvimento de novos tratamentos. Por exemplo, foi constatado que a inativação dos genes supressores tumorais interfere no crescimento e na divisão de células cancerosas. As proteínas codificadas por esses genes são usadas pela célula em todos os pontos de controle de lesão do DNA. Por exemplo, as mutações no **gene de suscetibilidade ao câncer de mama 1** (**BRCA-1**) e no **gene de suscetibilidade ao câncer de mama 2** (**BRCA-2**) estão associadas a risco aumentado de câncer de mama bilateral e de câncer de ovário. Ambos os produtos proteicos desses genes supressores tumorais – isto é, as proteínas BRCA-1 e BRCA-2 – estão diretamente envolvidos em vários processos celulares relacionados com a resposta à lesão do DNA, incluindo ativação do ponto de controle, transcrição do gene e reparo de rupturas no filamento duplo do DNA. Em conjunto com a **proteína RAD-51**, que está envolvida na recombinação homóloga e no reparo do DNA, elas mantêm a estabilidade do genoma humano. As proteínas BRCA defeituosas não são capazes de interagir com a RAD-51. O rastreamento de pacientes à procura de mutações desses genes possibilita a realização de exames mais meticulosos e a realização de mastectomia e/ou ooforectomia profiláticas para as portadoras dessas mutações.

Atualmente, sabe-se também por que, em alguns indivíduos, as **mutações p53** tornam os tumores resistentes à radioterapia. A lesão do DNA causada por procedimentos radioterápicos é detectada pelos pontos de controle de lesão do DNA, que podem causar interrupção das células cancerosas no ciclo celular. No entanto, essas células não irão morrer devido à ausência de p53 funcional, que desencadeia a apoptose.

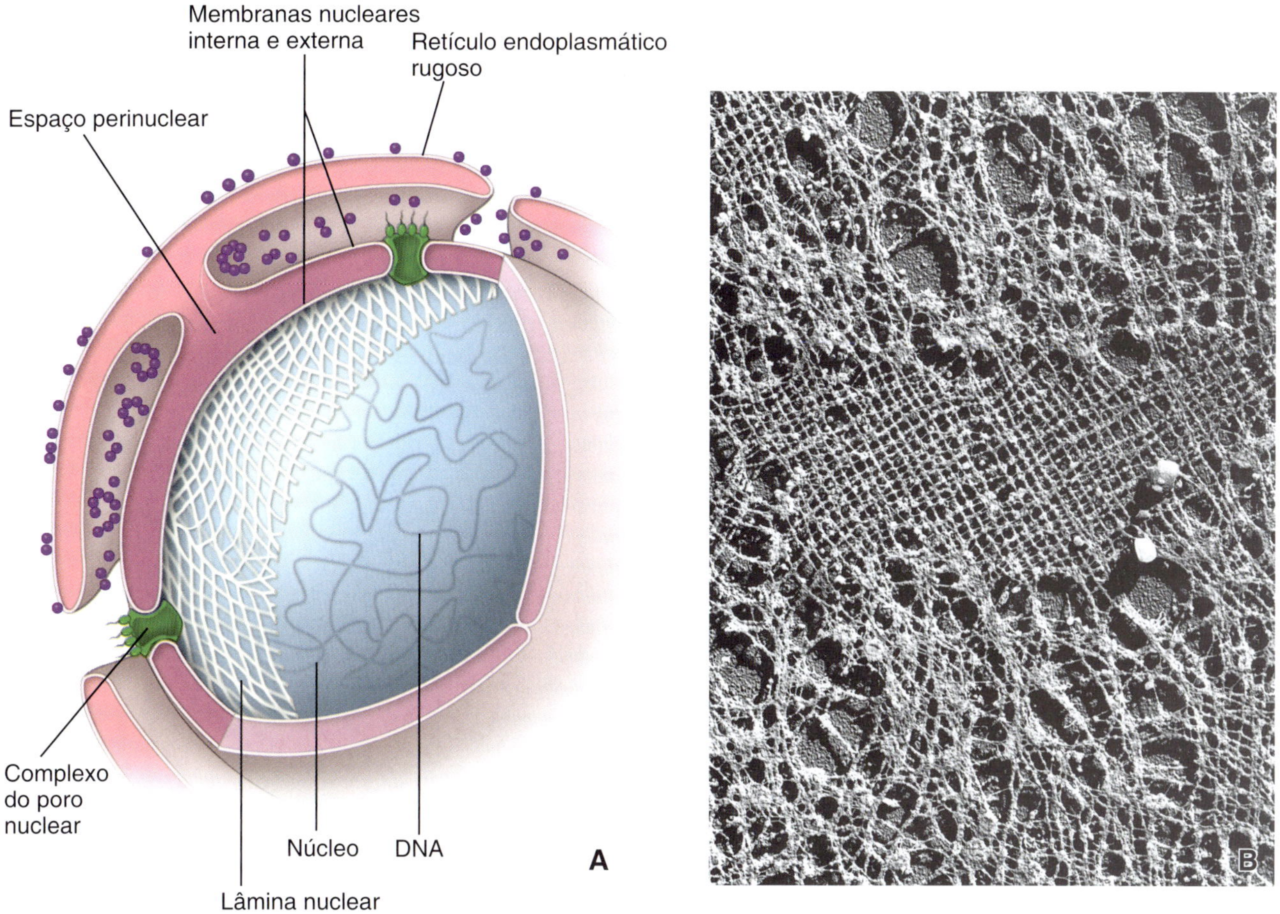

Figura 3.6 Estrutura da lâmina nuclear. A. Este desenho esquemático mostra a estrutura de lâmina nuclear adjacente à membrana nuclear interna. A janela de corte na lâmina nuclear mostra o DNA dentro do núcleo. Observe que o envoltório nuclear é perfurado por complexos do poro nuclear, que possibilitam o transporte bidirecional seletivo de moléculas entre o núcleo e o citoplasma. **B.** Eletromicrografia de uma porção da lâmina nuclear de um oócito de *Xenopus*. Ela é formada por filamentos intermediários (laminas) que estão dispostos em um padrão de rede quadrado. 43.000×. (Adaptada de Aebi U, Cohn J, Buhle L, et al. The nuclear lamina is a meshwork of intermediate-type filaments. *Nature.* 1986; 323:560-564.)

Os principais componentes da lâmina, conforme determinado por isolamento bioquímico, são: as laminas nucleares, um tipo especializado de filamento intermediário nuclear (ver Capítulo 2, *Citoplasma Celular*), e as proteínas associadas à lamina. A lâmina nuclear é essencialmente composta das proteínas lamina A e lamina C, que formam os filamentos intermediários. Esses filamentos exibem ligações cruzadas em uma rede ortogonal (ver Figura 3.6), que é fixada principalmente por meio da proteína lamina B à membrana nuclear interna por intermédio de suas interações com os receptores de lamina. A família dos receptores de lamina inclui a emerina (34 kDa), que se liga às laminas A e B; a nurima (29 kDa), que se liga à lamina A; e um receptor de lamina B (LBR) de 58 kDa, que, como o próprio nome sugere, liga-se à lamina B.

Ao contrário de outros filamentos intermediários citoplasmáticos, as laminas se separam durante a mitose e se reúnem quando a mitose termina. A lâmina nuclear parece atuar como um esqueleto para a cromatina, as proteínas associadas à cromatina, os poros nucleares e as membranas do envoltório nuclear. Além disso, ela está envolvida na organização nuclear, na regulação do ciclo celular e na diferenciação e expressão dos genes.

O comprometimento na arquitetura ou função da lâmina nuclear está associado a determinadas doenças genéticas (laminopatias) e à apoptose. As mutações na **lamina A/C** causam doenças de tecidos específicos que afetam o desenvolvimento do músculo estriado, do tecido adiposo, dos nervos periféricos ou do osso, bem como envelhecimento prematuro. Duas formas hereditárias de **distrofia muscular de Emery-Dreifuss (DMED)** estão associadas a mutações em qualquer uma das laminas ou nos receptores de lamina. A forma recessiva ligada ao cromossomo X da DMED é causada por mutações da **emerina**; enquanto a forma autossômica dominante da DMED é causada por mutações na lamina A/C. Em geral, a DMED é caracterizada por contraturas de início precoce dos principais tendões, fraqueza muscular lentamente progressiva, debilidade muscular nos membros superiores e inferiores e miocardiopatia (enfraquecimento do músculo cardíaco).

O envoltório nuclear apresenta um conjunto de orifícios denominados poros nucleares.

Em numerosos locais, as duas membranas do envoltório nuclear são perfuradas por "orifícios" de 70 a 80 nm através do envoltório. Esses poros nucleares são formados pela fusão das membranas interna e externa do envoltório nuclear. Com uma MET comum, uma estrutura semelhante a um diafragma parece cruzar a abertura do poro (Figura 3.7). Com frequência, um pequeno corpo denso é observado no centro da abertura (Figura 3.8). Acredita-se que esses perfis representem ribossomos ou outros complexos proteicos (transportadores) capturados durante sua passagem através do poro no momento da fixação, razão pela qual o termo plugue/transportador central é comumente usado para descrever tal aspecto.

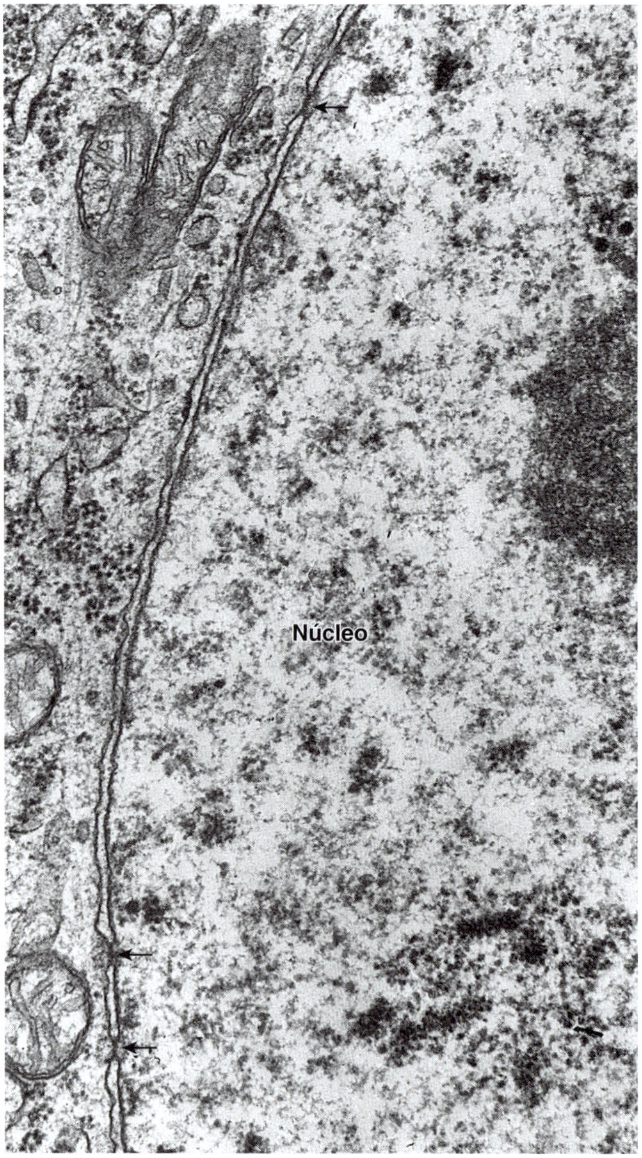

Figura 3.7 Eletromicrografia do envoltório nuclear. Observe os complexos do poro nuclear (*setas*) e as duas membranas que constituem o envoltório nuclear. Na periferia de cada poro, as membranas externa e interna do envoltório nuclear parecem ser contínuas. 30.000×.

Com o uso de técnicas especiais – como a coloração negativa e a MET de alta voltagem ou, recentemente, a tomografia crioeletrônica –, os poros nucleares exibem detalhes estruturais adicionais (ver Figura 3.8). Oito subunidades proteicas multidomínio dispostas em uma estrutura central octogonal, na periferia de cada poro, formam uma estrutura semelhante a um cilindro, conhecida como complexo do poro nuclear (CPN). O CPN, que tem massa total estimada de 125 × 10^6 Da, é composto de aproximadamente 50 proteínas diferentes do complexo do poro nuclear, coletivamente denominadas nucleoporinas (proteínas Nup). Essa estrutura central está inserida entre o anel citoplasmático e o anel nuclear (Figura 3.9). A partir do anel citoplasmático, oito fibrilas proteicas curtas se projetam para o citoplasma e apontam na direção do centro da estrutura. O complexo de anéis nucleoplasmático ancora uma cesta nuclear (ou "gaiola" nuclear, que se assemelha a uma armadilha de peixe) montada a partir de oito filamentos finos de 50 nm de comprimento unidos distalmente por um anel terminal ajustável de 30 a 50 nm de diâmetro (ver Figura 3.9). A estrutura central em formato de cilindro circunda o poro central do CPN, que atua como um diafragma de ajuste firme ou um canal controlado. Além disso, cada CPN contém um ou mais canais repletos de água para o transporte de pequenas moléculas.

O complexo do poro nuclear (CPN) medeia o transporte nucleocitoplasmático bidirecional.

Vários experimentos mostraram que o CPN regula a passagem de proteínas entre o núcleo e o citoplasma. A importância do CPN pode ser facilmente percebida, uma vez que o núcleo não realiza nenhuma síntese de proteína. As proteínas ribossômicas são parcialmente montadas em subunidades ribossômicas no núcleo e transportadas através dos poros nucleares para o citoplasma. Por outro lado, as proteínas nucleares, como as histonas e as laminas, são produzidas no citoplasma e transportadas através dos poros nucleares para o núcleo. O transporte através do CPN depende, em grande parte, do tamanho das moléculas:

- As moléculas grandes (como proteínas grandes e os complexos macromoleculares) dependem da existência de uma sequência sinalizadora, denominada sinal de localização nuclear (SLN) para a passagem através dos poros. As proteínas marcadas com SLN, destinadas ao núcleo, ligam-se, em seguida, a um receptor citosólico solúvel denominado receptor de importação nuclear (importina), que as direciona do citoplasma até um CPN apropriado. Em seguida, elas são transportadas ativamente através do poro por um mecanismo dependente da energia do GTP. A exportação de proteínas e RNA para fora do núcleo é semelhante ao mecanismo de importação para dentro do núcleo. As proteínas que contêm a sequência de exportação nuclear (SEN) ligam-se, no núcleo, à exportina (proteína que move as moléculas do núcleo para o citoplasma) e a uma molécula de GTP. Os complexos proteína-exportina-GTP passam através do CPN para o citoplasma, onde o GTP é hidrolisado e a proteína marcada com SEN é liberada. O CPN transporta proteínas e todas as formas de RNA, bem como subunidades ribossômicas em suas configurações completamente dobradas
- Os íons e as moléculas hidrossolúveis menores (menos de 9 Da) podem cruzar os canais repletos de água do CPN por difusão simples. Esse processo é inespecífico e não requer proteínas de sinal nuclear. O tamanho efetivo do poro para substâncias que o cruzam por difusão é de aproximadamente 9 nm, e não de 70 a 80 nm – a medida dos limites do poro. No entanto, até mesmo proteínas nucleares menores, capazes de difusão, são seletivamente transportadas, presumivelmente porque a velocidade de transporte é maior que a com difusão simples.

Durante a divisão celular, o envoltório nuclear é desmontado para possibilitar a separação dos cromossomos e a sua posterior remontagem com a formação das células-filhas.

Na prófase tardia da divisão celular, as enzimas (quinases) são ativadas e causam fosforilação das laminas nucleares e de outras proteínas associadas à lâmina do envoltório nuclear. Após a fosforilação, as proteínas tornam-se solúveis, e o envoltório nuclear se desmonta. O componente lipídico das membranas nucleares dissocia-se, então, das proteínas, sendo retido em pequenas vesículas citoplasmáticas. A seguir, os cromossomos replicados aderem aos microtúbulos do fuso mitótico e sofrem movimento ativo.

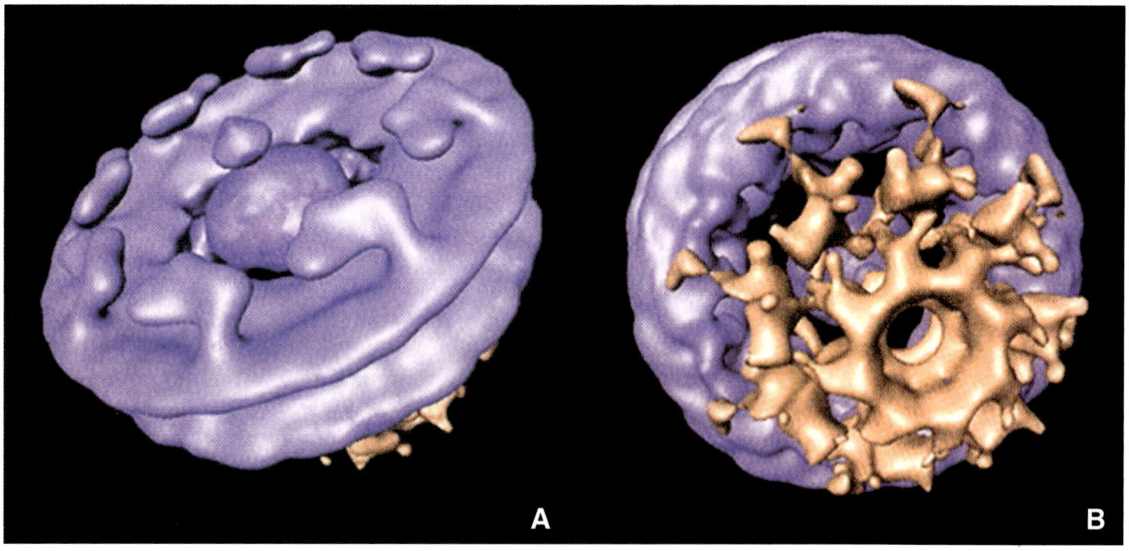

Figura 3.8 Tomografia crioeletrônica do complexo do poro nuclear (CPN). Estas reproduções de superfície de tomografias eletrônicas obtidas a partir de núcleos hidratados e congelados de *Dictyostelium* mostram a estrutura detalhada do CPN. 320.000×. **A.** A face citoplasmática do CPN mostra oito fibrilas de proteína dispostas ao redor do canal central. Essas proteínas fazem protrusão a partir das subunidades em anel citoplasmáticas e apontam para o centro da estrutura. Observe que existe plugue ou transportador central no poro central, que representa ribossomos ou outros transportadores proteicos capturados durante sua passagem através do CPN. **B.** A face nuclear do CPN mostra as subunidades em anel nucleoplasmáticas, conectadas por filamentos nucleares com a cesta indicada em cor *marrom*. (Adaptada de Beck M, Förster F, Ecke M, et al. Nuclear pore complex structure and dynamics revealed by cryoelectron tomography. *Science*. 2004;306:1387-1390.)

A reorganização do envoltório nuclear começa na anáfase tardia, quando as fosfatases são ativadas para remover os resíduos de fosfato das laminas nucleares. Durante a telófase, as laminas nucleares começam a se repolimerizar e formam o material da lâmina nuclear ao redor de cada conjunto de cromossomos-filhos. Ao mesmo tempo, as vesículas que contêm os componentes lipídicos das membranas nucleares e os componentes proteicos estruturais da membrana se fundem, e o envoltório é formado na superfície da lâmina nuclear já reorganizada. Ao fim da telófase, a formação de um envoltório nuclear em cada célula-filha está completa.

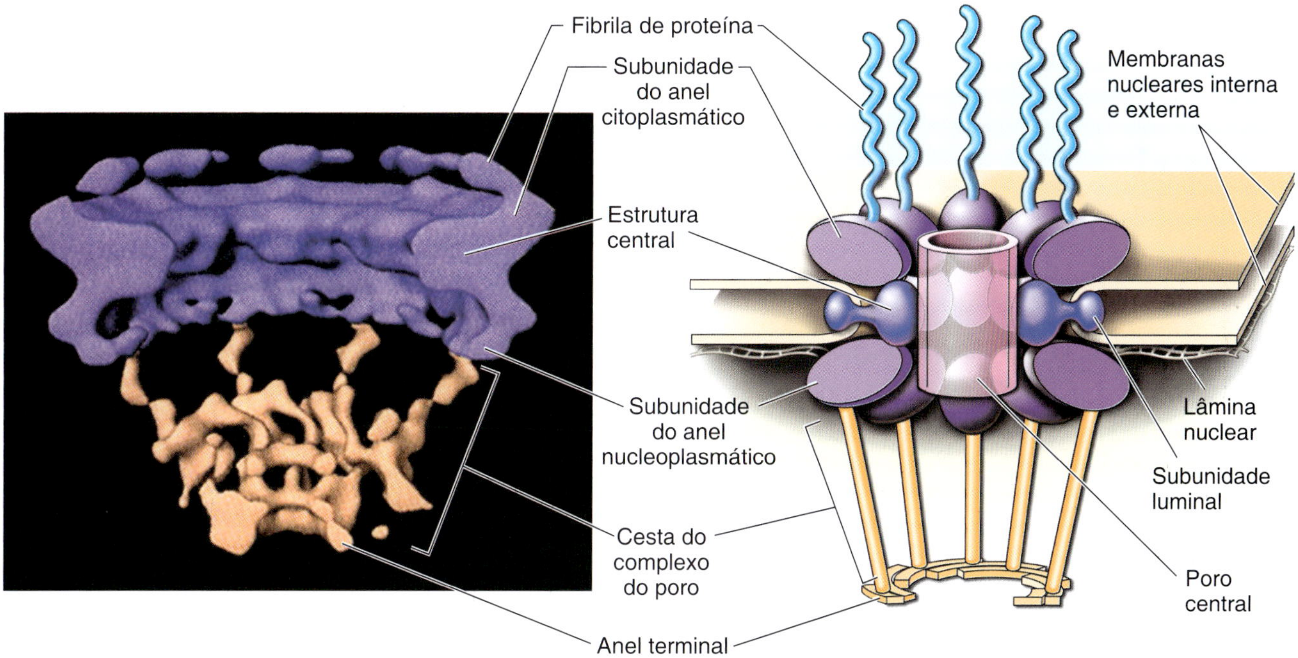

Figura 3.9 Corte sagital do complexo do poro nuclear. A vista de um corte sagital de tomografia crioeletrônica do complexo do poro nuclear – mostrado na Figura 3.8 – é comparada com um desenho esquemático do complexo. Observe que o plugue/transportador central foi removido do poro central. 320.000×. Cada poro contém oito subunidades proteicas dispostas em uma estrutura central octogonal na periferia do poro. Essas subunidades formam um complexo do poro nuclear que é inserido entre dois anéis – o citoplasmático e o nuclear. Oito fibrilas curtas de proteína projetam-se dos anéis citoplasmáticos para o citoplasma. O anel nuclear ancora uma estrutura em formato de cesta montada com oito filamentos finos, unidos distalmente dentro do anel terminal. O diâmetro do anel pode ser ajustado para atender às exigências de transporte do poro nuclear. A estrutura cilíndrica central circunda o poro central, que atua como um diafragma de ajuste fino. (Adaptada de Beck M, Förster F, Ecke M, et al. Nuclear pore complex structure and dynamics revealed by cryoelectron tomography. *Science*. 2004;306:1387-1390.)

Nucleoplasma

O nucleoplasma é o material envolvido pelo envoltório nuclear, excluindo a cromatina e o nucléolo.

Embora inclusões cristalinas, virais e outras inclusões sejam algumas vezes encontradas no nucleoplasma, até recentemente, as técnicas morfológicas mostravam que ele é amorfo. No entanto, é preciso presumir que muitas proteínas e outros metabólitos se localizam no núcleo ou o atravessam de acordo com a atividade de síntese e o metabolismo da cromatina e do nucléolo. As estruturas que foram identificadas no nucleoplasma incluem arranjos de lamina intranuclear, filamentos proteicos que emanam para o interior do núcleo a partir dos complexos do poro nuclear e transcrição ativa de genes associados ao RNA e enzimas envolvidas nesse processo.

■ RENOVAÇÃO CELULAR

As células somáticas no organismo do adulto podem ser classificadas de acordo com a sua atividade mitótica.

O nível de atividade de uma célula pode ser avaliado pelo número de metáfases visíveis em um único campo de grande aumento ao microscópio óptico ou por estudos radioautográficos da incorporação de timidina tritiada no DNA recém-sintetizado. Por meio desses métodos, as populações de células podem ser classificadas como quiescentes, estáveis ou em renovação:

- As populações de células quiescentes consistem em células que não se dividem mais (células pós-mitóticas), como as do sistema nervoso central e as da musculatura esquelética ou do coração. Em determinadas circunstâncias, algumas dessas células (*i. e.*, miócitos cardíacos) entram em mitose
- As populações de células estáveis consistem em células que se dividem de maneira episódica, o suficiente para manter a estrutura normal dos tecidos e órgãos. Essas células podem ser estimuladas por lesão, tornando-se mitoticamente mais ativas. É possível incluir nesta categoria as células periosteais e pericondriais, as células musculares lisas, as células endoteliais dos vasos sanguíneos e os fibroblastos do tecido conjuntivo
- As populações de células em renovação se renovam lenta ou rapidamente, mas exibem atividade mitótica regular. A divisão dessas células geralmente resulta em duas células-filhas, que se diferenciam tanto morfológica quanto funcionalmente, ou em duas células que permanecem como células-tronco. As células-filhas podem se dividir uma ou mais vezes antes de alcançar o seu estado maduro. A célula diferenciada acaba sendo excluída do organismo
- As populações de células de renovação lenta incluem as células musculares lisas da maioria dos órgãos ocos, ou fibroblastos da parede uterina e as células epiteliais da lente do olho (cristalino). As populações de células com renovação lenta, tais como as da musculatura lisa do sistema digestório e as células epiteliais do cristalino, apresentam também crescimento lento durante a sua vida
- As populações de células de renovação rápida incluem as células sanguíneas, as células epiteliais e os fibroblastos dérmicos da pele, bem como as células epiteliais e os fibroblastos subepiteliais do revestimento do tubo GI.

■ CICLO CELULAR

Fases e pontos de controle no ciclo celular

O ciclo celular representa uma sequência autorregulada de eventos que controla o crescimento e a divisão das células.

Para a população de células em renovação e a população de células em crescimento, incluindo as células embrionárias e as células em cultura de tecido, a meta do ciclo celular é produzir duas células-filhas, cada uma contendo cromossomos idênticos aos da célula-mãe. O ciclo celular incorpora duas fases principais: a interfase, que representa o crescimento contínuo da célula, e a fase M (mitose), caracterizada pela partição do genoma. As três outras fases – fase G_1 (intervalo 1), fase S (síntese) e fase G_2 (intervalo 2) – são subdivisões da interfase (Figura 3.10).

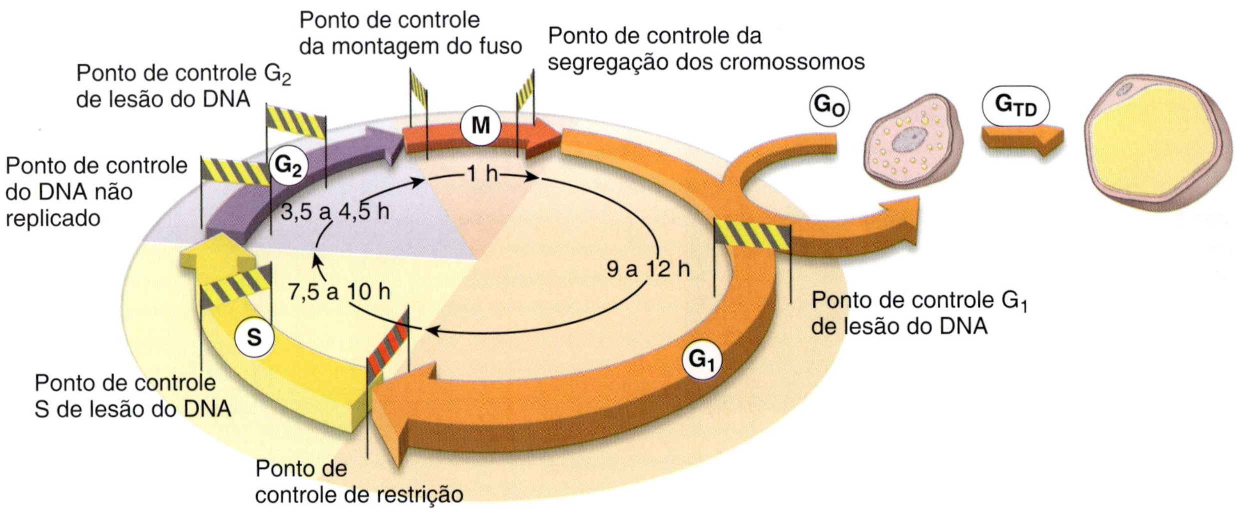

Figura 3.10 Ciclo celular e seus pontos de controle. Este diagrama ilustra o ciclo celular das células de divisão rápida em relação à síntese de DNA. Após a mitose, a célula está em interfase. G_1 representa o período durante o qual ocorre intervalo na síntese de DNA; S representa o período durante o qual ocorre a síntese de DNA; G_2 refere-se a um segundo intervalo na síntese de DNA; G_0 representa a via de uma célula que parou de se dividir (no entanto, essa célula pode reentrar no ciclo celular após um estímulo apropriado). A célula que está em G_0 pode sofrer diferenciação terminal (G_{TD}) e produzir uma população permanente de células que não se dividem (p. ex., adipócitos maduros). O tempo médio de cada fase do ciclo celular está indicado no diagrama. Cada fase contém vários pontos de controle que asseguram que o sistema prossiga para o estágio seguinte somente quando o estágio anterior tiver sido completado e nenhum dano ao DNA tiver sido detectado.

As populações de células humanas de renovação rápida progridem através do ciclo celular completo em aproximadamente 24 horas. Ao longo de todo o ciclo, vários mecanismos de controle de qualidade internos ou pontos de controle representados por vias bioquímicas controlam a transição entre os estágios do ciclo celular. Este é interrompido em diversos pontos de controle e somente pode prosseguir se determinadas condições forem atendidas – por exemplo, se a célula tiver alcançado determinado tamanho. Os pontos de controle monitoram e modulam a progressão das células ao longo do ciclo celular em resposta a sinais intracelulares ou ambientais.

A fase G_1 é, em geral, a mais longa e a mais variável do ciclo celular, e começa no fim da fase M.

Durante a fase G_1, a célula reúne nutrientes e sintetiza o RNA e as proteínas necessários para a síntese de DNA e a replicação cromossômica. O progresso da célula através dessa fase é monitorado por dois pontos de controle: (1) o ponto de controle de restrição, que é sensível ao tamanho da célula, ao estado dos processos fisiológicos da célula e às suas interações com a matriz extracelular; e (2) o ponto de controle de lesão do DNA de G_1, que monitora a integridade do DNA recém-replicado. Por exemplo, se o DNA tiver algum dano irreparável, o ponto de controle de dano do DNA em G_1 detecta níveis elevados da proteína supressora tumoral p53 e não possibilita que a célula entre na fase S. Assim, é mais provável que a célula sofra morte celular programada (apoptose).

O ponto de restrição (ou "ponto sem retorno") é o ponto de controle mais importante do ciclo celular. Nele, a célula avalia seu próprio potencial replicativo antes de "decidir" se entra na fase S e no próximo ciclo de divisão celular, ou se deixa o ciclo celular. Uma célula que deixa o ciclo na fase G_1 geralmente começa a diferenciação terminal (G_{TD}), entrando na fase G_0. Por conseguinte, a fase G_1 pode durar apenas algumas horas (média de 9 a 12 horas) em uma célula de divisão rápida, ou pode durar toda a vida em uma célula que não se divide. Esse ponto de controle é mediado por interações da proteína de suscetibilidade ao retinoblastoma (pRb) e uma família de fatores de transcrição essenciais (E2F) com promotores-alvo. Nas células normais, a interação correta de pRb e E2F desliga muitos genes e bloqueia a progressão do ciclo celular.

Na fase S, o DNA é replicado.

O início da síntese de DNA marca o começo da fase S, cuja duração é de aproximadamente 7,5 a 10 horas. O DNA da célula é duplicado durante a fase S, e as novas cromátides que são formadas ficarão evidentes na prófase ou metáfase da divisão mitótica. A replicação dos cromossomos é iniciada em muitos locais diferentes denominados réplicons ao longo do DNA cromossômico. Cada réplicon dispõe de uma estrutura de tempo especificamente designada para replicação durante a fase S. A existência do ponto de controle S de lesão do DNA nessa fase monitora a qualidade do DNA que está sendo replicado.

Na fase G_2, a célula prepara-se para a divisão celular.

Durante essa fase, a célula examina o seu DNA replicado na preparação para a divisão celular. Trata-se também de um período de crescimento celular e de reorganização das organelas citoplasmáticas. A fase G_2 pode ser curta, de apenas 1 hora, nas células em divisão rápida, ou de duração quase indefinida em algumas células poliploides e células que ficam paradas em G_2 por longos períodos, como o oócito primário. Dois pontos de controle monitoram a qualidade do DNA: o ponto de controle G_2 de lesão do DNA e o ponto de controle do DNA não replicado. Este último ponto de controle impede a progressão da célula para a fase M antes que a síntese do DNA esteja completa.

A mitose ocorre na fase M.

A mitose quase sempre inclui tanto a cariocinese (divisão do núcleo) quanto a citocinese (divisão da célula) e dura em torno de 1 hora. A mitose ocorre em diversos estágios descritos de modo mais detalhado adiante. A separação de duas células-filhas idênticas conclui a fase M. Tal fase contém dois pontos de controle: o ponto de controle de montagem do fuso, que impede a entrada prematura na anáfase, e o ponto de controle da segregação dos cromossomos, que impede o processo de citocinese até que todos os cromossomos tenham sido corretamente separados.

A catástrofe mitótica causada pelo mau funcionamento dos pontos de controle do ciclo celular pode levar à morte celular e ao desenvolvimento de células tumorais.

O mau funcionamento de qualquer um dos três pontos de controle de lesão do DNA nas fases G_1, S e G_2 do ciclo celular e do ponto de controle de montagem do fuso na fase M pode provocar uma catástrofe mitótica. Esta é definida como a falha em parar o ciclo celular antes da mitose ou na mitose, resultando em segregação cromossômica aberrante. Em condições normais, a morte dessas células ocorrerá pela ativação do ciclo apoptótico. As células que não acionam o ciclo apoptótico em resposta à lesão do DNA ou do fuso mitótico provavelmente se dividem assimetricamente no estágio seguinte da divisão celular. Isso leva à geração de **células aneuploides** (células com números anormais de cromossomos). Por conseguinte, a catástrofe mitótica é considerada um dos mecanismos que contribuem para a oncogênese (desenvolvimento de células tumorais).

O mau funcionamento do ponto de controle de restrição na fase G_1 também pode resultar em transformação maligna das células. As células malignas perdem a inibição por contato, um processo normal em que as células inibem sua divisão quando entram em contato com outras células. As células malignas em cultura continuam a se dividir e podem crescer umas em cima das outras em vez de interromper o seu crescimento quando a placa de cultura está completamente coberta com uma monocamada de células. O mau funcionamento do ponto de controle de restrição pode ser facilitado por proteínas de vários vírus causadores de câncer, como o antígeno T do vírus vacuolante símio (SV40) que se liga à pRb. Essa ligação altera a configuração do complexo pRb-antígeno T e torna o ponto de controle de restrição inoperante, o que facilita a progressão da célula da fase G_1 para S do ciclo celular. O mecanismo de carcinogênese ocorre no **mesotelioma** (câncer do epitélio de revestimento das cavidades pleurais no tórax), no **osteossarcoma** (um tipo de câncer ósseo) e no **ependimoma** (um tipo de tumor cerebral infantil).

A população de células-tronco de reserva pode ser ativada e reentrar no ciclo celular.

As células identificadas como células-tronco de reserva são essencialmente células na fase G_0, que podem ser induzidas a reentrar no ciclo celular em resposta à lesão. A ativação dessas células pode ocorrer na **cicatrização normal de feridas** e no repovoamento do epitélio seminífero após exposição aguda intensa dos testículos aos raios X ou durante a regeneração de um órgão, como o fígado, após remoção de grandes porções. Se o dano for muito extenso, até mesmo as células-tronco de reserva morrem, e não há possibilidade de regeneração.

Regulação do ciclo celular

A passagem ao longo do ciclo celular é impulsionada por proteínas sintetizadas e degradadas ciclicamente durante cada ciclo.

Vários complexos proteicos citoplasmáticos regulam e controlam o ciclo celular. Algumas dessas proteínas funcionam como osciladores bioquímicos, cuja síntese e degradação são coordenadas com fases específicas do ciclo. Os eventos celulares e moleculares induzidos durante o aumento e a diminuição dos níveis de diferentes proteínas são a base do funcionamento do ciclo celular. Outras proteínas monitoram ativamente a qualidade dos processos moleculares nos diferentes pontos de controle distribuídos por todo o ciclo (descritos anteriormente). Os complexos proteicos nos pontos de controle podem orientar a célula para dentro e para fora do ciclo celular, estimulando o crescimento e a divisão quando as condições forem favoráveis e, por outro lado, interrompendo ou reduzindo a velocidade de divisão celular quando as condições não forem favoráveis.

Um complexo de duas proteínas (uma ciclina e uma quinase dependente de ciclina (Cdk) ajuda a acionar as células através dos pontos de controle da divisão do ciclo celular.

O primeiro marco de referência na compreensão da regulação do ciclo celular foi a descoberta, no início da década de 1970, de uma proteína denominada fator de promoção da maturação (MPF, do inglês *maturation promoting factor*), que parecia controlar o início da mitose. Ao ser injetado nos núcleos de ovócitos imaturos da fêmea do sapo, geralmente parados em G_2, as células imediatamente prosseguiam através da mitose. Por fim, foi constatado que o MPF consistia em duas proteínas:

- A Cdc2 (também conhecida como Cdk-1), um membro de 32 kDa da família das proteínas Cdk
- A ciclina B, um membro de 45 kDa da família das ciclinas, que são reguladores essenciais do ciclo celular. As ciclinas são sintetizadas como proteínas constitutivas; contudo, seus níveis durante o ciclo celular são controlados pela degradação mediada pela ubiquitina.

Atualmente, sabe-se que o complexo ciclina-Cdk atua em diferentes fases do ciclo celular e tem como alvo diferentes proteínas para controlar as funções dependentes do ciclo celular. O Quadro 3.1 mostra a combinação dos diversos tipos de ciclinas com diferentes tipos de Cdk, e como as interações dessas duas proteínas afetam a progressão das células no ciclo celular. A passagem ao longo do ciclo celular requer aumento na atividade da ciclina-Cdk em algumas fases, seguido de declínio de atividade em outras fases (Figura 3.11). A atividade aumentada da ciclina-Cdk é obtida pela ação estimuladora das ciclinas e é contrabalançada pela ação inibidora de proteínas com Inks (inibidores de quinase), Cips (proteínas inibidoras da Cdk) e Kips (proteínas inibidoras da quinase).

Mitose

A divisão celular é um processo crucial que aumenta o número de células, possibilita a renovação de populações de células e promove o reparo de feridas.

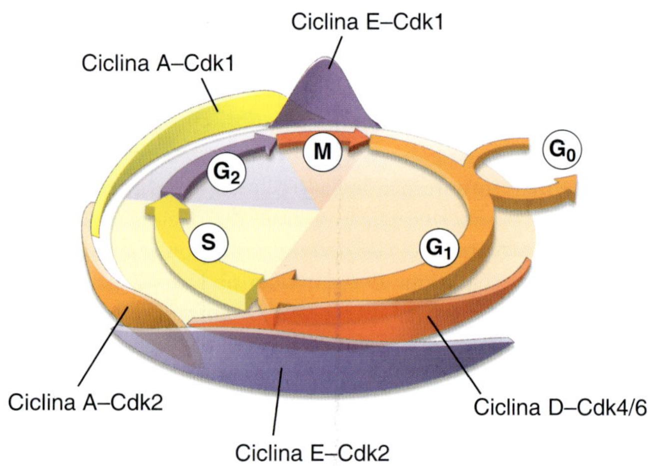

Figura 3.11 Regulação do ciclo celular pelos complexos de ciclina-Cdk. Esta ilustração mostra o padrão de mudança das atividades da ciclina-Cdk durante as diferentes fases do ciclo celular. Cdk, quinase dependente de ciclina.

Quadro 3.1 Resumo funcional dos complexos ciclina-quinase dependentes de ciclina, usados na regulação do ciclo celular humano.

Tipo de ciclina	Proteinoquinase dependente de ciclina associada	Fase-alvo do ciclo celular	Proteínas-alvo efetoras
Ciclina D	Cdk4/6	Progressão da fase G_1	Proteína supressora tumoral p53, proteína de suscetibilidade ao retinoblastoma (pRb)
Ciclina E	Cdk2	Entrada na fase S	Proteinoquinase ATM ou ATR, proteína supressora tumoral p53
Ciclina A	Cdk2	Progressão da fase S	Proteína de replicação A, DNA polimerase, proteína de manutenção do microcromossomo (MCM)
Ciclina A	Cdk1	Fase S até a fase G_2 e entrada na fase M	Fosfatase Cdc25, ciclina B
Ciclina E	Cdk1	Progressão da fase M	Proteínas associadas à cromatina, histona H1, laminas nucleares, proteínas reguladoras da miosina, proteínas centrossômicas, fatores de transcrição c-*fos/jun*, c-*myb*, *oct*-1, SWI5; proteinoquinase p60src; caseinoquinase II, proteinoquinase c-*mos*

ATM, proteinoquinase com mutação da ataxia-telangiectasia; ATR, quinase relacionada com a ATM e a Rad3; Cdk, quinase dependente de ciclina.

A mitose é um processo de segregação dos cromossomos e divisão nuclear, seguida de divisão celular, produzindo duas células-filhas com o mesmo número de cromossomos e conteúdo de DNA da célula-mãe.

O termo mitose é usado para descrever a distribuição igual dos cromossomos replicados e seus genes em dois grupos idênticos. O processo de divisão celular inclui a divisão tanto do núcleo (cariocinese) quanto do citoplasma (citocinese). O processo de citocinese resulta em distribuição das organelas não nucleares em duas células-filhas. Antes de entrar na mitose, as células duplicam o seu DNA; essa fase do ciclo celular é denominada *fase S* ou *fase de síntese*. No início, o número de cromossomos é de (2n), e o conteúdo de DNA é de (2d); no fim, o número de cromossomos permanece o mesmo (2n), e o conteúdo de DNA duplica para (4d).

A mitose segue-se à fase S do ciclo celular e é dividida em quatro fases.

A mitose consiste em quatro fases (Figura 3.12):

- A prófase começa quando os cromossomos replicados se condensam e se tornam visíveis. Com o processo de condensação dos cromossomos, cada um dos quatro cromossomos derivados de cada par homólogo consiste em duas cromátides. As cromátides-irmãs são mantidas unidas por um anel de proteínas denominadas coesinas e pelo centrômero. No fim da prófase ou prometáfase (algumas vezes identificada como uma fase separada da mitose), o envoltório nuclear começa a se desintegrar em pequenas vesículas de transporte, assemelhando-se ao retículo endoplasmático liso (REL). O nucléolo, que ainda pode existir em algumas células, também desaparece por completo na prometáfase. Além disso, um complexo proteico altamente especializado, denominado cinetócoro, aparece em cada cromátide oposta ao centrômero (Figura 3.13). Os complexos proteicos que formam os cinetócoros na região do centrômero das cromátides estão fixados a sequências repetitivas específicas de DNA, conhecidas como DNA satélite, que são semelhantes em cada cromossomo. Os microtúbulos do fuso mitótico em desenvolvimento ligam-se aos cinetócoros e, portanto, aos cromossomos
- A metáfase (Figura 3.14) começa quando o fuso mitótico torna-se organizado ao redor dos centros de organização de microtúbulos (COMTs), localizados nos polos opostos da célula. O fuso mitótico consiste em três tipos de microtúbulos:
  - Os microtúbulos astrais, que são nucleados a partir de anéis de gamatubulina de maneira estrelada ao redor de cada COMT (ver Figura 2.60, no Capítulo 2, *Citoplasma Celular*). Eles são responsáveis pelo posicionamento do fuso mitótico no interior da célula
  - Os microtúbulos polares, que também se originam dos COMTs. São encontrados em todos os microtúbulos existentes entre os polos do fuso mitótico que não estão conectados aos cinetócoros. Os microtúbulos polares de polos opostos interagem graças a proteínas motoras de modo antiparalelo, afastando os polos do fuso mitótico, de modo a garantir sua bipolaridade
  - Os microtúbulos dos cinetócoros, que emanam dos COMTs para sondar o citoplasma à procura de cinetócoros. Quando um cinetócoro é finalmente capturado por um microtúbulo do cinetócoro, ele é arrastado em direção ao COMT, no qual outros microtúbulos irão se fixar. O cinetócoro tem a capacidade de ligar cerca de 30 a 40 microtúbulos a cada cromátide. Em algumas espécies, os microtúbulos dos cinetócoros são formados por mecanismos independentes dos COMTs, que envolvem os cinetócoros. Os microtúbulos dos cinetócoros e suas proteínas motoras associadas direcionam o movimento dos cromossomos para um plano situado no meio da célula, conhecido como placa equatorial ou metafásica
- A anáfase (Figura 3.15) começa com a separação inicial das cromátides-irmãs. Essa separação ocorre quando as coesinas que estavam mantendo as cromátides unidas se desintegram. Em seguida, as cromátides começam a se separar e são puxadas para os polos opostos da célula pelos motores moleculares (dineínas), que deslizam ao longo dos microtúbulos do cinetócoro em direção ao COMT
- A telófase (Figura 3.16) é marcada pela reconstituição do envoltório nuclear ao redor dos cromossomos em cada polo. Os cromossomos se desenrolam e tornam-se indistintos, exceto em regiões que irão permanecer condensados no núcleo da interfase. Os nucléolos reaparecem, e o citoplasma se divide (citocinese) para formar duas células-filhas. A citocinese começa com a sulcagem da membrana plasmática a meia distância entre os polos do fuso mitótico. A separação no sulco de clivagem é obtida por um anel contrátil, que consiste em um conjunto muito fino de filamentos de actina, posicionado ao redor do perímetro da célula. No interior do anel, ocorre montagem de moléculas de miosina II, formando pequenos filamentos que interagem com os filamentos de actina, resultando em contração do anel. À medida que ocorre constrição do anel, a célula se divide em duas células-filhas. Como os cromossomos das células-filhas contêm cópias idênticas do DNA duplicado, as células-filhas são geneticamente idênticas e encerram os mesmos tipo e número de cromossomos. As células-filhas são (2d) quanto ao conteúdo de DNA e (2n) quanto ao número de cromossomos.

Meiose

A meiose envolve duas divisões nucleares sequenciais, seguidas de divisões celulares que produzem gametas contendo metade do número de cromossomos e metade do DNA encontrado nas células somáticas.

O zigoto (a célula resultante da fusão de um óvulo com um espermatozoide) e todas as células somáticas derivadas dele são diploides (2n) quanto ao número de cromossomos; por conseguinte, suas células têm duas cópias de cada cromossomo e de cada gene codificado nesse cromossomo. Esses cromossomos são denominados cromossomos homólogos, uma vez que são semelhantes, mas não idênticos; um conjunto de cromossomos é de origem materna, enquanto o outro é de origem paterna. Os gametas, por terem apenas um membro de cada par de cromossomos, são descritos como haploides (1n). Durante a gametogênese, a redução do número de cromossomos para o estado haploide (23 cromossomos nos seres humanos) ocorre pela meiose, um processo que envolve duas divisões sucessivas, a segunda das quais não é precedida de uma fase S. Essa redução é necessária para manter um número constante de cromossomos em determinada espécie. A redução do número de cromossomos para (1n) na primeira divisão meiótica é seguida de redução no conteúdo de DNA para um haploide (1d) na segunda divisão meiótica.

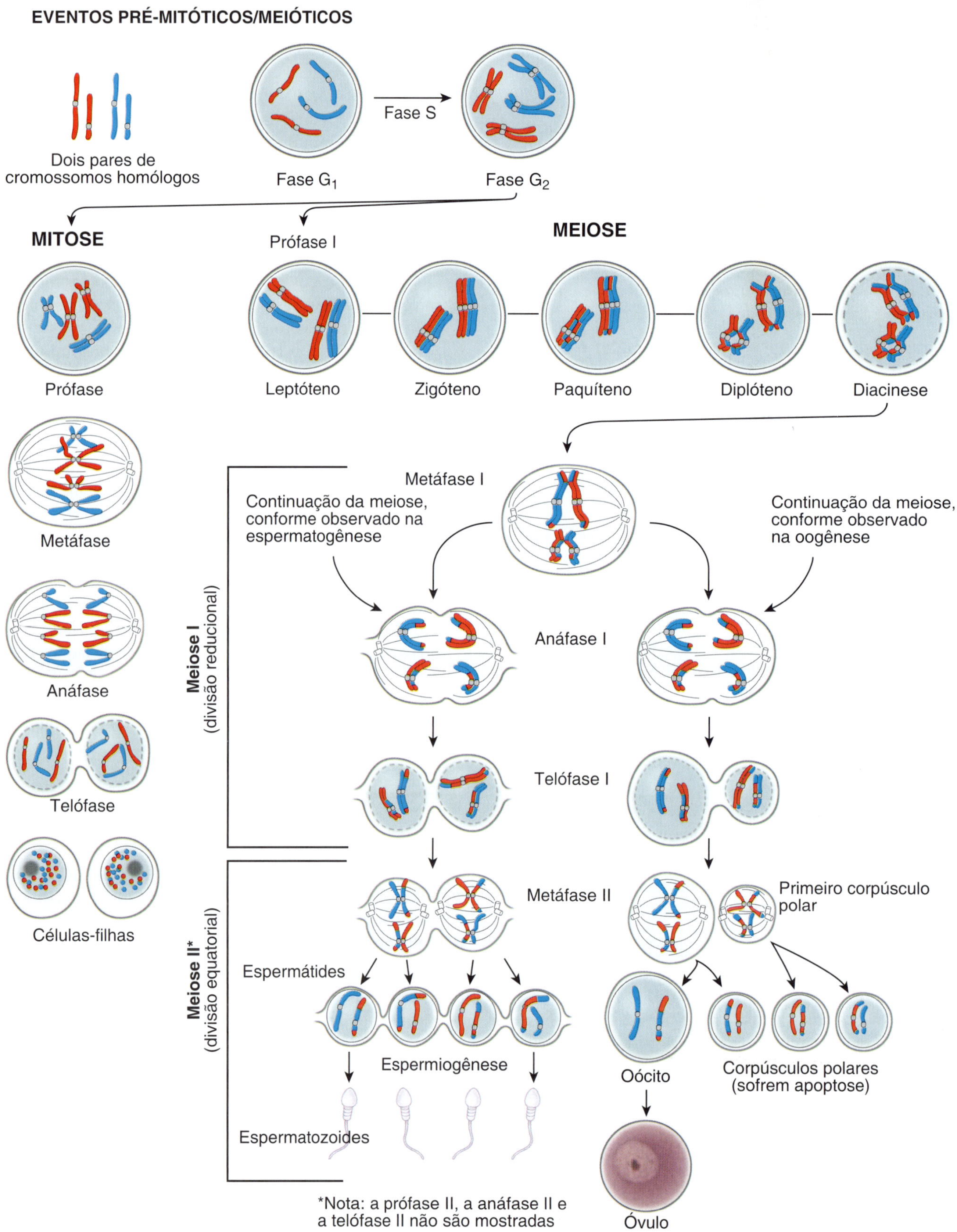

Figura 3.12 Comparação da mitose e da meiose em uma célula ideal com dois pares de cromossomos (2n). Os cromossomos de origem materna e paterna são mostrados em *vermelho* e *azul*, respectivamente. A divisão mitótica produz células-filhas que são geneticamente idênticas à célula-mãe (2n). A divisão meiótica, que apresenta dois componentes – uma divisão reducional e uma divisão equatorial –, produz uma célula que contém apenas dois cromossomos (1n). Além disso, durante o emparelhamento dos cromossomos na prófase I da meiose, ocorre troca de segmentos cromossômicos, levando a maior diversidade genética. Convém assinalar que, nos seres humanos, o primeiro corpúsculo polar não se divide. A divisão do primeiro corpúsculo polar ocorre em algumas espécies.

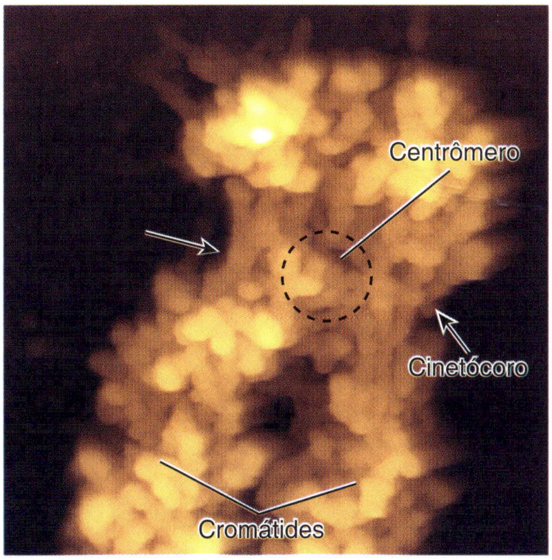

Figura 3.13 Imagem de microscopia de força atômica da região centromérica de um cromossomo humano em metáfase. As superfícies adjacentes de duas cromátides-irmãs visíveis nesta imagem formam o centrômero, um ponto de junção de ambas as cromátides. No lado oposto ao centrômero, cada cromátide contém um complexo de proteína especializada, o cinetócoro, que atua como ponto de fixação para os microtúbulos do cinetócoro do fuso mitótico. Observe que a superfície do cromossomo apresenta vários domínios em alça que fazem protrusão, formados por fibrilas de cromatina ancoradas na estrutura do cromossomo. 40.000×. (Cortesia do Dr. Tatsuo Ushiki.)

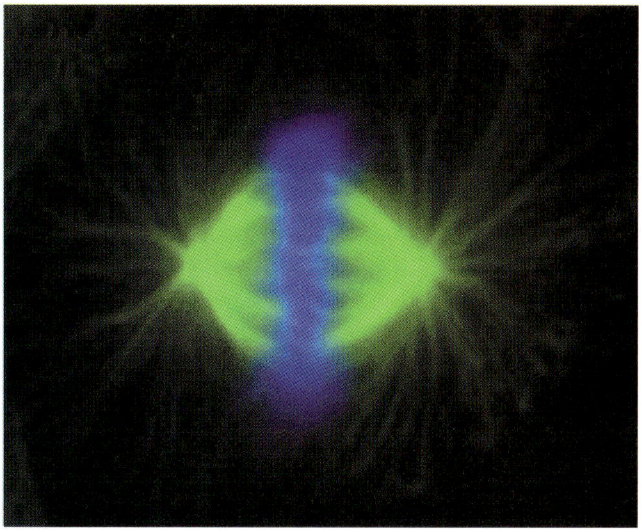

Figura 3.14 Fuso mitótico na metáfase. Usando técnicas de imunofluorescência indireta, o fuso mitótico de uma célula XL-177 de *Xenopus* foi marcado com um anticorpo dirigido contra a alfatubulina conjugada com fluoresceína (*verde*). O DNA foi corado em *azul* com corante DAPI fluorescente. Na metáfase, a membrana nuclear se desintegra, ocorre condensação do DNA nos cromossomos, e os microtúbulos formam o fuso mitótico. A ação das proteínas motoras associadas aos microtúbulos sobre os microtúbulos do fuso mitótico cria a placa metafásica, ao longo da qual os cromossomos se alinham no centro da célula. 1.400×. (Cortesia do Dr. Thomas U. Mayer.)

Durante a meiose, o par de cromossomos pode trocar segmentos cromossômicos, alterando, assim, a composição genética dos cromossomos. Essa troca genética (denominada *crossing-over*) e a distribuição aleatória de cada membro dos pares de cromossomos em gametas haploides dão origem à infinita diversidade genética.

Os eventos citoplasmáticos associados à meiose diferem em machos e fêmeas.

Os eventos nucleares da meiose são os mesmos em ambos os sexos, mas os eventos citoplasmáticos são acentuadamente diferentes. A Figura 3.12 ilustra os eventos nucleares e citoplasmáticos essenciais da meiose, à medida que eles ocorrem na espermatogênese e na oogênese. Os eventos da meiose ao longo da metáfase I são os mesmos em ambos os sexos. A figura ilustra as diferenças no processo após a metáfase I, ocasião em que os processos divergem.

Em machos, as duas divisões meióticas de um espermatócito primário produzem quatro espermátides haploides, estruturalmente idênticas, embora geneticamente específicas. Cada espermátide tem a capacidade de se diferenciar em um espermatozoide. No entanto, em mulheres, as duas divisões meióticas de um oócito primário produzem um óvulo e três corpúsculos polares haploides. O óvulo recebe a maior parte do citoplasma e torna-se o gameta funcional. Os corpúsculos polares recebem muito pouco citoplasma e sofrem degeneração.

Os eventos nucleares da meiose são semelhantes em ambos os sexos.

A meiose consiste em duas divisões mitóticas sucessivas sem a fase S adicional entre as duas divisões. Durante a fase S que precede a meiose, o DNA é replicado, formando cromátides-irmãs (duas fitas paralelas de DNA) unidas pelo centrômero. O conteúdo de DNA torna-se (4d), mas o

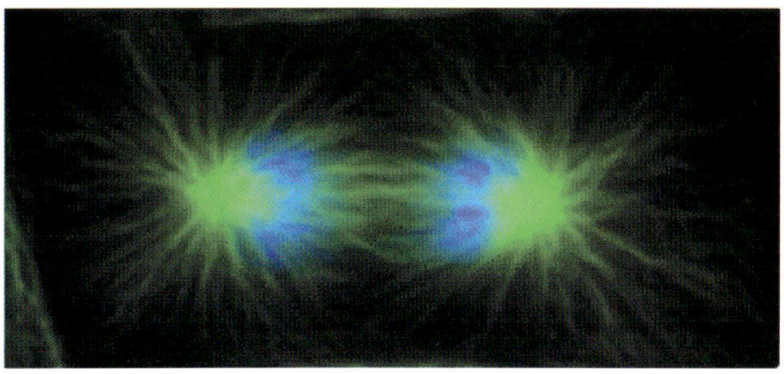

Figura 3.15 Fuso mitótico em anáfase. Imagem de imunofluorescência proveniente do mesmo tipo de célula e com preparação idêntica à da Figura 3.14. Nesse estágio, as conexões que mantêm as cromátides-irmãs unidas são rompidas. Em seguida, as cromátides são movidas para polos opostos da célula por motores moleculares (dineínas e cinesinas) associados a microtúbulos. Os motores moleculares deslizam ao longo dos microtúbulos do cinetócoro em direção ao centríolo e as cromátides são afastadas umas das outras pelos microtúbulos polares (visíveis entre os cromossomos separados), movendo-se, então, para os polos opostos do fuso mitótico das células separadas. 1.400×. (Cortesia do Dr. Thomas U. Mayer.)

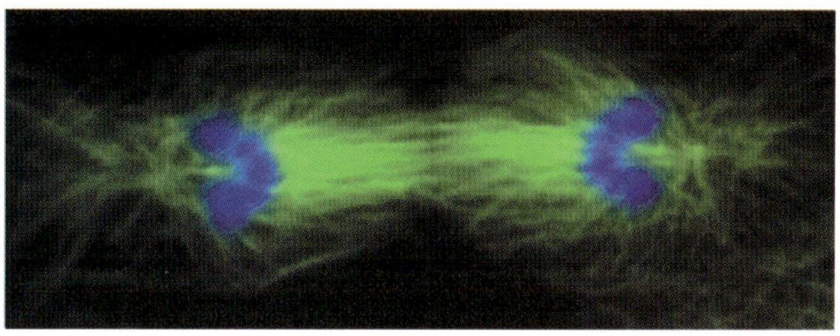

Figura 3.16 Fuso mitótico em telófase. Nesta fase, o DNA é segregado e o envoltório nuclear é reconstituído ao redor dos cromossomos em cada polo do fuso mitótico. A célula divide-se em duas durante a citocinese. A actina, as septinas, as miosinas, os microtúbulos e outras proteínas se reúnem e formam um anel de proteínas, que sofrerá uma constrição na região equatorial da célula. Os cromossomos desenrolam-se e se tornam indistintos, exceto em regiões nas quais permanecem condensados na interfase. Os tipos celulares e a preparação são os mesmos mostrados nas Figuras 3.14 e 3.15. 1.400×. (Cortesia do Dr. Thomas U. Mayer.)

número de cromossomos permanece o mesmo (2n). As células sofrem uma divisão reducional (meiose I) e uma divisão equatorial (meiose II).

Durante a meiose I, como o próprio nome divisão reducional indica, o número de cromossomos é reduzido de diploide (2n) para haploide (1n), e a quantidade de DNA é reduzida de (4d) para (2d). Na prófase I, os cromossomos de filamento duplo condensam-se, e os cromossomos homólogos (em geral, um herdado da mãe e outro do pai) são emparelhados nos centrômeros. Nesse ponto, pode ocorrer recombinação do material genético entre os pares de cromossomos maternos e paternos. Na metáfase I, os cromossomos homólogos com seus centrômeros alinham-se ao longo do equador do fuso mitótico e, na anáfase I, são separados e distribuídos para cada célula-filha. Isso resulta na redução tanto do número de cromossomos (1n) quanto da quantidade de DNA para (2d).

Não há replicação do DNA antes da meiose II. A divisão durante a meiose II é sempre equatorial, visto que o número de cromossomos não se modifica. Ele permanece (1n), embora a quantidade de DNA representada pelo número de cromátides seja reduzida para (1d). Durante a metáfase II, cada cromossomo alinha-se ao longo do equador do fuso mitótico e, na anáfase II, as cromátides-irmãs são separadas umas das outras. Dessa maneira, cada cromossomo divide-se em dois cromossomos de fita simples, sendo distribuídos para cada célula-filha haploide.

As fases no processo de meiose são semelhantes às fases de mitose.

Prófase I

A prófase da meiose I é uma fase extensa, durante a qual são observados emparelhamento dos cromossomos homólogos, sinapse (associação estreita dos cromossomos homólogos) e recombinação do material genético nos cromossomos homólogos. A prófase I é subdividida nos cinco estágios a seguir (ver Figura 3.12).

- Leptóteno. Este estágio é caracterizado por condensação da cromatina e aparecimento dos cromossomos. As cromátides-irmãs também se condensam e ficam conectadas entre si por complexos de coesão específicos da meiose (Rec8p). Nessa fase, começa o emparelhamento dos cromossomos homólogos de origem materna e paterna. O emparelhamento homólogo pode ser descrito como um processo no qual os cromossomos buscam ativamente um ao outro. Após encontrar os seus pares, eles se alinham lado a lado com um pequeno espaço de separação entre eles
- Zigóteno. A sinapse – ou seja, a estreita associação dos cromossomos homólogos – começa neste estágio e continua durante todo o paquíteno. Esse processo envolve a formação de um complexo sinaptonêmico, uma estrutura tripartida que liga os cromossomos um ao outro. O complexo sinaptonêmico é frequentemente comparado a trilhos de ferrovia com um terceiro trilho adicional posicionado no meio entre os dois. Os dormentes nesse trilho são representados pelos filamentos transversos que ligam o material do esqueleto de ambos os cromossomos homólogos
- Paquíteno. Neste estágio, a sinapse está completa. O *crossing-over* ocorre precocemente e envolve a transposição dos filamentos de DNA entre dois cromossomos diferentes
- Diplóteno. No início deste estágio, o complexo sinaptonêmico se dissolve, e os cromossomos se condensam ainda mais. Os cromossomos homólogos começam a se separar um do outro e parecem estar conectados por junções recém-formadas entre os cromossomos, denominadas quiasmas. As cromátides-irmãs ainda permanecem intimamente associadas umas às outras. Os quiasmas indicam que pode ter ocorrido *crossing-over*
- Diacinese. Os cromossomos homólogos condensam-se e se encurtam para alcançar a sua espessura máxima, o nucléolo desaparece e o envoltório nuclear se desintegra.

Metáfase I

A metáfase I assemelha-se à metáfase da mitose, com exceção de que os cromossomos emparelhados estão alinhados na placa equatorial com um membro em cada um dos lados. Os cromossomos homólogos ainda são mantidos unidos pelos quiasmas. No fim da metáfase, os quiasmas são clivados, e os cromossomos são separados. Uma vez desintegrado o envoltório nuclear, os microtúbulos do fuso começam a interagir com os cromossomos por meio de uma estrutura proteica de múltiplas camadas, o cinetócoro, que geralmente está posicionado próximo ao centrômero (ver Figura 3.13). Os cromossomos passam a se movimentar, até que, por fim, alinham seus centrômeros ao longo do equador do fuso.

Anáfase I e telófase I

A anáfase I e a telófase I são semelhantes às mesmas fases da mitose, exceto que os centrômeros não se dividem. As cromátides-irmãs, mantidas unidas por complexos de coesina e pelo centrômero, permanecem juntas. Um membro materno ou paterno de cada par homólogo, que agora contém segmentos trocados, move-se para cada polo. Ocorre segregação ou distribuição aleatória, visto que os cromossomos materno e paterno de cada par são aleatoriamente alinhados em um ou outro lado da placa metafásica, assim contribuindo para a diversidade genética. Ao completar a meiose I, o citoplasma se divide. Cada célula-filha resultante (um espermatócito ou oócito secundário) tem número de cromossomos haploide (1n) e contém um membro de cada par de cromossomos homólogos. A célula ainda é diploide quanto ao conteúdo de DNA (2d).

Meiose II

Após a meiose I, as células entram rapidamente em meiose II sem passar pela fase S. A meiose II é uma divisão equatorial e assemelha-se à mitose. Durante essa fase, a enzima proteinase separase cliva os complexos de coesão entre as cromátides-irmãs. A clivagem dos complexos de coesina na região dos centrômeros libera a ligação entre ambos os centrômeros. Essa clivagem possibilita a separação das cromátides-irmãs na anáfase II, que então se movem para os polos opostos da célula. Durante a meiose II, as células atravessam a prófase II, a metáfase II, a anáfase II e a telófase II. Esses estágios são essencialmente os mesmos que aqueles da mitose, exceto que envolvem um conjunto haploide de cromossomos (1n) e produzem células-filhas que têm apenas um conteúdo haploide de DNA (1d). Diferentemente das células produzidas por mitose (geneticamente idênticas à célula-mãe), as células produzidas por meiose são geneticamente únicas.

■ MORTE CELULAR

Nos seres humanos, assim como em todos os outros organismos multicelulares, a morte, a sobrevida, a proliferação e a diferenciação celulares representam processos vitais fundamentais. As taxas de proliferação e de morte celulares determinam a produção efetiva de células. Uma anormalidade em qualquer uma dessas taxas pode causar distúrbios de acúmulo celular (p. ex., hiperplasia, câncer, doenças autoimunes) ou distúrbios de perda celular (atrofia, doenças degenerativas, AIDS, lesão isquêmica). No câncer, a razão entre morte celular e divisão celular encontra-se alterada, resultando em ganho efetivo de tecido maligno. Consequentemente, é necessário que o equilíbrio (homeostasia) entre a produção celular e a morte celular seja cuidadosamente mantido (Figura 3.17).

A morte celular pode ocorrer em consequência de lesão celular aguda ou de um programa de suicídio internamente codificado.

A morte celular pode resultar de lesão celular acidental ou de mecanismos que provocam autodestruição das células. Recentemente, várias novas modalidades de morte celular foram identificadas e caracterizadas, com base em seus estímulos, mecanismos moleculares e morfologias. Estudos microscópicos de células mortas no tecido revelam que podem ocorrer diferentes formas de morte celular simultaneamente e que as células mortas podem compartilhar características de diferentes tipos de morte celular (algumas modalidades de morte celular compartilham vias de sinalização sobrepostas, porém não idênticas). Existem muitas classificações diferentes dos mecanismos de morte celular, que são bastante complexas. Esta seção apresenta uma classificação simplificada baseada na morfologia celular, na maquinaria molecular e nos tipos de estímulos.

Dois mecanismos principais de morte celular podem ser categorizados em morte celular programada ou não programada, com base em seus mecanismos de sinalização específicos:

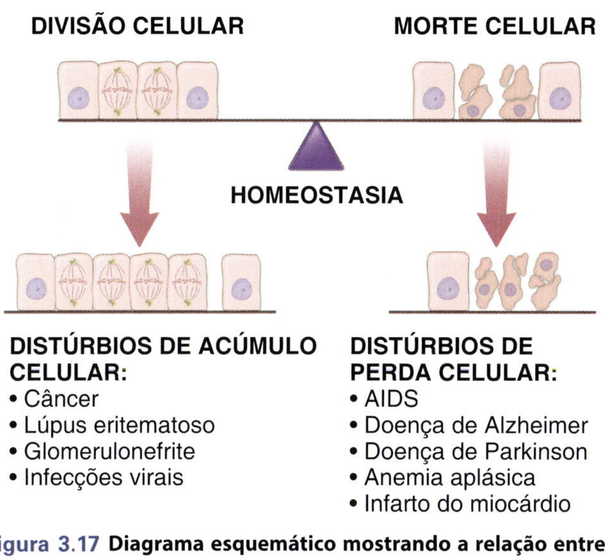

Figura 3.17 Diagrama esquemático mostrando a relação entre a morte celular e a divisão celular. Em condições fisiológicas normais (homeostasia), as taxas de divisão celular e de morte celular são semelhantes. Se a taxa de morte celular for maior que a de divisão celular, ocorrerá perda efetiva no número de células. Essas condições são classificadas como distúrbios de perda celular. Quando a situação é inversa, e a taxa de divisão celular é maior que a taxa de morte celular, o ganho efetivo no número de células será proeminente, levando a vários distúrbios de acúmulo celular.

- A morte celular programada é um processo fisiológico impulsionado por vias de transdução de sinal intracelulares e altamente reguladas. O termo *morte celular programada* é aplicado amplamente a qualquer morte celular mediada por um programa de morte intracelular, independentemente do mecanismo desencadeador ou da maquinaria molecular envolvida. Entretanto, esse programa de suicídio internamente codificado pode ser subdividido em morte celular apoptótica, que é controlada por caspases, e que preserva a integridade das membranas celulares, e em morte celular não apoptótica, que é um processo independente de caspases, que provavelmente compromete a integridade da membrana celular
- A morte celular não programada ou necrose é um processo patológico de morte celular acidental. Ocorre quando as células são expostas a um ambiente físico ou químico desfavorável (p. ex., hipotermia, hipoxia, radiação, pH baixo, traumatismo celular), que provoca lesão celular aguda e dano à membrana plasmática. A tumefação e a lise celulares rápidas constituem dois aspectos característicos desse processo.

Morte celular não programada: necrose

A necrose começa com o comprometimento da capacidade da célula de manter a homeostasia.

Ocorre morte por necrose quando a célula é exposta a condições ambientais extremas ou a estímulos adversos ou excessivos que provocam lesão celular aguda. A lesão é acompanhada por dano à membrana plasmática, que também pode resultar de infecções (p. ex., bacterianas ou virais), toxinas ou lesão física, levando à tumefação do citoplasma e à perda funcional subsequente das organelas. Como resultado da lesão celular, o dano à membrana celular provoca influxo de água e interrupção das bombas iônicas com influxo de íons extracelulares (p. ex., Ca^{2+}). As organelas intracelulares, tais como as mitocôndrias, o RER e o núcleo, sofrem alterações irreversíveis causadas por tumefação celular e ruptura da membrana celular (lise celular). Como resultado da degradação da membrana plasmática, o conteúdo citoplasmático, incluindo as enzimas lisossômicas, é liberado no espaço extracelular. Por conseguinte, a morte celular necrótica frequentemente está associada a extenso dano do tecido circundante e resposta inflamatória intensa (Figura 3.18). Com frequência, observa-se necrose na isquemia e no traumatismo. É considerada um processo desorganizado, caótico e destrutivo, que leva à destruição inevitável da célula que, de outro modo, não estaria destinada a morrer.

Morte celular apoptótica programada: apoptose e *anoikis*

A apoptose é uma forma de morte celular dependente de caspases, que ocorre em condições fisiológicas normais.

A apoptose (do grego *apóptōsis* [queda, como as pétalas de uma flor]) é um processo fisiológico, em que células que não são mais necessárias são eliminadas do organismo. Esse processo envolve vários eventos enzimáticos controlados por enzimas específicas, conhecidas como caspases, levando a retração celular, formação de bolhas na membrana, fragmentação do DNA e perda da função das organelas. Pode ocorrer

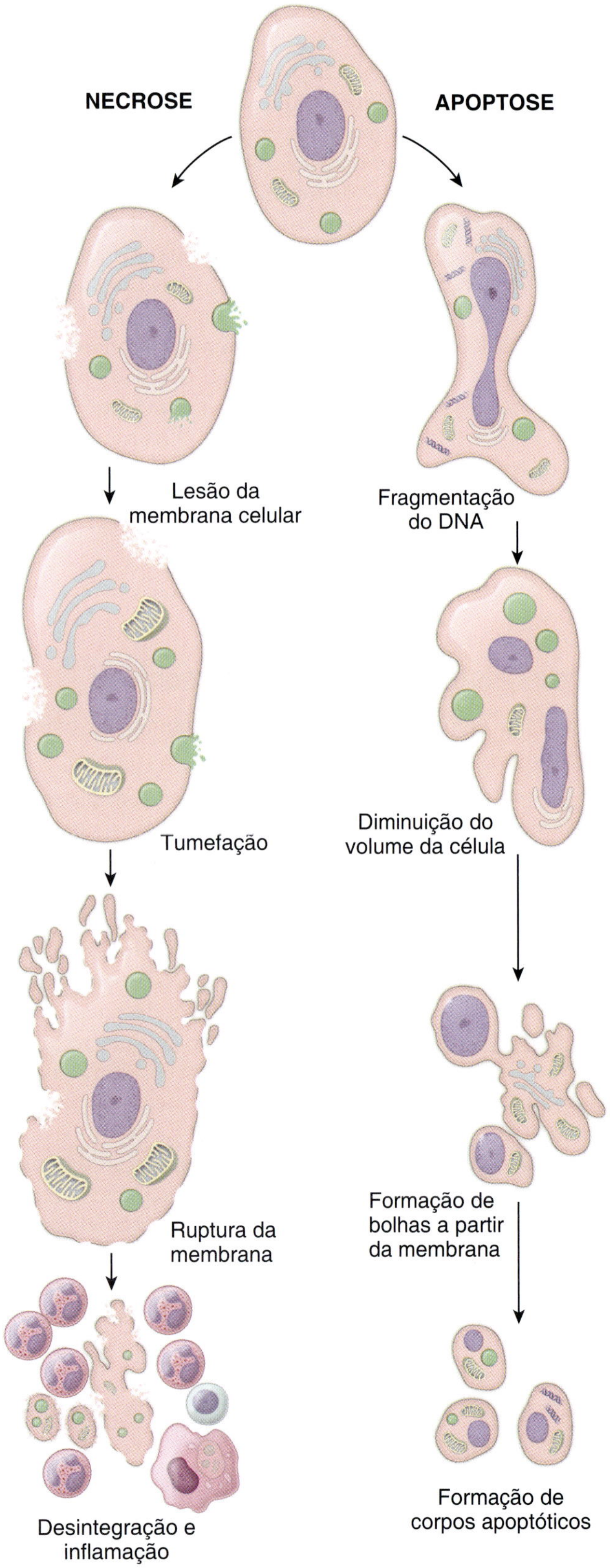

Figura 3.18 Desenho esquemático das alterações que ocorrem na necrose e na apoptose. Este diagrama mostra as principais etapas nos processos da necrose e da apoptose. Na necrose (*lado esquerdo*), a degradação da membrana celular resulta em influxo de água e de íons extracelulares, fazendo com que as organelas sofram alterações irreversíveis. As enzimas lisossômicas são liberadas no espaço extracelular, causando dano ao tecido adjacente e desencadeando uma resposta inflamatória intensa. Na apoptose (*lado direito*), a célula sofre alterações morfológicas e bioquímicas características, como fragmentação do DNA, diminuição do volume celular, formação de bolhas na membrana, sem perda da integridade da membrana, e formação de corpúsculos apoptóticos, causando ruptura celular. Posteriormente, os corpúsculos apoptóticos são removidos por células fagocitárias sem causar uma reação inflamatória.

apoptose durante o desenvolvimento embriológico normal ou em outros processos fisiológicos normais, como atresia folicular nos ovários. As células podem iniciar a sua própria morte por meio da ativação de um programa de suicídio codificado internamente (vias mitocondriais intrínsecas), ou pode ser iniciada por vias extrínsecas (receptores de morte ou interação com linfócitos T citotóxicos). A apoptose caracteriza-se por autodigestão controlada, que mantém a integridade da membrana celular; assim, a célula "morre com dignidade", sem derramar seu conteúdo e danificar as células vizinhas.

Determinadas células ou suas secreções encontradas no sistema imune são tóxicas para outras células (p. ex., **linfócitos T citotóxicos**, **células *natural killer* [NK]**). Essas células iniciam processos que destroem células específicas (p. ex., células transformadas pelo câncer ou células infectadas por vírus). Essa modalidade de morte não envolve um mecanismo específico. Por exemplo, a morte celular medida por linfócitos T citotóxicos, nos quais proteínas denominadas *perforinas* e *granzimas* são inseridas na membrana plasmática, combina alguns aspectos da necrose (alterações da membrana plasmática) e da apoptose (estimulação da **enzima caspase 3**). Para uma visão geral das características da apoptose e da necrose, ver Quadro 3.2.

A apoptose caracteriza-se por várias características morfológicas e bioquímicas típicas.

Na apoptose, a célula é um participante ativo de sua própria morte ("suicídio celular"). Esse processo é ativado por uma variedade de sinais extrínsecos e intrínsecos. A célula que sofre apoptose mostra os seguintes aspectos morfológicos e bioquímicos característicos (ver Figura 3.18):

- A fragmentação do DNA ocorre no núcleo e é um evento irreversível que determina a morte da célula. A fragmentação do DNA resulta de uma ativação das endonucleases nucleares de Ca^{2+} e de Mg^{2+}. Essas enzimas clivam seletivamente o DNA, produzindo pequenos fragmentos oligonucleossômicos. Em seguida, a cromatina nuclear agrega-se, e o núcleo pode se dividir em vários fragmentos distintos, envolvidos por um envoltório nuclear
- A diminuição do volume celular é obtida pela retração do citoplasma. Os elementos citoesqueléticos tornam-se

Quadro 3.2 Visão geral dos aspectos característicos que distinguem a necrose da apoptose.

Características da célula que está morrendo	Necrose	Apoptose
Tumefação celular	+	–
Retração celular	–	+
Dano à membrana plasmática	+	–
Formação de bolhas a partir da membrana plasmática	–	+
Agregação da cromatina	–	+
Fragmentação do núcleo	–	+
Fragmentação oligonucleossômica do DNA	–	+
Degradação aleatória do DNA	+/–	–
Liberação de citocromo c e SMAC/DIABLO das mitocôndrias	–	+
Ativação da cascata da caspase	–	+

reorganizados em feixes paralelos à superfície celular. Os ribossomos tornam-se agrupados dentro do citoplasma, o RER forma uma série de espirais concêntricas e muitas das vesículas endocitóticas fundem-se com a membrana plasmática

- A perda da função mitocondrial é causada por alterações na permeabilidade dos canais da membrana mitocondrial. A integridade da mitocôndria é rompida, o potencial transmembrana mitocondrial cai e a cadeia de transporte de elétrons é rompida. As proteínas do espaço intermembrana da mitocôndria, como o citocromo *c* e o SMAC/DIABLO (segundo ativador derivado de mitocôndria de caspases/inibidor direto da proteína ligante da apoptose com ponto isoelétrico [pI] baixo), são liberadas no citoplasma para ativar uma cascata de enzimas proteolíticas denominadas caspases, responsáveis pelo desmantelamento da célula. A liberação regulada do citocromo *c* e do SMAC/DIABLO sugere que as mitocôndrias – sob a influência das proteínas reguladoras Bcl-2 (ver adiante) – são as que tomam a decisão para dar início à apoptose. Consequentemente, muitos pesquisadores consideram as mitocôndrias "quartéis-generais para o líder de um esquadrão suicida", ou uma "prisão de segurança máxima para os líderes de um golpe militar"
- A formação de bolhas a partir da membrana resulta de alterações na membrana celular. Uma alteração está relacionada com a translocação de certas moléculas (p. ex., fosfatidilserina) da superfície citoplasmática para a superfície externa da membrana plasmática. Essas alterações fazem com que a membrana plasmática modifique suas propriedades físicas e químicas e levam à formação de bolhas, sem perda da integridade da membrana (ver Figura 3.18)
- A formação de corpúsculos apoptóticos, a etapa final da apoptose, resulta em ruptura da célula (Figura 3.19A a C). Essas vesículas envolvidas por membranas originam-se da bolha citoplasmática que contém organelas e material nuclear. São rapidamente removidas pelas células fagocitárias, sem deixar traços. A remoção dos corpúsculos apoptóticos é tão eficiente, que nenhuma resposta inflamatória

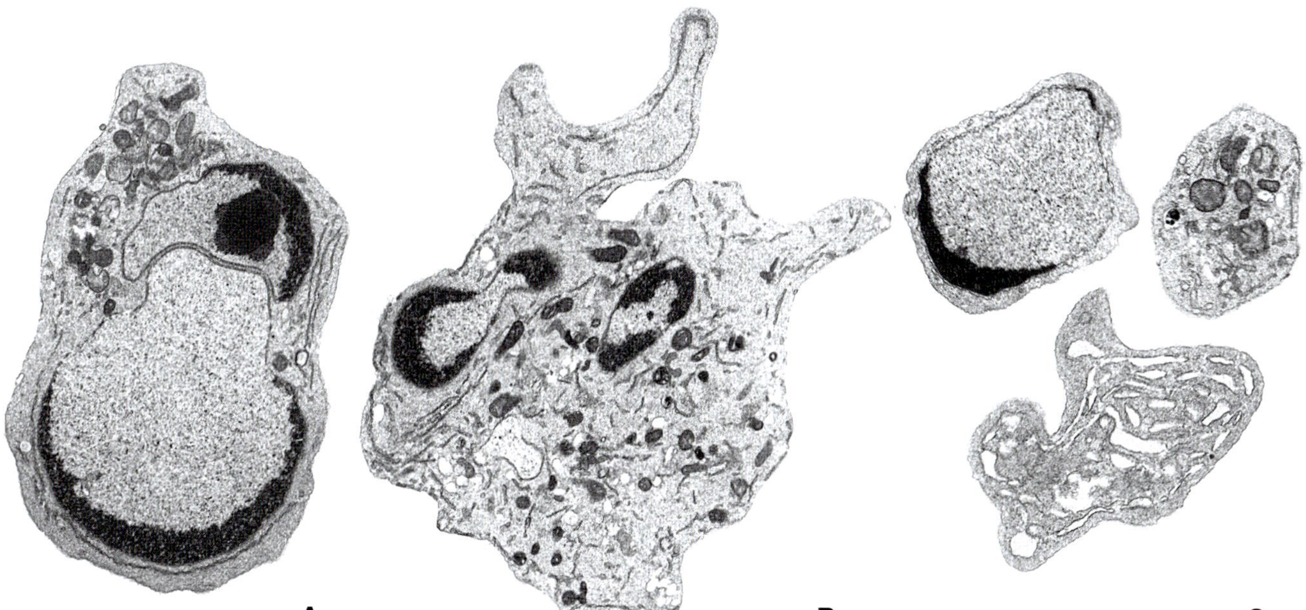

A B C

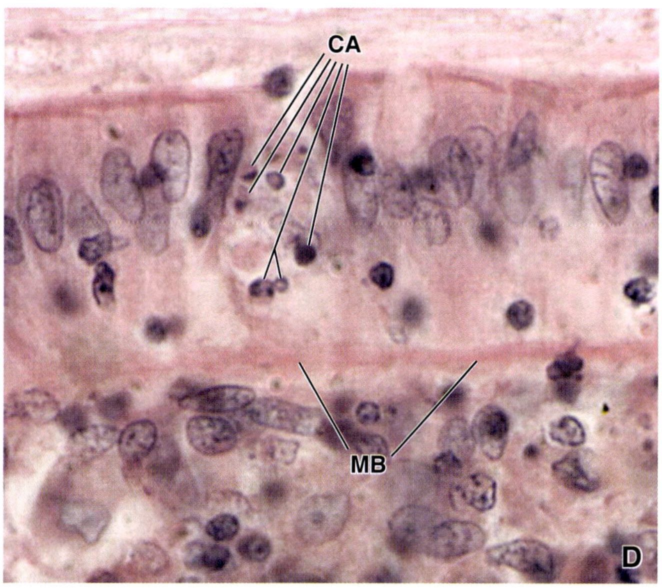

Figura 3.19 Eletromicrografias de células apoptóticas. A. Esta eletromicrografia mostra um estágio inicial da apoptose em um linfócito. O núcleo já está fragmentado, e o processo irreversível de fragmentação de DNA está acionado. Observe as regiões contendo a heterocromatina condensada adjacente ao envoltório nuclear. 5.200×. **B.** Fragmentação adicional do DNA. A heterocromatina em um dos fragmentos nucleares (*à esquerda*) começa a brotar através do envoltório, iniciando um novo ciclo de fragmentação nuclear. Observe a reorganização do citoplasma e o brotamento do citoplasma para produzir corpúsculos apoptóticos. 5.200×. **C.** Os corpúsculos apoptóticos contêm fragmentos do núcleo, das organelas e do citoplasma. Esses corpúsculos acabarão fagocitados pelas células do sistema fagocítico mononuclear. 5.200×. (Cortesia do Dr. Scott H. Kaufmann.) **D.** Esta fotomicrografia obtida com microscopia óptica do epitélio intestinal do cólon humano mostra corpúsculos apoptóticos (*CA*) em uma camada simples de células absortivas. MB, membrana basal. 750×.

é desencadeada. A apoptose ocorre 20 vezes mais rapidamente que a mitose; por esse motivo, é um desafio encontrar células apoptóticas em uma preparação de rotina corada por H-E (Figura 3.19D).

A catástrofe mitótica é a morte celular apoptótica programada, que ocorre durante a divisão celular.

- A catástrofe mitótica (discutida anteriormente neste capítulo) é um tipo de morte celular que ocorre durante a mitose. Resulta de uma combinação de dano celular e disfunção de vários pontos de controle do ciclo celular, como os pontos de controle de dano ao DNA G_1, S e G_2 ou o ponto de controle de montagem do fuso (ver anteriormente). A incapacidade de interromper o ciclo celular antes que ocorra a mitose compromete a separação dos cromossomos. A morte celular ocorre durante a transição da metáfase/anáfase e caracteriza-se pela ativação da caspase 2 em resposta ao dano ao DNA, o que desencadeia a via apoptótica e a morte celular.

A apoptose é regulada por estímulos externos e internos.

Os processos apoptóticos podem ser ativados por vários estímulos externos e internos. Alguns fatores, como o fator de necrose tumoral (TNF, do inglês *tumor necrosis factor*), que atua sobre os receptores da membrana celular, desencadeiam a apoptose ao recrutar e ativar a cascata de caspase. Consequentemente, o receptor do TNF (TNFr) pertence à denominada família de receptores de morte que pode induzir apoptose. Outros ativadores externos da apoptose incluem o fator de crescimento transformador beta (TGF-beta), certos neurotransmissores, radicais livres, oxidantes e radiação ultravioleta (UV) e ionizante.

As caspases representam uma classe de cisteína proteases que transmitem o sinal apoptótico na forma de cascata proteolítica, em que as caspases clivam e ativam outras caspases que, em seguida, degradam outros alvos celulares que levam à morte celular. A extremidade superior da cascata de caspases inclui a caspase 8 e a caspase 9, enquanto a caspase 3, a caspase 6 e a caspase 7 são caspases efetoras a jusante, que clivam alvos celulares.

A apoptose também é ativada pela inserção de proteínas formadoras de poros, as perforinas e as granzimas (serina proteases), na membrana celular de células infectadas e/ou transformadas por vírus por linfócitos T citotóxicos. A granzima atua diretamente sobre a enzima caspase 3 e ativa membros pró-apoptóticos da família BCL-2, resultando em extravasamento mitocondrial de citocromo *c* no citoplasma celular.

Os ativadores internos da apoptose incluem oncogenes (p. ex., *myc* e *rel*), supressores tumorais, como p53, e antimetabólitos de privação de nutrientes (Figura 3.20). As vias apoptóticas também são ativadas pelos eventos que levam à catástrofe mitótica, ou seja, disfunção de pontos de controle específicos de dano ao DNA no ciclo celular (ver anteriormente). A catástrofe mitótica é acompanhada de condensação da cromatina, liberação mitocondrial do citocromo *c*, ativação da cascata de caspases e fragmentação do DNA.

A apoptose pode ser inibida por sinais de outras células e do ambiente circundante por meio dos denominados *fatores de sobrevida*, incluindo fatores de crescimento, hormônios como estrogênio e androgênios, aminoácidos neutros, zinco e interações com proteínas da matriz extracelular. As funções das caspases ativadas são inibidas pela ligação de inibidores da apoptose (IAPs), que são regulados pelo complexo pró-apoptótico SMAC/DIABLO. Várias proteínas celulares e virais atuam como inibidores de caspases; por exemplo, as células nervosas contêm a proteína inibidora da apoptose neuronal (NAIP, do inglês *neuronal apoptosis inhibitory protein*) para protegê-las da apoptose prematura.

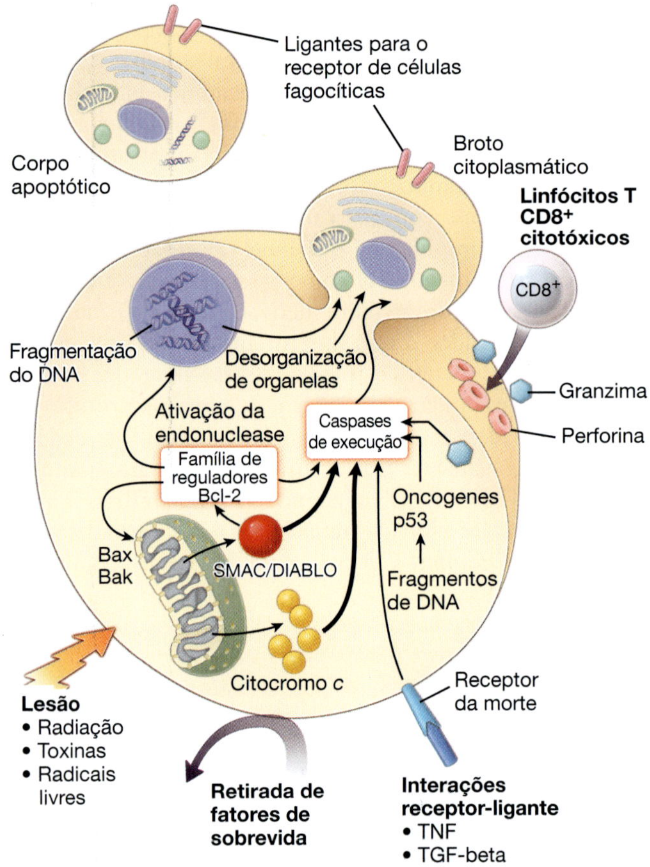

Figura 3.20 Desenho esquemático dos mecanismos que levam à apoptose. Estímulos tanto externos quanto internos podem deflagrar o processo da apoptose, ativando a cascata enzimática da caspase. Muitos ativadores externos atuam sobre a célula para iniciar sinais que levam à apoptose; observe que o fator de necrose tumoral (TNF) e o fator de crescimento transformador beta (TGF-beta) atuam por meio de um "receptor da morte". Outra via externa de perforina/granzima é mostrada, na qual a apoptose é desencadeada pela ação de linfócitos T citotóxicos ($CD8^+$). A liberação controlada de citocromo *c* e de SMAC/DIABLO das mitocôndrias constitui uma importante etapa interna na ativação da via intrínseca (mitocondrial) da apoptose. A *anoikis* compartilha vias de sinalização idênticas à apoptose; entretanto, é desencadeada por interações célula-matriz inadequadas ou inapropriadas. SMAC/DIABLO, segundo ativador de caspases derivado das mitocôndrias/inibidor direto da proteína de ligação da apoptose com baixo ponto isoelétrico.

A família de proteínas Bcl-2 é crucial na regulação do processo apoptótico.

A função reguladora mais importante na apoptose é atribuída a sinais internos da família Bcl-2 (linfoma de células B 2) de proteínas. Os membros dessa família consistem em membros pró-apoptóticos e antiapoptóticos que determinam a vida ou a morte de uma célula.

- Os membros pró-apoptóticos da família de proteínas Bcl-2 incluem Bad (promotor de morte associado a Bcl-2),

Bax (proteína X associada a Bcl-2), Bak (*killer* antagonista de Blc-2), Bid (domínio de interação de Blc-2) e Bim (mediador da morte celular de interação com Bcl-2). Bak ou Bax é necessário para a formação de poros apoptóticos na membrana externa mitocondrial para possibilitar a liberação do citocromo *c*

- O membro antiapoptótico da família de proteínas Bcl-2 é o Bcl-xL (linfoma de células B extragrande). O Bcl-xL bloqueia a ação do Bax e do Bak, impedindo, assim, a liberação do citocromo *c* e a ativação subsequente da cascata de caspases.

Proteínas da família Bcl-2 interagem umas com as outras para suprimir ou propagar sua própria atividade, atuando sobre a ativação distal de várias etapas da apoptose. Atuam também independentemente sobre as mitocôndrias, para regular a liberação do citocromo *c* e do SMAC/DIABLO, o mais potente agente indutor da apoptose. As células tumorais podem adquirir resistência à apoptose por meio da expressão de proteínas antiapoptóticas ou pela infrarregulação ou mutação de mediadores pró-apoptóticos.

A *anoikis* é uma forma de apoptose induzida pela falta de interações de célula e matriz extracelular.

Anoikis (do grego ἀνοἰκις [sem-teto, errante]) é uma apoptose induzida por desprendimento celular, que impede o crescimento posterior de células desprendidas e a sua refixação à matriz extracelular. *Anoikis* compartilha vias idênticas com a apoptose; entretanto, é desencadeada por interações inadequadas ou inapropriadas entre célula e matriz extracelular. Nessas condições, o ciclo celular é interrompido, e o processo de apoptose é iniciado. Sinais provenientes da matriz extracelular são identificados por integrinas, que fazem parte das junções de ancoragem da célula à matriz extracelular (ver Capítulo 5, *Tecido Epitelial*). Por estarem conectadas com o citoesqueleto celular, as integrinas estão envolvidas nos mecanismos de sinalização de vias intrínsecas que controlam a apoptose, as respostas à lesão do DNA e a função dos receptores de morte celular. A ocorrência de defeitos nessas vias de sinalização leva à *anoikis*, que é desencadeada pela ativação da família de proteínas Bcl-2 pró-apoptótica. A *anoikis* leva à liberação de citocromo *c* e SMAC/DIABLO no citosol, o que, por sua vez, leva à ativação das enzimas caspases e iniciação da apoptose. No **câncer metastático**, as células desenvolvem mecanismos para sobreviver ao processo de *anoikis*, que incluem alterações nos tipos de receptores de integrinas, ativação dos fatores antiapoptóticos, ativação de oncogenes e sinalização dos receptores de fatores do crescimento.

Morte celular não apoptótica programada

Várias formas de morte celular não apoptótica programada caracterizam-se por ruptura da membrana celular, alterações patológicas nas organelas e envolvimento de células imunes sem ativação da cascata de caspases.

Várias formas diferentes de morte celular programada não estão em conformidade com as definições clássicas de morte celular apoptótica programada. Em contrapartida, a morte celular não apoptótica caracteriza-se, em grande parte, pela falta de integridade da membrana plasmática e independência de caspases. Ao exame microscópico, as células afetadas exibem diferentes características citoplasmáticas e nucleares, como vacúolos citoplasmáticos grandes (autofagia, entose e paraptose), deformações mitocondriais (mitoptose), alterações na morfologia das células imunes (piroptose e NETose), bem como outras alterações que se assemelham à necrose (necroptose) (Figura 3.21). Essas modalidades de morte celular não apoptótica programada incluem as seguintes:

- A autofagia é um processo celular regulado que capacita as células a reciclar seus conteúdos por meio da degradação lisossômica de seus próprios componentes. Começa quando uma membrana intracelular (frequentemente parte da cisterna do REL) envolve uma organela ou porção do citoplasma, formando um vacúolo fechado limitado por uma dupla membrana. Tal vacúolo, denominado autofagossomo, inicialmente desprovido de qualquer enzima lisossômica, até que se funde com lisossomos e inicia o processo de digestão. Para descrição detalhada das três vias utilizadas na autofagia, ver Capítulo 2, *Citoplasma Celular*
- A entose é um processo de morte celular não apoptótica em que uma célula pode internalizar ativamente uma célula semelhante que se desprendeu da matriz extracelular. Após a internalização, a célula "deglutida" permanece viva dentro do vacúolo da célula hospedeira até ser degradada pelo mecanismo lisossômico ou liberada. A entose é um processo específico regulado por receptor, que envolve caderinas e a formação de junções de ancoragem entre dois tipos semelhantes de células (*i. e.*, dentro do epitélio). Esse processo deve ser diferenciado do **canibalismo celular**, que é um processo inespecífico observado em tumores metastáticos, que envolve células cancerosas que "comem" e matam células imunes dirigidas contra elas
- A paraptose é a morte celular não apoptótica alternativa, que pode ser induzida por receptores de fatores de crescimento (*i. e.*, receptor do fator de crescimento de insulina [IGF-1, do inglês *insulin growth factor*]. Diferentemente da apoptose, a morte celular não é mediada pelas caspases, mas por proteinoquinases ativadas por mitógenos (MAPK, do inglês *mitogen-activated protein kinases*). Em nível celular, a paraptose caracteriza-se pela formação de vários vacúolos grandes dentro do citoplasma celular, juntamente com tumefações mitocondriais
- A mitoptose representa um processo programado de fragmentação e fusão das mitocôndrias, com produção diminuída de trifosfato de adenosina (ATP). Esse processo também é conhecido como "suicídio mitocondrial". Os fragmentos mitocondriais sofrem degradação pelo vacúolo autofágico ou transformam-se em corpos mitoptóticos expelidos pela célula. A fragmentação mitocondrial extensa leva à falta de produção de ATP e à morte celular
- A piroptose é uma forma de morte celular induzida pela infecção por certos microrganismos que produzem reações inflamatórias intensas nas células imunes. Essa via é especificamente dependente da enzima caspase 1, que não está envolvida na cascata de caspases que atua na morte celular apoptótica. A caspase-1 ativa citosinas inflamatórias, como a interleucina 1 (IL-1) e a IL-18, que medeiam reações inflamatórias intensas no tecido circundante
- A morte celular associada à armadilha extracelular de neutrófilos (NETose) constitui uma forma singular de morte celular desencadeada pela presença de patógenos dentro dos neutrófilos. Após o reconhecimento dos patógenos fagocitados, alguns neutrófilos modificam suas estruturas

de histonas nucleares, resultando em descondensação da cromatina e em ruptura da membrana nuclear. A cromatina nuclear entra no citoplasma e, subsequentemente, é liberada pela membrana plasmática comprometida na matriz extracelular, formando uma rede extracelular (ver Figura 3.21). Esse processo conduz à morte dos neutrófilos, conhecida como "NETose suicida". As fibras de cromatina descondensadas e as histonas combinadas com o conteúdo granular antimicrobiano formam uma grande rede de filamentos extracelulares (**armadilhas extracelulares de neutrófilos**), que capturam e matam uma ampla gama de patógenos (bactérias, vírus, fungos, parasitas)

- A necroptose é um mecanismo de morte celular regulado independentemente de caspases, que pode ser induzido em diferentes tipos celulares. É iniciada pela ativação dos TNFRs (do inglês *tumor necrosis fator receptors*) ou receptores da morte e da via de sinalização Fas. Embora ocorra em condições reguladas, a morte celular necroptótica caracteriza-se pelos mesmos aspectos morfológicos que a morte necrótica não regulada. A **necrostatina-1** é um inibidor específico da necroptose, que reduz significativamente os danos isquêmicos nos tecidos afetados.

As diferentes modalidades de morte celular não são isoladas umas das outras.

As diferentes modalidades de morte celular interagem entre si. Por exemplo, a ativação dos receptores de morte pode estimular tanto a apoptose quanto a necroptose. A destruição das mitocôndrias durante a mitoptose pode levar à morte celular autofágica ou à morte celular apoptótica. Em geral, a morte celular semelhante à necrose está associada à ruptura da membrana e pode ocorrer em várias modalidades de morte celular não apoptótica programada. Nessas condições, a liberação de fatores inflamatórios intracelulares pode dar origem a uma resposta tecidual inflamatória, como aquela observada em necroptose, NETose ou piroptose.

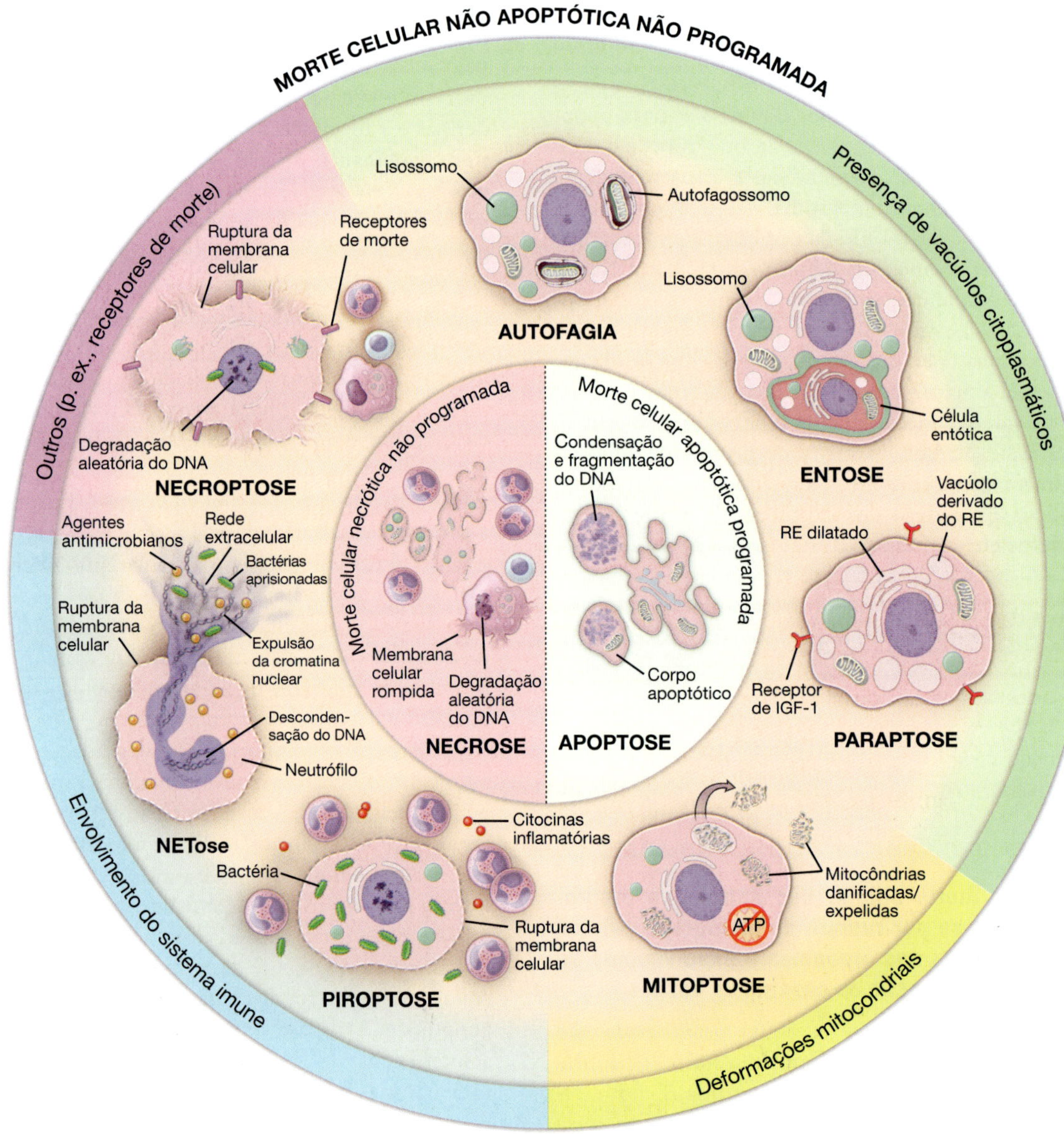

Figura 3.21 Classificação das mortes celulares não apoptóticas programadas. Este diagrama mostra a classificação atual das modalidades de morte celular não apoptótica programada, com base na sua dependência de sinal, características morfológicas e mecanismos moleculares. Para fins de comparação, a necrose (morte celular não programada) e a apoptose (morte celular programada) são mostradas no centro. IGF, fator de crescimento da insulina 1; RE, retículo endoplasmático.

RESUMO

O núcleo da célula

VISÃO GERAL DO NÚCLEO

- O **núcleo** é um compartimento delimitado por membrana, que contém o **genoma** (informações genéticas) nas células eucariontes
- O núcleo de uma célula que não está se dividindo consiste em **cromatina** (que contém DNA) e **nucléolo** (local de síntese de rRNA), que estão suspensos no **nucleoplasma** e circundados pelo **envoltório nuclear**.

CROMATINA NUCLEAR

- A **cromatina**, um complexo de DNA e proteínas associadas, é responsável pela coloração basófila do núcleo em preparações coradas por hematoxilina e eosina (H-E)
- São encontradas duas formas de cromatina no núcleo: uma dispersa, denominada **eucromatina**, e uma condensada, denominada **heterocromatina**
- Os **nucleossomos** constituem as menores unidades da estrutura da cromatina. Representam o dobramento inicial da molécula de DNA
- Nas células em divisão, a cromatina é condensada e organizada em corpos distintos, denominados **cromossomos.**

NUCLÉOLO

- O **nucléolo** constitui o local de **síntese do rRNA** e da **montagem ribossômica** inicial e está envolvido na regulação do ciclo celular
- O nucléolo apresenta três regiões distintas: os **centros fibrilares** (que incluem alças de DNA de cromossomos contendo genes de rRNA), o **material fibrilar** (que contém genes ribossômicos que sofrem transcrição ativa) e o **material granular** (o local da montagem ribossômica inicial).

ENVOLTÓRIO NUCLEAR

- O **envoltório nuclear**, formado por duas membranas com um **espaço de cisterna perinuclear** entre elas, separa o nucleoplasma do citoplasma. A **membrana nuclear externa** liga-se aos ribossomos e é contínua com a membrana do retículo endoplasmático rugoso (RER). A **membrana nuclear interna** é sustentada pela **lâmina nuclear (fibrosa)**
- A **lâmina nuclear** é composta de **laminas nucleares**, um tipo especializado de filamento intermediário, e de **proteínas associadas à lamina**. As laminas se separam durante a mitose e se reúnem quando a mitose termina
- O envoltório nuclear apresenta um conjunto de orifícios, denominados **poros nucleares.** Estes contêm uma estrutura semelhante a um cilindro, conhecida como **complexo do poro nuclear (CPN)**, que medeia o transporte nucleocitoplasmático bidirecional.

CICLO CELULAR

- O **ciclo celular** representa uma sequência autorregulada de eventos, que controla o crescimento e a divisão das células. A progressão da célula ao longo do ciclo celular é monitorada em diferentes **pontos de controle**
- A **fase G_1** costuma ser a mais longa e variável do ciclo celular; ela começa no fim da mitose (fase M). Durante a fase G_1, a célula reúne nutrientes e sintetiza o RNA e as proteínas necessários para a síntese do DNA e a replicação dos cromossomos. Além disso, essa fase contém o ponto de controle mais importante do ciclo celular, o **ponto de restrição**, em que a célula avalia o seu próprio potencial de replicação
- Na **fase S**, ocorre replicação do DNA, e a qualidade da síntese de DNA é monitorada pelo **ponto de controle S de lesão do DNA**
- Na **fase G_2**, a célula se prepara para a divisão durante a mitose (fase M) e continua avaliando a qualidade do DNA recém-sintetizado (no **ponto de controle G_2 de lesão do DNA** e no **ponto de controle do DNA não replicado**)
- A mitose ocorre na fase M e é controlada pelos pontos de controle da montagem do fuso e da segregação dos cromossomos
- A passagem ao longo do ciclo celular é impulsionada por um complexo de duas proteínas, que consistem em **ciclina** e **Cdk**. Essas proteínas são sintetizadas e degradadas a intervalos regulares durante cada ciclo.

MITOSE

- A **mitose** é um processo de segregação cromossômica, de divisão nuclear e divisão celular final, que produz duas células-filhas com o mesmo número de cromossomos e conteúdo de DNA que a célula-mãe
- A mitose ocorre **depois da fase S** do ciclo celular e apresenta quatro fases: a **prófase**, durante a qual os cromossomos se condensam e tornam-se visíveis, e o envoltório nuclear se desintegra e ocorre formação do fuso mitótico a partir de microtúbulos; a **metáfase**, que envolve o alinhamento dos cromossomos na placa equatorial; a **anáfase**, durante a qual as cromátides-irmãs começam a se separar e são puxadas para os polos opostos da célula; e a **telófase**, que envolve a reconstituição do envoltório nuclear e a divisão do citoplasma
- A **mitose** termina com a formação de duas células-filhas geneticamente idênticas (que contêm o **mesmo número de cromossomos e o mesmo conteúdo de DNA**).

MEIOSE

- A **meiose** envolve duas divisões nucleares sequenciais, seguidas de divisões celulares que produzem gametas contendo metade do número de cromossomos e metade do DNA encontrado nas células somáticas
- Durante a prófase da **meiose I** (divisão reducional), os cromossomos homólogos são emparelhados, e ocorre recombinação do material genético entre os pares materno e paterno. Esses pares (com troca de segmentos) formam duas células-filhas, que contêm um número haploide de cromossomos e conteúdo diploide de DNA
- A **meiose II** ocorre rapidamente sem passar pela fase S. A segunda divisão meiótica separa as cromátides-irmãs em duas células terminais, contendo, cada uma, um **número haploide de cromossomos e conteúdo haploide de DNA**.

MORTE CELULAR

- Pode ocorrer **morte celular** devido à lesão celular (**necrose não programada**) ou morte celular apoptótica programada (**apoptose, *anoikis***) ou morte celular não apoptótica programada
- A **apoptose** ocorre em condições fisiológicas normais para eliminar células defeituosas ou senescentes sem resposta inflamatória do tecido. As células retêm a integridade da membrana celular, e ocorre morte de maneira dependente de caspases
- A regulação molecular da morte celular apoptótica envolve uma cascata de eventos controlados pelos membros pró-apoptóticos da **família Bcl-2** de proteínas. Aumentam a permeabilidade da membrana mitocondrial, causando a liberação de **citocromo *c*** e **SMAC/DIABLO** no citoplasma
- Na **morte celular apoptótica programada**, o citocromo *c* e o SMAC/DIABLO ativam a cascata de proteases citoplasmáticas, denominadas **caspases**. Elas destroem a célula por meio da digestão das proteínas citoplasmáticas
- A ***anoikis*** é uma forma de apoptose que é induzida pela falta de interações da célula com a matriz extracelular
- A **morte celular não apoptótica programada** envolve a morte celular caracterizada, em grande parte, por ruptura da membrana e independência de caspases. Os exemplos incluem autofagia, entose, paraptose, mitoptose, piroptose, NETose e necroptose.

4 Tecidos | Conceito e Classificação

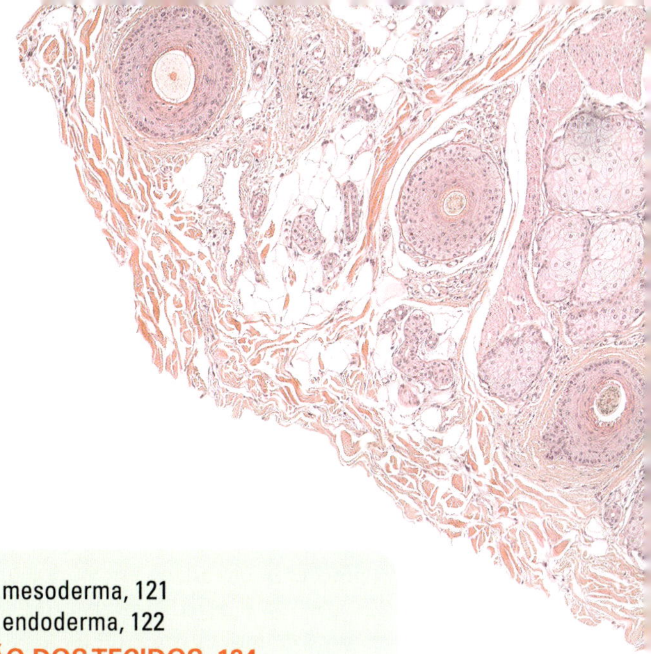

VISÃO GERAL DOS TECIDOS

Os tecidos são agregados ou grupos de células organizados para desempenhar uma ou mais funções específicas.

Ao microscópio óptico, as células e os componentes extracelulares dos vários órgãos do corpo exibem um padrão de organização frequentemente distinto. Esse arranjo organizado reflete a cooperação das células para o desempenho de determinada função. Uma agregação organizada de células que funcionam de maneira coletiva é denominada tecido.

Embora frequentemente se afirme que a célula constitui a unidade funcional básica do corpo, os responsáveis pela manutenção das funções corporais são, na realidade, os tecidos – por meio dos esforços colaborativos de suas células. Nos tecidos, as células estão conectadas entre si por junções de ancoragem especializadas (ver junções intercelulares, adiante). As células também reconhecem o seu ambiente extracelular circundante e comunicam-se umas com as outras por meio de junções intercelulares especializadas (ver junções comunicantes, adiante); esse esforço colaborativo possibilita que as células operem como uma unidade funcional. Outros mecanismos que tornam as células de determinado tecido capazes de funcionar de maneira unificada incluem receptores de membrana específicos, que geram respostas a diversos estímulos (*i. e.*, hormonais, neurais ou mecânicos).

Apesar de sua estrutura e propriedades fisiológicas distintas, todos os órgãos são constituídos por apenas quatro tipos básicos de tecidos.

O conceito de tecido fornece a base para a compreensão e o reconhecimento de muitos tipos celulares dentro do corpo e do modo pelo qual eles se inter-relacionam. Apesar das variações na aparência, na organização estrutural e nas propriedades fisiológicas dos vários órgãos do corpo, os tecidos que os compõem são classificados em quatro tipos básicos:

- Tecido epitelial (epitélio), que cobre as superfícies corporais, reveste as cavidades corporais e forma glândulas
- Tecido conjuntivo, que se localiza abaixo dos outros três tecidos básicos ou os sustenta, tanto estrutural quanto funcionalmente
- Tecido muscular, que é formado por células contráteis e responsável pelo movimento
- Tecido nervoso, que recebe, transmite e integra as informações externas e internas do organismo para controlar as suas atividades.

Cada tecido básico é definido por um conjunto de características morfológicas gerais ou propriedades funcionais. Cada tipo pode ser ainda subdividido de acordo com características específicas de suas várias populações de células ou substâncias extracelulares especiais que possam estar presentes.

Ao classificar os tecidos básicos, são usados dois parâmetros diferentes de definição. A base para a classificação dos tecidos epitelial e conjuntivo é principalmente morfológica; para o tecido muscular e o tecido nervoso, é principalmente funcional. Além disso, também existem parâmetros para designar as subclasses de tecidos. Por exemplo, enquanto o tecido muscular é definido pela sua função, ele é também subclassificado nas categorias de liso e estriado, que se referem a uma distinção puramente morfológica, e não funcional. Outro tipo de tecido contrátil, o mioepitélio, funciona como um tecido muscular, mas, em virtude de sua localização, é geralmente designado como epitélio.

Por esses motivos, a classificação dos tecidos não pode ser reduzida a uma simples fórmula. Com efeito, os estudantes são aconselhados a aprender os aspectos e/ou as características das diferentes agregações celulares que definem os quatro tecidos básicos e suas subclasses.

■ TECIDO EPITELIAL

O epitélio caracteriza-se pela proximidade entre as células e por apresentar uma superfície livre.

As células epiteliais, dispostas em uma única camada ou múltiplas camadas, são sempre contíguas entre si. Além disso, são geralmente unidas por junções intercelulares especializadas, que criam uma barreira seletiva entre o ambiente externo e o tecido conjuntivo subjacente. O espaço intercelular entre as células epiteliais é mínimo e desprovido de qualquer estrutura, exceto onde as junções intercelulares estão presentes.

As superfícies livres são características do exterior do corpo, da superfície externa de muitos órgãos internos e do revestimento das cavidades, e dos tubos corporais que se comunicam com o exterior do corpo. As cavidades e tubos corporais fechados incluem as cavidades pleural, pericárdica e peritoneal, bem como o sistema cardiovascular. Todas essas estruturas são revestidas por epitélio. O epitélio também forma glândulas e seus ductos que ajudam a secretar seus produtos para uma superfície livre ou para o lúmen de um tubo.

Em geral, as classificações do epitélio baseiam-se no formato das células e no número de camadas celulares, e não em sua função. Os formatos das células incluem os tipos pavimentoso (plano), cuboide e colunar. As camadas de células são descritas como simples (camada única) ou estratificada (várias camadas). A Figura 4.1 mostra os epitélios de três locais. Dois deles (ver Figura 4.1A e B) são epitélios simples (*i. e.*, uma única camada de células) que revestem uma superfície livre exposta ao lúmen da estrutura. A principal distinção entre esses dois epitélios simples é o formato das células: cuboide (ver Figura 4.1A) *versus* colunar (ver Figura 4.1B). O terceiro exemplo (ver Figura 4.1C) é um epitélio estratificado pavimentoso que contém várias camadas de células. Apenas a camada superior de células pavimentosas está em contato com o lúmen; as outras células estão conectadas entre si por junções de oclusão e ancoragem especializadas de uma célula ou ao tecido conjuntivo subjacente por junções de ancoragem especializadas da célula à matriz extracelular, expressas na camada inferior de coloração escura do epitélio.

A superfície livre do epitélio exibe modificações estruturais especiais que desempenham funções específicas. Epitélios simples podem apresentar microvilosidades, estereocílios ou cílios. Epitélios estratificados podem ser queratinizados no exterior do corpo ou ser não queratinizados no lúmen dos órgãos internos.

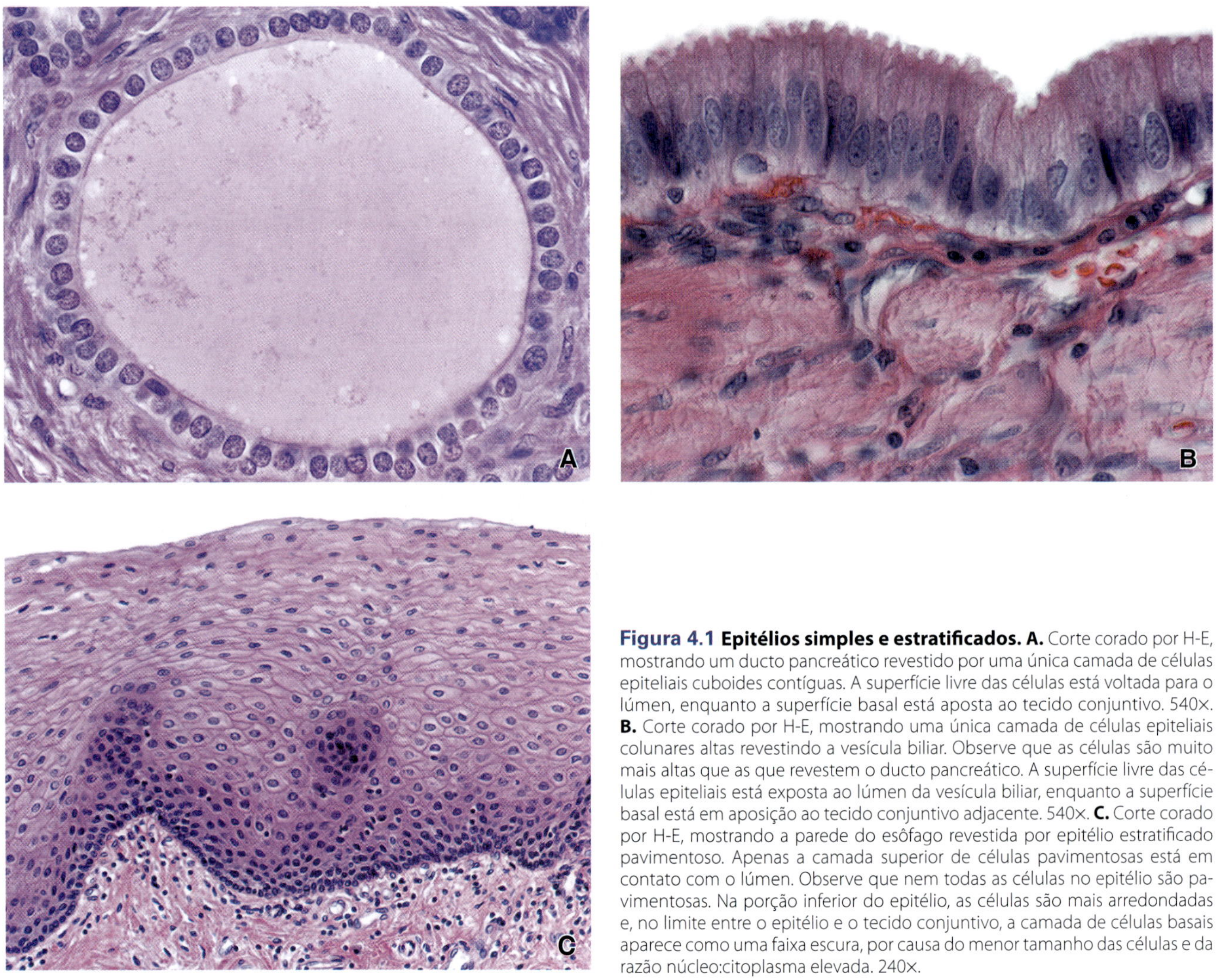

Figura 4.1 Epitélios simples e estratificados. A. Corte corado por H-E, mostrando um ducto pancreático revestido por uma única camada de células epiteliais cuboides contíguas. A superfície livre das células está voltada para o lúmen, enquanto a superfície basal está aposta ao tecido conjuntivo. 540×. **B.** Corte corado por H-E, mostrando uma única camada de células epiteliais colunares altas revestindo a vesícula biliar. Observe que as células são muito mais altas que as que revestem o ducto pancreático. A superfície livre das células epiteliais está exposta ao lúmen da vesícula biliar, enquanto a superfície basal está em aposição ao tecido conjuntivo adjacente. 540×. **C.** Corte corado por H-E, mostrando a parede do esôfago revestida por epitélio estratificado pavimentoso. Apenas a camada superior de células pavimentosas está em contato com o lúmen. Observe que nem todas as células no epitélio são pavimentosas. Na porção inferior do epitélio, as células são mais arredondadas e, no limite entre o epitélio e o tecido conjuntivo, a camada de células basais aparece como uma faixa escura, por causa do menor tamanho das células e da razão núcleo:citoplasma elevada. 240×.

Todos os epitélios estão apoiados na lâmina basal, um local de inserção estrutural para as células epiteliais sobrejacentes e o tecido conjuntivo subjacente. Em geral, os vasos sanguíneos do tecido conjuntivo são impedidos de atravessar a lâmina basal; por conseguinte, o epitélio é um tecido avascular. Todos os nutrientes para as células epiteliais precisam sofrer absorção a partir da superfície livre ou difusão dos tecidos subjacentes.

■ TECIDO CONJUNTIVO

O tecido conjuntivo é caracterizado com base na sua matriz extracelular.

Diferentemente das células epiteliais, as células do tecido conjuntivo estão nitidamente separadas umas das outras. Os espaços intervenientes são ocupados por material produzido pelas células. Esse material extracelular é denominado matriz extracelular. A natureza das células e da matriz varia de acordo com a função do tecido. Por conseguinte, a classificação do tecido conjuntivo leva em conta não apenas as células, mas também a composição e a organização da matriz extracelular.

O tecido conjuntivo embrionário origina-se do mesoderma, a camada germinativa embrionária média, e está presente no embrião e na prega umbilical. O mesoderma dá origem aos vários tecidos conjuntivos no corpo.

O tecido conjuntivo frouxo é um tipo de tecido conjuntivo encontrado em estreita associação com a maioria dos epitélios (Figura 4.2A). De fato, a maioria dos epitélios repousa sobre o tecido conjuntivo. A matriz extracelular do tecido conjuntivo frouxo contém fibras colágenas frouxamente dispostas e numerosas células. A maior parte dessas células é de fibroblastos, que formam e mantêm a matriz extracelular. No entanto, as células presentes nesse tecido provêm, em sua maioria, do sistema circulatório e são associadas ao sistema imune. Em contrapartida, nos locais em que há apenas a necessidade de resistência, as fibras colágenas são mais numerosas e densamente organizadas. Além disso, nesses locais, as células são relativamente esparsas e representadas predominantemente pelos fibroblastos, células formadoras de fibras (Figura 4.2B). Esse tipo de tecido conjuntivo é descrito como tecido conjuntivo denso.

O osso, a cartilagem e o sangue são exemplos de tecidos conjuntivos especializados, os quais caracterizam-se pela natureza especializada de sua matriz extracelular. Por exemplo, o osso tem matriz mineralizada por moléculas de cálcio e de fosfato que estão associadas às fibras colágenas. A cartilagem dispõe de matriz que contém muita água ligada a agregados de ácido hialurônico. O osso e a cartilagem proporcionam uma estrutura de sustentação para os órgãos e tecidos. O sangue consiste em células e matriz extracelular na forma de um líquido rico em proteínas, denominado *plasma*, que circula por todo o corpo, transportando oxigênio (O_2) e nutrientes e removendo o dióxido de carbono (CO_2) e metabólitos dos tecidos. Mais uma vez, em todos esses tecidos, é o material extracelular que caracteriza o tecido, e não as células.

O tecido adiposo é outro exemplo de tecido conjuntivo especializado; entretanto, é diferente de outros tecidos conjuntivos, visto que as características distintivas predominantes estão relacionadas com as células (adipócitos), e não com a matriz extracelular. O tecido adiposo desempenha importante papel na homeostasia energética. Os adipócitos armazenam reservas de energia dentro de gotículas lipídicas intracelulares e regulam o metabolismo energético por meio da secreção de hormônios específicos (ver Capítulo 9, *Tecido Adiposo*).

■ TECIDO MUSCULAR

O tecido muscular é classificado com base em uma propriedade funcional, a capacidade de contração de suas células.

As células musculares caracterizam-se por grandes quantidades das proteínas contráteis actina e miosina em seu citoplasma e por um arranjo celular particular no tecido. Para funcionar de modo eficiente, a fim de realizar o movimento, as células musculares são, em sua maioria, agregadas em feixes, que se

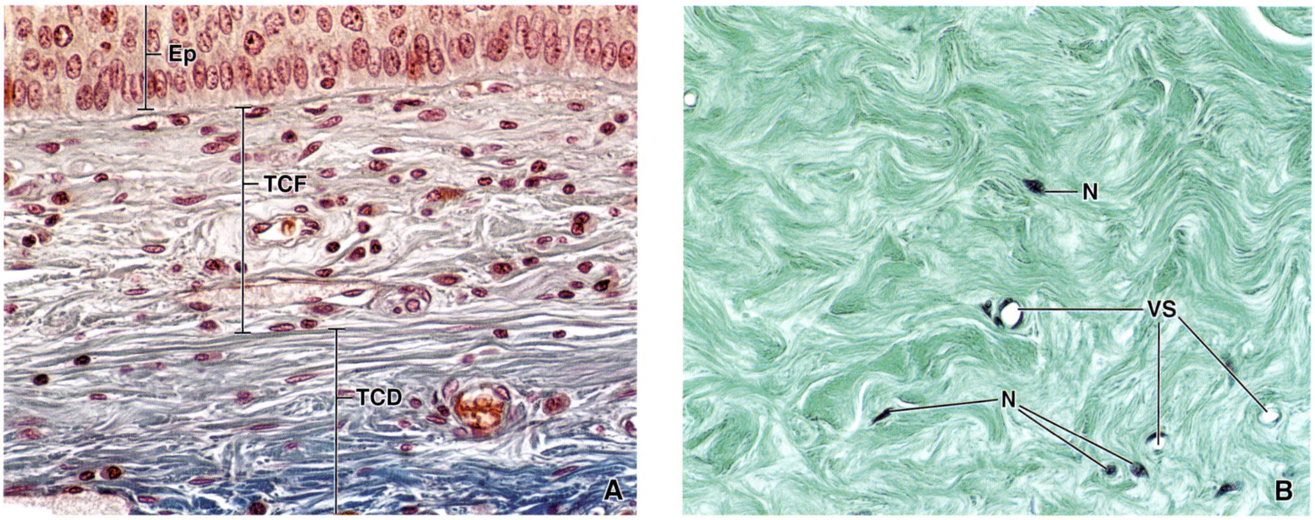

Figura 4.2 Tecido conjuntivo frouxo e denso. A. Amostra corada pelo método Mallory-Azan de corte através da epiglote, mostrando a parte inferior do epitélio (*Ep*) estratificado, o tecido conjuntivo frouxo (*TCF*) subjacente e o tecido conjuntivo denso (*TCD*) abaixo. Em geral, o tecido conjuntivo frouxo contém muitas células de vários tipos; seus núcleos variam quanto ao tamanho e ao formato. Os núcleos alongados muito provavelmente pertencem aos fibroblastos. Como o tecido conjuntivo denso contém feixes de colágeno espessos, ele é realçado mais intensamente pelo corante azul. Além disso, observe a quantidade relativamente menor de núcleos. 540×. **B.** Amostra de tecido conjuntivo denso, corada com Mallory, mostrando uma região composta de numerosas fibras colágenas densamente arranjadas. Os poucos núcleos (*N*) existentes pertencem aos fibroblastos. A combinação de fibras densamente organizadas e a escassez de células caracterizam o tecido conjuntivo denso. Nesse corte, são observados relativamente poucos vasos sanguíneos (*VS*) de pequeno calibre. 540×.

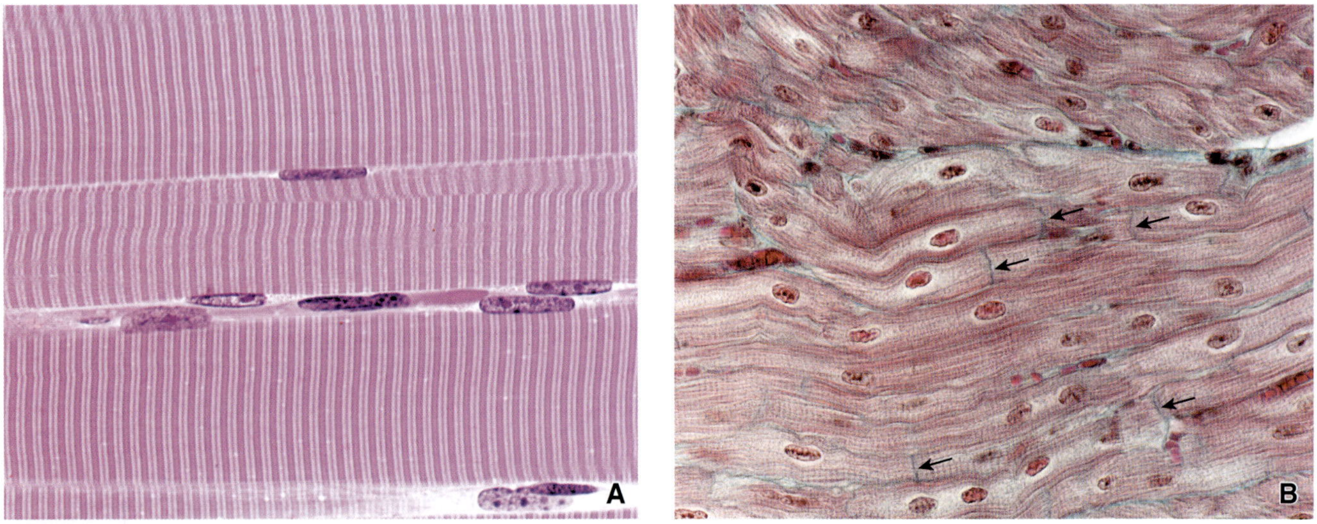

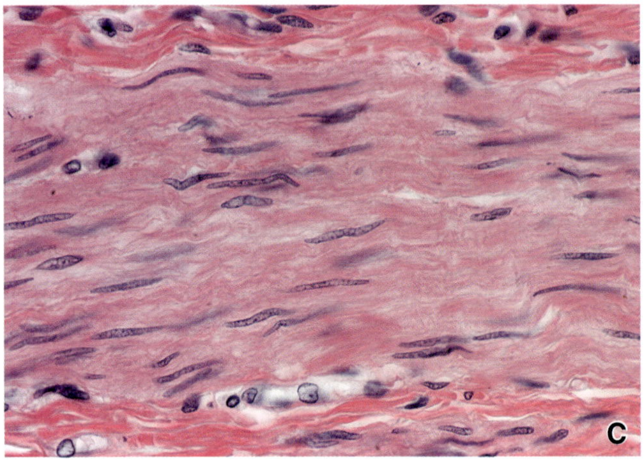

Figura 4.3 Tecido muscular. A. Amostra corada por hematoxilina e eosina (H-E), mostrando uma porção de três fibras (células) musculares esqueléticas em corte longitudinal. Duas características notáveis dessas grandes e longas células consistem nas suas estriações transversais características e nos numerosos núcleos localizados ao longo da periferia da célula. 420×. **B.** Amostra corada com o método de Mallory, mostrando fibras musculares cardíacas que também exibem estriações. Essas fibras são compostas de células muito menores que as do músculo esquelético e que estão dispostas de uma extremidade para outra, formando fibras longas. A maioria das fibras é vista em arranjo longitudinal. A agregação organizada (*i. e.*, a disposição paralela das fibras do tecido muscular) leva a célula, por meio do esforço coletivo, a desempenhar a sua função contrátil. Os discos intercalares (*setas*) marcam a junção das células adjacentes. 420×. **C.** Amostra corada por H-E, exibindo uma camada longitudinal de células musculares lisas da parede do intestino. O tecido mais intensamente corado na parte *superior* e na parte *inferior* desta fotomicrografia representa o tecido conjuntivo. Observe que todos os núcleos das células musculares lisas (*meio* da fotomicrografia) são alongados, e o citoplasma não apresenta estriações transversais. 512×.

distinguem facilmente do tecido circundante. Em geral, as células musculares são alongadas e orientadas com seus eixos longitudinais na mesma direção (Figura 4.3). O arranjo dos núcleos acompanha a orientação paralela das células musculares.

Embora o formato e o arranjo das células em tipos de músculos específicos (p. ex., músculo liso, músculo esquelético e músculo cardíaco) sejam muito diferentes, todos os tipos musculares compartilham uma característica comum. A maior parte do citoplasma consiste nas proteínas contráteis, a actina e a miosina, que formam, respectivamente, miofilamentos finos e espessos. As células do músculo esquelético (ver Figura 4.3A) e do músculo cardíaco (ver Figura 4.3B) exibem estriações transversais, produzidas, em grande parte, pelo arranjo específico dos miofilamentos. As células musculares lisas (ver Figura 4.3C) não exibem estriações transversais, uma vez que os miofilamentos não alcançam o mesmo grau de organização em seu arranjo.

As proteínas contráteis actina e miosina são ubíquas em todas as células, mas somente nas células musculares é que são encontradas em grandes quantidades e organizadas em conjuntos (altamente ordenadas), de modo que a sua atividade contrátil seja capaz de produzir movimento em um órgão ou organismo.

■ TECIDO NERVOSO

O tecido nervoso consiste em células nervosas (neurônios) e em vários tipos de células de sustentação associadas.

Embora todas as células exibam propriedades elétricas, as células nervosas (ou neurônios) são extremamente especializadas na transmissão de impulsos elétricos de um local do corpo para outro; além disso, são especializadas também na integração desses impulsos. As células nervosas recebem e processam as informações provenientes dos ambientes externo e interno e podem apresentar receptores sensoriais específicos e órgãos sensoriais para o desempenho dessa função.

Os neurônios caracterizam-se por dois tipos diferentes de prolongamentos citoplasmáticos por meio dos quais interagem com outras células nervosas e com as células dos epitélios e do músculo. Um único axônio longo (que, às vezes, tem mais de 1 m de comprimento) transporta impulsos a partir do corpo celular, que contém o núcleo do neurônio. Vários dendritos recebem os impulsos e os transportam para o corpo celular (em cortes histológicos, costuma ser impossível diferenciar os axônios e os dendritos, visto que eles apresentam a mesma aparência estrutural). O axônio termina em uma junção neuronal, denominada sinapse, na qual os impulsos elétricos são transferidos de uma célula para a célula seguinte por meio da secreção de neuromediadores. Essas substâncias químicas são liberadas nas sinapses, gerando impulsos elétricos no neurônio comunicante adjacente.

No sistema nervoso central (SNC), constituído por encéfalo e medula espinal, as células de sustentação são denominadas células da neuróglia. No sistema nervoso periférico (SNP), que compreende os nervos de todas as partes do corpo, as células de sustentação são denominadas células de Schwann (do neurilema) e células-satélites. As células de suporte são responsáveis

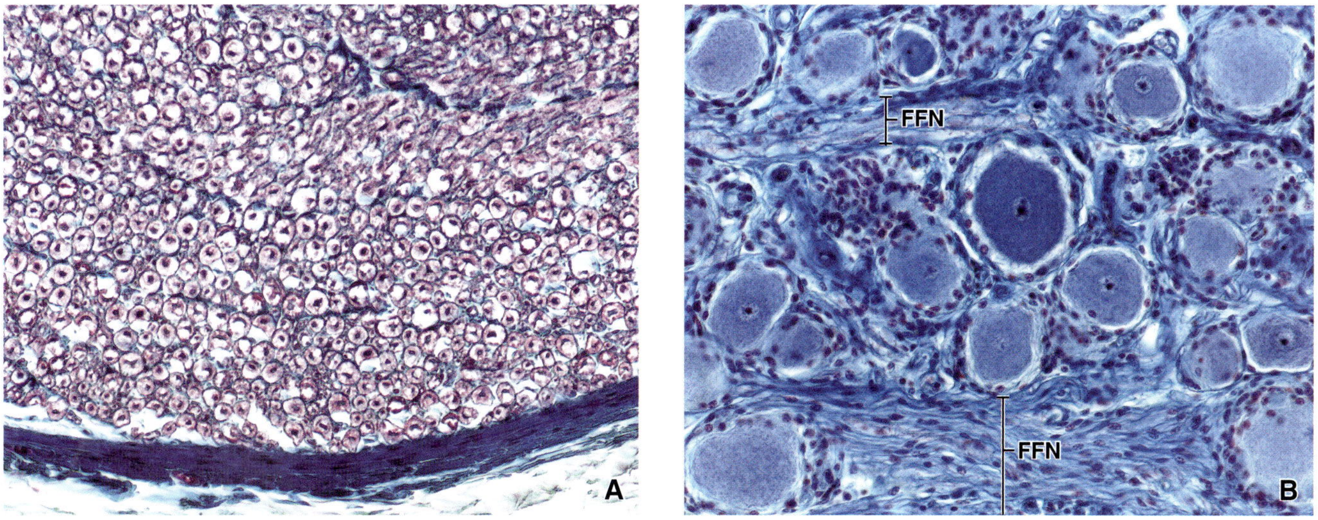

Figura 4.4 Tecido nervoso. A. Corte de nervo periférico corado pelo método de Mallory. O tecido nervoso consiste em grande número de axônios mielinizados filiformes, que são mantidos unidos por tecido conjuntivo. Os axônios foram seccionados transversalmente e aparecem como pequenas estruturas vermelhas semelhantes a pontos. O espaço claro que circunda os axônios continha, previamente, mielina, que foi dissolvida e perdida durante a preparação da amostra. O tecido conjuntivo está corado de azul; forma uma delicada rede ao redor dos axônios mielinizados e envolve o feixe, formando, assim, uma unidade estrutural: o nervo. 270×. **B.** Corte de um gânglio nervoso corado com Azan, mostrando os grandes corpos celulares esféricos e os núcleos das pequenas células-satélites que circundam os corpos celulares dos nervos. Os axônios associados aos corpos celulares não são mielinizados. São vistos como feixes de fibras nervosas (*FFN*) entre grupos de corpos celulares. 270×.

por diversas funções importantes: separam os neurônios uns dos outros, produzem a bainha de mielina que isola e acelera a condução em determinados tipos de neurônios, realizam a fagocitose ativa para remover restos celulares e contribuem para a barreira hematencefálica no SNC.

Em um corte comum corado pela hematoxilina e eosina (H-E), o tecido nervoso pode ser observado na forma de um nervo, que consiste em números variáveis de prolongamentos neuronais ao longo de suas células de sustentação (Figura 4.4A). Os nervos são mais comumente observados em cortes longitudinais e transversais no tecido conjuntivo frouxo. Os corpos celulares dos nervos no SNP, incluindo o sistema nervoso autônomo (SNA), são vistos como agregados, denominados gânglios, nos quais são circundados por células-satélites (Figura 4.4B).

Os neurônios e as células de suporte são derivados do neuroectoderma, que forma o tubo neural no embrião. O neuroectoderma origina-se por invaginação de uma camada epitelial, o ectoderma dorsal do embrião. Algumas células do sistema nervoso, tais como as células ependimárias e as células dos plexos coroides no SNC, retêm as funções de absorção e secreção características das células epiteliais.

■ HISTOGÊNESE DOS TECIDOS

No início do desenvolvimento do embrião, durante a fase de gastrulação, há formação de um embrião trilaminar (disco germinativo trilaminar). As três camadas são o ectoderma, o mesoderma e o endoderma, que dão origem a todos os tecidos e órgãos.

Derivados do ectoderma

O ectoderma é a mais externa das três camadas germinativas. Os derivados do ectoderma podem ser divididos em duas classes principais: ectoderma superficial e neuroectoderma.

O ectoderma superficial dá origem a:

- Epiderme e seus derivados (pelos, unhas, glândulas sudoríparas, glândulas sebáceas e parênquima e ductos das glândulas mamárias)
- Epitélios da córnea e da lente do olho (cristalino)
- Órgão do esmalte e esmalte dos dentes
- Componentes da orelha interna
- Adeno-hipófise (lobo anterior da hipófise)
- Mucosa da cavidade oral e da parte inferior do canal anal.

O neuroectoderma dá origem a:

- Tubo neural e seus derivados, incluindo componentes do SNC, epêndima (epitélio que reveste as cavidades do encéfalo e da medula espinal), glândula pineal, neuro-hipófise (lobo posterior da hipófise) e epitélio sensorial do olho, da orelha e do nariz
- Crista neural e seus derivados, incluindo componentes do SNP (gânglios cranianos, espinais e autônomos; nervos periféricos e células de Schwann); células gliais (oligodendrócitos e astrócitos); células cromafins (medulares) da glândula suprarrenal; células enteroendócrinas, também denominadas células do sistema APUD (*descarboxilação e captação de precursores amina*) do sistema neuroendócrino difuso; melanoblastos, precursores dos melanócitos, mesênquima da cabeça e seus derivados (como arcos faríngeos que contêm músculos, tecido conjuntivo, nervos e vasos); odontoblastos; e endotélio da córnea e dos vasos sanguíneos.

Derivados do mesoderma

O mesoderma é a camada média das três camadas germinativas primárias do embrião, e dá origem a:

- Tecido conjuntivo, incluindo o tecido conjuntivo embrionário (mesênquima), o próprio tecido conjuntivo (tecido conjuntivo frouxo e denso) e os tecidos conjuntivos especializados (cartilagem, osso, tecido adiposo, sangue e tecido hemocitopoético e tecido linfoide)

- Músculos estriados e músculos lisos
- Coração, vasos sanguíneos e vasos linfáticos, incluindo seu revestimento endotelial
- Baço
- Rins e gônadas (ovários e testículos) com ductos genitais e seus derivados (ureteres, tubas uterinas, útero e ducto deferente)
- Mesotélio, o epitélio que reveste as cavidades pericárdica, pleural e peritoneal
- Córtex da suprarrenal.

Derivados do endoderma

O endoderma é a camada mais interna das três camadas germinativas. Na fase inicial do desenvolvimento do embrião, o endoderma forma a parede do intestino primitivo e dá origem às porções epiteliais ou revestimento dos órgãos que se desenvolvem a partir do intestino primitivo. Os derivados do endoderma incluem:

- Epitélio do canal alimentar (excluindo o epitélio da cavidade oral e a parte inferior do canal anal, que são de origem ectodérmica)
- Epitélio das glândulas anexas ao sistema digestório (p. ex., fígado, pâncreas e vesícula biliar)
- Epitélio de revestimento da bexiga e a maior parte da uretra
- Epitélio do sistema respiratório
- Componentes epiteliais das glândulas tireoide, paratireoides e timo
- Parênquima das tonsilas
- Epitélio de revestimento da cavidade timpânica e das tubas auditivas (de Eustáquio).

As glândulas tireoide e paratireoides desenvolvem-se como protuberâncias epiteliais a partir do assoalho e das paredes da faringe; em seguida, perdem sua fixação a esses locais de origem. Como protuberância epitelial da parede faríngea, o timo cresce dentro do mediastino e, também, perde a sua conexão original. A Figura 4.5 fornece um resumo dos derivados das três camadas germinativas.

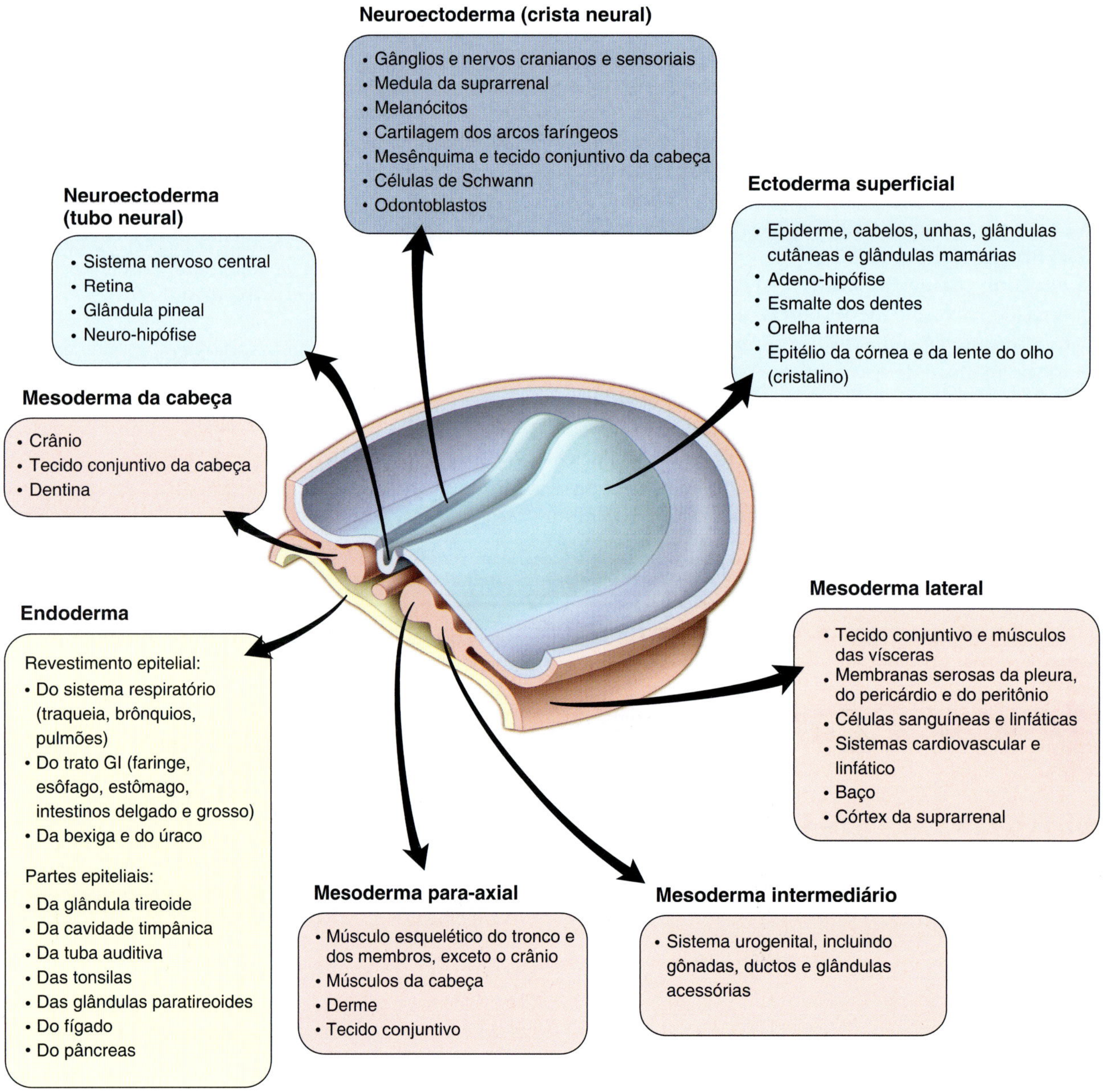

Figura 4.5 Derivados das três camadas germinativas. Desenho esquemático ilustrando os derivados das três camadas germinativas: ectoderma, endoderma e mesoderma. GI, gastrintestinal. (Com base em Moore KL, Persaud TVN. *The Developing Human, Clinically Oriented Embryology*. WB Saunders; 1998.)

Boxe 4.1

Correlações clínicas | Teratomas ovarianos

Em determinadas condições, ocorrem anomalias na diferenciação celular que resultam na formação de tumor. As células-tronco embrionárias humanas derivadas de embriões em estágio inicial são consideradas células-tronco pluripotentes com capacidade de diferenciação em várias células e tecidos somáticos. Os tumores são derivados, em sua maioria, de células que se originam de uma única camada de células germinativas. Contudo, quando células do tumor se originam de células-tronco pluripotentes, o tumor pode conter células que se diferenciam e que se assemelham a células de todas as três camadas germinativas. O resultado é a formação de um tumor que contém vários tecidos maduros dispostos de maneira desorganizada. Essas massas são designadas como **teratomas**.

Como as células-tronco pluripotentes são encontradas principalmente nas gônadas, os teratomas quase sempre ocorrem nesse local. No ovário, esses tumores geralmente se desenvolvem em massas sólidas que contêm características de tecidos básicos maduros. Embora esses tecidos não consigam formar estruturas funcionais, é possível observar, com frequência, estruturas que se assemelham a órgãos (*i. e.*, dentes, cabelo, epiderme, nervos, segmentos intestinais etc.). Os teratomas também podem se desenvolver nos testículos, embora isso seja raro. Os teratomas ovarianos costumam ser benignos, enquanto os teratomas dos testículos são compostos por tecidos pouco diferenciados que, em geral, evoluem para malignidade. Um exemplo de teratoma ovariano de massa sólida contendo tecido completamente diferenciado é mostrado na fotomicrografia central da Figura B.4.1.1. O pequeno aumento, embora revele a ausência de estruturas organizadas, não possibilita a identificação dos tecidos específicos presentes. No entanto, com maior aumento, conforme mostrado nos detalhes (A a F), os tecidos diferenciados maduros são evidentes. Esse tumor representa um **teratoma maduro** do ovário, frequentemente denominado **cisto dermoide**. Esse tumor benigno apresenta um cariótipo feminino normal de 46,XX. Com base em estudos genéticos, acredita-se que esses tecidos sejam originados do desenvolvimento de oócito partenogenético. Os teratomas maduros são tumores ovarianos comuns na infância e nos primeiros anos de vida fértil.

O exemplo apresentado na Figura B.4.1.1 mostra que é possível identificar facilmente as características dos tecidos, mesmo em uma estrutura não organizada. Mais uma vez, o ponto importante consiste na capacidade de reconhecer agregados de células e determinar as características especiais que elas exibem.

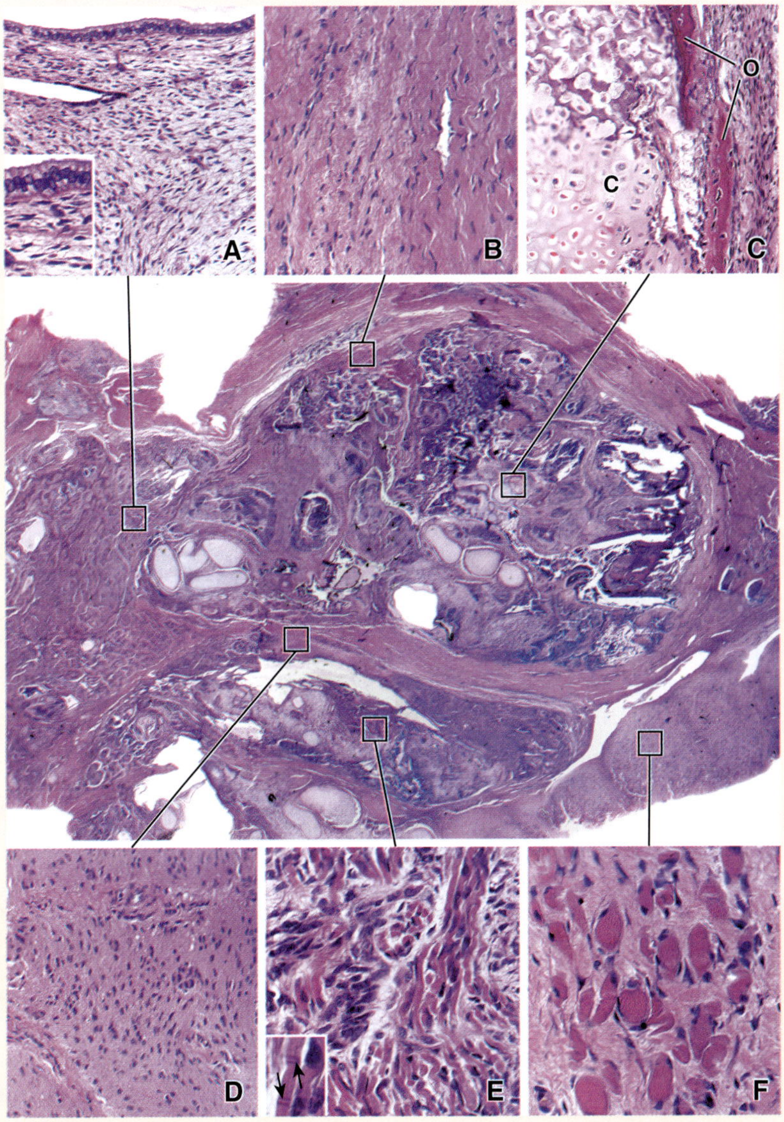

Figura B.4.1.1 Teratoma ovariano. No *centro*, está um corte de teratoma ovariano corado por hematoxilina e eosina (H-E), observado em pequeno aumento. Essa massa é composta de vários tecidos básicos, que estão bem diferenciados e fáceis de identificar com maior aumento. O aspecto anormal consiste na ausência de organização dos tecidos para formar órgãos funcionais. Os tecidos dentro das *áreas retangulares* são vistos em maior aumento nas fotomicrografias **A** a **F**. A ampliação possibilita identificar alguns dos tecidos básicos existentes nesse tumor. 10×. **A.** Epitélio simples colunar, revestindo a cavidade de um pequeno cisto. 170×. **Detalhe**. Maior aumento do epitélio e do tecido conjuntivo subjacente. 320×. **B.** Tecido conjuntivo denso modelado, formando uma estrutura semelhante a um tendão. 170×. **C.** Área mostrando a cartilagem (*C*) hialina e as espículas ósseas (*O*) em desenvolvimento. 170×. **D.** Tecido cerebral com células gliais. 170×. **E.** Fibras do músculo cardíaco. 220×. **Detalhe**. Maior aumento, mostrando discos intercalares (*setas*). 320×. **F.** Corte transversal de fibras do músculo esquelético. 220×.

■ IDENTIFICAÇÃO DOS TECIDOS

O reconhecimento dos tecidos tem como base a existência de componentes específicos dentro das células e de relações celulares específicas.

Esses poucos fatos e conceitos básicos acerca dos quatro tecidos fundamentais, quando considerados, podem facilitar a tarefa de examinar e interpretar o material preparado em lâminas histológicas. A primeira meta consiste em reconhecer os agregados de células como tecidos e determinar as características especiais apresentadas. As células estão localizadas em uma superfície? Elas estão em contato com suas vizinhas, ou estão separadas por material intercalado definido? Pertencem a um grupo com propriedades especiais, como o músculo ou o nervo?

A estrutura e a função de cada tecido fundamental são examinadas nos capítulos subsequentes. Ao nos concentrarmos em determinado tecido específico, estamos, de certo modo, separando artificialmente os tecidos constituintes dos órgãos. No entanto, essa separação é necessária para compreender e apreciar a histologia dos vários órgãos do corpo e os meios pelos quais eles operam como unidades funcionais e sistemas integrados.

RESUMO

Tecidos | Conceito e classificação

VISÃO GERAL DOS TECIDOS

- Os **tecidos** são agregados ou grupos de células organizados para desempenhar uma ou mais funções específicas
- Todos os **órgãos** são formados por apenas **quatro tipos básicos de tecidos**: epitélio (tecido epitelial), tecido conjuntivo, tecido muscular e tecido nervoso.

TECIDO EPITELIAL

- O **epitélio** caracteriza-se pela estreita aposição das células e pela localização em uma superfície livre
- O tecido epitelial cobre as superfícies corporais, reveste as cavidades e tubos corporais, e forma **glândulas**
- O epitélio é classificado com base em suas características morfológicas: **número de camadas celulares** (simples ou estratificado) e **formato das células** (escamoso, cuboide ou colunar)
- As superfícies livres das células epiteliais apresentam **modificações estruturais** (microvilosidades, estereocílios ou cílios)
- Células epiteliais apoiam-se na **lâmina basal**.

TECIDO CONJUNTIVO

- O **tecido conjuntivo** é caracterizado com base na sua **matriz extracelular**. Localiza-se abaixo ou em torno dos outros três tecidos básicos e os sustenta (estrutural e funcionalmente)
- O tecido conjuntivo é classificado em **três categorias** com base no conteúdo de sua matriz extracelular e nas características individuais de suas células: **tecido conjuntivo embrionário**, **tecido conjuntivo propriamente dito** (frouxo e denso) e **tecidos conjuntivos com propriedades especiais**
- O **osso**, a **cartilagem** e o **sangue** são exemplos de tecidos conjuntivos com propriedades especiais.

TECIDO MUSCULAR

- O **tecido muscular** é classificado com base na capacidade de contração de suas células
- Todos os tipos de **células musculares** contêm as proteínas contráteis – **actina** e **miosina** – que estão dispostas em miofilamentos e são responsáveis pela contração muscular
- As células do **músculo esquelético** e do **músculo cardíaco** apresentam estriações transversais formadas por um arranjo específico dos miofilamentos. As células **musculares lisas** não exibem estriações.

TECIDO NERVOSO

- O **tecido nervoso** recebe, transmite e integra as informações provenientes dos meios externo e interno do corpo
- As **células nervosas (neurônios)** são altamente especializadas na transmissão de impulsos elétricos. O neurônio típico é constituído de um corpo celular, um único **axônio** longo que transporta os impulsos a partir do corpo celular, e múltiplos **dendritos** que recebem os impulsos e os transmitem para o corpo celular
- Os neurônios são encontrados tanto no **sistema nervoso central (SNC)**, que compreende o encéfalo e a medula espinal, quanto no **sistema nervoso periférico (SNP)**, que consiste em nervos e gânglios
- No SNC, as células de suporte são denominadas **células da neuróglia**. No SNP, as células de sustentação são denominadas **células de Schwann (do neurilema)** e **células-satélites.**

HISTOGÊNESE DOS TECIDOS

- As três **camadas germinativas** que dão origem a todos os tecidos e órgãos são: **ectoderma**, **mesoderma** e **endoderma**
- As estruturas derivadas do ectoderma desenvolvem-se do ectoderma superficial ou do neuroectoderma
- O **ectoderma superficial** dá origem a epiderme (e seus derivados), epitélios da córnea e da lente do olho (cristalino), esmalte dos dentes, componentes da orelha interna, adeno-hipófise e mucosa da cavidade oral e da parte inferior do canal anal
- O **neuroectoderma** dá origem a tubo neural, crista neural e derivados de ambos
- O **mesoderma** dá origem a tecido conjuntivo; tecido muscular; coração, sangue e vasos linfáticos; baço; rins e gônadas com ductos genitais e seus derivados; mesotélio, que reveste as cavidades corporais; e córtex da suprarrenal
- O **endoderma** dá origem a epitélio do tubo gastrintestinal; epitélio extramural das glândulas anexas ao sistema digestório (fígado, pâncreas e vesícula biliar); epitélio da bexiga e da maior parte da uretra; epitélio do sistema respiratório; glândulas tireoide, paratireoides e timo; parênquima das tonsilas; epitélio da cavidade timpânica e das tubas auditivas (trompas de Eustáquio).

5 Tecido Epitelial

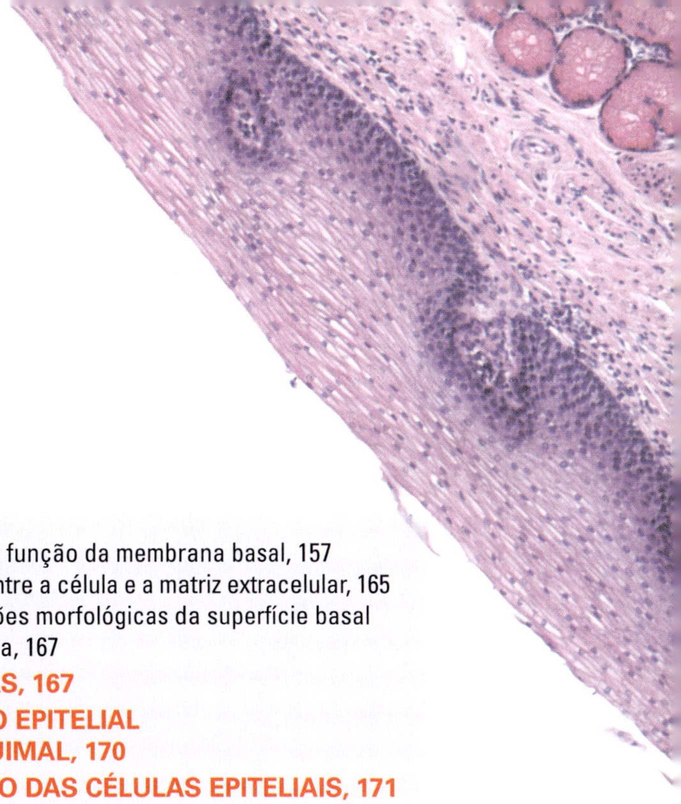

■ VISÃO GERAL DA ESTRUTURA E FUNÇÃO DO TECIDO EPITELIAL

O epitélio recobre as superfícies corporais, reveste as cavidades corporais e constitui as glândulas.

O epitélio é um tecido avascular composto por células que recobrem as superfícies corporais externas e revestem as cavidades fechadas internas (incluindo o sistema circulatório) e os tubos corporais que se comunicam com o exterior (sistemas digestório, respiratório, genital e urinário). Exceções notáveis são as cavidades articulares que são revestidas por células de tecido conjuntivo de origem mesenquimal. O epitélio também forma a porção secretora (parênquima) das glândulas e seus ductos. Além disso, células epiteliais especializadas funcionam como receptores para sensações especiais (olfato, paladar, audição e visão).

As células que compõem o epitélio apresentam três características principais:

- Estão intimamente apostas e aderem umas às outras por meio de moléculas de adesão intercelulares específicas, que formam junções celulares especializadas (Figura 5.1)
- Exibem polaridade funcional e morfológica. Em outras palavras, as diferentes funções estão associadas a três domínios de superfície morfológicos distintos: um domínio de superfície livre ou apical, um domínio lateral e um domínio basal. As propriedades de cada domínio são determinadas por lipídios específicos e proteínas integrais da membrana
- Sua superfície basal está fixada a uma membrana basal, subjacente, uma camada acelular, rica em proteínas e polissacarídeos, demonstrável à microscopia óptica com o uso de métodos histoquímicos (ver Figura 1.2, no Capítulo 1, *Métodos*).

Em situações especiais, as células epiteliais não têm superfície livre (tecidos epitelioides).

Em alguns locais, as células estão intimamente apostas umas às outras, mas não têm uma superfície livre. Embora a aposição estreita dessas células e a existência de uma membrana basal possam classificá-las como epitélio, a ausência de uma superfície livre classifica mais apropriadamente esses agregados celulares como tecidos epitelioides. As células epitelioides são derivadas de células mesenquimatosas progenitoras (células

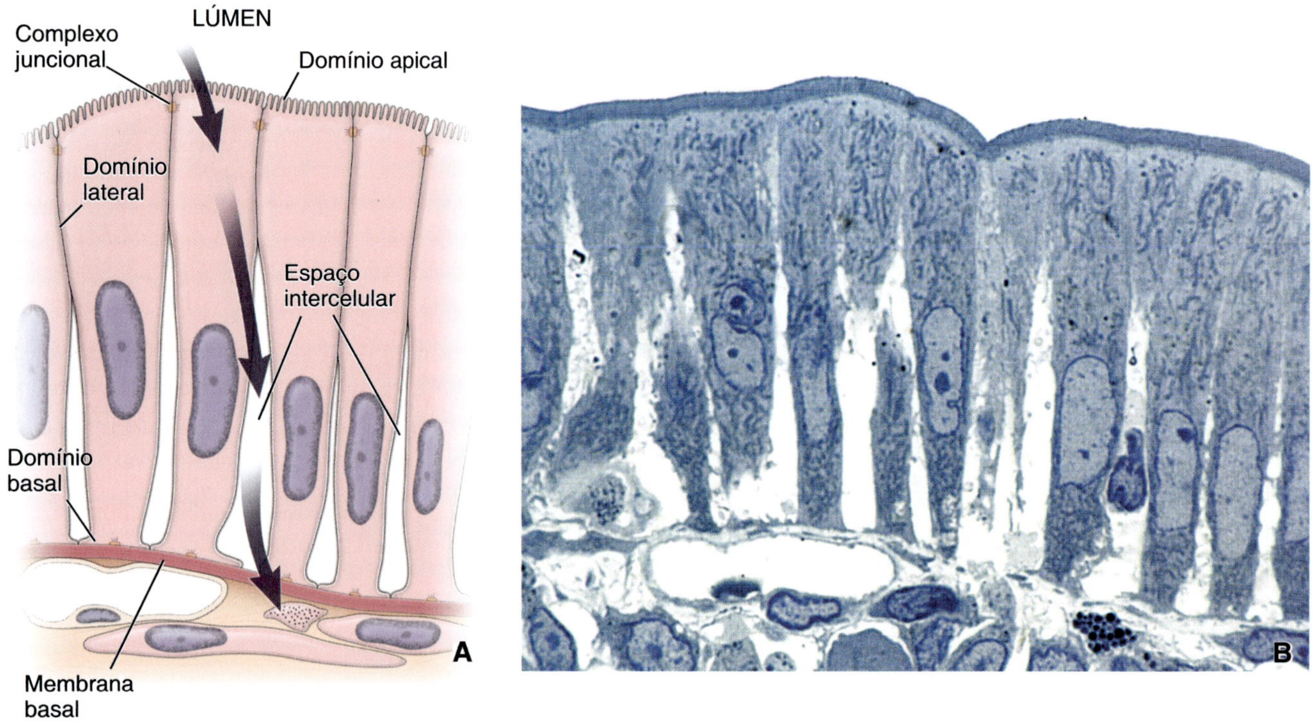

Figura 5.1 Diagrama das células epiteliais absortivas do intestino delgado. A. Todos os três domínios celulares de uma célula epitelial típica estão indicados no diagrama. O complexo juncional fornece a adesão entre células adjacentes e separa o espaço luminal do espaço intercelular, limitando o movimento de líquido entre o lúmen e o tecido conjuntivo subjacente. A via intracelular de movimento de líquidos durante a absorção (*setas*) ocorre do lúmen intestinal para dentro da célula, em seguida através da membrana lateral da célula para dentro do espaço intercelular e, por fim, através da membrana basal para o tecido conjuntivo. **B.** Esta fotomicrografia de um corte fino de epitélio intestinal, inserido em plástico, corado com azul de toluidina, mostra as células ativamente envolvidas no transporte de líquido. Como mostra o diagrama adjacente, os espaços intercelulares são proeminentes, refletindo a passagem de líquido para esses espaços antes de entrar no tecido conjuntivo subjacente. 1.250×.

indiferenciadas de origem embrionária, encontradas no tecido conjuntivo). Embora as células progenitoras desses tecidos epitelioides possam ter se originado de uma superfície livre ou as células imaturas possam ter tido uma superfície livre em algum momento, durante o desenvolvimento, as células maduras não se localizam em uma superfície nem apresentam conexão com a superfície. A organização epitelioide é típica da maioria das glândulas endócrinas; exemplos desse tecido incluem as células intersticiais de Leydig nos testículos (Prancha 3), as células luteínicas do ovário, as ilhotas de Langerhans no pâncreas, o parênquima das glândulas suprarrenais e a adeno-hipófise. As células reticuloepiteliais do timo também podem ser incluídas nessa categoria. Os padrões epitelioides também são formados por acúmulo de macrófagos do tecido conjuntivo em resposta a determinados tipos de lesão e infecções, bem como por muitos tumores derivados do epitélio.

O epitélio cria uma barreira seletiva entre o ambiente externo e o tecido conjuntivo subjacente.

O epitélio de cobertura e de revestimento forma uma lâmina celular que separa o tecido conjuntivo subjacente ou adjacente do ambiente externo, de cavidades internas ou de tecido conjuntivo líquido, como o sangue e a linfa. Dentre outras ações, essa lâmina epitelial atua como barreira seletiva, que facilita ou inibe a passagem de substâncias específicas entre o ambiente externo (incluindo as cavidades corporais) e o compartimento do tecido conjuntivo subjacente.

■ CLASSIFICAÇÃO DO EPITÉLIO

A classificação tradicional do epitélio é descritiva e tem como base dois fatores: o número de camadas celulares e o formato das células superficiais. Por conseguinte, a terminologia reflete apenas a estrutura, e não a função. Dessa maneira, o epitélio é descrito como:

- Simples, quando a sua espessura é formada por uma única camada de células
- Estratificado, quando tem duas ou mais camadas de células.

Cada célula que compõe o epitélio é descrita como:

- Pavimentosa, quando a largura da célula é maior que a sua altura
- Cuboide, quando a largura, a profundidade e a altura são aproximadamente iguais e
- Colunar, quando a altura da célula excede bastante sua largura (o termo colunar baixa é usado com frequência quando a altura da célula excede apenas discretamente suas outras dimensões).

Ao descrever o número de camadas de células (*i. e.*, simples ou estratificada) e o formato da célula de superfície, as várias configurações de epitélios são facilmente classificadas. As células em algumas glândulas exócrinas são mais ou menos piramidais, com seus ápices voltados para o lúmen. No entanto, essas células ainda são classificadas como cuboides ou colunares, dependendo de sua altura em relação à sua largura na base.

Em um epitélio estratificado, o formato e a altura das células geralmente variam de camada para camada, mas *apenas o formato das células que constituem a camada superficial é usado para classificar o epitélio.* Por exemplo, o epitélio estratificado pavimentoso consiste em mais de uma camada de células, e a camada superficial é constituída por células achatadas ou escamosas.

Em algumas situações, é possível acrescentar um terceiro fator – especialização do domínio da superfície apical da célula – a esse sistema de classificação. Por exemplo, alguns epitélios simples colunares são classificados como ciliados colunares simples, quando o domínio da superfície apical apresenta cílios. O mesmo princípio aplica-se ao epitélio pavimentoso (escamoso) estratificado, cujas células superficiais podem ser queratinizadas ou não queratinizadas. Portanto, a epiderme seria designada como epitélio pavimentoso estratificado queratinizado, devido às células queratinizadas na superfície.

Epitélio pseudoestratificado e epitélio de transição são classificações especiais do epitélio.

Duas categorias especiais de epitélio são o pseudoestratificado e o de transição:

- O epitélio pseudoestratificado parece estratificado, embora algumas células não alcancem a superfície livre; todas repousam sobre a membrana basal (Prancha 2). Por conseguinte, trata-se, na realidade, de um epitélio simples. A distribuição do epitélio pseudoestratificado é limitada no corpo. Além disso, frequentemente, é difícil discernir se todas as células estabelecem contato com a membrana basal. Por esses motivos, a identificação do epitélio pseudoestratificado geralmente depende de saber o local em que ele costuma ser encontrado
- O epitélio de transição (urotélio) é um termo aplicado ao epitélio que reveste o sistema urinário inferior, estendendo-se desde os cálices menores do rim até a porção proximal da uretra. O urotélio é um epitélio estratificado com características morfológicas específicas que possibilitam a sua distensão (Prancha 3). Esse epitélio é descrito no Capítulo 20, *Sistema Urinário*.

As configurações celulares de vários tipos de epitélios e sua nomenclatura apropriada estão ilustradas no Quadro 5.1.

O endotélio e o mesotélio são os epitélios simples pavimentosos que revestem o sistema circulatório e as cavidades corporais.

Nomes específicos são dados ao epitélio em certas localizações:

- O endotélio é o revestimento epitelial dos vasos sanguíneos e linfáticos. Por causa de sua localização estratégica entre o sangue e o tecido, o endotélio dos vasos sanguíneos é, com frequência, denominado endotélio vascular. É constituído por células escamosas extremamente modificadas que regulam e monitoram o transporte celular, o tônus da musculatura lisa vascular, as respostas imunes e a síntese e a secreção de vários hormônios e metabólitos ativos (ver detalhes no Capítulo 13, *Sistema Cardiovascular*)
- O endocárdio é o revestimento epitelial dos ventrículos e átrios do coração
- O mesotélio é o epitélio que reveste as paredes e cobre o conteúdo das cavidades fechadas do corpo (*i. e.*, cavidades abdominal, pericárdica e pleural; Prancha 1).

Tanto o endotélio quanto o endocárdio, bem como o mesotélio, são quase sempre epitélios simples pavimentosos. As células epiteliais têm formato poligonal e, em geral, estão orientadas ao longo do eixo do vaso. Uma exceção é encontrada nas vênulas pós-capilares de determinados tecidos linfáticos, nas quais o epitélio é cuboide. Essas vênulas são denominadas vênulas endoteliais altas (VEAs). Outra exceção é encontrada no baço, no qual as células endoteliais dos seios venosos têm formato de bastonetes e estão dispostas em um arranjo semelhante às tábuas de um barril.

Um epitélio específico pode desempenhar diferentes funções baseadas nos tipos de células que apresenta.

Um epitélio pode desempenhar uma ou mais funções, dependendo da atividade dos tipos celulares existentes:

- Secreção, como no epitélio colunar do estômago e das glândulas gástricas
- Absorção, como no epitélio colunar do intestino e dos túbulos contornados proximais dos rins
- Transporte, como no transporte de materiais ou células ao longo da superfície de um epitélio pelos cílios móveis (transporte de partículas de poeira na árvore brônquica) ou no transporte de materiais através de um epitélio (pinocitose ou endocitose) para dentro e para fora do tecido conjuntivo
- Proteção mecânica, como no epitélio estratificado pavimentoso da pele (epiderme) e o epitélio de transição da bexiga urinária
- Função receptora, para receber e traduzir os estímulos externos, como nos botões gustativos da língua, no epitélio olfatório da mucosa nasal e na retina do olho.

Os epitélios envolvidos na secreção ou absorção são geralmente simples ou, em alguns casos, pseudoestratificados. A altura das células frequentemente reflete o nível de atividade secretora ou absortiva. Os epitélios simples pavimentosos são compatíveis com uma alta taxa de transporte transepitelial. A estratificação do epitélio correlaciona-se habitualmente com a impermeabilidade transepitelial. Finalmente, em alguns epitélios pseudoestratificados, as células basais são as células-tronco que dão origem às células funcionais maduras do epitélio, equilibrando, assim, a renovação celular.

POLARIDADE DA CÉLULA

As células epiteliais exibem polaridade distinta. Apresentam um domínio apical, um domínio lateral e um domínio basal. As características bioquímicas específicas estão associadas a cada superfície celular. Essas características e os arranjos geométricos das células no epitélio determinam a polaridade funcional de todos os domínios celulares.

O domínio livre ou apical está sempre direcionado para a superfície exterior ou para o lúmen de uma cavidade ou um tubo fechado. O domínio lateral comunica-se com as células adjacentes e caracteriza-se por áreas de ligações especializadas. O domínio basal repousa sobre a lâmina basal, fixando a célula ao tecido conjuntivo subjacente.

O mecanismo molecular responsável por estabelecer a polaridade nas células epiteliais é necessário para criar uma barreira totalmente funcional entre as células adjacentes. Complexos juncionais (que são discutidos posteriormente neste capítulo) são formados nas partes apicais das células epiteliais.

Quadro 5.1 Tipos de epitélio.

Classificação		Algumas localizações típicas	Função principal
Simples pavimentoso	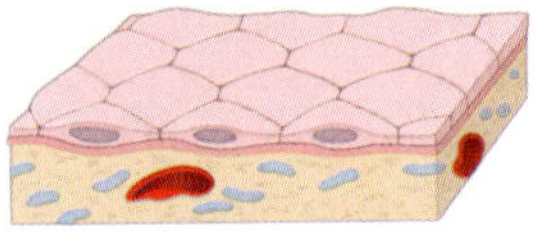	Sistema circulatório (endotélio) Cavidades corporais (mesotélio) Cápsula de Bowman (rim) Espaços respiratórios no pulmão	Troca, barreira no sistema nervoso central Troca e lubrificação
Simples cuboide	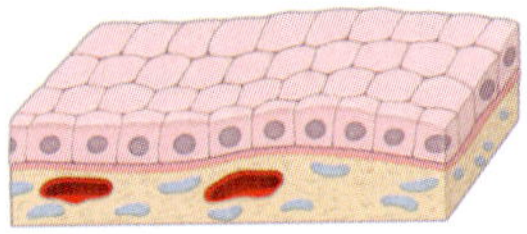	Pequenos ductos das glândulas exócrinas Superfície do ovário (epitélio germinativo) Túbulos uriníferos Folículos tireoidianos	Absorção e conduto Barreira Absorção e secreção
Simples colunar	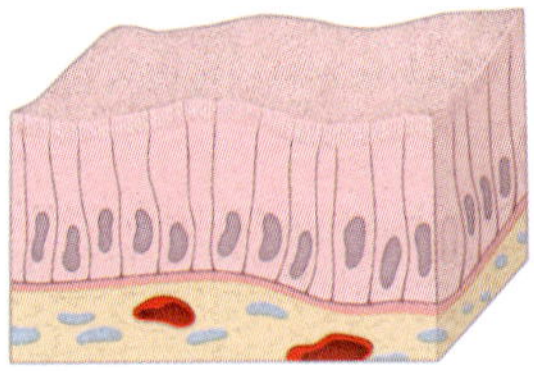	Intestino delgado e cólon Revestimento do estômago e glândulas gástricas Vesícula biliar	Absorção e secreção Secreção Absorção
Pseudoestratificado	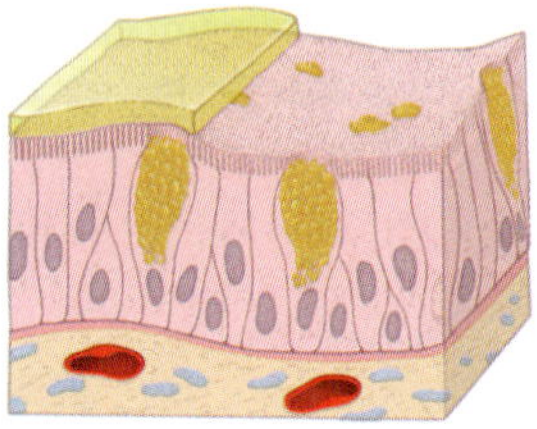	Traqueia e árvore brônquica Ducto deferente Dúctulos eferentes do epidídimo	Secreção e conduto Absorção e conduto
Estratificado pavimentoso	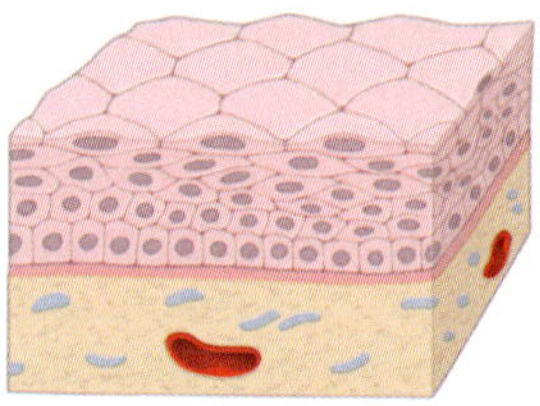	Epiderme Cavidade oral e esôfago Vagina	Barreira e proteção
Estratificado cuboide	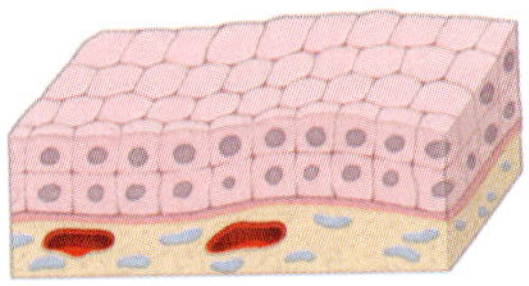	Ductos das glândulas sudoríparas Grandes ductos das glândulas exócrinas Junção anorretal	Barreira e conduto
Estratificado colunar	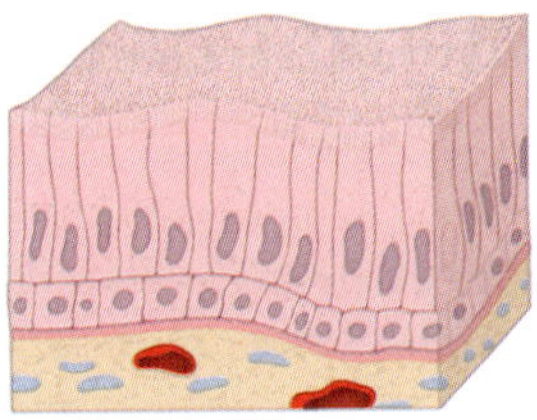	Ductos maiores das glândulas exócrinas Junção anorretal	Barreira e conduto
De transição (urotélio)	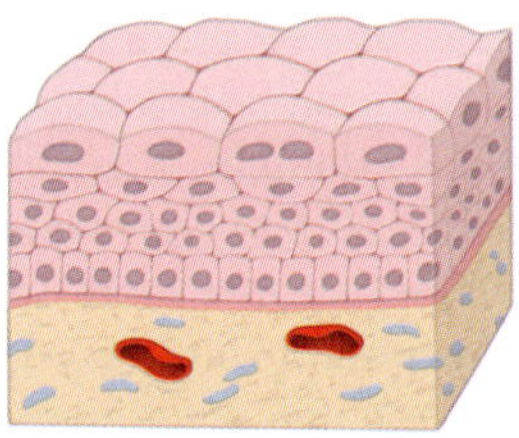	Cálices renais Ureteres Bexiga Uretra	Barreira, propriedade distensível

Esses locais de fixação especializados não apenas são responsáveis pelas adesões celulares coesas, mas também tornam possível que os epitélios regulem os movimentos paracelulares de solutos ao longo de seus gradientes eletrosmóticos. Além disso, os complexos juncionais separam o domínio da membrana plasmática apical dos domínios basal e lateral, e possibilitam que se especializem e reconheçam diferentes sinais moleculares.

■ DOMÍNIO APICAL E SUAS MODIFICAÇÕES

Em muitas células epiteliais, o domínio apical exibe modificações estruturais especiais de superfície para realizar funções específicas. Além disso, o domínio apical pode conter enzimas específicas (p. ex., hidrolases), canais iônicos e proteínas carreadoras (p. ex., transportadores de glicose). As modificações estruturais da superfície incluem:

- Microvilosidades, prolongamentos citoplasmáticos contendo um núcleo de filamentos de actina
- Estereocílios (estereovilosidades), microvilosidades de comprimento incomum
- Cílios, prolongamentos citoplasmáticos contendo feixes de microtúbulos.

Microvilosidades

As microvilosidades são projeções citoplasmáticas digitiformes na superfície apical da maioria das células epiteliais.

Conforme observado à microscopia eletrônica, as microvilosidades têm aspecto muito variado. Em alguns tipos celulares, as microvilosidades são projeções curtas, irregulares e semelhantes a bolhas. Em outros tipos celulares, consistem em projeções altas, uniformes e densamente agrupadas, que aumentam muito a área de superfície livre das células. Em geral, o número e o formato das microvilosidades de determinado tipo celular correlacionam-se com a capacidade absortiva da célula. Por conseguinte, as células que transportam principalmente líquidos e absorvem metabólitos têm muitas microvilosidades altas e densamente agrupadas. As células nas quais o transporte transepitelial é menos ativo têm microvilosidades menores e com formato mais irregular.

Nos epitélios que transportam líquidos (p. ex., aqueles do intestino e dos túbulos uriníferos), uma borda distinta de estriações verticais na superfície apical da célula, representando um número espantoso de 15.000 microvilosidades densamente agrupadas, é facilmente observada à microscopia óptica (MO). Nas células absortivas intestinais, essa estrutura superficial foi originalmente denominada borda estriada; nas células dos túbulos uriníferos, é denominada borda em escova.

Boxe 5.1

Correlação clínica | Metaplasia epitelial

A **metaplasia epitelial** refere-se à conversão reversível de um tipo de célula epitelial madura em outro tipo de célula epitelial madura. A metaplasia geralmente é uma resposta adaptativa ao estresse, à inflamação crônica ou a outros estímulos anormais. As células originais são substituídas por células mais bem adequadas ao novo ambiente e mais resistentes aos efeitos dos estímulos anormais. A metaplasia resulta da reprogramação das células-tronco epiteliais que modifica os padrões de sua expressão gênica.

A metaplasia epitelial mais comum é a **colunar pavimentosa**, que ocorre no epitélio glandular, no qual as células colunares são substituídas pelo epitélio estratificado pavimentoso. Por exemplo, a **metaplasia pavimentosa** frequentemente ocorre no epitélio respiratório pseudoestratificado da traqueia e dos brônquios, em resposta à exposição prolongada à fumaça de cigarros. Ela também ocorre no canal cervical em mulheres com infecções crônicas (p. ex., infecção pelo papilomavírus). Neste exemplo, o epitélio simples colunar do canal cervical é substituído por epitélio estratificado pavimentoso não queratinizado (Figura B.5.1.1). Além disso, a metaplasia pavimentosa é notável no urotélio (epitélio de transição) e está associada a infecções parasitárias crônicas, como a esquistossomose.

A metaplasia epitelial **pavimentoso-colunar** também pode ocorrer. Por exemplo, como resultado de refluxo gastresofágico, o epitélio estratificado pavimentoso não queratinizado da porção inferior do esôfago pode sofrer transformação metaplásica em um epitélio simples colunar semelhante ao intestinal, contendo células caliciformes, uma condição conhecida como *esôfago de Barrett*.

Em geral, a metaplasia é um fenômeno reversível e, se o estímulo que causou a metaplasia for removido, os tecidos com frequência retornarão ao seu padrão normal de diferenciação. Se os estímulos anormais persistirem por muito tempo, as células metaplásicas pavimentosas podem se transformar em carcinoma de células escamosas (espinocelular). Os cânceres de pulmão, do colo do útero e de bexiga originam-se frequentemente do epitélio metaplásico pavimentoso. O epitélio colunar pavimentoso pode dar origem a **adenocarcinomas glandulares**.

O tratamento de metaplasia envolve remoção do estímulo patogênico (*i. e.*, abandono do tabagismo, erradicação dos agentes infecciosos etc.) e monitoramento do local metaplásico com coleta periódica de amostras de tecido para assegurar que não haja desenvolvimento de alterações cancerosas.

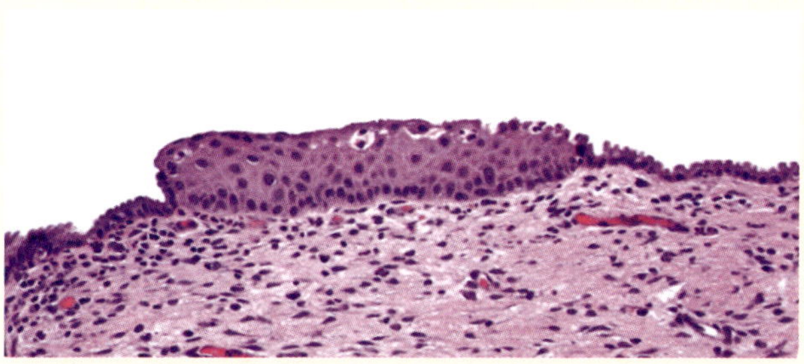

Figura B.5.1.1 Metaplasia pavimentosa do colo do útero. Fotomicrografia de um canal cervical revestido por epitélio simples colunar. Observe que o centro da imagem está ocupado por uma ilhota contendo epitélio estratificado pavimentoso. Esse epitélio metaplásico está circundado, em ambos os lados, por epitélio simples colunar. Como a metaplasia é deflagrada por reprogramação das células-tronco, as células pavimentosas metaplásicas exibem as mesmas características do epitélio estratificado pavimentoso normal. 240×. (Cortesia da Dra. Fabiola Medeiros.)

Nos locais em que não existe modificação superficial aparente com base nas observações à MO, quaisquer microvilosidades presentes geralmente são curtas e não são numerosas, o que explica por que elas podem escapar à detecção pela MO. As variações encontradas nas microvilosidades dos vários tipos de epitélios são mostradas na Figura 5.2. As microvilosidades do epitélio intestinal (borda estriada) são as mais altamente ordenadas, e são até mesmo mais uniformes em sua aparência em comparação com aquelas que constituem a borda em escova das células renais.

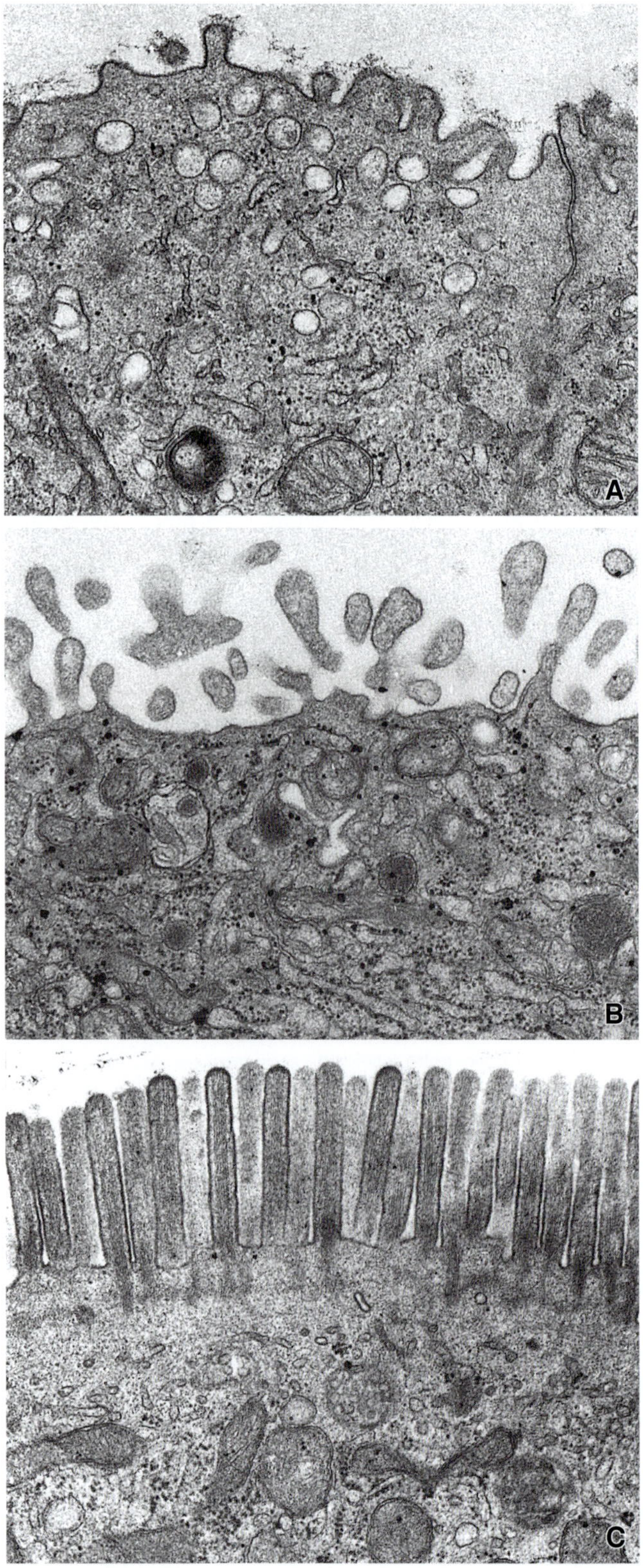

Figura 5.2 Eletromicrografias mostrando variações nas microvilosidades de diferentes tipos celulares. A. Célula epitelial de glândula uterina; projeções pequenas. **B.** Sinciciotrofoblasto da placenta; microvilosidades ramificadas irregulares. **C.** Célula absortiva intestinal; microvilosidades uniformes, numerosas e regularmente dispostas. Todas as figuras estão ampliadas em 20.000×.

A estrutura interna das microvilosidades contém um núcleo de filamentos de actina que apresentam ligações cruzadas por diversas proteínas formadoras de feixes de actina.

As microvilosidades contêm um cerne proeminente com cerca de 20 a 30 filamentos de actina. As extremidades farpadas (positivas) são ancoradas à vilina, uma proteína formadora de feixe de actina de 95 kDa localizada na extremidade da microvilosidade. O feixe de actina estende-se para o citoplasma apical. Nesse ponto, ele interage com uma rede horizontal de filamentos de actina, a trama terminal, que se situa exatamente abaixo da base das microvilosidades (Figura 5.3A). Os filamentos de actina no interior da microvilosidade são unidos por ligações cruzadas em intervalos de 10 nm por meio de outras proteínas formadoras de feixe de actina, como fascina (57 kDa), espina (30 kDa) e fimbrina (68 kDa). Essa ligação cruzada proporciona suporte e confere rigidez às microvilosidades. Além disso, o núcleo de filamentos de actina está associado à miosina I, uma molécula que liga os filamentos de actina à membrana plasmática da microvilosidade. A adição de vilina às células epiteliais em crescimento em cultura induz a formação de microvilosidades na superfície apical livre.

A trama terminal é composta de filamentos de actina estabilizados pela espectrina (468 kDa), que também ancora a trama terminal na membrana celular apical (Figura 5.3B). A existência de miosina II e de tropomiosina na trama terminal explica sua capacidade contrátil; essas proteínas diminuem o diâmetro do ápice da célula, fazendo com que as microvilosidades, cujos núcleos de actina rígidos estão ancorados dentro da trama terminal, se afastem umas das outras, aumentando o espaço intermicroviloso.

As características funcionais e estruturais das microvilosidades são resumidas no Quadro 5.2.

Estereocílios

Os estereocílios são microvilosidades incomumente longas e imóveis.

Os estereocílios não estão amplamente distribuídos entre os epitélios. Na verdade, estão limitados ao epidídimo, parte proximal do ducto deferente do sistema genital masculino, e às células sensoriais (pilosas) da orelha interna. Estão incluídos nesta seção pelo fato de a modificação incomum da superfície ser tradicionalmente tratada como uma entidade estrutural distinta.

Os estereocílios dos ductos genitais são prolongamentos extremamente longos, que se estendem a partir da superfície apical da célula e facilitam a absorção. Os aspectos singulares incluem uma protrusão celular apical (a partir da qual eles surgem) e porções espessas da haste que estão interconectadas por pontes citoplasmáticas. Como revela a microscopia eletrônica, sua estrutura interna é aquela das microvilosidades incomumente longas; alguns histologistas atualmente empregam o termo estereovilosidades (Figura 5.4A). Quando observados à MO, esses prolongamentos assemelham-se, com frequência, às cerdas de um pincel devido à maneira pela qual se agregam em feixes afilados.

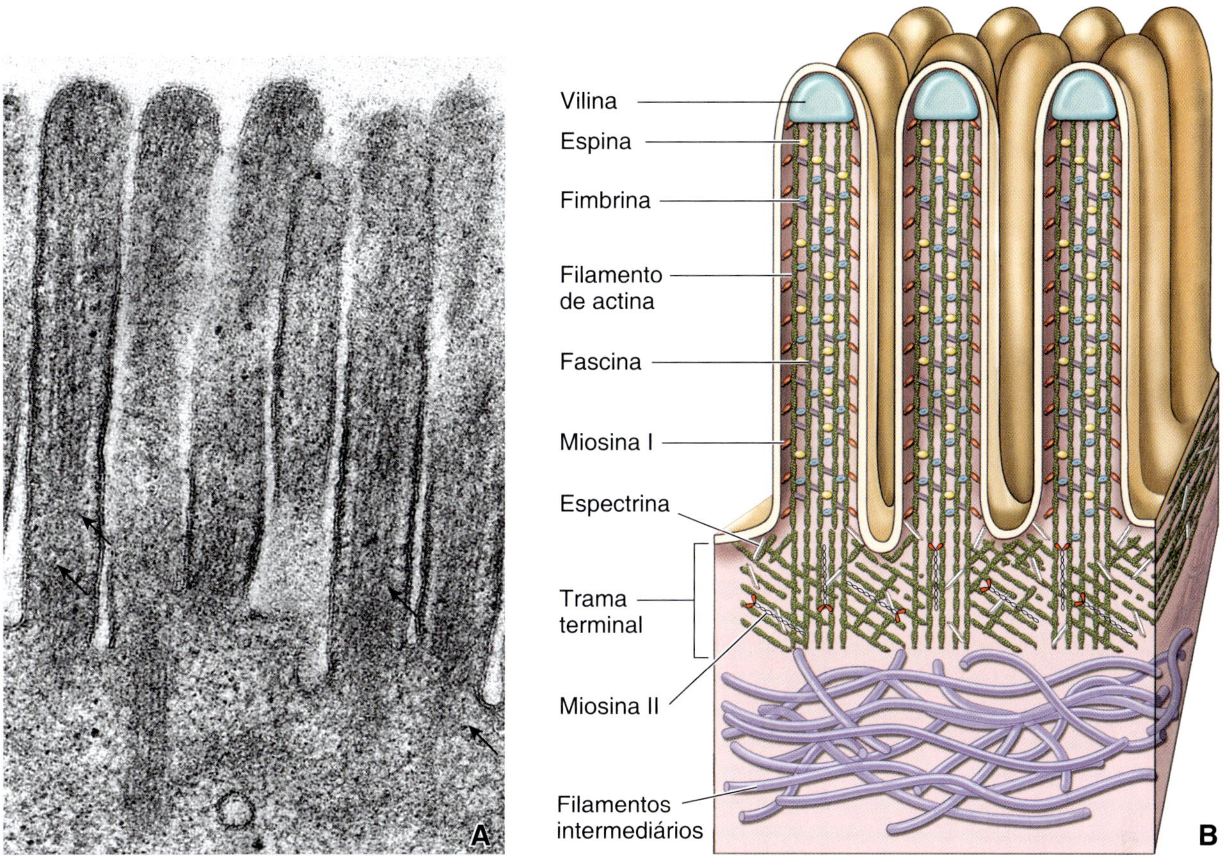

Figura 5.3 Estrutura molecular das microvilosidades. A. Microvilosidades da Figura 5.2C em grande aumento. Observe os filamentos de actina nas microvilosidades (*setas*), que se estendem para o interior da trama terminal no citoplasma apical. 80.000×. **B.** Diagrama esquemático mostrando a estrutura molecular das microvilosidades e a localização das proteínas formadoras de feixes de filamentos de actina específicos (fimbrina, espina e fascina). Observe a distribuição da miosina I dentro das microvilosidades e da miosina II na trama terminal. As moléculas de espectrina estabilizam os filamentos de actina na trama terminal e os ancoram na membrana plasmática apical.

Como as microvilosidades, os estereocílios são sustentados por feixes internos de filamentos de actina que estão unidos por ligações cruzadas pela fimbrina. As extremidades espinhosas (positivas) dos filamentos de actina estão orientadas para as extremidades dos estereocílios, enquanto as extremidades afiladas (negativas) estão voltadas para a base. Essa organização do cerne de actina nos estereocílios compartilha muitos princípios de disposição com as microvilosidades, embora os filamentos possam ser longos, alcançando até 120 μm.

Os estereocílios se desenvolvem a partir das microvilosidades pela adição lateral dos filamentos de actina ao feixe de actina, bem como pelo alongamento dos filamentos de actina. Diferentemente das microvilosidades, uma proteína ligante de actina de 80 kDa, a ezrina, intimamente associada à membrana plasmática dos estereocílios, ancora os filamentos de actina na membrana plasmática. A porção da haste do estereocílio e a protrusão celular apical contêm a molécula formadora de ponte cruzada, a alfa-actinina (Figura 5.4B). Uma diferença marcante entre as microvilosidades e os estereocílios, além do tamanho e da existência de ezrina, é a ausência de vitilina na extremidade do estereocílio.

Os estereocílios do epitélio sensorial da orelha apresentam algumas características singulares.

Os estereocílios do epitélio sensorial da orelha também derivam das microvilosidades. São extremamente sensíveis à vibração mecânica e servem como mecanorreceptores sensoriais, em vez de estruturas absortivas. Apresentam diâmetro uniforme e estão organizados em feixes semelhantes a cristas de altura crescente, formando um padrão em escala característico. Sua estrutura interna caracteriza-se pela alta densidade de filamentos de actina, exibindo extensa ligação cruzada pela espina, que é fundamental para a estrutura e a função normais dos estereocílios. Os estereocílios dos epitélios sensoriais são desprovidos de ezrina e de alfa-actinina.

Como os estereocílios podem ser facilmente danificados por estimulação excessiva, eles dispõem de um mecanismo molecular para renovar continuamente a sua estrutura, que precisa ser mantida em condições funcionais apropriadas durante toda a vida. Usando moléculas de actina marcadas com fluorescência, pesquisadores verificaram que monômeros de actina são constantemente adicionados às extremidades e removidos da base dos estereocílios, enquanto todo o feixe de filamentos de actina se move em direção à base do estereocílio. Esse efeito de esteira rolante da estrutura nuclear da actina é altamente regulado e depende do comprimento do estereocílio.

As características funcionais e estruturais dos estereocílios, em comparação com as microvilosidades e os cílios, estão resumidas no Quadro 5.2.

Cílios

Os cílios são modificações comuns da superfície, presentes em quase todas as células do organismo. São extensões

Quadro 5.2 Resumo das modificações do domínio apical nas células epiteliais.

	Estrutura geral	Corte transversal	Trajetória do movimento	Localização e função
Microvilosidades	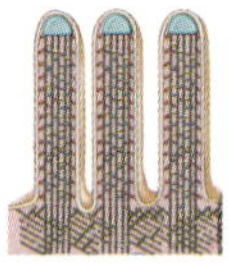 Comprimento médio de 1 a 3 μm, feixe de filamentos de actina ancorado na trama terminal	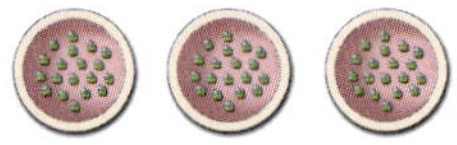 Cerne de filamentos de actina unidos por ligações cruzadas pelas proteínas formadoras de feixes de actina; diâmetro de 50 a 100 nm	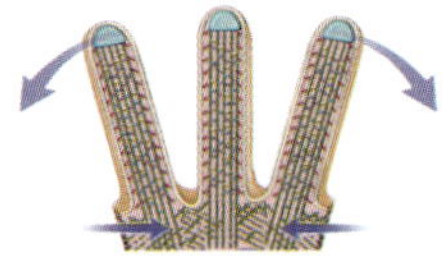 Movimento passivo, devido à contração da trama terminal	• Encontradas em muitas células epiteliais • Aumentam a superfície absortiva da célula • Visíveis à MO como borda estriada (células absortivas intestinais) ou borda em escova (células tubulares renais)
Estereocílios	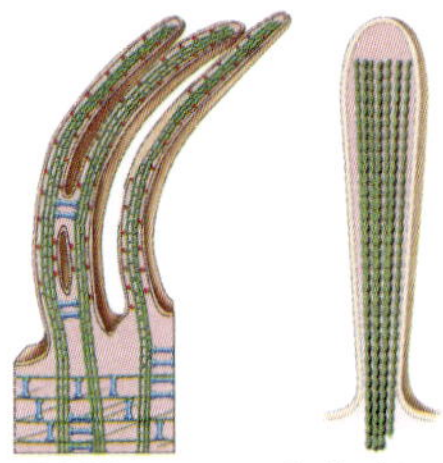 Consideravelmente mais longo; até 120 μm, feixe de filamentos de actina ancorado na trama terminal; capacidade de regeneração (orelha interna)	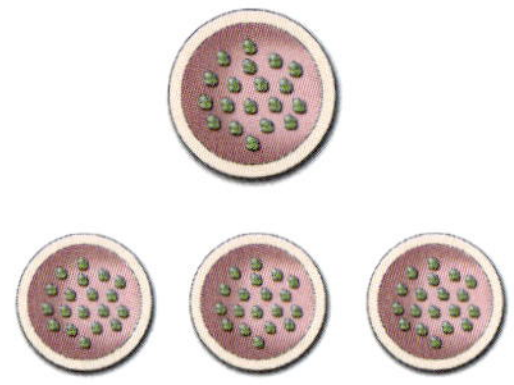 Núcleo de filamentos de actina unidos por ligações cruzadas pelas proteínas formadoras de feixes de actina; diâmetro de 100 a 150 nm	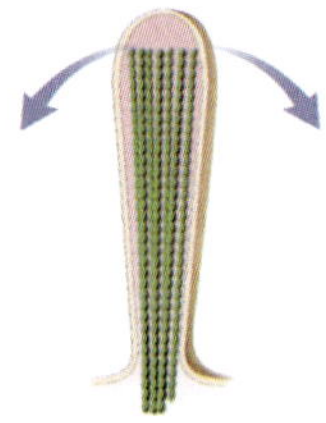 Movimento passivo, devido a fluxo de líquido (sistema genital) ou vibração de endolinfa (orelha interna)	• Distribuição limitada • No sistema genital masculino (epidídimo, parte proximal do ducto deferente), desempenham função absortiva • Nas células pilosas sensoriais da orelha interna, atuam como mecanorreceptores
Cílios – Móveis	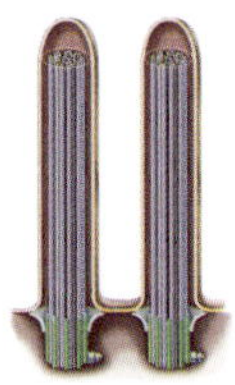 De 5 a 10 μm de comprimento (os flagelos nos espermatozoides são muito mais longos, de 50 a 100 μm), contêm axonema, corpúsculos basais com estruturas associadas ao corpúsculo basal; sistema de transporte intraflagelar específico para o desenvolvimento dos cílios e função normal	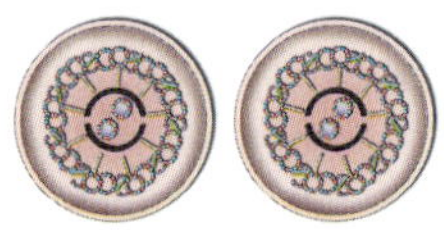 Núcleo dos microtúbulos dispostos em um padrão 9 + 2 com proteínas motoras associadas; diâmetro de cerca de 250 nm	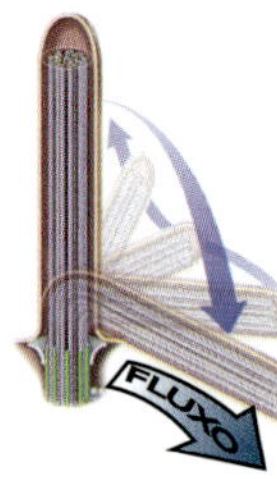 Movimento ativo; movimento rápido para a frente, com golpe de recuperação lento (trajetória em meio cone)	• Mais comumente encontrados nos epitélios que atuam no transporte de secreções, proteínas, corpos estranhos ou células em sua superfície (tuba uterina, traqueia e árvore brônquica, epêndima cerebral e epitélio olfatório) • Encontrados nos espermatozoides na forma de flagelos; proporcionam movimento para a frente ao espermatozoide
Cílios – Primários	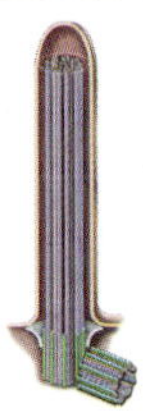 Comprimento médio de 2 a 3 μm; apresentam axonema, corpúsculos basais; contêm uma membrana plasmática especializada com canais de entrada de cálcio e sistema de transporte intraflagelar	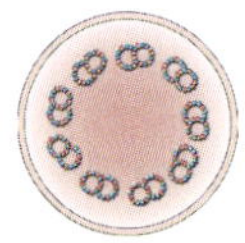 Núcleo de microtúbulos dispostos em um padrão 9 + 0; diâmetro de cerca de 250 nm	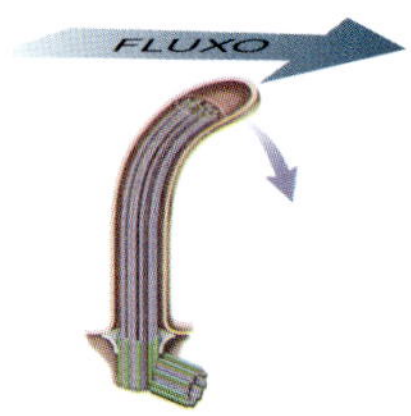 Ausência de movimento ativo; curvam-se passivamente devido ao fluxo de líquido	• Encontrados em quase todas as células do corpo • Bem documentados nos ductos renais, epitélio dos ductos biliares, glândula tireoide, timo, neurônios, células de Schwann, condrócitos, fibroblastos, córtex suprarrenal e células suprarrenais • Atuam como antenas sensoriais • Geram e transmitem sinais do espaço extracelular para dentro da célula
Cílios – Nodais	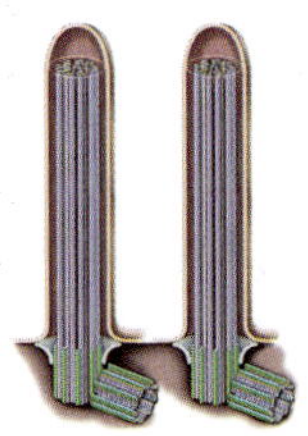 Em torno de 5 a 6 μm de comprimento; apresentam estrutura semelhante à dos cílios primários, mantêm a capacidade de movimento ativo	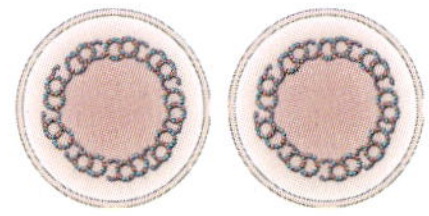 Cerne de microtúbulos dispostos em um padrão 9 + 0 com proteínas motoras associadas (dineínas ciliares); não há o par central de microtúbulos nem os raios radiais; diâmetro de cerca de 250 nm	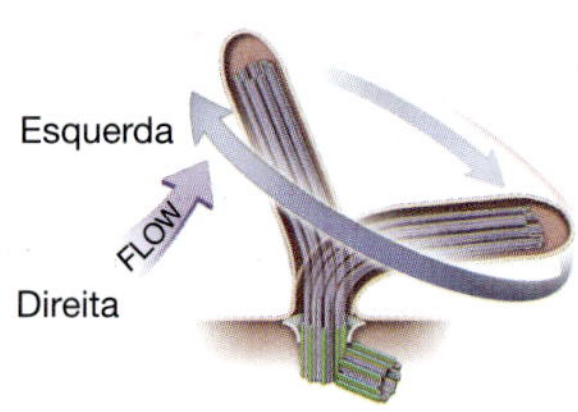 Movimento rotacional em sentido horário (trajetória de cone completo)	• Encontrados no embrião durante a gastrulação no disco bilaminar próximo à área do nó primitivo • Essenciais para o desenvolvimento da assimetria esquerda-direita dos órgãos internos

MO, microscopia óptica.

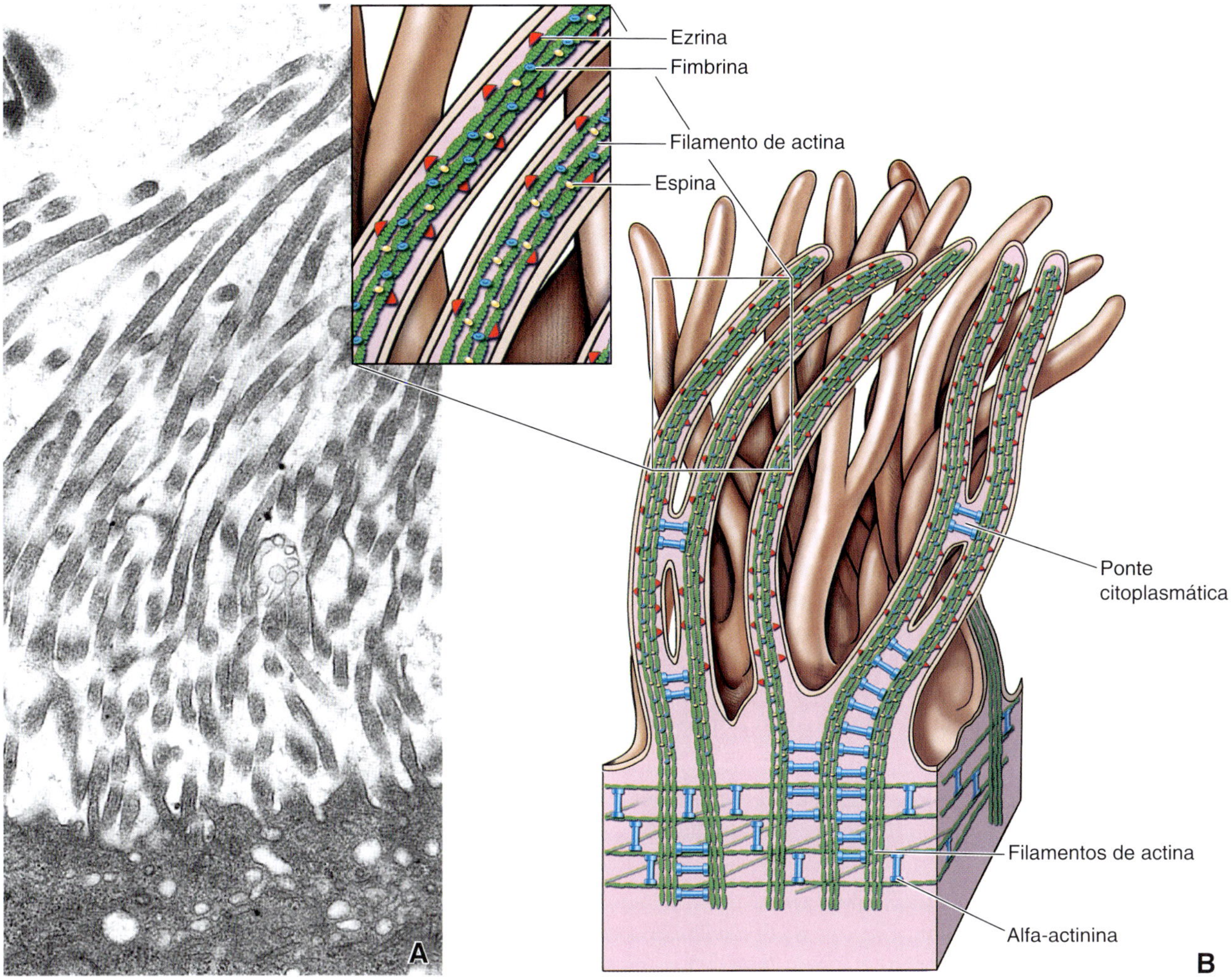

Figura 5.4 Estrutura molecular dos estereocílios. A. Eletromicrografia dos estereocílios do epidídimo. As projeções citoplasmáticas são semelhantes àquelas das microvilosidades, mas são extremamente longas. 20.000×. **B.** Diagrama esquemático mostrando a estrutura dos estereocílios. Surgem das protrusões celulares apicais e apresentam porções da haste espessas, que estão interconectadas por pontes citoplasmáticas. Observe a distribuição dos filamentos de actina no cerne do estereocílio e as proteínas associadas à actina, à fibrina e à espina, na porção alongada (*detalhe*); e a alfa-actina na trama terminal, protrusão celular apical e pontes citoplasmáticas ocasionais entre estereocílios adjacentes.

semelhantes a pelos da membrana plasmática apical contendo um axonema, uma estrutura interna constituída por microtúbulos. O axonema estende-se a partir do corpúsculo basal, um centro organizador de microtúbulos (COMT) derivado do centríolo, localizado na região apical de uma célula ciliada. Os corpúsculos basais estão associados a diversas estruturas acessórias que os ajudam a se ancorar dentro do citoplasma celular. Os cílios, incluindo os corpúsculos basais e as estruturas associadas aos corpúsculos basais, formam o aparelho ciliar da célula.

Em geral, os cílios são classificados em móveis, primários ou nodais.

Com base em suas características funcionais, os cílios são classificados em três categorias básicas:

- Os cílios móveis são, historicamente, os mais estudados. São encontrados em grande número no domínio apical de muitas células epiteliais. Os cílios móveis e suas contrapartes, os flagelos, contêm uma organização axonêmica 9 + 2 típica, com proteínas motoras associadas aos microtúbulos que são necessárias para a geração de forças imprescindíveis para induzir a motilidade
- Os cílios primários (monocílios) são projeções solitárias encontradas em quase todas as células eucarióticas. O termo monocílios significa que costuma existir apenas um único cílio por célula. Os cílios primários são imóveis, devido aos diferentes arranjos dos microtúbulos no axonema e à ausência de proteínas motoras associadas aos microtúbulos. Funcionam como quimiossensores, osmossensores e mecanossensores e medeiam a percepção de toque leve, odores e sons em vários órgãos do corpo. Atualmente, aceita-se que os cílios primários das células nos tecidos em desenvolvimento sejam essenciais para a morfogênese tecidual normal
- Os cílios nodais são encontrados no embrião do disco embrionário bilaminar por ocasião da gastrulação. Estão concentrados na área que circunda o nó primitivo, sendo denominados cílios nodais. Apresentam uma arquitetura interna axonêmica semelhante à dos cílios primários; no entanto, são distintos quanto à capacidade de realizar movimento rotacional em sentido horário. Desempenham um importante papel no desenvolvimento embrionário inicial.

As características funcionais e estruturais de todos os três tipos de cílios estão resumidas no Quadro 5.2.

Os cílios móveis conseguem mover líquido e partículas ao longo das superfícies epiteliais.

Os cílios móveis contêm uma estrutura interna que possibilita o seu movimento. Em muitos epitélios ciliados, como a traqueia, os brônquios e as tubas uterinas, as células podem ter até várias centenas de cílios dispostos em fileiras ordenadas. Na árvore traqueobrônquica, os cílios varrem o muco e o material particulado aprisionado na direção da orofaringe, na qual são deglutidos com a saliva e eliminados do corpo. Nas tubas uterinas, os cílios ajudam a transportar o zigoto e o líquido em direção ao útero.

Os cílios conferem à superfície epitelial uma aparência de "cabelo cortado à escovinha".

À microscopia óptica, os cílios móveis aparecem como estruturas piliformes, finas e curtas, de aproximadamente 0,25 μm de diâmetro e 5 a 10 μm de comprimento, que emanam da superfície livre da célula (Figura 5.5). Observa-se habitualmente uma faixa fina e de coloração escura que se estende pela célula na base do cílio. Tal faixa representa estruturas conhecidas como corpúsculos basais; essas estruturas captam o corante e aparecem como uma faixa contínua quando observadas à microscopia óptica. No entanto, à microscopia eletrônica, os corpúsculos basais de cada cílio aparecem como uma estrutura individual bem definida.

Os cílios móveis contêm um axonema, que representa um núcleo organizado de microtúbulos dispostos em um padrão 9 + 2.

A ME de um cílio em perfil longitudinal revela um núcleo interno dos microtúbulos, denominado axonema (Figura 5.6A). Um corte transversal revela a configuração característica de nove pares ou duplas de microtúbulos dispostos em círculo ao redor de dois microtúbulos centrais (Figura 5.6B).

Os microtúbulos que compõem cada dupla são construídos de modo que a parede de um microtúbulo, designado microtúbulo B, na realidade seja incompleta; ele compartilha uma parte da parede de outro microtúbulo da dupla, o microtúbulo A. O microtúbulo A é composto por 13 protofilamentos de tubulina, dispostos em uma configuração lado a lado; já o microtúbulo B é composto por 10 protofilamentos de tubulina. As moléculas de tubulina incorporadas nos microtúbulos ciliares estão firmemente ligadas entre si e modificadas pós-tradução no processo de acetilação e poliglutamilação. Essas modificações garantem que os microtúbulos do axonema ciliar sejam altamente estáveis e resistam à despolimerização.

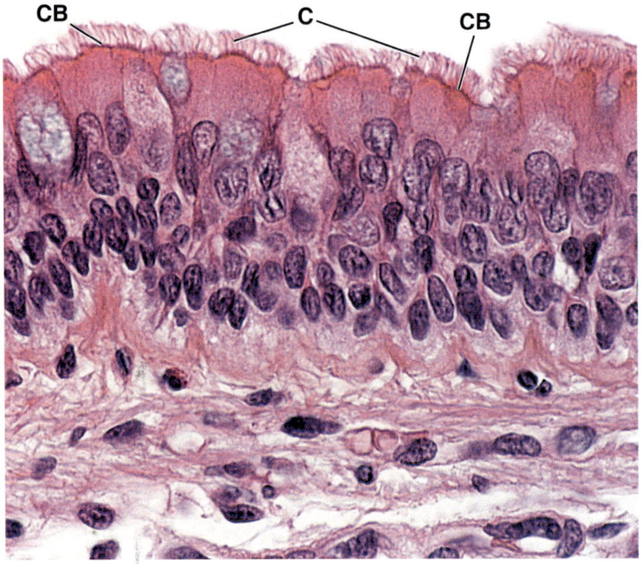

Figura 5.5 Epitélio ciliado. Fotomicrografia de uma amostra corada pela hematoxilina e eosina (H-E) do epitélio pseudoestratificado ciliado da traqueia. Os cílios (*C*) aparecem como prolongamentos piliformes, que se estendem a partir da superfície apical das células. A linha escura logo abaixo dos prolongamentos ciliares é produzida pelos corpúsculos basais (*CB*) associados aos cílios. 750×.

Quando observadas em corte transversal em alta resolução, cada dupla exibe um par de "braços" contendo dineína ciliar, uma proteína motora associada aos microtúbulos. Tal proteína utiliza a energia de hidrólise de trifosfato de adenosina (ATP) para se mover ao longo da superfície do microtúbulo adjacente (ver Figura 5.6). Os braços de dineína ocorrem em intervalos de 24 nm ao longo da extensão do microtúbulo A e estendem-se para fora para formar pontes cruzadas temporárias com os microtúbulos B da dupla adjacente. Um componente elástico passivo formado pela nexina (165 kDa) liga permanentemente o microtúbulo A ao microtúbulo B das duplas adjacentes em intervalos de 86 nm. Os dois microtúbulos centrais são separados, mas parcialmente envoltos por uma lâmina central em intervalos de 14 nm ao longo do comprimento do cílio (ver Figura 5.6). Raios radiais estendem-se a partir de cada uma das nove duplas em direção aos dois microtúbulos em intervalos de 29 nm. As proteínas que formam os raios radiais e as conexões de nexina entre as duplas externas possibilitam as oscilações de grande amplitude dos cílios.

Os corpúsculos basais e as estruturas associadas aos corpúsculos basais ancoram firmemente os cílios no citoplasma apical da célula.

O arranjo 9 + 2 dos microtúbulos estende-se da extremidade do cílio até sua base, enquanto os microtúbulos dos pares externos unem-se ao corpúsculo basal externo. O corpúsculo basal é um centríolo modificado. Funciona como um COMT consistindo em nove tripletos (trincas) de microtúbulos curtos dispostos em anel. Cada um dos microtúbulos emparelhados do axonema ciliar (microtúbulos A e B) é contínuo com dois dos microtúbulos do tripleto do corpúsculo basal. O terceiro microtúbulo incompleto do tripleto (o microtúbulo C) estende-se da base até a zona de transição no ápice do corpúsculo basal, próximo da transição entre o corpúsculo basal e o axonema. Os dois microtúbulos centrais do cílio originam-se na zona de transição e estendem-se até o ápice do axonema (Figura 5.6B). Um corte transversal do corpúsculo basal revelaria nove tripletos de microtúbulos dispostos em círculo, mas não mostraria os únicos dois microtúbulos centrais do cílio.

Os corpúsculos basais estão relacionados com diversas estruturas associadas ao corpúsculo basal, tais como lâminas alares (fibras de transição), pés basais e radículas estriadas (ver Figuras 5.6 e 5.7).

- A lâmina alar (fibra de transição) é uma extensão semelhante a um colarinho entre a zona de transição de um corpúsculo basal e a membrana plasmática. Origina-se próximo da extremidade superior do microtúbulo C do corpúsculo basal e se insere dentro do domínio citoplasmático da membrana plasmática. Ela prende o corpúsculo basal à membrana plasmática apical (ver Figura 5.6)

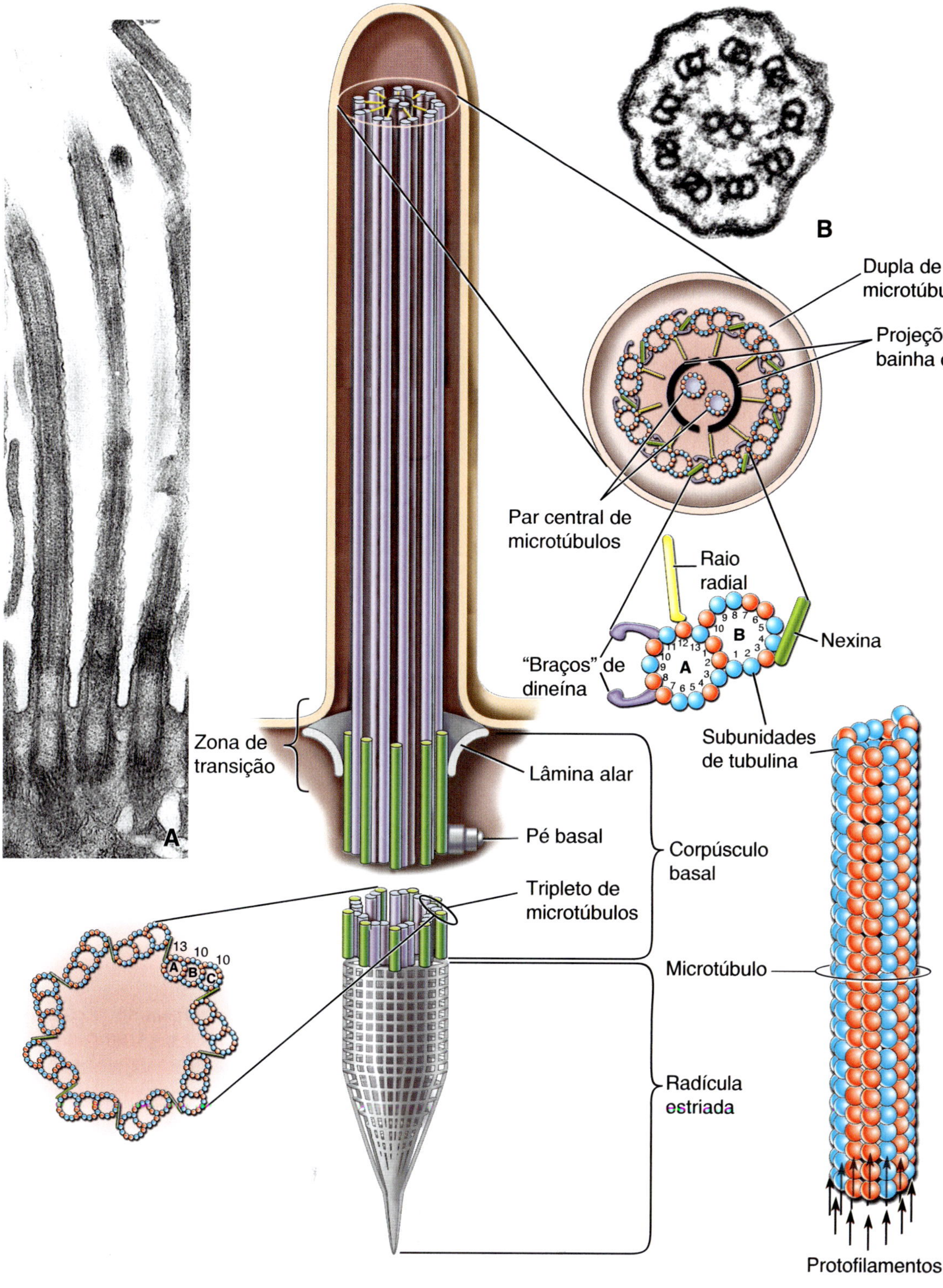

Figura 5.6 Estrutura molecular dos cílios. Esta figura mostra o arranjo tridimensional dos microtúbulos dentro do cílio e do corpúsculo basal. Um corte transversal do cílio (*à direita*) ilustra o par de microtúbulos centrais e as nove duplas de microtúbulos circundantes (configuração 9 + 2). A estrutura molecular da dupla de microtúbulos é mostrada abaixo do corte transversal. Observe que o microtúbulo A da dupla é composto de 13 dímeros de tubulina dispostos em uma configuração lado a lado (*embaixo, à direita*), enquanto o microtúbulo B é composto de 10 dímeros de tubulina e compartilha os dímeros remanescentes com os do microtúbulo A. Os braços de dineína estendem-se a partir do microtúbulo A e estabelecem pontes cruzadas temporárias com o microtúbulo B da dupla adjacente. O corpúsculo basal está ancorado pela radícula estriada no citoplasma celular. Observe o pé basal na parte média do corte do corpúsculo. Um corte transversal do corpúsculo basal (*embaixo, à esquerda*) mostra o arranjo dos nove tripletos de microtúbulos. Essas estruturas formam um anel conectado por moléculas de nexina. Cada dupla de microtúbulos do cílio é uma extensão de dois microtúbulos A e B internos do tripleto correspondente. O microtúbulo C é mais curto e estende-se apenas até a zona de transição. **Detalhe A.** Eletromicrografia de corte longitudinal de cílios da tuba uterina. As estruturas internas dos cílios são microtúbulos. Os corpúsculos basais aparecem vazios devido à ausência do par central de microtúbulos nessa porção do cílio. 20.000×. **Detalhe B.** Eletromicrografia de corte transversal do cílio, mostrando, abaixo, um desenho das estruturas correspondentes. 180.000×.

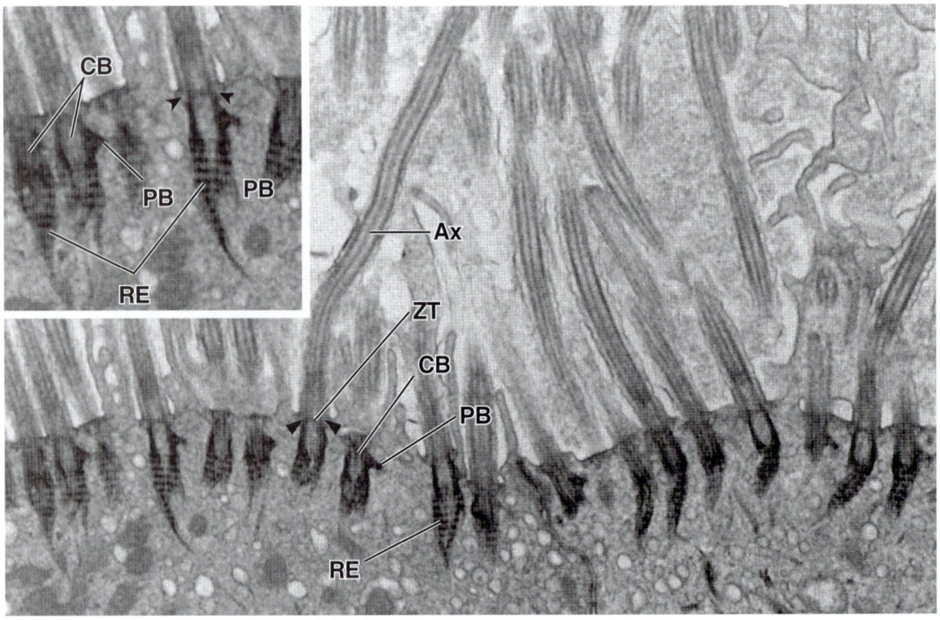

Figura 5.7 Superfície ciliada da mucosa respiratória. Esta eletromicrografia mostra cílio do epitélio respiratório da cavidade nasal em corte longitudinal. Neste aumento, os corpúsculos basais (*CB*) aparecem, em sua maioria, vazios, devido à ausência do par central de microtúbulos nessa porção do cílio. Os detalhes estruturais do corpúsculo basal e das estruturas associadas a ele estão bem visíveis neste corte, bem como no detalhe em maior aumento. Observe que quase todos os *CB* neste corte apresentam radículas estriadas (*RE*), as quais ancoram os corpúsculos basais profundamente no citoplasma apical da célula. Cada *CB* contém um único pé basal (*PB*) assimétrico que se projeta lateralmente; vários deles estão visíveis neste corte. A zona de transição (*ZT*) estende-se a partir da extremidade superior do corpúsculo basal para dentro do axonema (*Ax*), que é formado por um arranjo microtubular 9 + 2. Observe a existência de um par central de microtúbulos na maioria desses cortes. Além disso, uma lâmina alar (*pontas de seta*) proporciona extensão semelhante a asas entre a *ZT* e a membrana plasmática. O primeiro e o segundo *CB*, a partir da *direita*, apresentam lâminas alares bem preservadas. 15.000×. *Detalhe* 25.000×. (Cortesia do Dr. Jeffrey L. Salisbury.)

- O pé basal é uma estrutura acessória geralmente encontrada na região média do corpúsculo basal (Figura 5.7). Como em células epiteliais ciliadas típicas todos os pés basais estão orientados na mesma direção (Figura 5.8), levantou-se a hipótese de que eles funcionem na coordenação do movimento ciliar. Estão mais provavelmente envolvidos no ajuste dos corpúsculos por rodá-los até a posição desejada. A localização das moléculas de miosina em associação aos pés basais apoia essa hipótese
- A radícula estriada é composta de protofilamentos alinhados longitudinalmente contendo radiculina (uma proteína de 220 kDa). A radícula estriada projeta-se profundamente dentro do citoplasma e ancora firmemente o corpúsculo basal dentro do citoplasma apical da célula (ver Figura 5.7).

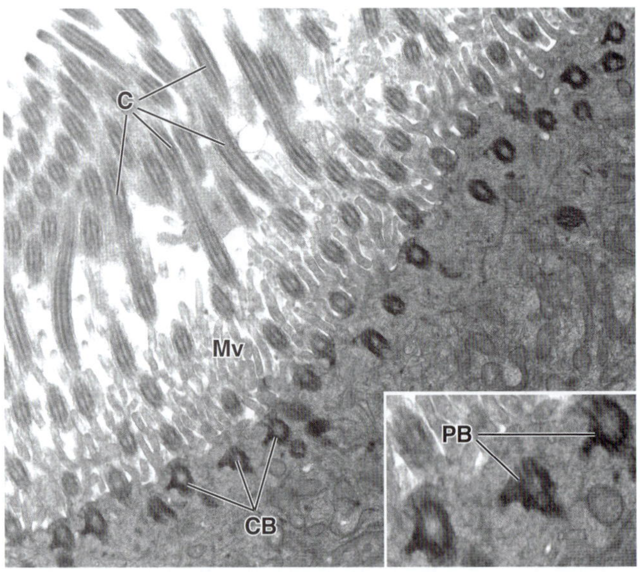

Figura 5.8 Corpúsculos basais e cílios. Esta eletromicrografia diagnóstica, obtida durante a biopsia da mucosa nasal de uma criança submetida à avaliação para discinesia ciliar primária, mostra a aparência normal dos corpúsculos basais (*CB*) e dos cílios (*C*). Trata-se de um corte oblíquo através da parte apical das células ciliadas. Os *CB* observados em corte transversal aparecem como estruturas mais densas que os perfis dos cílios acima em corte oblíquo e longitudinal. Vários perfis de microvilosidades (*Mv*) estão visíveis na superfície apical da célula. 11.000×. **Detalhe.** Corte de três *CB* em nível do pé basal (*PB*). Observe que todos os pés basais estão orientados na mesma direção. Efetuam mais provavelmente a rotação do corpúsculo basal em um ângulo desejado, no esforço de coordenar o movimento ciliar. 24.000×. (Cortesia de Patrice C. Abell-Aleff.)

O movimento dos cílios origina-se a partir do deslizamento das duplas de microtúbulos, que é gerado pela atividade da ATPase dos braços de dineína.

A atividade ciliar depende do movimento das duplas de microtúbulos umas em relação às outras. O movimento ciliar é iniciado pelos braços de dineína (ver Figura 5.6B). A dineína ciliar localizada nos braços do microtúbulo A forma pontes cruzadas temporárias com o microtúbulo B da dupla adjacente. A hidrólise de ATP produz um movimento de deslizamento da ponte ao longo do microtúbulo B. As moléculas de dineína produzem uma força de cisalhamento contínua durante esse deslizamento em direção à extremidade ciliar. Devido a essa fase dependente de ATP, um cílio que permanece rígido exibe um movimento rápido para a frente, denominado golpe efetivo. Ao mesmo tempo, as conexões elásticas passivas fornecidas pela proteína nexina e pelos raios radiais acumulam a energia necessária para trazer o cílio de volta à sua posição retificada. Os cílios, então, tornam-se flexíveis e curvam-se lateralmente no movimento de retorno mais lento, o golpe de recuperação.

No entanto, se todos os braços de dineína ao longo do comprimento dos microtúbulos A em todas as nove duplas tentassem formar pontes transversais temporárias simultaneamente, não ocorreria nenhum golpe efetivo dos cílios. Portanto, a regulação da força de cisalhamento ativa é necessária. Evidências atuais sugerem que o par central de microtúbulos nos cílios 9 + 2 sofre rotação com relação às nove duplas externas. Essa rotação pode ser comandada por outra proteína motora, a quinesina, que está associada ao par central de microtúbulos. O par central de microtúbulos consegue atuar como um "distribuidor" que regula progressivamente a sequência de interações dos braços de dineína para produzir o golpe efetivo.

Os cílios se movem em um padrão sincrônico.

Os cílios móveis com um padrão 9 + 2 demonstram um movimento de ondulação preciso e sincrônico. Os cílios em fileiras sucessivas começam seu movimento de modo que cada fileira esteja discretamente mais avançada em seu ciclo do que a fileira seguinte, criando, assim, uma onda que se desloca através do epitélio. Conforme discutido anteriormente, os pés basais dos corpúsculos basais são mais provavelmente responsáveis pela sincronização do movimento ciliar. Durante o processo de formação de cílios, todos os pés basais tornaram-se orientados na mesma direção do golpe efetivo por meio de rotação dos corpúsculos basais. Essa orientação possibilita aos cílios alcançar um ritmo metacrônico, responsável por mover o muco sobre as superfícies epiteliais ou por facilitar o fluxo do líquido e outras substâncias através dos ductos e órgãos tubulares.

Os cílios primários são imóveis e contêm um padrão 9 + 0 de microtúbulos.

Ao contrário dos cílios móveis com o padrão 9 + 2 de microtúbulos, os cílios primários ou monocílios apresentam um arranjo 9 + 0 de microtúbulos. Eles são denominados *cílios primários* ou *monocílios* porque uma célula apresenta, geralmente, apenas um desses cílios (Figura 5.9). Os cílios com esse padrão apresentam as seguintes características:

- São imóveis e encurvados passivamente pelo fluxo de líquido
- Não têm proteínas motoras associadas aos microtúbulos necessárias para gerar a força motriz
- Não existe o par central de microtúbulos nem os raios radiais no centro do axonema com proteínas circundantes
- O axonema origina-se de um corpúsculo basal, que se assemelha a um centríolo maduro posicionado de modo ortogonal em relação à sua contraparte imatura
- A formação do cílio primário é sincronizada com a progressão do ciclo celular e os eventos de duplicação do centrossomo.

Os cílios primários são encontrados na maioria das células dos tecidos epiteliais, conjuntivos, musculares e nervosos. Eles também são encontrados nas células-tronco e em quase todas as células durante a embriogênese e o desenvolvimento fetal. Exemplos de células com cílios primários no epitélio incluem as células da rede do testículo e dos dúctulos eferentes no sistema genital masculino; as células epiteliais que revestem a tuba uterina (útero [endométrio]) e a vagina no sistema genital feminino; as células epiteliais de revestimento das vias biliares; as células epiteliais dos túbulos uriníferos (ver Figura 5.9B); as células ependimárias semelhantes a células epiteliais que revestem as cavidades repletas de líquido do sistema nervoso central; as células fotorreceptoras da retina; e as células pilosas vestibulares da orelha. No Quadro 5.3 é resumida a localização dos cílios primários em vários tecidos e órgãos do corpo.

Anteriormente, os cílios primários eram classificados como anormalidades vestigiais não funcionais do desenvolvimento dos cílios móveis 9 + 2. Estudos experimentais elevaram o *status* dos cílios primários ao nível de dispositivos de sinalização celular importantes, que funcionam de modo comparável a uma antena em um receptor de sistema de posicionamento global (GPS), que recebe sinais de um satélite para assinalar a localização do usuário; os cílios primários recebem estímulos químicos, osmóticos, luminosos e mecânicos do meio extracelular. Em resposta a esses estímulos, os cílios primários geram sinais que são transmitidos para o interior da célula para modificar processos celulares em resposta a alterações no ambiente externo.

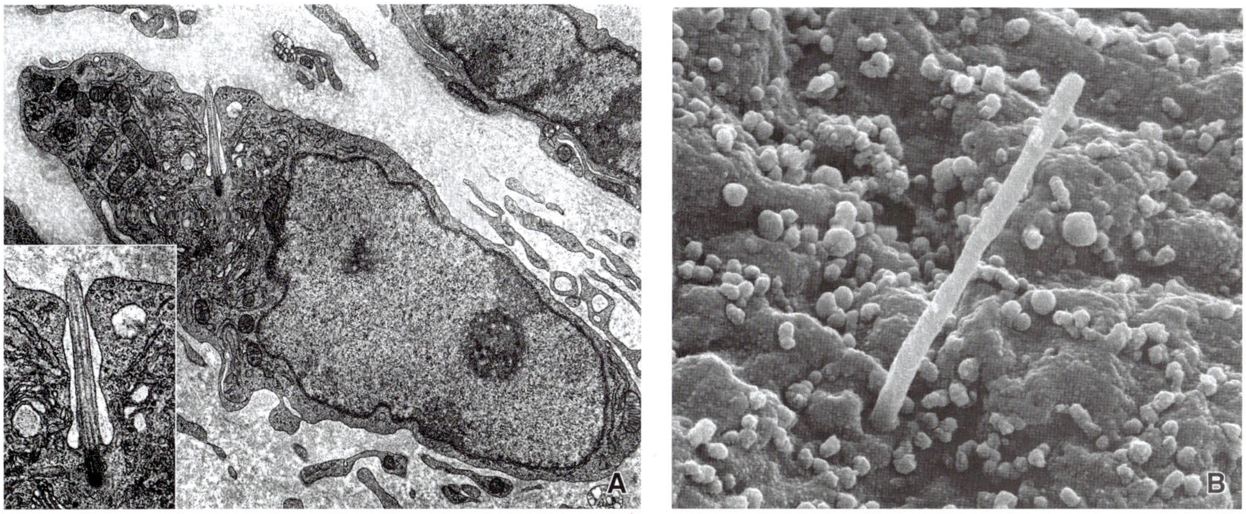

Figura 5.9 Cílios primários no tecido conjuntivo e no túbulo urinífero. A. Esta eletromicrografia mostra um fibroblasto circundado pela matriz extracelular do tecido conjuntivo uterino contendo um cílio primário. O cílio primário caracteriza-se por um padrão de arranjo 9 + 0 de microtúbulos. 45.000×. O *detalhe* mostra o cílio em um aumento maior. Observe os corpúsculos basais visíveis e as duplas de microtúbulo emergindo do corpúsculo basal. 90.000×. **B.** Esta eletromicrografia de varredura mostra um único cílio primário projetando-se para dentro do lúmen do túbulo coletor do rim. Os cílios primários são proeminentes na superfície livre das células dos túbulos coletores e funcionam como mecanorreceptores que são ativados pelo fluxo de líquido através dos túbulos. O encurvamento passivo de cílios abre os canais de cálcio, viabilizando o influxo do cálcio no citoplasma da célula que inicia as cascatas de sinalização. 65.000×. (Cortesia da Dra. Tetyana V. Masyuk.)

Quadro 5.3 Exemplos de tecidos e órgãos contendo células com cílios primários.

Tecido	Exemplos de células
Tecido epitelial	Células epiteliais revestem as seguintes estruturas: Vasos sanguíneos e linfáticos (endotélio) Vias respiratórias (epitélios olfatório e respiratório) Cavidade oral (mucosa oral) Túbulos uriníferos Vias biliares (colangiócitos) Ductos pancreáticos Sistema genital feminino (tuba uterina, útero, vagina) Sistema genital masculino (próstata, dúctulos eferentes, rede do testículo, vesículas seminais, células mioides) Ductos das glândulas mamárias (inclusive células mioepiteliais)
Tecido conjuntivo	Fibroblastos em todos os tipos de tecidos conjuntivos Tendinócitos nos tendões Osteoblastos e osteócitos nos ossos Condroblastos e condrócitos na cartilagem Ameloblastos e odontoblastos nos dentes em desenvolvimento Células sinoviais (sinoviócitos) na cápsula articular
Tecido muscular	Células da musculatura lisa Células da musculatura esquelética
Tecido nervoso	Neurônios Células de Schwann Células ependimárias
Órgão	**Exemplos de células**
Pele	Células basais Queratinócitos Melanócitos Fibroblastos (na derme)
Rim	Podócitos Células mesangiais Células intersticiais Endotélio dos vasos sanguíneos Células epiteliais de túbulos uriníferos e cápsula de Bowman
Testículo	Células de Leydig Células mioides Células epiteliais da rede do testículo e dúctulos eferentes
Ovário	Epitélio germinativo Células foliculares Células da teca interna Células estromais
Baço	Células reticulares
Fígado	Colangiócitos Células estreladas hepáticas
Glândulas endócrinas	Células secretoras das glândulas suprarrenais, da glândula tireoide, das glândulas paratireoides e das ilhotas de Langerhans (pâncreas endócrino)
Órgãos sensoriais	Células fotorreceptoras na retina Epitélio olfatório Botões gustativos Orelha interna

Em muitas células de mamíferos, a sinalização por meio dos cílios primários parece ser essencial à divisão celular controlada, à migração celular durante a regeneração tecidual e à expressão gênica subsequente.

Os cílios primários contendo um padrão 9 + 0 de microtúbulos funcionam como receptores de sinal que percebem o fluxo do líquido nos órgãos.

Os cílios primários funcionam em órgãos secretores – rins, fígado ou pâncreas – como sensores do fluxo de líquido. Estendem-se da superfície das células epiteliais que revestem os ductos secretores para o lúmen extracelular (Figura 5.10). Por exemplo, os cílios primários encontrados no glomérulo e nas células tubulares dos rins funcionam como mecanorreceptores; o fluxo de líquido através do corpúsculo e dos túbulos uriníferos faz com que eles se encurvem, o que inicia influxo de cálcio para a célula (ver Figura 5.10). Nos seres humanos, as mutações nos genes **PKD1**, **PKD2** e **PKHD1** parecem afetar o desenvolvimento desses cílios primários, levando à **doença renal policística (DRP)**. As proteínas **policistina-1** e **policistina-2** codificadas pelos genes PKD1 e PKD2, respectivamente, são essenciais na formação dos **canais de cálcio** associados aos **cílios primários**

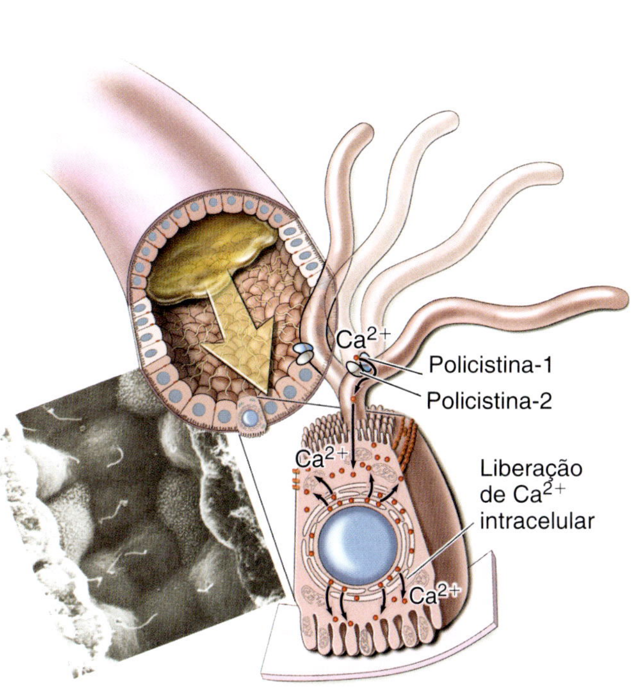

Figura 5.10 Cílios primários como sensores para o fluxo de líquido. Os cílios primários no rim atuam como sensores do fluxo de líquido através dos túbulos. A deflexão do cílio primário abre canais de cálcio do mecanorreceptor, que são formados pelas proteínas policistina-1 e policistina-2. Isso inicia subsequentemente o influxo do cálcio para a célula, liberando cálcio intracelular adicional a partir do retículo endoplasmático. O *detalhe* da eletromicrografia de varredura mostra os cílios primários projetando-se para dentro do lúmen do túbulo coletor. 27.000×. (Cortesia do Dr. C. Craig Tisher.)

(ver Figura 5.9B). O gene PKHD1 codifica a grande proteína **fibrocistina/poliductina** direcionada para o domínio ligador de policistina-2.

Existem duas formas principais de PKD que são diferenciadas pela idade de aparecimento e pelo padrão de herança. A **forma autossômica dominante (ADPKD)** afeta 1 em cada 500 a 1.000 pessoas e, em geral, manifesta-se pela primeira vez na vida adulta, e caracteriza-se por vários cistos expansivos em ambos os rins, que acabam destruindo o córtex renal e levando à insuficiência renal. A **forma autossômica recessiva (ARPKD)** é muito menos comum (estima-se 1 em cada 20.000 a 40.000 pessoas) e manifesta-se logo após o nascimento ou nos primeiros meses de vida. Essa forma é, com frequência, letal em lactentes.

Indivíduos com ADPKD frequentemente exibem outras patologias não associadas ao rim que agora são atribuídas a anormalidades ciliares. Essas patologias incluem **cistos no pâncreas e no fígado** que são acompanhados por aumento e dilatação da árvore biliar. Outras alterações incluem **retinite pigmentosa** (anormalidades das células fotorreceptoras da retina que causam perda progressiva da visão), perda auditiva sensorineural, diabetes melito e dificuldades de aprendizado. A maior compreensão das funções desempenhadas pelos cílios primários pode ajudar a explicar muitas das condições patológicas que acometem os órgãos internos vitais.

Durante o desenvolvimento embrionário inicial, os cílios nodais que contêm um padrão 9 + 0 de microtúbulos estabelecem a assimetria direita-esquerda dos órgãos internos.

Os órgãos internos apresentam assimetria direita-esquerda no que diz respeito a sua posição e morfologia. Essas assimetrias morfológicas são essenciais para o funcionamento adequado dos órgãos internos e são controladas por uma via genética que atua no embrião em desenvolvimento.

Os cílios são cruciais na ruptura da simetria direita-esquerda observada nos estágios iniciais do desenvolvimento embrionário. Esse processo começa na superfície anterior do disco embrionário bilaminar, na área próximo ao nó primitivo (ventral), uma estrutura transitória na linha mediana formada durante a gastrulação. Foi observado um tipo especializado de cílio móvel (um por célula) em células dessa área, cuja aparência é semelhante àquela dos cílios primários. Entretanto, apesar de seu padrão arquitetônico de 9 + 0, eles são móveis e têm a capacidade de produzir rotação unidirecional em sentido horário. Como estão localizados próximo ao nó primitivo, esses cílios são denominados cílios nodais. Diferentemente dos cílios primários imóveis, eles contêm braços de dineína (complexos de proteínas motoras), que fazem com que o microtúbulo A deslize em relação ao microtúbulo B no par adjacente de microtúbulos. Além disso, a ausência do par central de microtúbulos e dos raios radiais estabilizadores mantém a rotação dos cílios nodais em sentido horário, em vez de baterem ao longo de um plano. A trajetória dos movimentos dos cílios nodais assemelha-se a um cone completo, ao contrário da trajetória em meio cone que pode ser observada nos cílios móveis convencionais 9 + 2 (ver Quadro 5.2).

Durante a gastrulação, a rotação dos cílios nodais no sentido horário gera um fluxo unidirecional (fluxo nodal) do líquido extraembrionário para a esquerda. O fluxo nodal transporta pequenas moléculas de sinalização (p. ex., lipoproteínas) para o lado esquerdo do embrião, desencadeando vias de sinalização específicas para a esquerda. Além disso, a resistência ao cisalhamento e os estímulos mecânicos gerados pelo fluxo são detectados pelas células. Por exemplo, os cílios primários imóveis que circundam o nó primitivo reagem ao fluxo de líquido mais forte do lado esquerdo, abrindo os canais de cálcio mecanorreceptores e dando início a mecanismos de sinalização específicos que diferem daqueles encontrados no lado direito do embrião. Isso leva à expressão gênica assimétrica do lado esquerdo posteriormente durante o desenvolvimento.

Quando os cílios nodais estão imóveis ou não existem, não ocorre fluxo nodal, levando ao posicionamento aleatório dos órgãos internos do corpo. Em consequência, a **discinesia ciliar primária** (síndrome dos cílios imóveis; Boxe 5.2) frequentemente resulta em ***situs inversus***, uma condição na qual a posição do coração e dos órgãos abdominais está invertida. Para obter detalhes, ver o Boxe 5.2.

O primeiro estágio da ciliogênese inclui a geração dos centríolos.

O primeiro estágio na formação do aparelho ciliar (ciliogênese) das células em diferenciação envolve a geração de vários centríolos. Esse processo ocorre pela via centriolar, por duplicação dos pares de centríolos existentes (ver Capítulo 2, *Citoplasma Celular*), ou mais comumente pela via acentriolar, na qual os centríolos são formados *de novo* sem a participação dos centríolos existentes. Ambas as vias dão origem a vários pró-centríolos, os precursores imediatos dos centríolos. Os pró-centríolos amadurecem (alongam-se) para formar centríolos, um para cada cílio, e migrar para a superfície apical da célula. Após o seu alinhamento perpendicular e a sua fixação à membrana apical da célula pelas lâminas alares (fibras de

Boxe 5.2

Correlação clínica | Discinesia ciliar primária – Síndrome dos cílios imóveis

Os **cílios** são encontrados em quase todos os órgãos e desempenham um papel significativo no corpo humano. Há evidências crescentes de que a disfunção ciliar esteja envolvida em muitos distúrbios humanos. Vários distúrbios hereditários, agrupados sob o nome geral de **discinesia ciliar primária (DCP)**, também conhecida como **síndrome dos cílios imóveis**, afetam a função dos cílios. A DCP representa um grupo de distúrbios hereditários autossômicos recessivos que afetam 1 em 20.000 indivíduos por ocasião do nascimento.

As manifestações clínicas da DCP refletem a distribuição dos cílios móveis. Por exemplo, o transporte mucociliar, que ocorre no epitélio respiratório, constitui um dos mecanismos importantes que protegem o organismo contra bactérias e outros patógenos invasores. Os cílios móveis que cobrem o epitélio do sistema respiratório são responsáveis pela depuração das vias respiratórias. Ocorre falha do sistema de transporte mucociliar na **síndrome de Kartagener**, que é causada por uma anormalidade estrutural que resulta na ausência dos braços de dineína (Figura B.5.2.1). Além disso, o exame ao microscópio eletrônico (ME) dos corpúsculos basais de indivíduos com a síndrome de Kartagener frequentemente revela que os pés basais estão mal orientados, apontando em diferentes direções. A **síndrome de Young**, que se caracteriza pela malformação dos raios radiais e dos braços de dineína, também afeta a função ciliar do sistema respiratório. Os sinais/sintomas mais proeminentes da DCP consistem em distúrbios respiratórios crônicos (incluindo bronquite e sinusite), otite média (inflamação da cavidade da orelha média), tosse persistente e asma. Os problemas respiratórios são causados pela motilidade ciliar gravemente comprometida ou ausente, que resulta em transporte mucociliar diminuído ou ausente na árvore traqueobrônquica.

Flagelo de espermatozoides, cílios dos dúctulos eferentes nos testículos e cílios do sistema genital feminino compartilham o mesmo padrão de organização (9 + 2) com os cílios das vias respiratórias. Consequentemente, os homens com DCP são estéreis devido aos flagelos imóveis. Em contrapartida, algumas mulheres com a síndrome podem ser férteis; no entanto, há maior incidência de gravidez ectópica. Nessas mulheres, o movimento ciliar pode ser suficiente, embora comprometido, para possibilitar o transporte do zigoto através da tuba uterina até o útero.

Alguns indivíduos com DCP também podem desenvolver sinais/sintomas de **hidrocefalia interna** (acúmulo de líquido no cérebro) ou dilatação transitória dos ventrículos cerebrais internos. As células ependimárias que revestem o espaço repleto de líquido cerebrospinal no cérebro contêm cílios móveis com padrão 9 + 2. Esses cílios podem ser importantes para a circulação do líquido cerebrospinal através dos estreitos espaços entre os ventrículos cerebrais.

Cerca de 50% dos pacientes com DCP apresentam ***situs inversus*** (uma condição na qual os órgãos viscerais estão transpostos através do plano sagital), fornecendo uma ligação entre a simetria esquerda-direita e os cílios nodais.

O diagnóstico da DCP em indivíduos com síndromes clínicas compatíveis com esse distúrbio pode ser estabelecido por ME (ver Figura B.5.2.1).

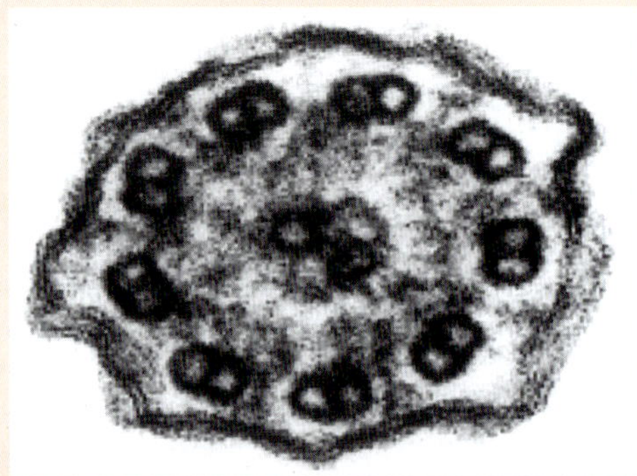

Figura B.5.2.1 Eletromicrografia de um cílio de um indivíduo com discinesia ciliar primária. Observe a ausência dos braços de dineína nas duplas de microtúbulos. 180.000×. (Cortesia de Patrice Abell-Aleff.)

transição), os centríolos assumem a função dos corpúsculos basais. O estágio seguinte na formação do aparelho ciliar envolve a formação das estruturas remanescentes associadas ao corpúsculo basal, que incluem os pés basais e as radículas estriadas. A partir de cada um dos nove tripletos que constituem o corpúsculo basal, uma dupla de microtúbulos cresce para cima por polimerização de moléculas de alfa e betatubulina. Um prolongamento crescente da membrana apical da célula torna-se visível e contém as nove duplas encontradas no cílio maduro. Durante o estágio de alongamento de formação dos cílios móveis, a montagem de dois microtúbulos centrais isolados começa na zona de transição a partir dos anéis de gamatubulina. A polimerização subsequente das moléculas de tubulina ocorre dentro do anel dos microtúbulos em dupla, produzindo, assim, o arranjo axonêmico característico 9 + 2. Subsequentemente, o axonema cresce para cima a partir do corpúsculo basal, empurrando a membrana celular para fora a fim de formar um cílio maduro.

A ciliogênese depende do mecanismo de transporte intraflagelar bidirecional que supre as moléculas precursoras para o cílio em crescimento.

Durante o crescimento e o alongamento do cílio, moléculas precursoras são liberadas pelo corpo celular para a extremidade mais distal do axonema em alongamento por transporte intraflagelar (TIF). Como os cílios não têm maquinário molecular para a síntese proteica, o TIF é o único mecanismo de fornecimento das proteínas necessárias para montagem e crescimento dos cílios. Em alguns aspectos, o TIF pode ser comparado com a montagem de um elevador vertical usado em uma obra para transportar materiais de construção e ferramentas para cima e para baixo de um prédio. À medida que o prédio aumenta de altura, o trilho do elevador também se estende. De modo semelhante, o TIF utiliza plataformas semelhantes a balsas montadas a partir de aproximadamente 17 proteínas de transporte intraflagelar diferentes, que se movem para cima e para baixo no axonema em crescimento entre as duplas externas de microtúbulos e a membrana plasmática do cílio em alongamento (Figura 5.11).

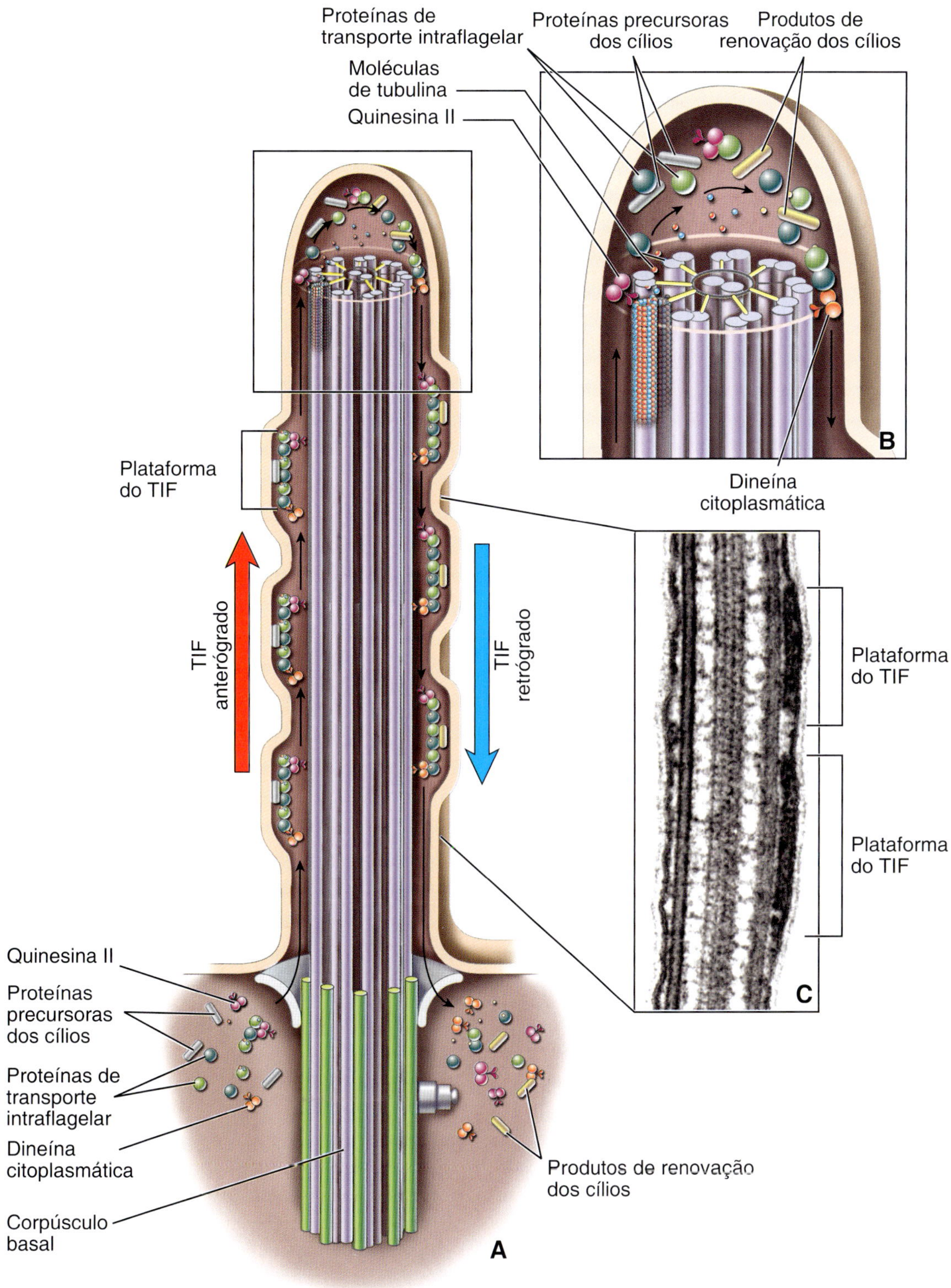

Figura 5.11 Mecanismo de transporte intraflagelar no cílio. A. A montagem e a manutenção dos cílios dependem do mecanismo de transporte intraflagelar (*TIF*), que utiliza plataformas semelhantes a balsas. As plataformas do *TIF* movem-se para cima e para baixo entre as duplas externas de microtúbulos e a membrana plasmática do cílio em alongamento. As moléculas de carga (incluindo a dineína citoplasmática inativa) são carregadas na plataforma do TIF enquanto está ancorada próximo à base do cílio. Usando a quinesina II como proteína motora, a plataforma completamente carregada é movida para cima, em direção às extremidades positivas dos microtúbulos na ponta do cílio (transporte anterógrado). **B.** A carga é então descarregada na ponta do cílio (o local da montagem do axonema). Nesse ponto, as partículas giram e a plataforma movida por dineína citoplasmática retorna à base do cílio (transporte retrógrado) após recolher produtos de renovação (incluindo a quinesina II inativada). **C.** Eletromicrografia de um corte longitudinal de um flagelo de *Chlamydomonas* com dois grupos de plataformas de *TIF*. 55.000×. (Reproduzida, com autorização, de Pedersen LB, Veland IR, Schrøder JM, et al. Assembly of primary cilia. *Dev Dyn*. 2008;237:1993-2006.)

As moléculas de carga (incluindo as moléculas de dineína citoplasmáticas inativas) são carregadas na plataforma do TIF enquanto está ancorada próximo à base do cílio. Utilizando a quinesina II como proteína motora, a plataforma totalmente carregada é movida para cima em direção à ponta do cílio (transporte anterógrado). Os "materiais de construção" são, então, descarregados na ponta do cílio (o local de montagem do axonema). Nesse ponto, a plataforma gira e retorna para a base do cílio (transporte retrógrado) após recolher produtos de renovação (incluindo quinesina II inativada). Durante esse processo, a dineína citoplasmática é ativada e utilizada como uma proteína motora para retornar a plataforma para a base do cílio (ver Figura 5.11). Várias proteínas, incluindo as proteínas da balsa do TIF (quinese, dineína citoplasmática, polaris, TIF20 etc.), são importantes para a ciliogênese e a manutenção subsequente do cílio funcional. As mutações nos genes que codificam essas proteínas resultam em perda de cílios ou em disfunções ciliares. Por exemplo, a proteína da balsa TIF20 transporta proteínas carreadoras para a formação de flagelos de espermatozoides. Uma mutação nesse gene pode comprometer a fertilidade masculina e a espermatogênese.

DOMÍNIO LATERAL E SUAS ESPECIALIZAÇÕES NA ADESÃO INTERCELULAR

O domínio lateral das células epiteliais está em contato estreito com os domínios laterais opostos das células vizinhas. À semelhança dos outros domínios, o domínio lateral caracteriza-se pela existência de proteínas únicas – nesse caso, as moléculas de adesão celular (CAM, do inglês *cell adhesion molecules*), que constituem parte das especializações juncionais. A composição molecular de lipídios e proteínas que formam a membrana lateral da célula difere significativamente da composição daquelas que formam a membrana apical das células. Além disso, a membrana da superfície lateral da célula em alguns epitélios pode formar pregas e prolongamentos, e invaginações e evaginações, que criam margens interdigitadas e intercaladas entre as células vizinhas.

Quando observadas à MO, as barras terminais representam os locais de ligação entre as células epiteliais.

Antes do advento da microscopia eletrônica, a aposição estreita das células epiteliais era atribuída à existência de uma substância adesiva viscosa, denominada *cimento intercelular*. Este se corava intensamente na margem apicolateral da maioria das células epiteliais cuboides e colunares. Quando visto em um plano perpendicular à superfície epitelial, o material corado aparece como uma estrutura semelhante a um ponto. No entanto, quando o plano de corte passa paralelo à superfície epitelial, incluindo-a, o componente semelhante a um ponto é visto como uma barra ou linha densa entre as células em aposição (Figura 5.12). De fato, as barras formam uma estrutura (ou faixa) poligonal que circunda cada célula para ligá-las entre si. O arranjo dessa faixa pode ser comparado a anéis de plástico que mantêm, juntos, uma embalagem com seis latas de refrigerante.

Em razão de sua localização na porção terminal ou apical da célula e à sua configuração semelhante a uma barra, o material corado visível à MO foi denominado barra terminal.

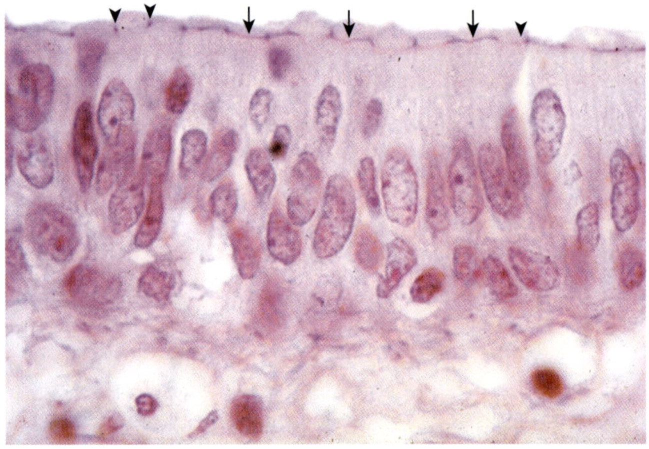

Figura 5.12 Barras terminais no epitélio pseudoestratificado. Fotomicrografia de uma amostra corada pela hematoxilina e eosina (H-E) mostrando as barras terminais em um epitélio pseudoestratificado. A barra aparece como um ponto (*pontas de seta*) quando observada em sua margem de corte. Quando a barra dispõe-se em paralelo à superfície de corte e se situa dentro da espessura de corte, é vista como um perfil linear ou um perfil semelhante ao de uma barra (*setas*). 550×.

Atualmente, é evidente que não existe esse tipo de cimento intercelular. No entanto, a barra terminal representa, de fato, um complexo estrutural significativo. A ME mostrou que ela inclui um local especializado que une as células epiteliais (Figura 5.13A); além disso, constitui o local de uma barreira considerável à passagem (difusão) de substâncias entre as células epiteliais adjacentes. Os componentes estruturais específicos que constituem a barreira e o dispositivo de fixação são prontamente identificados com a ME e, em conjunto, são denominados complexo juncional (ver Quadro 5.5). Esses complexos são responsáveis pela união de uma célula à outra. Existem três tipos de complexos juncionais (Figura 5.13B):

- As junções de oclusão, também denominadas zônulas de oclusão, são essenciais para o estabelecimento de barreiras entre diferentes compartimentos do corpo e possibilitam que as células epiteliais funcionem como uma barreira. As junções de oclusão formam a principal barreira de difusão paracelular entre células adjacentes. Pela sua capacidade de limitar o movimento de íons, de água e de outras macromoléculas através do espaço intercelular, elas mantêm a separação físico-química dos compartimentos teciduais. Como estão localizadas no ponto mais apical entre as células epiteliais adjacentes, as junções de oclusão seriam como cercas que impedem a migração de lipídios e de proteínas especializadas da membrana entre as superfícies apical e lateral, mantendo, assim, a polaridade da célula e a integridade desses dois domínios. Além disso, as junções de oclusão recrutam várias moléculas sinalizadoras para a superfície celular e as ligam aos filamentos de actina do citoesqueleto da célula
- As junções de adesão fornecem estabilidade mecânica às células epiteliais por ligarem o citoesqueleto da célula adjacente. Tais junções são importantes para criar e manter a unidade estrutural do epitélio; elas interagem tanto com os filamentos de actina quanto com os filamentos intermediários e podem ser encontradas não apenas na superfície lateral da célula, mas também no domínio basal da célula epitelial. Por meio de sua capacidade de transdução de sinal,

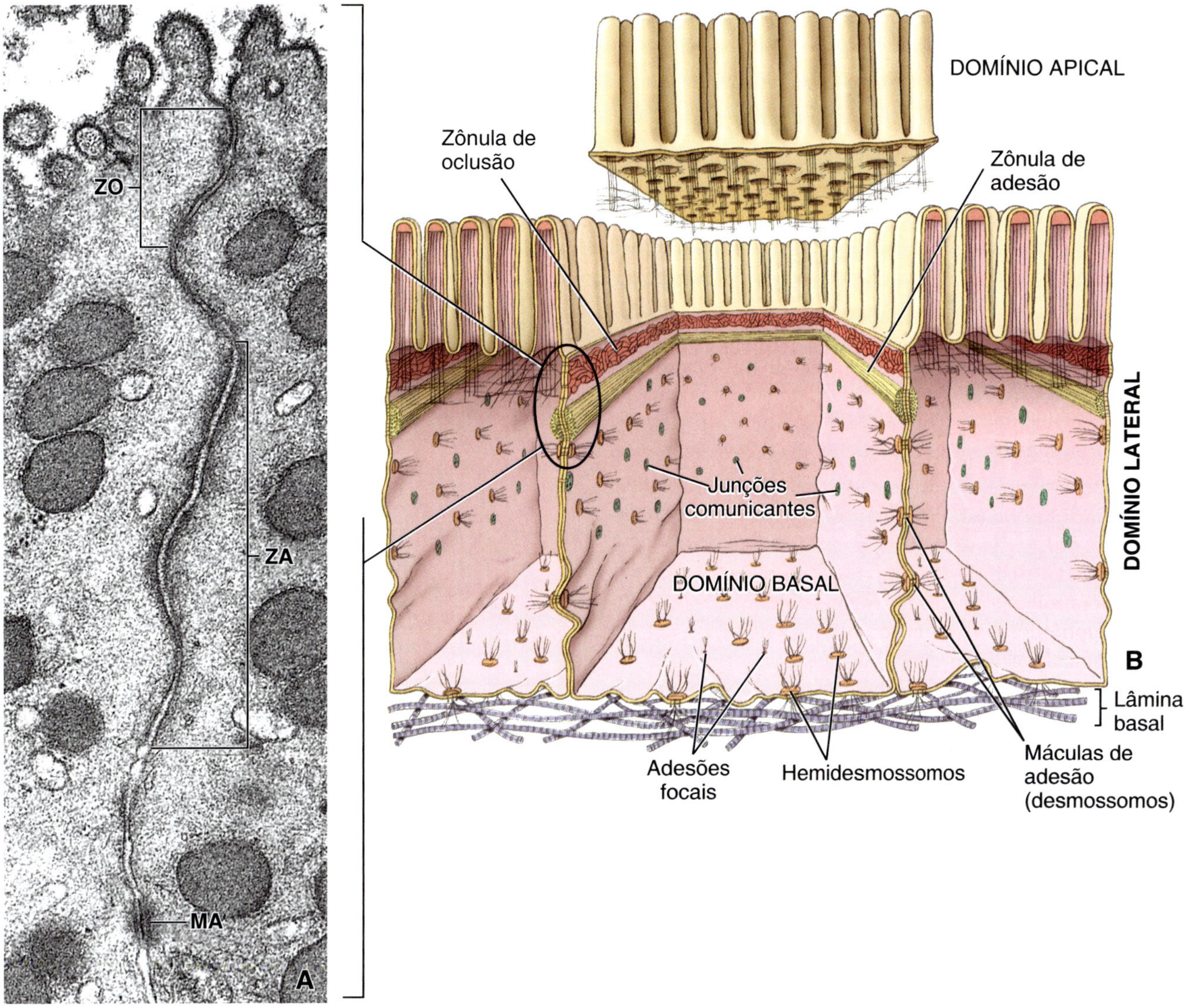

Figura 5.13 Complexo juncional. A. Eletromicrografia da porção apical de duas células epiteliais adjacentes da mucosa gástrica, mostrando o complexo juncional. Esse complexo consiste na zônula de oclusão (*ZO*), na zônula de adesão (*ZA*) e na mácula de adesão (*MA*). 30.000×. **B.** Diagrama mostrando a distribuição das junções celulares nos três domínios das células epiteliais colunares. O domínio apical com microvilosidades foi levantado para ilustrar melhor os arranjos espaciais dos complexos juncionais dentro da célula.

as junções de adesão também desempenham um importante papel no reconhecimento intercelular, na morfogênese e na diferenciação

- As junções comunicantes possibilitam a comunicação direta entre células adjacentes por difusão de pequenas (< 1,2 kDa) moléculas (p. ex., íons, aminoácidos, açúcares, nucleotídios, segundos mensageiros, metabólitos). Esse tipo de comunicação intercelular possibilita a atividade celular coordenada que é importante para manter a homeostasia dos órgãos.

Junções de oclusão

A zônula de oclusão representa o componente mais apical do complexo juncional entre as células apicais.

A zônula de oclusão é criada pela vedação localizada da membrana plasmática de células adjacentes.

O exame da zônula de oclusão ou junção de oclusão com o microscópio eletrônico de transmissão (MET) revela uma região estreita na qual as membranas plasmáticas de duas células adjacentes entram em contato estreito para vedar o espaço intercelular. Em alta resolução, a zônula de oclusão não somente aparece como uma vedação contínua, mas também como uma série de fusões focais entre as células. Tais fusões são criadas por proteínas transmembrana de células adjacentes que se unem no espaço intercelular. O arranjo dessas proteínas para formar a vedação é mais bem observado pela técnica de criofratura. Quando a membrana plasmática é fraturada no local da zônula de oclusão, as proteínas juncionais são observadas na face P da membrana, em que aparecem como estruturas semelhantes a cristas. A superfície oposta da membrana fraturada, a face E, revela sulcos complementares resultantes do descolamento das partículas de proteína da superfície oposta. As cristas e os sulcos são dispostos como uma rede faveolada de filamentos de partículas intramembrana anastomosadas, criando um cinturão de junções que circunda cada célula e veda todo o espaço intercelular nas lâminas epiteliais. O número de filamentos, bem como o grau de anastomose variam em diferentes células.

A zônula de oclusão sofre modificação nos pontos em que os ângulos de três células epiteliais se encontram.

Classicamente a zônula de oclusão é descrita como uma estrutura de contato bicelular porque só veda o espaço entre duas células adjacentes. Todavia, como a maioria dos domínios apicais das células epiteliais têm formato poligonal, apenas as laterais dessas células formam uma zônula de oclusão com esse contato bicelular clássico de células vizinhas. Os vértices dessas células formam uma zônula de oclusão tricelular na qual os ângulos de três células epiteliais se encontram (Figura 5.14). À medida que a zônula de oclusão se aproxima de uma região de contato tricelular, extensões apicais dos filamentos de partículas intramembrana horizontais se tornam verticais e correm ao longo do domínio lateral no ângulo de cada célula epitelial, formando um par de filamentos verticais. Esses dois filamentos verticais são denominados elementos de vedação central (ver Figura 5.14) e contêm proteínas diferentes daquelas encontradas nos contatos bilaterais. Esses elementos são mais efetivos na manutenção da barreira epitelial nas áreas específicas de contatos tricelulares. Os ângulos das membranas plasmáticas das três células nunca vedam de modo completo o espaço extracelular em seus pontos de contato. Os ângulos que contêm os elementos de vedação central delimitam um espaço longo e estreito denominado tubo central, que é uma parte crucial do espaço extracelular. Como o tubo central representa um ponto fraco na barreira epitelial, proteínas singulares (ou seja, tricelulina) são necessárias para vedar essa área e manter a barreira de permeabilidade epitelial.

Várias proteínas estão envolvidas na formação dos filamentos da zônula de oclusão.

Os filamentos da zônula de oclusão correspondem à localização das fileiras de proteínas transmembrana. Quatro grupos principais de proteínas transmembrana são encontrados na zônula de oclusão (Figura 5.15; Quadro 5.4):

- As claudinas constituem uma família de proteínas (20 a 27 kDa) que formam o arcabouço das zônulas de oclusão e são componentes integrais dos filamentos das zônulas de oclusão. Além disso, as claudinas (especialmente a claudina-2 e a claudina-16) conseguem formar canais aquosos extracelulares para a passagem paracelular de íons e de outras moléculas pequenas. Até o momento, foram caracterizados em torno de 24 membros diferentes da família das claudinas. As mutações no gene que codifica a **claudina-14** foram ligadas à **surdez hereditária** humana. Uma forma de claudina-14 que sofreu mutação causa permeabilidade aumentada da zônula de oclusão no órgão de Corti (receptor da audição), afetando a geração de potenciais de ação
- A ocludina, uma proteína de 60 kDa, participa da formação e manutenção da barreira entre células adjacentes, restringindo o movimento de lipídios e proteínas entre os domínios apical e lateral. Essa proteína é encontrada na maioria das junções de oclusão. No entanto, vários tipos de células epiteliais não têm ocludina em seus filamentos, mas ainda assim contêm zônulas de oclusão bem desenvolvidas e totalmente funcionantes. Vários vírus se aproveitam das zônulas de oclusão para invadir células e tecidos; esses vírus (p. ex., vírus da hepatite C, adenovírus) se ligam a proteínas das zônulas de oclusão. Por exemplo, uma proteína do envelope do vírus da **hepatite C** (HCV) se liga à ocludina e compromete a integridade da zônula de oclusão, possibilitando a invasão da célula pelo vírus
- A molécula de adesão juncional (JAM, do inglês *junctional adhesion molecule*) é uma proteína de 40 kDa que pertence

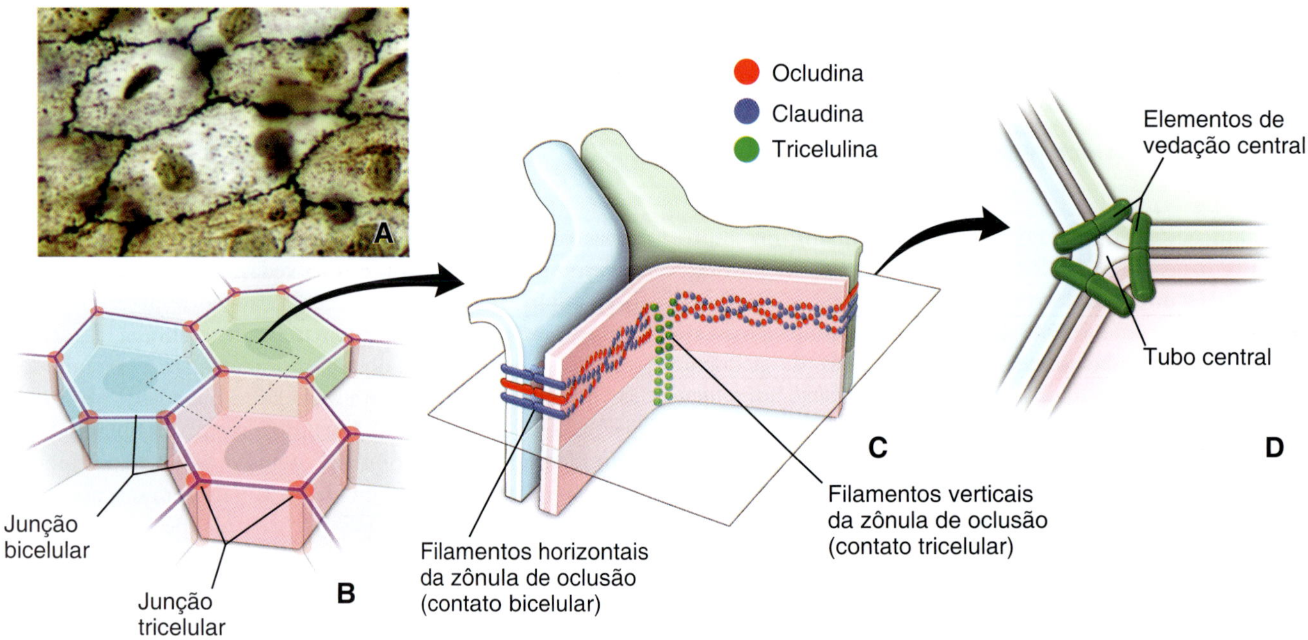

Figura 5.14 Junções tricelulares de zônulas de oclusão. A. Essa imagem da superfície apical de células mesoteliais impregnadas com sais de prata mostra bem o formato poligonal das células epiteliais. Seus limites são delineados por linhas pretas criadas pela precipitação da prata. Além das regiões com aposição estreita das células, existem regiões onde três células entram em contato e formam contatos tricelulares. 700×. **B.** Esse desenho esquemático mostra o formato poligonal das células epiteliais e as áreas de contato bicelular e tricelular. **C.** Os filamentos horizontais da zônula de oclusão (formados por ocludinas e claudinas) são responsáveis apenas pela vedação do espaço entre duas células adjacentes. Nos pontos em que há o encontro de três células, a zônula de oclusão é modificada e forma uma junção tricelular. Quando se aproximam desse contato tricelular, os filamentos horizontais da zônula de oclusão giram verticalmente para correr ao longo do ângulo da célula epitelial. Um par desses filamentos verticais é constituído por proteínas diferenciadas que incluem a tricelulina. **D.** Nesse corte transversal de uma junção tricelular, observe os elementos de vedação central formados por filamentos verticais de tricelulinas que margeiam o estreito espaço entre as três células. Esse espaço, denominado tubo central, representa um local potencial de passagem intercelular (paracelular) de água e solutos.

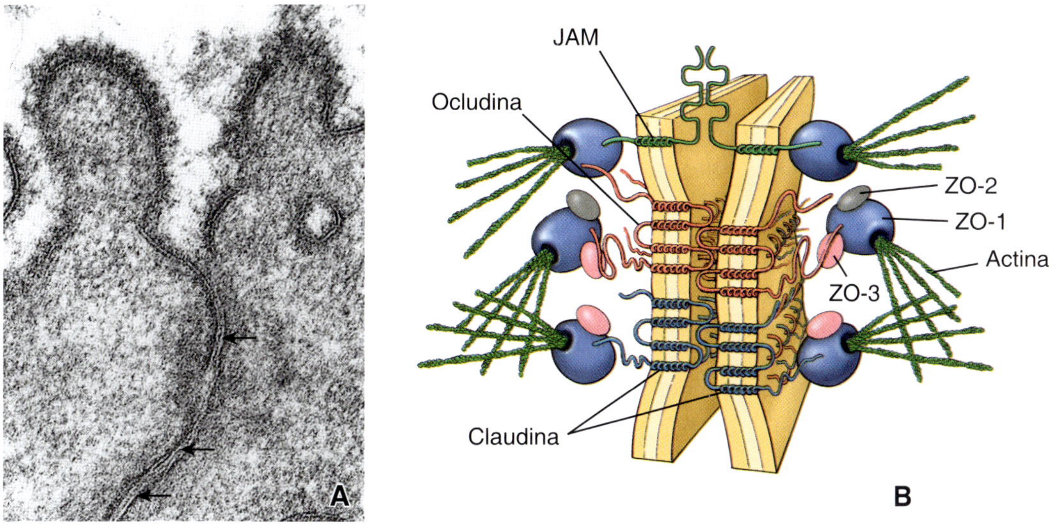

Figura 5.15 Zônula de oclusão. A. A eletromicrografia da zônula de oclusão (*ZO*) mostra a estreita aproximação das lamelas externas de membranas plasmáticas adjacentes. Os domínios extracelulares das proteínas envolvidas na formação dessa junção (ocludinas) aparecem como linhas simples elétron-densas (*setas*). 100.000×. **B.** O diagrama mostra três proteínas transmembrana envolvidas na formação da zônula de oclusão: a ocludina, a claudina e a molécula de adesão juncional (*JAM*). A ocludina e a claudina apresentam quatro domínios transmembrana com duas alças extracelulares, mas a *JAM* tem apenas um único domínio transmembrana, e a sua porção extracelular contém duas alças semelhantes às imunoglobulinas. Várias proteínas associadas importantes da junção de oclusão e suas interações são visíveis. Observe que uma das proteínas associadas, a ZO-1, interage com os filamentos de actina de ligação do citoesqueleto celular.

Quadro 5.4 Principais proteínas localizadas na zônula de oclusão.

Proteínas da zônula de oclusão	Proteínas parceiras associadas	Função
Claudina	Claudina, ZO-1, JAM	Forma a estrutura dos filamentos da ZO; forma e regula os canais aquosos usados para a difusão paracelular
Ocludina	Ocludina, ZO-1, ZO-2, ZO-3, Vap33, actina	Encontrada na maioria das junções de oclusão; mantém a barreira entre as superfícies apical e lateral da célula
JAM	JAM, ZO-1, claudina	Encontrada nas junções de oclusão em células endoteliais; medeia as interações das células endoteliais com as adesões de monócitos
Tricelulina	Tricelulina, angulinas, claudina, ocludina	Encontrada em áreas específicas da ZO nos contatos tricelulares
ZO-1	ZO-2, ZO-3, ocludina, claudina, JAM, cingulina, actina, ZONAB, ASIP, FAS-6, afadina, alfacatenina	Ligação importante na transdução de sinais a partir de todas as proteínas transmembrana; interage com os filamentos de actina; tem ação supressora tumoral
ZO-2	ZO-1, ocludina, cingulina, 4.1R	Necessária no mecanismo de sinalização do receptor do fator de crescimento epidérmico
ZO-3	ZO-1, ocludina, actina	Interage com a ZO-1, a ocludina e os filamentos de actina do citoesqueleto celular
FAS-6	RAS, ZO-1	Pequena proteína envolvida no sistema de transporte molecular e na transdução de sinal
Cingulina	ZO-1, ZO-2, ZO-3, cingulina, miosina II	Proteína ácida e termoestável, que realiza ligações cruzadas com os filamentos de actina nos complexos sedimentáveis
Simplequina	CPSF-100	Proteína de localização dupla: localizada na ZO e nas partículas intercromatina do carioplasma
ASIP/Par3	PKC-ζ	Controla a relocação das proteínas de distribuição assimétrica
Rab3b	GTPase	Membros da família do oncogene RAS de proteínas; controlam a montagem de complexos proteicos para a ancoragem das vesículas de transporte
Rab13	δ-PDE	
Rab8	C/G quinase, Sec4	
Sec4	Rab8	GTPase necessária para a liberação polarizada de vesículas de carga para a membrana plasmática
Sec6	Sec8	Participa da fusão da vesícula de Golgi com a membrana plasmática
Sec8	Sec6	Inibe a translocação basolateral dos receptores de LDL após a formação da ZO

ASIP, proteína de sinalização aguti (do inglês *agouti signaling protein*); CPSF, fator de especificidade de clivagem e poliadenilação; C/G, centro germinativo; FAS, fator antissecretor; GTPase, guanosina trifosfatase; JAM, molécula de adesão juncional; LDL, lipoproteína de baixa densidade; PDE, fosfodiesterases; PKC, proteinoquinase C; RAS, sarcoma de rato; ZO, zônula de oclusão; ZONAB, ligação de ácido nucleico associada à zônula de oclusão 1.

à superfamília das imunoglobulinas (SFIg). A JAM, por si só, não forma um filamento da zônula de oclusão, mas está associada às claudinas, e é responsável pelo aumento da resistência elétrica da membrana celular, reduzindo a permeabilidade paracelular. A JAM está envolvida na formação das junções de oclusão nas células endoteliais, bem como entre as células endoteliais e os monócitos que migram do espaço vascular para o tecido conjuntivo

- A tricelulina, uma proteína de 64 kDa, está localizada em áreas específicas da zônula de oclusão nos contatos tricelulares. A tricelulina é um componente da junção e é recrutada para essa junção pela família angulina de proteínas (angulina-1, angulina-2 e angulina-3) cujos membros também são expressos nos ângulos de contato das três células epiteliais. A tricelulina tem participação importante na manutenção da barreira epitelial e na organização dos filamentos de actina nos contatos tricelulares, formando pontos cruciais que apoiam as forças de resistência à tensão geradas pelo citoesqueleto de actina.

As porções extracelulares dessas proteínas transmembrana funcionam como um zíper e vedam o espaço intercelular entre células adjacentes, criando uma barreira contra a difusão paracelular. As porções citoplasmáticas de todas as quatro proteínas contêm uma sequência de aminoácidos única que atrai proteínas reguladoras, adaptadoras e sinalizadoras, denominadas proteínas de domínio PDZ. Tais proteínas incluem as proteínas da zônula de oclusão ZO-1, ZO-2 e ZO-3 (ver Figura 5.15). A ocludina, as claudinas e tricelulinas interagem com o citoesqueleto de actina via ZO-1 e ZO-3. A proteína ZO-1 se liga às proteínas da zônula de oclusão afadina e alfacatenina, criando um vínculo importante entre a zônula de oclusão e a zônula de adesão. Funções reguladoras durante a formação da zônula de oclusão foram sugeridas para todas as proteínas da ZO. Além disso, a ZO-1 é uma proteína supressora tumoral, enquanto a ZO-2 é necessária no mecanismo de sinalização do receptor do fator de crescimento epidérmico. A proteína ZO-3 interage com a ZO-1 e com o domínio citoplasmático das ocludinas. As proteínas localizadas na região da zônula de oclusão estão resumidas no Quadro 5.4. Muitos agentes patogênicos, tais como citomegalovírus, vírus da dengue e toxinas coléricas, atuam sobre a ZO-1 e a ZO-2, fazendo com que a junção se torne permeável.

A zônula de oclusão separa o espaço luminal do espaço intercelular e do compartimento de tecido conjuntivo.

Agora ficou evidente que a zônula de oclusão desempenha papel essencial na passagem seletiva de substâncias de um lado do epitélio para o outro. A capacidade dos epitélios de criar uma barreira de difusão é controlada por duas vias distintas para transporte de substâncias através dos epitélios (Figura 5.16A):

- A via transcelular ocorre por meio da membrana plasmática da célula epitelial. Na maioria dessas vias, o transporte é ativo e requer proteínas de transporte de membrana e canais especializados dependentes de energia. Essas proteínas e canais movem substâncias selecionadas através da membrana plasmática apical para dentro do citoplasma e, em seguida, através da membrana lateral abaixo do nível da junção de oclusão para dentro do compartimento intracelular
- A via paracelular ocorre por meio da zônula de oclusão entre duas células epiteliais. A quantidade de água, eletrólitos e outras moléculas pequenas transportadas por essa via depende da tensão da zônula de oclusão e da zônula de oclusão tricelular. A permeabilidade de uma junção de oclusão depende da composição molecular dos filamentos da zônula

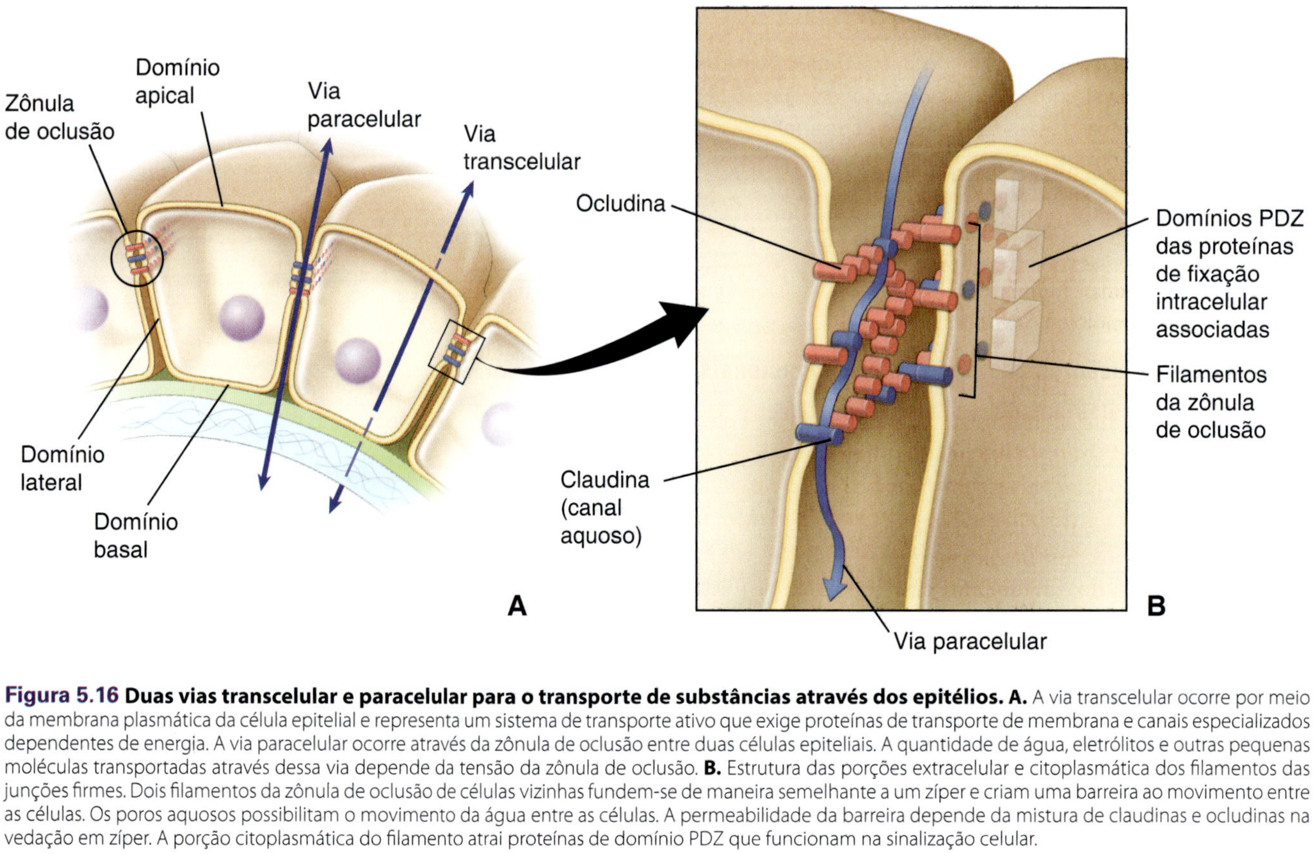

Figura 5.16 Duas vias transcelular e paracelular para o transporte de substâncias através dos epitélios. A. A via transcelular ocorre por meio da membrana plasmática da célula epitelial e representa um sistema de transporte ativo que exige proteínas de transporte de membrana e canais especializados dependentes de energia. A via paracelular ocorre através da zônula de oclusão entre duas células epiteliais. A quantidade de água, eletrólitos e outras pequenas moléculas transportadas através dessa via depende da tensão da zônula de oclusão. **B.** Estrutura das porções extracelular e citoplasmática dos filamentos das junções firmes. Dois filamentos da zônula de oclusão de células vizinhas fundem-se de maneira semelhante a um zíper e criam uma barreira ao movimento entre as células. Os poros aquosos possibilitam o movimento da água entre as células. A permeabilidade da barreira depende da mistura de claudinas e ocludinas na vedação em zíper. A porção citoplasmática do filamento atrai proteínas de domínio PDZ que funcionam na sinalização celular.

de oclusão e, portanto, do número de canais aquosos ativos na selagem (ver seção seguinte). Em condições fisiológicas, substâncias transportadas por meio dessa via podem ser reguladas ou acopladas ao transporte transcelular.

A permeabilidade da zônula de oclusão depende não apenas da complexidade e do número de filamentos, mas também das características das proteínas envolvidas em sua formação.

Observações microscópicas de diferentes tipos de epitélios revelam que a complexidade e o número de filamentos que formam as zônulas de oclusão variam. Nos epitélios em que os filamentos anastomosados ou locais de fusão são esparsos, como em certos túbulos uriníferos, a via intercelular é parcialmente permeável à água e aos solutos. Em contrapartida, nos epitélios em que os filamentos são numerosos e extensamente entrelaçados, como os epitélios do intestino e da bexiga urinária, a região intercelular é extremamente impermeável.

Contudo, em algumas células epiteliais, o número de filamentos não se correlaciona diretamente com a tensão da vedação. Diferenças na tensão entre zônulas de oclusão diversas poderiam ser explicadas pela existência de poros aquosos dentro de cada filamento da zônula de oclusão (Figura 5.16B). Além de formarem a estrutura de cada filamento da zônula de oclusão, as claudinas são responsáveis pela formação de canais aquosos extracelulares. Por exemplo, a claudina-16 atua como um canal aquoso de Mg^{2+} entre células epiteliais renais específicas. De modo semelhante, a claudina-2 é responsável pela existência de poros aquosos de alta condutância nos epitélios renais externos. Portanto, as combinações e as razões claudinas/ocludinas e outras proteínas encontradas nos pares de filamentos individuais da zônula de oclusão determinam a tensão e a seletividade da vedação entre as células.

As junções tricelulares da zônula de oclusão são barreiras de permeabilidade de localização singular nos ângulos das células epiteliais. Como já foi mencionado, o tubo central nessas junções representa um ponto fraco na barreira epitelial e uma potencial via de passagem paracelular de água e solutos. A tensão dessas junções é regulada pela tricelulina e por outras proteínas estruturais encontradas nos elementos de vedação central (ver anteriormente). Estudos experimentais recentes envolvendo epitélios que não expressam moléculas de tricelulina encontraram resistência elétrica transepitelial reduzida e aumento da permeabilidade a água, solutos e outras macromoléculas nessas células sem tricelulina.

A zônula de oclusão estabelece domínios funcionais na membrana plasmática.

Por ser uma junção, a zônula de oclusão não apenas controla a passagem de substâncias através da camada epitelial, mas também restringe o movimento das balsas lipídicas que contêm proteínas específicas dentro da própria membrana plasmática. A célula segrega certas proteínas internas da membrana na superfície apical (livre) e restringe outras às superfícies laterais ou basal. No intestino, por exemplo, as enzimas para a digestão terminal dos peptídios e sacarídeos (dipeptidases e dissacaridases) estão localizadas na membrana das microvilosidades da superfície apical. A Na^+/K^+-ATPase que impulsiona o transporte de sal e de água transcelular, bem como o transporte de aminoácidos e açúcares, é restrita à membrana plasmática lateral, abaixo da zônula de oclusão.

Junções de adesão

As junções de adesão fornecem adesões laterais entre as células epiteliais, usando proteínas que se ligam dentro do citoesqueleto de células adjacentes. Dois tipos de junções de adesão intercelulares podem ser identificados na superfície lateral da célula:

- A zônula de adesão, que interage com a rede de filamentos de actina no interior da célula
- A mácula de adesão ou desmossomo, que interage com os filamentos intermediários.

Além disso, dois outros tipos de junções de adesão podem ser encontrados onde as células epiteliais repousam na matriz do tecido conjuntivo. Essas adesões focais (contatos focais) e os hemidesmossomos são discutidos na seção sobre domínio basal (ver adiante).

As moléculas de adesão celular desempenham um importante papel nas adesões intercelulares e entre a célula e a matriz extracelular.

As proteínas transmembrana conhecidas como moléculas de adesão celular (CAMs) formam uma parte essencial de toda junção de adesão da célula, tanto na superfície lateral quanto na basal. Os domínios extracelulares das CAMs interagem com domínios semelhantes pertencentes às CAMs das células vizinhas. Caso a ligação ocorra entre diferentes tipos de CAMs, é descrita como ligação heterotípica; a ligação homotípica ocorre entre as CAMs do mesmo tipo (Figura 5.17). As CAMs têm uma adesividade seletiva de resistência relativamente baixa, o que possibilita a fácil união e dissociação das células.

Os domínios citoplasmáticos estão ligados por meio de várias proteínas intracelulares a componentes do citoesqueleto da célula. Por meio de sua conexão com o citoesqueleto, as CAMs são capazes de controlar e regular diversos processos intracelulares associados à adesão celular, à proliferação celular e à migração das células. Além disso, as CAMs estão implicadas em muitas outras funções celulares, como as comunicações intercelulares e intracelulares, o reconhecimento celular, a regulação da barreira de difusão intercelular, a geração de respostas imunes e a apoptose. Desde o desenvolvimento embrionário inicial, cada tipo de tecido em cada estágio de diferenciação é definido pela expressão de CAMs específicas. As alterações no padrão de expressão de uma ou várias CAMs podem levar a alterações patológicas durante a diferenciação ou maturação tecidual. Até o presente, cerca de 60 CAMs foram identificadas e são classificadas, com base em sua estrutura molecular, em cinco famílias principais: caderinas, nectinas, integrinas, selectinas e a superfamília das imunoglobulinas (ver Figura 5.17).

- As caderinas são representadas pela família das CAMs transmembrana dependentes de Ca^{2+} localizadas principalmente dentro da zônula de adesão. Nesses locais, as caderinas mantêm interações homotípicas com proteínas semelhantes das células vizinhas. Estão associadas a um grupo de proteínas intracelulares (as cateninas) que ligam as moléculas de caderina aos filamentos de actina do citoesqueleto celular. Por meio dessa interação, as caderinas transmitem sinais que regulam os mecanismos de crescimento e de diferenciação celulares. As caderinas controlam as interações intercelulares e participam do reconhecimento celular e da migração das células

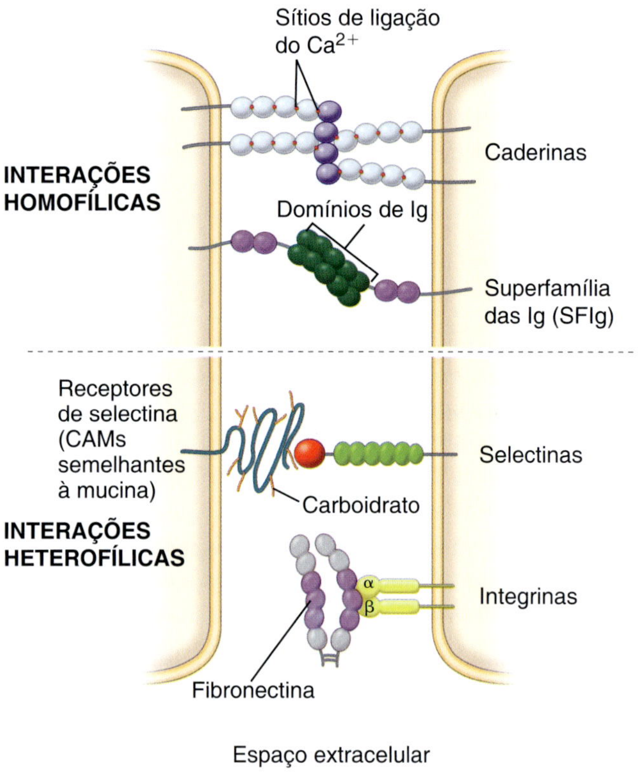

Figura 5.17 Moléculas de adesão celular (CAMs). A caderina e as CAMs da superfamília das imunoglobulinas (*SFIg*) exibem ligação homotípica, na qual duas moléculas diferentes das células vizinhas interagem. A ligação que ocorre entre tipos diferentes de CAMs (p. ex., selectinas e integrinas) é considerada uma ligação heterotípica (nenhum par idêntico de moléculas reage entre si). Observe que as integrinas ligam-se às proteínas da matriz extracelular (p. ex., fibronectina). Para maior simplicidade deste desenho, não são mostradas as proteínas de adesão intracelular associadas.

embrionárias. A **epitelial**, ou **E-caderina**, o membro mais estudado dessa família, mantém a junção da zônula de adesão entre as células epiteliais; além disso, atua como importante supressor de células tumorais epiteliais

- As nectinas são representadas por uma família de CAMs imunoglobulina-símiles Ca^{2+}-independentes. Ao contrário das caderinas, as nectinas conseguem estabelecer interações homofílicas com membros da mesma família e heterofílicas com membros de famílias correlatas de nectina. As nectinas não conseguem estabelecer junções de adesão fortes. Essas junções mais fracas poderiam ser valiosas durante o desenvolvimento embrionário, a remodelagem tecidual rápida e a regeneração tecidual
- As integrinas são representadas por duas subunidades de glicoproteínas transmembrana, que consistem em 15 cadeias alfa e nove cadeias beta. Essa composição possibilita a formação de diferentes combinações de moléculas de integrina, que são capazes de interagir com várias proteínas (interações heterotípicas). As integrinas interagem com as moléculas da matriz extracelular (como colágenos, laminina e fibronectina) e com os filamentos de actina e filamentos intermediários do citoesqueleto celular. Por meio dessas interações, as integrinas regulam a adesão celular, controlam o movimento e o formato da célula e participam do crescimento e diferenciação celulares
- As selectinas são expressas nos leucócitos e nas células endoteliais e medeiam o reconhecimento entre neutrófilos e célula endotelial. Essa ligação heterotípica inicia a migração de neutrófilos através do endotélio dos vasos sanguíneos para dentro da matriz extracelular. As selectinas também estão envolvidas no direcionamento (*homing*) de linfócitos para dentro dos acúmulos de tecido linfático (um processo denominado direcionamento de linfócito)
- Superfamília das imunoglobulinas (SFIg). Muitas moléculas envolvidas em reações imunes compartilham um elemento precursor comum em sua estrutura. No entanto, várias outras moléculas sem função imunológica conhecida também compartilham esse mesmo elemento repetido. Em conjunto, os genes que codificam essas moléculas relacionadas foram definidos como superfamília dos genes de imunoglobulinas. Trata-se de uma das maiores famílias de genes no genoma humano, e suas glicoproteínas desempenham uma ampla variedade de funções biológicas importantes. Os membros da SFIg medeiam as adesões intercelulares homotípicas e são representados pela molécula de adesão celular intercelular (ICAM, do inglês *intercellular adhesion molecule*) pela molécula de adesão célular-célula (C-CAM, do inglês *cell-cell adhesion molecule*), pela molécula de adesão da célula vascular (VCAM, do inglês *vascular cell adhesion molecule*), pela molécula de adesão celular da síndrome de Down (DSCAM, do inglês *Down syndrome cell adhesion molecule*), pelas moléculas de adesão de plaquetas – células endoteliais (PECAM, do inglês *platelet endothelial cell adhesion molecules*), pelas moléculas de adesão juncional (JAM) e muitas outras. Essas proteínas desempenham papéis essenciais na adesão e diferenciação celulares, no câncer e nas metástases tumorais, na angiogênese (formação de novos vasos), na inflamação, nas respostas imunes e na fixação microbiana, bem como em muitas outras funções.

A zônula de adesão proporciona adesão lateral entre as células epiteliais.

A integridade das superfícies epiteliais depende, em grande parte, das células umas com as outras e de sua capacidade de resistir à separação. Embora a zônula de oclusão envolva contato estreito das membranas celulares adjacentes, sua resistência ao estresse mecânico é limitada. O reforço dessa região depende de uma forte ligação local abaixo da zônula de oclusão. De modo semelhante à zônula de oclusão, esse dispositivo de adesão lateral ocorre em uma configuração semelhante a um cinto ou banda contínua ao redor da célula. Por conseguinte, a junção de adesão é designada como zônula de adesão.

A zônula de adesão é composta por duas famílias de proteínas transmembrana: as caderinas e as nectinas.

A zônula de adesão na maioria das células epiteliais é composta pela família transmembrana de moléculas de adesão celular, as caderinas. Do lado citoplasmático, a cauda da E-caderina está ligada às proteínas catenina (alfacatenina e betacatenina) (Figura 5.18A). O complexo E-caderina-catenina resultante liga-se à vinculina e à alfa-actinina e é necessário para a interação das caderinas com os filamentos de actina do citoesqueleto. Os componentes extracelulares das moléculas de E-caderina das células adjacentes estão ligados por íons Ca^{2+} ou por uma proteína ligante extracelular adicional. Os complexos E-caderina-catenina formam junções de adesão potentes; contudo, sua integridade morfológica e funcional é dependente de cálcio. A remoção de

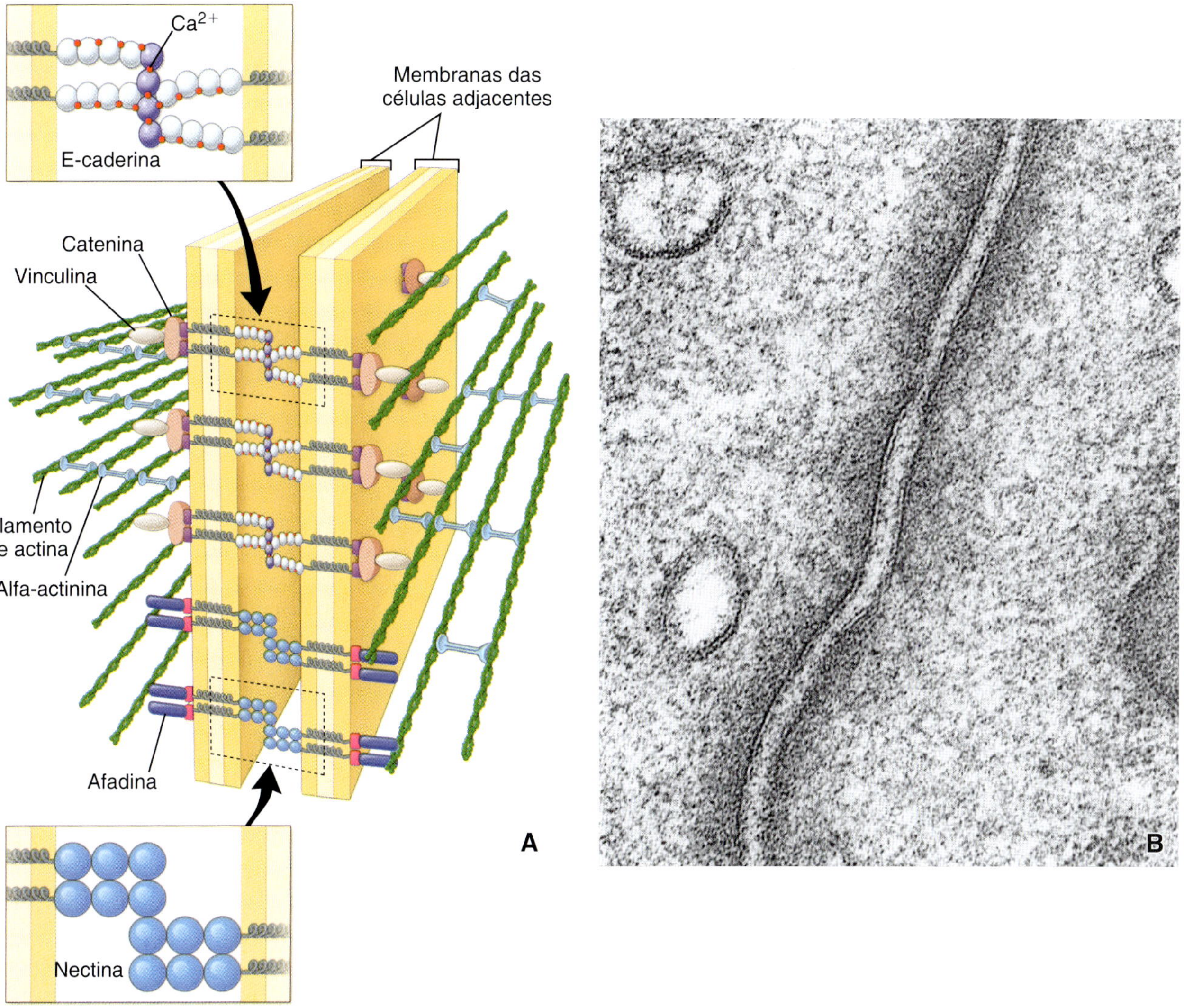

Figura 5.18 Zônula de adesão. A. Organização molecular da zônula de adesão. Os filamentos de actina das células adjacentes estão fixados ao complexo E-caderina-catenina. O complexo E-caderina-catenina interage com moléculas idênticas inseridas na membrana plasmática da célula adjacente. As interações das proteínas transmembrana são mediadas por íons cálcio. As proteínas nectina mostradas na parte inferior da junção pertencem a uma família de proteínas transmembrana independentes de cálcio. Suas interações não são tão fortes quanto as das caderinas; portanto, elas medeiam junções de adesão muito mais fracas encontradas em áreas especializadas expostas a alterações dinâmicas e remodelagem tecidual rápida. **B.** Eletromicrografia da zônula de adesão. As membranas plasmáticas estão separadas por um espaço intercelular relativamente uniforme. Esse espaço aparece claro, mostrando apenas uma quantidade esparsa de uma substância elétron-densa difusa, que representa os domínios extracelulares da E-caderina. O lado citoplasmático da membrana plasmática exibe um material moderadamente elétron-denso contendo filamentos de actina. 100.000×.

Ca^{2+} leva à dissociação das moléculas de E-caderina e à ruptura da junção. Além disso, o complexo E-caderina-catenina funciona como uma molécula mestre na regulação não apenas de adesão celular, mas também de polaridade, diferenciação, migração, proliferação e sobrevida das células epiteliais.

Como já foi descrito, na maioria das células epiteliais, a zônula de adesão é formada por complexos E-caderina-catenina. Todavia, em muitos casos, essas junções contêm outras CAMs pertencentes à família nectina (nectina-1, nectina-2, nectina-3 e nectina-4). As nectinas são proteínas transmembrana e seus domínios extracelulares desenvolvem associações homofílicas e heterofílicas com proteínas da membrana plasmática adjacente. A cauda citoplasmática da nectina se liga à afadina, uma grande proteína ligadora de actina (206 kDa) que ancora a nectina ao citoesqueleto de actina (ver Figura 5.18A). Em alguns locais especializados de adesão intercelular, não há caderinas e as nectinas atuam como molécula primária de adesão celular. As zônulas de oclusão baseadas em nectina são fundamentalmente diferentes daquelas baseadas em caderina. As moléculas de nectina não conseguem criar adesões intercelulares fortes. Essas junções de adesão fracas baseadas em nectina são formadas em áreas especializadas onde as junções estão expostas a regulação dinâmica e rápida remodelagem tecidual. São exemplos dessas junções aquelas entre as células de Sertoli e as espermátides nos testículos, as junções entre células pigmentadas e não pigmentadas no epitélio ciliar dos olhos e as junções nas papilas dentárias e o tubo neural durante o desenvolvimento embrionário. Pesquisas recentes indicam que o **complexo nectina-afadina** é um alvo proteico essencial para o **vírus do sarampo** ao penetrar no epitélio respiratório. O vírus do sarampo utiliza a via paracelular e, ao se ligar à nectina, cria uma abertura no domínio lateral da célula epitelial para a propagação rápida no epitélio das vias respiratórias.

As características da zônula de adesão à ME incluem espaço intercelular bem-definido e placas indistintas ao longo do lado citoplasmático das membranas plasmáticas.

Boxe 5.3

Correlação clínica | Complexos juncionais como alvos de agentes patogênicos

Os **epitélios** formam uma barreira física que possibilita ao corpo manter a homeostasia interna, enquanto protege o organismo de agentes patogênicos prejudiciais do ambiente externo. A maneira mais fácil de muitos vírus, bactérias e parasitos comprometerem com sucesso as funções protetoras da camada epitelial consiste em destruir os complexos juncionais entre as células epiteliais. Várias proteínas encontradas nas especializações juncionais da membrana celular são afetadas por moléculas produzidas ou expressas por esses agentes patogênicos.

Bactérias

Uma bactéria comum que causa intoxicação alimentar, *Clostridium perfringens*, ataca a junção da zônula de oclusão. Esse microrganismo está amplamente distribuído no ambiente externo e é encontrado na flora intestinal de seres humanos e de muitos animais domésticos. A intoxicação alimentar caracteriza-se por dor abdominal intensa e diarreia, com início 8 a 22 horas após a ingestão de alimentos contaminados por essas bactérias. Em geral, os sintomas melhoram dentro de 24 horas. A enterotoxina produzida por *C. perfringens* é uma proteína pequena de 35 kDa, cuja extremidade carboxiterminal liga-se especificamente às moléculas de claudina 3 e 4 da zônula de oclusão. Sua extremidade aminoterminal forma poros dentro do domínio apical da membrana plasmática. A ligação às claudinas impede a sua incorporação nos filamentos da zônula de oclusão e resulta em disfunção e ruptura da junção. A desidratação que ocorre com esse tipo de intoxicação alimentar resulta de um movimento maciço de líquido através das vias paracelulares para dentro do lúmen do intestino.

Helicobacter pylori, outra bactéria, reside no estômago e se liga aos domínios extracelulares das proteínas da zônula de oclusão. Durante esse processo, a CagA, uma proteína de 128 kDa exposta na superfície produzida pelas bactérias, é translocada do microrganismo para o citoplasma, onde é direcionada para as proteínas ZO-1 e JAM. Em consequência, ocorre ruptura da barreira da zônula de oclusão, e a sua capacidade de sinalizar a tirosinoquinase diminui, causando rearranjos citoesqueléticos. *H. pylori* causa lesão da barreira protetora do estômago, o que pode levar ao desenvolvimento de úlceras gástricas e carcinomas gástricos.

Vírus

O grupo específico de vírus de RNA responsável pela enterite do lactente (inflamação do intestino) usa a via de sinalização JAM intracelular. A fixação e a endocitose de reovírus são iniciadas pela interação de sua proteína ligante viral com uma molécula de JAM. Essa interação ativa a proteína fator nuclear-κB (NFκB, do inglês *nuclear factor-κB protein*), que migra para dentro do núcleo e deflagra uma cascata de eventos celulares que levam à apoptose. Esse achado sugere que as JAMs são usadas como moléculas de transdução de sinal para transmitir impulsos do ambiente externo para o núcleo da célula.

As proteínas associadas à zônula de oclusão que expressa a sequência de domínio PDZ são alvos de adenovírus e papilomavírus oncogênicos. As oncoproteínas virais produzidas por esses vírus ligam-se por meio de seus domínios de ligação PDZ à ZO-2 e à proteína contendo múltiplas PDZ 1 (MUPP-1, do inglês *multi-PDZ–containing protein-1*). O efeito oncogênico dessas interações é atribuído, em parte, ao sequestro e à degradação da zônula de oclusão e às proteínas supressoras associadas aos vírus.

Parasitos

O ácaro da poeira doméstica comum, *Dermatophagoides pteronyssinus*, também destrói as junções da zônula de oclusão. Ele pertence à família dos aracnídeos, que inclui aranhas, escorpiões e carrapatos. Quando suas bolinhas (péletes) fecais são inaladas com as partículas de poeira, a serina e a cisteína peptidases presentes nas fezes clivam a proteína de oclusão e a ZO-1, resultando em ruptura das junções da zônula de oclusão no epitélio respiratório. A perda da barreira epitelial protetora no pulmão expõe esse órgão aos alergênios inalados e inicia uma resposta imune que pode levar a graves crises de asma.

Quando examinada à MET, a zônula de adesão caracteriza-se por um espaço uniforme de 15 a 20 nm entre as membranas celulares opostas (ver Figura 5.18B). O espaço intercelular é de baixa densidade de elétrons, aparecendo quase claro, mas está evidentemente ocupado por componentes extracelulares das moléculas de E-caderina ou nectina adjacentes e íons Ca^{2+}. Nos confins da zônula de adesão, um material moderadamente elétron-denso, denominado placa indeterminada, é encontrado ao longo do lado citoplasmático da membrana de cada célula. Esse material corresponde à localização do componente citoplasmático do complexo E-caderina-catenina e suas proteínas associadas (alfa-actinina, cateninas, vinculina e afadina) às quais os filamentos de actina se fixam. Evidências também sugerem que a placa indeterminada represente a substância corável na MO, a barra terminal. Em associação a esse material elétron-denso, encontra-se um arranjo de filamentos de actina de 6 nm, que se estiram através do citoplasma apical da célula epitelial, a trama terminal.

A fáscia de adesão é uma junção semelhante a uma lâmina que estabiliza os tecidos não epiteliais.

As ligações físicas que ocorrem entre as células em outros tecidos diferentes do epitélio geralmente não são proeminentes, mas existe pelo menos uma exceção notável. As células musculares cardíacas estão dispostas em um arranjo terminoterminal, formando unidades contráteis semelhantes a filamentos. As células estão aderidas entre si por uma combinação de desmossomos típicos, ou máculas de adesão, e placas de adesão largas, que se assemelham morfologicamente à zônula de adesão das células epiteliais. Como a fixação não é anelar, mas apresenta uma face larga, é denominada fáscia de adesão (Figura 5.19). Em nível molecular, a estrutura da fáscia de adesão assemelha-se àquela da zônula de adesão; ela também contém a proteína da zônula de oclusão, a ZO-1, encontrada nas junções firmes das células epiteliais.

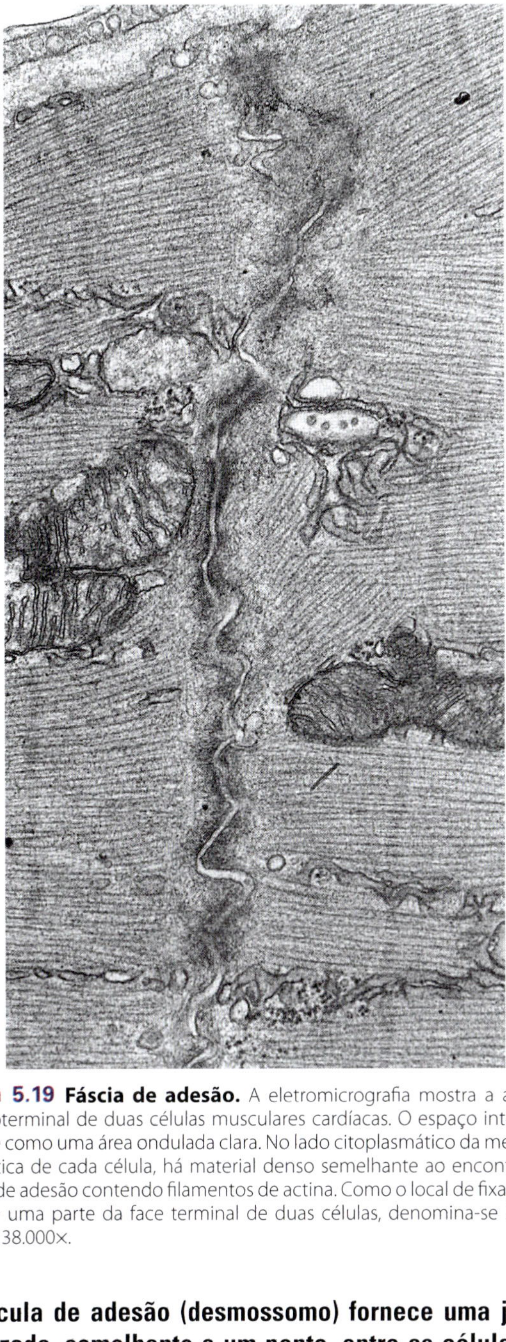

Figura 5.19 Fáscia de adesão. A eletromicrografia mostra a aposição terminoterminal de duas células musculares cardíacas. O espaço intercelular aparece como uma área ondulada clara. No lado citoplasmático da membrana plasmática de cada célula, há material denso semelhante ao encontrado na zônula de adesão contendo filamentos de actina. Como o local de fixação aqui envolve uma parte da face terminal de duas células, denomina-se *fáscia de adesão*. 38.000×.

A mácula de adesão (desmossomo) fornece uma junção localizada, semelhante a um ponto, entre as células epiteliais.

A mácula de adesão representa uma importante junção de fixação intercelular, que propicia uma ligação particularmente forte, conforme demonstrado por estudos de microdissecção. A mácula de adesão foi originalmente descrita nas células epidérmicas e foi denominada desmossomo. Essas junções estão localizadas no domínio lateral da célula, de maneira muito semelhante a uma série de pontos de soldagem (ver Figura 5.13A), e medeiam o contato intercelular direto ao propiciar locais de ancoragem para os filamentos intermediários. Evidências crescentes sugerem que a mácula de adesão, além de sua função estrutural, participe da morfogênese e da diferenciação dos tecidos.

No epitélio simples formado por células cuboides ou colunares, a mácula de adesão é encontrada juntamente com as junções de oclusão (zônula de oclusão) e de adesão (zônula de adesão). Como a mácula de adesão ocupa pequenos sítios localizados na superfície lateral da célula, não é uma estrutura contínua ao redor da célula como a zônula de adesão. Por conseguinte, um corte perpendicular à superfície de uma célula, realizado através de toda a superfície lateral, frequentemente não incluirá uma mácula de adesão. No entanto, o corte sempre irá incluir a zônula de adesão.

Na área da mácula de adesão, as desmogleínas e as desmocolinas fornecem a ligação entre as membranas plasmáticas de células adjacentes.

A ME revela que a mácula de adesão tem uma estrutura completa. No lado citoplasmático da membrana plasmática de cada célula adjacente, há uma estrutura discoide que consiste em material muito denso, denominado placa de fixação desmossômica. Essa estrutura mede cerca de 400 × 250 × 10 nm e ancora os filamentos intermediários (Figura 5.20A). Os filamentos parecem fazer uma alça através das placas de fixação e estendem-se de volta ao citoplasma. Acredita-se que eles desempenhem um papel na dissipação de forças físicas por toda a célula a partir do local de fixação. Em nível molecular, cada placa de fixação é composta de várias proteínas constitutivas, principalmente desmoplaquinas e placoglobinas, que são capazes de ancorar os filamentos intermediários (Figura 5.20B).

O espaço intercelular da mácula de adesão é visivelmente mais largo (até 30 nm) que o da zônula de adesão, e é ocupado por uma faixa medial densa, a linha intermediária. Essa linha representa porções extracelulares das glicoproteínas transmembrana, as desmogleínas e desmocolinas, membros da família das caderinas das moléculas de adesão celular dependentes de Ca^{2+}. Quando há Ca^{2+}, as porções extracelulares das desmogleínas e desmocolinas ligam-se a moléculas idênticas adjacentes de células vizinhas (ligação homotípica). Estudos cristalográficos com raios X sugerem que o domínio de ligação extracelular das proteínas de uma célula interage com dois domínios de caderinas adjacentes em uma orientação antiparalela, formando, assim, um zíper de caderina na área do desmossomo (ver Figura 5.20B). As porções citoplasmáticas das desmogleínas e das desmocolinas são componentes integrantes da placa de fixação desmossômica. Elas interagem com as placoglobinas e as desmoplaquinas que estão envolvidas na montagem do desmossomo e na ancoragem dos filamentos intermediários.

As células de diferentes epitélios necessitam de diversos tipos de fixações.

Nos epitélios que servem como barreiras fisiológicas, o complexo juncional é particularmente significativo, visto que serve para criar uma barreira a longo prazo, possibilitando que as células se compartimentalizem e restrinjam a livre passagem de substâncias através do epitélio. Embora seja a zônula de oclusão do complexo juncional que afeta principalmente essa função, são as propriedades adesivas da zônula e da mácula de adesão que protegem contra a ruptura física da barreira. Em outros epitélios, há uma necessidade de ligação substancialmente mais forte entre as células em diversos planos. Nas células epiteliais estratificadas da epiderme, por exemplo, numerosas máculas de adesão mantêm a adesão entre células adjacentes. No músculo cardíaco, onde existe necessidade semelhante de forte adesão, uma combinação da mácula de adesão e da fáscia de adesão desempenha essa função.

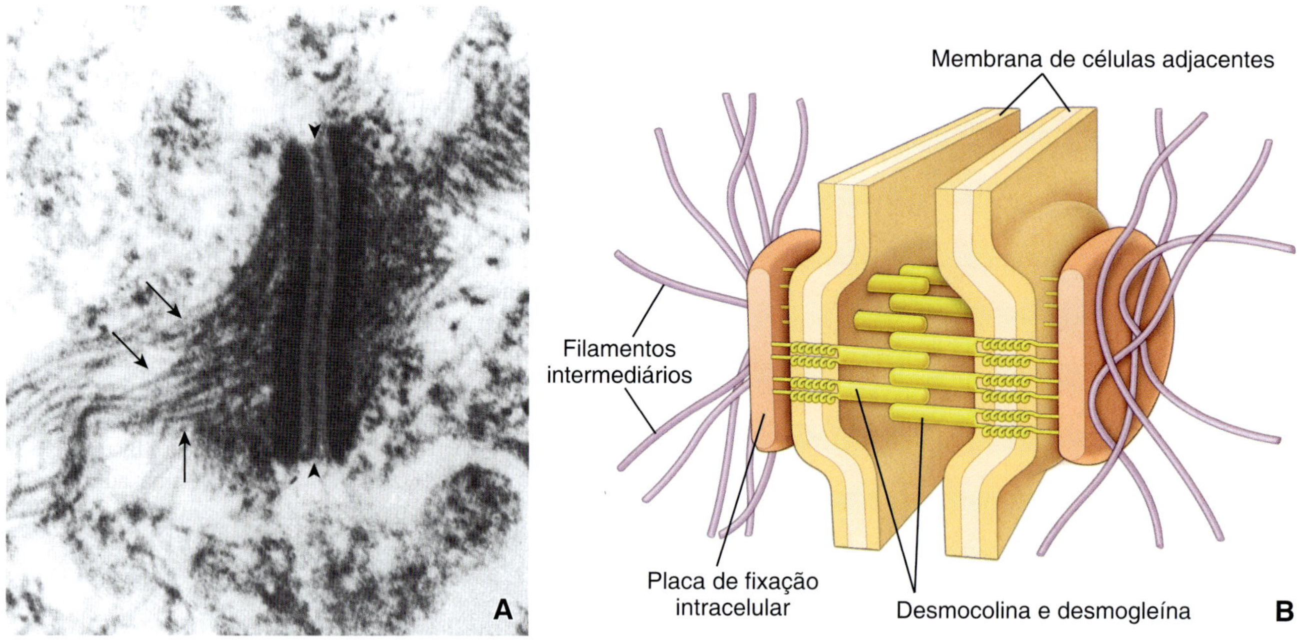

Figura 5.20 Estrutura molecular da mácula de adesão (desmossomo). A. Eletromicrografia de mácula de adesão, que mostra os filamentos intermediários (*setas*) aderindo a uma placa de fixação intracelular densa localizada no lado citoplasmático da membrana plasmática. O espaço intercelular também é ocupado por material elétron-denso (*pontas de seta*) contendo desmocolinas e desmogleínas. O espaço intercelular acima e abaixo da mácula de adesão não está totalmente definido, devido à extração da membrana plasmática para mostrar os componentes dessa estrutura. 40.000×. (Cortesia do Dr. Ernst Kallenbach.) **B.** Diagrama esquemático mostrando a estrutura da mácula de adesão. Observe a placa de fixação intracelular com filamentos intermediários ancorados. As porções extracelulares das desmocolinas e desmogleínas das células opostas interagem entre si na área localizada do desmossomo, formando o "zíper de caderina".

Junções comunicantes

As junções comunicantes, também denominadas junções *gap* ou nexos, são as únicas estruturas celulares conhecidas que possibilitam a passagem direta de moléculas sinalizadoras de uma célula para outra. São encontradas em uma ampla variedade de tecidos, incluindo epitélios, músculos liso e cardíaco e nervos. As junções comunicantes são importantes nos tecidos nos quais as atividades das células adjacentes devem ser coordenadas, como epitélios envolvidos no transporte de líquidos e eletrólitos, músculo liso vascular e intestinal ou músculo cardíaco. Uma junção comunicante consiste em um acúmulo de canais transmembrana ou poros em um arranjo firmemente acondicionado. As células trocam íons, moléculas reguladoras e pequenos metabólitos através desses poros. O número de poros em uma junção comunicante pode variar consideravelmente, assim como o número de junções comunicantes entre as células adjacentes.

Vários métodos são usados para estudar a estrutura e a função das junções comunicantes.

Vários procedimentos têm sido usados para estudar as junções comunicantes, incluindo a injeção de corantes ou compostos fluorescentes radiomarcados e a mensuração de fluxo de corrente elétrica entre células. Nos estudos com corantes, um corante fluorescente é injetado com uma micropipeta dentro de uma célula. Depois de um curto período, o corante pode ser observado com facilidade nas células imediatamente adjacentes. Estudos de condutância elétrica mostram que as células vizinhas unidas por junções comunicantes exibem baixa resistência elétrica entre elas quando o fluxo de corrente é alto; por esse motivo, as junções comunicantes também são denominadas junções de baixa resistência.

Técnicas atuais de biologia molecular possibilitam o isolamento de clones de DNA complementar que codificam uma família de proteínas da junção comunicante (conexinas) e as expressam em células de culturas de tecidos. As conexinas expressas em células transfectadas produzem junções comunicantes, que podem ser isoladas e estudadas por métodos moleculares e bioquímicos, bem como por técnicas de imagem aprimoradas de cristalografia eletrônica e microscopia de força atômica (MFA).

As junções comunicantes são formadas por 12 subunidades da família da proteína conexina.

Quando vista com MET, a junção comunicante aparece como uma área de contato entre as membranas plasmáticas das células adjacentes (Figura 5.21A). Técnicas de imagem em alta resolução, como a microscopia crioeletrônica, têm sido usadas para examinar a estrutura das junções comunicantes. Tais estudos revelam grupos de canais firmemente acondicionados, cada um formado por duas metades de canais, denominadas conexons, inseridas nas membranas voltadas uma para a outra. Esses canais são representados por pares de conexons que fazem uma ponte sobre o espaço extracelular entre as células adjacentes. Como o próprio nome sugere, o conexon em uma membrana celular está exatamente alinhado com um conexon correspondente na membrana de uma célula adjacente e, por conseguinte, possibilita a comunicação entre as células.

Cada conexon contém seis subunidades simétricas de uma proteína integrante da membrana, denominada conexina (Cx), que está emparelhada com uma estrutura semelhante da membrana adjacente; assim, cada canal consiste em 12 subunidades. As subunidades estão configuradas em um arranjo circular para circundar um canal transmembrana cilíndrico de 10 nm de comprimento, com diâmetro de 2,8 nm (ver Figura 5.21B).

Atualmente, 21 membros da família de proteínas da conexina foram identificados. Todos atravessam a bicamada lipídica 4 vezes (*i. e.*, têm quatro domínios transmembrana). A maioria dos conexons emparelha-se com conexons idênticos (interação homotípica) na membrana plasmática adjacente. Esses canais possibilitam que as moléculas passem uniformemente em ambos os sentidos; no entanto, os canais heterotípicos podem ter função assimétrica, passando certas moléculas mais rapidamente em um sentido que no outro.

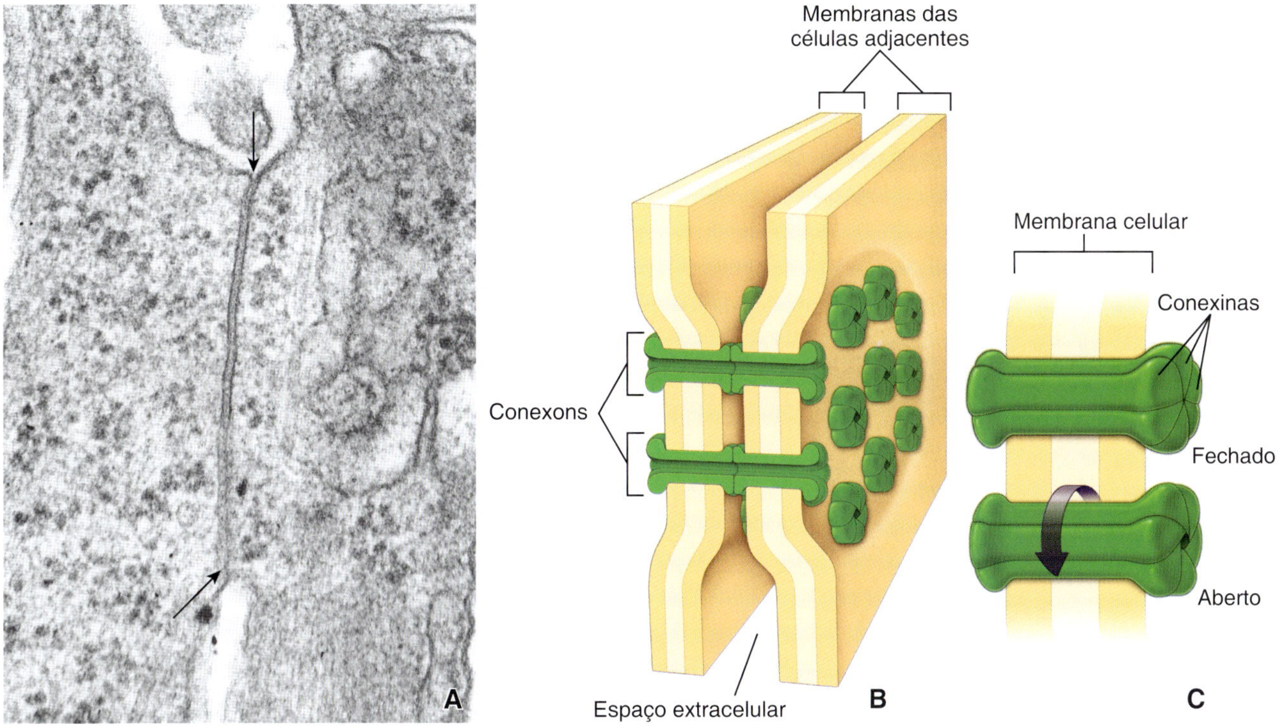

Figura 5.21 Estrutura de uma junção comunicante. A. Eletromicrografia mostrando as membranas plasmáticas de duas células adjacentes formando uma junção comunicante. As membranas unitárias (*setas*) aproximam-se uma da outra, estreitando o espaço intercelular para produzir um intervalo de 2 nm de largura. 76.000×. **B.** Desenho de uma junção comunicante mostrando as membranas das células adjacentes e os componentes estruturais da membrana que formam os canais ou passagens entre as duas células. Cada passagem é formada por um arranjo circular de seis subunidades de proteínas transmembrana em formato de haltere, que atravessam a membrana plasmática de cada célula. Esses complexos, denominados *conexons*, têm uma abertura central de aproximadamente 2 nm de diâmetro. Os canais formados pelo registro de pares complementares adjacentes de conexons possibilitam o fluxo de pequenas moléculas através deles, mas não para dentro do espaço intercelular. Em contrapartida, as substâncias no espaço intercelular podem permear a área de uma junção comunicante fluindo em torno dos complexos de conexons, mas não conseguem entrar nos canais. **C.** O diâmetro do canal de um conexon individual é regulado por alterações reversíveis na conformação de cada conexina.

A microscopia de força atômica revela modificações na conformação das conexinas que provocam a abertura ou o fechamento das junções comunicantes.

Estudos antigos de microscopia eletrônica de junções comunicantes isoladas sugeriram que os canais da junção comunicante se abrem e se fecham pela torção das subunidades de conexina (ver Figura 5.21C). Estudos recentes com MFA fornecem uma observação dinâmica das alterações da conformação que ocorre nos conexons. Os canais nas junções comunicantes flutuam rapidamente entre um estado aberto e um fechado por meio de alterações reversíveis na conformação de cada conexina. A mudança na conformação das moléculas de conexina que desencadeia o fechamento dos canais de junção comunicante em sua superfície extracelular parece ser induzida por íons Ca^{2+} (Figura 5.22). No entanto, também foram identificados outros mecanismos de controle independentes de cálcio, responsáveis pelo fechamento e pela abertura dos domínios citoplasmáticos dos canais das junções comunicantes.

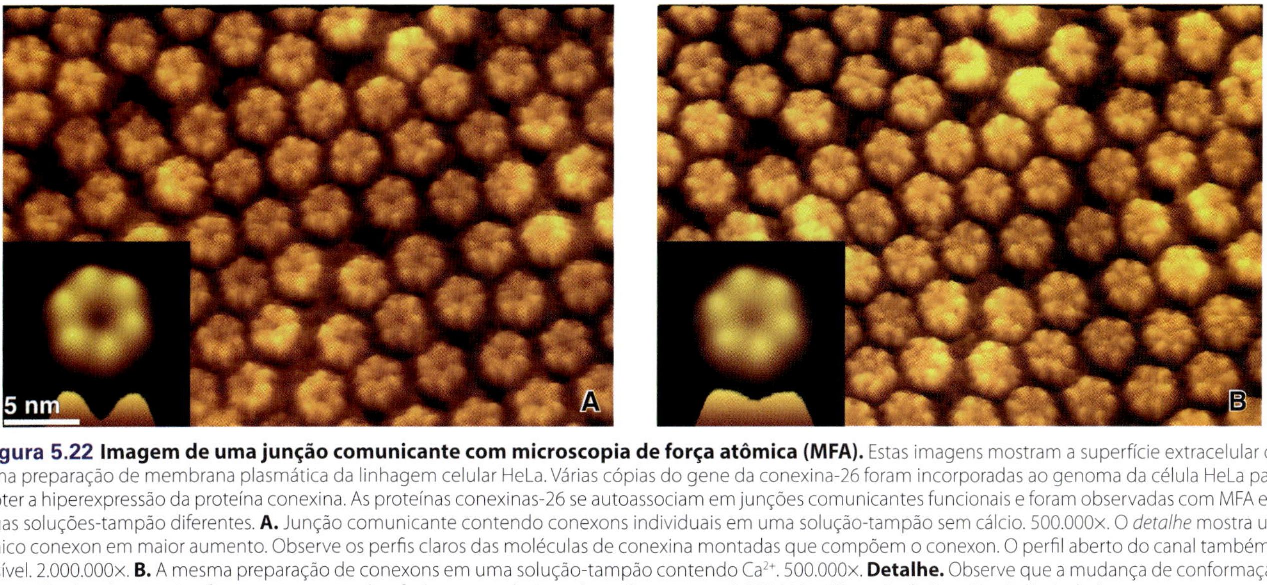

Figura 5.22 Imagem de uma junção comunicante com microscopia de força atômica (MFA). Estas imagens mostram a superfície extracelular de uma preparação de membrana plasmática da linhagem celular HeLa. Várias cópias do gene da conexina-26 foram incorporadas ao genoma da célula HeLa para obter a hiperexpressão da proteína conexina. As proteínas conexinas-26 se autoassociam em junções comunicantes funcionais e foram observadas com MFA em duas soluções-tampão diferentes. **A.** Junção comunicante contendo conexons individuais em uma solução-tampão sem cálcio. 500.000×. O *detalhe* mostra um único conexon em maior aumento. Observe os perfis claros das moléculas de conexina montadas que compõem o conexon. O perfil aberto do canal também é visível. 2.000.000×. **B.** A mesma preparação de conexons em uma solução-tampão contendo Ca^{2+}. 500.000×. **Detalhe.** Observe que a mudança de conformação das moléculas de conexina fez com que o canal se fechasse e reduziu a altura do conexon. 2.000.000×. (Cortesia da Dra. Gina E. Sosinsky.)

As mutações nos genes da conexina constituem fatores patogênicos importantes em diversas doenças. Por exemplo, uma mutação no gene que codifica a **conexina-26 (Cx26)** está associada à **surdez congênita**. As junções comunicantes formadas pela Cx26 são encontradas na orelha interna e são responsáveis pela recirculação de K^+ no epitélio sensorial da cóclea. Outras mutações que afetam os genes da **Cx46** e da **Cx50** foram identificadas em indivíduos com **catarata** hereditária. Ambas as proteínas estão localizadas no cristalino (ou, segundo a Terminologia Anatômica, lente do olho) e formam junções comunicantes extensas entre as células epiteliais e as fibras do cristalino. Essas junções comunicantes desempenham papel crucial na liberação de nutrientes e na remoção de metabólitos do ambiente avascular do cristalino.

O Quadro 5.5 fornece um resumo das características de todas as junções discutidas neste capítulo.

Quadro 5.5 Resumo das características das junções.

	Classificação		Principais proteínas ligantes	Ligantes extracelulares	Componentes do citoesqueleto	Proteínas de fixação intracelulares associadas	Funções
Junção de oclusão (intercelular)	**Zônula de oclusão**	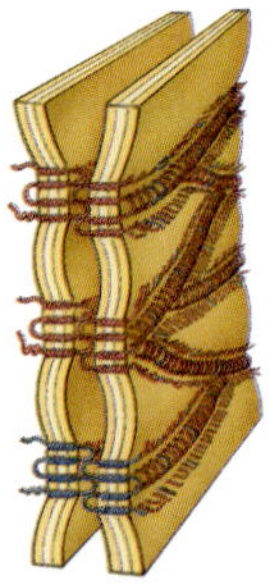	Ocludinas, claudinas, JAM, tricelulina (em junções tricelulares)	Ocludinas, claudinas, JAM, tricelulina na célula adjacente	Filamentos de actina	ZO-1, ZO-2, ZO-3, angulinas, FAS-6, cingulina, simplectina, ASIP/Povr 3, Rab36, Rab13, Rab8, Sec4, Sec6, Sec8	Veda as células adjacentes, controla a passagem das moléculas entre elas (permeabilidade), define o domínio apical da membrana plasmática, envolvida na sinalização celular
Junções de fixação (intercelular)	**Zônula de adesão**	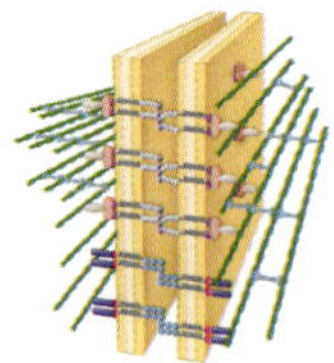	Complexo de E-caderina-catenina, nectinas	Complexo de E-caderina-catenina, nectinas na célula adjacente	Filamentos de actina	Alfa-actinina, vinculina, cateninas, afadina	Acopla o citoesqueleto de actina à membrana plasmática nas regiões de adesão intercelular
	Mácula de adesão (**desmossomo**)	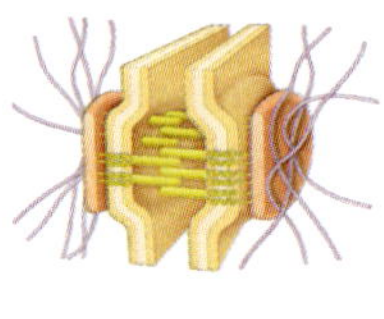	Caderinas (p. ex., desmogleínas, desmocolinas)	Desmogleínas, desmocolinas na célula adjacente	Filamentos intermediários	Desmoplaquinas, placoglobinas	Acopla os filamentos intermediários à membrana plasmática nas regiões de adesão intercelular
Junções de fixação (célula com a matriz extracelular)	**Adesão focal**	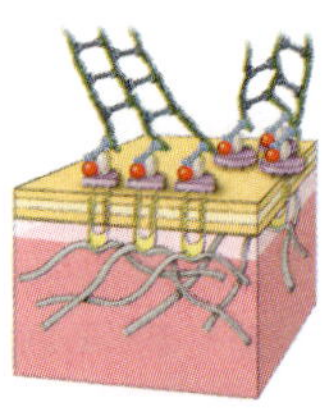	Integrinas	Proteínas da matriz extracelular (p. ex., fibronectina)	Filamentos de actina	Vinculina, talina, alfa-actinina, paxilina	Ancora o citoesqueleto de actina na matriz extracelular, detecta e transduz sinais do exterior da célula
	Hemidesmossomo	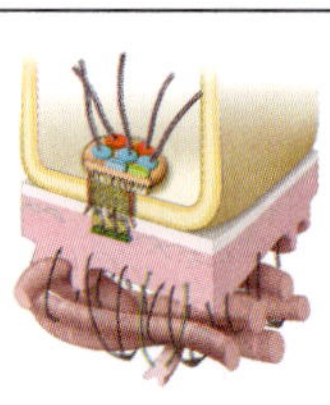	Integrinas (integrina $\alpha_6\beta_4$), colágeno XVII	Proteína da matriz extracelular (p. ex., laminina-332, colágeno IV)	Filamentos intermediários (possíveis microtúbulos e filamentos de actina por meio de interação com a plectina)	Proteínas semelhantes à desmoplaquina BP230, plectina, erbina	Ancora os filamentos intermediários à matriz extracelular
Junção comunicante (intercelular)	**Junção comunicante** (**nexo**)	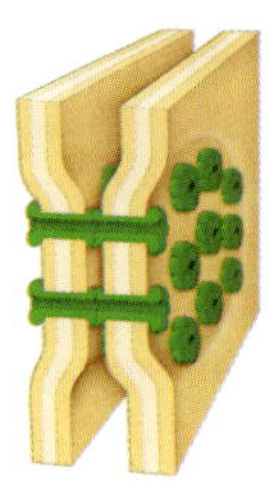	Conexina	Conexina na célula adjacente	Nenhum	Desconhecidas	Cria um conduto entre duas células adjacentes para a passagem de pequenos íons e micromoléculas de informação

BP, penfigoide bolhoso; FAS, fator antissecretor; ASIP, proteína de sinalização aguti; JAM, molécula de adesão juncional; ZO, zônula de oclusão.

Modificações morfológicas da superfície lateral da célula

As pregas da superfície lateral da célula criam prolongamentos citoplasmáticos interdigitais entre células adjacentes.

As superfícies laterais de certas células epiteliais exibem um limite tortuoso resultante de pregueamentos ou pregas ao longo da borda de cada célula com sua vizinha (Figura 5.23). Esses pregueamentos aumentam a área de superfície lateral da célula e são particularmente proeminentes nos epitélios que transportam líquidos e eletrólitos, como o epitélio intestinal e o epitélio da vesícula biliar. No transporte ativo de líquidos, os íons sódio são bombeados para fora do citoplasma na membrana plasmática lateral pela Na^+/K^+-ATPase localizada na membrana. Em seguida, os ânions difundem-se através da membrana para manter a neutralidade elétrica, e a água se difunde a partir do citoplasma para o espaço intercelular, impulsionada pelo gradiente osmótico entre a concentração de sódio no espaço intercelular e a concentração no citoplasma. O espaço intercelular distende-se em razão do líquido acumulado que se movimenta através do epitélio, mas o grau de distensão é limitado pelas ligações juncionais nas porções apical e basal da célula. A pressão hidrostática aumenta gradualmente no espaço intercelular e impulsiona o movimento de um líquido essencialmente isotônico do espaço para o tecido conjuntivo subjacente. A junção de oclusão na extremidade apical do espaço intercelular impede que o líquido se mova no sentido oposto. Como a ação da bomba de sódio retira do citoplasma o sódio e a água, estes são repostos por difusão através da membrana plasmática apical. A superfície da membrana plasmática apical é acentuadamente aumentada pela existência de microvilosidades, possibilitando, assim, o movimento contínuo de líquido do lúmen (ou seja, intestinos ou vesícula biliar) para o tecido conjuntivo enquanto a Na^+/K^+-ATPase está ativa.

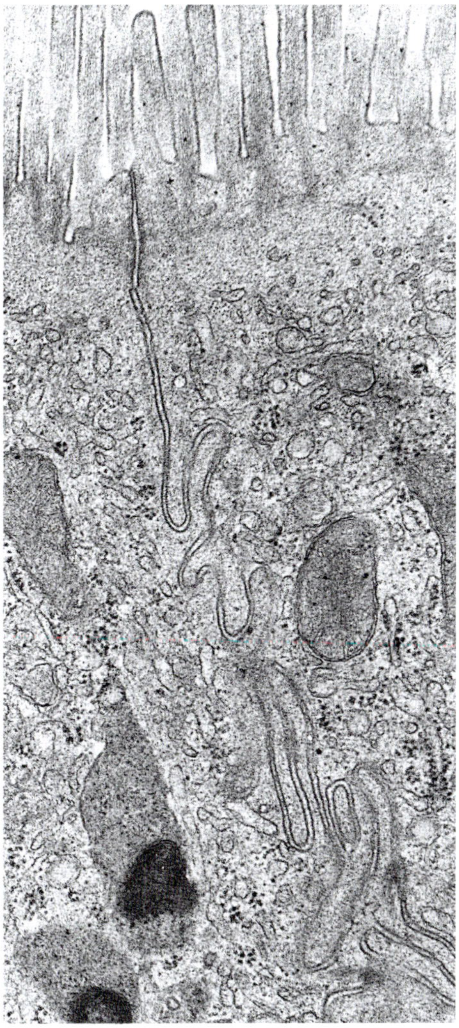

Figura 5.23 Interdigitações laterais. Esta eletromicrografia mostra pregueamentos ou interdigitações das superfícies laterais de duas células absortivas intestinais adjacentes. 25.000×.

■ DOMÍNIO BASAL E SUAS ESPECIALIZAÇÕES NA ADESÃO ENTRE A CÉLULA E A MATRIZ EXTRACELULAR

O domínio basal das células epiteliais caracteriza-se por vários aspectos:

- A membrana basal é uma estrutura especializada localizada próximo ao domínio basal das células epiteliais e do estroma do tecido conjuntivo subjacente
- As junções entre a célula e a matriz extracelular ancoram a célula à matriz extracelular; são representadas por adesões focais e hemidesmossomos
- Os pregueamentos da membrana basal aumentam a área de superfície e facilitam as interações morfológicas entre as células adjacentes e as proteínas da matriz extracelular.

Estrutura e função da membrana basal

O termo membrana basal foi originalmente conferido a uma camada densa e amorfa de espessura variável na superfície basal dos epitélios. Embora uma estrutura proeminente, designada *membrana basal*, seja observada com a coloração pela hematoxilina e eosina (H-E) em algumas localizações, como a traqueia (Figura 5.24) e, em certas ocasiões, a bexiga e os ureteres, a membrana basal exige coloração especial para ser vista ao MO. Tal exigência é causada, em parte, pela sua finura e pelo efeito da coloração com eosina, que a torna indistinguível do tecido conjuntivo imediatamente adjacente. Na traqueia, a estrutura que frequentemente é descrita como membrana basal inclui não apenas a membrana basal verdadeira, mas também uma camada adicional de fibrilas colágenas estreitamente espaçadas e alinhadas, que pertencem ao tecido conjuntivo.

Diferentemente da H-E (Figura 5.25A), a técnica de coloração com o ácido periódico de Schiff (PAS, do inglês *periodic acid-Schiff*) (Figura 5.25B) resulta em uma reação positiva no local da membrana basal. Esta aparece como uma fina camada de coloração magenta, bem-definida, entre o epitélio e o tecido conjuntivo. O corante reage com o componente açúcar dos proteoglicanos, acumulando-se em quantidade e densidade suficientes para tornar a membrana basal visível ao MO. As técnicas que envolvem a redução dos sais de prata pelos açúcares escurecem a membrana basal, e também são utilizadas para demonstrar essa estrutura. Embora, classicamente, a membrana basal seja descrita como exclusivamente associada aos epitélios, locais PAS-positivos e reativos à prata semelhantes podem ser demonstrados ao redor das células de sustentação dos nervos periféricos, adipócitos e células musculares (Figura 5.26);

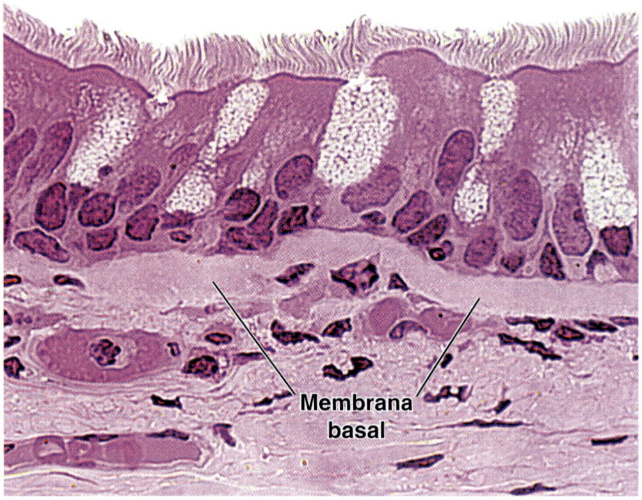

Figura 5.24 Membrana basal da traqueia. Fotomicrografia de um corte corado por hematoxilina e eosina (H-E) do epitélio pseudoestratificado ciliado da traqueia. A membrana basal aparece como uma camada homogênea espessa logo abaixo do epitélio. Na realidade, constitui uma parte do tecido conjuntivo e é composta, em grande parte, por fibrilas colágenas densamente acondicionadas. 450×.

essa característica ajuda a distingui-los do tecido conjuntivo circundante nos cortes histológicos. Outras células do tecido conjuntivo, além dos adipócitos, não exibem reação PAS-positiva ou à prata semelhante. O fato de que as células do tecido conjuntivo não sejam, em sua maioria, circundadas por material de membrana basal é condizente com a sua falta de adesão a fibras do tecido conjuntivo. De fato, essas células precisam migrar dentro do tecido quando há estímulos apropriados para a sua função.

A lâmina basal constitui o local de fixação estrutural para as células epiteliais suprajacentes e o tecido conjuntivo subjacente.

As primeiras descrições da lâmina basal tiveram como base o exame de amostras preparadas rotineiramente para microscopia eletrônica. O exame do local das membranas basais epiteliais à microscopia eletrônica (ME) revela uma camada distinta de material de matriz elétron-denso, de 40 a 60 nm de espessura, entre o epitélio e o tecido conjuntivo adjacente (Figura 5.27), denominada lâmina basal ou, algumas vezes, lâmina densa. Quando observada em alta resolução, essa camada exibe uma rede de filamentos finos, de 3 a 4 nm, compostos de lamininas, uma molécula de colágeno do tipo IV, e vários proteoglicanos e glicoproteínas associados. Entre a lâmina basal e a célula, há uma área relativamente clara ou elétron-transparente, a lâmina lúcida (também com cerca de 40 nm de largura). A área delineada pela lâmina lúcida contém porções extracelulares de CAM, principalmente receptores de fibronectina e de laminina. Esses receptores são membros da família de integrinas de proteínas transmembrana.

Com o desenvolvimento de novas técnicas de preparação para microscopia eletrônica, a lâmina lúcida parece constituir um artefato de fixação; no estado vivo, a lâmina basal é composta de uma única camada de lâmina densa.

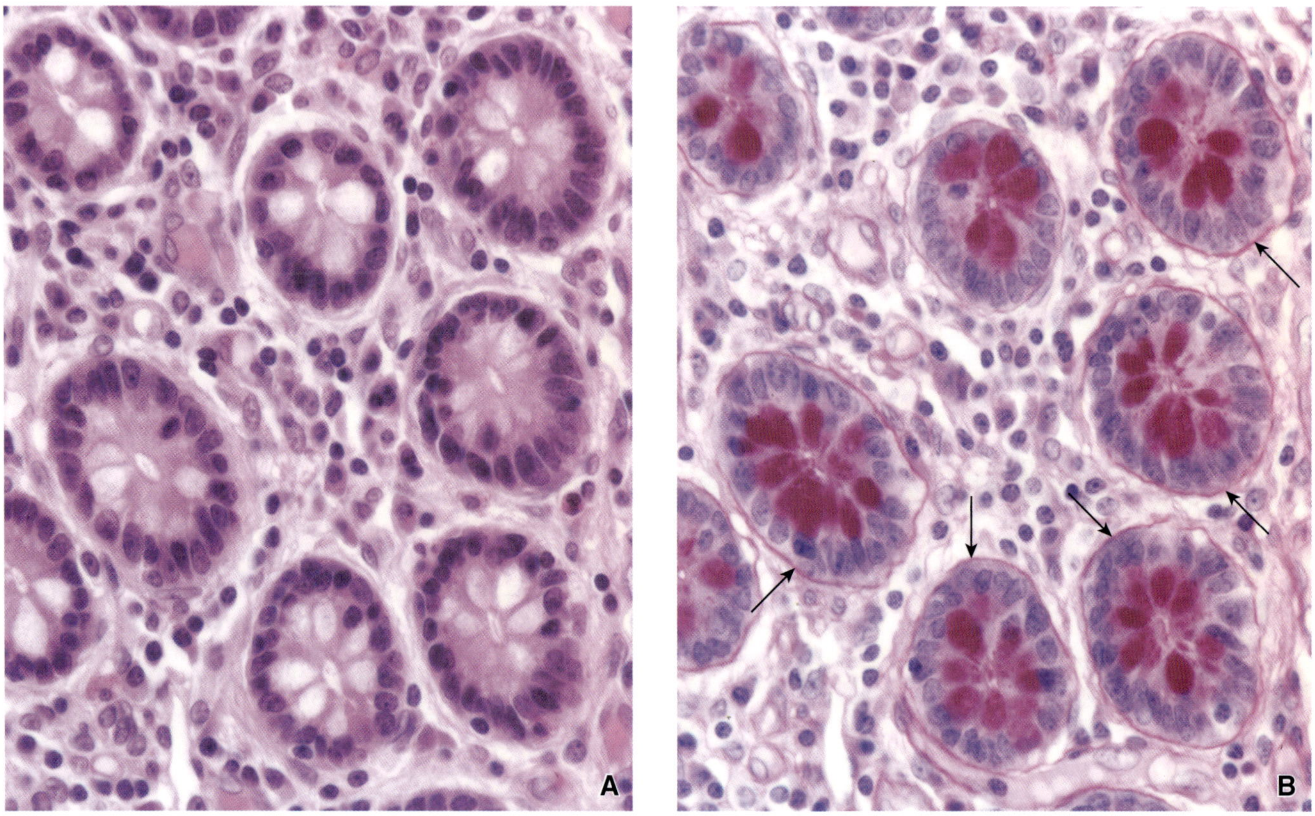

Figura 5.25 Fotomicrografias mostrando cortes seriados de glândulas intestinais do cólon. As glândulas nesta amostra foram cortadas transversalmente e aparecem como perfis redondos. **A.** Esta amostra foi corada por hematoxilina e eosina (H-E). Observe que nem a membrana basal nem a mucina que está localizada dentro das células caliciformes estão coradas. 550×. **B.** Este corte, corado pelo método do ácido periódico de Schiff (PAS), revela a membrana basal como uma fina camada de cor magenta (*setas*) entre a base das células epiteliais das glândulas e o tecido conjuntivo adjacente. A mucina no interior das células caliciformes também é PAS-positiva. 550×.

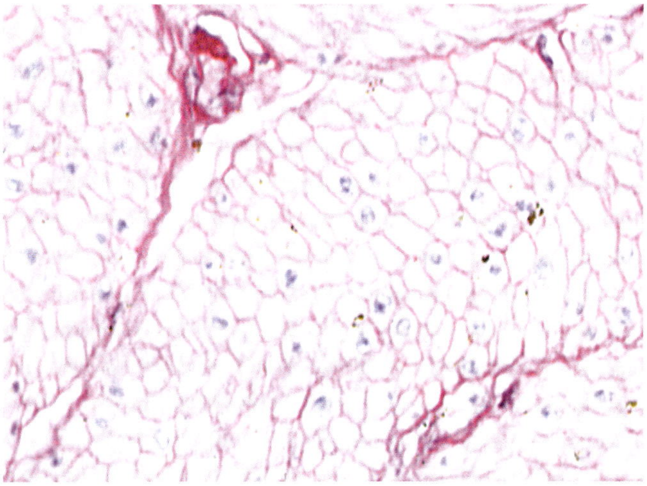

Figura 5.26 Lâmina externa do músculo liso. Esta fotomicrografia é de uma amostra corada pelo método do ácido periódico de Schiff (PAS) e contracorada com hematoxilina (núcleos pálidos). As células musculares foram cortadas transversalmente e aparecem como perfis poligonais, por causa da existência de material da membrana basal PAS-positivo que circunda cada célula. O citoplasma não está corado. Como o plano de corte atravessa cada célula muscular lisa, ele pode ou não atravessar a porção da célula que inclui o núcleo. Por conseguinte, em alguns dos perfis poligonais, os núcleos podem ser observados; em outros perfis, não aparece nenhum núcleo. 850×.

Se a amostra de tecido para microscopia eletrônica for fixada por métodos de congelamento de alta pressão (HPF, do inglês *high-pressure freezing*) e baixa temperatura (sem fixadores químicos), ela irá reter muito mais tecido que as amostras fixadas rotineiramente com glutaraldeído. O exame dessas amostras à ME revela que a lâmina basal é composta apenas pela lâmina densa. Não se detecta lâmina lúcida. Portanto, a lâmina lúcida pode representar um artefato da fixação química, que aparece quando as células epiteliais sofrem retração, em virtude da alta concentração de macromoléculas depositadas próximo ao domínio basal das células epiteliais. Provavelmente, a lâmina lúcida resulta da rápida desidratação que ocorre durante o processamento dos tecidos para a microscopia eletrônica. Outras estruturas visíveis à ME tradicional também não são visíveis quando os tecidos são preparados pelo método de HPF (Figura 5.28).

A lâmina basal nas células não epiteliais é designada como lâmina externa.

As células musculares, os adipócitos e as células de sustentação dos nervos periféricos exibem um material elétron-denso extracelular, que se assemelha à lâmina basal do epitélio. Esse material também apresenta reação positiva ao PAS, conforme descrito anteriormente (ver Figura 5.26). Embora o termo membrana basal não seja geralmente aplicado ao material extracelular corável dessas células não epiteliais visto na MO, os termos lâmina basal ou lâmina externa costumam ser empregados quando se trata de microscopia eletrônica.

A lâmina basal contém moléculas que se reúnem para formar uma estrutura laminar.

As análises das lâminas basais derivadas dos epitélios em muitos locais (glomérulos renais, pulmão, córnea, lente do olho) indicam que elas consistem em aproximadamente 50 proteínas, que podem ser classificadas em quatro grupos: colágenos, lamininas, glicoproteínas e proteoglicanos. Tais proteínas são sintetizadas e secretadas pelas células epiteliais e por outros tipos de células que apresentam uma lâmina externa:

- Colágenos. Pelo menos três tipos de colágeno estão presentes na lâmina basal, representando apenas uma fração dos aproximadamente 28 tipos de colágeno encontrados no corpo. O principal componente, que compreende 50% de todas as proteínas da lâmina basal, é o colágeno do tipo IV. As características moleculares e a função do colágeno do tipo IV na formação da estrutura da lâmina basal são descritas na seção seguinte. A existência de diferentes isoformas do colágeno do tipo IV confere especificidade à lâmina basal associada aos diferentes tecidos. Dois tipos não fibrilares de colágeno, o colágeno do tipo XV e o colágeno do tipo XVIII, também são encontrados na lâmina basal.

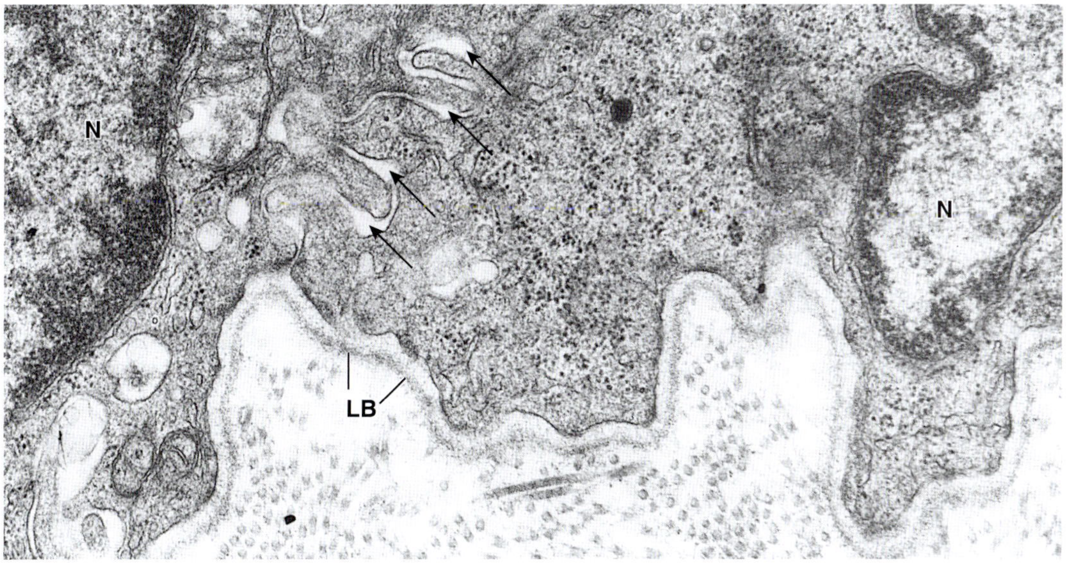

Figura 5.27 Eletromicrografia de duas células epiteliais adjacentes com suas lâminas basais. A micrografia mostra apenas as porções basais de duas células e partes de seus núcleos (*N*). O espaço intercelular está parcialmente obscurecido pelas interdigitações laterais entre as duas células (*setas*). A lâmina basal (*LB*) aparece como uma fina camada que acompanha os contornos do domínio basal da célula suprajacente. Abaixo da *LB*, são observadas numerosas fibrilas colágenas (reticulares) em corte transversal. 30.000×.

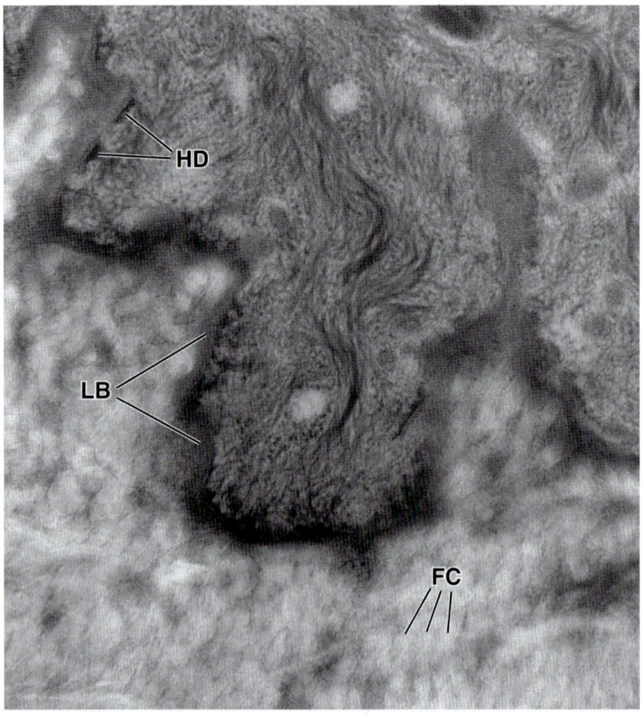

Figura 5.28 Eletromicrografia de células epiteliais preservadas por congelamento em alta pressão e baixa temperatura. Esta eletromicrografia mostra o domínio basal de uma célula epitelial obtida da pele humana. A amostra foi preparada por congelamento em alta pressão e baixa temperatura, que retém mais componentes do tecido que a fixação química. Observe que uma lâmina densa ou lâmina lúcida individualizada não é vista nesta preparação. Muito provavelmente, a lâmina lúcida representa um artefato decorrente da retração da célula epitelial como consequência da alta concentração de macromoléculas logo abaixo da célula epitelial. Essa região de macromoléculas altamente concentradas precipita e origina o artefato conhecido como lâmina densa. LB, lâmina basal; HD, hemidesmossomo; FC, fibrilas colágenas. 55.000×. (Cortesia de Douglas R. Keene.)

O colágeno do tipo XV desempenha um importante papel na estabilização de estrutura da lâmina externa nas células musculares esqueléticas e células musculares cardíacas, enquanto o colágeno do tipo XVIII está principalmente nas lâminas basais do endotélio (epitélio dos vasos sanguíneos), e acredita-se que atue na angiogênese. Além disso, o colágeno do tipo VII forma fibrilas de fixação que ligam a lâmina basal à lâmina reticular subjacente (descrita adiante)

- Lamininas. Essas moléculas de glicoproteína em formato de cruz (140 a 400 kDa) são compostas de três cadeias polipeptídicas. São essenciais na iniciação do processo de montagem da lâmina basal. As lamininas contêm sítios de ligação para diferentes receptores de integrina situados no domínio basal das células epiteliais suprajacentes. Estão envolvidas em muitas interações da célula com a matriz extracelular. Além disso, são importantes no desenvolvimento, na diferenciação e na remodelação do epitélio. Há aproximadamente 15 variações diferentes (isoformas) de moléculas de laminina
- Entactina/nidogênio. Essa pequena glicoproteína sulfatada (150 kDa) em formato de bastonete atua como ligação entre a laminina e a rede de colágeno do tipo IV em quase todas as lâminas basais. Cada molécula de entactina está organizada em domínios distintos que se ligam ao cálcio; sustentam a adesão celular; promovem a quimiotaxia dos neutrófilos e a fagocitose; e interagem com a laminina, a perlecam, a fibronectina e o colágeno do tipo IV
- Proteoglicanos. A maior parte do volume da lâmina basal provavelmente é atribuível a seu conteúdo de proteoglicanos. Os proteoglicanos consistem em um eixo de proteína ao qual se ligam cadeias laterais de glicosaminoglicanos, tais como sulfato de heparano (p. ex., perlecam, agrina), sulfato de condroitina (p. ex., bamacam) ou sulfato de dermatano. Em virtude de seu caráter extremamente aniônico, essas moléculas são altamente hidratadas. Além disso, apresentam alta carga elétrica negativa; essa qualidade sugere que os proteoglicanos atuem na regulação da passagem de íons através da lâmina basal. O proteoglicano de sulfato de heparano mais comumente encontrado em todas as lâminas basais é o perlecam (400 kDa). Trata-se de um grande proteoglicano de múltiplos domínios. Esse proteoglicano fornece ligações cruzadas adicionais à lâmina basal por meio de sua ligação à laminina, ao colágeno do tipo IV e à entactina/nidogênio. A glicoproteína agrina (500 kDa) é outra molécula importante, encontrada quase exclusivamente na membrana basal glomerular do rim; e desempenha um importante papel na filtração renal, bem como nas interações entre a célula e a matriz extracelular.

A estrutura molecular do colágeno do tipo IV é determinante para a formação da supraestrutura da rede da lâmina basal.

A molécula de colágeno do tipo IV, assim como a dos demais tipos de colágenos, é formada por três cadeias polipeptídicas. Cada cadeia apresenta um domínio aminoterminal (domínio 7S) curto, um domínio helicoidal colágeno medial longo e um domínio não colágeno globular carboxiterminal (domínio NC1). As seis cadeias conhecidas de moléculas de colágeno do tipo IV

Boxe 5.4

Considerações funcionais | Terminologia da membrana basal e da lâmina basal

Os termos **membrana basal** e **lâmina basal** são usados de modo inconsistente na literatura. Alguns autores empregam o termo *membrana basal* quando se referem às imagens obtidas por microscopia tanto óptica quanto eletrônica. Outros dispensam o termo *membrana basal* e utilizam *lâmina basal* na MO e na ME. Como surgiu com a MO, o termo *membrana basal* é usado neste livro apenas no contexto das descrições de MO e apenas com relação aos epitélios. O termo *lâmina basal* da ME é reservado para o conteúdo ultraestrutural para se referir à camada existente na interface do tecido conjuntivo com as células epiteliais. Nesse contexto, o termo *membrana basal* da MO descreve, na realidade, a lâmina basal e a lâmina reticular subjacente combinada. O termo **lâmina externa** é empregado para identificar a *lâmina basal* quando forma um revestimento celular periférico, como nas células musculares e nas células de sustentação dos nervos periféricos.

($\alpha 1$ a $\alpha 6$) formam três conjuntos de moléculas helicoidais triplas, conhecidas como protômeros de colágeno. São designadas como protômeros $[\alpha 1(IV)]_2\ \alpha 2(IV)$; $\alpha 3(IV)\ \alpha 4(IV)\ \alpha 5(IV)$; e $[\alpha 5(IV)]_2\ \alpha 6(IV)$ (ver Quadro 6.2, no Capítulo 6, *Tecido Conjuntivo*).

A montagem dos protômeros começa quando os três domínios NC1 interagem para formar um trímero NC1 (Figura 5.29). A etapa seguinte na montagem da estrutura da lâmina basal consiste na formação de dímeros de colágeno do tipo IV. Esse processo é realizado quando dois trímeros NC1 interagem para formar um hexâmero NC1. Em seguida, quatro dímeros unem-se na região do domínio 7S para formar um tetrâmero. O domínio 7S do tetrâmero (denominado *boxe 7S*) determina a geometria do tetrâmero. Por fim, a estrutura do colágeno do tipo IV é formada quando outros tetrâmeros de colágeno interagem entre si de modo terminoterminal. Esse arcabouço forma a supraestrutura da lâmina basal. A montagem dessa supraestrutura é geneticamente determinada. As lâminas basais que contêm protômeros $[\alpha 1(IV)]_2\ \alpha 2(IV)$ são encontradas em todas as lâminas basais. As que contêm protômeros $\alpha 3(IV)\ \alpha 4(IV)\ \alpha 5(IV)$ ocorrem principalmente nos rins e nos pulmões, e aquelas que contêm os protômeros $[\alpha 5(IV)]_2\ \alpha 6(IV)$ são restritas à pele, ao esôfago e à cápsula de Bowman no rim.

A automontagem da lâmina basal é iniciada pela polimerização das lamininas no domínio basal da célula e pela interação com a supraestrutura de colágeno do tipo IV.

Os constituintes da lâmina basal se reúnem em um processo de automontagem para formar uma estrutura semelhante a uma lâmina. Esse processo é iniciado tanto pelo colágeno do tipo IV quanto pelas lamininas. A sequência primária dessas moléculas contém informações sobre a sua automontagem (outras moléculas da lâmina basal são incapazes de formar estruturas semelhantes a lâminas por si sós). Estudos realizados em linhagens celulares mostraram que a primeira etapa no processo de automontagem da lâmina basal consiste na polimerização dependente de cálcio das moléculas de laminina sobre o domínio basal da superfície celular (Figura 5.30). Esse processo é auxiliado pelas CAMs (integrinas). Ao mesmo tempo, a supraestrutura de colágeno do tipo IV torna-se associada aos polímeros de laminina. Essas duas estruturas são reunidas principalmente por pontes de entactina/nidogênio e são adicionalmente fixadas por outras proteínas (perlecam, agrina, fibronectina etc.). A estrutura do colágeno do tipo IV e das lamininas proporciona o local de interação de outras moléculas da lâmina basal e formação da lâmina basal totalmente funcional.

Existe uma camada de fibras reticulares subjacente à lâmina basal.

Ainda falta um consenso sobre o grau com que a lâmina basal vista ao ME corresponde à estrutura descrita como membrana basal à MO. Alguns pesquisadores argumentam que a membrana basal inclui não apenas a lâmina basal, mas também uma camada secundária de pequenas unidades de fibrilas de colágeno do tipo III (fibras reticulares), a qual forma a lâmina reticular. A lâmina reticular, como tal, pertence ao tecido conjuntivo, e não constitui um produto do epitélio. A lâmina reticular era antigamente considerada o componente que reagia com prata, enquanto acreditava-se que os polissacarídeos da

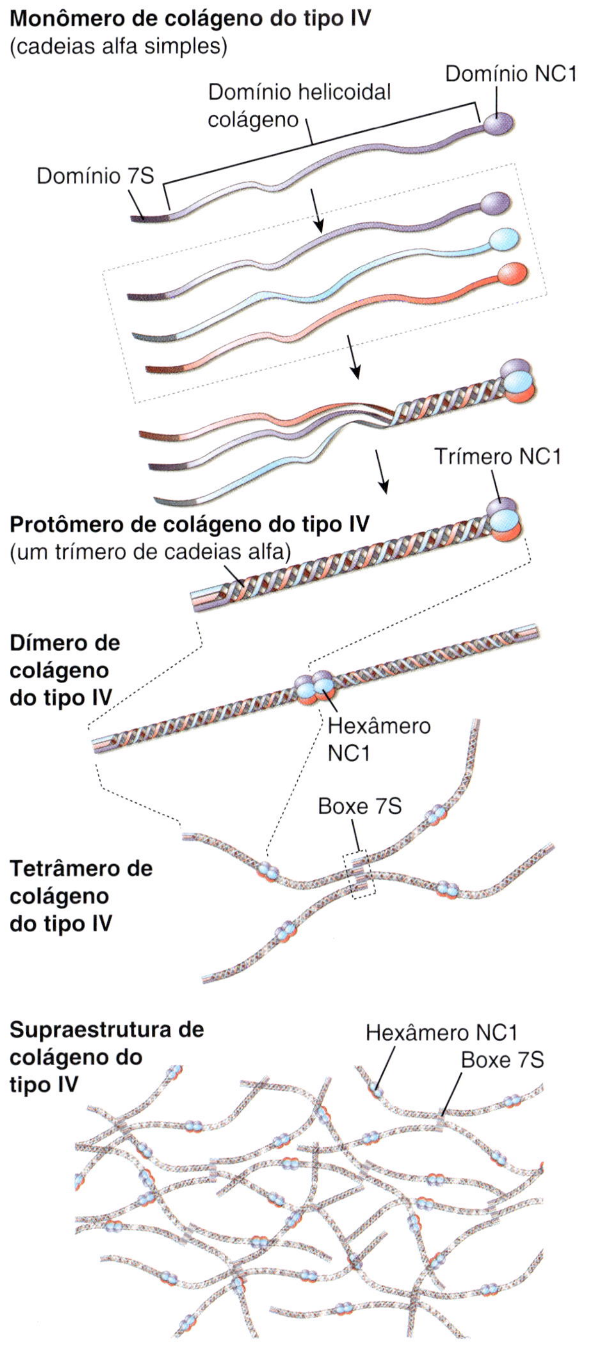

Figura 5.29 Formação da supraestrutura de colágeno do tipo IV. Cada molécula de colágeno do tipo IV contém três domínios: um domínio aminoterminal (domínio 7S), um domínio helicoidal central em tríplice hélice e um domínio carboxiterminal (domínio NC1). O domínio NC1 inicia a montagem do protômero de colágeno do tipo IV (protocolágeno), que consiste em três cadeias peptídicas. A formação do protômero prossegue como um zíper a partir do domínio NC1 para o domínio 7S, resultando na montagem completa do protômero. A etapa seguinte da montagem consiste na dimerização dos protômeros de colágeno do tipo IV. Os dois protômeros de colágeno do tipo IV tornam-se conectados por seus domínios NC1, e os dois trímeros NC1 reúnem-se para formar um hexâmero NC1. Em seguida, quatro dímeros reúnem-se em seus domínios 7S para formar tetrâmeros conectados pelo boxe 7S. Esses tetrâmeros interagem para formar a supraestrutura do colágeno do tipo IV por meio de suas interações com os domínios 7S de outros tetrâmeros, bem como por associações laterais entre os protômeros de colágeno do tipo IV.

lâmina basal e a substância fundamental associada às fibras reticulares fossem os componentes corados com a reação de PAS. No entanto, há argumentos convincentes de que a lâmina basal reage tanto com o PAS quanto com a prata, em

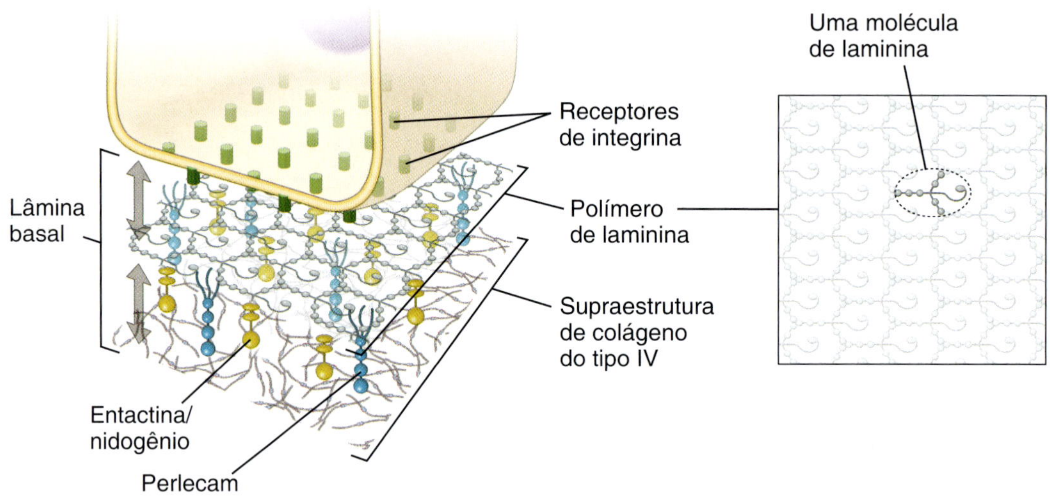

Figura 5.30 Componentes moleculares da lâmina basal. Para produzir uma lâmina basal, cada célula epitelial precisa inicialmente sintetizar e secretar seus componentes moleculares. A montagem da lâmina basal ocorre fora da célula, em seu domínio basal. A polimerização dependente de cálcio das moléculas de laminina ocorre na superfície basal da célula e inicia a formação da lâmina basal. Em seguida, os polímeros de laminina são fixados à superfície celular por moléculas de integrinas. Ao mesmo tempo, ocorre montagem da supraestrutura de colágeno do tipo IV (ver Figura 5.29) em estreita proximidade com os polímeros de laminina. Colágeno e laminina são conectados por pontes de entactina ou nidogênio, e adicionalmente fixados à membrana plasmática por meio do proteoglicano perlecam. O arcabouço primário do colágeno do tipo IV conectado aos polímeros de laminina fornece um local de interação de outras moléculas da lâmina basal, formando a lâmina basal totalmente funcional.

vários locais. Por exemplo, nos glomérulos renais normais, embora ocorra uma reação positiva com a coloração pelo PAS e impregnação por prata, não existe nenhuma fibra colágena tipo III (reticular) associada à lâmina basal das células epiteliais (Figura 5.31). Além disso, no baço, no qual a lâmina basal dos seios venosos forma um padrão singular de bandas semelhantes a anéis, em vez de uma camada fina semelhante a uma bainha ao redor do vaso, são observadas imagens exatamente correspondentes às técnicas do PAS e da prata, bem como à microscopia eletrônica (Figura 5.32).

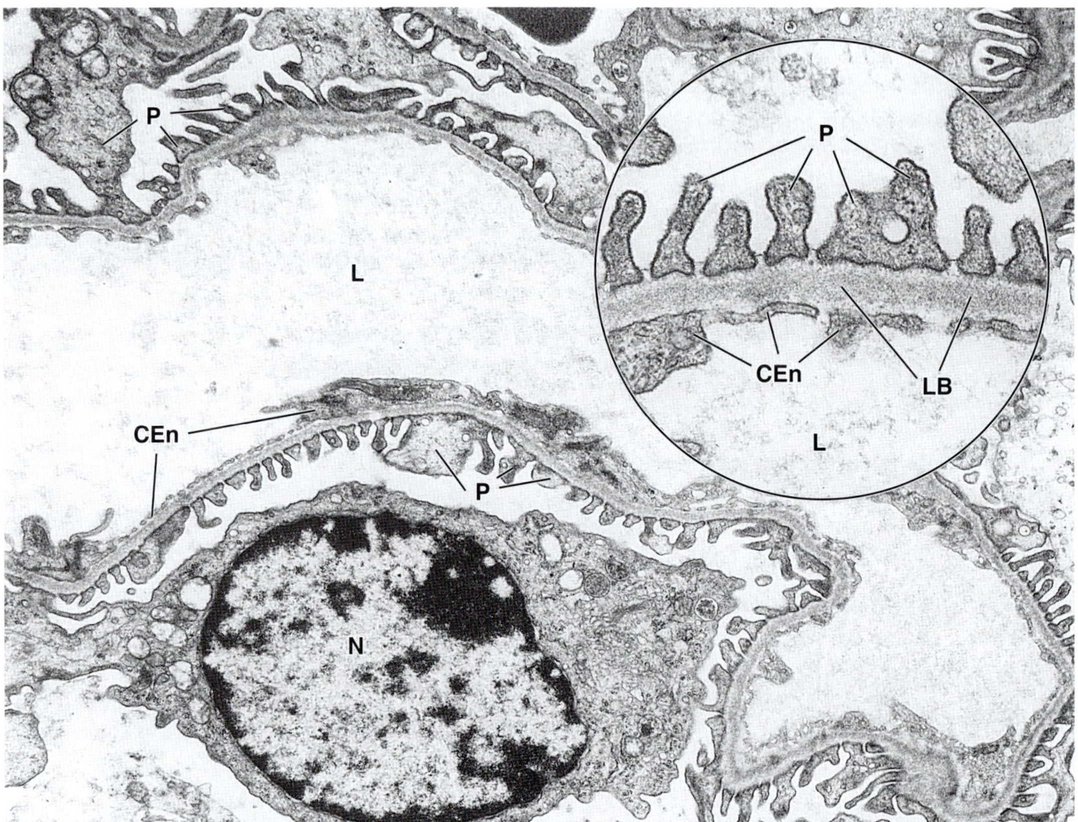

Figura 5.31 Lâmina basal no glomérulo renal. Eletromicrografia de um capilar glomerular renal mostrando a lâmina basal (*LB*) interposta entre a célula endotelial (*CEn*) capilar e os prolongamentos citoplasmáticos (*P*, podócitos) das células epiteliais. A célula epitelial está localizada na superfície externa (abluminal) da célula endotelial. 12.000×. **Detalhe.** Observe, em maior aumento, que as células endoteliais e as células epiteliais estão separadas por uma lâmina basal compartilhada, não havendo aí nenhuma fibrila colágena. N, núcleo da célula epitelial; L, lúmen do capilar. 40.000×.

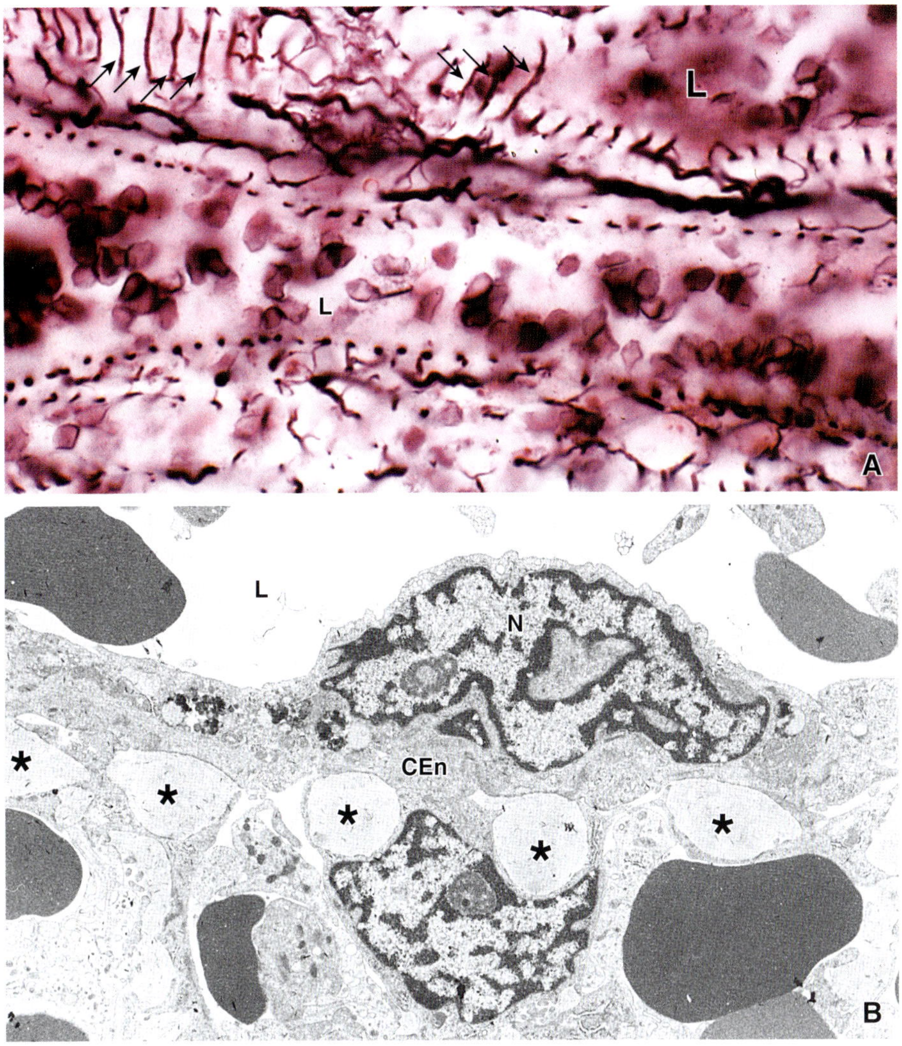

Figura 5.32 Demonstração de componentes da membrana basal nos vasos esplênicos. A. Fotomicrografia de uma preparação com prata, revelando dois seios venosos em corte longitudinal no baço. Esses vasos sanguíneos estão circundados por uma membrana basal modificada, que assume a forma de uma estrutura semelhante a um anel, lembrando os arcos de um barril. Os anéis aparecem negros pela reação com a prata e são vistos como faixas nos locais em que as paredes do vaso foram seccionadas de modo tangencial (*setas*). À direita, o corte penetrou mais profundamente no vaso e mostra o seu lúmen (*L*). Neste local, as bordas de corte dos anéis são vistas em ambos os lados do vaso. No vaso inferior, como os anéis foram seccionados em um plano próximo do perpendicular, aparecem como uma série de pontos. 400×. **B.** Eletromicrografia da parede de um seio venoso, mostrando uma célula endotelial (*CEn*) em corte longitudinal. O núcleo (*N*) da célula faz protrusão no lúmen (*L*). O material da lâmina basal (*asteriscos*) tem a mesma aparência homogênea vista pela microscopia eletrônica em outros locais, exceto que está agregado em estruturas semelhantes a anéis, em vez de aparecer como uma camada ou lâmina plana. Além disso, a sua localização no plano de corte corresponde aos pontos de reação à prata vistos no painel superior. 25.000×.

Várias estruturas são responsáveis pela fixação da lâmina basal ao tecido conjuntivo subjacente.

Do lado oposto da lâmina basal, o lado referente ao tecido conjuntivo, vários mecanismos proporcionam a fixação da lâmina basal ao tecido conjuntivo subjacente:

- As fibrilas de fixação (colágeno do tipo VII) são geralmente encontradas em estreita associação a hemidesmossomos. Estendem-se a partir da lâmina basal para as estruturas denominadas placas de fixação na matriz do tecido conjuntivo ou formam alças que retornam à lâmina basal (Figura 5.33). As fibrilas de fixação (colágeno do tipo VII) prendem as fibras colágenas do tipo III (reticulares) no tecido conjuntivo subjacente, assegurando uma fixação epitelial sólida. As fibrilas de fixação são de importância crítica para a função das junções de fixação; a ocorrência de mutações no gene do colágeno do tipo VII resulta em **epidermólise bolhosa distrófica**, uma doença cutânea bolhosa hereditária, em que o epitélio se desprende do conjuntivo na linha abaixo da membrana basal
- As microfibrilas de fibrilina têm 10 a 12 nm de diâmetro e fixam a lâmina densa às fibras elásticas. As microfibrilas de fibrilina são conhecidas por terem propriedades elásticas. A ocorrência de uma mutação no gene da fibrilina (FBN1) causa a **síndrome de Marfan** e outros distúrbios do tecido conjuntivo
- Projeções distintas da lâmina basal no lado do tecido conjuntivo interagem diretamente com a lâmina reticular para formar um sítio de ligação adicional com o colágeno do tipo III.

Moléculas órgão-específicas na lâmina basal realizam várias funções.

Nos últimos anos, a lâmina basal foi reconhecida como importante regulador do comportamento celular, e não apenas como uma característica estrutural do tecido epitelial. Além disso, moléculas específicas foram identificadas em lâminas basais de diferentes órgãos. Embora todas as lâminas basais pareçam semelhantes do ponto de vista morfológico, sua composição molecular e funções são únicas para cada tecido.

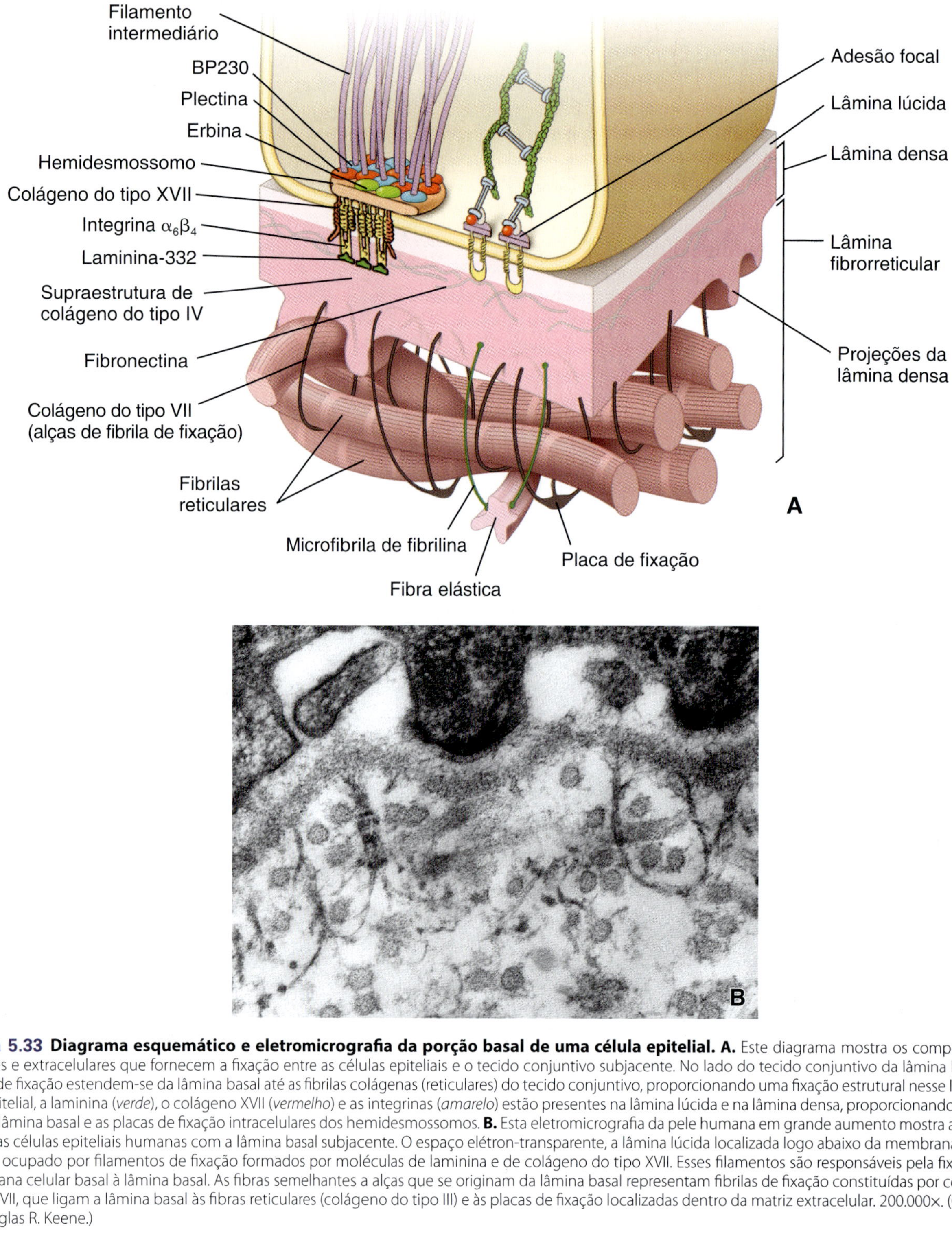

Figura 5.33 Diagrama esquemático e eletromicrografia da porção basal de uma célula epitelial. A. Este diagrama mostra os componentes celulares e extracelulares que fornecem a fixação entre as células epiteliais e o tecido conjuntivo subjacente. No lado do tecido conjuntivo da lâmina basal, as fibrilas de fixação estendem-se da lâmina basal até as fibrilas colágenas (reticulares) do tecido conjuntivo, proporcionando uma fixação estrutural nesse local. No lado epitelial, a laminina (*verde*), o colágeno XVII (*vermelho*) e as integrinas (*amarelo*) estão presentes na lâmina lúcida e na lâmina densa, proporcionando adesão entre a lâmina basal e as placas de fixação intracelulares dos hemidesmossomos. **B.** Esta eletromicrografia da pele humana em grande aumento mostra a porção basal das células epiteliais humanas com a lâmina basal subjacente. O espaço elétron-transparente, a lâmina lúcida localizada logo abaixo da membrana celular basal, é ocupado por filamentos de fixação formados por moléculas de laminina e de colágeno do tipo XVII. Esses filamentos são responsáveis pela fixação da membrana celular basal à lâmina basal. As fibras semelhantes a alças que se originam da lâmina basal representam fibrilas de fixação constituídas por colágeno do tipo VII, que ligam a lâmina basal às fibras reticulares (colágeno do tipo III) e às placas de fixação localizadas dentro da matriz extracelular. 200.000×. (Cortesia de Douglas R. Keene.)

Atualmente, são atribuídas várias funções à lâmina basal, descritas a seguir.

- Fixação estrutural. Conforme assinalado anteriormente, a lâmina basal atua como estrutura intermediária na fixação de células ao tecido conjuntivo adjacente. As células epiteliais são ancoradas na lâmina basal por junções entre a célula e a matriz extracelular, e a lâmina basal é fixada ao tecido conjuntivo subjacente por fibrilas de fixação e microfibrilas de fibrilina
- Compartimentalização. Do ponto de vista estrutural, as lâminas basal e externa separam e isolam o tecido conjuntivo dos epitélios, do tecido nervoso e do tecido muscular. O tecido conjuntivo – incluindo todos os seus tecidos especializados, como o osso e a cartilagem (com exceção do tecido adiposo, visto que suas células têm uma lâmina externa) – pode ser entendido como um único compartimento contínuo. Em contrapartida, os epitélios, os músculos e os nervos são separados do tecido conjuntivo

adjacente por lâminas basais ou externas intervenientes. Para que qualquer substância se movimente de um tecido para outro (p. ex., de um compartimento para outro), ela precisa cruzar a lâmina basal

- Filtração. O movimento de substâncias para dentro e para fora do tecido conjuntivo é regulado, em parte, pela lâmina basal, principalmente por meio de cargas iônicas e espaços integrados. A filtração é bem caracterizada no rim, no qual o filtrado plasmático precisa atravessar as lâminas basais compostas dos capilares e das células epiteliais adjacentes para alcançar o espaço urinário dentro do corpúsculo renal
- Suporte tecidual. A lâmina basal atua como guia ou suporte durante a regeneração. As células recém-formadas ou os prolongamentos em crescimento de uma célula utilizam a lâmina basal, que permanece após a perda das células, ajudando, assim, a manter a arquitetura original do tecido. Por exemplo, quando os nervos são danificados, novas junções neuromusculares serão estabelecidas a partir de um axônio em crescimento somente se a lâmina externa permanecer intacta depois da lesão. As lâminas basais também possibilitam a migração das células em condições fisiológicas, mas atuam como barreiras contra a invasão de células tumorais
- Regulação e sinalização. Muitas moléculas que residem na lâmina basal interagem com os receptores de superfície celular, influenciando o comportamento das células epiteliais durante a morfogênese, o desenvolvimento fetal e a cicatrização de feridas, regulando o formato, a proliferação, a diferenciação e a motilidade da célula, bem como a expressão gênica e a apoptose. Por exemplo, recentemente, demonstrou-se que a lâmina basal das células endoteliais está envolvida na regulação da angiogênese tumoral.

Junções entre a célula e a matriz extracelular

A organização das células no epitélio depende do suporte proporcionado pela matriz extracelular sobre a qual repousa a superfície basal de cada célula. As junções de adesão mantêm a integridade morfológica da interface epitélio-tecido conjuntivo. As duas principais junções de adesão são:

- As adesões focais, que ancoram os filamentos de actina do citoesqueleto na lâmina basal
- Os hemidesmossomos, que ancoram os filamentos intermediários do citoesqueleto na membrana basal.

Além disso, as proteínas transmembrana localizadas no domínio basal da célula (principalmente relacionadas com as integrinas, membros da família de moléculas de adesão) interagem com a lâmina basal.

As adesões focais criam uma ligação dinâmica entre o citoesqueleto de actina e as proteínas da matriz extracelular.

As adesões focais formam uma ligação estrutural entre o citoesqueleto de actina e as proteínas da matriz extracelular e são responsáveis pela fixação dos feixes longos de filamentos de actina (fibras de estresse) na lâmina basal (Figura 5.34A). As adesões focais desempenham um papel proeminente durante as alterações dinâmicas que ocorrem nas células epiteliais (p. ex., migração das células epiteliais no reparo de feridas). A remodelação coordenada do citoesqueleto de actina e a formação e o desmantelamento controlados das adesões focais fornecem as bases moleculares para a migração celular. As adesões focais também são encontradas em outras células não epiteliais, como os fibroblastos e as células musculares lisas.

Em geral, as adesões focais consistem em uma face citoplasmática, à qual estão ligados filamentos de actina, região de conexão transmembrana, e uma face extracelular que se liga às proteínas da matriz extracelular. A família das integrinas é o tipo principal de proteína transmembrana encontrada nas adesões focais. As integrinas estão concentradas em agrupamentos dentro das áreas onde as junções podem ser detectadas. Na face citoplasmática, as integrinas interagem com

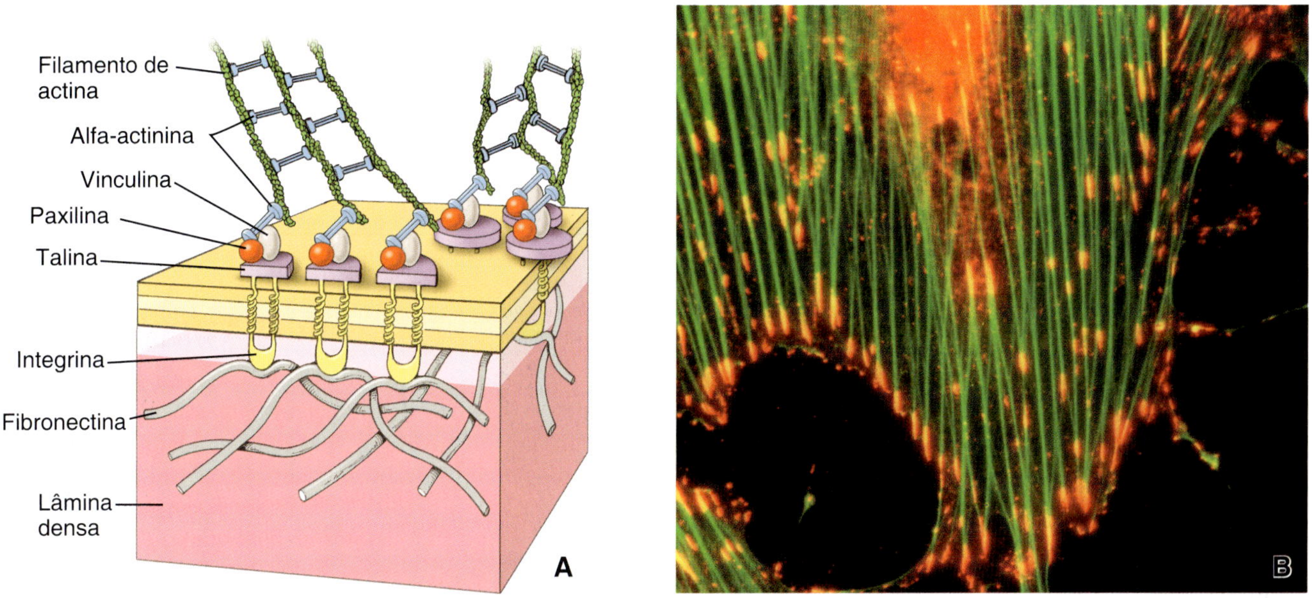

Figura 5.34 Estrutura molecular das adesões focais. A. Diagrama que mostra a organização molecular das adesões focais. No lado citoplasmático, observe o arranjo de diferentes proteínas ligantes da actina. Essas proteínas interagem com as integrinas, as proteínas transmembrana e os domínios extracelulares aos quais se ligam as proteínas da matriz extracelular (p. ex., fibronectina). **B.** Esta imagem foi obtida de um microscópio de fluorescência e mostra células cultivadas em uma superfície revestida por fibronectina. As células foram coradas com faloidina marcada com fluoresceína para identificar (em *verde*) os filamentos de actina (fibras de estresse). Em seguida, usando técnicas de imunofluorescência indireta, as adesões focais foram marcadas com anticorpo monoclonal primário contra as fosfotirosinas e reveladas com anticorpo secundário marcado com rodamina (*vermelho*). A fosfotirosina é um produto da reação da tirosinoquinase, uma enzima que fosforiliza as moléculas de tirosina das proteínas associadas. Como a tirosinoquinase está estreitamente associada às moléculas de adesão focal, a área na qual são formadas as adesões focais está marcada de *vermelho*. Observe a relação das adesões focais com os filamentos de actina na periferia da célula. 3.000×. (Cortesia do Dr. Keith Burridge.)

proteínas ligantes da actina (alfa-actinina, vinculina, talina, paxilina), bem como com muitas proteínas reguladoras, como a quinase ou tirosinoquinase da adesão focal (Figura 5.34B). No lado extracelular, as integrinas ligam-se às glicoproteínas da matriz extracelular, geralmente laminina e fibronectina.

As adesões focais desempenham um importante papel na percepção e transmissão de sinais do meio extracelular para o interior da célula.

As adesões focais também constituem importantes locais de detecção e transdução de sinais. São capazes de detectar forças contráteis ou alterações mecânicas na matriz extracelular e convertê-las em sinais bioquímicos. Esse fenômeno, conhecido como mecanossensibilidade, faz com que as células sejam capazes de alterar suas funções mediadas por adesão em resposta a estímulos mecânicos externos. As integrinas transmitem esses sinais para o interior da célula, onde afetam a migração, a diferenciação e o crescimento celulares. Estudos recentes indicam que as proteínas de adesão focal também atuam como ponto comum de entrada para sinais resultantes da estimulação de várias classes de receptores de fatores de crescimento.

Os hemidesmossomos ocorrem nos epitélios que necessitam de adesão forte e estável ao tecido conjuntivo.

Uma variante da junção de fixação semelhante ao desmossomo é encontrada em certos epitélios sujeitos à abrasão e a forças de cisalhamento mecânicas, que tenderiam a separar o epitélio do tecido conjuntivo subjacente. Em geral, essa junção ocorre na córnea, na pele e na mucosa da cavidade oral, no esôfago e na vagina. Nesses locais, aparece como se houvesse metade de um desmossomo, daí a designação hemidesmossomo. Os hemidesmossomos são encontrados na superfície basal da célula, onde fornecem maior adesão à lâmina basal (Figura 5.35A). Quando observado ao ME, o hemidesmossomo exibe uma placa de fixação intracelular no lado citoplasmático da membrana plasmática basal. A composição proteica dessa estrutura assemelha-se àquela da placa desmossômica, visto que contém uma família de proteínas semelhantes à desmoplaquina, que têm a capacidade de ancorar os filamentos intermediários do citoesqueleto. Foram identificadas três proteínas principais na placa:

- A plectina (450 kDa) atua como ligação cruzada dos filamentos intermediários, ligando-os à placa de fixação do hemidesmossomo. Estudos recentes indicam que a plectina também interage com microtúbulos, filamentos de actina e miosina II. Por conseguinte, a plectina estabelece ligações cruzadas e integra todos os elementos do citoesqueleto
- A BP230 (230 kDa) fixa os filamentos intermediários à placa de fixação intercelular. A ausência de BP230 funcional provoca **penfigoide bolhoso**, uma doença que se caracteriza clinicamente pela formação de bolhas. Em indivíduos com essa doença, são detectados níveis elevados de anticorpos dirigidos contra componentes do hemidesmossomo, incluindo anticorpos contra BP230 e contra o colágeno do tipo XVII. Por esse motivo, a BP230 é denominada **antígeno do penfigoide bolhoso 1** (**BPAG1**, do inglês *bullous pemphigoid antigen 1*), enquanto a molécula de colágeno do tipo XVII é denominada **antígeno do penfigoide bolhoso 2** (**BPAG2**, do inglês *bullous pemphigoid antigen 2*) ou **BP 180**
- A erbina (180 kDa) medeia a associação da BP230 às integrinas.

Diferentemente do desmossomo, cujas proteínas transmembrana pertencem à família das caderinas (moléculas dependentes de cálcio), a maioria das proteínas transmembrana encontradas no hemidesmossomo pertence à classe de receptores da matriz extracelular, as integrinas. Essa família de proteínas inclui:

- A integrina $\alpha_4\beta_6$, uma molécula heterodimérica formada por duas cadeias polipeptídicas. Seu domínio extracelular entra na lâmina basal e interage com a supraestrutura de

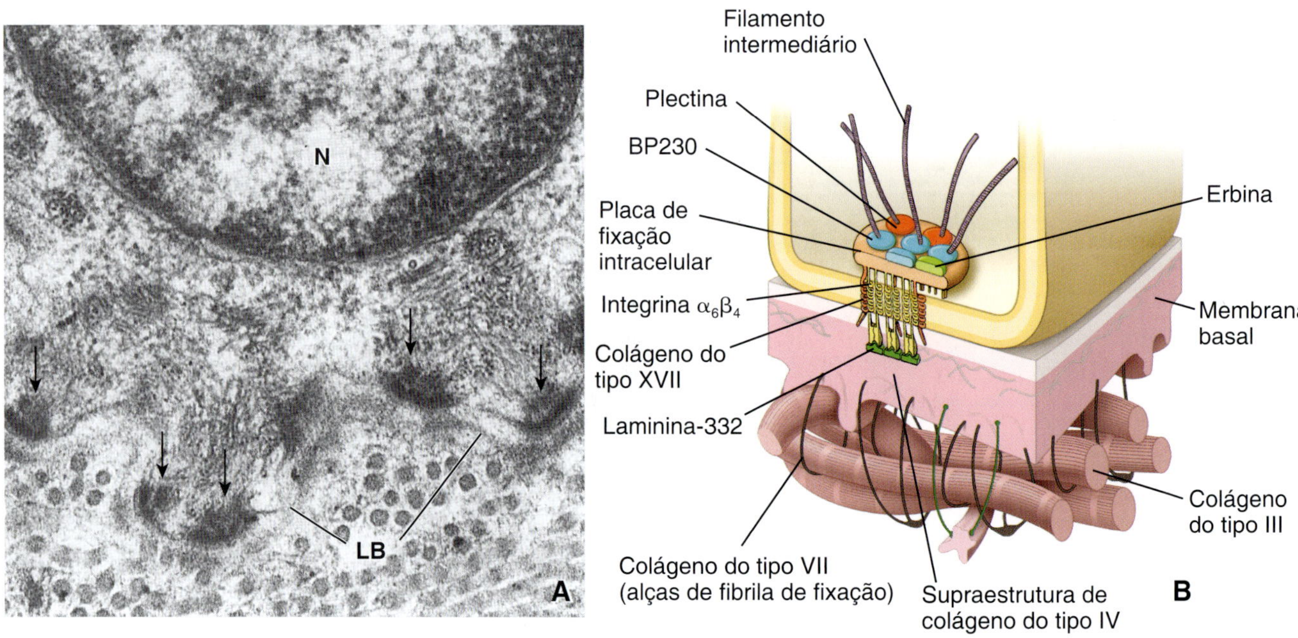

Figura 5.35 Estrutura molecular do hemidesmossomo. A. Eletromicrografia da face basal de uma célula epitelial gengival. Abaixo do núcleo (*N*), os filamentos intermediários são vistos convergindo para as placas de fixação intracelulares (*setas*) do hemidesmossomo. Abaixo da membrana plasmática, estão a lâmina basal (*LB*) e as fibrilas colágenas (reticulares) (cuja maior parte aparece em corte transversal) do tecido conjuntivo. 40.000×. **B.** Diagrama mostrando a organização molecular de um hemidesmossomo. A placa de fixação intracelular está associada a moléculas de adesão transmembrana, como as da família de integrina e colágeno do tipo XVII transmembrana, e contém plectina, BP230 e erbina. Observe que os filamentos intermediários parecem se originar ou terminar na placa de fixação intracelular. Porções extracelulares das integrinas ligam-se à laminina-332 e ao colágeno do tipo IV. Com a ajuda das fibrilas de fixação (colágeno do tipo VII), laminina e integrina, a placa de fixação é fixada às fibras reticulares (colágeno do tipo III) da matriz extracelular.

colágeno do tipo IV que contém lamininas (laminina-332), entactina/nidogênio ou perlecam. Na superfície extracelular do hemidesmossomo, as moléculas de laminina formam filamentos de fixação filiformes, que se estendem das moléculas de integrina até a estrutura da membrana basal (Figura 5.35B). A interação da laminina-332 com a integrina $\alpha_6\beta_4$ estabiliza os hemidesmossomos e é essencial para a formação destes e para a manutenção da adesão epitelial. A ocorrência de mutação nos genes que codificam as cadeias de laminina-332 resulta em **epidermólise bolhosa juncional**, outra doença cutânea bolhosa hereditária

- O colágeno do tipo XVII (BPAG2, BP 180) é uma molécula transmembrana (180 kDa) que regula a expressão e a função da laminina. Em modelos experimentais, o colágeno do tipo XVII inibe a migração das células endoteliais durante a angiogênese e regula a migração dos queratinócitos na pele (ver Figura 5.35B)
- A CD151 (32 kDa) é uma glicoproteína que participa do agrupamento dos receptores de integrina, facilitando as interações da célula com a matriz extracelular.

Apesar de seus nomes semelhantes, os termos *filamentos de fixação* e *fibrilas de fixação* não descrevem a mesma estrutura. Os filamentos de fixação são formados principalmente por moléculas de laminina e de colágeno do tipo XVII, e fixam a membrana celular basal das células epiteliais à lâmina basal subjacente. As fibrilas de fixação são formadas por colágeno do tipo VII e fixam a lâmina basal às fibras reticulares subjacentes (ver anteriormente).

Modificações morfológicas da superfície basal da célula

Muitas células que transportam líquidos apresentam pregueamentos na superfície basal da célula. Tais pregueamentos aumentam significativamente a área de superfície do domínio basal da célula, possibilitando que haja mais proteínas de transporte e canais. As modificações da superfície basal são proeminentes nas células que participam do transporte ativo de moléculas (p. ex., nos túbulos proximais e distais do rim; Figura 5.36) e em certos ductos das glândulas salivares. Além disso, as mitocôndrias estão geralmente concentradas nessa região basal para fornecer as necessidades energéticas para o transporte ativo. Em geral, as mitocôndrias estão orientadas verticalmente dentro das pregas. A orientação das mitocôndrias, combinada com os pregueamentos da membrana basal, resulta em um aspecto estriado ao longo da face basal da célula quando observada à MO. Em virtude desse fenômeno, os ductos das glândulas salivares que contêm essas células são denominados ductos estriados.

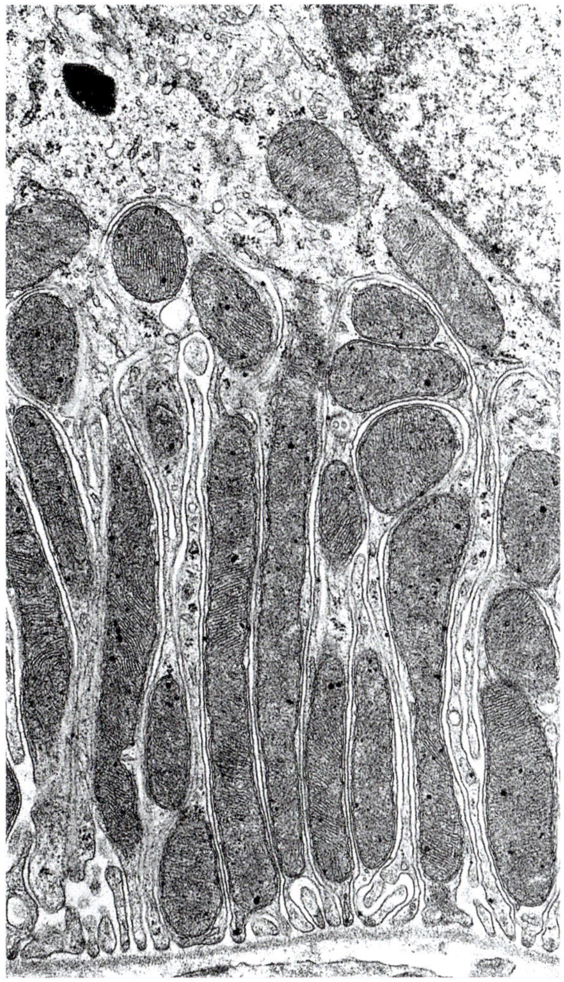

Figura 5.36 Pregueamentos basais. Eletromicrografia da porção basal de uma célula tubular renal, que mostra o pregueamento da membrana plasmática. Observe as mitocôndrias alinhadas. Os pregueamentos de células adjacentes resultam nas interdigitações do citoplasma entre as duas células. 25.000×.

■ GLÂNDULAS

Em geral, as glândulas são classificadas em dois grupos principais, de acordo com o modo pelo qual seus produtos são liberados (Figura 5.37):

- As glândulas exócrinas secretam seus produtos diretamente ou através de ductos ou tubos epiteliais conectados a uma superfície. Os ductos podem transportar o material secretado em sua forma inalterada, ou podem modificar a secreção, concentrando-a, e adicionando ou reabsorvendo substâncias constituintes
- As glândulas endócrinas carecem de sistema de ductos. Secretam seus produtos no tecido conjuntivo, a partir do qual entram na corrente sanguínea para alcançar as células-alvo. Os produtos das glândulas endócrinas são denominados hormônios.

Em alguns epitélios, as células individuais secretam substâncias que não alcançam a corrente sanguínea, mas que afetam outras células de localização próxima. Essa atividade secretora é designada sinalização parácrina (ver Figura 5.37). As células que produzem substâncias parácrinas as liberam na matriz extracelular subjacente. Substâncias parácrinas têm uma amplitude de sinalização muito limitada; alcançam as células-alvo por difusão. Por exemplo, células endoteliais de vasos sanguíneos afetam células musculares lisas vasculares por meio da liberação de múltiplos fatores, que provocam contração ou relaxamento da parede vascular.

Além disso, uma célula pode secretar moléculas que se ligam a receptores localizados na mesma célula. Esse tipo de automensagem é denominado sinalização autócrina (ver Figura 5.37). Em muitos casos, as moléculas de sinalização (autócrinas) iniciam vias de retroalimentação negativa para modular a sua própria secreção. Esse mecanismo de sinalização é frequentemente utilizado por células do sistema imune e envolve a família de moléculas sinalizadoras de interleucinas.

As células das glândulas exócrinas exibem diferentes mecanismos de secreção.

As células das glândulas exócrinas apresentam três mecanismos básicos de liberação dos produtos secretores (ver Figura 5.37):

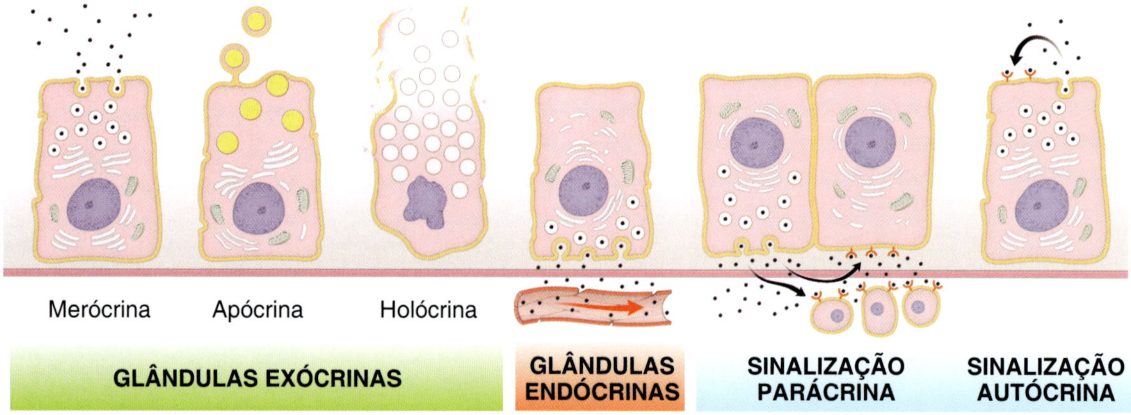

Figura 5.37 Tipos de glândulas e seus mecanismos de secreção. Este diagrama mostra dois tipos de glândulas (exócrinas e endócrinas) e dois tipos de mecanismos de sinalização (parácrino e autócrino) que são usados para influenciar o comportamento de células situadas na proximidade. Observe que os três tipos básicos de secreções são encontrados nas células das glândulas exócrinas. A secreção merócrina é a mais comum e envolve a exocitose do conteúdo das vesículas na membrana apical da célula. A secreção holócrina provoca desintegração das células secretoras, e seu melhor exemplo é observado nas glândulas sebáceas dos folículos pilosos, enquanto a secreção apócrina é mais bem observada nas células das glândulas mamárias que secretam gotículas de lipídios no leite.

- Secreção merócrina. Este produto secretor é transportado em vesículas envoltas por membrana até a superfície apical da célula. Nesse ponto, as vesículas sofrem fusão com a membrana plasmática e liberam o seu conteúdo por exocitose. Trata-se do mecanismo mais comum de secreção, que é encontrado, por exemplo, nas células acinosas do pâncreas
- Secreção apócrina. O produto de secreção é liberado na porção apical da célula, circundado por uma fina camada de citoplasma envolta por membrana plasmática. Esse mecanismo de secreção é encontrado na glândula mamária em lactação, onde é responsável pela liberação de grandes gotículas de lipídios no leite
- Secreção holócrina. O produto de secreção em maturação acumula-se dentro da célula que, simultaneamente, sofre destruição coordenada por vias de morte celular programada. Tanto os produtos de secreção quanto os restos celulares são liberados no lúmen da glândula. Esse mecanismo é encontrado nas glândulas sebáceas da pele e nas glândulas tarsais (de Meibômio) da pálpebra.

As glândulas exócrinas são classificadas em unicelulares ou multicelulares.

As glândulas unicelulares são as que apresentam estrutura mais simples. Nas glândulas exócrinas unicelulares, o componente secretor consiste em células isoladas distribuídas entre outras células não secretoras. Um exemplo típico é a célula caliciforme, uma célula secretora de muco posicionada entre outras células colunares não secretoras (Figura 5.38). As células caliciformes estão localizadas no epitélio de revestimento de superfícies e em glândulas do intestino, bem como em certas passagens do sistema respiratório.

As glândulas multicelulares são compostas de mais de uma célula e exibem graus variados de complexidade. Sua organização estrutural possibilita a sua subclassificação de acordo com o arranjo das células secretoras (parênquima) e a ocorrência ou não de ramificação dos elementos ductais.

O arranjo mais simples de uma glândula multicelular consiste em uma lâmina celular em que cada célula da superfície é uma célula secretora. Por exemplo, o revestimento do estômago e suas fovéolas gástricas formam uma lâmina de células secretoras de muco (Figura 5.39).

Outras glândulas multicelulares formam invaginações tubulares a partir da superfície. As porções terminais da glândula contêm as células secretoras, enquanto a porção da glândula que conecta as células secretoras com a superfície atua como ducto. Se o ducto não for ramificado, a glândula é denominada simples; se for ramificado,

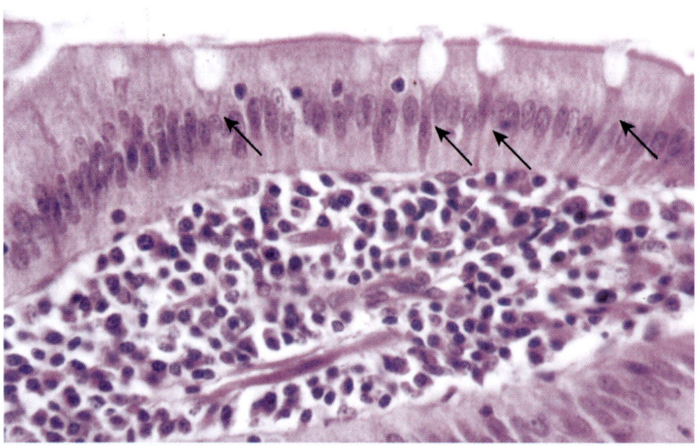

Figura 5.38 Glândulas unicelulares. Fotomicrografia do epitélio intestinal, mostrando células caliciformes (*setas*) dispersas entre as células absortivas. Cada célula caliciforme pode ser considerada uma glândula unicelular – o tipo mais simples de glândula exócrina. 350×.

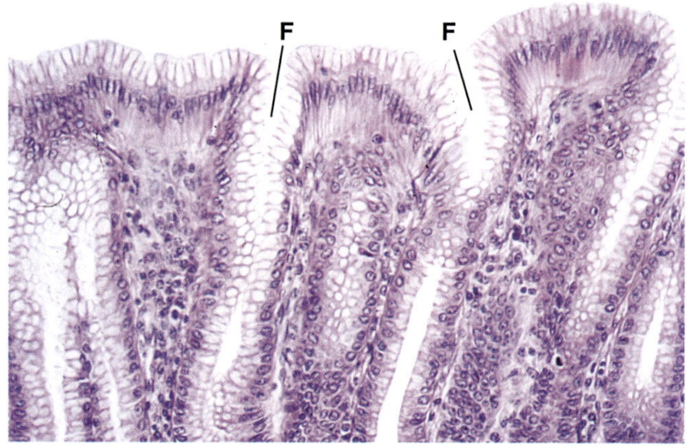

Figura 5.39 Células gástricas superficiais secretoras de muco. Fotomicrografia da superfície do estômago. Todas as células epiteliais que revestem a superfície consistem em células secretoras de muco, assim como as células que revestem as fovéolas (*F*) gástricas. As células da fovéola gástrica formam glândulas tubulares simples. 260×.

é denominada composta. Se a porção secretora tiver o formato de um túbulo, a glândula é designada como tubular; quando apresenta um formato semelhante a um frasco ou cacho, a glândula é alveolar ou acinosa; se o tubo terminar em uma dilatação sacular, a glândula é designada como tubuloalveolar. As porções secretoras tubulares podem ser retas, ramificadas ou espiraladas; as porções alveolares podem ser simples ou ramificadas. São encontradas várias combinações de formatos das porções ductais e secretoras no organismo. O Quadro 5.6 fornece classificação e descrição das glândulas exócrinas.

As glândulas mucosas e serosas são assim denominadas em razão do tipo de secreção produzida.

As células secretoras das glândulas exócrinas associadas a vários tubos corporais (p. ex., tubo GI, vias respiratórias e

Quadro 5.6 Classificação das glândulas multicelulares.

	Classificação		Localização típica	Características
Glândulas simples	**Tubular simples**	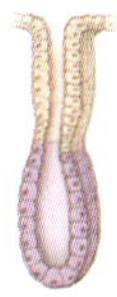	Intestino grosso: glândulas intestinais do cólon	A porção secretora da glândula é um tubo reto formado pelas células secretoras (células caliciformes)
	Tubular espiralada simples	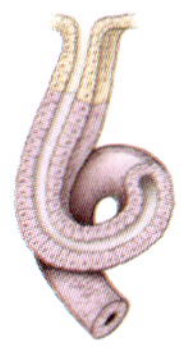	Pele: glândula sudorípara écrina	A estrutura tubular espiralada é composta pela porção secretora localizada profundamente na derme
	Tubular ramificada simples	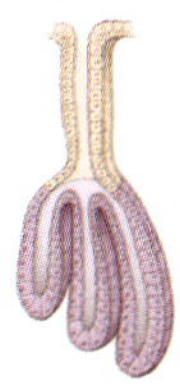	Estômago: glândulas secretoras de muco do piloro Útero: glândulas endometriais	As glândulas tubulares ramificadas com uma ampla porção secretora são formadas pelas células secretoras e produzem secreção mucosa viscosa
	Acinosa simples	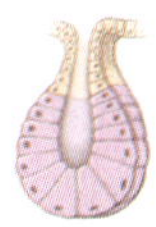	Uretra: glândulas parauretrais e periuretrais	As glândulas acinosas simples desenvolvem-se como uma dilatação sacular do epitélio de transição e são formadas por uma única camada de células secretoras
	Acinosa ramificada	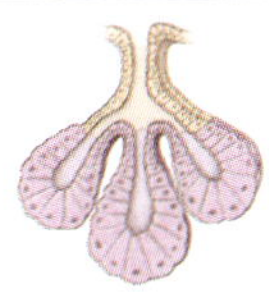	Estômago: glândulas secretoras de muco da cárdia Pele: glândulas sebáceas	As glândulas acinosas ramificadas com porções secretoras são formadas por células secretoras de muco; a porção com ducto simples abre-se diretamente no lúmen
Glândulas compostas	**Tubular composta**	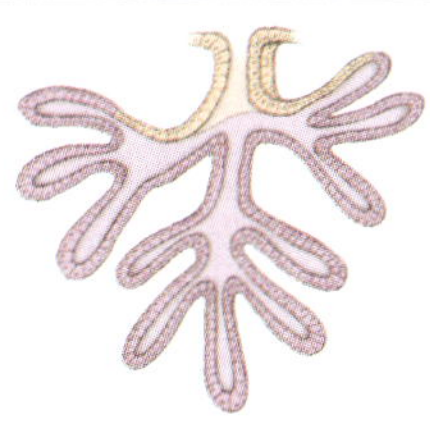	Duodeno: glândulas submucosas de Brunner	As glândulas tubulares compostas com porções secretoras espiraladas localizam-se profundamente na submucosa do duodeno
	Acinosa composta	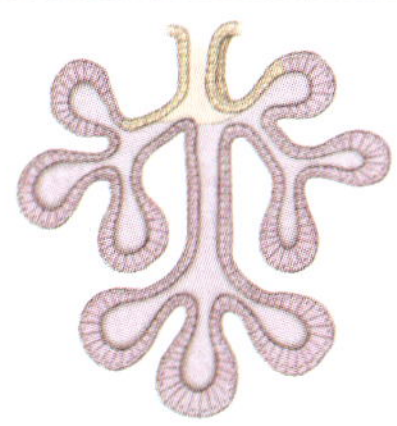	Pâncreas: porção exócrina	As glândulas acinosas compostas com unidades secretoras de formato alveolar são constituídas por células piramidais de secreção serosa
	Tubuloacinosa composta	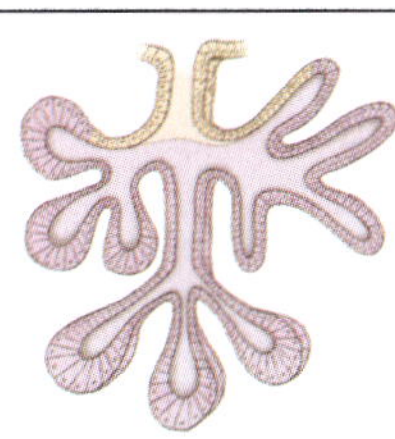	Região do pescoço e cavidade oral: glândula salivar submandibular	As glândulas tubuloacinosas compostas podem apresentar unidades secretoras tanto tubulares ramificadas mucosas quanto acinosas ramificadas serosas; apresentam revestimentos terminais serosos (meias-luas)

sistema urogenital) são frequentemente descritas como *mucosas, serosas* ou ambas.

As secreções mucosas são viscosas e pegajosas, enquanto as secreções serosas são aquosas. As células caliciformes, as células secretoras das glândulas salivares sublinguais e as células superficiais do estômago fornecem exemplos de células secretoras de muco. A natureza mucosa da secreção resulta da extensa glicosilação das proteínas constituintes com oligossacarídeos aniônicos. Os grânulos de mucinogênio, o produto secretor dentro da célula, são, portanto, PAS-positivos (ver Figura 5.25A). No entanto, são hidrossolúveis e perdidos durante a preparação de rotina do tecido. Por esse motivo, o citoplasma das células mucosas aparece vazio em cortes em parafina corados por H-E. Outro aspecto característico de uma célula mucosa é o fato de que o seu núcleo geralmente está achatado contra a base da célula pelo acúmulo do produto secretor (Figura 5.40).

Diferentemente das células secretoras de muco, as células serosas produzem secreções proteicas pouco ou não glicosiladas. Em geral, o núcleo é esférico ou oval (Figura 5.41). Com frequência, o citoplasma apical é intensamente corado pela eosina quando os grânulos secretores estão bem preservados. O citoplasma perinuclear frequentemente aparece basófilo, devido ao extenso retículo endoplasmático rugoso, uma característica das células que sintetizam proteína.

Os ácinos contendo células serosas são encontrados na glândula parótida e no pâncreas. Os ácinos de algumas glândulas, como a glândula submandibular, contêm células tanto mucosas quanto serosas. Na preparação tecidual de rotina, as células serosas são mais removidas do lúmen do ácino e apresentam o formato de crescentes lunares ou meias-luas na periferia do ácino mucoso.

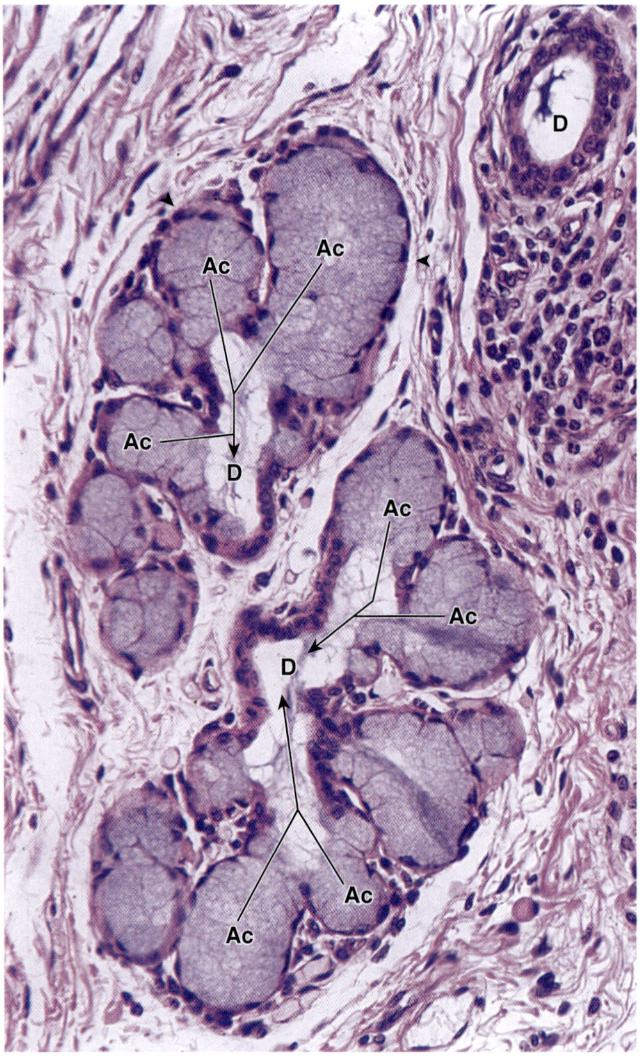

Figura 5.40 Glândula composta secretora de muco. Fotomicrografia que mostra dois pequenos lobos de uma glândula secretora de muco associada à laringe. Cada um deles exibe o início de um ducto (*D*), dentro do qual a mucina é secretada (*setas*). As células secretoras individuais que formam o ácino (*Ac*) são difíceis de definir. Os núcleos (*pontas de seta*) são achatados e estão localizados na porção mais basal da célula, uma característica típica das glândulas secretoras de muco. O citoplasma é preenchido por mucina, que foi retida durante a preparação do tecido e aparece corada. 350×.

■ TRANSIÇÃO EPITELIAL MESENQUIMAL

As células epiteliais podem sofrer transição epitelial mesenquimal na qual perdem as suas características e adquirem características de células mesenquimais.

A transição epitelial mesenquimal (TEM) é um processo no qual uma célula epitelial perde as suas características e adquire um fenótipo de célula mesenquimal. As junções intercelulares das células epiteliais, as especializações dos domínios apicais e basais e os marcadores epiteliais são perdidos durante essa transição, e as células recém-transformadas adquirem motilidade celular, formato fusiforme e marcadores mesenquimais (Figura 5.42). Durante o processo de TEM, a membrana se desintegra e as células mesenquimais recém-transformadas migram para longe de sua camada epitelial de origem (ver Figura 5.42). Aumentam a resistência à apoptose e à *anoikis* (apoptose induzida por desprendimento celular). A reprogramação e a conversão de células epiteliais em um fenótipo mesenquimal durante a TEM são iniciadas por uma alteração no equilíbrio das concentrações locais de citocinas (p. ex., TGF-β, FGF, EGF), que suprarregulam fatores de transcrição específicos, denominados EMT-TFs (p. ex., família Snail, Twist1 e Zeb1).

A transição epitelial mesenquimal é um processo reversível. Durante o processo de transição mesenquimal epitelial (TME), algumas células mesenquimais podem retornar ao fenótipo de

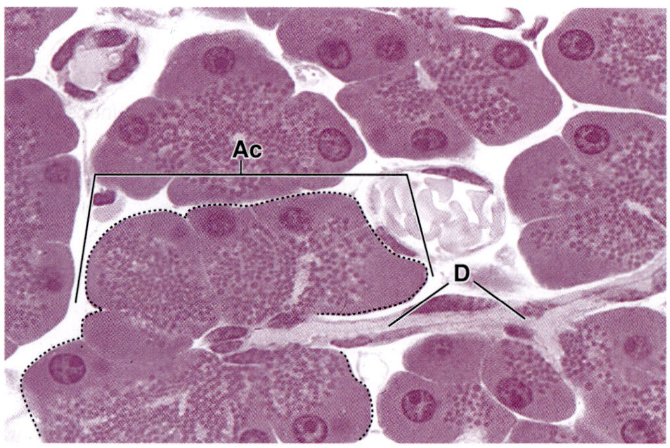

Figura 5.41 Glândula composta de secreção serosa. Fotomicrografia de ácino pancreático (*Ac*; delineado pela *linha pontilhada*) com o seu ducto (*D*). Os pequenos objetos arredondados dentro das células acinosas representam grânulos de zimogênio, o precursor do material secretor armazenado. 320×.

célula epitelial (ver Figura 5.42). Os EMT-TFs são regulados por miRNA e outros reguladores pós-tradução (p. ex., família miR-200, miR-34). Esses fatores podem infrarregular os EMT-TFs para reprimir a TEM e influenciar a TME.

A TEM e a TME podem ser classificadas em três categorias, segundo o ambiente no qual ocorre a transição:

- O tipo 1 ocorre durante o desenvolvimento embrionário. Um exemplo clássico de TEM pode ser observado durante a gastrulação no embrião em estágio inicial, no qual as células epiteliais do epiblasto (no disco germinativo bilaminar) sofrem invaginação no espaço existente entre o epiblasto e o hipoblasto, dando origem ao mesoderma (do disco germinativo trilaminar). As células mesodérmicas apresentam características de células mesenquimais adquiridas no processo de TEM e migram para gerar o mesoderma intermediário, o mesoderma paraxial e o mesoderma da placa lateral. Em seguida, essas células mesodérmicas sofrem TME para dar origem aos órgãos do sistema urogenital, notocorda, somitos, paredes do abdome e do tórax e parede do tubo intestinal. Durante o desenvolvimento embrionário posterior, as células podem sofrer sequencialmente vários ciclos de TEM e TME (p. ex., durante a formação de somitos ou o desenvolvimento do coração)
- O tipo 2 ocorre durante a cicatrização de feridas após uma lesão. Durante o processo de cicatrização, forma-se uma cicatriz de tecido conjuntivo devido a TEM, reprogramação celular e diferenciação celular. Assim, o processo de cicatrização pode ser considerado como fibrose reparadora. Acredita-se que a maioria dos fibroblastos no tecido intersticial se origine via TEM. Em condições patológicas, a formação anormal de tecido conjuntivo provoca deposição excessiva de fibras (**fibrose progressiva**) na matriz extracelular, levando ao dano dos órgãos. A TEM está associada à fibrose descontrolada em rins, fígado, pulmão, intestino e outros órgãos, em que a principal fonte de fibroblastos e de miofibroblastos provém de células epiteliais transformadas após o processo de EMT. As transições sequenciais de TEM para TME foram também observadas durante a diferenciação e a transdiferenciação das células somáticas. Por exemplo, vários ciclos de TEM e TME são essenciais para a diferenciação das células-tronco embrionárias humanas em hepatócitos do fígado
- O tipo 3 ocorre durante o processo maligno, em que as células epiteliais neoplásicas são transformadas durante o processo de TEM em células com fenótipo mesenquimal. Essas células cancerosas transformadas podem invadir os tecidos circundantes e migrar para locais distais (metástases) por meio dos vasos linfáticos ou sanguíneos. Estudos recentes indicam que as enzimas envolvidas na reprogramação metabólica durante a progressão do tumor maligno por TEM podem ser usadas como biomarcadores para alcançar terapeuticamente o câncer.

■ RENOVAÇÃO DAS CÉLULAS EPITELIAIS

A maioria das células epiteliais apresenta duração de vida limitada, menor que a do organismo como um todo.

Os epitélios de superfícies e os epitélios de muitas glândulas simples pertencem à categoria de populações celulares de renovação contínua. A velocidade de renovação celular (*i. e.*, a velocidade de reposição) é específica de cada um dos tipos de epitélio. Por exemplo, nos seres humanos, as células que revestem o intestino

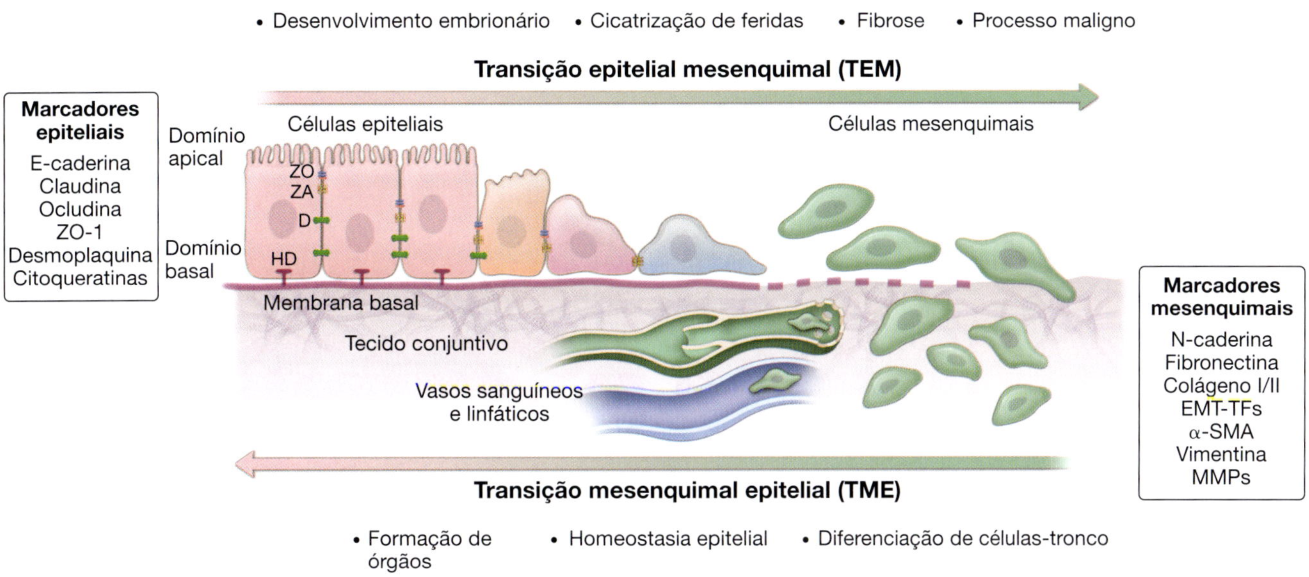

Figura 5.42 Processo de transição epitelial mesenquimal. Este diagrama mostra as mudanças sequenciais que ocorrem durante o processo de transição epitelial mesenquimal (*TEM*), em que as células epiteliais (células de coloração *rosa* à esquerda) perdem suas características epiteliais e adquirem características de células mesenquimais (células de coloração *verde* à direita). Durante o processo de transição, ocorre perda gradual de proteínas transmembrana específicas envolvidas em complexos juncionais, que definem a polaridade funcional das células epiteliais. O domínio e suas modificações (p. ex., microvilosidades) desaparecem, juntamente com a zônula de oclusão (*ZO*), a zônula aderente (*ZA*), os desmossomos (*D*) e o hemidesmossomo (*HD*). O domínio basal desprende-se da matriz extracelular, e as células recém-transformadas adquirem motilidade, formato de célula fusiforme e marcadores de células mesenquimais. Observe que, durante a TEM, a membrana basal se desintegra, e as células mesenquimais recém-transformadas migram para longe da camada epitelial de sua origem para invadir o tecido conjuntivo subjacente. No caso de células cancerosas transformadas, elas obtêm acesso aos vasos linfáticos e sanguíneos, o que possibilita sua migração para locais distais (metástases). A *TEM* é um processo reversível, o que significa que algumas células mesenquimais finalmente podem retornar ao fenótipo de célula epitelial. αSMA, α-actina do músculo liso; EMT-TFs, fatores de transcrição da transição epitelial mesenquimal (Snail, Twist1 e Zeb1); MMPs, metaloproteinases da matriz; ZO-1, proteína da zona de oclusão 1.

Boxe 5.5

Considerações funcionais | Mucosas e serosas

Em duas localizações gerais, o **epitélio superficial** e seu **tecido conjuntivo** subjacente são considerados uma unidade funcional, denominada **membrana**. Os dois tipos de membrana são a **mucosa** e a **serosa**. O termo *membrana*, como é empregado aqui, não deve ser confundido com as membranas biológicas das células, tampouco as designações *mucosa* e *serosa* devem ser confundidas com a natureza da secreção glandular, conforme discutido anteriormente.

A **mucosa** reveste as cavidades que se conectam com o exterior do corpo; ou seja, o tubo GI, as vias respiratórias e o sistema geniturinário. Consiste em um epitélio de revestimento (com ou sem glândulas), um tecido conjuntivo de sustentação denominado **lâmina própria**, uma membrana basal que separa o epitélio da lâmina própria e, algumas vezes, uma camada mais profunda de músculo liso, denominada **muscular da mucosa**.

A **serosa** reveste as cavidades peritoneal, pericárdica e pleural. Essas cavidades são geralmente descritas como cavidades fechadas do corpo, embora, na mulher, a cavidade peritoneal se comunique com o exterior por meio do sistema genital. Do ponto de vista estrutural, a serosa consiste em um epitélio de revestimento, o **mesotélio**, um tecido conjuntivo de sustentação e uma membrana basal entre os dois. As serosas não contêm glândulas, mas o líquido em sua superfície é aquoso.

delgado são renovadas a cada 4 a 6 dias. As células de reposição são produzidas pela atividade mitótica de células-tronco adultas de automanutenção, situadas em locais denominados nichos. No intestino delgado, os nichos de células-tronco adultas estão localizados na porção basal das glândulas intestinais, de onde migram e diferenciam-se em quatro tipos principais de células. Três deles são: enterócitos (células colunares absortivas); células caliciformes (secretoras de muco); e células neuroendócrinas (reguladoras e secretoras de hormônios). Essas células-tronco continuam a se diferenciar e a amadurecer, enquanto migram ao longo das vilosidades até a superfície do lúmen intestinal. A migração dessas novas células prossegue até que alcancem as extremidades das vilosidades, onde sofrem apoptose, desprendem-se das demais e caem no lúmen intestinal. O quarto tipo de célula, a célula de Paneth, migra e reside na base da cripta. O fator de transcrição Math1, expresso no epitélio intestinal, determina o destino da célula. As células comprometidas com a linhagem secretora (*i. e.*, que irão se diferenciar em células caliciformes, enteroendócrinas ou de Paneth) apresentam expressão aumentada de Math1. A inibição da expressão de Math1 caracteriza o bloqueio da via de desenvolvimento para células intestinais absortivas (enterócitos).

De modo semelhante, o epitélio estratificado pavimentoso da pele é substituído, na maioria dos locais, durante um período de aproximadamente 47 dias (ver Capítulo 15, *Sistema Tegumentar*). As células na camada basal da epiderme, apropriadamente denominada estrato basal (ou germinativo), sofrem mitose para possibilitar a renovação celular. À medida que se diferenciam, essas células são empurradas em direção à superfície pela proliferação de novas células originadas da camada basal. Por fim, as células tornam-se queratinizadas e se desprendem. Em ambos os exemplos anteriores, um estado de equilíbrio dinâmico é mantido dentro do epitélio, em que as novas células normalmente substituem (na mesma velocidade) as células esfoliadas. A descoberta e a geração de **células-tronco pluripotentes induzidas** (**iPS**, do inglês *induced pluripotent stern*) a partir de queratinócitos humanos demonstram que as células somáticas adultas podem ser reprogramadas para um estado pluripotente pela expressão forçada de vários fatores de transcrição embrionários. As células iPS derivadas de queratinócitos parecem ter características morfológicas e funcionais que são idênticas às das células-tronco embrionárias humanas. No futuro, as células iPS poderão desempenhar um importante papel na terapia celular individualizada (recombinação e transplante de células homólogas) e na modelagem de doenças. Isso envolve a geração de células iPS a partir da epiderme de um paciente, com potencial para se diferenciar *in vitro* em tipos celulares afetados por doença. Poderão ainda ser usadas para testar respostas a novas terapias farmacológicas.

Em outros epitélios, particularmente nas glândulas mais complexas, as células podem viver por um longo período. Nelas, a divisão celular torna-se rara após o estado maduro ser alcançado. Essas células epiteliais são características das populações de células estáveis, na quais ocorre uma atividade mitótica relativamente pequena, como no fígado. No entanto, a perda de quantidades significativas de tecido hepático, devido a traumatismo físico ou destruição tóxica aguda, é acomodada pela proliferação ativa de células hepáticas não danificadas. Nesses casos, o tecido hepático é restaurado exclusivamente pela atividade mitótica do tecido hepático sadio.

RESUMO

Tecido epitelial

VISÃO GERAL DAS ESTRUTURAS EPITELIAIS

- O **epitélio** é um tecido avascular que cobre as superfícies corporais, reveste as cavidades corporais e forma as glândulas. Cria uma barreira entre o ambiente externo e o tecido conjuntivo subjacente
- As **células epiteliais** apresentam três características principais: estão estreitamente **apostas umas às outras** e ligadas entre si por **junções celulares** específicas, exibem **polaridade** funcional e morfológica (as diferentes funções estão associadas aos domínios apical, lateral e basal), e a sua superfície basal está fixada a uma **membrana basal** subjacente.

CLASSIFICAÇÃO DO EPITÉLIO

- O **epitélio** constituído por uma única camada de células e que repousa sobre a membrana basal, é denominado **epitélio simples**. As células dos epitélios simples variam na sua altura e largura (células pavimentosas, cuboides e colunares)
- Os epitélios com duas ou mais camadas de células em sua espessura são denominados **epitélios estratificados**. O formato das células na superfície livre é que determina a sua classificação
- O **epitélio pseudoestratificado** tem a aparência de epitélio estratificado. Trata-se, no entanto, de um epitélio simples, no qual todas as células repousam sobre a membrana basal, mas nem todas se estendem até a superfície epitelial livre
- O **epitélio de transição (urotélio)** é estratificado e reveste a parte inferior do sistema urinário. As células da camada mais superficial sofrem transição de células redondas, grandes e em formato de cúpula para células pavimentosas, dependendo do grau de distensão do sistema urinário.

DOMÍNIO APICAL

- O **domínio apical** exibe modificações de superfície para realizar funções específicas
- As **microvilosidades** são pequenos prolongamentos citoplasmáticos digitiformes, que contêm um eixo de filamentos de actina. Aumentam a área de superfície apical para absorção e são visíveis ao MO como **borda estriada** ou **borda em escova**
- Os **estereocílios (estereovilosidades)** são microvilosidades muito longas cuja distribuição se limita ao sistema genital masculino (absorção) e ao epitélio sensorial da orelha interna (**mecanorreceptores sensoriais**)
- Os **cílios móveis** são extensões da membrana plasmática apical semelhantes a pelos. Os cílios contêm um centro de microtúbulos em um padrão 9 + 2 denominado **axonema**. O movimento dos cílios origina-se do deslizamento coordenado de duplas de microtúbulos gerado pela atividade da **dineína**, uma proteína motora composta de microtúbulos
- Os **cílios primários (monocílios)** apresentam um arranjo de microtúbulos 9 + 0, são imóveis e atuam como quimiossensores, osmossensores e mecanossensores. São encontrados em quase todas as células eucarióticas.

DOMÍNIO LATERAL | ADESÕES INTERCELULARES

- O **domínio lateral** caracteriza-se pela existência de **moléculas de adesão celular (CAMs)**, que formam **complexos juncionais (junções de oclusão, de adesão ou comunicantes)** entre os domínios laterais apostos de células vizinhas
- A **zônula de oclusão** (junção estreita) localiza-se na extremidade mais apical da membrana lateral de células adjacentes e restringe a passagem de substâncias entre essas células (passagem paracelular)
- As **junções de adesão** (**zônula de adesão** e **desmossomo**) fornecem adesões entre células epiteliais utilizando **CAMs** que estão ligadas ao citoesqueleto de células adjacente. A maioria das junções de fixação utiliza a família de proteínas **caderinas** dependentes de cálcio. Algumas adesões intercelulares utilizam **nectinas** cálcio-independentes como molécula primária de adesão celular
- A **zônula de adesão** circunda a célula logo abaixo de sua junção estreita e é composta de **complexos E-caderina-catenina** que interagem com filamentos de actina. O **desmossomo (mácula de adesão)** fornece uma junção localizada, semelhante a um disco, composta de **desmogleínas** e **desmocolinas**, que se fixam às placas desmossômicas, ancorando os filamentos intermediários
- As **junções comunicantes** consistem em um agrupamento de canais transmembrana (formados por duas metades de canais, denominados **conexons**) em um arranjo compacto. Possibilitam a troca de íons, moléculas reguladoras e pequenos metabólitos entre as células.

DOMÍNIO BASAL | MEMBRANA BASAL E ADESÃO ENTRE A CÉLULA E A MATRIZ EXTRACELULAR

- O **domínio basal** caracteriza-se pela existência de uma **membrana basal**, **junções entre a célula e a matriz extracelular** (adesões focais e hemidesmossomos) e **pregueamentos da membrana celular basal**
- A **membrana basal** (ácido periódico de Schiff [PAS]-positiva à MO) é uma camada densa de glicoproteínas especializadas de matriz extracelular que consiste em uma **lâmina basal** (visível à ME) e uma **lâmina reticular**
- A **lâmina basal** consiste em uma estrutura de **polímeros de laminina** com uma **supraestrutura de colágeno do tipo IV** subjacente, que proporciona um local de interação para muitas moléculas de adesão
- A **lâmina basal** está fixada à **lâmina reticular** subjacente (colágeno do tipo III) por meio de fibrilas de ancoragem (colágeno do tipo VII) e às fibras elásticas por meio de microfibrilas de fibrilina
- A **membrana basal** atua como local de ancoragem dos epitélios ao tecido conjuntivo, compartimentaliza o tecido conjuntivo, filtra substâncias que se movimentam para dentro e para fora do epitélio, fornece um suporte durante a regeneração dos tecidos e está envolvida na sinalização da célula
- As **adesões focais** consistem em junções de adesão dinâmicas constituídas de integrina, que prendem os **filamentos de actina** à membrana basal. Sua rápida formação e desmantelamento fornecem as bases moleculares para a migração celular
- Os **hemidesmossomos** são junções de adesão estáveis formadas por integrinas, que ancoram os **filamentos intermediários** à membrana basal por meio de placas intercelulares.

GLÂNDULAS

- As **glândulas** são classificadas em dois grupos, de acordo com o modo pelo qual os seus produtos secretores são liberados: **glândulas exócrinas** e **endócrinas**
- As **glândulas exócrinas** secretam seus produtos em uma superfície, diretamente ou através de ductos epiteliais, que podem modificar a sua secreção (concentrando, removendo ou acrescentando substância)
- As **glândulas exócrinas** são classificadas em **glândulas mucosas**, que produzem secreções mucosas, ou em **glândulas serosas**, que produzem secreções aquosas ricas em proteína
- As células das glândulas exócrinas apresentam três mecanismos de secreção: a secreção **merócrina**, cujo produto de secreção é liberado por exocitose; a secreção **apócrina**, cujo produto de secreção é liberado em vesículas contendo uma fina camada de citoplasma; e a secreção **holócrina**, cujo produto de secreção é acompanhado de restos celulares da célula secretora que sofre morte celular
- As **glândulas endócrinas** não contam com sistema de ductos; elas secretam seus produtos (hormônios) diretamente na corrente sanguínea para alcançar um receptor específico em células-alvo distantes.

TRANSIÇÃO EPITELIAL MESENQUIMAL

- As **células epiteliais** podem sofrer **transição epitelial mesenquimal (TEM)**, na qual perdem as suas características epiteliais e adquirem características de células mesenquimais. O processo reverso é denominado **transição mesenquimal epitelial (TME)**. Ambos os processos ocorrem no desenvolvimento embrionário, na cicatrização de feridas, na fibrose e na transformação maligna de células cancerosas.

RENOVAÇÃO DAS CÉLULAS EPITELIAIS

- As **células epiteliais** pertencem à categoria de **populações celulares em contínua renovação**. A reposição das células é efetuada pela divisão mitótica de **células-tronco adultas** que residem em diferentes locais (**nichos**) em vários epitélios.

PRANCHA 5.1 ■ Epitélios simples pavimentoso e cuboide

O **epitélio** consiste em um grupo diverso de tipos celulares, exibindo, cada um deles, características funcionais específicas. As células que formam um epitélio dispõem-se em estreita aposição entre si e, em geral, estão localizadas no que pode ser descrito como as superfícies livres do corpo. Tais superfícies incluem a parte externa do corpo, a superfície externa de muitos órgãos internos e o revestimento das cavidades corporais, tubos e ductos.

O epitélio é classificado com base no arranjo das células que ele contém e em seu formato. Quando as células estão presentes em uma única camada, elas constituem um **epitélio simples**; quando estão presentes em várias camadas, constituem um **epitélio estratificado**. Em geral, o formato das células é descrito como **pavimentoso** quando a célula é mais larga que alta; **cuboide**, quando a sua altura e largura são aproximadamente iguais; **colunar**, quando a célula é mais alta que larga.

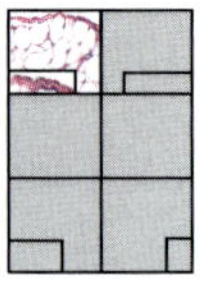

Epitélio simples pavimentoso, mesovário, ser humano, H-E, 350×; detalhe 875×.

Esta micrografia mostra o epitélio superficial do mesovário coberto por **mesotélio**, um nome dado ao **epitélio simples pavimentoso** que reveste as cavidades internas do corpo. **Células mesoteliais** (*CM*) são reconhecidas pelos seus núcleos neste pequeno aumento. Abaixo das células mesoteliais, há uma fina camada de tecido conjuntivo (*TC*) e adipócitos (*A*). O *detalhe* revela em maior aumento os núcleos (*N*) das células mesoteliais.

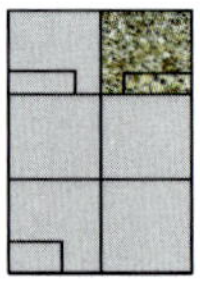

Epitélio simples pavimentoso, mesentério, rato, impregnação por prata, 350×; detalhe 700×.

Trata-se de um aumento intermediário de uma preparação total de um fragmento de mesentério. O mesentério foi estendido em uma lâmina histológica, impregnado por prata e examinado ao microscópico. O microscópio foi focalizado na superfície do mesentério. Com esse método, os limites das **células mesoteliais** superficiais são delineados como linhas pretas pela prata precipitada. Observe que as células estão em estreita aposição entre si e apresentam um formato poligonal. O *detalhe* revela várias células mesoteliais, cada uma delas com seu núcleo (*N*), que exibe um perfil redondo ou oval. Devido ao formato pavimentoso das células endoteliais, os núcleos não são esféricos, mas discoides.

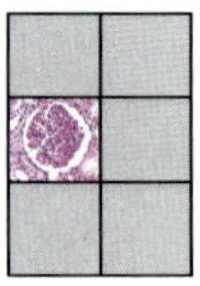

Epitélio simples pavimentoso, rim, ser humano, H-E, 350×.

Esta micrografia mostra um corpúsculo renal. A parede do corpúsculo renal, conhecida como *camada parietal da cápsula de Bowman*, é uma estrutura esférica que consiste em **epitélio simples pavimentoso** (*ESP*). O interior do corpúsculo contém uma rede capilar a partir da qual o líquido é filtrado para entrar no espaço urinário (*EU*) e, em seguida, no túbulo contornado proximal (*TCP*). Os núcleos (*N*) das **células pavimentosas** da camada parietal da cápsula de Bowman são ovoides e parecem fazer uma discreta protrusão dentro do espaço urinário. A superfície livre desse epitélio simples pavimentoso está voltada para o espaço urinário, enquanto a superfície basal das células epiteliais repousa sobre uma camada de tecido conjuntivo (*TC*).

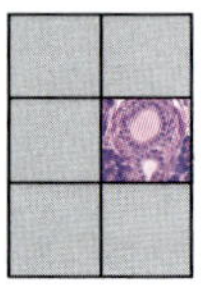

Epitélio simples cuboide, pâncreas, ser humano, H-E, 700×.

Esta fotomicrografia mostra dois ductos pancreáticos (*DP*) que são revestidos por **epitélio simples cuboide**. Os núcleos (*N*) das células ductais tendem a ser esféricos, uma característica condizente com o formato cuboide da célula. A superfície livre das células epiteliais está voltada para o lúmen do ducto, enquanto a superfície basal repousa sobre o tecido conjuntivo (*TC*). O exame cuidadoso da superfície livre das células epiteliais revela algumas das barras terminais (*BT*) entre células adjacentes.

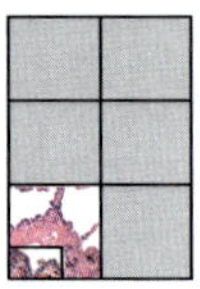

Epitélio simples cuboide, pulmão, ser humano, H-E, 175×; detalhe 525×.

Esta fotomicrografia mostra o epitélio dos menores bronquíolos condutores do pulmão. O **epitélio simples cuboide** consiste em **células cuboides** (*CC*). O *detalhe* mostra em maior aumento as células cuboides (*CC*). Observe os núcleos esféricos. São células pequenas com relativamente pouco citoplasma, motivo pelo qual os núcleos parecem estar próximos uns dos outros. A superfície livre das células epiteliais está voltada para as vias respiratórias (*VR*), enquanto a superfície basal dessas células repousa sobre a sua membrana basal e o tecido conjuntivo (*TC*) denso subjacente.

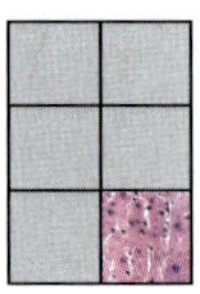

Epitélio simples cuboide, fígado, ser humano, H-E, 450×; detalhe 950×.

Esta micrografia revela cordões de **hepatócitos** (*H*), **células simples cuboides** que compõem o parênquima hepático. Os cordões de células epiteliais hepáticas são principalmente separados entre si por sinusoides (*S*) sanguíneos. O *detalhe* mostra maior aumento de um hepatócito e revela uma característica incomum, em que várias superfícies dessas células contêm um sulco que representa a superfície livre da célula. No local onde o sulco de uma célula está voltado para o sulco da célula adjacente, forma-se uma pequena estrutura semelhante a um canal, o canalículo (*C*). A bile é secretada pela célula no interior do canalículo.

A, Adipócitos
BT, Barra terminal
C, Canalículo
CC, Células cuboides
CM, Células mesoteliais
DP, Ducto pancreático
ESP, Epitélio simples pavimentoso
EU, Espaço urinário
H, Hepatócitos
N, Núcleo
S, Sinusoide
TC, Tecido conjuntivo
TCP, Túbulo contornado proximal
VR, Vias respiratórias

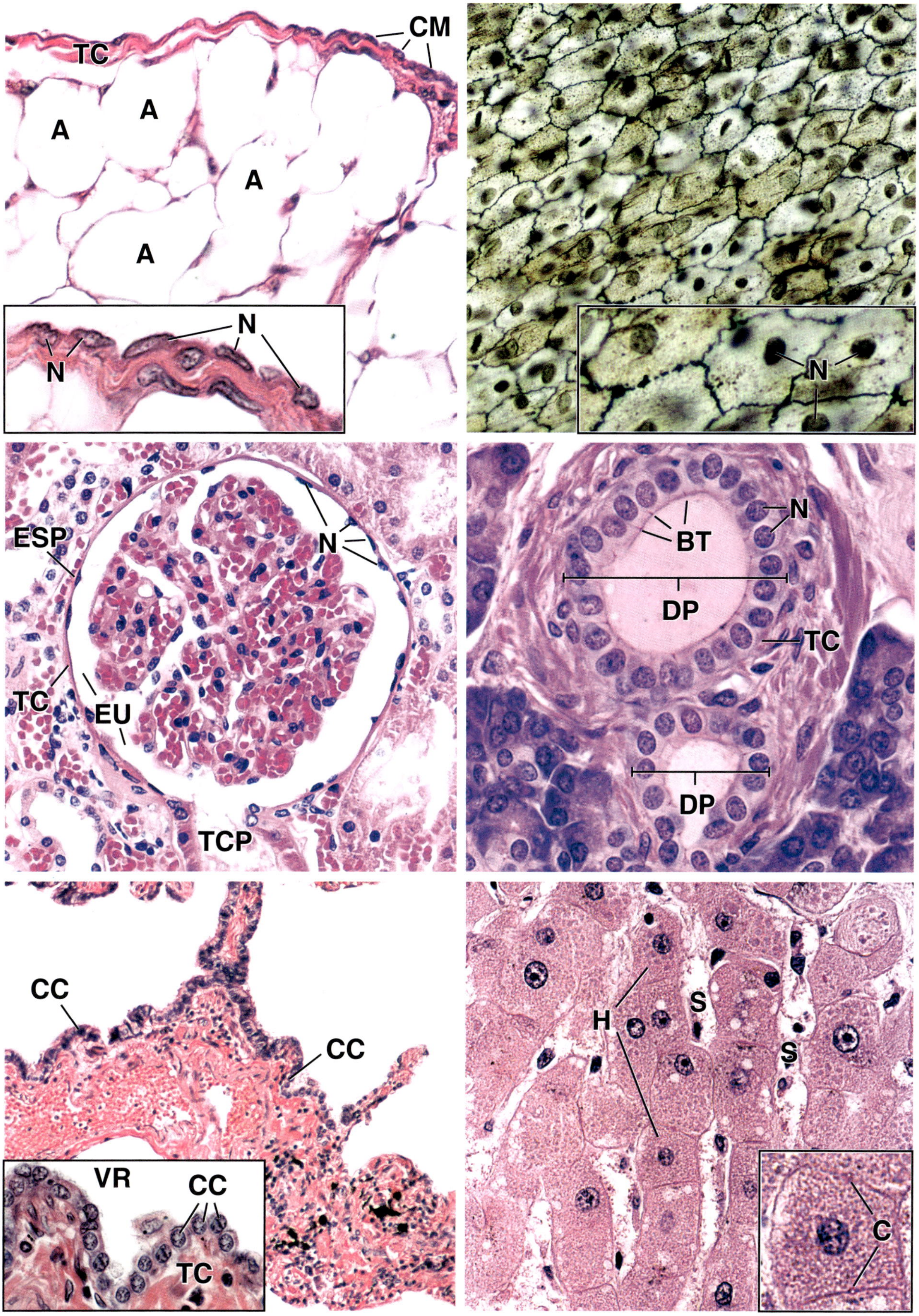
TC
CM
A
A
A
A
N
N
N
ESP
N
TC
EU
TCP
N
BT
DP
TC
DP
CC
CC
VR
CC
TC
H
S
S
C

PRANCHA 5.2 ■ Epitélios simples e estratificados

Os **epitélios simples** têm apenas a espessura de uma célula. São característicos de sistemas orgânicos relacionados principalmente com o transporte, a absorção e a secreção, tais como intestino, sistema circulatório, glândulas digestivas e outras glândulas exócrinas, e rins. Os **epitélios estratificados** apresentam mais de uma camada celular e são típicos de superfícies submetidas a atrito (p. ex., pele, mucosa oral, esôfago e vagina).

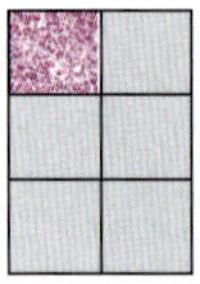

Epitélio simples, pâncreas exócrino, macaco, H-E, 450×.

Esta micrografia mostra três tipos de epitélio. No *círculo*, encontra-se um ácino bem orientado, um grupo funcional de células secretoras, cada uma delas com formato piramidal. As células secretoras formam uma estrutura esférica ou tubular. A superfície livre das células e o lúmen estão localizados no centro do *círculo*. O lúmen não é evidente aqui, mas é evidente em um arranjo celular semelhante na parte central direita da imagem abaixo (ver *círculo*). Como a altura das células (a distância entre a borda do *círculo* e o lúmen) é maior que a largura, o epitélio é **simples colunar**. O segundo tipo epitelial é representado por um pequeno ducto em corte longitudinal (*setas*), que se estende ao longo do campo. É composto de células achatadas (observe o formato do núcleo). Com base nessa característica, o epitélio é classificado como **simples pavimentoso**. Por fim, existe um ducto maior em corte transversal (*asterisco*), no qual adentra o ducto menor. Os núcleos desse ducto maior tendem a ser redondos, e as células tendem a ter um perfil de quadrado. Por conseguinte, essas células ductais constituem um **epitélio simples cuboide**.

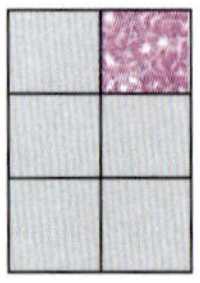

Epitélio simples cuboide, rim, ser humano, H-E, 450×.

Este corte mostra túbulos de vários tipos em corte transversal. Aqueles marcados com *setas* fornecem outro exemplo de **epitélio simples cuboide**. As *setas* apontam para os limites laterais da célula; observe que a largura da célula se aproxima de sua altura. As estruturas em corte transversal marcadas com *asterisco* constituem outro tipo de túbulo; têm diâmetro menor, mas também são compostas de epitélio simples cuboide.

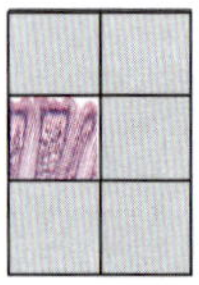

Epitélio simples colunar, cólon, ser humano, H-E, 350×.

O **epitélio simples colunar** do cólon mostrado aqui consiste em uma única camada de células absortivas e células secretoras de muco (células caliciformes). Estas últimas podem ser reconhecidas pelo "cálice" de coloração clara (*setas*) que contém o produto secretor da célula. O epitélio reveste o lúmen do cólon e estende-se para dentro do tecido conjuntivo, formando as glândulas intestinais (*GL*). Ambos os tipos de células são altos, com os núcleos localizados na base da célula. O tecido conjuntivo (*TC*) contém numerosas células, muitas das quais são linfócitos e plasmócitos.

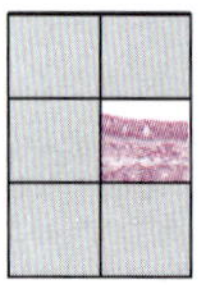

Epitélio pseudoestratificado, traqueia, macaco, H-E, 450×.

Além das **células colunares** (*Cc*) altas, nesse epitélio colunar existe uma camada definida de **células basais** (*Cb*). As células colunares, que contêm núcleos alongados e cílios (*c*), estendem-se da superfície até a membrana basal, claramente visível na traqueia como uma região homogênea, acelular e espessa, que faz parte do tecido conjuntivo (*TC*). As células basais estão intercaladas entre as células colunares. Como todas essas células repousam sobre a membrana basal, são consideradas uma única camada e não duas camadas distintas, uma sobre a outra. Pelo fato de o epitélio parecer estratificado (embora não seja), é denominado **epitélio pseudoestratificado colunar**. O *círculo* na micrografia delineia uma glândula traqueal semelhante ao ácino no pâncreas exócrino (*círculo*). Observe que o lúmen da glândula está claramente visível, e os limites celulares também são evidentes. O epitélio da glândula é simples colunar.

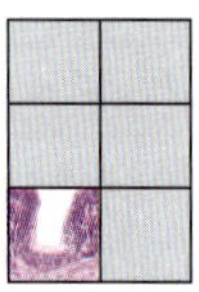

Epitélio pseudoestratificado, epidídimo, ser humano, H-E, 450×.

Trata-se de outro exemplo de **epitélio pseudoestratificado colunar**. Outra vez, as duas camadas de núcleos são evidentes, das células basais (*Cb*) e das células colunares (*Cc*). No entanto, assim como no exemplo anterior, embora não seja evidente, todas as células colunares repousam sobre a membrana basal; por conseguinte, o epitélio é pseudoestratificado. Observe que no local onde o epitélio tem uma orientação vertical, *à direita* da micrografia, parece haver mais núcleos e o epitélio é mais espesso. Isso resulta de um plano de corte tangencial. Como regra, é preciso examinar sempre a área mais fina de um epitélio para identificar a sua verdadeira organização.

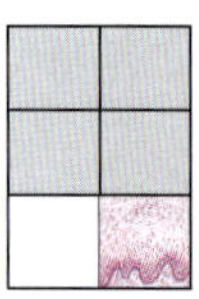

Epitélio estratificado pavimentoso, vagina, ser humano, H-E, 225×.

Trata-se do **epitélio estratificado pavimentoso** da parede vaginal. As células mais profundas, particularmente as da camada basal, são pequenas, com pouco citoplasma, de modo que os núcleos são compactamente organizados. À medida que as células se tornam maiores, elas tendem a se achatar, formando escamas discoides. O citoplasma das células epiteliais acima da camada basal parece "vazio" por causa da grande quantidade de glicogênio acumulado durante a preparação da lâmina histológica. Como as células da superfície conservam o formato achatado, o epitélio é denominado *estratificado pavimentoso*. O tecido conjuntivo (*TC*) subjacente contém numerosos fibroblastos.

c, Cílios
Cb, Célula basal
Cc, Célula colunar
GL, Glândula intestinal
TC, Tecido conjuntivo
Asterisco, Ducto ou túbulo de epitélio simples cuboide
Setas, *Parte superior à esquerda*, ducto composto por epitélio simples pavimentoso; *parte superior à direita*, limites laterais das células tubulares cuboides; *parte central à esquerda*, cálices mucosos das células caliciformes

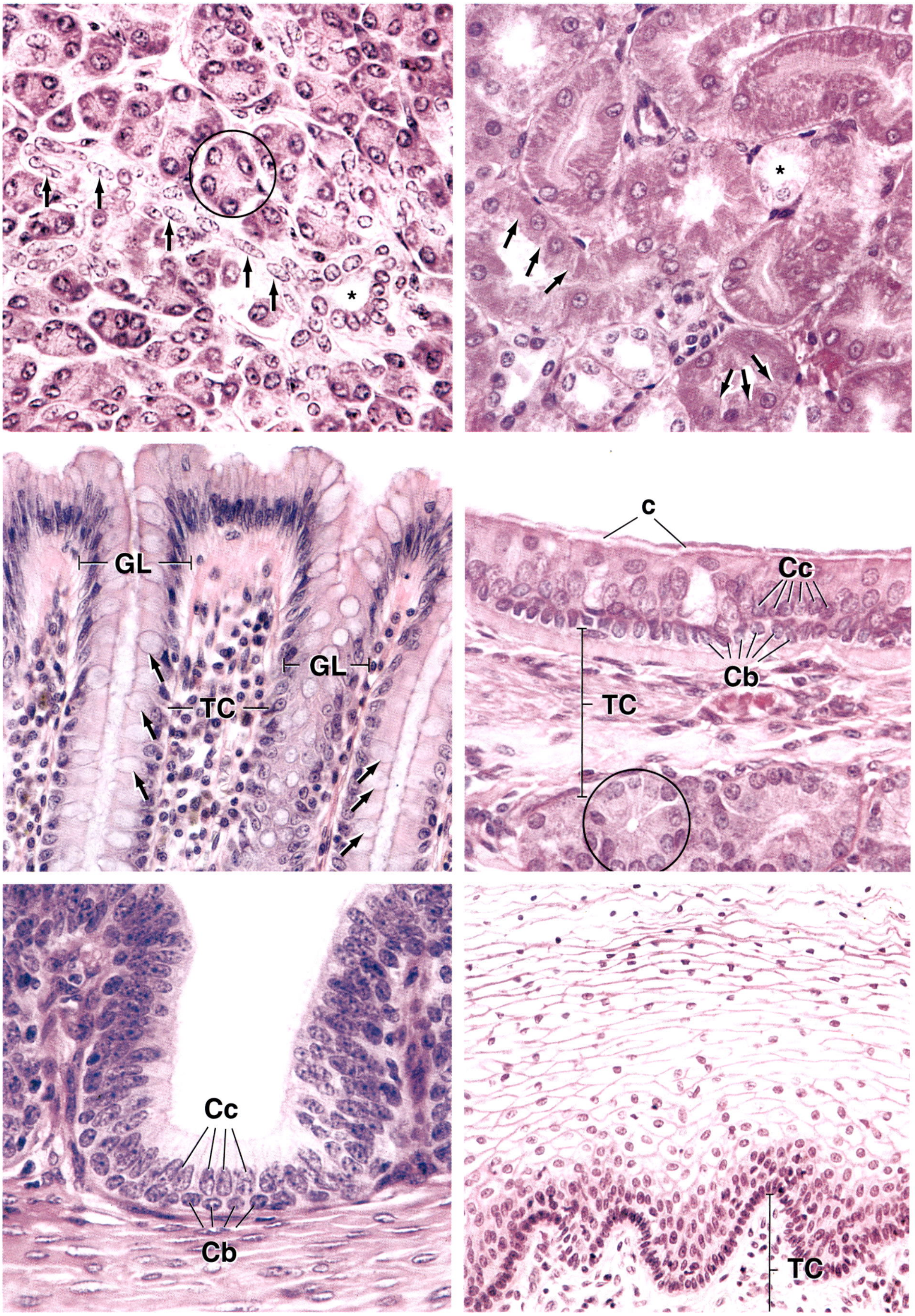
GL
GL
TC
c
Cc
Cb
TC
Cc
Cb
TC

PRANCHA 5.3 ■ Epitélios estratificados e tecidos epitelioides

Os tecidos que se assemelham aos epitélios, mas sem superfície livre característica, são designados **tecidos epitelioides**. A estrutura é característica dos órgãos endócrinos, que se desenvolvem de epitélios típicos, mas perdem a sua conexão com uma superfície durante o desenvolvimento.

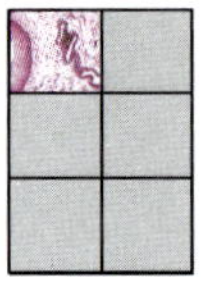

Epitélios estratificados, esôfago, macaco, H-E, 250×.

Esta porção da parede do esôfago revela dois epitélios diferentes. *À esquerda*, está o epitélio de revestimento do esôfago, apresentando várias camadas com células superficiais pavimentosas; por conseguinte, trata-se de um **epitélio estratificado pavimentoso** (*EEP*). *À direita*, está o ducto de uma glândula esofágica cortada em vários planos. Ao examinar uma região onde o plano de corte está em ângulo reto com a superfície, a verdadeira natureza do epitélio torna-se aparente. Nesse caso, o epitélio é formado por duas camadas celulares com células superficiais cuboides; por conseguinte, trata-se de um **epitélio estratificado cuboide** (*EEC*).

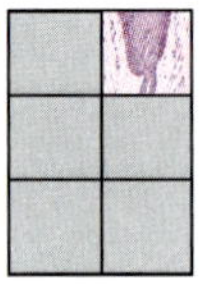

Epitélios estratificados, pele, ser humano, H-E, 450×.

Esta seção mostra uma porção do ducto de uma glândula sudorípara bem próximo da entrada do ducto no **epitélio estratificado pavimentoso** (*EEP*) da pele. A *linha tracejada* delineia o ducto dentro da epiderme. Esse ducto também é revestido por um **epitélio estratificado cuboide** (*EEC*) formado por duas camadas; as células da camada interna (células superficiais) aparecem mais ou menos quadradas. Como as células superficiais epidérmicas não estão incluídas no campo da imagem, a designação de estratificado pavimentoso não pode ser com base na informação oferecida pela micrografia.

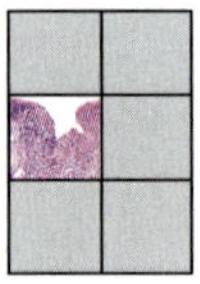

Transição epitelial, junção anorretal, ser humano, H-E, 300×.

A área mostrada aqui é a parte terminal do intestino grosso. O epitélio luminal *à esquerda* é um **epitélio simples colunar** (*ESC*) típico do cólon. Esse epitélio sofre uma transição abrupta (*ponta de seta*) para um **epitélio estratificado cuboide** (*EEC*) no canal anal. Observe o formato geralmente cuboide da maioria das células superficiais (*setas*) e das camadas subjacentes de células. O epitélio simples colunar *à esquerda* faz parte de uma glândula intestinal, que é contínua com o **epitélio simples colunar** na superfície luminal do intestino. O tecido conjuntivo (*TC*) nesse local está intensamente infiltrado por linfócitos, conferindo-lhe aparência diferente do tecido conjuntivo de outras amostras vistas nesta página.

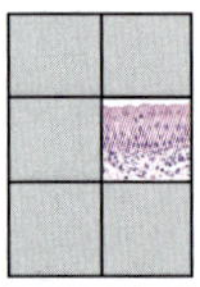

Epitélio de transição (urotélio), bexiga, macaco, H-E, 400×.

O epitélio da bexiga é denominado **epitélio de transição**, um epitélio estratificado cuja morfologia se modifica de acordo com o grau de distensão da bexiga. No estado não distendido, como aqui, esse epitélio é formado por aproximadamente quatro ou cinco camadas de células em sua espessura. As células superficiais são grandes e têm formato de cúpula (*asteriscos*). As células subjacentes às células superficiais têm formato piriforme e são ligeiramente menores. As células mais profundas são as menores, e seus núcleos parecem estar mais aglomerados. Quando a bexiga é distendida, as células superficiais são estiradas, tornando-se células pavimentosas, e a espessura do epitélio é reduzida para aproximadamente três células de profundidade. Quando a bexiga é removida, a sua parede se contrai, a não ser que sejam realizados procedimentos especiais para preservá-la em um estado distendido. Por esse motivo, a sua aparência costuma ser semelhante à desta imagem. Numerosos fibroblastos são visíveis no tecido conjuntivo (*TC*) subjacente.

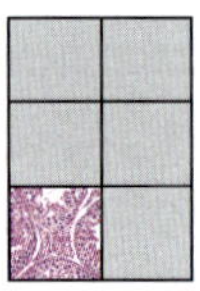

Tecidos epitelioides, testículo, macaco, H-E, 350×.

Esta seção mostra as **células intersticiais (de Leydig)** (*CI*) do testículo. Embora apresentem certas características epiteliais, essas células não têm superfície livre. Além disso, desenvolvem-se a partir de células mesenquimatosas (folheto embrionário interno) e não de folhetos embrionários externos como o ectoderma e o endoderma. Por essas razões, são denominadas **células epitelioides**, uma vez que entram em contato com células vizinhas semelhantes, tal como se observa entre as células epiteliais. As células de Leydig são de natureza endócrina e estão circundadas por uma abundante rede de capilares (*Cap*) e vasos linfáticos.

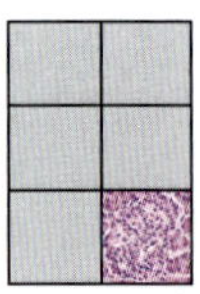

Tecidos epitelioides, pâncreas endócrino, ser humano, H-E, 450×.

As células das **ilhotas endócrinas (de Langerhans)** (*En*) do pâncreas também exibem um **arranjo epitelioide**. As células estão em contato e, embora tenham se desenvolvido a partir de uma superfície epitelial por invaginação, necessitam de superfície livre. Por outro lado, os alvéolos glandulares do pâncreas exócrino (*Ex*), que se desenvolveram a partir da mesma superfície epitelial, são constituídos de células com superfície livre sobre as quais o produto secretor é liberado. Os capilares (*Cap*) são proeminentes nos tecidos endócrinos. Exemplos semelhantes de tecido epitelioide são encontrados nas glândulas suprarrenais, paratireoides e hipófise, todas glândulas endócrinas.

Cap, Capilar
CI, Células intersticiais (de Leydig)
EEC, Epitélio estratificado cuboide
EEP, Epitélio estratificado pavimentoso
En, Células endócrinas
ESC, Epitélio simples colunar
Ex, Células exócrinas
TC, Tecido conjuntivo
Asteriscos, Células em formato de cúpula
Ponta de seta, Local de transição de epitélio estratificado simples para epitélio estratificado cuboide
Setas, Células cuboides superficiais

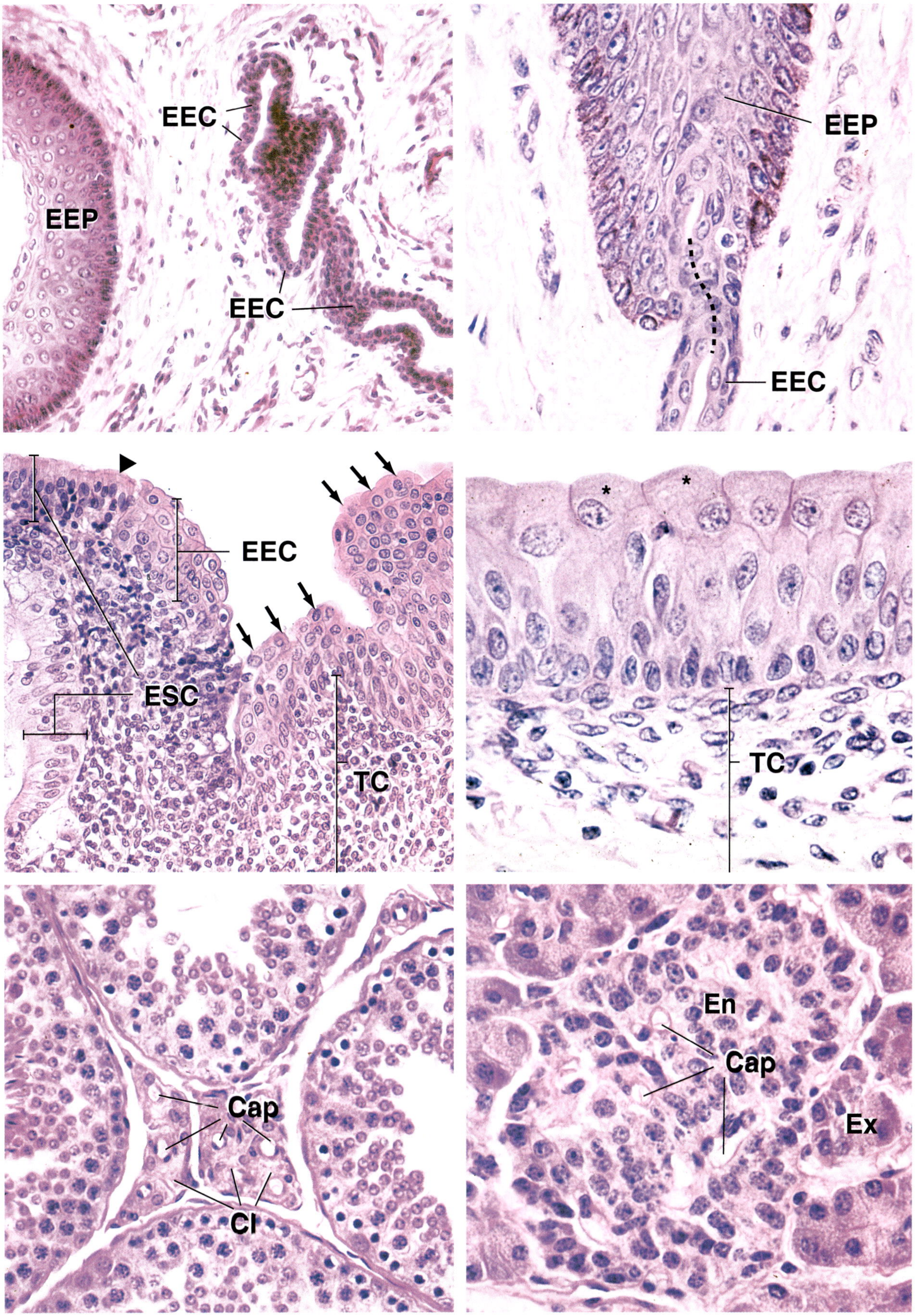
EEC
EEP
EEC
EEP
EEC
EEC
ESC
TC
*
*
TC
Cap
Cl
En
Cap
Ex

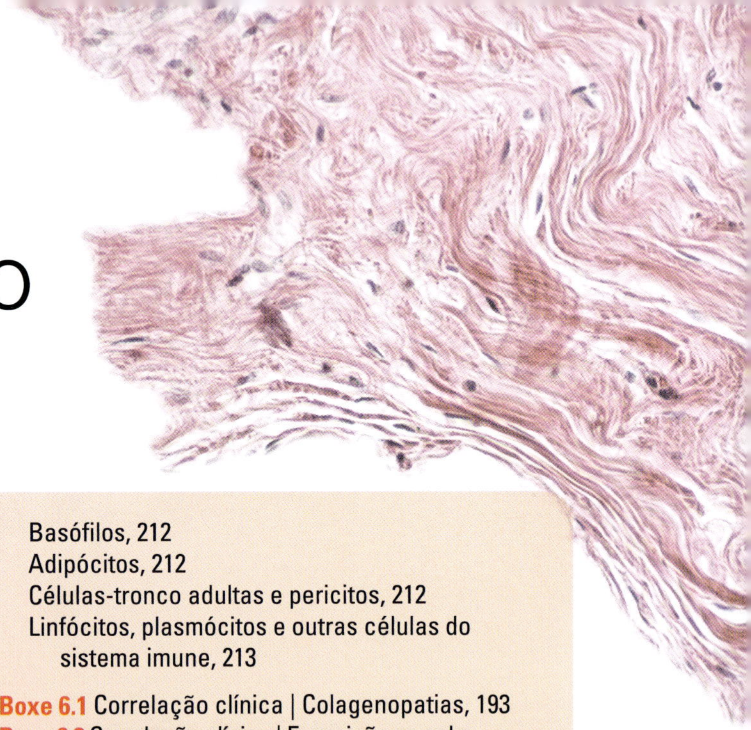

6 Tecido Conjuntivo

■ VISÃO GERAL DO TECIDO CONJUNTIVO

O tecido conjuntivo compreende um grupo de células com características diversificadas imersas em matriz extracelular específica para cada uma das modalidades desse tecido.

O tecido conjuntivo consiste em células e em matriz extracelular (MEC). A MEC inclui fibras proteicas (colágenas, elásticas e reticulares) e um componente não fibrilar que contém moléculas especializadas (proteoglicanos, glicoproteínas multiadesivas e glicosaminoglicanos [GAGs]), que constituem a substância fundamental. O tecido conjuntivo forma um compartimento vasto e contínuo em todo o corpo, limitado pelas lâminas basais dos vários epitélios e pelas lâminas basais ou externas das células musculares e das células de sustentação dos nervos.

Diferentes tipos de tecido conjuntivo são responsáveis por uma variedade de funções.

As funções dos vários tecidos conjuntivos refletem-se nos tipos de células e fibras presentes no tecido e na composição da substância ou matriz fundamental da MEC. Por exemplo, no tecido conjuntivo frouxo, são observadas muitas células de vários tipos (Figura 6.1). Um desses tipos, o fibroblasto, produz as fibras que são secretadas para o meio extracelular, as quais desempenham importante papel estrutural no tecido. Os fibroblastos também produzem e mantêm a substância fundamental. Outros tipos celulares, como os linfócitos, os plasmócitos, os macrófagos e os eosinófilos, são células que pertencem ao sistema de defesa do organismo, mas que atuam no interior da MEC do tecido. Em contrapartida, o tecido ósseo, outro tipo de tecido conjuntivo, contém apenas um único tipo de célula, denominada osteócito. Essa célula produz as fibras e a matriz não fibrilar (fundamental) que constituem a maior parte do tecido ósseo. Uma característica peculiar do osso é que as suas fibras estão organizadas em um padrão específico e se tornam calcificadas para criar a rigidez característica desse tecido. De modo semelhante, nos tendões e ligamentos, as fibras constituem o componente proeminente do tecido – elas estão dispostas em arranjo paralelo e densamente organizadas, de modo a proporcionar o máximo de resistência.

A classificação do tecido conjuntivo baseia-se principalmente na composição e na organização de seus componentes extracelulares ou em suas funções.

O tecido conjuntivo abrange vários tecidos com diferentes propriedades funcionais, mas com certas características comuns que possibilitam o seu agrupamento em subtipos. Desse modo, os tecidos conjuntivos são classificados para refletir suas características mais proeminentes. O Quadro 6.1 apresenta a classificação dos tecidos conjuntivos, incluindo os subtipos.

■ TECIDO CONJUNTIVO EMBRIONÁRIO

O mesênquima embrionário dá origem aos vários tecidos conjuntivos do corpo.

O mesoderma, a camada germinativa média, dá origem a quase todos os tecidos conjuntivos do corpo. Uma exceção é a região

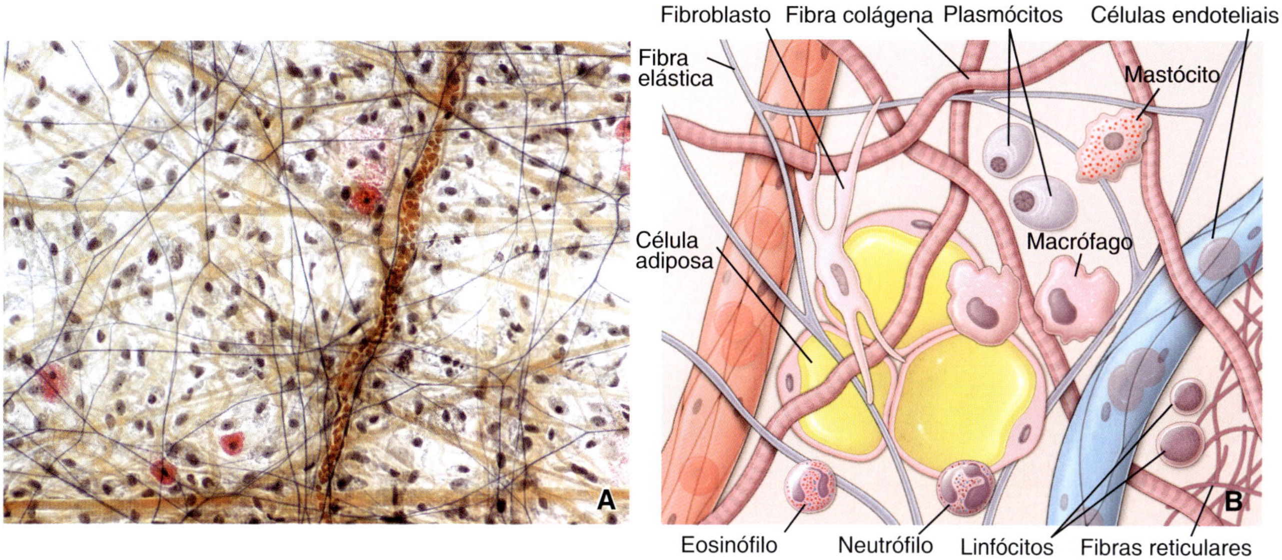

Figura 6.1 Tecido conjuntivo frouxo. A. Fotomicrografia de uma lâmina de mesentério corada pela hematoxilina de Verhoeff para mostrar os núcleos e as fibras elásticas; o preparado histológico foi contrastado com safranina para melhor identificação dos grânulos dos mastócitos e com *orange G* para a identificação de outras moléculas proteicas (principalmente fibras colágenas). As fibras elásticas aparecem como filamentos ramificados longos e finos, corados em *preto-azulado*, sem início ou fim discernível. As fibras colágenas, vistas como perfis retos e longos, corados em *laranja*, são consideravelmente mais espessas que as fibras elásticas. A maioria dos núcleos pertence a fibroblastos. Também há núcleos de outros tipos de células (p. ex., linfócitos, plasmócitos e macrófagos), mas não são identificáveis. Os mastócitos são identificados pelos grânulos *avermelhados brilhantes* no interior do citoplasma. Os neutrófilos (quando presentes) podem ser identificados pelos seus núcleos segmentados típicos; enquanto os eosinófilos são distinguidos pela existência de grânulos específicos (de coloração *avermelhada*). Observe um pequeno vaso sanguíneo repleto de eritrócitos. 150×. **B.** Diagrama esquemático ilustrando os componentes do tecido conjuntivo frouxo. Observe os diferentes tipos de células mais frequentemente encontrados no tecido conjuntivo frouxo; note que a matriz extracelular circundante contém vasos sanguíneos e três tipos diferentes de fibras. O fundo homogêneo de cor *rosa* deste diagrama representa a substância fundamental.

da cabeça, em que células progenitoras específicas originam-se do ectoderma por meio das células da crista neural. Portanto, por meio da proliferação e migração das células mesodérmicas e das células específicas da crista neural, surge no embrião em fase inicial de desenvolvimento um tecido conjuntivo primitivo, denominado mesênquima (na região da cabeça é algumas vezes denominado ectomesênquima). A maturação e a proliferação do mesênquima dão origem não apenas aos vários tecidos conjuntivos do adulto, mas também aos sistemas muscular, vascular e urogenital, e às membranas serosas que revestem as cavidades corporais. A maneira pela qual as células mesenquimatosas proliferam e se organizam estabelece o tipo de tecido conjuntivo maduro que será formado em locais específicos do corpo.

Quadro 6.1 Classificação do tecido conjuntivo.

Tecido conjuntivo embrionário	
Mesênquima	Tecido conjuntivo mucoso
Tecido conjuntivo propriamente dito	
Tecido conjuntivo frouxo	Tecido conjuntivo denso
	Modelado
	Não modelado
Tecido conjuntivo especializado[a]	
Cartilagem (ver Capítulo 7)	Sangue (ver Capítulo 10)
Osso (ver Capítulo 8)	Tecido hematopoético (ver Capítulo 10)
Tecido adiposo (ver Capítulo 9)	Tecido linfático (ver Capítulo 14)

[a]No passado, as designações de tecido elástico e tecido reticular eram apresentadas como categorias separadas de tecido conjuntivo especializado. Os tecidos geralmente citados como exemplo de tecido elástico consistem em determinados ligamentos associados à coluna vertebral e à túnica média das artérias elásticas. A identificação do tecido reticular é feita pela existência de fibras reticulares e células reticulares, que formam, em conjunto, um estroma tridimensional. O tecido reticular constitui o estroma do tecido hematopoético (especificamente a medula óssea vermelha) e dos órgãos do tecido linfático (linfonodos e baço, mas não o timo).

O tecido conjuntivo embrionário é encontrado no embrião e no cordão umbilical.

O tecido conjuntivo embrionário é classificado em dois subtipos:

- O mesênquima, encontrado principalmente no embrião, contém células pequenas e fusiformes, cujo aspecto é relativamente uniforme (Figura 6.2A). As células do mesênquima (células mesenquimatosas) caracterizam-se por apresentar finos prolongamentos citoplasmáticos que entram em contato com prolongamentos semelhantes das células vizinhas. Formam, dessa maneira, uma rede celular tridimensional. Observa-se a existência de junções comunicantes nos locais nos quais os prolongamentos fazem contato. O espaço extracelular é ocupado por uma substância fundamental viscosa, na qual se observam fibras colágenas e reticulares, ambas muito delgadas e relativamente esparsas. A escassez das fibras colágenas é condizente com o limitado estresse físico sobre o feto em crescimento
- O tecido conjuntivo mucoso é característico do cordão umbilical. Consiste em MEC especializada, semelhante a uma gelatina, composta principalmente por ácido hialurônico (também conhecido como hialuronano). A sua substância fundamental é frequentemente designada como geleia de Wharton. As células fusiformes estão afastadas umas das outras e assemelham-se muito a fibroblastos no cordão umbilical do feto a termo (p. ex., os prolongamentos citoplasmáticos são finos, e a sua identificação é difícil em preparações de rotina coradas pela hematoxilina e eosina [H-E]). A geleia de Wharton ocupa grandes espaços intercelulares localizados entre fibras colágenas delgadas e delicadas (Figura 6.2B). Algumas das células isoladas da geleia de

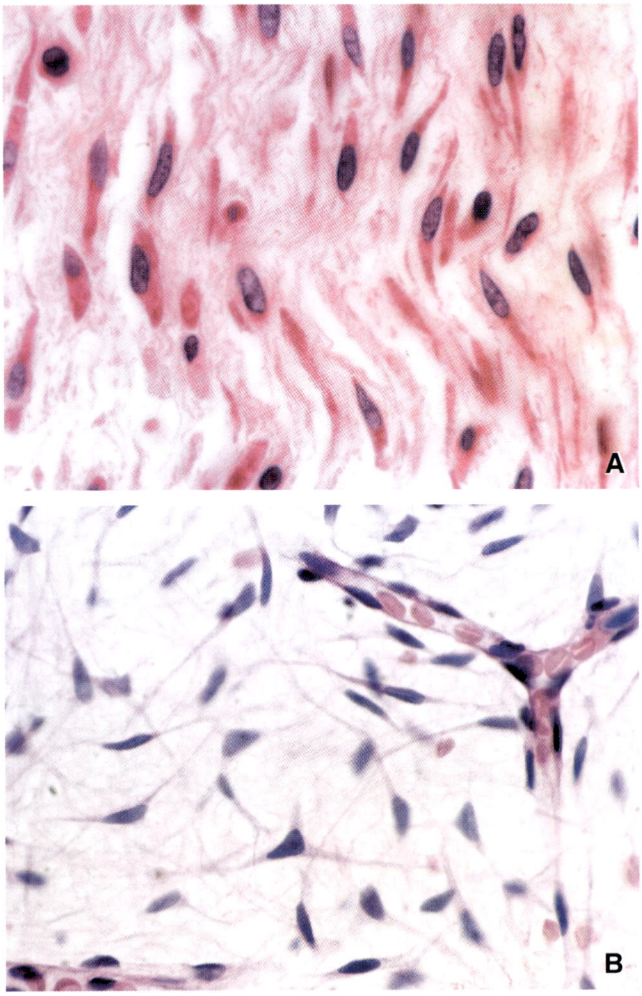

Figura 6.2 Tecido conjuntivo embrionário. A. Fotomicrografia de tecido mesenquimatoso de um feto em desenvolvimento, corado por hematoxilina e eosina (H-E). Embora, do ponto de vista morfológico, as células mesenquimatosas sejam vistas como uma população homogênea, elas dão origem a células que irão se diferenciar em vários tipos celulares. Com frequência, os prolongamentos citoplasmáticos conferem à célula um aspecto afilado ou fusiforme. O componente extracelular do tecido contém um arranjo esparso de fibras reticulares e substância fundamental abundante. 480×. **B.** Fotomicrografia da geleia de Wharton do cordão umbilical corada por H-E. A geleia de Wharton consiste em substância fundamental especializada, com aspecto de gelatina, que ocupa grandes espaços entre as células mesenquimatosas fusiformes. 480×.

Wharton expressam quantidades significativas de marcadores de células-tronco mesenquimatosas e têm a capacidade, em determinadas condições, de se diferenciar em osteócitos, condrócitos, adipócitos e alguns tipos de célula neural. Essas células são denominadas **células-tronco mesenquimatosas da geleia de Wharton** e, no futuro, poderão ter aplicação terapêutica.

■ TECIDO CONJUNTIVO PROPRIAMENTE DITO

Os tecidos conjuntivos que pertencem a essa categoria são divididos em dois subtipos gerais:

- Tecido conjuntivo frouxo, algumas vezes denominado tecido areolar
- Tecido conjuntivo denso, que pode ser subclassificado em dois tipos básicos, de acordo com a organização de suas fibras colágenas: tecido conjuntivo denso não modelado e tecido conjuntivo denso modelado.

O tecido conjuntivo frouxo caracteriza-se por fibras frouxamente dispostas e abundantes células de vários tipos.

O tecido conjuntivo frouxo é muito celularizado com fibras colágenas delgadas e relativamente esparsas (Figura 6.3). No entanto, a substância fundamental é abundante e ocupa maior volume que as fibras. Tem consistência entre viscosa e gelatinosa e desempenha importante papel na difusão de oxigênio e de nutrientes a partir dos pequenos vasos que seguem o seu percurso através desse tecido conjuntivo, bem como na difusão de dióxido de carbono e restos metabólicos de volta aos vasos.

O tecido conjuntivo frouxo está principalmente localizado abaixo dos epitélios que cobrem as superfícies corporais e que revestem as superfícies internas do corpo. Está também associado ao epitélio das glândulas e circunda os vasos sanguíneos de menor calibre (Prancha 6.1). Por conseguinte, esse tecido constitui o local pelo qual os agentes patogênicos (tais como bactérias que atravessaram uma superfície epitelial) se defrontam com células do sistema imune e são por elas destruídos. Os tipos celulares encontrados no tecido conjuntivo frouxo são, em sua maioria, células errantes transitórias que migram dos vasos sanguíneos locais em resposta a estímulos específicos. Por conseguinte, o tecido conjuntivo frouxo constitui o local das **reações inflamatórias e imunes**. Durante essas reações, o tecido conjuntivo frouxo pode intumescer consideravelmente. Nas áreas do corpo em que há continuamente substâncias estranhas, são mantidas grandes populações de células imunes. Por exemplo, a **lâmina própria**, o tecido conjuntivo frouxo das mucosas, como as do sistema respiratório e do sistema digestório, contém grande número dessas células.

O tecido conjuntivo denso não modelado caracteriza-se por fibras abundantes e poucas células.

O tecido conjuntivo denso não modelado contém principalmente fibras colágenas. As células são esparsas e predominantemente representadas por fibroblastos. No entanto, o tecido conjuntivo denso, como os demais tecidos conjuntivos, sempre contém

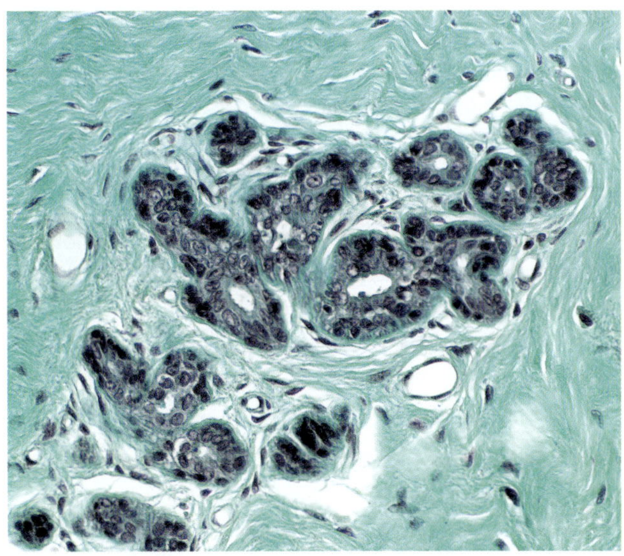

Figura 6.3 Tecidos conjuntivos frouxo e denso não modelado. Fotomicrografia comparando o tecido conjuntivo frouxo com o tecido conjuntivo denso não modelado da glândula mamária corado pelo método tricrômico de Masson. No *centro*, o tecido conjuntivo frouxo circunda o epitélio glandular. O tecido conjuntivo frouxo é composto por um arranjo delicado de fibras colágenas com muitas células. Observe o grande número de núcleos bem visíveis neste pequeno aumento. Na parte *superior à esquerda* e na parte *inferior à direita* da figura, está o tecido conjuntivo denso não modelado, no qual, em confronto com o conjuntivo frouxo, são observados poucos núcleos. Contudo, nota-se que o colágeno é consideravelmente mais abundante e composto por fibras muito espessas. 100×.

alguma substância fundamental (Prancha 6.1). Em virtude de sua alta proporção de fibras colágenas, o tecido conjuntivo denso não modelado proporciona significativa resistência. Caracteristicamente, as fibras estão dispostas em feixes orientados em várias direções (daí o termo *não modelado*), que conseguem suportar estresses exercidos sobre órgãos ou estruturas. A pele contém uma camada relativamente espessa de tecido conjuntivo denso não modelado, denominada camada reticular (ou camada profunda) da derme. A camada reticular proporciona resistência à laceração, em consequência das forças de estiramento de diferentes direções. De modo semelhante, os órgãos ocos (p. ex., os intestinos) contêm uma camada distinta de tecido conjuntivo denso não modelado, denominada submucosa, na qual os feixes de fibras seguem seu trajeto em vários planos. Esse arranjo faz com que o órgão seja capaz de resistir ao estiramento e a distensões fortes.

O tecido conjuntivo denso modelado caracteriza-se por arranjos ordenados e densamente compactados de fibras e células.

O tecido conjuntivo denso modelado constitui o principal componente funcional dos tendões, dos ligamentos e das aponeuroses. Assim como no tecido conjuntivo denso não modelado, as fibras do tecido conjuntivo denso modelado constituem a característica proeminente; a matriz extracelular não fibrilar (matriz fundamental) é escassa. No tecido conjuntivo denso modelado, as fibras estão dispostas em séries paralelas e são densamente acondicionadas para proporcionar a força máxima ao tecido. As células que produzem e mantêm as fibras estão acondicionadas e alinhadas entre os feixes de fibras.

- Os tendões são estruturas semelhantes a cordas que inserem o músculo ao osso. Consistem em feixes paralelos de fibras colágenas. Entre esses feixes, encontram-se fileiras de fibroblastos que, no tendão, são denominadas tendinócitos (Figura 6.4 e Prancha 6.2). Os tendinócitos são circundados por MEC especializada, que os separa das fibrilas colágenas responsáveis pela sustentação de carga. Em cortes transversais de tendão corados por H-E, os tendinócitos aparecem com formato de estrela. Em cortes paralelos ao eixo longitudinal dos tendões, vistos em uma micrografia eletrônica de transmissão (MET), os prolongamentos citoplasmáticos

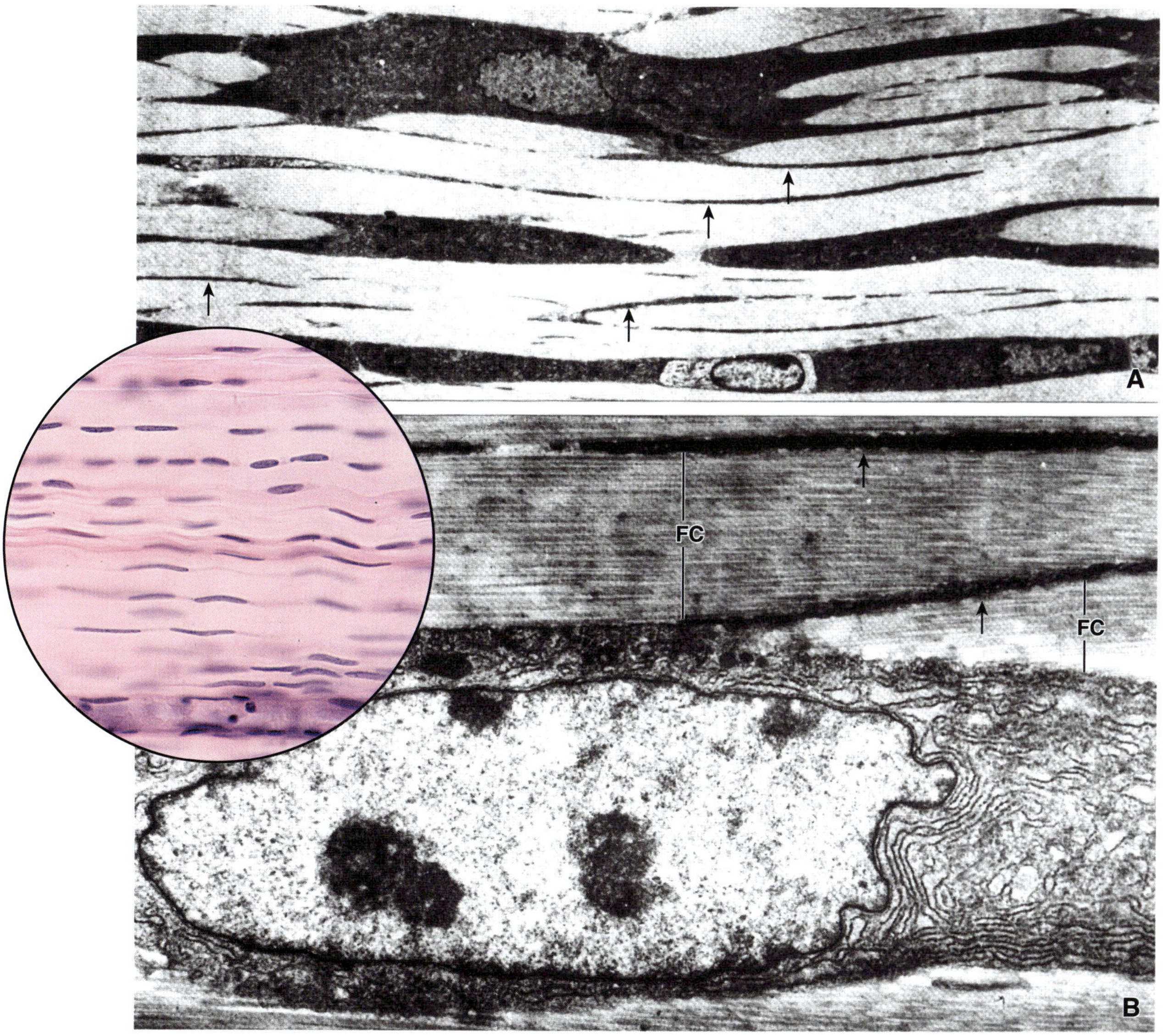

Figura 6.4 Tecido conjuntivo denso modelado – tendão. A. Eletromicrografia de um tendão em pequeno aumento, mostrando os tendinócitos (fibroblastos do tendão) e seus prolongamentos finos (*setas*) situados entre os feixes de colágeno. 1.600×. **B.** Um tendinócito com perfis proeminentes de retículo endoplasmático rugoso (RER) mostrado em maior aumento. As fibras colágenas (*FC*) são densamente organizadas. As *setas* indicam os prolongamentos dos tendinócitos. 9.500×. **Detalhe.** Fotomicrografia de um tendão. Observe o alinhamento ordenado e regular dos feixes de fibras colágenas. Os tendinócitos estão alinhados em fileiras entre as fibras colágenas. 200×. (Eletromicrografias modificadas de Rhodin J. *Histology*. Oxford University Press, 1974.)

das células estão comprimidos entre as fibras e aparecem como lâminas citoplasmáticas finas. No entanto, na maioria dos cortes longitudinais corados por H-E, os tendinócitos são vistos apenas como fileiras de núcleos basófilos e muito achatados. As lâminas citoplasmáticas que se estendem a partir do corpo dos tendinócitos não costumam ser evidentes nos cortes longitudinais corados por H-E, uma vez que se confundem com as fibras colágenas. A estrutura do tendão é circundada por uma cápsula fina de tecido conjuntivo, o epitendíneo, no qual as fibras colágenas não estão tão bem ordenadas (Prancha 6.2). Em geral, o tendão é subdividido em fascículos pelo endotendíneo, uma extensão de tecido conjuntivo do epitendíneo, e contém os pequenos vasos sanguíneos e nervos

- Os ligamentos, assim como os tendões, consistem em fibras colágenas e fibroblastos dispostos paralelamente. No entanto, as fibras dos ligamentos exibem um arranjo não tão regular como o dos tendões. Os ligamentos unem um osso a outro, os quais, em alguns locais, como na coluna vertebral, exigem certo grau de elasticidade. Embora a fibra colágena seja o principal componente extracelular da maioria dos ligamentos, alguns dos ligamentos associados à coluna vertebral (p. ex., ligamentos amarelos) contêm muito mais fibras elásticas que fibras colágenas. Esses ligamentos são denominados ligamentos elásticos
- As aponeuroses assemelham-se a tendões largos e planos. Em vez de fibras dispostas em arranjos paralelos, as fibras das aponeuroses estão dispostas em múltiplas camadas. Os feixes de fibras colágenas em uma camada tendem a exibir um arranjo em um ângulo de 90° em relação aos das camadas vizinhas. As fibras dentro de cada uma das camadas estão dispostas em arranjos regulares; por conseguinte, a aponeurose é um tecido conjuntivo denso modelado. Esse arranjo ortogonal também é encontrado na córnea e é responsável pela sua transparência.

■ FIBRAS DO TECIDO CONJUNTIVO

Há três tipos principais de fibras do tecido conjuntivo.

As fibras do tecido conjuntivo são encontradas em quantidades variáveis, dependendo das necessidades estruturais ou da função do tecido conjuntivo. Cada um dos tipos de fibra é produzido por fibroblastos e composto por proteínas, que consistem em cadeias peptídicas longas. Os tipos de fibras do tecido conjuntivo são os seguintes:

- Fibras colágenas
- Fibras reticulares
- Fibras elásticas.

Fibras e fibrilas colágenas

As fibras colágenas constituem o tipo mais abundante de fibras do tecido conjuntivo.

As fibras colágenas representam os componentes estruturais mais abundantes do tecido conjuntivo. São flexíveis e têm resistência à tração notadamente alta. Na microscopia óptica, as fibras colágenas aparecem como estruturas onduladas de largura variável e comprimento indeterminado. Coram-se facilmente pela eosina e por outros corantes ácidos. Além disso, podem ser coradas com o corante azul de anilina usado no tricrômio de Mallory do tecido conjuntivo, ou com o corante verde-luz usado no tricrômio de Masson.

Quando examinadas com MET, as fibras colágenas são vistas como feixes de subunidades filamentosas finas. Essas subunidades consistem em fibrilas colágenas (Figura 6.5). Em cada fibra, as fibrilas colágenas têm um diâmetro relativamente uniforme. No entanto, em diferentes localizações e estágios de desenvolvimento, as fibrilas diferem quanto a seu tamanho. Nos tecidos em desenvolvimento ou imaturos, as fibrilas podem ser finas, com apenas 15 ou 20 nm de diâmetro. No tecido conjuntivo denso

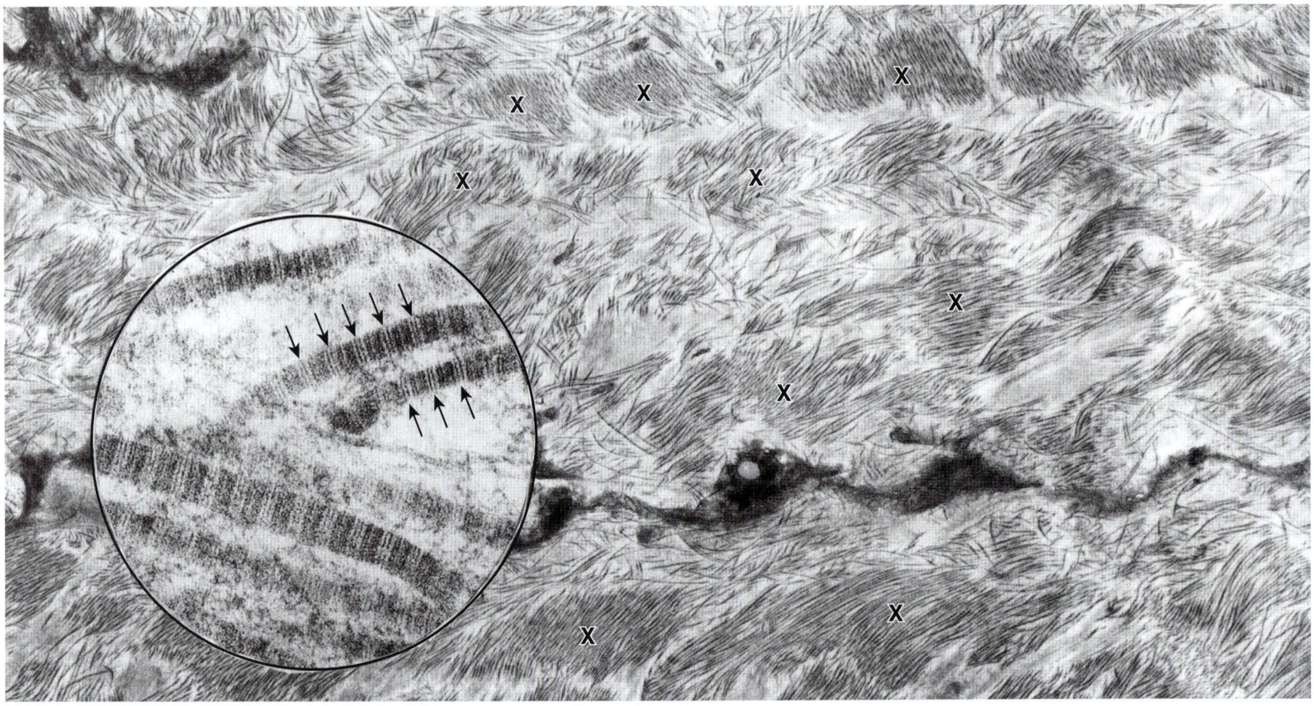

Figura 6.5 Fibrilas colágenas no tecido conjuntivo denso não modelado. Eletromicrografia do tecido conjuntivo denso não modelado da cápsula do testículo de um homem jovem. Em algumas áreas, as fibrilas colágenas semelhantes a filamentos estão agregadas (*X*), formando feixes relativamente espessos; em outras áreas, as fibrilas estão mais dispersas. 9.500×. **Detalhe.** Um arranjo longitudinal de fibrilas colágenas da mesma amostra vista em maior aumento. Observe o padrão típico de bandas. O espaço entre as *setas* indica o padrão de repetição de 68 nm. 75.000×.

modelado em tendões ou em outros tecidos que estão sujeitos a estresse, podem medir até 300 nm de diâmetro.

As fibrilas colágenas exibem um padrão de bandeamento de 68 nm.

As fibrilas colágenas coradas com ósmio ou outros metais pesados examinadas à MET exibem uma sequência de bandas transversais, que se repetem a cada 68 nm ao longo do comprimento da fibrila (ver Figura 6.5, *detalhe*). Esse padrão de bandeamento regular também pode ser observado na superfície das fibrilas colágenas quando examinadas ao microscópio de força atômica (MFA; Figura 6.6). Tal padrão de bandeamento reflete subunidades da estrutura da fibrila, especificamente o tamanho e o formato da molécula de colágeno; além disso, reflete o arranjo das moléculas que formam a fibrila (Figura 6.7). A molécula de colágeno (também denominada *tropocolágeno*) mede cerca de 300 nm de comprimento por 1,5 nm de espessura e apresenta uma cabeça e uma cauda. Em cada fibrila, as moléculas de colágeno estão alinhadas cabeça com cauda em fileiras que se sobrepõem em um quarto do comprimento da molécula em relação às moléculas das fileiras adjacentes. Esses intervalos são claramente visíveis à MET e ao MFA (ver Figura 6.6). A resistência à tração da fibrila é dada por ligações covalentes entre as moléculas de colágeno de fileiras adjacentes, e não por qualquer interação da cabeça com a cauda das moléculas de uma mesma fileira. O padrão de bandeamento observado à MET (ver Figura 6.5, *detalhe*) é produzido, em grande parte, pelo depósito de ósmio nos espaços entre as cabeças e as caudas das moléculas em cada fileira.

Cada molécula de colágeno é uma tríplice hélice composta por três cadeias polipeptídicas entrelaçadas.

Uma molécula de colágeno consiste em três cadeias polipeptídicas, conhecidas como cadeias alfa. As cadeias alfa se entrelaçam, formando uma tríplice hélice dextrogira (ver Figura 6.7D).

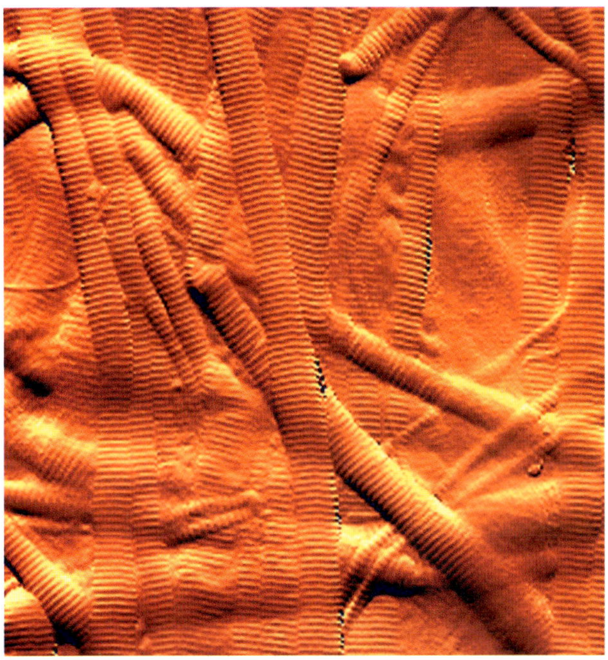

Figura 6.6 Fibrilas colágenas no tecido conjuntivo denso não modelado. Esta imagem de microscópio de força atômica de fibrilas colágenas do tipo I no tecido conjuntivo mostra o padrão de bandeamento na superfície das fibrilas colágenas. Observe a orientação aleatória das fibrilas colágenas que se sobrepõem e se entrecruzam na matriz do tecido conjuntivo. 65.000×. (Cortesia da Dra. Gabriela Bagordo, JPK Instruments AG, Berlim, Alemanha.)

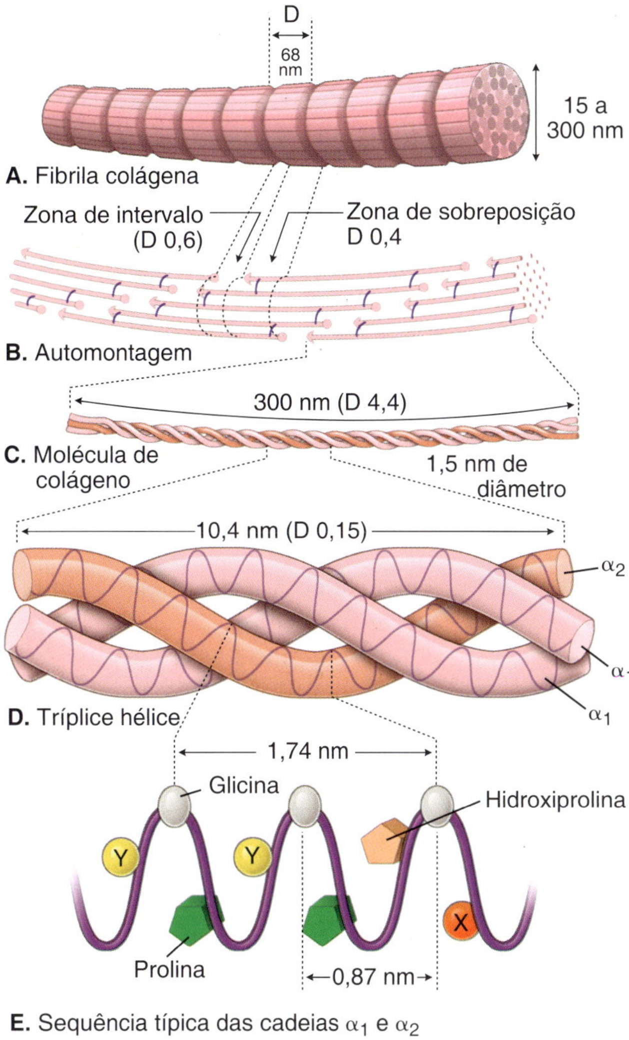

Figura 6.7 Diagrama mostrando a conformação molecular de uma fibrila colágena do tipo I em ordem crescente de estrutura. A. Uma fibrila colágena exibe um bandeamento periódico com uma distância (*D*) de 68 nm entre bandas repetidas. **B.** Cada fibrila é automontada a partir de moléculas de colágeno sobrepostas, que formam ligações cruzadas covalentes com resíduos de lisina e hidroxilisina com moléculas adjacentes (*ligações púrpura*). **C.** Cada molécula mede em torno de 300 nm de comprimento e 1,5 nm de diâmetro. **D.** A molécula de colágeno é uma tríplice hélice estabilizada por ligações cruzadas, formadas por numerosas pontes de hidrogênio entre prolinas e glicinas. **E.** A tríplice hélice consiste em três cadeias alfa. Cada terceiro aminoácido da cadeia alfa é sempre uma glicina. A posição *X* após a glicina é frequentemente ocupada por uma prolina, enquanto a posição *Y* que precede a glicina é frequentemente ocupada por uma hidroxiprolina. Alguns aminoácidos (p. ex., ácido glutâmico, leucina, fenilalanina) ocupam preferencialmente a posição *X*, enquanto outros têm preferência pela posição *Y* (p. ex., arginina, glutamina, lisina, metionina, treonina).

Cada terceiro aminoácido na cadeia é sempre uma molécula do aminoácido glicina, exceto nas extremidades das cadeias alfa. Com frequência, uma molécula de hidroxiprolina ou hidroxilisina precede cada glicina na cadeia, e cada glicina é frequentemente seguida de uma prolina. A estrutura em anel dos resíduos prolina e hidroxiprolina possibilita giros acentuados da cadeia alfa necessários para a montagem da estrutura em tríplice hélice compacta. A glicina, um dos menores aminoácidos existentes, é essencial para a conformação da tríplice hélice da molécula de colágeno. Ao lado da hidroxiprolina e da prolina, a glicina é essencial para a conformação da tríplice hélice – é o único aminoácido pequeno o suficiente para se encaixar no centro da tríplice hélice (ver Figura 6.7E). Em associação à hélice estão grupos de açúcares unidos a resíduos de hidroxilisila. Por causa desses grupos de açúcares, o colágeno é adequadamente descrito como uma glicoproteína.

Nem todas as cadeias alfa que constituem a hélice são iguais. Elas variam quanto ao tamanho, de 600 a 3.000 aminoácidos, constituindo, portanto, diferentes tipos de colágeno. Até o momento, pelo menos 46 tipos de cadeias α codificados por diferentes genes de colágeno foram identificados e seus *loci* mapeados em vários cromossomos diferentes. Até o momento, foram classificados mais de 29 tipos de colágenos, com base nas combinações das cadeias alfa que contêm. Esses vários tipos de colágenos são classificados por algarismos romanos de I a XXIX, de acordo com a cronologia de sua descoberta. Em contrapartida, a nomenclatura dos genes que codificam as cadeias de colágeno é escrita como combinação de letras maiúsculas "COL" (para colágeno), em que os números descrevem o tipo de colágeno e o número da cadeia α que precede a letra maiúscula A (para α). Por exemplo, o gene que codifica a cadeia α1 do colágeno do tipo I é identificado como COL1A1, em que COL1 indica o colágeno do tipo I, enquanto A1 indica a cadeia α1. Assim, o gene COL9A3 seria responsável pela codificação da cadeia α3 na molécula de colágeno tipo IX.

A molécula de colágeno pode ser homotrimérica (consistindo em três cadeias alfa idênticas) ou heterotrimérica (consistindo em duas ou até mesmo três cadeias alfa geneticamente distintas). Por exemplo, o colágeno do tipo I, o primeiro a ser identificado, encontrado no tecido conjuntivo frouxo e denso, é heterotrimérico. Duas das cadeias alfa, identificadas como α1 (codificada pelo gene COL1A1), são idênticas; enquanto a terceira, identificada como α2 (codificada pelo gene COL1A2), é diferente. Por conseguinte, na nomenclatura do colágeno, ele é designado como $[\alpha1(I)]_2\ \alpha2(I)$ (Quadro 6.2). O colágeno do tipo II é homotrimérico e, portanto, formado por três cadeias α1 idênticas (codificadas pelo gene COL2A1).

Quadro 6.2 Tipos de colágeno, composição, localização e função.

Tipo	Composição[a]	Localização	Funções
I	$[\alpha1(I)]_2\alpha2(I)$	Tecido conjuntivo de pele, osso, tendão, ligamentos, dentina, esclera, fáscia e cápsulas de órgãos (responde por 90% do colágeno corporal)	Proporciona resistência a força, tensão e estiramento
II	$[\alpha1(II)]_3$	Cartilagem (hialina e elástica), notocorda e disco intervertebral	Proporciona resistência à pressão intermitente
III	$[\alpha1(III)]_3$	Proeminente no tecido conjuntivo frouxo e órgãos (útero, fígado, baço, rim, pulmão etc.), músculo liso, endoneuro, vasos sanguíneos e pele fetal	Forma fibras reticulares, dispostas em uma rede frouxa de fibras delgadas; proporciona uma estrutura de sustentação para as células especializadas de vários órgãos e vasos sanguíneos
IV	$[\alpha1(IV)]_2\ \alpha2(IV)$ ou $\alpha3(IV)\ \alpha4(IV)\ \alpha5(IV)$ ou $[\alpha5(IV)]_2\ \alpha6(IV)$	Encontrado em todas as lâminas basais das células epiteliais (ou seja, epiderme, revestimento do sistema digestório, glomérulos renais etc.), lâminas externas das células não epiteliais (ou seja, células musculares, adipócitos, células de Schwann etc.) e cápsula da lente (cristalino)	Fornece sustentação e auxilia na fixação das células ao tecido conjuntivo; no rim, contribui para a barreira de filtração
V	$[\alpha1(V)]_2\ \alpha2(V)$ ou $\alpha1(V)\ \alpha2(V)\ \alpha3(V)$	Distribuição uniforme por todo o estroma de tecido conjuntivo; pode estar relacionado com a rede reticular; localizado em fibras reticulares da polpa vermelha do baço	Localizado na superfície das fibrilas colágenas do tipo I, juntamente com o colágeno dos tipos XII e XIV para modular as propriedades biomecânicas da fibrila
VI	$[\alpha1(VI)]_2\ \alpha2(VI)$ ou $\alpha1(VI)\ \alpha2(VI)\ \alpha3(VI)$ ou outras combinações com $\alpha4(VI)$, $\alpha5(VI)$ e $\alpha6(VI)$ que substituem a cadeia $\alpha3(VI)$	Forma parte da matriz cartilaginosa que circunda imediatamente os condrócitos. Expresso na lâmina externa dos músculos esqueléticos (α1, α2, α2), nas junções miotendíneas (α5) e tanto no perimísio quanto no endomisio (α6)	Fixa o condrócito e células musculares esqueléticas à matriz; ligação covalente com fibrilas colágenas do tipo I
VII	$[\alpha1(VII)]_3$	Presente nas fibras de fixação de pele, olho, útero e esôfago	Fixa a lâmina basal às fibras de tecido conjuntivo
VIII	$[\alpha1(VIII)]_2\ \alpha2(VIII)$	Produto das células endoteliais	Facilita o movimento das células endoteliais durante a angiogênese
IX	$\alpha1(IX)\ \alpha2(IX)\ \alpha3(IX)$	Encontrado na cartilagem associado a fibrilas colágenas do tipo II	Estabiliza a rede de fibras cartilaginosas de colágeno do tipo II pela interação com moléculas de proteoglicano em suas interseções
X	$[\alpha1(X)]_3$	Produzido por condrócitos na zona de hipertrofia da placa de crescimento normal	Contribui para o processo de mineralização óssea pela formação de redes hexagonais necessárias para o arranjo do colágeno dos tipos II, IX e XI na cartilagem
XI	$[\alpha1(XI)]_2\ \alpha2(XI)$ ou $\alpha1(XI)\ \alpha2(XI)\ \alpha3(XI)$	Produzido por condrócitos; associado a fibrilas colágenas do tipo II; forma o núcleo das fibrilas colágenas do tipo I	Regula o tamanho das fibrilas colágenas do tipo II; é essencial para as propriedades coesivas da matriz cartilaginosa
XII	$[\alpha1(XII)]_3$	Isolado da pele da placenta; abundante nos tecidos nos quais a tensão mecânica é alta	Localizado na superfície das fibrilas colágenas do tipo I, juntamente com o colágeno dos tipos V e XIV para modular as propriedades biomecânicas da fibrila

(*continua*)

Quadro 6.2 Tipos de colágeno, composição, localização e função. (*continuação*)

Tipo	Composição[a]	Localização	Funções
XIII	$[\alpha1(XIII)]_3$	Detectado no osso, na cartilagem, no intestino, na pele, na placenta e nos músculos estriados	Um colágeno transmembrana incomum associado à lâmina basal, juntamente com o colágeno do tipo VII
XIV	$[\alpha1(XIV)]_3$	Isolado da placenta; também detectado na medula óssea	Localizado na superfície das fibrilas colágenas do tipo I, juntamente com o colágeno dos tipos V e XII para modular as propriedades biomecânicas da fibrila; tem forte propriedade de ligação intercelular
XV	$[\alpha1(XV)]_3$	Presente nos tecidos derivados do mesênquima; expresso nos músculos cardíaco e esquelético	Envolvido na adesão da lâmina basal ao tecido conjuntivo subjacente
XVI	$[\alpha1(XVI)]_3$	Distribuição ampla nos tecidos; associado aos fibroblastos e às células musculares lisas das artérias, mas não associado a fibrilas colágenas do tipo I	Contribui para a integridade estrutural do tecido conjuntivo
XVII	$[\alpha1(XVII)]_3$	Outro colágeno transmembrana incomum, encontrado nas membranas das células epiteliais	Interage com as integrinas para estabilizar a estrutura do hemidesmossomo
XVIII	$[\alpha1(XVIII)]_3$	Encontrado na membrana basal epitelial e vascular	Representa um proteoglicano de sulfato de heparano da membrana basal; acredita-se que iniba a proliferação das células endoteliais e a angiogênese
XIX	$[\alpha1(XIX)]_3$	Descoberto a partir da sequência do cDNA do rabdomiossarcoma humano; presente nos fibroblastos e no fígado	A interação vascular e estromal pronunciada sugere sua participação na angiogênese
XX	$[\alpha1(XX)]_3$	Descoberto a partir do tecido embrionário de pinto; também encontrado no epitélio da córnea, na cartilagem do esterno e em tendões	Liga-se à superfície de outras fibrilas colágenas
XXI	$[\alpha1(XXI)]_3$	Encontrado na gengiva humana, no músculo cardíaco e esquelético e em outros tecidos que contêm fibrilas colágenas do tipo I	Desempenha papel na manutenção da arquitetura tridimensional dos tecidos conjuntivos densos
XXII	$[\alpha1(XXII)]_3$	Encontrado na junção miotendínea, nos músculos esquelético e cardíaco, na junção da cartilagem articular com o líquido sinovial e na borda entre o folículo piloso e a derme	Pertence à família FACIT; expresso nas junções teciduais na pele; influencia as interações epiteliomesenquimatosas durante a morfogênese e o ciclo dos folículos pilosos
XXIII	$[\alpha3(XXIII)]_3$	Descoberto em células tumorais metastáticas; também expresso no coração, na retina e em células de câncer de próstata metastático	O colágeno transmembrana interage com as proteínas da MEC (colágenos XIII e XXV, fibronectina, heparina); expressão aumentada em pacientes com câncer de próstata metastático
XXIV	$[\alpha1(XXIV)]_3$	Coexpressa com o colágeno do tipo I no osso e no olho em desenvolvimento	Colágeno de tipo fibrilar; considerado uma molécula ancestral que regula a fibrilogênese do colágeno do tipo I no osso e no olho durante o desenvolvimento fetal
XXV	$[\alpha1(XXV)]_3$	Colágeno transmembrana específico do cérebro; descoberto nas placas amiloides do cérebro de pacientes com doença de Alzheimer; hiperexpresso nos neurônios	Liga-se ao peptídio beta-amiloide fibrilizado das placas amiloides na doença de Alzheimer
XXVI	$[\alpha1(XXVI)]_3$	Encontrado nos testículos e ovários neonatais e adultos	Interagem com HSP47, uma chaperona molecular específica de ligação do colágeno; necessário para a maturação do colágeno
XXVII	$[\alpha1(XXVII)]_3$	Expresso nas cartilagens epifisárias de fetos humanos	Participa na transição da cartilagem em osso durante a formação de osso endocondral
XXVIII	$[\alpha1(XXVIII)]_3$	Expresso nos nervos periféricos que se originam dos gânglios da raiz dorsal; sua estrutura é semelhante à do colágeno VI	Com mais probabilidade, participa na montagem das membranas basais nas células de sustentação das fibras nervosas periféricas
XXIX	$[\alpha1(XXIX)]_3$	Encontrado na epiderme	Implicado na integridade e função da epiderme. A falta desse colágeno é característica da dermatite atópica

[a]Cada molécula de colágeno é composta por três cadeias alfa polipeptídicas entrelaçadas em uma configuração helicoidal. Os algarismos romanos entre parênteses na coluna "Composição" indicam que as cadeias alfa têm uma estrutura distinta, que difere das cadeias com algarismos diferentes. Assim, o colágeno do tipo I contém duas cadeias $\alpha1$ idênticas e uma cadeia $\alpha2$; o colágeno do tipo II é formado por três cadeias $\alpha1$ idênticas.
■, colágeno fibrilar, ■, FACIT; ■, colágeno formador de membrana basal; ■, colágeno formador de rede hexagonal; □, colágenos transmembrana; ■, multiplexinas.
cDNA, DNA complementar (do inglês *complementary DNA*); FACIT, colágenos associados a fibrilas com interrupções nas tríplices hélices (do inglês *fibril-associated collagens with interrupted triple helix*); MEC, matriz extracelular.

Está presente na cartilagem hialina e elástica, onde ocorre na forma de fibrilas muito finas. Como essas cadeias alfa diferem daquelas de outros colágenos, o colágeno do tipo II é designado como $[\alpha 1(II)]_3$.

Várias classes de colágenos são identificadas com base no seu padrão de polimerização.

A maioria das moléculas de colágeno sofre polimerização em agregados supramoleculares, como fibrilas ou redes, e são classificadas em vários subgrupos, de acordo com suas semelhanças estruturais e sequência de seus aminoácidos:

- Os colágenos fibrilares incluem as moléculas e colágeno dos tipos I, II, III, V e XI. Esses tipos caracterizam-se por repetições ininterruptas de glicina-prolina-hidroxiprolina e se agregam formando fibrilas com bandeamento de 68 nm (ver Figura 6.7A)
- Os colágenos associados a fibrilas com interrupções nas tríplices hélices (FACIT, do inglês *fibril-associated collagens with interrupted triple helixes*) apresentam interrupções em suas tríplices hélices, que conferem flexibilidade à molécula. Localizam-se na superfície de diferentes fibrilas e são representados pelos colágenos dos tipos IX, XII, XIV, XVI, XIX, XX, XXI, XXII, XXVI, XXVII e XXIX. Por exemplo, a molécula de colágeno do tipo IX associa-se ao colágeno do tipo II e com ele interage nas interseções das fibrilas da cartilagem. Essa interação de colágeno serve para estabilizar esse tecido por meio da ligação das fibrilas colágenas do tipo II aos proteoglicanos da MEC
- Os colágenos formadores de rede hexagonal são representados pelo colágeno dos tipos VIII e X
- Os colágenos transmembrana são representados pelos tipos XIII (encontrado nas adesões focais), XVII (encontrado nos hemidesmossomos), XXIII (encontrado em células cancerosas metastáticas) e XXV (um colágeno específico do cérebro)
- As multiplexinas (colágenos com múltiplos domínios de tríplice hélice interrompidos) compreendem os colágenos dos tipos XV e XVIII, localizados nas regiões de membrana basal
- Os colágenos formadores de membrana basal incluem o colágeno do tipo IV, responsável pela supraestrutura de colágeno na membrana basal das células epiteliais (ver Capítulo 5, *Tecido Epitelial*); o colágeno do tipo VI, que forma filamentos em contas de rosário; e o colágeno do tipo VII, que forma as fibrilas de interação da membrana basal com a MEC; e colágeno do tipo XXVIII que, nos nervos periféricos, participa na montagem das membranas basais das células de sustentação.

O Quadro 6.2 fornece uma lista dos colágenos que foram classificados até o momento (I a XXIX), incluindo suas variações estruturais e alguns dos papéis atualmente atribuídos a eles.

Biossíntese e degradação das fibras colágenas

A formação das fibras colágenas envolve eventos que ocorrem dentro e fora do fibroblasto.

A produção de colágeno fibrilar (I, II, III, V e XI) envolve uma série de eventos que ocorrem no interior do fibroblasto, que leva à produção de pró-colágeno, o precursor da molécula de colágeno. A produção do pró-colágeno ocorre em organelas citoplasmáticas envolvidas por membrana, enquanto a montagem das moléculas de colágeno para formar as fibrilas ocorre nos espaços extracelulares (Figura 6.8).

A biossíntese das moléculas de colágeno envolve vários eventos intracelulares.

As etapas da biossíntese de quase todos os colágenos fibrilares são semelhantes. No entanto, foi no colágeno do tipo I que essas etapas foram estudadas mais detalhadamente. Em geral, a via de síntese das moléculas de colágeno é semelhante a outras vias secretoras constitutivas usadas pela célula. As particularidades da biossíntese do colágeno são representadas pelas várias etapas pós-tradução necessárias para preparar a molécula para o processo de montagem (formação da fibrila) que ocorre no espaço extracelular. Os eventos desse processo são:

- As cadeias alfa do colágeno são sintetizadas no retículo endoplasmático rugoso (RER) como precursores longos que contêm extensos propeptídios amino e carboxiterminais globulares. Esses precursores são denominados pró-cadeias alfa (moléculas de pré-pró-colágeno). O início do processo de síntese ocorre quando os polipeptídios recém-sintetizados são liberados no lúmen das cisternas do RER
- Nas cisternas do RER, ocorrem várias modificações pós-tradução das moléculas de pré-pró-colágeno, incluindo:
  - Clivagem da sequência sinal aminoterminal
  - Hidroxilação dos resíduos de prolina e lisina, que ocorre antes que os polipeptídios ainda estejam na conformação não helicoidal. O **ácido ascórbico** (**vitamina C**) é um cofator necessário para a adição de grupos hidroxila aos resíduos de prolina e lisina nas pró-cadeias alfa pelas enzimas prolil-hidroxilase e lisil-hidroxilase; sem a hidroxilação dos resíduos de prolina e lisina, não pode haver formação das pontes de hidrogênio, essenciais à configuração final correta da molécula de colágeno. Isso explica por que, no **escorbuto** (deficiência de vitamina C), os ferimentos não cicatrizam e a formação óssea está comprometida
  - Glicosilação pela adição de grupos de açúcares a alguns resíduos de hidroxilisina em ambas as posições *O* e *N*-terminais
  - Formação de uma estrutura globular na extremidade carboxiterminal, a qual é estabilizada por ligações dissulfeto. A formação dessa estrutura assegura o alinhamento correto das três cadeias alfa durante a formação da tríplice hélice
  - Uma tríplice hélice formada por três cadeias alfa, a partir da extremidade carboxiterminal, exceto nas extremidades terminais, nas quais as cadeias polipeptídicas não são espiraladas
  - Formação de pontes de hidrogênio e dissulfeto intracadeias e intercadeias, que influenciam a estrutura da molécula
  - Estabilização da tríplice hélice com o auxílio da proteína chaperona de choque térmico 47 (hsp47), que também impede a agregação prematura dos trímeros dentro da célula. A molécula resultante é o pró-colágeno
- As moléculas de pró-colágeno são dirigidas para o complexo de Golgi, no qual iniciam a formação de pequenos feixes por meio de associações laterais entre as extremidades terminais não espiraladas das moléculas pró-colágeno. Os pequenos agregados de moléculas de pró-colágeno formam vesículas secretoras envoltas por membrana transportadas por microtúbulos para a periferia da célula e, posteriormente, secretadas para os espaços extracelulares.

A formação das fibrilas colágenas (fibrilogênese) envolve os eventos extracelulares a seguir.

- À medida que o pró-colágeno é secretado da célula, é convertido em uma molécula de colágeno madura por ação das enzimas pró-colágeno peptidases que estão associadas à membrana celular. Tais enzimas clivam as extremidades não espiraladas do pró-colágeno (Figura 6.9). Os níveis séricos de **propeptídio N-terminal do pró-colágeno do tipo I** (**PINP**, do inglês *procollagen type I N-terminal propeptide*) podem ser mensurados e usados como indicadores do

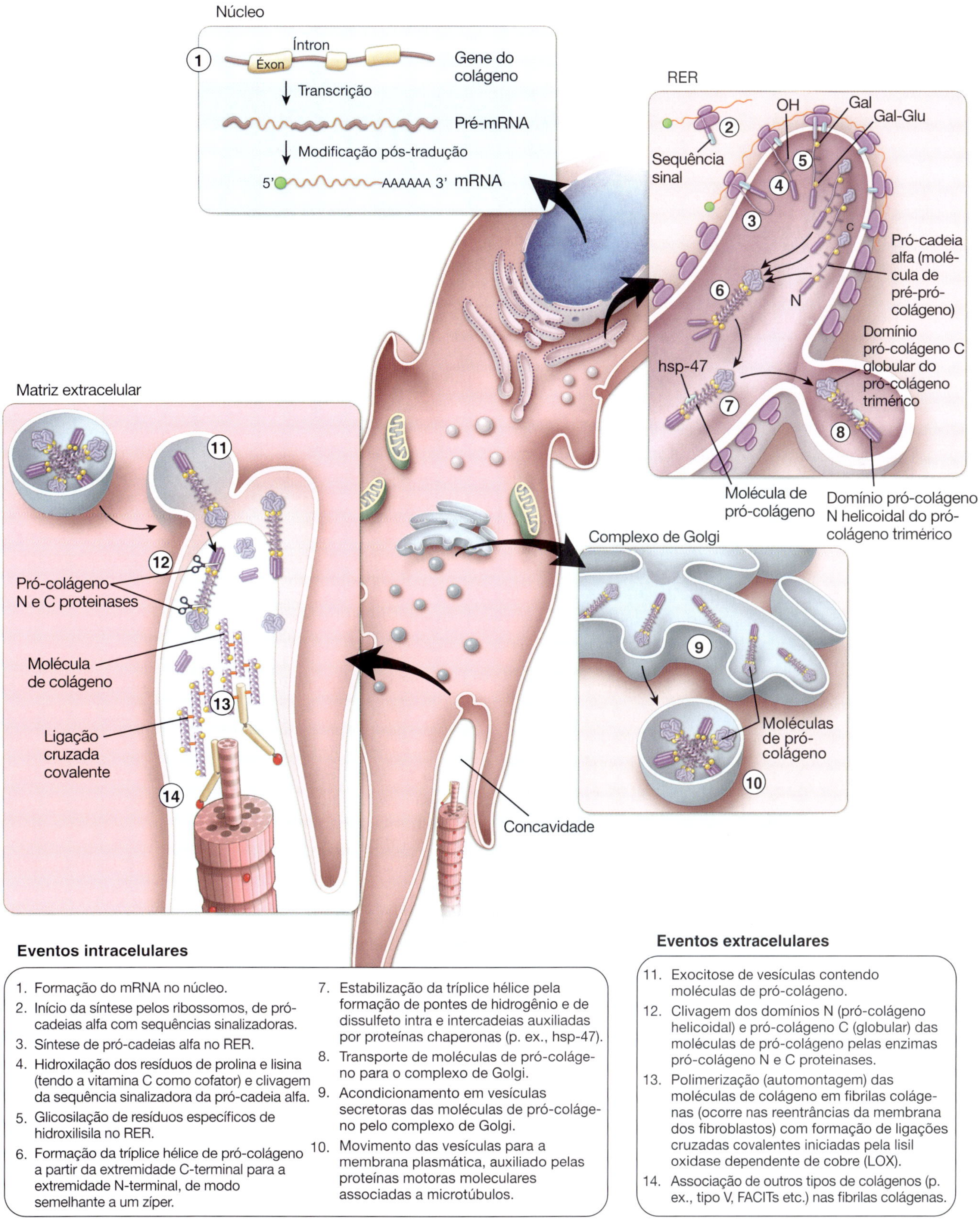

Eventos intracelulares

1. Formação do mRNA no núcleo.
2. Início da síntese pelos ribossomos, de pró-cadeias alfa com sequências sinalizadoras.
3. Síntese de pró-cadeias alfa no RER.
4. Hidroxilação dos resíduos de prolina e lisina (tendo a vitamina C como cofator) e clivagem da sequência sinalizadora da pró-cadeia alfa.
5. Glicosilação de resíduos específicos de hidroxilisila no RER.
6. Formação da tríplice hélice de pró-colágeno a partir da extremidade C-terminal para a extremidade N-terminal, de modo semelhante a um zíper.
7. Estabilização da tríplice hélice pela formação de pontes de hidrogênio e de dissulfeto intra e intercadeias auxiliadas por proteínas chaperonas (p. ex., hsp-47).
8. Transporte de moléculas de pró-colágeno para o complexo de Golgi.
9. Acondicionamento em vesículas secretoras das moléculas de pró-colágeno pelo complexo de Golgi.
10. Movimento das vesículas para a membrana plasmática, auxiliado pelas proteínas motoras moleculares associadas a microtúbulos.

Eventos extracelulares

11. Exocitose de vesículas contendo moléculas de pró-colágeno.
12. Clivagem dos domínios N (pró-colágeno helicoidal) e pró-colágeno C (globular) das moléculas de pró-colágeno pelas enzimas pró-colágeno N e C proteinases.
13. Polimerização (automontagem) das moléculas de colágeno em fibrilas colágenas (ocorre nas reentrâncias da membrana dos fibroblastos) com formação de ligações cruzadas covalentes iniciadas pela lisil oxidase dependente de cobre (LOX).
14. Associação de outros tipos de colágenos (p. ex., tipo V, FACITs etc.) nas fibrilas colágenas.

Figura 6.8 Biossíntese do colágeno. Representação esquemática dos eventos de biossíntese e das organelas que participam da síntese do colágeno. Os números circulados correspondem aos eventos da biossíntese do colágeno listados na *parte inferior da figura*.

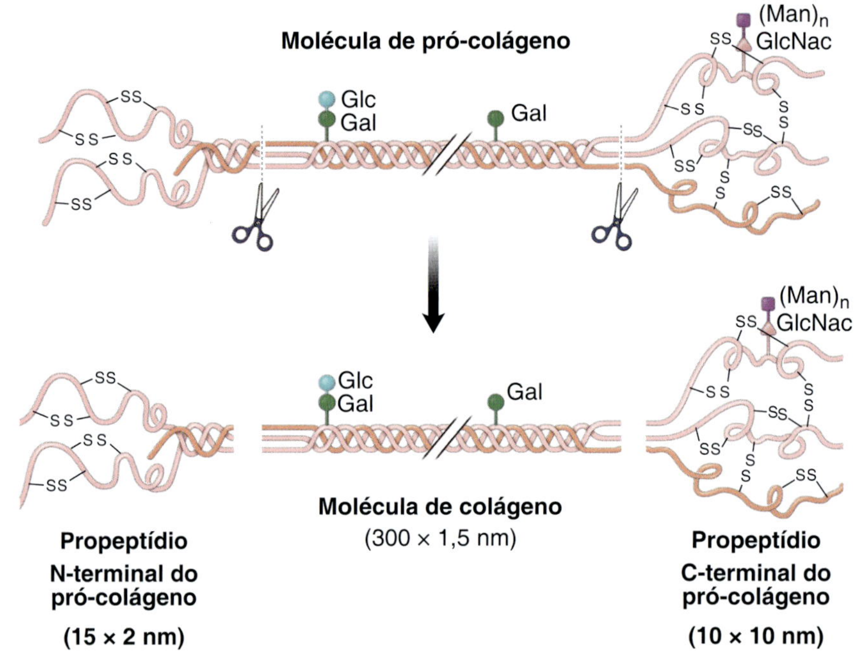

Figura 6.9 Clivagem da molécula de pró-colágeno. Ilustração mostrando a molécula de pró-colágeno com as extremidades terminais N e C. As *tesouras* na parte superior da ilustração mostram onde as extremidades terminais C e N da molécula de pró-colágeno são clivadas por carboxipeptidase e aminopeptidases, respectivamente, para formar a molécula de colágeno. Na extremidade C-terminal da molécula, a subunidade de açúcar é a Glc-NAc (*N*-acetilglicosamina) ligada à manose $(Man)_n$. O propeptídio N-terminal globular é menor e apresenta domínios curtos com e sem tríplice hélice, enquanto o propeptídio C-terminal é maior, com um único domínio carente de tríplice hélice.

metabolismo do colágeno do tipo I. Um nível elevado de PINP indica produção aumentada de colágeno do tipo I, que está associada a metástases ósseas no câncer de mama e de próstata

- Em seguida, as moléculas de colágeno alinham-se entre si para formar as fibrilas colágenas. Esse processo é denominado fibrilogênese. A célula é capaz de controlar o arranjo das fibrilas recém-formadas direcionando a liberação das vesículas secretoras para determinado local da superfície celular. Simultaneamente, a célula cria locais especializados de montagem das fibrilas colágenas denominados concavidades. Essas invaginações da superfície celular possibilitam o acúmulo das moléculas de colágeno e a sua montagem (ver Figura 6.8). Nas invaginações, as moléculas colágenas iniciam um processo de automontagem e alinham-se em fileiras em um padrão longitudinal de cabeça com cauda. Adicionalmente, ocorre agregação lateral que obedece a um padrão de sobreposição de um quarto de molécula (ver Figura 6.7). Em seguida, as moléculas de colágeno são unidas por ligações cruzadas covalentes, formadas entre os grupamentos aldeído da lisina e hidroxilisina. Essas ligações cruzadas covalentes são catalisadas por uma lisil oxidase dependente de cobre (LOX). Essas diversas etapas da biogênese do colágeno resultam na formação de polímeros bem organizados, denominados fibrilas. As fibrilas também podem associar-se entre si para formar fibras colágenas mais espessas, que apresentam resistência à tração comparável à do aço. Por exemplo, uma fibra colágena do tipo I de 1 mm de diâmetro consegue suportar uma carga de 10 a 40 kg antes de sofrer ruptura.

A **síndrome de Menkes** é uma condição recessiva ligada ao X causada por mutações nos genes que codificam a **proteína de transporte de cobre** (ATP7A), promovendo déficit sistêmico de cobre e disfunção subsequente das enzimas dependentes de cobre. Como a **lisil oxidase** necessita de cobre para funcionar de forma adequada, a sua deficiência afetará a ligação cruzada das moléculas de colágeno e de elastina durante as etapas finais da fibrilogênese. As fibras defeituosas de colágeno e de elastina contribuem para as numerosas manifestações do tecido conjuntivo dessa doença, incluindo ruptura prematura das membranas fetais, crescimento deficiente, desenvolvimento esquelético anormal, pele e articulações frouxas, aneurismas arteriais, cicatrização deficiente de feridas e cabelos curtos, frágeis, quebradiços e torcidos característicos (*pilitorti*; do latim *pili*, pelo e *torti*, torcido), com baixo teor de pigmento.

Frequentemente, as fibrilas colágenas consistem em mais de um tipo de colágeno.

Em geral, diferentes tipos de colágenos fibrilares se organizam em fibrilas compostas por mais de um tipo genético de colágeno. Por exemplo, as fibrilas colágenas do tipo I frequentemente contêm pequenas quantidades de colágenos dos tipos II, III, V e XI. Estudos atuais indicam que a polimerização das fibrilas colágenas do tipo I é precedida pela formação de um núcleo fibrilar contendo moléculas do tipo V e do tipo XI. Subsequentemente, as moléculas de colágeno do tipo I são depositadas e polimerizadas sobre a superfície do núcleo fibrilar (Figura 6.10). Além disso, pequenas quantidades de moléculas de colágeno do tipo II e do tipo III são

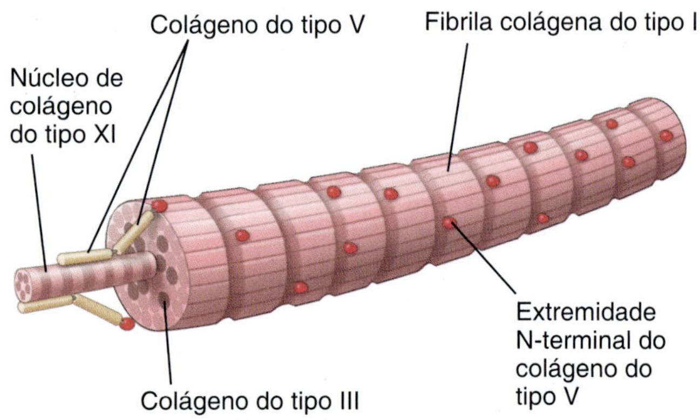

Figura 6.10 Fibrila colágena do tipo I. A fibrila colágena do tipo I contém pequenas quantidades de outros tipos de colágeno, como os tipos II, III, V e XI. Observe que o núcleo da fibrila contém também colágeno dos tipos V (que participa na montagem das fibrilas do tipo I e na regulação do diâmetro das fibrilas) e XI (que auxilia a inicialização de sua montagem).

incorporadas nas fibrilas colágenas do tipo I. Os colágenos dos tipos V e XI são importantes reguladores da fibrilogênese; e controlam a espessura das fibrilas do tipo I por limitar o depósito de moléculas de colágeno após a fibrila ter alcançado o diâmetro desejado.

As fibras colágenas totalmente maduras estão geralmente associadas à família FACIT de moléculas de colágeno, que residem em sua superfície. Por exemplo, as fibrilas do tipo I estão associadas aos colágenos dos tipos XII e XIV. Esses colágenos contribuem para a organização tridimensional das fibras dentro da MEC. As fibrilas colágenas do tipo II, abundantes dentro da cartilagem, apresentam um diâmetro geralmente menor que o das fibrilas do tipo I. No entanto, essas fibrilas também estão associadas ao colágeno do tipo IX (outro membro do subgrupo FACIT). Na cartilagem, o colágeno do tipo IX localiza-se na superfície da fibrila formada por colágeno do tipo II, fixando-a aos proteoglicanos e a outros componentes da MEC (Figura 6.11).

As moléculas de colágeno são sintetizadas por vários tipos de tecido conjuntivo e células epiteliais.

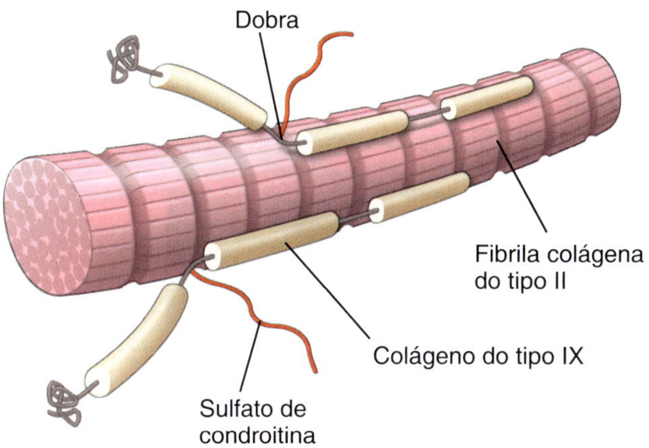

Figura 6.11 Fibrila colágena do tipo II. Este diagrama ilustra a interação das fibrilas colágenas do tipo II com as moléculas colágenas do tipo IX na matriz cartilaginosa. O colágeno do tipo IX fornece a ligação entre as fibrilas colágenas e as moléculas de *GAG*, ligação esta que estabiliza a rede de fibras da cartilagem.

As moléculas de colágeno são sintetizadas principalmente por células do tecido conjuntivo. Essas células incluem os fibroblastos existentes em vários tipos de tecidos (p. ex., condrócitos na cartilagem, osteoblastos no osso e pericitos nos vasos sanguíneos). Por outro lado, as moléculas de colágeno da membrana basal (ver Capítulo 5, *Tecido Epitelial*) são produzidas por células epiteliais. A síntese de colágeno é regulada por interações complexas de fatores de crescimento, hormônios e citocinas. Por exemplo, o fator transformador do crescimento beta (TGF-β, do inglês *transforming growth factor* β) e o fator de crescimento derivado das plaquetas (PDGF, do inglês *platelet-derived growth factor*) estimulam a síntese de colágeno pelos fibroblastos, enquanto os hormônios esteroides (glicocorticoides) inibem a sua síntese.

As fibras colágenas são degradadas por vias proteolíticas ou por vias fagocíticas.

Todas as proteínas do corpo são continuamente degradadas e ressintetizadas. Esses processos possibilitam o crescimento e a remodelação dos tecidos. As fibras colágenas também sofrem renovação, que, embora seja constante, ocorre lentamente. A meia-vida das moléculas de colágeno varia de alguns dias a vários anos (p. ex., na pele e na cartilagem, respectivamente). A fragmentação inicial das moléculas de colágeno insolúveis ocorre por meio de desgaste mecânico, da ação de radicais livres ou da clivagem por proteinases. A degradação posterior é completada por enzimas específicas, denominadas proteinases. Os fragmentos de colágeno resultantes são então fagocitados por macrófagos e, em seguida, degradados por suas enzimas lisossômicas. Observa-se **degradação excessiva do colágeno** em várias doenças (p. ex., degradação do colágeno das cartilagens articulares na **artrite reumatoide** ou do colágeno dos ossos na **osteoporose**). As moléculas de colágeno secretadas são degradadas principalmente por duas vias diferentes:

- A degradação proteolítica ocorre fora das células por meio da atividade de enzimas denominadas metaloproteinases da matriz (MMPs, do inglês *matrix metalloproteinases*). Tais enzimas são sintetizadas e secretadas na MEC por várias

Boxe 6.1

Correlação clínica | Colagenopatias

O importante papel desempenhado pelos colágenos no corpo pode ser ilustrado pelas **colagenopatias** (colagenoses), que são causadas por um déficit ou por uma anormalidade na produção de colágenos específicos. As colagenopatias são atribuídas, em sua maioria, a mutações nos genes que codificam as cadeias alfa nos vários colágenos. Mutação dos genes do colágeno (COL) provoca uma ampla variedade de distúrbios genéticos, que variam de leves a letais, dependendo do tipo de mutação do gene do colágeno e de seu efeito subsequente sobre a estrutura molecular do colágeno e a sua função no corpo.

Por exemplo, mutações nos genes do colágeno do tipo I (COL1A1 e COL1A2) são responsáveis pela **osteogênese imperfeita**, um distúrbio de fragilidade óssea. Algumas mutações em tipos menos graves de osteogênese imperfeita resultam na produção de RNA mensageiro (mRNA) anormal, que é capturado e retido no núcleo ou degradado no citoplasma, antes de poder ser traduzido totalmente no retículo endoplasmático rugoso (RER). Em consequência, apenas metade da quantidade normal de moléculas de pró-colágeno é sintetizada. Nos tipos mais graves dessa doença, mutações *missense* (sentido trocado) podem substituir um resíduo glicina por um aminoácido alternativo, resultando em formação anormal de tríplice hélice e de pró-colágeno, o que afeta a automontagem e a ligação cruzada de fibrilas de colágeno. Além das mutações COL1A1 e COL1A2, existem pelo menos 13 outros genes ligados à osteogênese imperfeita, que estão envolvidos na modificação pós-tradução do colágeno. No futuro, a terapia gênica provavelmente poderá ser usada para controlar o depósito de colágeno defeituoso ou para reverter o processo patológico causado pelos genes que sofreram mutação. O quadro a seguir fornece uma lista das colagenopatias mais comuns que ocorrem nos seres humanos.

(*continua*)

Boxe 6.1

Correlação clínica | Colagenopatias *(continuação)*

As colagenopatias mais comuns em seres humanos

Tipo de colágeno	Doença	Sintomas
I	Osteogênese imperfeita	Fraturas repetidas após traumatismo mínimo; fragilidade óssea, ligamentos frouxos, dentes anormais, pele fina, tendões fracos, escleras azuis e perda progressiva da audição. Os genes afetados são COL1A1 e COL1A2
II	Displasia de Kniest; acondrogenesia do tipo II	Baixa estatura, restrição da mobilidade articular, alterações oculares que levam à cegueira, metáfises largas e anormalidades articulares observadas nas radiografias. O gene afetado é COL2A1
III	Síndrome de Ehlers-Danlos hipermóvel (SEDh), tipo 3 (apresenta uma mutação adicional no gene tenascina X) Síndrome de Ehlers-Danlos vascular (SEDv), tipo 4	Tipo 3: hipermobilidade de todas as articulações, luxações, deformidades das articulações dos dedos das mãos e início precoce de osteoartrite; devido à apresentação clínica e à mutação do gene da tenascina X, a SEDh é incluída neste grupo (entretanto, até o momento, não foi encontrada mutação no gene do colágeno) Tipo 4: pele fina, pálida e translúcida, equimoses substanciais e morbidade e mortalidade precoces (em consequência da ruptura de vasos e de órgãos internos); a SEDv é causada pela mutação da cadeia $\alpha 1$ do gene do colágeno III (COL3A1)
IV	Síndrome de Alport	Hematúria em consequência de alterações estruturais na membrana basal glomerular do rim, perda progressiva da audição e lesões oculares. Diferentes mutações nos genes do colágeno do tipo IV são responsáveis pela síndrome de Alport (COL4A3), pela hematúria familiar benigna (COL4A4), pela síndrome de Alport ligada ao X (COL4A5) e pela leiomiomatose difusa com síndrome de Alport (COL4A6)
V	Síndrome de Ehlers-Danlos clássica (SEDc), tipos 1 e 2 (inclui mutações raras adicionais da cadeia $\alpha 1$ do gene do colágeno tipo I)	Sinais/sintomas semelhantes aos do tipo 3 (hipermobilidade das articulações), porém com comprometimento adicional da pele (fragilidade, hiperelasticidade, cicatrização tardia de feridas que causam cicatrizes atróficas); o tipo 1 manifesta-se com anormalidades cutâneas mais graves que o tipo 2. Mais de 90% dos casos de SEDc são desencadeados pela mutação do gene das cadeias $\alpha 1$- e $\alpha 2$ do colágeno V (COL5A1 e COL5A2, respectivamente)
VI	Miopatia de Bethlem; distrofia muscular congênita de Ullrich	Os sintomas incluem fraqueza muscular lentamente progressiva com contraturas e hipermobilidade nas articulações do punho e do tornozelo. Causadas pela mutação dos genes COL6A1, COL6A2, COL6A3 e, recentemente identificados, dos genes COL6A4, COL6A5 e COL6A6
VII	Síndrome de Kindler	Formação intensa de bolhas e cicatrizes na pele após traumatismos mínimos, devido à ausência de fibrilas colágenas de ancoragem codificadas no gene COL7A1
IX	Displasia epifisária múltipla (DEM) tipos 2, 3 e 4	Deformações ósseas em consequência da ossificação endocondral comprometida e displasia (DEM), doença articular degenerativa prematura. As mutações afetam genes que codificam diferentes cadeias do colágeno do tipo IX: COL9A1 (DEM tipo 4), COL9A2 (DEM tipo 2) e COL9A3 (DEM tipo 3)
X	Condrodisplasia metafisária de Schmid	Deformações ósseas caracterizadas por modificações dos corpos vertebrais e condrodisplasia das metáfises dos ossos longos (mutação do gene COL10A1)
XI	Síndrome de Weissenbacher-Zweymüller, síndrome de Stickler (inclui mutações adicionais do gene do colágeno do tipo II)	Manifestações clínicas semelhantes às das colagenopatias do tipo II, além de deformações craniofaciais e ósseas, miopia grave, descolamento da retina e perda progressiva da audição (mutações dos genes COL11A1 e COL11A2)
XVII	Epidermólise bolhosa benigna atrófica generalizada (EBBAG)	Doença cutânea bolhosa com separação dermoepidérmica mecanicamente induzida, epidermólise bolhosa em consequência de hemidesmossomos defeituosos, atrofia cutânea, distrofia ungueal e alopecia
XVIII	Síndrome de Knobloch	Anormalidade na formação da membrana basal; caracteriza-se por anormalidade ocular (descolamento de retina, miopia, cataratas, deslocamento da lente do olho ou cristalino) e defeitos no crânio. Causada por mutações do gene da cadeia $\alpha 1$ do colágeno XVIII (COL18A1)

células do tecido conjuntivo (fibroblastos, condrócitos, monócitos, neutrófilos e macrófagos), algumas células epiteliais (queratinócitos na epiderme) e células cancerosas. As MMPs incluem colagenases (que degradam os colágenos dos tipos I, II, III e X), gelatinases (que degradam a maioria dos tipos de colágenos desnaturados, a laminina, a fibronectina e a elastina), estromelisinas (que degradam proteoglicanos, fibronectina e colágenos desnaturados), matrilisinas (que degradam o colágeno do tipo IV e os proteoglicanos), MMPs tipo membrana (que são produzidas por células cancerosas e apresentam atividade fibrinolítica pericelular potente) e metaloelastases dos macrófagos (que degradam a elastina, o colágeno do tipo IV e a laminina).

Em geral, as formas de tríplice hélice não desnaturadas das moléculas de colágeno são resistentes à degradação pelas MMPs. Por outro lado, o colágeno danificado ou desnaturado (gelatina) é degradado por muitas MMPs, um processo em que as gelatinases desempenham o papel proeminente. A atividade das MMPs pode ser especificamente inibida por **inibidores teciduais das metaloproteinases** (**TIMPs**, do inglês *tissue inhibitors of metalloproteinases*). Como as MMPs são secretadas por células cancerosas invasivas (migratórias), os pesquisadores estão investigando agentes terapêuticos sintéticos capazes de inibir a atividade das MMPs para controlar a disseminação das células cancerosas

- A degradação fagocítica ocorre no meio intracelular e é realizada por macrófagos que removem componentes alterados da MEC. Os fibroblastos também são capazes de fagocitar e, em seguida, degradar fibrilas colágenas dentro de seus lisossomos.

Fibras reticulares

As fibras reticulares proporcionam uma estrutura de sustentação para os constituintes celulares de vários tecidos e órgãos.

As fibras reticulares e as fibras colágenas do tipo I compartilham uma característica importante porque ambas são constituídas por fibrilas colágenas. Diferentemente das fibras colágenas, formadas por colágeno do tipo I, as fibras reticulares são compostas por colágeno do tipo III. Cada fibrila que constitui uma fibra reticular exibe um padrão de bandeamento de 68 nm (igual às fibrilas colágenas do tipo I). As fibrilas apresentam pequeno diâmetro (cerca de 20 nm), são ramificadas e, em geral, não formam fibras espessas.

Nas preparações de rotina coradas por H-E, não é possível identificar positivamente as fibras reticulares. Quando vistas à microscopia óptica com técnicas especiais, as fibras reticulares exibem um aspecto filiforme. Pelo fato de conterem uma concentração relativa de grupos de açúcar muito maior que as fibras colágenas do tipo I, as fibras reticulares são facilmente demonstradas por meio da reação do ácido periódico de Schiff (PAS) que identifica glicoproteínas neutras. Elas também são reveladas por procedimentos especiais de impregnação por prata, como os métodos de Gomori e de Wilder. Após tratamento com prata, as fibras reticulares aparecem negras; por conseguinte, são designadas como argirofílicas (Figura 6.12). Nessas preparações, as fibras colágenas mais espessas aparecem com coloração marrom.

As fibras reticulares são designadas de acordo com o seu arranjo em um padrão semelhante a malha ou rede.

No tecido conjuntivo frouxo, tramas de fibras reticulares são encontradas no limite entre o tecido conjuntivo e o epitélio, bem como circundando adipócitos, pequenos vasos sanguíneos, nervos e células musculares. São também encontradas nos tecidos embrionários. A prevalência de fibras reticulares constitui um indicador de maturidade tecidual. São proeminentes nos estágios iniciais da cicatrização de feridas e na formação de tecido fibrótico, no qual proporcionam uma força mecânica inicial para a MEC recém-sintetizada. À medida que o desenvolvimento embrionário ou a cicatrização de feridas progridem, as fibras reticulares são gradualmente substituídas por fibras colágenas do tipo I mais resistentes. As fibras reticulares também atuam como estroma de sustentação nos tecidos hematopoético e linfático (com exceção do timo). Nesses tecidos, um tipo especial de célula, a célula reticular, produz o colágeno das fibras reticulares. A célula reticular mantém uma relação singular com a fibra, circundando-a com o seu citoplasma e, assim, isolando-a de outros componentes teciduais.

Na maioria dos outros locais, no entanto, as fibras reticulares são produzidas por fibroblastos. As exceções importantes a essa regra incluem o endoneuro dos nervos periféricos, no qual as células de Schwann secretam fibras reticulares; a túnica média dos vasos sanguíneos; e a camada muscular do canal alimentar, na qual as células musculares lisas secretam fibras reticulares e fibras colágenas.

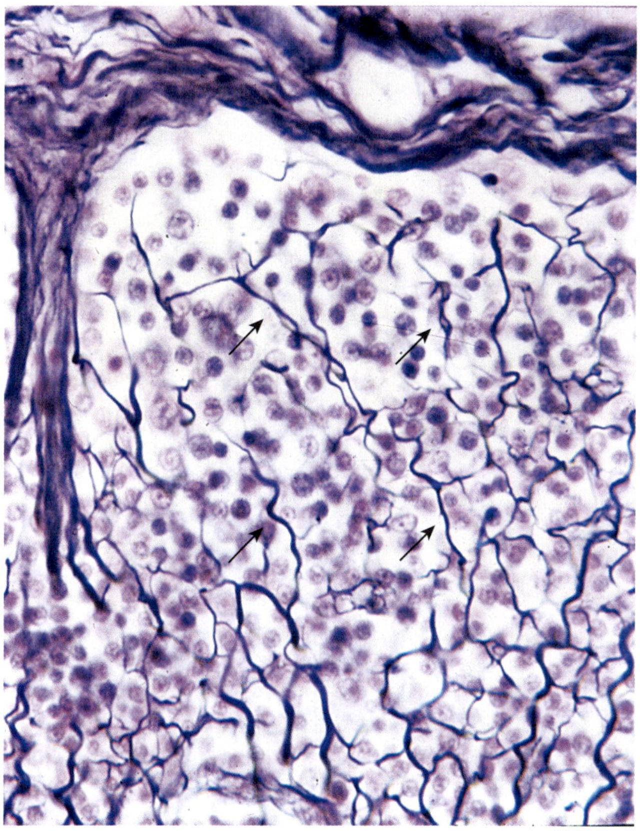

Figura 6.12 Fibras reticulares no linfonodo. Fotomicrografia de uma preparação de linfonodo impregnada por prata, mostrando a cápsula de tecido conjuntivo na parte *superior* e uma trabécula estendendo-se a partir dela *à esquerda*. As fibras reticulares (*setas*) formam uma rede anastomosada irregular. 650×.

Fibras elásticas

As fibras elásticas tornam os tecidos capazes de responder ao estiramento e à distensão.

Tipicamente, as fibras elásticas são mais delgadas que as fibras colágenas e estão dispostas de modo a formar uma rede tridimensional. Como a elastina é aproximadamente 1.000 vezes mais flexível que o colágeno, as fibras elásticas estão entrelaçadas com fibras colágenas para limitar a distensibilidade do tecido e evitar a laceração por estiramento excessivo (Prancha 6.3). As fibras elásticas são produzidas por muitas das mesmas células que produzem colágeno e fibras reticulares, sobretudo fibroblastos, células da musculatura lisa, células endoteliais e condrócitos.

As fibras elásticas não se coram bem pela eosina e, portanto, nem sempre podem ser distinguidas das fibras colágenas em preparações de rotina coradas por H-E. Como as fibras elásticas se tornam discretamente refringentes com determinados fixadores, podem ser distinguidas das fibras colágenas em amostras coradas por H-E. As fibras elásticas também podem ser seletivamente realçadas com corantes especiais, como a orceína ou a resorcina-fucsina, como mostra a Figura 6.13.

O material elástico é uma importante substância extracelular nos ligamentos vertebrais, na laringe e nas artérias elásticas.

Nos ligamentos elásticos, o material é constituído por fibras espessas intercaladas com fibras de colágeno. Exemplos desse material são encontrados nos ligamentos amarelos da coluna vertebral e no ligamento nucal, no pescoço. Fibras mais finas são encontradas nos ligamentos elásticos das pregas vocais da laringe.

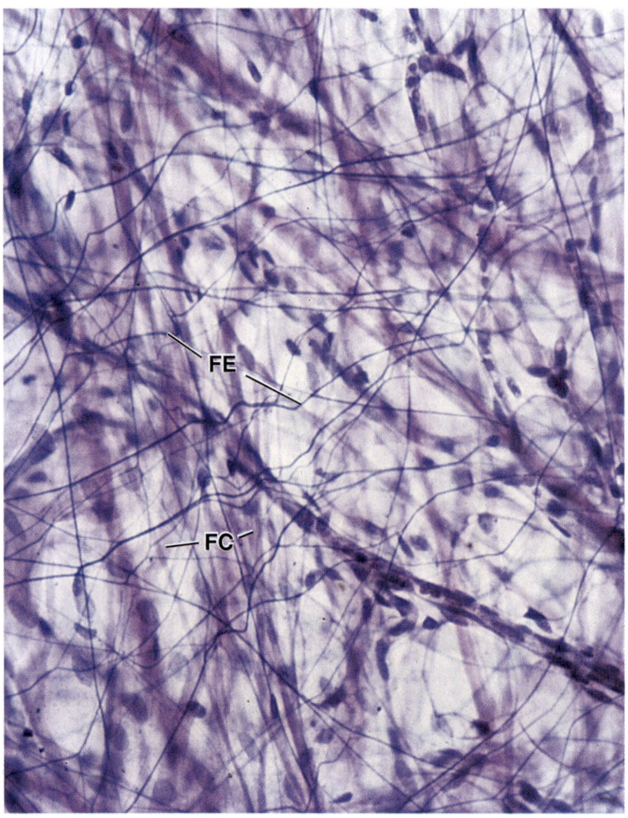

Figura 6.13 Fibras colágenas e elásticas. Fotomicrografia de uma lâmina de mesentério corada com resorcina-fucsina. O mesentério é uma estrutura muito delgada, o que possibilita que o microscópio seja focado através de toda a sua espessura. Os delicados filamentos ramificados são as fibras elásticas (*FE*). As fibras colágenas (*FC*) também são evidentes e muito mais espessas; embora possam cruzar umas sobre as outras, elas não se ramificam. 200×.

Nas artérias elásticas, o material elástico é encontrado na forma de lamelas fenestradas (lâminas de elastina com orifícios). As lamelas estão dispostas em camadas concêntricas entre camadas de células musculares lisas. Como as fibras de colágeno na túnica média das paredes dos vasos sanguíneos, o material elástico das artérias é produzido pelas células musculares lisas, não pelos fibroblastos. Ao contrário das fibras elásticas, não há microfibrilas nas lamelas. Apenas o componente amorfo da elastina é observado nas micrografias eletrônicas.

A propriedade elástica da molécula de elastina está relacionada com o seu arcabouço polipeptídico incomum, que produz espiralamento aleatório.

A elastina (tropoelastina, 72 kDa) é uma das proteínas mais hidrofóbicas no corpo. Caracteriza-se pela existência de regiões hidrofóbicas (que representam mais de 80% de toda a estrutura) alternando com regiões hidrofílicas. (Assim como o colágeno, a elastina é rica em prolina e glicina; no entanto, diferentemente do colágeno, é pobre em hidroxiprolina e carece por completo de hidroxilisina.) A distribuição de aminoácidos não polares, como glicina, valina, prolina e leucina, frequentemente distribuídos em *motifs* repetitivos, torna a molécula de elastina hidrofóbica e possibilita o espiralamento aleatório de suas fibras. Isso possibilita o "deslizamento" das fibras elásticas umas sobre as outras ou o seu estiramento e, em seguida, o retorno a seu estado original. Os domínios hidrofílicos de elastina são ricos em lisina e alanina e participam da ligação cruzada.

A elastina também contém dois grandes aminoácidos peculiares: desmosina e isodesmosina, que são responsáveis pela ligação covalente das moléculas de elastina entre si. Essas ligações covalentes unem quatro moléculas de elastina por meio de ligação cruzada com a desmosina ou com a isodesmosina. A elastina forma fibras de espessuras variáveis ou camadas lamelares (como nas artérias elásticas).

A elastina é codificada por um dos maiores genes do genoma humano. O gene da elastina (ELN) é constituído por aproximadamente 48 quilobases de DNA genômico no cromossomo 7. A análise do gene ELN humano revelou que os domínios hidrofóbicos e hidrofílicos, funcionalmente distintos, são codificados em éxons separados que se alternam nos genes. O gene ELN tem 34 éxons com uma razão éxon/íntron de aproximadamente 1:20; logo, menos de 10% das quilobases carreiam a sequência que codifica a elastina.

Como os íntrons do gene da elastina contêm muitas sequências repetitivas, aumenta a probabilidade de erros de replicação. Esses erros resultam em doenças como estenose aórtica supravalvar (SEAoSV) e síndrome da cútis laxa. Na **estenose aórtica supravalvar (SEAoSV)**, a elastina mutada forma fibras elásticas mais delgadas e lamelas elásticas desorganizadas na parede da parte ascendente da aorta. Isso desencadeia uma reação de compensação na qual a produção e a deposição aumentadas de músculo liso na parede da aorta espessam a sua parede e progressivamente reduzem seu lúmen. **Cútis laxa** é uma doença hereditária ou adquirida caracterizada por pele enrugada, redundante e inelástica, causada pela síntese de fibras elásticas dérmicas defeituosas. A maioria das formas hereditárias de cútis laxa provoca anormalidades em múltiplos sistemas de órgãos em decorrência da prevalência de elastina mutada no corpo.

As fibras elásticas são constituídas por ligações cruzadas de elastina e uma trama de microfibrilas de fibrilina com proteínas associadas.

A fibrilina-1 (350 kDa) é uma glicoproteína que polimeriza no espaço extracelular em um arranjo craniocaudal para formar microfibrilas de fibrilina delgadas, medindo 10 a 12 nm de diâmetro. Na microscopia eletrônica uma microfibrila de fibrilina exibe densidades regulares (contas) em intervalos de 56 nm, que mais provavelmente são atribuídas à estrutura molecular tridimensional da fibrilina-1. Durante a polimerização, o domínio da cauda (terminal C) de uma molécula de fibrilina 1 é dobrado de novo quando é feita a ligação cruzada com o domínio da cabeça (terminal N) de outra molécula (Figura 6.14). Durante os estágios iniciais da elastogênese, as microfibrilas de fibrilina atuam como substratos para a montagem das fibras elásticas. Inicialmente, são formadas as microfibrilas; e em seguida, as moléculas de elastina são depositadas sobre a superfície das microfibrilas. Na MET e na microscopia eletrônica de varredura (MEV), a elastina é vista como uma estrutura amorfa de baixa densidade. Em contrapartida, as microfibrilas de fibrilina são elétron-densas e facilmente evidentes na matriz de elastina (Figura 6.15). Nas fibras maduras, as microfibrilas de fibrilina estão localizadas na fibra elástica e na sua periferia. A existência de microfibrilas na fibra está associada ao processo de crescimento, portanto, à medida que a fibra é formada e aumenta sua espessura, as microfibrilas ficam aprisionadas na elastina recém-depositada.

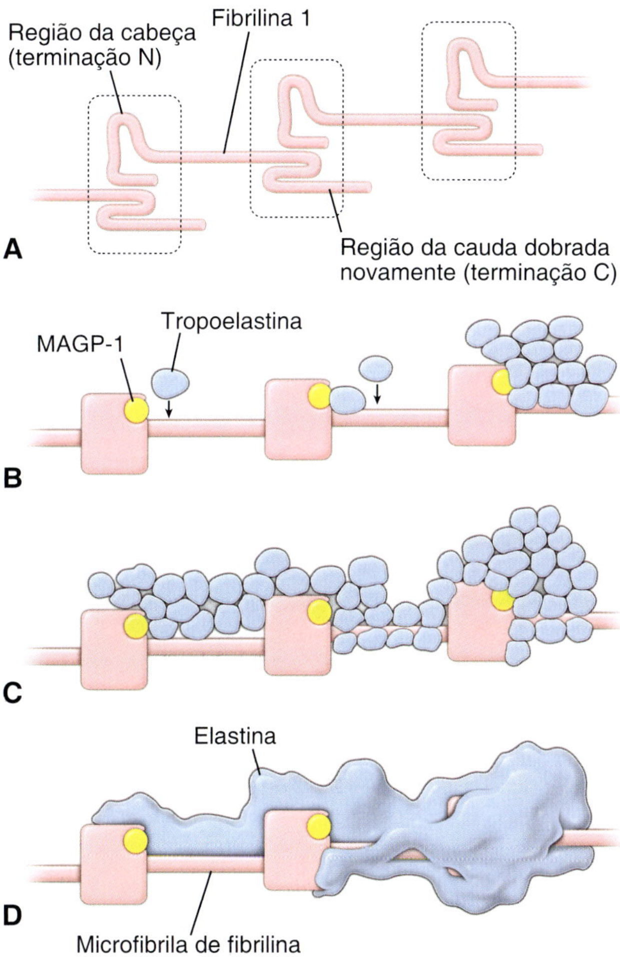

Figura 6.14 Diagrama de elastogênese. A. Fibras elásticas são formadas na matriz extracelular do tecido conjuntivo. Esse modelo mostra a estrutura molecular das microfibrilas fibrilares. A molécula de fibrilina 1 polimeriza em um arranjo craniocaudal para formar microfibrilas de fibrilina. As densidades regulares (contas) são formadas pelas interações do domínio da cauda (terminação C) dobrada novamente de uma molécula de fibrilina 1 com o domínio da cabeça (terminação N) de outra molécula. **B.** Formação da fibra de elastina é iniciada por moléculas MAGP-1, que estão associadas a microfibrilas na região da conta. A presença de MAGP-1 possibilita o depósito da molécula de tropoelastina na microfibrila, em ligação cruzada com a microfibrila de fibrilina e MAGP-1. **C.** Moléculas de tropoelastina são depositadas em pequenos grumos. A enzima lisil oxidase estabelece ligações cruzadas entre elas. **D.** Fibras de elastinas maduras mostram fusão gradativa de moléculas de tropoelastina, formando fibras de elastina amorfas que incorporam microfibrilas de fibrilina em sua estrutura.

Além das microfibrilas de fibrilina, várias proteínas associadas estão envolvidas na regulação e na montagem das fibras de elastina. Essas proteínas incluem:

- EMILINA-1 (proteína localizada na interface da microfibrila de elastina, 106 kDa) é uma glicoproteína encontrada na interface elastina-microfibrila de fibrilina. A EMILINA-1 mais provavelmente regula a produção de agregados de elastina durante a formação das fibras
- MAGP-1 (glicoproteína associada à microfibrila, 20 a 30 kDa), outra glicoproteína, é um componente de quase todas as microfibrilas de fibrilina associadas à elastina. A MAGP-1 se liga a moléculas de elastina, fibrilina 1 e várias proteínas da matriz extracelular. Tanto a EMILINA-1 como a MAGP-1 desempenham importante papel na regulação da elastogênese.

A ausência de **microfibrilas de fibrilina** durante a elastogênese resulta na formação de lâminas ou lamelas de elastina, como as encontradas nos vasos sanguíneos. A expressão anormal do **gene da fibrilina** (**FBN1**) está ligada à **síndrome de Marfan**, uma alteração autossômica dominante e complexa do tecido conjuntivo. A imunofluorescência de uma amostra de biopsia de pele de um indivíduo com essa síndrome revela que não há microfibrilas de fibrilina associadas à elastina. Uma das consequências dessa doença consiste em tecido elástico anormal. Além disso, a mutação no ***locus* do gene da EMILINA-1** resulta em alterações da estrutura delgada das fibras elásticas e da morfologia celular nas artérias elásticas.

A biossíntese das fibras de elastina é semelhante à do colágeno.

Conforme já assinalado, as fibras elásticas são produzidas por fibroblastos no tecido conjuntivo, por condrócitos na cartilagem elástica e por células endoteliais e musculares lisas nas paredes dos vasos.

A tradução de RNA mensageiro (mRNA) ocorre na superfície do RER, e as cadeias polipeptídicas de tropoelastina são liberadas para o lúmen do RER. A tropoelastina é, então, transportada para o complexo de Golgi, no qual sofre pouquíssima modificação pós-tradução, e depois é secretada para o espaço extracelular. A secreção de tropoelastina ocorre apenas em regiões específicas da membrana plasmática. Essas regiões correspondem a acúmulo extracelular de microfibrilas de fibrilina que formam um arcabouço no qual a elastina é depositada. Na presença de MAGP-1, a tropoelastina é depositada em pequenos grumos que gradativamente se fundem para formar fibras de elastina amorfas que incorporam microfibrilas de fibrilina à sua estrutura (ver Figura 6.14).

A síntese de elastina acompanha a produção de colágeno, e ambos os processos podem ocorrer simultaneamente em uma célula. A modificação e a montagem ordenadas do pró-colágeno e da proelastina, bem como a síntese de outros componentes do tecido conjuntivo, são controladas por sequências sinalizadoras que são incorporadas no início das cadeias polipeptídicas de cada uma das moléculas. Essa sequência sinalizadora assegura que os componentes de pró-colágeno e pró-elastina permaneçam separados e sejam identificados de modo apropriado quando atravessarem as organelas da célula.

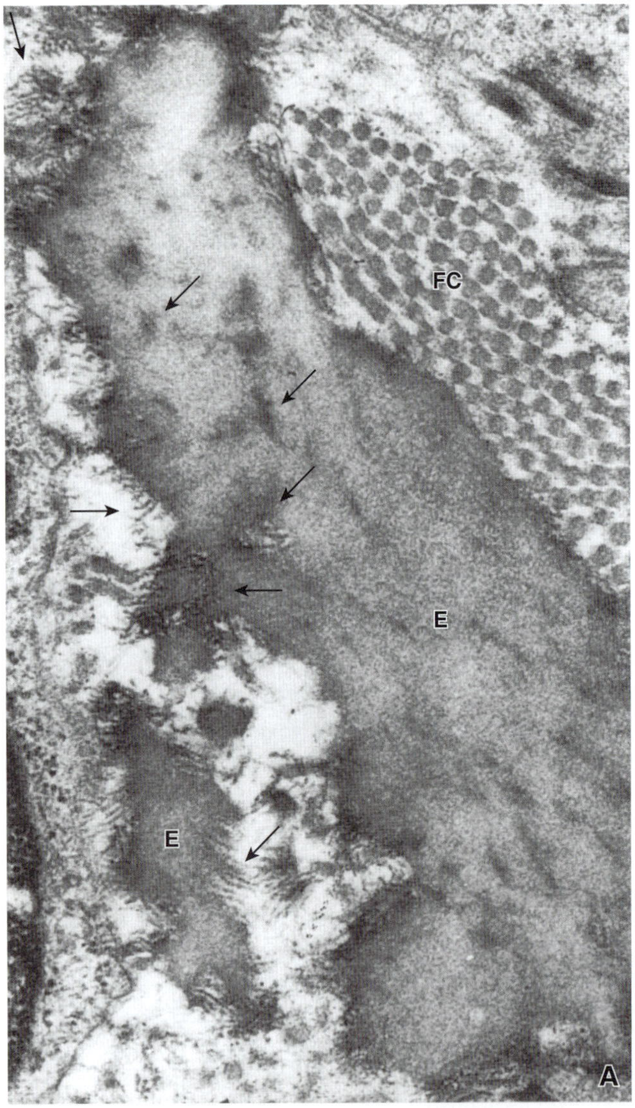

Figura 6.15 A. Micrografia eletrônica de transmissão de uma fibra elástica. A elastina (*E*) tem aparência relativamente amorfa. As microfibrilas de fibrilina (*setas*) são encontradas na periferia e na substância da fibra. São também observadas várias fibrilas colágenas (*FC*) nesta eletromicrografia. 40.000×. **B. Eletromicrografia de varredura de uma fibra elástica.** Esta eletromicrografia de varredura do tecido conjuntivo denso não modelado da derme humana mostra a estrutura da fibra elástica (*FE*) e ilustra o seu tamanho relativo, em comparação com as fibrilas colágenas (*FC*) circundantes. Observe as pequenas microfibrilas de fibrilina (*setas*) na superfície da fibra elástica. 40.000×. (Cortesia de Douglas R. Keene.)

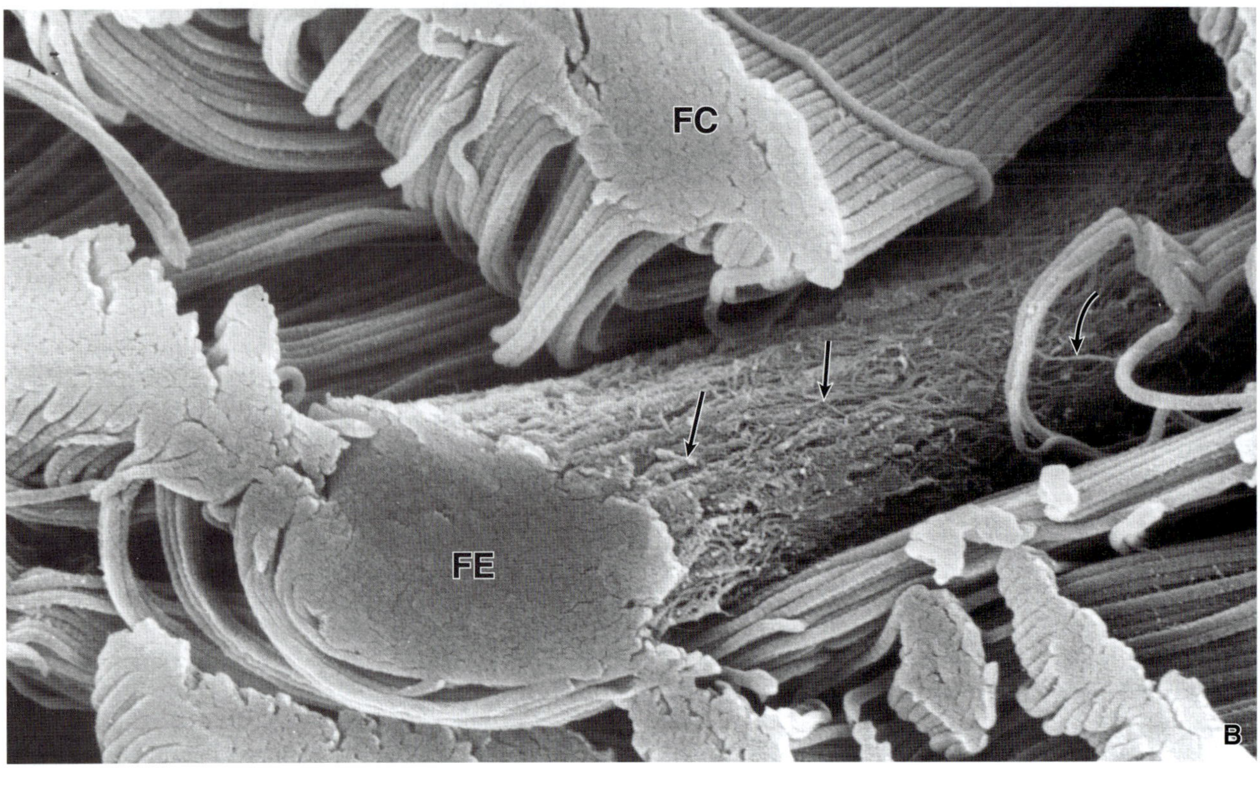

Boxe 6.2

Correlação clínica | Exposição ao sol e alterações moleculares na pele fotoenvelhecida

O **envelhecimento cronológico** da pele é um processo complexo que está associado a alterações funcionais e estruturais no epitélio estratificado pavimentoso (epiderme), bem como no tecido conjuntivo subjacente da derme. Quando essas alterações são intensificadas pela exposição prolongada à radiação solar ou ultravioleta (UV), o processo é denominado **fotoenvelhecimento**. A exposição crônica ao sol acelera o envelhecimento da pele, particularmente nas áreas expostas do corpo, como a face, o pescoço, a superfície dorsal das mãos e os antebraços. Os sinais clínicos associados ao fotoenvelhecimento incluem despigmentação, sardas, rugas profundas, aumento da flacidez e maior risco de câncer de pele.

As alterações mais proeminentes na derme da pele fotoenvelhecida estão associadas a fibras do tecido conjuntivo. A produção diminuída de fibras colágenas dos tipos I e III é observada na pele envelhecida normal; no entanto, essas alterações são mais pronunciadas nas regiões expostas ao sol. A exposição à luz solar afeta a biogênese do colágeno, alterando as ligações cruzadas que ocorrem entre moléculas de colágeno durante a fibrilogênese (ver anteriormente). Essas alterações resultam na formação de fibras colágenas com estabilidade anormal e resistência diminuída à degradação enzimática.

O número de **fibras elásticas** também diminui com a idade; contudo, na pele fotoenvelhecida, o número de fibras elásticas anormalmente espessas e não funcionais aumenta. Estudos sobre **microfibrilas de fibrilina** de pele fotoenvelhecida revelaram que a rede microfibrilar é afetada pela radiação solar. A exposição excessiva ao sol faz com que as microfibrilas de fibrilina sofram alterações extensas. Essas microfibrilas tornam-se esparsas e truncadas, levando à formação de matriz extracelular (MEC) anormal caracterizada por fibras elásticas não funcionais aberrantes que, por fim, degeneram em massas homogêneas e amorfas contendo elastina.

O fotoenvelhecimento também se caracteriza pela degradação anormal da matriz do tecido conjuntivo associada ao acúmulo de componentes não funcionais da matriz. Os fibroblastos e os neutrófilos que residem nas áreas da pele danificadas pela radiação secretam metaloproteinases da matriz (MMP-1 e MMP-9), elastases e outras proteases (catepsina G). Essas enzimas são moduladas por inibidores teciduais das metaloproteinases (TIMPs), que protegem as proteínas extracelulares da degradação endógena. Na pele fotoenvelhecida, os níveis de TIMP estão significativamente reduzidos, o que contribui ainda mais para a fotolesão da pele.

As melhores estratégias para evitar a fotolesão causada pela radiação solar e UV consistem no uso de filtros solares físicos e químicos para impedir a penetração UV na pele. Outros métodos também são utilizados para tratar a pele lesionada: redução das reações inflamatórias cutâneas com medicamentos anti-inflamatórios, inibição das atividades da elastase e de outras MMPs para impedir a degradação da MEC e estimulação natural ou aplicação de inibidores sintéticos das atividades das MMPs para controlar a destruição da MEC do tecido conjuntivo.

MATRIZ EXTRACELULAR

A matriz extracelular (MEC) é uma rede estrutural complexa e intrincada, que circunda e sustenta as células no tecido conjuntivo. Contém uma variedade de fibras, como fibras colágenas e elásticas, que são formadas a partir de diferentes tipos de proteínas estruturais. Além disso, a MEC contém vários tipos de proteoglicanos (p. ex., agrecano e sindecano), glicoproteínas multiadesivas (tais como fibronectina e laminina) e glicosaminoglicanos (p. ex., sulfato de dermatano, sulfato de queratano e ácido hialurônico). Os últimos três grupos de moléculas constituem a substância fundamental.

Todas as moléculas encontradas na MEC compartilham domínios comuns, e a função da MEC depende, em grande parte, das interações dessas moléculas. Cada célula do tecido conjuntivo secreta uma razão diferente de moléculas da MEC, que contribui para a formação de muitos arranjos arquitetônicos diferentes. Por conseguinte, a MEC tem propriedades mecânicas e bioquímicas específicas, que são características do tecido no qual está. Assim, por exemplo, as propriedades da MEC no tecido conjuntivo frouxo diferem daquelas da MEC na cartilagem ou no osso.

A matriz extracelular não apenas proporciona suporte mecânico e estrutural para o tecido, como também influencia a comunicação extracelular.

A MEC proporciona um suporte mecânico e estrutural, bem como resistência à tração para o tecido. Além disso, atua como barreira bioquímica e participa da regulação das funções metabólicas das células circundadas pela matriz. A MEC ancora as células dentro dos tecidos por meio de moléculas de adesão entre ela e a célula, e fornece vias para a migração celular (p. ex., durante o reparo de feridas). Estudos recentes indicam que a MEC exerce efeito regulador sobre o desenvolvimento embrionário e a diferenciação celular. A matriz é capaz de se ligar a fatores de crescimento e retê-los, os quais, por sua vez, modulam o crescimento celular. Com o auxílio de moléculas de adesão celular, a MEC também influencia a transmissão de informações através da membrana plasmática das células do tecido conjuntivo. Por conseguinte, a visão atual dos componentes da MEC (fibras e moléculas da substância fundamental) é a de que eles formam um sistema dinâmico e interativo, que informa as células sobre as alterações bioquímicas e mecânicas que ocorrem em seu meio extracelular.

A substância fundamental constitui parte da matriz extracelular que ocupa os espaços entre as células e as fibras; consiste em glicosaminoglicanos, proteoglicanos e glicoproteínas multiadesivas.

A substância fundamental é viscosa e clara, parece escorregadia e tem alto teor de água. À microscopia óptica, é vista apenas em cortes de tecido preservados pela técnica de congelamento-dessecação, em cortes por congelamento preparados com corantes básicos, ou pelo método do PAS. Nas preparações de rotina coradas por H-E, a substância fundamental é sempre perdida, por causa de sua extração durante a fixação e a desidratação do tecido. O resultado consiste em um fundo vazio; apenas as células e as fibras são evidentes. Por conseguinte, na maioria das preparações histológicas, a aparência da substância fundamental – ou a falta de sua aparência – dá suporte à sua importância funcional. A substância fundamental consiste predominantemente em: proteoglicanos, macromoléculas de grande peso molecular, formadas por um eixo proteico central; moléculas de glicosaminoglicanos (GAGs, do inglês *glycosaminoglycan molecules*), ligadas de modo covalente aos proteoglicanos; e glicoproteínas multiadesivas. O tamanho e a estrutura dos três grupos de moléculas variam muito.

Os GAGs são responsáveis pelas propriedades físicas da substância fundamental.

Os GAGs são os heteropolissacarídeos lineares mais abundantes da substância fundamental. Essas moléculas representam longas cadeias de polissacarídeos não ramificados, compostos por unidades repetidas de dissacarídeos. As unidades dissacarídicas contêm uma de duas enzimas de açúcares modificadas – *N*-acetilgalactosamina (GalNAc) transferase ou *N*-acetilglicosamina (GlcNAc) transferase – e um ácido urônico, que pode ser o glicurônico ou o idurônico. Os GAGs (com exceção do ácido hialurônico) sofrem modificações pós-tradução. Por ação enzimática, essas moléculas ligam-se covalentemente a um eixo proteico, formando agregados moleculares de grande peso molecular, denominados proteoglicanos. Por exemplo, a heparina é formada pela clivagem enzimática do sulfato de heparano; o sulfato de dermatano é, de modo semelhante, modificado a partir do sulfato de condroitina.

Os GAGs têm carga elétrica altamente negativa, em virtude dos grupos sulfato e carboxila localizados em muitos dos açúcares. Essas cargas elétricas negativas explicam a afinidade dessas moléculas por corantes básicos. A alta densidade de cargas elétricas negativas (poliânions) também atrai a água, formando um gel hidratado. A composição gelatinosa da substância fundamental possibilita a rápida difusão de moléculas hidrossolúveis. Ao mesmo tempo, a relativa rigidez dos GAGs fornece um arcabouço estrutural para as células. Os GAGs localizam-se principalmente na substância fundamental, bem como na superfície das células imersas na MEC. Com base na especificidade dos resíduos de açúcares, na natureza de suas ligações e no grau de sulfatação, reconhece-se uma família composta por sete GAGs distintos. Os GAGs estão listados e parcialmente caracterizados no Quadro 6.3.

O ácido hialurônico sempre é encontrado na matriz extracelular como cadeia de carboidrato livre.

O GAG hialuronano (ácido hialurônico) merece observação especial, visto que difere de outros GAGs em vários aspectos. Trata-se de uma molécula rígida e extremamente longa, composta por uma cadeia de carboidratos de milhares de açúcares, enquanto há apenas várias centenas (ou menos) de açúcares em outros GAGs. As moléculas de ácido hialurônico são muito volumosas (100 a 10.000 kDa) e podem reter um grande volume de água. São sintetizadas por enzimas na superfície celular; por conseguinte, não sofrem modificações pós-tradução, como ocorre nos demais GAGs. O ácido hialurônico também se distingue dos demais GAGs, por ser o único GAG não sulfatado.

Cada molécula de ácido hialurônico está sempre presente na forma de uma cadeia de carboidrato livre; em outras palavras, não está ligada de modo covalente a uma proteína. Portanto, o ácido hialurônico distingue-se também por não formar proteoglicanos. Contudo, por meio de proteínas

Quadro 6.3 Glicosaminoglicanos.

Nome	Peso molecular (kDa)	Composição de dissacarídeos	Localização	Função
Ácido hialurônico (hialuronano)	100 a 10.000	Ácido D-glicurônico + *N*-acetilglicosamina	Líquido sinovial, humor vítreo, MEC de tecidos conjuntivos	Grandes polímeros de ácido hialurônico podem reter um grande volume de água. Por conseguinte, esse polímero é um excelente lubrificante e amortecedor de choque
Sulfato de condroitina 4	25	Ácido D-glicurônico + *N*-acetilgalactosamina 4-sulfato	Cartilagem, osso, valvas cardíacas	O sulfato de condroitina e o ácido hialurônico são componentes fundamentais da cartilagem articular. O agrecano encontrado na cartilagem articular tem propriedades de absorção de choque
Sulfato de condroitina 6	25	Ácido D-glicurônico + *N*-acetilgalactosamina 6-sulfato		
Sulfato de dermatano	35	Ácido L-idurônico + *N*-acetilgalactosamina 4-sulfato	Pele, vasos sanguíneos, valvas cardíacas	Os proteoglicanos de sulfato de dermatano foram implicados em doença cardiovascular, tumorigênese, infecção, cicatrização de feridas, fibrose e como moduladores do comportamento celular
Sulfato de queratano	10	Galactose ou galactose 6-sulfato + *N*-acetilglicosamina 6-sulfato	Osso, cartilagem, córnea	Os proteoglicanos de sulfato de queratano atuam no reconhecimento celular de ligantes proteicos, orientação axônica, motilidade celular, transparência da córnea e implantação do embrião
Sulfato de heparano	15	Ácido glicurônico ou ácido L-idurônico 2-sulfato + *N*-sulfamil-glicosamina ou *N*-acetilglicosamina	Lâmina basal, componente normal da superfície celular	Facilita interações com o fator de crescimento do fibroblasto (FGF, do inglês *fibroblast growth factor*) e seu receptor
Heparina	40	Ácido glicurônico ou ácido L-idurônico 2-sulfato + *N*-sulfamil-glicosamina ou *N*-acetilglicosamina 6-sulfato	Limitada aos grânulos dos mastócitos e basófilos	Atua como anticoagulante, facilita as interações com o FGF e seu receptor

MEC, matriz extracelular.

ligantes especiais, os proteoglicanos ligam-se indiretamente ao ácido hialurônico, formando macromoléculas gigantes, denominadas agregados de proteoglicanos (Figura 6.16). Tais moléculas são abundantes na substância fundamental da cartilagem. A pressão ou turgor que ocorre nesses agregados gigantes de proteoglicanos hidrófilos é responsável pela capacidade da cartilagem de resistir à compressão, sem inibir sua flexibilidade, tornando-os excelentes absorventes de choque.

Outra função importante do **ácido hialurônico** consiste em mobilizar determinadas moléculas para locais específicos da MEC. Por exemplo, a MEC contém locais de ligação para vários fatores de crescimento, como o TGF-β. A ligação de fatores de crescimento aos proteoglicanos pode levar à sua agregação local ou dispersão, o que, por sua vez, inibe ou intensifica o movimento de migração de macromoléculas, microrganismos ou células cancerosas metastáticas no ambiente extracelular. Além disso, as moléculas de ácido hialurônico atuam eficientemente como isolantes, visto que outras macromoléculas têm dificuldade em se difundir através da densa rede de ácido hialurônico. Com essa propriedade, o ácido hialurônico (e outros polissacarídeos) regulam a distribuição e o transporte de proteínas plasmáticas dentro do tecido conjuntivo.

Os proteoglicanos são compostos por GAGs ligados de modo covalente a proteínas centrais.

No tecido conjuntivo, os GAGs estão ligados, em sua maioria, a proteínas centrais (eixo proteico), formando proteoglicanos. Os GAGs se estendem perpendicularmente a partir do eixo proteico, formando uma estrutura semelhante a uma escova. A ligação dos GAGs ao eixo proteico requer um trissacarídeo específico, composto por dois resíduos de galactose e um resíduo de xilose. O trissacarídeo de ligação está acoplado ao núcleo de proteína por meio de uma ligação *O*-glicosídica. O eixo proteico é rico em resíduos de serina e de treonina, os quais possibilitam múltiplas ligações com os GAGs. Os proteoglicanos são notáveis pela sua diversidade (Figura 6.17). O número de GAGs ligados ao núcleo proteico varia de 1 (*i. e.*, decorino) a mais de 200 (*i. e.*, agrecano). Uma proteína central pode ter GAGs idênticos ligados a ela (como no caso do fibroglicano ou versicano) ou moléculas de GAGs diferentes (como no caso do agrecano ou sindecano 1).

Os proteoglicanos são encontrados na substância fundamental de todos os tecidos conjuntivos, e também como moléculas inseridas na superfície da membrana de muitos tipos celulares. Os proteoglicanos transmembrana, como o sindecano 1, conectam as células a moléculas da MEC (ver Figura 6.17). O sindecano 1 transporta 3 a 5 cadeias de sulfato de heparano e sulfato de condroitina, que possibilitam a interação com uma grande variedade de ligantes, incluindo fatores de crescimento de fibroblastos (FGFs), fator de crescimento do endotélio vascular (VEGF), TGF-β e moléculas da MEC, como fibronectina. Como um exemplo dessa função, o sindecano 1 é expresso na superfície dos linfócitos B em duas etapas diferentes de seu desenvolvimento. As moléculas de sindecano 1 são inicialmente expressas durante o desenvolvimento inicial, quando os linfócitos estão aderidos a proteínas

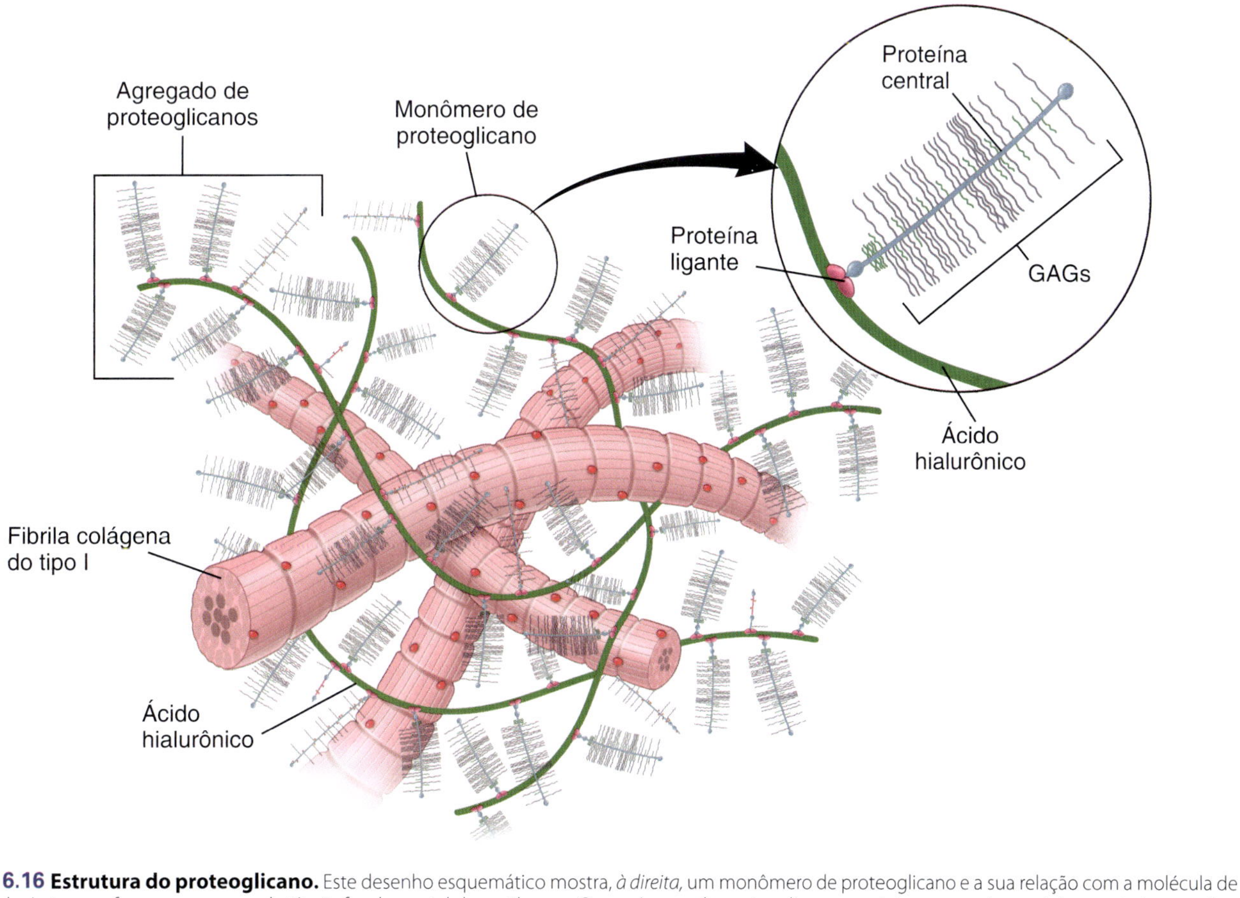

Figura 6.16 Estrutura do proteoglicano. Este desenho esquemático mostra, *à direita*, um monômero de proteoglicano e a sua relação com a molécula de ácido hialurônico, conforme ocorre na substância fundamental da cartilagem. O monômero de proteoglicano consiste em um eixo proteico central, ao qual os *GAGs* estão ligados de modo covalente. A extremidade da proteína central (eixo proteico) do monômero de proteoglicano interage com uma proteína ligante responsável pela ligação do monômero no ácido hialurônico, formando um agregado de proteoglicano. *À esquerda*, as moléculas de ácido hialurônico formam agregados lineares, cada um composto por vários monômeros de proteoglicanos, e estão entrelaçadas com uma rede de fibrilas colágenas.

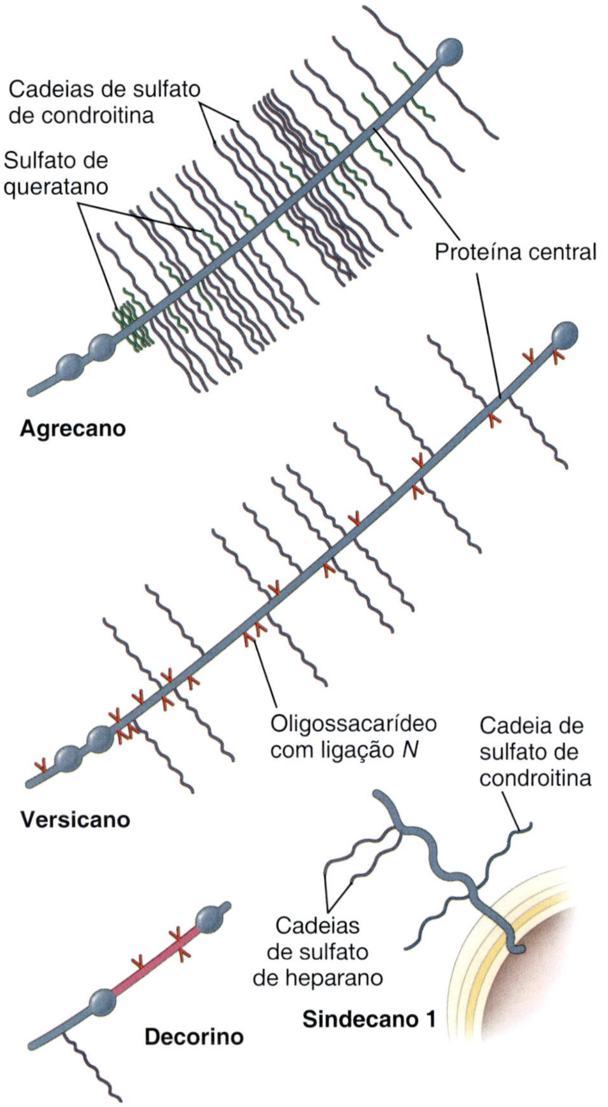

Figura 6.17 Monômeros de proteoglicanos comuns da matriz do tecido conjuntivo. Observe a diversidade das moléculas de proteoglicanos; o número de glicosaminoglicanos (*GAGs*) conectados ao cerne proteico varia de 1 (no decorino) a mais de 200 (no agrecano). Observe também que o versicano apresenta moléculas idênticas de *GAG* (sulfato de condroitina) inseridas na molécula central, enquanto o agrecano tem uma mistura de sulfato de condroitina e sulfato de queratano inserida no eixo proteico central. O sindecano 1 é um proteoglicano transmembrana que conecta a membrana celular à matriz extracelular.

da matriz da medula óssea, enquanto sofrem diferenciação. A perda da expressão desse proteoglicano coincide com a liberação dos linfócitos B na circulação. A segunda ocasião em que os linfócitos B expressam sindecano 1 é durante a sua diferenciação em plasmócito no tecido conjuntivo. O sindecano 1 fixa o plasmócito às proteínas da MEC do tecido conjuntivo.

O agrecano (1.000 a 2.500 kDa) é outro proteoglicano extracelular importante. Suas moléculas são ligadas de modo não covalente à longa molécula de ácido hialurônico (semelhante às cerdas de uma escova para lavar garrafas); essa organização é efetuada por proteínas ligantes. Múltiplas cadeias de sulfato de condroitina e sulfato de queratano estão ligadas de modo covalente a cada proteína central de agrecano por meio de trissacarídeos. Os proteoglicanos mais comuns estão resumidos no Quadro 6.4. O agrecano é um proteoglicano específico da cartilagem e um componente fundamental na estrutura da cartilagem e na função das articulações.

As glicoproteínas multiadesivas desempenham um importante papel na estabilização da MEC e na sua ligação às superfícies celulares.

As glicoproteínas multiadesivas representam um grupo pequeno, mas importante, de proteínas que residem na MEC. São moléculas com vários domínios multifuncionais, que desempenham um importante papel na estabilização da MEC e na sua interação com a superfície celular. Contêm locais de ligação para várias proteínas da MEC, tais como colágenos, proteoglicanos e GAGs; além disso, interagem com receptores de superfície celular, como os receptores de integrina e de laminina (Figura 6.18). As glicoproteínas multiadesivas regulam e modulam as funções da MEC relacionadas com o movimento e a migração das células, e também estimulam a proliferação e a diferenciação celulares. Dentre as glicoproteínas multiadesivas mais bem caracterizadas, destacam-se:

- A fibronectina (250 a 280 kDa) é a glicoproteína mais abundante no tecido conjuntivo. As fibronectinas são moléculas diméricas formadas a partir de dois peptídios semelhantes ligados por pontes de dissulfeto a uma extremidade carboxiterminal, formando braços longos de 50 nm (ver Figura 6.18). Cada molécula contém vários domínios de ligação, que interagem com diferentes moléculas da MEC (p. ex., sulfato de heparano; colágenos dos tipos I, II e III; fibrina; ácido hialurônico e fibronectina) e integrinas, moléculas com função de receptores da superfície celular. A ligação a um receptor de superfície celular ativa a fibronectina que, em seguida, se reúne em fibrilas. A fibronectina desempenha um importante papel na adesão da célula à MEC. Até o momento, foram identificadas pelo menos 20 moléculas diferentes de fibronectina
- A laminina (140 a 400 kDa) é encontrada na lâmina basal e na lâmina externa. Contém locais de ligação para moléculas de colágeno do tipo IV, sulfato de heparano, heparina, entactina, laminina, e para o receptor de laminina na superfície celular. O processo de montagem da lâmina basal e o papel da laminina nesse processo são descritos no Capítulo 5, *Tecido Epitelial*
- A tenascina (280 kDa/monômero) é expressa durante a embriogênese. Sua síntese é desativada nos tecidos maduros e reativada durante a cicatrização de feridas. A tenascina também é encontrada nas junções musculotendíneas e em tumores malignos. A tenascina é uma molécula dimérica ligada por ponte dissulfeto, que consiste em seis cadeias unidas em suas extremidades aminoterminais (ver Figura 6.18). Contém locais de ligação para o fibrinogênio, a heparina e os fatores de crescimento semelhantes ao fator de crescimento epitelial (EGF, do inglês *epithelial growth factor*); e ainda participa da fixação da célula à MEC
- A osteopontina (44 kDa) é encontrada na MEC do osso. Liga-se aos osteoclastos e os fixa na superfície óssea subjacente. A osteopontina desempenha um importante papel no sequestro do cálcio e na promoção da calcificação da MEC.

As glicoproteínas multiadesivas mais importantes encontradas na MEC do tecido conjuntivo estão resumidas no Quadro 6.5.

Quadro 6.4 Proteoglicanos.

Nome	Peso molecular (kDa)	Composição molecular	Localização	Função
Agrecano	2.500	Molécula linear; liga-se ao ácido hialurônico por uma proteína ligante; contém cerca de 100 moléculas de sulfato de queratano e cerca de 60 cadeias de sulfato de condroitina	Cartilagem, condrócitos	Responsável pela hidratação da matriz extracelular da cartilagem
Decorino	38	Pequena proteína que contém apenas uma cadeia de sulfato de condroitina ou de sulfato de dermatano	Tecido conjuntivo, fibroblastos, cartilagem e osso	Atua na fibrilogênese do colágeno; ao se fixar a moléculas de colágeno adjacentes, ajuda a orientar as fibras; regula a espessura da fibrila e interage com o TGF-β
Versicano	260	Associado a uma proteína ligante; contém uma cadeia, à qual se ligam 12 a 15 cadeias de sulfato de condroitina	Fibroblastos, pele, músculo liso, cérebro e células mesangiais do rim	Apresenta domínios semelhantes ao EGF na proteína central; participa das interações intercelulares e da célula com a matriz extracelular; liga-se à fibulina-1
Sindecano 1	33	Família de pelo menos quatro tipos diferentes de proteoglicanos transmembrana, contendo número variável de moléculas de sulfato de heparano e de sulfato de condroitina	Epitélios embrionários, células mesenquimatosas, células do tecido linfático em desenvolvimento, linfócitos e plasmócitos	O domínio extracelular liga colágenos, heparina, tenascina e fibronectina; o domínio intracelular liga-se ao citoesqueleto por meio da actina

EGF, fator de crescimento epitelial.

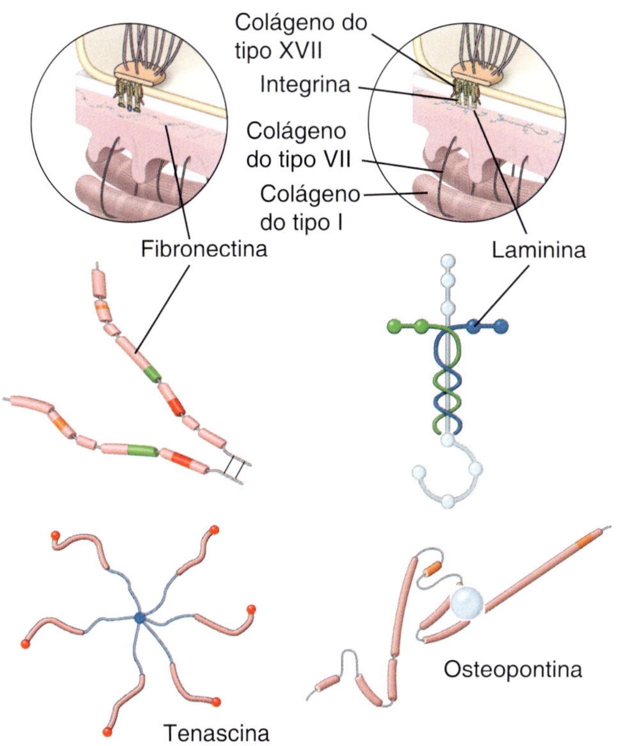

Figura 6.18 Glicoproteínas multiadesivas comuns. Essas proteínas residem na matriz extracelular e são importantes para a estabilização da matriz e para a sua ligação à superfície celular. São moléculas multifuncionais de diferentes formatos que exibem múltiplos locais de ligação para várias proteínas da matriz extracelular, como colágenos, proteoglicanos e GAGs. Observe que as proteínas multiadesivas interagem com receptores da membrana basal, como a integrina e a laminina.

■ CÉLULAS DO TECIDO CONJUNTIVO

As células do tecido conjuntivo podem ser residentes ou errantes.

As células que compõem a população de células residentes são relativamente estáveis; em geral, exibem pouco movimento e podem ser consideradas residentes permanentes do tecido. Essas células residentes incluem:

- Fibroblastos e um tipo celular estreitamente relacionado, o miofibroblasto
- Macrófagos
- Adipócitos
- Mastócitos
- Células-tronco adultas.

A população de células transitórias consiste principalmente em células provenientes do sangue que migraram para o tecido em resposta a estímulos específicos, e inclui:

- Linfócitos
- Plasmócitos
- Neutrófilos
- Eosinófilos
- Basófilos
- Monócitos.

Fibroblastos e miofibroblastos

O fibroblasto constitui a principal célula do tecido conjuntivo.

Os fibroblastos são responsáveis pela síntese de colágeno, pelas fibras elásticas e reticulares e pelos complexos de carboidratos

Quadro 6.5 Glicoproteínas multiadesivas.

Nome	Peso molecular (kDa)	Composição molecular	Localização	Função
Fibronectina	250 a 280	Molécula dimérica formada a partir de dois peptídios semelhantes ligados por uma ponte de dissulfeto	Presente na MEC de muitos tecidos	Responsável pela adesão celular e por mediar a migração; contém locais de ligação para integrinas, colágeno do tipo IV, heparina e fibrina
Laminina	140 a 400	Molécula em formato de cruz formada por três polipeptídios (uma cadeia alfa e duas cadeias beta)	Presente nas lâminas basais de todas as células endoteliais e lâminas externas das células musculares, adipócitos e células de Schwann	Ancora as superfícies celulares à lâmina basal. Contém locais de ligação para colágeno do tipo IV, sulfato de heparano, heparina, entactina, laminina e para as integrinas na superfície celular
Tenascina	1.680	Proteína gigante formada por seis cadeias conectadas por pontes de dissulfeto	Mesênquima embrionário, pericôndrio, periósteo, junções musculotendíneas, feridas, tumores	Modula as fixações das células à MEC; contém locais de ligação para fibronectina, heparina, fatores de crescimento semelhantes ao EGF, integrinas e CAMs
Osteopontina	44	Polipeptídio glicosilado de cadeia única	Osso	Liga-se aos osteoclastos; contém locais de ligação para o cálcio, hidroxiapatita e receptores de integrina na membrana do osteoclasto
Entactina/nidogênio	150	Glicoproteína sulfatada em formato de bastonete de cadeia simples	Proteína específica da lâmina basal	Liga-se à laminina e ao colágeno do tipo IV; contém locais de ligação para perlecano e fibronectina

CAM, molécula de adesão celular (do inglês *cell adhesion molecule*); EGF, fator de crescimento epitelial; MEC, matriz extracelular.

da substância fundamental. As pesquisas sugerem que um único fibroblasto é capaz de produzir todos esses componentes da MEC.

Os fibroblastos residem em estreita proximidade com as fibras colágenas. Nas preparações de rotina coradas por H-E, com frequência, apenas o núcleo pode ser visto. O núcleo aparece como uma estrutura alongada ou discoide, algumas vezes com um nucléolo evidente. Os prolongamentos achatados, finos e de coloração pálida que formam a massa do citoplasma não costumam ser visíveis, em grande parte pelo fato de estarem recobertos com as fibras colágenas. Em algumas amostras especialmente preparadas, é possível distinguir o citoplasma da célula dos componentes fibrosos (Figura 6.19A). Quando os componentes da MEC são produzidos durante o período de crescimento ou o reparo de feridas (nos fibroblastos ativados), o citoplasma do fibroblasto é mais extenso e pode exibir basofilia, em consequência das quantidades aumentadas de RER associadas à síntese de proteína (Figura 6.19B). Quando examinado à MET, o citoplasma do fibroblasto exibe perfis de RER e um complexo de Golgi proeminente (Figura 6.20).

O miofibroblasto exibe propriedades dos fibroblastos e das células musculares lisas.

O miofibroblasto é uma célula do tecido conjuntivo alongada e delgada, que não é facilmente identificada nas preparações rotineiras coradas por H-E. Caracteriza-se pela existência de feixes de filamentos de actina associados à proteína motora miosina não muscular (ver Capítulo 2, *Citoplasma Celular*). Nos miofibroblastos, a expressão de alfa-actina de músculo liso (α-SMA, do inglês *α-smooth muscle actin*) – uma isoforma

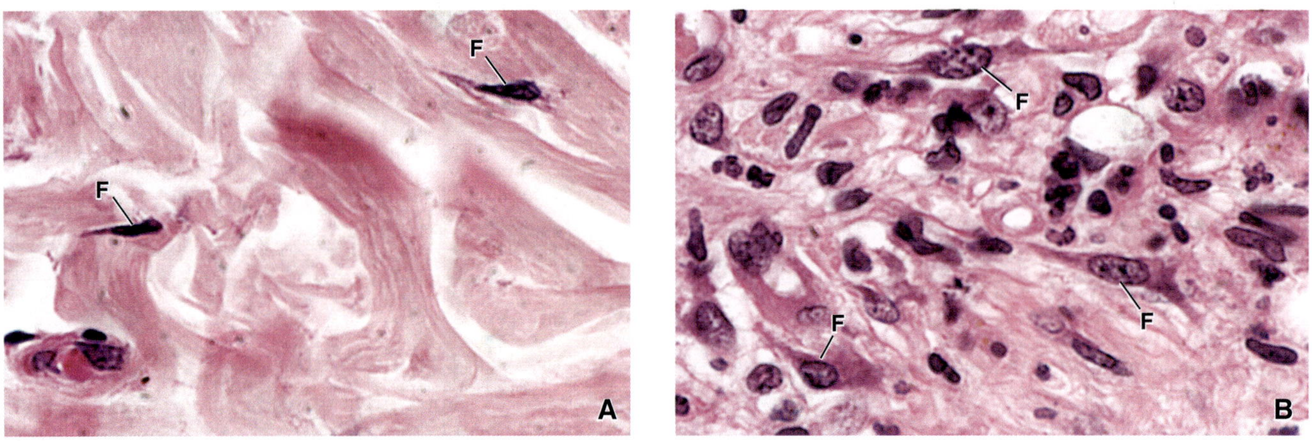

Figura 6.19 Fibroblastos no tecido conjuntivo. A. Fotomicrografia de uma amostra de tecido conjuntivo em uma preparação rotineira em parafina, corada por hematoxilina e eosina (H-E), mostrando núcleos de fibroblastos (*F*). 600×. **B.** Durante a cicatrização da ferida, os fibroblastos (*F*) ativados exibem citoplasma mais basófilo, facilmente observado ao microscópio óptico. 500×.

da actina encontrada nos músculos lisos dos vasos sanguíneos – é regulada pelo TGF-β1. Os feixes de actina atravessam o citoplasma da célula, originando-se e terminando nos lados opostos da membrana plasmática. O local no qual as fibras de actina se fixam à membrana plasmática também funciona como uma junção entre a célula e a MEC, e é denominado fibronexo. Este se assemelha à adesão focal encontrada em células epiteliais (ver Capítulo 5, *Tecido Epitelial*). O arranjo de feixes de actina e seus locais de inserção forma um sistema de mecanotransdução, em que as forças geradas pela contração dos feixes de actina intracelulares são transmitidas à MEC.

À MET, o miofibroblasto exibe características típicas do fibroblasto, junto com características das células musculares lisas. Além dos perfis de RER e do complexo de Golgi, o miofibroblasto contém feixes de filamentos de actina dispostos longitudinalmente, e corpúsculos densos semelhantes aos observados nas células musculares lisas (Figura 6.21). Assim como a célula muscular lisa, o núcleo frequentemente exibe um perfil de superfície ondulado, um fenômeno que está associado à contração celular. O miofibroblasto difere da célula muscular lisa, uma vez que carece de lâmina basal (as células musculares lisas são circundadas por uma lâmina basal ou externa). Além disso, geralmente ocorre como célula isolada, embora seus prolongamentos possam entrar em contato com os prolongamentos de outros miofibroblastos. Esses pontos de contato exibem junções do tipo comunicante, indicando a existência de comunicação intercelular.

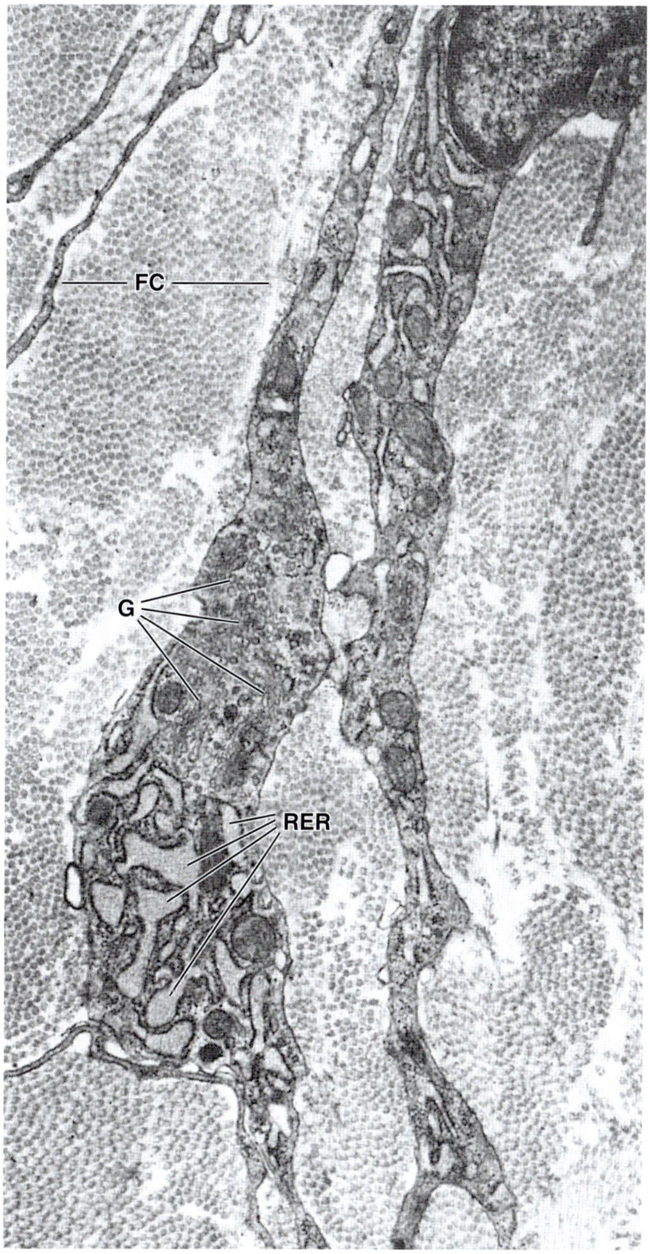

Figura 6.20 Eletromicrografia de fibroblastos. São mostrados os prolongamentos de vários fibroblastos. O núcleo de um fibroblasto está localizado na parte *superior à direita* da micrografia. O citoplasma contém perfis visíveis de retículo endoplasmático rugoso (*RER*). As cisternas do retículo estão distendidas, indicando síntese proteica ativa. As membranas do complexo de Golgi (*G*) são vistas na proximidade do RER. São observadas fibrilas colágenas (*FC*) circundando as células que, em sua maioria, foram cortadas transversalmente e, portanto, aparecem como *pequenos pontos* neste aumento. 11.000×.

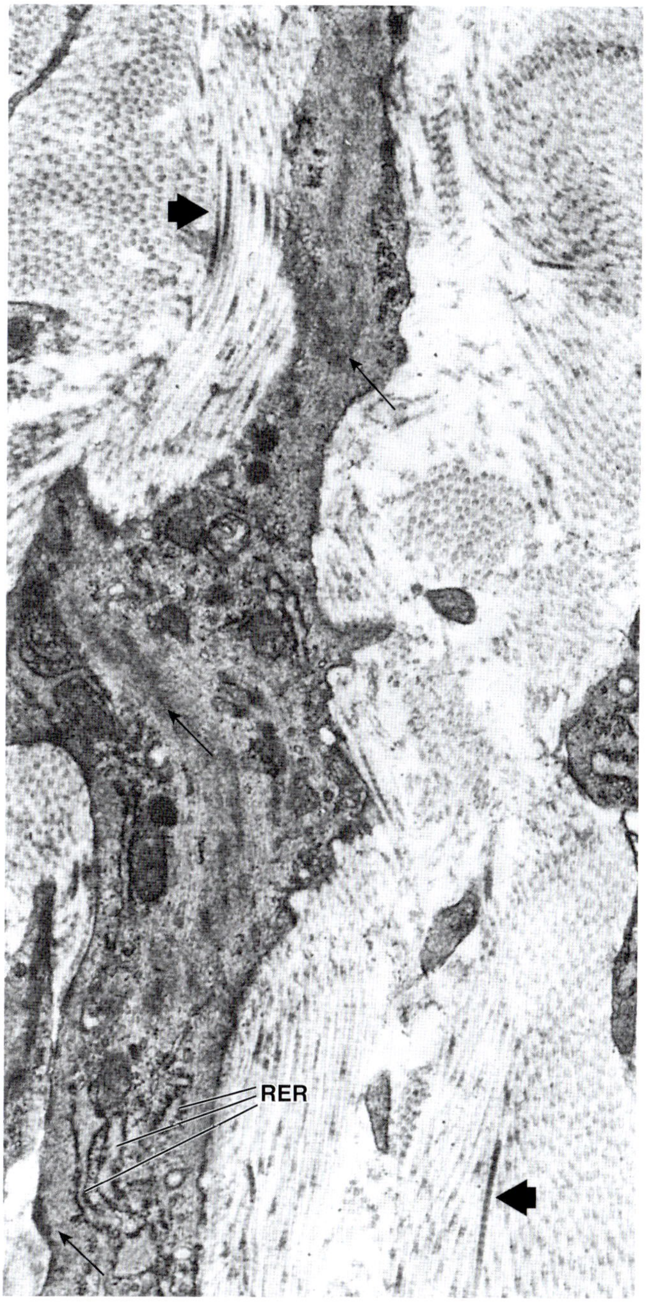

Figura 6.21 Eletromicrografia de um miofibroblasto. A célula exibe algumas características de um fibroblasto, como áreas com quantidade moderada de retículo endoplasmático rugoso (*RER*). Compare com a Figura 6.20. No entanto, outras áreas contêm agregados de filamentos finos e densidades citoplasmáticas (*setas*), característicos das células musculares lisas. As *pontas de seta* indicam perfis longitudinais de fibrilas colágenas. 11.000×.

Macrófagos

Os macrófagos são células fagocíticas derivadas de monócitos que contêm uma quantidade abundante de lisossomos.

Os macrófagos do tecido conjuntivo, também conhecidos como histiócitos teciduais, derivam de células sanguíneas denominadas monócitos. Os monócitos migram da corrente sanguínea para dentro do tecido conjuntivo, no qual se diferenciam em macrófagos.

Ao microscópio óptico e com o uso de corantes convencionais, os macrófagos teciduais são difíceis de identificar, a não ser que exibam evidências óbvias de atividade fagocítica – por exemplo, material ingerido visível dentro de seu citoplasma. Outra característica que ajuda a identificar os macrófagos consiste em seu núcleo endentado ou reniforme (Figura 6.22A). Os lisossomos são abundantes no citoplasma e podem ser revelados por meio de coloração para a atividade da fosfatase ácida (tanto ao microscópio óptico quanto à MET); uma reação positiva para essa enzima ajuda muito na identificação do macrófago. Com MET, a superfície do macrófago exibe numerosas pregas e projeções digitiformes (Figura 6.22B). As pregas da superfície envolvem as substâncias a serem fagocitadas. Os lisossomos do macrófago, juntamente com as projeções citoplasmáticas da superfície, constituem as estruturas mais características da capacidade fagocítica especializada da célula. O macrófago também pode conter vesículas endocíticas, fagolisossomos e outras evidências de fagocitose (p. ex., corpos residuais).

O RER, o retículo endoplasmático liso (REL) e o complexo de Golgi mantêm a síntese de proteínas envolvidas nas funções de fagocitose e digestão da célula, bem como suas funções secretoras. Produtos de secreção deixam a célula por vias exocíticas tanto constitutivas quanto reguladas. A secreção regulada pode ser ativada por fagocitose, imunocomplexos, complemento e sinais provenientes dos linfócitos (incluindo a liberação de linfocinas; isto é, moléculas biologicamente ativas que influenciam a atividade de outras células). Os produtos de secreção liberados pelo macrófago incluem uma ampla variedade de substâncias relacionadas com a resposta imune, a anafilaxia e a inflamação. A liberação de proteases neutras e GAGases (enzimas que degradam os GAGs) facilita a migração dos macrófagos pelo tecido conjuntivo.

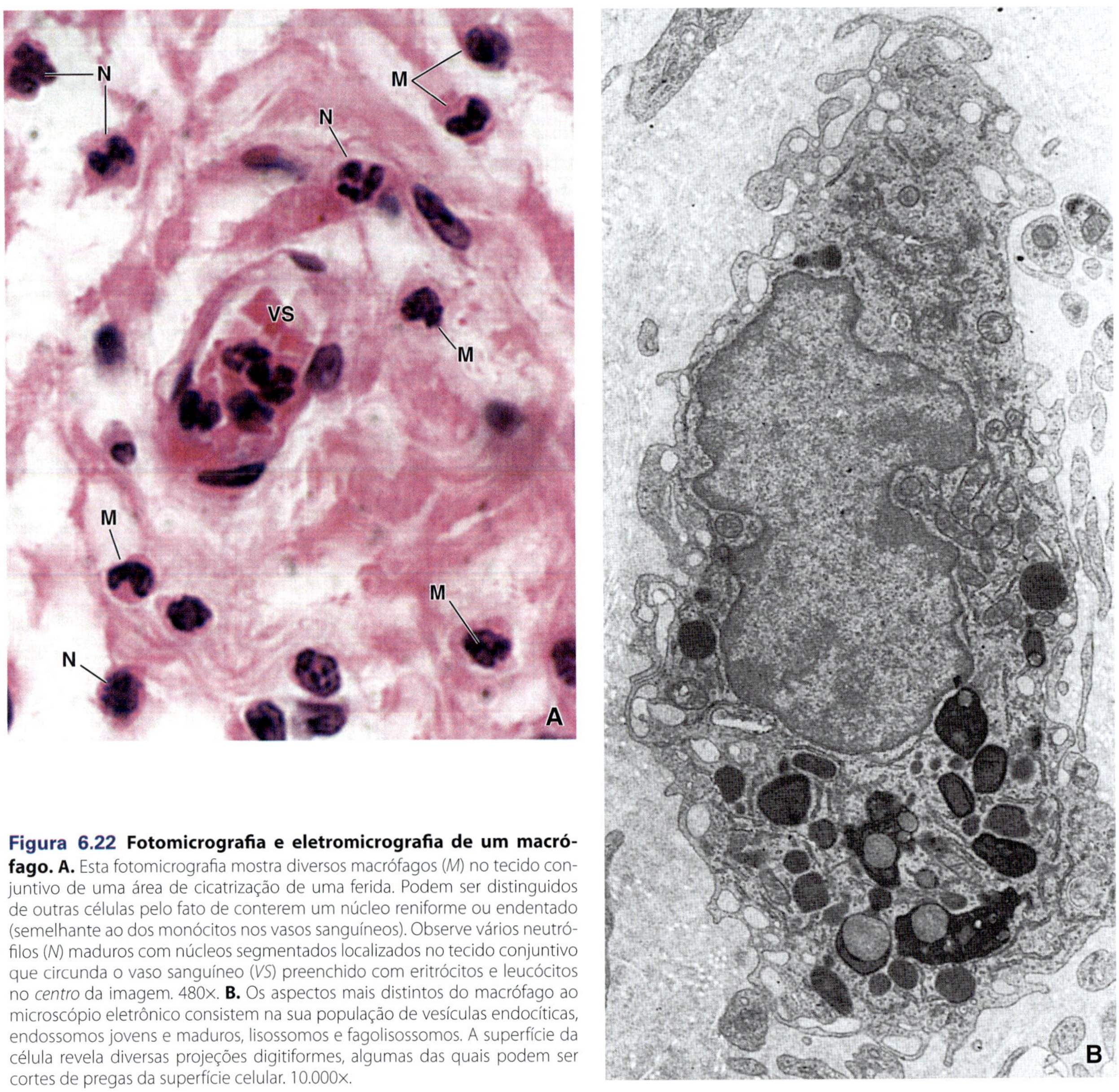

Figura 6.22 Fotomicrografia e eletromicrografia de um macrófago. A. Esta fotomicrografia mostra diversos macrófagos (*M*) no tecido conjuntivo de uma área de cicatrização de uma ferida. Podem ser distinguidos de outras células pelo fato de conterem um núcleo reniforme ou endentado (semelhante ao dos monócitos nos vasos sanguíneos). Observe vários neutrófilos (*N*) maduros com núcleos segmentados localizados no tecido conjuntivo que circunda o vaso sanguíneo (*VS*) preenchido com eritrócitos e leucócitos no *centro* da imagem. 480×. **B.** Os aspectos mais distintos do macrófago ao microscópio eletrônico consistem na sua população de vesículas endocíticas, endossomos jovens e maduros, lisossomos e fagolisossomos. A superfície da célula revela diversas projeções digitiformes, algumas das quais podem ser cortes de pregas da superfície celular. 10.000×.

Os macrófagos são células apresentadoras de antígeno, que desempenham importante papel nas reações da resposta imune.

Embora a principal função do macrófago seja a fagocitose, seja como atividade de defesa (p. ex., fagocitose de bactérias) ou como operação de limpeza (p. ex., fagocitose de resíduos celulares), ele também desempenha um importante papel nas reações das respostas imunes.

Os macrófagos têm proteínas específicas em sua superfície, conhecidas como moléculas do complexo principal de histocompatibilidade II (MHC II, do inglês *major histocompatibility complex II*), que possibilitam a sua interação com linfócitos T auxiliares $CD4^+$. Quando os macrófagos fagocitam uma célula estranha, antígenos – polipeptídios curtos (com comprimento de 7 a 10 aminoácidos) da célula estranha – são exibidos na superfície de moléculas MHC II. Se um linfócito T $CD4^+$ reconhecer o antígeno apresentado, ele se torna ativado, deflagrando uma resposta imune (ver Capítulo 14, *Sistema Imune e Órgãos e Tecidos Linfáticos*). Como "apresentam" antígenos aos linfócitos T auxiliares $CD4^+$, os macrófagos são conhecidos como células apresentadoras de antígeno (APCs, do inglês *antigen-presenting cells*).

Os macrófagos chegam ao local de lesão tecidual depois dos neutrófilos e sofrem diferenciação.

No local de lesão tecidual, as primeiras células que alcançam a área lesada são os neutrófilos. Estes são os primeiros a reconhecer microrganismos estranhos ou agentes infecciosos e a iniciar a sua destruição por meio de intermediários do oxigênio reativo ou de mecanismos de destruição independentes de oxigênio (ver Capítulo 10, *Sangue*). Durante esse processo de destruição, são formadas grandes quantidades de produtos secretores e restos celulares no local de lesão. Além disso, pode haver também microrganismos que sobreviveram à ação dos neutrófilos. Depois de 24 horas, os monócitos dos vasos sanguíneos alcançam o local de lesão e diferenciam-se em macrófagos, permanecendo até a resolução da inflamação. No início, o objetivo dos macrófagos é destruir os microrganismos que sobreviveram ao ataque dos neutrófilos. Simultaneamente, os macrófagos são ativados pela interação de várias moléculas produzidas pelos neutrófilos e pelos microrganismos invasores. Durante esse processo, os macrófagos passam por uma série de modificações funcionais, morfológicas e bioquímicas desencadeadas por várias ativações de genes.

Classicamente, os macrófagos ativados (macrófagos M1) promovem inflamação, destruição da MEC e apoptose.

A ativação pela gamainterferona (IFN-γ), pelo fator de necrose tumoral alfa (TNF-α, do inglês *tumor necrosis factor* α) ou pelo lipopolissacarídeo (LPS) bacteriano resulta no macrófago classicamente ativado ou macrófago M1. Esses macrófagos têm a capacidade de destruir microrganismos no local de inflamação por meio da produção de óxido nítrico (NO, do inglês *nitric oxide*) e outros intermediários. Além disso, secretam interleucina (IL)-12, que estimula os linfócitos T auxiliares $CD4^+$. Por sua vez, as células T auxiliares secretam IL-2, que estimula a chegada dos linfócitos T citotóxicos $CD8^+$ ao local de inflamação. Em resumo, os macrófagos M1 desencadeiam inflamação crônica e lesão tecidual. Quando os macrófagos encontram grandes corpos estranhos, podem se fundir para formar uma única célula grande, com até 100 núcleos, que fagocita corpos estranhos. Essas células multinucleadas são denominadas células gigantes de corpo estranho (células de Langhans).

De modo alternativo, os macrófagos ativados (macrófagos M2) auxiliam na resolução da inflamação e promovem reconstrução da MEC, proliferação celular e angiogênese.

Quando o estímulo inflamatório é removido do local de lesão tecidual, o corpo passa para a fase de reparo, que inclui a remoção de restos celulares, a síntese de novos componentes da MEC e a revascularização do tecido lesado. Durante esse período, os macrófagos são ativados pelas citocinas IL-4, IL-5, IL-10 ou IL-13. Esses tipos de células são designados macrófagos alternativamente ativados ou macrófagos M2. Estes últimos são anti-inflamatórios porque ajudam na resolução do processo inflamatório. Secretam IL-4 para promover a diferenciação dos linfócitos B em plasmócitos, bem como VEGF para estimular a angiogênese. Os macrófagos M2 também secretam componentes da MEC (p. ex., fibronectina e outras glicoproteínas multiadesivas), e promovem o reparo de feridas em virtude de suas atividades anti-inflamatória, proliferativa e angiogênica. Os macrófagos M2 também são eficientes no combate às infestações parasitárias (*i. e.*, esquistossomose). Além de suas atividades benéficas, os macrófagos M2 estão envolvidos na patogenia da alergia e da asma.

Mastócitos

Os mastócitos desenvolvem-se na medula óssea e diferenciam-se no tecido conjuntivo.

Os mastócitos são células grandes e ovoides do tecido conjuntivo (20 a 30 μm de diâmetro), com núcleo esférico e citoplasma preenchido por grânulos grandes e intensamente basófilos. Não são facilmente identificados em cortes de tecidos humanos, a não ser que sejam usados fixadores especiais para preservar os grânulos. Após fixação, os grânulos dos mastócitos podem ser demonstrados com corantes básicos, como azul de toluidina; este cora intensamente os grânulos de modo metacromático, visto que eles contêm heparina, um proteoglicano altamente sulfatado (Figura 6.23A). O citoplasma exibe pequenas quantidades de RER, mitocôndrias e complexo de Golgi. A superfície da célula contém numerosas microvilosidades e pregas.

O mastócito está relacionado com o basófilo, um leucócito que contém grânulos semelhantes, embora não idênticos aos do mastócito (Quadro 6.6). Ambos se originam de uma célula-tronco hematocitopoética (CTH) pluripotente na medula óssea. Células progenitoras de mastócitos circulam inicialmente no sangue periférico na forma de células agranulares muito semelhantes aos monócitos. Após a sua migração para o tecido conjuntivo, essas células imaturas diferenciam-se e produzem seus grânulos característicos (Figura 6.23B). Por outro lado, as células progenitoras de basófilos diferenciam-se e permanecem no sistema circulatório. A superfície dos mastócitos maduros expressa vários receptores F_c ($Fc\varepsilon RI$) de alta afinidade, aos quais se fixam anticorpos de imunoglobulina E (IgE). A ligação de um antígeno específico a moléculas de anticorpo IgE expostas na superfície do mastócito leva à agregação dos receptores F_c. Isso desencadeia a ativação dos mastócitos, resultando em exocitose dos grânulos (desgranulação) e liberação do conteúdo dos grânulos na MEC. Os mastócitos também podem ser ativados por um mecanismo independente de IgE durante a ativação das proteínas do complemento.

Foram identificados dois tipos de mastócitos humanos, com base em suas propriedades morfológicas e bioquímicas. A maioria dos mastócitos do tecido conjuntivo da pele, da

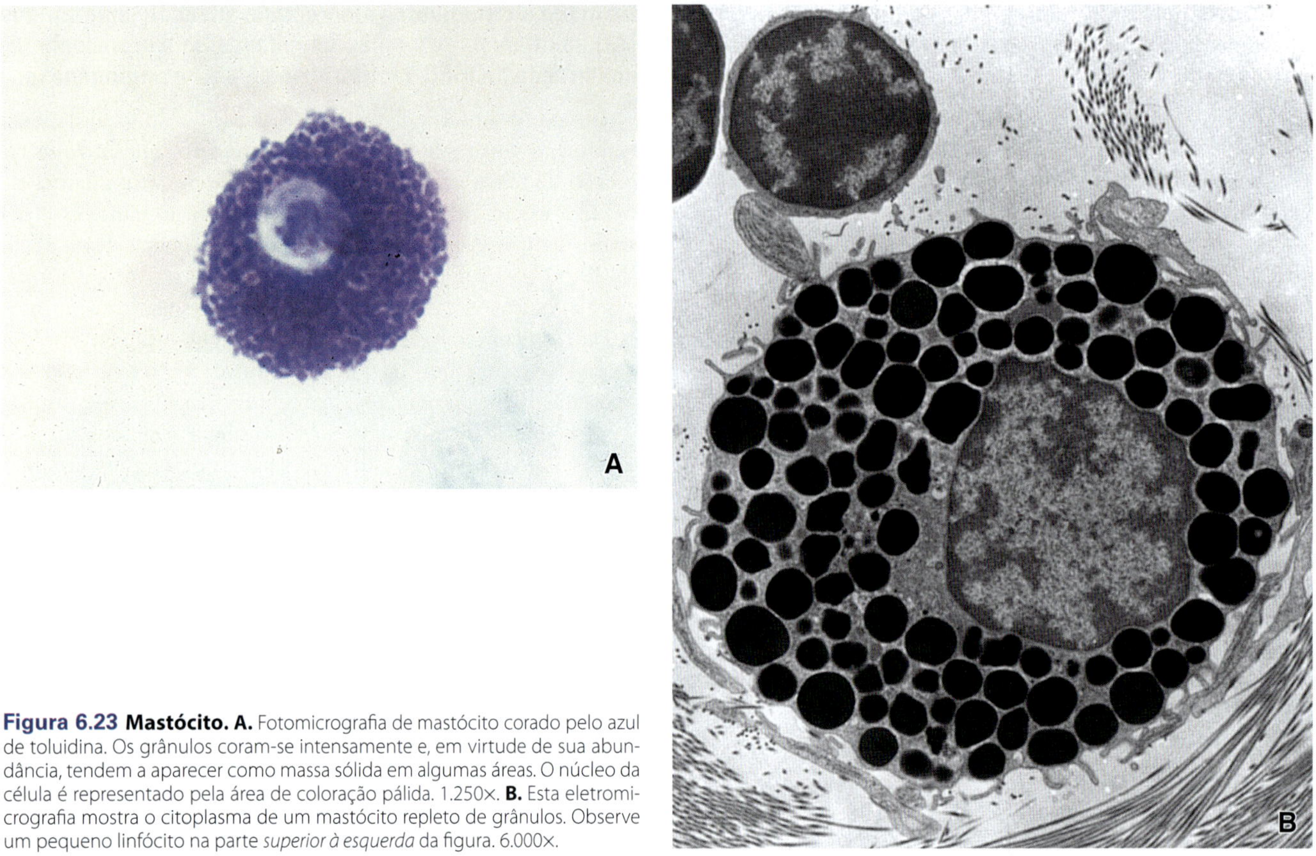

Figura 6.23 Mastócito. A. Fotomicrografia de mastócito corado pelo azul de toluidina. Os grânulos coram-se intensamente e, em virtude de sua abundância, tendem a aparecer como massa sólida em algumas áreas. O núcleo da célula é representado pela área de coloração pálida. 1.250×. **B.** Esta eletromicrografia mostra o citoplasma de um mastócito repleto de grânulos. Observe um pequeno linfócito na parte *superior à esquerda* da figura. 6.000×.

submucosa intestinal e dos linfonodos mamários e axilares contêm grânulos citoplasmáticos com estrutura interna semelhante a uma rede. Essas células contêm as enzimas triptase e quimase associadas aos grânulos, e são designadas mastócitos MC_{TC} ou mastócitos do tecido conjuntivo. Por outro lado, nos pulmões e na mucosa intestinal, os mastócitos contêm grânulos com uma estrutura interna semelhante a um rolo. Essas células produzem apenas triptase e são denominadas mastócitos MC_T ou mastócitos da mucosa. Na mucosa nasal são encontradas concentrações quase equivalentes de cada um dos dois tipos.

Os mastócitos são particularmente numerosos nos tecidos conjuntivos da pele e das mucosas, mas não são encontrados no encéfalo nem na medula espinal.

Os mastócitos do tecido conjuntivo (mastócitos MC_{TC}) estão distribuídos principalmente no tecido conjuntivo da pele, na vizinhança dos pequenos vasos sanguíneos, folículos pilosos, glândulas sebáceas e glândulas sudoríparas. Os mastócitos também são encontrados nas cápsulas dos órgãos e no tecido conjuntivo que circunda os vasos sanguíneos dos órgãos internos. Uma notável exceção é o sistema nervoso central. Embora as **meninges** (lâminas de tecido conjuntivo que circundam o encéfalo e a medula espinal) contenham mastócitos, o tecido conjuntivo ao redor dos pequenos vasos sanguíneos dentro do encéfalo e da medula espinal é desprovido de mastócitos. A ausência de mastócitos protege o encéfalo e a medula espinal dos efeitos potencialmente prejudiciais do edema causado por reações alérgicas. Os mastócitos também são numerosos no timo e, em menor grau, em outros órgãos linfáticos, mas não ocorrem no baço.

Quadro 6.6 Comparação dos aspectos característicos dos mastócitos e basófilos.

Aspectos característicos	Mastócitos	Basófilos
Origem	Célula-tronco hematopoética	Célula-tronco hematopoética
Local de diferenciação	Tecido conjuntivo	Medula óssea
Divisões celulares	Sim (ocasionalmente)	Não
Células na circulação	Não	Sim
Tempo de sobrevida	Semanas a meses	Dias
Tamanho	20 a 30 μm	7 a 10 μm
Formato do núcleo	Redondo	Segmentado (em geral, bilobar)
Grânulos	Numerosos, grandes, metacromáticos	Poucos, pequenos, basofílicos
Receptores de superfície de alta afinidade para anticorpos IgE (FcεRI)	Presentes	Presentes
Marcador de atividade celular	Triptase	Ainda não estabelecido

FcεRI, receptores Fc; IgE, imunoglobulina E.

Boxe 6.3

Correlação clínica | O papel dos miofibroblastos no reparo de feridas

Os miofibroblastos desempenham importante papel no processo de **cicatrização de feridas**. Uma incisão cutânea cirúrgica limpa começa o processo de cicatrização quando um **coágulo sanguíneo** contendo fibrina e células sanguíneas preenche o espaço estreito entre as bordas da incisão. O **processo inflamatório**, que se inicia nas primeiras 24 horas após a lesão, restringe o dano a uma pequena área, auxilia na remoção dos tecidos lesados e mortos e inicia o depósito de novas proteínas da MEC. Durante as fases iniciais da inflamação, os neutrófilos e os monócitos infiltram a lesão (a infiltração máxima por neutrófilos ocorre nos primeiros 1 a 2 dias após a lesão). Os monócitos transformam-se em macrófagos (em geral, substituem os neutrófilos no terceiro dia após a lesão; ver anteriormente). Ao mesmo tempo, em resposta a fatores de crescimento locais, os fibroblastos e as células endoteliais vasculares começam a proliferar e migram para a delicada matriz de fibrina do coágulo sanguíneo, formando o **tecido de granulação**, um tipo especializado de tecido característico do processo de reparo. Em geral, por volta do quinto dia após a lesão, o tecido de granulação totalmente desenvolvido preenche o espaço da incisão. O tecido de granulação é composto principalmente por vários pequenos vasos, fibroblastos e miofibroblastos e número variável de outras células inflamatórias. Os fibroblastos que migram exercem forças de tração sobre a MEC, reorganizando-a ao longo das linhas de estresse. Sob a influência de fatores do crescimento, como o fator transformador do crescimento beta 1 (TGF-β1) e forças mecânicas, os fibroblastos sofrem diferenciação em **miofibroblastos**. Esse processo pode ser identificado pelo monitoramento da síntese de actina do músculo liso α (α-SMA). Esse tipo de actina está presente no citoplasma dos fibroblastos (Figura B.6.3.1). Os miofibroblastos geram e mantêm uma força contrátil constante (semelhante àquela das células musculares lisas), que provoca encurtamento das fibras do tecido conjuntivo e fechamento da ferida. Ao mesmo tempo, os miofibroblastos sintetizam e depositam fibras colágenas e outros componentes da MEC, que são responsáveis pela remodelação do tecido.

Durante a segunda semana de cicatrização da ferida, a quantidade de células no tecido em processo de reparo diminui; a maioria dos miofibroblastos sofre apoptose e desaparece. O resultado é uma **cicatriz de tecido conjuntivo**, que apresenta um número muito pequeno de elementos celulares. Em algumas condições patológicas, os miofibroblastos persistem, e o processo de remodelação continua. Essa remodelação continuada provoca a formação de **cicatriz hipertrófica**, resultando em contratura excessiva do tecido conjuntivo. São encontrados muitos miofibroblastos na maioria das doenças de contração do tecido conjuntivo (fibromatoses). Por exemplo, a **fibromatose palmar (doença de Dupuytren)** caracteriza-se pelo espessamento da aponeurose palmar, o que leva a uma contratura em flexão progressiva do quarto e do quinto dedos da mão (Figura B.6.3.2). Se o tecido cicatricial crescer além dos limites da ferida original e não regredir, é denominado **queloide**. A sua formação é mais comum em afrodescendentes do que em outros grupos étnicos.

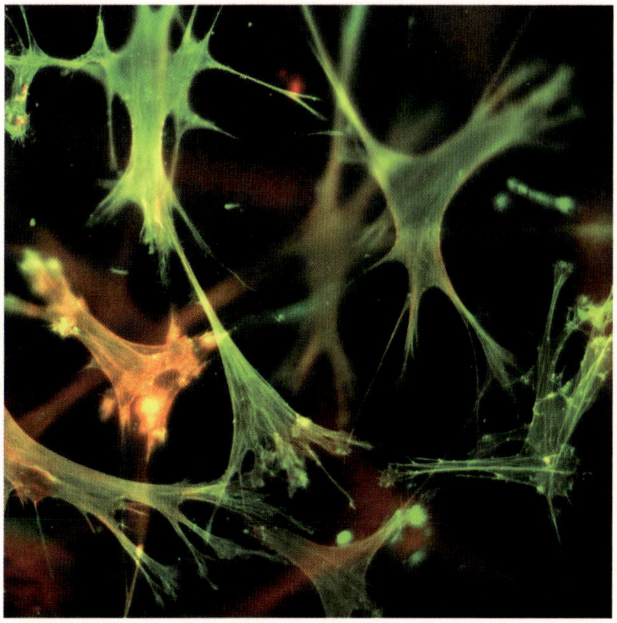

Figura B.6.3.1 Fibroblastos e miofibroblastos em cultura. Esta imagem de imunofluorescência mostra fibroblastos 3T3 do tipo selvagem cultivados em uma rede de colágeno. Sob a estimulação de certos fatores de crescimento, como o TGF-β1, alguns fibroblastos diferenciam-se em miofibroblastos, que expressam α-SMA, o marcador de diferenciação dos miofibroblastos. As células foram coradas com faloidina marcada com fluoresceína para observar os filamentos de actina F (*verde*), enquanto a α-SMA foi marcada com anticorpos primários contra α-SMA e vista com anticorpos secundários antimurinos de cabra conjugados com FITC (isotiocianato de fluoresceína [*vermelho*]). A localização concomitante de α-SMA com actina F é indicada pela cor *amarela*. Observe que algumas células completaram a sua diferenciação, enquanto outras estão nos estágios iniciais. 1.000×. α-SMA, actina do músculo liso α; TGF-β1, fator de crescimento tumoral β1. (Cortesia do Dr. Boris Hinz.).

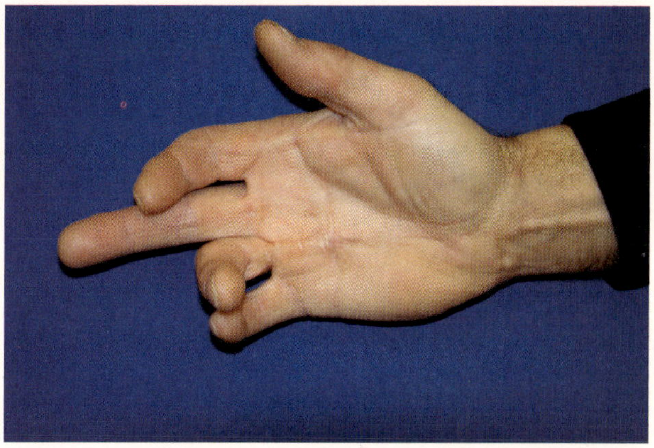

Figura B.6.3.2 Mão de um paciente com doença de Dupuytren. A doença de Dupuytren é um exemplo de doença contrátil do tecido conjuntivo da palma da mão. As áreas mais comumente afetadas próximas do sulco da mão, perto da base do dedo anular e do dedo mínimo, formam cordões fibrosos contraídos, que são infiltrados por muitos miofibroblastos. Em sua maioria, os pacientes relatam problemas quando tentam colocar a mão afetada sobre uma superfície plana. Nos casos mais graves, os dedos das mãos são mantidos permanentemente em flexão, interferindo nas atividades diárias, como lavar as mãos e colocar a mão no bolso. (Cortesia do Dr. Richard A. Berger.)

Boxe 6.4

Considerações funcionais | O sistema fagocítico mononuclear

A classificação originalmente proposta dos macrófagos, monócitos e seus precursores no **sistema fagocítico mononuclear (SFM)** foi baseada em sua morfologia, função, origem e cinética celular comuns. Estudos recentes que desafiam o conceito clássico de SFM, segundo o qual todos os macrófagos são derivados de monócitos, propõem que os macrófagos residentes são totalmente mantidos por autorrenovação.

As células do SFM representam uma rede de células fagocíticas envolvidas principalmente na fagocitose e no processamento e apresentação de antígenos. As células do SFM são compostas por monócitos, macrófagos e células dendríticas e são classificadas de acordo com suas características físicas e funcionais. Os **monócitos** são células circulantes que podem seguir facilmente o seu trajeto do sangue para o compartimento tecidual, em que se diferenciam em macrófagos. Os **macrófagos**, dirigidos por moléculas de sinalização, migram dentro dos tecidos-alvo em direção a um ponto de destino, onde reagem com substâncias estranhas, patógenos e microrganismos para iniciar uma resposta imune. Secretam também quimiocinas e citocinas e expressam vários receptores, como receptores de reconhecimento de padrões (PRRs), receptores para o complemento e receptores para fragmentos F_c de imunoglobulinas (Ig). As **células dendríticas** são células apresentadoras de antígenos com funções fagocíticas na resposta imune adaptativa.

Conforme assinalado anteriormente, a classificação original foi elaborada a partir do pressuposto de que todos os macrófagos são derivados de monócitos que se originam de células-tronco hematopoéticas da medula óssea. Atualmente, o ponto de vista aceito é o de que as células do SFM surgem a partir de duas populações distintas de células progenitoras em ondas separadas durante a hematopoese. A população inicial deriva das **células progenitoras eritromieloides**, que se originam do **saco vitelino** (onda hematopoética primitiva extraembrionária). Esses macrófagos embrionários são observados pela primeira vez com 3 a 4 semanas de gestação e desenvolvem-se independentemente dos monócitos sanguíneos. Migram para tecidos e órgãos em desenvolvimento e transformam-se em **macrófagos residentes**. A segunda população origina-se de **células-tronco hematopoéticas da medula óssea** (onda hematopoética definitiva) e representa **macrófagos derivados de monócitos**. Os monócitos aparecem pela primeira vez na circulação muito mais tarde no desenvolvimento, com cerca de 17 semanas de gestação. Por conseguinte, é importante compreender que as células do SFM representam um tipo misto de população celular com diferentes origens embriológicas. Ambas as populações de macrófagos são células apresentadoras de antígenos; no entanto, demonstram fenótipos diferentes e funcionalidade divergente. Os macrófagos residentes derivados do saco vitelino são autossustentáveis e representam uma população fagocítica residente e autorrenovável nos tecidos, enquanto os macrófagos derivados dos monócitos são reabastecidos a partir de um influxo de monócitos circulantes.

Os macrófagos teciduais residentes também se adaptam a cada ambiente tecidual para desempenhar funções específicas. Por exemplo, as **células da micróglia** representam células estreladas pequenas localizadas principalmente ao longo dos capilares do sistema nervoso central, que funcionam como células fagocíticas. Surgem a partir de células progenitoras eritromieloides no saco vitelino e migram e diferenciam-se no sistema nervoso central durante os estágios embrionário e perinatal de desenvolvimento. De forma semelhante, os macrófagos do fígado (**células de Kupffer**), dos pulmões (**macrófagos alveolares**) e da pele (**células de Langerhans**) também são derivados do saco vitelino; a aquisição de fenótipos de macrófagos específicos do tecido correlaciona-se com o desenvolvimento e a maturação dos órgãos nos quais residem. As células da micróglia no cérebro e as células de Langerhans na pele não são repostas por monócitos derivados da medula óssea.

De modo semelhante, os **osteoclastos** (uma das células que formam o tecido ósseo) são derivados da fusão de células progenitoras de granulócitos/macrófagos (GMP, do inglês *granulocyte/macrophage progenitor cells*) e também são incluídos no SFM. Além disso, foi demonstrado que os **fibroblastos** da bainha subepitelial da lâmina própria do intestino e do endométrio uterino diferenciam-se em células com características morfológicas, enzimáticas e funcionais de macrófagos residentes do tecido conjuntivo.

As diversas células do SFM estão listadas na tabela a seguir.

Células do sistema fagocítico mononuclear

Células	Localização
Monócitos e seus precursores na medula óssea: monoblastos e promonócitos	Sangue e medula óssea
Macrófagos residentes	Tecido conjuntivo, baço, linfonodos, medula óssea, tecido adiposo e timo
Células dendríticas	Linfonodos, baço
Macrófagos estrelados sinusoidais (célula de Kupffer)	Fígado
Macrófagos alveolares	Pulmões
Células mesangiais	Rim
Macrófagos placentários (célula de Hofbauer)	Placenta
Macrófagos pleural e peritoneal	Cavidades serosas
Micróglia	Sistema nervoso central
Células de Langerhans	Epiderme da pele, mucosa oral, prepúcio, epitélio genital feminino

(*continua*)

Boxe 6.4

Considerações funcionais | O sistema fagocítico mononuclear (*continuação*)

Células do sistema fagocítico mononuclear (*continuação*)

Células	Localização
Macrófagos intestinais	Sistema digestório: submucosa e lâmina própria
Macrófagos peritubulares e intersticiais	Testículo
Osteoclastos (originam-se de células progenitoras hemopoéticas)	Osso
Macrófago derivado dos fibroblastos (que se origina de células mesenquimatosas)	Lâmina própria do intestino, endométrio do útero
Células gigantes multinucleadas (p. ex., células gigantes de corpo estranho, células gigantes de Langhans; originam-se da fusão de vários macrófagos)	Granulomas patológicos: granuloma de suturas, tuberculose

Os produtos secretores dos mastócitos (mediadores da inflamação) são armazenados, em sua maioria, em grânulos, e liberados por ocasião da ativação dos mastócitos.

Os mastócitos contêm grânulos intensamente basofílicos, que armazenam substâncias químicas conhecidas como mediadores da inflamação. Os mediadores produzidos pelos mastócitos são divididos em duas categorias: mediadores pré-formados – armazenados em grânulos secretores e liberados com a ativação da célula; e mediadores recém-sintetizados (principalmente lipídios e citocinas) que, com frequência, não são encontrados nas células em repouso, embora sejam produzidos e secretados por mastócitos ativados.

Os mediadores pré-formados encontrados nos grânulos dos mastócitos são:

- A histamina, uma amina biogênica que aumenta a permeabilidade dos pequenos vasos sanguíneos, causando edema no tecido circundante e reação cutânea demonstrada por sensação de prurido. Além disso, a histamina aumenta a produção de muco na árvore brônquica e desencadeia a contração do músculo liso nas vias respiratórias pulmonares. Os efeitos da histamina podem ser bloqueados por agentes anti-histamínicos. Esses inibidores competitivos têm uma estrutura química semelhante e ligam-se aos receptores de histamina, sem, no entanto, iniciar os efeitos da histamina
- A heparina, um GAG sulfatado que atua como anticoagulante, cuja expressão é limitada essencialmente aos grânulos dos mastócitos e basófilos. Quando se une à antitrombina III e ao fator plaquetário IV, a heparina pode bloquear numerosos fatores de coagulação. Em virtude de suas propriedades anticoagulantes, a heparina é utilizada no tratamento da trombose. Além disso, interage com o FGF e o seu receptor, induzindo a transdução de sinais nas células
- Serinoproteases (triptase e quimase). A triptase é seletivamente concentrada nos grânulos secretores dos mastócitos humanos (mas não nos basófilos). É liberada pelos mastócitos, juntamente com a histamina, e serve de marcador da ativação dos mastócitos. A quimase desempenha um importante papel na produção de angiotensina II em resposta à lesão tecidual vascular. A quimase dos mastócitos também induz MMPs e apoptose das células musculares lisas vasculares, particularmente na área de lesões ateroscleróticas
- O fator quimiotático de eosinófilos (ECF, do inglês *eosinophil chemotactic factor*) e o fator quimiotático de neutrófilos (NCF, do inglês *neutrophil chemotactic factor*) atraem eosinófilos e neutrófilos, respectivamente, para o local de inflamação. As secreções dos eosinófilos contrapõem-se aos efeitos da histamina e dos leucotrienos.

Os **mediadores recém-sintetizados** incluem:

- O leucotrieno C (LTC_4) que é liberado do mastócito e, em seguida, clivado na MEC, produzindo dois leucotrienos ativos – D (LTD_4) e E (LTE_4). Estes representam uma família de lipídios modificados, conjugados com glutationa (LTC_4) ou cisteína (LTD_4 e LTE_4). Os leucotrienos são liberados dos mastócitos durante a anafilaxia (ver Boxe 6.5 para a descrição da anafilaxia) e promovem a inflamação, incluindo a migração dos eosinófilos e o aumento da permeabilidade vascular. Assim como a histamina, os leucotrienos desencadeiam constrição prolongada da musculatura lisa nas vias respiratórias, causando broncospasmo. Os efeitos broncoconstritores dos leucotrienos surgem mais lentamente e persistem por mais tempo que os da histamina. O broncospasmo causado por leucotrienos pode ser evitado por antagonistas (bloqueadores) dos receptores de leucotrienos, mas não por agentes anti-histamínicos. Os antagonistas dos receptores de leucotrienos estão dentre os fármacos mais prescritos para a asma; e são usados tanto para o tratamento quanto para a prevenção das crises agudas de asma
- O fator de necrose tumoral alfa (TNF-α) é uma importante citocina produzida pelos mastócitos. Esse fator aumenta a expressão de moléculas de adesão nas células endoteliais e exerce efeitos antitumorais
- Várias interleucinas (IL-4, IL-3, IL-5, IL-6, IL-8 e IL-16), os fatores de crescimento (GM-CSF) e a prostaglandina D_2 (PGD_2) também são liberados durante a ativação dos mastócitos. Esses mediadores não são armazenados em grânulos, mas são liberados na MEC imediatamente após serem sintetizados pela célula.

Os mediadores liberados durante a ativação dos mastócitos em consequência de interações com alergênios são responsáveis por vários sinais e sintomas característicos das reações alérgicas.

Basófilos

Os basófilos que se desenvolvem e se diferenciam na medula óssea compartilham muitas características dos mastócitos.

Os basófilos são granulócitos que circulam na corrente sanguínea e representam menos de 1% dos leucócitos periféricos. Em termos de desenvolvimento, embora compartilhem uma célula precursora comum na medula óssea, os basófilos representam uma linhagem diferente daquela dos mastócitos – eles se desenvolvem e amadurecem na medula óssea e são liberados na circulação como células maduras. Além disso, apresentam muitas outras características em comum com os mastócitos, como grânulos secretores basofílicos, capacidade de secretar mediadores semelhantes e quantidade abundante de receptores F_c de alta afinidade para anticorpos IgE em suas membranas celulares. Os basófilos participam das reações alérgicas (Boxe 6.5) e, juntamente com os mastócitos, liberam histamina, heparina, sulfato de heparano, ECF, NCF e outros mediadores da inflamação. Diferentemente dos mastócitos, os basófilos não produzem PGD_2 e IL-5. Os basófilos e suas características são discutidos de modo mais detalhado no Capítulo 10, *Sangue*.

Adipócitos

O adipócito é uma célula do tecido conjuntivo especializada no armazenamento de gordura neutra e na produção de vários hormônios.

Os adipócitos diferenciam-se das células-tronco mesenquimatosas e acumulam gradualmente gordura em seu citoplasma. Localizam-se em todo o tecido conjuntivo frouxo, como células individuais ou em grupos de células. Quando se acumulam em grande número, formam o tecido adiposo. Os adipócitos também estão envolvidos na síntese de vários hormônios, mediadores inflamatórios e fatores de crescimento. Esse tecido conjuntivo especializado é discutido no Capítulo 9, *Tecido Adiposo*.

Células-tronco adultas e pericitos

São encontrados nichos de células-tronco adultas em vários tecidos e órgãos.

Muitos tecidos de indivíduos adultos contêm reservatórios de células-tronco, denominadas células-tronco adultas. Quando comparadas com células-tronco embrionárias, as células-tronco adultas não têm a capacidade de se diferenciar em múltiplas linhagens; em geral, são capazes de se diferenciar apenas em células de linhagem específica. As células-tronco adultas são encontradas em muitos tecidos e órgãos e residem em locais específicos, designados nichos. As células que residem dentro de nichos em vários tecidos e órgãos (excluindo a medula óssea) são denominadas células-tronco teciduais. No sistema digestório, foram identificadas, por exemplo, no estômago (istmo da glândula gástrica), nos intestinos delgado e grosso (base da glândula intestinal) e em muitas outras áreas. A medula óssea representa um

Boxe 6.5

Correlação clínica | O papel dos mastócitos e dos basófilos nas reações alérgicas

A exposição a um antígeno específico (alergênio), que reage com anticorpos IgE ligados à superfície dos mastócitos ou basófilos por meio de seus receptores (FcεRI) de alta afinidade, inicia a ativação dos mastócitos. Esse tipo de ativação dependente de IgE desencadeia uma cascata de eventos, resultando em uma **reação alérgica**. As reações podem ocorrer como reações de hipersensibilidade imediata (em geral, segundos a minutos após a exposição a determinado alergênio), reações de fase tardia ou inflamações alérgicas crônicas.

A **reação de hipersensibilidade imediata** envolve a liberação mediada por IgE de histamina e de outros mediadores dos mastócitos, bem como dos basófilos. Os sintomas clínicos provocados por esses mediadores variam, dependendo do sistema orgânico afetado.

A liberação de mediadores nas camadas superficiais da pele pode manifestar-se na forma de eritema (vermelhidão), edema e prurido ou sensação dolorosa. Os sintomas respiratórios consistem em espirros, rinorreia (coriza), produção aumentada de muco, tosse, broncospasmo (constrição dos brônquios) e edema pulmonar. Os indivíduos com esses sintomas queixam-se frequentemente de sensação de constrição no tórax, dispneia e sibilos. O sistema digestório também pode ser afetado, com sintomas de náuseas, vômitos, diarreia e cólicas abdominais.

Nos indivíduos extremamente sensíveis, o antígeno injetado por um inseto pode deflagrar uma descarga maciça dos grânulos dos mastócitos e dos basófilos, afetando mais de um sistema. Essa condição é conhecida como **anafilaxia.** A dilatação e a permeabilidade aumentada dos vasos sanguíneos sistêmicos podem causar **choque anafilático**. Essa reação frequentemente abrupta e potencialmente fatal caracteriza-se por hipotensão significativa (redução da pressão arterial), diminuição do volume sanguíneo circulante (extravasamento dos vasos) e constrição das células musculares lisas na árvore brônquica. O indivíduo apresenta dificuldade de respirar e pode exibir exantema, bem como náuseas e vômitos. Os sinais/sintomas do choque anafilático costumam surgir dentro de 1 a 3 minutos, e é necessário um tratamento imediato com vasoconstritores, como epinefrina. Não é possível a avaliação clínica da ativação dos basófilos nas reações anafiláticas sistêmicas, visto que ainda não foi identificado o marcador celular específico liberado pelos basófilos (e não por outras células, como os mastócitos).

Em seguida à resolução dos sinais e sintomas de uma reação de hipersensibilidade imediata, o indivíduo afetado pode desenvolver uma **reação alérgica de fase tardia** em 6 a 24 horas. Os sintomas dessas reações podem incluir vermelhidão, edema persistente da pele, secreção nasal, espirros e tosse, geralmente acompanhados de contagem elevada dos leucócitos (leucocitose). Esses sintomas geralmente duram algumas horas e, em seguida, desaparecem dentro de 1 a 2 dias após a exposição inicial ao alergênio. No sistema respiratório, acredita-se que a reação de fase tardia seja responsável pelo desenvolvimento de asma persistente.

Se a exposição a determinado alergênio for persistente (p. ex., um paciente alérgico a cães, mas proprietário de um desses animais), pode resultar a **inflamação alérgica crônica**. Nesse indivíduo, os tecidos acumulam uma variedade de células imunes, tais como eosinófilos e linfócitos T, que causam maior dano tecidual e prolongam a inflamação. Isso pode levar a alterações estruturais e funcionais permanentes no tecido afetado.

reservatório singular de células-tronco. Além de conter células-tronco hematopoéticas (CTH) (ver Capítulo 10, *Sangue*), a medula óssea também tem pelo menos duas outras populações de células-tronco: uma população heterogênea de células progenitoras adultas multipotentes (MAPCs, do inglês *multipotent adult progenitor cells*), que parece ter ampla capacidade de desenvolvimento, e células estromais da medula óssea (BMSC, do inglês *bone marrow stromal cells*), que são capazes de gerar condrócitos, osteoblastos, adipócitos, células musculares e células endoteliais. As MAPCs representam contrapartes adultas das células-tronco embrionárias. No tecido conjuntivo frouxo de adultos, são encontrados nichos de células-tronco adultas, denominadas células-tronco mesenquimatosas. Essas células dão origem a células diferenciadas que funcionam no reparo e na formação de novo tecido, como ocorre na cicatrização de feridas e na formação de novos vasos sanguíneos (neovascularização).

Os pericitos vasculares que circundam parcialmente os capilares e as vênulas são células-tronco mesenquimatosas.

Os pericitos, também denominados células adventícias ou células perivasculares, tipicamente circundam, pelo menos em parte, os capilares e as vênulas (Figura 6.24). Seus núcleos têm formato semelhante ao das células endoteliais (ou seja, são achatados, mas curvos, para se ajustarem ao formato tubular do vaso). Várias observações dão suporte à interpretação de que os pericitos vasculares são, de fato, células-tronco mesenquimatosas. Estudos experimentais mostram que, em resposta a estímulos externos, os pericitos expressam um conjunto de proteínas semelhantes àquelas das células-tronco na medula óssea. Os pericitos são circundados por uma lâmina basal contínua com a lâmina basal do endotélio capilar; por conseguinte, não estão verdadeiramente localizados no compartimento de tecido conjuntivo. A atuação dos pericitos como **células-tronco mesenquimatosas** foi confirmada experimentalmente em estudos que demonstraram a capacidade de os pericitos cultivados a partir de capilares retinianos se diferenciarem em vários tipos de células, inclusive osteoblastos, adipócitos, condrócitos e fibroblastos.

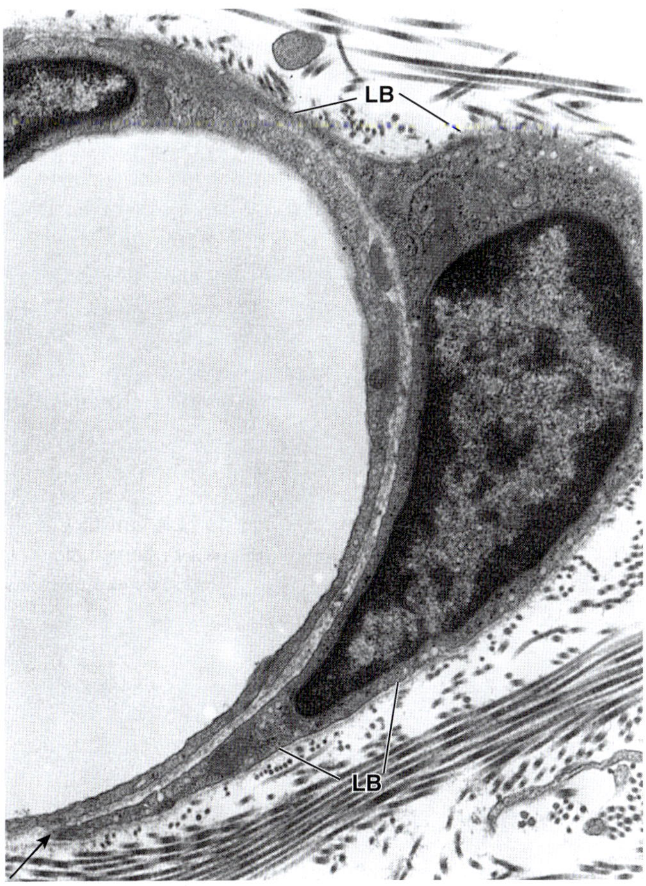

Figura 6.24 Eletromicrografia de um pequeno vaso sanguíneo. O núcleo na *parte superior à esquerda* pertence à célula endotelial que forma a parede do vaso. *À direita*, nota-se um pericito, em estreita relação com o endotélio. Observe que a lâmina basal (*LB*) que cobre o endotélio se bifurca (*seta*) para circundar também o pericito. 11.000×.

Estudos com MET demonstram que os pericitos que circundam as vênulas menores exibem características citoplasmáticas quase idênticas àquelas das células endoteliais do mesmo vaso. Os pericitos associados a vênulas maiores têm características de células musculares lisas da túnica média de pequenas veias. Em cortes que passam paralelamente ao eixo longo das vênulas, as porções distal e proximal do mesmo pericito exibem características de células endoteliais e de células musculares lisas, respectivamente. Esses estudos sugerem que, durante o desenvolvimento de novos vasos, células com características de **pericitos** se diferenciam em músculo liso encontrado na parede do vaso.

Os fibroblastos e os vasos sanguíneos de feridas em processo de cicatrização desenvolvem-se a partir de células-tronco mesenquimatosas associadas à túnica adventícia das vênulas.

Estudos radioautográficos de cicatrização de feridas usando pares parabióticos (circulação cruzada) de animais estabeleceram que as células-tronco mesenquimatosas localizadas na túnica adventícia das vênulas e das pequenas veias constituem a principal fonte de novas células nas feridas em cicatrização. Além disso, os fibroblastos, os pericitos e as células endoteliais no tecido conjuntivo adjacentes à ferida dividem-se e dão origem a células que formam novo tecido conjuntivo e vasos sanguíneos.

Linfócitos, plasmócitos e outras células do sistema imune

Os linfócitos estão principalmente envolvidos nas respostas imunes.

Os linfócitos do tecido conjuntivo são as menores células migrantes no tecido conjuntivo (ver Figura 6.23B); e apresentam uma borda fina de citoplasma que circunda um núcleo heterocromático intensamente corado. Com frequência, o citoplasma dos linfócitos existentes no tecido conjuntivo pode não ser visto. Em condições normais, são encontrados pequenos números de linfócitos no tecido conjuntivo de todo o corpo. No entanto, o número aumenta drasticamente em locais de inflamação causada por agentes patogênicos. Os linfócitos são mais numerosos na lâmina própria dos sistemas respiratório e digestório, nos quais estão envolvidos na imunovigilância contra patógenos e substâncias estranhas que entram no corpo ao atravessar o revestimento epitelial desses sistemas.

Os linfócitos constituem uma população heterogênea de pelo menos três tipos principais de células funcionais: linfócitos T, linfócitos B e células *natural killer*.

Os linfócitos caracterizam-se pela expressão de moléculas específicas na membrana plasmática, conhecidas como proteínas de grupo de diferenciação (CD, do inglês *cluster of differentiation proteins*). As proteínas do CD reconhecem ligantes específicos nas células-alvo. Como algumas proteínas do CD são encontradas apenas em tipos específicos de linfócitos, são consideradas proteínas marcadoras específicas. Com base nesses marcadores específicos, os linfócitos podem ser classificados em três tipos celulares funcionais:

- Os linfócitos T caracterizam-se pela existência de proteínas marcadoras CD2, CD3, CD5 e CD7 e de receptores de células T (TCRs, do inglês *T-cell receptors*). Essas células apresentam vida longa e são efetoras na imunidade celular
- Os linfócitos B caracterizam-se pela existência das proteínas CD9, CD19 e CD20 e IgM e IgG imobilizadas. Essas células reconhecem antígenos, apresentam um tempo de vida variável e são efetoras na imunidade mediada por anticorpos (humoral)
- As células NK (*natural killer*) são linfócitos não T e não B que expressam as proteínas CD16a, CD56 e CD94 não encontradas em outros linfócitos. Os linfócitos NK não produzem imunoglobulinas, nem expressam TCR em sua superfície. Por conseguinte, não são antígeno-específicos. No entanto, à semelhança da ação dos linfócitos T, os linfócitos NK destroem células infectadas por vírus e algumas células tumorais por meio de um mecanismo citotóxico.

Em resposta à existência de antígenos, os linfócitos tornam-se ativados e podem se dividir várias vezes, produzindo clones de si próprios. Além disso, os clones de linfócitos B amadurecem e formam células denominadas plasmócitos. O Capítulo 14, *Sistema Imune e Órgãos e Tecidos Linfáticos*, fornece uma descrição dos linfócitos e de suas funções durante as reações da resposta imune.

Os plasmócitos são células produtoras de anticorpos derivadas dos linfócitos B.

Os plasmócitos representam um constituinte proeminente do tecido conjuntivo frouxo, local de entrada mais frequente de antígenos no corpo (p. ex., o sistema digestório e o sistema respiratório). Além disso, representam um componente normal das glândulas salivares, linfonodos e tecido hematopoético. Uma vez diferenciado do precursor de seu linfócito B, o plasmócito tem capacidade migratória limitada e um tempo de sobrevida curto, de 10 a 30 dias apenas.

O plasmócito é uma célula ovoide relativamente grande (20 μm), com uma quantidade considerável de citoplasma. O citoplasma exibe forte basofilia, devido à existência de um substancial RER (Figura 6.25A). O complexo de Golgi, embora costume ser proeminente nos plasmócitos, não se cora pelos métodos rotineiros (H-E). Consequentemente, essa organela aparece nas preparações para microscopia óptica como uma área clara em contraste com o citoplasma basofílico.[1]

O núcleo é esférico e frequentemente localizado em posição excêntrica. É pequeno, não muito maior que o núcleo do linfócito. Exibe grandes agregados de heterocromatina, que se alternam com áreas claras de eucromatina localizada na periferia do núcleo. Esse arranjo foi tradicionalmente descrito como semelhante a uma roda de carro ou a um mostrador de relógio analógico, em que a heterocromatina se parece com os raios da roda ou com os números do mostrador do relógio (ver Figura 6.25B). O núcleo heterocromático do plasmócito é um tanto surpreendente, tendo em vista a função da célula na síntese de grandes quantidades de proteínas. No entanto, embora em grande quantidade, cada uma dessas células produz apenas um único tipo de proteína (um anticorpo específico) e, portanto, apenas um pequeno segmento do genoma é exposto para transcrição.

São também observados eosinófilos, monócitos e neutrófilos no tecido conjuntivo.

Determinadas células migram rapidamente do sangue para penetrar no tecido conjuntivo, particularmente neutrófilos e monócitos, em resposta à lesão tecidual. Em geral, sua existência indica uma reação inflamatória aguda. Nessas reações, grande número de neutrófilos migra para o tecido conjuntivo, seguido por numerosos monócitos. Conforme já assinalado, no tecido conjuntivo, os monócitos diferenciam-se em macrófagos. O Capítulo 10, *Sangue*, fornece uma descrição dessas células e suas funções. O **eosinófilo**, que atua nas **reações alérgicas** e nas **infecções parasitárias**, também é descrito no Capítulo 10, *Sangue*. Os eosinófilos podem ser observados no tecido conjuntivo normal, sobretudo na lâmina própria do intestino, em consequência de respostas imunológicas crônicas que ocorrem nesses tecidos.

[1]N.R.T.: Costuma-se chamar essa área de imagem negativa do Golgi.

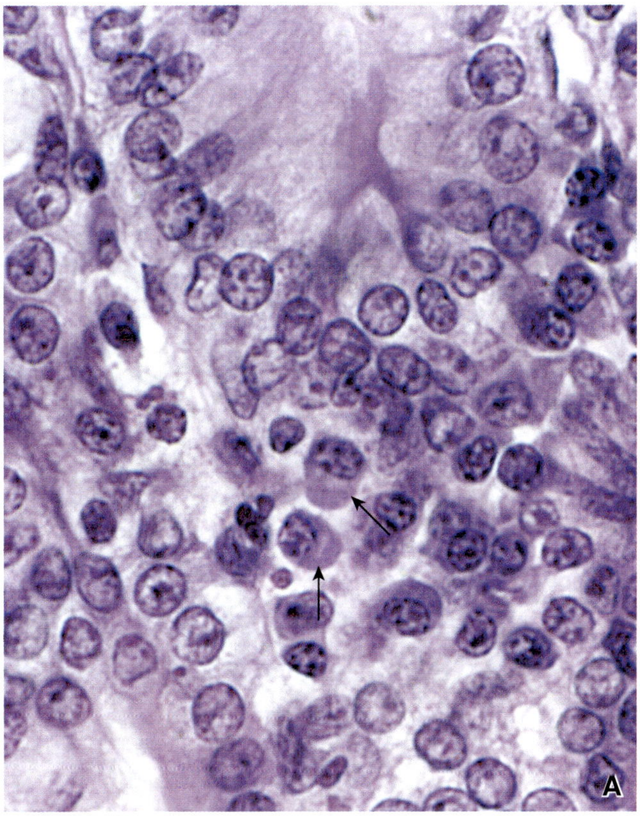

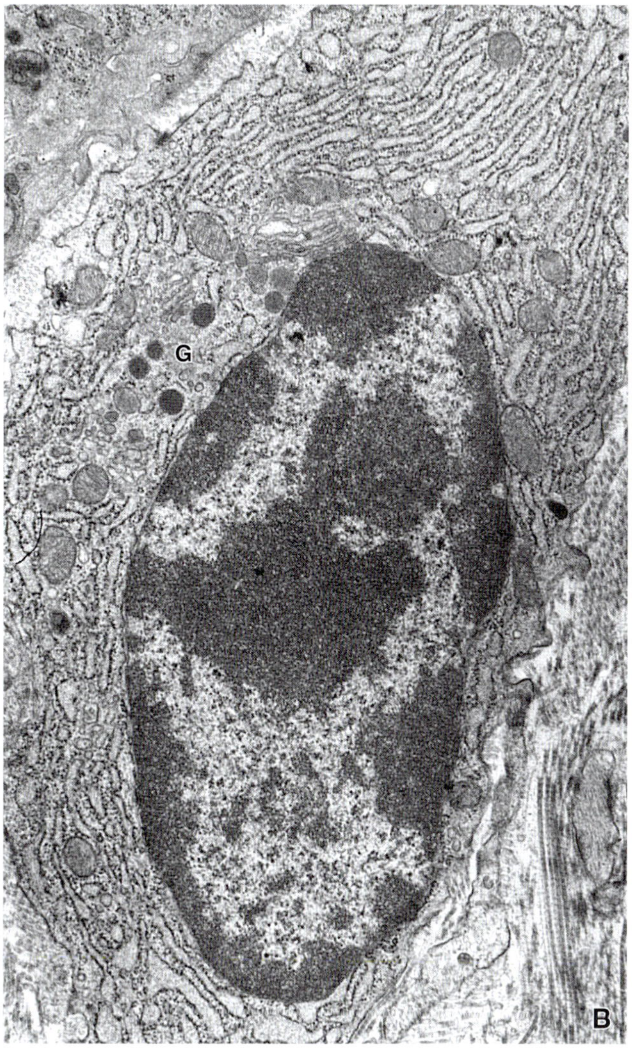

Figura 6.25 Plasmócito. A. Esta fotomicrografia mostra as características típicas de um plasmócito observado em uma preparação de rotina corado por hematoxilina e eosina (H-E). Observe os agregados de heterocromatina periférica que se alternam com áreas claras de eucromatina no núcleo. É também observada a região negativa correspondente ao complexo de Golgi (*setas*) que se destaca no citoplasma basófilo. 5.000×. **B.** Eletromicrografia mostrando o extenso retículo endoplasmático rugoso (*RER*) que ocupa a maior parte do citoplasma do plasmócito. O complexo de Golgi (*G*) também é relativamente amplo e reflete a alta atividade secretora da célula. 15.000×.

RESUMO

Tecido conjuntivo

VISÃO GERAL DO TECIDO CONJUNTIVO

- O **tecido conjuntivo** forma um compartimento contínuo em todo o corpo, que conecta e sustenta outros tecidos. É limitado pelas lâminas basais de vários epitélios e pelas lâminas externas das células musculares e das células de sustentação dos nervos
- O tecido conjuntivo compreende um grupo diversificado de **células** inseridas em **matriz extracelular (MEC)** específica do tecido. A MEC contém fibras proteicas e **substância fundamental**
- A classificação do tecido conjuntivo baseia-se principalmente na composição e na organização de seus componentes extracelulares e de suas funções: **tecido conjuntivo embrionário**, **tecido conjuntivo propriamente dito** e **tecido conjuntivo especializado**.

TECIDO CONJUNTIVO EMBRIONÁRIO

- O **mesênquima** é derivado do mesoderma embrionário e dá origem aos vários tecidos conjuntivos do corpo. Contém uma rede frouxa de células fusiformes, que estão suspensas em uma substância fundamental viscosa que contém fibras colágenas e reticulares delgadas
- O **tecido conjuntivo mucoso** é encontrado no cordão umbilical. Contém células fusiformes distantes umas das outras, inseridas em MEC abundante e rica em ácido hialurônico, semelhante a uma gelatina; no cordão umbilical, essa substância fundamental é denominada **geleia de Wharton**.

TECIDO CONJUNTIVO PROPRIAMENTE DITO

- O **tecido conjuntivo propriamente dito** é classificado em tecido conjuntivo **frouxo** e tecido conjuntivo **denso**. O tecido conjuntivo denso é ainda subdividido em tecido conjuntivo **denso não modelado** e **denso modelado**
- O **tecido conjuntivo frouxo** caracteriza-se por grandes quantidades de células de vários tipos inseridas em uma substância fundamental abundante e gelatinosa com fibras frouxamente dispostas. Em geral, circunda as glândulas, vários órgãos tubulares e os vasos sanguíneos, e também é encontrado abaixo dos epitélios que cobrem as superfícies corporais internas e externas
- O **tecido conjuntivo denso não modelado** contém poucas células (principalmente fibroblastos), feixes de fibras colágenas de distribuição aleatória e relativamente pouca substância fundamental. Proporciona significativa resistência e faz com que os órgãos consigam resistir ao estiramento e à distensão excessivos
- O **tecido conjuntivo denso modelado** caracteriza-se por arranjos paralelos e densamente organizados de fibras colágenas com células (tendinócitos) alinhadas entre os feixes de fibras. Trata-se do principal componente funcional dos tendões, dos ligamentos e das aponeuroses.

FIBRAS DO TECIDO CONJUNTIVO

- Existem três tipos principais de **fibras do tecido conjuntivo**: fibras colágenas, fibras reticulares e fibras elásticas
- As **fibras colágenas** constituem os componentes estruturais mais abundantes do tecido conjuntivo. São flexíveis, apresentam elevada resistência à tração e são formadas a partir de **fibrilas colágenas**, que exibem um característico padrão de bandeamento de 68 nm
- A **formação das fibras colágenas** envolve eventos que ocorrem tanto dentro dos fibroblastos (produção de moléculas de pró-colágeno) quanto fora dos fibroblastos na MEC (polimerização de moléculas de colágeno em fibrila, cuja montagem resulta em fibras colágenas maiores)
- As **fibras reticulares** são compostas por **colágeno do tipo III** e proporcionam uma estrutura de suporte para as células em vários tecidos e órgãos (são abundantes nos tecidos linfáticos)
- Nos tecidos linfático e hematopoético, as fibras reticulares são produzidas por células especializadas denominadas **células reticulares**. Na maioria dos outros tecidos, as fibras reticulares são produzidas por fibroblastos
- As **fibras elásticas** são produzidas por fibroblastos, condrócitos, células endoteliais e células musculares lisas; e possibilitam que os tecidos respondam ao estiramento e à distensão
- As fibras elásticas são compostas por moléculas de **elastina** (em ligação cruzada) associadas a uma rede de **microfibrilas de fibrilina**, que são constituídas por fibrilina e proteínas associadas à fibrilina (EMILINs e MAGPs).

MATRIZ EXTRACELULAR

- A **MEC** proporciona suporte mecânico e estrutural para o tecido conjuntivo, influencia a comunicação extracelular e fornece vias para a migração celular. Além das fibras proteicas, a MEC contém substância fundamental, que é rica em **proteoglicanos, glicosaminoglicanos (GAGs)** hidratados e **glicoproteínas multiadesivas**
- Os **GAGs** são os componentes heteropolissacarídicos mais abundantes da substância fundamental. Essas moléculas são compostas por polissacarídeos não ramificados de cadeia longa, contendo muitos grupos de sulfato e carboxila. Estão ligados de modo covalente a um eixo de proteína para formar **proteoglicanos**, que são responsáveis pelas propriedades físicas da substância fundamental
- O **ácido hialurônico** é a maior e mais longa das moléculas de GAG. Por meio de **proteínas ligantes** especiais, os proteoglicanos ligam-se indiretamente ao ácido hialurônico, formando macromoléculas gigantes, denominadas **agregados de proteoglicanos**
- A ligação de água e de outras moléculas (p. ex., fatores de crescimento) aos agregados de proteoglicanos regula o movimento e a migração de macromoléculas, microrganismos e células cancerosas metastáticas na MEC
- As **glicoproteínas multiadesivas** (p. ex., fibronectina, laminina e tenascina) são moléculas multifuncionais que apresentam locais de ligação para várias proteínas da MEC (p. ex., colágenos, proteoglicanos e GAGs). Além disso, interagem com receptores de superfície celular, tais como integrina e receptores de laminina.

CÉLULAS DO TECIDO CONJUNTIVO

- As células do tecido conjuntivo são classificadas como parte da **população de células residentes** (relativamente estáveis e não migratórias) ou da **população de células migratórias** (ou **transitórias**) (principalmente células que migraram a partir dos vasos sanguíneos)
- As **células residentes** incluem fibroblastos (e miofibroblastos), macrófagos, adipócitos, mastócitos e células-tronco adultas. As **células migratórias (transitórias)** incluem linfócitos, plasmócitos, neutrófilos, eosinófilos, basófilos e monócitos (descritos no Capítulo 10, *Sangue*)
- Os **fibroblastos** constituem as principais células do tecido conjuntivo. São responsáveis pela síntese de colágeno e de outros componentes da MEC
- Os fibroblastos que expressam filamentos de actina e proteínas motoras da actina associadas, como a miosina não muscular, são denominados **miofibroblastos**
- Os **macrófagos** são células fagocíticas derivadas dos **monócitos**, que contêm vários lisossomos e que desempenham importante papel nas reações da resposta imune
- Os **adipócitos** são células do tecido conjuntivo especializado que armazenam gordura neutra e produzem uma variedade de hormônios (ver Capítulo 9, *Tecido Adiposo*)
- Os **mastócitos** originam-se e desenvolvem-se na medula óssea e diferenciam-se no tecido conjuntivo. Contêm grânulos basófilos que armazenam mediadores da inflamação. Quando ativados, os mastócitos sintetizam leucotrienos, interleucinas e outras citocinas promotoras da inflamação
- As **células-tronco adultas** residem em locais específicos (denominados **nichos**) em vários tecidos e órgãos. São difíceis de distinguir de outras células do tecido conjuntivo.

PRANCHA 6.1 ■ Tecidos conjuntivos frouxo e denso não modelado

Os tecidos conjuntivos frouxo e denso não modelado representam dois dos vários tipos de tecido conjuntivo. Os outros são principalmente a cartilagem, o osso, o tecido adiposo e o tecido reticular. O **tecido conjuntivo frouxo** caracteriza-se por uma proporção relativamente alta de células dentro de matriz de fibras colágenas delgadas e esparsas. Por outro lado, o **tecido conjuntivo denso não modelado** contém poucas células, e quase todas consistem em fibroblastos, que são responsáveis pela formação e manutenção das fibras colágenas abundantes que formam a matriz desse tecido. Em geral, as células que estão associadas ao tecido conjuntivo frouxo são os **fibroblastos**, as células formadoras de colágeno, e as células que atuam no sistema imune e no sistema geral de defesa do organismo. Por conseguinte, no tecido conjuntivo frouxo existem, em graus variáveis, linfócitos, macrófagos, eosinófilos, plasmócitos e mastócitos.

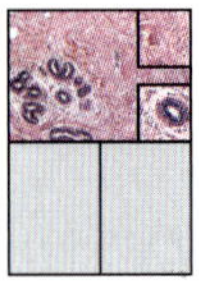

Tecidos conjuntivos frouxo e denso não modelado, glândula mamária, ser humano, hematoxilina e eosina (H-E), 175×; detalhes, 350×.

Esta micrografia mostra, em pequeno aumento, e para fins de comparação, o tecido conjuntivo frouxo (*TCF*) e o tecido conjuntivo denso não modelado (*TCDNM*). O **tecido conjuntivo frouxo** circunda o epitélio glandular (*EG*). O **tecido conjuntivo denso não modelado** consiste principalmente em feixes espessos de fibras colágenas com poucas células, enquanto o tecido conjuntivo frouxo exibe relativa escassez de fibras e um número considerável de células. O *detalhe superior* é um aumento maior do tecido conjuntivo denso. Observe que há apenas alguns núcleos celulares em relação à maior quantidade de fibras colágenas. O *detalhe inferior*, que revela o epitélio glandular e o tecido conjuntivo frouxo circundante, mostra um número muito pequeno de fibras, mas com muitas células. Em geral, o componente celular do tecido conjuntivo frouxo consiste em uma proporção relativamente pequena de fibroblastos, mas com muitos linfócitos, plasmócitos e outros tipos de células do tecido conjuntivo.

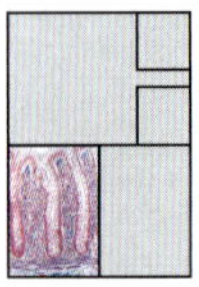

Tecido conjuntivo frouxo, cólon, macaco, corante tricrômico de Mallory 250×.

Esta micrografia mostra um **tecido conjuntivo frouxo** (*TCF*) extremamente celularizado, também denominado lâmina própria, que está localizado entre as glândulas da região do cólon do intestino. As células epiteliais colunares simples secretoras de muco vistas aqui representam o tecido glandular. O corante de Mallory cora os núcleos da célula em *vermelho* e o colágeno em *azul*. Observe como as células estão circundadas por uma estrutura de fibras colágenas coradas em azul. Esta micrografia também mostra uma faixa de músculo liso, a muscular da mucosa (*MM*) do cólon e, abaixo dela, visto apenas em parte, encontra-se o **tecido conjuntivo denso não modelado** (*TCDNM*), que forma a submucosa do cólon. Em geral, as fibras colágenas (*FC*) localizadas logo abaixo das células epiteliais (*Ep*) na superfície luminal estão mais concentradas e, portanto, aparecem de modo proeminente na micrografia.

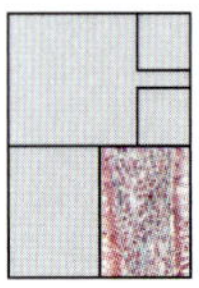

Tecido conjuntivo frouxo, cólon, macaco, corante tricrômico de Mallory 700×.

A área demarcada na figura adjacente é mostrada em maior aumento. A base das células epiteliais (*Ep*) é observada em cada lado da micrografia. As **fibras colágenas** (*FC*) aparecem como filamentos finos que formam um estroma circundando as células. As células presentes aqui são **linfócitos** (*L*), **plasmócitos** (*P*), fibroblastos, células musculares lisas, macrófagos (*M*) e mastócitos ocasionais.

EG, Epitélio glandular
Ep, Células epiteliais
FC, Fibras colágenas
L, Linfócito
M, Macrófago
MM, Muscular da mucosa
P, Plasmócitos
TCDNM, Tecido conjuntivo denso não modelado
TCF, Tecido conjuntivo frouxo

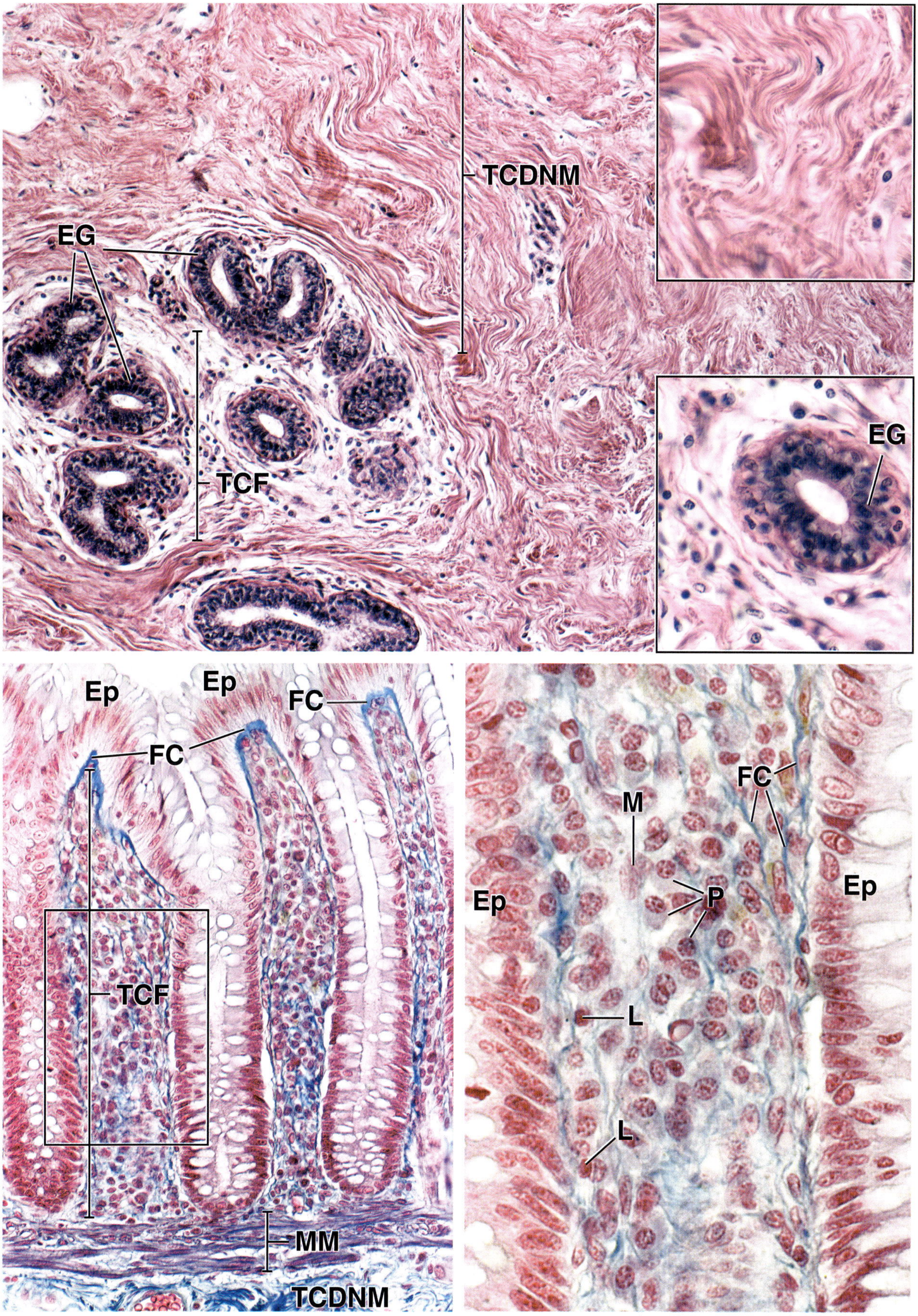
TCDNM
EG
TCF
EG
Ep
Ep
FC
FC
TCF
MM
TCDNM
FC
M
P
Ep
Ep
L
L

PRANCHA 6.2 ■ Tecido conjuntivo denso modelado, tendões e ligamentos

O **tecido conjuntivo denso modelado** é distinto, visto que as suas fibras estão densamente compactadas e organizadas em arranjo paralelo em fascículos. As fibras colágenas que compõem as fibras também estão dispostas em arranjo paralelo ordenado. Os **tendões**, que inserem o músculo ao osso, e os **ligamentos**, que inserem um osso a outro, são exemplos desse tipo de tecido. Em muitos aspectos, os ligamentos assemelham-se aos tendões, mas suas fibras e a organização dos fascículos tendem a ser menos ordenadas.

Nos tendões, bem como nos ligamentos, os fascículos são separados uns dos outros por tecido conjuntivo denso não modelado, o **endotendíneo**, por meio do qual os vasos e os nervos seguem o seu trajeto. Além disso, o fascículo pode ser parcialmente dividido por septos de tecido conjuntivo, que se estendem a partir do endotendíneo e contêm os menores vasos e nervos. Alguns dos fascículos podem ser agrupados em unidades funcionais maiores por um tecido conjuntivo circundante mais espesso, o **peritendíneo**. Por fim, os fascículos e grupos de fascículos são circundados por tecido conjuntivo denso não modelado, o **epitendíneo.**

Os fibroblastos, também denominados *tendinócitos* nos tendões, são células alongadas com prolongamentos citoplasmáticos extremamente finos e semelhantes a lâminas, localizados entre as fibras adjacentes e que as envolvem. As margens dos prolongamentos citoplasmáticos fazem contato com as das células tendíneas adjacentes, formando, assim, uma rede citoplasmática semelhante a um sincício.

O tecido conjuntivo denso mais regular é o do estroma da córnea do olho (ver Capítulo 24, *Olho*). Nesse tecido, as fibrilas colágenas estão dispostas como lamelas paralelas separadas por grandes fibroblastos achatados. As lamelas adjacentes estão dispostas em ângulos aproximadamente retos entre si, formando, assim, um **arranjo ortogonal**. Acredita-se que a extrema regularidade do tamanho da fibrila e do espaçamento da fibrila em cada lamela, juntamente com a disposição ortogonal das lamelas, constitua a base da transparência da córnea.

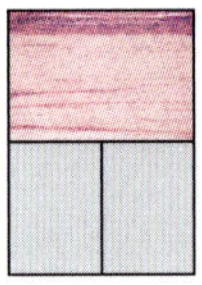

Tecido conjuntivo denso modelado, tendão, corte longitudinal, ser humano, hematoxilina e eosina (H-E), 100×.

Esta amostra inclui o tecido conjuntivo denso modelado do tendão, o **epitendíneo** (*Ept*). Os **fascículos do tendão** (*FT*) que compõem o tendão são circundados por um tecido conjuntivo menos denso que está associado ao epitendíneo. Em cortes longitudinais, como este, o tecido conjuntivo que circunda cada fascículo, o **endotendíneo** (*Ent*), parece desaparecer em determinados pontos, de modo que um fascículo parece misturar-se com o fascículo vizinho. Isso se deve a uma obliquidade no plano de corte, e não a uma mistura efetiva dos fascículos. O colágeno que compõe a massa do fascículo tendíneo tem aparência homogênea, em consequência do arranjo ordenado de cada uma das fibrilas colágenas. Os núcleos dos tendinócitos aparecem como perfis alongados dispostos em fileiras lineares. O citoplasma dessas células está entremeado com o colágeno, deixando apenas os núcleos como característica representativa da célula.

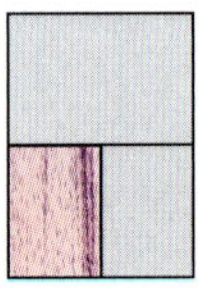

Tecido conjuntivo denso modelado, tendão, corte longitudinal, ser humano, H-E, 400×.

Esta micrografia em maior aumento mostra o arranjo ordenado em fileira única dos **núcleos dos tendinócitos** (*NT*), juntamente com o colágeno interveniente. Este último tem uma aparência homogênea. Como ocorre em amostras incluídas em parafina e coradas por H-E, o citoplasma das células é indistinguível do colágeno. A variação na aparência do núcleo celular é consequência do plano de corte e da posição dos núcleos na espessura do corte. Observa-se também que nesta amostra há um pequeno vaso sanguíneo (*VS*) dentro do endotendíneo.

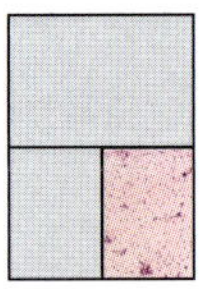

Tecido conjuntivo denso modelado, tendão humano, corte transversal, H-E, 400×.

Esta amostra está bem preservada, e as fibras colágenas densamente compactadas aparecem como uma área homogênea, mesmo que as fibras sejam observadas em suas extremidades cortadas. Os núcleos aparecem irregularmente dispersos, diferentemente de seu padrão mais uniforme no plano longitudinal. Isso é explicado ao se examinar a *linha tracejada* na figura *inferior à esquerda*, que representa um corte transversal arbitrário do tendão. Observe o espaçamento irregular dos núcleos que estão no plano do corte. Por fim, existem vários pequenos vasos sanguíneos (*VS*) no **endotendíneo** (*Ent*) dentro de um fascículo.

Ent, Endotendíneo
Ept, Epitendíneo
FT, Fascículo do tendão
NT, Núcleos dos tendinócitos
VS, Vaso sanguíneo
Linha tracejada, Corte transversal arbitrário de um tendão

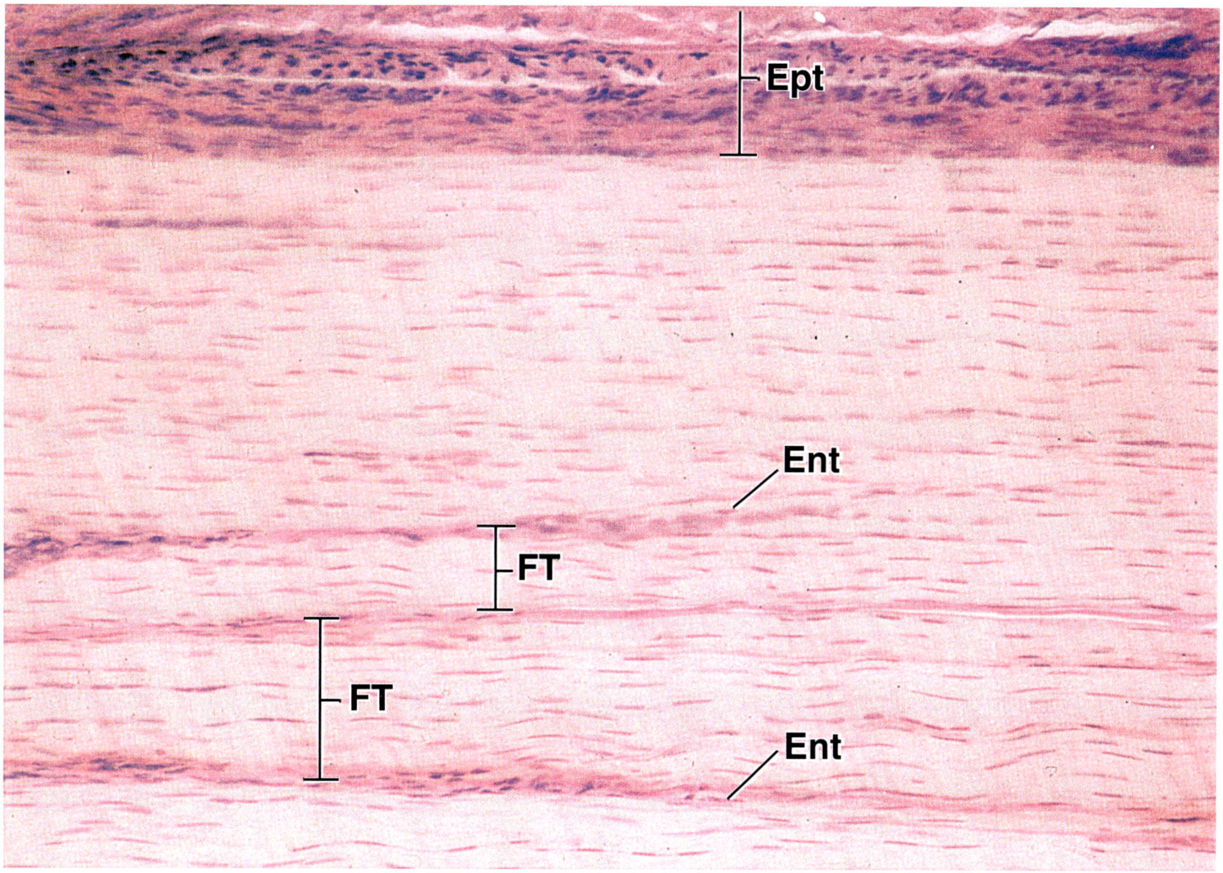
Ept
Ent
FT
FT
Ent

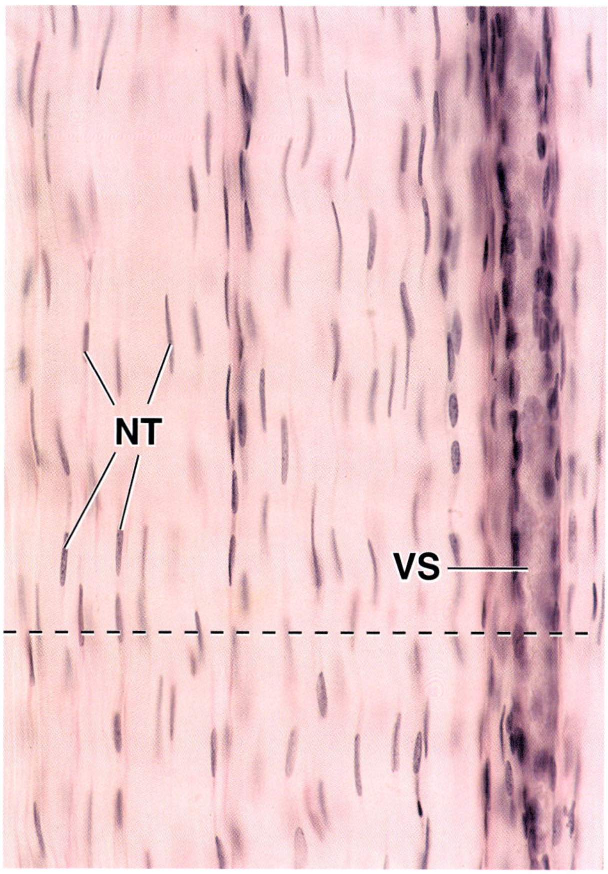
NT
VS

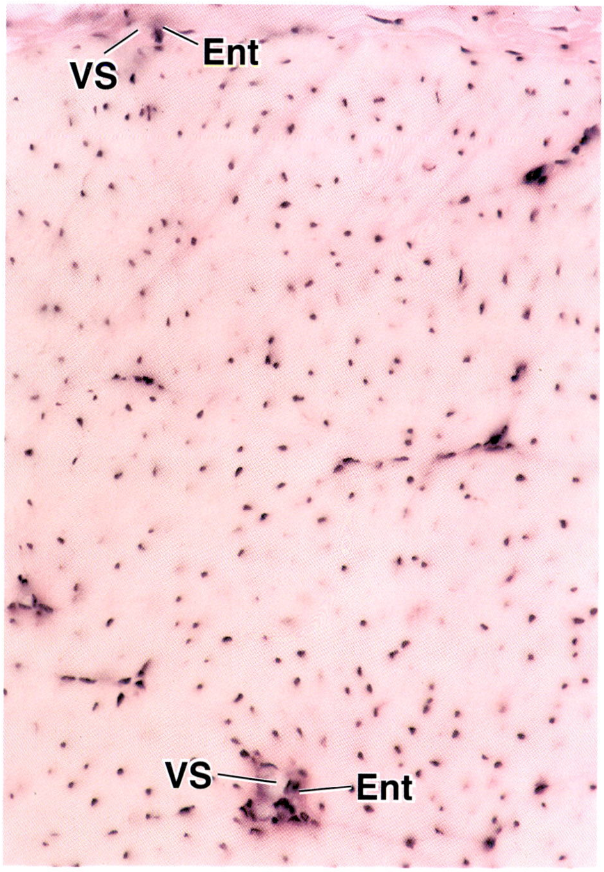
VS
Ent
VS
Ent

PRANCHA 6.3 ■ Fibras elásticas e lamelas elásticas

As **fibras elásticas** são encontradas no tecido conjuntivo frouxo e denso em todo o corpo, porém em menores quantidades do que as fibras colágenas. As fibras elásticas não são visíveis em cortes de rotina corados por hematoxilina e eosina (H-E), mas são facilmente vistas com métodos de coloração especial. (Os métodos a seguir coram seletivamente o material elástico: o método de Weigert cora o tecido elástico em *púrpura-violeta*, enquanto o corante aldeído fucsina de Gomori cora em *preto-azulado*; a hematoxilina de Verhoeff cora o tecido elástico em *preto*; e o corante orceína modificado de Taenzer-Unna cora em *castanho-avermelhado*.) Com o uso de uma combinação de corantes especiais para fibras elásticas e o uso de contracorantes, como H-E, é possível revelar não apenas as fibras elásticas, mas também outros componentes do tecido, viabilizando, assim, o estudo das relações entre o material elástico e outros componentes do tecido conjuntivo.

O **material elástico** ocorre tanto na forma fibrosa quanto na lamelar. Nos tecidos conjuntivos frouxo e denso e na cartilagem elástica (ver Prancha 7.3, no Capítulo 7, *Cartilagem*), o material elástico está na forma fibrosa. De modo semelhante, os ligamentos elásticos que conectam as vértebras cervicais e que são particularmente proeminentes em animais de pastagem apresentam uma mistura de fibras elásticas e colágenas em um arranjo densamente compactado. Nas artérias principais de maior diâmetro (p. ex., aorta, artéria pulmonar, carótida comum e outros ramos primários da aorta), a *túnica média* consiste em camadas fenestradas de tecido elástico, que se alternam com camadas contendo células musculares lisas e fibras colágenas. Esse arranjo possibilita o estiramento e o rebote elástico que ajuda na propulsão do sangue. Todas as artérias e a maioria das arteríolas de grande calibre têm uma *membrana elástica interna* que sustenta o endotélio delicado e seu tecido conjuntivo imediatamente subjacente. Deve-se assinalar que tanto o colágeno quanto os componentes elásticos da túnica média são produzidos pelas células musculares lisas dessa camada.

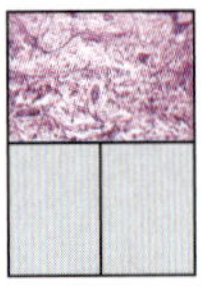

Fibras elásticas, derme, macaco, Weigert, 160×.

Esta figura mostra o tecido conjuntivo da pele, denominado derme, corado para revelar a natureza e a distribuição das **fibras elásticas** (*FE*), que aparecem em púrpura. As **fibras colágenas** (*FC*) foram coradas pela eosina, e os dois tipos de fibras são facilmente diferenciados. Na *parte superior* da figura, o tecido conjuntivo, próximo ao epitélio (a camada papilar da derme), contém fibras elásticas delgadas (ver *parte superior esquerda*), bem como pequena quantidade de fibras colágenas espessas. A *porção inferior* mostra fibras elásticas e colágenas em quantidade consideravelmente maior. Além disso, observe que muitas das fibras elásticas aparecem como perfis retangulares curtos. Esses perfis representam simplesmente fibras que atravessam a espessura do corte em ângulo oblíquo à trajetória da navalha. Um exame cuidadoso também revela algumas fibras que aparecem como perfis pontilhados. Representam fibras elásticas em corte transversal. De modo global, as fibras elásticas da derme têm uma organização entrelaçada tridimensional, explicando, assim, a variedade de formas como são vistas.

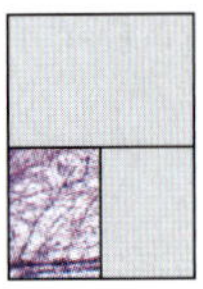

Fibras elásticas, mesentério, rato, Weigert, 160×.

Trata-se de uma amostra de preparado total de mesentério, obtida para mostrar os elementos do tecido conjuntivo e corada de modo especial para revelar as fibras elásticas. As **fibras elásticas** (*FE*) aparecem como filamentos finos, longos, em linhas cruzadas e ramificadas, sem extremidades discerníveis, e com um trajeto um tanto irregular. Neste caso também, as **fibras colágenas** (*FC*) são contrastadas pela sua coloração com eosina e aparecem como longos perfis retilíneos, que são consideravelmente mais espessos que os das fibras elásticas.

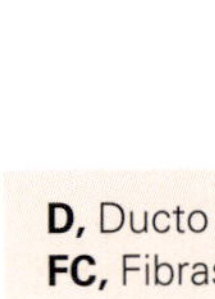

Lamelas elásticas, artéria elástica, macaco, Weigert, 80×.

O material elástico também ocorre em lâminas ou lamelas, e não em fibras semelhantes a barbantes. Esta figura mostra a parede de uma artéria elástica (artéria pulmonar) que foi corada para mostrar o material elástico. Cada uma das *linhas onduladas* é uma **lamela de material elástico**, organizada na forma de uma lâmina ou membrana fenestrada. O plano de corte é tal que as bordas das membranas elásticas são vistas. Esta amostra não foi corada por H-E. Os espaços com aparência de vazio entre as camadas elásticas contêm fibras colágenas e células musculares lisas, e não são corados pelo corante de Weigert. Na camada muscular do vaso sanguíneo, tanto a elastina quanto o colágeno são secretados pelas células musculares lisas.

Os tecidos do corpo com material elástico abundante têm distribuição limitada às paredes das artérias elásticas e a alguns ligamentos associados à coluna vertebral.

D, Ducto da glândula sudorípara
FC, Fibras colágenas
FE, Fibras elásticas
VS, Vaso sanguíneo

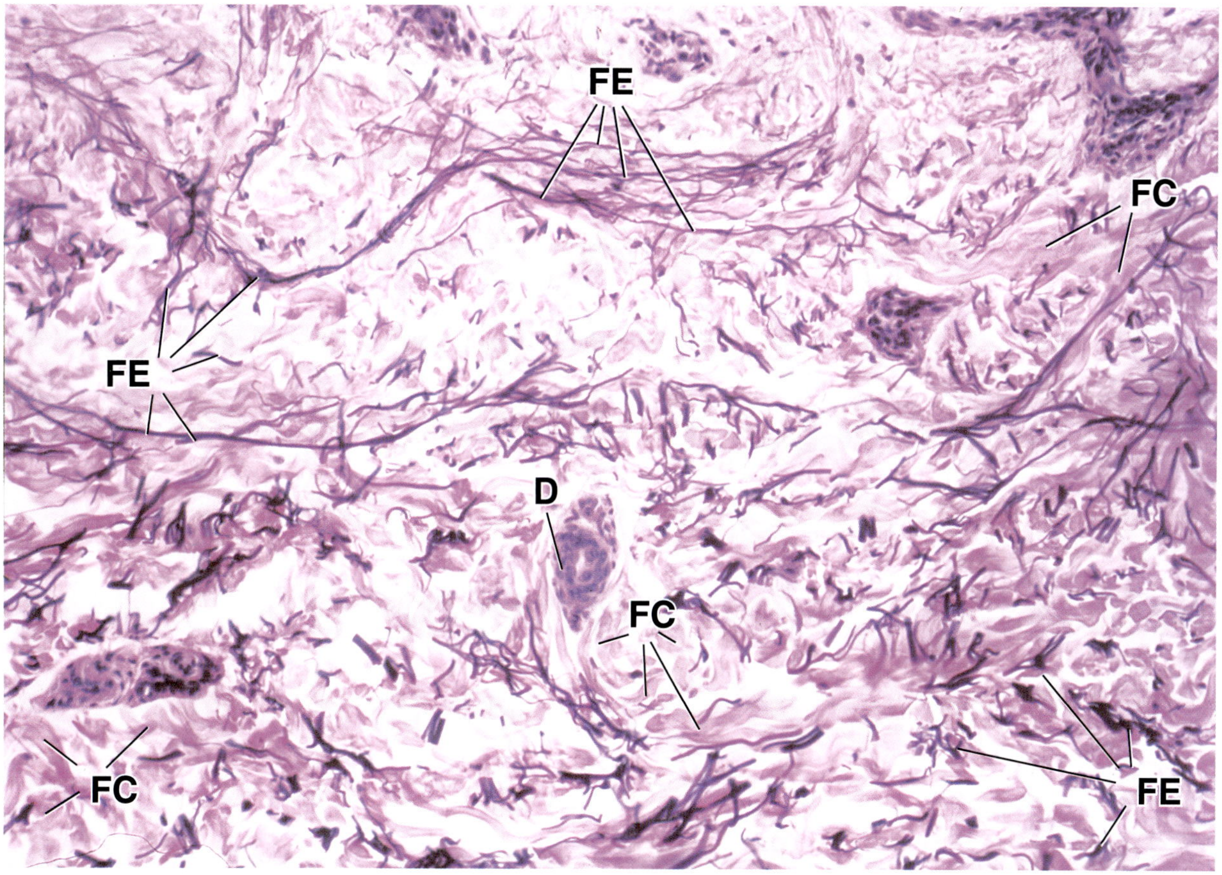
FE
FC
FE
D
FC
FC
FE

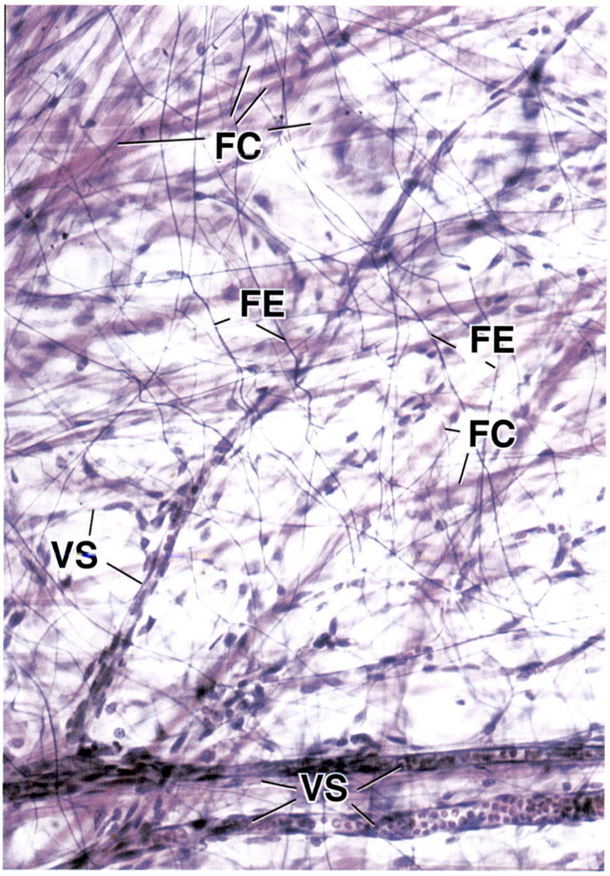
FC
FE
FE
FC
VS
VS

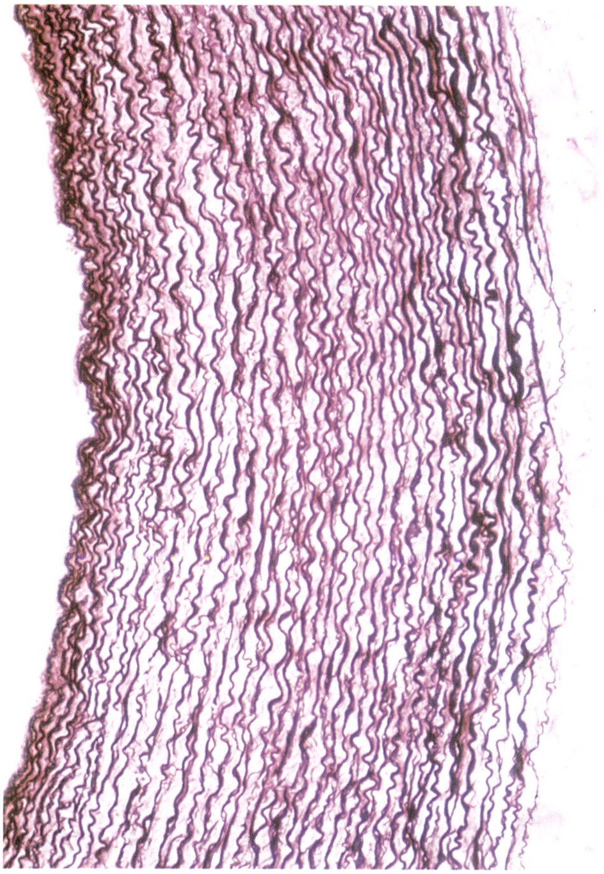

7 Cartilagem

VISÃO GERAL DA CARTILAGEM

A cartilagem é um tipo de tecido conjuntivo composto por células denominadas condrócitos e por matriz extracelular altamente especializada.

A cartilagem é um tecido avascular formado por condrócitos e por matriz extracelular abundante. Mais de 95% do volume da cartilagem consistem em matriz extracelular, que constitui o elemento funcional desse tecido. Embora sejam esparsos, os condrócitos atuam como participantes essenciais na produção e na manutenção da matriz (Figura 7.1).

A matriz extracelular da cartilagem não é somente sólida e firme, mas também ligeiramente maleável, o que explica a sua elasticidade. Como não existe nenhuma rede vascular na cartilagem, a composição da matriz extracelular é de importância crucial para a sobrevivência dos condrócitos. A elevada razão entre os glicosaminoglicanos (GAGs) e as fibras colágenas do tipo II na matriz cartilaginosa possibilita a difusão de substâncias entre os vasos sanguíneos do tecido conjuntivo circundante e os condrócitos dispersos na matriz cartilaginosa, mantendo, dessa maneira, a viabilidade do tecido. São observadas interações estreitas de duas classes de moléculas estruturais que apresentam características biofísicas contrastantes: a trama de fibrilas colágenas resistentes à tensão e a grande quantidade de agregados de proteoglicanos altamente hidratados. Estes últimos, extremamente sensíveis às forças de cisalhamento, permitem que a cartilagem sustente o peso, particularmente nos pontos de movimento, como as articulações sinoviais. Uma vez que essa propriedade é mantida até mesmo durante o crescimento, a cartilagem é um tecido essencial no desenvolvimento do esqueleto fetal e da maioria dos ossos em crescimento.

São reconhecidos três tipos de cartilagens que diferem na sua aparência e propriedades mecânicas, de acordo com as características da matriz:

- A cartilagem hialina caracteriza-se por matriz que contém fibras colágenas do tipo II, GAGs, proteoglicanos e glicoproteínas multiadesivas

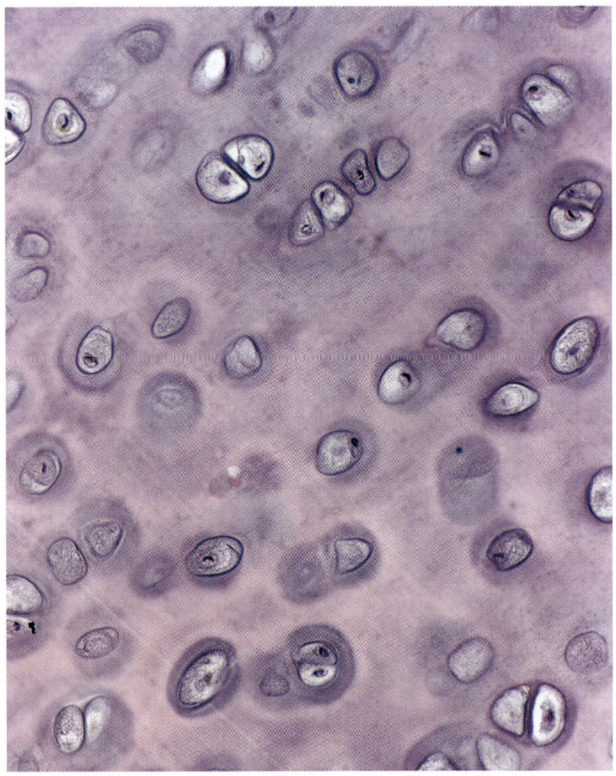

Figura 7.1 Estrutura geral da cartilagem hialina. Esta fotomicrografia de uma preparação de rotina de cartilagem hialina corada por H-E mostra suas características gerais. Observe a extensa matriz extracelular que abriga uma população esparsa de condrócitos. 450×.

- A cartilagem elástica caracteriza-se por fibras elásticas e lamelas elásticas, além de componentes similares aos da matriz da cartilagem hialina
- A fibrocartilagem caracteriza-se por abundantes fibras colágenas do tipo I, bem como por componentes similares aos da matriz da cartilagem hialina. O Quadro 7.1 relaciona as localizações, as funções e as características de cada tipo de cartilagem.

■ CARTILAGEM HIALINA

A cartilagem hialina caracteriza-se por matriz amorfa e homogênea.

A matriz da cartilagem hialina tem aparência vítrea no estado vivo, daí o nome *hialina*. Em toda a matriz cartilaginosa há espaços denominados lacunas; os condrócitos localizam-se nessas lacunas. A cartilagem hialina não é apenas uma substância homogênea inerte, e sim um tecido vivo e complexo. Ela proporciona uma superfície de baixo atrito, participa da lubrificação das articulações sinoviais e distribui as forças aplicadas ao osso subjacente. Embora sua capacidade de renovação seja limitada, a cartilagem, em circunstâncias normais, não demonstra evidências de desgaste abrasivo no decorrer da vida. Uma exceção é a cartilagem articular que, em muitos indivíduos, deteriora-se com a idade (Boxe 7.1). As macromoléculas da matriz cartilaginosa hialina consistem em colágeno (predominantemente fibrilas do tipo II e outras moléculas de colágeno específicas da cartilagem), agregados de proteoglicanos contendo GAGs e glicoproteínas multiadesivas (proteínas não colagenosas). A Figura 7.2 ilustra a distribuição relativa dos vários componentes que constituem a matriz cartilaginosa.

Quadro 7.1 Resumo das características da cartilagem.

Características	Cartilagem hialina	Cartilagem elástica	Fibrocartilagem
	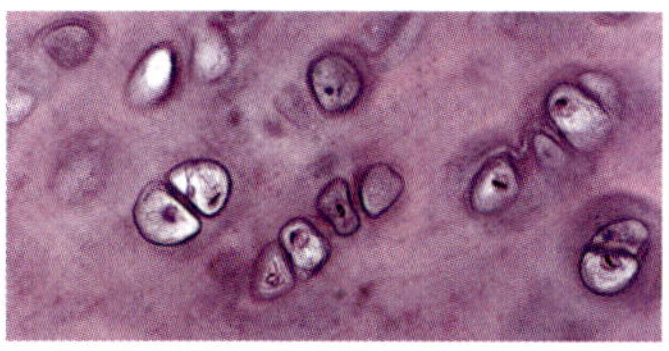	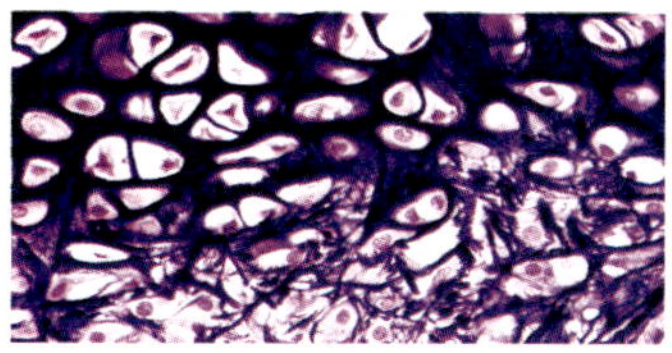	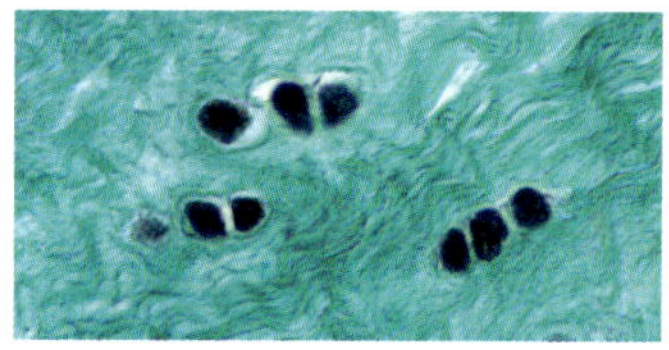
Localização	Tecido esquelético fetal, discos epifisários, superfície articular das articulações sinoviais, cartilagens costais da caixa torácica, cartilagens da cavidade nasal, laringe (tireóidea, cricóidea e aritenóidea), anéis da traqueia e placas nos brônquios	Orelha externa, meato acústico externo, tuba auditiva (de Eustáquio) e cartilagens da laringe (epiglote, cartilagens corniculada e cuneiforme)	Discos intervertebrais, sínfise púbica, discos articulares (articulações esternoclavicular e temporomandibular), meniscos (articulação do joelho), complexo da fibrocartilagem triangular (articulação do punho) e inserção de tendões
Função	• Resiste à compressão • Proporciona uma superfície de amortecimento lisa e de baixo atrito para as articulações • Proporciona suporte estrutural no sistema respiratório (laringe, traqueia e brônquios) • Forma a base para o desenvolvimento do esqueleto fetal e a formação adicional de osso endocondral e crescimento do osso	Proporciona suporte flexível aos tecidos moles	Resiste à deformação em caso de estresse
Existência de pericôndrio	Sim (exceto a cartilagem articular e os discos epifisários)	Sim	Não
Sofre calcificação	Sim (p. ex., durante a formação de osso endocondral, durante o processo de envelhecimento)	Não	Sim (p. ex., calcificação do calo fibrocartilaginoso durante o reparo ósseo)
Principais tipos de células presentes	Condroblastos e condrócitos	Condroblastos e condrócitos	Condrócitos e fibroblastos
Aspectos característicos da matriz extracelular	Fibrilas colágenas do tipo II e monômeros de agrecano (o proteoglicano mais importante)	Fibrilas colágenas do tipo II, fibras elásticas e monômeros de agrecano	Fibras colágenas dos tipos I e II Monômeros e proteoglicanos: agrecano (secretado pelos condrócitos) e versicano (secretado pelos fibroblastos)
Crescimento	Intersticial e aposicional, muito limitado nos adultos		
Reparo	Capacidade muito limitada, comumente forma cicatriz, resultando em formação de fibrocartilagem		

Boxe 7.1

Correlação clínica | Osteoartrite

A **osteoartrite**, uma doença articular degenerativa, é um dos tipos mais comuns de doença articular. A patogenia da osteoartrite permanece desconhecida, mas sua ocorrência está relacionada com o envelhecimento e com a lesão da cartilagem articular. A maioria dos indivíduos exibe alguns dos sinais dessa doença por volta dos 65 anos. A osteoartrite caracteriza-se por **dor articular crônica** com vários graus de **deformidade articular** e **destruição da cartilagem articular**. Afeta comumente as articulações de sustentação do peso: quadris, joelhos, vértebras lombares inferiores e articulações das mãos e dos pés. Há diminuição do conteúdo de proteoglicanos, resultando em diminuição do conteúdo de água intercelular na matriz cartilaginosa. Os condrócitos também desempenham um importante papel na patogenia da osteoartrite. A interleucina-1 (IL-1) e o fator de necrose tumoral alfa (TNF-α, do inglês *tumor necrosis factor* α) estimulam a produção de metaloproteinases e inibem a síntese do colágeno do tipo II e dos proteoglicanos pelos condrócitos. Nos estágios iniciais da doença, a camada superficial da cartilagem articular sofre ruptura. Por fim, a destruição da cartilagem estende-se até o osso, em que o osso subcondral exposto passa a constituir uma nova superfície articular. Essas alterações resultam em diminuição progressiva da mobilidade e aumento da dor com o movimento articular. Não há cura para a osteoartrite, e o tratamento tem como foco o alívio da dor e da rigidez para possibilitar maior amplitude do movimento articular. A osteoartrite pode estabilizar-se com a idade; no entanto, com mais frequência, progride lentamente, levando, a longo prazo, à incapacidade.

A matriz cartilaginosa hialina é produzida por condrócitos e contém três classes principais de moléculas.

Existem três classes de moléculas na matriz cartilaginosa:

- Moléculas de colágeno. O colágeno é a principal proteína da matriz. Quatro tipos de colágeno participam da formação de uma trama tridimensional de fibrilas da matriz relativamente finas (20 nm de diâmetro) e curtas. O colágeno do tipo II é predominante e constitui a maior parte das fibrilas (ver Figura 7.2); o colágeno do tipo IX facilita a interação das fibrilas com as moléculas de proteoglicanos da matriz; o colágeno do tipo XI regula a espessura das fibrilas; e o colágeno do tipo X organiza as fibrilas colágenas em uma rede hexagonal tridimensional, que é crucial para o bom exercício de sua função mecânica. Além disso, o colágeno do tipo VI também é encontrado na matriz, principalmente na periferia dos condrócitos, na qual auxilia na fixação dessas células à estrutura da matriz. Como os tipos II, VI, IX, X e XI são encontrados em quantidades significativas apenas na matriz cartilaginosa, são designados moléculas de colágeno específicas da cartilagem (ver os tipos de colágeno no Quadro 6.2, no Capítulo 6, *Tecido Conjuntivo*)
- Proteoglicanos. A substância fundamental da cartilagem hialina contém três tipos de glicosaminoglicanos: ácido hialurônico (também conhecido como hialuronano), sulfato de condroitina e sulfato de queratano. Assim como no caso da matriz do tecido conjuntivo frouxo, o sulfato de condroitina e o sulfato de queratano da matriz cartilaginosa são unidos a uma proteína central, formando um monômero de proteoglicano. O monômero de proteoglicano mais importante na cartilagem hialina é o agrecano, também conhecido como proteína central de proteoglicano específica da cartilagem, que, nos seres humanos, é codificada pelo gene ACAN. Apresenta peso molecular de 250 kDa. Cada molécula contém aproximadamente 100 cadeias de sulfato de condroitina e até 60 moléculas de sulfato de queratano. Dada a existência de grupos sulfato, as moléculas de agrecano apresentam grande carga elétrica negativa, com afinidade pelas moléculas de água. Cada molécula de ácido hialurônico está associada a numerosas moléculas de agrecano (mais de 300), que estão ligadas ao ácido hialurônico por proteínas ligantes na extremidade N-terminal da molécula, formando grandes agregados de proteoglicanos. Esses agregados de proteoglicanos com alta carga elétrica estão ligados às fibrilas da matriz de colágeno por interações eletrostáticas e glicoproteínas multiadesivas (Figura 7.3). O aprisionamento desses agregados dentro da complexa matriz de fibrilas colágenas é responsável pelas propriedades biomecânicas singulares da cartilagem hialina. A matriz cartilaginosa também contém outros proteoglicanos (p. ex., decorino, biglicano e fibromodulina), os quais não formam agregados, mas ligam-se a outras moléculas e ajudam a estabilizar a matriz

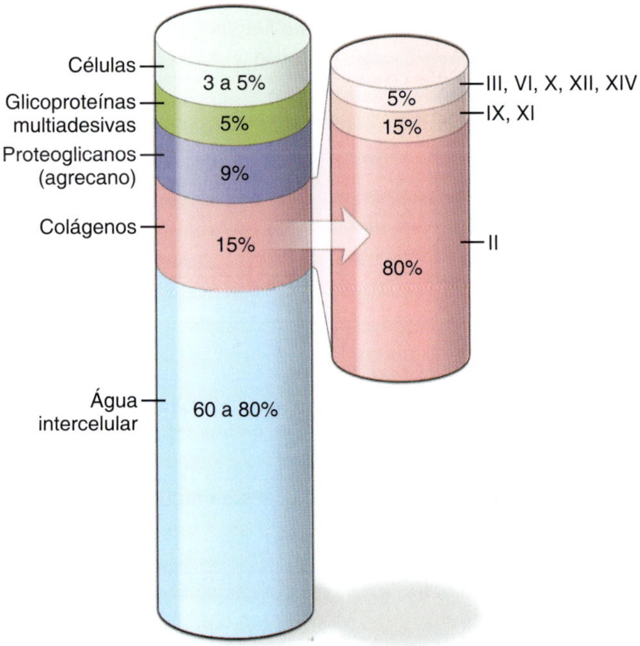

Figura 7.2 Composição molecular da cartilagem hialina. O peso líquido da cartilagem é 60 a 80% de água intercelular, que se encontra ligada a agregados de proteoglicanos. Em torno de 15% do peso total é atribuído às moléculas de colágeno, das quais o colágeno do tipo II é o mais abundante. Os condrócitos ocupam apenas 3 a 5% da massa total da cartilagem.

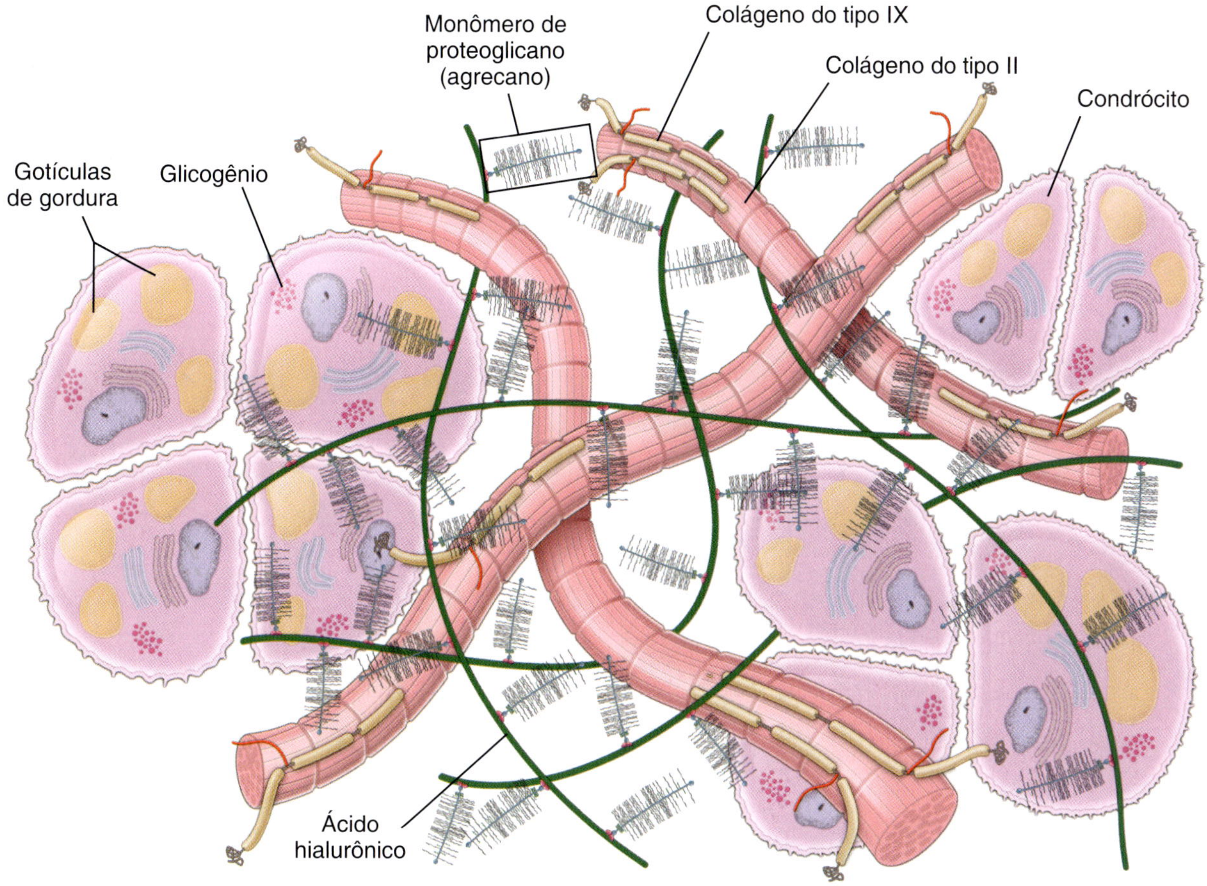

Figura 7.3 Estrutura molecular da matriz da cartilagem hialina. Este diagrama esquemático demonstra a relação dos agregados de proteoglicanos com as fibrilas colágenas do tipo II e os condrócitos na matriz da cartilagem hialina. Uma molécula de ácido hialurônico formando um agregado linear com muitos monômeros de proteoglicanos está entrelaçada com uma rede de fibrilas colágenas. O monômero de proteoglicano (como agrecano) consiste em aproximadamente 180 glicosaminoglicanos unidos a uma proteína central. A extremidade da proteína central contém uma região de ligação que está unida ao ácido hialurônico por uma proteína ligante. Grupos isógenos de condrócitos estão dispersos na matriz extracelular.

- Glicoproteínas multiadesivas, também designadas *glicoproteínas não colágenas* e *não ligadas a proteoglicanos*, influenciam as interações dos condrócitos com as moléculas da matriz. Exemplos dessas proteínas são a ancorina CII (anexina V da cartilagem), uma pequena molécula de 34 kDa, que atua como receptor de colágeno nos condrócitos, e as glicoproteínas tenascina e fibronectina (ver Quadro 6.5, no Capítulo 6, *Tecido Conjuntivo*) que também ajudam a ancorar os condrócitos na matriz. As glicoproteínas multiadesivas têm valor clínico como marcadores de renovação e degeneração da cartilagem.

A matriz da cartilagem hialina é altamente hidratada para proporcionar resiliência e difusão de pequenos metabólitos.

Assim como outras matrizes de tecido conjuntivo, a matriz cartilaginosa é altamente hidratada. Entre 60 e 80% do peso líquido da cartilagem hialina consistem em água intercelular (ver Figura 7.2). Grande parte dessa água está firmemente ligada aos agregados de agrecano-ácido hialurônico, criando uma alta pressão osmótica e intumescência. Esses grandes domínios hidrodinâmicos na matriz são o que confere resiliência à cartilagem. Além de ser responsável pelo formato e pela resistência à tensão da cartilagem hialina, a rede de fibras colágenas do tipo II também proporciona uma estrutura para resistir à pressão promovida pela intumescência das moléculas de agrecano. Parte da água está ligada de maneira suficientemente frouxa para possibilitar a difusão de pequenos metabólitos para dentro e para fora dos condrócitos.

Na cartilagem articular, ocorrem alterações transitórias e regionais no conteúdo de água durante o movimento articular e quando a articulação está sujeita à pressão. O elevado grau de hidratação e o movimento de água na matriz possibilitam que a matriz cartilaginosa responda a cargas variáveis de pressão e contribui para a capacidade que a cartilagem tem de sustentar peso. Durante toda a vida, a cartilagem sofre **remodelação interna** contínua, à medida que as células renovam as moléculas de matriz perdidas por processos de degradação. A renovação normal da matriz depende da capacidade dos condrócitos de detectar alterações na sua composição. Os condrócitos respondem por meio da síntese de tipos apropriados de novas moléculas. Além disso, a matriz atua como transdutor de sinal para os condrócitos inseridos nela. Por conseguinte, as cargas de pressão aplicadas à cartilagem, como a das articulações sinoviais, criam sinais mecânicos, elétricos e químicos que ajudam a direcionar a atividade de síntese dos condrócitos. No entanto, à medida que o corpo envelhece, a composição da matriz modifica-se, e os condrócitos perdem sua capacidade de responder a esses estímulos.

Os condrócitos são células especializadas que produzem e mantêm a matriz extracelular

Na cartilagem hialina, os condrócitos estão distribuídos como unidades ou agrupamentos, denominados grupos isógenos (Figura 7.4). Os condrócitos que constituem grupos isógenos representam células que sofreram divisão recente. À medida

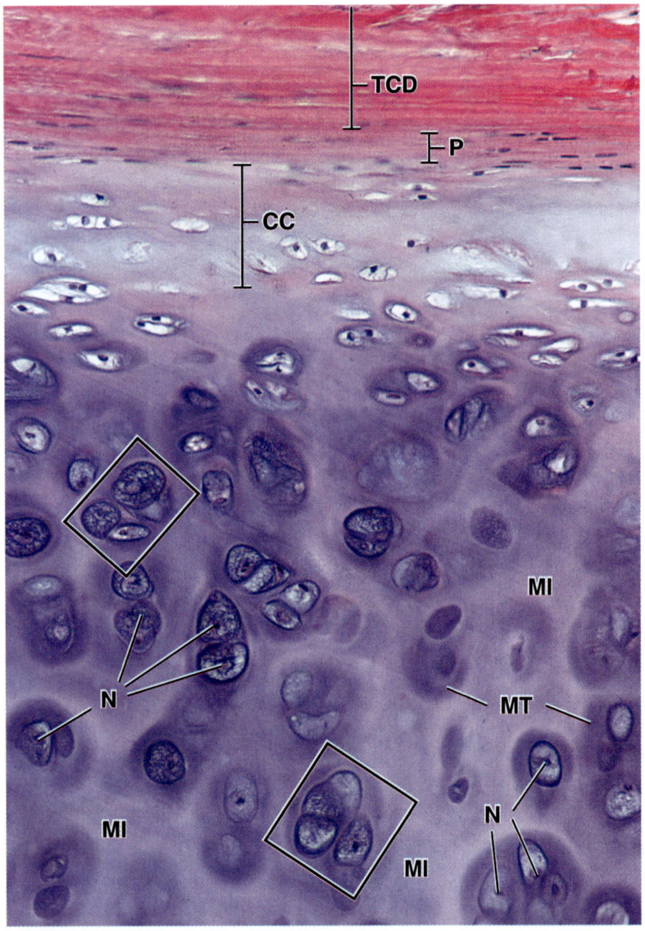

Figura 7.4 Fotomicrografia de amostra de cartilagem hialina típica corada por hematoxilina e eosina (H-E). A porção superior da fotomicrografia mostra o tecido conjuntivo denso (*TCD*) sobre o pericôndrio (*P*), a partir do qual surgem novas células da cartilagem. Uma camada discretamente basofílica de cartilagem em crescimento (*CC*) subjacente ao pericôndrio contém crondroblastos e condrócitos imaturos, que exibem pouco mais que o núcleo localizado em uma lacuna de aparência vazia. Essa camada representa a deposição de nova cartilagem (crescimento aposicional) sobre a superfície da cartilagem hialina existente. Condrócitos maduros com núcleos (*N*) bem visíveis estão localizados nas lacunas e bem preservados nesta amostra. Eles produzem a matriz cartilaginosa que mostra a cápsula ou matriz territorial (*MT*) de coloração escura circundando imediatamente as lacunas. A matriz interterritorial (*MI*) é mais afastada da vizinhança imediata dos condrócitos e exibe coloração menos intensa. O crescimento a partir do interior da cartilagem (crescimento intersticial) é refletido pelos pares e agrupamentos de condrócitos, que são responsáveis pela formação dos grupos isógenos (*retângulos*). 480×.

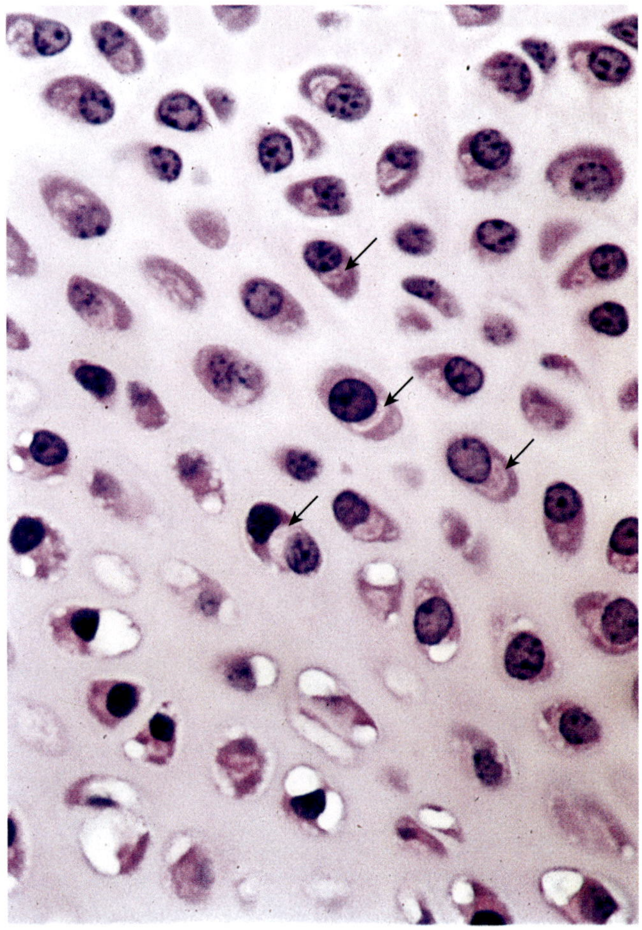

Figura 7.5 Fotomicrografia de cartilagem jovem em crescimento. Esta amostra foi preservada em glutaraldeído, incluída em resinas de plástico e corada por hematoxilina e eosina (H-E). Os condrócitos, particularmente os da parte *superior* da fotomicrografia, estão bem preservados. O citoplasma está intensamente corado, exibindo basofilia distinta e relativamente homogênea. As áreas claras (*setas*) representam os locais do complexo de Golgi. 520×.

que os condrócitos recém-divididos produzem a matriz extracelular que os circunda, os grupos isógenos se dispersam. Os condrócitos também sintetizam e secretam metaloproteinases (enzimas que degradam a matriz cartilaginosa), possibilitando a expansão e o reposicionamento das próprias células dentro do grupo isógeno em crescimento.

O aspecto do citoplasma dos condrócitos varia de acordo com a atividade de síntese do condrócito. Os condrócitos ativos na produção de matriz exibem áreas de basofilia citoplasmática, que representam o retículo endoplasmático rugoso e, portanto, indicam síntese de proteína, bem como áreas claras, que representam o grande complexo de Golgi (Figura 7.5). Os condrócitos não apenas secretam o colágeno presente na matriz, como também todos os glicosaminoglicanos e proteoglicanos. Nas células mais velhas e menos ativas, o complexo de Golgi é menor; as áreas claras de citoplasma, quando evidentes, geralmente indicam locais de gotículas de lipídios extraídas ou reservas de glicogênio. Nessas amostras, os condrócitos também exibem considerável distorção estrutural em consequência de sua retração após a perda de glicogênio e lipídios durante a preparação do tecido. No microscópio eletrônico de transmissão (MET), o condrócito ativo exibe numerosos perfis de retículo endoplasmático rugoso (RER), um grande complexo de Golgi, grânulos secretores, vesículas, filamentos intermediários, microtúbulos e microfilamentos de actina (Figura 7.6).

Os componentes da matriz da cartilagem hialina exibem distribuição heterogênea.

Pelo fato de os proteoglicanos da cartilagem hialina conterem alta concentração de grupos sulfato ligados, a substância fundamental cora-se com corantes básicos como a hematoxilina (Prancha 7.1). Por conseguinte, a basofilia e a metacromasia observadas em cortes corados de cartilagem fornecem informações sobre a distribuição e a concentração relativa de proteoglicanos sulfatados. Entretanto, com exame mais atento, a matriz não se cora de modo uniforme. Com efeito, são descritas três regiões diferentes, com base na propriedade de coloração da matriz (Figura 7.7).

- A matriz capsular (pericelular) forma um anel de matriz de coloração mais densa, localizado imediatamente ao redor do

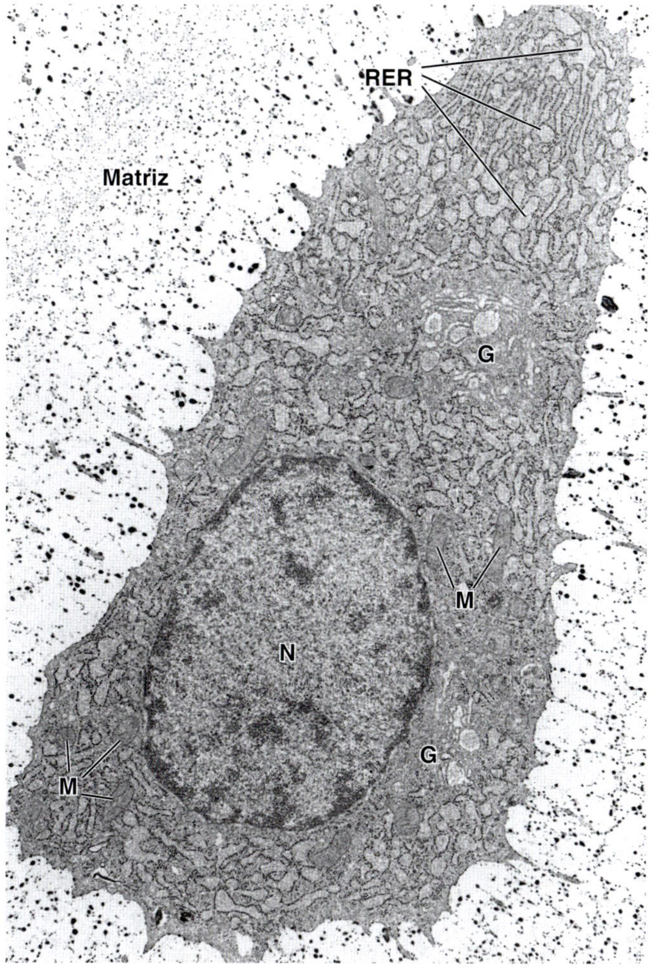

Figura 7.6 Eletromicrografia de um condrócito jovem e ativo e da matriz circundante. O núcleo (*N*) do condrócito tem posição excêntrica, como aqueles da Figura 7.5, e o citoplasma exibe numerosos perfis ligeiramente dilatados de retículo endoplasmático rugoso (*RER*), complexo de Golgi (*G*) e mitocôndrias (*M*). A abundância de *RER* e o complexo de Golgi extenso indicam que a célula está ativamente envolvida na produção de glicoproteínas da matriz cartilaginosa. As numerosas partículas negras (elétron-densas) na matriz contêm proteoglicanos. As partículas maiores adjacentes à célula identificam a região da cápsula ou matriz territorial. 15.000×. (Cortesia do Dr. H. Clarke Anderson.)

condrócito (ver Figura 7.4). Ela contém grande concentração de proteoglicanos sulfatados, ácido hialurônico, biglicanos e várias glicoproteínas multiadesivas (p. ex., fibronectina, decorino e laminina). A matriz capsular contém quase exclusivamente colágeno do tipo VI, que forma um envoltório densamente entrelaçado ao redor de cada condrócito. O colágeno do tipo VI liga-se a receptores de integrina na superfície celular e ancora os condrócitos na matriz. Há também maior concentração de colágeno do tipo IX na matriz capsular

- A matriz territorial é uma região mais afastada dos condrócitos. Circunda os grupos isógenos e contém uma rede de fibras colágenas do tipo II aleatoriamente distribuídas e pouco colágeno do tipo IX. Além disso, apresenta menor concentração de proteoglicanos sulfatados; consequentemente, cora-se menos intensamente que a matriz capsular
- A matriz interterritorial é uma região que circunda a matriz territorial e ocupa o espaço entre grupos de condrócitos.

Além dessas diferenças regionais na concentração de proteoglicanos sulfatados e na distribuição das fibrilas colágenas, o envelhecimento da cartilagem promove diminuição no conteúdo de proteoglicanos que se reflete em diferenças de coloração.

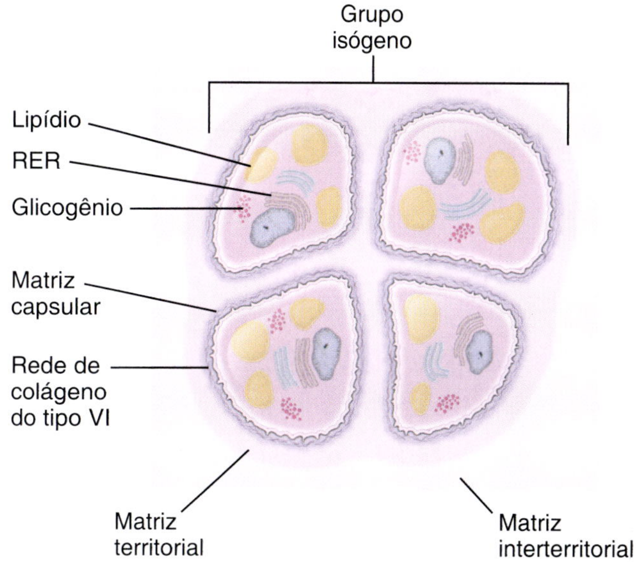

Figura 7.7 Diagrama das matrizes cartilaginosas. Observe as áreas das matrizes capsular, territorial e interterritorial. As características de cada uma estão descritas no texto. RER, retículo endoplasmático rugoso.

A cartilagem hialina fornece um modelo para o esqueleto do feto em desenvolvimento.

No desenvolvimento fetal inicial, a cartilagem hialina é a precursora dos ossos que se desenvolvem pelo processo de ossificação endocondral (Figura 7.8). Os ossos longos são formados, em sua maioria, sobre modelos de cartilagem que se assemelham ao formato do osso maduro (Prancha 7.2). Durante o processo de desenvolvimento, quando a maior parte do modelo de cartilagem é substituída por osso, porções de cartilagem remanescem nas extremidades proximal e distal do osso e atuam como locais de crescimento do osso. Esses locais são denominados **discos epifisários (placas de crescimento epifisárias).** Essa cartilagem permanece funcional enquanto o osso estiver crescendo em comprimento (Figura 7.9). Concluído o crescimento em um indivíduo adulto, a cartilagem é restrita à superfície das articulações móveis (cartilagem articular) e ao esqueleto da caixa torácica (cartilagens intercostais). A cartilagem hialina também é encontrada no adulto como unidade esquelética da traqueia, dos brônquios, da laringe e do nariz.

A cartilagem hialina é circundada por tecido conjuntivo firmemente aderido a ela, o pericôndrio.

O pericôndrio é um tecido conjuntivo denso não modelado, composto por células morfologicamente indistinguíveis dos fibroblastos. Em muitos aspectos, o pericôndrio assemelha-se à cápsula que circunda as glândulas e muitos órgãos. Ele também atua como fonte de novas células para a cartilagem. Quando está em crescimento ativo, o pericôndrio aparece subdividido em uma camada celular interna, que dá origem a novas células cartilaginosas, e em uma camada fibrosa externa. Essa divisão nem sempre é evidente, particularmente no pericôndrio que não está produzindo ativamente nova cartilagem, ou em cartilagens de crescimento muito lento. As alterações que ocorrem durante a diferenciação de novos condrócitos na cartilagem em crescimento estão ilustradas na Figura 7.4.

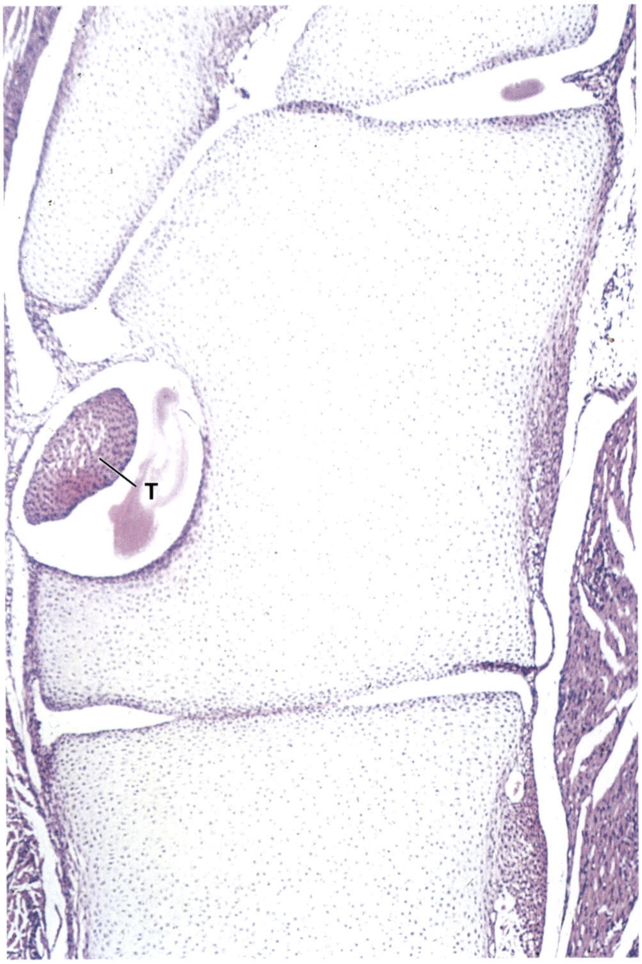

Figura 7.8 Fotomicrografia de várias cartilagens que formam o esqueleto inicial do pé. A cartilagem hialina dos ossos tarsais em desenvolvimento será substituída por osso à medida que a ossificação endocondral avançar. Nesse estágio inicial de desenvolvimento, as articulações sinoviais estão sendo formadas entre os ossos tarsais em desenvolvimento. Observe que as superfícies não articuladas dos modelos de cartilagem hialina dos ossos tarsais estão recobertas por pericôndrio, que também contribui para o desenvolvimento das cápsulas articulares. Além disso, pode-se observar um tendão (*T*) em desenvolvimento em uma endentação da cartilagem no lado *esquerdo* da fotomicrografia. 85×.

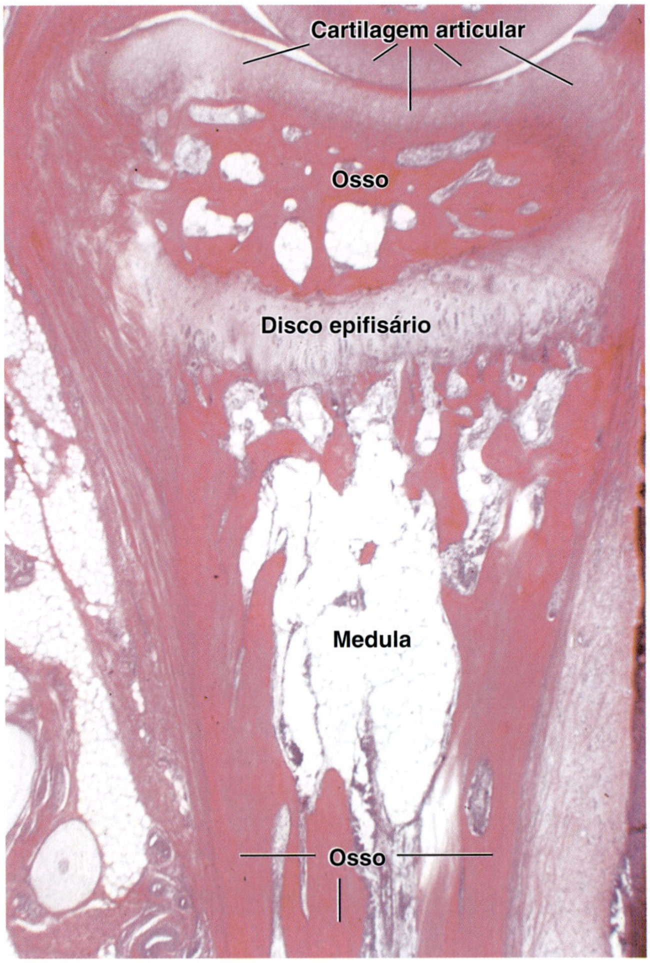

Figura 7.9 Fotomicrografia da extremidade proximal de um osso longo em crescimento. Um disco de cartilagem hialina – a lâmina epifisial – separa a epífise de localização mais proximal da diáfise localizada distalmente à lâmina epifisial. A cartilagem articular da superfície da epífise contribui para a funcionalidade da articulação sinovial, e também é composta por cartilagem hialina. A cartilagem da lâmina epifisial desaparece quando o crescimento longitudinal do osso se completa. A cartilagem articular, no entanto, persiste durante toda a vida. Os espaços no osso são ocupados pela medula óssea. 85×.

A cartilagem hialina das superfícies articulares não contém pericôndrio.

A cartilagem hialina que recobre as superfícies articulares das articulações móveis é denominada cartilagem articular. Em geral, a estrutura da cartilagem articular assemelha-se à da cartilagem hialina. No entanto, a superfície livre ou articular é desprovida de pericôndrio. Do mesmo modo, na superfície oposta, a cartilagem entra em contato direto com o osso e, portanto, também não é revestida por pericôndrio. A cartilagem articular é um remanescente do molde original de cartilagem hialina do osso em desenvolvimento, que persiste durante toda a vida adulta. No adulto, a cartilagem articular tem espessura de 2 a 5 mm e é dividida em quatro zonas (Figuras 7.10 e 7.11):

- A zona superficial (tangencial) é uma região resistente à pressão, mais próxima da superfície articular. Contém numerosos condrócitos alongados e achatados, circundados por uma condensação de fibrilas colágenas do tipo II que estão dispostas em fascículos paralelos à superfície livre da articulação
- A zona intermediária (de transição) fica abaixo da zona superficial e contém condrócitos esféricos distribuídos de modo aleatório dentro da matriz. As fibrilas colágenas são pouco organizadas e estão dispostas obliquamente em relação à superfície
- A zona profunda (radial) caracteriza-se por pequenos condrócitos esféricos, dispostos em colunas curtas perpendiculares à superfície livre da cartilagem. As fibrilas colágenas estão dispostas entre as colunas de condrócitos paralelas ao eixo longo do osso (ver Figura 7.11)
- A zona calcificada caracteriza-se por matriz calcificada, com pequenos condrócitos. Essa zona é separada da zona profunda (radial) por uma linha lisa, ondulante e densamente calcificada, denominada junção osteocondral. Acima dessa linha, a proliferação dos condrócitos dentro das lacunas da cartilagem produz as novas células para o crescimento intersticial. Na renovação da cartilagem articular, os condrócitos migram dessa região para a superfície articular. A zona calcificada está localizada sobre o osso subcondral (uma camada logo abaixo da cartilagem articular) e

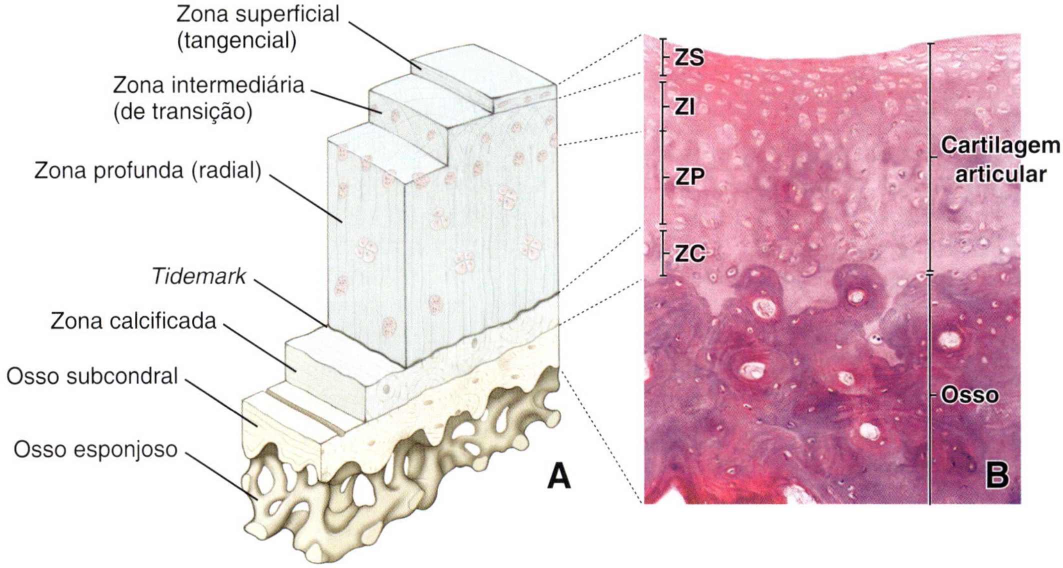

Figura 7.10 Diagrama e fotomicrografia da cartilagem articular. A. Este diagrama mostra a organização da rede de colágeno e dos condrócitos nas várias zonas da cartilagem articular. **B.** Fotomicrografia da cartilagem articular normal de um adulto. A zona superficial (*ZS*) exibe condrócitos alongados e achatados. A zona intermediária (*ZI*) contém condrócitos esféricos. A zona profunda (*ZP*) apresenta condrócitos dispostos em colunas curtas. A zona calcificada (*ZC*), que delimita o osso subcondral, exibe pequenos condrócitos circundados pela matriz calcificada. Além disso, apresenta coloração mais fraca em comparação com a matriz das zonas mais superficiais. Uma linha mais escura (*tidemark*) separa a zona calcificada do osso subcondral. 160×.

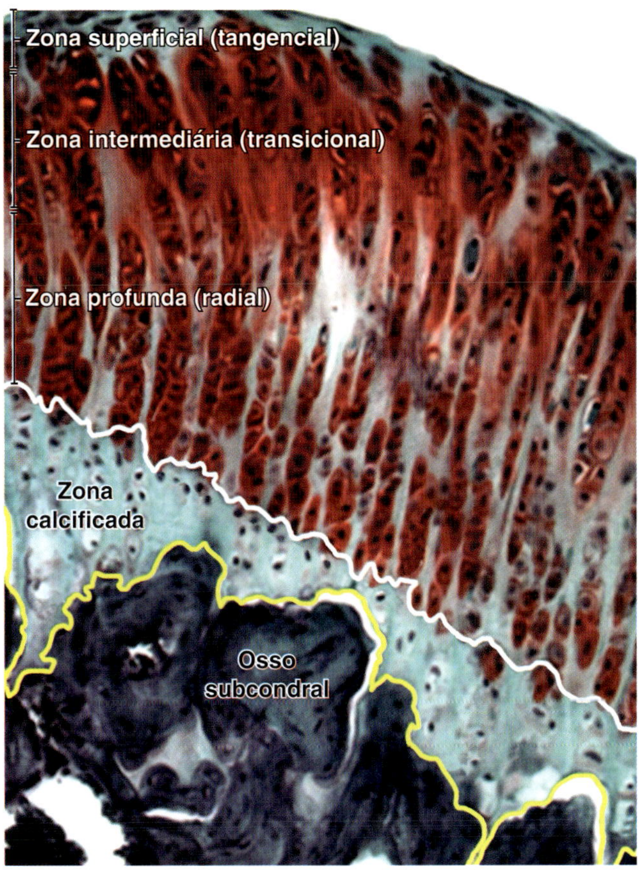

Figura 7.11 Fotomicrografia de cartilagem articular obtida de uma superfície tibial (articulação do joelho) de um rato com 12 semanas de vida. Essa amostra foi corada com safranina O, *fast green* e hematoxilina, comumente usados no exame histológico de cartilagem articular. A zona superficial (tangencial) é corada em verde-claro em razão da elevada condensação de fibrilas de colágeno do tipo II dispostas em fascículos paralelos à superfície livre. A zona intermediária (transicional) e a zona profunda (radial) estão coradas em vermelho-intenso pela safranina O em decorrência da elevada concentração de proteoglicanos cartilagem-específicos (principalmente glicosaminoglicanos sulfatados). A zona calcificada está corada em verde-claro e contém fibrilas de colágeno embebidas na matriz calcificada com alguns condrócitos pequenos. Observar que a zona calcificada está separada da zona profunda pela junção osteocondral que é assinalada pela *linha branca* e pela linha de cemento do osso subcondral, que é indicada pela *linha amarela*. O osso subcondral, que exibe um típico padrão osteonal, está corado em azul-escuro. 240×. (Reproduzida, com autorização, de Schultz M, Molligan J, Schon L, et al. Pathology of the calcified zone of articular cartilage in post-traumatic osteoarthritis in rat knees. *PLoS One.* 2015;10[3]:e0120949.).

sua junção é bem definida pela linha de cemento (ver Figura 7.11). Em resposta à **lesão articular**, é deflagrada calcificação ativa no osso subcondral, resultando na formação de uma lâmina mais espessa de osso subcondral.

O processo de renovação da cartilagem articular madura é muito lento. Esse crescimento lento constitui um reflexo da rede de colágeno do tipo II altamente estável e da meia-vida longa de suas moléculas de proteoglicanos. Além disso, na cartilagem articular saudável, a atividade das metaloproteinases (MMP-1 e MMP-13) é baixa.

■ CARTILAGEM ELÁSTICA

A cartilagem elástica caracteriza-se pela existência de elastina na matriz cartilaginosa.

Além de conter os componentes característicos da matriz da cartilagem hialina, a matriz da cartilagem elástica também apresenta uma densa rede de fibras elásticas ramificadas e anastomosadas, com lâminas de interconexão de material elástico (Figura 7.12 e Prancha 7.3). Essas fibras e lamelas são mais bem demonstradas em cortes de parafina corados com corantes especiais, como a resorcina-fucsina e a orceína. O material elástico confere à cartilagem suas propriedades elásticas, além da resiliência e maleabilidade características da cartilagem hialina.

A cartilagem elástica é encontrada na orelha externa, nas paredes do meato acústico externo, na tuba auditiva e na epiglote da laringe. Em todas essas localizações, a cartilagem é circundada por um pericôndrio semelhante ao encontrado ao redor da maior parte das cartilagens hialinas. Diferentemente da cartilagem hialina, que se calcifica com o processo do envelhecimento, a matriz de cartilagem elástica não se calcifica durante o envelhecimento.

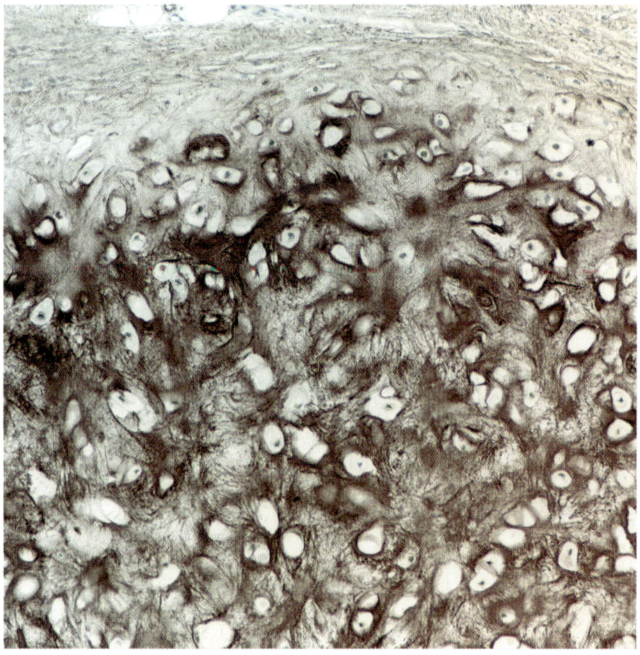

Figura 7.12 Fotomicrografia da cartilagem elástica da epiglote. Esta amostra foi corada com orceína e revela as fibras elásticas, coradas de *marrom*, na matriz cartilaginosa. As fibras elásticas são de vários tamanhos e constituem uma parte significativa da cartilagem. Os núcleos dos condrócitos são evidentes em muitas das lacunas. O pericôndrio é visível na parte superior da fotomicrografia. 180×.

■ FIBROCARTILAGEM

A fibrocartilagem consiste em condrócitos e sua matriz extracelular, em associação a tecido conjuntivo denso.

A fibrocartilagem é uma combinação de tecido conjuntivo modelado e de cartilagem hialina. Os condrócitos estão dispersos de modo peculiar entre as fibras colágenas, em fileiras e em grupos isógenos (Figura 7.13 e Prancha 7.4). Esses condrócitos têm morfologia semelhante à daqueles da cartilagem hialina, mas apresentam quantidade consideravelmente menor de matriz extracelular cartilaginosa. Além disso, não há pericôndrio circundante, como no caso da cartilagem hialina e da cartilagem elástica. Em um corte histológico de fibrocartilagem, pode-se observar, em geral, uma população de células com núcleos arredondados e uma pequena quantidade de matriz fundamental (não fibrilar) circundante. Esses núcleos pertencem aos condrócitos. Nas áreas fibrosas há núcleos achatados ou alongados que pertencem aos fibroblastos.

A fibrocartilagem costuma ser encontrada nos discos intervertebrais, na sínfise púbica, nos discos articulares das articulações esternoclavicular e temporomandibular, nos meniscos da articulação do joelho, no complexo de fibrocartilagem triangular do punho e em certos locais em que os tendões se inserem aos ossos. A existência de fibrocartilagem nesses locais indica que o tecido necessita de resistência tanto

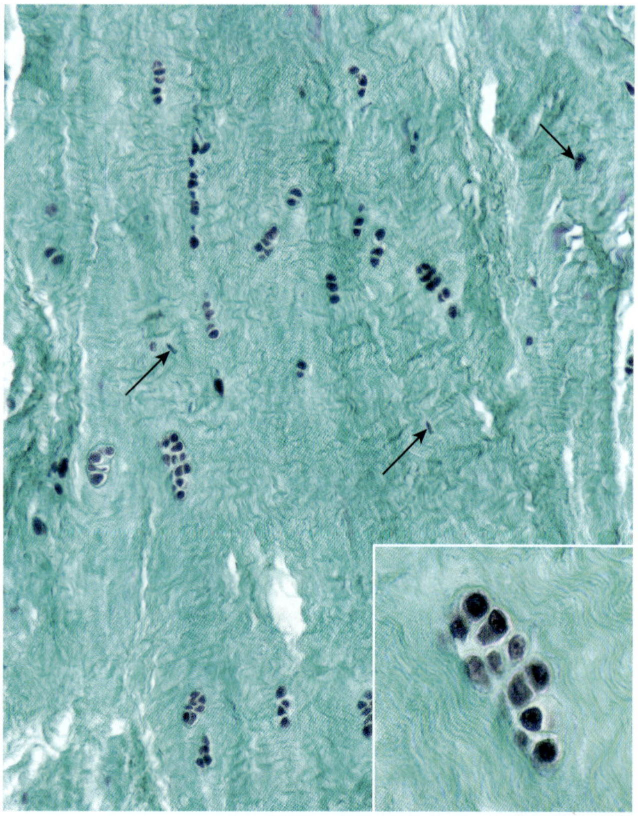

Figura 7.13 Fotomicrografia da cartilagem de um disco intervertebral. As fibras colágenas estão coradas em *verde* nesta preparação com coloração tricômica de Gomori. O tecido apresenta aspecto fibroso e contém um número relativamente pequeno de fibroblastos com núcleos alongados (*setas*), bem como condrócitos mais numerosos com núcleos esféricos e escuros. Os condrócitos se organizam em grupos celulares próximos dispostos em fileiras entre as fibras colágenas ou em grupos isógenos. 60×. **Detalhe**. Maior aumento de um grupo isógeno. Nos grupos isógenos, os condrócitos estão contidos nas lacunas. Caracteristicamente, há pouca matriz cartilaginosa circundando os condrócitos. 700×.

à compressão quanto às forças de cisalhamento. A cartilagem atua, em grande parte, como um amortecedor de choque. O grau com que essas forças ocorrem se reflete na quantidade de componentes de matriz cartilaginosa presente.

A matriz extracelular da fibrocartilagem caracteriza-se pela existência de fibrilas colágenas dos tipos I e II.

As células na fibrocartilagem sintetizam uma ampla variedade de moléculas da matriz extracelular, não apenas durante o estágio de seu desenvolvimento, mas também durante o seu estado maduro totalmente diferenciado. Em consequência, a fibrocartilagem tem a capacidade de responder a mudanças no ambiente externo (como forças mecânicas, alterações nutricionais e mudança nos níveis de hormônios e fatores de crescimento). A matriz extracelular da fibrocartilagem contém quantidades significativas de colágeno do tipo I (característico da matriz do tecido conjuntivo) e de colágeno do tipo II (característico da cartilagem hialina).

As proporções relativas desses colágenos podem variar. Assim, por exemplo, os meniscos da articulação do joelho contêm pouco colágeno do tipo II, enquanto o disco intervertebral contém quantidades iguais de fibras colágenas dos tipos I e II. A razão entre colágeno do tipo I e colágeno do tipo II na fibrocartilagem modifica-se com a idade. No indivíduo idoso, existe maior quantidade de colágeno do tipo II, em virtude da atividade metabólica dos condrócitos, que produzem e liberam continuamente fibrilas colágenas do tipo II na matriz circundante. Além disso, a matriz extracelular de fibrocartilagem contém quantidades maiores de versicano (um monômero de proteoglicano secretado pelos fibroblastos) do que de agrecano (produzido pelos condrócitos). O versicano também pode ligar-se ao ácido hialurônico para formar agregados de proteoglicanos altamente hidratados (ver Quadro 6.4, no Capítulo 6, *Tecido Conjuntivo*). A **degeneração dos discos intervertebrais** está associada à degradação proteolítica dos agregados de proteoglicanos que ficam na matriz extracelular da fibrocartilagem.

■ CONDROGÊNESE E CRESCIMENTO DA CARTILAGEM

A maior parte da cartilagem origina-se do mesênquima durante a condrogênese.

A condrogênese – o processo de desenvolvimento da cartilagem – inicia-se com a agregação de células mesenquimatosas para formar massa de células arredondadas e muito próximas umas das outras. Na cabeça, a maior parte da cartilagem origina-se de agregados de ectomesênquima derivados das células da crista neural. O local de formação da cartilagem hialina é inicialmente reconhecido por um agregado de células mesenquimatosas ou ectomesenquimatosas, conhecido como nódulo condrogênico. A expressão do fator de crescimento SOX-9 desencadeia a diferenciação dessas células em condroblastos, os quais, em seguida, secretam matriz cartilaginosa (a expressão do SOX-9 coincide com a secreção de colágeno do tipo II). Os condroblastos afastam-se progressivamente, à medida que depositam a matriz. Quando estão completamente circundados por matriz extracelular, essas células são denominadas condrócitos. O tecido mesenquimatoso que circunda imediatamente o nódulo condrogênico dá origem ao pericôndrio.

A condrogênese é regulada por muitas moléculas, incluindo ligantes extracelulares, receptores nucleares, fatores de transcrição, moléculas de adesão e proteínas da matriz. Especificamente, o agrecano, um proteoglicano da matriz da cartilagem, desempenha importante papel durante a condrogênese. Estudos experimentais revelaram que o agrecano é necessário para diferenciação dos condrócitos a partir das células condroprogenitoras. A ocorrência de mutações no **gene do agrecano (ACAN)** nos seres humanos provoca cessação precoce do crescimento das cartilagens epifisiais nos ossos longos (apesar da puberdade cronologicamente normal). Essa condição está ligada à **displasia espondiloepimetafisária**, um distúrbio esquelético caracterizado por baixa estatura grave (nanismo) com maturação óssea avançada e início precoce de osteoartrite (ver Boxe 7.1). Além disso, o crescimento e o desenvolvimento do esqueleto cartilaginoso são influenciados por forças biomecânicas. Elas não apenas regulam o formato, a regeneração e o envelhecimento da cartilagem, como também modificam as interações das células com a matriz extracelular dentro da cartilagem.

A cartilagem apresenta dois tipos de crescimento: aposicional e intersticial.

Com o início da secreção da matriz, o crescimento da cartilagem continua por meio de uma combinação de dois processos:

- O crescimento aposicional, isto é, o processo que forma nova cartilagem na superfície de uma cartilagem existente
- O crescimento intersticial, isto é, o processo que forma nova cartilagem dentro de massa de cartilagem existente.

As novas células cartilaginosas produzidas durante o crescimento aposicional originam-se da porção interna do pericôndrio circundante. As células assemelham-se a fibroblastos quanto a formato e função, produzindo o componente colágeno do pericôndrio (colágeno do tipo I). No entanto, quando o crescimento cartilaginoso é iniciado, as células sofrem um processo de diferenciação orientado pela expressão do fator de transcrição SOX-9. Os prolongamentos citoplasmáticos desaparecem, o núcleo torna-se arredondado, e o citoplasma aumenta em quantidade e proeminência. Essas alterações levam à diferenciação da célula em um condroblasto. Os condroblastos atuam na produção da matriz cartilaginosa, incluindo a secreção de colágeno do tipo II. A nova matriz aumenta a massa cartilaginosa, enquanto novos fibroblastos são produzidos simultaneamente para manter a população celular do pericôndrio.

As novas células cartilaginosas produzidas durante o crescimento intersticial originam-se da divisão dos condrócitos dentro de suas lacunas (ver Figura 7.4). Isso somente é possível porque os condrócitos retêm a capacidade de mitose, e a matriz circundante é distensível, possibilitando, assim, uma atividade secretora adicional. No início, as células-filhas dos condrócitos em divisão ocupam a mesma lacuna. Com a secreção de nova matriz, as células-filhas se separam e cada célula passa a ocupar a sua própria lacuna. Com a secreção contínua de matriz, as células afastam-se ainda mais umas das outras. Por conseguinte, o crescimento global da cartilagem resulta da secreção intersticial de novo material da matriz pelos condrócitos e pela secreção aposicional do material da matriz por condroblastos recém-diferenciados (Boxe 7.2).

Boxe 7.2

Correlação clínica | Tumores malignos da cartilagem – Condrossarcomas

Condrossarcomas geralmente são tumores malignos de crescimento lento, caracterizados por secreção de matriz cartilaginosa. Nos EUA, em torno de 3,6% dos tumores ósseos primários diagnosticados a cada ano consistem em condrossarcomas. São os segundos tumores ósseos produtores de matriz mais comuns depois dos osteossarcomas (tumores malignos formadores de osso). Ocorrem mais frequentemente nos homens que nas mulheres e geralmente acometem indivíduos a partir dos 45 anos.

Os condrossarcomas originam-se predominantemente no esqueleto axial (e, mais comumente, acometem vértebras, pelve, costelas, escápula e esterno) e nas metáfises das extremidades proximais dos ossos longos (com mais frequência, o fêmur e o úmero). O sintoma mais comum relatado pelos pacientes consiste em dor profunda, frequentemente presente há vários meses e, tipicamente, de caráter vago. Como o tecido cartilaginoso está comprimido dentro do osso, na maioria dos casos, o crescimento inicial de um tumor não pode ser palpado. As radiografias, a tomografia computadorizada e a ressonância magnética são essenciais para o diagnóstico inicial e, posteriormente, para a avaliação da extensão dos tumores intramedulares profundos.

Os condrossarcomas são classificados em graus, os quais se correlacionam fortemente com o prognóstico. Ao exame microscópico, o grau 1 representa o tumor de menor agressividade, enquanto o grau 3 refere-se ao tumor mais agressivo. Os condrossarcomas, em sua maioria (90%), são classificados patologicamente como convencionais (graus 1 e 2); raramente metastatizam, e são compostos por cartilagem hialina, que infiltra a cavidade da medula óssea e circunda as trabéculas ósseas existentes (Figura B.7.2.1). Com frequência, são observados múltiplos condroblastos em uma única lacuna, que são geralmente binucleados, com padrões nucleares pleomórficos e hipercromáticos. A matriz cartilaginosa também pode sofrer mineralização e ossificação endocondral subsequente. A disseminação metastática para os pulmões e linfonodos está mais frequentemente associada a tumores de grau 3.

A localização imuno-histoquímica dos tipos de colágeno pode ser usada para determinar o estágio de diferenciação tecidual que pode ser um indicador prognóstico e confirmar o diagnóstico. A existência de **colágeno dos tipos II e X** e do proteoglicano **agrecano** em biopsias indica tumores maduros associados a um prognóstico satisfatório. Por outro lado, a existência de **colágeno do tipo I** indica alterações na matriz extracelular para tipos indiferenciados (fibrosos) do tumor, com prognóstico mais sombrio. Além disso, o **fator de transcrição SOX-9**, essencial para a diferenciação das células mesenquimatosas em condroblastos durante o desenvolvimento fetal normal, é expresso nos condrossarcomas.

O tratamento do condrossarcoma é basicamente cirúrgico. O tumor é amplamente excisado. A quimioterapia e a radioterapia têm valor limitado. Os pacientes com tumores de baixo grau adequadamente ressecados apresentam uma excelente taxa de sobrevida.

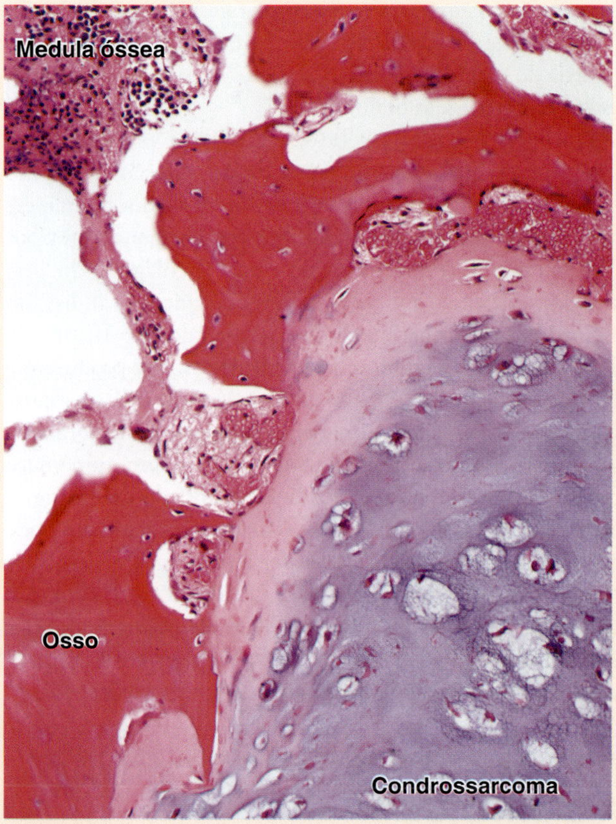

Figura B.7.2.1 Fotomicrografia de um condrossarcoma (grau 1) da epífise de um osso longo, corado por hematoxilina e eosina (H-E). Esta fotomicrografia mostra massa tecidual de condrossarcoma infiltrando os espaços intertrabeculares da medula óssea. Observe condrócitos malignos em vários estágios de maturidade. A pequena área de medula óssea ativa é visível no canto *superior esquerdo* da imagem. 240×. (Cortesia da Dra. Fabiola Medeiros.)

■ REPARO DA CARTILAGEM HIALINA

A cartilagem tem capacidade limitada de reparo.

A cartilagem consegue tolerar estresse intenso e repetitivo considerável. No entanto, quando danificada, manifesta incapacidade notável de cicatrização, até mesmo nas lesões de menor importância. Essa falta de resposta à lesão é atribuível à natureza avascular da cartilagem, à imobilidade dos condrócitos e à capacidade limitada de proliferação dos condrócitos maduros. Pode ocorrer algum reparo, mas apenas quando o defeito envolve somente o pericôndrio. Nessas lesões, o reparo resulta da atividade de células progenitoras pluripotentes localizadas no pericôndrio. Contudo, mesmo assim, ocorre produção de poucas células cartilaginosas, ou nenhuma. O reparo envolve principalmente a produção de tecido conjuntivo denso.

No nível molecular, o reparo da cartilagem representa um equilíbrio provisório entre o depósito de colágeno do tipo I na forma de tecido cicatricial e a reparação por meio da expressão de colágenos específicos da cartilagem. No entanto, nos adultos, observa-se comumente o desenvolvimento de novos vasos sanguíneos no local da ferida em processo de cicatrização, o que estimula o crescimento do osso em vez de reparo verdadeiro da cartilagem. A capacidade limitada de renovação da cartilagem pode causar problemas significativos na cirurgia cardiotorácica, como a cirurgia de revascularização do miocárdio, quando é necessário seccionar a cartilagem costal para ter acesso à cavidade torácica. Vários tratamentos podem melhorar a cicatrização da cartilagem articular, incluindo enxertos pericondrais, transplante de células autólogas, inserção de matrizes artificiais e aplicação de fatores de crescimento.

Quando a cartilagem hialina calcifica, é substituída por osso.

A cartilagem hialina é propensa à calcificação, um processo em que cristais de fosfato de cálcio são integrados à matriz cartilaginosa. A matriz da cartilagem hialina sofre calcificação quando:

- Ocorre calcificação da porção da cartilagem articular que está em contato com o tecido ósseo em crescimento e os ossos do indivíduo adulto, mas não da porção superficial
- A calcificação sempre ocorre na cartilagem que está prestes a ser substituída por osso (ossificação endocondral) durante o período de crescimento do indivíduo
- A cartilagem hialina no adulto sofre calcificação com o tempo, como parte do processo de envelhecimento.

Na maioria das situações, se houver tempo suficiente, a cartilagem que se calcifica é substituída por osso. Por exemplo, nos indivíduos idosos, porções dos anéis cartilaginosos na traqueia são frequentemente substituídas por tecido ósseo (Figura 7.14). Os condrócitos geralmente obtêm todos os seus nutrientes e descartam os resíduos por difusão de materiais através da matriz. Quando a matriz se torna intensamente calcificada, a difusão é impedida, e os condrócitos intumescem e morrem. A consequência final desse evento é a remoção da matriz calcificada e a sua substituição por osso.

Muitos pesquisadores acreditam que o processo de remoção da cartilagem envolve um tipo específico de célula, designado condroclasto. Tal célula é descrita como semelhante ao osteoclasto, tanto na sua morfologia quanto na sua função lítica. Foram conduzidos estudos iniciais sobre a estrutura e a função dos condroclastos na mandíbula em desenvolvimento, em que a reabsorção da cartilagem de Meckel não é seguida de substituição óssea (ossificação endocondral). Foram também observados **condroclastos** na superfície profunda da cartilagem articular reabsorvida em algumas doenças articulares. Por exemplo, essas células multinucleadas foram identificadas em erosões da cartilagem articular, tanto calcificada quanto não calcificada, na **artrite reumatoide**. Estudos imunocitoquímicos recentes de condroclastos obtidos de amostras de articulação patológica

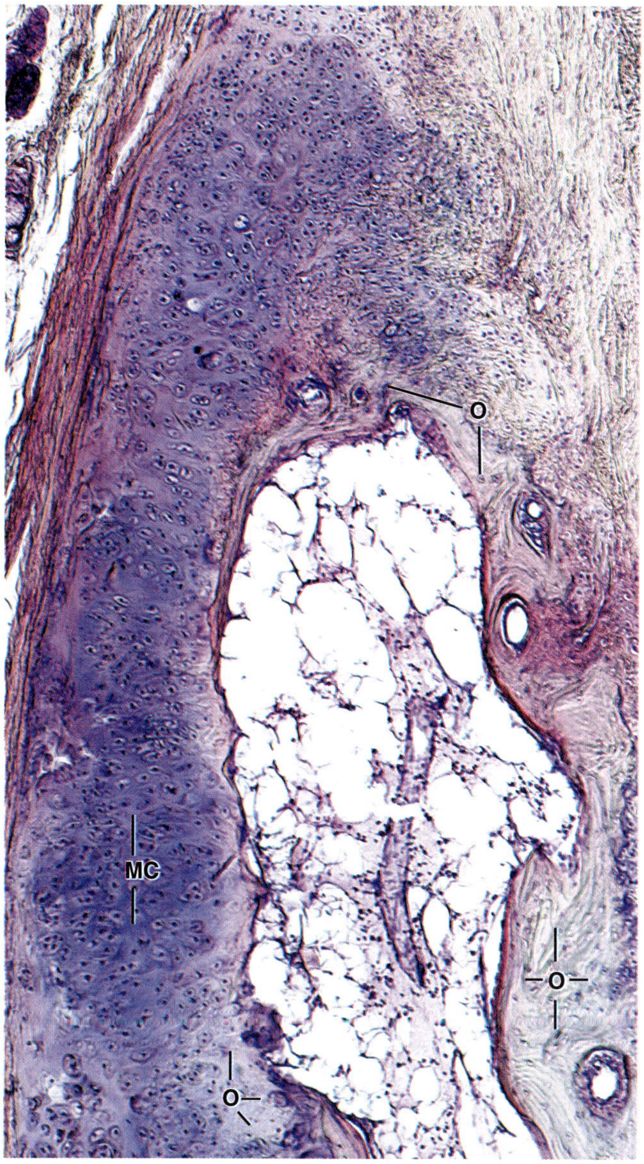

Figura 7.14 Fotomicrografia de um anel traqueal de um indivíduo idoso, corado por hematoxilina e eosina (H-E). As áreas mais escuras e um tanto basofílicas no lado *esquerdo* da fotomicrografia representam a matriz cartilaginosa (*MC*) normal. As áreas mais claras e mais eosinófilas representam o tecido ósseo (*O*) que substituiu a matriz cartilaginosa original. Houve formação de uma grande cavidade medular na estrutura cartilaginosa, que é visível no *centro* da fotomicrografia. 75×.

demonstraram que os condroclastos expressam o **fenótipo do tipo osteoclasto**. É provável que os condroclastos sejam osteoclastos maduros, os quais têm capacidade de reabsorver a cartilagem e são encontrados nos locais nos quais a cartilagem está sendo removida.

RESUMO

Cartilagem

VISÃO GERAL DA CARTILAGEM

- A **cartilagem** é uma forma de tecido conjuntivo sólida, firme e ligeiramente maleável, composta por **condrócitos** e **matriz extracelular** altamente especializada (que constitui 95% do volume da cartilagem)
- Os condrócitos se localizam nas **lacunas** circundadas por matriz extracelular
- A cartilagem é uma **estrutura avascular**; por conseguinte, a composição da matriz extracelular é essencial para a difusão das substâncias entre os condrócitos e os vasos sanguíneos no tecido conjuntivo adjacente
- Existem três tipos principais de cartilagem: **cartilagem hialina**, **cartilagem elástica** e **fibrocartilagem**.

CARTILAGEM HIALINA

- A **matriz extracelular** não fibrilar (fundamental), amorfa e homogênea da cartilagem hialina é produzida por condrócitos e tem aparência vítrea
- A **matriz da cartilagem hialina** apresenta três classes de moléculas: **moléculas de colágeno** (principalmente do tipo II e outros colágenos específicos da cartilagem, por exemplo, os tipos VI, IX, X, XI); **agregados de proteoglicanos**, que contêm glicosaminoglicanos (GAGs); e **glicoproteínas multiadesivas**
- A substância fundamental da cartilagem hialina contém três tipos de GAGs: **ácido hialurônico**, **sulfato de condroitina** e **sulfato de queratano**. Os dois últimos GAGs ligam-se a uma proteína central para formar um **monômero de proteoglicano**. O agrecano é o monômero de proteoglicano mais abundante na cartilagem hialina
- As moléculas de **ácido hialurônico** interagem com muitas moléculas de agrecano para formar grandes **agregados de proteoglicanos**. Suas cargas elétricas negativas ligam-se a muitas moléculas de água, mantendo-as ligadas
- Os **condrócitos** distribuem-se de modo singular ou em agrupamentos, denominados **grupos isógenos**
- A matriz extracelular que circunda cada condrócito (**matriz capsular**) ou o grupo isógeno (**matriz territorial**) varia quanto ao conteúdo de colágeno e propriedades de coloração. A **matriz interterritorial** circunda a matriz territorial e ocupa o espaço entre grupos isógenos
- O **pericôndrio** (que consiste em tecido conjuntivo firmemente aderido) circunda a cartilagem hialina e não é encontrado nas superfícies livres ou articulares da cartilagem articular nas articulações sinoviais
- A cartilagem hialina é um tecido essencial no desenvolvimento do esqueleto fetal (**ossificação endocondral**) e na maioria dos ossos em crescimento (**lâminas epifisiais**).

CARTILAGEM ELÁSTICA

- A **cartilagem elástica** contém componentes normais de matriz da cartilagem hialina com o acréscimo de uma densa rede de **fibras elásticas** e **lâminas interconectantes de material elástico**
- A existência de **elastina** na matriz extracelular confere à cartilagem elástica muita flexibilidade para suportar arqueamento repetitivo
- A cartilagem elástica é encontrada na **orelha externa**, na **orelha média** e na **laringe**. É sempre circundada pelo pericôndrio
- A matriz da cartilagem elástica **não calcifica** durante o processo de envelhecimento.

FIBROCARTILAGEM

- A **fibrocartilagem** é uma combinação de tecido conjuntivo denso modelado e de cartilagem hialina
- Em geral, a fibrocartilagem é encontrada nos discos intervertebrais, na sínfise púbica e na inserção de tendões, e em estruturas dentro de determinadas articulações (p. ex., meniscos da articulação do joelho)
- A **matriz extracelular** da fibrocartilagem contém quantidades variáveis de **fibrilas colágenas dos tipos I e II**. Além disso, a substância fundamental contém mais moléculas de **versicano** do que de agrecano.

CONDROGÊNESE E CRESCIMENTO DA CARTILAGEM

- A maior parte da cartilagem origina-se do mesênquima durante a **condrogênese**. A expressão do **fator de transcrição SOX-9** desencadeia a diferenciação das células mesenquimatosas em células produtoras de cartilagem, denominadas **condroblastos**
- A cartilagem apresenta dois tipos de crescimento: **crescimento aposicional** (que forma nova cartilagem na superfície de uma cartilagem existente) e **crescimento intersticial** (que forma nova cartilagem por divisão mitótica dos condrócitos na massa cartilaginosa existente).

REPARO DA CARTILAGEM HIALINA

- Em virtude de sua natureza avascular, a cartilagem tem **capacidade limitada de reparo**. O reparo envolve principalmente a produção de tecido conjuntivo denso
- No processo de envelhecimento, a cartilagem hialina tende a sofrer **calcificação** e é substituída por osso.

PRANCHA 7.1 ■ Cartilagem hialina

A **cartilagem hialina** é uma forma avascular de tecido conjuntivo, composta por células denominadas **condrócitos** e de matriz extracelular de aparência homogênea e altamente especializada. A matriz da cartilagem hialina contém moléculas de **colágeno do tipo II**, **agregados de proteoglicanos** e **glicoproteínas multiadesivas**. Além do colágeno do tipo II, que constitui a maior parte das fibrilas, a matriz da cartilagem hialina contém certa quantidade de colágenos dos tipos VI, IX, X e XI, denominados **colágenos específicos da cartilagem**. Todas as moléculas de colágeno interagem umas com as outras em um arranjo semelhante a um feltro tridimensional. A matriz é altamente hidratada – mais de 60% de seu peso líquido consiste em água, cuja maior parte está ligada a agregados de proteoglicanos (monômeros de agrecano ligados a uma longa molécula de ácido hialurônico).

A cartilagem hialina é encontrada no adulto como arcabouço estrutural para a laringe, a traqueia e os brônquios; ocorre nas extremidades articulares das costelas e na superfície das articulações sinoviais. Além disso, a cartilagem hialina constitui grande parte do esqueleto fetal e desempenha importante papel no crescimento da maioria dos ossos. Em quase todas as partes onde está presente, exceto na superfície das articulações sinoviais, a cartilagem hialina é circundada por tecido conjuntivo denso não modelado, denominado **pericôndrio**.

A cartilagem hialina se desenvolve por **crescimento aposicional** (adição de nova cartilagem à sua superfície pelos condroblastos) e **crescimento intersticial** (divisão e diferenciação dos condrócritos na matriz extracelular). As células recém-divididas produzem nova matriz cartilaginosa, com consequente expansão do volume da cartilagem a partir de seu interior. Por conseguinte, o crescimento global da cartilagem resulta da secreção intersticial de nova matriz pelos condrócitos e da secreção aposicional de matriz por condroblastos recém-diferenciados.

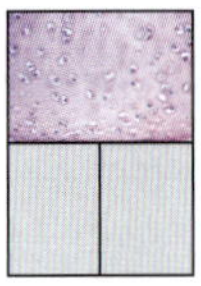

Cartilagem hialina, traqueia, ser humano, H-E, 450×.

Esta fotomicrografia mostra a cartilagem hialina da traqueia, conforme observada em uma amostra preparada rotineiramente. A cartilagem aparece como uma expansão avascular do material da matriz e uma população de células, denominadas **condrócitos** (*Co*). Os condrócitos produzem a matriz; o espaço ocupado por cada condrócito é denominado **lacuna** (*L*). O **pericôndrio** (*P*) é uma cobertura de tecido conjuntivo que circunda a cartilagem e está em aposição imediata a ela. O pericôndrio atua como fonte de novos condrócitos durante o **crescimento aposicional** da cartilagem. Com frequência, o pericôndrio exibe duas camadas distintas: uma camada externa mais fibrosa e uma camada interna, mais celular. A camada interna e mais celular, que contém condroblastos e células condroprogenitoras, proporciona o crescimento externo.

A **matriz cartilaginosa** contém fibrilas colágenas mascaradas pela substância fundamental na qual estão imersas; por conseguinte, as fibrilas não são evidentes. A matriz também contém, dentre outros componentes, glicosaminoglicanos sulfatados que exibem basofilia na coloração pela hematoxilina ou por outros corantes básicos. Além disso, o material da matriz que circunda imediatamente uma lacuna tende a se corar mais intensamente com corantes básicos. Essa região é designada **cápsula** (*Cap*). Não raro, a matriz pode aparentemente ter uma coloração mais intensa em áreas localizadas (*asteriscos*), que se assemelham muito à matriz da cápsula. Isso resulta da inclusão de uma cápsula dentro da espessura do corte e não da lacuna que a circunda.

Com frequência, dois ou mais condrócitos estão localizados muito próximos uns dos outros, separados apenas por uma fina lâmina de matriz. São agrupamentos celulares isógenos, que se originam de uma única célula predecessora. A proliferação de novos condrócitos por esse processo, com consequente adição de matriz, resulta no **crescimento intersticial** da cartilagem.

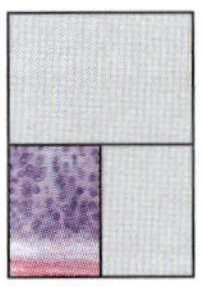

Cartilagem hialina, traqueia, ser humano, H-E, 160×.

A cartilagem hialina nesta fotomicrografia provém de uma amostra obtida pouco depois da morte e mantida resfriada durante a fixação. Esse procedimento diminui a perda dos grupos sulfato de carga negativa; por conseguinte, a matriz é corada mais intensamente com hematoxilina. Além disso, observe as cápsulas muito distintas e intensamente coradas (*setas*) que circundam os condrócitos. A cápsula representa o local onde os glicosaminoglicanos sulfatados estão mais concentrados. Diferentemente da basofilia da matriz cartilaginosa, o **pericôndrio** (*P*) é corado com eosina. A região fracamente corada entre o pericôndrio e a matriz intensamente corada é a matriz que ainda não amadureceu. Essa matriz tem menor número de grupos sulfato.

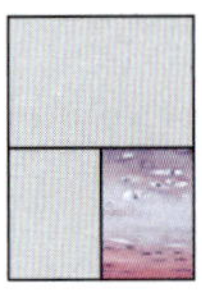

Cartilagem hialina, traqueia, ser humano, H-E, 850×.

Esta fotomicrografia de maior aumento revela a área limitada pelo *retângulo* na figura *inferior à esquerda*. Os condrócitos (*Co*) na *parte superior* da fotomicrografia representam um grupo isógeno e estão produzindo material da matriz para o crescimento intersticial. A cápsula ainda não está evidente. A área basofílica de coloração fraca revela a existência de condrócitos imaturos (*setas*) no pericôndrio (*P*). De localização mais próxima da matriz cartilaginosa, dentro do **pericôndrio** (*P*), há vários condrócitos que exibem citoplasma pouco distinto e núcleos alongados. Essas células consistem em condrócitos formadores (*CoF*) que estão apenas começando a produzir material da matriz ou que irão fazê-lo em breve. Por outro lado, os núcleos próximos à borda inferior da fotomicrografia são núcleos de fibroblastos (*Fib*) e pertencem à camada externa do pericôndrio. Observe o grau de atenuação de seus núcleos, em comparação com os núcleos dos condroblastos formadores da camada pericondral interna.

Cap, Cápsula
Co, Condrócitos
CoF, Condrócitos formadores
Fib, Fibroblastos
L, Lacuna
P, Pericôndrio
Asterisco, Cápsula de uma lacuna, mas com lacuna e condrócito contido não incluídos na espessura do corte
Setas, Condrócitos imaturos

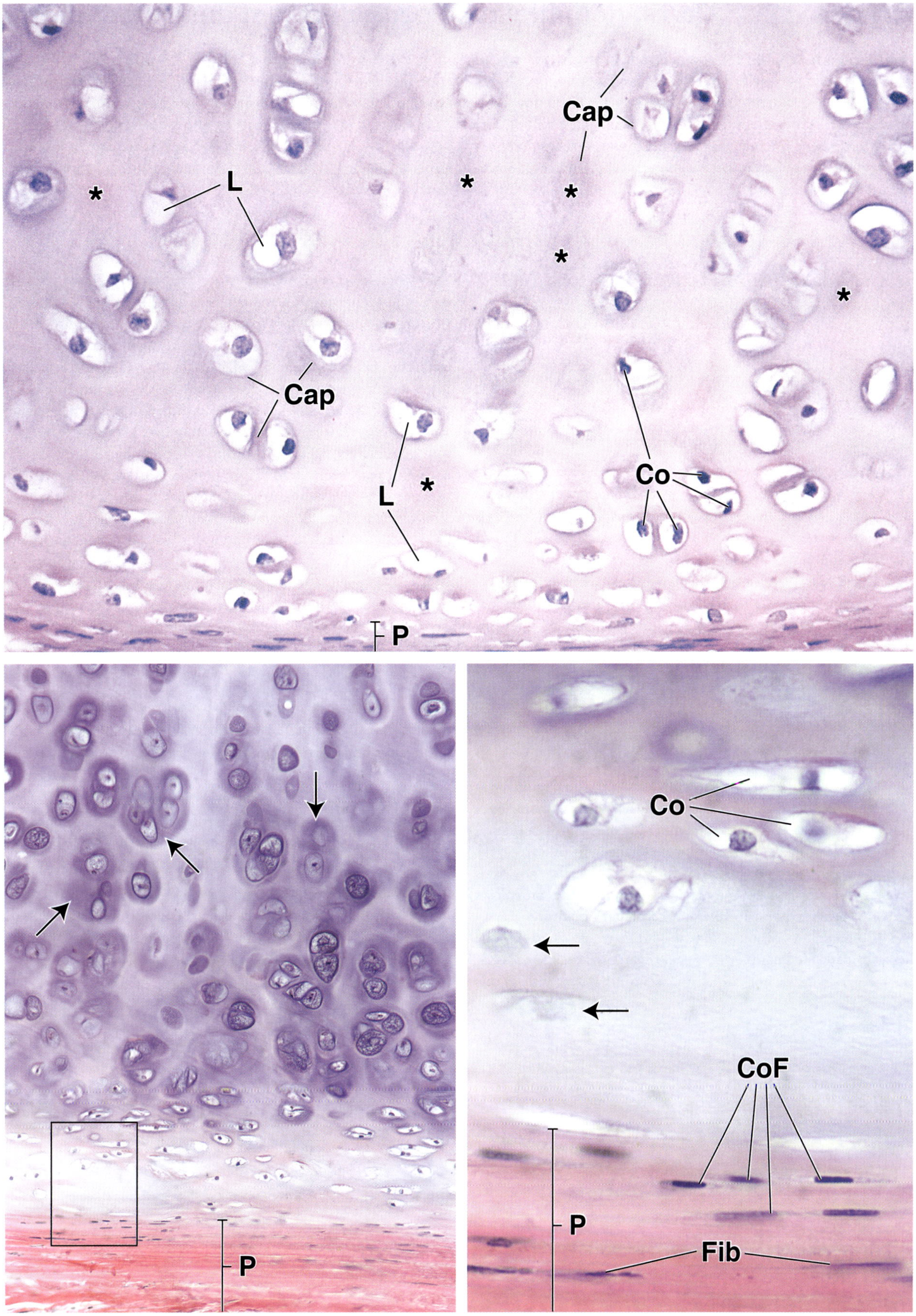
Cap
L
*
Cap
L
Co
P
CoF
Fib

PRANCHA 7.2 ■ Cartilagem hialina e esqueleto em desenvolvimento

A **cartilagem hialina** ocorre como precursor dos ossos que se desenvolvem no feto pelo processo de ossificação endocondral. Essa cartilagem é substituída por tecido ósseo, exceto nos locais nos quais um osso entra em contato com outro, como em uma articulação móvel. Nesses locais, a cartilagem persiste e cobre a extremidade de cada osso (cartilagem articular), proporcionando uma superfície lisa e bem lubrificada, contra a qual a extremidade de um osso se move sobre a outra na articulação. Além disso, em virtude de sua capacidade de crescimento intersticial, a cartilagem persiste nos ossos de sustentação do peso e em outros ossos longos na forma de lâmina de crescimento enquanto houver crescimento em comprimento. O papel desempenhado pela cartilagem hialina no crescimento ósseo é considerado de modo sucinto a seguir, e com mais detalhes nas Pranchas 8.3 e 8.4.

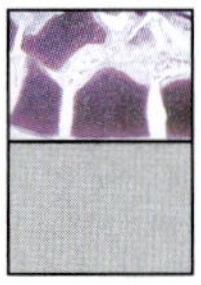

Esqueleto em desenvolvimento, pé fetal, rato, H-E, 85×.

Este corte mostra as **cartilagens** (*C*) que servirão de molde para os ossos do pé. Em vários locais, os ligamentos (*Li*) em desenvolvimento podem ser observados onde se unem às cartilagens. Os núcleos dos fibroblastos nos ligamentos são pouco perceptíveis. Estão alinhados em fileiras e separados das outras fileiras de fibroblastos por fibrilas colágenas. A tonalidade e a intensidade da coloração da matriz cartilaginosa, exceto na periferia, resultam da coloração por H-E. O colágeno da matriz cora-se com eosina enquanto os glicosaminoglicanos sulfatados, também presentes na matriz, coram-se pela hematoxilina. A matriz da cartilagem que está prestes a ser substituída por osso, como aquela mostrada aqui, torna-se impregnada com sais de cálcio, e o cálcio também é sensível à coloração pela hematoxilina. As numerosas e amplas lacunas (vistas como espaços claros dentro da matriz, anteriormente ocupados pelos condrócitos) resultam da hipertrofia dos condrócitos, um evento associado à calcificação da matriz. Por conseguinte, nos locais nos quais essas grandes lacunas são encontradas (*i. e.*, na região central da cartilagem), a matriz é intensamente corada.

Esta figura também mostra que a cartilagem é circundada pelo pericôndrio, exceto onde está voltada para uma **cavidade articular** (*CA*). Aqui, a cartilagem desnuda de pericôndrio forma a superfície. Observe que a cavidade articular é um espaço limitado por cartilagens interconectadas lateralmente por **tecido conjuntivo** (*TC*). O tecido conjuntivo presente na cavidade constitui a membrana sinovial no adulto e contribui para a formação de um líquido lubrificante (líquido sinovial) que preenche a cavidade articular. Todas as superfícies que envolverão a cavidade articular do adulto derivam originalmente do mesênquima. O líquido sinovial é uma substância viscosa que contém, dentre outras substâncias, ácido hialurônico e outros glicosaminoglicanos; pode ser considerado um exsudato de líquido intersticial. O líquido sinovial poderia ser considerado uma extensão da matriz extracelular, porque a cavidade articular não está revestida por um epitélio.

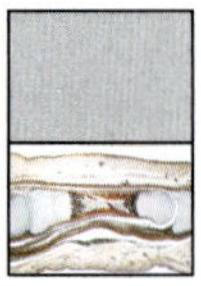

Esqueleto em desenvolvimento, dedo da mão fetal, ser humano, tionina-ácido pícrico, 30×.

Esta fotomicrografia mostra um osso longo do dedo da mão em desenvolvimento e a sua articulação com os ossos distal e proximal. Antes do estágio mostrado aqui, cada osso consistia inteiramente em uma estrutura de cartilagem hialina semelhante às cartilagens observadas na figura anterior, mas com formato semelhante aos ossos longos que irão se desenvolver. Aqui, apenas as extremidades ou epífises do osso permanecem como cartilagem, a **cartilagem epifisária** (*C*). O corpo do osso ou diáfise tornou-se um cilindro de tecido ósseo (*O*) que circunda a **cavidade medular** (*CM*). A região escura nas extremidades da cavidade medular consiste em cartilagem calcificada (*ponta de seta*) que está sendo substituída por osso. O osso nas extremidades da cavidade medular constitui a **metáfise**. Com esse método de coloração, a cartilagem calcificada aparece em *marrom-escuro*. O osso metafisário recém-formado se entremeia com essa cartilagem calcificada em degeneração e é de difícil definição neste pequeno aumento; sua coloração *amarelo-acastanhada* é igual à do osso diafisário. Com a proliferação continuada da cartilagem, o osso cresce em comprimento. Posteriormente, a cartilagem torna-se calcificada; o osso é produzido sobre ela e passa a ocupar o local da cartilagem que foi reabsorvida. Com a interrupção da proliferação da cartilagem e a sua substituição por osso, o crescimento do osso cessa, e apenas a cartilagem localizada na superfície articular permanece. Os detalhes desse processo são explicados nas Pranchas 8.3 e 8.4, que mostram a formação do osso endocondral.

C, Cartilagem
CA, Cavidade articular
CM, Cavidade medular
Li, Ligamento
O, Osso
TC, Tecido conjuntivo
Ponta de seta, Cartilagem calcificada

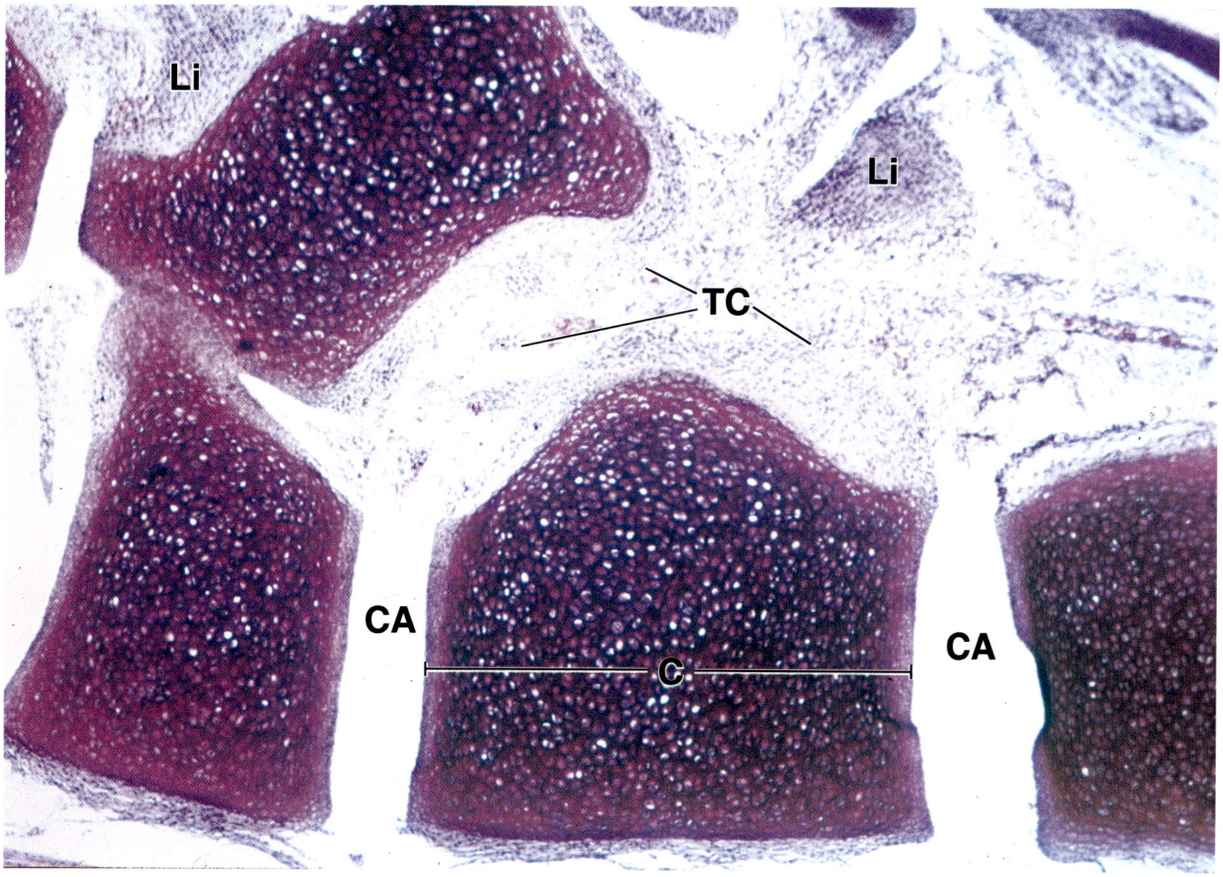
Li
Li
TC
CA
C
CA

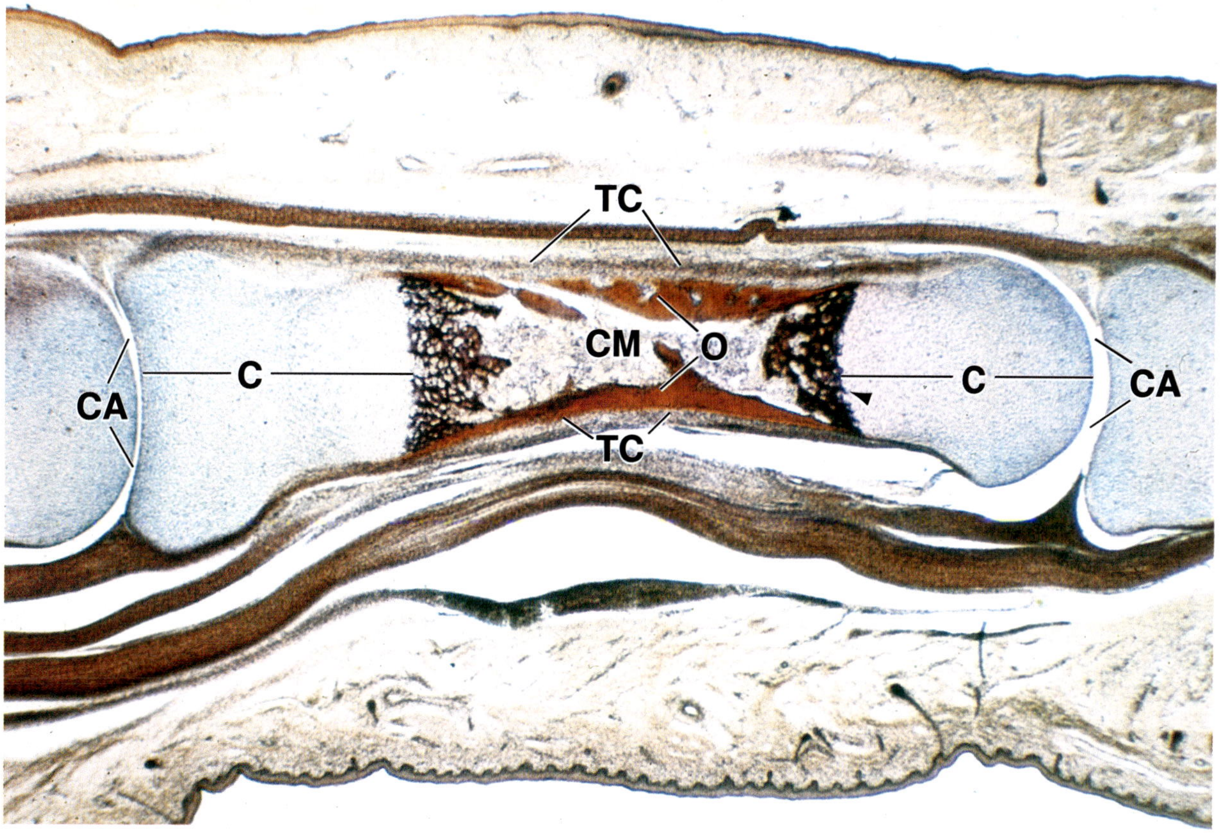
TC
CM
O
C
C
CA
CA
TC

PRANCHA 7.3 ■ Cartilagem elástica

A **cartilagem elástica** tem matriz que contém fibras elásticas e lamelas elásticas, além do colágeno do tipo II e outros componentes encontrados na matriz extracelular da cartilagem hialina. A cartilagem elástica é encontrada na aurícula da orelha externa, na tuba auditiva, na epiglote e em outras partes da laringe (ou seja, cartilagens cuneiformes, processos vocais das cartilagens aritenóideas). O material elástico confere as propriedades de elasticidade, distintas da resiliência, que não são compartilhadas pela cartilagem hialina. A cartilagem elástica é circundada por pericôndrio, e ela também aumenta de tamanho por crescimento tanto aposicional quanto intersticial. No entanto, diferentemente da cartilagem hialina, a cartilagem elástica normalmente não sofre calcificação.

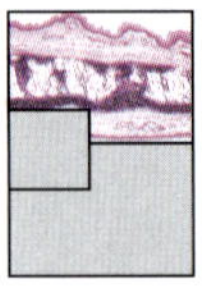

Cartilagem elástica, epiglote, ser humano, coloração por H-E e orceína, 80×.

Este corte de epiglote contém **cartilagem elástica** (*CE*) na sua porção central corada em roxo. Os componentes essenciais da cartilagem, isto é, a matriz contendo fibras elásticas, de coloração *roxa*, e as lacunas claras não coradas circundadas pela matriz são evidentes nesta fotomicrografia de pequeno aumento. O perímetro da cartilagem é recoberto por **pericôndrio** (*P*); sua natureza fibrosa é apenas discretamente visível nesta figura. A epiglote contém numerosas perfurações pequenas (forames epiglóticos); observe a existência de tecido adiposo (*TA*) nesses orifícios. O tecido adiposo nesta fotomicrografia é visível nas bordas da cartilagem elástica.

Acima e abaixo da cartilagem elástica encontra-se o tecido conjuntivo. Cada superfície da epiglote é formada por epitélio estratificado pavimentoso (*EEP*) não queratinizado. As glândulas mucosas (*GM*) podem ser visualizadas no tecido conjuntivo, na parte inferior desta figura.

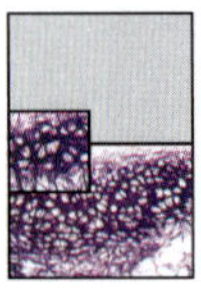

Cartilagem elástica, epiglote, ser humano, coloração por H-E e orceína, 250×; detalhe, 400×.

Esta figura mostra uma área de **cartilagem elástica** em maior aumento. As fibras elásticas aparecem como perfis alongados de cor *roxa* na matriz. São mais evidentes nas bordas da cartilagem, mas são obscurecidas em algumas partes mais profundas da matriz, onde se misturam com o material elástico que forma uma estrutura faveolada em torno das lacunas. **Fibras elásticas** (*E*) também são evidentes no tecido adiposo (*TA*), entre os adipócitos.

Algumas das lacunas na cartilagem estão dispostas em pares, separados por uma placa fina de matriz. A placa de matriz aparece como uma barra entre as lacunas adjacentes. Esse arranjo é um reflexo do crescimento intersticial pela cartilagem, visto que as células cartilaginosas adjacentes se originam da mesma célula-mãe. Com a secreção de matriz extracelular, os condrócitos afastaram-se uns dos outros e secretaram uma placa de matriz cartilaginosa entre eles, formando duas lacunas. Os **condrócitos** (*Co*) mostrados nesta figura ocupam, em sua maioria, apenas parte da lacuna. Isso se deve, em parte, à retração da célula, mas também decorre do fato de que os condrócitos mais velhos contêm grandes gotículas lipídicas que são perdidas durante a preparação do tecido. A retração dos condrócitos nas lacunas ou a sua perda durante a preparação fazem com que as lacunas apareçam como áreas claras (vazias) e não coradas contra a matriz densamente corada.

O *detalhe* mostra a cartilagem elástica com aumento ainda maior. Aqui, as fibras elásticas (*E*) também são evidentes como perfis alongados, principalmente nas bordas da cartilagem. Nessa parte da amostra, a maioria dos condrócitos exibe pouca retração. Muitas das células exibem um núcleo geralmente arredondado, com citoplasma evidente. Observe, mais uma vez, que algumas lacunas contêm dois condrócitos, indicando crescimento intersticial.

CE, Cartilagem elástica
Co, Condrócitos
E, Fibra elástica
EEP, Epitélio estratificado pavimentoso (não queratinizado)
GM, Glândula mucosa
P, Pericôndrio
TA, Tecido adiposo

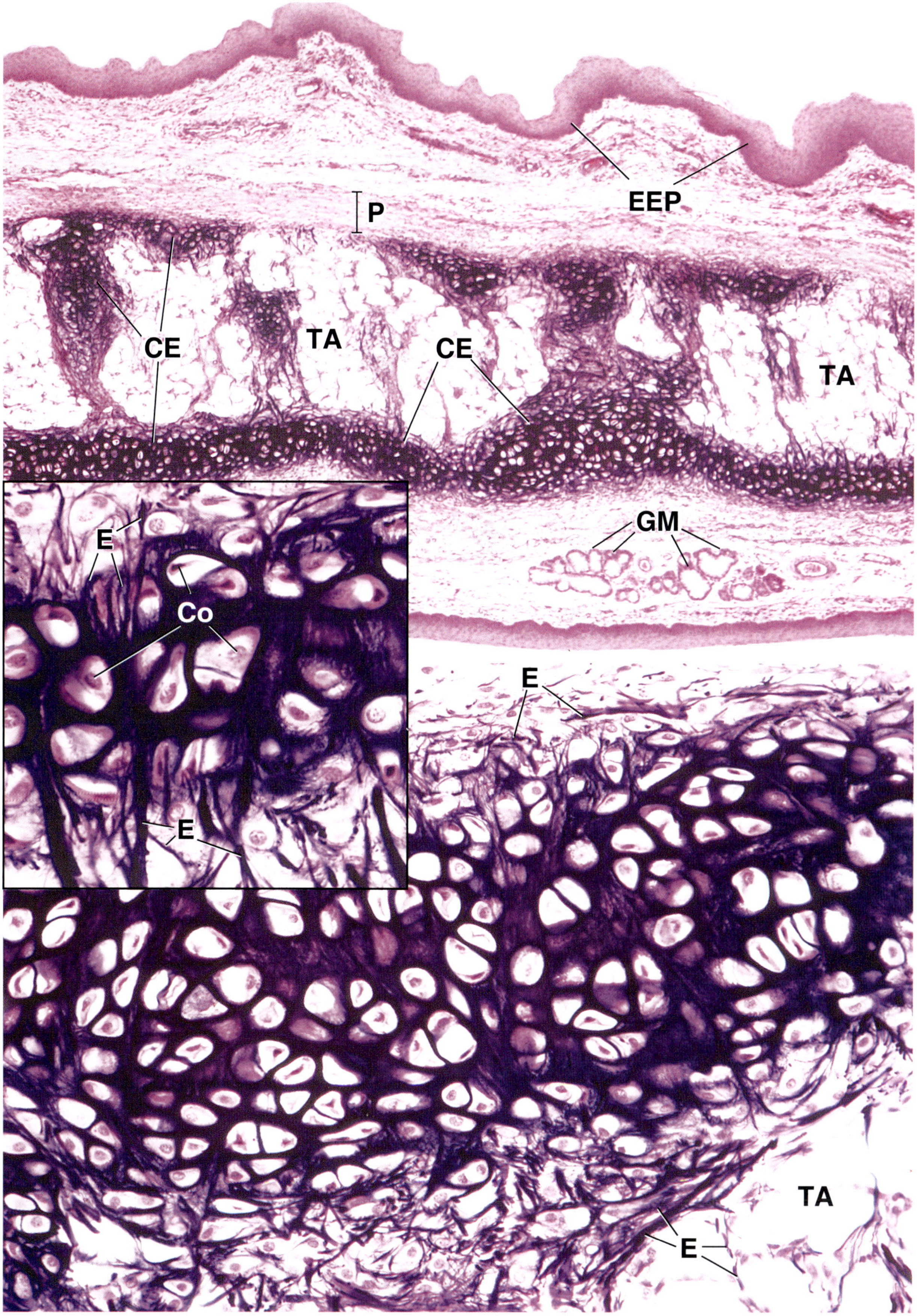
EEP
P
CE
TA
CE
TA
GM
E
Co
E
E
TA
E

PRANCHA 7.4 ■ Fibrocartilagem

A **fibrocartilagem** é uma combinação de tecido conjuntivo denso não modelado e cartilagem hialina. Contém matriz com grandes feixes de colágeno do tipo I, além do colágeno do tipo II. A quantidade de cartilagem varia; no entanto, na maioria dos locais, as células cartilaginosas e sua matriz ocupam uma porção menor da massa tecidual. A fibrocartilagem é encontrada nos discos intervertebrais, na sínfise púbica, na articulação do joelho, na articulação da mandíbula, na articulação esternoclavicular e na articulação do ombro. Também pode estar presente ao longo dos sulcos ou inserções para os tendões e ligamentos. Sua existência está associada a locais em que há necessidade de resiliência no tecido conjuntivo denso para ajudar a absorver um impacto físico súbito; isto é, onde a resistência a forças tanto compressivas quanto de cisalhamento é necessária no tecido. Do ponto de vista histológico, a fibrocartilagem aparece como pequenos campos de cartilagem que se misturam de modo quase imperceptível com regiões de tecido conjuntivo fibroso denso. Em geral, a fibrocartilagem é identificada pela existência de agregados de condrócitos arredondados (grupos isógenos) entre feixes de fibras colágenas e pela coloração basofílica do material da matriz capsular e matriz territorial secretadas por essas células. Não existe pericôndrio.

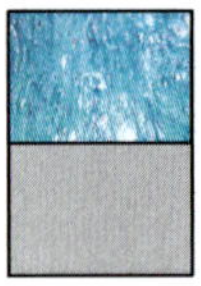

Fibrocartilagem, disco intervertebral, ser humano, tricrômio de Mallory, 160×.

Trata-se de uma vista de pequeno aumento de **fibrocartilagem**. O método de Mallory cora o colágeno em *azul-claro*. O tecido exibe aparência fibrosa e, neste pequeno aumento, os núcleos dos **fibroblastos** (*Fib*) aparecem como pequenos corpúsculos alongados ou fusiformes. Existem relativamente poucos fibroblastos, o que caracteriza o tecido conjuntivo denso. Os **condrócitos** (*Co*) são mais numerosos e exibem agrupamentos espacialmente próximos, isto é, **grupos isógenos**. Alguns condrócitos aparecem como agrupamentos alongados de células, enquanto outros aparecem em fileiras únicas. O material da matriz que circunda imediatamente os condrócitos tem aparência homogênea e, portanto, pode ser diferenciado facilmente do tecido conjuntivo fibroso.

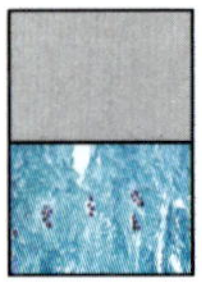

Fibrocartilagem, disco intervertebral, ser humano, tricrômio de Mallory, 700×.

Esta figura mostra, em maior aumento, a área circunscrita pelo *retângulo* na fotomicrografia anterior. Os condrócitos estão contidos nas lacunas (*setas*), e o seu citoplasma cora-se intensamente. O material da **matriz cartilaginosa** circundante é escasso e mistura-se ao tecido conjuntivo denso. O material da matriz cartilaginosa pode ser mais bem detectado pela observação de um grande grupo de condrócitos *à esquerda* desta figura e, em seguida, pela observação dessa mesma área na figura anterior. Observe a área homogênea clara ao redor do nicho celular na imagem em menor aumento. Trata-se da região da matriz cartilaginosa. Na ampliação desta figura, é possível identificar algumas das fibras colágenas incorporadas na matriz, onde aparecem como feixes finos.

Co, Condrócitos | **Fib,** Fibroblastos | **Setas,** Lacunas

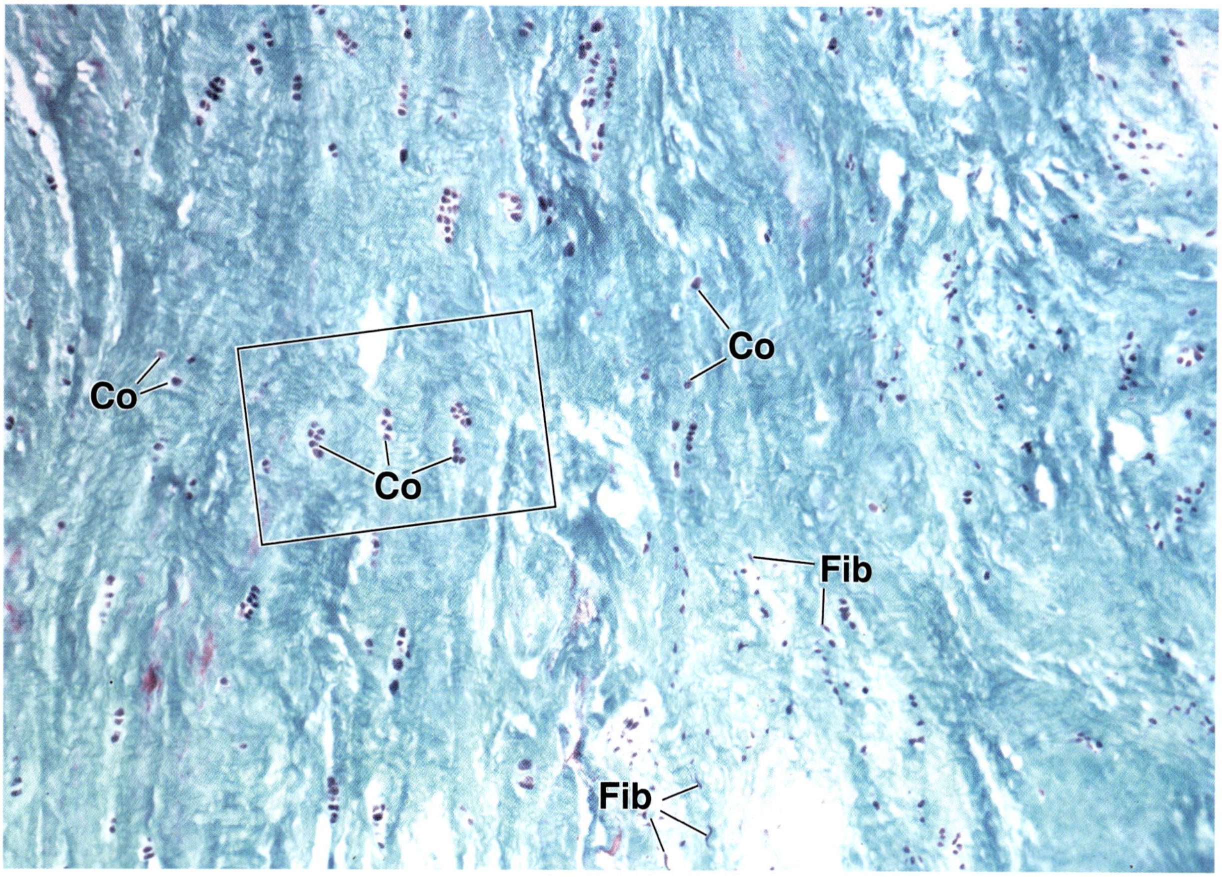
Co
Co
Co
Fib
Fib

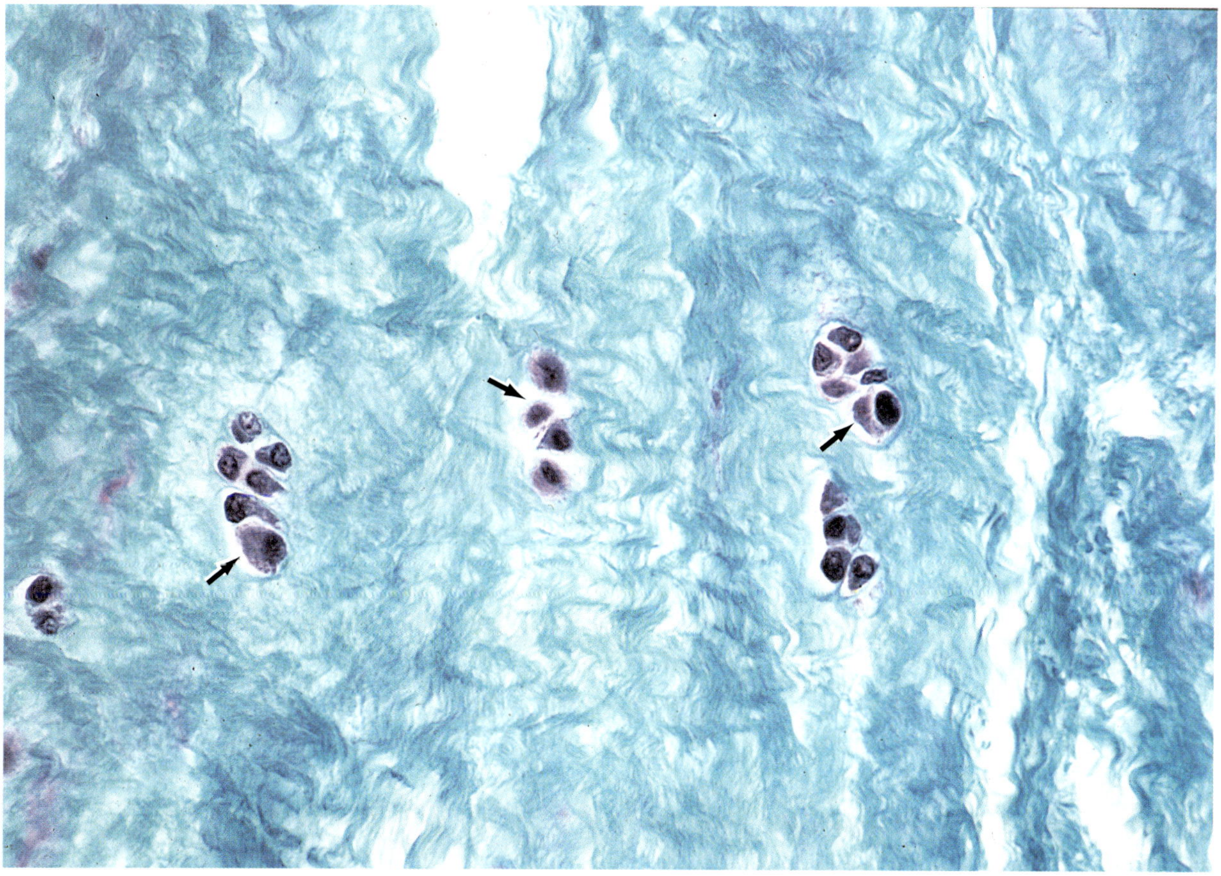

8 Osso

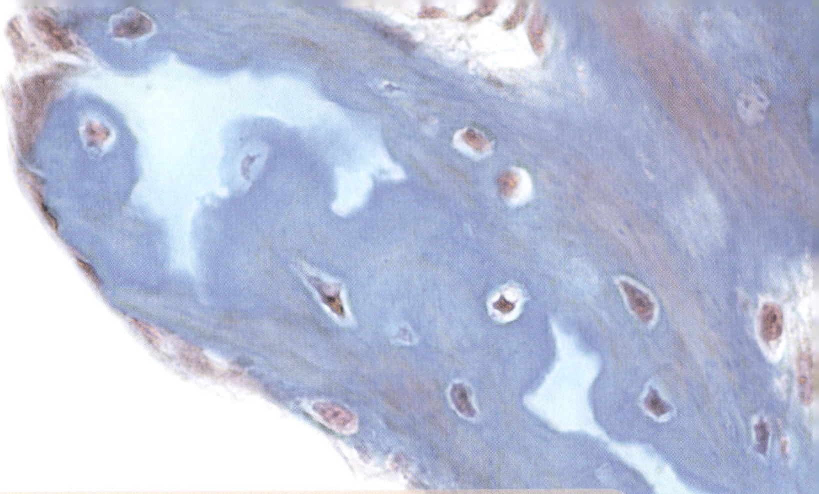

VISÃO GERAL DO OSSO

O osso é um tecido conjuntivo caracterizado por matriz extracelular mineralizada.

O osso é uma forma especializada de tecido conjuntivo que, assim como outros tecidos conjuntivos, consiste em células e em matriz extracelular. A característica que distingue o tecido ósseo de outros tecidos conjuntivos é a mineralização de sua matriz, que produz um tecido extremamente rígido, capaz de proporcionar *suporte* e *proteção*. O mineral é o fosfato de cálcio na forma de cristais de hidroxiapatita [$Ca_{10}(PO_4)_6(OH)_2$].

Em virtude de seu conteúdo mineral, o osso também serve de **local de armazenamento para o cálcio e o fosfato**. Tanto o cálcio quanto o fosfato podem ser mobilizados da matriz óssea e captados pelo sangue, quando necessário, para manter níveis apropriados em todo o corpo. Por conseguinte, além de suporte e proteção, o osso desempenha outro papel, não menos importante, na regulação homeostática dos níveis sanguíneos de cálcio.

A matriz óssea contém principalmente colágeno do tipo I, juntamente com outras proteínas da matriz (não colágenas).

O principal componente estrutural da matriz óssea é o colágeno do tipo I e, em menor grau, o colágeno do tipo V. Quantidades muito pequenas de outros tipos de colágeno, tais como III, XI e XIII, também são encontradas na matriz. Juntas, as moléculas de colágeno constituem cerca de 90% do peso total das proteínas da matriz óssea.

A matriz também contém outras proteínas (não colágenas) que constituem a substância fundamental do osso. Como componente menor do osso, constituindo apenas 10% do peso total das proteínas da matriz óssea, elas são essenciais para o desenvolvimento, o crescimento, a remodelação e o reparo ósseos. Tanto o colágeno quanto a substância fundamental tornam-se mineralizados para formar o tecido ósseo. Os quatro grupos principais de proteínas não colágenas encontradas na matriz óssea são:

- As macromoléculas de proteoglicanos contêm uma proteína central, à qual estão ligadas de modo covalente várias cadeias laterais de glicosaminoglicanos (ácido hialurônico [também conhecido como hialuronano], sulfato de condroitina e sulfato de queratano). Alguns proteoglicanos, como o sulfato de queratano, contêm osteoaderina, uma proteína osteoespecífica que faz conexões fortes com os cristais de hidroxiapatita. Os proteoglicanos contribuem para a força compressiva do osso, além de serem responsáveis pela ligação dos fatores de crescimento e, em determinadas condições, inibem a mineralização. Os proteoglicanos são descritos de modo detalhado no Quadro 6.3, no Capítulo 6, *Tecido Conjuntivo*
- As glicoproteínas multiadesivas são responsáveis pela fixação das células ósseas e das fibras colágenas à substância fundamental mineralizada. Algumas glicoproteínas importantes são a osteonectina, que serve como uma cola entre o colágeno e os cristais de hidroxiapatita; a podoplanina (E11), produzida exclusivamente pelos osteócitos em resposta ao

estresse mecânico; a proteína da matriz da dentina (DMP, do inglês *dentin matrix protein*), de importância crítica para a mineralização da matriz óssea; as sialoproteínas ósseas, como a osteopontina (também conhecida como BSP-1), que medeia a fixação das células à matriz óssea; e a BSP-2, que medeia a fixação das células e inicia a formação de fosfato de cálcio durante o processo de mineralização

- As proteínas dependentes de vitamina K específicas do osso desempenham várias funções e incluem a osteocalcina, que captura o cálcio da circulação e atrai e estimula os osteoclastos na remodelação do osso; a proteína S, que auxilia na remoção das células que sofrem apoptose; e a proteína Gla da matriz (MGP, do inglês *matrix Gla-protein*), que participa do desenvolvimento das calcificações vasculares
- Os fatores de crescimento e as citocinas são pequenas proteínas reguladoras e incluem os fatores de crescimento semelhantes à insulina (IGF, do inglês *insulin-like growth factors*), o fator de necrose tumoral alfa (TNF-α, do inglês *tumor necrosis factor* α), o fator transformador do crescimento beta (TGF-β, do inglês *transforming growth factor* β), os fatores de crescimento derivados das plaquetas (PDGFs, do inglês *platelet-derived growth factors*), as proteínas morfogênicas do osso (BMPs, do inglês *bone morphogenic proteins*), a esclerostina (uma antagonista das BMPs) e as interleucinas (IL-1, IL-6). As BMPs são singulares, visto que induzem a diferenciação das células mesenquimatosas em osteoblastos, as células produtoras de osso. A **BMP-7** humana recombinante, também conhecida como **proteína osteogênica 1** (**OP-1**, do inglês *osteogenic protein-1*), hoje é usada clinicamente para induzir o crescimento ósseo após cirurgia óssea envolvendo grandes defeitos ósseos, fusões espinais ou implante de materiais de enxerto.

A matriz óssea contém lacunas conectadas por uma rede de canalículos.

Dentro da matriz óssea há espaços denominados lacunas, que contêm, cada uma, uma célula óssea ou osteócito, que apresenta numerosos prolongamentos alojados em pequenos túneis, denominados canalículos. Os canalículos percorrem a matriz mineralizada, conectando as lacunas adjacentes e possibilitando o contato entre os prolongamentos celulares de osteócitos vizinhos (Prancha 8.1). Dessa maneira, forma-se uma rede contínua de canalículos e lacunas contendo células e seus prolongamentos por toda a massa de tecido mineralizado. As eletromicrografias mostram que os prolongamentos dos osteócitos mantêm contato por junções comunicantes. O tecido ósseo depende dos osteócitos para manter a sua viabilidade.

Além dos osteócitos, quatro outros tipos de células estão associados ao osso:

- As células osteoprogenitoras são derivadas das células-tronco mesenquimatosas; dão origem aos osteoblastos
- Os osteoblastos secretam a matriz extracelular do osso; quando a célula é circundada pela sua matriz secretada, é denominada osteócito
- As células de revestimento ósseo permanecem na superfície óssea quando não há crescimento ativo. Originam-se dos osteoblastos que permanecem no tecido mesmo após a cessação da deposição óssea
- Os osteoclastos reabsorvem o tecido ósseo e se encontram nas superfícies ósseas onde o osso está sendo removido ou remodelado (reorganizado) ou onde o osso foi danificado.

As células osteoprogenitoras e os osteoblastos são precursores no desenvolvimento do osteócito. Os osteoclastos são células fagocíticas derivadas da fusão de células progenitoras hematopoéticas na medula óssea, que dão origem às linhagens de granulócitos neutrófilos e monócitos. Cada uma dessas células é descrita de modo mais detalhado adiante.

ESTRUTURA GERAL DOS OSSOS

Osso como órgão

Os ossos são os principais órgãos do sistema musculoesquelético; o tecido ósseo é o componente estrutural dos ossos.

Tipicamente, um osso consiste em tecido ósseo e outros tecidos conjuntivos especializados, como cartilagem, tecido hematopoético, tecido adiposo e vasos sanguíneos e nervos associados. Os ossos, os músculos e as articulações formam o sistema musculoesquelético. Suas principais funções consistem em sustentar o corpo, possibilitar os movimentos e proteger os órgãos vitais. O sistema musculoesquelético é composto por ossos (o esqueleto humano adulto é constituído por cerca de 206 ossos), músculos esqueléticos, tendões, cartilagens, ligamentos, articulações e outros componentes do tecido conjuntivo que sustentam e conectam esses elementos.

Os ossos são classificados de acordo com o seu formato; a localização do osso esponjoso e do osso compacto varia de acordo com o formato do osso.

Os tecidos ósseos esponjoso e compacto localizam-se em partes específicas dos ossos. A distribuição desses tecidos nos ossos contribui para seu formato e, portanto, é um fator importante na classificação dos ossos. Com base no seu formato, os ossos podem ser classificados em quatro grupos:

- Os ossos longos são mais longos em uma dimensão em comparação com os outros ossos, e consistem em uma diáfise e duas extremidades denominadas epífises (p. ex., a tíbia e os ossos metacarpais). A Figura 8.1 apresenta um diagrama esquemático de um osso longo seccionado longitudinalmente através da diáfise
- Os ossos curtos têm comprimento e diâmetro quase iguais (p. ex., os ossos carpais)
- Os ossos planos são finos e semelhantes a placas (p. ex., os ossos da calvária, a escápula e o esterno). Um osso plano consiste em duas camadas de osso compacto relativamente espessas, com uma camada interveniente de osso esponjoso
- Os ossos irregulares têm formato que não se enquadra em nenhum dos três grupos já descritos; o formato pode ser complexo (p. ex., vértebra) ou o osso pode conter espaços aéreos ou seios (p. ex., etmoide).

Os ossos longos apresentam um corpo, denominado diáfise, e duas extremidades expandidas, cada uma denominada epífise (ver Figura 8.1). A superfície articular da epífise é coberta com cartilagem hialina. A porção alargada do osso entre a diáfise e a epífise é denominada metáfise; estende-se da diáfise até a linha epifisária. A porção interna do osso é constituída por uma grande cavidade ocupada pela medula óssea, denominada medula óssea ou cavidade medular. Na diáfise, quase toda a espessura do tecido ósseo é compacta; no máximo, apenas uma pequena quantidade de osso esponjoso está

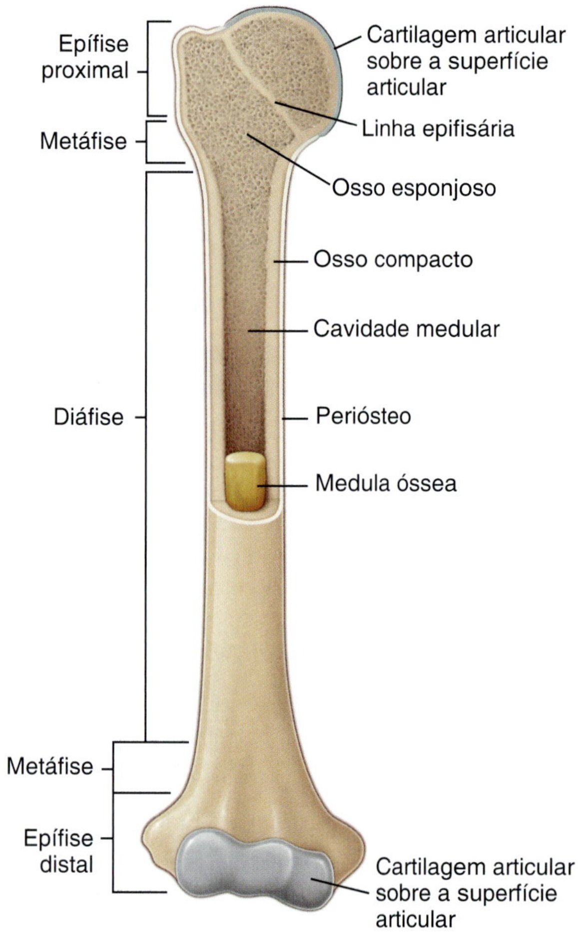

Figura 8.1 Estrutura de um osso longo típico. A diáfise (corpo) de um osso longo no adulto contém medula óssea amarela dentro de uma grande cavidade medular circundada por um tubo de parede espessa de osso compacto. Uma pequena quantidade de osso esponjoso pode revestir a superfície interna do osso compacto. As extremidades proximal e distal ou epífises do osso longo consistem, principalmente, em osso esponjoso com uma fina camada externa de osso compacto. A parte expandida ou alargada da diáfise mais próxima da epífise é designada metáfise. Exceto pelas superfícies articulares que são cobertas por cartilagem hialina (articular), indicada em *azul*, a superfície externa do osso é coberta por uma camada fibrosa de tecido conjuntivo, denominada periósteo.

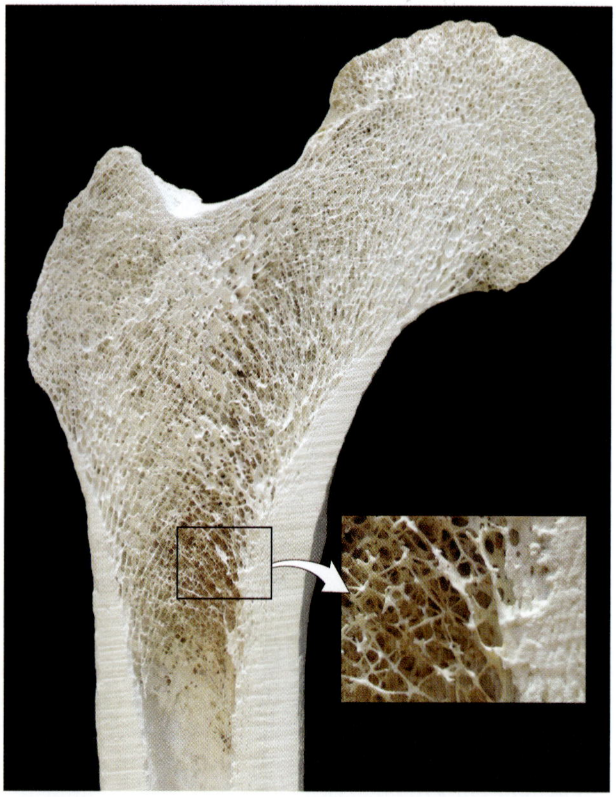

Figura 8.2 Epífise de um osso longo adulto. Esta fotografia mostra um corte longitudinal da epífise proximal do fêmur após processamento do osso por hidrólise alcalina. A parte interna do osso exibe uma configuração esponjosa e representa o osso esponjoso. Consiste em numerosas trabéculas ósseas interconectadas, separadas por um labirinto de espaços medulares interconectados. A orientação tridimensional das trabéculas ósseas não é aleatória, mas está correlacionada com a magnitude e o direcionamento das cargas exercidas sobre a articulação do quadril (forças que atuam na articulação do quadril e são transmitidas à cabeça do fêmur). A porção externa do osso tem uma estrutura sólida e representa o osso compacto (denso). É particularmente visualizada na diáfise, que encerra a cavidade da medula óssea. O *detalhe* da área retangular mostra o aumento da "fronteira" entre o osso esponjoso e o osso compacto.

voltada para a cavidade medular. Nas extremidades do osso, observa-se o inverso. Nesse local, o osso esponjoso é extenso, enquanto o osso compacto consiste em pouco mais do que uma casca externa fina (ver Figura 8.2).

Os ossos curtos contêm uma camada de osso compacto e apresentam osso esponjoso e um espaço medular no seu interior. Os ossos curtos geralmente formam articulações móveis com os ossos vizinhos; assim como nos ossos longos, suas superfícies articulares são cobertas com cartilagem hialina. O periósteo, uma cápsula de tecido conjuntivo fibroso, cobre a superfície externa do osso.

Para possibilitar o movimento e a estabilidade durante a locomoção, diferentes ossos são conectados por diferentes tipos de articulações.

Se o osso formar uma articulação livremente móvel (também denominada articulação sinovial), as áreas de contato dos dois ossos são denominadas faces articulares. As faces articulares são cobertas por cartilagem hialina, também denominada cartilagem articular, devido a sua localização e função. O espaço existente entre os ossos articulados é denominado cavidade articular; contém um líquido lubrificante (líquido sinovial ou sinóvia). A cartilagem articular não é coberta por pericôndrio. Os detalhes da cartilagem articular são discutidos no Capítulo 7, *Cartilagem*, e no Boxe 8.1.

A cápsula articular que circunda a cavidade articular é composta por uma camada fibrosa externa de tecido conjuntivo denso não modelado e por uma camada interna de membrana sinovial, que está ligada às margens das cartilagens articulares. Apesar de a membrana sinovial revestir a cavidade articular, ela não é considerada um epitélio. A membrana sinovial consiste em dois tipos de sinoviócitos derivados do mesênquima: tipo A, células semelhantes a macrófagos, e tipo B, células semelhantes a fibroblastos. Na maioria das articulações sinoviais, a cápsula articular é reforçada externamente por ligamentos. Algumas articulações sinoviais apresentam estruturas fibrocartilagíneas sobrepostas entre as faces articulares (*i. e.*, meniscos na articulação do joelho ou disco intra-articular na articulação temporomandibular).

Além das articulações móveis, os ossos podem ser conectados por articulações discretamente móveis ou imóveis. Essas articulações não têm cavidade articular e são mantidas unidas por fibrocartilagem (*i. e.*, discos intervertebrais ou sínfise púbica, possibilitando movimentos discretos), tecido conjuntivo não modelado (*i. e.*, suturas do crânio) ou cartilagem (entre determinados ossos da caixa torácica). A capacidade do osso

Boxe 8.1

Correlação clínica | Doenças articulares

A inflamação das articulações ou **artrite** pode ser causada por numerosos fatores e pode provocar graus variáveis de dor e incapacidade. A artrite é causada pela resposta inflamatória da cartilagem articular à lesão.

O traumatismo simples de uma articulação por um evento isolado ou por agressões repetidas pode promover lesões na cartilagem articular e subsequente calcificação. A cartilagem acaba sendo substituída por tecido ósseo. Esse processo pode levar à **anquilose** (*i. e.*, fusão óssea na articulação, com perda subsequente do movimento). As articulações do pé e do joelho de corredores e jogadores de futebol e as articulações das mãos e dos dedos de músicos que tocam instrumentos de corda são particularmente vulneráveis a essa condição.

As respostas imunes ou processos infecciosos que se localizam nas articulações, como na **artrite reumatoide** ou na **tuberculose**, também podem causar lesões nas cartilagens articulares, provocando dor articular intensa e anquilose gradual. A substituição cirúrgica da articulação danificada por uma prótese articular pode, frequentemente, aliviar a dor e restaurar a mobilidade da articulação em indivíduos gravemente debilitados.

Outra causa comum de lesão das cartilagens articulares consiste no depósito de cristais de ácido úrico nas articulações, particularmente as dos dedos das mãos e dos pés. Essa condição é conhecida como **artrite gotosa** ou, simplesmente, **gota**. A gota tornou-se mais comum em consequência do uso disseminado de diuréticos tiazídicos no tratamento da hipertensão. Em indivíduos geneticamente predispostos, a gota constitui o efeito colateral mais comum desses fármacos. A gota provoca dor intensa, consequente à existência de cristais de ácido úrico (no formato de agulhas afiadas) na articulação. A lesão da cartilagem também causa formação de depósitos calcários que deformam a articulação e limitam o seu movimento.

de desempenhar a sua função esquelética é atribuível ao tecido ósseo, ao tecido conjuntivo modelado e não modelado (*i. e.*, ligamentos, cápsula articular) e à cartilagem articular (hialina) nas articulações sinoviais.

A substituição cirúrgica de articulações devido à ocorrência de **osteoartrite**, a doença idiopática mais frequente das articulações, caracterizada por degeneração da cartilagem articular, é denominada **artroplastia**. Durante esse procedimento, a face articular danificada com tecido ósseo subjacente é removida e substituída por uma articulação artificial (denominada **prótese**) constituída de metal, plástico ou materiais cerâmicos e desenvolvida para imitar as estruturas anatômicas normais da articulação. Devido à biocompatibilidade excelente, utiliza-se comumente uma prótese metálica de titânio (frequentemente revestida com cristais de hidroxiapatita, fatores de crescimento ou ambos). Desenvolvem uma forte conexão estrutural e funcional (osteointegração) entre o osso vivo e a superfície do implante.

Superfície externa dos ossos

Os ossos são cobertos por periósteo, uma bainha de tecido conjuntivo denso fibroso que contém células osteoprogenitoras.

Os ossos são cobertos pelo periósteo, exceto nas áreas nas quais se articulam com outro osso. Neste último caso, a superfície de articulação é coberta por cartilagem. O periósteo que cobre um osso em crescimento ativo consiste em uma camada fibrosa externa que se assemelha a outros tecidos conjuntivos densos e não modelados e em uma camada interna, mais celular, que está em contato direto com o osso. A camada celular contém células-tronco esqueléticas, incluindo células osteoprogenitoras. Se a formação óssea ativa não estiver em progresso na superfície óssea, a camada fibrosa constitui o principal componente do periósteo, e a camada interna não é bem-definida. As células em número relativamente pequeno que estão presentes, as células periosteais, são capazes, entretanto, de sofrer divisão e de se transformar em osteoblastos com o estímulo apropriado. A periostina, uma proteína da matriz extracelular de 90 kDa secretada pelas células periosteais, é um regulador fundamental das respostas periosteais ao estresse mecânico, à lesão e ao reparo ósseo.

Em geral, as fibras colágenas do periósteo estão dispostas paralelamente à superfície do osso na forma de uma cápsula. A natureza do periósteo é diferente nos locais nos quais os ligamentos e tendões se inserem no osso. As fibras colágenas dessas estruturas estendem-se obliquamente ou em ângulos retos ao eixo maior do osso, contínuas às fibras colágenas da matriz extracelular. Essas fibras, denominadas fibras perfurantes ou de Sharpey, estendem-se nas lamelas circunferenciais externas e intermediárias, mas não costumam entrar nos ósteons.

Cavidades ósseas

As cavidades ósseas são revestidas por endósteo, uma camada de células de tecido conjuntivo que contém células osteoprogenitoras.

O tecido de revestimento tanto do osso compacto voltado para a cavidade medular quanto das trabéculas do osso esponjoso dentro da cavidade é denominado endósteo. Com frequência, o endósteo é composto por apenas uma camada celular e consiste em células osteoprogenitoras, que podem se diferenciar em células secretoras de matriz óssea (osteoblastos) e em células de revestimento ósseo. É difícil distinguir as células osteoprogenitoras de células de revestimento ósseo ao microscópio. Ambas exibem formato achatado, com núcleos alongados e características citoplasmáticas similares. Em virtude de sua localização dentro das cavidades ósseas, são frequentemente denominadas células endosteais.

A cavidade medular e os espaços no osso esponjoso contêm medula óssea.

A medula óssea vermelha consiste em células sanguíneas em diferentes estágios de desenvolvimento e em uma rede de células reticulares e fibras que servem de estrutura de suporte para as células sanguíneas e os vasos em desenvolvimento. Durante o crescimento do indivíduo, a quantidade de medula óssea não aumenta proporcionalmente ao crescimento do osso. Nos estágios avançados do crescimento e em adultos, quando a velocidade de formação das células sanguíneas diminui, o tecido na cavidade medular consiste principalmente em células adiposas, sendo então denominado medula amarela. Em resposta a estímulos apropriados, como perda extrema de sangue, a medula amarela pode reverter para a medula vermelha. No adulto, a medula vermelha limita-se geralmente aos espaços de osso esponjoso situados em alguns locais, como o esterno e a crista ilíaca. Amostras de medula óssea para diagnóstico ou para transplante são obtidas desses locais.

■ TIPOS DE TECIDO ÓSSEO

O tecido ósseo é classificado em compacto (denso) ou esponjoso (trabecular).

Se um osso for cortado, podem ser identificados dois arranjos estruturais distintos de tecido ósseo (ver Figura 8.2 e Prancha 8.2). Uma camada densa e compacta forma a parte externa do osso (osso compacto); uma rede semelhante a uma esponja, que consiste em trabéculas (espículas finas anastomosadas de tecido ósseo) forma o interior do osso (osso esponjoso). Os espaços existentes na rede são contínuos e, no osso vivo, são ocupados por medula óssea e por vasos sanguíneos.

Osso maduro

O osso maduro é composto por unidades estruturais denominadas ósteons (sistemas de Havers).

O osso maduro é composto, em grande parte, por unidades cilíndricas, denominadas ósteons ou sistemas de Havers (Figura 8.3). Os ósteons consistem em lamelas concêntricas de matriz óssea que circundam um canal central, o canal de Havers que contém o suprimento vascular e nervoso do ósteon. Os canalículos que contêm os prolongamentos dos osteócitos em geral estão dispostos radialmente ao canal (Prancha 8.1). O sistema de canalículos que se abrem no canal de Havers também serve de passagem para as substâncias entre os osteócitos e os vasos sanguíneos. Entre os ósteons encontram-se remanescentes de lamelas concêntricas prévias, denominadas lamelas intermediárias (ver Figura 8.3). Em virtude dessa organização, o osso maduro é também denominado osso lamelar.

O eixo longitudinal de um ósteon é geralmente paralelo ao eixo longitudinal do osso. As fibras colágenas nas lamelas concêntricas de um ósteon estão dispostas paralelamente entre si em qualquer lamela, mas em diferentes direções nas lamelas adjacentes. Esse arranjo confere à superfície de corte do osso lamelar a aparência de madeira compensada e confere grande resistência ao ósteon.

O osso lamelar também é encontrado em outros locais além do ósteon. As lamelas circunferenciais acompanham todas as circunferências internas e externas da diáfise de um osso longo, assemelhando-se muito aos anéis de crescimento de uma árvore (ver Figura 8.3). Os canais perfurantes (de Volkmann) localizam-se no osso lamelar e têm percurso aproximadamente transversal em relação ao longo eixo do osso, através dos quais os vasos sanguíneos e os nervos seguem o seu trajeto de ambas as superfícies periosteal e endosteal para alcançar o canal de Havers. Além disso, conectam os canais de Havers entre si (Figura 8.4). Em geral, apresentam trajeto aproximadamente em ângulos retos ao eixo longitudinal dos

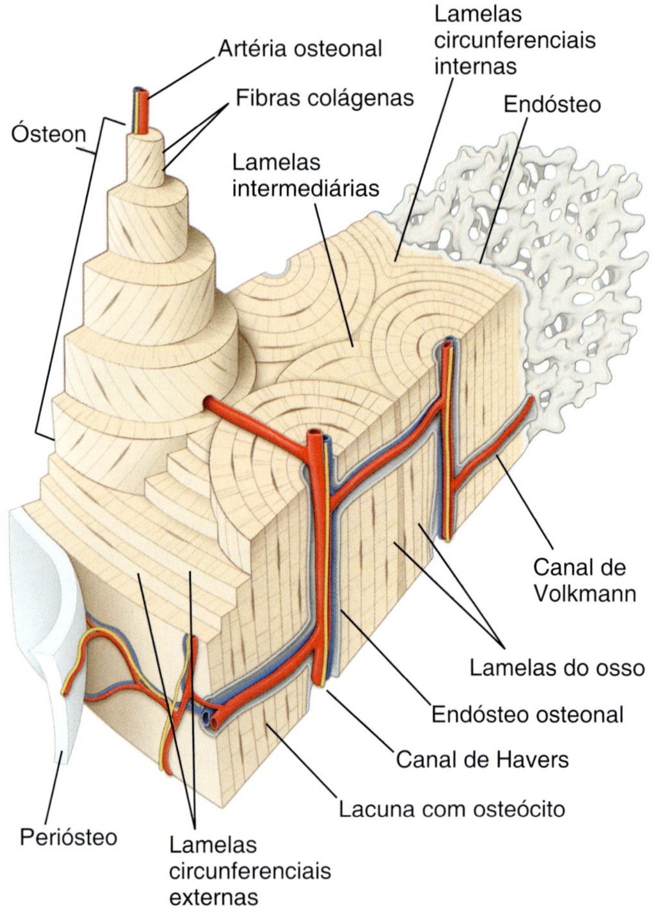

Figura 8.3 Diagrama de um corte de osso compacto removido da diáfise de um osso longo. As lamelas concêntricas que circundam o canal de Havers constituem um ósteon (sistema de Havers). Um dos sistemas de Havers neste diagrama é desenhado como uma estrutura cilíndrica alongada, que surge acima do plano de corte do osso. Consiste em várias lamelas concêntricas que foram parcialmente removidas para mostrar a orientação perpendicular das fibras colágenas nas camadas adjacentes. As lamelas intermediárias resultam da remodelação óssea e da formação de novos sistemas de Havers. As superfícies interna e externa do osso compacto neste diagrama exibem lamelas adicionais – as lamelas circunferenciais externas e internas – dispostas em camadas mais largas. Tanto as lamelas circunferenciais internas quanto o osso esponjoso na superfície interna do osso compacto estão cobertos por uma fina camada de endósteo, voltada para os espaços medulares. A superfície externa do osso é coberta pelo periósteo, que contém uma camada mais espessa de tecido conjuntivo. Ramos das artérias nutridoras e pequenas veias, acompanhados de nervos, são observados dentro dos canais de Havers e de Volkmann. Esses vasos e nervos também suprem o periósteo e o endósteo.

ósteons e do osso (ver Figura 8.3). Os canais de Volkmann não são circundados por lamelas concêntricas, uma característica essencial para a sua identificação histológica.

O osso esponjoso maduro assemelha-se estruturalmente ao osso compacto maduro.

O osso esponjoso maduro assemelha-se na sua estrutura ao osso compacto maduro, com exceção do fato de o tecido estar disposto como trabéculas ou espículas; observa-se a existência de numerosos espaços medulares interconectantes de vários tamanhos entre o tecido ósseo. A matriz do osso esponjoso é lamelada.

As artérias que penetram na cavidade medular através dos forames nutrícios fornecem sangue à diáfise dos ossos longos.

Os forames nutrícios são aberturas no osso através das quais os vasos sanguíneos passam para alcançar a medula. Os maiores números de forames nutrícios são encontrados na diáfise e na epífise (Figura 8.5). As artérias metafisiais suplementam

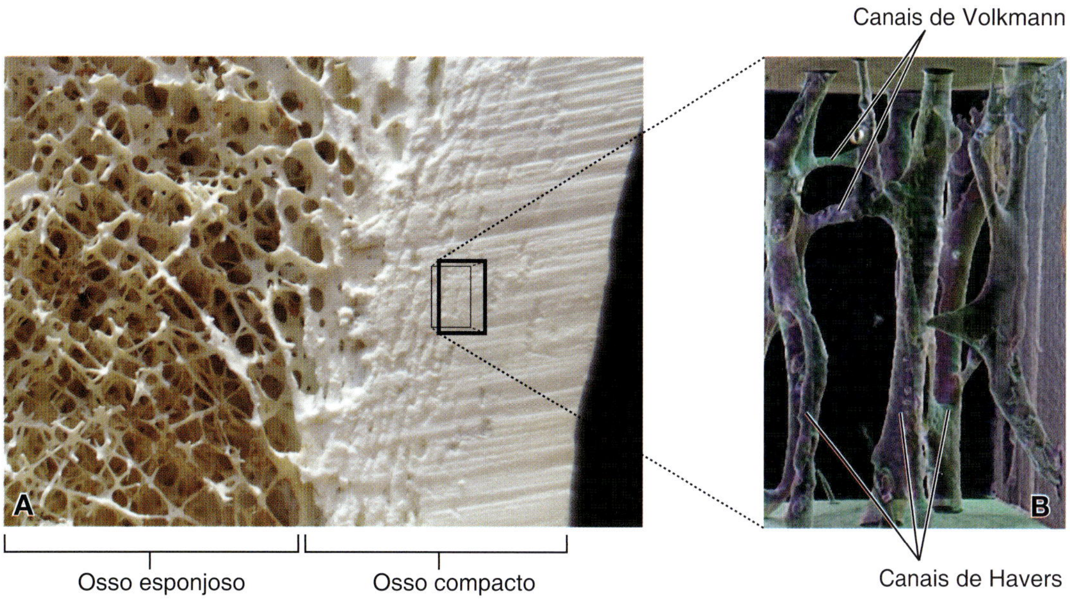

Figura 8.4 Reconstrução tridimensional dos canais de Havers e de Volkmann de um osso compacto. A. Esta fotografia mostra um aumento da "fronteira" entre o osso compacto e o osso esponjoso da diáfise do fêmur. **B.** Com o uso da tomografia computadorizada (TC) quantitativa de alta resolução, foi obtida uma reconstrução tridimensional dos canais de Havers e de Volkmann de uma pequena área do osso compacto indicada na fotografia adjacente. Observe que todos os canais de Havers seguem um percurso paralelo uns aos outros, longitudinal ao maior eixo do osso, e estão interconectados por canais de Volkmann de orientação perpendicular. 180×. (Cortesia do Dr. Mark Knackstedt, Australian National University.)

o aporte sanguíneo para o osso. As veias que drenam o sangue do osso saem pelos forames nutrícios ou através do tecido ósseo da diáfise e continuam através do periósteo.

As artérias nutrícias que suprem a diáfise e a epífise originam-se, durante o desenvolvimento, como os principais vasos dos brotamentos periosteais. Por outro lado, as artérias metafisiais originam-se, durante o desenvolvimento, a partir dos vasos periosteais que se tornam incorporados na metáfise durante o processo de crescimento (*i. e.*, por meio de alargamento do osso).

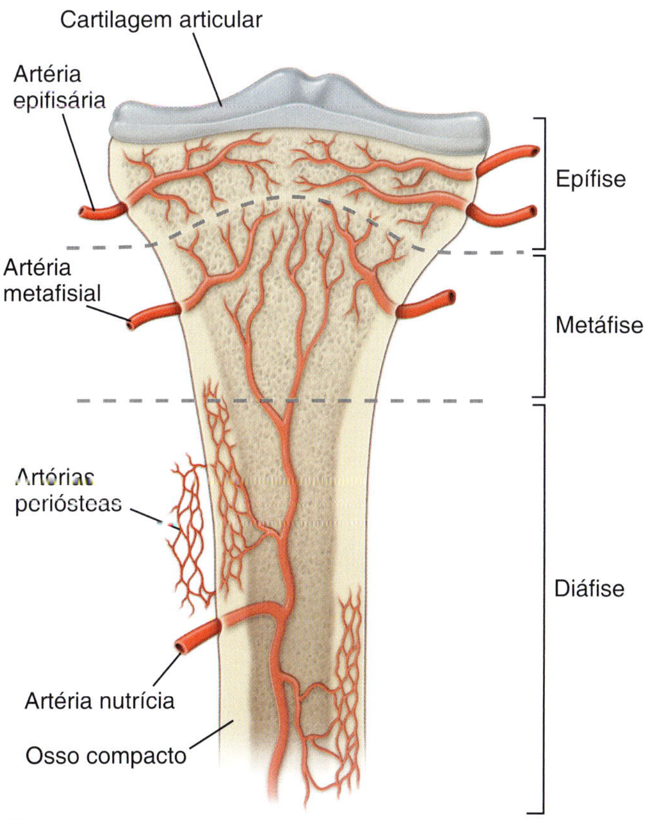

Figura 8.5 Diagrama mostrando o suprimento sanguíneo de um osso longo adulto. A artéria nutrícia e as artérias epifisárias entram no osso através dos forames nutrícios. Essas aberturas no osso originam-se, durante o desenvolvimento, como vias dos principais vasos dos brotamentos periosteais. As artérias metafisiais originam-se dos vasos periosteais, que se tornam incorporados na metáfise à medida que o osso cresce em diâmetro.

O suprimento sanguíneo do tecido ósseo é essencialmente centrífugo.

O sangue que nutre o tecido ósseo move-se da cavidade medular dentro e através do tecido ósseo e para fora por meio das veias periosteais. Por conseguinte, o seu fluxo ocorre em direção centrífuga. Quanto à nutrição do próprio tecido ósseo, os canais de Volkmann fornecem a principal via de entrada para os vasos que atravessam o osso compacto. Os vasos sanguíneos menores entram nos canais de Havers, que contêm uma arteríola, uma vênula e um capilar. Os ramos das artérias periosteais fornecem um suprimento sanguíneo menor para as porções mais externas do osso compacto (ver Figura 8.5). O tecido ósseo carece de vasos linfáticos, e a drenagem linfática ocorre somente a partir do periósteo.

Osso imaturo

Inicialmente, o tecido ósseo formado no esqueleto de um feto em desenvolvimento é denominado osso imaturo e difere do osso maduro em vários aspectos (Figura 8.6):

- O osso imaturo não tem uma organização lamelar. Com base no arranjo das fibras colágenas, este osso é designado não lamelar. O osso não lamelar também é denominado osso primário ou osso trabecular, em virtude do arranjo não bem organizado das fibras colágenas
- O osso imaturo contém um número relativamente maior de células por unidade de área do que o osso maduro
- As células no osso imaturo tendem a apresentar disposição aleatória, enquanto as células do osso maduro estão geralmente dispostas com seus eixos longitudinais na mesma direção das lamelas

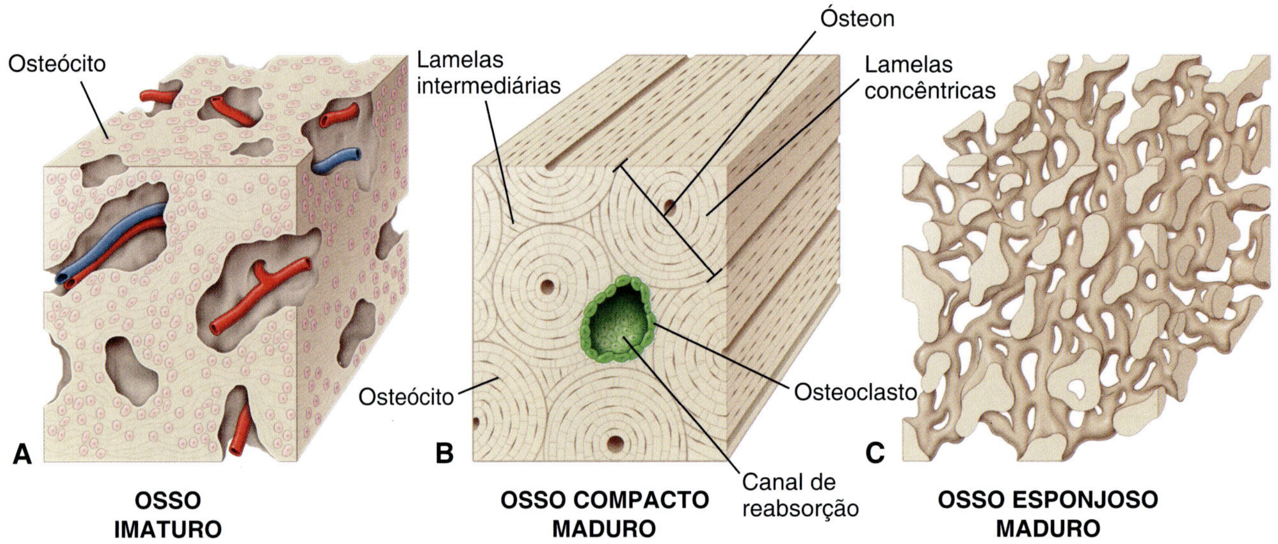

Figura 8.6 Diagrama dos ossos imaturo e maduro e osso esponjoso. A. O osso imaturo (não lamelar) não exibe aparência lamelar organizada, em virtude do arranjo entrelaçado das fibras colágenas. As células tendem a exibir uma disposição aleatória. **B.** As células no osso compacto maduro estão organizadas de maneira circular, refletindo a estrutura lamelar do sistema de Havers. Os canais de reabsorção no osso maduro são revestidos por osteoclastos e têm seus eixos longos orientados na mesma direção dos canais de Havers. **C.** O osso esponjoso maduro representa uma rede de trabéculas (espículas finas anastomosadas de tecido ósseo). Os espaços dentro da rede são contínuos e, no osso vivo, estão ocupados pela medula óssea.

- A matriz do osso imaturo tem mais substância fundamental que a matriz do osso maduro. No osso imaturo, a matriz cora-se mais intensamente pela hematoxilina, enquanto a do osso maduro cora-se mais intensamente pela eosina.

Embora não seja evidente em cortes histológicos de rotina (Figura 8.7), o osso imaturo não é completamente mineralizado quando em formação; já o osso maduro sofre mineralização secundária prolongada. A mineralização secundária do osso maduro é evidente em microrradiografias de cortes desse tecido que mostram que os sistemas de Havers mais jovens são menos mineralizados que os sistemas mais antigos (ver adiante, Figura 8.26).

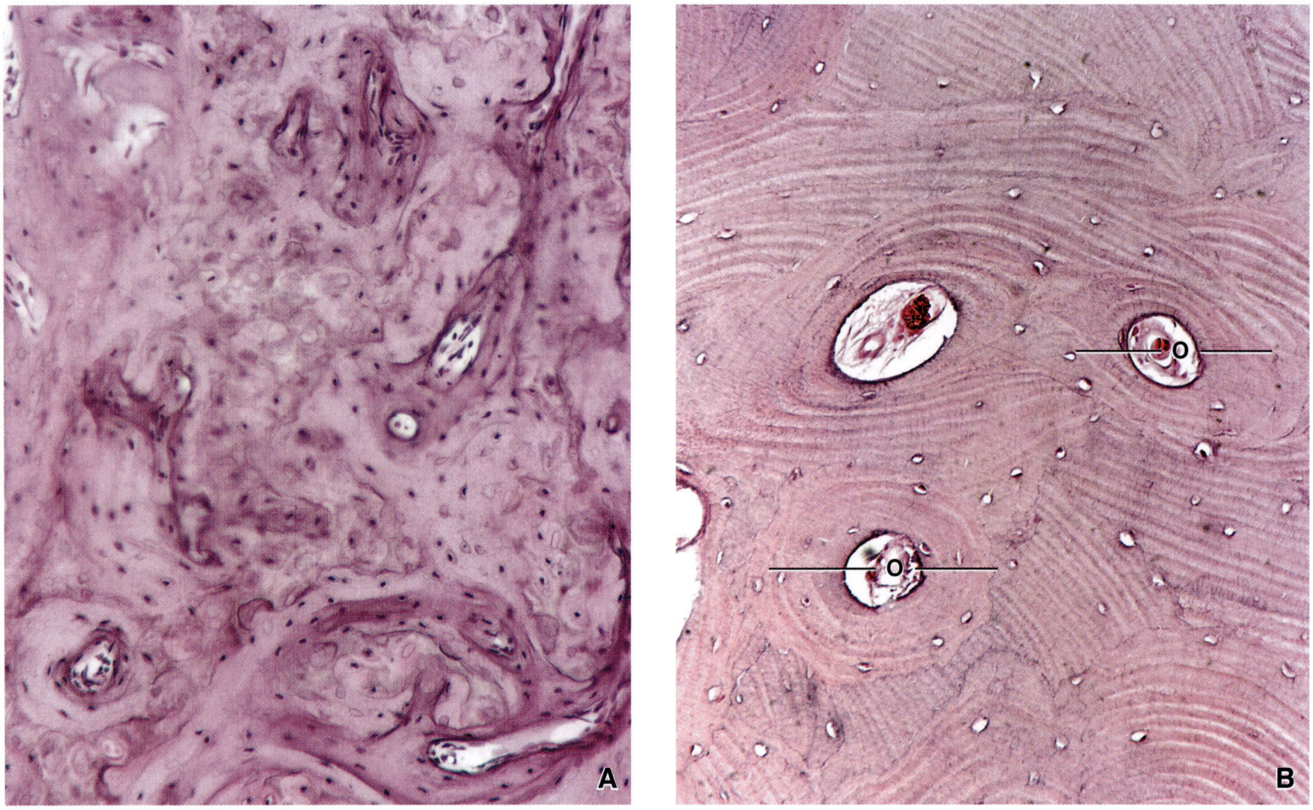

Figura 8.7 Fotomicrografias de osso imaturo e osso maduro descalcificados. A. Osso imaturo descalcificado, corado por H-E, mostrando a relação das células com a matriz extracelular. O osso imaturo apresenta mais células, e a matriz não exibe camadas em arranjos típicos de ósteons. 130×. **B.** Este corte transversal de osso compacto maduro descalcificado, corado por H-E, mostra vários ósteons (*O*) com lamelas concêntricas. Os canais de Havers contêm vasos sanguíneos, nervos e tecido conjuntivo. Os osteócitos sofrem retração considerável durante a preparação de rotina da lâmina, revelando lacunas vazias com apenas um pequeno núcleo achatado contra suas paredes. O osso maduro tem menos osteócitos por unidade de área do que o osso imaturo. Observe a existência de lamelas intermediárias entre os ósteons vizinhos. 160×.

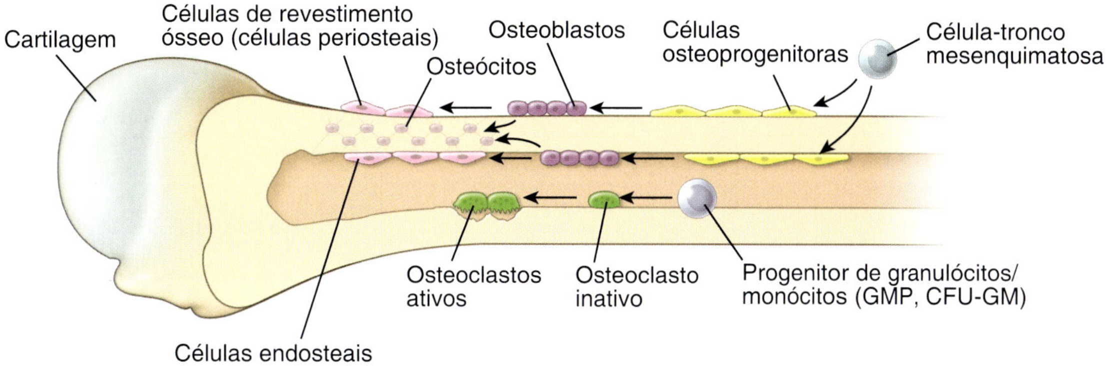

Figura 8.8 Desenho esquemático das células associadas a osso. Todas as células, com exceção dos osteoclastos, originam-se a partir das células-tronco mesenquimatosas, que se diferenciam em células osteoprogenitoras, osteoblastos e, por fim, osteócitos e células de revestimento ósseo. As células de revestimento ósseo sobre as superfícies ósseas externas constituem parte do periósteo, daí o termo *células periosteais*. As células de revestimento ósseo nas superfícies ósseas internas são frequentemente denominadas células endosteais. Observe que as células osteoprogenitoras e as células de revestimento ósseo exibem uma aparência microscópica semelhante e são frequentemente difíceis de distinguir umas das outras. Os osteoclastos originam-se de células progenitoras hematopoéticas, que se diferenciam em células de reabsorção óssea. Os detalhes específicos da diferenciação do osteoclasto estão ilustrados na Figura 8.15.

O **osso imaturo** forma-se mais rapidamente que o osso maduro. Embora o osso maduro seja claramente o principal tipo de osso no adulto, enquanto o osso imaturo é o principal tipo de osso no feto, verifica-se a existência de áreas de osso imaturo nos adultos, particularmente nos locais nos quais o osso está sendo remodelado. Áreas de osso imaturo são comuns nas bolsas alveolares da cavidade oral do adulto e nos locais em que os tendões se inserem nos ossos. É este osso imaturo nos alvéolos que torna a realização de correções ortodônticas possível até mesmo em adultos.

■ CÉLULAS DO TECIDO ÓSSEO

Conforme assinalado anteriormente, cinco tipos celulares estão associados ao tecido ósseo: as células osteoprogenitoras, os osteoblastos, os osteócitos, as células de revestimento ósseo e os osteoclastos. Com exceção do osteoclasto, cada uma dessas células pode ser considerada uma forma diferenciada do mesmo tipo celular básico (Figura 8.8). Cada uma delas sofre transformação a partir de uma forma menos madura em uma forma mais madura em relação à atividade funcional (crescimento do osso). Por outro lado, o osteoclasto origina-se de uma linhagem celular diferente (medula óssea) e é responsável pela reabsorção óssea, uma atividade associada à remodelação óssea.

Células osteoprogenitoras

A célula osteoprogenitora deriva das células-tronco mesenquimatosas.

A osteogênese, isto é, o processo de formação de osso, é essencial para a função óssea normal. Exige uma população de células osteoprogenitoras (células precursoras dos osteoblastos) passíveis de renovação, que respondem a estímulos moleculares que as transformam em células formadoras de osso. As células osteoprogenitoras derivam das células-tronco mesenquimatosas na medula óssea, que têm o potencial de se diferenciar em muitos tipos celulares diferentes, incluindo fibroblastos, osteoblastos, adipócitos, condrócitos e células musculares. O fator essencial que deflagra a diferenciação das células osteoprogenitoras é um fator de transcrição, denominado fator de ligação central alfa-1 (CBFA1, do inglês *core binding factor alpha-1*), também chamado fator de transcrição relacionado com *RUNT* 2 (RUNX2, do inglês *runt-related transcription factor 2*). Essa proteína leva à expressão de genes característicos do fenótipo do osteoblasto. O IGF-1 e o IGF-2 estimulam a proliferação das células osteoprogenitoras e a sua diferenciação em osteoblastos. Conforme assinalado anteriormente, as BMPs também desempenham um papel na diferenciação em osteoblastos. Vários estudos de prática clínica demonstraram que a **estimulação com campo eletromagnético pulsado** (**PEMF**, do inglês *pulsed electromagnetic field stimulation*) auxilia na consolidação de fraturas ósseas pelo aumento na regeneração do tecido ósseo. Esse efeito está relacionado com o aumento da diferenciação celular das células osteoprogenitoras após estimulação com campo eletromagnético. Essa abordagem está sendo usada como estratégia de engenharia tecidual efetiva para tratar defeitos ósseos, acelerar a consolidação de fraturas e auxiliar a fusão das vértebras após espondilossindese.

A célula osteoprogenitora é uma célula em repouso, que pode se diferenciar em osteoblasto e secretar matriz óssea.

As células osteoprogenitoras são encontradas nas superfícies externa e interna dos ossos, e também podem residir na microvascularização que supre o osso. Do ponto de vista morfológico, assemelham-se às células periosteais (que formam a camada mais interna do periósteo) e às células endosteais, que revestem as cavidades medulares, os canais osteonais (de Havers) e os canais perfurantes (de Volkmann). Nos ossos em crescimento, as células osteoprogenitoras aparecem como células planas ou escamosas, com núcleos alongados ou ovoides, levemente corados, e citoplasma acidófilo ou ligeiramente basófilo imperceptível. As eletromicrografias revelam perfis de retículo endoplasmático rugoso (RER) e ribossomos livres, bem como um pequeno complexo de Golgi e outras organelas.

Osteoblastos

O osteoblasto é a célula formadora de osso diferenciada, que secreta a matriz óssea.

Assim como seus parentes próximos – o fibroblasto e o condroblasto –, o osteoblasto é uma célula secretora versátil, que retém a capacidade de divisão. Secreta tanto colágeno do tipo I (que constitui 90% da proteína no osso) quanto proteínas da matriz óssea, que constituem a matriz não mineralizada do osso imaturo ou osteoide. Proteínas da matriz óssea produzidas pelo osteoblasto incluem as proteínas de ligação do cálcio, tais como osteocalcina e osteonectina; glicoproteínas multiadesivas, como as sialoproteínas ósseas (BSP-1 [osteopontina]; BSP-2, do inglês *bone sialoproteins*); trombospondinas; vários proteoglicanos e seus agregados, bem como a fosfatase alcalina tecido-inespecífica (TNAP, do inglês *tissue nonspecific alcaline phosphatase*). Os níveis circulantes de TNAP e de osteocalcina são usados clinicamente como marcadores da atividade osteoblástica.

O osteoblasto também é responsável pela calcificação da matriz óssea. O processo de calcificação parece ser iniciado pelo osteoblasto por meio da secreção na matriz de pequenas vesículas da matriz limitadas por membrana, de 50 a 250 nm. As vesículas são secretadas ativamente apenas durante o período em que a célula produz a matriz óssea. A estrutura e a função dessas vesículas serão discutidas mais adiante, neste capítulo.

Os osteoblastos são reconhecidos ao microscópio óptico pelo seu formato cuboide ou poligonal e pela sua agregação em uma única camada de células situada sobre o osso em formação (Figura 8.9). A matriz recém-depositada não é imediatamente calcificada. Cora-se levemente ou não se cora em comparação com a matriz mineralizada madura, que se cora intensamente pela eosina. Em razão dessa propriedade singular de coloração da matriz recém-formada, os osteoblastos parecem estar separados do osso por uma faixa clara. Esta representa o osteoide, a matriz óssea não mineralizada.

O citoplasma de um osteoblasto ativo é acentuadamente basófilo e, em virtude de seu tamanho, observa-se, algumas

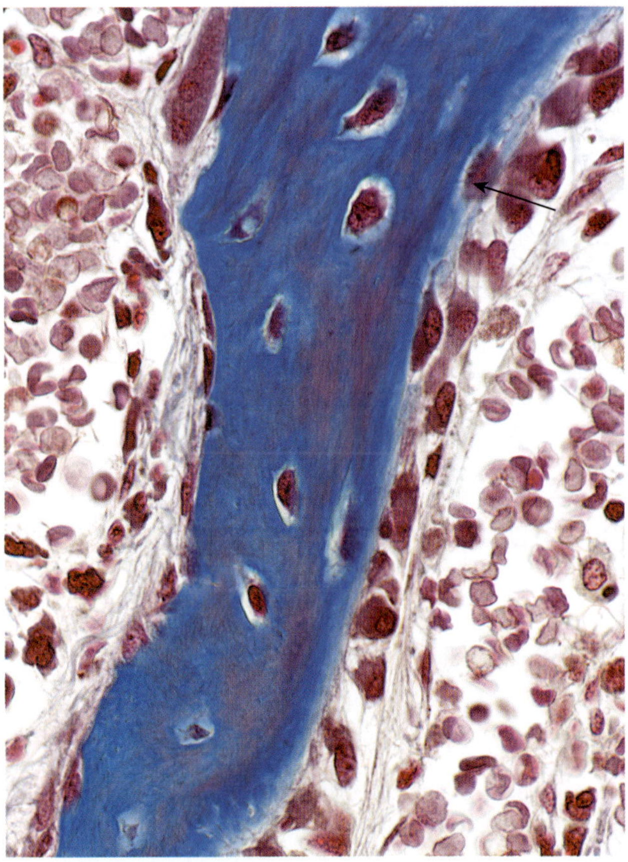

Figura 8.9 Fotomicrografia de uma espícula óssea em crescimento, corada com Mallory-Azan. Os osteócitos estão inseridos dentro da matriz óssea da espícula, que é corada de *azul-escuro*. Essas células são metabolicamente ativas e depositam a matriz óssea não mineralizada (osteoide). Vários osteoblastos estão alinhados no lado direito da espícula. Entre essas células e a espícula óssea calcificada, há uma fina camada de osteoide corada em azul-claro. Trata-se do material da matriz não calcificado produzido pelos osteoblastos. Uma das células (*seta*) praticamente foi circundada pelo seu próprio produto osteoide. Por conseguinte, pode ser agora denominada osteócito. No lado esquerdo da espícula, na parte que não está em crescimento, há osteoblastos inativos. As células exibem núcleos achatados e pouco citoplasma. 550×.

vezes, o complexo de Golgi como uma área clara adjacente ao núcleo. São observados pequenos grânulos positivos para o ácido periódico de Schiff (PAS, do inglês *periodic acid-Schiff*) no citoplasma, e uma forte reação de fosfatase alcalina associada à membrana celular pode ser detectada por meio de coloração histoquímica apropriada.

Diferentemente dos osteoblastos secretores encontrados durante a atividade de deposição, os osteoblastos inativos são células planas ou achatadas, que cobrem a superfície óssea. Essas células assemelham-se às células osteoprogenitoras. Os osteoblastos respondem a estímulos mecânicos para mediar as alterações no crescimento e na remodelação óssea. À medida que ocorre a deposição de osteoide, o osteoblasto é finalmente circundado por matriz osteoide e transforma-se em osteócito.

Nem todos os osteoblastos estão destinados a se diferenciar em osteócitos. Apenas 10 a 20% dos osteoblastos se diferenciam em osteócitos. A maioria dos osteoblastos sofre apoptose. Outros se tornam células inativas, constituindo células periosteais ou células de revestimento do osso endosteal (ver Figura 8.8).

Os prolongamentos do osteoblasto entram em contato com outros osteoblastos e com os osteócitos por meio de junções comunicantes.

Na microscopia eletrônica, os osteoblastos exibem prolongamentos citoplasmáticos finos que penetram no osteoide adjacente produzido pela célula e que se unem a prolongamentos semelhantes de osteócitos adjacentes por meio de junções comunicantes. Esse estabelecimento precoce de junções entre um osteoblasto e osteócitos adjacentes (bem como entre osteoblastos adjacentes) possibilita a comunicação das células vizinhas dentro do tecido ósseo circundado por matriz mineralizada.

O citoplasma do osteoblasto caracteriza-se por RER abundante e por ribossomos livres (Figura 8.10). Essas características são compatíveis com a sua basofilia observada ao microscópio óptico, bem como com o papel que desempenha na produção de colágeno e de proteoglicanos para a matriz extracelular. O complexo de Golgi e as regiões circundantes do citoplasma contêm numerosas vesículas com conteúdo floculento, que representam precursores da matriz. Tais vesículas são os grânulos corados pelo PAS vistos ao microscópio óptico. As vesículas da matriz, também produzidas pelo osteoblasto, parecem se originar por uma via diferente, surgindo como esferas que se desprendem da membrana plasmática, tornando-se livres na matriz. Outras organelas celulares incluem numerosas mitocôndrias em formato de bastonete, alguns corpos densos e lisossomos.

Osteócitos

O osteócito é a célula óssea madura envolta pela matriz óssea previamente secretada pelo osteoblasto.

Quando totalmente circundado por osteoide ou matriz óssea, o osteoblasto é denominado osteócito (ver Figura 8.9). O processo de maturação do osteoblasto em osteócito leva aproximadamente 3 dias. Durante esse período, o osteoblasto produz muita matriz extracelular (quase 3 vezes o seu próprio volume celular), reduz seu volume em aproximadamente 70% em comparação com o volume do osteoblasto original, diminui o tamanho e o número de organelas, e desenvolve longos prolongamentos que se irradiam a partir do corpo celular. Cada osteócito desenvolve, em média, cerca de 50 prolongamentos

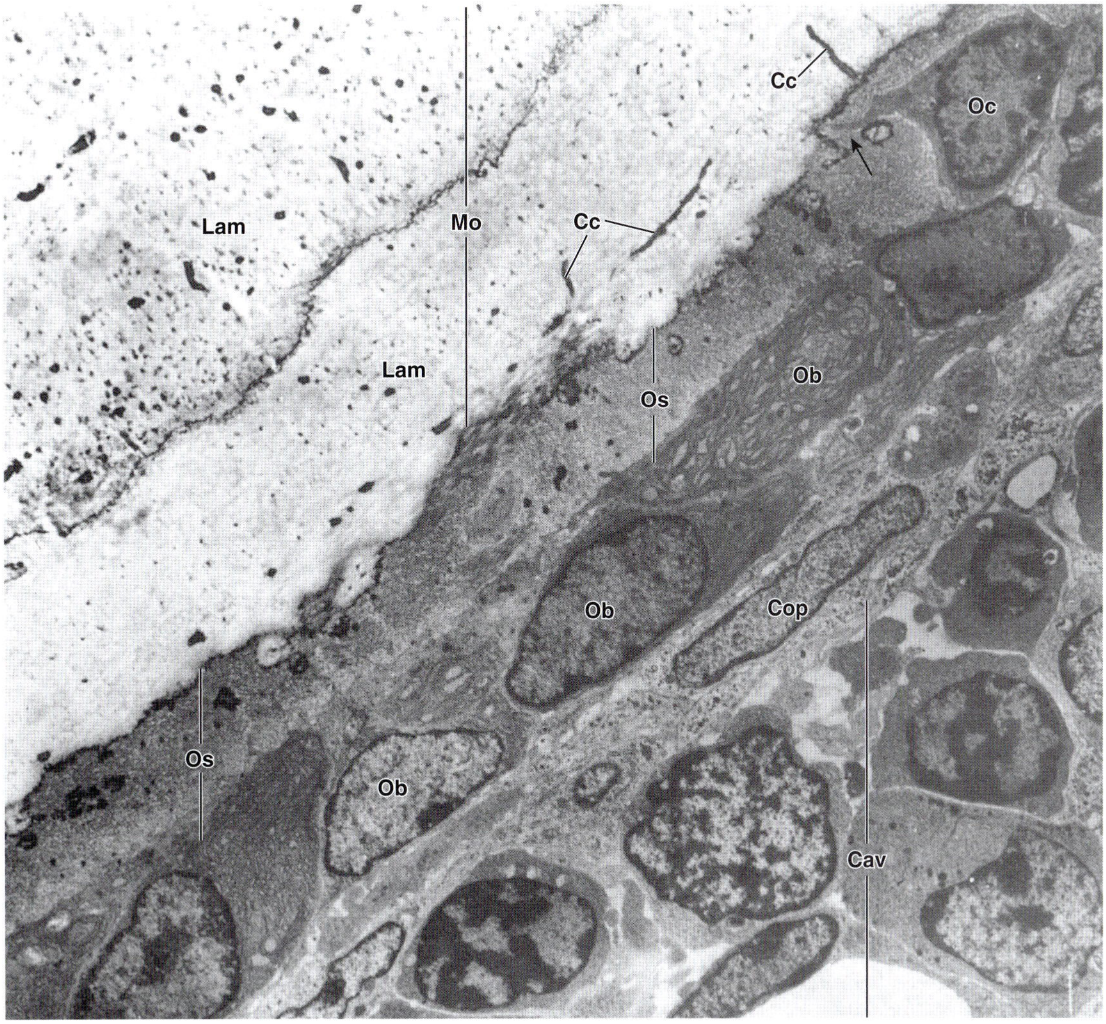

Figura 8.10 Eletromicrografia mostrando a formação óssea ativa. Esta eletromicrografia é semelhante à superfície em crescimento da espícula óssea mostrada na micrografia precedente (ver Figura 8.9). A cavidade medular (*Cav*) com suas células sanguíneas em desenvolvimento é vista no canto *inferior direito*. As células osteoprogenitoras (*Cop*) são evidentes entre a medula e os osteoblastos (*Ob*). Exibem núcleos alongados ou ovoides. Os osteoblastos estão alinhados ao longo da porção do osso em crescimento, que é coberta por uma camada de osteoide (*Os*). Nessa mesma região, uma das células (canto *superior direito*) inserida dentro do osteoide exibe um pequeno prolongamento (*seta*). Em virtude de sua localização dentro do osteoide, essa célula agora pode ser denominada osteócito (*Oc*). O restante da micrografia (*parte superior esquerda*) é composto por matriz óssea (*Mo*) calcificada. Na matriz, encontram-se canalículos (*Cc*) contendo prolongamentos do osteócito. O limite entre duas lamelas (*Lam*) adjacentes do osso previamente formado é evidente na forma de uma linha escura irregular. 9.000×.

celulares. Após a mineralização da matriz óssea, cada osteócito ocupa um espaço ou lacuna, que se adapta ao formato da célula. Os prolongamentos citoplasmáticos dos osteócitos estão alojados no interior de canalículos dentro da matriz (Figura 8.11). Comunicam-se com prolongamentos de osteócitos vizinhos e células de revestimento ósseo por meio de junções comunicantes formadas por uma família de conexinas expressas no tecido ósseo. Os osteócitos também se comunicam indiretamente com osteoblastos distantes, células endoteliais da vascularização da medula óssea, pericitos dos vasos sanguíneos e outras células, por meio da expressão de várias moléculas sinalizadoras, como óxido nítrico ou transportadores de glutamato. Além da comunicação intercelular típica (as junções comunicantes são discutidas no Capítulo 5, *Tecido Epitelial*, os prolongamentos dos osteócitos contêm hemicanais (metade de canais da junção comunicante), que estabelecem comunicação entre células e matriz extracelular.

Em cortes corados pela hematoxilina e eosina (H-E), os canalículos e seus prolongamentos não são discerníveis. No entanto, em preparados de ossos por desgaste, os canalículos são facilmente evidentes (Prancha 8.1). Em geral, os osteócitos são

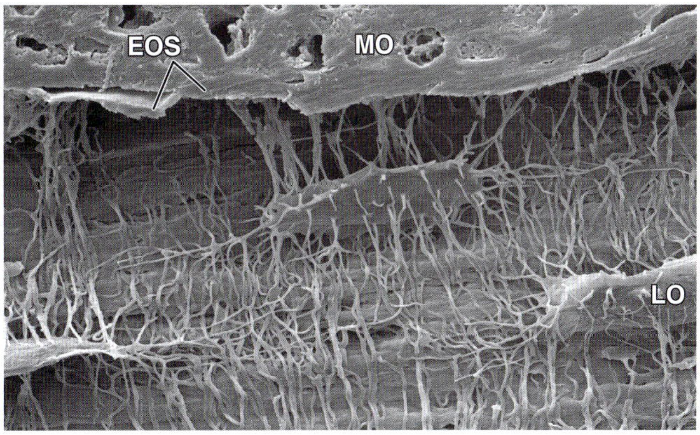

Figura 8.11 Lacunas dos osteócitos com extensa rede de canalículos. Esta eletromicrografia de varredura de uma amostra de osso de camundongo com 4 meses de idade – que foi incluída em resina e submetida ao processo de corrosão por ácido (*acid-etched*) – mostra uma rede de canalículos que interconectam três lacunas osteocíticas (*LO*) e células do endósteo. Neste método, a resina preenche as lacunas dos osteócitos, os canalículos, o osteoide e os espaços da medula óssea, mas não penetra na matriz óssea mineralizada. Em geral, utiliza-se ácido fosfórico para remover o mineral, deixando apenas o molde de resina. A *parte superior* da imagem é ocupada por células da medula óssea (*MO*) que são separadas do tecido ósseo pelo endósteo (*EOS*). 2.000×. (Cortesia da Dra. Lynda Bonewald.)

menores que suas células precursoras, em virtude da redução de seu citoplasma perinuclear. Com frequência, em amostras microscópicas preparadas rotineiramente, a célula está acentuadamente distorcida pela retração e por outros artefatos que resultam da descalcificação da matriz antes do corte do osso. Nesses casos, o núcleo pode constituir a única característica proeminente. Em amostras bem preservadas, os osteócitos exibem menor basofilia citoplasmática do que os osteoblastos, mas pouco detalhe citoplasmático adicional pode ser observado (Prancha 8.2).

Os osteócitos são células metabolicamente ativas e multifuncionais, que respondem a forças mecânicas aplicadas ao osso.

No passado, os osteócitos eram considerados células pouco ativas, responsáveis apenas pela manutenção da matriz óssea; no entanto, descobertas recentes mostraram que são células metabolicamente ativas e multifuncionais. Os osteócitos estão envolvidos no processo da mecanotransdução, pelo qual respondem a forças mecânicas aplicadas ao osso. A diminuição dos estímulos mecânicos (p. ex., imobilização, fraqueza muscular, ausência de gravidade no espaço) provoca perda óssea, enquanto o aumento dos estímulos mecânicos promove formação óssea.

Em virtude da pouca flexibilidade do osso, as forças mecânicas aplicadas sobre ele (p. ex., ao fêmur ou à tíbia durante a caminhada) provocam a saída do líquido intersticial dos canalículos e das lacunas na região comprimida do osso. O movimento do líquido intersticial através do sistema canalicular gera um potencial elétrico transitório (potencial de fluxo) no momento em que a força é aplicada. O potencial de fluxo abre os canais de cálcio regulados por voltagem nas membranas dos osteócitos pelas quais o líquido tecidual flui. O consequente aumento nas concentrações intracelulares de cálcio, trifosfato de adenosina (ATP, do inglês *adenosine triphosphate*) e óxido nítrico e a síntese de prostaglandina E_2 (PGE_2) alteram a expressão dos genes *c-fos* e *cox-2* responsáveis pela formação óssea. O estresse de cisalhamento do fluxo de líquido também induz a abertura de hemicanais, que possibilitam a liberação de moléculas intracelulares acumuladas no espaço extracelular dos canalículos. Além disso, a expressão do gene do IGF-1 resulta em produção aumentada de IGF-1, que promove a conversão das células osteoprogenitoras em osteoblastos. Por conseguinte, as regiões de um osso submetidas a maior tensão irão apresentar o maior depósito de osso novo. O osteócito também apresenta cílio primário, que estudos recentes sugerem ter um provável papel na detecção do fluxo de líquido intersticial dentro da lacuna e pode estar envolvido na mecanossensação e sinalização molecular (ver Capítulo 5, *Tecido Epitelial*, para obter informações detalhadas sobre a estrutura e a função do cílio primário).

O osteócito responde à redução da tensão mecânica pela secreção de metaloproteinases da matriz (MMPs, do inglês *matrix metalloproteinases*). O espaço vazio que circunda os osteócitos resulta da degradação enzimática da matriz óssea pelas MMPs. O aumento da tensão mecânica ativa mecanismos moleculares semelhantes aos encontrados nos osteoblastos produtores de matriz. Por conseguinte, os osteócitos são responsáveis pela remodelação reversível de sua matriz óssea pericanalicular e perilacunar. Esse processo é denominado remodelação osteocítica.

Os osteócitos exibem diferentes estados funcionais durante a remodelação osteocítica de seu microambiente perilacunar e pericanalicular.

A microscopia eletrônica revelou a existência de osteócitos em vários estados funcionais relacionados com o processo de remodelação osteocítica. Com efeito, há evidências histológicas e microrradiográficas (*i. e.*, lacunas aumentadas e radiodensidade reduzida) de que o osteócito pode remodelar a matriz óssea circundante. Conforme assinalado anteriormente, os osteócitos são capazes de modificar o seu microambiente (o volume de suas lacunas ou o diâmetro de seus canalículos) em resposta a estímulos ambientais. Como a área de superfície das lacunas e dos canalículos dentro do osso corresponde a várias ordens de magnitude maior que a área de superfície do próprio osso, a remoção de diminutas quantidades de matriz mineralizada por cada osteócito teria efeitos significativos sobre os níveis circulantes de cálcio e de fosfatos.

Foram identificados três estados funcionais, cada um deles com morfologia característica, com base no aspecto dos osteócitos em eletromicrografias:

- Os osteócitos quiescentes apresentam escassez de RER e acentuada redução do complexo de Golgi (Figura 8.12A). Observa-se uma lâmina osmiofílica, que representa a matriz calcificada madura, em estreita aposição com a membrana celular
- Os osteócitos formadores exibem evidências de deposição da matriz e apresentam algumas características semelhantes às dos osteoblastos. Por conseguinte, o RER e o complexo de Golgi são mais abundantes, e há evidências de osteoide no espaço pericelular dentro da lacuna (Figura 8.12B)
- Os osteócitos de reabsorção, assim como os osteócitos formadores, contêm numerosos perfis de retículo endoplasmático e um complexo de Golgi bem desenvolvido. Além disso, os lisossomos são evidentes (Figura 8.12C). O conceito de degradação óssea pelos osteócitos reabsortivos (anteriormente denominada **osteólise osteocítica**) caiu em desuso, visto que não constitui a forma dominante de reabsorção óssea. Entretanto, foi observada alguma remodelação perilacunar e canalicular osteocítica, que pode atuar como sistema de *backup* para a homeostasia dos íons cálcio e fosfato, sobretudo durante a lactação, o estresse e os ciclos reprodutivos. É também possível que alterações no tamanho das lacunas e canalículos ou da matriz extracelular circundante possam modular a mecanotransdução e as respostas dos osteoblastos às forças mecânicas aplicadas ao osso.

Os osteócitos são células de vida longa, e a sua morte é atribuída ao processo de apoptose, degeneração/necrose, senescência (idade avançada) ou atividade de remodelação óssea dos osteoclastos. O tempo de sobrevida natural dos osteócitos em seres humanos é estimado em cerca de 10 a 20 anos. A porcentagem de osteócitos mortos no osso aumenta com a idade, de 1% por ocasião do nascimento até 75% na oitava década de vida. Foi aventada a hipótese de que, quando a idade de um indivíduo ultrapassa o limite superior do tempo de vida dos osteócitos, essas células podem morrer (senescência), e as suas lacunas e canalículos podem ser preenchidos com tecido mineralizado.

Células de revestimento ósseo

As células de revestimento ósseo originam-se de osteoblastos e cobrem o osso que não está se remodelando.

Nos locais em que não ocorre remodelação, a superfície óssea é coberta por uma camada de células planas, com citoplasma atenuado e escassez de organelas além da região perinuclear.

Essas células são designadas simplesmente como células de revestimento ósseo. As células de revestimento ósseo nas superfícies ósseas externas são denominadas células periosteais, enquanto as que revestem as superfícies ósseas internas são frequentemente denominadas células endosteais (ver Figura 8.8). Observam-se junções comunicantes nos locais em que os prolongamentos das células de revestimento ósseo entram em contato entre si (Figura 8.13).

As células de revestimento ósseo representam uma população de células derivadas dos osteoblastos. Acredita-se que funcionem na manutenção e no suporte nutricional dos osteócitos inseridos na matriz óssea subjacente, bem como na regulação do movimento de cálcio e de fosfato para dentro e para fora do osso. Esses papéis sugeridos baseiam-se na observação de que os prolongamentos celulares das células de revestimento ósseo estendem-se para dentro dos canais canaliculares do osso adjacente (ver Figura 8.13) e têm contato por meio de junções comunicantes com prolongamentos dos osteócitos. Nesse aspecto, as células de revestimento ósseo são ligeiramente comparáveis com os osteócitos.

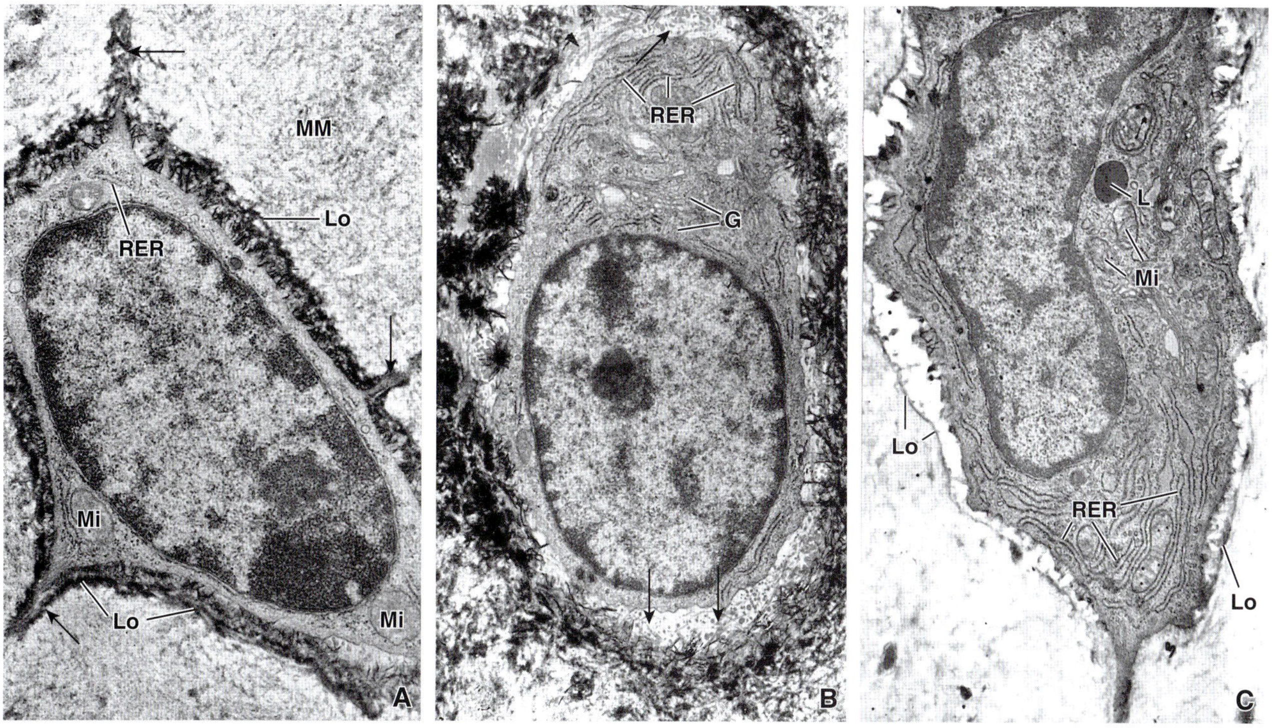

Figura 8.12 Eletromicrografias de três estágios funcionais diferentes de um osteócito. A. Osteócito relativamente quiescente que contém apenas alguns perfis de retículo endoplasmático rugoso (*RER*) e algumas mitocôndrias (*Mi*). As células praticamente preenchem a lacuna que ocupam; as *setas* indicam o local no qual os prolongamentos citoplasmáticos se estendem para dentro dos canalículos. Os cristais de hidroxiapatita foram perdidos da matriz, que geralmente é mineralizada (*MM*); no entanto, alguns cristais de hidroxiapatita preenchem o espaço pericelular. Os cristais de hidroxiapatita obscurecem as outras substâncias dentro do espaço pericelular. A faixa escura que marca o limite da lacuna é a lâmina osmiofílica (*Lo*). 25.000×. **B.** Um osteócito formador contendo mais RER e um grande complexo de Golgi (*G*). De igual importância é a existência de pouco osteoide no espaço pericelular dentro da lacuna. O osteoide exibe perfis de fibras colágenas (*setas*) que ainda não estão mineralizadas. A lacuna de um osteócito formador não é limitada por uma lâmina osmiofílica. 25.000×. **C.** Um osteócito de reabsorção contendo RER substancial, um grande complexo de Golgi, mitocôndrias (*Mi*) e lisossomos (*L*). O espaço pericelular é desprovido de fibrilas colágenas e pode conter algum material floculento. A lacuna que contém um osteócito de reabsorção é limitada por uma lâmina osmiofílica (*Lo*) menos evidente. 25.000×.

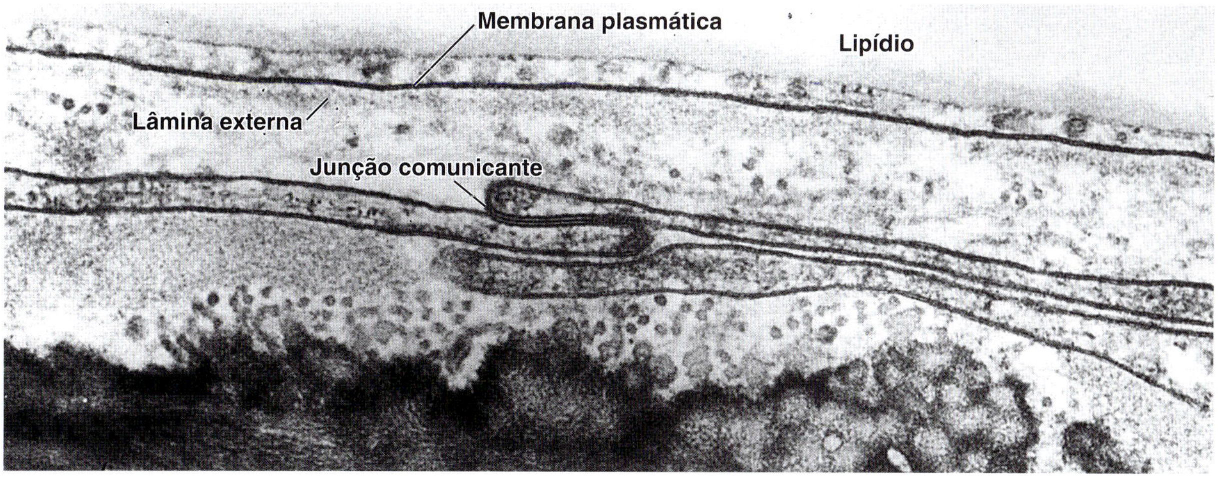

Figura 8.13 Eletromicrografia de células de revestimento ósseo. Eletromicrografia do citoplasma de duas células de revestimento ósseo observadas em maior aumento. Uma junção comunicante é claramente vista no local de aposição das duas células. A borda de um adipócito é vista na parte superior da eletromicrografia; seu lipídio, a borda fina de citoplasma, a membrana plasmática e a lâmina externa também são evidentes. 27.000×.

Osteoclastos

O osteoclasto é responsável pela reabsorção óssea.

Os osteoclastos são células grandes e multinucleadas, encontradas em locais nos quais o osso está sendo removido, e repousam diretamente sobre o tecido ósseo, em que está ocorrendo a reabsorção (Figura 8.14). Como resultado da atividade osteoclástica, uma cavidade superficial, denominada cavidade de reabsorção (lacuna de Howship), pode ser observada no osso imediatamente subjacente ao osteoclasto. A célula é visível não apenas em razão de seu grande tamanho, mas também devido à sua acentuada acidofilia. Exibem também uma forte reação histoquímica para a fosfatase ácida, graças à existência de numerosos lisossomos. Uma dessas enzimas, a **fosfatase ácida resistente a tartarato** (**TRAP**, do inglês *tartrate-resistant acid phosphatase*) contendo ferro, de 35 kDa, é usada clinicamente como marcador de atividade e diferenciação dos osteoclastos.

Os osteoclastos originam-se da fusão de células progenitoras hematopoéticas mononucleares sob a influência de várias citocinas.

Diferentemente do que se acreditava, os osteoclastos não estão relacionados com a origem dos osteoblastos. Originam-se da fusão de células hematopoéticas mononucleares,

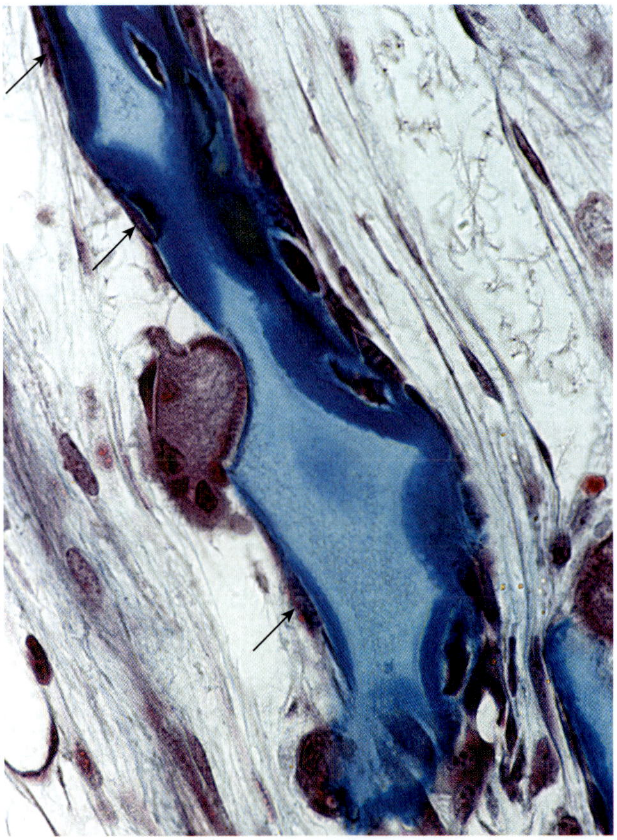

Figura 8.14 Fotomicrografia de um osteoclasto em uma espícula óssea. Esta amostra corada pelo método de Mallory mostra uma espícula de cartilagem calcificada (corada em *azul-claro*) recoberta por tecido ósseo (corado em *azul-escuro*). Um osteoclasto no lado esquerdo da espícula apresenta tecido ósseo reabsorvido e está localizado em uma depressão (lacuna de Howship) na espícula. A faixa clara entre o osteoclasto e a espícula óssea corresponde à borda pregueada do osteoclasto. As *setas* na superfície óssea em repouso indicam o citoplasma das células de revestimento ósseo inativas (células osteoprogenitoras). No lado oposto da espícula, no entanto, o osso está sendo depositado, conforme evidenciado pela existência de osteoblastos sobre essa superfície e os osteócitos recém-formados logo abaixo da superfície da espícula. 550×.

principalmente células progenitoras de granulócitos/macrófagos (GMP, CFU-GM, do inglês *granulocyte/macrophage progenitor cells*), que dão origem às linhagens celulares de granulócitos e monócitos (ver Figura 10.19, no Capítulo 10, *Sangue*). A formação dos osteoclastos ocorre em estreita associação às células estromais na medula óssea. Essas células secretam citocinas essenciais para a diferenciação tanto dos osteoclastos quanto dos macrófagos a partir das células progenitoras GMP, incluindo o fator de estimulação de colônia de monócitos (M-CSF, do inglês *monocyte colony-stimulating factor*), o fator de necrose tumoral (TNF, do inglês *tumor necrosis factor*) e várias interleucinas. Inicialmente, as células comprometidas em se tornarem osteoclastos (precursoras dos osteoclastos) expressam dois fatores de transcrição importantes, c-fos e NF-κB. Posteriormente, uma molécula receptora denominada ativador do receptor do fator nuclear κB (RANK, do inglês *receptor activator of nuclear factor-κB*) é expressa em sua superfície. O receptor RANK interage com a molécula do ligante RANK (RANKL, do inglês *RANK ligand*) produzida e expressa na superfície da célula do estroma (Figura 8.15). O mecanismo de sinalização RANK-RANKL é essencial para a diferenciação e a maturação dos osteoclastos. De modo alternativo, durante a inflamação, os linfócitos T ativados podem produzir moléculas de RANK tanto envolvidas por membrana quanto solúveis. Por conseguinte, os processos inflamatórios podem estimular a reabsorção óssea mediada por osteoclastos. Essa via pode ser bloqueada por osteoprotegerina (OPG), que atua como receptor "chamariz" para a RANKL. A ausência de ligante disponível afeta a via de sinalização RANK-RANKL e atua como potente inibidor da formação de osteoclastos. A OPG é produzida principalmente pelos osteoblastos e é regulada por muitos reguladores metabólicos ósseos, como IL-1, TNF, TGF-β e vitamina D. A PGE_2 é secretada pelos osteócitos em situações de estresse e estimula a produção de RANKL; no entanto, os osteoblastos ativos na região de deposição óssea produzem OPG, que inativa a RANKL. Por conseguinte, as regiões onde os osteoblastos depositam osso novo terão pouca ou nenhuma atividade osteoclástica, em comparação com regiões circundantes que exibem maior atividade osteoclástica. Todas as substâncias que promovem a remodelação óssea pela diferenciação dos osteoclastos e reabsorção óssea atuam por meio do sistema OPG/RANKL na medula óssea. Tanto a OPG quanto a RANKL são detectadas na forma livre no sangue, e suas concentrações podem ser medidas para fins diagnósticos e para monitorar a terapia de muitas doenças ósseas.

Os osteoclastos recém-formados sofrem um processo de ativação para se transformar em células de reabsorção óssea.

O osteoclasto recém-formado precisa ser ativado para se transformar em uma célula de reabsorção óssea. Durante esse processo, ele se torna altamente polarizado. Quando reabsorvem ativamente o osso, os osteoclastos exibem três regiões especializadas:

- A borda pregueada constitui a parte da célula que está em contato direto com o osso. Suas numerosas pregas profundas da membrana plasmática formam estruturas semelhantes a microvilosidades, que aumentam a área de superfície disponível para exocitose de enzimas hidrolíticas e secreção de prótons por bombas de prótons dependentes de ATP, bem como pela endocitose dos produtos de degradação e resíduos ósseos. A borda pregueada cora-se menos intensamente que o restante da célula e, com frequência, aparece como uma banda clara adjacente ao osso no local de reabsorção (ver Figura 8.14). Na microscopia eletrônica,

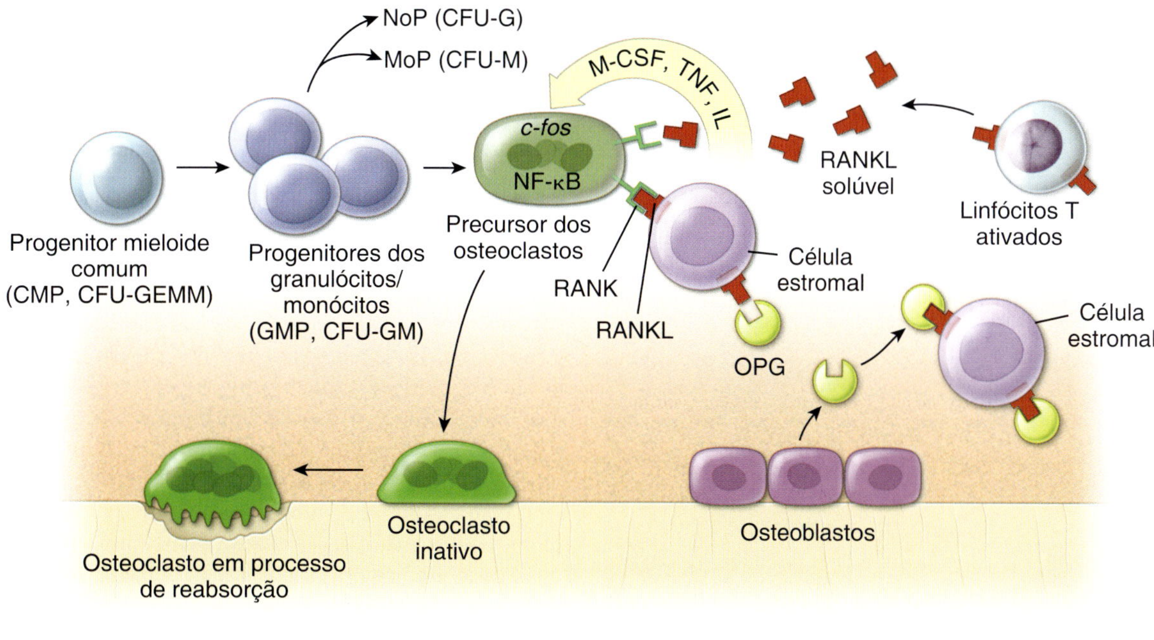

Figura 8.15 A origem dos osteoclastos. Os osteoclastos são derivados da fusão de *células progenitoras de granulócitos/monócitos* (*GMP, CFU-GM*), que se originam de células progenitoras mieloides multipotentes comuns (*CMP, CFU-GEMM*, do inglês *multipotential common myeloid progenitor cells*), as células GMP também dão origem às linhagens celulares de granulócitos e monócitos, como as células progenitoras dos neutrófilos (*NoP, CFU-G*, do inglês *neutrophil progenitor cells*) e as células progenitoras dos monócitos (*MoP, CFU-M*, do inglês *monocyte progenitor cells*). A formação dos osteoclastos ocorre em associação a células do estroma da medula óssea, que secretam o fator estimulador de colônias de monócitos (*M-CSF*), o fator de necrose tumoral (*TNF*) e várias interleucinas (*IL*). Os precursores dos osteoclastos expressam *c-fos*, NF-κB e moléculas receptoras denominadas *RANK* (*ativador do receptor do fator nuclear κB*). O sinal gerado pela interação do receptor RANK com a *molécula do ligante de RANK* (*RANKL*) é essencial para a diferenciação e a maturação dos osteoclastos. Durante a inflamação, os linfócitos T produzem moléculas de RANKL tanto solúveis quanto envolvidas por membrana, que aumentam a reabsorção óssea. Essas vias podem ser bloqueadas pela *osteoprotegerina* (*OPG*). Observe que os linfócitos T ativados podem estimular a formação de osteoclastos por meio da produção de moléculas de RANKL tanto solúveis quanto envolvidas por membrana.

os cristais de hidroxiapatita da matriz óssea são observados entre os prolongamentos da borda pregueada (Figura 8.16). Internamente à borda pregueada e em estreita proximidade, encontram-se numerosas mitocôndrias e lisossomos. Os núcleos estão geralmente localizados na porção da célula mais afastada da superfície óssea. Nessa mesma região, são encontrados perfis de RER, várias pilhas do complexo de Golgi e muitas vesículas

- A zona clara (zona de vedação) é um perímetro anelar de citoplasma adjacente à borda pregueada, que demarca a área óssea a ser absorvida. Essencialmente, a zona clara é um compartimento no local da borda pregueada, em que ocorrem reabsorção e degradação da matriz. Contém quantidades abundantes de filamentos de actina, mas não apresenta outras organelas. Os filamentos de actina estão dispostos em uma estrutura anelar circundada, em ambos os lados, por proteínas de ligação da actina, como a vinculina e a talina (Figura 8.17). A membrana plasmática no local da zona clara contém moléculas de adesão entre a célula e a matriz extracelular, que proporcionam uma vedação firme entre a membrana plasmática e a matriz mineralizada do osso. Várias classes de receptores extracelulares da família das integrinas (*i. e.*, receptor de vitronectina $\alpha_v\beta_3$, receptor de colágeno do tipo I $\alpha_2\beta_1$ ou receptor de vitronectina/fibrinogênio $\alpha_v\beta_1$) ajudam a manter a vedação
- A região basolateral atua na exocitose do material digerido (ver Figura 8.17). As vesículas de transporte contendo material ósseo degradado que sofreu endocitose na borda pregueada fundem-se aqui com a membrana celular para liberar o seu conteúdo. A TRAP tem sido encontrada dentro dessas vesículas, sugerindo o seu papel na fragmentação do material endocitado.

Os osteoclastos reabsorvem o tecido ósseo por meio de liberação de prótons e hidrolases lisossômicas no microambiente constrito do espaço extracelular.

A maioria das vesículas no osteoclasto consiste em lisossomos. Seu conteúdo é liberado no espaço extracelular; nas fendas entre os prolongamentos citoplasmáticos da borda pregueada. Trata-se de um exemplo claro do funcionamento das enzimas lisossômicas fora da célula. Uma vez liberadas, essas enzimas hidrolíticas, que incluem a catepsina K (uma cisteína protease) e as metaloproteinases da matriz, degradam o colágeno e outras proteínas da matriz óssea.

Contudo, antes que possa ocorrer digestão, a matriz óssea precisa ser descalcificada por meio de acidificação da superfície óssea, que inicia a dissolução da matriz mineral. Para isso, o citoplasma do osteoclasto contém anidrase carbônica II, que produz ácido carbônico (H_2CO_3) a partir de dióxido de carbono e água. Subsequentemente, o ácido carbônico dissocia-se em bicarbonato (HCO_3) e um próton (H^+). Com a ajuda das bombas de prótons dependentes de ATP, os prótons são transportados através da borda pregueada, produzindo um pH baixo (4 a 5) no microambiente da cavidade de reabsorção. Esse ambiente ácido local criado no espaço extracelular entre o osso e o osteoclasto é protegido pela zona clara. Os canais de cloreto acoplados a bombas de prótons facilitam a eletroneutralidade da membrana da borda pregueada (ver Figura 8.17). O bicarbonato em excesso é removido pela troca passiva com íons cloreto por meio de proteínas de cloreto-carbonato trocadoras localizadas na membrana basolateral.

O ambiente ácido inicia a degradação do componente mineral do osso (composto principalmente por hidroxiapatita) em íons cálcio, fosfatos inorgânicos solúveis e água. Quando a reabsorção do

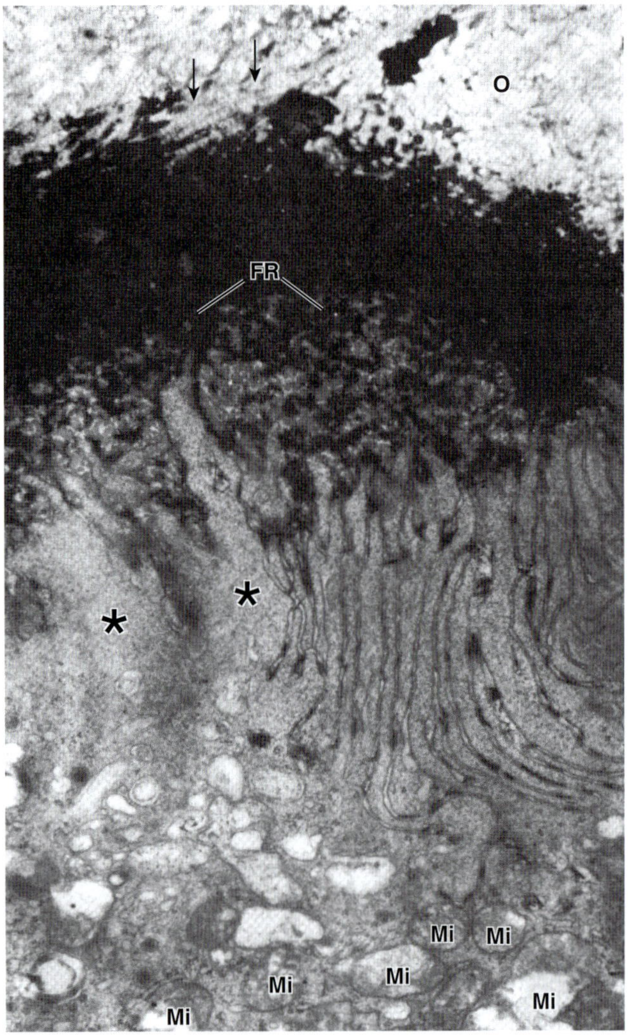

Figura 8.16 Eletromicrografia de um osteoclasto. Esta micrografia mostra um segmento da superfície óssea (*O*) e uma porção de um osteoclasto que está em aposição ao osso parcialmente digerido. A frente de reabsorção (*FR*) do osteoclasto contém numerosas pregas da membrana plasmática. Quando observadas ao microscópio óptico, essas pregas são vistas como uma borda pregueada. Quando o plano de corte é paralelo às pregas (*asteriscos*), observa-se uma expansão ampla e não especializada de citoplasma. O citoplasma do osteoclasto contém numerosas mitocôndrias (*Mi*), lisossomos e complexo de Golgi, os quais estão funcionalmente comprometidos com a reabsorção e a degradação da matriz óssea. Na *parte superior* da figura, algumas fibrilas colágenas são evidentes; as *setas* indicam os locais em que as bandas das fibrilas de 68 nm são visíveis. 10.000×.

tecido ósseo está concluída, os osteoclastos sofrem apoptose. Estudos recentes indicam que muitos fármacos usados para inibir a reabsorção óssea na osteoporose (*i. e.*, bifosfonatos e estrogênios) promovem a **apoptose dos osteoclastos** (Boxe 8.2).

A função dos osteoclastos é regulada por muitos fatores.

Os materiais removidos do osso reabsorvido são transportados em vesículas endocíticas pelo osteoclasto. O conteúdo das vesículas endocíticas que se originam na borda pregueada é liberado na membrana basal (ver Figura 8.17), que geralmente está em contato com vasos sanguíneos. Por conseguinte, observa-se a existência de numerosas depressões e vesículas revestidas na borda pregueada. Os osteoclastos são observados em locais em que a remodelação óssea está em progresso (o processo de remodelação será descrito com detalhes mais adiante, neste capítulo). Assim, nos locais em que os ósteons estão sendo afetados, ou o osso está sofrendo alterações durante o processo de crescimento, os osteoclastos são relativamente numerosos.

O paratormônio (PTH, do inglês *parathyroid hormone*), que é secretado pelas células principais das glândulas paratireoides, é o regulador mais importante dos níveis de cálcio e de fosfato no líquido extracelular. Como os osteoclastos não contêm receptores para PTH, o hormônio só exerce efeito indireto sobre essas células. Por outro lado, os osteócitos, os osteoblastos e os linfócitos T apresentam receptores de PTH que ativam a adenilciclase, aumentando os níveis intracelulares de monofosfato de adenosina cíclico (cAMP, do inglês *cyclic adenosine monophosphate*). Uma breve exposição intermitente ao PTH aumenta a massa óssea por meio da via do cAMP/IGF-1 nos osteócitos e osteoblastos. No entanto, a exposição contínua e prolongada ao PTH aumenta a produção de RANKL pelos linfócitos T (ver Figura 8.15) e pelos osteoblastos, com consequente hiperatividade osteoclástica e, por fim, osteoporose. O estrogênio suprime a produção de RANKL pelos linfócitos T. A calcitonina, que é secretada pelas células parafoliculares da glândula tireoide, tem o efeito singular de reduzir a atividade osteoclástica.

Outras moléculas que desempenham um importante papel na regulação da atividade osteoclástica incluem a catepsina K, a

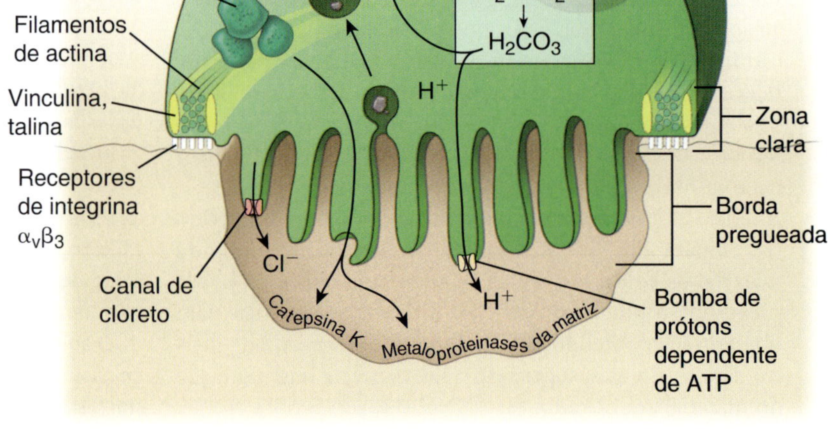

Figura 8.17 Desenho esquemático de um osteoclasto. Este desenho mostra a estrutura dos osteoclastos e suas três regiões: a borda pregueada, a zona clara e a região basolateral. Observe que a zona clara contém filamentos de actina em grandes quantidades, dispostos em uma estrutura anelar circundada, em ambos os lados, por proteínas de ligação da actina, como vinculina e talina. A membrana plasmática no local da zona clara contém receptores transmembrana entre a célula e a matriz extracelular (integrinas), que proporcionam uma vedação firme entre a membrana plasmática e a matriz mineralizada do osso. As vias para o transporte de prótons e de cloreto são descritas no texto.

Boxe 8.2

Correlação clínica | Osteoporose

A **osteoporose**, que literalmente significa osso poroso, é a doença óssea mais comum, que acomete um número estimado de 75 milhões de pessoas nos EUA, na Europa e no Japão. Caracteriza-se pela perda progressiva da densidade óssea normal, acompanhada de deterioração de sua microarquitetura. A osteoporose é causada pelo desequilíbrio entre a reabsorção óssea mediada pelos osteoclastos e a deposição de osso mediada pelos osteoblastos, resultando em massa óssea diminuída, maior fragilidade óssea e risco aumentado de fratura. Nos indivíduos saudáveis, a atividade osteoclástica é regulada principalmente pelo PTH e, em menor grau, pela IL-1 e pelo TNF. Além disso, a diferenciação dos precursores dos osteoblastos é influenciada pelo M-CSF e pela IL-6. Os hormônios femininos, conhecidos como *estrogênios* (especialmente o estradiol), não apenas inibem a formação dessas citocinas, como também modulam a expressão de RANKL, limitando, portanto, a atividade dos osteoclastos. Nas mulheres na pós-menopausa, cujos níveis de estrogênio estão reduzidos, a secreção dessas citocinas está aumentada, resultando em maior atividade dos osteoclastos, com consequente reabsorção óssea intensificada. A osteoporose é uma doença que está presente em um terço das mulheres na pós-menopausa e na maior parte da população idosa. Nos EUA, resulta em mais de 1,3 milhão de fraturas anualmente.

Existem três tipos gerais de osteoporose:

- A **osteoporose primária do tipo I** ocorre em mulheres na pós-menopausa. Pelo fato de aparecer em um estágio mais inicial da vida que o tipo II, seu efeito a longo prazo é geralmente mais grave que a osteoporose com desenvolvimento em anos posteriores da vida
- A **osteoporose primária do tipo II** ocorre em indivíduos idosos, na sétima ou oitava década de vida, e constitui a principal causa de morbidade grave e perda funcional nesse grupo etário
- A **osteoporose secundária** é consequente à terapia farmacológica (*i. e.*, corticosteroides) ou processos patológicos que comprometem a remodelação óssea, incluindo desnutrição, imobilização prolongada, ausência de gravidade (*i. e.*, em viagem espacial) e doenças ósseas metabólicas (*i. e.*, hiperparatireoidismo, cânceres metastáticos).

O osso osteoporótico tem uma estrutura histológica normal; no entanto, há menos massa tecidual (Figura B.8.2.1), resultando em ossos mais propensos a fraturas, até mesmo após traumatismo mínimo. As fraturas da cabeça e do colo do fêmur, as fraturas de punho e as fraturas de vértebras comprimidas constituem lesões comuns que frequentemente incapacitam e confinam o indivíduo idoso a uma cadeira de rodas. Os indivíduos com fraturas correm maior risco de morte, não diretamente pela fratura, mas pelas complicações da imobilização, que incluem risco aumentado de pneumonia, trombose e embolia pulmonar.

O tratamento de indivíduos com osteoporose consiste em uma dieta aprimorada com suplementação de vitamina D e cálcio e exercício moderado, a fim de ajudar a reduzir a velocidade de perda óssea adicional. Além da dieta e dos exercícios, utiliza-se com frequência a terapia farmacológica direcionada para a redução da velocidade da reabsorção óssea.

Existem várias opções de tratamento para o período após a menopausa. A **terapia de reposição hormonal** (TRH) com estrogênio e progesterona é aprovada pela FDA para a prevenção de fraturas osteoporóticas após a menopausa, mas não é considerada uma opção de primeira linha por causa de sua associação com o aumento do risco de doença cardiovascular, coágulos sanguíneos e câncer de mama. A TRH é preconizada para prevenção de fraturas se a paciente apresentar manifestações intensas de menopausa (como fogachos) ou se ela não conseguir tolerar outras opções terapêuticas e não apresentar fatores de risco ou história pregressa de doença cardiovascular ou câncer de mama.

Os **moduladores seletivos dos receptores de estrogênio** (**MSREs**), como o raloxifeno, ligam-se aos receptores de estrogênios e atuam como agonistas dos estrogênios (simulando a ação estrogênica) no osso; em outros tecidos, esses fármacos bloqueiam a ação dos receptores de estrogênio (atuando como antagonistas dos estrogênios). A terapia com MSREs tem o mesmo efeito benéfico do estrogênio sobre o tecido ósseo, mas não causa os mesmos efeitos adversos dos estrogênios em outros tecidos (como maior risco de câncer de mama). Outras terapias não estrogênicas incluem os **bifosfonatos** (*i. e.*, alendronato ou risedronato), que inibem a atividade osteoclástica, induzindo apoptose dos osteoclastos.

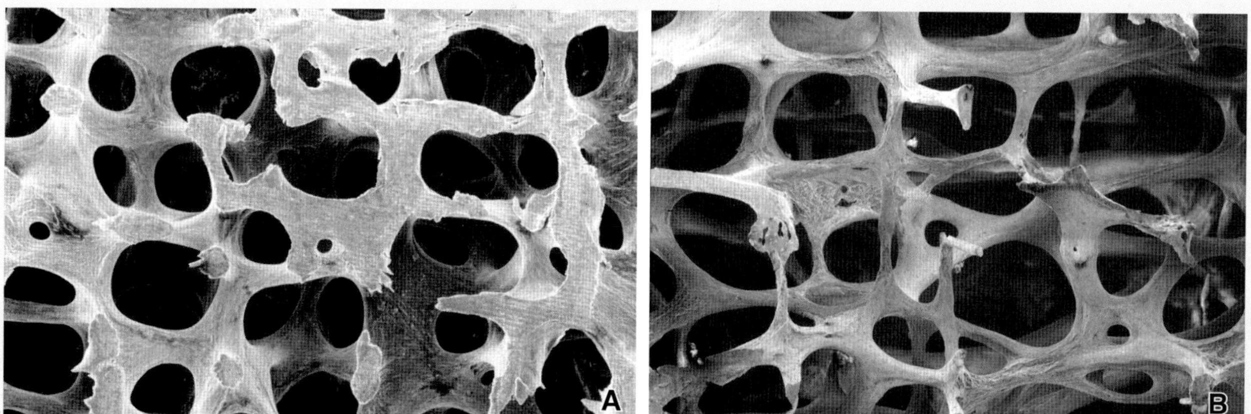

Figura B.8.2.1 Eletromicrografia de varredura de osso trabecular. A. Esta imagem mostra o corte do osso trabecular obtido de um corpo vertebral de um indivíduo saudável. **B.** Esta amostra foi obtida de um corpo vertebral de uma mulher idosa, mostrando sinais significativos de osteoporose. Compare o padrão de arquitetura trabecular na osteoporose com o osso vertebral normal. (Cortesia do Dr. Alan Boyd.)

(*continua*)

Boxe 8.2

Correlação clínica | Osteoporose (*continuação*)

A terapia hormonal na osteoporose inclui o uso do **paratormônio humano recombinante** (*i. e.*, teriparatida), que exerce a mesma ação fisiológica sobre o osso e os rins em comparação com o hormônio. Quando administrado em doses intermitentes, promove a formação óssea, visto que aumenta a atividade osteoblástica e melhora a espessura do osso trabecular. A liberação de PTH é modulada pelo exercício físico e depende de sua intensidade e duração. O exercício de alta intensidade e curta duração e o exercício de baixa intensidade e longa duração não parecem ter nenhum impacto sobre a secreção de PTH.

Terapias direcionadas para as moléculas de RANK, RANKL e OPG que controlam o desenvolvimento, o comprometimento, a diferenciação e a função das células da linhagem osteoclástica estão disponíveis para pacientes que têm osteoporose. O denosumabe, um **anticorpo monoclonal** humano, imita a ação da osteoprotegerina (OPG), que atua como receptor chamariz solúvel para o RANKL. O denosumabe bloqueia a via de sinalização RANK-RANKL, reduz o número de osteoclastos em diferenciação ao inibir sua ativação e sobrevida, impedindo, assim, a reabsorção óssea.

anidrase carbônica II e as proteínas que codificam a bomba de prótons (TCIRG1). A deficiência dessas proteínas provoca **osteopetrose**, uma doença congênita rara, caracterizada por aumento da densidade óssea e deficiência da função osteoclástica. Nos indivíduos com osteopetrose, os osteoclastos não funcionam adequadamente, de modo que os ossos parecem densos em radiografias; no entanto, na realidade, são muito frágeis e fraturam com facilidade.

Pesquisas recentes indicam que osteócitos tanto sadios quanto senescentes se comunicam com os osteoclastos, recrutando-os para remodelação óssea. A morte dos osteócitos por meio do processo de apoptose em locais de lesão óssea gera corpos apoptóticos que expressam moléculas de RANKL. Essas moléculas, que atuam por meio das vias de sinalização RANK-RANKL, aumentam a atividade dos osteoclastos (Quadro 8.1).

Quadro 8.1 Resumo das características dos osteoblastos, osteócitos e osteoclastos.

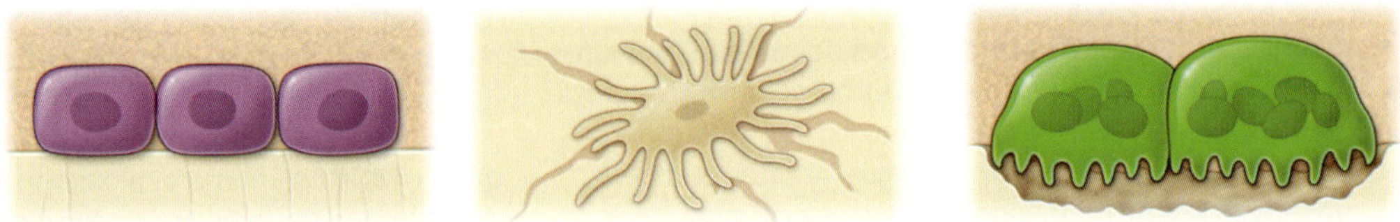

Características	Osteoblasto	Osteócito	Osteoclasto
Localização	Superfície óssea; cone de fechamento dos canais de reabsorção	Lacunas e canalículos da matriz óssea	Superfície óssea; cone de corte dos canais de reabsorção
Porcentagem de todas as células do osso	> 5%	Cerca de 95%	> 1%
Função	Deposita a matriz óssea; inicia o processo de mineralização pela liberação de vesículas da matriz	Mantém a matriz óssea; percebe o estresse mecânico; regula a homeostasia do cálcio e do fosfato	Reabsorve o osso por hidrólise enzimática da matriz óssea mineralizada
Morfologia da célula	Célula mononuclear cuboide ou poligonal; citoplasma basófilo; negativo para complexo de Golgi	Célula mononuclear pequena e oval; citoplasma pálido; prolongamentos celulares longos	Célula multinuclear grande; citoplasma acidófilo; borda pregueada; lacuna de Howship subjacente
Células precursoras	Célula osteoprogenitora	Osteoblasto	Células hematopoéticas (GMP, CFU-GM)
Processo de diferenciação/fatores de transcrição	CBFA1 (RUNX2); IGF-1	O processo de seleção a partir dos osteoblastos não é conhecido	*c-fos*; NF-κB; sinalização RANK-RANKL
Principais receptores hormonais/reguladores	RANKL, receptores de PTH	RANKL, receptores de PTH	Receptores de RANKL, calcitonina; receptores de fosfatase ácida resistente a tartarato (TRAP)
Tempo de sobrevida	Semanas (em torno de 12 dias)	Anos (cerca de 10 a 20 anos)	Dias (em torno de 3 dias)
Marcadores bioquímicos	Osteocalcina; sialoproteína óssea (BSP-2)	Proteína da matriz dentina 1 (DMP-1); podoplanina (proteína E11); esclerostina; fator de crescimento do fibroblasto 23 (FGF-23)	Fosfatase ácida resistente a tartarato (TRAP); catepsina K; metaloproteinase da matriz 9 (MMP-9)

CBFA1, fator de ligação nuclear alfa 1; GMP/CFU-GM, célula progenitora de granulócitos/macrófagos; IGF-1, fator de crescimento semelhante à insulina 1; NF-κB, fator nuclear κB; PTH, paratormônio; RANK, ativador do receptor do fator nuclear κB; RANKL, molécula ligante do *RANK*; RUNX2, fator de transcrição relacionado com *RUNT* 2.

■ FORMAÇÃO ÓSSEA

O desenvolvimento de um osso é tradicionalmente classificado em endocondral e intramembranoso.

A distinção entre a formação endocondral e intramembranosa depende de um modelo de cartilagem servir de precursor do osso (ossificação endocondral) ou da formação de osso de modo mais simples, sem a intervenção de um precursor cartilaginoso (ossificação intramembranosa). Os ossos dos membros e as partes do esqueleto axial que sustentam o peso (p. ex., vértebras) desenvolvem-se por ossificação endocondral. Os ossos planos do crânio e da face, a mandíbula e a clavícula desenvolvem-se por ossificação intramembranosa.

O fato de haver dois tipos distintos de ossificação não implica que um osso seja membranoso ou endocondral. Esses termos referem-se *apenas* ao mecanismo pelo qual o osso é inicialmente formado. Devido à remodelação que ocorre posteriormente, o tecido ósseo inicialmente depositado por ossificação endocondral ou por ossificação intramembranosa é posteriormente substituído. O osso de reposição é formado sobre o osso preexistente por crescimento aposicional e é estruturalmente idêntico em ambos os casos. Embora os ossos longos sejam classificados como ossos formados por ossificação endocondral, seu crescimento continuado envolve a histogênese do osso tanto pelo modo endocondral quanto intramembranoso, ocorrendo este último por meio da atividade da membrana periosteal ou periósteo.

Ossificação intramembranosa

Na ossificação intramembranosa, a formação do osso é iniciada pela condensação de células mesenquimatosas que se diferenciam em osteoblastos.

Em seres humanos, a primeira evidência de ossificação intramembranosa é observada em torno da oitava semana do desenvolvimento humano no tecido conjuntivo embrionário, o mesênquima. Algumas das células mesenquimatosas fusiformes, de coloração pálida, migram e agregam-se em áreas específicas (p. ex., a região do desenvolvimento de ossos chatos do crânio), formando centros de ossificação. Essa condensação de células dentro do tecido mesenquimatoso dá início ao processo de ossificação intramembranosa (Figura 8.18A). As células mesenquimatosas nesses centros de ossificação alongam-se e diferenciam-se em células osteoprogenitoras. Estas expressam o fator de transcrição CBFA1, que é essencial para a diferenciação dos osteoblastos e para a expressão dos genes necessários para a ossificação tanto intramembranosa quanto endocondral. O citoplasma das células osteoprogenitoras modifica-se, passando de eosinófilo para basófilo, e uma área de Golgi de coloração clara torna-se evidente. Essas alterações citológicas resultam na formação do osteoblasto que, em seguida, secreta moléculas colágenas (principalmente de colágeno do tipo I), sialoproteínas ósseas, osteocalcina e outros componentes da matriz óssea (osteoide). Os osteoblastos acumulam-se na periferia do centro de ossificação e continuam secretando osteoide. À medida que o processo continua, o osteoide sofre mineralização, e os osteoblastos imersos na matriz óssea diferenciam-se em osteócitos (Figura 8.18B). Na matriz óssea, os osteócitos afastam-se cada vez mais uns dos outros à medida que ocorre produção de mais matriz, mas permanecem unidos por prolongamentos citoplasmáticos muito delgados. Com o passar do tempo, a matriz torna-se mineralizada, e os prolongamentos citoplasmáticos interconectados dos osteócitos ficam alojados dentro de canalículos.

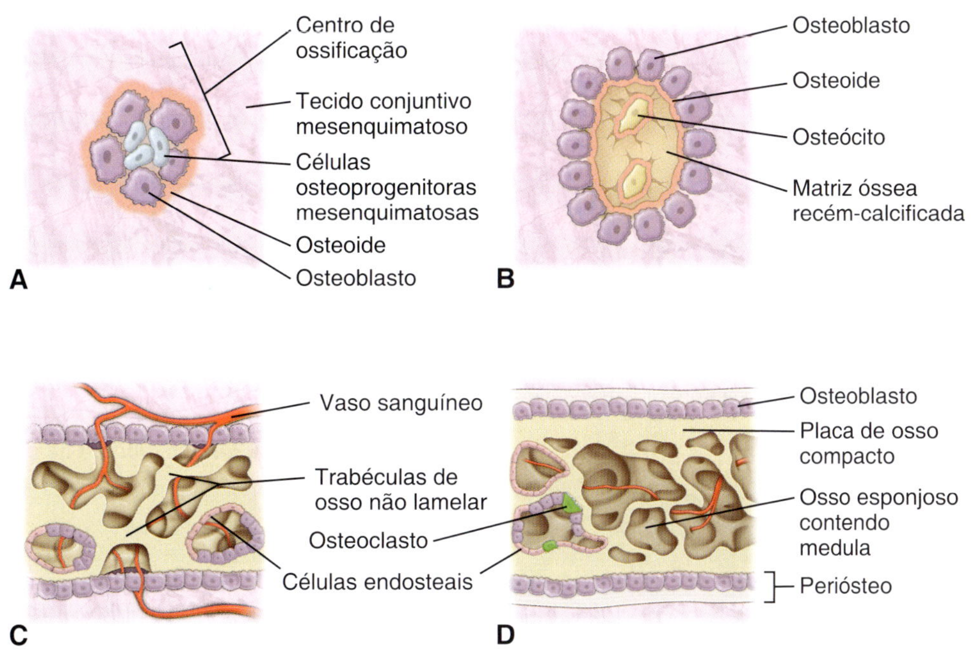

Figura 8.18 Ossificação intramembranosa. A. Inicialmente, há o surgimento de um centro de ossificação no tecido conjuntivo mesenquimatoso. Tal centro é formado por células osteoprogenitoras derivadas do mesênquima, que irão se diferenciar em células secretoras da matriz do tecido ósseo, os osteoblastos. Os osteoblastos começam a secretar matriz óssea ainda não mineralizada, o osteoide. **B.** Os osteoblastos acumulam-se na periferia do centro de ossificação e continuam secretando osteoide em direção ao centro de ossificação. À medida que o processo continua, o osteoide sofre mineralização, e os osteoblastos nessa matriz (osteoide) diferenciam-se em osteócitos. Estes exibem prolongamentos citoplasmáticos que se comunicam com outros osteócitos e com os osteoblastos. **C.** O tecido recém-formado tem estrutura microscópica de osso imaturo (não lamelar) com trabéculas espessas revestidas por osteoblastos e células endosteais. **D.** O crescimento adicional e a remodelação do osso resultam na substituição do osso imaturo não lamelar por um osso maduro, compacto e lamelar. Entre as lamelas de osso compacto há trabéculas de osso esponjoso. Os espaços entre as trabéculas são ocupados por células da medula óssea, conduzidas por vasos sanguíneos. Observe que um espaço está revestido por células endosteais inativas, enquanto o outro está revestido por osteoblastos, osteoclastos e células endosteais, uma indicação da ocorrência de processo ativo de remodelação.

Inicialmente, a matriz óssea recém-formada aparece em cortes histológicos como pequenas espículas e trabéculas de formato irregular.

A matriz óssea aparece em cortes histológicos como pequenas espículas e trabéculas de formato irregular, características do osso esponjoso. Várias células osteoprogenitoras estão apostas às espículas ósseas e, progressivamente, vão se diferenciando em osteoblastos, os quais acrescentam mais matriz ao tecido ósseo em formação (Figura 8.19 e Prancha 8.5). Durante esse processo, denominado crescimento aposicional, as espículas aumentam em número e em espessura e se unem em uma rede trabecular que vai construindo o formato do osso em desenvolvimento. Por meio de uma atividade mitótica continuada, as células osteoprogenitoras se constituem em uma fonte de osteoblastos para o crescimento das espículas ósseas. Por sua vez, os novos osteoblastos depositam a matriz óssea em camadas sucessivas, dando origem ao tecido ósseo imaturo do osso não lamelar (ver Figura 8.18C). Esse osso imaturo, discutido anteriormente, caracteriza-se, pela existência, em seu interior, de uma rede de espaços interconectados ocupados por tecido conjuntivo e por vasos sanguíneos. O crescimento adicional e a remodelação resultam em substituição do osso não lamelar por osso compacto na periferia da peça óssea e por osso esponjoso no centro do osso recém-formado (ver Figura 8.18D). Os espaços entre as trabéculas ficam ocupados por células da medula óssea transportadas por vasos sanguíneos. O tecido ósseo formado pelo processo descrito é denominado osso membranoso ou osso intramembranoso.

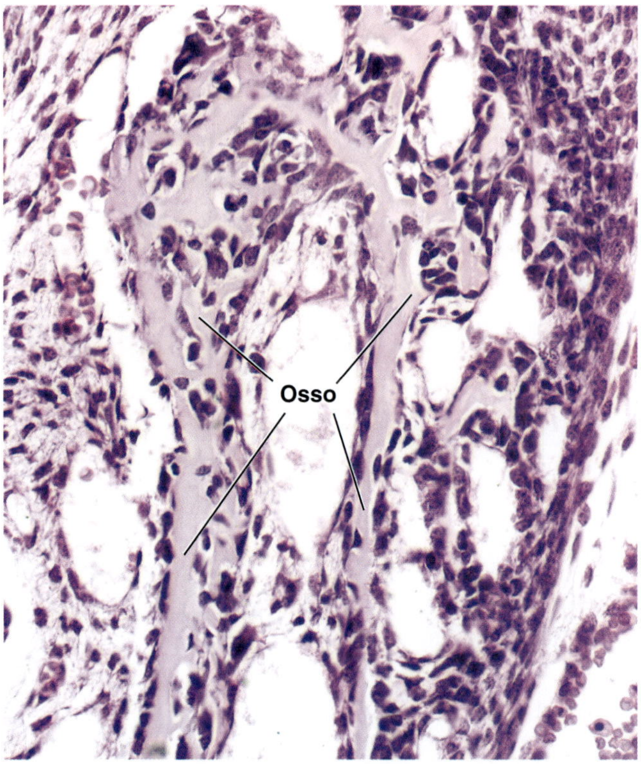

Figura 8.19 Corte de mandíbula em desenvolvimento pelo processo de ossificação intramembranosa. Esta fotomicrografia mostra um corte de uma mandíbula em desenvolvimento corada por H-E. Nesse estágio relativamente inicial do desenvolvimento, a mandíbula consiste em espículas ósseas de vários tamanhos e formatos. As espículas ósseas interconectam-se e formam trabéculas, produzindo o formato geral do osso em desenvolvimento (nesse tipo de ossificação não existe nenhum modelo de cartilagem). Os numerosos osteoblastos responsáveis pelo crescimento das espículas localizam-se na superfície do osso recém-depositado. A porção mais antiga das espículas já está calcificada e contém osteócitos circundados por matriz óssea. Na *parte direita* da figura, adjacente às espículas ósseas, o tecido conjuntivo é muito celularizado e está se desenvolvendo dentro do periósteo. 250×.

Ossificação endocondral

A ossificação endocondral também se inicia com a proliferação e a agregação das células mesenquimatosas no local do futuro osso. Sob a influência de diferentes fatores de crescimento dos fibroblastos (FGF, do inglês *fibroblastic growth factors*) e de BMPs (ver anteriormente), as células mesenquimatosas diferenciam-se em condroblastos e passam a expressar colágeno do tipo II e a produzir matriz cartilaginosa.

Inicialmente, há formação de um modelo de cartilagem hialina com o formato geral do osso.

Uma vez estabelecido, o modelo de cartilagem (uma versão em miniatura do futuro osso definitivo) desenvolve-se por crescimento intersticial e aposicional (Prancha 8.3). O aumento no comprimento do modelo de cartilagem é atribuído ao crescimento intersticial. O aumento em sua largura resulta, em grande parte, da adição de matriz cartilaginosa produzida pelos novos condrócitos que se diferenciam a partir da camada condrogênica do pericôndrio que circunda a massa cartilaginosa. A ilustração *1* da Figura 8.20 mostra uma fase inicial de modelo de cartilagem.

O primeiro sinal de ossificação consiste no aparecimento de um colar ósseo ao redor do modelo de cartilagem.

Nesse estágio, as células pericondrais na região mediana do modelo de cartilagem não mais originam condrócitos. Em vez disso, são produzidos osteoblastos. Por conseguinte, o tecido conjuntivo que circunda essa porção da cartilagem *não é mais funcionalmente um pericôndrio*; na verdade, em razão da aquisição dessa nova função, passa a ser conhecido como periósteo. Além disso, como as células que compõem essa camada estão se diferenciando em osteoblastos, agora é possível identificar uma camada osteogênica dentro do periósteo. Em virtude dessas modificações, forma-se uma camada de osso em torno do modelo de cartilagem (Prancha 8.3). Esse osso pode ser classificado como osso periosteal (devido à sua localização) ou como osso intramembranoso (devido ao seu processo de desenvolvimento). No caso de um osso longo, um envoltório de osso periosteal, denominado colar ósseo, é formado ao redor do modelo de cartilagem na porção diafisária do osso em desenvolvimento. O colar ósseo é mostrado na ilustração *2* da Figura 8.20.

Com o estabelecimento do colar ósseo periosteal, os condrócitos na região média do modelo de cartilagem tornam-se hipertróficos.

À medida que os condrócitos aumentam de tamanho, ocorre reabsorção de sua matriz cartilaginosa circundante, formando placas cartilaginosas irregulares e finas entre as células hipertróficas. As células hipertróficas começam a sintetizar TNAP, RANKL e fator de crescimento do endotélio vascular (VEGF); concomitantemente, a matriz cartilaginosa circundante sofre calcificação (ver ilustração *3* da Figura 8.20). A calcificação da matriz cartilaginosa não deve ser confundida com a mineralização que ocorre no tecido ósseo.

A matriz cartilaginosa calcificada inibe a difusão de nutrientes, causando a degeneração, a morte e a possível transdiferenciação dos condrócitos no modelo de cartilagem.

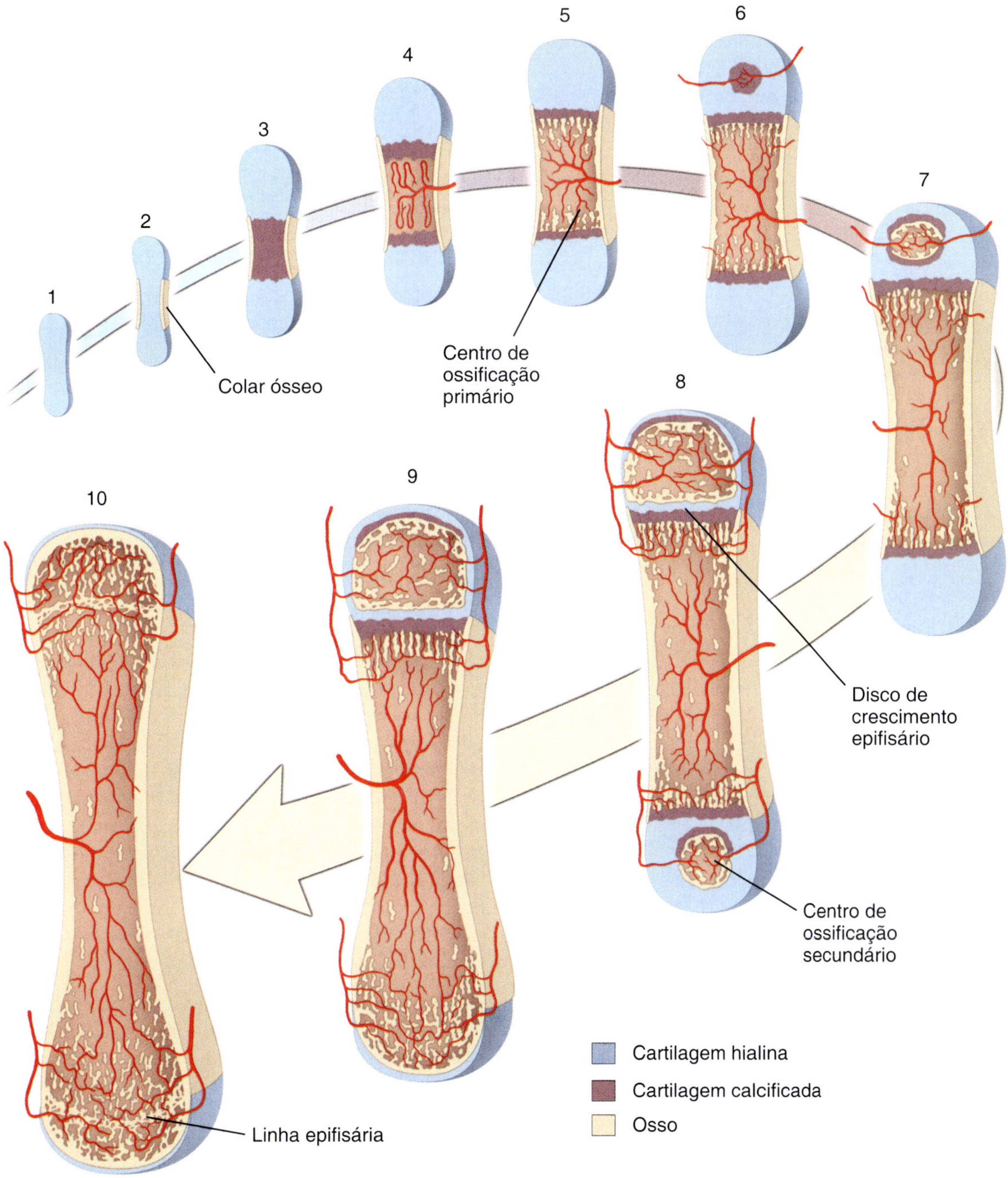

Figura 8.20 Diagrama esquemático do osso longo em desenvolvimento. As ilustrações *1* a *10* mostram cortes longitudinais através do osso longo. O processo começa com a formação de um modelo de cartilagem (*1*); em seguida, um colar periosteal (pericondral) de osso forma-se ao redor da diáfise (corpo) do modelo de cartilagem (*2*); em seguida, a matriz cartilaginosa na diáfise começa a se calcificar (*3*). Os vasos sanguíneos e as células do tecido conjuntivo sofrem erosão e invadem a cartilagem calcificada (*4*), criando uma cavidade medular primitiva na qual as espículas remanescentes de cartilagem calcificada permanecem nas duas extremidades da cavidade. À medida que o centro de ossificação primário se desenvolve, ocorre formação de osso de origem endocondral sobre as espículas da cartilagem calcificada. As metáfises são as regiões do osso formadas nas extremidades da cavidade medular em desenvolvimento. Osso periosteal continua a se formar como resultado de ossificação intramembranosa (*5*); pode ser reconhecido histologicamente por não ser acompanhado por erosão cartilaginosa local ou deposição em espículas de cartilagem calcificada. Os vasos sanguíneos e as células perivasculares invadem a cartilagem epifisária proximal (*6*), e um centro de ossificação secundário é estabelecido na epífise proximal (*7*). Forma-se um centro de ossificação epifisário (secundário) semelhante na extremidade distal do osso (*8*) e, assim, ocorre formação de cartilagem epifisária entre cada epífise (proximal e distal) e a diáfise. Com o crescimento continuado do osso longo, a cartilagem epifisária distal desaparece (*9*) e, por fim, com a cessação do crescimento, a cartilagem epifisária proximal também desaparece (*10*). No fim do processo, a metáfise torna-se contínua com a epífise, e apenas as linhas epifisárias permanecem no local onde existia o disco epifisário.

Com a degeneração, a morte e a possível transdiferenciação dos condrócitos, grande parte da matriz se decompõe, e as lacunas vizinhas tornam-se confluentes, produzindo uma cavidade cada vez maior. Enquanto esses eventos estão ocorrendo, um ou vários vasos sanguíneos crescem e penetram o delgado colar ósseo diafisário para vascularizar a cavidade (ver ilustração *4* da Figura 8.20).

As células-tronco mesenquimatosas migram para a cavidade, ao longo dos vasos sanguíneos em crescimento.

As células-tronco mesenquimatosas que residem no periósteo migram ao longo dos vasos sanguíneos e diferenciam-se em células osteoprogenitoras na cavidade da medula óssea. As células-tronco hematopoéticas (HSCs, do inglês *hemopoietic stem cells*) também ganham aceso à cavidade por meio da nova vascularização, deixando a circulação para dar origem à medula óssea, que inclui os progenitores de todas as células sanguíneas. A maior parte da massa de cartilagem calcificada sofre degradação e é parcialmente removida; certa quantidade, no entanto, permanece na forma de espículas irregulares. Quando entram em aposição com as espículas de cartilagem calcificada remanescentes, as células osteoprogenitoras diferenciam-se em osteoblastos e começam a depositar matriz óssea (osteoide) sobre a estrutura da espícula. Além disso, alguns osteoblastos derivam do reservatório de condrócitos hipertróficos reprogramados que sofreram transdiferenciação de condrócito em osteoblasto. Por conseguinte, o osso formado dessa maneira pode ser descrito como osso endocondral. Esse local inicial no qual o osso começa a se formar na diáfise de um osso longo é denominado centro de ossificação primário (ver ilustração *5* da Figura 8.20). A combinação do tecido ósseo, que inicialmente consiste apenas em uma camada fina, e da cartilagem calcificada subjacente é descrita como espícula mista.

Histologicamente, as espículas mistas podem ser reconhecidas por suas características de coloração. A cartilagem calcificada tende a ser basófila, enquanto o osso é claramente eosinófilo. Com a coloração de Mallory, o osso cora-se em azul-escuro, e a cartilagem calcificada exibe uma coloração azul-clara (Figura 8.21). Além disso, a cartilagem calcificada já não contém

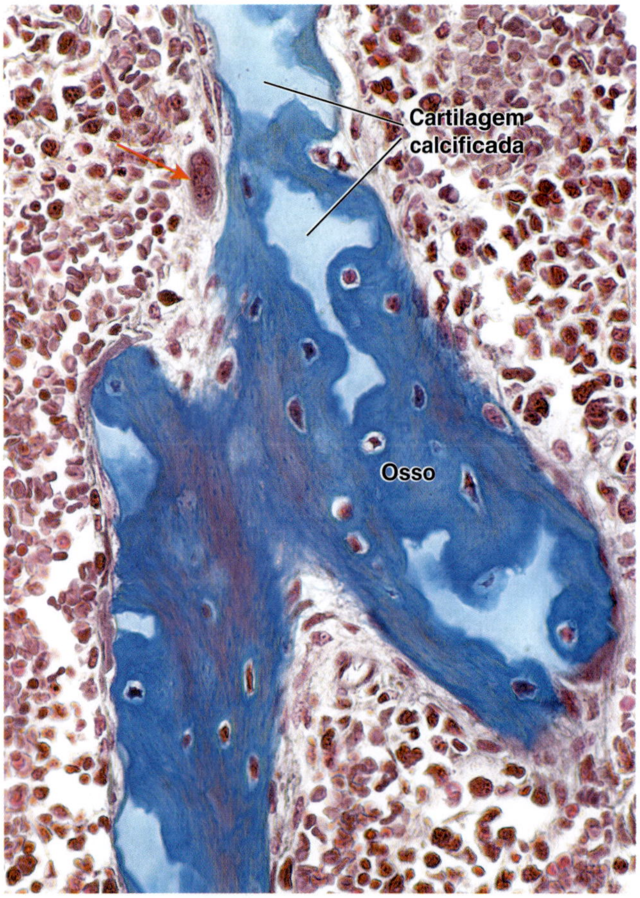

Figura 8.21 Fotomicrografia de uma espícula óssea mista produzida durante a formação do osso endocondral. Neste corte corado pelo método de Mallory-Azan, o osso foi depositado sobre espículas cartilaginosas calcificadas. No *centro* da fotomicrografia, as espículas já cresceram e formaram uma trabécula anastomosada. A trabécula inicial ainda contém porções remanescentes da cartilagem calcificada, como mostra a coloração *azul-clara* da matriz calcificada, em comparação com a coloração *azul-escura* do osso. Na *parte superior* da espícula, observe um osteoclasto isolado (*seta*) alinhado próximo à superfície da espícula, na qual a remodelação está prestes a ser iniciada. 275×.

células, enquanto o osso recém-produzido contém osteócitos inseridos na matriz óssea. Essas espículas persistem por um curto período até que o componente cartilaginoso calcificado seja removido. O componente ósseo remanescente da espícula pode continuar a se desenvolver por crescimento aposicional, tornando-se, assim, cada vez mais ampla e espessa, ou pode sofrer reabsorção concomitantemente com a formação de novas espículas.

Crescimento do osso endocondral

O crescimento do osso endocondral começa no segundo trimestre de gravidez e continua até o início da vida adulta.

Os eventos descritos anteriormente representam o estágio inicial da formação de osso endocondral que ocorre no feto, começando aproximadamente com 12 semanas de desenvolvimento. O processo de crescimento contínuo que perdura até o início da vida adulta é descrito na seção a seguir.

O crescimento em comprimento dos ossos longos depende da existência de cartilagem epifisária.

À medida que a cavidade medular diafisária se expande (ver ilustração *6* da Figura 8.20), é possível reconhecer uma nítida região ocupada por cartilagem em ambas as extremidades da cavidade. Essa cartilagem remanescente, designada cartilagem epifisária, exibe zonas distintas, conforme ilustrado na Figura 8.22 e na Prancha 8.4. Durante a formação endocondral do osso, a cartilagem avascular é gradualmente substituída por tecido ósseo vascularizado. Essa substituição é iniciada pelo fator de crescimento endotelial vascular (VEGF, do inglês *vascular endothelial growth factor*) e é acompanhada pela expressão de genes responsáveis pela produção do colágeno do tipo X e das metaloproteases da matriz (enzimas responsáveis pela degradação da matriz cartilaginosa). As zonas na cartilagem epifisária, começando com a zona mais distal ao centro diafisário de ossificação e prosseguindo em direção a esse centro, são:

- A zona de cartilagem de reserva ou em repouso não exibe nenhuma proliferação celular nem produção de matriz
- A zona de proliferação é adjacente à zona de cartilagem em repouso na direção da diáfise. Nesta zona, as células cartilaginosas sofrem divisão e organizam-se em colunas. Essas células são maiores que as da zona de reserva e ativas na produção de colágeno (principalmente dos tipos II e XI) e outras proteínas da matriz cartilaginosa
- A zona de hipertrofia ou hipertrófica contém células cartilaginosas acentuadamente aumentadas (hipertróficas). O citoplasma dessas células é claro, por causa do glicogênio que elas geralmente acumulam (que é perdido durante a preparação tecidual). Nesta zona, os condrócitos permanecem metabolicamente ativos; continuam secretando colágeno do tipo II, enquanto a sua secreção de colágeno do tipo X aumenta. Os condrócitos hipertróficos também secretam VEGF, que induz a invasão vascular e RANKL, que influencia o desenvolvimento dos osteoclastos para manter um equilíbrio entre a reabsorção óssea e a formação óssea (ver anteriormente). A matriz cartilaginosa é comprimida e forma feixes lineares entre as colunas de células cartilaginosas hipertrofiadas
- Na zona de cartilagem calcificada, as células hipertrofiadas começam a degenerar, e a matriz cartilaginosa torna-se calcificada. A cartilagem calcificada serve, então, como estrutura inicial para deposição de novo osso. No passado,

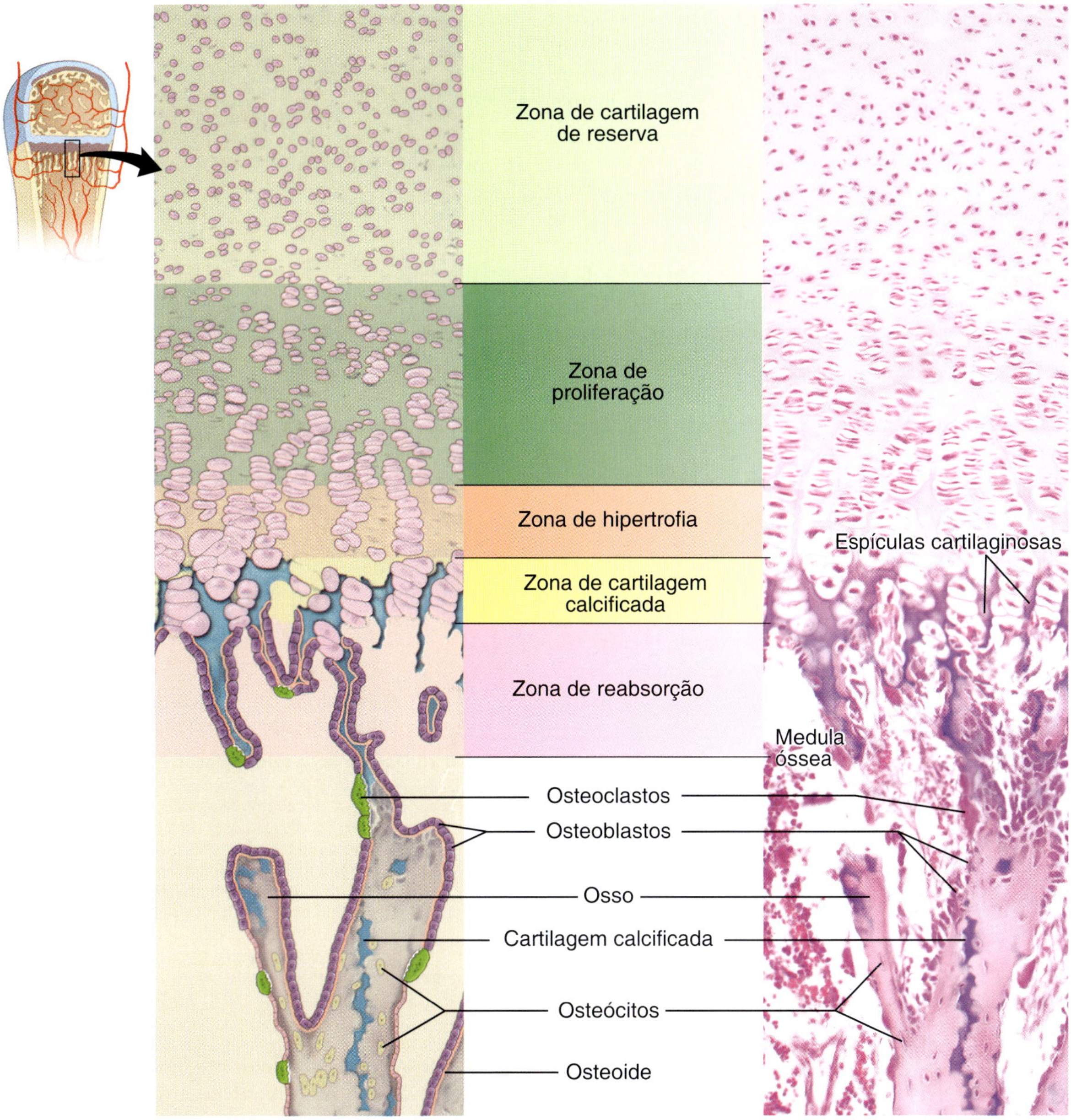

Figura 8.22 Corte longitudinal através do lado diafisário do disco de crescimento epifisário de um osso metacarpal fetal. A fotomicrografia *à direita* mostra a formação ativa de osso no lado diafisário do disco de crescimento epifisário. O zoneamento é bem evidente nesta amostra corada por H-E (180×), visto que os condrócitos sofrem divisões, hipertrofia e, por fim, morte por apoptose, deixando em seu lugar um espaço ocupado pela invasão de células formadoras de medula. No diagrama correspondente *à esquerda*, as células da medula óssea foram removidas, deixando os osteoblastos, os osteoclastos e as células endosteais de revestimento da superfície interna do osso. Observe a cartilagem calcificada (*azul*) nas espículas ósseas.

os condrócitos hipertróficos situados na parte mais proximal dessa zona eram considerados o estado terminal dos condrócitos da placa de crescimento, tendo sofrido maturação degenerativa, resultando em condensação nuclear e apoptose. Entretanto, a morte celular programada por apoptose não constitui o único destino dos condrócitos hipertróficos. Os achados de pesquisas recentes mostram que alguns condrócitos hipertróficos sofrem transdiferenciação de condrócito em osteoblasto, transformando-se diretamente em osteoblastos.

- A zona de reabsorção é a mais próxima da diáfise. Nessa região, a cartilagem calcificada está em contato direto com o tecido conjuntivo da cavidade medular. Nesta zona, pequenos vasos sanguíneos e células osteoprogenitoras acompanhantes invadem a região previamente ocupada pelos condrócitos que sofreram apoptose, formando nesse local uma série de alças (ver Figura 8.22). A cartilagem calcificada se organiza como espículas longitudinais. Em corte transversal, a cartilagem calcificada é faveolada em razão da ausência das células cartilaginosas. Os vasos sanguíneos invasores constituem a fonte de células osteoprogenitoras, que irão se diferenciar em osteoblastos.

A deposição óssea ocorre nas espículas cartilaginosas da mesma maneira que a descrita para a formação do centro de ossificação inicial.

À medida que o osso é depositado sobre as espículas calcificadas, a cartilagem é reabsorvida, deixando em seu lugar osso esponjoso primário. Este sofre reorganização por meio da atividade osteoclástica e adição de novo tecido ósseo, acomodando, assim, o crescimento continuado e os estresses físicos impostos ao osso.

Pouco depois do nascimento, observa-se o desenvolvimento de um centro de ossificação secundário na epífise proximal. As células cartilaginosas sofrem hipertrofia e degeneram. Conforme observado na diáfise, ocorre calcificação da matriz, e os vasos sanguíneos e células osteogênicas do pericôndrio invadem a região, criando uma nova cavidade medular (ver ilustração *7* da Figura 8.20). Posteriormente, forma-se um centro de ossificação epifisário semelhante na extremidade distal do osso (ver ilustração *8* da Figura 8.20). Esse centro também é considerado um centro de ossificação secundário, embora se desenvolva posteriormente. Com o desenvolvimento dos centros de ossificação secundários, a única cartilagem do modelo original que permanece é a cartilagem articular nas extremidades do osso e um disco transversal de cartilagem, conhecido como disco epifisário de crescimento, que limita as cavidades epifisárias e diafisárias (Prancha 8.3).

A cartilagem do disco de crescimento epifisário é responsável pela manutenção do processo de crescimento.

Para que um osso mantenha suas proporções apropriadas e seu formato específico, é preciso que ocorra remodelação tanto externa quanto interna à medida que o osso cresce em comprimento. A zona de proliferação do disco epifisário dá origem à cartilagem sobre a qual o osso é posteriormente depositado. Ao revisar o processo de crescimento, é importante considerar os seguintes aspectos:

- A espessura do disco epifisário permanece relativamente constante durante o crescimento
- A quantidade de nova cartilagem produzida (zona de proliferação) é igual à quantidade reabsorvida (zona de reabsorção)
- Naturalmente, a cartilagem reabsorvida é substituída por osso esponjoso.

O alongamento efetivo do osso ocorre quando há produção de nova matriz cartilaginosa no disco epifisário. A produção de nova matriz cartilaginosa empurra a epífise, afastando-a da diáfise, com consequente alongamento do osso. Esse crescimento seguido dos mesmos processos – isto é, hipertrofia, calcificação, reabsorção e ossificação – dependem do "simples" mecanismo pelo qual a cartilagem recém-formada é substituída por tecido ósseo ao longo do desenvolvimento fetal.

O osso aumenta em largura ou diâmetro quando ocorre crescimento aposicional de novo osso entre as lamelas corticais e o periósteo. Em seguida, a cavidade medular aumenta por reabsorção do osso sobre a superfície endosteal do córtex do osso. À medida que o osso se alonga, é necessário haver remodelação, que consiste na reabsorção preferencial de osso em algumas áreas e na deposição de osso em outras, conforme descrito anteriormente e delineado na Figura 8.23.

Quando o indivíduo alcança o seu crescimento máximo, a proliferação de nova cartilagem no disco epifisário cessa.

Quando a proliferação de nova cartilagem cessa, a cartilagem já produzida no disco epifisário continua sofrendo as alterações que levam à deposição de novo osso até que, por fim, não haja mais nenhuma cartilagem remanescente. Nesse estágio, as cavidades medulares epifisária e diafisária tornam-se confluentes. A eliminação do disco epifisário é designada fechamento epifisário. Na ilustração *9* da Figura 8.20, a cartilagem epifisária inferior não está mais presente; na ilustração *10*, ambas as cartilagens epifisárias desapareceram. Nesse estágio,

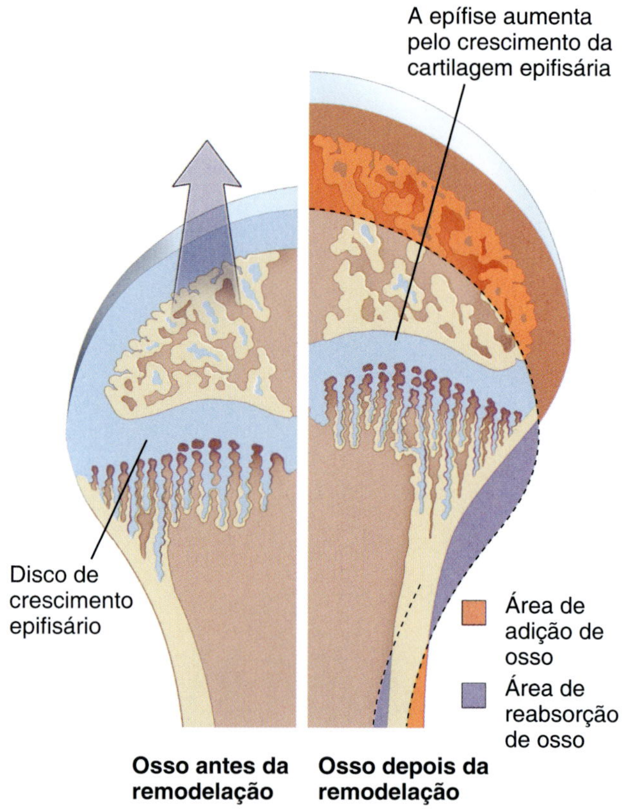

Figura 8.23 Diagrama da remodelação externa de um osso longo. Este diagrama mostra dois períodos durante o crescimento do osso. O perfil do osso mais jovem (antes da remodelação) é mostrado *à esquerda*; o mais velho (após a remodelação), *à direita*. Sobreposto no *lado direito* da figura, está o formato do osso (apenas *metade direita*), como visto em um momento anterior. Nesse estágio, o osso é mais longo, mas manteve o seu formato geral. Para crescer em comprimento e reter o formato geral do osso específico, ocorre reabsorção óssea em algumas regiões das superfícies, enquanto há deposição óssea em outras superfícies, conforme indicado no diagrama. (Com base em Ham AW. Some histophysiological problems peculiar to calcified tissues. *J Bone Joint Surg Am.* 1952;24A:701-728.).

o crescimento está completo, e a única cartilagem remanescente é observada nas superfícies articulares do osso. A evidência vestigial do local do disco epifisário reflete-se por uma linha epifisária, que consiste em tecido ósseo (ver Figura 8.1).

Desenvolvimento do sistema osteonal de Havers

Os ósteons desenvolvem-se, tipicamente, no osso compacto preexistente.

O osso compacto consegue adotar vários formatos diferentes. O osso compacto pode ser formado a partir do osso esponjoso fetal pela deposição contínua de osso sobre as espículas ósseas esponjosas; pode ser depositado diretamente na forma de osso compacto adulto (p. ex., as lamelas circunferenciais de um osso adulto); ou pode consistir em osso compacto mais antigo composto por ósteons e lamelas intermediárias. O processo pelo qual são formados novos ósteons é denominado remodelação interna.

Durante o desenvolvimento de novos ósteons, os osteoclastos cavam um túnel, a cavidade de reabsorção, através do osso compacto.

A formação de novos ósteons no osso compacto envolve, inicialmente, a criação de um espaço semelhante a um túnel, a cavidade de reabsorção, por meio da atividade dos osteoclastos. Tal cavidade terá as dimensões do novo ósteon.

Quando os osteoclastos tiverem produzido um túnel cilíndrico de tamanho apropriado por meio de reabsorção do osso compacto, o túnel é ocupado por vasos sanguíneos e seu tecido conjuntivo circundante. À medida que o túnel é ocupado, a deposição de novo osso em sua parede começa quase imediatamente. Esses dois aspectos da atividade celular – isto é, a reabsorção osteoclástica e a síntese osteoblástica – constituem a unidade da remodelação óssea, a qual consiste em duas partes distintas: um cone de corte em progressão (também denominado canal de reabsorção) e um cone de fechamento (Figura 8.24).

A extremidade do cone de corte consiste em osteoclastos em progressão, muito próximos de uma alça capilar e de pericitos. Contém também numerosas células em divisão, que dão origem a osteoblastos, pericitos adicionais e células endoteliais (convém lembrar que os osteoclastos derivam de células progenitoras hematopoéticas mononucleares). Os osteoclastos cavam um canal de cerca de 200 μm de diâmetro que estabelece o diâmetro do futuro sistema osteonal (de Havers). O cone de corte constitui apenas uma pequena fração do comprimento da unidade de remodelação óssea; por conseguinte, é observado com muito menos frequência que o cone de fechamento.

Uma vez estabelecido o diâmetro do futuro sistema de Havers, os osteoblastos começam a preencher o canal, depositando a matriz orgânica do osso (osteoide) nas suas paredes em lamelas sucessivas. Esse processo é mostrado no corte de osso da Figura 8.25 como resultado de injeções sequenciais de diferentes corantes fluorescentes em animais de laboratório para examinar a taxa de remodelação óssea. Com o tempo, a matriz óssea em cada uma das lamelas torna-se mineralizada. À medida que as lamelas sucessivas de osso são depositadas, *da periferia para dentro*, o canal acaba alcançando o diâmetro relativamente estreito do canal osteonal adulto (ver Figura 8.25).

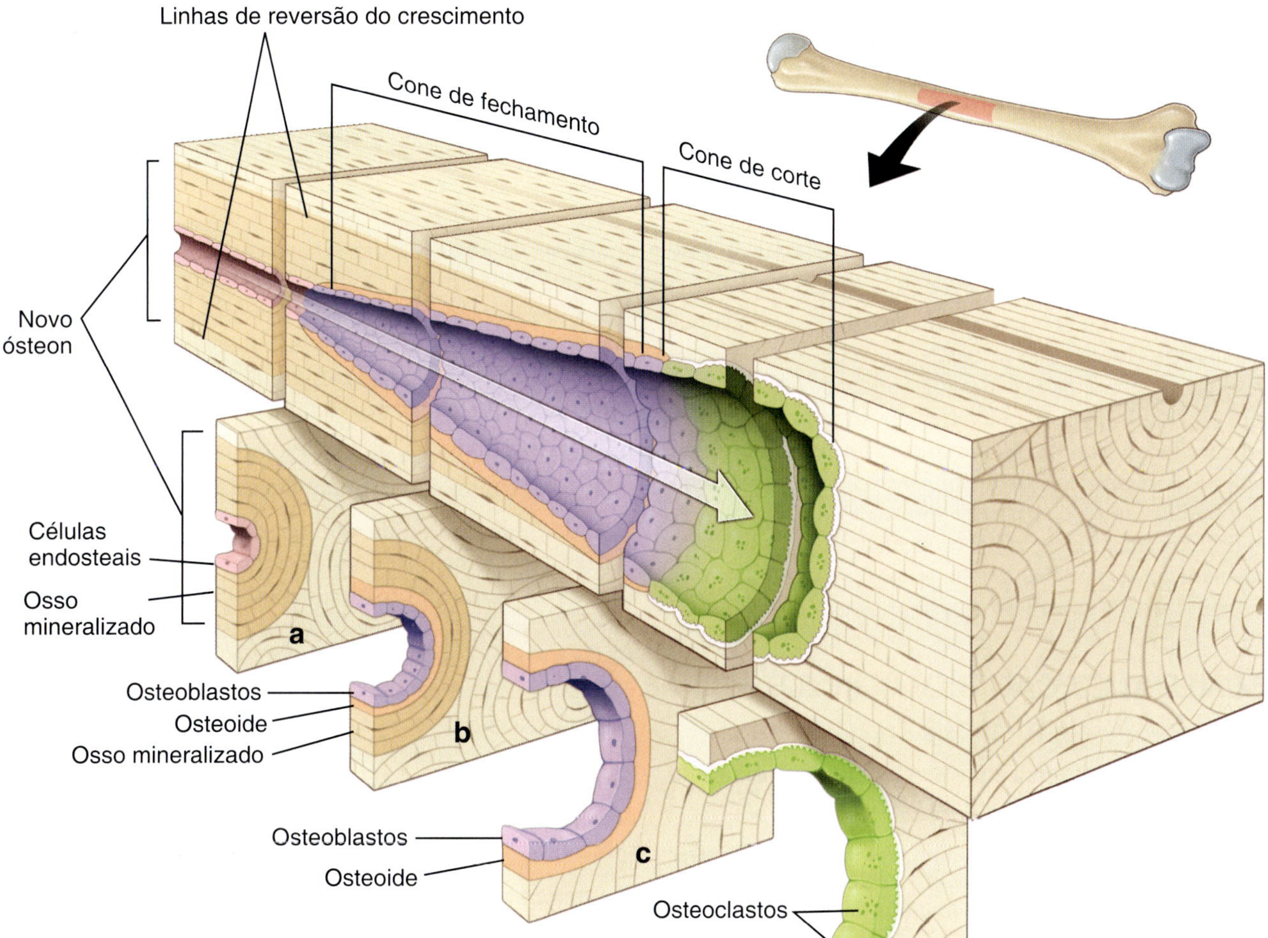

Figura 8.24 Diagrama de uma unidade de remodelação óssea. Uma unidade de remodelação óssea consiste em um cone de corte em progressão e um cone de fechamento. O cone de corte formado por osteoclastos é responsável por cavar o túnel ou cavidade de reabsorção através do osso compacto. Sua ação é iniciada dentro do osso compacto *bem à esquerda* do diagrama (na área que corresponde ao corte *a*). O cone de corte move-se ao longo dos ósteons, na direção indicada pela *seta*, até a área que corresponde ao corte *d*. O corte *d* mostra o corte transversal através do cone de corte revestido por osteoclastos (*células verdes*). A cavidade de reabsorção é o local em que haverá formação do futuro ósteon pela ação do cone de fechamento, que consiste em osteoblastos (*células púrpura*). Tais células começam a depositar o osteoide nas paredes do canal, em lamelas sucessivas. A formação gradual de novo osso preenche a cavidade de reabsorção. Observe a deposição do osteoide abaixo dos osteoblastos observados nos cortes *b* e *c* e, nos cortes *a* e *b*, a existência do osso mineralizado. À medida que são depositadas lamelas sucessivas de osso, o canal finalmente alcança o diâmetro relativamente estreito do canal de Havers maduro revestido pelas células endosteais (*células cor-de-rosa*), como as mostradas no corte *a*. A linha de reversão do crescimento que aparece nos limites externos de um ósteon recém-formado representa uma borda entre a atividade de reabsorção do cone de corte e a matriz óssea não remodelada por essa atividade.

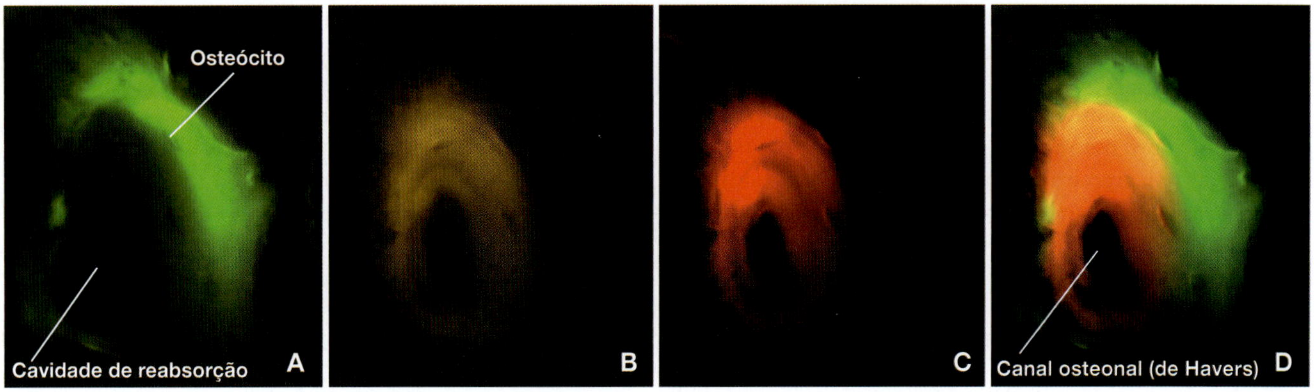

Figura 8.25 Formação de ósteon durante remodelação óssea. A remodelação óssea foi examinada em um animal de laboratório (rato) por meio de injeções intraperitoneais diárias de três corantes fluorescentes diferentes (calceína, laranja de xilenolol e complexona de alizarina), a cada 9 dias, durante 27 dias. Esses corantes apresentam alta afinidade pelos íons cálcio e são incorporados na matriz óssea durante o processo de mineralização. O tecido ósseo foi fixado em solução de paraformaldeído e seccionado com uma serra de precisão. Para limitar a dispersão e a absorção da luz, o tecido foi incorporado no reagente de clareamento óptico 2,2'-tiodietanol (TDE). Cada marcador fluorescente tem um comprimento de onda de emissão diferente, conforme mostrado em **A**, **B** e **C.** A imagem de sobreposição de todo o ósteon recém-formado é mostrada em **D.** Essa sequência de marcação fluorescente mostra a formação centrípeta (dirigida para o centro) do ósteon da periferia em direção ao canal osteonal. **A.** Durante os primeiros 9 dias, foi injetada calcineína. Esta imagem mostra a fluorescência verde (emissão de luz entre 497 e 557 nm) da matriz óssea recém-depositada na periferia da cavidade de reabsorção (cone de fechamento). **B.** Após tratamento com calceína, foi injetado laranja de xilenol durante o segundo período de 9 dias. A cor laranja indica fluorescência da segunda onda de deposição óssea, que estreita a cavidade de reabsorção original. Esta imagem mostra a emissão de luz fluorescente entre 545 e 625 nm. **C.** Foi injetada lizarina complexona durante o terceiro período de 9 dias para marcar a matriz recém-calcificada. Esta imagem mostra a camada de deposição de matriz óssea (vermelha; emissão de luz entre 610 e 690 nm), que delineia o limite do canal osteonal (canal de Havers) no centro do ósteon recém-formado. **D.** Esta imagem mostra uma sobreposição de todas as três zonas fluorescentes que se estendem desde as primeiras lamelas externas (periféricas) depositadas do ósteon (*marcação verde*) até as lamelas médias (*marcação laranja*) e as lamelas internas depositadas mais recentemente (*marcação vermelha*) próximo ao canal osteonal (de Havers). 380×. (Cortesia do Dr. Barış Baykal, University of Health Sciences, Gülhane Faculty of Medicine, Ankara, Turquia.)

O osso adulto compacto contém sistemas de Havers de idade e tamanho variáveis.

O exame microrradiográfico de um corte de osso revela que os sistemas de Havers mais jovens apresentam mineralização menos completa que os sistemas mais antigos (Figura 8.26). Sofrem mineralização secundária progressiva que continua (até determinado ponto) mesmo após a formação completa do ósteon. A Figura 8.26 também ilustra a remodelação interna dinâmica do osso compacto. No adulto, a deposição está em equilíbrio com a reabsorção. No indivíduo idoso, a reabsorção frequentemente excede a deposição. Se esse desequilíbrio se tornar excessivo, ocorre **osteoporose** (ver Boxe 8.2).

■ MINERALIZAÇÃO BIOLÓGICA E VESÍCULAS DA MATRIZ

A mineralização biológica é um evento extracelular regulado por células sob o controle de osteoblastos.

A matriz orgânica dos ossos, osteoide, é produzida por células específicas: osteoblastos nos ossos e ameloblastos e odontoblastos nos dentes em desenvolvimento. Após a deposição do osteoide, os osteoblastos iniciam o processo de mineralização, que ocorre na matriz extracelular do osso, na cartilagem e na dentina, cemento e esmalte dos dentes. Com exceção do esmalte, as matrizes de todas essas estruturas contêm fibrilas colágenas e substância fundamental. Ao mesmo tempo, a mineralização é iniciada dentro das fibrilas colágenas e na substância fundamental que as circunda. No esmalte, a mineralização ocorre dentro da matriz extracelular secretada pelo órgão do esmalte.

Os osteoblastos sintetizam a maioria dos componentes da matriz extracelular e controlam o processo de mineralização pela secreção de proteínas reguladoras, como osteocalcina, sialoproteínas ósseas e osteoaderina. Os osteoblastos também modulam a concentração local de íons fosfato por meio de regulação da atividade da TNAP (fosfatase alcalina tecido-inespecífica), que hidrolisa os grupos fosfato de vários tipos de substratos fisiológicos. Apesar da localização extracelular da mineralização biológica, esse processo é controlado pelos osteoblastos e regulado por transportadores de membrana, enzimas e proteínas da matriz extracelular circundante.

O acúmulo localizado de íons Ca^{2+} e PO_4 na matriz extracelular é essencial para a iniciação da mineralização.

Nos locais em que a mineralização do osso, da cartilagem, da dentina e do cemento é iniciada, a concentração local de íons Ca^{2+} e PO_4 na matriz precisa ultrapassar o nível limiar normal. Vários eventos são responsáveis por esse aumento. A ligação de Ca^{2+} extracelular pela osteocalcina e por outras sialoproteínas ósseas cria uma alta concentração localizada desse íon. A elevada concentração de Ca^{2+} estimula os osteoblastos a secretar TNAP, o que aumenta a concentração local de íons PO_4. A concentração elevada de íons PO_4 estimula as elevações adicionais da concentração de Ca^{2+} nos locais nos quais a mineralização será iniciada.

A formação de cristais de hidroxiapatita é iniciada no lúmen da vesícula da matriz e, depois, propaga-se para a matriz extracelular.

Nos locais com elevada concentração de íons Ca^{2+} e PO_4, os osteoblastos começam o processo de mineralização por meio da liberação de pequenas (50 a 200 nm) vesículas de matriz. Essas vesículas representam ectossomas que são liberados da membrana plasmática apical ou das microvilosidades do osteoblasto próximo à interface osteoblasto-osteoide. A membrana plasmática das vesículas da matriz contém vários transportadores de membrana e enzimas e o lúmen dessas vesículas constitui um microambiente estimulante da nucleação do sulfato de cálcio e do subsequente crescimento de cristais de cálcio. As vesículas da matriz contêm anexinas, TNAPs,

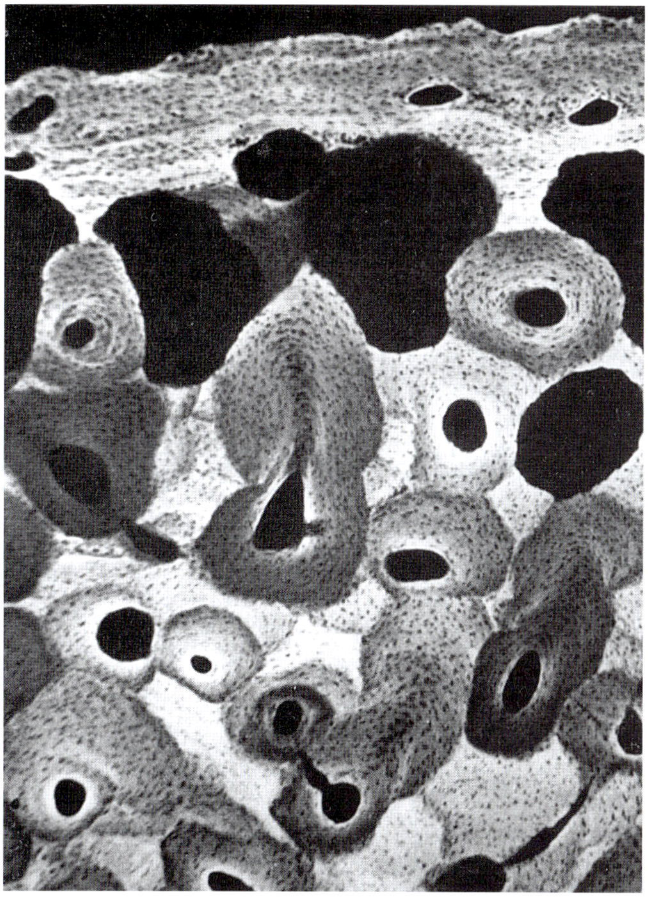

Figura 8.26 Microrradiografia de corte transversal de um osso. Este corte transversal do osso de 200 μm de espessura de um jovem saudável de 19 anos mostra vários graus de mineralização em diferentes ósteons. O osso compacto maduro está substituindo ativamente o osso imaturo, que é observado na superfície periosteal (*superior*). O grau de mineralização é refletido pela tonalidade clara e escura na microrradiografia. Por conseguinte, as *áreas muito claras* representam o tecido altamente mineralizado que desvia os raios X e os impede de atingir o filme fotográfico. Por outro lado, as áreas escuras contêm menos mineral e, portanto, são menos efetivas em desviar os raios X. Observe que as lamelas intermediárias (o osso mais antigo) são muito claras, enquanto alguns dos ósteons são muito escuros (aqueles que são formados mais recentemente). Os canais de Havers aparecem em *preto*, visto que representam apenas tecido mole. 157×. (Cortesia da Dra. Jenifer Jowsey.)

anidrases carbônicas e pirofosfatases. A TNAP e a anexina A5 expressas na superfície das vesículas da matriz se ligam ao colágeno do tipo I, que ancora a vesícula à matriz extracelular. Anexina A5 é uma proteína de canal para a entrada de Ca^{2+} nas vesículas de matriz. O influxo de Ca^{2+} nas vesículas da matriz é acompanhado por transporte simultâneo de íons PO_4 via cotransportador Na^+-fosfato 3 (NPT3).

A fase de mineralização inicial mediada pelas vesículas da matriz ocorre nas vesículas da matriz (Figura 8.27). Nessa fase, ocorrem os seguintes eventos:

- As vesículas da matriz acumulam íons Ca^{2+} e PO_4 que provocam elevação do ponto isoelétrico que resulta na formação de pequenas (10 nm) partículas esferoidais não cristalinas de fosfato de cálcio amorfo [$Ca_9(HPO_4)(PO_4)_5(OH)$], também denominado hidroxiapatita cálcio-deficiente
- O fosfato de cálcio amorfo sofre cristalização adicional em fosfato de octacálcio [$Ca_8H_2(PO_4)_6 \cdot 5H_2O$]
- Quando a concentração de íons Ca^{2+} e PO_4 é alta, o cristal de fosfato de octacálcio cresce na vesícula da matriz, e se torna cristais de hidroxiapatita [$Ca_{10}(PO_4)_6(OH)_2$] insolúveis e em formato de agulhas. Os cristais de hidroxiapatita se acumulam nas vesículas de matriz
- As fosfolipases escavam a membrana plasmática das vesículas da matriz e através desses orifícios os cristais de hidroxiapatita em processo de alongamento saem e começam a emergir do lúmen para a matriz extracelular circundante.

Na segunda fase da mineralização do colágeno que ocorre fora das vesículas da matriz, os cristais de hidroxiapatita formam nódulos mineralizados (Figura 8.28). Nessa fase, são observados os seguintes eventos:

- Níveis elevados de íons Ca^{2+} e PO_4 e de proteínas (inclusive osteopontina [BSP-1], osteocalcina e osteonectina) na matriz extracelular criam um ambiente favorável à continuada nucleação dos cristais de hidroxiapatita
- Os cristais de hidroxiapatita crescem rapidamente entre as fibrilas de colágeno e as moléculas de proteoglicano da substância amorfa até se conectarem com cristais próximos produzidos por outros nódulos mineralizados. Dessa forma, uma onda de mineralização percorre o osteoide.
- Ruptura completa e desintegração das vesículas da matriz ocorrem tardiamente nessa fase.

■ O OSSO COMO ALVO DE HORMÔNIOS ENDÓCRINOS E COMO ÓRGÃO ENDÓCRINO

O osso atua como reservatório para o cálcio corporal.

A manutenção dos níveis sanguíneos normais de cálcio é de importância crítica para a saúde e a vida. Como os ossos são reservatórios de cálcio, sua liberação e sua recuperação do sangue são monitoradas atentamente por hormônios endócrinos como paratormônio e calcitonina. O cálcio pode ser liberado pela matriz óssea no sangue quando os níveis sanguíneos circulantes de cálcio caem abaixo de um ponto crítico (a concentração fisiológica de cálcio varia de 8,9 a 10,1 mg/dℓ). Por outro lado, o excesso de cálcio no sangue pode ser removido do sangue e armazenado no osso.

Esses processos são regulados pelo paratormônio (PTH) – secretado pelas células principais das glândulas paratireoides – e pela calcitonina, a qual é secretada pelas células parafoliculares da glândula tireoide (ver Boxe 8.4).

- O PTH atua sobre o osso para *aumentar os níveis sanguíneos baixos de cálcio* para valores normais. A liberação de PTH resulta em rápida mobilização de Ca^{2+} a partir dos ossos
- A calcitonina atua sobre o osso para *diminuir os níveis sanguíneos elevados de cálcio* para a faixa normal.

O PTH regula a distribuição de Ca^{2+} por todo o corpo. Ele estimula os osteócitos e os osteoclastos (indiretamente por meio de vias de sinalização RANK-RANKL, visto que os osteoclastos não contêm receptores de PTH) a reabsorverem o osso, com consequente liberação de cálcio no sangue. Conforme descrito anteriormente, a reabsorção do osso pelos osteócitos ocorre durante a remodelação osteocítica. O PTH também diminui a excreção renal de cálcio e estimula a absorção do cálcio pelo intestino delgado. O PTH ainda atua para manter a homeostasia, estimulando o rim a excretar o excesso de fosfato produzido pela reabsorção óssea.

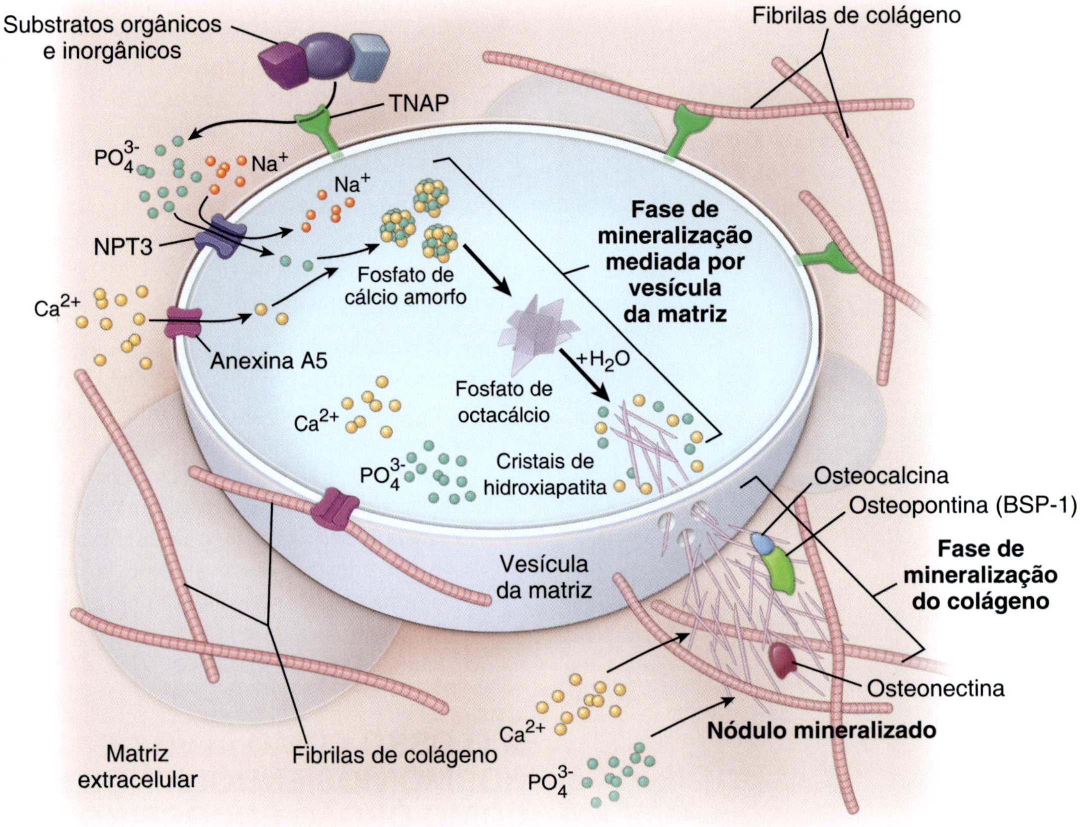

Figura 8.27 Representação esquemática dos processos de mineralização e o papel das vesículas da matriz. As vesículas da matriz são liberadas do osteoblasto na interface osteoblasto-osteoide. A membrana plasmática das vesículas da matriz contém várias proteínas, inclusive canais de Ca^{2+} (anexinas), cotransportadores de Na^+-fosfato (*NPT3*) e fosfatases alcalinas tecido-inespecíficas (*TNAP*). A TNAP aumenta a concentração extracelular de íons PO_4, que são transportados para a vesícula via cotransportadores *NPT3*. A anexina A5 possibilita o influxo de Ca^{2+}. Na fase de mineralização mediada por vesículas da matriz, há acúmulo de íons Ca^{2+} e PO_4 no lúmen das vesículas e é iniciado um processo gradual de formação de nódulos de cristais de hidroxiapatita. Esses cristais emergem do lúmen das vesículas da matriz para a matriz extracelular através de orifícios escavados na membrana das vesículas por fosfolipases. A seguir, a fase de mineralização do colágeno ocorre fora das vesículas da matriz, resultando na organização dos cristais de hidroxiapatita em nódulos mineralizados. As elevadas concentrações de íons Ca^{2+} e PO_4 e de proteínas ligadoras de Ca^{2+} criam um ambiente favorável ao crescimento dos cristais de hidroxiapatita, que se expandem rapidamente entre as fibrilas de colágeno até se unirem a cristais vizinhos produzidos por outros nódulos mineralizados. Dessa forma, uma onda de mineralização percorre o osteoide. BSP, sialoproteína óssea.

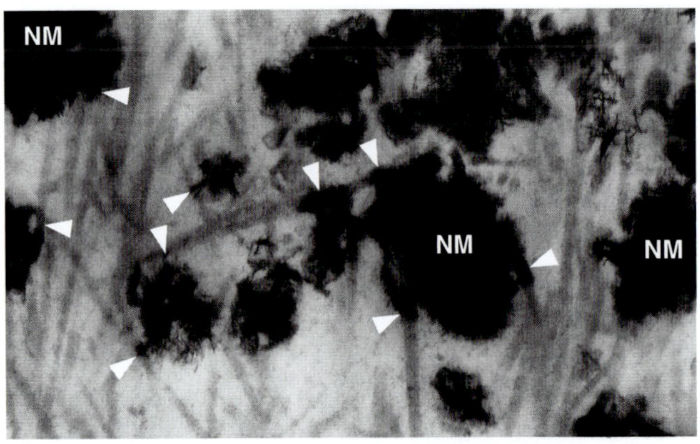

Figura 8.28 Microfotografia eletrônica de osteoide com nódulos mineralizados. Essa microfotografia mostra alguns nódulos mineralizados (*NM*) em diferentes estágios de formação circundados por fibrilas de colágeno na fase de mineralização do colágeno do osteoide. Nódulos mineralizados são formados por cristais de hidroxiapatita que saem do lúmen das vesículas da matriz e cujas dimensões continuam aumentando entre as fibrilas de colágeno. Observe que os nódulos mineralizados apresentam várias conexões com as fibrilas de colágeno (*pontas de seta*), que são resquícios dos locais de ligação do colágeno nas proteínas (ou seja, fosfatases alcalinas tecido-inespecíficas [*TNAP*] e anexina A5) expressos na superfície das vesículas da matriz. 30.000×. (Reproduzida, com autorização, de Amizuka N, Li M, Kobayashi M, et al. Vitamin K2, a gamma-carboxylating factor of gla-proteins, normalizes the bone crystal nucleation impaired by Mg-insufficiency. *Histol Histopathol.* 2008;23:1353-1366.)

A calcitonina inibe a reabsorção óssea – especificamente, os efeitos do PTH sobre os osteoclastos. É extremamente ativa em indivíduos jovens, mas sua atividade diminui com o envelhecimento.

Os mecanismos de regulação dos níveis séricos de cálcio e de reabsorção óssea pelo PTH são mais complexos. O PTH exerce ação anabólica (aumenta a formação óssea), bem como ação catabólica (provoca reabsorção óssea). Ensaios clínicos nos quais foi administrado o PTH em doses subcutâneas intermitentes, em mulheres na pós-menopausa com osteoporose, mostraram a ocorrência de aumentos significativos na formação óssea e na densidade mineral óssea. Aumentos na densidade de osso esponjoso em consequência do tratamento com PTH foram demonstrados no ílio, nos corpos vertebrais e nas diáfises do rádio e do fêmur (ver Boxe 8.2). Os possíveis mecanismos subjacentes a essa ação anabólica contraintuitiva do PTH estão relacionados, mais provavelmente, com sua dose. O tratamento de curta duração ou intermitente com PTH tem ação anabólica; ele estimula a deposição de osso por meio das vias cAMP/IGF-1 nos osteócitos e osteoblastos. Em contrapartida, o tratamento prolongado e contínuo exerce ação catabólica; ele aumenta a produção de moléculas de RANKL pelos osteoblastos e linfócitos T, levando a ativação dos osteoclastos e reabsorção óssea.

Boxe 8.3

Correlação clínica | Fatores nutricionais na formação óssea

Fatores nutricionais e hormonais afetam o grau de mineralização óssea. A **deficiência de cálcio** durante o crescimento provoca **raquitismo**, uma condição em que a matriz óssea não se calcifica normalmente. O raquitismo pode ser causado por quantidades insuficientes de cálcio na dieta ou por uma quantidade insuficiente de vitamina D (um pró-hormônio esteroide), necessária para a absorção do cálcio pelo intestino. Uma radiografia de criança com raquitismo avançado apresenta sintomas radiológicos clássicos: membros inferiores arqueados (curvatura para fora dos ossos longos das pernas e das coxas) e tórax e crânio deformados (o crânio frequentemente exibe uma aparência "quadrada" característica). Se o raquitismo não for tratado enquanto uma criança estiver ainda em fase de crescimento, as deformidades ósseas e a baixa estatura podem se tornar permanentes. Nos adultos, a mesma deficiência nutricional ou de vitaminas leva à **osteomalacia**. Embora não sejam mais problemas importantes de saúde em populações com nutrição adequada, o raquitismo e a osteomalacia estão entre as doenças infantis mais frequentes em muitos países em desenvolvimento.

Além de sua influência sobre a absorção intestinal de cálcio, a vitamina D também é necessária para a calcificação normal. Outras vitaminas que comprovadamente afetam o osso são as vitaminas A e C. A deficiência de vitamina A suprime o crescimento endocondral do osso, enquanto o seu excesso leva a fragilidade e fraturas subsequentes dos ossos longos. A vitamina C é essencial para a síntese de colágeno, e a sua deficiência leva ao **escorbuto**. A matriz óssea produzida no escorbuto não calcifica. Outra forma de mineralização óssea insuficiente observada com frequência após a menopausa é a **osteoporose** (ver Boxe 8.2).

As células ósseas produzem hormônios endócrinos que estão envolvidos na regulação do metabolismo do fosfato e da glicose.

Várias descobertas recentes de novos hormônios produzidos por osteoblastos e osteócitos contribuem para a homeostasia dos minerais e nutrientes. Tais hormônios são:

- O fator de crescimento do fibroblasto 23 (FGF-23), produzido pelos osteócitos, regula os níveis séricos de fosfato por meio da alteração dos níveis de vitamina D ativa e atividade de transportadores de fosfato específicos no rim. O FGF-23 é um importante fator que ajuda o PTH na eliminação do excesso de fosfato liberado da hidroxiapatita durante a reabsorção óssea
- A osteocalcina, produzida pelos osteoblastos, está ligada a uma nova via de regulação da energia e metabolismo da glicose. Tem como alvo os adipócitos e as células produtoras de insulina no pâncreas. Além disso, a osteocalcina comprovadamente induz a produção de testosterona pelas células de Leydig dos testículos.

Tanto o FGF-23 quanto a osteocalcina atuam como hormônios endócrinos clássicos; isto é, são produzidos exclusivamente no tecido ósseo e atuam em órgãos-alvo distantes por meio de um mecanismo de retroalimentação regulador. A compreensão do papel endócrino do tecido ósseo irá melhorar o diagnóstico e o tratamento de pacientes com osteoporose, diabetes melito e outros distúrbios metabólicos.

■ BIOLOGIA DO REPARO ÓSSEO

O osso é reparado após lesão por um processo de consolidação óssea direto (primário) ou indireto (secundário).

O reparo ou consolidação de fraturas ósseas ocorre por dois processos: consolidação óssea direta ou indireta. A consolidação óssea direta (primária) ocorre quando o osso fraturado é cirurgicamente estabilizado com placas de compressão, restringindo o movimento por completo entre os fragmentos fraturados de osso. Nesse processo, o osso sofre remodelação interna semelhante à do osso maduro. Os cones de corte formados pelos osteoblastos cruzam a linha de fratura e produzem canais de reabsorção longitudinais, que posteriormente serão preenchidos por osteoblastos produtores de osso residentes nos cones de fechamento (para mais detalhes, ver anteriormente). Esse processo resulta na geração simultânea de união óssea e restauração dos sistemas de Havers.

A consolidação óssea indireta (secundária) envolve respostas do periósteo e dos tecidos moles adjacentes, bem como formação óssea endocondral e intramembranosa. Esse tipo de reparo ósseo ocorre em fraturas tratadas com fixação óssea não rígida ou semirrígida (*i. e.*, tratamento com gesso, aparelhos para fratura, fixação externa, pinos intramedulares ou aplicação de placas metálicas sobre a lacuna da fratura). Os principais estágios da consolidação óssea indireta são mostrados na Figura 8.29.

A fratura óssea inicia uma resposta inflamatória aguda, necessária para a consolidação óssea.

A resposta inicial a uma fratura óssea assemelha-se à resposta a qualquer lesão que produza destruição tecidual e hemorragia. Inicialmente, forma-se um hematoma de fratura (uma coleção de sangue que circunda as extremidades fraturadas dos ossos) (ver Figura 8.29B), e observa-se a ocorrência de necrose óssea nas extremidades dos fragmentos ósseos fraturados. A lesão dos tecidos moles adjacentes e a degranulação das plaquetas do coágulo sanguíneo secretam citocinas (p. ex., TNF-α, IL-1, IL-6, IL-11, IL-18) e iniciam uma resposta inflamatória aguda. Esse processo reflete-se pela infiltração dos neutrófilos, seguida de migração dos macrófagos. Subsequentemente, ocorre proliferação de fibroblastos e capilares, que crescem no local da lesão. Além disso, células-tronco mesenquimatosas específicas chegam ao local de lesão provenientes dos tecidos moles circundantes e da medula óssea. O hematoma da fratura, que inicialmente continha eritrócitos retidos dentro de uma rede de fibrina, é gradualmente substituído por tecido de granulação, um tipo de tecido conjuntivo frouxo recém-formado que contém colágeno do tipo III e fibras do tipo II. Tanto os fibroblastos quanto as células periosteais participam dessa fase de granulação.

O tecido de granulação transforma-se em um calo mole fibrocartilaginoso, que proporciona ao local da fratura uma estrutura estável e semirrígida.

À medida que o tecido de granulação se torna mais denso, os condroblastos diferenciam-se a partir das células-tronco esqueléticas que residem no revestimento periosteal. A matriz de cartilagem recém-produzida invade a periferia do tecido de

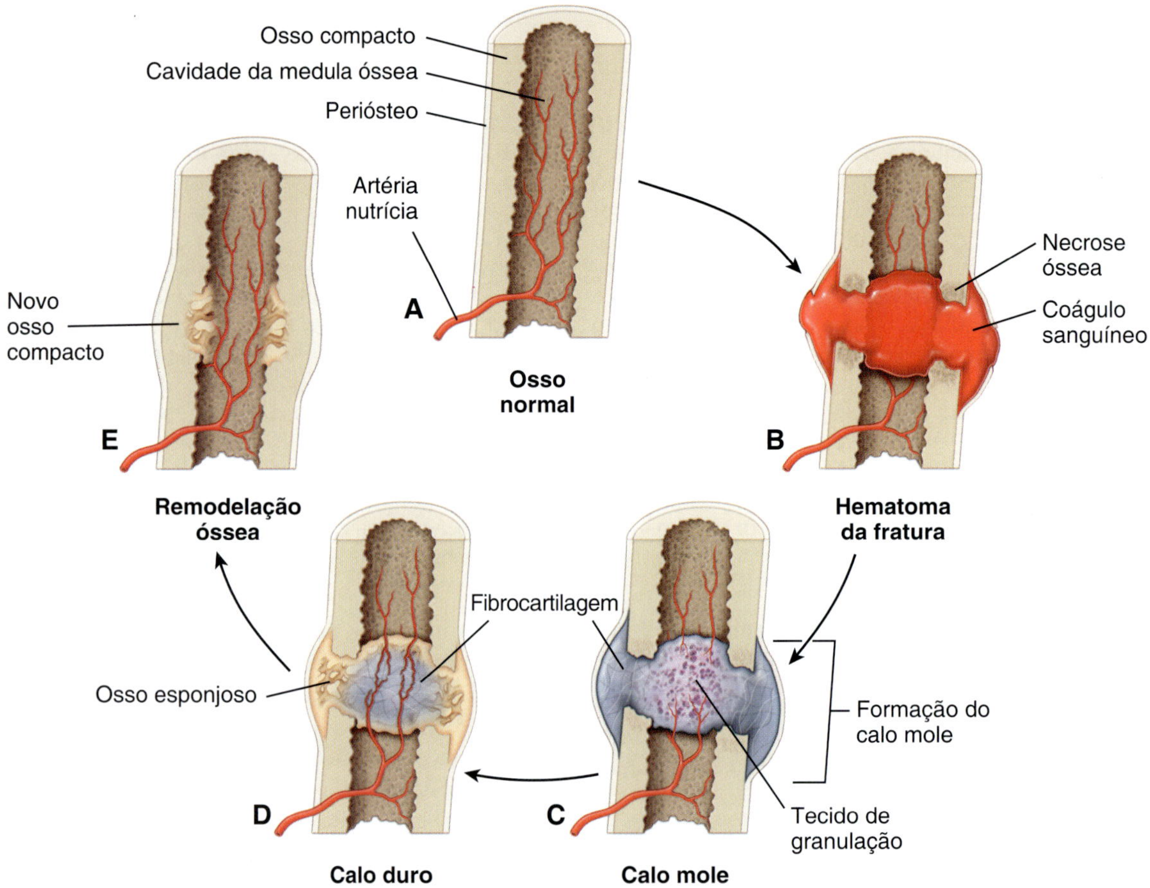

Figura 8.29 Fratura óssea e estágios do processo de consolidação óssea. A. Osso sadio antes da ocorrência de fratura. **B.** A resposta inicial à lesão produz um hematoma de fratura que circunda as extremidades do osso fraturado. As extremidades dos fragmentos ósseos sofrem necrose. Ocorre uma reação inflamatória aguda, que se manifesta por infiltração de neutrófilos e macrófagos, ativação dos fibroblastos e proliferação de capilares. O hematoma da fratura é substituído gradualmente por tecido de granulação. **C.** A matriz fibrocartilaginosa é depositada. A fibrocartilagem recém-formada preenche a lacuna no local da fratura, produzindo um calo mole. Isso estabiliza e une as extremidades fraturadas do osso. **D.** As células osteoprogenitoras do periósteo diferenciam-se em osteoblastos e começam a depositar novo osso sobre a superfície externa do calo (processo intramembranoso), até que o novo osso forme uma bainha óssea sobre o calo mole fibrocartilaginoso. A cartilagem no calo mole calcifica e é substituída gradualmente por osso, como na ossificação endocondral. O osso não lamelar recém-depositado forma um calo ósseo. **E.** A remodelação óssea do calo ósseo transforma o osso não lamelar na estrutura madura lamelar com uma cavidade medular central. O calo ósseo é gradualmente substituído por osso composto graças à ação dos osteoclastos e osteoblastos, que restaura o formato original do osso.

granulação. O tecido conjuntivo denso e a cartilagem recém-formada crescem e cobrem o osso no local da fratura, produzindo um calo mole (ver Figura 8.29C). Este será formado até se as partes fraturadas não estiverem em aposição imediata entre si. O calo ajuda a estabilizar e a unir o osso fraturado (Figura 8.30).

O calo ósseo substitui a fibrocartilagem no local da fratura e possibilita a sustentação de peso.

Enquanto o calo está se formando, as células osteoprogenitoras do periósteo dividem-se e diferenciam-se em osteoblastos. Os osteoblastos recém-formados começam a depositar osteoide sobre a superfície externa do calo (ossificação intramembranosa) a determinada distância da fratura. Essa nova formação de osso progride em direção ao local da fratura até que o novo osso forme uma bainha óssea sobre o calo fibrocartilaginoso. Os brotamentos osteogênicos do novo osso invadem o calo e começam a depositar osso dentro do calo, substituindo gradualmente o calo fibroso e cartilaginoso original por um calo ósseo (ver Figura 8.29D). Além disso, há proliferação e diferenciação do endósteo na cavidade medular, e o osso cresce a partir de ambas as extremidades da fratura em direção ao seu centro. A região de junção do osso fraturado, produzida pelos osteoblastos derivados de ambos (periósteo e endósteo), consiste, nesse momento, em osso esponjoso. Do mesmo modo que a formação óssea endocondral normal, esse osso esponjoso é substituído gradualmente por osso compacto. O calo ósseo torna-se mais sólido e mecanicamente rígido.

O processo de remodelação restaura o formato original do osso.

Embora seja uma estrutura rígida que confere estabilidade mecânica ao local da fratura, o calo ósseo não restaura totalmente as propriedades do osso normal. A remodelação óssea do calo ósseo deve ocorrer para transformar o osso não lamelar recentemente depositado em osso maduro lamelar. Subsequentemente, a cavidade medular óssea deve ser restaurada. Enquanto o osso compacto está sendo formado, os remanescentes do calo ósseo são removidos pela ação dos osteoclastos, e a remodelação óssea gradual restaura o formato original do osso (ver Figura 8.29E).

Nos indivíduos saudáveis, a **consolidação óssea** costuma levar 6 a 12 semanas, dependendo da gravidade da fratura e do osso específico que foi fraturado. O processo inflamatório tem uma duração aproximada de 1 semana. Em geral, é acompanhado de dor e edema e leva à formação do tecido de granulação. O calo mole é formado aproximadamente 2 a 3 semanas após a fratura. O calo ósseo, no qual os fragmentos fraturados são firmemente unidos por novo osso, necessita de 3 a 4 meses para se desenvolver. O processo de remodelação óssea pode levar desde alguns meses a vários anos até que o osso recupere por completo o seu formato original. O alinhamento do osso (*i. e.*, a reaproximação da configuração anatômica normal) e a manutenção das partes em posição por meio de fixação interna (com pinos, parafusos ou placas) ou fixação externa (com gesso ou pinos e parafusos) aceleram o processo de consolidação.

Boxe 8.4

Considerações funcionais | Regulação hormonal do crescimento ósseo

Outros hormônios, além do PTH e da calcitonina, exercem efeitos importantes sobre o crescimento ósseo. Um desses hormônios é o **hormônio hipofisário do crescimento** (GH, somatotrofina). Esse hormônio estimula o crescimento em geral e, particularmente, o crescimento da cartilagem epifisária e do osso. Atua diretamente sobre as células osteoprogenitoras, estimulando a sua divisão e diferenciação. Os condrócitos nos discos de crescimento epifisários são regulados pelo fator de crescimento semelhante à insulina 1 (IGF-1), produzido principalmente pelo fígado em resposta ao GH. Além do IGF-1, a insulina e os hormônios tireoidianos também estimulam a atividade dos condrócitos. A supersecreção na infância, causada por um defeito no mecanismo de regulação da secreção de GH ou por um tumor secretor de GH na hipófise, leva ao **gigantismo**, que consiste em aumento anormal no comprimento dos ossos. A ausência ou hipossecreção de GH na infância leva a uma falha do crescimento dos ossos longos, resultando em **nanismo hipofisário**. A ausência ou a hipossecreção grave de hormônio tireoidiano durante o desenvolvimento e a lactância levam à falha do crescimento ósseo e ao nanismo, uma condição conhecida como **hipotireoidismo congênito**. Quando ocorre hipersecreção de GH em um adulto, os ossos não crescem em comprimento, devido ao fechamento epifisário. Em seu lugar, há ocorrência de espessamento anormal e crescimento excessivo seletivo das mãos, dos pés, da mandíbula, do nariz e dos ossos intramembranosos do crânio. Essa condição, conhecida como **acromegalia**, é causada pela atividade aumentada dos osteoblastos nas superfícies ósseas

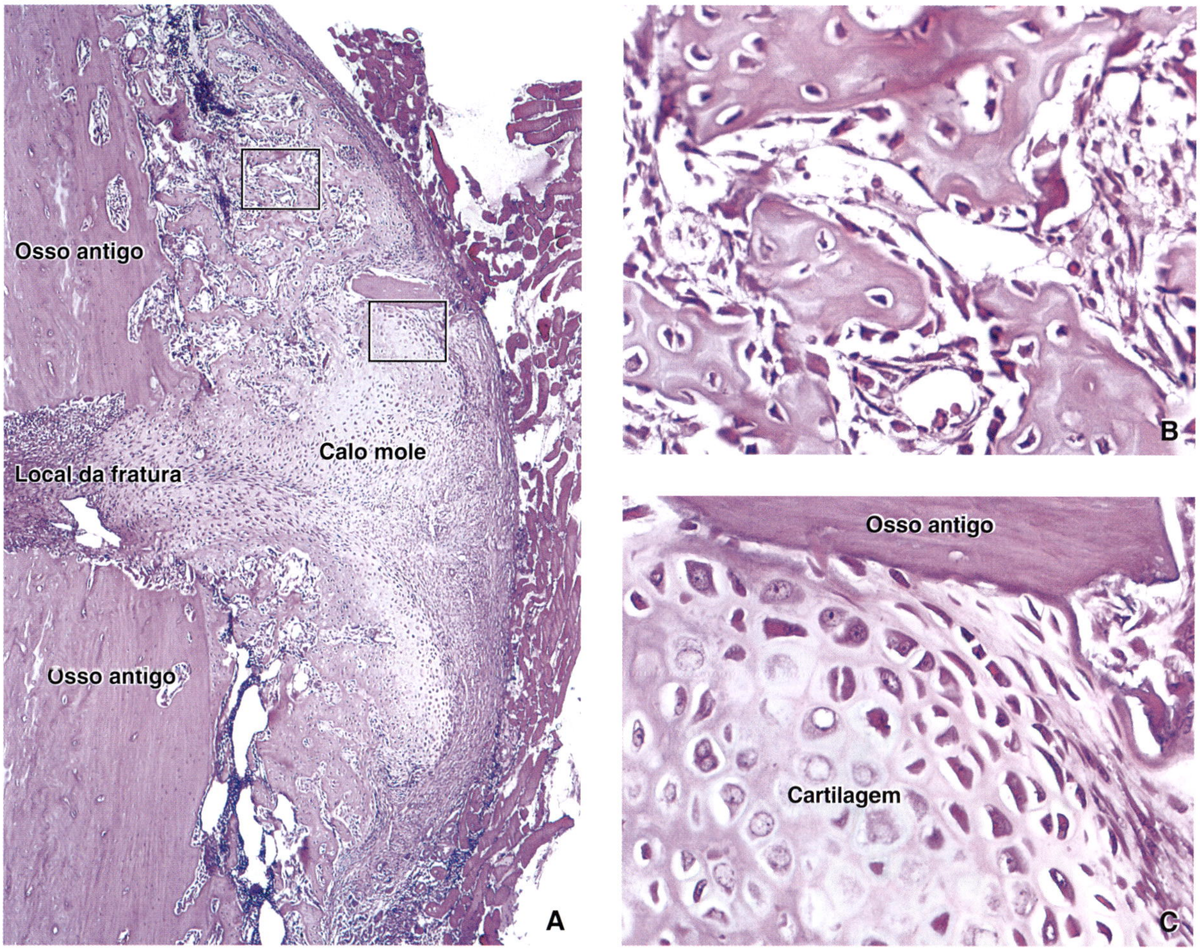

Figura 8.30 Fotomicrografia de osso longo fraturado em processo de reparação. A. Esta fotomicrografia com pequeno aumento de uma fratura óssea ocorrida 3 semanas antes, corada por H-E, mostra partes do osso separadas entre si pela fibrocartilagem do calo mole. Nesse estágio, a reconstituição do osso está ocorrendo por ossificação endocondral. Além disso, os osteoblastos do periósteo estão envolvidos na secreção de nova matriz óssea na superfície externa do calo pelo processo de ossificação intramembranosa. *À direita* da fotomicrografia, o calo mole é coberto por periósteo, que também atua como local de inserção para o músculo esquelético. 35×. **B.** Aumento maior do calo da área indicada pelo *retângulo superior* no painel **A**, mostrando os osteoblastos revestindo as trabéculas ósseas. Nesse local, a maior parte da matriz fibrosa e cartilaginosa original foi substituída por osso. O osso é inicialmente depositado como osso imaturo que, posteriormente, é substituído por osso compacto maduro. 300×. **C.** Aumento maior do calo a partir da área indicada pelo *retângulo inferior* no painel **A**. Um fragmento de osso antigo deslocado do local da fratura pelo periósteo está agora adjacente à cartilagem e será removido pela atividade osteoclástica. A cartilagem irá calcificar e será, posteriormente, substituída por novas espículas ósseas, conforme observado no painel **B**. 300×.

RESUMO

Osso

VISÃO GERAL DO OSSO

- O **osso** é um tipo de tecido conjuntivo especializado, caracterizado por **matriz extracelular mineralizada** que armazena cálcio e fosfato. O osso forma o esqueleto, que sustenta o corpo, protege as estruturas vitais, proporciona as bases mecânicas para o movimento do corpo e abriga a medula óssea
- Os ossos formam o **esqueleto**, que dá suporte ao corpo, protege as estruturas vitais, fornece a base mecânica para o movimento corporal e abriga a medula óssea.

ESTRUTURA GERAL DOS OSSOS

- Os **ossos** são classificados de acordo com o seu formato em longos, curtos, planos ou irregulares
- Os **ossos longos** têm formato tubular e consistem em duas extremidades (**epífises proximal** e **distal**) e em um corpo longo (**diáfise**). A **metáfise** é a junção entre a diáfise e a epífise
- O osso é coberto por **periósteo**, uma membrana de tecido conjuntivo que se fixa à superfície externa por **fibras de Sharpey**. O periósteo contém uma camada de células osteoprogenitoras (periosteais) que podem se diferenciar em osteoblastos
- As **cavidades ósseas** são revestidas por **endósteo**, uma camada única de células que contém células osteoprogenitoras (endosteais), osteoblastos e osteoclastos
- Os ossos se articulam com ossos vizinhos por **articulações sinoviais**, formando uma conexão móvel. As superfícies articulares que formam áreas de contato entre dois ossos são cobertas por **cartilagem hialina (articular)**.

ESTRUTURA GERAL DO TECIDO ÓSSEO

- O **tecido ósseo** formado durante o desenvolvimento é denominado **osso imaturo (não lamelar)**. Difere do **osso maduro (lamelar)** pelo arranjo de suas fibras colágenas
- O tecido ósseo é classificado em **compacto** (denso) ou **esponjoso** (trabecular). O osso compacto situa-se abaixo do periósteo, enquanto uma rede de trabéculas internas semelhante a uma esponja forma o osso esponjoso
- O **osso maduro (lamelar)** é composto principalmente por **ósteons (sistemas de Havers)**. Essas estruturas lamelares concêntricas estão organizadas ao redor de um **canal (de Havers)** que contém o suprimento vascular e nervoso do ósteon. Os **canais perfurantes (de Volkmann)** dispõem-se perpendicularmente e conectam os canais de Havers uns com os outros
- As **lacunas** entre lamelas concêntricas contêm **osteócitos**, que estão interconectados com outros osteócitos e o canal de Havers por meio de **canalículos**.

CÉLULAS E MATRIZ EXTRACELULAR

- As **células osteoprogenitoras** derivam de células-tronco mesenquimatosas na medula óssea que se diferenciam sob a influência do fator de transcrição fator de ligação central alfa-1 (CBFA1) (RUNX2) em osteoblastos
- Os **osteoblastos** diferenciam-se a partir das células osteoprogenitoras e secretam o **osteoide**, matriz óssea não mineralizada, que sofre mineralização desencadeada por vesículas da matriz
- Os **osteócitos** são células ósseas maduras localizadas dentro de **lacunas** da matriz óssea. Comunicam-se com outros osteócitos por uma rede de prolongamentos celulares longos que ocupam **canalículos** e respondem às forças mecânicas aplicadas ao osso
- Os **osteoclastos** diferenciam-se a partir das células progenitoras hematopoéticas; eles reabsorvem a matriz óssea durante a formação e a remodelação ósseas. Diferenciam-se e amadurecem sob o controle do **mecanismo de sinalização RANK-RANKL**
- A **matriz óssea** contém principalmente colágeno do tipo I, juntamente com outras proteínas não colágenas e proteínas reguladoras.

FORMAÇÃO ÓSSEA

- O desenvolvimento do osso é classificado em **ossificação endocondral** (em que um modelo de cartilagem serve de precursor do osso) e **ossificação intramembranosa** (na qual não há a participação de um precursor cartilaginoso)
- Os ossos planos do crânio, a mandíbula e a clavícula desenvolvem-se por ossificação intramembranosa; todos os outros ossos desenvolvem-se por ossificação endocondral
- Na **ossificação endocondral**, ocorre formação de um **modelo de cartilagem hialina**. Em seguida, as células osteoprogenitoras que circundam esse modelo diferenciam-se em células formadoras de osso, que inicialmente depositam osso sobre a superfície cartilaginosa (**colar ósseo** periosteal) e, posteriormente, penetram na diáfise para formar o **centro de ossificação primário**
- Os **centros de ossificação secundários** desenvolvem-se posteriormente nas epífises
- Os centros de ossificação primário e secundário são entremeados pelo **disco de crescimento epifisário**, observado em crianças e adolescentes, que proporciona uma fonte de nova cartilagem comprometida com o crescimento ósseo
- O **disco de crescimento epifisário** apresenta várias zonas (zonas de cartilagem de reserva ou em repouso, de proliferação, de hipertrofia, de cartilagem calcificada e de reabsorção). A cartilagem calcificada reabsorvida é substituída por osso.

CRESCIMENTO, REMODELAÇÃO E REPARO DO OSSO

- O alongamento do osso endocondral depende do **crescimento intersticial de cartilagem** no disco de crescimento epifisário
- O osso aumenta em largura (diâmetro) pelo **crescimento aposicional** de novo osso, que ocorre entre o osso compacto e o periósteo
- O osso é constantemente remodelado durante toda a vida por **unidades de remodelação óssea** compostas por osteoclastos e osteoblastos. Esse processo faz com que o osso possa modificar o seu formato em resposta a cargas mecânicas
- O osso pode reparar-se após uma lesão por um processo de consolidação óssea **direta (primária)** ou **indireta (secundária)**
- Após a ocorrência de lesão, as células periosteais são ativadas e produzem o **calo mole (fibrocartilagem)**, que é substituído subsequentemente por um **calo duro (ósseo)**.

ASPECTOS FISIOLÓGICOS DO OSSO

- O osso atua como **reservatório de Ca^{2+}** no corpo. O Ca^{2+} pode ser removido do osso quando os níveis circulantes de Ca^{2+} no sangue caem abaixo do valor crítico. De modo semelhante, o excesso de Ca^{2+} pode ser removido do sangue e armazenado no osso
- A manutenção dos níveis sanguíneos de Ca^{2+} é regulada por **paratormônio (PTH)**, secretado pelas glândulas paratireoides, e pela **calcitonina**, secretada pela glândula tireoide
- O **PTH** estimula os osteócitos e os osteoclastos (indiretamente por vias de sinalização de RANK-RANKL, visto que os osteoclastos não contêm receptores de PTH) a reabsorverem o osso, com consequente aumento dos níveis de Ca^{2+} no sangue
- A **calcitonina** inibe a reabsorção óssea ao impedir os efeitos do PTH sobre os osteoclastos, reduzindo os níveis sanguíneos de Ca^{2+}.

PRANCHA 8.1 ■ Osso, corte transversal

O **osso** é um tecido conjuntivo especializado, que se caracteriza por matriz extracelular mineralizada. Ocorre deposição de fosfato de cálcio na forma de **cristais de hidroxiapatita** [$Ca_{10}(PO_4)_6OH_2$] ao longo das fibrilas colágenas e nos proteoglicanos da substância fundamental. O osso atua como local de armazenamento para o cálcio e o fosfato, que podem ser liberados no sangue para manter os níveis homeostáticos. Os **osteócitos** residem em lacunas na matriz óssea e estendem prolongamentos celulares finos para dentro de canalículos que conectam as lacunas, formando uma rede contínua de células dentro do tecido mineralizado. Os ossos são órgãos do sistema esquelético, e o tecido ósseo é o componente estrutural dos ossos.

Cortes transversais do osso foram preparados a partir de osso não fixado quimicamente, mas que simplesmente foi deixado secar. Em seguida, fatias finas do osso seco foram cortadas com uma serra e, posteriormente, desgastadas com pedra-pomes até se obter uma espessura que possibilite a sua observação ao microscópio óptico. Esse tipo de procedimento é denominado preparado por desgaste. Essas fatias finas podem ser tratadas com tinta nanquim para preencher os espaços que eram anteriormente ocupados por matéria orgânica como, por exemplo, células, vasos sanguíneos e matriz não mineralizada. Um método mais simples consiste em montar os preparados por desgaste em uma lâmina histológica com um meio viscoso, de modo a aprisionar o ar em alguns dos espaços, como na amostra desta prancha. Aqui, alguns dos canais osteonais e um canal perfurante foram preenchidos com meio de montagem, tornando-os transparentes em vez de negros. As amostras preparadas dessa maneira são valiosas, particularmente para demonstrar a arquitetura geral do osso compacto.

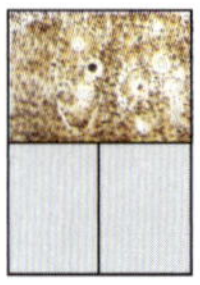

Estrutura básica, osso longo, ser humano, 80×.

Esta figura revela uma área em corte transversal de um osso longo em pequeno aumento e inclui a face externa ou periférica do osso, identificada pela existência de **lamelas circunferenciais** (*LC*) (o exterior ou superfície periosteal do osso não está incluído na micrografia). *À direita* estão os **ósteons** (*O*) ou sistemas de Havers, que aparecem como perfis circulares. Entre os ósteons estão as **lamelas intermediárias** (*LI*), remanescentes dos ósteons previamente existentes.

Os ósteons são estruturas essencialmente cilíndricas. Na diáfise de um osso longo, os eixos longos dos ósteons estão orientados paralelamente ao eixo longo do osso. Por conseguinte, um corte transversal através da diáfise de um osso longo deve mostrar os ósteons em corte transversal, como nesta figura. No centro de cada ósteon há um **canal osteonal (de Havers)** (*CH*), que contém vasos sanguíneos, tecido conjuntivo e células que revestem a superfície do osso. Como o material orgânico não é retido nesses cortes preparados pelo método de desgaste, os canais de Havers e outros espaços irão aparecer em preto, conforme observado aqui, se forem preenchidos com tinta nanquim ou ar. Camadas concêntricas (lamelas) de matriz mineralizada circundam o canal de Havers e assemelham-se muito aos anéis de crescimento de uma árvore. O canal também é circundado por arranjos concêntricos de lacunas, as quais aparecem como pequenas estruturas alongadas e escuras.

Durante o período de crescimento do osso e durante toda a vida adulta, ocorre remodelação interna constante do osso. Esse processo de remodelação envolve a destruição de ósteons e a formação de novos ósteons. A degradação de um ósteon geralmente não é completa; contudo, parte do ósteon pode permanecer intacta. Além disso, partes de ósteons adjacentes também podem ser parcialmente destruídas. O espaço criado pelo processo de degradação é reocupado por um novo ósteon. Os remanescentes dos ósteons anteriormente existentes transformam-se em lamelas intermediárias.

Os vasos sanguíneos alcançam os canais de Havers a partir da medula óssea através de outros túneis, denominados **canais perfurantes (de Volkmann)** (*CV*). Em alguns casos, como este, os canais de Volkmann seguem o seu trajeto de um canal de Havers para outro. Os canais de Volkmann podem ser distinguidos dos canais de Havers pelo fato de atravessarem as lamelas, enquanto os canais de Havers são dispostos longitudinalmente ao maior eixo do osso e, portanto, circundados por anéis concêntricos de lamelas.

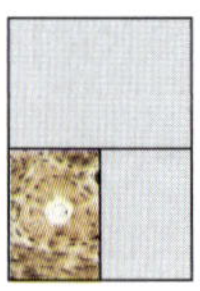

Ósteon, osso longo, ser humano, 300×.

Esta figura mostra uma micrografia em maior aumento do **ósteon** marcado na figura *superior*. Inclui o canal de Havers (*CH*) circundado por lamelas intermediárias (*LI*), que agora são vistas na *parte inferior* da micrografia (a micrografia foi reorientada). Observe as **lacunas** (*Lac*) e os perfis filiformes finos emanando das lacunas. Tais perfis representam os canalículos, os espaços dentro da matriz óssea que contêm os prolongamentos citoplasmáticos do osteócito. Os canalículos de cada lacuna se comunicam com os canalículos das lacunas vizinhas, formando um sistema de canais tridimensional em todo o osso.

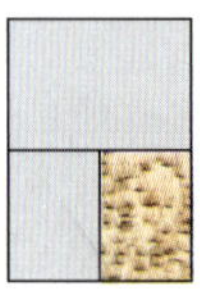

Estrutura básica, osso longo, ser humano, 400×.

Em um aumento ainda maior, as **lamelas circunferenciais** são vistas ao redor da diáfise do osso longo, na superfície externa, bem como na superfície interna do osso. Os osteoblastos que contribuem para a formação das lamelas circunferenciais nesses locais provêm do periósteo e do endósteo, respectivamente, enquanto os ósteons são construídos a partir dos osteoblastos situados no canal do sistema de Havers em desenvolvimento. Esta figura revela não apenas as lacunas (*Lac*) e os canalículos, mas também as lamelas do osso. Estas últimas aparecem mal definidas por linhas tênues (*setas*) que se estendem através da micrografia. As fibras colágenas nas lamelas vizinhas estão orientadas em diferentes direções. Essa mudança na orientação é responsável pela linha tênue ou interface entre as lamelas adjacentes.

CH, Canal de Havers
CV, Canal de Volkmann
Lac, Lacuna
LC, Lamelas circunferenciais
LI, Lamelas intermediárias
O, Ósteon
Setas, Limite lamelar

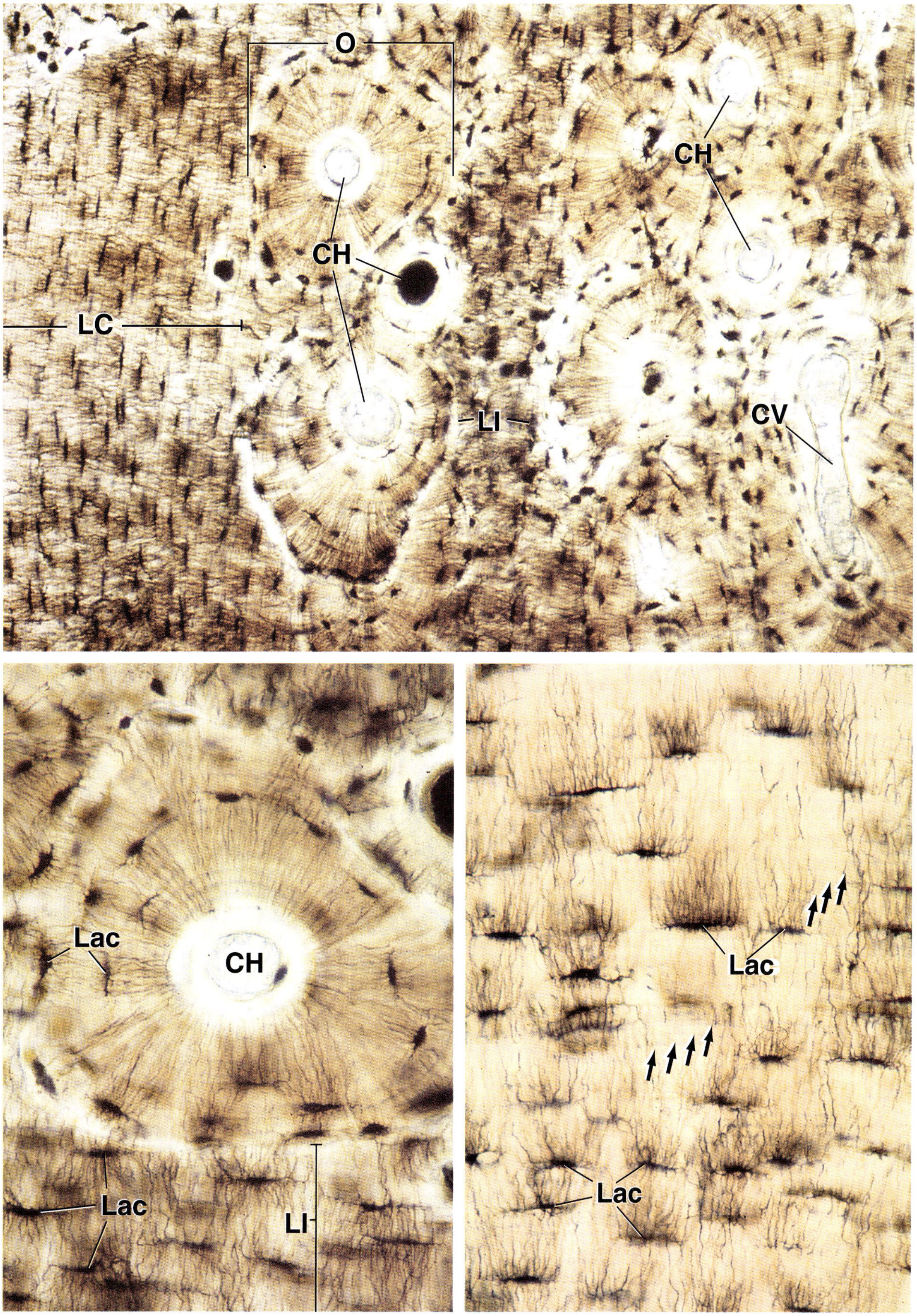
O
CH
CH
CH
LC
LI
CV
Lac
CH
Lac
LI
Lac
Lac

PRANCHA 8.2 ■ Osso e tecido ósseo

O **osso** representa um dos tecidos conjuntivos especializados. Caracteriza-se por matriz extracelular mineralizada. É a mineralização da matriz que diferencia o tecido ósseo dos outros tecidos conjuntivos e promove a formação de um tecido extremamente rígido, capaz de proporcionar sustentação e proteção ao corpo. O mineral é o fosfato de cálcio na forma de cristais de hidroxiapatita. O osso também constitui um local de armazenamento para o cálcio e o fosfato. Ambos os íons podem ser mobilizados da matriz óssea e captados pelo sangue, quando necessário, para manter os níveis normais. A matriz óssea contém colágeno do tipo I e, em pequenas quantidades, vários outros tipos de colágeno, isto é, dos tipos V, III, XI e XIII. Há também outras proteínas da matriz que constituem a substância fundamental do osso – tais como macromoléculas de proteoglicanos, glicoproteínas multiadesivas, fatores de crescimento e citocinas. Em geral, o osso é estudado em preparações histológicas pela remoção do conteúdo de cálcio do osso (osso descalcificado), possibilitando, assim, a realização de cortes como em outros tecidos moles.

MICROGRAFIA DE REFERÊNCIA. A micrografia em pequeno aumento mostra a extremidade proximal do úmero descalcificado de um lactente e possibilita identificar a estrutura microanatômica desse osso. O interior da cabeça do osso, a **epífise** (*E*), consiste em osso esponjoso constituído por uma rede anastomosada de **trabéculas** (*T*) na forma de espículas ósseas. A porção externa consiste em uma camada densa de tecido ósseo, conhecida como **osso compacto** (*OC*). Sua espessura varia em diferentes partes do osso. A porção mais larga do osso adjacente ao **disco de crescimento epifisário** (*DCE*), conhecida como **metáfise** (*Met*), contém **osso esponjoso** (*OEs*). O corpo deste osso, a **diáfise** (*D*), também é constituído de osso compacto (*OC*) e contém a cavidade da medula óssea preenchida com **medula óssea** (*MO*) que, nesse estágio da vida, está na forma de tecido hematopoético ativo. A cartilagem também é um componente do osso, presente como **cartilagem articular** (*CAr*) e como disco de crescimento epifisário (*DCE*) nos ossos em crescimento.

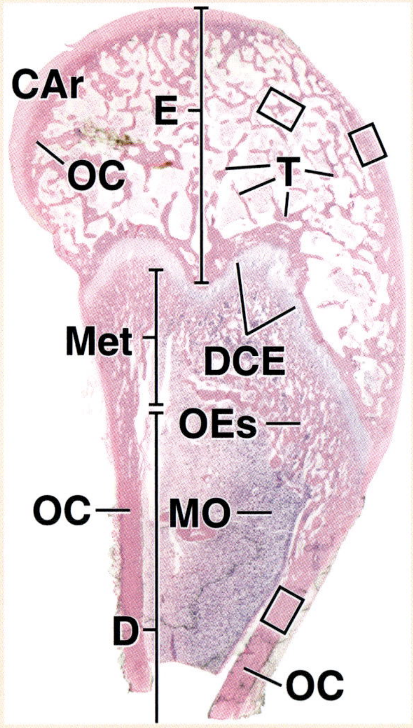

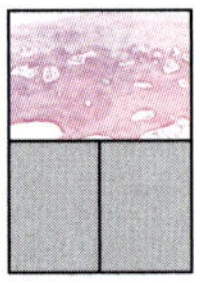

Superfície articular, osso longo, ser humano, H-E, 178×.

A superfície articular da epífise no *retângulo superior da direita* na micrografia de referência contendo a cartilagem articular e o tecido ósseo subjacente é mostrada aqui em maior aumento. A área de coloração mais clara é a **cartilagem articular** (*CAr*) da articulação do ombro. Observe a existência de grupos isógenos de **condrócitos** (*Cd*), uma característica da cartilagem em crescimento. Abaixo da cartilagem há uma área de coloração mais escura de **osso compacto** (*OC*). O tecido ósseo pode ser distinguido da cartilagem pela existência de **canais de Havers** (*CH*) e pelo arranjo dos **osteócitos** (*Oc*). Os osteócitos estão localizados dentro da matriz óssea, mas apenas seus núcleos são visíveis. Como a matriz óssea é depositada em camadas (lamelas), o osso exibe padrões lineares ou circulares que circundam os canais de Havers. Os espaços irregulares observados dentro do tecido ósseo consistem em **canais de reabsorção** (*CR*), os quais contêm, além dos vasos sanguíneos, os osteoclastos e osteoblastos. A existência de canais de reabsorção indica que um processo de remodelação óssea está em andamento.

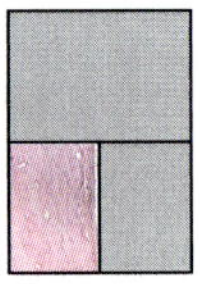

Osso compacto, osso longo, ser humano, H-E, 135×.

O osso da diáfise dentro do *retângulo inferior à direita* da micrografia de referência é mostrado aqui em maior aumento. A superfície externa do osso é coberta por tecido conjuntivo denso, denominado **periósteo** (*P*). O tecido remanescente na micrografia é o **osso compacto** (*OC*). Os **canais de Havers** (*CH*) são circundados por **osteócitos** (*Oc*) e são reconhecidos pelos seus núcleos dentro da matriz óssea. Outra característica interessante nesse osso em crescimento consiste na existência de células de reabsorção óssea, os **osteoclastos** (*Ocl*) – células grandes multinucleadas, encontradas em locais do osso onde está ocorrendo remodelação (ver Prancha 8.4).

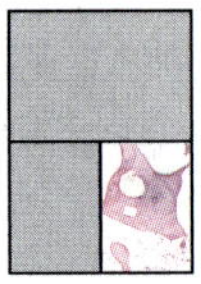

Osso esponjoso, osso longo, ser humano, H-E, 135×.

A área no *retângulo superior à esquerda* da micrografia de referência contendo osso esponjoso na epífise é mostrada aqui em maior aumento. Embora o tecido ósseo nesse local forme uma estrutura tridimensional, constituída por trabéculas ramificadas, sua organização estrutural e os componentes são os mesmos daqueles observados no osso compacto. Observe os núcleos dos **osteócitos** (*Oc*). À medida que o osso amadurece, o tecido ósseo torna-se reorganizado e forma **ósteons** (*O*), que consistem em **canais de Havers** (*CH*) e camadas circundantes (lamelas) de matriz óssea. Os dois espaços circulares são os **canais de reabsorção** (*CR*), nos quais o tecido ósseo foi removido e será substituído por novo tecido ósseo. Os espaços que circundam o osso esponjoso contêm medula óssea, composta principalmente por adipócitos. Há também outras células com a capacidade de formar osso ou tecido hematopoético.

CAr, Cartilagem articular
Cd, Condrócitos
CH, Canal de Havers
CR, Canal de reabsorção
D, Diáfise
DCE, Disco de crescimento epifisário
E, Epífise
Met, Metáfise
MO, Medula óssea
O, Ósteon
Oc, Osteócitos
OC, Osso compacto
Ocl, Osteoclastos
OEs, Osso esponjoso
P, Periósteo
T, Trabéculas

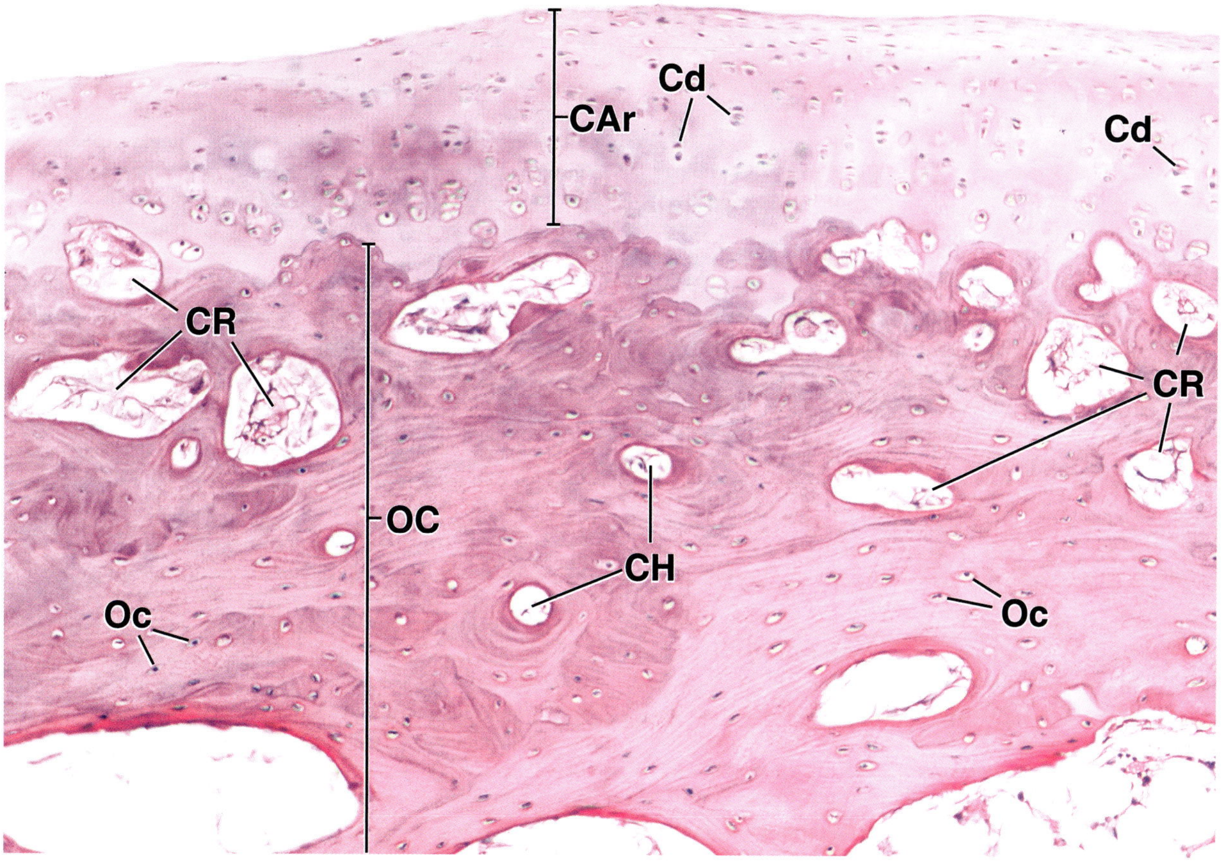

CAr
Cd
Cd
CR
CR
OC
CH
Oc
Oc

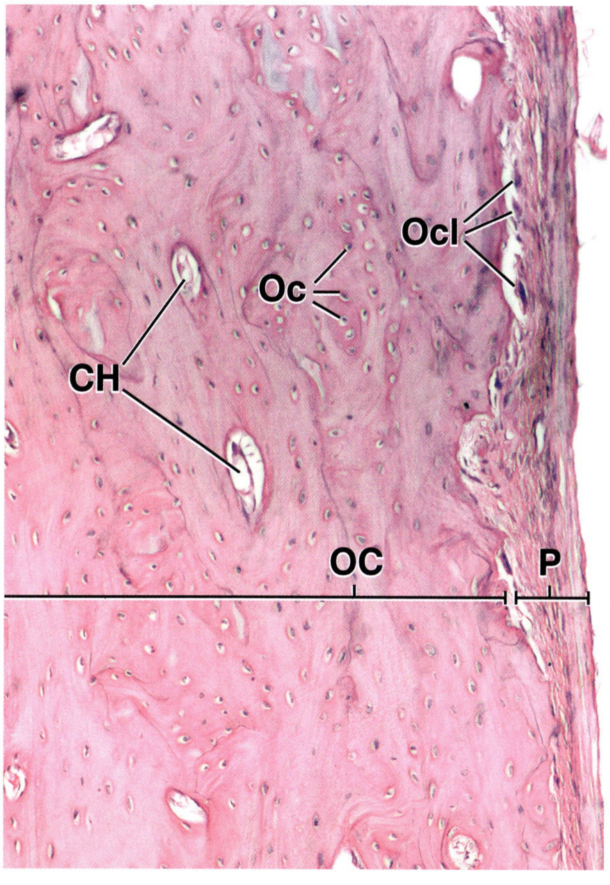

Ocl
Oc
CH
OC
P

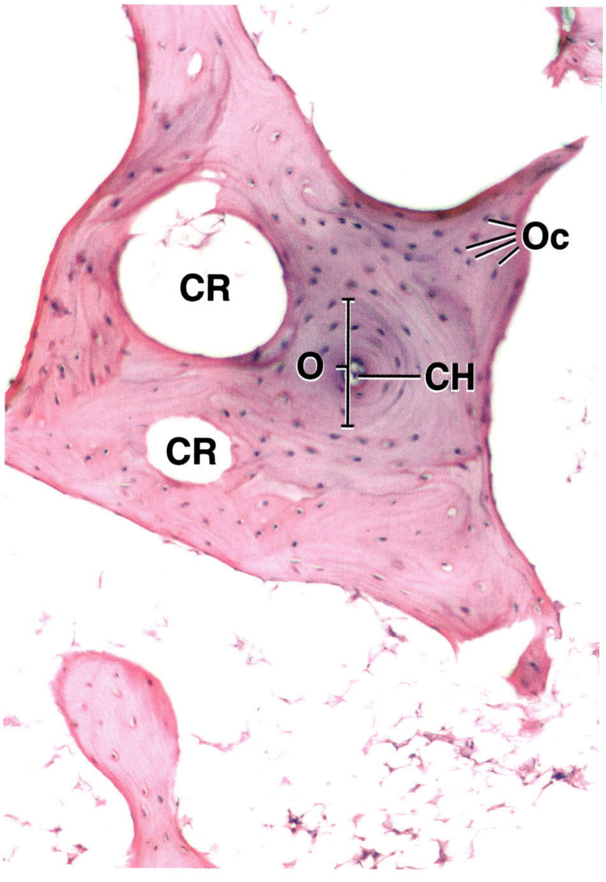

Oc
CR
O
CH
CR

PRANCHA 8.3 ■ Formação endocondral do osso 1

A **formação endocondral do osso** envolve um modelo de cartilagem que constitui um precursor cartilaginoso para o osso recém-formado. O modelo de cartilagem é uma versão em miniatura do futuro osso. O osso que se desenvolve por meio desse processo é formado simultaneamente pela remoção do modelo de cartilagem e sua substituição por tecido ósseo. O primeiro sinal de formação óssea consiste no surgimento de células formadoras de osso ao redor do corpo (diáfise) do modelo de cartilagem. As células formadoras de osso, conhecidas como **osteoblastos**, originam-se de células osteoprogenitoras no mesênquima circundante; elas secretam os colágenos, sialoproteínas ósseas, osteocalcina e outros componentes da matriz óssea. A deposição inicial desses produtos é designada *colar ósseo periosteal* e contém osteoide (osso não mineralizado), que subsequentemente se torna mineralizado. Com o estabelecimento inicial desse colar ósseo periosteal, os condrócitos no centro do modelo de cartilagem tornam-se hipertróficos (ver figura superior), o que os leva à morte, enquanto a matriz cartilaginosa nessa região torna-se calcificada. Ao mesmo tempo, vasos sanguíneos crescem através do colar ósseo fino e vascularizam o centro da diáfise do osso, possibilitando a infiltração de células precursoras da medula óssea. As células osteoprogenitoras entram na cavidade da medula óssea juntamente com vasos sanguíneos e diferenciam-se em osteoblastos. Nos ossos longos, esse processo é replicado nas epífises do modelo de cartilagem (ver micrografia inferior). O processo de deposição efetiva de osso é descrito e ilustrado na prancha seguinte.

Osso em desenvolvimento, dedo de feto de macaco, H-E, 240×.

Esta micrografia mostra um estágio inicial no processo de formação endocondral do osso. As **epífises** (*E*) proximal e distal desse osso em desenvolvimento consistem em cartilagem. Esse osso do dedo fetal está conectado por articulações com outros ossos; observe as **cavidades articulares** (*CAr*) em ambas as margens desta micrografia. A região média desse osso longo revela condrócitos que sofreram acentuada **hipertrofia** (*HCd*). O citoplasma desses condrócitos aparece muito claro ou até mesmo ausente. Seus núcleos, quando incluídos no plano de corte, aparecem como pequenos corpúsculos basófilos condensados. Observe como a matriz cartilaginosa nessa região é calcificada e foi comprimida dentro de faixas lineares estreitas de tecido, circundando os condrócitos. A **matriz cartilaginosa calcificada** (*MCC*) cora-se mais intensamente pela hematoxilina nas preparações de rotina coradas pela H-E, nas quais aparece de cor mais escura. Nesse estágio de desenvolvimento, houve produção de tecido ósseo para formar o **colar ósseo** (*CO*) periosteal ao redor do modelo de cartilagem. Esse tecido ósseo é produzido por crescimento aposicional a partir das células formadoras de osso derivadas do mesênquima que circunda a cartilagem. Esse processo representa a formação de osso intramembranoso, que será descrita posteriormente.

Osso em desenvolvimento, dedo da mão, feto humano, H-E, 60×.

O osso mostrado nesta micrografia representa um estágio mais avançado de desenvolvimento. A maior parte da diáfise do osso contém a **cavidade medular** (*Cav*) preenchida com medula óssea, parte da qual é altamente celularizada e representa o acúmulo de **células da medula óssea** (*CMO*) hematopoéticas. As áreas não coradas consistem em tecido adiposo, que ocupa grande parte do restante da cavidade medular. O colar ósseo fino observado anteriormente transformou-se em massa relativamente mais espessa de **osso diafisário** (*OD*). A parte do osso na qual o tecido ósseo está sendo depositado pela formação de **osso endocondral** (*OEn*) é observada em ambas as extremidades da cavidade medular. Observe que a sua natureza eosinofílica assemelha-se à do osso diafisário. Como esses processos continuam na diáfise do osso, as **cartilagens** (*C*) em ambas as epífises são invadidas por vasos sanguíneos e tecido conjuntivo do periósteo (brotamento periosteal), e sofrem as mesmas alterações que ocorreram anteriormente na diáfise (exceto que não há formação de colar ósseo periosteal).

Osso em desenvolvimento, epífise proximal de osso longo, ser humano, H-E, 60×; detalhe, 200×.

Esta micrografia mostra um significativo progresso de desenvolvimento em comparação com aquele do osso na micrografia superior. O **centro de ossificação secundário** (*COS*) está estabelecido na epífise proximal desse osso longo. Em um estágio um pouco mais avançado, será desenvolvido um centro de formação semelhante na epífise distal do osso. O processo de formação de osso endocondral nos centros de ossificação secundários ocorre da mesma maneira que na diáfise. Com o passar do tempo, esses centros epifisários de ossificação aumentam de tamanho e formam cavidades muito maiores (*linha tracejada*). A consequência dessa atividade é a formação de um **disco de crescimento epifisário** (*DCE*). Como é visível nesta micrografia, o disco de crescimento epifisário, formado por cartilagem, separa o centro de ossificação secundário na extremidade proximal do osso do centro de ossificação primário formado na diáfise. Esse disco cartilaginoso é essencial para o crescimento longitudinal do osso e persiste até que o crescimento ósseo cesse. O *detalhe* mostra o centro de ossificação secundário em maior aumento. Nessa área, observa-se a produção de novo **osso endocondral** (*OEn*). Este se cora em tonalidade rósea pela eosina, diferentemente da coloração mais basofílica exibida pela **cartilagem** (*C*) circundante. Observe que o padrão de coloração do osso endocondral no centro de ossificação secundário é idêntico ao do osso endocondral (*OEn*) mais abundante que substitui a **cartilagem calcificada** (*CC*) na extremidade superior da diáfise.

C, Cartilagem
CAr, Cavidade articular
Cav, Cavidade medular
CC, Cartilagem calcificada
CMO, Células da medula óssea
CO, Colar ósseo
COS, Centro de ossificação secundário
DCE, Disco de crescimento epifisário
E, Epífise
HCd, Condrócitos hipertróficos
MCC, Matriz cartilaginosa calcificada
OD, Osso diafisário
OEn, Osso endocondral
Linha tracejada, Centro de ossificação epifisário

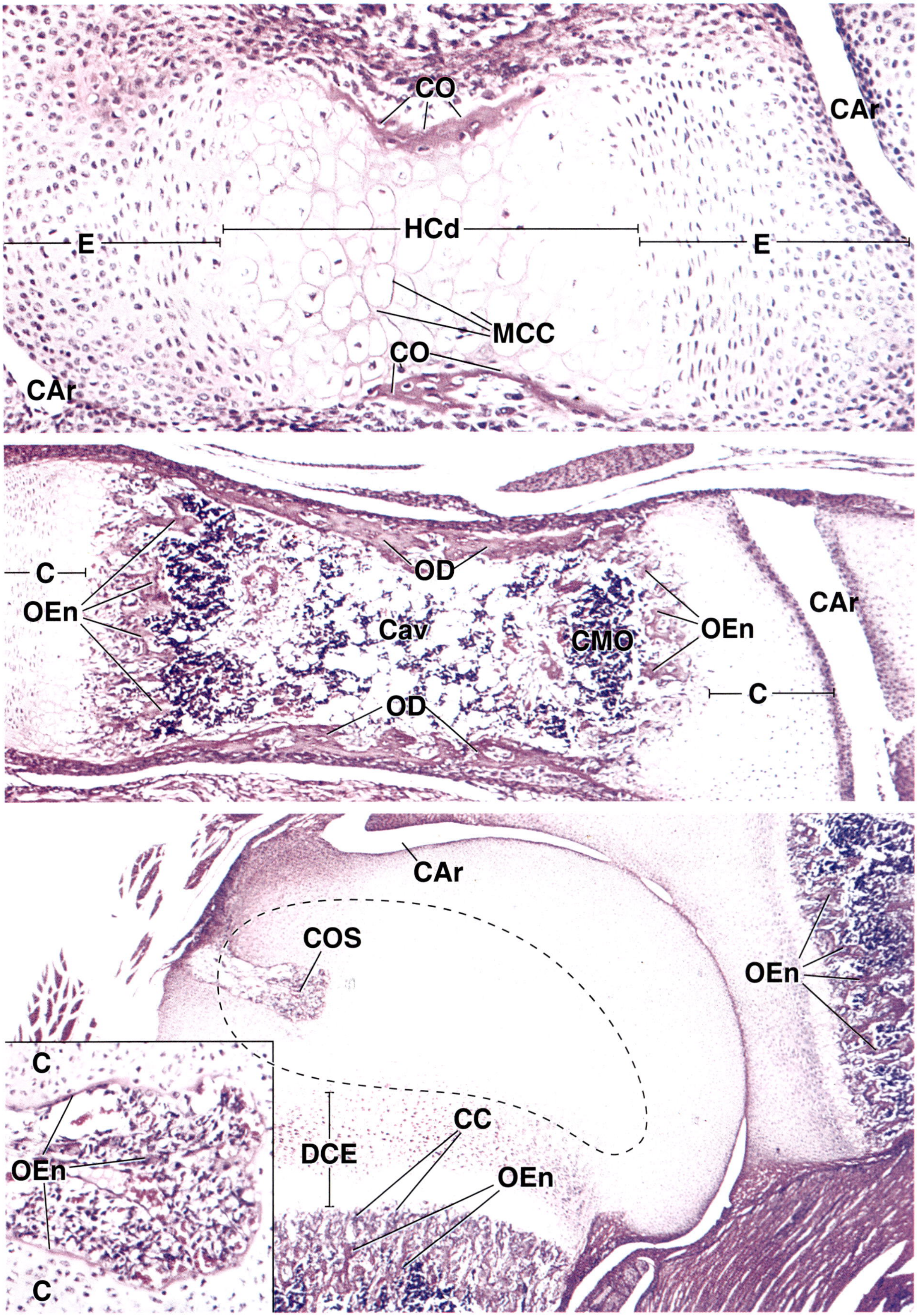
CO
CAr
HCd
E
E
MCC
CO
CAr
C
OEn
OD
Cav
CMO
OEn
CAr
C
OD
CAr
COS
OEn
C
OEn
C
CC
DCE
OEn

PRANCHA 8.4 ■ Formação endocondral do osso 2

A **formação endocondral do osso** constitui o principal processo pelo qual os ossos longos (p. ex., os ossos dos membros e dos dedos das mãos e dos pés) aumentam de comprimento para alcançar suas dimensões adultas. Enquanto o **disco de crescimento epifisário** existir entre os centros de ossificação primário (diafisário) e secundário (epifisário), o osso continuará crescendo em comprimento. Durante o crescimento ósseo, é possível identificar facilmente as cinco zonas de crescimento no disco epifisário ou cartilagem de conjugação em ambas as extremidades da cavidade medular já formada. Na porção da cartilagem mais distante da cavidade medular, em ambas as extremidades do osso em crescimento, os condrócitos ainda não iniciaram sua participação no processo de formação óssea. Essa região é denominada zona de cartilagem de reserva ou em repouso. À medida que esses condrócitos iniciam o processo de proliferação, hipertrofia e, por fim, morte, sua morfologia e as alterações da matriz extracelular definem diferentes zonas funcionais que caracterizam a ossificação do tipo endocondral.

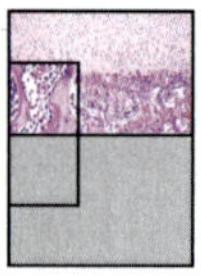

Formação endocondral do osso, epífise de osso longo, ser humano, H-E, 80×; detalhe, 380×.

Trata-se de uma fotomicrografia de uma epífise em aumento maior em comparação com a Prancha 8.3. As diferentes zonas de cartilagem do disco epifisário refletem as alterações progressivas que ocorrem no crescimento do osso de origem endocondral. Essas zonas não estão nitidamente delineadas, e seus limites são um tanto arbitrários. Eles direcionam para dentro da medula óssea (MO). Assim, a primeira zona é a ais distante da cavidade. Existem cinco zonas no disco epifisário:

- **Zona de cartilagem em repouso** ou **de reserva** (*ZCR*). As células cartilaginosas desta zona ainda não participam do crescimento do osso; por conseguinte, constituem células de reserva. Essas células são pequenas, não agrupadas e, em geral, há apenas uma célula em cada lacuna. Em determinado momento, algumas dessas células irão proliferar e sofrer as alterações morfofuncionais
- **Zona de proliferação** (*ZP*). As células dessa zona sofrem divisões e consequente aumento em número; são ligeiramente maiores que os condrócitos na zona de cartilagem em repouso, estão mais próximas umas das outras e se organizam em fileiras
- **Zona de hipertrofia** (*ZH*). As células dessa zona estão alinhadas em fileiras e são significativamente maiores que as células na zona precedente
- **Zona de cartilagem calcificada** (*ZCC*). Nela, a matriz cartilaginosa está impregnada com sais de cálcio. A cartilagem calcificada irá servir de arcabouço para a deposição do novo osso. Os condrócitos localizados na parte mais proximal dessa zona sofrem apoptose
- **Zona de reabsorção** (*ZR*). Essa zona é representada pela cartilagem erodida que está em contato direto com o tecido conjuntivo da cavidade medular. Os condrócitos morrem e os espaços ocupados anteriormente por eles são invadidos por vasos sanguíneos de pequeno calibre e células osteoprogenitoras. Finas trabéculas ósseas são formadas em torno das espículas longitudinais de **cartilagem calcificada** (*CC*). As células osteoprogenitoras dão origem a osteoblastos que se posicionam sobre as superfícies das espículas expostas. Em seguida, esses osteoblastos iniciam a deposição de **osso endocondral** (*OEn*) na superfície dessas espículas de cartilagem calcificada, formando, assim, **espículas mistas**, conforme visto no *detalhe*. Observe que alguns **osteoblastos** (*Ob*) estão começando a produzir osso sobre a superfície da cartilagem calcificada (*CC*). A parte inferior direita do *detalhe* mostra espículas mistas contendo osso endocondral (*OEn*) e cartilagem calcificada (*CC*). Alguns osteoblastos (*Ob*) e um osteoclasto (*Ocl*) são observados na superfície das espículas. Um osteócito (*Oc*) já integrado à matriz óssea também pode ser observado.

Formação endocondral do osso, epífise de osso longo, ser humano, H-E, 150×; detalhe, 380×.

Trata-se de um aumento maior da área inferior da figura acima. Mostra as **espículas cartilaginosas calcificadas** sobre as quais o osso foi depositado. Na parte *inferior* da figura, as espículas já cresceram e formaram **trabéculas** (*T*) ósseas anastomosadas. As trabéculas iniciais ainda contêm, na porção mais central, remanescentes da cartilagem calcificada, como mostra a coloração azulada da matriz cartilaginosa (em comparação com a coloração vermelha do osso). Os **osteoblastos** (*Ob*) estão alinhados sobre a superfície das espículas, em que a formação óssea é ativa. Também são visíveis vários **osteócitos** (*Oc*) já incorporados à matriz óssea. O *detalhe* em maior aumento revela vários **osteoclastos** (*Ocl*) apostos à superfície das espículas formadas, em sua maior parte, por cartilagem calcificada. Observe uma pequena quantidade de tecido ósseo ou osso distinguido por sua coloração vermelha dada pela eosina (um corante de natureza ácida e, portanto, basófilo). A área clara (*seta*) representa a **borda pregueada** do osteoclasto.

CC, Cartilagem calcificada
MO, Medula óssea
Ob, Osteoblasto
Oc, Osteócito
Ocl, Osteoclasto
OEn, Osso endocondral
T, Trabéculas
ZCC, Zona de cartilagem calcificada
ZCR, Zona de cartilagem em repouso ou de reserva
ZH, Zona de hipertrofia
ZP, Zona de proliferação
ZR, Zona de reabsorção
Seta, Borda pregueada do osteoclasto

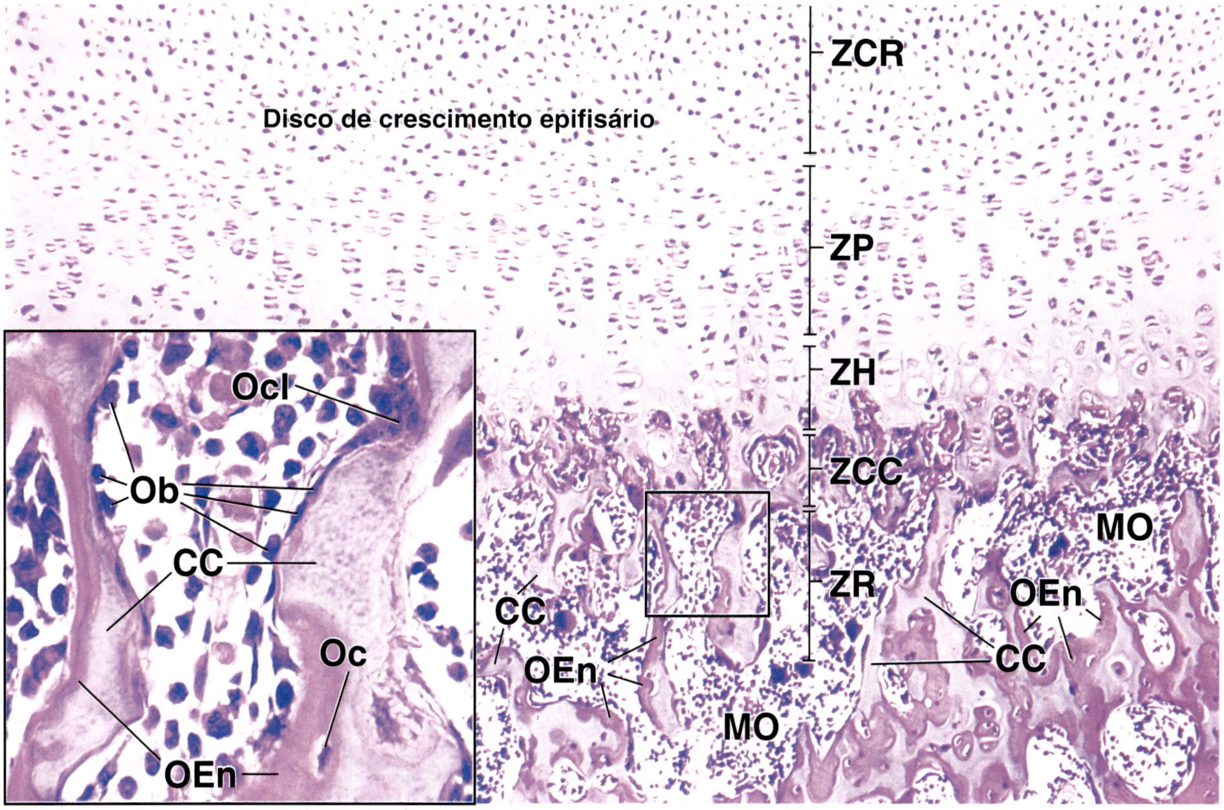
Disco de crescimento epifisário
ZCR
ZP
ZH
ZCC
ZR
MO
OEn
CC
OEn
MO
CC
Ocl
Ob
CC
Oc
OEn

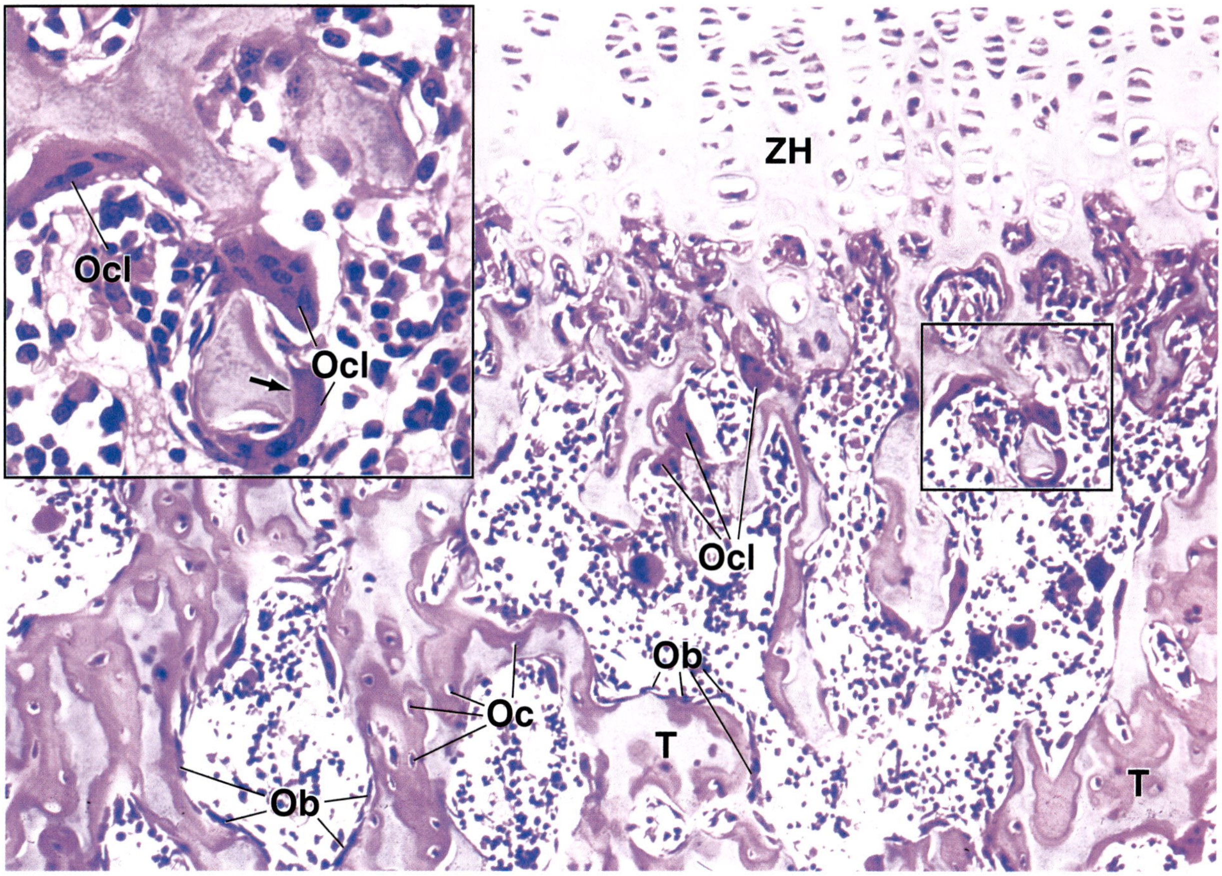
ZH
Ocl
Ocl
Ocl
Ob
Oc
T
Ob
T

PRANCHA 8.5 ■ Formação de osso intramembranoso

A **formação de osso intramembranoso** limita-se aos ossos que não são necessários para desempenhar uma função imediata de suporte (p. ex., os ossos planos do crânio). Esse processo exige a proliferação e a diferenciação de células do mesênquima, que se diferenciam em **osteoblastos**, células formadoras de osso. Os osteoblastos produzem matriz extracelular específica do tecido ósseo. Essa matriz inicial é denominada **osteoide** e, posteriormente, sofre mineralização para formar matriz calcificada característica do tecido ósseo.

À medida que os osteoblastos continuam secretando seus produtos, alguns são retidos dentro de sua matriz, passando a ser denominados **osteócitos**; eles são responsáveis pela manutenção do tecido ósseo recém-formado. Os osteoblastos remanescentes continuam o processo de deposição de osso na superfície óssea em formação. Os osteoblastos continuam sua atividade de divisão mitótica responsável por manter uma população suficiente para garantir o crescimento continuado do osso.

Esse osso recém-formado é visto inicialmente como **espículas** que, progressivamente, aumentam de tamanho e se interconectam, à medida que o crescimento prossegue, criando uma estrutura trabecular tridimensional, cujo formato se assemelha ao do osso maduro futuro. Os interstícios das trabéculas contêm vasos sanguíneos e tecido conjuntivo (mesênquima). Conforme o osso continua crescendo, ocorre o processo de remodelação, que envolve a reabsorção pelos **osteoclastos** de áreas específicas de tecido ósseo, com a finalidade de manter o formato apropriado de cada um dos ossos e, ainda, viabilizar a nutrição vascular durante todo o processo de crescimento.

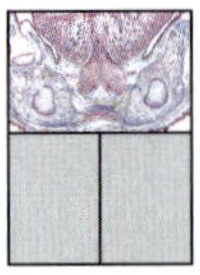

Formação de osso intramembranoso, cabeça de feto humano, coloração tricrômica de Mallory, 45×.

Um corte transversal da mandíbula, conforme observado no estágio relativamente inicial do desenvolvimento, consiste em **espículas ósseas** (*EO*) de vários tamanhos e formatos. Elas interconectam-se e, em três dimensões, já exibem o formato da mandíbula. Outras estruturas que irão ajudar na identificação incluem os **dentes em desenvolvimento** (*DD*), a **cartilagem de Meckel** (*CM*), vista do *lado esquerdo*, e a **cavidade oral** (*Co*). A *superfície inferior* da amostra exibe a **epiderme** (*Ep*) da região submandibular do pescoço. Uma grande porção da língua em desenvolvimento pode ser observada na *metade superior* da figura. A língua consiste, em grande parte, em fibras musculares estriadas que, nessa fase, estão em desenvolvimento. As fibras musculares estão dispostas em um arranjo ortogonal tridimensional, característico desse órgão.

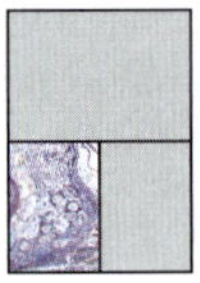

Formação de osso intramembranoso, cabeça de feto humano, coloração tricrômica de Mallory, 175×.

Esta visão com aumento maior da *área retangular* delineada na micrografia *superior* mostra as interconexões das **espículas ósseas** (*EO*) da mandíbula em desenvolvimento. Dentro e ao redor dos espaços contidos pelas espículas em desenvolvimento, encontra-se o tecido mesenquimatoso. Essas células mesenquimatosas contêm células-tronco que irão formar os componentes vasculares do osso, bem como as células osteoprogenitoras, que darão origem a novos osteoblastos. O tecido conjuntivo (*TC*) mais denso irá se diferenciar no periósteo em um dos lados da mandíbula em desenvolvimento. Outras estruturas mostradas no campo incluem numerosos vasos sanguíneos (*VS*) e o órgão do esmalte de um **dente em desenvolvimento** (*DD*).

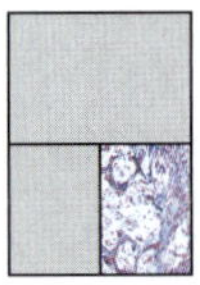

Formação de osso intramembranoso, cabeça de feto humano, coloração tricrômica de Mallory, 350×.

Esta micrografia em maior aumento de uma parte do campo na micrografia *inferior esquerda* mostra a distinção entre o osteoide recém-depositado, que se cora em *azul*, e o osso mineralizado, que se cora em *vermelho*. Os **osteoblastos** são vistos em duas etapas diferentes de atividade. Os osteoblastos relativamente inativos (*ObI*) e que estão em aposição ao osteoide já bem formado exibem perfis nucleares alongados e aparecem achatados sobre a superfície do osteoide. Contrariamente, os osteoblastos que estão secretando ativamente um novo osteoide (*ObA*) são células colunares altas adjacentes ao osteoide. Uma das espículas mostra uma célula completamente circundada por matriz óssea; trata-se de um osteoblasto que ficou retido no interior de sua própria secreção. Essa célula é agora identificada como **osteócito** (*Oc*). Neste aumento, as características de tecido embrionário do mesênquima e a escassez de **células mesenquimatosas** (*CMe*) são bem evidentes. O tecido conjuntivo (*TC*) altamente celularizado na *margem direita* da micrografia é o pericôndrio em desenvolvimento. Algumas de suas células apresentam características de células osteoprogenitoras e irão se diferenciar em osteoblastos, os quais irão depositar tecido ósseo na superfície do molde, promovendo, por conseguinte, o crescimento do osso em espessura.

CM, Cartilagem de Meckel
CMe, Células mesenquimatosas
Co, Cavidade oral
DD, Dentes em desenvolvimento
EO, Espículas ósseas
Ep, Epiderme
ObA, Osteoblasto ativo
ObI, Osteoblasto inativo
Oc, Osteócito
TC, Tecido conjuntivo
VS, Vasos sanguíneos

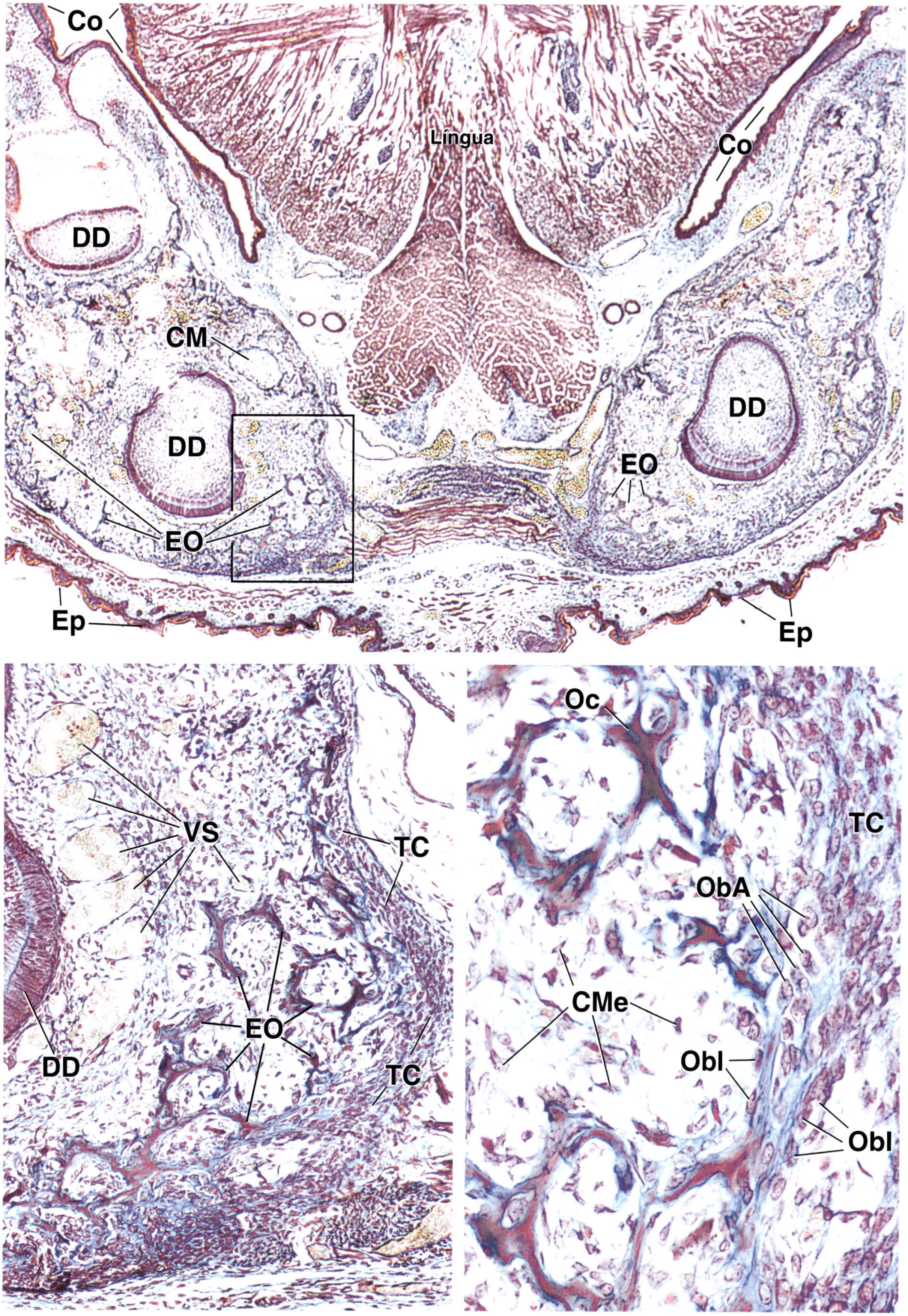
Co
Língua
Co
DD
CM
DD
DD
EO
EO
Ep
Ep
VS
TC
EO
DD
TC
Oc
TC
ObA
CMe
Obl
Obl

9 Tecido Adiposo

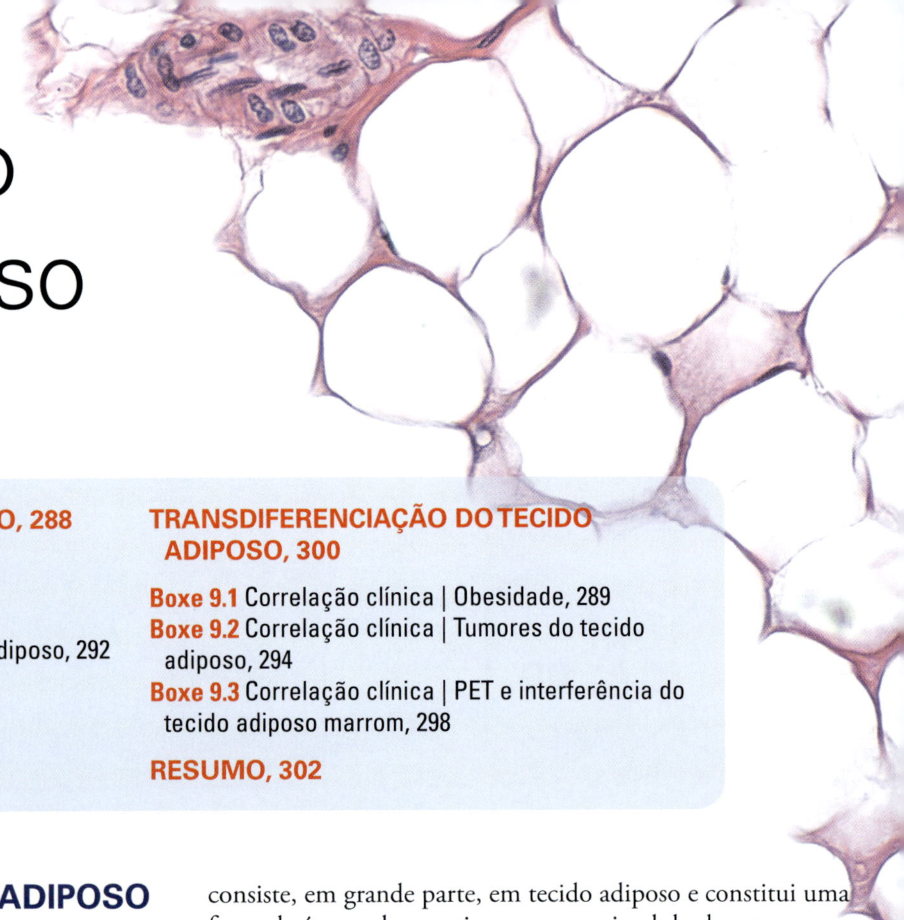

VISÃO GERAL DO TECIDO ADIPOSO

O tecido adiposo é um tecido conjuntivo especializado, que desempenha importante papel na homeostasia energética.

As células adiposas ou adipócitos individuais e grupos de adipócitos são encontrados por todo o tecido conjuntivo frouxo. Os tecidos nos quais os adipócitos constituem o principal tipo celular são denominados tecido adiposo. Os adipócitos desempenham papel essencial na homeostasia energética.

Para sobreviver, o corpo precisa assegurar um aporte contínuo de energia, além do suprimento altamente variável de nutrientes provenientes do ambiente externo. Para suprir as demandas de energia do corpo quando o suprimento de nutrientes está baixo, o tecido adiposo armazena de maneira eficiente a energia em excesso. O corpo tem capacidade limitada de armazenar os carboidratos e as proteínas; por conseguinte, as reservas de energia são armazenadas em gotículas de lipídios dos adipócitos, como triglicerídios. Estes representam um tipo dinâmico de armazenamento de energia, o qual é aumentado quando a ingestão de alimentos é maior que o gasto energético e utilizado quando o gasto energético é maior que o aporte de alimentos. A energia armazenada nos adipócitos pode ser rapidamente liberada para uso em outros locais do corpo.

Os triglicerídios constituem a forma mais concentrada de armazenamento de energia metabólica disponível nos seres humanos. Como os triglicerídios são desprovidos de água, eles apresentam aproximadamente o dobro da densidade energética dos carboidratos e das proteínas. A densidade energética dos triglicerídios é de aproximadamente 37,7 kJ/g (9 cal/g), enquanto a dos carboidratos e das proteínas é de 16,8 kJ/g (4 cal/g). Em situações de privação de alimento, os triglicerídios constituem uma fonte essencial de água e energia. Alguns animais podem depender exclusivamente da água metabólica obtida da oxidação dos ácidos graxos para a manutenção de seu equilíbrio hídrico. Por exemplo, a corcova de um camelo consiste, em grande parte, em tecido adiposo e constitui uma fonte de água e de energia para esse animal do deserto.

Os adipócitos desempenham outras funções, além de seu papel como depósitos de lipídios. Essas células também regulam o metabolismo energético por meio da secreção de substâncias parácrinas e endócrinas. O tecido adiposo é considerado como um importante órgão endócrino. Evidências consideráveis ligam a atividade endócrina aumentada dos adipócitos às complicações metabólicas e cardiovasculares associadas à **obesidade**.

Historicamente, eram identificados apenas dois tipos principais de tecido adiposo: branco (unilocular) e marrom (multilocular); entretanto, as classificações recentes incluem um terceiro tipo: o tecido adiposo bege (paucilocular).

Os três tipos de tecido adiposo – o tecido adiposo branco, o tecido adiposo marrom e o tecido adiposo bege – são assim denominados devido à sua cor no estado vivo, que é atribuível à sua alta densidade mitocondrial e alta vascularização:

- O tecido adiposo branco é o tipo predominante nos seres humanos adultos
- O tecido adiposo marrom é encontrado em grandes quantidades nos seres humanos durante a vida fetal. Diminui durante a primeira década depois do nascimento, mas continua presente em quantidades variáveis, principalmente ao redor dos órgãos internos
- O tecido adiposo bege consiste em acúmulo de adipócitos semelhantes aos adipócitos marrons nos depósitos subcutâneos de tecido adiposo branco em seres humanos adultos.

Em geral, o tecido adiposo branco armazena excesso de energia nos lipídios; em contrapartida, os tecidos adiposos marrom e bege dissipam a energia por meio da produção de calor. Todos os tecidos adiposos produzem substâncias biologicamente ativas para regular a homeostasia energética.

Boxe 9.1

Correlação clínica | Obesidade

A **obesidade** é epidêmica nos EUA. De acordo com as estimativas atuais dos National Institutes of Health (NIH), cerca de dois terços dos norte-americanos são considerados obesos, e 300.000 morrem anualmente em decorrência de doenças metabólicas relacionadas com a obesidade (*i. e.*, diabetes melito, hipertensão arterial, doenças cardiovasculares e câncer). Um indivíduo é considerado obeso quando a porcentagem de gordura corporal excede a porcentagem média para sua idade e sexo. A prevalência da obesidade aumentou nesta última década de 12 para 18%. Esses aumentos são observados em homens e mulheres e em todos os níveis socioeconômicos, sendo o maior aumento relatado no grupo etário de 18 a 29 anos.

O **índice de massa corporal** (**IMC**), expresso como peso (kg)/altura (m)^2, está estreitamente correlacionado com a quantidade total de gordura corporal e é comumente usado para classificar o sobrepeso e a obesidade em adultos. Um IMC de 18,5 a 24,9 kg/m^2 é considerado normal. Um IMC de 25 a 29,9 kg/m^2 é considerado sobrepeso e um IMC igual ou superior a 30 kg/m^2 é considerado obesidade. A obesidade está associada a risco aumentado de morte, bem como a muitas doenças, tais como hipertensão arterial, doenças cardiovasculares, diabetes melito e câncer. Trata-se de uma condição crônica relacionada com a constituição genética de uma pessoa e ao seu ambiente.

Os **genes da obesidade** codificam os componentes moleculares dos sistemas de regulação do peso a curto e a longo prazos, que incluem leptina, grelina e outros fatores que regulam o balanço energético. Além disso, vários desses fatores modulam o metabolismo da glicose pelo tecido adiposo e contribuem para o desenvolvimento da resistência à insulina, que está associada ao **diabetes melito do tipo 2** (**DM2**). Pesquisas intensivas de proteínas derivadas dos adipócitos poderão, no futuro, fornecer fármacos com potencial para reduzir a obesidade e superar a resistência à insulina.

O **exame microscópico** do tecido adiposo de um indivíduo obeso revela a existência de adipócitos hipertróficos com uma gotícula lipídica gigante. Com frequência, são observados restos de adipócitos lesados ou mortos dispersos entre os adipócitos hipertróficos. Os adipócitos mortos são encontrados com frequência aproximadamente 30 vezes maior nos obesos que nos indivíduos não obesos. São observados grandes macrófagos que infiltram o tecido adiposo obeso; sua função consiste em remover as células lesadas e os restos celulares e alterar a secreção de adipocinas (Figura B.9.1.1). Além disso, os macrófagos inibem a diferenciação dos adipócitos a partir de suas células progenitoras, levando à hipertrofia dos adipócitos existentes. Devido ao grande tamanho dos macrófagos, bem como ao tempo necessário para remoção dos restos celulares, o tecido adiposo do indivíduo obeso revela sinais de **inflamação crônica de baixo grau**. O número de macrófagos exibe correlação positiva com as dimensões dos adipócitos e coincide com o aparecimento da resistência à insulina.

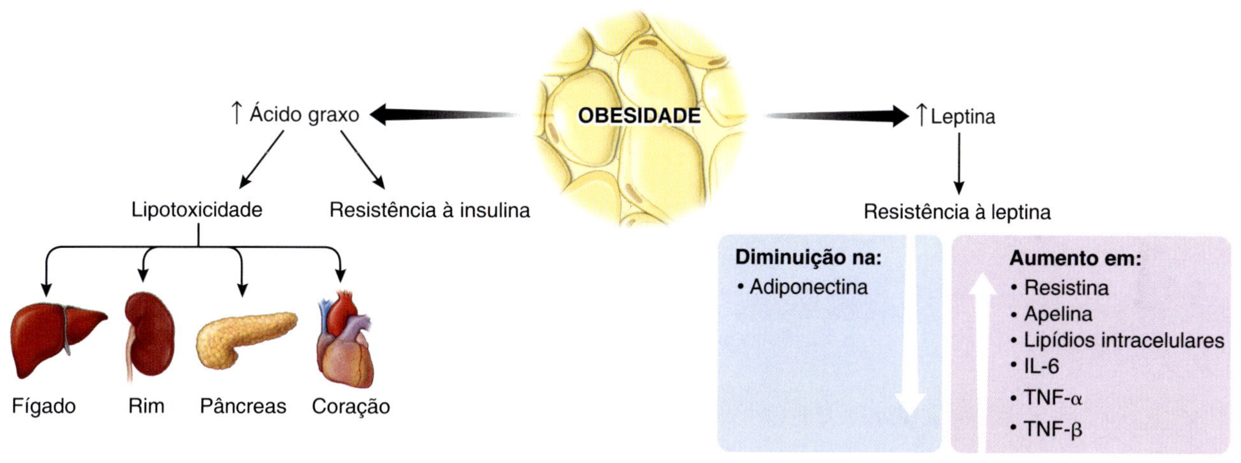

Figura B.9.1.1 Alterações no metabolismo dos adipócitos na obesidade. Os adipócitos de indivíduos obesos são hipertróficos e produzem mais leptina. A secreção aumentada de leptina faz com que o tecido não adiposo se torne resistente à leptina. Os adipócitos hipertróficos também secretam grandes quantidades de ácidos graxos e adipocinas, que promovem a resistência à insulina. Isso leva ao acúmulo patológico de lipídios em órgãos como rim (lipotoxicidade renal), fígado (esteatose hepática não alcoólica), pâncreas e coração. (Modificada de Vásquez-Vela ME, Torres N, Tovar AR. White adipose tissue as endocrine organ and its role in obesity. *Arch Med Res.* 2008; 39:715-728.)

■ TECIDO ADIPOSO BRANCO

O tecido adiposo branco (unilocular) representa pelo menos 10% do peso corporal de um indivíduo sadio normal.

Função do tecido adiposo branco

As funções do tecido adiposo branco consistem em armazenamento de energia, isolamento, proteção dos órgãos vitais e secreção de hormônios.

O tecido adiposo branco forma uma camada adiposa de fáscia subcutânea (superficial), denominada *panículo adiposo*, no tecido conjuntivo abaixo da pele. Como a condutividade térmica do tecido adiposo é apenas cerca da metade daquela do músculo esquelético, a fáscia subcutânea fornece isolamento térmico significativo contra o frio, reduzindo a velocidade de perda de calor. São encontradas concentrações de tecido adiposo no tecido conjuntivo sob a pele do abdome, das nádegas, das axilas e das coxas. As diferenças entre os sexos masculino e feminino na espessura dessa camada adiposa na pele de diferentes partes do corpo são responsáveis, em parte, pelas diferenças do contorno corporal nas mulheres e nos homens. Em ambos os sexos, o coxim adiposo mamário representa um local preferencial de acúmulo de tecido adiposo. Em mulheres que não estão em fase de lactação, as glândulas mamárias são compostas principalmente por esse tecido; nas lactantes, o panículo adiposo mamário é importante para a manutenção da função da mama. Fornece lipídios e energia para a produção do leite, mas também constitui um local de síntese de diferentes hormônios do crescimento, os quais modulam as respostas a diferentes esteroides, proteínas e hormônios que regulam a função da glândula mamária.

Internamente, o tecido adiposo localiza-se preferencialmente no omento maior, no mesentério e no espaço retroperitoneal. Em geral, é abundante ao redor dos rins. É também encontrado na medula óssea e entre outros tecidos, nos quais preenche os espaços. O coxim de tecido adiposo atua como amortecedor de impacto nas palmas das mãos e nas plantas dos pés, sob o pericárdio visceral (ao redor da parte externa do coração) e nas órbitas ao redor do bulbo do olho. Conserva essa função estrutural até mesmo durante períodos de aporte calórico reduzido. Quando ocorre depleção de lipídios do tecido adiposo em outras partes, o tecido adiposo estrutural permanece inalterado.

O tecido adiposo branco secreta vários tipos de moléculas denominadas adipocinas, que incluem hormônios, fatores de crescimento e citocinas.

Os adipócitos brancos sintetizam e secretam ativamente adipocinas, um grupo de substâncias biologicamente ativas, que incluem hormônios, fatores de crescimento e citocinas (Figura 9.1). Por esse motivo, o tecido adiposo é considerado um importante elemento na homeostasia energética, na adipogênese, no metabolismo dos esteroides, na angiogênese e nas respostas imunes.

Uma adipocina notável é a leptina, um hormônio peptídico de 16 kDa, descoberto em 1994; ela está envolvida na

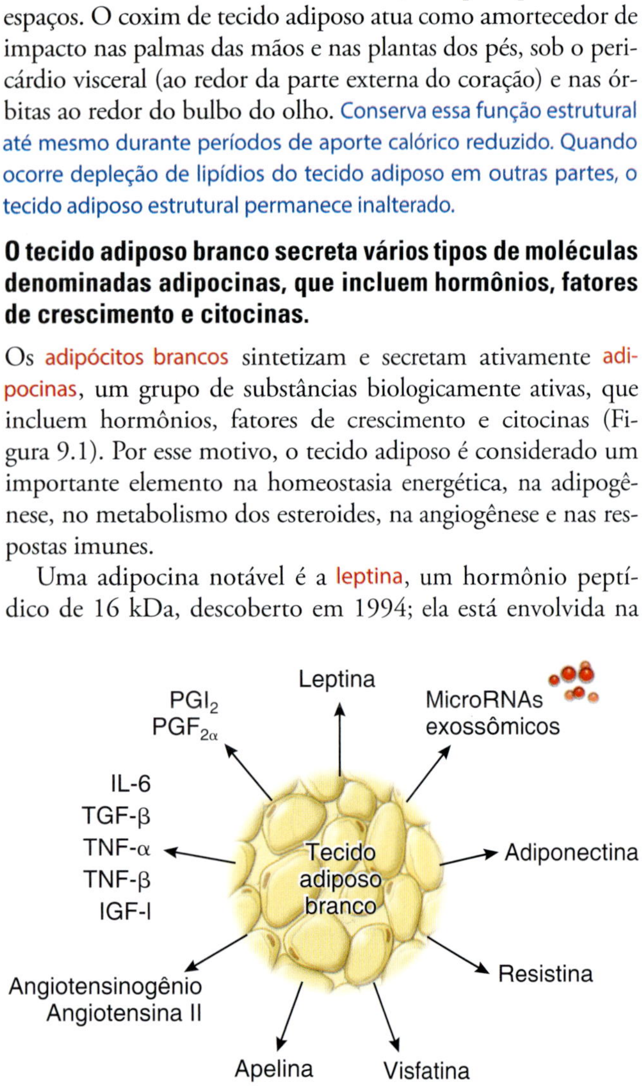

Figura 9.1 Principais adipocinas secretadas pelo tecido adiposo branco. Este desenho esquemático mostra vários tipos de adipocinas secretadas pelo tecido adiposo branco, incluindo hormônios (p. ex., leptina), citocinas (p. ex., fator de crescimento semelhante à insulina 1) e outras moléculas com funções biológicas específicas (p. ex., prostaglandinas). Observe a secreção de exossomos, que consistem em nanovesículas extracelulares que facilitam a comunicação intercelular. Eles contêm pequenos fragmentos de RNA de adipócitos (microRNAs) responsáveis pela regulação da expressão gênica em órgãos distantes, o que, por sua vez, afeta o metabolismo de todo o corpo. IGF-1, fator de crescimento semelhante à insulina-1; IL-6, interleucina 6; PGI_2, prostaglandina I_2; TGF-β, fator transformador de crescimento β; TNF-α, fator de necrose tumoral α; TNF-β, fator de necrose tumoral β.

regulação da homeostasia energética e é secretada basicamente pelos adipócitos. A leptina inibe a ingestão de alimentos, aumenta a taxa metabólica e estimula a perda de peso corporal; por conseguinte, preenche os critérios de um fator de saciedade circulante, que controla a ingestão de alimentos quando a reserva corporal de energia é suficiente. Além disso, a leptina participa de uma via de sinalização endócrina, que comunica o estado energético do tecido adiposo a centros cerebrais que regulam o aporte de alimentos. Atua sobre o sistema nervoso central, ligando-se a receptores específicos, principalmente no hipotálamo. A leptina também regula a produção de hormônios esteroides (testosterona, estrogênio e glicocorticoides). Além disso, comunica o estado calórico dos adipócitos de locais de armazenamento de lipídios a outros tecidos metabolicamente ativos (*i. e.*, do tecido adiposo para um músculo em um local diferente).

Além da leptina, o tecido adiposo secreta outras adipocinas, tais como: adiponectina; resistina; proteína ligante do retinol 4 (RBP-4, do inglês *retinol binding protein 4*); visfatina; apelina; inibidor do ativador do plasminogênio 1 (PAI-1, do inglês *plasminogen activator inhibitor-1*); fatores de necrose tumoral (TNF, do inglês *tumor necrosis factors*); interleucina 6 (IL-6); proteína quimiotática de monócitos 1 (MCP-1, do inglês *monocyte chemotactic protein-1*); angiotensinogênio (AGE); e outros. Algumas adipocinas também são sintetizadas em outros tecidos. Por exemplo, o AGE é sintetizado no fígado; a produção aumentada desse peptídio pelo tecido adiposo contribui para a hipertensão arterial, que constitui uma complicação frequente da obesidade.

Recentemente, foram encontrados microRNAs (miRNAs) em exossomos intactos circulantes (vesículas extracelulares delimitadas por membrana) secretados por adipócitos brancos. Esses miRNAs representam pequenas moléculas de RNA (cerca de 22 nucleotídios) que contêm informação genética intacta específica para os adipócitos. Os miRNAs exossômicos participam de vários processos metabólicos, como metabolismo de glicose/lipídios, sinalização da insulina, inflamação e diferenciação dos adipócitos brancos e marrons em vários tecidos.

Os adipócitos também ajudam a regular a síntese de hormônios sexuais e glicocorticoides. Enzimas específicas expressas nos adipócitos convertem as formas inativas desses hormônios em suas formas ativas. Assim, essas enzimas influenciam os perfis de esteroides sexuais dos indivíduos obesos. A secreção de **fatores de crescimento** (fator de necrose tumoral α [TNF-α], fator transformador do crescimento β [TGF-β], fator de crescimento semelhante à insulina 1 [IGF-1, do inglês *insulin-like growth factor 1*]) e **citocinas** (IL-6 e prostaglandinas) aumentada pela obesidade pode estar associada a anormalidades metabólicas e ao desenvolvimento de diabetes melito. O Quadro 9.1 fornece um resumo das adipocinas mais importantes produzidas pelos adipócitos brancos e suas funções.

Diferenciação dos adipócitos

Os adipócitos brancos diferenciam-se das células-tronco mesenquimatosas sob o controle dos fatores de transcrição PPARγ/RXR.

Durante o desenvolvimento embrionário, os adipócitos brancos originam-se de células-tronco mesenquimatosas perivasculares, que estão associadas à túnica adventícia das pequenas vênulas (Figura 9.2). Um fator de transcrição, denominado

Quadro 9.1 Resumo das moléculas sintetizadas e secretadas pelo tecido adiposo branco e suas funções.

Molécula	Principal função ou efeito
Adipofilina	Atua como marcador específico para o acúmulo de lipídio nas células
Adiponectina	Estimula a oxidação dos ácidos graxos no fígado e no músculo Diminui as concentrações plasmáticas de triglicerídios e glicose e aumenta a sensibilidade à insulina nas células Participa na patogenia da hiperlipidemia combinada familiar Correlacionada com resistência à insulina e hiperinsulinemia
Adipsina	Regula o metabolismo do tecido adiposo ao facilitar o armazenamento de ácidos graxos e ao estimular a síntese de triglicerídios
Angiotensinogênio (AGE) e angiotensina II (AngII)	AGE: precursor da AngII vasoativa, que regula a pressão arterial e os níveis séricos de eletrólitos, e que também está envolvido no metabolismo e na diferenciação do tecido adiposo AngII: durante o desenvolvimento, inibe a diferenciação dos lipoblastos; nos adipócitos maduros, regula o armazenamento de lipídios
Apelina	Aumenta a contratilidade do músculo cardíaco Diminui a pressão arterial
Fator de crescimento semelhante à insulina 1 (IGF-1)	Estimula a proliferação de uma ampla variedade de células e medeia muitos dos efeitos do hormônio do crescimento
Fator de necrose tumoral α e β (TNF-α, TNF-β)	Interfere na sinalização dos receptores de insulina e constitui uma causa possível de desenvolvimento de resistência à insulina na obesidade
Fator transformador do crescimento β (TGF-β)	Regula uma ampla variedade de respostas biológicas, incluindo proliferação, diferenciação, apoptose e desenvolvimento
Inibidor do ativador do plasminogênio 1 (PAI-1)	Inibe a fibrinólise (um processo que degrada os coágulos sanguíneos)
Interleucina 6 (IL-6)	Interage com células do sistema imune e regula o metabolismo da glicose e dos lipídios Diminui a atividade do tecido adiposo no câncer e em outras doenças associadas à caquexia
Leptina	Regula o apetite e o gasto energético corporal Sinaliza o cérebro sobre as reservas corporais de lipídios Aumenta a formação de novos vasos (angiogênese) Envolvida no controle da pressão arterial ao regular o tônus vascular Potente inibidor da formação óssea
Prostaglandinas I_2 e $F_{2\alpha}$ (PGI_2 e $PGF_{2\alpha}$)	Ajudam a regular a inflamação, a coagulação sanguínea, a ovulação, a menstruação e a secreção de ácido gástrico
Proteína estimuladora da acilação (ASP)	Influencia a taxa de síntese dos triglicerídios no tecido adiposo
Proteína ligante do retinol 4 (RBP-4)	Produzida principalmente pelo tecido adiposo visceral Diminui a sensibilidade à insulina e altera a homeostasia da glicose
Resistina	Aumenta a resistência à insulina Ligada à obesidade e ao diabetes melito tipo 2
Visfatina	Produzida pelo tecido adiposo visceral; seu nível correlaciona-se com a massa de tecido adiposo visceral Envolvida na regulação do índice de massa corporal Diminui os níveis de glicemia

Modificado de Vásquez-Vela ME, Torres N, Tovar AR. White adipose tissue as endocrine organ and its role in obesity. *Arch Med Res.* 2008; 39:715-728. ASP, do inglês *acylation-stimulating protein*.

receptor ativado do proliferador dos peroxissomos γ (PPARγ, do inglês *peroxisome proliferator–activated receptor gamma*), complexado com o receptor de retinoide X (RXR, do inglês *retinoid X receptor*), desempenha papel de importância crítica na diferenciação do adipócito e na iniciação do metabolismo dos lipídios. Esse complexo induz a maturação dos lipoblastos primordiais (adipoblastos) ou pré-adipócitos em células adiposas maduras do tecido adiposo branco. A maioria dos genes-alvo do PPARγ no tecido adiposo influencia as vias lipogênicas e inicia o armazenamento de triglicerídios. Por conseguinte, o PPARγ/RXR é considerado como o regulador principal da diferenciação dos adipócitos brancos.

O tecido adiposo branco começa a se formar em meados do período de desenvolvimento fetal.

Os lipoblastos desenvolvem-se inicialmente a partir de células estromais vasculares ao longo dos pequenos vasos sanguíneos no feto e não contêm lipídios. Nesse estágio inicial, essas células já estão programadas para se tornarem adipócitos e o fazem por meio da expressão dos fatores de transcrição PPARγ/RXR. Agrupamentos dessas células são algumas vezes denominados órgãos adiposos primitivos. Caracterizam-se pela existência de lipoblastos em estágio inicial e capilares em proliferação. O acúmulo de lipídios nos lipoblastos produz a morfologia típica dos adipócitos.

Os lipoblastos em estágio inicial de desenvolvimento assemelham-se a fibroblastos, mas desenvolvem pequenas inclusões lipídicas e uma lâmina externa fina.

Os estudos realizados com microscopia eletrônica de transmissão (MET) revelam que os lipoblastos em estágio inicial são células alongadas, com múltiplos prolongamentos citoplasmáticos, abundante retículo endoplasmático e complexo de Golgi. Com o início da diferenciação lipoblástica, as vesículas

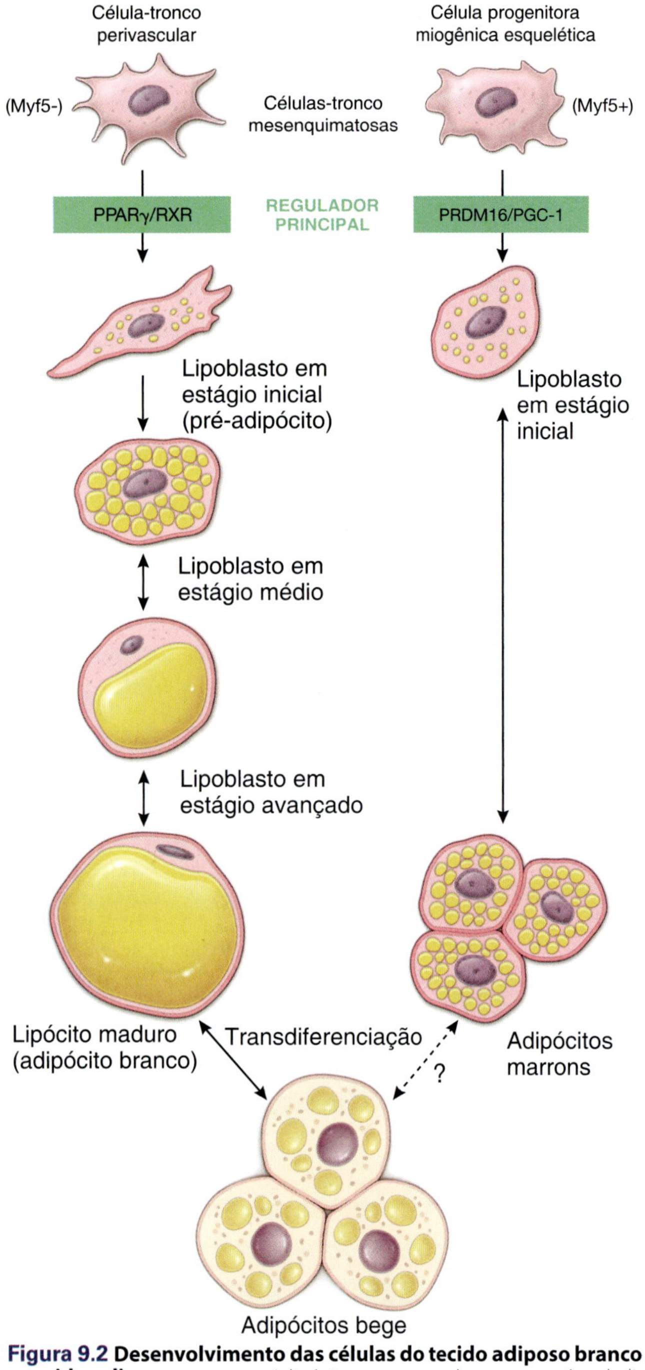

Figura 9.2 Desenvolvimento das células do tecido adiposo branco e tecido adiposo marrom. Adipócitos marrons e brancos provêm de linhagens celulares distintas. Os adipócitos brancos derivam de células-tronco mesenquimatosas perivasculares indiferenciadas associadas à adventícia de pequenas vênulas. Por meio da expressão dos fatores de transcrição PPARγ/RXR, essas células diferenciam-se em lipoblastos em estágio inicial (pré-adipócitos) comprometidos com o desenvolvimento da linhagem de adipócitos brancos. A origem dos adipócitos marrons também é mesenquimatosa; entretanto, derivam de células-tronco progenitoras miogênicas esqueléticas comuns, que expressam a proteína do fator miogênico 5 (Myf5) encontrada em dermatomiótomos de embriões em desenvolvimento. Por meio da expressão dos fatores de transcrição PRDM16/PGC-1, essas células diferenciam-se em lipoblastos em estágio inicial comprometidos com o desenvolvimento da linhagem de adipócitos marrons. Observe que a linhagem de desenvolvimento dos adipócitos brancos não expressa o fator miogênico e é negativa para Myf5. Os lipoblastos desenvolvem uma lâmina externa (basal) e começam a acumular numerosas gotículas lipídicas em seu citoplasma. No tecido adiposo branco, essas gotículas fundem-se para formar uma única gotícula lipídica grande, que finalmente preenche a célula madura, comprimindo o núcleo, o citoplasma e as organelas citoplasmáticas em uma faixa fina ao redor da gotícula. No tecido adiposo marrom, as gotículas lipídicas individuais permanecem separadas. Os adipócitos bege são mostrados aqui surgindo de adipócitos brancos. Os adipócitos bege também se desenvolvem a partir de células progenitoras, como mostra a Figura 9.9; entretanto, a transdiferenciação a partir dos adipócitos brancos constitui a via de desenvolvimento mais comum.

aumentam em número, enquanto ocorre diminuição correspondente do retículo endoplasmático rugoso (RER). Surgem pequenas inclusões lipídicas em um dos polos do citoplasma, além de vesículas pinocitóticas e uma lâmina externa. A existência de uma lâmina externa constitui uma característica que distingue bem os adipócitos das células do tecido conjuntivo propriamente dito.

Os lipoblastos em estágio médio de desenvolvimento tornam-se ovoides à medida que o acúmulo de lipídios modifica suas dimensões.

Com o desenvolvimento continuado, os lipoblastos em estágio inicial assumem uma configuração oval. O aspecto mais característico nesse estágio consiste em substancial concentração de vesículas e pequenas gotículas lipídicas ao redor do núcleo, que se estendem para ambos os polos da célula. Surgem partículas de glicogênio na periferia das gotículas lipídicas, e as vesículas pinocitóticas e a lâmina basal tornam-se mais evidentes. Essas células são designadas como lipoblastos em estágio médio de desenvolvimento.

O adipócito maduro caracteriza-se por uma única inclusão lipídica grande, circundada por uma borda fina de citoplasma.

No estágio avançado de diferenciação, essas células aumentam de tamanho e tornam-se mais esféricas. Pequenas gotículas lipídicas coalescem para formar uma única gotícula lipídica grande, que ocupa a porção central do citoplasma. O retículo endoplasmático liso (REL) é abundante, enquanto o RER é menos proeminente. Essas células são designadas como lipoblastos de estágio avançado. Por fim, a massa lipídica comprime o núcleo que assume uma posição excêntrica, produzindo um aspecto em *anel de sinete* nas preparações coradas por hematoxilina e eosina (H-E). Uma vez que essas células contêm uma única gotícula lipídica, são denominadas adipócitos uniloculares ou lipócitos maduros.

Estrutura dos adipócitos e do tecido adiposo

Os adipócitos uniloculares são células grandes, algumas vezes com 100 μm ou mais de diâmetro.

Isolados, os adipócitos brancos são esféricos, mas podem parecer poliédricos ou ovais quando aglomerados entre si no tecido adiposo. Seu grande tamanho deve-se ao acúmulo de lipídio na célula. O núcleo é achatado e deslocado para um dos lados da massa lipídica; o citoplasma forma uma borda delgada ao redor do lipídio. Nos cortes histológicos de rotina, o lipídio é perdido por meio de extração por solventes orgânicos, como o xilol; em consequência, o tecido adiposo aparece como uma delicada rede de perfis poligonais (Figura 9.3). O filamento fino da malha que separa adipócitos adjacentes representa o citoplasma de ambas as células e a matriz extracelular. Contudo, o filamento costuma ser tão fino, que não é possível obter a resolução de seus componentes à microscopia óptica.

O tecido adiposo é ricamente suprido com vasos sanguíneos. Os capilares são encontrados nos ângulos da rede, em que adipócitos adjacentes entram em contato. As impregnações por prata mostram que os adipócitos são circundados por fibras reticulares (colágeno do tipo III), que são secretadas pelos adipócitos. Colorações especiais também revelam a existência de fibras nervosas não mielinizadas e numerosos mastócitos. O Quadro 9.2 resume as características do tecido adiposo branco.

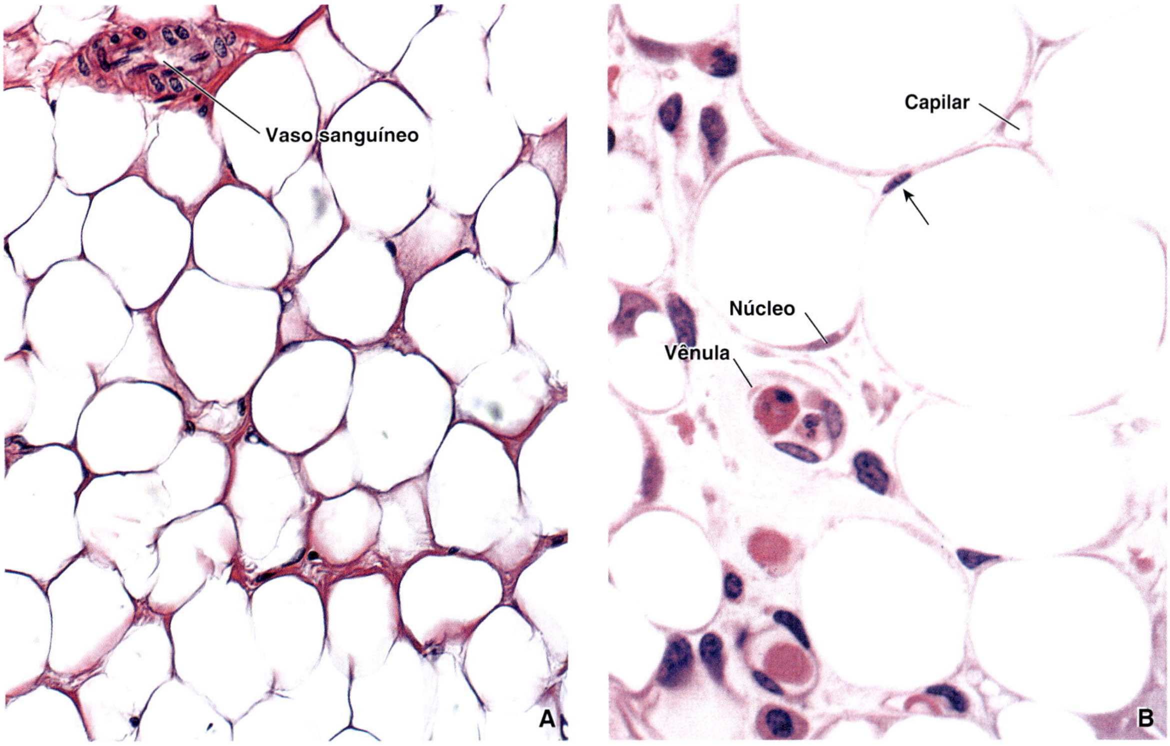

Figura 9.3 Tecido adiposo branco. A. Fotomicrografia do tecido adiposo branco, mostrando sua malha característica em uma preparação de parafina corada por H-E. Cada espaço representa uma única gotícula lipídica grande antes de sua dissolução da célula durante a preparação do tecido. O material circundante corado pela eosina representa o citoplasma das células adjacentes e algum tecido conjuntivo interveniente. 320×. **B.** Fotomicrografia em maior aumento de uma amostra de tecido adiposo branco, fixada pelo glutaraldeído e incluída em plástico. O citoplasma de cada adipócito pode ser reconhecido em algumas áreas, e parte do núcleo de uma dessas células está incluída no plano de corte. Um segundo núcleo (*seta*), que aparece próximo a um dos adipócitos, possivelmente pertence a um fibroblasto; no entanto, é difícil afirmar isso com segurança. Em virtude do grande tamanho dos adipócitos, o núcleo raramente é observado em cada célula. Um capilar e uma pequena vênula também são evidentes na fotomicrografia. 950×.

Quadro 9.2 Resumo das características dos tecidos adiposos.

Características	Tecido adiposo branco	Tecido adiposo marrom	Tecido adiposo bege
	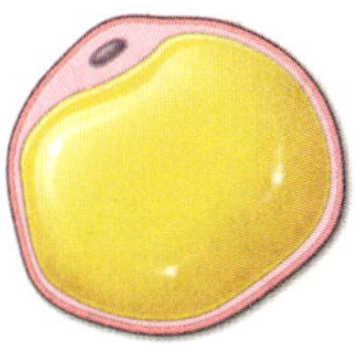	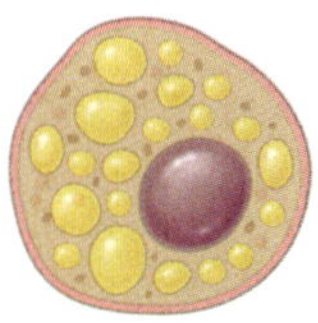	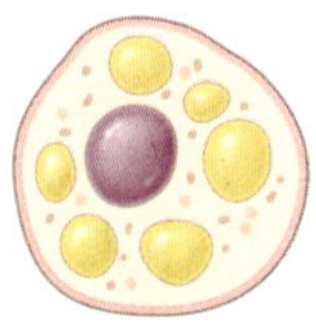
Localização	Camada subcutânea, glândula mamária, omento maior, mesentérios, espaço retroperitoneal, pericárdio visceral, órbitas, cavidade da medula óssea	Abundante em recém-nascidos Remanescente no adulto no espaço retroperitoneal, regiões cervical profunda e supraclavicular do pescoço, regiões interescapular, paravertebral das costas, mediastino	Distribuído por todo o corpo em vários depósitos de tecido adiposo branco subcutâneo
Função	Armazenamento de energia metabólica, isolamento, proteção, produção de hormônios (adipocinas), fonte de água metabólica	Produção de calor (termogênese dependente da proteína de desacoplamento 1 [UCP-1, do inglês *uncoupling protein 1*]), produção de hormônios (batocinas)	Produção de calor (termogenêse), produção de hormônios (batocinas)
Morfologia do adipócito	Unilocular, esférico, núcleo achatado, com apenas uma pequena borda de citoplasma Diâmetro grande (15 a 150 μm)	Multilocular, esférico, com núcleo redondo e excêntrico Diâmetro menor (10 a 25 μm)	Núcleo paucilocular, esférico e redondo Diâmetro menor (10 a 25 μm)
Células precursoras	Células-tronco mesenquimatosas perivasculares (negativas para Myf5)	Células progenitoras miogênicas esqueléticas comuns (positivas para Myf5)	Células-tronco mesenquimatosas perivasculares (negativas para Myf5)
Marcadores celulares específicos	Ob (leptina), HOXC8 e HOXC9	LHX8 e ZIC1	TMEM26 e TBX1
Fatores de transcrição importantes na diferenciação	PPARγ/RXR	PRDM16/PGC-1	Baixa expressão de PRDM16

(*continua*)

Quadro 9.2 Resumo das características dos tecidos adiposos. *(Continuação)*

Características	Tecido adiposo branco	Tecido adiposo marrom	Tecido adiposo bege
Expressão dos genes da UCP-1	Não	Sim	Sim
Mecanismo de termogênese	Não existente	Dependente de UCP-1	Não totalmente dependente de UCP-1, utiliza a ciclagem de ATP-Ca^{2+}
Mitocôndrias	Poucas, alongadas e filamentosas, com cristas pouco desenvolvidas	Numerosas, grandes, redondas, com cristas bem desenvolvidas	Muitas, porém menos do que nos adipócitos marrons, grandes e redondas, com cristas bem desenvolvidas
Inervação	Algumas fibras nervosas simpáticas	Alta densidade de fibras nervosas simpáticas noradrenérgicas	Alta densidade de fibras nervosas simpáticas noradrenérgicas
Vascularização	Alguns vasos sanguíneos	Tecido altamente vascularizado	Tecido altamente vascularizado
Resposta ao estresse ambiental (*i. e.*, exposição ao frio)	Diminuição da lipogênese Aumento da atividade da lipoproteína lipase Transdiferenciação para o tecido adiposo marrom	Aumento da lipogênese Diminuição da atividade da lipoproteína lipase Aumento da produção de calor	Aumento da lipogênese Diminuição da atividade da lipoproteína lipase Aumento da produção de calor
Crescimento e diferenciação	Durante toda a vida, a partir de células estromais perivasculares	Durante o período fetal a partir de células progenitoras miogênicas esqueléticas comuns Diminui na vida adulta	Ao longo de toda a vida, desde a transdiferenciação de branco para marrom e *de novo* a partir de células precursoras Induzido em indivíduos com feocromocitoma, hibernoma ou exposição crônica ao frio

Boxe 9.2

Correlação clínica | Tumores do tecido adiposo

O estudo das numerosas variedades de **tumores de tecido adiposo** benignos e malignos proporcionou maior compreensão e confirmação da sequência da diferenciação do tecido adiposo descrita anteriormente. À semelhança dos tumores epiteliais e tumores de origem fibroblástica, a variedade de tumores do tecido adiposo reflete o padrão normal de diferenciação deste tecido, ou seja, podem ser descritos tipos distintos de tumores, que consistem principalmente em células que se assemelham a determinado estágio no processo de diferenciação do tecido adiposo normal.

O **lipoma** é o tumor benigno do tecido adiposo mais comum no adulto. É mais comum que todos os outros tumores de tecidos moles combinados. Os lipomas são subclassificados pela morfologia da célula predominante no tumor. Por exemplo, os **lipomas convencionais** consistem em adipócitos brancos maduros. Os **fibrolipomas** apresentam adipócitos circundados por um excesso de tecido fibroso, e os **angiolipomas** contêm adipócitos separados por um número inusitadamente grande de canais vasculares. A maioria dos lipomas exibe alterações cromossômicas estruturais, que incluem rearranjos balanceados, envolvendo com frequência o cromossomo 12. Em geral, os lipomas são encontrados nos tecidos subcutâneos em indivíduos de meia-idade e idosos. Caracterizam-se por massas bem-definidas, moles e indolores de adipócitos maduros, e com mais frequência são encontrados na fáscia subcutânea das costas, do tórax e das partes proximais dos membros superiores e inferiores. Em geral, o tratamento dos lipomas envolve uma excisão cirúrgica simples.

Os tumores malignos do tecido adiposo, denominados **lipossarcomas**, são raros. Na maioria dos casos, são detectados em indivíduos idosos e são encontrados principalmente nos tecidos adiposos profundos dos membros inferiores, abdome e região do ombro. Os lipossarcomas podem conter tanto adipócitos maduros bem diferenciados quanto células indiferenciadas em estágio inicial (Figura B.9.2.1). Os tumores que contêm mais células nos estágios iniciais de diferenciação são mais agressivos e, com mais frequência, metastatizam. Os lipossarcomas costumam ser removidos cirurgicamente; no entanto, se um tumor já tiver metastatizado, a quimioterapia e a radioterapia podem ser utilizadas antes ou depois da cirurgia.

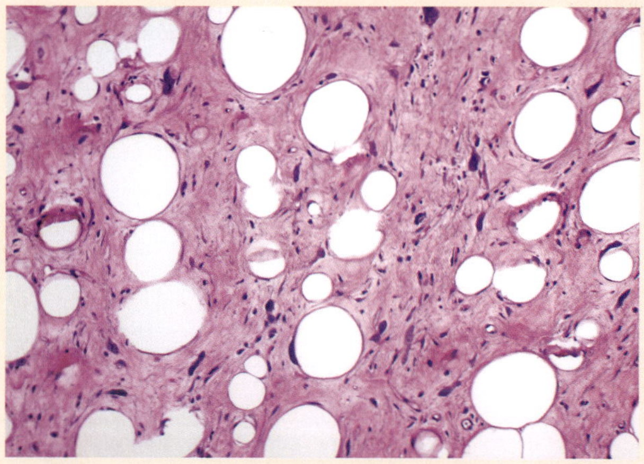

Figura B.9.2.1 Lipossarcoma bem diferenciado. Esta fotomicrografia foi obtida de um tumor cirurgicamente removido do espaço retroperitoneal do abdome. O lipossarcoma bem diferenciado caracteriza-se pelo predomínio de adipócitos maduros que variam quanto ao tamanho e ao formato. Estão intercalados entre septos fibrosos largos de tecido conjuntivo contendo células (em sua maioria, fibroblastos) com núcleos hipercromáticos atípicos. Uma quantidade relativamente pequena de células fusiformes dispersas com núcleos hipercromáticos e pleomórficos é encontrada no tecido conjuntivo. 340×. (Cortesia da Dra. Fabiola Medeiros.)

Embora o termo *lipoma* esteja relacionado principalmente com tumores do tecido adiposo branco, são também encontrados tumores do tecido adiposo marrom. De modo não surpreendente, esses tumores são denominados **hibernomas** – tumores de tecido mole de crescimento lento, benignos e raros do tecido adiposo marrom, que surgem mais comumente na região periescapular, na fossa axilar, no pescoço ou no mediastino. A maioria dos hibernomas contém uma mistura de tecido adiposo branco e marrom; os hibernomas puros são muito raros.

A massa lipídica no adipócito não é envolvida por membrana.

A MET revela que a interface da gota de lipídio com o citoplasma circundante do adipócito é composta de uma camada condensada de lipídio de 5 nm de espessura, reforçada por filamentos de vimentina paralelos, que medem 5 a 10 nm de diâmetro. Essa camada separa o conteúdo hidrofóbico da gotícula de lipídio da matriz citoplasmática hidrófila.

O citoplasma perinuclear do adipócito contém um pequeno complexo de Golgi, ribossomos livres, perfis curtos de RER, microfilamentos e filamentos intermediários. São também encontradas formas filamentosas de mitocôndrias, bem como múltiplos perfis de REL, na borda fina de citoplasma que circunda a gotícula de lipídio (Figura 9.4).

Regulação do tecido adiposo

É quase impossível separar a regulação do tecido adiposo dos processos digestivos e das funções do sistema nervoso central. Esses sinais hormonais e neurais interconectados que emanam do tecido adiposo, do sistema digestório e do sistema nervoso central formam o eixo cérebro-intestino-tecido adiposo, que regula o apetite, a fome, a saciedade e a homeostasia energética (Figura 9.5).

A quantidade de tecido adiposo de um indivíduo é determinada por dois sistemas fisiológicos: um associado à regulação do peso a curto prazo, e outro, à regulação do peso a longo prazo.

A quantidade de tecido adiposo em um indivíduo é regulada por dois sistemas fisiológicos. O primeiro sistema, que está associado à regulação do peso a curto prazo, controla o apetite e o metabolismo diariamente. Dois hormônios peptídicos pequenos produzidos no sistema digestório – a grelina, um estimulante do apetite, e o peptídio YY (PYY), um supressor do apetite – foram ligados a esse sistema. O segundo sistema, que está associado à regulação do peso a longo prazo, controla o apetite e o metabolismo de modo contínuo (ao longo de meses e anos). Dois hormônios importantes influenciam esse sistema, a leptina e a insulina, junto com outros hormônios, incluindo o hormônio tireoidiano, os glicocorticoides e os hormônios hipofisários (ver Figura 9.5).

A grelina e o peptídio YY controlam o apetite como parte do sistema de controle do peso a curto prazo.

A grelina é um pequeno polipeptídio de 28 aminoácidos produzido pelas células epiteliais gástricas. Além de seu papel estimulante do apetite, a grelina atua sobre o lobo anterior da hipófise (adeno-hipófise) para liberar o hormônio do crescimento (GH). Nos seres humanos, a grelina atua por meio de receptores localizados no hipotálamo, aumentando a sensação de fome. Por esse motivo, a grelina é considerada como um fator "iniciador de refeições". Uma mutação de um gene localizado no cromossomo 15 provoca a **síndrome de Prader-Willi**, em que a produção excessiva de grelina resulta em obesidade mórbida. Nos indivíduos com essa síndrome, a ingestão compulsiva de alimento e a obsessão por alimentos costumam aparecer em uma idade precoce. Nesses indivíduos, o impulso de comer é fisiológico, irresistível e muito difícil de controlar. Se não forem tratados, eles frequentemente morrem antes dos 30 anos em consequência de complicações atribuíveis à obesidade.

O peptídio YY, um pequeno hormônio gastrintestinal de 36 aminoácidos de comprimento, é produzido pelo intestino delgado e desempenha importante papel na promoção da manutenção da perda de peso em virtude de sua capacidade de induzir maior sensação de plenitude logo após uma refeição. O peptídio YY também atua por meio de receptores no **hipotálamo**, que **suprimem o apetite**. Ele diminui a ingestão de alimento nos indivíduos ao induzir saciedade ou sensação de

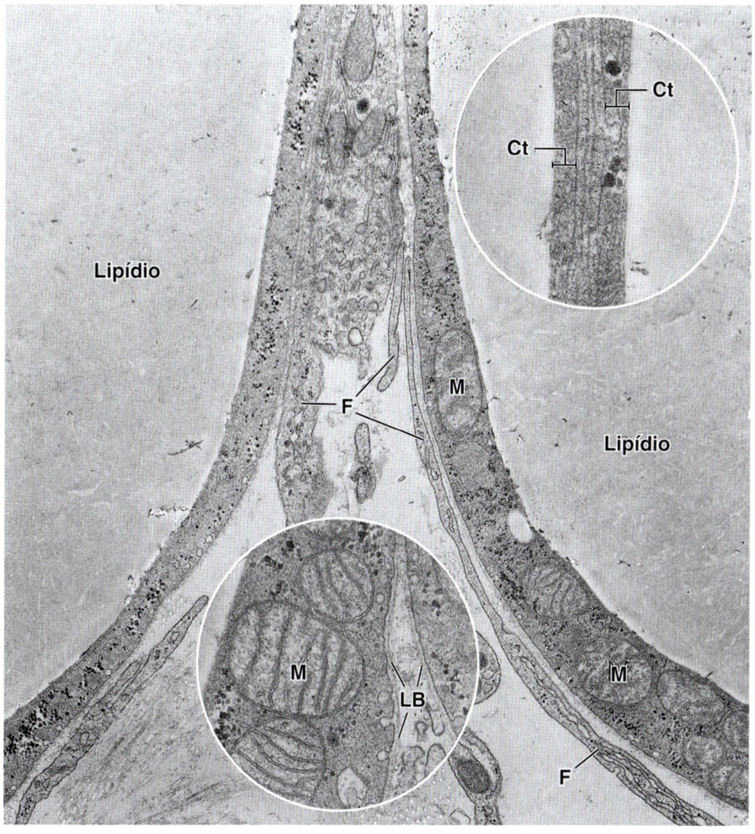

Figura 9.4 Eletromicrografia mostrando partes de dois adipócitos adjacentes. O citoplasma dos adipócitos revela mitocôndrias (*M*) e glicogênio (este último é visto como partículas muito escuras). 15.000×. **Detalhe superior.** Citoplasma (*Ct*) atenuado de dois adipócitos adjacentes. Cada célula é separada por um espaço estreito contendo uma lâmina externa (basal) e um prolongamento extremamente atenuado de um fibroblasto. 65.000×. **Detalhe inferior.** A lâmina externa (basal) (*LB*) dos adipócitos aparece como uma camada distinta, por meio da qual as células são separadas uma da outra. F, prolongamentos do fibroblasto. 30.000×.

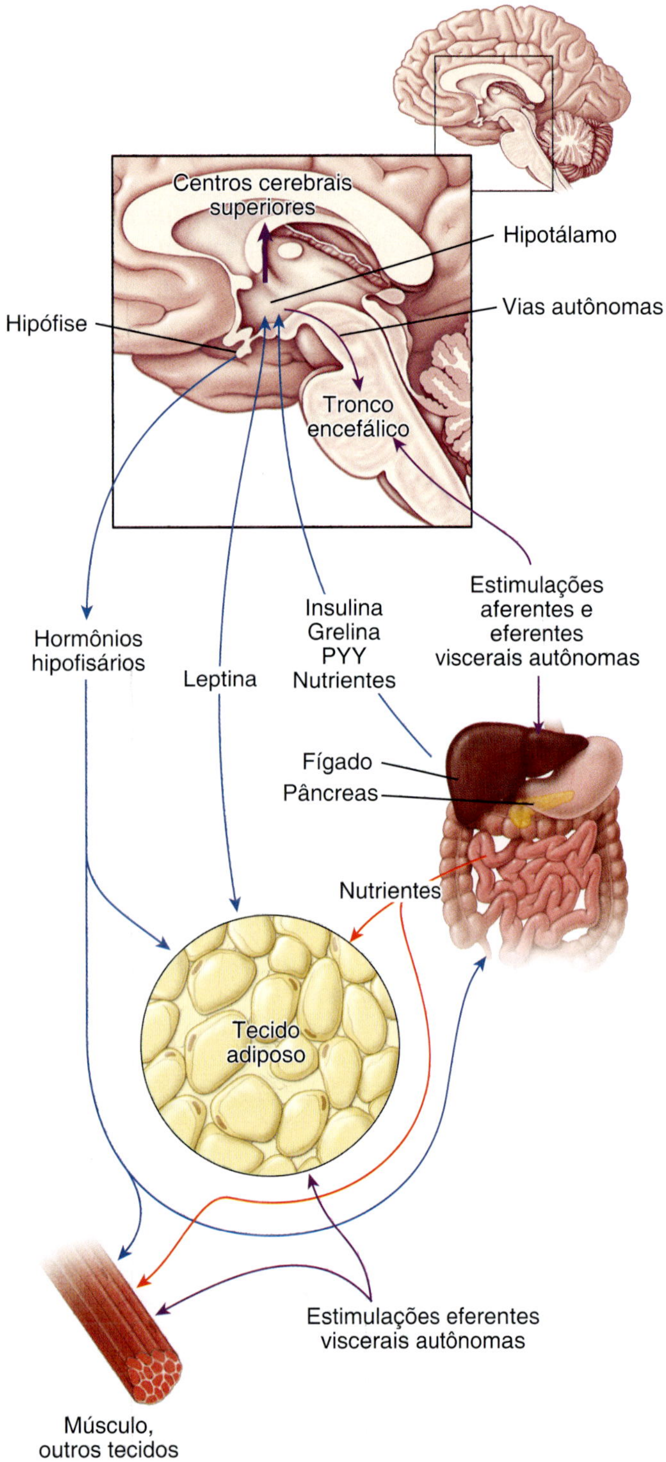

Figura 9.5 Regulação da homeostasia energética. Este diagrama esquemático mostra a relação do tecido adiposo com o sistema nervoso central e o sistema digestório no eixo cérebro-intestino-tecido adiposo, que é responsável pela regulação da homeostasia energética.

plenitude e o desejo de parar de comer. Em estudos clínicos experimentais, a infusão de PYY em seres humanos reduziu a ingestão de alimento em 33% durante um período de 24 horas.

Dois hormônios, a leptina e a insulina, são responsáveis pela regulação do peso corporal a longo prazo.

A descoberta de leptina e de seu gene Ob(Lep), que nos seres humanos está localizado no cromossomo 7, elucidou parte do mecanismo de homeostasia energética, proporcionou um arcabouço para o estudo da patogênese da obesidade e da resposta biológica à inanição, além de ter ajudado na compreensão dos mecanismos neurais que controlam a alimentação.

A leptina (uma proteína de 16 kDa) é um hormônio do tecido adiposo com participação crucial na homeostasia energética, no metabolismo e na regulação de funções neuroendócrinas. A circulação de leptina no corpo reflete-se na massa de tecido adiposo e na energia armazenada. Também orienta o sistema nervoso central a manter o equilíbrio entre a ingestão de alimentos e o gasto energético. A leptina tem o efeito imediato no cérebro de regulação do apetite ao se ligar a receptores de leptina no hipotálamo. Esse sistema neuroendócrino protege os indivíduos dos riscos associados à inanição ou à obesidade. Além disso, a leptina estimula a oxidação dos ácidos graxos e reduz o acúmulo de gordura corporal nos tecidos não adiposos, resultando em melhora da sensibilidade à insulina. Os níveis de leptina caem durante a inanição (p. ex., indivíduos com **anorexia nervosa**) e incitam respostas adaptativas que resultam na redução do gasto energético (p. ex., interrupção da menstruação, resistência à insulina ou alterações da função imune). A maioria dos indivíduos com obesidade apresenta níveis endógenos elevados de leptina. Mutações nos genes que codificam a leptina ou seu receptor provocam **obesidade mórbida** em camundongos e seres humanos. A leptina consegue tratar efetivamente a obesidade em pacientes com deficiência de leptina.

A insulina, o hormônio pancreático que regula os níveis de glicemia, também está envolvida na regulação do metabolismo do tecido adiposo. A insulina aumenta a conversão da glicose em triglicerídios das gotículas lipídicas pelo adipócito. À semelhança da leptina, a insulina regula o peso ao atuar sobre os centros cerebrais no hipotálamo. Diferentemente da leptina, a insulina é necessária para o acúmulo de tecido adiposo. As pesquisas de medicamentos antiobesidade estão atualmente concentradas em identificar substâncias capazes de inibir a sinalização da insulina e da leptina no hipotálamo.

O depósito e a mobilização de lipídios são influenciados por fatores neurais e hormonais.

Uma das principais funções metabólicas do tecido adiposo é a captação de ácidos graxos do sangue e a sua conversão em triglicerídios dentro do adipócito. Em seguida, os triglicerídios são armazenados na gotícula lipídica da célula. Quando o tecido adiposo é estimulado por mecanismos neurais ou hormonais, os triglicerídios são degradados em glicerol e ácidos graxos em um processo denominado mobilização. Os ácidos graxos atravessam a membrana celular do adipócito e entram em um capilar. Nos capilares, são ligados à proteína carreadora, albumina, e transportados para outras células, que utilizam os ácidos graxos como substrato metabólico.

A mobilização neural é particularmente importante durante períodos de jejum e exposição ao frio intenso. Durante os estágios iniciais da inanição experimental em roedores, os adipócitos de coxim adiposo desnervado continuam a depositar lipídios. Os adipócitos do coxim adiposo contralateral intacto mobilizam lipídios. Atualmente, sabe-se que a norepinefrina (que é liberada pelas terminações das células nervosas do sistema nervoso simpático) inicia uma série de etapas metabólicas que levam à ativação da lipase. Essa enzima decompõe os triglicerídios, que constituem mais de 90% dos lipídios armazenados no adipócito. Essa atividade enzimática constitui uma etapa inicial na mobilização dos lipídios.

A mobilização hormonal envolve um complexo sistema de hormônios e enzimas que controlam a liberação de ácidos graxos pelos adipócitos. Incluem insulina, glucagon, hormônio do crescimento, hormônios tireoidianos e esteroides suprarrenais. A insulina é um hormônio importante que promove a síntese de lipídios ao estimular as enzimas da síntese de lipídios (ácido graxo sintase, acetil-CoA carboxilase) e que suprime a degradação dos lipídios ao inibir a ação da lipase sensível a hormônio, bloqueando, assim, a liberação de ácidos graxos. O glucagon, outro hormônio pancreático, e o hormônio do crescimento da hipófise aumentam a utilização dos lipídios (lipólise). Os hormônios tireoidianos aumentam a lipogênese (formação de lipídios), que é seguida pela promoção de enzimas lipolíticas, que degradam os lipídios armazenados nos adipócitos em ácidos graxos livres. Os esteroides suprarrenais, como o cortisol, estimulam a lipólise em adipócitos com liberação de ácidos graxos livres e triglicerídios para utilização energética. Além disso, níveis elevados do **fator de necrose tumoral α (TNF-α)** foram implicados como fator causador no desenvolvimento da resistência à insulina associada à obesidade e ao diabetes melito.

■ TECIDO ADIPOSO MARROM

O tecido adiposo marrom, abundante nos recém-nascidos, está acentuadamente reduzido nos adultos.

O tecido adiposo marrom, um tecido termogênico essencial, é abundante no recém-nascido, o que ajuda a compensar a significativa perda de calor que resulta da elevada razão entre superfície e massa do recém-nascido e evita hipotermia letal (um importante risco de morte em prematuros). Nos recém-nascidos, o tecido adiposo marrom representa cerca de 5% da massa corporal total e localiza-se no dorso, ao longo da metade superior da coluna vertebral e em direção aos ombros. A quantidade de tecido adiposo marrom diminui gradualmente à medida que o corpo cresce, mas este permanece amplamente distribuído durante a primeira década de vida nas regiões cervical, axilar, paravertebral, mediastinal, esternal e abdominal do corpo. Em seguida, desaparece da maioria dos locais, exceto nas regiões ao redor dos rins, das glândulas suprarrenais, dos grandes vasos (p. ex., aorta) e das regiões do pescoço (região cervical profunda e supraclavicular), do dorso (interescapular e paravertebral) e do tórax (mediastino). A **tomografia por emissão de pósitrons (PET)**, usada para a detecção de células cancerosas, com base na sua captação de grandes quantidades de glicose marcada radioativamente (^{18}F-FDG), consegue detectar padrões característicos de tecido adiposo marrom na região do corpo adulto descrita (Boxe 9.3). Esses achados são confirmados por biopsias teciduais.

Os adipócitos do tecido adiposo multilocular marrom contêm numerosas gotículas lipídicas.

As células do tecido adiposo marrom (multilocular) são menores que as do tecido adiposo branco. O citoplasma de cada célula contém múltiplas pequenas gotículas de lipídios, daí o nome *multilocular*. Em contrapartida, os adipócitos *uniloculares* contêm apenas uma grande gotícula lipídica, enquanto os adipócitos *pauciloculares* (do latim *paucus* = em pouca quantidade) contêm menos gotículas lipídicas. O núcleo de um adipócito marrom maduro tipicamente está localizado em uma posição excêntrica dentro da célula, porém não é achatado como o núcleo de um adipócito branco. Em cortes de rotina corados por H-E, o citoplasma do adipócito marrom consiste, em grande parte, em vacúolos vazios, visto que o lipídio que geralmente ocupa os espaços vacuolados é perdido durante a preparação (Figura 9.6). Os adipócitos marrons sem o seu lipídio são mais parecidos com células epiteliais do que células do tecido conjuntivo. O adipócito marrom contém numerosas mitocôndrias grandes e esféricas com numerosas cristas, um complexo de Golgi pequeno e apenas pequenas quantidades de RER e REL. As mitocôndrias contêm grandes quantidades de citocromo oxidase, o que confere a coloração marrom às células.

O tecido adiposo marrom é subdividido em lóbulos por septos de tecido conjuntivo, mas o estroma de tecido conjuntivo entre cada célula dentro dos lóbulos é esparso. O tecido contém um rico suprimento de capilares que intensifica a sua cor. Numerosas fibras nervosas simpáticas noradrenérgicas não mielinizadas são encontradas entre os adipócitos. As características do tecido adiposo marrom são apresentadas no Quadro 9.2.

Os adipócitos marrons diferenciam-se a partir de células-tronco progenitoras miogênicas esqueléticas mesenquimatosas (positivas para Myf5), sob o controle dos fatores de transcrição PRDM16/PGC-1.

Os adipócitos marrons também se originam de células-tronco mesenquimatosas, mas de uma linhagem celular diferente daquela que se diferencia em adipócitos brancos. Experimentos com linhagens celulares mostram que o tecido adiposo marrom e o músculo esquelético originam-se de células-tronco progenitoras miogênicas esqueléticas encontradas nos dermatomiótomos do embrião em desenvolvimento. Essas células caracterizam-se pela expressão do marcador de linhagem miogênica, o fator miogênico 5 (Myf5), que permanece detectável nos adipócitos marrons maduros e em todos os estágios de sua diferenciação. Diferentemente dos adipócitos brancos, a diferenciação dos adipócitos marrons encontra-se sob a influência de um par diferente de fatores de transcrição. Quando a proteína em dedo de zinco, conhecida como domínio PR contendo 16 (PRDM16, do inglês *PR domain containing 16*), é ativada, as células progenitoras miogênicas sintetizam vários membros da família do coativador do PPARγ 1 (PGC-1) de fatores de transcrição, ativando a diferenciação dos adipócitos marrons e suprimindo o desenvolvimento do músculo esquelético. A perda de PRDM16 dos precursores dos adipócitos marrons provoca perda das características da gordura marrom e promove a diferenciação do músculo esquelético. Por conseguinte, o PRDM16/PGC-1 é considerado um "disjuntor" regulador na diferenciação dos adipócitos marrons. Por sua vez, esses fatores regulam a expressão de genes que codificam uma proteína mitocondrial específica, denominada proteína de desacoplamento (UCP-1, do inglês *uncoupling protein*) ou termogenina (uma proteína da membrana mitocondrial interna de 33 kDa), que é essencial para o metabolismo dos adipócitos marrons (termogênese). Observações clínicas confirmaram que, em condições normais, o tecido adiposo marrom pode se expandir em resposta a níveis sanguíneos aumentados de **norepinefrina**. Isso se torna evidente em pacientes com **feocromocitoma**, um tumor endócrino da medula da glândula suprarrenal que secreta quantidades excessivas de epinefrina e norepinefrina. Nesses indivíduos, o gene da UCP-1 é ativado pela estimulação da norepinefrina, que também protege os adipócitos marrons ao inibir a apoptose. No passado, acreditava-se que as proteínas de desacoplamento fossem expressas apenas no tecido adiposo marrom. Vários homólogos da proteína de desacoplamento são encontrados em outros tecidos. A UCP-2 está ligada à hiperinsulinemia e à obesidade e pode estar

Boxe 9.3

Correlação clínica | PET e interferência do tecido adiposo marrom

A **tomografia por emissão de pósitrons**, também denominada **PET**, é um exame de imagem que consegue localizar células malignas no corpo. A PET baseia-se na detecção de raios gama de alta energia, criados quando pósitrons (partículas subatômicas de antimatéria), produzidos durante a decomposição de materiais radioativos, são encontrados por elétrons. O procedimento requer a injeção de um marcador radioativo, mais comumente **18-flúor-2-fluoro-2-desoxi-D-glicose (^{18}F-FDG)**. Esse isótopo radioativo de glicose é utilizado na aquisição de imagens da PET, visto que as células malignas metabolizam a glicose em maior velocidade em comparação com as células normais. Após a injeção do isótopo, um detector examina todo o corpo e registra a radiação emitida pelo marcador ^{18}F-FDG à medida que é incorporado às células do corpo. Um computador reúne os sinais em imagens que são, na verdade, mapas biológicos da distribuição da ^{18}F-FDG no corpo. Recentemente, em virtude da maior acurácia diagnóstica e do aprimoramento dos métodos de biopsia, a tomografia por emissão de pósitrons e a tomografia computadorizada (PET/TC) combinadas são utilizadas com mais frequência.

Uma desvantagem da imagem obtida por PET é que muitos tecidos normais e lesões benignas também apresentam metabolismo aumentado da glicose e, portanto, podem ser incorretamente interpretados como malignos. Por exemplo, tecidos adiposos marrom e bege, com sua captação aumentada de glicose mediada pela maior atividade dos transportadores de glicose, pode constituir uma fonte potencial de **interpretação falso-positiva** da PET. Como são encontrados no pescoço, nas regiões supraclaviculares e no mediastino (ver anteriormente), o tecido adiposo marrom é comumente observado na PET, sobretudo em pacientes abaixo do peso ideal e durante os meses de inverno, quando o tecido adiposo marrom é mais predominante. Essa captação de ^{18}F-FDG provavelmente representa o tecido adiposo marrom estimulado durante a atividade nervosa simpática aumentada relacionada com o estresse pelo frio.

Uma imagem típica de PET do tecido adiposo marrom/bege é geralmente bilateral e simétrica; no entanto, no mediastino, a imagem pode ser assimétrica ou focal e pode simular uma neoplasia maligna. Foram relatados resultados falso-positivos de captação de ^{18}F-FDG pelo tecido adiposo marrom nessas áreas em mulheres jovens que se submeteram ao exame para diagnóstico e estadiamento do câncer de mama. Por conseguinte, a compreensão de que o tecido adiposo marrom pode apresentar aumento da captação do marcador radioativo é de importância crucial para estabelecer um diagnóstico acurado e evitar resultados falso-positivos (Figura B.9.3.1).

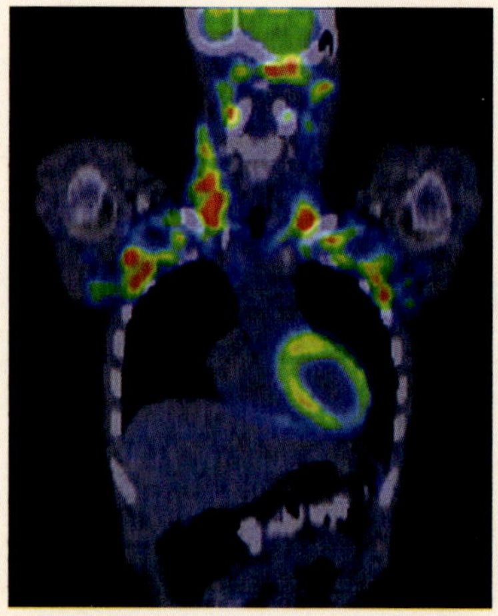

Figura B.9.3.1 Imagem de tomografia por emissão de pósitrons/tomografia computadorizada (PET/TC) coronal de uma mulher jovem sadia. Esta *parte superior* do corte coronal de uma PET/TC corporal total mostra substancial captação bilateral aumentada de ^{18}F-FDG (*em vermelho*) no pescoço e nas regiões supraclaviculares e axilares superiores. Observe que um aumento moderado na captação do marcador radioativo também pode ser detectado no miocárdio (*em amarelo*). As regiões de atividade metabólica significativa correlacionam-se com o padrão de distribuição do tecido adiposo marrom de baixa densidade. A imagem da PET/TC possibilita a localização precisa de áreas de captação aumentada de ^{18}F-FDG e a diferenciação entre a captação do marcador no tecido adiposo marrom e os achados de tumor maligno. (Cortesia da Dra. Jolanta Durski.)

envolvida na regulação do peso corporal. A UCP-3 é expressa nos músculos esqueléticos e pode ser responsável pelos efeitos termogênicos do hormônio tireoidiano. A UCP-4 e a UCP-5 são moléculas específicas das mitocôndrias no cérebro.

O metabolismo dos lipídios no tecido adiposo marrom gera calor em um processo conhecido como termogênese.

Os animais que hibernam apresentam muito tecido adiposo marrom. O tecido é uma fonte imediata de lipídio; quando oxidado, produz calor para aquecer o sangue que flui através do tecido adiposo marrom na saída da hibernação e na manutenção da temperatura corporal no frio. Esse tipo de produção de calor é conhecido como termogênese sem tremor.

O tecido adiposo marrom também é encontrado em animais que não hibernam e em seres humanos, nos quais também serve de fonte de calor. À semelhança da mobilização dos lipídios no tecido adiposo branco, o lipídio é mobilizado, e o calor é gerado pelos adipócitos marrons quando são estimulados pelo sistema nervoso simpático. Esse processo, conhecido como resposta de **termogênese adaptativa humana**, é o alvo da pesquisa atual de obesidade. Mecanismos para aumentar a diferenciação dos adipócitos marrons têm potencial para constituir um tratamento atraente para a obesidade tanto induzida por dieta quanto geneticamente adquirida.

A atividade termogênica do tecido adiposo marrom é facilitada pela UCP-1, que é encontrada na membrana mitocondrial interna.

As mitocôndrias nas células eucarióticas produzem e armazenam energia como gradiente eletroquímico de prótons através da membrana mitocondrial interna. Conforme descrito anteriormente (ver Capítulo 2, *Citoplasma Celular*), essa energia é usada para sintetizar trifosfato de adenosina (ATP) quando os prótons retornam à matriz mitocondrial por meio da enzima ATP sintase localizada na membrana mitocondrial interna.

As grandes mitocôndrias arredondadas características das células do tecido adiposo marrom contêm a proteína de desacoplamento (UCP-1), que desacopla a oxidação dos ácidos graxos da produção de ATP. Como resultado, os prótons conseguem passar do espaço intermembrana de volta à matriz

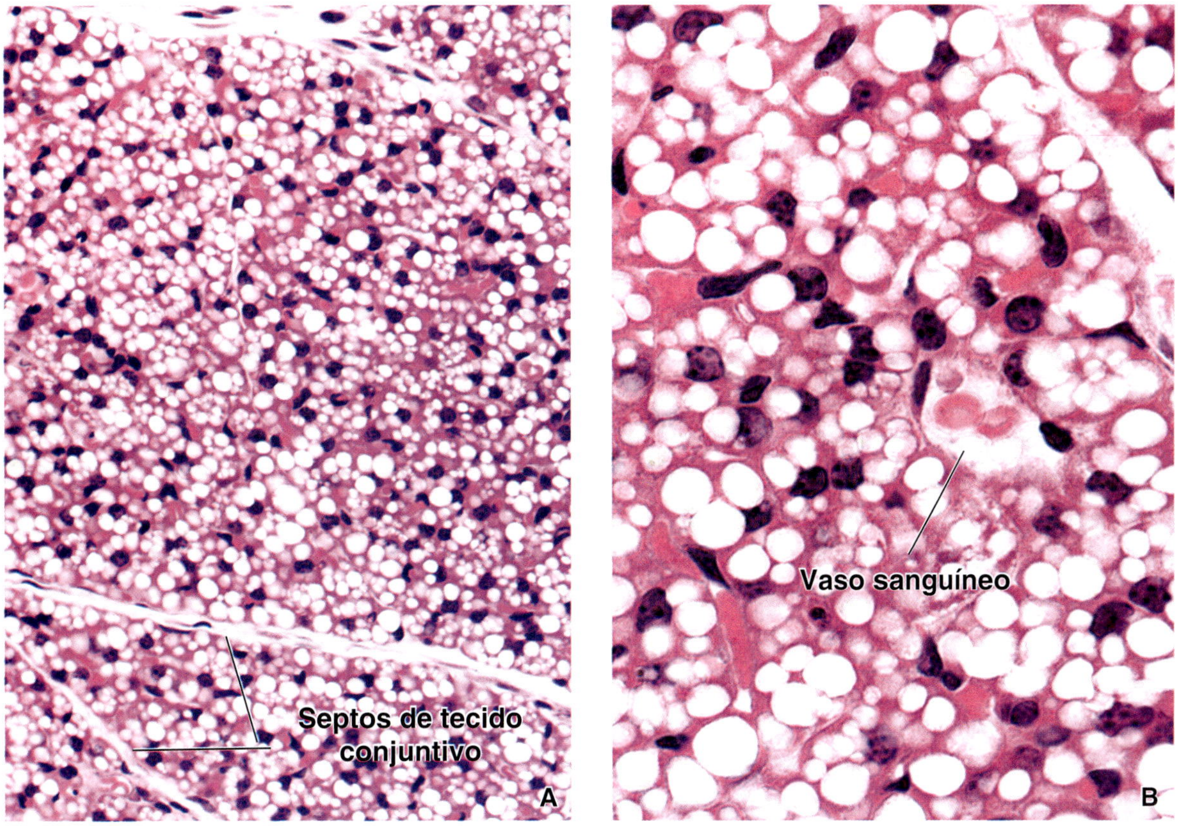

Figura 9.6 Tecido adiposo marrom. A. Fotomicrografia do tecido adiposo marrom de um recém-nascido em uma preparação em parafina corada por hematoxilina e eosina (H-E). As células contêm gotículas lipídicas de tamanho variável. 150×. **B.** Esta fotomicrografia, obtida em maior aumento, mostra as células do tecido adiposo marrom com núcleos esféricos e, com frequência, de localização central. As células são, em sua maioria, poligonais e estão densamente arranjadas, apresentando numerosas gotículas lipídicas. Em algumas células, gotículas lipídicas grandes deslocam os núcleos para a periferia da célula. Os adipócitos marrons são circundados por uma trama de fibras colágenas e capilares. 320×.

mitocondrial ao longo do gradiente, sem passar pela enzima ATP sintase e, portanto, sem produzir ATP. Isso pode ocorrer porque uma via alternativa para o retorno dos prótons está disponível por meio da UCP-1, que facilita o transporte de prótons através da membrana mitocondrial interna. O movimento de prótons a partir do compartimento mitocondrial interno dissipa o gradiente de prótons mitocondrial, de modo a desacoplar a respiração celular da síntese de ATP. A energia produzida pelas mitocôndrias é dissipada na forma de calor, em um processo conhecido como termogênese.

A atividade metabólica do tecido adiposo marrom é regulada pelo sistema nervoso simpático e está relacionada com a temperatura ambiente externa.

A atividade metabólica do tecido adiposo marrom é, em grande parte, regulada pela norepinefrina liberada das terminações nervosas simpáticas, que estimula a lipólise e a hidrólise dos triglicerídios e que também aumenta a expressão mitocondrial e a atividade de moléculas de UCP-1. Em animais de laboratório, constatou-se que a atividade da UCP-1 aumenta durante o estresse pelo frio. Nos seres humanos, a UCP-1 é responsável pela resposta de termogênese adaptativa, a produção de calor regulada que é deflagrada por modificações no meio ambiente. Além disso, o frio estimula a utilização da glicose nos adipócitos marrons por meio da hiperexpressão de transportadores de glicose (Glut-4). Estudos clínicos utilizando a **PET** em adultos mostraram relação direta entre a temperatura ambiente e a quantidade de tecido adiposo marrom acumulado no corpo. Foi relatado aumento na quantidade de tecido adiposo marrom nas regiões do pescoço e supraclavicular durante os meses de inverno, particularmente nos indivíduos magros. Isso é sustentado por achados de necropsia de quantidades maiores de tecido adiposo marrom em trabalhadores com ocupações em ambientes externos expostos ao frio. Atualmente, as modernas técnicas de imagem molecular possibilitam aos médicos localizar precisamente a distribuição do tecido adiposo marrom no corpo, o que é essencial para um diagnóstico diferencial correto de lesões cancerosas (ver Boxe 9.3).

O tecido adiposo marrom secreta substâncias ativas, denominadas batocinas, que contribuem para a regulação de várias funções do corpo.

À semelhança do tecido adiposo branco, o tecido adiposo marrom sintetiza e secreta ativamente substâncias biologicamente ativas, denominadas, em seu conjunto, batocinas (Figura 9.7). As batocinas contribuem para a regulação de diversas funções, como atividade termogênica, atividade imune, vascularização, utilização de substratos e outras funções relacionadas com o gasto energético de todo o corpo e com a homeostasia da glicose.

Várias batocinas atuam localmente (por meio de mecanismos autócrinos e parácrinos) para promover hipertrofia e hiperplasia do tecido adiposo marrom, incluindo sua vascularização e inervação, para aumentar a sua própria atividade termogênica. Exemplos dessas moléculas incluem o fator de crescimento dos nervos (NGF) e o fator de crescimento do fibroblasto 21 (FGF21), que aumentam a inervação simpática e desencadeiam a divisão celular, e o fator de crescimento do endotélio vascular A (VEGF-A), que promove a vascularização do tecido adiposo marrom.

Algumas batocinas atuam como fatores endócrinos que têm como alvo os tecidos periféricos, como tecido adiposo branco, tecido linfático, fígado, pâncreas, coração e osso. Incluem o

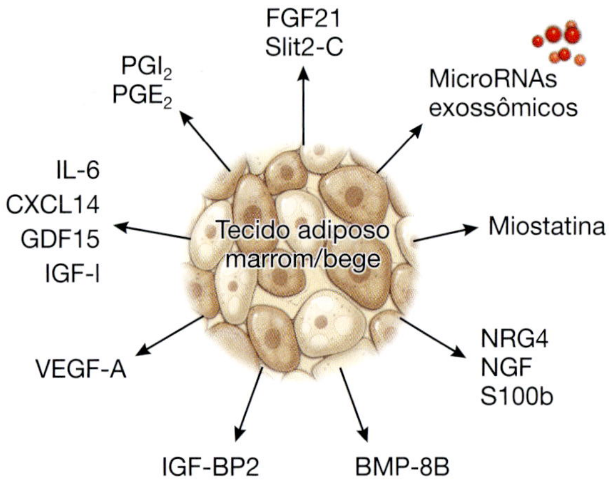

Figura 9.7 Principais batocinas secretadas pelo tecido adiposo marrom/bege. Este desenho esquemático mostra vários tipos de batocinas secretadas pelo tecido adiposo marrom e bege, que contribuem para a regulação de diversas funções, como atividade termogênica, atividade imune, vascularização, utilização de substratos e outras funções. Incluem o fator de crescimento do fibroblasto 21 (FGF21), que estimula a transdiferenciação do tecido adiposo; o fragmento C-terminal da proteína Slit 2 (Slit2-C), que estimula a termogênese adiposa; a proteína de ligação 2 do fator de crescimento semelhante à insulina (IGF-BP2), que influencia o crescimento ósseo; a neurregulina-4 (NRG4), que promove o crescimento de prolongamentos neuronais; o fator de crescimento dos nervos (NGF) e a proteína S100b, que têm como alvos as terminações nervosas simpáticas, promovendo a inervação; o fator de crescimento do endotélio vascular A (VEGF-A), que induz a vascularização do tecido adiposo; a proteína morfogenética óssea 8B (BMP-8B), que atua localmente no tecido adiposo marrom, aumentando a termogênese, e no hipotálamo, ativando o sistema nervoso simpático; a miostatina, que diminui o desempenho dos músculos esqueléticos; interleucina 6 (IL-6), o fator de crescimento semelhante à insulina 1 (IGF-1), o ligante 14 de quimiocina (motivo C-X-C) (CXCL14) e o fator de crescimento/diferenciação 15 (GDF15), que atua sobre o sistema imune; as prostaglandinas (PGI_2 e PGE_2), que promovem o desenvolvimento dos adipócitos marrons; e os microRNAs exossômicos, que regulam a expressão gênica em órgãos distantes, afetando, assim, o metabolismo de todo o corpo.

FGF21, a neurregulina-4 (NRG4), o VEGF-A, a miostatina e a proteína morfogenética óssea 8B (BMP-8B). Além disso, moléculas de miRNA exossômico secretadas por adipócitos marrons exercem efeitos sistêmicos sobre o metabolismo corporal, atuando em órgãos distantes, como fígado, músculos esqueléticos, coração e outros.

■ TECIDO ADIPOSO BEGE

O tecido adiposo bege exibe características celulares e moleculares intermediárias entre as dos tecidos adiposos branco e marrom.

Recentemente, foi identificado um novo tipo de tecido adiposo dentro do tecido adiposo branco subcutâneo em todo o corpo. Esse tecido adiposo consiste em bolsas de adipócitos semelhantes aos marrons, que foram denominados adipócitos bege. A morfologia dessas células pauciloculares é intermediária entre a dos adipócitos brancos e marrons (contêm menos gotículas lipídicas que os adipócitos marrons). Os adipócitos bege apresentam capacidade termogênica, devido à expressão da proteína UCP-1, embora essa atividade não seja totalmente dependente de UCP-1. Quando comparados com os adipócitos marrons, os adipócitos bege apresentam níveis muito mais baixos de expressão da proteína UCP-1 em suas mitocôndrias, porém a sua UCP-1 é altamente induzível em resposta à exposição ao frio ou à estimulação hormonal (norepinefrina). Postula-se que aumentos do Ca^{2+} intracelular sejam capazes de ativar a síntese de ATP para a termogênese metabólica dependente de ATP para geração de calor e aumento do gasto energético. A Figura 9.8 fornece uma comparação entre todos os três tipos de tecidos adiposos e sua distribuição de UCP-1.

Os adipócitos bege são geneticamente diferentes dos adipócitos marrons. Desenvolvem-se a partir de células-tronco precursoras de adipócitos brancos; por conseguinte, não apresentam a mesma origem de células pré-genitais miogênicas esqueléticas que os adipócitos marrons (Figura 9.9). Os adipócitos bege são negativos para Myf5 e expressam marcadores bege específicos, como o fator de transcrição *t-box-1* (tBX1) e a proteína transmembrana 26 (TMEM26). As pesquisas mostraram que os adipócitos bege são gerados em duas vias coexistentes independentes:

- Via de transdiferenciação de branco em marrom (observe que as células precursoras dos adipócitos brancos são negativas para Myf5; ver anteriormente). A maioria (80 a 95%) dos adipócitos bege recém-formados surge a partir dessa via
- Diferenciação *de novo* das células precursoras adiposas brancas específicas que residem no tecido adiposo branco. As células precursoras dos adipócitos brancos, sobretudo as que expressam os marcadores tBX1 e TMEM26, têm maior capacidade de proliferar e de se diferenciar em adipócitos bege. O PRDM16 parece ser um corregulador transcricional fundamental nesse processo.

Os adipócitos bege sintetizam e secretam ativamente batocinas, que são substâncias biologicamente ativas semelhantes aos adipócitos marrons (ver Figura 9.7).

■ TRANSDIFERENCIAÇÃO DO TECIDO ADIPOSO

Os adipócitos brancos sofrem transdiferenciação e se tornam marrons, e os adipócitos marrons se tornam brancos em resposta às necessidades termogênicas do organismo.

A exposição crônica a temperaturas frias aumenta as necessidades termogênicas de um organismo. Os estudos realizados mostraram que, em condições de frio, os adipócitos brancos maduros podem ser transformados em adipócitos marrons para gerar calor corporal. Em contrapartida, os adipócitos marrons são capazes de se transformar em adipócitos brancos quando o balanço energético é positivo, e o corpo necessita de um aumento em sua capacidade de armazenamento de triglicerídios. Esse fenômeno, conhecido como transdiferenciação, é observado em animais experimentais e humanos. Depois de 3 a 5 dias de exposição ao frio, o tecido adiposo branco em camundongos sofre um "fenômeno de transformação marrom" para produzir bolsões de adipócitos bege pauciloculares e UCP-1-positivos no tecido adiposo branco. Essa mudança no fenótipo dos adipócitos ocorre na ausência de divisão celular (sem aumento no conteúdo de DNA) ou de apoptose, sugerindo que os adipócitos brancos se transformam diretamente em adipócitos semelhantes aos marrons (bege). Esses achados também são sustentados por observações de expressão gênica diferencial. Além disso, camundongos com tecido adiposo marrom abundante natural ou induzido se mostram resistentes à obesidade, enquanto camundongos geneticamente modificados sem adipócitos marrons funcionais são propensos à **obesidade** e ao **diabetes melito tipo 2**. O suposto mecanismo de reprogramação do genoma que impulsiona o fenômeno de transformação marrom poderia ser usado para futuras estratégias terapêuticas destinadas a controlar o volume de tecido adiposo marrom no corpo. Essa descoberta pode levar ao controle da obesidade e do diabetes melito do tipo 2.

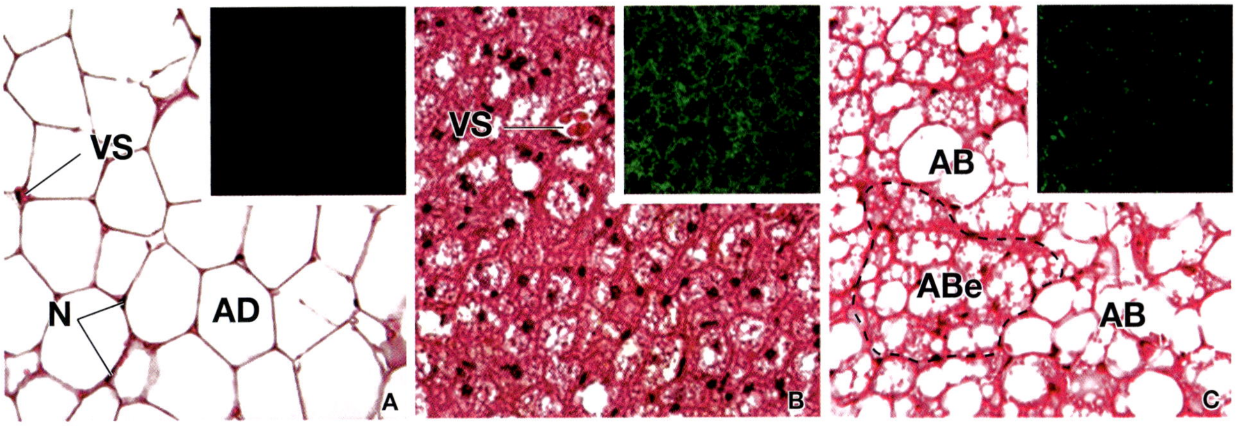

Figura 9.8 Três tipos de tecido adiposo com imunofluorescência de proteína de desacoplamento 1 (UCP-1). Foram obtidas fotomicrografias de três tecidos adiposos diferentes de camundongos C57BL/6, processadas rotineiramente para preparação por hematoxilina e eosina (H-E). **A.** Tecido adiposo branco do panículo adiposo subcutâneo. Os adipócitos brancos (*AD*) estão estreitamente agrupados e apresentam formato poliédrico com grandes gotículas lipídicas (representadas por espaços brancos, visto que os lipídios são eliminados na preparação de rotina das lâminas). Observe uma borda estreita de citoplasma com núcleos (*N*) achatados. Nesta seção, podem ser observados alguns vasos sanguíneos (*VS*) e capilares menores. **B.** Tecido adiposo marrom da região interescapular. Os adipócitos marrons são poligonais e estreitamente agrupados, com numerosas gotículas lipídicas. Observe que os núcleos são redondos e, tipicamente, "empurrados" para a periferia da célula pelas gotículas lipídicas. O tecido marrom apresenta uma extensa rede de vasos sanguíneos (*VS*). **C.** Tecido adiposo bege do panículo adiposo subcutâneo. Os adipócitos bege (*ABe*) formam uma inclusão em formato de bolsão (ver área indicada pela *linha tracejada*) no tecido adiposo branco (*AB*). Os detalhes correspondentes fornecem o padrão de distribuição de UCP-1 em cada tecido. Observe que o tecido adiposo branco não apresenta atividade de UCP-1 (sem coloração), enquanto o tecido marrom exibe abundância de UCP-1, e o tecido adiposo bege exibe coloração na área de acúmulo de adipócitos semelhantes aos marrons (dispersos entre adipócitos brancos [*AB*]). A UCP-1 foi visualizada por meio de uma técnica de imunofluorescência indireta que utiliza anticorpos policlonais primários de cabra contra a proteína UCP-1, seguidos por anticorpos secundários anticabra conjugados com o corante fluorescente AlexaFluor 488. 180×. (Cortesia do Prof. Dr. Carlos A. Mandarim-de-Lacerda, Universidade do Estado do Rio de Janeiro.)

A transdiferenciação do tecido adiposo branco em marrom é induzida por exposição ao frio e atividade física.

A exposição ao frio e a atividade física induzem a conversão dos adipócitos brancos em adipócitos marrons por várias vias moleculares. As temperaturas frias são identificadas pelo sistema nervoso central, causando aumento na estimulação do sistema nervoso simpático noradrenérgico. Foram encontrados volumes aumentados de tecido adiposo marrom/bege em trabalhadores ao ar livre em países setentrionais e em indivíduos com feocromocitoma (um tumor secretor de norepinefrina). Estudos recentes indicam que a densidade dos nervos simpáticos que servem o tecido adiposo branco é um dos fatores mais importantes na transdiferenciação de tecido adiposo para marrom. A estimulação pelo exercício físico é mais complexa e envolve secreção de peptídios natriuréticos atriais e ventriculares no coração, que atuam sobre o rim, que, por sua vez, ativa fatores de transcrição essenciais na diferenciação dos adipócitos marrons. Outros fatores que desencadeiam a transdiferenciação incluem a reprogramação dos genes do tecido adiposo por meio da ativação de fatores de transcrição específicos ("reguladores mestres") e fatores de crescimento, como o fator de crescimento dos fibroblastos 21 (FGF-21, do inglês *fibroblast growth factor-21*). Muitos estudos epidemiológicos demonstraram uma correlação inversa entre a existência e a quantidade do tecido adiposo marrom/bege e o peso corporal, assim com as complicações da obesidade. No futuro, vias e moléculas de sinalização envolvidas na transdiferenciação dos adipócitos poderão abrir novos caminhos para o tratamento farmacológico da obesidade, do diabetes melito e de outras doenças metabólicas.

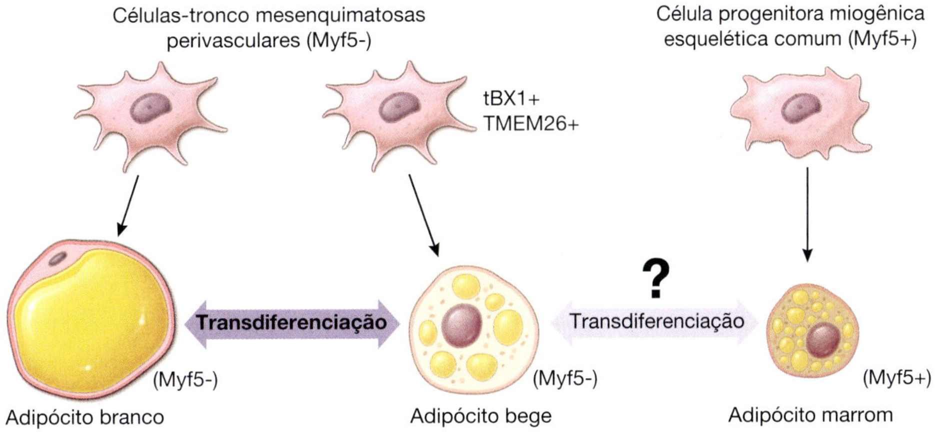

Figura 9.9 Desenvolvimento de adipócitos bege. Os adipócitos bege são geneticamente diferentes dos adipócitos marrons. Existem duas vias pelas quais eles se desenvolvem. A primeira e mais comum é a via de transdiferenciação branco para marrom, responsável por 80 a 95% do desenvolvimento de adipócitos bege. Esse processo é induzido após exposição ao frio ou estimulação com norepinefrina. A segunda via inclui diferenciação de novo a partir de células-tronco mesenquimatosas perivasculares (precursores adiposos brancos específicos) que residem no tecido adiposo branco. As células precursoras, especialmente aquelas que expressam os marcadores tBX1 e TMEM26, têm maior propensão a proliferar e se diferenciar em adipócitos bege. Observe que tanto os adipócitos brancos quanto os bege são negativos para o fator miogênico 5 (Myf5). O desenvolvimento de adipócitos marrons progride a partir de células pré-genitais miogênicas esqueléticas comuns; portanto, eles expressam marcadores da proteína Myf5. A transdiferenciação de adipócitos marrons para bege é questionável; existem apenas alguns relatos de marcadores Myf5 em adipócitos bege.

RESUMO

Tecido adiposo

VISÃO GERAL DO TECIDO ADIPOSO

- O **tecido adiposo** é um tecido conjuntivo especializado, que desempenha importante papel na homeostasia energética (armazena energia nas gotículas de lipídios, na forma de triglicerídios) e na produção de hormônios (adipocinas)
- Existem três tipos de tecido adiposo: o **branco (unilocular)**, o **marrom (multilocular)** e o **bege (paucilocular)**.

TECIDO ADIPOSO BRANCO

- O **tecido adiposo branco** representa pelo menos 10% do peso corporal no adulto sadio normal. O tecido adiposo branco com colágeno e fibras reticulares de sustentação forma a **fáscia subcutânea**, que se concentra no coxim adiposo mamário e circunda vários órgãos internos
- Os **adipócitos brancos** são células muito volumosas (100 μm ou mais de diâmetro) com uma única gotícula lipídica (unilocular) grande, uma borda fina de citoplasma e um núcleo achatado na periferia da célula
- Uma única gotícula lipídica grande dentro do adipócito branco representa a inclusão citoplasmática e não é envolvida por membrana
- O tecido adiposo branco secreta vários tipos de **adipocinas**, que incluem hormônios (p. ex., leptina), fatores de crescimento, citocinas e microRNAs (miRNAs) exossômicos
- Os adipócitos brancos diferenciam-se a partir de células-tronco mesenquimatosas perivasculares (negativas para o fator miogênico 5 [Myf5]) sob o controle dos **fatores de transcrição PPARγ/RXR** (regulador principal para a diferenciação dos adipócitos brancos)
- A quantidade de tecido adiposo é regulada por duas vias hormonais: a via de **regulação do peso a curto prazo** (**peptídio YY** e **grelina**) e a via de **regulação do peso a longo prazo** (**leptina** e **insulina**)
- Os **triglicerídios** armazenados nos adipócitos são liberados por lipases, que são ativadas durante a **mobilização neural** (que envolve a **norepinefrina** liberada dos nervos simpáticos) e/ou a **mobilização hormonal** (que envolve o **glucagon** e o **hormônio do crescimento**).

TECIDO ADIPOSO MARROM

- O **tecido adiposo marrom** é abundante nos recém-nascidos (5% da massa corporal total), mas está muito reduzido nos adultos
- Os **adipócitos marrons** são menores que os adipócitos brancos e contêm muitas gotículas lipídicas (tecido multilocular) e citoplasma com um núcleo esférico e numerosas mitocôndrias
- O tecido adiposo marrom secreta várias **batocinas**, que incluem fatores de crescimento, citocinas e microRNAs exossômicos
- Os adipócitos marrons diferenciam-se a partir de células-tronco mesenquimatosas, sob o controle dos **fatores de transcrição PRDM16/PGC-1** (o "acionador mestre" para a diferenciação do tecido adiposo marrom)
- Os adipócitos marrons expressam uma proteína mitocondrial específica, denominada **proteína de desacoplamento (UCP-1)** ou **termogenina**, que é essencial para o metabolismo dos adipócitos marrons
- O metabolismo dos lipídios no tecido adiposo marrom gera calor (**termogênese**) pelo desacoplamento, nas mitocôndrias, da oxidação dos ácidos graxos da produção de ATP
- A **atividade metabólica** do tecido adiposo marrom é regulada pela **norepinefrina**, que é liberada dos nervos simpáticos e que está relacionada com a temperatura ambiente externa (o clima frio aumenta a quantidade de tecido adiposo marrom).

TECIDO ADIPOSO BEGE

- O **tecido adiposo bege** está amplamente distribuído por todo o corpo na forma de bolsões de adipócitos semelhantes aos marrons no tecido adiposo branco
- Os **adipócitos bege** apresentam características intermediárias entre as dos adipócitos brancos e marrons, contendo menos gotículas lipídicas (pauciloculares) que os adipócitos marrons
- O tecido adiposo bege secreta várias **batocinas** semelhantes às do tecido adiposo marrom
- Os adipócitos brancos podem sofrer **transdiferenciação** e se tornarem marrons em resposta às necessidades termogênicas do corpo. A transdiferenciação constitui uma importante fonte de adipócitos bege no corpo
- Exposição ao frio, atividade hormonal (norepinefrina) e atividade física induzem a transdiferenciação de tecido adiposo branco para marrom, o que aumenta o número de adipócitos bege no tecido adiposo branco
- Os adipócitos bege também expressam a **proteína de desacoplamento (UCP-1)**; entretanto, a atividade termogênica não é totalmente dependente da UCP-1.

PRANCHA 9.1 ■ Tecido adiposo

O **tecido adiposo** encontra-se amplamente distribuído por todo o corpo e em quantidades variáveis em diferentes indivíduos. Trata-se de um tecido conjuntivo especializado, constituído por células de armazenamento de **triglicerídios** chamadas de **adipócitos**. O tecido adiposo também é considerado um órgão endócrino que secreta **adipocinas** e **batocinas**, que incluem muitos fatores com funções autócrinas, parácrinas e endócrinas. O tecido adiposo tem um rico suprimento sanguíneo, que complementa suas funções metabólicas e endócrinas. Atualmente, são reconhecidos três tipos de tecido adiposo. O mais comum e abundante é conhecido como **tecido adiposo branco**. Adipócitos brancos catabolizam triglicerídios e, quando o gasto de energia ultrapassa o seu aporte, ocorre liberação de **ácidos graxos** na circulação. Além disso, o **glicerol** e os ácidos graxos liberados dos adipócitos participam no metabolismo da glicose. Adipócitos brancos consistem em células muito grandes, cujo citoplasma contém um único vacúolo grande dentro do qual está armazenada a gordura na forma de triglicerídio. Quando observado em um corte de rotina corado por H-E, o tecido adiposo branco aparece como uma estrutura semelhante a malha (ver micrografia de referência). O segundo tipo é o tecido adiposo marrom, que consiste em células menores. O citoplasma dessas células caracteriza-se por numerosas vesículas que ocupam grande parte do volume da célula; é também ricamente vascularizado. O **tecido adiposo marrom** é encontrado em recém-nascidos humanos, nos quais ajuda na manutenção da temperatura corporal. O terceiro tipo é o **tecido adiposo bege**. Os adipócitos bege representam bolsões de adipócitos semelhantes aos marrons no tecido adiposo branco. Exibem morfologia intermediária entre a dos adipócitos brancos e marrons e contêm menos vesículas preenchidas com lipídios que os adipócitos marrons. Em geral, o tecido adiposo branco armazena reservas de energia em gotículas lipídicas, enquanto a função metabólica do tecido adiposo marrom e do tecido adiposo bege consiste em oxidação de lipídios para produzir calor.

MICROGRAFIA DE REFERÊNCIA: Esta micrografia mostra o tecido adiposo branco da hipoderme da pele. Consiste em numerosos adipócitos densamente organizados em lóbulos. O tecido adiposo é circundado por tecido conjuntivo denso não modelado (*TCDNM*). A perda da gordura do interior da célula durante a preparação rotineira da lâmina corada por H-E confere ao tecido adiposo uma aparência semelhante a malha. Observe os pequenos vasos sanguíneos (*VS*) localizados na periferia do tecido que formam uma rica rede capilar dentro do tecido adiposo. Observa-se também a existência de vários ductos de glândulas sudoríparas (*DGS*) no tecido conjuntivo denso.

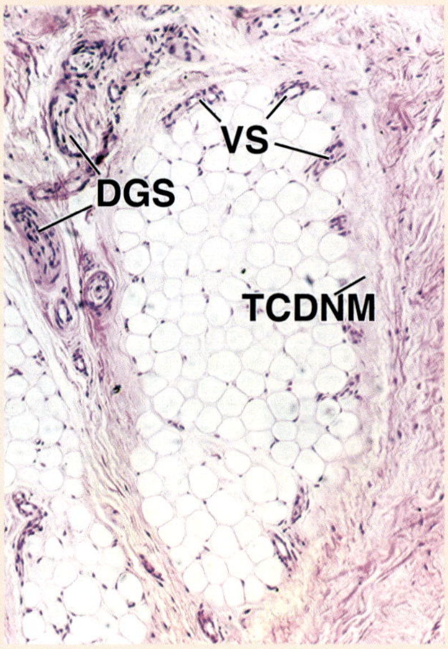

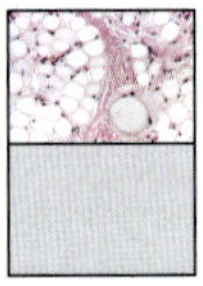

Tecido adiposo branco, ser humano, H-E, 363×; detalhe, 700×.

Trata-se de uma micrografia em maior aumento do **tecido adiposo branco** da amostra apresentada na micrografia de referência que revela partes de vários lóbulos de adipócitos. Os lóbulos são delimitados das estruturas circundantes por tecido conjuntivo denso não modelado (*TCDNM*). Em amostras bem preservadas, os **adipócitos** (*A*) têm um perfil esférico, no qual exibem uma borda muito fina de citoplasma que circunda um único volumoso vacúolo preenchido por gordura. Como a gordura é perdida durante a preparação do tecido, pode-se observar apenas a borda do citoplasma e um espaço quase claro. Entre as células, existe um estroma delicado de tecido conjuntivo, extremamente fino, que mantém os adipócitos juntos. No interior desse estroma, há pequenos vasos sanguíneos (*VS*), principalmente capilares e vênulas. A maioria dos núcleos observados no tecido adiposo pertence a fibroblastos, adipócitos ou células de pequenos vasos sanguíneos. No entanto, nem sempre é possível distinguir os núcleos dos fibroblastos daqueles dos adipócitos. O *detalhe* mostra um adipócito cujo núcleo (*N*) é relativamente fácil de identificar. O núcleo está localizado na periferia do citoplasma (*Ct*), conferindo ao adipócito a clássica aparência de "anel de sinete". Um segundo núcleo (*N'*), parcialmente fora do plano de corte, parece residir entre as bordas citoplasmáticas de duas células adjacentes. Trata-se, provavelmente, do núcleo de um fibroblasto. Em virtude do tamanho relativamente grande do adipócito, é muito raro que o núcleo da célula seja incluído no plano de corte desta. Outras células localizadas no delicado estroma de tecido conjuntivo são mastócitos (*MC*).

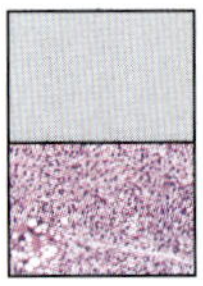

Tecido adiposo marrom, ser humano, H-E, 450×; detalhe, 1.100×.

O **tecido adiposo marrom** apresentado aqui é constituído por pequenos adipócitos densamente distribuídos, deixando entre si espaços intercelulares mínimos. Em virtude desse arranjo compacto, torna-se difícil, com esse pequeno aumento, definir com clareza os limites entre as células. O circunscrito de *linha pontilhada* na parte superior da fotomicrografia mostra uma célula cujos limites poderiam ser bem identificados em maior aumento. Cada célula dispõe de numerosos vacúolos pequenos contendo gordura, que são circundados por citoplasma. O núcleo (*N*) dessa célula é evidente. Conforme já informado, o tecido adiposo marrom é altamente vascularizado. Nesta amostra, numerosos vasos sanguíneos (*VS*) podem ser vistos facilmente pela existência de eritrócitos no seu lúmen. No entanto, dentro dos lóbulos, é mais difícil fazer a distinção entre os núcleos dos fibroblastos e o dos adipócitos. Mesmo com aumento maior (*detalhe*), é difícil determinar quais núcleos pertencem a quais células. No *detalhe*, é possível identificar um capilar (*C*) pela existência de eritrócitos no seu interior. Quando os lóbulos estão ligeiramente separados um do outro (*setas*), podem ser reconhecidos pequenos núcleos alongados de fibroblastos nos septos de tecido conjuntivo.

A, Adipócitos
C, Capilar
Ct, Citoplasma
DGS, Ductos de glândulas sudoríparas
MC, Mastócitos
N, Núcleo do adipócito
N', Núcleo do fibroblasto
TCDNM, Tecido conjuntivo denso não modelado
VS, Vasos sanguíneos
Setas, Septos de tecido conjuntivo

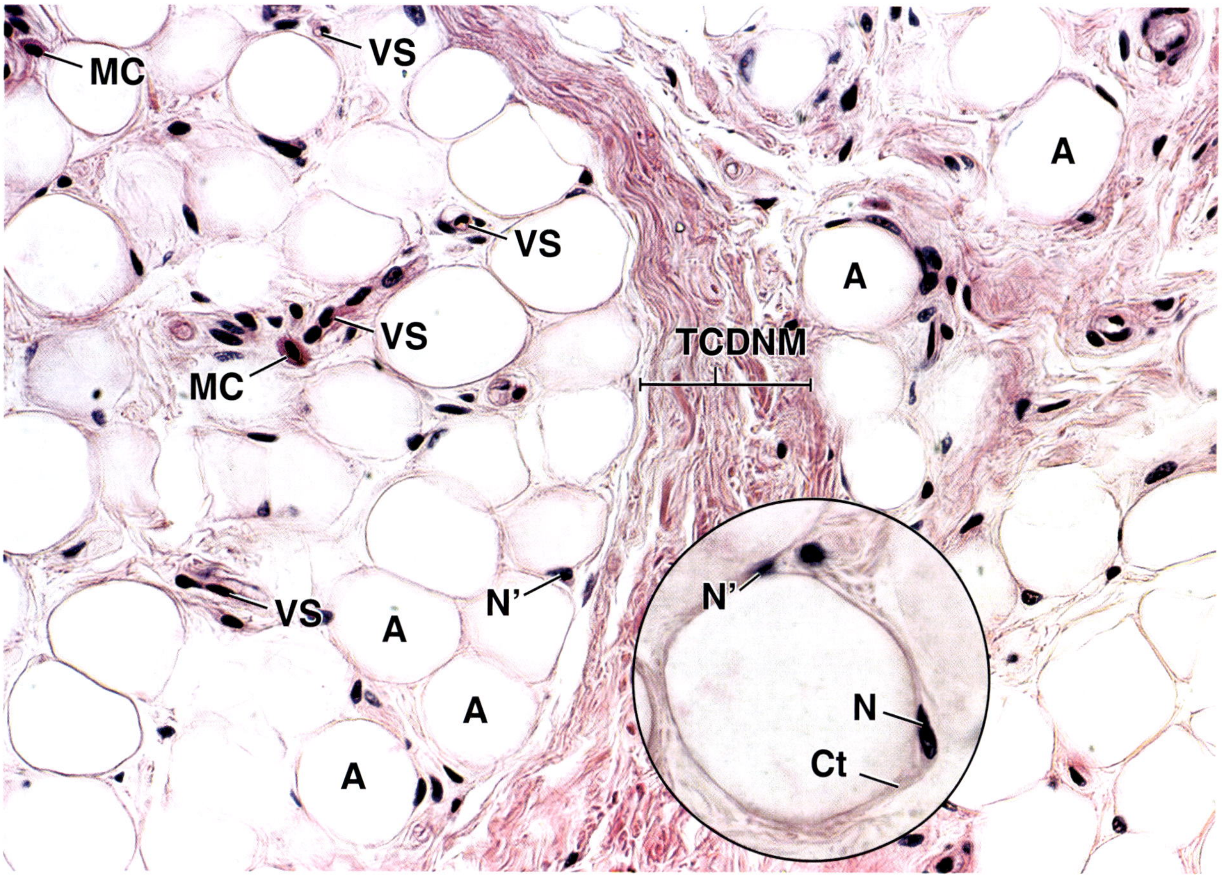
MC
VS
VS
VS
MC
TCDNM
A
A
VS
A
N'
A
A
N'
N
Ct

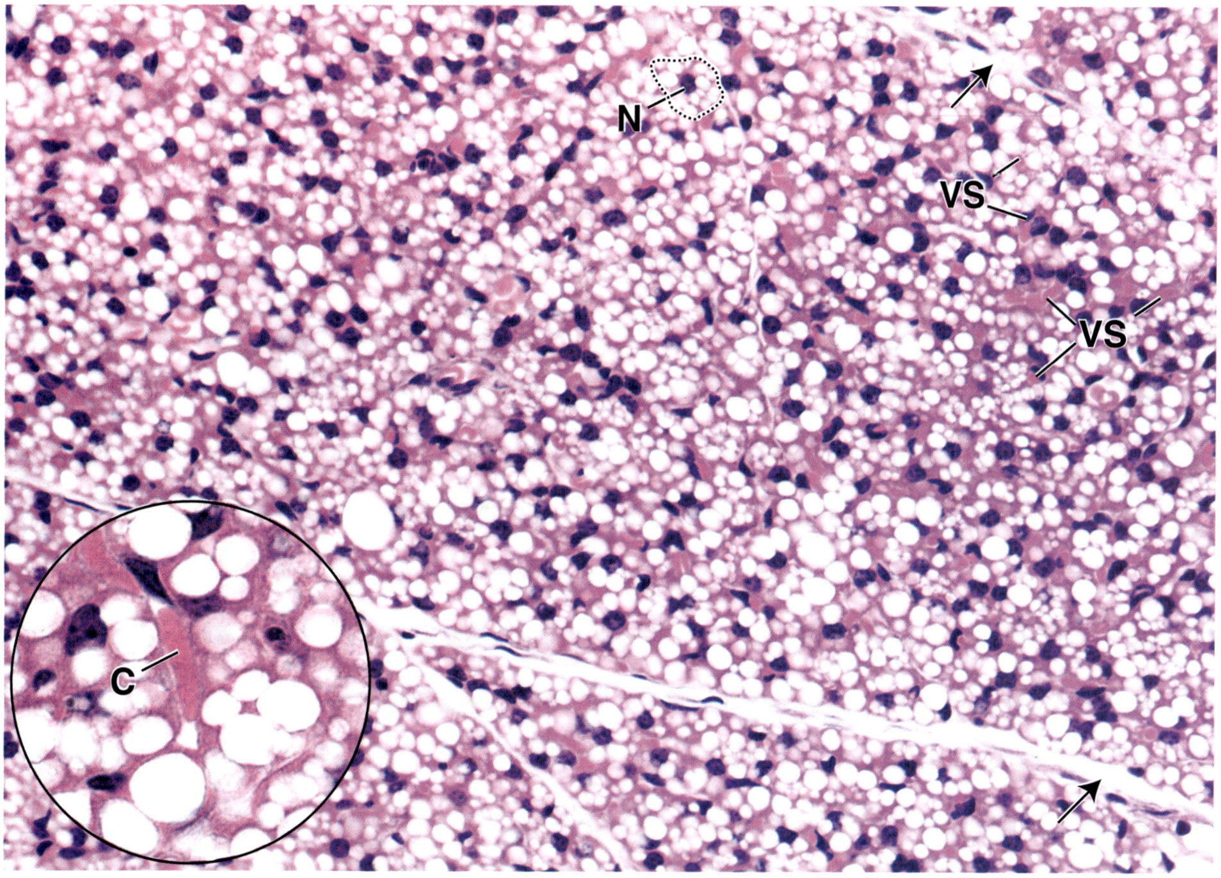
N
VS
VS
C

10 Sangue

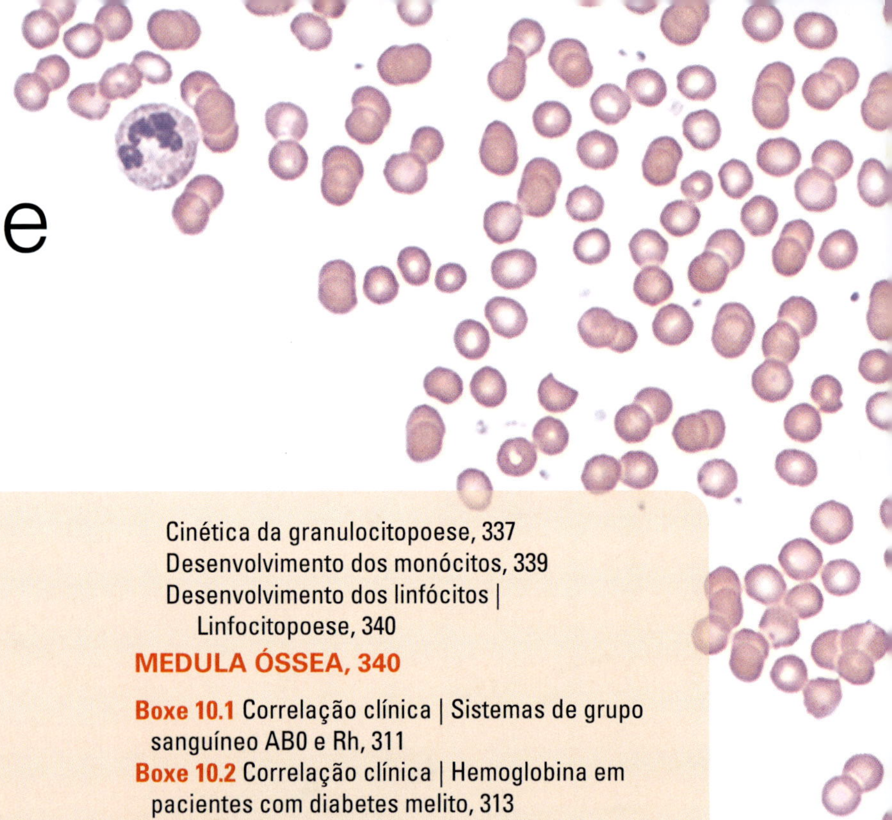

VISÃO GERAL DO SANGUE

O sangue é um tecido conjuntivo líquido que circula pelo sistema cardiovascular.

Como outros tecidos conjuntivos, o sangue consiste em células e em um componente extracelular. O volume total de sangue em um adulto médio é de aproximadamente 6 ℓ ou 7 a 8% do peso corporal total. A contração rítmica do coração bombeia o sangue pelo sistema cardiovascular (ou sistema circulatório, segundo a Terminologia Anatômica) até os tecidos do corpo. As numerosas funções do sangue incluem as seguintes:

- Aporte de nutrientes e de oxigênio direta ou indiretamente às células
- Transporte de escórias metabólicas e dióxido de carbono para fora das células
- Aporte de hormônios e outras substâncias reguladoras para as células e os tecidos
- Manutenção da homeostasia, atuando como tampão e participando na coagulação e na termorregulação
- Transporte de agentes humorais e células do sistema imune que protegem o organismo dos agentes patogênicos, de proteínas estranhas e de células transformadas (p. ex., células cancerosas).

O sangue consiste em células e seus derivados e em um líquido rico em proteínas, denominado plasma.

As células sanguíneas e seus derivados incluem os seguintes:

- Eritrócitos, também denominados hemácias
- Leucócitos
- Plaquetas, também denominadas trombócitos.

O plasma é o material extracelular líquido que confere propriedades líquidas ao sangue. O volume relativo de células e de plasma no sangue total é de aproximadamente 45 e 55%, respectivamente. O volume de eritrócitos concentrados em uma amostra de sangue é denominado hematócrito (Ht). O Ht é medido centrifugando-se uma amostra de sangue à qual foram adicionados anticoagulantes e, em seguida, calculando-se a porcentagem do volume do tubo de centrifugação ocupado pelas hemácias, em comparação com a do sangue total (Figura 10.1). O **Ht normal** varia entre 39 e 50% nos homens e entre 35 e 45% nas mulheres. Por conseguinte, 39 a 50% e 35 a 45% do volume sanguíneo nos homens e nas mulheres, respectivamente, consistem em eritrócitos. Valores baixos de Ht frequentemente refletem número reduzido de eritrócitos circulantes (condição denominada **anemia**), podendo indicar perda sanguínea significativa causada por hemorragia interna ou externa.

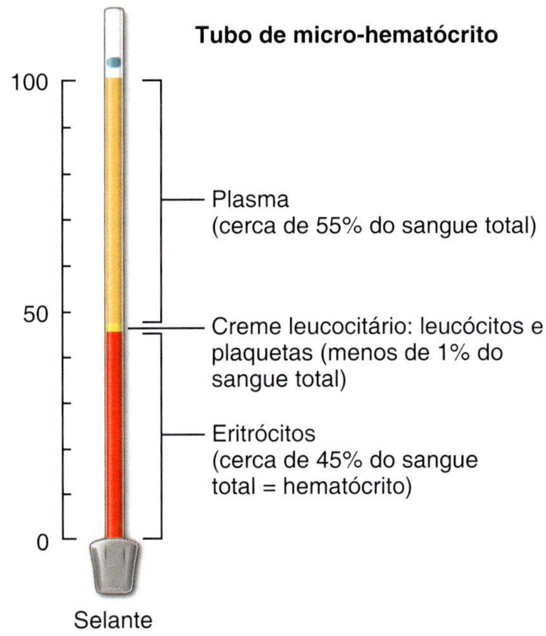

Figura 10.1 Composição do sangue. A composição sanguínea é obtida após a centrifugação de um pequeno volume de sangue em um tubo de dimensões padronizadas, denominado tubo de micro-hematócrito. O volume de eritrócitos ocupa cerca de 45% do sangue total (tal fração é denominada *hematócrito*). A camada fina entre os eritrócitos e o plasma contém leucócitos e plaquetas; com frequência, é designada como *creme leucocitário*. O volume remanescente (em torno de 55%) consiste em um líquido opaco, *amarelo-pálido*, que representa o plasma sanguíneo, rico em proteínas.

Os leucócitos e as plaquetas constituem 1% do volume sanguíneo. Em uma amostra de sangue centrifugada, a fração celular (*i. e.*, a parte da amostra que contém as células) consiste principalmente em eritrócitos concentrados (em torno de 99%). Os leucócitos e as plaquetas estão contidos em uma estreita camada de coloração clara entre os eritrócitos e o plasma, denominada creme leucocitário (ver Figura 10.1). Como indica o Quadro 10.1, há quase 1.000 vezes mais eritrócitos (cerca de $5 \times 10^{12}/\ell$ de sangue) do que leucócitos (cerca de $7 \times 10^{9}/\ell$ de sangue).

Quadro 10.1 Elementos figurados do sangue.

Elementos figurados	Células/ℓ em adultos		
	Homens	**Mulheres**	**%**
Eritrócitos	4,3 a 5,7 × 10^{12}	3,9 a 5,0 × 10^{12}	
Leucócitos	3,5 a 10,5 × 10^{9}	3,5 a 10,5 × 10^{9}	100
Agranulócitos			
Linfócitos	0,9 a 2,9 × 10^{9}	0,9 a 2,9 × 10^{9}	25,7 a 27,6[a]
Monócitos	0,3 a 0,9 × 10^{9}	0,3 a 0,9 × 10^{9}	8,6[a]
Granulócitos			
Neutrófilos	1,7 a 7,0 × 10^{9}	1,7 a 7,0 × 10^{9}	48,6 a 66,7[a]
Eosinófilos	0,05 a 0,5 × 10^{9}	0,05 a 0,5 × 10^{9}	1,4 a 4,8[a]
Basófilos	0 a 0,3 × 10^{9}	0 a 0,3 × 10^{9}	0 a 0,3[a]
Plaquetas (trombócitos)	150 a 450 × 10^{9}	150 a 450 × 10^{9}	

[a]Porcentagem de leucócitos.

■ PLASMA

Embora as células sanguíneas sejam muito importantes em histologia, um breve exame do plasma também é útil. A composição do plasma encontra-se resumida no Quadro 10.2. Mais de 90% do peso do plasma consiste em água, que serve de solvente para vários solutos, incluindo proteínas, gases dissolvidos, eletrólitos, nutrientes, substâncias reguladoras e escórias metabólicas. Os solutos no plasma ajudam a manter a homeostasia, um estado de equilíbrio dinâmico que proporciona pH e osmolaridade ótimos para o metabolismo celular.

As proteínas plasmáticas consistem principalmente em albumina, globulinas e fibrinogênio.

A albumina é o principal constituinte proteico de plasma, representando aproximadamente metade das proteínas plasmáticas totais – trata-se da menor proteína plasmática (cerca de 70 kDa). Produzida no fígado, a albumina é responsável por exercer o gradiente de concentração entre o sangue e o líquido extracelular tecidual. Essa pressão osmótica importante sobre a parede do vaso sanguíneo, denominada pressão coloidosmótica, mantém a proporção correta entre sangue e volume de líquido tecidual. Se uma quantidade significativa de albumina extravasar dos vasos sanguíneos para o tecido conjuntivo frouxo ou for perdida do sangue para a urina nos rins, a pressão coloidosmótica do sangue diminui e ocorre acúmulo de líquido nos tecidos. Tal aumento no líquido tecidual é mais facilmente observado pelo edema maleolar no fim do dia. A albumina também atua como proteína carreadora; liga-se a hormônios (tiroxina), metabólitos (bilirrubina) e fármacos (barbitúricos) e os transporta.

As globulinas incluem as imunoglobulinas (gamaglobulinas), o maior componente da fração de globulina, e as globulinas não imunes (α-globulina e β-globulina). As imunoglobulinas são anticorpos, uma classe de moléculas funcionais do sistema imune secretadas pelos plasmócitos (os anticorpos são discutidos no Capítulo 14, *Sistema Imune e Órgãos e Tecidos Linfáticos*).

As globulinas não imunes são secretadas pelo fígado. Ajudam a manter a pressão osmótica dentro do sistema circulatório e também atuam como proteínas carreadoras para várias substâncias, tais como cobre (pela ceruloplasmina), ferro (pela transferrina) e a proteína hemoglobina (pela haptoglobina). As globulinas não imunes também incluem lipoproteínas, fatores de coagulação e outras moléculas que são trocadas entre o sangue e o tecido conjuntivo extravascular.

O fibrinogênio, a maior proteína plasmática (340 kDa), é produzido no fígado. Em uma série de reações em cascata com

Quadro 10.2 Composição do plasma sanguíneo.

Componente	%
Água	91 a 92
Proteína (albumina, globulinas, fibrinogênio)	7 a 8
Outros solutos:	1 a 2
Eletrólitos (Na^+, K^+, Ca^{2+}, Mg^{2+}, Cl^-, HCO^{3-}, PO_4^{3-}, SO_4^{2-})	
Substâncias nitrogenadas não proteicas (ureia, ácido úrico, creatina, creatinina, sais de amônio)	
Nutrientes (glicose, lipídios, aminoácidos)	
Gases sanguíneos (oxigênio, dióxido de carbono, nitrogênio)	
Substâncias reguladoras (hormônios, enzimas)	

outros fatores de coagulação, o fibrinogênio solúvel é transformado na proteína insolúvel, a fibrina (323 kDa). Durante a conversão do fibrinogênio em fibrina, as cadeias de fibrinogênio são clivadas em monômeros de fibrina, que rapidamente polimerizam e formam fibras longas. Por meio da formação de ligações cruzadas, essas fibras criam uma rede impermeável no local de lesão dos vasos sanguíneos, impedindo, assim, maior perda sanguínea.

Com exceção dessas grandes proteínas plasmáticas e substâncias reguladoras, que consistem em proteínas ou polipeptídios, os constituintes plasmáticos são, em sua maioria, pequenos o suficiente para atravessar a parede dos vasos sanguíneos e entrar nos espaços extracelulares do tecido conjuntivo adjacente.

Em geral, as proteínas plasmáticas reagem com os fixadores comuns; são frequentemente retidas dentro dos vasos sanguíneos nos cortes teciduais. As proteínas plasmáticas não têm estrutura macromolecular; em consequência, quando retidas nos vasos sanguíneos nos blocos de inclusão dos tecidos, elas aparecem como uma substância homogênea realçada uniformemente pela eosina nos cortes corados por hematoxilina e eosina (H-E).

O soro é equivalente ao plasma sanguíneo, exceto que os fatores de coagulação foram removidos.

Para fins laboratoriais, as amostras de sangue frequentemente são coletadas de uma veia (um procedimento denominado **venipuntura**). Quando o sangue é removido da circulação, ele coagula imediatamente. O coágulo sanguíneo consiste principalmente em eritrócitos presos em uma rede de finas fibras compostas de fibrina. Para impedir a coagulação de uma amostra de sangue, acrescenta-se um anticoagulante, como citrato ou heparina, à amostra de sangue tão logo seja obtida. O citrato liga-se aos íons cálcio, essenciais para iniciar a cascata das reações de coagulação; a heparina desativa os fatores de coagulação existentes no plasma. O plasma sem fatores de coagulação é denominado soro. Para muitos exames bioquímicos laboratoriais, tanto o plasma quanto o soro sanguíneo podem ser igualmente usados. O soro, no entanto, é o material de escolha para vários exames específicos, visto que os anticoagulantes contidos no plasma podem interferir nos resultados. Contudo, os testes que avaliam a capacidade de coagulação sanguínea exigem a preservação de todos os fatores de coagulação; por conseguinte, o soro é inapropriado para esses exames.

O líquido intersticial dos tecidos conjuntivos deriva do plasma sanguíneo.

O líquido que circunda as células teciduais, denominado líquido intersticial, tem uma composição eletrolítica semelhante à do plasma sanguíneo, do qual se origina. No entanto, a composição do líquido intersticial nos tecidos não conjuntivos está sujeita a significativas modificações decorrentes das atividades de absorção e secreção dos epitélios. Os epitélios podem criar microambientes especiais que sejam propícios à sua função. Um exemplo é a existência de uma barreira hematencefálica entre o sangue e o tecido nervoso. Existem também barreiras entre o sangue e o parênquima de órgãos como testículo, timo, olho e outros compartimentos epiteliais. Os líquidos, as barreiras e suas funções são discutidos em capítulos subsequentes que descrevem esses órgãos específicos.

O exame das células sanguíneas exige preparo e coloração especiais.

O método de preparo que mais bem demonstra os tipos celulares do sangue periférico é o esfregaço sanguíneo. Tal método difere das preparações histológicas habituais porque a amostra não é incluída em parafina nem seccionada. Em vez disso, uma gota de sangue é colocada diretamente sobre uma lâmina de vidro e espalhada em uma camada fina pela sua superfície. Isso é obtido espalhando-se a gota de sangue com a borda de uma lâmina histológica ao longo de outra lâmina, com o objetivo de produzir uma monocamada de células (Figura 10.2A). A seguir, a preparação é secada ao ar e corada. Outra diferença no preparo de um esfregaço sanguíneo é que, em vez de H-E, são usadas misturas especiais de corantes para realçar as células sanguíneas. A preparação resultante, coberta ou não com lamínula, pode ser examinada ao microscópio, utilizando-se objetivas de imersão em óleo de grande aumento (Figura 10.2B e Prancha 10.1).

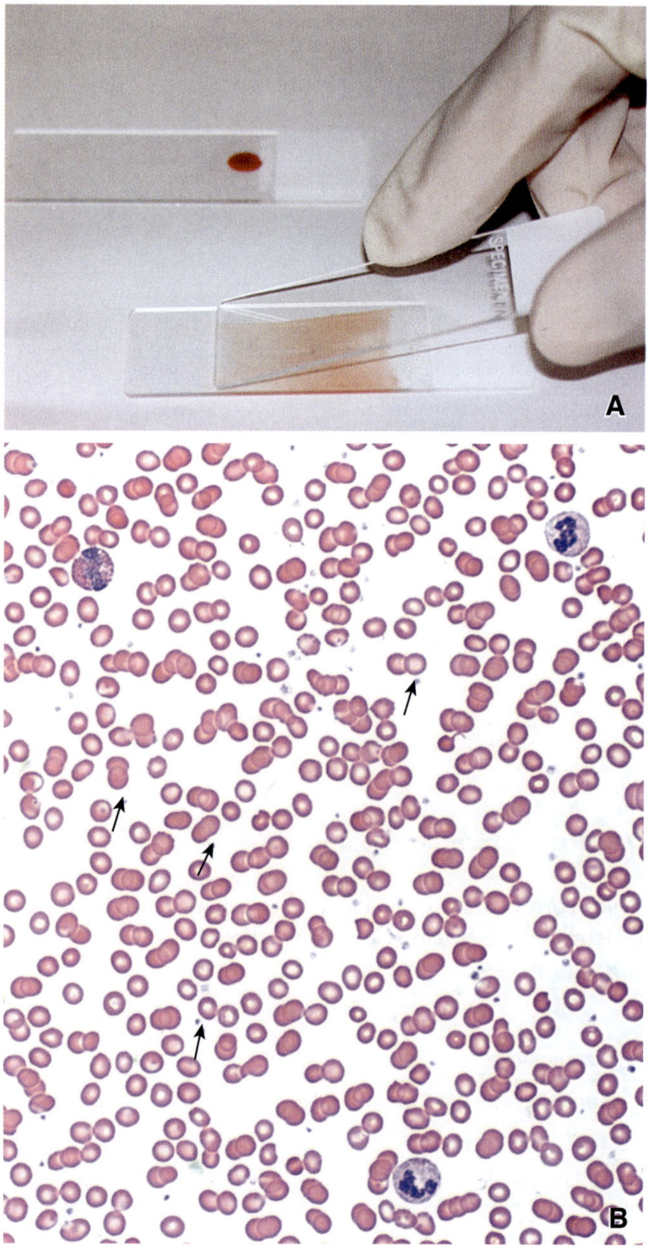

Figura 10.2 Esfregaço sanguíneo: técnica de preparo e visão geral do procedimento. A. Fotografia mostrando o método de preparar um esfregaço sanguíneo. Uma gota de sangue é colocada diretamente sobre uma lâmina de vidro e espalhada em sua superfície com a borda de outra lâmina. **B.** Fotomicrografia de esfregaço do sangue periférico corado pelo método de Wright, mostrando as células uniformemente distribuídas. As células consistem, em sua maioria, em eritrócitos. Há três leucócitos. As plaquetas estão indicadas por *setas*. 350×.

A coloração do tipo Romanowsky modificada, comumente utilizada para esfregaços sanguíneos, consiste em uma mistura de azul de metileno (um corante básico), azures relacionados (também corantes básicos) e eosina (um corante ácido). Com base na sua aparência após a coloração, os leucócitos são tradicionalmente divididos em granulócitos (neutrófilos, eosinófilos e basófilos) e agranulócitos (linfócitos e monócitos). Embora ambos os tipos de células possam conter grânulos, granulócitos exibem grânulos mais evidentes e especificamente corados em seu citoplasma. Em geral, os corantes básicos coram os núcleos, os grânulos dos basófilos e RNA no citoplasma, enquanto o corante ácido cora os eritrócitos e os grânulos dos eosinófilos. Originalmente, os cientistas acreditavam que os grânulos finos dos neutrófilos fossem realçados por um "corante neutro" que se formava quando o azul de metileno e seus azures relacionados eram combinados com eosina. O mecanismo pelo qual os grânulos específicos dos neutrófilos são corados ainda não está claramente elucidado. Alguns dos corantes básicos (os azures) são metacromáticos e podem conferir uma coloração de violeta a avermelhada ao material que coram.

■ ERITRÓCITOS

Os eritrócitos são discos bicôncavos anucleados.

Os eritrócitos ou hemácias são células anucleadas desprovidas de organelas típicas, que só atuam na corrente sanguínea, onde se ligam ao oxigênio e suprem tecidos e, em troca, ligam-se ao dióxido de carbono para sua remoção dos tecidos. O eritrócito tem formato de um disco bicôncavo com diâmetro de 7,8 μm, borda com espessura de 2,6 μm e espessura central de 0,8 μm (Figura 10.3). Esse formato maximiza a área de superfície celular (cerca de 140 μm^2), um importante atributo na troca gasosa.

O tempo de vida dos eritrócitos é de aproximadamente 120 dias. No indivíduo saudável, cerca de 1% dos eritrócitos é removido a cada dia da circulação, em virtude do processo de senescência (envelhecimento); contudo, a medula óssea produz continuamente novos eritrócitos para repor os perdidos. Os eritrócitos senescentes (cerca de 90%) são, em sua maioria, fagocitados por macrófagos no baço, na medula óssea e no fígado. Os eritrócitos senescentes remanescentes (cerca de 10%) são degradados no meio intravascular, liberando quantidades insignificantes de hemoglobina no sangue.

Nos cortes corados por H-E, os eritrócitos costumam ter diâmetro de 7 a 8 μm. Como suas dimensões são relativamente constantes no tecido fixado, os eritrócitos podem ser utilizados para estimar a dimensão das outras células e estruturas em cortes histológicos; por esse motivo, os eritrócitos são designados como "régua histológica".

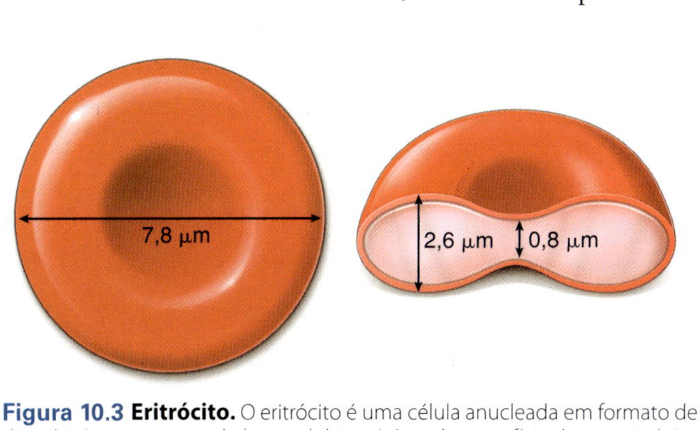

Figura 10.3 Eritrócito. O eritrócito é uma célula anucleada em formato de disco bicôncavo contendo hemoglobina. A área de superfície de um eritrócito é de cerca de 140 μm^2, e o seu volume corpuscular médio (VCM) varia de 80 a 99 fℓ (1 fℓ = 10^{-15} ℓ).

Tendo em vista que tanto os eritrócitos vivos quanto os preservados quimicamente são vistos habitualmente como discos bicôncavos, podem dar a impressão de que o seu formato é rígido e não elástico (Figura 10.4). Na verdade, os eritrócitos são extremamente deformáveis. Atravessam facilmente os capilares mais estreitos, dobrando-se sobre si mesmos; coram-se uniformemente pela eosina. Em cortes ultrafinos examinados à microscopia eletrônica de transmissão (MET), o conteúdo de um eritrócito é visto como material denso e finamente granular.

O formato do eritrócito é mantido por um citoesqueleto especializado, que proporciona a estabilidade mecânica e a flexibilidade necessárias para suportar as forças às quais é submetido durante a circulação.

À medida que os eritrócitos circulantes passam ao longo de uma pequena rede de capilares, ficam expostos a alto grau de força de cisalhamento, que provoca deformações rápidas e reversíveis da célula. Para enfrentar esse estresse, a membrana celular dos eritrócitos tem uma estrutura citoesquelética singular. Além de uma bicamada lipídica típica, contém dois grupos funcionalmente importantes de proteínas:

- As proteínas integrais da membrana representam a maioria das proteínas na bicamada lipídica. Consistem em duas grandes famílias: as glicoforinas e as proteínas da banda 3. Os domínios extracelulares dessas proteínas integrais da membrana são glicosilados e expressam antígenos específicos do grupo sanguíneo. A glicoforina C, um membro da família da glicoforina de proteínas transmembrana, auxilia na fixação da rede proteica do citoesqueleto à membrana celular. A proteína da banda 3 é a proteína transmembrana mais abundante na membrana celular dos eritrócitos; liga-se à hemoglobina e atua como local de fixação para proteínas do citoesqueleto (Figura 10.5)
- As proteínas periféricas da membrana estão localizadas na superfície interna da membrana celular. Estão organizadas em uma rede hexagonal bidimensional laminar, paralela à camada interna da membrana. Tal rede proteica é composta principalmente de proteínas do citoesqueleto, incluindo α-espectrina e β-espectrina, as quais se agregam e formam um heterodímero antiparalelo mantido por múltiplas ligações laterais. Em seguida, os dímeros associam-se em uma formação de cabeça com cabeça, criando tetrâmeros longos e flexíveis. Os filamentos de espectrina são fixados à bicamada lipídica por dois grandes complexos proteicos. O primeiro é o complexo proteico da banda 4,1, que contém banda 1, actina, tropomiosina, tropomodulina, aducina e dematina (ver Figura 10.5); interage com a glicoforina C e outras proteínas transmembrana. O segundo é o complexo proteico da anquirina, que contém anquirina e proteína da banda 4,2; interage com a banda 3 e com outras proteínas integrais da membrana (ver Figura 10.5).

Esse arranjo citoesquelético singular contribui para o formato do eritrócito e confere propriedades elásticas e estabilidade à membrana. O citoesqueleto não é estático. Por exemplo, as ligações moleculares ao longo das moléculas de espectrina podem se dissociar e reassociar à medida que o eritrócito sofre deformação em resposta a vários fatores físicos e estímulos químicos. Por conseguinte, as interações flexíveis

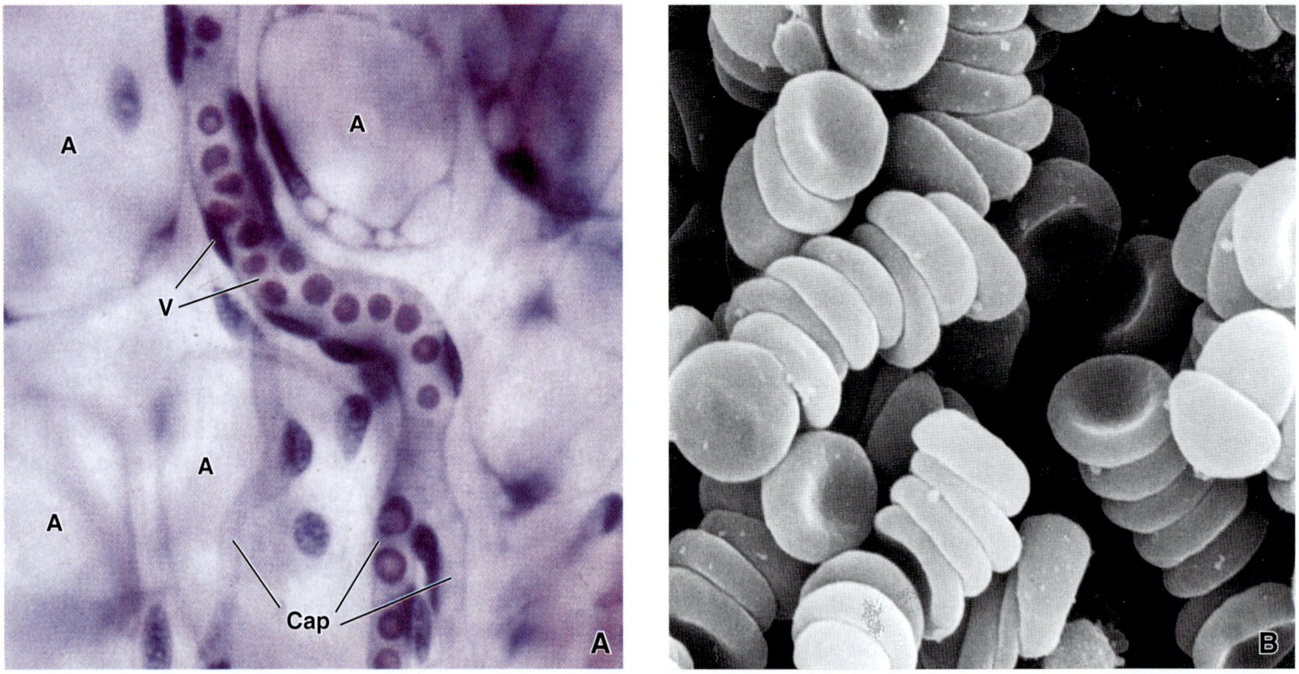

Figura 10.4 Morfologia do eritrócito. A. Fotomicrografia de três capilares (*Cap*) que se unem para formar uma vênula (*V*), conforme observado no tecido adiposo em um preparado total do mesentério. Os eritrócitos aparecem em fila única em um dos capilares (os outros dois estão vazios). A área central clara de alguns dos eritrócitos resulta de seu formato bicôncavo. Os eritrócitos são extremamente plásticos e podem dobrar-se sobre si mesmos quando passam por capilares muito estreitos. As grandes estruturas esféricas são adipócitos (*A*). 470×. **B.** Eletromicrografia de varredura de eritrócitos coletados em tubo de amostra de sangue. Observe o formato bicôncavo das células. As pilhas de eritrócitos nessas preparações são frequentes e designadas como *rouleau*. Essas formações *in vivo* indicam um nível plasmático aumentado de imunoglobulinas. 2.800×.

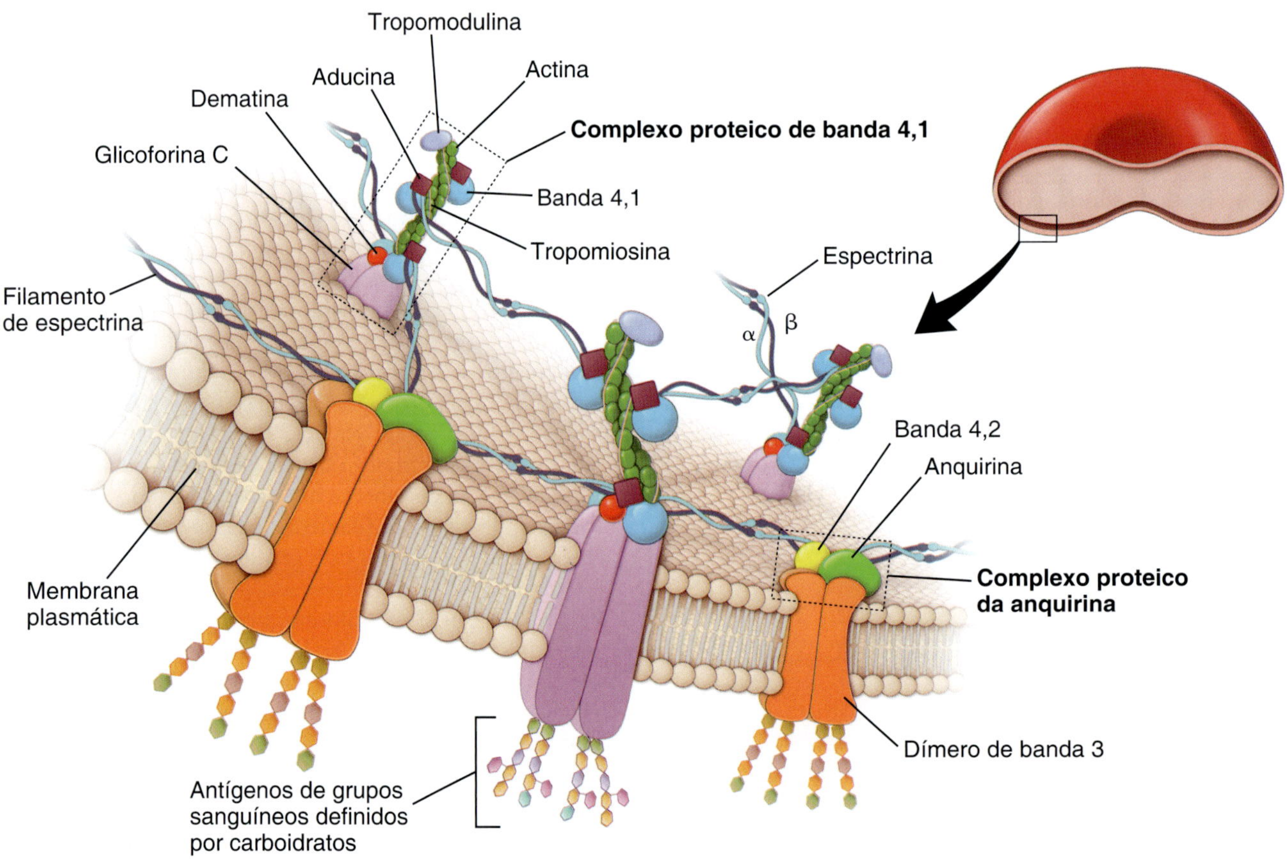

Figura 10.5 Organização da membrana do eritrócito. Este diagrama mostra o arranjo das proteínas periféricas e integrais da membrana. A proteína integral de membrana, a glicoforina C, associa-se ao complexo proteico de banda 4,1 na membrana periférica. De modo semelhante, a proteína integral de membrana da banda 3 liga-se ao complexo proteico da anquirina. Esses complexos periféricos interagem com a espectrina para formar uma rede citoesquelética hexagonal imediatamente adjacente à superfície citoplasmática da membrana plasmática. A rede de espectrina com o complexo de proteínas periféricas de membrana está ancorada na membrana plasmática por proteínas da banda 3 e glicoforina C. Tais proteínas são glicosiladas na sua porção extracelular e dão suporte para a maioria dos antígenos de grupo sanguíneo definidos por carboidratos.

dentro dos dímeros de espectrina, anquirina e complexos da banda 4,1 constituem reguladores essenciais da elasticidade e estabilidade mecânica da membrana. Qualquer alteração na expressão dos genes que codificam essas proteínas do citoesqueleto pode resultar em eritrócitos frágeis e com formato anormal. Por exemplo, a **esferocitose hereditária** é um distúrbio genético autossômico dominante que compromete as proteínas do complexo anquirina (banda 3, banda 4,2, espectrina e outras proteínas integrais da membrana eritrocitária) que atuam na ancoragem da membrana plasmática ao citoplasma. Defeitos nessas proteínas de ancoragem provocam descolamento da membrana plasmática eritrocitária do citoplasma e resultam em eritrócitos esféricos. Outra anormalidade da membrana eritrocitária, a **eliptocitose hereditária**, é causada por uma de várias mutações autossômicas dominantes que afetam as moléculas de espectrina. Nessa mutação, as ligações laterais entre moléculas de espectrina e as junções de espectrina-anquirina-proteína da banda 4,1 estão defeituosas. A membrana plasmática nas células afetadas não consegue se recuperar de deformações e alonga-se progressivamente, resultando na formação de eritrócitos elípticos. Em ambas as condições, os eritrócitos não conseguem se adaptar a mudanças no ambiente (p. ex., pressão osmótica e deformações mecânicas), resultando em sua destruição prematura ou **hemólise**.

Os eritrócitos contêm hemoglobina, uma proteína especializada no transporte de oxigênio e de dióxido de carbono.

Os eritrócitos transportam oxigênio e dióxido de carbono ligados à proteína hemoglobina (68 kDa). A hemoglobina se liga a moléculas de oxigênio no pulmão (o que requer alta afinidade pelo oxigênio) e, após transportá-las pelo sistema circulatório, libera esse oxigênio nos tecidos (o que exige baixa afinidade pelo oxigênio). O monômero de hemoglobina assemelha-se na sua composição e estrutura à mioglobina, a proteína ligante do oxigênio encontrada no músculo estriado. O formato discoide do eritrócito facilita a troca gasosa, visto que maior número de moléculas de hemoglobina se encaixa melhor na membrana plasmática do que o faria em uma célula esférica. Por conseguinte, os gases têm de percorrer menor distância para se difundir dentro da célula e alcançar um local de ligação na hemoglobina. Há alta concentração de hemoglobina nos eritrócitos, responsável pela sua coloração uniforme com a eosina e pela granulação citoplasmática observada à MET.

Boxe 10.1

Correlação clínica | Sistemas de grupo sanguíneo AB0 e Rh

Sistema de grupo sanguíneo AB0

Um importante fator na transfusão de sangue é o **sistema de grupo sanguíneo AB0**, que essencialmente envolve três antígenos, denominados *A*, *B* e *0* (Quadro B.10.1.1). Esses antígenos consistem em glicoproteínas e glicolipídios e diferem apenas ligeiramente quanto à sua composição. São encontrados na superfície dos eritrócitos e estão ligados aos domínios extracelulares de proteínas integrais da membrana, denominadas **glicoforinas** e **proteínas de banda 3**. A existência de antígenos A, B ou 0 determina os **grupos sanguíneos** principais: **A**, **B**, **AB** e **0**. Todos os seres humanos apresentam enzimas que catalisam a síntese do antígeno 0. O tipo específico do sangue se baseia na existência ou não dos antígenos do grupo AB. Os indivíduos do tipo sanguíneo A contêm uma enzima adicional (***N*-acetilgalactosamina transferase** ou ***N*-acetilglicosamina transferase**), que acrescenta a *N*-acetilgalactosamina ao antígeno 0. Os indivíduos do tipo sanguíneo B contêm uma enzima (**galactose transferase** ou B-glicosiltransferase), que adiciona galactose ao antígeno 0 (Figura B.10.1.1). Os indivíduos de tipo sanguíneo AB expressam ambas as enzimas, enquanto os indivíduos que não têm essas enzimas têm tipo sanguíneo 0. Nos seres humanos, os **genes AB0** consistem em pelo menos sete éxons, que estão localizados no cromossomo 9. O alelo 0 é recessivo, enquanto os alelos A e B são codominantes.

As diferenças nas moléculas de carboidrato desses antígenos são detectadas por anticorpos específicos dirigidos contra os antígenos A ou B. Os indivíduos com tipo sanguíneo A contêm anticorpos anti-B séricos, que são dirigidos contra o antígeno B. Os indivíduos com tipo sanguíneo B têm anticorpos anti-A séricos, que são dirigidos contra o antígeno A. Os indivíduos com tipo sanguíneo AB não apresentam anticorpos dirigidos contra os antígenos A ou B; por esse motivo, são **receptores universais** de qualquer tipo sanguíneo. Os indivíduos de tipo sanguíneo 0 apresentam ambos os anticorpos, anti-A e anti-B, no soro e nenhum antígeno A ou B nos eritrócitos. Por conseguinte, esses indivíduos são **doadores universais de sangue**.

Se um indivíduo receber uma transfusão de sangue de tipo incompatível, os anticorpos do receptor irão atacar os eritrócitos do doador, causando uma **reação transfusional hemolítica**, com destruição dos eritrócitos transfundidos. Para evitar essa complicação potencialmente fatal, o sangue para transfusão sempre tem de ser submetido à prova cruzada com o sangue do receptor. Nesse procedimento, o soro do receptor é testado contra os eritrócitos do doador.

Quadro B.10.1.1 Sistema de grupo sanguíneo AB0.

Tipo sanguíneo	Antígeno de superfície eritrocitário	Anticorpo sérico	Pode doar sangue para	Pode receber sangue de
A	Antígeno A	Anti-B	A e AB	A e 0
B	Antígeno B	Anti-A	B e AB	B e 0
AB	Antígenos A e B	Nenhum anticorpo	Apenas AB	A, B, AB e 0 (receptor universal de sangue)
0	Antígeno 0 (nenhum antígeno A ou B)	Anti-A e anti-B	A, B, AB e 0 (doador universal de sangue)	Apenas 0

(*continua*)

Boxe 10.1

Correlação clínica | Sistemas de grupo sanguíneo AB0 e Rh (*continuação*)

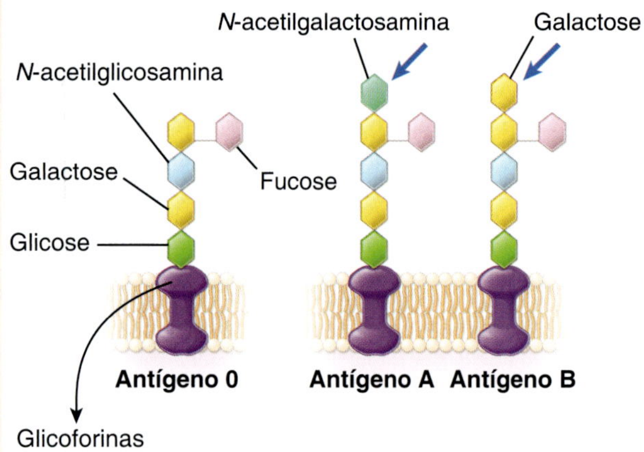

Figura B.10.1.1 Antígenos do grupo sanguíneo AB0. Os antígenos AB0 não são produtos gênicos primários, mas são, sim, produtos de reações enzimáticas (glicosilações). Este desenho esquemático mostra as diferenças entre os três principais antígenos responsáveis pelo sistema de grupo sanguíneo AB0. A estrutura imunodominante do antígeno 0 é mostrada quando ele se liga a um domínio extracelular de glicoforinas, as proteínas de membrana integrais do eritrócito. Observe que as diferenças entre o antígeno 0 e o antígeno A resultam da existência de uma molécula de açúcar adicional, a *N*-acetilgalactosamina (*seta azul, no meio*), que é acrescentada pela *N*-acetilgalactosamina transferase funcional geneticamente codificada e expressa nos indivíduos do tipo sanguíneo A. De modo semelhante, os indivíduos do tipo sanguíneo B contêm uma molécula de galactose (*seta azul, à direita*) inserida pela enzima galactose transferase. Os indivíduos do tipo sanguíneo AB expressam ambas as enzimas (portanto, apresentam tanto o antígeno A quanto o antígeno B), enquanto os indivíduos do tipo sanguíneo 0 não têm essas enzimas funcionais, apresentando, assim, apenas a estrutura central imunodominante do antígeno 0).

Se não houver reação a essa prova cruzada, o sangue do doador pode ser usado para transfusão.

Sistema de grupo sanguíneo Rh

O outro sistema de grupo sanguíneo importante, o **sistema Rh**, baseia-se no **antígeno *rhesus*** (**Rh**). Nos seres humanos, esse sistema é representado por um **polipeptídio Rh30** não glicosilado transmembrana, de 40 kDa, que compartilha locais antigênicos com os eritrócitos do macaco *rhesus*. O polipeptídio Rh30 é um componente de um complexo de proteína integral da membrana do eritrócito maior (90 kDa), que inclui a **glicoproteína Rh50**. Embora o polipeptídio Rh30 expresse muitos locais antigênicos em seu domínio extracelular, apenas cinco deles – **os antígenos D, C, c, E** e **e** – são importantes do ponto de vista clínico. As interações das moléculas de Rh30 e Rh50 são essenciais para a expressão dos antígenos D, C, c, E e e. Apenas o antígeno D determina o fator Rh. Portanto, um indivíduo que apresenta o antígeno D é denominado **Rh-positivo** (**Rh+**) e o indivíduo sem antígeno D é denominado **Rh-negativo** (**Rh–**). Todos os antígenos estimulam a produção de anticorpos anti-Rh em indivíduos sem os mesmos antígenos.

A **incompatibilidade Rh** – na qual uma pessoa grávida é **Rh(D–)** e seu feto é Rh(D+) – pode criar uma condição clínica importante na gravidez se não for detectada precocemente e medidas preventivas não forem tomadas. Se uma pessoa for Rh(D–) e engravidar de um feto Rh(D+), ela produzirá anticorpos anti-D em resposta ao antígeno D expressado nos eritrócitos fetais. Isso é denominado **sensibilização Rh(D+)**. Os eritrócitos fetais podem extravasar para a circulação durante a gravidez, o parto ou após um aborto espontâneo ou provocado. De modo geral, não são produzidos anticorpos suficientes para provocar uma reação no feto durante a primeira gravidez. Todavia, se uma pessoa sensibilizada engravidar novamente de um feto Rh(D+), os anticorpos podem cruzar a placenta e atacar os antígenos Rh(D+) nos eritrócitos fetais, desencadeando uma reação transfusional hemolítica no feto denominada **eritroblastose fetal**. A administração de **imunoglobulina anti-D** às pessoas Rh(D–) durante e após cada gestação ou após um aborto provoca destruição de qualquer eritrócito fetal Rh(D+) circulante que possa persistir no sangue da pessoa, impedindo, assim, a ocorrência de reações de incompatibilidade Rh em gestações futuras.

A hemoglobina consiste em quatro cadeias polipeptídicas de globina α, β, δ e γ. Cada cadeia de polipeptídio é ligada a um complexo com um grupo heme contendo ferro (Figura 10.6). Durante a oxigenação, cada um dos quatro grupos heme contendo ferro pode ligar-se de modo reversível a uma molécula de oxigênio. Durante os períodos gestacional e pós-natal, a síntese de cadeias polipeptídicas de hemoglobina varia, resultando em diferentes tipos de hemoglobina (Figura 10.7). Dependendo da ativação de diferentes genes de globina e da cadeia de globina específica que está sendo sintetizada, é possível distinguir os seguintes tipos de hemoglobina:

- A hemoglobina HbA é a mais prevalente nos adultos, respondendo por cerca de 96% da hemoglobina total. Trata-se de um tetrâmero com duas cadeias α e duas cadeias β ($\alpha_2\beta_2$)
- A hemoglobina HbA_2 representa 1,5 a 3% da hemoglobina total nos adultos. Consiste em duas cadeias α e duas cadeias δ ($\alpha_2\delta_2$)
- A hemoglobina HbF constitui menos de 1% da hemoglobina total nos adultos. Contém duas cadeias α e duas cadeias γ ($\alpha_2\gamma_2$) e representa a principal forma de hemoglobina no feto. A produção de HbF cai drasticamente após

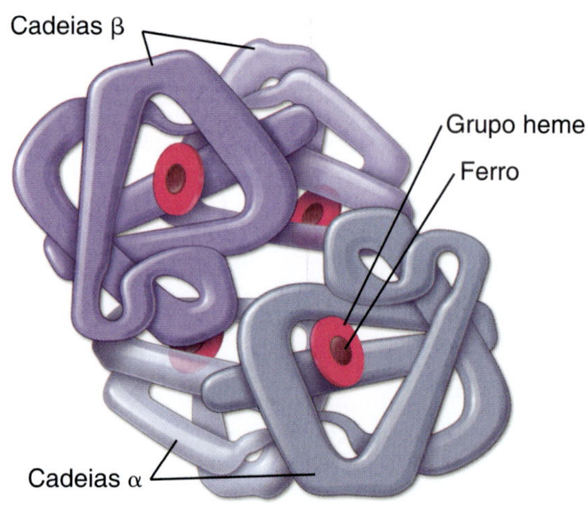

Figura 10.6 Diagrama estrutural da molécula de hemoglobina. Cada molécula de hemoglobina é composta por quatro subunidades. Cada uma contém um grupo heme (a porção da hemoglobina que contém ferro) inserido em uma fenda hidrofóbica de uma cadeia de globina. O dobramento da cadeia de globina faz com que o heme se localize próximo da superfície da molécula, onde é facilmente acessível ao oxigênio. Existem quatro tipos diferentes de cadeias de globina: α, β, δ e γ, que ocorrem em pares. Os tipos de cadeias de globina presentes nas moléculas determinam o tipo de hemoglobina. A figura ilustra a hemoglobina A (HbA), que é composta de duas cadeias α e de duas cadeias β.

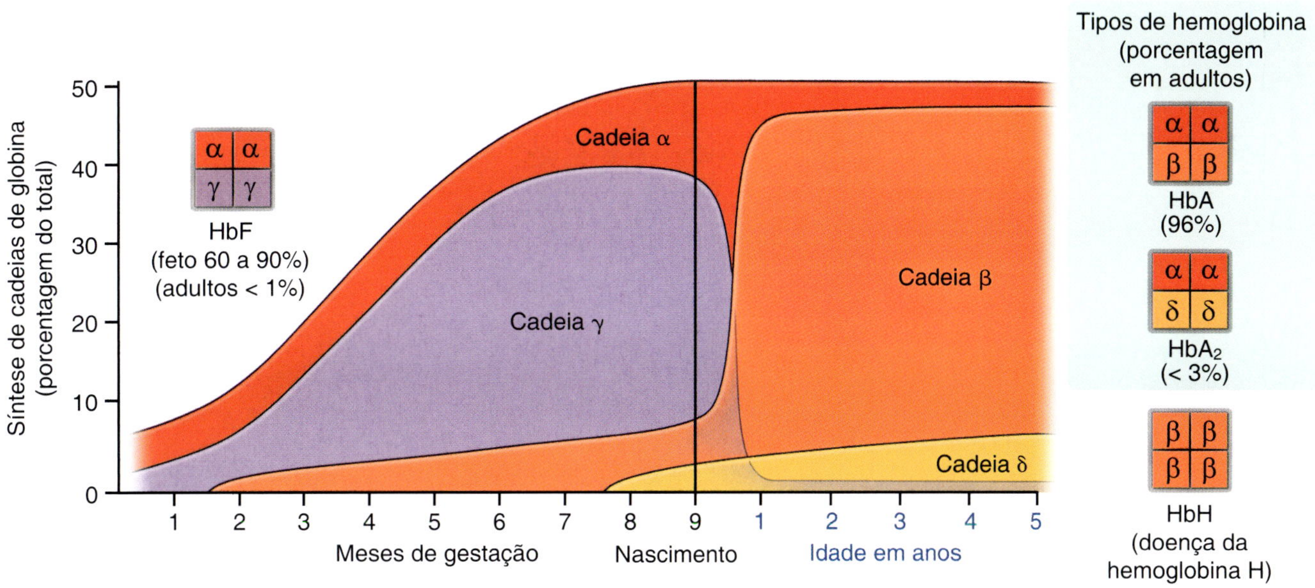

Figura 10.7 Síntese das principais cadeias de globina e composição da hemoglobina nos períodos pré e pós-natal. O tipo de hemoglobina difere nos períodos gestacional e pós-natal. Este diagrama representa uma linha do tempo relacionada com a síntese das quatro principais cadeias de globina (α, β, δ e γ) e com a composição da hemoglobina. Nos estágios iniciais do desenvolvimento, as cadeias α e γ formam a hemoglobina fetal (HbF), que predomina por ocasião do nascimento. No segundo mês de gestação, a síntese de cadeias β aumenta gradualmente. Depois do nascimento, ela aumenta drasticamente para formar, com as cadeias α, a hemoglobina predominante do adulto (HbA). Durante esse período, a síntese de cadeia γ declina. Durante o oitavo mês de desenvolvimento pré-natal, a produção de cadeia δ é iniciada para formar uma hemoglobina contendo duas cadeias δ e duas cadeias α (HbA_2). Os tipos de hemoglobinas do adulto HbA (96%) e HbA_2 (< 3%) dentro do *retângulo azul* são considerados como tipos normais de hemoglobina. A existência de traços de hemoglobina HbF (abaixo de 1%) é considerada normal. Um exemplo de hemoglobina defeituosa mostrada neste diagrama é a hemoglobina HbH, que consiste em um tetrâmero de cadeias β.

o nascimento; no entanto, alguns indivíduos produzem HbF durante toda a vida. Embora a HbF persista em uma porcentagem ligeiramente mais alta que o normal nos indivíduos com **doença falciforme** e **talassemia**, ela não parece desempenhar uma função patológica.

As mutações nos genes que codificam as cadeias de globina podem causar distúrbios na produção de hemoglobina. Um exemplo é a **doença da hemoglobina H (HbH)**, causada por defeitos moleculares dos genes das cadeias α de globina, em que a expressão da cadeia α da globina encontra-se diminuída. Em nível molecular, a doença da HbH caracteriza-se pelo acúmulo de cadeias β em excesso, que formam tetrâmeros ($\beta_2\beta_2$; ver Figura 10.7). Do ponto de vista clínico, caracteriza-se por anemia hemolítica crônica leve, com contagens elevadas de reticulócitos (5 a 10%). Outro exemplo é uma mutação no gene que codifica a cadeia β da globina, que provoca **doença falciforme** (ver Boxe 10.3). É interessante assinalar que já foram identificados mais de 550 tipos de moléculas de hemoglobinas anormais, mas muitas não têm importância clínica.

■ LEUCÓCITOS

Os leucócitos são subclassificados em dois grupos gerais. A base para essa classificação consiste na existência ou não de grânulos específicos no citoplasma. Conforme assinalado anteriormente, as células que contêm grânulos específicos são classificadas em granulócitos (neutrófilos, eosinófilos e basófilos) (Prancha 10.1), enquanto as células que não contêm específicos são classificadas em agranulócitos (linfócitos e monócitos) (Prancha 10.2). Contudo, tanto os agranulócitos quanto os granulócitos contêm um pequeno número de grânulos azurófilos inespecíficos, presentes no citoplasma de lisossomos. O número relativo dos vários leucócitos é fornecido no Quadro 10.1.

Boxe 10.2

Correlação clínica | Hemoglobina em pacientes com diabetes melito

Conforme assinalado no texto, em torno de 96% da hemoglobina total nos adultos é representada pela **hemoglobina do tipo HbA**. Aproximadamente 8% da HbA consiste em vários subtipos que exibem pequenas diferenças químicas. Esses subtipos são as hemoglobinas HbA1a1, HbA1a2, HbA1b e HbA1c. Destes subtipos, a **hemoglobina tipo A1c** tem importância clínica porque se liga de modo irreversível à glicose. É designada **hemoglobina glicada** (HbA1c) ou **glicosilada**. Os níveis desse subtipo de hemoglobina são utilizados para monitorar os níveis de glicemia do indivíduo ao longo de 2 a 3 meses (clinicamente denominado **teste da A1c**). Os indivíduos com diabetes melito apresentam níveis sanguíneos aumentados de HbA1c, devido à hiperglicemia. Como o tempo de sobrevida normal dos eritrócitos é de cerca de 120 dias (ver adiante), a hemoglobina glicada somente pode ser eliminada quando os eritrócitos que a contêm são destruídos. Por conseguinte, os valores da HbA1c são diretamente proporcionais à concentração sanguínea de glicose durante o tempo de sobrevida do eritrócito. Nos indivíduos sadios e naqueles com diabetes melito que esteja sendo efetivamente controlado, os níveis de HbA1c não devem ultrapassar 7% da hemoglobina total. Como os valores da HbA1c não estão sujeitos às flutuações a curto prazo observadas nos níveis de glicemia, essa verificação pode ser feita a qualquer momento e não demanda jejum.

Boxe 10.3

Correlação clínica | Distúrbios da hemoglobina

Anemia

A **anemia** é definida clinicamente como diminuição da concentração de hemoglobina no sangue, levando-se em consideração a idade e o sexo do indivíduo. Em geral, a baixa concentração de hemoglobina é definida por valores inferiores a 13,5 g/dℓ (135 g/ℓ) nos homens e inferiores a 12 g/dℓ (120 g/ℓ) nas mulheres. Em determinadas anemias, a concentração diminuída de hemoglobina é causada por redução da quantidade de hemoglobina existente em cada eritrócito. No entanto, as anemias são causadas, em sua maioria, por redução no número de eritrócitos. As causas de anemia incluem perda de sangue (hemorragia), produção insuficiente de eritrócitos ou destruição acelerada dos eritrócitos circulantes. Teores insuficientes de ferro na dieta ou deficiência de determinadas vitaminas, tais como vitamina B_{12} ou ácido fólico, podem levar à diminuição na produção de eritrócitos. A atrofia gástrica, em consequência de doença autoimune, com destruição concomitante das células parietais que secretam o **fator intrínseco**, uma molécula essencial para absorção de vitamina B_{12} pelas células do íleo, constitui a causa de um tipo de anemia denominado **anemia perniciosa**. Os sinais/sintomas clínicos da anemia variam, dependendo do tipo de anemia, da causa subjacente e de outras condições clínicas associadas. Os sintomas comuns de anemia, até mesmo as leves, consistem em fraqueza, fadiga e perda de energia. Os outros sintomas associados à anemia incluem dispneia, cefaleias frequentes, dificuldade de concentração, confusão mental, perda do impulso sexual, tontura, cãibras em membros inferiores, insônia e palidez cutânea.

Doença falciforme

A **doença falciforme** é causada por mutação pontual no gene que codifica a **cadeia de globina β da hemoglobina A** (**HbA**). O resultado dessa mutação consiste em uma cadeia de β-globina anormal, em que o aminoácido valina substitui o ácido glutâmico na posição 6. A hemoglobina que contém essa cadeia de β-globina anormal é designada como **hemoglobina falciforme** (**HbS**). A substituição do ácido glutâmico hidrófilo pela valina hidrofóbica faz com que as moléculas de HbS sofram agregação em condições de baixa saturação de oxigênio e aumentem seu comprimento além do diâmetro do eritrócito. Nessa situação, em vez do formato de disco bicôncavo normal, muitos dos eritrócitos adquirem um formato de foice em situação de baixa tensão de oxigênio – daí o nome dessa doença (Figura B.10.3.1). A reversão desse processo ocorre quando a saturação de oxigênio fica reduzida para menos de 85% nos indivíduos homozigotos e para menos de 40% nos heterozigotos. Os eritrócitos falciformes são mais rígidos que os normais e aderem mais facilmente à superfície endotelial. Por conseguinte, o sangue torna-se mais viscoso, o que facilita o "empilhamento" dos eritrócitos falciformes nos capilares de menor calibre e a obstrução deles. Consequentemente, partes dos tecidos e órgãos ficam, desse modo, privadas de oxigênio e nutrientes. Pode ocorrer também obstrução de vasos de grande calibre, situação que frequentemente leva a acidente vascular encefálico (AVE) em crianças. Os eritrócitos falciformes também são mais frágeis e se degradam ou são destruídos mais rapidamente (depois de 20 dias) do que os eritrócitos normais.

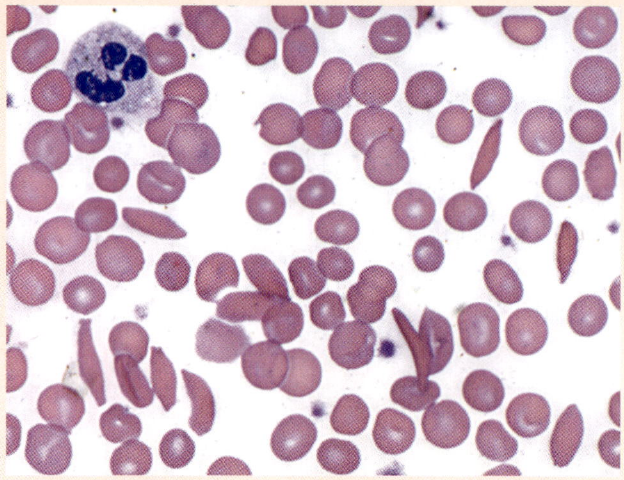

Figura B.10.3.1 Fotomicrografia de um esfregaço sanguíneo de anemia falciforme. O esfregaço sanguíneo corado pelo método de Wright mostra eritrócitos com formato anormal em "barco" e "foice" de um indivíduo com anemia falciforme. 400×.

A doença falciforme é uma alteração genética recessiva e monozigótica. No entanto, indivíduos heterozigotos portadores de traços de doença falciforme podem, em certas ocasiões, apresentar sinais clínicos quando estiverem em grandes altitudes ou sob estresse físico extremo.

Neutrófilos

Os neutrófilos são os leucócitos mais numerosos, bem como os granulócitos mais comuns.

Em esfregaços sanguíneos, os neutrófilos têm 10 a 12 μm de diâmetro e são notadamente maiores que os eritrócitos. Embora tenham recebido essa designação em virtude da ausência de coloração citoplasmática característica, eles são facilmente identificados pelos seus núcleos multilobulados; devido a essa característica, são também denominados neutrófilos polimorfonucleares ou polimorfos. Os núcleos dos neutrófilos maduros contêm dois a quatro lobos unidos por filamentos nucleares mais finos (Prancha 10.1). Esse arranjo não é estático; na verdade, nos neutrófilos vivos, os lobos e filamentos conectores mudam de formato, posição e até mesmo de número.

A cromatina do neutrófilo exibe um arranjo característico. Regiões amplas de heterocromatina estão localizadas principalmente na periferia do núcleo e estão em contato com o envoltório nuclear. As regiões de eucromatina estão localizadas principalmente no centro do núcleo, embora pequenas porções dessa cromatina façam contato com o envoltório nuclear (Figura 10.8). Nas mulheres o corpúsculo de Barr (o cromossomo X inativo único condensado) forma um apêndice em formato de baqueta de tambor em um dos lobos nucleares.

Os neutrófilos contêm três tipos de grânulos.

O citoplasma de um neutrófilo contém três tipos de grânulos. Os diferentes tipos de grânulos refletem a diversidade de funções fagocíticas da célula:

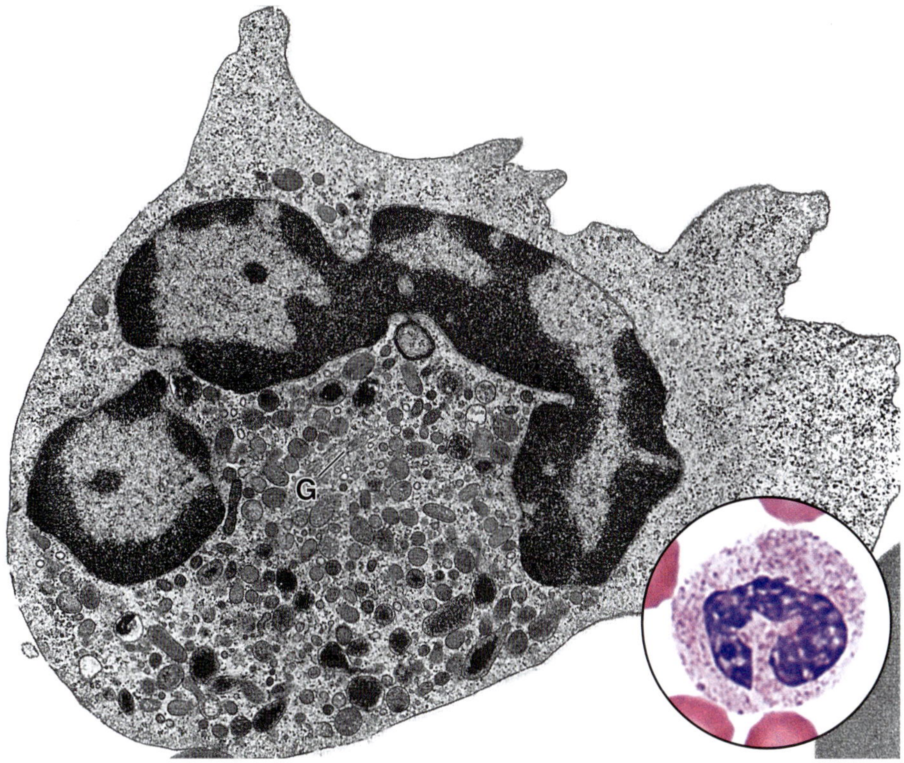

Figura 10.8 Eletromicrografia de um neutrófilo maduro humano. O núcleo mostra a configuração multilobulada típica com a heterocromatina distribuída na periferia e a eucromatina localizada mais centralmente no núcleo. Observa-se um pequeno complexo de Golgi (*G*); outras organelas são esparsas. A aparência pontilhada do citoplasma adjacente à face convexa do perfil nuclear é produzida por partículas de glicogênio. Numerosos grânulos estão localizados adjacentes à face côncava do perfil nuclear. Os grânulos específicos são menos densos e mais arredondados que os grânulos azurófilos. Estes últimos são encontrados em menor número e são extremamente elétron-densos. 22.000×. (Cortesia da Dra. Dorothea Zucker-Franklin.) Para comparação, o *detalhe* mostra um neutrófilo de um esfregaço sanguíneo examinado ao microscópio óptico. 1.800×.

- Os grânulos azurófilos (grânulos primários) são maiores e menos numerosos que os grânulos específicos. Originam-se durante o processo de granulopoese e ocorrem em todos os granulócitos, bem como nos monócitos e linfócitos. Os grânulos azurófilos são, na realidade, os lisossomos do neutrófilo e contêm mieloperoxidase (MPO) (uma enzima peroxidase), vista como material finamente pontilhado à MET. A mieloperoxidase ajuda a produzir hipoclorito bactericida altamente reativo e cloraminas. Além de conter vários tipos de hidrolases ácidas típicas, os grânulos azurófilos também contêm proteínas catiônicas, denominadas defensinas (que atuam de modo similar aos anticorpos), e o peptídio antimicrobiano, catelicidina, para destruir os patógenos
- Os grânulos específicos (grânulos secundários) são os menores e são pelo menos duas vezes mais numerosos que os grânulos azurófilos. São pouco visíveis ao microscópio óptico; nas eletromiografias, os grânulos específicos são elipsoides (ver Figura 10.8). Os grânulos específicos contêm várias enzimas (*i. e.*, colagenase do tipo IV, gelatinase, fosfolipase), bem como ativadores do complemento e outros peptídios antimicrobianos (*i. e.*, lisozimas, lactoferrinas)
- Os grânulos terciários são de dois tipos. Um tipo contém fosfatases (enzimas que removem um grupo fosfato de um substrato), sendo algumas vezes denominado fosfassomo. O outro tipo de grânulo contém metaloproteinases, como gelatinases e colagenases, cuja função acredita-se que seja facilitar a migração do neutrófilo através do tecido conjuntivo.

Além desses grânulos, as organelas envolvidas por membranas são esparsas. Um pequeno complexo de Golgi é evidente no centro da célula, e o número de mitocôndrias é relativamente pequeno (ver Figura 10.8).

Os neutrófilos são células móveis; deixam a circulação e migram para o local de ação no tecido conjuntivo.

Os neutrófilos são as primeiras células que chegam ao local de infecção e caracterizam-se por sua poderosa capacidade antimicrobiana e antifúngica. Essa capacidade reflete seus componentes e processos celulares, tais como a síntese de peptídios antimicrobianos e de enzimas proteolíticas específicas dos neutrófilos, a produção de intermediários reativos de oxigênio (ROIs) usados na reação de explosão respiratória e a formação de armadilhas extracelulares de neutrófilos (NETs, do inglês *neutrophil extracellular traps*).

Uma importante propriedade dos neutrófilos e de outros leucócitos é a sua motilidade. Para desempenhar suas funções imunes de patrulhamento e eliminação de patógenos, os leucócitos precisam se deslocar continuamente por todos os compartimentos do corpo. Os vasos sanguíneos e linfáticos são os principais condutos para o movimento de neutrófilos e outros leucócitos. Essas células cruzam repetidamente o endotélio desses vasos em um processo extremamente regulado denominado diapedese enquanto entram (intravasamento) e saem (extravasamento) da circulação. Os neutrófilos são as células mais numerosas da primeira onda de células a entrar em uma área de dano tecidual. A diapedese ocorre nas vênulas pós-capilares especializadas (VEA ou vênulas endoteliais altas) de órgãos linfáticos secundários (ver Capítulo 14, *Sistema Imune e Órgãos e Tecidos Linfáticos*) no endotélio de vênulas pós-capilares na maioria dos tecidos periféricos inflamados/lesionados e nos capilares no pulmão e no fígado inflamados. Sua migração para a área de lesão tecidual é controlada pela expressão de moléculas de adesão na superfície de neutrófilos que interagem com ligantes específicos nas células endoteliais (Figura 10.9).

Interação dos neutrófilos circulantes com a superfície luminal do endotélio inicia a diapedese.

A fase inicial da migração dos neutrófilos ocorre nas vênulas pós-capilares e é regulada por um mecanismo que envolve o reconhecimento da célula endotelial pelo neutrófilo.

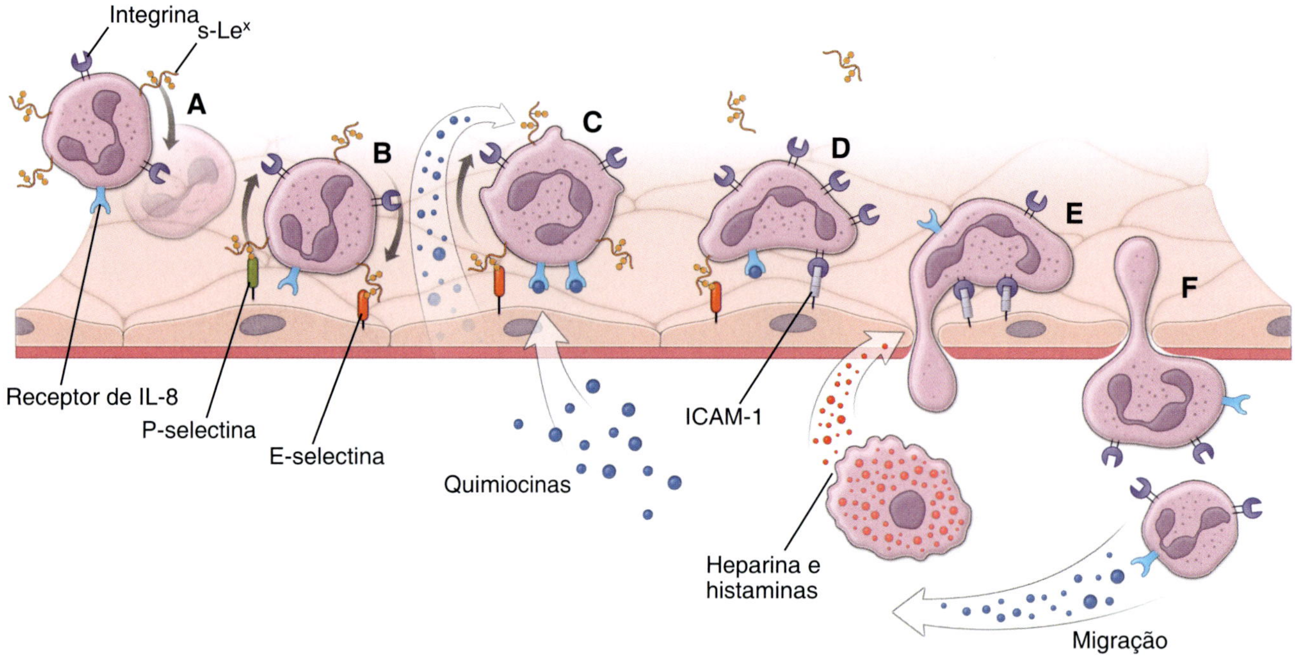

Figura 10.9 Diagrama de eventos durante a migração de um neutrófilo a partir de uma vênula pós-capilar para dentro do tecido conjuntivo utilizando diapedese paracelular. A. Um neutrófilo circulante em um vaso sanguíneo expressa um grande número de moléculas de reconhecimento celular, tais como os carboidratos Sialyl Lewis^x (s-Le^x), integrinas e receptores de interleucina. **B.** Os neutrófilos circulantes têm a sua velocidade de deslocamento reduzida pela interação de suas moléculas s-Le^x de superfície com as E- e P-selectinas expressas no endotélio da vênula pós-capilar. **C.** Em consequência dessa interação, a célula de fato "rola" sobre a superfície do endotélio. Em seguida, o neutrófilo adere ao endotélio em resposta às quimiocinas (p. ex., interleucina 8) secretadas pelas células endoteliais. **D.** Estas quimiocinas induzem a expressão de outras moléculas de adesão na superfície do neutrófilo, como as integrinas (p. ex., VLA-5), que fornecem ligações firmes com a superfamília de imunoglobulinas de moléculas de adesão (p. ex., molécula de adesão intercelular 1 [ICAM-1]) expressas na superfície do endotélio. Essas interações proporcionam adesão firme do neutrófilo à superfície endotelial. **E.** Em seguida, o neutrófilo emite um pseudópodo em direção a uma junção que se desarticula e um hiato (lacuna) paracelular. A histamina e a heparina liberadas dos mastócitos no tecido conjuntivo facilitam a migração do neutrófilo através da parede do vaso. **F.** Quando o neutrófilo deixa a circulação e entra no tecido conjuntivo, a sua migração passa a ser dirigida por moléculas quimioatraentes que interagem com receptores específicos em sua superfície.

A E-selectina e a P-selectina (tipo de moléculas de adesão celular) são encontradas na superfície das células endoteliais de vênulas pós-capilares; ambas interagem com os neutrófilos circulantes que expressam um número relativamente alto de carboidratos Sialyl Lewis^x (s-Le^x) em sua superfície. Devido à ligação breve e reversível da E-selectina e P-selectina aos carboidratos s-Le^x, o neutrófilo fica parcialmente fixado à célula endotelial (ver Figura 10.9). Essa interação faz os neutrófilos diminuírem sua velocidade e rolarem sobre a superfície do endotélio. A interação de neutrófilo e célula endotelial pode ser comparada com o rolamento de uma bola de tênis (o neutrófilo) sobre uma superfície inclinada coberta com Velcro® (a superfície endotelial). Enquanto a bola rola, minúsculos ganchos (que representam as selectinas) sobre a superfície de Velcro® prendem a bola fibrosa coberta de feltro. Essa interação diminui a velocidade e, por fim, interrompe o movimento da bola de tênis.

Na segunda fase, a ligação firme dos neutrófilos à superfície endotelial é obtida por outro grupo de moléculas de adesão, denominadas integrinas (*i. e.*, VLA-5), que são expressas na superfície dos neutrófilos. Essas moléculas são ativadas por sinais de quimiocinas de células endoteliais. As integrinas expressas na superfície do neutrófilo ligam-se a moléculas de adesão da superfamília das imunoglobulinas que residem nas células endoteliais (p. ex., molécula de adesão intercelular 1 [ICAM-1, do inglês *intercellular adhesion molecule-1*], molécula de adesão celular vascular 1 [VCAM-1, do inglês *vascular cell adhesion molecule-1*]). Algumas quimiocinas, como a interleucina 8 (IL-8), ligam-se a receptores localizados nos neutrófilos, viabilizando sua migração para o local de inflamação. Essas interações garantem adesão estável do neutrófilo à superfície endotelial, possibilitando o início do processo de diapedese (movimento para fora da circulação).

A diapedese se dá por vias transcelulares e paracelulares

A diapedese ocorre quando os neutrófilos ou outros leucócitos projetam pseudópodos através do hiato paracelular formado entre duas células endoteliais (via paracelular) ou para o poro transcelular criado na célula endotelial (via transcelular). As duas vias demandam energia. A formação de um poro transcelular demanda substancial remodelagem da membrana plasmática endotelial com reorganização do citoesqueleto e deslocamento de organelas intracelulares. Da mesma forma, a abertura de um hiato paracelular também demanda energia para a desarticulação das junções intercelulares.

A via de diapedese tomada por células individuais é, mais provavelmente, a "via de menor resistência", que é determinada por vários fatores associados com o endotélio específico, com o tipo de leucócito migratório e com os estímulos migratórios/inflamatórios. Em alguns órgãos predomina a diapedese transcelular. Por exemplo, o extravasamento de células recém-diferenciadas da medula óssea ocorre pela via transcelular quando elas atravessam o endotélio dos sinusoides da medula óssea (ver adiante). Em condições patológicas, a migração de leucócitos (extravasamento) através da barreira hematencefálica e da barreira hematorretiniana depende da via transcelular.

Na via paracelular de diapedese, o neutrófilo emite um pseudópodo em direção a uma junção intercelular. A desarticulação das junções intercelulares é necessária para criar a lacuna paracelular. Histaminas e heparina liberadas no local de lesão pelos mastócitos perivasculares contribuem para esse processo de migração. As proteases secretadas pelo neutrófilo migratório rompem a membrana basal, possibilitando, assim, a saída do neutrófilo do vaso sanguíneo e a consequente entrada no tecido conjuntivo subjacente.

Com MET, o conteúdo citoplasmático do pseudópodo de um neutrófilo aparece como uma expansão da matriz citoplasmática finamente granular e sem organelas membranosas (ver Figura 10.8). A aparência finamente granular é atribuível à existência de filamentos de actina e alguns microtúbulos. Os filamentos estão envolvidos na extensão do citoplasma para formar o pseudópodo e a contração subsequente que impele a célula para a frente. Quando o neutrófilo entra no tecido conjuntivo, a sua migração adicional para o local de lesão é dirigida por um processo conhecido como quimiotaxia, a ligação de moléculas quimioatraentes e proteínas da matriz extracelular a receptores específicos na superfície do neutrófilo.

Os neutrófilos são fagócitos ativos que usam vários receptores de superfície para reconhecer bactérias e outros agentes infecciosos no local de inflamação.

Uma vez no local de lesão tecidual, o neutrófilo precisa, inicialmente, reconhecer quaisquer substâncias estranhas antes que possa ocorrer fagocitose. Assim como a maioria das células fagocíticas, os neutrófilos têm uma variedade de receptores em suas membranas celulares que reconhecem e ligam-se a bactérias, microrganismos estranhos e outros agentes infecciosos (Figura 10.10). Alguns desses microrganismos e agentes ligam-se diretamente aos neutrófilos (sem a necessidade de modificações de suas superfícies), enquanto outros precisam ser opsonizados (recobertos por anticorpos ou complemento) para torná-los mais atraentes ao neutrófilo. Os receptores mais comumente utilizados pelos neutrófilos durante a fagocitose incluem os seguintes:

- Os receptores F_c na superfície do neutrófilo ligam-se à região F_c exposta de anticorpos imunoglobulina G (IgG) que revestem as superfícies bacterianas (ver Figura 10.10). A ligação a bactérias revestidas de IgG aciona a atividade fagocítica do neutrófilo e provoca uma rápida e intensa ativação do metabolismo intracelular
- Os receptores de complemento (CRs, do inglês *complement receptors*) facilitam a ligação e a captação de imunocomplexos que são opsonizados pelas proteínas do complemento C3 ativa, ou seja, C3b. A ligação de bactérias ou de outros antígenos recobertos por C3b aos CR desencadeia a fagocitose, resultando em ativação das vias líticas do neutrófilo e em reações de ativação súbita da cadeia respiratória
- Os receptores de depuração (SRs, do inglês *scavenger receptors*) constituem um grupo estruturalmente diverso de glicoproteínas transmembrana, que se ligam a formas modificadas (acetiladas ou oxidadas) das lipoproteínas de baixa densidade (LDL, do inglês *low-density lipoproteins*), moléculas polianiônicas que frequentemente são encontradas na superfície de bactérias tanto gram-positivas quanto gram-negativas e corpos apoptóticos. A ligação desses receptores aumenta a atividade fagocítica dos neutrófilos
- Os receptores semelhantes a *toll*, também conhecidos como receptores de reconhecimento de padrão (PRRs, do inglês *pattern recognition receptors*), são receptores de neutrófilos que reconhecem moléculas patogênicas, tais como endotoxinas, lipopolissacarídeos, peptidoglicanos e ácidos lipoteicoicos que estão dispostos em padrões moleculares associados ao patógeno (PAMPs, do inglês *pathogen*

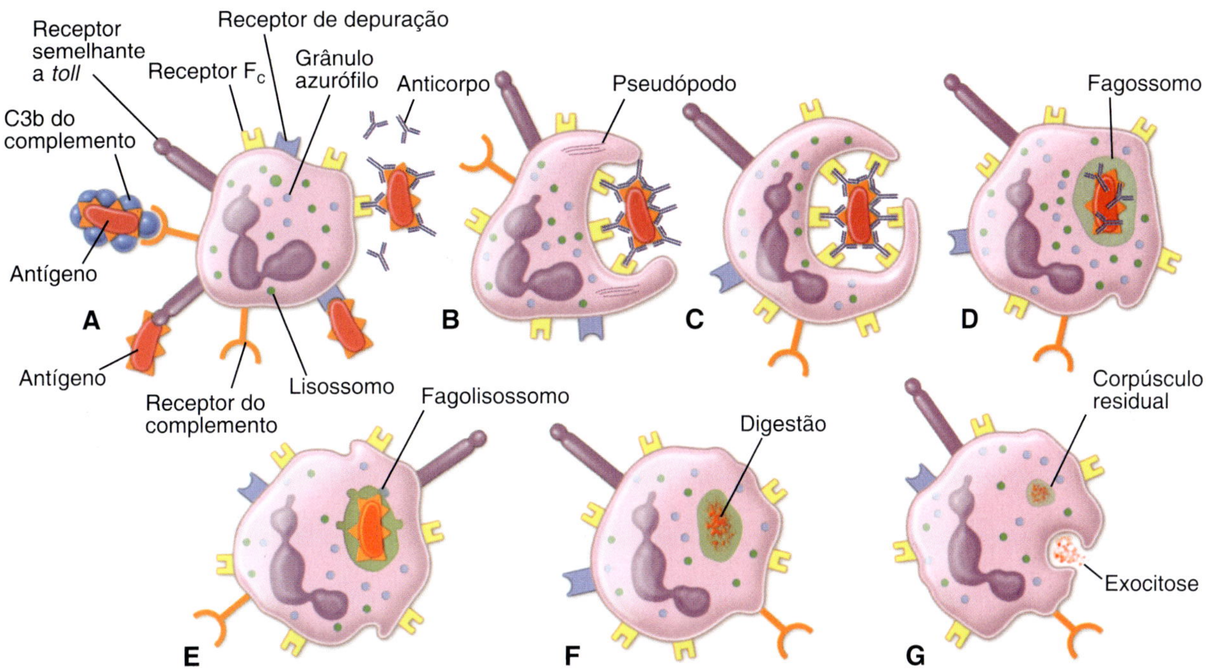

Figura 10.10 Fagocitose pelos neutrófilos. A. A fagocitose dependente de anticorpos começa com o reconhecimento e a ligação de imunocomplexos formados entre o material estranho (antígeno) e os anticorpos. Nesse processo, os receptores F_c na superfície dos neutrófilos interagem com a região F_c dos anticorpos ligados ao antígeno. **B.** A seguir, o antígeno é envolvido por pseudópodos do neutrófilo. **C.** À medida que os pseudópodos se aproximam e se fundem, o antígeno é internalizado. **D.** Uma vez formado o fagossomo, a digestão é iniciada pela ativação de oxidases do fagossomo ligadas à membrana. **E.** Tanto os grânulos específicos quanto os azurófilos fundem-se com o fagossomo e liberam o seu conteúdo, formando um fagolisossomo. O processo de fusão e liberação dos grânulos é denominado *desgranulação*. **F.** O conteúdo enzimático dos grânulos é responsável pela destruição e digestão do microrganismo. Todo processo digestivo ocorre dentro do fagolisossomo, que protege a célula de autolesão. **G.** O material digerido é exocitado no espaço extracelular ou armazenado como corpos residuais no neutrófilo.

associated molecular patterns) previsíveis e que são comumente expressos na superfície das bactérias e de outros agentes infecciosos. Assim como outras células fagocíticas, os neutrófilos apresentam vários receptores semelhantes a *toll*, que reconhecem os PAMPs. A ligação de antígenos bacterianos a esses receptores provoca fagocitose e liberação de citocinas, tais como **interleucina 1 (IL-1)**, **interleucina 3 (IL-3)** e **fator de necrose tumoral** α (**TNF-**α, do inglês *tumor necrosis factor* α) do neutrófilo. A IL-1, historicamente conhecida como **pirogênio** (agente causador de febre), induz a síntese de prostaglandinas, as quais, por sua vez, atuam sobre o centro termorregulador do hipotálamo, provocando **febre**. Por conseguinte, a febre é uma consequência de uma reação aguda a patógenos invasores que causam uma resposta neutrofílica maciça.

As bactérias fagocitadas são destruídas nos fagolisossomos por intermediários tóxicos de oxigênio reativo produzidos durante uma explosão respiratória.

A fagocitose começa quando o neutrófilo reconhece o antígeno e liga-se a ele. Os pseudópodos emitidos pelo neutrófilo envolvem o antígeno e o internalizam para formar um fagossomo (ver Figura 10.10). Os grânulos específicos e azurófilos fundem-se com a membrana do fagossomo, e as hidrolases lisossômicas dos grânulos azurófilos digerem o material estranho. Durante a fagocitose, a utilização de glicose e de oxigênio pelo neutrófilo aumenta notadamente e é designada como explosão respiratória. Isso resulta na síntese de vários compostos contendo oxigênio, denominados intermediários reativos de oxigênio (ROI, do inglês *reactive oxygen intermediates*). Incluem radicais livres, tais como radicais de oxigênio e hidroxila, que são utilizados para imobilizar e matar as bactérias vivas dentro dos fagolisossomos. Por definição, os radicais livres contêm um elétron não emparelhado dentro de sua estrutura química, tornando-os altamente reativos e, portanto, capazes de causar danos às moléculas intracelulares, incluindo lipídios, proteínas e ácidos nucleicos.

O processo pelo qual os microrganismos são destruídos dentro dos neutrófilos é denominado morte intracelular dependente de oxigênio. Em geral, duas vias bioquímicas estão envolvidas nesse processo: a primeira é o sistema da fagócito oxidase (fox), que utiliza o complexo da nicotinamida adenina dinucleotídio fosfato (NADPH, do inglês *nicotinamide adenine dinucleotide phosphate*) oxidase na membrana do fagolisossomo; a segunda está associada à enzima lisossômica mieloperoxidase (MPO) encontrada nos grânulos azurófilos dos neutrófilos (Figura 10.11).

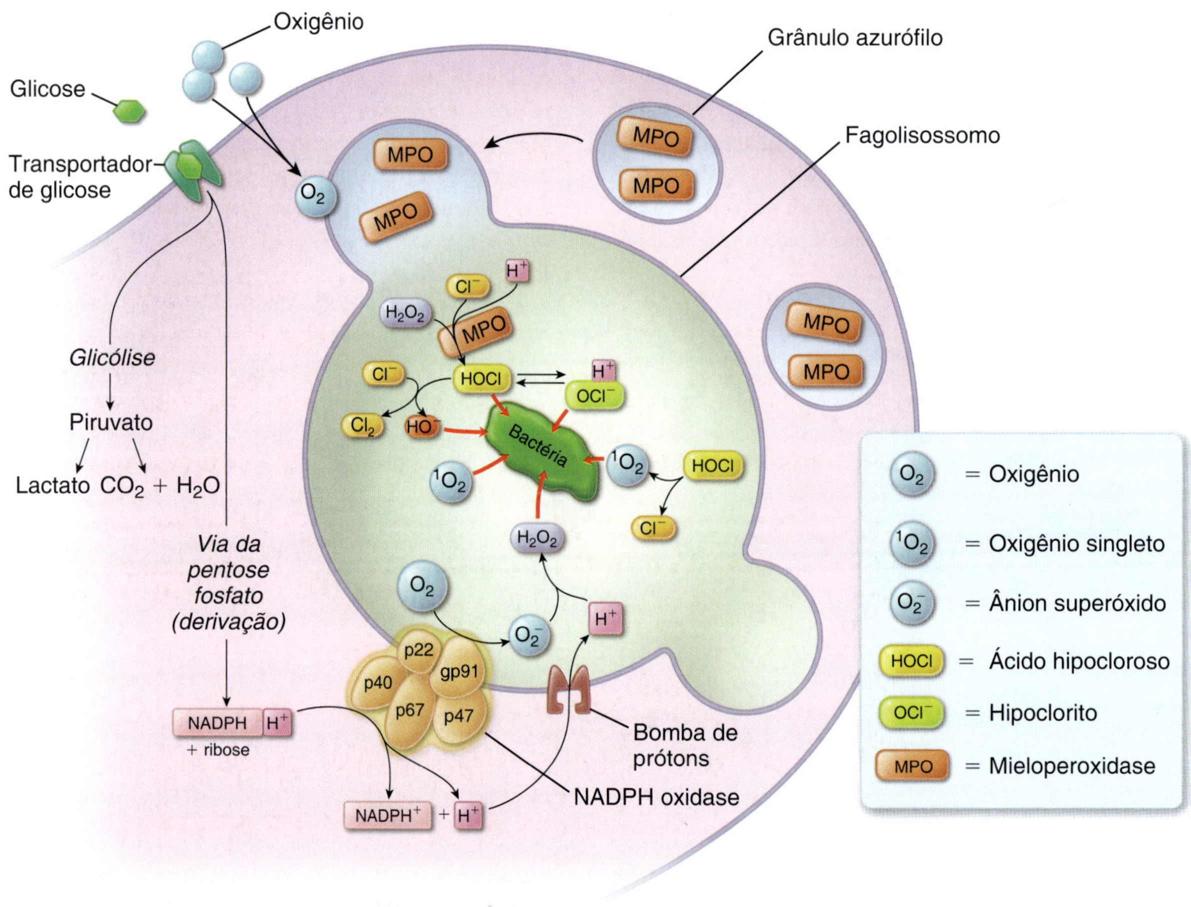

Figura 10.11 Vias que levam à síntese de intermediários reativos de oxigênio durante as reações de explosão respiratória dos neutrófilos. Este diagrama esquemático mostra um fagolisossomo que contém uma bactéria fagocitada. Dois mecanismos de morte dependente de oxigênio são mostrados neste desenho. O primeiro mecanismo depende do sistema da fagócito oxidase (fox), que utiliza o complexo da NADPH oxidase (formado por cinco subunidades). Esse complexo transporta excesso de elétrons através da membrana do fagolisossomo, onde interagem com o oxigênio molecular para gerar ânions superóxido. Esses ânions são convertidos em intermediários reativos de oxigênio. Outra enzima, a superóxido dismutase, converte os ânions superóxido em oxigênio singleto e peróxido de hidrogênio, o qual reage ainda com ânions superóxido para produzir radicais hidroxila bactericidas e mais moléculas de oxigênio singleto. O segundo mecanismo envolve a enzima lisossômica mieloperoxidase (*MPO*) encontrada nos grânulos azurófilos dos neutrófilos. A MPO catalisa a produção de ácidos hipoclorosos a partir do peróxido de hidrogênio e ânions cloreto. O ácido hipocloroso é, em seguida, metabolizado a hipoclorito altamente tóxico (alvejante) e cloro. Parte dos ânions hipoclorito pode sofrer degradação espontânea, produzindo oxigênio singleto tóxico e íons cloreto. Todas as moléculas produzidas durante a súbita e intensa produção de oxigênio nos neutrófilos (associadas a *setas vermelhas*) são altamente efetivas na destruição das bactérias fagocitadas.

O sistema da fagócito oxidase produz NADPH, que acaba gerando radicais livres.

Na via da fagócito oxidase, ou sistema fox, a fagocitose prossegue por meio de sinalização da célula para produzir NADPH suficiente para a geração de ânions superóxido. A captação aumentada de glicose e a derivação do metabolismo da NADPH são obtidas pela via da pentose fosfato (também conhecida como *derivação da pentose*). O NADPH citosólico transforma-se em doador de elétrons: o complexo da enzima NADPH transporta elétrons através da membrana para o O_2 molecular no interior do fagolisossomo, gerando os radicais livres de ânions superóxido (O_2^-), que são convertidos em ROI. A superóxido dismutase converte os ânions superóxido em oxigênio singlete ($^1O_2$) e em peróxido de hidrogênio (H_2O_2), que ainda reage com ânions superóxido para produzir radicais hidroxila (OH^-) bactericidas (a forma neutra do íon hidroxila) e mais moléculas de oxigênio singlete (ver Figura 10.11).

O sistema associado à mieloperoxidase usa o grupo heme como cofator.

A destruição dependente de oxigênio com a atuação de mieloperoxidase (MPO) ocorre quando os grânulos azurófilos contendo MPO fundem-se com fagossomos contendo bactérias fagocitadas. Durante a explosão respiratória do neutrófilo, a MPO, que utiliza o grupo heme como cofator, catalisa uma reação que produz ácido hipocloroso (HOCl) a partir do peróxido de hidrogênio (H_2O_2) e de um ânion cloreto (Cl^-). O ácido hipocloroso, que é cerca de 1.000 vezes mais efetivo que o peróxido de hidrogênio para destruir bactérias, é ainda metabolizado a hipoclorito altamente tóxico OCl^- (alvejante) e cloro (Cl_2). Parte do hipoclorito pode sofrer degradação espontânea para produzir oxigênio singleto ($^1O_2$) tóxico e íons cloreto (Cl^-) (ver Figura 10.11).

O óxido nítrico também participa dos mecanismos de destruição intracelular, mas não é encontrado em seres humanos.

Além disso, o óxido nítrico (NO) e outros intermediários reativos de nitrogênio (RNI, do inglês *reactive nitrogen intermediates*) também foram implicados nos mecanismos de morte microbiana intracelular. O NO tem sido encontrado nos neutrófilos; no entanto, acredita-se que os mecanismos de morte mediados por RNI não parecem desempenhar um papel crítico nos seres humanos. O principal papel do NO derivado dos neutrófilos consiste em induzir vasodilatação, que, por sua vez, facilita a migração dos neutrófilos dos vasos sanguíneos para o tecido conjuntivo circundante.

As bactérias fagocitadas também podem ser destruídas por um arsenal diverso de mecanismos de morte independentes de oxigênio, que utilizam enzimas bacteriolíticas e peptídios antimicrobianos.

Além das reações de explosão respiratória dependente de oxigênio, os microrganismos podem ser destruídos por enzimas bacteriolíticas e por peptídios antimicrobianos catiônicos que são armazenados dentro dos grânulos do citoplasma dos neutrófilos. Esses mecanismos de morte independentes de oxigênio são direcionados para a membrana celular bacteriana, causando a sua degradação e extravasamento. Os neutrófilos contêm quantidades particularmente grandes de proteínas antimicrobianas catiônicas, como as defensinas e os peptídios antimicrobianos, denominados catelicidinas. Assim como os lisossomos e as catepsinas armazenados nos grânulos específicos, essas proteínas antimicrobianas catiônicas rompem a parede bacteriana. Além disso, as enzimas hidrolíticas lisossômicas que digerem proteínas bacterianas e as lactoferrinas que quelam o ferro de vias bacterianas nutricionais contribuem para a destruição das bactérias invasoras. Esses mecanismos não são tão eficientes quanto as vias de morte dependentes de oxigênio. Os neutrófilos de pacientes com defeitos nas vias dependentes de oxigênio, como aqueles com **doença granulomatosa crônica** (Boxe 10.4), ainda são capazes de destruir, em certo grau, as bactérias fagocitadas. No entanto, em virtude da baixa eficiência desses processos, os indivíduos com esses defeitos têm mais suscetibilidade a infecções graves.

Após digestão intracelular pelo neutrófilo, os remanescentes do material degradado são armazenados em corpos residuais ou exocitados. A maioria dos neutrófilos morre nesse processo; o acúmulo de bactérias mortas e de neutrófilos mortos constitui o exsudato espesso denominado **pus**. A coloração amarelo-esverdeada do pus e das secreções mucosas (p. ex., dos pulmões infectados) provém do pigmento heme da enzima MPO nos grânulos azurófilos dos neutrófilos.

A NETose refere-se à formação de armadilhas extracelulares de neutrófilos (NETs), que representa uma via alternativa de morte bacteriana.

A morte celular associada a armadilhas extracelulares de neutrófilos (NETose) constitui uma forma singular de destruição de microrganismos, que geralmente está associada à morte de neutrófilos, conhecida como "NETose suicida" (ver Capítulo 3, *O Núcleo da Célula*). Ao reconhecer patógenos fagocitados, os neutrófilos modificam as estruturas de suas histonas nucleares, resultando em descondensação da cromatina e em ruptura de suas membranas nucleares e celulares. O citoplasma, que agora está disperso entre a cromatina extracelular, forma uma grande rede de filamentos extracelulares que possibilitam o contato das proteínas antimicrobianas com os microrganismos. A rede extracelular funciona como uma armadilha para imobilizar e destruir os microrganismos e impedir sua dispersão pelos tecidos. Os sinais gerados pela destruição dos microrganismos induzem inflamação, que resulta no recrutamento de células de resposta imune para o local de infecção.

A inflamação e a cicatrização de feridas também envolvem mastócitos, linfócitos, eosinófilos, basófilos e fibroblastos.

Os monócitos também entram no tecido conjuntivo como resposta secundária à lesão tecidual. No local de lesão tecidual, diferenciam-se em macrófagos, que fagocitam os resíduos celulares e teciduais, a fibrina, as artérias remanescentes e os neutrófilos mortos. A cicatrização normal das feridas depende da participação dos macrófagos na resposta inflamatória. Os macrófagos são o principal tipo de célula no local de inflamação após os neutrófilos terem sido esgotados. Simultaneamente, os fibroblastos próximos ao local e as células mesenquimatosas indiferenciadas, contidas na túnica adventícia dos pequenos vasos presentes no local, começam a se dividir e a se diferenciar em fibroblastos e mioblastos. Essas células secretam as moléculas das fibras e da substância fundamental da ferida em cicatrização. Do mesmo modo que os neutrófilos, os monócitos são atraídos ao local de inflamação por quimiotaxia. Os linfócitos, os eosinófilos e os basófilos também desempenham papel na **inflamação**; no entanto,

Boxe 10.4

Correlação clínica | Distúrbios hereditários dos neutrófilos – Doença granulomatosa crônica

Um importante exemplo de imunodeficiência genética que afeta os mecanismos de destruição dependentes de oxigênio é a **doença granulomatosa crônica** (**DGC**). Esse distúrbio hereditário dos neutrófilos e de outras células fagocíticas é causado pela mutação ou pela ausência de um dos componentes do **complexo da NADPH oxidase** (**sistema fox**). Em consequência, os neutrófilos são incapazes de produzir intermediários reativos de oxigênio (ROI). O complexo da NADPH consiste em cinco moléculas. Duas delas, a **glicoproteína 91** (**gp91**) e a **proteína 22** (**p22**), fazem parte de um citocromo ligado à membrana, denominado **citocromo B558** (ver Figura 10.11). Três outros componentes citosólicos – a **proteína 47** (**p47**), a **proteína 67** (**p67**) e a **proteína 40** (**p40**) – são componentes da **Rac-2 GTPase**, que é necessária para a atividade da oxidase. A ativação e a estimulação dos neutrófilos pela fagocitose provocam a translocação das proteínas citosólicas para a membrana plasmática do fagolisossomo para a montagem do complexo da NADPH oxidase ativo. Após a sua montagem, as enzimas transportam elétrons do NADPH citosólico através da membrana para o O_2 molecular que reside dentro do fagolisossomo, gerando ânions superóxido O_2^- bactericidas e outros ROI.

Aproximadamente 50 a 70% de todos os casos de DGC são causados por uma mutação no **gene CYBB** (**citocromo B, subunidade b**, do inglês *cytochrome B, b subunit*) localizado no cromossomo X. Esse gene codifica a glicoproteína 91 (gp91), que é necessária para a função adequada do complexo da NADPH oxidase. Como a **deficiência de gp91** é uma doença ligada ao cromossomo X, a DGC causada por essa mutação é frequentemente designada como **doença X91**. Outros 20 a 40% dos pacientes com DGC apresentam mutações no **gene NCF1** no cromossomo 7, que codifica a proteína 47. A ocorrência de mutações no gene NCF2 (que codifica a proteína 67) e no gene CYBA (que codifica a proteína 22) é rara, respondendo por menos de 10% de todos os casos de DGC. As mutações nos genes NCF1, NCF2 e CYBA produzem formas autossômicas recessivas de DGC.

A DGC embota a capacidade dos neutrófilos de destruir certos tipos de bactérias e fungos. Os indivíduos com essa doença frequentemente são afetados por infecções bacterianas e fúngicas recorrentes que implicam risco à vida e por condições inflamatórias crônicas. As alterações patológicas mais comuns ocorrem em tecidos e órgãos que formam barreiras contra a entrada de microrganismos provenientes do ambiente externo. Incluem: pele (infecções cutâneas), gengiva (tumefação e inflamação das gengivas), pulmões (pneumonia), linfonodos (linfadenite), trato gastrintestinal (enterite, diarreia), fígado e baço. Outro aspecto característico da DGC consiste no desenvolvimento de massas tumorais, denominadas **granulomas**. A existência de granulomas pode causar graves problemas no trato gastrintestinal em consequência da obstrução da passagem de alimentos, bem como no trato geniturinário, ao bloquear o fluxo de urina dos rins e da bexiga.

estão mais envolvidos nos aspectos imunológicos do processo (ver Capítulo 14, *Sistema Imune e Órgãos e Tecidos Linfáticos*). Os eosinófilos e os linfócitos são mais comumente encontrados em locais de inflamação crônica.

Eosinófilos

Os eosinófilos têm aproximadamente as mesmas dimensões dos neutrófilos, e seus núcleos são bilobulados (Figura 10.12 e Prancha 10.1). Assim como os neutrófilos, a heterocromatina compacta dos eosinófilos está principalmente localizada adjacente ao envoltório nuclear, enquanto a eucromatina está localizada no centro do núcleo.

Os eosinófilos foram assim denominados em virtude dos grandes grânulos eosinofílicos em seu citoplasma.

O citoplasma dos eosinófilos contém dois tipos de grânulos: numerosos grânulos específicos e alongados e grânulos azurófilos (além disso, os eosinófilos contêm poucas e esparsas organelas membranosas):

- Os grânulos azurófilos (grânulos primários) são, de fato, lisossomos. Contêm uma variedade de hidrolases ácidas lisossômicas habituais e outras enzimas hidrolíticas que atuam na destruição dos parasitos e na hidrólise dos complexos antígeno-anticorpo internalizados pelo eosinófilo
- Os grânulos específicos (grânulos secundários) dos eosinófilos contêm um corpo cristaloide, facilmente visto à MET, circundado por matriz menos elétron-densa. Esses corpos cristaloides são responsáveis pela refratividade dos grânulos na microscopia óptica. Contêm quatro proteínas principais: uma proteína rica em arginina, denominada proteína básica principal (MBP, do inglês *major basic protein*), responsável pela acidofilia intensa do grânulo; a proteína catiônica dos eosinófilos (ECP, do inglês *eosinophil cationic protein*); a peroxidase dos eosinófilos (EPO, do inglês *eosinophil peroxidase*); e a neurotoxina derivada dos eosinófilos (EDN, do inglês *eosinophil-derived neurotoxin*). A MBP está localizada no corpo cristaloide; as outras três proteínas são encontradas na matriz dos grânulos. A MBP, a ECP e a EPO exercem um forte efeito citotóxico sobre protozoários e helmintos parasitos; a EDN provoca disfunção do sistema nervoso nos parasitos; a histaminase neutraliza a atividade da histamina; e a arilsulfatase neutraliza os leucotrienos secretados pelos basófilos e mastócitos (ver Capítulo 6, *Tecido Conjuntivo*). Os grânulos específicos também contêm histaminase, arilsulfatase, colagenase e catepsinas.

Os eosinófilos estão associados a reações alérgicas, infecções parasitárias e inflamação crônica.

Os eosinófilos se desenvolvem e amadurecem na medula óssea. Uma vez liberados da medula óssea, eles circulam no sangue periférico e, em seguida, migram para o tecido conjuntivo. Os eosinófilos são ativados por interações com os anticorpos IgG, IgA ou IgA secretora. A liberação de **arilsulfatase** e de **histaminase** pelos eosinófilos nos locais de reação alérgica modera os efeitos potencialmente deletérios dos mediadores vasoativos inflamatórios. O eosinófilo também participa em outras respostas imunológicas e fagocita os complexos de antígeno-anticorpo. Por conseguinte, a contagem de eosinófilos em amostras de sangue

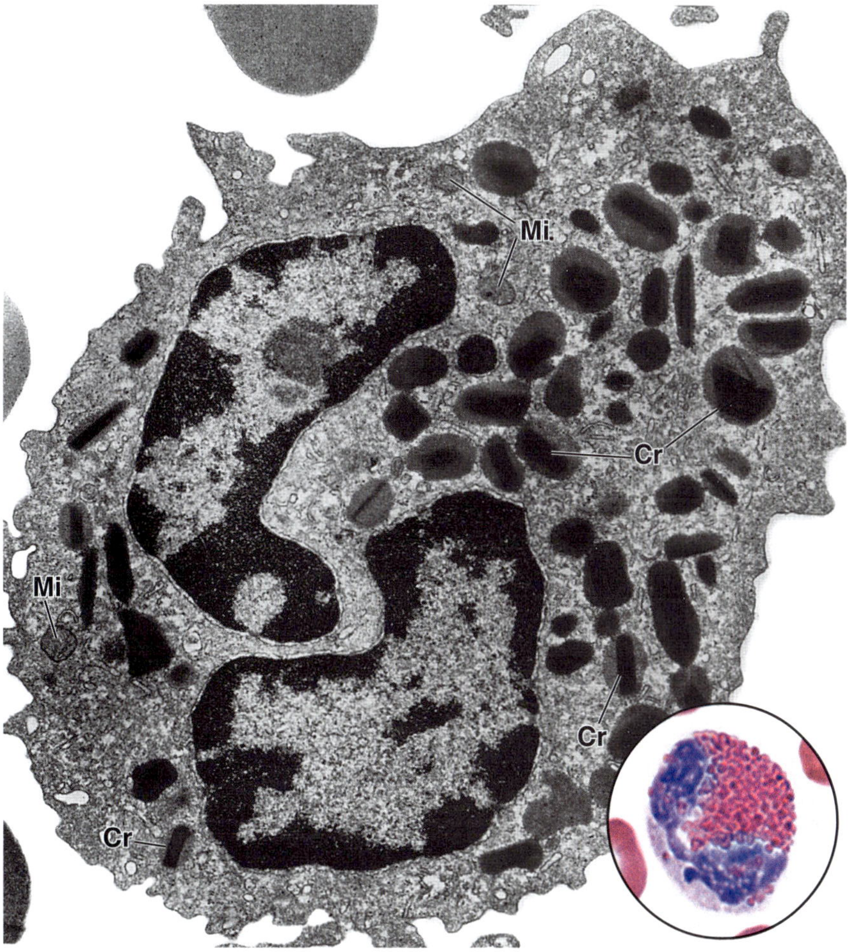

Figura 10.12 Eletromicrografia de um eosinófilo humano. O núcleo é bilobulado, mas o segmento de conexão não foi incluído no plano de corte. Os grânulos são menores que aqueles dos basófilos, e contêm um corpúsculo cristalino (*Cr*) que se distingue da matriz menos elétron-densa do grânulo. Mi, mitocôndria. 26.000×. (Cortesia da Dra. Dorothea Zucker-Franklin.) **Detalhe.** Imagem ao microscópio óptico de um eosinófilo de um esfregaço sanguíneo. 1.800×.

Boxe 10.5

Correlação clínica | Degradação da hemoglobina e icterícia

Se a conjugação da bilirrubina ou a sua excreção na bile pelas células hepáticas forem inibidas, ou se houver bloqueio do sistema de ductos biliares, a **bilirrubina** pode retornar ao sangue, causando cor amarelada da esclera do olho e na pele. Essa condição é denominada **icterícia**, que pode ser causada pela destruição dos eritrócitos circulantes. Um exemplo dessa condição é a **reação transfusional hemolítica**, quando se administra sangue de grupo sanguíneo AB0 incompatível a um paciente, geralmente devido a um erro administrativo. A lise maciça dos eritrócitos transfundidos pode estar associada a complicações sistêmicas graves, tais como hipotensão (diminuição da pressão arterial), insuficiência renal e até mesmo morte.

A icterícia também ocorre em vários tipos de **anemias hemolíticas**, que resultam de defeitos hereditários de eritrócitos (p. ex., esferocitose hereditária) ou de fatores externos, como microrganismos patogênicos, venenos de animais, substâncias químicas e fármacos. É comum a ocorrência de certo grau de icterícia em recém-nascidos (**icterícia fisiológica**), em virtude da ineficiência do sistema de conjugação da bilirrubina no fígado do recém-nascido. Níveis sanguíneos excessivos (> 30 mg/dℓ) de bilirrubina não conjugada (hiperbilirrubinemia) durante o primeiro ano de vida podem causar ***kernicterus***, uma rara doença neurológica na qual níveis tóxicos de bilirrubina se acumulam no cérebro.

de indivíduos com **reações alérgicas** e **infecções parasitárias** geralmente está elevada (**eosinofilia**). Os eosinófilos desempenham importante papel na defesa contra parasitos helmínticos. São também encontrados em grande número na lâmina própria dos intestinos e em outros potenciais locais de inflamação crônica (*i. e.*, tecidos pulmonares em pacientes com asma).

Basófilos

Os basófilos têm aproximadamente as mesmas dimensões dos neutrófilos e foram assim denominados em virtude dos numerosos grânulos grandes em seu citoplasma, que são realçados por corantes básicos (Prancha 10.1).

Os basófilos são os leucócitos menos numerosos, representando menos de 0,5% do número total de leucócitos.

Com frequência, várias centenas de leucócitos precisam ser examinadas em um esfregaço sanguíneo até que se identifique um basófilo. O núcleo lobular do basófilo costuma ser obscurecido pelos grânulos nos esfregaços sanguíneos corados, mas suas características são evidentes nas eletromicrografias (Figura 10.13).

A heterocromatina é de localização principalmente periférica, enquanto a eucromatina tem localização principalmente central; as organelas citoplasmáticas são esparsas. A membrana plasmática do basófilo contém numerosos receptores F_c de alta afinidade para os anticorpos IgE. Além disso, uma proteína específica de 39 kDa, denominada CD40L, é expressa na superfície do basófilo. CD40L interage com um receptor complementar (CD40) nos linfócitos B, resultando em aumento da síntese de IgE.

O citoplasma dos basófilos contém dois tipos de grânulos: os grânulos específicos (maiores que os grânulos específicos do neutrófilo) e os grânulos azurófilos inespecíficos:

- Os grânulos azurófilos (grânulos primários) são os lisossomos dos basófilos e contêm uma variedade de hidrolases ácidas lisossômicas similares àquelas em outros leucócitos
- Os grânulos específicos (grânulos secundários) exibem textura granulada e figuras de mielina à MET. Esses grânulos contêm várias substâncias, particularmente heparina, histamina, sulfato de heparano, leucotrienos, IL-4 e IL-13. A heparina, um glicosaminoglicano sulfatado, é um anticoagulante. A histamina e o sulfato de heparano são agentes vasoativos que, dentre outras ações, causam dilatação dos pequenos vasos sanguíneos. Os leucotrienos são lipídios modificados que desencadeiam contração prolongada dos músculos lisos nas vias respiratórias pulmonares (ver Capítulo 6, *Tecido Conjuntivo*). A interleucina-4 (IL-4) e a interleucina-13 (IL-13) promovem a síntese de anticorpos IgE. A basofilia intensa desses grânulos específicos correlaciona-se com a alta concentração de sulfatos dentro das moléculas de glicosaminoglicanos de heparina e sulfato de heparano.

A função dos basófilos está estreitamente relacionada com a dos mastócitos.

Os basófilos estão funcionalmente relacionados com os mastócitos do tecido conjuntivo, embora não sejam idênticos a essas células (ver Quadro 6.6, no Capítulo 6, *Tecido Conjuntivo*). Tanto os mastócitos quanto os basófilos ligam-se a um anticorpo secretado pelos plasmócitos, a IgE, por meio de receptores F_c de alta afinidade expressos em sua superfície celular. A exposição subsequente ao antígeno (alergênio) específico para IgE e a sua reação com ele desencadeiam a ativação dos basófilos e mastócitos e a liberação de agentes vasoativos dos grânulos celulares. Tais substâncias são responsáveis pelos distúrbios vasculares graves associados às **reações de hipersensibilidade** e à **anafilaxia**.

Além disso, tanto os basófilos quanto os mastócitos originam-se da mesma célula progenitora de basófilos-mastócitos (BMCP, do inglês *basophil/mast cell progenitor cell*). Se uma célula BMCP específica expressar o fator de transcrição relacionado com os granulócitos, CCAAT/proteína ligante intensificadora α (C/EBPα, do inglês *basophil–mast cell progenitor* α), a célula torna-se comprometida com a diferenciação em uma célula progenitora de basófilos (BaP, do inglês *basophil progenitor cell*). Os basófilos desenvolvem-se e sofrem diferenciação na medula óssea e são liberados no sangue periférico como células maduras. Na ausência do fator de transcrição C/EBPα, uma célula BMCP migra para o baço e, após diferenciação adicional, segue o seu trajeto como progenitor de mastócitos (MCP, do inglês *mast cell progenitor*) até o intestino, onde completa sua diferenciação em mastócito maduro.

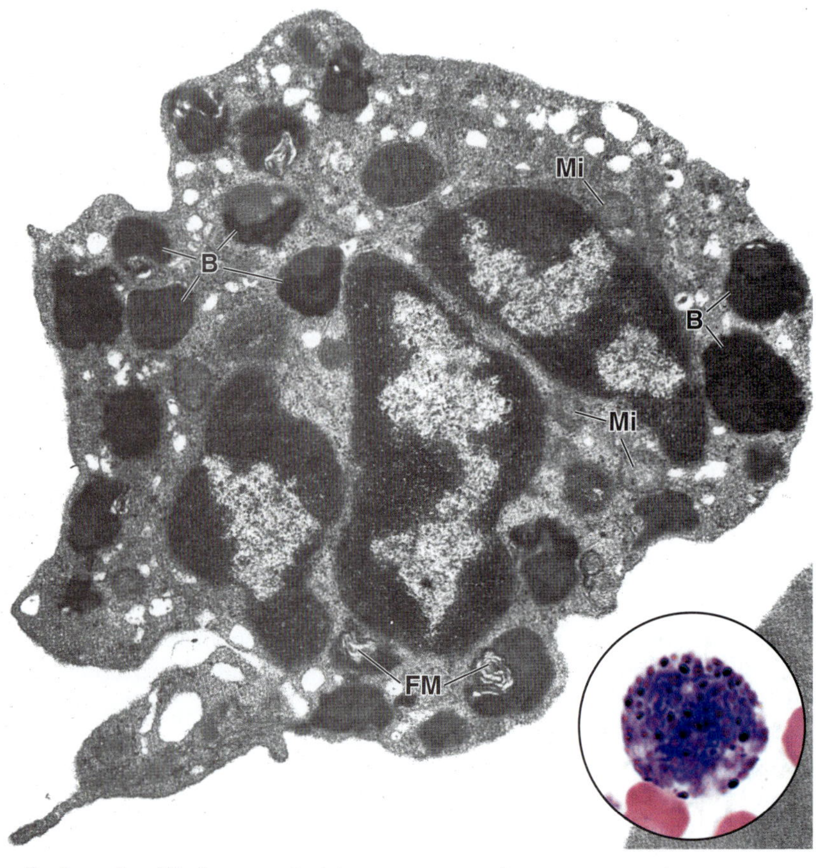

Figura 10.13 Eletromicrografia de um basófilo humano. O núcleo aparece como três estruturas separadas, uma vez que os filamentos de conexão entre os lobos não estão no plano de corte. Os grânulos dos basófilos (*B*) são muito grandes e exibem formato irregular. Alguns grânulos revelam figuras de mielina (*FM*). Mi, mitocôndria. 26.000×. (Cortesia da Dra. Dorothea Zucker-Franklin.) **Detalhe.** Aspecto de um basófilo de esfregaço sanguíneo à microscopia óptica. 1.800×.

Linfócitos

Os linfócitos constituem as principais células funcionais do sistema linfático ou imune.

Os linfócitos constituem os agranulócitos mais comuns, representando cerca de 30% do número total de leucócitos no sangue. Para compreender a função dos linfócitos, é preciso considerar que a maioria dos linfócitos encontrados no sangue ou na linfa representa células imunocompetentes recirculantes (*i. e.*, células que desenvolveram a capacidade de reconhecer e de responder a antígenos e que estão em trânsito de um tecido linfático para outro). Por conseguinte, os linfócitos diferem, em vários aspectos, de outros leucócitos:

- Os linfócitos não são células terminalmente diferenciadas. Quando estimulados, os linfócitos se dividem e se diferenciam em outros tipos de células efetoras
- Os linfócitos podem deixar o lúmen dos vasos sanguíneos para os tecidos e, subsequentemente, podem retornar aos vasos sanguíneos
- Apesar da origem de células progenitoras linfáticas comuns (CLP; do inglês *common lymphoid progenitor*) (ver adiante) na medula óssea, os linfócitos são capazes de se desenvolver fora da medula óssea, em tecidos associados ao sistema imune (ver Capítulo 14, *Sistema Imune e Órgãos e Tecidos Linfáticos*).

Nos tecidos associados ao sistema imune, é possível identificar três grupos de linfócitos de acordo com o seu tamanho: linfócitos pequenos, médios e grandes, cujo diâmetro varia de 6 a 30 μm. Os grandes linfócitos são linfócitos ativados, que contêm receptores de superfície que interagem com um antígeno específico, ou linfócitos *natural killer* (NK). Na corrente sanguínea, os linfócitos são, em sua maioria, de tamanho pequeno ou médio, de 6 a 15 μm de diâmetro. A maioria – mais de 90% – consiste em pequenos linfócitos.

Nos esfregaços sanguíneos, o linfócito maduro aproxima-se do tamanho de um eritrócito.

Quando observados à microscopia óptica em um esfregaço sanguíneo, os pequenos linfócitos exibem um núcleo esférico discretamente endentado e intensamente corado (Prancha 10.1). O citoplasma aparece como uma faixa azul-pálida muito fina circundando o núcleo. Em geral, não há organela citoplasmática reconhecível, além de um grânulo azurófilo fino ocasional. A MET revela que o citoplasma contém principalmente ribossomos livres e algumas mitocôndrias. Outras organelas estão tão esparsas, que geralmente não são vistas em um corte fino. Em certas ocasiões, são observados pequenos lisossomos densos, que correspondem aos grânulos azurófilos vistos à microscopia óptica; um par de centríolos e um pequeno complexo de Golgi estão localizados no centro da célula, a área de endentação do núcleo.

No linfócito médio, o citoplasma é mais abundante, o núcleo é maior e menos heterocromático e o complexo de Golgi está ligeiramente mais desenvolvido (Figura 10.14). Nessas células de tamanho médio, é também observado maior número de mitocôndrias e polissomos, bem como pequenos

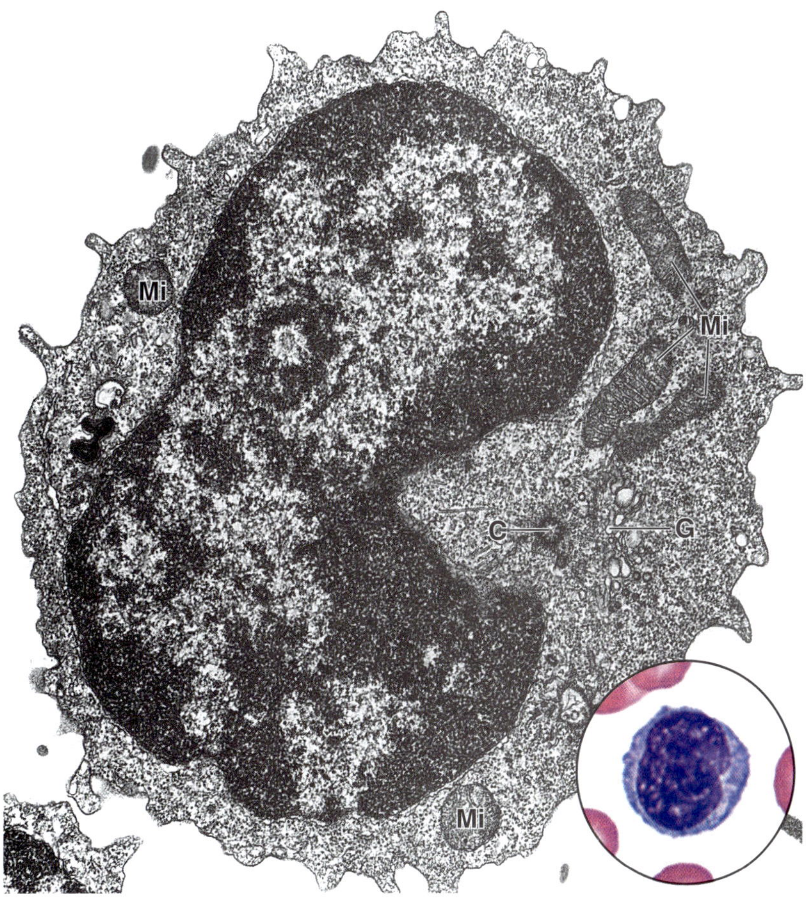

Figura 10.14 Eletromicrografia de linfócito de tamanho médio. O aspecto puntiforme do citoplasma é produzido pela existência de numerosos ribossomos livres. Várias mitocôndrias (*Mi*) são evidentes. O centro da célula ou região da centrosfera (a área de endentação nuclear) também mostra um pequeno complexo de Golgi (*G*) e um centríolo (*C*). 26.000×. (Cortesia da Dra. Dorothea Zucker-Franklin.) **Detalhe.** Estrutura de um linfócito de tamanho médio de um esfregaço sanguíneo ao microscópio óptico. 1.800×.

perfis de retículo endoplasmático rugoso (RER). Os ribossomos constituem a base da basofilia leve exibida pelos linfócitos nos esfregaços sanguíneos corados.

Existem três tipos funcionalmente distintos de linfócitos no corpo: linfócitos T, linfócitos B e células NK.

A caracterização dos tipos de linfócitos baseia-se em sua função, e não em seu tamanho ou morfologia. Os linfócitos T (células T) são assim denominados porque a diferenciação ocorre no timo. Os linfócitos B (células B) são assim denominados pelo fato de terem sido reconhecidos pela primeira vez como uma população isolada na bursa de Fabricius em aves ou em órgãos equivalentes da bursa (p. ex., medula óssea) nos mamíferos. As células *natural killer* (NK) desenvolvem-se a partir da mesma célula precursora que os linfócitos B e T, e são assim designadas por serem programadas para destruir certos tipos de células transformadas:

- Os linfócitos T apresentam um longo tempo de sobrevida e estão envolvidos na imunidade celular. Os linfócitos T caracterizam-se pela existência de proteínas de reconhecimento da superfície celular, denominadas receptores de linfócitos T (TCR, do inglês *T-cell receptors*), que, em muitos dos linfócitos T, compreendem duas cadeias de glicoproteínas, denominadas cadeias α e β. Expressam as proteínas marcadoras CD2, CD3, CD5 e CD7 em sua superfície; no entanto, são subclassificadas com base na existência ou não de proteínas CD4 e CD8. Assim, os linfócitos T $CD4^+$ contêm o marcador CD4 e reconhecem antígenos ligados às moléculas do complexo principal de histocompatibilidade II (MHC II, do inglês *major histocompatibility complex II*). Os linfócitos T $CD8^+$ têm o marcador CD8 e reconhecem antígenos ligados às moléculas de MHC I
- Os linfócitos B apresentam tempo de sobrevida variável e estão envolvidos na produção de anticorpos circulantes. No sangue, os linfócitos B maduros expressam moléculas de IgM e IgD e MHC II em sua superfície. Os marcadores específicos incluem CD9, CD19 e CD20
- As células NK são programadas durante o seu desenvolvimento para matar determinadas células infectadas por vírus e alguns tipos de células tumorais. Além disso, secretam um agente antiviral, a interferona γ (IFN-γ). As células NK são maiores que os linfócitos B e T (em torno de 15 μm de diâmetro) e têm um núcleo reniforme. Como as células NK exibem vários grânulos azurófilos citoplasmáticos grandes, que são facilmente identificados pela microscopia óptica, também são denominadas grandes linfócitos granulares (LGL, do inglês *large granular lymphocytes*). Seus marcadores específicos consistem em CD16a, CD56 e CD94.

Os linfócitos T e B são indistinguíveis nos esfregaços sanguíneos e nos cortes histológicos; para identificá-los, é necessário utilizar reações imunocitoquímicas para diferentes tipos de marcadores e receptores em sua superfície. Os linfócitos NK podem ser identificados ao microscópio óptico pelo seu tamanho, formato do núcleo e existência de grânulos citoplasmáticos; no entanto, em geral, são realizadas reações imunocitoquímicas para identificar seus marcadores específicos, a fim de confirmar a sua identidade ao microscópio.

Os linfócitos T e B e os linfócitos *natural killer* (células NK) expressam diferentes moléculas de superfície.

Embora os linfócitos T e B não possam ser diferenciados por sua morfologia, suas proteínas de superfície (proteínas CD) específicas podem ser usadas para sua identificação por meio de técnicas de imunotipagem. Além disso, imunoglobulinas são expressas na superfície dos linfócitos B e agem como receptores de antígeno. Por outro lado, os linfócitos T não produzem anticorpos, mas expressam TCR – as quais são proteínas de reconhecimento expressas durante estágios definidos da maturação dessas células no timo. Em geral, as moléculas de superfície medeiam ou ampliam funções específicas dos linfócitos T e são necessárias para o reconhecimento ou a ligação dos linfócitos T aos antígenos exibidos na superfície das células-alvo.

No sangue humano, 60 a 80% dos linfócitos consistem em linfócitos T maduros, enquanto 20 a 30% são constituídos por linfócitos B maduros. Cerca de 5 a 15% das células não expressam os marcadores de superfície associados aos linfócitos T ou B. Esse grupo de células é formado pelas células NK que fazem parte da imunidade inespecífica (inata). As células NK têm a capacidade de destruir determinados tipos de células-alvo de modo semelhante ao dos linfócitos T citotóxicos $CD8^+$. Após a ativação as células NK, liberam perforinas e granzimas (fragmentinas), substâncias que criam canais na membrana plasmática das células e induzem a fragmentação do DNA.

Vários tipos diferentes de linfócitos T foram identificados: linfócitos T citotóxicos, auxiliares, supressores e gama/delta ($\gamma\delta$), linfócitos T invariantes associados à mucosa (MAIT, *mucosa-associated invariant T*) e linfócitos T de memória residentes (Trm, do inglês *resident memory T cells*).

As atividades dos linfócitos T citotóxicos, auxiliares, supressores e gama/delta são mediadas por moléculas localizadas em sua superfície. Graças a técnicas de imunotipagem, passou a ser possível identificar subconjuntos específicos de linfócitos T e estudar suas funções:

- Os linfócitos T $CD8^+$ citotóxicos (CTLs, do inglês *cytotoxic CD8+ T lymphocytes*) atuam como as principais células efetoras na imunidade celular. Linfócitos $CD8^+$ são linfócitos T especificamente sensibilizados, que reconhecem antígenos por meio dos TCR de células virais ou neoplásicas do hospedeiro. Os linfócitos T $CD8^+$ citotóxicos (CTL) reconhecem somente antígenos ligados a moléculas do MHC I. Após a ligação do TCR ao complexo antígeno-MHC I, os CTLs secretam linfocinas e perforinas que produzem canais iônicos na membrana da célula infectada ou neoplásica, levando à sua lise (ver Capítulo 14, *Sistema Imune e Órgãos e Tecidos Linfáticos*). Os linfócitos citotóxicos desempenham importante papel na rejeição de aloenxertos e na imunologia tumoral
- Os linfócitos T $CD4^+$ auxiliares (TH, do inglês *helper $CD4^+$ T cells*) são de importância central para a indução de uma resposta imune a determinado antígeno estranho. O antígeno ligado a moléculas MHC II é apresentado por células apresentadoras de antígeno, como macrófagos a um linfócito T $CD4^+$ auxiliar. A ligação do TCR ao complexo antígeno-MHC-II ativa os linfócitos T $CD4^+$ auxiliares. Em seguida, os linfócitos T $CD4^+$ auxiliares ativados produzem interleucinas, que atuam de maneira autócrina, estimulando a proliferação e a diferenciação de maior número de linfócitos T $CD4^+$ auxiliares. As células recém-diferenciadas sintetizam e secretam linfocinas, que afetam tanto a função quanto a diferenciação de macrófagos, eosinófilos, mastócitos, linfócitos B, linfócitos T e células NK. Os linfócitos B diferenciam-se em plasmócitos e sintetizam anticorpos. Vários subconjuntos de linfócitos T $CD4^+$ já foram identificados

(*i. e.*, linfócitos TH1, TH2 e TH17). Ver detalhes no Capítulo 14, *Sistema Imune e Órgãos e Tecidos Linfáticos*

- Linfócitos T reguladores (supressores) representam uma população fenotipicamente diversa de linfócitos T. São capazes de suprimir funcionalmente uma resposta imune a antígeno estranho e autoantígeno em virtude de sua influência sobre a atividade de outras células no sistema imune. Linfócitos T reguladores (supressores) $CD4^+CD25^+$ $FOXP3^+$ são exemplos dessas células que conseguem infrarregular a capacidade dos linfócitos T de iniciar respostas imunes. O marcador FOXP3 indica uma expressão da família *forkhead-box* de fatores de transcrição, que são característicos de muitos linfócitos T. Além disso, os linfócitos T supressores $CD8^+CD45RO^+$ associados a tumores secretam IL-10 e também suprimem a ativação dos linfócitos T. Os linfócitos T supressores também podem funcionar na supressão da diferenciação dos linfócitos B e na regulação da maturação das células eritrocíticas na medula óssea
- Linfócitos T gama/delta ($\gamma\delta$) representam uma pequena população de linfócito T que contém um TCR distinto em sua superfície. Ao contrário da maioria dos linfócitos T, que apresentam, em sua maioria, um TCR composto por duas cadeias de glicoproteínas, denominadas cadeias α- e β-TCR, os linfócitos T $\gamma\delta$ apresentam TCR constituídos de uma cadeia γ e uma cadeia δ. Essas células desenvolvem-se no timo e migram para vários tecidos epiteliais (p. ex., pele, mucosa oral, intestino e vagina); uma vez estabelecida a sua colonização no tecido epitelial, não recirculam entre o sangue e os órgãos linfáticos. São também conhecidos como linfócitos intraepiteliais. Sua localização na pele e na mucosa dos órgãos internos possibilita a atuação como uma primeira linha de defesa contra microrganismos invasores
- Linfócitos T invariantes associados à mucosa (MAIT) representam um subconjunto de linfócitos T que expressam receptores compostos por duas cadeias alfa e beta invariantes. Essas células reconhecem metabólitos dessa via de síntese de riboflavina (vitamina B_{12}) existente em fungos e bactérias. Após a ativação, MAIT secretam IFN-γ e TNF-α e conseguem destruir células infectadas
- Os linfócitos T de memória residentes (Trm) representam um novo subgrupo de linfócitos T de memória não recirculantes. Essas células são geradas após exposição ao antígeno nos tecidos periféricos (*i. e.*, sistema digestório, pulmão, pele e sistema genital) e proporcionam a memória imunológica no local de exposição inicial. Os Trm expressam marcadores específicos de residência CD69, CD103, CD49a, porém não dispõem de moléculas que possibilitem a sua saída dos tecidos periféricos e migração para os linfonodos.

Monócitos

Os monócitos são os precursores das células do sistema fagocitário mononuclear.

Os monócitos são os maiores leucócitos identificados em um esfregaço sanguíneo (o diâmetro médio é de 18 μm). Passam da medula óssea para os tecidos corporais, onde se diferenciam nos vários fagócitos do sistema fagocitário mononuclear, ou seja, macrófagos do tecido conjuntivo, macrófagos alveolares, macrófagos perissinusoidais no fígado (células de Kupffer) e macrófagos dos linfonodos, baço e medula óssea, osteoclastos (do osso), dentre outros (ver Capítulo 6, *Tecido Conjuntivo*). Os monócitos permanecem no sangue por apenas 3 dias, aproximadamente.

O núcleo do monócito é mais endentado que o do linfócito (Figura 10.15 e Prancha 10.2). O citoplasma do local da endentação nuclear é denominado centro celular, e nele estão localizados o complexo de Golgi bem desenvolvido e os centríolos. Os monócitos também contêm retículo endoplasmático liso (REL), retículo endoplasmático rugoso (RER) e pequenas mitocôndrias. Embora sejam classificadas como agranulares, essas células contêm pequenos grânulos azurófilos densos, os quais

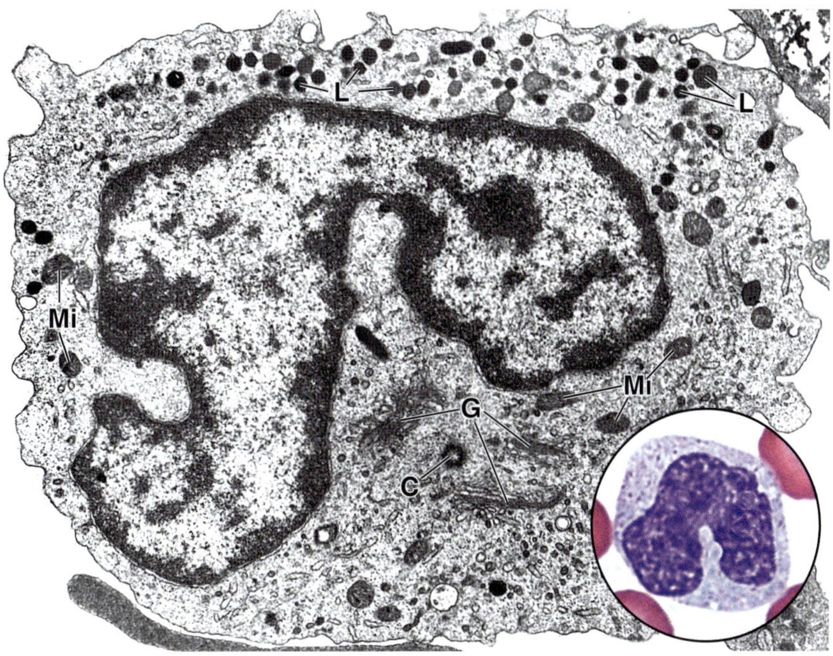

Figura 10.15 Eletromicrografia de monócito maduro humano. O núcleo está acentuadamente endentado. Adjacentes ao local da endentação, há um centríolo (*C*) e vários perfis de Golgi (*G*), ambos evidentes. Os pequenos grânulos escuros consistem em grânulos azurófilos, os lisossomos (*L*) da célula. Os perfis ligeiramente maiores e menos densos são de mitocôndrias (*Mi*). 22.000×. (Cortesia da Dra. Dorothea Zucker- Franklin.) **Detalhe.** Aspecto de um monócito em um esfregaço sanguíneo ao microscópio óptico. 1.800×.

contêm enzimas lisossômicas clássicas, semelhantes àquelas encontradas nos grânulos azurófilos dos neutrófilos.

Os monócitos diferenciam-se em macrófagos, que atuam como células apresentadoras de antígeno no sistema imune.

Durante a inflamação, os monócitos deixam o vaso sanguíneo no local de inflamação, diferenciam-se em macrófagos teciduais e fagocitam bactérias, outros tipos de células e restos teciduais. O macrófago é uma célula apresentadora de antígenos, que desempenha importante papel nas respostas imunes. O macrófago degrada parcialmente os antígenos e, por meio de moléculas do MHC II localizadas na sua superfície, apresenta seus fragmentos aos linfócitos T CD4+ auxiliares, para o seu reconhecimento.

■ PLAQUETAS

As plaquetas (ou trombócitos) são pequenos fragmentos citoplasmáticos, delimitados por membrana, anucleados, que se originam dos megacariócitos.

As plaquetas (trombócitos) são derivadas de grandes células poliploides (células cujos núcleos contêm múltiplos conjuntos de cromossomos) na medula óssea, denominadas megacariócitos (Figura 10.16). A diferenciação dos megacariócitos é regulada por fatores de transcrição e por interações com hormônios (principalmente trombopoetina), quimiocinas, citocinas e moléculas da matriz extracelular. Na formação das plaquetas, pequenos fragmentos de citoplasma são separados das regiões periféricas do megacariócito por canais extensos de demarcação de plaquetas. A membrana que reveste esses canais origina-se por invaginação da membrana plasmática; por conseguinte, os canais estão em continuidade com o espaço extracelular. O desenvolvimento continuado e a fusão das membranas de demarcação das plaquetas resultam na separação completa dos fragmentos citoplasmáticos, formando, por fim, plaquetas individuais. Os megacariócitos maduros migram para a célula endotelial dos sinusoides da medula óssea e emitem protrusões longas e ramificadas, denominadas pró-plaquetas, no lúmen do sinusoide, em que liberam muitas plaquetas a partir de suas extremidades.

As plaquetas humanas circulam por 7 a 10 dias e são removidas da circulação pelo fígado.

Após a sua entrada no sistema vascular a partir da medula óssea, as plaquetas circulam na forma de estruturas discoides, com diâmetro de cerca de 2 a 3 μm. Se não for utilizada em eventos hemostáticos ou em processos patológicos, o tempo de vida de uma plaqueta humana é de cerca de 7 a 10 dias. Estudos recentes mostram que os macrófagos sinusoidais estrelados (células de Kupffer) residentes nos sinusoides hepáticos "escaneiam" continuamente as plaquetas circulantes com

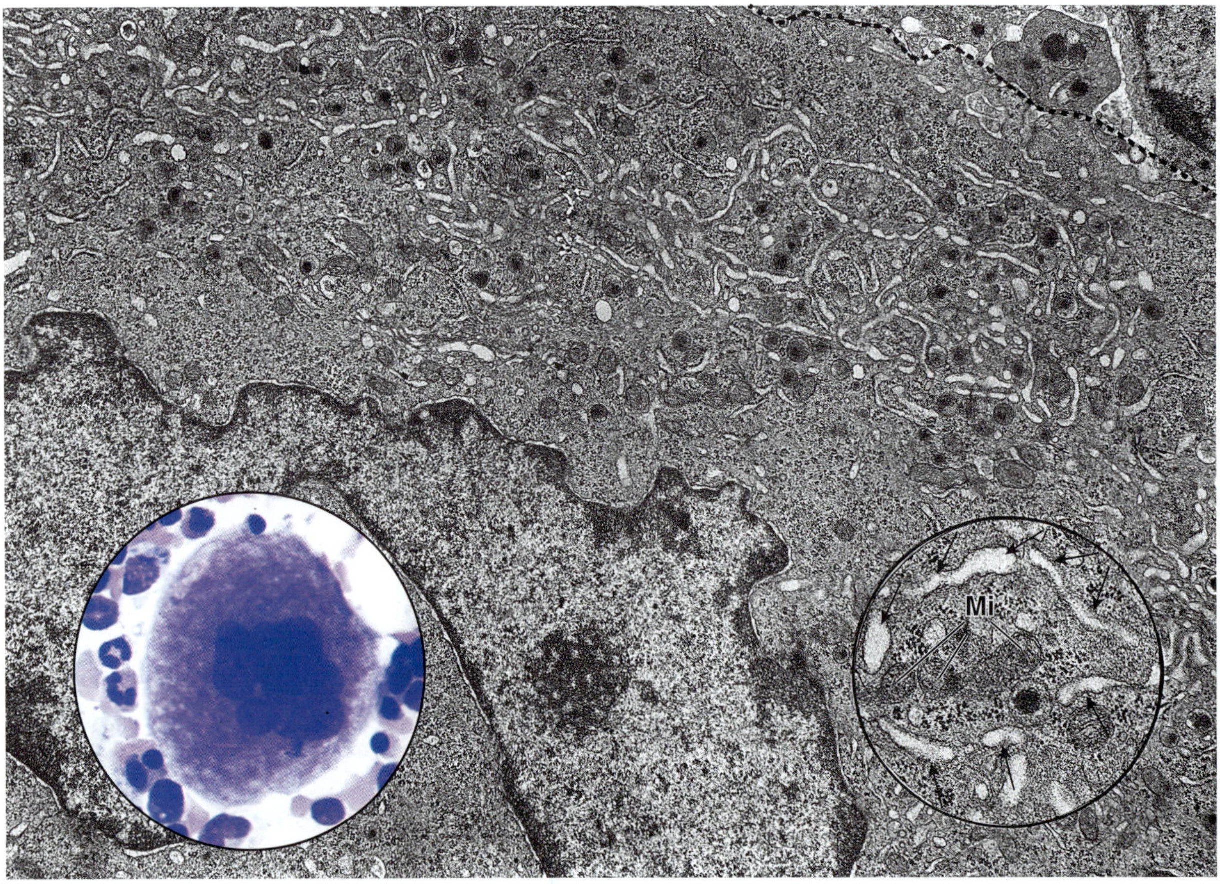

Figura 10.16 Eletromicrografia e fotomicrografia óptica de um megacariócito. Esta eletromicrografia de um corte de medula óssea mostra a porção de um megacariócito. Dois lóbulos do núcleo e o citoplasma circundante são visíveis. A borda da célula está indicada pela *linha tracejada* (*parte superior à direita*). O citoplasma revela evidências de formação de plaquetas, conforme indicado pelos extensos canais de demarcação de plaquetas. 13.000×. **Detalhe à esquerda.** Fotomicrografia óptica mostrando um megacariócito inteiro em um esfregaço sanguíneo. O núcleo é multilobulado e dobrado sobre si mesmo, conferindo-lhe um contorno irregular. O citoplasma periférico "espumoso" do megacariócito representa áreas nas quais está ocorrendo segmentação para formar plaquetas. As células circundantes menores consistem em células sanguíneas em desenvolvimento. 1.000×. **Detalhe à direita.** Eletromicrografia em maior aumento, mostrando um corte de citoplasma que está quase totalmente dividido por canais de demarcação de plaquetas (*setas*). Mostra também mitocôndrias (*Mi*), um grânulo γ muito denso e partículas de glicogênio. Para comparação, a Figura 10.17A mostra uma plaqueta circulante madura. 30.000×.

interações de "toque e prossiga" à medida que passam pelo fígado. Durante o processo de envelhecimento, as plaquetas expõem resíduos galactose em sua superfície, que medeiam a ligação das plaquetas aos hepatócitos e às células de Kupffer. As plaquetas envelhecidas são removidas da circulação pela ação fagocítica das células de Kupffer (ver Capítulo 18, *Sistema Digestório 3 | Fígado, Vesícula Biliar e Pâncreas*).

Do ponto de vista estrutural, as plaquetas podem ser divididas em quatro zonas, com base na sua organização e função.

A MET revela uma organização estrutural do citoplasma das plaquetas, que pode ser categorizada nas quatro zonas seguintes (Figura 10.17):

- A zona periférica consiste na membrana celular coberta por um revestimento superficial espesso de glicocálice, o qual consiste em glicoproteínas, glicosaminoglicanos e vários fatores de coagulação adsorvidos do plasma. As glicoproteínas integrais da membrana atuam como receptores na função plaquetária
- A zona estrutural, localizada próximo da periferia, compreende os microtúbulos, os filamentos de actina, de miosina e proteínas ligantes da actina, que juntos formam uma rede de sustentação da membrana plasmática. A banda marginal, contendo 8 a 24 microtúbulos espiralados, localiza-se como um feixe logo abaixo da rede de filamentos de actina. Essas múltiplas espirais microtubulares exibem um arranjo circunferencial e são responsáveis pela manutenção do formato discoide da plaqueta
- A zona das organelas ocupa o centro da plaqueta. Consiste em mitocôndrias, peroxissomos, partículas de glicogênio e pelo menos três tipos de grânulos dispersos no citoplasma. Os grânulos mais numerosos são os grânulos alfa (α) (300 a 500 nm de diâmetro), que contêm principalmente fibrinogênio, fatores de coagulação (fatores V e XI, proteína S e antitrombina), plasminogênio, inibidor do ativador do plasminogênio, metaloproteinase 4 (MMP-4), inibidor tecidual da metaloproteinase 4 (TIMP-4) e vários fatores de crescimento, incluindo fator de crescimento derivado de plaquetas (PDGF), fator de crescimento endotelial (EGF), fator de crescimento do endotélio vascular (VEGF), fator de crescimento semelhante à insulina 1 (IGF-1) e fator transformador do crescimento β (TGF-β). O conteúdo desses grânulos desempenha importante papel na fase inicial de reparo dos vasos, na coagulação sanguínea e na agregação plaquetária. Com base em estudos de proteômica, mais de 300 proteínas

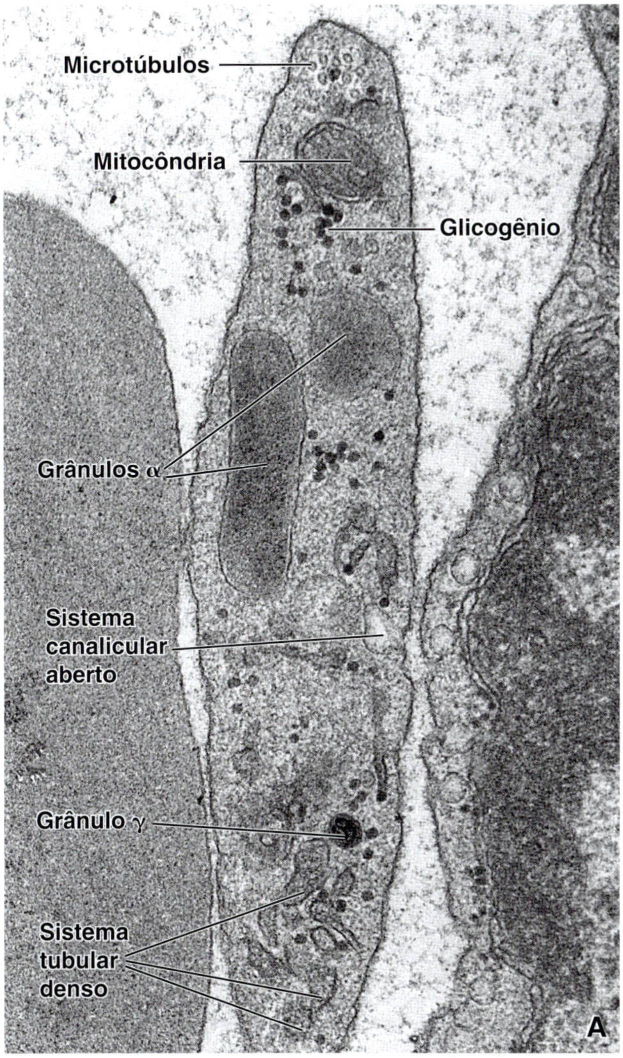

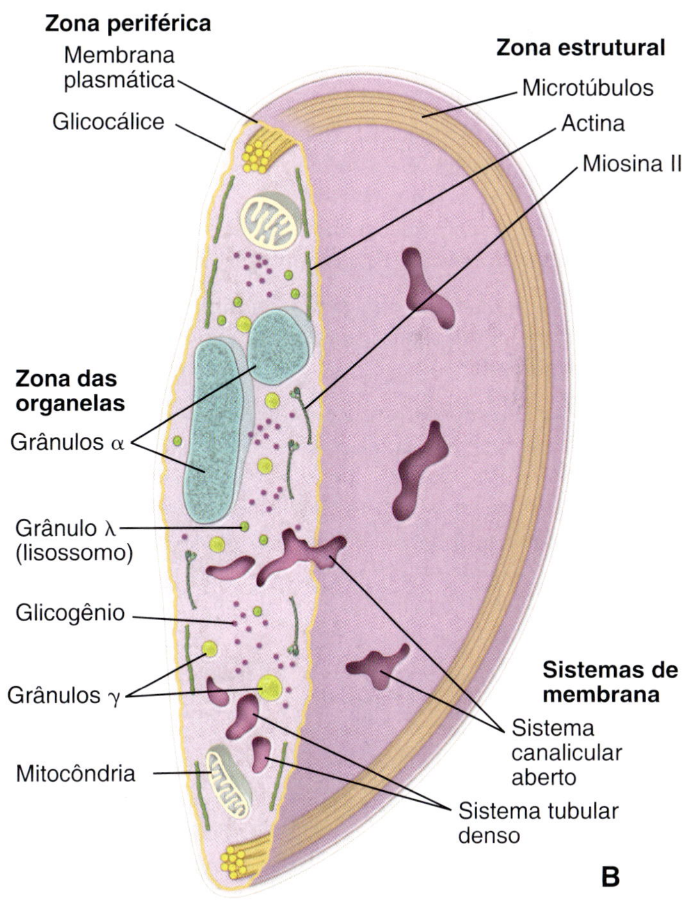

Figura 10.17 Eletromicrografia e diagrama de uma plaqueta. A. Eletromicrografia em grande aumento de uma plaqueta, situada entre um eritrócito *à esquerda* e uma célula endotelial *à direita*. As organelas visíveis incluem uma mitocôndria, microtúbulos, um perfil isolado do sistema canalicular aberto conectado com a superfície, perfis do sistema tubular denso, grânulos α moderadamente densos, um único grânulo γ muito denso e partículas de glicogênio. Os microfilamentos não são evidentes contra a matriz de fundo da plaqueta. **B.** Diagrama de uma plaqueta, mostrando os componentes das quatro zonas estruturais.

solúveis são liberadas por um grânulo alfa (α) durante a ativação das plaquetas. Os grânulos gama (γ) menores, mais densos e menos numerosos, também conhecidos como *grânulos densos ou delta* (δ), contêm principalmente nucleotídios, como difosfato de adenosina (ADP), trifosfato de adenosina (ATP), trifosfato de uridina (UTP) e trifosfato de guanosina (GTP); aminas bioativas (serotonina e histamina) e cátions de Ca^{+2}, Mg^{+2} e K^{+}. Os grânulos gama (γ) facilitam a adesão das plaquetas e a vasoconstrição ao redor do vaso lesionado. A **síndrome plaquetária de York (SPY)** é causada por mutações em proteínas dos canais de Ca^{+2} nas plaquetas e caracteriza-se por trombocitopenia e deficiência de armazenamento plaquetário de Ca^{+2} nos grânulos gama (γ). As plaquetas de indivíduos com SPY são anormalmente grandes e exibem organelas gigantes elétron-opacas. Os grânulos lambda (λ) assemelham-se aos lisossomos encontrados em outras células, e contêm várias enzimas hidrolíticas. O conteúdo dos grânulos λ atua na reabsorção do coágulo durante os estágios mais avançados de reparo dos vasos

- A zona da membrana consiste em dois tipos de canais de membrana: (1) o sistema canalicular aberto e (2) o sistema tubular denso. O sistema canalicular aberto é um remanescente de desenvolvimento dos canais de demarcação das plaquetas e, simplesmente, constitui uma membrana que não participou na subdivisão do citoplasma do megacariócito. Com efeito, os canalículos abertos são invaginações da membrana plasmática para o citoplasma. O sistema tubular denso contém um material elétron-denso que se origina do RER do megacariócito, que serve de local de armazenamento para íons cálcio. Os canais do sistema tubular denso não se conectam com a superfície da plaqueta; contudo, tanto o sistema canalicular aberto quanto o sistema tubular denso fundem-se em várias áreas da plaqueta para formar complexos de membrana que são importantes na regulação da concentração intraplaquetária de cálcio.

As plaquetas atuam na vigilância contínua dos vasos sanguíneos, na formação do coágulo sanguíneo e no reparo do tecido lesionado.

As plaquetas estão envolvidas em vários aspectos da **hemostasia** (controle do sangramento); vigiam continuamente o revestimento endotelial dos vasos sanguíneos à procura de lacunas ou rupturas. Quando a parede de um vaso sanguíneo sofre lesão ou ruptura, o tecido conjuntivo exposto no local lesionado promove a adesão plaquetária. A adesão das plaquetas ao local lesionado desencadeia a sua desgranulação e a liberação de serotonina, difosfato de adenosina (ADP) e tromboxano A_2.

A serotonina é um potente vasoconstritor que provoca contração das células musculares lisas vasculares, reduzindo, assim, o fluxo sanguíneo no local da lesão. O difosfato de adenosina (ADP), um nucleotídio, e a molécula de sinalização, tromboxano A_2, são responsáveis pela maior agregação das plaquetas, formando um tampão hemostático primário. A massa de plaquetas agregadas interrompe o extravasamento de sangue.

Ao mesmo tempo, as plaquetas ativadas liberam seus grânulos alfa (α) e gama (γ) e participam da via intrínseca da coagulação sanguínea, conhecida como fator de tromboplastina plaquetário (PF3). Conforme assinalado por estudos celulares e moleculares recentes, não se trata de um verdadeiro "fator" ou molécula detectável, mas de uma atividade da membrana plasmática das plaquetas. O glicocálice na membrana plasmática das plaquetas ativadas fornece uma superfície lipoproteica catalítica para converter o fibrinogênio solúvel em fibrina e para interações com outros fatores de coagulação plasmática no local da agregação plaquetária. Em seguida, a fibrina forma malha frouxa sobre o tampão inicial e é subsequentemente estabilizada por ligações cruzadas covalentes, que produzem agregação densa de fibras (Figura 10.18). As plaquetas e os eritrócitos ficam aprisionados nessa malha. O tampão plaquetário inicial é transformado em um coágulo definitivo, conhecido como tampão hemostático secundário, por fatores teciduais adicionais secretados pelo vaso sanguíneo lesionado.

Após a formação do coágulo definitivo, as plaquetas causam a retração do coágulo, provavelmente como função da actina e da miosina encontradas na zona estrutural da plaqueta. A contração do coágulo possibilita o retorno do fluxo sanguíneo normal através do vaso. Por fim, após ter desempenhado a sua função, o coágulo é lisado pela plasmina, uma enzima fibrinolítica que circula no plasma em uma forma inativa, conhecida como plasminogênio. As enzimas hidrolíticas liberadas dos grânulos λ ajudam nesse processo. O ativador para a conversão do plasminogênio, o ativador do plasminogênio tecidual (TPA, do inglês *tissue plasminogen activator*), deriva principalmente das células endoteliais. Uma forma sintética do **TPA** é utilizada como tratamento de emergência para minimizar o dano causado por coágulos que levam a acidentes vasculares encefálicos. O padrão atual de tratamento baseado na segurança e eficácia para o **acidente vascular encefálico isquêmico agudo** consiste em uma injeção intravenosa de TPA nas primeiras 3 a 4,5 horas após o início dos sinais/sintomas. As metas do tratamento

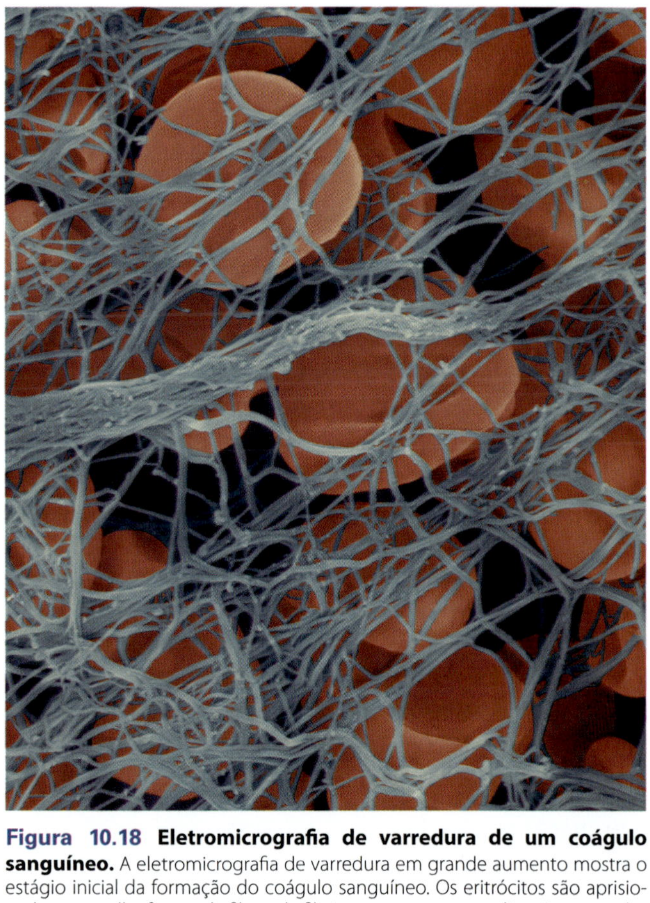

Figura 10.18 Eletromicrografia de varredura de um coágulo sanguíneo. A eletromicrografia de varredura em grande aumento mostra o estágio inicial da formação do coágulo sanguíneo. Os eritrócitos são aprisionados em malha frouxa de fibras de fibrina, que apresentam ligações cruzadas extensas que formam um tampão hemostático impermeável, o qual impede o movimento das células e dos líquidos do lúmen do vaso lesionado. 1.600×. (*Copyright* Dennis Kunkel Microscopy, Inc.)

com TPA consistem em recanalização das artérias cerebrais ocluídas e reperfusão de áreas isquêmicas do cérebro para diminuir ou prevenir a morbidade e a mortalidade.

Um papel adicional das plaquetas consiste em auxiliar no reparo de tecidos lesionados além do próprio vaso. O fator de crescimento derivado das plaquetas, que é liberado dos grânulos alfa, estimula a divisão das células musculares lisas e dos fibroblastos, possibilitando o reparo do tecido.

■ HEMOGRAMA COMPLETO

O hemograma completo é um dos exames laboratoriais mais comumente solicitados. Fornece números relativos e cálculos obtidos das células (eritrócitos e leucócitos) e elementos figurados (plaquetas) em uma amostra de sangue. Esses cálculos são habitualmente realizados por contadores automáticos de células sanguíneas, que analisam diferentes componentes do sangue utilizando o princípio da citometria de fluxo.

Para a obtenção de contagem, a amostra de sangue é diluída em líquido de suspensão. À medida que um fluxo fino de líquido com células em suspensão passa através do tubo estreito do contador de células, o detector de luz e o sensor de impedância elétrica identificam diferentes tipos de células, com base no seu tamanho e resistência elétrica. Os dados obtidos de analisadores de sangue automáticos são geralmente muito acurados, em virtude do grande número de células contadas (cerca de 10.000) em cada categoria. Sistemas de análise de células sanguíneas computadorizados usam câmeras e tecnologias de processamento de imagem para a contagem automática e análise das células. No entanto, em alguns casos, é ainda necessário realizar uma contagem manual das células ao microscópio óptico. Um hemograma completo típico inclui os seguintes dados:

- Contagem de leucócitos. Uma contagem elevada de leucócitos (leucocitose) pode indicar uma resposta de reação inflamatória (*i. e.*, infecções, queimaduras, fraturas ósseas, outras lesões corporais). A contagem de leucócitos também pode estar elevada após exercício físico pesado, em decorrência do estresse, ou durante a gestação e o trabalho de parto. A hiperleucocitose (contagem de leucócitos > 100×10^9 células/ℓ) é, com frequência, um sinal de leucemia (tipo de câncer do sangue). A contagem de leucócitos baixa (leucopenia) está geralmente associada a radiação e quimioterapia, doenças autoimunes, doenças da medula óssea (anemia aplásica), uso de fármacos específicos (antipsicóticos), antiepilépticos, imunossupressores, HIV e AIDS
- Tipos de leucócitos (contagem diferencial). Os principais tipos de leucócitos são neutrófilos, eosinófilos, basófilos, linfócitos e monócitos. Registram-se também os neutrófilos imaturos (bastões). Cada tipo de leucócito desempenha um papel diferente na proteção do corpo, e as porcentagens de sua distribuição em uma amostra de sangue fornecem informações importantes sobre o estado do sistema imune. O leitor deve consultar as seções apropriadas deste capítulo para a descrição e a função dessas células
- Contagem de eritrócitos (hemácias). A contagem elevada de eritrócitos (policitemia) pode estar relacionada com fatores intrínsecos que afetam a produção dos eritrócitos na medula óssea (policitemia primária) ou pode ocorrer como resposta a estímulos (p. ex., hormônios) produzidos por outros órgãos do corpo, que promovem a eritropoese. Exemplos de policitemia primária podem incluir doenças genéticas, como policitemia vera ou policitemia congênita familiar primária (PCFP). A policitemia secundária costuma ser causada pela produção aumentada de eritropoetina em resposta a hipoxia crônica, grandes altitudes ou um tumor secretor de eritropoetina. A contagem baixa de eritrócitos (anemia) pode ser causada por perda de sangue (sangramento externo ou interno), deficiência de ferro ou de vitamina B_{12}, nutrição deficiente, gravidez, doenças crônicas e distúrbios genéticos (p. ex., anemia falciforme)
- Hematócrito (Ht; também denominado volume corpuscular [VC]), que mede a porcentagem de volume de eritrócitos na amostra de sangue
- Hemoglobina (Hb). A concentração de Hb no sangue reflete a capacidade dos eritrócitos de transportar oxigênio. Os níveis normais de Hb são de 13,5 a 17,5 g/dℓ (140 a 180 g/ℓ) nos homens e de 12 a 15,5 g/dℓ (120 a 150 g/ℓ) nas mulheres. Os valores de Hb e do hematócrito constituem os dois principais exames usados para investigar anemia ou policitemia
- Índices eritrocitários. Em geral, são incluídos quatro índices eritrocitários no hemograma completo: o volume corpuscular médio (VCM), que está relacionado com o tamanho dos eritrócitos; a hemoglobina corpuscular média (HCM), que revela a quantidade de hemoglobina em um eritrócito; a concentração de hemoglobina corpuscular média (CHCM), que fornece a porcentagem de concentração de hemoglobina em um eritrócito de dimensão média; e o índice de anisocitose (RDW, do inglês *red blood cell distribution width,* amplitude de distribuição dos eritrócitos), que mostra se todos os eritrócitos são idênticos ou se eles diferem quanto ao tamanho ou formato. Esses índices são calculados automaticamente a partir de outras medidas e mostram-se úteis no diagnóstico diferencial
- Contagem de plaquetas. As plaquetas são importantes na coagulação sanguínea, e a sua elevação (trombocitemia) pode estar relacionada com distúrbios proliferativos da medula óssea, inflamação, diminuição da função do baço ou como resultado de esplenectomia. Baixas contagens de plaquetas (trombocitopenia) podem estar relacionadas com a diminuição na produção de plaquetas na medula óssea (*i. e.*, síndromes hereditárias, leucemia, infecções, deficiência de vitamina B_{12}) ou com destruição aumentada das plaquetas nos tecidos periféricos (*i. e.*, doenças autoimunes, distúrbios genéticos, coagulação intravascular disseminada). A destruição das plaquetas também pode ser induzida por medicamentos. Além disso, o volume plaquetário médio (VPM) pode ser calculado para obter o tamanho médio das plaquetas no volume de sangue examinado.

■ FORMAÇÃO DAS CÉLULAS SANGUÍNEAS | HEMOCITOPOESE

A hemocitopoese (hematopoese) inclui a eritropoese e a leucopoese (desenvolvimento dos eritrócitos e dos leucócitos, respectivamente), bem como a trombopoese (desenvolvimento das plaquetas; Figura 10.19). As células sanguíneas têm tempo de sobrevida limitado; são continuamente produzidas e destruídas. O objetivo final da hemocitopoese consiste em manter um nível constante de diferentes tipos celulares encontrados no sangue periférico. Tanto o eritrócito (tempo de vida de 120 dias) quanto a plaqueta (tempo de vida de 10 dias) nos seres humanos passam toda a sua vida no sangue circulante. Por outro lado, os leucócitos, provenientes da

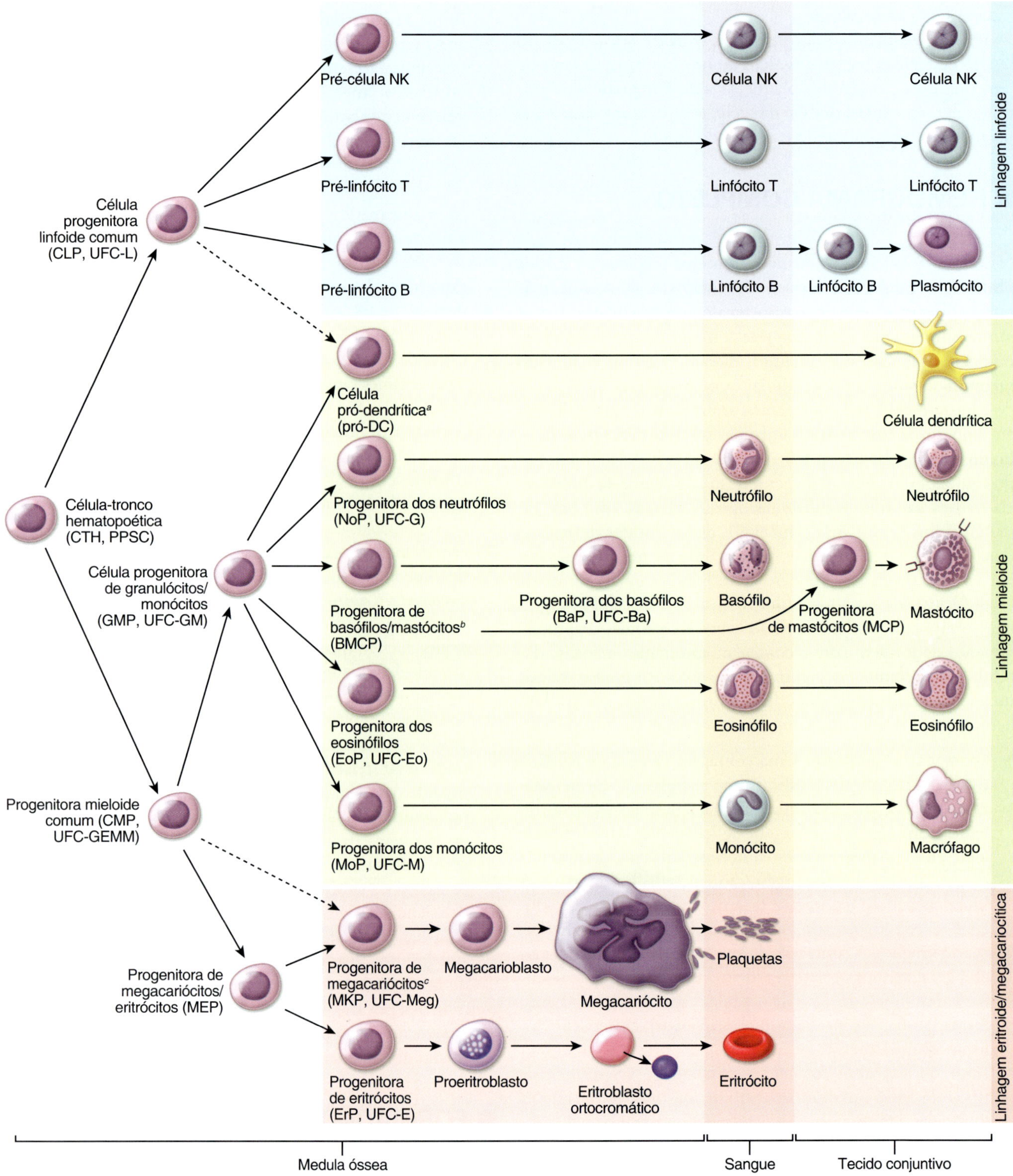

Figura 10.19 Hemocitopoese. Este gráfico tem como base os conceitos mais recentes em hemocitopoese. Mostra o desenvolvimento das células sanguíneas a partir das células-tronco hematopoéticas na medula óssea até as células maduras e sua distribuição no sangue e nos compartimentos de tecido conjuntivo. Em todas as linhagens, ocorre proliferação extensa durante a diferenciação. As citocinas (incluindo os fatores de crescimento hematopoéticos) atuam individualmente e juntas em todos os estágios do processo, desde o desenvolvimento da primeira célula-tronco até a célula madura no sangue ou no tecido conjuntivo. Observe que a segunda sigla listada entre parênteses com o nome da célula progenitora refere-se à nomenclatura anteriormente usada: UFC-Ba, unidades formadoras de colônias – basófilos; UFC-E, unidades formadoras de colônias – eritrócitos; UFC-Eo, unidades formadoras de colônias – eosinófilos; UFC-G, unidades formadoras de colônias – neutrófilos; UFC-GEMM, unidades formadoras de colônias – granulócitos, eritrócitos, monócitos, megacariócitos; UFC-GM, unidades formadoras de colônias – granulócitos/monócitos; UFC-L, unidades formadoras de colônias – linfoides; UFC-M, unidades formadoras de colônias – monócitos; UFC-Meg, unidades formadoras de colônias – megacariócitos; PPSC, célula-tronco pluripotencial. Para maior clareza de leitura, essas siglas não são utilizadas no texto.

[a]As células pró-dendríticas conseguem se diferenciar a partir de células progenitoras linfáticas comuns.

[b]Se estiverem comprometidas com a linhagem dos mastócitos, as células progenitoras dos basófilos/mastócitos migram para o baço, onde se diferenciam em células progenitoras de mastócitos. Após diferenciação adicional no baço, migram para o intestino, a fim de se tornarem células precursoras de mastócitos.

[c]A célula progenitora de megacariócitos também pode se diferenciar diretamente a partir de uma célula progenitora mieloide comum.

medula óssea, migram para fora da circulação pouco depois de entrar nela e passam a maior parte de seu tempo variável de sobrevida nos tecidos (onde desempenham as duas funções).

No adulto, os eritrócitos, os granulócitos, os monócitos e as plaquetas são formados na medula óssea vermelha; os linfócitos também são formados na medula óssea vermelha e nos tecidos linfáticos. Para estudar os estágios de formação das células sanguíneas, uma amostra de aspirado de medula óssea (ver adiante) é preparada como esfregaço corado, de modo semelhante ao esfregaço sanguíneo.

A hemocitopoese é iniciada durante o desenvolvimento embrionário inicial.

Durante a vida fetal, tanto os eritrócitos quanto os leucócitos são formados em vários órgãos antes da diferenciação da medula óssea. A primeira fase, ou fase do saco vitelino da hemocitopoese, começa na terceira semana de gestação e caracteriza-se pela formação de "ilhotas de sangue" na parede do saco vitelino do embrião. Na segunda fase ou fase hepática, no início do desenvolvimento fetal, aparecem centros hemocitopoéticos no fígado (Figura 10.20). A formação de células sanguíneas nesses locais limita-se, em grande parte, às células eritroides, embora ocorra alguma leucopoese no fígado. O fígado é o principal órgão formador de sangue no feto durante o segundo trimestre. A terceira fase, ou fase da medula óssea da hemocitopoese e leucopoese fetais, envolve a medula óssea (e outros tecidos linfáticos) e começa durante o segundo trimestre de gravidez. Depois do nascimento, a hemocitopoese ocorre somente na medula óssea vermelha e em alguns tecidos linfáticos, como no adulto (Figura 10.21). Os precursores das células sanguíneas e das células germinativas originam-se no saco vitelino.

Teoria monofilética da hemocitopoese

Células sanguíneas originam-se de uma célula-tronco hematopoética comum.

A célula-tronco hematopoética comum na teoria monofilética da hemocitopoese é chamada de célula-tronco hematopoética (CTH), também conhecida como célula-tronco pluripotente (CTPP). Essa célula-tronco é capaz não apenas de se diferenciar em qualquer linhagem de células sanguíneas, mas também de se renovar (*i. e.*, o reservatório de células-tronco é autossustentável). As CTHs também têm o potencial de se diferenciar em múltiplas linhagens de células não sanguíneas e de contribuir para a regeneração de vários tecidos e múltiplos órgãos. Durante o desenvolvimento embrionário, as CTHs encontram-se na circulação e sofrem diferenciação específica do tecido em diferentes órgãos. As CTHs humanas foram isoladas do sangue do cordão umbilical, do fígado fetal e da medula óssea do feto e do adulto. No adulto, as CTHs têm o potencial de proceder ao reparo dos tecidos em condições

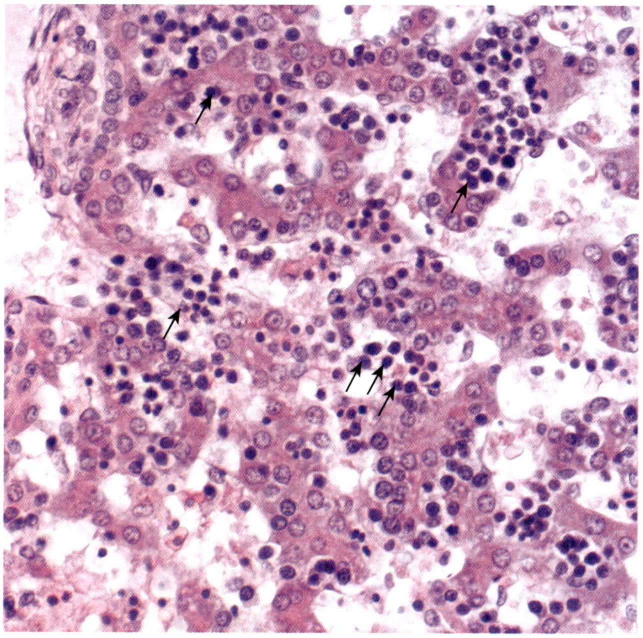

Figura 10.20 Estágio hepático da hemocitopoese. Esta fotomicrografia de fígado fetal corado por hematoxilina e eosina (H-E) mostra a hemocitopoese ativa. Os pequenos corpúsculos esféricos (*setas*) são principalmente os núcleos dos eritrócitos em desenvolvimento. Embora seja difícil discerni-las, essas células estão localizadas entre células hepáticas em desenvolvimento e a parede do seio vascular. 350×.

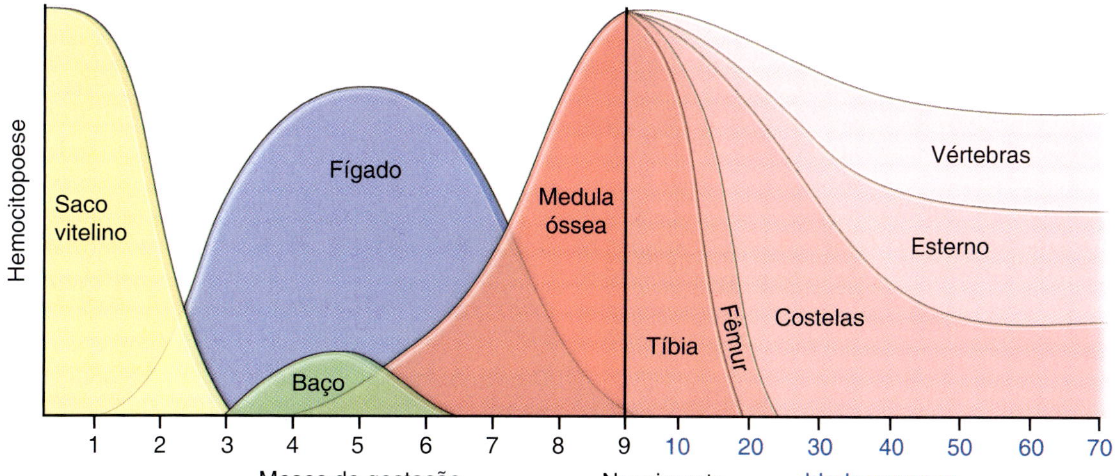

Figura 10.21 Dinâmica da hemocitopoese durante a vida embrionária e a vida adulta. Durante as vidas embrionária e fetal, os eritrócitos são formados em vários órgãos. Essencialmente, três órgãos principais envolvidos na hemocitopoese podem ser identificados de modo sequencial: o saco vitelino nos estágios iniciais do desenvolvimento do embrião, o fígado durante o segundo trimestre de gestação e a medula óssea no terceiro trimestre. O baço participa em grau muito limitado durante o segundo trimestre de gravidez. Por ocasião do nascimento, a maior parte da hemocitopoese ocorre na medula óssea vermelha. Em crianças e adultos jovens, a hemocitopoese ocorre na medula óssea vermelha de todos os ossos, incluindo os ossos longos, como o fêmur e a tíbia. Nos adultos, a hemocitopoese é mantida principalmente nos ossos planos (p. ex., pelve, sacro, costelas, esterno, crânio) e nas vértebras.

patológicas (p. ex., lesão isquêmica, falência de órgãos). As CTHs humanas expressam proteínas marcadoras moleculares específicas, como CD34 e CD90, mas não expressam marcadores específicos de linhagem (Lin^-) que são encontrados nos linfócitos, granulócitos, monócitos, megacariócitos e células eritroides. A CTH humana pode ser identificada pela presença ou ausência dos marcadores de superfície celular específicos Lin^-, $CD34^+$, $CD38^-$, $CD90^+$ e $CD45RA^-$. As CTHs não são identificadas em preparações de rotina de células sanguíneas; no entanto, podem ser identificadas e isoladas com o uso de métodos imunocitoquímicos.

Uma célula-tronco hematopoética (CTH) na medula óssea dá origem a múltiplas colônias de células-tronco progenitoras.

Na medula óssea, as células descendentes da CTH diferenciam-se em duas colônias principais de células progenitoras multipotenciais: as células progenitoras mieloides comuns (CMP, do inglês *common myeloid progenitor cells*) e as células progenitoras linfoides comuns (CLP, do inglês *common lymphoid progenitor cells*).

Por fim, as células progenitoras mieloides comuns (CMP) diferenciam-se nas seguintes progenitoras restritas de linhagem (Quadro 10.3):

- Células progenitoras de megacariócitos/eritrócitos (MEP, do inglês *megakaryocyte/erythrocyte progenitor cells*). Estas células-tronco bipotenciais dão origem às células progenitoras comprometidas com megacariócitos (MKP, do inglês *megakaryocyte-committed progenitor cells*) e outras células progenitoras comprometidas com os eritrócitos (ErP, do inglês *erythrocyte-committed progenitor cells*), que dão origem à linhagem dos eritrócitos
- Células progenitoras de granulócitos/monócitos (GMP, do inglês *granulocyte/monocyte progenitor cells*). O desenvolvimento das células GMP exige a expressão de altos níveis do fator de transcrição PU.1. Em seguida, essas células dão origem às progenitoras de neutrófilos (NoP, do inglês *neutrophil progenitors*), que se diferenciam na linhagem dos neutrófilos; às progenitoras dos eosinófilos (EoPs, do inglês *eosinophil progenitors*), que dão origem aos eosinófilos; às progenitoras dos basófilos/mastócitos (BMCPs), que dão origem às células progenitoras de basófilos (BaPs, do inglês *basophil progenitor cells*) na medula óssea ou às progenitoras de mastócitos (MCPs), que migram através do baço até a mucosa do sistema digestório; e, por fim, às progenitoras dos monócitos (MoPs, do inglês *monocyte progenitors*), que se desenvolvem no sentido da linhagem de monócitos. Além das células progenitoras de linhagem específica, as células GMP dão origem às células dendríticas (CDs), que são células apresentadoras profissionais de antígenos. As células dendríticas são discutidas no Capítulo 14, *Sistema Imune e Órgãos e Tecidos Linfáticos*.

As células progenitoras linfoides comuns (CLP) são multipotenciais e conseguem se diferenciar em linfócitos T, linfócitos B e células NK. Acredita-se que as células NK sejam o protótipo dos linfócitos T; ambos apresentam capacidade semelhante de destruir outras células. Os linfócitos são discutidos no Capítulo 14, *Sistema Imune e Órgãos e Tecidos Linfáticos*. As células dendríticas também podem se desenvolver a partir das células CLP.

A Figura 10.22 mostra os estágios de desenvolvimento das células sanguíneas, nos quais os tipos celulares característicos podem ser identificados à microscopia óptica em um corte histológico ou em um esfregaço de medula óssea. A hemocitopoese inicia-se de maneira aparentemente aleatória, quando as CTH começam a se diferenciar em células progenitoras restritas de linhagem. As células progenitoras contêm receptores de superfície para citocinas e fatores de crescimento específicos, incluindo fatores de estimulação de colônias (CSF, do inglês *colony-stimulating factors*), que influenciam a sua proliferação e maturação em uma linhagem específica.

Desenvolvimento dos eritrócitos | Eritropoese

O desenvolvimento dos eritrócitos começa a partir das células CMP que, sob a influência da eritropoetina, da IL-3 e da IL-4, diferenciam-se em células MEP. A expressão do fator de transcrição GATA-1 é necessária para a diferenciação terminal das células MEP na linhagem definitiva de células eritroides. Sob a influência do GATA-1, as células MEP transformam-se em progenitoras comprometidas com os eritrócitos sensíveis à eritropoetina (ErPs, do inglês *erythropoietin-sensitive erythrocyte-committed progenitors*), que dão origem ao proeritroblasto.

A primeira célula precursora microscopicamente reconhecível na eritropoese é denominada *proeritroblasto*.

O proeritroblasto é uma célula relativamente grande, com 12 a 20 μm de diâmetro, e contém um núcleo esférico volumoso, com um ou dois nucléolos bem visíveis. O citoplasma mostra discreta basofilia, devido à existência de ribossomos livres. Componentes necessários à produção de hemoglobina começam a se acumular no proeritroblasto; esse estágio dura aproximadamente 24 horas. Apesar de poder ser reconhecido, o proeritroblasto não é facilmente identificado nos esfregaços rotineiros de medula óssea.

O eritroblasto basofílico é menor que o proeritroblasto, do qual se origina por divisão mitótica.

O núcleo do eritroblasto basofílico é menor (10 a 16 μm de diâmetro) e torna-se progressivamente mais heterocromático à medida que as mitoses se repetem. O citoplasma revela intensa basofilia, em virtude do grande número de ribossomos livres (polirribossomos), responsáveis pela síntese da hemoglobina (Figura 10.23). O acúmulo de hemoglobina na célula modifica gradualmente a reação tintorial do citoplasma, de modo que começa a ser corado pela eosina. Esse estágio dura aproximadamente 24 horas. No estágio em que o citoplasma exibe tanto acidofilia, em virtude da coloração da hemoglobina, quanto basofilia, devido à coloração dos ribossomos, a célula é denominada eritroblasto policromatofílico.

O eritroblasto policromatofílico exibe coloração do citoplasma tanto acidófila quanto basófila.

As reações de coloração do eritroblasto policromatofílico podem se mesclar, conferindo uma coloração cinzenta ou lilás ao citoplasma. Regiões rosadas (acidofílicas) e púrpura (basofílicas) podem também ser identificadas no citoplasma. O núcleo da célula é menor que o do eritroblasto basofílico, e os grânulos grosseiros de heterocromatina formam um padrão em tabuleiro de xadrez, que ajuda a identificar esse tipo de célula.

Quadro 10.3 Resumo das características durante a maturação da célula progenitora mieloide comum.

Célula progenitora mieloide comum (CMP)

MEP → ErP, MKP
GMP → NoP, MoP, EoP, BMCP (BaP)

ErP

Proeritroblasto
- 12 a 15 μm de diâmetro
- Levemente basofílico
- Núcleo grande e redondo, com 1 a 2 nucléolos

Eritroblasto basofílico
- Diâmetro menor
- Citoplasma muito basofílico
- Menor e mais heterocromático

1 semana

Eritroblasto policromatofílico
- Última célula capaz de sofrer mitose
- Começa a produção de hemoglobina
- O citoplasma adquire coloração acinzentada ou lilás fosca
- Menor que o eritroblasto basofílico

Eritroblasto ortocromatofílico (normoblasto)
- Núcleo pequeno e densamente corado
- Começa a adquirir acidofilia
- Retém discreta basofilia

Eritrócito policromatofílico (reticulócito)
- Extrusão do núcleo
- Citoplasma acidofílico com traços da coloração acinzentada anterior

Eritrócito
- Acidofílico
- Disco bicôncavo
- 7 a 8 μm de diâmetro

Tempo de sobrevida:
No sangue, 1 a 120 dias

MKP

Megacarioblasto
- Última célula capaz de sofrer mitose
- Citoplasma levemente basofílico com múltiplos nucléolos
- 15 a 25 μm de diâmetro
- Núcleo redondo e invaginado; pode ser binucleado

Promegacariócito
- 45 μm de diâmetro
- Citoplasma mais abundante
- Núcleo aumentado

5 dias

Megacariócito
- 50 a 70 μm de diâmetro
- Aumenta por endomitose
- Poliploidia (8*n* para 64*n*)

Tempo de sobrevida:
Na medula óssea, desconhecido

Plaquetas (produção constante na medula óssea)

Tempo de sobrevida:
No sangue, 7 a 10 dias

NoP

Mieloblasto
- 14 a 20 μm de diâmetro
- Núcleo grande, esférico e eucromático; 3 a 5 nucléolos
- Ausência de grânulos
- Citoplasma basofílico

Promielócito
- Grânulos azurófilos produzidos apenas neste estágio
- Núcleo endentado
- Nucléolos
- Tamanho aumentado, 18 a 24 μm
- A cromatina torna-se condensada

Mielócito neutrofílico
- Última célula capaz de sofrer mitose
- Núcleo elíptico
- Surgimento dos grânulos específicos e ↑ em número ↑ M-1 semana

1 semana

Metamielócito neutrofílico
- O núcleo torna-se progressivamente endentado e heterocromático

Bastão
- O núcleo é alongado e adquire o formato de U

Neutrófilo
- Núcleo com 3 a 5 segmentos ou lóbulos
- Células maduras armazenadas na medula óssea antes de sua liberação

Tempo de sobrevida:
No sangue, 8 a 12 h
No TC, 1 a 2 dias

MoP

Monoblasto
- Identificação difícil

55 h

Pró-monócito
- Última célula capaz de sofrer mitose
- 10 a 15 μm de diâmetro
- Núcleo grande, ligeiramente endentado
- 1 ou 2 nucléolos
- Citoplasma basofílico
- Ausência de grânulos maduros

Monócito
- Núcleo grande, reniforme
- 2 a 3 nucléolos
- Grânulos azurófilos
- Correspondem a lisossomos
- Citoplasma basófilo pálido

Tempo de sobrevida:
No sangue, 16 h

Macrófago
- Pode se dividir no TC
- Grânulos algumas vezes evidentes; correspondem a lisossomos

Tempo de sobrevida: No TC, desconhecido

EoP

Mieloblasto
- 14 a 20 μm de diâmetro
- Núcleo grande, esférico e eucromático; 3 a 5 nucléolos
- Ausência de grânulos
- Citoplasma basofílico

Promielócito
- Grânulos azurófilos produzidos apenas neste estágio
- Núcleo endentado
- Nucléolos
- Tamanho aumentado, 18 a 24 μm
- A cromatina torna-se condensada

Mielócito eosinofílico
- Última célula capaz de mitose
- Núcleo endentado
- Os grânulos específicos retráteis aparecem e aumentam em número ↑ M-1 semana

1 semana

Metamielócito eosinofílico

Eosinófilo
- Núcleo bilobulado
- Células maduras armazenadas na medula óssea antes de sua liberação

Tempo de sobrevida:
No sangue, 8 a 12 h
No TC, desconhecido

BMCP – BaP

Mieloblasto
- 14 a 20 μm de diâmetro
- Núcleo grande, esférico e eucromático; 3 a 5 nucléolos
- Ausência de grânulos
- Citoplasma basofílico

Promielócito
- Grânulos azurófilos produzidos apenas neste estágio
- Núcleo endentado
- Nucléolos
- Tamanho aumentado, 18 a 24 μm
- A cromatina torna-se condensada

Mielócito basofílico
- Última célula capaz de sofrer mitose
- Núcleo elíptico
- Os grânulos específicos aparecem e aumentam em número ↑ M-1 semana

1 semana

Metamielócito basofílico

Basófilo
- Formato do núcleo obscurecido pelos grânulos
- Células maduras armazenadas na medula óssea antes de sua liberação

Tempo de sobrevida:
No sangue, 8 h
No TC, desconhecido

Este quadro fornece um resumo da maturação das células sanguíneas, com as características histológicas nos vários estágios, tempo de maturação e tempo de sobrevida após deixar a medula óssea. Os tempos indicados ao longo das linhas verticais são o tempo aproximado entre os estágios reconhecíveis. M-1 semana indica aumento do número por mitoses 1 semana antes de iniciar o processo de diferenciação.
BaP, célula progenitora de basófilos; BMCP, célula progenitora de basófilos/mastócitos; EoP, célula progenitora de eosinófilos; *ErP*, célula progenitora comprometida com eritrócitos; GMP, célula progenitora de granulócitos/monócitos; MEP, célula progenitora de megacariócitos/eritrócitos; MKP, célula progenitora comprometida com megacariócitos; MoP, célula progenitora de monócitos; NoP, célula progenitora de neutrófilos; TC, tecido conjuntivo.

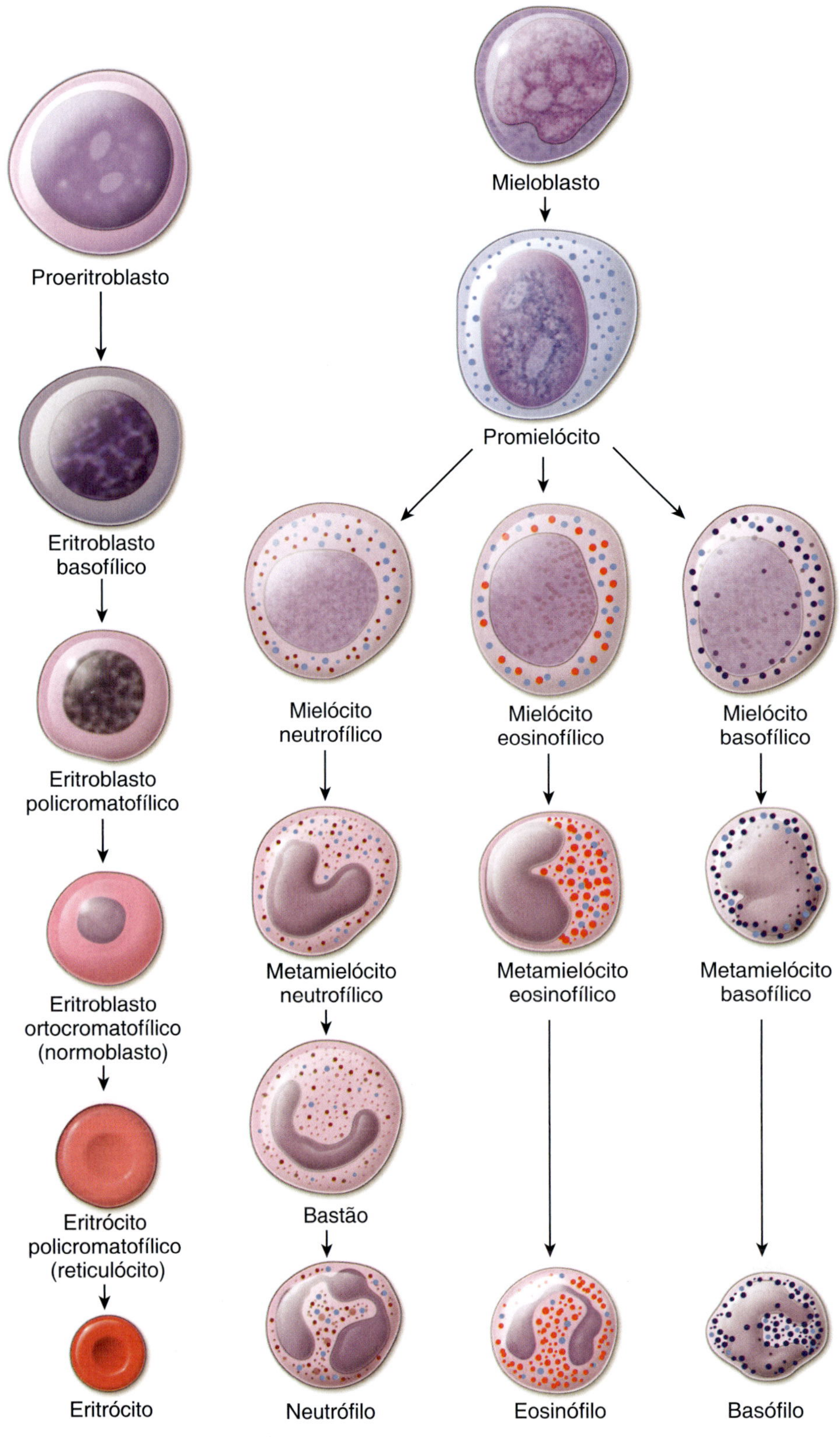

Figura 10.22 Estágios de diferenciação dos eritrócitos e leucócitos granulares. São mostradas aqui as células normais da medula óssea humana e seu aspecto típico em um esfregaço.

Esse é o último estágio no qual o eritroblasto policromatofílico consegue sofrer mitose e divisão celular para produzir duas células-filhas no mesmo estágio de maturação e desenvolvimento. Esse estágio dura aproximadamente 30 horas.

O eritroblasto ortocromatofílico é reconhecido pelo seu citoplasma mais acidófilo e núcleo denso.

O estágio seguinte no processo de eritropoese resulta na formação de uma célula denominada eritroblasto ortocromatofílico (normoblasto), a qual contém um núcleo pequeno, compacto e densamente corado. O citoplasma é eosinofílico, pelo fato de conter grande quantidade de hemoglobina (Figura 10.24). Essa célula é apenas discretamente maior que o eritrócito maduro. Nesse estágio, o eritroblasto ortocromatofílico não tem

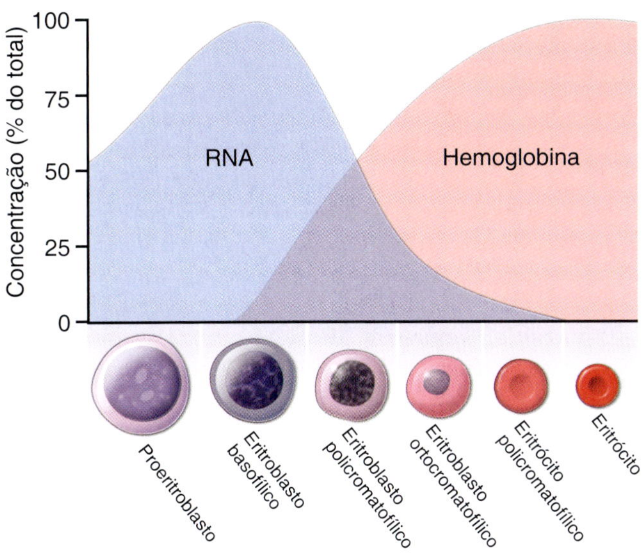

Figura 10.23 Sequência temporal da concentração relativa de DNA e hemoglobina durante a eritropoese.

mais a capacidade de sofrer divisão. Mais tarde, nesse estágio, o núcleo é ejetado da célula. Com frequência, restam pequenos fragmentos do núcleo na célula e estes são denominados *corpúsculos de Howell-Jolly*. Este estágio dura aproximadamente 48 horas.

O eritrócito ortocromatofílico expulsou o seu núcleo.

O eritroblasto ortocromatofílico perde o seu núcleo, expulsando-o da célula; assim, está pronto para penetrar no lúmen dos sinusoides sanguíneos da medula óssea vermelha. Alguns polirribossomos que ainda são capazes de sintetizar hemoglobina são retidos na célula; estes conferem discreta basofilia a essas células, que são, na maioria, eosinofílicas – por esse motivo, essas novas células são denominadas eritrócitos policromatofílicos (Figura 10.25). Os polirribossomos dos novos eritrócitos também podem ser demonstrados com corantes especiais, que fazem com que os polirribossomos se agrupem, formando uma rede reticular. Em consequência, os eritrócitos policromatofílicos também são denominados (mais comumente) reticulócitos. Tipicamente, os eritrócitos policromatofílicos permanecem na medula óssea por 24 horas e, depois, deslocam-se para a circulação periférica por mais 24 horas. Após esse curto período na circulação periférica, são capturados pelo baço. Normalmente, os reticulócitos constituem em torno de 1 a 2% da contagem total de eritrócitos. No entanto, se um número aumentado de eritrócitos entrar na corrente sanguínea (conforme observado durante a eritropoese aumentada para compensar a perda de sangue), o número de reticulócitos aumenta.

O estágio de maturação dos eritrócitos pode ser determinado por um exame cuidadoso do núcleo e do citoplasma.

À medida que os eritrócitos amadurecem, várias tendências visíveis podem ser reconhecidas (ver Figura 10.22), inclusive as seguintes:

- Modificação nas dimensões totais da célula. Quando o proeritroblasto se diferencia em eritroblasto, seu diâmetro cai de 12 a 20 μm para 7,8 μm
- Modificação nas dimensões do núcleo. Durante a diferenciação, as dimensões do núcleo diminuem bem mais que as dimensões da célula. Como resultado, a razão núcleo: citoplasma aumenta de 1:8 no proeritroblasto para 1:2 no eritroblasto ortocromatofílico
- Modificação no número de nucléolos. Como os nucléolos representam locais de síntese ativa de RNA relativo (rRNA), os nucléolos desaparecem com o amadurecimento, porque as células deixam de sintetizar hemoglobina e outras proteínas

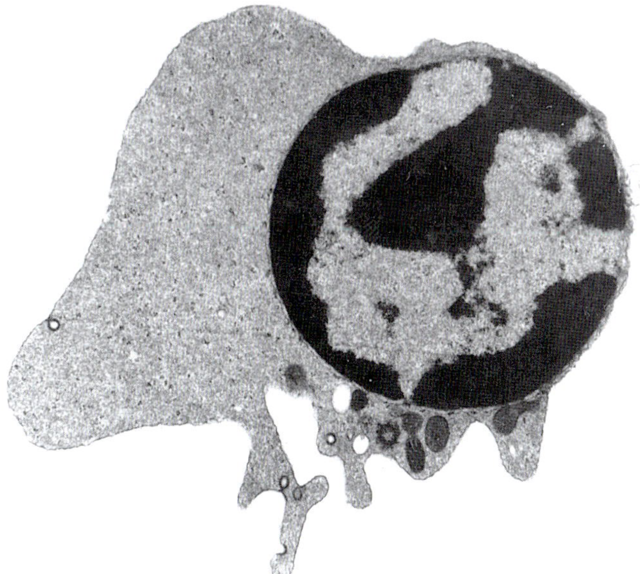

Figura 10.24 Eletromicrografia de um eritroblasto ortocromatofílico (normoblasto). A célula é mostrada logo antes da extrusão do núcleo. O citoplasma contém um grupo de mitocôndrias localizado abaixo do núcleo, bem como pequenos vacúolos citoplasmáticos. O citoplasma é relativamente denso, em virtude de seu conteúdo de hemoglobina. As partículas finas e densas dispersas no citoplasma são ribossomos. 10.000×. (Cortesia da Dra. Dorothea Zucker-Franklin.)

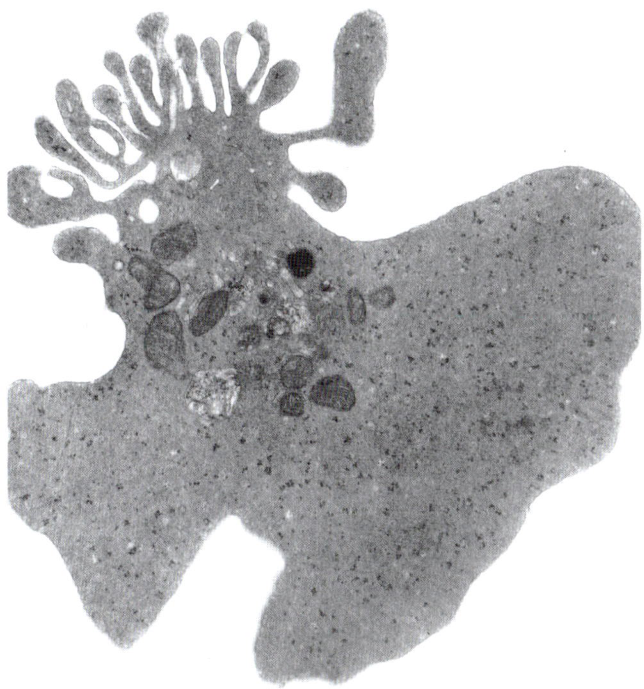

Figura 10.25 Eletromicrografia de um eritrócito policromatofílico (reticulócito). Observe que não há mais núcleo, e o citoplasma exibe os prolongamentos fimbriados característicos que surgem logo após a extrusão do núcleo. Ainda existem mitocôndrias, bem como endossomos jovens e maduros e ribossomos. 16.500×. (Cortesia da Dra. Dorothea Zucker-Franklin.)

- Modificação do padrão de cromatina nuclear. À medida que os proeritroblastos se diferenciam, a heterocromatina se torna mais grosseira, aglutinada e condensada. Por fim, o núcleo do eritroblasto ortocromatofílico se torna tão condensado que não se consegue mais visualizar o padrão de cromatina
- Modificação do aspecto tintorial do citoplasma. À medida que as células se diferenciam, o aspecto de seu citoplasma muda de azul-escuro (basofílico) para cinza e rosado (eosinofílico). A basofilia citoplasmática se correlaciona com o teor de RNA e com o número de organelas existentes no citoplasma (*i. e.*, mitocôndrias, RER, polirribossomos e ribossomos) nos estágios iniciais do desenvolvimento. À medida que o número de organelas e o teor de RNA diminuem nos eritroblastos em desenvolvimento (ver Figura 10.23), a basofilia citoplasmática também diminui e é substituída, gradativamente, por eosinofilia, que se correlaciona com a quantidade de hemoglobina acumulada na célula em processo de amadurecimento.

Cinética da eritropoese

Ocorrem mitoses nos proeritroblastos, nos eritroblastos basofílicos e nos eritroblastos policromatofílicos.

Em cada um desses estágios de desenvolvimento, o eritroblasto sofre vários ciclos de divisão. É necessário em torno de 1 semana para que a progênie de um eritroblasto basofílico recém-formado alcance a circulação. Quase todos os eritrócitos são liberados na circulação assim que são formados, porque a medula óssea não é um local de armazenamento dessas células. A formação e a liberação dos eritrócitos são reguladas pela eritropoetina, um hormônio glicoproteico de 34 kDa sintetizado e secretado pelo rim em resposta à diminuição da concentração sanguínea de oxigênio. A eritropoetina atua sobre os receptores específicos expressos na superfície das células ErP.

Os eritrócitos apresentam tempo de sobrevida de cerca de 120 dias em seres humanos.

Quando alcançam aproximadamente 4 meses (cerca de 120 dias) de idade, os eritrócitos tornam-se senescentes. O sistema de macrófagos do baço, da medula óssea e do fígado fagocita e degrada os eritrócitos senescentes. O grupo heme e a globina dissociam-se, e a globina é hidrolisada a aminoácidos, os quais passam para o reservatório metabólico para serem novamente utilizados. O ferro do heme é liberado, entra no reservatório de armazenamento do ferro no baço, na forma de hemossiderina ou ferritina, e é armazenado para ser reutilizado na síntese de hemoglobina. A parte restante do heme da molécula de hemoglobina é parcialmente degradada em bilirrubina, a qual se liga à albumina, é liberada na corrente sanguínea e transportada até o fígado, onde é conjugada e excretada pela vesícula biliar na forma de glicuronídio de bilirrubina da bile.

Desenvolvimento das plaquetas | Trombopoese

Diariamente, a medula óssea do adulto saudável produz cerca de 1×10^{11} plaquetas, um número que pode aumentar 10 vezes em ocasiões de maior demanda. A trombocitopoese a partir de células progenitoras da medula óssea é um processo complexo de divisões celulares e diferenciação, que exige a participação de interleucinas, fatores de estimulação de colônias e hormônios.

As plaquetas (trombócitos) desenvolvem-se a partir de uma célula progenitora de megacariócitos/eritrócitos (MEP) bipotente, que se diferencia em uma célula progenitora comprometida com megacariócitos (MKP) e, por fim, em um megacariócito.

As plaquetas são produzidas na medula óssea da mesma célula progenitora mieloide comum (CMP) como linhagem eritroide e mieloide. Sob a influência do fator de estimulação de colônias de granulócitos-macrófagos (GM-CSF, do inglês *granulocyte-macrophage colony-stimulating factor*) e da IL-3, uma célula-tronco CMP diferencia-se em uma célula progenitora de megacariócitos/eritrócitos (MEP) bipotente. O desenvolvimento subsequente prossegue em direção a uma célula progenitora comprometida com os megacariócitos (MKP) onipotente, que se desenvolve subsequentemente no megacarioblasto. O megacarioblasto que se desenvolve a partir dessa célula MKP é uma célula volumosa (cerca de 30 μm de diâmetro), com núcleo não lobulado. Nesse estágio, não há evidência de formação de plaquetas. Ocorrem endomitoses sucessivas no megacarioblasto (*i. e.*, ocorre replicação dos cromossomos), mas não se observa cariocinese nem citocinese. Sob a estimulação da trombopoetina, um hormônio glicoproteico de 30 kDa produzido pelo fígado e pelo rim, a ploidia aumenta de $8n$ para $64n$ antes de a replicação cromossômica cessar. Em seguida, a célula diferencia-se em um megacariócito produtor de plaquetas, que mede 50 a 70 μm de diâmetro e contém um núcleo multilobulado complexo e grânulos azurófilos dispersos. Tanto o núcleo quanto a célula aumentam de tamanho proporcionalmente à ploidia da célula. À MET, são também observados múltiplos centríolos e múltiplos complexos de Golgi nessas células.

Quando a medula óssea é examinada em um esfregaço, grupos de plaquetas são observados preenchendo a maior parte do citoplasma periférico do megacariócito. Quando examinado à MET, o citoplasma periférico do megacariócito parece ser dividido em pequenos compartimentos por invaginação da membrana plasmática. Conforme descrito anteriormente, essas invaginações representam os canais de demarcação das futuras plaquetas (ver Figura 10.16). A **trombocitopenia** (baixa contagem de plaquetas no sangue) representa um problema clínico importante no manejo de pacientes com disfunções do sistema imune e câncer (leucemia). A trombocitopenia aumenta o risco de hemorragia e, em pacientes com câncer, limita frequentemente a dose dos agentes quimioterápicos.

Desenvolvimento dos granulócitos | Granulopoese

Os granulócitos originam-se da célula-tronco progenitora mieloide comum (CMP) multipotencial, que se diferencia em células progenitoras de granulócitos/monócitos (GMP) sob a influência de citocinas, como GM-CSF, fator de estimulação de granulócitos (G-CSF, do inglês *granulocyte colony stimulating factor*) e IL-3. O GM-CSF é uma citocina secretada pelas células endoteliais, linfócitos T, macrófagos, mastócitos e fibroblastos. Estimula as células GMP a produzir granulócitos (neutrófilos, eosinófilos e basófilos) e monócitos. A célula progenitora de neutrófilos (NoP) passa por seis estágios morfologicamente identificáveis durante o processo de maturação: mieloblasto, promielócito, mielócito, metamielócito, bastão (imatura) e neutrófilo maduro. Os eosinófilos e os basófilos sofrem um processo de maturação morfológica semelhante ao dos neutrófilos. As células GMP, quando induzidas pelo GM-CSF, pela IL-3 e pela IL-5, diferenciam-se em células progenitoras de eosinófilos (EoPs) e, por fim, tornam-se eosinófilos.

A ausência de IL-5 faz com que as células GMP sofram diferenciação em células progenitoras de basófilos (BaPs), que produzem basófilos. Não é possível diferenciar morfologicamente à microscopia óptica os precursores eosinófilos ou basófilos dos precursores neutrófilos até que as células alcancem o estágio mielocítico, quando aparecem os grânulos específicos.

Os mieloblastos constituem as primeiras células reconhecíveis que começam o processo da granulocitopoese.

O mieloblasto é a primeira célula precursora dos neutrófilos reconhecível ao exame microscópico na medula óssea – apresenta um grande núcleo esférico e eucromático, com três a cinco nucléolos; tem 14 a 20 μm de diâmetro e tem grande razão volume nuclear:volume citoplasmático. A pequena quantidade de citoplasma agranular exibe coloração intensamente basofílica. A área do complexo de Golgi é frequentemente identificada como uma área não corada do citoplasma. O mieloblasto amadurece em um promielócito.

Os promielócitos são as únicas células que produzem grânulos azurófilos.

O promielócito contém um núcleo grande e esférico com grânulos azurófilos (primários) no citoplasma. Os grânulos azurófilos são produzidos apenas nos promielócitos; nos estágios subsequentes da granulocitopoese, as células não formam grânulos azurófilos. Por esse motivo, o número de grânulos azurófilos é reduzido a cada divisão do promielócito e sua progênie. Os promielócitos não exibem subtipos. O reconhecimento das linhagens de neutrófilos, eosinófilos e basófilos é possível somente no estágio seguinte – de mielócito – quando começa a haver formação dos grânulos específicos (secundários) e terciários.

Os mielócitos são os primeiros a exibir grânulos específicos.

Os mielócitos imaturos contêm um núcleo mais ou menos esférico, que se torna cada vez mais heterocromático e adquire endentação distinta durante as divisões subsequentes. Os grânulos específicos começam a surgir da superfície convexa do complexo de Golgi, enquanto os grânulos azurófilos são vistos na face côncava do Golgi. A importância dessa compartimentação ainda não foi esclarecida. Os mielócitos continuam a sofrer divisão e dão origem aos metamielócitos.

O metamielócito é o estágio em que as linhagens de neutrófilos, eosinófilos e basófilos podem ser claramente identificadas pela existência de numerosos grânulos específicos.

Algumas centenas de grânulos são encontrados no citoplasma de cada metamielócito, e os grânulos específicos de cada variedade ultrapassam o número de grânulos azurófilos. No neutrófilo, essa razão entre grânulos específicos e azurófilos é de cerca de 2 para 1. O núcleo torna-se mais heterocromático, e a endentação aprofunda-se e adquire um formato de rim (reniforme) ou feijão. Teoricamente, o estágio de metamielócito na granulocitopoese é seguido do estágio de bastão e, em seguida, do estágio segmentado. Embora esses estágios sejam evidentes na linhagem de neutrófilos, raramente (ou nunca) são observados nas linhagens de eosinófilos e de basófilos, em que os próximos estágios facilmente reconhecidos de desenvolvimento são o eosinófilo maduro e o basófilo maduro, respectivamente.

Na linhagem dos neutrófilos, o bastão (forma jovem) precede o desenvolvimento dos primeiros lóbulos nucleares.

O núcleo do bastão (célula imatura) é alongado e curvado, o que lhe confere a aparência de uma ferradura. Em seguida, surgem constrições nucleares, que se tornam mais proeminentes até que dois a quatro lóbulos nucleares sejam reconhecidos; a célula é então considerada um neutrófilo maduro, também denominada neutrófilo polimorfonuclear ou neutrófilo segmentado. Embora a porcentagem de bastões na circulação seja quase sempre baixa (0 a 3%), aumenta na vigência de inflamação e infecção agudas ou crônicas.

Cinética da granulocitopoese

A granulocitopoese na medula óssea leva em torno de 2 semanas. A fase mitótica (proliferativa) na granulocitopoese dura cerca de 1 semana e cessa no estágio de mielócito maduro. A fase pós-mitótica, caracterizada pela diferenciação celular – do metamielócito em granulócito maduro –, também tem duração de cerca de 1 semana. A homeostasia dos neutrófilos, que inclui equilíbrio entre produção de neutrófilos, liberação da medula óssea, circulação no sangue periférico e eliminação da circulação, é discutida posteriormente.

A homeostasia dos neutrófilos é controlada por CXCL12, uma quimiocina produzida pelas células do estroma que sinaliza receptores CXCR4 expressos nos neutrófilos.

Normalmente, a medula óssea produz mais de 10^{11} neutrófilos por dia. Um grande reservatório de neutrófilos maduros é mantido na medula óssea por até 4 a 6 dias, constituindo a reserva da medula óssea. Em condições normais, os neutrófilos são retidos na medula óssea, devido à quimiocina CXCL12, também conhecida como fator derivado do estroma 1 (SDF-1 do inglês *stromal derived factor 1*), que é produzida pelas células do estroma. A ligação da quimiocina CXCL12 ao receptor CXCR4, expresso nos neutrófilos, gera o sinal de retenção, que detém os neutrófilos maduros na medula óssea. Em resposta a lesão tecidual ou infecção, esse reservatório de neutrófilos pode ser rapidamente mobilizado para aumentar os níveis circulantes em menos de 1 hora. Essa rápida libertação de neutrófilos resulta da perda do sinal de retenção. As citocinas inflamatórias, como o fator estimulador de colônias de granulócitos (G-CSF) ou as interferonas (IFN-α, IFN-γ) produzidas remotamente nos locais de inflamação, atuam de modo sistêmico na medula óssea. A mobilização de neutrófilos da medula óssea é obtida pela redução dos níveis de CXCL12 na medula óssea e, possivelmente, por infrarregulação da expressão dos receptores CXVR4 nos neutrófilos.

A relevância do eixo CXL12-CXCR4 também foi demonstrada experimentalmente pela introdução de um composto químico antagonista competitivo de CXCR4, denominado **AMD3100**, que estimula a liberação de neutrófilos da medula óssea. Esse composto químico é atualmente um fármaco aprovado (plerixafor) utilizado quando há necessidade de mobilização de neutrófilos da medula óssea, como no transplante autólogo de células-tronco.

Quando se encontram no sangue, os neutrófilos apresentam o menor tempo de sobrevida de todas as células circulantes. Determinado neutrófilo pode circular apenas alguns minutos ou até 16 horas antes de penetrar no tecido conjuntivo perivascular (a meia-vida medida dos neutrófilos circulantes humanos é de apenas 8 a 12 horas). Os mecanismos que regulam o número de neutrófilos no sangue não são conhecidos. Entretanto, é muito provável que deixem o sangue de forma aleatória por diapedese através do endotélio dos vasos sanguíneos. São necessárias cerca de 6 a 8 horas para que metade dos neutrófilos circulantes deixe o sangue periférico.

Os neutrófilos têm sobrevida de 1 a 2 dias no tecido conjuntivo. À medida que envelhecem, os neutrófilos suprarregulam a expressão de CXCR4, o que facilita a sua migração de volta para a medula óssea e para outros órgãos (*i. e.*, fígado e baço). Nesses locais, são destruídos por apoptose e, subsequentemente, fagocitados por macrófagos. Por conseguinte, o CXCR4 é um regulador mestre da homeostase dos neutrófilos por meio de sua ação como sinal para a liberação de neutrófilos da medula óssea, bem como sinal para a remoção dos neutrófilos senescentes da circulação sanguínea.

Além disso, ocorre perda de grande número de neutrófilos por migração para o lúmen do trato gastrintestinal, a partir do qual são eliminados nas fezes.

As mutações do gene que codifica o receptor CXCR4 nos neutrófilos resultam na **síndrome WHIM**. WHIM é um acrônimo para as manifestações clínicas, como verrugas (*warts*), hipogamaglobulinemia, infecções e mielocatexia (leucopenia e neutropenia crônicas). Nessa doença autossômica dominante, os **receptores CXCR4 defeituosos** nos neutrófilos não podem ser internalizados, resultando em sinalização aumentada e prolongada. Os neutrófilos são retidos na medula óssea, resultando em **neutropenia** (ausência de neutrófilos na circulação) crônica. Apesar da contagem normal de neutrófilos maduros na medula óssea, os pacientes com síndrome WHIM apresentam uma contagem sanguínea de neutrófilos muito baixa (neutropenia) e são mais suscetíveis a infecções bacterianas potencialmente fatais. O tratamento com AMD3100 é benéfico para esses pacientes; uma dose única consegue aumentar o número de neutrófilos por 1 a 9 horas, o que pode durar por até 24 horas em alguns pacientes.

A medula óssea mantém uma grande reserva de neutrófilos totalmente funcionais, prontos para repor ou suplementar os neutrófilos circulantes em ocasiões de aumento das demandas.

Como resultado da retenção do eixo CXL12-CXCR4 e da liberação regulada de neutrófilos da medula óssea, um número aproximadamente 5 a 30 vezes de neutrófilos maduros e quase maduros está normalmente presente tanto na medula óssea quanto na circulação. Esse **reservatório da medula óssea** libera neutrófilos na circulação e é reposto por células em processo de maturação. Os neutrófilos de reserva podem também ser liberados rapidamente em resposta a inflamação, infecção ou exercício extenuante conforme descrito na seção sobre homeostasia dos neutrófilos.

Existe também uma reserva de neutrófilos no compartimento vascular. Essa reserva consiste em uma **população de células** livremente **circulantes** e outra de **neutrófilos marginalizados** contidos em pequenos vasos sanguíneos. Nestes, os neutrófilos ficam aderidos ao endotélio até sua saída da rede vascular para locais de lesão ou infecção (ver anteriormente). Os neutrófilos marginais estão frouxamente aderidos ao endotélio por meio da ação de proteínas da família das selectinas, podendo, portanto, ser recrutados com muita rapidez. Esse compartimento de neutrófilos marginais encontra-se em equilíbrio dinâmico com o reservatório circulante, cujo tamanho é aproximadamente igual ao do reservatório marginalizado.

O tamanho do reservatório na medula óssea e no compartimento vascular depende da velocidade da granulocitopoese, do tempo de sobrevida dos neutrófilos e da velocidade de migração na corrente sanguínea e no tecido conjuntivo. O processo completo hemocitopoético está resumido no Quadro 10.3.

Os fatores de transcrição controlam o destino das células hematopoéticas, enquanto as citocinas e os mediadores locais regulam todos os estágios da hemocitopoese.

As interações químicas entre as CTHs e seu microambiente na medula óssea são importantes para a definição do destino dessas células-tronco multipotenciais porque ativam vias de diferenciação diferentes. As moléculas de sinalização de uma variedade de células da medula óssea iniciam vias intracelulares que finalmente são direcionadas para um grupo selecionado de proteínas sinérgicas e inibitórias, conhecidas como fatores de transcrição. Tais fatores ligam-se especificamente a regiões promotoras ou intensificadoras localizadas no DNA da célula da medula óssea. Por meio do controle da transcrição de genes específicos, esses fatores de transcrição desencadeiam uma cascata de alterações gênicas, determinando o destino das células durante a diferenciação.

Além de identificar os vários fatores de transcrição intracelulares, estudos recentes identificaram e começaram a caracterizar numerosas moléculas de sinalização encontradas na medula óssea. Tais moléculas são, em geral, glicoproteínas, que atuam tanto como hormônios circulantes quanto como mediadores locais da regulação do processo da hemocitopoese e da velocidade de diferenciação de outros tipos celulares (Quadro 10.4). Hormônios específicos, como a eritropoetina ou a trombopoetina, discutidos em seção anterior, regulam o desenvolvimento dos eritrócitos e das plaquetas, respectivamente. Outros fatores, coletivamente designados como fatores de estimulação de colônias (CSFs, do inglês *colony-stimulating factors*), são subclassificados de acordo com a célula ou o grupo de células específicas que são estimuladas. Dentre os fatores já quase completamente caracterizados, destacam-se aqueles que estimulam a formação de granulócitos e de monócitos, inclusive GM-CSF, G-CSF e os fatores de estimulação de colônias de macrófagos (M-CSFs, do inglês *macrophage colony-stimulating factors*). As interleucinas, produzidas pelos linfócitos, atuam sobre outros leucócitos e suas células progenitoras. A IL-3 é uma citocina que parece afetar a maioria das células progenitoras e até mesmo as células já diferenciadas. Qualquer citocina específica pode atuar em um ou mais estágios da hemocitopoese, afetando a proliferação, a diferenciação ou a função celulares. Esses fatores são sintetizados por muitos tipos diferentes de células, incluindo as células renais (eritropoetina), os hepatócitos (trombopoetina), os linfócitos T (IL-3), as células endoteliais (IL-6), as células adventícias na medula óssea (IL-7) e os macrófagos (os CSFs que afetam o desenvolvimento dos granulócitos e dos macrófagos).

O isolamento, a caracterização, a produção e os testes clínicos de **citocinas** no tratamento de doenças em seres humanos constituem importantes atividades da indústria de biotecnologia, que está em rápido crescimento. Diversas citocinas hemocitopoéticas e linfocitopoéticas têm sido produzidas por meio de tecnologia do DNA recombinante e já são usadas em

Quadro 10.4 Citocinas hemocitopoéticas, suas fontes e células-alvo.

Citocina[a]	Símbolo	Fonte	Alvo
Fator de estimulação de colônias de granulócitos-macrófagos	GM-CSF	Linfócitos T, células endoteliais, fibroblastos	CMP, ErP, GMP, EoP, BaP, MKP, todos os granulócitos, eritrócitos
Fator de estimulação de colônias de granulócitos	G-CSF	Células endoteliais, monócitos	ErP, GMP, EoP, BaP, MKP
Fator de estimulação de colônias de monócitos	M-CSF	Monócitos, macrófagos, células endoteliais e adventícias	GMP, MoP, monócitos, macrófagos, osteoclastos
Eritropoetina	EPO	Rim, fígado	CMP, MEP, ErP
Trombopoetina	TPO	Fígado, rim, músculo esquelético, medula óssea	MKP, megacariócitos
Interferona-γ	IFN-γ	Linfócitos T $CD4^+$, células NK	Linfócitos B, linfócitos T, células NK, neutrófilos, monócitos
Interleucina 1	IL-1	Neutrófilos, monócitos, macrófagos, células endoteliais	Linfócitos T $CD4^+$, linfócitos B
Interleucina 2	IL-2	Linfócitos T $CD4^+$	Linfócitos T, linfócitos B, células NK
Interleucina 3	IL-3	Linfócitos T $CD4^+$	CMP, ErP, GMP, EoP, BaP, MKP, todos os granulócitos, células eritroides
Interleucina 4	IL-4	Linfócitos T $CD4^+$, mastócitos	Linfócitos B, linfócitos T, mastócitos
Interleucina 5	IL-5	Linfócitos T $CD4^+$	EoP, eosinófilos, linfócitos B
Interleucina 6	IL-6	Células endoteliais, neutrófilos, macrófagos, linfócitos T, adipócitos, osteoblastos	CMP, ErP, GMP, células B, linfócitos T, macrófagos, hepatócitos, osteócitos, osteoclastos, adipócitos
Interleucina 7	IL-7	Células adventícias da medula óssea	Pré-linfócitos B, pré-linfócitos T iniciais
Interleucina 8	IL-8	Macrófagos, células endoteliais	Linfócitos T, neutrófilos
Interleucina 9	IL-9	Linfócitos T $CD4^+$	Linfócitos T $CD4^+$, CMP, ErP
Interleucina 10	IL-10	Macrófagos, linfócitos T	Linfócitos T, linfócitos B, células NK
Interleucina 11	IL-11	Macrófagos	CMP, ErP, GMP, linfócitos T, linfócitos B, macrófagos, megacariócitos
Interleucina 12	IL-12	Macrófagos, células dendríticas, linfócitos B	Linfócitos T
Interleucina 13	IL-13	Linfócitos T	Linfócitos B

[a]As citocinas hemocitopoéticas incluem os fatores de estimulação de colônias (CSFs), as interleucinas e os fatores inibidores. Quase todas consistem em glicoproteínas com uma cadeia polipeptídica padrão de cerca de 20 kDa. Quase todas atuam sobre células-tronco progenitoras, células progenitoras de linhagem restrita, células comprometidas e células em amadurecimento e maduras. Por conseguinte, os alvos relacionados neste quadro consistem em linhagens-alvo e não em células-alvo individuais.
BaP, célula progenitora de basófilos; CMP, célula progenitora mieloide comum; EoP, célula progenitora de eosinófilos; ErP, célula progenitora comprometida com eritrócitos; GMP, célula progenitora de granulócitos/monócitos; MEP, célula progenitora de megacariócitos/eritrócitos; MKP, célula progenitora comprometida com megacariócitos; MoP, célula progenitora de monócitos; NK, célula *natural killer*.

ambientes clínicos. Essas citocinas incluem a **eritropoetina recombinante**, o **G-CSF**, o **GM-CSF** e a **IL-3**. Além dessas, outras citocinas ainda estão sendo desenvolvidas. O GM-CSF (sargramostim, filgrastim e outros) é usado clinicamente para estimular a produção de leucócitos após quimioterapia e para acelerar a recuperação dos leucócitos após quimioterapia e transplante de medula óssea.

Desenvolvimento dos monócitos

A célula-tronco progenitora mieloide comum multipotencial também dá origem às células que se desenvolvem ao longo da via de monócitos-macrófagos.

Os monócitos são produzidos na medula óssea a partir de uma célula-tronco GMP que pode amadurecer em um monócito ou células das três outras linhagens de células granulocíticas. Além disso, as células GMsP dão origem às células dendríticas. A proliferação e a diferenciação de uma célula CMP em uma célula GMP comprometida são controladas pela IL-3. A diferenciação subsequente da linhagem de célula progenitora de monócitos (MoP, do inglês *monocyte progenitor cell*) depende da existência continuada dos fatores de transcrição PU.1 e Egr-1 e é estimulada pela IL-3 e pelo GM-CSF. Este último também controla a diferenciação em células maduras, que são, então, liberadas na circulação. A transformação das células MoP em monócitos leva em torno de 55 horas. Os monócitos permanecem na circulação por aproximadamente 16 horas antes de emigrar para os tecidos, nos quais se diferenciam em macrófagos teciduais sob a influência do GM-CSF e do M-CSF. Seu tempo de sobrevida subsequente ainda não foi completamente elucidado.

Desenvolvimento dos linfócitos | Linfocitopoese

O desenvolvimento e o comprometimento de linhagem das células progenitoras linfáticas comuns dependem da expressão de vários fatores de transcrição.

Embora os linfócitos proliferem continuamente nos órgãos linfáticos periféricos, a medula óssea continua sendo o principal local de linfocitopoese nos seres humanos. Os membros da família Ikaros de fatores de transcrição desempenham papel importante na diferenciação das CTHs pluripotentes em células progenitoras linfáticas comuns (CLP, do inglês *common lymphoid progenitor*). A diferenciação de CLP é resumida da seguinte maneira:

- Os linfócitos T são derivados da progênie de CLP que expressam o fator de transcrição GATA-3. Essas células que expressam GATA-3 deixam a medula óssea na forma de pré-linfócitos T e seguem o seu trajeto até o timo, no qual completam a sua diferenciação (ver Capítulo 14, *Sistema Imune e Órgãos e Tecidos Linfáticos*). Em seguida, entram na circulação como pequenos linfócitos T de vida longa
- Os linfócitos B são derivados de CLP nas quais genes específicos de linfócitos B foram ativados por um fator de transcrição denominado Pax5. Esses linfócitos se desenvolvem em órgãos equivalentes à bursa de Fabricius, como a medula óssea e o tecido linfático associado ao intestino e o baço
- Mais provavelmente, as células NK diferenciam-se sob a influência da IL-2 e da IL-15 em pré-células NK imaturas e, após a aquisição das funções efetoras da célula NK (capacidade de secretar interferona e exibir citotoxicidade), tornam-se células NK maduras. Todavia, pouco se sabe sobre fatores que influenciam o desenvolvimento e o compromisso de linhagem das células NK. A medula óssea constitui o principal órgão produtor de células NK. No entanto, estudos recentes sugerem que os linfonodos e o timo fetal também podem conter células progenitoras das células NK. Os linfócitos constituem até 30% de todas as células nucleadas na medula óssea. O desenvolvimento e a diferenciação dos linfócitos são discutidos de modo mais detalhado no Capítulo 14, *Sistema Imune e Órgãos e Tecidos Linfáticos*.

■ MEDULA ÓSSEA

A medula óssea vermelha localiza-se inteiramente nos espaços dos ossos, na cavidade medular dos ossos longos jovens e em espaços do osso esponjoso.

A medula óssea consiste em vasos sanguíneos comuns, unidades de vasos sanguíneos especializados, denominados sinusoides, e uma rede esponjosa de células hematopoéticas (Figura 10.26). Os sinusoides da medula óssea proporcionam a barreira entre o compartimento hemocitopoético e a circulação periférica. Em cortes, as células do compartimento hemocitopoético aparecem dispostas em "cordões" entre os sinusoides ou entre os sinusoides e o osso.

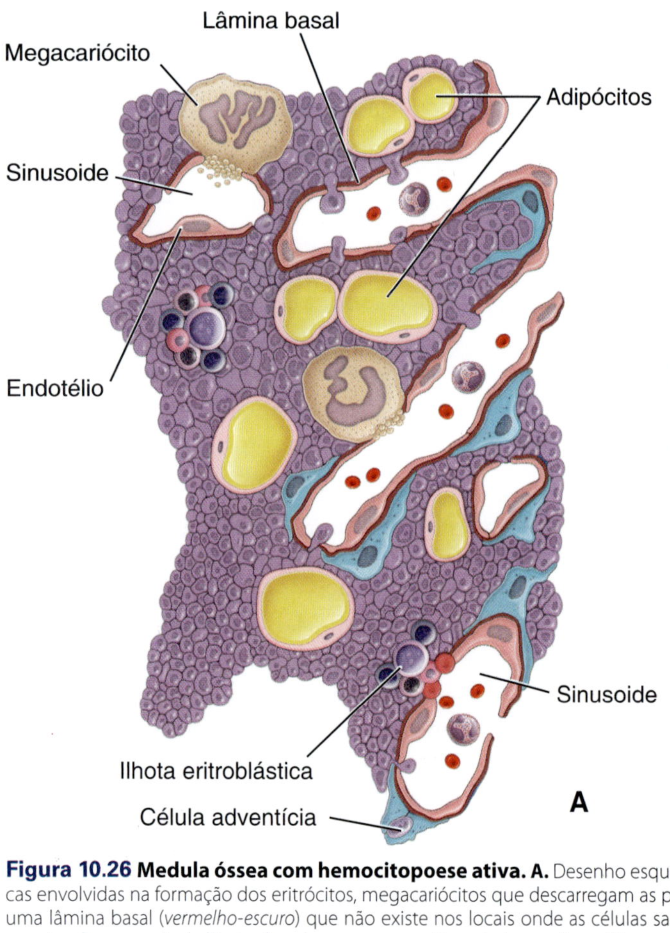

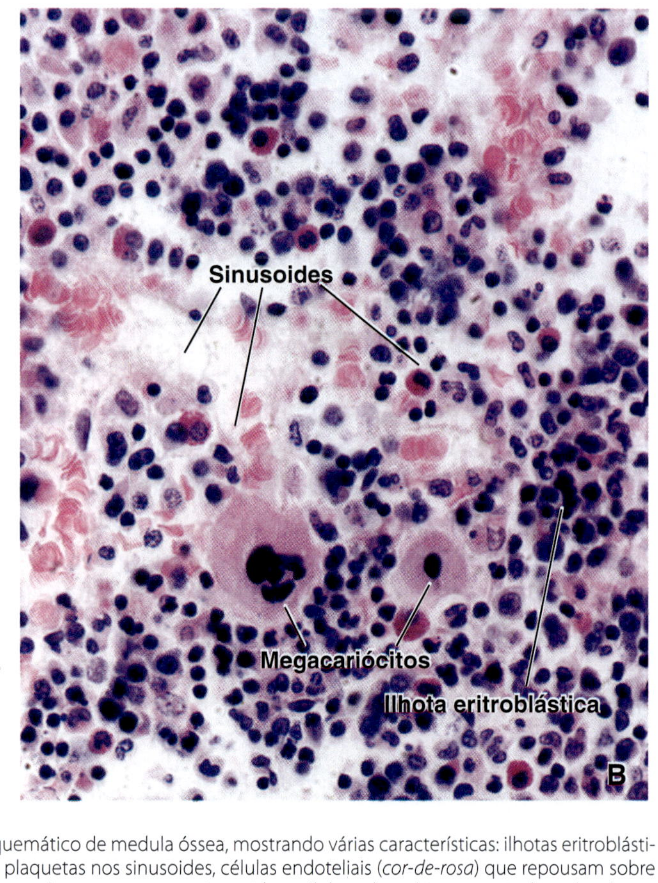

Figura 10.26 Medula óssea com hemocitopoese ativa. A. Desenho esquemático de medula óssea, mostrando várias características: ilhotas eritroblásticas envolvidas na formação dos eritrócitos, megacariócitos que descarregam as plaquetas nos sinusoides, células endoteliais (*cor-de-rosa*) que repousam sobre uma lâmina basal (*vermelho-escuro*) que não existe nos locais onde as células sanguíneas entram nos sinusoides, células adventícias ou reticulares (*azul*) que se estendem a partir da lâmina basal para o compartimento hemocitopoético e adipócitos dispersos. **B.** Fotomicrografia de corte de medula óssea corada por hematoxilina e eosina (H-E), mostrando centros ativos de hemocitopoese muito próximos a sinusoides da medula óssea. 420×.

Os sinusoides da medula óssea vermelha constituem um segmento vascular singular. A posição dos sinusoides corresponde àquela dos capilares comuns, ou seja, estão interpostos às artérias e às veias. Acredita-se que os sinusoides derivem de ramificações de vasos sanguíneos que acabaram de nutrir o tecido ósseo cortical. A origem dos sinusoides ocorre na região da junção corticomedular. A parede do sinusoide consiste em um revestimento endotelial, uma membrana basal descontínua e uma cobertura incompleta de células adventícias. O endotélio é um epitélio simples pavimentoso.

A célula adventícia, também denominada célula reticular, emite extensões semelhantes a folhetos que se estendem até os cordões hemocitopoéticos, proporcionando suporte para as células sanguíneas em desenvolvimento. Além disso, as células adventícias produzem fibras reticulares. Elas também desempenham papel na estimulação da diferenciação das células progenitoras em células sanguíneas que secretam várias citocinas (p. ex., CSF, IL-5, IL-7). Quando o processo de formação de células sanguíneas e a passagem das células sanguíneas maduras para os sinusoides estão ativos, as células adventícias e a lâmina basal são deslocadas pelas células sanguíneas maduras à medida que se aproximam do endotélio, possibilitando, assim, sua entrada no sinusoide a partir da cavidade da medula óssea.

O sistema sinusoidal da medula óssea é um sistema de circulação fechado; as células sanguíneas recém-formadas utilizam a via de diapedese transcelular para penetrar no endotélio e entrar na circulação.

À medida que uma célula sanguínea em amadurecimento ou um prolongamento de um megacariócito exerce pressão contra uma célula endotelial, a membrana plasmática abluminal é pressionada contra a membrana plasmática luminal até a sua fusão, formando, assim, um poro de diapedese transcelular transitório. Complexos cis-SNARE ativos viabilizam a fusão das membranas plasmáticas endoteliais em um processo semelhante à fusão de uma vesícula de transporte com sua membrana-alvo (ver Capítulo 2, *Citoplasma Celular*). A célula em migração ou o prolongamento do megacariócito literalmente perfura a célula endotelial. Os poros transcelulares

Boxe 10.6

Correlação clínica | Celularidade da medula óssea

A **celularidade da medula óssea** é um dos fatores mais importantes na avaliação da função da medula óssea. A avaliação da celularidade da medula óssea é semiquantitativa e representa a razão entre células hemocitopoéticas e adipócitos. A avaliação mais confiável da celularidade é obtida pelo exame microscópico de uma amostra de medula óssea, que preserva a organização da medula. Os esfregaços não são suficientemente acurados para avaliar a celularidade da medula óssea.

A celularidade da medula óssea diminui com a idade. A faixa normal de celularidade da medula óssea para uma idade específica pode ser calculada subtraindo-se a idade do indivíduo de 100 e, em seguida, adicionando (limite superior) e subtraindo (limite inferior) 10%. Assim, por exemplo, a medula óssea de um indivíduo de 30 anos contém entre 60 e 80% de células ativas da medula óssea (100 – 30 = 70 ± 10%); por outro lado, a medula óssea de um indivíduo de 70 anos contém células ativas na faixa de 20 a 40% (100 – 70 = 30 ± 10%). A medula óssea com um índice normal específico para a idade é denominada **medula óssea normocelular**. Qualquer desvio dos índices normais específicos para a idade indica uma alteração patológica na medula óssea.

Na **medula óssea hipocelular**, observada na anemia aplásica ou após quimioterapia, apenas um pequeno número de células formadoras de sangue é encontrado em uma amostra de medula óssea (Figura B.10.6.1A). Por conseguinte, um indivíduo de 50 anos com essa condição poderia ter um índice de celularidade da medula óssea de 10 a 20%. Em um indivíduo da mesma idade com leucemia mieloide aguda, o índice de celularidade da medula óssea poderia ser de 80 a 90%. **Medula óssea hipercelular** é característica da medula óssea afetada por tumores que se originam de células hemocitopoéticas (Figura B.10.6.1B).

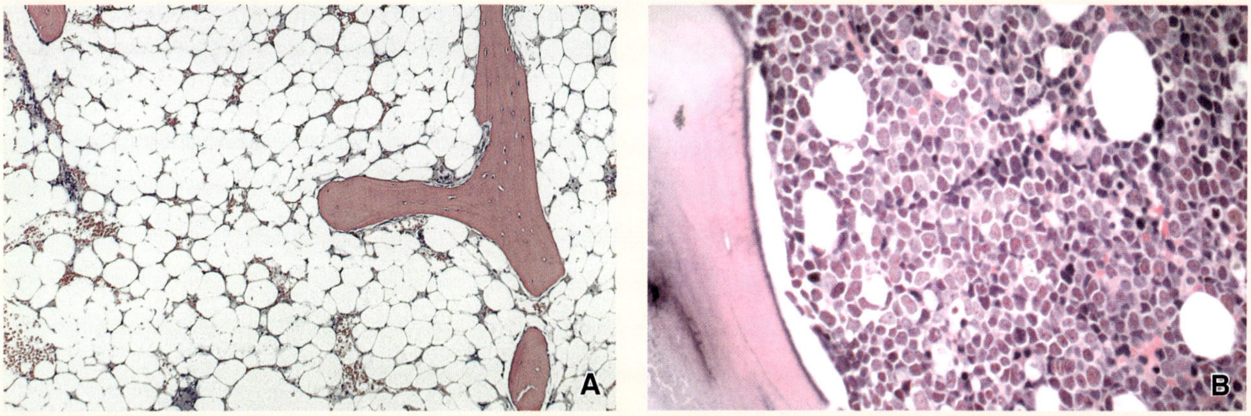

Figura B.10.6.1 Celularidade da medula óssea. A. Esta fotomicrografia de um corte da medula óssea de um indivíduo com anemia aplásica mostra hipocelularidade da medula óssea; consiste, em grande parte, em adipócitos e não apresenta atividade hemocitopoética normal. 120×. **B.** Esta fotomicrografia de corte de medula óssea de um indivíduo com leucemia mieloide aguda mostra a medula óssea hipercelular. Observe que todo o campo de visão próximo da trabécula óssea está preenchido com mieloblastos densamente dispostos. Apenas alguns adipócitos são visíveis nesta imagem. 280×. (Reproduzida, com autorização, de Rubin E, Gorstein F, Schwarting R, et al. *Rubin's Pathology* [4th ed.]. Lippincott Williams & Wilkins; 2004, Fig. 20-12, Fig. 20-54.)

tendem a se formar predominantemente muito perto de junções intercelulares intactas onde o endotélio é mais delgado. Por conseguinte, uma célula migrante através do endotélio da medula óssea utiliza primariamente a via transcelular em vez de a via paracelular. Cada célula sanguínea precisa se espremer por um poro transcelular para penetrar no lúmen do sinusoide. De modo semelhante, o prolongamento de um megacariócito precisa se projetar através de um poro, para que as plaquetas possam ser liberadas diretamente no lúmen do sinusoide. Durante a passagem transcelular, o poro se contrai, mantendo a integridade da célula endotelial. Além disso, interações de moléculas de adesão da superficial endotelial (p. ex., ICAM-1 e VICAM-1) com integrinas leucocitárias minimizam a ruptura da barreira endotelial. O poro transcelular se fecha quando a célula sanguínea completa sua passagem para o lúmen sinusoide ou após o prolongamento do megacariócito que foi projetado ser posteriormente retirado.

Na medula óssea vermelha ativa, os cordões de células hematopoéticas contêm predominantemente células sanguíneas e megacariócitos em desenvolvimento. Os cordões também contêm macrófagos, mastócitos e alguns adipócitos. Embora os cordões de tecido hemocitopoético aparentem não ter organização, tipos específicos de células sanguíneas se desenvolvem em ninhos ou aglomerados. Cada ninho em que os eritrócitos se desenvolvem contém um macrófago. Esses ninhos estão localizados próximo à parede do sinusoide. Os megacariócitos também estão localizados adjacente à parede do sinusoide, e neles descarregam suas plaquetas por meio de poros transcelulares no endotélio. Os granulócitos desenvolvem-se em ninhos de células localizados mais afastados da parede do sinusoide. Quando maduro, o granulócito migra até o sinusoide e entra na corrente sanguínea.

A medula óssea não ativa na formação de células sanguíneas contém predominantemente adipócitos, conferindo-lhe a aparência de tecido adiposo.

A medula óssea inativa é denominada medula óssea amarela. Trata-se da forma mais comum de medula óssea encontrada na cavidade medular dos ossos em indivíduos adultos. Alguns locais de hemocitopoese não estão mais ativos em adultos, como nos ossos longos dos braços, das pernas e dos dedos das mãos e dos pés. Nesses ossos, a medula óssea vermelha foi totalmente substituída por tecido adiposo. Até mesmo na medula óssea hemocitopoeticamente ativa de seres humanos adultos – como aquela encontrada em costelas, vértebras, pelve e cíngulo do membro superior –, cerca de metade do espaço da medula óssea é ocupado por tecido adiposo, e a outra metade por tecido hemocitopoético. A medula óssea amarela retém o seu potencial hemocitopoético; quando necessário, como após perda substancial de sangue, ela pode reverter para a medula óssea vermelha, tanto pela extensão do tecido hemocitopoético na medula óssea amarela quanto por repovoamento da medula óssea amarela por células-tronco circulantes.

O exame de medula óssea é essencial para o diagnóstico e o tratamento de muitos distúrbios do sangue e da medula óssea.

O exame do aspirado de medula óssea e de biopsia por agulha de calibre grosso (por trépano) é essencial para o diagnóstico de distúrbios da medula óssea. Quando combinados, esses métodos proporcionam avaliação abrangente da medula óssea. Indicações para o exame de medula óssea incluem anemia (baixas contagens de eritrócitos) sem causa aparente, morfologia anormal no esfregaço de sangue periférico, diagnóstico e estadiamento de distúrbios hematológicos malignos (p. ex., leucemia) e suspeita de metástases na medula óssea. Em geral, o diagnóstico final baseia-se nos achados clínicos e nos resultados de vários procedimentos diagnósticos, incluindo exame do sangue periférico, aspirado de medula óssea e biopsia com agulha cilíndrica (*core biopsy*) e outros exames específicos (p. ex., imunofenotipagem, estudos genéticos moleculares).

No aspirado de medula óssea, uma agulha é inserida através da pele até penetrar no osso. O local anatômico preferido para a biopsia de medula óssea é a parte posterior da crista ilíaca. Uma pequena quantidade de medula óssea é obtida pela aplicação de pressão negativa com a seringa fixada à agulha. Com o material aspirado, efetua-se um esfregaço em uma lâmina de vidro, e a amostra é então observada ao microscópio para a análise da morfologia de cada célula. Na biopsia de medula óssea com agulha cilíndrica (*core biopsy*), obtém-se uma amostra de medula óssea intacta para análise laboratorial. Em geral, efetua-se uma pequena incisão na pele para possibilitar a entrada da agulha de biopsia no osso. A agulha é introduzida no osso por meio de movimentos rotatórios (semelhante ao movimento de um saca-rolhas em uma rolha) e, em seguida, é retirada com um pequeno fragmento sólido de medula óssea em seu interior. Após sua retirada, a amostra é removida da agulha e processada rotineiramente para obtenção de lâminas histológicas coradas por H-E. A amostra de biopsia com agulha de calibre grosso obtida com esse procedimento possibilita a análise da arquitetura da medula óssea (Figura 10.27). Tipicamente, é realizada para diagnóstico e estadiamento de diferentes tipos de câncer ou para monitoramento dos resultados de quimioterapia.

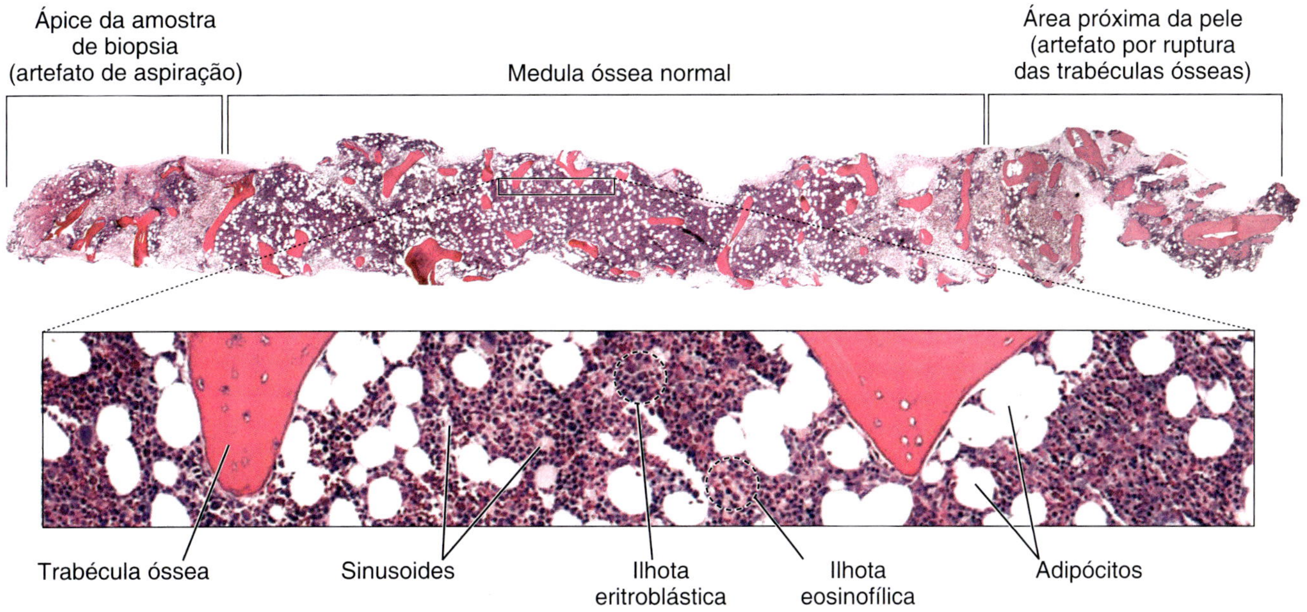

Figura 10.27 Amostra de biopsia de medula óssea com agulha cilíndrica. A fotomicrografia em pequeno aumento (*parte superior*) mostra toda a extensão de uma amostra de biopsia de medula óssea com agulha cilíndrica (*core biopsy*) obtida da parte posterior da crista ilíaca de uma mulher de 25 anos com história de febre de curta duração, sudorese noturna, fadiga, leucocitose com linfocitose absoluta, esplenomegalia, reação em cadeia da polimerase (PCR, do inglês *polymerase chain reaction*) positiva para citomegalovírus (CMV) e proliferação clonal de linfócitos T $CD8^+$. O *lado direito* da imagem mostra ruptura das trabéculas ósseas, uma indicação de artefato em decorrência da inserção da agulha na área próxima da superfície da pele. A região mais eosinofílica e mais clara próxima do ápice da amostra de biopsia sem um padrão evidente da medula óssea representa um artefato resultante da aspiração. 12×. Fotomicrografia (*parte inferior*) mostrando aumento maior da área indicada pelo *retângulo*. Nessa paciente, a medula óssea apresenta-se normocelular (70% de celularidade) com hemocitopoese normal (ver explicação da celularidade da medula óssea no Boxe 10.6). 110×. (Cortesia do Dr. Gabriel C. Caponetti, Creighton University.)

RESUMO

Sangue

VISÃO GERAL DO SANGUE

- O **sangue** é um tecido conjuntivo líquido que circula pelo sistema cardiovascular. Consiste em matriz extracelular líquida rica em proteínas, denominada **plasma**, e em elementos figurados (**leucócitos, eritrócitos e plaquetas**)
- O volume de **eritrócitos (hemácias)** no sangue total é denominado **hematócrito (Ht)** ou **volume corpuscular (VC)**; o Ht é de aproximadamente 45% nos homens e nas mulheres
- Os **leucócitos** constituem cerca de 1% do volume sanguíneo.

PLASMA

- As proteínas plasmáticas consistem principalmente em **albumina** (responsável pela **pressão coloidosmótica**), **globulinas** (inclusive as **imunoglobulinas** e as **globulinas não imunes**) e **fibrinogênio** (envolvido na coagulação sanguínea). Todas as proteínas plasmáticas são secretadas pelo fígado
- O **soro** é o plasma sanguíneo do qual foram removidos os fatores de coagulação.

ERITRÓCITOS | HEMÁCIAS

- Os **eritrócitos** são discos bicôncavos anucleados (com diâmetro de 7,8 μm) que contêm hemoglobina. Sua estrutura é adaptada para suportar as forças de cisalhamento que ocorrem durante a sua circulação. O tempo de sobrevida normal dos eritrócitos é de cerca de 120 dias
- A **hemoglobina** é uma proteína especializada, que consiste em quatro cadeias de globinas com grupos heme contendo ferro para a ligação, o transporte e a liberação de O_2 e CO_2
- Existem três tipos principais de **hemoglobina** nos seres humanos adultos: **HbA** (aproximadamente 96% da hemoglobina total), **HbA$_2$** (em torno de 3%) e **HbF** (> 1%; é a forma prevalente no feto).

LEUCÓCITOS

- Os **leucócitos** são subclassificados em dois grupos, de acordo com a existência ou não de **grânulos específicos** no citoplasma: os **granulócitos** (neutrófilos, eosinófilos, basófilos) e os **agranulócitos** (linfócitos, monócitos)
- Os **neutrófilos** (47 a 67% de todos os leucócitos) apresentam núcleos multilobulados polimórficos. Seus grânulos específicos contêm várias enzimas, ativadores do complemento e peptídios antimicrobianos (*i. e.*, lisozimas, lactoferrinas) com capacidade para destruir os microrganismos presentes nos locais de inflamação
- Os neutrófilos deixam a circulação através de **vênulas pós-capilares** por meio de um processo de reconhecimento entre neutrófilo e célula endotelial. Isso envolve moléculas de adesão celular (**selectinas** e **integrinas**) e diapedese (migração transendotelial) subsequente dos neutrófilos
- Os **eosinófilos** (1 a 4% de todos os leucócitos) apresentam núcleos bilobulados e grânulos específicos eosinofílicos (coram-se pela eosina), contendo proteínas que são citotóxicas para protozoários e helmintos. Os eosinófilos estão associados a reações alérgicas, infecções parasitárias e inflamação crônica
- Os **basófilos** (< 0,5% de todos os leucócitos) apresentam um núcleo lobulado irregular, obscurecido por grandes grânulos específicos basofílicos (corados por hematoxilina) que contêm heparina, histamina, sulfato de heparano e leucotrienos. Essas substâncias desempenham importante papel nas reações alérgicas e nas inflamações crônicas
- Os **linfócitos** (26 a 28% de todos os leucócitos) são as principais células funcionais do sistema imune. Variam quanto ao tamanho e apresentam um núcleo esférico denso circundado por uma faixa fina de citoplasma
- Existem três tipos principais de linfócitos: **linfócitos T** (**células T**; envolvidos na imunidade celular), **linfócitos B** (**células B**; envolvidos na produção de anticorpos) e **células *natural killer* (NK)** (programadas para destruir determinadas células infectadas por vírus e células cancerosas)
- Os **monócitos** (3 a 9% de todos os leucócitos) apresentam um núcleo endentado. Após a sua migração a partir do sistema circulatório, transformam-se em **macrófagos** e outras células do sistema fagocitário mononuclear. No sistema imune, atuam também como **células apresentadoras** de antígenos.

PLAQUETAS | TROMBÓCITOS

- As **plaquetas** são pequenos fragmentos citoplasmáticos anucleados envolvidos por membrana, derivados dos megacariócitos
- As plaquetas são divididas em quatro zonas (**periférica**, **estrutural**, das **organelas** e da **membrana**) com base na sua organização e função.

FORMAÇÃO DAS CÉLULAS SANGUÍNEAS | HEMOCITOPOESE

- A **hemocitopoese** (hematopoese) é iniciada no começo do desenvolvimento embrionário e inclui: **eritropoese** (desenvolvimento dos eritrócitos), **leucopoese** (desenvolvimento dos leucócitos) e **trombocitopoese** (desenvolvimento das plaquetas)
- Nos adultos, as **células-tronco hematopoéticas (CTHs)** estão localizadas na medula óssea. Sob a influência de citocinas e fatores do crescimento, essas células diferenciam-se em **células progenitoras mieloides comuns (CMP)** (que dão origem aos megacariócitos, eritrócitos, neutrófilos, eosinófilos, basófilos e/ou mastócitos e monócitos) e nas **células progenitoras linfáticas comuns (CLP)** (que dão origem aos linfócitos T, linfócitos B e células NK)
- Durante a **eritropoese**, os eritrócitos evoluem de **proeritroblastos** e **eritroblastos basofílicos, policromatofílicos** e **ortocromatofílicos** para **eritrócitos policromatofílicos** maduros
- Os eritrócitos em desenvolvimento tornam-se menores, modificam a sua aparência citoplasmática (de azul para vermelho), em virtude do acúmulo intenso de hemoglobina, e eliminam seus núcleos
- Durante a **trombocitopoese**, as plaquetas são produzidas na medula óssea pelos **megacariócitos** (grandes células poliploides da medula óssea vermelha) que se desenvolvem das mesmas células-tronco CMP dos eritroblastos
- Durante a **granulocitopoese**, os granulócitos originam-se da célula-tronco CMP que se diferencia em **células progenitoras de granulócitos/monócitos (GMPs)**. As células-tronco CMP também dão origem aos monócitos
- As **células progenitoras de neutrófilos (NoP)** passam por seis estágios morfologicamente identificáveis no processo de desenvolvimento: **mieloblasto**, **promielócito**, **mielócito** (o primeiro a exibir grânulos específicos), **metamielócito**, **bastão (célula imatura)** e **neutrófilo maduro**. O desenvolvimento dos outros granulócitos segue uma via semelhante
- Durante a **linfocitopoese**, os linfócitos desenvolvem-se da célula-tronco CLP e seu destino depende da expressão de fatores de transcrição específicos. Diferenciam-se na medula óssea e em outros tecidos linfáticos.

MEDULA ÓSSEA

- A **medula óssea vermelha** contém cordões de células hematopoéticas ativas, que, nas crianças, estão localizados na cavidade medular e, nos adultos, nos espaços do osso esponjoso
- A medula óssea contém vasos sanguíneos especializados (**sinusoides**), nos quais são liberadas as células sanguíneas recém-desenvolvidas e as plaquetas
- A medula óssea não ativa na hemocitopoese consiste predominantemente em adipócitos e é denominada **medula óssea amarela**.

PRANCHA 10.1 ■ Eritrócitos e granulócitos

O **sangue** é um tecido conjuntivo, de caráter líquido, que consiste em elementos figurados e plasma. Os **eritrócitos** (hemácias), os **leucócitos** e as **plaquetas** (**trombócitos**) constituem os elementos figurados. Em conjunto, compreendem 45% do volume sanguíneo. Os eritrócitos transportam e trocam o oxigênio e o dióxido de carbono; constituem 99% das células sanguíneas. Os leucócitos são classificados em agranulócitos e granulócitos. Os **agranulócitos** são ainda classificados em linfócitos e monócitos; os **granulócitos**, assim denominados em virtude das características dos grânulos contidos em seu citoplasma, consistem em neutrófilos, eosinófilos e basófilos. Cada tipo de leucócito desempenha um papel específico nas respostas imunes e protetoras do organismo. Em geral, os leucócitos deixam a circulação e penetram no tecido conjuntivo, no qual desempenham seus papéis específicos. Por outro lado, os eritrócitos atuam exclusivamente dentro do sistema vascular. As plaquetas sanguíneas são responsáveis pela coagulação do sangue e, consequentemente, desempenham papel essencial em casos de lesão de pequenos vasos.

Os **esfregaços sanguíneos** são utilizados para exame microscópico e identificação dos números relativos de leucócitos no sangue circulante. O esfregaço sanguíneo é preparado colocando-se uma pequena gota de sangue sobre uma lâmina de vidro e, em seguida, espalhando-se a gota ao longo da lâmina utilizando-se a borda de outra lâmina. Quando realizado corretamente, esse método fornece uma única camada (monocamada) uniforme de células sanguíneas. As lâminas são secadas ao ar e, em seguida, coradas. Em geral, utiliza-se a coloração de Wright, que é uma coloração de Romanowsky modificada. Ao examinar a amostra ao microscópio, é útil iniciar a análise por meio de uma objetiva de pequeno aumento. Esse procedimento possibilita visão geral do esfregaço e facilita a localização de áreas com distribuição uniforme das células sanguíneas, como a observada no esfregaço da página adjacente. Uma vez encontrada essa área, passa-se para um aumento maior, que possibilita a identificação dos vários tipos de leucócitos e, então, a determinação do número relativo de dado tipo celular. Uma contagem celular normal fornecerá as seguintes proporções: neutrófilos, 48,6 a 66,7%; eosinófilos, 1,4 a 4,8%; basófilos, 0 a 0,3%; linfócitos, 25,7 a 27,6%; e monócitos, 8,6 a 9%.

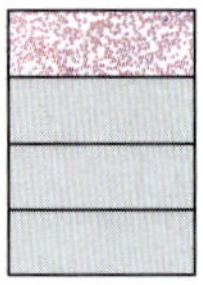

Esfregaço de sangue, ser humano, corante de Wright, 200×.

Esta fotomicrografia em pequeno aumento mostra parte de um esfregaço de sangue, no qual as células sanguíneas estão uniformemente distribuídas. A maioria das células consiste em **eritrócitos**. Em virtude de seu formato bicôncavo, os eritrócitos aparecem, em sua maioria, em formato de rosca. Dois leucócitos, ambos granulócitos, são evidentes. Uma das células é um **neutrófilo** (*N*), enquanto o outro granulócito é um **eosinófilo** (*E*). No entanto, neste aumento, a principal distinção está na coloração de seu citoplasma. O maior aumento, como nas figuras a seguir, permite a caracterização mais precisa de cada tipo de célula.

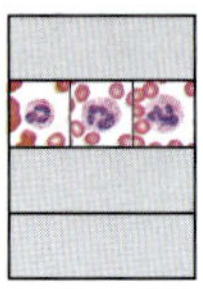

Neutrófilos, esfregaço de sangue, ser humano, corante de Wright, 2.200×.

Os **neutrófilos** exibem variação no tamanho e na morfologia nuclear, que está associada à idade da célula. O núcleo *à esquerda* é de um neutrófilo que acabou de passar pelo estágio de bastão e entrou recentemente na corrente sanguínea. A célula é relativamente pequena; o seu citoplasma exibe grânulos finos distintos. O neutrófilo localizado no *centro* é consideravelmente maior, e seu citoplasma contém maior número de grânulos finos. O núcleo ainda exibe um formato em U, mas a lobulação (*setas*) está se tornando aparente com a constrição do núcleo em vários pontos. O neutrófilo *à direita* exibe maior maturidade, como evidenciado por sua lobulação distinta. Nessa célula, os lóbulos estão conectados por uma "ponte" nuclear muito estreita. Uma característica muito marcante associada ao núcleo dessa célula é a existência de um corpúsculo denominado corpúsculo de Barr (*seta*), indicando que a amostra de sangue foi obtida de um indivíduo do sexo feminino.

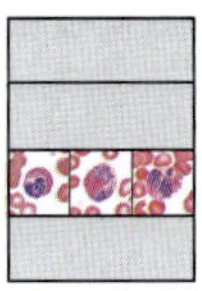

Eosinófilos, esfregaço de sangue, ser humano, corante de Wright, 2.200×.

Os **eosinófilos** vistos nestas micrografias representam, de modo semelhante, estágios diferentes de maturidade. O eosinófilo *à esquerda* é relativamente pequeno e seu núcleo está apenas começando a apresentar a lobulação típica. O citoplasma está quase totalmente preenchido com grânulos eosinofílicos, que caracterizam esse tipo de célula. A área mais clara do citoplasma, desprovida de grânulos, provavelmente representa o local do complexo de Golgi (*seta*). O eosinófilo mostrado no *centro* é maior, e o seu núcleo está agora distintamente bilobulado. Note três grânulos (*setas*) bem evidentes. Observe o formato esférico e o tamanho relativamente uniforme. O eosinófilo *à direita* é mais maduro, visto que exibe pelo menos três lóbulos. No processo de focalização do microscópio, os grânulos dos eosinófilos frequentemente parecem "iluminar-se" em virtude de sua estrutura cristalina.

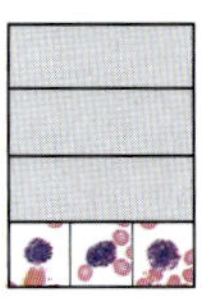

Basófilos, esfregaço de sangue, ser humano, corante de Wright, 2.200×.

As células mostradas aqui são **basófilos** e também representam diferentes estágios de maturação. O basófilo *à esquerda* é relativamente jovem e pequeno. Os grânulos basofílicos variam quanto ao tamanho e tendem a obscurecer a morfologia do núcleo. Além disso, são menos abundantes que os grânulos observados nos eosinófilos. O núcleo do basófilo situado no *centro* aparece bilobulado, mas os grânulos situados sobre o núcleo tendem a obscurecer o seu formato preciso. O basófilo *à direita* provavelmente é mais maduro. Os grânulos quase obscurecem por completo o formato do núcleo. Algumas plaquetas (*pontas de seta*) são vistas em várias das micrografias. Em geral, aparecem como corpúsculos de formato irregular.

E, Eosinófilo | **N,** Neutrófilo | **Pontas de seta,** Plaquetas

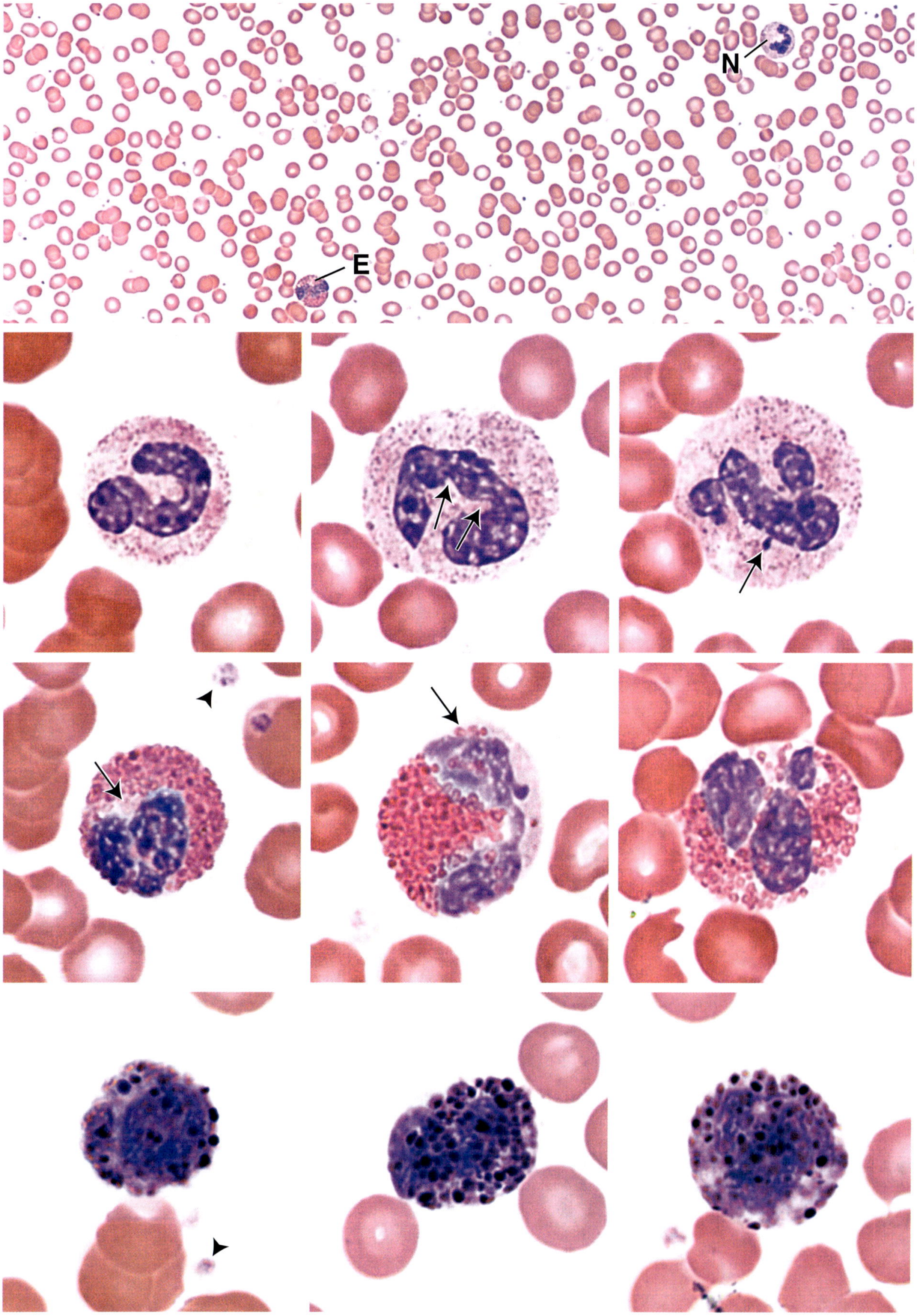
N
E

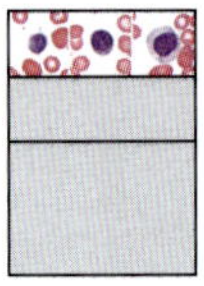

Linfócitos, esfregaço de sangue, ser humano, corante de Wright, 2.150×.

Os **linfócitos** mostrados aqui variam quanto ao tamanho, mas cada um deles representa uma célula madura. Os linfócitos circulantes são geralmente descritos como linfócitos pequenos, médios e grandes. Um pequeno linfócito é mostrado no *painel da esquerda*. Os linfócitos dessa categoria variam de 7 a 9 μm de diâmetro. Um grande linfócito é visto no *painel à direita*. Essas células podem alcançar 16 μm. O linfócito no *painel do centro* apresenta um tamanho intermediário. A diferença no tamanho dos linfócitos deve-se, em grande parte, à quantidade de citoplasma presente. Embora em menor grau, o núcleo também contribui para o tamanho da célula. Nas contagens diferenciais, o tamanho dos linfócitos não é considerado. Duas **plaquetas** (*setas*) são evidentes no *painel da esquerda*.

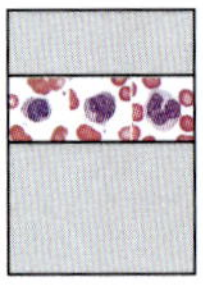

Monócitos, esfregaço de sangue, ser humano, corante de Wright, 2.150×.

Nestes painéis, os leucócitos consistem em **monócitos** maduros. Seu tamanho varia de aproximadamente 13 a 20 μm de diâmetro, e a maioria encontra-se na faixa superior de tamanho. O núcleo exibe o aspecto mais característico do monócito, ou seja, uma endentação, que algumas vezes é tão proeminente que a célula assume um formato em U, como fica evidente no *painel da direita*. O citoplasma apresenta fraca basofilia. Pequenos grânulos azurófilos (lisossomos) também são característicos do citoplasma dessa célula e assemelham-se aos observados nos neutrófilos. Observa-se a existência de plaquetas (*setas*) nos *painéis da esquerda* e do *centro*.

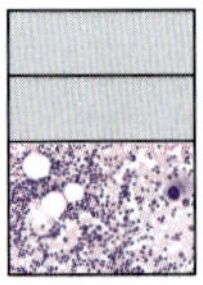

Esfregaço de medula óssea, ser humano, Giemsa, 180×.

Esta fotomicrografia em pequeno aumento mostra um **esfregaço de medula óssea**. Esse tipo de preparação possibilita o exame dos eritrócitos e dos leucócitos em desenvolvimento. O esfregaço de medula óssea é preparado de maneira semelhante ao esfregaço de sangue periférico. Uma amostra de medula óssea é aspirada de um osso, depositada em uma lâmina e estendida em uma monocamada fina de células. Observa-se ampla variedade de tipos celulares no esfregaço de medula óssea. A maioria das células consiste em granulócitos e em eritrócitos em desenvolvimento. **Eritrócitos** (*Er*) maduros também são abundantes; são facilmente identificados pela ausência de um núcleo e pela sua coloração eosinofílica. Com frequência, veem-se pequenos grupos de reticulócitos misturados com esses eritrócitos. Os reticulócitos são eritrócitos muito jovens que contêm ribossomos residuais em seu citoplasma. A existência de ribossomos altera ligeiramente a cor dos reticulócitos, conferindo-lhes uma leve coloração azulada, pouco perceptível em comparação com o eritrócito eosinofílico maduro. Os reticulócitos são mais facilmente identificados em aumentos maiores. Além disso, são encontrados **adipócitos** (*A*) em números variáveis. Em preparações como esta, o conteúdo lipídico é perdido durante os procedimentos técnicos, e o reconhecimento da célula baseia-se em um espaço arredondado claro ou não corado. Outra célula grande encontrada frequentemente nesse tipo de esfregaço é o **megacariócito** (*M*), que produz plaquetas. O megacariócito é uma célula poliploide que exibe perfil nuclear grande e irregular.

Neste pequeno aumento, é difícil distinguir os estágios mais iniciais dos tipos celulares em desenvolvimento. No entanto, nas pranchas seguintes, são apresentados exemplos de cada estágio de desenvolvimento em ambas as linhagens celulares. Por outro lado, muitas células em seu estágio mais avançado de desenvolvimento, particularmente da série granulocítica, podem ser identificadas com algum grau de certeza em pequeno aumento. Por exemplo, alguns **bastões** (*Bt*) e **eosinófilos** (*E*) jovens podem ser identificados por sua morfologia e características de coloração.

A, Adipócitos
Bt, Bastão
E, Eosinófilos
Er, Eritrócitos
M, Megacariócito
Setas, Plaquetas

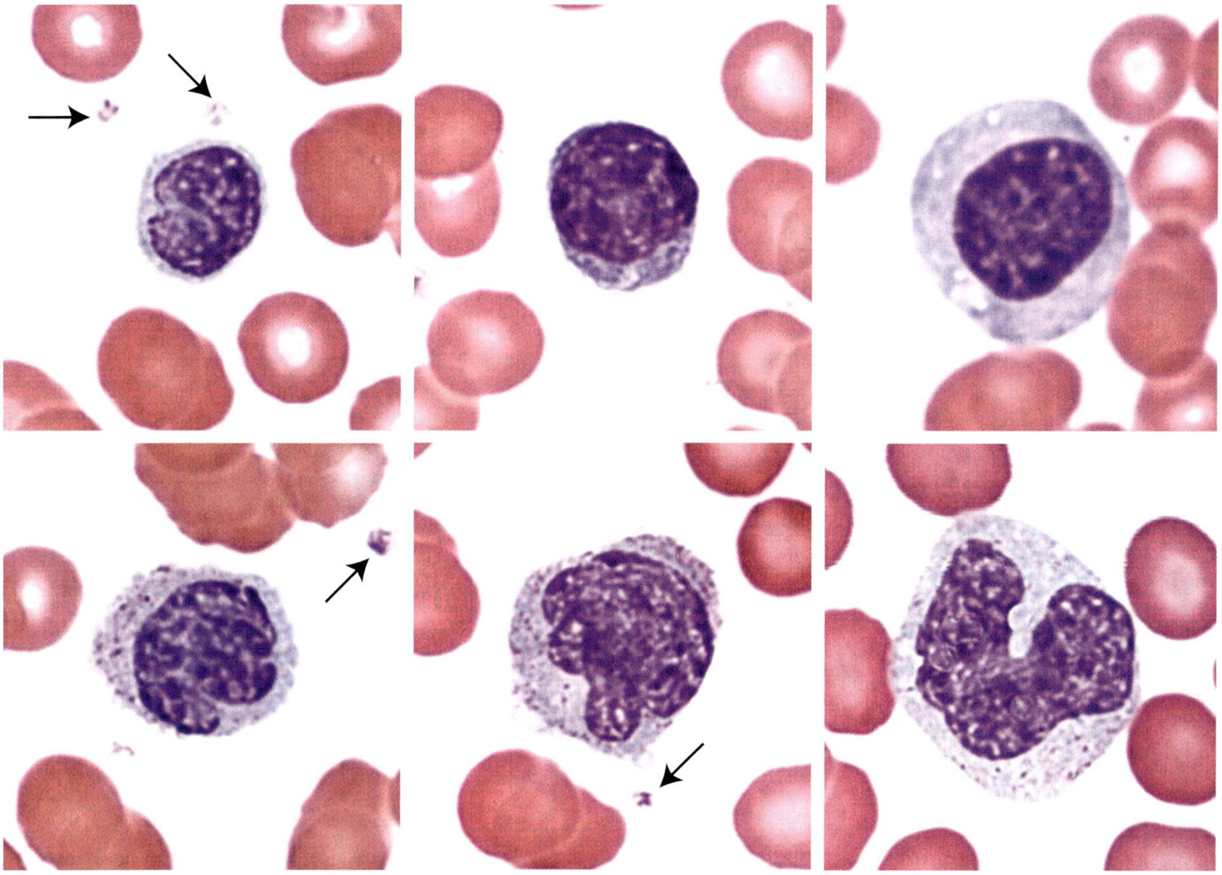

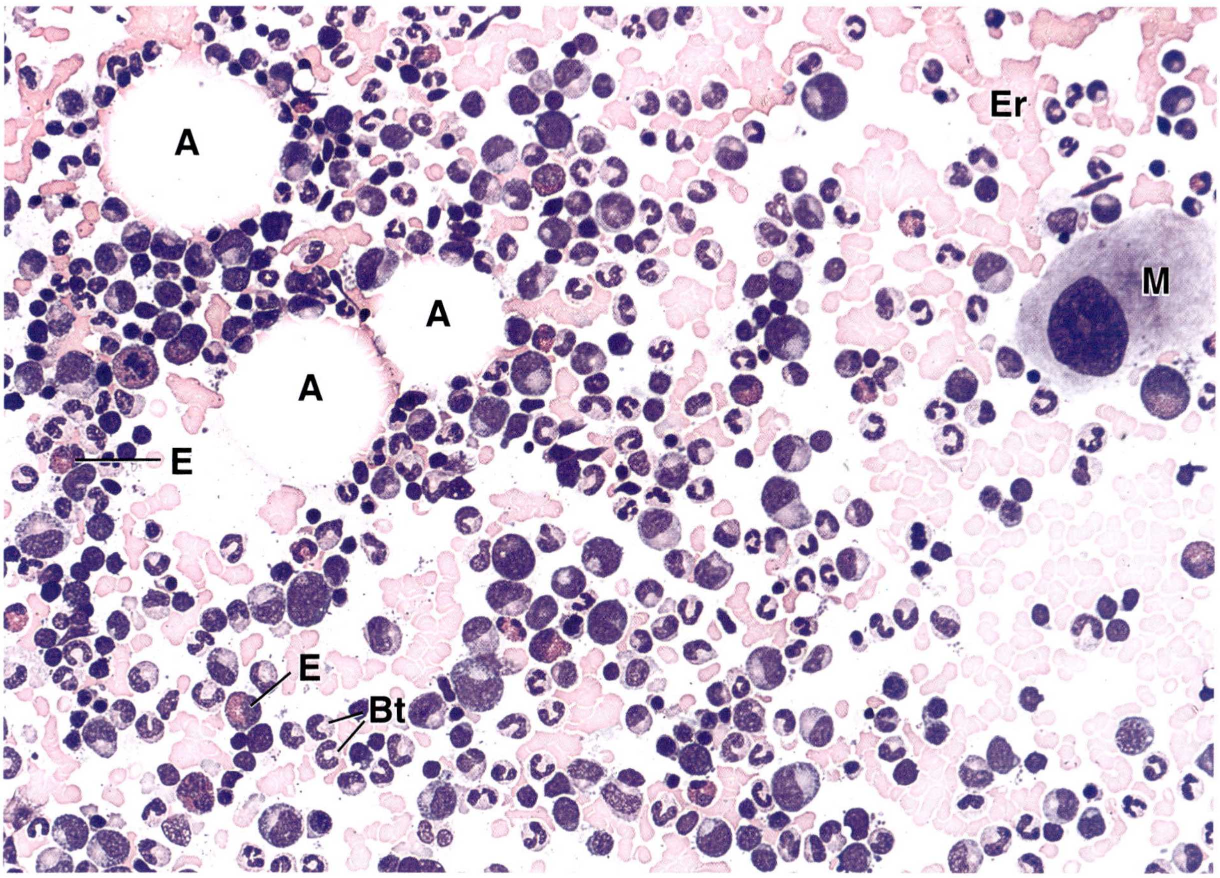
A
A
A
Er
M
E
E
Bt

PRANCHA 10.3 ■ Eritropoese

A **eritropoese** é o processo pelo qual a concentração de eritrócitos no sangue periférico é mantida, em condições normais, em um estado de equilíbrio dinâmico. A estimulação das células-tronco eritroides (ErP) pela ação hormonal resulta em proliferação de células precursoras, que sofrem diferenciação e maturação na medula óssea. A célula precursora mais inicial reconhecível do eritrócito é o proeritroblasto. Essas células não têm hemoglobina. Seu citoplasma é basofílico, e o núcleo exibe uma estrutura de cromatina densa e vários nucléolos. O complexo de Golgi, quando evidente, aparece como uma área de cor clara. O eritroblasto basofílico é menor que o proeritroblasto, do qual se origina por divisão mitótica. O núcleo é menor. O citoplasma exibe forte basofilia, em virtude do número crescente de ribossomos envolvidos na síntese de hemoglobina. O acúmulo de hemoglobina na célula modifica gradualmente a reação tintorial do citoplasma, de modo que ele começa a se corar pela eosina. O reconhecimento da existência de hemoglobina na célula, em virtude de sua coloração, significa a sua transição para o eritroblasto policromatofílico. O citoplasma na parte inicial desse estágio pode exibir uma coloração azul-acinzentada. Com o passar do tempo, são sintetizadas quantidades crescentes de hemoglobina e, concomitantemente, há menor número de ribossomos. O núcleo da célula é menor que o do eritroblasto basofílico, e a heterocromatina é muito mais grosseira. No fim desse estágio, o núcleo torna-se muito menor e o citoplasma, mais eosinofílico. Este é o estágio final em que ocorre mitose; o estágio seguinte é o de eritroblasto ortocromatofílico, também denominado *normoblasto*. Seu núcleo é menor que nos estágios mais iniciais do desenvolvimento e está extremamente condensado. O citoplasma é consideravelmente menos azul, assumindo uma coloração rosada ou eosinofílica. É discretamente maior que o eritrócito maduro. Nesse estágio, a célula não é mais capaz de se dividir. No estágio seguinte, o eritrócito policromatofílico, também denominado mais comumente *reticulócito*, perdeu o núcleo e está pronto para entrar nos sinusoides sanguíneos da medula óssea vermelha. Alguns ribossomos que ainda conseguem sintetizar hemoglobina estão presentes na célula, na qual eles criam basofilia muito leve. A comparação dessa célula com os eritrócitos maduros típicos na medula óssea revela discreta diferença de coloração.

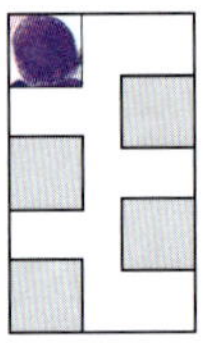

Proeritroblasto, esfregaço de medula óssea, ser humano, Giemsa, 2.200×.

O **proeritroblasto** mostrado aqui é uma célula grande, maior que as células que seguem no processo de desenvolvimento. Observe o tamanho muito grande do núcleo que ocupa a maior parte do volume da célula. Vários nucléolos (*Nu*) são evidentes. O citoplasma é basofílico. A divisão dessa célula resulta no eritroblasto basofílico.

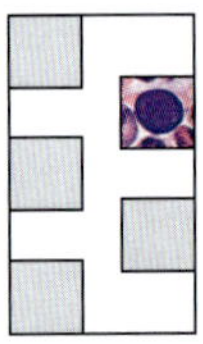

Eritroblasto basofílico, esfregaço de medula óssea, ser humano, Giemsa, 2.200×.

O **eritroblasto basofílico** mostrado aqui é menor que o seu predecessor. A razão núcleo/citoplasma está diminuída. O citoplasma é mais abundante e intensamente basofílico, em comparação com o do proeritroblasto. Comumente, não há nucléolos. À medida que a maturação prossegue, a célula diminui de tamanho.

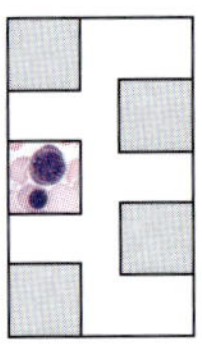

Eritroblasto policromatofílico, esfregaço de medula óssea, ser humano, Giemsa, 2.200×.

Eritroblastos policromatofílicos são vistos nesta micrografia. A célula maior e menos madura exibe cromatina densamente condensada. O citoplasma é basofílico, mas a sua coloração é consideravelmente mais clara que a do eritroblasto basofílico. O citoplasma também exibe alguma eosinofilia, indicando a produção de hemoglobina. A célula de menor tamanho representa um estágio mais avançado do eritroblasto policromatofílico. Observe como a cromatina aparece muito mais densa e como o núcleo se tornou muito menor; além disso, agora o citoplasma é mais eosinofílico. No entanto, alguma basofilia ainda é evidente.

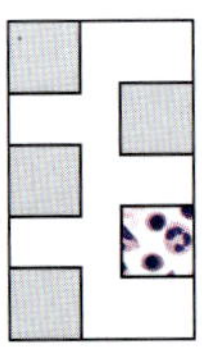

Eritroblasto ortocromatofílico, esfregaço de medula óssea, ser humano, Giemsa, 2.200×.

Dois **eritroblastos ortocromatofílicos** são vistos nesta micrografia. Seus núcleos tornaram-se ainda menores e exibem coloração densa e compacta. O citoplasma é predominantemente eosinofílico, mas ainda apresenta certo grau de basofilia. De modo global, essa célula é apenas ligeiramente maior que o eritrócito maduro. Nesse estágio, a célula já perdeu a sua capacidade de divisão.

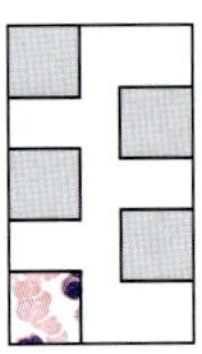

Eritrócito policromatofílico, esfregaço de medula óssea, ser humano, Giemsa, 2.200×.

Observa-se um **eritrócito policromatofílico** (*EP*) nesta micrografia. O núcleo foi expulso, e o citoplasma exibe discreta basofilia. Na proximidade, encontram-se vários **eritrócitos** (*Er*) **maduros.** Compare a coloração do eritrócito policromatofílico com a dos eritrócitos maduros. Os eritrócitos policromatofílicos também são facilmente demonstrados com corantes especiais, que fazem com que os ribossomos remanescentes no citoplasma se aglomerem, formando um retículo bem visível; motivo pelo qual o eritrócito policromatofílico também é comumente denominado reticulócito.

EP, Eritrócito policromatofílico — **Er,** Eritrócito — **Nu,** Nucléolos

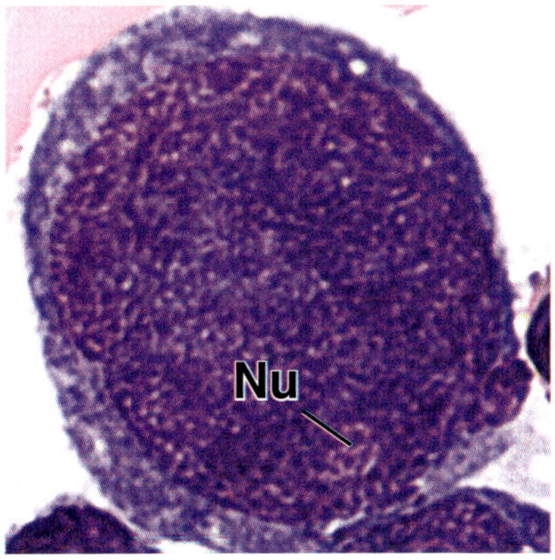

Proeritroblasto
(pró-normoblasto)

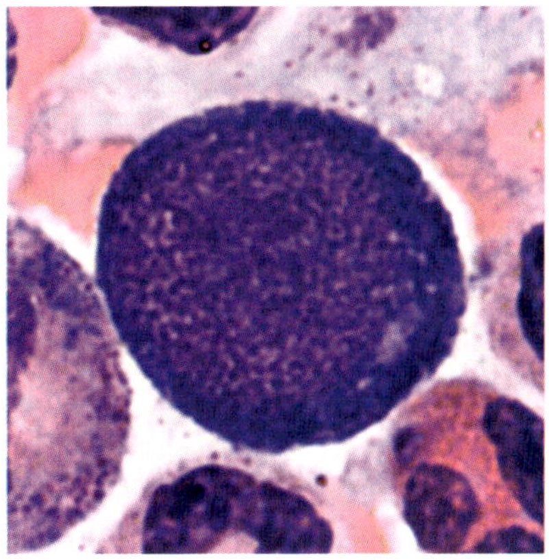

Eritroblasto basofílico
(normoblasto basofílico)

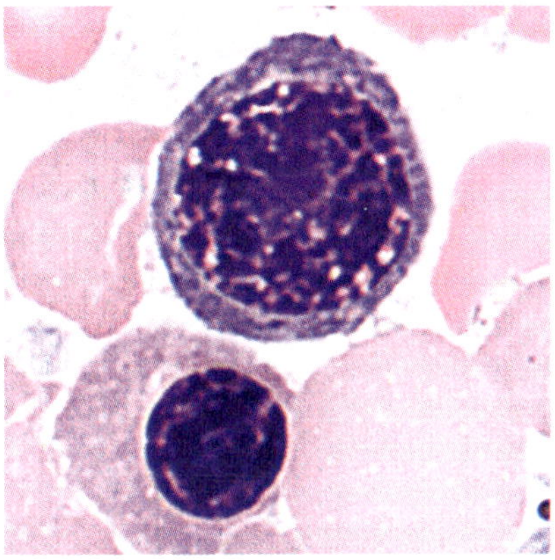

Eritroblasto policromatofílico
(normoblasto policromatofílico)

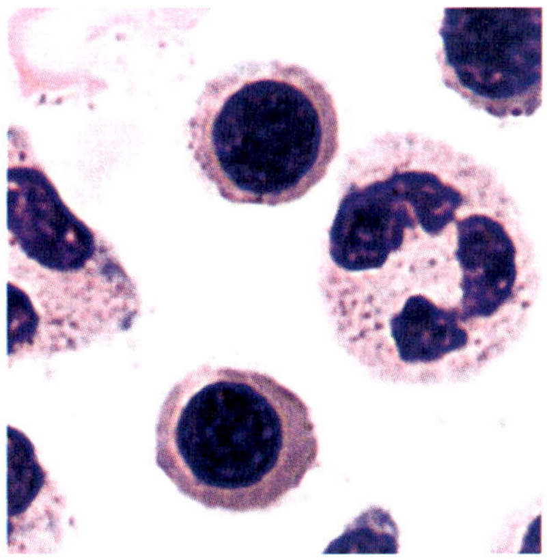

Eritroblasto ortocromatofílico
(normoblasto)

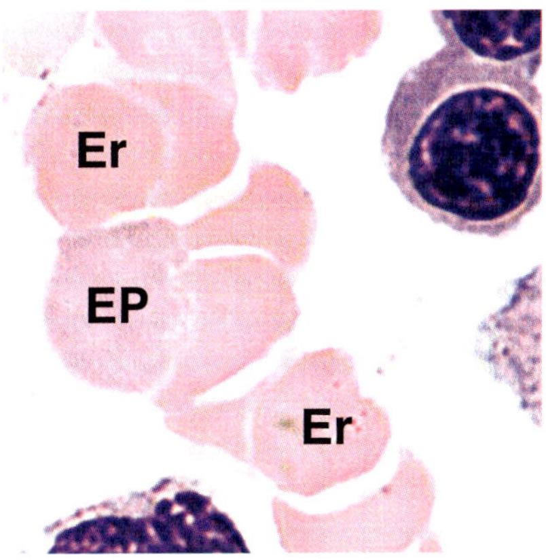

Eritrócito policromatofílico
(reticulócito)

PRANCHA 10.4 ■ Granulocitopoese

A **granulocitopoese** é o processo pelo qual os granulócitos (neutrófilos, eosinófilos e basófilos) diferenciam-se e amadurecem na medula óssea. O estágio mais inicial reconhecível é o de mieloblasto, seguido, consecutivamente, por promielócito, mielócito, metamielócito, bastão e, por fim, granulócito maduro. Não é possível diferenciar morfologicamente os precursores dos eosinófilos, basófilos ou neutrófilos até que seja alcançado o estágio de mielócito – fase em que surgem os grânulos específicos característicos de cada tipo celular. As células da linhagem dos basófilos são extremamente difíceis de localizar em um esfregaço de medula óssea, em virtude de seu baixo número na medula.

O **mieloblasto** caracteriza-se por um grande núcleo esférico e eucromático, com três a cinco nucléolos. O mieloblasto tem 14 a 20 μm de diâmetro; o citoplasma exibe coloração intensamente basofílica. A existência de uma área de coloração clara ou pouco corada indica o complexo de Golgi. O **promielócito** exibe uma faixa de tamanho semelhante, de 15 a 21 μm; os nucléolos estão presentes. O citoplasma do promielócito cora de modo semelhante ao do mieloblasto, mas distingue-se pela existência de grandes grânulos azurófilos primários de cor azul-escura, também denominados *grânulos inespecíficos*. O tamanho do **mielócito** varia de 16 a 24 μm. Sua cromatina é mais condensada que a de seus precursores, e não há nucléolos. O citoplasma do mielócito neutrofílico caracteriza-se por pequenos grânulos específicos de coloração rosada a vermelha, com alguns grânulos azurófilos. A linhagem eosinofílica apresenta um núcleo de aparência semelhante, mas os grânulos específicos são grandes. O **metamielócito** varia de 12 a 18 μm. A razão núcleo:citoplasma está ainda mais diminuída, e o núcleo é reniforme. Nesse estágio, existem poucos grânulos azurófilos nas células, e observa-se um predomínio de pequenos grânulos específicos de coloração rosada a avermelhada. O metamielócito eosinofílico contém maior número de grânulos específicos, em comparação com o metamielócito neutrofílico. Os **bastões** têm o seu tamanho ainda mais reduzido, de 9 a 15 μm. A cromatina do núcleo exibe maior condensação e apresenta formato em ferradura. No bastão neutrofílico, os grânulos específicos pequenos, de coloração rosada a vermelha, constituem o único tipo de grânulos presente. O bastão eosinofílico mostra pouca ou nenhuma alteração em relação aos grânulos específicos, mas o núcleo exibe formato de rim. Os granulócitos maduros são mostrados na Prancha 10.1.

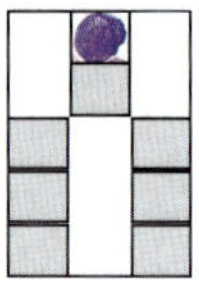

Mieloblasto, esfregaço de medula óssea, ser humano, Giemsa, 2.200×.

O mieloblasto mostrado aqui exibe citoplasma azul-escuro, com uma região mais clara que representa a área do complexo de Golgi (*G*). O núcleo é esférico, vários nucléolos (*Nu*) são evidentes.

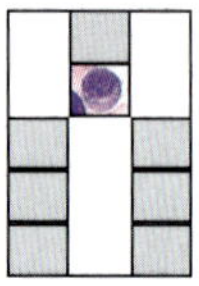

Promielócito, esfregaço de medula óssea, ser humano, Giemsa, 2.200×.

O promielócito exibe um núcleo esférico, com um ou mais nucléolos (*Nu*). O citoplasma é basofílico e exibe grânulos azurófilos (*GA*) azul-escuros relativamente grandes.

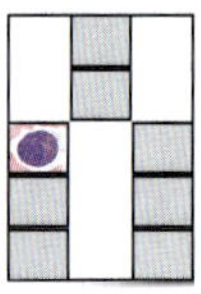

Mielócito eosinofílico, esfregaço de medula óssea, ser humano, Giemsa, 2.200×.

O mielócito eosinofílico exibe um núcleo semelhante ao descrito para o mielócito neutrofílico. No entanto, o citoplasma contém os grandes grânulos específicos característicos dos eosinófilos, mas em número menor.

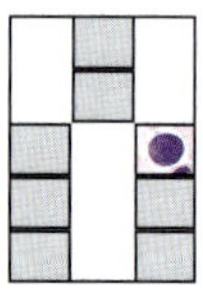

Mielócito neutrofílico, esfregaço de medula óssea, ser humano, Giemsa, 2.200×.

O mielócito neutrofílico conserva o núcleo redondo, mas não há nucléolos. O citoplasma exibe pequenos grânulos específicos de coloração rosada a vermelha.

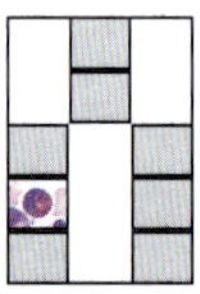

Metamielócito eosinofílico, esfregaço de medula óssea, ser humano, Giemsa, 2.200×.

O metamielócito eosinofílico exibe um núcleo em formato de rim ou feijão. O citoplasma apresenta numerosos grânulos eosinofílicos característicos, distribuídos em todo o citoplasma.

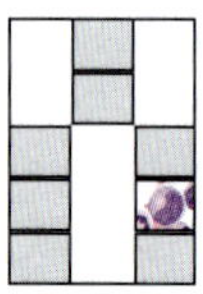

Metamielócito neutrofílico, esfregaço de medula óssea, ser humano, Giemsa, 2.200×.

O metamielócito neutrofílico difere de seu precursor pela existência de um núcleo em formato de rim ou feijão. Os pequenos grânulos específicos de coloração rosada a avermelhada são agora vistos no citoplasma, e há poucos (ou nenhum) grânulos azurófilos.

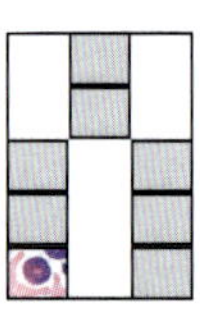

Bastão eosinofílico, esfregaço de medula óssea, ser humano, Giemsa, 2.200×.

O bastão eosinofílico exibe um núcleo em formato de ferradura. O citoplasma é preenchido com grânulos eosinofílicos.

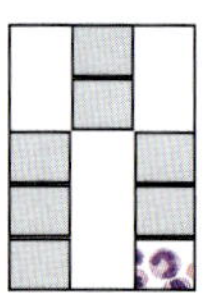

Bastão neutrofílico, esfregaço de medula óssea, ser humano, Giemsa, 2.200×.

O neutrófilo não segmentado ou jovem exibe um núcleo em formato de ferradura, com grânulos específicos pequenos e abundantes, de coloração rosada a vermelha, no citoplasma.

G, Complexo de Golgi   **GA**, Grânulos azurófilos   **Nu**, Nucléolos

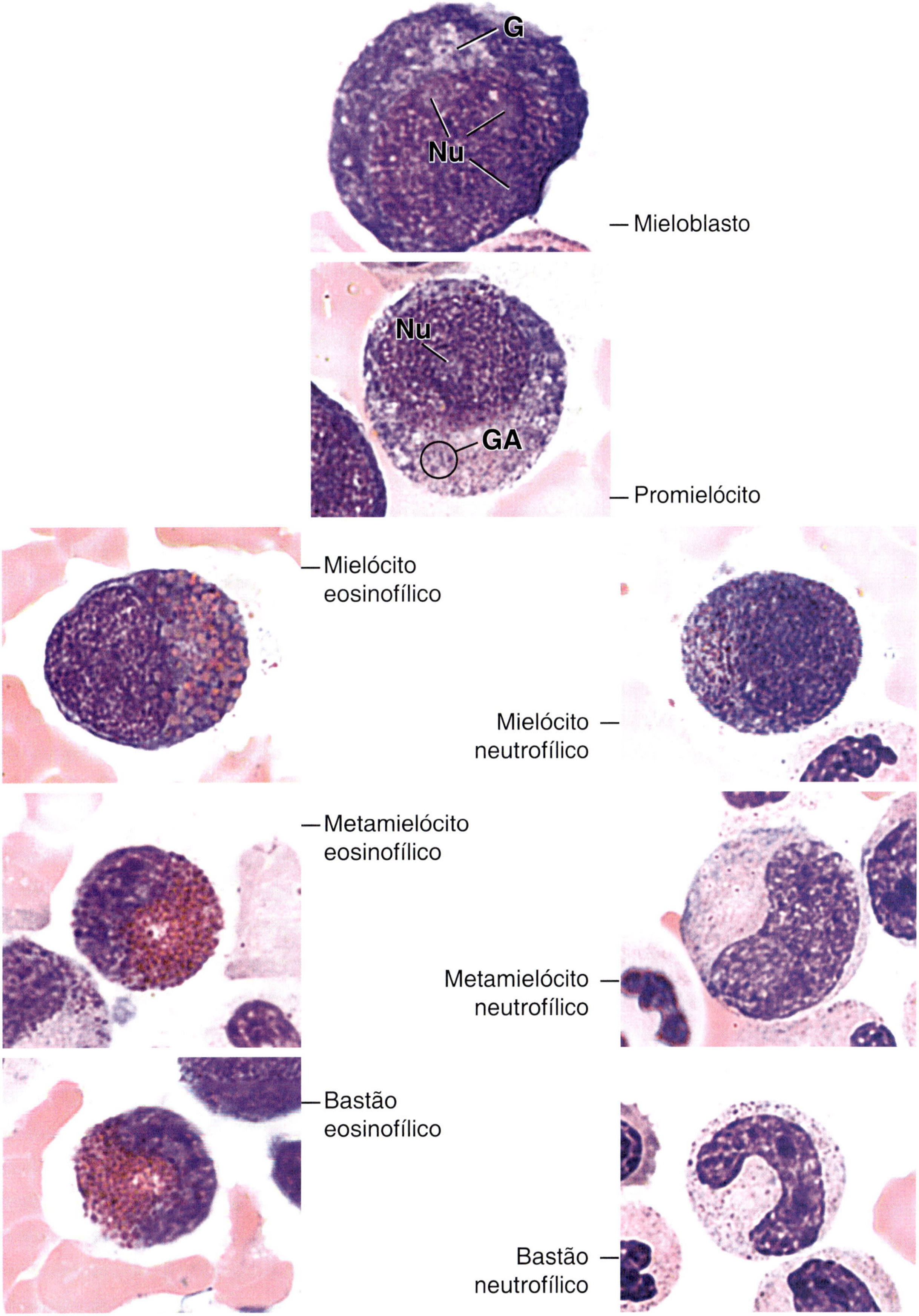
G
Nu
Mieloblasto
Nu
GA
Promielócito
Mielócito eosinofílico
Mielócito neutrofílico
Metamielócito eosinofílico
Metamielócito neutrofílico
Bastão eosinofílico
Bastão neutrofílico

11 Tecido Muscular

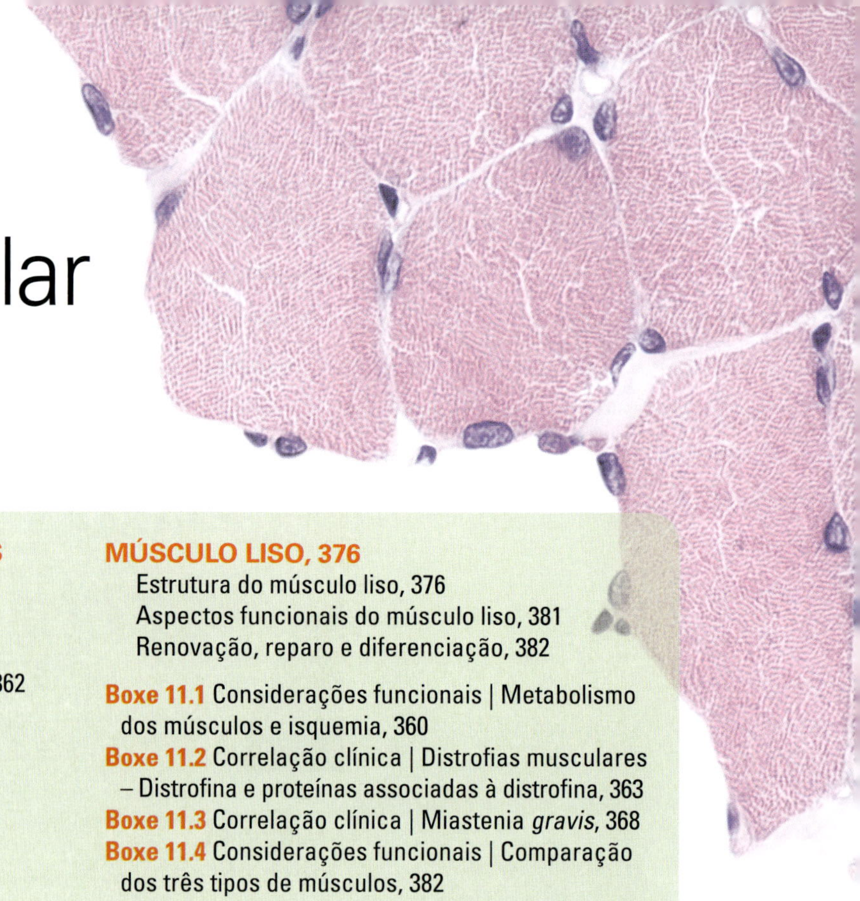

VISÃO GERAL E CLASSIFICAÇÃO DOS MÚSCULOS

O tecido muscular é responsável pelo movimento do corpo e de suas partes e por mudanças no tamanho e no formato dos órgãos internos. Caracteriza-se por agregados de células alongadas e especializadas, dispostas em arranjos paralelos, cuja principal função é a contração (Figura 11.1).

A interação de miofilamentos é responsável pela contração das células musculares.

Dois tipos de miofilamentos estão associados à contração celular:

- Os filamentos finos (6 a 8 nm de diâmetro, com 1,0 μm de comprimento), compostos principalmente pela proteína actina. Cada filamento fino de actina fibrosa (actina F) é um polímero formado, principalmente, a partir de moléculas de actina globular (actina G)
- Os filamentos espessos (cerca de 15 nm de diâmetro, com 1,5 μm de comprimento) são compostos principalmente pela proteína miosina II. Cada filamento espesso consiste em 200 a 300 moléculas de miosina II. Cada molécula contém uma cabeça e uma cauda. A porção da cauda longa em formato de bastonete de cada molécula agrega-se em um arranjo paralelo regular, enquanto as porções da cabeça da molécula projetam-se para fora do conjunto e estão organizadas em um padrão helicoidal regular.

Os dois tipos de miofilamentos ocupam a maior parte do citoplasma que, nas células musculares, é denominado sarcoplasma. As células musculares contêm numerosos filamentos contráteis alinhados que as células utilizam apenas para produzir trabalho mecânico. A actina e a miosina também são encontradas em muitos outros tipos de células (embora em quantidades consideravelmente menores), em que elas desempenham várias funções biológicas, como citocinese, exocitose e migração celular.

O músculo é classificado de acordo com o aspecto das células contráteis.

São reconhecidos dois tipos principais de músculos:

- O músculo estriado, cujas células exibem estriações transversais ao microscópio óptico
- O músculo liso, cujas células não exibem estriações transversais.

O tecido muscular estriado é ainda subclassificado de acordo com sua localização:

- O músculo esquelético está inserido nos ossos e é responsável pelo movimento do esqueleto axial e esqueleto apendicular, bem como pela manutenção da posição e da postura do corpo. Além disso, os músculos esqueléticos do olho (músculos extraoculares) possibilitam o movimento ocular preciso
- O músculo estriado visceral é morfologicamente idêntico ao músculo esquelético, mas está restrito aos tecidos moles, ou seja, língua, faringe, parte lombar do diafragma e parte superior do esôfago. Esses músculos são essenciais para a fala, a respiração e a deglutição
- O músculo cardíaco é um tipo de músculo estriado encontrado na parede do coração. Encontra-se também em um pequeno trecho da parede das grandes veias pulmonares, que desembocam no coração.

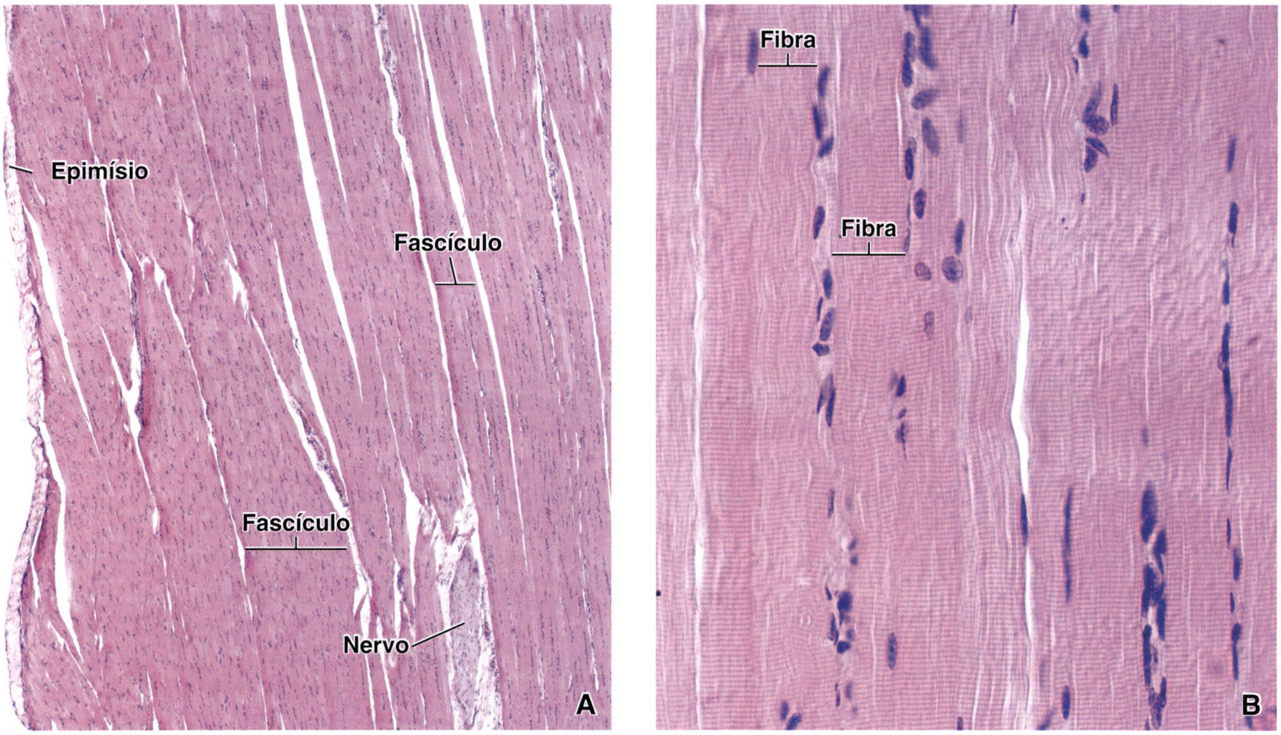

Figura 11.1 Fotomicrografia do músculo esquelético. A. Esta fotomicrografia em pequeno aumento mostra o músculo esquelético em corte longitudinal. As fibras (células) musculares estão dispostas em fascículos paralelos; exibem orientação vertical, e o comprimento de cada fibra estende-se além das *margens superior* e *inferior* da micrografia. Os fascículos parecem conter espessuras diferentes, o que decorre, em grande parte, do plano de corte através do músculo. Observe, *à esquerda*, o epimísio, uma bainha de tecido conjuntivo denso que circunda o músculo. 160×. **B.** Em maior aumento, as estriações transversais das fibras musculares são facilmente identificadas. Os núcleos das fibras musculares esqueléticas estão localizados na porção do citoplasma imediatamente abaixo da membrana plasmática. 360×.

As estriações transversais no músculo estriado são produzidas, principalmente, pelo arranjo citoarquitetônico específico dos miofilamentos tanto finos quanto espessos. Esse arranjo é igual em todos os tipos de células musculares estriadas. As principais diferenças entre as células musculares esqueléticas e as células musculares cardíacas residem no seu tamanho, no seu formato e na sua organização em relação umas com as outras.

As células musculares lisas não exibem estriações transversais, visto que os miofilamentos não apresentam o mesmo grau de organização. Além disso, no músculo liso, os miofilamentos contendo miosina são muito lábeis. A distribuição do músculo liso no corpo limita-se às vísceras, ao sistema circulatório, aos músculos eretores dos pelos da pele e aos músculos intrínsecos do olho.

■ MÚSCULO ESQUELÉTICO

A célula muscular esquelética é um sincício multinucleado.

No músculo esquelético, cada célula muscular, mais comumente denominada fibra muscular, é, na realidade, um sincício multinucleado. A fibra muscular é formada durante o desenvolvimento pela fusão de pequenas células musculares, denominadas mioblastos (ver adiante). Quando vista em cortes transversais, uma fibra muscular multinucleada madura apresenta formato poligonal, com diâmetro de 10 a 100 μm (Prancha 11.1). Seu comprimento varia de quase 1 metro, como no músculo sartório do membro inferior, até alguns milímetros, como no músculo estapédio da orelha média. (*Nota:* a fibra muscular não deve ser confundida com uma fibra de tecido conjuntivo; as fibras musculares são células musculares esqueléticas, enquanto as fibras do tecido conjuntivo são produtos extracelulares das células do tecido conjuntivo.)

Os núcleos de uma fibra muscular esquelética estão localizados no citoplasma, imediatamente abaixo da membrana plasmática. A membrana plasmática da célula muscular é também denominada sarcolema e consiste em uma lâmina externa e uma lâmina reticular circundante.

O músculo esquelético consiste em fibras musculares estriadas, mantidas unidas por tecido conjuntivo.

O tecido conjuntivo que circunda tanto as fibras musculares individuais quanto os feixes de fibras musculares é essencial para a transdução de força. Na extremidade do músculo, o tecido conjuntivo continua na forma de tendão ou outro arranjo de fibras colágenas que, em geral, fixa o músculo ao osso. Um rico suprimento de vasos sanguíneos e nervos acompanha o seu trajeto no tecido conjuntivo.

O tecido conjuntivo associado ao músculo é designado de acordo com a sua relação com as fibras musculares:

- O endomísio é a camada delicada de fibras reticulares que circunda cada fibra muscular. Apenas vasos sanguíneos de pequeno diâmetro e ramos neuronais mais finos são encontrados no endomísio, que corre paralelamente às fibras musculares
- O perimísio consiste em uma camada de tecido conjuntivo mais espessa, que circunda um grupo de fibras para formar um feixe ou fascículo. Os fascículos são unidades funcionais das fibras musculares, que tendem a atuar em conjunto para a realização da contração. No perimísio, são encontrados vasos sanguíneos de maior calibre, além de nervos
- O epimísio é a bainha de tecido conjuntivo denso que circunda um conjunto de fascículos, constituindo o músculo

(ver Figura 11.1A). Na anatomia macroscópica, também é denominado fáscia de revestimento profunda, que pode circundar não apenas músculos individuais, mas também grupos de músculos e formar compartimentos. Os principais vasos e nervos que suprem os músculos penetram o epimísio.

As fibras musculares esqueléticas caracterizam-se pela velocidade de contração, velocidade enzimática e atividade metabólica.

A classificação atual das fibras musculares esqueléticas fundamenta-se na velocidade de contração, na velocidade enzimática da reação da miosina ATPase da fibra e no perfil metabólico. A velocidade de contração determina a velocidade com a qual a fibra é capaz de se contrair e de relaxar. A velocidade da reação da miosina ATPase determina a taxa com que essa enzima é capaz de degradar as moléculas de trifosfato de adenosina (ATP) durante o ciclo de contração. O perfil metabólico indica a capacidade de produção de ATP por fosforilação oxidativa ou glicólise. As fibras caracterizadas por metabolismo oxidativo contêm grandes quantidades de mioglobina e um número maior de mitocôndrias com seus complexos de citocromos na cadeia de transporte de elétrons. A mioglobina é uma pequena proteína globular de 17,8 kDa, que contém ferro na forma ferrosa (Fe^{+2}) e atua como ligante de oxigênio. Assemelha-se à hemoglobina presente nos eritrócitos e é encontrada em várias quantidades nas fibras musculares. A mioglobina atua principalmente no armazenamento de oxigênio nas fibras musculares e proporciona uma fonte rápida de oxigênio para o metabolismo muscular. As **lesões traumáticas** dos músculos esqueléticos (p. ex., lesões por esmagamento) provocam degradação (rabdomiólise) e liberação de **mioglobina** das células musculares lesionadas na circulação. A mioglobina é removida da corrente sanguínea pelos rins; no entanto, em grandes quantidades, é tóxica para o epitélio tubular renal, causando **insuficiência renal** aguda. A detecção de mioglobina no sangue constitui um teste sensível, mas inespecífico, de lesão muscular.

Três tipos de fibras musculares esqueléticas – vermelha, branca e intermediária – podem ser identificados de acordo com sua cor *in vivo*.

Sabe-se, há muito tempo, que as fibras musculares esqueléticas diferem quanto a seu diâmetro e cor natural *in vivo*. As diferenças de cor não são evidentes em cortes corados por hematoxilina e eosina (H-E). No entanto, as reações histoquímicas com base na atividade enzimática oxidativa, especificamente as reações da desidrogenase succínica e da nicotinamida adenina dinucleotídio-tetrazólio redutase (NADH-TR), bem como reações da miosina ATPase, confirmam as observações feitas em tecido fresco (não fixado) e revelam a existência de vários tipos de fibras musculares esqueléticas (Figura 11.2). A nomenclatura mais óbvia para descrever essas diferenças é a sua classificação em fibras vermelhas, brancas e intermediárias.

As fibras musculares esqueléticas são classificadas de acordo com suas atividades enzimáticas, em tipo I (oxidativas lentas), tipo IIa (glicolíticas oxidativas rápidas) e tipo IIb (glicolíticas rápidas).

Três tipos de fibras são tipicamente encontrados em qualquer músculo esquelético; a proporção de cada tipo varia de acordo com o papel funcional do músculo:

- As fibras do tipo I ou fibras oxidativas lentas são pequenas e vistas em cor vermelha em amostras frescas; elas contêm numerosas mitocôndrias e grandes quantidades de mioglobina e complexos citocrômicos. Seus níveis elevados de enzimas oxidativas mitocondriais são demonstrados por meio da intensa reação histoquímica para a enzima desidrogenase succínica e NADH-TR, conforme descrito anteriormente (ver Figura 11.2). As fibras do tipo I são unidades motoras de contração espasmódica lenta resistente à fadiga (uma contração espasmódica é uma contração única e breve do músculo). Essas fibras exibem grande resistência à fadiga, mas geram menos tensão que outras fibras. Sua velocidade de reação da miosina ATPase é a mais lenta de todos os tipos de fibras. Em geral, as fibras do tipo I são encontradas nos músculos dos membros dos mamíferos, bem como no músculo do peito de aves migratórias. De maneira mais importante, constituem as principais fibras dos **músculos eretores da espinha** (músculos próprios do dorso) nos seres humanos, nos quais estão particularmente adaptadas para a contração lenta e prolongada necessária para a manutenção da postura ereta. Uma alta porcentagem dessas fibras constitui os músculos de atletas de alta resistência (*endurance*), como os corredores de maratona

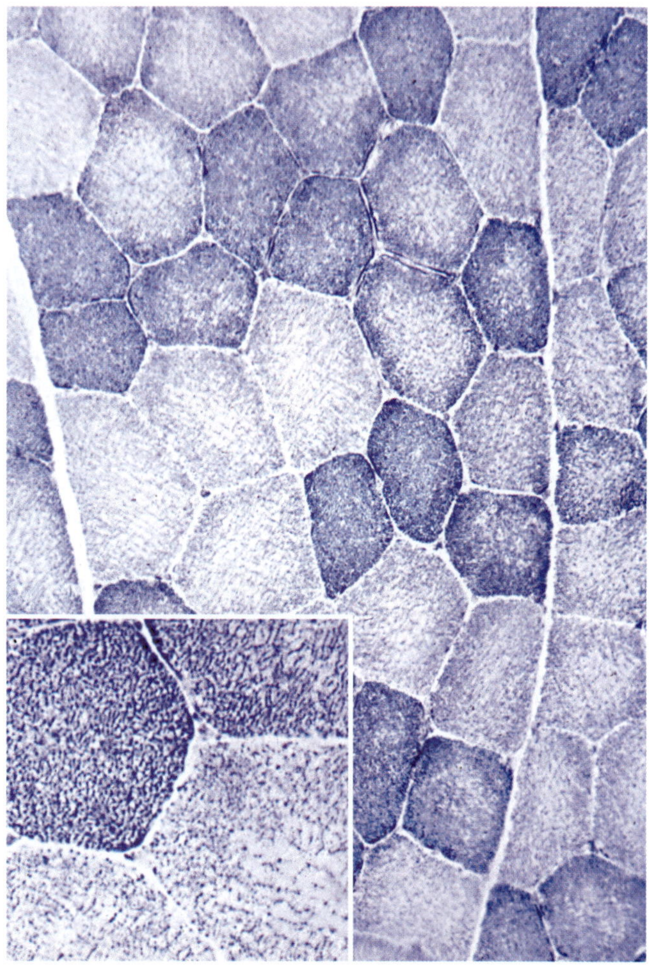

Figura 11.2 Corte transversal de fibras do músculo esquelético. Este corte transversal de fibras musculares, identificadas pela reação histoquímica de nicotinamida adenina dinucleotídio-tetrazólio (NADH-TR), demonstra dois tipos de fibras. As fibras musculares menores e intensamente coradas exibem forte atividade enzimática oxidativa e correspondem às fibras oxidativas lentas do tipo I. As fibras maiores, de coloração mais clara, correspondem às fibras glicolíticas rápidas do tipo IIb. 280×. **Detalhe.** Porções de dois tipos de fibras em maior aumento. A reação também revela as mitocôndrias que contêm as enzimas oxidativas. Os componentes contráteis, as miofibrilas, não estão corados. 550×. (Amostra de lâmina original por cortesia do Dr. Scott W. Ballinger.)

- As fibras do tipo IIa ou fibras glicolíticas oxidativas rápidas são as fibras intermediárias vistas em tecido fresco; são de tamanho médio, com numerosas mitocôndrias e alto conteúdo de mioglobina. Diferentemente das fibras do tipo I, as fibras do tipo IIa contêm muito glicogênio e são capazes de realizar glicólise anaeróbica. A velocidade de reação da ATPase de sua miosina é alta. Constituem as unidades motoras de contração espasmódica rápida, resistentes à fadiga, que provocam alta tensão muscular máxima. Os atletas com alta porcentagem dessas fibras glicolíticas oxidativas rápidas são os corredores de 400 e 800 m, os nadadores de distância média e os jogadores de hóquei
- As fibras do tipo IIb ou fibras glicolíticas rápidas são fibras grandes que apresentam coloração rosada em amostras frescas; contêm menos mioglobina e menor número de mitocôndrias, em comparação com as fibras do tipo I e do tipo IIa. Apresentam baixo nível de enzimas oxidativas, mas exibem alta atividade enzimática anaeróbica e armazenam quantidade considerável de glicogênio. Essas fibras são unidades motoras de contração espasmódica rápida, propensas à fadiga, que provocam alta tensão muscular máxima. Sua velocidade de reação da miosina ATPase é a mais rápida de todos os tipos de fibras. Elas também se fadigam rapidamente em consequência da produção de ácido láctico. Por conseguinte, as fibras do tipo IIb estão adaptadas para a contração rápida e os movimentos finos e precisos. Constituem a maioria das fibras dos **músculos extraoculares** e dos músculos que controlam os **movimentos dos dedos**. Esses músculos apresentam maior número de junções neuromusculares em relação às fibras do tipo I, possibilitando, assim, controle neuronal mais preciso de seus movimentos. Os corredores de curta distância, os levantadores de peso e outros atletas de campo apresentam alta porcentagem de fibras do tipo IIb.

Miofibrilas e miofilamentos

A subunidade estrutural e funcional da fibra muscular é a miofibrila.

A fibra muscular é preenchida com subunidades estruturais dispostas longitudinalmente, denominadas miofibrilas (Figura 11.3). As miofibrilas são mais visíveis em preparações histológicas cujos cortes sejam favoráveis, ou seja, em cortes transversais de fibras musculares. Nesses cortes, conferem à fibra um aspecto pontilhado. As miofibrilas estendem-se por todo o comprimento da célula muscular.

As miofibrilas são compostas por feixes de miofilamentos.

Os miofilamentos são os polímeros filamentosos individuais da miosina II (filamentos espessos) e da actina e suas proteínas associadas (filamentos finos). Os miofilamentos constituem os elementos contráteis efetivos do músculo estriado. Os feixes de miofilamentos que constituem a miofibrila são circundados por um retículo endoplasmático liso (REL) bem desenvolvido, também denominado retículo sarcoplasmático. Esse retículo forma uma rede tubular altamente organizada ao redor dos elementos contráteis em todas as células musculares estriadas. As mitocôndrias e os depósitos de glicogênio estão localizados entre as miofibrilas em associação ao REL.

As estriações transversais constituem a principal característica histológica do músculo estriado.

As estriações transversais são evidentes nas preparações de cortes longitudinais de fibras musculares coradas pela H-E (Prancha 11.2). Além disso, podem ser vistas em preparações não coradas de fibras musculares vivas examinadas com um microscópio de contraste de fase ou de polarização. Nesses microscópios, as estriações transversais aparecem como bandas escuras e bandas claras alternadas. Essas bandas são denominadas bandas A e bandas I (ver Figura 11.3).

Na microscopia de polarização, as bandas escuras são birrefringentes (*i. e.*, alteram a luz polarizada em dois planos). Por conseguinte, as bandas escuras, por serem duplamente refringentes, são anisotrópicas e recebem o nome de banda A. As bandas claras são monorrefringentes (*i. e.*, não alteram o plano da luz polarizada). Consequentemente, são isotrópicas e recebem o nome de banda I.

Tanto a banda A quanto a banda I são divididas ao meio por regiões estreitas e escuras (ver Figura 11.3). A banda I clara é dividida ao meio por uma linha escura, denominada linha Z ou disco Z (do alemão *zwischenscheibe*, entre discos). A banda A escura é dividida ao meio por uma região menos densa ou clara, denominada banda H (do alemão *hell*, luz). Além disso, uma

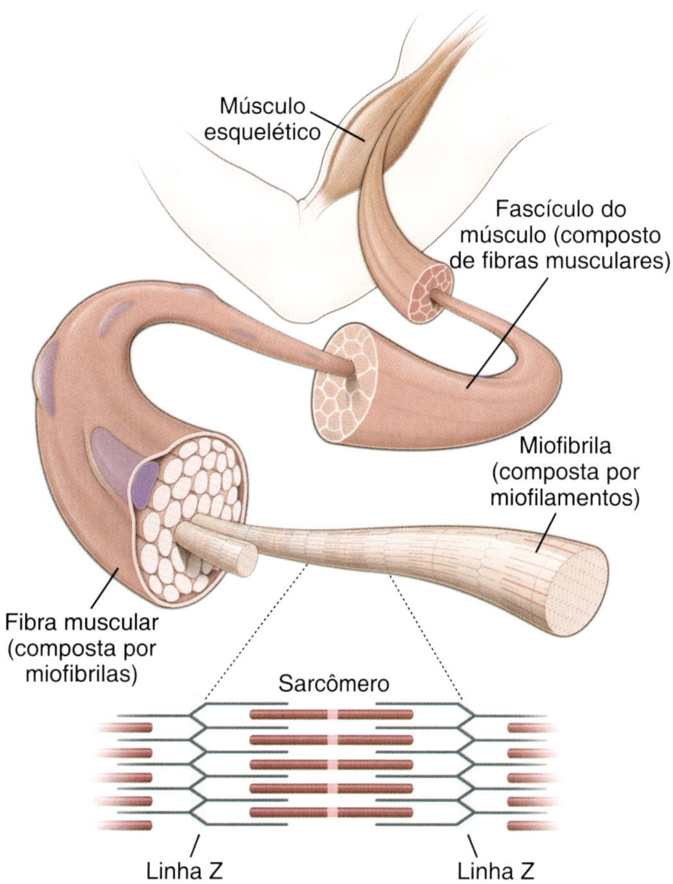

Figura 11.3 Organização do músculo esquelético. O músculo esquelético consiste em feixes de fibras musculares, denominados fascículos. Por sua vez, cada fascículo consiste em um feixe de fibras (células) musculares alongadas. A fibra muscular representa um conjunto de unidades longitudinais, as miofibrilas, que, por sua vez, são compostas de miofilamentos de dois tipos: filamentos espessos (miosina) e filamentos finos (actina). Os miofilamentos estão organizados de maneira específica, conferindo aparência estriada transversa à miofibrila e à fibra. A unidade funcional da miofibrila é o sarcômero, que se estende em ambas as direções de uma linha Z até a próxima linha Z. A banda A marca a extensão dos filamentos de miosina. Os filamentos de actina estendem-se da linha Z até a região da banda A, em que se interdigitam com os filamentos de miosina, conforme ilustrado.

linha densa estreita que divide ao meio a banda H clara é denominada linha M (do alemão *mitte*, meio). A linha M é mais bem demonstrada em eletromicrografias (Figura 11.4), embora também possa ser detectada à microscopia óptica em preparações coradas por H-E, desde que sejam de alta qualidade técnica.

Como assinalado, o padrão de bandeamento transversal do músculo estriado resulta do arranjo dos dois tipos de miofilamentos. Para compreender o mecanismo da contração, esse padrão de bandeamento precisa ser considerado em termos funcionais.

A unidade funcional da miofibrila é o sarcômero, o segmento da miofibrila entre duas linhas Z adjacentes.

O sarcômero é a unidade contrátil básica do músculo estriado. Constitui a parte da miofibrila situada entre duas linhas Z adjacentes. O sarcômero mede 2 a 3 μm no músculo relaxado de mamífero. Pode ser alongado para mais de 4 μm e, durante a contração extrema, pode ser reduzido até 1 μm de comprimento (Figura 11.5). Toda célula muscular exibe estriações transversais, visto que os sarcômeros em miofibrilas adjacentes estão dispostos de modo que suas linhas Z estão alinhadas.

O arranjo dos filamentos espessos e finos dá origem às diferenças de densidade responsáveis por formar as estriações transversais da miofibrila.

Os filamentos espessos que contêm miosina têm aproximadamente 1,6 μm de comprimento e estão restritos à porção central do sarcômero (*i. e.*, banda A). Os filamentos finos que contêm actina fixam-se à linha Z e estendem-se dentro da banda A até a borda da banda H. Partes de dois sarcômeros, de cada lado de uma linha Z, constituem a banda I e contêm apenas filamentos finos. Em um corte longitudinal de sarcômero, a linha Z aparece como uma estrutura em zigue-zague, na qual o material da matriz, a matriz Z, divide o zigue-zague ao meio. A linha Z e sua matriz fixam os filamentos finos de sarcômeros adjacentes aos ângulos do zigue-zague por meio da proteína α-actinina, uma proteína ligante da actina. A matriz Z inclui diversas proteínas (p. ex., teletonina, talina, desmina, miotilina, filamina C), que fixam linhas Z às de miofibrilas vizinhas e também à membrana celular adjacente (ver Figuras 11.3 e 11.5).

Os filamentos finos consistem principalmente em moléculas de actina polimerizadas acopladas com proteínas reguladoras e outras proteínas associadas ao filamento fino que se entrelaçam entre si.

Um filamento fino típico tem 5 a 6 nm de diâmetro e consiste em uma hélice de dupla fita de monômeros de actina polimerizada (Figura 11.6). Cada filamento fino mede aproximadamente 1,0 a 1,3 μm de comprimento, dependendo do tipo de músculo. As duas proteínas reguladoras importantes nos músculos estriados, a tropomiosina e a troponina, estão entrelaçadas com dois filamentos de actina. Outras proteínas associadas ao filamento fino incluem a tropomodulina e a nebulina.

- A actina G é uma pequena molécula de 42 kDa, que se polimeriza e forma uma hélice de dupla fita, o filamento de actina F. Esses filamentos de actina são polares; todas

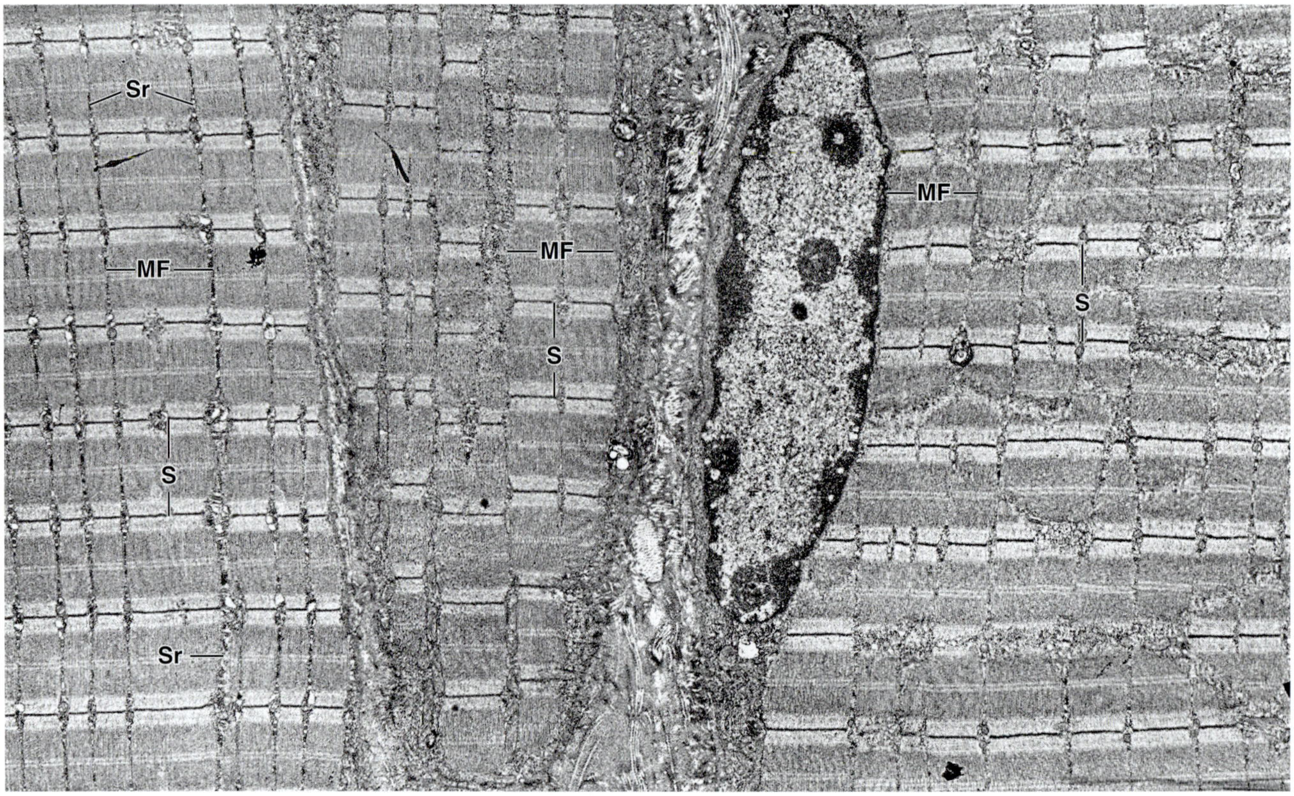

Figura 11.4 Eletromicrografia de fibra do músculo esquelético. Esta eletromicrografia em pequeno aumento mostra a organização geral das fibras musculares esqueléticas. Pequenas porções de três fibras musculares em visão longitudinal estão incluídas nesta micrografia. A fibra muscular *à direita* revela um núcleo na sua periferia. Duas fibras – uma no *centro* e outra *à esquerda* – exibem perfis regulares de miofibrilas separadas por uma fina camada de sarcoplasma (*Sr*) circundante. Cada porção repetida da miofibrila entre linhas Z adjacentes é um sarcômero (*S*). O padrão em bandas transversais visível nesta micrografia reflete o arranjo em registro das miofibrilas (*MF*) individuais; um padrão semelhante observado na miofibrila reflete o arranjo dos miofilamentos. As características detalhadas de um sarcômero são mostradas em maior aumento na Figura 11.8A. O tecido conjuntivo no espaço extracelular entre as fibras constitui o endomísio do músculo. 6.500×.

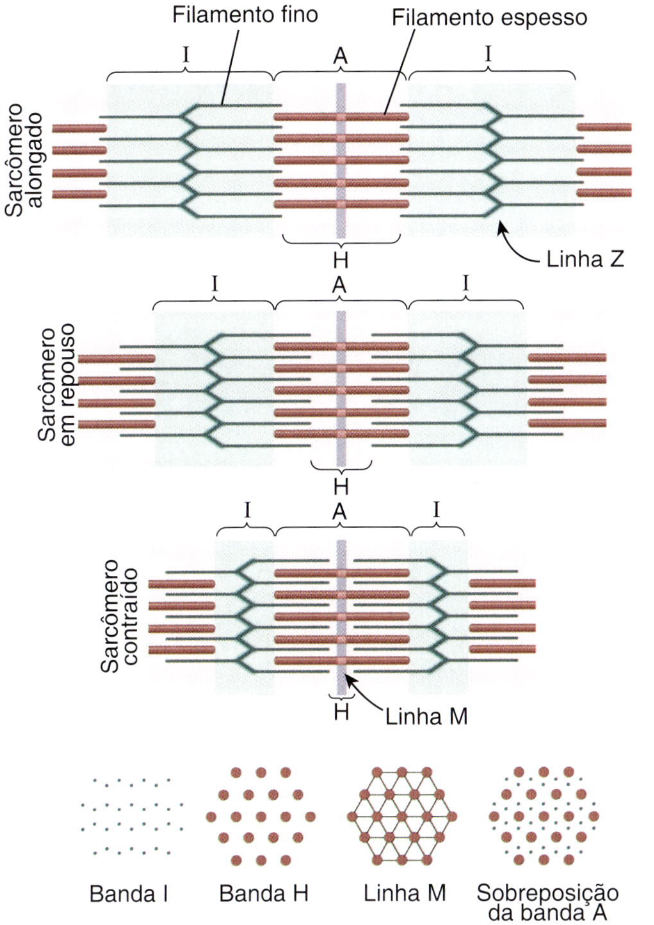

Figura 11.5 Sarcômeros em diferentes estágios funcionais. No estado de repouso (*centro*), a interdigitação dos filamentos finos (actina) e espessos (miosina) não é completa; as bandas H e I estão relativamente largas. No estado contraído (*abaixo*), a interdigitação dos filamentos finos e espessos está aumentada, de acordo com o grau de contração. No estado alongado (*em cima*), os filamentos finos e espessos não interagem; as bandas H e I são muito largas. O comprimento da banda A sempre permanece o mesmo e corresponde ao comprimento dos filamentos espessos; os comprimentos das bandas H e I mudam, novamente em proporção ao grau de relaxamento ou de contração do sarcômero. Cortes transversais através de diferentes regiões do sarcômero também são mostrados (*da esquerda para a direita*): através dos filamentos finos da banda I; dos filamentos espessos da banda H; do centro da banda A, em que filamentos espessos adjacentes estão ligados para formar a linha M; e da banda A, em que há sobreposição dos filamentos finos e espessos. Observe que cada filamento espesso está no centro de um arranjo hexagonal de filamentos finos.

as moléculas de actina G estão orientadas na mesma direção. A extremidade positiva (espinhosa) de cada filamento está conectada à linha Z pela α-actinina com o auxílio da nebulina; a extremidade negativa (afilada) estende-se para a linha M e é encoberta pela tropomodulina, uma proteína de revestimento (*capping*) da actina (ver Figura 11.6). Cada molécula de actina G do filamento fino apresenta um local de ligação para a miosina. No músculo em repouso, esse local de ligação é protegido pela molécula de tropomiosina

- A tropomiosina é uma proteína de 64 kDa, constituída por uma dupla-hélice de dois polipeptídios. Forma filamentos que se alojam no sulco existente entre as moléculas de actina F no filamento fino. No músculo em repouso, a tropomiosina e a sua proteína reguladora, o complexo de troponina, mascaram o local de ligação da miosina na molécula de actina
- O complexo troponina consiste em três subunidades globulares. Cada molécula de tropomiosina contém um complexo de troponina
    - A troponina C (TnC) é a menor subunidade do complexo de troponina (18 kDa). A ligação da troponina C ao Ca^{2+} constitui uma etapa essencial no início da contração
    - A troponina T (TnT), uma subunidade de 30 kDa, liga-se à tropomiosina, ancorando o complexo de troponina
    - A troponina I (TnI), que também é uma subunidade de 30 kDa, liga-se à actina, inibindo, assim, a interação actina-miosina.

As subunidades TnT e TnI unem-se para formar um braço TnIT assimétrico, que é visível em uma reconstrução tridimensional do complexo de troponina (ver Figura 11.6). No músculo cardíaco, TnI e TnT são encontradas como isoformas cardíacas específicas (não são expressadas em outros tecidos. Portanto, essas isoformas podem ser usadas como marcadores altamente específicos de lesão das células musculares cardíacas (ver adiante):

- A tropomodulina é uma pequena proteína ligante da actina de cerca de 40 kDa que se fixa à extremidade livre (negativa) do filamento fino. Essa proteína de revestimento (*capping*) da actina mantém e regula o comprimento do filamento de actina no sarcômero. Variações no comprimento do filamento fino (como aquelas observadas nas fibras musculares do tipo I e do tipo IIb) afetam a relação

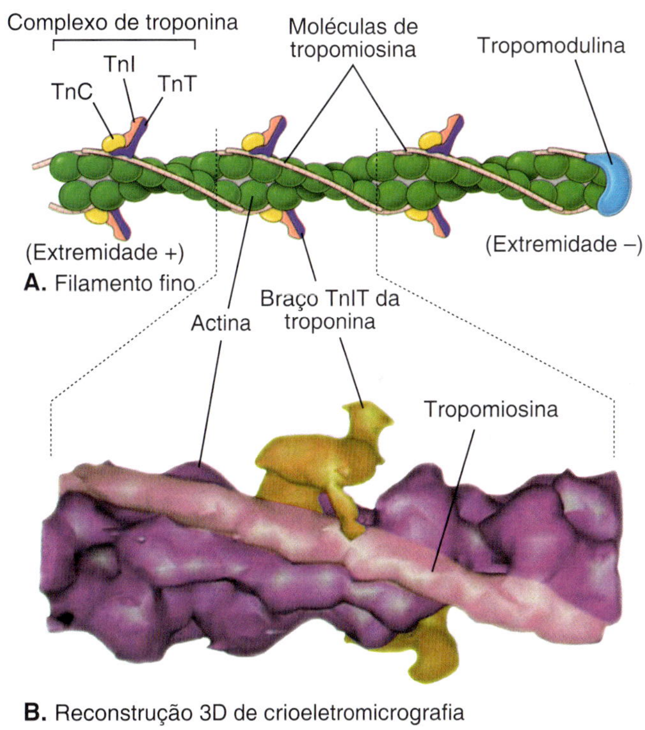

Figura 11.6 Filamento fino de actina. A. O filamento fino é composto principalmente por duas fitas torcidas em hélice de filamentos de actina (actina F). Cada molécula de actina contém locais de ligação para a miosina, que está fisicamente bloqueada pela tropomiosina, impedindo, assim, a contração muscular. O complexo de troponina é uma proteína reguladora essencial; seu componente TnC liga-se ao cálcio. Essa ligação dá início a uma mudança na conformação do complexo de troponina, resultando no reposicionamento da tropomiosina e troponina para fora dos locais de ligação da miosina com as moléculas de actina. **B.** Esta reconstrução tridimensional de um segmento de filamento fino de comprimento de 10 actinas baseia-se na estrutura cristalina da actina, da tropomiosina e da troponina filtradas em uma resolução de 25 Å. Observe o formato assimétrico da molécula de troponina com seu braço TnIT em extensão e a tropomiosina alongada em formato de bastonete. TnC, troponina C; TnI, troponina I; TnT, troponina T. (Reimpressa, com autorização, de Pirani A, Xu C, Hatch V, et al. Single particle analysis of relaxed and activated muscle thin filaments. *J Mol Biol.* 2005; 346:761-772.)

Boxe 11.1

Considerações funcionais | Metabolismo dos músculos e isquemia

Assim como todas as células, as células musculares dependem da fonte de energia contida nas ligações de fosfato de alta energia do trifosfato de adenosina (ATP) e fosfocreatina. A energia armazenada nessas ligações de fosfato de alta energia provém do metabolismo dos **ácidos graxos** e da **glicose**. A glicose é o principal substrato metabólico do músculo em contração ativa. Ela provém da circulação geral, bem como da degradação do glicogênio, que geralmente está armazenado no citoplasma das fibras musculares. Até 1% do peso seco dos músculos esquelético e cardíaco consiste em glicogênio.

Nos músculos que apresentam contração rápida, como os músculos dos membros inferiores durante uma corrida ou os músculos extraoculares, a maior parte da energia para a contração é suprida pela glicólise anaeróbica do glicogênio armazenado. O acúmulo de metabólitos intermediários dessa via, particularmente o ácido láctico, pode produzir déficit de oxigênio que contribui para a dor isquêmica (cãibras) em casos de esforço muscular extremo. Todavia, estudos recentes indicam que a mera produção de ácido láctico não é suficiente para deflagrar dor isquêmica, porque a alteração do pH causada pelo ácido láctico no músculo é muito pequena. Já foi constatado que o ATP liberado pelo músculo isquemiado se associa ao ácido láctico e aumenta a sensibilidade ao pH do canal iônico sensor de ácido 3 (ASIC3) que é usado pelos neurônios sensoriais para detectar acidose láctica e comunica essa mensagem na forma de dor isquêmica.

A maior parte da energia utilizada pelo músculo que se recupera da contração ou pelo músculo em repouso provém da fosforilação oxidativa. Esse processo está diretamente relacionado com a β-oxidação dos ácidos graxos nas mitocôndrias, que libera dois fragmentos de carbono. O oxigênio necessário para a fosforilação oxidativa e para outras reações metabólicas terminais provém da hemoglobina dos eritrócitos circulantes, bem como do oxigênio ligado à mioglobina armazenada nas células musculares.

comprimento-tensão durante a contração muscular e, portanto, influenciam as propriedades fisiológicas do músculo

- A nebulina é uma proteína alongada não elástica de 600 kDa, associada às linhas Z, que se estende ao longo da maior parte do comprimento do filamento fino, exceto em sua extremidade negativa afilada. A nebulina atua como "régua molecular" para o comprimento do filamento fino, visto que o peso molecular de diferentes isoformas de nebulina correlaciona-se com o comprimento dos filamentos finos durante o desenvolvimento do músculo. Além disso, a nebulina contribui para a estabilidade dos filamentos finos ancorados pela α-actinina nas linhas Z.

Os filamentos espessos consistem principalmente em moléculas de miosina.

O principal componente dos filamentos espessos é a miosina II, um membro da superfamília da miosina de proteínas motoras, que produzem motilidade pela interação cíclica com subunidades de actina no músculo estriado. Esse ciclo de ponte cruzada da actomiosina promove o deslizamento dos filamentos espessos e finos entre si, produzindo movimento.

A miosina II, uma proteína motora associada à actina, de 510 kDa, em formato de bastonete, é um dímero composto de duas cadeias polipeptídicas pesadas (cada uma com 222 kDa) e de quatro cadeias leves. A miosina tem duas cabeças globulares (região S1) que estão conectadas por braços de alavanca (região S2) com uma longa cauda (Figura 11.7). Cada monômero de miosina contém uma cadeia leve essencial (ELC, do inglês *essential light chain*) de 18 kDa e uma proteína leve reguladora (RLC, do inglês *regulatory light chain*) de 22 kDa que envolvem a região do braço de alavanca, logo abaixo da cabeça da miosina (ver Figura 11.7).

A cadeia leve reguladora estabiliza o braço de alavanca. A interação das cadeias pesada e leve determina a velocidade e a força da contração muscular. Cada cabeça globular de miosina representa um domínio motor de cadeia pesada, que se projeta em um ângulo aproximadamente reto em uma extremidade da molécula de miosina. A cabeça da miosina contém dois locais de ligação específicos, um para o ATP, com atividade de ATPase, e outro para a actina. A digestão enzimática da miosina produz dois fragmentos, a meromiosina pesada (HMM, do inglês *heavy meromyosin*) e a meromiosina leve (LMM, do inglês *light meromyosin*). A HMM é constituída por cabeças, braços de alavanca e ambos os pares de cadeias leves, enquanto a LMM é constituída pela cauda (ver Figura 11.7).

Nos músculos estriados, as moléculas de miosina agregam-se por meio de suas caudas para formar filamentos espessos de miosina bipolares; os segmentos da cauda sobrepõem-se, de modo que as cabeças globulares se projetam a partir do filamento espesso. A "zona desnuda" na porção central do filamento não apresenta projeções globulares. Os filamentos espessos estão conectados entre si nas zonas desnudas por uma família de proteínas da linha M (Figura 11.8).

As proteínas acessórias mantêm o alinhamento preciso dos filamentos finos e espessos no sarcômero.

Para manter a eficiência e a velocidade da contração muscular, tanto os filamentos finos quanto os filamentos espessos em

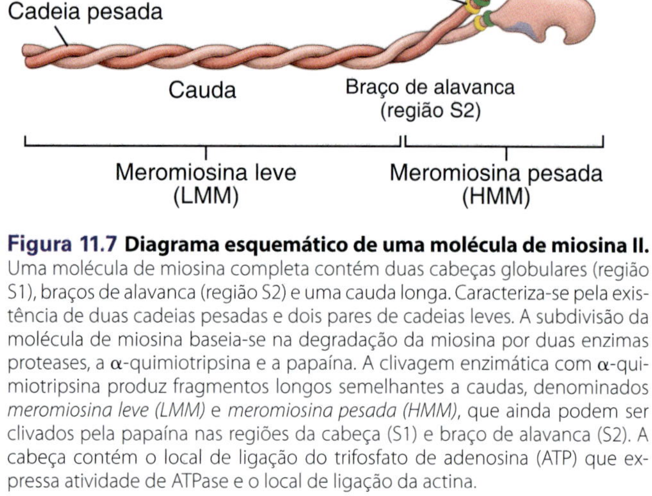

Figura 11.7 Diagrama esquemático de uma molécula de miosina II. Uma molécula de miosina completa contém duas cabeças globulares (região S1), braços de alavanca (região S2) e uma cauda longa. Caracteriza-se pela existência de duas cadeias pesadas e dois pares de cadeias leves. A subdivisão da molécula de miosina baseia-se na degradação da miosina por duas enzimas proteases, a α-quimiotripsina e a papaína. A clivagem enzimática com α-quimiotripsina produz fragmentos longos semelhantes a caudas, denominados *meromiosina leve (LMM)* e *meromiosina pesada (HMM)*, que ainda podem ser clivados pela papaína nas regiões da cabeça (S1) e braço de alavanca (S2). A cabeça contém o local de ligação do trifosfato de adenosina (ATP) que expressa atividade de ATPase e o local de ligação da actina.

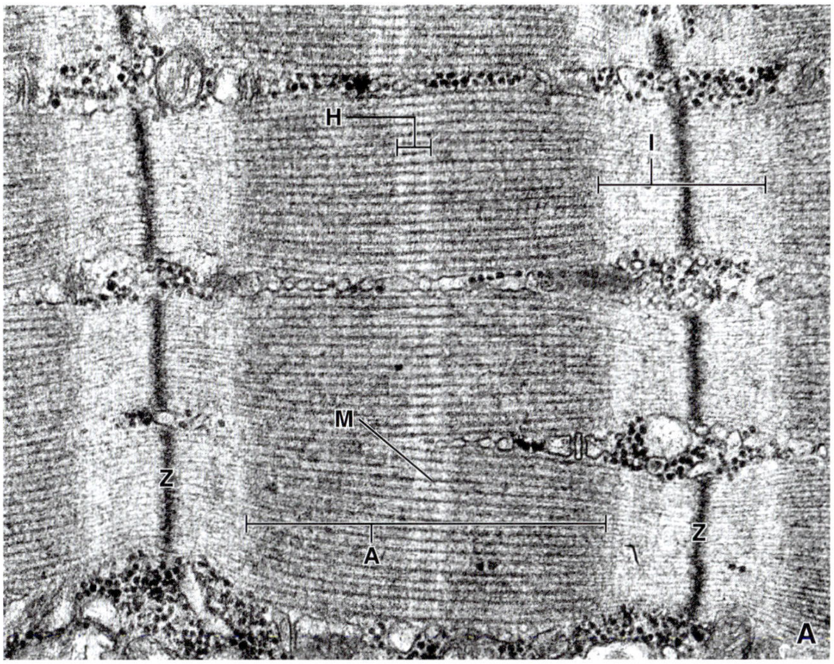

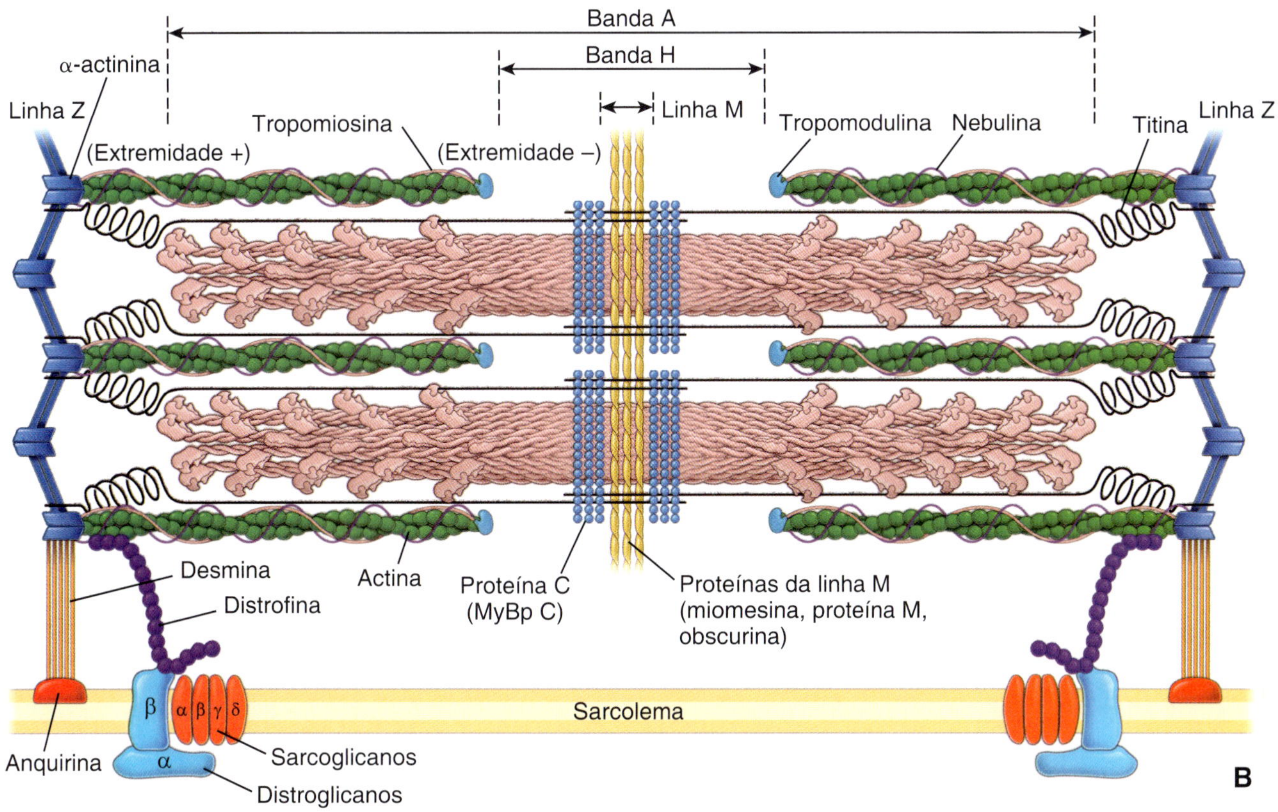

Figura 11.8 Eletromicrografia de músculo esquelético e estrutura molecular correspondente de um sarcômero. A. Esta eletromicrografia em grande aumento mostra um corte longitudinal das miofibrilas. A banda I, que é dividida ao meio pela linha Z, é composta de filamentos finos (de actina) pouco visíveis. Estes estão fixados à linha Z e estendem-se ao longo da banda I até a banda A. Os filamentos espessos, compostos de miosina, são os responsáveis pela largura da banda A. Observe que, na banda A, existem bandas e linhas adicionais. Uma delas, a linha M, é observada na porção central da banda A; a outra, a banda H menos elétron-densa, consiste apenas em filamentos espessos. As porções laterais da banda A são mais elétron-densas e representam áreas em que os filamentos finos se interdigitam com os filamentos espessos. 35.000×. **B.** Diagrama ilustrando a distribuição dos miofilamentos e das proteínas acessórias dentro de um sarcômero. As proteínas acessórias são a titina, uma grande molécula elástica que ancora os filamentos espessos (de miosina) à linha Z; a α-actinina, que reúne os filamentos finos (de actina) em arranjos paralelos e os ancora à linha Z; a nebulina, uma proteína alongada não elástica fixada às linhas Z que envolve os filamentos finos e ajuda a α-actinina a ancorar os filamentos finos às linhas Z; a tropomodulina, uma proteína de revestimento (*capping*) da actina, que mantém e regula o comprimento dos filamentos finos; a tropomiosina, que estabiliza os filamentos finos e, em associação à troponina, regula a ligação dos íons cálcio; as proteínas da linha M (miomesina, proteína M, obscurina), que mantêm os filamentos espessos em registro na linha M; a proteína C ligante da miosina, que contribui para a montagem normal dos filamentos espessos e que interage com a titina; e duas proteínas (desmina e distrofina), que ancoram os sarcômeros na membrana plasmática. As interações dessas várias proteínas mantêm o alinhamento preciso dos filamentos finos e espessos no sarcômero, bem como o alinhamento dos sarcômeros dentro da célula.

cada miofibrila precisam ser alinhados precisamente e mantidos em uma distância ótima entre si. Determinadas proteínas, conhecidas como proteínas acessórias, são essenciais para regular o espaçamento, a fixação e o alinhamento dos miofilamentos. Esses componentes proteicos estruturais das fibrilas do músculo esquelético constituem menos de 25% da proteína total da fibra muscular. Incluem as seguintes proteínas (ver também Figura 11.8):

- A titina, uma grande proteína (2.500 kDa), estende-se por metade do sarcômero. Estende-se da linha Z e da extremidade N-terminal do filamento fino para o filamento espesso e a linha M na sua extremidade C-terminal. Entre os filamentos espesso e fino, duas porções da titina semelhantes a molas ajudam a centralizar o filamento espesso, entre duas linhas Z. Graças às "molas" moleculares, a titina impede o estiramento excessivo do sarcômero. Isso resulta do desenvolvimento de uma força de restauração passiva que ajuda no seu encurtamento
- A α-actinina é uma pequena proteína ligante da actina de 190 kDa; tem formato de bastonete, é bipolar e reúne os filamentos finos em arranjos paralelos e os ancora à linha Z. Ela também estabelece ligações cruzadas com a extremidade N-terminal da titina inserida na linha Z
- A desmina, que é um dos tipos de filamento intermediário de 53 kDa, forma uma rede que circunda o sarcômero no nível das linhas Z, fixando-as entre si e à membrana plasmática por meio da anquirina, uma proteína ligante. Desse modo, formam-se ligações cruzadas estabilizadoras entre miofibrilas vizinhas
- As proteínas da linha M incluem várias proteínas ligantes da miosina que mantêm os filamentos espessos em registro na linha M e que fixam as moléculas de titina ao filamento espesso. As proteínas da linha M incluem a miomesina (185 kDa), a proteína M (165 kDa), a obscurina (700 kDa) e uma creatina fosfatase muscular (MM-CK, 81 kDa)
- A proteína ligante da miosina C (MyBP-C, do inglês *myosin-binding protein*), uma proteína de 140 a 150 kDa, contribui para a montagem e a estabilização dos filamentos espessos. Forma várias faixas transversas distintas em ambos os lados da linha M que interagem com moléculas de titina
- A distrofina é uma proteína de grande peso molecular (427 kDa) e acredita-se que ligue a laminina, situada na lâmina externa da célula muscular, aos filamentos de actina. A ausência dessa proteína está associada à ocorrência de fraqueza muscular progressiva, uma condição genética denominada **distrofia muscular de Duchenne**. A distrofina é codificada no cromossomo X; por esse motivo, ocorre apenas em homens. A pesquisa de terapia gênica para restaurar a função normal em indivíduos com esse distúrbio está em andamento (Boxe 11.2).

Quando um músculo se contrai, cada sarcômero encurta, mas os miofilamentos conservam o mesmo comprimento.

Durante a contração, o sarcômero e a banda I se encurtam, enquanto a banda A permanece com o mesmo comprimento. Para manter os miofilamentos com um comprimento constante, o encurtamento do sarcômero tem de ser produzido pelo aumento na área de sobreposição dos filamentos espessos e finos. Essa sobreposição pode ser facilmente observada ao comparar eletromicrografias do músculo em repouso e contraído. Durante a contração, ocorre encurtamento da banda H, e os filamentos finos penetram na banda H. Essas observações indicam que, durante a contração, os filamentos finos deslizam ao longo dos filamentos espessos.

Ciclo de ligação cruzada da actomiosina

No músculo em repouso, as cabeças de miosina são impedidas de se ligar às moléculas de actina pela tropomiosina, que recobre os locais de ligação da miosina nas moléculas de actina (Figura 11.9A). Após estimulação nervosa, o Ca^{2+} é liberado para o sarcoplasma e liga-se à troponina. Esta, quando ligada ao Ca^{2+}, atua sobre a tropomiosina, expondo os locais de ligação de miosina nas moléculas de actina (Figura 11.9B). Uma vez expostos os locais de ligação, as cabeças de miosina tornam-se capazes de interagir com moléculas de actina, formando ligações cruzadas que promovem o deslizamento dos dois filamentos, um sobre o outro.

O encurtamento de um músculo envolve interações rápidas e repetidas das moléculas de actina e de miosina, que movem os filamentos finos ao longo do filamento espesso.

O ciclo de ligação cruzada no músculo esquelético é designado como ciclo de ligação cruzada da actomiosina e, com frequência, é descrito como uma série de eventos bioquímicos e mecânicos acoplados. A miosina, uma proteína motora associada à actina com atividade de ATPase, converte a energia química em força mecânica pelo ciclo estabelecido entre os estados de associação e dissociação com a actina durante o ciclo da ATPase. Cada ciclo de ligação cruzada é formado por cinco estágios: fixação, liberação, inclinação, geração de força e refixação. Nos músculos cardíaco ou liso, a duração relativa de cada estágio pode ser alterada por mudanças na composição molecular das moléculas de miosina específicas do tecido. No entanto, acredita-se que o ciclo básico seja o mesmo para todas as interações de miosina-actina.

Fixação é o estágio inicial do ciclo de ligação cruzada quando a cabeça da miosina está firmemente ligada à molécula de actina do filamento fino.

No início do ciclo de ligação cruzada, a cabeça da miosina está firmemente ligada à molécula de actina do filamento fino, e o ATP está ausente (Figura 11.9C). A posição da cabeça da miosina nesse estágio é descrita como conformação *original* ou não inclinada. Essa conformação tem duração muito curta e é conhecida como **configuração rígida**. O endurecimento e a rigidez dos músculos que começam no momento da morte são causados pela ausência de ATP e são conhecidos como ***rigor mortis***. No músculo vivo em contração ativa, essa etapa termina com a ligação do ATP à cabeça da miosina.

Liberação é o segundo estágio do ciclo de ligação cruzada; a cabeça da miosina está desacoplada do filamento fino.

Nesse estágio do ciclo de ligação cruzada, o ATP liga-se à cabeça da miosina e induz mudanças de conformação no local de ligação da actina. Essa alteração na conformação diminui a afinidade da cabeça da miosina pela molécula de actina, produzindo o desacoplamento da cabeça da miosina do filamento fino de actina (Figura 11.9D).

Inclinação é o terceiro estágio do ciclo de ligação cruzada e "reinicia" o motor da miosina; em consequência

Boxe 11.2

Correlação clínica | Distrofias musculares – Distrofina e proteínas associadas à distrofina

A **distrofina** é uma proteína do citoesqueleto em formato de bastonete, com uma cabeça curta e uma cauda longa, que está localizada logo abaixo da membrana da célula muscular esquelética. A actina F liga-se à parte terminal da cauda. Dois grupos de proteínas transmembrana – α e β-distroglicanos e α, β, γ e δ-sarcoglicanos – participam de um **complexo de distrofina-glicoproteína**, que liga a distrofina às proteínas da matriz extracelular, a laminina e a agrina. Os distroglicanos formam a verdadeira ligação entre a distrofina e a laminina; os sarcoglicanos estão meramente associados aos distroglicanos na membrana. A distribuição da distrofina em indivíduos sadios é detectada por meio de métodos de imunocoloração (Figura B.11.2.1).

Diversas formas de distrofia muscular são atribuídas a mutações de genes isolados que codificam várias proteínas do complexo de distrofina-glicoproteína. A **distrofia muscular de Duchenne** (**DMD**) e a **distrofia muscular de Becker** (**DMB**) estão associadas à ocorrência de mutações que afetam a expressão da distrofina (Figura B.11.2.2); diferentes formas de **distrofia muscular do cíngulo dos membros** (**DMCM**) são causadas por mutações nos genes localizados no braço curto do cromossomo X, que codificam os quatro sarcoglicanos diferentes, enquanto outro tipo de **distrofia muscular congênita** (**DMC**) é causado por uma mutação no gene que codifica a cadeia α_2 da laminina muscular. A maioria dos casos de DMD é causada por uma alta frequência de deleções gênicas, que criam deslocamentos de estruturas de leitura, resultando em ausência de distrofina nas fibras musculares afetadas. A caracterização do gene da distrofina e seus produtos possibilitou um teste genético direto e para o diagnóstico pré-natal desse distúrbio.

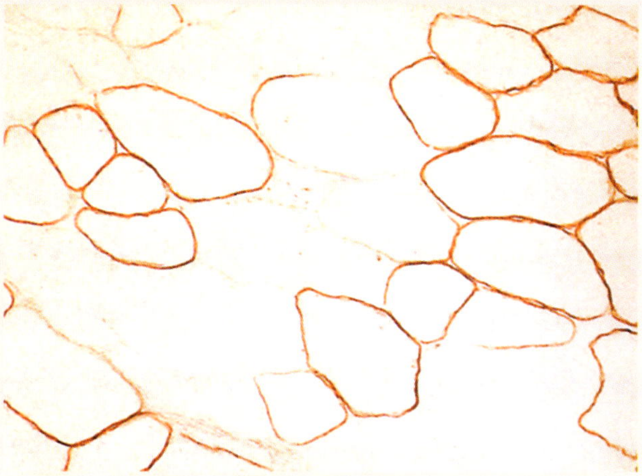

Figura B.11.2.2 Distribuição da distrofina em um paciente com distrofia muscular de Duchenne (DMD). Este corte transversal de músculo esquelético foi obtido de um paciente com diagnóstico de DMD. A preparação da lâmina é semelhante à da Figura B.11.2.1. Compare o padrão e a intensidade da distribuição da distrofina nas fibras musculares esqueléticas com os do indivíduo normal. Esse músculo exibe sinais de hipertrofia. Algumas fibras não expressam distrofina, enquanto outras expressam níveis variáveis de distrofina. 480×. (Cortesia do Dr. Andrew G. Engel.)

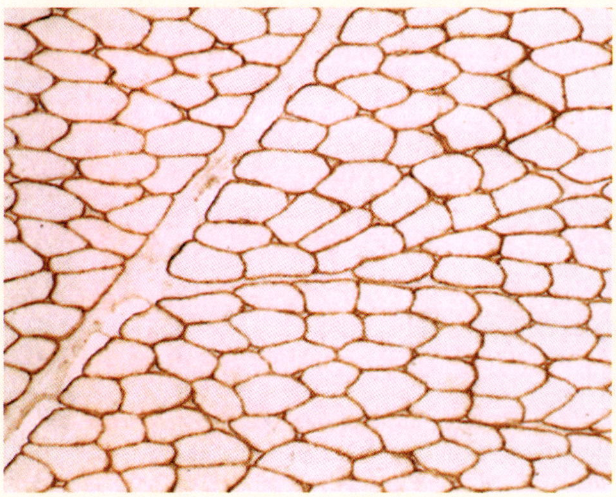

Figura B.11.2.1 Distribuição da distrofina no músculo esquelético humano. Este corte transversal de fibras de músculo esquelético de um indivíduo saudável foi imunomarcado com anticorpo policlonal de cabra contra a distrofina, utilizando o método da imunoperoxidase. Como a distrofina e os complexos de distrofina-glicoproteína conectam o citoesqueleto muscular à matriz extracelular circundante através da membrana celular, a localização da distrofina contorna a membrana celular. Observe o formato regular das células musculares esqueléticas e o padrão de distribuição da distrofina. 480×. (Cortesia do Dr. Andrew G. Engel.)

Por causa de sua herança como traço recessivo ligado ao cromossomo X, a DMD acomete principalmente meninos (com estimativa de 1 em cada 3.500 meninos no mundo inteiro). O início da DMD é observado entre 3 e 5 anos e progride rapidamente. Na maioria dos casos, os meninos tornam-se incapazes de andar por volta dos 12 anos e, com 20 anos, precisam de ventilação mecânica. A DMB assemelha-se à DMD, exceto que progride muito mais lentamente. Os sintomas surgem geralmente por volta dos 12 anos, e a capacidade de andar é perdida com a idade média de 25 a 30 anos. Atualmente, não existe cura conhecida para as distrofias musculares, e o tratamento disponível tem como meta controlar os sintomas para melhorar ao máximo a qualidade de vida. Esforços intensos de pesquisa têm sido direcionados para implementar a terapia gênica para o tratamento de pacientes afetados. A abordagem geral é a reposição dos genes defeituosos da distrofina nas células musculares usando um vírus especialmente planejado que seja capaz de transportar genes "normais", infectar as células musculares e induzi-las a expressar a distrofina. Outro método é o transplante de células-satélites (células-tronco musculares) "sadias" capazes de sofrer divisão e diferenciação em células musculares normais. A terapia com células-tronco foi testada em animais de laboratório e produziu resultados animadores.

da hidrólise do ATP, a cabeça da miosina assume a sua posição anterior à da produção de tensão (*power stroke*).

O local de ligação do ATP na cabeça da miosina sofre alterações adicionais na sua conformação, fazendo com que a cabeça da miosina se incline em consequência da rotação do braço de alavanca da miosina, assumindo a mesma posição observada antes da produção de tensão (*power stroke*). Tal movimento é iniciado pela degradação do ATP em difosfato de adenosina (ADP) e fosfato inorgânico (P_i); contudo, ambos os produtos (ADP e fosfato inorgânico) permanecem ligados à cabeça da miosina (Figura 11.9E). Nesse estágio do ciclo, o deslocamento linear da cabeça da miosina em relação ao filamento fino

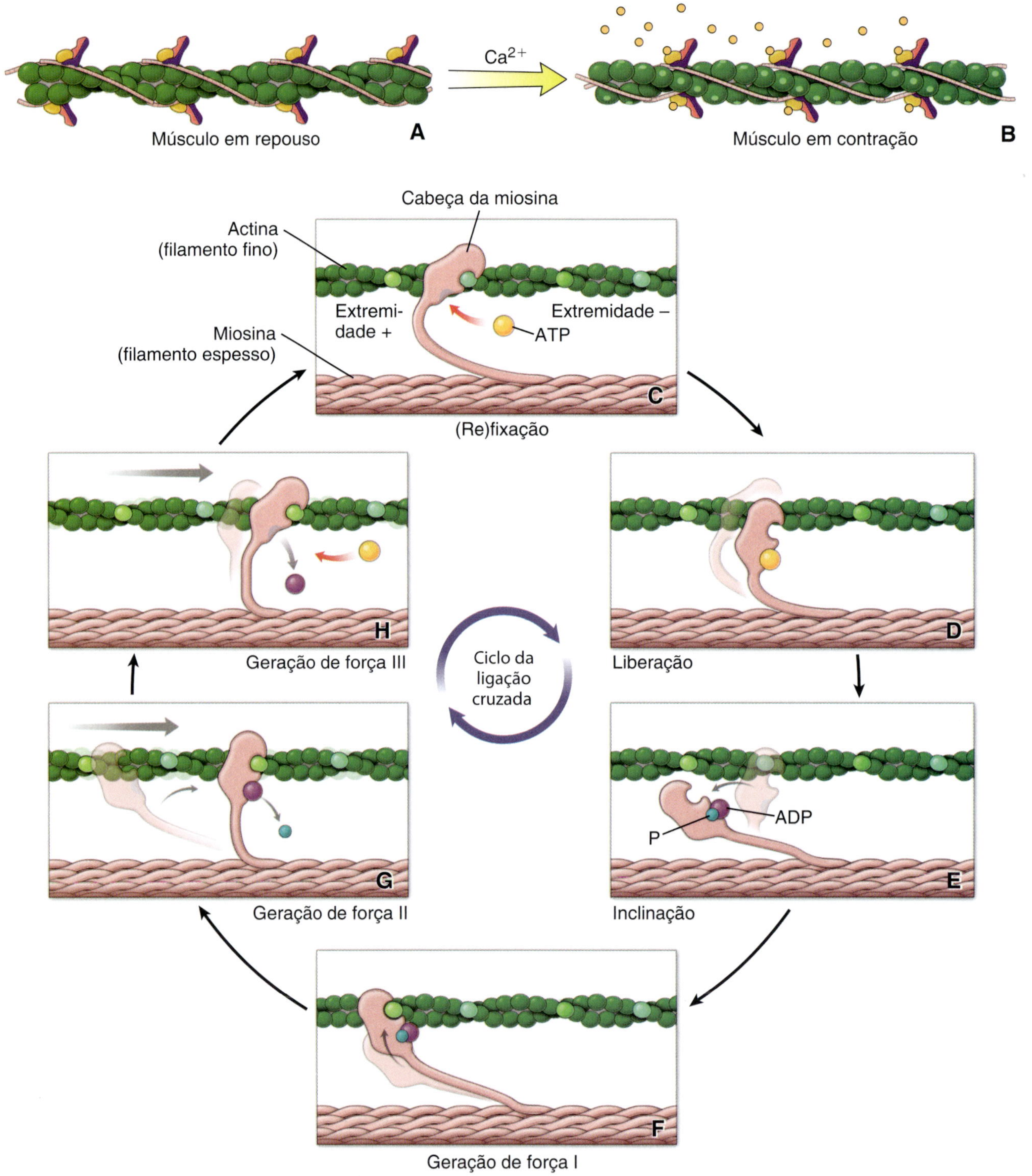

Figura 11.9 Ciclo de ligação cruzada da actomiosina. Para uma descrição detalhada do ciclo de ligação cruzada, consulte o texto do capítulo que corresponde a cada estágio ilustrado. **A** e **B.** Para maior clareza, apenas os complexos de tropomiosina e troponina são mostrados. **C** a **H.** O filamento fino é mostrado sem proteínas acessórias de actina. ADP, difosfato de adenosina; ATP, trifosfato de adenosina; P, fosfato inorgânico.

é de aproximadamente 5 nm. Esse estágio é também conhecido como "movimento de recuperação".

A geração de força é o quarto estágio do ciclo de ligação cruzada; a cabeça da miosina libera fosfato inorgânico e ocorre produção de tensão (*power stroke*).

A cabeça da miosina liga-se fracamente a seu novo local de ligação na molécula de actina do filamento fino (Figura 11.9F), causando a liberação de fosfato inorgânico (Figura 11.9G). Tal liberação tem dois efeitos: em primeiro lugar, a afinidade de ligação entre a cabeça da miosina e o seu novo local de fixação aumenta; em segundo lugar, a cabeça da miosina gera uma força quando ela retorna à sua posição não inclinada original. Por conseguinte, à medida que a cabeça da miosina volta à sua posição original, ela força o movimento do filamento fino ao longo do filamento espesso. Esta é a produção de tensão (*power stroke*) do ciclo. Durante esse estágio, ocorre perda do ADP da cabeça da miosina (Figura 11.9H).

A refixação é o quinto e último estágio do ciclo de ligação cruzada; a cabeça da miosina liga-se firmemente a uma nova molécula de actina.

A cabeça da miosina é mais uma vez firmemente ligada a uma nova molécula de actina do filamento fino (configuração rígida), e o ciclo pode se repetir (ver Figura 11.9C).

As duas cabeças da molécula de miosina atuam em conjunto de maneira produtiva e coordenada. Embora uma cabeça da miosina possa se desprender do filamento fino durante o ciclo, as cabeças de outras miosinas no mesmo filamento espesso irão se fixar às moléculas de actina, resultando, assim, em movimento. Como as cabeças de miosina estão dispostas como imagens especulares em cada lado da banda H (arranjo antiparalelo), essa ação puxa os filamentos finos para a banda A. Como resultado, cada sarcômero e, consequentemente, a fibra muscular inteira sofrem encurtamento.

Regulação da contração muscular

A regulação da contração envolve o Ca^{2+}, o retículo sarcoplasmático e o sistema tubular transverso.

A existência de Ca^{2+} é necessária para que ocorra a reação entre a actina e a miosina. Depois da contração, o Ca^{2+} precisa ser removido. Esse aporte e remoção rápidos de Ca^{2+} são realizados pela atuação combinada do retículo sarcoplasmático e do sistema tubular transverso (túbulos em T).

O retículo sarcoplasmático forma um compartimento membranoso de cisternas achatadas e canais anastomosados, que atuam como reservatório de íons cálcio. O retículo sarcoplasmático ocupa 1 a 5% do volume total da fibra muscular e está organizado como uma série repetida de redes de invaginação da membrana plasmática (sarcolema) ao redor das miofibrilas. Cada rede do retículo se estende da junção de uma banda A-I até a próxima junção A-I de cada sarcômero. A rede adjacente do retículo sarcoplasmático continua a partir da junção A-I até a junção A-I do sarcômero vizinho. Por conseguinte, uma rede de retículo sarcoplasmático circunda a banda A, enquanto a rede adjacente circunda a banda I (Figura 11.10). No local em que as duas redes se encontram, na junção entre as bandas A e I, o retículo sarcoplasmático forma canais semelhantes a anéis ligeiramente aumentados e mais regulares, que circundam o sarcômero. Esses canais, denominados cisternas terminais, são os reservatórios de Ca^{2+}.

A membrana plasmática das cisternas terminais contém abundantes canais de liberação de Ca^{2+}, denominados receptores de rianodina (RyR1, a principal isoforma no músculo esquelético), que estão envolvidos na liberação de Ca^{2+} dentro do sarcoplasma. Também localizados em torno das miofibrilas em associação com o retículo sarcoplasmático existem numerosos grânulos de glicogênio e mitocôndrias. Tanto as mitocôndrias como os grânulos de glicogênio fornecem a energia necessária para as reações necessárias para a contração. A superfície luminal do retículo sarcoplasmático contém calsequestrina, uma proteína ligante do cálcio altamente ácida, que tem a capacidade de internalizar e ligar-se com até 50 íons Ca^{2+}. A calsequestrina possibilita o armazenamento de alta concentração (até 20 mM) do Ca^{2+} necessário para o início da contração muscular, enquanto a concentração de Ca^{2+} livre dentro do lúmen do retículo sarcoplasmático permanece muito baixa (inferior a 1 mM). Isso reduz significativamente o gradiente de concentração contra o qual as bombas ATPases ativadas por Ca^{2+} precisam transportar Ca^{2+} para o lúmen do retículo sarcoplasmático.

O sistema de túbulos transversais ou sistema T consiste em numerosas invaginações tubulares da membrana plasmática (sarcolema) da fibra muscular; cada uma dessas invaginações é denominada túbulo T. Os túbulos T penetram na fibra muscular, e seus ramos envolvem as junções das bandas A-I de cada sarcômero (ver Figura 11.10). O sistema T contém proteínas sensoras de voltagem, denominadas receptores sensíveis à di-hidropiridina (DHSR, do inglês *dihydropyridine-sensitive receptors*) – canais transmembrana sensíveis à despolarização, que são ativados quando a membrana plasmática se despolariza. Alterações na conformação dessas proteínas afetam diretamente os canais de liberação de Ca^{2+} com comporta (isoforma RyR1 dos receptores de rianodina) localizados na membrana plasmática das cisternas terminais adjacentes.

O complexo formado por um túbulo T e duas expansões ou cisternas terminais adjacentes do retículo sarcoplasmático é denominado tríade. Essas estruturas são encontradas nas junções A-I do músculo esquelético. As tríades constituem elementos importantes para o acoplamento de eventos extracelulares (p. ex., estimulação nervosa), com respostas intracelulares (p. ex., liberação de Ca^{2+}) que resultam em contração muscular.

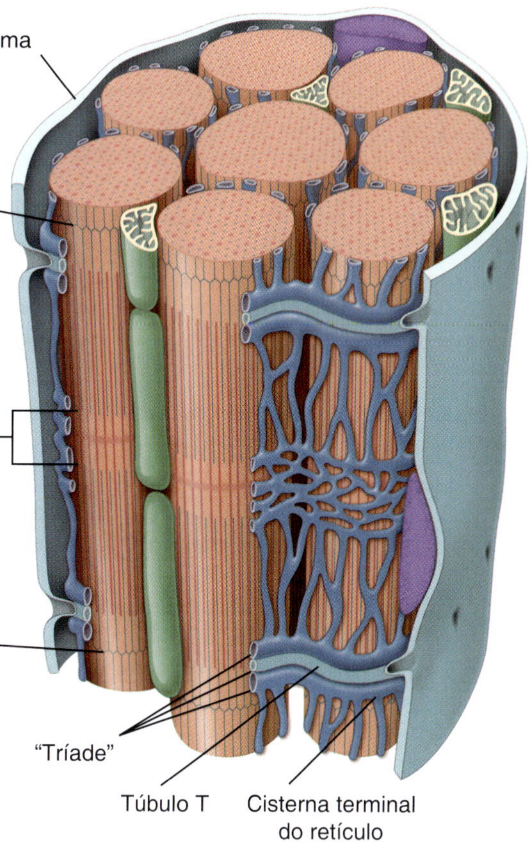

Figura 11.10 Diagrama da organização da fibra muscular estriada. Este diagrama ilustra a organização do retículo sarcoplasmático e sua relação com as miofibrilas. Observe que nas fibras do músculo estriado, dois túbulos transversos (*T*) suprem o sarcômero. Cada túbulo T localiza-se na junção das bandas A-I e é formado por uma invaginação do sarcolema do músculo estriado. O túbulo T está associado a duas cisternas terminais do retículo sarcoplasmático; uma cisterna de cada lado do túbulo T. Quando vista em corte transversal, identifica-se uma estrutura tríplice, em que as duas cisternas terminais flanqueiam um túbulo T na junção das bandas A-I. Essa organização é denominada *tríade*. A despolarização da membrana do túbulo T desencadeia a liberação de íons cálcio pelo retículo sarcoplasmático, deflagrando a contração muscular.

A despolarização da membrana do túbulo T desencadeia a liberação de Ca^{2+} das cisternas terminais e inicia a contração muscular por meio de alterações nos filamentos finos.

Quando um impulso nervoso chega à junção neuromuscular, a liberação de neurotransmissor (acetilcolina) da terminação nervosa desencadeia uma despolarização da membrana plasmática da célula muscular. Por sua vez, a despolarização provoca a abertura dos canais de Na^+ controlados por voltagem na membrana plasmática, possibilitando um influxo de Na^+ do espaço extracelular para dentro da célula muscular. O influxo de Na^+ promove uma despolarização geral, que se propaga rapidamente sobre toda a membrana plasmática da fibra muscular. Quando a despolarização encontra a abertura do túbulo T, ela é transmitida ao longo das membranas desse sistema até o interior da célula. As cargas elétricas ativam proteínas sensoras de voltagem (DHSR) localizadas na membrana do túbulo T. Essas proteínas apresentam as propriedades estruturais e funcionais de canais de Ca^{2+}; no entanto, na despolarização do músculo esquelético, a breve ativação desses sensores não é suficiente para abrir os canais de Ca^{2+} e não ocorre transporte de Ca^{2+} do lúmen do túbulo T para dentro do sarcoplasma. Nesse tipo de músculo, a ativação de proteínas sensoras de voltagem abre os canais de liberação de Ca^{2+} (receptores de rianodina) nos sacos terminais adjacentes do retículo sarcoplasmático que armazenam altas concentrações de moléculas de Ca^{2+}. A abertura dos canais de cálcio no retículo sarcoplasmático provoca a liberação maciça e rápida de Ca^{2+} no sarcoplasma. A concentração aumentada de Ca^{2+} no sarcoplasma inicia a contração da miofibrila por meio da ligação à porção TnC do complexo de troponina nos filamentos finos (ver anteriormente). A mudança na conformação molecular de TnC causa dissociação de TnI das moléculas de actina e libera o complexo de troponina dos locais de ligação da miosina nas moléculas de actina. Nessa etapa, as cabeças de miosina estão livres para interagir com as moléculas de actina, iniciando o ciclo de contração muscular.

O relaxamento muscular resulta da diminuição da concentração citosólica de Ca^{2+} livre.

Simultaneamente, uma bomba de ATPase ativada por Ca^{2+} na membrana do retículo sarcoplasmático transporta o Ca^{2+} de volta ao local de armazenamento sarcoplasmático. Uma baixa concentração de Ca^{2+} livre dentro do retículo sarcoplasmático é mantida pela calsequestrina, uma proteína ligante do cálcio, que ajuda na eficiência da captação de Ca^{2+}. Por conseguinte, a ligação do Ca^{2+} à calsequestrina dentro do retículo sarcoplasmático diminui o gradiente de concentração de Ca^{2+} livre, contra o qual as bombas de Ca^{2+} ativadas por ATPase precisam trabalhar. A concentração de Ca^{2+} em repouso é restabelecida no citosol em menos de 30 milissegundos. Essa restauração da concentração de Ca^{2+} em repouso próximo aos miofilamentos geralmente relaxa o músculo e causa a interrupção da contração. No entanto, a contração continuará enquanto os impulsos nervosos continuarem a despolarizar a membrana plasmática dos túbulos T.

Inervação motora

As fibras musculares esqueléticas são ricamente inervadas por neurônios motores que se originam na medula espinal ou no tronco encefálico. Os axônios dos neurônios ramificam-se quando estão próximos do músculo, dando origem a brotos ou ramos terminais que terminam em fibras musculares individuais (Figura 11.11).

A junção neuromuscular é o contato estabelecido pelos ramos terminais do axônio com a fibra muscular.

Na junção neuromuscular (placa motora terminal), a bainha de mielina das terminações axônicas e a porção terminal do axônio são cobertas apenas por uma fina porção da célula de Schwann não mielinizada (terminal) com sua lâmina externa. A extremidade do axônio ramifica-se em vários ramos terminais e cada um deles se localiza em uma depressão na superfície da fibra muscular: a região do receptor (Figura 11.12). A terminação axônica é uma estrutura pré-sináptica típica que contém numerosas mitocôndrias e vesículas sinápticas, as quais contêm o neurotransmissor acetilcolina (ACh).

A liberação de acetilcolina na fenda sináptica inicia a despolarização da membrana plasmática, levando à contração da célula muscular.

A membrana plasmática da fibra muscular subjacente à fenda sináptica apresenta muitas pregas juncionais (pregas subneurais) profundas. Os receptores colinérgicos específicos para a ACh estão limitados à membrana plasmática da margem da fenda e da parte superior das pregas. A lâmina externa estende-se até as pregas juncionais (ver Figura 11.12A). As vesículas sinápticas do terminal axônico liberam ACh na fenda, que, em seguida, liga-se a receptores nicotínicos de ACh (nAChR) no sarcolema do músculo estriado. O nAChR nos músculos estriados é um canal de Na^+ com comporta para o transmissor.

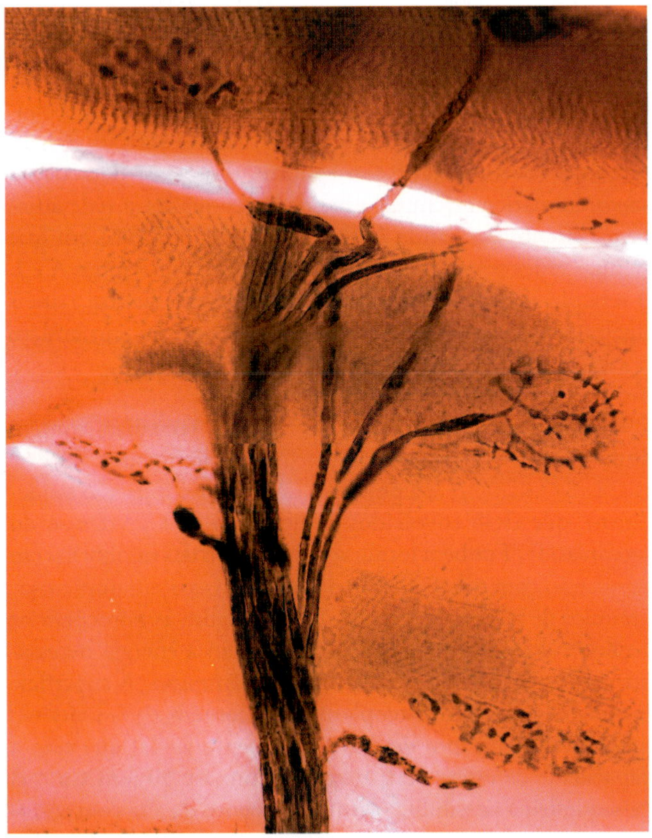

Figura 11.11 Fotomicrografia de junção neuromuscular. Esta impregnação por prata mostra um nervo motor e seus ramos terminais que levam às junções neuromusculares (placas motoras terminais). As fibras musculares esqueléticas estão orientadas horizontalmente no campo e se cruzam perpendicularmente com as fibras nervosas motoras. Observe que essas fibras perdem a sua bainha de mielina em suas porções distais e se ramificam extensamente em pequenas dilatações, formando um aglomerado de junção neuromuscular. 620×.

A ligação da ACh abre os canais de Na^+, causando um influxo de Na^+ dentro da célula muscular estriada. Esse influxo resulta em uma despolarização localizada da membrana que, por sua vez, leva aos eventos descritos anteriormente (ver Figura 11.12A). Uma enzima denominada acetilcolinesterase (AChE) degrada rapidamente a acetilcolina, a fim de impedir estimulação continuada. Para uma descrição mais detalhada da função da ACh, ver Capítulo 12, *Tecido Nervoso*.

A transmissão neuromuscular pode ser bloqueada por toxinas bacterianas e por agentes farmacológicos. Por exemplo, a **toxina**

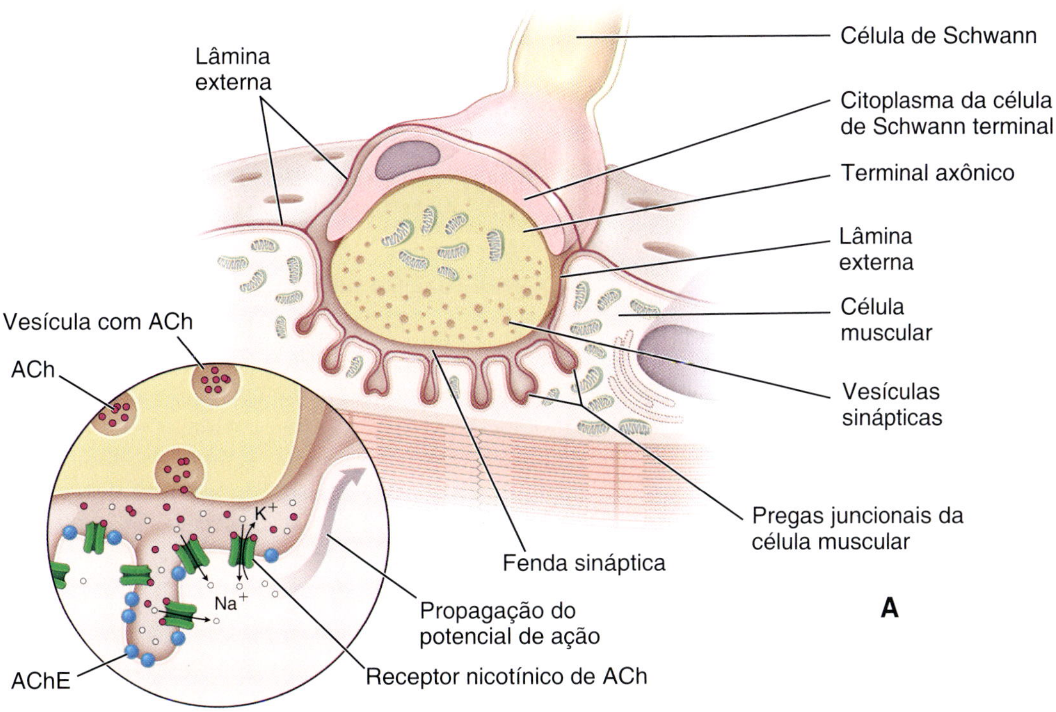

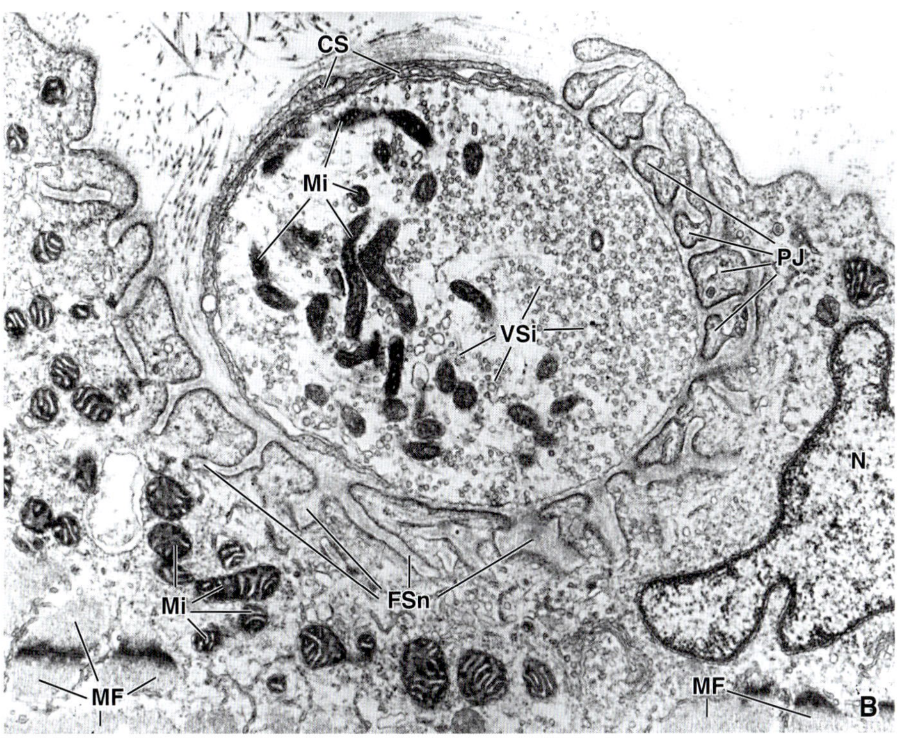

Figura 11.12 Junção neuromuscular. A. Diagrama de uma junção neuromuscular. Um axônio é visto fazendo contato com uma célula muscular. Observe como as pregas juncionais da célula muscular aumentam a área de superfície dentro da fenda sináptica. A lâmina externa estende-se por toda a área da fenda. O citoplasma da célula de Schwann terminal é visto cobrindo o terminal axônico. O *detalhe* circular mostra os receptores nicotínicos de acetilcolina em uma prega juncional, que se abrem após estimulação pela acetilcolina (*ACh*), possibilitando que sódio e potássio entrem e saiam da célula, respectivamente. A acetilcolinesterase (*AChE*) degrada a ACh, impedindo a estimulação continuada. **B.** Eletromicrografia de uma junção neuromuscular, mostrando a terminação axônica dentro da fenda sináptica de uma fibra muscular esquelética. Um agregado de mitocôndrias (*Mi*) e numerosas vesículas sinápticas (*VSi*) são visíveis. A parte da terminação axônica motora que não está em oposição à fibra muscular é coberta pelo citoplasma da célula de Schwann (*CS*), mas não é mielinizada. A fibra muscular mostra as pregas juncionais (*PJ*) e as fendas subneurais (*FSn*) entre elas. A lâmina externa da fibra muscular é pouco evidente dentro das fendas subneurais. Outras estruturas presentes incluem as mitocôndrias (*Mi*) da fibra muscular na região da junção neuromuscular, o núcleo (*N*) da fibra muscular e algumas miofibrilas (*MF*). 32.000×. (Cortesia do Dr. George D. Pappas.)

botulínica, produzida por bactérias anaeróbicas da espécie *Clostridium botulinum*, bloqueia a liberação de ACh do terminal axônico. A toxina botulínica cliva proteínas do receptor de proteína de ligação do **fator sensível à *N*-etilmaleimida** (**SNARE**, do inglês *soluble N-ethylmaleimide sensitive factor attachment protein receptor*), que são essenciais para a ligação e a fusão das vesículas sinápticas com a membrana pré-sináptica (ver Capítulo 2, *Citoplasma Celular*). A transmissão na junção neuromuscular também pode ser inibida pelo bloqueio pós-sináptico por vários venenos e agentes farmacológicos. Os derivados do **curare**, um veneno paralisante usado nas pontas das flechas na América do Sul, ligam-se aos **receptores nicotínicos de ACh**, sem abrir os canais iônicos. Esse veneno provoca paralisia dos músculos esqueléticos (incluindo o diafragma) sem afetar diretamente a contração do músculo cardíaco. Outros compostos farmacológicos, como a **succinilcolina**, ligam-se ao nAChR, causando a abertura dos canais iônicos. A succinilcolina é usada como relaxante muscular a curto prazo em medicina de emergência e durante procedimentos cirúrgicos.

O citoplasma da fibra muscular subjacente às pregas juncionais contém núcleos, muitas mitocôndrias, retículo endoplasmático rugoso (RER), ribossomos livres e glicogênio. Acredita-se que essas organelas citoplasmáticas estejam envolvidas na síntese de receptores específicos de ACh na membrana da fenda, bem como de AChE.

Um neurônio, juntamente com as fibras musculares específicas que ele inerva, é denominado *unidade motora*.

Existem mais fibras musculares do que neurônios motores, portanto, um único neurônio pode inervar várias a centenas ou mais de fibras musculares. Uma unidade motora consiste em um único neurônio motor e o grupo de fibras musculares esqueléticas inervado por esse neurônio. Os músculos capazes de realizar movimentos mais delicados são os que têm menor quantidades de fibras musculares por neurônio motor em suas unidades motoras. Por exemplo, nos músculos oculares, a razão de inervação é de cerca de um neurônio para três fibras musculares; nos músculos posturais do dorso e dos membros inferiores, um único neurônio pode inervar centenas de fibras musculares. No músculo gastrocnêmio, um músculo da panturrilha, a razão de inervação é um neurônio motor para aproximadamente 1.000 a 2.000 fibras musculares. Portanto, a despolarização gerada em relativamente poucas unidades motoras consegue gerar forças substanciais necessárias para alterações abruptas da posição corporal.

A natureza da contração muscular é determinada pelo número de terminações nervosas motoras, bem como pelo número de tipos específicos de fibras musculares que são despolarizados. Embora a despolarização de uma fibra muscular em uma única junção neuromuscular seja caracterizada por um fenômeno de "tudo ou nada", nem todas as terminações nervosas sofrem descarga ao mesmo tempo, o que possibilita uma resposta gradativa ao estímulo contrátil.

A inervação é necessária para que as fibras musculares mantenham a sua integridade estrutural.

A célula nervosa motora não apenas instrui as células musculares a se contrair, mas também exerce influência trófica sobre as células musculares. Se a inervação de um músculo for comprometida, a célula muscular sofre alterações regressivas, conhecidas como **atrofia tecidual**. A indicação mais notável dessa atrofia é o adelgaçamento do músculo e de suas células. Se a inervação for restabelecida cirurgicamente ou pelo processo mais lento de regeneração natural do nervo, o músculo pode readquirir o seu formato e força normais.

Os eventos que levam à contração do músculo esquelético podem ser resumidos como uma série de etapas.

Os eventos envolvidos na contração podem ser resumidos da seguinte maneira (os números referem-se aos da Figura 11.13):

1. A contração de uma fibra muscular esquelética é iniciada quando o impulso nervoso que se propaga ao longo do axônio de um neurônio motor chega à junção neuromuscular.
2. O impulso nervoso desencadeia a liberação de ACh na fenda sináptica, que se liga aos canais de Na^+ regulados por ACh, causando despolarização local do sarcolema.
3. Os canais de Na^+ regulados por voltagem se abrem, e o Na^+ entra na célula.

Boxe 11.3

Correlação clínica | Miastenia *gravis*

Durante a função normal, as **moléculas de acetilcolina (ACh)** liberadas na fenda sináptica na junção neuromuscular ligam-se aos receptores nicotínicos de ACh no sarcolema da célula muscular esquelética. Como já foi discutido, esses receptores representam *canais de Na^+ regulados por transmissores*, que controlam o influxo de Na^+ necessário para a geração de um potencial de ação que inicia a contração muscular. Após estimular seus próprios receptores, as moléculas de ACh são rapidamente degradadas pela enzima *acetilcolinesterase (AChE)* em ácido acético e colina, que é captada pelo terminal axônico e reutilizada para a síntese de ACh (ver Capítulo 12, *Tecido Nervoso*).

Na **miastenia *gravis***, receptores nicotínicos de ACh são bloqueados por anticorpos dirigidos contra proteínas do receptor do próprio organismo. Por conseguinte, a miastenia *gravis* é uma doença autoimune causada pelo número reduzido de receptores de ACh funcionais. Além disso, ocorrem também outras anormalidades na fenda sináptica (p. ex., alargamento da fenda sináptica, desaparecimento das pregas juncionais), diminuindo ainda mais a efetividade das fibras musculares. A miastenia *gravis* caracteriza-se pelo enfraquecimento acentuado da resposta da fibra muscular a um estímulo nervoso. Inicialmente, a fraqueza começa com músculos extraoculares e causa ptose (queda) palpebral, diplopia (visão dupla) e fraqueza muscular generalizada. Outra musculatura somática pode ser afetada, incluindo os músculos respiratórios. À medida que a doença evolui, o número de junções neuromusculares diminui. Um tratamento farmacológico efetivo para a miastenia *gravis* consiste na administração de inibidores da AChE. Essas substâncias reforçam a transmissão neuromuscular para prevenir a degradação de ACh na fenda sináptica. Além dos inibidores da AChE, a imunossupressão e a ressecção do timo aumentado (quando presente) podem reduzir a atividade do sistema imune e a velocidade de produção de anticorpos contra os receptores de ACh.

4. Uma despolarização generalizada propaga-se pela membrana plasmática da célula muscular e continua através das membranas dos túbulos T.
5. As proteínas sensoras de voltagem (DHSR) na membrana plasmática dos túbulos T modificam a sua conformação.
6. Nas tríades de células musculares, os túbulos T estão em íntimo contato com as dilatações laterais do retículo sarcoplasmático, em que os canais de liberação de Ca^{2+} com comporta (RyR1) são ativados por mudanças na conformação das proteínas sensoras de voltagem.
7. O Ca^{2+} é rapidamente liberado do retículo sarcoplasmático no sarcoplasma.
8. O Ca^{2+} acumulado difunde-se para os miofilamentos, em que se liga à porção TnC do complexo de troponina.
9. O ciclo de ligação cruzada da actomiosina é iniciado.
10. O Ca^{2+} retorna às cisternas terminais do retículo sarcoplasmático, em que é concentrado e capturado pela calsequestrina, uma proteína ligante do Ca^{2+}.

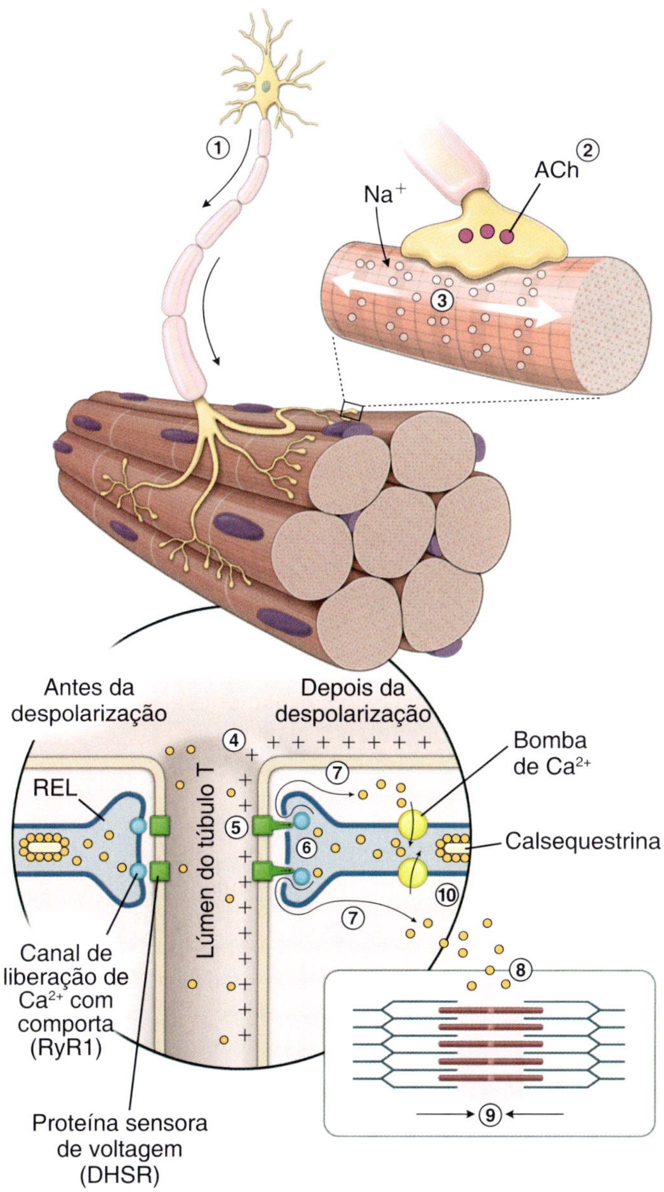

Figura 11.13 Resumo dos eventos que levam à contração do músculo esquelético. Ver texto para uma descrição dos eventos indicados pelos *algarismos*. ACh, acetilcolina.

Inervação sensorial

Os receptores sensoriais encapsulados dos músculos e dos tendões fornecem exemplos de proprioceptores. Tais receptores fazem parte do sistema somatossensorial que fornece informações a respeito do grau de estiramento e tensão em um músculo. Os proprioceptores informam ao sistema nervoso central sobre a posição do corpo e o seu movimento no espaço.

O fuso muscular é o receptor de estiramento especializado localizado no músculo esquelético.

O fuso muscular é um receptor de estiramento especializado, encontrado em todos os músculos esqueléticos; consiste em dois tipos de fibras musculares modificadas, denominadas células do fuso e terminais neuronais (Figura 11.14). Ambos os tipos de fibras musculares modificadas são circundados por uma cápsula interna. Um espaço preenchido de líquido separa a cápsula interna da cápsula externa. Um tipo de célula do fuso, a fibra do saco nuclear, contém um agregado de núcleos situados em uma região média mais alargada; outro tipo, denominado fibra da cadeia nuclear, apresenta numerosos núcleos dispostos em fileira. O fuso muscular típico é composto por duas a quatro fibras do saco nuclear e aproximadamente seis a oito fibras da cadeia nuclear. O fuso muscular transmite as informações sobre o grau de estiramento de um músculo. Os dois tipos de fibras nervosas aferentes sensoriais (Ia e II) transportam a informação a partir do fuso muscular. As fibras do tipo Ia contêm terminações anuloespiraladas, que estão dispostas em espiral ao redor da região média de ambos os tipos de células do fuso. As fibras do tipo II apresentam extremidades em formato de um pulverizador de plantas sobre as partes estriadas das fibras do saco nuclear.

Quando o músculo esquelético é distendido, as terminações nervosas dos nervos sensoriais tornam-se ativadas e transmitem a informação sensorial sobre o comprimento do músculo e a velocidade de estiramento. Além disso, as células fusais recebem inervação motora (eferente) da medula espinal e do encéfalo por meio de dois tipos de fibras nervosas eferentes motoras (tipo γ), que se acredita regularem a sensibilidade dos receptores de estiramento. As fibras γ dinâmicas (γ-D) e as fibras γ estáticas (γ-S, do inglês *static* γ *fibers*) fornecem inervação às células fusais durante a fase dinâmica do estiramento muscular ou durante a fase estática, quando o estiramento não está afetando o comprimento do músculo. Os fusos musculares transmitem seus impulsos ao sistema nervoso central, que, por sua vez, modula a atividade dos neurônios motores que inervam esse músculo específico.

Assim como os receptores encapsulados, os órgãos tendíneos de Golgi são encontrados nos tendões do músculo e respondem ao aumento de tensão sobre o músculo. Esses receptores contêm apenas fibras nervosas sensoriais (aferentes, Ib) e monitoram a tensão muscular (ou força de contração) dentro de uma amplitude ideal.

Desenvolvimento, reparo, cicatrização e renovação

O desenvolvimento da linhagem de células-tronco miogênicas depende da expressão de vários fatores reguladores miogênicos.

Os mioblastos derivam de uma população de autorrenovação de células-tronco miogênicas multipotenciais, que se originam

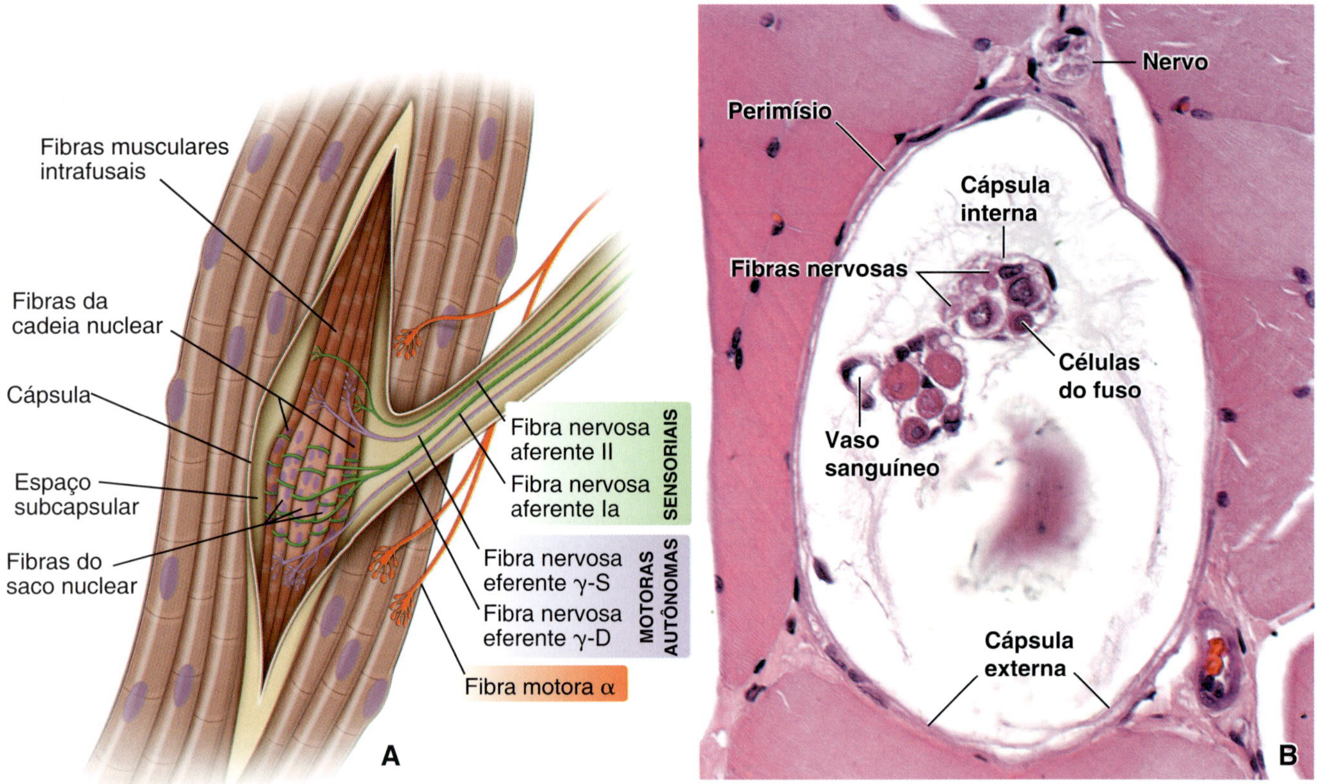

Figura 11.14 Fuso muscular. A. Diagrama esquemático de um fuso muscular. O diâmetro do fuso está expandido para ilustrar os detalhes estruturais. Cada fuso contém aproximadamente duas a quatro fibras do saco nuclear e seis a oito fibras da cadeia nuclear. Nas fibras do saco nuclear, os núcleos das fibras musculares estão agrupados na porção central expandida da fibra, daí o nome *saco*. Por outro lado, os núcleos concentrados na porção central das fibras da cadeia nuclear estão dispostos em uma cadeia. As fibras nervosas tanto aferentes II e Ia (sensoriais) quanto eferentes γ (motoras) suprem as células do fuso muscular. As fibras nervosas aferentes respondem ao estiramento excessivo do músculo, que, por sua vez, inibe a estimulação motora somática do músculo. As fibras nervosas eferentes regulam a sensibilidade das terminações aferentes no fuso muscular. **B.** Fotomicrografia de um corte transversal de um fuso muscular, mostrando dois feixes de células do fuso no receptor encapsulado preenchido de líquido. Em um feixe, várias células do fuso estão cortadas no nível que revela seus núcleos. Uma cápsula interna circunda as células do fuso. A cápsula externa do fuso muscular e o perimísio adjacente podem ser vistos como um limite tênue de dupla camada do receptor. Imediatamente acima e fora do fuso muscular, há um nervo que pode estar suprindo o fuso. Os tipos de nervos associados às células do fuso, bem como o tipo de células do fuso, não podem ser distinguidos nesse corte corado por H-E. Localizado próximo a um dos feixes de células do fuso há um pequeno vaso sanguíneo. O material floculento dentro da cápsula consiste em proteoglicanos e glicoproteínas precipitados do líquido que preenchia o fuso antes da fixação. 550×.

no embrião a partir do mesoderma paraxial não segmentado (progenitores dos músculos cranianos) ou do mesoderma segmentado dos somitos (progenitores musculares epiaxiais e hipoaxiais). No início do desenvolvimento embrionário, essas células expressam o fator de transcrição MyoD, que, juntamente com outros fatores reguladores miogênicos (FRM), é essencial na ativação das expressões dos genes específicos dos músculos e na diferenciação de todas as linhagens musculares esqueléticas. Um efeito equilibrador no desenvolvimento do músculo esquelético é obtido pela expressão do gene da miostatina, que leva à síntese de miostatina, uma proteína de 26 kDa, que pertence à superfamília de proteínas da proteína morfogênica óssea/fator transformador de crescimento β (BMP/TGF-β, do inglês *bone morphogenetic protein/transforming growth factor* β). A miostatina exerce um efeito inibidor sobre o crescimento e a diferenciação do músculo. Acredita-se que o MyoD suprarregule, preferencialmente, a expressão do gene da miostatina e controle a miogênese não apenas durante os períodos embrionário e fetal, mas também nos estágios pós-natais do desenvolvimento. Os **fenótipos hipermusculares** observados após ativação do **gene da miostatina** em animais e seres humanos confirmaram o papel da miostatina como regulador negativo do desenvolvimento dos músculos esqueléticos. Estudos experimentais demonstraram que a massa muscular aumenta por meio da inibição da miostatina, e que a via de sinalização da miostatina pode representar um potente meio de intervenção terapêutica para **doenças de debilidade muscular**, tais como distrofia muscular, esclerose lateral amiotrófica (ELA), AIDS e câncer.

Os progenitores dos músculos esqueléticos diferenciam-se em mioblastos primordiais e maduros.

O músculo em desenvolvimento contém dois tipos de mioblastos:

- Os mioblastos primordiais são responsáveis pela formação dos miotubos primários, estruturas em forma de cordões, que se estendem entre os tendões do músculo em desenvolvimento. Os miotubos primários são formados pela fusão quase sincrônica dos mioblastos primordiais. Os miotubos sofrem diferenciação adicional em fibras musculares esqueléticas maduras. Ao microscópio óptico, os miotubos primários exibem uma fileira de núcleos centrais circundados por miofilamentos
- Os mioblastos maduros dão origem aos miotubos secundários, que são formados na zona inervada do músculo em desenvolvimento, onde estabelecem contato direto com as terminações nervosas. Os miotubos secundários continuam sendo formados pela fusão sequencial dos mioblastos com miotubos secundários já formados,

distribuídos aleatoriamente ao longo de seu comprimento. Os miotubos secundários caracterizam-se por um diâmetro menor, núcleos mais espaçados e maior quantidade de miofilamentos (Figura 11.15). Na fibra muscular multinucleada madura, os núcleos estão localizados exclusivamente no sarcoplasma periférico subjacente à membrana plasmática.

Alguns núcleos que aparentam pertencer à fibra muscular esquelética são núcleos de células-satélites.

Posteriormente no desenvolvimento fetal, a população de células-tronco miogênicas multipotenciais gera um grupo de células-satélites, que se caracterizam pela expressão de um membro da família de fatores de transcrição de boxe pareado, Pax7. Consequentemente, no músculo em desenvolvimento, há preservação de um reservatório de células indiferenciadas, que têm o potencial de sofrer diferenciação miogênica. Essas células-satélites estão interpostas à membrana plasmática da fibra muscular e à sua lâmina externa. As células-satélites são pequenas, com citoplasma escasso e compõem 2 a 7% de todos os núcleos associados a uma única fibra muscular. Em geral, o citoplasma dessas células confunde-se com o sarcoplasma da célula muscular quando observado ao microscópio óptico, o que dificulta sua identificação. Cada célula-satélite contém um único núcleo, que exibe uma rede de cromatina mais densa e mais grosseira que aquela dos núcleos das células musculares.

As células-satélites são responsáveis pela capacidade de regeneração, embora limitada, do músculo esquelético. Em condições normais, as células-satélites estão mitoticamente quiescentes, por expressarem o fator de transcrição Pax7, o que possibilita que sejam identificadas por meio de métodos de imunofluorescência (Figura 11.16). No entanto, após lesão do tecido muscular, algumas células-satélites são ativadas e transformam-se em precursores miogênicos das células musculares; entram novamente no ciclo celular e começam a coexpressar Pax7 com MyoD – um fator de transcrição essencial para a diferenciação miogênica. Em seguida, as células precursoras miogênicas infrarregulam Pax7 e diferenciam-se, dando origem a novos mioblastos. Enquanto a lâmina externa permanece intacta, os mioblastos fundem-se dentro da lâmina externa para formar miotubos, os quais, em seguida, formam uma nova fibra muscular. Por outro lado, se houver ruptura da lâmina externa, são os fibroblastos que realizam o reparo do local lesado, com formação subsequente de tecido cicatricial.

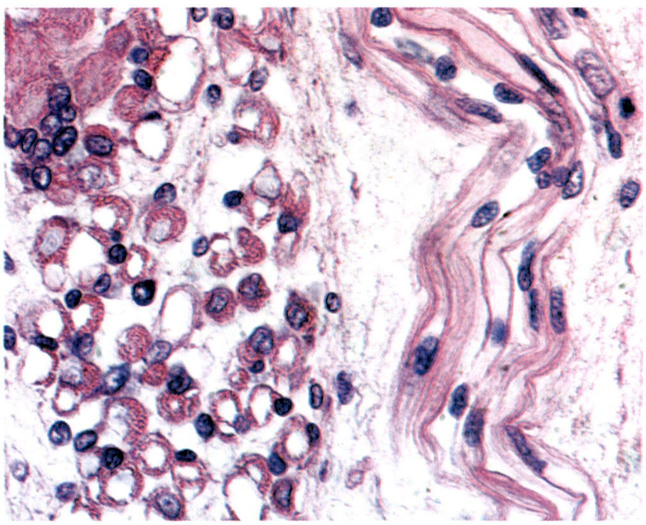

Figura 11.15 Fotomicrografia de microtúbulos do músculo esquelético em desenvolvimento. Esta fotomicrografia mostra um corte transversal (*à esquerda*) e um corte longitudinal (*à direita*) das fibras musculares esqueléticas em desenvolvimento no estágio de miotubos secundários. Esses miotubos são formados pela fusão sequencial dos mioblastos, formando estruturas tubulares alongadas. Observe que os miotubos exibem um pequeno diâmetro e apresentam núcleos centrais e espaçados, que gradualmente são deslocados para a periferia da célula em consequência do aumento no número de miofilamentos recém-sintetizados. Na fibra muscular multinucleada madura (*parte superior, à esquerda*), todos os núcleos estão posicionados no sarcoplasma periférico, imediatamente abaixo da membrana plasmática da célula. 220×.

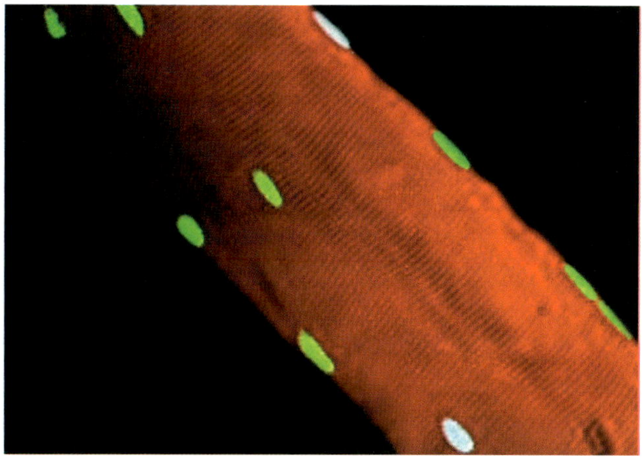

Figura 11.16 Imagem de células-satélites por microscopia confocal. Esta imagem confocal de uma fibra muscular esquelética do diafragma mostra as estriações na superfície da membrana celular. O padrão de estriação é visível graças à coloração por um corante estiril lipofílico sensível à voltagem, RH414 (*vermelho-alaranjado*), e coincide com a distribuição dos túbulos T na fibra muscular. Os núcleos do músculo esquelético são corados com iodeto de propídio (*verde*). Dois núcleos corados em *branco* representam as células-satélites; são coradas para a existência do fator de transcrição Pax7. 550×. (Cortesia do Dr. Garry C. Sieck, Mayo Clinic.)

As **distrofias musculares** caracterizam-se pela degeneração progressiva das fibras musculares esqueléticas, o que impõe uma demanda constante sobre as células-satélites para repor as fibras degeneradas. Por fim, ocorre exaustão do reservatório de células-satélites. Novos dados experimentais indicam que, durante esse processo, células miogênicas adicionais são recrutadas a partir da medula óssea e suplementam as células-satélites disponíveis. No entanto, a velocidade de degeneração ultrapassa a da regeneração, resultando em perda da função muscular. As estratégias de tratamento para as distrofias musculares podem incluir o transplante de células-satélites ou seus correspondentes miogênicos da medula óssea no músculo lesado ou encontrar maneiras de restaurar sua função.

MÚSCULO CARDÍACO

O músculo cardíaco apresenta os mesmos tipos e arranjos de filamentos contráteis do músculo esquelético. Por conseguinte, as células musculares cardíacas e as fibras que elas formam exibem estriações transversais evidentes em cortes histológicos de rotina. Além disso, as fibras musculares cardíacas exibem bandas transversais densamente coradas, denominadas discos intercalares, que cruzam as fibras musculares de modo linear e com frequência e arranjo que se assemelham aos espaços entre os degraus de uma escada (Figura 11.17 e Prancha 11.4). Os discos intercalares representam pontos de fixação altamente especializados entre

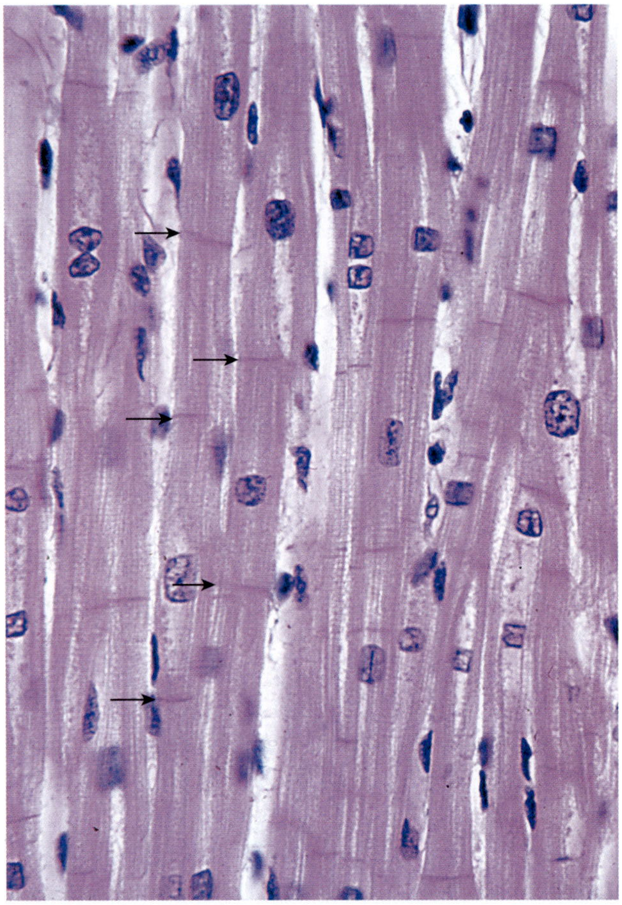

Figura 11.17 Fotomicrografia de músculo cardíaco em corte longitudinal. As *setas* apontam para os discos intercalares. O disco representa junções intercelulares especializadas das células musculares cardíacas. Observe também a ramificação evidente das fibras musculares. 360×.

células adjacentes. Essa fixação intercelular linear das células musculares cardíacas resulta em "fibras" de comprimento variável. Diferentemente das fibras musculares estriadas esqueléticas e viscerais, que representam células únicas multinucleadas, as fibras musculares cardíacas consistem em numerosas células cilíndricas dispostas em um arranjo terminoterminal. Além disso, algumas células musculares cardíacas em uma fibra podem se unir com duas ou mais células por meio de discos intercalares, criando, assim, uma fibra ramificada. As fibras musculares cardíacas são circundadas por uma fina camada de endomísio (tecido conjuntivo) com uma abundante rede de capilares sanguíneos.

Estrutura do músculo cardíaco

O núcleo do músculo cardíaco fica no centro da célula.

As células musculares cardíacas têm aproximadamente 15 μm de diâmetro e 80 μm de comprimento, que variam de acordo com o estágio de contração muscular. Cada célula muscular cardíaca exibe apenas um núcleo; contudo, não é incomum o achado de células musculares cardíacas binucleadas (ver adiante). A localização central do núcleo nas células musculares cardíacas constitui um aspecto que ajuda a distingui-las das fibras musculares esqueléticas multinucleadas, cujos núcleos se localizam imediatamente abaixo da membrana plasmática. O microscópio eletrônico de transmissão (MET) revela que as miofibrilas do músculo cardíaco se separam para passar ao redor do núcleo, delineando, assim, uma região justanuclear bicônica, na qual estão concentradas as organelas celulares. Essa região é rica em mitocôndrias e contém o complexo de Golgi, grânulos de pigmento lipofuscina e glicogênio. Nos átrios do coração, os grânulos atriais, que medem 0,3 a 0,4 μm de diâmetro, também estão concentrados no citoplasma justanuclear. Esses grânulos contêm dois hormônios polipeptídicos: o fator natriurético atrial (ANF, do inglês *atrial natriuretic factor*) e o fator natriurético cerebral (BNF, do inglês *brain natriuretic factor*). Ambos os hormônios são diuréticos, afetando a excreção urinária de sódio; eles inibem a secreção de renina pelo rim e a secreção de aldosterona pelas glândulas suprarrenais, além das contrações do músculo liso vascular. Na insuficiência cardíaca congestiva, os níveis circulantes de BNF aumentam.

Numerosas mitocôndrias grandes e reservas de glicogênio encontram-se adjacentes a cada miofibrila.

Além das mitocôndrias justanucleares, as células musculares cardíacas caracterizam-se por grandes mitocôndrias, densamente dispostas entre as miofibrilas. Tais mitocôndrias contêm numerosas cristas densamente compactadas e, frequentemente, estão distribuídas ao longo de todo o comprimento de um sarcômero (Figura 11.18). As concentrações de grânulos de glicogênio também estão localizadas entre as miofibrilas. Por conseguinte, as estruturas que armazenam energia (grânulos de glicogênio) e as que liberam e recapturam a energia (mitocôndrias) apresentam localização adjacente às estruturas (miofibrilas) que utilizam a energia para impulsionar a contração.

Os discos intercalares representam junções entre as células musculares cardíacas.

Conforme assinalado, o disco intercalar é a estrutura responsável pela adesão entre as células musculares cardíacas. À microscopia óptica, o disco aparece como uma estrutura linear densamente corada, que está orientada transversalmente à fibra muscular. Com frequência, o disco intercalar é visto como segmentos curtos dispostos de modo semelhante a um degrau (Figura 11.19). Ao examinar um disco intercalar à MET, a estrutura densamente corada vista ao microscópio óptico corresponde ao componente transverso, que cruza as fibras em ângulo reto às miofibrilas. O componente transverso é análogo aos espaços entre os degraus de uma escada. O componente lateral (não visível à microscopia óptica) é paralelo às miofibrilas e semelhante aos degraus da escada. Ambos os componentes do disco intercalar contêm junções intercelulares especializadas entre células musculares cardíacas adjacentes:

- A fáscia de adesão (zônula de adesão) é o principal constituinte do componente transverso do disco intercalar e é responsável pela coloração do disco em preparações de rotina coradas por H-E. Serve para ancorar os filamentos de actina dos sarcômero das células musculares cardíacas, tornando-as funcionais (ver Figura 5.19, no Capítulo 5, *Tecido Epitelial*). É vista sempre como um limite transversal entre as células musculares cardíacas. A MET revela um espaço intercelular entre as células adjacentes, que é preenchido com material elétron-denso semelhante ao material encontrado na zônula de adesão dos epitélios. A fáscia de adesão atua como local em que os filamentos finos de actina do sarcômero terminal se fixam à membrana plasmática. Dessa maneira, a fáscia de adesão assemelha-se funcionalmente à zônula de adesão dos epitélios, na qual os filamentos de actina da trama terminal também se ancoram

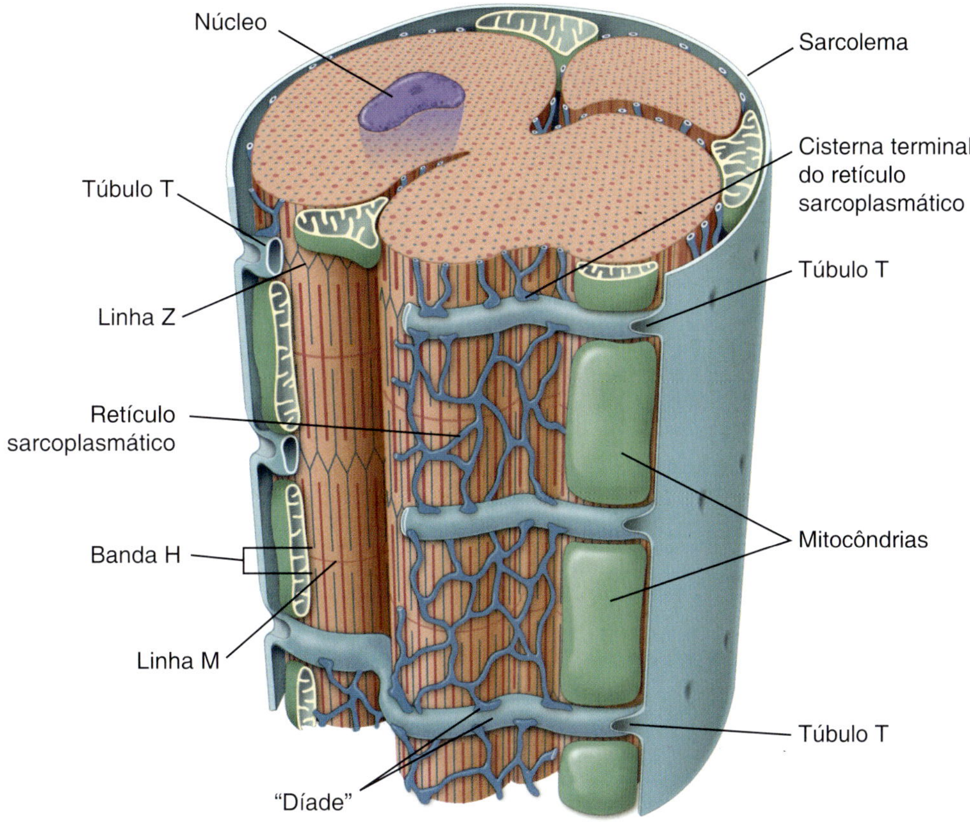

Figura 11.18 Diagrama da organização da fibra muscular cardíaca. Os túbulos T do músculo cardíaco são muito maiores que os do músculo esquelético e carreiam consigo um envoltório de material da lâmina externa para dentro da célula. Diferem também pela sua localização no nível da linha Z. A parte do retículo sarcoplasmático adjacente ao túbulo T forma apenas uma (e não duas) cisterna expandida por sarcômero, como ocorre no músculo esquelético. Portanto, díades (e não tríades) caracterizam o músculo cardíaco, o que o diferencia mais facilmente do músculo estriado esquelético à microscopia eletrônica.

- As máculas de adesão (desmossomos) unem as células musculares entre si e ajudam a evitar a separação das células submetidas à tensão, promovida pelas contrações repetitivas. Reforçam a fáscia de adesão e são encontradas nos componentes tanto transversais quanto laterais dos discos intercalares
- As junções comunicantes (junções *gap*) constituem o principal elemento estrutural do componente lateral do disco intercalar. As junções comunicantes fornecem uma continuidade iônica entre células musculares cardíacas adjacentes, possibilitando, assim, a passagem de macromoléculas sinalizadoras ou ligantes de uma célula para outra. Essa troca possibilita que as fibras musculares cardíacas se comportem como um sincício, enquanto retêm a integridade e a individualidade celulares. A posição das junções comunicantes nas superfícies laterais do disco intercalar as protege das forças geradas durante a contração.

O REL nas células musculares cardíacas está organizado em uma rede única ao longo do sarcômero, estendendo-se de uma linha Z até outra linha Z.

O REL do músculo cardíaco não é tão desenvolvido e bem organizado quanto o do músculo esquelético. Além disso, as miofibrilas distribuem-se irregularmente entre os feixes de miofilamentos e não são claramente identificadas. No músculo cardíaco, os túbulos T penetram os feixes de miofilamentos no nível da linha Z e se associam apenas a uma expansão lateral do REL. Por conseguinte, existe apenas um túbulo T por sarcômero no músculo cardíaco. Essas pequenas cisternas terminais do REL em estreita proximidade com os túbulos T formam uma estrutura díade no nível da linha Z (ver Figura 11.18). A lâmina externa adere à membrana plasmática invaginada do túbulo T quando penetra no citoplasma da célula muscular. Os túbulos T são maiores e mais numerosos no músculo ventricular cardíaco do que no músculo esquelético. No entanto, são menos numerosos no músculo atrial cardíaco.

A passagem de Ca^{2+} do lúmen do túbulo T para o sarcoplasma de uma célula muscular cardíaca é essencial para iniciar o ciclo da contração.

Conforme discutido na seção sobre músculo esquelético, a despolarização da membrana do túbulo T ativa as proteínas sensoras de voltagem (DHSR), cuja estrutura e função se assemelham àquelas dos canais de Ca^{2+}. Diferentemente do músculo esquelético, a despolarização de longa duração no músculo cardíaco ativa as DHSR e provoca mudanças lentas na conformação dos canais de Ca^{2+} funcionais (Figura 11.20). Por conseguinte, no primeiro estágio do ciclo de contração do músculo cardíaco, o Ca^{2+} no lúmen do túbulo T é transportado até o sarcolema da célula muscular cardíaca, que então abre os canais de liberação de Ca^{2+} com comporta nos sacos terminais adjacentes do retículo sarcoplasmático. Os canais de liberação Ca^{2+} com comporta no retículo sarcoplasmático do músculo cardíaco são compostos da isoforma RyR2 do receptor de rianodina, que é a principal isoforma no músculo cardíaco. Esse mecanismo de liberação de cálcio desencadeado pelo cálcio promove rápida liberação de quantidades adicionais de Ca^{2+}, iniciando as etapas subsequentes do ciclo da contração, que são idênticas àquelas do músculo esquelético.

As diferenças entre o início das contrações musculares cardíacas e esqueléticas – a despolarização mais longa da

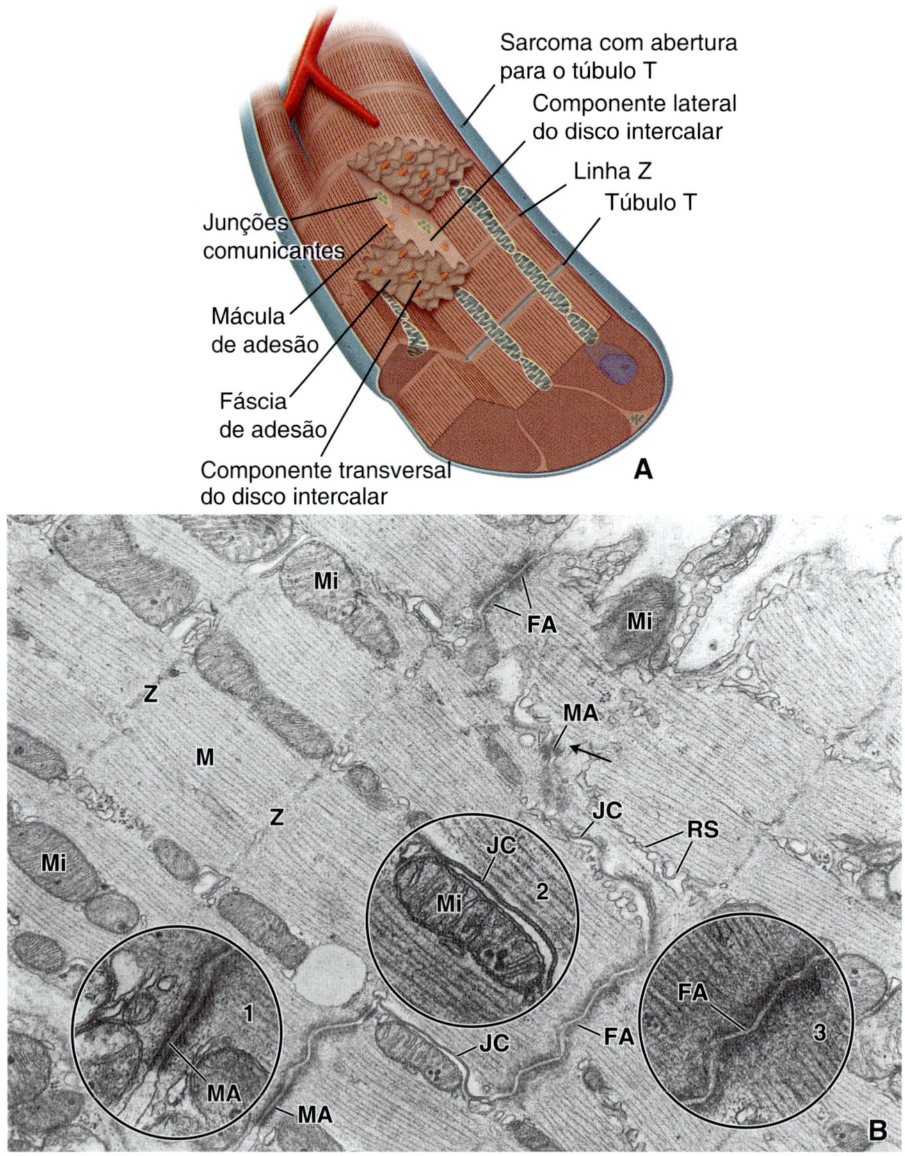

Figura 11.19 Estrutura da fibra muscular cardíaca. A. Desenho tridimensional de um disco intercalar, que representa um local de fixação altamente especializado entre as células musculares cardíacas adjacentes. O disco intercalar é constituído por um componente transversal que cruza as fibras em ângulo reto às miofibrilas (de modo análogo ao espaço entre os degraus de uma escada) e um componente lateral que ocupa uma série de superfícies perpendiculares ao componente transversal e paralelas às miofibrilas (de modo análogo aos degraus de uma escada). A fáscia de adesão representa o principal constituinte do componente transversal; sustenta as células musculares cardíacas em suas extremidades e atua como local de fixação para os filamentos finos. As máculas de adesão (desmossomo) reforçam a fáscia de adesão e são também encontradas nos componentes laterais. As junções comunicantes (junções *gap*) são encontradas apenas no componente lateral do disco intercalar. **B.** Esta eletromicrografia revela partes de duas células musculares cardíacas unidas por um disco intercalar. A linha de junção entre as duas células é irregular e semelhante aos degraus de uma escada, fazendo vários giros quase em ângulo reto. Em seu trajeto, diferentes partes do disco intercalar são evidentes. Incluem os componentes transversais (fáscia de adesão e máculas de adesão) e componentes laterais (junções comunicantes e máculas de adesão). A mácula de adesão (*MA*) está aumentada no *detalhe 1* (62.000×). A fáscia de adesão (*FA*) é mais alongada que a mácula de adesão. Ao contrário da mácula de adesão, a fáscia de adesão ocupa uma área muito maior ao longo da margem irregular do componente transverso do disco intercalar. A junção comunicante (*JC*) está aumentada no *detalhe 2* (62.000×). A fáscia de adesão está aumentada no *detalhe 3* (62.000×). A fáscia de adesão do disco intercalar corresponde à zônula de adesão dos tecidos epiteliais. Há também outras características típicas do músculo cardíaco: mitocôndrias (*Mi*), retículo sarcoplasmático (*RS*) e componentes do sarcômero, incluindo as linhas Z (*Z*), a linha M (*M*) e miofilamentos. Esta amostra em particular está em um estado altamente contraído e, consequentemente, a banda I praticamente está obscurecida (30.000×).

membrana e a ativação dos canais de Ca^{2+} sensíveis à voltagem na parede do túbulo T – respondem por um retardo de aproximadamente 200 milissegundos a partir do início da despolarização em uma contração do músculo cardíaco (ver Figura 11.20). Além disso, ao contrário do músculo cardíaco, a liberação de Ca^{2+} do retículo sarcoplasmático por si só não é suficiente para iniciar a contração do músculo cardíaco.

Mutações no gene codificador de receptores RyR2 estão associadas à **taquicardia ventricular polimórfica** (*torsade de pointes*) induzida por estresse. Esse tipo de taquicardia (frequência cardíaca em repouso rápida) é caracterizado por frequência cardíaca anormal que pode variar de 150 a 250 batimentos por minuto (bpm), acompanhada por achados singulares no ECG. Esses achados incluem uma série de complexos QRS distorcidos em relação à linha de base isoelétrica (de positivo para negativo e vice-versa). A taquicardia ventricular polimórfica é, com frequência, associada a intervalos QT prolongados no ECG. Indivíduos com essa síndrome podem apresentar episódios breves e autolimitados de taquicardia ou episódios persistentes e recorrentes que podem evoluir para fibrilação ventricular e morte cardíaca súbita.

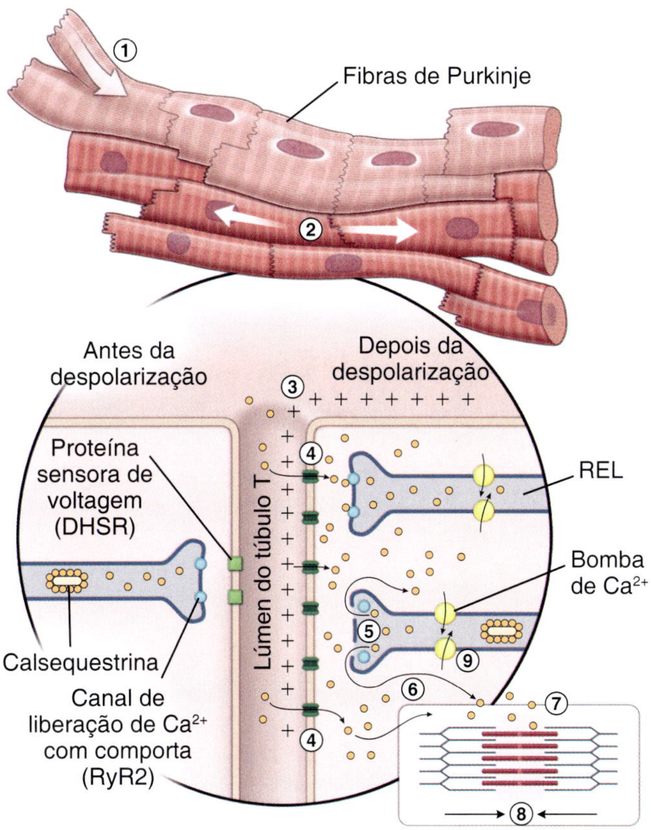

Figura 11.20 Resumo dos eventos que levam à contração do músculo cardíaco. Ver texto para uma descrição dos eventos indicados pelos *algarismos*. DSHR, receptor sensível à di-hidropiridina; RyR2, receptor de rianodina 2; REL, retículo endoplasmático liso.

As células musculares cardíacas de condução especializadas (fibras de Purkinje) exibem contração rítmica espontânea.

A contração espontânea intrínseca ("batimento") do músculo cardíaco é evidente nas células musculares cardíacas embrionárias, bem como nas células musculares cardíacas em cultura de tecido. O batimento cardíaco é iniciado, regulado localmente e coordenado por células musculares cardíacas modificadas e especializadas, denominadas células de condução cardíaca (Prancha 11.5). Essas células estão organizadas no sistema de condução cardíaca (complexo estimulante do coração, segundo a Terminologia Anatômica) e formam nós (acúmulo localizado de células no átrio direito do coração) e fibras de condução especializadas, denominadas fibras de Purkinje, que geram e transmitem rapidamente o impulso contrátil a várias partes do miocárdio em uma sequência precisa.

As células nas fibras de Purkinje são maiores que as células musculares cardíacas, e as suas miofibrilas localizam-se principalmente na periferia da célula. O citoplasma situado entre o núcleo e as miofibrilas (restritas à periferia do citoplasma) cora-se pouco, em virtude da grande quantidade de glicogênio ali presente. As fibras de Purkinje carecem, em sua maior parte, de túbulos T. Ocasionalmente, são encontrados túbulos T e sua frequência depende do tamanho do coração.

As fibras nervosas tanto parassimpáticas quanto simpáticas terminam nos nós. A estimulação simpática acelera a frequência cardíaca, aumentando a frequência dos impulsos para as células de condução cardíaca. A estimulação parassimpática alentece a frequência cardíaca ao diminuir a frequência dos impulsos. Os impulsos transportados por esses nervos não iniciam a contração, mas apenas modificam a velocidade de contração intrínseca do músculo cardíaco em virtude de seu efeito sobre os nós. A estrutura e as funções do sistema de condução do coração são descritas no Capítulo 13, *Sistema Cardiovascular*.

Os eventos que levam à contração do músculo cardíaco podem ser resumidos em uma série de etapas.

Os eventos envolvidos na contração do músculo cardíaco são os seguintes (os *números* referem-se à Figura 11.20):

1. A contração de uma fibra muscular cardíaca inicia-se quando a despolarização da membrana celular, que segue ao longo das fibras de Purkinje, chega ao seu destino nas células musculares cardíacas.
2. A despolarização propaga-se pela membrana plasmática da célula muscular, causando a abertura dos canais de Na^+ regulados por voltagem. Ocorre entrada de Na^+ na célula.
3. A despolarização continua por meio das membranas dos túbulos T.
4. As proteínas sensoras de voltagem (DHSR) na membrana plasmática dos túbulos T modificam a sua conformação para canais funcionais de Ca^{2+}.
5. Uma elevação na concentração plasmática de Ca^{2+} abre os canais de liberação de RyR2 regulados por Ca^{2+} no retículo sarcoplasmático.
6. O Ca^{2+} é rapidamente liberado do retículo sarcoplasmático e aumenta o reservatório de Ca^{2+} que entra no sarcoplasma através dos canais de cálcio presentes na membrana plasmática.
7. O Ca^{2+} acumulado no sarcoplasma difunde-se para os miofilamentos, onde se liga à porção TnC do complexo de troponina.
8. O ciclo de ligação cruzada da actomiosina, semelhante ao do músculo esquelético, é iniciado.
9. O Ca^{2+} retorna às cisternas terminais do retículo sarcoplasmático, onde é concentrado e capturado pela calsequestrina, uma proteína ligante do Ca^{2+}.

Lesão e reparo

Um dos motivos mais comuns de morte das células musculares cardíacas (necrose) é o **infarto agudo do miocárdio (IAM)** induzido por irrigação sanguínea inadequada (isquemia) do miocárdio. A lesão localizada do tecido muscular cardíaco que resulta em morte das células é restaurada por meio de substituição por tecido conjuntivo fibroso. Consequentemente, ocorre perda da função cardíaca no local de lesão. Esse padrão de lesão e de reparo é observado no IAM não fatal. A confirmação de suspeita de IAM no indivíduo pode ser feita por meio da detecção de marcadores específicos no sangue. Estes consistem nas subunidades estruturais **TnI** e **TnT** do **complexo de troponina cardíaco**. Essas proteínas intracelulares, em geral, são liberadas de células musculares cardíacas mortas para a corrente sanguínea nas primeiras 3 a 12 horas após um IAM. Os níveis de TnI permanecem elevados por até 2 semanas a partir do momento de ocorrência da lesão inicial; por conseguinte, é considerado como excelente marcador para o diagnóstico de IAM de ocorrência recente.

A regeneração do músculo cardíaco após destruição celular é possível.

A morte das células musculares cardíacas resulta em perda da função cardíaca e da capacidade de bombeamento sanguíneo. No passado, acreditava-se que, uma vez destruídas, as células musculares cardíacas não pudessem ser substituídas por novas células musculares. Todavia, pesquisa realizada na década passada revelou que a célula muscular cardíaca conserva alguma capacidade de divisão. Além disso, vários estudos identificaram **células progenitoras da musculatura cardíaca** endógenas no coração e na medula óssea.

Estudos de corações removidos de indivíduos que receberam transplantes de coração revelam núcleos de células musculares cardíacas **exibindo mitose**. Embora o número de núcleos em divisão nesses corações tenha sido baixo (0,1%), isso sugere que as células musculares cardíacas apresentam o potencial de reentrar no ciclo celular e sintetizar DNA, seguido por mitose e citocinese resultando em divisão celular. Estudos recentes que utilizam carbono radioativo (^{14}C) para datar a idade das células musculares cardíacas mostram que o coração do adulto contém uma pequena população de células musculares cardíacas geradas durante a vida humana. Esses estudos estimam uma taxa de renovação aproximada das células musculares cardíacas de 1% ao ano em indivíduos mais jovens e esta taxa cai 50% com o envelhecimento.

A maior parte da síntese de DNA que ocorre nas células musculares cardíacas não resulta em formação de novas células musculares. As células musculares cardíacas conseguem completar a mitose sem divisão celular, resultando em **células binucleadas**. Estima-se que 25 a 57% de todas as células musculares cardíacas humanas sejam binucleadas.

Além disso, as células musculares cardíacas conseguem realizar duplicação cromossômica sem completar mitose nem citocinese, resultando em **núcleos poliploides** com múltiplos grupos de cromossomos. Estima-se que, no coração de um adulto, a maioria dos núcleos das células musculares seja poliploide. Esses núcleos poliploides são formados por pelo menos uma rodada adicional (4n: tetraploide) ou duas rodas adicionais (8n: octoploide) de replicação cromossômica. A poliploidia nas células musculares cardíacas aumenta com a hipertrofia miocárdica ou com outras lesões das células musculares cardíacas e pode ser confundida com divisões celulares.

A pesquisa revelou a existência de **células progenitoras musculares cardíacas** em adultos que são capazes de diferenciação em células musculares cardíacas e em outras células encontradas no coração (*i. e.*, células endoteliais e células musculares lisas). Atualmente, os esforços estão focalizados na definição dos mecanismos que deflagram a diferenciação das células progenitoras e induzem o músculo cardíaco humano a se regenerar em tecido sadio.

■ MÚSCULO LISO

O músculo liso ocorre geralmente na forma de feixes ou folhetos de células fusiformes alongadas com extremidades afiladas (Figura 11.21 e Prancha 11.6). As células musculares lisas, também denominadas fibras, não contêm filamentos finos e espessos bem arranjados e, portanto, não apresentam o padrão estriado encontrado no músculo esquelético e no músculo cardíaco. Variam quanto a seu comprimento, de 20 μm nas paredes dos pequenos vasos sanguíneos até cerca de 200 μm na parede do intestino; podem ainda alcançar 500 μm na parede do útero durante a gravidez. As células musculares lisas estão interconectadas por junções comunicantes, as junções especializadas de comunicação entre as células (Figura 11.22). Pequenas moléculas ou íons podem passar de uma célula para outra através dessas junções e, assim, estabelecer comunicação que regula a contração de todo o feixe ou folheto de músculo liso.

O citoplasma das células musculares lisas cora-se de modo bastante uniforme pela eosina nas preparações de rotina com H-E, devido às concentrações de actina e miosina nessas células. Os núcleos das células musculares lisas estão localizados no centro da célula e, com frequência, exibem aparência de saca-rolhas em corte longitudinal. Essa característica resulta da contração da célula durante o processo de fixação e, com frequência, é útil para distinguir as células musculares lisas dos fibroblastos em cortes histológicos de rotina. Na célula não contraída, o núcleo é visto como uma estrutura alongada com extremidades afiladas, localizado no eixo central da célula. Em cortes transversais de uma fibra muscular lisa, o núcleo é visto como perfil arredondado ou circular, dependendo se a célula estiver contraída ou relaxada. A MET mostra que a maioria das organelas citoplasmáticas está concentrada em cada extremidade do núcleo. Incluem numerosas mitocôndrias, algumas cisternas do RER, ribossomos livres, grânulos de glicogênio e um pequeno complexo de Golgi.

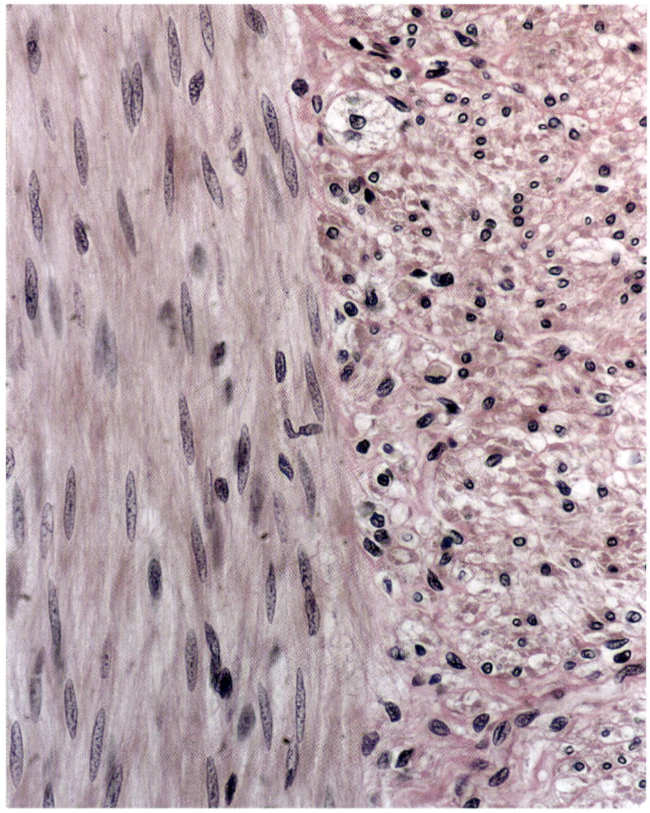

Figura 11.21 Fotomicrografia do músculo liso de cólon humano. O músculo liso mostrado nesta micrografia está disposto em duas camadas. *À esquerda*, as células musculares estão em corte longitudinal; *à direita*, são vistas em corte transversal. As células musculares lisas são alongadas e têm extremidades afiladas. Observe que os núcleos nas células musculares em corte longitudinal aparecem alongados e também exibem extremidades afiladas, combinando, assim, com o formato da célula. Por outro lado, os núcleos nas células musculares em corte transversal exibem um perfil circular. Além disso, algumas das células em corte transversal parecem não ter núcleo, o que reflete o fato de que o corte passou através de uma das extremidades da célula. Observe também que, em corte longitudinal, o limite entre as células musculares não é facilmente delineado, em consequência da sobreposição de uma célula sobre a outra na espessura do corte. 400×.

Estrutura do músculo liso

As células musculares lisas contêm um aparelho contrátil de filamentos finos e espessos e um citoesqueleto de filamentos intermediários de desmina e vimentina.

O sarcoplasma é preenchido com filamentos finos, que formam parte do aparelho contrátil. Os filamentos espessos de miosina

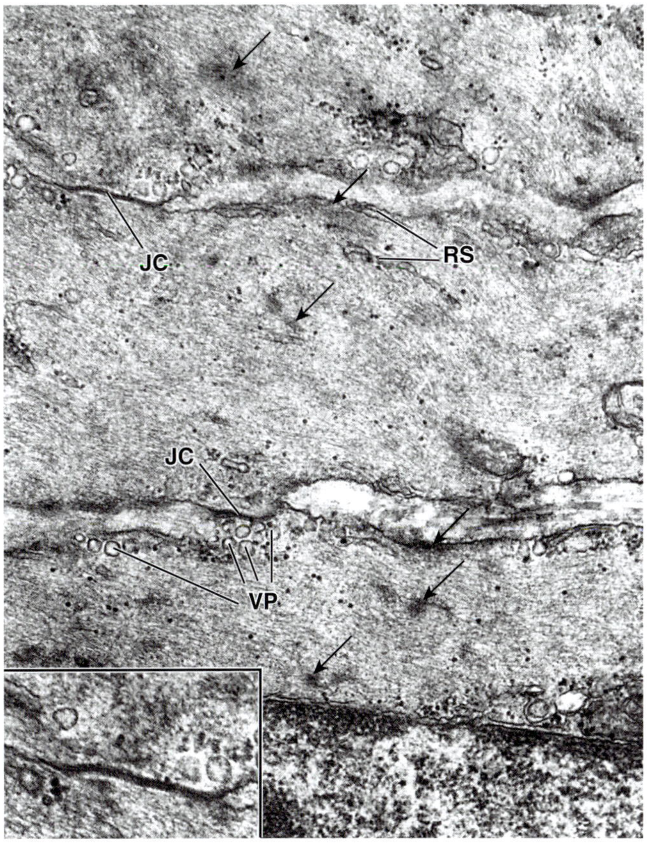

Figura 11.22 Eletromicrografia de células musculares lisas. Esta eletromicrografia mostra parte de três células musculares lisas. O núcleo de uma célula está na *parte inferior* da micrografia. A maior parte do citoplasma está ocupada por filamentos finos (de actina), que são reconhecíveis apenas neste aumento. As densidades citoplasmáticas contendo α-actinina ou corpos densos são visíveis entre os miofilamentos (*setas*). Os elementos do retículo sarcoplasmático (*RS*) e as vesículas pinocitóticas (*VP*) também estão indicados. As outras duas células na *parte central* e na *parte superior* da micrografia apresentam junções comunicantes (*JC*) visíveis, que possibilitam a comunicação entre células adjacentes. As *pequenas partículas escuras* consistem em glicogênio. 25.000×. **Detalhe.** Aumento da junção comunicante. Observe a existência de vesículas pinocitóticas. 35.000×.

estão dispersos por todo o sarcoplasma da célula muscular lisa. São extremamente lábeis e tendem a ser despolimerizados e se perder durante a preparação do tecido. No entanto, podem ser utilizadas técnicas especiais para reter a integridade estrutural dos filamentos espessos e, assim, demonstrá-los com a MET. Em uma célula muscular lisa, os filamentos finos estão aderidos a densidades citoplasmáticas ou corpos densos, que são visíveis entre os filamentos (Figura 11.23). Essas estruturas estão distribuídas por todo o sarcoplasma, em uma rede de filamentos intermediários contendo a proteína desmina. Os filamentos intermediários fazem parte do citoesqueleto da célula. Observe que o músculo liso dos vasos contém filamentos de vimentina, além dos filamentos de desmina.

Os componentes do aparelho contrátil nas células musculares lisas são os seguintes:

- Os filamentos finos contêm actina, a isoforma da tropomiosina do músculo liso, e duas proteínas específicas do músculo liso, a caldesmona e a calponina. Nenhuma troponina está associada à tropomiosina do músculo liso. A actina está envolvida na interação de geração de força com moléculas de miosina do músculo liso (SMM, do inglês *smooth muscle myosin*). As pesquisas sugerem que a posição da tropomiosina no filamento de actina é regulada pela fosforilação das cabeças de miosina. A caldesmona (120 a 150 kDa) e a calponina (34 kDa) são proteínas ligantes da actina, que bloqueiam o local de ligação da miosina. A ação dessas proteínas é dependente de Ca^{2+} e também é controlada pela fosforilação das cabeças de miosina
- Os filamentos espessos que contêm SMM diferem ligeiramente daqueles encontrados no músculo esquelético. Esses filamentos também são compostos de duas cadeias pesadas polipeptídicas e de quatro cadeias leves. No entanto, a estrutura dos filamentos espessos no músculo liso difere daquela do músculo esquelético. Em vez de um arranjo bipolar, as moléculas de SMM estão orientadas em uma direção em um dos lados do filamento e na direção oposta no outro lado do filamento. Nesse arranjo, as moléculas de miosina estão escalonadas em paralelo entre dois vizinhos imediatos e também estão ligadas de maneira antiparalela por uma superposição curta na extremidade de suas caudas (Figura 11.24). A polaridade das cabeças de miosina é a mesma ao longo de toda a extensão de um lado do filamento e o oposto no lado oposto. Esse filamento de miosina lateral polar também carece de "zona desnuda" central; no entanto, em seu lugar, apresenta extremidades desnudas assimetricamente afiladas. Essa organização aumenta ao máximo a interação dos filamentos espessos e finos, possibilitando que os filamentos finos sobrepostos sejam tracionados em todo o comprimento dos filamentos espessos.

Muitas outras proteínas estão associadas ao aparelho contrátil e são essenciais para a iniciação ou a regulação das contrações do músculo liso:

- A quinase das cadeias leves de miosina (MLCK, do inglês *myosin light chain quinase*) é uma enzima de 130 a 150 kDa, que é importante no mecanismo de contração do músculo liso. Essa quinase inicia o ciclo de contração após a sua ativação pelo complexo de Ca^{2+}-calmodulina. A MLCK ativa fosforila uma das cadeias leves reguladoras de miosina, possibilitando a formação de uma ligação cruzada com os filamentos de actina
- A calmodulina, uma proteína ligante do Ca^{2+} de 17 kDa, está relacionada com a TnC encontrada no músculo esquelético, que regula a concentração intracelular de Ca^{2+}. Um complexo de Ca^{2+}-calmodulina liga-se à MLCK para ativar essa enzima. Juntamente com a caldesmona, ela também pode regular a sua fosforilação e liberação a partir da actina F
- A α-actinina, uma proteína de 31 kDa, fornece o componente estrutural aos corpos densos.

Os corpos densos fornecem um local de fixação para os filamentos finos e os filamentos intermediários.

Os corpos densos contêm várias proteínas da placa de fixação, incluindo a α-actinina, que ancora (direta ou indiretamente) ao sarcolema tanto os filamentos finos quanto os filamentos intermediários. Desempenham importante papel na transmissão das forças contráteis geradas no interior da célula para a superfície celular, alterando o formato da célula (Figura 11.25). Dois filamentos proteicos intermediários, desmina e vimentina, são altamente expressos nas células musculares lisas. Filamentos intermediários formados a partir

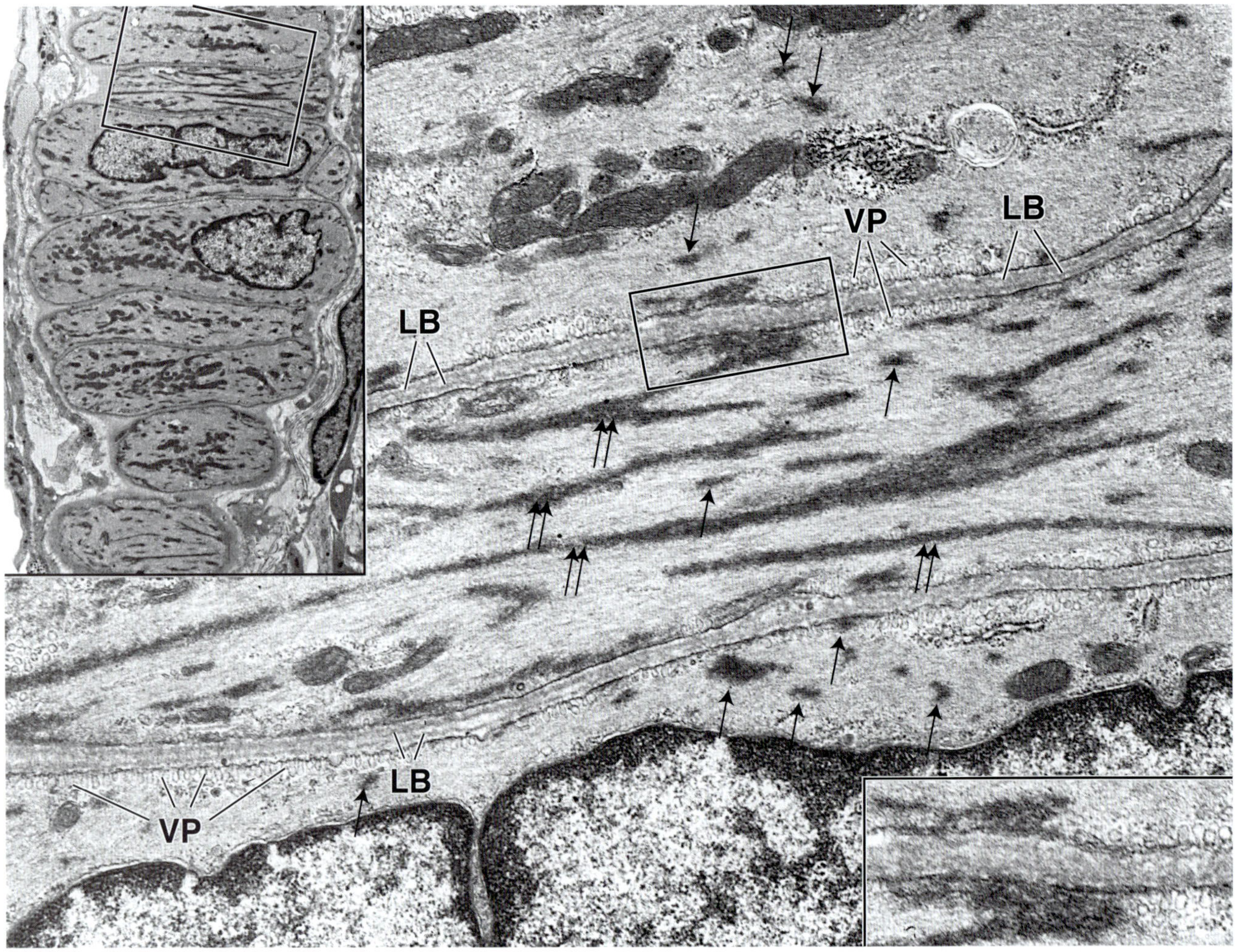

Figura 11.23 Eletromicrografias mostrando as densidades citoplasmáticas nas células musculares lisas vasculares. Detalhe superior. O plano de corte inclui apenas as células musculares lisas na parede vascular. O *retângulo* do *detalhe* mostra porções de três células musculares lisas em grande aumento na eletromicrografia maior. As densidades citoplasmáticas contendo α-actinina (*setas únicas*) aparecem geralmente como massas irregulares, algumas das quais estão aderidas à membrana plasmática. A célula no centro da micrografia foi cortada em um plano mais próximo da superfície celular e revela essas mesmas densidades como uma estrutura ramificada (*setas duplas*). Um modelo tridimensional das densidades citoplasmáticas revelaria uma rede anastomosada. LB, lâmina basal (externa); VP, vesículas pinocitóticas. 27.000×. **Detalhe inferior.** Aumento maior das densidades citoplasmáticas ligadas à membrana plasmática a partir da área indicada pelo *retângulo*. Observe que cada célula apresenta uma lâmina basal (externa). Além disso, as vesículas de pinocitose podem ser observadas em diferentes estágios de sua formação. 49.500×.

dessas proteínas são essenciais para a ligação de corpos densos, citoesqueleto celular e sarcolema. Essas conexões ajudam na contração da célula muscular lisa por meio de estabilização da posição dos corpos densos e possibilitando o movimento interno da membrana celular circundante (modificando o formato da célula).

Os corpos densos são análogos intracelulares das linhas Z do músculo estriado. Sustentando esse conceito, está o achado de que os corpos densos, embora apareçam frequentemente como pequenos corpos elétron-densos isolados e irregulares, também podem aparecer como estruturas lineares irregulares. Em cortes aleatórios, os corpos densos exibem uma configuração ramificada, compatível com uma rede anastomosada tridimensional que se estende do sarcolema até o interior da célula (ver Figura 11.23).

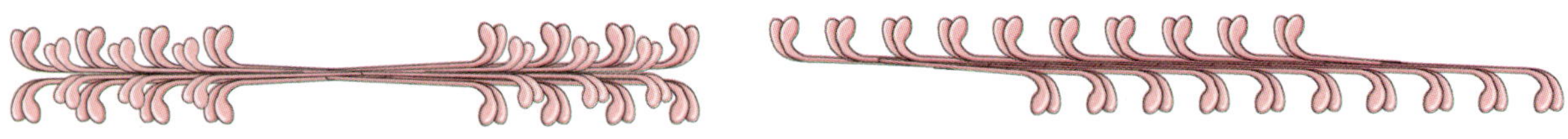

Figura 11.24 Comparação dos filamentos de miosina do músculo esquelético e do músculo liso. Este desenho mostra as diferentes organizações dos filamentos espessos de miosina. **A.** Os filamentos espessos bipolares são encontrados nos músculos esquelético e cardíaco. Apresentam uma organização helicoidal paralelo-antiparalelo de moléculas de miosina, com suas cabeças globulares que se projetam a partir de ambas as extremidades do filamento. Tal filamento apresenta uma "zona desnuda" no centro dos filamentos, que carece de cabeças globulares. **B.** Os filamentos espessos não helicoidais polares laterais são encontrados no músculo liso. Em tais filamentos, as moléculas de miosina II do músculo liso estão escalonadas em paralelo por duas vizinhas imediatas e também estão ligadas a uma molécula antiparalela por meio de uma curta sobreposição na extremidade mais distal de suas caudas. A polaridade das cabeças de miosina é a mesma ao longo de toda a extensão de um dos lados do filamento. Situação contrária é observada no lado oposto, no qual não há uma "zona desnuda" central; em seu lugar, o filamento apresenta extremidades assimetricamente afiladas e desnudas.

A contração no músculo liso é iniciada por um conjunto de impulsos, incluindo estímulos mecânicos, elétricos e químicos.

Os mecanismos que produzem contração das células musculares lisas são muito diferentes daqueles observados no músculo estriado. O músculo liso apresenta diversas vias de transdução de sinal, que iniciam e modulam a contração do músculo liso. Todas essas vias levam a uma elevação da concentração intracelular de Ca^{2+}, que é diretamente responsável pela contração muscular. Por conseguinte, a contração muscular pode ser desencadeada pelos seguintes mecanismos:

- Os impulsos mecânicos, como o estiramento passivo do músculo liso vascular, que ativam canais iônicos mecanossensíveis, levando ao início da contração muscular espontânea (reflexo miogênico)
- Despolarizações elétricas, como aquelas observadas durante a estimulação neural do músculo liso, desencadeiam a liberação dos neurotransmissores ACh e norepinefrina de terminações nervosas simpáticas e estimula os receptores localizados na membrana plasmática do sarcolema, o que modifica o potencial de membrana. Isso provoca a abertura dos canais de Ca^{2+} sensíveis à voltagem (ver adiante)
- Estímulos hormonais ou químicos, como aqueles desencadeados pela angiotensina II, vasopressina ou tromboxano A_2, atuam sobre receptores específicos da membrana celular, levando à sua ativação e à contração muscular. Quando receptores de membrana celular, tais como os receptores acoplados à proteína G (GPCR) ou os receptores de tirosinoquinase (TKR), são ativados por ligantes extracelulares, eles estimulam a síntese de inositol 1,4,5-trifosfato (IP_3) e diacilglicerol (DAG), dois segundos mensageiros importantes nas células musculares lisas. Essas substâncias utilizam vias de segundos mensageiros que não exigem geração de potencial de ação e a despolarização celular para desencadear a contração muscular. O DAG abre os canais de Ca^{2+} operados por receptores (ROC) na membrana celular, levando ao influxo de Ca^{2+}. A enzima IP_3 pode ativar receptores de IP_3 (IP_3R) nas membranas do REL, estimulando a liberação de Ca^{2+} do REL no citosol. A outra via de segundos mensageiros usada pelo músculo liso é a via do óxido nítrico (NO)-cGMP.

Em vez de um sistema T, as células musculares lisas dispõem de cavéolas que contêm várias proteínas envolvidas na regulação do Ca^{2+} intracelular.

Uma característica das células musculares lisas é a existência de um grande número de cavéolas (ver Figura 11.22). As cavéolas representam microdomínios invaginados da membrana plasmática ricos em colesterol e em glicoesfingolipídios. Contêm várias proteínas de sinalização e, com frequência, são descritas como "balsas lipídicas invaginadas". Diferem de invaginações semelhantes (*i. e.*, depressões revestidas que formam vesículas endocíticas) pela presença de caveolina, uma proteína de membrana integral de 22 kDa que se insere no folheto interno da membrana plasmática. Em vez de uma gaiola de clatrina semelhante a uma cesta para produzir uma invaginação da membrana plasmática semelhante a uma vesícula, as cavéolas oligomerizam e formam uma estrutura de caveolina para produzir o mesmo efeito de invaginação. Além de numerosas proteínas de sinalização, as cavéolas nas células musculares lisas contêm vários canais de Ca^{2+}, como o canal canônico potencial de receptor transitório (TRPC, do inglês *transient receptor potential canonical*), que possibilita o influxo de Ca^{2+}; o trocador Na^+/Ca^{2+} (NCX), que remove Ca^{2+} da célula; e os GPCR que estão envolvidos na regulação do Ca^{2+} intracelular mediada por ligantes.

As cavéolas invaginadas frequentemente estão em proximidade de perfis esparsos do REL e são circundadas pelas vesículas citoplasmáticas. As invaginações da membrana celular, as vesículas subjacentes e o REL funcionam de maneira análoga ao sistema T do músculo estriado para fornecer Ca^{2+} ao citoplasma. As concentrações intracelulares de Ca^{2+} são importantes na regulação da contração do músculo liso.

A regulação intracelular de Ca^{2+} nos músculos lisos envolve tanto o influxo de Ca^{2+} do espaço extracelular quanto a liberação de Ca^{2+} do retículo sarcoplasmático.

Vários sistemas controlam a concentração intracelular de Ca^{2+} por meio da regulação da entrada de Ca^{2+} na célula e sua liberação de locais de armazenamento do REL. Ocorre influxo de Ca^{2+} do espaço extracelular no músculo liso tanto por despolarização da membrana celular, com ativação subsequente dos canais de Ca^{2+} dependentes de voltagem (VDCC), quanto por canais de Ca^{2+} operados por receptores (ROCC) na membrana celular. A liberação de Ca^{2+} do REL é obtida por meio de ativação direta por moléculas de segundos mensageiros de canais de liberação de Ca^{2+} controlados, como receptores de rianodina (RyR) modificados e receptores IP_3 (IP_3R), ambos localizados no REL. Na célula não contraída, o Ca^{2+} que entra na célula após a ativação dos VDCCs geralmente é insuficiente para iniciar a contração do músculo liso, e tem de ser suplementada pela liberação de Ca^{2+} do REL. Em seguida, Ca^{2+} liga-se à calmodulina, que ativa a fosforilação da quinase da cadeia leve da miosina para iniciar a contração. Após iniciar o ciclo de contração, o Ca^{2+} é removido do sarcoplasma por bombas de cálcio dependentes de ATP e sequestrado no REL ou liberado no ambiente extracelular.

A contração do músculo liso é iniciada por uma alteração mediada pelo Ca^{2+} nos filamentos espessos que usam o sistema da quinase de calmodulina-miosina da cadeia leve.

Uma versão modificada do modelo de deslizamento dos filamentos pode explicar a contração tanto do músculo estriado quanto do músculo liso (ver Figura 11.25). À semelhança do músculo estriado, a contração é iniciada por uma elevação na concentração de Ca^{2+} no citosol; no entanto, a contração não atua por meio de um complexo de troponina-tropomiosina no filamento fino. Em vez disso, no músculo liso, a elevação da concentração de Ca^{2+} estimula uma quinase da cadeia leve de miosina (MLCK) para fosforilar uma das duas cadeias leves reguladoras da molécula de miosina do músculo liso. O Ca^{2+} liga-se à calmodulina para formar o complexo Ca^{2+}-calmodulina, o qual, por sua vez, liga-se à MLCK para ativar a reação de fosforilação da cadeia leve (Figura 11.26). Quando a cadeia leve é fosforilada, a SMM modifica a sua conformação de inativa (dobrada) em ativa (não dobrada), que pode ser então montada em filamentos de miosina polares laterais.

A fosforilação também ativa o local de ligação da actina na cabeça de miosina, possibilitando a sua fixação ao filamento de actina. Caso haja ATP, a cabeça de miosina se inclina,

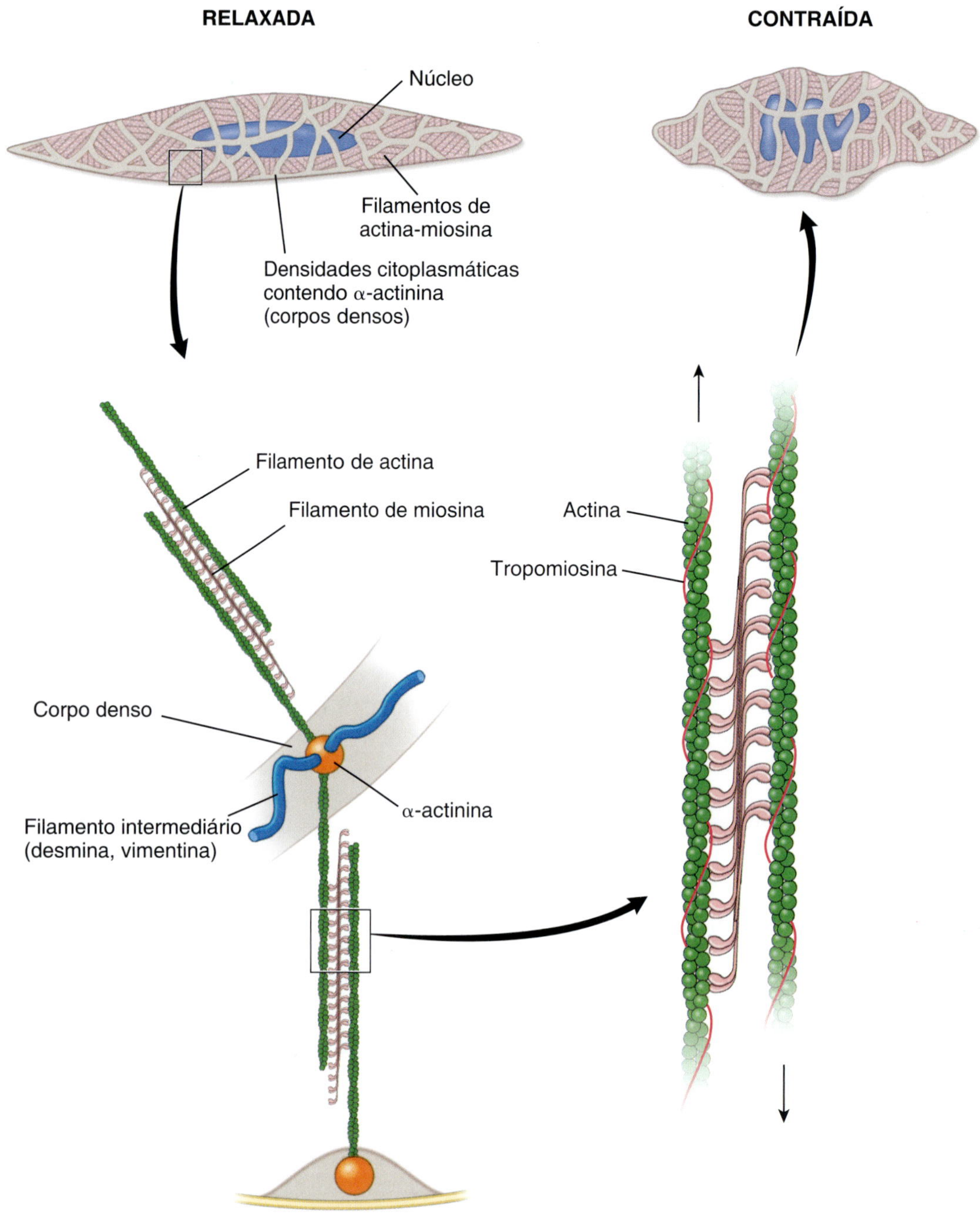

Figura 11.25 Modelo sugerido para a contração da célula muscular lisa. Feixes de filamentos finos e espessos de músculo liso são mostrados como linhas finas (*marrom-escuro*) ancoradas a uma rede de linhas mais espessas interconectadas (*bege*) que representam densidades citoplasmáticas (corpos densos). Eles são mostrados em células musculares relaxadas e contraídas na *parte superior* desta figura. Seguindo a *seta* para baixo a partir das células relaxadas, o aumento de dois filamentos mostra o arranjo detalhado de filamentos espessos polares laterais interagindo com filamentos finos de actina. Ambos os miofilamentos estão ancorados em densidades citoplasmáticas que são consideradas análogos intracelulares das linhas Z da musculatura estriada; contêm a proteína ligadora de actina α-actinina e os locais de ligação para filamentos intermediários. Por sua vez, essas densidades estão ancoradas no sarcolema. Observe o fragmento aumentado de filamento de miosina espesso polar lateral e sua interação com filamentos de actina *à direita*. Durante o ciclo de contração, ambos os filamentos deslizam em direções opostas no filamento de miosina, encurtando o comprimento de todo o miofilamento. Como a maioria dos feixes de miofilamentos contráteis apresenta orientação oblíqua em relação ao eixo longo da célula, sua contração encurta a célula e produz o formato de "saca-rolhas" do núcleo.

produzindo contração. Quando é desfosforilada, a cabeça da miosina dissocia-se da actina. Essa fosforilação ocorre lentamente e, com frequência, a contração máxima leva até 1 segundo para ocorrer. Além disso, a desfosforilação promove a dissociação dos filamentos de miosina e o retorno da miosina a seu estado inativo dobrado (ver Figura 11.26).

A SMM hidrolisa o ATP em cerca de 10% da velocidade que ocorre no músculo esquelético, produzindo um ciclo de ligação cruzada lento, que resulta em contração também lenta dessas células. Por conseguinte, as células musculares lisas e as células não musculares que se contraem por esse mesmo mecanismo são capazes de manter a contração durante longos períodos, utilizando apenas 10% do ATP necessário para que uma célula muscular estriada execute o mesmo trabalho.

A força da contração do músculo liso pode ser mantida por longos períodos em um "estado travado".

Além da fosforilação normal das cadeias leves reguladoras de miosina, as células musculares lisas têm um mecanismo secundário que possibilita a sua manutenção em um estado de contração prolongado, com gasto mínimo de ATP. Por exemplo, esse mecanismo é detectado nos músculos lisos vasculares e é utilizado para manter a força da contração (tônus dos vasos sanguíneos) por um tempo extenso. Esse denominado estado travado (do inglês *latch state*) da contração muscular lisa ocorre após a fosforilação inicial da miosina dependente de Ca^{2+}. A cabeça da miosina ligada à molécula de actina torna-se desfosforilada, causando redução na atividade da ATPase. Em consequência dessa diminuição na atividade da ATPase, a cabeça da miosina é incapaz de se desprender do filamento de actina, o que mantém o estado contraído. O estado travado é comparável, em muitos aspectos, ao *rigor mortis* do músculo estriado.

Aspectos funcionais do músculo liso

O músculo liso é especializado para contração lenta e prolongada.

Conforme assinalado anteriormente, as células musculares lisas podem entrar no estado "travado" e permanecer contraídas por longos períodos, sem qualquer fadiga. Podem se contrair de maneira semelhante a uma onda, produzindo movimentos peristálticos, como aqueles no sistema digestório e no sistema genital masculino, ou as contrações que podem ocorrer ao longo de todo o músculo, produzindo movimentos de eliminação (p. ex., aqueles da bexiga urinária, da vesícula biliar e do útero). O músculo liso exibe atividade contrátil espontânea na ausência de estímulos nervosos.

A contração do músculo liso é geralmente regulada por neurônios pós-sinápticos do sistema nervoso autônomo (SNA); a maior parte do músculo liso é inervada diretamente por nervos tanto simpáticos quanto parassimpáticos. No sistema digestório, o terceiro componente do SNA, a divisão entérica, constitui a principal fonte de nervos para as camadas musculares.

Embora o Ca^{2+} entre no citoplasma durante a despolarização pelos canais de Ca^{2+} dependentes de voltagem (VDCC), alguns canais de Ca^{2+}, denominados canais de Ca^{2+} operados por receptores (RyR, IP_3R), são ativados por hormônios por meio de suas vias de segundos mensageiros (ver Figura 11.26). Por conseguinte, a contração do músculo liso também pode ser iniciada por determinados hormônios secretados pela neuro-hipófise (p. ex., ocitocina e, em menor grau, hormônio antidiurético [HAD]). **Ocitocina** é um potente estimulante da contração da musculatura lisa, e sua liberação pelo lobo posterior da glândula hipófise (neuro-hipófise) é essencial para a contração uterina durante o parto. A ocitocina é frequentemente usada para induzir ou intensificar o trabalho de parto. Além da ocitocina, as células musculares lisas podem ser estimuladas ou inibidas por hormônios secretados pela medula das glândulas suprarrenais (p. ex., epinefrina e norepinefrina). Várias secreções peptídicas de células enteroendócrinas também estimulam ou inibem a contração do músculo liso, particularmente no sistema digestório e seus órgãos associados.

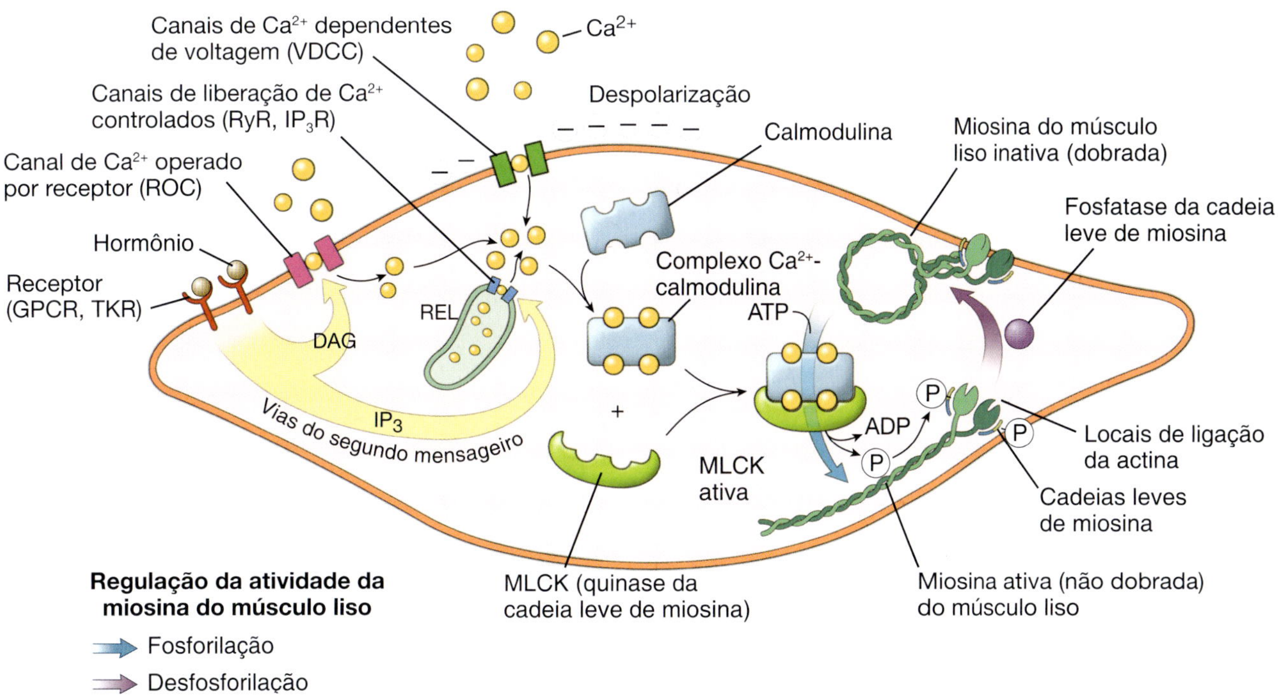

Figura 11.26 Diagrama esquemático ilustrando as etapas que levam ao início da contração do músculo liso. Para iniciar a contração do músculo liso, é necessário que ocorra elevação da concentração de Ca^{2+} dentro do citosol. Esse aumento é obtido pela despolarização inicial da membrana celular e ativação dos canais de Ca^{2+} dependentes de voltagem (*VDCC*) ou pela estimulação hormonal dos receptores acoplados à proteína G da superfície (*GPCR*) e/ou receptores de tirosinoquinase (*TKR*) de superfície celular. A ativação dos receptores estimula a síntese de inositol 1,4,5-trifosfato (IP_3) e de diacilglicerol (*DAG*), dois segundos mensageiros importantes nas células musculares lisas. O DAG abre os canais de Ca^{2+} operados por receptores (ROC) na membrana celular, levando a influxo de Ca^{2+} extracelular. A enzima IP_3 ativa canais de liberação de Ca^{2+} controlados (*RyR* ou IP_3R) nas membranas do REL, estimulando a liberação de Ca^{2+} do retículo endoplasmático liso (REL) para o citosol. O Ca^{2+} intracelular liga-se à calmodulina (quatro Ca^{2+} para cada molécula de calmodulina), formando um complexo de Ca^{2+}-calmodulina. Em seguida, esse complexo liga-se à quinase da cadeia leve de miosina (*MLCK*) e fosforila uma das duas cadeias leves reguladoras da molécula de miosina do músculo liso. A fosforilação modifica a conformação da miosina, que passa do estado inativo (dobrado) para o ativo (não dobrado), que permite sua montagem em filamentos polares laterais. O local de ligação da actina na cabeça da miosina é ativado, possibilitando sua fixação ao filamento de actina. Se houver ATP, a cabeça da miosina inclina-se, produzindo contração. A desfosforilação das moléculas de miosina do músculo liso pela fosfatase promove a dissociação dos filamentos de miosina. ADP, difosfato de adenosina; ATP, trifosfato de adenosina; REL, retículo endoplasmático liso.

As terminações nervosas no músculo liso são observadas apenas no tecido conjuntivo adjacente às células musculares.

As fibras nervosas atravessam o tecido conjuntivo nos feixes de células musculares lisas; ocorrem dilatações nessas fibras nervosas (*boutons en passant*) (ver Capítulo 12, *Tecido Nervoso*) adjacentes às células musculares a serem inervadas. Essas dilatações contêm vesículas sinápticas com transmissores neuromusculares. No entanto, o local neuromuscular não é comparável à junção neuromuscular do músculo estriado. Em vez disso, uma distância considerável, geralmente de 10 a 20 μm (até 200 μm em alguns locais), pode separar a terminação nervosa do músculo liso. Para alcançar o músculo, é necessário que o neurotransmissor liberado pela terminação nervosa se propague por toda essa distância.

Contudo, nem todas as células musculares lisas estão expostas diretamente ao neurotransmissor. Conforme assinalado anteriormente, as células musculares lisas estabelecem contato com as células vizinhas por meio de junções comunicantes. À semelhança do músculo cardíaco, a contração é propagada de uma célula para outra por meio das junções comunicantes, produzindo, assim, uma atividade coordenada dentro de um feixe ou camada de músculo liso. A junção comunicante entre duas células musculares lisas foi originalmente designada como nexo, um termo ainda em uso.

As células musculares lisas também secretam matriz do tecido conjuntivo.

As células musculares lisas contêm organelas típicas de células secretoras. Um RER e um complexo de Golgi bem desenvolvidos estão presentes na zona perinuclear. As células musculares lisas sintetizam ambos: colágeno do tipo IV (lâmina basal) e colágeno do tipo III (reticular) além de elastina, proteoglicanos e glicoproteínas multiadesivas. Com exceção das junções comunicantes, as células musculares lisas são circundadas por uma lâmina externa. Em alguns locais, como nas paredes dos vasos sanguíneos, e particularmente no útero durante a gravidez, as células musculares lisas secretam grandes quantidades de colágeno do tipo I e elastina.

Renovação, reparo e diferenciação

As células musculares lisas são capazes de sofrer divisão para manter ou aumentar seus números.

As células musculares lisas podem responder à lesão por meio de mitose. Além disso, o músculo liso contém populações de células que se replicam de modo regular. O músculo liso no útero prolifera durante o ciclo menstrual normal e durante a gravidez; ambas as atividades estão sob controle hormonal. As células musculares lisas dos vasos sanguíneos também se dividem regularmente no adulto, presumivelmente para substituir as células danificadas ou senescentes; o músculo liso da muscular externa do estômago e do cólon replica-se de modo regular e pode até mesmo sofrer espessamento lento ao longo da vida.

Foi constatado que novas células musculares lisas se diferenciam a partir das células-tronco mesenquimatosas indiferenciadas na túnica adventícia dos vasos sanguíneos. A diferenciação das células progenitoras musculares lisas é regulada por uma variedade de estímulos intracelulares e ambientais, e os músculos em desenvolvimento exibem ampla variedade de fenótipos em diferentes estágios de seu desenvolvimento. Até o momento, não foi identificado fator de transcrição que seja característico para a linhagem das células musculares lisas. No entanto, há indicações de que o fator de resposta (RF, do inglês *response factor*) sérico, um membro da família dos fatores de transcrição MADS-box, regule a maior parte dos genes marcadores de diferenciação do músculo liso. Foi também constatado que as células musculares lisas se desenvolvem a partir da divisão e diferenciação das células endoteliais e pericitos durante o processo de reparo após lesão vascular.

Os pericitos vasculares estão localizados na lâmina basal dos capilares e vênulas pós-capilares. Atuam como células progenitoras mesenquimatosas multipotenciais. Nos capilares, é difícil distingui-las morfologicamente da célula endotelial. Nas vênulas pós-capilares e vênulas pericíticas, podem revestir quase completamente o vaso com células que se assemelham às células musculares lisas (ver Capítulo 6, *Tecido Conjuntivo*, e Capítulo 13, *Sistema Cardiovascular*).

Nas feridas em cicatrização, os fibroblastos podem desenvolver características morfológicas e funcionais das células musculares lisas (miofibroblastos; ver Capítulo 6, *Tecido Conjuntivo*). As células epiteliais em numerosos locais, particularmente nas glândulas sudoríparas, glândulas mamárias, glândulas salivares, glândulas lacrimais e íris do olho, podem adquirir as características de células musculares lisas (células mioepiteliais). As células mioides dos testículos desempenham função contrátil nos túbulos seminíferos, e as células do perineuro, uma camada concêntrica de tecido conjuntivo que circunda grupos de fibras nervosas e separa os nervos periféricos em fascículos distintos, atuam como células contráteis e como células de barreira ao transporte.

Boxe 11.4

Considerações funcionais | Comparação dos três tipos de músculos

O músculo cardíaco compartilha características estruturais e funcionais com o músculo esquelético e o músculo liso. Tanto no músculo cardíaco quanto no músculo esquelético, os elementos contráteis – filamentos espessos e finos – estão organizados em sarcômeros circundados por REL e por mitocôndrias. Tanto as células musculares cardíacas quanto as células musculares lisas mantêm a sua individualidade, embora ambas estejam em comunicação funcional com suas vizinhas por meio de junções comunicantes. Além disso, as células musculares cardíacas e lisas apresentam um batimento espontâneo, que é regulado (mas não iniciado) por estímulos autônomos ou hormonais. Ambas contêm núcleos de localização central e organelas perinucleares. Essas características comuns sugerem que o músculo cardíaco pode ter evoluído na direção do músculo esquelético a partir do músculo liso nos sistemas circulatórios primitivos. Um resumo das principais características de todos os três tipos de músculo é fornecido no quadro a seguir.

(*continua*)

Boxe 11.4

Considerações funcionais | Comparação dos três tipos de músculos (*continuação*)

Comparação dos três tipos de músculos

	Esquelético	**Cardíaco**	**Liso**
	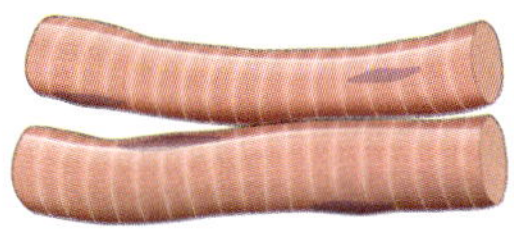	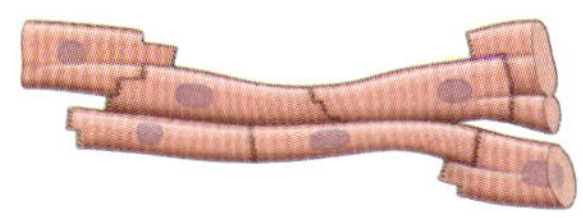	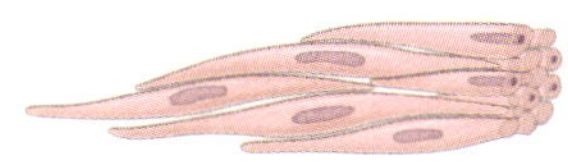
Características estruturais			
Célula muscular	Célula grande e alongada, de 10 a 100 μm de diâmetro, até 100 cm de comprimento (músculo sartório)	Célula curta e estreita, de 10 a 100 μm de diâmetro, 80 a 100 μm de comprimento	Célula fusiforme curta e alongada, de 0,2 a 2 μm de diâmetro, 20 a 200 μm de comprimento
Localização	Músculos do esqueleto, músculo estriado visceral (p. ex., língua, esôfago, diafragma)	Coração, veia cava superior e inferior, veias pulmonares	Vasos, órgãos e vísceras
Componentes do tecido conjuntivo	Epimísio, perimísio, endomísio	Endomísio, tecido conjuntivo subendocárdico e subpericárdico	Endomísio, bainhas e feixes
Fibra	Célula muscular esquelética única	Arranjo linear ramificado de várias células musculares cardíacas	Célula muscular lisa única
Sarcômero	Presente	Presente	Nenhum
Estriação	Presente	Presente	Nenhuma
Núcleo	Muitos núcleos periféricos	Um único núcleo central, circundado por região justanuclear	Núcleo único central
Túbulos T	Presentes na junção A-I (tríade: com duas cisternas terminais), dois túbulos T/sarcômero	Presentes nas linhas Z (díade: com pequenas cisternas terminais), um túbulo T/sarcômero; as fibras de Purkinje têm menor número de túbulos T	Nenhum, REL bem desenvolvido, numerosas invaginações (cavéolas) e vesículas citoplasmáticas
Junções intercelulares	Nenhuma	Discos intercalares contendo 1. Fáscias de adesão 2. Mácula de adesão (desmossomo) 3. Junções comunicantes	Junções comunicantes (nexo)
Características especiais	REL bem desenvolvido e túbulos T	Discos intercalares, fibras de Purkinje	Corpos densos, filamentos de desmina e vimentina, cavéolas e vesículas citoplasmáticas
Funções			
Tipo de inervação	Voluntária	Involuntária	Involuntária
Inervação eferente	Somática	Autônoma	Autônoma
Tipo de contração	"Tudo ou nada" (fibras dos tipos I e II)	Rítmicas, do tipo "tudo ou nada" (marca-passos, sistema de condução do coração)	Contrações espontâneas rítmicas, parciais e lentas (marca-passos do estômago)
Regulação da contração	Por ligação do Ca^{2+} a TnC, produz movimento da tropomiosina e expõe os locais de ligação da miosina nos filamentos de actina	Por ligação do Ca^{2+} a TnC, produz o movimento da tropomiosina e expõe os locais de ligação da miosina nos filamentos de actina	Por fosforilação da cadeia leve de miosina pela quinase da cadeia leve de miosina na existência do complexo Ca^{2+}-calmodulina
Crescimento e regeneração			
Mitose	Nenhuma	Nenhuma (em condição normal)	Presente
Resposta à demanda	Hipertrofia	Hipertrofia	Hipertrofia e hiperplasia
Regeneração	Limitada (células-satélites e células miogênicas da medula óssea)	Nenhuma (em condição normal)	Presente

REL, retículo endoplasmático liso; TnC, troponina C.

RESUMO

Tecido muscular

VISÃO GERAL DO TECIDO MUSCULAR

- O **tecido muscular** é responsável pelo movimento do corpo e produz alterações no tamanho e no formato dos órgãos internos
- Existem três tipos principais de tecido muscular: **músculo esquelético**, **cardíaco** e **liso**.

MÚSCULO ESQUELÉTICO

- As **células musculares esqueléticas**, denominadas **fibras** musculares esqueléticas, são longas, cilíndricas e formam um sincício multinucleado, com diâmetros de 10 a 100 μm
- As fibras musculares esqueléticas são mantidas unidas por tecido conjuntivo. O **endomísio** circunda cada fibra muscular; o **perimísio** circunda um grupo de fibras para formar um **fascículo**; e o **epimísio** consiste em tecido conjuntivo denso que circunda todo o músculo
- Três **tipos de fibras musculares esqueléticas** são identificados com base na sua velocidade de contração, velocidade enzimática e perfil metabólico. Os três tipos de fibras são a fibra **vermelha** (**tipo I, oxidativa lenta**), a **intermediária** (**tipo IIa, glicolítica oxidativa rápida**) e a **branca** (**tipo IIb, glicolítica rápida**)
- A subunidade estrutural e funcional da fibra muscular é a **miofibrila**. Esta é composta de **miofilamentos** precisamente alinhados: os **filamentos espessos**, que contêm miosina, e os **filamentos finos**, que contêm actina. A menor unidade de contração do músculo estriado é o **sarcômero**
- O arranjo dos **filamentos espessos** e **finos** dá origem às diferenças de densidade que produzem as estriações transversais da miofibrila. A **banda I** isotrópica de coloração clara contém principalmente filamentos finos fixados a ambos os lados da linha Z, enquanto a **banda A** anisotrópica de coloração escura contém principalmente filamentos espessos
- Os **filamentos espessos** consistem principalmente em **moléculas de miosina II**; os **filamentos finos** são compostos de **actina** e duas proteínas reguladoras principais (**tropomiosina** e **troponina**)
- As **linhas Z** localizadas entre sarcômeros contêm uma proteína ligante da actina (**α-actinina**) e proteínas da matriz Z
- O **ciclo de ligação cruzada da actomiosina** representa uma série de eventos bioquímicos e mecânicos acoplados entre as cabeças da miosina e moléculas de actina, que levam à contração muscular. O ciclo consiste em cinco estágios reconhecíveis: **fixação**, **liberação**, **inclinação**, **geração de força** e **refixação**
- A regulação da contração muscular envolve o Ca^{2+}, o retículo sarcoplasmático e o sistema tubular transverso
- O **retículo sarcoplasmático** forma **cisternas terminais** amplas, que atuam como reservatórios para o Ca^{2+}. Sua membrana plasmática contém quantidades abundantes de **canais de liberação de Ca^{2+} com comporta (receptores de rianodina [RyR1])**
- Os **túbulos transversos (túbulos T)** são formados por invaginações do sarcoplasma que penetram na fibra muscular entre cisternas terminais adjacentes. Apresentam quantidades abundantes de **proteínas sensoras de voltagem (receptores sensíveis à di-hidropiridina [DHSRs])**
- O túbulo T e as duas cisternas terminais adjacentes são denominados **tríade**. As tríades estão localizadas na junção entre as bandas A e I (duas para cada sarcômero)
- A despolarização da membrana do **túbulo T** desencadeia a liberação de Ca^{2+} das cisternas terminais para iniciar a contração muscular por meio de ligação ao complexo de troponina-tropomiosina
- O **relaxamento do músculo** resulta de diminuição na concentração citosólica de Ca^{2+} livre
- A **junção neuromuscular** (placa motora terminal) é a área de contato das terminações axônicas com a fibra muscular. O terminal axônico contém o neurotransmissor **acetilcolina (ACh)**
- A liberação de ACh na fenda sináptica da junção neuromuscular inicia a despolarização da membrana plasmática, que leva à contração muscular
- Os **fusos musculares** encapsulados e os **órgãos tendíneos de Golgi** são receptores de estiramento sensoriais (proprioceptores) nos músculos e tendões.

MÚSCULO CARDÍACO

- O **músculo cardíaco** é estriado e apresenta o mesmo tipo e arranjo de filamentos contráteis do músculo esquelético
- As **células musculares cardíacas** (miócitos cardíacos) são células cilíndricas curtas com um único núcleo de localização central. Estão presas umas às outras por discos intercalares, formando uma fibra muscular cardíaca
- Os **discos intercalares** representam junções adesivas altamente especializadas entre as células e contêm **fáscia de adesão, junções comunicantes** e **máculas de adesão** (desmossomos)
- As **cisternas terminais** são muito menores que as do músculo esquelético, e os túbulos T formam **díades**, que se localizam no nível da linha Z (uma por sarcômero)
- A passagem de Ca^{2+} do lúmen do túbulo T para o sarcoplasma de um miócito cardíaco é essencial para iniciar o ciclo de contração
- As **células musculares de condução cardíaca** especializadas (fibras de Purkinje) exibem contração rítmica espontânea. Geram e transmitem rapidamente potenciais de ação para várias partes do miocárdio
- O **sistema nervoso autônomo** regula a velocidade de contração do músculo cardíaco.

MÚSCULO LISO

- O **músculo liso** geralmente ocorre em feixes ou folhetos de pequenas células fusiformes alongadas (denominadas **fibras**), com extremidades finamente afiladas. Essas células são especializadas para contrações lentas e prolongadas
- As **células musculares lisas** contêm um aparelho contrátil de filamentos finos e espessos e um citoesqueleto de filamentos intermediários de desmina e vimentina. No músculo liso, a miosina é montada como **filamentos espessos em arranjo polar lateral**
- Não formam sarcômeros e não exibem estriações
- Os **filamentos finos** contêm actina, tropomiosina (uma isoforma do músculo liso), caldesmona e calponina. **Não há troponina** associada à tropomiosina do músculo liso
- Os filamentos finos estão fixados a densidades citoplasmáticas (**corpos densos**), que contêm **α-actinina** e que se localizam em todo o sarcoplasma e próximo ao sarcolema
- A **contração** do músculo liso é desencadeada por vários impulsos, incluindo estímulos mecânicos (estiramento passivo), elétricos (despolarização nas terminações nervosas) e químicos (hormônios que atuam por um segundo mensageiro)
- Como as células musculares lisas não têm túbulos T, o Ca^{2+} é liberado por **cavéolas** e vesículas citoplasmáticas
- A contração do músculo liso é iniciada pela ativação da **quinase da cadeia leve de miosina (MLCK)** e pelo **complexo Ca^{2+}–calmodulina**.

DESENVOLVIMENTO, REPARO, CICATRIZAÇÃO E RENOVAÇÃO

- Os **mioblastos** são derivados de células-tronco miogênicas multipotentes, que se originam no mesoderma. No início do desenvolvimento, essas células expressam o **fator de transcrição MyoD**, que desempenha papel essencial na ativação das expressões dos genes específicos dos músculos e na diferenciação de todas as linhagens musculares esqueléticas
- O reparo do músculo esquelético e sua regeneração podem ocorrer a partir de células-tronco miogênicas multipotenciais, denominadas **células-satélites**. Tais células são deixadas desde o desenvolvimento fetal e expressam o **fator de transcrição Pax7**
- Após a ocorrência de lesão do tecido muscular, as células-satélites são ativadas. Elas coexpressam Pax com MyoD, transformando-se em precursores miogênicos das células musculares esqueléticas
- A lesão do **músculo cardíaco** resulta em morte das células musculares cardíacas. O músculo cardíaco não tem capacidade de regeneração e é substituído por tecido conjuntivo fibroso
- As células **musculares lisas** são capazes de sofrer divisão para manter ou aumentar o seu número e tamanho.

PRANCHA 11.1 ■ Músculo esquelético 1

O **tecido muscular** é classificado de acordo com o aspecto de suas células contráteis. São identificados dois tipos principais: o músculo estriado, cujas células exibem um padrão de estriações transversais quando observadas à microscopia óptica; e o músculo liso, cujas células são desprovidas de estriações. O músculo estriado ainda é subclassificado de acordo com sua localização, ou seja, músculo esquelético, músculo estriado visceral e músculo cardíaco. O músculo esquelético é inserido em ossos e é responsável pelo movimento do esqueleto axial e apendicular e pela manutenção da posição e postura do corpo. O músculo estriado visceral é morfologicamente idêntico, mas limita-se aos tecidos moles, incluindo: língua, faringe, parte superior do esôfago e diafragma. O músculo cardíaco é um tipo de músculo estriado encontrado no coração e na base das grandes veias que desembocam no coração.

As estriações transversais no músculo estriado são produzidas pela organização dos elementos contráteis que existem na célula muscular, ou seja, os filamentos finos, compostos, em grande parte, da proteína actina, e os filamentos espessos, compostos da proteína miosina II. Os dois tipos de miofilamentos ocupam a maior parte do citoplasma. As células musculares estriadas esqueléticas e viscerais, mais comumente denominadas *fibras*, constituem um sincício multinucleado, formado durante o desenvolvimento pela fusão de células musculares lisas pequenas, denominadas *mioblastos*.

Cada fibra é circundada por uma delicada trama de fibras colágenas, designada como *endomísio*. Por sua vez, os feixes de fibras musculares que formam unidades funcionais em um músculo são circundados por uma camada mais espessa de tecido conjuntivo, denominado *perimísio*. Por fim, a bainha de tecido conjuntivo denso que envolve o músculo é denominada *epimísio*. A força gerada por unidades de fibras musculares é transmitida aos elementos colágenos de cada um desses elementos de tecido conjuntivo até o elemento final, o tendão.

Músculo esquelético, ser humano, hematoxilina e eosina (H-E), 33×.

Esta micrografia de pequeno aumento mostra um corte longitudinal de músculo estriado. O tecido muscular está disposto em séries de **fascículos** (*F*). As fibras musculares individuais em um fascículo estão em grande proximidade umas das outras, mas não são individualmente discerníveis. As pequenas estruturas semelhantes a pontos azuis são os núcleos das fibras. Apesar da dificuldade de identificação neste aumento, entre os fascículos, há tecido conjuntivo denso, o **perimísio** (*P*). Um nervo (*Nv*) é também evidente na micrografia.

Músculo esquelético, ser humano, H-E, 33×.

Esta micrografia mostra parte de um músculo em corte transversal. Mais uma vez, feixes individuais de fibras musculares ou **fascículos** (*F*) podem ser facilmente identificados. Diferentemente da micrografia anterior, mesmo neste pequeno aumento, com um exame cuidadoso, é possível identificar **fibras musculares** (*FM*) individuais em muitos dos fascículos. Cada uma é delimitada por tecido conjuntivo, que constitui o **perimísio** (*P*). Nesta micrografia, é possível identificar também um tecido conjuntivo denso circundando o músculo, denominado **epimísio** (*E*).

Músculo esquelético, ser humano, H-E, 256×, detalhe, 700×.

Este maior aumento de um corte longitudinal de um músculo revela dois **fascículos** (*F*) **musculares**. Neste aumento, o padrão de bandeamento transversal é apenas perceptível. Com poucas exceções, os núcleos (*N*), que tendem a se dispor em arranjos lineares, pertencem às fibras musculares individuais. Nesta micrografia, um pequeno vaso sanguíneo (*VS*) também é evidente. O *detalhe*, obtido de uma amostra incluída em resina e fixada com glutaraldeído, é um aumento muito maior de uma porção de duas fibras musculares. As principais bandas são facilmente identificáveis neste aumento graças ao grau de preservação da amostra. A banda espessa de coloração escura é a banda A. Entre as bandas A, encontra-se uma área fracamente corada, a banda I, que é dividida ao meio pela linha Z. Os dois núcleos (*N*) alongados pertencem às fibras musculares. Abaixo deles estão um capilar (*C*) e parte do núcleo de uma célula endotelial (*NCE*). Neste maior aumento, os núcleos endoteliais, bem como os núcleos dos fibroblastos, podem ser distinguidos dos núcleos das células musculares pelo seu menor tamanho e pela cromatina densa (heterocromatina), que lhes confere uma coloração escura. Os núcleos (*N*) das células musculares exibem mais eucromatina, com pontos de heterocromatina, conferindo-lhes, assim, coloração mais clara.

Músculo esquelético, ser humano, H-E, 256×.

Neste corte transversal, **fibras musculares** (*FM*) individuais são mais facilmente discerníveis que as unidades de fibras musculares vistas em cortes longitudinais. Por exemplo, se imaginarmos um corte através de várias células (ver *linha tracejada*), a grande proximidade das células musculares pode mascarar o limite entre cada uma das células em um fascículo quando observado no plano oposto ou longitudinal. O **tecido conjuntivo** (*TC*), que é facilmente aparente aqui e constitui o perimísio, separa os fascículos. Os núcleos das fibras estão localizados na periferia da célula. Neste aumento, é difícil distinguir entre fibroblastos ocasionais que pertencem ao endomísio e os núcleos das células musculares.

C, Capilar
E, Epimísio
F, Fascículo
FM, Fibras musculares
N, Núcleos
NCE, Núcleo da célula endotelial
Nv, Nervo
P, Perimísio
TC, Tecido conjuntivo
VS, Vaso sanguíneo

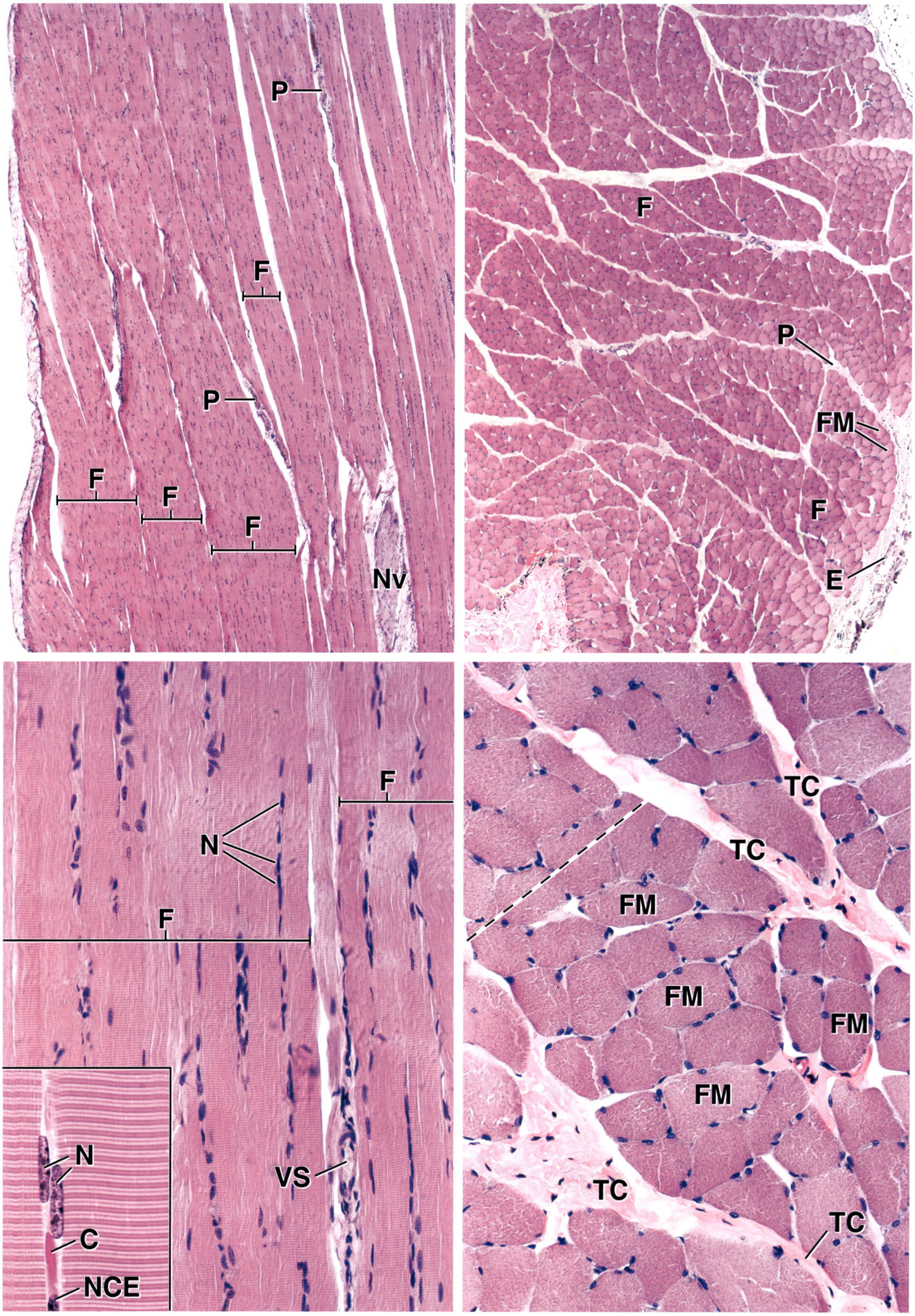
P
F
P
F
F
F
Nv
F
P
FM
F
E
F
N
F
VS
N
C
NCE
TC
TC
FM
FM
FM
FM
TC
TC

PRANCHA 11.2 ■ Músculo esquelético 2 e microscopia eletrônica

A **miofibrila** é a subunidade estrutural e funcional de uma fibra muscular contendo **sarcômeros.** À microscopia óptica, as miofibrilas são mais bem identificadas em maior aumento, em um corte transversal da célula, onde aparecem como estruturas semelhantes a pontos. O efeito geral é de pontilhado no citoplasma. Cada miofibrila é composta por dois tipos de miofilamentos organizados em sarcômeros: (1) o filamento espesso de miosina II; e (2) a actina e suas proteínas associadas que constituem os filamentos finos. As diferenças de densidade decorrem do arranjo dos filamentos espessos e finos. As diferentes densidades, por sua vez, criam as estriações transversais da miofibrila quando vistas em corte longitudinal. O local de sobreposição dos filamentos finos e espessos produz a banda A escura. A banda I de aparência clara contém os filamentos finos. Um exame cuidadoso da banda A ao microscópio óptico revela uma área de coloração clara no meio da banda A. Essa área é designada como *banda H*, que é ocupada por filamentos espessos e desprovida de filamentos finos. No meio de cada banda I, encontra-se a linha Z densa e fina, à qual estão presos os filamentos finos.

A distância entre as linhas Z é designada como *sarcômero*. Quando o músculo se contrai, ocorre encurtamento do sarcômero e da banda I. No entanto, os filamentos mantêm um comprimento constante. Dessa forma, a contração muscular é produzida por um aumento na sobreposição entre os dois tipos de filamentos.

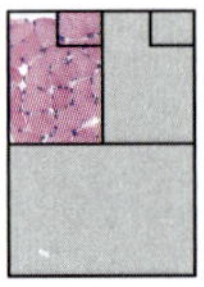

Músculo esquelético, ser humano, hematoxilina e eosina (H-E), 512×; detalhe, 985×.

Esta micrografia mostra um corte transversal de um fascículo muscular. Em geral, as **fibras musculares** (*FM*) exibem um formato poligonal, mas variam apenas levemente na sua largura. Entre os numerosos núcleos que podem ser observados nesse plano de corte, apenas alguns pertencem às fibras musculares. Os núcleos das fibras musculares (*NFM*) são vistos na periferia do citoplasma da fibra. Os núcleos dos fibroblastos (*NF*) que pertencem ao endomísio situam-se claramente fora da fibra muscular, são tipicamente menores e exibem maior densidade que os núcleos das fibras musculares. Entre as fibras musculares, estão também presentes capilares (*C*) sanguíneos. Os núcleos das células endoteliais (*NCE*) também são relativamente densos. Outros núcleos que podem estar presentes, mas cuja identificação é muito difícil, pertencem às células-satélites. O *detalhe,* que mostra a área dentro do retângulo, revela diversos núcleos, dois dos quais pertencem às fibras musculares (*FM*). O núcleo pequeno e muito denso (*NF*) provavelmente pertence a um fibroblasto do endomísio. Aqui, observa-se também claramente um capilar (*C*) em corte transversal. A característica mais notável neste aumento é o aspecto das miofibrilas das células musculares, que aparecem como estruturas puntiformes (semelhantes a pontos).

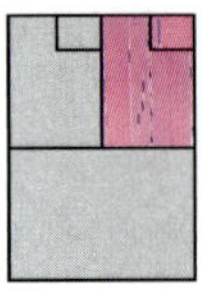

Músculo esquelético, ser humano, H-E, 512×; detalhe, 985×.

Esta micrografia, um corte longitudinal de uma amostra incluída em resina acrílica e fixada com glutaraldeído, revela quatro **fibras musculares** (*FM*). Embora pareçam ser acentuadamente diferentes quanto à largura, a diferença deve-se, principalmente, ao plano de corte através de cada uma das fibras. Como os núcleos das fibras musculares estão localizados na periferia da célula, a sua localização é variável quando observados em corte longitudinal. Por exemplo, três núcleos (*N*) são vistos no que parece ser uma região central de uma fibra. Isso se deve ao corte passando pela periferia dessa fibra. O espaço claro em qualquer uma das extremidades de dois desses núcleos representa a porção citoplasmática da célula que contém organelas e é desprovida de miofibrilas. Outros núcleos das fibras musculares (*NFM*) podem ser vistos na periferia das fibras. Observe que eles exibem um padrão de cromatina semelhante aos três núcleos previamente descritos. Esta micrografia também mostra um **capilar** (*C*) seguindo o seu percurso ao longo do centro da micrografia. Nesse plano do corte, é difícil distinguir claramente entre os núcleos das células endoteliais e os dos fibroblastos no endomísio. Talvez o aspecto mais significativo de um corte longitudinal de uma fibra muscular consista nas estriações que ela exibe. O *detalhe* mostra o padrão de bandeamento da fibra muscular, em maior aumento. As linhas de coloração escura correspondem à banda A. A área de coloração clara é a banda I, que é dividida ao meio pela linha Z de coloração escura.

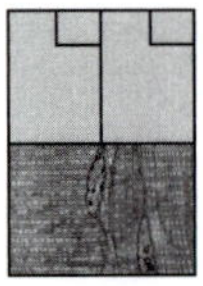

Músculo esquelético, ser humano, eletromicrografia, 5.000×.

A eletromicrografia em pequeno aumento mostrada aqui deve ser comparada com o detalhe das fibras musculares em corte longitudinal da figura anterior. Revela partes de três **fibras musculares** (*FM*), duas das quais exibem um núcleo (*N*). Entre as células, observa-se a existência de diversas fibras colágenas que identificam o **endomísio** (*E*). A eletromicrografia ilustra bem o padrão em bandeamento das **miofibrilas** (*MF*). Diferentemente do músculo em corte longitudinal no *detalhe* acima, nesta eletromicrografia, é possível identificar miofibrilas (*MF*) individuais. Cada miofibrila corresponde às estruturas puntiformes vistas no *detalhe* das fibras musculares em corte transversal acima. Observe que as miofibrilas adjacentes estão alinhadas umas com as outras e exibem diferentes larguras. Cada fibra muscular é essencialmente uma estrutura cilíndrica, muito semelhante a uma cavilha; por conseguinte, quando cortada em plano longitudinal, a largura de cada miofibrila varia dependendo da porção da estrutura cilíndrica em que foi realizado o corte.

C, Capilares
E, Endomísio
FM, Fibra muscular
MF, Miofibrila
N, Núcleo
NCE, Núcleos das células endoteliais
NF, Núcleos dos fibroblastos
NFM, Núcleos das fibras musculares

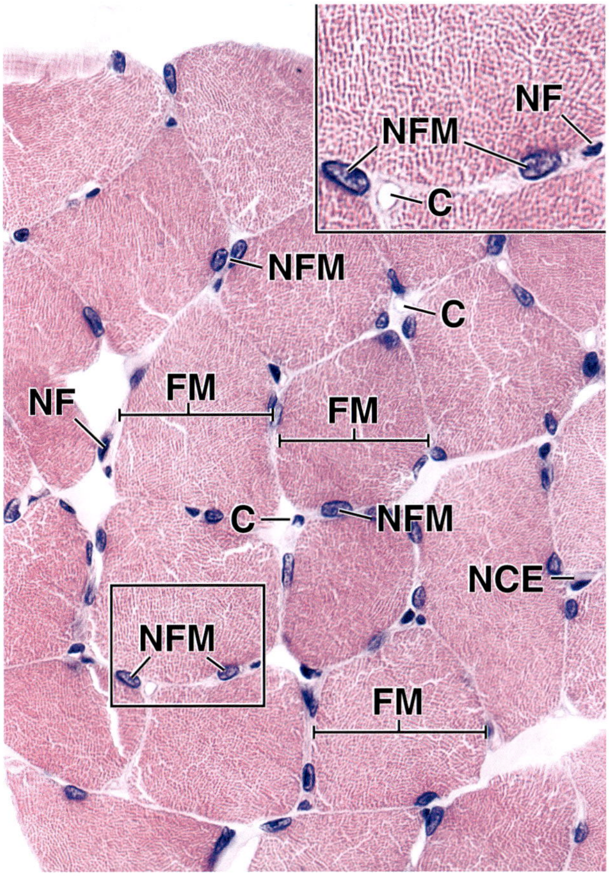
NF
NFM
C
NFM
C
NF
FM
FM
C
NFM
NCE
NFM
FM

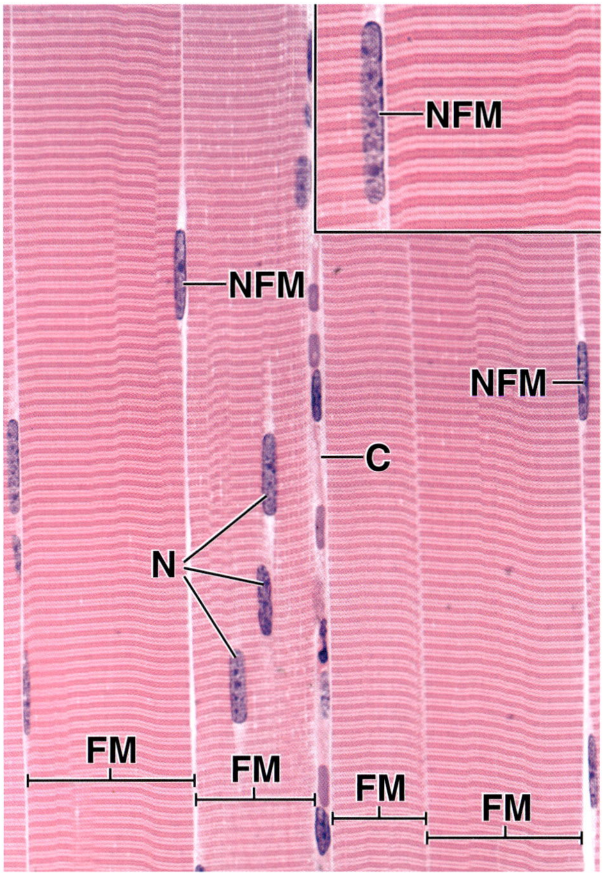
NFM
NFM
NFM
C
N
FM
FM
FM
FM

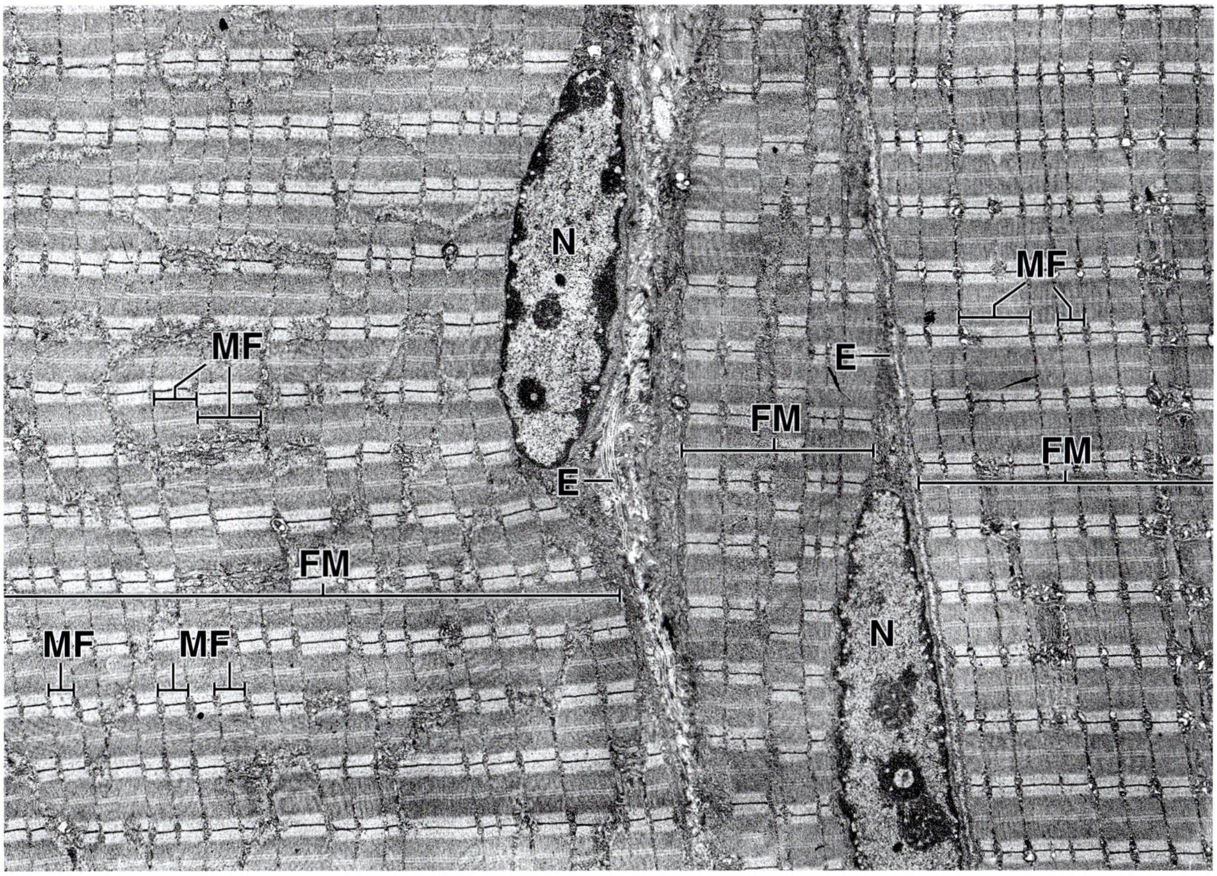
N
MF
MF
E
FM
E
FM
FM
MF
MF
N

PRANCHA 11.3 ■ Junção miotendínea

A força gerada pelo músculo esquelético para possibilitar o movimento do corpo é transmitida por meio de tendões aos quais estão conectadas as fibras musculares. O local de fixação entre uma fibra muscular e o colágeno do tendão é designado como **junção miotendínea**. As fibras musculares no local de junção terminam em numerosas projeções citoplasmáticas digitiformes que ampliam a área de contato do músculo com o tendão. Nas extremidades de cada prolongamento e entre essas projeções, as fibrilas colágenas do tendão fixam-se à lâmina basal da célula (ver eletromicrografia nesta prancha). À microscopia óptica, esses prolongamentos digitiformes não são discernidos e aparecem misturados com o tendão. Detalhes dessa relação só podem ser discernidos à microscopia eletrônica. Os últimos sarcômeros na fibra muscular terminam onde os prolongamentos digitiformes começam. Nesse ponto, a extremidade do sarcômero não contém a linha Z, e os filamentos de actina da banda A continuam nos prolongamentos digitiformes citoplasmáticos até alcançar o sarcolema.

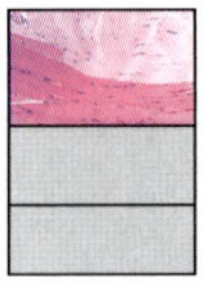

Junção miotendínea, macaco, hematoxilina e eosina (H-E), 365×.

Esta micrografia mostra um **tendão** (*Te*) e, adjacentes a ele, diversas **fibras musculares** (*FM*). O tendão contém tendinócitos dispersos, cujos núcleos (*N*) estão comprimidos entre os feixes de colágeno do tendão. Várias fibras musculares (*FM'*) são vistas no ponto onde terminam e se fixam às fibras do tendão. A área no *retângulo* é mostrada em maior aumento na micrografia a seguir.

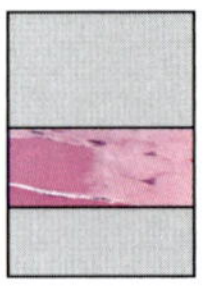

Junção miotendínea, macaco, H-E, 1.560×.

A **fibra muscular** (*FM*) nesta micrografia é vista no ponto onde ela termina. Observe o padrão em bandeamento da fibra muscular. Neste aumento, os prolongamentos digitiformes (*setas*) na extremidade da fibra muscular são claramente vistos. Entre as estruturas digitiformes são observadas as fibras colágenas do tendão. Os núcleos dos tendinócitos (*Tc*) são distinguíveis nos locais de continuidade com a fibra muscular.

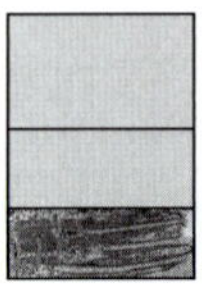

Junção miotendínea, macaco, eletromicrografia, 24.000×.

Esta eletromicrografia mostra a extremidade de parte de um músculo. Observe que o último **sarcômero** (*S*) não contém a linha Z. Os filamentos de actina parecem se estender a partir da banda A e continuam ao longo da extensão dos prolongamentos digitiformes, fixando-se, aparentemente, ao sarcolema. Entre os prolongamentos digitiformes, veem-se as **fibrilas colágenas** (*setas*) do tendão. (Cortesia do Dr. Douglas Kelly.)

FM, Fibras musculares
FM', Terminação das fibras musculares
N, Núcleos
S, Sarcômero
Tc, Tendinócitos
Te, Tendão

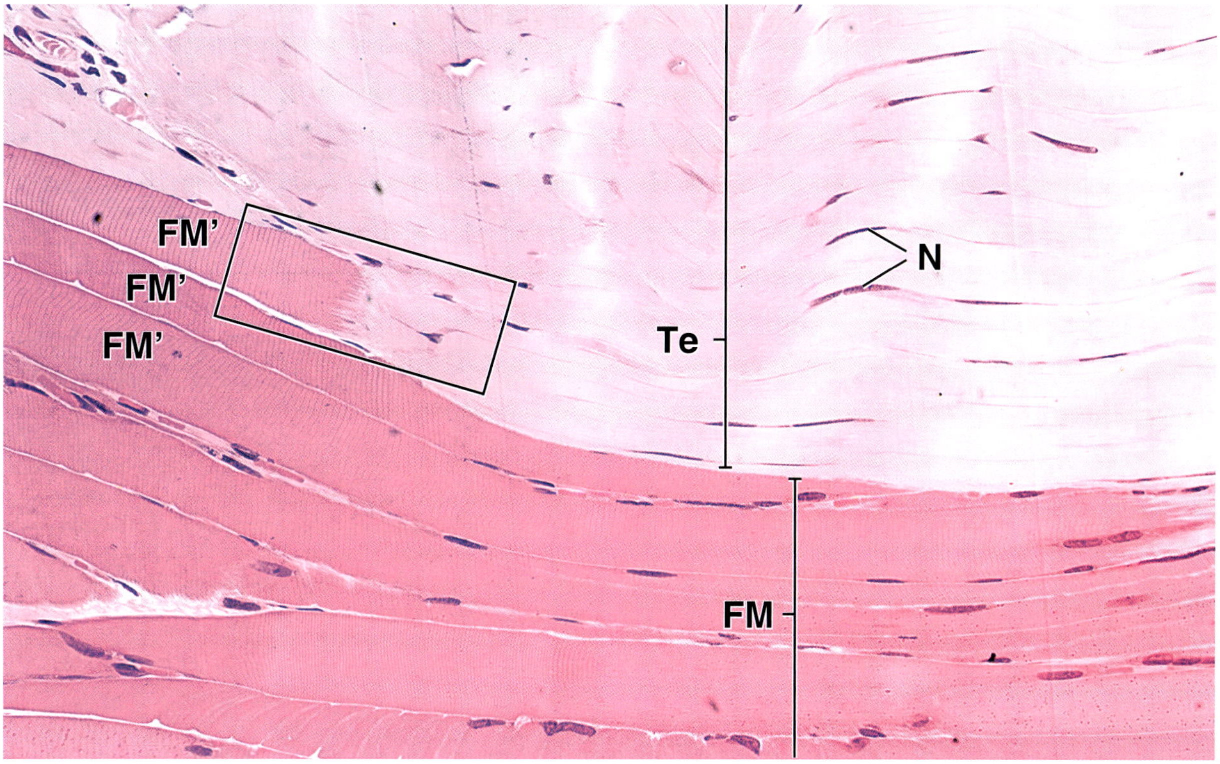
FM'
FM'
FM'
Te
N
FM

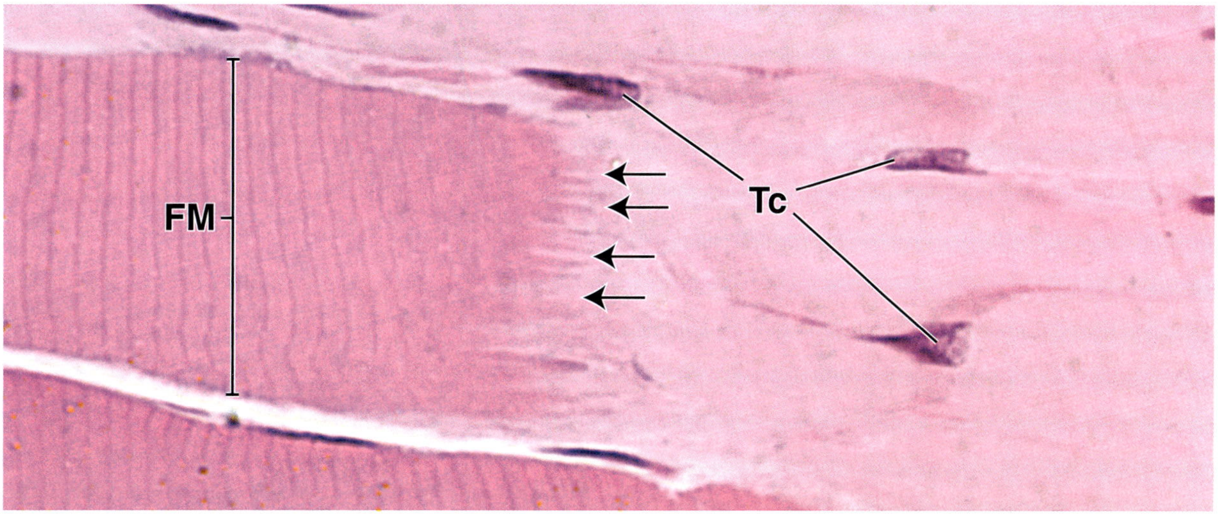
FM
Tc

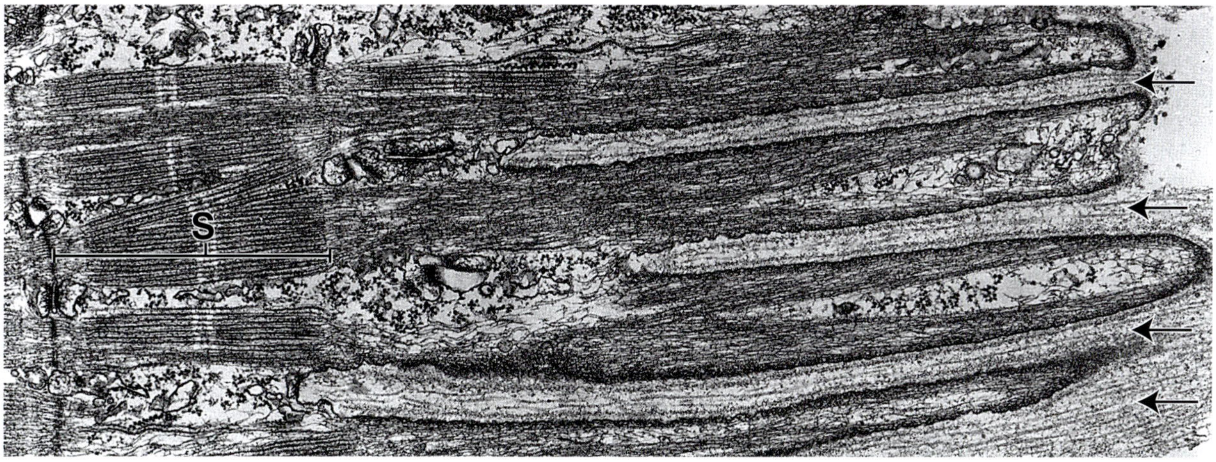
S

PRANCHA 11.4 ■ Músculo cardíaco

O **músculo cardíaco** consiste em fibras que contêm o mesmo arranjo dos filamentos contráteis e, portanto, os mesmos padrões de bandeamento transversal que são observados nos músculos estriados esqueléticos e viscerais. Embora seja um músculo estriado, o músculo cardíaco difere em muitos aspectos significativos dos músculos estriados esqueléticos e viscerais. O músculo cardíaco é constituído por células unidas por junções intercelulares complexas, formando uma unidade funcional (fibra). As diferenças histologicamente evidentes entre as fibras musculares cardíacas e as outras fibras musculares estriadas consistem na existência, no músculo cardíaco, dos **discos intercalares** (as representações das junções intercelulares à microscopia óptica), na localização no centro da célula dos núcleos das células musculares cardíacas e na ramificação de suas fibras. Todas essas características são evidentes em um corte longitudinal de boa qualidade do músculo.

Músculo cardíaco, coração, ser humano, hematoxilina e eosina (H-E), 160×.

Esta figura mostra um corte longitudinal do músculo cardíaco. As fibras musculares estão dispostas horizontalmente na ilustração e exibem estriações transversais. Além das estriações transversais (aquelas de maior frequência), existe outro grupo de bandas transversais muito pronunciadas, correspondendo aos **discos intercalares** (*DI*). Comumente, os discos intercalares aparecem como uma faixa reta; no entanto, algumas vezes, estão dispostos como os degraus de uma escada (ver também figura *à direita*). Esses discos nem sempre são vistos em cortes de rotina corados por H-E; portanto, os discos intercalares não são as estruturas que possibilitam a identificação do músculo cardíaco ao microscópio óptico. Os discos intercalares são contatos intercelulares opostos. Assim, as fibras musculares cardíacas diferem em um aspecto fundamental das fibras do músculo esquelético: enquanto a fibra muscular cardíaca consiste em um alinhamento terminoterminal de unidades celulares (células musculares cardíacas), a fibra muscular esquelética é uma única unidade protoplasmática multinucleada. Ao examinar um corte longitudinal de músculo cardíaco, é útil examinar as fibras ao longo de seus eixos maiores. Ao proceder dessa maneira, é provável que haja locais em que as fibras se ramifiquem. Duas dessas ramificações estão indicadas pelas *setas* nesta figura. As fibras musculares cardíacas são circundadas por endomísio, uma fina camada de tecido conjuntivo (*TC*), que é representado nesta figura pelos núcleos alongados dos fibroblastos.

Músculo cardíaco, coração, ser humano, H-E, 400×.

À semelhança do músculo esquelético, o músculo cardíaco é composto por unidades contráteis lineares, as **miofibrilas**. Nesta figura, essas miofibrilas são vistas como estruturas lineares dispostas longitudinalmente, que se estendem pelo comprimento da célula. As miofibrilas separam-se para se desviar do núcleo e, ao fazê-lo, delineiam uma região perinuclear do citoplasma desprovida de miofibrilas e suas estriações transversais. Essas áreas citoplasmáticas perinucleares (*asteriscos*) contêm as organelas citoplasmáticas que não estão diretamente envolvidas no processo contrátil. Muitas células musculares cardíacas são binucleadas; tipicamente, ambos os núcleos ocupam a região do citoplasma desprovida de miofibrilas, conforme mostrado na célula marcada pelos *asteriscos*. O terceiro núcleo nessa região parece pertencer ao tecido conjuntivo acima ou abaixo do plano de corte "em foco". Com frequência, a coloração dos núcleos das células musculares em uma amostra é muito característica, particularmente quando vista de frente, como aqui. Observe, no núcleo entre os *asteriscos,* o nucléolo bem corado e o padrão delicado do restante do núcleo. Como esses aspectos foram caracterizados para determinada amostra, torna-se fácil identificar núcleos com características semelhantes de coloração em toda a amostra. Por exemplo, examine o campo na figura *à esquerda* à procura de núcleos com características semelhantes. Ao fazê-lo, é muito mais fácil identificar os núcleos das células do tecido conjuntivo (*TC*), que exibem diferentes propriedades de coloração e que não estão posicionadas na mesma orientação que as células musculares. Além disso, vários **discos intercalares** (*DI*) são bem visualizados nessa figura. Com frequência, têm aspectos de faixas retas, mas também podem estar dispostas em degraus.

Músculo cardíaco, coração, ser humano, H-E, 160×.

Esta figura mostra fibras de músculos cardíacos em corte transversal. Muitas delas exibem perfis poligonais de contorno liso ou arredondados. No entanto, algumas fibras geralmente exibem um perfil mais irregular e alongado. Tais fibras provavelmente refletem um perfil tanto de uma fibra quanto de um ramo da fibra. A região de coloração mais clara no centro de muitas fibras representa a região desprovida de miofibrilas da célula descrita anteriormente e indicada pelos *asteriscos* na *parte superior* da figura *à direita.* As fibras musculares individuais são circundadas por um tecido conjuntivo delicado. Este contém capilares e, algumas vezes, vasos maiores, como a vênula (*V*) no centro do feixe de fibras musculares. Quantidades maiores de tecido conjuntivo (*TC*) circundam os feixes de fibras, e esse tecido contém vasos sanguíneos de maior calibre, como a arteríola (*A*) marcada na figura.

Músculo cardíaco, coração, ser humano, H-E, 400×.

Em maior aumento, é possível identificar as extremidades cortadas das miofibrilas. Aparecem como numerosas áreas vermelhas, que conferem à face de corte da célula muscular uma aparência pontilhada. Os núcleos (*N*) ocupam uma posição central, circundados por miofibrilas. Lembre-se de que os núcleos das fibras musculares esqueléticas estão localizados na periferia da célula. Conforme assinalado, observe também que a área central da célula, na qual não se vê o núcleo e é desprovida de miofibrilas, exibe áreas de citoplasma perinuclear (*asteriscos*) semelhante àquela marcada na figura imediatamente acima. Observe que o tecido conjuntivo em torno das fibras musculares individuais contendo capilares (*C*) e, às vezes, vasos maiores, como a vênula (*V*), é bem visualizado nesse aumento maior.

A, Arteríola
C, Capilares
DI, Discos intercalares
N, Núcleos das células musculares cardíacas
TC, Tecido conjuntivo
V, Vênula
Asteriscos, Áreas citoplasmáticas perinucleares
Setas, Locais em que as fibras se ramificam

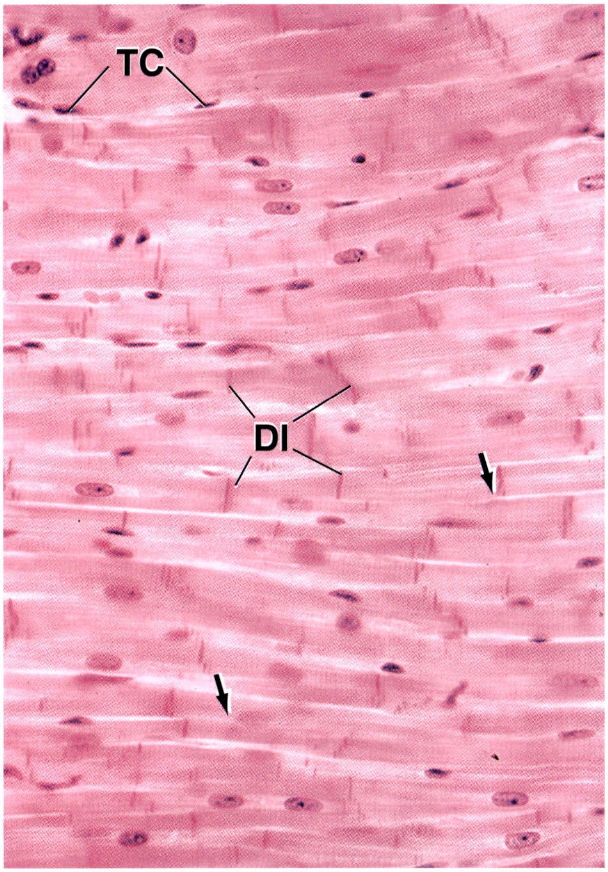
TC
DI

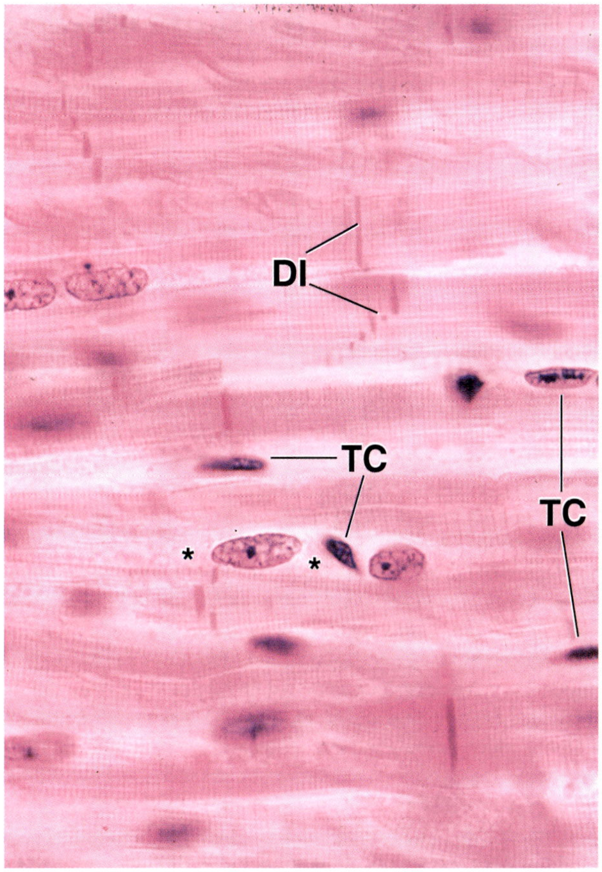
DI
TC
*
*
TC

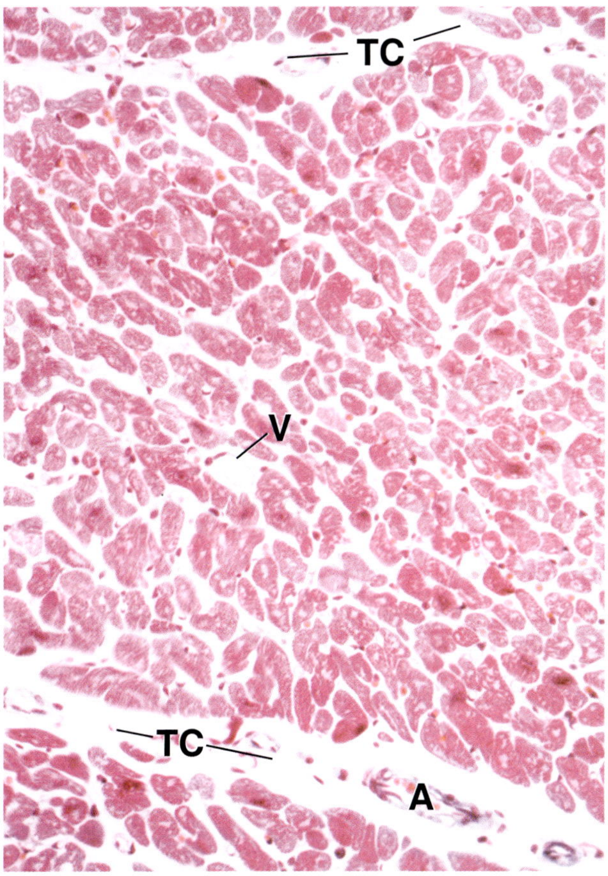
TC
V
TC
A

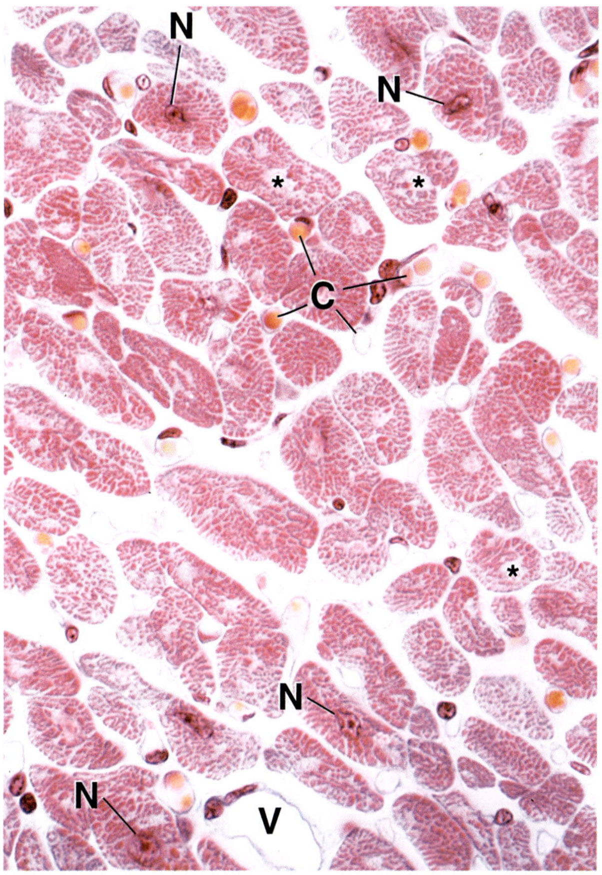
N
N
*
*
C
*
N
N
V

PRANCHA 11.5 ■ Músculo cardíaco, fibras de Purkinje

As células do **músculo cardíaco** têm a capacidade de realizar contrações rítmicas espontâneas. A contração (batimento cardíaco) é regulada e coordenada por células musculares cardíacas especializadas e modificadas presentes nos nós e nos feixes musculares. A contração cardíaca é iniciada no **nó sinoatrial** (**SA**), que consiste em um grupo de células musculares cardíacas especializadas, que estão localizadas na junção da veia cava superior, no átrio direito. O impulso propaga-se a partir desse nó ao longo das fibras musculares cardíacas dos átrios. O impulso é então recebido no **nó atrioventricular** (**AV**), que está localizado na parede interna ou medial do ventrículo direito, adjacente à valva tricúspide (valva atrioventricular direita). Em seguida, as células musculares cardíacas especializadas conduzem os impulsos do nó AV ao longo do septo ventricular e para dentro das paredes ventriculares. No septo ventricular, as células especializadas são agrupadas em um feixe, o **fascículo AV** (feixe de His). Esse fascículo divide-se, em seguida, em dois ramos principais, um ramo esquerdo e outro direito, em que o primeiro se estende até o ventrículo esquerdo, e o segundo até o ventrículo direito. As fibras especializadas na condução transportam o impulso em uma velocidade aproximadamente quatro vezes mais rápida que as fibras musculares cardíacas. São responsáveis pela distribuição do estímulo elétrico ao miocárdio. Embora o nó sinoatrial por si só exiba um ritmo constante ou inerente, ele é modulado pelo sistema nervoso autônomo. Por conseguinte, a frequência cardíaca pode ser reduzida pelas fibras parassimpáticas do nervo vago ou aumentada pelas fibras dos gânglios simpáticos. As células especializadas na condução intraventricular são denominadas **fibras de Purkinje** (ramos subendocárdicos do complexo estimulante). As células que compõem as fibras de Purkinje diferem das células musculares cardíacas, pois são maiores e têm as suas miofibrilas localizadas principalmente na periferia da célula. Seus núcleos também são maiores. O citoplasma entre o núcleo e as miofibrilas localizadas na periferia do citoplasma cora-se fracamente, em consequência da grande quantidade de glicogênio presente nessa porção da célula.

Micrografia de orientação: o exemplar mostrado aqui é um corte sagital que revela parte da parede atrial (*PA*) e da parede ventricular (*PV*). Entre essas duas porções do coração encontra-se o septo atrioventricular (*SAV*). O espaço claro é o interior do átrio.

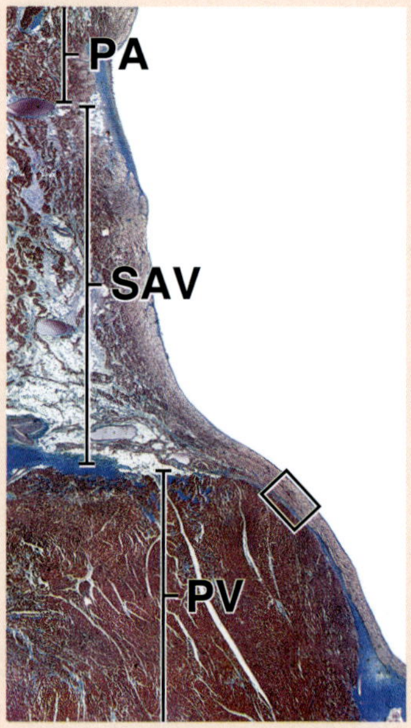

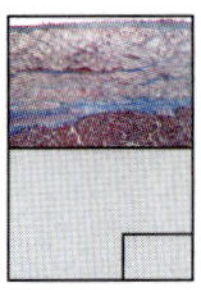

Fibras de Purkinje, coração, ser humano, Masson, 180×.

Esta micrografia mostra a área no *retângulo* da micrografia de orientação. Neste local, o **endocárdio** (*Ec*) ocupa os três quartos superiores da micrografia. Consiste em **endotélio** (*Et*), que reveste o ventrículo, mas que é pouco detectável neste aumento. Abaixo do endotélio, está a **camada subendotelial de tecido conjuntivo** (*CSETC*) **denso**, na qual existem fibras elásticas, bem como algumas células musculares lisas. A camada mais profunda é denominada **camada subendocárdica do endocárdio** (*CSEE*); contém feixes de **fibras de Purkinje** (feixe de His) (*FP*) que seguem o seu percurso ao longo da parede ventricular. A parte mais profunda da camada subendocárdica (*CSEE*) consiste em tecido conjuntivo disposto de maneira mais irregular (*TCDNM*) com vasos sanguíneos e adipócitos ocasionais, separando as fibras de Purkinje do **miocárdio** (*Mio*) na parte inferior da micrografia. Observe como as fibras musculares cardíacas estão intensamente coradas em comparação com as fibras de Purkinje.

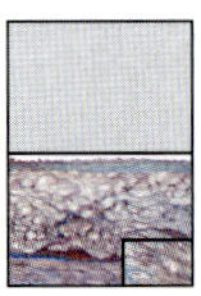

Fibras de Purkinje, coração, ser humano, Masson, 365×; detalhe, 600×.

Este aumento maior corresponde à *área do retângulo* da fotomicrografia anterior. Revela células endoteliais (*CEt*) do endocárdio e a camada subjacente contendo células musculares lisas (*ML*). A parte remanescente desta micrografia abaixo da **camada subendotelial de tecido conjuntivo** (*CSETC*) é ocupada pela **camada subendocárdica do endocárdio** (*CSEE*), em que as fibras de Purkinje estão cortadas em diferentes perfis. Fibras em corte transversal e em corte oblíquo estão próximo à parte superior da micrografia, enquanto fibras em corte longitudinal são vistas na parte inferior. Nas fibras em corte transversal, as miofibrilas (*MF*) são observadas na periferia da célula. Observe os núcleos circundados pelo citoplasma claro, sem coloração. Na *parte inferior* da figura, várias fibras de Purkinje em corte longitudinal podem ser vistas. Observe os **discos intercalares** (*DI*) nas fibras em corte longitudinal. O *detalhe* revela os discos intercalares e as miofibrilas com suas bandas transversais. Observe a área clara ou citoplasma não corado circundando os núcleos.

CEt, Células endoteliais
CSEE, Camada subendocárdica do endocárdio
CSETC, Camada subendotelial de tecido conjuntivo
DI, Discos intercalares
Ec, Endocárdio
Et, Endotélio
FP, Fibras de Purkinje
MF, Miofibrilas
Mio, Miocárdio
ML, Células musculares lisas
PA, Parede atrial
PV, Parede ventricular
SAV, Septo atrioventricular
TCDNM, Tecido conjuntivo denso não modelado

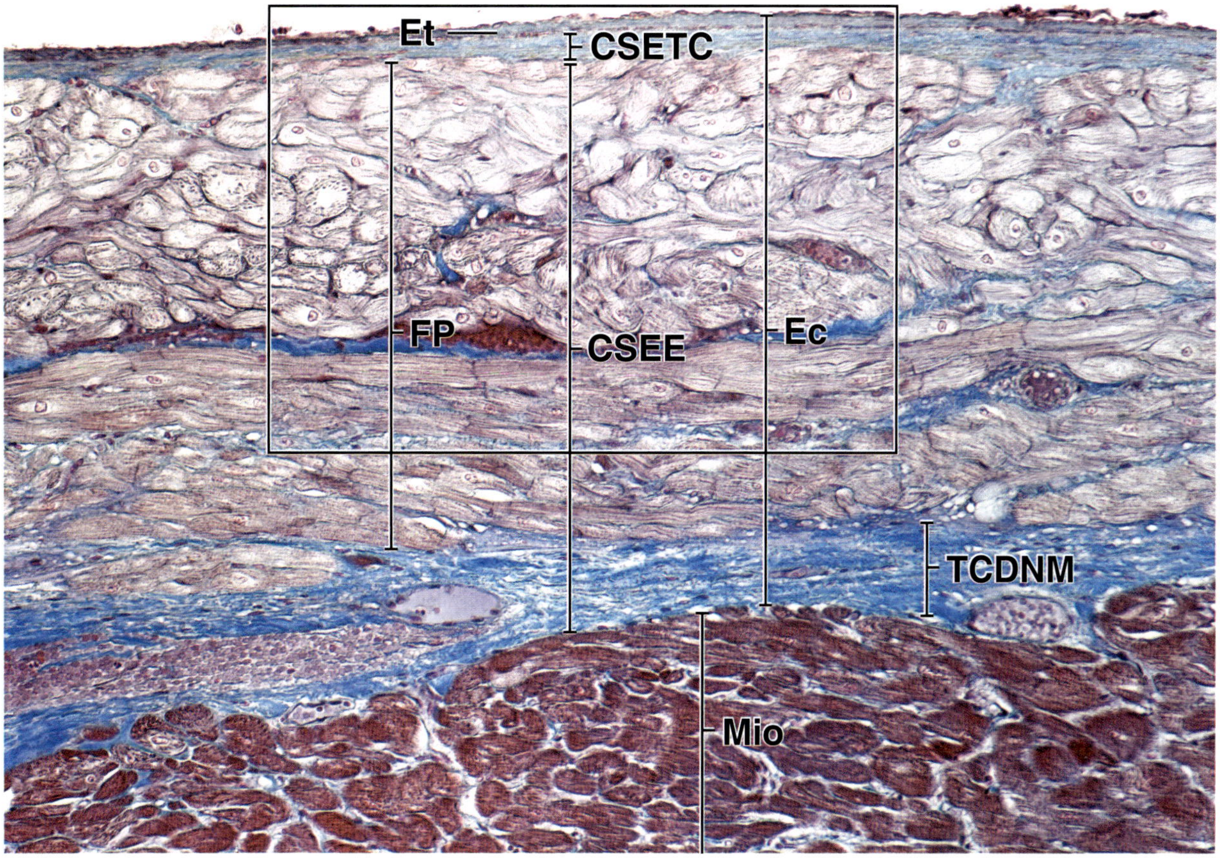
Et
CSETC
FP
CSEE
Ec
TCDNM
Mio

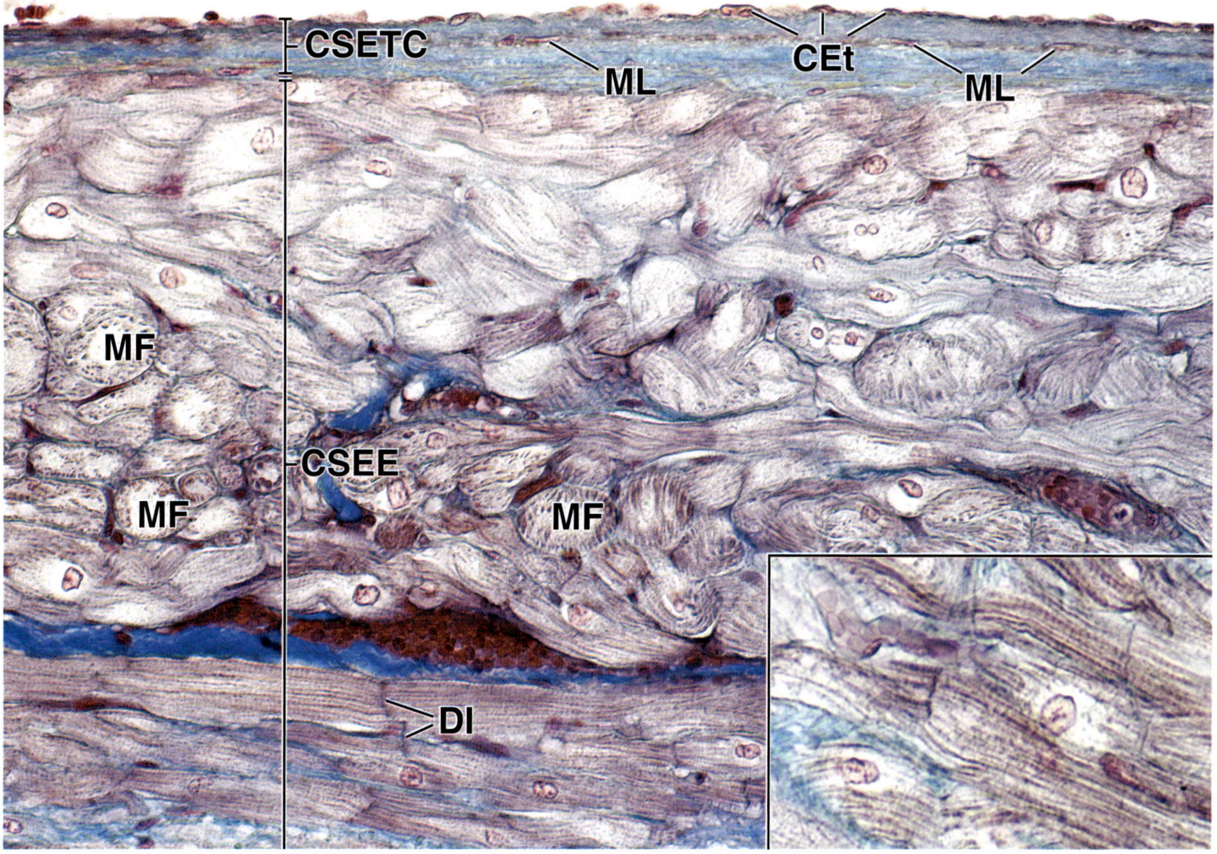
CSETC
ML
CEt
ML
MF
CSEE
MF
MF
DI

PRANCHA 11.6 ■ Músculo liso

O **músculo liso** é o músculo intrínseco do canal alimentar, dos vasos sanguíneos, do sistema geniturinário, do sistema respiratório e de outros órgãos ocos e tubulares. Trata-se também de um componente do mamilo, do escroto, da pele (músculo eretor dos pelos) e partes do olho (íris). Na maioria dos locais, o músculo liso consiste em feixes ou camadas de células fusiformes alongadas. Essas células não apresentam o padrão em bandeamento estriado encontrado nas células musculares esqueléticas e cardíacas. As células musculares lisas podem variar de comprimento, de 20 μm nas paredes dos pequenos vasos sanguíneos até cerca de 200 μm na parede intestinal. No caso do útero, podem alcançar até 500 μm durante a gravidez. As células musculares lisas são unidas por **junções comunicantes**, que possibilitam a passagem de pequenas moléculas ou íons de uma célula para outra, bem como a regulação da contração de todo o feixe ou folheto de músculo liso. O citoplasma das células musculares lisas cora-se uniformemente pela eosina em preparações de rotina com H-E, devido à concentração de actina e miosina existente nessas células. O núcleo está localizado no centro da célula e é alongado, com extremidades afiladas, acompanhando o formato da célula. Quando a célula sofre contração máxima, o núcleo exibe um formato em saca-rolhas. Durante graus menores de contração, o núcleo pode exibir um formato levemente espiralado. Com frequência, em preparações com H-E, o músculo liso cora-se de modo muito semelhante ao tecido conjuntivo denso. Um aspecto que distingue o músculo liso é o fato de que os núcleos são consideravelmente mais numerosos e de formato mais uniforme, exibindo perfis alongados quando o músculo foi cortado longitudinalmente e perfis circulares quando em cortes transversais. Por sua vez, os núcleos do tecido conjuntivo denso, embora sejam em menor número por unidade de área, podem ser vistos em diferentes perfis em um mesmo corte.

Músculo liso, intestino delgado, ser humano, hematoxilina e eosina (H-E), 256×.

Esta micrografia em pequeno aumento revela a **camada muscular externa** da parede do intestino delgado. O *lado esquerdo* da micrografia mostra dois feixes em corte longitudinal (*CL*), ao passo que, no *lado direito,* os feixes de músculo liso são vistos em corte transversal (*CT*). Observe que os núcleos das células musculares lisas nos feixes em corte longitudinal são todos alongados; em contrapartida, os núcleos nos feixes musculares lisos em corte transversal aparecem como perfis circulares. O tecido conjuntivo denso não modelado (*TCDNM*) é visto entremeado aos feixes. Embora tanto as células musculares lisas quanto o tecido conjuntivo denso se corem pela eosina, o tecido conjuntivo denso exibe poucos núcleos, em comparação com os feixes de células musculares lisas.

Músculo liso, intestino delgado, ser humano, H-E, 512×.

Esta fotomicrografia em maior aumento mostra um feixe de **células musculares lisas** (*ML*). Observe como os núcleos exibem uma forma ondulada indicando que as células estão parcialmente contraídas. Em contrapartida, os núcleos vistos no tecido conjuntivo denso não modelado (*TCDNM*) exibem formas variadas. Na micrografia, assim como na micrografia anterior, as fibras de colágeno apresentam coloração *vermelha mais brilhante* que o citoplasma das células musculares lisas, proporcionando maior distinção entre os dois tipos de tecido. No entanto, este nem sempre é o caso, e os dois tipos podem aparecer corados de maneira semelhante.

Músculo liso, intestino delgado, ser humano, H-E, 256×.

Esta micrografia mostra, em pequeno aumento, vários feixes de músculo liso (*FML*) em corte transversal. Mais uma vez, observe como os feixes de músculos lisos estão entremeados por **tecido conjuntivo denso não modelado** (*TCDNM*) e os numerosos perfis circulares dos núcleos das células musculares lisas.

Músculo liso, intestino delgado, ser humano, H-E, 512×; detalhe, 1.185×.

Neste aumento maior, o músculo liso é mais uma vez visto em corte transversal. Em geral, a distribuição dos núcleos das células musculares lisas não é uniforme; por conseguinte, em algumas áreas, parece haver aglomeração de núcleos (*retângulo inferior*), ao passo que, em outras áreas, parece existir escassez de núcleos (*retângulo superior*). Isso reflete a orientação lado a lado das células musculares lisas; por conseguinte, nessa área, as células estão alinhadas de modo que o núcleo não foi incluído na espessura do corte. O *detalhe* é um aumento maior dessa área, que mostra as células musculares lisas em corte transversal como perfis circulares de tamanho variável. O local em que os núcleos aparecem mais numerosos indica que as células estão alinhadas no plano do corte que incluiu o núcleo.

CL, Feixes em corte longitudinal
CT, Feixes em corte transversal
FML, Feixe de músculo liso
ML, Células musculares lisas
TCDNM, Tecido conjuntivo denso não modelado

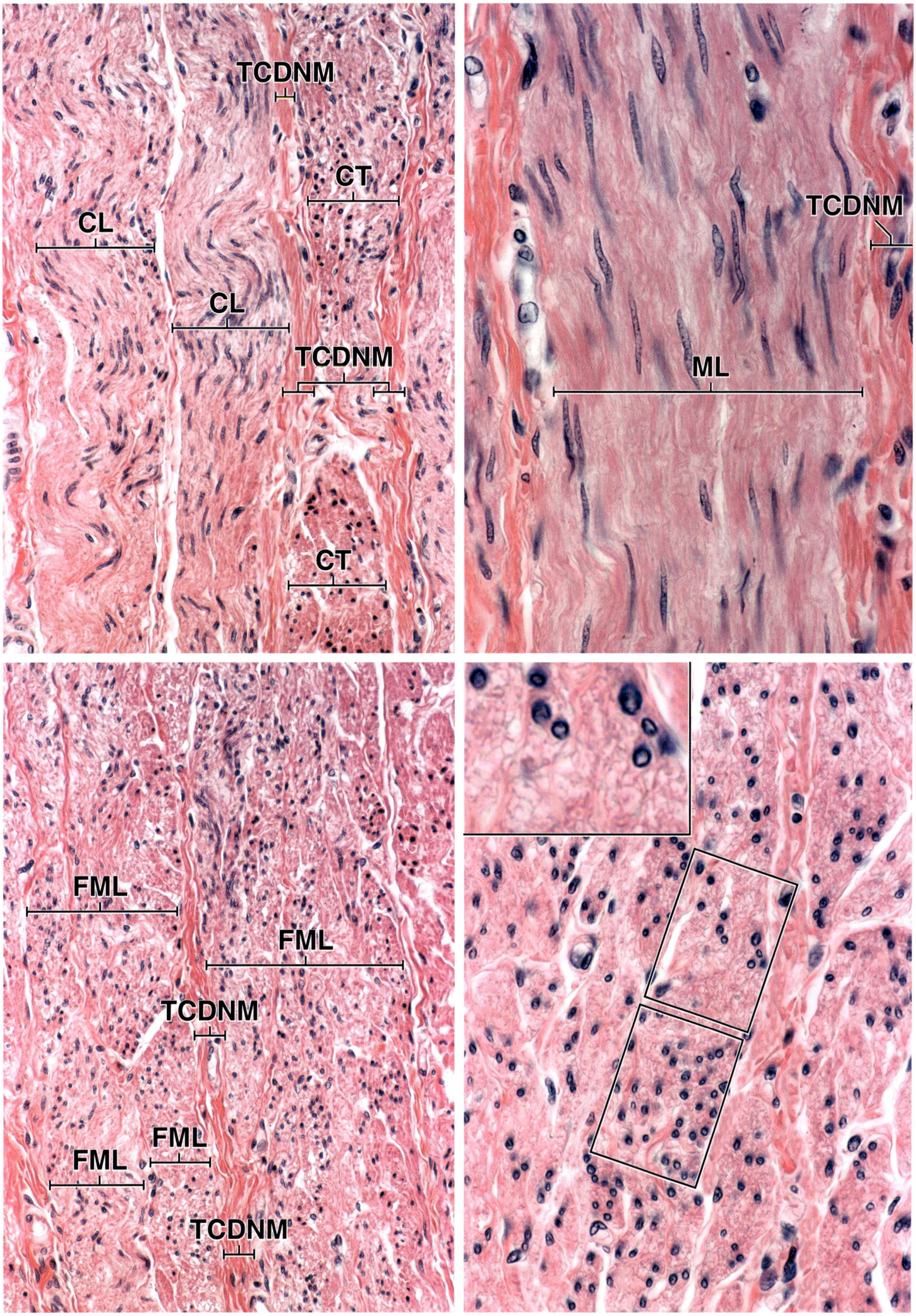
TCDNM
CT
CL
CL
TCDNM
CT
TCDNM
ML
FML
FML
TCDNM
FML
FML
TCDNM

12 Tecido Nervoso

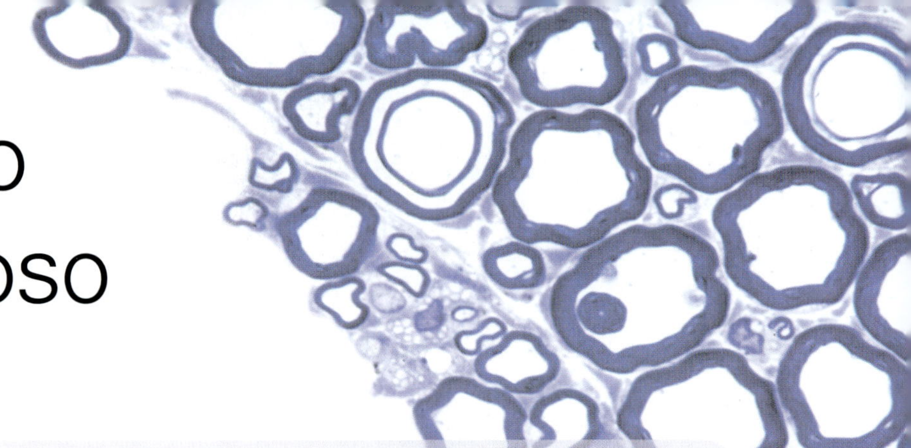

VISÃO GERAL DO SISTEMA NERVOSO

O sistema nervoso possibilita ao corpo responder a mudanças contínuas em seus ambientes externo e interno; ele controla e integra as atividades funcionais dos órgãos e dos sistemas orgânicos. Do ponto de vista anatômico, o sistema nervoso é dividido da seguinte maneira:

- O sistema nervoso central (SNC) é formado pelo encéfalo e pela medula espinal, localizados, respectivamente, na cavidade craniana e o no canal vertebral
- O sistema nervoso periférico (SNP) é formado pelos nervos cranianos, espinais e periféricos, que conduzem impulsos a partir do SNC (nervos motores ou eferentes) e de volta para ele (nervos sensitivos ou aferentes); por conjuntos de corpos celulares nervosos fora do SNC, denominados gânglios; e por terminações nervosas especializadas (tanto motoras quanto sensitivas). As interações dos nervos sensitivos (aferentes) que recebem estímulos, o SNC que os interpreta e os nervos motores (eferentes) que iniciam as respostas criam vias neurais. Essas vias medeiam ações reflexas, denominadas arcos reflexos. Em seres humanos, a maior parte dos neurônios sensitivos não passa diretamente dentro do encéfalo, mas se comunica por meio de terminações especializadas (sinapses) com os neurônios motores na medula espinal.

Do ponto de vista funcional, o sistema nervoso é dividido da seguinte maneira:

- O sistema nervoso somático (SNS) consiste nas partes somáticas (do grego *soma*, corpo) do SNC e do SNP. O SNS controla as funções que estão sob controle voluntário consciente, com a exceção dos arcos reflexos; fornece inervação sensitiva e motora a todas as partes do corpo, com exceção das vísceras, dos músculos liso e cardíaco e das glândulas
- O sistema nervoso autônomo (SNA) consiste em partes autônomas do SNC e do SNP. O SNA fornece inervação motora involuntária eferente para o músculo liso, o sistema de condução do coração e as glândulas. Além disso, fornece

inervação sensitiva aferente a partir das vísceras (dor e reflexos autônomos). O SNA é ainda formado por duas partes anatômica e funcionalmente distintas: os sistemas simpático e parassimpático. Uma terceira divisão do SNA, a divisão entérica, serve ao canal alimentar. Comunica-se com o SNC por meio de fibras nervosas parassimpáticas e simpáticas; no entanto, pode também atuar independentemente das outras duas divisões do SNA (ver adiante).

■ COMPOSIÇÃO DO TECIDO NERVOSO

O tecido nervoso consiste em dois tipos principais de células: os neurônios e as células de sustentação.

O neurônio ou célula nervosa é a unidade funcional do sistema nervoso. Consiste em um corpo celular, que contém o núcleo, e em vários prolongamentos de comprimento variável. As células nervosas são especializadas em receber estímulos de outras células e em conduzir impulsos elétricos para outras partes do sistema por meio de seus prolongamentos. Em geral, vários neurônios estão envolvidos no envio de impulsos de uma parte do sistema para outra. Tais neurônios estão dispostos de maneira semelhante a uma cadeia, como uma rede integrada de comunicações. Os contatos especializados entre neurônios que possibilitam a transmissão da informação de um neurônio para o seguinte são denominados sinapses.

As células de sustentação são células não condutoras, localizadas próximo aos neurônios. São designadas como células neurogliais ou, simplesmente, glia. O SNC contém quatro tipos de células gliais: oligodendrócitos, astrócitos, micróglia e células ependimárias (ver adiante). Em seu conjunto, essas células são denominadas neuróglia central. No SNP, as células de sustentação são designadas como neuróglia periférica e incluem as células de Schwann, células-satélites e uma variedade de outras células associadas a estruturas periféricas. As células de Schwann circundam os prolongamentos das células nervosas e os isolam das células adjacentes e da matriz extracelular. No interior dos gânglios do SNP, as células neurogliais periféricas são denominadas células-satélites; elas circundam os corpos celulares, ou seja, a parte da célula que contém o núcleo, e são análogas às células de Schwann Remak não mielinizadas. As células de sustentação dos gânglios na parede do canal alimentar são denominadas células neurogliais entéricas. Assemelham-se tanto morfológica quanto funcionalmente à neuróglia central (ver adiante).

As funções dos vários tipos de células neurogliais incluem:

- Suporte físico (proteção) para os neurônios
- Isolamento dos corpos e prolongamentos das células nervosas, facilitando a rápida transmissão dos impulsos nervosos
- Reparo de lesão neuronal
- Regulação do meio líquido interno do SNC
- Depuração dos neurotransmissores das fendas sinápticas
- Troca metabólica entre o sistema circulatório e os neurônios do sistema nervoso.

Além dos neurônios e das células de glia, existe vasculatura substancial tanto no SNC quanto no SNP. Os vasos sanguíneos são separados do tecido nervoso pelas lâminas basais e por quantidades variáveis de tecido conjuntivo, dependendo do calibre do vaso. A delimitação entre os vasos sanguíneos e o tecido nervoso no SNC exclui muitas substâncias, que geralmente saem dos vasos sanguíneos e entram em outros tipos de tecidos. Essa restrição seletiva de substâncias transportadas pelo sangue no SNC é denominada barreira hematencefálica, discutida adiante.

O sistema nervoso possibilita uma rápida resposta aos estímulos externos.

O sistema nervoso evoluiu a partir do sistema neuroefetor simples dos animais invertebrados. Nos sistemas nervosos primitivos, existem apenas alças reflexas receptor-efetor simples para responder aos estímulos externos. Nos animais mais evoluídos e nos seres humanos, o SNS retém a capacidade de responder aos estímulos do ambiente externo por meio da ação de células efetoras (como o músculo esquelético), mas as respostas neuronais são infinitamente mais variadas. Incluem desde reflexos simples, que só necessitam da medula espinal, até operações complexas do encéfalo, incluindo memória e aprendizado.

A parte autônoma do sistema nervoso regula a função dos órgãos internos.

Os efetores específicos dos órgãos internos que respondem à informação transportada pelos neurônios autônomos incluem os seguintes:

- Músculo liso. A contração do músculo liso modifica o diâmetro ou o formato das vísceras tubulares ou ocas, tais como o intestino, a vesícula biliar e a bexiga e, também, o diâmetro do lúmen dos vasos sanguíneos
- Células de condução cardíaca (células de Purkinje). Tais células são localizadas no sistema de condução do coração. A frequência inerente da despolarização das fibras de Purkinje regula a frequência da contração do músculo cardíaco e pode ser modificada por impulsos autônomos
- Epitélio glandular. O sistema nervoso autônomo regula a síntese, a composição e a liberação de secreções.

A regulação da função dos órgãos internos envolve uma estreita cooperação entre o sistema nervoso e o sistema endócrino. Em várias partes do encéfalo e em outros locais, os neurônios comportam-se como células secretoras e são designados como tecido neuroendócrino. Os papéis diversificados das neurossecreções na regulação das funções dos sistemas endócrino, digestório, respiratório, urinário e genital são descritos em capítulos subsequentes.

■ NEURÔNIO

O neurônio é a unidade estrutural e funcional do sistema nervoso.

O sistema nervoso humano contém mais de 10 bilhões de neurônios. Embora os neurônios, dentre qualquer grupo de células no corpo, exibam a maior variação de tamanho e formato, eles podem ser agrupados em três categorias gerais:

- Os neurônios sensitivos transmitem impulsos dos receptores para o SNC. Os prolongamentos desses neurônios estão envoltos por fibras nervosas aferentes somáticas e aferentes viscerais. As fibras aferentes somáticas transmitem as sensações de dor, temperatura, tato e pressão a partir da superfície corporal. Além disso, essas fibras transmitem a sensação de dor e a propriocepção (sensação não consciente) originadas de estruturas internas do corpo (p. ex., músculos, tendões e articulações) fornecendo ao encéfalo informações relacionadas com a orientação do corpo e dos membros. As fibras aferentes viscerais transmitem impulsos de dor e outras sensações a partir dos órgãos internos, das mucosas, das glândulas e vasos sanguíneos

- Os neurônios motores transmitem impulsos do SNC ou dos gânglios para as células efetoras. Os prolongamentos desses neurônios estão envoltos por fibras nervosas eferentes somáticas e eferentes viscerais. Os neurônios eferentes somáticos enviam impulsos voluntários para os músculos esqueléticos. Os neurônios eferentes viscerais transmitem impulsos involuntários para músculo liso, células de condução cardíaca (fibras de Purkinje) e glândulas (Figura 12.1)
- Os interneurônios, também denominados neurônios internunciais, formam uma rede de comunicação e de integração entre os neurônios sensitivos e motores. Estima-se que mais de 99,9% de todos os neurônios pertençam a essa rede integrativa.

Os componentes funcionais de um neurônio incluem: corpo celular, axônio, dendritos e junções sinápticas.

O corpo celular (pericário) de um neurônio contém o núcleo e as organelas que mantêm a célula. Os prolongamentos que se estendem a partir do corpo celular constituem a única característica estrutural comum de todos os neurônios. A maioria dos neurônios tem apenas um axônio, que geralmente consiste no prolongamento mais longo, que se estende a partir da célula e transmite impulsos do corpo celular para um terminal especializado (sinapse). A sinapse estabelece contato com outro neurônio ou com uma célula efetora (p. ex., uma célula muscular ou uma célula epitelial glandular). Em geral, o neurônio tem muitos dendritos, ou seja, prolongamentos mais curtos que transmitem impulsos da periferia (*i. e.*, de outros neurônios) em direção ao corpo celular.

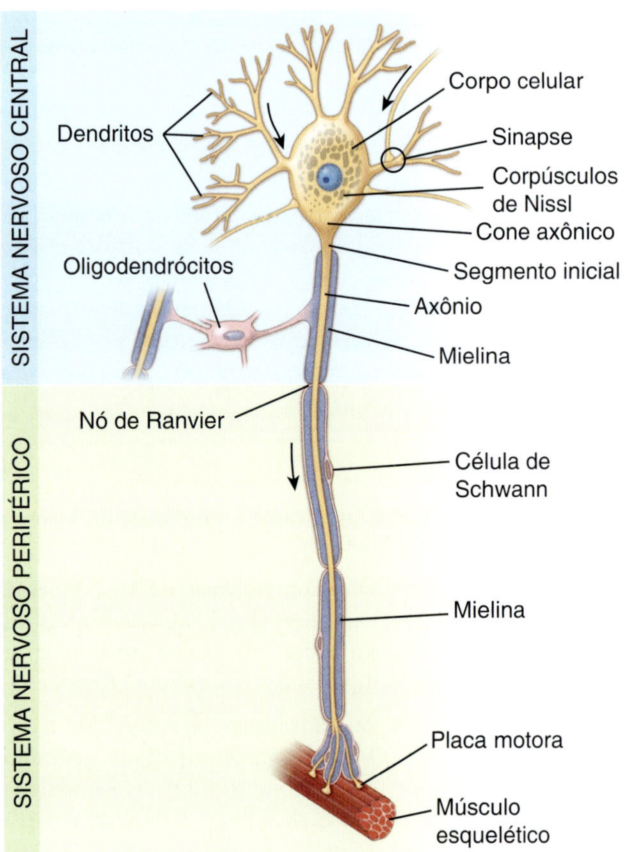

Figura 12.1 Diagrama de um neurônio motor. O corpo celular, os dendritos e a porção proximal do axônio estão no sistema nervoso central (SNC). O axônio deixa o SNC e, quando está no sistema nervoso periférico (SNP), faz parte de um nervo (não mostrado) que segue o seu trajeto até seus efetores (músculo estriado). No SNC, a mielina do axônio é produzida por um oligodendrócito e faz parte dele; no SNP, a mielina é produzida por uma célula de Schwann e faz parte dela.

Os neurônios são classificados de acordo com o número de prolongamentos que emergem do corpo celular.

A maioria dos neurônios pode ser caracterizada anatomicamente como:

- Neurônios multipolares apresentam um axônio e dois ou mais dendritos (Figura 12.2). A direção dos impulsos ocorre do dendrito para o corpo celular para o axônio ou do corpo celular para o axônio. Do ponto de vista funcional, os dendritos e o corpo celular dos neurônios multipolares constituem as porções receptoras da célula, e a sua membrana plasmática é especializada para a geração de impulsos. O axônio é a porção condutora da célula, e a sua membrana plasmática é especializada para a condução de impulsos. A porção terminal do axônio, a terminação sináptica, contém vários neurotransmissores, ou seja, pequenas moléculas que são liberadas na sinapse e que afetam outros neurônios, células musculares e epitélio glandular. Os neurônios motores e os interneurônios constituem a maioria dos neurônios multipolares no sistema nervoso
- Neurônios bipolares apresentam um axônio e um dendrito (ver Figura 12.2). Os neurônios bipolares são raros. Estão mais frequentemente associados aos receptores dos sentidos especiais (paladar, olfato, audição, visão e equilíbrio). Em geral, são encontrados na retina do olho e nos gânglios do nervo vestibulococlear (nervo craniano VIII) da orelha. Alguns neurônios nesse grupo não se enquadram nas generalizações anteriores. Por exemplo, as células amácrinas da retina não têm axônios, enquanto os receptores olfatórios assemelham-se a neurônios dos sistemas neurais primitivos, pois têm localização superficial e se regeneram em uma velocidade muito mais lenta em comparação com os outros neurônios
- Os neurônios pseudounipolares (unipolares) apresentam um prolongamento, o axônio, que se bifurca próximo do corpo celular em dois ramos axônicos longos. Um ramo estende-se até a periferia (ramo dendrítico periférico), enquanto o outro se estende até o SNC (ramo axônico central; ver Figura 12.2). Os dois ramos axônicos são as unidades de condução. Os impulsos são gerados nas arborizações (ramos) periféricas do neurônio, que constituem as porções receptoras da célula. Cada neurônio pseudounipolar desenvolve-se a partir de um neurônio bipolar à medida que seu axônio e dendrito migram a partir do corpo celular e se fundem em um único prolongamento. A maioria dos neurônios pseudounipolares consiste em neurônios sensitivos localizados próximo do SNC (Figura 12.3). Os corpos celulares dos neurônios sensitivos estão localizados nos gânglios da raiz posterior e nos gânglios dos nervos cranianos.

Corpo celular

O corpo celular de um neurônio apresenta características de uma célula produtora de proteína.

O corpo celular é a região dilatada do neurônio que contém um grande núcleo eucromático, com um nucléolo proeminente, e citoplasma perinuclear circundante (Figura 12.4A e Prancha 12.1). O citoplasma perinuclear contém uma quantidade

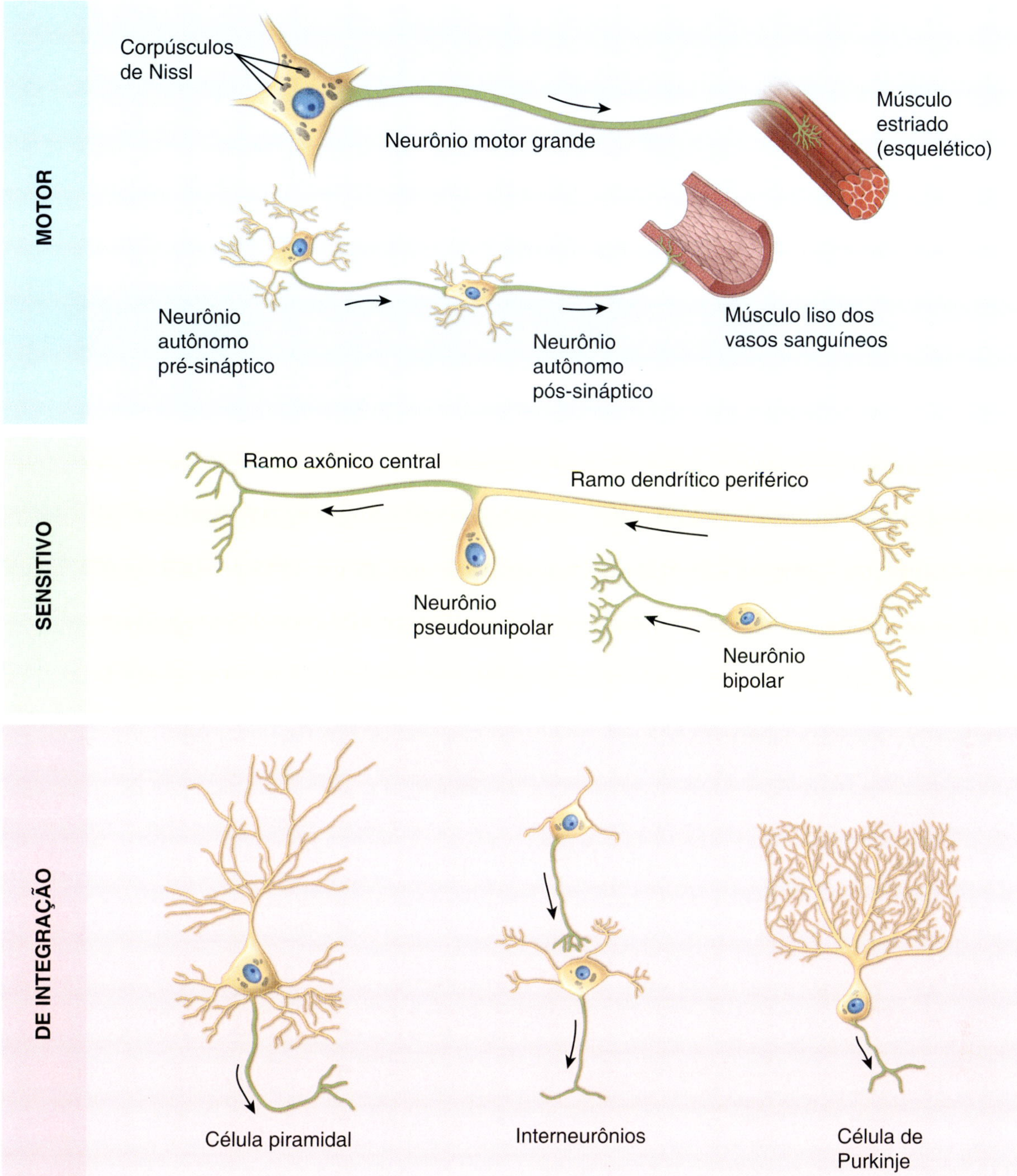

Figura 12.2 Diagrama ilustrando diferentes tipos de neurônios. Os corpos celulares dos neurônios pseudounipolares (unipolares), bipolares e pós-sinápticos autônomos estão localizados fora do sistema nervoso central (SNC). As células de Purkinje e as células piramidais restringem-se ao SNC; muitas delas apresentam arborizações dendríticas elaboradas, que facilitam a sua identificação. O ramo axônico central e todos os axônios estão indicados em *verde*.

abundante de retículo endoplasmático rugoso (RER) e ribossomos livres quando observado com o microscópio eletrônico de transmissão (MET), características condizentes com a sua alta atividade de síntese proteica. Ao microscópio óptico, o conteúdo ribossômico aparece como pequenos corpúsculos, denominados corpúsculos de Nissl, que são intensamente realçados por corantes básicos e são realçados metacromaticamente por corantes de tionina (ver Figura 12.4A). Cada corpúsculo de Nissl corresponde a uma "pilha" de RER.

O citoplasma perinuclear também contém numerosas mitocôndrias, um grande complexo de Golgi perinuclear, lisossomos, microtúbulos, centro organizador de microtúbulos (COMT) (centrossomo), neurofilamentos (filamentos intermediários), vesículas de transporte e inclusões citoplasmáticas (Figura 12.4B). Os corpúsculos de Nissl, os ribossomos livres e, em certas ocasiões, o complexo de Golgi estendem-se até os dendritos, mas não até o axônio. O núcleo eucromático, o grande nucléolo, o complexo de Golgi proeminente e os corpúsculos de Nissl indicam o elevado nível de atividade anabólica necessário para manter essas grandes células.

A localização do COMT no citoplasma perinuclear corresponde, em geral, ao local da origem do axônio. Essa área do corpo celular, denominada cone axônico, é desprovida de grandes organelas citoplasmáticas e atua como ponto de referência para distinguir entre axônios e dendritos em preparações tanto para o microscópio óptico quanto para o MET.

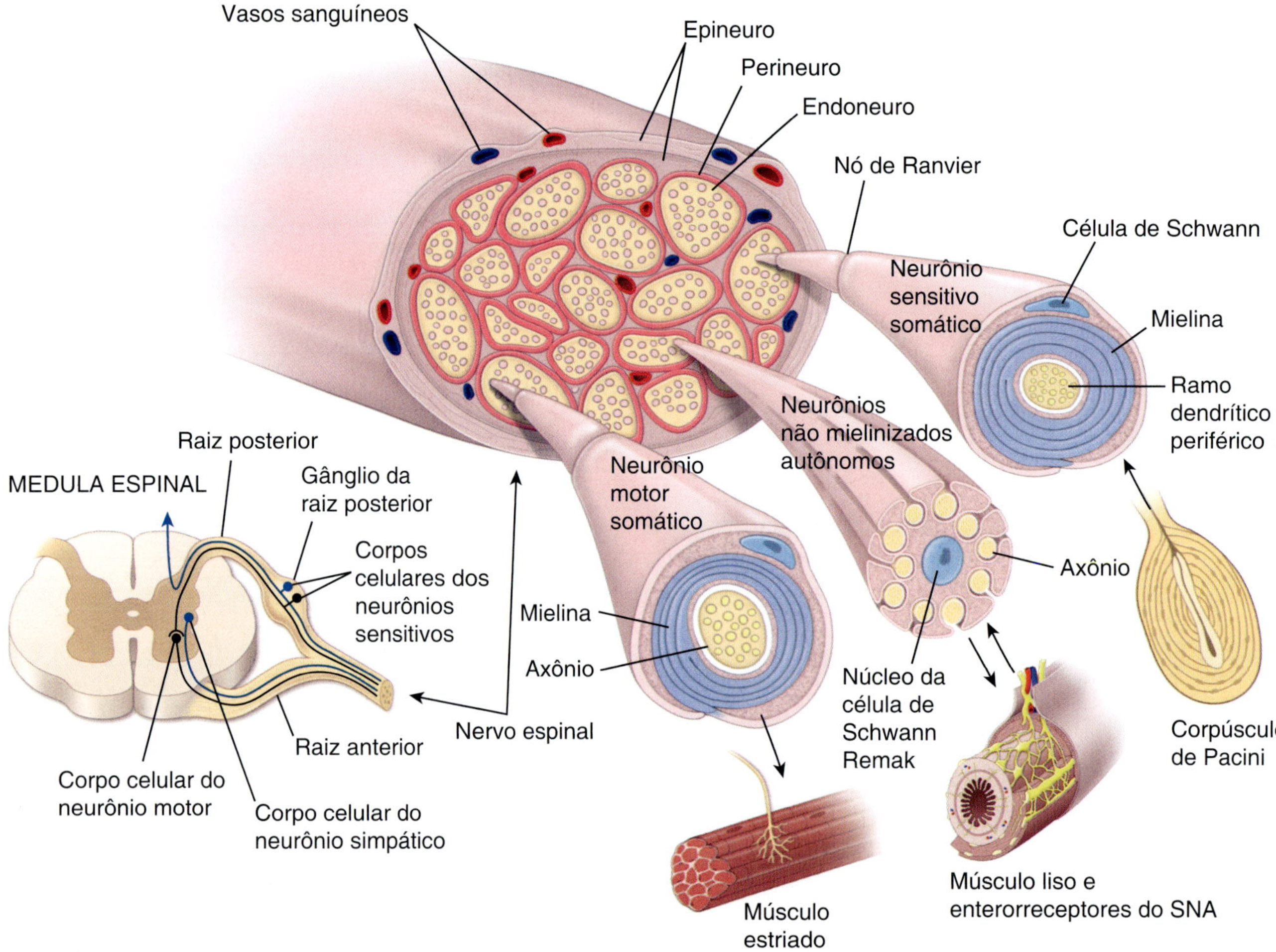

Figura 12.3 Diagrama esquemático mostrando o arranjo dos neurônios motores e sensitivos. O corpo celular de um neurônio motor está localizado no corno anterior da substância cinzenta da medula espinal. Seu axônio, envolto por mielina, deixa a medula espinal através de uma raiz anterior e torna-se parte de um nervo espinal, que o transporta até o seu destino nas fibras musculares estriadas (esqueléticas). Na pele, um neurônio sensitivo origina-se no interior de um receptor (na pele, denominado corpúsculo de Pacini) e continua como componente de um nervo espinal, entrando na medula espinal através da raiz posterior. Observe a localização de seu corpo celular no gânglio da raiz posterior (gânglio sensitivo). Um segmento do nervo espinal – em grande aumento – mostra a relação das fibras nervosas com o tecido conjuntivo circundante (endoneuro, perineuro e epineuro). Além disso, segmentos dos neurônios sensitivos, motores e autônomos não mielinizados foram ampliados para mostrar a relação dos axônios com as células de Schwann. SNA, sistema nervoso autônomo.

Os neurônios não se dividem; no entanto, em algumas áreas do encéfalo, existem células-tronco neurais capazes de se diferenciar e de repor as células nervosas danificadas.

Embora os neurônios não se repliquem, seus componentes subcelulares são regularmente renovados e apresentam tempos de sobrevida medidos em horas, dias e semanas. A constante necessidade de repor enzimas, moléculas neurotransmissoras, componentes da membrana e outras moléculas complexas é condizente com os aspectos morfológicos característicos de um alto nível de atividade de síntese. As moléculas de proteína recém-sintetizada são transportadas em um neurônio para locais distantes, em um processo designado como transporte neuronal (ver adiante).

Há uma concepção geral de que as células nervosas não se dividem. No entanto, recentemente, foi constatado que o encéfalo adulto retém algumas células que exibem potencial de regeneração. Em determinadas regiões do encéfalo, como o bulbo olfatório e o giro denteado do hipocampo, essas células-tronco neurais são capazes de sofrer mitose e gerar novos neurônios. Esses neurônios caracterizam-se pela expressão contínua de uma proteína do filamento intermediário de 240 kDa, a nestina, utilizada para identificá-los por métodos histoquímicos. As **células-tronco neurais** também são capazes de migrar para locais de lesão e de se diferenciar em novas células nervosas. Pesquisas em modelos animais demonstram que células recém-geradas se diferenciam em neurônios funcionais no encéfalo de mamíferos adultos. Esses achados podem levar a estratégias terapêuticas que utilizem células neurais para repor as células nervosas perdidas ou danificadas por distúrbios neurodegenerativos, como as doenças de Alzheimer e Parkinson (Boxe 12.1).

Dendritos e axônios

Como já mencionado, os neurônios apresentam dois tipos distintos de prolongamentos: dendritos e axônios que contêm diferentes tipos de proteínas e organelas e, portanto, estruturas e funções diferentes.

Os dendritos são prolongamentos citoplasmáticos, que recebem estímulos de outros neurônios ou do ambiente externo.

A principal função dos dendritos consiste em receber informações de outros neurônios ou do ambiente externo e em transportar essa informação até o corpo celular. Em geral, os dendritos estão localizados próximo do corpo celular; apresentam maior diâmetro que os axônios e geralmente são não mielinizados e afunilados. Os dendritos formam ramificações extensas, denominadas árvores dendríticas. As árvores dendríticas aumentam significativamente a área de superfície receptora de um neurônio. Muitos

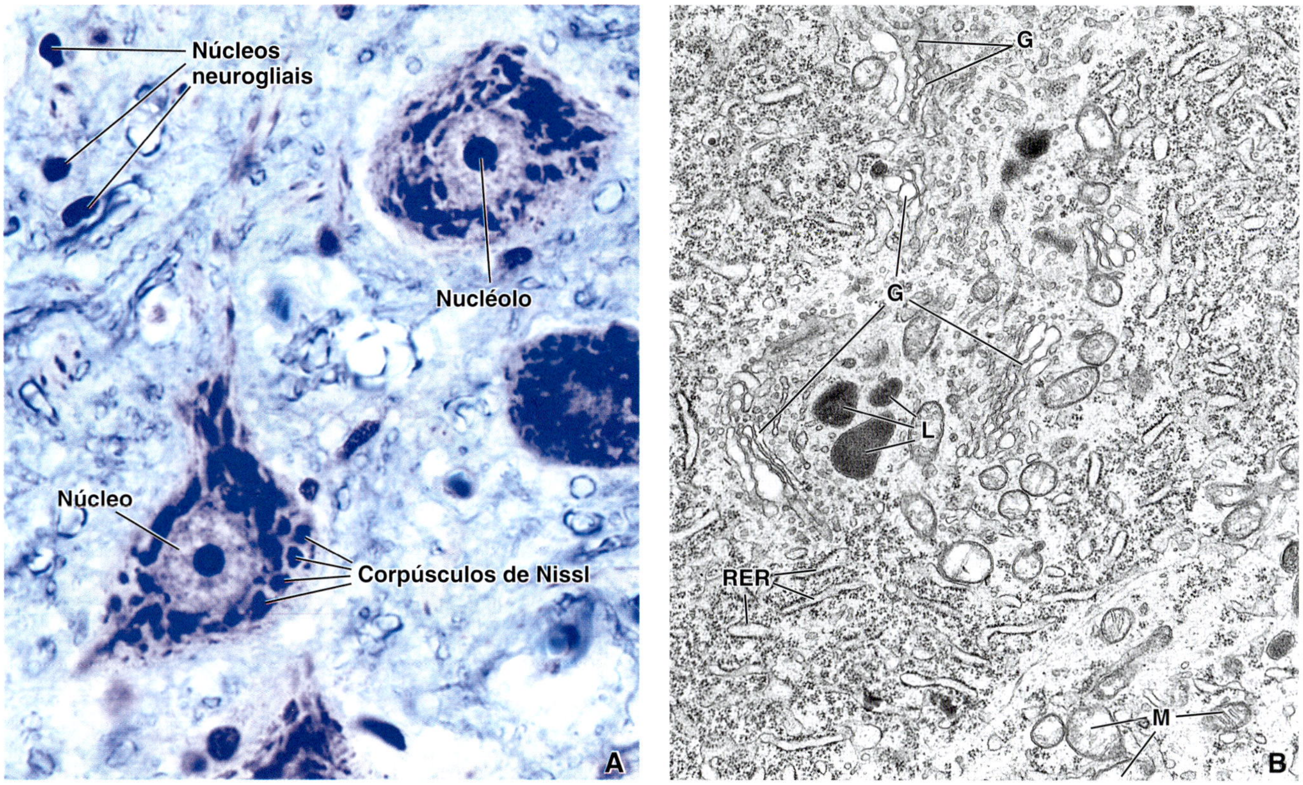

Figura 12.4 Corpos celulares das células nervosas. A. Esta fotomicrografia mostra uma região do corno anterior de medula espinal humana corada pelo azul de toluidina. Os aspectos típicos dos corpos celulares vistos nesta imagem incluem grandes núcleos esféricos de coloração pálida com um único nucléolo proeminente e quantidades abundantes de corpúsculos de Nissl no citoplasma do corpo celular da célula nervosa. A maior parte dos pequenos núcleos pertence às células neurogliais. O restante do campo consiste em fibras nervosas e citoplasma das células neurogliais centrais. 640×. **B.** Eletromicrografia de um corpo celular de célula nervosa. O citoplasma é ocupado por agregados de ribossomos livres e perfis de retículo endoplasmático rugoso (*RER*), que constituem os corpúsculos de Nissl na microscopia óptica. O complexo de Golgi (*G*) aparece como áreas isoladas contendo perfis de sacos achatados e vesículas. Outras organelas características incluem mitocôndrias (*M*) e lisossomos (*L*). É difícil discernir os neurofilamentos e neurotúbulos neste aumento relativamente pequeno. 15.000×.

Boxe 12.1

Correlação clínica | Doença de Parkinson

A **doença de Parkinson** é um transtorno neurológico lentamente progressivo, causado pela perda de células secretoras de dopamina (DA) na substância negra dos núcleos da base do encéfalo. A DA é um neurotransmissor responsável pela transmissão sináptica nas vias nervosas que coordenam a atividade fina e focada dos músculos esqueléticos. A perda das células secretoras de DA está associada a um padrão clássico de sinais/sintomas, que incluem os seguintes:

- Tremor em repouso do membro, particularmente da mão quando em posição relaxada; o tremor geralmente aumenta durante períodos de estresse e, com frequência, é mais intenso em um dos lados do corpo
- Rigidez ou tônus aumentado (enrijecimento) de todos os músculos
- Lentidão do movimento (bradicinesia) e incapacidade de iniciar o movimento (acinesia)
- Falta de movimentos espontâneos
- Perda dos reflexos posturais, levando a comprometimento do equilíbrio e marcha anormal (marcha festinante)
- Fala arrastada, lentidão do pensamento e letra pequena e comprimida.

A causa da **doença de Parkinson idiopática**, em que os neurônios secretores de DA na substância negra são danificados e perdidos por degeneração ou apoptose, não é conhecida. No entanto, algumas evidências sugerem predisposição hereditária; cerca de 20% dos pacientes com doença de Parkinson apresentam um familiar com sintomas semelhantes.

Sinais/sintomas semelhantes aos da doença de Parkinson idiopática também podem resultar de infecções (p. ex., encefalite), toxinas (p. ex., MPTP), fármacos usados no tratamento de transtornos neurológicos (p. ex., neurolépticos usados no tratamento da esquizofrenia) e traumatismo repetitivo. Os sintomas com essas causas são denominados **parkinsonismo secundário**.

Ao exame microscópico, a degeneração dos neurônios na substância negra é muito evidente. Essa região perde a sua pigmentação típica, e observa-se aumento no número de células gliais (**gliose**). Além disso, as células nervosas nessa região exibem inclusões intracelulares características, denominadas **corpúsculos de Lewy**, que representam o acúmulo de neurofilamentos intermediários em associação às proteínas alfassinucleína e ubiquitina.

O tratamento da doença de Parkinson é principalmente sintomático e deve alcançar um equilíbrio entre alívio dos sintomas e redução ao máximo dos efeitos colaterais psicóticos. A L-Dopa é um precursor da DA que consegue atravessar a barreira hematencefálica e, em seguida, ser convertida em DA. Com frequência, constitui o principal agente usado no tratamento da doença de Parkinson. Outros fármacos utilizados incluem um grupo de bloqueadores dos receptores colinérgicos e amantadina, um medicamento que estimula a liberação de DA dos neurônios.

Alguns pacientes se beneficiam de uma abordagem terapêutica denominada *estimulação cerebral profunda*. Nesse procedimento, eletrodos conectados a um estimulador elétrico gerador de pulsos são implantados no núcleo subtalâmico do encéfalo. Os pulsos elétricos atuam nos neurônios e modulam os impulsos nervosos. Essa abordagem comprovadamente reduz os tremores, o alentecimento do movimento e a rigidez associadas à doença de Parkinson; também reduz a demanda de L-Dopa para controle dos sinais/sintomas – isso ajuda a atenuar os efeitos debilitantes desse medicamento.

tipos de neurônios caracterizam-se pela extensão e o formato de suas árvores dendríticas (ver Figura 12.2). Na maioria dos neurônios excitatórios, há espinhos dendríticos.

Em geral, o conteúdo do citoplasma perinuclear do corpo celular e o do citoplasma dos dendritos são muito semelhantes. Outras organelas características do corpo celular, incluindo ribossomos e RER, são encontradas nos dendritos, particularmente na sua base. Além disso, pequenos complexos de Golgi periféricos, que são estruturas funcionais individualizadas não conectadas com o complexo de Golgi no corpo celular, são encontrados no citoplasma de dendritos e atuam como centros de nucleação para microtúbulos.

Os dendritos se caracterizam por espinhos dendríticos que estão envolvidos na plasticidade sináptica, no aprendizado e na formação da memória.

Muitos neurônios no SNC apresentam dendritos que podem ser identificados pelos espinhos dendríticos (Figura 12.5), que são pequenas protrusões da membrana plasmática dendrítica contendo filamentos de actina e densidade pós-sináptica. Seu formato varia de modo considerável, desde pequenas projeções semelhantes a filopódios até estruturas no formato de cogumelos. As projeções com formato de cogumelo são consideradas espinhos maduros e representam a maioria (cerca de 70 a 80%) dos espinhos encontrados nos dendritos.

As microfotografias eletrônicas de espinhos dendríticos revelam uma densidade pós-sináptica que contém aglomerados de receptores de neurotransmissores, bem como canais de Na^+ e K^+ regulados por voltagem semelhantes aos encontrados nas sinapses nervosas. Os espinhos dendríticos também parecem ter um citoesqueleto de actina bem desenvolvido em associação a várias proteínas ligadoras de actina, microtúbulos ocasionais e vesículas com perfis alongados de retículo endoplasmático. A densidade pós-sináptica está aposta pela membrana plasmática do axônio adjacente, contendo uma zona ativa com vesículas sinápticas redondas (Figura 12.6) que forma uma sinapse plenamente funcional. A maioria das sinapses formadas entre os espinhos dendríticos e os axônios contém o neurotransmissor glutamato (GLU), que medeia a transmissão sináptica excitatória rápida no SNC (ver adiante).

Os espinhos dendríticos são dinâmicos e podem ser formados e desmontados rapidamente; contudo, alguns permanecem estáveis e persistem por meses e anos. Em modelos animais, a aquisição de novas memórias está associada a aumento da densidade dos dendritos sinápticos nas células piramidais no SNC. O processo de aprendizado induz a formação de espinhos dendríticos estáveis que conseguem persistir por meses após o treinamento. Esses achados em animais de laboratório constituem evidências de que os espinhos dendríticos estão envolvidos na plasticidade sináptica e no aprendizado e medeiam a codificação a longo prazo da memória no córtex cerebral.

Os axônios são prolongamentos efetores que transmitem estímulos a outros neurônios ou a células efetoras.

A principal função do axônio consiste em transmitir a informação do corpo celular para outro neurônio ou para uma célula efetora tal como uma célula muscular. *Cada neurônio tem apenas um axônio*, que pode ser extremamente longo. Os axônios que se originam de neurônios nos núcleos motores do SNC (neurônios do tipo I de Golgi) podem seguir um percurso de mais de 1 metro até alcançar seus alvos efetores no músculo esquelético. Por outro lado, os interneurônios do SNC (neurônios do tipo II de Golgi) apresentam axônios muito curtos. Embora um axônio possa dar origem a um ramo recorrente próximo do corpo celular (*i. e.*, um ramo que retorna ao corpo celular) e a outros ramos colaterais, a ramificação do axônio é mais extensa na vizinhança de seus alvos.

O axônio origina-se do cone axônico. Em geral, o cone axônico é desprovido de organelas citoplasmáticas grandes, como os corpúsculos de Nissl e as cisternas de Golgi. No entanto,

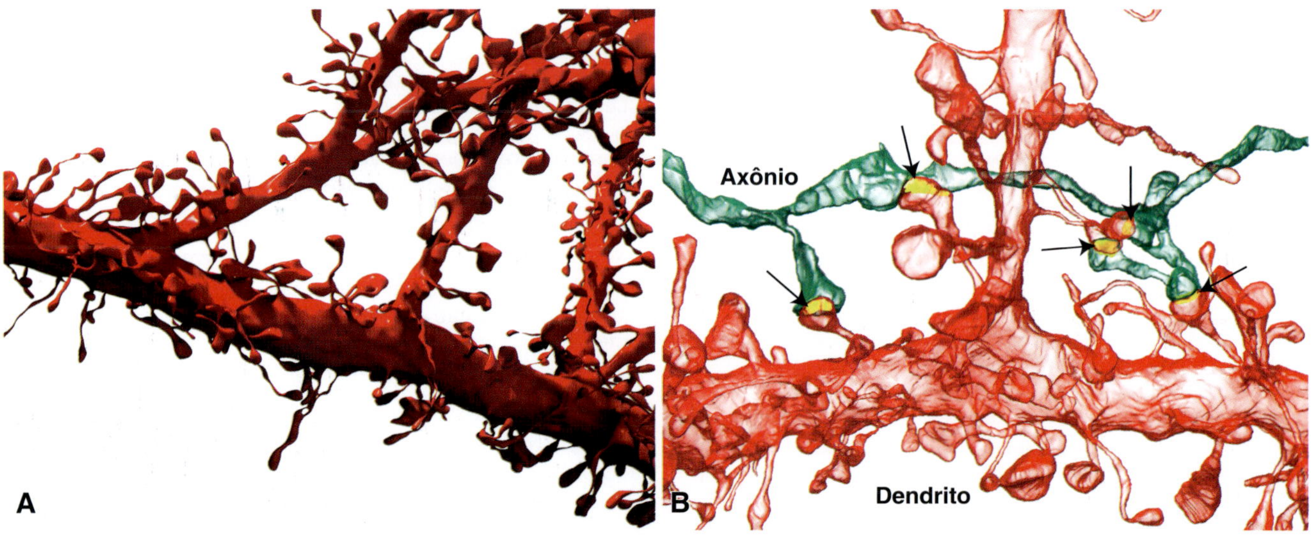

Figura 12.5 Reconstruções computadorizadas tridimensionais (3D) de prolongamentos dos neurônios do córtex cerebral somatossensorial de camundongo. Estas imagens representam renderizações 3D geradas por computador de neurônios e seus prolongamentos, extraídas de um conjunto de 1.850 imagens de alta resolução de microscopia eletrônica de varredura (MEV) de cortes seriados de tecido encefálico. O ultramicrótomo automatizado ATUM (do inglês *automated tape-collecting ultramicrotome*) foi utilizado para fazer cortes com 29 nm de espessura e estes foram corados com ósmio e recobertos por carbono para aquisição de imagens com MEV em resolução suficiente para detectar vesículas sinápticas individuais. Um conjunto de imagens digitais foi, então, processado para notação e segmentação das organelas e dos prolongamentos dos neurônios. As estruturas segmentadas foram pintadas manualmente com um programa computadorizado e combinadas em um conjunto de dados 3D. **A.** Esta imagem mostra a renderização 3D de um dendrito contendo espinhos. Observe o padrão de ramificação do dendrito. **B.** Renderização semitransparente de interações sinápticas entre dendrito (*vermelho*) e axônio (*verde*). Nesta imagem, os espinhos dendríticos formam cinco sinapses (*setas*) com o mesmo axônio; as densidades pós-sinápticas estão indicadas em *amarelo*. 13.000×. (Cortesia dos Drs. Daniel Berger e Jeff W. Lichtman, Harvard University, Cambridge, MA.)

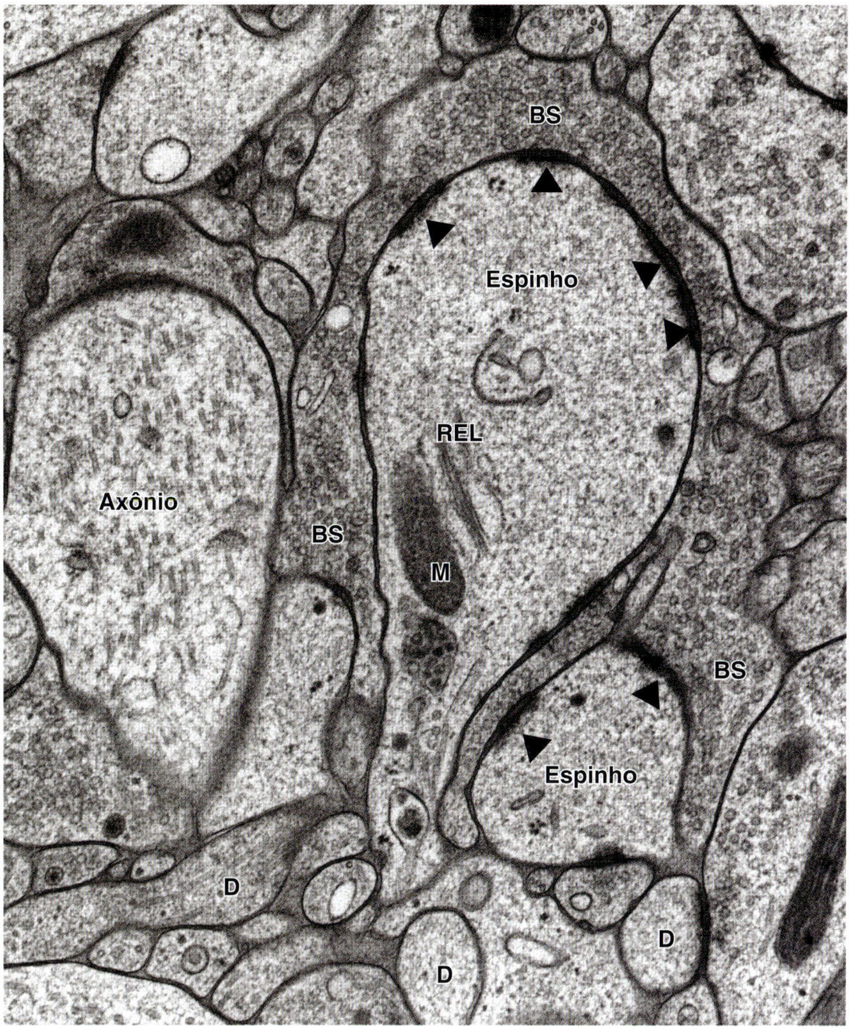

Figura 12.6 Microfotografia eletrônica de espinhos dendríticos nos dendritos proximais de neurônios piramidais no hipocampo de camundongo. Cortes finos (300 μm) de tecido encefálico foram cultivados por um período de 1 a 2 semanas, possibilitando a recuperação e a reorganização *in vitro* do tecido lesionado por meio da retirada de restos celulares (debris) dos cortes teciduais. Após incubação, os cortes foram preparados para microscopia eletrônica (ME) usando congelamento em alta pressão seguido por criossubstituição da água tecidual por acetona, corados com ósmio e integrados a um meio apropriado para ME. Essa preparação confere excepcional qualidade às imagens de ME porque evita distorção do tecido pela desnaturação proteica que ocorre na fixação convencional com aldeídos. Observe que os espinhos dendríticos estão circundados por um grande botão sináptico (*BS*) contendo vesículas sinápticas. As *pontas de setas* indicam densidades pós-sinápticas. Nessas áreas, fendas sinápticas são vistas separando zonas ativas de elementos pré-sinápticos provenientes de densidades pós-sinápticas. O citoplasma do espinho dendrítico contém um citoesqueleto de actina com perfis ocasionais de retículo endoplasmático liso (REL) e vesículas de transporte visíveis na parte estreita do espinho. Observe a organela elétron-densa, que mais provavelmente representa uma mitocôndria (*M*). Também são visíveis vários perfis de dendritos (*D*). O grande perfil *à esquerda* representa, mais provavelmente, um corte oblíquo do axônio não mielinizado com perfis visíveis de microtúbulos. 95.000× (Cortesia do Prof. Michael Frotscher, Institute for Structural Neurobiology, Center for Molecular Neurobiology Hamburgo, Alemanha.)

microtúbulos, neurofilamentos, mitocôndrias e vesículas passam para o axônio pelo cone axônico (Figura 12.7). A região do axônio entre o ápice do cone axônico e o início da bainha de mielina (ver adiante) é denominada segmento axônico inicial (SAI). A composição molecular da membrana plasmática do SAI atua como uma barreira à difusão para impedir a passagem de proteínas e lipídios que não pertencem à membrana plasmática axônica. O citoesqueleto de actina subjacente também atua como filtro seletivo para organelas e vesículas de transporte que tentam penetrar no citoplasma axônico. Essa função pode ser comparada à de um posto de fronteira que verifica se os viajantes têm autorização para entrar no país.

O SAI é o local em que o potencial de ação é gerado no axônio. O potencial de ação (descrito de modo mais detalhado adiante) é estimulado por impulsos transmitidos ao cone axônico na membrana do corpo celular após outros estímulos serem recebidos nos dendritos ou no próprio corpo celular.

A organização dos microtúbulos e seu arranjo nos axônios e nos dendritos são singulares e críticos para a polaridade funcional dos neurônios.

Os microtúbulos são reguladores importantes da polaridade celular. Como foi comentado no Capítulo 2, *Citoplasma Celular*, os microtúbulos fazem parte do citoesqueleto da célula; são constituídos por heterodímeros de tubulina e têm duas extremidades distintas: uma extremidade positiva (+) e uma extremidade negativa (–). Na extremidade positiva (+) os microtúbulos se alongam graças à polimerização da tubulina e se estendem para a periferia da célula. As extremidades negativas (–) estão, com frequência, ancoradas em um COMT.

A malha de microtúbulos nos neurônios apresenta características ímpares. De modo geral, os microtúbulos são mais estáveis nos axônios do que nos dendritos devido à modificação pós-tradução da tubulina e da ação protetora das proteínas associadas aos microtúbulos (MAPs). Os microtúbulos nos axônios estão orientados, de modo uniforme, com suas extremidades positivas (+) direcionadas distalmente (ver Figura 12.7). Esses microtúbulos se originam na área do COMT localizada no citoplasma perinuclear. Em contrapartida, os microtúbulos nos dendritos apresentam orientação polar mista: as extremidades positivas (+) e negativas (–) estão direcionadas distalmente para longe do corpo celular do neurônio, embora os microtúbulos com polaridade reversa (aqueles com suas extremidades negativas [–] direcionadas distalmente) representem a maioria dos microtúbulos nos dendritos (ver Figura 12.7). Esses microtúbulos são, em geral, mais estáveis e são comparáveis aos microtúbulos com extremidade positiva (+) nos axônios. Esses achados sugerem que os microtúbulos de polaridade reversa não estão ancorados no COMT, e sua nucleação ocorre independentemente do COMT no citoplasma dos dendritos. Esse arranjo é um regulador crucial da polaridade celular e, portanto, tem implicações para o transporte dendrítico.

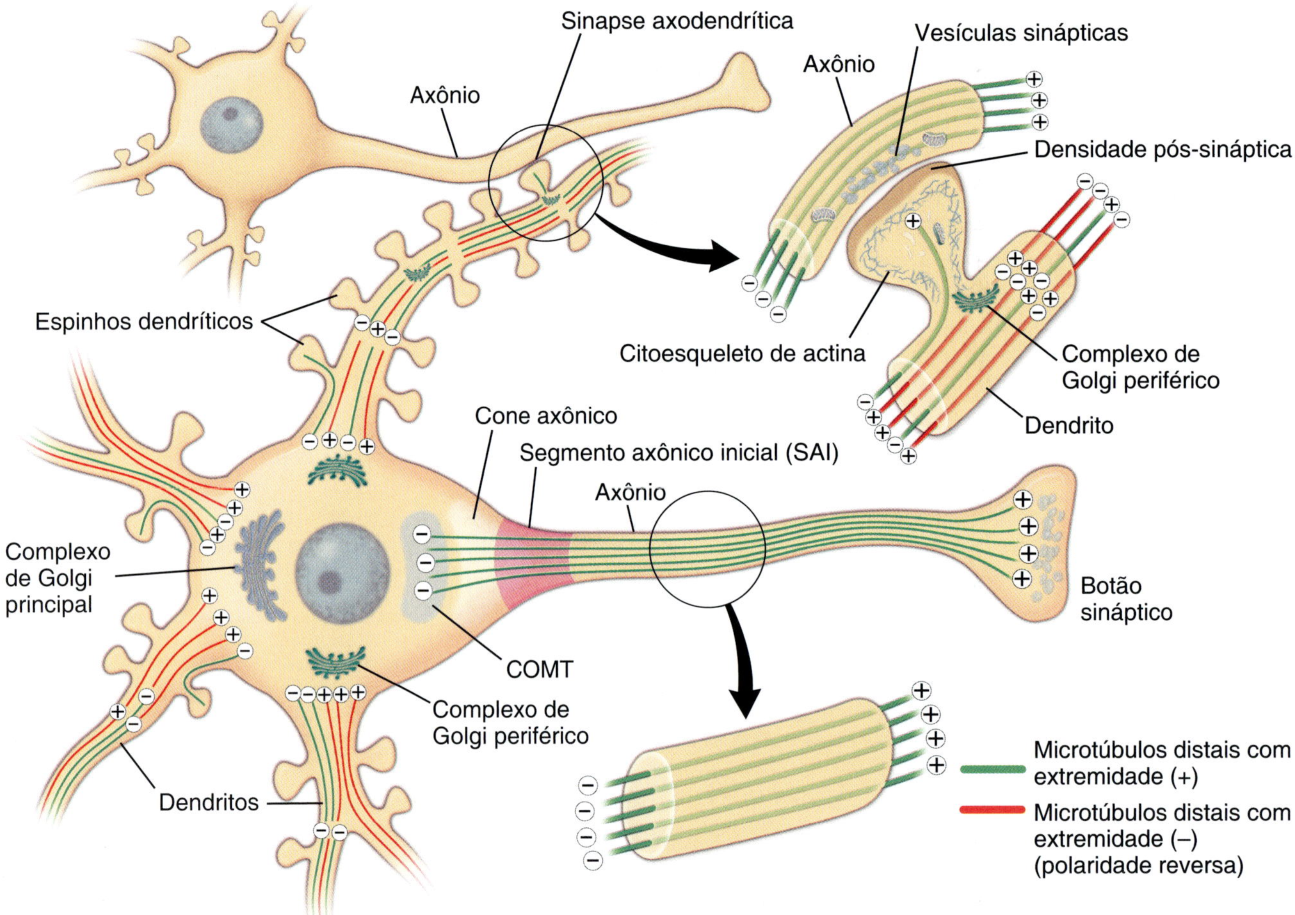

Figura 12.7 Organização dos microtúbulos nos axônios e nos dendritos. A organização da malha de microtúbulos no neurônio difere entre dendritos e axônios. Todos os microtúbulos nos axônios se originam do centro organizador de microtúbulos (*COMT*) e estão uniformemente orientados com suas extremidades (+) direcionadas distalmente. Por outro lado, os microtúbulos nos dendritos apresentam orientação polar mista. A maioria dos microtúbulos nos dendritos apresenta polaridade reversa, com suas extremidades (–) direcionadas distalmente para longe do corpo celular do neurônio. Os microtúbulos com polaridade normal (extremidades [+] direcionadas distalmente) são minoria. No sistema nervoso central (SNC), alguns deles terminam no citoplasma dos espinhos dendríticos. Observe a localização do cone axônico, uma área em que os materiais levados por transporte neuronal são carregados em proteínas motoras associadas aos microtúbulos conhecidas como cinesinas. Além disso, o segmento axônico inicial (*SAI*) separa proteínas e lipídios da membrana plasmática axonal da membrana plasmática do resto do axônio. Verifique também que espinhos dendríticos fazem sinapse com axônios pré-sinápticos adjacentes. Um complexo de Golgi está localizado no corpo celular do neurônio; entretanto, uma característica mais notável dos dendritos é a inclusão de pequenos complexos de Golgi periféricos. Estes são estruturas funcionais sem conexão com o complexo de Golgi principal, que podem ser encontradas nos dendritos e nas suas junções com o corpo celular do neurônio. Microtúbulos de polaridade reversa não estão ancorados no COMT e os complexos de Golgi periféricos podem atuar como seus centros de nucleação.

Alguns terminais axônicos grandes conseguem sintetizar proteínas locais, que podem estar envolvidas nos processos da memória.

Quase todas as moléculas proteicas estruturais e funcionais são sintetizadas no corpo celular do neurônio. Essas moléculas são distribuídas para os axônios e os dendritos por meio de sistemas de transporte neuronal (descritos a seguir). No entanto, diferentemente do ponto de vista comum de que o corpo celular do neurônio constitui o único local de síntese proteica, estudos recentes indicam que a síntese local limitada de proteínas axônicas ocorre também em alguns terminais nervosos grandes. Alguns terminais axônicos vertebrais (*i. e.*, provenientes da retina) contêm polirribossomos que dispõem de mecanismo de tradução completo para a síntese de proteínas. Essas áreas distintas nos terminais axônicos, denominadas placas periaxoplásmicas, apresentam características bioquímicas e moleculares de síntese ativa de proteínas. A síntese de proteínas dentro das placas periaxoplásmicas é modulada pela atividade neuronal. Tais proteínas podem estar envolvidas nos processos de memória das células neuronais.

Sistemas de transporte neuronal

As substâncias necessárias no axônio e nos dendritos são sintetizadas no corpo celular e precisam ser transportadas para esses locais.

Como a atividade de síntese do neurônio está concentrada no corpo celular, transporte neuronal baseado em microtúbulos é necessário para transferir material recém-sintetizado para o compartimento neuronal correto. Com frequência, o transporte ocorre em grandes distâncias, desde o local da síntese até o destino final nos axônios ou nos dendritos. O transporte neuronal funciona como um modo de comunicação intracelular, carreando moléculas e informações ao longo dos microtúbulos. O transporte neuronal é bidirecional e ocorre em neurônios e axônios. Os neurônios são especialmente vulneráveis a defeitos no transporte neuronal devido ao extremo comprimento dos prolongamentos neuronais. Mutações nas alfatubulinas e betatubulinas e motores moleculares baseados em microtúbulos têm sido diretamente ligados a vários transtornos neurológicos, tanto no SNC como no SNP. O comprometimento do transporte neuronal é, mais provavelmente, responsável pelos acúmulos anormais de proteínas citoesqueléticas e organelas nos axônios observados na **doença de Alzheimer**, na **doença de Parkinson**, na **doença de Huntington** e na **esclerose lateral amiotrófica** (**ELA**).

Cinesina e dineína impulsionam o transporte axonal ao direcionar o movimento das vesículas transportadoras e das organelas entre o corpo celular e o terminal axônico.

O transporte axonal é crucial para suprir a parte distal do axônio e do terminal axônico de proteínas recém-sintetizadas de lipídios e de neurotransmissores necessários para manter a transmissão sináptica. Além disso, proteínas senescentes e organelas provenientes da parte distal do axônio são transportadas para serem degradadas e recicladas no corpo celular. Os motores moleculares impulsionam o transporte axonal ao longo de "faixas" formadas por um arranjo uniforme de microtúbulos com suas extremidades (+) se estendendo distalmente para o terminal axônico. O transporte axonal é descrito da seguinte maneira:

- O transporte anterógrado desloca material do corpo celular para a periferia do axônio. Como todos os microtúbulos nos axônios são polarizados nas mesmas direções com suas extremidades (+) direcionadas para o terminal axônico, as cinesinas, proteínas motoras associadas aos microtúbulos, estão envolvidas no transporte anterógrado. As cinesinas movem as vesículas de transporte destinadas para os axônios ao longo dos microtúbulos para suas extremidades (+). Elas utilizam energia proveniente de hidrólise de trifosfato de adenosina (ATP) para acionar seu movimento
- O transporte retrógrado desloca material do terminal axônico para o corpo celular. Esse transporte é mediado pelas proteínas motoras associadas aos microtúbulos (dineínas) que se deslocam ao longo dos microtúbulos para as extremidades (–) (ver Capítulo 2, *Citoplasma Celular*).

As propriedades motoras da cinesina e da dineína são reguladas por sinais externos que possibilitam o alentecimento ou a aceleração do movimento das vesículas de transporte. É mais provável que isso se deva ao uso de conformações ativa e inativa dessas proteínas motoras que estão conectadas à mesma vesícula de transporte. A existência de várias proteínas motoras na mesma vesícula de transporte possibilita que esta se desvie de obstáculos. Isso se deve à troca de diferentes faixas de microtúbulos sem permuta das proteínas motoras conectadas à vesícula de transporte.

Os sistemas de transporte também podem ser diferenciados pela velocidade de transporte das substâncias:

- Um sistema de transporte anterógrado lento transfere substâncias do corpo celular do neurônio para o terminal axônico na velocidade de 0,2 a 4 mm/dia. Elementos estruturais, tais como moléculas de tubulina (precursores de microtúbulos), moléculas de actina e as proteínas que formam neurofilamentos, são carreados do corpo do neurônio por esse sistema de transporte. Proteínas da matriz citoplasmática, como actina, calmodulina e várias enzimas metabólicas, também são transportadas dessa maneira
- Um sistema de transporte rápido transfere substâncias nos dois sentidos na velocidade de 20 a 400 mm/dia, ou seja, é um sistema anterógrado e retrógrado. O sistema de transporte anterógrado rápido transfere diferentes organelas limitadas por membranas, tais como componentes de retículo endoplasmático liso (REL), vesículas sinápticas e mitocôndrias, e materiais de baixo peso molecular como açúcares, aminoácidos, nucleotídios, alguns neurotransmissores e cálcio, para o terminal axônico. O sistema de transporte retrógrado rápido transfere muitos dos mesmos materiais, bem como proteínas e outras moléculas endocitosadas no terminal axônico para o corpo celular do neurônio. O transporte rápido, seja anterógrado ou retrógrado, demanda ATP, que é empregado pelas proteínas motoras associadas a microtúbulos, e depende do arranjo dos microtúbulos que se estende do corpo do neurônio para a terminação do axônio. O transporte retrógrado é a via seguida por toxinas e vírus que penetram no SNC nas terminações nervosas. O transporte retrógrado de enzimas exógenas, como peroxidase do rábano silvestre, e de materiais imunomarcados ou radiomarcados é usado, atualmente, para rastrear as vias neuronais e para identificar os corpos dos neurônios relacionados com terminações nervosas específicas.

Motores moleculares (dineína) atuam preferencialmente no transporte dendrítico, que é mais complexo que o transporte axonal devido à organização antiparalela de microtúbulos.

O transporte dendrítico evolui ao longo de feixes de microtúbulos de polaridade mista, que contêm microtúbulos com extremidades "normais" (+) e microtúbulos com extremidades "revertidas" (–) orientadas para longe do corpo celular do neurônio. Portanto, um único tipo unidirecional de vesícula de transporte carreando proteína motora poderia mediar transporte bidirecional (anterógrado e retrógrado) pela alternância de tratos de microtúbulos de polaridade normal e de polaridade reversa. Estudos recentes indicam que as dineínas são importantes na seleção inicial das vesículas que realizarão no transporte dendrítico. Dineínas, que se deslocam ao longo dos microtúbulos em direção às suas extremidades (–), também estão envolvidas apenas no transporte anterógrado de vesículas carreadoras para dendritos utilizando microtúbulos com polaridade reversa. As dineínas também são responsáveis pelo transporte retrógrado de vesículas dos prolongamentos dendríticos para o corpo do neurônio. As cinesinas também têm participação adjuvante no transporte dendrítico depois que a vesícula de transporte se encontra no interior do dendrito.

Sinapses

Os neurônios comunicam-se com outros neurônios e com células efetoras por meio de sinapses.

As sinapses são junções especializadas entre neurônios, que facilitam a transmissão dos impulsos de um neurônio (pré-sináptico) para outro neurônio (pós-sináptico). As sinapses também ocorrem entre axônios e células efetoras (células-alvo), como as células musculares e as células glandulares. As sinapses entre os neurônios podem ser classificadas, morfologicamente, da seguinte maneira:

- Axodendríticas. Essas sinapses ocorrem entre axônios e dendritos. No SNC, algumas sinapses axodendríticas são encontradas entre os axônios e os espinhos dendríticos (Figura 12.8)
- Axossomáticas. Essas sinapses ocorrem entre axônios e o corpo celular
- Axoaxônicas. Essas sinapses são observadas entre axônios e axônios (ver Figura 12.8).

As sinapses não são visualizadas em preparações de rotina com hematoxilina e eosina (H-E). No entanto, os métodos de impregnação por prata (p. ex., método de Golgi) não apenas

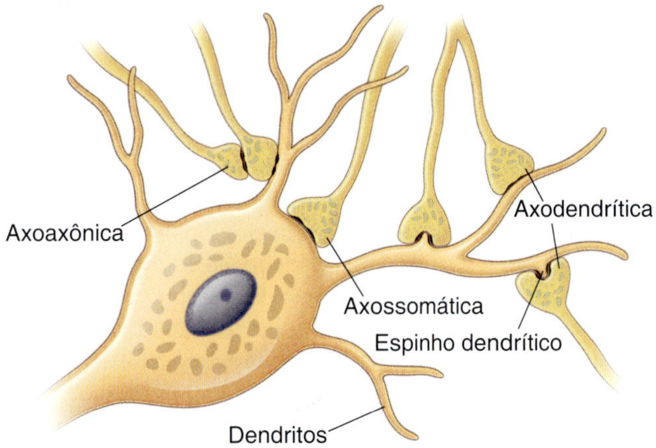

Figura 12.8 Diagrama esquemático de diferentes tipos de sinapse. As sinapses axodendríticas representam o tipo mais comum de conexão entre o terminal axônico pré-sináptico e os dendritos do neurônio pós-sináptico. Observe que algumas sinapses axodendríticas contêm espinhos dendríticos, que estão associados ao aprendizado e à memória. Sinapses axossomáticas são formadas entre um terminal axônico pré-sináptico e o corpo celular do neurônio pós-sináptico, enquanto as sinapses axoaxônicas são formadas entre o terminal axônico de um neurônio pré-sináptico e o axônio de um neurônio pós-sináptico. A sinapse axoaxônica pode intensificar ou inibir a transmissão sináptica axodendrítica (ou axossomática).

demonstram o formato geral de alguns neurônios, como também revelam as sinapses como corpúsculos ovais na superfície do neurônio receptor. Em geral, um axônio pré-sináptico estabelece vários desses contatos semelhantes a botões com a porção receptora do neurônio pós-sináptico. Com frequência, o axônio do neurônio pré-sináptico segue seu trajeto ao longo da superfície do neurônio pós-sináptico. Nesse trajeto, estabelece vários contatos sinápticos, denominados botões de passagem. Em seguida, o axônio continua seu trajeto até a formação de um ramo terminal com uma extremidade dilatada, o botão terminal, ou bulbo terminal. O número de sinapses em um neurônio ou em seus prolongamentos pode variar de algumas a dezenas de milhares por neurônio (Figura 12.9); esse número, aparentemente, está diretamente relacionado com o número de impulsos que um neurônio está recebendo e processando.

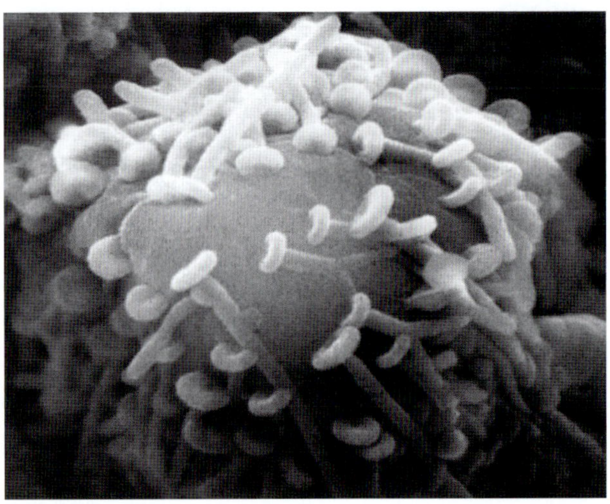

Figura 12.9 Eletromicrografia de varredura do corpo celular de um neurônio. Esta micrografia mostra o corpo celular de um neurônio. As terminações axônicas que formam sinapses axossomáticas são visíveis, bem como numerosos corpos ovais com apêndices semelhantes a caudas. Cada corpo oval representa um terminal axônico pré-sináptico de neurônios diferentes, que estabelecem contato com o volumoso corpo celular pós-sináptico. 76.000×. (Cortesia do Dr. George Johnson.)

As sinapses são classificadas como químicas ou elétricas.

A classificação de sinapses depende do mecanismo de condução dos impulsos nervosos e do modo pelo qual o potencial de ação é gerado nas células-alvo. Por conseguinte, as sinapses também podem ser classificadas da seguinte maneira:

- Sinapses químicas. A condução dos impulsos é realizada pela liberação de substâncias químicas (neurotransmissores) pelo neurônio pré-sináptico. Em seguida, os neurotransmissores sofrem difusão através do estreito espaço intercelular que separa o neurônio pré-sináptico do neurônio pós-sináptico ou da célula-alvo. Um tipo especializado de sinapse química, denominado sinapse em fita, é encontrado nas células ciliadas receptoras da orelha interna e células fotorreceptoras da retina (ver Capítulo 25, *Orelha*)
- Sinapses elétricas. Comuns nos invertebrados, tais sinapses contêm junções comunicantes que possibilitam o movimento de íons entre as células e, consequentemente, a propagação direta da corrente elétrica de uma célula para outra. Não necessitam de neurotransmissores para a sua função. Nos mamíferos, as junções comunicantes das células musculares lisas e cardíacas são os equivalentes das sinapses elétricas.

Uma sinapse química típica contém um elemento pré-sináptico, a fenda sináptica e a membrana pós-sináptica.

Os componentes de uma sinapse química típica incluem os seguintes elementos:

- Um elemento pré-sináptico (botão pré-sináptico ou componente pré-sináptico) é a extremidade do prolongamento neuronal a partir da qual são liberados os neurotransmissores. O elemento pré-sináptico caracteriza-se pela existência de vesículas sinápticas, estruturas envolvidas por membrana, que variam de 30 a 100 nm de diâmetro e que contêm neurotransmissores (Figura 12.10). A ligação e a fusão das vesículas sinápticas com a membrana plasmática pré-sináptica são mediadas por uma família de proteínas transmembrana, denominadas SNARE (que significa "receptores de ligação do NSF solúvel" [do inglês *Soluble NSF Attachment REceptors*]; ver Capítulo 2, *Citoplasma Celular*). As proteínas SNARE específicas envolvidas nessa atividade incluem sinaptobrevina, uma v-SNARE limitada por vesícula, e sintaxina e SNAP-25, que são proteínas t-SNARE limitadas por membrana-alvo encontradas em áreas especializadas da membrana pré-sináptica. Outra proteína ligada à vesícula, denominada sinaptotagmina 1, desloca, em seguida, o complexo SNARE, que é subsequentemente desmontado e reciclado pelos complexos proteicos NSF/SNAP25. Observa-se a existência de acúmulos elétron-densos de proteínas no lado citoplasmático da membrana plasmática pré-sináptica. Essas densidades pré-sinápticas representam áreas especializadas, denominadas zonas ativas, em que as vesículas sinápticas são ancoradas e onde ocorre liberação dos neurotransmissores. As zonas ativas são ricas em complexos de ancoragem Rab-GTPase (ver Capítulo 2, *Citoplasma Celular*), t-SNARE e proteínas ligantes da sinaptotagmina. A membrana da vesícula acrescentada à membrana pré-sináptica é recuperada por endocitose e reprocessada em vesículas sinápticas pelo REL localizado na terminação nervosa. Verifica-se também a existência de numerosas mitocôndrias pequenas no elemento pré-sináptico

- A fenda sináptica é um espaço de 20 a 30 nm, que separa o neurônio pré-sináptico do neurônio pós-sináptico ou da célula-alvo, que o neurotransmissor precisa atravessar
- A membrana pós-sináptica (componente pós-sináptico) contém sítios receptores que interagem com o neurotransmissor. Esse componente é formado a partir de uma porção da membrana plasmática do neurônio pós-sináptico (Figura 12.11). A membrana pós-sináptica caracteriza-se por apresentar uma camada subjacente de material denso. Essa elétron-densidade na membrana pós-sináptica representa um complexo elaborado de proteínas interligadas, que desempenha numerosas funções, tais como tradução da interação neurotransmissor-receptor em um sinal intracelular, ancoragem dos receptores de neurotransmissores em trânsito, além de ancoragem de várias proteínas que modulam a atividade dos receptores.

Transmissão sináptica

Os canais de Ca^{2+} regulados por voltagem na membrana pré-sináptica regulam a liberação de neurotransmissor.

Quando o impulso nervoso alcança o botão sináptico, a reversão da voltagem através da membrana produzida pelo impulso (denominada despolarização) provoca a abertura dos canais de Ca^{2+} regulados por voltagem na membrana plasmática do botão. O influxo de Ca^{2+} do espaço extracelular faz com que as vesículas sinápticas migrem, se ancorem e sofram fusão com a membrana pré-sináptica, liberando, por exocitose, o neurotransmissor na fenda sináptica. A ancoragem e a fusão das vesículas são impulsionadas principalmente pelas ações das proteínas SNARE e sinaptotagmina. Um outro processo que libera neurotransmissor após a fusão da vesícula é chamado de porocitose, no qual as vesículas ancoradas nas zonas ativas liberam neurotransmissores através de um poro de fusão temporário, que conecta o lúmen da vesícula com a fenda sináptica. Ao mesmo tempo, a membrana pré-sináptica do botão sináptico que liberou o neurotransmissor forma rapidamente vesículas endocíticas que retornam ao compartimento endossômico do botão para reciclagem ou recarga do neurotransmissor.

O neurotransmissor liga-se a canais regulados por transmissor ou a receptores acoplados à proteína G na membrana pós-sináptica.

As moléculas do neurotransmissor liberado ligam-se à porção extracelular dos receptores da membrana pós-sináptica, denominados canais regulados por transmissor. A ligação dos neurotransmissores induz uma mudança na conformação dessas proteínas do canal, causando a abertura de seus poros. A resposta que acaba sendo gerada depende do tipo do íon que

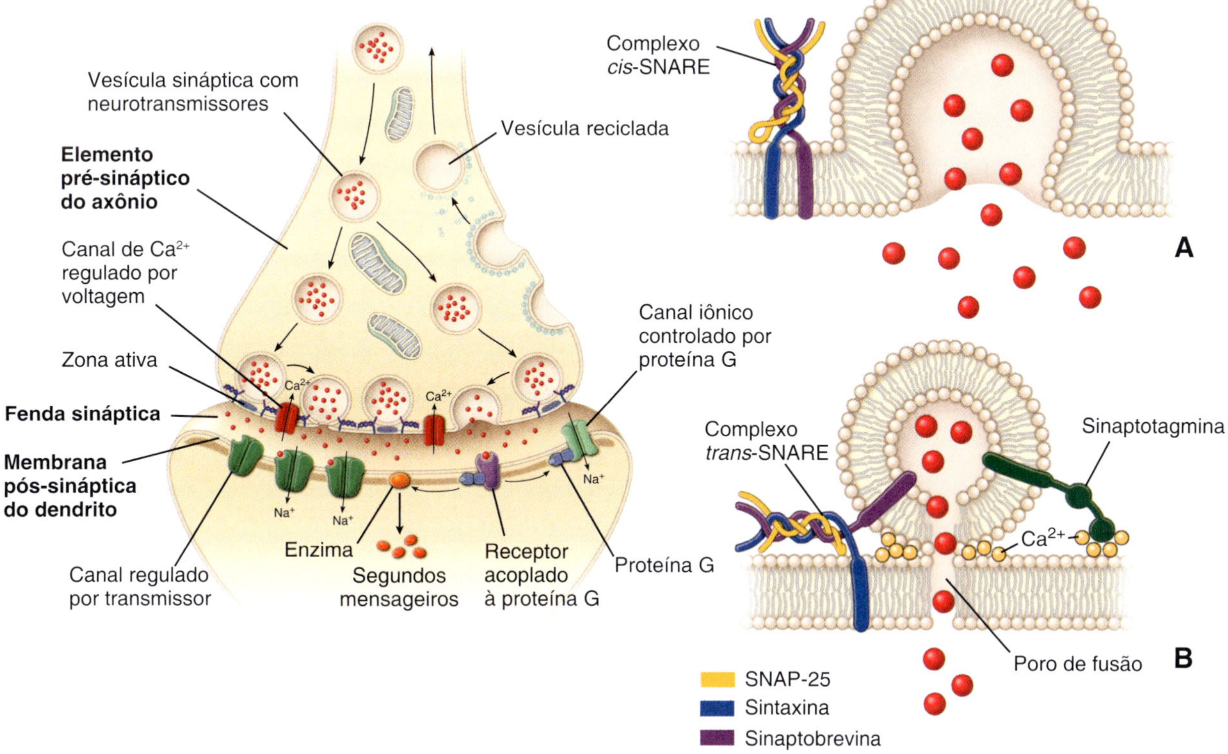

Figura 12.10 Diagrama de uma sinapse axodendrítica química. Este diagrama ilustra três componentes de uma sinapse típica. O botão pré-sináptico está localizado na extremidade distal do axônio, a partir do qual são liberados os neurotransmissores. O elemento pré-sináptico do axônio caracteriza-se pela existência de numerosas vesículas sinápticas contendo neurotransmissores. A membrana plasmática do botão pré-sináptico é reciclada pela formação de vesículas endocíticas revestidas por proteínas clatrina. A fenda sináptica separa o botão pré-sináptico do axônio da membrana pós-sináptica do dendrito. A membrana pós-sináptica do dendrito caracteriza-se, frequentemente, por maior elétron-densidade pós-sináptica e contém receptores com afinidade pelos neurotransmissores. Observe dois tipos de receptores: as moléculas coradas em *verde* representam canais regulados por transmissor, enquanto a estrutura de coloração *púrpura* representa um receptor acoplado à proteína G, que, quando ligado a um neurotransmissor, pode atuar sobre canais iônicos regulados pela proteína G ou sobre enzimas que produzem um segundo mensageiro. **A.** Diagrama mostrando a visão atual da liberação de neurotransmissores a partir de um botão pré-sináptico pela fusão das vesículas sinápticas com a membrana pré-sináptica. O mecanismo de fusão que envolve as proteínas SNARE é descrito no Capítulo 2, *Citoplasma Celular*. Observe o complexo *cis*-SNARE, que é formado após a fusão da vesícula com a membrana pré-sináptica. **B.** Diagrama mostrando um modelo recentemente proposto para a liberação de neurotransmissores por meio de porocitose. Neste modelo, a vesícula sináptica está ancorada e justaposta a canais seletivos de cálcio na membrana pré-sináptica. Quando há Ca^{2+}, as bicamadas das membranas da vesícula e pré-sináptica são reorganizadas para criar um poro transitório de 1 nm, que conecta o lúmen da vesícula com a fenda sináptica, possibilitando a liberação de um neurotransmissor. Observe a existência do complexo *trans*-SNARE e a sinaptotagmina que ancoram a vesícula às zonas ativas dentro da membrana plasmática do elemento pré-sináptico.

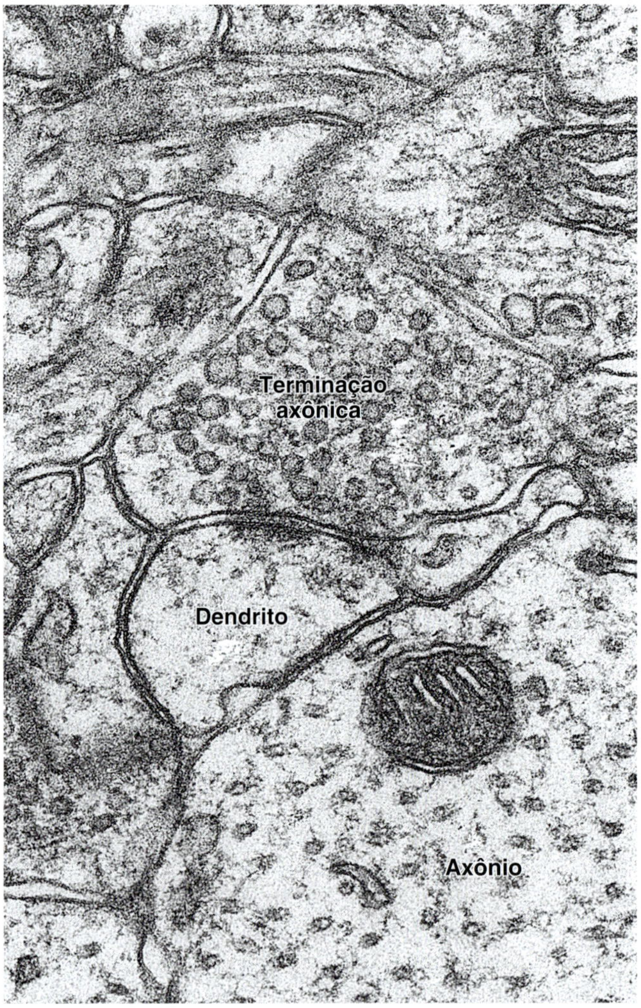

Figura 12.11 Eletromicrografia dos prolongamentos nervosos no córtex cerebral. No *centro* da micrografia é possível observar uma sinapse, em que uma terminação axônica está aposta a um dendrito. A terminação do axônio exibe numerosas vesículas sinápticas contendo neurotransmissores, que aparecem como perfis circulares. A membrana pós-sináptica do dendrito exibe densidade típica. Há também uma substância de densidade semelhante na fenda sináptica (espaço intercelular) na sinapse. 76.000×. (Cortesia dos Drs. George D. Pappas e Virginia Kriho.)

entra na célula. Por exemplo, o influxo de Na^+ provoca despolarização local na membrana pós-sináptica, que, em condições favoráveis (quantidade e duração suficientes da liberação de neurotransmissor), leva à abertura dos canais de Na^+ regulados por voltagem, gerando, assim, um impulso nervoso.

Alguns neurotransmissores de aminoácidos e aminas podem ligar-se a receptores acoplados à proteína G, produzindo respostas pós-sinápticas de maior duração e mais diversas. O neurotransmissor liga-se a uma proteína receptora transmembrana na membrana pós-sináptica. A ligação do receptor ativa proteínas G, que se movem ao longo da superfície intracelular da membrana pós-sináptica, as quais, finalmente, ativam as proteínas efetoras. Essas proteínas efetoras podem incluir canais iônicos regulados por proteína G transmembrana ou enzimas que sintetizam moléculas de segundo mensageiro (ver adiante). Os diversos neurotransmissores (p. ex., acetilcolina [ACh]) podem gerar diferentes ações pós-sinápticas, dependendo do sistema receptor sobre o qual atuam (ver adiante).

A porocitose caracteriza um tipo de secreção de neurotransmissor que não envolve a fusão de vesículas sinápticas com a membrana pré-sináptica.

Com base na avaliação de dados fisiológicos e na organização estrutural das sinapses nervosas, foi proposto recentemente um modelo alternativo de secreção de neurotransmissor, denominado porocitose, para explicar a liberação regulada dos neurotransmissores. Nesse modelo, a secreção das vesículas ocorre sem que haja fusão da membrana da vesícula com a membrana pré-sináptica. Em vez disso, propõe-se que a vesícula sináptica seja ancorada à membrana pré-sináptica próximo de canais seletivos de Ca^{2+} pelas proteínas SNARE e sinaptotagmina. Quando há Ca^{2+}, as membranas da vesícula e pré-sináptica são reorganizadas para criar um poro de fusão temporário de 1 nm de diâmetro, que conecta o lúmen da vesícula com a fenda sináptica. Em seguida, pode ocorrer liberação dos neurotransmissores de maneira controlada através desses poros de membrana transitórios (ver Figura 12.10).

A natureza química do neurotransmissor determina o tipo de resposta dessa sinapse na geração de impulsos neuronais.

A liberação do neurotransmissor pelo componente pré-sináptico pode causar excitação ou inibição na membrana pós-sináptica:

- Nas sinapses excitatórias, a liberação de neurotransmissores, tais como acetilcolina, glutamina ou serotonina, abre os canais de Na^+ regulados por transmissor (ou outros canais catiônicos), determinando um influxo de Na^+ que provoca reversão local da voltagem da membrana pós-sináptica até um nível limiar (despolarização). Isso resulta no início de um potencial de ação e geração de um impulso nervoso
- Nas sinapses inibitórias, a liberação de neurotransmissores, como o ácido gama-aminobutírico (GABA) ou a glicina, abre os canais de Cl^- regulados por transmissor (ou outros canais aniônicos), provocando a entrada de Cl^- na célula e a hiperpolarização da membrana pós-sináptica, tornando-a até mesmo mais negativa. Nessas sinapses, a geração de um potencial de ação torna-se, então, mais difícil.

A geração final de um impulso nervoso em um neurônio pós-sináptico (disparo) depende do somatório dos impulsos excitatórios e inibitórios que alcançam esse neurônio. Isso possibilita a regulação precisa da reação de um neurônio pós-sináptico (ou fibra muscular ou célula glandular). A função das sinapses não consiste simplesmente em transmitir impulsos de um neurônio para outro. Em vez disso, as sinapses possibilitam o processamento do influxo neuronal. Caracteristicamente, o impulso que passa do neurônio pré-sináptico para o neurônio pós-sináptico é modificado na sinapse por outros neurônios, que, embora não estejam na via direta, têm acesso à sinapse (ver Figura 12.8). Esses outros neurônios podem influenciar a membrana do neurônio pré-sináptico ou do neurônio pós-sináptico e facilitar ou inibir a transmissão dos impulsos. Desse modo, o disparo de impulsos no neurônio pós-sináptico é causado pelo somatório das ações de centenas de sinapses.

Neurotransmissores

Foram identificadas muitas moléculas que atuam como neurotransmissores em várias partes do sistema nervoso. Um neurotransmissor liberado do elemento pré-sináptico sofre difusão através da fenda sináptica para a membrana pós-sináptica, em que interage com um receptor específico. A ação do neurotransmissor depende de sua natureza química e das características do receptor presente na placa pós-sináptica da célula efetora.

Os neurotransmissores atuam sobre receptores ionotrópicos para abrir os canais iônicos de membrana ou sobre receptores metabotrópicos para ativar a cascata de sinalização da proteína G.

Quase todos os neurotransmissores conhecidos atuam sobre múltiplos receptores, que consistem em proteínas integrais de membrana. Esses receptores podem ser divididos em duas classes principais: receptores ionotrópicos e metabotrópicos. Os receptores ionotrópicos contêm canais iônicos transmembrana integrais, também designados como canais controlados por transmissor ou canais controlados por ligante. A ligação do neurotransmissor a receptores ionotrópicos desencadeia uma alteração da conformação das proteínas receptoras, levando à abertura do canal e ao movimento subsequente de íons seletivos para dentro ou para fora da célula. Isso gera um potencial de ação na célula efetora. Em geral, a sinalização que usa canais ionotrópicos é muito rápida e ocorre nas principais vias neuronais do encéfalo e em vias motoras somáticas no SNP. Os canais metabotrópicos são responsáveis não apenas pela ligação de um neurotransmissor específico, mas também pela interação com a proteína G em seu domínio intracelular. A proteína G é muito importante para a sinalização intracelular; transmite sinais de fora para dentro da célula, alterando as atividades das enzimas envolvidas na síntese de um segundo mensageiro. A ativação dos receptores metabotrópicos está principalmente envolvida na modulação da atividade neuronal.

Os neurotransmissores mais comuns são descritos a seguir. O Quadro 12.1 fornece um resumo de neurotransmissores selecionados e suas características tanto no SNP quanto no SNC.

- Acetilcolina (ACh). A ACh é o neurotransmissor entre os axônios e o músculo estriado na junção neuromuscular (ver Capítulo 11, *Tecido Muscular*) e atua como neurotransmissor no SNA. É liberada pelos neurônios simpáticos e parassimpáticos pré-sinápticos e seus efetores. Além disso, a ACh é secretada por neurônios parassimpáticos pós-sinápticos, bem como por um tipo específico de neurônio simpático pós-sináptico que inerva as glândulas sudoríparas. Os neurônios que usam a ACh como seu neurotransmissor são denominados neurônios colinérgicos. Os receptores para ACh na membrana pós-sináptica são conhecidos como receptores colinérgicos e são divididos em duas classes. Os receptores metabotrópicos interagem com a muscarina, uma substância isolada de cogumelos venenosos (receptores muscarínicos de ACh), enquanto os receptores ionotrópicos interagem com a nicotina isolada das plantas do tabaco (receptores nicotínicos de ACh). O receptor muscarínico de ACh no coração é um exemplo de um receptor acoplado à proteína G, que está ligado a canais de K^+. A estimulação parassimpática do coração libera ACh, que, por sua vez, abre os canais de K^+, causando hiperpolarização das fibras musculares cardíacas. Essa hiperpolarização atenua a contração rítmica do coração. Em contrapartida, o receptor nicotínico de ACh nos músculos esqueléticos é um canal de Na^+ regulado por ligante ionotrópico. A abertura desse canal provoca rápida despolarização das fibras musculares esqueléticas e início da contração. Vários fármacos afetam a liberação de ACh na fenda sináptica, bem como a sua ligação a seus receptores. Por exemplo, o **curare**, o veneno sul-americano aplicado nas pontas das flechas, liga-se aos receptores nicotínicos de ACh, bloqueando os canais de Na^+ integrais e causando paralisia muscular. A **atropina**, um alcaloide extraído da planta beladona (*Atropa belladonna*), bloqueia a ação dos receptores muscarínicos de ACh
- Catecolaminas, como a norepinefrina (NE), a epinefrina (EPI, adrenalina) e a dopamina (DA). Esses neurotransmissores são sintetizados em uma série de reações enzimáticas a partir do aminoácido tirosina. Os neurônios que utilizam as catecolaminas como neurotransmissores são denominados neurônios catecolaminérgicos. As catecolaminas são secretadas por células do SNC que estão envolvidas na regulação do movimento, do humor e da atenção. Os neurônios que utilizam a EPI (adrenalina) como neurotransmissor são denominados neurônios adrenérgicos. Todos contêm uma enzima que converte a NE em EPI, que atua como transmissor entre axônios simpáticos pós-sinápticos e efetores no SNA. A EPI também é liberada na corrente sanguínea pelas células endócrinas (células cromafins) da medula da suprarrenal durante **a resposta de luta ou fuga**
- Serotonina ou 5-hidroxitriptamina (5-HT). A serotonina é formada pela hidroxilação e descarboxilação do triptofano. Atua como neurotransmissor em neurônios do SNC e do sistema nervoso entérico. Os neurônios que utilizam a serotonina como neurotransmissor são denominados serotoninérgicos. Após a liberação de serotonina, uma parte é reciclada pela captação nos neurônios serotoninérgicos pré-sinápticos. Já foi constatado que a serotonina é uma importante molécula que ajuda a estabelecer o **desenvolvimento direito-esquerdo assimétrico** nos embriões
- Os aminoácidos, como GABA, GLU, aspartato (ASP) e glicina (GLY), atuam como neurotransmissores, principalmente no SNC
- O óxido nítrico (NO), um gás simples com propriedades de radical livre, também foi identificado como neurotransmissor. Quando presente em baixas concentrações, o NO transporta impulsos nervosos de um neurônio para outro. Diferentemente de outros neurotransmissores, os quais são sintetizados no corpo celular do neurônio e armazenados em vesículas sinápticas, o NO é sintetizado dentro da sinapse e usado imediatamente. Foi postulado que o neurotransmissor excitatório GLU induz uma reação em cadeia, em que a NO sintase é ativada para produzir NO, que, por sua vez, difunde-se do botão pré-sináptico através da fenda sináptica e da membrana pós-sináptica para a célula adjacente. As ações biológicas do NO resultam da ativação da guanilil ciclase, que, em seguida, produz monofosfato de guanosina cíclico (cGMP) nas células-alvo. Por sua vez, o cGMP atua sobre a síntese de proteínas G, resultando finalmente na geração/modulação de potenciais de ação neuronais
- Peptídios pequenos demonstraram atuar como transmissores sinápticos. Entre eles estão a substância P (assim denominada por ter sido originalmente encontrada em um pó de extratos de acetona do encéfalo e tecido intestinal), hormônios de liberação hipotalâmicos, peptídios opioides endógenos (p. ex., β-endorfinas, encefalinas, dinorfinas), peptídio intestinal vasoativo (VIP, do inglês *vasoactive intestinal peptide*), colecistoquinina (CCK, do inglês *cholecystokinin*) e neurotensina. Muitas dessas mesmas substâncias são sintetizadas e liberadas por células enteroendócrinas do intestino. Podem atuar imediatamente sobre células vizinhas (secreção parácrina) ou podem ser transportadas na corrente

Quadro 12.1 Caracterização dos neurotransmissores mais comuns.

Classe de molécula	Neurotransmissor	Tipo de receptor e ação		Papel fisiológico
		Ionotrópico	Metabotrópico	
Éster	ACh	Receptores nicotínicos de ACh (nAChR); ativa os canais de Na^+	Receptor muscarínico de ACh (mAChR); atua por meio da proteína G	Transmissão sináptica excitatória rápida na junção neuromuscular (atuando sobre o nAChR); também presente no SNP (p. ex., gânglios simpáticos, medula da suprarrenal) e no SNC; ação tanto excitatória quanto inibitória (atuando sobre o mAChR), (p. ex., diminui frequência cardíaca, relaxamento do músculo liso no sistema digestório)
Monoamina	Epinefrina, norepinefrina	N/A	Receptores α e β-adrenérgicos; atuam por meio da proteína G	Atenua a transmissão sináptica no SNC e nos músculos lisos
	Dopamina	N/A	Receptores de dopamina D_1 e D_2; atuam por meio da proteína G	Atenua a transmissão sináptica no SNC
	Serotonina	Canal de 5-HT_3 regulado por ligante Na^+/K^+; ativa os canais iônicos	Receptores 5-$HT_{1,2,4\text{-}7}$	Transmissão sináptica excitatória rápida (atuando sobre 5-HT_3); tanto excitatória quanto inibitória, dependendo do receptor; atua no SNC e SNP (sistema entérico)
Aminoácidos	Glutamato	NMDA, cainato e AMPA; ativa os canais de Na^+, K^+ e Ca^{2+}	Receptor mGluR; atua por meio da proteína G	Transmissão sináptica excitatória rápida no SNC
	GABA	Receptor $GABA_A$; ativa os canais de Cl^-	Receptor $GABA_B$; atua por meio da proteína G	Transmissão sináptica inibitória tanto rápida quanto lenta no SNC
	Glicina	Receptor de glicina (GlyR); ativa os canais de Cl^-	N/A	Transmissão sináptica inibitória rápida no SNC
Peptídios pequenos	Substância P	N/A	Receptor de neurocinina-1 (NK1); atua por meio da proteína G	Excitação lenta dos músculos lisos e neurônios sensitivos no SNC; particularmente quando transmite a sensação de dor
	Encefalinas	N/A	Receptores opioides δ (DOP) e μ (MOP); atuam por meio da proteína G	Reduz a excitabilidade sináptica (sinalização sináptica lenta); relaxa o músculo liso no sistema digestório; causa analgesia
	β-endorfina	N/A	Receptor opioide κ (KOP); atua por meio da proteína G	Sinalização sináptica lenta no encéfalo e na medula espinal; provoca analgesia
Radical livre	NO	O NO não atua sobre os receptores; ele ativa a guanilciclase e, em seguida, por meio da sinalização do cGMP, aumenta a síntese de proteína G nas células-alvo		Influencia a liberação de neurotransmissores no SNC e no SNP; atua como potente vasodilatador, relaxa o músculo liso no sistema digestório

5-HT, 5-hidroxitriptamina; ACh, acetilcolina; AMPA, ácido α-amino-3-hidroxi-5-metil-4-isoxazolpropiônico (do inglês *α-amino-3-hydroxy-5-methyl-4-isoxazolepropionic acid*); cGMP, monofosfato de guanosina cíclico (do inglês *cyclic guanosine monophosphate*); SNC, sistema nervoso central; GABA, ácido γ-aminobutírico; mGluR, receptor de glutamato metabotrópico (do inglês *metabotropic glutamate receptor*); N/A, não aplicável; NMDA, receptor de *N*-metil D-aspartato; NO, óxido nítrico; SNP, sistema nervoso periférico.

sanguínea como hormônios para atuar sobre células-alvo distantes (secreção endócrina). São também sintetizadas e liberadas por órgãos endócrinos e pelos neurônios neurossecretores do hipotálamo.

Os neurotransmissores liberados na fenda sináptica podem ser degradados ou recapturados.

A degradação ou recaptação dos neurotransmissores é necessária para limitar a duração da estimulação ou inibição da membrana pós-sináptica. O processo mais comum de remoção de neurotransmissores após a sua liberação na fenda sináptica é denominado recaptação de alta afinidade. Cerca de 80% dos neurotransmissores liberados são removidos por esse mecanismo, por meio do qual são ligados a proteínas específicas de transporte de neurotransmissores localizadas na membrana pré-sináptica. Os neurotransmissores que foram transportados no citoplasma do botão pré-sináptico são enzimaticamente destruídos ou recarregados em vesículas sinápticas vazias.

Por exemplo, a ação das catecolaminas sobre os receptores pós-sinápticos é encerrada pela recaptação dos neurotransmissores no botão pré-sináptico, utilizando transportadores dependentes de Na^+. A eficiência dessa captação pode ser regulada por diversos agentes farmacológicos, tais como anfetamina e cocaína, que bloqueiam a recaptação de catecolaminas e prolongam as ações dos neurotransmissores sobre os neurônios pós-sinápticos. Uma vez dentro do botão pré-sináptico, as catecolaminas são recarregadas nas fendas sinápticas para uso futuro. O excesso de catecolaminas é inativado pela enzima catecol *O*-metiltransferase (COMT) ou é destruído por outra enzima encontrada na membrana mitocondrial externa, a monoamina oxidase (MAO). Substâncias terapêuticas que inibem a ação da MAO são frequentemente usadas no tratamento da **depressão clínica**; foram também desenvolvidos inibidores seletivos da COMT.

As enzimas associadas à membrana pós-sináptica degradam os 20% dos neurotransmissores remanescentes. Por exemplo, a acetilcolinesterase (AChE), que é secretada pela célula muscular na fenda sináptica, degrada rapidamente a ACh em ácido acético e colina. Em seguida, a colina é captada pelo botão pré-sináptico colinérgico e reutilizada para a síntese de ACh. A **ação da AChE** na **junção neuromuscular** pode ser inibida por vários compostos farmacológicos, agentes nervosos e pesticidas, resultando em contração muscular prolongada. Clinicamente, os **inibidores da AChE** têm sido utilizados no tratamento da **miastenia *gravis*** (ver Boxe 11.3, no Capítulo 11, *Tecido Muscular*), um transtorno neuromuscular autoimune, e do **glaucoma**. Os inibidores da AChE também melhoram muitos dos sinais/sintomas da **doença de Alzheimer** e são considerados agentes terapêuticos de primeira linha para esses pacientes.

■ CÉLULAS DE SUSTENTAÇÃO DO SISTEMA NERVOSO | NEURÓGLIA

No SNP, as células de sustentação são denominadas neuróglia periférica; no SNC, neuróglia central.

Neuróglia periférica

A neuróglia periférica inclui as células de Schwann, as células-satélites e uma variedade de outras células associadas a órgãos ou tecidos específicos. Exemplos dessas últimas incluem a neuróglia terminal (células de Schwann terminais, telóglia), associada à placa motora; a neuróglia entérica, associada aos gânglios localizados na parede do tubo digestivo; e as células de Müller na retina.

Desenvolvimento das células de Schwann e síntese da bainha de mielina

Nos nervos periféricos maduros, as células de Schwann adotam um dos três fenótipos distintos: (1) um fenótipo de mielinização, que é responsável pela mielinização dos axônios de grande diâmetro do SNP; (2) um fenótipo sem mielinização (também conhecido como célula de Schwann Remak), que se caracteriza pelo envolvimento de múltiplos axônios de pequeno diâmetro dentro de sulcos da membrana plasmática que se invaginam profundamente no citoplasma celular e (3) um fenótipo de célula de reparo, que desempenha importante papel durante a lesão, o reparo e a regeneração dos nervos. Embora as células de Schwann Remak não produzam mielina, elas são essenciais para o desenvolvimento e a função adequados dos nervos periféricos. Durante a lesão nervosa, tanto as células de Schwann mielinizadas quanto as células de Schwann Remak sofrem reprogramação e desdiferenciação em células de reparo. Para o propósito dessa discussão, o termo "célula de Schwann" é usado para descrever células produtoras de mielina, enquanto as "células de Schwann Remak" referem-se às células não produtoras de mielina que fornecem sustentação para as fibras nervosas não mielinizadas no SNP.

- As células de Schwann mielinizadas constituem o principal tipo de célula glial no SNP. Produzem a mielina que envolve todos os prolongamentos dos nervos periféricos de grande diâmetro e desempenham papéis essenciais no desenvolvimento, na manutenção, na função e na regeneração dos nervos periféricos. Segue-se uma descrição detalhada do desenvolvimento, da estrutura e da função das células de Schwann

  As células de Schwann Remak não mielinizadas constituem o segundo fenótipo principal de células de Schwann. No SNP, as células de Schwann Remak não produzem mielina; em vez disso, envolvem múltiplos axônios de pequeno diâmetro para formar fibras não mielinizadas denominadas *feixes de Remak*. A maioria das fibras não mielinizadas é composta de axônios simpáticos e parassimpáticos pós-sinápticos. Algumas células de Schwann não mielinizadas migram para a junção neuromuscular e cobrem os terminais axônicos, onde se transformam em células de Schwann perissinápticas/terminais (telóglia). Essas células são encontradas nas extremidades distais dos terminais nervosos motores nas junções neuromusculares (ver Figura 11.12, no Capítulo 11, *Tecido Muscular*)
- As células de Schwann de reparo constituem o terceiro fenótipo de células de Schwann e são especializadas em promover o reparo de nervos lesionados no SNP. As células de Schwann de reparo são derivadas da conversão de células de Schwann mielinizadas e de células de Schwann Remak não mielinizadas em resposta à lesão nervosa (Figura 12.12). Essa conversão induzida por lesão das células de Schwann e das células de Schwann Remak é impulsionada pela desdiferenciação das células maduras e reprogramação celular que envolve a infrarregulação dos genes de mielina combinada com a ativação de características específicas usadas no reparo de nervos. Essas características incluem suprarregulação de fatores tróficos, aumento da síntese de citocinas (*i. e.*, para o recrutamento de macrófagos), ativação da autofagia da mielina (depuração da mielina) e formação de trajetos de regeneração, denominados bandas de Büngner, que direcionam os brotos axônicos em crescimento para seus alvos. Pode-se encontrar uma descrição detalhada da regeneração nervosa na seção sobre a resposta dos neurônios à lesão (ver adiante).

Os precursores das células de Schwann originam-se de células da crista neural e diferenciam-se, ainda, em células de Schwann mielinizadas ou células de Schwann Remak não mielinizadas, de acordo com sinais derivados dos axônios.

Durante o desenvolvimento dos nervos no SNP, algumas células da crista neural dão origem a precursores das células de Schwann sob a influência do fator de transcrição SOX10 (ver Figura 12.12). Os precursores das células de Schwann migram ao longo dos axônios em desenvolvimento até o seu

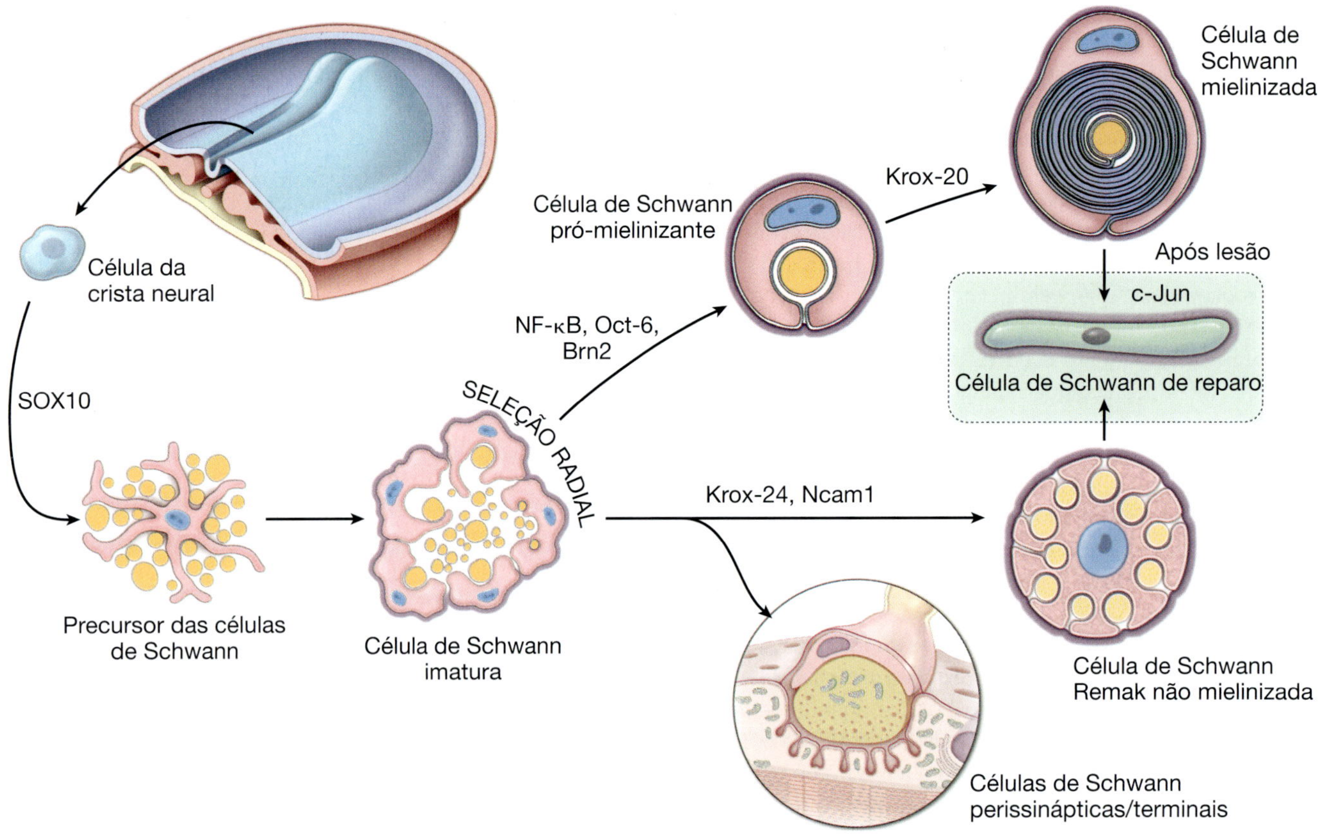

Figura 12.12 Desenvolvimento e transformação das células de Schwann após lesão de nervo periférico. Os precursores das células de Schwann originam-se de células da crista neural, sob a influência do fator de transcrição Sox-10. Elas ainda sofrem transição em células de Schwann imaturas e efetuam uma seleção radial dos axônios com base em seus diâmetros. As células de Schwann imaturas, que têm uma relação de um para um com axônios de diâmetro grande, sob a influência dos fatores de transcrição NF-κB, Oct-6 e Brn2, transformam-se em células de Schwann pró-mielinizantes. Sob a influência adicional do fator de transcrição Krox-20, essas células desenvolvem-se em células de Schwann mielinizadas. As fibras de pequeno diâmetro remanescentes são incorporadas no citoplasma das células de Schwann imaturas restantes e, por fim, sob a influência de Krox-24 e Ncam1, diferenciam-se em células de Schwann Remak não mielinizadas. Algumas células de Schwann imaturas localizadas próximo às junções neuromusculares desenvolvem-se em células de Schwann perissinápticas/terminais, que também não produzem mielina. A separação radial determina o fenótipo final da célula de Schwann e a designação da fibra nervosa como mielinizada ou não mielinizada. Após a ocorrência de lesão de nervo periférico, o fator de transcrição c-Jun é rapidamente suprarregulado, resultando em infrarregulação da expressão de Krox-20 e provocando a desdiferenciação das células de Schwann em células de Schwann de reparo. Ocorrem processos semelhantes nas células de Schwann Remak, levando à sua diferenciação durante a lesão nervosa.

destino final. Uma vez concluída essa migração, os precursores das células de Schwann sofrem transição para as células de Schwann imaturas e realizam a seleção radial, que separa os axônios com base em seu diâmetro. Esse processo determina o fenótipo final da célula de Schwann e a designação da fibra nervosa como mielinizada ou não mielinizada.

A seleção radial começa pelo isolamento de uma coorte de axônios de diâmetros mistos em pequenos feixes. Esses feixes são circundados por três a oito células de Schwann imaturas que organizam uma lâmina externa comum ao seu redor. Em seguida, as células de Schwann imaturas estendem seus prolongamentos citoplasmáticos entre os axônios para escolher, segregar e reposicionar progressivamente axônios maiores (> 6 a 7 μm de diâmetro) em direção a seu próprio corpo celular na periferia do feixe. À medida que as células de Schwann imaturas continuam a proliferar, axônios de grande diâmetro são selecionados em uma relação de um para um com células de Schwann imaturas. Essa interação estreita com um único axônio grande permite que as células de Schwann imaturas recebam sinais axônicos de uma proteína transmembrana expressa no axolema do axônio, denominada neurregulina-1 (Nrg1). O sinal da Nrg1 suprarregula a expressão de fatores de transcrição pró-mielinizantes, incluindo o fator nuclear κB (NF-κB), o fator de transcrição de ligação a octâmero 6 (Oct-6) e a proteína de domínio POU de classe III do cérebro 2 (Brn2) (ver Figura 12.12). Esses fatores de transcrição promovem a pró-mielinização, em que células de Schwann pró-mielinizantes expressam marcadores de mielina precoces. É necessária uma suprarregulação adicional de KROX20 para maturação em células de Schwann mielinizadas, que expressam proteínas específicas da mielina e que produzem bainhas de mielina.

À medida que o desenvolvimento de células de Schwann mielinizadas progride, os grandes axônios são agrupados a partir dos feixes axônicos iniciais. Os feixes tornam-se cada vez menores até conterem apenas os axônios remanescentes de pequeno diâmetro (< 1 μm de diâmetro). Posteriormente, são incorporados pelo citoplasma das células de Schwann imaturas restantes e diferenciam-se finalmente em células de Schwann Remak não mielinizadas (ver Figura 12.12).

No SNP, as células de Schwann mielinizadas produzem a bainha de mielina.

A principal função das células de Schwann consiste em sustentar as fibras das células nervosas mielinizadas e não mielinizadas. No SNP, as células de Schwann produzem uma camada rica em lipídios, denominada bainha de mielina, que circunda os axônios (Figura 12.13). A bainha de mielina isola o axônio

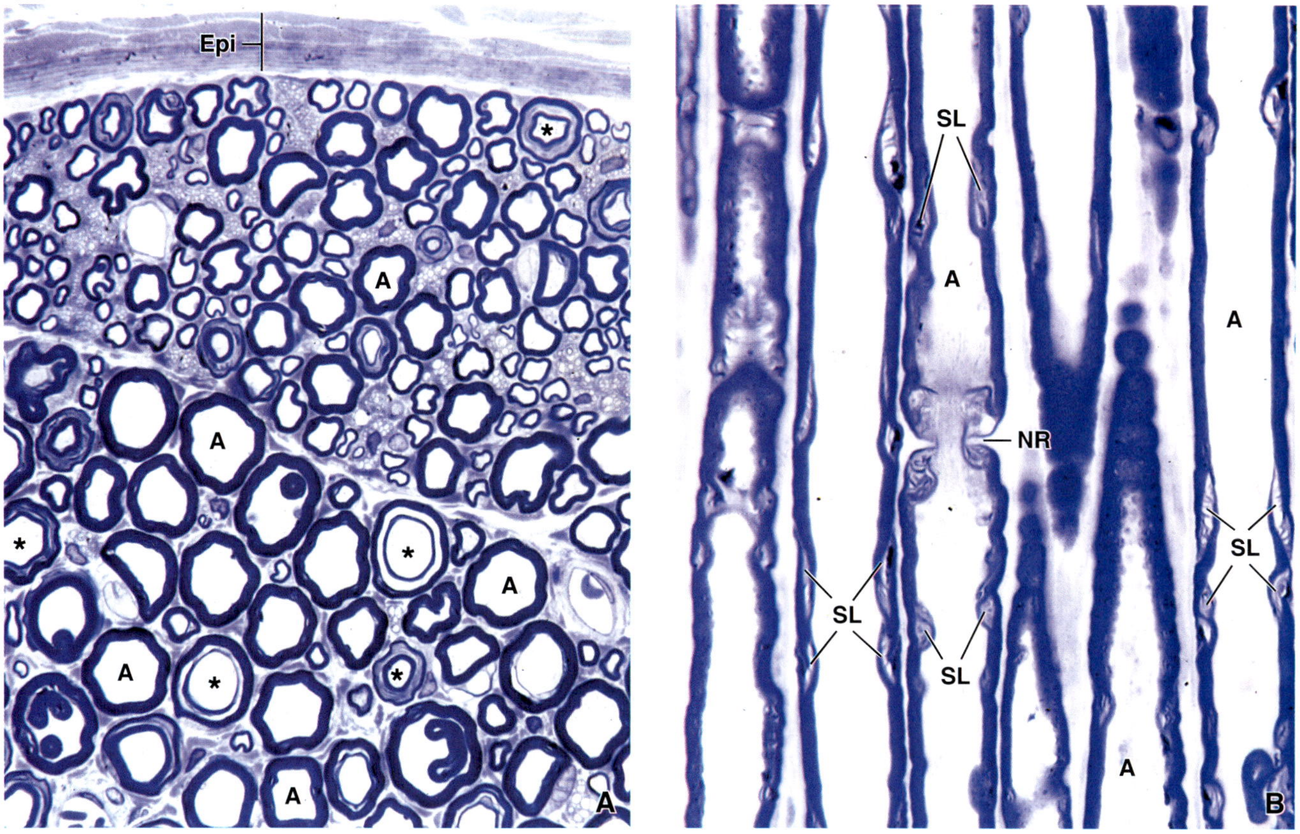

Figura 12.13 Fotomicrografias de um nervo periférico em cortes transversal e longitudinal. A. Fotomicrografia de um corte transversal de nervo periférico corado pelo azul de toluidina e fixado com ósmio. Os axônios (*A*) aparecem claros. A mielina é representada pelo *anel escuro* que circunda os axônios. Observe a variação nos diâmetros de cada *A*. Em alguns dos nervos, a mielina parece consistir em dois anéis separados (*asteriscos*). Isso é causado pela passagem do corte através de uma incisura de Schmidt-Lanterman. Epi, epineuro, 640×. **B.** Fotomicrografia mostrando *A* nervosos mielinizados em corte longitudinal da mesma preparação da outra fotomicrografia. Observa-se um nó de Ranvier (*NR*) *próximo do centro* da micrografia. No mesmo *A*, uma incisura de Schmidt-Lanterman (*SL*) é vista em cada lado do nó. Além disso, várias incisuras de *SL* podem ser vistas nos axônios adjacentes. O citoplasma perinodal da célula de Schwann no *NR* e o citoplasma da célula de Schwann na incisura de *SL* aparecem muito pouco corados. 640×.

do compartimento extracelular circundante do endoneuro. Sua existência garante a rápida condução dos impulsos nervosos. O cone axônico e as arborizações terminais em que o axônio faz sinapse com suas células-alvo não são revestidos por mielina. As fibras não mielinizadas também são envolvidas e nutridas pelo citoplasma das células de Schwann Remak. Além disso, essas células ajudam na remoção de resíduos do SNP e orientam o recrescimento de axônios do SNP.

A mielinização começa quando uma célula de Schwann circunda o axônio, e a sua membrana celular torna-se polarizada.

Durante a formação da bainha de mielina (também denominada mielinização), o axônio situa-se inicialmente em um sulco na superfície da célula de Schwann (Figura 12.14A). Em seguida, um segmento do axônio de 0,08 a 0,1 mm é envolvido por células de Schwann situadas ao longo do axônio. A superfície da célula de Schwann torna-se polarizada em dois domínios de membrana funcionalmente distintos. A parte da membrana da célula de Schwann que é exposta ao meio externo ou endoneuro, a membrana plasmática abaxônica (interna), representa um domínio. O outro domínio é constituído pela membrana plasmática adaxônica ou periaxônica (externa), que está em contato direto com o axônio. Quando o axônio é totalmente envolvido pela membrana da célula de Schwann, um terceiro domínio, o mesaxônio, é criado (Figura 12.14B). Esse terceiro domínio consiste em uma dupla membrana que conecta as membranas abaxônica e adaxônica e envolve o espaço extracelular estreito.

A bainha de mielina desenvolve-se a partir de camadas compactadas do mesaxônio das células de Schwann, formando camadas concêntricas em torno do axônio.

A formação da bainha de mielina é iniciada quando o mesaxônio da célula de Schwann circunda o axônio. Em seguida, uma extensão laminar do mesaxônio enrola-se no axônio em um movimento espiralado. As primeiras camadas ou lamelas da espiral não estão organizadas de modo compacto, ou seja, porções de citoplasma do axônio permanecem desnudas (Figura 12.14C). O MET revela uma lacuna de 12 a 14 nm entre os folhetos externos (extracelulares) e o citoplasma das células de Schwann, que separa os folhetos internos (citoplasmáticos). À medida que o enrolamento progride, o citoplasma é espremido para fora da membrana das camadas concêntricas da célula de Schwann.

Externamente à bainha de mielina em desenvolvimento e em contiguidade, há um fino colar externo de citoplasma perinuclear, denominado bainha de Schwann. Essa parte da célula está envolvida por uma membrana plasmática adaxonal (externa) e contém o núcleo e a maior parte das organelas da célula de Schwann. Circundando a célula de Schwann, há uma lâmina basal ou externa. A aposição do mesaxônio da última camada sobre ele próprio ao fechar o anel da espiral produz o mesaxônio externo, que é o espaço

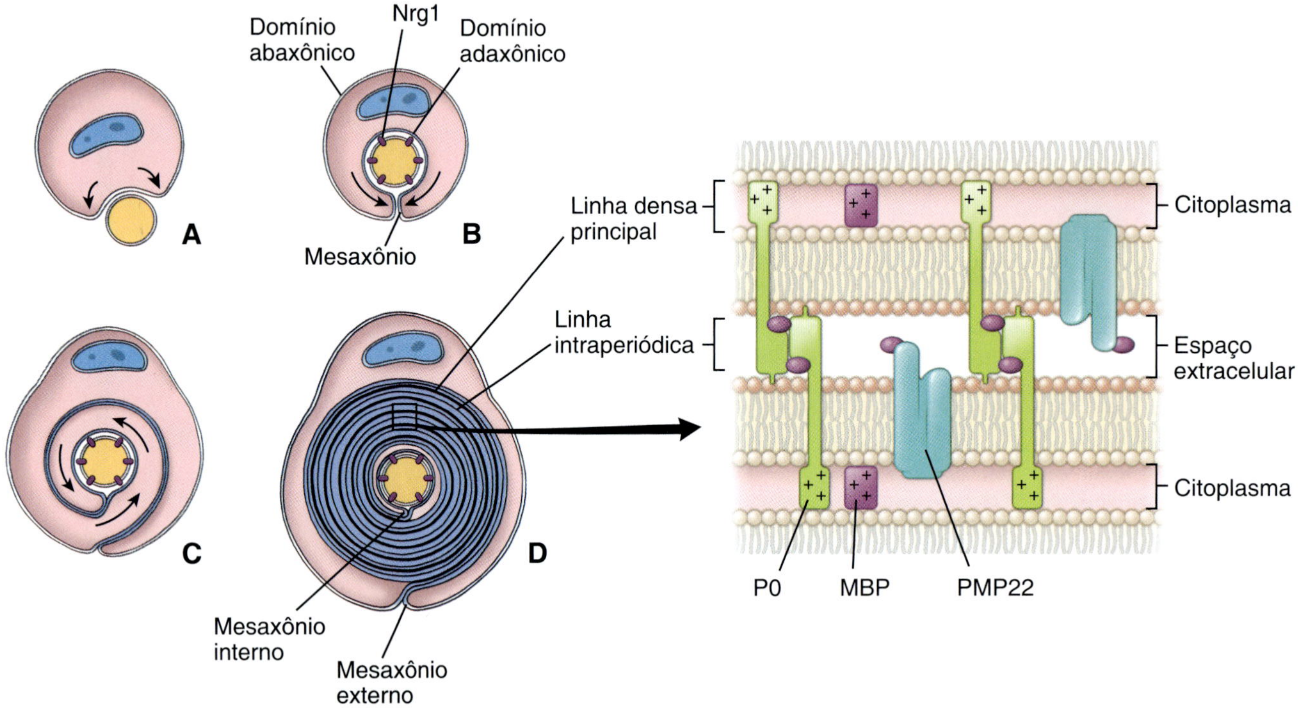

Figura 12.14 Diagrama mostrando os estágios da formação da bainha de mielina por uma célula de Schwann. A. Inicialmente, o axônio situa-se em um sulco na superfície da célula de Schwann imatura. **B.** O axônio é circundado por uma célula de Schwann pró-mielinizante. Observe os dois domínios da célula de Schwann, o domínio adaxônico da membrana plasmática e o domínio abaxônico da membrana plasmática. A membrana plasmática do mesaxônio une esses dois domínios. A membrana mesaxônica inicia a mielinização envolvendo o axônio. **C.** Em seguida, uma extensão da membrana mesaxônica, semelhante a um folheto, enrola-se em torno do axônio, formando múltiplas camadas de membrana. **D.** Durante o processo de enrolamento, o citoplasma é forte e continuadamente comprimido entre as duas membranas plasmáticas apostas da célula de Schwann. Por fim, as membranas já densamente compactadas se fundem formando a mielina. O mesaxônio externo representa a membrana plasmática invaginada que se estende da superfície abaxônica da célula de Schwann para a bainha de mielina. O mesaxônio interno estende-se da superfície adaxônica da célula de Schwann (a parte voltada para o axônio) para a camada mais interna da bainha de mielina. O *detalhe* mostra as principais proteínas responsáveis pela compactação da bainha de mielina. MBP, proteína básica da mielina; Nrg1, neurregulina; P0, proteína 0; PMP22, proteína da mielina periférica de 22 kDa.

intercelular estreito adjacente à lâmina externa. Internamente às camadas concêntricas da bainha de mielina em desenvolvimento, há um colar interno estreito de citoplasma da célula de Schwann circundado pela membrana plasmática adaxônica (interna). O espaço intercelular estreito entre as membranas do mesaxônio comunica-se com a membrana plasmática adaxônica, produzindo o mesaxônio interno (Figura 12.14D).

Como o mesaxônio forma uma espiral sobre ele próprio, os espaços de 12 a 14 nm desaparecem, e as membranas passam a formar uma bainha de mielina compacta. A compactação da bainha resulta da expressão e deposição de proteínas transmembrana específicas da mielina, como a proteína 0 (P0), uma proteína de mielina periférica de 22 kDa (PMP22) e a proteína básica da mielina (MBP, do inglês *myelin basic protein*). Os folhetos internos (citoplasmáticos) da membrana plasmática tornam-se muito próximos em consequência dos domínios citoplasmáticos de carga elétrica positiva da P0 e da MBP. No MET, esses folhetos internos compactamente alinhados são elétron-opacos, aparecendo como linhas densas características de imagens da mielina vistas com MET (ver Figura 12.14D). As lamelas densas concêntricas alternam-se com as linhas intraperiódicas ligeiramente menos densas, que são formadas pelos folhetos da membrana externa que se tornam muito próximos, mas não fundidos. O estreito espaço de 2,5 nm corresponde ao espaço extracelular remanescente que contém os domínios extracelulares da proteína P0 (ver Figura 12.14D). A P0 é uma molécula de adesão celular de 30 kDa expressa na membrana plasmática mesoaxial durante a mielinização. Essa glicoproteína transmembrana medeia adesões fortes entre as duas camadas de membrana opostas e representa um componente estrutural essencial da mielina dos nervos periféricos. Estudos estruturais e genéticos indicam que a ocorrência de mutações nos genes humanos que codificam a P0 produz uma mielina instável e pode contribuir para o desenvolvimento de **doenças desmielinizantes** (Boxe 12.2).

A espessura da bainha de mielina na mielinização é determinada pelo diâmetro do axônio, e não pela célula de Schwann.

A mielinização é um exemplo de comunicação intercelular, em que o axônio interage com a célula de Schwann. Estudos experimentais mostram que o número de camadas de mielina é determinado pelo axônio, e não pela célula de Schwann. A espessura da bainha de mielina é regulada por um fator de crescimento glial (GGF), denominado neurregulina (Ngr1), que induz o crescimento, a diferenciação e a migração das células de Schwann ao longo de seu desenvolvimento. A Nrg1 é uma proteína transmembrana expressa no axolema (membrana celular) do axônio.

O nó de Ranvier representa a junção entre duas células de Schwann adjacentes.

A bainha de mielina é segmentada, uma vez que é formada por numerosas células de Schwann dispostas sequencialmente ao longo do axônio. A junção entre células de Schwann adjacentes é desprovida de mielina; esse local é denominado nó de Ranvier. Por conseguinte, a mielina entre dois nós de Ranvier sequenciais é denominada segmento internodal (Prancha 12.2). O nó de Ranvier constitui uma região em que o

Boxe 12.2

Correlação clínica | Doenças desmielinizantes

Em geral, as **doenças desmielinizantes** caracterizam-se por dano preferencial da bainha de mielina. Os sintomas clínicos dessas doenças estão relacionados com diminuição ou perda da capacidade de transmitir impulsos elétricos ao longo das fibras nervosas. A bainha de mielina é afetada por várias doenças imunomediadas.

A **síndrome de Guillain-Barré**, também conhecida como **polirradiculoneuropatia desmielinizante inflamatória**, constitui uma das doenças potencialmente fatais mais comuns do sistema nervoso periférico (SNP). O exame microscópico das fibras nervosas obtidas de pacientes acometidos por essa doença revela um grande acúmulo de linfócitos, macrófagos e plasmócitos ao redor das fibras nervosas dentro dos fascículos nervosos. Ocorre dano de grandes segmentos da bainha de mielina, com consequente exposição dos axônios à matriz extracelular. Esses achados são condizentes com uma resposta imune mediada por linfócitos T direcionada contra a mielina, causando a sua destruição e diminuindo ou bloqueando a condução nervosa. Os pacientes apresentam sintomas de paralisia muscular ascendente, perda da coordenação muscular e perda da sensibilidade cutânea.

A **esclerose múltipla** (**EM**) é uma doença que ataca a mielina no sistema nervoso central (SNC). Caracteriza-se também por dano imunomediado da mielina, que se desprende do axônio e acaba sendo destruída. Além disso, ocorre destruição da oligodendróglia, que é responsável pela síntese e manutenção da mielina. A proteína básica da mielina parece constituir o principal alvo autoimune nessa doença. Alterações químicas nos constituintes lipídicos e proteicos da mielina produzem múltiplas **placas** irregulares por toda a substância branca do encéfalo. Os sintomas da EM dependem da área do SNC em que a mielina é danificada. Em geral, a EM caracteriza-se por episódios distintos de déficits neurológicos, como comprometimento unilateral da visão, perda da sensibilidade cutânea, falta de coordenação muscular e movimento e perda do controle vesical e intestinal.

O tratamento de ambas as doenças está relacionado com diminuição da resposta imune por meio de terapia imunomoduladora com interferona e anticorpos monoclonais direcionados contra alvos moleculares específicos nas células imunes. Para as formas progressivas mais graves, podem ser usados agentes imunossupressores.

impulso elétrico é regenerado para a propagação em alta velocidade pelo axônio. O nó de Ranvier contém maior densidade de canais de Na^+ regulados por voltagem no sistema nervoso; a expressão desses canais é regulada por interações com o citoplasma perinodal das células de Schwann.

A mielina é composta de cerca de 80% de lipídios. Essa composição decorre do fato de que, à medida que a membrana da célula de Schwann se enrola no axônio, o seu citoplasma, conforme já assinalado, é expulso de entre as camadas opostas das membranas plasmáticas. No entanto, as eletromicrografias mostram que pequenas quantidades de citoplasma remanescem em vários locais da mielina (Figuras 12.15 e 12.16): o colar interno de citoplasma da célula de Schwann, entre o axônio e a mielina; as incisuras de Schmidt-Lanterman, que consistem em ilhotas dentro de lamelas sucessivas de mielina; o citoplasma perinodal, no nó de Ranvier; e o colar externo de citoplasma perinuclear ao redor da mielina (Figura 12.17). Essas áreas de citoplasma são identificadas pelos microscopistas ópticos como bainha de Schwann.

No entanto, se, conceitualmente, o prolongamento da célula de Schwann for desenrolado, como mostra a Figura 12.18, seria possível apreciar toda a sua extensão, e o colar interno de citoplasma da célula de Schwann poderia ser visto como um contínuo com o corpo da célula de Schwann através das incisuras

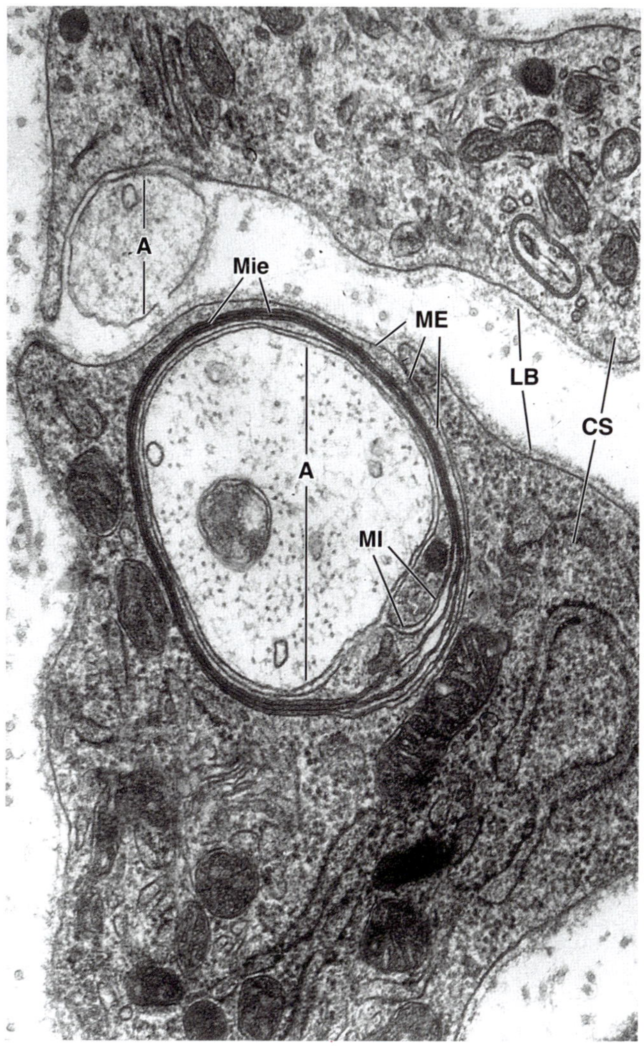

Figura 12.15 Eletromicrografia de um axônio durante um processo de mielinização. Neste estágio de desenvolvimento, a mielina (*Mie*) consiste em cerca de seis camadas de membrana. O mesaxônio interno (*MI*) e o mesaxônio externo (*ME*) da célula de Schwann (*CS*) representam partes da membrana mesaxônica. Outro axônio (ver *A na parte superior à esquerda*) está presente e ainda não foi envolvido dentro do mesaxônio de uma célula de Schwann. Outras características notáveis incluem a lâmina basal (*LB*) (externa) da célula de Schwann e a quantidade significativa de citoplasma da célula de Schwann associado ao processo de mielinização. 50.000×. (Cortesia do Dr. Stephen G. Waxman.)

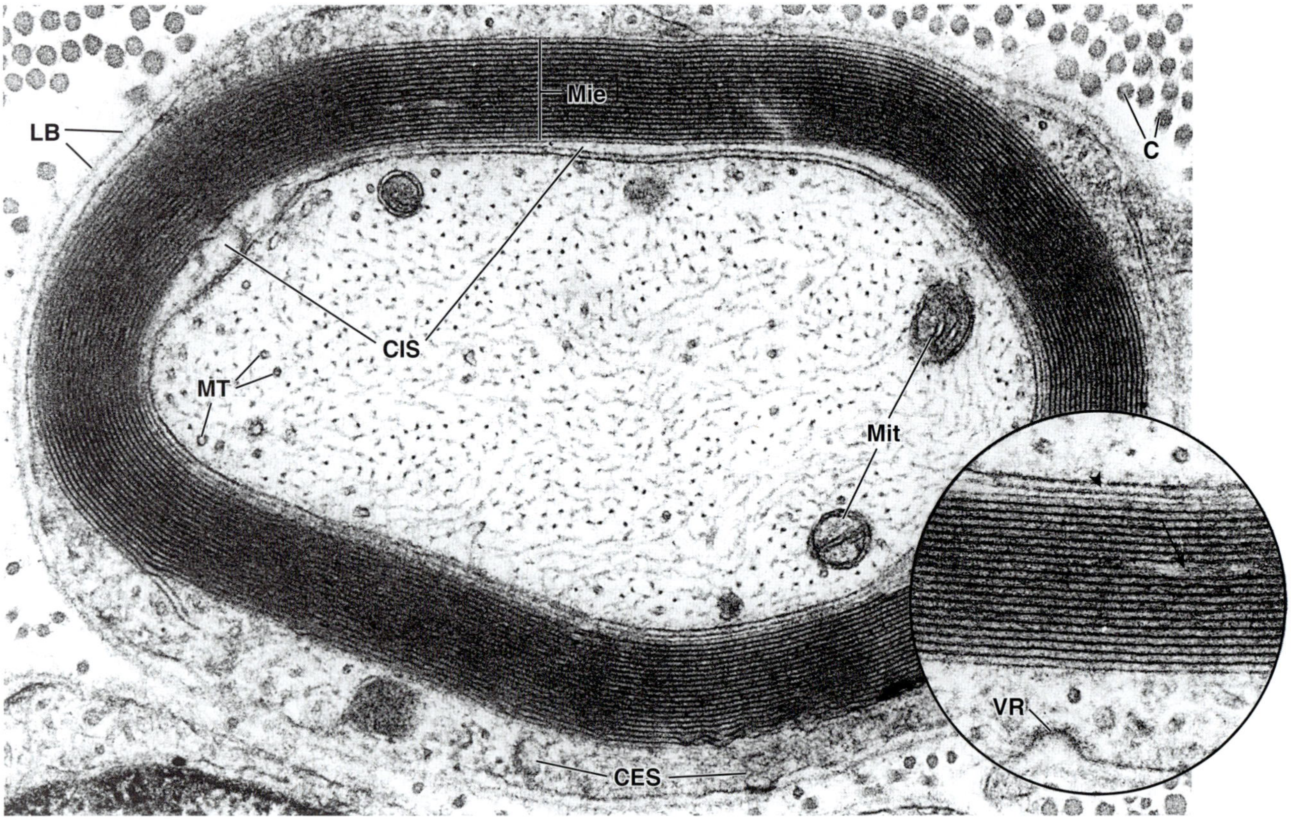

Figura 12.16 Eletromicrografia de um axônio mielinizado maduro. A bainha de mielina (*Mie*) mostrada aqui consiste em 19 camadas emparelhadas de membrana da célula de Schwann. O emparelhamento das membranas em cada camada é produzido pela extrusão do citoplasma da célula de Schwann. O axônio exibe uma quantidade abundante de neurofilamentos, cuja maior parte aparece em corte transversal, conferindo ao axônio uma aparência pontilhada. No axônio, são também evidentes microtúbulos (*MT*) e várias mitocôndrias (*Mit*). O colar externo de citoplasma da célula de Schwann (*CES*) é relativamente abundante, em comparação com o colar interno de citoplasma da célula de Schwann (*CIS*). As fibrilas de colágeno (*C*) constituem o componente fibrilar do endoneuro. LB, lâmina basal (externa). 70.000×. **Detalhe.** Aumento maior da mielina. A *seta* aponta para uma porção de citoplasma envolta por mielina que, ao microscópico óptico, é observada como incisura de Schmidt-Lanterman. Nesta imagem, aparece como uma região isolada devido à pequena espessura do corte. O espaço intercelular entre o axônio e a célula de Schwann está indicado pela *ponta de seta*. Uma vesícula revestida (*VR*) em um estágio inicial de formação aparece no colar externo de citoplasma da célula de Schwann. 130.000×. (Cortesia do Dr. George D. Pappas.)

Figura 12.17 Diagrama do nó de Ranvier e células de Schwann associadas. Este diagrama mostra um corte longitudinal do axônio e suas relações com a mielina, o citoplasma da célula de Schwann e o nó de Ranvier. O citoplasma da célula de Schwann está presente em quatro locais: no colar citoplasmático interno e no colar citoplasmático externo da célula de Schwann, nos nós de Ranvier e nas incisuras de Schmidt-Lanterman. Observe que o citoplasma é contínuo em toda a célula de Schwann (ver Figura 12.18); nesta imagem, não forma a série de ilhotas citoplasmáticas, como observado no corte longitudinal da bainha de mielina. O nó de Ranvier é o local de encontro de sucessivas células de Schwann. Como as membranas plasmáticas adjacentes das células de Schwann não estão firmemente apostas no nó, o líquido extracelular tem acesso livre à membrana plasmática neuronal. O nó de Ranvier consiste, também, no local de despolarização da membrana plasmática neuronal durante a transmissão do impulso nervoso e contém grupos de canais de Na+ regulados por voltagem de alta densidade.

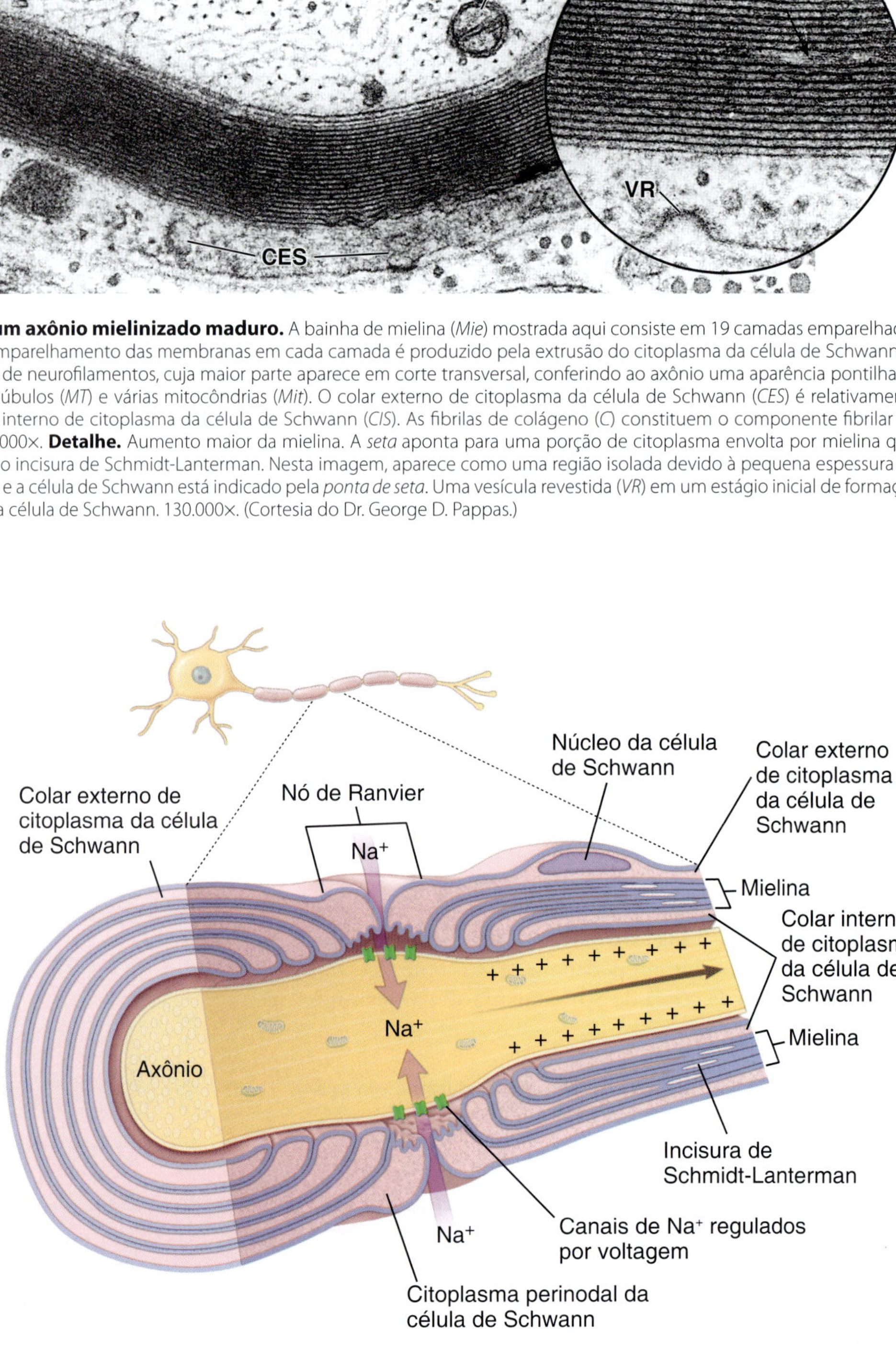

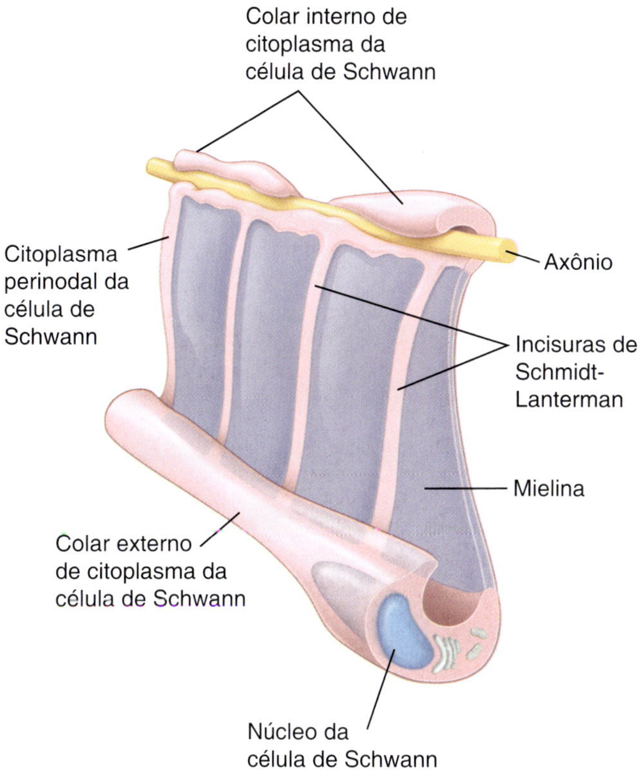

Figura 12.18 Diagrama tridimensional conceitualizando a relação da mielina com o citoplasma de uma célula de Schwann. Este diagrama mostra uma célula de Schwann hipoteticamente não enrolada. Observe como o colar interno de citoplasma dessa célula é contínuo com o colar externo por meio das incisuras de Schmidt-Lanterman.

de Schmidt-Lanterman e do citoplasma perinodal. O citoplasma das incisuras contém lisossomos e mitocôndrias, microtúbulos ocasionais, além de inclusões citoplasmáticas ou corpúsculos densos. O número de incisuras de Schmidt-Lanterman correlaciona-se com o diâmetro do axônio; os axônios maiores apresentam mais incisuras.

Os axônios não mielinizados no sistema nervoso periférico são envolvidos pelas células de Schwann Remak não mielinizadas e sua lâmina externa.

Os nervos do SNP descritos como não mielinizados são, no entanto, envolvidos pelo citoplasma da célula de Schwann Remak não mielinizada, conforme mostrado na Figura 12.19, e podem acomodar múltiplos axônios de pequeno diâmetro. As células de Schwann Remak são alongadas paralelamente ao eixo longo dos axônios, e os axônios se ajustam em sulcos na superfície da célula. As bordas do sulco podem estar abertas, expondo parte do axolema do axônio à lâmina externa adjacente da célula de Schwann Remak, ou podem estar fechadas, formando um mesaxônio.

Um único axônio ou um grupo de axônios pode estar envolto por uma única invaginação da superfície celular das células de Schwann Remak. As grandes células de Schwann Remak no SNP podem apresentar 20 ou mais sulcos, contendo, cada um deles, um axônio completamente isolado (na parte distal do nervo) ou múltiplos axônios (na parte proximal do nervo, próximo aos gânglios). No SNA, é comum que feixes de axônios não mielinizados ocupem um único sulco. Por formarem feixes dentro do citoplasma da célula de Schwann Remak, os nervos não mielinizados são frequentemente denominados feixes de Remak.

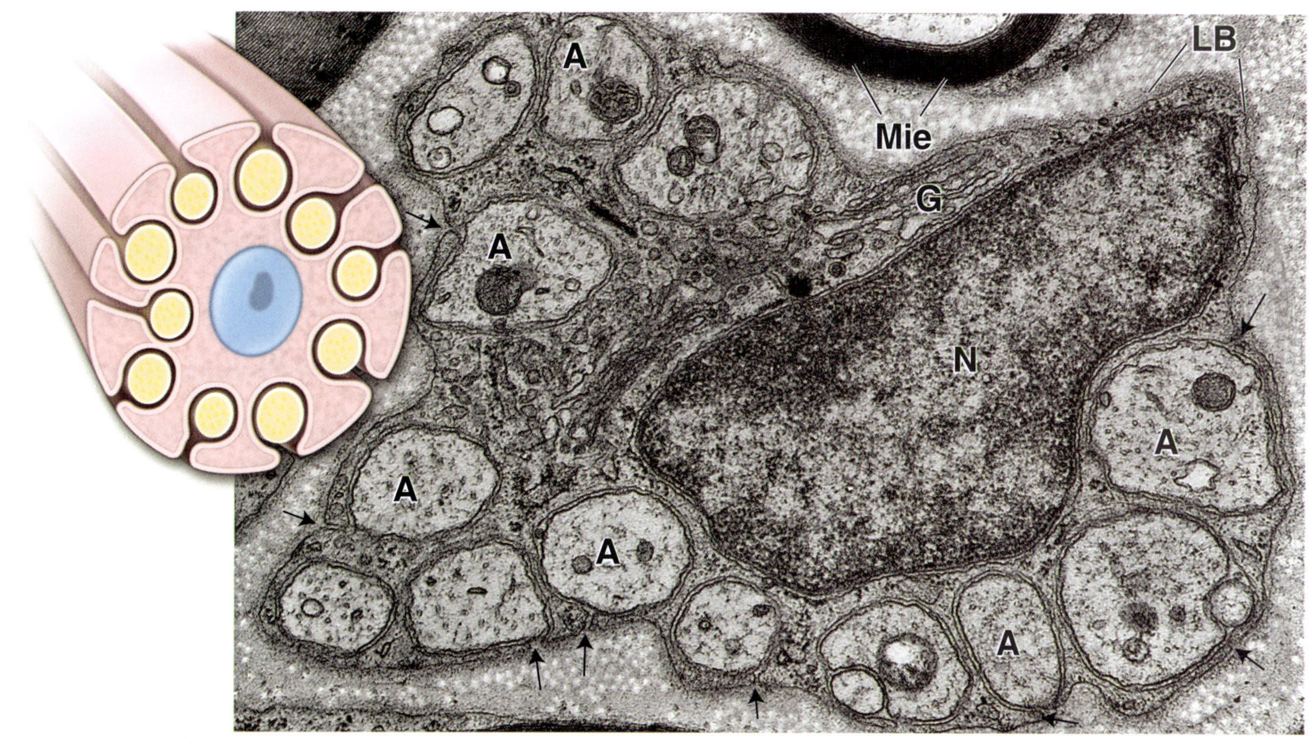

Figura 12.19 Eletromicrografia de fibras nervosas não mielinizadas. Unidades de fibras ou axônios (*A*) são engolfadas pelo citoplasma de uma célula de Schwann Remak não mielinizada. As *setas* indicam o local dos mesaxônios. De fato, cada *A* é envolvido pelo citoplasma da célula de Schwann Remak, exceto pelo espaço intercelular do mesaxônio. Outras características evidentes nas células de Schwann Remak são o seu núcleo (*N*), o complexo de Golgi (*G*) e a lâmina basal (*LB*) externa circundante. Na *parte superior* da micrografia, a mielina (*Mie*) de dois nervos mielinizados também é evidente. 27.000×. **Detalhe.** Diagrama esquemático mostrando a relação dos *A* engolfados pelas células de Schwann Remak.

Foi observada uma característica interessante das fibras nervosas não mielinizadas, nas quais os axônios podem mudar de posição entre feixes de Remak vizinhos ao longo do nervo.

Células-satélites

Os corpos celulares dos neurônios dos gânglios são circundados por uma camada de pequenas células cuboides, denominadas células-satélites. Apesar de formarem uma camada completa em torno do corpo celular, apenas seus núcleos são geralmente visíveis em preparações de rotina coradas por H-E (Figura 12.20A e B). Nos gânglios paravertebrais e periféricos, os prolongamentos das células neurais precisam penetrar entre as células-satélites para estabelecer uma sinapse (não existem sinapses nos gânglios sensitivos). Essa organização das células-satélites ajuda a estabelecer e a manter um microambiente controlado em torno do corpo neuronal no gânglio, proporcionando um isolamento elétrico, bem como uma via para trocas metabólicas. Por conseguinte, o papel funcional da célula-satélites é análogo ao da célula de Schwann, exceto que ela não sintetiza mielina.

Células neurogliais entéricas

Os neurônios e seus prolongamentos localizados nos gânglios da divisão entérica do SNA estão associados a células neurogliais entéricas. Tais células assemelham-se, do ponto de vista morfológico e funcional, aos astrócitos no SNC (ver adiante). As células neurogliais entéricas compartilham funções comuns com os astrócitos, como suporte estrutural, metabólico e protetor dos neurônios. Contudo, estudos recentes indicaram que as células gliais entéricas também podem participar na neurotransmissão entérica e ajudar a coordenar atividades dos sistemas nervoso e imune do intestino.

Neuróglia central

Existem quatro tipos de neuróglia central:

- Os astrócitos são células morfologicamente heterogêneas, que fornecem suporte físico e metabólico aos neurônios do SNC
- Os oligodendrócitos são células pequenas, ativas na formação e na manutenção da mielina no SNC
- A micróglia consiste em células muito pequenas com pequenos núcleos alongados e escuros, que apresentam propriedades fagocíticas
- As células ependimárias são células colunares que revestem os ventrículos cerebrais e o canal central da medula espinal.

Apenas os núcleos das células gliais são observáveis em preparações histológicas de rotina do SNC. Para demonstrar o formato de toda a célula glial, são necessários métodos de impregnação com metais pesados ou imunocitoquímicos.

Embora as células gliais tenham sido descritas, há muito tempo, como células de sustentação do tecido nervoso no sentido puramente físico, os conceitos atuais enfatizam a dependência funcional entre as células neurogliais e os neurônios. O exemplo mais evidente de suporte físico ocorre durante o desenvolvimento. O encéfalo e a medula espinal desenvolvem-se a partir do tubo neural embrionário. Na região da cabeça, o tubo neural sofre notável espessamento e dobramento,

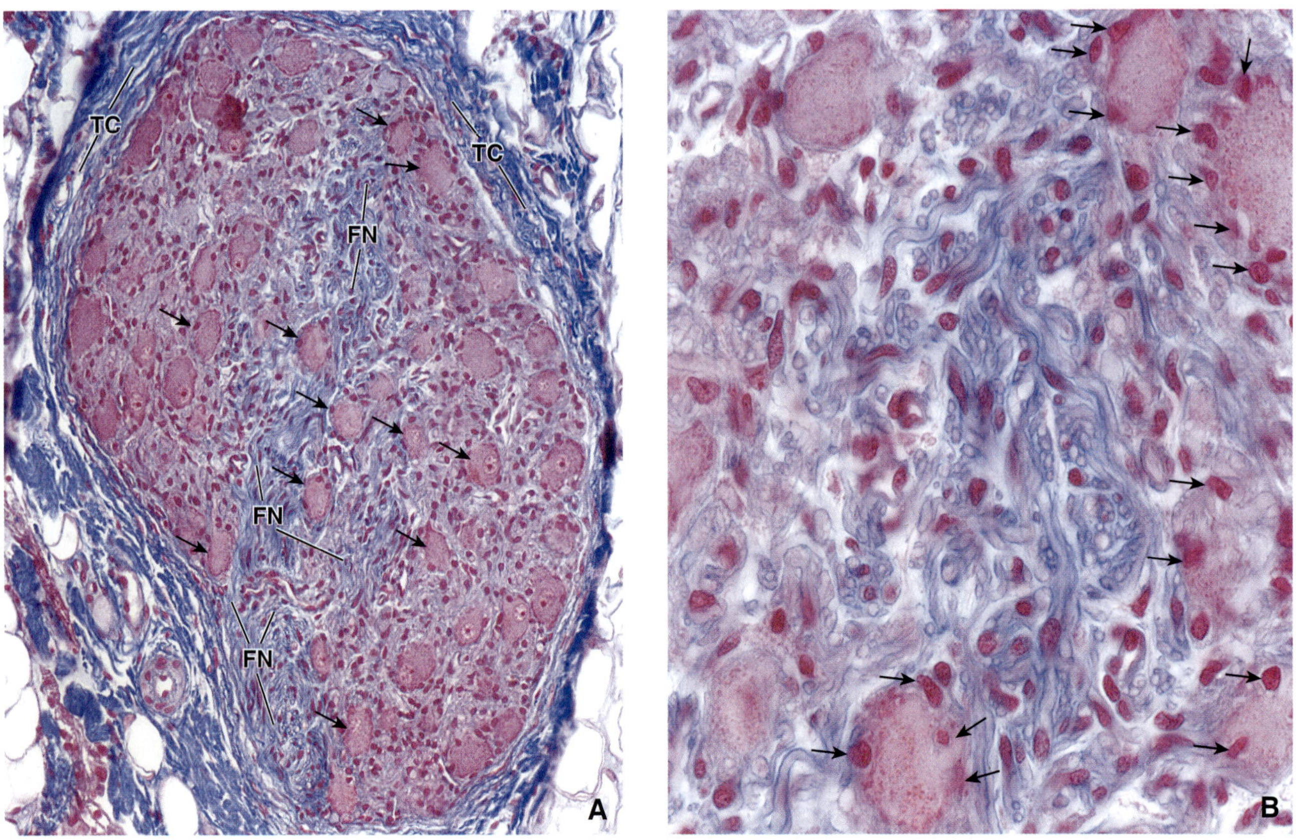

Figura 12.20 Fotomicrografia de um gânglio nervoso. A. Fotomicrografia mostrando um gânglio corado pelo método de Mallory-Azan. Observe os grandes corpos celulares (*setas*) e as fibras nervosas (*FN*) no gânglio. As células-satélites são identificadas por seus núcleos muito pequenos situados na periferia dos corpos celulares dos neurônios. O gânglio é circundado por uma cápsula de tecido conjuntivo (*TC*) denso não modelado, que é comparável ao epineuro do nervo e contínuo com ele. 200×. **B.** Aumento maior do gânglio, mostrando unidades de axônios e alguns corpos celulares de neurônios com suas células-satélites (*setas*). Os núcleos na região dos axônios são, em sua maior parte, núcleos das células de Schwann. 640×.

resultando, por fim, na estrutura final – o encéfalo. Durante os estágios iniciais do processo, as células gliais embrionárias estendem-se por toda a espessura do tubo neural de maneira radial. Essas células gliais radiais atuam como arcabouço físico, que direciona migração dos neurônios para a sua posição apropriada no encéfalo.

Os astrócitos estão estreitamente associados aos neurônios para sustentar e modular as suas atividades.

Os astrócitos são as maiores células da neuróglia; formam uma rede de células dentro do SNC e comunicam-se com os neurônios para sustentar e modular muitas de suas atividades. Alguns astrócitos estendem-se por toda a espessura do encéfalo, proporcionando um arcabouço para os neurônios em migração durante o desenvolvimento do encéfalo. Outros astrócitos alongam seus prolongamentos dos vasos sanguíneos até os neurônios. As extremidades dos prolongamentos sofrem expansão, formando pés terminais que recobrem grandes áreas da superfície externa do vaso ou do axolema. Recentemente, foi demonstrado que os astrócitos reativos apresentam capacidade fagocítica e estão envolvidos na eliminação de partes de neurônios vivos, como sinapses, prolongamentos de células nervosas, bem como resíduos neuronais no cérebro em desenvolvimento e lesionado. Durante o desenvolvimento do cérebro, os neurônios geram sinapses em excesso. A fagocitose pelos astrócitos elimina seletivamente essas sinapses desnecessárias para obter conectividade neural precisa. Embora os astrócitos não formem mielina, eles proporcionam um mecanismo compensatório para eliminar os restos de mielina após lesão das células nervosas se a micróglia (as principais células fagocíticas do cérebro) for incapaz de executar a fagocitose (ver adiante).

São identificados dois tipos de astrócitos:

- Os astrócitos protoplasmáticos predominam na camada de revestimento mais externa do encéfalo, denominada *substância cinzenta*. Esses astrócitos contêm numerosos prolongamentos citoplasmáticos curtos e ramificados. Os finos prolongamentos de um único astrócito protoplasmático formam uma extensa rede que interage com até dois milhões de sinapses em humanos, permitindo que a substância cinzenta transmita informações nas sinapses neuronais. Eles também contribuem para a homeostase de neurotransmissores, íons e energia
- Os astrócitos fibrosos são mais comuns na porção mais interna do encéfalo, denominada *substância branca*. Esses astrócitos apresentam menor número de prolongamentos mais longos, relativamente retos e menos ramificados (Figura 12.21). Na substância branca, os impulsos elétricos são propagados principalmente ao longo dos axônios (mais frequentemente mielinizados), com pouco processamento de informações. Os prolongamentos dos astrócitos fibrosos acompanham os axônios em toda a substância branca e estabelecem contato com axônios apenas no nó de Ranvier.

Ambos os tipos de astrócitos contêm feixes proeminentes de filamentos intermediários compostos pela proteína ácida fibrilar glial (GFAP, do inglês *glial fibrillary acidic protein*). No entanto, os filamentos são muito mais numerosos nos astrócitos fibrosos, o que explica a sua denominação. Anticorpos dirigidos contra a GFAP são utilizados como corantes específicos para a identificação dos astrócitos em cortes e culturas de tecido (ver Figura 12.21B). Os tumores que se originam de **astrócitos fibrosos**, os astrocitomas fibrosos, representam cerca de 80% dos tumores cerebrais primários em adultos. Podem ser identificados ao microscópio e pela sua **afinidade para a GFAP**.

Os astrócitos desempenham importante papel no movimento dos metabólitos e produtos de degradação para os neurônios e a partir deles. Eles ajudam a manter as junções de oclusão dos capilares que formam a barreira hematencefálica (ver adiante). Além disso, os astrócitos fornecem uma cobertura para as "áreas desnudas" dos axônios mielinizados – por exemplo, nos nós de Ranvier e nas sinapses. Podem confinar os neurotransmissores na fenda sináptica e remover os neurotransmissores em excesso por pinocitose. Os astrócitos protoplasmáticos nas superfícies do encéfalo e na medula espinal estendem seus prolongamentos (podócitos subpiais) até a lâmina basal da pia-máter, formando a glia limitante, uma barreira relativamente impermeável que circunda o SNC (Figura 12.22).

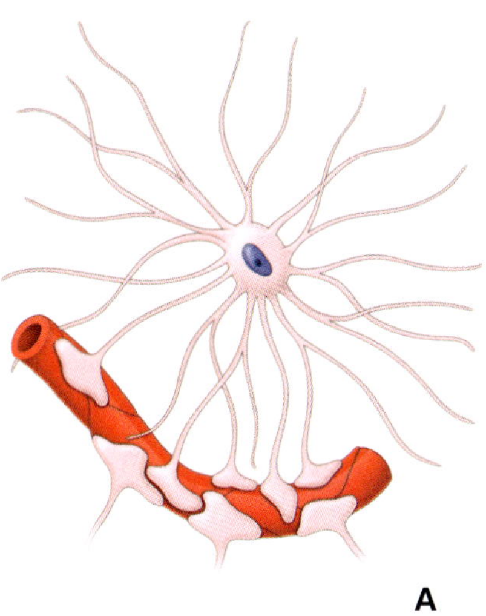

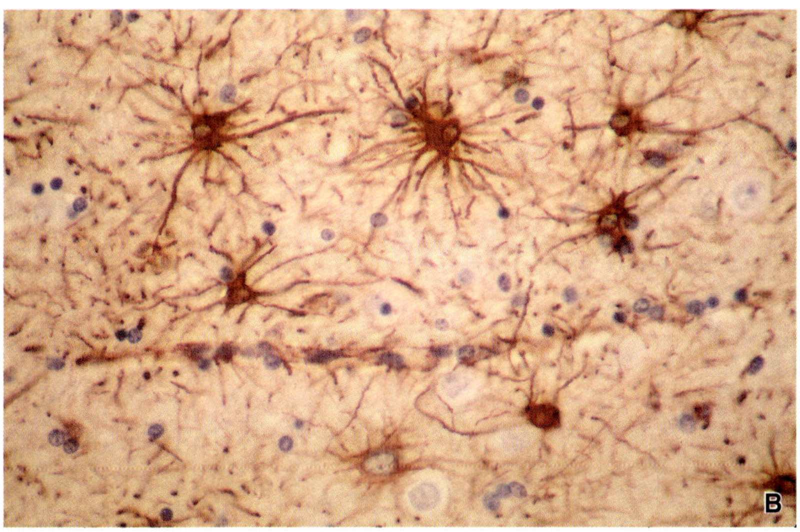

Figura 12.21 Astrócitos fibrosos na substância branca do encéfalo. A. Desenho esquemático de um astrócito fibroso na substância branca do encéfalo. **B.** Fotomicrografia da substância branca do encéfalo, mostrando os extensos prolongamentos citoplasmáticos que se irradiam do corpo celular dos astrócitos e pelos quais receberam o seu nome. Os astrócitos são mais bem identificados por métodos de imunocoloração que utilizam anticorpos contra a proteína ácida fibrilar glial (GFAP), conforme mostrado nesta imagem. 220×. (Reproduzida, com autorização, de Fuller GN, Burger PC. Central nervous system. In: Stenberg SS, ed. *Histology for Pathologists*. Lippincott-Raven; 1997.)

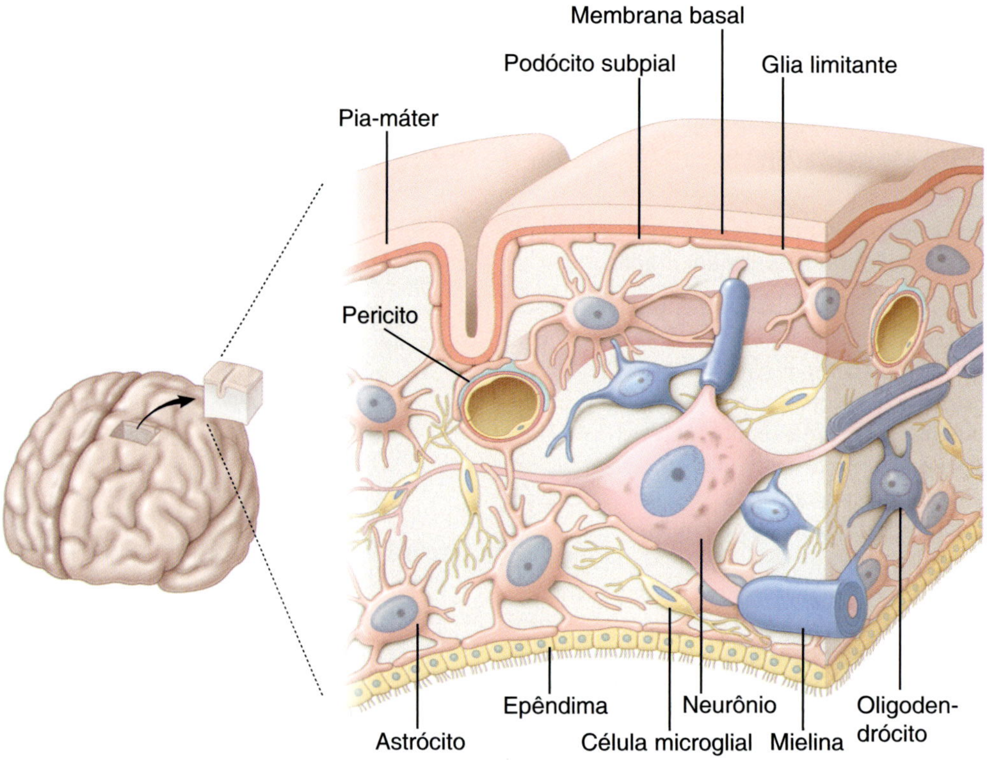

Figura 12.22 Distribuição das células gliais no encéfalo. Este diagrama mostra os quatro tipos de células gliais – astrócitos, oligodendrócitos, células microgliais e células ependimárias – que interagem com diversas estruturas e células encontradas no tecido encefálico. Observe que os astrócitos e seus prolongamentos interagem com os vasos sanguíneos, bem como com os axônios e dendritos. Os astrócitos também enviam seus prolongamentos na direção da superfície encefálica, onde fazem contato com a membrana basal da pia-máter, formando a glia limitante. Além disso, os prolongamentos dos astrócitos estendem-se até os espaços preenchidos de líquido no sistema nervoso central (SNC), onde fazem contato com as células de revestimento ependimárias. Os oligodendrócitos estão envolvidos na mielinização das fibras nervosas no SNC. A micróglia exibe funções fagocíticas.

Os astrócitos modulam as atividades neuronais pelo tamponamento da concentração de K^+ no espaço extracelular do encéfalo.

Atualmente, aceita-se o conceito de que os astrócitos regulem as concentrações de K^+ no compartimento extracelular do encéfalo, mantendo, assim, o microambiente e modulando as atividades dos neurônios. A membrana plasmática do astrócito contém uma quantidade abundante de bombas de K^+ e canais de K^+, que medeiam a transferência de íons K^+ de áreas de alta concentração para áreas de baixa concentração. O acúmulo de grandes quantidades de K^+ intracelular nos astrócitos diminui os gradientes de K^+ extracelular local. A membrana dos astrócitos sofre despolarização, e a carga é dissipada sobre uma grande área por meio da extensa rede de prolongamentos dos astrócitos. A manutenção da concentração de K^+ no espaço extracelular do encéfalo pelos astrócitos é denominada tamponamento espacial do potássio.

Os oligodendrócitos produzem e mantêm a bainha de mielina no SNC.

O oligodendrócito é a célula responsável pela produção de mielina no SNC. A bainha de mielina no SNC é formada por camadas concêntricas de membrana plasmática do oligodendrócito. No entanto, a formação da bainha no SNC é mais complexa que o simples enrolamento das membranas mesaxônicas da célula de Schwann que ocorre no SNP (ver anteriormente).

Os oligodendrócitos são vistos em preparações especialmente coradas para microscopia óptica, como pequenas células, com um número relativamente pequeno de prolongamentos em comparação com os astrócitos. Com frequência, estão alinhados em fileiras entre os axônios. Cada oligodendrócito emite vários prolongamentos linguiformes que fazem contato com os axônios próximos. Cada prolongamento citoplasmático se enrola em torno de uma porção de um axônio, formando um segmento internodal de mielina. Os múltiplos prolongamentos de um único oligodendrócito podem mielinizar um axônio ou vários axônios próximos (Figura 12.23). A região do oligodendrócito que contém o núcleo pode estar a alguma distância dos axônios que ele mieliniza.

Tendo em vista que um único oligodendrócito é capaz de mielinizar simultaneamente vários axônios próximos, a célula não pode incluir múltiplos axônios em seu citoplasma e possibilitar que a membrana mesaxônica forme uma espiral em torno de cada axônio. Em vez disso, cada prolongamento semelhante a uma língua forma uma espiral ao redor do axônio, permanecendo sempre em proximidade a ele, até que a bainha de mielina seja formada.

A bainha de mielina no SNC difere daquela do SNP.

Existem várias diferenças importantes entre as bainhas de mielina no SNC e aquelas no SNP. Durante a mielinização, os oligondendrócitos no SNC expressam proteínas específicas da mielina diferentes daquelas expressas pelas células de Schwann no SNP. Em vez da P0 e PMP22, que são apenas expressas na mielina do SNP, outras proteínas, incluindo a proteína proteolipídica (PLP), a glicoproteína da mielina dos oligodendrócitos (MOG, do inglês *myelin oligodendrocyte glycoprotein*) e a glicoproteína da mielina do oligodendrócito (OMgp), desempenham funções semelhantes na mielina do SNC. A ocorrência de deficiências na expressão dessas proteínas parece ser importante na patogenia de várias **doenças desmielinizantes** autoimunes do SNC.

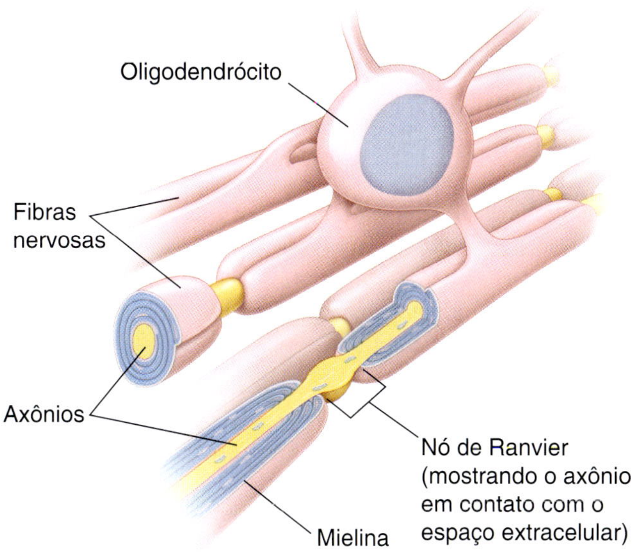

Figura 12.23 Vista tridimensional de um oligodendrócito e suas relações com vários axônios. Os prolongamentos citoplasmáticos do corpo celular do oligodendrócito formam lâminas citoplasmáticas achatadas, que se enrolam em cada um dos axônios. A relação do citoplasma e da mielina é essencialmente a mesma daquela das células de Schwann.

Ao exame microscópio, a mielina no SNC exibe menor número de incisuras de Schmidt-Lanterman, uma vez que os astrócitos proporcionam um suporte metabólico para os neurônios do SNC. Diferentemente das células de Schwann do SNP, os oligodendrócitos são desprovidos de lâmina externa. Além disso, em virtude da maneira pela qual os oligodendrócitos formam a mielina do SNC, pode haver pouco ou nenhum citoplasma na camada mais externa da bainha de mielina. Ademais, na ausência da lâmina externa, a mielina de axônios adjacentes pode entrar em contato e, assim, compartilhar a mesma linha intraperiódica. Por fim, no SNC, os nós de Ranvier são maiores que aqueles do SNP. Esse fato promove a exposição de áreas maiores de axolema fazendo a condução saltatória (ver adiante) ser ainda mais eficiente no SNC em relação ao SNP.

Outra diferença entre o SNC e o SNP no que concerne às relações entre células de sustentação e neurônios é o fato de que os neurônios não mielinizados no SNC são frequentemente encontrados desnudos, ou seja, não estão envoltos por prolongamentos das células gliais. A ausência de células de sustentação ao redor dos axônios não mielinizados, associada à ausência de componentes da lâmina basal e do tecido conjuntivo no SNC, ajuda a distinguir o SNC do SNP em cortes histológicos e em amostras para MET.

A micróglia apresenta propriedades fagocíticas.

A micróglia é constituída por células fagocíticas. Em geral, essas células representam cerca de 5% de todas as células gliais no SNC do adulto, mas proliferam e tornam-se ativamente fagocíticas (células microgliais reativas) em regiões de lesão ou afetadas por doença. As células microgliais fazem parte do sistema fagocitário mononuclear (ver Boxe 6.4, no Capítulo 6, *Tecido Conjuntivo*) e, portanto, originam-se de células progenitoras eritromieloides no saco vitelino. As células precursoras da micróglia migram para o SNC em desenvolvimento durante os estágios embrionários e perinatais de desenvolvimento (ver adiante). No passado, as células da micróglia eram consideradas as principais células fagocíticas do cérebro. Entretanto, evidências recentes mostram que a fagocitose pelos astrócitos proporciona um mecanismo compensatório para a disfunção da micróglia. À semelhança dos astrócitos, as células da micróglia estão envolvidas na poda sináptica, um processo que forma a base celular para a aprendizagem e a memória, especialmente durante o desenvolvimento do cérebro e a ocorrência de lesão cerebral (ver anteriormente). Evidências recentes sugerem que a micróglia desempenhe papel de importância crítica na **defesa contra microrganismos invasores** e células neoplásicas. As células microgliais removem bactérias, células defeituosas e restos de células que sofreram apoptose. Além disso, medeiam reações neuroimunes, como as que ocorrem em condições de dor crônica.

As células da micróglia são as menores células neurogliais e apresentam núcleos pequenos e alongados (Figura 12.24). Quando corada com metais pesados, a micróglia exibe prolongamentos torcidos e curtos. Tanto os prolongamentos quanto o corpo celular são recobertos com numerosas

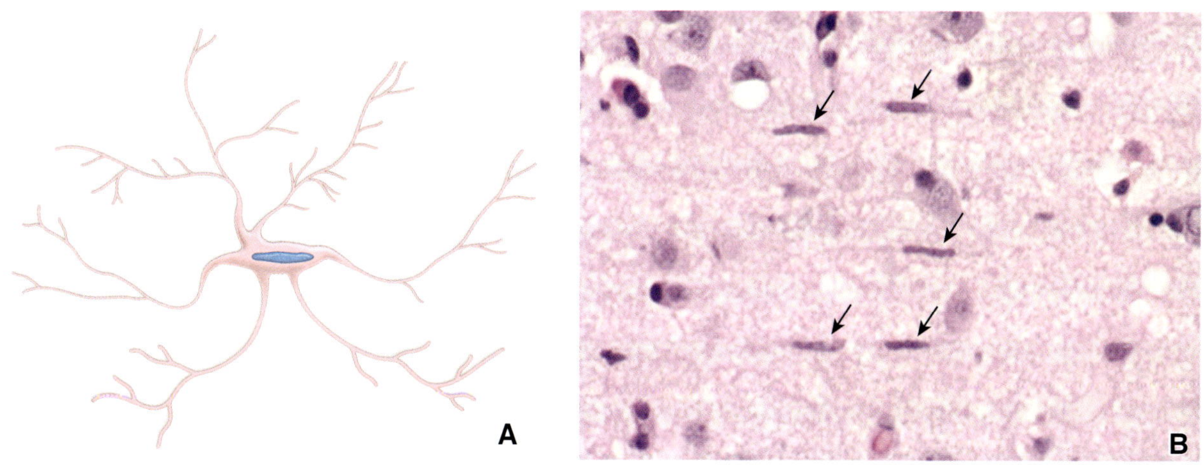

Figura 12.24 Célula microglial na substância cinzenta do encéfalo. A. Este diagrama mostra o formato e as características de uma célula microglial. Observe o núcleo alongado e um número relativamente pequeno de prolongamentos que emergem do corpo celular. **B.** Fotomicrografia de células microgliais (*setas*), mostrando os núcleos alongados característicos. A amostra foi obtida de um indivíduo com microgliose difusa. Nessa condição, as células microgliais estão presentes em grande número e são facilmente visíveis nessa preparação de rotina corada por hematoxilina e eosina (H-E). 420×. (Reproduzida, com autorização, de Fuller GN, Burger PC. Central nervous system. In: Sternberg SS, ed. *Histology for Pathologists*. Lippincott-Raven, 1997.)

espículas equivalentes à borda pregueada observada em outras células fagocíticas. O MET revela numerosos lisossomos, inclusões citoplasmáticas e vesículas. No entanto, a micróglia contém pouco RER e apenas alguns microtúbulos e filamentos de actina.

As células ependimárias formam o revestimento de tipo epitelial dos ventrículos do encéfalo e do canal vertebral.

As células ependimárias formam o revestimento de tipo epitelial (epitelioide) das cavidades do SNC preenchidas com líquido. Essas células formam uma única camada de células cuboides a colunares, que exibem as características morfológicas e fisiológicas das células transportadoras de líquido (Figura 12.25). Estão firmemente ligadas por complexos juncionais localizados nas superfícies apicais. Diferentemente de um epitélio típico, as células ependimárias carecem de uma lâmina basal. A observação ao MET mostra que a superfície basocelular exibe numerosos pregueamentos que se interdigitam com os prolongamentos dos astrócitos adjacentes. A superfície apical das células contém cílios e microvilosidades. Estas últimas estão envolvidas na absorção do líquido cerebrospinal.

Tanicitos são tipos especializados de células ependimárias. Eles são mais numerosos no assoalho do terceiro ventrículo. A superfície livre dos tanicitos está em contato direto com o líquido cerebrospinal; no entanto, diferentemente das células ependimárias, os tanicitos não contêm cílios. O corpo celular deles dá origem a um longo prolongamento que se projeta para o parênquima cerebral. O papel desempenhado por essas células ainda não foi esclarecido. No entanto, sabe-se que elas têm participação no transporte de substâncias do líquido cerebrospinal para o sangue dentro da circulação porta do hipotálamo. Os tanicitos são sensíveis à concentração de glicose e, portanto, podem estar envolvidos na detecção e resposta a alterações do equilíbrio energético, bem como no monitoramento de outros metabólitos circulantes presentes no líquido cerebrospinal.

Os ventrículos cerebrais são revestidos internamente por células semelhantes a um epitélio. Essas células passam a produzir o líquido cerebrospinal por meio de transporte e secreção de materiais derivados das alças capilares adjacentes. As células ependimárias modificadas e os capilares associados são denominados plexo corióideo.

Condução dos impulsos

O potencial de ação é um processo eletroquímico desencadeado por impulsos transportados para o cone axônico após outros impulsos terem sido recebidos nos dendritos ou no próprio corpo celular.

Um impulso nervoso é conduzido ao longo de um axônio, assim como a chama de um estopim. Esse processo eletroquímico envolve a geração de um potencial de ação, ou seja, uma onda de despolarização da membrana que começa no segmento inicial do cone axônico. A membrana do axônio (axolema) contém um grande número de canais de Na^+ e K^+ regulados por voltagem. Em resposta a determinado estímulo, os canais de Na^+ se abrem, causando um influxo de Na^+ para o axoplasma. Esse influxo de Na^+ reverte (despolariza) rapidamente o potencial negativo da membrana em repouso (–70 mV) para positivo (+30 mV). Após a despolarização, os canais de Na^+ se fecham, enquanto os canais de K^+ se abrem. O K^+ sai rapidamente do axônio por difusão, de tal modo que a membrana retorna a seu potencial de repouso. A despolarização de uma parte da membrana envia uma corrente elétrica a porções vizinhas da membrana não estimulada, que ainda está com carga elétrica positiva. Essa corrente local estimula as porções adjacentes da membrana do axônio e repete a despolarização ao longo da membrana. Todo o processo leva menos de milésimo de segundo. Depois de um período muito breve (refratário), o neurônio pode repetir mais uma vez o processo de geração de um novo potencial de ação.

A condução rápida do potencial de ação é atribuível aos nós de Ranvier.

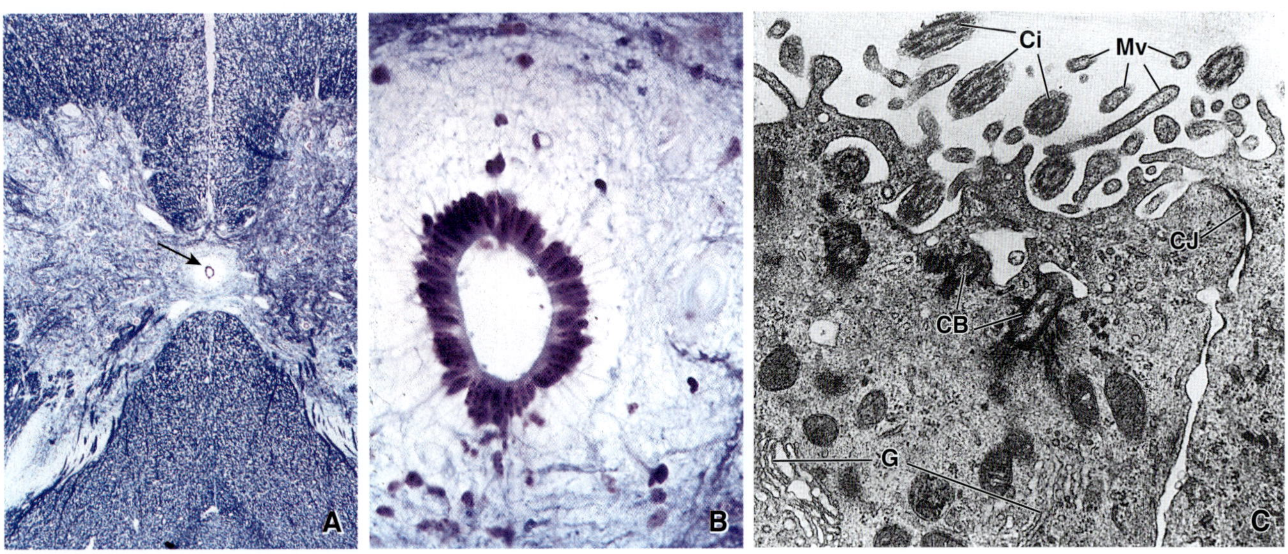

Figura 12.25 Revestimento ependimário do canal vertebral. A. Fotomicrografia da região central da medula espinal corada com azul de toluidina. A *seta* aponta o canal central. 20×. **B.** Com aumento maior, é possível identificar as células ependimárias que revestem o canal central; essas células são colunares e se organizam em uma única camada. 340×. (Cortesia do Dr. George D. Pappas.) **C.** Eletromicrografia de transmissão mostrando uma parte da região apical de duas células ependimárias colunares. As células estão unidas por um complexo juncional (*CJ*), que separa o lúmen do canal do espaço intercelular lateral. A superfície apical das células ependimárias apresenta tanto cílios (*Ci*) quanto microvilosidades (*Mv*). Os corpúsculos basais (*CB*) localizados no citoplasma apical e o complexo de Golgi (*G*) também estão visíveis. 20.000×. (Cortesia do Dr. Paul Reier.)

Os axônios mielinizados conduzem impulsos mais rapidamente que os axônios não mielinizados. Como o impulso ocorre de um nó de Ranvier para outro ao longo do axônio mielinizado, esse processo é denominado pelos fisiologistas como condução saltatória ou descontínua. Nos nervos mielinizados, a bainha de mielina ao redor do nervo não conduz uma corrente elétrica e forma uma camada isolante em torno do axônio. Contudo, a reversão da voltagem pode ocorrer *somente* nos nós de Ranvier, em que o axolema é desprovido de bainha de mielina. Nesse local, o axolema fica exposto aos líquidos extracelulares e tem concentração elevada de canais de Na^+ e K^+ regulados por voltagem (ver Figuras 12.17 e 12.23). Portanto, a reversão da voltagem (e, por conseguinte, o impulso) salta à medida que a corrente flui de um nó de Ranvier para o nó de Ranvier seguinte. A velocidade da condução saltatória está relacionada não apenas com a espessura da mielina, mas também com o diâmetro do axônio. A condução é mais rápida ao longo dos axônios de maior diâmetro.

Nos axônios não mielinizados, os canais de Na^+ e K^+ estão distribuídos uniformemente ao longo do comprimento da fibra. O impulso nervoso é conduzido mais lentamente e move-se como uma onda contínua de reversão de voltagem ao longo do axônio.

■ ORIGEM DAS CÉLULAS DO TECIDO NERVOSO

Os neurônios do SNC e a glia central, com exceção das células microgliais, são derivados das células neuroectodérmicas do tubo neural.

Os neurônios, os oligodendrócitos, os astrócitos e as células ependimárias derivam de células do tubo neural. Após a migração dos neurônios em desenvolvimento para seus locais predeterminados no tubo neural e a sua diferenciação em neurônios maduros, eles não sofrem mais mitose. No entanto, no encéfalo de mamíferos adultos, um número muito pequeno de células remanescentes do desenvolvimento, denominadas células-tronco neurais, retém a capacidade de se dividir. Essas células migram para locais de lesão e diferenciam-se em células nervosas totalmente funcionais.

Os precursores dos oligodendrócitos são células altamente migratórias. Parecem compartilhar com os neurônios motores uma linhagem de desenvolvimento que migra de seu local de origem para os prolongamentos (tratos) axônicos em desenvolvimento na substância branca do encéfalo ou da medula espinal. Em seguida, os precursores proliferam em resposta à expressão local de sinais mitogênicos. A comunicação dos oligodendrócitos com os axônios é obtida por meio de uma combinação de regulação local de proliferação, diferenciação e apoptose celulares.

Os astrócitos também se originam de células do tubo neural. Durante os estágios embrionário e pós-natal inicial, os astrócitos imaturos migram para o córtex, em que se diferenciam, transformando-se em astrócitos maduros. As células ependimárias derivam da proliferação das células neuroepiteliais que circundam o canal do tubo neural em desenvolvimento.

Em contraste com a outra neuróglia central, as células da micróglia originam-se de precursores de macrófagos mesodérmicos, especificamente das células progenitoras eritromieloides no saco vitelino. Infiltram o tubo neural nos estágios iniciais de seu desenvolvimento e, sob a influência de fatores do crescimento, como o fator de estimulação de colônias 1 (CSF-1, do inglês *colony stimulating factor-1*) produzido pelas células neurais em desenvolvimento, sofrem proliferação e diferenciação em células ameboides móveis. Essas células móveis são comumente observadas no encéfalo em desenvolvimento. Por serem as únicas células gliais de origem mesenquimal, a micróglia expressa a classe de filamentos intermediários de vimentina, o que é útil para a identificação dessas células por métodos imunocitoquímicos.

As células ganglionares do SNP e a glia periférica são derivadas da crista neural.

O desenvolvimento das células ganglionares do SNP requer a proliferação e a migração de células precursoras ganglionares da crista neural para seus futuros locais ganglionários, em que sofrem proliferação adicional. Nesses locais, as células desenvolvem prolongamentos, que alcançam os tecidos-alvo das células (p. ex., tecido glandular ou células musculares lisas) e territórios sensitivos. Inicialmente, é produzido maior número de células do que o necessário. As células que não estabelecem contato funcional com um tecido-alvo sofrem apoptose.

As células de Schwann também se originam das células migratórias da crista neural que se tornam associadas aos axônios dos nervos embrionários iniciais. Vários genes foram implicados no desenvolvimento da célula de Schwann. O boxe 10 da região determinante do sexo (*Sox10*) é necessário para a geração de toda a glia periférica a partir das células da crista neural. A neurregulina-1 (*Nrg-1*) derivada do axônio sustenta as células precursoras da célula de Schwann que sofrem diferenciação e se dividem ao longo dos prolongamentos nervosos em crescimento. O destino de todas as células de Schwann imaturas é determinado pelos prolongamentos nervosos com os quais elas fazem contato imediato. As células de Schwann imaturas que se associam a axônios de grande diâmetro tornam-se células de Schwann mielinizadas, enquanto as que se associam a axônios de pequeno diâmetro tornam-se células não mielinizadas.

■ ORGANIZAÇÃO DO SISTEMA NERVOSO PERIFÉRICO

O sistema nervoso periférico (SNP) consiste em nervos periféricos com terminações nervosas especializadas e gânglios contendo corpos celulares de células nervosas que residem fora do sistema nervoso central.

Nervos periféricos

O nervo periférico consiste em um feixe de fibras nervosas mantidas juntas por tecido conjuntivo.

Os nervos do SNP são formados por várias fibras nervosas que transportam a informação sensitiva e motora (efetora) entre os órgãos e tecidos do corpo e entre o encéfalo e a medula espinal. O termo fibra nervosa é empregado de diferentes maneiras, o que pode gerar confusão; pode indicar o axônio com todos os seus revestimentos (mielina e célula de Schwann), como usado anteriormente, ou indicar apenas o axônio. É também empregado para referir-se a qualquer prolongamento de uma célula nervosa, seja um dendrito ou um axônio, particularmente quando não houver informação suficiente capaz de identificar o prolongamento como sendo de um axônio ou de um dendrito.

Os corpos celulares dos nervos periféricos podem estar localizados dentro do SNC ou fora dele, em gânglios periféricos. Os gânglios contêm grupos de corpos celulares neuronais e fibras nervosas que chegam e partem deles (ver Figura 12.20). Os corpos celulares nos gânglios da raiz posterior, bem como nos gânglios dos nervos cranianos, pertencem a neurônios sensitivos (aferentes somáticos e aferentes viscerais, que pertencem ao sistema nervoso autônomo discutido anteriormente), cuja distribuição é restrita a locais específicos (Quadro 12.2; ver Figura 12.3). Os corpos celulares nos gânglios paravertebrais, pré-vertebrais e terminais pertencem aos neurônios "motores" pós-sinápticos (eferentes viscerais) do sistema nervoso autônomo (ver Quadro 12.1 e Figura 12.20).

Para compreender o SNP, é também necessário descrever algumas partes do SNC.

Os corpos celulares dos neurônios motores do SNP estão localizados no SNC.

Os corpos celulares dos neurônios motores que inervam o músculo esquelético (eferentes somáticos) estão localizados no encéfalo, no tronco encefálico e na medula espinal. Os axônios deixam o SNC e seguem o seu trajeto em nervos periféricos até os músculos esqueléticos que irão inervar. Um único neurônio transmite impulsos do SNC para o órgão efetor.

Os corpos celulares dos neurônios sensitivos estão localizados nos gânglios, fora do SNC, mas próximo a ele.

No sistema sensitivo (tanto os componentes aferentes somáticos quanto os componentes aferentes viscerais), um único neurônio conecta o receptor, por meio de um gânglio sensitivo, com a medula espinal ou o tronco encefálico. Os gânglios sensitivos estão localizados nas raízes posteriores dos nervos espinais em associação aos componentes sensitivos dos nervos cranianos V, VII, VIII, IX e X (ver Quadro 12.2).

Quadro 12.2 Gânglios periféricos.[a]

Gânglios que contêm corpos celulares de neurônios sensitivos; estes não são estações sinápticas

- **Gânglios da raiz posterior de todos os nervos espinais**
- **Gânglios sensitivos dos nervos cranianos**
  - Gânglio trigeminal (semilunar, de Gasser) do nervo trigêmeo (V)
  - Gânglio geniculado do nervo facial (VII)
  - Gânglio espiral (contém neurônios bipolares) da divisão coclear do nervo vesticulococlear (VIII)
  - Gânglio vestibular (contém neurônios bipolares) da divisão vestibular do nervo vestibulococlear (VIII)
  - Gânglios superior e inferior do nervo glossofaríngeo (IX)
  - Gânglios superior e inferior do nervo vago (X)

Gânglios que contêm corpos celulares de neurônios autônomos (pós-sinápticos); estes são estações sinápticas

- **Gânglios simpáticos**
  - Gânglios do tronco simpático (paravertebrais) (o mais alto deles é o gânglio cervical superior)
  - Gânglios pré-vertebrais (adjacentes às origens dos grandes ramos não pareados da parte abdominal da aorta), incluindo os gânglios celíaco, mesentérico superior, mesentérico inferior e aorticorrenal
  - Medula da suprarrenal, que pode ser considerada como um gânglio simpático modificado (cada uma das células secretoras da medula da glândula suprarrenal, bem como as células ganglionares, é inervada por fibras nervosas simpáticas pré-sinápticas colinérgicas)
- **Gânglios parassimpáticos**
  - Gânglios da cabeça
    - Gânglio ciliar associado ao nervo oculomotor (III)
    - Gânglio submandibular associado ao nervo facial (VII)
    - Gânglio pterigopalatino (esfenopalatino) do nervo facial (VII)
    - Gânglio ótico associado ao nervo glossofaríngeo (IX)
  - Gânglios terminais (próximo dos órgãos ou em suas paredes), incluindo gânglios dos plexos submucoso (de Meissner) e mioentérico (de Auerbach) do sistema digestório (são também gânglios da divisão entérica do SNA) e células ganglionares isoladas em vários órgãos

[a]Nota prática: os corpos celulares de neurônios vistos em cortes de tecidos, tais como língua, pâncreas, bexiga e coração, são invariavelmente gânglios terminais ou "células ganglionares" do sistema nervoso parassimpático.

Componentes de tecido conjuntivo de um nervo periférico

A maior parte de um nervo periférico consiste em fibras nervosas e suas células de Schwann de sustentação. As fibras nervosas e suas células de Schwann associadas são mantidas juntas por tecido conjuntivo organizado em três componentes distintos, e cada um deles exibe características morfológicas e funcionais específicas (Figura 12.26; ver também Figura 12.3):

- O endoneuro é formado por tecido conjuntivo frouxo, que circunda cada uma das fibras nervosas
- O perineuro é formado por um tecido conjuntivo especializado, que circunda cada fascículo nervoso
- O epineuro é o tecido conjuntivo denso não modelado que circunda o nervo periférico e preenche os espaços entre os fascículos nervosos.

O endoneuro é o tecido conjuntivo frouxo associado a cada uma das fibras nervosas.

O endoneuro não é visível em preparações de rotina para microscopia óptica, mas o uso de corantes especiais para tecido conjuntivo possibilita a sua demonstração. Ao microscópio eletrônico, as fibrilas colágenas que constituem o endoneuro são facilmente observáveis (ver Figuras 12.15 e 12.16). As fibrilas colágenas correm paralelamente às fibras nervosas e também ao seu redor, unindo-as entre si em um fascículo ou feixe. Como os fibroblastos são relativamente pouco numerosos nos interstícios das fibras nervosas, é provável que a maior parte das fibrilas colágenas seja secretada pelas células de Schwann. Essa conclusão é suportada por estudos de cultura de tecidos, em que fibrilas colágenas são formadas em culturas puras de células de Schwann e neurônios da raiz posterior.

Além dos fibroblastos, as únicas outras células de tecido conjuntivo geralmente encontradas no endoneuro são os mastócitos e os macrófagos. Os macrófagos medeiam a vigilância imunológica e também participam no reparo do tecido nervoso. Após a ocorrência de lesão nos nervos, os macrófagos proliferam e fagocitam ativamente os resíduos de mielina. Em geral, a maior parte dos núcleos (90%) encontrados em cortes transversais de nervos periféricos pertence às células de Schwann; os 10% restantes estão igualmente distribuídos entre os fibroblastos e outras células, como as células endoteliais dos capilares, os macrófagos e os mastócitos.

O perineuro é o tecido conjuntivo especializado que circunda o fascículo nervoso, que contribui para a formação da barreira hematoneural.

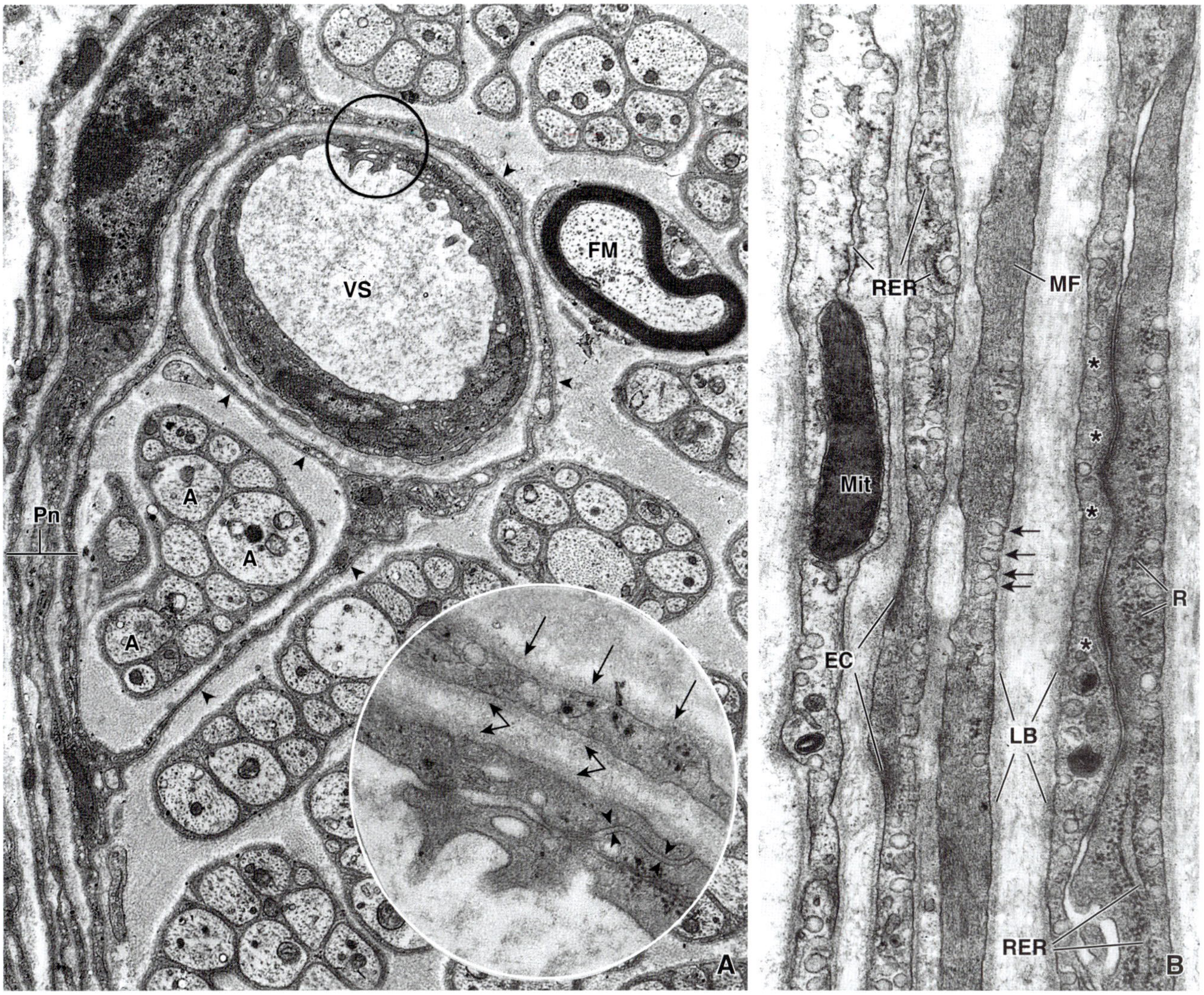

Figura 12.26 Eletromicrografia de um nervo periférico e seu perineuro circundante. A. Eletromicrografia de fibras nervosas não mielinizadas e de uma única fibra mielinizada (*FM*). O perineuro (*Pn*), que consiste em várias camadas de células, é visto *à esquerda* da micrografia. Os prolongamentos celulares perineurais (*pontas de seta*) se estendem até o nervo e circundam um grupo de axônios (*A*) e sua célula de Schwann Remak, bem como um pequeno vaso sanguíneo (*VS*). Esse grupo de *A* forma a raiz de um pequeno ramo nervoso que está se unindo ao fascículo maior ou deixando-o. 10.000×. A área dentro do *círculo* mostra o endotélio do vaso e o citoplasma perineural adjacente; é também mostrada no *detalhe* em maior aumento. Observe as lâminas basais (externas) do vaso e a célula perineural (*setas*). A junção entre as células endoteliais do vaso sanguíneo também pode ser vista (*pontas de seta*). 46.000×. **B.** Eletromicrografia mostrando o perineuro de um nervo. Observam-se quatro camadas celulares do perineuro. Cada camada contém uma lâmina basal (*LB*) (externa) em ambas as superfícies. Outras características da célula perineural incluem uma abundante população de microfilamentos (*MF*) de actina, vesículas de pinocitose (*setas*) e regiões de maior elétron-densidade citoplasmática (*EC*). Essas características são típicas das células musculares lisas. A camada mais interna de células perineurais (*à direita*) exibe junções de adesão (*asteriscos*), em que uma célula se sobrepõe a uma segunda célula na formação da bainha. Outros elementos observados no citoplasma incluem mitocôndrias (*Mit*), retículo endoplasmático rugoso (*RER*) e ribossomos (*R*) livres. 27.000×.

O feixe nervoso é circundado por uma bainha de células singulares do tecido conjuntivo, constituindo o perineuro. Este atua como uma barreira de difusão metabolicamente ativa, que contribui para a formação da barreira hematoneural. Essa barreira mantém o meio iônico das fibras nervosas com bainha. De maneira semelhante às propriedades exibidas pelas células endoteliais dos capilares cerebrais que formam a barreira hematencefálica (ver adiante), as células perineurais contêm receptores, transportadores e enzimas que proporcionam o transporte ativo de substâncias.

O perineuro pode ter uma espessura de uma ou mais camadas de células, dependendo do diâmetro do nervo. As células que compõem essa camada são achatadas e justapostas. Cada camada exibe uma lâmina basal em ambas as superfícies (ver Figura 12.26B e Prancha 12.1). As células perineurais são contráteis e contêm um número apreciável de filamentos de actina, uma característica das células musculares lisas e de outras células contráteis. Além disso, quando o perineuro é formado por duas ou mais camadas de células perineurais (podem ser observadas até cinco ou seis camadas nos nervos maiores), embora existam fibrilas colágenas entre as células, os fibroblastos estão ausentes. As células do perineuro estão unidas por zônulas de oclusão (ou junções oclusivas), as quais são a base da barreira hematoneural. A disposição dessas células em camadas, aliada à existência de zônulas de oclusão e de lâmina basal, confere-lhes características de células epiteliais e, portanto, formam um tecido epitelioide. Por outro lado, sua natureza contrátil e sua aparente capacidade de produzir fibrilas colágenas também as tornam semelhantes a células musculares lisas e também a fibroblastos.

O número limitado de tipos de células do tecido conjuntivo no endoneuro (ver anteriormente) reflete, sem dúvida alguma, o papel protetor que o perineuro desempenha. Não são encontradas células típicas do sistema imune (*i. e.*, linfócitos, plasmócitos) nos compartimentos endoneural e perineural. Essa ausência de células imunes (outras, além dos mastócitos e dos macrófagos) é responsável pela barreira de proteção criada pelas células perineurais. Em geral, apenas fibroblastos, um pequeno número de macrófagos residentes e mastócitos ocasionais estão presentes no compartimento nervoso.

O epineuro consiste em tecido conjuntivo denso não modelado, que circunda e une os fascículos nervosos em um feixe comum.

O epineuro forma a camada mais externa do nervo periférico. É formado por um tecido conjuntivo irregular denso típico, que circunda os fascículos formados pelo perineuro (Prancha 12.2). Com frequência, o tecido adiposo está associado ao epineuro nos nervos de maior calibre.

Os vasos sanguíneos que suprem os nervos seguem o seu trajeto ao longo do epineuro, e seus ramos penetram no nervo e seguem dentro do perineuro. O endoneuro é pouco vascularizado; a troca metabólica de substratos e produtos de degradação nesse tecido depende da difusão nos vasos sanguíneos através da bainha perineural em ambas as direções (ver Figura 12.26).

Receptores aferentes

Os receptores aferentes (sensitivos) são estruturas especializadas localizadas nas extremidades distais dos prolongamentos periféricos dos neurônios sensitivos.

Embora os receptores possam ter muitas estruturas diferentes, eles apresentam uma característica básica em comum: todos podem iniciar um impulso nervoso em resposta a um estímulo. Os receptores podem ser classificados da seguinte maneira:

- Os exteroceptores reagem a estímulos do ambiente externo – por exemplo, temperatura, tato, odor, som e visão
- Os enteroceptores reagem a estímulos originados dentro do corpo – por exemplo, o grau de enchimento ou distensão do tubo digestivo, da bexiga e dos vasos sanguíneos
- Os proprioceptores, que também reagem a estímulos oriundos de dentro do corpo, fornecem a sensação da posição do corpo e do tônus e movimento musculares.

O receptor mais simples é um axônio desnudo, denominado terminação nervosa não encapsulada (livre). Essa terminação é encontrada nos epitélios, no tecido conjuntivo e em estreita associação aos folículos pilosos.

As terminações nervosas sensitivas adquirem, em sua maioria, cápsulas ou bainhas de tecido conjuntivo de complexidade variável.

As terminações nervosas sensitivas com bainhas de tecido conjuntivo são denominadas terminações encapsuladas. Muitas dessas terminações são mecanorreceptores localizados na pele e nas cápsulas articulares (bulbo terminal de Krause, corpúsculos de Ruffini, corpúsculos de Meissner e corpúsculos de Pacini) e são descritas no Capítulo 15, *Sistema Tegumentar*. Os fusos musculares são terminações sensitivas encapsuladas, localizadas no músculo esquelético; são descritos no Capítulo 11, *Tecido Muscular*. Os órgãos tendíneos de Golgi são funcionalmente relacionados e consistem em receptores de tensão encapsulados, que se encontram nas junções musculotendíneas.

■ ORGANIZAÇÃO DO SISTEMA NERVOSO AUTÔNOMO

Embora o SNA tenha sido introduzido no início deste capítulo, é útil descrever algumas das características proeminentes de sua organização e distribuição. O SNA é classificado em três divisões:

- Divisão simpática
- Divisão parassimpática
- Divisão entérica.

O SNA controla e regula o ambiente interno do corpo.

O SNA é a parte do SNP que conduz os impulsos involuntários para o músculo liso, o músculo cardíaco e o epitélio glandular. Esses efetores constituem as unidades funcionais nos órgãos que respondem à regulação pelo tecido nervoso. O termo *visceral* é algumas vezes empregado para caracterizar o SNA e seus neurônios, que são designados como neurônios motores (eferentes) viscerais. No entanto, os neurônios motores viscerais são frequentemente acompanhados de neurônios sensitivos (aferentes) viscerais, que transmitem a dor e os reflexos de efetores viscerais (*i. e.*, vasos sanguíneos, mucosas e glândulas) para o SNC. Esses neurônios pseudounipolares apresentam o mesmo arranjo de outros neurônios sensitivos, ou seja, seus corpos celulares estão localizados nos gânglios sensitivos; contêm axônios periféricos e centrais longos, conforme descrito anteriormente.

A principal diferença quanto ao nível de organização entre o fluxo eferente de impulsos para o músculo esquelético (efetores somáticos) e o fluxo eferente para o músculo liso, o músculo cardíaco e o epitélio glandular (eferentes viscerais) é o fato de que um neurônio transmite os impulsos do SNC para o efetor somático, enquanto uma cadeia de dois neurônios transmite os impulsos do SNC para os efetores viscerais (Figura 12.27). Por conseguinte, existe uma estação sináptica em um gânglio autônomo fora do SNC, em que um neurônio pré-sináptico entra em contato com neurônios pós-sinápticos. Cada neurônio pré-sináptico faz sinapse com vários neurônios pós-sinápticos.

Divisões simpática e parassimpática do sistema nervoso autônomo

Os neurônios pré-sinápticos da divisão simpática estão localizados nas porções torácica e lombar superior da medula espinal.

Os neurônios pré-sinápticos enviam axônios da medula espinal torácica e lombar superior para os gânglios vertebrais e paravertebrais. No tronco simpático, os gânglios paravertebrais contêm os corpos celulares dos neurônios efetores pós-sinápticos da divisão simpática (Figura 12.28; ver Figura 12.27).

Os neurônios pré-sinápticos da divisão parassimpática estão localizados no tronco encefálico e na medula espinal sacral.

Os neurônios parassimpáticos pré-sinápticos enviam axônios a partir do tronco encefálico – ou seja, do mesencéfalo, ponte e bulbo, e dos segmentos sacrais da medula espinal (S2 a S4)

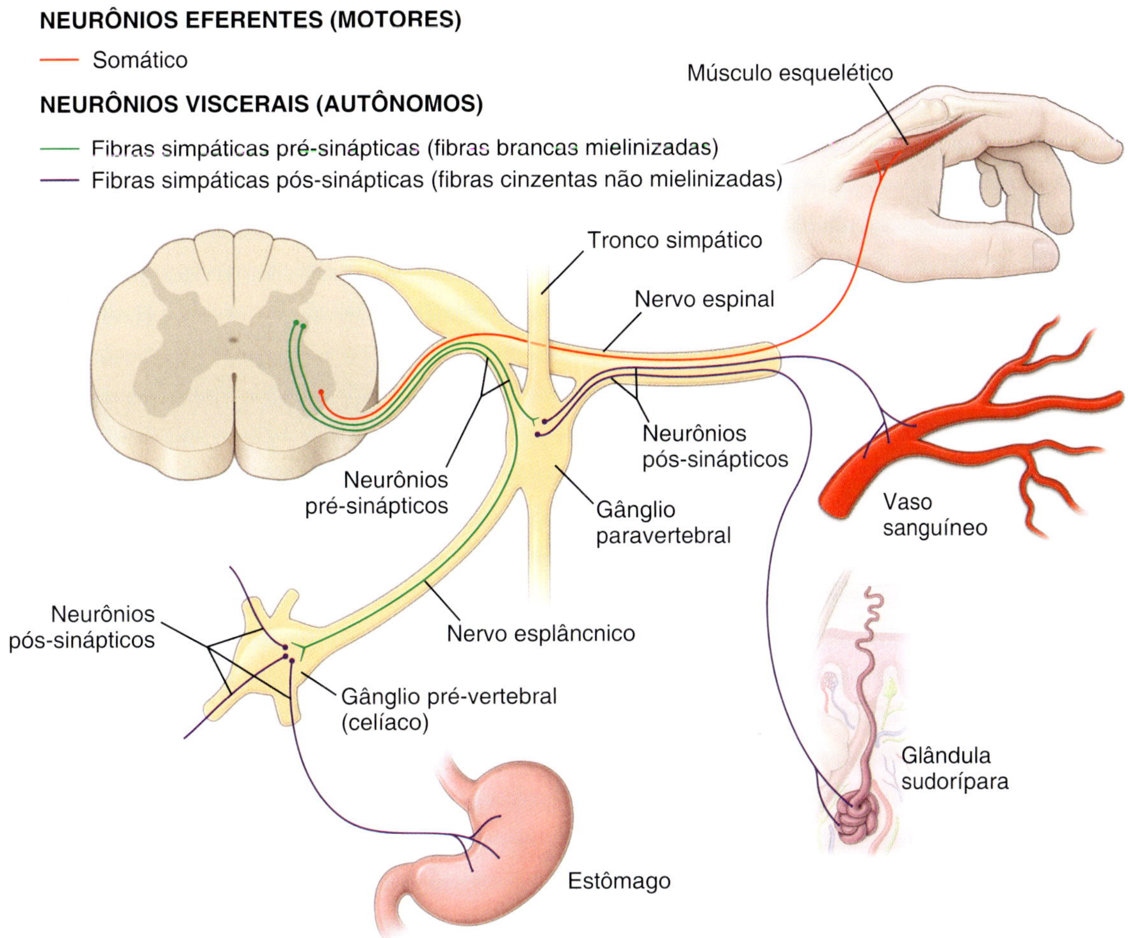

Figura 12.27 Diagrama esquemático dos neurônios eferentes somáticos e eferentes viscerais. No sistema eferente (motor) somático, um neurônio conduz os impulsos do sistema nervoso central (SNC) para o efetor (músculo esquelético). No sistema eferente visceral (autônomo) (representado, neste desenho, pela divisão simpática do sistema nervoso autônomo [SNA]), uma cadeia de dois neurônios conduz os impulsos: um neurônio pré-sináptico localizado no SNC e um neurônio pós-sináptico localizado nos gânglios paravertebrais ou pré-vertebrais. Além disso, cada neurônio pré-sináptico estabelece contato sináptico com mais de um neurônio pós-sináptico. As fibras simpáticas pós-sinápticas suprem os músculos lisos (como nos vasos sanguíneos) ou o epitélio glandular (como nas glândulas sudoríparas). Os neurônios do SNA que suprem os órgãos do abdome alcançam esses órgãos por meio dos nervos esplâncnicos. Neste exemplo, o nervo esplâncnico une-se ao gânglio celíaco, em que ocorre a maior parte das sinapses da cadeia de dois neurônios.

– para os gânglios viscerais. Os gânglios localizados na parede dos órgãos abdominais e pélvicos ou próximos a ela e os gânglios motores viscerais dos nervos cranianos III, VII, IX e X contêm corpos celulares dos neurônios efetores pós-sinápticos da divisão parassimpática (ver Figuras 12.27 e 12.28).

As divisões simpática e parassimpática do SNA suprem frequentemente os mesmos órgãos. Nesses casos, as ações dessas duas divisões são habitualmente antagonistas. Assim, por exemplo, a estimulação simpática aumenta a frequência das contrações do músculo cardíaco, enquanto a estimulação parassimpática reduz a frequência.

Muitas funções do SNC assemelham-se àquelas da medula da suprarrenal, uma glândula endócrina. Essa semelhança funcional é parcialmente explicada pelas relações entre o desenvolvimento embrionário das células da medula da suprarrenal e dos neurônios simpáticos pós-sinápticos. Ambos se originam da crista neural, são inervados por neurônios simpáticos pré-sinápticos e produzem agentes fisiologicamente ativos inter-relacionados, tais como a EPI e a NE. Uma importante diferença é que os neurônios simpáticos liberam o agente diretamente para o efetor, enquanto as células da medula da suprarrenal liberam o agente indiretamente através da corrente sanguínea. A inervação da medula da suprarrenal pode constituir uma exceção à regra de que a inervação autônoma consiste em uma cadeia de dois neurônios a partir do SNC para um efetor, a não ser que a célula da medula da suprarrenal seja considerada o equivalente funcional do segundo neurônio (com efeito, um neurônio neurossecretor).

Divisão entérica do sistema nervoso autônomo

A divisão entérica do SNA consiste nos gânglios e seus prolongamentos que inervam o tubo digestivo.

A divisão entérica do SNA representa um conjunto de neurônios e seus prolongamentos dentro das paredes do tubo digestivo. Controla a motilidade (contrações da parede intestinal), as secreções exócrinas e endócrinas e o fluxo sanguíneo através do sistema digestório; além disso, regula os processos imunológicos e inflamatórios.

O sistema nervoso entérico consegue funcionar independentemente do SNC e é considerado o "cérebro do intestino". No entanto, o processo de digestão requer comunicação entre os neurônios entéricos e o SNC, que é fornecida pelas fibras nervosas parassimpáticas e simpáticas. Os enterorreceptores localizados no tubo digestivo proporcionam uma informação sensorial ao SNC sobre o estado das funções digestivas. Em seguida, o SNC coordena a estimulação simpática, que inibe

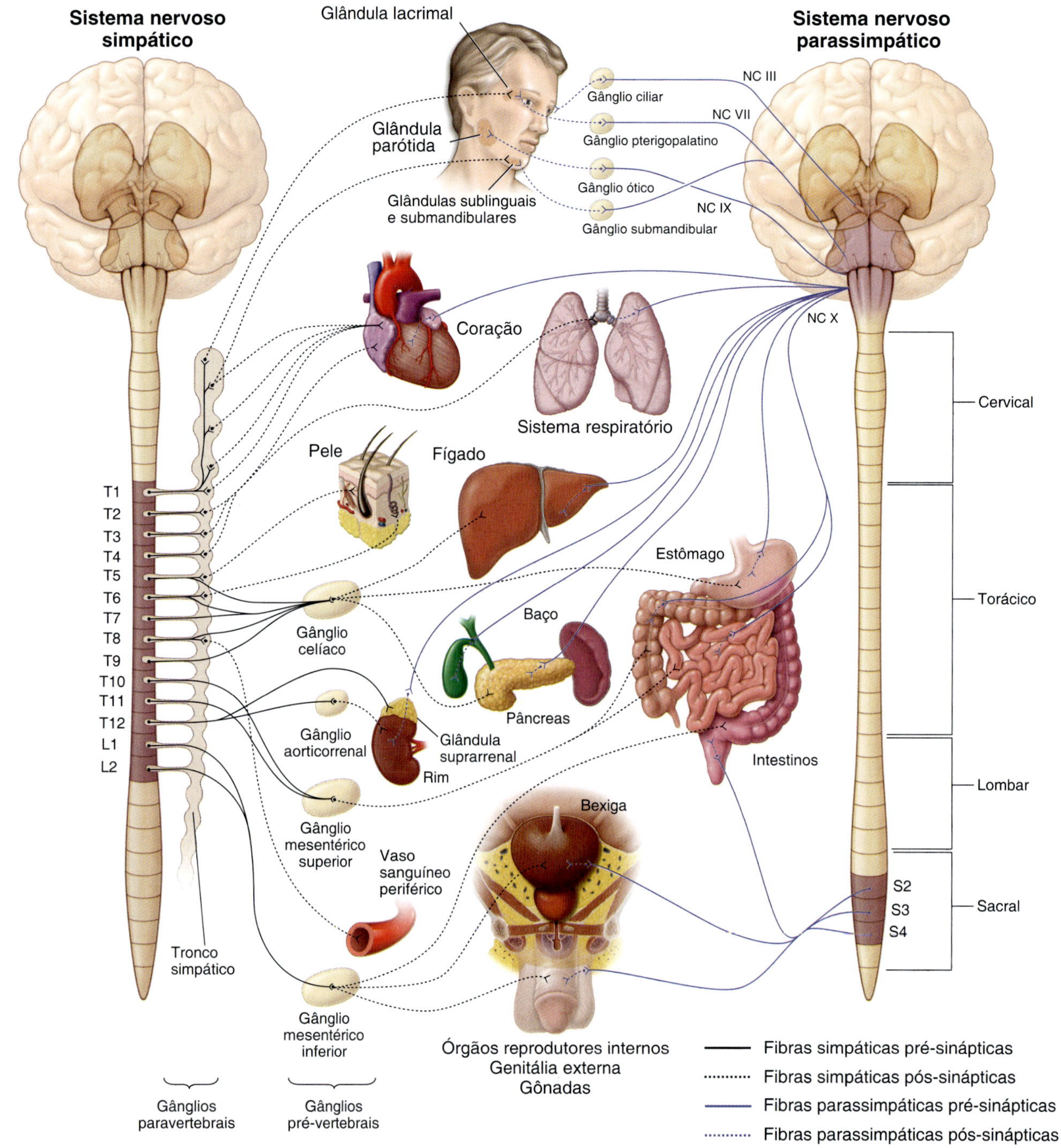

Figura 12.28 Diagrama esquemático mostrando a disposição geral dos neurônios simpáticos e parassimpáticos do sistema nervoso autônomo (SNA). O efluxo simpático é mostrado *à esquerda*, e o parassimpático, *à direita*. O efluxo simpático (toracolombar) deixa o sistema nervoso central (SNC) a partir dos segmentos torácico e lombar superior (T1 a L2) da medula espinal. Essas fibras pré-sinápticas comunicam-se com neurônios pós-sinápticos em dois locais, os gânglios paravertebrais e pré-vertebrais. Os gânglios paravertebrais estão ligados entre si e formam dois troncos simpáticos de cada lado da coluna vertebral (*desenhados como uma única coluna no lado da medula espinal*). Os gânglios pré-vertebrais estão associados aos principais ramos da parte abdominal da aorta (*ovais amarelos*). Observe a distribuição das fibras nervosas simpáticas pós-sinápticas para as vísceras. O efluxo parassimpático (craniossacral) deixa o SNC a partir da substância cinzenta do tronco encefálico dentro dos nervos cranianos (NC) III, VII, IX e X e da substância cinzenta dos segmentos sacrais (S2 a S4) da medula espinal, e é distribuído para as vísceras. As fibras pré-sinápticas que seguem o seu percurso com os NC III, VII e IX comunicam-se com neurônios pós-sinápticos nos vários gânglios localizados na região da cabeça e do pescoço (*ovais amarelos em frente da cabeça*). As fibras pré-sinápticas que seguem o seu trajeto com o NC X e as dos segmentos sacrais (S2 e S4) fazem suas sinapses com neurônios pós-sinápticos na parede dos órgãos viscerais (gânglios terminais). Por conseguinte, as vísceras contêm inervação tanto simpática quanto parassimpática. Observe que uma cadeia de dois neurônios transporta os impulsos para todas as vísceras, exceto para a medula da suprarrenal.

a secreção gastrintestinal, a atividade motora e a contração dos esfíncteres gastrintestinais e dos vasos sanguíneos, bem como os estímulos parassimpáticos que produzem ações opostas. Os interneurônios integram a informação dos neurônios sensitivos e transmitem essa informação a neurônios motores entéricos na forma de reflexos. Por exemplo, o reflexo gastrocólico é desencadeado quando a distensão do estômago estimula a contração da musculatura do cólon, desencadeando a defecação.

Os gânglios e os neurônios pós-sinápticos da divisão entérica estão localizados na lâmina própria, na muscular da mucosa, na submucosa, na muscular externa e na subserosa do tubo digestivo, desde o esôfago até o ânus (Figura 12.29).

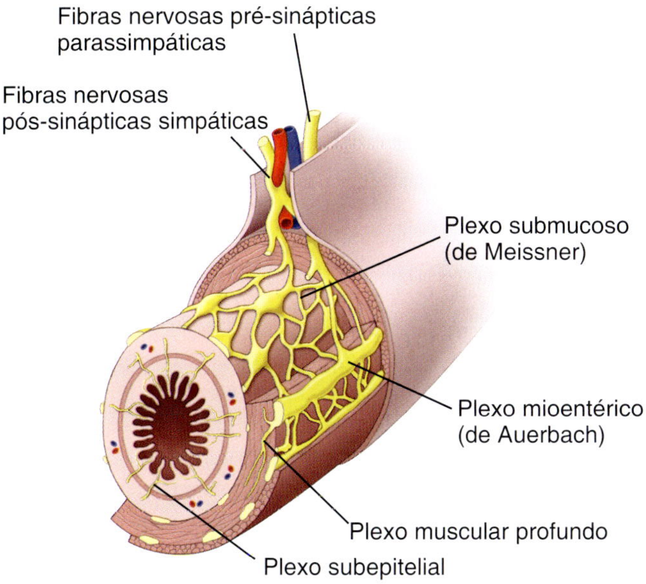

Figura 12.29 Sistema nervoso entérico. Este diagrama mostra a organização do sistema entérico na parede do intestino delgado. Observe a localização de dois plexos nervosos contendo células ganglionares. O plexo mais superficial, o plexo mioentérico (plexo de Auerbach), fica entre duas camadas musculares. Mais profundamente na região da submucosa, há uma rede de fibras nervosas não mielinizadas e células ganglionares, formando o plexo submucoso (plexo de Meissner). As fibras parassimpáticas que se originam do nervo vago penetram no mesentério do intestino delgado e fazem sinapse com as células ganglionares de ambos os plexos. As fibras nervosas simpáticas pós-sinápticas também contribuem para o sistema nervoso entérico.

Como a divisão entérica não exige influxo pré-sináptico do nervo vago e efluxo sacral, o intestino continua apresentando movimentos peristálticos, mesmo após seccionamento do nervo vago ou dos nervos esplâncnicos pélvicos.

Os neurônios da divisão entérica não são sustentados por células de Schwann ou por células-satélites, e sim por células neurogliais entéricas, que se assemelham a astrócitos (ver anteriormente). As células da **divisão entérica** também são afetadas pelas mesmas alterações patológicas que podem ocorrer nos neurônios do encéfalo. Os corpúsculos de Lewy associados à **doença de Parkinson** (ver Boxe 12.1), bem como as placas amiloides e os emaranhados neurofibrilares associados à **doença de Alzheimer**, foram encontrados nas paredes do intestino grosso. Essa descoberta pode propiciar o desenvolvimento de biopsias gastrintestinais de rotina para o diagnóstico precoce dessas condições, em vez da biopsia do encéfalo mais complexa e associada a riscos para doença de Alzheimer e identificação *post mortem* de doença de Parkinson.

Visão resumida da distribuição autônoma

As Figuras 12.27 e 12.28 fornecem um resumo das origens e da distribuição do SNA. Convém consultar essas figuras à medida que se leem as seções descritivas. Observe que os diagramas indicam tanto a inervação pareada (parassimpática e simpática) comum ao SNC quanto as exceções importantes a essa característica geral.

Cabeça

- O efluxo pré-sináptico parassimpático para a cabeça deixa o encéfalo com os nervos cranianos, conforme indicado na Figura 12.28, mas as vias são muito complexas. Além disso, podem ser encontrados corpos celulares em outras estruturas além dos gânglios da cabeça listados no Quadro 12.1 e na Figura 12.27 (p. ex., na língua). São "gânglios terminais", que contêm corpos celulares dos neurônios do sistema parassimpático
- O efluxo pré-sináptico simpático para cabeça provém da região torácica da medula espinal. Os *neurônios pós-sinápticos* têm os seus corpos celulares no gânglio cervical superior; os axônios deixam o gânglio em uma rede nervosa que abraça a parede das artérias carótidas interna e externa e formam o plexo periarterial de nervos. O plexo carótico interno e o plexo carótico externo acompanham os ramos das artérias carótidas até alcançar o seu destino.

Tórax

- O efluxo pré-sináptico parassimpático para as vísceras torácicas ocorre através do nervo vago (X). Os *neurônios pós-sinápticos* têm seus corpos celulares nas paredes ou no parênquima dos órgãos do tórax
- O efluxo pré-sináptico simpático para os órgãos torácicos provém dos segmentos torácicos superiores da medula espinal. Os *neurônios simpáticos pós-sinápticos* para o coração estão localizados principalmente nos gânglios cervicais; seus axônios constituem os nervos cardíacos. Os *neurônios pós-sinápticos* para as outras vísceras torácicas localizam-se nos gânglios da parte torácica do tronco simpático. Os axônios seguem o seu percurso por meio de pequenos nervos esplâncnicos do tronco simpático para os órgãos dentro do tórax e formam os plexos pulmonar e esofágico.

Abdome e pelve

- O efluxo pré-sináptico parassimpático para as vísceras abdominais ocorre por meio do nervo vago (X) e dos nervos esplâncnicos pélvicos. Os *neurônios pós-sinápticos* do sistema parassimpático para os órgãos abdominopélvicos estão nos gânglios terminais que, em geral, ficam nas paredes dos órgãos, como é o caso dos gânglios do plexo submucoso (de Meissner) e do plexo mioentérico (de Auerbach) no tubo digestivo. Esses gânglios fazem parte da divisão entérica do SNA
- O efluxo pré-sináptico simpático para os órgãos abdominopélvicos ocorre a partir dos segmentos torácicos inferiores e lombares superiores da medula espinal. Essas fibras seguem até os gânglios pré-vertebrais por meio dos nervos esplâncnicos abdominopélvicos, que consistem nos nervos esplâncnicos torácicos e lombares maiores, menores e mínimos. Os *neurônios pós-sinápticos* têm seus corpos celulares localizados principalmente nos gânglios pré-vertebrais (ver Figura 12.27). Apenas as fibras pré-sinápticas que terminam nas células na medula da glândula suprarrenal originam-se dos gânglios paravertebrais do tronco simpático. As células da medula da suprarrenal atuam como um tipo especial de neurônio pós-sináptico, liberando o neurotransmissor diretamente na corrente sanguínea, em vez de fazê-lo na fenda sináptica.

Membros e parede corporal

Não há efluxo parassimpático para a parede corporal e os membros. Anatomicamente, a inervação autônoma na parede corporal é apenas simpática (ver Figura 12.27). Cada nervo espinal contém fibras simpáticas pós-sinápticas, ou seja, eferentes viscerais não mielinizadas de neurônios, cujos corpos celulares estão localizados nos gânglios paravertebrais do tronco simpático. Para as glândulas sudoríparas, o neurotransmissor liberado pelos neurônios "simpáticos" é a ACh, e não a NE.

■ ORGANIZAÇÃO DO SISTEMA NERVOSO CENTRAL

O sistema nervoso central é composto pelo encéfalo localizado na cavidade craniana e pela medula espinal, localizada no canal vertebral. O SNC é protegido pelo crânio e pelas vértebras e é circundado por três membranas de tecido conjuntivo, denominadas meninges. O encéfalo e a medula espinal estão imersos no líquido cerebrospinal, que ocupa o espaço entre as duas meninges mais internas. O encéfalo é ainda subdividido em cérebro, cerebelo e tronco encefálico, que se conecta com a medula espinal.

No encéfalo, a substância cinzenta forma uma cobertura externa ou córtex; a substância branca forma a parte interna ou medula.

O córtex cerebral, que forma a camada mais externa do encéfalo, contém corpos celulares, axônios, dendritos e células gliais centrais e constitui o local de sinapses. Em um encéfalo dissecado a fresco, o córtex cerebral apresenta uma coloração cinzenta, daí o seu nome de substância cinzenta. Além do córtex, ilhotas de substância cinzenta, denominadas núcleos, são encontradas nas porções profundas do cérebro e cerebelo.

A substância branca contém apenas os axônios das células nervosas, juntamente com as células gliais e vasos sanguíneos (em uma preparação a fresco, os axônios aparecem de cor branca). Esses axônios cruzam o sistema nervoso de uma parte para outra. Muitos dos axônios que vão ou vêm de um local específico são agrupados em feixes funcionalmente relacionados, denominados tratos. No entanto, esses tratos não são estruturalmente organizados como feixes bem delineados. Desse modo, a demonstração de um trato na substância branca do SNC exige um procedimento especial, como, por exemplo, a destruição dos corpos celulares que contribuem para formar as fibras do trato. Após esse procedimento, as fibras danificadas podem ser observadas por meio de uma coloração apropriada ou outro método de marcação e, em seguida, identificadas. Até mesmo na medula espinal, em que o agrupamento dos tratos é mais desenvolvido, não existem limites nítidos entre tratos adjacentes.

Células da substância cinzenta

Os tipos de corpos celulares encontrados na substância cinzenta variam de acordo com a porção do encéfalo ou da medula espinal que está sendo examinada.

Cada região funcional da substância cinzenta apresenta uma variedade característica de corpos celulares associados a uma malha de prolongamentos axônicos, dendríticos e gliais.

A rede de prolongamentos axônicos, dendríticos e gliais associada à substância cinzenta é denominada neurópilo, cuja organização não é demonstrável em cortes corados por H-E. É necessário empregar outros métodos além da histologia com H-E para decifrar a citoarquitetura da substância cinzenta (Prancha 12.3).

Embora, habitualmente, os programas de histologia geral não tratem da organização dos neurônios no SNC, a apresentação de dois exemplos irá contribuir para um melhor entendimento dos cortes corados por H-E que os estudantes costumam examinar. Esses exemplos mostram uma região do córtex cerebral (Figura 12.30 e Prancha 12.3) e do córtex cerebelar (Figura 12.31 e Prancha 12.4).

A camada de células de Purkinje é notável no córtex cerebelar (ver Figura 12.31). Indivíduos infectados pelo **vírus da raiva (RABV)** apresentam inclusões características no citoplasma dos neurônios afetados, denominadas **corpúsculos de Negri**. Essas inclusões eosinofílicas bem delineadas, com 2 a 10 μm de diâmetro, visíveis ao ML, representam **compartimentos de replicação viral** intracelulares, que são formados durante a infecção viral. São facilmente observados no citoplasma das células de Purkinje e células piramidais do hipocampo. Os corpúsculos de Negri foram usados durante décadas como principal prova histológica de infecção pelo RABV. A abordagem atual para o diagnóstico *post mortem* da raiva humana e animal baseia-se no teste com anticorpo fluorescente direto (DFA). Recentemente, foi introduzido um ensaio de reação da cadeia da polimerase com transcrição reversa em tempo real (RT-PCR) para panlissavírus LN34, que melhorou o diagnóstico e a vigilância da raiva.

O tronco encefálico não está claramente organizado em regiões de substância cinzenta e de substância branca. No entanto, os núcleos dos nervos cranianos localizados no tronco encefálico são vistos como ilhas circundadas por tratos mais ou menos distintos de substância branca. Os núcleos contêm os corpos celulares dos neurônios motores dos nervos cranianos e representam os equivalentes morfológicos e funcionais dos cornos anteriores da medula espinal. Em outros locais

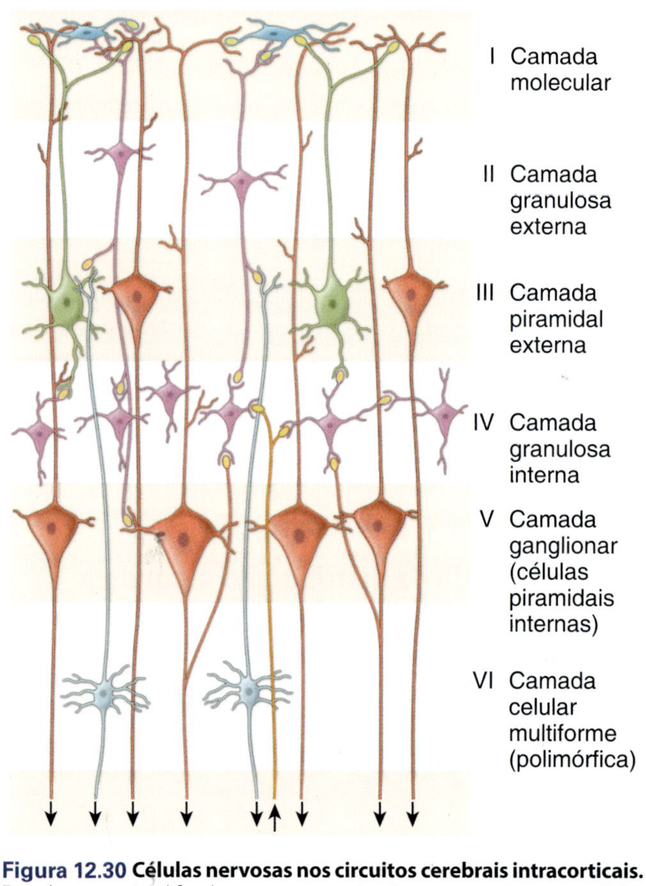

Figura 12.30 Células nervosas nos circuitos cerebrais intracorticais. Este diagrama simplificado mostra a organização e as conexões entre células em diferentes camadas do córtex, que contribuem para a formação das fibras aferentes corticais (*setas apontando para cima*) e fibras eferentes corticais (*setas apontando para baixo*). Os pequenos interneurônios estão indicados em *amarelo*.

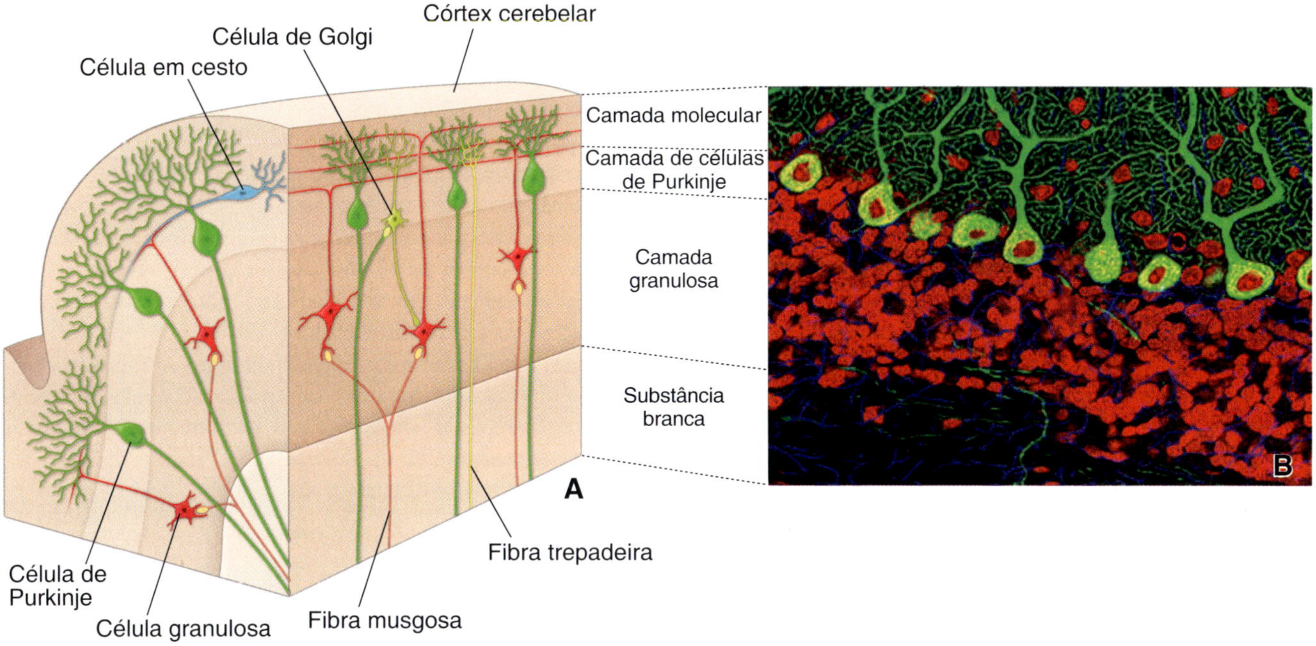

Figura 12.31 Citoarquitetura do córtex cerebelar. A. Este diagrama mostra um corte da folha, um giro estreito semelhante a uma folha do córtex cerebelar. A borda mais longa do corte é paralela à folha. Observe que o córtex cerebelar contém substância branca e substância cinzenta. Neste diagrama, são identificadas três camadas distintas de substância cinzenta: a camada molecular localizada na superfície, a camada média de células de Purkinje e a camada de células granulosas adjacente à substância branca. Fibras musgosas e fibras ascendentes constituem as principais fibras aferentes do cerebelo. **B.** Camada de células de Purkinje do cerebelo de rato vista por métodos de dupla marcação fluorescente. A coloração do DNA em vermelho indica os núcleos das células no corte fino das camadas molecular e granulosa. Observe que cada célula de Purkinje exibe uma quantidade abundante de dendritos. 380×. (Cortesia de Thomas J. Deerinck.)

do tronco encefálico, como na formação reticular, a distinção entre a substância branca e a substância cinzenta é ainda menos evidente.

Organização da medula espinal

A medula espinal é uma estrutura cilíndrica achatada e diretamente contínua com o tronco encefálico. É dividida em 31 segmentos (8 cervicais, 12 torácicos, 5 lombares, 5 sacrais e 1 coccígeo), e cada segmento está conectado a um par de nervos espinais. Cada nervo espinal é unido a seu segmento da medula por várias radículas agrupadas como raízes posteriores ou anteriores (Figura 12.32; ver também Figura 12.3).

Em corte transversal, a medula espinal exibe uma substância interna de coloração marrom-acinzentada, em formato de borboleta, que circunda o canal central, a substância cinzenta e uma substância periférica esbranquiçada, a substância branca (Figura 12.33). A substância branca (ver Figura 12.3) contém apenas cursos de axônios mielinizados e não mielinizados que trafegam para a medula espinal, o encéfalo e, desses, para outras partes.

A substância cinzenta contém corpos celulares neuronais e seus dendritos, juntamente com axônios e neuróglia central (Prancha 12.5). Grupos funcionalmente relacionados de corpos celulares de neurônios presentes na substância cinzenta são denominados núcleos. Nesse contexto, o termo *núcleo* significa um agrupamento ou grupo de corpos celulares neuronais, juntamente com fibras e neuróglia. Os núcleos do SNC são os equivalentes morfológicos e funcionais dos gânglios do SNP. As sinapses ocorrem apenas na substância cinzenta.

Os corpos celulares dos neurônios motores que inervam o músculo estriado estão localizados no corno anterior da substância cinzenta.

Os neurônios motores anteriores, também denominados células do corno anterior, consistem em grandes células basófilas facilmente reconhecidas em preparações histológicas de rotina (ver Figura 12.33 e Prancha 12.5). Como o neurônio motor conduz impulsos para fora do SNC, ele é um neurônio efetor.

O axônio de um neurônio motor deixa a medula espinal, atravessa a raiz anterior, torna-se um componente do nervo espinal daquele segmento e, desse modo, é transportado até o músculo. O axônio é mielinizado, exceto em sua origem e em sua terminação. Próximo da célula muscular, o axônio

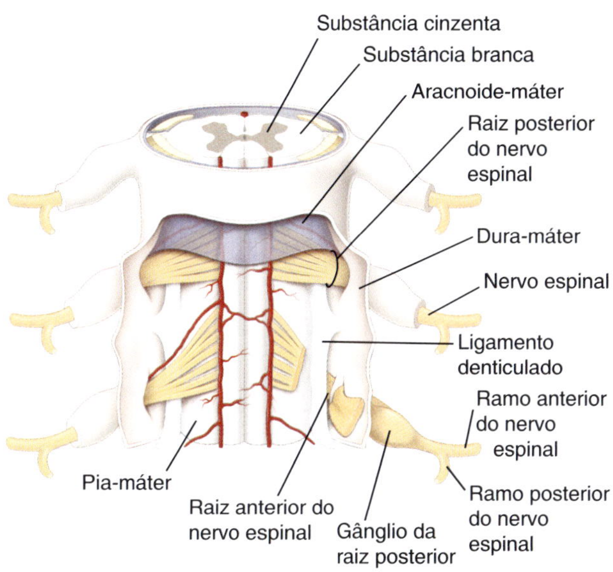

Figura 12.32 Vista posterior da medula espinal com as meninges circundantes. Cada nervo espinal origina-se da medula espinal por radículas, que se fundem para formar as raízes posteriores e anteriores. Essas raízes se unem para formar o nervo espinal que, após um curto trajeto, divide-se em ramos primários anterior maior e posterior menor. Observe a dura-máter (a meninge mais externa) que circunda a medula espinal e os nervos espinais emergentes. O ligamento denticulado da pia-máter, que ancora a medula espinal à parede do canal vertebral, também pode ser observado.

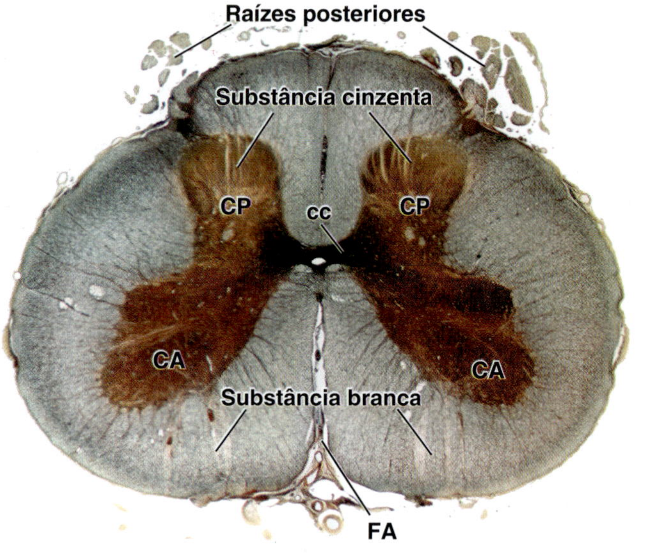

Figura 12.33 Corte transversal da medula espinal humana. Esta fotomicrografia mostra um corte transversal através do nível lombar inferior (mais provavelmente L4 a L5) da medula espinal corado pelo método de prata de Bielschowsky. A medula espinal é organizada em uma parte externa, a substância branca, e em uma parte interna, a substância cinzenta, a qual contém os corpos celulares das células nervosas e fibras nervosas associadas. A substância cinzenta da medula espinal localiza-se internamente e é organizada aproximadamente no formato de uma borboleta. As asas anteriores e posteriores são designadas como *cornos anteriores* (*CA*) e *cornos posteriores* (*CP*), respectivamente. Os cornos estão conectados pela comissura cinzenta (*cc*). A substância branca contém as fibras nervosas que formam os tratos ascendentes e descendentes. A superfície externa da medula espinal é circundada pela pia-máter. Os vasos sanguíneos da pia-máter, da fissura anterior (*FA*) e de algumas raízes posteriores dos nervos espinais são bem visíveis neste corte. 5×.

divide-se em numerosos ramos terminais, que formam as junções neuromusculares com a célula muscular (ver Capítulo 11, *Tecido Muscular*).

Os corpos celulares dos neurônios sensitivos estão localizados nos gânglios situados na raiz posterior do nervo espinal.

Os neurônios sensitivos nos gânglios da raiz posterior são pseudounipolares (Prancha 12.1). Eles apresentam um único prolongamento, que se divide em um segmento periférico e outro central. O segmento periférico traz informações da periferia para o corpo celular, enquanto o segmento central transporta a informação do corpo celular para a substância cinzenta da medula espinal. Como o neurônio sensitivo conduz impulsos para o SNC, ele é um *neurônio aferente.* Os impulsos são gerados na arborização terminal receptora do segmento periférico.

Tecido conjuntivo do sistema nervoso central

O encéfalo e a medula espinal são cobertos por uma sequência de três membranas de tecido conjuntivo, denominadas meninges:

- A dura-máter é a camada mais externa
- A aracnoide-máter fica abaixo da dura-máter
- A pia-máter é uma delicada camada que repousa diretamente sobre a superfície do encéfalo e da medula espinal.

As meninges desenvolvem-se a partir de uma única camada de mesênquima que envolve o cérebro em desenvolvimento. Essa camada, denominada meninge primária, constitui o primórdio para o desenvolvimento das meninges, dos ossos do crânio e da camada dérmica da pele. A meninge primária diferencia-se, ainda, em uma camada externa densa (que dá origem à camada dérmica da pele e aos ossos do crânio) e em uma camada interna reticular, que é considerada o mesênquima meníngeo. Essa camada é separada em paquimeninge (que se desenvolve na dura-máter) e em leptomeninge (que se desenvolve na aracnoide-máter e na pia-máter). A paquimeninge contém fibroblastos dispostos longitudinalmente, que produzem fibras colágenas, enquanto a leptomeninge representa uma rede de células leptomeníngeas frouxamente organizadas. A cavitação da leptomeninge gera trabéculas aracnóideas e o espaço subaracnóideo. Nos adultos, a pia-máter representa a porção visceral, enquanto a aracnoide-máter representa a porção parietal da leptomeninge. A origem comum de ambas as meninges é evidente nos adultos, nos quais numerosas e delicadas trabéculas aracnóideas, compostas de células leptomeníngeas e de feixes de colágeno finos, passam entre a pia-máter e a aracnoide-máter.

A dura-máter é um folheto relativamente espesso de tecido conjuntivo irregular denso.

Na cavidade craniana, a camada espessa de tecido conjuntivo que se liga à face interna do crânio forma a dura-máter. Consiste em duas camadas:

- A camada periosteal (externa), que serve como periósteo da face interna dos ossos do crânio
- A camada meníngea (interna), que se funde com a camada periosteal na maioria das regiões.

Essas duas camadas são separadas apenas nos locais dos seios venosos (durais), que são revestidos por endotélio. Os seios venosos (durais) servem como os principais canais para o sangue que retorna do cérebro; recebem o sangue das veias cerebrais e o transportam para as veias jugulares internas.

As reflexões durais referem-se a extensões semelhantes a lâminas na camada interna (meníngea) da dura-máter. Formam divisões entre partes do cérebro, sustentando essas partes dentro da cavidade craniana e levando a aracnoide-máter para partes mais profundas do cérebro. Por exemplo, a foice do cérebro separa os dois hemisférios cerebrais ao longo da linha média, enquanto o tentório do cerebelo separa os hemisférios cerebrais posteriormente do cerebelo.

No canal vertebral, a camada periosteal torna-se o periósteo das vértebras e é separada da camada interna meníngea pelo espaço epidural, que contém tecido adiposo e plexos venosos. A camada meníngea da dura-máter forma um tubo separado que envolve a medula espinal (ver Figura 12.32).

A aracnoide-máter é um folheto delicado de tecido conjuntivo adjacente à superfície interna da dura-máter.

A aracnoide-máter forma uma camada à prova d'água que está em contato com a superfície interna da dura-máter e estende delicadas trabéculas de aracnoide-máter até a pia-máter na superfície do encéfalo e da medula espinal. As trabéculas da aracnoide-máter, que se assemelham a uma teia, dão origem a seu nome. As trabéculas são compostas de fibras de tecido conjuntivo frouxo contendo fibroblastos alongados. O espaço conectado por essas trabéculas é o espaço subaracnóideo, que contém o líquido cerebrospinal (Figura 12.34). Em algumas áreas, a aracnoide-máter se projeta através da camada meníngea da dura-máter até os seios venosos durais. Essas áreas, chamadas granulações aracnóideas, estão envolvidas no transporte do líquido cerebrospinal do espaço subaracnóideo para os seios venosos (ver Figura 12.34).

A pia-máter situa-se diretamente sobre a superfície do encéfalo e da medula espinal.

A pia-máter também é uma camada delicada de tecido conjuntivo. Fica diretamente sobre a superfície do encéfalo e da medula espinal e é contínua com o folheto de tecido conjuntivo perivascular dos vasos sanguíneos do encéfalo e da medula espinal. Ambas as superfícies da aracnoide-máter, a superfície interna da pia-máter e as trabéculas são cobertas por uma fina camada de epitélio pavimentoso. Tanto a aracnoide-máter quanto a pia-máter fundem-se ao redor dos nervos cranianos e espinais quando saem da dura-máter.

Barreira hematencefálica

A barreira hematencefálica protege o SNC de níveis flutuantes de eletrólitos, hormônios e metabólitos teciduais que circulam nos vasos sanguíneos.

A observação feita há mais dc 100 anos de que os corantes vitais injetados na corrente sanguínea podem penetrar e corar quase todos os órgãos, exceto o encéfalo, forneceu a primeira descrição da barreira hematencefálica. Mais recentemente, avanços na microscopia e nas técnicas de biologia molecular revelaram a localização precisa dessa barreira especial e o papel das células endoteliais cerebrais no transporte de substâncias essenciais ao tecido encefálico.

A barreira hematencefálica mantém o microambiente ideal no SNC para o funcionamento adequado do cérebro. Em essência, separa o tecido cerebral do sangue circulante. As principais funções da barreira hematencefálica são as seguintes:

- Proteger o cérebro de potenciais toxinas transportadas pelo sangue
- Suprir as demandas metabólicas do tecido cerebral
- Regular o microambiente homeostático no SNC.

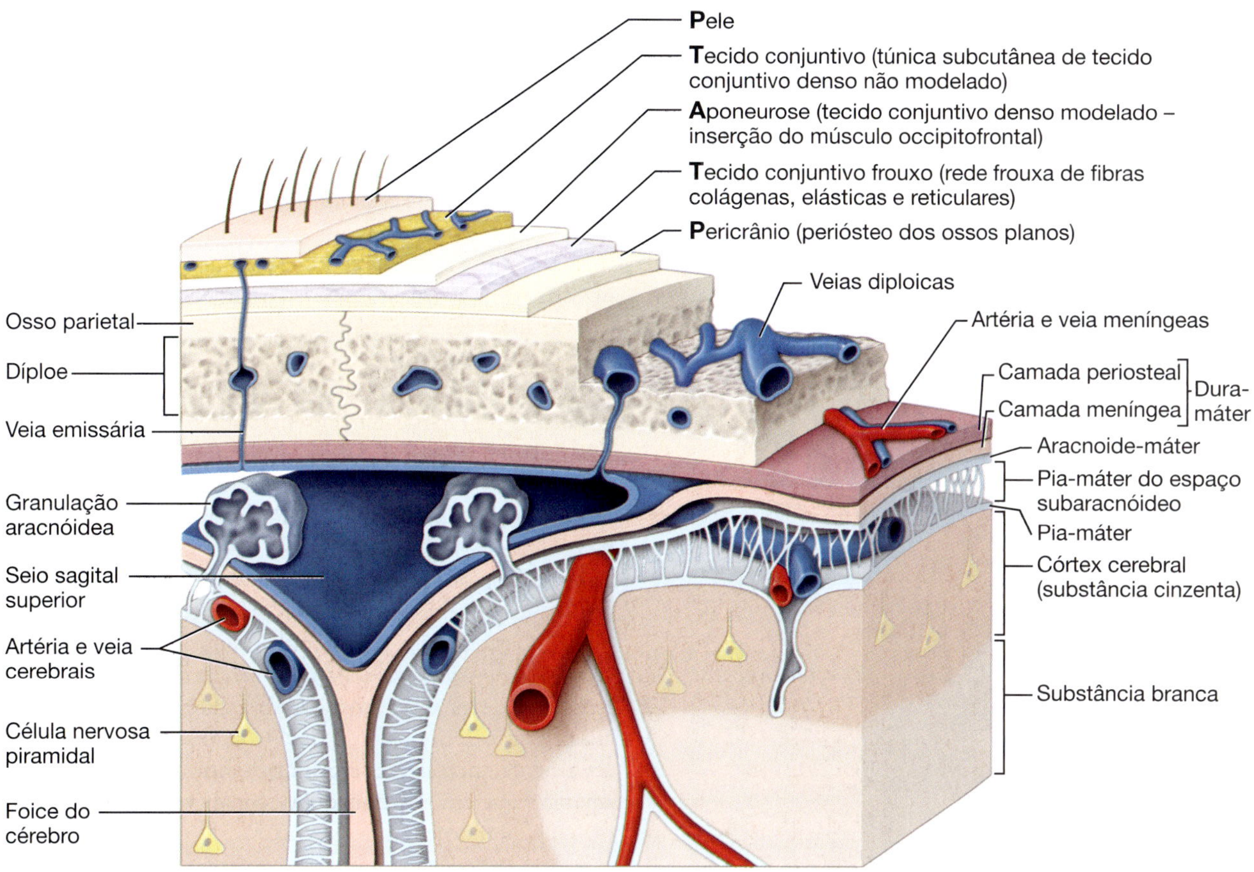

Figura 12.34 Diagrama esquemático das camadas do couro cabeludo e das meninges cerebrais. Este diagrama de corte frontal do topo da cabeça mostra as camadas do couro cabeludo, a organização dos ossos parietais do crânio e a disposição das meninges e dos vasos sanguíneos dentro da cavidade craniana. As cinco camadas do couro cabeludo podem ser lembradas com o mnemônico SCALP: (1) pele (*skin*); (2) tecido conjuntivo (denso não modelado), localizado abaixo da pele com uma túnica subcutânea de rede vascular; (3) aponeurose, que representa um tendão plano (tecido conjuntivo denso modelado) para a fixação dos músculos occipital e frontal; (4) rede de tecido conjuntivo frouxo (*loose*) de fibras colágenas, elásticas e reticulares; e (5) pericrânio, que representa o periósteo da face externa do osso. Abaixo do couro cabeludo, o corte através do osso parietal revela uma camada intermediária de osso esponjoso, denominada *díploe*, localizada entre as lâminas interna e externa do osso compacto. As veias diploicas na díploe conectam os seios durais com os sistemas venosos extracranianos por meio de veias emissárias. Na cavidade craniana, a camada externa superficial da dura-máter, denominada *camada periosteal*, está firmemente fixada ao osso e serve como periósteo (*cor mais escura*). Observe os ramos das artérias meníngeas acompanhadas de veias localizadas entre a camada periosteal da dura-máter e o osso. A camada interna mais profunda da dura-máter é denominada camada meníngea (*cor mais clara*). Na maioria das regiões da cavidade craniana, ambas as camadas de dura-máter estão fundidas, exceto nos locais dos seios venosos (durais); neste local, as camadas são separadas umas das outras por um espaço vascular revestido por endotélio. Em algumas regiões da cavidade craniana, as camadas meníngeas fundidas da dura-máter projetam-se para longe do osso para formar dobras durais (reflexões) que separam as diferentes regiões do cérebro. Observe a foice do cérebro, a maior dobra dural que separa os hemisférios cerebrais direito e esquerdo. Abaixo da dura-máter, encontra-se a aracnoide-máter. É adjacente, porém não fixada, à dura-máter. A aracnoide-máter envia numerosas trabéculas aracnóideas semelhantes a uma teia para a pia-máter que adere à face do cérebro e segue todos os seus contornos. O espaço subaracnóideo está localizado entre a aracnoide-máter e a pia-máter e contém líquido cerebrospinal. O espaço também contém os vasos sanguíneos maiores (artérias e veias cerebrais) que emitem ramos para o cérebro e recebem tributárias dele. Observe que, em algumas áreas denominadas granulações aracnóideas, a aracnoide-máter projeta-se através da camada meníngea da dura-máter para os seios venosos durais. As *granulações aracnóideas* estão envolvidas no transporte do líquido cerebrospinal do espaço subaracnóideo para os seios venosos.

A barreira hematencefálica reside na única camada de células endoteliais vasculares ininterruptas que revestem os capilares contínuos no SNC.

A barreira hematencefálica desenvolve-se inicialmente no embrião por meio de uma interação dos astrócitos gliais com as células endoteliais capilares. A barreira é criada, em grande parte, por zônulas de oclusão entre as células endoteliais, que formam capilares do tipo contínuo. De fato, estudos realizados com MET usando marcadores elétron-opacos mostraram a existência de zônulas de oclusão complexas entre as células endoteliais. Morfologicamente, essas junções são mais semelhantes às zônulas de oclusão epiteliais que àquelas das zônulas de oclusão entre outras células endoteliais. Além disso, estudos realizados com MET revelaram uma estreita associação dos pés vasculares dos astrócitos com a lâmina basal endotelial (Figura 12.35). As zônulas de oclusão vedam eficientemente os espaços entre as células endoteliais e impedem a ocorrência de difusão simples de solutos e líquido para dentro do tecido neural. Várias evidências mostram que a integridade das zônulas de oclusão da barreira hematencefálica depende do funcionamento normal dos astrócitos associados a ela; entretanto, os próprios astrócitos e seus podócitos não contribuem de modo substancial para a barreira física. Várias doenças cerebrais são caracterizadas por soluções de continuidade na **barreira hematencefálica**. Nessas condições, o exame do tecido encefálico com o MET revela perda de zônulas de oclusão, bem como alterações na morfologia de astrócitos. Outras evidências experimentais revelaram que os astrócitos liberam fatores solúveis que aumentam as propriedades da barreira e o conteúdo proteico das zônulas de oclusão.

A barreira hematencefálica restringe a passagem de certos íons e substâncias da corrente sanguínea para os tecidos do SNC.

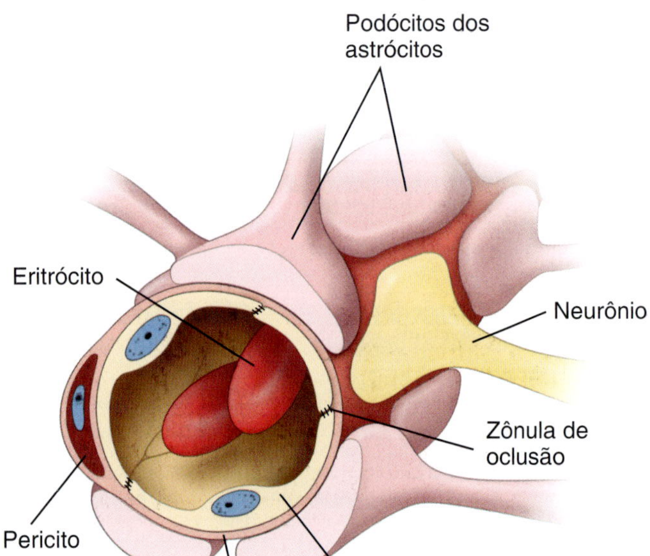

Figura 12.35 Desenho esquemático da barreira hematencefálica. Este desenho mostra a barreira hematencefálica, que consiste em células endoteliais unidas entre si por zônulas de oclusão complexas, lâmina basal endotelial e os podócitos dos astrócitos.

A existência de apenas algumas vesículas pequenas indica que a pinocitose através das células endoteliais cerebrais é acentuadamente restrita. Em geral, as substâncias com peso molecular superior a 500 Da não conseguem atravessar a barreira hematencefálica. No entanto, algumas moléculas deixam e entram nos capilares sanguíneos através das células endoteliais. Por exemplo, o O_2, o CO_2 e certas moléculas lipossolúveis (p. ex., etanol e hormônios esteroides), penetram facilmente nas células endoteliais e passam livremente entre o sangue e o líquido extracelular do SNC. Em virtude da alta permeabilidade da membrana neuronal ao K^+, os neurônios são particularmente sensíveis a alterações na sua concentração extracelular. Conforme discutido anteriormente, os astrócitos são responsáveis pelo tamponamento da concentração de K^+ no líquido extracelular cerebral (ver anteriormente). Os astrócitos são auxiliados pelas células endoteliais da barreira hematencefálica, que limitam efetivamente o movimento de K^+ para dentro do líquido extracelular do SNC.

As substâncias que atravessam a parede dos capilares cerebrais são transportadas ativamente por transportadores de influxo e de efluxo.

Muitas moléculas que são necessárias para a integridade neuronal saem e entram nos capilares sanguíneos através das células endoteliais. As células endoteliais do cérebro utilizam transportadores transmembrana altamente polarizados para regular o influxo de nutrientes e o efluxo de resíduos metabólicos e toxinas entre o sangue e o líquido extracelular do SNC. A principal classe de transportadores de efluxo é constituída pelos transportadores de cassete de ligação ao ATP (ABC). Esses transportadores de efluxo utilizam o ATP para transportar moléculas no sangue contra seus gradientes de concentração. As células endoteliais do cérebro também expressam transportadores de influxo especializados, que facilitam o transporte de nutrientes, como a glicose (da qual os neurônios dependem quase exclusivamente para a obtenção de energia), íons, aminoácidos, nucleotídios, vitaminas e proteínas, do sangue para o líquido extracelular do SNC. Muitos desses transportadores pertencem à superfamília de proteínas carreadoras de solutos (SLCs, do inglês *solute carrier proteins*), que incluem transportadores de glicose (GLUT1) e transportadores de aminoácidos catiônicos (SLC7A1). A permeabilidade da barreira hematencefálica a essas macromoléculas é atribuível ao nível de expressão de transportadores específicos na superfície das células endoteliais do cérebro.

Várias outras proteínas que residem dentro da membrana plasmática das células endoteliais protegem o encéfalo ao metabolizar determinadas moléculas, como substâncias e proteínas estranhas, impedindo-as de atravessar a barreira. A natureza restritiva da barreira hematencefálica dificulta a entrega de substâncias terapêuticas para muitas doenças neurológicas. Por exemplo, a L-dopa (**levodopa**), o precursor dos neuromediadores dopamina e norepinefrina, atravessa facilmente a barreira hematencefálica. No entanto, a **dopamina** formada a partir da descarboxilação da L-dopa nas células endoteliais não pode cruzar a barreira e é impedida de adentrar o SNC. Nesse caso, a barreira hematencefálica regula a concentração de L-dopa no encéfalo. Clinicamente, essa restrição explica por que a L-dopa é administrada para o tratamento da **deficiência de dopamina** (p. ex., doença de Parkinson), em vez da dopamina.

Estudos recentes indicam que os pés vasculares dos astrócitos também desempenham importante papel na manutenção da homeostasia da água no tecido encéfalo. Os canais de água (aquaporina AQP4) estão presentes nos pés vasculares dos astrócitos, pelos quais a água cruza a barreira hematencefálica. Em condições patológicas, como o edema cerebral, esses canais desempenham papel essencial no restabelecimento do equilíbrio osmótico no encéfalo.

As estruturas da linha média que margeiam o terceiro e o quarto ventrículos constituem áreas especiais do encéfalo que estão fora da barreira hematencefálica.

Contudo, algumas partes do SNC não estão isoladas de substâncias transportadas na corrente sanguínea. De fato, a barreira é inefetiva ou ausente nos locais situados ao longo do terceiro e do quarto ventrículos cerebrais que, em conjunto, são denominados órgãos circunventriculares. Tais órgãos incluem a glândula pineal, a eminência mediana, o órgão subfornicial, a área postrema, o órgão subcomissural, o órgão vascular da lâmina terminal e o lobo posterior da hipófise. Essas áreas deficientes em barreira estão provavelmente envolvidas na coleta de materiais circulantes no sangue geralmente excluídos pela barreira hematencefálica e, também, na transmissão da informação ao SNC sobre a existência dessas substâncias. Os órgãos circunventriculares são importantes na regulação da homeostasia dos líquidos corporais e no controle da atividade neurossecretora do sistema nervoso. Alguns pesquisadores os descrevem como as "janelas do encéfalo" dentro do sistema neuro-humoral central.

RESPOSTA DOS NEURÔNIOS À LESÃO

A lesão neuronal induz uma sequência complexa de eventos, denominados degeneração axônica e regeneração neural. Os neurônios, as células de Schwann, os oligodendrócitos, os macrófagos e a micróglia atuam nessas respostas. Diferentemente do SNP, em que os axônios lesionados se regeneram rapidamente, os axônios que forem seccionados no SNC geralmente não conseguem se regenerar. Essa notável diferença está provavelmente relacionada com a incapacidade dos oligodendrócitos e das células da micróglia de fagocitar os resíduos de mielina. Pode ainda estar relacionada com a restrição da migração de um grande número de macrófagos pela barreira hematencefálica. Como os resíduos de mielina contêm vários inibidores da regeneração dos axônios, sua remoção é essencial para o progresso da regeneração.

Degeneração

A porção de uma fibra nervosa distal em um local que sofreu lesão degenera devido à interrupção do transporte axônico.

A degeneração de um axônio distal de um local submetido à lesão é denominada degeneração anterógrada (walleriana) (Figura 12.36A e B). O primeiro sinal de lesão, que ocorre dentro de 8 a 24 horas após o axônio ter sofrido dano, é a tumefação axônica. Em seguida, o axônio se desintegra, e os componentes do citoesqueleto, incluindo microtúbulos e

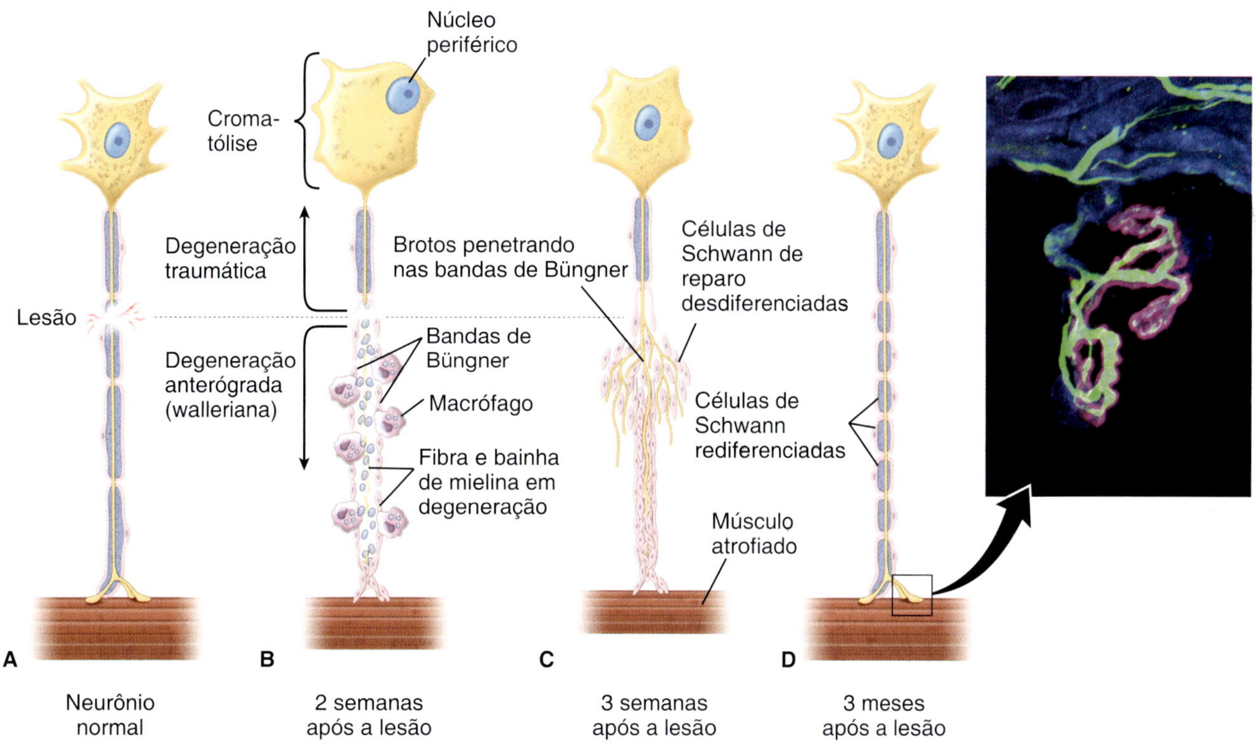

Figura 12.36 Resposta de uma fibra nervosa à lesão. A. Uma fibra nervosa normal que sofreu lesão. Veem-se ainda seu corpo celular e a célula efetora (músculo esquelético estriado). Observe a posição do núcleo do neurônio e o número e a distribuição dos corpúsculos Nissl. **B.** Quando a fibra é lesionada, o núcleo do neurônio desloca-se para a periferia da célula, e o número de corpúsculos de Nissl é acentuadamente reduzido. A fibra nervosa distal à lesão sofre degeneração, juntamente com a sua bainha de mielina. As células de Schwann se desdiferenciam em célula de Schwann de reparo. Os resíduos de mielina são fagocitados por macrófagos. **C.** As células de Schwann de reparo em proliferação formam bandas celulares (de Büngner) que são penetradas pelo broto axônico em crescimento. O axônio cresce em uma velocidade de 0,5 a 3 mm/dia. Observe que as fibras musculares sofrem atrofia pronunciada. **D.** Se o broto axônico em crescimento alcançar a fibra muscular, a regeneração será bem-sucedida, e novas junções neuromusculares serão desenvolvidas; por conseguinte, a função do músculo esquelético será restaurada. **Detalhe.** Imagem de imunofluorescência confocal, mostrando o músculo esquelético reinervado do camundongo. Os neurofilamentos dos axônios motores em regeneração são vistos em cor *verde*; as conexões restabelecidas por duas junções neurovasculares foram identificadas por imunorreação específica para receptores de acetilcolina pós-sinápticos e são observadas em *rosa*; as células de Schwann foram imunomarcadas pelo anticorpo S100 que identifica proteína ligante de cálcio específica da células de Schwann de reparo e são vistas coradas em *azul*. Os axônios em regeneração estenderam-se ao longo das células de Schwann de reparo, levando-as aos locais de sinapse originais das fibras musculares. 640×. (Cortesia do Dr. Young-Jin Son.)

neurofilamentos, são desmontados, resultando em fragmentação do axônio. A mielina também é destruída. Esse processo é conhecido como desintegração granular do citoesqueleto axônico. No SNP, a perda de contato do axônio induz várias alterações nas células de Schwann mielinizadas. Após a ocorrência de lesão, as células de Schwann perdem seu padrão característico de expressão gênica e sofrem desdiferenciação e reprogramação em células de Schwann de reparo. Essa reprogramação envolve a ativação de um conjunto de fatores de transcrição relacionados ao reparo e reexpressão de moléculas características das células de Schwann imaturas durante seus estágios iniciais de desenvolvimento. As células de Schwann que sofrem reprogramação infrarregulam fatores de transcrição da pró-mielina e expressão de proteínas específicas da mielina (ver anteriormente). Os genes associados à transição epitelial para mesenquimatosa (TEM) são suprarregulados, desencadeando a autofagia da mielina, que decompõe a bainha de mielina que envolve o axônio. Ao mesmo tempo, as células de Schwann de reparo transformadas suprarregulam e secretam vários fatores de crescimento glial (GGFs, do inglês *glial growth factors*), que são membros de uma família de neurregulinas associadas aos axônios e potentes estimuladores da proliferação axônica. O aumento da secreção de citocinas possibilita a interação das células de Schwann de reparo com as células imunes e o recrutamento de macrófagos para o local da lesão nervosa. Sob a influência dos GGFs, as células de Schwann de reparo dividem-se e organizam-se em uma linha ao longo de suas lâminas externas. Como os prolongamentos axônicos distais ao local da lesão foram removidos por fagocitose, a disposição linear das lâminas externas das células de Schwann de reparo assemelha-se a um longo tubo com lúmen vazio (ver Figura 12.36B). No SNC, a sobrevida dos oligodendrócitos depende de sinais provenientes dos axônios. Diferentemente das células de Schwann, se os oligodendrócitos perdem contato com os axônios, eles sofrem apoptose, ou seja, um processo de morte celular programada.

As células mais importantes na eliminação dos resíduos de mielina do local de lesão nervosa são os macrófagos.

No SNP, até mesmo antes da chegada das células fagocíticas no local de lesão nervosa, as células de Schwann de reparo iniciam a remoção dos resíduos de mielina. Estima-se que, durante os primeiros 5 a 7 dias após a ocorrência de lesão nervosa, cerca de 50% da mielina seja degradada pelas células de Schwann de reparo. O restante da depuração da mielina é realizado por macrófagos, que migram para o local de lesão e fagocitam os restos de mielina. Várias citocinas, como interleucina 6 (IL-6), fator inibitório da leucemia (LIF) e proteína quimiotática de monócitos 1 (MCP-1), são secretadas pelas células de Schwann de reparo. Essas citocinas ativam macrófagos residentes (normalmente encontrados em pequeno número nos nervos periféricos) para migrar até o local da lesão nervosa, proliferar e, em seguida, fagocitar os restos de mielina remanescentes.

A remoção eficiente dos resíduos de mielina no SNP é atribuída ao recrutamento maciço de macrófagos, que são células derivadas de monócitos, que migram dos vasos sanguíneos e se infiltram na vizinhança da lesão nervosa (Figura 12.37). Quando ocorre lesão de um axônio, a barreira hematoneural (ver anteriormente) sofre ruptura ao longo de toda a extensão do axônio lesionado, possibilitando o influxo dessas células no local de lesão. A existência de grande número de macrófagos acelera o processo de remoção da mielina, que, nos nervos periféricos, costuma ser concluído dentro de 2 semanas.

No SNC, a depuração ineficiente dos resíduos de mielina, devido ao acesso limitado dos macrófagos, a atividade fagocítica ineficiente da micróglia e a formação de uma cicatriz derivada dos astrócitos restringem seriamente a regeneração nervosa.

Uma diferença essencial na resposta do SNC à lesão axônica está relacionada com o fato de que a barreira hematencefálica sofre ruptura apenas no local de lesão, e não ao longo de toda a extensão do axônio lesionado (ver Figura 12.37). Isso limita a infiltração dos macrófagos no SNC e restringe drasticamente o processo de remoção da mielina, que pode levar meses ou até mesmo anos. Embora o número de células microgliais aumente nos locais de lesão do SNC, essas células microgliais reativas não têm as capacidades fagocíticas integrais dos macrófagos migratórios. Conforme discutido anteriormente, a fagocitose dos astrócitos também desempenha função no remodelamento do tecido nervoso após lesão encefálica. A depuração ineficiente dos resíduos de mielina constitui um importante fator na incapacidade de regeneração do nervo no SNC. Outro fator que afeta a regeneração nervosa é a formação de uma cicatriz glial (derivada dos astrócitos), que preenche o espaço vazio deixado pelos axônios degenerados. A formação de cicatriz é discutida no Boxe 12.3; os comprometimentos cognitivos observados após covid-19 são discutidos no Boxe 12.4.

Ocorre degeneração traumática na parte proximal do nervo lesionado.

Ocorre também degeneração retrógrada na porção proximal do axônio, denominada degeneração traumática. Esse processo parece ser histologicamente semelhante à degeneração anterógrada (walleriana). A extensão da degeneração traumática depende da gravidade da lesão e estende-se geralmente apenas por um ou alguns segmentos internodais. Algumas vezes, a degeneração traumática estende-se mais proximalmente do que um ou alguns nós de Ranvier e pode resultar em morte do corpo celular. Quando uma fibra motora é seccionada, o músculo inervado por ela sofre atrofia (ver Figura 12.36C).

A sinalização retrógrada para o corpo celular de um nervo lesionado causa alteração na expressão gênica, que inicia a reorganização do citoplasma perinuclear.

A lesão axônica também inicia a sinalização retrógrada para o corpo celular do neurônio, levando à suprarregulação de um gene, denominado c-jun. O fator de transcrição do c-jun está envolvido nos estágios iniciais e avançados da regeneração dos nervos. A reorganização do citoplasma e das organelas perinucleares começa dentro de poucos dias. O corpo celular do nervo lesionado sofre intumescimento, e o núcleo é deslocado para a periferia. No início, os corpúsculos Nissl desaparecem do centro do neurônio e movem-se para a sua periferia, em um processo denominado cromatólise. A cromatólise é observada pela primeira vez 1 a 2 dias após a lesão e alcança um pico em cerca de 2 semanas (ver Figura 12.36B). As alterações no corpo celular são proporcionais à quantidade de axoplasma destruído pela lesão; a perda da extensão do axoplasma pode levar à morte da célula.

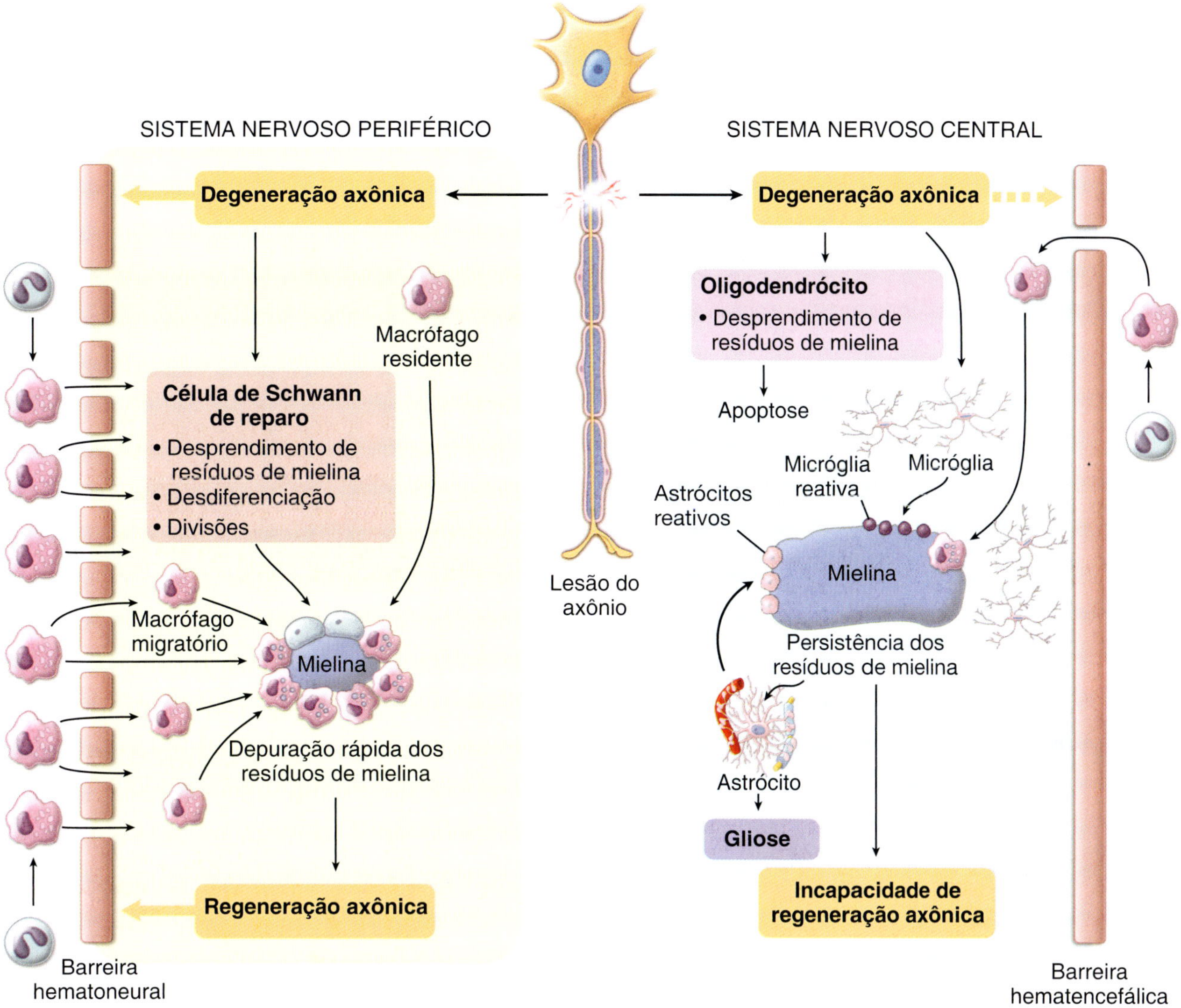

Figura 12.37 Diagrama esquemático da resposta à lesão neuronal nos sistemas nervosos periférico e central. As lesões dos prolongamentos nervosos (axônios e dendritos) tanto no sistema nervoso periférico (SNP) quanto no sistema nervoso central (SNC) induzem degeneração axônica e regeneração neural. Esses processos envolvem não apenas os neurônios, mas também as células de sustentação, como as células de Schwann e os oligodendrócitos, bem como células fagocíticas, como os macrófagos e a micróglia. As lesões dos axônios no SNP levam à sua degeneração, o que desencadeia a reprogramação e a desdiferenciação das células de Schwann em células de Schwann de reparo e ruptura da barreira hematoneural ao longo de todo o comprimento do axônio lesionado. As células de Schwann de reparo desempenham importante papel na fase inicial da degradação e depuração da mielina. Cerca de 50% da mielina são degradados durante essa fase. O desmantelamento da barreira hematoneural possibilita a infiltração maciça de macrófagos derivados de monócitos, que fagocitam restos de mielina. A rápida depuração dos resíduos de mielina possibilita a regeneração do axônio e a restauração subsequente da barreira hematoneural. No SNC, a ruptura limitada da barreira hematencefálica restringe a infiltração dos macrófagos e retarda drasticamente o processo de remoção da mielina. A mielina é removida principalmente pela micróglia reativa e, secundariamente, por astrócitos reativos. Além disso, a apoptose dos oligondendrócitos, uma atividade fagocítica ineficiente da micróglia, e a formação de uma cicatriz derivada dos astrócitos levam à incapacidade de regeneração dos nervos no SNC.

Antes do desenvolvimento dos modernos corantes e técnicas de marcadores radioisotópicos (técnica da radioautografia), a degeneração walleriana e a cromatólise eram usadas como instrumentos de pesquisa, possibilitando aos pesquisadores identificar as vias e o destino dos axônios e a localização dos corpos celulares de nervos submetidos à lesão experimental.

Regeneração

No SNP, as células de Schwann de reparo dividem-se e desenvolvem bandas celulares que ligam uma cicatriz recém-formada e direcionam o crescimento de novos prolongamentos nervosos.

Conforme assinalado anteriormente, no local da lesão, as células são reprogramadas para gerar células de Schwann de reparo especializadas para promover o reparo tecidual. A divisão das células de Schwann de reparo constitui a primeira etapa na regeneração de um nervo periférico seccionado ou esmagado. No início, essas células se dispõem em uma série de cilindros, denominados tubos endoneurais. A remoção dos resíduos de mielina e axônicos do interior dos tubos leva finalmente a seu colapso. As células de Schwann de reparo em proliferação se alongam e estendem longos prolongamentos paralelos e organizam-se em bandas celulares, que se assemelham a colunas longitudinais, denominadas trajetos de regeneração ou bandas de Büngner (Figura 12.38). Essas bandas celulares orientam o crescimento de novos prolongamentos nervosos (neuritos ou brotos) de axônios em regeneração. Quando as bandas já se encontram em posição, grandes números de brotos começam a crescer a partir do coto proximal (Figura 12.36C). Um cone de crescimento desenvolve-se na porção distal de cada broto e consiste em filopódios ricos em filamentos de actina. As extremidades dos filopódios estabelecem a direção para o avanço do cone de crescimento. Interagem preferencialmente com proteínas da matriz extracelular, como a fibronectina e a laminina encontradas na lâmina externa da célula de Schwann de reparo. Por conseguinte, quando um broto se associa a uma banda de Büngner, ele regenera entre as camadas da lâmina externa da célula de Schwann de reparo. Esse broto irá crescer ao longo da banda, em uma velocidade de aproximadamente 3 mm por dia. Embora muitos brotos novos não estabeleçam contato com as bandas celulares e sofram degeneração, o grande número dessas células aumenta a probabilidade de restabelecimento de conexões sensitivas e motoras. Após cruzar o local da lesão, os brotos entram nas bandas celulares sobreviventes na porção distal do coto. Em seguida, essas

Boxe 12.3

Correlação clínica | Gliose reativa: formação de cicatriz no sistema nervoso central

Quando uma região do sistema nervoso central (SNC) sofre lesão, os astrócitos localizados perto da lesão tornam-se ativados. Dividem-se e sofrem hipertrofia acentuada, com aumento visível no número de seus prolongamentos citoplasmáticos. Nessa ocasião, os prolongamentos tornam-se densamente acondicionados com **filamentos intermediários de proteína ácida fibrilar glial** (**GFAP**, do inglês *glial fibrillary acidic protein*). Por fim, ocorre formação de tecido cicatricial. Esse processo é designado como **gliose reativa**, enquanto a cicatriz permanente resultante é, com mais frequência, denominada **placa**. A gliose reativa varia amplamente quanto a sua duração, grau de hiperplasia e momento de expressão da imunocoloração da GFAP.

Foram propostos diversos mecanismos biológicos para a indução e a manutenção da gliose reativa. O tipo de célula glial que responde durante a gliose reativa depende da estrutura cerebral que é danificada. Além disso, a ativação da população de células microgliais ocorre quase imediatamente após qualquer tipo de lesão do SNC. Essas células microgliais reativas migram até o local de lesão e exibem uma acentuada atividade fagocítica. No entanto, a sua atividade fagocítica e a capacidade de remover os resíduos de mielina são muito menores que as dos macrófagos derivados dos monócitos. A gliose constitui uma característica proeminente de muitas doenças do SNC, incluindo acidente vascular encefálico, dano neurotóxico, doenças genéticas, desmielinização inflamatória e distúrbios neurodegenerativos, como a esclerose múltipla. A maior parte da pesquisa na regeneração do SNC concentra-se na prevenção ou inibição da formação de cicatriz glial.

Boxe 12.4

Correlação clínica | Comprometimentos cognitivos após infecção por covid-19

A pandemia da **covid-19** (doença por coronavírus 2019), causada pelo coronavírus 2 da síndrome respiratória aguda grave (SARS-CoV-2) resultou em mais de 550 milhões de casos documentados de covid em todo o mundo e 6,3 milhões de mortes (dados de meados de 2022). Os indivíduos com covid-19 apresentam sintomas que variam desde sintomas respiratórios leves a doenças graves de múltiplos órgãos. Estudos recentes indicam que, em modelos tanto humanos quanto animais, até mesmo a infecção leve por covid pode resultar em **respostas neuroinflamatórias prejudiciais**. Essas respostas caracterizam-se por elevação de citocinas e quimiocinas neurotóxicas, como IFN-γ, IL-6, TNF-α, CXCL10, CCL7, CCL2, CCL11, GMCSF, BAFF e outras, que reagem caracteristicamente contra **células microgliais da substância branca**. Em um modelo murino de infecção respiratória leve por covid-19, os pesquisadores descobriram alterações no hipocampo, que incluíam diminuição no número de oligodendrócitos, com perda subsequente de mielina. Essas alterações foram acompanhadas por níveis elevados de quimiocinas no líquido cerebrospinal (LCS), incluindo **CCL11** (também conhecida como *proteína quimiotática dos eosinófilos* ou *eotaxina-1*), que está associada aos comprometimentos cognitivos observados no envelhecimento. De forma semelhante, indivíduos que se recuperaram da covid-19 apresentam manifestações neurológicas persistentes que se assemelham ao **comprometimento cognitivo relacionado com a terapia do câncer** (**CRCI**, do inglês *cancer therapy-related cognitive impairment*). Alguns fármacos utilizados em quimioterapia (p. ex., metotrexato) ativam uma subpopulação distinta da micróglia localizada na substância branca. A micróglia ativada (reativa) compromete a diferenciação dos oligodendrócitos formadores de mielina (perda de mielina), inibe a formação de novos neurônios (neurogênese) no hipocampo e causa elevação de CCL11. Os comprometimentos cognitivos apresentados por indivíduos com síndrome de CRCI são frequentemente designados como "**nevoeiro cerebral**" (*chemo fog*). Estudos recentes indicam que os sobreviventes da covid-19 apresentam manifestações neurológicas semelhantes, denominados "**névoa da covid**", que representam comprometimentos cognitivos pós-covid. Incluem **comprometimento da atenção**, **diminuição da concentração**, **redução da velocidade de processamento da informação**, **problemas de memória**, bem como outros prejuízos da função executiva. Como resultado desses comprometimentos, os indivíduos que se recuperam da covid-19 podem procurar a clínica com taxas aumentadas de **ansiedade**, **depressão**, **transtorno do sono** e **fadiga**. Essas manifestações de comprometimento cognitivo pós-covid-19 representam uma importante crise de saúde pública que impede que as pessoas retornem ao seu nível anterior de atividade ocupacional.

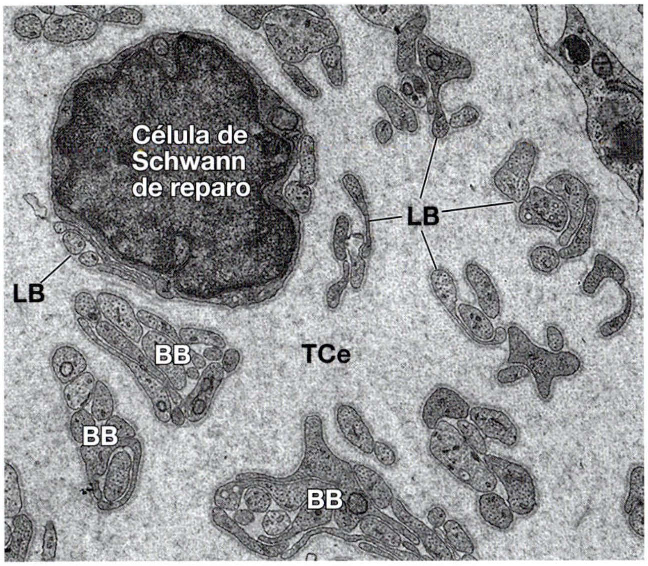

Figura 12.38 Eletromicrografia de um coto distal de nervo em regeneração. Esta imagem mostra um corte transversal através do coto distal do nervo tibial de camundongo, 4 semanas após transecção. Uma célula de Schwann de reparo com núcleo grande e faixa fina de citoplasma é envolvida pela lâmina basal (*LB*) (externa). Vários cortes transversais de bandas de Büngner (*BB*) estão incorporados no tecido conjuntivo endoneural (*TCe*). Contêm partes alongadas de células de Schwann de reparo e seus prolongamentos paralelos. Observe que cada banda e seus componentes também estão circundados pelas lâminas basais. A célula na *parte superior à direita* representa uma célula do tecido conjuntivo (ausência de lâmina basal), podendo representar parte de fibroblasto ou macrófago. 65.000×. (Cortesia do Dr. Kristjan R. Jessen, University College London, London, UK.)

bandas orientam os neuritos para o seu destino e também proporcionam um microambiente apropriado para o crescimento continuado (Figura 12.36D). A regeneração axônica leva à rediferenciação das células de Schwann, o que ocorre da região proximal para a distal. Além disso, as células de Schwann rediferenciadas suprarregulam genes para proteínas específicas da mielina e infrarregulam o fator de transcrição c-Jun, que é fundamental na reprogramação das células de Schwann Remak mielinizadas e não mielinizadas em células de Schwann de reparo após a ocorrência de lesão.

Se o contato físico entre um neurônio motor e o seu músculo for restabelecido, em geral, a função também é restabelecida.

As técnicas microcirúrgicas que restabelecem rapidamente uma íntima aposição das extremidades seccionadas do nervo e das extremidades dos vasos fizeram com que a refixação de membros e dedos cortados, com restabelecimento subsequente da função, se tornasse um procedimento relativamente comum. Se os brotos axônicos não restabelecerem contato com as células de Schwann apropriadas, os brotos crescem de maneira desorganizada, resultando em massa de prolongamentos axônicos emaranhados, conhecida como **neuroma traumático** ou **neuroma de amputação**. Clinicamente, um neuroma traumático aparece, em geral, como um nódulo livremente móvel no local da lesão nervosa e caracteriza-se por dor, particularmente à palpação. A formação de um neuroma traumático do nervo motor lesionado impede a reinervação do músculo afetado.

RESUMO

Tecido nervoso

VISÃO GERAL DO SISTEMA NERVOSO

- O **sistema nervoso** possibilita ao corpo responder a alterações em seu ambiente externo e controla as funções dos órgãos e sistemas internos
- Anatomicamente, o sistema nervoso é dividido em **sistema nervoso central** (SNC; encéfalo e medula espinal) e **sistema nervoso periférico** (SNP; nervos periféricos e cranianos e gânglios)
- Funcionalmente, o sistema nervoso é dividido no **sistema nervoso somático** (SNS; de controle voluntário consciente) e no **sistema nervoso autônomo** (SNA; de controle involuntário)
- O SNA é ainda subdividido em **divisões simpática, parassimpática** e **entérica**. A divisão entérica atua no tubo digestivo, e o SNA regula a função dos órgãos internos ao inervar as células musculares lisas e cardíacas, bem como o epitélio glandular.

CÉLULAS DE SUSTENTAÇÃO DO SISTEMA NERVOSO | NEURÓGLIA

- A **neuróglia periférica** inclui as células de Schwann e as células-satélites
- Nos nervos **mielinizados**, as **células de Schwann** produzem a **bainha de mielina** a partir de camadas compactadas de sua própria membrana celular que são enroladas concentricamente em torno do prolongamento do neurônio
- A junção entre duas células de Schwann adjacentes é denominada **nó de Ranvier** e constitui o local em que o impulso elétrico é regenerado para a propagação em alta velocidade ao longo do axônio
- Nos nervos **não mielinizados**, os prolongamentos são envolvidos pelo citoplasma das **células de Schwann Remak**
- As **células-satélites** mantêm um microambiente controlado ao redor dos corpos celulares nos gânglios do SNP
- Existem quatro tipos de **células neurogliais centrais: astrócitos** (fornecem suporte físico e metabólico aos neurônios do SNC), **oligodendrócitos** (envolvidos na produção e manutenção da bainha de mielina no SNC), **micróglia** (contém propriedades fagocíticas e medeia reações neuroimunes) e **células ependimárias** (formam o revestimento semelhante a um epitélio dos ventrículos cerebrais e do canal vertebral).

NEURÔNIOS

- O **tecido nervoso** consiste em dois tipos principais de células: **neurônios** (células especializadas que conduzem impulsos) e **células de sustentação** (células não condutoras em estreita proximidade aos neurônios e seus prolongamentos)
- O neurônio é a unidade estrutural e funcional do sistema nervoso
- Os **neurônios** não se dividem; no entanto, em certas regiões do cérebro, **células-tronco neurais** podem sofrer mitose e se diferenciar em novos neurônios
- Os neurônios são classificados em três categorias: **neurônios sensitivos** (transmitem impulsos dos receptores para o SNC), **neurônios motores** (transmitem impulsos do SNC ou dos gânglios para as células efetoras) e **interneurônios** (estabelecem comunicação entre os neurônios sensitivos e motores)
- Cada neurônio é constituído de um **corpo celular** ou **pericário** (que contém o núcleo, os corpúsculos de Nissl e outras organelas), um **axônio** (geralmente o prolongamento mais longo do corpo celular, que transmite impulsos a partir do corpo celular) e diversos **dendritos** (prolongamentos mais curtos que transmitem impulsos em direção ao corpo celular)
- Os neurônios se comunicam com outros neurônios e com células efetoras por junções especializadas, denominadas **sinapses**
- As **sinapses químicas** são o tipo mais comum de sinapse. Cada uma tem um **elemento pré-sináptico** contendo vesículas preenchidas com neurotransmissor, uma **fenda sináptica** na qual o neurotransmissor é liberado pelas vesículas pré-sinápticas, e uma **membrana pós-sináptica** contendo receptores aos quais o neurotransmissor se liga
- As **sinapses elétricas** são menos comuns e são representadas por **junções comunicantes**
- A estrutura química de um **neurotransmissor** determina uma resposta **excitatória** (p. ex., acetilcolina, glutamina) ou **inibitória** (p. ex., GABA, glicina) da membrana pós-sináptica.

ORIGEM DAS CÉLULAS DO TECIDO NERVOSO

- Os neurônios do SNC e a glia central (exceto as células microgliais) são derivados das células neuroectodérmicas do **tubo neural**. As células da micróglia representam a população de macrófagos residentes derivados de células progenitoras eritromieloides no **saco vitelino**
- As células ganglionares do SNP e a glia periférica são derivadas da **crista neural**.

ORGANIZAÇÃO DO SISTEMA NERVOSO PERIFÉRICO

- O SNP consiste em **nervos periféricos** com terminações nervosas (sinapses) e **gânglios** especializados contendo corpos celulares dos neurônios
- Os **corpos celulares dos neurônios motores** do SNP situam-se no SNC, enquanto os **corpos celulares dos neurônios sensitivos** estão localizados nos gânglios da raiz posterior
- As fibras nervosas são mantidas juntas por tecido conjuntivo organizado em **endoneuro** (que circunda cada fibra nervosa individualmente e sua célula de Schwann associada), **perineuro** (que circunda cada fascículo nervoso) e **epineuro** (que circunda o nervo periférico e preenche os espaços entre os fascículos nervosos)
- As **células do perineuro** estão conectadas por zônulas de oclusão e contribuem para a formação da **barreira hematoneural**.

ORGANIZAÇÃO DO SISTEMA NERVOSO CENTRAL

- O SNC consiste no **encéfalo** e na **medula espinal**. É protegido pelo crânio e pelas vértebras e é circundado por três membranas de tecido conjuntivo, denominadas **meninges** (**dura-máter**, **aracnoide-máter** e **pia-máter**)
- O **líquido cerebrospinal (LCS)**, que é produzido pelo plexo corióideo nos ventrículos cerebrais, ocupa o **espaço subaracnóideo**, situado entre a aracnoide-máter e a pia-máter. O LCS circunda e protege o SNC dentro da cavidade craniana e da coluna vertebral
- No cérebro, a **substância cinzenta** forma uma camada externa do córtex cerebral, enquanto a **substância branca** forma a estrutura interna, composta de axônios, células gliais associadas e vasos sanguíneos
- Na **medula espinal**, a substância cinzenta localiza-se na porção interna e se organiza em uma estrutura em formato de borboleta, enquanto a substância branca ocupa a periferia
- O **córtex cerebral** contém corpos celulares, axônios, dendritos e células gliais centrais
- A **barreira hematencefálica** protege o SNC de níveis flutuantes de eletrólitos, hormônios e metabólitos teciduais que circulam no sangue.

ORGANIZAÇÃO DO SISTEMA NERVOSO AUTÔNOMO

- O **SNA** controla e regula o ambiente interno do corpo. Suas vias neurais estão organizadas em uma cadeia de dois neurônios (**neurônios pré-sináptico** e **pós-sináptico**), que transmitem impulsos do SNC para os efetores viscerais
- O SNA é subdividido em divisão simpática, divisão parassimpática e divisão entérica
- Os **neurônios pré-sinápticos** da **divisão simpática** estão localizados na porção toracolombar da medula espinal, enquanto os **neurônios pré-sinápticos** da **divisão parassimpática** estão localizados no tronco encefálico e na medula espinal sacral
- A **divisão entérica** do SNA consiste nos gânglios e seus prolongamentos que inervam o tubo digestivo.

RESPOSTA DOS NEURÔNIOS À LESÃO

- Os axônios lesionados no SNP geralmente regeneram, enquanto os axônios seccionados no SNC não são capazes de sofrer regeneração. Essa diferença está relacionada com a incapacidade das células da micróglia e dos astrócitos de fagocitar eficientemente os resíduos de mielina
- No SNP, a lesão neuronal induz inicialmente uma degeneração completa de um axônio distal ao local de lesão (**degeneração walleriana**)
- A **degeneração traumática** ocorre na parte proximal do nervo lesionado, seguida de **regeneração neural**, em que as células de Schwann de reparo se dividem e desenvolvem bandas celulares que orientam os brotos axônicos em crescimento para o local efetor.

PRANCHA 12.1 ■ Gânglios simpáticos e da raiz posterior

Os **gânglios** são agrupados de corpos celulares neuronais, que estão localizados fora do *sistema nervoso central* (SNC); as fibras nervosas chegam e partem deles. Os gânglios sensitivos situam-se imediatamente fora do SNC e contêm os corpos celulares dos nervos sensitivos que transportam impulsos para dentro do SNC. Os gânglios autônomos são gânglios motores periféricos do *sistema nervoso autônomo* (SNA) e contêm os corpos celulares dos neurônios pós-sinápticos, que conduzem impulsos nervosos para o músculo liso, o músculo cardíaco e as glândulas. As sinapses entre os neurônios pré-sinápticos (todos apresentam seus corpos celulares no SNC) e os neurônios pós-sinápticos ocorrem nos gânglios autônomos. Os *gânglios simpáticos* constituem uma importante subclasse de gânglios autônomos, enquanto os *gânglios parassimpáticos* e os *gânglios entéricos* representam as outras subclasses.

Os **gânglios simpáticos** estão localizados na cadeia simpática (**gânglios paravertebrais**) e na superfície anterior da aorta (**gânglios pré-vertebrais**). Enviam longos axônios pós-sinápticos até as vísceras. Os **gânglios parassimpáticos** (**gânglios terminais**) estão localizados nos órgãos, ou próximo a eles, inervados pelos neurônios pós-sinápticos. Os **gânglios entéricos** localizam-se no *plexo submucoso* e no *plexo mioentérico* do tubo digestivo. Esses gânglios recebem influxo pré-sináptico parassimpático, bem como influxo intrínseco proveniente de outros gânglios entéricos, e inervam o músculo liso da parede intestinal.

Gânglio simpático, ser humano, impregnação por prata e coloração por hematoxilina e eosina (H-E), 160×.

Esta microfotografia mostra um gânglio simpático impregnado por prata, e contracorado com H-E ilustrado aqui. Podem ser observados vários feixes distintos de fibras nervosas (*FN*) e numerosas estruturas circulares grandes que são os corpos celulares (*CCel*) dos neurônios pós-sinápticos. Os padrões aleatórios das fibras nervosas também são observados. Além disso, o exame cuidadoso dos corpos celulares revela que alguns exibem vários prolongamentos unidos a eles. Trata-se de neurônios multipolares (um deles contido dentro do *retângulo* é mostrado em maior aumento). Em geral, o tecido conjuntivo não é evidente em uma preparação impregnada por prata. No entanto, é possível identificá-lo por sua localização em torno dos vasos sanguíneos (*VS*) de maior calibre, particularmente na *parte superior* desta figura.

Gânglio simpático, ser humano, impregnação por prata e coloração por H-E, 500×.

Os corpos celulares do gânglio simpático são geralmente grandes, e aquele marcado aqui exibe vários prolongamentos (*P*). Além disso, o corpo celular contém um grande núcleo (*N*) esférico de coloração pálida; este, por sua vez, contém um nucléolo (*NL*) esférico e intensamente corado. Essas características, ou seja, um grande núcleo de coloração pálida (indicando cromatina muito frouxa) e um grande nucléolo, refletem uma célula ativa na síntese de proteína. No corpo celular, são também observados acúmulos de lipofuscina (*Lp*), um pigmento amarelo que é escurecido por prata. Devido ao grande tamanho do corpo celular, o núcleo nem sempre fica incluído no corte; nesse caso, o corpo celular aparece como massa citoplasmática arredondada.

Gânglio da raiz posterior, gato, H-E, 160×.

Os gânglios da raiz posterior diferem dos gânglios autônomos de várias maneiras. Enquanto estes últimos contêm neurônios multipolares e apresentam conexões sinápticas, os gânglios da raiz posterior contêm neurônios sensitivos pseudounipolares e não têm conexões sinápticas no gânglio.

Parte de um gânglio da raiz posterior corado pela H-E é mostrada nesta figura. A amostra inclui a borda do gânglio, em que ele é coberto por tecido conjuntivo (*TC*). O gânglio da raiz posterior apresenta grandes corpos celulares (*CCel*), que geralmente estão dispostos na forma de agrupamentos densamente organizados. Além disso, entre e ao redor dos agrupamentos celulares, existem feixes de fibras nervosas (*FN*). A maioria dos feixes de fibras indicados por letras aparece em corte longitudinal.

Gânglio da raiz posterior, gato, H-E, 350×.

Neste maior aumento do mesmo gânglio, os constituintes da fibra nervosa exibem sua estrutura característica, ou seja, um axônio (*A*) de localização central, circundado por um espaço vazio após a retirada da mielina durante a preparação da lâmina (não marcada) que, por sua vez, é delimitado, em sua borda externa, pelo fino filamento citoplasmático do neurilema (*pontas de setas*).

Os corpos celulares dos neurônios sensitivos exibem grandes núcleos (*N*) esféricos de coloração pálida e nucléolos (*NL*) intensamente corados. Nessa preparação corada pela H-E, são também observados os núcleos das células-satélites (*CSat*), que circundam por completo o corpo celular e que são contínuas com as células de Schwann que revestem o axônio. Observe como essas células são menores em comparação aos neurônios. Agrupamentos de células (*asteriscos*) dentro do gânglio, que mostram um aspecto epitelioide, são, na realidade, imagens de cortes frontais de células-satélites. O corte tangencial inclui as células-satélites, mas quase não inclui o corpo celular adjacente.

A, Axônio
CCel, Corpo celular do neurônio
CSat, Células-satélites
FN, Fibras nervosas
Lp, Lipofuscina
N, Núcleo da célula nervosa
NL, Nucléolo
P, Prolongamentos do corpo da célula nervosa
TC, Tecido conjuntivo
VS, Vasos sanguíneos
Asteriscos, Agrupamentos de células-satélites
Pontas de seta, Neurilema

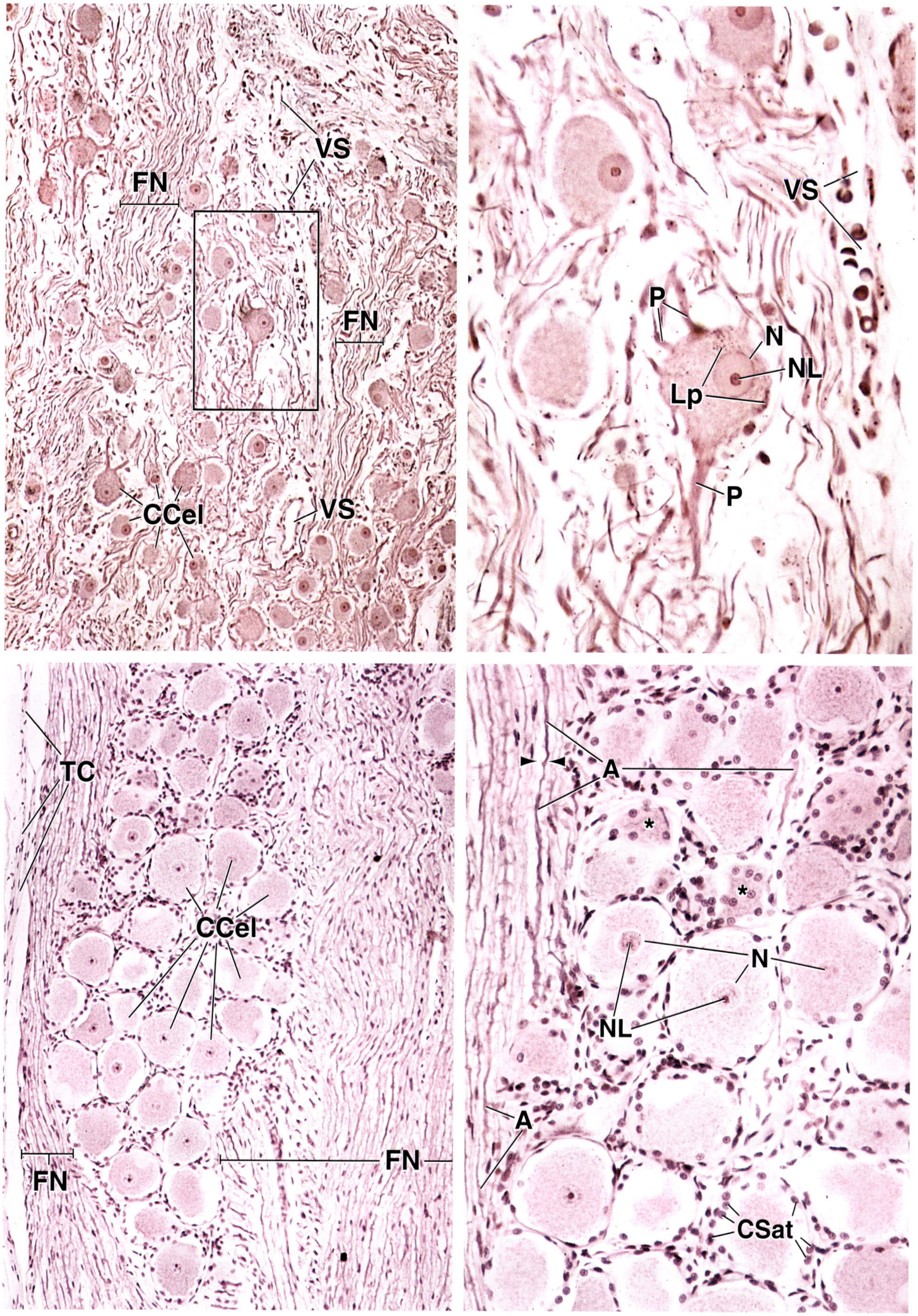
VS
FN
FN
CCel
VS
VS
P
N
NL
Lp
P
TC
CCel
FN
FN
A
*
*
N
NL
A
CSat

PRANCHA 12.2 ■ Nervo periférico

Os nervos periféricos são compostos de feixes de fibras nervosas mantidas juntas por tecido conjuntivo e de uma camada (ou camadas) especializada(s) de células, o **perineuro**. O tecido conjuntivo forma: o **epineuro**, camada externa que circunda todo o nervo; o perineuro, que circunda feixes de fibras nervosas; e o **endoneuro**, associado a cada uma das fibras nervosas. Cada fibra nervosa consiste em um axônio que é circundado por um revestimento celular, denominado **neurilema** ou bainha de Schwann. A fibra pode ser mielinizada ou não mielinizada. A mielina, quando presente, envolve diretamente o axônio e é formada pelo enrolamento concêntrico da célula de Schwann no axônio. Este, por sua vez, é circundado pela porção principal do citoplasma da célula de Schwann, formando o neurilema. Os axônios não mielinizados repousam em sulcos na célula de Schwann Remak.

Nervo periférico, corte transversal, nervo femoral, hematoxilina e eosina (H-E), 200× e 640×.

Este corte transversal mostra vários feixes de fibras nervosas (*FFN*). O revestimento externo de todos os nervos é denominado **epineuro** (*Epn*). O epineuro é a camada de tecido conjuntivo denso que envolve o nervo e que pode ser tocada quando um nervo é exposto durante uma dissecção. O epineuro também atua como parte da cobertura mais externa de unidades de feixes. Contém vasos sanguíneos (*VS*) e pode apresentar alguns adipócitos. Em geral, o tecido adiposo (*TA*) circunda o nervo.

A figura *à direita* mostra, em maior aumento, o septo perineural (marcado com *setas* na imagem da *esquerda*, que agora está disposto verticalmente).

A camada sob o epineuro, que circunda diretamente o feixe de fibras nervosas, é o **perineuro** (*Pn*). Conforme observado no corte transversal de um nervo, os núcleos das células perineurais aparecem achatados e alongados; na realidade, eles são vistos na borda e pertencem às células achatadas das quais são observadas somente as bordas. Mais uma vez, conforme observado pela distribuição dos núcleos, é possível verificar que o perineuro é uma estrutura fina formada por apenas algumas células. O perineuro é uma camada especializada de células e matriz extracelular, cuja organização não é muito evidente em cortes corados pela H-E. O perineuro (*Pn*) e o epineuro (*Epn*) são facilmente identificados na área triangular formada pelo perineuro que diverge dos dois feixes nervosos adjacentes.

As fibras nervosas vistas na figura *à direita* são principalmente do tipo mielinizado. Como o nervo é visto em corte transversal, as fibras nervosas também são observadas nesse plano. Essas fibras apresentam um perfil característico em corte transversal. Cada fibra nervosa apresenta um axônio (*A*) de localização central, circundado por mielina (*M*). Esta é identificada por um precipitado de disposição radial retido durante a preparação histológica, conforme observado nesta amostra. Externamente ao espaço de mielina, observa-se uma borda citoplasmática fina: o **neurilema.** Por vezes, o núcleo de uma célula de Schwann (*NCS*) parece estar "pousado" sobre o neurilema. Como mostra a ilustração, a borda *superior* do crescente nuclear parece ocupar o mesmo plano daquele ocupado pelo neurilema (*Nl*). Essas características possibilitam a identificação do núcleo como pertencente a uma célula de Schwann (neurilema). Outros núcleos presentes entre as fibras nervosas não estão relacionados com o neurilema e pertencem aos raros fibroblastos (*F*) do endoneuro. O endoneuro é formado por um delicado tecido conjuntivo situado entre cada uma das fibras nervosas; é extremamente esparso e irrigado por capilares (*Cap*) do feixe nervoso.

Nervo periférico, corte longitudinal, nervo femoral, H-E, 200× e 640×.

A margem de um feixe nervoso em corte longitudinal é mostrada *à esquerda*; uma parte do mesmo feixe nervoso é mostrada em maior aumento *à direita*. O limite entre o epineuro (*Epn*) e o perineuro é mal definido. Dentro do feixe nervoso, as fibras nervosas exibem um padrão ondulado característico. Entre as fibras nervosas onduladas veem-se núcleos que pertencem às **células de Schwann** e às células do endoneuro. Ao maior aumento, é possível identificar certos componentes específicos do nervo. Observe que as fibras nervosas (*FN*) são agora vistas em perfil longitudinal. Além disso, cada fibra nervosa mielinizada exibe um axônio (*A*) de localização central, circundado por um espaço antes ocupado por mielina (*M*). Esse espaço (mielina) é circundado, em sua margem externa, por uma faixa citoplasmática fina do neurilema (*Nl*). Outra característica das fibras nervosas mielinizadas, o **nó de Ranvier** (*NR*), é observada em corte longitudinal. O nó de Ranvier é o local em que as extremidades de duas células de Schwann se encontram. Histologicamente, o nó é visto como uma constrição do neurilema e, algumas vezes, a constrição é marcada por uma banda transversal, como na figura à direita. É difícil determinar se os núcleos (*N*) mostrados aqui pertencem às células de Schwann ou aos fibroblastos do endoneuro.

A, Axônio
Cap, Capilar
Epn, Epineuro
F, Fibroblasto
FFN, Feixe de fibras nervosas
FN, Fibra nervosa
M, Mielina
N, Núcleo
NCS, Núcleo da célula de Schwann
Nl, Neurilema
NR, Nó de Ranvier
Pn, Perineuro
TA, Tecido adiposo
VS, Vasos sanguíneos
Setas, Septo formado pelo perineuro

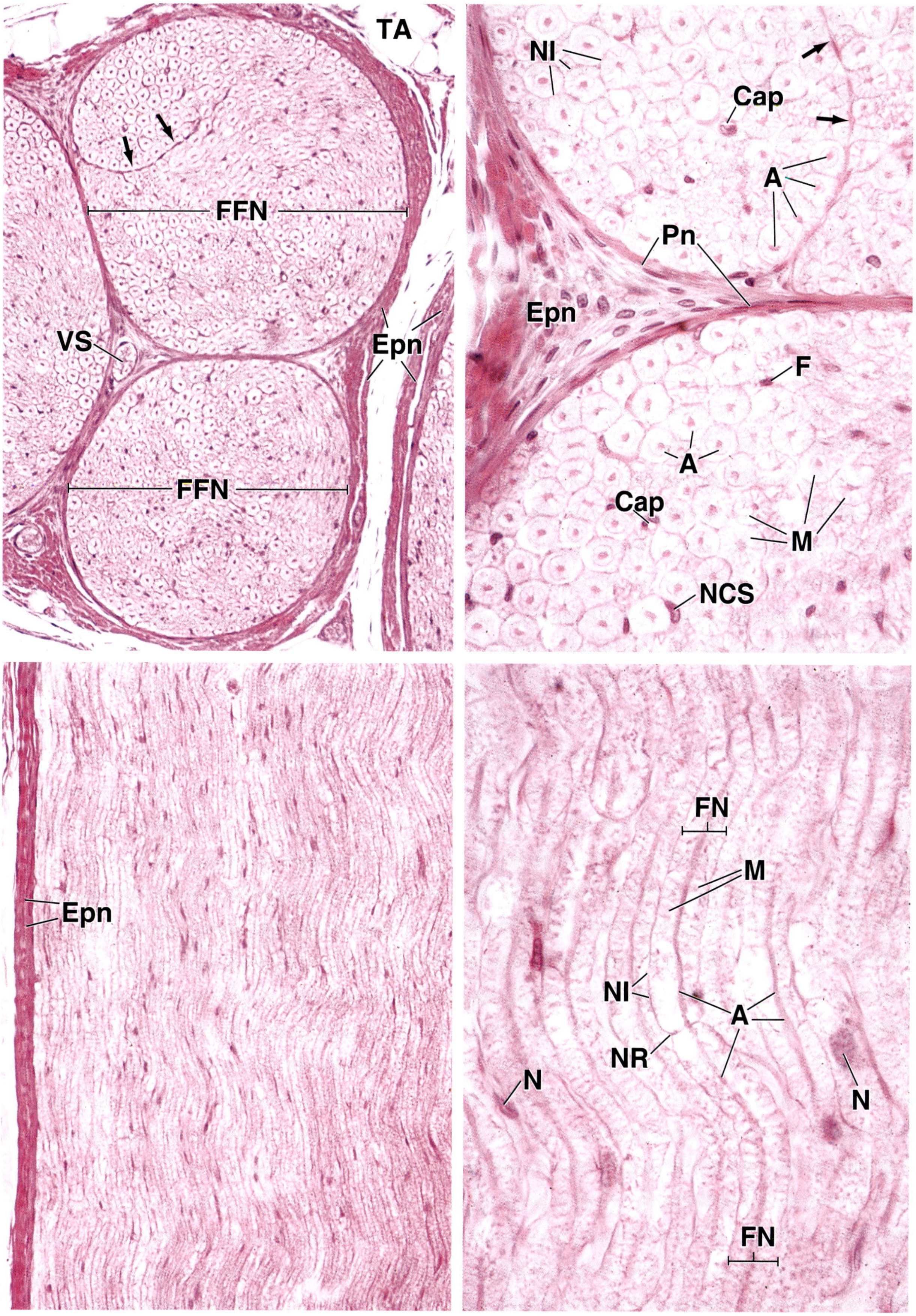
TA
FFN
VS
Epn
FFN
NI
Cap
A
Pn
Epn
F
A
Cap
M
NCS
Epn
FN
M
NI
A
NR
N
N
FN

PRANCHA 12.3 ■ Cérebro

O cérebro é a principal porção do encéfalo e contém os corpos celulares dos nervos que recebem e armazenam a informação sensorial, dos nervos que controlam a atividade motora voluntária e dos nervos que integram e coordenam a atividade de outros nervos, bem como dos nervos e vias neurais que constituem a memória.

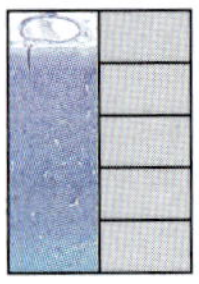

Córtex cerebral, encéfalo, ser humano, Luxol fast blue – PAS (ácido periódico de Schiff), 65×.

Esta micrografia mostra uma vista em pequeno aumento do córtex cerebral (*CC*). Inclui toda a espessura da substância cinzenta e uma pequena quantidade de substância branca (*SB*) na parte inferior da micrografia. A substância branca contém um número consideravelmente menor de células por unidade de área; trata-se de células neurogliais, e não dos corpos celulares das células nervosas presentes no córtex. O córtex é coberto pela pia-máter (*PM*). Pode-se observar uma veia (*V*) envolvida pela pia-máter. Além disso, um vaso sanguíneo (*VS*) menor pode ser visto entrando na substância do córtex. As seis camadas do córtex são marcadas por *linhas tracejadas,* que representam apenas uma aproximação dos limites. Cada camada caracteriza-se com base nos tipos celulares predominantes e no arranjo das fibras (axônios e dendritos). A não ser que as fibras sejam especificamente coradas, elas não podem ser utilizadas como auxílio adicional na identificação das camadas. Na verdade, a separação das camadas, como são identificadas aqui, baseia-se nos tipos celulares e, mais especificamente, no formato e na aparência das células.

As seis camadas do córtex são designadas e descritas da seguinte maneira:

I. A **camada plexiforme** (ou camada molecular) consiste, em grande parte, em fibras, cuja maioria segue um trajeto paralelo à superfície, e em um número relativamente pequeno de células, principalmente células neurogliais e células de Cajal horizontais ocasionais.

II. A **camada de células piramidais pequenas** (ou camada granulosa) consiste principalmente em pequenas células piramidais e em células granulosas, também denominadas *células estreladas.*

III. A **camada de células piramidais de tamanho médio** (ou camada de células piramidais externas) não é nitidamente demarcada da camada II. No entanto, as células piramidais são ligeiramente maiores e apresentam formato piramidal típico.

IV. A **camada granulosa** (ou camada granulosa interna) caracteriza-se pela existência de muitas células granulosas pequenas (células estreladas).

V. A **camada de células piramidais grandes** (ou camada interna de células piramidais) contém células piramidais que, em muitas partes do cérebro, são menores que as células piramidais da camada III; no entanto, na área motora, são extremamente grandes e recebem o nome de *células de Betz.*

VI. A **camada de células polimórficas** contém células com diversos formatos, muitas das quais fusiformes. Essas células são denominadas *células fusiformes.*

Além das células piramidais, das células granulosas e das células fusiformes, observa-se também a existência de dois outros tipos de células no córtex cerebral, mas que não são reconhecíveis nessa preparação: as células horizontais de Cajal, que estão presentes apenas na camada I e que emitem seus prolongamentos lateralmente, e as células de Martinotti, que enviam seus axônios em direção à superfície (para o lado oposto das células piramidais).

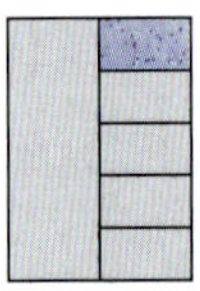

Camada I do córtex cerebral, encéfalo, ser humano, Luxol *fast blue* – PAS, 350×.

Esta micrografia de aumento maior mostra a camada I, a **camada plexiforme**. Consiste em fibras nervosas, numerosas células neurogliais (*NN*) e células horizontais de Cajal ocasionais. As células neurogliais são vistas como núcleos desnudos, uma vez que o seu citoplasma não se distingue das fibras nervosas que constituem a maior parte dessa camada. Observa-se também um pequeno capilar (*Cap*). O contorno rosado do vaso é consequência da coloração de sua membrana basal pela reação do PAS.

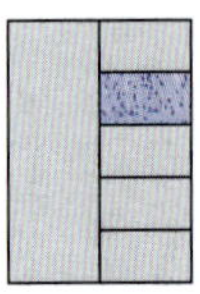

Camada II do córtex cerebral, encéfalo, ser humano, Luxol *fast blue* – PAS, 350×.

Esta micrografia mostra a camada II, a **camada de células piramidais pequenas**. Muitas células piramidais (*CP*) pequenas estão presentes. As células granulosas (*CG*) também são numerosas, embora a sua identificação nesta imagem seja difícil.

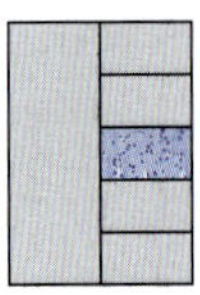

Camada IV do córtex cerebral, encéfalo, ser humano, Luxol *fast blue* – PAS, 350×.

Esta micrografia mostra a camada IV, a **camada granulosa**. Muitas das células nesta camada são células granulosas, mas as células neurogliais também são proeminentes. A micrografia também revela vários capilares. Observe como eles seguem um trajeto em várias direções.

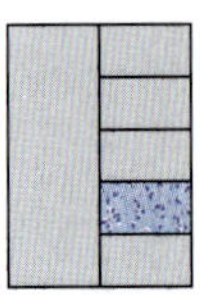

Camada VI do córtex cerebral, encéfalo, ser humano, Luxol *fast blue* – PAS, 350×.

Esta micrografia mostra a camada VI, a **camada de células polimórficas**, assim denominada devido ao formato diversificado das células encontradas nessa região. As células piramidais (*CP*) são facilmente identificadas. Outros tipos de células presentes incluem células fusiformes (*CF*), células granulosas e células de Martinotti.

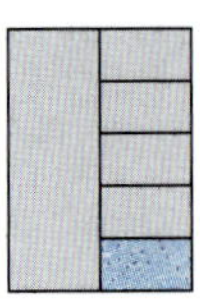

Substância branca, encéfalo, ser humano, Luxol *fast blue* – PAS, 350×.

Esta micrografia mostra a porção externa da **substância branca**. Note os núcleos neurogliais (*NN*) arredondados e pequenos. À semelhança do córtex, o citoplasma da célula não é distinguível. Por conseguinte, essas células são vistas como núcleos desnudos no leito dos prolongamentos nervosos. O neurópilo é essencialmente um agregado densamente organizado de fibras nervosas e células neurogliais.

Cap, Capilar
CC, Córtex cerebral
CF, Células fusiformes
CG, Células granulosas
CP, Células piramidais
NN, Núcleos neurogliais
PM, Pia-máter
SB, Substância branca
V, Veia
VS, Vaso sanguíneo

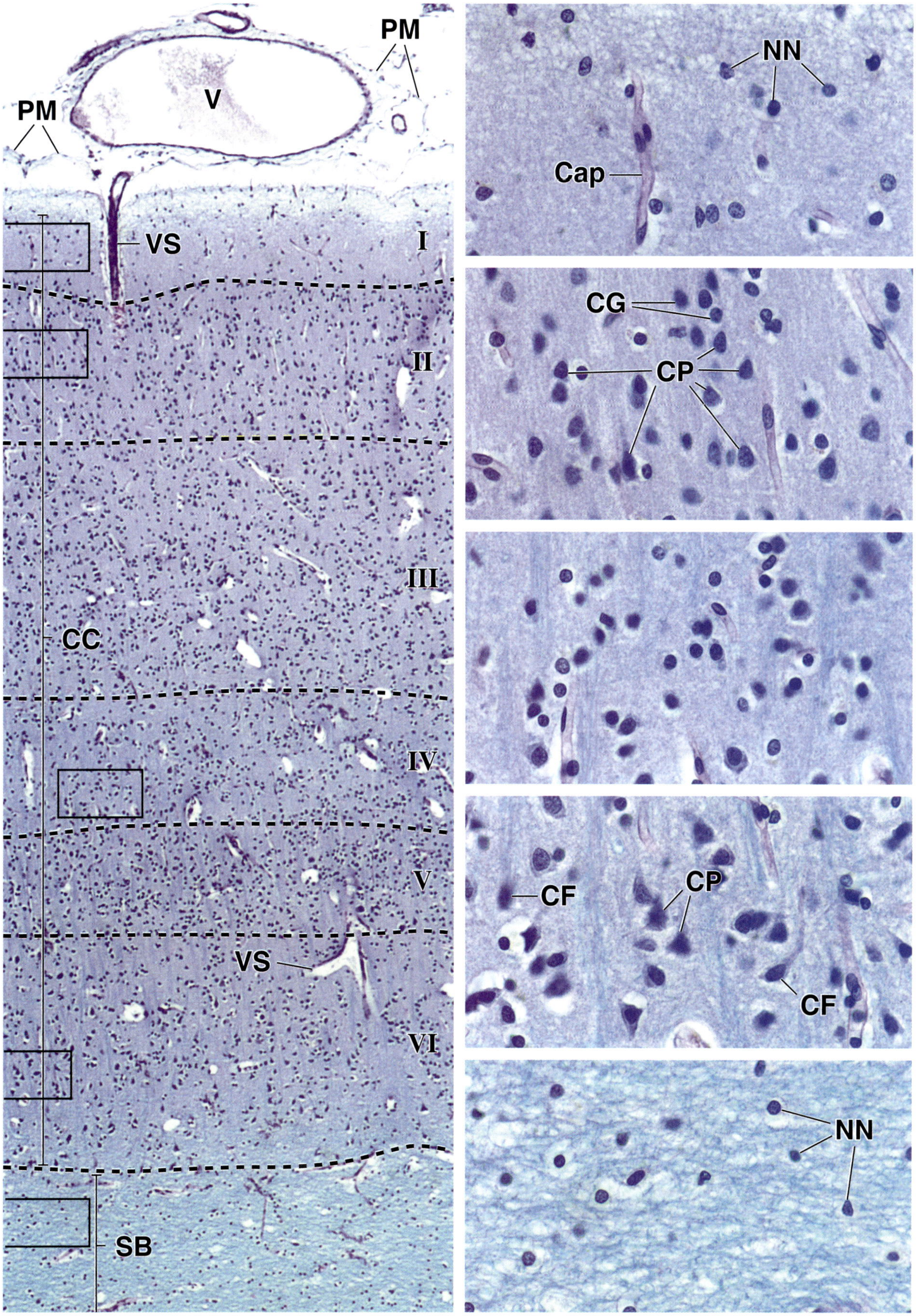
PM
V
PM
VS
I
II
III
CC
IV
V
VS
VI
SB
NN
Cap
CG
CP
CF
CP
CF
NN

PRANCHA 12.4 ■ Cerebelo

O cerebelo é uma porção do encéfalo situada atrás e abaixo do cérebro; sua função é a de coordenar tanto os movimentos voluntários quanto a função muscular na manutenção da postura normal.

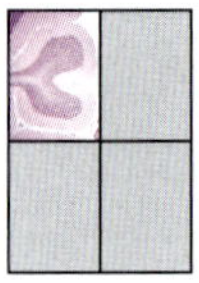

Cerebelo, encéfalo, ser humano, hematoxilina e eosina (H-E), 40×.

O **córtex cerebelar** apresenta a mesma organização estrutural, independentemente da região examinada. Nesta imagem em pequeno aumento do cerebelo, a camada mais externa, denominada **camada molecular** (*Mol*), é apenas levemente corada pela eosina. Sob esta camada, encontra-se a **camada granulosa** (*Gr*), que se cora intensamente pela hematoxilina. Juntas, essas duas camadas constituem o córtex do cerebelo. Mais profundamente na camada granulosa, há outra região que se cora levemente por H-E e que, exceto pela sua localização, não exibe característica histológica distinta. Trata-se da substância branca (*SB*). À semelhança do cérebro, ela contém fibras nervosas, células neurogliais de sustentação e pequenos vasos sanguíneos, mas nenhum corpo celular neuronal. A cobertura fibrosa na superfície cerebelar é constituída pela pia-máter (*PM*). Os vasos sanguíneos (*VS*) do cerebelo seguem o seu percurso nessa camada (o artefato de retração separou a pia-máter da superfície cerebelar). A *área retangular* é mostrada em maior aumento na figura *à direita*.

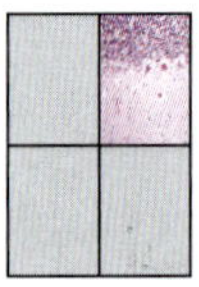

Cerebelo, encéfalo, ser humano, H-E, 400×.

Na junção entre as camadas molecular e granulosa, estão os corpos celulares das **células de Purkinje** (*Pkj*), que são extremamente grandes e em formato de frasco. As células de Purkinje são características do cerebelo. Cada uma delas possui numerosos dendritos (*D*), que se arborizam na camada molecular. A célula de Purkinje tem um único axônio, que geralmente não é evidente em cortes corados pela H-E. Essa fibra nervosa representa o início do efluxo do cerebelo.

A figura mostra um número relativamente pequeno de corpos celulares de neurônios, os das células em cesto (*Cc*), na camada molecular; estão muito afastadas umas das outras e, na melhor das hipóteses, exibem apenas uma pequena quantidade de citoplasma que circunda o núcleo. Por outro lado, a camada granulosa apresenta uma tonalidade azulada, em virtude da coloração pela hematoxilina, de seus numerosos e pequenos núcleos. Esses pequenos neurônios, denominados **células granulosas**, recebem impulsos provenientes de outras partes do SNC e emitem axônios até a camada molecular, na qual se ramificam no formato de um T. Desse modo, os axônios entram em contato com os dendritos de várias células de Purkinje e com células em cesto. Fibras aferentes (musgosas) estabelecem contato com as células granulosas nas áreas levemente coradas, denominadas *glomérulos* (*setas*). Um exame cuidadoso de onde a camada granulosa se encontra com a camada molecular revelará um grupo de núcleos (*G*), maiores que os núcleos das células granulosas. Esses núcleos pertencem às células de Golgi do tipo II.

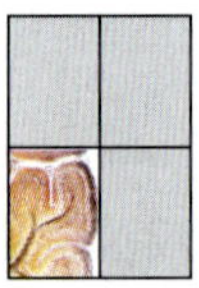

Cerebelo, encéfalo, ser humano, impregnação por prata, 40×.

A amostra nesta figura foi tratada por um método de impregnação por prata. Esses procedimentos nem sempre produzem uma coloração da amostra como a obtida com H-E. Observe que a parte da camada molecular *à direita* é muito mais escura que a da *esquerda*. Uma *área retangular à esquerda* foi selecionada para exame em maior aumento na figura *à direita, na parte inferior*. No entanto, mesmo no aumento relativamente pequeno mostrado aqui, as células de Purkinje podem ser identificadas na preparação com prata, em virtude de seu grande tamanho, formato característico e localização entre a camada molecular (*Mol*) externa, e a camada granulosa (*Gr*) interna. A principal vantagem dessa preparação com prata é que as fibras da **substância branca** (*SB*) foram escurecidas pelo procedimento de impregnação por prata e, assim, podem ser facilmente identificadas. A pia-máter (*PM*) e os vasos sanguíneos (*VS*) cerebelares também são evidentes na preparação.

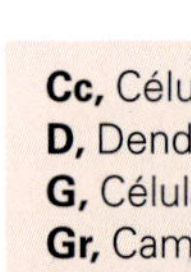

Cerebelo, encéfalo, ser humano, impregnação por prata, 400×.

Em maior aumento, os corpos das **células de Purkinje** (*Pkj*) aparecem como o tipo celular neuronal mais distinto e proeminente do cerebelo, e podem ser observados numerosos ramos dendríticos (*D*). Além disso, note as fibras enegrecidas no interior da camada granulosa (*Gr*), em torno dos corpos celulares das células de Purkinje, e na camada molecular (*Mol*) disposta em direção horizontal (em relação à superfície cerebelar). As células em cesto (*Cc*) são os neurônios que mais comumente são visíveis na camada molecular. A *seta* indica um giro em T característico do giro realizado pelos axônios das células granulosas. À medida que esses ramos axônicos seguem o seu percurso horizontalmente, eles fazem contato sináptico com numerosas células de Purkinje.

Cc, Células em cesto
D, Dendritos
G, Células de Golgi tipo II
Gr, Camada granulosa
Mol, Camada molecular
Pkj, Células de Purkinje
PM, Pia-máter
SB, Substância branca
VS, Vasos sanguíneos
Área retangular, Áreas mostradas em maior aumento
Setas, Figura na parte superior à direita, glomérulos; figura na parte inferior à direita, ramificação em T do axônio na camada molecular

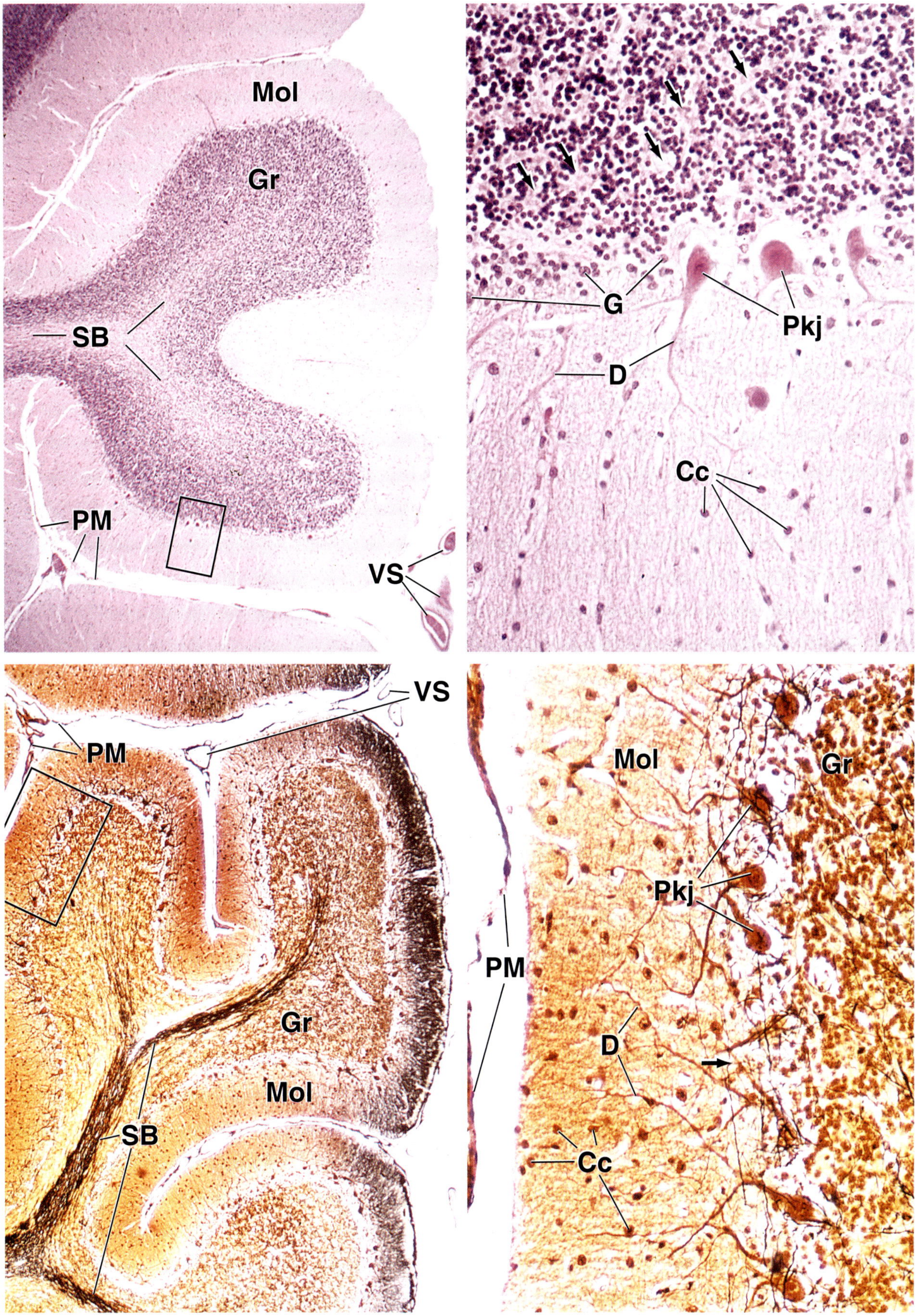
Mol
Gr
SB
PM
VS
G
Pkj
D
Cc
VS
PM
Gr
Mol
SB
Mol
Gr
Pkj
PM
D
Cc

PRANCHA 12.5 ■ Medula espinal

A medula espinal é organizada em duas partes distintas. A parte externa, denominada **substância branca** da medula, em virtude de sua aparência em amostras não fixadas, contém fibras nervosas ascendentes e descendentes. Algumas das fibras dirigem-se para o encéfalo e provêm dele, enquanto outras se conectam em diferentes níveis da medula espinal. A parte interna da medula espinal, denominada **substância cinzenta**, em virtude de sua aparência em amostras não fixadas, contém os corpos celulares dos neurônios, bem como fibras nervosas. A substância cinzenta exibe uma organização em formato de H ou de borboleta que circunda o canal central. A substância cinzenta apresenta **cornos posteriores** e **cornos anteriores**. Os cornos anteriores contêm os grandes corpos celulares dos neurônios motores anteriores, enquanto os cornos posteriores contêm neurônios que recebem, processam e retransmitem a informação proveniente dos neurônios sensitivos, cujos corpos celulares estão localizados nos gânglios da raiz posterior. O tamanho da substância cinzenta (e, portanto, o tamanho da medula espinal) difere ao longo dos diversos níveis. No local em que a substância cinzenta contém muitas células nervosas motoras grandes que controlam o movimento dos membros superiores e inferiores, a substância cinzenta e a medula espinal são consideravelmente maiores que nos locais em que a substância cinzenta contém apenas os neurônios motores para os músculos do tronco.

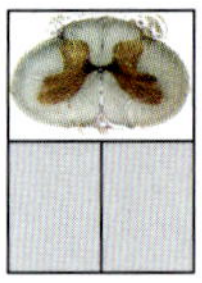

Medula espinal, ser humano, impregnação por prata, 16×.

Um corte transversal realizado através da região lombar inferior da medula espinal é mostrado aqui. A preparação teve por objetivo a coloração da substância cinzenta que é circundada pelas fibras nervosas ascendentes e descendentes. Embora as fibras que apresentam origens e destinos comuns do ponto de vista fisiológico estejam dispostas em tratos, estes não podem ser distinguidos, a não ser que tenham sido marcados por técnicas especiais, como a produção de lesão dos corpos celulares a partir dos quais se originam ou o uso de corantes especiais ou radioisótopos para marcar os axônios.

A **substância cinzenta** da medula espinal tem formato parecido com o de uma borboleta. As asas anteriores e posteriores são designadas, respectivamente, como *cornos anteriores* (*CA*) e *cornos posteriores* (*CP*). A barra de conexão é denominada *comissura cinzenta* (*CCz*). Os corpos celulares dos neurônios que estão localizados nos cornos anteriores (células do corno anterior) são tão grandes que podem ser identificados até mesmo neste aumento extremamente pequeno (*setas*). O material fibroso de coloração pálida que circunda a medula espinal é a **pia-máter** (*PM*). Esta acompanha intimamente a superfície da medula espinal e mergulha na grande fissura anterior (*FA*) e nos sulcos mais superficiais. Há vasos sanguíneos (*VS*) na pia-máter. Algumas raízes posteriores (*RP*) dos nervos espinais estão incluídas no corte.

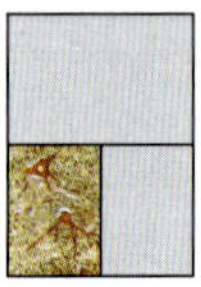

Corno anterior, medula espinal, ser humano, impregnação por prata, 640×.

Esta preparação mostra uma região de um corno anterior. O núcleo (*N*) da célula do **corno anterior** (neurônio motor anterior) é reconhecido como uma grande estrutura esférica de coloração pálida dentro do corpo celular. A célula do corno anterior apresenta numerosos prolongamentos evidentes. Vários outros núcleos pertencem às células neurogliais. O citoplasma dessas células não é evidente. O restante do campo consiste em fibras nervosas e células neurogliais, cuja organização é difícil de interpretar. Essa parte é denominada neurópilo (*Np*).

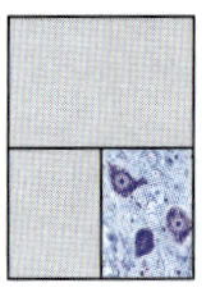

Corno anterior, medula espinal, ser humano, azul de toluidina, 640×.

Esta preparação de medula espinal foi obtida de uma área comparável com a imagem *à esquerda*. Três células do corno anterior (neurônios motores anteriores) são visíveis. Por causa do plano do corte, apenas duas delas apresentam núcleos (*N*) grandes e de coloração pálida com nucléolos escuros no centro. O azul de toluidina revela os **corpúsculos de Nissl** (*CN*), que aparecem como grandes corpúsculos de coloração escura no citoplasma. Os corpúsculos de Nissl não se estendem até o cone axônico. O axônio deixa o corpo celular no cone axônico. Os núcleos das células neurogliais (*NN*) também são evidentes aqui.

CCz, Comissura cinzenta
CP, Corno posterior
CN, Corpúsculos de Nissl
CA, Corno anterior
FA, Fissura anterior
N, Núcleo da célula do corno anterior
NN, Núcleo da célula neuroglial
Np, Neurópilo
PM, Pia-máter
RP, Raiz posterior
VS, Vasos sanguíneos
Setas, Corpos celulares das células do corno anterior

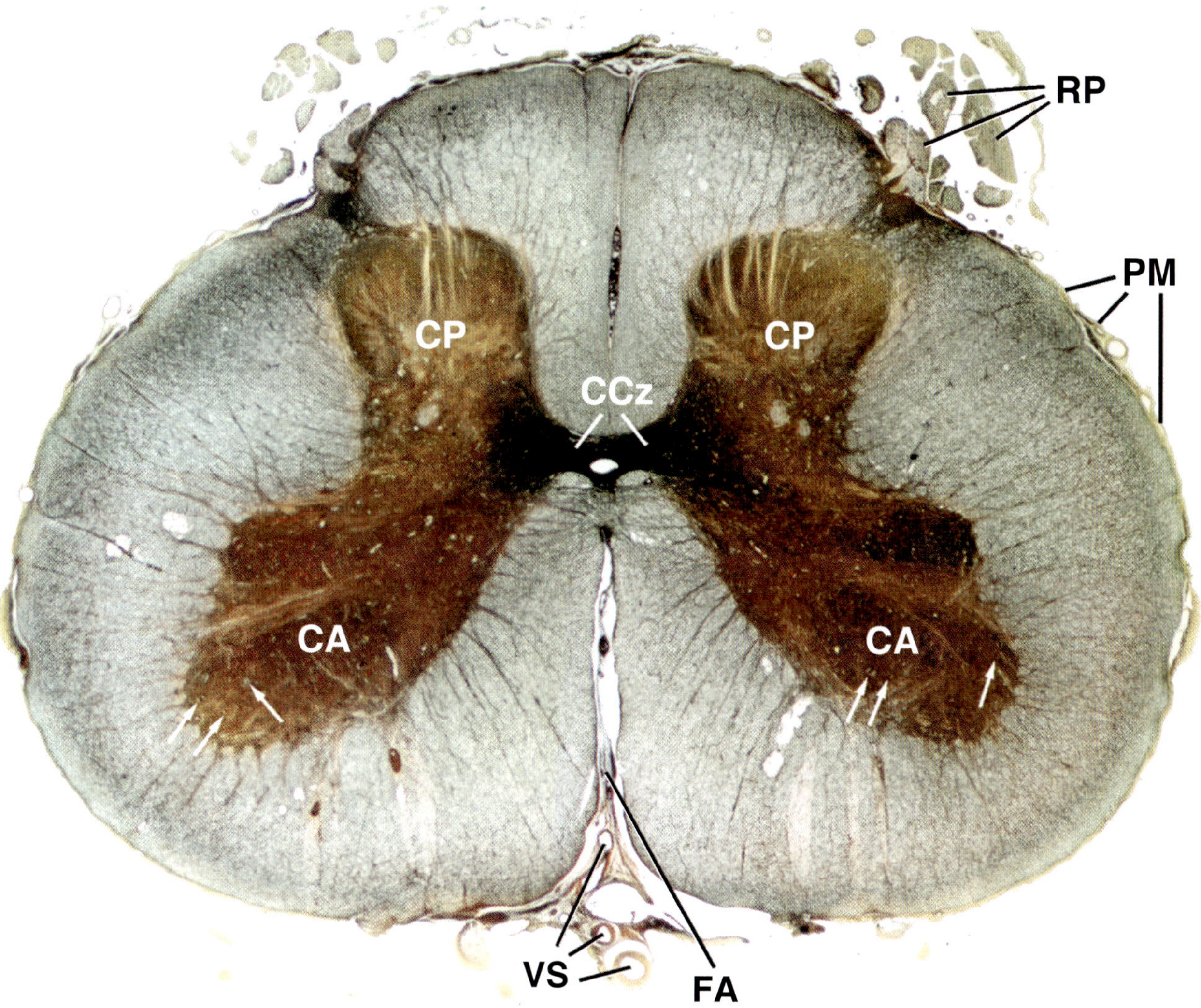
RP
PM
CP
CP
CCz
CA
CA
VS
FA

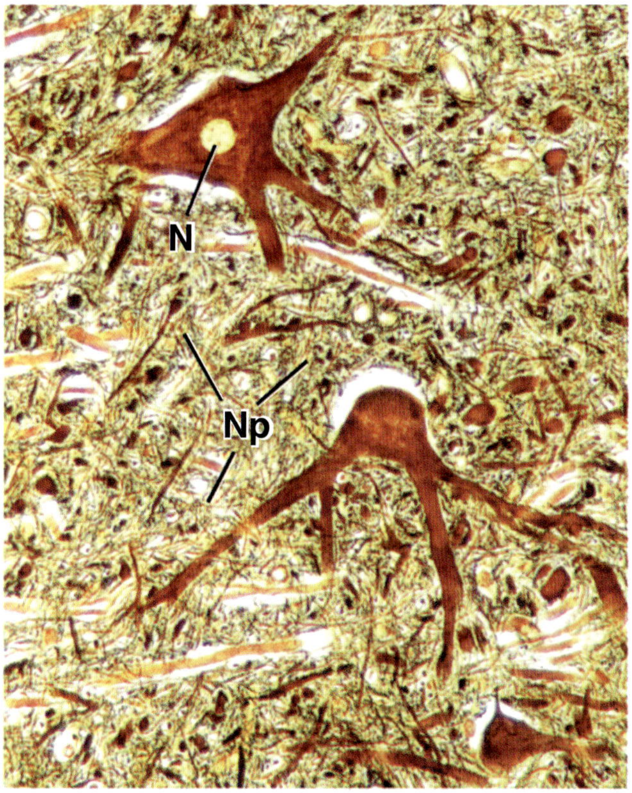
N
Np

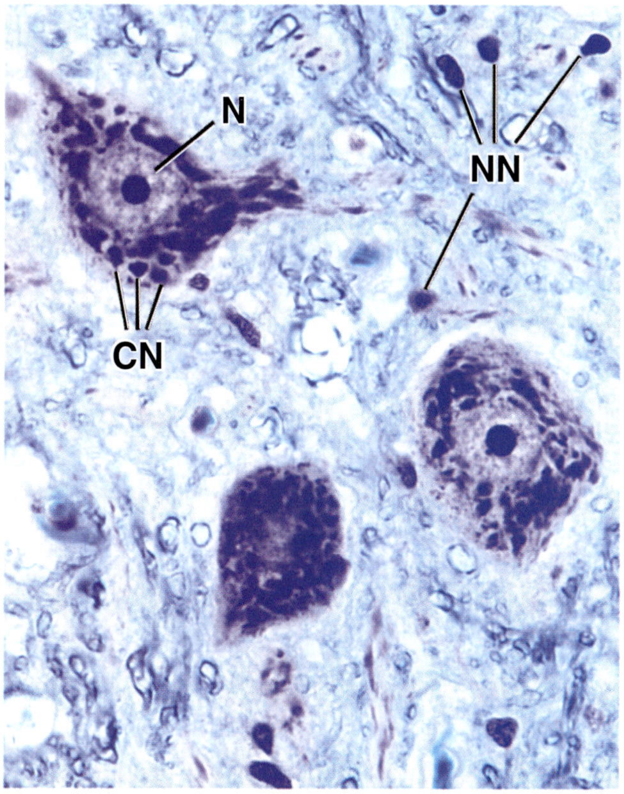
N
NN
CN

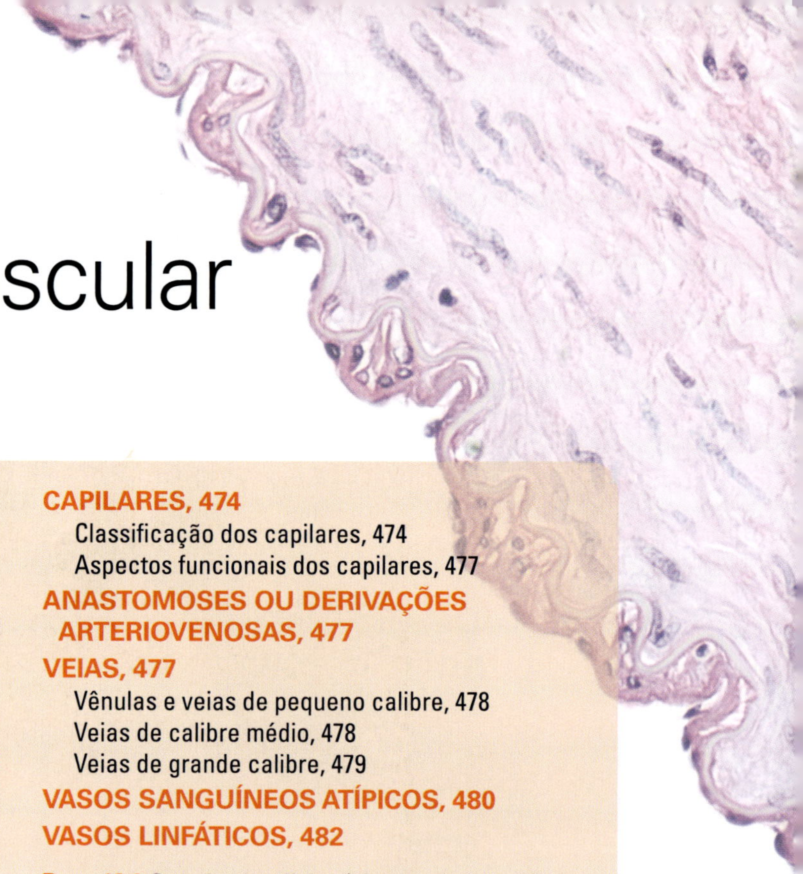

13 Sistema Cardiovascular

VISÃO GERAL DO SISTEMA CARDIOVASCULAR

O sistema cardiovascular (ou circulatório) é um sistema de transporte que leva o sangue e a linfa para os tecidos do corpo e a partir deles. Os elementos constitutivos desses líquidos incluem células, nutrientes, escórias metabólicas, hormônios e anticorpos.

O sistema cardiovascular inclui o coração, os vasos sanguíneos e os vasos linfáticos.

O sistema cardiovascular consiste em uma bomba, representada pelo coração, e nos vasos sanguíneos, que fornecem a via pela qual o sangue circula para todas as partes do corpo e a partir delas (Figura 13.1). O coração bombeia o sangue pelo sistema arterial sob pressão significativa; o sangue retorna ao coração sob pressão baixa, com a ajuda da pressão negativa na cavidade torácica durante a inspiração e a compressão das veias pelos músculos esqueléticos. Os vasos sanguíneos estão dispostos de modo que o sangue fornecido pelo coração possa alcançar rapidamente uma rede de vasos estreitos e de paredes finas – os capilares sanguíneos – nos tecidos e nas suas proximidades em todas as partes do corpo.

Nos capilares, ocorre uma troca bidirecional de líquido entre o sangue e os tecidos. O material extracelular líquido do sangue, denominado plasma, transporta oxigênio e metabólitos e atravessa a parede dos capilares. Nos tecidos, essas moléculas são trocadas por dióxido de carbono e escórias metabólicas. A maior parte do líquido retorna na extremidade distal ou venosa dos capilares sanguíneos. O líquido remanescente entra nos capilares linfáticos como linfa e retorna, finalmente, à corrente sanguínea por meio de um sistema de vasos linfáticos, que se conectam ao sistema sanguíneo na junção das veias jugulares internas com as veias subclávias. Em geral, muitos dos leucócitos transportados no sangue deixam os vasos sanguíneos e entram nos tecidos. Isso ocorre nas vênulas pós-capilares. Quando ocorrem alterações patológicas no organismo, como uma reação inflamatória, grandes números de leucócitos emigram dessas vênulas.

As artérias são os vasos que transportam o sangue até os capilares. As artérias menores, denominadas arteríolas, estão funcionalmente associadas a redes de capilares dentro das quais liberam o sangue. As arteríolas regulam a quantidade de sangue que entra nessas redes de capilares. Em conjunto, as arteríolas, as redes de capilares associadas e as vênulas pós-capilares formam uma unidade funcional, denominada leito microcirculatório ou microvascular do tecido em questão. As veias, que se iniciam como vênulas pós-capilares, coletam o sangue do leito microvascular e o transportam a partir daí.

Dois circuitos distribuem o sangue no corpo: a circulação sistêmica e a circulação pulmonar.

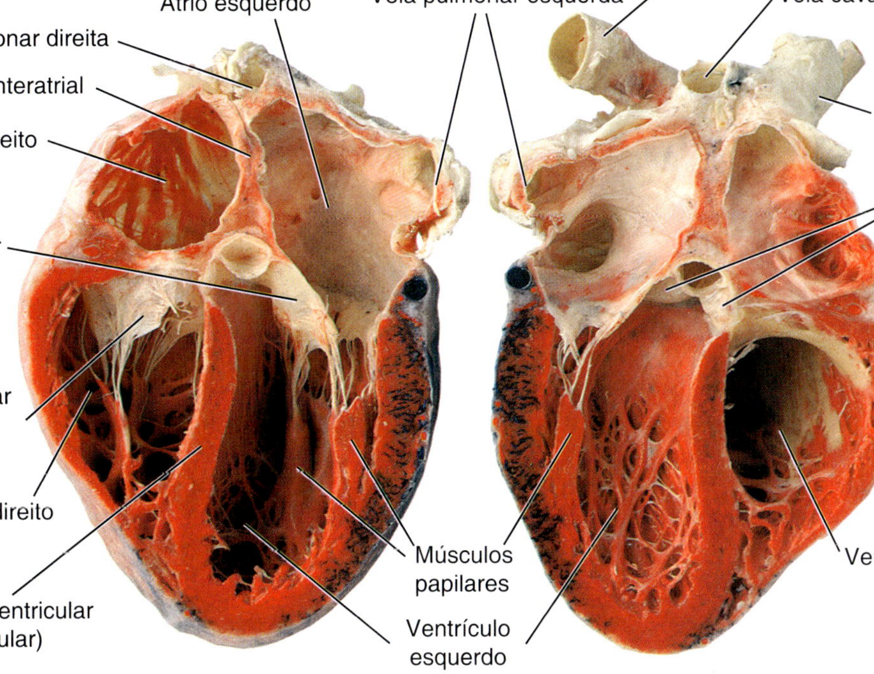

Figura 13.1 Fotografia do coração humano. Esta amostra foi seccionada no plano oblíquo para possibilitar a observação de todas as câmaras do coração. A parte posterior do coração está *à esquerda*; a parte anterior foi removida e é mostrada *à direita*. Observe a espessura das paredes ventriculares e o septo interventricular. O septo interatrial, que separa os átrios, também é visível.

Duas vias de circulação são formadas pelos vasos sanguíneos e pelo coração:

- A circulação pulmonar transporta o sangue proveniente do coração para os pulmões e dos pulmões para o coração (Figura 13.2)
- A circulação sistêmica transporta o sangue do coração para outros tecidos do corpo e dos outros tecidos do corpo para o coração.

Embora a organização geral dos vasos sanguíneos em ambas as circulações ocorra das artérias para os capilares e para as veias, essa disposição, em algumas partes da circulação sistêmica, é modificada, de modo que uma veia ou uma arteríola fique interposta a duas redes capilares; esses vasos constituem um sistema porta. Os sistemas porta venosos ocorrem nos vasos que transportam sangue para o fígado, a saber, o sistema porta (veia porta) hepático, e em vasos que levam à hipófise, constituindo o sistema porta hipotalâmico-hipofisário.

■ CORAÇÃO

O coração situa-se obliquamente, cerca de dois terços à esquerda da cavidade torácica, no mediastino médio – o espaço delimitado pelo esterno, pela coluna vertebral, pelo diafragma e pelos pulmões. O coração é envolvido por um saco fibroso resistente, o pericárdio, por onde os grandes vasos penetram e emergem do coração. Por meio do pericárdio, o coração está fixado ao diafragma e aos órgãos vizinhos localizados na cavidade torácica.

O coração é uma bomba muscular que mantém um fluxo de sangue unidirecional.

O coração contém quatro câmaras – os átrios direito e esquerdo e os ventrículos direito e esquerdo – através dos quais o sangue é bombeado (ver Figura 13.1). As valvas guardam as saídas das câmaras, evitando qualquer refluxo de sangue. Os lados direito e esquerdo do coração são separados por um septo interatrial e por um septo interventricular.

O lado direito do coração bombeia sangue através da circulação pulmonar. O átrio direito recebe sangue desoxigenado

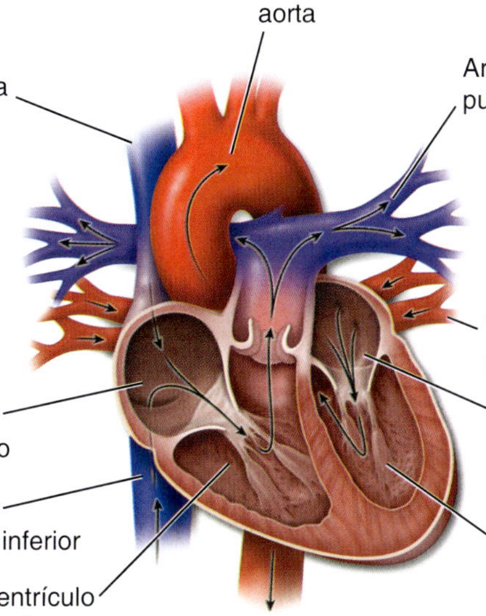

Figura 13.2 Diagrama mostrando a circulação do sangue através do coração. O sangue retorna dos tecidos do corpo por meio da veia cava superior e da veia cava inferior. Esses dois grandes vasos venosos transportam o sangue para o átrio direito. Em seguida, o sangue passa para o ventrículo direito e é bombeado para dentro da artéria pulmonar antes de fluir para as artérias pulmonares, que transportam o sangue para os pulmões. O sangue é oxigenado nos pulmões e, então, retorna ao átrio esquerdo pelas veias pulmonares. Em seguida, o sangue passa para o ventrículo esquerdo e é bombeado para dentro da aorta, que distribui o sangue para os tecidos do corpo. A *circulação pulmonar* estende-se do coração até os pulmões e dos pulmões até o coração, enquanto a *circulação sistêmica* estende-se do coração para os tecidos e dos tecidos para o coração.

que retorna do corpo pelas veias cavas inferior e superior, as duas maiores veias do corpo (Figura 13.3). O ventrículo direito recebe sangue do átrio direito e o bombeia para os pulmões através das artérias pulmonares, para sua oxigenação no pulmão. O lado esquerdo do coração bombeia o sangue através da circulação sistêmica. O átrio esquerdo recebe o sangue oxigenado que retorna dos pulmões pelas quatro veias pulmonares; o ventrículo esquerdo recebe o sangue do átrio esquerdo e o bombeia na aorta, a fim de ser distribuído para o corpo.

O coração contém os seguintes elementos:

- Músculo cardíaco, que propele o sangue
- Um esqueleto fibroso que consiste em quatro anéis fibrosos que circundam os óstios das valvas, dois trígonos fibrosos que conectam os anéis e a parte membranácea dos septos interventricular e interatrial. Os anéis fibrosos são compostos de tecido conjuntivo denso não modelado. Envolvem a base das duas artérias, deixando o coração (aorta e artéria pulmonar) e as aberturas entre os átrios e os ventrículos (óstios atrioventriculares [AV] direito e esquerdo) (Figura 13.4). Esses anéis proporcionam o local de fixação para os folhetos de todas as quatro valvas do coração, que possibilitam o fluxo de sangue apenas em uma direção através dos óstios. A parte membranácea do septo interventricular é desprovida de músculo cardíaco; consiste em tecido conjuntivo denso que contém um curto segmento do fascículo atrioventricular (feixe de His) do sistema de condução do coração. O esqueleto fibroso proporciona locais de fixações independentes para o miocárdio atrial e ventricular. Além disso, atua como isolante elétrico, impedindo o fluxo livre de impulsos elétricos entre os átrios e os ventrículos
- Um sistema de condução para o início e a propagação das despolarizações rítmicas, que resulta em contrações rítmicas do músculo cardíaco (Figura 13.5). Esse sistema é formado por células musculares cardíacas modificadas (fibras de Purkinje), que geram e conduzem impulsos elétricos rapidamente através do coração. Na **parada cardíaca**, a cessação súbita do ritmo cardíaco normal que leva à interrupção abrupta da circulação sanguínea, o sistema de condução do coração não consegue produzir nem conduzir os impulsos elétricos que causam a contração do coração e possibilitam o suprimento sanguíneo para o corpo. A parada cardíaca súbita é uma emergência clínica; os primeiros socorros – como a **reanimação cardiopulmonar (RCP)** e a desfibrilação (administração de uma dose terapêutica de energia elétrica ao coração) – pode melhorar as chances de sobrevida. Sem tratamento, a parada cardíaca resulta em **morte cardíaca súbita**. As patologias do ritmo cardíaco associadas à parada cardíaca incluem taquicardia (ritmo cardíaco acelerado), fibrilação (contrações rápidas, irregulares e inefetivas), bradicardia (alentecimento do ritmo cardíaco) e assistolia (ausência total de ritmo cardíaco)
- Uma vascularização coronária, que consiste em duas artérias coronárias e veias cardíacas. As artérias coronárias direita e esquerda fornecem o suprimento sanguíneo arterial para o coração. Originam-se da porção inicial da parte ascendente da aorta, próximo à valva da aorta, e circundam a base do coração, com ramos que convergem para o ápice do coração. A drenagem venosa do coração ocorre por meio de várias veias cardíacas, cuja maioria drena no seio coronário localizado na superfície posterior do coração. O seio coronário drena para o átrio direito.

Parede do coração

A parede do coração é composta de três camadas: epicárdio, miocárdio e endocárdio.

A organização estrutural da parede do coração é contínua nos átrios e nos ventrículos. A parede do coração é composta de três camadas. De fora para dentro, são as seguintes:

- O epicárdio, também conhecido como camada visceral do pericárdio seroso, adere à superfície externa do coração

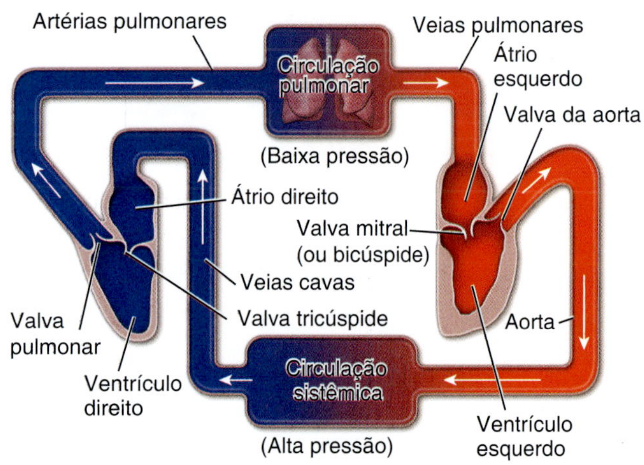

Figura 13.3 Diagrama da circulação sanguínea. Este diagrama mostra os lados direito e esquerdo do coração separados artificialmente. O lado direito do coração bombeia o sangue através da circulação pulmonar de baixa pressão. O átrio direito recebe o sangue desoxigenado (venoso) que retorna do corpo através das veias cava inferior e superior. O ventrículo direito recebe o sangue proveniente do átrio direito e o bombeia, através das artérias pulmonares, para os pulmões, onde é oxigenado. O lado esquerdo do coração bombeia o sangue através da circulação sistêmica de alta pressão. O átrio esquerdo recebe o sangue oxigenado que retorna dos pulmões através das quatro veias pulmonares. O ventrículo esquerdo recebe sangue proveniente do átrio esquerdo e o bombeia na aorta para a sua distribuição sistêmica.

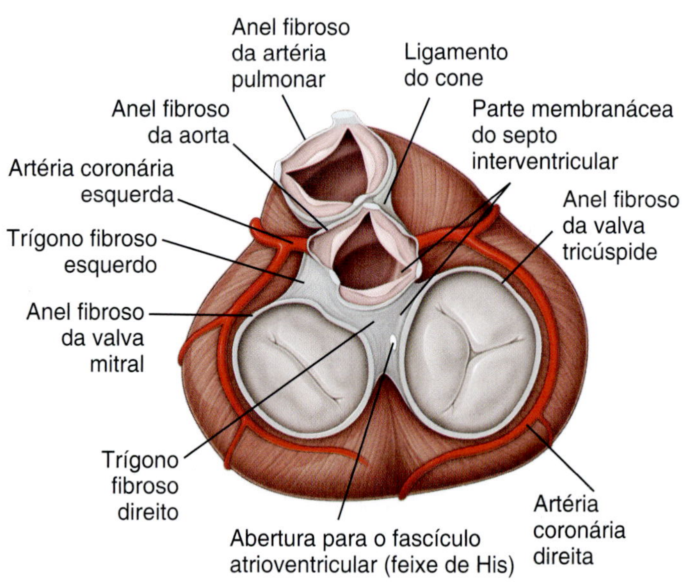

Figura 13.4 Esqueleto fibroso do coração visto com os dois átrios removidos. Esta rede fibrosa (*indicada em azul-claro*) serve de fixação para o músculo cardíaco; ela também atua como local de fixação das valvas entre os átrios e os ventrículos e para as valvas semilunares da aorta e da artéria pulmonar. O fascículo atrioventricular (feixe de His) passa do átrio direito para o septo interventricular via septo membranáceo do esqueleto fibroso.

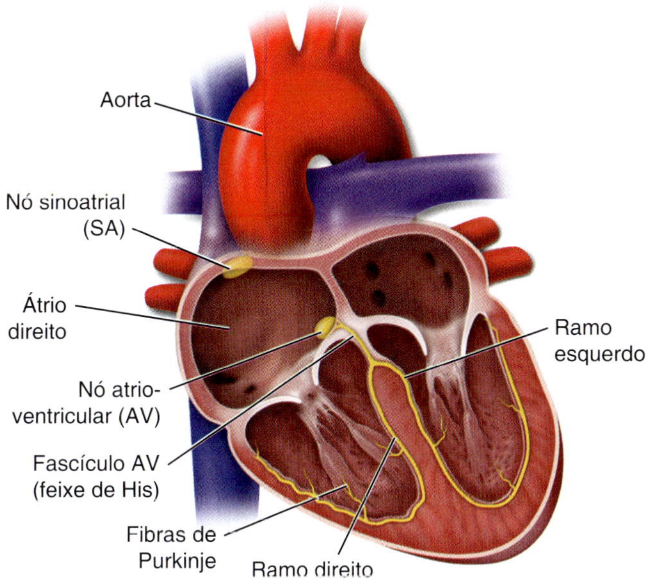

Figura 13.5 Câmaras do coração e o sistema de condução de impulsos. O coração foi cortado no plano coronal para expor o seu interior e as principais partes de seu sistema de condução de impulsos (indicado em *amarelo*). Os impulsos são gerados no nó sinoatrial (*SA*), transmitidos através da parede atrial para o nó atrioventricular (*AV*) e, em seguida, enviados ao longo do fascículo AV para as fibras de Purkinje.

(Figura 13.6). Consiste em uma única camada de células mesoteliais e tecidos conjuntivo e adiposo subjacentes. Os vasos sanguíneos e os nervos que suprem o coração situam-se no epicárdio e são circundados por tecido adiposo, que acolchoa o coração na cavidade pericárdica. O epicárdio reflete-se de volta na parede dos grandes vasos que entram do coração e saem dele como camada parietal do pericárdio seroso, que reveste a superfície interna do pericárdio que circunda o coração e as raízes dos grandes vasos. Por conseguinte, existe um espaço virtual contendo uma quantidade mínima (15 a 50 mℓ) de líquido seroso (pericárdico) entre as camadas visceral e parietal do pericárdio seroso. Esse espaço é conhecido como cavidade pericárdica, a qual é revestida por células mesoteliais (ver Figura 13.6)

- O **tamponamento cardíaco** é uma condição na qual o excesso de líquido (sangue ou derrame pericárdico) acumula-se rapidamente na cavidade pericárdica. É comumente causado por lesões torácicas tanto contusas quanto penetrantes e por ruptura miocárdica ou pericardite (inflamação do pericárdio). Essa condição é potencialmente fatal porque o líquido que se acumula pode comprimir o coração e impedir o enchimento adequado das câmaras cardíacas com sangue. O alívio da pressão costuma ser obtido com **pericardiocentese** (procedimento para drenar o líquido da cavidade pericárdica)
- O miocárdio, que consiste em músculo cardíaco, é o principal componente do coração. A estrutura histológica e a função detalhada do músculo cardíaco são discutidas no Capítulo 11, *Tecido Muscular*. O miocárdio dos átrios é substancialmente mais fino que o dos ventrículos. Os átrios recebem sangue das grandes veias e o liberam nos ventrículos adjacentes, um processo que requer uma pressão relativamente baixa. O miocárdio dos ventrículos é substancialmente mais espesso, devido à maior pressão necessária para bombear o sangue através das circulações pulmonar e sistêmica (Figura 13.7)

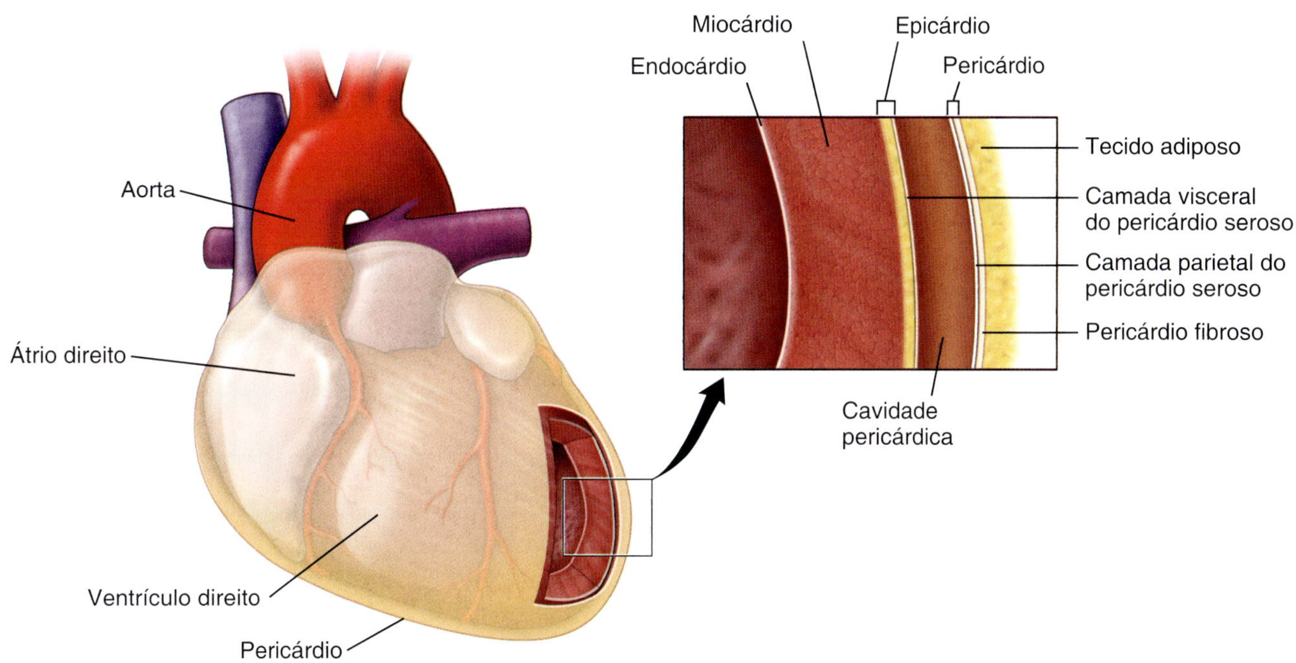

Figura 13.6 Camadas do coração e do pericárdio. Este diagrama esquemático mostra a relação anatômica entre as camadas do coração. No mediastino médio, o coração e as raízes dos grandes vasos são circundados pelo pericárdio, frequentemente recoberto por quantidades altamente variáveis de tecido adiposo. O pericárdio apresenta duas camadas: uma camada fibrosa externa resistente, denominada *pericárdio fibroso*, e uma camada parietal de pericárdio seroso, que reveste a sua superfície interna. A camada parietal do pericárdio seroso reflete-se de volta na parede dos grandes vasos que entram e deixam o coração, na forma da camada visceral do pericárdio seroso ou epicárdio. O epicárdio reveste a superfície externa do coração. A cavidade pericárdica é um espaço entre as camadas visceral e parietal do pericárdio seroso e é revestida por células mesoteliais. Sob o epicárdio, está localizado o miocárdio, que consiste em músculo cardíaco. Observe a pequena quantidade de tecido adiposo no epicárdio, que contém as artérias coronárias e as veias cardíacas. A camada interna do miocárdio é denominada *endocárdio*, que é revestida pelo mesotélio com uma fina camada subjacente de tecido conjuntivo.

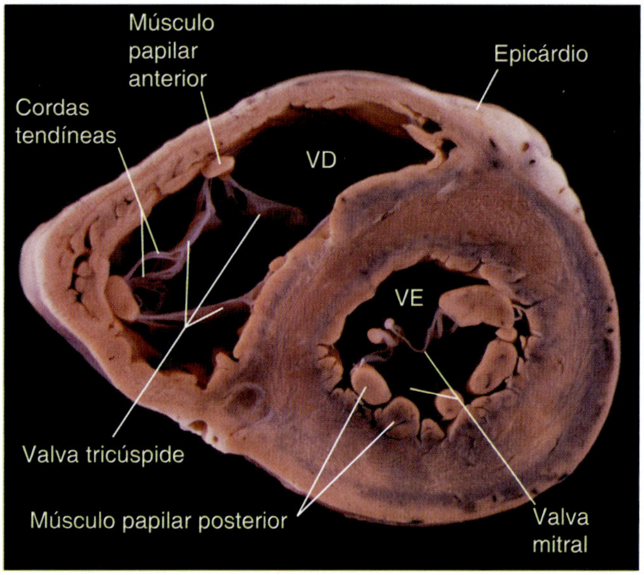

Figura 13.7 Corte horizontal através dos ventrículos do coração. Esta fotografia mostra um corte transversal do coração humano na altura dos ventrículos. As válvulas da valva tricúspide no ventrículo direito e da valva mitral no ventrículo esquerdo com suas fixações às cordas tendíneas são visíveis, assim como os cortes transversais dos músculos papilares em ambos os ventrículos. Observe a diferença na espessura entre a parede dos ventrículos direito e esquerdo. O tecido adiposo do epicárdio contém ramos das artérias coronárias e tributárias das veias cardíacas. VD, ventrículo direito; VE, ventrículo esquerdo. (Cortesia do Dr. William D. Edwards.)

- O endocárdio consiste em uma camada interna de endotélio e de tecido conjuntivo subendotelial, uma camada média de tecido conjuntivo e células musculares lisas e uma camada mais profunda de tecido conjuntivo, também denominada camada subendocárdica. Esta última é contínua com o tecido conjuntivo do miocárdio. O sistema de condução do coração está localizado na camada subendocárdica do endocárdio (ver adiante a seção "Regulação intrínseca da frequência cardíaca").

O septo interventricular é a parede entre os ventrículos direito e esquerdo. Ele contém músculo cardíaco em toda a sua extensão, mas não na porção membranácea. O endocárdio reveste cada superfície do septo interventricular. O septo interatrial é muito mais fino que o septo interventricular. Exceto em determinadas áreas localizadas que contêm tecido fibroso, ele apresenta uma camada central de músculo cardíaco e um revestimento de endocárdio voltado para cada câmara.

Valvas cardíacas

As valvas cardíacas são compostas por três camadas diferentes de tecido conjuntivo com endocárdio suprajacente.

As valvas cardíacas fixam-se ao arcabouço complexo de tecido conjuntivo denso não modelado que forma os anéis fibrosos do coração e circunda os óstios que contêm as valvas (Figura 13.8). Cada valva é composta por três camadas distintas: fibrosa, esponjosa e ventricular (na superfície ventricular das valvas semilunares pulmonar e da aorta) ou atrial (na superfície atrial das valvas atrioventriculares mitral e tricúspide):

- A camada fibrosa está localizada na superfície ventricular das valvas atrioventriculares e na superfície arterial (de face para a aorta ou o tronco da artéria pulmonar) das valvas semilunares. Esta camada é oriunda do denso tecido conjuntivo não modelado dos anéis esqueléticos do coração; é constituída principalmente por fibras colágenas do tipo I (74%) e do tipo III (24%) densamente acondicionadas

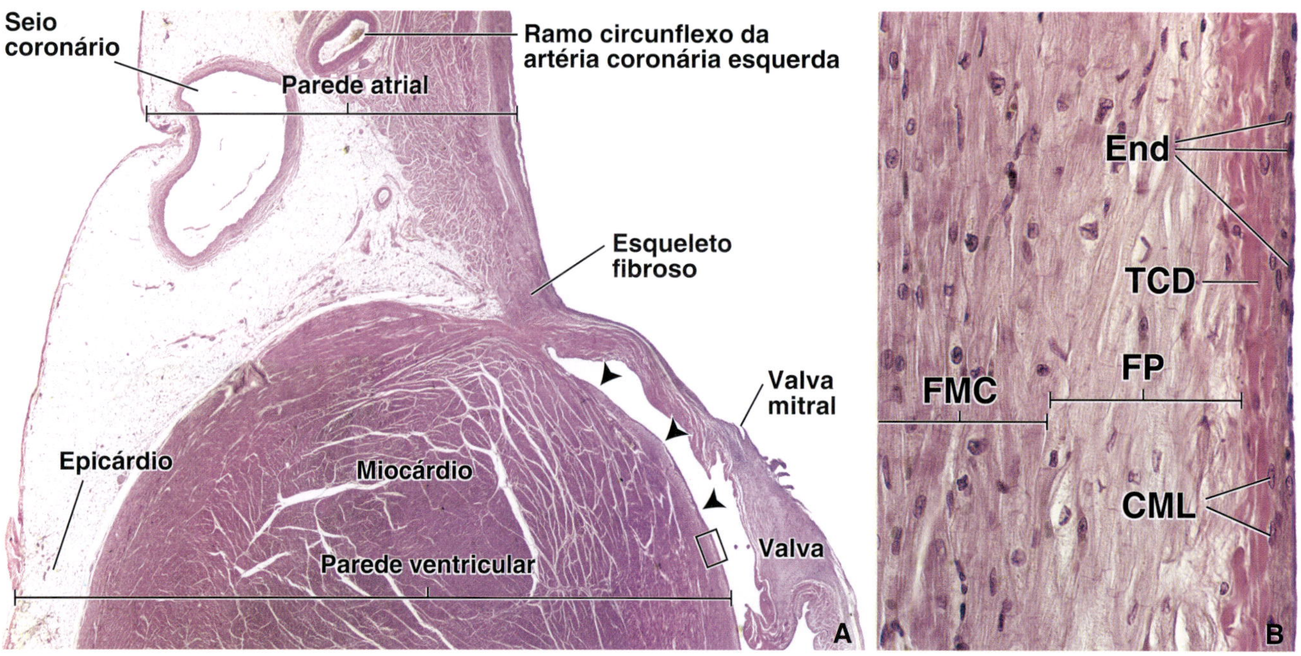

Figura 13.8 Fotomicrografia das paredes do átrio esquerdo e ventrículo esquerdo. A. Esta fotomicrografia mostra um corte sagital da parede posterior do átrio esquerdo e do ventrículo esquerdo. A linha de corte atravessa o sulco coronário (*AV*) que contém o seio coronário e o ramo circunflexo da artéria coronária esquerda. Observe que o corte foi realizado através do anel AV fibroso da valva mitral, que fornece o local de fixação para o músculo do átrio esquerdo e do ventrículo esquerdo e para as válvulas da valva mitral. A parede ventricular consiste em três camadas: (1) endocárdio (*pontas de seta*), (2) miocárdio e (3) epicárdio. Os vasos sanguíneos bem visíveis localizam-se no epicárdio e são circundados por tecido adiposo. As camadas da valva mitral são mostradas em maior aumento na Figura 13.9B. 35×. **B.** Este grande aumento da área indicada pelo *retângulo* mostra as características da superfície interna do coração. Observe que o endocárdio consiste em uma camada interna pavimentosa de endotélio (*End*), uma camada média de tecido conjuntivo denso (*TCD*) subendotelial contendo células musculares lisas (*CML*) e uma camada subendocárdica mais profunda contendo fibras de Purkinje (*FP*). O miocárdio contém fibras musculares cardíacas (*FMC*) e é visto *à esquerda*. 120×.

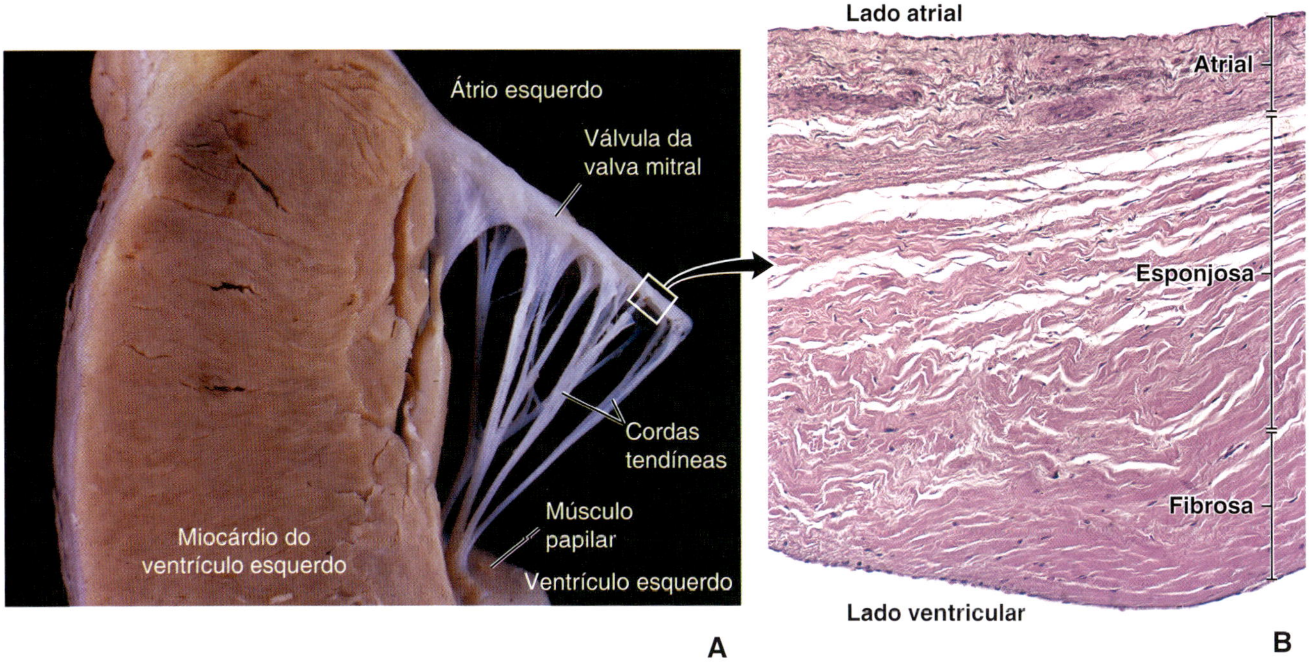

Figura 13.9 Valva mitral no coração humano. A. Esta fotografia mostra um corte sagital da parede posterior do ventrículo esquerdo e da válvula posterior da valva mitral. As cordas tendíneas estendem-se do músculo papilar até o lado ventricular da válvula da valva mitral. Observe a espessura do miocárdio no ventrículo esquerdo. A superfície interna brilhante do coração corresponde ao endocárdio; a superfície externa do miocárdio é coberta pelo epicárdio. 2×. (Cortesia do Dr. William D. Edwards.) **B.** Fotomicrografia de uma valva mitral. Esta fotomicrografia mostra um corte realizado através de uma das duas válvulas da valva mitral. Ambos os lados das válvulas são recobertos por endotélio. Observe que a valva exibe uma arquitetura em camadas. Começando no lado atrial (*na parte superior da imagem*), a primeira camada subjacente ao endotélio é atrial e constituída por fibras elásticas e colágenas densamente acondicionadas. A segunda (média) camada é a esponjosa, que constitui o cerne da valva e contém fibras colágenas frouxamente dispostas e integradas à substância amorfa rica em proteoglicanos e glicosaminoglicanos. Essa camada se torna cada vez mais fina à medida que se aproxima da inserção da valva mitral ao anel fibroso e se torna mais proeminente em direção à margem livre da válvula. A terceira camada, a fibrosa, é formada por tecido conjuntivo denso contendo camadas de lamelas elásticas e fibras colágenas. Nesta ampliação, é difícil identificar os núcleos das células intersticiais valvulares que se assemelham a fibroblastos. 125×.

e fibras elásticas que são dispostas em paralelo à margem livre da válvula. Na superfície ventricular/arterial, a camada fibrosa é recoberta por uma camada de células endoteliais. A camada fibrosa confere resistência à distensão às válvulas da valva. Nas valvas atrioventriculares, a camada fibrosa se continua com as cordas tendíneas, que são estruturas filamentosas e fibrosas que também estão recobertas por endotélio (Figura 13.9). Nos locais de inserção das cordas tendíneas a camada fibrosa se transforma de uma camada achatada em uma estrutura cilíndrica e isso possibilita a transição gradual de forças entre as cordas tendíneas e a válvula sem deformação desta. As cordas tendíneas se estendem a partir das superfícies ventriculares das valvas mitral e tricúspide para projeções musculares da parede dos ventrículos, que são denominadas músculos papilares

- A camada esponjosa é a camada média da válvula da valva; é composta por fibras elásticas e colágenas frouxamente arranjadas e infiltradas por grandes quantidades de substância amorfa contendo proteoglicanos e glicosaminoglicanos. A camada esponjosa atua como amortecedor de impacto de modo a atenuar as vibrações associadas ao fechamento da valva. Também confere flexibilidade e plasticidade às válvulas das valvas. A camada esponjosa é fina na base da válvula, mas se torna mais proeminente em direção à margem livre da válvula, onde contribui para a aposição correta das válvulas durante o fechamento da valva e impede extravasamento de sangue (regurgitação)
- A camada ventricular/atrial é imediatamente adjacente à superfície ventricular ou atrial de cada valva e é recoberta por endotélio. Trata-se de uma camada de tecido conjuntivo denso com fibras colágenas bem organizadas contendo um grande número de lamelas elásticas e fibras elásticas. A camada atrial/ventricular viabiliza o movimento valvar ao possibilitar a extensão e a retração das válvulas da valva durante o ciclo de contração cardíaca. Nas valvas atrioventriculares, essa camada também contém células musculares cardíacas derivadas dos átrios (não dos ventrículos) e pequenos fascículos de células musculares lisas que modelam a rigidez e a deformação das válvulas durante o fechamento da valva.

Embora as valvas cardíacas compartilhem um padrão estrutural básico e tenham necessidades funcionais, cada valva é estruturalmente diferente e evidências recentes sugerem que variações moleculares mantêm as características estruturais e biomecânicas das valvas individuais.

As válvulas das valvas são avasculares e contêm células intersticiais valvulares singulares que conservam a estrutura interna da valva por toda a vida.

As válvulas das valvas são normalmente avasculares. Pequenos vasos sanguíneos e linfáticos, nervos e músculo liso podem ser encontrados apenas na base das valvas mitral e tricúspide. As superfícies da valva são expostas ao sangue, e as válvulas são finas o suficiente para possibilitar a difusão de nutrientes e de oxigênio a partir do sangue.

As válvulas das valvas são preenchidas por células intersticiais valvulares que têm características singulares e conservam a homeostase da valva por toda a vida. Essas células se originam de células endoteliais endocárdicas; contudo, no exame microscópico, elas se assemelham a fibroblastos. As células intersticiais valvulares são positivas para vimentina e condromodulina 1, que inibem a formação de vasos sanguíneos. Em condições normais, elas mantêm níveis basais de expressão gênica da matriz extracelular necessária para reparo e síntese das fibras do tecido conjuntivo e das proteínas da matriz extracelular. Todavia, em condições ativadas (p. ex., durante o desenvolvimento da valva ou em valvopatias cardíacas), as células intersticiais valvulares se transformam em células semelhantes a miofibroblastos ativadas que expressam genes codificadores de proteínas necessárias para a síntese de colágenos, elastina, alfa-actina de músculo liso, proteoglicanos, metaloproteinases da matriz e citocinas inflamatórias que remodelam rapidamente a matriz extracelular da valva.

Várias doenças afetam as valvas cardíacas, causando a sua degeneração e resultando em mau funcionamento do coração, devido a insuficiência ou estenose dos óstios das valvas. Essas condições, conhecidas coletivamente como **valvopatias cardíacas**, incluem doença mixomatosa da valva mitral, cardiopatia reumática, endocardite vegetativa, estenose calcificada degenerativa da valva da aorta e calcificação anular da valva mitral. No nível celular, as valvopatias cardíacas são caracterizadas por ativação das **células intersticiais valvulares**, além de aumento da expressão de genes codificadores de enzimas remodeladoras e proteínas da matriz extracelular. As alterações histopatológicas das valvas podem ser divididas em três categorias, de acordo com o tipo de lesão valvular. A primeira categoria inclui **degeneração da matriz extracelular** por acúmulo de proteoglicanos patológicos, degradação de colágeno e fragmentação das fibras elásticas. Essas alterações são características de **valvopatia mitral mixomatosa** e resultam em uma valva "flácida" que tende a prolapso e degeneração. A segunda categoria inclui **fibrose**, que se caracteriza por acúmulo de colágeno, degradação de proteoglicanos e fragmentação das fibras elásticas. Essas alterações ocorrem na **cardiopatia reumática** e resultam em uma valva espessa, rígida e inflexível que tende a estenose e redução do movimento. A fibrose é iniciada por inflamação das valvas (**valvulite**) que ocorre durante a infecção bacteriana que desencadeia febre reumática. A inflamação induz angiogênese na valva e vascularização nas camadas normalmente avasculares da valva. Essas alterações acometem mais comumente a valva mitral (65 a 70%) e a valva da aorta (20 a 25%). A inflamação pode levar à substituição progressiva do tecido elástico por massas irregulares de fibras colágenas, causando espessamento da valva. A terceira categoria inclui **calcificação nodular**, que começa nas células intersticiais das valvas. Essas alterações ocorrem na **estenose calcificada degenerativa da valva da aorta**, que se caracteriza por espessamento das válvulas da valva e formação de nódulos de cálcio. A calcificação valvular também é um achado tardio comum na doença renal crônica e nos idosos.

Regulação intrínseca da frequência cardíaca

A contração do coração é sincronizada por células de condução cardíaca especializada.

O músculo cardíaco contrai de maneira rítmica sem estímulo direto do sistema nervoso. Para que o coração seja uma bomba efetiva, é necessário que os átrios e os ventrículos contraiam de maneira rítmica e coordenada. A atividade elétrica (impulsos) que resulta nas contrações rítmicas do coração é iniciada e propagada pelo sistema de condução do coração. A velocidade de despolarização do músculo cardíaco varia em diferentes partes do sistema de condução; a mais rápida é encontrada nos átrios, e a mais lenta, nos ventrículos. O ciclo de contração do coração é iniciado nos átrios, forçando o sangue para dentro dos ventrículos. Uma onda de contração nos ventrículos começa então no ápice do coração, forçando o sangue do coração para dentro da aorta e da artéria pulmonar.

O sistema de condução do coração consiste em dois nós – o nó sinoatrial e o nó atrioventricular – e uma série de fibras ou feixes de condução. Os impulsos elétricos são gerados no nó sinoatrial (SA), um grupo de células musculares cardíacas nodais especializadas que estão localizadas próximo da junção da veia cava superior com o átrio direito (ver Figura 13.5). Como o nó SA tem a velocidade de despolarização mais rápida, é designado marca-passo dominante do coração. A frequência de marca-passo do nó SA é de cerca de 60 a 100 bpm. O nó SA inicia um impulso que se propaga pelas fibras musculares cardíacas dos átrios e ao longo dos tratos internodais compostos de fibras musculares cardíacas modificadas. Em seguida, o impulso é captado no nó atrioventricular (AV) e transportado através do esqueleto fibroso até os ventrículos pelo fascículo AV (feixe de His). O fascículo AV divide-se nos ramos direito e esquerdo menores e, em seguida, nos ramos subendoteliais, comumente denominados fibras de Purkinje. Os componentes do sistema de condução transportam os impulsos aproximadamente quatro vezes mais rápido que as fibras musculares cardíacas e constituem os únicos elementos capazes de transportar impulsos através do esqueleto fibroso.

Se o nó SA deixar de funcionar (p. ex., devido a suprimento sanguíneo insuficiente), a área com a velocidade intrínseca mais rápida de despolarização irá então assumir a função. Nessa situação, o nó AV irá impulsionar as contrações cardíacas em uma velocidade de cerca de 50 bpm. No **bloqueio atrioventricular (BAV) completo**, no qual a condução dos impulsos elétricos para os ventrículos é interrompida, os ventrículos contraem segundo sua própria frequência, de cerca de 30 a 40 bpm, impulsionados pela despolarização das fibras de Purkinje. Tais fibras são as que apresentam a menor velocidade de despolarização intrínseca de todo o sistema de condução. A propagação dos impulsos elétricos através do miocárdio pode ser monitorada e registrada por um **eletrocardiograma (ECG)**. O ECG é obtido pela colocação de eletrodos em diferentes pontos da pele, em distâncias específicas a partir do coração. Os eletrodos registram a atividade elétrica do coração pela medida das diferenças de voltagem entre os diversos pontos. A propagação coordenada da atividade elétrica através do coração é responsável pelo formato das ondas do ECG, cuja análise cuidadosa pode fornecer informações sobre a frequência cardíaca, o ritmo cardíaco e os tempos de condução através de várias partes do coração, os efeitos da concentração eletrolítica, os efeitos de medicamentos cardíacos e a localização de lesões isquêmicas no coração.

As células nos nós SA e AV consistem em fibras musculares cardíacas modificadas, menores que as células musculares cardíacas atriais circundantes. Elas contêm menos miofibrilas e não contêm discos intercalares típicos. O fascículo AV, os ramos e as fibras de Purkinje também são compostos por células musculares cardíacas modificadas, mas são maiores que as células musculares ventriculares circundantes (Figura 13.10 e Prancha 13.1). Estudos eletrofisiológicos das células no nó SA revelam a existência de dois grupos funcionais diferentes de células, que incluem as células marca-passo com função estimuladora espontânea intrínseca e células transicionais, que são responsáveis pela propagação de impulsos para o átrio direito. As células marca-passo formam aglomerados alongados na parte média do nó SA.

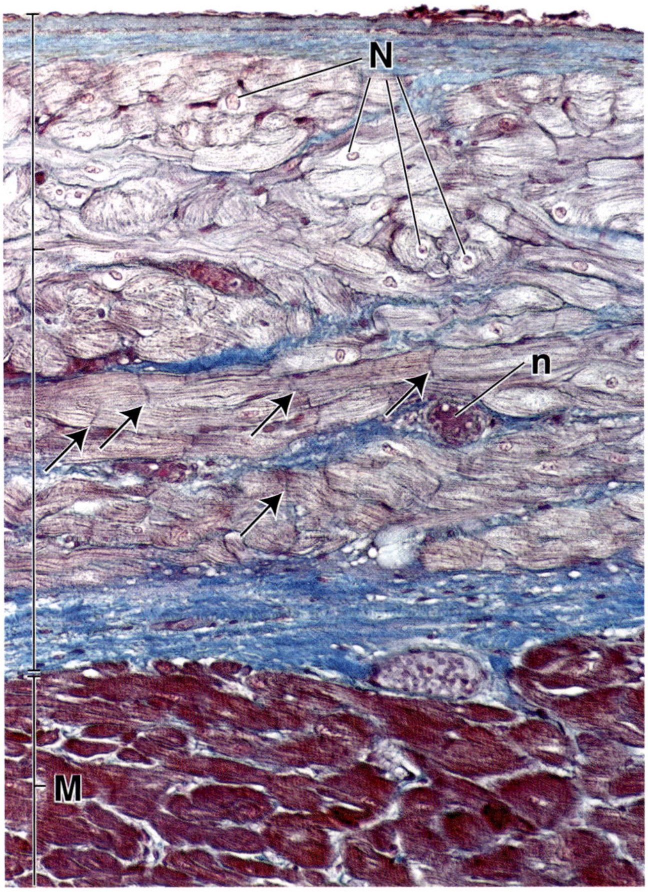

Figura 13.10 Fotomicrografia da parede ventricular contendo o sistema de condução. Esta fotomicrografia mostra um corte da parede ventricular de um coração humano corado com Mallory-Azan. Os *dois terços superiores* da micrografia são ocupados pelo endocárdio (*E*), que contém uma camada espessa de fibras de Purkinje. A superfície luminal livre do ventrículo (*parte superior*) é coberta por endotélio e por uma camada de tecido conjuntivo subendotelial (corado em *azul*). A camada profunda do endocárdio contém as fibras de Purkinje. Observe os discos intercalares nas fibras (*setas*). As fibras de Purkinje contêm muito glicogênio, aparecem como regiões homogêneas de coloração pálida, que ocupam a parte central da célula circundada pelas miofibrilas. Os núcleos (*N*) são esféricos e maiores que os núcleos das células musculares cardíacas no miocárdio (*M*). Com frequência, são circundados pelo citoplasma de coloração mais clara, que representa a região justanuclear da célula. Em razão do tamanho considerável das células de Purkinje, os núcleos frequentemente não estão incluídos no corte. Entre as fibras de Purkinje há nervos (*n*) que pertencem ao sistema nervoso autônomo. 320×.

A disfunção das células do nó SA, conhecida como **síndrome do nó sinoatrial**, ocorre primariamente em idosos e é a indicação mais frequente de implantação de marca-passo em todo o planeta. Resulta da degeneração relacionada com o envelhecimento das células do nó sinoatrial com consequente comprometimento da capacidade de gerar e transmitir impulsos para a musculatura atrial. A síndrome do nó SA caracteriza-se por distúrbios anormais e irregulares do ritmo cardíaco (arritmia), que incluem frequência cardíaca anormal lenta (**bradiarritmia**) que alterna com frequência cardíaca anormal rápida (**taquiarritmia**). A disfunção das células marca-passo se manifesta por pausa ou parada sinusal de 3 segundos ou mais sem geração de impulsos. A disfunção das células transicionais resulta em bloqueio sinoatrial, durante o qual as células não conseguem transmitir os impulsos gerados para a musculatura atrial. As manifestações da síndrome do nó SA incluem **palpitações** (batimento cardíaco irregular) e hipoperfusão tecidual resultando em **fadiga, pré-síncope** (sensação de desmaio, fraqueza muscular, borramento visual) e **síncope**. Estudos genéticos recentes de pacientes com essa síndrome identificaram várias mutações gênicas associadas às suas formas congênitas e familiares. O principal tratamento da síndrome do nó SA é a implantação de marca-passo eletrônico permanente.

As ramificações terminais do sistema de condução consistem em fibras de Purkinje.

As células de condução cardíaca que compõem o fascículo de His originam-se no nó AV, atravessam o esqueleto fibroso do coração, percorrem ambos os lados do septo interventricular (ver Figura 13.5) e terminam como fibras de Purkinje no miocárdio dos ventrículos. As células que formam as fibras de Purkinje são maiores que as células musculares ventriculares. Suas miofibrilas estão localizadas na periferia da célula. Os núcleos são esféricos e maiores que os núcleos das células musculares cardíacas no miocárdio. Em virtude do tamanho considerável das células, os núcleos frequentemente não são incluídos no corte. Existem discos intercalares nas fibras de Purkinje; no entanto, a sua estrutura é variável, e o seu número depende de sua localização. São positivas quando coradas com ácido periódico de Schiff (PAS), em virtude da abundância de glicogênio que elas contêm. Com a hematoxilina e eosina (H-E) e a maioria dos outros corantes, a porção central da célula rica em glicogênio aparece homogênea e de coloração pálida (ver Figura 13.10). Devido ao glicogênio armazenado, as células das fibras de Purkinje são mais resistentes à hipoxia que as células musculares ventriculares.

Regulação sistêmica da função cardíaca

Conforme assinalado anteriormente, o coração contrai independentemente de qualquer estimulação nervosa. Esse ritmo natural do coração pode ser alterado por impulsos nervosos provenientes das divisões tanto simpática quanto parassimpática do sistema nervoso autônomo. Os nervos autônomos, embora não iniciem a contração do músculo cardíaco, regulam a frequência cardíaca (um efeito cronotrópico), de acordo com as necessidades imediatas do corpo.

A estimulação dos nervos parassimpáticos diminui a frequência cardíaca.

A irrigação parassimpática para o coração origina-se no nervo vago (nervo craniano X). As fibras parassimpáticas pré-sinápticas fazem sinapse com os neurônios pós-sinápticos no coração. Suas fibras pós-sinápticas curtas não só terminam principalmente nos nós SA e AV, mas também se estendem até as artérias coronárias que suprem o coração. A liberação do neurotransmissor acetilcolina dos terminais dessas fibras diminui a frequência cardíaca em repouso para menos de 60 bpm (um efeito conhecido como **bradicardia**), reduz a força da contração cardíaca e contrai as artérias coronárias do coração.

A estimulação dos nervos simpáticos aumenta a frequência cardíaca.

As fibras simpáticas pré-sinápticas que suprem o coração originam-se nos cornos laterais no nível dos segmentos T1 a T6 da medula espinal. Conduzem sinais elétricos para os corpos celulares dos neurônios pós-sinápticos localizados nos gânglios paravertebrais cervicais e torácicos dos troncos simpáticos (ver Figura 12.27, no Capítulo 12, *Tecido Nervoso*). As fibras pós-sinápticas terminam nos nós SA e AV, estendem-se até o miocárdio e também atravessam o epicárdio para alcançar as artérias coronárias. As fibras autônomas secretam norepinefrina, que regula a velocidade dos impulsos emanados do nó SA. O componente simpático provoca aumento da frequência de contração (um efeito conhecido como **taquicardia**) e também aumenta a força da contração muscular. A estimulação simpática produz dilatação das artérias coronárias por inibição de sua constrição.

A frequência cardíaca e a força de contração podem ser reguladas por hormônios circulantes e outras substâncias.

Mudanças na força e na frequência das contrações musculares cardíacas são reguladas por hormônios secretados pela medula da glândula suprarrenal. Esses hormônios incluem a epinefrina e a norepinefrina, que alcançam as células musculares cardíacas por meio da circulação coronária. A ativação dos receptores adrenérgicos (principalmente do tipo β_1) pela epinefrina e, de modo menos eficiente, pela norepinefrina aumenta a força de contração (um **efeito inotrópico positivo**) e a frequência cardíaca (um **efeito cronotrópico positivo**). Outras substâncias que exercem efeitos inotrópicos e cronotrópicos positivos sobre o coração incluem o Ca^{2+}, hormônios tireoidianos, cafeína, teofilina e o glicosídio cardíaco digoxina. Todas essas substâncias aumentam os níveis intracelulares de Ca^{2+} nas células musculares cardíacas. As substâncias que exercem **ações inotrópicas e cronotrópicas negativas** sobre o músculo cardíaco incluem antagonistas dos receptores adrenérgicos, como o propranolol ou os bloqueadores dos canais de Ca^{2+}. Essas substâncias diminuem a frequência cardíaca e a força da contração muscular cardíaca.

O sistema nervoso central monitora a pressão arterial e a função cardíaca por meio de receptores especializados, que estão localizados no sistema cardiovascular.

A atividade do sistema cardiovascular é monitorada por centros especializados no sistema nervoso central (SNC). Receptores de nervos sensitivos especializados, que suprem a informação aferente acerca da pressão arterial, estão localizados nas paredes dos grandes vasos sanguíneos, próximo ao coração e no próprio coração. As informações recebidas de todos os tipos de receptores cardiovasculares iniciam os reflexos fisiológicos apropriados. Os receptores funcionam da seguinte maneira:

- Os barorreceptores (receptores de alta pressão) detectam a pressão arterial. Esses receptores estão localizados no seio carotídeo e no arco da aorta
- Os receptores de volume (receptores de baixa pressão) localizados nas paredes dos átrios e dos ventrículos percebem a pressão venosa central e fornecem ao SNC informações sobre a distensão cardíaca
- Os quimiorreceptores detectam alterações no oxigênio, na tensão de dióxido de carbono e no pH. Esses receptores encontram-se nos glomos carotídeos e para-aórticos localizados na bifurcação das artérias carótidas comuns e no arco da aorta, respectivamente.

Os glomos carotídeos consistem em cordões e grupos irregulares de células epitelioides, as quais estão associadas a um rico suprimento de fibras nervosas. Os elementos neurais são tanto aferentes quanto eferentes. A estrutura dos glomos para-aórticos é essencialmente semelhante àquela dos glomos carotídeos. Ambos os receptores atuam nos reflexos neurais que ajustam o débito cardíaco e a frequência respiratória.

CARACTERÍSTICAS GERAIS DAS ARTÉRIAS E VEIAS

Camadas da parede vascular

As paredes das artérias e das veias são compostas por três camadas, denominadas *túnicas*.

As três camadas da parede vascular, do lúmen para fora (Figura 13.11 e Prancha 13.2) são as seguintes:

- A túnica íntima, a camada mais interna do vaso, consiste em três componentes: (1) uma única camada de células epiteliais pavimentosas, o endotélio; (2) a lâmina basal das células endoteliais (uma fina camada extracelular, composta principalmente de colágeno, proteoglicanos e glicoproteínas); e (3) a camada subendotelial, que consiste em tecido conjuntivo frouxo. Algumas células musculares lisas são encontradas dispersas no tecido conjuntivo frouxo. A camada subendotelial da túnica íntima das artérias e das arteríolas contém uma camada semelhante a um folheto ou lamela fenestrada de material elástico, denominada lâmina elástica interna. As fenestrações possibilitam a difusão fácil de substâncias através da camada, que assim alcançam as células localizadas mais profundamente na parede do vaso

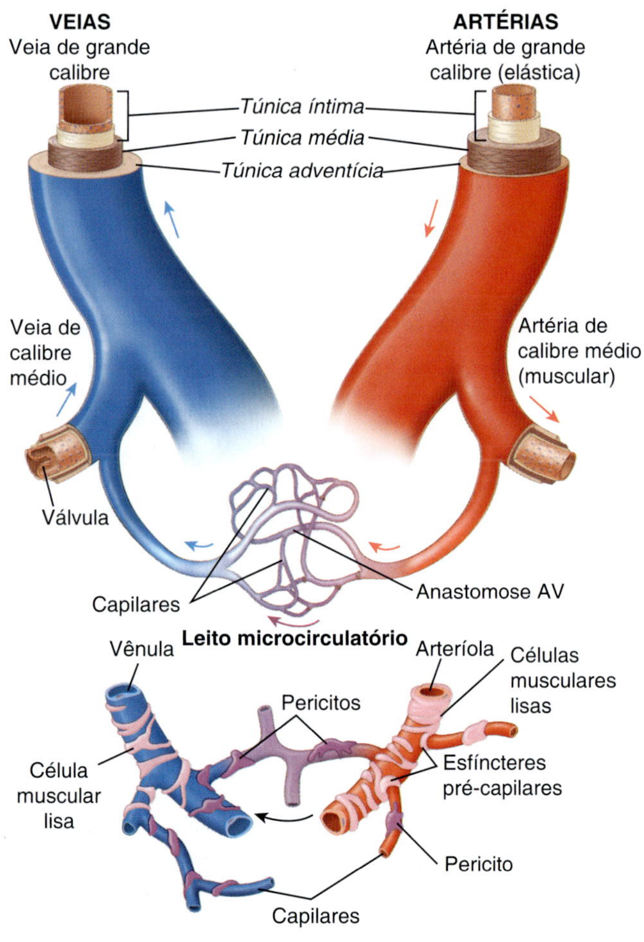

Figura 13.11 Diagrama esquemático das principais características estruturais dos vasos sanguíneos. As camadas ou túnicas das paredes dos vasos sanguíneos estão marcadas nos *dois painéis superiores*. A disposição do leito microcirculatório em determinadas partes do corpo é mostrada no *painel inferior*. Observe a localização dos pericitos e sua relação com a lâmina basal. Além disso, uma anastomose arteriovenosa (*AV*) é mostrada no leito da microcirculação.

- A túnica média consiste principalmente em camadas de células musculares lisas vasculares dispostas circunferencialmente. Nas artérias, essa camada é relativamente espessa e estende-se da lâmina elástica interna até a lâmina elástica externa. A lâmina elástica externa é uma camada de fibras e lamelas elásticas, que separa a túnica média da túnica adventícia. Quantidades variáveis de fibras elásticas, fibras reticulares e proteoglicanos estão interpostas às células musculares lisas da túnica média. Os folhetos ou lamelas elásticas são fenestrados e estão dispostos em camadas concêntricas circulares. Todos os componentes extracelulares da túnica média são produzidos pelas células musculares lisas vasculares
- A túnica adventícia, ou camada mais externa de tecido conjuntivo, é composta principalmente de fibras colágenas e de algumas fibras elásticas dispostas longitudinalmente. Esses elementos de tecido conjuntivo fundem-se gradualmente com o tecido conjuntivo frouxo que circunda os vasos. A túnica adventícia varia de relativamente fina, na maior parte do sistema arterial, até bem espessa nas vênulas e nas veias, onde constitui o principal componente da parede do vaso. Além disso, a túnica adventícia das grandes artérias e veias contém um sistema de vasos, denominado vasos dos vasos (*vasa vasorum*), que supre de sangue as próprias paredes vasculares, bem como uma rede de nervos autônomos, denominados nervos dos vasos (vasculares), que controla a contração do músculo liso nas paredes dos vasos.

Histologicamente, os vários tipos de artérias e de veias são distinguidos uns dos outros pela espessura da parede e por diferenças na composição das camadas. O Quadro 13.1 fornece um resumo das características dos vários tipos de vasos sanguíneos.

Quadro 13.1 Características dos vasos sanguíneos.

Artérias				
Vaso	**Diâmetro**	**Túnica íntima (camada interna)**	**Túnica média (camada média)**	**Túnica adventícia (camada externa)**
Artéria de grande calibre (artéria elástica)	> 10 mm	Endotélio Tecido conjuntivo Músculo liso	Músculo liso Lamelas elásticas	Mais fina que a túnica média Tecido conjuntivo Fibras elásticas
Artéria de calibre médio (artéria muscular)	2 a 10 mm	Endotélio Tecido conjuntivo Músculo liso Lâmina elástica interna proeminente	Músculo liso Fibras colágenas Fibras elásticas em quantidade relativamente pequena	Mais fina que a túnica média Tecido conjuntivo Algumas fibras elásticas
Artéria de pequeno calibre	0,1 a 2 mm	Endotélio Tecido conjuntivo Músculo liso Lâmina elástica interna	Músculo liso (8 a 10 camadas de células) Fibras colágenas	Mais fina que a túnica média Tecido conjuntivo Algumas fibras elásticas
Arteríola	10 a 100 μm	Endotélio Tecido conjuntivo Músculo liso	Músculo liso (uma ou duas camadas de células)	Bainha fina e mal definida de tecido conjuntivo
Capilar	4 a 10 μm	Endotélio	Nenhuma	Nenhuma
Veias				
Vaso	**Diâmetro**	**Túnica íntima (camada interna)**	**Túnica média (camada média)**	**Túnica adventícia (camada externa)**
Vênula pós-capilar	10 a 50 μm	Endotélio Pericitos	Nenhuma	Nenhuma
Vênula muscular	50 a 100 μm	Endotélio	Músculo liso (uma ou duas camadas de células)	Mais espessa que a túnica média Tecido conjuntivo Algumas fibras elásticas
Veia de pequeno calibre	0,1 a 1 mm	Endotélio Tecido conjuntivo Músculo liso (duas ou três camadas)	Músculo liso (duas ou três camadas contínuas com a túnica íntima)	Mais espessa que a túnica média Tecido conjuntivo Algumas fibras elásticas
Veia de calibre médio	1 a 10 mm	Endotélio Tecido conjuntivo Músculo liso Lâmina elástica interna em alguns casos	Músculo liso Fibras colágenas	Mais espessa que a túnica média Tecido conjuntivo Algumas fibras elásticas
Veia de grande calibre	> 10 mm	Endotélio Tecido conjuntivo Músculo liso	Músculo liso (2 a 15 camadas) Fibras colágenas	Muito mais espessa que a túnica média Tecido conjuntivo Algumas fibras elásticas, músculo liso longitudinal Extensões do músculo cardíaco (bainhas miocárdicas) nas grandes veias nas proximidades do coração

Endotélio vascular

No corpo humano adulto, o sistema circulatório consiste em cerca de 96.600 km de vasos de diferentes tamanhos, que são revestidos por um tipo especial de epitélio simples pavimentoso, denominado endotélio. O endotélio é formado por uma camada contínua de células endoteliais poligonais, alongadas e achatadas, que estão alinhadas com seus eixos longos na direção do fluxo sanguíneo. Na superfície luminal, as células endoteliais expressam várias moléculas de adesão de superfície e receptores (*i. e.*, receptores de lipoproteína de baixa densidade [LDL], de insulina e de histamina). As células endoteliais desempenham importante papel na homeostasia do sangue. As propriedades funcionais dessas células mudam em resposta a diversos estímulos. Esse processo, conhecido como ativação endotelial, também é responsável pela patogenia de muitas doenças vasculares (p. ex., aterosclerose; Boxe 13.1). Os indutores da ativação endotelial incluem antígenos bacterianos e virais, citotoxinas, produtos do complemento, produtos lipídicos e hipoxia. As células endoteliais ativadas exibem novas moléculas de adesão de superfície e produzem diferentes classes de citocinas, linfocinas, fatores de crescimento e moléculas vasoconstritoras e vasodilatadoras, bem como moléculas que controlam a coagulação sanguínea.

Boxe 13.1

Correlação clínica | Aterosclerose

As **lesões ateroscleróticas** constituem a anormalidade adquirida mais comum dos vasos sanguíneos. Nos EUA, mais da metade das mortes anuais está relacionada com complicações de doença aterosclerótica, que inclui **doença da artéria coronária** (DAC) (ver Boxe 13.3), infarto agudo do miocárdio, acidente vascular encefálico e **doença arterial periférica**. As lesões desenvolvem-se principalmente na túnica íntima das artérias elásticas de grande calibre após lesão endotelial, resultando em **disfunção endotelial**. Os fatores que predispõem a lesões endoteliais incluem níveis elevados de LDL-colesterol, hiperlipidemia, hiperglicemia (no diabetes melito), hipertensão arterial, níveis aumentados de toxinas associados ao tabagismo e certas infecções virais e bacterianas causadas por citomegalovírus (CMV) ou *Chlamydia pneumoniae*, respectivamente. Alterações do endotélio também levam a aumento na expressão de moléculas de adesão de superfície (p. ex., ICAM-1), permeabilidade aumentada ao LDL-colesterol e maior adesão dos leucócitos (principalmente monócitos) ao endotélio. A lesão endotelial aumenta a produção de espécies reativas de oxigênio, como O_2^-, H_2O_2, OH^- e $ONOO^-$, as quais, por sua vez, oxidam a LDL na túnica íntima da artéria.

Em resposta a essa lesão, os **monócitos** da corrente sanguínea entram na túnica íntima e diferenciam-se entre macrófagos. Em seguida, os macrófagos fagocitam as LDL (lipoproteínas de baixa densidade) oxidadas, transformando-as lentamente em **células espumosas** à medida que seu citoplasma é preenchido por vesículas contendo lipídio – o que confere a essas células seu aspecto espumoso característico. As células espumosas e os linfócitos T infiltrados formam a lesão aterosclerótica inicial ou **estria gordurosa**. Nessa lesão inicial, as células musculares lisas vasculares da túnica média proliferam e migram para a estria gordurosa, em resposta ao fator de crescimento derivado das plaquetas (PDGF) produzido pelas células endoteliais. Nos estágios mais avançados, essa lesão cresce e é remodelada, transformando-se em uma **placa fibroadiposa**. Concomitantemente, as células musculares lisas migram da túnica média e sintetizam colágeno, formando uma cápsula protetora de tecido conjuntivo, que envolve o núcleo de lipídio em crescimento (Figura B.13.1.1). Uma camada

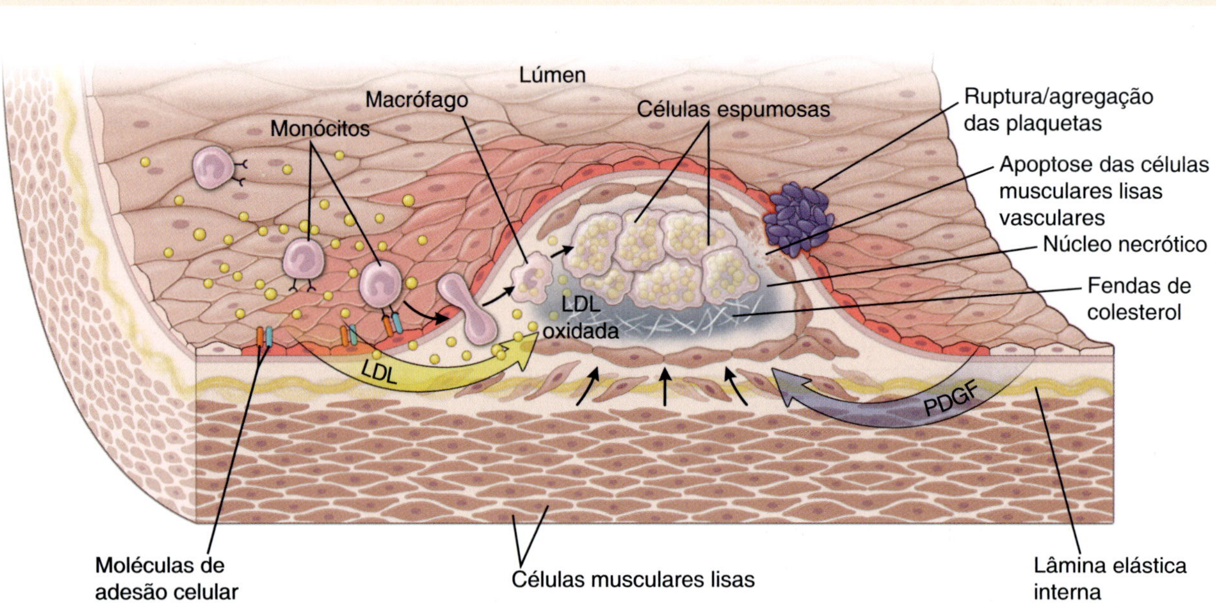

Figura B.13.1.1 Diagrama esquemático das interações celulares na formação de uma placa ateromatosa. As células endoteliais disfuncionais (*em vermelho*) aumentam a expressão de moléculas de adesão celular e também aumentam a permeabilidade a moléculas de lipoproteínas de baixa densidade (*LDL*)-colesterol (*seta amarela*). Os monócitos circulantes aderem ao endotélio lesionado e migram entre as células endoteliais até a túnica íntima, na qual se diferenciam em macrófagos. Os radicais livres produzidos pelas células endoteliais oxidam as *LDL*, que são subsequentemente fagocitadas por macrófagos. O fator de crescimento derivado das plaquetas (*PDGF*) e outros fatores de crescimento (*seta azul*), que são liberados das células endoteliais, estimulam a migração das células musculares lisas da túnica média para a túnica íntima. As células espumosas, derivadas de macrófagos (bem como de células musculares lisas vasculares) acumulam *LDL* no citoplasma, enquanto o colesterol é depositado na forma de cristais no núcleo necrótico. Na túnica íntima, as células musculares lisas produzem grande quantidade de matriz extracelular (proteoglicanos, colágeno), o que aumenta ainda mais a espessura da túnica íntima.

(*continua*)

Boxe 13.1

Correlação clínica | Aterosclerose (*continuação*)

espessa de tecido conjuntivo fibroso contendo células musculares lisas dispersas, macrófagos, células espumosas, linfócitos T, cristais de colesterol e resíduos celulares é conhecida como **placa ateromatosa**. A progressão da placa caracteriza-se por acúmulo de lipídios e aumento de atividade das enzimas de degradação da matriz, com acúmulo de tecido necrótico. A perda gradual das células musculares lisas vasculares por apoptose e a perda de integridade do endotélio levam à ruptura da placa, com subsequente adesão das plaquetas e coagulação (trombose). Nas lesões avançadas, a estase e a coagulação do sangue podem levar à oclusão do vaso. Outras alterações observadas nas lesões avançadas incluem adelgaçamento da túnica média, calcificação dos acúmulos de lipídios extracelulares e acúmulo de cristais de colesterol visíveis em cortes histológicos como espaços abertos semelhantes a agulhas, denominados *fendas de colesterol* (Figura B.13.1.2A, B). A progressão de lesões simples para complicadas pode ser observada em alguns indivíduos já na segunda década de vida e na maioria dos indivíduos por volta de 50 ou 60 anos.

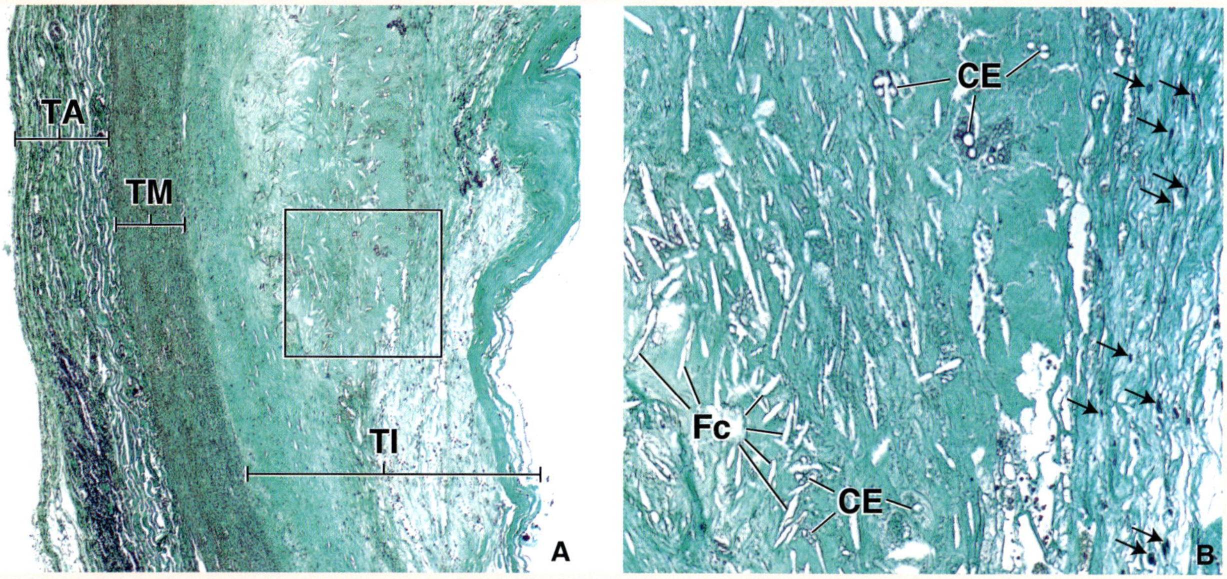

Figura B.13.1.2 Fotomicrografias de uma lesão ateromatosa. A. Esta amostra é proveniente de uma aorta humana corada pelo tricrômico de Masson. A lesão, denominada *placa fibrosa*, consiste em fibras de tecido conjuntivo, células musculares lisas, macrófagos contendo gorduras (células espumosas) e material necrótico. Ela ocupa o lugar da túnica íntima (*TI*), cuja espessura está acentuadamente expandida. TM, túnica média; TA, túnica adventícia. 40×. **B.** Ampliação da área no *retângulo* em **A.** *À direita*, parte do tecido conjuntivo fibroso da placa é evidente. As *setas* apontam para os núcleos das células musculares lisas que produziram as fibras colágenas da placa fibrosa. São também evidentes células espumosas (*CE*) e fendas de colesterol (*Fc*) características. Estas últimas são espaços ocupados previamente por cristais de colesterol, que foram dissolvidos durante a preparação da amostra. O restante da placa consiste em material necrótico e lipídios. 240×.

As células endoteliais contribuem para a integridade estrutural e funcional da parede vascular.

As células endoteliais são participantes ativas em uma variedade de interações do sangue com o tecido conjuntivo subjacente e são responsáveis por muitas propriedades dos vasos (Quadro 13.2). Essas propriedades incluem as seguintes:

- A manutenção de uma barreira de permeabilidade seletiva, que possibilita o movimento seletivo de moléculas pequenas e grandes do sangue para os tecidos e dos tecidos para o sangue. A barreira é mediada por complexos de adesão celular-célula endotelial, inclusive zônulas de oclusão, zônulas aderentes e vários outros tipos de moléculas de adesão que estão conectadas ao citoesqueleto de actina. Esse movimento através do endotélio está relacionado com o tamanho e a carga das moléculas. O endotélio é permeável a pequenas moléculas hidrofóbicas (lipossolúveis) (p. ex., oxigênio, dióxido de carbono) que atravessam facilmente a bicamada lipídica da membrana da célula endotelial (um processo denominado difusão simples). No entanto, a água e as moléculas hidrofílicas (hidrossolúveis) (p. ex., glicose, aminoácidos, eletrólitos) não podem se difundir através da membrana celular endotelial. Tais moléculas e solutos precisam ser transportados ativamente através da membrana plasmática e liberados no espaço extracelular (vias transcelulares) ou transportados através da zônula de oclusão entre duas células epiteliais (via paracelular; ver Capítulo 5, *Tecido Epitelial*). A via transcelular utiliza vesículas micropinocíticas e macropinocíticas (uma forma de endocitose independente de clatrina) para transportar o grande volume de material do sangue para dentro da célula. Além disso, algumas moléculas específicas (p. ex., LDL, colesterol, transferrina) são transportadas por endocitose mediada por receptor (um processo dependente de clatrina), que utiliza receptores de superfície específicos das células endoteliais. Em alguns vasos sanguíneos, moléculas maiores são transportadas através de fenestrações existentes nas células endoteliais e que podem ser vistas ao microscópio eletrônico de transmissão (MET)

Quadro 13.2 Resumo das propriedades e funções das células endoteliais.

Principais propriedades	Funções associadas	Moléculas ativas envolvidas
Manutenção da barreira de permeabilidade seletiva	Difusão simples Transporte ativo Pinocitose Endocitose mediada por receptor	Oxigênio, dióxido de carbono Glicose, aminoácidos, eletrólitos Água, pequenas moléculas, proteínas solúveis LDL, colesterol, transferrina, fatores de crescimento, anticorpos, complexos MHC
Manutenção da barreira não trombogênica	Secreção de anticoagulantes Secreção de agentes antitrombogênicos Secreção de agentes pró-trombogênicos	Trombomodulina Prostaciclina (PGI_2), ativador do plasminogênio tecidual (TPA), antitrombina III, heparina Tromboplastina tecidual, fator de von Willebrand, inibidor do ativador do plasminogênio
Modulação no fluxo sanguíneo e da resistência vascular	Secreção de vasoconstritores Secreção de vasodilatadores	Endotelina, enzima conversora de angiotensina (ECA) Fator de relaxamento derivado do endotélio (EDRF)/óxido nítrico (NO), prostaciclina
Regulação do crescimento celular	Secreção de fatores de estimulação do crescimento Secreção de fatores inibidores do crescimento	Fator de crescimento derivado de plaquetas (PDGF), fatores de estimulação de colônias hemocitopoéticas (GM-CSF, G-CSF, M-CSF) Heparina, fator transformador de crescimento beta (TGF-beta)
Regulação das respostas imunes	Regulação da migração dos leucócitos pela expressão de moléculas de adesão Regulação das funções imunes	Selectinas, integrinas, moléculas marcadoras de CD Moléculas de interleucina (IL-1, IL-6, IL-8), moléculas de MHC
Manutenção da matriz extracelular	Síntese da lâmina basal Síntese de glicocálice	Colágeno do tipo IV, laminina Proteoglicanos
Participação no metabolismo das lipoproteínas e do colesterol	Produção de radicais livres Oxidação das LDL	Espécies reativas de oxigênio (ROS), LDL, VLDL

CD, grupo de diferenciação (do inglês *cluster of differentiation*); G-CSF, fator de estimulação de colônias de granulócitos; GM-CSF, fator de estimulação de colônias de granulócitos-macrófagos; LDL, lipoproteína de baixa densidade; M-CSF, fator de estimulação de colônias de macrófagos; MHC, complexo principal de histocompatibilidade (do inglês *major histocompatibility complex*); VLDL, lipoproteína de densidade muito baixa. (Modificado de Cotran S, Kumar V, Collins T, et al., eds. *Robbins Pathologic Basis of Disease*. Saunders; 1999.)

- A manutenção de uma barreira não trombogênica entre as plaquetas sanguíneas e o tecido subendotelial resulta da produção de anticoagulantes (agentes que impedem a coagulação, como trombomodulina e outros) e substâncias antitrombogênicas (agentes que impedem ou que interferem na agregação plaquetária e na liberação de fatores que causam a formação de coágulos ou trombos, como prostaciclina [PGI_2] e ativador do plasminogênio tecidual). Além disso, a superfície da célula endotelial é rica em glicosaminoglicanos sulfatados semelhantes à heparina que se ligam a substâncias antitrombogênicas circulantes, ativando-as. O endotélio normal não possibilita a adesão de plaquetas ou a formação de trombos em sua superfície. No entanto, a lesão das células endoteliais faz com que elas liberem **agentes pró-trombogênicos** (*i. e.*, agentes que promovem a formação de trombos), como o fator de von Willebrand ou o inibidor do ativador de plasminogênio
- A modulação do fluxo sanguíneo e da resistência vascular é obtida pela secreção de vasoconstritores (endotelinas, enzima conversora de angiotensina [ECA], prostaglandina H_2, tromboxano A_2) e vasodilatadores (óxido nítrico [NO], prostaciclina). Esse assunto é discutido de modo mais detalhado na próxima seção
- A regulação e a modulação das respostas imunes são realizadas por meio do controle da interação dos linfócitos com a superfície endotelial, o que é obtido principalmente pela expressão de moléculas de adesão e seus receptores sobre a superfície livre endotelial, bem como pela secreção de três classes de interleucinas (IL-1, IL-6 e IL-8)
- A síntese hormonal e outras atividades metabólicas ocorrem durante a síntese e a secreção de vários fatores de crescimento – por exemplo, fatores de estimulação de colônias hemocitopoéticas (CSF, do inglês *colony-stimulating factors*), como o CSF de granulócitos-macrófagos (GM-CSF) o CSF de granulócitos (G-CSF) e o CSF de macrófagos (M-CSF); fator de crescimento do fibroblasto (FGF, do inglês *fibroblast growth factor*); e fator de crescimento derivado de plaquetas (PDGF). As células endoteliais também sintetizam inibidores do crescimento, como a heparina e o fator transformador do crescimento beta (TGF-beta). As células endoteliais funcionam na conversão da angiotensina I em angiotensina II no sistema de renina-angiotensina que controla a pressão arterial, bem como na ativação ou na conversão de diversos compostos transportados no sangue (norepinefrina, trombina, prostaglandinas, bradicinina e serotonina) em formas inativas
- A modificação das lipoproteínas ocorre por meio de oxidação. As lipoproteínas, principalmente as LDL com alto conteúdo de colesterol e as lipoproteínas de densidade muito baixa (VLDL), são oxidadas por radicais livres produzidos pelas células endoteliais. Por sua vez, as LDL modificadas sofrem rápida endocitose por macrófagos, resultando em **células espumosas** (ver Figura B.13.1.1). As células espumosas constituem um aspecto característico na formação das placas ateromatosas.

O endotélio dos vasos sanguíneos controla a contração e o relaxamento das células musculares lisas da túnica média, influenciando o fluxo sanguíneo e a pressão arterial locais.

O fator de relaxamento derivado do endotélio (EDRF, do inglês *endothelial-derived relaxing factor*) foi, historicamente, um dos primeiros compostos descobertos em células endoteliais que causavam relaxamento dos vasos sanguíneos. Durante anos, os pesquisadores tiveram dificuldade em caracterizar quimicamente o EDRF. Atualmente, sabe-se que a maior parte dos efeitos vasculares do EDRF pode ser atribuída ao óxido nítrico (NO) e seus compostos relacionados, que são liberados pelas células endoteliais nas artérias, nos capilares sanguíneos e até mesmo nos capilares linfáticos. Quimicamente, o NO é um gás com meia-vida fisiológica muito curta (segundos), o que explica a dificuldade de sua descoberta.

O estresse de cisalhamento produzido durante a interação do fluxo sanguíneo com as células endoteliais inicia o relaxamento dos vasos sanguíneos promovido pelo óxido nítrico (NO).

A vasodilatação (*i. e.*, o relaxamento das células musculares lisas vasculares) aumenta o diâmetro do lúmen dos vasos, diminuindo a resistência vascular e a pressão arterial sistêmica. O óxido nítrico (NO) derivado do endotélio é um dos vários reguladores de importância crítica da homeostasia cardiovascular. Regula o diâmetro dos vasos sanguíneos, inibe a adesão dos monócitos às células endoteliais disfuncionais e mantém um ambiente antiproliferativo e antiapoptótico na parede dos vasos.

O NO é um gás vasodilatador endógeno, sintetizado continuamente nas células endoteliais pela óxido nítrico sintase endotelial (eNOS, do inglês *endothelial nitric oxide synthase*). Essa enzima dependente de Ca^{2+} catalisa a oxidação da L-arginina e atua por meio da cascata de sinalização da proteína G. As células endoteliais estão constantemente sujeitas ao estresse de cisalhamento, a força de arrasto gerada pelo fluxo sanguíneo. O estresse de cisalhamento aumenta a síntese de um potente estimulador da eNOS, fator de crescimento endotelial vascular (VEGF, do inglês *vascular endothelial growth factor*), e deflagra uma variedade de outras alterações moleculares e físicas na estrutura e função das células endoteliais. Uma vez produzido pelas células endoteliais, o NO difunde-se através da célula e da membrana basal até a túnica média subjacente e liga-se à guanilato ciclase no citoplasma das células musculares lisas. Essa enzima aumenta a produção de monofosfato de guanosina cíclico (cGMP), que ativa a proteinoquinase G (PKG, do inglês *protein kinase G*) do músculo liso. A ativação da proteinoquinase G exerce efeito negativo sobre a concentração intracelular de Ca^{2+}, causando relaxamento do músculo liso (Figura 13.12). O NO é uma molécula de sinalização em muitos processos patológicos e fisiológicos. O NO atua como agente anti-inflamatório em condições fisiológicas normais, embora a sua superprodução induza inflamação. O NO também está envolvido nas reações imunes (ele estimula os macrófagos a liberar altas concentrações de NO) e atua como potente neurotransmissor no sistema nervoso. Além disso, contribui para a regulação da apoptose. A patogenia dos processos inflamatórios das articulações, do intestino e dos pulmões está ligada à superprodução local de NO. Os pesquisadores estão estudando as aplicações farmacêuticas dos inibidores do NO para tratar vários distúrbios, inclusive doenças inflamatórias, enxaquecas e traumatismo cranioencefálico.

O estresse metabólico nas células endoteliais também contribui para o relaxamento do músculo liso. Os fatores de relaxamento derivados do endotélio incluem a prostaciclina (PGI_2), que, além de relaxar os músculos lisos, atua como potente inibidor da agregação plaquetária. A PGI_2 liga-se a receptores nos músculos lisos; estimula a proteinoquinase A (PKA) ativada por cAMP, que, por sua vez, fosforila a quinase da

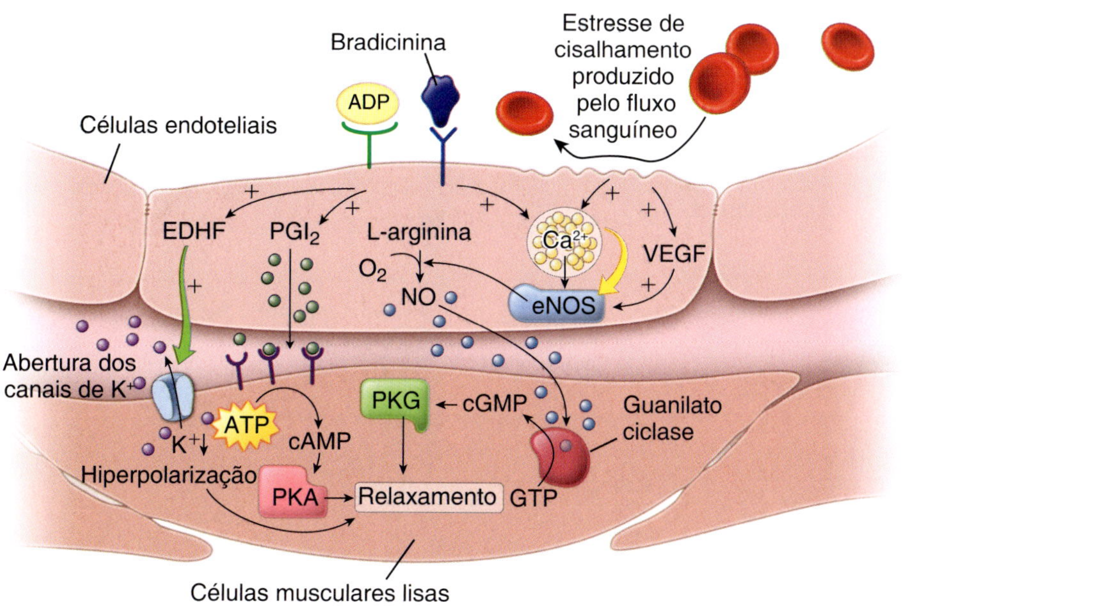

Figura 13.12 Mecanismo molecular de vasodilatação dos vasos sanguíneos. O relaxamento das células musculares lisas na parede do vaso sanguíneo causa aumento de seu diâmetro e diminuição da resistência vascular e da pressão arterial sistêmica. O óxido nítrico (*NO*) produzido pela óxido nítrico sintase endotelial (*eNOS*) nas células endoteliais é uma molécula importante, que regula o relaxamento dos músculos lisos vasculares. Outras moléculas incluem o difosfato de adenosina (*ADP*), o fator de crescimento endotelial vascular (*VEGF*), a bradicinina, a prostaciclina (*PGI_2*) e o fator de hiperpolarização derivado do endotélio (*EDHF*). O estresse de cisalhamento produzido entre os eritrócitos e as células endoteliais, bem como o VEGF, ativa a eNOS, com consequente aumento na produção de NO. Uma vez produzido, o NO sofre difusão para os músculos lisos subjacentes e ativa a produção de cGMP pela guanilato ciclase, o que, por sua vez, ativa as vias metabólicas da proteinoquinase G (PKG) dependente de cGMP, causando relaxamento do músculo liso. O estresse metabólico das células endoteliais causado por níveis elevados de ADP ou PGI_2 estimula as vias metabólicas da proteinoquinase A (PKA) ativada por cAMP nos músculos lisos, causando o seu relaxamento. Além disso, o EDHF abre canais de potássio, causando hiperpolarização da membrana das células musculares lisas, resultando em maior relaxamento. ATP, trifosfato de adenosina; cAMP, monofosfato de adenosina cíclico; cGMP, monofosfato de guanosina cíclico; GTP, trifosfato de guanosina. (Com base em Noble A, Johnson R, Thomas A, et al. *The Cardiovascular System*. Churchill Livingstone; 2005.)

cadeia leve de miosina (MLCK, do inglês *myosin light chain kinase*); e impede a ativação do complexo de cálcio-calmodulina. Esse tipo de relaxamento ocorre independentemente de alteração na concentração intracelular de Ca^{2+}. O fator de hiperpolarização derivado do endotélio (EDHF, do inglês *endothelium-derived hyperpolarizing factor*) representa outro fator de relaxamento derivado do endotélio, que atua sobre os canais de potássio dependentes de Ca^{2+}, causando hiperpolarização das células musculares lisas vasculares e seu relaxamento (ver Figura 13.12).

As endotelinas produzidas pelas células endoteliais vasculares desempenham importante papel nos mecanismos tanto fisiológicos quanto patológicos do sistema circulatório.

A vasoconstrição (contração do músculo liso na túnica média das pequenas artérias e arteríolas) diminui o diâmetro do lúmen desses vasos e aumenta a resistência vascular. A vasoconstrição aumenta a pressão arterial sistêmica. No passado, acreditava-se que a vasoconstrição fosse induzida principalmente por impulsos nervosos ou hormônios circulantes. Atualmente, sabe-se que fatores derivados do endotélio desempenham importante papel nos mecanismos tanto fisiológicos quanto patológicos do sistema circulatório. Os membros da família das endotelinas de peptídios de 21 aminoácidos produzidos pelas células endoteliais são os vasoconstritores mais potentes. A família consiste em três membros: a endotelina 1 (ET-1), a endotelina 2 (ET-2) e a endotelina 3 (ET-3). As endotelinas atuam principalmente como agentes parácrinos e autócrinos e ligam-se a seus próprios receptores nas células epiteliais e nos músculos lisos vasculares (Figura 13.13). ET-1 é o agente vasoconstritor de ocorrência natural mais potente, que interage com o seu receptor ETA nos músculos lisos vasculares. Os níveis elevados de expressão gênica da ET-1 estão associados a muitas doenças causadas, em parte, pela manutenção da vasoconstrição induzida pelo endotélio. Incluem: **hipertensão sistêmica** (Boxe 13.2), hipertensão pulmonar, aterosclerose, insuficiência cardíaca congestiva, miocardiopatia idiopática e insuficiência renal. É interessante mencionar que o veneno de cobra obtido da serpente israelense *Atractaspis engaddensis* contém **sarafotoxina**, uma proteína altamente tóxica que exibe uma sequência com grau elevado de homologia com a ET-1. Após entrar na circulação, a toxina liga-se aos receptores ETA e provoca intensa vasoconstrição coronária potencialmente fatal. Esse fato é notável, uma vez que a endotelina é um composto natural do sistema circulatório humano, enquanto a sarafotoxina é uma toxina contida no veneno de cobra. Os outros vasoconstritores derivados do endotélio incluem o tromboxano A_2 e a prostaglandina H_2. O tromboxano A_2 é sintetizado a partir da prostaglandina H_2. Além disso, a velocidade diminuída de produção de NO ou a inativação do NO pelo ânion superóxido (O_2^-) apresentam um efeito estimulante sobre a contração do músculo liso (ver Figura 13.13).

Em suma, em condições fisiológicas, as células endoteliais vasculares são ativadas por fatores ambientais como estímulos mecânicos (pressão e cisalhamento) e compostos químicos (hormônios e substâncias vasoativas secretadas localmente). Em resposta a esses estímulos, o endotélio libera fatores que regulam a função vasomotora, os processos inflamatórios, o crescimento celular e a hemostasia. Todavia, **disfunção endotelial**, um termo que engloba múltiplos defeitos potenciais das células endoteliais, pode desviar as ações do endotélio para redução da vasodilatação e várias condições proliferativas, pró-trombóticas e pró-inflamatórias. A disfunção endotelial é um importante evento precoce que pode evoluir para muitas condições patológicas, tais como **doença aterosclerótica** (ver Boxe 13.1).

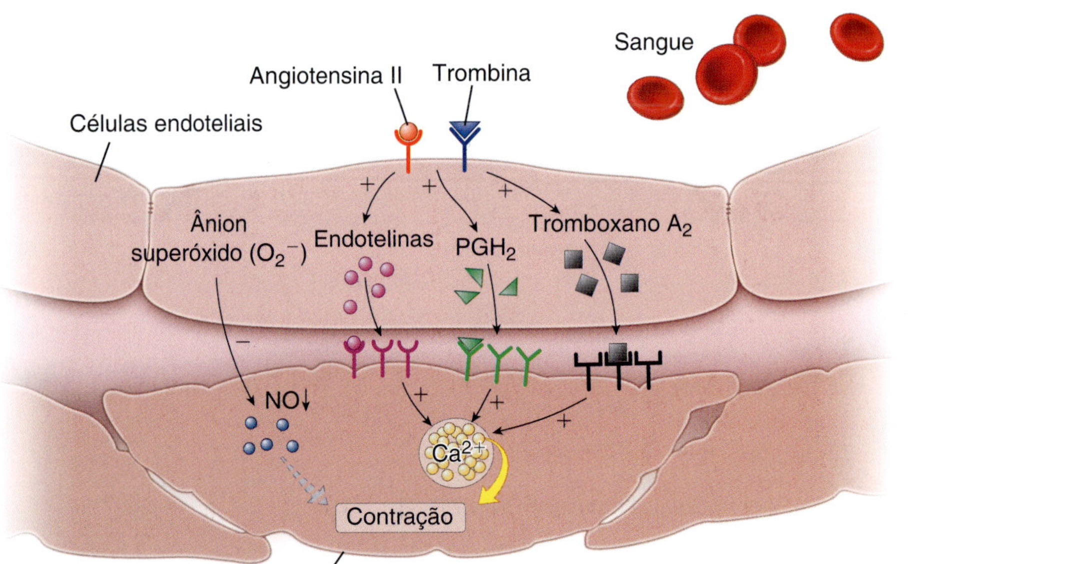

Figura 13.13 Mecanismo molecular da vasoconstrição dos vasos sanguíneos. A contração do músculo liso em um vaso sanguíneo (vasoconstrição) diminui o seu diâmetro e aumenta a resistência vascular, com consequente aumento da pressão arterial sistêmica. A ligação da angiotensina II e da trombina às células endoteliais vasculares estimula a síntese de fatores derivados do endotélio, que regulam a contração do músculo liso. Incluem as endotelinas (a família de vasoconstritores mais potentes), a prostaglandina H_2 (PGH_2) e o seu derivado, o tromboxano A_2. Esses fatores ligam-se a seus próprios receptores na membrana das células musculares lisas, causando influxo de Ca^{2+} e aumento na liberação de Ca^{2+} armazenado intracelularmente pelo retículo sarcoplasmático. A velocidade reduzida de produção de óxido nítrico (*NO*), que é um potente vasodilatador, ou a inativação do NO pelo ânion superóxido (O_2^-) exerce efeito estimulante sobre a contração do músculo liso. (Com base em Noble A, Johnson R, Thomas A, et al. *The Cardiovascular System*. Churchill Livingstone; 2005.)

Boxe 13.2

Correlação clínica | Hipertensão arterial

A **hipertensão arterial** ocorre em cerca de 25% da população e é definida por pressão diastólica persistente e superior a 80 mmHg ou por pressão sistólica persistente superior a 130 mmHg. A hipertensão arterial está frequentemente associada à doença vascular aterosclerótica e a um risco aumentado de distúrbios cardiovasculares, como acidente vascular encefálico e angina de peito. Na maioria dos casos de hipertensão arterial, ocorre diminuição do diâmetro luminal das pequenas artérias musculares e arteríolas, resultando em aumento da resistência vascular. A restrição no calibre do lúmen também pode resultar de contração ativa do músculo liso na parede do vaso, um aumento na quantidade de músculo liso da parede ou ambos.

Nos indivíduos com hipertensão arterial, as células musculares lisas multiplicam-se. O músculo liso adicional contribui, então, para a maior espessura da túnica média. Concomitantemente, algumas das células musculares lisas acumulam lipídios. Esta é uma razão pela qual a hipertensão arterial constitui um importante fator de risco de aterosclerose. Nos animais alimentados com gordura, a hipertensão acelera o acúmulo de lipídios nas paredes dos vasos. Na ausência de dieta gordurosa, a hipertensão arterial aumenta a taxa de espessamento da túnica íntima que ocorre naturalmente com a idade.

O músculo cardíaco também é afetado pela hipertensão arterial crônica que leva à sobrecarga de pressão, resultando em hipertrofia ventricular esquerda compensatória. Nessa condição, a hipertrofia ventricular é causada por aumento do diâmetro (e não do comprimento) das células musculares cardíacas, que passam a exibir núcleos hipertrofiados e retangulares característicos. A hipertrofia ventricular esquerda é manifestação comum da **cardiopatia hipertensiva**. A hipertrofia ventricular torna a parede do ventrículo esquerdo uniformemente mais espessa e menos elástica, e o coração precisa então trabalhar com maior intensidade para bombear o sangue (Figura B.13.2.1). Sem tratamento, a cardiopatia hipertensiva evolui para insuficiência cardíaca. Estudos mostraram que a redução prolongada da pressão arterial em pacientes com hipertrofia ventricular em consequência de hipertensão crônica pode reduzir o grau de hipertrofia.

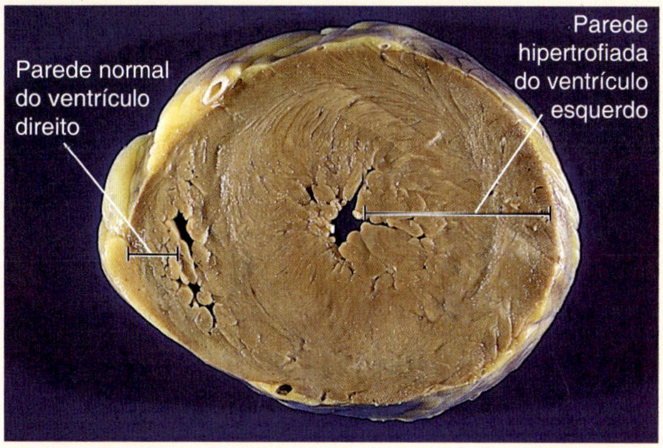

Figura B.13.2.1 Corte horizontal do coração com hipertrofia ventricular esquerda. Esta fotografia mostra um corte transversal dos ventrículos do coração de um paciente com hipertensão arterial crônica. As paredes do ventrículo esquerdo estão concentricamente espessadas, resultando em diminuição do diâmetro da cavidade. Compare com a parede do ventrículo direito, que apresenta dimensões normais. (Reproduzida, com autorização, de Rubin R, Strayer DS. Rubin E, et al. *Rubin's Pathology: Clinicopathologic Foundations of Medicine*, 5th ed. Lippincott Williams & Wilkins; 2008.)

■ ARTÉRIAS

Tradicionalmente, as artérias são classificadas em três tipos, com base no seu calibre e nas características da túnica média:

- As artérias de grande calibre ou artérias elásticas, como a aorta e as artérias pulmonares, transportam o sangue do coração para as circulações sistêmica e pulmonar, respectivamente (ver Figura 13.2). Seus principais ramos – o tronco braquiocefálico, as artérias carótida comum, subclávia e ilíaca comum – também são classificados como artérias elásticas
- As artérias de calibre médio ou artérias musculares (a maioria das artérias do corpo identificadas por "nomes específicos") não podem ser nitidamente diferenciadas das artérias elásticas. Algumas dessas artérias são difíceis de classificar, uma vez que apresentam características intermediárias entre os dois tipos
- As artérias de pequeno calibre e as arteríolas distinguem-se umas das outras pelo número de camadas de músculo liso na túnica média. Por definição, as arteríolas apresentam apenas uma ou duas camadas, enquanto as artérias de pequeno calibre podem exibir até oito camadas de músculo liso em sua túnica média.

Artérias de grande calibre | Artérias elásticas

As paredes das artérias elásticas contêm múltiplos folhetos de lamelas elásticas.

Do ponto de vista funcional, as artérias elásticas atuam principalmente como tubos de condução; no entanto, elas também facilitam o movimento contínuo e uniforme de sangue ao longo do tubo. O fluxo sanguíneo ocorre da seguinte maneira: os ventrículos do coração bombeiam o sangue para dentro das artérias elásticas durante a sístole (a fase de contração do ciclo cardíaco). A pressão gerada pela contração dos ventrículos move o sangue através das artérias elásticas e ao longo da árvore arterial. Simultaneamente, provoca também a distensão da parede das grandes artérias elásticas. A distensão é limitada pela rede de fibras colágenas na túnica média e na túnica adventícia (Figura 13.14). Durante a diástole (a fase de relaxamento do ciclo cardíaco), quando não há pressão gerada pelo coração, a retração das artérias elásticas distendidas promove a manutenção da pressão arterial e o fluxo de sangue nos vasos. A retração elástica inicial força o sangue tanto para longe quanto de volta ao coração. O fluxo de sangue em direção ao coração determina o fechamento da valva da aorta e da valva pulmonar. Em seguida, a retração elástica continuada mantém o fluxo contínuo de sangue para longe do coração.

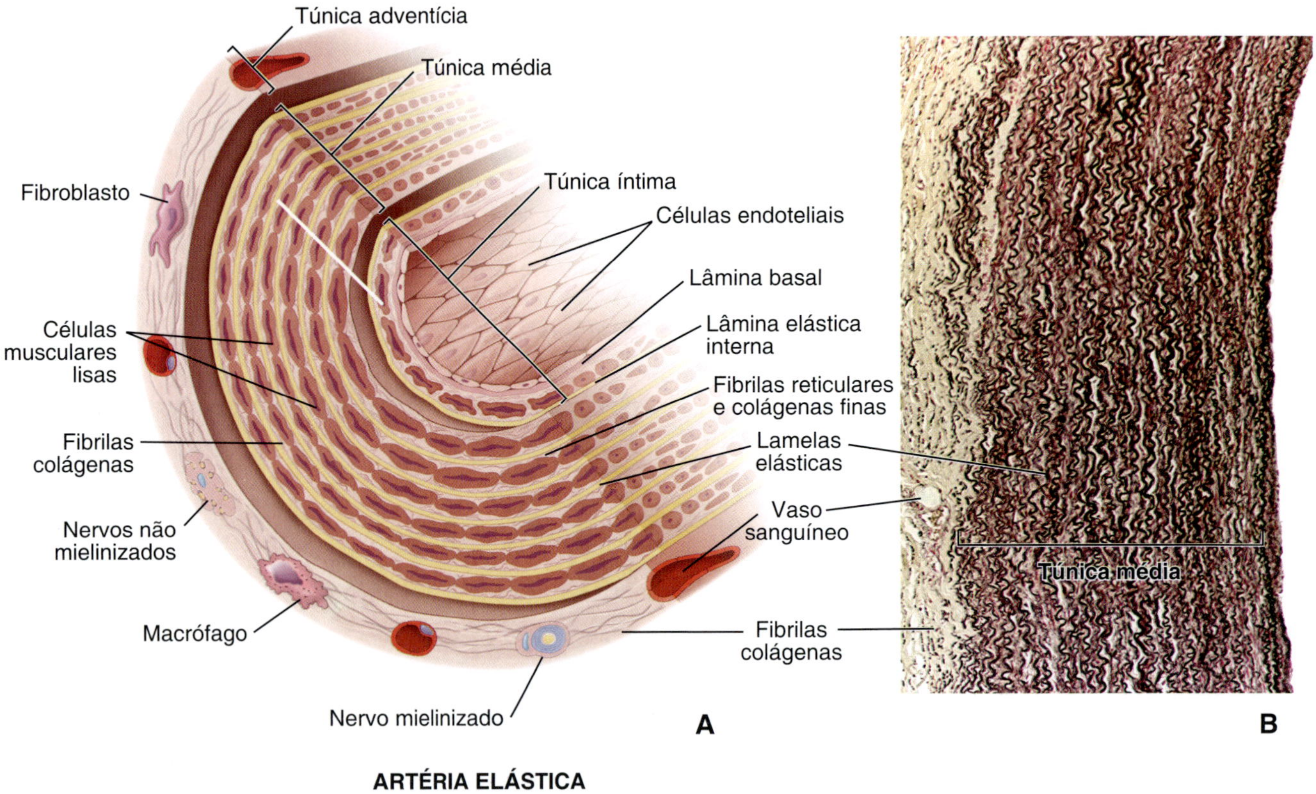

Figura 13.14 Diagrama e fotomicrografia de uma artéria elástica. A. Este diagrama esquemático de uma artéria elástica típica mostra seus componentes celulares e extracelulares. Observe a organização das células musculares lisas na túnica média e a distribuição das lamelas elásticas. A lâmina elástica interna não está bem-definida e é representada pelas lamelas elásticas mais internas da parede arterial. **B.** Esta fotomicrografia em pequeno aumento mostra o corte da parede da aorta humana, corada com resorcina-fucsina de Weigert, o que possibilita identificar as lamelas elásticas intercaladas com células musculares lisas da túnica média. Apenas a túnica média, que é a mais espessa das três camadas das artérias elásticas, está marcada nesta imagem. Observe que lamelas elásticas, fibrilas colágenas e vasos sanguíneos de pequeno calibre estão presentes na túnica adventícia. 48×.

A túnica íntima da artéria elástica consiste em endotélio, tecido conjuntivo subendotelial e uma lâmina elástica interna indistinguível.

A túnica íntima das artérias elásticas é relativamente espessa e consiste nos seguintes componentes:

- Um revestimento endotelial com sua lâmina basal, em que as células são caracteristicamente planas e alongadas, com seus eixos longos orientados paralelamente à direção do fluxo sanguíneo na artéria (Figura 13.15). No folheto epitelial, as células são unidas por junções firmes (zônulas de oclusão) e por junções comunicantes. As células endoteliais apresentam inclusões citoplasmáticas semelhantes a bastonetes, denominadas corpúsculos de Weibel-Palade. Essas organelas específicas do endotélio são estruturas elétron-densas que contêm o fator de von Willebrand e a selectina P. O fator de von Willebrand é uma glicoproteína sintetizada pelas células endoteliais das artérias. Quando secretado no sangue, liga-se ao fator de coagulação VIII e desempenha importante papel na adesão das plaquetas ao local de lesão endotelial. O anticorpo dirigido contra o fator de von Willebrand é comumente usado como marcador imuno-histoquímico para a identificação de tumores derivados do endotélio. A selectina P é uma molécula de adesão celular envolvida no mecanismo de reconhecimento de neutrófilos-células endoteliais. Inicia a migração de neutrófilos do sangue para o local de ação no tecido conjuntivo (ver Capítulo 10, *Sangue*)
- A camada subendotelial de tecido conjuntivo nas artérias elásticas de maior calibre consiste em tecido conjuntivo com fibras tanto colágenas quanto elásticas. O principal tipo de célula nessa camada é a célula muscular lisa. É contrátil e secreta substância fundamental extracelular, bem como fibras colágenas e elásticas. Ocasionalmente, podem ser observados macrófagos
- A lâmina elástica interna nas artérias elásticas não é evidente, uma vez que ela constitui uma das muitas camadas elásticas existentes na parede do vaso. É geralmente identificada apenas por ser a camada elástica mais interna da parede arterial.

As células endoteliais participam na integridade estrutural e funcional da parede vascular.

Além de proporcionarem uma barreira física entre o sangue circulante e os tecidos subendoteliais, as células endoteliais também produzem agentes vasoativos, que causam constrição e relaxamento dos músculos lisos subjacentes. Os múltiplos papéis e funções do revestimento endotelial dos vasos sanguíneos são descritos de modo detalhado no início deste capítulo (ver anteriormente).

A túnica média das artérias elásticas consiste em múltiplas camadas de células musculares lisas vasculares, entremeadas por lamelas elásticas.

A túnica média é a mais espessa das três camadas de artérias elásticas e consiste nos seguintes elementos:

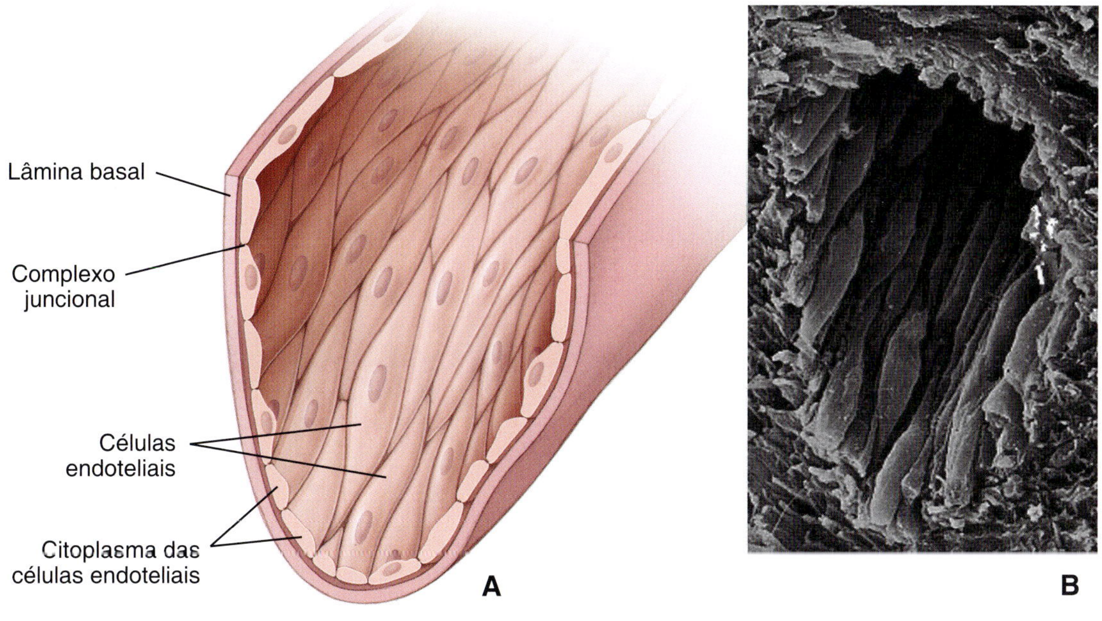

Figura 13.15 Diagrama e eletromicrografia de varredura do endotélio. A. Este desenho esquemático mostra a superfície luminal do endotélio. As células são alongadas, com o seu eixo longo paralelo à direção do fluxo sanguíneo. Os núcleos das células endoteliais também são alongados na direção do fluxo sanguíneo. **B.** Eletromicrografia de varredura de uma pequena veia, mostrando as células endoteliais de revestimento. Observe o formato fusiforme, com o eixo longo das células paralelo ao lúmen do vaso. 1.100×.

- A elastina na forma de folhetos ou lamelas fenestrados, localizada entre as camadas de células musculares. Essas lamelas estão dispostas em camadas concêntricas (ver Figuras 13.14 e 13.16A e Prancha 13.2). Conforme já assinalado, as fenestrações nas lamelas facilitam a difusão de substâncias na parede arterial. O número e a espessura dessas lamelas estão relacionados com a pressão arterial e a idade. Ao nascimento, a aorta é quase desprovida de lamelas; no adulto, a aorta apresenta 40 a 70 lamelas. Nos indivíduos com hipertensão arterial, tanto o número quanto a espessura das lamelas estão aumentados
- As células musculares lisas vasculares estão dispostas em camadas. As células musculares lisas estão organizadas em uma espiral de intervalo curto em relação ao eixo longo do vaso; por conseguinte, nos cortes transversais da aorta, essas células aparecem em uma disposição circular. As células musculares lisas são fusiformes, com núcleo alongado. São revestidas por uma lâmina basal, exceto nos locais em que estão unidas por junções comunicantes. Não há fibroblastos na túnica média. São as células musculares lisas vasculares que sintetizam colágeno, elastina e outras moléculas da matriz extracelular. Além disso, em resposta a fatores de crescimento (*i. e.*, PDGF, FGF) produzidos pelas células endoteliais, as células musculares lisas podem proliferar e migrar para a túnica íntima adjacente. Essa característica é importante na reparação fisiológica da parede vascular e também de processos patológicos como os que ocorrem na **aterosclerose**
- A fibra colágena e a substância fundamental (proteoglicanos) são sintetizadas e secretadas por células musculares lisas vasculares.

A túnica adventícia na artéria elástica é uma camada de tecido conjuntivo relativamente fina.

Nas artérias elásticas, a túnica adventícia tem, em geral, menos da metade da espessura da túnica média. Consiste nos seguintes elementos:

- Fibras colágenas e fibras elásticas, que formam malha frouxa de fibras (não lamelas) que são menos organizadas que as da túnica média. As fibras colágenas ajudam a impedir a expansão da parede arterial além dos limites fisiológicos durante a sístole do ciclo cardíaco
- Os fibroblastos e os macrófagos, que constituem as principais células da túnica adventícia
- Os vasos dos vasos (*vasa vasorum*), que incluem pequenos ramos arteriais, sua rede capilar e veias-satélites de modo similar ao da vascularização em geral
- Os nervos dos vasos (vasculares), também denominados *nervos vasoconstritores*, são formados por fibras nervosas simpáticas pós-sinápticas não mielinizadas. Esses neurônios liberam norepinefrina (NE) como neurotransmissor sináptico, que promove estreitamento do lúmen do vaso sanguíneo (vasoconstrição).

As funções dos vasos dos vasos (*vasa vasorum*) consistem em fornecer nutrientes e oxigênio à parede vascular e remover escórias metabólicas.

Nos vasos de maior calibre, o transporte de oxigênio, nutrientes e escórias metabólicas para o lúmen e a partir dele é suplementado pela difusão através de uma rede de pequenos vasos sanguíneos, denominada vasos dos vasos. Essa rede consiste em pequenas artérias que entram na parede vascular a partir do exterior do vaso e, em seguida, dividem-se em uma rede de arteríolas e capilares que suprem a parte externa da parede. Pequenas veias que emergem da rede de *vasa vasorum* drenam os capilares e as vênulas em veias maiores que acompanham as artérias. A parte interna da parede vascular é suprida pela difusão de nutrientes presentes no lúmen. Nos seres humanos, os vasos sanguíneos com lúmen menor que

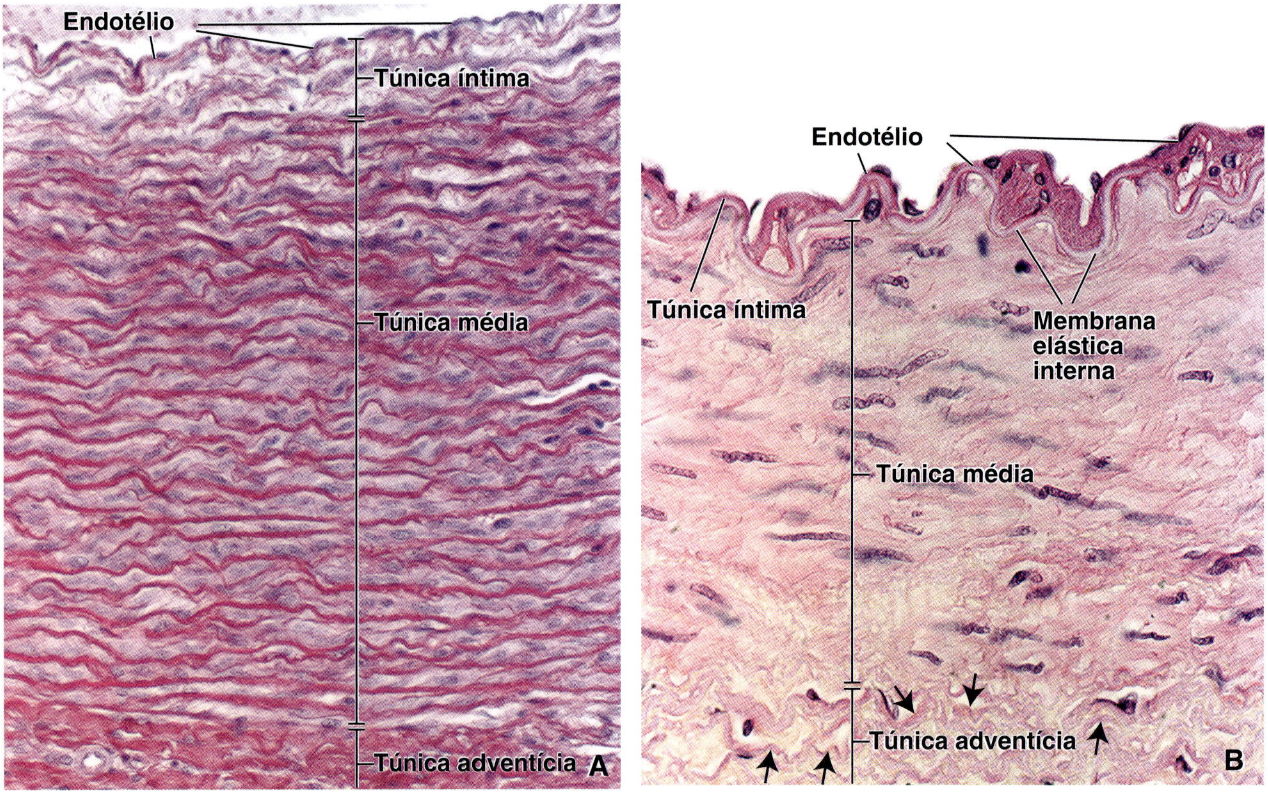

Figura 13.16 Fotomicrografias da parede de artérias elásticas e musculares. A. Esta fotomicrografia mostra um corte transversal da aorta humana, corada com resorcina-fucsina para demonstrar o material elástico. Podem ser identificadas três camadas: túnica íntima, túnica média e túnica adventícia. A túnica íntima consiste em um revestimento de células endoteliais que repousam sobre uma fina camada de tecido conjuntivo contendo células musculares lisas, macrófagos ocasionais e fibras colágenas e elásticas. O limite entre ela e a túnica média não está claramente definido. A túnica média contém uma quantidade abundante de células musculares lisas (observe os núcleos corados em *azul*) e numerosas membranas elásticas fenestradas (as lamelas *onduladas* em *vermelho*). A túnica adventícia, a camada mais externa, não dispõe de lâmina elástica; consiste principalmente em tecido conjuntivo e contém os vasos sanguíneos e os nervos que suprem a parede da aorta. 300×. **B.** Fotomicrografia de um corte transversal através de uma artéria muscular em uma preparação de rotina corada por H-E, mostrando que a parede da artéria muscular também é organizada em três camadas, similarmente ao observado na artéria elástica. A túnica íntima consiste em um revestimento endotelial apoiado sobre uma pequena quantidade de tecido conjuntivo e na lâmina elástica interna. Essa estrutura é altamente retrátil e apresenta aspecto ondulado quando o vaso está contraído. A constrição da lâmina elástica também faz com que os núcleos das células endoteliais apareçam arredondados. A túnica média consiste principalmente em células musculares lisas de disposição circular e em fibras colágenas e elásticas. Os núcleos das células musculares lisas, quando contraídos, adquirem aparência em saca-rolhas. A túnica adventícia consiste principalmente em tecido conjuntivo. Uma membrana elástica externa, bem-definida, não está aparente nesse vaso, mas é possível observar a existência de perfis de material elástico (*setas*). 360×.

0,5 mm de diâmetro geralmente não apresentam *vasa vasorum*. Nesse tipo de vaso sanguíneo, a túnica média costuma ter uma camada com menos de 30 células na sua espessura. A função dos *vasa vasorum* consiste em fornecer nutrientes e oxigênio para a parede vascular e remover escórias metabólicas produzidas pelas células que residem na parede ou produtos difundidos do lúmen do vaso. Há forte associação entre a maior densidade de *vasa vasorum* na parede arterial e a formação da placa ateromatosa. O impacto hemodinâmico (*i. e.*, pressão arterial aumentada, baixa tensão de oxigênio e liberação aumentada ou remoção diminuída de LDL-colesterol) sobre a função dos *vasa vasorum* pode desempenhar uma função na patogenia das **placas ateromatosas**.

Artérias de calibre médio | Artérias musculares

As artérias musculares apresentam maior quantidade de músculo liso e menor quantidade de elastina na túnica média do que as artérias elásticas.

Em geral, na região de transição entre as artérias elásticas e as grandes artérias musculares, a quantidade de material elástico diminui, e as células musculares lisas passam a representar o constituinte predominante da túnica média (Figura 13.17 e Prancha 13.3). Além disso, a membrana elástica interna proeminente ajuda a distinguir as artérias musculares das artérias elásticas. Em muitas situações, observa-se também uma membrana elástica externa identificável.

A túnica íntima é mais fina nas artérias musculares e contém uma membrana elástica interna proeminente.

A túnica íntima é relativamente mais fina nas artérias musculares que nas artérias elásticas. Consiste em um revestimento endotelial apoiado em sua lâmina basal, uma camada subendotelial esparsa de tecido conjuntivo e uma membrana elástica interna proeminente. Em algumas artérias musculares, a camada subendotelial é tão escassa que a lâmina basal do endotélio parece fazer contato com a membrana elástica interna. Nos cortes histológicos, a membrana elástica interna geralmente aparece como uma estrutura ondulada bem-definida, devido à contração do músculo liso (ver Figura 13.16B).

A espessura da túnica íntima varia com a idade e com outros fatores. Em crianças pequenas, ela é muito fina. Nas artérias musculares de adultos jovens, a túnica íntima representa cerca de um sexto da espessura total da parede. Nos indivíduos idosos, a túnica íntima pode estar expandida por depósitos de lipídios, frequentemente na forma de "estrias gordurosas" irregulares.

A túnica média das artérias musculares é composta quase inteiramente de músculo liso vascular, com pouco material elástico.

A túnica média das artérias musculares consiste em células musculares lisas vasculares entremeadas por fibras colágenas e uma quantidade relativamente pequena de material elástico. As células musculares lisas apresentam disposição espiralada na parede arterial. Sua contração ajuda a manter a pressão arterial. À semelhança das artérias elásticas, não há fibroblastos nessa camada. As células musculares lisas contêm uma lâmina externa (lâmina basal), exceto nos locais das junções comunicantes, e produzem colágeno extracelular, elastina e substância fundamental.

A túnica adventícia das artérias musculares é relativamente espessa e frequentemente está separada da túnica média por uma membrana elástica externa evidente.

A túnica adventícia das artérias musculares consiste em fibroblastos, fibras colágenas, fibras elásticas e, em alguns vasos, células adiposas dispersas. Em comparação com as artérias elásticas, a túnica adventícia das artérias musculares é relativamente espessa – aproximadamente a mesma espessura que a da túnica média. As fibras colágenas constituem o principal componente extracelular. No entanto, há, com frequência, uma concentração de material elástico imediatamente adjacente à túnica média constituindo a membrana elástica externa. Nervos e pequenos vasos (*vasa vasorum*) atravessam a túnica adventícia e emitem ramos que penetram na túnica média das artérias musculares de grande calibre.

Artérias de pequeno calibre e arteríolas

As artérias de pequeno calibre e as arteríolas distinguem-se umas das outras pelo número de camadas de células musculares lisas na túnica média.

Conforme assinalado anteriormente, as arteríolas apresentam apenas uma ou duas camadas, enquanto uma artéria de pequeno calibre pode ter até oito camadas de músculo liso na túnica média (Figura 13.18 e Prancha 13.4). Caracteristicamente, a túnica íntima de uma artéria de pequeno calibre apresenta uma membrana elástica interna, enquanto essa camada pode ou não estar presente na arteríola. Em ambas, o endotélio é essencialmente semelhante ao de outras artérias, exceto que, ao microscópio eletrônico, podem ser observadas junções comunicantes entre as células endoteliais e as células musculares lisas da túnica média. Por fim, a túnica adventícia consiste em uma bainha fina e pouco definida de tecido conjuntivo, que se mistura com o tecido conjuntivo no qual esses vasos seguem o seu percurso.

As arteríolas controlam o fluxo sanguíneo para as redes de capilares por meio da contração das células musculares lisas.

As arteríolas atuam como reguladores do fluxo para os leitos capilares. Na relação normal entre uma arteríola e uma rede de capilares, a contração do músculo liso na parede de uma arteríola aumenta a resistência vascular e reduz ou interrompe o sangue que vai para os capilares. O ligeiro espessamento do

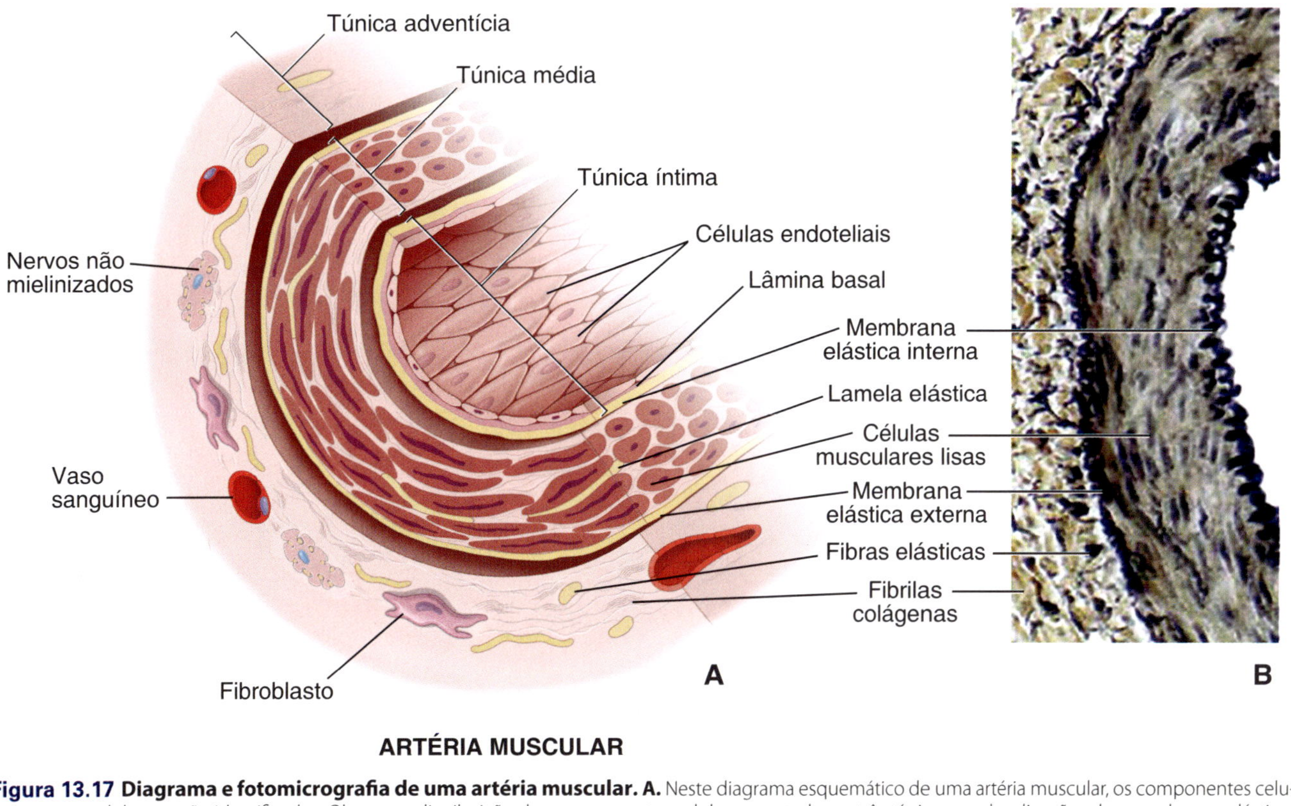

Figura 13.17 Diagrama e fotomicrografia de uma artéria muscular. A. Neste diagrama esquemático de uma artéria muscular, os componentes celulares e extracelulares estão identificados. Observe a distribuição dos componentes celulares em todas as três túnicas e as localizações das membranas elásticas externa e interna. **B.** Nesta fotomicrografia, vê-se um corte transversal de uma artéria muscular em uma preparação corada com resorcina-fucsina de Weigert, que identifica fibras elásticas. Observe duas camadas distintas de tecido elástico: uma camada interna de *aparência ondulada*, a membrana elástica interna, e uma camada externa bem-definida, a membrana elástica externa. A túnica média relativamente espessa, envolvida pelas membranas elásticas interna e externa, consiste, principalmente, em células musculares lisas dispostas circularmente, fibras colágenas e fibras elásticas delgadas. Nessa preparação, a túnica íntima não é discernível; a túnica adventícia está bem definida e consiste, principalmente, em tecido conjuntivo com fibras colágenas e elásticas. 175×.

músculo liso na origem do leito capilar a partir de uma arteríola é denominado esfíncter pré-capilar. Em sua maioria, as arteríolas podem se dilatar 60 a 100% em relação a seu diâmetro de repouso e podem manter uma constrição de até 40% por um longo período. Os esfíncteres pré-capilares também sofrem contrações e relaxamentos rítmicos, um fenômeno denominado vasomoção, que regula o diâmetro arteriolar ao longo do tempo. A ocorrência de uma grande diminuição ou aumento na resistência vascular tem efeito direto sobre a distribuição do fluxo sanguíneo e a pressão arterial sistêmica. As contrações e o relaxamento das arteríolas direcionam o fluxo sanguíneo para os locais onde possa ser mais necessário. Por exemplo, durante um esforço físico extenuante, como uma corrida, o fluxo sanguíneo para o músculo esquelético aumenta em decorrência da dilatação das arteríolas, enquanto o fluxo sanguíneo para o intestino é reduzido por constrição arteriolar. No entanto, depois de uma abundante refeição, ocorre o inverso.

■ CAPILARES

Os capilares são os vasos sanguíneos de menor diâmetro, frequentemente menor que o diâmetro de um eritrócito.

Os capilares formam as redes vasculares sanguíneas que possibilitam o movimento de líquido contendo gases, metabólitos e escórias metabólicas através de suas paredes finas. O corpo humano contém aproximadamente 80.500 km de capilares. Cada capilar consiste em uma única camada de células endoteliais e suas lâminas basais. As células endoteliais formam um tubo de diâmetro exatamente suficiente para possibilitar a passagem dos eritrócitos enfileirados, um de cada vez. Em muitos capilares, o lúmen é tão estreito, que os eritrócitos literalmente se dobram sobre eles próprios para conseguir atravessar o vaso (Figura 13.19). Os eritrócitos que atravessam o capilar ocupam praticamente todo o lúmen, minimizando a via de difusão para gases e nutrientes entre o capilar e o tecido extravascular. Nos cortes transversais observados ao MET, vê-se que o tubo é formado por apenas uma célula ou porções de várias células. Em virtude de suas paredes finas e da grande proximidade física com células e tecidos metabolicamente ativos, os capilares são particularmente apropriados para a troca de gases e metabólitos entre as células e a corrente sanguínea. As razões entre volume dos capilares e área de superfície endotelial e espessura também favorecem o movimento de substâncias através da parede do vaso.

Classificação dos capilares

Existem três tipos diferentes de capilares: contínuos, fenestrados e descontínuos (ou sinusoidais).

A estrutura dos capilares varia em diferentes tecidos e órgãos. De acordo com sua morfologia, os capilares são classificados em três tipos: capilares contínuos, fenestrados e descontínuos.

Os capilares contínuos são encontrados predominantemente no tecido conjuntivo; nos músculos cardíaco, esquelético e liso; na pele, nos pulmões e no SNC. Caracterizam-se por um endotélio contínuo, que repousa sobre uma lâmina basal também contínua (Figura 13.20A). As células endoteliais contêm as organelas habituais, algumas microvilosidades curtas em suas

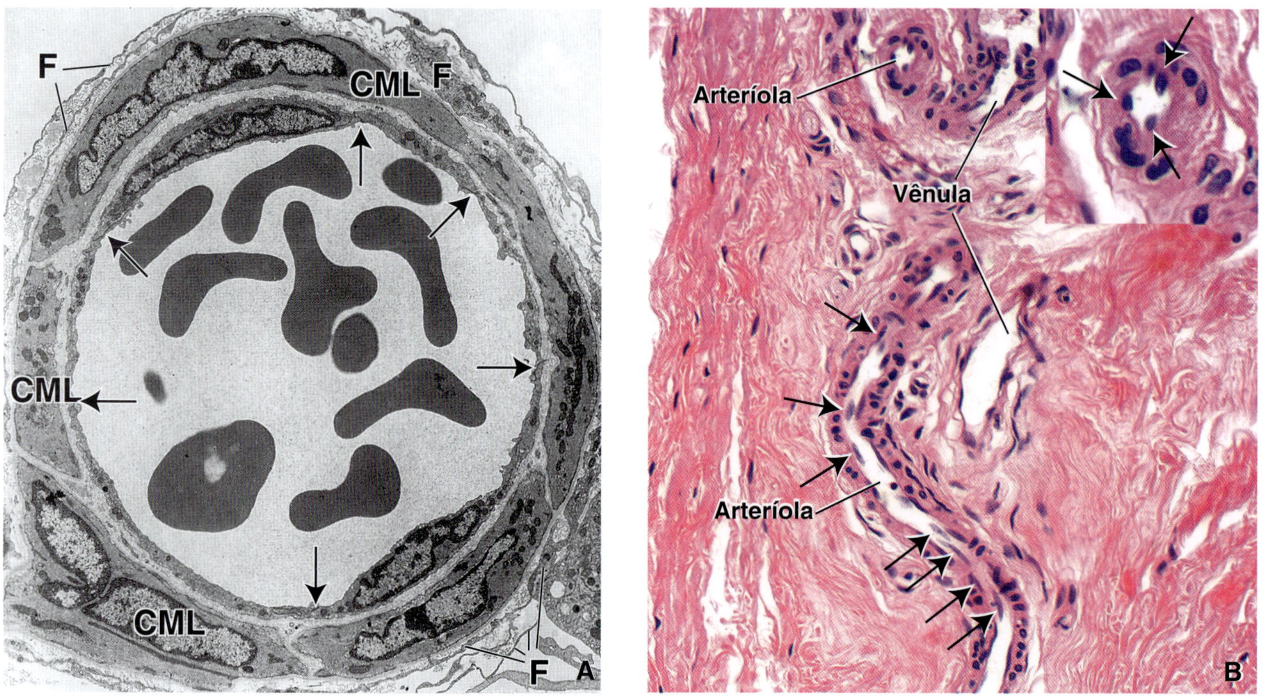

Figura 13.18 Eletromicrografia e fotomicrografia de arteríolas. A. Esta eletromicrografia mostra um corte transversal de uma arteríola. A túnica íntima do vaso é composta de um endotélio e de uma camada muito fina de tecido conjuntivo subendotelial (fibrilas colágenas e substância fundamental). As *setas* indicam junções entre as células endoteliais adjacentes. A túnica média consiste em uma única camada de células musculares lisas (*CML*). A túnica adventícia é composta de fibrilas colágenas e de várias camadas de fibroblastos (*F*) com prolongamentos extremamente finos. Alguns eritrócitos são vistos no lúmen. 6.000×. **B.** Fotomicrografia de arteríola e vênula na derme. Uma arteríola é vista em corte longitudinal, enquanto outra é vista em corte transversal. Os núcleos redondos e ovoides na parede da arteríola cortada longitudinalmente pertencem às células musculares lisas da túnica média. Seu formato redondo a ovoide indica que essas células foram cortadas transversalmente. Os núcleos alongados (*setas*) pertencem às células endoteliais. 320×. **Detalhe.** A arteríola em corte transversal é mostrada aqui em aumento maior e revela os núcleos das células endoteliais fazendo protrusão dentro do lúmen (*setas*). Refletem um corte transversal. Os núcleos das células musculares lisas na túnica média aparecem como perfis alongados, refletindo a sua distribuição circular ao redor do vaso. 600×.

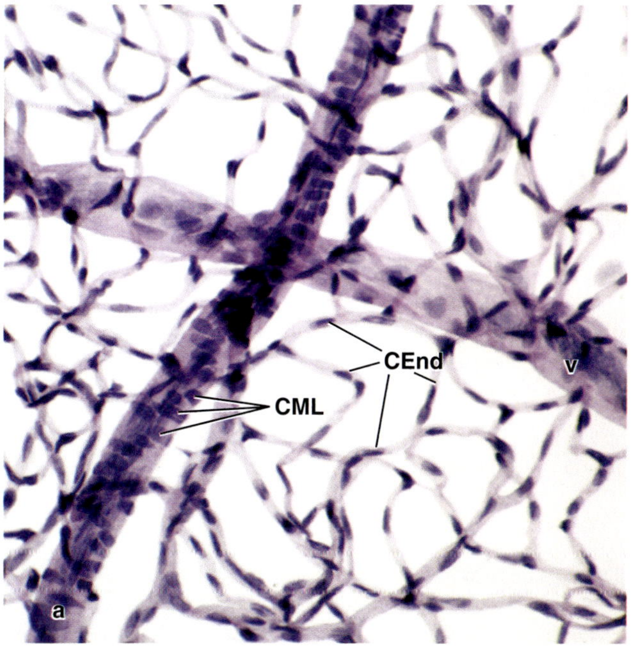

Figura 13.19 Fotomicrografia da rede de capilares na retina. Trata-se de um preparado total de capilares retinianos. Após leve digestão enzimática, a retina foi espalhada em uma lâmina de vidro, corada pelo método do ácido periódico de Schiff (PAS) e contracorada com hematoxilina. Cruzando verticalmente a imagem, vê-se uma arteríola (*a*) com camada nitidamente visível de células musculares lisas (*CML*) dispostas circularmente ao lúmen do vaso. Uma vênula (*v*) cruza perpendicularmente a arteríola. Observe a extensa rede de capilares que conecta ambos os vasos. Os núcleos das células endoteliais (*CEnd*) são claramente visíveis nos capilares. Neste aumento, os pericitos não são bem identificáveis. 560×. (Cortesia do Sr. Denifield W. Player.)

superfícies luminais, um número variável de vesículas elétron-densas envolvidas por membrana e numerosas vesículas pinocitóticas subjacentes às superfícies da membrana plasmática tanto luminal quanto basal. As vesículas têm aproximadamente 70 nm de diâmetro e atuam na transcitose, um processo que transporta moléculas maiores entre o lúmen e o tecido conjuntivo e vice-versa. No MET e em cortes transversais, os capilares contínuos são vistos como duas membranas plasmáticas envolvendo uma fita de citoplasma, que, dependendo do ângulo do corte, pode incluir o núcleo (Figura 13.21). As células endoteliais são unidas por zônulas de oclusão, que podem ser vistas em cortes transversais de um capilar contínuo. As zônulas de oclusão restringem a passagem de moléculas entre células endoteliais adjacentes, possibilitando apenas a passagem de moléculas relativamente pequenas (< 10 kDa).

Os capilares fenestrados são caracteristicamente encontrados nas glândulas endócrinas e em locais de absorção de líquidos e metabólitos, tais como vesícula biliar, rins, pâncreas e trato intestinal. Suas células endoteliais caracterizam-se pela existência de numerosas aberturas circulares, denominadas fenestrações (70 a 80 nm de diâmetro), que proporcionam canais através da parede do capilar (ver Figura 13.20B). A lâmina basal contínua é encontrada ao longo das fenestrações nas superfícies da membrana plasmática basal. Nos capilares fenestrados, as células endoteliais também apresentam numerosas vesículas pinocitóticas. As fenestrações são provavelmente formadas quando uma vesícula pinocitótica em formação estende-se pela estreita camada citoplasmática e abre-se simultaneamente na superfície oposta (Figura 13.22). A fenestração pode ter um diafragma não membranoso fino na sua abertura. Quando observado a partir da superfície luminal, esse diafragma exibe formato em roda de carroça, com um espessamento central e 14 lacunas em formato de cunha. Origina-se do glicocálice anteriormente envolvido pela vesícula pinocitótica, a partir da qual a fenestração pode ter sido formada. Essas fenestrações, também denominadas poros de filtração, constituem locais de transporte específicos em células endoteliais, mas não permitem passagem de plasma, como as lacunas entre as células endoteliais nos capilares sinusoidais (ver Figura 13.20B).

No sistema digestório e na vesícula biliar, os capilares fenestrados apresentam menos fenestrações e uma parede mais espessa quando não está ocorrendo absorção; se houver absorção,

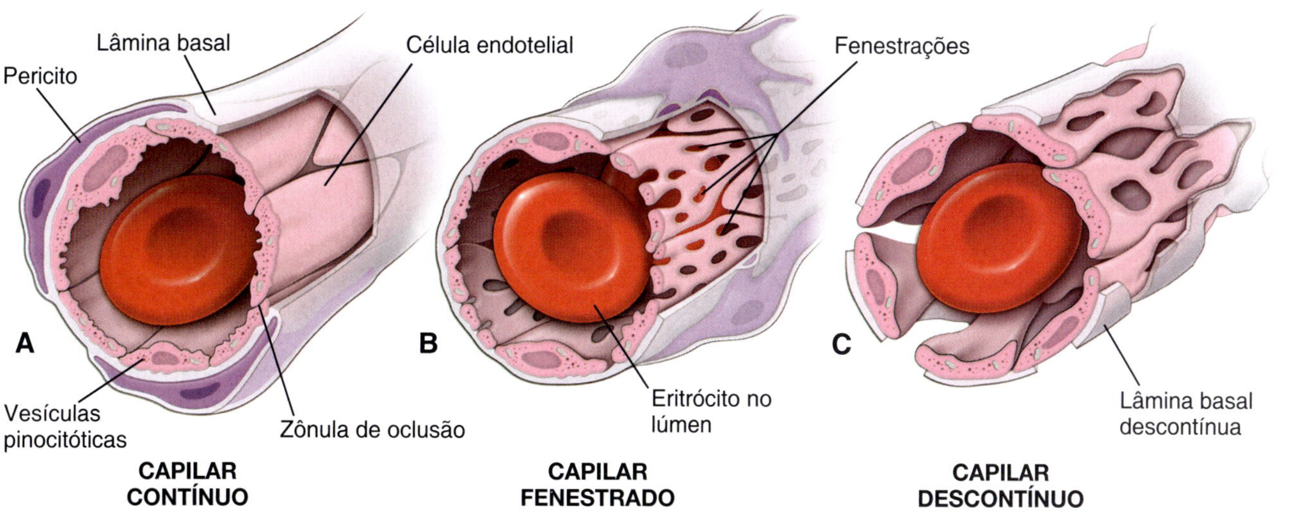

Figura 13.20 Diagrama dos três tipos de capilares. A. Os capilares contínuos caracterizam-se por um endotélio contínuo que repousa sobre uma lâmina basal também contínua. As células endoteliais são unidas por zônulas de oclusão, que restringem a passagem de moléculas do lúmen para o tecido subjacente. **B.** Os capilares fenestrados apresentam células endoteliais que se caracterizam pela existência de numerosas fenestrações. Esse tipo de capilar é circundado por uma lâmina basal contínua. Em alguns órgãos, as fenestrações podem exibir um diafragma não membranoso fino através de suas aberturas. **C.** Nos capilares descontínuos (capilares sinusoidais ou sinusoides), as células endoteliais formam uma camada descontínua e são separadas umas das outras por lacunas irregulares e amplas. O citoplasma das células endoteliais exibe fenestrações múltiplas, desprovidas de diafragma. Adicionalmente, as células endoteliais repousam sobre uma lâmina basal descontínua que, em alguns órgãos, é rudimentar e pode até estar ausente.

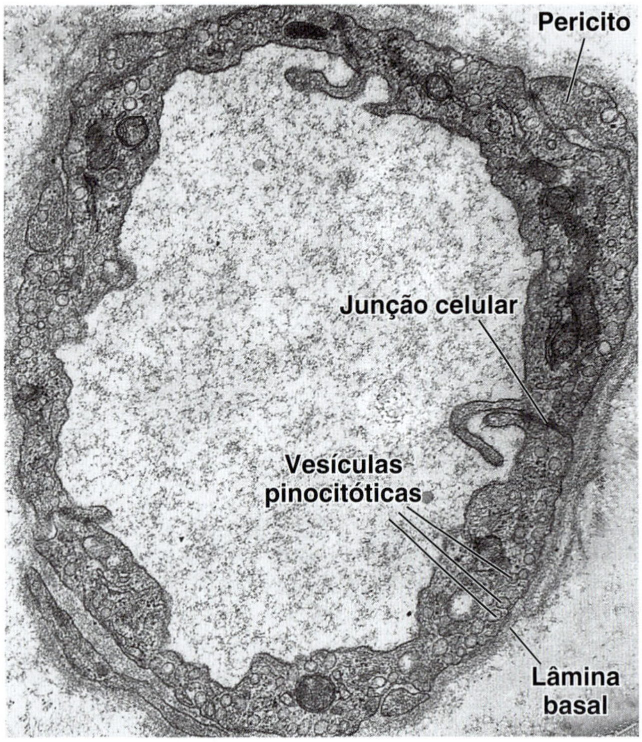

Figura 13.21 Eletromicrografia e diagrama de um capilar contínuo. As células endoteliais que compõem a parede de um capilar contínuo contêm numerosas vesículas pinocitóticas. As junções celulares caracterizam-se, frequentemente, por pregas citoplasmáticas (marginais) que se projetam para o lúmen. Os núcleos das células endoteliais não estão incluídos no plano de corte da micrografia. Pela mesma razão, a eletromicrografia mostra apenas uma pequena quantidade do citoplasma do pericito. Observe que o citoplasma do pericito está envolvido pela lâmina basal. 30.000×.

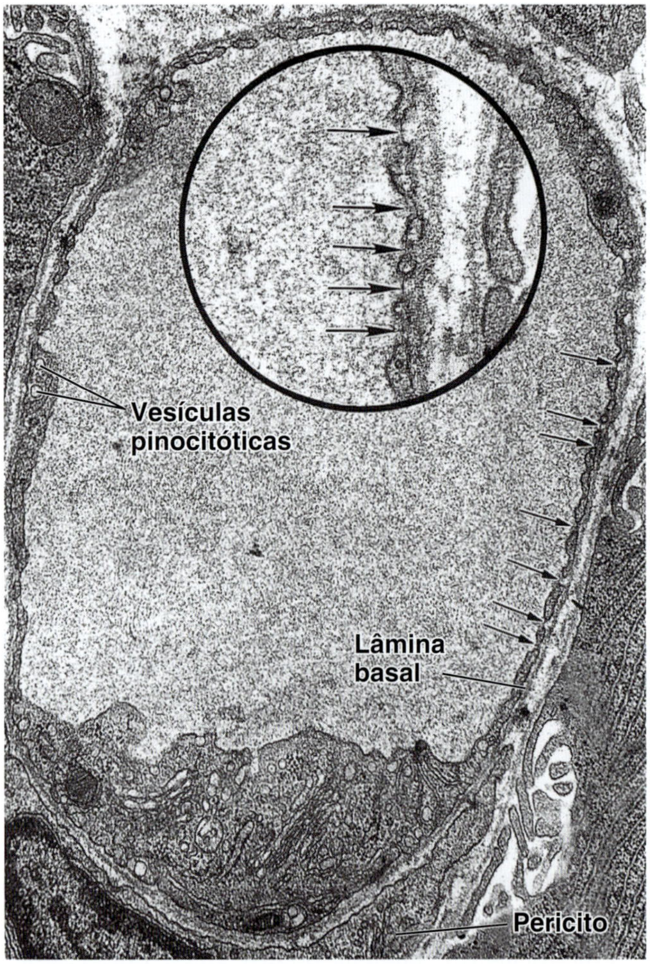

Figura 13.22 Eletromicrografia e diagrama esquemático de um capilar fenestrado. O citoplasma das células endoteliais contém numerosas fenestrações (*setas pequenas*). Em algumas das regiões mais espessas das células endoteliais, nas quais não há fenestrações, observa-se a existência de vesículas pinocitóticas. Parte de um pericito é vista na *parte inferior* da eletromicrografia, incluindo seu núcleo no canto *esquerdo inferior* da micrografia. 21.500×. O *detalhe* mostra melhor as fenestrações e o diafragma que se estende pelas aberturas (*setas grandes*). 55.000×.

as paredes se adelgaçam, e o número de vesículas pinocitóticas e de fenestrações aumenta rapidamente. As alterações iônicas no tecido conjuntivo perivascular, causadas pelos solutos absorvidos, estimulam a pinocitose. Essas observações dão respaldo à hipótese de formação das fenestrações descrita anteriormente.

Os capilares descontínuos (também denominados capilares sinusoidais ou sinusoides) são característicos do fígado, do baço e da medula óssea. Apresentam um percurso tortuoso e um diâmetro maior em comparação com outros capilares. As células endoteliais que revestem esses capilares exibem grandes aberturas em seu citoplasma e são separadas umas das outras por lacunas intercelulares amplas e irregulares, que possibilitam a passagem de proteínas plasmáticas do sangue (ver Figura 13.20C). As células endoteliais repousam sobre uma lâmina basal descontínua. As características estruturais desses capilares variam de um órgão para outro e incluem células especializadas. As células de Kupffer (macrófagos sinusoidais estrelados) e as células de Ito de armazenamento de vitamina A (células estreladas hepáticas) no fígado ocorrem em associação às células endoteliais dos seios hepáticos. No baço, as células endoteliais exibem formato fusiforme peculiar, com lacunas entre células vizinhas; a lâmina basal subjacente ao endotélio é rudimentar e pode ser apenas parcial ou não existir.

Os pericitos representam uma população de células-tronco mesenquimatosas indiferenciadas que estão associadas aos capilares.

Os capilares e algumas vênulas pós-capilares estão associados a células perivasculares que exibem prolongamentos celulares que circundam as células endoteliais vasculares. Os pericitos (historicamente conhecidos como *células de Rouget*) são exemplos de células perivasculares que estão associadas ao endotélio (ver Figuras 13.21 e 13.22). Tais células circundam o capilar, com seus prolongamentos citoplasmáticos ramificados, e são circundadas por uma lâmina basal contínua com a membrana basal do endotélio. Os pericitos são contráteis e controlados pelo NO produzido pelas células endoteliais. Há algumas evidências de que os pericitos possam modular o fluxo sanguíneo dos capilares em leitos capilares específicos (p. ex., encéfalo).

Os pericitos proporcionam suporte ao leito vascular e promovem estabilidade dos capilares e das vênulas pós-capilares por meio de uma complexa comunicação física e química bidirecional com as células endoteliais. Do ponto de vista histológico, os pericitos exibem características de células-tronco mesenquimatosas indiferenciadas, com grandes núcleos ricos em heterocromatina. Os experimentos realizados mostraram que sinais ambientais podem estimular a proliferação, a capacidade de migração e a diferenciação dos pericitos em uma variedade de tipos celulares, incluindo adipócitos, fibroblastos, condrócitos, osteócitos e células musculares esqueléticas. Durante o **desenvolvimento**

embrionário ou a **angiogênese** (p. ex., cicatrização de feridas), os pericitos dão origem tanto a células endoteliais quanto a células musculares lisas. Os pericitos estão diretamente envolvidos na gênese das doenças vasculares (p. ex., retinopatia diabética e angiogênese tumoral). Além disso, proliferação descontrolada dos pericitos dá origem ao **hemangiopericitoma**, um tumor vascular raro que pode se originar em qualquer local no corpo onde haja capilares.

Aspectos funcionais dos capilares

Nos capilares, ocorre troca bidirecional de líquido entre o sangue e os tecidos.

A pressão arterial faz com que o plasma, que transporta o oxigênio, os nutrientes e outros constituintes, atravesse a parede capilar da extremidade proximal ou extremidade arterial da rede de capilares dentro do tecido. Nos tecidos, essas moléculas são trocadas por dióxido de carbono, resíduos e outros metabólitos. Cerca de 90% dos líquidos extravasados são reabsorvidos na extremidade distal ou extremidade venosa da rede de capilares. Os 10% restantes retornam ao sistema vascular sanguíneo por meio da vasculatura linfática (ver adiante). Inicialmente, o líquido extravasado penetra nos capilares linfáticos de extremidade cega, que se conectam com vasos linfáticos coletores maiores, e a linfa finalmente retorna à corrente sanguínea por meio de um sistema de grandes vasos linfáticos, como o ducto torácico e o tronco linfático direito.

Para compreender a função dos capilares, é necessário considerar dois aspectos importantes – o fluxo sanguíneo capilar e a extensão ou densidade da rede de capilares.

- A vasomoção representa o fenômeno do fluxo sanguíneo intermitente na rede de capilares, devido à contração e ao relaxamento rítmicos dos esfíncteres pré-capilares. O fluxo sanguíneo nos capilares não é contínuo; em vez disso, é ativado e desativado a cada poucos segundos. A vasomoção regula a troca de líquidos e nutrientes entre o sistema vascular e o tecido periférico. Por exemplo, o fluxo sanguíneo na rede capilar do músculo esquelético durante o exercício requer mais oxigênio e nutrientes. Quando as concentrações de oxigênio são reduzidas durante o aumento da utilização de oxigênio pelo músculo, os intervalos de fluxo sanguíneo através da rede de capilares ocorrem com mais frequência e são mais duradouros. Como resultado, o músculo recebe mais oxigênio e outros nutrientes. A contração intermitente das arteríolas e a vasomoção resultante são reguladas pelo oxigênio, por intermediários reativos de oxigênio (ROIs), pelo NO e por produtos de degradação do metabolismo tecidual
- A densidade da rede de capilares determina a área de superfície total disponível para a troca entre o sangue e o tecido. Está relacionada com a atividade metabólica do tecido. O fígado, os rins, o músculo cardíaco e o músculo esquelético contêm redes capilares ricas. O tecido conjuntivo denso é menos ativo metabolicamente e tem redes de capilares menos extensas. O fluxo sanguíneo é controlado por meio de sinais locais e sistêmicos.

Em resposta a agentes vasodilatadores (p. ex., NO, baixa tensão de O_2), o músculo liso das paredes das arteríolas sofre relaxamento, com consequente vasodilatação e aumento do fluxo sanguíneo através da rede de capilares. A pressão nos capilares aumenta, e um grande volume de líquido plasmático é impulsionado para o tecido. Esse processo é observado no **edema periférico**. Fatores locais derivados do endotélio, sinais sistêmicos transportados pelo sistema nervoso autônomo e a norepinefrina liberada pela glândula suprarrenal provocam contração do músculo liso das arteríolas (vasoconstrição), resultando em diminuição do fluxo sanguíneo através do leito capilar. Nessa condição, a pressão capilar diminui e aumenta acentuadamente a absorção de líquido tecidual. Essa situação é observada durante a perda de volume sanguíneo e pode acrescentar um volume considerável de líquido ao sangue, impedindo a ocorrência de choque hipovolêmico.

■ ANASTOMOSES OU DERIVAÇÕES ARTERIOVENOSAS

As derivações (*shunts*) arteriovenosas possibilitam o desvio do sangue dos capilares, proporcionando vias diretas entre artérias e veias.

Em geral, em um leito microvascular, as artérias transportam sangue para os capilares, enquanto as veias transportam o sangue a partir dos capilares. No entanto, nem todo o sangue passa necessariamente das artérias para os capilares e, em seguida, para as veias. Em muitos tecidos, existem vias diretas entre as artérias e as veias, que desviam a passagem do sangue pelos capilares. Essas vias são denominadas anastomoses arteriovenosas (AV) ou derivações (*shunts*) AV (ver Figura 13.11). As anastomoses AV são comumente encontradas na pele das pontas dos dedos, no nariz e nos lábios, bem como no tecido erétil do pênis e do clitóris. A arteríola das anastomoses AV é frequentemente espiralada, apresenta uma camada de músculo liso relativamente espessa e é envolvida em uma cápsula de tecido conjuntivo ricamente inervada. Diferentemente do esfíncter pré-capilar comum, a contração do músculo liso arteriolar da anastomose AV envia sangue para um leito capilar, e o relaxamento do músculo liso envia sangue diretamente para uma vênula, desviando-o, portanto, do leito capilar. As anastomoses AV atuam na **termorregulação** da superfície corporal. O fechamento de uma anastomose AV na pele faz com que ocorra fluxo de sangue através do leito capilar, intensificando a perda de calor. A abertura de uma anastomose AV na pele diminui o fluxo sanguíneo nos capilares cutâneos, conservando, desse modo, o calor do corpo. No tecido erétil, como o pênis, o fechamento da anastomose AV direciona o fluxo sanguíneo para os corpos cavernosos, iniciando a resposta erétil.

Vias de comunicação preferenciais, cujo segmento proximal é denominado metarteríola (Figura 13.23), também possibilitam a passagem de sangue diretamente da artéria para a veia. Os capilares originam-se tanto das arteríolas quanto das metarteríolas. Embora os próprios capilares não tenham músculo liso em suas paredes, há um esfíncter de músculo liso, denominado esfíncter pré-capilar, formado a partir da arteríola ou da metarteríola que lhe dá origem. Esses esfíncteres controlam a quantidade de sangue que atravessa o leito capilar.

■ VEIAS

As túnicas das veias não são tão distintas nem bem-definidas quanto as túnicas das artérias. Tradicionalmente, as veias são classificadas em quatro tipos, de acordo com o calibre:

- As vênulas são ainda subclassificadas em vênulas pós-capilares e musculares. Elas recebem sangue dos capilares e apresentam diâmetro muito pequeno, de apenas 0,1 mm
- As veias de pequeno calibre têm menos de 1 mm de diâmetro e são contínuas com as vênulas musculares
- As veias de calibre médio representam a maioria das veias dessa categoria. São geralmente acompanhadas das artérias e têm diâmetro de até 10 mm
- As veias de grande calibre têm geralmente diâmetro superior a 10 mm. Exemplos incluem as veias cavas superior e inferior e a veia porta do fígado.

Embora as veias de grande e médio calibres tenham três camadas (também denominadas túnica íntima, túnica média e túnica adventícia), essas camadas não são tão distintas quanto aquelas observadas nas artérias. As veias de grande e médio calibres geralmente seguem juntas com as artérias de grande e médio calibres; as arteríolas e as vênulas musculares, eventualmente, também seguem percurso juntas, possibilitando, assim, uma comparação nos cortes histológicos. Caracteristicamente, as veias apresentam paredes mais finas que as artérias que as acompanham, e têm o lúmen maior que o da artéria. Habitualmente, o lúmen da arteríola está desobstruído; o da veia está frequentemente colapsado. Muitas veias, particularmente as que transportam sangue contra a gravidade, como as dos membros, contêm válvulas que possibilitam o fluxo do sangue apenas de volta ao coração. As válvulas consistem em retalhos semilunares de tecido conjuntivo fino recoberto por células endoteliais.

Vênulas e veias de pequeno calibre

As vênulas pós-capilares coletam sangue da rede de capilares e caracterizam-se pela existência de pericitos.

As vênulas pós-capilares apresentam revestimento endotelial com sua lâmina basal e pericitos (Prancha 13.4). O endotélio das vênulas pós-capilares constitui o principal local de ação de agentes vasoativos, como a histamina e a serotonina.

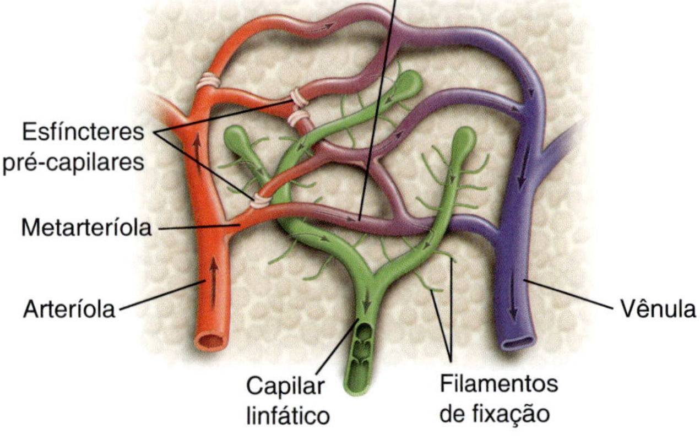

Figura 13.23 Diagrama da microcirculação. Este diagrama esquemático mostra uma metarteríola (segmento inicial de um canal preferencial), dando origem aos capilares. Os esfíncteres pré-capilares da arteríola e da metarteríola controlam a entrada de sangue nos capilares. O segmento distal do canal de passagem preferencial recebe capilares do leito microcirculatório, mas não existe esfíncter no local em que os capilares aferentes entram nos canais preferenciais. Vasos linfáticos de extremidade cega são mostrados em associação ao leito capilar. Observe os filamentos de fixação e o sistema de válvulas nos capilares linfáticos.

A resposta a esses agentes resulta em extravasamento de líquido e migração dos leucócitos do vaso durante a inflamação e as reações alérgicas. As vênulas pós-capilares dos linfonodos são especializadas na migração transmural de linfócitos do lúmen do vaso para o tecido linfático. Como são revestidas por células endoteliais colunares ou cuboides, são frequentemente denominadas vênulas de endotélio alto (VEAs). Ver descrição da função das VEAs no Capítulo 14, *Sistema Imune e Órgãos e Tecidos Linfáticos*. Os pericitos representam células-tronco mesenquimatosas indiferenciadas, que formam conexões semelhantes a guarda-chuva com as células endoteliais. A relação entre as células endoteliais e os pericitos promove suas mútuas proliferação e sobrevida; ambos sintetizam e compartilham uma lâmina basal (ver Figura 13.21), sintetizam fatores de crescimento e se comunicam entre si por intermédio de junções comunicantes. A cobertura de pericitos é mais extensa nas vênulas pós-capilares do que nos capilares.

As vênulas de endotélio alto são vênulas pós-capilares especializadas encontradas nos tecidos linfáticos, que mantêm altos níveis de migração dos linfócitos do sangue.

As vênulas pós-capilares no sistema linfático são também denominadas vênulas de endotélio alto (VEAs), devido ao formato cuboide de suas células endoteliais e seus núcleos ovoides. São encontradas em todos os órgãos linfáticos secundários (periféricos) (com exceção do baço), como linfonodos, tonsilas e linfonodos solitários, bem como agregados. O endotélio das VEAs consegue recrutar muitos linfócitos, os quais, com frequência, podem ser vistos migrando através da parede da vênula. Quando examinadas ao microscópio eletrônico, as células endoteliais das VEAs exibem um complexo de Golgi proeminente, abundante quantidade de polirribossomos e extensa rede de retículo endoplasmático rugoso (RER). Essas características são típicas de células com uma função secretora, que se completam com a existência de vesículas secretoras em seu citoplasma. Além disso, contêm corpúsculos multivesiculares, vesículas de transporte e corpos de Weibel-Palade.

As vênulas musculares são diferenciadas das vênulas pós-capilares pela existência de uma túnica média.

As vênulas musculares estão localizadas distalmente às vênulas pós-capilares na rede venosa de retorno e apresentam diâmetro de até 0,1 mm. Enquanto as vênulas pós-capilares não contêm uma túnica média verdadeira, as vênulas musculares apresentam uma ou duas camadas delgadas de músculo liso, que constituem a túnica média. A túnica adventícia desses vasos também é muito delgada. Em geral, não há pericitos nas vênulas musculares.

As veias de pequeno calibre são uma continuação das vênulas musculares.

As veias de pequeno calibre são uma continuação das vênulas musculares e seus diâmetros variam de 0,1 a 1 mm. Todas as três túnicas estão presentes e podem ser identificadas em uma preparação de rotina. A túnica média é geralmente formada por duas ou três camadas de músculo liso. Esses vasos apresentam uma túnica adventícia mais espessa.

Veias de calibre médio

As veias de calibre médio têm diâmetro de até 10 mm. A maioria das veias profundas que acompanham as artérias está incluída nessa categoria (p. ex., veia radial, veia tibial, veia poplítea). As válvulas constituem um aspecto característico desses vasos e são mais numerosas na porção inferior do corpo, particularmente nos membros inferiores. As válvulas impedem o movimento retrógrado do sangue decorrente da gravidade. Com frequência, as veias profundas dos membros inferiores constituem o local de formação de trombo (coágulo sanguíneo), uma condição conhecida como **trombose venosa profunda (TVP)**. A TVP está associada à imobilização dos membros inferiores e pode resultar de repouso prolongado no leito (após cirurgia ou hospitalização), uso de aparelhos ortopédicos ou movimento restrito (como durante voos longos). Um coágulo sanguíneo oriundo das veias profundas dos membros inferiores se aloja em uma artéria pulmonar, uma condição conhecida como **embolia pulmonar**.

As três túnicas da parede venosa são mais evidentes nas veias de calibre médio (Figura 13.24):

- A túnica íntima consiste em endotélio com sua lâmina basal, uma camada subendotelial delgada com raras células musculares lisas dispersas no tecido conjuntivo e, em alguns casos, uma membrana elástica interna fina e frequentemente descontínua
- A túnica média das veias de calibre médio é muito mais fina que a mesma camada nas artérias de calibre médio. Ela contém várias camadas de células musculares lisas de disposição circular, entremeadas com fibras colágenas e elásticas. Além disso, células musculares lisas dispostas longitudinalmente podem estar presentes logo abaixo da túnica adventícia
- A túnica adventícia é geralmente mais espessa que a túnica média e consiste em fibras colágenas e redes de fibras elásticas (ver Figura 13.24B).

Veias de grande calibre

Nas veias de grande calibre, a túnica média é relativamente fina, enquanto a túnica adventícia é relativamente espessa.

As veias com diâmetro superior a 10 mm são classificadas como veias de grande calibre:

- A túnica íntima dessas veias (Figura 13.25 e Prancha 13.3) consiste em um revestimento endotelial com sua lâmina basal, uma pequena quantidade de tecido conjuntivo subendotelial e algumas células musculares lisas. Com frequência, o limite entre a túnica íntima e a túnica média não está totalmente definido, e nem sempre é fácil discernir se as células musculares lisas próximas ao endotélio da túnica íntima pertencem à túnica íntima ou à túnica média
- A túnica média é relativamente fina e contém células musculares lisas dispostas circularmente, fibras colágenas e alguns fibroblastos
- A túnica adventícia das veias de grande calibre (p. ex., as veias subclávias, a veia porta e as veias cavas) é a camada mais espessa da parede do vaso. Juntamente com as fibras colágenas e elásticas e fibroblastos habituais, a túnica adventícia também contém células musculares lisas

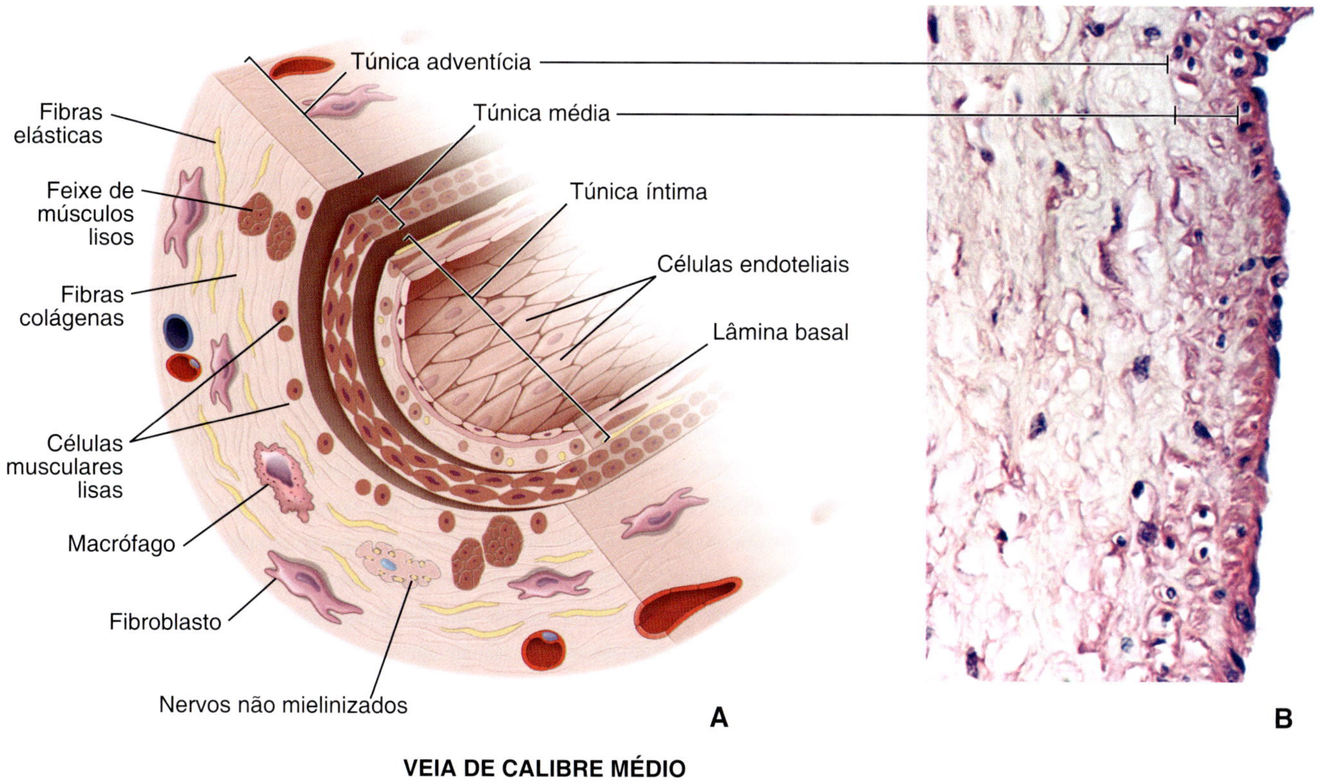

Figura 13.24 Diagrama esquemático e fotomicrografia de uma veia de calibre médio. A. Os componentes celulares e extracelulares estão identificados. Observe que a túnica média contém poucas camadas de células musculares lisas dispostas circularmente, com fibras colágenas e elásticas intercaladas. Além disso, observa-se a existência de células musculares lisas dispostas longitudinalmente na junção com a túnica adventícia. **B.** Esta fotomicrografia mostra um corte através da parede de uma veia de médio calibre em uma preparação de rotina corada pela hematoxilina e eosina (H-E). A túnica íntima consiste em endotélio e em uma camada subendotelial muito fina de tecido conjuntivo, contendo algumas células musculares lisas. A túnica média contém algumas camadas de células musculares lisas de disposição circular e espiralada, com fibras colágenas e elásticas. Observe que a camada mais espessa é a túnica adventícia, que tem quantidade abundante de colágeno e algumas fibras elásticas. Os poucos núcleos vistos nessa camada pertencem aos fibroblastos. 360×.

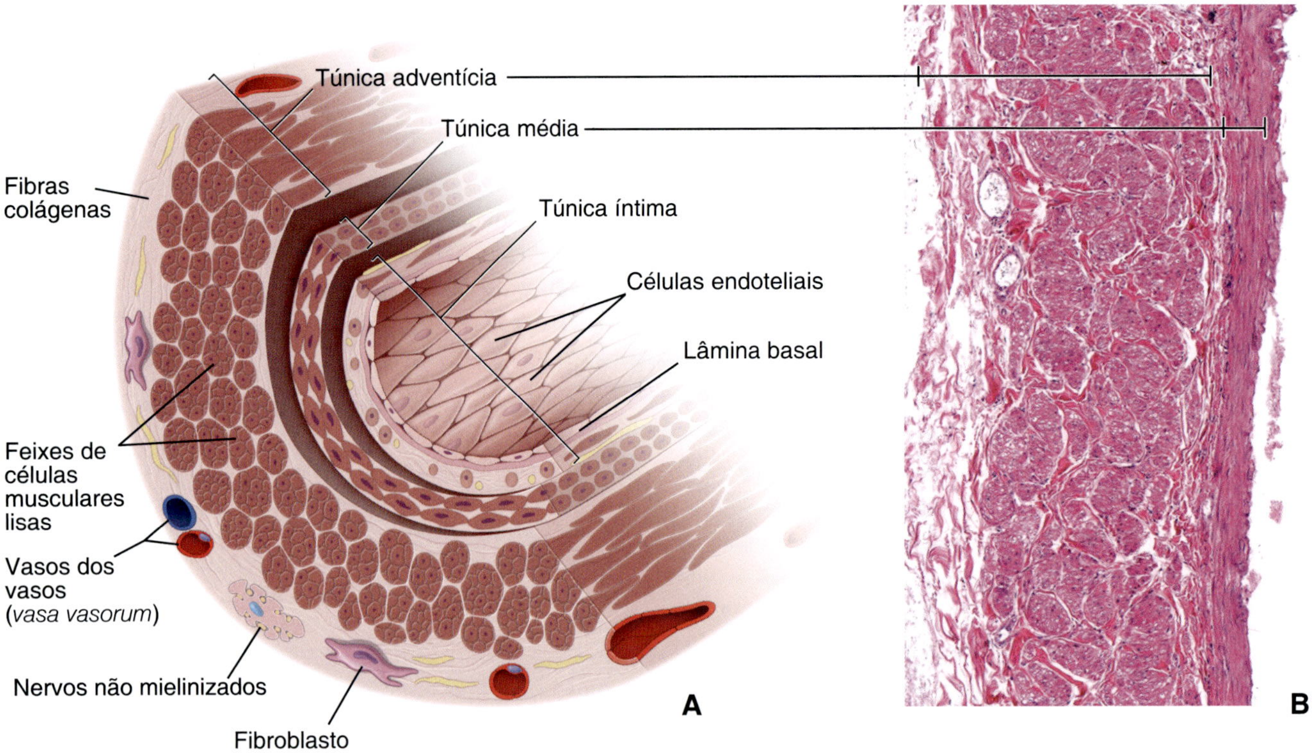

Figura 13.25 Diagrama esquemático e fotomicrografia de uma veia de grande calibre. A. Os componentes celulares e extracelulares estão indicados. Observe uma fina camada de células musculares lisas da túnica média e da túnica adventícia dispostas circularmente, com muitos feixes musculares lisos dispostos longitudinalmente. **B.** Esta fotomicrografia mostra um corte através da parede de uma veia porta humana em uma preparação de rotina corada pela hematoxilina e eosina (H-E). A túnica íntima não é discernível neste aumento. A túnica média contém uma camada de células musculares lisas dispostas circularmente, com fibras colágenas e elásticas. Observe que a camada mais espessa dessa parede é a túnica adventícia. Além de uma extensa rede de fibras colágenas e elásticas, a túnica adventícia contém uma camada larga de células musculares lisas dispostas em feixes longitudinais. Esses feixes apresentam tamanho variável e estão separados entre si por fibras de tecido conjuntivo. 125×. (Cortesia do Dr. Donald J. Lowrie Jr., University of Cincinnati College of Medicine.)

dispostas longitudinalmente (Figura 13.26). Extensões miocárdicas atriais, conhecidas como bainhas miocárdicas, são encontradas na adventícia das veias cavas superior e inferior, bem como na artéria pulmonar. A disposição, o comprimento, a orientação e a espessura das bainhas miocárdicas podem variar em diferentes indivíduos. A existência de uma extensão miocárdica contendo células musculares cardíacas na túnica adventícia das veias de grande calibre pode levar à **fibrilação atrial**, o distúrbio mais comum de ritmo cardíaco, que contribui para morbidade e mortalidade. Exames *post mortem* de pacientes com fibrilação atrial frequentemente revelam a existência de **bainhas miocárdicas** contendo células musculares cardíacas alteradas.

■ VASOS SANGUÍNEOS ATÍPICOS

Em vários locais do corpo, os vasos sanguíneos – tanto artérias quanto veias – apresentam estrutura atípica. Tais vasos incluem:

- As artérias coronárias, consideradas artérias musculares de calibre médio, originam-se da porção proximal da parte ascendente da aorta e situam-se na superfície do coração, no epicárdio circundado por tecido adiposo. As paredes das artérias coronárias são geralmente mais espessas que as de artérias comparáveis nos membros superior e inferior, em virtude de grandes quantidades de camadas de músculo liso dispostas circularmente na túnica média. Na preparação de rotina corada pela H-E, a camada subendotelial da túnica íntima de coronárias de pessoas mais jovens não é evidente; no entanto, a camada subendotelial se espessa progressivamente em consequência da quantidade crescente de células musculares lisas e tecido fibroelástico adicionados com o avanço da idade (Figura 13.27). A membrana elástica interna é bem desenvolvida, embora possa ser fragmentada, duplicada ou focalmente perdida em indivíduos idosos. A consistência relativamente "frouxa" da túnica adventícia é reforçada por feixes longitudinais de fibras colágenas, que possibilitam alterações contínuas do diâmetro vascular. As alterações ateroscleróticas nas artérias coronárias que restringem o fluxo sanguíneo e o suprimento de oxigênio para o músculo cardíaco resultam em **doença da artéria coronária** ou **coronariopatia** (Boxe 13.3)
- Os seios venosos durais representam canais venosos na cavidade craniana. São, essencialmente, espaços amplos na dura-máter, revestidos por células endoteliais e desprovidos de músculo liso
- A veia safena magna é uma veia subcutânea longa do membro inferior, que se origina no pé e drena para a veia femoral logo abaixo do ligamento inguinal. Com frequência, essa veia é descrita como uma veia muscular, devido à existência de uma quantidade incomum de músculo liso (Figura 13.28). Além do arranjo circular

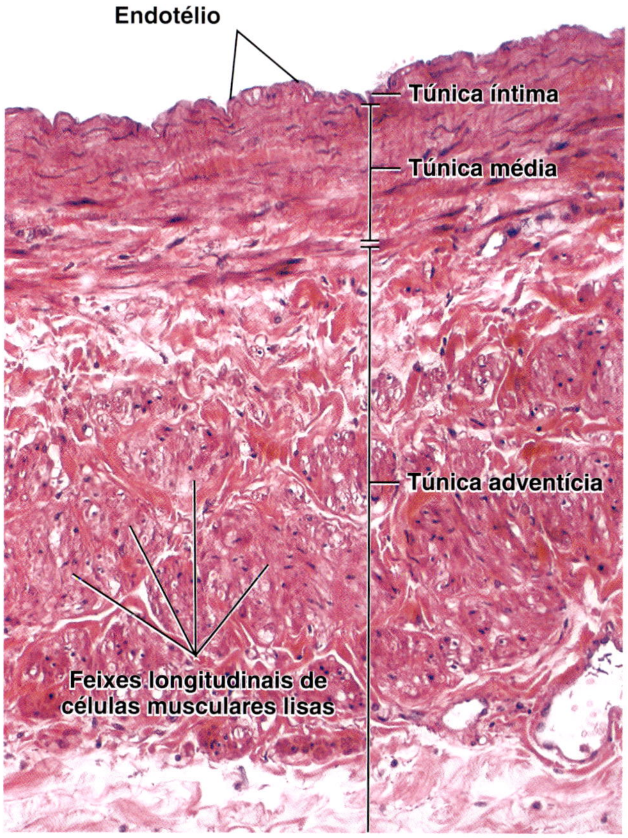

Figura 13.26 Fotomicrografia de uma veia de grande calibre. Esta fotomicrografia mostra as três túnicas em um corte realizado através da parede da veia porta corado com H-E. A túnica íntima consiste em endotélio e em uma camada subendotelial fina de tecido conjuntivo contendo algumas células musculares lisas. A túnica média tem uma camada relativamente fina de células musculares lisas de disposição circular. A túnica adventícia é a camada mais espessa desse vaso. Ela dispõe de uma camada espessa de feixes musculares lisos orientados longitudinalmente (vistos aqui em corte transversal), separados por fibras colágenas e elásticas. Observe uma camada de tecido conjuntivo contendo fibras colágenas e elásticas grosseiras, que separa os feixes longitudinais de músculo liso na túnica adventícia de uma camada de músculo liso da túnica média. 240×. (Cortesia do Dr. Donald J. Lowrie Jr., University of Cincinnati College of Medicine.)

espesso de músculo liso em sua túnica média, a veia safena magna contém numerosos feixes musculares lisos longitudinais na túnica íntima e na túnica adventícia bem desenvolvida. A túnica íntima é separada da túnica média por uma membrana elástica interna fina e pouco desenvolvida. A veia safena magna é frequentemente retirada do membro inferior e usada para autotransplante na **cirurgia de revascularização do miocárdio (CRVM)**, quando não há disponibilidade de enxertos arteriais (geralmente obtidos da artéria torácica interna), ou quando são necessários muitos enxertos. A CRVM é o tipo mais comum de cirurgia cardíaca a céu aberto realizada nos EUA

- A veia central da medula da glândula suprarrenal, que atravessa a medula da glândula suprarrenal, e suas tributárias apresentam uma túnica média incomum. Ela contém vários feixes de células musculares lisas orientadas longitudinalmente, que variam quanto ao tamanho e à morfologia (Figura 13.29). Esses feixes musculares lisos de disposição irregular (também denominados coxins musculares) estendem-se até as tributárias maiores da veia central da medula da glândula suprarrenal. Esse arranjo excêntrico singular de feixes musculares lisos resulta na irregularidade da espessura da parede vascular.

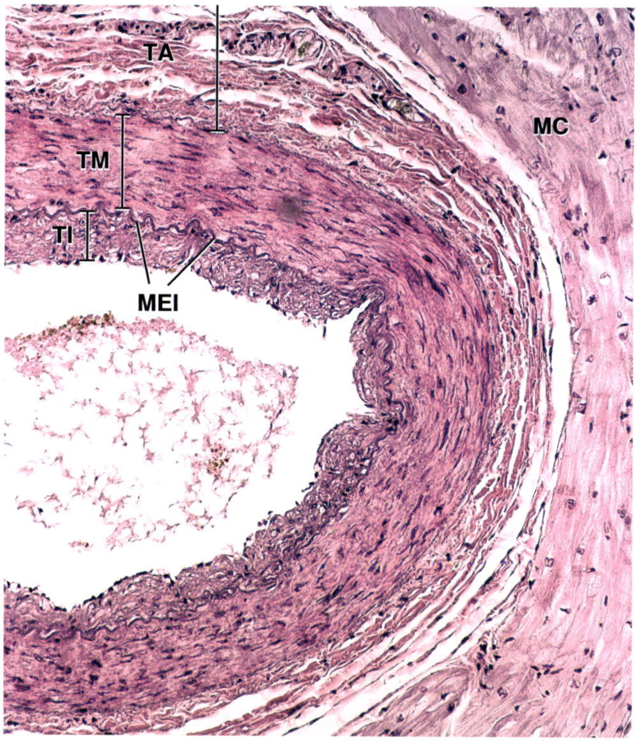

Figura 13.27 Fotomicrografia da artéria coronária. Esta fotomicrografia de um corte transversal da artéria coronária, obtida de um ser humano adulto, mostra todas as três túnicas vasculares semelhantes àquelas das artérias musculares. A camada subendotelial da túnica íntima (*TI*) é consideravelmente mais espessa, devido ao processo de envelhecimento, do que a de uma artéria muscular correspondente. A membrana elástica interna (*MEI*) é vista na borda da túnica média (*TM*), que também é mais espessa que a de outras artérias musculares. O tecido conjuntivo da túnica adventícia (*TA*) exibe um arranjo frouxo e contém feixes longitudinais de fibras colágenas distribuídas na periferia. Há uma separação artificial entre o músculo cardíaco (*MC*) e a túnica adventícia. 175×.

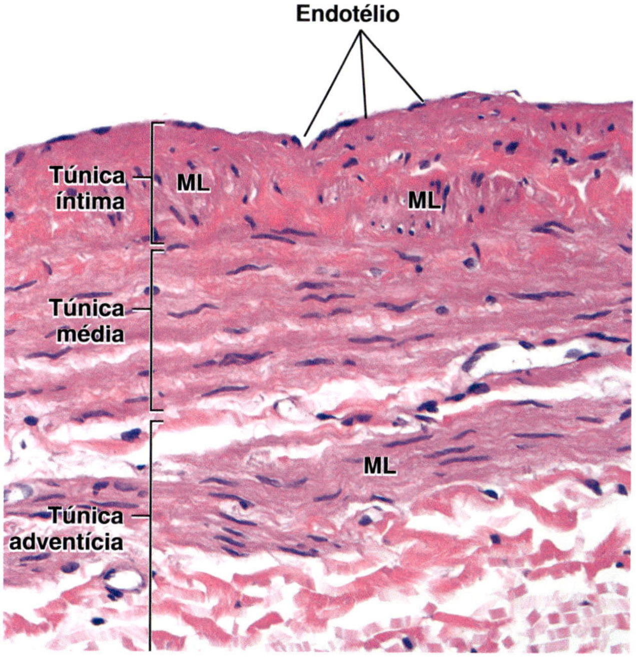

Figura 13.28 Fotomicrografia da veia safena magna. Esta fotomicrografia mostra um corte realizado através da parede da veia safena magna. A túnica íntima é geralmente mais espessa que a de outras veias de calibre médio e caracteriza-se pela existência de numerosos feixes musculares lisos (*ML*) longitudinais, intercalados por fibras de tecido conjuntivo. A túnica média contém uma camada relativamente espessa de músculo liso disposta circularmente. A túnica adventícia é bem desenvolvida e contém camadas adicionais de fibras musculares lisas dispostas em feixes espiralados, oblíquos e longitudinais. 380×. (Cortesia do Dr. Joseph J. Maleszewski.)

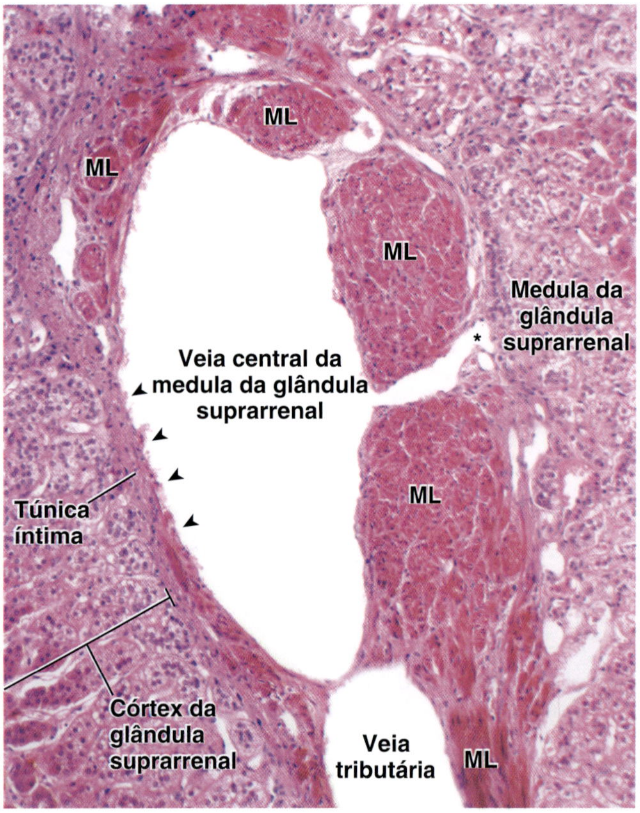

Figura 13.29 Fotomicrografia da veia central da medula da glândula suprarrenal. Esta fotomicrografia da glândula suprarrenal humana mostra uma grande veia central na medula da glândula suprarrenal com sua tributária corada por hematoxilina e eosina (H-E). A parede da veia é muito irregular e contém diversos feixes de músculo liso (*ML*) de orientação longitudinal, que se estendem na parede de uma tributária. Esse arranjo excêntrico singular dos músculos lisos, algumas vezes denominados *coxins musculares*, promove irregularidade da espessura da parede vascular. Observe que, na fenda entre dois feixes de músculo liso (*asterisco*), o lúmen da veia é separado das células cromafins da medula da glândula suprarrenal apenas pela túnica íntima. No lado oposto da parede, não há feixes musculares (*pontas de setas*), e as células do córtex da glândula suprarrenal estão em contato direto com a túnica íntima. 120×. (Cortesia do Dr. Donald J. Lowrie Jr., University of Cincinnati College of Medicine.)

Nas áreas onde não há feixes musculares, as células da medula da glândula suprarrenal ou, algumas vezes, do córtex da glândula suprarrenal estão separadas do lúmen da veia por apenas uma fina camada de túnica íntima (ver Figura 13.29). A contração dos músculos lisos de orientação longitudinal na túnica média intensifica o efluxo de hormônios da medula da glândula suprarrenal para a circulação.

As veias em alguns outros locais (p. ex., retina, placenta, trabéculas do baço) também apresentam paredes atípicas e são discutidas nos capítulos que descrevem esses órgãos.

■ VASOS LINFÁTICOS

Os vasos linfáticos transportam líquidos dos tecidos para a corrente sanguínea e são importantes na vigilância imunológica.

Além dos vasos sanguíneos, outro conjunto de vasos é responsável pela circulação de um líquido denominado linfa pela maioria das partes do corpo. Esses vasos transportadores de linfa atuam como adjuvantes dos vasos sanguíneos. Diferentemente dos vasos sanguíneos, que transportam o sangue para os tecidos e a partir deles, os vasos linfáticos são unidirecionais e transportam líquido apenas a partir dos tecidos. Conforme mencionado anteriormente, cerca de 90% do líquido extravasado é reabsorvido no lado venoso da rede capilar. Os vasos linfáticos devolvem os 10% restantes ao sistema vascular sanguíneo. Em indivíduos adultos saudáveis, o sistema linfático devolve diariamente à circulação sanguínea até 8 ℓ de líquido intersticial, com 20 a 30 g de proteína por litro. Além dessa função de homeostasia do líquido, os vasos linfáticos estão envolvidos na vigilância imunológica, transportando antígenos e células apresentadoras de antígenos da periferia para os linfonodos. No trato gastrintestinal, os linfáticos (vasos lactíferos) são cruciais para a absorção das gorduras dietéticas na forma de quilomícrons (um conjunto de triglicerídios, colesterol, ésteres de colesterol, fosfolipídios com apolipoproteína B). Todos esses processos dependem do movimento organizado de líquido, solutos e células através da parede do vaso linfático.

Os defeitos que afetam os vasos linfáticos podem levar ao **linfedema**, uma condição clínica que se caracteriza por acúmulo localizado de líquido intersticial e edema dos tecidos. As manifestações mais comuns envolvem edema dos membros superiores e inferiores, fibrose tecidual, suscetibilidade às infecções e acúmulo de tecido adiposo. O **linfedema primário** origina-se de defeitos genéticos que afetam o desenvolvimento dos vasos linfáticos, enquanto o **linfedema secundário** é mais provavelmente causado por cirurgia, radioterapia, infecção ou traumatismo.

Os menores vasos linfáticos são denominados capilares linfáticos. São particularmente numerosos nos tecidos conjuntivos frouxos, sob o epitélio da pele e das mucosas. Os capilares linfáticos começam como tubos em fundo cego nos leitos microcapilares (ver Figura 13.23). Os capilares linfáticos convergem em vasos coletores cada vez maiores, denominados vasos linfáticos e se conectam com cadeias de linfonodos, em que a linfa é filtrada. Por fim, unem-se para formar dois troncos grandes vasos linfáticos que deságuam nas veias de grande calibre situadas na base do pescoço. A linfa entra no sistema circulatório nas junções das veias jugular interna e subclávia. O maior dos vasos linfáticos, que drena a maior parte do corpo e deságua nas veias do lado esquerdo do corpo, é o ducto torácico. O outro canal principal é o tronco linfático direito.

Os capilares linfáticos são mais permeáveis que os capilares sanguíneos e coletam o excesso de líquido tecidual rico em proteínas.

Os capilares linfáticos constituem uma parte singular do sistema circulatório, formando uma rede de pequenos vasos nos tecidos. Em virtude de sua maior permeabilidade, os capilares linfáticos são mais efetivos que os capilares sanguíneos na remoção de líquido rico em proteínas dos espaços intercelulares. Eles também são especializados na captação de moléculas inflamatórias, lipídios dietéticos e células imunes. Uma vez coletado, o líquido que entra no vaso linfático é denominado linfa. Os vasos linfáticos também servem para transportar proteínas e lipídios, que são moléculas muito grandes para atravessar as fenestrações dos capilares absortivos no intestino delgado.

Antes de a linfa retornar ao sangue, ela atravessa os linfonodos, em que é exposta às células do sistema imune. Por

Boxe 13.3

Correlação clínica | Doença da artéria coronária

A **doença da artéria coronária (DAC) ou coronariopatia** é causada pelo desequilíbrio entre o suprimento e a demanda de sangue oxigenado do coração. A DAC constitui o tipo mais comum de doença cardíaca nos EUA e afeta aproximadamente 6% da população. A causa mais comum de DAC é a **aterosclerose**. O risco de desenvolver aterosclerose aumenta com a idade, a história familiar, a ocorrência de hipertensão arterial, o tabagismo, a hipercolesterolemia e o diabetes melito. Na aterosclerose, o lúmen das artérias coronárias sofre estreitamento progressivo, em decorrência do acúmulo de lipídios, matriz extracelular e células, levando ao desenvolvimento de **placas ateromatosas** (Figura B.13.3.1). As placas são formadas pelo depósito de lipídios intracelulares e extracelulares, proliferação do músculo liso e síntese aumentada de proteoglicanos e

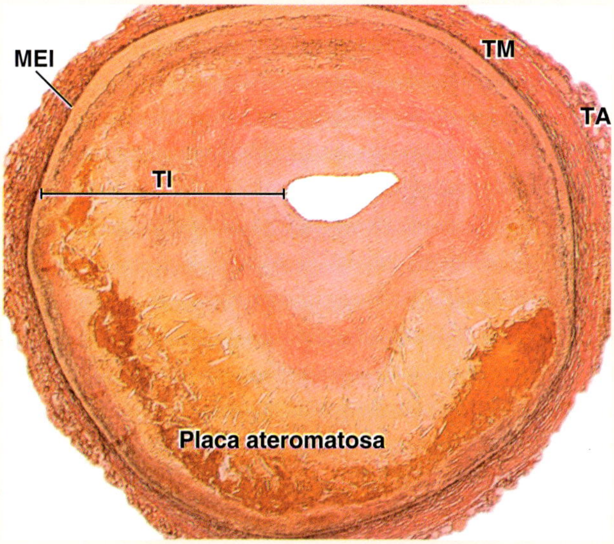

Figura B.13.3.1 Fotomicrografia de uma placa ateromatosa na artéria coronária. Esta fotomicrografia em pequeno aumento mostra um corte transversal da artéria coronária humana em caso de DAC crônica. A amostra é corada com a técnica de Verhoeff van Gieson para fibras elásticas e do tecido conjuntivo. As *estrias pretas* representam lamelas elásticas; verifica-se a existência de uma membrana elástica interna (*MEI*) intacta distinta entre a túnica média (*TM*) corada em *vermelho-escuro*, contendo células musculares lisas, e a túnica íntima (*TI*) morfologicamente alterada. Tonalidades variáveis de material *rosado* representam fibras colágenas depositadas em uma túnica íntima espessa, que contém placa ateromatosa avançada com calcificações visíveis (*coloração rosa-alaranjada escura*) e acúmulo de lipídios extracelulares (fendas de colesterol). A coloração *rosa-clara* que circunda o lúmen do vaso representa o depósito mais recente de material patológico. Observe que o lúmen do vaso está ocluído em quase 90%, resultando em fluxo sanguíneo coronário inadequado. A túnica adventícia (*TA*) representa a camada mais externa do vaso. 34×. (Cortesia do Dr. William D. Edwards.)

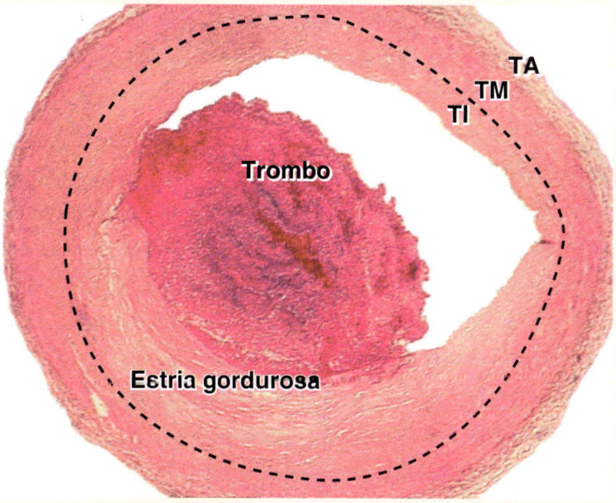

Figura B.13.3.2 Fotomicrografia de uma artéria coronária com um trombo mural. Esta fotomicrografia mostra um corte transversal de artéria coronária em um estágio menos avançado de doença aterosclerótica. A placa fibroadiposa é bem visível na túnica íntima (*TI*) e desenvolveu um trombo sobreposto a uma placa, com obstrução parcial do lúmen arterial. A *linha tracejada* indica a borda entre a túnica íntima e a túnica média (*TM*). A túnica adventícia (*TA*) forma a camada mais externa do vaso. 40×. (Cortesia do Dr. William D. Edwards.)

de colágeno na túnica íntima da parede do vaso. O fluxo sanguíneo torna-se crítico quando é reduzido em 90% ou mais. A súbita oclusão do lúmen estreitado por um trombo (coágulo sanguíneo) liberado na superfície de uma placa ateromatosa precipita um evento isquêmico agudo. Os eventos isquêmicos caracterizam-se por **dor anginosa** associada à perda do fluxo de sangue oxigenado para a região do coração suprida pelo vaso coronário afetado. Em geral, a **trombose da artéria coronária** precede e precipita um **infarto agudo do miocárdio**, ou seja, a súbita insuficiência de suprimento sanguíneo, que resulta em uma área de células musculares mortas. Pode haver desenvolvimento de um trombo mural, geralmente associado a disfunção ou ruptura do endotélio acima da placa ateromatosa (Figura B.13.3.2). Com o passar do tempo, a área do coração afetada pelo infarto agudo do miocárdio sofre fibrose. O tecido lesado é substituído por tecido fibrótico, com perda da função contrátil. A ocorrência de múltiplos infartos pode, com o decorrer do tempo, produzir perda suficiente da função cardíaca, a ponto de causar morte. O infarto também ocorre comumente no encéfalo, no baço, no rim, nos pulmões, no intestino, nos testículos e em tumores (particularmente dos ovários e do útero).

conseguinte, os vasos linfáticos atuam não apenas como coadjuvantes do sistema circulatório sanguíneo, mas também como um componente integral do sistema imune.

Os capilares linfáticos têm células endoteliais singulares em formato de folha de carvalho, com lâmina basal descontínua e junções intercelulares em forma de botão.

Os capilares linfáticos são essencialmente tubos de extremidade cega de endotélio, com diâmetro de cerca de 30 a 80 μm. Ao contrário dos capilares sanguíneos típicos, não são circundados por pericitos ou células musculares lisas e carecem de lâmina basal contínua. As células endoteliais linfáticas nos capilares linfáticos têm um formato característico em folha de carvalho. As dobras sobrepostas das células endoteliais adjacentes se interdigitam. As células endoteliais linfáticas apresentam junções intercelulares descontínuas ou em forma de botão, que se concentram nas bordas recortadas das células. Essas junções assemelham-se às zônulas de oclusão nas células epiteliais vasculares compostas por ocludinas, claudinas, zônula de oclusão 1 (ZO-1) e moléculas de adesão juncionais (JAMs). Além disso, contêm caderina endotelial vascular (VE-caderina), que é encontrada nas junções de ancoragem. Os espaços entre as zônulas de oclusão na extremidade dos retalhos expressam a molécula de adesão de plaquetas e células endoteliais 1 (PECAM-1; também conhecida como CD31). São necessárias interações homofílicas entre a PECAM-1 dos leucócitos e a PECAM-1 endotelial para a migração dos linfócitos no capilar linfático. Por conseguinte, essas áreas fornecem o ponto de entrada para os leucócitos, as células dendríticas e o líquido intersticial nos vasos. A lâmina basal incompleta e as junções intercelulares descontínuas estão correlacionadas a sua alta permeabilidade, que possibilita a captação ideal de componentes linfáticos.

Os capilares linfáticos estão conectados à matriz extracelular circundante por meio de filamentos de ancoragem, que se estendem entre as células endoteliais e a sua lâmina basal incompleta e o colágeno perivascular. As microfibrilas de fibrilina são compostas por moléculas de fibrilina 1 e da proteína associada à microfibrila, a emilina 1, que são semelhantes àquelas encontradas nas fibras elásticas do tecido conjuntivo. Os filamentos de fixação mantêm a permeabilidade dos vasos em situações de aumento da pressão tecidual, como no caso de inflamação. A deficiência na síntese de emilina 1 em animais está relacionada com defeitos estruturais e funcionais dos capilares linfáticos.

As células endoteliais linfáticas são células de diferenciação terminal, distintas das células endoteliais vasculares do sangue. No embrião em estágio inicial, sob a influência do fator de transcrição homeobox relacionado ao prospero (Prox-1) ou do fator de crescimento do endotélio vascular C (VEGF-C), as células endoteliais linfáticas brotam a partir das veias cardinais e dão origem a sacos linfáticos primitivos. Posteriormente, os vasos linfáticos brotam dos sacos linfáticos, formando uma rede vascular separada com moléculas específicas vasculares linfáticas expressas na superfície das células endoteliais linfáticas. Os marcadores usados para a identificação dos vasos linfáticos nos tecidos incluem Prox-1, a glicoproteína transmembrana podoplanina (PDPN), o fator de crescimento do endotélio vascular 3 (VEGFR-3) e o receptor de hialuronano dos vasos linfáticos 1 (LYVE-1). Clinicamente, a podoplanina é amplamente utilizada como marcador de diferenciação linfática na avaliação de tumores vasculares.

Diferentemente dos capilares linfáticos, os lumens dos vasos linfáticos exibem características para impedir o extravasamento de linfa. Incluem zônulas de oclusão contínuas (semelhantes a um zíper) entre as células endoteliais e uma lâmina basal contínua, que é circundada por células musculares lisas. Enquanto o calibre dos vasos linfáticos aumenta, suas paredes se tornam mais espessadas porque tecido conjuntivo e feixes de músculo liso são acrescidos. Os vasos linfáticos contêm válvulas que impedem o fluxo retrógrado da linfa, auxiliando, assim, o fluxo unidirecional (Prancha 13.4). Não há bomba central no sistema linfático. A linfa move-se lentamente, impulsionada principalmente pela compressão dos vasos linfáticos pelos músculos esqueléticos adjacentes. Além disso, a contração da camada de músculo liso que circunda os vasos linfáticos pode ajudar a propelir a linfa.

RESUMO

Sistema cardiovascular

VISÃO GERAL DO SISTEMA CARDIOVASCULAR

- O **sistema cardiovascular** inclui o coração, os vasos sanguíneos e os vasos linfáticos. Transporta o sangue e a linfa para tecidos do corpo e a partir deles
- O sistema cardiovascular consiste na **circulação pulmonar** (que transporta sangue arterial do coração para os pulmões e transporta sangue venoso de volta ao coração) e na **circulação sistêmica** (que transporta sangue arterial do coração para todos os tecidos do corpo e transporta sangue venoso de volta ao coração).

CORAÇÃO

- O **coração** é uma bomba muscular composta de quatro câmaras (dois átrios e dois ventrículos). Contém **músculo cardíaco** (para a contração e consequente propulsão do sangue), um **esqueleto fibroso** (para a fixação das valvas e separação das musculaturas atrial e ventricular), **sistema de condução** (para o início e a propagação das contrações rítmicas) e **vascularização coronária** (artérias coronárias e veias cardíacas)
- A parede do coração é composta de três camadas: epicárdio, miocárdio e endocárdio
- O **epicárdio** (camada visceral do pericárdio seroso) é a camada externa do coração, que consiste em mesotélio com tecido conjuntivo e tecido adiposo subjacentes. Contém os vasos coronários
- O **miocárdio** é a camada média, que consiste em músculo cardíaco
- O **endocárdio** é a camada interna, que consiste em endotélio, tecido conjuntivo subendotelial e uma camada subendocárdica que contém células do sistema de condução cardíaca
- As **valvas cardíacas** são constituídas por três camadas: **fibrosa**, **esponjosa** e **ventricular** (nas valvas semilunares) ou **atrial** (nas valvas atrioventriculares)
- A contração do coração é iniciada e sincronizada pelo **sistema de condução**, que consiste em células musculares cardíacas modificadas que formam o **nó sinoatrial (SA)**, o **nó atrioventricular (AV)**, o **fascículo AV (de His)** e as **fibras de Purkinje**
- A frequência cardíaca é regulada pelos nervos simpáticos (aumento da frequência) e pelos nervos parassimpáticos (diminuição da frequência), bem como hormônios circulantes (**epinefrina** e **norepinefrina**) e outras substâncias (Ca^{2+}, hormônios da tireoide, cafeína etc.).

CARACTERÍSTICAS GERAIS DAS ARTÉRIAS E VEIAS

- As paredes das artérias e veias são formadas por três camadas, denominadas *túnicas*
- A **túnica íntima**, a camada mais interna do vaso, consiste em **endotélio**, uma **camada subendotelial** de tecido conjuntivo e uma **membrana elástica interna**
- A **túnica média**, a camada média, consiste em camadas de células musculares lisas vasculares dispostas circunferencialmente, com lamelas elásticas interpostas a elas. Nas artérias, a túnica média é relativamente espessa e estende-se entre as membranas elásticas interna e externa
- A **túnica adventícia**, a camada mais externa de tecido conjuntivo, é composta principalmente por colágeno, com algumas fibras elásticas dispersas. Contém os **vasos dos vasos (*vasa vasorum*)**, bem como uma rede de nervos autônomos, denominados **nervos dos vasos**
- As **células endoteliais** interagem ativamente com células musculares lisas e tecido conjuntivo subjacentes. Além de manter uma barreira de permeabilidade seletiva entre o sangue e o tecido conjuntivo, as células endoteliais impedem a coagulação do sangue (por meio da secreção de agentes anticoagulantes e antitrombogênicos), modulam a resistência vascular (pela secreção de vasoconstritores e vasodilatadores) e regulam as respostas imunes.

ARTÉRIAS

- As **artérias** são classificadas em três tipos, com base no tamanho e na espessura da túnica média: artérias de grande calibre (artérias elásticas), artérias de calibre médio (artérias musculares) e artérias de pequeno calibre (incluindo arteríolas)
- As **artérias elásticas** apresentam uma túnica média que consiste em múltiplas camadas de células musculares lisas entremeadas por lamelas elásticas. Não há fibroblastos na túnica média
- As **artérias musculares** apresentam uma túnica média com maior quantidade de músculo liso e menor quantidade de lamelas elásticas do que as artérias elásticas. Apresentam também uma membrana elástica interna proeminente na túnica íntima
- As **artérias de pequeno calibre** e as arteríolas são distinguidas entre si pelo número de camadas de células musculares lisas na túnica média
- As **arteríolas** apresentam uma a duas camadas de músculo liso e regulam a **resistência vascular**, controlando, assim, o fluxo sanguíneo para as redes de capilares
- As **anastomoses (derivações)** arteriovenosas possibilitam o desvio de sangue dos capilares por proporcionar vias diretas entre as artérias e as veias. Essa via é regulada pela contração de esfíncteres pré-capilares nas **metarteríolas**.

CAPILARES

- Os **capilares** são os vasos sanguíneos de menor diâmetro, classificados em três tipos diferentes: os capilares **contínuos** (caracterizados por endotélio vascular ininterrupto), os capilares **fenestrados** (caracterizados por numerosas aberturas na parede dos capilares e pela lâmina basal contínua) e os capilares **descontínuos** ou **sinusoidais** (com diâmetro maior e aberturas grandes, lacunas intercelulares e uma **lâmina basal descontínua**)
- Os **pericitos** associados aos capilares representam uma população de células-tronco mesenquimatosas indiferenciadas.

VEIAS

- As **veias** são divididas em quatro tipos, com base no seu calibre (diâmetro): as **vênulas** (< 0,1 mm), as **veias de pequeno calibre** (< 1 mm), **as veias de calibre médio** (< 10 mm) e **as veias de grande calibre** (> 10 mm)
- As **vênulas pós-capilares** coletam sangue da rede capilar e caracterizam-se pela existência de pericitos. Nos tecidos linfáticos, são revestidas por endotélio cuboide (**vênulas de endotélio alto**), que facilita a extensa migração de linfócitos do sangue para os tecidos
- As **veias de pequeno**, **médio** e **grande calibres** apresentam uma camada relativamente fina de túnica média e uma túnica adventícia mais pronunciada
- As veias, particularmente as dos membros, podem apresentar **válvulas** que impedem o fluxo retrógrado de sangue
- As **veias de grande calibre** próximo ao coração podem conter **bainhas miocárdicas** na túnica adventícia.

VASOS LINFÁTICOS

- Os **vasos linfáticos** transportam líquidos intersticiais dos tecidos para a corrente sanguínea
- Os vasos linfáticos menores e mais permeáveis são denominados **capilares linfáticos**. Drenam a linfa para vasos linfáticos coletores maiores e, em seguida, para o ducto torácico ou o tronco linfático direito antes de desaguar no sistema venoso
- Todos os vasos linfáticos coletores apresentam válvulas que impedem o fluxo retrógrado da linfa.

PRANCHA 13.1 ■ Coração

O **sistema cardiovascular** (circulatório) é um sistema de transporte que leva o sangue e a linfa para os tecidos do corpo e a partir dele. O sistema cardiovascular inclui o coração, os vasos sanguíneos e os vasos linfáticos. Os vasos sanguíneos proporcionam a via pela qual o sangue circula para todas as partes do corpo e a partir delas. O coração bombeia o sangue. Os vasos linfáticos transportam o líquido derivado dos tecidos, denominado *linfa*, de volta ao sistema circulatório sanguíneo.

O **coração** é um órgão formado por quatro câmaras, que consistem em átrios direito e esquerdo e ventrículos direito e esquerdo. O sangue do corpo retorna ao átrio direito, a partir do qual passa para o ventrículo direito. O sangue é bombeado do ventrículo direito para os pulmões para oxigenação e retorna ao átrio esquerdo. O sangue do átrio esquerdo entra no ventrículo esquerdo, a partir do qual é bombeado para o resto do corpo, constituindo a circulação sistêmica.

O coração, que se forma a partir de um tubo vascular reto no embrião, tem a mesma estrutura básica de três camadas na sua parede que a dos vasos sanguíneos acima do nível dos capilares e das vênulas pós-capilares. Nos vasos sanguíneos, as três camadas são denominadas **túnica íntima**, incluindo o endotélio e o seu tecido conjuntivo subjacente; **túnica média**, uma camada muscular, cuja espessura varia nas artérias e nas veias; e **túnica adventícia**, a camada mais externa de tecido conjuntivo relativamente denso. No coração, essas três camadas são denominadas *endocárdio*, *miocárdio* e *epicárdio*, respectivamente.

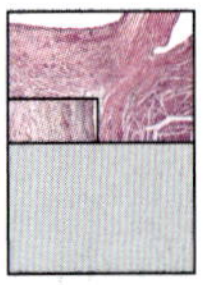

Septo atrioventricular, coração, ser humano, hematoxilina e eosina (H-E), 45×; detalhe, 125×.

Este campo da fotomicrografia mostra porções das paredes atrial (*A*) e ventricular (*V*) no nível do **septo atrioventricular** e raiz da valva mitral (*VM*). Ambas as câmaras e a valva são revestidas por endotélio pavimentoso do endocárdio (*End*). As **fibras de Purkinje** (*FP*) do sistema de condução cardíaca são encontradas na parede atrial, entre o tecido conjuntivo (*TC*) subendocárdico relativamente fino e as **células musculares cardíacas** (*MC*) modificadas subjacentes do nó atrioventricular (*NAV*). O tecido conjuntivo fibroso denso (*TCD*), que é contínuo com o do septo e as camadas subendocárdicas do átrio e do ventrículo, estende-se da raiz da valva até o interior da válvula. Além disso, podem ser observadas fibras musculares cardíacas finas que se estendem da parede do átrio até a porção superior da valva. **Detalhe.** Esta vista em maior aumento da área microscópica delineada pelo *retângulo* (com rotação de cerca de 90°) mostra mais claramente a camada endotelial do **endocárdio** (*End*) e o tecido conjuntivo fibroso denso do endocárdio (*TCD*) e camada subendocárdica. Uma camada fina de músculo liso (*ML*) aparece entre o tecido fibroso mais densamente organizado imediatamente subjacente ao endotélio e o tecido fibroso denso mais frouxamente organizado do subendocárdio. As fibras de Purkinje (*FP*) do sistema de condução cardíaca estão particularmente evidentes nesse corte longitudinal. Essas células musculares cardíacas modificadas contêm o mesmo sistema contrátil fibrilar que seus equivalentes menores no miocárdio; no entanto, as fibrilas estão em menor número, estão dispostas mais frouxamente e, com frequência, circundam o que parece ser áreas vacuoladas. Os **discos intercalares** (*DI*) – típicos da organização das células musculares cardíacas – são evidentes em algumas áreas.

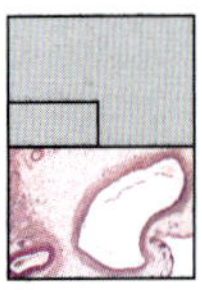

Artéria coronária e veia cardíaca, coração, ser humano, H-E, 30×.

Esta fotomicrografia mostra cortes transversais de uma artéria coronária e veia cardíaca no sulco coronário. O tecido adiposo (*TAD*) circundante acolchoa os vasos sanguíneos que percorrem o sulco coronário. A **artéria coronária** (*AC*) na *parte inferior esquerda* desta fotomicrografia é circundada por pequenos feixes de pequenas células musculares cardíacas (*MC*), que fazem parte do nó atrioventricular (*NAV*). Um pequeno linfonodo (*LN*) e uma alça do **feixe de condução** (*FC*) contendo fibras de Purkinje é evidente adjacente à artéria. A túnica íntima (*TI*) de coloração escura é delimitada por uma membrana elástica interna (*MEI*), que é facilmente distinguida mesmo neste aumento relativamente pequeno. A túnica média (*TM*) muscular espessa também é facilmente distinguida da túnica adventícia (*TA*) fibrosa mais fina. Um vaso arterial (*A'*) menor é visível na *parte superior esquerda* da fotomicrografia. O vaso de maior calibre, a veia cardíaca (*VC*) apresenta um grande lúmen e uma parede fina em relação a seu calibre, um aspecto típico das veias em comparação com as artérias. A túnica íntima (*TI*) dessa veia também aparece como uma camada mais escura. Com esse aumento, não é possível distinguir a túnica média da adventícia. Agregados parciais de elementos celulares do sangue (*S*) são encontrados nos lumens vasculares.

A, Átrio
A', Artéria pequena
AC, Artéria coronária
DI, Disco intercalar
End, Endotélio
FC, Feixe de condução
FP, Fibras de Purkinje
LN, Linfonodo
MC, Músculo cardíaco
MEI, Membrana elástica interna
ML, Músculo liso
NAV, Nó atrioventricular
S, Sangue
TA, Túnica adventícia
TAD, Tecido adiposo
TC, Tecido conjuntivo
TCD, Tecido conjuntivo denso
TI, Túnica íntima
TM, Túnica média
V, Ventrículo
VC, Veia cardíaca
VM, Valva mitral

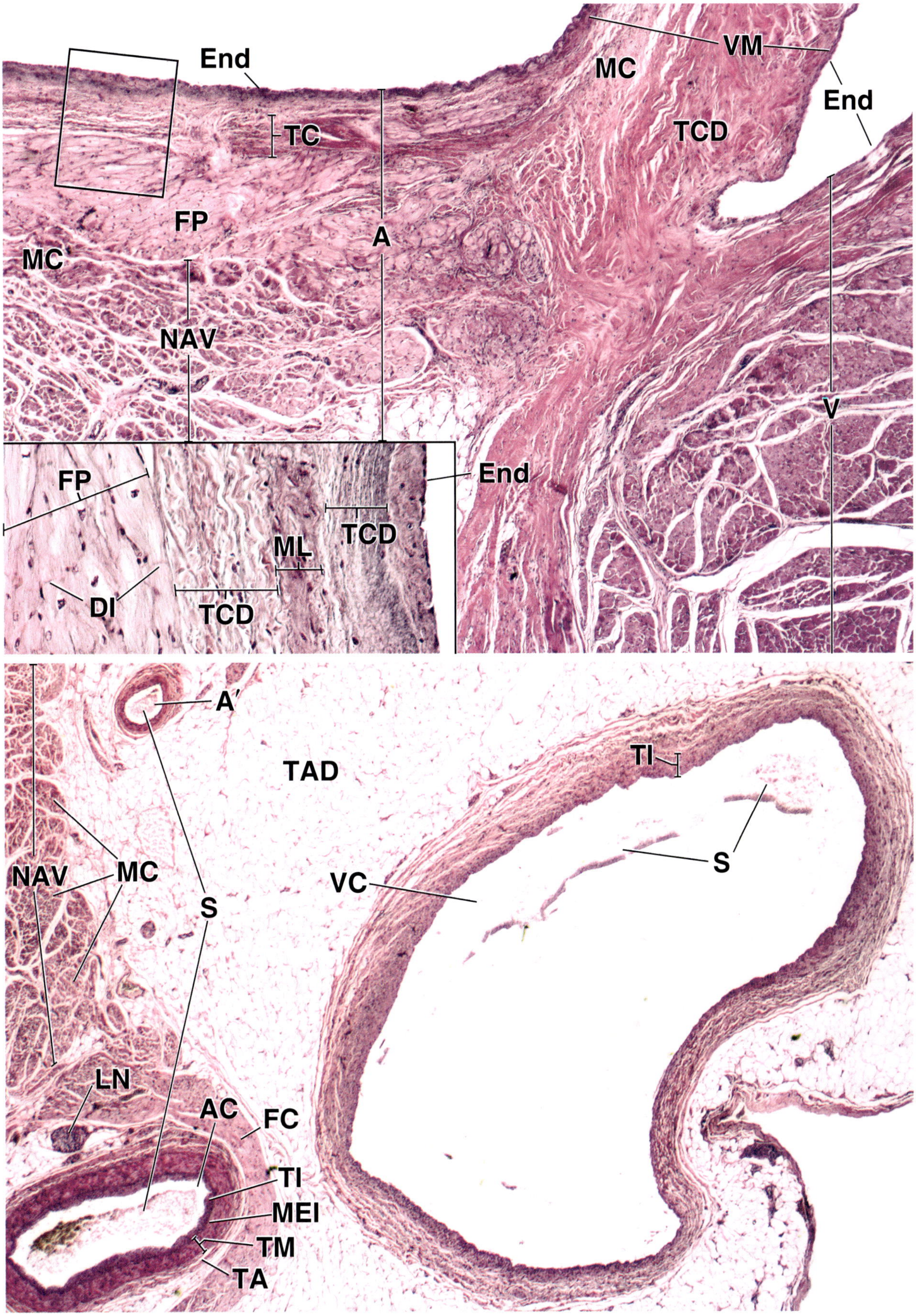
End
VM
MC
End
TC
TCD
FP
A
MC
NAV
V
FP
End
TCD
ML
DI
TCD
A′
TAD
TI
NAV
MC
S
S
VC
LN
AC
FC
TI
MEI
TM
TA

PRANCHA 13.2 ■ Aorta

A **aorta**, a principal artéria sistêmica do corpo, é uma artéria elástica. A existência de numerosas lamelas elásticas fenestradas possibilita que ela resista às variações de pressão causadas pela contração rítmica do ventrículo esquerdo. A **túnica íntima** é, comparativamente, muito mais espessa que aquela observada nas artérias musculares. A camada subendotelial da túnica íntima consiste em tecido conjuntivo com fibras colágenas e elásticas. O componente celular consiste em células musculares lisas e fibroblastos. A borda externa da túnica íntima é delimitada por uma membrana elástica interna, que representa a primeira camada de muitas lâminas fenestradas concêntricas na túnica média do vaso. A **túnica média** constitui a maior parte da parede. Entre as lâminas elásticas, há fibras colágenas e células musculares lisas. Estas últimas são responsáveis pela síntese de fibras colágenas e elásticas. Com o avançar da idade, há aumento no número e na espessura das lâminas elásticas na parede. Em torno dos 35 anos, são encontradas até 60 lâminas na parte torácica da aorta. Com aproximadamente 50 anos, as lâminas começam a exibir sinais de degeneração e, gradualmente, são substituídas por colágeno, resultando em perda gradual da elasticidade da parede da aorta.

A **túnica adventícia** consiste em tecido conjuntivo denso não modelado, entremeado com fibras elásticas, que tendem a se organizar em um padrão circunferencial. Essa túnica também contém pequenos vasos sanguíneos que suprem a porção externa da túnica média. São os vasos dos vasos (*vasa vasorum*) da aorta. Observa-se também a existência de capilares linfáticos na túnica adventícia.

FOTOMICROGRAFIAS DE ORIENTAÇÃO: A *fotomicrografia superior* mostra um corte transversal de uma aorta humana de uma criança corada pela hematoxilina e eosina (H-E). A túnica íntima (*TI*) exibe coloração consideravelmente mais clara que a túnica média (*TM*) adjacente. A túnica adventícia (*TA*) contém uma quantidade abundante de fibras colágenas e cora-se mais densamente que as túnicas média ou íntima. A fotomicrografia inferior é de um indivíduo adulto e foi corada para revelar o componente elástico da parede do vaso. A túnica íntima (*TI*) apresenta coloração muito clara, devido, neste caso, à escassez de material elástico. A túnica média (*TM*) é densamente corada devido à existência de grandes quantidades de lâminas elásticas. A túnica adventícia (*TA*) contém, além do tecido conjuntivo denso, uma quantidade moderada de fibras elásticas.

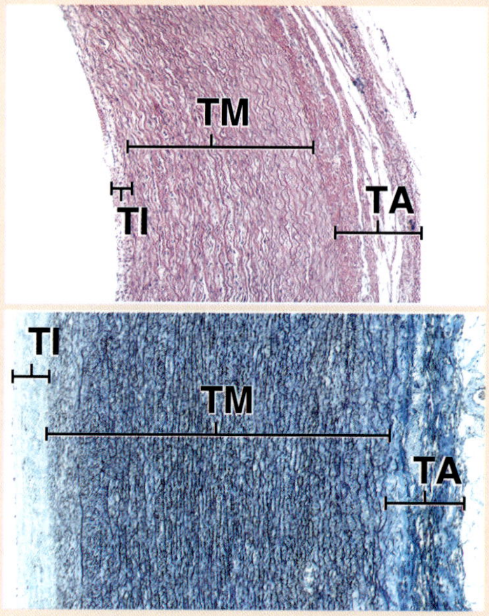

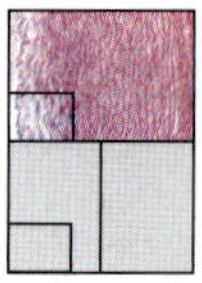

Aorta, ser humano, H-E, 365×; detalhe, 700×.

Esta fotomicrografia mostra as camadas da parede da aorta. A túnica íntima consiste em um endotélio (*End*) localizado sobre o tecido conjuntivo frouxo (*TCF*). A parte mais espessa da parede do vaso é a túnica média (*TM*). O material eosinófilo ondulado consiste em fibras colágenas. A coloração pela eosina não revela as lâminas elásticas. Os núcleos pertencem às células musculares lisas. Não há fibroblastos. A camada externa da parede do vaso é a túnica adventícia (*TA*). Aqui, o material eosinófilo consiste em tecido conjuntivo denso. Os núcleos, que são evidentes, pertencem a fibroblastos. Observe também o pequeno vaso sanguíneo (*VS*) na túnica adventícia. O *detalhe* mostra a túnica íntima em maior aumento e inclui parte da túnica média. Observe o endotélio (*End*). O material eosinófilo na túnica íntima consiste em fibras colágenas (*fc*). O principal tipo celular aqui é a célula muscular lisa (*CML*).

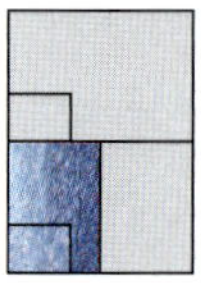

Aorta, ser humano, hematoxilina férrica e azul de anilina, 255×; detalhe, 350×.

A amostra apresentada aqui foi corada para distinguir o colágeno do material elástico. A túnica íntima (*TI*) consiste principalmente em fibras colágenas. O endotélio (*End*), representado por vários núcleos, está pouco evidente. A túnica média (*TM*) contém numerosas lamelas elásticas, que aparecem como *linhas pretas onduladas*. O material intercalado corado em *azul* consiste em fibras colágenas. O exame cuidadoso da túnica média revela núcleos de células musculares lisas dispersos entre as lamelas elásticas. O *detalhe* mostra a túnica íntima em maior aumento. Observe os núcleos das células endoteliais (*CEnd*) na superfície luminal. O restante da túnica íntima consiste, em sua maior parte, em fibras colágenas (coradas em *azul*), com fibras elásticas (*FE*) ocasionais identificadas pela sua *coloração mais escura*. Os núcleos dos fibroblastos e as células musculares lisas (*CML*) ocasionais aparecem dispostos de modo aleatório.

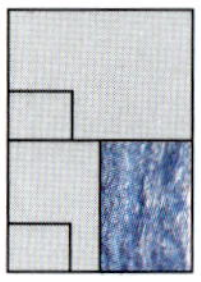

Aorta, ser humano, hematoxilina férrica e azul de anilina, 255×.

Esta fotomicrografia mostra a porção externa da túnica média (*TM*), com suas lamelas elásticas. A principal parte da fotomicrografia é a túnica adventícia (*TA*). Aqui, as fibras colágenas (*fc*) espessas são facilmente identificadas. A porção externa da túnica adventícia contém numerosas fibras elásticas, que aparecem como estruturas *puntiformes de coloração preta*. Essas fibras elásticas estão dispostas em um padrão circunferencial; por conseguinte, quando observadas em corte, elas aparecem como estruturas *puntiformes pretas*.

CEnd, Células endoteliais
CML, Células musculares lisas
End, Endotélio
fc, Fibras colágenas
FE, Fibras elásticas
TA, Túnica adventícia
TCF, Tecido conjuntivo frouxo
TI, Túnica íntima
TM, Túnica média
VS, Vaso sanguíneo

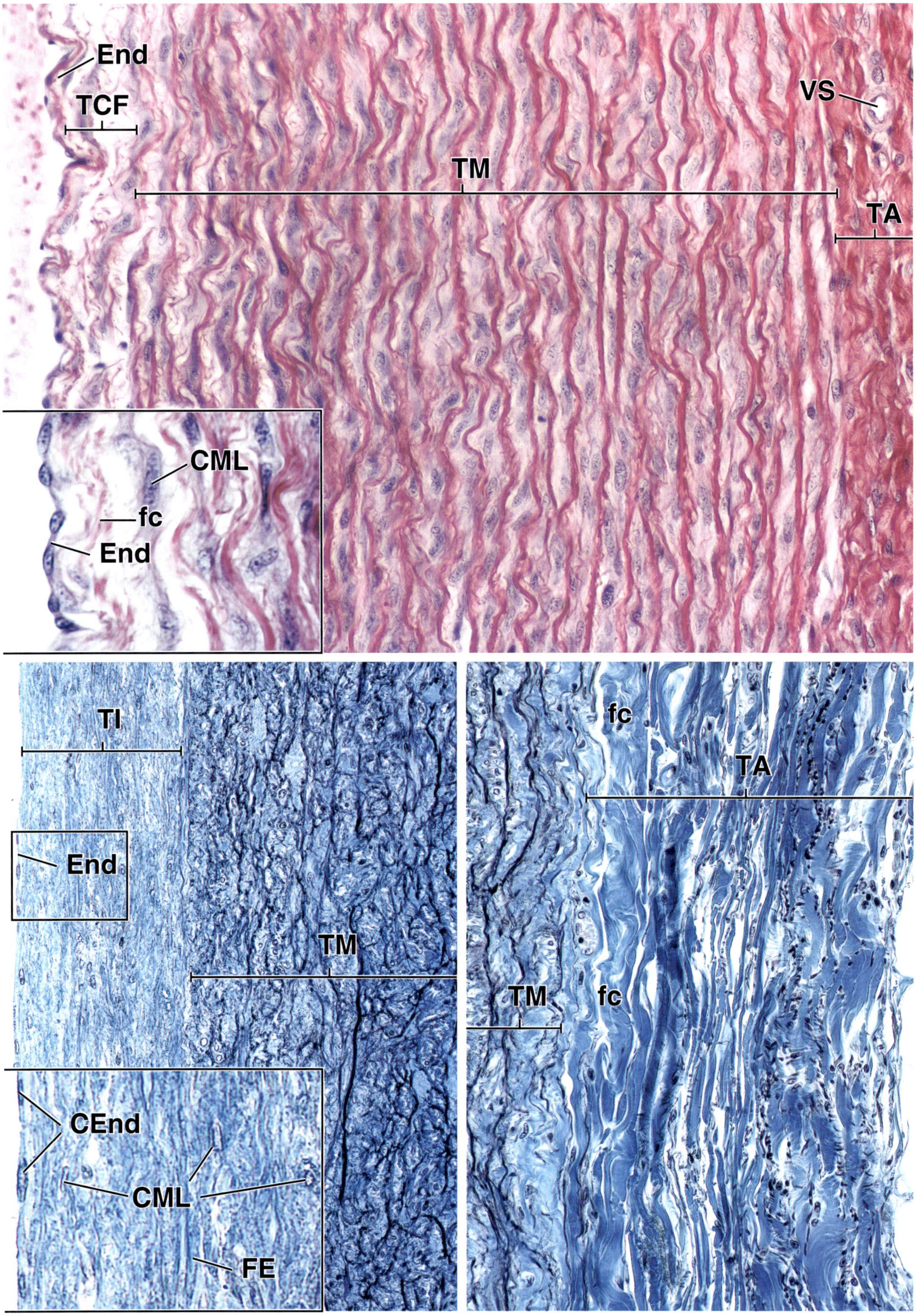
End
TCF
VS
TM
TA
CML
fc
End
TI
End
TM
CEnd
CML
FE
fc
TA
TM
fc

PRANCHA 13.3 ■ Artérias musculares e veias de calibre médio

As **artérias musculares** apresentam mais músculo liso e menos fibras elásticas na túnica média do que as artérias elásticas. Por conseguinte, à medida que a árvore arterial se afasta do coração, o tecido elástico é consideravelmente reduzido, enquanto o músculo liso torna-se o componente predominante da túnica média. No entanto, as artérias musculares caracterizam-se por uma **membrana elástica interna** refringente, que limita a túnica íntima da túnica média, e, em geral, por uma **membrana elástica externa**, que limita a túnica média da túnica adventícia. As artérias musculares ou artérias de calibre médio constituem a maioria das artérias do corpo. Em geral, as veias acompanham as artérias ao longo de seu trajeto no tecido conjuntivo frouxo. As veias apresentam as mesmas três camadas em suas paredes, mas a túnica média é notadamente mais delgada que na artéria acompanhante. Nas veias, a túnica adventícia é a camada mais desenvolvida da parede. Em geral, as veias têm o mesmo nome que as artérias que elas acompanham.

Artéria muscular e veia de calibre médio, macaco, hematoxilina e eosina (H-E), 365×.

Nesta fotomicrografia, o lúmen da artéria está *à esquerda*, enquanto o lúmen da veia está *à direita*. Os dois vasos estão unidos por suas camadas mais externas de túnica média na parte *média* dessa imagem. O endotélio arterial (*EndA*) é nitidamente identificado na superfície ondulada da túnica íntima, enquanto o endotélio venoso (*EndV*) é um pouco mais difícil de distinguir. A membrana elástica interna (*MEI*) da artéria é vista como uma fina faixa corrugada clara imediatamente abaixo da camada endotelial, separando a túnica íntima da camada subjacente de músculo liso (*ML*) da túnica média (*TM*). A membrana elástica externa contendo fibras elásticas (*FE*) separa a túnica média (*TM*) da túnica adventícia da artéria (*TA'*). Nesta imagem, é evidente que a túnica média tem quase o dobro da espessura da túnica adventícia (*TA'*). A túnica média da veia à direita é fina e de difícil detecção; contém uma camada de pequenos músculos lisos (*MLP*) que é adjacente à espessa túnica adventícia (*TA*), a qual é cerca de duas vezes mais espessa que a túnica média da veia. A túnica adventícia representa a camada de tecido conjuntivo mais externa contendo feixes de fibras colágenas com núcleos (*N*) visíveis de fibroblastos.

Artéria muscular, macaco, H-E, 545×.

Trata-se de uma fotomicrografia em maior aumento da porção da figura anterior demarcada pelo *retângulo*, com giro de 90°. Neste aumento, fica evidente que as células endoteliais (*CEnd*) achatadas acompanham os contornos da membrana elástica interna (*MEI*) de aspecto ondulado e aparência refringente, que repousa diretamente sobre as células musculares lisas (*ML*) mais próximas ao lúmen da túnica média (*TM*) espessa. A porção inferior da fotomicrografia é ocupada pela túnica adventícia (*TA'*) que é aproximadamente três vezes mais fina que a túnica média. Núcleos (*N*) de fibroblastos são visíveis entre feixes de fibras de colágeno (*C*) e feixes de fibras elásticas (*FE*) na interseção entre a túnica média (*TM*) e a túnica adventícia (*TA'*) da artéria.

Veia de médio calibre, macaco, H-E, 600×.

Nessa vista em maior aumento de uma parte da parede da veia da figura acima, as células endoteliais (*CEnd*) são mais facilmente reconhecidas e mais arredondadas que aquelas do endotélio arterial. O limite entre a túnica íntima (*TI*) e a túnica média (*TM*) delgada é difícil de ser distinguido. No entanto, graças ao formato de seus núcleos e à basofilia discreta de seu citoplasma, as células musculares lisas (*ML*) são mais facilmente identificáveis do que na *figura anterior*. Nessas veias, a túnica adventícia (*TA*) tem aproximadamente o dobro da espessura da túnica média e geralmente contém apenas feixes de fibras colágenas e fibroblastos, cujos núcleos são facilmente identificados (*N*). Os feixes de colágeno do tecido conjuntivo frouxo sob a túnica adventícia são maiores do que os da adventícia e há menos células nessa parte da amostra.

C, Feixes de colágeno
CEnd, Células endoteliais
EndA, Endotélio arterial
EndV, Endotélio venoso
FE, Fibras elásticas
MEI, Membrana elástica interna
ML, Músculo liso
MLP, Músculo liso pequeno
N, Núcleo
TA, Túnica adventícia da veia acompanhante
TA', Túnica adventícia da artéria
TI, Túnica íntima
TM, Túnica média

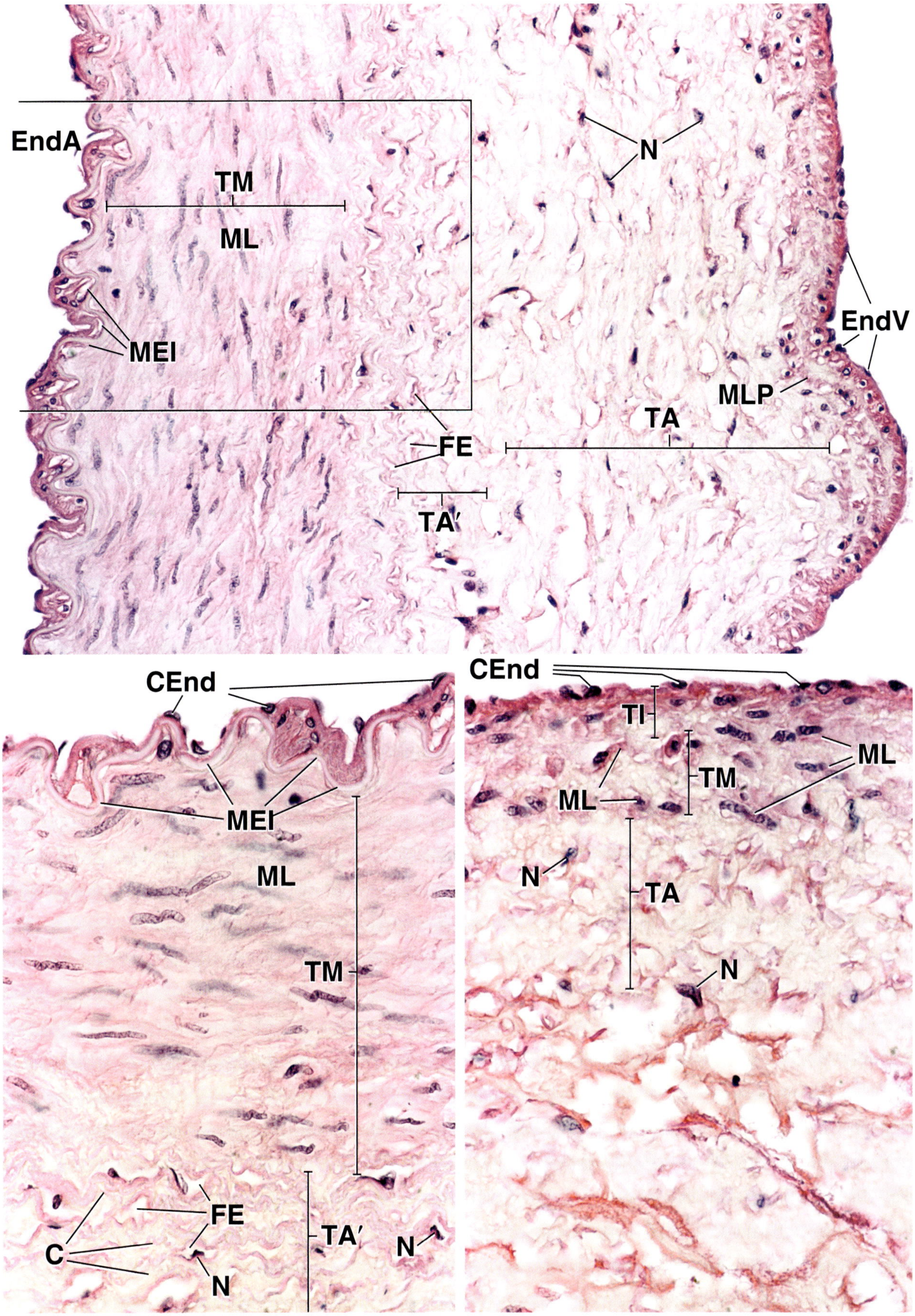
EndA
TM
ML
MEI
N
EndV
MLP
TA
FE
TA′
CEnd
MEI
ML
TM
FE
C
N
TA′
N
CEnd
TI
TM
ML
ML
N
TA
N

PRANCHA 13.4 ■ Arteríolas, vênulas e vasos linfáticos

Os componentes terminais da árvore arterial imediatamente antes de um leito capilar ou de uma anastomose arteriovenosa são as **arteríolas**. Assim como nos demais vasos, o lúmen das arteríolas é revestido por endotélio. No entanto, nesses vasos, a espessura da camada média limita-se a uma ou duas camadas de células musculares lisas. Pode ou não haver uma membrana elástica interna, de acordo com o calibre do vaso. As arteríolas controlam o fluxo sanguíneo para as redes de capilares. Em condições fisiológicas, a contração do músculo liso da parede da arteríola reduz ou interrompe o fluxo de sangue para os capilares. Essa contratura da parede da arteríola atua como um **esfíncter pré-capilar**, porque promove leve espessamento do músculo liso na região de origem do leito capilar, ou seja, na arteríola. Os impulsos nervosos e a estimulação hormonal podem promover contração das células musculares das arteríolas, direcionando o sangue para leitos capilares onde é mais necessário.

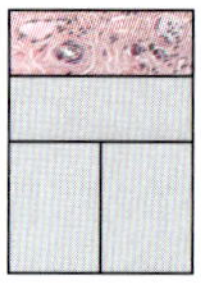

Arteríola, vênula e pequeno nervo, ponta de um dedo da mão, ser humano, hematoxilina e eosina (H-E), 600×.

Esta fotomicrografia mostra duas arteríolas (*a*) e uma vênula (*v*) em corte transversal. A **arteríola** *à esquerda* é classificada como grande arteríola, com base na existência de duas camadas distintas de células musculares lisas, que formam a túnica média do vaso. Os núcleos das células musculares aparecem em perfil longitudinal, em consequência da disposição circunferencial das células. Os núcleos das células endoteliais do vaso, no entanto, aparecem como pequenos perfis esféricos que circundam o lúmen, uma vez que essas células são alongadas e orientadas com seus eixos maiores ao longo dos capilares, ou seja, na direção do fluxo. Por conseguinte, neste corte transversal, seus núcleos aparecem como perfis esféricos. *À direita,* vê-se uma arteríola muito pequena, que contém apenas uma única camada de músculo liso. Mais uma vez, os núcleos das células musculares aparecem em perfil longitudinal. Os núcleos das células endoteliais aparecem como *pequenos* perfis *esféricos* na superfície luminal. Observa-se uma vênula próxima da arteríola de maior calibre, e um nervo (*n*) periférico em corte transversal próximo da arteríola de menor calibre. Compare a parede da **vênula**, que consiste apenas em endotélio e em uma fina camada de tecido conjuntivo, com a das arteríolas. Além disso, observe o lúmen relativamente grande da vênula.

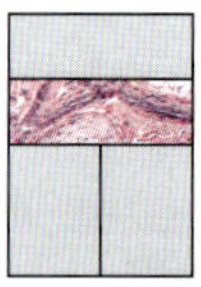

Arteríola, ponta do dedo da mão, ser humano, H-E, 350×.

Esta fotomicrografia mostra um corte longitudinal de uma **arteríola**. Em virtude de seu percurso tortuoso através do corte, a parede foi cortada de modo que se observa apenas uma única camada de células musculares da túnica média em diferentes planos ao longo de seu comprimento. No segmento numerado *1*, *à esquerda*, a parede do vaso é vista em corte tangencial. Por conseguinte, o lúmen do vaso não está incluído no plano de corte. Observe, no entanto, que os núcleos das células musculares lisas da túnica média são vistos em perfil longitudinal. Contudo, no segmento de número *2,* o corte histológico passou no nível em que a arteríola realizou uma rotação aguda e, desse modo, o corte histológico revelou o seu lúmen. Nessa orientação do corte, os núcleos das células musculares lisas aparecem como perfis esféricos, enquanto os núcleos das células endoteliais que revestem o lúmen aparecem alongados. No segmento de número *3*, apenas a parede do vaso foi apanhada pelo corte histológico. No segmento de número *4*, o corte é mais profundo, mostrando, mais uma vez, o lúmen e algumas das células endoteliais vistas de frente (*pontas de seta*). A área acima do segmento 4 representa tecido adiposo (*TAD*). A área abaixo do vaso é ocupada por tecido conjuntivo denso (*TCD*) não modelado e contém uma terminação nervosa encapsulada conhecida como corpúsculo de Pacini (*P*) que detecta pressão e vibração aplicadas à pele.

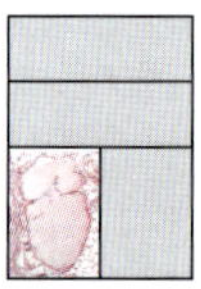

Vaso linfático, ponta do dedo da mão, ser humano, H-E, 175×.

O **vaso linfático** mostrado nesta figura revela uma região em que o vaso faz um giro em formato de U no plano do corte, desaparecendo, assim, na *parte superior* e na *parte inferior* da fotomicrografia. A parede do vaso consiste em um revestimento endotelial suportado por uma pequena quantidade de tecido conjuntivo, ambos indistinguíveis um do outro. Uma **válvula** (*Val*), que é característica dos vasos linfáticos, é observada no lúmen do vaso; é formada por uma delgada camada de tecido conjuntivo, revestida em ambos os lados por endotélio. As *setas* indicam os poucos núcleos identificáveis neste aumento; a maioria deles pertence às células endoteliais. Caracteristicamente, o lúmen contém constituintes precipitados da linfa (*L*); algumas vezes, é possível observar linfócitos. Adjacente ao vaso, *à direita*, encontra-se tecido adiposo (*TAD*) e, na parte superior *à esquerda*, um tecido conjuntivo denso (*TCD*) não modelado.

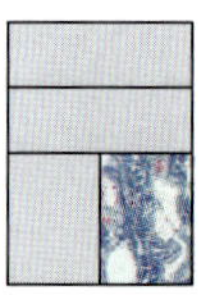

Vaso linfático, ponta do dedo da mão, ser humano, coloração tricrômica de Mallory, 375×.

O **vaso linfático** mostrado aqui está contido no tecido conjuntivo denso (*TCD*) não modelado. O lúmen é irregular, aparecendo relativamente estreito abaixo da válvula (*Val*). Alguns núcleos de células endoteliais são evidentes (*setas*). Uma camada fina de tecido conjuntivo subjacente ao endotélio mistura-se com o tecido conjuntivo denso que contorna, mas não é parte da parede do vaso. Há também uma vênula (*v*) e uma arteríola (*a*), que podem ser facilmente distinguidas do vaso linfático pelas paredes mais espessas e pelos eritrócitos no lúmen. Na *parte inferior à esquerda* observa-se um adipócito (*Ad*) do qual foi retirada uma gotícula de lipídio durante a preparação da lâmina. Ao contrário do lúmen do vaso linfático, que contém material precipitado (*L*), o espaço ocupado pela gotícula de lipídio não tem margem e é claro.

a, Arteríola
Ad, Adipócito
L, Material da linfa
n, Nervo
P, Corpúsculo de Pacini
TAD, Tecido adiposo
TCD, Tecido conjuntivo denso não modelado
v, Vênula
Val, Válvula
Pontas de seta, Células endoteliais
Setas, Núcleos das células endoteliais

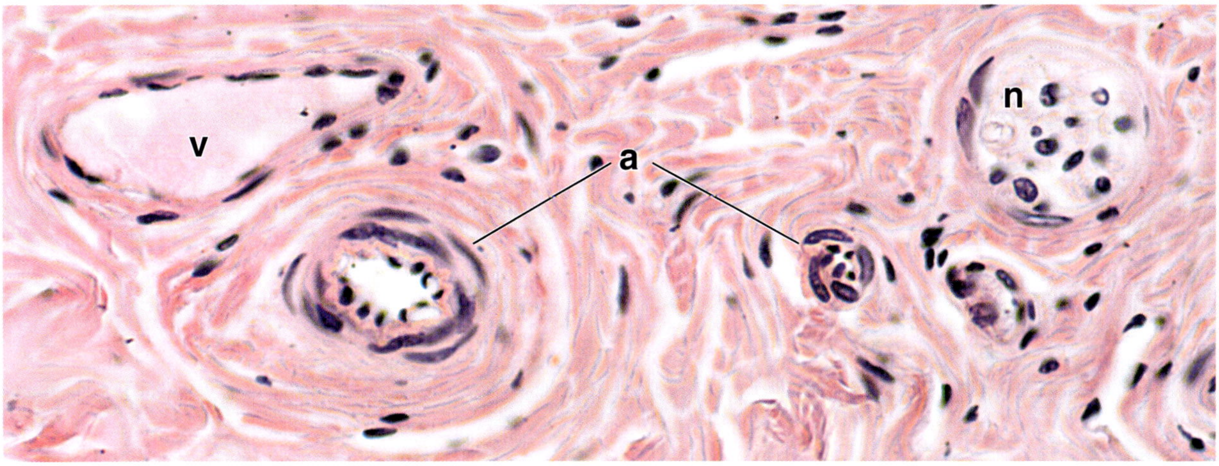
v
a
n

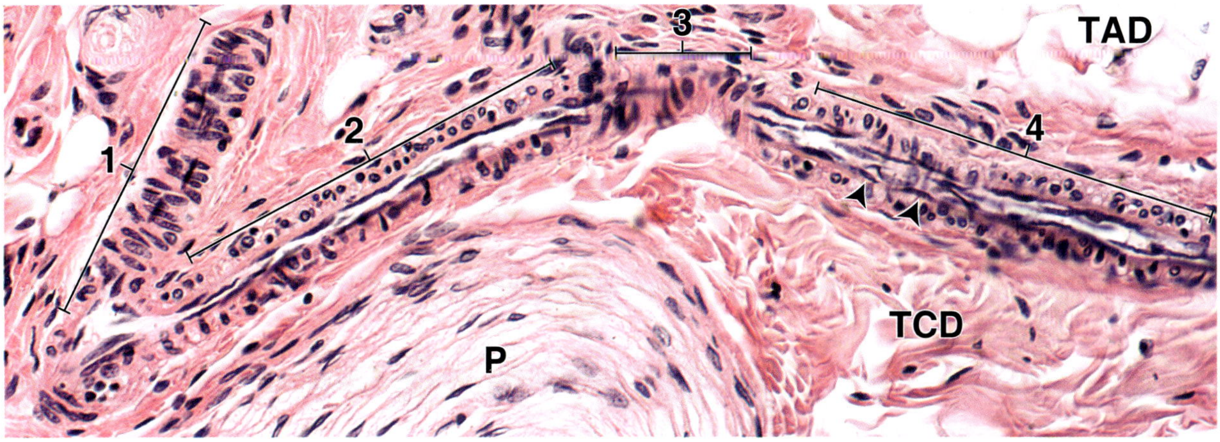
3
TAD
2
4
1
TCD
P

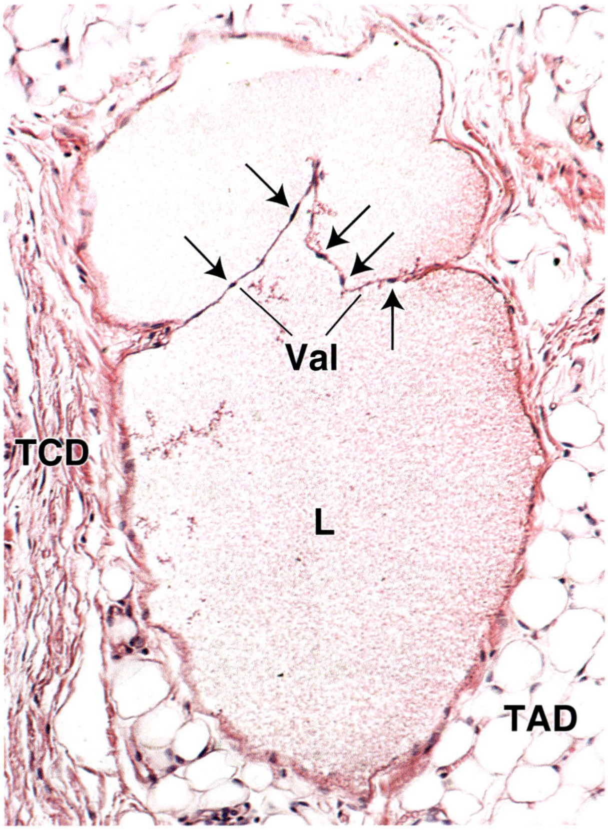
Val
TCD
L
TAD

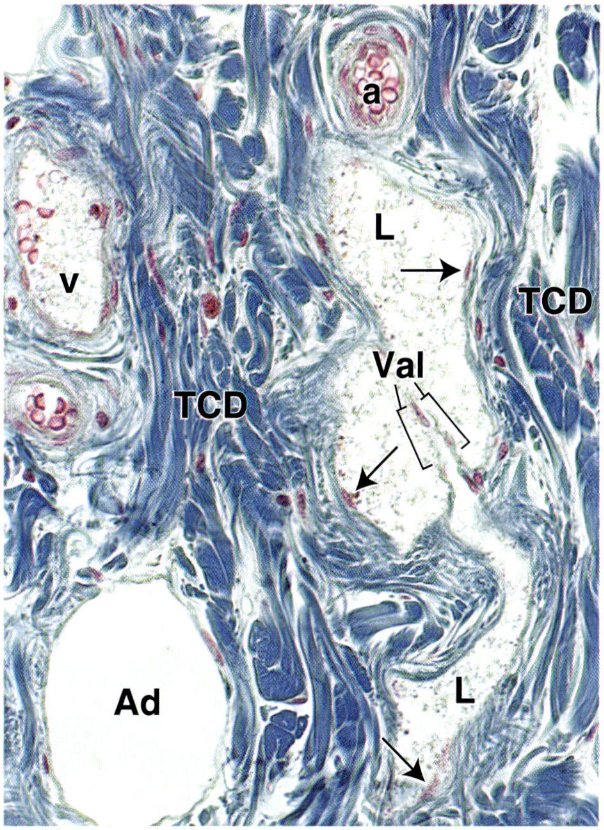
a
L
v
TCD
Val
TCD
Ad
L

14 Sistema Imune e Órgãos e Tecidos Linfáticos

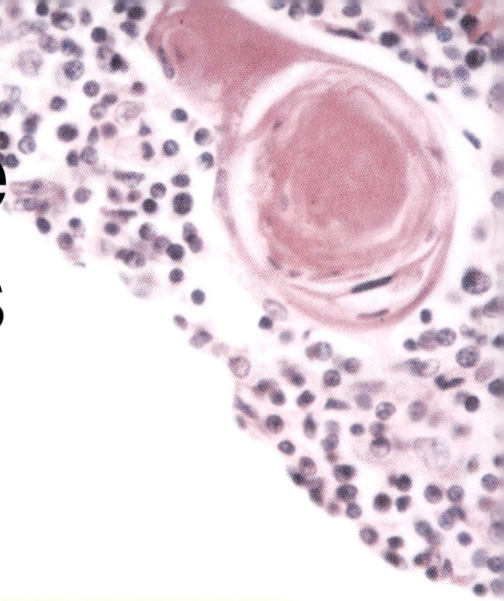

■ VISÃO GERAL DOS SISTEMAS IMUNE E LINFÁTICO

A função fisiológica do sistema imune é defender o corpo humano contra microrganismos infecciosos e agentes patogênicos, substâncias estranhas não infecciosas e células transformadas e seus produtos. O sistema linfático é o equivalente morfológico do sistema imune e consiste em grupos de células, tecidos e órgãos que monitoram as superfícies corporais e os compartimentos líquidos internos (Figura 14.1). O termo *sistema imune* reflete, portanto, a função fisiológica (*i. e.*, mecanismos de defesa) do sistema linfático. Incluídos no sistema linfático estão os órgãos linfáticos primários e secundários conectados por vasos linfáticos que terminam no sistema vascular sanguíneo. Os dois sistemas estão tão interligados, que é quase impossível distingui-los. Ao longo da história, foi constatado que os indivíduos que se recuperam de doenças como varicela, sarampo e caxumba se tornam resistentes (imunes) a elas. Outra observação feita há muito tempo é a de que a imunidade é específica, ou seja, a imunidade à varicela não impede a infecção pelo vírus do sarampo. Também é reconhecido que o sistema imune pode reagir contra os próprios tecidos do corpo, causando doenças autoimunes, como lúpus eritematoso, anemia hemolítica autoimune, alguns tipos de diabetes melito e tireoidite autoimune (tireoidite de Hashimoto).

Quase todas as células do sistema imune provêm das células-tronco hematopoéticas na medula óssea. Com base em suas células-tronco progenitoras (ver Capítulo 10, *Sangue*), as células imunes provêm da linhagem mieloide (monócitos, macrófagos, granulócitos e células dendríticas) ou da linhagem linfoide (todos os linfócitos). Os linfócitos constituem o tipo celular determinante do sistema imune, pois são eles as células efetoras na resposta do sistema imune a substâncias nocivas ao organismo. Os tecidos linfáticos atuam como locais primários nos quais os linfócitos proliferam, diferenciam-se e amadurecem. O timo e a medula óssea são os órgãos linfáticos primários dos mamíferos (ver Figura 14.1), nos quais os linfócitos "nascem, são educados" e equipados com diversos receptores de antígenos para reconhecer e destruir antígenos específicos. Após amadurecimento e processo de seleção cuidadoso nos órgãos linfáticos primários, os linfócitos migram para os tecidos e órgãos linfáticos secundários, inclusive baço, linfonodos, apêndice vermiforme, nódulos linfáticos e tecidos linfáticos difusos (ver Figura 14.1). Nesses tecidos linfáticos secundários, os linfócitos, na presença de antígenos, interagem entre si e com células não linfoides e se tornam ativados – linfócitos T e B efetores imunocompetentes. Essas células conseguem distinguir entre "próprio" (*i. e.*, moléculas geralmente encontradas em um organismo) e "não próprio" (*i. e.*, moléculas estranhas, as que geralmente não são encontradas no organismo) e iniciam uma resposta imune apropriada.

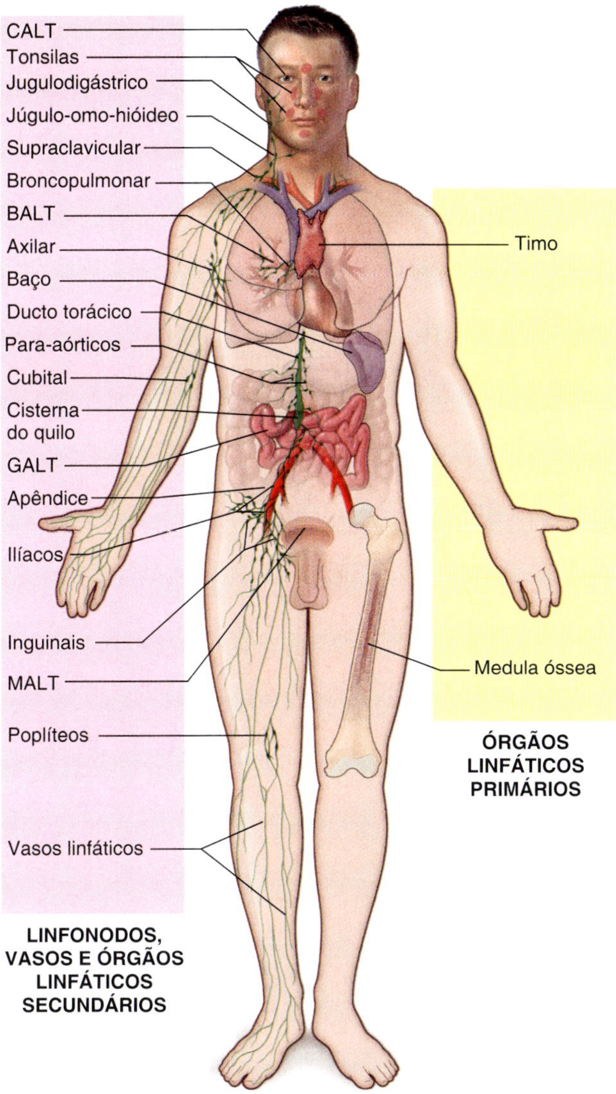

Figura 14.1 Visão geral das estruturas que constituem o sistema linfático. O sistema linfático consiste em um grupo de células, tecidos e órgãos que são responsáveis pelo monitoramento das superfícies e dos compartimentos corporais internos para combater os microrganismos estranhos, as células transformadas e outras substâncias prejudiciais. Os linfócitos constituem as células mais importantes do sistema imune, diferenciam-se e amadurecem nos órgãos linfáticos primários, que, no caso dos linfócitos B, é a medula óssea e, no caso dos linfócitos T, é o timo. Em seguida, os linfócitos vão para os vasos sanguíneos ou para os vasos linfáticos, para daí colonizar os tecidos e órgãos linfáticos secundários, onde sofrem os estágios finais de ativação dependente de antígeno. Os tecidos linfáticos secundários consistem em vários grupos de linfonodos e agregados de nódulos linfáticos, como tonsilas; tecido linfático associado à conjuntiva (*CALT*) nas pálpebras; tecido linfático associado aos brônquios (*BALT*) nos pulmões; tecidos linfáticos associados ao intestino (*GALT*) no sistema digestório; e tecido linfático associado à mucosa (*MALT*) em todo o sistema geniturinário (*i. e.*, mostrado aqui pela mucosa da bexiga). A linfa é o líquido removido dos espaços extracelulares dos tecidos conjuntivos. Ela flui nos vasos linfáticos para os linfonodos, que estão intercalados ao longo dos vasos linfáticos superficiais (associados à pele e à fáscia superficial) e dos vasos linfáticos profundos (associados às principais artérias). Por fim, os vasos linfáticos desembocam em grandes veias na base do pescoço, esvaziando seu conteúdo na corrente sanguínea. O ducto torácico é o maior dos vasos linfáticos.

Antígeno é qualquer substância capaz de induzir uma resposta imune específica.

O corpo é constantemente exposto a microrganismos patogênicos (causadores de doença) e substâncias prejudiciais que provêm do ambiente externo (microrganismos infecciosos, toxinas, células estranhas). Além disso, podem ocorrer alterações nas células (como transformação de células normais em células cancerosas), conferindo-lhes características de células estranhas. Uma resposta imune é desencadeada contra um antígeno específico, que pode ser uma substância solúvel (p. ex., uma proteína estranha, polissacarídeo ou toxina) ou um microrganismo infeccioso, tecido estranho ou tecido transformado (p. ex., tecido maligno ou infectado por vírus). É importante assinalar que o termo "antígeno" se refere a uma molécula que pode ser reconhecida pelas células do sistema imune e não indica necessariamente uma origem patogênica. Os antígenos precisam ser, em sua maioria, "processados" pelas células do sistema imune antes que outras células possam desencadear a resposta imune.

Historicamente, o termo antígeno era usado para descrever qualquer substância com capacidade para induzir a resposta imune específica (adaptativa) que culmina na produção de anticorpos que se ligam aos antígenos. Todavia, agora se sabe que alguns antígenos são pequenos demais (tipicamente menos de 20 kDa) ou muito difíceis de detectar pelas células do sistema imune e, portanto, não conseguem deflagrar uma resposta imune. Por esse motivo, foi criado o termo imunógeno para descrever um tipo específico de antígeno que sempre consegue incitar uma resposta imune. Portanto, todos os imunógenos são antígenos, mas nem todos os antígenos são necessariamente imunógenos. Os termos antígeno e imunógeno são, com frequência, usados como sinônimos. Neste capítulo será usado apenas o termo antígeno, porque a diferença entre imunógeno e antígeno não é relevante.

As respostas imunes podem ser classificadas em defesas inespecíficas (inatas) e específicas (adaptativas).

O corpo contém duas linhas de defesa imune contra invasores estranhos e células transformadas: imunidade inespecífica e imunidade específica:

- A imunidade inespecífica (inata), que compreende defesas inespecíficas e preexistentes, representa a primeira linha de defesa contra a invasão microbiana. Consiste em (1) barreiras físicas (p. ex., pele e mucosas), que impedem organismos estranhos de invadir os tecidos; (2) defesas químicas (p. ex., pH baixo no estômago e na vagina), que destroem numerosos microrganismos invasores; (3) várias substâncias secretadas (p. ex., tiocianato na saliva, lisozimas, interferonas, fibronectina e complemento no soro), que neutralizam microrganismos estranhos; e (4) células do sistema imune inato que incluem células fagocíticas (p. ex., neutrófilos, monócitos e macrófagos), células NK (*natural killer*), mastócitos, basófilos, eosinófilos e células dendríticas (Figura 14.2). Além disso, um tipo específico de linfócitos T gama/delta (γ/δ), que residem em vários tecidos epiteliais (p. ex., pele, mucosa oral, mucosa respiratória, intestino e vagina) pode ser considerado como parte desses mecanismos de defesa de primeira linha. Os **neutrófilos**, por exemplo, conseguem reconhecer bactérias invasoras graças aos **receptores de reconhecimento de padrões** (**PRRs**, do inglês *pattern recognition receptors*) como os **receptores *toll-like* (TLRs)**. Esses receptores reconhecem vários tipos de moléculas associadas a patógenos que são comumente expressadas na superfície bacteriana (mas não na superfície das próprias células), deflagrando uma resposta imune (ver Capítulo 10, *Sangue*). Os PRRs são elementos cruciais do sistema imune inato. No caso de **infecção viral**, as células infectadas produzem um agente antiviral patógeno-inespecífico (**interferona**) que inibe

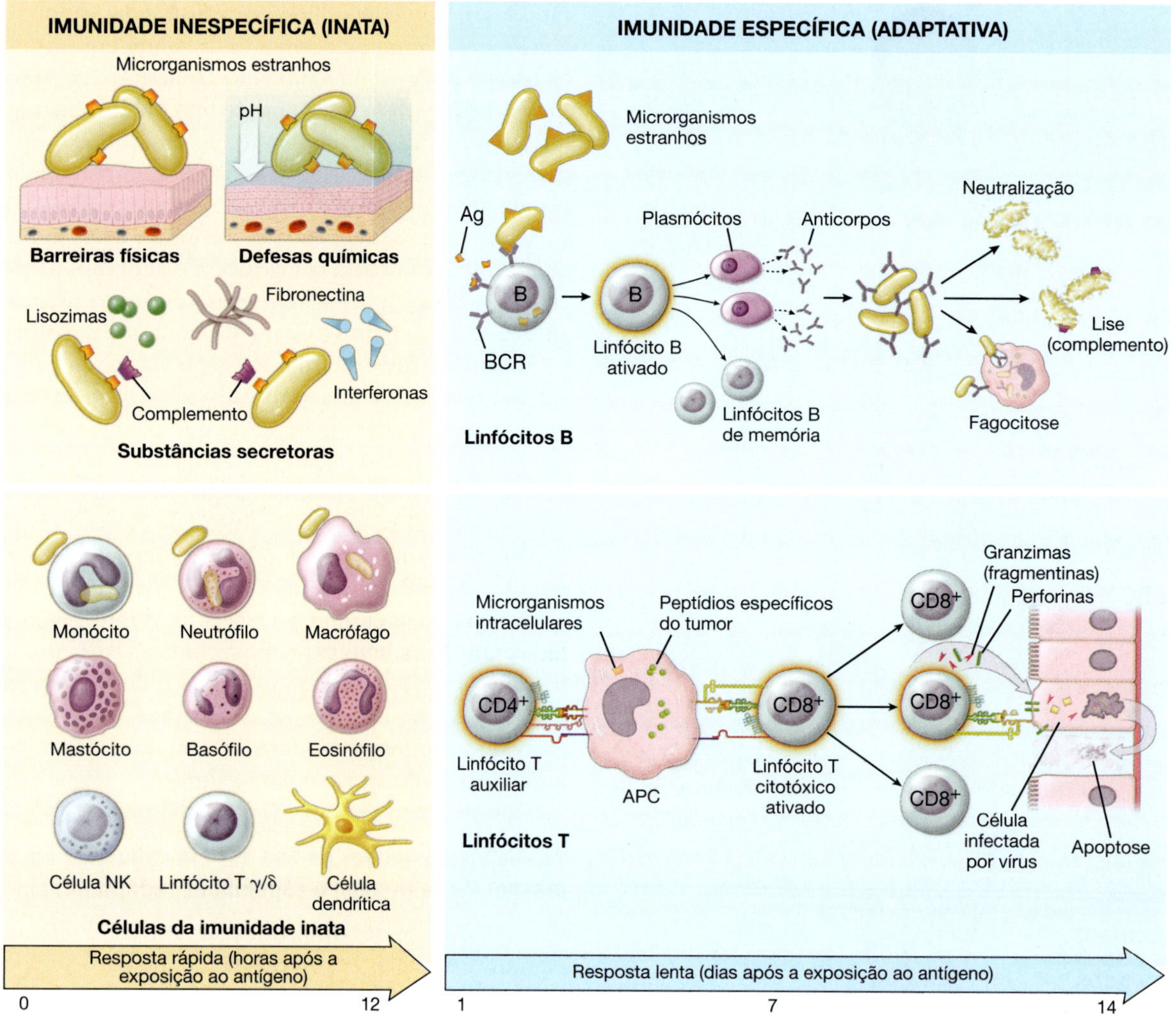

Figura 14.2 Imunidade inespecífica (inata) e específica (adaptativa). O corpo tem duas linhas de defesas imunes contra invasores estranhos e células transformadas. A imunidade inespecífica (inata) representa a primeira linha de defesa contra microrganismos (invasão microbiana). Consiste em barreiras físicas, defesas químicas, várias substâncias secretoras e várias células que sustentam o sistema imune inato. A imunidade específica (adaptativa) fornece defesas que podem ser direcionadas com precisão para antígenos específicos dos invasores. O contato inicial com microrganismos estranhos ativa células apresentadoras de antígenos (*APCs*) especializadas e inicia uma cadeia de eventos que envolvem células efetoras. Durante uma resposta imune adaptativa, os linfócitos B e T específicos tornam-se ativados em gânglios linfáticos secundários e tecidos para destruir os organismos invasores. Ag, antígeno; NK, *natural killer*.

a replicação dos vírus em células vizinhas ao diminuir a síntese de proteínas

- A imunidade específica (adaptativa), que é ativada quando as defesas inespecíficas falham, é direcionada com precisão para antígenos específicos do invasor. Os linfócitos B e os linfócitos T fornecem a especificidade e a memória imune que são características da resposta imune adaptativa (ver Figura 14.2). O contato inicial com um antígeno ou com um agente estranho ativa células apresentadoras de antígeno especializadas e desencadeia uma cadeia de reações que envolvem células efetoras do sistema imune que acabam resultando em um estado de memória imune. A imunidade adaptativa é possível graças à **resistência adquirida** contra agressão microbiana por meio de rearranjos somáticos aleatórios que codificam formas ligadas à membrana de imunoglobulina nos linfócitos B (*i. e.*, receptores de linfócitos B ou BCRs, do inglês *B-cell receptors*) e receptores específicos nos linfócitos T (*i. e.*, receptores de linfócitos T ou TCRs, do inglês *T-cell receptors*). Esse rearranjo ocorre no timo no caso de linfócitos T e na medula óssea no caso de linfócitos B. Durante uma resposta imune adaptativa, **linfócitos B e T** específicos se tornam ativados nos órgãos linfáticos secundários para destruir microrganismos invasores.

Os sistemas de imunidade específica (adaptativa) e de imunidade inespecífica (inata) estão interconectados e superpostos. Na maioria dos casos, a imunidade inespecífica (inata) é ativada primeiro. Logo após a invasão por um agente patogênico, o sistema imune inato ativa uma resposta inflamatória para destruí-lo. Os neutrófilos são os principais tipos de células recrutadas nas fases iniciais da resposta inflamatória. Como já discutido, os neutrófilos contêm PRRs e receptores de complemento que deflagram a fagocitose e a destruição dos agentes patogênicos. O influxo de neutrófilos é seguido pelo influxo de monócitos que se diferenciam em macrófagos. Portanto, os macrófagos e os neutrófilos também são conhecidos como células inflamatórias. Como o local da inflamação é drenado por vasos linfáticos, os agentes patogênicos (e antígenos) fluem com a linfa para os linfonodos circundantes, resultando na ativação de linfócitos B e T. Esses linfócitos geram uma resposta imune específica (adaptativa) que produz memória a longo prazo contra os patógenos.

A imunidade específica (adaptativa) pode ser dividida em imunidade humoral e imunidade mediada por células.

A imunidade adaptativa é induzida pela imunidade inata e, em geral, é ativada se a resposta inflamatória (imunidade inata) não for bem-sucedida. A imunidade adaptativa é ativada pelo antígeno. Quanto mais tempo o sistema inato leva para eliminar um antígeno, mais antígenos são acumulados e mais robusta é a resposta adaptativa. O contato com determinado antígeno desencadeia uma reação na forma de uma resposta imune humoral (produção de anticorpos por linfócitos B) ou de uma resposta imune mediada por células (mediada por linfócitos T) (ver Figura 14.2). Tipicamente, os dois sistemas imunes (humoral e celular) participam do processo, embora um sistema costume predominar, dependendo do estímulo:

- A resposta humoral (imunidade humoral) é mediada pela secreção de proteínas denominadas anticorpos que revestem e neutralizam os elementos invasores (p. ex., toxinas, vírus e bactérias), marcando-os para destruição por outras células imunes. Os linfócitos B são as células efetoras primárias nesse sistema. Um linfócito B reconhece um patógeno ao utilizar o seu BCR de superfície, que é específico para um único antígeno correspondente (cognato). A interação do BCR com seu antígeno cognato induz a proliferação do linfócito B. Em seguida, diferentes populações dos clones de linfócitos B diferenciam-se em linfócitos B de memória e plasmócitos. Os plasmócitos secretam formas solúveis do BCR na forma de anticorpos (ver Figura 14.2). A imunidade humoral representa o principal mecanismo de defesa contra microrganismos patogênicos e suas toxinas extracelulares (p. ex., nas superfícies celulares e nos lumens dos sistemas digestório, respiratório e urogenital) e nos líquidos extracelulares (p. ex., sangue, linfa e outras secreções corporais). A imunidade humoral promove a eliminação desses microrganismos patogênicos pelos macrófagos e pela ativação do sistema complemento, que consiste em pequenas proteínas circulantes que incrementam a função dos anticorpos e dos macrófagos. Em algumas doenças (p. ex., **tétano, raiva, covid-19**) anticorpos são tão essenciais e efetivos que uma pessoa não imunizada pode se tornar "imunizada" pela administração de uma injeção de anticorpos purificados a partir do sangue de um animal ou indivíduo imunizado. A efetividade dessa transferência passiva de imunidade prova que os anticorpos são responsáveis pela proteção
- A imunidade celular (resposta mediada por células) é mediada por linfócitos T e seus produtos (p. ex., citocinas) direcionados contra células infectadas por vírus e contra células transformadas por câncer para destruição por células "destruidoras" específicas. Os linfócitos $CD8^+$ citotóxicos participam na destruição direta das células infectadas. A imunidade celular também promove a destruição de microrganismos infecciosos dentro das células fagocíticas, bem como de células estranhas (transplantadas). Os linfócitos T não produzem anticorpos, mas têm receptores de antígenos especializados, que reconhecem antígenos derivados de peptídios (ver Figura 14.2). Diferentemente dos linfócitos B, os linfócitos T não conseguem reconhecer o antígeno por si próprios. Os linfócitos T precisam que o antígeno lhes seja apresentado em moléculas do complexo de histocompatibilidade principal (MHC) (ver adiante), que são expressas na superfície de outras células apresentadoras de antígeno (APCs). A imunidade mediada por células é importante na defesa contra infecções virais, fúngicas e micobacterianas e contra células tumorais. A imunidade mediada por células também é responsável pela rejeição a transplantes.

■ CÉLULAS DO SISTEMA IMUNE

Visão geral

As células do sistema imune incluem linfócitos e várias células de suporte.

O sistema imune é composto por linfócitos e vários tipos de células de suporte. São identificados três tipos principais de linfócitos: linfócitos B, linfócitos T e células NK. As células de suporte interagem com os linfócitos e desempenham papel importante na apresentação do antígeno aos linfócitos e na regulação das respostas imunes. Essas células são formadas por monócitos, macrófagos, neutrófilos, basófilos, mastócitos, eosinófilos, células reticulares, células dendríticas, células dendríticas foliculares, células de Langerhans e células reticulares epiteliais. Além disso, diversas células epiteliais e do estroma especializadas proporcionam um ambiente para que muitas reações imunes ocorram por meio da secreção de substâncias específicas que regulam o crescimento, a migração e a ativação das células efetoras e de suporte.

As células de suporte nos órgãos linfáticos estão organizadas em redes frouxas.

Nos nódulos linfáticos, nos linfonodos e no baço, as células reticulares e as fibras reticulares produzidas por essas células formam redes elaboradas. Os linfócitos, os macrófagos, as células dendríticas, as células dendríticas foliculares e outras células do sistema imune se localizam nessas redes e no tecido conjuntivo frouxo do corpo; as células de Langerhans são encontradas apenas nas camadas médias da epiderme. Nesses locais, elas realizam a sua missão de vigilância e defesa. No timo, as células reticulares epiteliais formam a rede estrutural do órgão, vindo daí a sua denominação. Apesar de seu nome, tais células não produzem fibras reticulares nem estão relacionadas com elas.

Os diferentes tipos de células no tecido linfático são identificados por moléculas específicas de grupos de diferenciação (CD) em suas superfícies.

As diferentes células do tecido linfático e do tecido hematopoético apresentam moléculas de superfície singulares e exclusivas. Até o início da década de 1980, os vários nomes dessas moléculas de superfície usados na literatura científica eram inconsistentes e confusos. O *First International Workshop on Human Leucocyte Differentiation Antigens*, realizado em Paris em 1982, propôs um novo sistema de nomenclatura que liga diferentes anticorpos a grupos de moléculas correspondentes. Esses marcadores específicos, denominados moléculas de grupo de diferenciação (CD, do inglês *cluster of differentiation*), foram designados por números que os relacionam com antígenos expressos em diferentes estágios de sua diferenciação. Por exemplo, CD4 é um complexo proteico específico dos linfócitos T, enquanto o anticorpo CD4 é o anticorpo monoclonal que reage à molécula CD4. As moléculas CD podem ser identificadas por métodos imuno-histoquímicos ou imunofluorescência com o uso de anticorpos monoclonais, e são muito úteis na identificação de subtipos específicos de células linfáticas ou hematopoéticas. Alguns marcadores CD são expressos durante toda a vida; outros são expressos apenas durante a fase de diferenciação ou durante a ativação da célula. Até o momento, existem mais de 400 marcadores CD identificados. Os **marcadores CD** são úteis no diagnóstico e tratamento de muitas doenças do tecido hematopoético. Por exemplo, a ausência (ou a existência em grandes quantidades) de determinado marcador CD em linfócitos de uma amostra de biopsia pode indicar que o paciente apresenta um distúrbio relacionado com a produção e a diferenciação de um linfócito específico que expressa esse marcador. Os marcadores CD também são úteis para distinguir entre leucemia de linfócitos T e de linfócitos B (câncer de tecidos formadores de leucócitos) e outras doenças do tecido hematopoético. O Quadro 14.1 fornece uma lista dos marcadores clinicamente mais úteis.

Quadro 14.1 Marcadores de grupos de diferenciação mais comumente usados na prática clínica.

Marcador	Principal expressão celular	Função/Identidade	Peso molecular (kDa)
CD1	Linfócitos T no estágio médio de desenvolvimento, células de Langerhans, células dendríticas	Apresentação de antígeno lipídico aos linfócitos T Moléculas semelhantes a MHC I associadas à beta$_2$-microglobulina Marcadores de desenvolvimento para linfócitos T e células de Langerhans da pele	49
CD2	Linfócitos T, células NK	Moléculas de adesão Usados como marcadores clínicos para ativação de linfócitos T	50
CD3	Linfócitos T	Formam um complexo com o receptor de linfócitos T (TCR)	25 a 28
CD4	Linfócitos T auxiliares, monócitos, macrófagos	Membros da superfamília de imunoglobulinas Interagem com moléculas de MHC II Ligam-se à proteína viral gp120 do HIV-1 e do HIV-2	56
CD5	Linfócitos T, alguns linfócitos B	Moléculas coestimuladoras que aparecem nos linfócitos T e B maduros Necessários para diferenciação em linfócitos Th2 e Th17 Níveis elevados na leucemia linfocítica crônica	67
CD7	Linfócitos T, células hematopoéticas pluripotenciais	Membros da superfamília de imunoglobulinas Ligam-se à PI-3 quinase Marcadores clínicos úteis para leucemia linfocítica aguda de linfócitos T e leucemias de células-tronco	40
CD8	Linfócitos T citotóxicos	Membros da superfamília de imunoglobulinas Interagem com moléculas do MHC I	34
CD9	Linfócitos B, linfócitos T, monócitos, eosinófilos, basófilos, plaquetas, células endoteliais	Facilitam a agregação das plaquetas, a adesão celular e a migração das células. Marcador exossômico geral	24
CD10	Linfócitos pré-B, linfócitos pré-T, monócitos, eosinófilos	Zinco metaloprotease Marcadores comuns para a leucemia linfoblástica aguda	100
CD16a	Células NK, também mastócitos, macrófagos	Marcadores clínicos para células NK Atuam como receptores F_c para a IgG agregada Medeiam a fagocitose e a citotoxicidade celular dependente de anticorpos	50 a 70
CD16b	Neutrófilos, macrófagos	Atuam como receptores F_c para IgG agregada Medeiam ativação de neutrófilos (desgranulação, fagocitose, reação de explosão oxidativa)	50 a 70
CD19	Linfócitos B, células dendríticas	Correceptores com CD21 e CD81 Marcadores clínicos para todos os estágios de desenvolvimento dos linfócitos	95
CD20	Linfócitos B	Formam canais de Ca^{2+} Atuam na ativação dos linfócitos B e no desenvolvimento dos plasmócitos Marcadores para o estágio avançado de desenvolvimento dos linfócitos B Os anticorpos monoclonais para CD20 são usados para produzir depleção de linfócitos B na leucemia linfocítica crônica	35 a 37
CD21	Linfócitos B, células dendríticas foliculares	Receptores para a proteína do complemento C3d e para o vírus Epstein-Barr	145
CD22	Linfócitos B	Moléculas de adesão celular do linfócito B Medeiam a adesão dos linfócitos B aos linfócitos T	130 a 140
CD23	Linfócitos B, monócitos, macrófagos, eosinófilos, plaquetas, células dendríticas	Receptor de baixa afinidade, para a porção F_c da IgE, que medeia a citotoxicidade dependente de IgE e a fagocitose por macrófagos e eosinófilos	45
CD24	Linfócitos B, granulócitos, células epiteliais	Sialoglicoproteína na superfície celular Expresso no estágio avançado de diferenciação dos linfócitos B	41
CD25	Linfócitos B e T ativados	Ligação a IL-2 (cadeia alfa do receptor de IL-2)	55
CD28	Linfócitos T (todos $CD4^+$ e > 50% dos $CD8^+$ nos seres humanos)	A molécula coestimuladora de linfócitos T interage com CD80 (B7-1) e CD86 (B7-2); o sinal coestimulador induz a ativação dos linfócitos T e a produção de IL-2	44

(continua)

Quadro 14.1 Marcadores de grupos de diferenciação mais comumente usados na prática clínica. (*Continuação*)

Marcador	Principal expressão celular	Função/Identidade	Peso molecular (kDa)
CD31	Células endoteliais linfáticas, plaquetas, macrófagos, leucócitos, megacariócitos	Também conhecido como molécula de adesão de plaquetas e células endoteliais 1 (PECAM-1A) envolvida na migração dos leucócitos para capilares linfáticos	130
CD34	Células-tronco hematopoéticas (CTH)	Marcadores clínicos para CTH e ligante para CD62L Medeiam a fixação das células-tronco à matriz extracelular da medula óssea	105 a 120
CD35	Linfócitos T, linfócitos B, monócitos, células dendríticas, granulócitos, eritrócitos	Receptor do complemento 1 Promovem a fagocitose de partículas revestidas com complemento Ligam-se às proteínas do complemento C3b e C4b	250
CD38	Linfócitos B e T iniciais, linfócitos T ativados	NAD glico-hidrolase Usados como marcadores para a ativação e proliferação dos linfócitos T	45
CD40	Linfócitos B, macrófagos, células dendríticas foliculares, células dendríticas, monócitos ativados, células musculares lisas endoteliais e vasculares	Ativos na proliferação de linfócitos B Moléculas coestimuladoras para CD40L (CD154) Facilitam a produção de citocina nos macrófagos e nas células dendríticas	48
CD40L	Linfócitos T $CD4^+$ ativados; conhecidos como CD154	Facilitam a interação dos linfócitos T e B Regulam a função dos linfócitos B Moléculas coestimuladoras para CD40	39
CD45	Todos os leucócitos humanos	Tirosinofosfatase Antígeno leucocitário humano Necessário para a transdução de sinal dos receptores de linfócitos T e B	220
CD45RO, CD45RA	Linfócitos T de memória (CD45RO), linfócitos T *naïve* (CD45RA), alguns linfócitos B, monócitos, macrófagos	Tirosinofosfatase Isoforma de CD45 Regula ativação de linfócitos B e T	180
CD49a	Linfócitos $CD8^+$ de memória residentes teciduais (Trm)	Subunidade $\alpha 1$ da integrina $\alpha 1\beta 1$, um receptor associado à adesão de linfócitos ao colágeno IV	200
CD56	Células NK	Marcadores clínicos para células NK Isoformas de moléculas de adesão neural (N-CAM)	135 a 220
CD62E	Células endoteliais (apenas)	Representam ELAM-1 Liga-se a carboidratos sialil Lewis^x (s-Le^x) nos leucócitos	140
CD62L	Leucócitos	Ligam-se a CD34 Representam L-seletinas, moléculas de adesão leucocitárias que possibilitam que os linfócitos rolem ao longo da superfície endotelial	150
CD63	Todas as células, plaquetas ativadas, exossomos	Proteína LAMP-3 associada a lisossomos e membranas de vesículas intracelulares Marcador exossômico	30 a 60
CD69	Linfócitos $CD8^+$ de memória residentes teciduais (Trm), linfócitos T γ/δ	Representa um receptor de lectina C do tipo II ligado à membrana Considerado como marcador de retenção de tecido linfocitário	28 a 32
CD80	Linfócitos B, macrófagos, células dendríticas, monócitos; conhecido como receptor B7-1	Molécula coestimuladora de APC interage com CD28 e CTLA-4	60
CD86	Linfócitos B ativados, macrófagos, monócitos, células dendríticas, células endoteliais; conhecido como receptor B7-2	Molécula coestimuladora de APC interage com CD28 e CTLA-4	80
CD94	Células NK	Regula a função das células NK Marcadores clínicos das células NK	43
CD103	Linfócitos $CD8^+$ de memória residentes teciduais (Trm) na pele, nos pulmões e no sistema digestório	Representa a integrina $\alpha 4\beta 7$ e direciona os linfócitos para o seu ligante E-caderina Considerado como marcador de retenção de tecido linfocitário	175

APC, célula apresentadora de antígeno; CTLA-4, proteína associada a linfócito T citotóxico 4; ELAM-1, molécula de adesão leucócito-endotelial 1; GI, gastrintestinal; HIV-1, vírus da imunodeficiência humana 1; Ig, imunoglobulina; LAMP, proteína de membrana associada ao lisossomo; MHC, complexo de histocompatibilidade principal; NAD, nicotinamida adenina dinucleotídio; N-CAM, molécula de adesão de célula neural; NK, *natural killer*; PECAM-1A, molécula de adesão de plaquetas e células endoteliais 1A; PI-3 quinase, fosfatidilinositol-3 quinase.

Linfócitos

Os linfócitos circulantes constituem os principais constituintes celulares do tecido linfático.

Para compreender a função dos linfócitos, é importante reconhecer que a maioria dos linfócitos (aproximadamente 70%) no sangue ou na linfa representa um reservatório circulante de células imunocompetentes. Tais células participam de um ciclo durante o qual elas saem da circulação sistêmica para entrar no tecido linfático – enquanto estão no tecido linfático, são responsáveis pela vigilância imunológica dos tecidos circundantes; em seguida, elas retornam à circulação sistêmica. Essa população de células é representada principalmente por linfócitos maduros de vida longa (principalmente linfócitos T), que desenvolveram a capacidade de reconhecer e de responder a antígenos e que estão em trânsito de um local do tecido linfático para outro.

Os 30% dos linfócitos remanescentes nos vasos sanguíneos não circulam entre os tecidos linfáticos e a circulação sistêmica. Essa população compreende, em grande parte, células imaturas de vida curta ou células ativadas destinadas a um tecido específico. Essas células deixam os capilares e migram diretamente para os tecidos, particularmente para o tecido conjuntivo subjacente ao epitélio de revestimento dos sistemas respiratório, digestório e urogenital, bem como para os espaços intercelulares desses epitélios. Do ponto de vista funcional, três tipos principais de linfócitos são encontrados no corpo: linfócitos T, linfócitos B e células NK. A classificação funcional dos linfócitos é independente de suas características morfológicas (dimensões).

Os linfócitos T diferenciam-se no timo e representam a maioria dos linfócitos circulantes.

Os linfócitos T (células T) devem o seu nome ao timo, o local onde se diferenciam. Os linfócitos T apresentam tempo de sobrevida longo e estão envolvidos na imunidade celular; representam 60 a 80% dos linfócitos circulantes. Os linfócitos T expressam marcadores CD2, CD3, CD5 e CD7 e TCR); no entanto, são subclassificados de acordo com a existência ou não de dois outros marcadores de superfície importantes: CD4 e CD8. É essencial mencionar aqui que ambas as proteínas CD4 e CD8 não são apenas marcadores celulares passivos, mas também correceptores ativos que reconhecem antígenos peptídicos ligados a moléculas do MHC (ver adiante).

- Os linfócitos T auxiliares $CD4^+$ expressam marcadores CD4. Essas células são subdivididas em três grupos principais com base na sua capacidade de secretar citocinas (ver adiante); entretanto, mais subgrupos estão sendo ativamente descobertos. O primeiro subgrupo inclui linfócitos T auxiliares que sintetizam gamainterferona (IFN-γ) primária e outras citocinas (p. ex., interleucina 2 [IL-2] e fator de necrose tumoral [TNF]); essas células são denominadas linfócitos Th1. Essas células ativam **macrófagos** que são essenciais para a destruição de patógenos intracelulares como bactérias e outros microrganismos. O segundo subgrupo de linfócitos T auxiliares sintetiza IL-4, IL-5, IL-10 e IL-13 e são denominados linfócitos Th2. Essas células ativam **eosinófilos**, **mastócitos** e **linfócitos B** (para produção de IgE). Os linfócitos Th2 desencadeiam as respostas imunes mediadas por anticorpos (IgE), mastócitos e eosinófilos que destroem parasitos extracelulares (helmintos) e medeiam reações alérgicas. O terceiro subconjunto de linfócitos T auxiliares sintetiza IL-17 e IL-22, sendo denominados linfócitos Th17. Sua função principal é destruir bactérias extracelulares e fungos ao recrutar neutrófilos para o local da inflamação. Além disso, a IL-22 produzida pelos linfócitos Th17 aumenta a produção de peptídios antimicrobianos (p. ex., defensinas) e dá suporte à função de barreira epitelial. A disfunção dos linfócitos Th17 está associada à **síndrome de Job (síndrome de hiper-IgE)**, que se caracteriza por infecções bacterianas e fúngicas frequentes e recorrentes da pele
- Os linfócitos T $CD8^+$ citotóxicos (CTL) também expressam marcadores CD8. Após o reconhecimento do antígeno e subsequente ativação, essas células matam células-alvo que expressam antígeno por meio de proteínas citotóxicas que induzem apoptose. As principais proteínas citotóxicas encontradas em grânulos citoplasmáticos nos linfócitos T citotóxicos são as mesmas nas células NK e incluem granzimas, perforina e granulisina. Os linfócitos T citotóxicos destroem as células-alvo, como células infectadas por vírus, células transformadas por câncer, células infectadas por microrganismos intracelulares e parasitos, além de ter uma participação crucial na rejeição aguda de órgãos e células transplantados
- Os linfócitos T supressores (reguladores) representam uma população de linfócitos T fenotipicamente diversa, com capacidade de suprimir uma resposta imune a antígenos e a autoantígenos por meio da supressão de atividades de outras células do sistema imune. Por exemplo, os linfócitos T com marcadores $CD4^+CD5^+FOXP3^+$ são células reguladoras capazes de diminuir a capacidade dos linfócitos T de iniciar respostas imunes. O marcador FOXP3 indica uma expressão da família *forkhead* de fatores de transcrição que são característicos de muitos linfócitos T. Outro linfócito T associado a tumores com marcadores $CD8^+CD45RO^+$ é capaz de suprimir a ativação dos linfócitos T. Outros linfócitos T supressores também atuam na supressão da diferenciação dos linfócitos B e na regulação da maturação das células eritroides na medula óssea
- Os linfócitos gama/delta (γ/δ) representam uma pequena população de linfócitos T (menos de 5%) que apresentam um TCR distinto em sua superfície, formado por uma cadeia γ e uma cadeia δ. Outros TCR são compostos, em sua maioria, de duas cadeias de glicoproteínas, denominadas cadeia α e cadeia β-TCR. Essas células desenvolvem-se no timo e migram para vários tecidos epiteliais (p. ex., pele, mucosa oral, mucosa respiratória, intestino e vagina). Como elas colonizam um tecido epitelial, essas células não recirculam entre o sangue e os órgãos linfáticos. Os linfócitos T gama/delta (γ/δ) estão estrategicamente posicionados nas interfaces dos ambientes externo e interno e atuam como primeira linha de defesa contra microrganismos invasores. Eles encontram o antígeno na superfície das células epiteliais até mesmo antes de ele entrar no corpo
- Os linfócitos T invariantes associados à mucosa (MAIT) representam um subconjunto de linfócitos T que expressam receptores (TCR) constituídos por duas cadeias alfa e beta invariantes. Essas células reconhecem a via de síntese de metabólitos de riboflavina (vitamina B_2) que ocorre em fungos e bactérias. Esses metabólitos precisam ser apresentados aos linfócitos MAIT por outras células expressando complexos semelhantes a MHC1 denominados proteínas relacionadas com MHC I (MR1). Após a

ativação, os linfócitos MAIT secretam citocinas inflamatórias como gamainterferona (IFN-γ) e fator de necrose tumoral alfa (TNF-α) e têm a capacidade de destruir células infectadas. Os linfócitos MAIT representam aproximadamente 50% de todos os linfócitos encontrados no fígado. Foi constatado comprometimento funcional das células MAIT em infecções crônicas pelo vírus da hepatite B (HBV) e pelo vírus da imunodeficiência humana (HIV). Eles representam, mais provavelmente, um segundo mecanismo de defesa contra microrganismos que cruzam a barreira epitelial mucosa do sistema digestório e penetram na circulação porta

- Os linfócitos T de memória residentes (Trm) representam uma nova linhagem de linfócitos T de memória não recirculantes. São produzidos após a exposição a um antígeno nos tecidos periféricos e fornecem a memória imunológica no local de exposição inicial. Os Trm expressam marcadores específicos de residência CD69, CD103 e CD49a, porém não têm moléculas que possibilitem sua saída dos tecidos periféricos e migração para os linfonodos. Os Trm estão distribuídos pelos tecidos da barreira epitelial, incluindo sistema digestório, pulmão, pele e sistema genital. São células efetoras mais potentes em comparação com outros linfócitos T circulantes. Os Trm residentes mantêm a vigilância imune do tecido específico e são cruciais para iniciar respostas imunes rápidas e robustas em momentos de infecção.

Os linfócitos B diferenciam-se no órgão bursa-equivalente e participam na imunidade humoral.

Os linfócitos B (células B) são assim denominados por terem sido identificados pela primeira vez na bolsa ou bursa de Fabricius das aves (ver Capítulo 10, *Sangue*) ou em órgão equivalente à bursa, como a medula óssea nos mamíferos (Boxe 14.1). Os linfócitos B apresentam tempo de sobrevida variável e estão envolvidos na produção e na secreção dos vários anticorpos circulantes, também denominados imunoglobulinas (Ig), as proteínas imunes associadas à imunidade humoral (Figura 14.3 e Quadro 14.2). Os linfócitos B representam 20 a 30% dos linfócitos circulantes. Além de secretar imunoglobulinas circulantes, expressam formas de imunoglobulinas ligadas à membrana, denominadas receptores de linfócitos B (BCR, do inglês *B-cell receptors*), que servem de local de ligação específico para antígenos. Durante a diferenciação, o isótipo do BCR passa da imunoglobulina M (IgM) nos linfócitos B imaturos para uma combinação de imunoglobulinas D (IgD) e M (IgM) nos linfócitos B maduros. O reconhecimento de

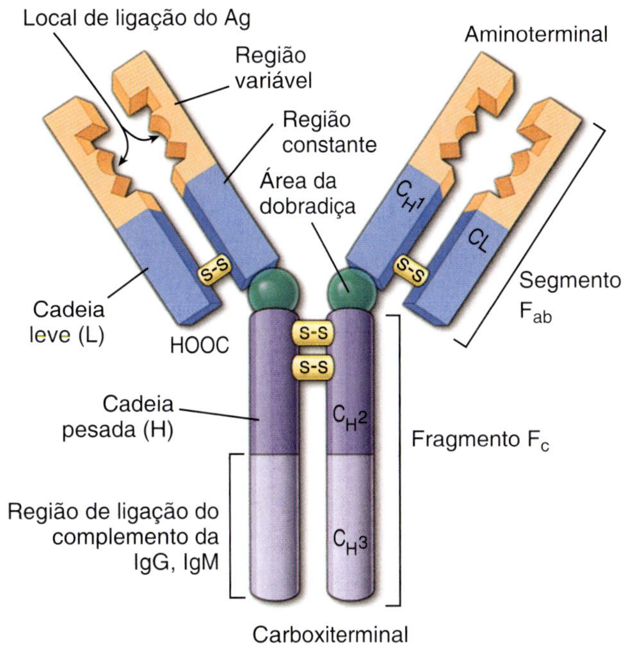

Figura 14.3 Diagrama esquemático de uma molécula de anticorpo. Os anticorpos são moléculas em formato de Y, produzidos pelos plasmócitos. Os anticorpos consistem em duas cadeias polipeptídicas pesadas (*H*) e duas cadeias polipeptídicas leves (*L*) conectadas por pontes dissulfeto (S-S). Ambas as cadeias H e L são compostas de domínios de aminoácidos, que são constantes (na extremidade carboxiterminal) ou variáveis (na extremidade aminoterminal) na sua sequência. Os cinco isótipos diferentes de imunoglobulinas (*Ig*) são determinados pelo tipo de cadeia pesada presente. Uma molécula de anticorpo liga-se a um antígeno (*Ag*) em dois sítios da extremidade aminoterminal, em que as cadeias pesadas e leves estão associadas entre si. A digestão de uma molécula de anticorpo pela enzima proteolítica papaína cliva o anticorpo em dois fragmentos F_{ab} e em um fragmento F_c cristalizável. Os fragmentos F_{ab} se ligam a antígenos específicos, enquanto o fragmento F_c (composto por dois segmentos de cadeias pesadas carboxiterminais [C_H2 e C_H3]) desempenha as funções efetoras (p. ex., na ativação do complemento). Muitas células expressam receptores F_c em sua superfície, os quais ancoram os anticorpos no fragmento F_c.

Boxe 14.1

Considerações funcionais | Origem dos termos *linfócito T* e *linfócito B*

No início dos anos 1960, usando embriões de pinto, pesquisadores demonstraram que a bursa de Fabricius, uma massa de tecido linfático associada à cloaca de aves, era um dos locais de diferenciação dos linfócitos. Quando esse tecido era destruído nos embriões de pinto (por remoção cirúrgica ou pela administração de altas doses de testosterona), as galinhas adultas não conseguiam produzir anticorpos, com consequente comprometimento da imunidade humoral. As galinhas também demonstraram acentuada redução no número de linfócitos em áreas específicas dependentes da bursa, do baço e dos linfonodos. Esses linfócitos afetados foram, portanto, denominados **linfócitos B** ou **células B**. Nos mamíferos (incluindo os seres humanos), o órgão equivalente à bursa é a **medula óssea**, em que os linfócitos B se diferenciam em células imunocompetentes. Por conseguinte, o "B" refere-se à **bursa de Fabricius** nas aves e também ao **órgão equivalente à bursa** nos mamíferos.

Estudos realizados em camundongos recém-nascidos constataram que a remoção do timo resulta em deficiência substancial nas respostas imunes celulares. A rejeição da pele transplantada de um doador heterólogo é um exemplo de uma resposta imune celular. Os camundongos submetidos à timectomia apresentaram acentuada redução no número de linfócitos em regiões específicas do baço e dos linfonodos (áreas dependentes do timo). Como as áreas de depleção diferem daquelas identificadas após a remoção da bursa de Fabricius na galinha, esses linfócitos afetados foram denominados **linfócitos T** ou **células T**, em que o "T" refere-se ao **timo**.

Quadro 14.2 Características das imunoglobulinas humanas.

Isótipo	Peso molecular (kDa)	Nível sérico (mg/mℓ)	Porcentagem de todas as Ig no sangue do adulto	Células às quais se ligam por meio da região F_c	Principais funções
IgG	145	12,0	85	Macrófagos, linfócitos B, células NK, neutrófilos, eosinófilos	Principal Ig na resposta imune secundária Meia-vida mais longa (23 dias) de todas as cinco Ig Ativa o complemento Estimula a quimiotaxia Atravessa a placenta, fornecendo ao recém-nascido imunidade passiva
IgM	190 (950)[a]	1,5	5 a 10	Linfócitos B	Principal Ig produzida durante a resposta imune primária Ig mais eficiente na fixação do complemento Ativa os macrófagos Atua como receptor de Ag dos linfócitos B
IgA	160 (385)[b]	2,0	5 a 15	Linfócitos B	Ig presente nas secreções corporais, incluindo lágrimas, colostro, saliva e líquido vaginal, bem como em secreções da cavidade nasal, dos brônquios, do intestino e da próstata Fornece proteção contra a proliferação de microrganismos nesses líquidos e ajuda na defesa contra micróbios e moléculas estranhas que penetram no corpo através dos revestimentos celulares dessas cavidades
IgD	185	0,03	< 1	Linfócitos B	Atua como receptor de antígeno (juntamente com a IgM) na superfície dos linfócitos B maduros (apenas traços no soro)
IgE	190	3×10^{-5}	< 1	Mastócitos, basófilos	Estimula os mastócitos a liberar histamina, heparina, leucotrienos e fator quimiotático eosinófilo da anafilaxia Responsável pelas reações de hipersensibilidade anafiláticas Níveis aumentados nas infecções parasitárias

[a]IgM encontrada no soro como molécula pentamérica.
[b]IgA encontrada no soro como molécula dimérica.
Ag, antígeno; Ig, imunoglobulina; NK, *natural killer*.

antígenos pelo receptor de linfócitos B ativa esses linfócitos e inicia a resposta humoral. Os linfócitos B também expressam moléculas do complexo de histocompatibilidade principal II (MHC II, do inglês *major histocompatibility complex II*) na superfície celular para apresentação de antígenos a linfócitos T. Seus marcadores CD são CD9, CD19 e CD20. Linfócitos B maduros que apresentam imunoglobulinas IgM e IgD entram na circulação sanguínea e migram para a periferia, em que colonizam o baço e os outros órgãos linfáticos secundários.

Os linfócitos *natural killer* (células NK) não são linfócitos T nem linfócitos B e são especializados em destruir determinados tipos de células-alvo.

As células destruidoras naturais (*natural killer*, NK) fazem parte da imunidade inespecífica (inata), porém compartilham semelhanças com células do sistema imune adaptativo, incluindo os linfócitos T e B. As células NK são assim denominadas em virtude de sua capacidade de matar certas células-alvo. Desenvolvem-se a partir da célula progenitora linfoide comum (CLP) na medula óssea, à semelhança dos linfócitos B e T. As células NK constituem cerca de 5 a 15% dos linfócitos circulantes. Como as células NK são maiores que os linfócitos T e B e têm grânulos citoplasmáticos, são algumas vezes denominadas grandes linfócitos granulosos (GLGs). Não amadurecem no timo e, portanto, não expressam TCR. Entretanto, durante o seu desenvolvimento, são geneticamente programadas para reconhecer células transformadas por meio da expressão de receptores de citotoxicidade natural (NCRs, do inglês *natural cytotoxicity receptors*) em sua superfície. Esses receptores de ativação codificados pela linhagem germinativa podem ligar-se diretamente a antígenos induzidos por estresse ou derivados de patógenos em células tumorais e infectadas por vírus. As células NK eliminam essas células-alvo de maneira semelhante à dos linfócitos T $CD8^+$ citotóxicos. Após o reconhecimento da célula-alvo, as células NK eliminam diretamente essas células por meio da liberação de perforinas (proteínas formadoras de poros) e granzimas (necessárias para desencadear a apoptose das células-alvo). Os marcadores específicos expressos nas células NK são CD16a, CD56 e CD94.

Além de desencadear diretamente a apoptose nas células-alvo, as células NK empregam mecanismos adicionais para matar as células. As células NK eliminam células-alvo indiretamente pela secreção de citocinas pró-inflamatórias, que levam a respostas inflamatórias e à lise celular. Matam células-alvo recobertas de anticorpos utilizando a resposta imune de citotoxicidade mediada por célula dependente de anticorpo (CCDA) (ver adiante). O CD16a ($F_c\gamma$RIIIa) é um receptor F_c para anticorpos IgG. A interação do receptor CD16a nas células NK com os anticorpos IgG que recobrem um microrganismo desencadeia o mecanismo de CCDA. Por meio desse mecanismo, a especificidade antigênica do sistema imune adaptativo (representado pelos anticorpos IgG secretados pelos plasmócitos) é emparelhada com a toxicidade das células NK para produzir morte de antígenos específicos. Assim, o envolvimento de CD16a nas células NK atua como um forte sinal pró-apoptótico e induz morte mediada por células NK.

As células *natural killer* (NK) são ativadas para matar células-alvo por meio do reconhecimento de um desequilíbrio entre sinais ativadores e inibitórios derivados de seus receptores de superfície.

A função das células NK é determinada pela integração de numerosos sinais gerados por receptores ativadores e inibitórios em suas superfícies (Figura 14.4). Em condições fisiológicas, as células NK circulantes são, em sua maioria, inativas. Tornam-se ativadas por meio de diversas vias de sinalização que as fazem migrar e infiltrar-se em certos tecidos tumorais ou infectados por vírus. Em geral, entre outros receptores, as células NK expressam duas classes de receptores reguladores em sua superfície:

- Os receptores ativadores, conhecidos como receptores de citotoxicidade natural (NCRs), como NKp46, NKp44 e NKp30, que reconhecem ligantes expressos por células tumorais e células infectadas por vírus e que enviam sinais de ativação

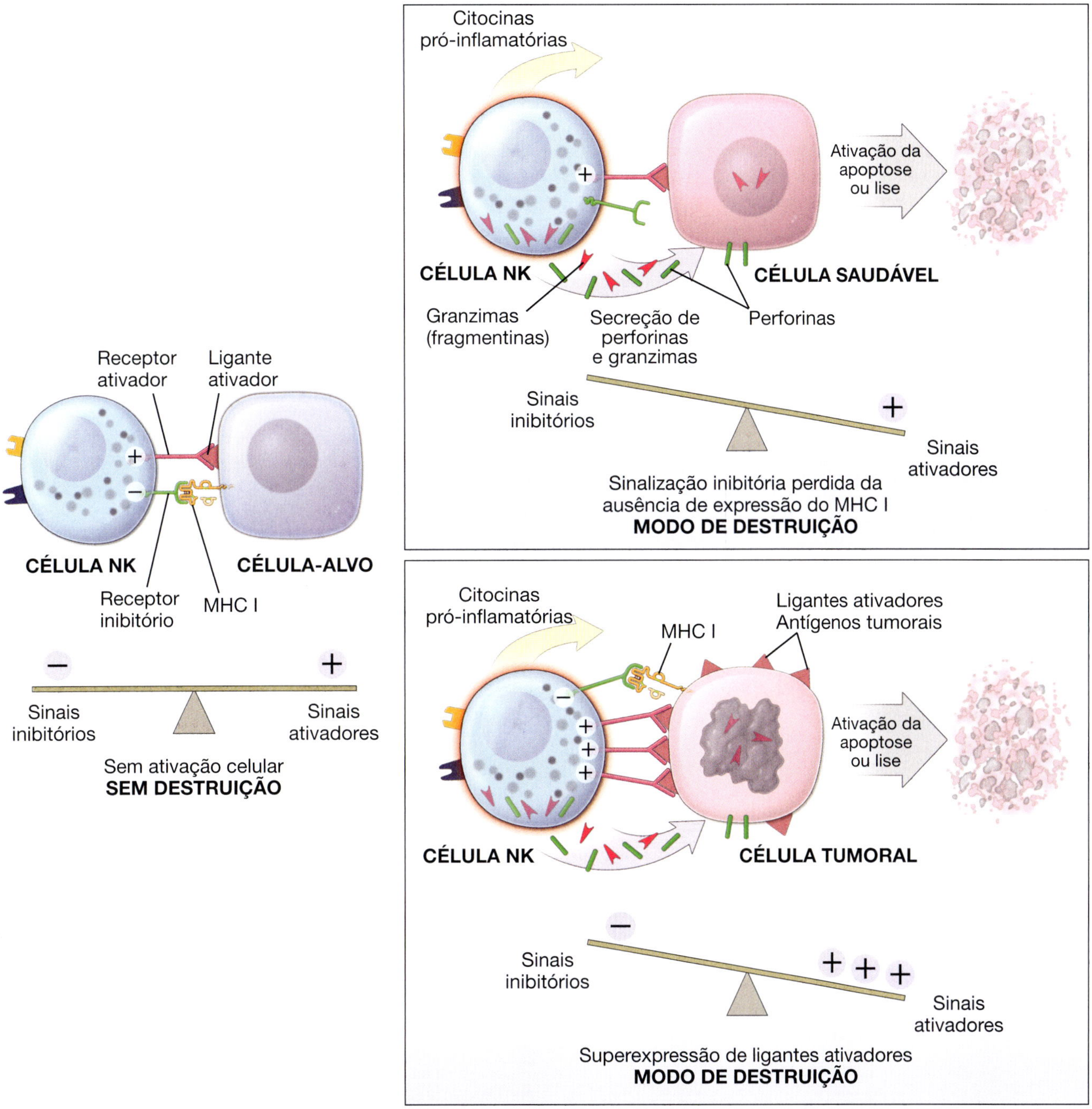

Figura 14.4 Ativação das células NK. As células *natural killer* (*NK*) são ativadas para eliminar células-alvo por meio do reconhecimento do desequilíbrio entre os sinais ativadores e inibitórios derivados de seus receptores de superfície. Observe que, em condições normais (*painel à esquerda*), os receptores ativadores (*i. e.*, NKp46, NKp44 ou NKp30) reconhecem ligantes expressos na maioria das células "saudáveis", que enviam sinais ativadores para as células NK. Esses sinais são neutralizados por sinais inibitórios derivados de receptores inibitórios (*i. e.*, KIR, NKG2A, KLRG1 ou TIGIT), que interagem com moléculas do complexo principal de histocompatibilidade da classe I (*MHC I*). As células NK são inativas quando ambos os sinais estão presentes e adequadamente equilibrados. Em condições patológicas, como infecção viral, moléculas do *MHC I* são infrarreguladas ou perdidas, diminuindo a sinalização inibitória de *NK* (*painel superior à direita*). Além disso, as células transformadas por tumor frequentemente superexpressam ligantes ativadores em sua superfície, que são reconhecidos por receptores ativadores nas células NK (*painel inferior à direita*). É o desequilíbrio entre os sinais ativadores e inibitórios que faz com que as células *NK* sejam ativadas e entrem no modo de matar.

- Receptores inibitórios, como os receptores semelhantes a imunoglobulinas de células *killer* (KIRs, do inglês *killer cell immunoglobulin-like receptors*), NKG2A, KLRG1 e TIGIT, que reagem com moléculas do MHC I que inibem a ação das células NK.

A ativação das células NK é controlada por um desequilíbrio dinâmico entre as vias ativadoras e inibitórias iniciadas pelos respectivos receptores durante a interação com potenciais células-alvo. Todas as células saudáveis normais expressam moléculas do MHC I suficientes, que atuam como ligantes para receptores inibitórios nas células NK. O equilíbrio entre as vias inibitória e ativadora mantém as células NK inativas, preservando as células normais saudáveis de um ataque das células NK (ver Figura 14.4). No entanto, durante uma infecção viral, as moléculas do MHC I geralmente são infrarreguladas ou, algumas vezes, perdidas, o que diminui a sinalização para as vias inibitórias NK e cria um desequilíbrio entre os sinais inibitórios e ativadores. Um desequilíbrio semelhante também é criado quando células transformadas por tumor superexpressam ligantes ativadores em sua superfície, o que é reconhecido por um aumento da sinalização dos receptores ativadores de NK. Assim, as células NK são reguladas pela integração dos sinais ativadores e inibidores por meio de receptores de superfície que reconhecem o ligante apropriado. Qualquer desequilíbrio entre esses sinais ativará as células natural *killer* (ver Figura 14.4).

Desenvolvimento e diferenciação dos linfócitos

Os linfócitos sofrem diferenciação independente de antígeno nos órgãos linfáticos primários.

Nos seres humanos e em outros mamíferos, a medula óssea e o timo foram identificados como órgãos linfáticos primários (centrais). Nesses órgãos os linfócitos diferenciam-se em células imunocompetentes. Nos primórdios de seu desenvolvimento, os linfócitos são geneticamente programados para reconhecer um único antígeno entre um número praticamente infinito de possíveis antígenos, um processo denominado proliferação e diferenciação independentes de antígeno. Em seguida, essas células imunocompetentes *naïve* entram no sangue ou na linfa e são transportadas por todo o corpo, com dispersão de muitas delas para os órgãos linfáticos secundários.

Os linfócitos sofrem ativação dependente de antígeno nos órgãos linfáticos secundários.

Os linfócitos imunocompetentes (juntamente com os plasmócitos derivados de linfócitos B e macrófagos) organizam-se ao redor das células reticulares e suas fibras reticulares, constituindo os tecidos e órgãos linfáticos efetores (*i. e.*, nódulos linfáticos, linfonodos, tonsilas e baço) do adulto. Nesses órgãos linfáticos secundários (periféricos), os linfócitos T e B *naïve* sofrem ativação dependente de antígeno, formando linfócitos efetores e células de memória.

Respostas imunes a antígenos

A inflamação é a resposta inicial a um antígeno.

A reação inicial do corpo à invasão por um antígeno, seja ele uma molécula estranha ou um microrganismo patogênico, ocorre por meio de defesa inespecífica, conhecida como resposta inflamatória. A resposta inflamatória pode sequestrar o antígeno, digeri-lo com enzimas secretadas pelos neutrófilos ou fagocitá-lo e degradá-lo no citoplasma dos macrófagos. A degradação de antígenos pelos macrófagos pode levar à apresentação subsequente de uma parte do antígeno exibida nas moléculas do MHC II aos linfócitos T auxiliares $CD4^+$ imunocompetentes, desencadeando, dessa maneira, uma resposta imune específica.

As respostas imunes específicas podem ser primárias ou secundárias.

Quando células imunocompetentes encontram um antígeno estranho (p. ex., antígeno associado a microrganismos patogênicos, transplantes de tecidos ou toxinas), ocorre uma resposta imune específica a esse antígeno.

A resposta imune primária refere-se ao primeiro contato do organismo com o antígeno. Essa resposta caracteriza-se por um período de latência de vários dias antes que os anticorpos (principalmente IgM) ou linfócitos específicos dirigidos contra o antígeno possam ser detectados no sangue. A resposta inicial a um antígeno é iniciada por apenas um ou alguns linfócitos B que foram geneticamente programados para responder àquele antígeno específico. Depois dessa resposta imune inicial, alguns **linfócitos B** específicos para esse antígeno permanecem na circulação como **células de memória**.

Em comparação com a resposta primária, a resposta imune secundária costuma ser mais rápida e mais intensa (caracterizada por níveis mais elevados de secreção de anticorpos, geralmente da classe IgG). Isso ocorre porque já existem linfócitos B de memória específicos programados para responder àquele antígeno específico. A resposta secundária constitui a base da maioria das **imunizações** contra doenças bacterianas e virais mais comuns. Alguns antígenos, tais como penicilina e venenos de insetos, podem deflagrar respostas imunes secundárias intensas, que produzem **reação de hipersensibilidade**, como a do tipo I, também conhecida como reação de **hipersensibilidade anafilática** (Boxe 14.2). No entanto, os anticorpos não matam nem destroem os antígenos invasores; eles simplesmente neutralizam e identificam esses antígenos para serem destruídos pelas células do sistema imune.

Os linfócitos T auxiliares e T citotóxicos reconhecem e ligam-se aos antígenos que estão ligados a moléculas do MHC.

Os linfócitos T auxiliares e citotóxicos têm participações críticas no desencadeamento de respostas imunes específicas (humorais e celulares), atuando como "patrulheiros" do sistema imune. Os dois tipos de linfócitos apresentam um receptor de linfócitos T (TCR), uma proteína transmembrana cuja porção extracelular encontra-se em estreita proximidade com o marcador CD3 (Figura 14.5). O TCR reconhece o antígeno apenas quando ele está ligado a "moléculas de identificação"; ou seja, às moléculas do MHC. Além disso, os linfócitos T auxiliares somente podem reconhecer um antígeno quando este for "apresentado" a eles por células denominadas células apresentadoras de antígeno (APC). Os linfócitos T citotóxicos são capazes de reagir somente a antígenos que estejam expostos em células transformadas por câncer ou infectadas por vírus.

As duas classes de moléculas do MHC exibem peptídios na superfície das células.

As moléculas do MHC são peptídios reconhecidos pelos linfócitos; elas exibem fragmentos curtos de proteínas "não próprias" e "próprias" digeridas na superfície da célula. Essas proteínas ligam-se às moléculas do MHC dentro da célula e, em seguida, são transportadas até a superfície celular. As moléculas

Boxe 14.2

Correlação clínica | Reações de hipersensibilidade

Quando o indivíduo foi imunologicamente sensibilizado em consequência de exposição a determinado **antígeno**, uma segunda exposição ao mesmo antígeno pode levar não apenas a uma resposta imune secundária, mas também a reações indesejáveis que danificam o tecido, denominadas **reações de hipersensibilidade**. Essas reações são observadas em seres humanos sensibilizados após picadas de insetos ou injeções de penicilina. Existem vários tipos de reações de hipersensibilidade; no entanto, o tipo mais comum é a **reação alérgica (hipersensibilidade imediata, anafilática ou do tipo I)**. A reação surge geralmente nos primeiros 15 a 30 minutos após a exposição ao **antígeno (alergênio)** e pode causar vários sinais/sintomas envolvendo a pele (urticária e eczema), os olhos (conjuntivite), as cavidades nasais (rinorreia, rinite), os pulmões (broncoconstrição e o tubo gastrintestinal (gastrite). As reações alérgicas são mediadas por **anticorpos IgE**, que são responsáveis pela descarga dos grânulos dos **mastócitos** ou dos **basófilos** induzida pelos anticorpos. Esses grânulos contêm mediadores pré-formados (*i. e.*, histamina, serinoproteases, fator quimiotático dos eosinófilos) e mediadores recém-sintetizados (*i. e.*, leucotrienos, interleucinas), que são responsáveis pelas manifestações angustiantes das reações de hipersensibilidade. Os **eosinófilos** são atraídos pelo fator quimiotático dos eosinófilos para o local de desgranulação dos mastócitos, em que neutralizam os efeitos dos mediadores liberados pelos mastócitos e basófilos. Por conseguinte, os eosinófilos são frequentemente encontrados no tecido conjuntivo em locais de reação alérgica ou de outra reação de hipersensibilidade. As reações alérgicas são amplificadas pelo fator de ativação das plaquetas (PAF, do inglês *platelet activation factor*), que provoca agregação plaquetária e liberação adicional de histamina, heparina e substâncias vasoativas. O tratamento dos sinais/sintomas consiste em **medicamentos anti-histamínicos** que bloqueiam os receptores de histamina.

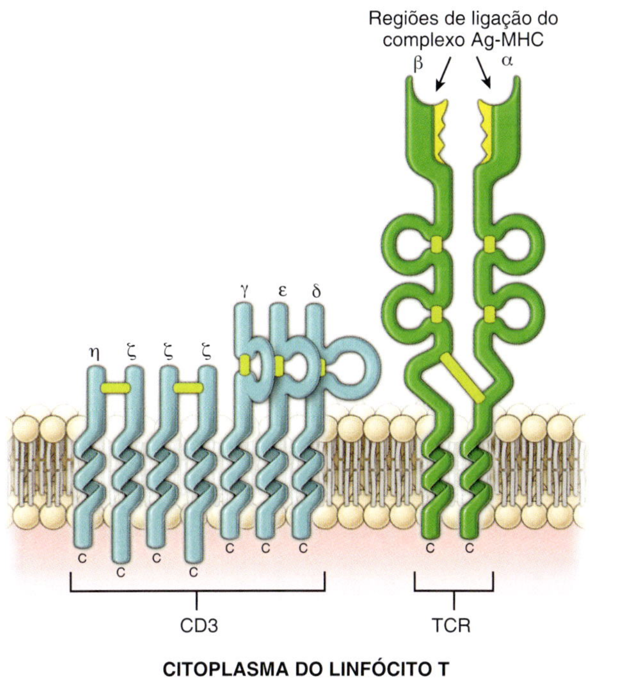

Figura 14.5 Diagrama esquemático da estrutura molecular do complexo CD3-TCR. A molécula CD3 consiste em cinco cadeias polipeptídicas diferentes, com pesos moleculares que variam de 16 a 28 kDa. Essa molécula está estreitamente associada ao receptor de linfócitos T (*TCR*), que apresenta duas cadeias polipeptídicas (α e β). O linfócito T pode ser ativado após a interação do TCR com o antígeno (Ag) apresentado na superfície de uma molécula do complexo de histocompatibilidade principal (MHC). Essa interação transmite os sinais para o interior da célula por meio da molécula CD3. Esse sinal estimula o linfócito T a secretar interleucinas, as quais, por sua vez, estimulam os linfócitos T a sofrer divisão e diferenciação.

do MHC I e do MHC II são produtos de um "supergene" localizado no cromossomo 6 dos seres humanos, conhecido como complexo do gene de histocompatibilidade principal. A expressão desse complexo produz moléculas que são específicas não apenas para a célula que as produz, mas também para o tipo de tecido e o grau de diferenciação celular.

O MHC I é expresso na superfície de todas as células nucleadas e também nas plaquetas. As moléculas do MHC I apresentam fragmentos de peptídios derivados de proteínas citosólicas aos linfócitos T CD8⁺ citotóxicos. As moléculas do MHC I realizam essa função ao exibir, em suas superfícies, fragmentos curtos de todos os peptídios (8 a 10 aminoácidos de comprimento) que são sintetizados ativamente pelas células. As moléculas do MHC I atuam como alvo para a eliminação de células anormais do hospedeiro (p. ex., células infectadas por vírus ou células que sofreram transformação cancerosa). Por conseguinte, todos os peptídios "próprios" endógenos são expostos na superfície de cada célula do corpo, enquanto os peptídios específicos de vírus ou do câncer são expostos apenas na superfície das células infectadas ou transformadas (Figura 14.6).

O MHC II é limitado na sua distribuição (ver Figura 14.6). É expresso na superfície de todas as APC (p. ex., macrófagos, células dendríticas e linfócitos B) e é de importância crítica nas interações imunes. As moléculas do MHC II apresentam peptídios estranhos (18 a 20 aminoácidos de comprimento) endocitados e parcialmente digeridos, adquiridos pelas APCs por meio de fagocitose aos linfócitos T auxiliares CD4⁺.

A distribuição tecidual das moléculas do MHC restringe exclusivamente as respostas dos linfócitos T.

É importante reconhecer que a distribuição tecidual das moléculas do MHC I e do MHC II restringe exclusivamente as respostas dos linfócitos T. Como todas as células nucleadas contêm a maquinaria celular para a replicação e a reprodução dos vírus, elas precisam ser equipadas com moléculas do MHC I que possibilitem a sua comunicação com linfócitos T CD8⁺ citotóxicos se forem infectadas ou transformadas. Dessa maneira, as moléculas do MHC I apresentam antígenos intracelulares aos linfócitos T CD8⁺ citotóxicos. Na ausência de infecção ou de transformação, as células do MHC I apresentam peptídios antigênicos endógenos aos linfócitos T CD8⁺ citotóxicos. Como os linfócitos T autorreativos são selecionados e eliminados no timo, a apresentação de autoantígeno possibilita uma vigilância constante pelos linfócitos T CD8⁺ citotóxicos, que só reagem a células que expressam antígenos não próprios

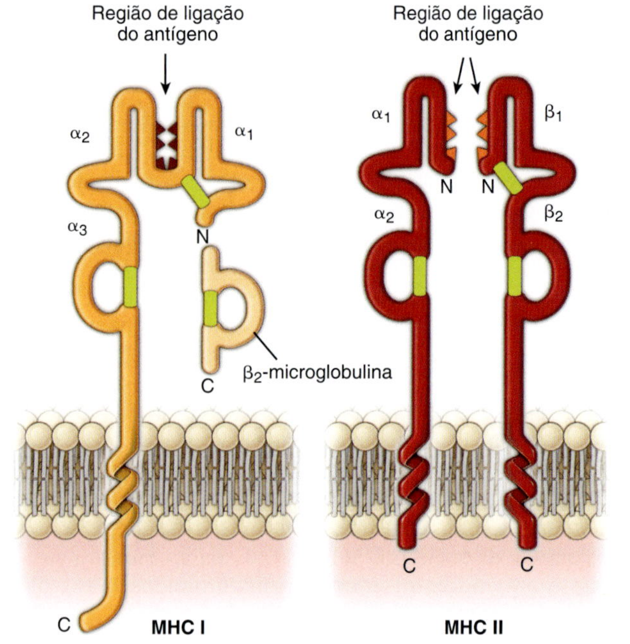

Figura 14.6 Diagrama esquemático da estrutura molecular das moléculas do MHC I e do MHC II. A molécula do complexo de histocompatibilidade principal (*MHC*) I é uma glicoproteína expressa na superfície de todas as células nucleadas do corpo e também nas plaquetas. As moléculas do *MHC I* apresentam peptídios sintetizados endogenamente para reconhecimento pelos linfócitos T CD8⁺ citotóxicos. Por conseguinte, a molécula do *MHC I* atua como alvo para a eliminação de células anormais do hospedeiro que produzem proteínas anormais (p. ex., células infectadas por um agente intracelular, como vírus, ou células que foram transformadas, como as células cancerosas). O *MHC I* consiste em uma cadeia pesada α (45 kDa) e em um polipeptídio de β_2-microglobulina de menor peso molecular (12 kDa) ligado de modo não covalente. A β_2-microglobulina promove a maturação dos linfócitos T e atua como fator quimiotático. A molécula do *MHC II* também é uma glicoproteína, mas é expressa apenas em uma população restrita de células, conhecidas como *células apresentadoras de antígeno* (*APC*). As moléculas do *MHC II* apresentam peptídios exógenos (estranhos) aos linfócitos T CD4⁺ auxiliares. São formadas por duas cadeias – uma cadeia α (33 kDa) e uma cadeia β (29 kDa) – cada uma das quais contém grupos oligossacarídicos. Observe que a região de ligação do antígeno na molécula do *MHC I* é mais estreita que a do *MCH II*; por conseguinte, o tamanho dos peptídios exibidos varia de 8 a 10 aminoácidos no *MHC I* e de 18 a 20 aminoácidos no *MHC II*.

aberrantes. Por meio desse mecanismo, as células infectadas e transformadas são eliminadas.

Em contrapartida, as moléculas do MHC II são apenas expressas na superfície de APCs profissionais, que obtêm peptídios antigênicos por amostragem do ambiente extracelular por meio de fagocitose. A apresentação de antígeno aos linfócitos T CD4⁺ auxiliares leva à coordenação de uma resposta imune e ao recrutamento de células imunes inatas e linfócitos T CD8⁺ citotóxicos para o local de infecção. O subgrupo de linfócitos T CD4⁺ auxiliares produzidos após a apresentação do antígeno depende das citocinas secretadas pela APC. São secretadas diferentes citocinas em resposta à ativação de diferentes PRRs e seus fatores de transcrição a jusante.

Ativação dos linfócitos T e B

A ativação dos linfócitos T auxiliares CD4⁺ exige três sinais estimuladores.

Os linfócitos T auxiliares CD4⁺ necessitam de três sinais estimuladores para se tornarem totalmente ativados e, subsequentemente, se diferenciarem e proliferarem.

- O primeiro sinal, denominado sinal do antígeno, é gerado pela interação do TCR com o complexo antígeno-MHC. Essa ligação desencadeia a ativação inicial do linfócito T auxiliar *naïve*. A ligação subsequente da molécula CD4 ao complexo TCR-antígeno-MHC ajuda a estabilizar essa interação. Em geral, esse processo ocorre nos órgãos linfáticos secundários
- O segundo sinal, denominado sinal coestimulador, é proporcionado pela interação de moléculas da membrana nos linfócitos T e moléculas na APC. As interações mais bem caracterizadas ocorrem entre a molécula CD28 expressa na membrana dos linfócitos T e as moléculas B7, B7-1 (CD80) ou B7-2 (CD86) expressas na membrana da APC. Outro par de sinais coestimuladores é gerado pela interação de CD40 (nas APCs) com CD40L (CD154) nos linfócitos T. Os linfócitos T também têm receptores inibitórios de alta afinidade, conhecidos como *proteína 4 associada aos linfócitos T citotóxicos* (CTLA-4, do inglês *cytotoxic T lymphocyte–associated protein 4*), que compete pela sua ligação com a proteína B7 (CD80 e CD86). Assim, CTLA-4 é um inibidor competitivo da interação B7-CD28 e inibe a resposta imune, o que é importante para manter a tolerância (não responsividade) a antígenos próprios. A interação do TCR com o complexo antígeno-MHC na ausência de sinal coestimulador interrompe o processo de ativação dos linfócitos T, de modo que não respondam de forma inadequada. Recentemente, uma nova proteína de fusão **CTLA-4-Ig** terapêutica foi criada para inibir a resposta imune por meio de bloqueio do sinal coestimulador B7-CD28. Essa proteína, que consiste no domínio extracelular do receptor CTLA-4 fundido com o fragmento F_c da IgG humana, liga-se às moléculas B7 e as bloqueia. CTLA-4-Ig (abatacepte) é usado no tratamento de artrite reumatoide e de artrite idiopática juvenil e está em fase de estudos clínicos para prevenção de rejeição de transplante
- O terceiro sinal, denominado sinal de citocinas, é gerado após o linfócito T auxiliar CD4⁺ receber um sinal de antígeno específico (primeiro sinal) e um sinal coestimulador (segundo sinal). O terceiro sinal consiste em instruções para desenvolvimento futuro, na forma de citocinas secretadas por uma APC. Essas diferentes citocinas ativam fatores de transcrição específicos que determinam a via para a diferenciação dos linfócitos T auxiliares. As citocinas desencadeiam uma diferenciação adicional dos linfócitos T auxiliares CD4⁺ em um subconjunto específico (1, 2 ou 17). Cada uma dessas células desempenha um papel diferente na promoção da resposta imune. Por exemplo, IFN-γ e IL-12 levam à ativação do fator de transcrição T-boxe, TBX21, também denominado *T-bet* (*T-box expresso nos linfócitos T*), que induz a diferenciação do fenótipo do linfócito auxiliar Th1 CD4⁺. Por outro lado, a IL-4 ativa o fator de transcrição GATA-3, levando à diferenciação do fenótipo do linfócito Th2, enquanto IL-6 e IL-23 levam à ativação do fator de transcrição RORγ T, levando à diferenciação do linfócito auxiliar Th17 CD4⁺. A seleção de quais citocinas devem ser secretadas pela APC quando apresenta o antígeno ao linfócito T auxiliar depende de receptores de reconhecimento de padrões (PRRs) ativados pelas moléculas associadas ao patógeno expressas nos microrganismos invasores. Por exemplo, PRR específico denominado receptor semelhante *toll*-9 (TLR9) detecta DNA viral e bacteriano dentro do compartimento endossômico, levando à secreção de interferona (IFN-γ). INF-γ não apenas inibe a síntese de proteínas em células vizinhas para impedir a propagação viral

ou bacteriana, mas também induz a diferenciação do fenótipo Th1 auxiliar para promover a morte intracelular do conteúdo endossômico dentro dos macrófagos.

A ativação de linfócitos T CD8+ citotóxicos é obtida por meio de dois mecanismos diferentes.

Os linfócitos T citotóxicos CD8⁺ (CTLs) podem ser ativados por meio de sua interação com células apresentadoras de antígeno (*i. e.*, macrófagos, células dendríticas) por dois mecanismos diferentes.

- O primeiro mecanismo assemelha-se à ativação dos linfócitos auxiliares CD4⁺ descrita anteriormente. O processo de ativação dos linfócitos T citotóxicos *naïve* é iniciado pela interação de seu TCR com o complexo antígeno-MHC. Ao contrário dos linfócitos T auxiliares, os linfócitos citotóxicos só conseguem reconhecer o antígeno processado exibido em moléculas do MHC I. Essa ligação desencadeia a ativação inicial do linfócito T citotóxico *naïve*, e o complexo TCR-MHC I é subsequentemente estabilizado pela molécula CD8. Um sinal coestimulador necessário é gerado a partir de interações da molécula CD28 expressa na membrana dos linfócitos T com as moléculas B7 expressas na APC. Se o estímulo de ligação inicial for forte o suficiente, a APC fornece um sinal coestimulador forte o suficiente para induzir a secreção de IL-2 pelos linfócitos CD8⁺ citotóxicos. Em seguida, a IL-2 atua de maneira autócrina para induzir e promover a diferenciação dos linfócitos CD8+ citotóxicos em células efetoras imunocompetentes totalmente ativadas
- O segundo mecanismo de ativação dos linfócitos T CD8⁺ citotóxicos exige a ajuda de linfócitos T auxiliares CD4⁺, que reconhecem o mesmo antígeno processado na mesma APC que o linfócito T citotóxico *naïve*. Convém lembrar que as APCs expressam moléculas tanto do MHC I quanto do MHC II, de modo que podem exibir o mesmo peptídio antigênico aos linfócitos T citotóxicos CD8⁺ e auxiliares CD4⁺ simultaneamente em diferentes MHCs. Os TCRs dos linfócitos auxiliares CD4⁺ e citotóxicos CD8⁺ ligam-se aos respectivos MHCs. Nesse mecanismo, a molécula B7 na APC ativa a expressão de moléculas CD40L e a secreção da citocina IL-2 pelo linfócito auxiliar CD4⁺ efetor. A interação de CD40L nos linfócitos auxiliares CD4⁺ e CD40 na APC aumenta a expressão de moléculas coestimuladoras nas APCs, o que, por sua vez, aumenta o processo de ativação de linfócitos citotóxicos CD8⁺ *naïve*. Tendo em vista a natureza altamente tóxica dos linfócitos CD8⁺ citotóxicos, esse mecanismo de ativação assegura que apenas os linfócitos CD8⁺ citotóxicos que têm como alvo antígenos relevantes sejam ativados.

Quando um linfócito T citotóxico CD8⁺ totalmente ativado reconhece um complexo antígeno-MHC I, o TCR liga-se a ele. A interação do TCR CD8⁺ com o peptídio antigênico apresentador da molécula MHC I na célula-alvo resulta na secreção de perforina e de granzina B, o que induz a via intrínseca de apoptose nas células-alvo por meio da ativação da cascata enzimática de caspases.

Os linfócitos T citotóxicos CD8⁺ são restritos ao MHC I, enquanto os linfócitos T auxiliares CD4⁺ são restritos ao MHC II.

Conforme mencionado antes, as moléculas do MHC são reconhecidas pelos linfócitos T auxiliares CD4⁺ ou pelos linfócitos T citotóxicos CD8⁺, dependendo da classe da molécula do MHC engajada. *Essa apresentação restrita de antígenos pelas moléculas do MHC aos linfócitos T citotóxicos ou auxiliares constitui um componente essencial da vigilância imune.*

A molécula do MHC I com o antígeno peptídico exposto em sua superfície interage apenas com o TCR e a molécula CD8 expressos nos linfócitos T citotóxicos CD8⁺; por conseguinte, essas células são descritas como restritas ao MHC I. Essa interação possibilita o reconhecimento de células-alvo infectadas ou transformadas pelos linfócitos T citotóxicos (Figura 14.7A).

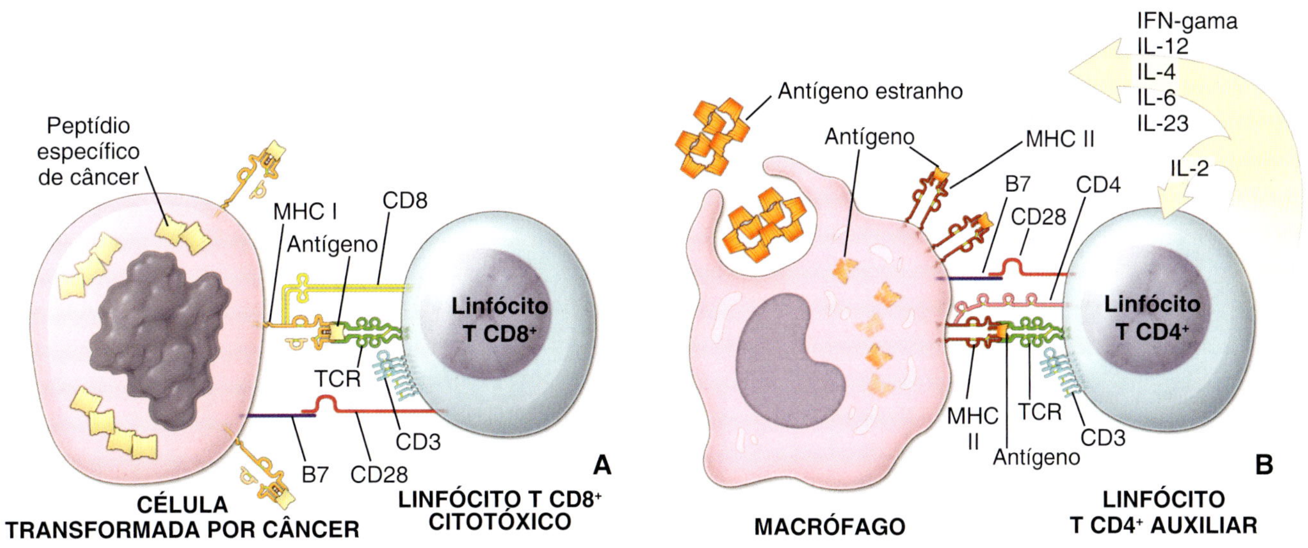

Figura 14.7 Diagrama esquemático das interações moleculares que ocorrem durante a apresentação do antígeno. Para serem ativados, os linfócitos T tanto citotóxicos quanto auxiliares precisam identificar os antígenos apresentados como "não próprios", bem como reconhecer a classe apropriada de moléculas do complexo de histocompatibilidade principal (*MHC*). Observe que cada interação de um complexo antígeno-MHC e seu receptor de linfócitos T (*TCR*) específico requer um sinal coestimulador proveniente da interação das moléculas CD28 com moléculas B7. Sem um sinal coestimulador, o linfócito T não é completamente ativado. **A.** Em todas as células nucleadas do corpo, o antígeno viral ou as proteínas do câncer (específicas de tumor) são exibidos no contexto das moléculas do *MHC I* para interagir com linfócitos T CD8⁺ citotóxicos. **B.** Nas células apresentadoras de antígeno (p. ex., macrófagos), o antígeno é exibido no contexto das moléculas do *MHC II* para então interagir com o linfócito T auxiliar CD4⁺.

Em contrapartida, a molécula do MHC II com o antígeno peptídico exposto em sua superfície interage apenas com o TCR e a molécula CD4 expressos nos linfócitos T auxiliares $CD4^+$ (Figura 14.7B); consequentemente, essas células são descritas como restritas ao MHC II. São encontradas moléculas do MHC II nas APC, como macrófagos, cuja função principal consiste em apresentar o antígeno aos linfócitos T.

Para que os linfócitos B se tornem ativados e se diferenciem em plasmócitos, são necessárias interações com os linfócitos T auxiliares.

Cada linfócito B só reage com um único antígeno ou tipo de local antigênico para o qual foi geneticamente programado a reconhecer. A ativação dos linfócitos B exige dois sinais. O primeiro deles provém da interação dos BCR com o antígeno. As moléculas de antígeno ligadas aos BCR são engolfadas nos linfócitos B por endocitose mediada por receptor, e fragmentos do antígeno são então expostos na superfície celular com a ajuda de moléculas do MHC II. Os linfócitos T auxiliares com TCR complementares ligam-se aos linfócitos B e fornecem o segundo sinal coestimulador. A ligação geralmente envolve uma reação entre as moléculas CD40 na superfície de um linfócito B com seus ligantes (CD40L ou CD154) que residem na superfície de um linfócito T auxiliar. Essas interações completam o processo de ativação do linfócito B e induzem o linfócito T a secretar citocinas específicas, que irão estimular a divisão e a diferenciação dos linfócitos B. Os detalhes da ativação dos linfócitos B estão ilustrados na Figura 14.8. Os linfócitos B ativados diferenciam-se em plasmócitos e em linfócitos B de memória.

- Os plasmócitos sintetizam e secretam anticorpos específicos. Durante esse processo, os linfócitos B ativados deixam de sintetizar seus receptores de linfócitos B como proteínas integrais de membrana e passam a sintetizar e secretar uma versão solúvel, que é denominada anticorpo
- Os linfócitos B de memória respondem mais rapidamente ao próximo encontro com o mesmo antígeno. Os linfócitos B de memória expressam níveis elevados de proteínas Bcl-2, que nos linfócitos atuam como agentes antiapoptose e contribuem para sua vida longa. Nos seres humanos, um marcador dos linfócitos B de memória é CD27.

O anticorpo específico produzido pelo plasmócito liga-se ao antígeno estimulador, formando um complexo antígeno-anticorpo. Esses complexos são eliminados de diversas maneiras, incluindo destruição pelas células NK e fagocitose por macrófagos e eosinófilos.

Na citotoxicidade mediada por células dependente de anticorpos (CCDA), a especificidade da IgG direciona as células NK para seus alvos.

As membranas de diversas células, incluindo células NK, macrófagos, neutrófilos e eosinófilos, contêm receptores de F_c das imunoglobulinas e são capazes de matar determinadas células-alvo. Em geral, as células-alvo são recobertas com anticorpos IgG. As células NK expressam o receptor CD16a ($F_c\gamma$RIIIa) em sua superfície para reconhecer a região F_c dos anticorpos e atacar e destruir preferencialmente essas células-alvo (Figura 14.9). O reconhecimento e a destruição subsequente das células-alvo revestidas de anticorpos pelas células NK têm a denominação citotoxicidade mediada por células dependente

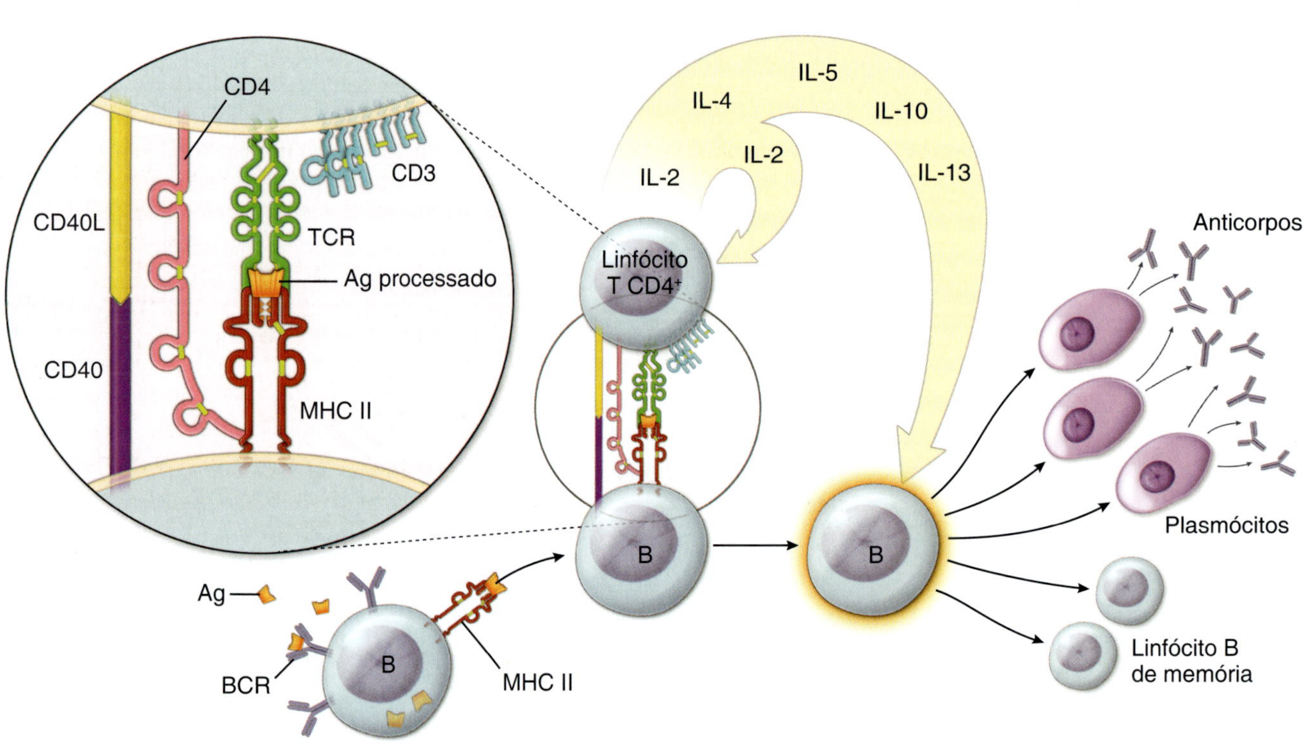

Figura 14.8 Diagrama esquemático da ativação dos linfócitos B que resulta na formação de plasmócitos e linfócitos B de memória. Os linfócitos B são ativados pela ligação do antígeno (*Ag*) aos receptores de linfócitos B (*BCR*; anticorpos ligados à membrana) expressos em sua superfície. Como célula apresentadora de antígeno, o linfócito B internaliza o complexo *BCR*-antígeno, digere parcialmente o antígeno e, em seguida, exibe partes dele na superfície de suas moléculas do complexo de histocompatibilidade principal (*MHC*) II. O receptor de linfócitos T (*TCR*) no linfócito T auxiliar $CD4^+$ (linfócito Th2) reconhece tanto o antígeno quanto a molécula de MHC II, ativando o linfócito T auxiliar $CD4^+$. O linfócito T auxiliar $CD4^+$ ativado libera interleucinas, inclusive IL-2, IL-4, IL-5, IL-10 e IL-13, que promovem a proliferação e a diferenciação dos linfócitos B em plasmócitos e linfócitos B de memória. Observe um complexo de moléculas coestimuladoras entre os linfócitos B e T.

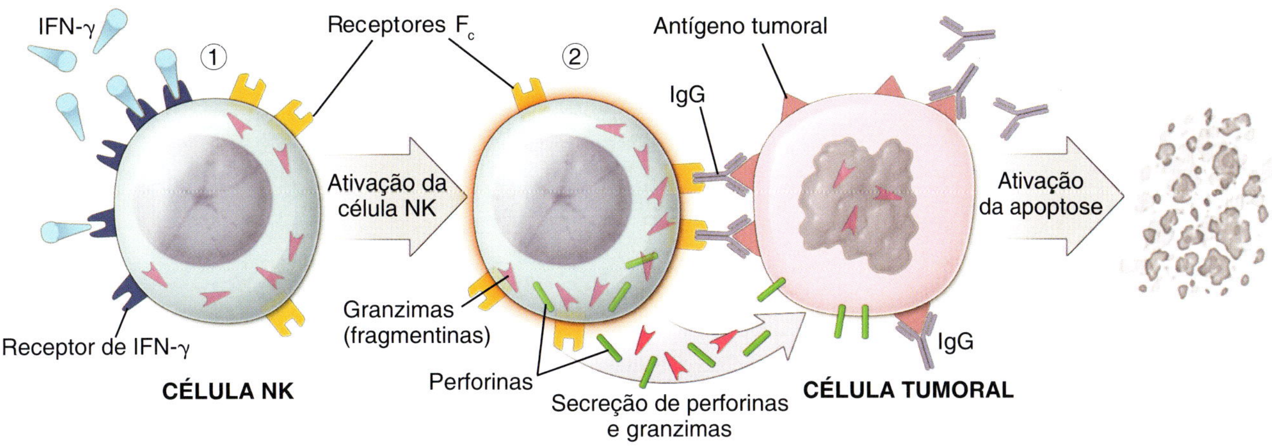

Figura 14.9 Diagrama esquemático da ativação das células *natural killer*, levando à destruição de uma célula tumoral transformada por meio de citotoxicidade celular dependente de anticorpos (CCDA). A reação de *CCDA* envolve (**1**) a ativação das células *natural killer* (*NK*) pela ligação da interferona γ (*IFN-γ*), a poderosa ativadora das células *NK*, a seu receptor de superfície celular (*receptor de IFN-γ*), e (**2**) a ligação da célula-alvo revestida de anticorpo ou de anticorpo e complemento a uma célula *NK* que exibe receptores F_c. Essas reações levam a apoptose ou lise da célula-alvo, geralmente por meio da ação de anticorpos específicos contra tumores ou da ação de perforinas e granzimas secretadas pelas células NK ativadas. IgG, imunoglobulina G.

de anticorpos (CCDA). Os anticorpos na CCDA que revestem as células-alvo frequentemente incluem anticorpos específicos contra tumores. Conforme assinalado anteriormente, por meio desse mecanismo, a especificidade antigênica dos receptores IgG, que representam o sistema imune adaptativo, é combinada com a toxicidade das células NK para efetuar a morte específica de antígeno. Essa ligação (por meio da região F_c) resulta em apoptose e lise da célula-alvo.

Se o antígeno for uma bactéria, o complexo antígeno-anticorpo também pode ativar um sistema de proteínas plasmáticas, denominado sistema do complemento. Essa ativação do complemento promove a ligação de um de seus componentes (em geral, o C3) à bactéria, atuando como ligante para a sua fagocitose pelos macrófagos. As células estranhas ligadas ao complemento também constituem alvos da CCDA.

Na resposta imune celular os linfócitos T citotóxicos (CTL) CD8⁺ têm como alvo células transformadas e células infectadas por vírus e as destroem.

Quando o TCR de um linfócito T citotóxico reconhece e liga-se a um complexo antígeno-MHC I na superfície de uma célula transformada ou de uma célula infectada por vírus, o processo de ativação é deflagrado. Primeiramente, os linfócitos T citotóxicos sofrem "expansão clonal" pela sua entrada no ciclo celular e divisões celulares, seguidas de diferenciação em células efetoras (*killer*). Durante a diferenciação, há formação de um grande número de vesículas secretoras contendo proteínas específicas, que incluem perforinas e granzimas (fragmentinas). Os linfócitos T citotóxicos secretam essas proteínas como consequência de sua interação com o antígeno. As perforinas são proteínas formadoras de poros que se ligam à célula-alvo e formam canais transmembrana semelhantes a anéis nas membranas das células-alvo. Esses canais produzem aumento da permeabilidade da membrana, o que contribui para a morte celular. As granzimas são serinoproteinases exógenas, que são liberadas dos grânulos citoplasmáticos e penetram nas células-alvo através dos poros criados pelas perforinas. Uma vez no interior da célula, as granzimas ativam as caspases, que induzem a célula a sofrer apoptose (Figura 14.10). Após matar a célula-alvo, a maioria dos linfócitos T citotóxicos ativados morre (por apoptose); contudo, alguns deles que interagiram com linfócitos T auxiliares irão se diferenciar em células de memória.

Os linfócitos T reguladores (supressores) $CD4^+CD25^+FOXP3^+$ representam um subconjunto de linfócitos auxiliares $CD4^+$ que suprimem as respostas imunes de outros linfócitos.

Uma vez iniciadas as reações imunes pelo contato com o antígeno, o sistema imune é capaz de controlar a magnitude dessa resposta e de terminá-la com o passar do tempo. Como já foi discutido, esse processo é regulado por receptores CTLA-4 expressados em linfócitos T ativados que inibem sinais coestimuladores B7-CD28 (ver anteriormente). Além disso, determinados linfócitos T, denominados linfócitos T reguladores (supressores), diminuem ou suprimem as respostas dos outros linfócitos ao antígeno. Essas células desempenham importante papel na regulação e manutenção da autotolerância imunológica, impedindo, assim, o desenvolvimento de doenças autoimunes. As tentativas de caracterização dessas células demonstram-se difíceis; no entanto, estudos recentes mostraram de maneira convincente que essas células pertencem à população de linfócitos T $CD4^+$ que coexpressam as proteínas marcadoras CD25 e $FOXP3^+$. Os linfócitos T $CD4^+$ $CD25^+$ $FOXP3^+$ originam-se no timo e representam cerca de 5% da população total de linfócitos T. Elas secretam citocinas, como IL-10 e fator transformador de crescimento β (TGF-β, do inglês *transforming growth factor* β), sendo este último um potente supressor da proliferação de classes específicas de linfócitos T e B efetores.

Os linfócitos T reguladores (supressores) diminuem ou suprimem a formação de anticorpos pelos linfócitos B, além de reduzir a capacidade de resposta imune celular dos linfócitos citotóxicos. Os linfócitos T desempenham importantes papéis nas **reações de hipersensibilidade tardia (reações de hipersensibilidade do tipo IV)**, uma vez que infrarregulam as respostas aos antígenos que entram no corpo através da pele ou da mucosa. O exemplo clássico de reação de hipersensibilidade tardia é a **intradermorreação de Mantoux**, que consiste na injeção de tuberculina (um extrato de *Mycobacterium tuberculosis*) entre as camadas da derme, causando endurecimento da pele e eritema em indivíduos expostos à tuberculose. A reação de Mantoux apresenta um pico 48 horas após a injeção de tuberculina.

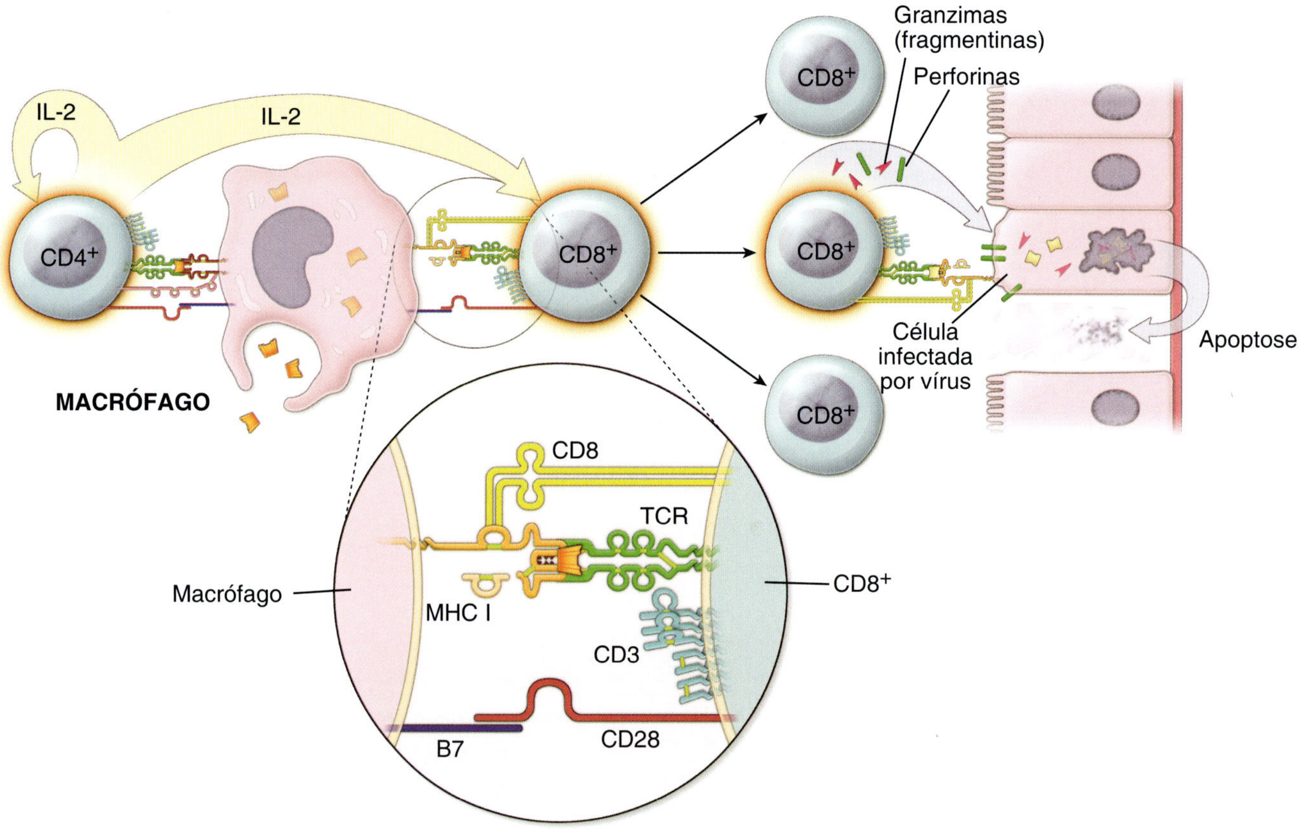

Figura 14.10 Diagrama esquemático da ativação do linfócito T, levando à eliminação de uma célula do hospedeiro infectada por vírus. O complexo receptor de linfócito T (*TCR*)-CD3 em um linfócito T auxiliar CD4⁺ reconhece o antígeno exibido em uma molécula do complexo de histocompatibilidade principal (*MHC*) II na superfície de um macrófago. Esse reconhecimento desencadeia uma resposta rápida dos linfócitos B e a liberação de interleucina 2 (*IL-2*). O mesmo macrófago também expressa moléculas do *MHC I* (como todas as outras células do corpo), que interagem com o *TCR* apropriado na superfície de um linfócito T citotóxico CD8⁺. O linfócito T citotóxico CD8⁺ também contém receptores de IL-2. A ligação da IL-2 a esses receptores estimula a proliferação e a diferenciação da célula. Os linfócitos T citotóxicos CD8⁺ recém-formados migram para o local da infecção viral. Nesse local, os *TCR* reconhecem os antígenos virais exibidos na superfície das moléculas do *MHC I* das células infectadas. Após o reconhecimento bem-sucedido dessas proteínas "não próprias", os linfócitos T citotóxicos CD8⁺ secretam perforinas e granzimas, matando as células infectadas. Observe que a interação dos linfócitos T citotóxicos CD8⁺ com uma célula infectada não necessita de sinais coestimuladores.

Os linfócitos T reguladores (supressores) estão envolvidos na patogênese de muitas doenças autoimunes e infecciosas e também desempenham importante papel na prevenção da **rejeição de enxerto**. Os linfócitos supressores também podem atuar na regulação da maturação das células eritroides na medula óssea.

Os linfócitos T ativados sintetizam vários tipos de citocinas.

As citocinas são substâncias polipeptídicas solúveis que modulam as respostas imunes. São sintetizadas principalmente por linfócitos T ativados, que afetam a função das células efetoras do sistema imune (linfócitos T e B e células NK), monócitos, macrófagos e outras APCs. Em geral, as citocinas e os fatores de crescimento são semelhantes na sua natureza; a distinção entre eles está relacionada com seus efeitos sobre suas populações de células-alvo. As citocinas são definidas como moléculas que atuam nos mecanismos de defesa imune e que atuam sobre os linfócitos, enquanto os fatores de crescimento exercem a sua ação sobre outras células somáticas. Dentre essas moléculas, estão incluídos agentes quimiotáticos e mitogênicos, fatores inibidores da migração, interferona e interleucinas.

As citocinas atuam como mensageiros químicos entre as células do sistema imune e agem localmente sobre a mesma célula que as secretou (controle autócrino) ou sobre células vizinhas (controle parácrino). De maneira semelhante aos hormônios, as citocinas também podem comunicar o estado do sistema imune a células em outros sistemas (p. ex., sistema nervoso central, sistema endócrino e sistema hematopoético). As citocinas atuam por meio de receptores específicos. Assim, as células reguladas por citocinas contêm receptores de citocinas.

As interleucinas são sintetizadas principalmente pelos linfócitos T CD4⁺ auxiliares e, em menor grau, por monócitos, macrófagos e células endoteliais. As interleucinas promovem a proliferação e a diferenciação de linfócitos T, B, células NK e hematopoéticas. As vias de transdução de sinais a jusante dos receptores de citocinas resultam na ativação de fatores de transcrição específicos, que afetam muitos processos diferentes, incluindo diferenciação, proliferação e metabolismo celular. Por meio da secreção de interleucinas, os linfócitos T auxiliares CD4⁺ conseguem coordenar uma resposta imune que envolve muitos tipos de células diferentes. Atualmente, já foram identificados mais de 38 tipos de interleucinas. A interleucina 2 (IL-2) foi a primeira citocina a ser descoberta e caracterizada. É, também, a citocina mais importante na indução de proliferação de linfócitos T. Vários **agentes imunossupressores** (p. ex., ciclosporina A, tacrolimo, rapamicina) são amplamente utilizados na prevenção de rejeição a transplante. Esses agentes bloqueiam a proliferação dos linfócitos T ao inibir a expressão do **gene codificador de IL-2**, um importante fator de crescimento dos linfócitos T. A rapamicina também inibe a proliferação dos linfócitos T ao interromper o ciclo celular deles na fase G_1 e promove a apoptose.

A ocorrência de mutações nos genes que codificam diversos receptores de citocinas foi identificada em vários distúrbios de imunodeficiência, sepse bacteriana, certos cânceres linfáticos e doenças autoimunes. Por exemplo, os indivíduos com mutação no **gene do receptor de IL-12** não conseguem desencadear resposta imune efetiva contra infecções micobacterianas/fúngicas. Além disso, as citocinas têm sido usadas para reverter a deficiência celular após quimioterapia e radioterapia e para tratar determinados tipos de câncer. As principais funções de algumas interleucinas selecionadas estão resumidas no Quadro 14.3.

Quadro 14.3 Características das interleucinas.

Nome	Símbolo	Fonte	Principais funções
Interleucina 1	IL-1	Neutrófilos, monócitos, macrófagos, células endoteliais	Estimula a resposta inflamatória em várias células Induz febre Facilita a proliferação e a diferenciação dos linfócitos T CD4+ (Th17) e B
Interleucina 2	IL-2	Linfócitos T	Induz a proliferação e a diferenciação dos linfócitos T CD4+ e, em menor grau, dos linfócitos T CD8+, dos linfócitos B e das células NK Estímulo para a síntese de Ig
Interleucina 3	IL-3	Linfócitos T CD4+, células reticulares epiteliais do timo, células estromais	Induz a proliferação precoce das células-tronco hematopoéticas
Interleucina 4	IL-4	Linfócitos T CD4+ (Th2), linfócitos T γ/δ, mastócitos, basófilos	Induz a proliferação e a diferenciação dos linfócitos B e do subconjunto Th2 de linfócitos T CD4+ Ativa os macrófagos Promove a síntese de IgE e IgG
Interleucina 5	IL-5	Linfócitos T CD4+ (Th2), linfócitos T γ/δ, células NK, mastócitos, eosinófilos	Induz a proliferação e a diferenciação dos eosinófilos Estimula os linfócitos B a secretar IgA
Interleucina 6	IL-6	Células endoteliais, neutrófilos, macrófagos, linfócitos T, osteoblastos, células musculares lisas	Estimula a diferenciação das células hematopoéticas Induz o crescimento dos linfócitos B ativados, diferenciação do subgrupo Th17 de linfócitos T CD4+
Interleucina 7	IL-7	Células adventícias da medula óssea, células endoteliais	Estimula o crescimento e a diferenciação dos linfócitos B e T progenitores
Interleucina 8	IL-8	Macrófagos, monócitos, células endoteliais	Atua como fator quimiotático sobre os linfócitos T, células NK e neutrófilos
Interleucina 9	IL-9	Linfócitos T CD4+ (Th2, Th17)	Facilita o crescimento e a ativação dos mastócitos Estimula o crescimento do subconjunto Th2 de linfócitos T CD4+ e das células hematopoéticas
Interleucina 10	IL-10	Macrófagos, células dendríticas, linfócitos T, linfócitos B	Efeito imunossupressor por meio de APCs Atua sobre os linfócitos T como o fator inibidor da síntese de citocinas Inibe as funções dos macrófagos
Interleucina 11	IL-11	Células estromais da medula óssea (fibroblastos)	Facilita o crescimento das células hematopoéticas, principalmente megacariócitos
Interleucina 12	IL-12	Macrófagos, monócitos, células dendríticas	Estimula o crescimento das células NK, a diferenciação do subconjunto Th1 dos linfócitos T CD4+ e linfócitos T CD8+
Interleucina 13	IL-13	Linfócitos T, mastócitos, basófilos	Modula as respostas dos linfócitos B e promove a síntese de IgE Estimula ativação alternativa de macrófagos M2 Estimula a expressão do MHC II nos linfócitos B
Interleucina 14	IL-14	Linfócitos T, células dendríticas foliculares, linfócitos B malignos	Induz a proliferação de linfócitos B normais e malignos Estimula a ativação das células NK
Interleucina 15	IL-15	Linfócitos T CD4+, macrófagos, monócitos, outros tipos de células	Induz a proliferação e a diferenciação de linfócitos T CD8+
Interleucina 16	IL-16	Linfócitos T, mastócitos, eosinófilos	Ativa a migração de linfócitos T CD8+ e CD4+, dos monócitos e eosinófilos
Interleucina 17	IL-17	Subconjunto Th17 de linfócitos T CD4+, linfócitos T CD8+, células NK, linfócitos T γ/δ, neutrófilos	Estimula as células epiteliais, endoteliais e os fibroblastos a secretar citocinas, quimiocinas e metaloproteases

(*continua*)

Quadro 14.3 Características das interleucinas. *(Continuação)*

Nome	Símbolo	Fonte	Principais funções
Interleucina 18	IL-18	Macrófagos ativados, células dendríticas, queratinócitos e células de Kupffer	Induz diferenciação do subconjunto Th1 de linfócitos T CD4+ Induz síntese de IFN-γ pelos linfócitos T e pelas células NK
Interleucina 19	IL-19	Monócitos	Ativa monócitos
Interleucina 20	IL-20	Subconjunto Th1 de linfócitos T CD4+, monócitos, células epiteliais	Promove diferenciação do subconjunto Th2 de linfócitos T CD4+ Estimula a proliferação de queratinócitos

APC, célula apresentadora de antígeno; IFN-γ, interferona γ; Ig, imunoglobulina; NK, *natural killer*.

Células apresentadoras de antígeno

As APCs interagem com os linfócitos T auxiliares CD4+ para viabilizar as respostas imunes.

A interação da maioria dos antígenos com anticorpos é insuficiente para estimular as respostas imunes. É necessário que o antígeno seja degradado em pequenos peptídios e apresentado, juntamente com moléculas do MHC II, por APC especializadas aos linfócitos T auxiliares CD4+ apropriados. O antígeno também pode ser processado como parte da via de ativação dos linfócitos B (ver Figura 14.8). A maioria das APC pertence ao sistema fagocítico mononuclear (SFM; descrito no Boxe 6.4, no Capítulo 6, *Tecido Conjuntivo*). Exemplos de APCs incluem macrófagos, macrófagos sinusoidais (células de Kupffer) do fígado, células de Langerhans na epiderme, macrófagos dérmicos na derme e células dendríticas do baço, timo, linfonodos e pele. Duas APCs que não pertencem ao SFM são os linfócitos B e as células reticulares epiteliais dos tipos II e III do timo.

Para apresentar um antígeno a um linfócito T auxiliar, a APC, primeiramente, processa o antígeno no meio intracelular e, em seguida, expõe peptídios do antígeno em sua superfície, utilizando moléculas do MHC II. O processamento do antígeno começa quando a APC realiza a endocitose do antígeno e o degrada em peptídios de 18 a 20 aminoácidos. No compartimento endossômico da APC, os peptídios ligam-se às moléculas do MHC II. O complexo antígeno-MHC II é então translocado para a membrana plasmática da APC e exposto na superfície celular (Figura 14.11).

Além de atuar como APC, os macrófagos desempenham outras funções cruciais na resposta imune.

Além de apresentar antígenos aos linfócitos tanto B quanto T, os macrófagos desempenham outras funções importantes, ainda que inespecíficas, na resposta imune:

- Realizam a endocitose e degradam parcialmente tanto os antígenos proteicos quanto os antígenos polissacarídicos antes de apresentá-los em conjunto com moléculas do MHC II aos linfócitos T auxiliares CD4+
- Digerem os microrganismos patogênicos por meio da ação lisossômica, em combinação com os linfócitos T auxiliares CD4+
- Secretam múltiplas citocinas, incluindo linfocinas, componentes do complemento e interleucinas, bem como hidrolases ácidas, proteases e lipases.

Os macrófagos ativados destroem as bactérias fagocitadas e os antígenos não próprios.

Após estabelecer contato com um antígeno, os linfócitos T auxiliares CD4+ ativados desencadeiam o processo de ativação dos macrófagos. Macrófagos sofrem um de dois processos de ativação, caracterizados por múltiplas alterações funcionais e morfológicas. Quando os linfócitos Th1 são estimulados por antígeno, as células expressam marcadores CD40L em suas superfícies e secretam gamainterferona (IFN-γ). Os macrófagos ativados por IFN-γ e coestimulados pela interação de CD40L e CD40 (na superfície dos macrófagos) são denominados macrófagos classicamente ativados (macrófagos M1); eles aumentam de tamanho, assim como ocorre com o número de lisossomos e de vacúolos citoplasmáticos (Figura 14.12). Os macrófagos M1 tornam-se avidamente fagocíticos, com maior capacidade de lisar microrganismos patogênicos e antígenos ingeridos; promovem inflamação, destruição da matriz extracelular e apoptose. Por outro lado, os macrófagos ativados por interleucinas produzidas por linfócitos Th2 são denominados macrófagos ativados alternativamente (macrófagos M2). Essas células infrarregulam a inflamação, promovem a reconstrução da matriz extracelular, a proliferação de fibroblastos, a síntese de colágeno e estimulam a angiogênese. Citocinas produzidas por linfócitos Th2 também suprimem macrófagos classicamente ativados (macrófagos M1). O Capítulo 6, *Tecido Conjuntivo*, fornece uma descrição detalhada de ambos os tipos de macrófagos, suas vias de ativação e suas funções.

Os macrófagos também desempenham papel vital no sequestro e na remoção de materiais estranhos e microrganismos que não provocam resposta imune ou que são ingeridos, mas não digeridos. Incluem materiais particulados tanto orgânicos quanto inorgânicos (p. ex., partículas de carbono), pigmento (p. ex., de tatuagens), celulose e asbesto, bem como os bacilos da tuberculose e da hanseníase e os microrganismos que causam malária e outras doenças. Nessas situações, os macrófagos frequentemente se fundem e formam células gigantes multinucleadas, denominadas **células gigantes de Langerhans**, que isolam esses patógenos dos tecidos do corpo.

TECIDOS E ÓRGÃOS LINFÁTICOS

Vasos linfáticos

Os vasos linfáticos constituem a via pela qual células e grandes moléculas passam dos espaços teciduais de volta ao sangue.

Os vasos linfáticos começam como redes de capilares de fundo cego no tecido conjuntivo frouxo e são mais numerosos

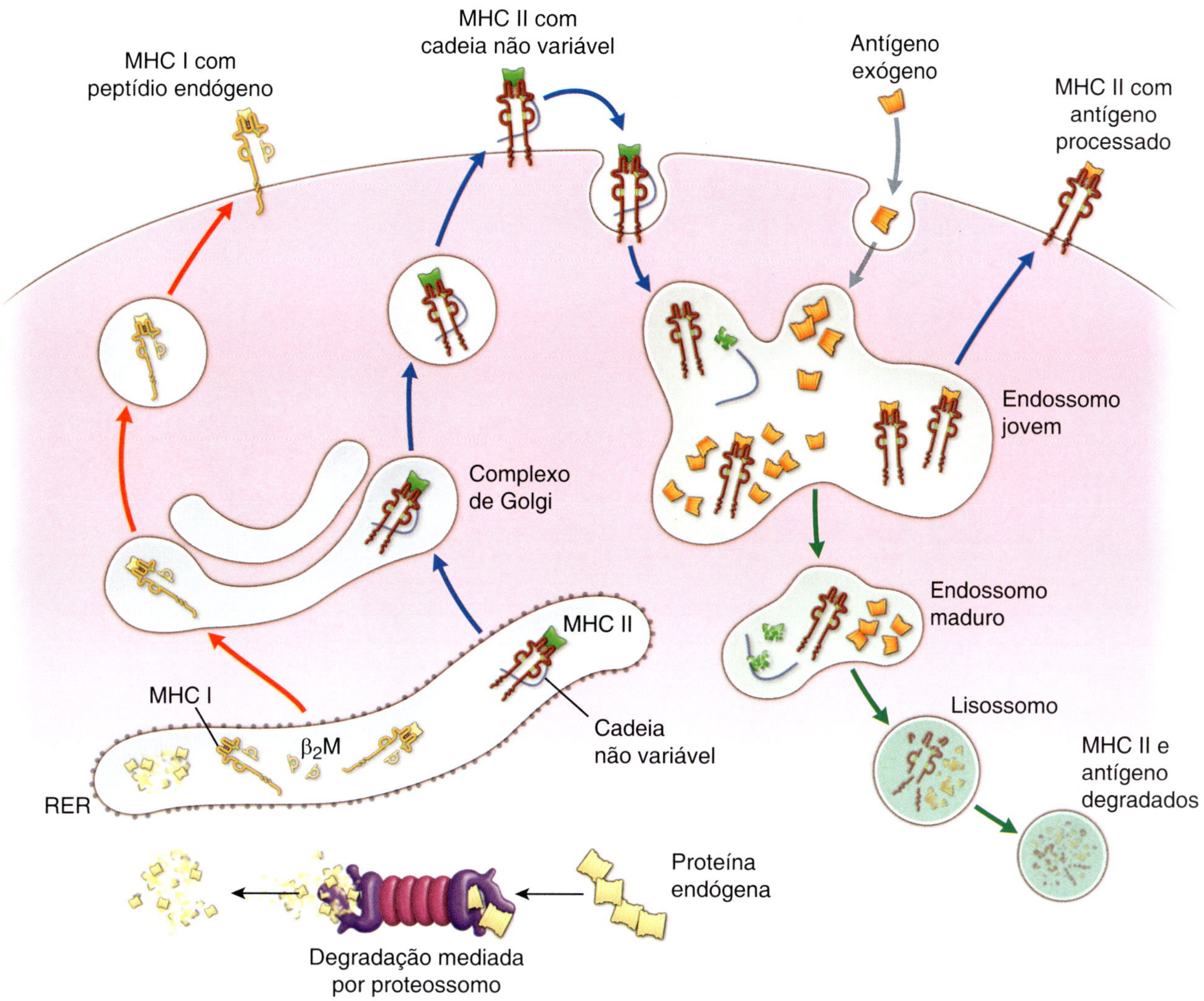

Figura 14.11 Diagrama esquemático das vias de processamento para a síntese do MHC I e do MHC II e a apresentação de antígeno. Durante o processamento e a apresentação do antígeno (*Ag*) citoplasmático para moléculas do complexo de histocompatibilidade principal (*MHC*) I (*via vermelha*), os antígenos proteicos citoplasmáticos sofrem degradação em 8 a 10 fragmentos de aminoácidos, mediada por proteossomo. Em seguida, esses fragmentos proteicos entram no retículo endoplasmático rugoso (*RER*). No RER, as cadeias α recém-sintetizadas de moléculas do *MHC I* interagem tanto com o antígeno processado (*amarelo*) quanto com a β_2-microglobulina (β_2M), formando um complexo estável. Esse complexo deixa o *RER* por meio da via secretora usual através do complexo de Golgi. O complexo antígeno-*MHC I* é exposto na superfície celular, em que estará disponível para reconhecimento pelos linfócitos T citotóxicos $CD8^+$. Ocorre montagem das moléculas do *MHC II* no *RER* e, em seguida, essas moléculas ligam-se a uma cadeia não variável, que bloqueia o sítio de ligação do antígeno. Nesse ponto, a molécula do *MHC II* e a cadeia não variável são secretadas na superfície celular (*via azul*). Depois de uma breve permanência na superfície celular, a molécula do *MHC II* e a cadeia não variável sofrem endocitose e, em um endossomo jovem, a cadeia não variável é degradada. O antígeno (exógeno) (*laranja*) é endocitado e parcialmente digerido por meio de degradação proteolítica nos endossomos (*via cinza*). Nesse estágio, a molécula do *MHC II* pode ligar-se ao antígeno processado e retornar com ele à superfície celular. Nesta superfície, o complexo antígeno-MHC II é reconhecido pelos linfócitos T auxiliares $CD4^+$, o que inicia a resposta imune. Se a molécula do MHC II não conseguir capturar o antígeno, ela será degradada no compartimento lisossômico (*via verde*).

abaixo do epitélio da pele e das mucosas. Esses vasos removem substâncias e líquido dos espaços extracelulares dos tecidos conjuntivos, produzindo, assim, a linfa. Como as paredes dos capilares linfáticos são mais permeáveis que as paredes dos capilares sanguíneos, as grandes moléculas, incluindo antígenos e células, conseguem entrar mais facilmente nos capilares linfáticos do que nos capilares sanguíneos.

À medida que circula através dos vasos linfáticos, a linfa passa por linfonodos. Dentro dos linfonodos, as substâncias estranhas (antígenos) transportadas na linfa são aprisionadas por células dendríticas foliculares. O antígeno exposto na superfície das células dendríticas foliculares pode então ser processado pelas APCs presentes dentro do linfonodo.

Os linfócitos circulam através dos vasos linfáticos e sanguíneos.

Em virtude de sua circulação através dos vasos linfáticos e da corrente sanguínea, os linfócitos podem se mover de uma parte do sistema linfático para outra em diferentes estágios de seu desenvolvimento e alcançar os locais do corpo onde são necessários. Os linfócitos transportados na linfa entram nos linfonodos por meio dos vasos linfáticos aferentes, enquanto os linfócitos transportados pelo sangue entram no linfonodo através das paredes das vênulas pós-capilares (vênulas de endotélio alto [HEV]; Figura 14.13). Os linfócitos B e T que penetram nos linfonodos migram e ocupam regiões distintas no interior do linfonodo. Linfócitos ativados atravessam o linfonodo e o deixam através dos vasos linfáticos eferentes, que levam ao tronco linfático direito ou ao ducto torácico. Por sua vez, esses dois canais desembocam na circulação sanguínea nas junções das veias jugular interna e subclávia, na base do pescoço. Os linfócitos são transportados para vários tecidos linfáticos e a partir deles através dos vasos sanguíneos.

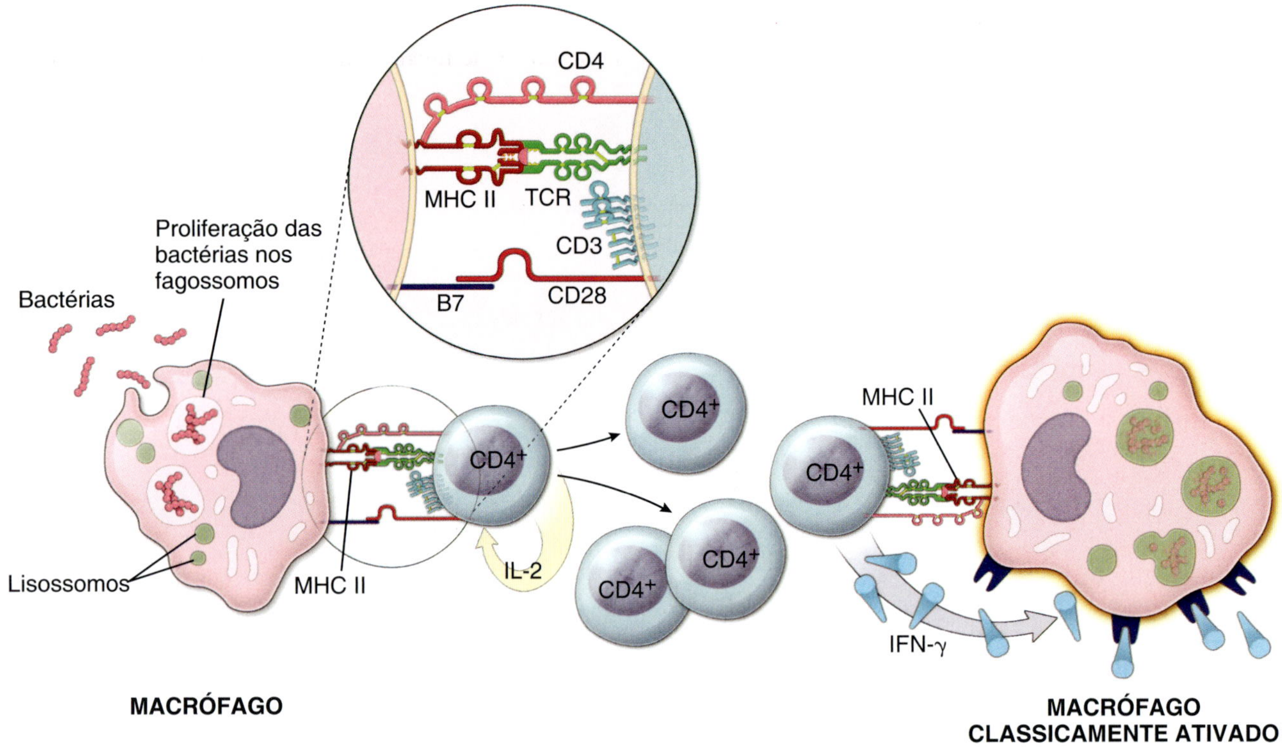

Figura 14.12 Processo de ativação clássica do macrófago por um linfócito T CD4⁺ auxiliar. Os linfócitos T CD4⁺ auxiliares reconhecem o antígeno bacteriano expresso no contexto das moléculas do complexo de histocompatibilidade principal (*MHC*) II na superfície de um macrófago que fagocitou a bactéria. O reconhecimento das moléculas do *MHC II* ativa o linfócito T, que, por sua vez, secreta IL-2. A IL-2 atua como hormônio autócrino que estimula a divisão e a diferenciação dos linfócitos T. Os linfócitos T CD4⁺ auxiliares recém-formados também interagem com moléculas do *MHC II* e liberam gamainterferona (*IFN-γ*). Essa citocina estimula o macrófago a se diferenciar em macrófago classicamente ativado (M1) capaz de destruir as bactérias no interior de seus fagossomos. As moléculas de CD4 na superfície do linfócito T também potencializam as reações antibacterianas. TCR, receptor de linfócito T.

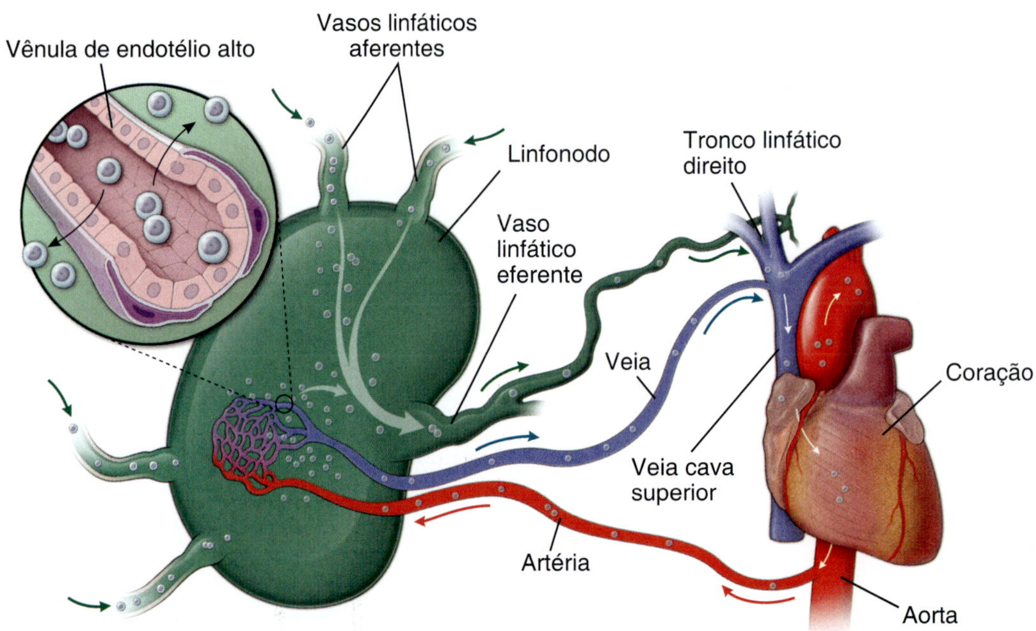

Figura 14.13 Diagrama mostrando a circulação dos linfócitos no corpo. Os linfócitos entram nos linfonodos por duas vias: os vasos linfáticos aferentes e através da parede das vênulas de endotélio alto (*HEV*) no córtex profundo. O *detalhe* mostra particularidades da HEV, que consistem em endotélio cuboide, membrana basal contínua e pericitos (*em púrpura*) ocasionais. Alguns linfócitos se movem para os domínios T e B do linfonodo, enquanto outros atravessam o parênquima do linfonodo e o deixam por um vaso linfático eferente. Por fim, os linfócitos entram em um vaso linfático principal – neste caso, o tronco linfático direito –, que se abre na junção da veia jugular interna direita e da veia subclávia direita. Os linfócitos continuam em direção à porção arterial da circulação e, através das artérias, alcançam os tecidos linfáticos do corpo ou os tecidos em que participam nas reações imunes. Nos tecidos linfáticos, os linfócitos novamente retornam aos linfonodos para entrar nas *HEV*.

■ TECIDO LINFÁTICO DIFUSO E NÓDULOS LINFÁTICOS

O tecido linfático difuso e os nódulos linfáticos protegem o corpo contra substâncias patogênicas e constituem o local da resposta imune inicial.

O tubo gastrintestinal, as vias respiratórias e o sistema geniturinário são protegidos por acúmulos de tecido linfático, que não estão envolvidos por uma cápsula. Os linfócitos e outras células livres desse tecido são encontrados na lâmina própria (tecido subepitelial) desses sistemas. Essa forma de tecido linfático é denominada tecido linfático difuso ou tecido linfático associado à mucosa (MALT), em virtude de sua associação às mucosas (Figura 14.14). Essas células estão estrategicamente localizadas para interceptar antígenos e iniciar uma resposta imune. Após entrar em contato com o antígeno, essas células se deslocam para os linfonodos regionais, onde sofrem proliferação e diferenciação. Em seguida, a progênie dessas células retorna à lâmina própria como linfócitos B e T efetores.

A importância do tecido linfático difuso na proteção do corpo contra antígenos é indicada por dois fatores:

- A existência constante de grandes números de plasmócitos, particularmente na lâmina própria do tubo gastrintestinal, uma indicação morfológica de secreção local de anticorpos
- A existência de numerosos eosinófilos, também observados com frequência na lâmina própria dos intestinos e das vias respiratórias, indica inflamação crônica e reações de hipersensibilidade.

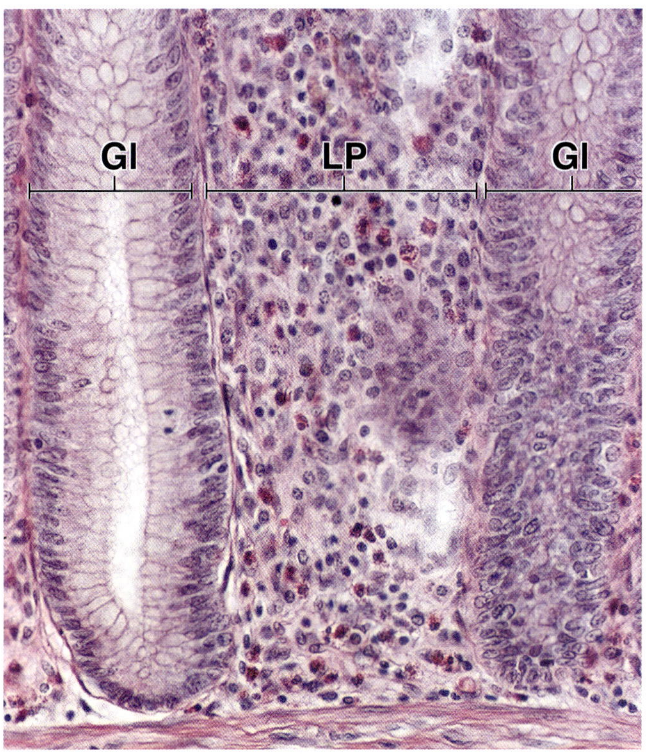

Figura 14.14 Fotomicrografia do tecido linfático difuso. Esta fotomicrografia mostra o tecido linfático difuso na lâmina própria (*LP*) do intestino grosso. A porção inferior de duas glândulas intestinais (*GI*) também é evidente. O tecido linfático difuso é altamente celular e inclui fibroblastos, plasmócitos e eosinófilos. No entanto, o linfócito é o componente celular mais abundante, cuja existência caracteriza o tecido linfático difuso. Os linfócitos podem ser identificados pelo seu pequeno núcleo esférico e de coloração escura. 320×.

Os nódulos linfáticos são concentrações bem-definidas de linfócitos contidos em uma rede de células reticulares.

Além do tecido linfático difuso, concentrações localizadas de linfócitos são comumente encontradas nas paredes do tubo gastrintestinal, das vias respiratórias e do sistema geniturinário. Essas concentrações, denominadas nódulos linfáticos ou folículos linfáticos, embora sejam bem-definidas, não são encapsuladas (Figura 14.15). O nódulo primário é um nódulo linfático que consiste principalmente em pequenos linfócitos. No entanto, os nódulos são, em sua maioria, nódulos secundários e apresentam características distintas, que incluem as seguintes:

- Na região central do nódulo há um centro germinativo (Figura 14.16), que aparece apenas levemente corado nos cortes histológicos. O centro germinativo desenvolve-se quando um linfócito B que reconheceu um antígeno sofre substancial divisão e proliferação. A coloração mais clara corresponde a grandes linfócitos (linfoblastos) e linfócitos B migratórios dedicados à secreção de anticorpos (plasmoblastos). Essas células apresentam grande quantidade de eucromatina dispersa em seus núcleos, em lugar da heterocromatina densa existente nos pequenos linfócitos. Células dendríticas foliculares (CDF), linfócitos T auxiliares $CD4^+$ e macrófagos residentes também são encontrados nos centros germinativos, entremeados com as populações de

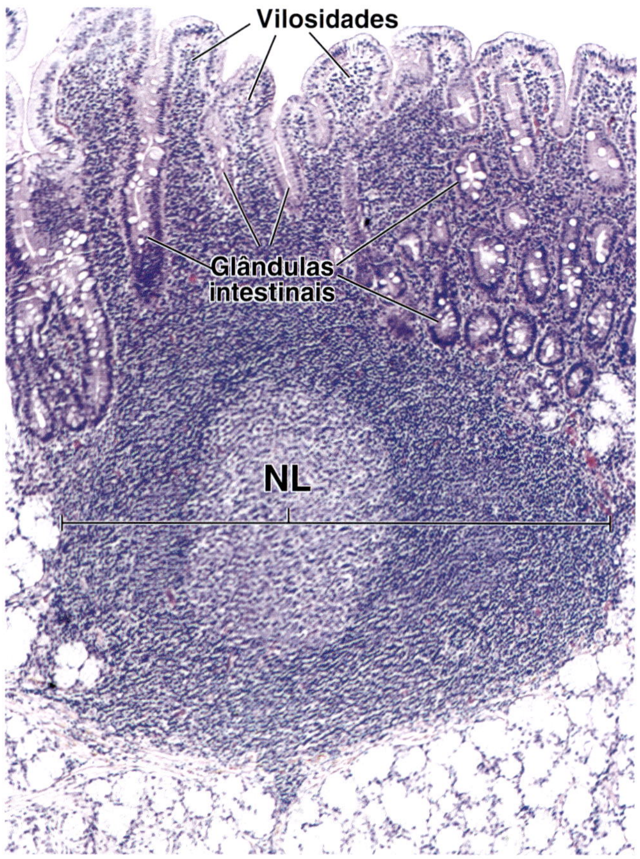

Figura 14.15 Fotomicrografia de um nódulo linfático. Esta fotomicrografia mostra um corte da parede do intestino delgado (duodeno). Há vilosidades curtas e glândulas intestinais na *parte superior* da micrografia. Um nódulo linfático (*NL*) ocupa a maior parte do restante da micrografia. A região central mais clara do nódulo é o centro germinativo. Os linfócitos no centro germinativo são maiores que os da região mais densa do nódulo; apresentam mais citoplasma, de modo que seus núcleos estão mais dispersos, conferindo a aparência de massa celular menos compacta. 120×.

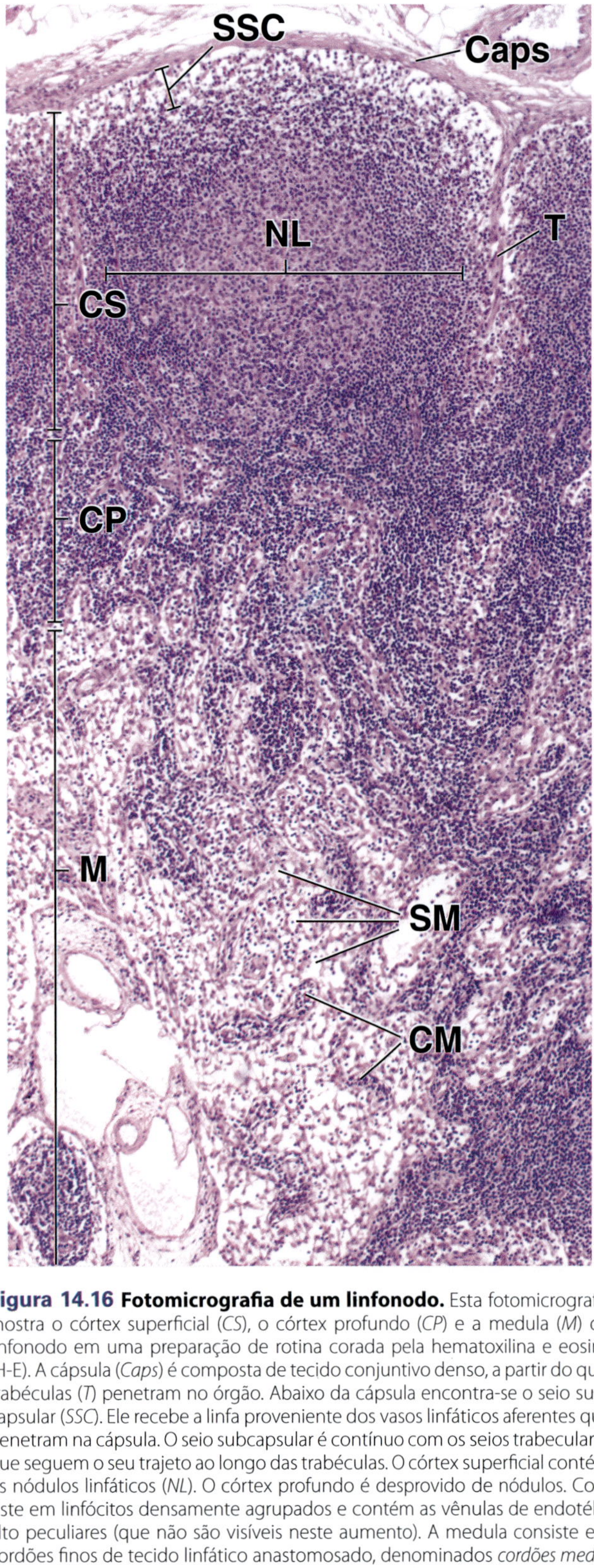

Figura 14.16 Fotomicrografia de um linfonodo. Esta fotomicrografia mostra o córtex superficial (*CS*), o córtex profundo (*CP*) e a medula (*M*) do linfonodo em uma preparação de rotina corada pela hematoxilina e eosina (H-E). A cápsula (*Caps*) é composta de tecido conjuntivo denso, a partir do qual trabéculas (*T*) penetram no órgão. Abaixo da cápsula encontra-se o seio subcapsular (*SSC*). Ele recebe a linfa proveniente dos vasos linfáticos aferentes que penetram na cápsula. O seio subcapsular é contínuo com os seios trabeculares que seguem o seu trajeto ao longo das trabéculas. O córtex superficial contém os nódulos linfáticos (*NL*). O córtex profundo é desprovido de nódulos. Consiste em linfócitos densamente agrupados e contém as vênulas de endotélio alto peculiares (que não são visíveis neste aumento). A medula consiste em cordões finos de tecido linfático anastomosado, denominados *cordões medulares* (*CM*). Tais cordões são separados por espaços claros, os seios medulares (*SM*). Os seios medulares recebem a linfa dos seios trabeculares, bem como a linfa que foi filtrada através do tecido cortical. 140×.

linfócitos T. O centro germinativo é uma indicação morfológica de resposta do tecido linfático ao antígeno. A existência de um centro germinativo representa uma cascata de eventos (com frequência denominada reação do centro germinativo), que inclui ativação dependente de linfócitos T auxiliares, proliferação e diversificação dos linfócitos B, geração de linfócitos B de memória, diferenciação de plasmócitos e produção de anticorpos. Com frequência, são observadas figuras mitóticas no centro germinativo, refletindo a proliferação de novos linfócitos nesse local. Depois de um período de resposta intensa a determinado antígeno, o número de CDF e de macrófagos no centro germinativo frequentemente aumenta de modo notável

- Uma zona do manto ou coroa, que representa um anel externo de pequenos linfócitos que circunda o centro germinativo. Esses linfócitos representam linfócitos B *naïve*, ou seja, que não foram estimulados previamente por antígeno.

Os nódulos linfáticos são geralmente encontrados em estruturas associadas ao tubo gastrintestinal, como as tonsilas, o íleo e o apêndice vermiforme.

Em geral, os nódulos estão dispersos isoladamente de modo aleatório. No entanto, no tubo gastrintestinal, são encontrados agregados de nódulos em locais específicos. Incluem os seguintes:

- As tonsilas formam um anel de tecido linfático na entrada da orofaringe. As tonsilas faríngeas (adenoides, localizadas no teto da faringe), as tonsilas palatinas (ou, simplesmente, tonsilas, que estão localizadas em cada um dos lados da faringe e entre os arcos palatofaríngeo e palatoglosso) e as tonsilas linguais na base da língua contêm agregados de nódulos linfáticos. As tonsilas palatinas consistem em acúmulos densos de tecido linfático localizados na mucosa. O epitélio pavimentoso que forma a superfície da tonsila mergulha no tecido conjuntivo subjacente em numerosos locais, formando as criptas da tonsila (Figura 14.17 e Prancha 14.1). As paredes dessas criptas geralmente apresentam numerosos nódulos linfáticos. Assim como outros agregados de nódulos linfáticos, as tonsilas não apresentam vasos linfáticos aferentes; contudo, a linfa drena do tecido linfático da tonsila por meio de vasos linfáticos eferentes
- As placas de Peyer estão localizadas no íleo (porção distal do intestino delgado) e consistem em numerosos agregados de nódulos linfáticos que contêm linfócitos T e B (Figura 14.18). Além disso, numerosos linfonodos isolados (solitários) estão localizados ao longo do intestino grosso e do intestino delgado
- O apêndice vermiforme origina-se do ceco. A sua lâmina própria é densamente infiltrada por linfócitos e contém numerosos nódulos linfáticos. Embora o apêndice seja frequentemente descrito como um *órgão vestigial*, o abundante tecido linfático que ele contém no início da vida sugere que ele esteja funcionalmente associado a reações imunes. Com a idade, a quantidade de tecido linfático dentro desse órgão regride, e a sua identificação passa a ser difícil.

Conforme assinalado, o tecido linfático difuso e os nódulos linfáticos são denominados de acordo com a região ou o órgão em que estão situados. No tubo gastrintestinal, são coletivamente designados como tecido linfático associado ao intestino (GALT); na árvore brônquica, é conhecido como tecido linfático associado aos brônquios (BALT). O tecido linfático associado à mucosa (MALT) inclui o GALT e o BALT. O tecido linfático difuso e os nódulos linfáticos do MALT são encontrados em muitas outras regiões do corpo (p. ex., sistema genital feminino), em que a mucosa fica exposta ao ambiente externo. Todos os nódulos linfáticos aumentam de tamanho como consequência do contato com um antígeno.

Boxe 14.3

Correlação clínica | Vírus da imunodeficiência humana (HIV) e síndrome de imunodeficiência adquirida (AIDS)

O **vírus da imunodeficiência humana** (**HIV**) é um retrovírus de RNA, que contém uma enzima denominada transcriptase *reversa*. O HIV é o vírus que causa a **síndrome de imunodeficiência adquirida** (**AIDS**). Apresenta um período de incubação que pode se estender por até 11 anos antes do aparecimento dos sinais/sintomas clínicos da AIDS. A maioria dos indivíduos infectados pelo HIV acaba desenvolvendo AIDS. O HIV tem acesso aos linfócitos T auxiliares por meio de sua ligação a moléculas CD4. Em seguida, o vírus injeta a sua própria informação genética no citoplasma da célula (Figura B.14.3.1). Essa informação genética injetada consiste em RNA de filamento simples. O RNA viral é incorporado ao genoma dos linfócitos T infectados do hospedeiro por meio da transcrição reversa do RNA em DNA. Em seguida, o linfócito T faz cópias do vírus, que são expelidas do linfócito T por meio de exocitose. Essas partículas de HIV infectam, em seguida, outros linfócitos T auxiliares. O sistema imune responde a essa condição pela produção de linfócitos T $CD8^+$ citotóxicos e anticorpos contra as partículas virais. Os linfócitos T $CD8^+$ citotóxicos destroem os linfócitos T auxiliares $CD4^+$ infectados pelo HIV, reduzindo o número de linfócitos T auxiliares (a contagem de linfócitos T auxiliares é usada como indicador clínico da evolução da infecção pelo HIV). À medida que ocorre depleção da população de linfócitos T auxiliares $CD4^+$, os indivíduos infectados acabam se tornando incapazes de gerar resposta imune contra infecções bacterianas ou virais. Em geral, morrem de infecções secundárias causadas por microrganismos oportunistas ou câncer.

O tratamento anti-HIV constitui a principal estratégia contra a AIDS. A azidotimidina (AZT), um inibidor da transcriptase reversa, foi o primeiro fármaco promissor usado para tratar a infecção pelo HIV. Atualmente, o tratamento mais efetivo utiliza uma **combinação de vários agentes antirretrovirais (TAR)**. De modo geral, os esquemas de TAR incluem inibidores nucleosídios da transcriptase reversa (INTR) associados a um inibidor não nucleosídio da transcriptase reversa (INNTR), inibidor de protease (que inibe a protease viral) ou um inibidor de integrase (que impede a integração do vírus à célula do hospedeiro). A TAR oferece várias vantagens em relação à monoterapia, tais como efeitos sinérgicos de dosagem e redução dos efeitos colaterais, bem como resistência diminuída aos fármacos.

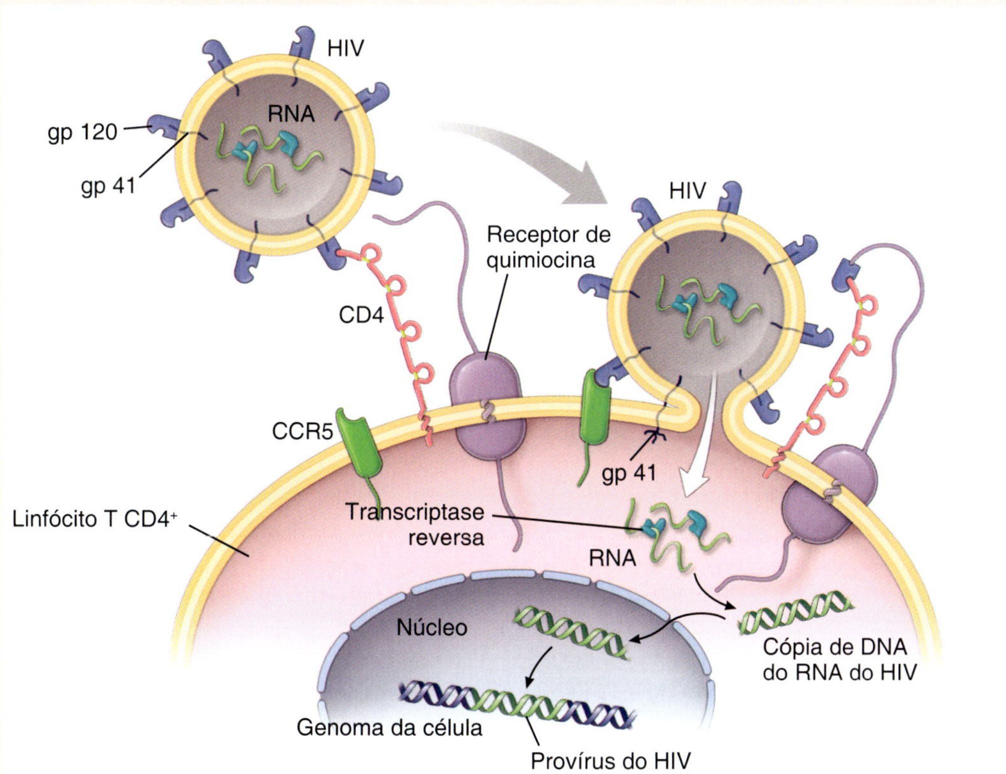

Figura B.14.3.1 Diagrama esquemático da interação do HIV com o linfócito T $CD4^+$ auxiliar. O vírus da imunodeficiência humana (*HIV*) é um vírus de RNA que contém a enzima transcriptase reversa. O envoltório do HIV contém alta concentração de glicoproteínas denominadas *gp120,* que se ligam às moléculas de CD4 em linfócitos T auxiliares. Isso resulta na formação do complexo CD4-gp120, que separa a gp120 do envoltório viral, possibilitando a exposição de outra glicoproteína, gp41, na superfície viral. Uma vez exposta, a gp41 interage com o linfócito T auxiliar, ancorando o vírus na membrana celular do linfócito. Além disso, a gp120 interage com o receptor de quimiocina C-C tipo 5 (CCR5), que é um importante correceptor dessa ligação. Outros receptores de quimiocinas também podem interagir com as proteínas gp120. Em seguida, o envoltório viral funde-se com a membrana do linfócito T, possibilitando, assim, que o vírus injete a sua informação genética (RNA viral com transcriptase reversa) no citoplasma do linfócito T. A transcriptase reversa produz uma cópia de DNA de filamento duplo a partir do RNA viral de filamento simples. Em seguida, o DNA viral recém-sintetizado é transportado para dentro do núcleo do linfócito T. Com o auxílio de outra enzima viral, a integrase, o DNA viral é incorporado no genoma da célula, momento em que é designado como "provírus". Simultaneamente, o RNA viral no citoplasma do linfócito T é traduzido usando os mecanismos de síntese proteica, resultando na síntese de novas proteínas virais. •

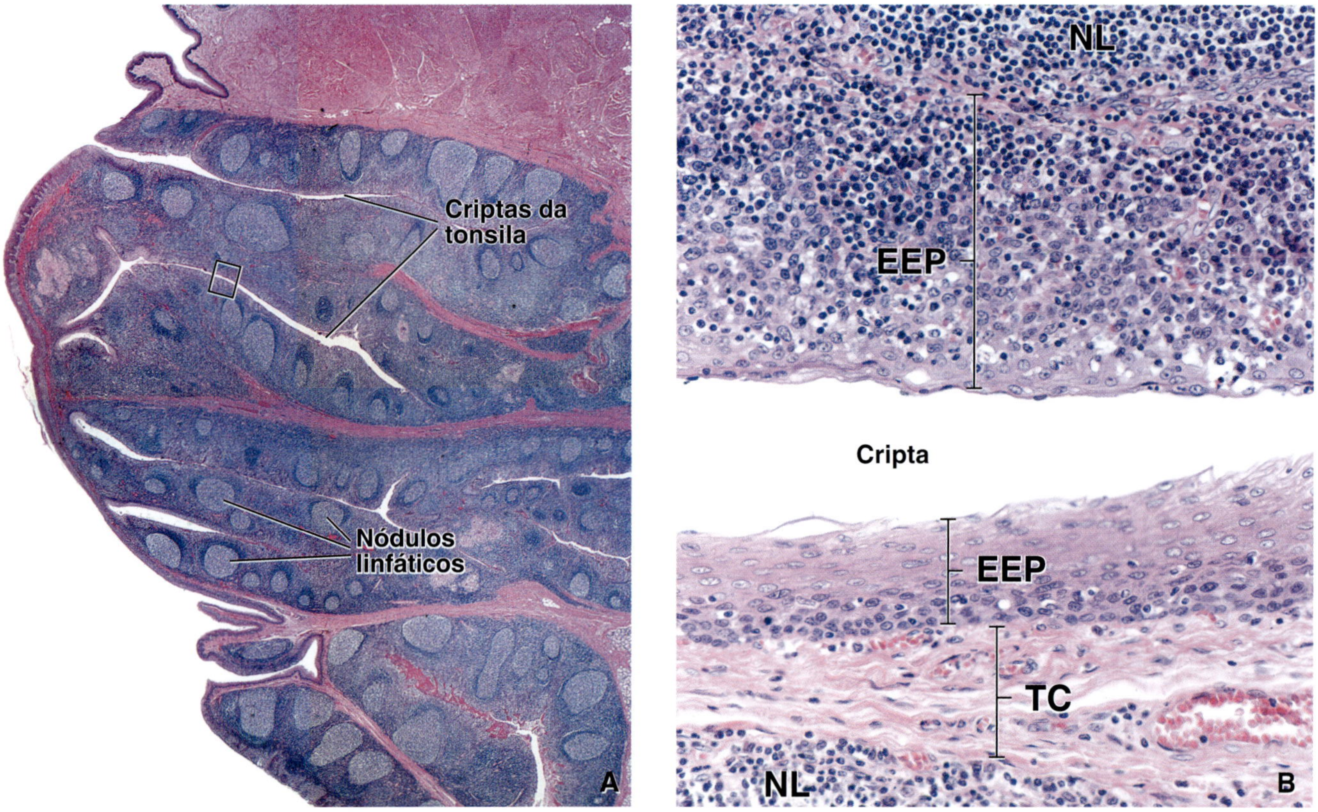

Figura 14.17 Fotomicrografia de uma tonsila palatina. A. Esta fotomicrografia em pequeno aumento mostra uma tonsila palatina corada pela hematoxilina e eosina (H-E). O epitélio estratificado pavimentoso que forma a superfície da tonsila penetra no tecido conjuntivo adjacente em numerosos locais, formando criptas na tonsila. 25×. **B.** Esta fotomicrografia em maior aumento da *área retangular* em **A** mostra o epitélio estratificado pavimentoso (*EEP*) que reveste a cripta da tonsila. Na porção da fotomicrografia abaixo do lúmen da cripta, o EEP é bem-definido e separado do nódulo linfático (*NL*) por uma camada de tecido conjuntivo (*TC*). Na *parte superior* da fotomicrografia, o EEP não é facilmente distinguível, devido à infiltração maciça de linfócitos; no entanto, observa-se a existência de células epiteliais, embora a sua identificação seja difícil. De fato, o nódulo linfático cresceu literalmente dentro do epitélio, distorcendo-o e resultando no desaparecimento de um limite bem-definido entre epitélio e tecido conjuntivo. 450×.

■ LINFONODOS

Os linfonodos filtram a linfa ao longo do trajeto dos vasos linfáticos e iniciam as respostas imunes aos antígenos.

Os linfonodos são pequenos órgãos linfáticos encapsulados, em formato de feijão. Variam quanto ao tamanho, de aproximadamente 1 mm (dificilmente visíveis a olho nu) até cerca de 1 a 2 cm. Os linfonodos estão interpostos ao longo dos vasos linfáticos (Figura 14.19) e atuam como filtros através dos quais a linfa circula para o sistema circulatório sanguíneo. Por causa de sua localização, os linfonodos têm acesso aos antígenos que penetram no organismo através dos epitélios ou se originam em tecidos drenados por vasos linfáticos. Quando os antígenos penetram no linfonodo, ativam linfócitos antígeno-específicos que proliferam e se diferenciam em células efetoras. Essas células saem do linfonodo e se deslocam para o tecido onde atuarão. Embora estejam amplamente distribuídos por todo o corpo, os linfonodos concentram-se em determinadas regiões, tais como axila, virilha, pescoço e mesentérios.

Dois tipos de vasos linfáticos servem o linfonodo:

- Os vasos linfáticos aferentes, que transportam a linfa para o linfonodo e penetram nele em vários pontos na borda convexa da cápsula
- Os vasos linfáticos eferentes, que transportam a linfa para fora do linfonodo através do hilo, uma depressão existente na superfície côncava do linfonodo. O hilo também serve de local de entrada e saída dos vasos sanguíneos e nervos.

Os elementos de sustentação do linfonodo são os seguintes:

- A cápsula, composta de tecido conjuntivo denso que circunda o linfonodo
- As trabéculas, também compostas de tecido conjuntivo denso, se estendem desde a cápsula até o centro do linfonodo, formando um arcabouço distinto
- O tecido reticular, composto de células e fibras reticulares, que formam uma fina rede de sustentação em todo o restante do órgão (Figura 14.20). A rede reticular dos tecidos e órgãos linfáticos (com exceção do timo) consiste em células de origem mesenquimal (células reticulares), fibras reticulares e matriz fundamental produzidas por essas células.

Células da rede reticular

A rede reticular do linfonodo contém vários tipos de células que desempenham funções diversas na produção de respostas imunes.

As células da rede reticular são células estreladas ou alongadas, com um núcleo eucromático oval e uma pequena quantidade de citoplasma acidofílico. Essas células podem captar corantes

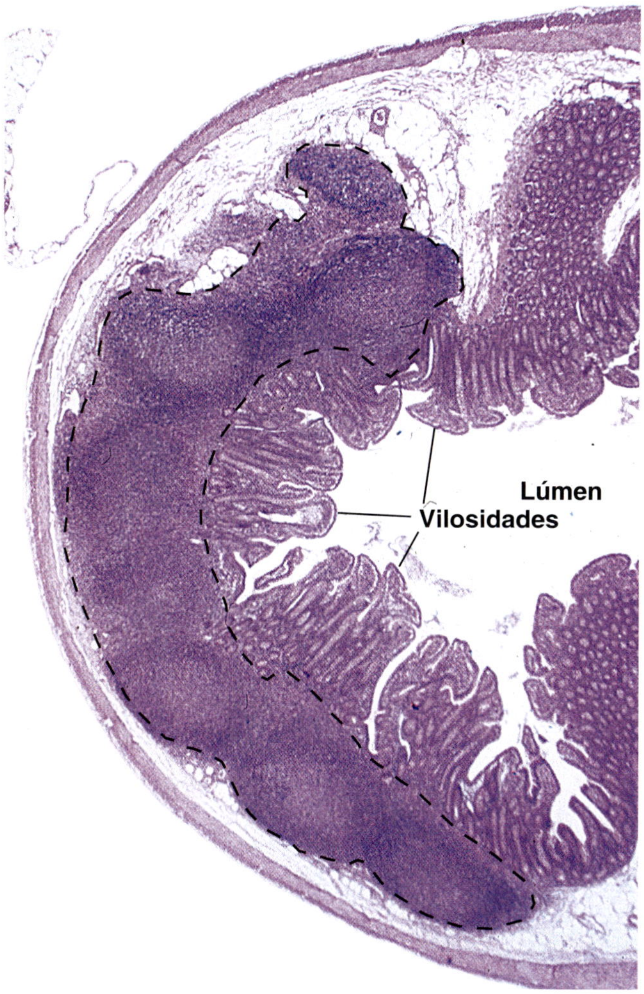

Figura 14.18 Fotomicrografia de agregados de nódulos na parede do íleo. Esta fotomicrografia em pequeno aumento fornece um exemplo de agregados de nódulos. Os múltiplos nódulos linfáticos (indicados por uma *linha tracejada*) com centros germinativos evidentes são característicos do íleo. Esse acúmulo de tecido linfático é conhecido como *placa de Peyer*. Os nódulos originam-se na lâmina própria e se estendem até a submucosa do íleo. 5×.

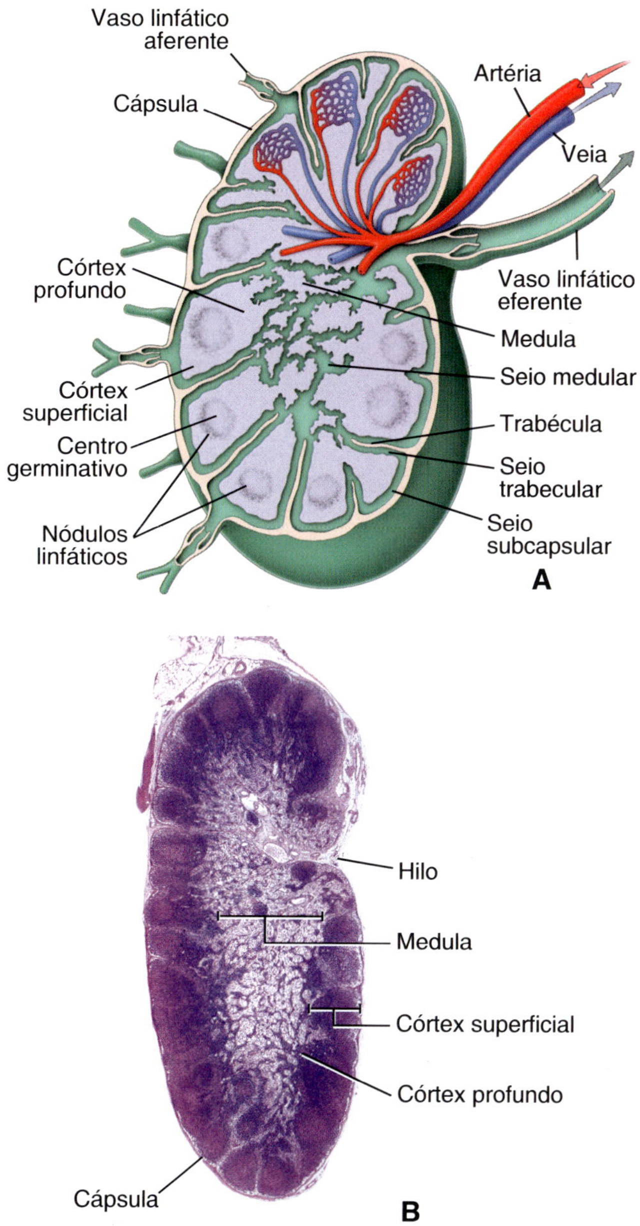

Figura 14.19 Estrutura de um linfonodo. A. Este diagrama mostra as características gerais de um linfonodo como visto em um corte histológico. A estrutura do linfonodo é organizada em uma região cortical ou córtex, incluindo um córtex profundo, e uma região medular ou medula. O córtex, a porção mais externa, contém agregados esféricos ou ovais de linfócitos, denominados *nódulos linfáticos*. Em um linfonodo ativo, os nódulos contêm um centro mais claro, denominado *centro germinativo*. A região medular (ou medula) é a região mais interna do linfonodo. Consiste em tecido linfático organizado como cordões irregulares, intercalados por seios medulares linfáticos. A população densa de linfócitos existentes entre o córtex superficial e a medula constitui o córtex profundo. A medula contém vênulas de endotélio alto. O linfonodo é circundado por uma cápsula de tecido conjuntivo denso, a partir da qual as trabéculas se estendem para o interior do linfonodo. Sob a cápsula (região cortical superficial) e na região adjacente às trabéculas, estão, respectivamente, o seio subcapsular e os seios linfáticos trabeculares. Os vasos linfáticos aferentes (*setas*) penetram na cápsula e esvaziam o seu conteúdo no seio subcapsular. O seio subcapsular e os seios trabeculares comunicam-se com os seios medulares. A *porção superior* do linfonodo mostra uma artéria e uma veia e a localização das vênulas de endotélio alto do linfonodo. **B.** Fotomicrografia de um linfonodo em uma preparação de rotina corada pela hematoxilina e eosina (H-E). A *porção externa densa* do linfonodo é o córtex. Consiste em uma região mais superficial formada por agregados de linfócitos organizados em nódulos e em um córtex profundo desprovido de nódulos. A *porção mais interna* do linfonodo, a medula, estende-se até o hilo, local de entrada e saída dos vasos sanguíneos, e também onde os vasos linfáticos eferentes deixam o linfonodo. O linfonodo é circundado pela cápsula, e imediatamente abaixo dela está o seio subcapsular. 18×.

e substâncias coloidais. Com o uso da imunocitoquímica e da microscopia eletrônica de transmissão, foram identificadas diversas populações de células no linfonodo:

- As células reticulares são morfologicamente indistinguíveis dos fibroblastos. Essas células sintetizam e secretam colágeno do tipo III (fibras reticulares) e a substância fundamental associada que forma o estroma observado ao microscópio óptico (Prancha 14.3). Prolongamentos citoplasmáticos alongados dessas células enrolam-se ao redor dos feixes de fibras reticulares, isolando esses componentes estruturais do parênquima do tecido e órgãos linfáticos (Figura 14.21). Além de seu papel de sustentação, as células reticulares expressam moléculas de superfície e produzem substâncias (quimiocinas) que atraem os linfócitos e as células dendríticas
- As células dendríticas são APCs singulares derivadas da medula óssea. As células dendríticas monitoram o ambiente local à procura de moléculas estranhas, que em seguida processam e apresentam os linfócitos T específicos de antígeno. As células dendríticas são muito mais eficientes na apresentação do antígeno em comparação

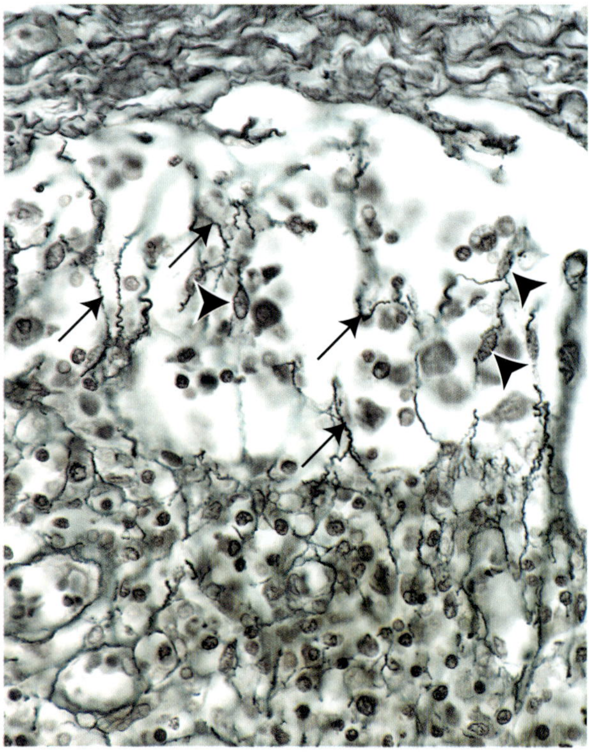

Figura 14.20 Fotomicrografia de um linfonodo. Esta preparação impregnada por prata mostra a cápsula de tecido conjuntivo (*na parte superior*), o seio subcapsular e o córtex superficial do linfonodo (*na parte inferior*). As fibras reticulares (*setas*) formam uma rede anastomosada irregular em todo o estroma do linfonodo. Observe os núcleos ovais alongados das células reticulares (*pontas de seta*), as quais estão em contato íntimo com as fibras reticulares presentes no seio subcapsular. 640×.

com outras APCs, e podem apresentar praticamente qualquer forma de antígeno proteico a moléculas do MHC I e do MHC II. Expressam um nível excepcionalmente alto de MHC II e de moléculas coestimuladoras necessárias para a ativação dos linfócitos T. No linfonodo, as células dendríticas estão geralmente localizadas em áreas ricas em linfócitos T

- Os macrófagos são células tanto fagocitárias quanto apresentadoras de antígeno, que expressam moléculas do MHC I e do MHC II, bem como moléculas coestimuladoras. No entanto, os níveis de expressão de moléculas do MHC II e moléculas coestimuladoras são muito menores que os das células dendríticas, tornando-os menos eficientes como APC. Os macrófagos, contudo, exibem enorme capacidade de endocitose e digestão de materiais internalizados. A estrutura, as características microscópicas e as funções dos macrófagos são descritas no Capítulo 6, *Tecido Conjuntivo*
- As células dendríticas foliculares (CDF) apresentam múltiplos prolongamentos citoplasmáticos delgados e ramificados, semelhantes a fios de cabelo, que se interdigitam com os linfócitos B nos centros germinativos (Figura 14.22). Os complexos antígeno-anticorpo aderem aos prolongamentos citoplasmáticos dendríticos por meio de receptores F_c para anticorpos. A célula pode reter o antígeno em sua superfície por várias semanas, meses ou anos. Embora esse mecanismo seja semelhante à adesão aos macrófagos dos complexos antígeno-anticorpo, o antígeno geralmente não sofre endocitose, como ocorre com os macrófagos. Portanto, as CDF não são APC, porque não têm moléculas do MHC II.

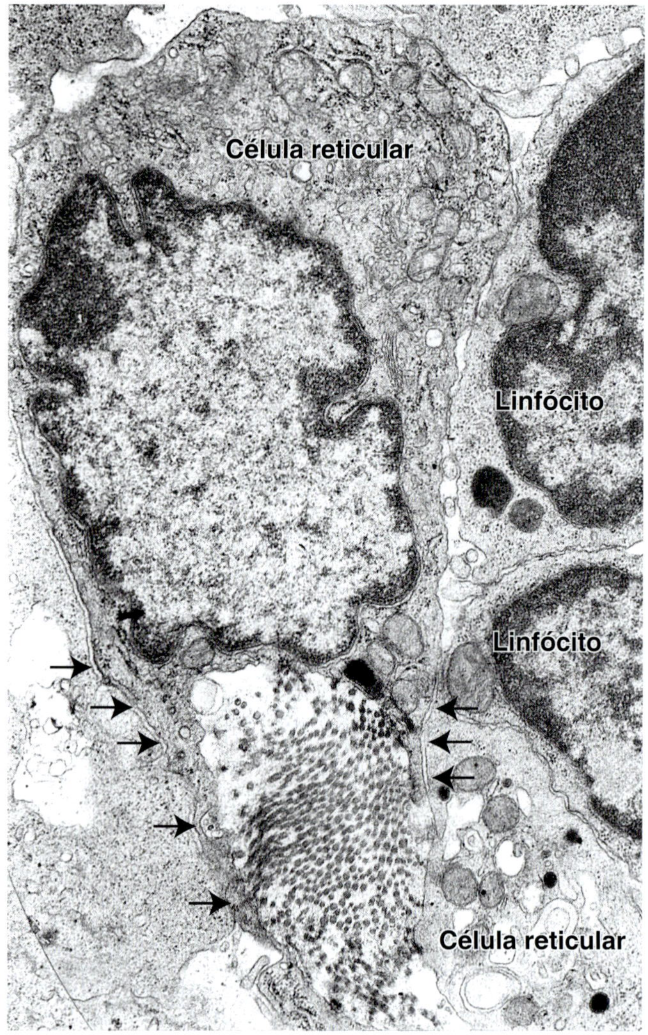

Figura 14.21 Eletromicrografia de uma célula reticular. O corpo de uma célula reticular e seus prolongamentos (*setas*) são evidentes. O arranjo das células reticulares contém e isola as fibrilas colágenas da exposição aos linfócitos. Observe os linfócitos adjacentes *à direita*. Ao microscópio óptico, e usando um método de impregnação por prata, essas fibrilas colágenas são reconhecidas como fibras reticulares. 12.600×.

Arquitetura geral do linfonodo

O parênquima do linfonodo é dividido em córtex e medula (Figura 14.23). O córtex forma a porção externa do linfonodo, exceto no hilo. Consiste em massa densa de tecido linfático (rede reticular, células dendríticas, células dendríticas foliculares, linfócitos, macrófagos e plasmócitos) e seios linfáticos, os canais de linfa. A medula é a parte interna do linfonodo.

Os linfócitos no córtex superficial estão organizados em nódulos.

De modo semelhante a outros tecidos linfáticos, os nódulos linfáticos do córtex do linfonodo são classificados como nódulos primários quando são constituídos principalmente por pequenos linfócitos, ou por nódulos secundários quando exibem um centro germinativo. Os nódulos linfáticos são encontrados na parte externa do córtex, denominada córtex superficial (nodular) (Prancha 14.2). A porção do córtex entre a medula e o córtex superficial é desprovida de nódulos e é denominada córtex profundo (paracortical). Essa região contém a maioria dos linfócitos T do linfonodo (Figura 14.24A).

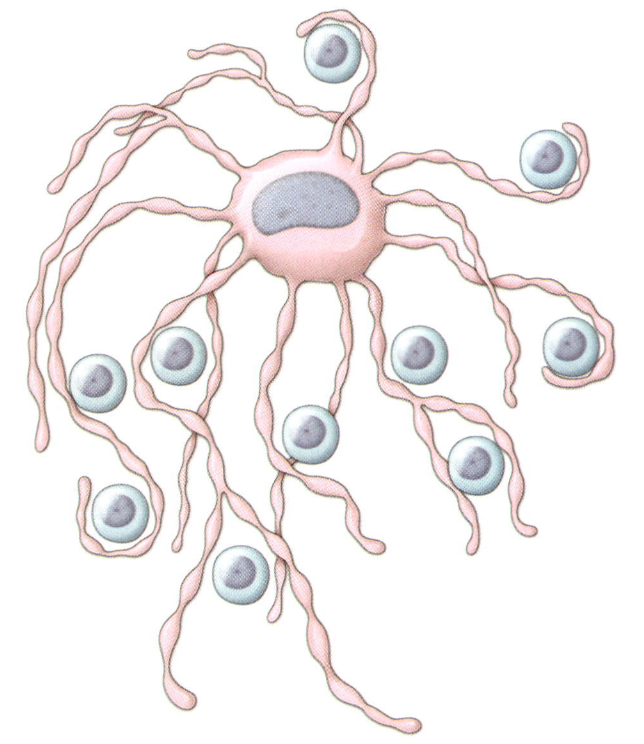

Figura 14.22 Diagrama de uma célula dendrítica folicular. Essa célula, geralmente encontrada nos centros germinativos, apresenta múltiplos prolongamentos citoplasmáticos finos semelhantes a fios de cabelo, que se interdigitam com os linfócitos B. Os complexos antígeno-anticorpo aderem aos prolongamentos citoplasmáticos dendríticos por meio dos receptores F_c. As células dendríticas foliculares não são células apresentadoras de antígeno, porque não contêm moléculas do MHC II.

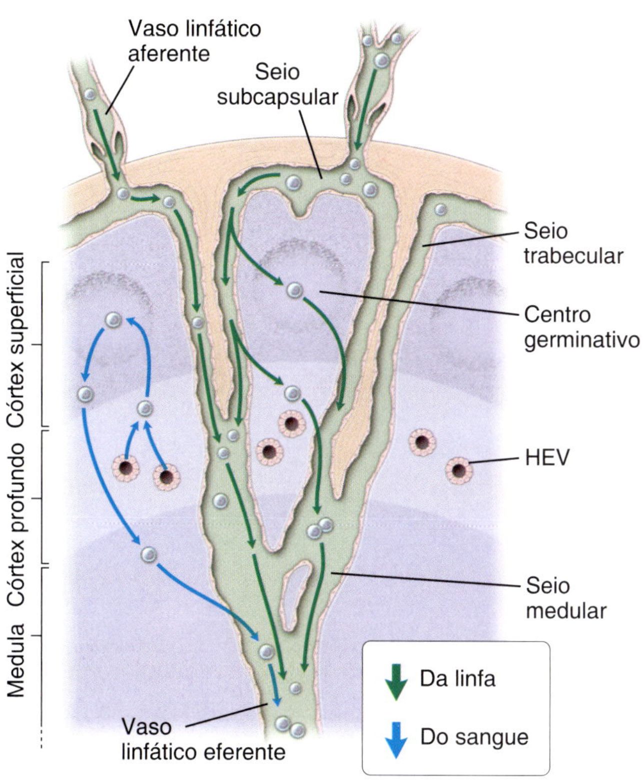

Figura 14.23 Diagrama esquemático da circulação dos linfócitos dentro de um linfonodo. As *setas verdes* indicam a via de circulação dos linfócitos que entram no linfonodo com o fluxo de linfa. Os vasos linfáticos aferentes transportam a linfa dos tecidos circundantes e linfonodos vizinhos para a complexa rede de seios linfáticos. A parede dos seios possibilita a circulação livre da linfa para dentro do córtex superficial e córtex profundo, possibilitando que os linfócitos desempenhem a sua função de imunovigilância. Os linfócitos que entram no tecido migram de volta aos seios e deixam o linfonodo juntamente com o fluxo de linfa. Os linfócitos que migram para o linfonodo a partir do sangue (*setas azuis*) entram no córtex profundo através das vênulas de endotélio alto (*HEV*) e também migram para o córtex superficial. Aqui, os linfócitos desempenham as mesmas funções dos linfócitos que entram pelos vasos linfáticos. Eles também deixam o linfonodo pelos vasos linfáticos eferentes.

Em virtude de sua dependência do timo, a timectomia perinatal em animais resulta em desenvolvimento deficiente do córtex profundo. Com base nessa observação, o córtex profundo também é denominado córtex dependente do timo.

A medula do linfonodo consiste em cordões medulares e seios medulares.

A medula é a porção interna do linfonodo e consiste em cordões de tecido linfático separados por seios linfáticos, denominados seios medulares. Conforme descrito anteriormente, uma rede de células e fibras reticulares atravessa os cordões medulares e os seios medulares e atua como arcabouço do parênquima. Além das células reticulares, os cordões medulares contêm linfócitos (principalmente linfócitos B), macrófagos, células dendríticas e plasmócitos (Figura 14.24B). Os seios medulares convergem próximo do hilo, onde drenam para vasos linfáticos eferentes.

A filtração da linfa no linfonodo ocorre em uma rede de canais linfáticos interconectados, denominados *seios*.

Existem três tipos de canais linfáticos no linfonodo. Imediatamente abaixo da cápsula do linfonodo, encontra-se um seio interposto à cápsula e aos linfócitos corticais, denominado seio subcapsular (cortical) (Prancha 14.3). Vasos linfáticos aferentes drenam a linfa para dentro desse seio. Os seios trabeculares, que se originam dos seios subcapsulares, estendem-se através do córtex ao longo das trabéculas e drenam para os seios medulares. Os linfócitos e os macrófagos ou seus prolongamentos circulam entre os seios linfáticos e o parênquima do linfonodo. Os seios são revestidos por endotélio, que é contínuo na face adjacente ao tecido conjuntivo da cápsula ou das trabéculas, mas descontínuo na face do seio voltada para o parênquima linfático. Embora os macrófagos possam residir no parênquima linfático, eles frequentemente emitem pseudópodos (prolongamentos citoplasmáticos longos) para dentro do seio através dessas descontinuidades endoteliais. Esses pseudópodos monitoram a linfa durante a sua passagem pelo seio.

Os seios linfáticos não são espaços abertos, como os seios sanguíneos. Na medula, em particular, os prolongamentos dos macrófagos, juntamente com as fibras reticulares circundadas pelos prolongamentos das células reticulares, atravessam o lúmen do seio e formam uma rede entrecruzada que retarda o fluxo livre da linfa e aumenta a sua filtração. Esse filtro mecânico aprisiona substâncias antigênicas e células transformadas oriundas de tumores malignos, que são então fagocitadas pelos macrófagos. No câncer metastático, o sistema de controle pode ser sobrepujado por um número excessivo de células cancerosas que fluem através dos seios linfáticos; como consequência, as células cancerosas podem estabelecer um novo local metastático no linfonodo.

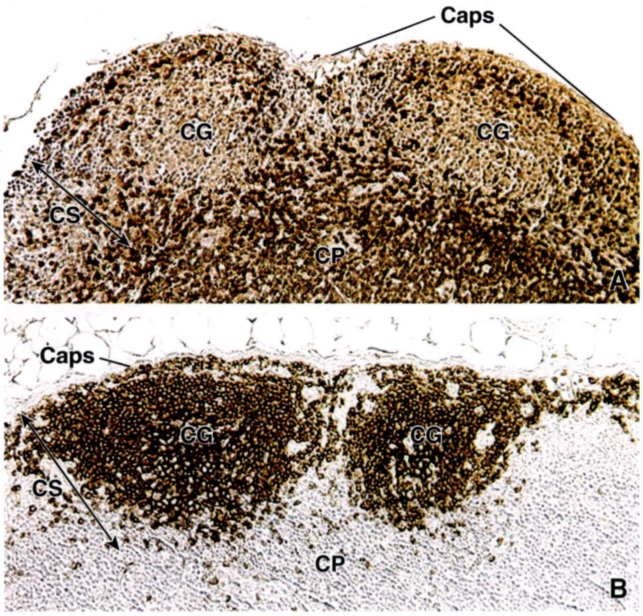

Figura 14.24 Distribuição dos linfócitos T e B no córtex superficial do linfonodo. A. A distribuição dos linfócitos T no linfonodo de um macaco sagui foi observada utilizando um método imunocitoquímico que emprega anticorpos contra a proteína CD3, um marcador específico dos linfócitos T. Os cortes histológicos foram inicialmente tratados com anticorpos primários anti-humanos feitos em coelho contra um marcador CD3 e posteriormente expostos a anticorpos secundários suínos biotinilados anticoelho. Depois de uma incubação com o complexo avidina-biotina-peroxidase, a imunorreação foi revelada com uma solução de diaminobenzidina (DAB) (*reação de coloração marrom*). Os núcleos das células foram contracorados com hematoxilina. Observe que os linfócitos T estão distribuídos, em sua maioria, no córtex profundo (*CP*); observa-se um pequeno número de linfócitos T no córtex superficial (*CS*), principalmente ao redor dos centros germinativos (*CG*). **B.** Utilizando a mesma reação de imunoperoxidase DAB descrita anteriormente, linfócitos B foram localizados com anticorpos monoclonais primários dirigidos contra a proteína CD20 humana (um marcador específico dos linfócitos B). Subsequentemente, foram usados anticorpos secundários anticamundongo produzidos em coelho para identificar a localização dos linfócitos B, cujos acúmulos são encontrados nos centros germinativos (*CG*) do córtex superficial (*CS*). Caps, cápsula. 200×. (Cortesia do Dr. Douglas F. Paulsen.)

As vênulas de endotélio alto (HEV) especializadas constituem o local de absorção de líquido e de entrada de linfócitos circulantes no linfonodo.

Além da linfa, os linfócitos também circulam através dos linfonodos. Embora alguns linfócitos entrem nos linfonodos através dos vasos linfáticos aferentes como componentes da linfa, a maioria (cerca de 90%) entra no linfonodo através das paredes das vênulas pós-capilares localizadas no córtex profundo (ver Figura 14.23 e Prancha 14.3). Como são revestidas por células endoteliais cuboides ou colunares, as vênulas pós-capilares são designadas como vênulas de endotélio alto (HEV). Em cortes histológicos, a parede da vênula está com frequência infiltrada por linfócitos em vários estágios de migração. As HEV também são encontradas em outras partes do sistema linfático, como tecido linfático difuso e nódulos linfáticos nas placas de Peyer do íleo.

As células endoteliais das HEV desempenham importante papel na atração dos linfócitos T e B para migrarem para os tecidos linfáticos subjacentes pela expressão de moléculas de adesão específicas e secreção de quimiocinas específicas. As células endoteliais também estão envolvidas na circulação e na concentração da linfa. Elas transportam aproximadamente 35% do líquido e eletrólitos que entram através dos vasos linfáticos aferentes diretamente na corrente sanguínea. As células das HEV expressam alta concentração de canais de água (moléculas de aquaporina-1 [AQP1]). A rápida reabsorção do líquido intersticial através dos canais de água para a corrente sanguínea faz com que a linfa que entra pelos vasos linfáticos aferentes seja puxada para o córtex profundo pelo efeito de arrasto por solvente.

A migração de linfócitos T e B *naïve* através das vênulas de endotélio alto (HEV) para o linfonodo é mediada por moléculas de adesão específicas e quimiocinas.

Os linfócitos T e B *naïve* circulantes são linfócitos maduros que ainda não foram estimulados por antígenos. Essas células recirculam entre o sangue e os órgãos linfáticos. As células endoteliais das HEV especializadas contêm moléculas de adesão específicas que interagem com L-seletina e integrinas expressadas nos linfócitos migrantes. Tanto os linfócitos B quanto os linfócitos T deixam a corrente sanguínea através das HEV, atravessando o endotélio por diapedese, ou seja, por migração entre as células endoteliais, de modo semelhante ao descrito para os neutrófilos (ver Figura 10.9, no Capítulo 10, *Sangue*). As citocinas que determinam e regulam a migração de linfócitos através das HEV no linfonodo são denominadas quimiocinas e elas se ligam a receptores de quimiocina nos linfócitos. As quimiocinas sinalizam a saída da circulação dos linfócitos e sua migração para o linfonodo. Os linfócitos T expressam receptores CCR7 que interagem com as quimiocinas CCL19 e CCL21 produzidas pelas células endoteliais das HEVs. De modo semelhante, os linfócitos B expressam receptores CXCR5 diferentes que se ligam a outra quimiocina denominada CXCL13. As interações dessas quimiocinas com seus receptores nos respectivos linfócitos T e B possibilitam sua entrada no linfonodo.

As quimiocinas também determinam a distribuição regional dos linfócitos T e B no linfonodo. Os linfócitos T permanecem no córtex profundo, que é dependente do timo, atraído por quimiocinas CCL19 e CCL21 produzidas por células estromais e por outras células estromais nessa região. Em contrapartida, os linfócitos B migram para o córtex superficial após a secreção da quimiocina CXCL13 que é produzida por CDF localizadas nos linfonodos e nos centros germinativos do córtex superficial (ver Figura 14.24). Após a exposição dos linfócitos B ao antígeno, um subconjunto de linfócitos T se diferencia em linfócitos T auxiliares $CD4^+$ foliculares, que também expressam receptores CXCR5 (iguais aos dos linfócitos B). Essas células são essenciais para a formação e a função dos centros germinativos, sobretudo para a formação de linfócitos B de memória.

O linfonodo constitui um importante local de fagocitose e de iniciação das respostas imunes.

A fagocitose de material particulado por macrófagos e APCs presentes nos linfonodos constitui uma importante etapa na iniciação de uma resposta imune. O transporte e a passagem dos antígenos para a linfa através dos seios e sua penetração nos nódulos linfáticos iniciam uma resposta imune. Alguns antígenos ficam retidos na superfície das CDF, enquanto outros são processados pelos macrófagos, pelas células dendríticas e pelos linfócitos B, levando à ativação dos linfócitos T e B. Os linfócitos B ativados se diferenciam em plasmócitos, linfócitos B de memória e plasmoblastos. Essas células representam a população de linfócitos migratórios dedicados à secreção de anticorpos.

Os plasmócitos migram para os cordões medulares, em que sintetizam e liberam anticorpos específicos na linfa que flui através dos seios. Os plasmócitos representam 1 a 3% das células nos linfonodos em repouso. Seu número aumenta acentuadamente durante uma resposta imune, aumentando concomitantemente a quantidade de imunoglobulinas circulantes. Plasmoblastos saem do linfonodo e migram para a medula óssea, onde se diferenciam em plasmócitos que secretam anticorpos por um longo período. Os linfócitos B de memória podem deixar os linfonodos e circular para várias regiões do corpo, onde podem proliferar em resposta a uma segunda exposição ao mesmo antígeno. A existência de células de memória em vários locais por todo o corpo assegura uma resposta secundária mais rápida a um antígeno.

Os linfonodos nos quais os linfócitos estão respondendo a antígenos frequentemente aumentam de tamanho, refletindo a formação de centros germinativos e a proliferação de linfócitos. Esse fenômeno é observado com frequência nos linfonodos do pescoço, em resposta a uma infecção nasal ou orofaríngea, e nas regiões axilares e inguinais, devido à infecção nos membros. **Linfadenite**, que consiste em aumento reativo (inflamatório) dos linfonodos, constitui uma complicação comum de infecções microbianas. Esses linfonodos aumentados são comumente designados como **linfadenopatia** (Boxe 14.4).

A saída dos linfócitos T e B do linfonodo é regulada pelo lipídio quimiotático esfingosina-1-fosfato (S1P) e pela expressão de seus receptores na superfície dos linfócitos.

A maioria dos linfócitos sai dos linfonodos via seios linfáticos e, daí, fluem para um vaso linfático eferente. Sua saída dos linfonodos é regulada pela via de saída S1P, que depende da expressão das moléculas S1PR1 (receptor de esfingosina-1-fosfato 1) na superfície dos linfócitos e suas interações com esfingosina-1-fosfato (S1P), que tem propriedades sinalizadoras semelhantes às das quimiocinas, é um lipídio carreado no sangue que é encontrado em concentrações mais elevadas na linfa e no sangue do que em outros tecidos. Os linfócitos T *naïve* que penetram nos linfonodos expressam pequenas concentrações de S1PR1. Se eles não reconhecerem o antígeno em algumas horas, sua expressão de S1PR1 aumenta e os linfócitos T saem dos linfonodos pelos vasos linfáticos eferentes. Se os linfócitos T *naïve* forem ativados por antígeno, sua expressão de S1PR1 é suprimida por alguns dias e a capacidade de os linfócitos saírem dos linfonodos é retardada. Esse processo possibilita a permanência dos linfócitos T ativados nos linfonodos e a divisão e a diferenciação dos mesmos em linfócitos T efetores e de memória que acabam retornando à circulação sanguínea usando a mesma via de saída S1P.

Os linfócitos B *naïve* que não forem ativados por antígeno saem dos linfonodos de modo semelhante ao dos linfócitos T *naïve*. Os linfócitos B ativados que se diferenciam em

Boxe 14.4

Correlação clínica | Linfadenite reativa (inflamatória)

Linfadenite reativa (inflamatória) consiste em aumento dos linfonodos que frequentemente é secundário a infecções bacterianas e outras infecções microbianas. Os linfonodos aumentam em consequência do edema e da hiperplasia de seus componentes celulares (Figura B.14.4.1). Esses componentes incluem linfócitos B, linfócitos T, macrófagos e outras células apresentadoras de antígeno. Além disso, a infiltração dos seios linfáticos por neutrófilos também é proeminente. Nas infecções bacterianas graves, a linfadenite pode ser acompanhada de linfangite, inflamação dos vasos linfáticos aferentes que transportam linfa infectada para dentro dos linfonodos regionais. Os vasos linfáticos inflamados podem ser visíveis como estrias vermelhas sob a pele na área afetada da drenagem linfática.

Os sinais/sintomas comuns de linfadenite aguda consistem em linfonodos aumentados de tamanho, que são dolorosos à palpação, febre, calafrios, perda do apetite, taquicardia e fraqueza geral. Os linfonodos são geralmente palpáveis e hipersensíveis; a pele sobrejacente apresenta coloração avermelhada. Nos casos graves de necrose supurativa (necrose com formação de pus), pode haver desenvolvimento de fístula (abertura falsa), que possibilita a drenagem do pus do linfonodo hipertrofiado para a superfície.

Os microrganismos microbianos que mais frequentemente causam linfadenite consistem em estreptococos e estafilococos. Outros microrganismos menos comuns incluem vírus (como os causadores de mononucleose ou rubéola), protozoários, riquétsias, fungos e *Mycobacterium tuberculosis*. Tonsilite, infecções que se originam dos dentes e faringite bacteriana constituem as causas mais comuns de linfadenite na área do pescoço. A linfadenopatia generalizada é típica da artrite reumatoide e é detectada como sinal precoce de infecção pelo HIV. Na linfadenite crônica, os linfonodos estão aumentados, mas geralmente não estão hipersensíveis.

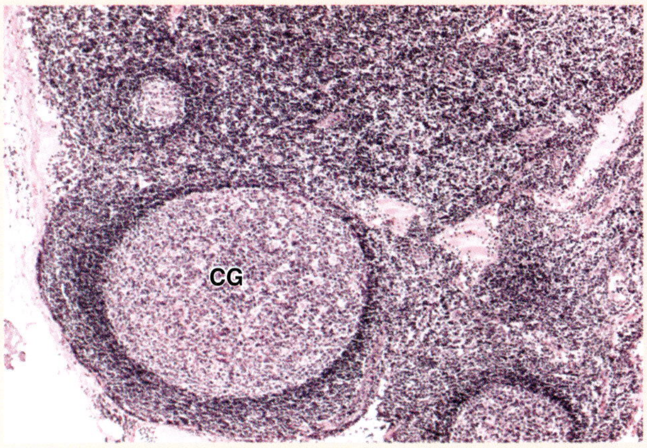

Figura B.14.4.1 Fotomicrografia de um linfonodo com linfadenite reativa. Um corte realizado através da superfície do linfonodo mostra um centro germinativo (*CG*) hiperplásico que se projeta em direção à cápsula de tecido conjuntivo. As células de coloração pálida dentro do centro germinativo são, em sua maioria, linfócitos B e macrófagos; o acúmulo de linfócitos T forma uma zona do manto distinta que circunda o centro germinativo. 120×. (Reproduzida de Schwarting R, McKenzie S, Rubin R. Hematopathology. In: Rubin R, Strayer DS, eds. *Rubin's Pathology: Clinicopathologic Foundations of Medicine*, 5th ed. Lippincott Williams & Wilkins; 2008.)

linfócitos B de memória e plasmoblastos também saem dos linfonodos para a circulação sanguínea pela via S1P.

A regulação da saída dos linfócitos dos linfonodos e de outros órgãos linfáticos secundários é a base do desenvolvimento de novos agentes imunomoduladores. Por exemplo, um metabólito derivado de fungo denominado fingolimode (FTY720) é utilizado no tratamento de **esclerose múltipla (EM)**. Quando introduzido no corpo, torna-se fosforilado e imita a atividade da molécula S1P. Após a ligação ao receptor S1PR1 nos linfócitos, o complexo receptor-S1PR1 é internalizado, inibindo a resposta imune do corpo e impedindo a saída das células efetoras plenamente imunocompetentes dos linfonodos. A seguir, os linfócitos são sequestrados nos órgãos linfáticos secundários, provocando linfopenia (contagem anormalmente baixa de linfócitos no sangue).

As características específicas dos linfonodos em comparação com outros órgãos linfáticos importantes estão resumidas no Quadro 14.4.

■ TIMO

O timo é um órgão linfoepitelial localizado no mediastino superior.

O timo é um órgão linfoepitelial bilobado localizado no mediastino superior, posterior ao esterno e na altura do coração e grandes vasos. Desenvolve-se bilateralmente a partir da terceira bolsa branquial (orofaríngea) (e, algumas vezes, também a partir da quarta bolsa). Durante o desenvolvimento, o epitélio sofre invaginação, e o rudimento do timo cresce em direção caudal como uma projeção tubular do epitélio endodérmico para dentro do mediastino do tórax. A extremidade que avança prolifera e, por fim, desprende-se do epitélio branquial. As células progenitoras linfáticas comuns (PLC) da medula óssea são destinadas a se desenvolver em linfócitos T imunocompetentes, que invadem o rudimento epitelial e ocupam os espaços entre as células epiteliais.

Quadro 14.4 Comparação dos principais órgãos linfáticos.

Características	Nódulos linfáticos (CALT, BALT, GALT, MALT)	Linfonodos	Timo	Baço
	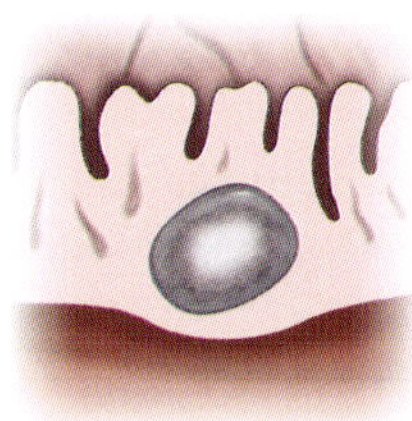	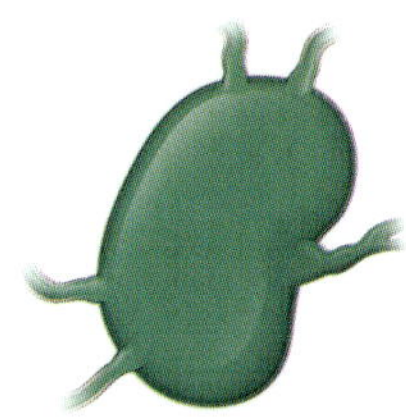	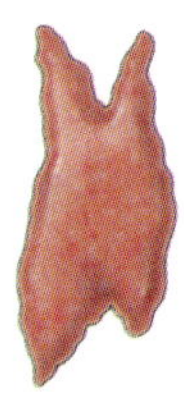	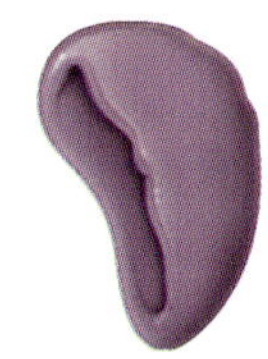
Principal função	Vigilância imune das mucosas	Filtração da linfa Produção de respostas imunes a antígenos na linfa	Desenvolvimento de linfócitos T imunocompetentes	Filtração do sangue Eliminação dos eritrócitos senescentes Produção de respostas imunes a antígenos circulantes
Cápsula de tecido conjuntivo	Não	Sim	Sim	Sim; contém miofibroblastos
Córtex	Não	Sim	Sim	Não
Medula	Não	Sim	Sim	Não
Nódulos linfáticos	Sim	Sim; apenas no córtex superficial	Não	Sim; apenas na polpa branca
Vasos linfáticos aferentes	Não	Sim; passam através da cápsula	Não	Não
Vasos linfáticos eferentes	Sim	Sim; deixam o linfonodo no hilo	Sim (alguns); originam-se nos septos de tecido conjuntivo e na cápsula	Sim; não evidentes, originam-se na polpa branca, perto das trabéculas
Vênulas de endotélio alto (HEV)	Sim; nos nódulos linfáticos bem estabelecidos (*i. e.*, tonsilas, apêndice, placas de Peyer)	Sim; associadas ao córtex profundo	Não	Não
Aspectos característicos	Tecido linfático difuso com nódulos linfáticos de distribuição aleatória, subjacentes à superfície epitelial	Existência de seios linfáticos (subcapsulares, trabeculares e medulares) Rede reticular	Lóbulos tímicos Rede de células reticulares epiteliais Corpúsculos de Hassall apenas na medula	Polpa branca com nódulos esplênicos com PALS contendo a artéria central Polpa vermelha contendo seios esplênicos, artérias peniciladas, capilares embainhados e cordões esplênicos

BALT, tecido linfático associado aos brônquios; CALT, tecido linfático associado à conjuntiva; GALT, tecido linfático associado ao intestino; HEV, vênula endotelial alta; MALT, tecido linfático associado à mucosa; PALS, bainha linfática periarterial.

O timo está totalmente formado e funcional por ocasião do nascimento. Persiste como órgão grande até aproximadamente a época da puberdade, quando a diferenciação e a maturação das células são reduzidas, e a maior parte do tecido linfático é substituída por tecido adiposo (involução). Todavia, parte da maturação dos linfócitos T continua por toda a vida adulta no timo involuído. A função do órgão pode ser reestimulada em condições específicas com alta demanda por novos linfócitos T maduros, como nos receptores adultos de transplantes de medula óssea.

Arquitetura geral do timo

O tecido conjuntivo circunda o timo e o subdivide em lóbulos tímicos.

O timo contém uma fina cápsula de tecido conjuntivo a partir da qual formam-se trabéculas que se estendem para dentro do parênquima do órgão. A cápsula e as trabéculas contêm vasos sanguíneos, vasos linfáticos eferentes (mas não aferentes) e nervos. Além das fibras colágenas e dos fibroblastos, o tecido conjuntivo do timo contém números variáveis de plasmócitos, granulócitos, linfócitos, mastócitos, adipócitos e macrófagos.

As trabéculas estabelecem regiões no timo denominadas lóbulos tímicos. De fato, não são lóbulos verdadeiros, e sim mantos corticais sobre porções do tecido medular interno altamente convoluto, mas contínuo (Figura 14.25 e Prancha 14.6). Em alguns planos de corte, a disposição "lobular" do manto cortical e do tecido medular assemelha-se, superficialmente, a um nódulo linfático com um centro germinativo, o que frequentemente confunde o estudante. Outras características morfológicas (descritas adiante) possibilitam uma identificação segura do timo nos cortes histológicos.

O parênquima do timo contém linfonodos T em desenvolvimento, em uma extensa rede formada por células reticulares epiteliais.

A porção externa do parênquima, o córtex do timo, é acentuadamente basofílica nas preparações coradas por hematoxilina e eosina (H-E). A basofilia se deve ao grande acúmulo de linfócitos T em desenvolvimento com seus núcleos intensamente corados. Esses linfócitos T em desenvolvimento, também denominados timócitos, ocupam os espaços de uma extensa rede de células reticulares epiteliais (Figura 14.26). Os macrófagos e as células dendríticas também estão dispersos entre as células corticais. Os linfócitos T em desenvolvimento originam-se das células PLC, que, por sua vez, se originam na medula óssea. À medida que o desenvolvimento prossegue no timo, as células derivadas das PLC passam por uma série de estágios de desenvolvimento, caracterizados pela expressão de diferentes moléculas CD.

Como o próprio nome indica, as células reticulares epiteliais exibem características tanto de células reticulares quanto de células epiteliais. Fornecem um arcabouço para os linfócitos T em desenvolvimento; por conseguinte, correspondem às células reticulares e suas fibras reticulares associadas em outros tecidos e órgãos linfáticos. No entanto, não há células reticulares do tecido conjuntivo ou suas fibras no parênquima do timo. As células reticulares epiteliais exibem certos aspectos característicos do epitélio, como junções intercelulares e filamentos intermediários.

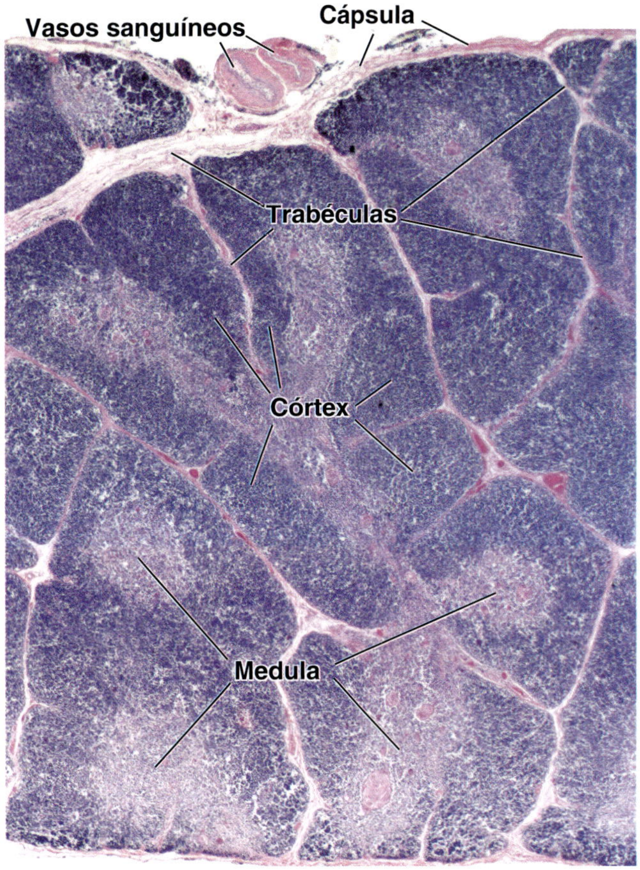

Figura 14.25 Fotomicrografia de timo humano de lactente. Esta preparação corada pela hematoxilina e eosina (H-E) revela múltiplos lóbulos limitados por trabéculas de tecido conjuntivo que se estendem dentro do órgão a partir da cápsula circundante. Cada lóbulo é composto de um córtex basófilo de coloração escura e de uma medula de coloração mais clara e relativamente eosinofílica. A medula consiste em massa ramificada contínua circundada pelo córtex. Este contém numerosos linfócitos densamente agrupados, enquanto a medula apresenta menor número de linfócitos. Observe que, em alguns casos, a medula pode exibir semelhança com os centros germinativos dos nódulos linfáticos (*parte superior à direita* e *centro à esquerda*). Esses perfis medulares isolados são contínuos com o tecido medular global, mas essa continuidade pode não ser notada dentro do plano do corte. 25×.

São identificados seis tipos de células reticulares epiteliais de acordo com sua função: três tipos no córtex e três tipos na medula. Cada tipo é designado por algarismos romanos. No córtex, são reconhecidos os seguintes tipos celulares:

- As células reticulares epiteliais do tipo I estão localizadas no limite entre o córtex e a cápsula de tecido conjuntivo, bem como entre o parênquima cortical e as trabéculas. Essas células também circundam a adventícia dos vasos sanguíneos corticais. Em essência, as células reticulares epiteliais do tipo I separam o parênquima tímico do tecido conjuntivo do órgão. As zônulas de oclusão entre essas células refletem a sua função como barreira que isola os linfócitos T em desenvolvimento do tecido conjuntivo do órgão, ou seja, cápsula, trabéculas e tecido conjuntivo perivascular
- As células reticulares epiteliais do tipo II estão localizadas no córtex. O microscópio eletrônico de transmissão (MET) revela as máculas de adesão (desmossomos) que unem os longos prolongamentos citoplasmáticos das células adjacentes. O corpo e os prolongamentos citoplasmáticos da célula contêm quantidade abundante de filamentos intermediários. Em virtude de seus prolongamentos, essas células são estreladas; apresentam um núcleo grande que

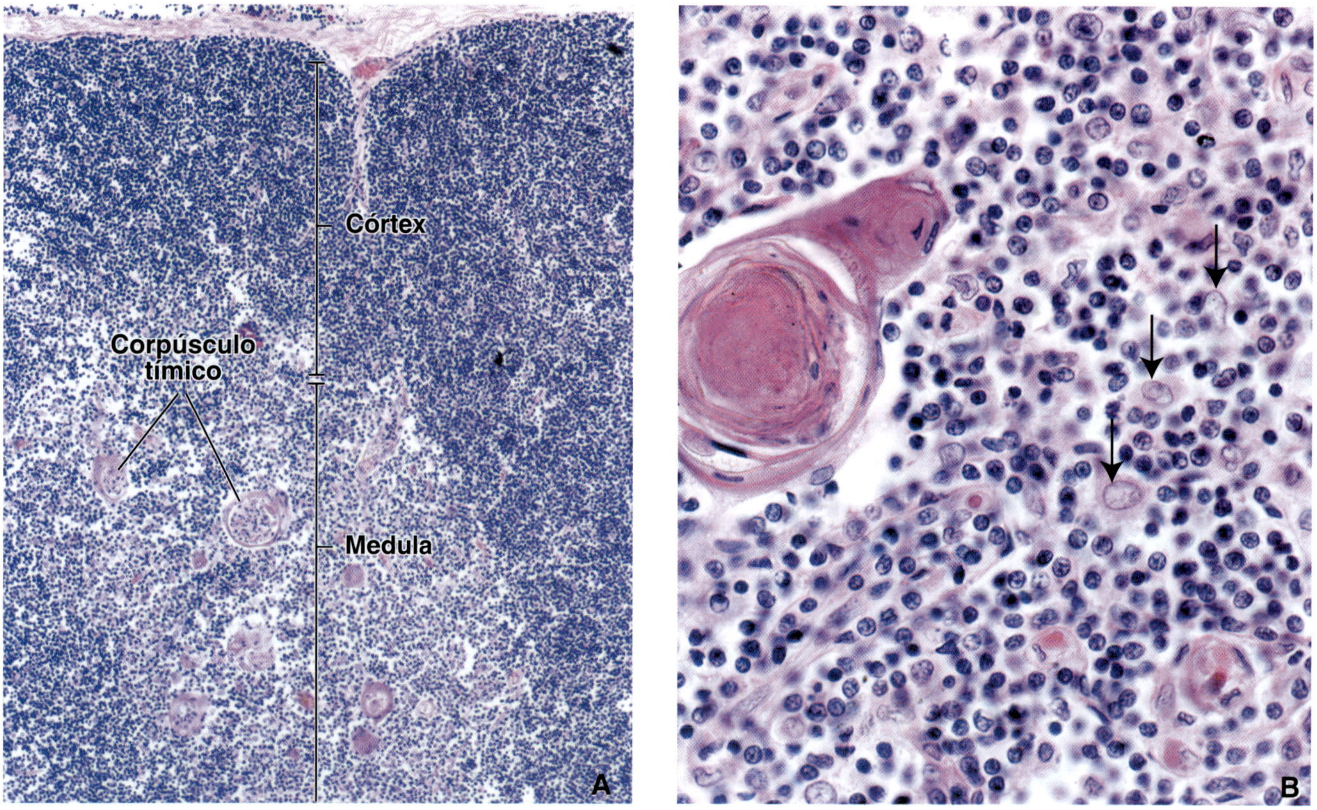

Figura 14.26 Fotomicrografia de um timo humano. A. O córtex contém uma população densa de pequenos linfócitos T em fase de maturação, produzindo uma coloração escura nessa região do timo. Em contraste, a medula aparece mais clara. A medula também contém os corpúsculos tímicos que se coram com eosina e possibilitam maior distinção. 120×. **B.** Esta fotomicrografia em maior aumento mostra a medula com um corpúsculo tímico (*à esquerda*) e células circundantes. Os corpúsculos tímicos são massas isoladas de células reticulares epiteliais do tipo VI de disposição concêntrica, densamente acondicionadas; essas células exibem núcleos achatados. A massa mais central do corpúsculo contém células totalmente queratinizadas. Além dos numerosos linfócitos, a micrografia também mostra células reticulares epiteliais V (*setas*), com seu citoplasma eosinofílico e grandes núcleos de coloração pálida. 600×.

se cora levemente por H-E, em decorrência de sua eucromatina abundante. Essa característica do núcleo possibilita a identificação fácil dessa célula ao microscópio óptico. As células do tipo II compartimentalizam o córtex em áreas isoladas para os linfócitos T em desenvolvimento. Diferentemente das células do tipo I, as células do tipo II expressam moléculas do MHC I e do MHC II, que estão envolvidas na seleção das células tímicas

- As células reticulares epiteliais do tipo III estão localizadas no limite entre o córtex e a medula. O MET revela zônulas de oclusão entre os prolongamentos citoplasmáticos laminares das células adjacentes. À semelhança das células do tipo I, as células reticulares epiteliais do tipo III criam uma barreira funcional – neste caso, entre o córtex e a medula. Assim como as células do tipo II, contêm moléculas do MHC I e do MHC II
- Os macrófagos e as células dendríticas estão localizados no córtex do timo e são responsáveis pela fagocitose dos linfócitos T que não preenchem os requisitos da seleção tímica. Esses linfócitos T são programados para morrer antes de deixar o córtex. Aproximadamente 98% dos linfócitos T sofrem essa apoptose e, em seguida, são fagocitados pelos macrófagos. É difícil identificar os macrófagos no córtex nas preparações coradas por H-E. No entanto, a reação do ácido periódico de Schiff (PAS) define prontamente essas células, devido à coloração de seus numerosos lisossomos grandes. Por conseguinte, esses macrófagos são denominados células PAS. As células dendríticas dentro do timo regulam a expressão de marcadores FOXP3 nos linfócitos T $CD4^+$ reguladores (supressores) (ver anteriormente).

Embora as células reticulares epiteliais do córtex tímico desempenhem papel importante no desenvolvimento dos linfócitos T maduros imunocompetentes, evidências experimentais mostram que linfócitos T em diferentes estágios de diferenciação controlam a microarquitetura das células reticulares epiteliais do timo, um fenômeno denominado comunicação cruzada. Por conseguinte, os linfócitos em desenvolvimento e as células reticulares epiteliais influenciam uns aos outros durante o desenvolvimento das células.

Os corpúsculos tímicos ou de Hassall (derivados das células reticulares epiteliais do tipo VI) constituem uma característica diferencial da medula do timo.

A medula do timo, a porção interna do parênquima, contém numerosas células reticulares epiteliais e linfócitos T frouxamente dispostos (ver Figura 14.26). A medula cora-se menos intensamente que o córtex, visto que ela contém principalmente linfócitos grandes. Esses linfócitos contêm núcleos de coloração pálida e quantitativamente mais citoplasma do que os linfócitos pequenos. À semelhança do córtex, a medula também contém três tipos de células reticulares epiteliais:

- As células reticulares epiteliais do tipo IV estão localizadas entre o córtex e a medula, próximo das células do tipo III. Contêm prolongamentos semelhantes a folhetos, com zônulas de oclusão entre as células adjacentes, bem como entre elas e as células do tipo III. Em cooperação com as células do tipo III, elas criam a barreira na junção corticomedular

- As células reticulares epiteliais do tipo V estão localizadas em toda a medula. Assim como as células do tipo II localizadas no córtex, os prolongamentos das células adjacentes são unidos por desmossomos para proporcionar o arcabouço celular da medula e para compartimentalizar grupos de linfócitos. Esses núcleos contrastam acentuadamente com os núcleos dos linfócitos de coloração densa
- As células reticulares epiteliais do tipo VI formam o aspecto mais característico da medula do timo, os corpúsculos tímicos (de Hassall) (Figura 14.27 e Prancha 14.5). Os corpúsculos tímicos consistem em massas isoladas de células reticulares epiteliais do tipo VI de arranjo concêntrico e densamente dispostas, com núcleos achatados. Os estudos dessas células com o MET revelam a existência de grânulos de querato-hialina, feixe de filamentos intermediários citoplasmáticos e gotículas lipídicas. As células são unidas por desmossomos. O centro de um corpúsculo tímico pode mostrar evidências de queratinização, um aspecto que não é surpreendente para células que se desenvolveram a partir do epitélio orofaríngeo. Os corpúsculos tímicos são componentes multicelulares funcionalmente ativos, singulares e antigenicamente distintos da medula. Embora a função desses corpúsculos não esteja totalmente elucidada, acredita-se que os corpúsculos tímicos produzam interleucinas (IL-4 e IL-7), que funcionam na diferenciação do timo e na seleção dos linfócitos T.

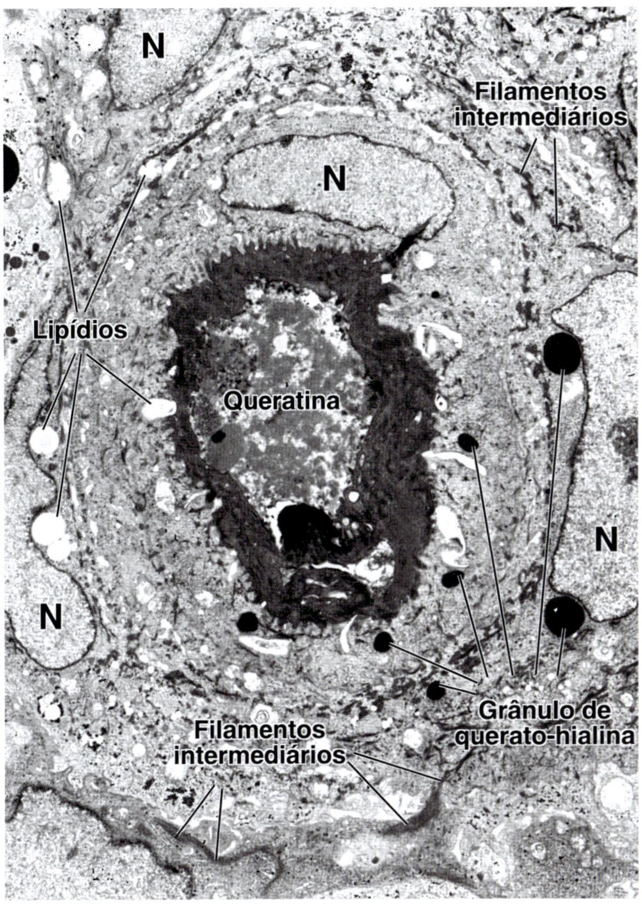

Figura 14.27 Eletromicrografia de um corpúsculo tímico (de Hassall). Esta eletromicrografia de aumento relativamente pequeno mostra alguns dos núcleos (*N*) e o citoplasma das células reticulares epiteliais de disposição concêntrica de um corpúsculo tímico (de Hassall). Feixes de filamentos intermediários, grânulos de querato-hialina e gotículas lipídicas também são evidentes no citoplasma das células reticulares epiteliais. Observam-se células totalmente queratinizadas (*camada preta*) no centro do corpúsculo tímico. 5.000×. (Cortesia do Dr. Johannes A. G. Rhodin.)

Os vasos sanguíneos passam pelas trabéculas para entrar no parênquima do timo. Em geral, os vasos sanguíneos entram na medula a partir das partes mais profundas das trabéculas e apresentam uma bainha de tecido conjuntivo ao longo de suas paredes. Essa bainha de tecido conjuntivo perivascular varia na sua espessura. É mais espessa ao redor dos vasos de maior calibre e torna-se gradualmente mais fina ao redor dos vasos de menor calibre. Nos locais em que é espessa, contém fibras reticulares, fibroblastos, macrófagos, plasmócitos e outras células encontradas no tecido conjuntivo frouxo; nos locais em que é fina, pode conter apenas fibras reticulares e fibroblastos ocasionais. O Quadro 14.4 fornece um resumo das características específicas do timo, em comparação com outros órgãos linfáticos importantes.

Barreira hematotímica e processo de seleção das células tímicas

A barreira hematotímica protege os linfócitos em desenvolvimento no timo da exposição a antígenos.

Os linfócitos que alcançam o córtex do timo são impedidos de entrar em contato com o antígeno por uma barreira física, denominada barreira hematotímica (Figura 14.28). Os componentes

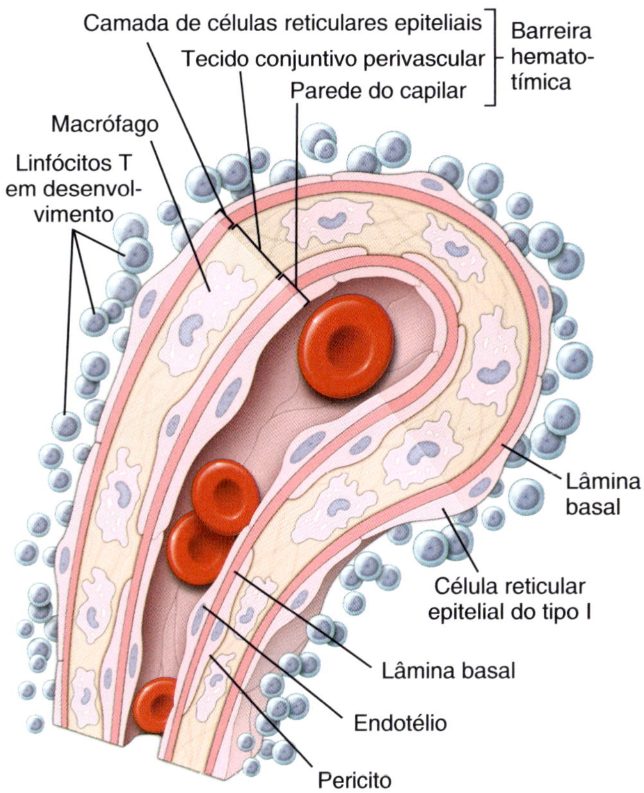

Figura 14.28 Diagrama esquemático da barreira hematotímica. A barreira hematotímica consiste em três elementos principais: (1) o endotélio capilar e a sua lâmina basal, (2) o tecido conjuntivo perivascular povoado por macrófagos e (3) as células reticulares epiteliais do tipo I com suas lâminas basais. O tecido conjuntivo perivascular está entremeado entre a lâmina basal das células reticulares epiteliais e a lâmina basal das células endoteliais. Essas camadas proporcionam a proteção necessária para os linfócitos T imaturos em desenvolvimento e as isolam dos linfócitos imunocompetentes maduros que circulam na corrente sanguínea.

que constituem a barreira hematotímica entre os linfócitos T e o lúmen dos vasos sanguíneos corticais são, do lúmen para fora:

- O endotélio que reveste a parede capilar é do tipo contínuo, com zônulas de oclusão. É altamente impermeável às macromoléculas e é considerado importante componente estrutural da barreira no parênquima cortical. A lâmina basal subjacente de células endoteliais e pericitos ocasionais também fazem parte da parede capilar
- Os macrófagos que residem no tecido conjuntivo perivascular circundante podem fagocitar moléculas antigênicas que escapam do lúmen capilar para dentro do parênquima cortical
- As células reticulares endoteliais do tipo I com suas zônulas de oclusão proporcionam proteção adicional aos linfócitos T em desenvolvimento. As células reticulares epiteliais circundam a parede capilar no córtex; com suas lâminas basais, representam outro componente estrutural importante da barreira hematotímica.

O timo é o local de intensa seleção dos linfócitos em que os timócitos precisam passar por duas provas sequenciais para sobreviver.

Durante a vida fetal, o timo é povoado por células-tronco linfáticas multipotenciais, que se originam da medula óssea e são destinadas a se desenvolver em linfócitos T maduros imunocompetentes. O processo de maturação é também denominado processo de seleção, mais tradicionalmente conhecido como processo de seleção das células tímicas (Figura 14.29), exibindo uma sequência precisa na qual os genes do receptor de linfócitos T são rearranjados. Esse processo se caracteriza por expressão ou deleção de moléculas CD específicas de superfície. Essas alterações na superfície refletem o estado de maturação funcional dos linfócitos T e as proteínas CD expressadas são usadas como marcadores da diferenciação dos linfócitos T.

A expressão das moléculas CD2 e CD7 na superfície dos linfócitos T indica um estágio inicial de diferenciação (estágio duplo-negativo). O termo *duplo-negativo* refere-se à ausência de ambas as moléculas CD4 e CD8. Esse estágio inicial é seguido pela expressão de moléculas CD1, que indica o estágio intermediário de diferenciação dos linfócitos T. Com a progressão do processo de maturação, os linfócitos T expressam CD3, além de CD4 e CD8, caracterizando o estágio duplo-positivo de diferenciação dos linfócitos T. Os linfócitos T duplo-negativos, que se desenvolveram sem estimulação antigênica do ambiente externo, começam a expressar TCR.

Nesse estágio os linfócitos sofrem seleção positiva para garantir que apresentem TCR funcionais. Os linfócitos T duplo-positivos entram em contato com células reticulares epiteliais dos tipos II e III que apresentam vários tipos de autopeptídios ligados a moléculas do MHC I e MHC II. Se o linfócito reconhecer moléculas do MHC próprias e exibir autopeptídios com afinidade suficiente para gerar sinais de sobrevida, sobreviverá à seleção positiva. Se o TCR do linfócito não reconhecer moléculas de MHC próprias, essa célula não reatora é eliminada por um processo denominado morte por negligência (uma via predefinida de apoptose). Durante o processo de seleção positiva, os linfócitos com TCR que reconhecem moléculas de MHC I próprias se tornam linfócitos T $CD8^+$ citotóxicos (em decorrência de perda de CD4 e preservação de CD8) e os linfócitos com TCR que reconhecem moléculas da classe II de MHC próprias se tornam linfócitos T auxiliares $CD4^+$ (em decorrência da perda de CD8 e perda de CD4). Este é o chamado estágio único-positivo de diferenciação dos linfócitos T.

As células que passam no teste de seleção deixam o córtex e entram na medula, onde passam por "outro teste" para verificar se seus TCR respondem com vigor excessivo aos autoantígenos, o processo chamado de seleção negativa. Esse processo é realizado pelas células reticulares epiteliais (tipos IV a VI), que apresentam muitos autoantígenos específicos de tecidos em seus MHCs. Um fator de transcrição específico, conhecido como proteína reguladora autoimune (AIRE), expresso pelas células reticulares epiteliais, promove a expressão promíscua de autoantígenos específicos de tecidos suprarregulados de todos os tecidos e órgãos que normalmente não são necessários para a função direta das células reticulares epiteliais. Esses antígenos são gerados especificamente para o teste de seleção negativa e são apresentados aos linfócitos T em desenvolvimento como espelho antigênico do próprio. O processo de seleção negativa elimina as células que reconhecem autoantígenos com alta avidez por apoptose. Qualquer estimulação excessiva desses linfócitos T imaturos por autoantígenos nesse estágio é indesejada e constitui a base para a sua eliminação.

A seleção negativa de linfócitos T no timo regulada por AIRE é necessária para manter a autotolerância. Mutações no gene que codifica a proteína AIRE causam seleção negativa anormal (devido à expressão incompleta de autoantígenos específicos de tecido) e quebra da autotolerância que possibilita que linfócitos T autorreativos escapem da morte por apoptose no timo. Esses linfócitos são liberados na circulação sanguínea e colonizam tecidos e órgãos periféricos, levando a doenças autoimunes de múltiplos órgãos. Um exemplo é a **síndrome de poliendocrinopatia-autoimune-candidíase-distrofia ectodérmica (APECED)**. Essa síndrome caracteriza-se por autoanticorpos dirigidos contra múltiplos órgãos endócrinos (p. ex., glândulas paratireoides, glândulas suprarrenais e glândula tireoide) e não endócrinos (p. ex., pele, sistema digestório, fígado, pulmões, ovários) e por suscetibilidade à infecção fúngica mucocutânea crônica por *Candida*.

As células que sobrevivem aos dois testes de seleção deixam o timo passando da medula para a circulação sanguínea na forma de linfócitos T maduros (embora *naïve*). O processo de seleção das células tímicas é promovido por moléculas secretadas pelas células reticulares epiteliais e inclui interleucinas (IL-4 e IL-7), fatores de estimulação de colônias e gamainterferona.

É importante enfatizar que aproximadamente 98% dos timócitos que se dividem e proliferam no timo não passam pela seleção das células tímicas e morrem no timo por apoptose. Os fragmentos desses timócitos são fagocitados pelos macrófagos encontrados em todo o timo. A seleção negativa como parte da educação intensa dos linfócitos T para aprender e reconhecer corretamente os autopeptídios é importante para o desenvolvimento da autotolerância, que é definida como a capacidade do sistema imune de reconhecer antígenos próprios e de reagir de modo apropriado a substâncias não próprias.

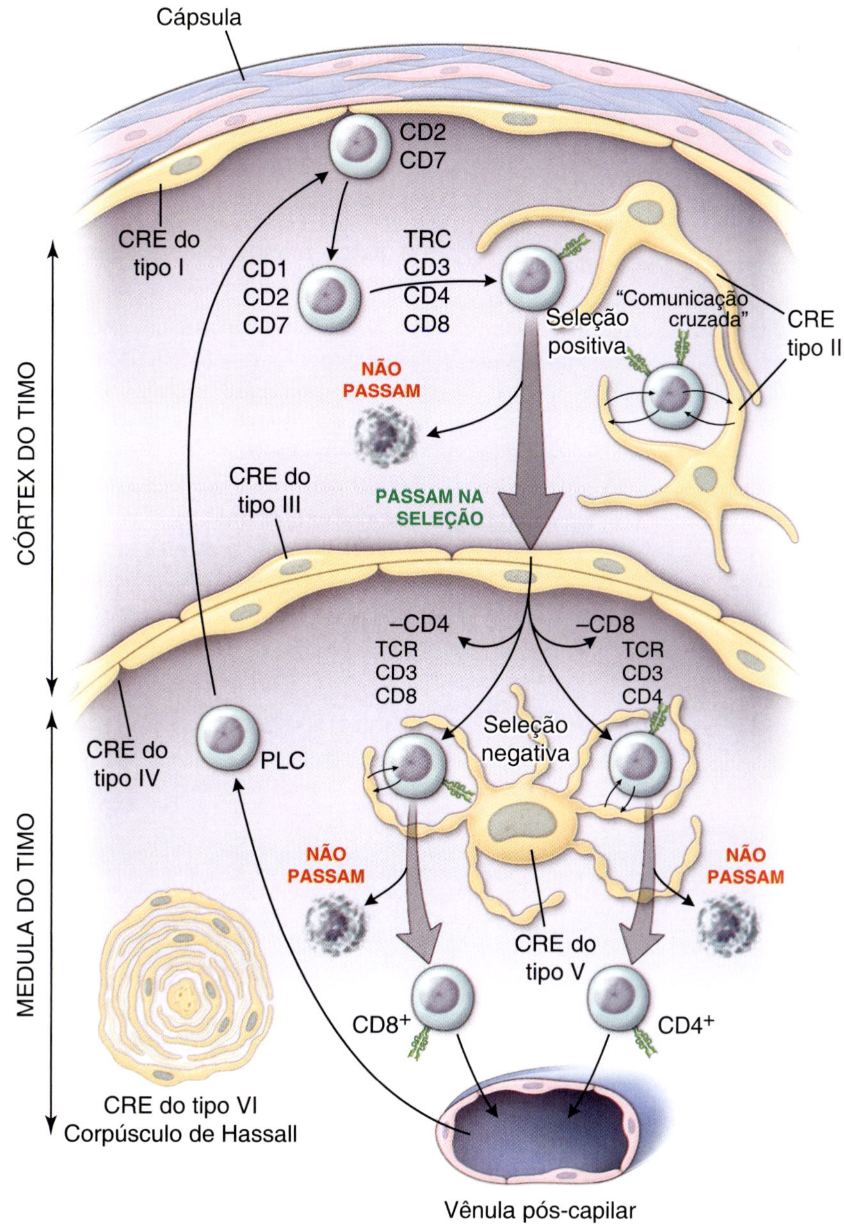

Figura 14.29 Desenho esquemático das principais etapas na seleção tímica. O processo de maturação e diferenciação das células progenitoras linfáticas comuns (*PLC*) em linfócitos T imunocompetentes é obtido pela expressão e deleção de antígenos CD específicos de superfície. As células-tronco *PLC* entram na medula do timo através de uma vênula pós-capilar e, em seguida, migram para a periferia do lóbulo tímico. A existência das moléculas CD2 e CD7 na superfície celular indica um estágio inicial de diferenciação. Este é seguido pela expressão da molécula CD1, que indica o estágio intermediário de diferenciação dos linfócitos T. Com a progressão da maturação, as células expressam TCR e moléculas de CD3, CD4 e CD8. Essas células portadoras de autoantígenos e antígenos não próprios são apresentadas pelas células reticulares epiteliais (*CRE*) dos tipos II e III. Se o linfócito reconhecer o MHC próprio e os autoantígenos, ele sobreviverá à seleção (seleção positiva); caso contrário, será destruído. Os linfócitos que passam pelo teste de seleção positiva deixam o córtex e entram na medula. Nesta, sofrem outro processo de seleção, em que as células que reagem com muita intensidade aos antígenos próprios exibidos pelo MHC próprio são eliminadas (seleção negativa). Os linfócitos que sobrevivem à seleção negativa tornam-se, então, linfócitos T $CD8^+$ citotóxicos maduros ou linfócitos T $CD4^+$ auxiliares. Essas células são, agora, linfócitos T maduros (porém *naïve*); deixam o timo a partir da medula e entram na circulação sanguínea. Os hormônios secretados pelas células reticulares epiteliais do tipo VI dentro do corpúsculo tímico (de Hassall) promovem o processo de seleção das células tímicas. Observe a distribuição de todos os seis tipos de células reticulares epiteliais.

■ BAÇO

O baço tem aproximadamente o tamanho de um punho fechado e é o maior órgão linfático. Localiza-se no quadrante superior esquerdo da cavidade abdominal e apresenta rico suprimento sanguíneo. O baço não apresenta conexão direta com a circulação linfática; na verdade, coleta antígenos, microrganismos patogênicos e outras partículas (p. ex., complexos imunes) diretamente da corrente sanguínea. Estima-se que o baço filtre aproximadamente 5% do débito cardíaco a cada minuto.

O baço filtra o sangue e inicia respostas imunes adaptativas aos antígenos transportados pelo sangue.

O baço desempenha funções de filtração tanto morfológicas quanto imunológicas. Além do grande número de linfócitos, o baço contém espaços ou canais vasculares especializados, uma rede de células reticulares e fibras reticulares e um rico suprimento de macrófagos e células dendríticas. Esse conteúdo possibilita ao baço monitorar imunologicamente o sangue, de modo semelhante ao monitoramento da linfa pelos macrófagos e células dendríticas dos linfonodos.

O baço está envolvido por uma cápsula de tecido conjuntivo denso, a partir da qual trabéculas se estendem para dentro do parênquima do órgão (Figura 14.30). O tecido conjuntivo da cápsula e das trabéculas contém miofibroblastos. Essas células contráteis também produzem fibras extracelulares de tecido conjuntivo. Em muitos mamíferos, o baço mantém um grande volume de reserva de eritrócitos. Nessas espécies, a contração da cápsula e das trabéculas ajuda a descarregar os eritrócitos armazenados na circulação sistêmica. Em condições normais, o baço humano retém quantidade relativamente pequena de sangue; no entanto, é capaz de se contrair pela ação das células contráteis existentes em sua cápsula e trabéculas.

O hilo, localizado na superfície medial do baço, constitui o local de passagem de artéria e veia esplênicas, nervos e vasos linfáticos. Os vasos linfáticos originam-se na polpa branca, próximo das trabéculas, e constituem uma via para a saída dos linfócitos do baço.

A maior parte do baço é formada pela polpa esplênica. Por sua vez, a polpa esplênica é dividida em duas regiões funcional e morfologicamente diferentes: a polpa branca e a polpa vermelha, classificadas de acordo com a coloração que essas regiões apresentam em cortes a fresco. A polpa branca é vista como áreas cinza-esbranquiçadas circulares ou alongadas, circundadas pela polpa vermelha rica em sangue.

A polpa branca consiste em um acúmulo de linfócitos circundando uma artéria.

A polpa branca consiste em nódulos linfáticos formados principalmente por linfócitos densamente acondicionados, que dão a impressão de nódulos brancos contra um fundo de eritrócitos ocupando seios esplênicos e cordões esplênicos. Nos cortes corados por H-E, a polpa branca aparece basofílica, em virtude da predominância de heterocromatina nos núcleos dos numerosos linfócitos (Prancha 14.4). Na polpa branca, os ramos da artéria esplênica são denominados artérias da polpa

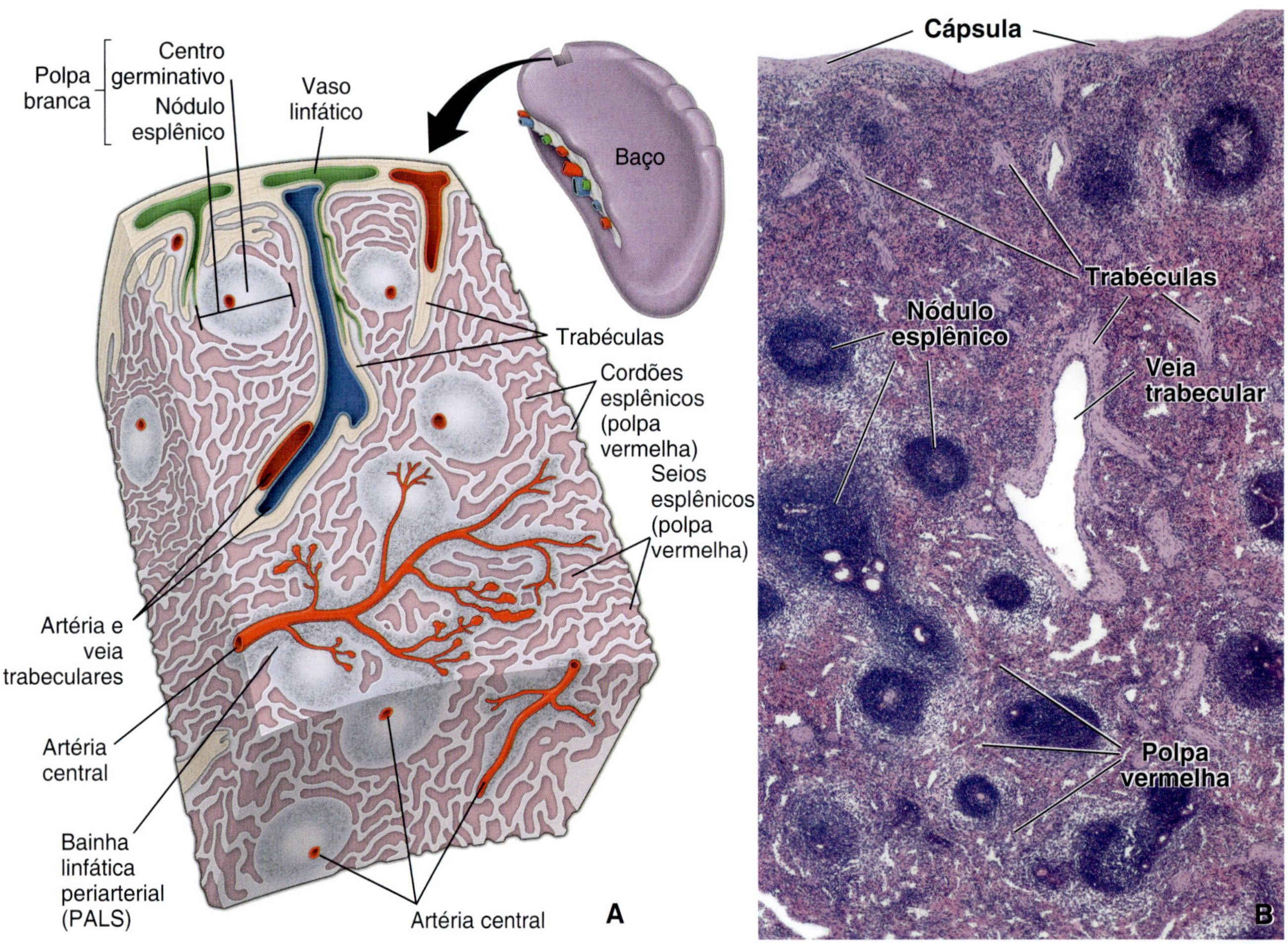

Figura 14.30 Diagrama esquemático e fotomicrografia da estrutura esplênica. A. A estrutura do baço é formada por duas regiões: a polpa branca e a polpa vermelha. A polpa branca consiste em massa cilíndrica de linfócitos dispostos ao redor de uma artéria central que, em conjunto, forma a bainha linfática periarterial (*PALS*). Vários nódulos esplênicos estão distribuídos ao longo da extensão da *PALS*. Um corte transversal através da parte da bainha que contém um nódulo mostra, no entanto, que a artéria central ocupa uma posição excêntrica em relação à massa linfática. A polpa vermelha consiste em seios esplênicos circundados por cordões esplênicos (cordões de Billroth). O baço é circundado por uma cápsula, a partir da qual se projetam trabéculas para seu interior. Tanto a cápsula quanto as trabéculas são formadas por tecido conjuntivo denso infiltrado por numerosos miofibroblastos. Vasos sanguíneos atravessam a cápsula e as trabéculas antes e depois de sua passagem pelo interior do baço. Os vasos linfáticos originam-se na polpa branca, próximo das trabéculas. **B.** Esta fotomicrografia em pequeno aumento do baço revela os mesmos componentes mostrados no desenho anterior. Observe a cápsula com diversas trabéculas que se projetam para dentro do baço. No *centro* da imagem, há uma trabécula contendo uma veia trabecular, através da qual o sangue deixa o órgão. A polpa vermelha constitui a maior parte do tecido esplênico; a polpa branca contém tecido linfático que segue e envolve a artéria central. A expansão da polpa branca cria os nódulos esplênicos. 45×.

branca ou artérias centrais. Os linfócitos que se agregam ao redor das artérias centrais constituem a bainha linfática periarterial (PALS, do inglês *periarterial lymphatic sheath*). Esta apresenta configuração aproximadamente cilíndrica, que se adapta ao curso da artéria central. Nos cortes transversais, a PALS é vista como um perfil arredondado semelhante a um nódulo linfático. No entanto, a existência da artéria central diferencia a PALS dos nódulos linfáticos comuns encontrados em outros locais. À medida que a PALS se espessa e forma nódulos, a artéria central é deslocada e passa a ocupar posição excêntrica, e não mais central. A arquitetura da polpa branca é análoga à organização de um linfonodo, visto que os linfócitos T e B estão separados em zonas diferentes. Além dos linfócitos, a polpa branca contém populações de macrófagos e células dendríticas especializadas que são importantes na fagocitose de linfócitos B apoptóticos que surgem durante a reação do centro germinativo.

A migração dos linfócitos T e B para o baço é diferente da observada no linfonodo.

Linfócitos T e B *naïve* liberados do timo e da medula óssea, respectivamente, penetram no baço via circulação aberta. Ao contrário dos linfonodos, não há HEV no baço; portanto, a entrada de linfócitos não é regulada e não há necessidade da participação de moléculas de adesão (*i. e.*, seletina, integrinas) ou quimiocinas no processo de entrada.

Os linfócitos T e B são, então, atraídos para a superfície externa de artérias pequenas e arteríolas formando a polpa branca. Os nódulos linfáticos na polpa branca constituem o território dos linfócitos B; outros linfócitos da PALS consistem principalmente em linfócitos T que circundam os nódulos. Por conseguinte, a PALS pode ser considerada uma zona dependente do timo, semelhante ao córtex profundo de um linfonodo. A distribuição dos linfócitos B e T é dependente da produção de diferentes quimiocinas pelas células estromais e da expressão de receptores específicos nos linfócitos B (CXCR5) e linfócitos T (CCR7) em um processo semelhantes ao encontrado nos linfonodos (ver anteriormente). Em geral, os nódulos contêm centros germinativos que, como em outros tecidos linfáticos, desenvolvem-se à medida que os linfócitos B proliferam após serem ativados por antígeno. A saída de linfócitos da polpa branca para a polpa vermelha é regulada e usa uma via S1P semelhante à encontrada nos linfonodos (ver anteriormente).

Os linfócitos atravessam o baço rapidamente; quase 50% de todos os linfócitos circulantes passam pelo baço a cada 24 horas. Nos seres humanos, os centros germinativos desenvolvem-se dentro de 24 horas após a exposição a um antígeno e podem se tornar grandes o suficiente para serem visíveis a olho nu. Esses nódulos aumentados são denominados nódulos esplênicos ou corpúsculos de Malpighi (não confundi-los com os corpúsculos renais que têm o mesmo nome).

A polpa vermelha contém numerosos eritrócitos que ela filtra e degrada.

A polpa vermelha tem aspecto vermelho, tanto a fresco como nos cortes histológicos, em decorrência do grande número de eritrócitos ali presentes (Prancha 14.5). Essencialmente, a polpa vermelha consiste em seios esplênicos separados por cordões esplênicos (cordões de Billroth). Os cordões esplênicos são formados por uma rede frouxa de células reticulares e fibras reticulares compostas por moléculas de colágeno dos tipos III e V. Numerosos eritrócitos, plaquetas, macrófagos, linfócitos, células dendríticas, plasmócitos e granulócitos são encontrados na rede de cordões esplênicos. Os macrófagos da polpa vermelha diferem dos macrófagos associados à polpa branca; eles fagocitam primariamente eritrócitos danificados e outros materiais que precisam ser retirados do sangue. O ferro dos eritrócitos destruídos é liberado do macrófago ou armazenado pela célula na forma de ferritina ou sua hemossiderina agregada, que é um complexo insolúvel de ferritina parcialmente degradada. Inclusões de ferritina podem ser observadas nos macrófagos da polpa vermelha. Os macrófagos da polpa vermelha são essenciais para iniciar o processo de degradação da hemoglobina e recuperação do ferro, que é crucial para a formação de novos eritrócitos.

A polpa vermelha também é um grande reservatório de monócitos que estão aglomerados nos cordões esplênicos. Esse reservatório de monócitos é maior que o reservatório de monócitos circulantes no sangue e pode ser mobilizado rapidamente e liberado do baço (p. ex., como resposta à infecção). Verifica-se também a existência de megacariócitos em certas espécies, como nos roedores e no gato, mas não nos seres humanos, exceto durante a vida fetal. O Quadro 14.4 fornece um resumo das características específicas do baço em comparação com outros órgãos linfáticos importantes.

Os seios esplênicos ou venosos são vasos sinusoidais especiais, revestidos por células endoteliais em formato de bastonete.

As células endoteliais que revestem os seios esplênicos são extremamente longas. Seu eixo longitudinal é paralelo ao do vaso. Existem poucos pontos de contato entre as células adjacentes, produzindo, assim, amplos espaços intercelulares. Tais espaços possibilitam a passagem das células sanguíneas para dentro e para fora dos seios. As imagens de MET mostram bem que os eritrócitos humanos tornam a penetrar na circulação a partir dos cordões esplênicos atravessando os espaços entre as células endoteliais do seio. As células endoteliais contêm filamentos de actina (fibras de tensão) dispostos longitudinalmente logo abaixo da membrana plasmática. As fibras de tensão são mais proeminentes nas bordas de células adjacentes. A existência de actina, filamentos semelhantes à miosina e α-actinina nas fibras de tensão indica suas propriedades contráteis e possível participação na regulação das dimensões dos espaços intercelulares, que poderia, por sua vez, controlar a passagem de células sanguíneas dos cordões esplênicos para os seios.

Os seios não contêm uma lâmina basal contínua. Filamentos de lâmina basal contendo colágeno do tipo IV e laminina fazem uma alça ao redor da parte externa do seio, de modo muito semelhante aos arcos que envolvem as tábuas de um barril. Esses filamentos estão em ângulos retos com os eixos longos das células endoteliais. Esses filamentos coram-se com reagentes que contêm prata ou com a reação de PAS (Prancha 14.5). Não há músculo liso nem pericitos na parede dos seios esplênicos. Os prolongamentos das células reticulares se estendem até a porção basal das células endoteliais e estão associados às fibras reticulares que parecem se fundir com as alças perissinusoidais da lâmina basal. O sangue preenche tanto os seios quanto os cordões da polpa vermelha, obscurecendo frequentemente as estruturas subjacentes – o que dificulta a distinção entre os cordões e os seios nos cortes histológicos.

Circulação sanguínea no baço

A circulação na polpa vermelha possibilita que os macrófagos rastreiem antígenos no sangue.

O sangue que entra no baço por meio da artéria esplênica é distribuído pelos ramos das artérias trabeculares que penetram na polpa branca. Ramificam-se por todo o baço até alcançar um vaso terminal denominado artéria central, que é circundada por células linfáticas. Em alguns animais (mas não em seres humanos), a artéria central envia ramos para a própria polpa branca e para os seios no perímetro da polpa branca, denominados *seios marginais* (ver Figura 14.30). Ao contrário de outros animais (como camundongos e ratos), os seres humanos não apresentam seios marginais. Depois de deixarem a polpa branca, as arteríolas se ramificam em várias arteríolas relativamente retas, denominadas arteríolas peniciladas. Em seguida, as arteríolas peniciladas continuam como capilares arteriais. Alguns destes são circundados por agregados de macrófagos e, portanto, são denominados capilares embainhados. Os capilares embainhados apresentam extremidades afuniladas que possibilitam o escoamento do sangue diretamente na rede reticular dos cordões esplênicos, em vez de se conectarem com os seios esplênicos revestidos por endotélio. O sangue que penetra na polpa vermelha dessa maneira atravessa os cordões e é exposto aos macrófagos dos cordões antes de retornar à circulação, espremendo-se através das fendas interendoteliais estreitas (1 a 3 μm de largura) na parede dos seios esplênicos. Essas fendas representam as menores aberturas para a passagem dos eritrócitos no corpo, o que torna o baço o maior filtro de eritrócitos. Além disso, prolongamentos dos macrófagos se estendem entre as células endoteliais e para lúmen dos seios para monitorar o fluxo sanguíneo à procura de antígenos estranhos (Figura 14.31).

Esse tipo de circulação é designado como circulação aberta e constitui a única via pela qual o sangue retorna à circulação venosa nos seres humanos. É importante ressaltar que todos os dados de pesquisa e de técnicas de imagem 3D apoiam a noção de que a circulação esplênica forma um sistema totalmente aberto nos seres humanos. Em outras espécies, como o rato e o cão, parte do sangue dos capilares embainhados passa diretamente para os seios esplênicos da polpa vermelha. Esse tipo de circulação é denominado circulação fechada.

A circulação aberta expõe mais eficientemente o sangue aos macrófagos da polpa vermelha. Tanto as eletromicrografias de transmissão quanto as de varredura frequentemente mostram eritrócitos em trânsito através do endotélio do seio, reentrando presumivelmente no sistema circulatório a partir dos cordões da polpa vermelha. O sangue coletado nos seios drena para as tributárias das veias trabeculares que convergem em veias maiores, deixando finalmente o baço pela veia esplênica. Por sua vez, a veia esplênica conecta-se com a drenagem do intestino na veia porta do fígado.

O baço inicia respostas imunes adaptativas e desempenha funções hematopoéticas.

Como o baço filtra o sangue à medida que os linfonodos filtram a linfa, ele funciona tanto no sistema imune quanto no hematopoético. O baço é maior órgão linfático secundário no ser humano adulto.

As funções do sistema imune no baço incluem as seguintes:

- Apresentação do antígeno pelas APCs (principalmente células dendríticas e macrófagos) e iniciação da resposta imune a antígenos transmitidos pelo sangue

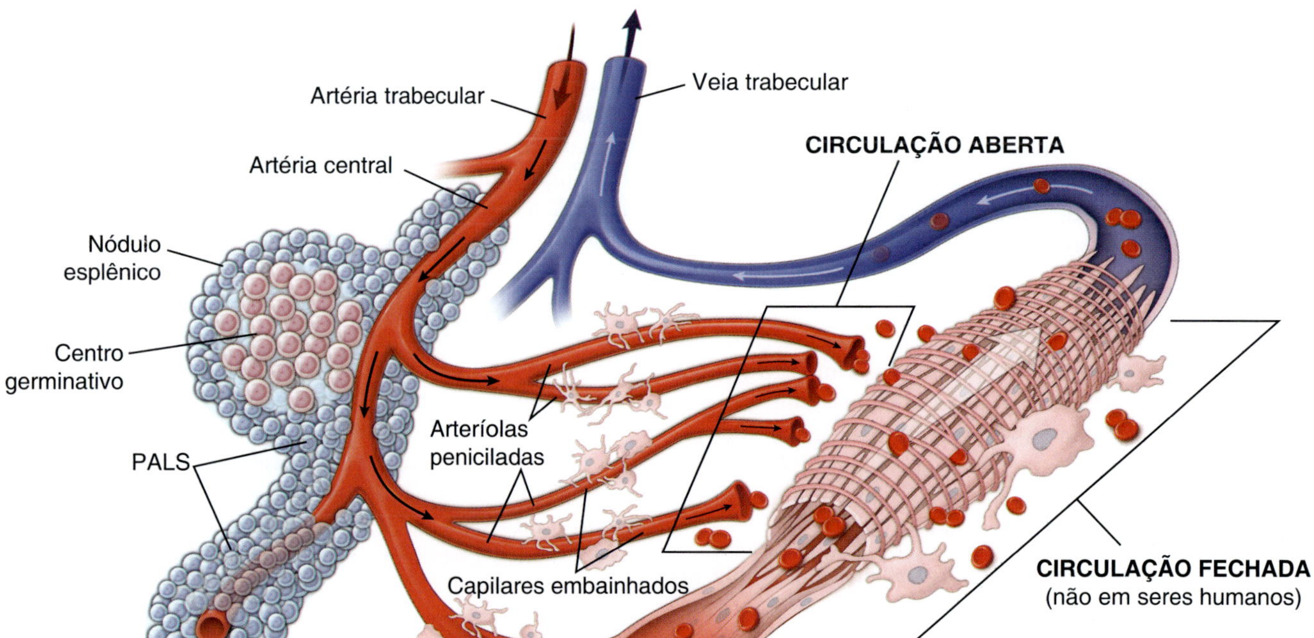

Figura 14.31 Diagrama esquemático das circulações esplênicas aberta e fechada. Na circulação aberta, que ocorre em seres humanos, as arteríolas peniciladas deságuam diretamente na rede reticular dos cordões, em vez de se conectarem com os seios esplênicos revestidos por endotélio. O sangue que penetra na polpa vermelha passa, então, pelos cordões e fica exposto aos macrófagos que residem nesse local. Na circulação fechada, que ocorre em outras espécies, as arteríolas peniciladas desembocam diretamente nos seios esplênicos da polpa vermelha. PALS, bainha linfática periarterial.

- Ativação e proliferação dos linfócitos B e T
- Produção de anticorpos contra antígenos presentes no sangue circulante
- Remoção de antígenos macromoleculares e microrganismos opsonizados do sangue.

A ativação e a proliferação dos linfócitos T e a diferenciação dos linfócitos B e dos plasmócitos, bem como a secreção de anticorpos, ocorrem na polpa branca do baço; nesse aspecto, a polpa branca é o equivalente de outros órgãos linfáticos.

As funções hematopoéticas do baço incluem as seguintes:

- Remoção e destruição de eritrócitos e plaquetas senescentes, danificados e anormais
- Recuperação do ferro da hemoglobina dos eritrócitos
- Formação de eritrócitos no início da vida fetal (10ª a 25ª semana de gestação)
- Armazenamento do sangue, particularmente dos eritrócitos, em algumas espécies.

O papel desempenhado pela polpa vermelha consiste principalmente em filtração do sangue (*i. e.*, remoção de material particulado, antígenos macromoleculares e eritrócitos e plaquetas envelhecidos, anormais ou danificados do sangue circulante). Essas funções são executadas pelos macrófagos localizados na rede reticular da polpa vermelha, sobretudo aqueles localizados diretamente abaixo do endotélio dos seios esplênicos. A circulação aberta no baço assegura que todos os materiais circulando no sangue tenham acesso direto aos macrófagos da polpa vermelha. Os eritrócitos senescentes, danificados ou anormais são degradados pelos lisossomos dos macrófagos da polpa vermelha e o ferro da hemoglobina é recuperado e armazenado como ferritina ou hemossiderina para reciclagem futura. A porção heme da molécula é degradada em bilirrubina, que é transportada para o fígado pelo sistema porta, em que é conjugada em ácido glicurônico. A bilirrubina conjugada é secretada na bile, conferindo-lhe uma coloração característica.

Os macrófagos da polpa vermelha reconhecem os eritrócitos senescentes ou anormais por meio de vários mecanismos diferentes:

- Os mecanismos inespecíficos envolvem alterações morfológicas e bioquímicas que ocorrem nos eritrócitos senescentes; essas células tornam-se mais rígidas e, em consequência, são aprisionadas com mais facilidade na rede da polpa vermelha
- Os mecanismos específicos incluem a opsonização da membrana celular com anticorpos IgG antibanda 3, que desencadeiam a fagocitose dos eritrócitos dependente do receptor de F_c. Além disso, alterações específicas na glicosilação das glicoforinas (ver Capítulo 10, *Sangue*) nos eritrócitos senescentes atuam como sinal de reconhecimento, que desencadeia a eliminação dos eritrócitos senescentes pelos macrófagos.

Apesar dessas funções importantes, o baço não é essencial para a vida humana. Pode ser removido cirurgicamente (**esplenectomia**), o que pode acontecer após traumatismo que provoque hemorragia esplênica refratária a tratamento clínico. Nesses casos, a remoção e a destruição dos eritrócitos senescentes ocorrem na medula óssea e no fígado. O papel crucial do baço na proteção contra patógenos transmitidos pelo sangue é demonstrado por estudos de pacientes esplenectomizados, que não conseguem gerar respostas imunes a vários tipos de bactérias encapsuladas, como **meningococos**, **pneumococos** e ***Haemophilus influenzae* tipo b**. As cápsulas polissacarídicas que envolvem esses microrganismos possibilitam que eles escapem dos mecanismos de defesa imune adaptativos e específicos. Vários estudos demonstraram que as respostas de anticorpos aos polissacarídeos ocorrem mais prontamente no baço do que em outros tecidos linfáticos. Além disso, os macrófagos esplênicos especializados são cruciais para remover do sangue os organismos encapsulados recobertos por anticorpos. Os indivíduos esplenectomizados correm maior risco de infecções causadas por bactérias encapsuladas (ou seja, pneumonia pneumocócica).

RESUMO

Sistema imune e órgãos e tecidos linfáticos

VISÃO GERAL DO SISTEMA IMUNE

- O **sistema imune** é o sistema de defesa do organismo, gerando respostas imunes contra suas próprias células transformadas e contra invasores estranhos. O **sistema linfático** é praticamente indistinguível do sistema imune; consiste em grupos de células, tecidos e órgãos que participam nas respostas imunes
- Os **linfócitos** são as células definitivas do sistema imune e as células efetoras nas respostas imunes
- Os tecidos e órgãos do sistema linfático incluem o tecido linfático difuso, os nódulos linfáticos, os linfonodos, o baço, as tonsilas, a medula óssea e o timo
- As respostas imunes podem ser divididas em **imunidade inespecífica (inata)** (que representa a primeira linha de defesa contra a agressão microbiana) e a **imunidade específica (adaptativa)** (adquirida gradualmente e com base no contato com antígenos e sua apresentação a vários tipos de linfócitos)
- Dois tipos de respostas são característicos da imunidade específica: a **resposta humoral** (produção de anticorpos contra o antígeno invasor) e a **resposta imune celular** (direcionada para células transformadas e células infectadas por vírus para a sua destruição por células *killer* específicas).

CÉLULAS DO SISTEMA IMUNE

- Existem três tipos principais de **linfócitos** no corpo: os linfócitos T, os linfócitos B e as células NK
- Os **linfócitos T (células T)** diferenciam-se e amadurecem no timo e caracterizam-se pela existência de receptores de linfócitos T (TCR). Representam 60 a 80% dos linfócitos circulantes e são subclassificados com base na existência de diferentes proteínas marcadoras de superfície, designadas pelo sistema de numeração de **grupo de diferenciação (CD)**
- Os **linfócitos B (células B)** diferenciam-se e amadurecem na medula óssea e caracterizam-se pela existência de receptores de linfócitos B (IgM e IgD ligadas às membranas celulares). Participam na imunidade humoral e diferenciam-se em plasmócitos produtores de anticorpos
- Os **linfócitos *natural killer* (células NK)** são especializados em matar células-alvo por meio da liberação de perforinas e granzimas
- Os linfócitos sofrem diferenciação independente de **antígenos nos órgãos linfáticos primários (timo e medula óssea)**. Os linfócitos sofrem ativação antígeno-dependente nos **órgãos linfáticos secundários e nos tecidos.**

TIPOS DE RESPOSTAS IMUNES

- A **resposta imune primária** refere-se ao primeiro encontro do corpo com o antígeno; essa resposta apresenta um período de latência de vários dias e gera principalmente anticorpos IgM
- A **resposta imune secundária** é mais rápida e mais intensa que a resposta primária; gera anticorpos IgG
- A **imunidade humoral (mediada por anticorpos)** é mediada por anticorpos produzidos pelos linfócitos B e pelos plasmócitos
- A **imunidade celular** é mediada por linfócitos T específicos
- Na **citotoxicidade celular dependente de anticorpo (CCDA)**, os anticorpos IgG direcionam as células NK para o seu alvo.

ATIVAÇÃO DOS LINFÓCITOS T E B

- Para iniciar uma resposta imune, os linfócitos T auxiliares e citotóxicos precisam reconhecer e ligar-se a um antígeno (polipeptídio) que é apresentado por **moléculas do complexo de histocompatibilidade principal (MHC)**
- São encontradas duas classes de moléculas do MHC nas células: o **MHC I** é expresso na superfície de todas as células nucleadas e plaquetas; o **MHC II** tem distribuição limitada e é expresso somente na superfície das **células apresentadoras de antígenos (APC)**
- Os **linfócitos T CD8$^+$ citotóxicos** são restritos ao MHC I, enquanto os **linfócitos T CD4$^+$ auxiliares** são restritos ao MHC II
- A ativação dos linfócitos T necessita de três sinais
  1. **Primeiro sinal (antígeno):** o TCR e as moléculas CD4 ou CD8 interagem com o antígeno exibido na molécula do MHC.
  2. **Segundo sinal (coestimulador):** interação das diferentes moléculas de CD expressas nos linfócitos T com células apresentadoras de antígeno.
  3. **Terceiro sinal (citocinas):** deriva da secreção de citocinas para a diferenciação de um subgrupo específico de linfócitos T.
- Os **linfócitos T auxiliares ativados** liberam citocinas (interleucinas) que estimulam a diferenciação e a proliferação de outros linfócitos T, linfócitos B e células NK. Os **linfócitos T citotóxicos ativados** também liberam citocinas que estimulam as células a proliferar e destruir as células dos hospedeiros anormais
- A **ativação dos linfócitos B** exige interação com linfócitos T auxiliares para produzir citocinas específicas e sofrer diferenciação em plasmócitos e linfócitos B de memória
- Os **linfócitos T reguladores (supressores)** suprimem as respostas imunes de outros linfócitos ativados, impedindo, assim, o desenvolvimento de doenças autoimunes.

TECIDOS E ÓRGÃOS LINFÁTICOS

- Os **tecidos linfáticos difusos** no sistema digestório (GALT), no sistema respiratório (BALT) e no sistema geniturinário (MALT) protegem o corpo contra substâncias patogênicas
- O tecido linfático difuso é um local em que ocorre a **resposta imune inicial**, que se caracteriza pela proliferação clonal de linfócitos B e desenvolvimento subsequente de **nódulos** (ou **folículos**) **linfáticos**
- Um **centro germinativo** está localizado no centro do nódulo linfático; contém **linfócitos B ativados, plasmoblastos, células dendríticas foliculares (CDF)** apresentadoras de antígenos e um subconjunto de **linfócitos T auxiliares foliculares**
- Os **nódulos linfáticos** são encontrados no GALT (tonsilas, placas de Peyer, nódulos linfáticos solitários e apêndice vermiforme), no BALT (árvore brônquica), no CALT (pálpebras) e no MALT (mucosa do sistema urogenital)
- Os **vasos linfáticos** iniciam-se como redes de capilares em fundo cego no tecido conjuntivo frouxo, que coletam a **linfa** composta por líquido extracelular, grandes moléculas (antígenos) e células (principalmente linfócitos). Muitos vasos linfáticos originam-se nos tecidos linfáticos difusos.

LINFONODOS

- À medida que a linfa circula pelos vasos linfáticos, ela atravessa **linfonodos**, que são pequenos órgãos encapsulados em que os antígenos são aprisionados por CDF e expostos aos linfócitos para sua ativação
- Os **vasos linfáticos aferentes** passam pela cápsula e entram no córtex do linfonodo. A linfa é então filtrada em uma rede de **seios linfáticos** interconectados (subcapsulares, trabeculares e medulares) e deixa o linfonodo por um **vaso linfático eferente**
- A **rede reticular** do linfonodo contém células reticulares, células dendríticas, células dendríticas foliculares e macrófagos. Todas essas células interagem com linfócitos T e B que estão dispersos no **córtex superficial**, no **córtex profundo** e na **medula** do linfonodo
- Os linfócitos dos vasos sanguíneos entram no linfonodo por meio das **vênulas de endotélio alto (HEV)** especializadas, localizadas no **córtex profundo** que contém a maioria dos **linfócitos T**
- Os **linfócitos B** estão localizados, em sua maioria, nos nódulos linfáticos localizados no **córtex superficial.**

TIMO

- O **timo** é um órgão linfoepitelial localizado no mediastino superior, que contém **linfócitos T** em desenvolvimento dentro de uma extensa rede de **células reticulares epiteliais** interconectadas. O timo está totalmente formado por ocasião do nascimento e persiste até a puberdade
- As **células reticulares epiteliais** formam compartimentos (córtex e medula), secretam citocinas, circundam os vasos sanguíneos na barreira hematotímica e, como APC, estão envolvidas na **comunicação cruzada** com linfócitos T em desenvolvimento
- A característica microscópica mais proeminente da **medula do timo** consiste na existência de **corpúsculos tímicos (de Hassall)** formados por células reticulares epiteliais do tipo VI
- Durante o **processo de educação (seleção)** das células tímicas (caracterizada pela síntese de TCR e expressão e deleção de moléculas CD de superfície específicas), os linfócitos T sofrem diferenciação e um **processo de seleção em dois estágios** (**seleção positiva** e **negativa**), que leva ao desenvolvimento da tolerância imune por meio de eliminação de todos os linfócitos direcionados contra os próprios tecidos do corpo.

BAÇO

- O **baço** é o maior órgão linfático, localizado na cavidade abdominal. O baço filtra o sangue e reage imunologicamente aos antígenos transportados pelo sangue; remove os eritrócitos senescentes e defeituosos e recicla o ferro a partir da hemoglobina degradada
- O baço apresenta duas regiões funcional e morfologicamente diferentes: a **polpa branca** e a **polpa vermelha**
- A **polpa branca** consiste em tecido linfático associado a ramos da artéria central. Os linfócitos T que circundam a artéria central constituem a **bainha linfática periarterial (PALS)**
- A **polpa vermelha** consiste em **seios esplênicos** separados por **cordões esplênicos**, que contêm grande número de eritrócitos, macrófagos e outras células imunes
- Os **seios esplênicos** são revestidos por células endoteliais em formato de bastonete, com apenas filamentos de lâmina basal incompleta envolvendo a parte externa
- O sangue que entra no baço flui pela **circulação aberta**, em que os capilares se abrem diretamente nos cordões esplênicos (fora do sistema circulatório) ou pela **circulação fechada**, na qual o sangue circula sem deixar a rede vascular. Em seres humanos, a circulação aberta constitui a única via pela qual o sangue retorna à circulação venosa.

PRANCHA 14.1 ■ Tonsila palatina

As **tonsilas palatinas** são estruturas pareadas, que consistem em massas de tecido linfático localizadas em cada lado da faringe. Juntamente com as tonsilas faríngeas (adenoides) e as tonsilas linguais, as tonsilas palatinas formam um anel na entrada da orofaringe (anel de Waldeyer). Do ponto de vista estrutural, as tonsilas contêm numerosos nódulos linfáticos localizados na mucosa. O epitélio estratificado pavimentoso que recobre a superfície da tonsila palatina (e faríngea) mergulha no tecido conjuntivo subjacente, formando numerosas criptas, as **criptas das tonsilas**. As paredes dessas criptas contêm nódulos linfáticos. O revestimento epitelial das criptas é geralmente infiltrado por linfócitos e, com frequência, em tal grau, que dificulta discernir o epitélio. Enquanto os nódulos ocupam principalmente o tecido conjuntivo, o infiltrado de linfócitos no epitélio tende a mascarar o limite entre epitélio e tecido conjuntivo. As tonsilas protegem a abertura da faringe, a entrada comum para os sistemas respiratório e digestório. As tonsilas palatinas e faríngeas podem ficar inflamadas devido à infecção repetida na nasofaringe e orofaringe, e podem abrigar bactérias que causam infecções repetidas se forem negligenciadas. Quando isso ocorre, as tonsilas inflamadas são removidas cirurgicamente (tonsilectomia e adenoidectomia). Assim como outros agregados de nódulos linfáticos, as tonsilas não contêm vasos linfáticos aferentes. No entanto, a linfa drena efetivamente do tecido linfático tonsilar através dos vasos linfáticos eferentes.

FOTOMICROGRAFIA DE ORIENTAÇÃO: Esta fotomicrografia em pequeno aumento é um corte feito através de uma tonsila palatina. As áreas coradas pela hematoxilina representam o tecido linfático (*L*). A tonsila é revestida por epitélio estratificado pavimentoso (*EEP*), que penetra no tecido conjuntivo subjacente, formando as criptas da tonsila (*CT*). Na base de uma das criptas, são encontradas várias glândulas secretoras de muco (*GM*).

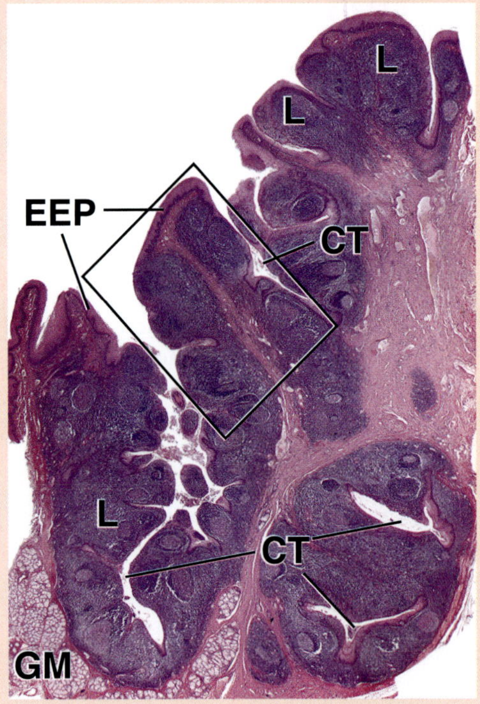

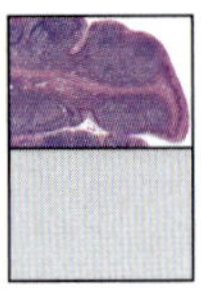

Tonsila, ser humano, hematoxilina e eosina (H-E), 47×.

Esta fotomicrografia é da área do *retângulo* da fotomicrografia de orientação. Neste aumento maior, parte do epitélio de superfície (*ES*) da tonsila pode ser facilmente identificada. Em outros locais, os linfócitos (*Li*) infiltraram o epitélio em tal grau, que é difícil identificá-lo. O corpo dos nódulos (*No*) situa-se na mucosa e, em virtude de sua grande proximidade, eles tendem a se fundir. Vários nódulos foram cortados em um plano que inclui o seu centro germinativo (*CG*). Observe a coloração eosinófila nessas áreas. Abaixo dos nódulos está a submucosa (*S*), que consiste em tecido conjuntivo denso, o qual é contínuo com o tecido conjuntivo denso além do tecido tonsilar.

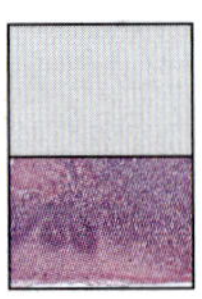

Tonsila, ser humano, H-E, 365×.

Com o aumento maior nesta fotomicrografia, a invasão característica dos linfócitos no epitélio sobrejacente é prontamente evidente. Observe no *lado inferior esquerdo* da micrografia um limite claro entre o epitélio e a lâmina própria subjacente. As células basais (*CB*) do epitélio estratificado pavimentoso podem ser identificadas. A lâmina própria subjacente é ocupada por numerosos linfócitos; apenas alguns entraram no compartimento epitelial. Observe também a faixa fina de fibras colágenas (*FC*) que pode ser observada no limite entre o epitélio e a lâmina própria. Em contrapartida, o *lado direito inferior* da fotomicrografia revela numerosos linfócitos que invadiram o epitélio. Mais notável é a existência do que aparece como ilhas isoladas de células epiteliais (*Ep*) na periferia. Uma faixa fina de colágeno (*C*) que repousa na interface do epitélio está tão rompida nessa área, que é vista como pequenos fragmentos. De fato, a pequena porção do nódulo visto no *lado direito* da fotomicrografia literalmente cresceu para dentro do epitélio, com consequente desaparecimento do limite bem-definido entre epitélio e tecido conjuntivo.

C, Colágeno
CB, Células basais
CG, Centro germinativo
CT, Criptas da tonsila
EEP, Epitélio estratificado pavimentoso
Ep, Ilhas de células epiteliais
ES, Epitélio de superfície
FC, Fibras colágenas
GM, Glândulas secretoras de muco
L, Tecido linfático
Li, Linfócitos
No, Nódulo
S, Submucosa

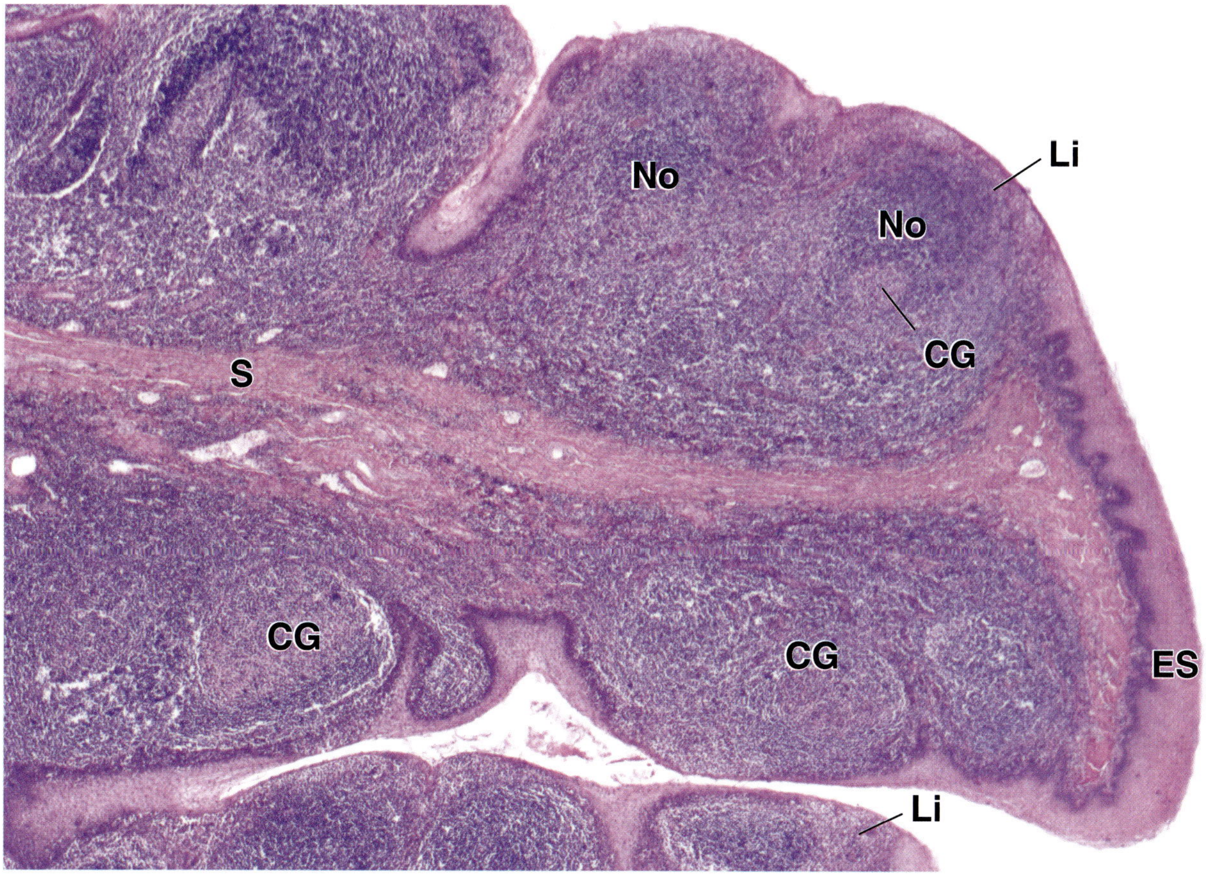
Li
No
No
CG
S
CG
CG
ES
Li

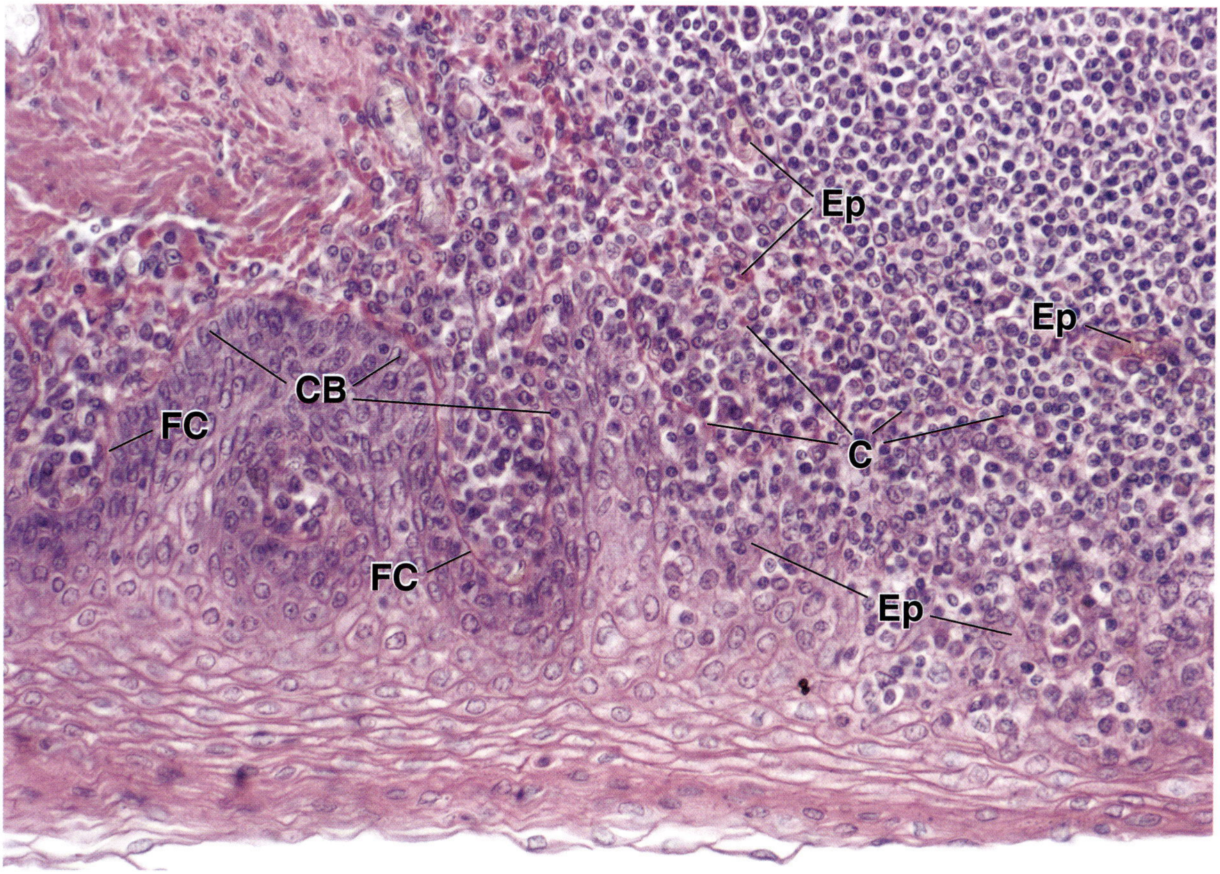
Ep
Ep
CB
FC
C
FC
Ep

PRANCHA 14.2 ■ Linfonodo 1

Os linfonodos são pequenos órgãos linfáticos encapsulados, que se localizam no trajeto dos vasos linfáticos. Atuam como filtros da linfa e como principal local em que os linfócitos T e B sofrem proliferação e diferenciação *dependentes de antígeno* em *linfócitos efetores* (plasmócitos e linfócitos T) e em *linfócitos B de memória* e *linfócitos T*. Nesta página, uma fotomicrografia em pequeno aumento (14×) de um corte realizado através de um linfonodo humano é mostrada para orientação. A **cápsula** aparece como uma fina cobertura de tecido conjuntivo.

O parênquima do linfonodo é composto de massa de tecido linfático, disposta como **córtex** (*Co*), que circunda uma área menos densa, a **medula** (*M*). O córtex é interrompido no **hilo** (*H*) do órgão, em que existe uma concavidade reconhecível. É nesse local que os vasos sanguíneos entram e deixam o linfonodo; os vasos linfáticos eferentes também deixam o linfonodo no hilo.

Os vasos linfáticos aferentes penetram na cápsula em diversos locais para desaguar em um espaço revestido de endotélio, o *seio cortical* ou *subcapsular*. Esse seio drena para os seios trabeculares que se estendem pelo córtex ao longo das trabéculas e, em seguida, suprem os *seios medulares*. Por sua vez, os seios medulares drenam para os *vasos linfáticos eferentes* que deixam o linfonodo no hilo.

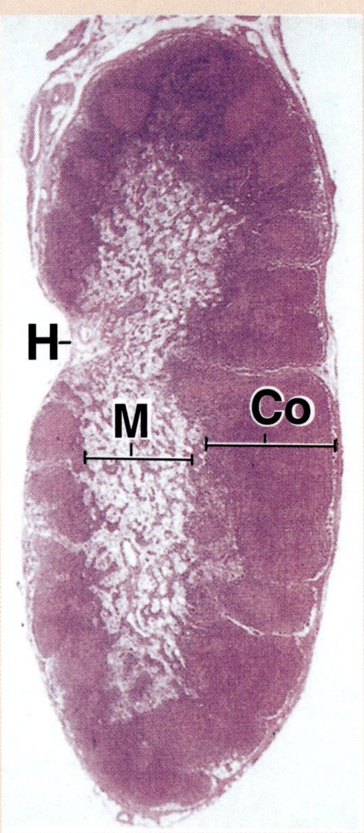

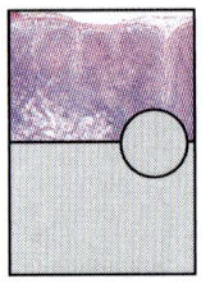

Córtex de linfonodo, ser humano, hematoxilina e eosina (H-E), 120×.

Uma área do **córtex** é mostrada aqui em maior aumento. A **cápsula** (*Caps*) é composta por tecido conjuntivo denso, a partir do qual as **trabéculas** (*T*) penetram no órgão. Imediatamente abaixo da cápsula está o **seio** cortical (*SC*) ou **subcapsular**, que recebe a linfa dos vasos linfáticos aferentes após terem penetrado na cápsula. O seio cortical é contínuo com os seios trabeculares (*ST*) que seguem o seu trajeto ao longo das trabéculas.

O córtex contém os nódulos linfáticos (*NL*) e um componente mais profundo desprovido de nódulos, conhecido como *córtex profundo*. Enquanto os nódulos linfáticos e os seus centros germinativos de coloração mais clara caracterizam o córtex externo, o córtex profundo caracteriza-se pela existência de massa mais densa de linfócitos, que lhe confere uma basofilia distinta. Diferentemente dessas áreas, a medula caracteriza-se por filamentos estreitos de tecido conjuntivo anastomosados contendo numerosos linfócitos, os cordões medulares (*CM*), separados por áreas de aparência clara, conhecidas como *seios medulares* (*SM*). Os seios medulares recebem a linfa dos seios trabeculares e a linfa filtrada através do tecido cortical.

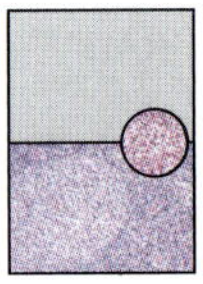

Nódulo linfático, linfonodo, ser humano, H-E, 400×; detalhe, 640×.

Esta fotomicrografia em maior aumento de um **nódulo linfático** da figura superior ilustra um **centro germinativo** (*CG*) contendo linfócitos médios e grandes (a maioria consistindo em linfócitos B ativados). Os centros germinativos também contêm plasmócitos. Linfócitos em divisão são mostrados em aumento ligeiramente maior no *detalhe* (*setas*), que corresponde à área no *círculo* desta figura. O *detalhe* também revela núcleos das **células reticulares** (*CR*) que formam o estroma de tecido conjuntivo por todo o órgão.

A célula reticular ovoide apresenta um grande núcleo de coloração pálida, e o seu citoplasma forma prolongamentos longos que circundam as fibras reticulares. Em preparações coradas pela H-E, as fibras reticulares e o citoplasma circundante são difíceis de identificar. As células reticulares são mais bem distinguidas nos seios, em que se estendem através do espaço linfático e não são obscurecidas por outras células.

Um vaso singular, conhecido como **vênula de endotélio alto** (*HEV*), é encontrado em relação aos nódulos linfáticos, particularmente no córtex profundo. Esses vasos têm um endotélio composto de células altas, entre as quais os linfócitos migram do lúmen do vaso para dentro do parênquima.

Co, Córtex
Caps, Cápsula
CG, Centro germinativo
CM, Cordões medulares
CR, Células reticulares
H, Hilo
HEV, Vênulas de endotélio alto
M, Medula
NL, Nódulo linfático
SC, Seio cortical ou subcapsular
SM, Seio medular
ST, Seio trabecular
T, Trabécula
Setas, Linfócitos em divisão

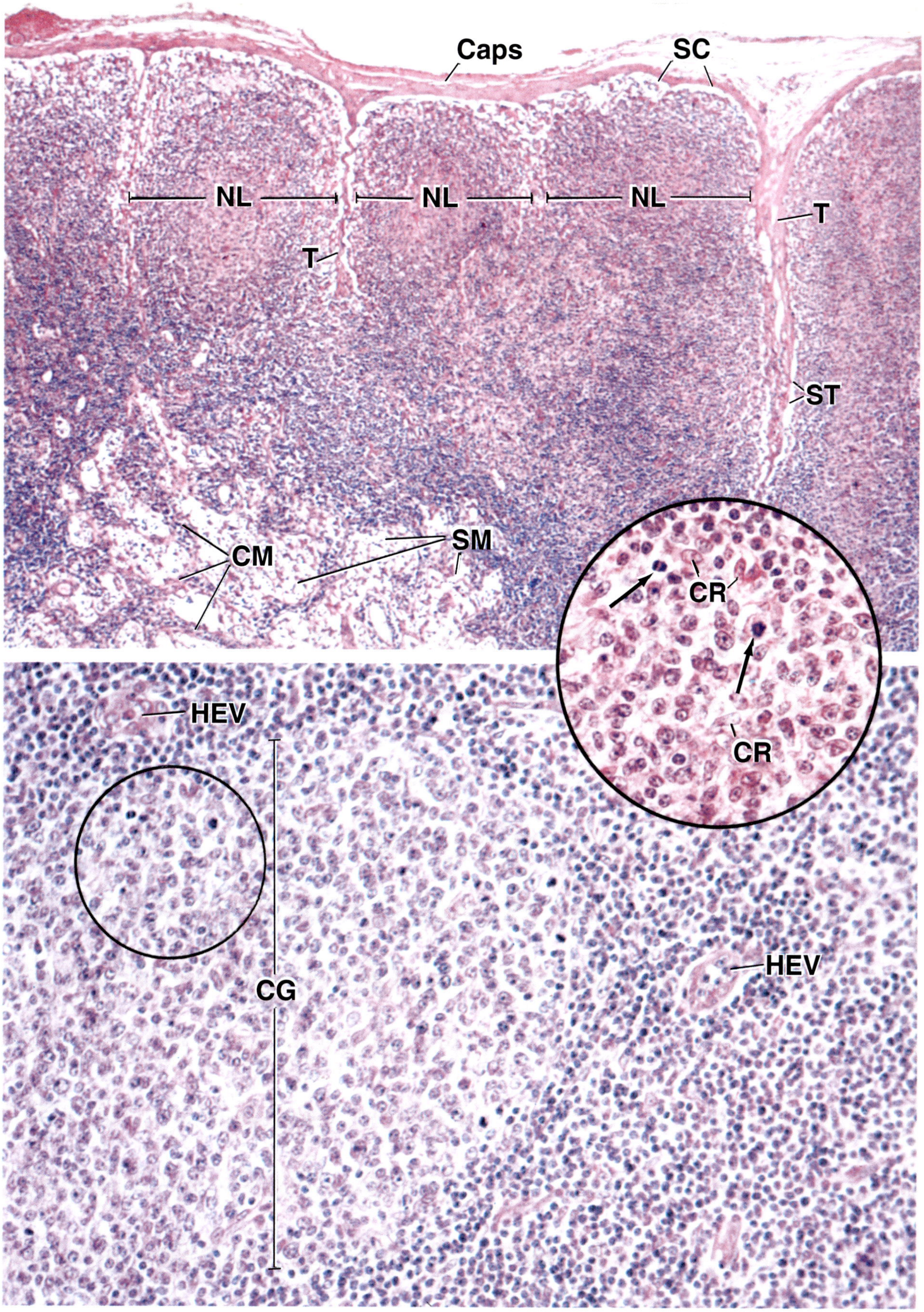
Caps
SC
NL
NL
NL
T
T
ST
CM
SM
CR
CR
HEV
CG
HEV

PRANCHA 14.3 ■ Linfonodo 2

Os linfócitos B imunocompetentes que foram expostos a determinado antígeno que eles conseguem reconhecer e se ligar migram para um linfonodo, no qual sofrem ativação e iniciam uma série de divisões mitóticas, que produzem grande número de linfócitos imaturos. Esses linfócitos proliferam ainda mais no **córtex superficial**, produzindo um clone de linfócitos que se diferenciam em plasmócitos secretores de anticorpos e em células de memória. A proliferação e a diferenciação dos linfócitos B ocorrem nos **centros germinativos** no córtex superficial do linfonodo. A ativação e a diferenciação dos linfócitos B ocorrem no **córtex profundo**. Os plasmócitos recém-diferenciados migram para a região medular, na qual liberam anticorpos na linfa que deixa o linfonodo. Além disso, podem deixar o linfonodo, entrar no sistema circulatório sanguíneo pelo ducto torácico e seguir para tecidos conjuntivos, em que podem continuar a produzir anticorpos.

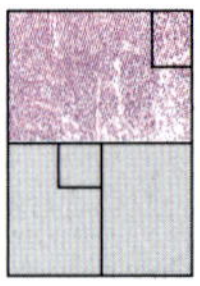

Córtex profundo, linfonodo, ser humano, hematoxilina e eosina (H-E), 365×.

Esta fotomicrografia mostra o **córtex profundo** do linfonodo. Conforme observado na prancha anterior, o córtex profundo localiza-se abaixo da região que contém os nódulos linfáticos e consiste em linfócitos densamente arranjados. Podem ser observados vários vasos sanguíneos nessa região. Além de pequenos vasos sanguíneos típicos (tais como capilares [*Cap*] e vênulas), vênulas pós-capilares menos comuns, denominadas **vênulas de endotélio alto** (*HEV*), também são encontradas nessa região. Um segmento de transição de um pequeno vaso com características de vênula (*Ven*), pelo tamanho de seu lúmen e espessura da parede, é observado justamente no ponto de sua transição para vênula de endotélio alto (*pontas de seta*). Os núcleos das células endoteliais nesse local de transição tornam-se cuboides. A vênula de endotélio alto é identificada pelo seu endotélio, cujas células são cuboides e não planas como os demais endotélios. Um perfil em corte transversal de uma vênula pós-capilar é mostrado no detalhe em maior aumento (700×). Os núcleos das células endoteliais são esféricos e levemente corados, contrastando com os núcleos dos linfócitos circundantes, que, embora tenham dimensão e formato semelhantes, são densamente corados. Esse vaso também mostra três linfócitos (*setas*) que estão no processo de migração através da parede do vaso. O canto *inferior direito* desta figura revela uma região em que existe concentração consideravelmente menor de linfócitos. Essa área, que é parte da medula, contém espaços que representam os seios medulares (*SM*).

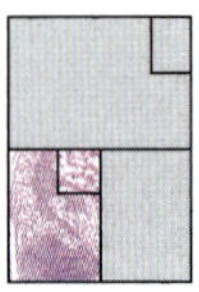

Região do hilo, linfonodo, ser humano, H-E, 250×.

A área mostrada aqui, próxima da região do hilo do linfonodo, revela parte de um **nódulo linfático** (*NL*), o **seio cortical** (*SC*) logo abaixo da cápsula (*Caps*) e parte do seio medular (*SM*). Tanto o seio cortical quanto o seio medular são atravessados por **células reticulares** (*CR*). Estas se enrolam nos feixes de colágeno que formam o arcabouço trabecular de sustentação do linfonodo. O *detalhe* mostra a *área do retângulo* em maior aumento (530×). Os núcleos das células reticulares (*CR*) são maiores e de coloração menos densa que os núcleos dos linfócitos, que são esféricos e densamente corados. Em preparações coradas por H-E, essas características possibilitam a distinção entre a célula reticular e o linfócito.

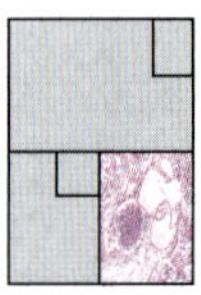

Região do hilo, linfonodo, macaco, H-E, 530×.

Esta fotomicrografia mostra uma área da região do hilo do linfonodo. Dois dos vasos presentes são vasos **linfáticos eferentes**; ambos contêm uma válvula (*Val*). O vaso linfático superior exibe uma parede que parece ser incompleta. As aberturas na parede do vaso (*setas*) são locais em que os seios medulares esvaziam seu conteúdo no vaso linfático. Também há uma artéria (*A*) pequena e uma veia (*V*).

A, Artéria
Cap, Capilar
Caps, Cápsula
CR, Células reticulares
HEV, Vênula de endotélio alto
NL, Nódulo linfático
SC, Seio cortical
SM, Seio medular
V, Veia
Val, Válvula
Ven, Vênula
Pontas de seta, Células endoteliais da vênula pós-capilar
Setas, Imagem superior: células endoteliais da HEV; imagem inferior: abertura do seio medular no vaso linfático

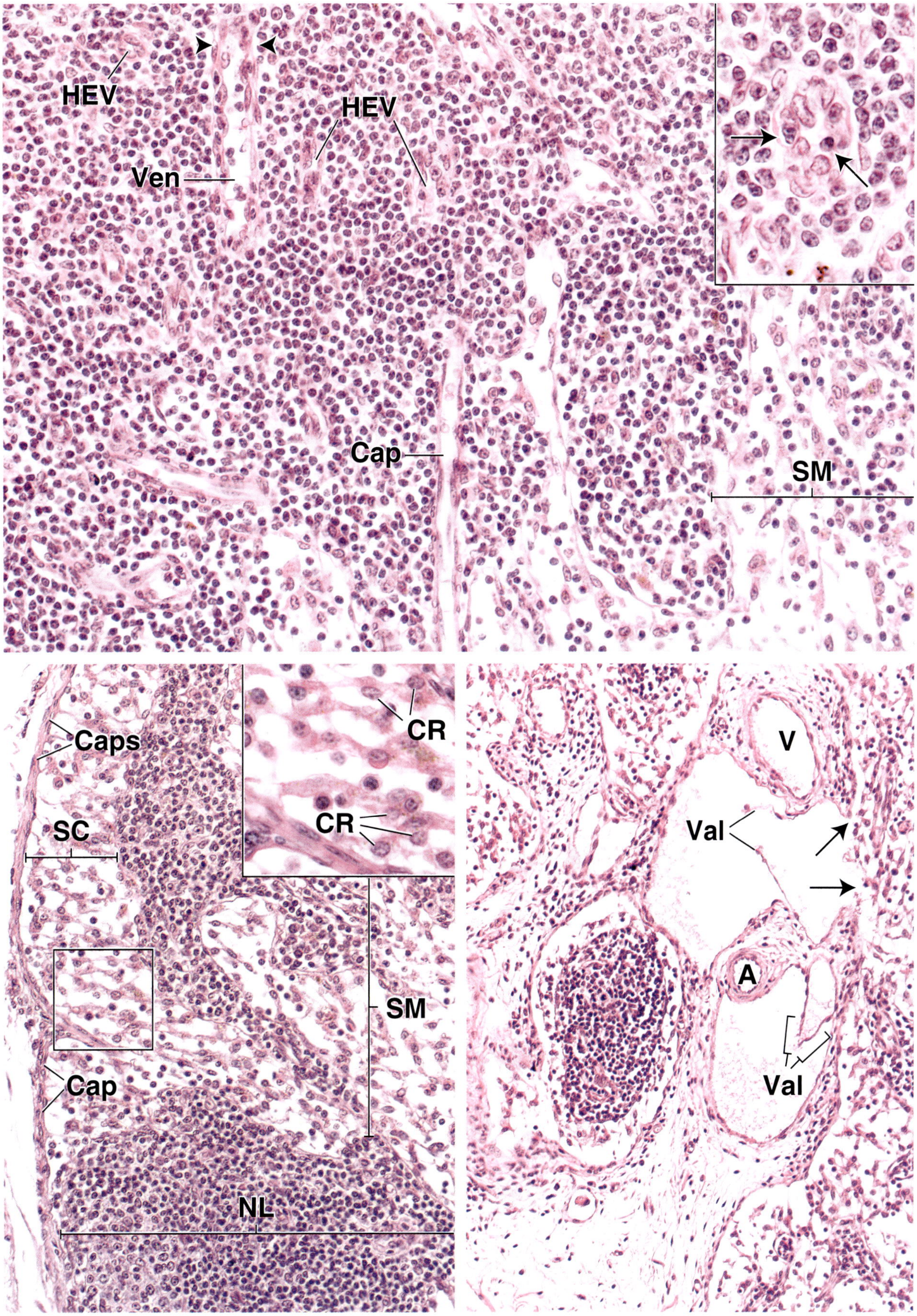
HEV
Ven
HEV
Cap
SM
Caps
SC
CR
CR
SM
Cap
NL
V
Val
A
Val

PRANCHA 14.4 ■ Baço 1

O **baço** é o maior dos órgãos linfáticos; é circundado por uma cápsula e localizado no trajeto da corrente sanguínea (artéria e veia esplênicas). O baço filtra o sangue e reage imunologicamente aos antígenos transportados pelo sangue. Desempenha funções de filtração morfológicas e imunológicas. A estrutura ou polpa esplênica consiste em **polpa vermelha** e **polpa branca**, assim denominadas em virtude de sua aparência no tecido a fresco. A polpa branca é rica em linfócitos, que formam uma **bainha linfática periarterial (PALS)** ao redor dos ramos da artéria esplênica que penetram na polpa branca. A polpa vermelha contém numerosos eritrócitos que são filtrados e degradados pelo órgão. Os eritrócitos senescentes, danificados ou anormais são aprisionados pelos macrófagos associados a seios vasculares peculiares na polpa vermelha. Esses macrófagos degradam os eritrócitos, começam a decomposição metabólica da hemoglobina e recuperam e armazenam o ferro do heme para reutilização na formação de novos eritrócitos na medula óssea.

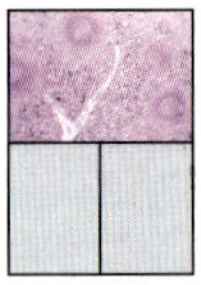

Baço, ser humano, hematoxilina e eosina (H-E), 65×.

Esta fotomicrografia do baço em pequeno aumento revela os seus dois principais componentes: a **polpa vermelha** (*PV*) e a **polpa branca** (*PB*). No *centro* da figura, existe uma trabécula contendo uma veia trabecular (*VT*), através da qual o sangue deixa o órgão. A polpa vermelha constitui a maior parte do tecido esplênico. Durante a vida, a polpa vermelha tem textura semelhante a uma polpa; **é** vermelha em consequência da coloração natural dos numerosos eritrócitos presentes, daí o seu nome.

Por outro lado, a polpa branca é assim denominada em virtude de seu conteúdo de linfócitos, que aparecem como áreas esbranquiçadas. No entanto, nos cortes histológicos, os núcleos densos dos linfócitos conferem à polpa coloração azul. O tecido linfático que constitui a polpa branca difere dos nódulos observados em outros locais do corpo, visto que acompanha e embainha um vaso sanguíneo, a artéria central. O tecido linfático que circunda a artéria exibe expansões sequenciais, formando, assim, os nódulos. Em consequência da formação dos nódulos, a **artéria central** (*AC*) acaba sendo deslocada para a periferia do nódulo.

Nas regiões em que o tecido linfático forma nódulos, ele ocorre como um manguito fino ao redor da artéria central e é denominado bainha linfática periarterial. Se o plano de corte não incluir a artéria, a bainha pode aparecer apenas como um agregado localizado e irregular de linfócitos.

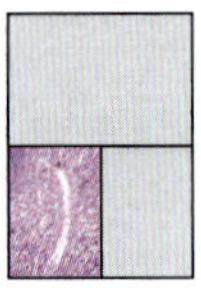

Polpa vermelha, baço, ser humano, H-E, 160×.

Esta figura revela, em maior aumento, a **polpa vermelha** e parte da veia trabecular da área incluída no *retângulo superior*, na figura *superior*. A polpa vermelha é composta de dois elementos: **seios venosos** (*SV*) e **cordões esplênicos** (de Billroth), o tecido situado entre os seios. Nesta amostra, é possível observar melhor os seios venosos, porque os eritrócitos nos seios foram lisados e aparecem como "fantasmas" não corados; somente os núcleos dos leucócitos podem ser facilmente identificados (a Prancha 14.5 mostra melhor essas características). As áreas mais pálidas não coradas representam o lúmen dos seios.

Próximo da *parte superior* da fotomicrografia, dois seios venosos (*setas*) deságuam na veia trabecular (*VT*), mostrando, assim, a continuidade entre os seios venosos e as veias trabeculares. Observe que a parede da veia é delgada. No entanto, a trabécula (*T*) de tecido conjuntivo que contém o vaso dá a impressão de constituir parte da parede do vaso. Em seres humanos, bem como em outros mamíferos, a cápsula e as trabéculas que se estendem a partir da cápsula contêm miofibroblastos. Em condições de estresse físico crescente, ocorre contração dessas células, causando a rápida expulsão do sangue dos seios venosos para as veias trabeculares e, portanto, para a circulação geral. Observe a pequena área de polpa branca na parte *superior direita* desta imagem com a zona marginal (*ZM*) assinalada que separa a polpa branca da polpa vermelha. Tal zona não é bem definida nos seres humanos.

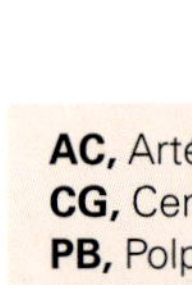

Polpa branca, baço, ser humano, H-E, 240×.

Esta figura revela, em maior aumento, um **nódulo esplênico** presente no *retângulo*, na parte *direta* da figura acima. Observa-se um **centro germinativo** (*CG*), bem como um corte transversal através da **artéria central** (*AC*) de parede espessa. Conforme assinalado anteriormente, a artéria central localiza-se excentricamente no nódulo. A zona marginal (*ZM*) não é bem-definida nos seres humanos; contudo, presume-se que esteja na área que separa a polpa branca da polpa vermelha (*PV*). Os pequenos vasos arteriais e capilares, ramos da artéria central, suprem a polpa branca, e alguns penetram na rede reticular, terminando em um orifício em formato de funil. Os detalhes do suprimento vascular são, na melhor das hipóteses, difíceis de serem vistos em preparações de rotina coradas pela H-E. As arteríolas peniciladas, que são os ramos terminais da artéria central, suprem a polpa vermelha, mas também é difícil identificá-las.

AC, Artéria central
CG, Centro germinativo
PB, Polpa branca
PV, Polpa vermelha
SV, Seio venoso
T, Trabécula
VT, Veia trabecular
ZM, Zona marginal
Setas, Seios venosos que esvaziam o seu conteúdo na veia trabecular

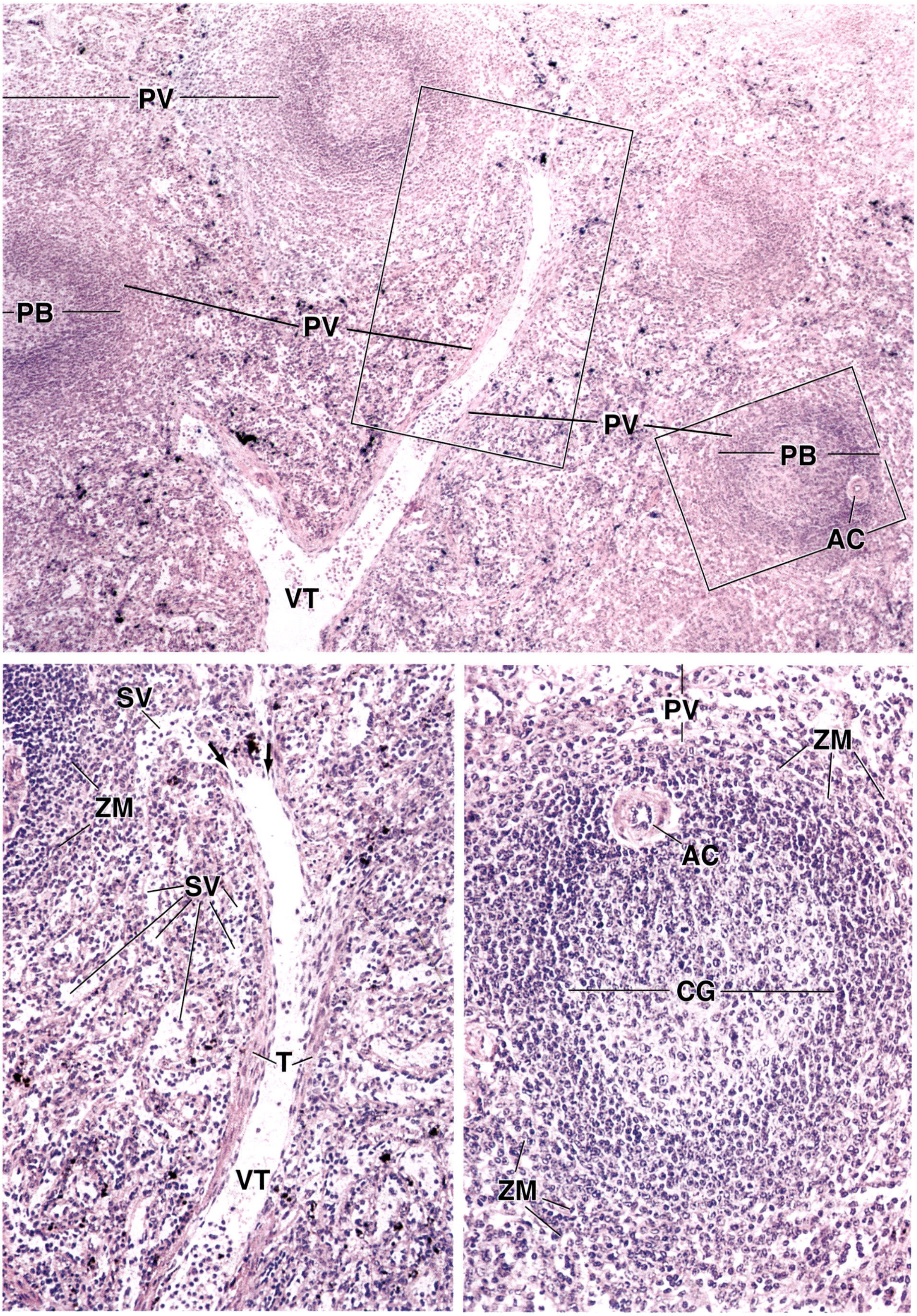
PV
PB
PV
PV
PB
AC
VT
SV
ZM
SV
T
VT
PV
ZM
AC
CG
ZM

PRANCHA 14.5 ■ Baço 2

Polpa vermelha, baço, ser humano, hematoxilina e eosina (H-E), 360×.

Conforme assinalado anteriormente, a **polpa vermelha** consiste em **seios venosos** (*SV*) e na área situada entre os seios venosos, os **cordões esplênicos** (de Billroth) (*CE*). Nesta amostra, os eritrócitos foram lisados, deixando apenas um contorno claro. Por conseguinte, os espaços relativamente claros com núcleos dispersos representam o lúmen do seio venoso; os núcleos pertencem a leucócitos. Quando se efetua um corte tangencial da parede do seio venoso (*PSV*), como nesta figura, as células endoteliais, que apresentam um formato semelhante a bastonete, aparecem como uma série de corpos lineares delgados.

Polpa vermelha, baço, ser humano, H-E, 1.200×.

Esta fotomicrografia mostra em grande aumento a área delimitada por um *retângulo* da fotomicrografia anterior. O **seio venoso** no *centro* da fotomicrografia aparece em corte transversal. Além dos eritrócitos lisados, que aparecem como perfis arredondados vazios, vários linfócitos (*Li*) estão presentes no lúmen. A parede dos seios consiste em células endoteliais semelhantes a bastonetes (*CEB*), seccionadas transversalmente. Os espaços intercelulares, embora estreitos, são claramente visíveis entre células adjacentes. Esses espaços possibilitam a passagem dos eritrócitos para dentro e para fora dos seios. Além disso, os prolongamentos dos macrófagos localizados fora dos seios nos cordões esplênicos estendem-se entre as células endoteliais e para o lúmen dos seios, monitorando a passagem do sangue à procura de antígenos. Os núcleos das células endoteliais (*NCE*) projetam-se para o lúmen do vaso e dão a impressão de estar assentados no topo da célula. Um macrófago (*M*), identificado pelos corpúsculos residuais em seu citoplasma, é observado imediatamente fora do seio.

Baço, ser humano, H-E, 160×.

Esta figura mostra uma **veia trabecular** (*VT*) e a polpa vermelha circundante. Na parte *superior* da fotomicrografia, podem ser observados dois seios venosos (*setas*) que esvaziam o seu conteúdo na veia trabecular. Essas pequenas veias trabeculares convergem em veias maiores, que finalmente se unem, dando origem à veia esplênica.

Baço, ser humano, impregnação por prata, 128×.

Esta fotomicrografia mostra um **nódulo esplênico** (*NE*) que ocupa a *parte superior* da fotomicrografia e, abaixo, a polpa vermelha (*PV*). Os componentes que podem ser identificados incluem um centro germinativo (*CG*), uma artéria central (*AC*) e os seios venosos (*SV*) na polpa vermelha. Os elementos estruturais impregnados por prata são fibras reticulares. Observe que essas fibras são escassas dentro do centro germinativo. O material corado fino e filiforme que circunda os seios venosos é uma modificação habitual da membrana basal.

Seios venosos, baço, ser humano, impregnação por prata, 515×.

Esta fotomicrografia revela diversos **seios venosos** (*SV*). Nos locais em que a parede dos vasos foi cortada tangencialmente, a **membrana basal** (*MB*) é vista como uma estrutura semelhante a uma escada. No local em que o vaso foi cortado mais profundamente ao longo de seu eixo longo, a membrana basal é vista como estrutura puntiforme (*pontas de seta*). Uma reconstrução tridimensional da membrana basal revelaria uma série de estruturas anulares.

AC, Artéria central
CE, Cordões esplênicos
CEB, Células endoteliais semelhantes a bastonetes
CG, Centro germinativo
Li, Linfócitos
M, Macrófago
MB, Membrana basal
NCE, Núcleos das células endoteliais
NE, Nódulo esplênico
PSV, Parede do seio venoso
PV, Polpa vermelha
SV, Seios venosos
VT, Veia trabecular

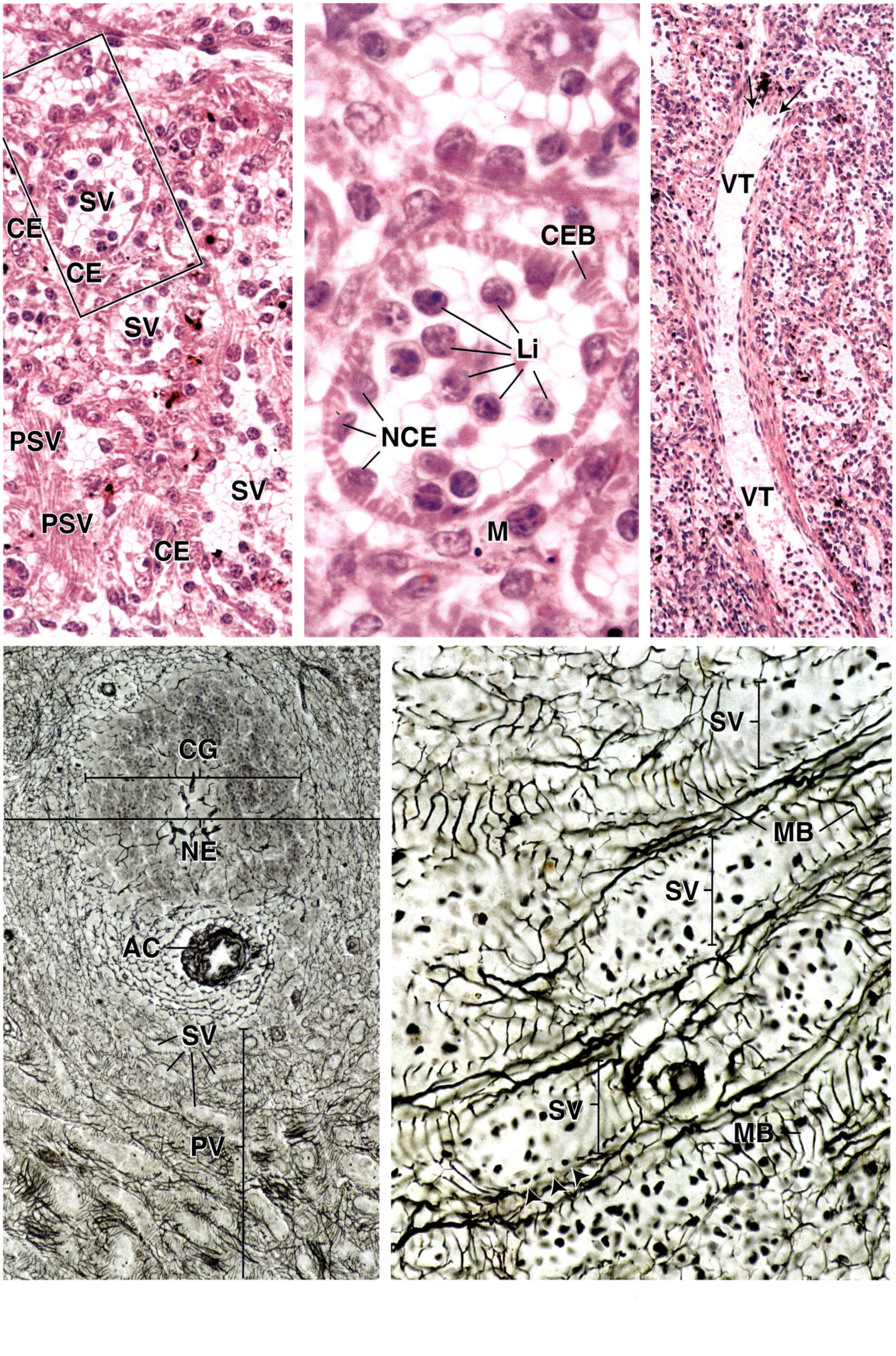
SV
CE
CE
SV
PSV
PSV
CE
SV
CEB
Li
NCE
M
VT
VT
CG
NE
AC
SV
PV
SV
MB
SV
SV
MB

PRANCHA 14.6 ■ Timo

O **timo** é um órgão linfático que exibe certas características estruturais singulares. O **estroma reticular** de sustentação origina-se do epitélio endodérmico e forma um retículo celular. Não há fibras reticulares associadas a essas células; em seu lugar, as células, denominadas **células reticulares epiteliais**, atuam como estroma do órgão. Os linfócitos estão localizados nos interstícios do retículo. Esses dois elementos celulares – os linfócitos e as células reticulares epiteliais – compreendem a maior parte do órgão. Os linfócitos-tronco que migram para o rudimento endodérmico no embrião originam-se do saco vitelino e, posteriormente, da medula óssea vermelha. No timo, esses linfócitos proliferam e tornam-se imunologicamente competentes, diferenciando-se em **linfócitos timo-dependentes** (*i. e.*, linfócitos T). Alguns desses linfócitos migram para outros tecidos em que irão povoar as porções timo-dependentes dos linfonodos e do baço. Migram também para o tecido conjuntivo frouxo. Muitos linfócitos morrem ou são destruídos no timo. Isso decorre de um processo aleatório pelo qual eles adquirem a capacidade de reconhecer e reagir a antígenos, tornando-os programados a reagir contra antígenos "próprios". Os linfócitos que morreram por esse processo são então fagocitados por macrófagos. Uma **barreira hematotímica** é formada por células reticulares epiteliais que formam uma bainha sobre o tecido conjuntivo perivascular do timo. Além disso, o timo não contém vasos linfáticos aferentes; por conseguinte, não consegue reagir aos antígenos circulantes. O timo involui durante a adolescência e, com frequência, é raro encontrá-lo em indivíduos adultos.

Uma **cápsula** (*Caps*) de tecido conjuntivo circunda cada um dos dois lobos do timo e envia trabéculas (*T*) para dentro do parênquima, formando lóbulos. Os lóbulos não são unidades totalmente separadas; na verdade, estão interconectados em consequência da descontinuidade das trabéculas.

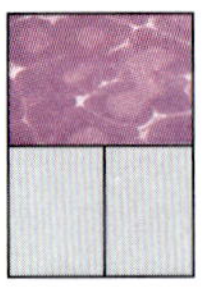

Timo, ser humano, hematoxilina e eosina (H-E), 40×.

O exame do timo em pequeno aumento revela os lóbulos (*Lo*) compostos por um **córtex** (*Co*) basofílico de coloração escura e uma **medula** (*M*) de coloração mais clara e relativamente eosinofílica. O córtex contém numerosos linfócitos densamente arranjados, enquanto a medula (pelo fato de conter menos linfócitos) apresenta um arranjo mais frouxo. Uma cápsula de tecido conjuntivo do timo emite trabéculas (*T*) para seu parênquima, formando lóbulos. As trabéculas não separam completamente os lóbulos por causa de sua natureza descontínua.

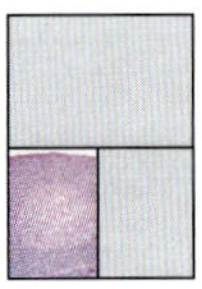

Timo, ser humano, H-E, 140×.

É a diferença relativa na população de linfócitos (por unidade de área) e, em particular, a coloração de seus núcleos pela hematoxilina que criam a diferença na morfologia entre o **córtex** (*Co*) e a **medula** (*M*). Observe que algumas das áreas medulares apresentam semelhança com os centros germinativos de outros órgãos linfáticos, uma vez que a medula é vista como áreas circulares isoladas (*parte superior esquerda da figura superior*). Na verdade, o componente medular consiste em massa ramificada contínua circundada por tecido cortical. Desse modo, os perfis medulares que parecem "isolados" estão unidos entre si, embora não dentro do plano de um mesmo corte. Uma visão dessa continuidade pode ser observada *à direita na figura superior*, em que a medula é vista estendendo-se através de diversos lóbulos.

Os principais constituintes celulares do timo são os linfócitos (timócitos). Essas células contêm núcleos pequenos, esféricos e de coloração escura característicos. Além dos linfócitos, existem células reticulares epiteliais de sustentação, com grandes núcleos de coloração pálida. Ambos os tipos de células podem ser distinguidos na figura *à direita*, que fornece uma visão em grande aumento da medula do timo. Como existem menos linfócitos na medula, ela é a área de escolha para examinar as células reticulares epiteliais. O timo também contém macrófagos; no entanto, é difícil distingui-los das células reticulares epiteliais.

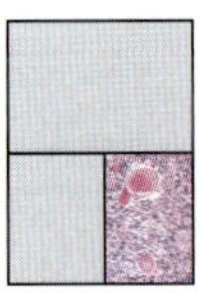

Medula, timo, ser humano, H-E, 600×.

Em geral, a medula do timo apresenta números variáveis de estruturas circulares, denominadas **corpúsculos de Hassall** (*CH*) ou **corpúsculos tímicos**. Além das **células reticulares epiteliais** (*CRE*) dos tipos IV e V que funcionam como estroma reticular da medula do timo, os corpúsculos de Hassall contêm grandes camadas concêntricas de **células reticulares epiteliais** (*pontas de seta*) do tipo VI achatadas. Coram-se pela eosina e podem ser facilmente distinguidas até mesmo em pequeno aumento, como na *figura superior*, e *parte inferior à esquerda* (*setas*). O centro de um corpúsculo, particularmente um de grande tamanho, pode exibir evidências de queratinização e parecer um tanto amorfo. Observe um vaso sanguíneo (*VS*) circundado por linfócitos na medula do timo.

O timo permanece como uma estrutura volumosa até a época da puberdade. Nessa ocasião, ocorrem alterações regressivas que resultam em redução significativa na quantidade de tecido tímico. O timo jovem é altamente celularizado e contém quantidade mínima de tecido adiposo. Por outro lado, no timo mais velho, há muito tecido adiposo entre os lóbulos. Com a involução continuada, os adipócitos são encontrados até mesmo dentro do próprio tecido tímico. É possível observar plasmócitos ocasionais na periferia de um corte de um timo em involução.

Co, Córtex
Caps, Cápsula
CH, Corpúsculos de Hassall
CRE, Células reticulares epiteliais
Lo, Lóbulo
M, Medula
T, Trabéculas
VS, Vasos sanguíneos
Pontas de seta, Núcleos das células reticulares epiteliais do tipo VI dos corpúsculos de Hassall
Setas, Corpúsculos de Hassall

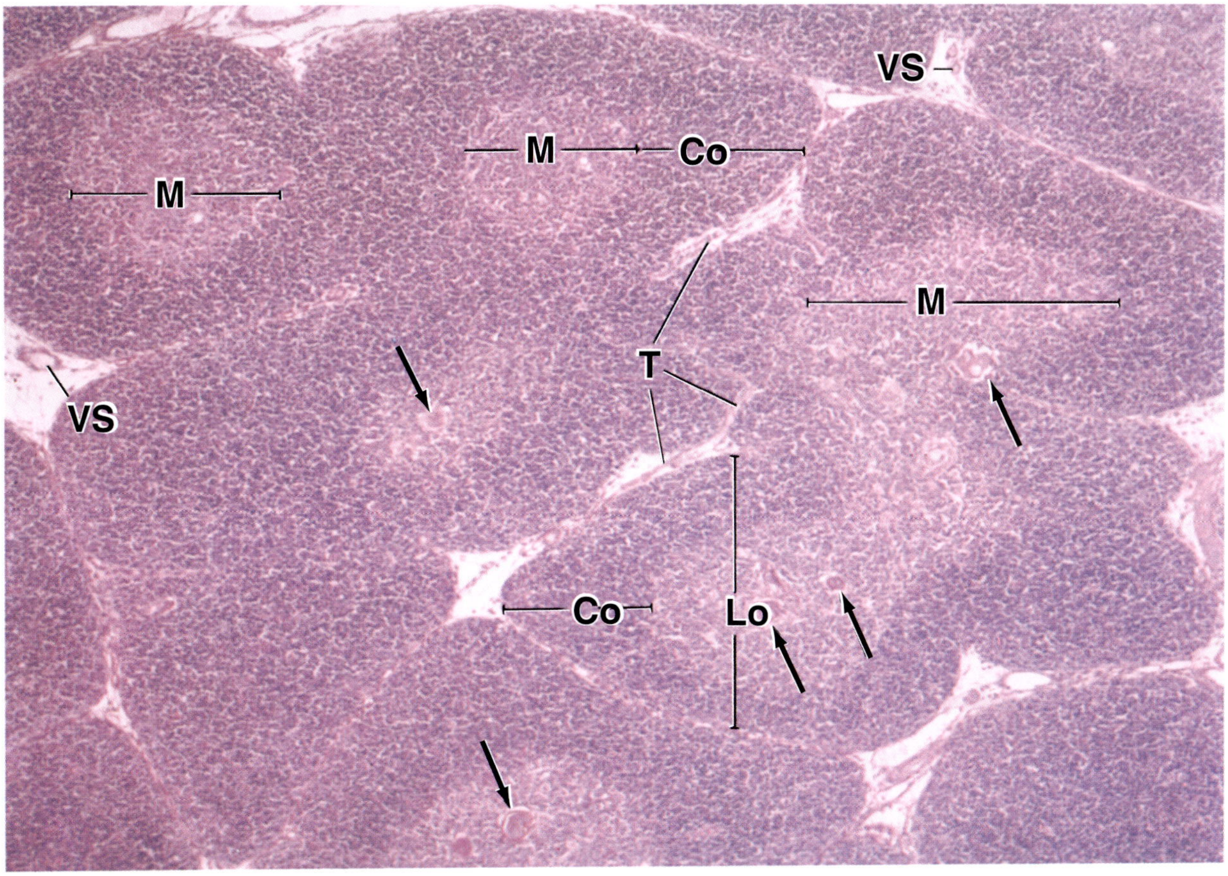
VS
M
Co
M
M
T
VS
Lo
Co

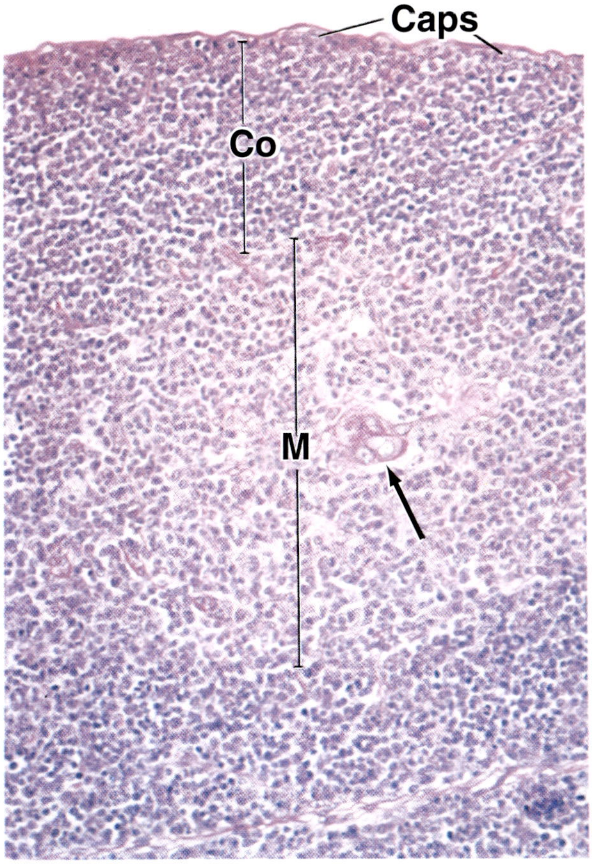
Caps
Co
M

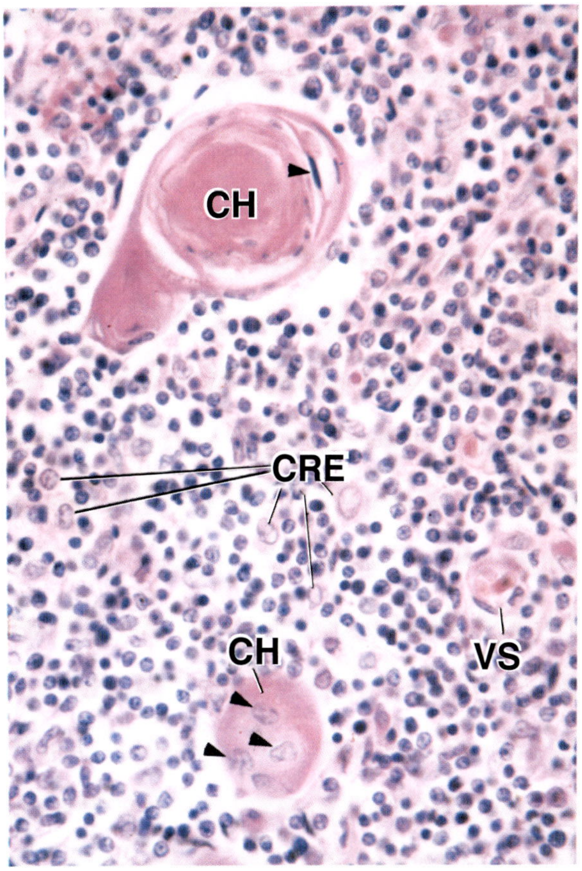
CH
CRE
CH
VS

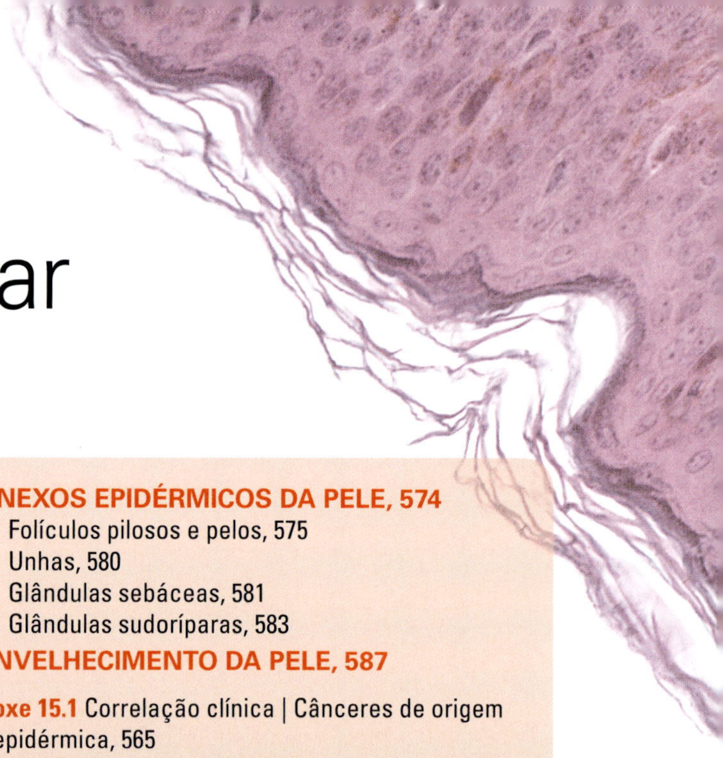

15 Sistema Tegumentar

■ VISÃO GERAL DO SISTEMA TEGUMENTAR

A pele (cútis, tegumento) e seus derivados constituem o sistema tegumentar. A pele constitui a cobertura externa do corpo, com uma extensa área de superfície de aproximadamente 1,8 m^2. Trata-se também do maior órgão do corpo, representando 15 a 20% de sua massa total. A pele tem duas camadas principais:

- A epiderme é composta de um epitélio pavimentoso estratificado queratinizado, que cresce continuamente, mas que mantém sua espessura normal por meio de descamação. A epiderme origina-se do ectoderma
- A derme é composta de tecido conjuntivo denso e irregular, que proporciona suporte mecânico, resistência à tração e espessura à pele. A derme origina-se do mesoderma.

A hipoderme contém quantidades variáveis de tecido adiposo que se dispõe em lóbulos, separados por septos de tecido conjuntivo. Situa-se abaixo da derme e é equivalente à fáscia subcutânea descrita na anatomia macroscópica. Nos indivíduos bem nutridos e naqueles que vivem em climas frios, o tecido adiposo pode ser muito espesso.

Os derivados epidérmicos da pele (anexos epiteliais da pele) incluem as seguintes estruturas e produtos tegumentares:

- Folículos pilosos e pelos
- Unhas
- Glândulas sudoríparas (sudoríferas)
- Glândulas sebáceas
- Glândulas mamárias.

O sistema tegumentar desempenha funções essenciais relacionadas com sua localização na superfície externa.

A pele e seus derivados constituem um órgão complexo composto por numerosos tipos diferentes de células. A diversidade dessas células e a sua capacidade de atuar em conjunto proporcionam muitas funções, que possibilitam ao indivíduo lidar com o ambiente externo. As principais funções da pele incluem as seguintes:

- Atua como barreira protetora contra agentes físicos, químicos e biológicos existentes no ambiente externo (*i. e.*, barreira mecânica, barreira de permeabilidade, barreira aos raios ultravioleta [UV])
- Fornece informações imunológicas obtidas durante o processamento de antígenos para as células efetoras apropriadas no tecido linfático
- Participa na homeostasia ao regular a temperatura corporal e a perda de água
- Transmite as informações sensitivas do ambiente externo para o sistema nervoso

- Desempenha funções endócrinas por meio da secreção de hormônios, citocinas e fatores de crescimento e converte moléculas precursoras em moléculas hormonalmente ativas (vitamina D_3)
- Atua na excreção por meio da secreção exócrina das glândulas sudoríparas, sebáceas e apócrinas.

Além disso, algumas substâncias lipossolúveis são absorvidas através da pele. Apesar de não ser uma função da pele, essa propriedade frequentemente é utilizada para a administração de agentes terapêuticos. Por exemplo, nicotina, hormônios esteroides e medicamentos para cinetose são frequentemente administrados através da pele, na forma de adesivos, *sprays*, cremes ou géis. Para reduzir os **sinais/sintomas de abstinência da nicotina** durante o abandono do tabagismo, são frequentemente usados adesivos de nicotina para fornecer uma pequena dose constante de nicotina, sem os efeitos perigosos da fumaça do tabaco.

■ PELE

A pele é classificada como espessa ou fina, refletindo sua espessura e localização.

A espessura da pele varia em toda a superfície do corpo, desde menos de 1 mm até mais de 5 mm. Entretanto, a pele difere macroscópica e histologicamente em duas localizações: as palmas das mãos e as plantas dos pés. Essas áreas estão sujeitas a maior abrasão, são desprovidas de pelos e apresentam uma camada epidérmica muito mais espessa que a pele em qualquer outro local. Essa pele glabra (sem pelos) é designada como pele grossa. Nos demais locais, a epiderme é muito mais fina e é denominada pele fina. Contém folículos pilosos em todos os locais, com exceção de alguns.

Os termos histológicos pele grossa e pele fina são designações incorretas e referem-se apenas à **espessura da camada epidérmica**. Anatomicamente, a pele mais espessa é encontrada na parte superior do dorso, onde a derme é extremamente espessa. Entretanto, a epiderme da parte superior do dorso é comparável àquela da pele fina encontrada em outros locais do corpo. Em contrapartida, em alguns outros locais, como as pálpebras, a pele é extremamente fina.

■ EPIDERME

Camadas da epiderme

A epiderme é composta por epitélio pavimentoso estratificado, no qual podem ser identificadas quatro camadas distintas. No caso da pele espessa, observa-se uma quinta camada (Figuras 15.1 e 15.2). Começando a partir da camada mais profunda, essas camadas são as seguintes:

- Estrato basal, também denominado estrato germinativo, por causa das células mitoticamente ativas, as células-tronco da epiderme
- Estrato espinhoso, também denominado camada espinhosa ou camada de células espinhosas, devido ao aspecto característico, na microscópica óptica, de prolongamentos curtos que se estendem de uma célula para outra
- Estrato granuloso, que contém numerosos grânulos de coloração intensa
- Estrato lúcido, que se limita à pele espessa e é considerado uma subdivisão do estrato córneo
- Estrato córneo, que é composto de células queratinizadas.

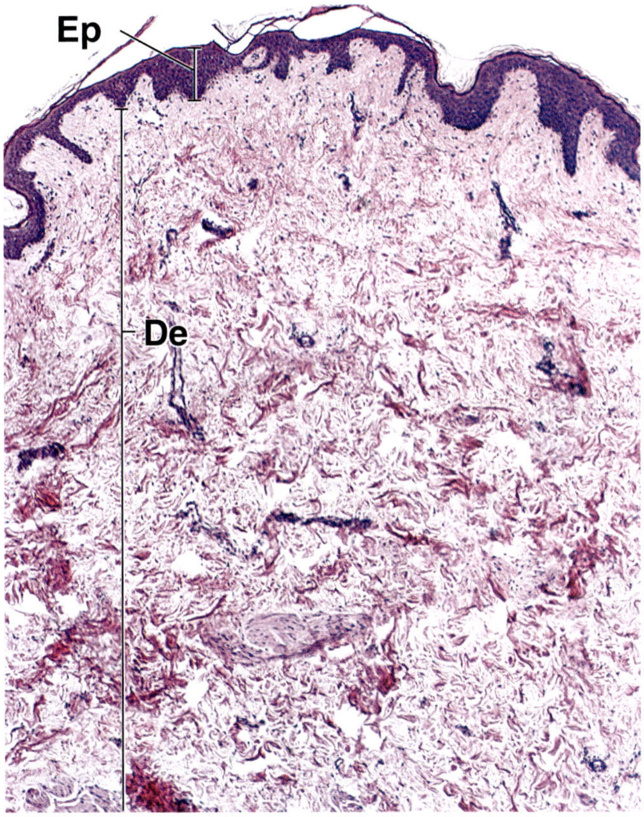

Figura 15.1 Fotomicrografia mostrando as camadas da pele fina. Esta amostra de pele humana corada por hematoxilina e eosina (H-E) mostra as duas camadas principais da pele – a epiderme (*Ep*) e a derme (*De*). A epiderme forma a superfície; consiste em epitélio pavimentoso estratificado e queratinizado. A derme consiste em duas camadas: a camada papilar, que é a camada mais superficial e adjacente à epiderme, e a camada reticular de localização mais profunda. O limite entre essas duas camadas não é evidente; entretanto, a camada papilar é mais celular que a camada reticular. Além disso, as fibras colágenas da camada reticular são espessas (claramente visíveis na *parte inferior* da figura), enquanto as da camada papilar são finas. 45×.

A diferenciação das células epiteliais constitui uma forma especializada de apoptose.

A diferenciação terminal das células epidérmicas, que começa com as divisões celulares no estrato basal, é considerada uma forma especializada de apoptose. As células no estrato granuloso exibem morfologia nuclear apoptótica típica, que inclui fragmentação do DNA. Entretanto, não ocorre a fragmentação celular associada à apoptose normal; em vez disso, as células ficam preenchidas com filamentos da proteína intracelular denominada queratina e, posteriormente, são descamadas da superfície da pele.

O estrato basal é responsável pela renovação das células epidérmicas.

O estrato basal é constituído por uma única camada de células que repousa sobre a lâmina basal (Prancha 15.1). Contém as células-tronco a partir das quais as novas células, denominadas queratinócitos, se originam por divisão mitótica. Por esse motivo, o estrato basal também é denominado estrato germinativo. As células são pequenas e cuboides a colunares baixas. Têm menos citoplasma que as células que se encontram na camada acima; em consequência, seus núcleos estão menos espaçados. Os núcleos pouco espaçados, em combinação com o citoplasma basófilo dessas células, conferem ao estrato basal

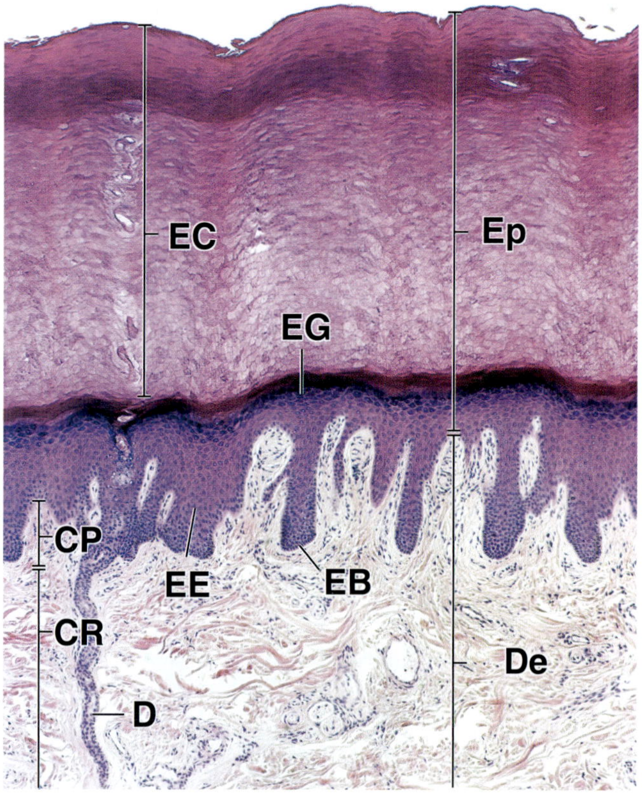

Figura 15.2 Fotomicrografia mostrando as camadas da pele espessa. Esta amostra obtida da pele da planta do pé (ser humano) mostra a epiderme (*Ep*), que contém o estrato córneo (*EC*) extremamente espesso. As demais camadas da epiderme (com exceção do estrato lúcido, que não é mostrado nesta lâmina) – o estrato basal (*EB*), o estrato espinhoso (*EE*) e o estrato granuloso (*EG*) – são claramente visíveis nessa preparação de rotina corada por hematoxilina e eosina (H-E). Pode-se observar o ducto (*D*) de uma glândula sudorípara à esquerda quando esta atravessa a derme (*De*) e forma ainda mais espirais através da epiderme. Nos locais em que os ductos da glândula sudorípara penetram na derme, observe as expansões epidérmicas conhecidas como *projeções interpapilares*. A derme contém papilas, protrusões de tecido conjuntivo situada entre as projeções interpapilares. Observe também a maior celularidade da camada papilar (*CP*) e as fibras colágenas da camada reticular (*CR*) que são mais espessas que as da camada papilar. 65×.

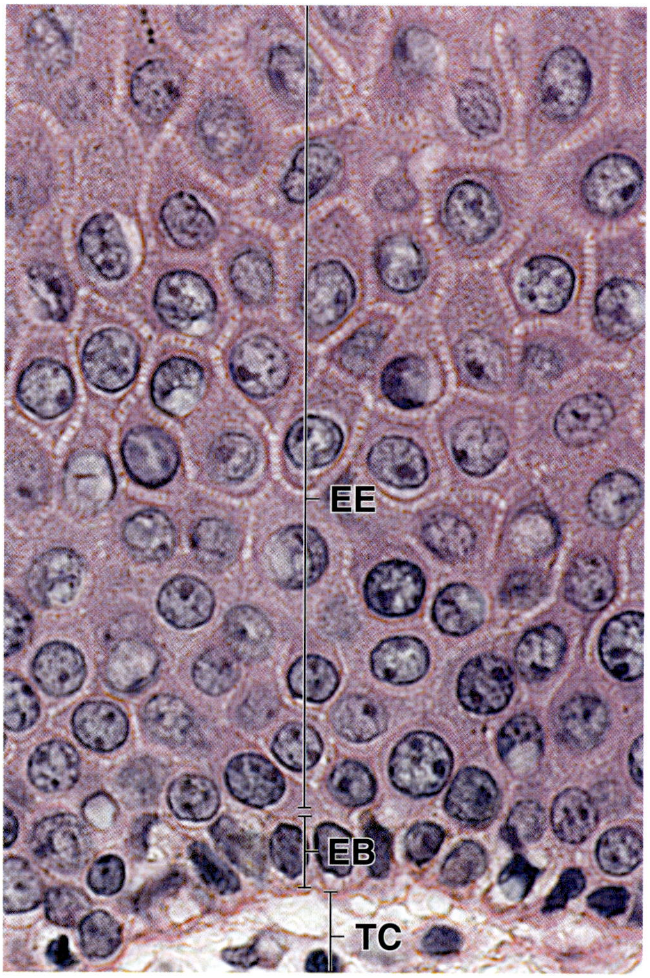

Figura 15.3 Fotomicrografia do estrato espinhoso e estrato basal. A epiderme da pele fina é mostrada aqui em maior aumento. A camada com espessura de apenas uma célula na base da epiderme, imediatamente acima do tecido conjuntivo (*TC*) da derme, é o estrato basal (*EB*). As células dessa camada repousam sobre a membrana basal. O *estrato espinhoso* (*EE*) localiza-se imediatamente acima do estrato basal. Consiste em células com prolongamentos espinhosos em suas superfícies. Esses prolongamentos são fixados a prolongamentos espinhosos de células adjacentes por desmossomos e, em conjunto, aparecem como pontes intercelulares. 640×.

uma basofilia perceptível. As células basais também contêm várias quantidades de melanina (descrita adiante) no citoplasma, que é transferida a partir de melanócitos adjacentes intercalados nessa camada. As células basais exibem junções celulares extensas; são conectadas entre si e com os queratinócitos por desmossomos e com a lâmina basal subjacente por hemidesmossomos. À medida que novos queratinócitos surgem nessa camada por divisão mitótica, eles migram para a camada seguinte, iniciando, assim, o seu processo de migração ascendente. Esse processo termina quando a célula se torna uma célula queratinizada madura, que posteriormente é descamada na superfície da pele.

As células do estrato espinhoso exibem caracteristicamente prolongamentos espinhosos.

O estrato espinhoso tem uma espessura formada por pelo menos várias células. Nesta camada, os queratinócitos são maiores que aqueles do estrato basal. Exibem numerosos prolongamentos citoplasmáticos ou espinhos, que dão nome a essa camada (Figura 15.3 e Prancha 15.1). Os prolongamentos estão ligados a prolongamentos semelhantes das células adjacentes por desmossomos. Ao microscópio óptico, o local do desmossomo aparece como um leve espessamento, denominado "nó de Bizzozero". Em geral, os prolongamentos são evidentes, em parte porque as células sofrem retração durante a preparação, e ocorre desenvolvimento de um espaço intercelular expandido resultante entre os espinhos. Devido à sua aparência, as células que constituem essa camada são frequentemente designadas como células espinhosas. À medida que as células amadurecem e migram para a superfície, elas aumentam de tamanho e tornam-se achatadas em um plano paralelo à superfície. Essa disposição é particularmente notável nas células espinhosas mais superficiais, nas quais os núcleos também se tornam alongados, em vez de ovoides, acompanhando o formato pavimentoso adquirido das células.

As células do estrato granuloso contêm grânulos de querato-hialina proeminentes.

O estrato granuloso é a camada mais superficial da parte não queratinizada da epiderme. A espessura dessa camada varia de uma a três células. Nesta camada, os queratinócitos contêm numerosos grânulos de querato-hialina, o que explica o nome da camada. Esses grânulos contêm proteínas ricas em cistina e em histidina, que são as precursoras da proteína filagrina (proteína agregadora de filamentos de queratina), que agrega os filamentos de queratina presentes nas células cornificadas do estrato córneo. Os grânulos de querato-hialina têm formato irregular e tamanho variável. Em virtude de sua intensa coloração basofílica, são facilmente identificados em cortes histológicos de rotina.

O estrato córneo consiste em células pavimentosas anucleadas, em grande parte preenchidas com filamentos de queratina.

Em geral, ocorre uma transição abrupta entre as células nucleadas do estrato granuloso e as células anucleadas desidratadas e achatadas do estrato córneo. As células no estrato córneo constituem as células mais diferenciadas da pele. Perdem o seu núcleo e as suas organelas citoplasmáticas e ficam quase inteiramente preenchidas com filamentos de queratina. A membrana plasmática espessa dessas células queratinizadas e cornificadas é recoberta, externamente, na porção mais profunda desse estrato, com uma camada extracelular de lipídios, que forma o principal constituinte da barreira hídrica da epiderme.

O estrato córneo é a camada que varia mais de espessura, sendo mais densa na pele espessa. A espessura dessa camada constitui a principal diferença entre a epiderme da pele espessa e da pele fina. Essa camada cornificada torna-se ainda mais espessa nos locais sujeitos a altos níveis de atrito, como na formação de calosidades nas palmas das mãos e na ponta dos dedos das mãos.

O estrato lúcido, que é considerado uma subdivisão do estrato córneo por alguns histologistas, normalmente só é bem visualizado na pele espessa. No microscópio óptico, esse estrato frequentemente é translúcido e pode ser corado fracamente. Essa camada altamente translúcida contém células eosinofílicas, nas quais o processo de queratinização está bem avançado. O núcleo e as organelas citoplasmáticas se rompem e desaparecem à medida que a célula é gradualmente preenchida com queratina.

■ CÉLULAS DA EPIDERME

Existem quatro tipos diferentes de células na epiderme:

- Os queratinócitos são células epiteliais altamente especializadas, desenvolvidas para desempenhar uma função específica: separar o organismo de seu meio externo. Representam 85% das células da epiderme
- Os melanócitos são as células produtoras de pigmento da epiderme. Representam aproximadamente 5% das células da epiderme
- As células de Langerhans são células apresentadoras de antígeno envolvidas na sinalização do sistema imune. Representam aproximadamente 2 a 5% das células da epiderme
- As células de Merkel são as células mecanorreceptoras sensíveis associadas às terminações nervosas sensitivas. Representam aproximadamente 6 a 10% das células da epiderme.

Queratinócitos

O queratinócito é o tipo celular predominante da epiderme. Essas células originam-se no estrato basal da epiderme. Quando deixam essa camada, os queratinócitos desempenham duas atividades essenciais:

- Produção de queratinas (citoqueratinas), as proteínas estruturais heteropoliméricas importantes da epiderme (ver Tabela 2.3, no Capítulo 2, *Citoplasma Celular*). As queratinas formam filamentos intermediários; constituem quase 85% dos queratinócitos totalmente diferenciados
- Formação da barreira hídrica da epiderme.

Os queratinócitos na camada basal contêm numerosos ribossomos livres, filamentos intermediários (de queratina) dispersos, de 7 a 9 nm, um pequeno complexo de Golgi, mitocôndrias e retículo endoplasmático rugoso (RER). O citoplasma dos queratinócitos imaturos é basofílico em cortes histológicos, devido ao grande número de ribossomos livres, cuja maior parte está envolvida na síntese de queratinas, que posteriormente são montadas em filamentos de queratina. Esses filamentos são classificados como filamentos intermediários, embora sejam mais comumente denominados tonofilamentos.

À medida que as células entram no estrato espinhoso e o atravessam, a síntese de filamentos de queratina prossegue, e os filamentos agrupam-se em feixes espessos o suficiente para serem visualizados ao microscópio óptico. Esses feixes são denominados tonofibrilas. O citoplasma torna-se eosinofílico devido à reação de coloração das tonofibrilas que preenchem cada vez mais o citoplasma.

Os grânulos de querato-hialina contêm proteínas associadas aos filamentos intermediários, que ajudam na agregação dos filamentos de queratina.

Na parte superior do estrato espinhoso (Figura 15.4), os ribossomos livres nos queratinócitos começam a sintetizar grânulos de querato-hialina, que passam a constituir a característica diferencial das células do estrato granuloso (Prancha 15.1). Os grânulos de querato-hialina contêm as duas proteínas principais associadas aos filamentos intermediários: a filagrina e a trico-hialina. O aparecimento dos grânulos e a expressão da filagrina nos queratinócitos frequentemente são usados como marcador clínico de iniciação do estágio final da apoptose. À medida que aumenta o número de grânulos, o seu conteúdo é liberado no citoplasma dos queratinócitos. A filagrina e a trico-hialina funcionam como promotores na agregação dos filamentos de queratina em tonofibrilas, iniciando, assim, a conversão das células granulosas em células cornificadas. Esse processo é denominado queratinização e ocorre em 2 a 6 horas, tempo que as células levam para deixar o estrato granuloso e entrar no estrato córneo. A fibrila de queratina formada nesse processo é denominada queratina mole, em contraste com a queratina dura dos pelos e das unhas (ver adiante).

A transformação de uma célula granulosa em uma célula queratinizada também envolve a degradação do núcleo e de outras organelas e o espessamento da membrana plasmática. Esse processo é acompanhado de alteração do pH, que passa de aproximadamente neutro (pH de 7,17) no estrato granuloso para um pH ácido na superfície do estrato córneo, que varia entre 4,5 e 6,0.

A descamação dos queratinócitos da superfície do estrato córneo é regulada pela degradação proteolítica dos desmossomos das células.

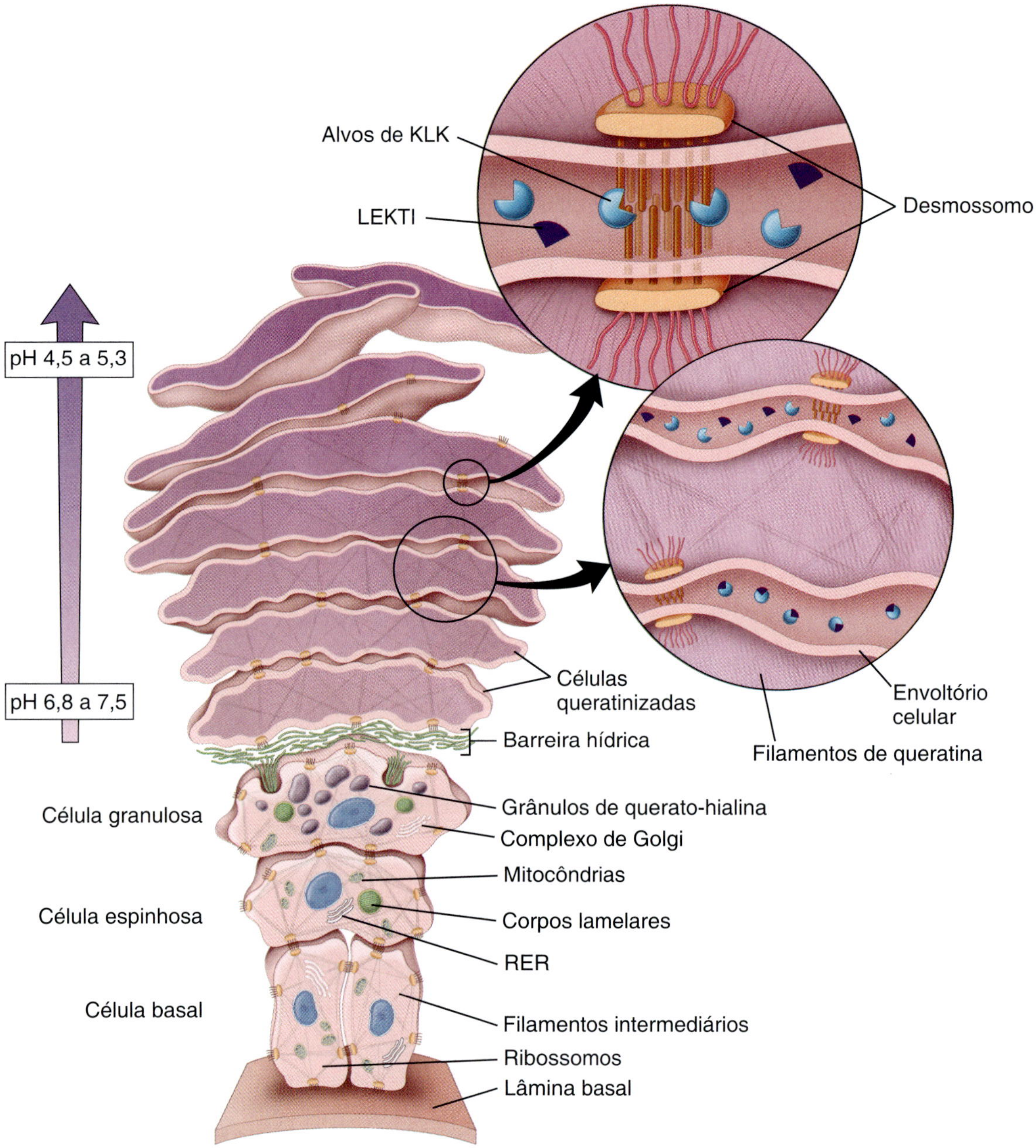

Figura 15.4 Diagrama esquemático dos queratinócitos na epiderme. Nesta figura, os queratinócitos refletem diferentes estágios no ciclo de vida da célula, à medida que ela migra da camada basal para a superfície da pele, onde sofre descamação. A célula basal começa a sintetizar filamentos intermediários (de queratina), os quais são agrupados em feixes e observados ao microscópio óptico como tonofibrilas. A célula entra na camada espinhosa, onde a síntese de filamentos intermediários prossegue. Na parte superior da camada espinhosa, as células começam a produzir grânulos de querato-hialina que contêm proteínas associadas aos filamentos intermediários e corpos lamelares contendo glicolipídios. Na camada granulosa, a célula descarrega os corpos lamelares, que contribuem para a formação da barreira hídrica da epiderme; o restante do citoplasma celular contém numerosos grânulos de querato-hialina que, em estreita associação aos tonofilamentos, formam o envoltório da célula. As células da superfície são queratinizadas; contêm um envoltório celular espesso e feixes de tonofilamentos em matriz especializada. A descamação das células queratinizadas é regulada pela atividade da KLK e sua interação com o LEKTI nos desmossomos, que, por sua vez, é dependente do pH. Os queratinócitos localizados próximo da camada granular exibem pH neutro, o que mantém as interações desmossômicas e possibilita uma forte interação na matriz extracelular entre o LEKTI e seus alvos de KLK. À medida que ocorre acidificação do pH em direção à superfície da pele, o LEKTI e a KLK se dissociam, com liberação de KLK no espaço extracelular. Nas camadas mais superficiais dos queratinócitos, o pH é baixo o suficiente para ativar moléculas de KLK para digerir as proteínas desmossômicas. Em combinação com outras atividades de proteinase, essa ação leva à degradação completa das junções desmossômicas, resultando em descolamento da camada mais superficial de queratinócitos. KLK, serina peptidase relacionada com calicreína; LEKTI, inibidor linfoepitelial do tipo Kazal; RER, retículo endoplasmático rugoso.

As células são regularmente esfoliadas ou descamadas da superfície do estrato córneo. A esfoliação contínua dos queratinócitos superficiais é um processo proteolítico regulado, que envolve a degradação dos desmossomos das células. As serina peptidases relacionadas com a calicreína humanas, como KLK5, KLK7 e KLK14, produzem a clivagem dos desmossomos de maneira dependente do pH. O inibidor linfoepitelial do tipo Kazal (LEKTI, do inglês *lymphoepithelial Kazal-type inhibitor*), um inibidor fisiológico da serina protease, por meio de suas interações com as KLKs em pH neutro, impede a clivagem dos desmossomos. Entretanto, à medida que o pH diminui nas porções mais superficiais do estrato córneo, conforme já descrito, o LEKTI libera progressivamente as KLKs no pH mais baixo, permitindo, assim, que as KLKs possam degradar os desmossomos e provocar a liberação dos queratinócitos (ver Figura 15.4). Em condições normais, o processo possibilita uma renovação controlada da epiderme por meio de seu gradiente de pH. Existem mutações sabidamente patogênicas no gene denominado inibidor da **serina protease tipo Kazal 5** (**SPINK5**, do inglês *serine protease inhibitor Kazal-type 5*), que codifica o LEKTI. A **síndrome de Netherton**, um raro distúrbio genético, está associada a uma mutação no gene SPINK5. Essa síndrome caracteriza-se por diminuição da função da barreira cutânea, vermelhidão generalizada da pele (eritrodermia) e descamação.

Os corpos lamelares contribuem para a formação da barreira hídrica epidérmica intercelular.

A barreira hídrica epidérmica é essencial para os epitélios "secos" dos mamíferos e é responsável pela manutenção da homeostasia do corpo. A barreira é estabelecida principalmente por dois fatores nos queratinócitos de diferenciação terminal: (1) a deposição de proteínas insolúveis na superfície interna da membrana plasmática e (2) uma camada lipídica que está fixada à superfície externa da membrana plasmática.

À medida que os queratinócitos no estrato espinhoso começam a produzir grânulos de querato-hialina, eles também produzem corpos lamelares delimitados por membrana (grânulos revestidos por membrana). Trata-se de organelas tubulares ou ovoides envolvidas por membrana, que são exclusivas da epiderme dos mamíferos (Figura 15.5). As células espinhosas e granulosas sintetizam uma mistura heterogênea de lipídios pró-barreira e suas respectivas enzimas de processamento de lipídios, como glicoesfingolipídios, fosfolipídios, ceramidas, esfingomielinase ácida e fosfolipase secretora A2; ocorre montagem dessa mistura em corpos lamelares do complexo de Golgi (Figura 15.6). Além disso, os corpos lamelares contêm proteases (*i. e.*, enzima quimiotríptica do estrato córneo, catepsina D, fosfatase ácida, glicosidases e inibidores da protease). Em seguida, o conteúdo dos grânulos é secretado por exocitose nos espaços intercelulares existentes entre o estrato granuloso e o estrato córneo. A organização dessas lamelas lipídicas intercelulares é responsável pela formação da barreira hídrica epidérmica (ver Figura 15.6). Além de seu importante papel na formação da homeostasia da barreira, os corpos lamelares também estão envolvidos na formação do envoltório cornificado, na descamação das células cornificadas e nas defesas antimicrobianas da pele.

A barreira hídrica epidérmica consiste, portanto, em dois elementos estruturais:

- O envoltório celular (EnC) é uma camada de 15 nm de espessura formada por proteínas insolúveis depositadas na superfície interna da membrana plasmática, que contribui para as propriedades mecânicas resistentes da barreira. A espessura do EnC aumenta nos epitélios sujeitos a considerável estresse mecânico (p. ex., lábios, palma da mão,

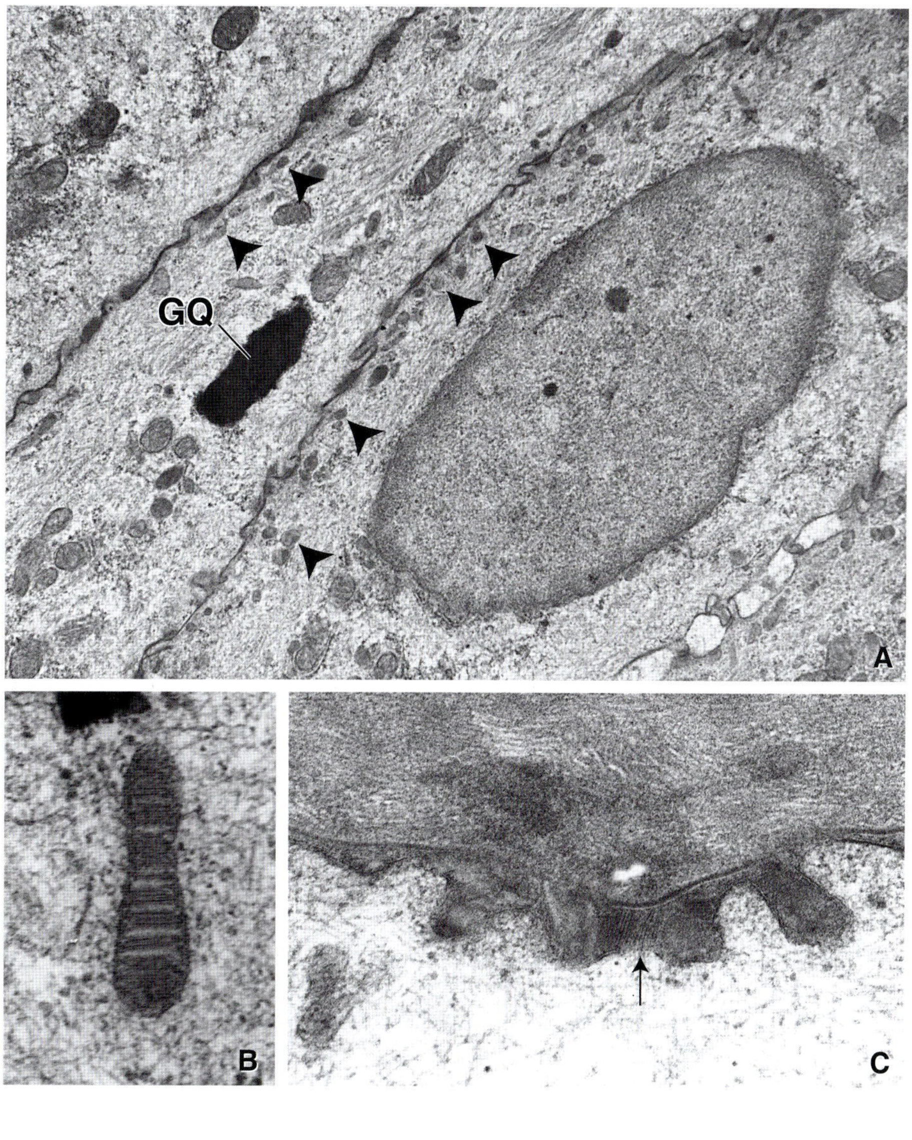

Figura 15.5 Eletromicrografias de queratinócitos. A. Grande parte do citoplasma do queratinócito é preenchida com tonofilamentos. Um queratinócito exibe um grânulo de querato-hialina (*GQ*). Próximo da membrana plasmática, mais próximo da superfície (*parte superior à esquerda*), dois queratinócitos apresentam corpos lamelares (*pontas de seta*). 8.500×. **B.** Um corpo lamelar em maior aumento. 135.000×. **C.** Parte de uma célula queratinizada e queratinócito subjacente. Entre as células está o conteúdo dos corpos lamelares, que foi descarregado no espaço intercelular (*seta*) para formar o envoltório lipídico. 90.000×. (Cortesia do Dr. Albert I. Farbman.)

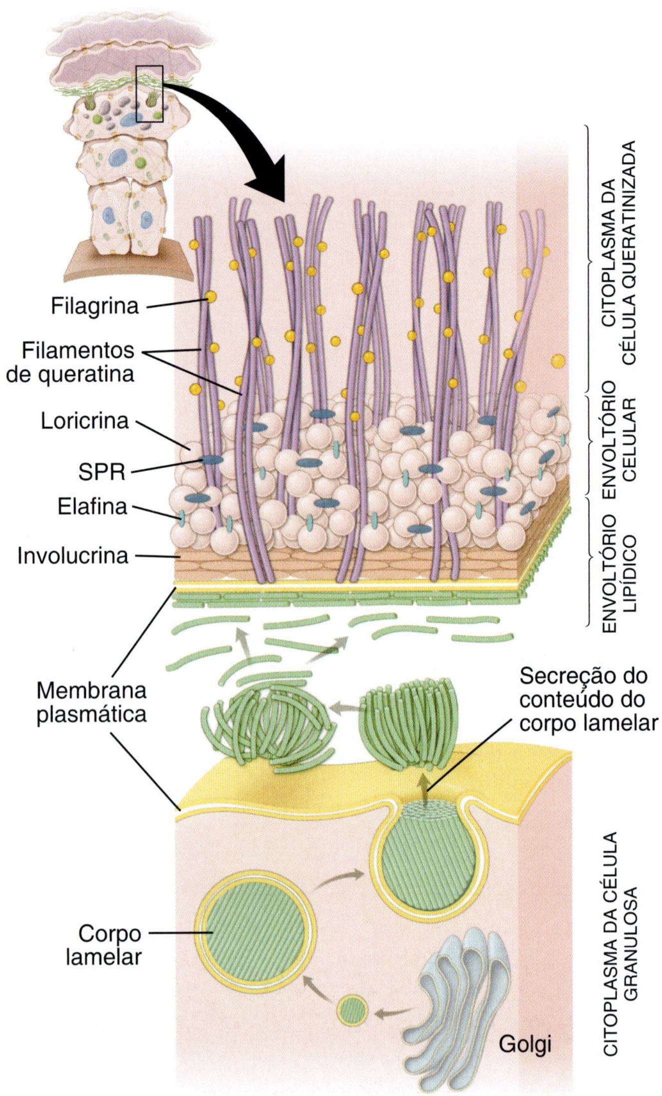

Figura 15.6 Diagrama esquemático da barreira hídrica epidérmica. A mistura heterogênea de glicoesfingolipídios, fosfolipídios e ceramidas constitui as lamelas dos corpos lamelares. Os corpos lamelares, que são produzidos no complexo de Golgi, são secretados por exocitose para os espaços intercelulares, entre o estrato granuloso e o estrato córneo, onde formam o envoltório lipídico. A disposição lamelar das moléculas de lipídio é mostrada no espaço intercelular, imediatamente abaixo da membrana plasmática espessada, e forma o envoltório celular do queratinócito queratinizado. A parte mais interna do envoltório celular consiste principalmente em moléculas de loricrina (*esferas cor-de-rosa*) que estabelecem ligações cruzadas por meio de pequenas proteínas ricas em prolina (*SPR*) e elafina. A camada adjacente à superfície citoplasmática da membrana plasmática consiste em duas proteínas estreitamente acondicionadas, a involucrina e a cistatina α. Os filamentos de queratina (tonofilamentos) ligados pela filagrina estão ancorados no envoltório celular.

planta do pé). O EnC é formado por pequenas proteínas ricas em prolina (SPR, do inglês *small proline-rich*) de ligação cruzada e por proteínas estruturais maiores. As proteínas estruturais incluem cistatina, proteínas desmossômicas (desmoplaquina), elafina, envolplaquina, filagrina, involucrina, cinco cadeias de queratina diferentes e loricrina. A loricrina é a principal proteína estrutural e representa quase 80% da massa proteica total do EnC. Essa proteína insolúvel de 26 kDa apresenta o maior conteúdo de glicina de qualquer proteína conhecida do corpo

- O envoltório lipídico é uma camada de 5 nm de espessura de lipídios fixados à superfície celular por ligações éster. Os principais componentes lipídicos do envoltório lipídico são ceramidas, que pertencem à classe dos esfingolipídios, o colesterol e ácidos graxos livres. Entretanto, o componente mais importante é a camada monomolecular de acilglicosilceramida, que proporciona um revestimento na superfície celular "semelhante a politetrafluoretileno". As ceramidas também são importantes na sinalização da célula e são, em parte, responsáveis por induzir a diferenciação celular, desencadear a apoptose e reduzir a proliferação celular. À medida que as células continuam migrando em direção à superfície livre, a barreira é constantemente mantida por queratinócitos que entram no processo de diferenciação terminal. As lamelas podem permanecer como discos reconhecíveis no espaço intercelular ou podem se fundir em folhetos e camadas largas.

Experimentos já mostraram que a epiderme de animais com **deficiência de ácidos graxos essenciais (DAGE)** induzida é mais permeável à água que o normal. Os grânulos envolvidos por membrana também apresentam menos lamelas que o normal. A destruição da barreira hídrica epidérmica em grandes áreas, como em queimaduras graves, pode levar à perda de líquido do corpo potencialmente fatal.

A epiderme encontra-se em um estado de equilíbrio dinâmico, em que as células queratinizadas esfoliadas são constantemente substituídas por um fluxo constante de células de diferenciação terminal.

A reposição das células epidérmicas é mantida pelos seguintes processos:

- Divisão das células basais no estrato basal
- Diferenciação e morte celular programada à medida que as células migram em direção ao estrato córneo
- Perda das células por esfoliação da superfície da pele.

Para manter esse equilíbrio, cada célula da epiderme dispõe de um período de tempo predeterminado para executar funções específicas. Vários experimentos científicos e cálculos empíricos concluíram que o tempo de renovação no compartimento dos queratinócitos (estrato espinhoso e estrato granuloso) é de cerca de 31 dias, com um período adicional de 14 dias no estrato córneo (espessura média de 16 a 20 camadas de células nos seres humanos). Acrescentando a 1 a 2 dias para as divisões mitóticas no estrato basal, a renovação epidérmica total leva aproximadamente 47 dias (Figura 15.7). Foi constatado que há produção e esfoliação de uma camada de células no estrato córneo a cada 22,4 horas. Nas doenças hiperproliferativas, como a **psoríase**, o tempo de renovação da epiderme é acelerado e leva aproximadamente 8 a 10 dias. Nesse distúrbio, a espessura da epiderme aumenta e ocorre redução na taxa de morte celular. Clinicamente, a psoríase aparece como lesões elevadas e avermelhadas de pele pruriginosa, frequentemente cobertas por escamas branco-prateadas. As lesões variam de tamanho e, habitualmente, aparecem nos joelhos, nos cotovelos, na região lombar e no couro cabeludo.

Melanócitos

Os melanócitos derivados da crista neural estão dispersos entre as células basais do estrato basal.

Durante a vida embrionária, as células precursoras dos melanócitos migram a partir da crista neural e penetram na epiderme

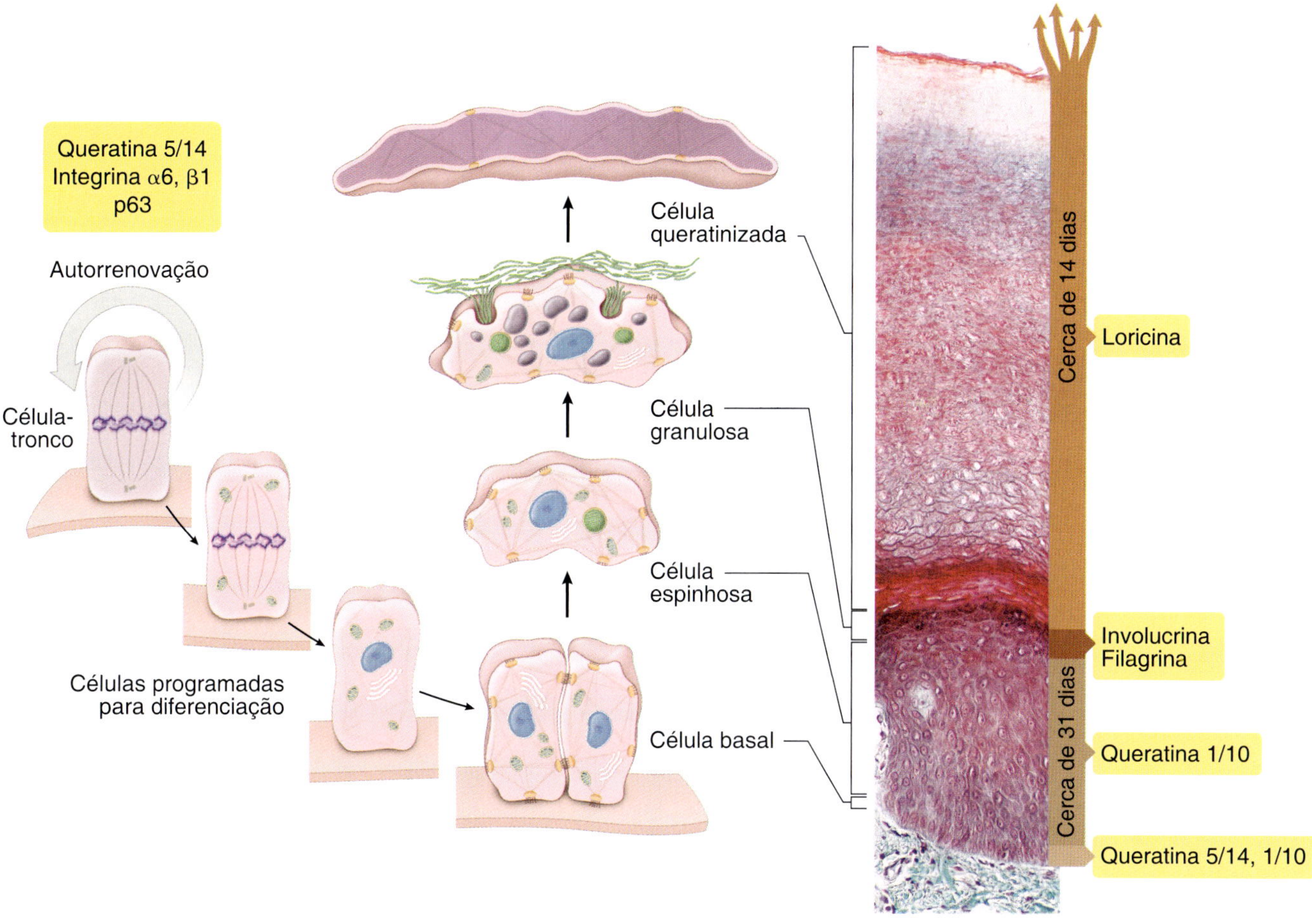

Figura 15.7 Diagrama esquemático da diferenciação e reposição de células epidérmicas. A reposição das células epidérmicas é iniciada pela divisão das células-tronco no estrato basal. As células recém-formadas sofrem divisões adicionais no estrato basal e migram para cima à medida que se diferenciam em células queratinizadas, que, por fim, são perdidas por esfoliação na superfície da pele. Para manter o equilíbrio entre divisão celular e perda celular na superfície da pele, cada célula dispõe de um tempo predeterminado para migrar através dos compartimentos específicos da epiderme e desempenhar funções específicas. As divisões mitóticas no estrato basal levam cerca de 1 a 2 dias; em seguida, são necessários, em média, 31 dias para a migração dos queratinócitos pelo estrato espinhoso (células espinhosas) e sua diferenciação em células granulosas no estrato granuloso. É necessário um período adicional de 14 dias para que a célula queratinizada atravesse o estrato córneo (pressupondo uma espessura média de 16 a 20 células nos seres humanos). Por conseguinte, o tempo total de renovação da epiderme é de aproximadamente 47 dias. Em cada estágio de diferenciação, as células expressam diferentes marcadores moleculares (ver *retângulos amarelos*), que podem ser úteis na identificação de células específicas com o uso de métodos imunocitoquímicos. O *detalhe à esquerda* mostra um corte em toda a espessura da epiderme de uma ponta do dedo da mão humana corado pelo método tricrômico de Mallory. 260×.

em desenvolvimento. Em seguida, uma associação funcional específica é estabelecida – a unidade epidermomelânica na qual um melanócito mantém uma associação a determinado número de queratinócitos. Nos seres humanos, estima-se que cada unidade epidermomelânica contenha um melanócito associado a cerca de 36 queratinócitos. A razão entre melanócitos e queratinócitos ou seus precursores no estrato basal pode variar de 1:4 a 1:40 ou até mesmo mais alta, dependendo da área do corpo. Essa razão é constante em todos os indivíduos, porém é influenciada pela idade e por fatores ambientais, como exposição à luz solar.

Nos adultos, existe um reservatório de células-tronco dos melanócitos indiferenciadas na área do folículo piloso, denominado protuberância folicular. A diferenciação da célula-tronco do melanócito é regulada pela expressão do gene Pax3, que pertence à família de boxe pareado (PAX, do inglês *paired box*) de fatores de transcrição. O Pax3 ativa a expressão do fator de transcrição associado à microftalmia (MITF, do inglês *microphthalmia-associated transcription factor*), que é de importância crítica para o desenvolvimento e a diferenciação dos melanócitos (melanogênese). Os melanócitos mantêm sua capacidade de replicação durante toda a sua vida, porém em uma velocidade muito mais lenta que a dos queratinócitos, mantendo, assim, a razão celular na unidade epidermomelânica.

O melanócito epidérmico é uma célula dendrítica dispersa entre as células basais do estrato basal (Figura 15.8). É denominado "célula dendrítica" porque o corpo celular arredondado está localizado na camada basal e emite longos prolongamentos entre os queratinócitos do estrato espinhoso. Nem os prolongamentos nem o corpo celular formam ligações desmossômicas com os queratinócitos vizinhos. Entretanto, os melanócitos que estão situados próximo à lâmina basal têm estruturas que se assemelham a hemidesmossomos. Em preparações de rotina coradas por hematoxilina e eosina (H-E) os melanócitos são identificados no estrato basal com núcleos alongados circundados por citoplasma claro. Entretanto, à microscopia eletrônica de transmissão (MET), essas células são prontamente identificadas graças aos grânulos de melanina em desenvolvimento e maduros no citoplasma (ver Figura 15.8).

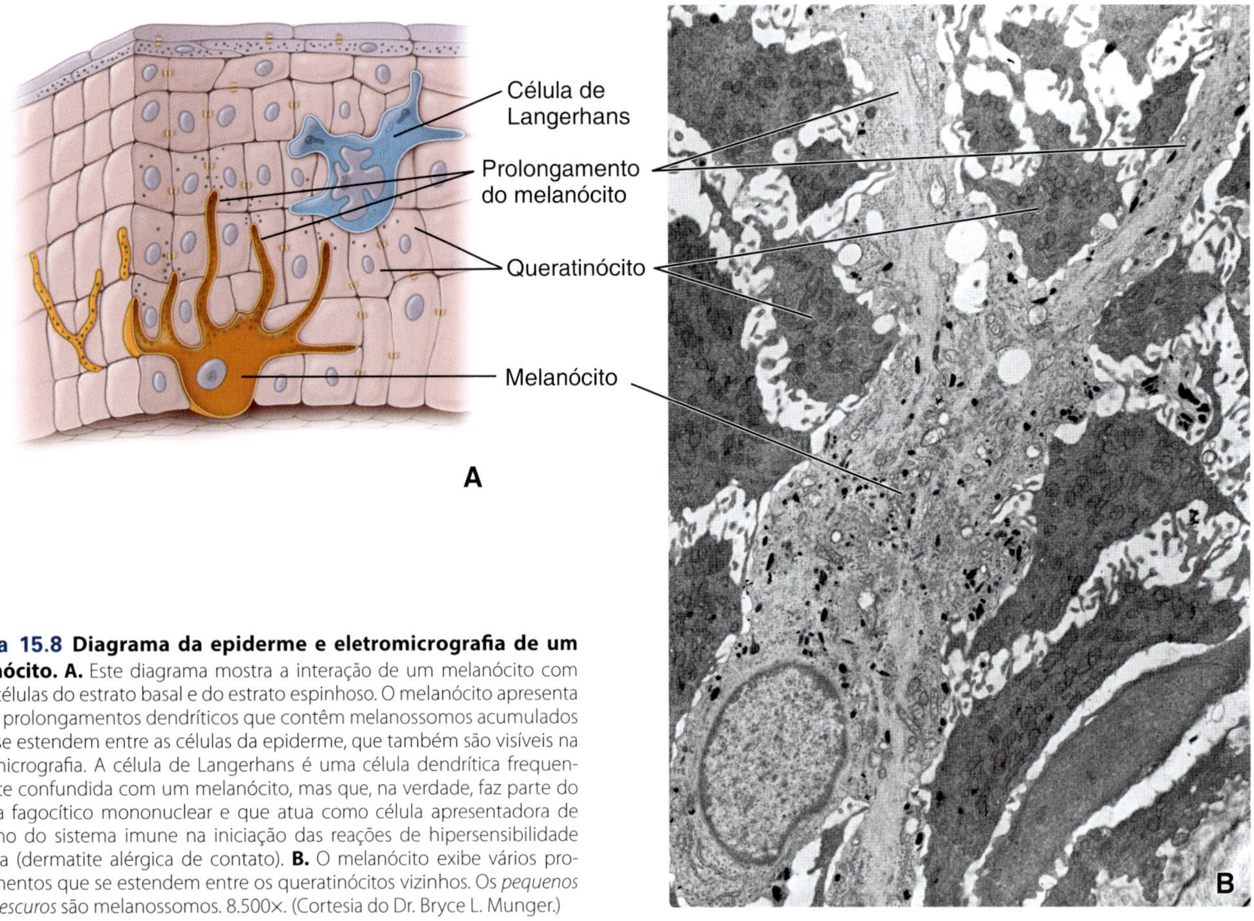

Figura 15.8 Diagrama da epiderme e eletromicrografia de um melanócito. A. Este diagrama mostra a interação de um melanócito com várias células do estrato basal e do estrato espinhoso. O melanócito apresenta longos prolongamentos dendríticos que contêm melanossomos acumulados e que se estendem entre as células da epiderme, que também são visíveis na eletromicrografia. A célula de Langerhans é uma célula dendrítica frequentemente confundida com um melanócito, mas que, na verdade, faz parte do sistema fagocítico mononuclear e que atua como célula apresentadora de antígeno do sistema imune na iniciação das reações de hipersensibilidade cutânea (dermatite alérgica de contato). **B.** O melanócito exibe vários prolongamentos que se estendem entre os queratinócitos vizinhos. Os *pequenos corpos escuros* são melanossomos. 8.500×. (Cortesia do Dr. Bryce L. Munger.)

Os melanócitos produzem dois tipos de pigmento de melanina, a eumelanina preto-acastanhada e a feomelanina amarelo-avermelhada.

Os melanócitos da epiderme produzem e secretam duas formas do pigmento melanina, um pigmento preto-acastanhado, denominado eumelanina, e um pigmento amarelo-avermelhado, denominado feomelanina. As quantidades relativas desses dois pigmentos são responsáveis pela cor dos pelos, cabelos e pele. A função mais importante da melanina consiste em proteger o organismo dos efeitos prejudiciais da irradiação UV não ionizante. Os indivíduos que produzem mais eumelanina do que feomelanina têm cabelos e pelos castanhos ou pretos e pele mais escura, que fica protegida dos danos causados pela radiação UV na luz solar. Em contrapartida, os indivíduos que produzem mais feomelanina do que eumelanina apresentam pelos ou cabelos ruivos ou loiros e pele mais clara, que fica pouco protegida da radiação UV. Esses indivíduos correm maior risco de dano à pele causado pela radiação UV.

Os melanócitos produzem melanina em organelas delimitadas por membrana, denominadas melanossomos.

A produção de melanina ocorre em organelas delimitadas por membrana e relacionadas com os lisossomos, denominadas melanossomos, que derivam do complexo de Golgi (Figura 15.9). A melanina é produzida por hidroxilação do aminoácido L-tirosina a L-3,4-di-hidroxifenilalanina (L-DOPA) pela enzima tirosinase. A oxidação subsequente da L-DOPA produz o precursor da melanina, conhecido como L-DOPAquinona. Esse composto sofre modificações adicionais por meio de duas vias diferentes, dependendo da disponibilidade do aminoácido cisteína. Na presença de cisteína em quantidades suficientes, a L-DOPAquinona é gradualmente transformada no pigmento feomelanina. Quando a cisteína é insuficiente, a L-DOPAquinona é convertida espontaneamente no pigmento eumelanina. Essa via de conversão exige a ação da proteína relacionada com a tirosinase 1 (TRP1) e da proteína relacionada com a tirosinase 2 (TRP2), que são reguladores enzimáticos nesse processo.

Os melanossomos são formados por meio de uma série de estágios bem-definidos.

O desenvolvimento dos melanossomos apresenta quatro estágios (I a IV), que começam com o pré-melanossomo e terminam com o melanossomo maduro. A cada estágio, sua localização dentro da célula muda à medida que ocorre acúmulo de mais melanina. Os pré-melanossomos (estágio I) e os melanossomos iniciais (estágio II) concentram-se próximo ao complexo de Golgi e interagem com o RER, o retículo endoplasmático liso (REL) e as mitocôndrias. Os melanossomos quase maduros (estágio III) são transferidos por meio de transporte dependente de microtúbulos para as bases dos prolongamentos dos melanócitos. Os melanossomos maduros (estágio IV) migram em direção às extremidades dos prolongamentos dos melanócitos (ver Figura 15.9).

- Nos melanócitos produtores de eumelanina, o lúmen dos pré-melanossomos (estágio I) carece de pigmento. À MET, os pré-melanossomos exibem uma estrutura interna finamente ordenada e composta de fibrilas proteináceas. Essas fibrilas são compostas principalmente de proteína do

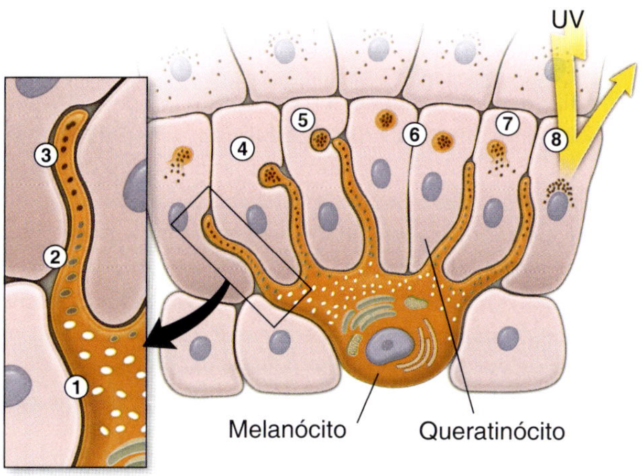

Figura 15.9 Formação da melanina e mecanismo de doação de pigmento. Os melanócitos produzem estruturas delimitadas por membrana, relacionadas com os lisossomos, que se originam a partir do complexo de Golgi na forma de pré-melanossomos **(1)** que estão envolvidos na síntese de melanina. A melanina é produzida a partir da tirosina por uma série de reações enzimáticas, e o seu acúmulo é visível nos melanossomos **(2)**. À medida que prossegue a maturação, os melanossomos migram para as extremidades dos prolongamentos dos melanócitos. Os melanossomos maduros **(3)** apresentam concentração elevada de melanina e acumulam-se nas extremidades dos prolongamentos do melanócito, que se invaginam na membrana celular do queratinócito **(4)**. Os queratinócitos fagocitam as extremidades dos prolongamentos dos melanócitos que contêm os melanossomos **(5)**. No processo descrito como doação de pigmento, a melanina é transferida para os queratinócitos vizinhos em vesículas que contêm melanossomos com uma pequena quantidade de citoplasma do melanócito **(6)**. Uma vez no interior dos queratinócitos, os melanossomos são liberados no citoplasma **(7)**. Os melanossomos distribuem-se dentro dos queratinócitos, porém são mais numerosos em áreas sobre os núcleos e ao redor deles, criando "guarda-sóis escuros" –, o denominado micropara-sol de melanossomo **(8)** –, que protegem o DNA nuclear da radiação ultravioleta (*UV*) prejudicial do sol.

pré-melanossomo (PMEL17) e passam a constituir o núcleo para a deposição de melanina dentro do melanossomo. A montagem dessa estrutura interna geralmente é concluída no melanossomo inicial (estágio II), o que confere uma forma elipsoide aos pré-melanossomos
- Nos melanócitos produtores de feomelanina, a expressão da PMEL17 é infrarregulada, o que pode explicar por que os melanossomos nessas células carecem de fibrilas internas e apresentam nucleossomos de formato esférico.

A produção dos grânulos de melanina elétron-opacos começa quando adquirem um formato elíptico no final do estágio II, e o processo continua ao longo dos estágios III e IV. Durante os dois últimos estágios, a estrutura interna dos melanossomos torna-se obscurecida. As organelas maduras (estágio IV) preenchidas com grânulos de melanina são transportadas até as extremidades dos prolongamentos dos melanócitos para sua transferência nos queratinócitos.

Durante o desenvolvimento, os melanossomos compartilham várias características com os lisossomos, como um pH mais baixo necessário para a síntese de melanina e a presença de proteínas de membrana e hidrolases lisossômicas. **O pH do melanossomo** constitui um importante fator na regulação da pigmentação da pele. Os melanossomos derivados de melanócitos na pele clara são mais ácidos e exibem menor atividade de tirosinase que os melanossomos na pele escura, que apresentam pH mais neutro e atividade de tirosinase mais alta. Por conseguinte, a **atividade da tirosinase** está aumentada na pele escura, sem suprarregulação da expressão do gene da tirosinase.

Os melanócitos distribuem a melanina para os queratinócitos no processo de doação de pigmento.

O mecanismo de transferência de melanina, denominado doação de pigmento, entre os melanócitos produtores de pigmento e os queratinócitos receptores de pigmento é de importância crítica na determinação da cor da pele. Seu mecanismo molecular permanece obscuro; entretanto, a descrição da doação de pigmento baseada na fagocitose das extremidades dos prolongamentos dos melanócitos pelos queratinócitos é a mais aceita. Esse modelo foi confirmado pela observação de células cultivadas *in vitro* à MET. Nesse modelo, um queratinócito engloba a extremidade de um prolongamento do melanócito, cortando-a para formar uma vesícula citoplasmática repleta de melanossomos. Uma pequena quantidade de citoplasma ao redor do melanossomo também é fagocitada, o que caracteriza esse processo como um tipo de secreção citócrina. Outros modelos recentes de doação de pigmento incluem: fusão direta da membrana entre melanócitos e queratinócitos, com transferência do melanossomo; fagocitose de vesículas envolvidas por membrana por queratinócitos que contêm melanossomos originados de bolhas citoplasmáticas dos melanócitos; e exocitose do pigmento melanina pelos melanócitos e endocitose subsequente pelos queratinócitos.

Após a transferência do pigmento, a maioria dos melanossomos na pele clara reside em queratinócitos próximos à camada basal da epiderme (60 a 80% do total de melanossomos); entretanto, na pele escura, a distribuição dos melanossomos é igual em todas as camadas da epiderme. Os melanossomos nos queratinócitos geralmente estão posicionados ao redor e em cima do núcleo, formando uma estrutura semelhante a um guarda-sol, denominada "guarda-sol escuro" ou micropara-sol de melanossomo, que protege o DNA nuclear contra a radiação UV prejudicial (Figura 15.10).

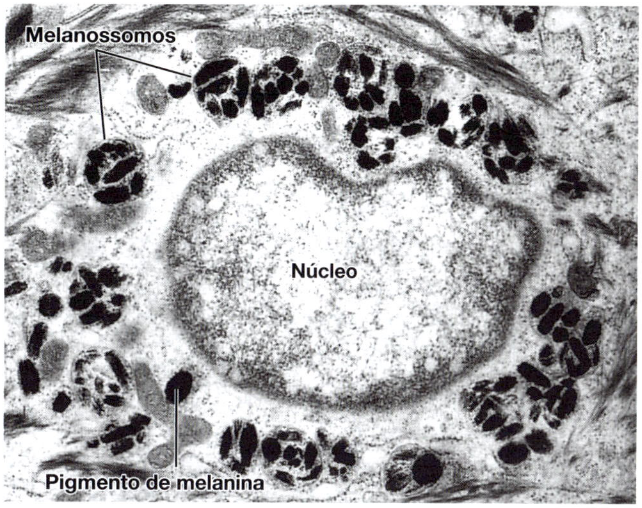

Figura 15.10 Eletromicrografia de um queratinócito. Esta eletromicrografia de grande aumento mostra o núcleo do queratinócito circundado por melanossomos que contêm pigmento de melanina. Essa disposição é frequentemente descrita como "guarda-sol escuro" ou micropara-sol de melanossomo, que protege o DNA nuclear contra a radiação ultravioleta prejudicial do sol. Durante a doação de pigmento, as extremidades dos prolongamentos do melanócito que contêm melanossomos são cortadas por um queratinócito, e a vesícula citoplasmática resultante funde-se com um lisossomo para produzir um fagolisossomo. Observe que alguns pigmentos de melanina não são circundados pela membrana citoplasmática, que mais provavelmente foi dissolvida nos fagolisossomos do queratinócito. 19.200×. (Reproduzida, com autorização, de Kanik A. Skin. In: Mills SM, ed. *Histology for Pathologists*. Wolters Kluwer; 2020:3-30.)

A produção de melanina é geneticamente determinada e altamente regulada por muitos fatores.

Mais de 125 genes regulam a diferenciação, a sobrevida, a síntese e a função dos melanócitos. Nos seres humanos, cerca de 15 genes foram associados a variações na pigmentação da pele. Variações no gene do receptor de melanocortina 1 (MC1R, do inglês *melanocortin 1 receptor*), o gene fundamental da pigmentação humana, parecem estar associadas a diferenças normais na cor da pele e dos pelos e cabelos.

As enzimas essenciais na síntese de melanina são a tirosinase, a TRP1 e a TRP2, que afetam drasticamente a qualidade e a quantidade de melanina produzida. A síntese de melanina também é regulada pelo hormônio estimulador de melanócitos (MSH), produzido pelo lobo anterior da hipófise. O MSH liga-se ao receptor de melanocortina 1 (MC1R) nos melanócitos e afeta a atividade da tirosinase por meio da cascata de sinalização da proteína G. A estimulação dos receptores MC1R pelo MSH e pelo hormônio adrenocorticotrófico (ACTH) promove aumento da atividade da tirosinase, resultando na síntese de eumelanina. O efeito oposto é produzido pela proteína de sinalização Agouti (ASIP, do inglês *Agouti signaling protein*), que diminui a atividade da tirosinase e resulta na produção de feomelina. Dessa maneira, a sinalização do MC1R regula o equilíbrio entre a síntese de eumelanina e a de feomelina nos melanócitos, levando à diversidade da pigmentação da pele.

Os hormônios esteroides não atuam sobre os receptores MC1R. Entretanto, estudos recentes mostraram que os esteroides sexuais, como o estrogênio (17β-estradiol) e a progesterona, podem regular indiretamente a síntese de melanina. Esse achado pode explicar a hiperpigmentação associada à gravidez de áreas específicas da pele (ou seja, face, órgãos genitais externos, linha alba do abdome e aréolas ao redor dos mamilos). Pesquisadores sugerem que os receptores de hormônios sexuais acoplados à proteína G, GPER e PAQR7, ligados à membrana e não clássicos estão envolvidos na sinalização dos melanócitos (ver Capítulo 21, *Órgãos Endócrinos*, para a sinalização de esteroides iniciada na membrana). A ativação desses receptores é suficiente para modificar a pigmentação da pele. O estrogênio aumenta a síntese de melanina, enquanto a progesterona contrabalança o efeito do estrogênio, diminuindo a produção de melanina. Algumas usuárias de contraceptivos hormonais que contêm estrogênio e progesterona apresentam escurecimento ou pigmentação da pele, denominado **melasma**. O uso terapêutico de inibidores ou de estimuladores dos receptores GPER ou PAQR7 poderia potencialmente modular a produção do pigmento melanina e alterar a cor da pele.

Além de regular a síntese de melanina nos melanócitos, pesquisas recentes mostram que os reguladores parácrinos do microambiente dos melanócitos (ou seja, fatores de crescimento e citocinas) podem resultar em alterações na pigmentação da pele. A pele também responde à exposição solar (ver Boxe 15.3, adiante). Foi constatado que os queratinócitos epidérmicos liberam exossomos, que também podem ser responsáveis pela estimulação da pigmentação após exposição UV.

O número de melanócitos na pele normal é constante em todos os indivíduos.

Apesar das variações na cor da pele entre diferentes indivíduos, o número de melanócitos permanece constante, com uma razão semelhante entre melanócitos e queratinócitos. Essa razão oscila na faixa de um melanócito para cada 4 a 40 queratinócitos basais. A ocorrência de mudanças na razão entre melanócitos e queratinócitos é de importância diagnóstica na identificação de certas lesões cutâneas pigmentadas. Por exemplo, o **vitiligo** (perda adquirida da pigmentação da pele) caracteriza-se pela perda seletiva de melanócitos. Em contrapartida, a pele de indivíduos com **albinismo** (uma doença que resulta na ausência parcial ou completa da cor da pele) apresenta uma razão normal entre melanócitos e queratinócitos. Entretanto, a via de síntese da melanina está defeituosa (ver anteriormente). O número de melanócitos também diminui com a idade, com redução no número de melanossomos nos queratinócitos. A pele adquire uma cor mais clara, e a incidência de câncer de pele aumenta. Observa-se um número aumentado de melanócitos no **lentigo** (lesões cutâneas pigmentadas) e em **neoplasias melanocíticas**.

A cor da pele é determinada principalmente pelo número e pelo tamanho dos melanossomos, e não pelo número de melanócitos.

A pele escura apresenta o maior número de melanossomos mais proeminentes, com maiores núcleos pigmentares, e esses melanossomos estão distribuídos por todo o citoplasma dos queratinócitos. A pele clara tem menos melanossomos menos proeminentes, com núcleos de pigmento menores; esses melanossomos agregam-se em grupos. Além disso, na pele clara, os queratinócitos não apresentam conteúdo detectável de melanina nas camadas superiores da epiderme; em contrapartida, na pele escura, os queratinócitos mantêm o pigmento de melanina em toda a espessura da epiderme (Figura 15.11).

Os melanossomos e seu conteúdo são degradados no processo de macroautofagia em várias taxas em diferentes indivíduos. Nos indivíduos de pele escura, a melanina é degradada lentamente, e os melanossomos permanecem distintos; naqueles com pele clara, a melanina sofre degradação mais rápida (ver Figura 15.11). A eficácia da degradação é atribuída à maior expressão de enzimas hidrolíticas, em particular a catepsina L2 na pele clara, e à maior atividade autofágica dos queratinócitos na pele clara, em comparação com a pele escura.

Devido à complexidade da biogênese da melanina, do trânsito de proteínas, do movimento de organelas e das interações intercelulares na unidade epidermomelânica, até mesmo alterações míninas no ambiente celular podem afetar a estrutura dos melanossomos e o processo de doação de pigmento. Numerosos fatores intrínsecos e extrínsecos também são responsáveis pela **pigmentação da pele**, incluindo idade, etnia e diferenças sexuais; níveis hormonais variáveis e afinidades de seus receptores; defeitos genéticos; radiação UV; mudanças de clima e de estação e exposição química a toxinas e poluentes.

Células de Langerhans

As células de Langerhans representam a população de macrófagos apresentadores de antígeno residentes na epiderme.

As células de Langerhans são macrófagos apresentadores de antígeno residentes, de aspecto dendrítico, na epiderme. Derivam de células progenitoras eritromieloides que se originam do saco vitelino. Os macrófagos residentes derivados do saco vitelino (*i. e.*, células de Langerhans na epiderme e macrófagos dérmicos na derme) são autossustentáveis e representam uma população residente de fagócitos autorrenováveis nos tecidos (ver Capítulo 6, *Tecido Conjuntivo*). As células de Langerhans

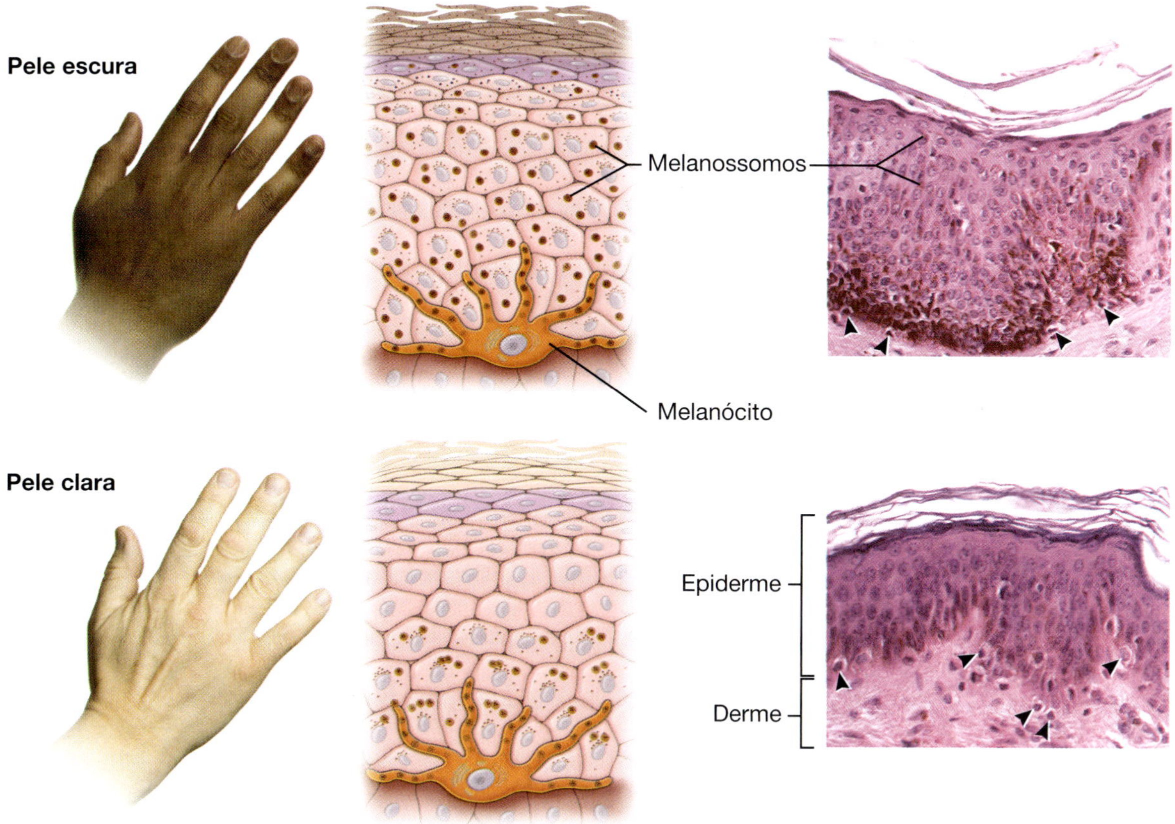

Figura 15.11 Diferenças no número e no tamanho dos melanossomos na pele clara e na pele escura. A primeira coluna mostra fotografias do dorso da mão de um indivíduo de pele escura e de outro de pele clara. Essas fotografias correspondem aos diagramas da coluna do meio, mostrando a distribuição dos melanossomos na pele escura e na pela clara. Observe que os melanossomos e os pigmentos de melanina acumulam-se ao redor e em cima dos núcleos, formando o micropara-sol de melanossomos que protege o DNA nuclear contra a radiação ultravioleta prejudicial do sol. A pele escura apresenta numerosos melanossomos proeminentes, com núcleos de pigmento maiores que estão igualmente distribuídos por todo o citoplasma do queratinócito. Na pele escura, os queratinócitos mantêm o pigmento de melanina em toda a espessura da epiderme. Em contrapartida, a pele clara apresenta menos melanossomos, menos proeminentes, com núcleos de pigmento menores agregados em aglomerados no citoplasma do queratinócito. Além disso, a maior parte dos melanossomos está localizada nos queratinócitos, próximo à camada basal da epiderme. A fotomicrografia correspondente na última coluna mostra que o número de melanócitos (*pontas de setas*) é semelhante. Observe as diferenças na distribuição dos melanossomos. Observe também que os queratinócitos na pele clara não apresentam conteúdo de melanina detectável nas camadas superiores da epiderme.

na epiderme são de vida longa e não podem ser substituídas por monócitos derivados da medula óssea. No início do desenvolvimento, seus precursores migram via corrente sanguínea e, por fim, entram na epiderme, onde se diferenciam em células imunocompetentes. As células de Langerhans respondem pela imunovigilância da epiderme por meio de processamento de antígenos na pele.

As células de Langerhans são especializadas na "detecção" do microambiente da epiderme por meio da extensão de seus prolongamentos através das zônulas de oclusão intercelulares para coletar amostras das camadas mais externas da pele (estrato córneo). Após a fagocitose, o processamento e a exibição do antígeno na superfície das células de Langerhans, essas células apresentam o antígeno aos linfócitos T na epiderme para iniciar uma resposta imune local. Elas também migram da epiderme para um linfonodo regional. No linfonodo, a interação das células de Langerhans com os linfócitos T inicia a instrução do sistema imune adaptativo para imunotolerância ou ativação imune e resposta ao antígeno. A exposição à radiação UV provoca depleção das células de Langerhans e diminui a sua capacidade de apresentação de antígenos aos linfócitos T. Vários estudos experimentais determinaram que a razão entre células de Langerhans e outras células na epiderme da pele humana normal é constante (1:53).

As células de Langerhans não podem ser distinguidas com certeza em cortes de parafina de rotina corados por H-E. À semelhança dos melanócitos, as células de Langerhans não formam desmossomos com os queratinócitos vizinhos. O núcleo cora-se intensamente com hematoxilina, enquanto o citoplasma aparece claro. Com o uso de técnicas especiais, como impregnação com cloreto de ouro ou imunocoloração com anticorpo contra moléculas de CD1a, as células de Langerhans podem ser facilmente identificadas no estrato espinhoso (Figura 15.12). A molécula CD1a é um marcador clinicamente útil expresso na célula de Langerhans humana (ver adiante) e está estruturalmente relacionada com as moléculas de MHC I. As células de Langerhans apresentam prolongamentos dendríticos que se assemelham aos dos melanócitos. Entretanto, a MET revela vários aspectos distintos da célula de Langerhans (ver Figura 15.12). Seu núcleo é caracteristicamente recortado em muitos locais, de modo que o perfil nuclear é irregular. Além disso, apresenta grânulos de Birbeck característicos em formato de raquete de tênis. Essas pequenas vesículas aparecem como bastonetes com uma expansão bulbosa em sua extremidade. Durante muitos anos, os grânulos de Birbeck continuaram enigmáticos, até que a molécula de langerina (CD207), um receptor de lectina tipo C, foi finalmente identificado como principal componente molecular desses grânulos.

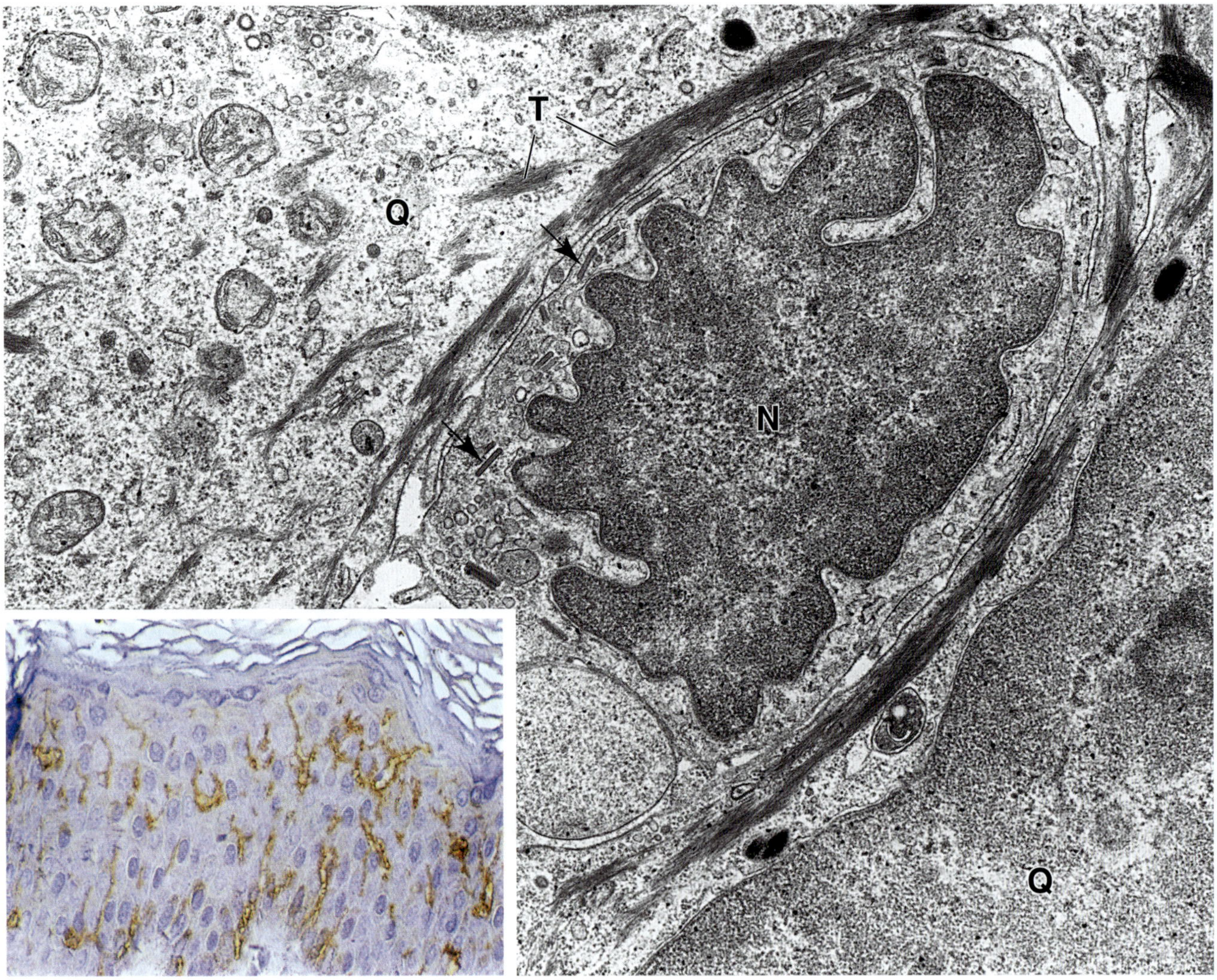

Figura 15.12 Eletromicrografia de uma célula de Langerhans. O núcleo (*N*) de uma célula de Langerhans apresenta reentrâncias características em muitos locais, e o citoplasma contém corpúsculos em formato de bastonetes (*setas*). Observe a presença de tonofilamentos (*T*) nos queratinócitos (*Q*) adjacentes, porém há ausência desses filamentos na célula de Langerhans. 19.000×. **Detalhe.** Fotomicrografia da epiderme, mostrando a distribuição e a natureza dendrítica das células de Langerhans que foram coradas por técnicas de imunocoloração com anticorpos dirigidos contra o antígeno de superfície CD1a. 300×. (Reproduzida, com autorização, de Urmacher CD. Normal skin. In: Sternberg SS, ed. *Histology for Pathologists*. Lippincott-Raven; 1997:25-45.)

Os **grânulos de Birbeck** atuam na resposta imune contra determinados patógenos, incluindo *vírus da imunodeficiência humana (HIV-1), Mycobacterium leprae* e *Candida albicans*. Esses patógenos expressam carboidratos na forma de resíduos complexos de *N*-glicana, que os protegem dos anticorpos. A **langerina** expressa na superfície das células de Langerhans reconhece e liga-se aos resíduos de *N*-glicana. Após a ligação do patógeno à langerina, todo o complexo é internalizado e degradado no grânulo de Birbeck. Amostras de biopsia de pele de indivíduos com **síndrome de imunodeficiência adquirida (AIDS)** ou com doenças relacionadas com a AIDS revelam que as células de Langerhans contêm *HIV* em seu citoplasma. As células de Langerhans parecem ser mais resistentes que os linfócitos T aos efeitos mortais do *HIV* e, assim, podem servir como reservatório para o vírus enquanto aguardam a degradação.

À semelhança dos macrófagos, as células de Langerhans expressam moléculas tanto do MHC I quanto do MHC II, que são essenciais para a apresentação de antígenos a linfócitos citotóxicos $CD8^+$ e linfócitos auxiliares $CD4^+$, respectivamente. Expressam também receptores F_c (FcγRs) para a imunoglobulina G (IgG), receptores para C3b do complemento e número flutuante de moléculas de CD1a, que são usadas como marcador clínico específico das células de Langerhans. A **célula de Langerhans**, por ser uma célula apresentadora de antígeno, está envolvida nas **reações de hipersensibilidade de tipo tardio** (p. ex., dermatite alérgica de contato e outras respostas imunes mediadas por células na pele) por meio de reconhecimento de antígenos na pele e o seu transporte até os linfonodos.

Além disso, a transformação maligna das células de Langerhans é responsável pela **histiocitose X** (histiocitose de células de Langerhans), um grupo de doenças imunes que se caracterizam por aumento anormal e acúmulo de células de Langerhans, que podem formar tumores, afetando várias partes do corpo, como os ossos, os pulmões, o crânio e outras áreas e órgãos.

Células de Merkel

As células de Merkel são células epidérmicas que atuam na sensibilidade cutânea.

As células de Merkel são células dendríticas localizadas no estrato basal. A origem das células de Merkel não é conhecida; essas células têm marcadores antigênicos de tipo tanto epidérmico quanto neural. São mais abundantes na pele onde a percepção sensitiva é aguda, como nas pontas dos dedos das mãos e nos lábios. As células de Merkel estão ligadas a queratinócitos adjacentes por desmossomos e contêm filamentos intermediários (de queratina) em seu citoplasma. O núcleo é lobulado, e o citoplasma é discretamente mais denso que o dos melanócitos e das células de Langerhans. Podem conter alguns melanossomos em seu citoplasma, porém são mais bem caracterizadas pela existência de grânulos neurossecretores de núcleo denso de 80 nm, que se assemelham aos encontrados na medula da glândula suprarrenal e no glomo carótico (Figura 15.13). As células de Merkel estão estreitamente associadas ao bulbo terminal expandido das fibras nervosas mielinizadas aferentes. O terminal neuronal perde a sua cobertura de células de Schwann e penetra imediatamente na lâmina basal, onde se expande em uma extremidade semelhante a uma placa, denominada *receptor em disco*, que se situa em estreita aposição à base da célula de Merkel. A combinação do neurônio e da célula epidérmica, denominada corpúsculo de Merkel, é um mecanorreceptor sensitivo.

O **carcinoma de células de Merkel (CCM)** é um tipo raro, porém extremamente agressivo de câncer de pele, que se desenvolve quando as células de Merkel sofrem proliferação descontrolada. Com mais frequência, surge em áreas da pele expostas ao sol, como a cabeça, o pescoço e os membros superiores e inferiores. O CCM tende a crescer rapidamente e sofre metástase por meio dos vasos linfáticos em um estágio inicial.

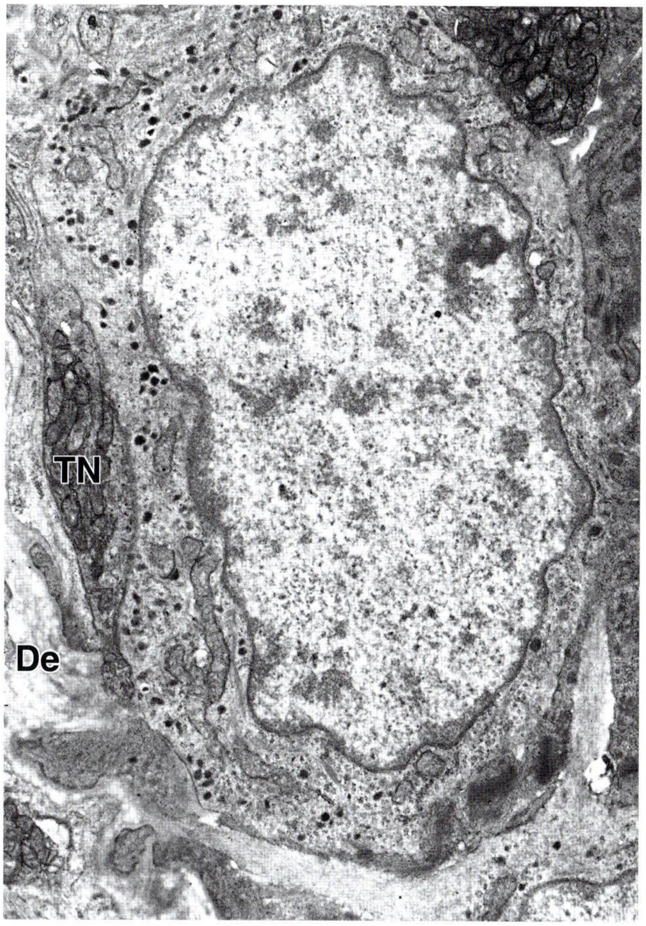

Figura 15.13 Eletromicrografia de uma célula de Merkel. A célula contém pequenos grânulos neurossecretores no citoplasma e estabelece contato com um terminal nervoso (*TN*) periférico de um neurônio sensitivo. A derme (*De*) encontra-se na *parte inferior da micrografia*. 14.450×. (Cortesia do Dr. Bryce L. Munger.)

■ DERME

A fixação da epiderme à derme é aprimorada pelo aumento da interface entre os dois tecidos.

A junção entre a epiderme e a derme (junção dermoepidérmica) pode ser observada à microscopia óptica como um limite irregular, exceto na pele mais fina. Os cortes de pele realizados perpendicularmente à superfície revelam numerosas protrusões digitiformes de tecido conjuntivo, as papilas dérmicas, que se projetam na superfície inferior da epiderme (ver Figura 15.2). As papilas dérmicas são complementadas por protrusões epidérmicas semelhantes, denominadas cristas epidérmicas ou cristas interpapilares, que se projetam dentro da derme. Entretanto, se o plano de corte for paralelo à superfície da epiderme e passar em um nível que inclua as papilas dérmicas, o tecido epidérmico aparece como um folheto contínuo de epitélio, que contém ilhas circulares de tecido conjuntivo

Boxe 15.1

Correlação clínica | Cânceres de origem epidérmica

Três tipos principais de **câncer de pele** originam-se de células na epiderme. Em geral, o câncer de pele é causado pela exposição prolongada e desprotegida à radiação ultravioleta do sol. O tipo mais comum é o **carcinoma basocelular**, que, microscopicamente, como o próprio nome indica, assemelha-se a células do estrato basal da epiderme. O carcinoma basocelular é um tumor de crescimento lento, que geralmente não metastatiza. Tipicamente, as células cancerosas originam-se da protuberância folicular da bainha radicular externa do folículo piloso. Em quase todos os casos de carcinoma basocelular, o tratamento recomendado consiste na cirurgia micrográfica de Mohs. O monitoramento histológico do tumor excisado durante o procedimento cirúrgico à procura de células malignas garante que as margens do tecido excisado estejam livres de câncer (para mais detalhes sobre a cirurgia micrográfica de Mohs, ver Boxe 15.2).

O segundo câncer de pele mais comum é o **carcinoma espinocelular**, com mais de 200.000 casos por ano. Os indivíduos com esse tipo de câncer geralmente desenvolvem um pequeno nódulo ou placa indolor, que é circundado por uma área de inflamação. O carcinoma espinocelular caracteriza-se por células altamente atípicas em todos os níveis da epiderme (carcinoma *in situ*). A ruptura da membrana basal resulta em disseminação (metástase) das células tumorais para os linfonodos. O carcinoma espinocelular é conhecido pelos padrões de diferenciação variáveis, que incluem desde células escamosas poligonais dispostas em lóbulos e zonas de queratinização ordenados, até células arredondadas com focos de necrose e células queratinizadas isoladas ocasionais. O tratamento do carcinoma espinocelular depende do tipo histológico, de suas dimensões e de sua localização. Pode incluir excisão cirúrgica, curetagem e eletrodissecação, crioterapia

(*continua*)

Boxe 15.1

Correlação clínica | Cânceres de origem epidérmica *(continuação)*

(congelamento com nitrogênio líquido) ou quimioterapia ou radioterapia.

O **melanoma maligno** constitui a forma mais grave de câncer de pele se não for reconhecido em um estágio inicial e removido cirurgicamente. As células individuais do melanoma, que se originam dos melanócitos, contêm grandes núcleos com contornos irregulares e nucléolos eosinofílicos proeminentes. Essas células agregam-se em ninhos ou espalham-se por toda a espessura da epiderme (Figura B.15.1.1). Podem residir apenas na epiderme (melanoma *in situ*) ou podem se estender até a camada papilar subjacente da derme. Com o passar do tempo, o melanoma sofre uma **fase de crescimento radial**. Os melanócitos crescem em todas as direções, para cima na epiderme, para baixo na derme e perifericamente na epiderme. Nesse estágio inicial, o melanoma não tende a sofrer metástase. Na superfície da pele, manifesta-se como uma lesão multicolorida e irregularmente pigmentada, que aparece preta, com partes de coloração marrom a castanho-claro, e uma mistura de rosa a vermelho ou tonalidades de azul (Figura B.15.1.2). Com o passar do tempo (cerca de 1 ou 2 anos), os melanócitos exibem atividade mitótica e formam nódulos arredondados, que crescem perpendicularmente à superfície da pele. Nessa **fase de crescimento vertical**, os melanócitos exibem pouco ou nenhum pigmento, e, em geral, metastatizam para os linfonodos regionais.

A **regra do ABCD** é útil para lembrar os sinais e sintomas do melanoma (ver Figura B.15.1.2):

- Formato **a**ssimétrico da lesão cutânea
- Margem (**b**orda) da lesão irregular
- Variações de **c**or; os melanomas geralmente exibem múltiplas cores
- **D**iâmetro da lesão cutânea; os nevos com mais de 6 mm têm mais probabilidade de suspeita.

A cirurgia constitui o tratamento de escolha para o melanoma maligno localizado na pele. Utiliza-se uma abordagem multidisciplinar para o melanoma maligno avançado, incluindo cirurgia combinada com quimioterapia ou imunoterapia com tratamento adjuvante.

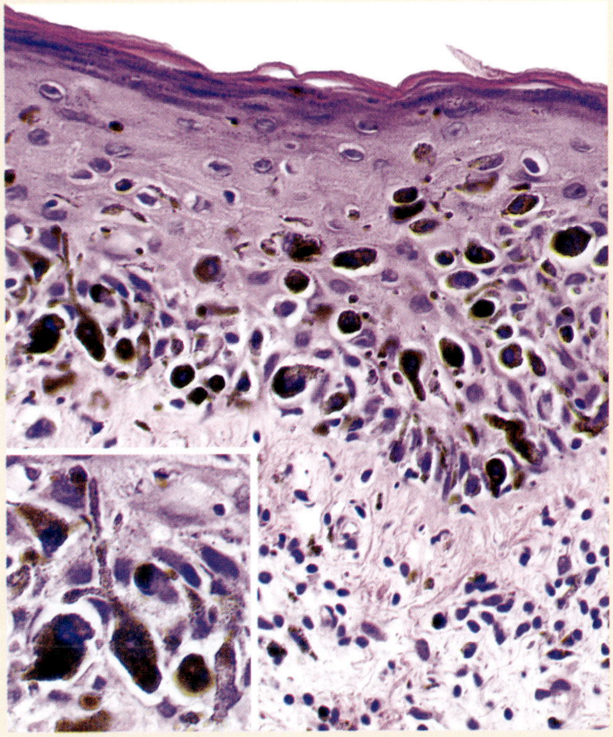

Figura B.15.1.1 Fotomicrografia de lesão de melanoma maligno no início da fase de crescimento radial. Este corte de pele mostra uma camada da epiderme contendo células atípicas (hiperplásicas) carregadas de grânulos de pigmento marrom-escuro contendo melanina. Essas células representam melanócitos atípicos, que normalmente deveriam residir no estrato basal da epiderme. Nesse estágio da doença, esses melanócitos anormais migram para as camadas superiores da epiderme (hiperplasia melanocítica). São observados pequenos ninhos dispersos de células atípicas na derme. Observe o acúmulo de linfócitos na derme superficial. 320×. O *detalhe* mostra um ninho aumentado contendo melanócitos com prolongamentos claramente visíveis que contêm grânulos de melanina. 640×.

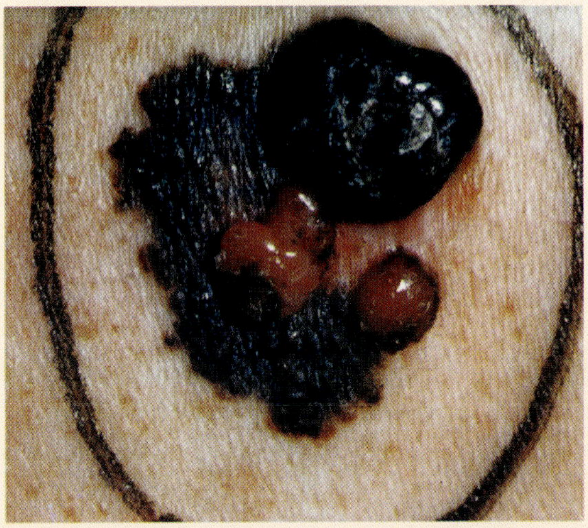

Figura B.15.1.2 Fotografia da pele com melanoma maligno durante a fase de crescimento radial. Nesse caso, o melanoma maligno é representado pela lesão multicolorida relativamente plana e de pigmentação irregular. O nódulo maior aparece em *preto-ébano*. É adjacente a uma região ligeiramente elevada, que apresenta tonalidades coloridas de *marrom-escuro* até *castanho-claro* com dois nódulos menores *avermelhados*. Nesse estágio inicial, os melanócitos crescem em todas as direções, para cima na epiderme, para baixo na derme e perifericamente na epiderme. (Reproduzida de Storm CA, Elder DE. The skin. In: Rubin R, Strayer DS, eds. *Rubin's Pathology: Clinicopathologic Foundations of Medicine*, 5th ed. Lippincott Williams & Wilkins; 2008.)

no seu interior. As ilhas consistem em cortes transversais de papilas dérmicas digitiformes que se projetam dentro da epiderme. Nos locais em que maior **estresse mecânico** é imposto à pele, as cristas epidérmicas são muito mais profundas (o epitélio é mais espesso), e as papilas dérmicas são mais longas e mais espaçadas, criando uma interface mais extensa entre a derme e a epiderme. Esse fenômeno é particularmente bem demonstrado em cortes histológicos que mostram as superfícies tanto palmar quanto dorsal da mão, como em um corte histológico de um dedo da mão.

A pele das cristas de atrito contém um padrão geneticamente singular de cristas dérmicas localizadas na superfície palmar da mão e na superfície plantar do pé.

A pele espessa na superfície palmar das mãos e na superfície plantar dos pés é especializada. É denominada pele das cristas de atrito, visto que apresenta uma superfície ondulada com cristas dérmicas elevadas, divididas por sulcos mais baixos (Figura 15.14). A pele das cristas de atrito auxilia na preensão de objetos e superfícies. As aberturas das glândulas sudoríparas écrinas são observadas a intervalos regulares ao longo da parte superior das cristas dérmicas. Os sulcos estão envolvidos em um mecanismo de regulação de umidade (*i. e.*, de canalização de excesso de líquido), que fornece hidratação ideal para as células queratinizadas na epiderme, o que maximiza o atrito e reduz a possibilidade de deslizamento. Com o desenvolvimento de dispositivos de tela sensível ao toque (*touchscreen*) e mãos artificiais para robótica e aplicações protéticas, há um renovado interesse no estudo da estrutura e da função da pele de cristas de atrito.

A interface entre a epiderme e a derme também é irregular. O padrão de cristas dérmicas e sulcos na superfície da pele correlaciona-se com um padrão complementar de cristas epidérmicas e papilas dérmicas (ver Figura 15.14). As cristas epidérmicas e as papilas dérmicas são mais proeminentes na pele das cristas de atrito. Neste local, a superfície basal da epiderme excede acentuadamente a sua superfície livre. Assim, a camada germinativa espalha-se por uma grande área; pressupondo uma taxa quase constante de mitose no estrato germinativo, maior número de células por unidade de tempo entra no estrato córneo da pele espessa, em comparação com a pele fina. Acredita-se que essas células adicionais sejam responsáveis pela maior espessura da camada cornificada na pele espessa.

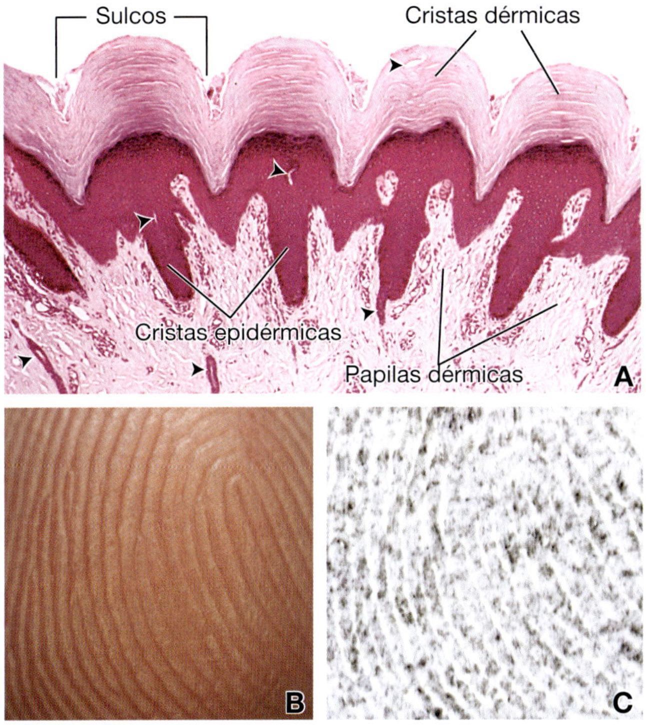

Figura 15.14 Pele das cristas de atrito em corte histológico, fotografia de superfície e imagem de impressão digital. A. Esta fotomicrografia de baixo aumento corada por hematoxilina e eosina (H-E) mostra um corte de pele das cristas de atrito da ponta do dedo humano. A epiderme encontra-se na parte superior dessa imagem. Observe que a camada superior da epiderme é queratinizada, formando projeções superficiais em formato de cúpula. Representam cortes transversais através das cristas dérmicas separadas por sulcos. A interface entre a epiderme e a derme (na parte inferior) está bem demarcada pelo padrão ondulado das cristas epidérmicas e papilas dérmicas. Os segmentos secretores das glândulas sudoríparas écrinas estão mais profundos na derme e não são visíveis nessa imagem; entretanto, seus ductos perfuram a epiderme para se abrir no topo das cristas dérmicas. Observe os ductos das glândulas écrinas (*pontas de seta*) que atravessam tanto a derme quanto a epiderme. As características superficiais da pele das cristas de atrito produzem as impressões digitais características de um indivíduo. 45×. **B.** Esta fotografia ampliada da pele das cristas de atrito da ponta do dedo da mão mostra o padrão único das cristas dérmicas e sulcos. Nesta ampliação, as aberturas das glândulas sudoríparas écrinas no topo das cristas dérmicas são pouco visíveis. 10×. **C.** Uma impressão da disposição única das cristas dérmicas na pele das cristas de atrito é denominada impressão digital. Esta imagem foi obtida utilizando uma técnica de impressão digital sem tinta, em que um lenço umedecido com solução incolor e atópica é usado para limpar a pele das cristas de atrito do dedo da mão, que em seguida é impresso em papel tratado quimicamente. 10×.

As cristas dérmicas tendem a apresentar um arranjo paralelo, com papilas dérmicas localizadas entre elas (ver Figura 15.14A). Essas cristas formam um padrão distinto, que é geneticamente único para cada indivíduo e que se reflete na aparência de sulcos e cristas dérmicas na superfície da pele. Uma impressão das cristas de atrito de todo o dedo ou de parte dele é denominada impressão digital. Os padrões das cristas de atrito constituem a base da ciência de identificação das impressões digitais e das pegadas, denominada dermatoglifia ou dactiloscopia.

Os hemidesmossomos fortalecem a fixação da epiderme ao tecido conjuntivo subjacente.

Quando estudada à MET, a superfície basal das células epidérmicas basais exibe um padrão de protrusões citoplasmáticas irregulares, que aumentam a superfície de fixação entre a célula epitelial e a sua lâmina basal subjacente. Vários hemidesmossomos conectam os filamentos intermediários do citoesqueleto dentro da lâmina basal. Além disso, existem adesões focais, que fixam os filamentos de actina na lâmina basal. Essas junções de fixação especializadas são discutidas no Capítulo 5, *Tecido Epitelial*.

Camadas da derme

A derme é composta de duas camadas: a camada papilar e a camada reticular.

O exame da espessura total da derme ao microscópio óptico revela duas camadas estruturalmente distintas:

- A camada papilar, a mais superficial das duas, consiste em tecido conjuntivo frouxo localizado imediatamente abaixo da epiderme (Prancha 15.2). As fibras colágenas localizadas nessa parte da derme não são tão espessas quanto as da porção mais profunda. Essa delicada rede de colágeno contém moléculas de colágeno predominantemente do tipo I e do tipo III. O número e o diâmetro das fibras de colágeno diminuem com a idade, enquanto aumenta a razão entre colágeno do tipo III e do tipo I. De modo semelhante, as fibras elásticas são filiformes e formam uma rede irregular. A camada papilar é relativamente fina e inclui a substância das papilas dérmicas e cristas dérmicas. Essa camada contém vasos sanguíneos que irrigam a epiderme, mas que não penetram nela. Contém também prolongamentos nervosos que terminam na derme ou que penetram na lâmina basal, entrando no compartimento epitelial. Como os vasos sanguíneos e as terminações nervosas sensitivas estão concentrados nessa camada, são muito evidentes nas papilas dérmicas
- A camada reticular situa-se abaixo da camada papilar. Embora a sua espessura varie em diferentes partes do corpo, é sempre consideravelmente mais espessa e menos celular que a camada papilar. Caracteriza-se por feixes espessos e

irregulares de colágeno principalmente do tipo I por fibras elásticas mais grosseiras. As fibras colágenas conferem à pele a sua resistência à tração e integridade tecidual, enquanto as fibras elásticas proporcionam elasticidade e resiliência. As fibras colágenas e elásticas não estão orientadas de modo aleatório, mas formam linhas regulares de tensão na pele, denominadas **linhas de Langer**, também conhecidas como **linhas de clivagem**. As incisões realizadas na pele paralelamente às linhas de Langer cicatrizam com menor formação de cicatrizes.

CÉLULAS DA DERME

Os fibroblastos dérmicos e uma população diversificada de células que pertencem ao sistema fagocítico mononuclear são encontrados na derme.

As camadas papilar e reticular da derme apresentam uma população de células residentes típicas incorporadas na matriz extracelular do tecido conjuntivo denso irregular. A derme é rica em vasos sanguíneos, vasos linfáticos e nervos. A rede de vasos linfáticos na derme facilita a migração de células imunes residentes na derme em direção aos linfonodos. Algumas células, como os fibroblastos dérmicos, merecem uma análise mais atenta, em virtude de sua função singular na pele. As populações de células imunes na derme são predominantemente compostas de células dendríticas dérmicas e macrófagos dérmicos residentes. Essas células pertencem ao sistema fagocítico mononuclear (ver Capítulo 6, *Tecido Conjuntivo*). Além disso, a derme tem uma população transitória de outras células do tecido conjuntivo, incluindo mastócitos e vários tipos de linfócitos, como linfócitos $CD4^+$ e $CD8^+$, linfócitos T gama/delta (γ/δ), linfócitos T $CD4^+$ $CD25^+$ $FOXP3^+$ reguladores, células NK e linfócitos T de memória (T_{rm}) residentes na pele. Em condições normais da pele, geralmente não são encontrados neutrófilos. Entretanto, se a pele estiver lesionada ou após exposição à luz solar, os neutrófilos infiltram-se na derme e contribuem para a reação inflamatória (*i. e.*, queimadura solar).

Fibroblastos dérmicos

Os fibroblastos dérmicos são as células estruturais da derme. Sua principal função consiste em secretar moléculas da matriz extracelular (*i. e.*, procolágeno I, III, V, VII, proteoglicanos, glicosaminoglicanos e glicoproteínas multiadesivas). Controlam a automontagem e a disposição das fibras colágenas e elásticas na derme. Além de manter a integridade do tecido conjuntivo, os fibroblastos dérmicos estão envolvidos em mecanismos de defesa imune. Expressam uma gama completa de receptores semelhantes a *toll* (TLRs), que desempenham papel importante no reconhecimento de padrões de patógenos. Quando desencadeados, esses receptores levam à produção de citocinas inflamatórias e iniciam uma resposta imune.

Células dendríticas dérmicas

À semelhança das células de Langerhans na epiderme, as células dendríticas dérmicas também se originam de células progenitoras eritromieloides derivadas do saco vitelino. São abundantes na camada papilar da derme. As células dendríticas coletam amostras do microambiente e apresentam antígenos aos linfócitos T na derme ou migram através dos vasos linfáticos até o linfonodo para iniciar uma resposta imune. Todas expressam moléculas do MHC II e não têm marcadores que definam os linfócitos T, os linfócitos B ou as células NK. Existem vários subgrupos de células dendríticas que se caracterizam pela expressão de diferentes marcadores celulares, como CD1c, CD14 e CD141. As células dendríticas da derme apresentam maior expressão de receptores coestimuladores e são fortes estimuladores da proliferação de linfócitos T.

Macrófagos dérmicos residentes

Os macrófagos dérmicos residentes também se originam de células progenitoras eritromieloides derivadas do saco vitelino. Trata-se de células de vida longa e autorrenováveis, com renovação lenta. Podem ser reabastecidos por macrófagos derivados de monócitos circulantes. Os macrófagos dérmicos residentes são células apresentadoras de antígeno, que estão localizados profundamente na derme; respondem a substâncias estranhas (*i. e.*, tinta de tatuagem), dano tecidual e patógenos e iniciam uma resposta imune apropriada. Esses macrófagos dérmicos residentes mantêm a homeostasia tecidual por meio de mecanismos anti-inflamatórios e contribuem para a cicatrização de feridas. O CD163 foi proposto como marcador específico de macrófagos dérmicos residentes, visto que a sua expressão os distingue de outros macrófagos derivados de monócitos que migraram mais recentemente na pele.

Os macrófagos dérmicos são responsáveis pela fagocitose do pigmento de tinta injetado na pele durante o procedimento de tatuagem.

Uma tatuagem envolve a inserção de uma agulha na epiderme e a liberação de tinta na derme subjacente (Figura 15.15). A injeção do pigmento da tinta, um corpo estranho insolúvel resistente à degradação enzimática, danifica a pele e desencadeia o sistema imune para responder à lesão. A pele recém-tatuada torna-se inflamada e infiltrada por células imunes. Embora os macrófagos dérmicos residentes fagocitem a tinta, suas enzimas lisossômicas não conseguem degradá-la, de modo que a tinta permanece nos vacúolos citoplasmáticos durante toda a vida do macrófago (Figura 15.16). Como resultado, a maior parte da tinta injetada é retida nos macrófagos, na região da pele onde a tinta foi originalmente injetada (ver Figura 15.15). A maioria dos macrófagos carregados com tinta permanece no tecido, enquanto outros migram para os espaços perivasculares (ver Figura 15.16). Além disso, pequenas partículas de tinta são removidas do local de injeção pelos vasos sanguíneos e linfáticos e podem ser observadas em linfonodos locais.

No passado, acreditava-se que a tinta responsável pela parte visível da tatuagem ficasse localizada principalmente nos fibroblastos dérmicos, nos macrófagos perivasculares e no tecido conjuntivo entre as fibras colágenas (partículas de tinta livres). Estudos mais recentes descobriram que os macrófagos dérmicos residentes são as únicas células que captam o pigmento, da mesma maneira que fagocitam os patógenos invasores. Conforme discutido anteriormente, os macrófagos dérmicos residentes são células de vida longa; entretanto, depois de um certo tempo, esses macrófagos dérmicos carregados de tinta morrem, e as partículas de tinta são liberadas na matriz extracelular. Essas partículas, mais uma vez, são fagocitadas por macrófagos derivados de monócitos recém-chegados (ver Figura 15.15). Dessa maneira, o ciclo de captação, liberação e recaptação de tinta ocorre continuamente na pele tatuada. Esse ciclo constitui a base do "envelhecimento da tatuagem", em que a tatuagem perde a sua nitidez com

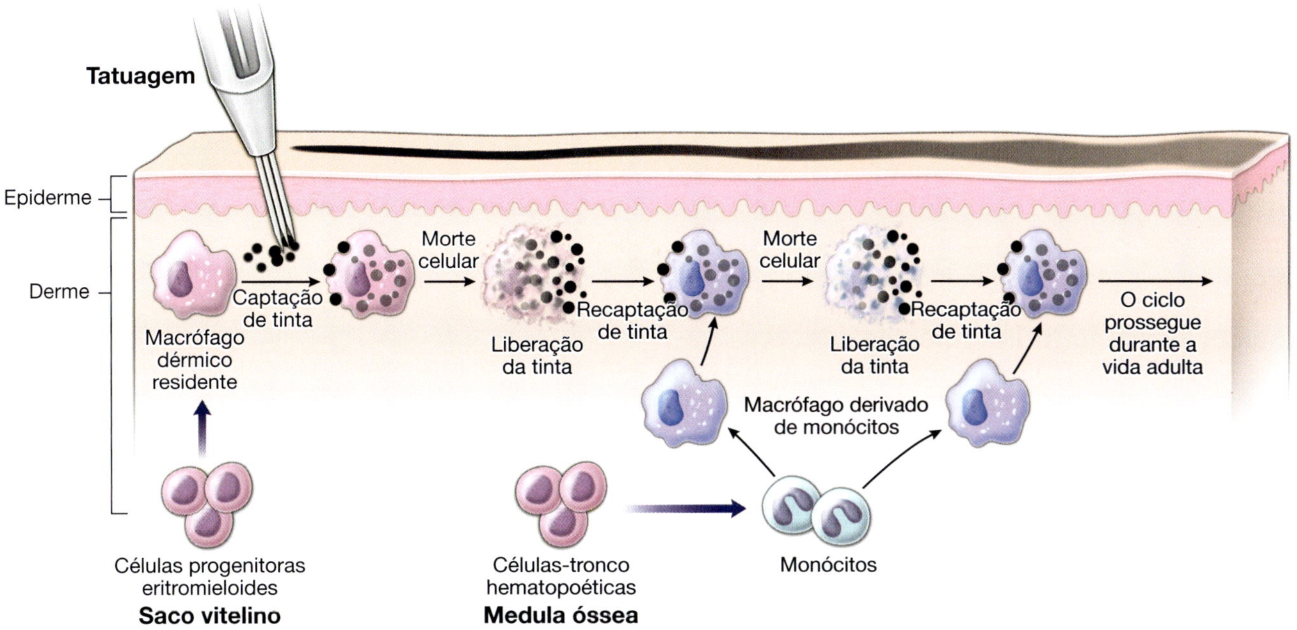

Figura 15.15 Diagrama do papel dos macrófagos dérmicos no ciclo de captação-liberação-recaptação na pele tatuada. O processo de tatuagem funciona como uma máquina de costura, movimentando um conjunto de agulhas para cima e para baixo para aplicar a tinta profundamente na derme. Os macrófagos dérmicos residentes, que colonizaram a pele no início do desenvolvimento a partir de células progenitoras eritromieloides do saco vitelino, fagocitam a tinta, capturando-a dentro de vacúolos citoplasmáticos durante toda a vida da célula. Os macrófagos dérmicos residentes são células de vida longa; entretanto, essas células carregadas de tinta algumas vezes morrem durante a vida adulta. As partículas de tinta fagocitadas são então liberadas na matriz extracelular, onde são mais uma vez fagocitadas por macrófagos derivados de monócitos recém-chegados. Quando esses macrófagos morrem, o ciclo de captação-liberação-recaptação de tinta continua na pele tatuada. Observe que, com o passar do tempo e com múltiplos ciclos, a tinta passa de um macrófago para outro, e as bordas da tatuagem tornam-se menos nítidas e ficam desbotadas.

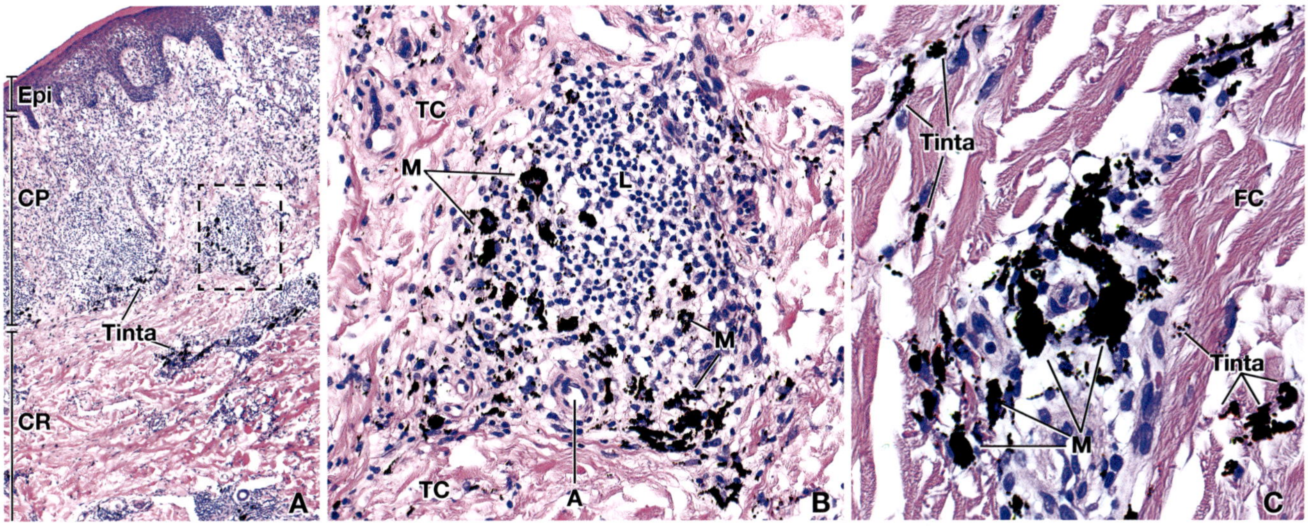

Figura 15.16 Fotomicrografia de amostra de biopsia de pele tatuada. A. Esta fotomicrografia corada por hematoxilina e eosina (H-E) de baixo aumento mostra a pele com partículas injetadas de tinta preta. Essas partículas são visíveis abaixo da epiderme (*Epi*) na camada reticular (*CR*) da derme e próximo da interface com a camada papilar (*CP*). Há linfócitos na camada papilar da derme e nas áreas ao redor das partículas de tinta visíveis, representando uma resposta imune crônica com infiltração de linfócitos. Essas alterações são características de uma reação inflamatória, visto que esse paciente era alérgico à tinta específica da tatuagem. 40×. **B.** Esta fotomicrografia mostra um aumento da área marcada pelo *retângulo* no painel **A.** A maior parte da tinta é fagocitada por macrófagos (*M*) dérmicos, que são circundados por linfócitos e outras células do sistema imune. Alguns dos macrófagos apresentam núcleos visíveis. Os macrófagos dérmicos estão agregados próximo aos espaços perivasculares, perto de uma pequena artéria (*A*). O padrão do tecido conjuntivo (*TC*) irregular da derme é visível. 240×. **C.** Esta fotomicrografia de grande aumento mostra um ninho de macrófagos carregados de tinta, nos quais a tinta obscurece os núcleos. Observe que algumas partículas pequenas de pigmento parecem estar dispersas entre as fibras colágenas (*FC*). Essas pequenas partículas podem estar no processo de remoção do tecido pelos vasos linfáticos ou não foram recapturadas pelos macrófagos recém-chegados durante o ciclo contínuo de "captação-liberação-recaptação" de tinta. 480×. (Amostra com cortesia do Dr. Kevin Christensen, Winona Health.)

o tempo (ver Figura 15.15). O processo de envelhecimento também é agravado pela exposição crônica ao sol. A **tatuagem** não permanece histologicamente inerte durante a vida do indivíduo. O pigmento de tinta provoca **ativação crônica inespecífica de macrófagos** e gera alterações **inflamatórias leves**. Podem ser observadas na biopsia tecidual, na forma de fibrose moderada da camada papilar da derme, proliferação capilar reativa e infiltração linfocítica inespecífica (ver Figura 15.16).

O ciclo de captação-liberação-recaptação de tinta dificulta a **remoção da tatuagem**. A remoção só pode ser bem-sucedida se o tratamento (cirurgia, *laser*, dermoabrasão) se estender até a derme. Embora a **terapia com *laser*** decomponha a tinta e mate os macrófagos carregados de tinta, novos macrófagos derivados de monócitos são recrutados para o tecido danificado e voltam a capturar grande parte do pigmento liberado. A combinação de cirurgia a *laser* e **ablação transitória de macrófagos** pode melhorar os resultados do tratamento. Nesse tratamento combinado, as partículas de tinta fragmentadas liberadas na derme após a laserterapia não são imediatamente fagocitadas pelos macrófagos, o que aumenta a probabilidade de serem drenadas pelos vasos linfáticos.

Células de memória T residentes dérmicas

As células de memória (T_m) T residentes dérmicas recém-descobertas são linfócitos T de memória não circulantes existentes na pele. As células T_m dérmicas são geradas após exposição a um antígeno e fornecem memória no local de exposição inicial. Trata-se de células efetoras mais potentes em comparação com outros linfócitos T circulantes. As células T_m dérmicas mantêm a vigilância imune da pele e são cruciais no desencadeamento de respostas imunes rápidas e robustas durante a infecção. Não têm moléculas que possibilitem sua saída da pele e migração para os linfonodos. Expressam marcadores específicos de residência (CD69, CD103, CD49a).

■ HIPODERME

Imediatamente abaixo da camada reticular, podem ser encontradas camadas de tecido adiposo, músculo liso e, em alguns locais, músculo estriado.

Abaixo da camada reticular existe uma camada de tecido adiposo, o panículo adiposo, cuja espessura é variável. Essa camada serve como importante local de armazenamento de energia e também fornece isolamento. É particularmente espessa em indivíduos que vivem em climas frios. Essa camada e seu tecido conjuntivo frouxo associado constituem a hipoderme ou fáscia subcutânea.

Na pele das aréolas, do pênis, do escroto e do períneo, as células musculares lisas formam um plexo frouxo na camada reticular. Essa disposição explica o enrugamento ou aparência enrugada na pele nesses locais, particularmente no escroto (ver Capítulo 22, *Sistema Genital Masculino*).

As células musculares lisas isoladas ou pequenos feixes de células musculares lisas que se originam nessa camada formam os músculos eretores dos pelos, que conectam a parte profunda dos folículos pilosos com a derme mais superficial. Nos seres humanos, a contração desses músculos promove a ereção dos pelos e o enrugamento da pele, denominado "pele de galinha". Em outros animais, a ereção dos pelos serve tanto para a regulação térmica quanto para as reações de medo.

Uma camada fina de músculo estriado, o panículo carnoso, situa-se abaixo da fáscia subcutânea em muitos animais. Embora seja em grande parte vestigial nos seres humanos, permanece bem-definido na pele do pescoço, da face e do couro cabeludo, onde constitui o músculo platisma e os outros músculos da expressão facial.

■ RECEPTORES NERVOSOS SENSITIVOS DA PELE

A pele é dotada de receptores sensitivos de vários tipos, que são terminações periféricas dos nervos sensitivos (Figura 15.17). Além disso, é bem suprida com terminações nervosas motoras para os vasos sanguíneos, os músculos eretores dos pelos e as glândulas sudoríparas.

As terminações nervosas livres constituem os receptores neuronais mais numerosos na epiderme.

As terminações nervosas livres na epiderme terminam no estrato granuloso. As terminações são "livres", visto que são desprovidas de tecido conjuntivo ou de revestimento com células de Schwann. Essas terminações neuronais atuam em múltiplas modalidades sensitivas, incluindo tato fino, calor, frio e dor, sem distinção morfológica evidente. Os folículos pilosos são circundados, em sua maioria, por redes de terminações dérmicas livres, que se fixam à bainha externa de sua raiz (Figuras 15.18 e 15.19). Nessa posição, são especialmente sensíveis ao movimento dos pelos e atuam como mecanorreceptores. Essa relação confere um grau sofisticado de especialização aos receptores que circundam os pelos táteis (vibrissas), como os bigodes de um gato ou roedor, nos quais cada vibrissa tem uma representação específica no córtex cerebral.

Outras terminações nervosas na pele estão envolvidas por uma cápsula de tecido conjuntivo. As terminações nervosas encapsuladas incluem as seguintes:

- Corpúsculos de Pacini, que detectam mudanças de pressão e vibrações aplicadas à superfície da pele
- Corpúsculos de Meissner, que são responsáveis pela sensibilidade ao tato leve
- Corpúsculos de Ruffini, que são sensíveis ao estiramento e ao torque da pele.

Os corpúsculos de Pacini são receptores profundos para pressão mecânica e vibratória.

Os corpúsculos de Pacini são estruturas ovoides grandes encontradas na derme mais profunda e na hipoderme (sobretudo na ponta dos dedos das mãos), no tecido conjuntivo em geral e em associação às articulações, ao periósteo e a órgãos internos. Em geral, os corpúsculos de Pacini têm dimensões macroscópicas e medem mais de 1 mm em seu eixo maior. São compostos por uma terminação nervosa mielinizada, circundada por uma estrutura capsular (ver Figuras 15.17 e 15.18A). O nervo penetra em um polo da cápsula com a sua bainha de mielina intacta. A mielina é retida apenas por um ou dois nós e, em seguida, é perdida. A porção não mielinizada do axônio estende-se em direção ao polo oposto de sua entrada. É recoberta em sua extensão por uma série de lamelas densamente acondicionadas, lamelas das células de Schwann achatadas, que formam o núcleo interno do corpúsculo. O restante da cápsula, que consiste no núcleo externo, é formado por uma série de lamelas concêntricas, e cada lamela é separada de sua vizinha por um espaço estreito que contém líquido semelhante à linfa (Prancha 15.5). As lamelas concêntricas, quando observadas à microscopia óptica, lembram a superfície cortada de uma cebola dividida ao meio. Cada lamela é composta por células planas, que correspondem às células do endoneuro fora da cápsula. Além do líquido existente entre as lamelas, há fibrilas colágenas, embora esparsas, bem como alguns capilares.

Os corpúsculos de Pacini respondem à pressão e à vibração por meio de deslocamento das lamelas da cápsula. Esse deslocamento provoca efetivamente a despolarização do axônio.

Os corpúsculos de Meissner estão localizados dentro das papilas dérmicas e atuam como receptores de tato.

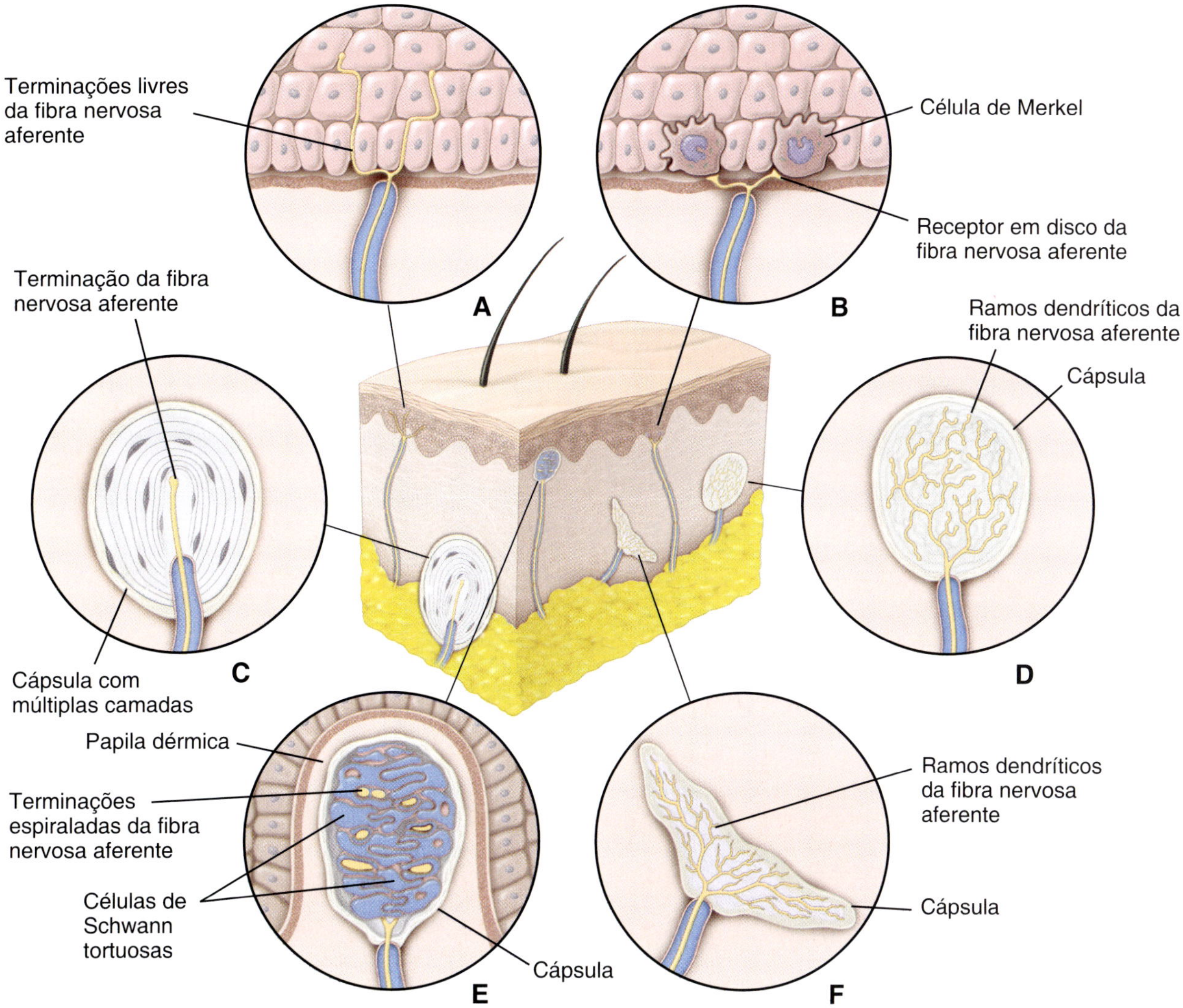

Figura 15.17 Diagrama dos receptores sensitivos na pele. A. Terminações livres epidérmicas. **B.** Corpúsculos de Merkel contendo células de Merkel e receptores em disco de fibra nervosa mielinizada aferente. **C.** Corpúsculo de Pacini localizado na camada profunda da derme profunda e hipoderme. **D.** O bulbo terminal de Krause atua como receptor ao frio. **E.** Corpúsculo de Meissner na papila dérmica. **F.** Corpúsculo de Ruffini nas camadas profundas da derme. Observe que as fibras nervosas sensitivas nos receptores mostrados em **C** a **F** estão encapsuladas.

Boxe 15.2

Correlação clínica | Cirurgia micrográfica de Mohs

A **cirurgia micrográfica de Mohs** (CMM), também designada como **cirurgia de Mohs**, é uma técnica cirúrgica especializada guiada microscopicamente para a retirada de determinados tipos de câncer de pele. Essa técnica, desenvolvida pelo Dr. Frederic E. Mohs, nos anos 1930, e aprimorada ao longo das décadas seguintes, utiliza cortes preparados e congelados de maneira singular de pele excisada para orientar o cirurgião na excisão de toda a lesão.

A amostra cirúrgica, habitualmente excisada no formato de um disco, é colocada sobre uma lâmina de vidro, de modo que a margem cirúrgica seja pressionada para fora e para a superfície da lâmina. É importante que as margens cirúrgicas sejam tracionadas no mesmo plano do restante da amostra. Para isso, efetua-se uma incisão circunferencial e superficial paralelamente à margem de ressecção da pele. Em seguida, são necessárias quatro incisões radiais para produzir uma margem cirúrgica plana (Figuras B.15.2.1 e B.15.2.2A). As bordas da amostra são demarcadas com tinta colorida para fins de orientação. Um meio de inclusão para congelamento de tecido (comumente denominado "temperatura ótima de corte" [OCT, *optimal cutting temperature*]) é aplicado à amostra e à ponta de metal. Em seguida, a amostra (que ainda é uma superfície cirúrgica plana aplicada à lâmina de vidro) é virada, de modo que o lado cirúrgico fique na ponta de metal. Aplica-se nitrogênio líquido à ponta de metal para congelar a amostra. A lâmina de vidro é então removida para expor a superfície cirúrgica tratada com OCT, e a amostra congelada é transferida para um criostato (microscópio colocado em um compartimento de congelamento) para corte. Os cortes realizados são fatias horizontais muito finas obtidas a partir das camadas mais inferiores da amostra ressecada. Essas fatias são colocadas em uma lâmina de vidro, coradas com hematoxilina e eosina (H-E) e examinadas ao microscópio pelo cirurgião (ver Figura B.15.2.1).

O achatamento da amostra, conforme descrito anteriormente, assegura que 100% da margem cirúrgica verdadeira seja visível no primeiro corte do criostato. Essa preparação de tumores de pele excisados possibilita um exame completo das margens periféricas e profundas inteiras da

(*continua*)

Boxe 15.2

Correlação clínica | Cirurgia micrográfica de Mohs (*continuação*)

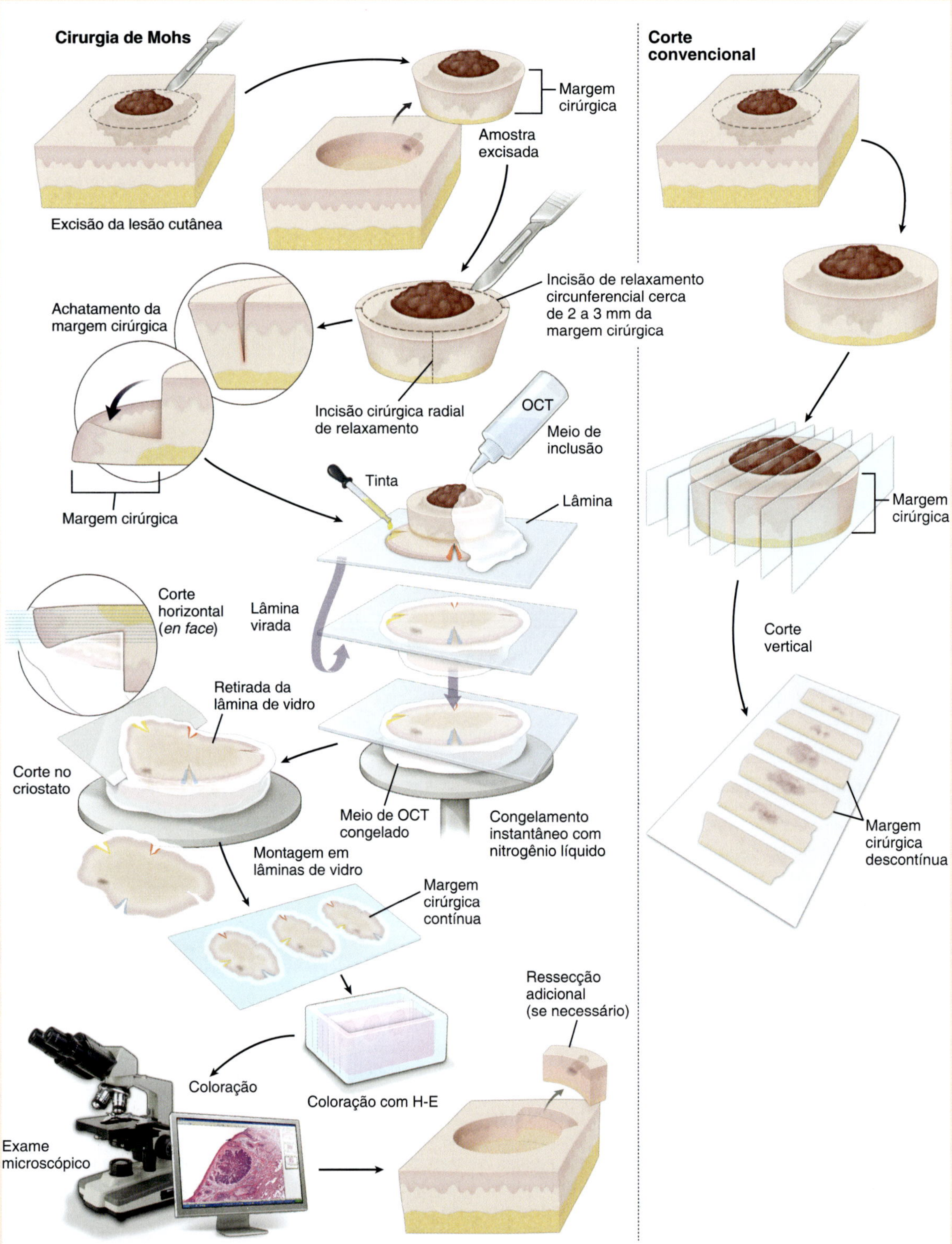

Figura B.15.2.1 Diagrama ilustrando as etapas da cirurgia micrográfica de Mohs em comparação com a preparação convencional de lâminas cirúrgicas. A técnica cirurgia de Mohs possibilita o processamento histológico específico do tecido excisado, que é examinado pelo cirurgião durante o procedimento de retirada do tumor. Nessa preparação, 100% da margem cirúrgica periférica contínua é mostrada no mesmo plano focal da margem profunda. Cortes congelados são feitos horizontalmente a partir das camadas mais inferiores da amostra ressecada. Se forem encontradas células tumorais na margem cirúrgica durante o exame microscópico, o cirurgião pode retirar uma porção adicional de tecido na área específica indicada pelas marcas de tinta colorida na lâmina que correspondem à incisão da pele do paciente. Na preparação convencional de lâminas cirúrgicas, a amostra é cortada verticalmente, e os cortes individuais revelam apenas margens cirúrgicas periféricas e profundas descontínuas. Células cancerosas podem ser perdidas com o tecido descartado entre os cortes. Além disso, é difícil orientar a localização do tumor para a região específica na pele do paciente. OCT, temperatura ótima de corte.

Boxe 15.2

Correlação clínica | Cirurgia micrográfica de Mohs (*continuação*)

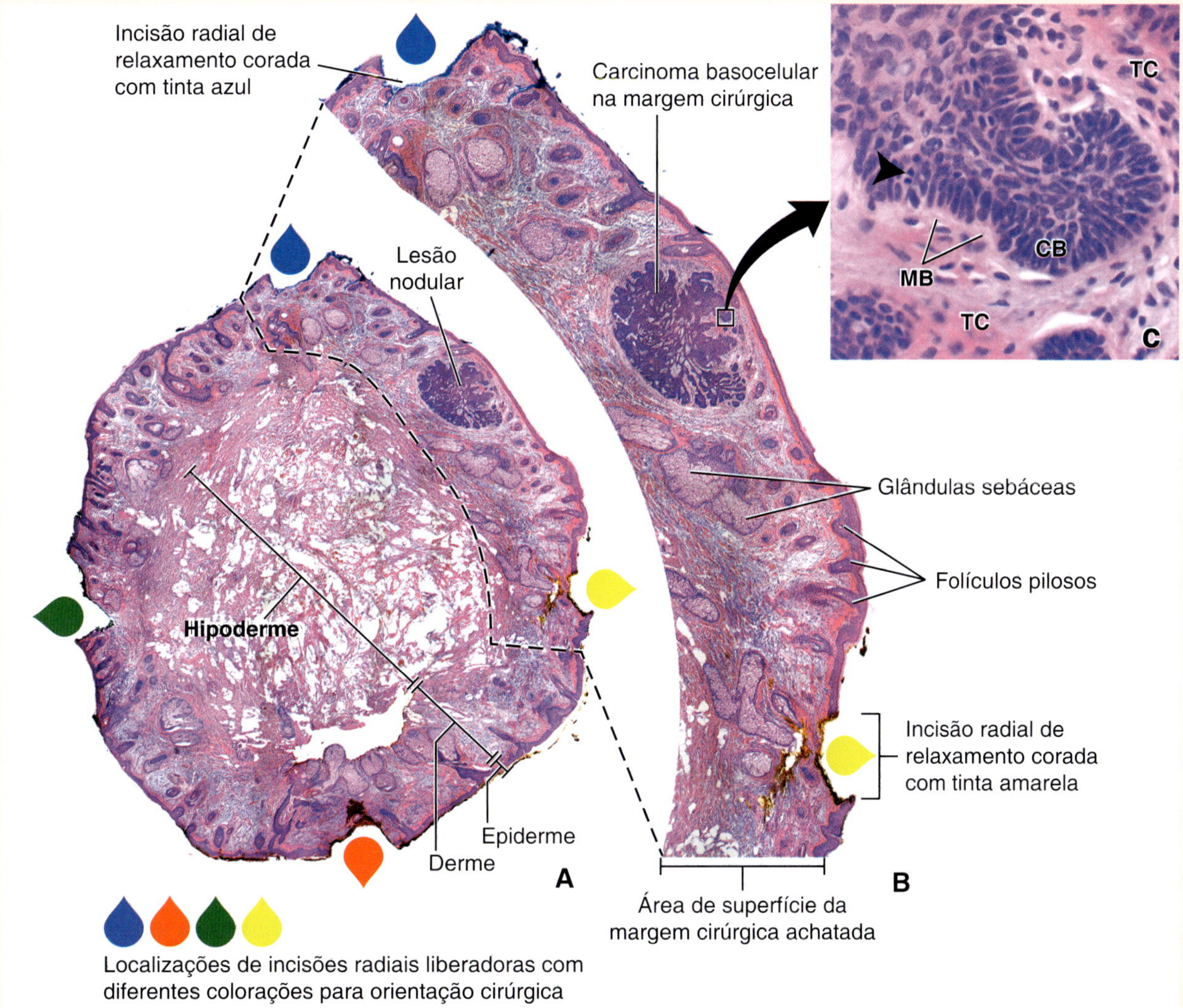

Figura B.15.2.2 Fotomicrografia de uma amostra retirada da pele do lábio superior durante uma cirurgia micrográfica de Mohs. Uma pequena amostra redonda (0,5 cm de diâmetro) de pele foi excisada de um paciente com diagnóstico de carcinoma basocelular e processada de acordo com o procedimento de preparação de tecido de Mohs com cortes congelados. **A.** Esta imagem exibe toda a amostra com a sua superfície da margem cirúrgica achatada claramente visível e a hipoderme subjacente em um plano focal. Observe que 100% da superfície da margem é visível. Quatro incisões radiais são visíveis e estão coradas com quatro cores diferentes de tinta para orientação. Nesse pequeno aumento, um nódulo de coloração mais escura indica a existência de células cancerosas na margem cirúrgica da incisão. 8×. **B.** Esta imagem com aumento maior de uma margem cirúrgica achatada mostra as características da pele contendo epiderme, derme com folículos pilosos e glândulas sebáceas. A estrutura do nódulo pode ser claramente visualizada. Contém múltiplos cordões e ilhotas bem delineadas, que consistem em células epiteliais basofílicas densamente coradas. Essa lesão nodular é característica do carcinoma basocelular que cresce para baixo para dentro da derme e não tem conexão com as camadas superiores da epiderme. 20×. **C.** O aumento maior mostra uma ilhota de células cancerosas circundada por tecido conjuntivo (*TC*) da derme. A ilhota é composta por camadas organizadas de células, que se assemelham às células colunares do estrato basal, o que explica a denominação de células basaloides (*CB*). Na periferia, as células basaloides estão organizadas em paralelo (em paliçada), com seu eixo maior perpendicular à membrana basal (*MB*) subjacente. Seus núcleos alongados são densamente basofílicos e circundados por uma pequena faixa de citoplasma; são também visíveis algumas mitoses (*ponta de seta*). As células no centro da ilhota são fusiformes e mais irregulares. 280×. (Amostra por cortesia do Dr. Kevin Christensen, Winona Health.)

amostra em um único plano focal (ver Figura B.15.2.2A). Isso difere do corte vertical convencional da amostra que não possibilita que o cirurgião examine a margem cirúrgica contínua do tecido excisado (ver Figura B.15.2.1).

Como as bordas da amostra estão demarcadas com tinta colorida, que é visível ao microscópio, o cirurgião consegue identificar a localização precisa de quaisquer células cancerosas remanescentes. O cirurgião consegue, então, retirar a área correspondente no paciente, possibilitando a conservação de tecido superior, em comparação com a excisão às cegas padrão. Isso torna a técnica ideal para a retirada de tumores de pele de determinadas áreas do corpo, incluindo a face, as mãos, os pés e os órgãos genitais.

A CMM só funciona para tumores de crescimento contíguo, visto que lesões multifocais poderiam potencialmente ter aspecto de margem negativa. Felizmente, a maioria dos cânceres de pele primários, inclusive os carcinomas basocelulares e espinocelulares, bem como os melanomas, cresce por contiguidade e é acessível a essa técnica. Na CMM, o cirurgião também atua como patologista, realizando a excisão do tecido e examinando progressivamente as lâminas processadas. Isso possibilita a realização de uma correlação histopatológica clínica direta e o mapeamento preciso do tumor. Após a retirada completa do tumor, a reconstrução do defeito pode ser realizada no mesmo dia sob anestesia local no ambiente ambulatorial.

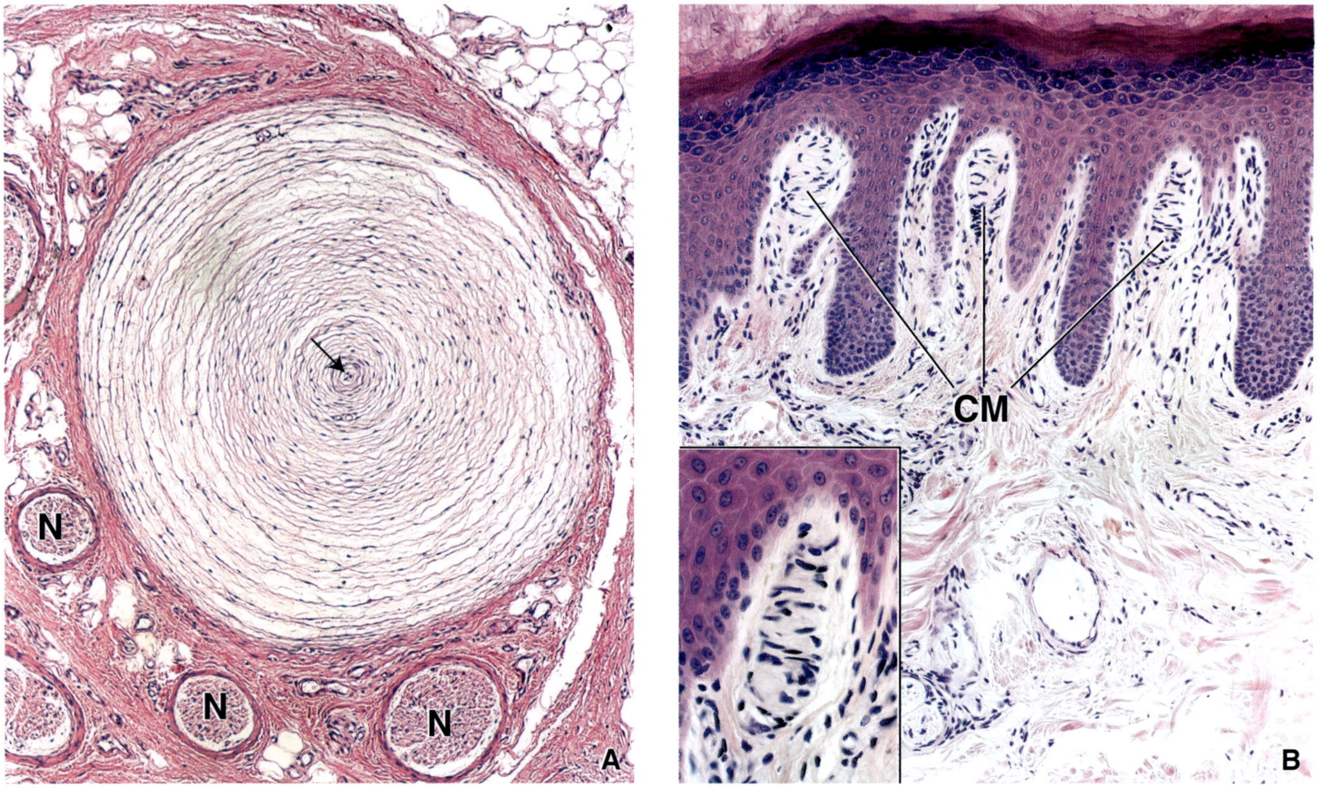

Figura 15.18 Corpúsculos de Pacini e de Meissner em preparações coradas pela hematoxilina e eosina (H-E). A. Nesta fotomicrografia, as lamelas celulares concêntricas do corpúsculo de Pacini são visíveis, devido às células de sustentação planas, semelhantes a fibroblastos. Embora não sejam evidentes no corte tecidual, essas células são contínuas com o endoneuro da fibra nervosa. Os espaços entre as lamelas contêm, em grande parte, líquido. A porção neural do corpúsculo de Pacini segue um trajeto longitudinal através do centro da estrutura (*seta*). Há vários nervos (*N*) adjacentes ao corpúsculo. 85×. **B.** Três corpúsculos de Meissner (*CM*) são mostrados nas papilas dérmicas. Observe a proximidade direta do corpúsculo com a superfície inferior da epiderme. 150×. **Detalhe.** Aumento maior de um corpúsculo de Meissner. A fibra nervosa termina no polo superficial do corpúsculo. Observe que as células de sustentação estão orientadas aproximadamente em ângulos retos ao eixo maior do corpúsculo. 320×.

Os corpúsculos de Meissner (ver Figuras 15.17 e 15.18B) são receptores de tato, que são particularmente responsivos a estímulos de baixa frequência na camada papilar desprovida de pelos (p. ex., os lábios e as superfícies palmar e dorsal, particularmente as dos dedos das mãos e dos pés). Em geral, são cilindros afunilados, que medem cerca de 150 μm em seu eixo longo e que estão orientados perpendicularmente à superfície da pele. Os corpúsculos de Meissner são encontrados nas papilas dérmicas, imediatamente abaixo da lâmina basal da epiderme (Prancha 15.5). Nesses receptores, uma ou duas terminações não mielinizadas de fibras nervosas mielinizadas seguem uma trajetória em espiral no corpúsculo. O componente celular consiste em células de Schwann planas, que formam várias lamelas irregulares ao longo das quais os axônios seguem o seu trajeto até o polo do corpúsculo. Em lâminas de cortes sagitais coradas por H-E, essa estrutura assemelha-se a um novelo de lã frouxo e retorcido. Essa impressão é produzida pelas células de Schwann.

Os corpúsculos de Ruffini respondem ao deslocamento mecânico das fibras colágenas adjacentes.

Os corpúsculos de Ruffini são os mecanorreceptores encapsulados mais simples. Apresentam formato fusiforme alongado e medem 1 a 2 μm de comprimento (ver Figura 15.17F). Em sua estrutura, consistem em uma cápsula fina de tecido conjuntivo, que envolve um espaço preenchido por líquido. As fibras colágenas do tecido conjuntivo circundante atravessam a cápsula. O elemento neural consiste em uma única fibra mielinizada que entra na cápsula, onde perde sua bainha de mielina e ramifica-se para formar uma arborização densa de terminações axônicas finas, terminando, cada uma delas, em um pequeno bulbo em formato de botão. As terminações axônicas estão dispersas e entremeadas dentro da cápsula. Essas terminações respondem ao deslocamento das fibras colágenas induzido por estresse mecânico sustentado ou contínuo; por conseguinte, respondem ao estiramento e ao torque. Do ponto de vista funcional, os corpúsculos de Ruffini pertencem à família de receptores de adaptação rápida (receptores fásicos), que geram potenciais de ação curtos no início e no final de um estímulo.

■ ANEXOS EPIDÉRMICOS DA PELE

Os anexos da pele derivam de invaginações do epitélio epidérmico durante o desenvolvimento. Incluem os seguintes:

- Os folículos pilosos e seu produto, os pelos
- Os leitos ungueais e seu produto, as unhas
- As glândulas sebáceas e seu produto, o sebo
- As glândulas sudoríparas écrinas e seu produto, o suor
- As glândulas sudoríparas apócrinas e seu produto misto que contém uma forma de suor com alta concentração de carboidratos, lipídios e proteínas.

Tanto os pelos quanto as glândulas sudoríparas desempenham papéis específicos na regulação da temperatura corporal. As glândulas sebáceas secretam uma substância oleosa

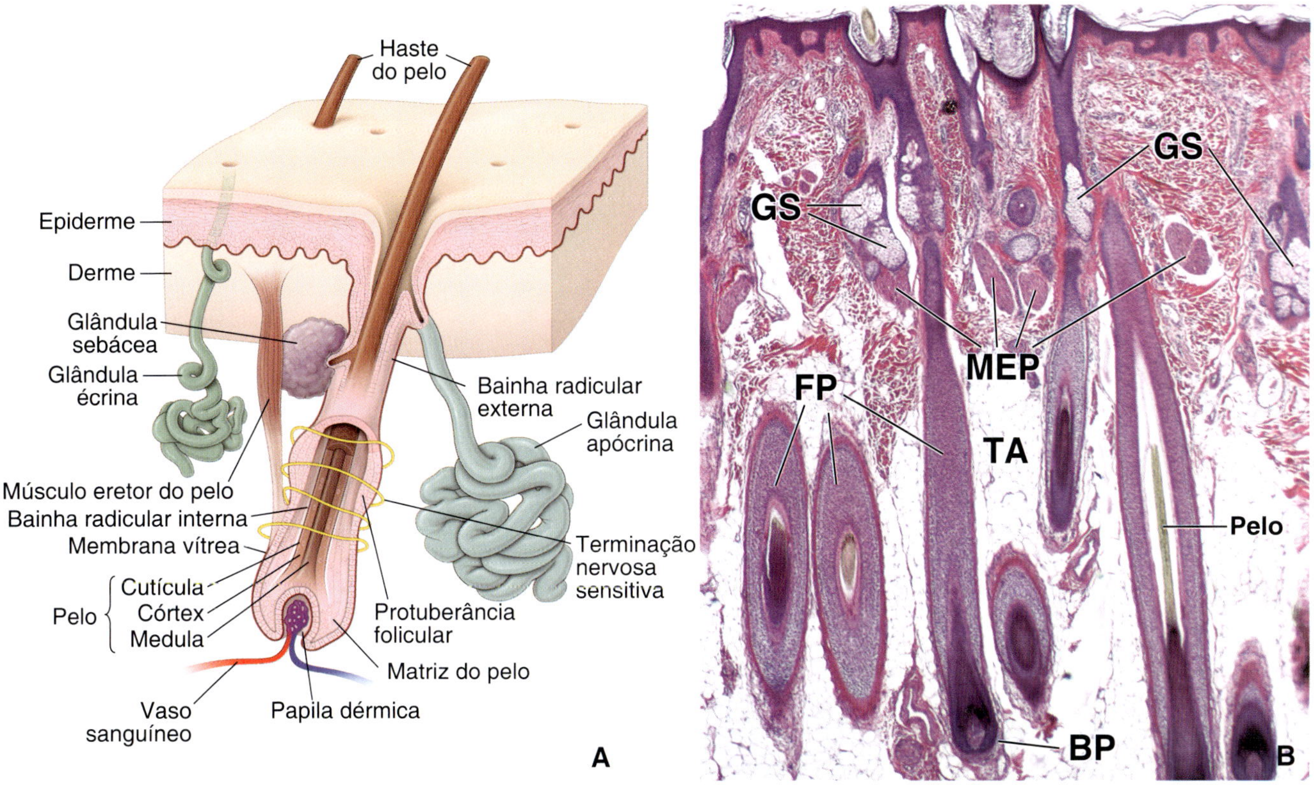

Figura 15.19 Folículo piloso e outros anexos da pele. A. Diagrama mostrando um folículo piloso. Observe as camadas celulares que formam a haste do pelo e as bainhas radiculares externa e interna circundantes. A glândula sebácea consiste na porção secretora e em um ducto curto que desemboca no infundíbulo, na parte superior do folículo piloso. O músculo eretor do pelo acompanha a glândula sebácea; a contração desse músculo liso ajuda na secreção da glândula e na descarga do sebo no infundíbulo do folículo piloso. A projeção da bainha radicular externa próximo da inserção do músculo eretor do pelo forma a protuberância folicular, que contém células-tronco epidérmicas. As terminações nervosas (*em amarelo*) circundam a protuberância folicular, com inserção próxima do músculo eretor do pelo. A glândula sudorípara apócrina também deságua no infundíbulo. Observe que as glândulas sudoríparas écrinas são estruturas independentes, que não estão associadas diretamente ao folículo piloso. **B.** Fotomicrografia de corte de pele fina do couro cabeludo humano corado por hematoxilina e eosina (H-E). A extremidade de um folículo piloso em crescimento consiste em um bulbo piloso (*BP*) expandido de células epiteliais, que é invaginado por uma papila dérmica de tecido conjuntivo. A matriz do pelo que preenche o bulbo consiste em células que se diferenciam na haste do pelo e na bainha radicular interna do folículo piloso (*FP*). Observe que vários cortes oblíquos e longitudinais dos folículos pilosos estão inseridos no tecido adiposo (*TA*) da hipoderme. Alguns deles revelam um corte do pelo. As glândulas sebáceas (*GS*) estão visíveis, juntamente com o infundíbulo do folículo piloso. 60×. MEP, músculo eretor do pelo.

que pode exercer funções protetoras. As glândulas apócrinas produzem uma secreção serosa que contém feromônios, os quais atuam como atraente sexual em outros animais e, possivelmente, nos seres humanos. O epitélio dos anexos da pele (particularmente os folículos pilosos) pode atuar como fonte de novas células-tronco epiteliais para o reparo de feridas cutâneas.

Folículos pilosos e pelos

Cada folículo piloso representa uma invaginação da epiderme na qual ocorre formação de um pelo.

Os folículos pilosos e os pelos são encontrados em quase todo o corpo; não existem nas superfícies laterais e palmares das mãos e nas superfícies laterais e plantares dos pés, nos lábios e na região ao redor dos orifícios urogenitais. A distribuição dos pelos é influenciada, em grau considerável, pelos hormônios sexuais; no homem, incluem os pelos faciais pigmentados e espessos, que começam a crescer na puberdade, e os pelos púbicos e axilares, que se desenvolvem na puberdade em ambos os sexos. No homem, a linha de implantação do cabelo tende a retroceder com a idade; em ambos os sexos, os cabelos se adelgaçam com a idade, devido à secreção reduzida de estrogênio e de hormônios semelhantes ao estrogênio.

O folículo piloso é responsável pela produção e pelo crescimento do pelo. A coloração do pelo é atribuível ao conteúdo e ao tipo de melanina desse pelo. O aspecto histológico do folículo varia, dependendo de estar em uma fase de crescimento ou de repouso. O folículo em crescimento exibe uma estrutura mais elaborada, razão pela qual é descrito aqui.

O folículo piloso é dividido em quatro regiões:

- O infundíbulo, que se estende da abertura do folículo na superfície até o nível de abertura de sua glândula sebácea. O infundíbulo faz parte do canal pilossebáceo, que é utilizado para a liberação da substância oleosa, denominada sebo
- O istmo, que se estende do infundíbulo até o nível de inserção do músculo eretor do pelo
- A protuberância folicular, que se projeta a partir do folículo piloso, próximo da inserção do músculo eretor do pelo, e que contém células-tronco epidérmicas (Figura 15.19)
- O segmento inferior no folículo em crescimento (ver Figura 15.19) apresenta diâmetro quase uniforme, exceto em sua base, onde se expande para formar o bulbo. A base do bulbo é invaginada por um tufo de tecido conjuntivo frouxo vascularizado, denominado, de forma não surpreendente, papila dérmica (Prancha 15.6).

Outras células que formam o bulbo, incluindo as que circundam a papila dérmica de tecido conjuntivo, são

Boxe 15.3

Considerações funcionais | Cor da pele

A **cor da pele de um indivíduo** é determinada por vários fatores, tais como constituição genética, influências hormonais e ambientais, como exposição à radiação ultravioleta. Os mais significativos são o **número de melanossomos** e o **conteúdo de melanina**. Embora o número de melanócitos seja essencialmente o mesmo em todos os indivíduos, o destino da melanina produzida pelos melanócitos difere. Por exemplo, devido à atividade lisossômica dos queratinócitos, a melanina é degradada mais rapidamente em indivíduos com pele clara do que naqueles com pele escura. Nos primeiros, os melanossomos concentram-se nos queratinócitos mais próximos da camada basal e estão relativamente esparsos na região média do estrato granuloso. Em contrapartida, a pele escura pode apresentar melanossomos distribuídos por toda a epiderme, incluindo o estrato córneo.

Além disso, o pigmento de melanina compreende duas formas quimicamente distintas. Uma delas, a **eumelanina**, é um pigmento preto-acastanhado. A outra forma, a **feomelanina**, é um pigmento amarelo-avermelhado. Cada uma dessas formas é geneticamente determinada. A coloração é mais evidente nos pelos, devido à concentração dos grânulos de pigmento de melanina, mas também se reflete na coloração da pele.

A exposição à **radiação ultravioleta**, sobretudo aos raios solares, é denominada **bronzeamento**. O bronzeamento aumenta o número de melanócitos e acelera a taxa de produção de melanina, protegendo, assim, contra os efeitos adicionais da radiação. A resposta à radiação ultravioleta é geneticamente determinada, e a pele é mais protegida em indivíduos com cor da pele mais escura.

Em nível molecular, a exposição à radiação UV faz com que os queratinócitos nas camadas superiores da epiderme ativem a **cascata de sinalização de p53**, levando à secreção de vários fatores de crescimento, como o fator de crescimento do fibroblasto 2 (FGF2), o ligante *kit* do fator de crescimento epitelial (KITL), a endotelina 1 (EDN1) e o hormônio estimulador de melanócitos alfa (alfa-MSH). Essas moléculas de sinalização ligam-se a seus respectivos receptores de melanócitos para ativar o seu crescimento e a sua diferenciação, aumentando a síntese da **proteína par de boxe 3 (PAX3)** e o **fator de transcrição associado à microftalmia (MITF)**. O MITF é um importante ativador transcricional dos genes envolvidos em síntese de pigmento e formação e tráfego dos melanossomos. Com a expressão do MITF, os melanócitos aumentam a produção de melanossomos, desenvolvem uma estrutura dendrítica mais robusta e aumentam a taxa de doação de pigmento aos queratinócitos, causando escurecimento da pele. Na ausência de luz solar e de exposição UV, os queratinócitos secretam o fator transformador de crescimento beta (TGF-beta) para manter os melanócitos em um estado quiescente. Recentemente, foi demonstrado que os queratinócitos liberam **exossomos**, que também podem ser responsáveis pela estimulação da síntese de melanina após exposição UV.

O aumento da pigmentação da pele também pode resultar de fatores hormonais, como, por exemplo, na doença de Addison. Ocorre ausência de pigmentação em uma condição conhecida como **albinismo**. Nessa condição hereditária, os pré-melanossomos são produzidos pelos melanócitos; entretanto, devido à ausência de tirosinase, não ocorrem a transformação da L-tirosina em L-3,4-di-hidroxifenilalanina (L-DOPA) e a transformação subsequente da L-DOPA em melanina. Por conseguinte, não há pigmentação na pele ou nos pelos desses indivíduos.

Dois genes que codificam o **regulador de apoptose Bcl2** e o **fator de transcrição associado à microftalmia (MITF)** parecem ser responsáveis pelo **processo de encanecimento** dos cabelos. A expressão do Bcl2 nas células-tronco dos melanócitos é essencial para a manutenção de sua produção dentro do nicho da protuberância folicular. A **deficiência na expressão de Bcl2** provoca apoptose das células-tronco dos melanócitos e consequente redução no número de melanócitos. Com a idade, ocorre depleção dos melanócitos, resultando em diminuição da taxa de doação de pigmento aos queratinócitos. Em consequência, a pele torna-se mais clara com o avanço da idade, e a incidência de câncer de pele também aumenta. A depleção de melanócitos causada pela deficiência na automanutenção das células-tronco dos melanócitos também está ligada ao encanecimento, o sinal mais óbvio de envelhecimento nos seres humanos. Os indivíduos com mutação no **gene Bcl2** podem se tornar prematuramente grisalhos.

Outros fatores normais que afetam a coloração da pele incluem a **oxi-hemoglobina** no leito vascular da derme, conferindo-lhe uma tonalidade avermelhada; o caroteno, um pigmento laranja exógeno obtido de alimentos e concentrado nos tecidos que contêm gordura; e alguns pigmentos endógenos. Estes últimos incluem produtos de degradação da hemoglobina, **hemossiderina** contendo ferro e bilirrubina desprovida de ferro, que conferem coloração à pele. A hemossiderina é um pigmento marrom-dourado, enquanto a bilirrubina é um pigmento castanho-amarelado. Normalmente, a **bilirrubina** é removida da corrente sanguínea pelo fígado e eliminada por meio da bile. Uma coloração amarelada da pele como resultado do acúmulo anormal de bilirrubina reflete uma disfunção hepática e manifesta-se como **icterícia**.

coletivamente designadas como matriz do pelo, que consiste simplesmente em células da matriz. As células da matriz imediatamente adjacentes à papila dérmica representam a população de células de rápida divisão e em processo de diferenciação, que migraram a partir da protuberância folicular contendo células TE (Figura 15.20). A divisão e a proliferação dessas células são responsáveis pelo crescimento do pelo. Há também melanócitos dispersos nessa camada germinativa. Esses melanócitos contribuem com melanossomos para as células pilosas em desenvolvimento, de maneira análoga à do estrato basal da epiderme. As células da matriz em processo de divisão diferenciam-se nas células produtoras de queratina do pelo e na bainha radicular interna.

A bainha radicular interna é uma cobertura celular de múltiplas camadas, que circunda a parte profunda do pelo (Figura 15.21). A bainha radicular interna apresenta três camadas:

- A camada de Henle consiste em uma única camada externa de células cuboides. Essas células estão em contato direto com a parte mais externa do folículo piloso, que representa

Boxe 15.4

Correlação clínica | Importância clínica da variação da cor da pele

A cor e o tipo de pele são conceitos importantes em dermatologia e oncologia. A **cor da pele** pode afetar o aspecto de lesões malignas e não malignas, o que pode levar a diagnósticos omitidos ou incorretos. O **tipo de pele** – como a pele reage a vários agravos e eventos – pode ser útil tanto para o diagnóstico quanto para o tratamento de doenças da pele. Os médicos e os pesquisadores reconhecem dois tipos de cor da pele: a **cor da pele constitutiva**, que se refere à distribuição geneticamente determinada da melanina na epiderme, e a **cor da pele facultativa**, que se refere a aumentos no conteúdo de melanina que ocorrem como resultado de fatores ambientais, como exposição à radiação ultravioleta (UV) ou influências hormonais.

Sistemas de classificação da pele

Houve muitas tentativas de classificar a cor da pele. Nos sistemas mais antigos, como as **Classifications of Human Varieties**, criadas pelo médico e taxonomista sueco, Carl Linnaeus, em 1758, a cor da pele, outras características físicas e localização geográfica foram usadas para classificar os indivíduos em quatro raças diferentes. Sabe-se agora que as classificações raciais baseadas na cor da pele e em outras características físicas são subjetivas e arbitrárias, e que raça é um construto social, e não biológico. Na prática médica atual, a raça não é mais utilizada como variável demográfica semelhante ao nível socioeconômico ou escolaridade.

Outro sistema de classificação foi criado no final do século XVIII pelo médico e antropólogo austríaco, Felix von Luschan. A **Escala Cromática de Luschan** classificou a cor da pele humana em 36 tonalidades, utilizando telhas de vidro de cores variáveis. A limitação óbvia dessa escala cromática é que ela não pode ser reproduzida de forma confiável, visto que os pesquisadores atribuíram diferentes tons ao mesmo indivíduo.

Os sistemas de classificação baseados apenas na avaliação subjetiva da cor e do aspecto da pele foram finalmente substituídos por sistemas que classificam como a pele responde à radiação UV (denominados "sistemas fototípicos"), procedimentos estéticos e efeitos do envelhecimento. A classificação de fotótipos mais amplamente aceita na prática clínica é a **Escala de Fotótipos de Fitzpatrick**, desenvolvida pelo dermatologista de Harvard, Thomas B. Fitzpatrick, em 1975. Os fotótipos de Fitzpatrick, classificados de I a VI, baseiam-se na tendência autorrelatada a queimaduras solares ou a bronzeamento como resultado da exposição solar. Os indivíduos são solicitados a responder perguntas relativas a cor do cabelo, cor dos olhos, existência de sardas e reação da pele à exposição solar sem protetor solar depois de 1 dia de exposição ao sol (Quadro B.15.4.1). Os fotótipos de Fitzpatrick são mostrados no Quadro B.15.4.2.

Quadro B.15.4.1 Questionário para classificação dos tipos de pele de Fitzpatrick.

	Pontuação					
Pergunta	**0**	**1**	**2**	**3**	**4**	**Pontuação/ pergunta**
Qual é a cor natural de seu cabelo (antes de envelhecer)?	Ruivo-amarelado	Loiro	Castanho ou loiro-escuro	Castanho-escuro	Preto	
Qual é a cor de seus olhos?	Azul-claro, cinza ou verde	Azul, cinza ou verde	Azul-escuro, verde ou marrom-claro (avelã)	Marrom-escuro	Preto-acastanhado	
Qual é a cor das áreas de sua pele não expostas ao sol?	Rosado ou avermelhado	Muito pálido	Pálido com tonalidade bege	Marrom-claro	Marrom-escuro	
Você tem sardas em áreas não expostas?	Muitas	Várias	Poucas	Incidentais	Nenhuma	
O que acontece com a sua pele se permanecer no sol por um longo período de tempo sem protetor solar?	Queimaduras duras, doloroso, vermelhidão, bolhas, seguidas de descamação	Queimaduras moderadas, bolhas, seguidas por descamação	Queimaduras algumas vezes, seguidas por descamação	Raramente queimaduras	Sem queimaduras, nunca teve um problema	
O quanto você fica bronzeado após exposição solar?	Dificilmente ou nunca	Bronzeado de cor clara	Bronzeado razoável	Bronzeamento muito fácil	Bronzeamento muito rápido	
Você fica bronzeado no primeiro dia de exposição solar?	Nunca	Raramente	Algumas vezes	Frequentemente	Sempre	
O seu rosto é sensível ao sol?	Muito sensível	Sensível	Normal	Resistente	Muito resistente, nunca teve um problema	

(*continua*)

Boxe 15.4

Correlação clínica | Importância clínica da variação da cor da pele (*continuação*)

Quadro B.15.4.1 Questionário para classificação dos tipos de pele de Fitzpatrick. (*Continuação*)

	Pontuação					
Pergunta	**0**	**1**	**2**	**3**	**4**	**Pontuação/ pergunta**
Quando foi a última vez que a sua pele foi exposta ao sol ou tratamento de bronzeamento artificial?	> 3 meses	Nos últimos 2 a 3 meses	Nos últimos 1 a 2 meses	< 1 mês	< 2 semanas	
Com que frequência você se bronzeia?	Nunca	Quase nunca	Algumas vezes	Frequentemente	Sempre	
Tipo de pele (pontuação total)						
Pontuação do questionário: Tipo de pele I = 0 a 7 pontos; Tipo de pele II = 8 a 16 pontos; Tipo de pele III = 17 a 25 pontos; Tipo de pele IV = 25 a 30 pontos; Tipos de pele V e VI = 30 a 40 pontos.						

Quadro B.15.4.2 Classificação dos tipos de pele de Fitzpatrick.

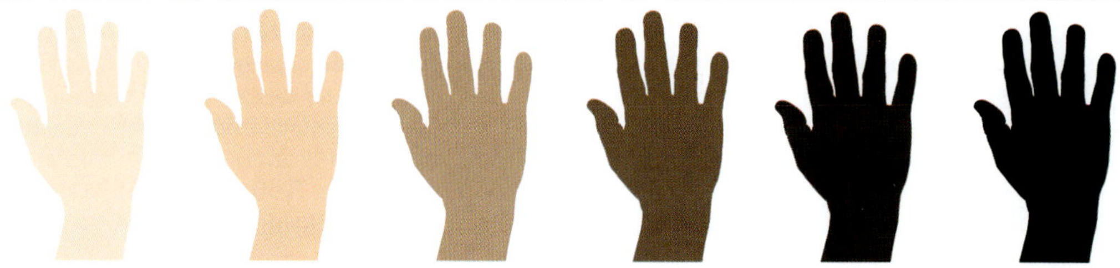

Características típicas **Tipos de pele**	**Tipo I**	**Tipo II**	**Tipo III**	**Tipo IV**	**Tipo V**	**Tipo VI**
Cor da pele	Clara, pálida, branca	Branca, clara	Branca mais escura	Marrom-clara	Marrom	Marrom-escura a preta
Cor dos olhos	Azuis/verdes, cinza	Azuis	Castanhos	Castanhos-escuros	Pretos	Pretos
Cor dos cabelos	Loiro	Loiro/ ruivo	Castanho-claro	Castanho-médio	Castanho-escuro	Preto
Capacidade de bronzeamento	Sempre queima, nunca se bronzeia, sensível à exposição à luz ultravioleta (UV)	Queima facilmente, bronzeia pouco	Bronzeia gradualmente, marrom-claro até queimadura inicial	Queima minimamente, bronzeia com facilidade até moderadamente marrom	Raramente queima, bronzeamento escuro com facilidade	Nunca queima, sempre com bronzeamento escuro, menos sensível à exposição UV

Recentemente, a validade da escala de Fitzpatrick foi questionada devido à sua dependência do autorrelato e ao uso de mudanças na cor da pele como base para a reatividade da pele ao sol. A pele mais escura também pode ser sensível ao sol, mas pode não "queimar" visivelmente em resposta à exposição solar. Embora a epiderme de uma pessoa de pele mais escura contenha mais melanina que a pele mais clara de outra pessoa, a melanina não é o único fator que contribui para a fotoproteção. A pesquisa mostra que outros mecanismos envolvendo antioxidantes, reparo do DNA e vias de sobrevida celular também desempenham papéis importantes e não são determinados pelo conteúdo de melanina. Todavia, a escala de Fitzpatrick continua sendo o padrão-ouro para os sistemas de classificação da pele.

Cor da pele e diagnóstico de câncer de pele

Os médicos e pesquisadores em dermatologia e oncologia reconhecem agora que o aspecto do câncer de pele pode diferir de forma significativa de acordo com a cor da pele. O câncer de pele pode ocorrer em indivíduos de qualquer cor de pele, embora o risco diminua naqueles com pele mais escura. Quando o câncer de pele ocorre em uma pessoa com pele mais escura, tende a ser diagnosticado em um estágio mais avançado, que se correlaciona com um prognóstico mais sombrio. Atualmente, os esforços estão sendo direcionados para orientar todas as pessoas, independentemente da cor da pele, sobre os riscos de câncer de pele e a necessidade de fotoproteção. Além disso, materiais educativos médicos, como livros didáticos e *sites*, se esforçam atualmente para incluir fotos mostrando o câncer de pele e outras condições dermatológicas em indivíduos com diferentes cores de pele.

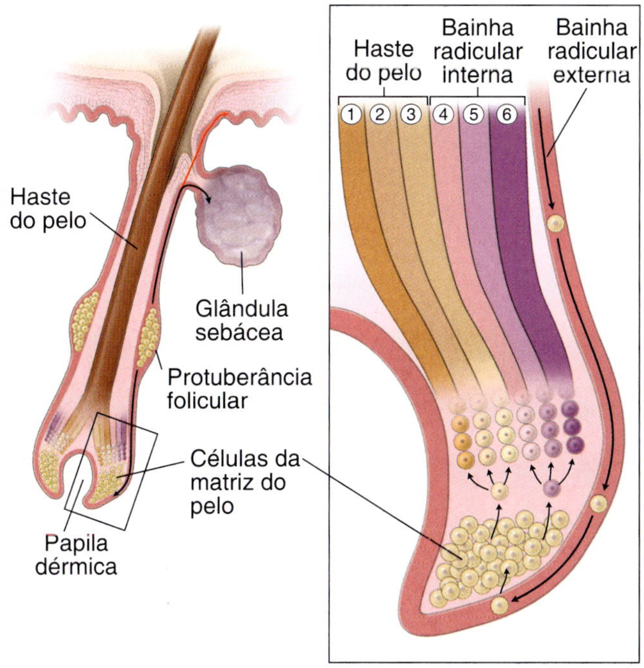

Figura 15.20 Folículo piloso e vias de migração das células-tronco epidérmicas. Este diagrama mostra a localização e as vias de migração das células-tronco epidérmicas que residem na protuberância folicular. Em condições normais, as células-tronco epidérmicas migram em sentido ascendente até a glândula sebácea e em sentido descendente até alcançar a matriz do pelo no bulbo do folículo (*setas pretas*). A matriz do pelo é formada por células em diferenciação, que migram ao longo da bainha radicular externa a partir da protuberância folicular. À medida que a diferenciação progride, as células deixam a matriz, formam camadas celulares que se diferenciam na haste do pelo, que contém **(1)** a medula, **(2)** o córtex do pelo e **(3)** a cutícula, e na bainha radicular interna, que contém **(4)** a cutícula da bainha radicular interna, **(5)** a camada de Huxley e **(6)** a camada de Henle. Quando ocorre lesão da epiderme, as células-tronco epidérmicas migram da protuberância folicular para a superfície da pele (*seta vermelha*) e participam na reepitelização inicial da epiderme danificada.

uma invaginação da epiderme e que é designada como bainha radicular externa

- A camada de Huxley consiste em uma camada simples ou dupla de células achatadas que formam a lâmina média da bainha radicular interna
- A cutícula da bainha radicular interna, que consiste em células pavimentosas, cuja superfície livre externa está voltada para a haste do pelo.

A bainha radicular externa envolve a bainha radicular interna e é contínua com a epiderme da pele (ver Figura 15.21). Uma membrana basal positiva para ácido periódico Schiff (PAS) separa a bainha radicular externa do tecido conjuntivo que envolve o folículo piloso, denominado bainha dérmica. A espessura da bainha radicular externa aumenta desde a base do folículo piloso até sua abertura na superfície no infundíbulo. Na parte superior do folículo piloso, a bainha radicular externa é semelhante à epiderme. Contém células basais, melanócitos, queratinócitos e outras células presentes na epiderme. O estrato granuloso é visível perto da superfície da pele. Próximo da protuberância folicular, o folículo piloso contém um local de fixação do músculo eretor do pelo (um músculo liso que impulsiona o pelo para a posição vertical). Os queratinócitos na parte inferior da bainha radicular externa apresentam citoplasma claro, que é atribuído ao elevado conteúdo de glicogênio em seu citoplasma.

Um nicho de células-tronco epidérmicas localizado na protuberância folicular da bainha radicular externa fornece células-tronco para o crescimento dos pelos e a regeneração da pele.

A progressão da bainha radicular externa do folículo piloso para cima, em direção à superfície da epiderme, revela o local de inserção do músculo eretor do pelo e a origem do ducto e da glândula sebáceos da parede do canal folicular (ver Figura 15.19). A bainha radicular externa, no nível de inserção do músculo eretor do pelo, é circundada por terminações nervosas. Nessa região geral, encontra-se um agregado de células epiteliais relativamente indiferenciadas, denominado protuberância folicular. Estudos recentes identificaram a protuberância folicular como um nicho de células-tronco epidérmicas (ver Figura 15.20). As células-tronco epidérmicas podem residir indefinidamente nessa área e sofrer autorrenovação ou diferenciação em linhagens celulares específicas. Em condições normais, as células-tronco epidérmicas são responsáveis pelo fornecimento de células-tronco para o crescimento dos folículos pilosos (matriz do pelo, bainha radicular interna, córtex e medula), bem como para as glândulas sebáceas (ver Figura 15.20). As células-tronco epidérmicas que normalmente estão localizadas na protuberância folicular não contribuem para a população de células-tronco basais da epiderme. Entretanto, quando a epiderme é lesionada ou perdida (como ocorre em queimaduras cutâneas extensas e feridas superficiais da pele), as **células-tronco epidérmicas** são reprogramadas, migram para a superfície da ferida a partir de seus nichos foliculares e participam na reepitelização inicial da ferida.

Os pelos são compostos por células queratinizadas, que se desenvolvem a partir dos folículos pilosos.

A queratinização dos pelos e da bainha radicular interna ocorre logo após as células deixarem a matriz em uma região denominada zona queratogênica, no terço inferior do folículo. À medida que as células corticais atravessam essa zona, elas sofrem diferenciação, expulsam suas organelas e tornam-se estreitamente compactadas com filamentos intermediários de queratina de ligação cruzada. Quando o pelo emerge do folículo, ele já está totalmente queratinizado na forma de queratina dura. A bainha radicular interna, que consiste em queratina mole, não emerge do folículo com o pelo, porém é rompida aproximadamente no nível do istmo, onde as secreções sebáceas entram no folículo. Uma lâmina basal espessa, denominada membrana vítrea, separa o folículo piloso da derme. O folículo é circundado por tecido conjuntivo denso não modelado. O músculo eretor do pelo está inserido próximo da protuberância folicular, que, conforme assinalado anteriormente, serve de nicho de células-tronco epidérmicas.

Os pelos são estruturas filamentosas alongadas, que se projetam dos folículos pilosos. São compostos por queratina dura de ligação cruzada e consistem em três camadas (ver Figura 15.19):

- A medula forma a parte central da haste e contém uma coluna de grandes células queratinizadas frouxamente conectadas, que contém queratina mole. A medula é encontrada apenas nos pelos espessos
- O córtex é a camada maior e representa aproximadamente 80% da massa total de cada pelo. Localiza-se fora da medula e é composto por células corticais preenchidas com

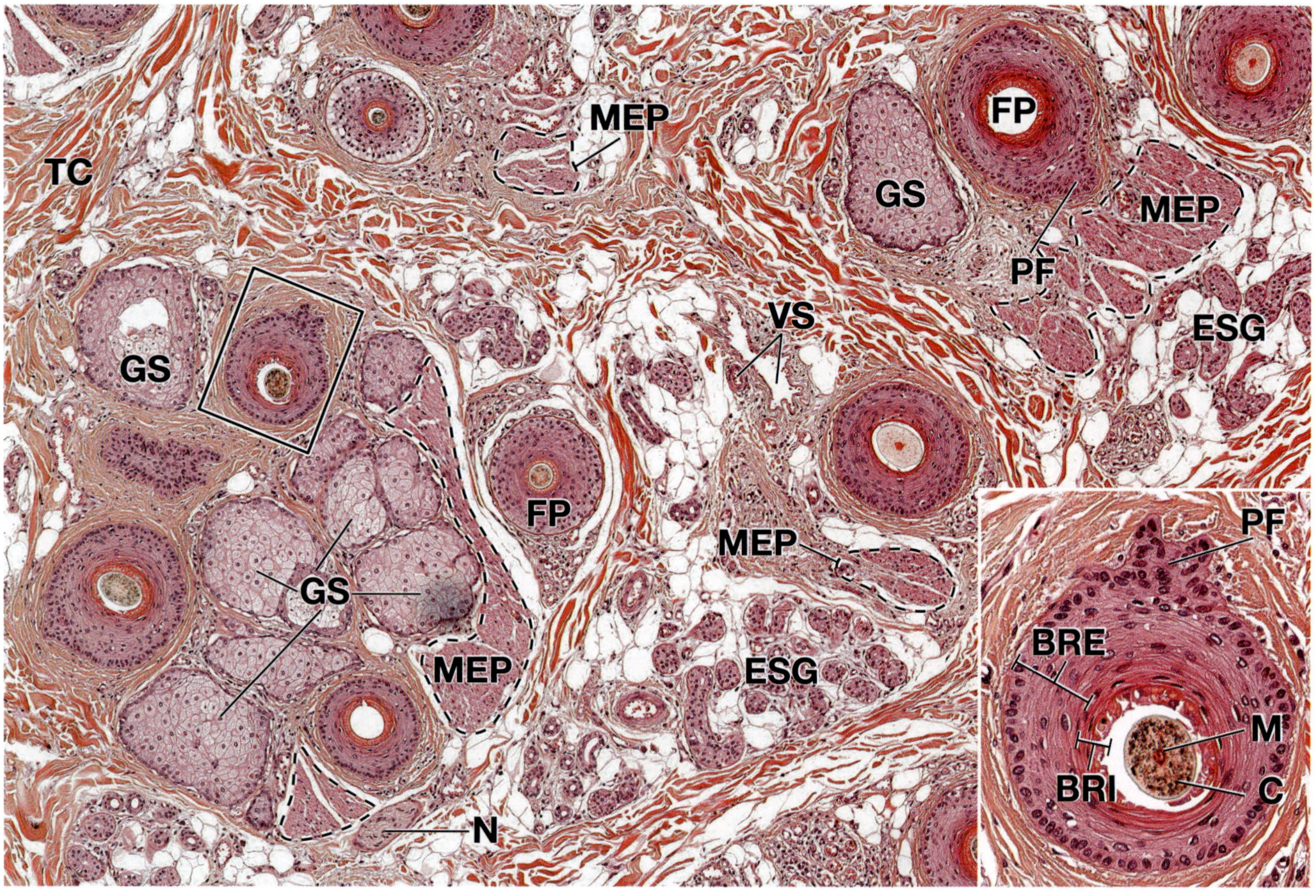

Figura 15.21 Fotomicrografia mostrando um corte transversal de folículos pilosos da pele do couro cabeludo. Esta amostra corada por hematoxilina e eosina (H-E) mostra vários perfis de corte transversal de folículos pilosos (*FP*) distribuídos de modo aleatório por todo o corte. Alguns dos folículos não apresentam uma haste do pelo no seu centro porque foi perdida durante a preparação da lâmina. As glândulas sebáceas (*GS*) são visíveis em estreita associação aos folículos pilosos. Os músculos eretores do pelo (*MEP*), circundados pela *linha tracejada,* compreendem fibras musculares lisas que acompanham a glândula sebácea; fixam-se ao folículo piloso, próximo à protuberância folicular (*PF*). Durante a contração, esses músculos auxiliam na secreção da glândula e liberação do sebo no infundíbulo dos folículos pilosos. Com frequência, são encontrados nervos (*N*) perto dos músculos eretores do pelo. A projeção da bainha radicular externa próximo à inserção do músculo eretor do pelo forma a protuberância folicular (*PF*) visível nesse corte transversal em dois folículos. O folículo piloso, a haste do pelo, o músculo eretor do pelo e a glândula sebácea formam a unidade pilossebácea. São separados por tecido conjuntivo (*TC*) denso não modelado e por adipócitos contendo vasos sanguíneos (*VS*). Os componentes secretores e os ductos das glândulas sudoríparas écrinas são encontrados entre grupos de unidades pilossebáceas. 120×. O *detalhe* mostra o folículo piloso incluído no *retângulo* em maior aumento. O corte transversal do folículo piloso está no nível da protuberância folicular (*PF*), que é uma protrusão da bainha radicular externa (*BRE*) contendo um nicho de células-tronco epidérmicas. Uma bainha radicular interna (*BRI*) e a haste do pelo no centro do folículo também são visíveis. Observe o pigmento de melanina transferido dos melanócitos bulbares localizados na matriz do pelo para o córtex (*C*) e a medula (*M*) da haste do pelo. 120× (Cortesia do Dr. Jamie Chapman, Tasmanian School of Medicine, University of Tasmania, Hobart, Austrália.)

filamentos intermediários de queratina dura. Cada filamento é circundado por um espaço amorfo que contém proteínas associadas à queratina (KAP, do inglês *keratin-associated proteins*). Essas KAP com alto conteúdo de enxofre são responsáveis pela formação da bainha rígida do pelo graças a extensas ligações cruzadas de filamentos intermediários de queratina por pontes de dissulfeto. O córtex determina a textura, a elasticidade e a cor do pelo. O pigmento de melanina responsável pela cor do pelo é produzido pelos melanócitos existentes na camada germinativa (matriz do pelo) do bulbo

- A cutícula da haste do pelo é a camada mais externa do pelo. Contém várias camadas de células pavimentosas queratinizadas semitransparentes e sobrepostas. Essas células assemelham-se a escamas de peixe ou às telhas de um teto, com suas bordas livres afastando-se do folículo piloso. A cutícula protege o pelo de danos físicos e químicos e determina a sua porosidade.

A **estrutura do pelo** nos seres humanos é determinada por múltiplos fatores genéticos, que incluem 17 genes de queratina (11 genes para a queratina do tipo I e 6 genes para a queratina do tipo II) e mais de 85 genes de KAP.

Unhas

As unhas são lâminas de células queratinizadas que contêm queratina dura.

As unhas são anexos cutâneos especializados, compostos por células epiteliais planas queratinizadas derivadas das zonas germinativas do leito ungueal. As unhas dos dedos das mãos e dos pés ligeiramente arqueadas, mais adequadamente designadas como lâminas ungueais, estão fortemente fixadas aos leitos ungueais subjacentes. O leito ungueal consiste em células epiteliais que são contínuas com o estrato basal e o estrato espinhoso da epiderme (Figura 15.22 e Prancha 15.6).

A parte proximal da unha, a raiz da unha, está enterrada em uma prega da epiderme e cobre as células da zona germinativa ou matriz. A matriz contém vários tipos de células,

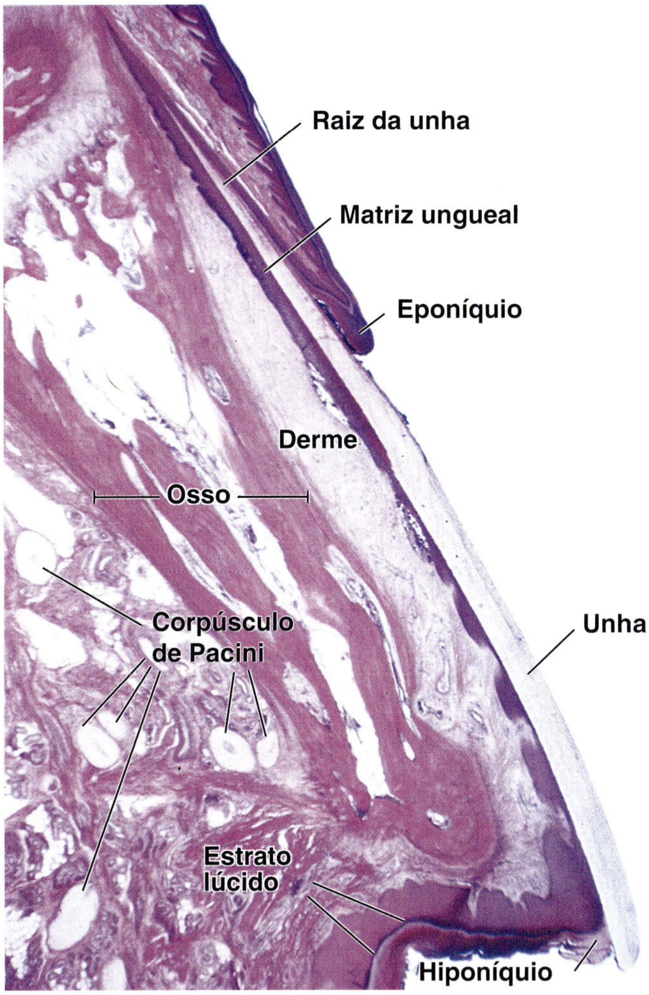

Figura 15.22 Fotomicrografia de um corte sagital da falange distal com uma unha. A unha é uma lâmina queratinizada localizada na face dorsal das falanges distais. Sob a borda livre da unha, existe uma camada limítrofe, o hiponíquio, que é contínuo com o estrato córneo da epiderme adjacente. A extremidade proximal, a raiz da unha, é sobreposta por pele, o eponíquio, que também é contínuo com o estrato córneo da epiderme adjacente. Abaixo da unha, encontra-se uma camada de epitélio com derme subjacente. A porção proximal desse epitélio é designada como *matriz ungueal*. O osso nesse corte representa uma falange distal. Existem numerosos corpúsculos de Pacini no tecido conjuntivo do lado palmar do dedo da mão. Observe que, até mesmo nesse pequeno aumento, o estrato lúcido é visível na epiderme da ponta do dedo da mão. 10×.

incluindo células-tronco, células epiteliais, melanócitos, células de Merkel e células de Langerhans. As células-tronco da matriz dividem-se regularmente, migram para a raiz da unha e, nesse local, diferenciam-se e produzem a queratina da unha. A queratina da unha é uma queratina dura, semelhante à do córtex do pelo. Diferentemente da queratina mole da epiderme, ela não descama. Consiste em filamentos de queratina densamente acondicionados, inseridos em matriz de queratina amorfa com alto teor de enxofre, que é responsável pela dureza da unha. O processo de formação da queratina dura, assim como o córtex piloso, não envolve grânulos de querato-hialina. Além disso, um envoltório celular cornificado contém proteínas semelhantes às encontradas na epiderme.

O acréscimo contínuo e a queratinização de novas células na raiz são responsáveis pelo crescimento da unha. À medida que cresce, a lâmina ungueal move-se sobre o leito ungueal. Estima-se que a velocidade média de crescimento das unhas dos dedos das mãos seja de 2 a 3 mm/mês, e a das unhas dos dedos dos pés seja de cerca de 1 mm/mês. Por conseguinte, a substituição completa da unha demanda 6 meses para as unhas dos dedos das mãos, e 18 meses para as unhas dos dedos dos pés. Ao exame microscópico, a lâmina ungueal assemelha-se ao estrato córneo modificado da pele. Contém queratinócitos interdigitados de diferenciação terminal e densamente agrupados, denominados onicócitos, que são desprovidos de núcleo e organelas. Diferentemente do estrato córneo, a lâmina ungueal contém menos gordura e água, e os onicócitos de superfície não descamam como os queratinócitos na superfície da pele.

A área branca em formato de crescente próximo à raiz da unha, denominada lúnula, delimita a parte distal da zona germinativa. Sua coloração provém da camada opaca espessa de células da matriz parcialmente queratinizadas nessa região. Quando a lâmina ungueal torna-se totalmente queratinizada, ela é mais transparente e assume a coloração do leito vascular subjacente. A borda da prega cutânea que cobre a raiz da unha é o eponíquio ou cutícula. A cutícula também é composta por queratina dura; por conseguinte, ela não descama. Por ser fina, ela tende a se romper ou, como fazem muitas pessoas, é desbastada e empurrada para trás. Uma camada epidérmica espessa, o hiponíquio, fixa a borda livre da lâmina ungueal à ponta do dedo.

Glândulas sebáceas

As glândulas sebáceas estão associadas, em sua maioria, aos folículos pilosos e formam as unidades pilossebáceas.

Em geral, as glândulas sebáceas são encontradas em associação com os folículos pilosos na maioria das áreas da superfície do corpo, com exceção das palmas das mãos e plantas dos pés. Formam as unidades pilossebáceas que são constituídas por quatro estruturas: o folículo piloso, a haste do pelo, o músculo eretor do pelo e a glândula sebácea. A associação entre essas estruturas é bem demonstrada em um corte transversal de folículos pilosos do couro cabeludo (ver Figura 15.21). A maior densidade de glândulas sebáceas é encontrada na face. Em algumas áreas, como as pálpebras (glândulas meibomianas e de Zeis), as aréolas (regiões pigmentadas em torno dos mamilos das glândulas mamárias) e a borda vermelha dos lábios, as glândulas sebáceas não estão associadas a um folículo piloso e abrem-se diretamente na superfície da pele.

As glândulas sebáceas desenvolvem-se precocemente durante o desenvolvimento fetal como evaginações da bainha radicular externa do folículo piloso na epiderme. As glândulas podem ser unilobulares ou multilobulares (Figura 15.23 e Prancha 15.4). Durante o segundo trimestre de desenvolvimento fetal, as glândulas sebáceas estão totalmente funcionais, e a sua secreção contribui para o vérnix caseoso, uma substância cremosa branca, com textura semelhante a queijo, que recobre a pele do recém-nascido.

O desenvolvimento das glândulas sebáceas é altamente regulado por vários fatores de transcrição, como Sox9, Blimp1, Wnt, BMP e a via *hedgehog*. A proliferação, a diferenciação e o metabolismo dessas glândulas são regulados por hormônios sexuais, particularmente androgênios. A **atividade das glândulas sebáceas** aumenta pouco depois do nascimento, porém diminui nos primeiros meses de vida. O aumento dos níveis de androgênios na puberdade coincide com o aumento de atividade

Boxe 15.5

Considerações funcionais | Crescimento e características dos pelos

Ao contrário da renovação da epiderme superficial, o crescimento dos pelos não é um processo contínuo, porém cíclico. Um **período de crescimento (anágeno)**, durante o qual ocorre desenvolvimento de um novo pelo, é seguido de um breve período em que o **crescimento cessa (catágeno)**. O catágeno é seguido de um longo **período de repouso (telógeno)** (duração de 2 a 4 meses), durante o qual o folículo atrofia, e o pelo finalmente cai. As células-tronco da epiderme encontradas na protuberância folicular têm a capacidade de produzir células-tronco que dão origem a folículos anágenos maduros. Durante o ciclo de crescimento dos pelos, os pelos maduros do anágeno periodicamente sofrem apoptose e regridem para o estágio de catágeno. Nessa fase, a divisão celular cessa, a matriz do pelo regride, a papila dérmica sofre retração, a nutrição capilar diminui e os folículos inteiros se retraem em direção à camada epidérmica. À medida que a base do folículo retraído se aproxima da protuberância folicular, a haste do pelo não é mais sustentada pelo bulbo do anágeno rico em nutrientes e acaba sendo ejetada do folículo telógeno em repouso. Isso cria um espaço para uma nova haste que crescerá durante a regeneração anágena.

Os pelos na fase anágena são suscetíveis à destruição por procedimentos de **depilação a *laser* (DL)**. Devido à natureza cíclica do crescimento do pelo, são necessárias sessões repetidas de depilação para a retirada de novos folículos que entram na fase anágena. Atualmente, dispõe-se de dispositivos para uso profissional e domiciliar à base de *laser* para a retirada de "pelos indesejados" (termo empregado para descrever os pelos faciais e corporais, mas não os cabelos).

Do total de 100.000 fios de cabelo existentes no couro cabeludo normal, mais de 80% encontram-se na fase anágena. Na fase catágena, a zona germinativa é reduzida a um filamento epitelial que ainda está fixado a um remanescente da papila dérmica. Na fase telógena, o folículo atrofiado pode sofrer contração até metade ou menos de seu comprimento original. O fio de cabelo pode permanecer fixado ao folículo por vários meses durante esse estágio e é denominado **pelo em clava**, devido ao formato de sua extremidade proximal.

Nos seres humanos, os pelos crescem até um comprimento específico, que varia de acordo com o indivíduo. Os pelos variam quanto ao tamanho, desde **pelos terminais** longos e grosseiros, que podem alcançar 1 metro ou mais de comprimento (os cabelos do couro cabeludo e os pelos da barba nos homens) até **pelos do velo** finos e curtos, que podem ser visíveis apenas com a ajuda de uma lupa (o velo da fronte e da face anterior do antebraço). Os pelos terminais são produzidos por folículos longos de grande diâmetro, enquanto os velos são produzidos por folículos relativamente pequenos. O comprimento do pelo depende de influências genéticas, localização no corpo, clima, idade, nutrição e estado hormonal.

O comprimento dos pelos é determinado pela velocidade e pela duração do período anágeno. Os folículos pilosos terminais podem permanecer por vários anos na fase anágena e apenas por alguns meses na fase telógena. Estima-se que o crescimento médio dos pelos seja de 0,4 mm/dia (1,2 cm/mês); entretanto, com o envelhecimento, a velocidade de crescimento dos pelos declina, e a espessura do fio de cabelo diminui. Os cabelos grisalhos resultam da produção diminuída de melanina na matriz do cabelo.

No indivíduo calvo, os grandes folículos terminais são gradualmente convertidos em pequenos folículos de velo depois de vários ciclos de crescimento. A razão entre folículos de velo e folículos terminais aumenta à medida que a calvície progride. O couro cabeludo "totalmente calvo" não é desprovido de cabelos, porém é povoado por folículo de velo, que produzem cabelos finos e que permanecem na fase telógena por períodos de tempo relativamente longos.

das glândulas sebáceas e da secreção de sebo. A produção de sebo diminui em cerca de 23% por década nos homens, e 32% por década nas mulheres.

Os sebócitos são células epiteliais de diferenciação terminal, que produzem e acumulam sebo.

Os sebócitos são as principais células das glândulas sebáceas que produzem e acumulam lipídios. A substância oleosa e cérea, denominada sebo, é produzida por sebócitos totalmente maduros em um processo denominado secreção holócrina. Nesse processo, toda a célula produz e é preenchida pelo produto gorduroso, enquanto simultaneamente sofre morte celular programada (apoptose). Por fim, tanto o produto secretor quanto os restos celulares são descarregados da glândula na forma de sebo para dentro do infundíbulo de um folículo piloso, que forma o canal pilossebáceo com o ducto curto da glândula sebácea. Novos sebócitos são produzidos por mitose das células basais na periferia da glândula, e as células da glândula permanecem unidas umas às outras por desmossomos e junções comunicantes, independentemente de seu estágio de diferenciação. A lâmina basal dessas células é contínua com a da epiderme e do folículo piloso. As células basais da glândula

Boxe 15.6

Correlação clínica | Sudorese e doença

Embora muitos fatores neurais e emocionais possam alterar a **composição do suor**, essa alteração também pode constituir um sinal de doença. Por exemplo, os níveis elevados de sódio e de cloreto no suor podem servir como indicador de **fibrose cística**. Os indivíduos com fibrose cística apresentam duas a cinco vezes as concentrações normais de sódio e de cloreto no suor.

Na forma avançada de **uremia**, em que os rins não conseguem eliminar a ureia do corpo, a concentração de ureia no suor aumenta. Nessa condição, após a evaporação da água, cristais podem ser observados na pele, sobretudo no lábio superior. Incluem cristais de ureia e são denominados **geada urêmica**.

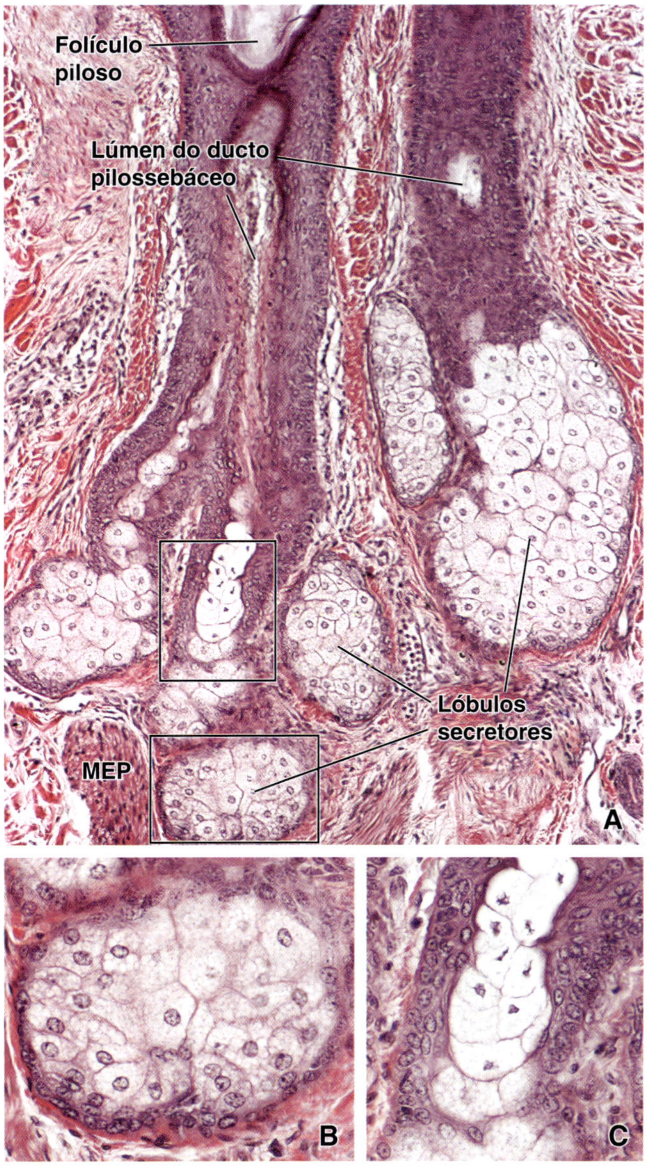

Figura 15.23 Fotomicrografia de uma glândula sebácea. A. Esta fotomicrografia mostra os lóbulos secretores e seus canais pilossebáceos de duas glândulas sebáceas. O ducto da glândula *à esquerda* está próximo do folículo piloso observado na *parte superior* da micrografia. O ducto da glândula sebácea *à direita* foi seccionado de maneira a mostrar principalmente a sua parede. 60×. **B.** O componente secretor do lóbulo no *retângulo inferior* de **A** é mostrado aqui em maior aumento. Observe a coloração clara dos sebócitos, devido à falta de coloração do sebo contido. Essas células produzem ativamente sebo. As células basais na periferia do lóbulo dividem-se e reabastecem a população de novos sebócitos. Além disso, o músculo eretor do pelo (*MEP*), composto de fibras musculares lisas, é visível na periferia do lóbulo secretor. 120×. **C.** O componente secretor do lóbulo no retângulo superior de **A** é mostrado aqui em maior aumento. Os sebócitos estão agora dentro do ducto. Observe os núcleos picnóticos, indicando morte da célula. 120×.

sebácea contêm REL, RER, ribossomos livres, mitocôndrias, glicogênio e um complexo de Golgi bem desenvolvido. À medida que os sebócitos se afastam da camada basal e começam a produzir seu produto secretor lipídico, a quantidade de REL aumenta, refletindo o papel do REL na síntese e na secreção de lipídios. Os sebócitos são gradualmente preenchidos por numerosas gotículas lipídicas, separadas por filamentos delgados de citoplasma. O processo de produção de sebo leva cerca de 8 dias desde o momento da mitose das células basais até a secreção de sebo.

A mistura complexa de substâncias oleosas no sebo proporciona uma assinatura química personalizada única para cada indivíduo.

O sebo representa uma complexa mistura oleosa, que consiste em triglicerídios, diglicerídios e ácidos graxos livres (57%); ésteres de cera (26%), esqualeno (12%); colesterol e ésteres de colesterol (2%). Em virtude de sua composição complexa, o sebo humano é notavelmente específico em decorrência de variações genéticas individuais nas concentrações de enzimas, no pH e na temperatura. O sebo secretado confere a cada indivíduo uma assinatura química única e altamente individualizada. Animais com sentido do olfato extremamente desenvolvido, como os cães, podem ser capazes de identificar indivíduos com base nessa assinatura química específica. Além de contribuir para a manutenção de uma barreira dérmica funcional e da função bem definida da secreção sebácea especializada das glândulas meibomianas nas pálpebras, o papel do sebo na pele humana ainda não foi bem definido. Algumas teorias sugerem que o sebo pode atuar na proteção contra a irradiação UV. Outros estudos sugerem que o sebo desempenha funções tanto imunes quanto de comunicação, devido a substâncias antioxidantes (sobretudo vitamina E), anti-inflamatórias e pró-inflamatórias, peptídios antimicrobianos e feromônios na superfície da pele.

A diferenciação, a proliferação e a secreção de substâncias lipídicas dos sebócitos são controladas por vias endócrinas complexas. Em geral, os androgênios aumentam a função das glândulas sebáceas, enquanto os estrogênios exercem um efeito inibitório sobre a produção de sebo. Além disso, histamina, substância P, hormônio liberador de corticotrofina (CRH) e substâncias dietéticas (p. ex., ácidos graxos livres, açúcar e gordura) podem induzir a produção de sebo. O aumento na secreção de sebo e as alterações que ocorrem em sua composição lipídica durante a puberdade em ambos os sexos podem causar a doença inflamatória crônica da unidade pilossebácea, conhecida como **acne vulgar**. Os três eventos principais que levam ao desenvolvimento da acne incluem (1) produção excessiva de sebo (seborreia), (2) queratinização folicular anormal do canal pilossebáceo e (3) proliferação de bactérias *Propionibacterium acnes* na unidade pilossebácea. Ao exame histológico, a acne caracteriza-se por retenção de sebo no istmo do folículo piloso, com infiltração linfocítica variável. Nos casos graves, pode haver formação de abscessos dérmicos em associação aos folículos pilosos inflamados.

Glândulas sudoríparas

Os seres humanos têm aproximadamente 4 milhões de glândulas sudoríparas que são classificadas com base na sua estrutura e na natureza de sua secreção. São reconhecidos dois tipos de glândulas sudoríparas:

- As glândulas sudoríparas écrinas, que estão distribuídas por toda a superfície do corpo, com exceção da margem vermelha dos lábios, dos leitos ungueais e de parte dos órgãos genitais externos (glande do pênis, clitóris e lábios menores do pudendo). A densidade máxima das glândulas sudoríparas é encontrada nas palmas das mãos, nas plantas dos pés, na pele das axilas, na fronte e no tronco
- As glândulas sudoríparas apócrinas têm a sua distribuição limitada a axilas, aréolas e mamilos das glândulas mamárias, pele ao redor do ânus e órgãos genitais externos.

As glândulas ceruminosas do meato acústico externo e as glândulas apócrinas dos cílios (glândulas de Moll) também são glândulas do tipo apócrino.

Glândulas sudoríparas écrinas

As glândulas sudoríparas écrinas são glândulas espiraladas simples, que regulam a temperatura corporal.

As glândulas sudoríparas écrinas são estruturas independentes que não estão associadas ao folículo piloso, que se originam como uma invaginação a partir da epiderme fetal. Cada glândula écrina está disposta como uma estrutura tubular espiralada simples em fundo cego. Consiste em dois segmentos: um segmento secretor, localizado abaixo da derme ou na parte superior da hipoderme, e um segmento ductal menos espiralado e diretamente contínuo, que leva até a superfície epidérmica (Figura 15.24 e Prancha 15.3).

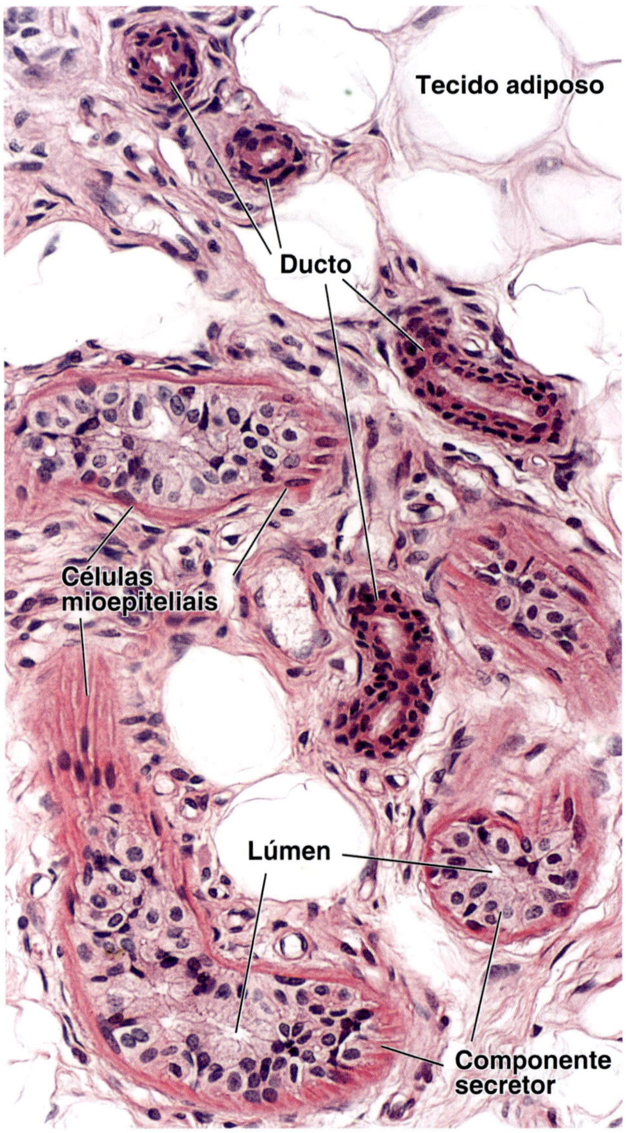

Figura 15.24 Fotomicrografia de uma glândula sudorípara écrina. Esta fotomicrografia de um corte de pele humana corado por hematoxilina e eosina (H-E) mostra perfis do componente secretor e do ducto de uma glândula sudorípara écrina. O componente secretor aparece como dupla camada de células epiteliais cuboides e, perifericamente, na lâmina basal, há uma camada de células mioepiteliais. A porção ductal da glândula tem um diâmetro externo e lúmen mais estreitos que a porção secretora. Consiste em uma dupla camada de pequenas células cuboides sem células mioepiteliais. 320×.

As glândulas sudoríparas écrinas são importantes na regulação da temperatura por meio do resfriamento que resulta da evaporação de água pelo suor na superfície do corpo. As glândulas sudoríparas écrinas na pele das palmas das mãos e das plantas dos pés aumentam a força de preensão. A porção secretora das glândulas produz uma secreção cuja composição se assemelha a um ultrafiltrado do sangue. A reabsorção de parte do sódio e da água no ducto resulta na liberação de suor hipotônico na superfície da pele. Essa solução aquosa hipotônica é pobre em proteínas e contém teores variáveis de cloreto de sódio, ureia, ácido úrico e amônia. Por conseguinte, a glândula sudorípara écrina também atua, em parte, como órgão excretor.

A sudorese excessiva pode levar à perda de outros eletrólitos, como potássio e magnésio, bem como à perda significativa de água. Em condições normais, o corpo perde cerca de 600 mℓ de água por dia por meio da evaporação pelos pulmões e pela pele. Em condições de temperatura ambiente elevada, a perda hídrica pode aumentar de modo regulado por aumento na taxa de sudorese. Essa **sudorese termorreguladora** ocorre inicialmente na fronte e no couro cabeludo, estende-se para a face e o restante do corpo e, por último, é observada na palma das mãos e na planta dos pés. Entretanto, em condições de estresse emocional, as palmas das mãos, as plantas dos pés e as axilas são as primeiras superfícies a apresentar sudorese. O controle da sudorese termorreguladora é colinérgico, enquanto a sudorese emocional pode ser estimulada por porções adrenérgicas da divisão simpática do sistema nervoso autônomo.

O segmento secretor da glândula sudorípara écrina contém três tipos de células.

Existem três tipos de células no segmento secretor da glândula: as células claras e as células escuras, que consistem em células epiteliais secretoras, e as células mioepiteliais, que são células epiteliais contráteis (Figura 15.25 e Prancha 15.4). Todas as células repousam sobre a lâmina basal; seu arranjo é aquele observado no epitélio pseudoestratificado. Esses três tipos de células são descritos da seguinte maneira:

- As células claras caracterizam-se por glicogênio abundante. Na eletromicrografia eletrônica mostrada na Figura 15.25A, o glicogênio é evidente; além disso, cora-se intensamente pelo PAS. Em preparações de rotina coradas por H-E, o citoplasma das células claras cora-se fracamente. As organelas membranáceas incluem numerosas mitocôndrias, perfis de REL e um complexo de Golgi relativamente pequeno. A membrana plasmática é notavelmente amplificada nas superfícies laterais e apical por pregas citoplasmáticas extensas. Além disso, a superfície basal das células contém invaginações, embora sejam consideravelmente menos complexas que as pregas citoplasmáticas. A morfologia dessas células indica que elas produzem o componente aquoso do suor
- As células escuras caracterizam-se por RER abundante e por grânulos secretores (ver Figura 15.25). O complexo de Golgi é relativamente grande, uma característica consistente com a secreção de glicoproteínas por essas células. O citoplasma apical contém grânulos secretores maduros e ocupa a maior parte da superfície luminal (ver Figura 15.25A). As células claras exibem exposição do citoplasma ao lúmen consideravelmente menor; sua secreção ocorre, em grande parte, através das superfícies laterais da célula,

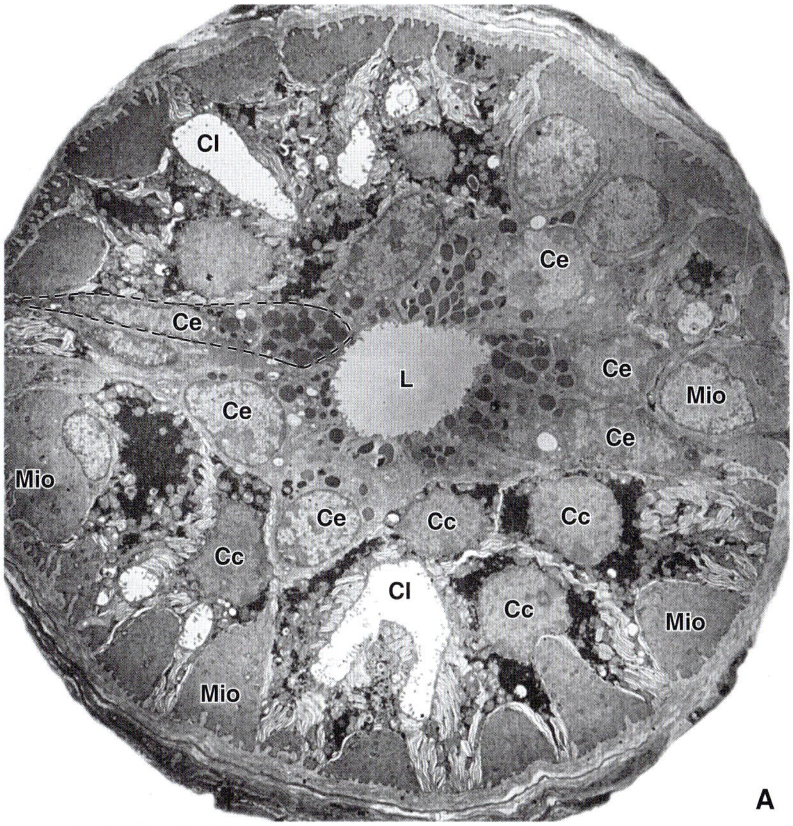

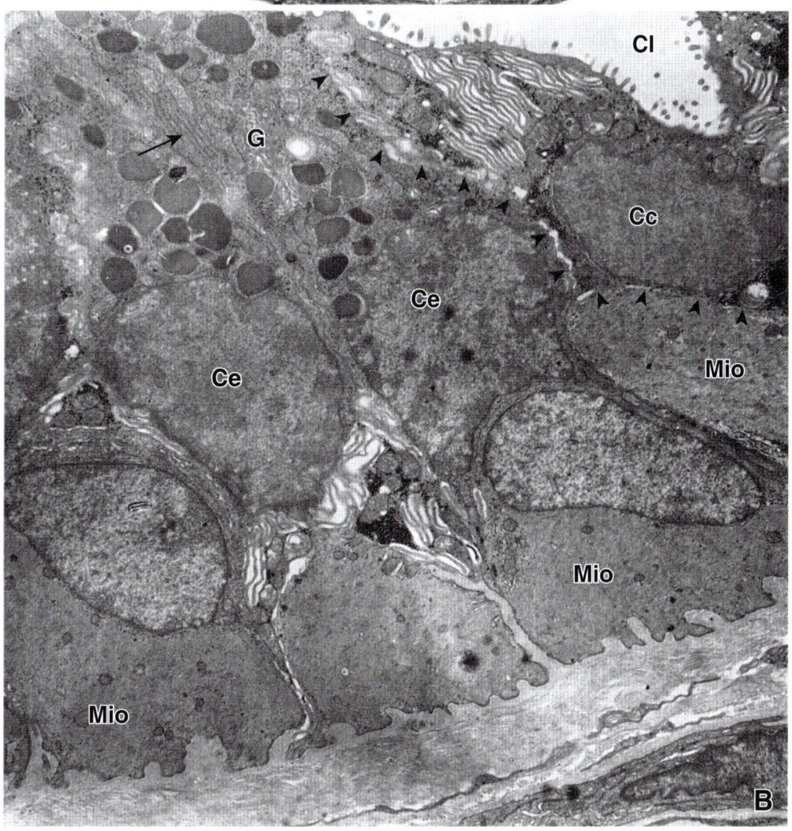

Figura 15.25 Eletromicrografias de uma glândula sudorípara écrina. A. Esta micrografia mostra células mioepiteliais (*Mio*) e dois tipos distintos de células glandulares, as células escuras (*CE*) e as células claras (*CC*). A porção apical da célula escura é larga; está voltada para o lúmen (*L*) da glândula e contém numerosos grânulos secretores. A *linha tracejada* marca o limite de uma célula escura. A célula clara é mais afastada do lúmen da glândula. Sua base repousa sobre as células mioepiteliais ou diretamente sobre a lâmina basal. A maior parte da superfície livre da célula clara está voltada para o canalículo intercelular (*CI*). As células claras contêm numerosas mitocôndrias, pregas extensas da membrana plasmática e grande número de inclusões de glicogênio elétron-densas. 5.600×. **B.** Em maior aumento, as células escuras apresentam um retículo endoplasmático rugoso (*RER*) (*seta*) e um complexo de Golgi (*G*), além dos grânulos secretores. As células claras exibem abundância de membrana pregueada, mitocôndrias e glicogênio. As células mioepiteliais (*Mio*) contêm um grande número de filamentos contráteis de actina. As *pontas de setas* (*parte superior à direita*) marcam o limite de uma célula clara. 17.500×. (Cortesia do Dr. John A. Terzakis.)

que estão em contato com canalículos intercelulares que possibilitam que a secreção aquosa alcance o lúmen. No lúmen, mistura-se com a secreção proteinácea das células escuras

- As células mioepiteliais limitam-se à face basal do segmento secretor. Situam-se entre as células secretoras, com seus prolongamentos orientados transversalmente ao túbulo. O citoplasma contém numerosos filamentos contráteis (de actina), que se coram intensamente com eosina, o que os torna facilmente identificáveis em amostras de rotina coradas por H-E. A contração dessas células é responsável pela rápida liberação de suor da glândula.

O segmento ductal das glândulas écrinas é revestido por epitélio cuboide estratificado e não apresenta células mioepiteliais.

O segmento ductal da glândula continua-se a partir da porção secretora com estrutura espiralada. Em cortes histológicos, aparecem tipicamente múltiplos perfis de ductos entre os perfis secretores. À medida que o ducto ascende através da derme, ele adota um trajeto espiralado suave até alcançar a epiderme, onde, em seguida, prossegue com espiralização mais densa até a superfície. Entretanto, quando o ducto entra na epiderme, as células ductais terminam, e as células epidérmicas formam a parede do ducto. Clinicamente, a parte dérmica do ducto écrino é denominada **siringe**, enquanto a parte intraepidérmica espiralada que se abre na superfície da pele é denominada **acrossiríngeo**. Os tumores benignos da siringe são denominados **siringomas**, enquanto os tumores do acrossiríngeo são denominados **poromas**. O acrossiríngeo também é o local de origem de **porocarcinoma écrino**, um raro tipo de câncer de pele.

A parte dérmica do ducto é composta por epitélio cuboide estratificado, que consiste em uma camada de células basais e uma camada de células luminais. As células ductais são menores e aparecem mais escuras que as células da porção secretora da glândula. Além disso, o ducto apresenta um diâmetro menor que a porção secretora. Diferentemente da porção secretora da glândula écrina, a porção ductal não apresenta células mioepiteliais. Essas características são úteis para distinguir o ducto da porção secretora em um corte histológico (ver Figura 15.24).

As células basais ou periféricas do ducto têm um núcleo arredondado ou ovoide e contêm um nucléolo proeminente. O citoplasma é preenchido com mitocôndrias e ribossomos. As células apicais ou luminais são menores que as células basais, porém os núcleos têm aspecto semelhante. A característica mais evidente das células luminais é o aspecto vítreo (hialinizado) e densamente corado do citoplasma apical. O aspecto vítreo é atribuído ao grande número de tonofilamentos agregados no citoplasma apical.

Glândulas sudoríparas apócrinas

As glândulas apócrinas são glândulas tubulares de lúmen grande associadas aos folículos pilosos.

As glândulas sudoríparas apócrinas desenvolvem-se a partir das mesmas invaginações da epiderme que dão origem aos folículos pilosos. A conexão com o folículo é conservada, o que possibilita a entrada da secreção da glândula no folículo, normalmente em um nível logo acima da entrada do ducto sebáceo. A partir desse local, a secreção segue seu trajeto até a superfície.

À semelhança das glândulas écrinas, as glândulas apócrinas são glândulas tubulares espiraladas e, algumas vezes, ramificadas. A porção secretora da glândula está localizada profundamente na derme ou, com mais frequência, na região superior da hipoderme.

A porção secretora das glândulas apócrinas tem um lúmen mais amplo que o das glândulas écrinas e é composta de um único tipo de célula.

A porção secretora das glândulas apócrinas difere em vários aspectos daquela das glândulas écrinas. A diferença mais óbvia, facilmente observada ao microscópio óptico, é o seu lúmen muito largo (Figura 15.26 e Prancha 15.3). Diferentemente das glândulas écrinas, as glândulas apócrinas armazenam o seu produto secretor no lúmen. A porção secretora da glândula é composta por epitélio simples. Existe apenas um tipo celular, e o citoplasma da célula é eosinofílico. A parte apical da célula exibe, com frequência, uma protrusão semelhante a uma vesícula. Antigamente, acreditava-se que essa parte da célula se desprendia e era descarregada no lúmen como secreção apócrina, daí o nome da glândula. Entretanto, estudos com MET confirmaram que a secreção é de tipo merócrino. O citoplasma apical contém numerosos grânulos pequenos, que constituem os componentes secretores da célula e que são descarregados por exocitose. Outras características da célula

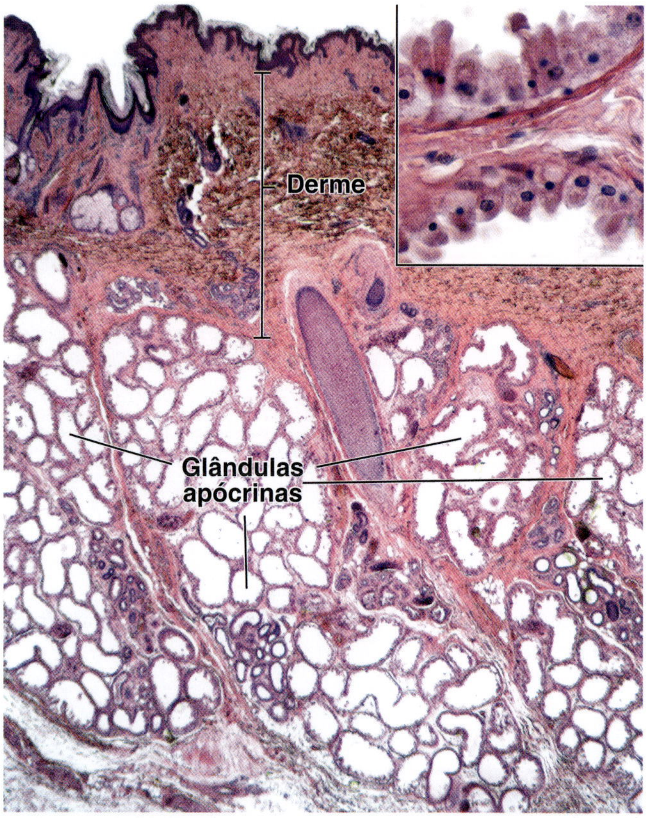

Figura 15.26 Fotomicrografia de uma glândula sudorípara apócrina. Este corte de pele adulta da área ao redor do ânus mostra várias glândulas sudoríparas apócrinas (anais), que são facilmente identificadas pelo grande lúmen de seus componentes secretores. Essa glândula sudorípara apócrina está próxima de um folículo piloso (*parte central* da fotomicrografia) e localizada abaixo do tecido conjuntivo denso não modelado da derme. 45×. **Detalhe.** O maior aumento do componente secretor mostra os tipos celulares da glândula apócrina. A glândula consiste em epitélio simples, cujas células são cuboides ou colunares, e em células mioepiteliais, localizadas na porção basal da camada de células epiteliais. 230×.

incluem numerosos lisossomos e grânulos de pigmento de lipofuscina. Estes últimos representam lisossomos secundários e terciários. As mitocôndrias também são numerosas. Durante a fase refratária, após a expulsão da secreção, as dimensões do complexo de Golgi aumentam em preparação para uma nova fase secretora.

Células mioepiteliais também são encontradas na porção secretora da glândula e estão localizadas entre as células secretoras e a lâmina basal adjacente. À semelhança das glândulas écrinas, a contração dos prolongamentos das células mioides facilita a expulsão do produto secretor da glândula.

A porção ductal das glândulas apócrinas é revestida por epitélio cuboide estratificado e não tem células mioepiteliais.

O ducto da glândula apócrina assemelha-se ao ducto da glândula écrina e apresenta um lúmen estreito. Entretanto, continua a partir da porção secretora da glândula seguindo um trajeto relativamente reto para desembocar no canal do folículo. Em virtude de seu trajeto reto, a probabilidade de se visualizar tanto o ducto quanto a porção secretora de uma glândula apócrina no mesmo corte histológico é reduzida. Além disso, diferentemente do ducto écrino, não ocorre reabsorção no ducto apócrino. O produto secretor não é alterado em sua passagem pelo ducto.

O epitélio do ducto é estratificado cuboide, geralmente com duas camadas e, algumas vezes, três camadas celulares de espessura. O citoplasma apical das células luminais aparece hialinizado, uma consequência dos tonofilamentos agregados no citoplasma apical. Nesse aspecto, assemelham-se às células luminais do ducto écrino.

As glândulas apócrinas produzem uma secreção rica em proteínas que contém feromônios.

As glândulas apócrinas produzem uma secreção que contém proteínas, carboidratos, amônia, lipídios e alguns compostos orgânicos que podem colorir a secreção. Entretanto, as secreções variam de acordo com a localização anatômica. Na axila, a secreção é leitosa e discretamente viscosa. Quando secretado, o líquido é inodoro; a ação bacteriana na superfície da pele faz com que esse líquido adquira um odor forte e penetrante.

As **glândulas apócrinas** tornam-se funcionais na **puberdade**; à semelhança dos pelos axilares e púbicos, o seu desenvolvimento depende dos hormônios sexuais. Na mulher, as glândulas apócrinas axilares e areolares sofrem alterações morfológicas e secretoras que acompanham o ciclo menstrual.

Em muitos mamíferos, glândulas semelhantes secretam **feromônios**, que consistem em sinais químicos usados para demarcar território, realizar o comportamento de cortejo e alguns comportamentos maternos e sociais. Em geral, acredita-se que as secreções apócrinas possam atuar como feromônios nos seres humanos. Já foi constatado que feromônios masculinos (androstenol e androstenona) na secreção das glândulas apócrinas influenciam o ciclo menstrual feminino. Além disso, feromônios femininos (copulinas) influenciam a percepção masculina das mulheres e também podem induzir alterações hormonais nos homens.

A divisão simpática do sistema nervoso autônomo supre as glândulas sudoríparas tanto écrinas quanto apócrinas.

O neurotransmissor colinérgico acetilcolina estimula as glândulas sudoríparas écrinas. Paradoxalmente, a acetilcolina é liberada pelas fibras nervosas simpáticas que tipicamente usam norepinefrina e não acetilcolina (a acetilcolina serve como neurotransmissor nas fibras nervosas parassimpáticas). Por conseguinte, as glândulas sudoríparas écrinas apresentam uma inervação colinérgica funcional, porém são anatomicamente simpáticas. As glândulas apócrinas são estimuladas pelo neurotransmissor adrenérgico, a norepinefrina. Conforme descrito anteriormente, as glândulas écrinas respondem ao calor e ao estresse. A inervação simpática das glândulas sudoríparas é mediada pelo centro termorregulador do hipotálamo. As glândulas apócrinas estão envolvidas na sudorese emocional devido ao estresse, medo, dor e estimulação sexual, porém não respondem ao calor.

Hiperidrose é um distúrbio patológico que afeta 0,6 a 5% da população; caracteriza-se pela produção excessiva de suor acima do necessário para a termorregulação. A hiperidrose pode ser idiopática (hiperidrose primária) ou pode resultar de outro distúrbio endócrino, neurológico ou infeccioso. A **hiperidrose primária** caracteriza-se por sudorese incontrolável, excessiva e imprevisível, que ocorre em repouso e não está relacionada com a temperatura. A hiperidrose pode afetar significativamente a qualidade de vida e levar a constrangimento social, solidão, ansiedade e depressão. As opções de tratamento incluem medicamentos anticolinérgicos tópicos e orais, procedimentos cirúrgicos (*i. e.*, simpatectomia torácica endoscópica), terapia com *laser* ou injeção de toxina botulínica.

■ ENVELHECIMENTO DA PELE

O envelhecimento da pele é influenciado por vários fatores intrínsecos e extrínsecos, incluindo genética, exposição ambiental, alterações hormonais e fatores metabólicos, que levam a uma perda da integridade estrutural e da função fisiológica. Os complexos processos celulares e bioquímicos da pele tornam-se alterados com a idade e afetam o equilíbrio entre remodelagem, regeneração e reparo. Além disso, a barreira imune protetora da pele envelhecida é menos eficiente. Em nível histológico, podem ser observadas várias alterações estruturais na pele envelhecida:

- Atrofia dos queratinócitos, o que promove diminuição da espessura da camada epidérmica da pele. Uma epiderme mais fina com interface achatada entre a epiderme e a derme torna a pele envelhecida menos resistente às forças de cisalhamento e propensa a lesões. Além disso, a atrofia dos queratinócitos afeta a produção de proteínas e componentes lipídicos da barreira hídrica epidérmica, aumentando a perda de água transepidérmica nos adultos mais velhos, o que agrava o ressecamento da pele
- Diminuição da atividade celular do sistema fagocítico mononuclear, que afeta a resposta imunológica a patógeno. As células de Langerhans na epiderme têm o seu número reduzido, e a sua capacidade de migrar para os linfonodos está diminuída. As células dendríticas dérmicas também sofrem alterações no processo de envelhecimento da pele. Apresentam comprometimento da migração e atividade fagocítica, com diminuição da capacidade de interagir com os linfócitos T. Uma possível diminuição dos linfócitos T de memória (T_m) residentes da pele pode estar relacionada ao aumento da taxa de infecção observado em adultos mais velhos

Boxe 15.7

Correlação clínica | Reparo da pele

O processo de cicatrização de feridas da pele é classicamente descrito como união primária ou secundária. A **cicatrização primária (por primeira intenção)** ocorre após incisões cirúrgicas nas quais as feridas que geralmente são limpas e não infectadas têm suas bordas aproximadas por suturas cirúrgicas. A **cicatrização secundária (por segunda intenção)** ocorre em feridas traumáticas com bordas separadas, que se caracterizam por perda mais extensa de células e tecidos. Nesses casos, a cicatrização de feridas envolve a produção de muito **tecido de granulação**, que representa um tipo especializado de tecido formado durante o processo de reparo.

O reparo de uma incisão ou laceração da pele exige crescimento estimulado tanto da derme quanto da epiderme. O reparo da derme envolve (1) formação de coágulo sanguíneo; (2) remoção das fibras colágenas danificadas, principalmente pelo esforço da atividade dos macrófagos que está associada à inflamação; (3) formação de tecido de granulação; (4) reepitelização da superfície exposta; (5) proliferação e migração dos fibroblastos e diferenciação dos miofibroblastos envolvidos na contração da ferida; e (6) deposição e remodelação da matriz extracelular do tecido conjuntivo subjacente. A cicatrização por primeira intenção após a aplicação de suturas reduz a extensão da área de reparo por meio de fechamento máximo de uma ferida, minimizando a formação de cicatriz. Tipicamente, as incisões cirúrgicas são feitas ao longo das linhas de clivagem; o corte tende a ser paralelo às fibras colágenas, minimizando, assim, a necessidade de produção excessiva de colágeno e a formação de cicatriz inerente que pode ocorrer.

O reparo da epiderme envolve a proliferação dos queratinócitos basais no estrato basal, no local não danificado que circunda a ferida (Figura B.15.7.1). A atividade mitótica aumenta acentuadamente nas primeiras 24 horas. Em um curto período de tempo, o local da ferida é recoberto por uma **crosta**, que representa um coágulo sanguíneo desidratado. As células basais em proliferação do estrato basal começam a migrar abaixo da crosta e através da superfície da ferida. A taxa de migração pode alcançar até 0,5 mm/dia, começando nas primeiras 8 a 18 horas após o ferimento. Ocorrem proliferação e diferenciação adicionais atrás da frente de migração, levando à restauração da epiderme constituída de múltiplas camadas. À medida que novas células são finalmente queratinizadas e descamam, a crosta sobrejacente é liberada com as células em descamação, o que explica por que uma crosta se desprende a partir de sua periferia para a parte interna.

Nos casos em que toda a espessura da camada epidérmica é removida por traumatismo ou em uma cirurgia, as partes dos folículos pilosos, a protuberância folicular que contém o nicho das células-tronco epidérmicas, produzirão células que migram sobre a superfície exposta para restabelecer uma camada epitelial (epidérmica) completa. A destruição maciça de todas as estruturas epiteliais da pele, como na queimadura de terceiro grau ou na abrasão extensa de toda a espessura, impede a reepitelização. Essas feridas podem ser cicatrizadas apenas com enxerto de epiderme para cobrir a área lesionada. Na ausência de enxerto, a ferida, na melhor das hipóteses, sofre reepitelização lenta e imperfeita por meio do crescimento de células a partir das margens da ferida.

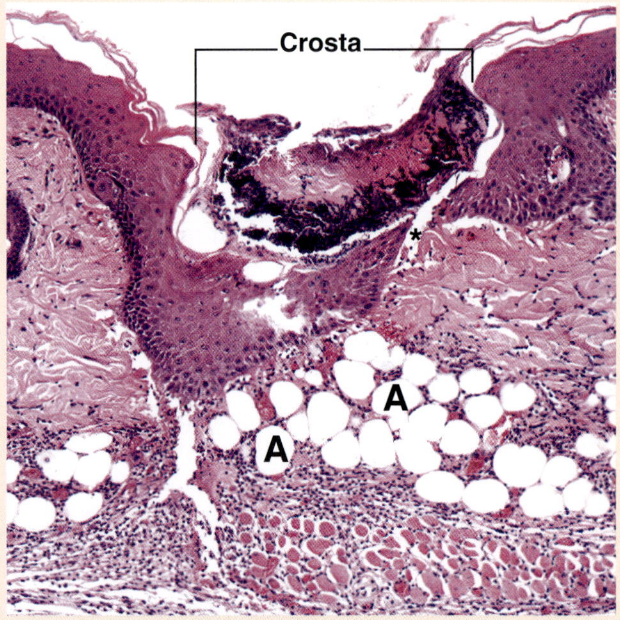

Figura B.15.7.1 Fotomicrografia mostrando um estágio avançado no reparo epidérmico de uma ferida da pele. A lesão inicial foi causada por uma incisão feita através de toda a espessura da pele e parcialmente na hipoderme, que contém adipócitos (*A*). A epiderme foi novamente formada abaixo da crosta. O *asterisco* marca um artefato em que o epitélio se separou durante a preparação da amostra. A crosta, que contém numerosos neutrófilos mortos em sua face inferior, está perto do ponto de liberação. Nesse estágio, a derme exibe pouca alteração durante o processo de reparo, porém se restabelecerá finalmente para formar uma camada contínua. 110×.

- Redução das dimensões e da atividade dos fibroblastos dérmicos, o que contribui para o adelgaçamento da derme associado à idade. Os fibroblastos dérmicos de indivíduos idosos sintetizam menos procolágeno e outras proteínas estruturais da matriz extracelular. Entretanto, apresentam um aumento na expressão da metaloproteinase da matriz (MMP), o que contribui para a remodelagem/destruição da matriz extracelular
- Fragmentação das fibras colágenas e elásticas, que está relacionada com o aumento de atividade das MMP. O teor total de colágeno e de elastina na pele diminui com a idade. Várias MMP (*i. e.*, MMP-1, MMP-3 e MMP-9) são direcionadas especificamente para as fibras de elastina e são responsáveis pela sua fragmentação. Isso resulta em diminuição da elasticidade da pele, causando enrugamento da pele envelhecida
- Redução na secreção das glândulas sudoríparas e sebáceas, o que amplifica o efeito de ressecamento da pele. Tanto o suor quanto o sebo contêm peptídios antimicrobianos e lipídios que controlam o crescimento bacteriano na superfície da pele. A secreção diminuída desses compostos afeta a barreira imunológica da pele na restrição do crescimento de bactérias patogênicas
- Redução do tecido adiposo subcutâneo, que ocorre na hipoderme e na fáscia superficial. O tecido adiposo dérmico cronicamente exposto à radiação UV reduz o número de adipócitos e é acompanhado por diminuição dos ácidos graxos livres e triglicerídios.

O processo de envelhecimento da pele depende, em certo grau, das escolhas de estilo de vida, dos fatores genéticos e dos desafios ambientais, incluindo exposição UV, tabagismo e poluição ambiental. Coletivamente, essas alterações tornam os indivíduos idosos mais suscetíveis a lesões mecânicas e infecções. É importante assinalar que os altos níveis de pigmentação nos queratinócitos são protetores em relação aos efeitos cumulativos da exposição UV solar e dano à pele.

RESUMO

Sistema tegumentar

VISÃO GERAL DO SISTEMA TEGUMENTAR

- O **sistema tegumentar** é constituído pela pele e seus derivados (anexos epidérmicos da pele)
- A **pele** consiste em duas camadas: a **epiderme**, uma camada superficial constituída principalmente de epitélio queratinizado pavimentoso estratificado, e a **derme**, uma camada mais profunda de tecido conjuntivo denso não modelado
- Abaixo da pele está a **hipoderme**, que contém quantidades variáveis de tecido adiposo.

EPIDERME

- A **epiderme** é composta principalmente por **queratinócitos** (85%) que sofrem diferenciação para formar o epitélio pavimentoso queratinizado estratificado
- Podem ser identificadas quatro camadas (estratos) distintas da epiderme
- O **estrato basal** consiste em uma única camada de pequenas células basais mitoticamente ativas, que estão fixadas por hemidesmossomos ao tecido conjuntivo subjacente e por desmossomos umas às outras
- O **estrato espinhoso** contém várias camadas de queratinócitos maiores, que estão fixados uns aos outros por **desmossomos** localizados nas extremidades de seus prolongamentos citoplasmáticos que contêm filamentos intermediários (filamentos de queratina)
- O **estrato granuloso** é uma camada distinta de queratinócitos achatados, preenchidos com **grânulos de querato-hialina** (que contêm precursores da **filagrina**, que agrega **filamentos de queratina)** e corpos lamelares contendo lipídios que, quando secretados, são responsáveis pela formação da **barreira hídrica** da epiderme
- O **estrato córneo** é a camada mais superficial de células pavimentosas de diferenciação terminal (sem núcleos), que estão totalmente preenchidas com filamentos de queratina. Essas células sofrem descamação constante da superfície cutânea
- O tempo de renovação total da epiderme é de aproximadamente **47 dias**.

CÉLULAS ESPECIALIZADAS DA EPIDERME

- Os **melanócitos** (5% das células na epiderme) residem no estrato basal e apresentam prolongamentos longos que se estendem entre os queratinócitos para dentro do estrato espinhoso
- Os melanócitos sintetizam o pigmento **melanina** nos **melanossomos**, que, em seguida, é transferida (**doação de pigmento**) para queratinócitos adjacentes. O pigmento transferido acumula-se sobre os núcleos dos queratinócitos para proteger o DNA nuclear da radiação UV e de danos
- Outras células da epiderme incluem as **células de Langerhans** (2 a 5%), que são células apresentadoras de antígenos envolvidas na sinalização do sistema imune, e as **células de Merkel** (6 a 10%), que são células mecanorreceptoras associadas a terminações nervosas sensitivas.

DERME

- A **derme** é composta por duas camadas
- A **camada papilar** é superficial e consiste em tecido conjuntivo frouxo (colágeno I e III), que contém um extenso plexo de vasos sanguíneos, vasos linfáticos e terminações nervosas sensitivas
- A **camada reticular** é mais profunda e composta de tecido conjuntivo denso não modelado que contém colágeno do tipo I, fibras elásticas e vasos sanguíneos maiores
- A **junção dermoepidérmica** apresenta numerosas protrusões digitiformes de tecido conjuntivo, denominadas **papilas dérmicas**, que correspondem a protrusões epidérmicas semelhantes (**cristas epidérmicas**)
- As **papilas dérmicas** contêm terminações nervosas e uma rede de capilares sanguíneos e linfáticos.

CÉLULAS ESPECIALIZADAS DA DERME

- Os **fibroblastos dérmicos** têm **receptores do tipo *toll* (TLR)** para o reconhecimento de patógenos; quando encontram patógenos, produzem citocinas inflamatórias e iniciam uma resposta imune
- As **células dendríticas dérmicas** apresentam antígenos aos linfócitos T ou migram para os linfonodos para iniciar uma resposta imune
- Os **macrófagos dérmicos residentes** são células apresentadoras de antígenos derivadas do saco vitelino na derme, que iniciam uma resposta imune contra substâncias estranhas, dano tecidual e patógenos
- Os **linfócitos T de memória (T_m) residentes dérmicos** são linfócitos T de memória não circulantes, que proporcionam memória imunológica para iniciar uma resposta imune rápida e robusta.

RECEPTORES NERVOSOS SENSITIVOS DA PELE

- A epiderme contém **terminações nervosas livres**, que detectam tato fino, calor, frio e dor
- Além disso, o **corpúsculo de Merkel** (células de Merkel com uma terminação nervosa) é um mecanorreceptor sensitivo
- A derme contém várias terminações nervosas encapsuladas, como os **corpúsculos de Pacini**, que detectam pressão e vibrações, os **corpúsculos de Meissner**, que detectam toque leve, e os **corpúsculos de Ruffini**, que detectam estiramento e torque da pele.

PELOS, CABELOS E UNHAS

- Os **pelos** e os **folículos pilosos** são encontrados em quase todo o corpo
- O **folículo piloso** contém um reservatório de células-tronco epidérmicas (**protuberância folicular**) que são responsáveis pela diferenciação em células da matriz formadoras de pelo
- O **pelo** é formado pela diferenciação de **células da matriz** no **segmento inferior** do folículo piloso (**bulbo**) para formar a medula, o córtex (80% da massa do pelo) e a cutícula da haste do pelo
- A **haste do pelo** é circundada pelas bainhas radiculares interna e externa. A **bainha radicular interna** apresenta três camadas de células: a **camada de Henle**, a **camada de Huxley** e a **cutícula da bainha radicular interna**. A **bainha radicular externa** é contínua com a epiderme
- As **unhas** são lâminas de células queratinizadas que repousam sobre os **leitos ungueais** contendo **queratina dura**, que é formada na raiz ungueal, na parte proximal da unha. Os queratinócitos proliferam nesse local e diferenciam-se para formar queratina dura
- À medida que cresce, a **lâmina ungueal** move-se sobre o leito ungueal com as bordas cobertas por pregas cutâneas.

GLÂNDULAS DA PELE

- As **glândulas sebáceas** produzem **sebo**, que recobre os pelos e a superfície da pele. O sebo é produzido por secreção holócrina pelos **sebócitos** e descarregado por meio do canal pilossebáceo no folículo piloso
- As **glândulas sudoríparas apócrinas** secretam suor rico em proteínas nos folículos pilosos, porém são restritas a regiões específicas do corpo (axilas, períneo)
- As glândulas sudoríparas apócrinas são glândulas tubulares espiraladas com lúmen largo. Suas partes secretoras contêm **células mioepiteliais**, cuja contração é responsável pela expressão do suor
- As **glândulas sudoríparas écrinas** não estão relacionadas com os folículos pilosos. Produzem suor, cuja composição se assemelha a um ultrafiltrado de sangue no rim
- As glândulas sudoríparas écrinas desempenham importante papel na **regulação da temperatura** por meio de resfriamento que resulta da evaporação de água do suor na superfície corporal. Suas partes secretoras também contêm **células mioepiteliais**.

PRANCHA 15.1 ■ Pele I

A **pele**, ou tegumento, consiste em duas camadas principais: a **epiderme**, composta de epitélio pavimentoso estratificado que é queratinizado, e a **derme**, composta de tecido conjuntivo. Sob a derme, encontra-se uma camada de tecido conjuntivo frouxo, denominado **hipoderme**, que também é geralmente designada como **tecido subcutâneo** ou, pelos anatomistas macroscópicos, como fáscia superficial. Tipicamente, a hipoderme contém tecido adiposo abundante, sobretudo no indivíduo com nutrição adequada.

A epiderme dá origem às unhas, aos pelos, às glândulas sebáceas e às glândulas sudoríparas. Nas palmas das mãos e nas plantas dos pés, a epiderme apresenta uma camada queratinizada externa, que é substancialmente mais espessa que a encontrada em outras partes do corpo. Por conseguinte, a pele nas palmas das mãos e nas plantas dos pés é designada como **pele espessa**, diferentemente da pele sobre outras partes do corpo, que é designada como **pele fina**.

Não há pelos na pele espessa. Além disso, a interface entre a epiderme e a derme é mais complexa na pele espessa do que na pele fina. As projeções digitiformes da derme para dentro da base da epiderme, as **papilas dérmicas**, são muito mais longas e mais espaçadas na pele espessa. Isso proporciona maior resistência às forças de atrito que atuam sobre essa pele.

Pele espessa, ser humano, hematoxilina e eosina (H-E), 45×.

Nesta amostra de pele espessa, a **epiderme** (*Ep*) encontra-se na parte superior; o restante do campo consiste na derme, na qual se pode observar um grande número de **glândulas sudoríparas** (*GSud*). Embora as camadas da epiderme sejam examinadas com mais vantagem em aumento maior, é mais fácil observar, mesmo neste aumento relativamente pequeno, que cerca da metade da espessura da epiderme consiste em uma camada superficial distinta, que se cora mais fracamente que o restante da epiderme. Trata-se da camada queratinizada. Os contornos de superfície em formato de cúpula representam um corte transversal através das diminutas cristas dérmicas existentes na superfície da pele espessa, que produzem as impressões digitais características de cada indivíduo.

Além das glândulas sudoríparas, a derme apresenta vasos sanguíneos (*VS*) e tecido adiposo (*TA*). Os ductos (*D*) das glândulas sudoríparas estendem-se das glândulas até a epiderme. Um dos ductos é mostrado quando entra na epiderme, na base de uma crista epitelial. Esse ducto atravessa a epiderme seguindo um trajeto espiralado e abre-se na superfície da pele.

Pele fina, ser humano, H-E, 60×.

Uma amostra de pele fina é apresentada aqui para comparação com a pele espessa da figura anterior. Observe a camada queratinizada muito fina de epiderme (*Ep*), em comparação com a pele espessa. Além das glândulas sudoríparas, a pele fina contém folículos pilosos (*FP*) e suas **glândulas sebáceas** (*GS*) associadas. Cada glândula sebácea abre-se dentro de um folículo piloso. Com frequência, conforme observado nesta amostra de tecido, os folículos pilosos e as glândulas, tanto sebáceas quanto sudoríparas, estendem-se além da derme (*De*) para a hipoderme. Observe os vasos sanguíneos (*VS*) e o tecido adiposo (*TA*) na hipoderme.

Epiderme, pele, ser humano, H-E, 320×; detalhe, 640×.

As camadas da **epiderme da pele fina** são mostradas aqui em maior aumento. A camada celular que ocupa a parte mais profunda é o **estrato basal** (*EB*). A sua profundidade consiste em uma célula. Imediatamente acima desse estrato, encontra-se uma camada espessa formada por várias células, o **estrato espinhoso** (*EE*). Consiste em células que apresentam prolongamentos espinhosos em sua superfície. Esses prolongamentos encontram os prolongamentos espinhosos das células adjacentes e, juntos, aparecem como pontes intercelulares (*setas, detalhe*). A camada seguinte é o **estrato granuloso** (*EG*), cujas células contêm grânulos de querato-hialina (*ponta de seta, detalhe*). Sobre a superfície, encontra-se o **estrato córneo** (*EC*). Consiste em células queratinizadas, ou seja, células que não contêm mais núcleos. As células queratinizadas são planas e geralmente aderem a outras células das camadas superior e inferior, sem qualquer evidência de limites intercelulares. Na pele espessa, observa-se uma quinta camada, o **estrato lúcido**, entre o estrato granuloso e o estrato córneo. O pigmento encontrado nas células do estrato basal é a melanina; parte desse pigmento (*P*) também é encontrada em células do tecido conjuntivo da derme. Observe os vasos sanguíneos (*VS*) que estendem para dentro das papilas dérmicas.

D, Ducto das glândulas sudoríparas
De, Derme
EB, Estrato basal
EC, Estrato córneo
EE, Estrato espinhoso
EG, Estrato granuloso
Ep, Epiderme
FP, Folículo piloso
GS, Glândula sebácea
GSud, Glândula sudorípara
P, Pigmento
ponta de seta, Grânulos na célula do estrato granuloso
setas, Pontes intercelulares
TA, Tecido adiposo
VS, Vasos sanguíneos

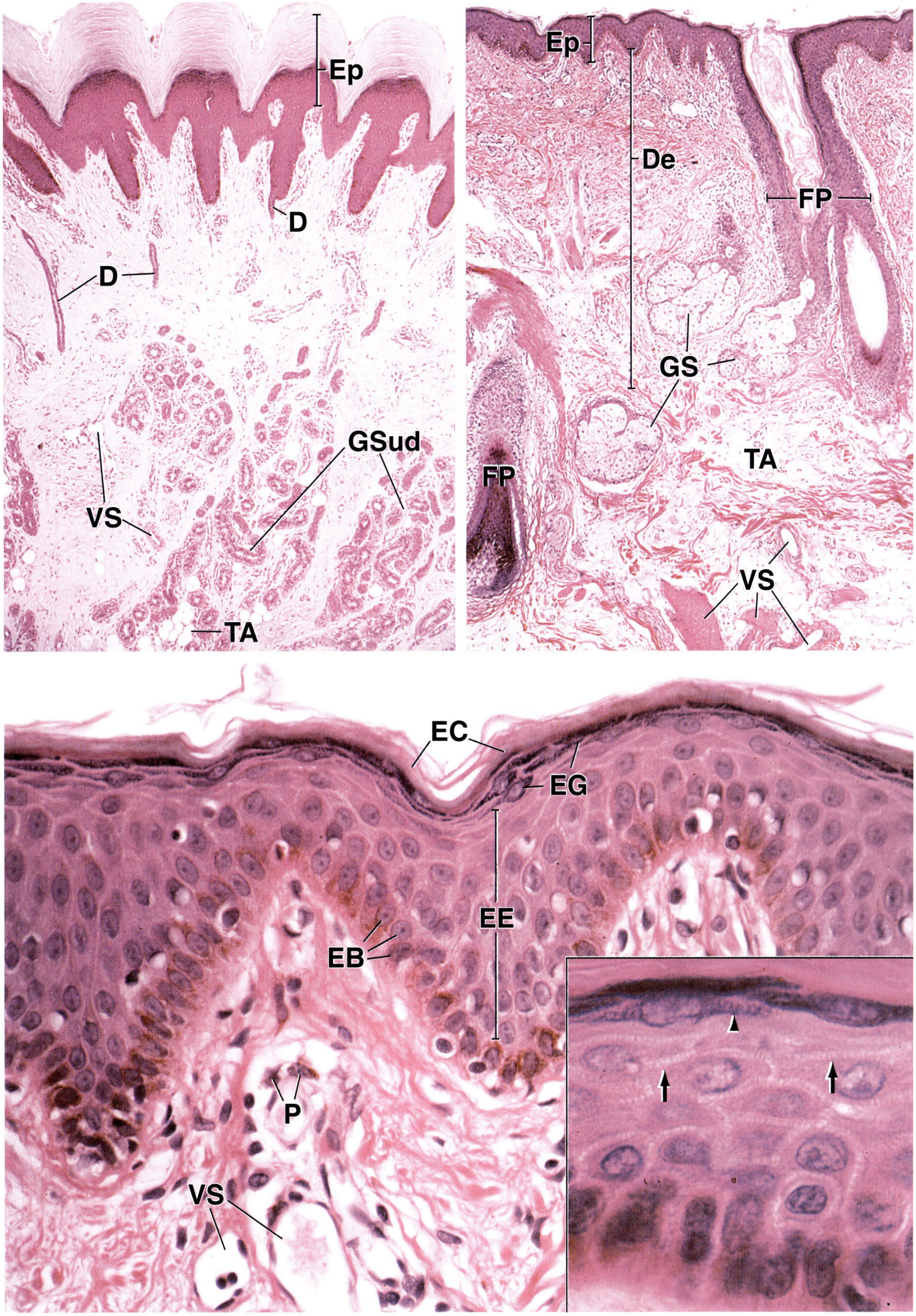
Ep
D
D
VS
GSud
TA
Ep
De
FP
GS
TA
FP
VS
EC
EG
EE
EB
P
VS

PRANCHA 15.2 ■ Pele II

A **epiderme** contém quatro tipos distintos de células: os **queratinócitos**, os **melanócitos**, as **células de Langerhans** e as **células de Merkel**. Os queratinócitos são as células mais numerosas; são produzidos no **estrato basal** e migram em direção à superfície. Ao fazê-lo, produzem a proteína intracelular, a **queratina**, e o lipídio extracelular especial que atua como barreira hídrica nas camadas superiores da epiderme. Histologicamente, os queratinócitos são as células que apresentam prolongamentos espinhosos no **estrato espinhoso**. Os outros três tipos de células não são identificados com facilidade em cortes incluídos em parafina corados por hematoxilina e eosina (H-E). Entretanto, o produto do melanócito torna-se evidente nos cortes corados por H-E, o que pode ser observado nas primeiras duas figuras desta prancha.

A pele contém um pigmento, a **melanina**, que protege o tecido contra os efeitos prejudiciais da luz ultravioleta. A melanina é formada pelos melanócitos que, em seguida, transferem o pigmento para os queratinócitos. Há mais pigmento na pele escura do que na pele clara, o que pode ser constatado comparando-se a pele clara (*figura na parte superior*) com a pele escura (*figura do meio*). A epiderme e uma pequena quantidade da derme são mostradas em cada uma das figuras. Enquanto a parte profunda da pele escura contém uma quantidade considerável de pigmento, a quantidade de pigmento na pele clara não é suficiente para ser observada com esse aumento. As células que produzem o pigmento são encontradas em ambos os tipos de pele e em números aproximadamente iguais. A diferença deve-se à digestão mais rápida do pigmento pelos lisossomos dos queratinócitos na pele clara. Após exposição prolongada à luz solar, o pigmento também é produzido em quantidades suficientes para ser visto na pele clara.

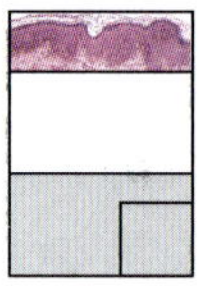

Pele clara, ser humano, H-E, 300×.

Em cortes de rotina incluídos em parafina e corados por H-E, como nesta amostra, os **melanócitos** estão localizados entre as células que aparecem pequenas, claras (*CC*) e arredondadas, misturadas com as outras células do estrato basal. Entretanto, nem todas as células claras da epiderme são melanócitos. Por exemplo, as células de Langerhans também podem aparecer como células claras; todavia, estão localizadas mais superficialmente no estrato espinhoso. As células de Merkel também podem aparecer como células claras, o que dificulta a identificação com acurácia desses três tipos de células.

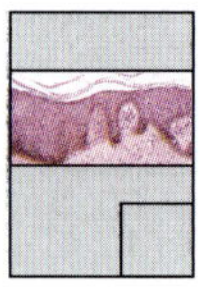

Pele escura, ser humano, H-E, 300×.

Na pele escura, a maior parte do pigmento está localizada na porção basal da epiderme, porém também pode ser encontrado nas células que migram para a superfície e dentro das células não nucleadas da camada queratinizada. As *setas* indicam o **pigmento melanina** nos queratinócitos do estrato espinhoso e no estrato córneo. Na pele clara, a melanina sofre degradação antes de abandonar a parte superior do estrato espinhoso. Por conseguinte, o pigmento não é observado nas camadas superiores da epiderme.

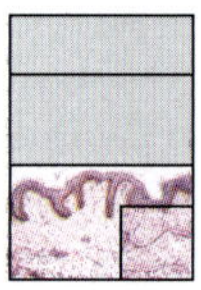

Derme, pele, ser humano, H-E e coloração para elastina, 200×; detalhe, 450×.

Esta figura é incluída pelo fato de revelar certas características da derme, a camada de tecido conjuntivo da pele. A derme é dividida em duas camadas: a **camada papilar** (*cp*) de tecido conjuntivo frouxo e a camada reticular (*CR*) de tecido conjuntivo mais denso. A camada papilar situa-se imediatamente abaixo da epiderme. Inclui as papilas de tecido conjuntivo que se projetam dentro da face inferior da epiderme. A **camada reticular** situa-se abaixo da camada papilar. O limite entre essas duas camadas não é demarcado por nenhuma característica estrutural específica, exceto pela mudança na composição histológica das duas camadas.

Esta amostra foi corada pela H-E e também por um procedimento para revelar as fibras elásticas (*FE*). Essas fibras são relativamente espessas e evidentes na camada reticular (ver também *detalhe*), onde aparecem como perfis azul-escuros, alguns dos quais são alongados, enquanto outros são curtos. Na camada papilar, as fibras elásticas são mais finas e relativamente esparsas (*setas*). O *detalhe* mostra a coloração eosinofílica típica das fibras colágenas espessas na camada reticular. Embora as fibras colágenas em menor aumento nesta figura não sejam tão proeminentes, é possível, entretanto, observar que são mais espessas na camada reticular do que na camada papilar. Evidentemente, a camada papilar é mais celular que a camada reticular. Muitos dos pequenos perfis azul-escuros na camada reticular representam cortes oblíquos e transversais através das fibras elásticas (ver *detalhe*) e não dos núcleos das células.

CC, Células claras
cp, Camada papilar
CR, Camada reticular
FE, Fibras elásticas
setas, Figura do meio, pigmento nas diferentes camadas da epiderme; figura na parte inferior, fibras elásticas delicadas

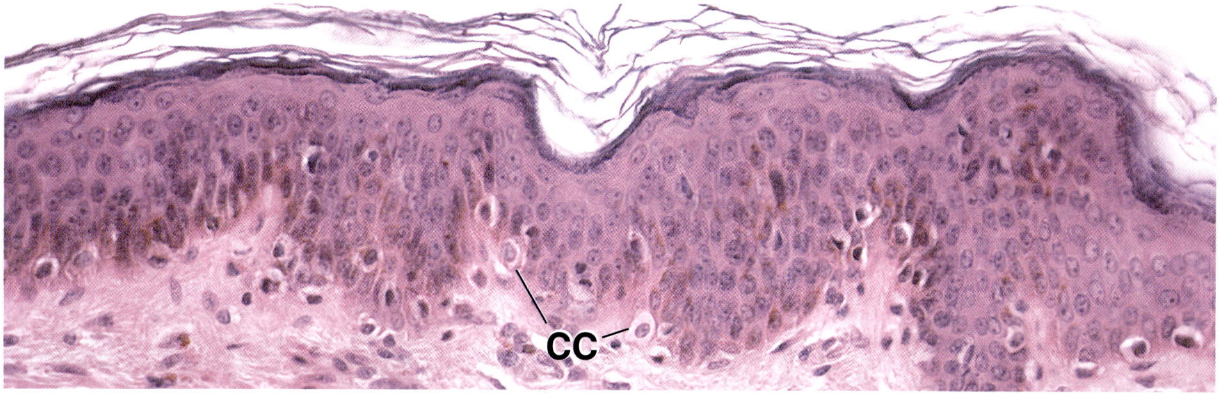
CC

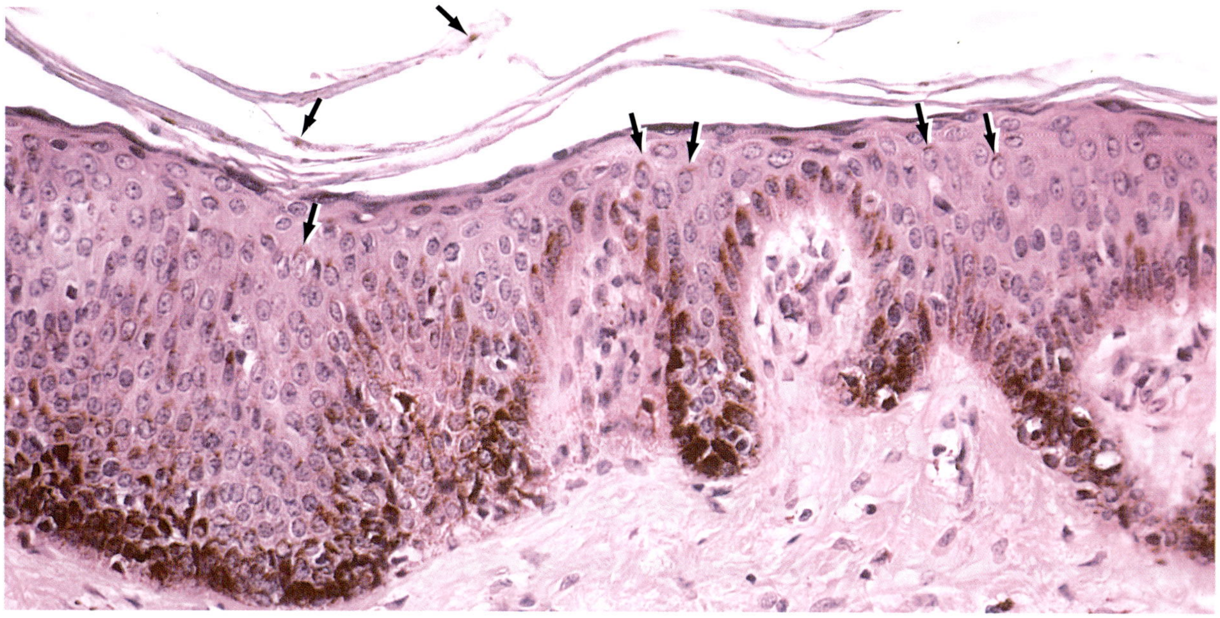

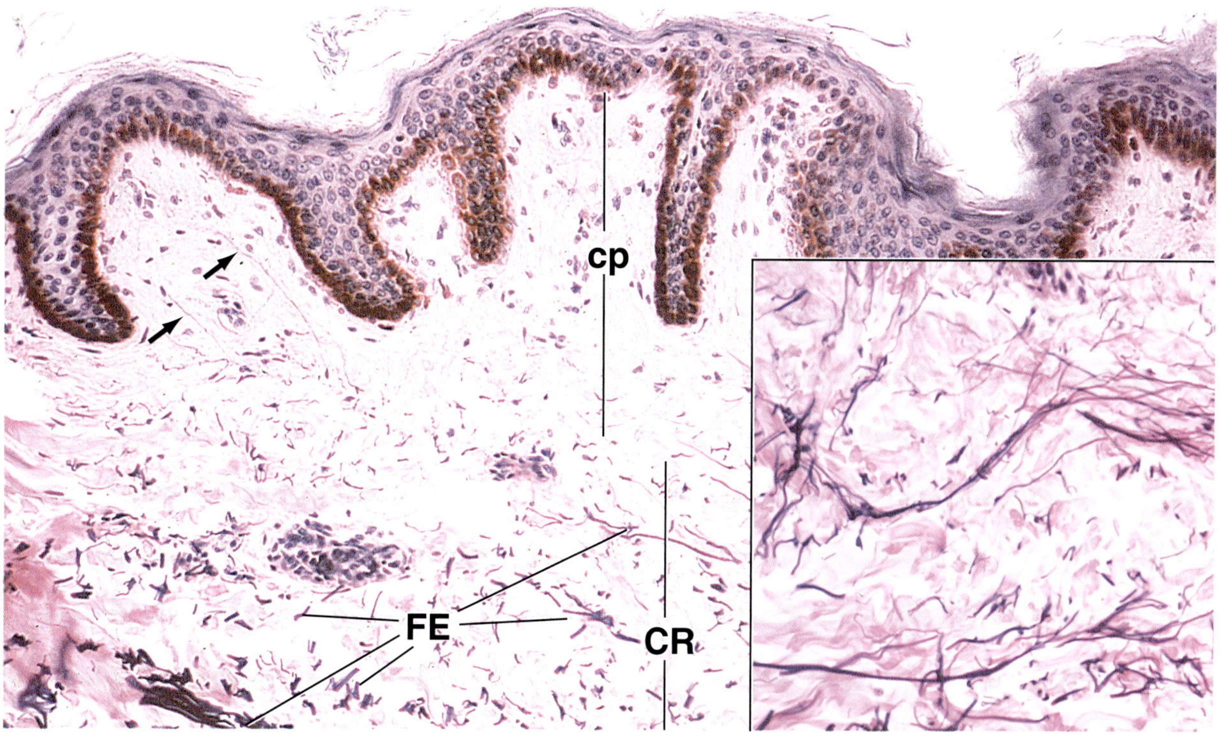
cp
FE
CR

PRANCHA 15.3 ■ Glândulas sudoríparas apócrinas e écrinas

A **pele** apresenta três tipos de glândulas: as glândulas **écrinas**, **apócrinas** e **sebáceas**. As glândulas sudoríparas écrinas estão distribuídas por toda a superfície do corpo, exceto nos lábios, na glande do pênis, no prepúcio, no clitóris e nos lábios menores do pudendo. São numerosas sobretudo na pele espessa das mãos e dos pés. A evaporação do suor secretado sobre a superfície da pele esfria o corpo.

As **glândulas sudoríparas apócrinas** estão localizadas na axila, na aréola das mamas, nas áreas perineal e perianal, no prepúcio, no escroto, no monte do púbis e nos lábios maiores do pudendo. Muitas das células epiteliais no segmento secretor dessas glândulas exibem uma protrusão apical semelhante a uma vesícula, que antigamente se acreditava que representasse o seu modo de secreção (*i. e.*, desprendimento da vesícula como produto secretor, o que explica a sua denominação de apócrina). Hoje, sabe-se que a secreção ocorre como um processo merócrino. A secreção é um produto claro e viscoso, que se torna odorífero por meio da ação dos micróbios residentes na superfície da pele. Nos seres humanos, o seu papel não está bem esclarecido; todavia, em geral, acredita-se que a secreção possa atuar como atrativo sexual (feromônio). As glândulas apócrinas já existem por ocasião do nascimento, porém só se desenvolvem por completo e se tornam funcionais na puberdade. Na mulher, essas glândulas sofrem alterações que ocorrem paralelamente com o ciclo menstrual.

FOTOMICROGRAFIA DE ORIENTAÇÃO: A fotomicrografia de orientação adjacente da pele da axila mostra as grandes glândulas apócrinas (*A*) tubulares ramificadas e as glândulas écrinas (*E*) tubulares simples menores na hipoderme (*H*). Observa-se também um folículo piloso (*FP*) em corte tangencial. A derme (*De*) sobrejacente consiste em tecido conjuntivo denso e inclui uma glândula sebácea (*GS*).

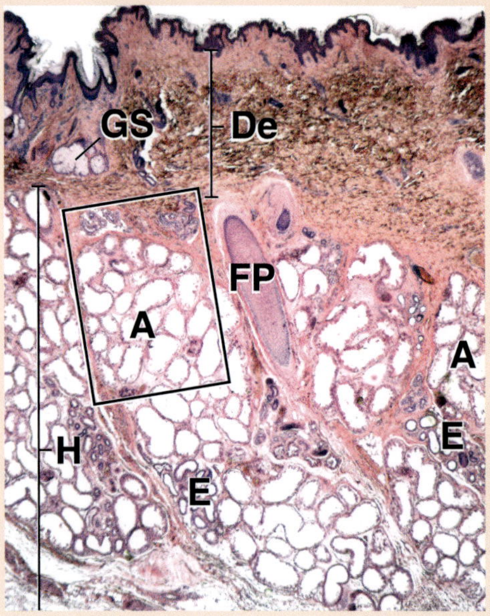

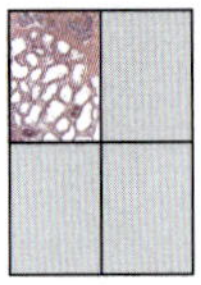

Glândula sudorípara apócrina, pele, ser humano, hematoxilina e eosina (H-E), 33×.

Fotomicrografia em pequeno aumento, mostrando o segmento secretor de uma **glândula sudorípara apócrina**. Os cortes observados aqui representam vários ramos espiralados de uma única glândula circundada por tecido conjuntivo denso (*TCD*). Na *parte superior* desta imagem, há duas **glândulas sudoríparas** (*GSud*) que também são circundadas por tecido conjuntivo denso. Observe a diferença considerável no diâmetro e no tamanho do lúmen dos dois tipos de glândulas.

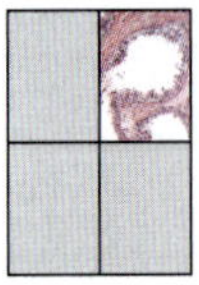

Glândula sudorípara apócrina, pele, ser humano, H-E, 256×.

O epitélio (*Epit*) da **glândula sudorípara apócrina** da *área dentro do retângulo à esquerda* é colunar simples. A altura das células individuais varia, e algumas apresentam protrusões semelhantes a vesículas (*V*). Na base do epitélio, há células mioepiteliais fusiformes. Em algumas regiões do túbulo, essas células foram cortadas longitudinalmente e, portanto, aparecem como uma banda densamente corada pela eosina (*BE*). Em outros locais, as células aparecem em cortes tangenciais e exibem uma série de perfis lineares paralelos (*CMio*).

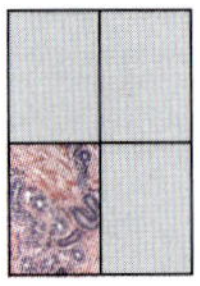

Glândula sudorípara écrina, pele, ser humano, H-E, 256×.

Nesta fotomicrografia, a **glândula sudorípara écrina** da figura anterior é vista em maior aumento. São observados os segmentos secretor e ductal. O **segmento secretor** (*SS*) apresenta um diâmetro mais largo e um lúmen maior que o segmento ductal (*SD*). O epitélio do segmento secretor é colunar simples; o **segmento ductal** tem uma espessura formada por duas camadas de células; ou seja, é cuboide estratificado. Além disso, o segmento secretor tem um componente mioepitelial.

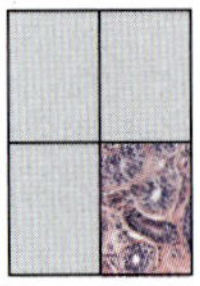

Glândula sudorípara écrina, pele, ser humano, H-E, 512×.

Neste aumento muito maior, são observados dois perfis em corte transversal do segmento secretor (*SS*) e um perfil do segmento ductal (*SD*) da *área delimitada pelo retângulo à esquerda*. Quando a parede do túbulo do segmento secretor é seccionada no plano perpendicular, a natureza colunar simples do epitélio (*Epit*) torna-se evidente. Como o túbulo é muito tortuoso, o epitélio parece ser, com mais frequência, multilaminar. As **células mioepiteliais** do segmento secretor aparecem aqui como banda circunferencial (*BC*) e em um arranjo em corte transversal (*AT*), que se assemelha aos dentes de uma serra. Em certas ocasiões, são observados núcleos das células mioepiteliais (*NMio*). Esses perfis conferem o aspecto de um epitélio pseudoestratificado. O segmento ductal (*SD*) é desprovido de mioepitélio e também difere, visto que é cuboide estratificado. Ver prancha seguinte.

A, Glândula apócrina
AT, Arranjo em corte transversal
BC, Banda circunferencial
BE, Banda corada pela eosina
CMio, Perfis lineares de células mioepiteliais
De, Derme
E, Glândula écrina
Epit, Epitélio
FP, Folículo piloso
GS, Glândula sebácea
GSud, Glândulas sudoríparas
H, Hipoderme
NMio, Núcleos das células mioepiteliais
SD, Segmento ductal
SS, Segmento secretor
TCD, Tecido conjuntivo denso
V, Protrusões semelhantes a vesículas

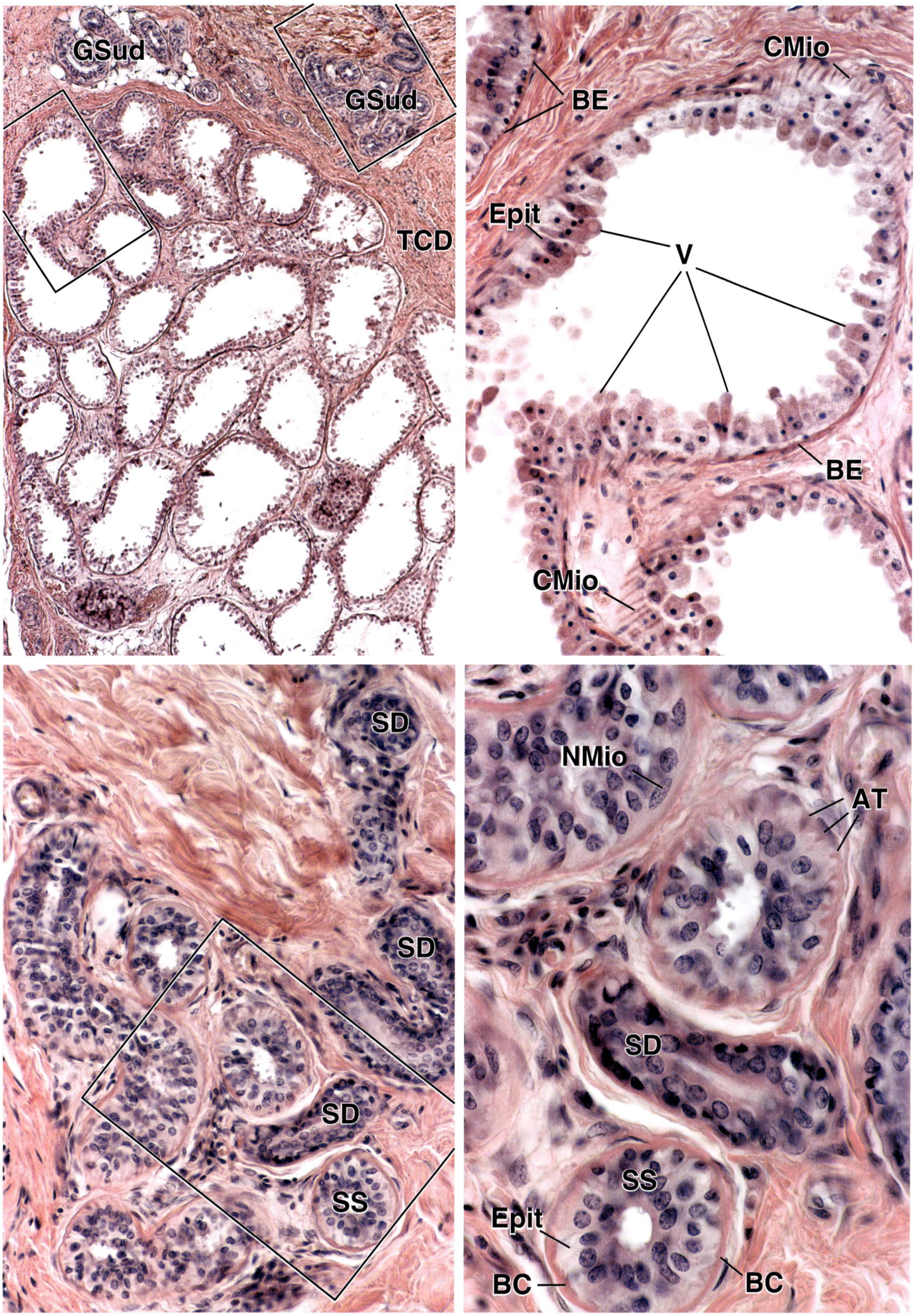
GSud
GSud
TCD
BE
CMio
Epit
V
BE
CMio
SD
SD
SD
SS
NMio
AT
SD
SS
Epit
BC
BC

PRANCHA 15.4 ■ Glândulas sudoríparas e sebáceas

Normalmente, o corpo perde cerca de 600 mℓ de água por dia por meio de evaporação a partir dos pulmões e da pele. Em condições de temperatura ambiente elevada, a perda de água aumenta, devido a um aumento na taxa de sudorese. Essa *sudorese termorreguladora* ocorre inicialmente na fronte e no couro cabeludo, estende-se até a face e o restante do corpo e, por fim, é observada nas palmas das mãos e plantas dos pés. Entretanto, a *sudorese emocional* ocorre em primeiro lugar nas palmas das mãos, nas plantas dos pés e nas axilas. A sudorese encontra-se sob controle nervoso, por meio do sistema nervoso autônomo e hormonal.

As **glândulas sebáceas** secretam sebo, uma substância oleosa que recobre o pelo e a superfície da pele. A secreção sebácea é uma secreção *holócrina.* A célula produz uma secreção lipídica que a preenche, enquanto simultaneamente sofre ruptura progressiva, seguida de apoptose, à medida que o produto preenche a célula. Tanto o produto secretor quanto os resíduos celulares são descarregados no **canal pilossebáceo**.

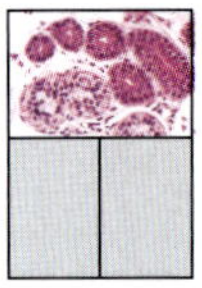

Glândula sudorípara, pele, ser humano, hematoxilina e eosina (H-E), 1.000×.

Este corte realizado através de uma **glândula sudorípara** mostra cinco perfis da porção ductal (*D*) e dois perfis da porção secretora (*GSud*). O segmento secretor maior estende-se por uma região imediatamente abaixo ou acima no local em que houve um giro em U; por conseguinte, esse corte mostra dois perfis luminais. Os lumens das unidades tanto ductal quanto secretora estão marcados com *asteriscos.*

A **unidade glandular** da glândula sudorípara écrina contém dois tipos de células epiteliais e células mioepiteliais (*Mio*). As *pontas de seta* mostram pequenos cortes transversais do citoplasma das células mioepiteliais; as *setas grandes* mostram o local onde são evidentes perfis mais alongados de citoplasma das células mioepiteliais. Existem dois tipos de células epiteliais, designadas como células escuras e células claras. Infelizmente, a coloração escura característica do citoplasma das células escuras não é evidente, a não ser que sejam tomadas precauções especiais para preservar os grânulos secretores presentes no citoplasma apical. Entretanto, observe que as células escuras estão mais próximas do lúmen, enquanto as células claras estão mais próximas da base da camada epitelial, estabelecendo contato com a lâmina basal ou, mais frequentemente, com as células mioepiteliais. Além disso, as células claras estão em contato com canalículos intercelulares. Vários desses canalículos intercelulares são mostrados nas unidades secretoras (*setas pequenas*). Esta figura também mostra que o ducto consiste em duas camadas de pequenas células cuboides.

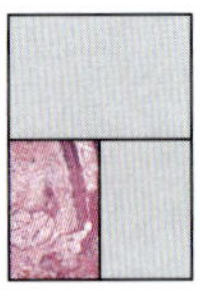

Glândula sebácea, pele, ser humano, H-E, 160×.

As glândulas sebáceas desenvolvem-se a partir das células epiteliais do folículo piloso e descarregam a sua secreção no folículo, a partir do qual alcança a superfície da pele. A secreção sebácea é rica em lipídios, o que se reflete nas células da glândula sebácea. Esta figura mostra um corte de uma glândula sebácea e seu folículo piloso relacionado. Neste nível do corte, o folículo piloso consiste na bainha radicular externa (*BRE*) circundando a haste do pelo. A **glândula sebácea** (*GS*) aparece como um agrupamento de células conhecidas como **sebócitos**, cuja maioria apresenta um citoplasma claro ou finamente reticulado. Isso se deve ao fato de que essas células contêm numerosas gotículas lipídicas, e esse lipídio é perdido por dissolução nos solventes de gordura usados durante a preparação de rotina do corte incluído em parafina e corado por H-E. A abertura da glândula sebácea através da bainha radicular externa (*JBRE*) e dentro do folículo piloso é mostrada na parte *inferior à direita.*

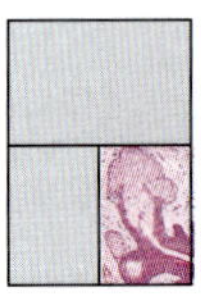

Glândula sebácea, pele, ser humano, H-E, 280×.

A **glândula sebácea** e o **canal pilossebáceo** são mostrados aqui em maior aumento. Os *números 1 a 4* mostram uma série de sebócitos preenchidos com uma quantidade cada vez maior de lipídios e localizados progressivamente mais próximo da abertura do canal pilossebáceo (*CPS*) na sua entrada no folículo piloso. A secreção sebácea ocupa toda a célula, e, portanto, os sebócitos precisam ser substituídos constantemente na glândula funcional. As células situadas na periferia da glândula são células basais (*CB*). As células em divisão na camada basal substituem as que são perdidas com a secreção.

BRE, Bainha radicular externa do folículo piloso
CB, Células basais
CPS, Canal pilossebáceo
D, Ducto da glândula sudorípara écrina
GS, Glândula sebácea
GSud, Componente secretor da glândula sudorípara écrtina
JBRE, Junção entre a glândula sebácea e a bainha radicular externa
Mio, Célula mioepitelial
TC, Tecido conjuntivo
asteriscos, Lúmens das glândulas e dos ductos
números 1 a 4 (imagem da parte inferior à direita), Ver texto
pontas de seta, Citoplasma das células mioepiteliais (corte transversal)
setas grandes, Citoplasma das células mioepiteliais (corte longitudinal)
setas pequenas, Canalículos intercelulares

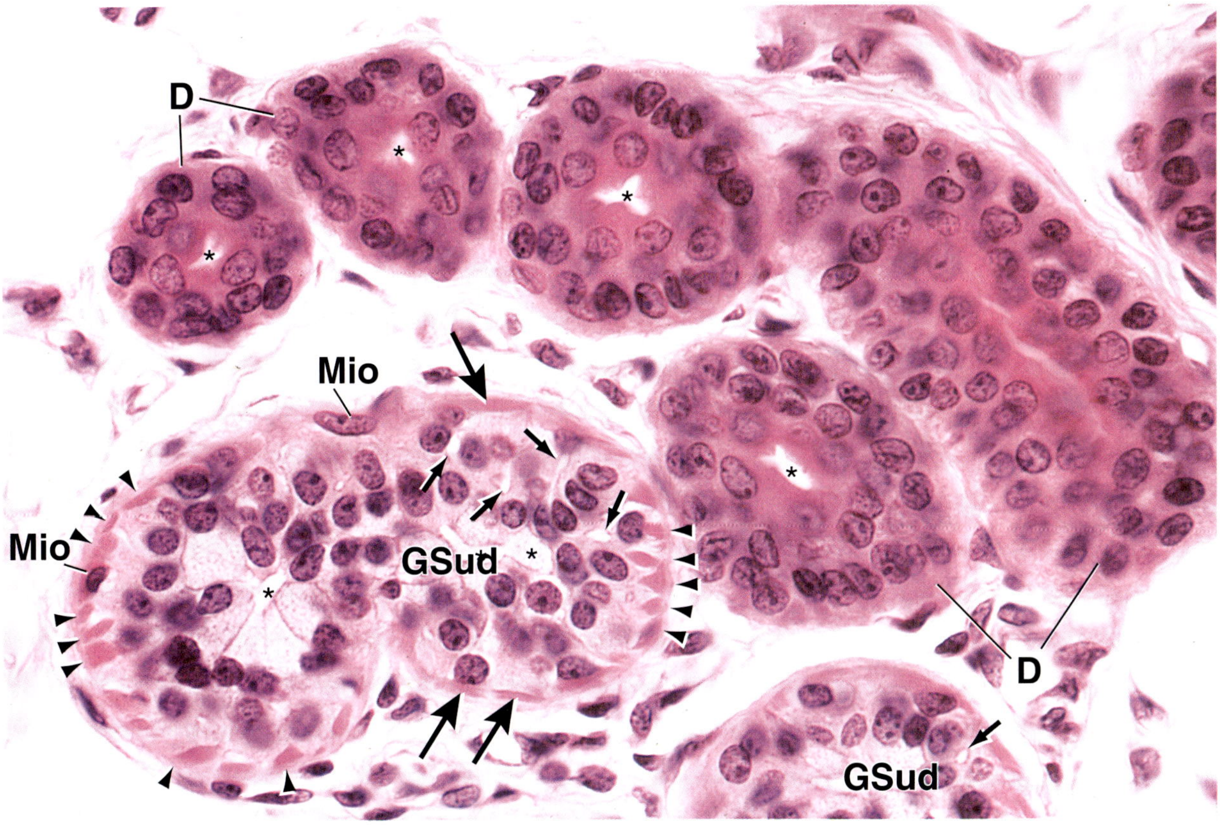
D
Mio
Mio
GSud
D
GSud

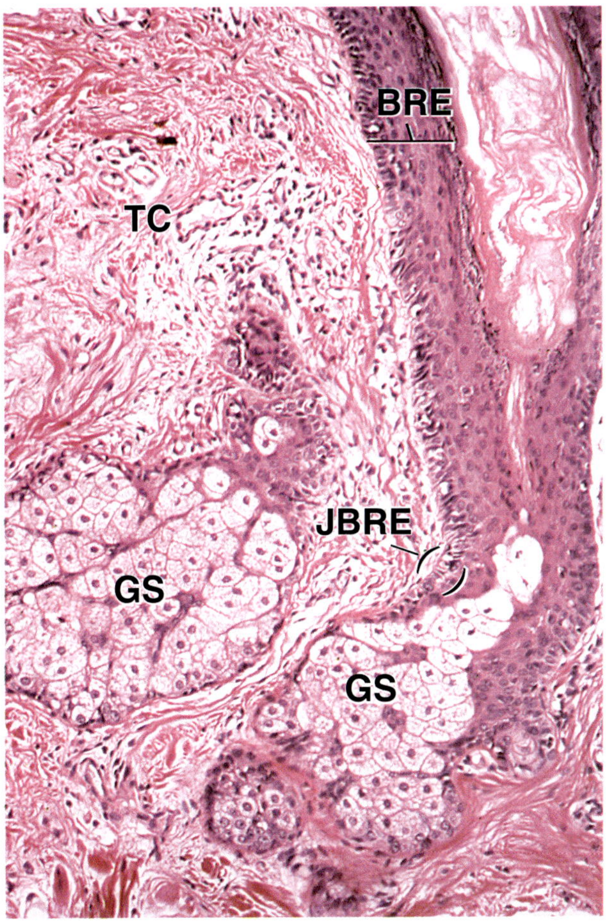
BRE
TC
JBRE
GS
GS

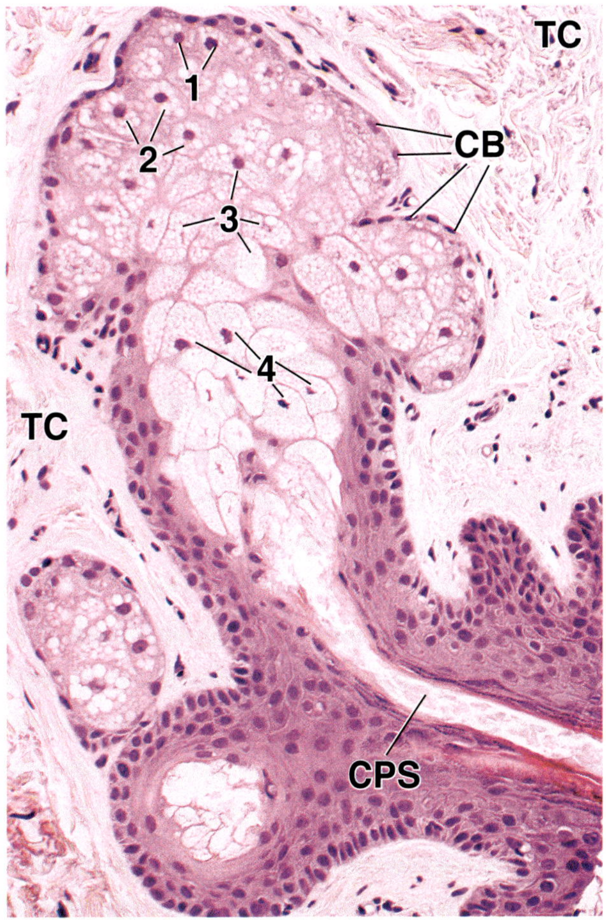
TC
1
2
CB
3
4
TC
CPS

PRANCHA 15.5 ■ Tegumento e órgãos sensitivos

A **pele** é provida de numerosos **receptores sensitivos** de vários tipos. Trata-se das terminações periféricas de nervos sensitivos, cujos corpos celulares estão localizados nos gânglios da raiz dorsal. Os receptores na pele são descritos como **terminações nervosas livres** e **terminações nervosas encapsuladas**. As terminações nervosas livres são mais numerosas. Servem para o toque fino, o calor e o frio e são encontradas nas camadas basais da epiderme, bem como na forma de uma rede ao redor da bainha radicular dos folículos pilosos. As terminações nervosas encapsuladas incluem os **corpúsculos de Pacini** (pressão profunda e vibração), os **corpúsculos de Meissner** (tato, sobretudo nos lábios e na pele espessa dos dedos das mãos e dos pés) e os **corpúsculos de Ruffini** (estresse mecânico sustentado da derme).

As terminações motoras do sistema nervoso autônomo suprem os vasos sanguíneos, os músculos eretores dos pelos e as glândulas sudoríparas apócrinas e écrinas.

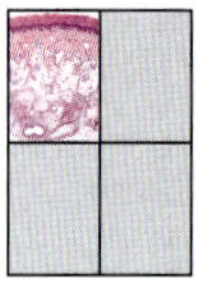

Pele, ponta do dedo da mão, ser humano, hematoxilina e eosina (H-E), 20×.

Esta amostra é um corte de pele espessa da ponta do dedo da mão, mostrando a **epiderme** (*Ep*) e a **derme** (*De*) e, sob a pele, parte da **hipoderme** (*H*). A espessura da epiderme deve-se, em grande parte, à espessura do estrato córneo. Essa camada é mais fracamente corada que as porções mais profundas da epiderme. Mesmo neste pequeno aumento, observe as fibras colágenas espessas na camada reticular da derme. **Glândulas sudoríparas** (*GSud*) são observadas na parte superior da hipoderme, e há vários ductos (*D*) sudoríparos que atravessam a epiderme. Uma característica desta amostra é que ela apresenta os receptores sensitivos que podem ser identificados em pequeno aumento em um corte de rotina incluído em parafina e corado por H-E. Esses receptores são corpúsculos de Meissner e corpúsculos de Pacini (*CP*). Vários feixes nervosos (*FN*) são observados em proximidade dos corpúsculos de Pacini. Os corpúsculos de Meissner estão localizados na parte superior da derme, nas papilas dérmicas imediatamente abaixo da epiderme. Esses corpúsculos são pequenos e difíceis de identificar nesse pequeno aumento; entretanto, a sua localização é característica. Um importante passo na identificação dos corpúsculos de Meissner em um corte histológico é conhecer a sua localização; na figura adiante, são mostrados em maior aumento.

Corpúsculos de Pacini são observados na parte inferior da hipoderme. Esses corpúsculos consistem em estruturas grandes e discretamente ovais e, mesmo em pequeno aumento, é possível identificar um padrão estratificado ou lamelar.

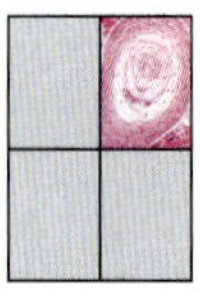

Corpúsculo de Pacini, pele, ser humano, H-E, 320×.

Neste maior aumento, as camadas ou lamelas concêntricas do **corpúsculo de Pacini** podem ser identificadas pelas suas células achatadas. São células semelhantes a fibroblastos e, embora não sejam evidentes dentro do corte histológico, são contínuas com o perineuro da fibra nervosa. O espaço entre as lamelas celulares contém principalmente líquido. A porção neural do corpúsculo de Pacini segue um percurso longitudinal através do centro do corpúsculo. Nesta amostra, o corpúsculo é visto em corte transversal; a *ponta de seta* aponta para a fibra nervosa de localização central.

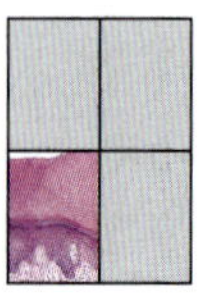

Corpúsculo de Meissner, pele, ser humano, H-E, 190×.

Esta fotomicrografia em grande aumento mostra porções do campo *superior esquerdo* da figura anterior, em que dois **corpúsculos de Meissner** (*CM*) estão em proximidade direta com a superfície inferior da epiderme nas papilas dérmicas adjacentes. O corte mostra o eixo longitudinal dos corpúsculos. O corpúsculo de Meissner consiste em um axônio (algumas vezes, dois) que segue um percurso em zigue-zague ou em espiral plana de um polo do corpúsculo até o outro. A fibra nervosa termina no polo superficial do corpúsculo. Por conseguinte, conforme observado aqui, as fibras nervosas e as fibras de sustentação estão orientadas aproximadamente em ângulos retos em relação ao eixo longitudinal do corpúsculo. Os corpúsculos de Meissner são particularmente numerosos próximo das pontas dos dedos das mãos e dos pés.

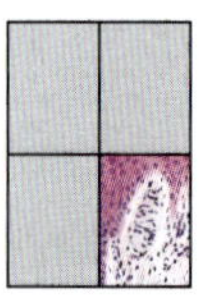

Corpúsculo de Meissner, pele, ser humano, H-E, 550×.

Neste aumento ainda maior, a estreita aposição do **corpúsculo de Meissner** à superfície inferior da epiderme é evidente em toda a área da papila dérmica. O trajeto espiralado plano da fibra nervosa (não observada) e as suas células de sustentação são evidentes aqui, bem como a cápsula fibrosa (*CF*) que circunda a terminação.

CF, Cápsula fibrosa
CM, Corpúsculos de Meissner
CP, Corpúsculos de Pacini
D, Ductos das glândulas sudoríparas
De, Derme
Ep, Epiderme
FN, Feixes nervosos
GSud, Glândulas sudoríparas
H, Hipoderme
ponta de seta, Fibra nervosa no centro do corpúsculo de Pacini

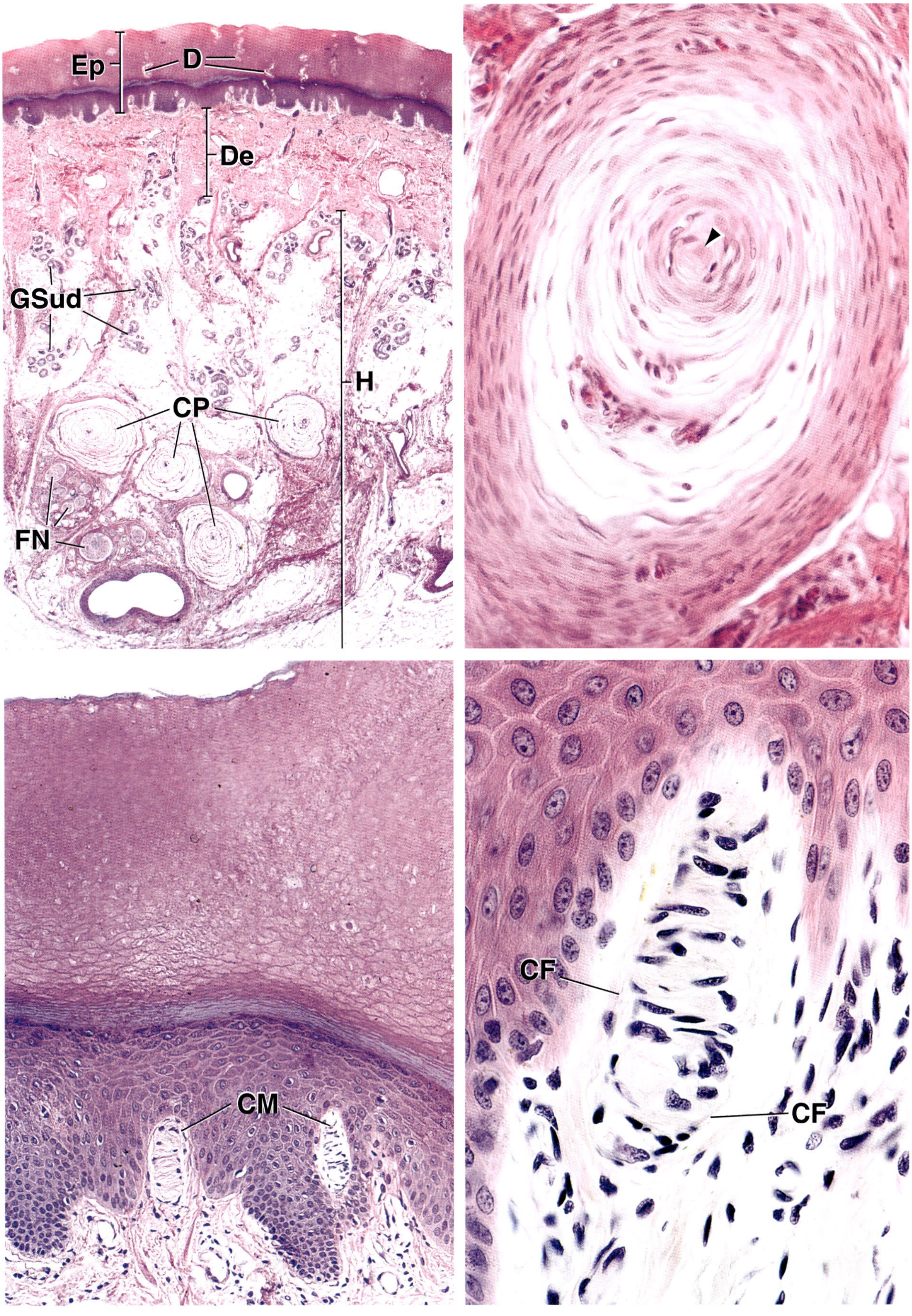
Ep
D
De
GSud
H
CP
FN
CM
CF
CF

PRANCHA 15.6 ■ Folículo piloso e unha

Os **pelos** são compostos por células queratinizadas que se desenvolvem a partir dos folículos pilosos. Os pelos são encontrados em quase todo o corpo, porém estão notavelmente ausentes nas superfícies laterais e palmares das mãos, nas superfícies laterais e plantares dos pés, nos lábios e na pele ao redor dos orifícios urogenitais. A coloração da pele deve-se ao conteúdo e ao tipo de melanina que ele contém. O folículo varia quanto ao seu aspecto, dependendo de ele estar em uma fase de crescimento ou em uma fase de repouso; o folículo em crescimento é mais elaborado.

Os **anexos cutâneos**, sobretudo os folículos pilosos e as glândulas sudoríparas, são de importância especial na cicatrização de feridas na pele. Constituem a fonte de novas células epiteliais quando ocorre extensa perda da epiderme, como em abrasões profundas e queimaduras de segundo grau.

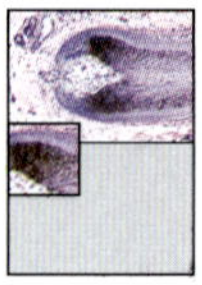

Folículo piloso, pele, ser humano, hematoxilina e eosina (H-E), 300×; detalhe, 440×.

A extremidade de um **folículo piloso** em crescimento consiste em um bulbo expandido de células epiteliais, que é invaginado por uma papila dérmica (*PD*) de tecido conjuntivo. As células epiteliais que circundam a papila na extremidade do folículo ainda não são especializadas; constituem a **matriz do pelo** (*MP*), a região do folículo piloso onde ocorrem as divisões celulares. À medida que as células deixam a matriz, elas formam camadas celulares que se transformarão na haste do pelo e nas bainhas radiculares interna e externa do folículo piloso.

As células que irão se desenvolver na **haste do pelo** são observadas imediatamente à direita do bulbo expandido. Constituem o córtex (*C*), a medula (*M*) e a cutícula (*asteriscos*) do pelo. As células do córtex tornam-se queratinizadas. Essa camada irá constituir a maior parte da haste do pelo, na forma de um cilindro espesso. A medula forma o eixo de localização central da haste do pelo; nem sempre se estende por todo o comprimento do pelo e não existe em alguns pelos. A cutícula consiste em células sobrepostas, que finalmente perdem seus núcleos e ficam preenchidas com queratina. A cutícula cobre a haste do pelo como uma camada de telhas sobrepostas.

A **bainha radicular** (*BR*) tem duas partes: a bainha radicular externa, que é contínua com a epiderme da pele, e a bainha radicular interna, que se estende apenas até o nível em que as glândulas sebáceas entram no folículo piloso. A bainha radicular interna é ainda dividida em três camadas: a camada de Henle, a camada de Huxley e a cutícula da bainha radicular interna. Essas camadas são observadas no folículo piloso em crescimento e são mostradas em maior aumento no *detalhe* com os *números 1 a 5: 1,* células da bainha radicular externa; *2,* camada de Henle; *3,* camada de Huxley; *4,* cutícula da bainha radicular interna; e *5,* futura cutícula do pelo.

Observe que muitas das células na matriz do pelo (*MP*) do folículo piloso em crescimento contêm melanina produzida pelos melanócitos. A melanina, que é transferida para as células que formam o córtex e a medula da haste do pelo, contribui para a cor dos pelos. A maior parte desse pigmento é intracelular (*detalhe*); entretanto, no pelo muito escuro, algum pigmento também é extracelular.

O tecido conjuntivo que circunda o folículo piloso forma uma camada distinta, denominada *bainha* ou *bainha dérmica* (*BD*) do folículo piloso.

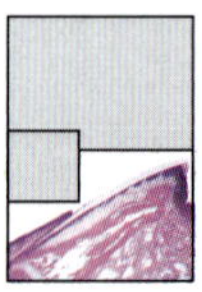

Unha, pele, ser humano, H-E, 12×.

A **unha** é uma lâmina queratinizada localizada na face dorsal das falanges distais. Um corte realizado através de uma lâmina ungueal é mostrado aqui. A própria **unha** (*U*) é difícil de corar. Sob a borda livre da unha, existe uma camada limítrofe, o **hiponíquio** (*Hipon*), que é contínuo com o estrato córneo da epiderme adjacente. A extremidade proximal da unha é recoberta por pele; neste local, a região juncional é denominada **eponíquio** (*Epon*) e também é contínua com o estrato córneo da epiderme adjacente. Sob a unha, encontra-se uma camada de epitélio, cuja porção proximal é denominada **matriz ungueal** (*MU*). As células da matriz ungueal atuam no crescimento da unha. Em conjunto, o epitélio sob a unha e a derme (*De*) subjacente constituem o leito ungueal. A porção proximal da unha, coberta pela prega de pele, é a raiz ungueal (*RU*).

A relação da unha com outras estruturas na ponta do dedo da mão também é mostrada nesta figura. O osso (*O*) na amostra representa uma falange distal. Observe que, neste osso, existe um disco de crescimento epifisial (*DE*) na extremidade proximal do osso, mas não em sua extremidade distal. Há numerosos corpúsculos de Pacini (*CP*) no tecido conjuntivo da face palmar do dedo da mão. Neste corte, o estrato lúcido (*EL*) na epiderme da pele espessa da ponta do dedo é bem visualizado.

BD, Bainha dérmica
BR, Bainha radicular
C, Córtex
CP, Corpúsculos de Pacini
De, Derme
DE, Disco epifisial
EL, Estrato lúcido
Epon, Eponíquio
Hipon, Hiponíquio
M, Medula
MP, Matriz do pelo
MU, Matriz ungueal
O, Osso
PD, Papila dérmica do folículo piloso
RU, Raiz ungueal
U, Unha ou lâmina ungueal
asteriscos, Cutícula do pelo
números, ***1***, Bainha radicular externa; ***2***, camada de Henle; ***3***, camada de Huxley; ***4***, cutícula da bainha radicular interna; ***5***, futura cutícula do pelo

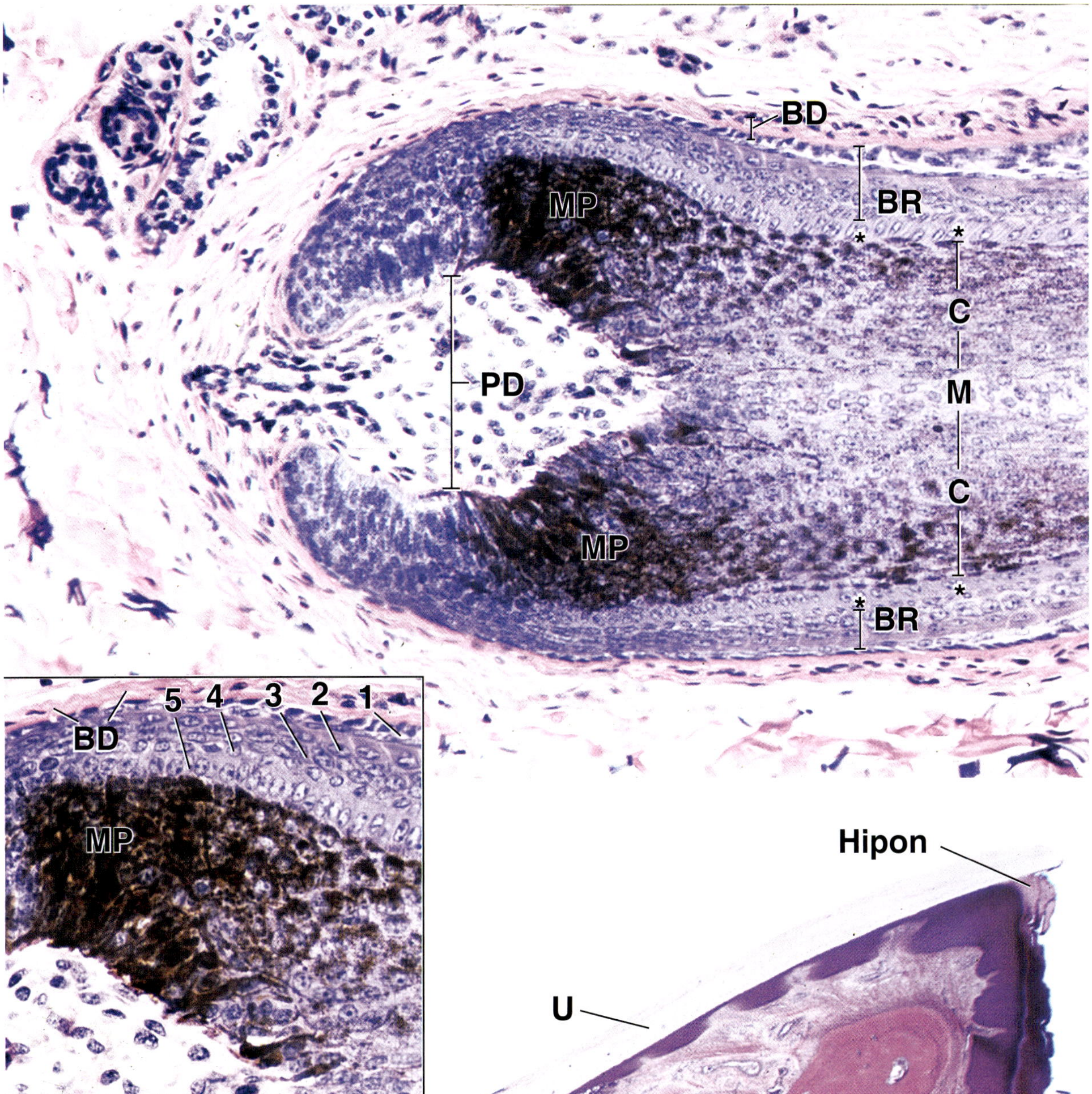
BD
BR
MP
PD
C
M
C
MP
BR
BD
5
4
3
2
1
MP

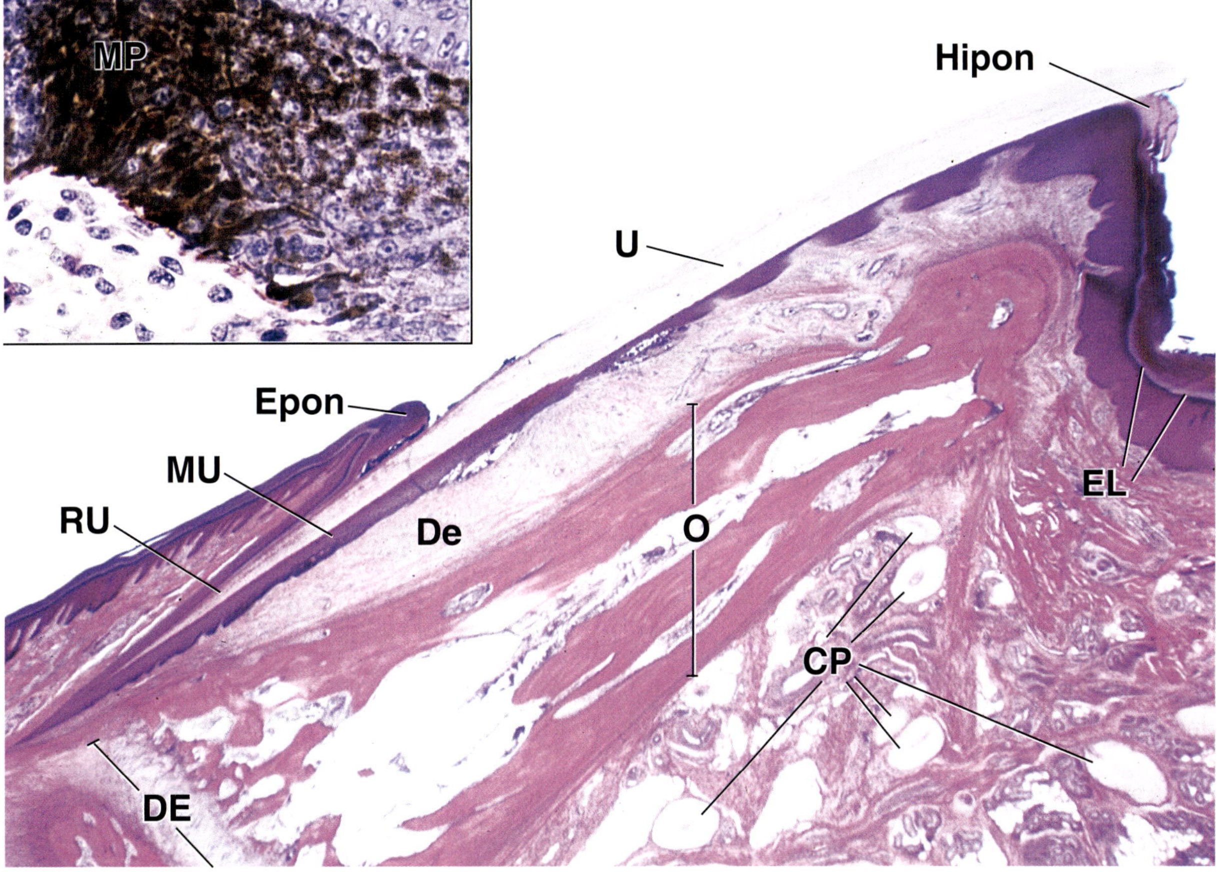
Hipon
U
Epon
MU
RU
De
O
EL
CP
DE

16 Sistema Digestório 1 | Cavidade Oral e Estruturas Associadas

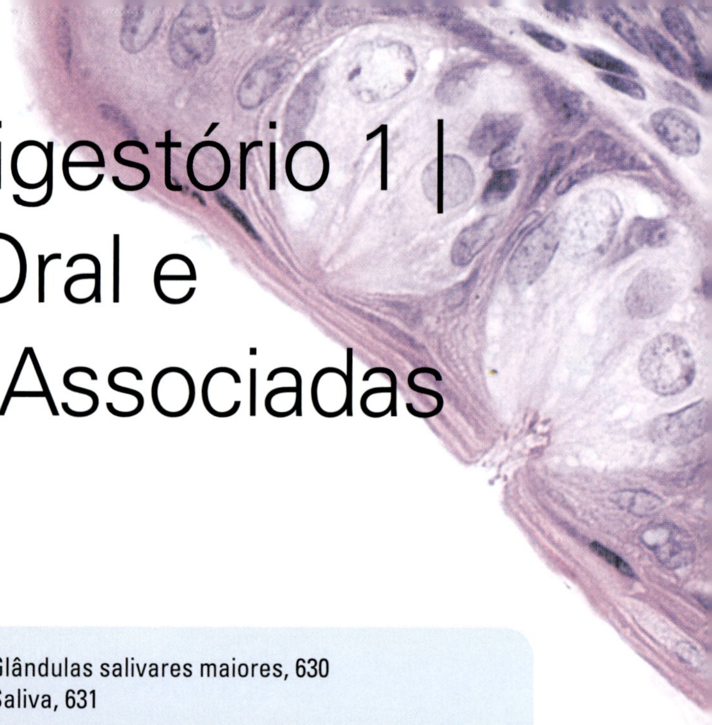

VISÃO GERAL DO SISTEMA DIGESTÓRIO

O sistema digestório é formado pelo tubo gastrintestinal (GI) e seus principais órgãos associados, ou seja, língua, dentes, glândulas salivares, pâncreas, fígado e vesícula biliar. As principais funções do sistema digestório incluem o transporte da água e dos alimentos ingeridos ao longo do tubo GI; a secreção de líquidos, eletrólitos e enzimas digestivas; a digestão e a absorção dos produtos digeridos; e a excreção dos remanescentes não digeríveis.

O lúmen do tubo GI é física e funcionalmente externo ao corpo.

À medida que passa pelo tubo GI, o alimento é decomposto física e quimicamente, de modo que os produtos degradados possam ser absorvidos no corpo. Os diversos segmentos do tubo GI são morfologicamente especializados para exercer processos específicos da digestão e da absorção.

A cada dia, são digeridos aproximadamente 2 ℓ de água e alimentos no corpo (Figura 16.1). Após maceração preliminar, umedecimento e formação de um bolo pelas ações das estruturas da cavidade oral e pela secreção das glândulas salivares, o alimento passa rapidamente através da faringe até o esôfago. A rápida passagem do alimento pela faringe assegura que as vias respiratórias sejam obstruídas por pouco tempo. O alimento passa mais lentamente pelo tubo GI, auxiliado pela secreção de sucos digestivos, cujo volume pode alcançar 7 ℓ ou mais por dia. Durante o trânsito do alimento pelo estômago e pelo intestino delgado, ocorrem as principais alterações associadas a digestão, solubilização e absorção. Esses líquidos e nutrientes são, em sua maior parte, absorvidos principalmente através da parede do intestino delgado, mas uma pequena porção também é absorvida no intestino grosso (ver Figura 16.1). O alimento não digerido e outras substâncias no tubo GI, tais como muco, bactérias, células descamadas e pigmentos biliares, são excretados como sólidos (fezes).

A mucosa digestiva é a superfície através da qual a maioria das substâncias entra no corpo.

A mucosa do tubo GI desempenha numerosas funções como interface entre o corpo e o ambiente. Essas funções incluem as seguintes:

- Secreção. O revestimento do tubo GI secreta, em locais específicos, enzimas digestivas, ácido clorídrico, mucina e anticorpos
- Absorção. O epitélio da mucosa absorve substratos metabólicos (p. ex., produtos de degradação da digestão), bem como vitaminas, água, eletrólitos e materiais recicláveis, como componentes da bile e colesterol, bem como outras substâncias essenciais para as funções do corpo

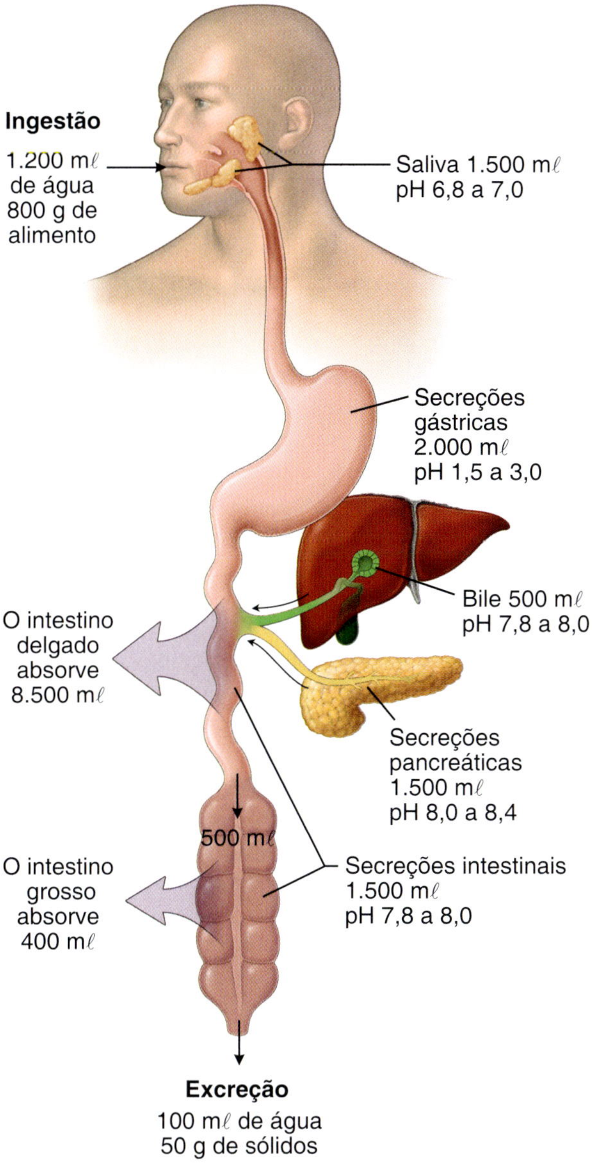

Figura 16.1 O tubo GI e sua função na secreção e absorção de líquidos. Este diagrama esquemático mostra as regiões do tubo GI com suas glândulas exócrinas associadas, que contribuem para a secreção dos sucos digestivos. Quase toda a absorção de líquidos, eletrólitos e nutrientes ocorre no intestino delgado.

- Barreira. A mucosa serve de barreira para impedir a entrada de substâncias nocivas, de antígenos e de microrganismos patogênicos
- Proteção imunológica. O tecido linfoide dentro da mucosa atua como primeira linha de defesa imune do corpo.

As funções listadas anteriormente são discutidas no início do próximo capítulo. O sistema digestório é considerado em três capítulos que abordam, respectivamente, cavidade oral e faringe (este capítulo); esôfago e tubo GI (ver Capítulo 17, *Sistema Digestório 2 | Esôfago e Tubo Gastrintestinal*); e fígado, vesícula biliar e pâncreas (ver Capítulo 18, *Sistema Digestório 3 | Fígado, Vesícula Biliar e Pâncreas*).

CAVIDADE ORAL

A cavidade oral é formada pela boca e suas estruturas, que incluem a língua, os dentes e suas estruturas de sustentação (periodonto), as glândulas salivares maiores e menores e as tonsilas.

A cavidade oral é dividida em um vestíbulo da boca e na cavidade própria da boca. O vestíbulo da boca é o espaço situado entre os lábios, as bochechas e os dentes. A cavidade própria da boca fica atrás dos dentes e é delimitada pelos palatos duro e mole, superiormente; pela língua e assoalho da boca, inferiormente; e pela entrada da orofaringe, posteriormente.

As glândulas salivares maiores são estruturas em pares e incluem as seguintes:

- A glândula parótida, a maior das três glândulas, está localizada na região infratemporal da cabeça. Seu ducto excretor, o ducto parotídeo (de Stensen), abre-se na papila do ducto parotídeo, uma pequena elevação na superfície mucosa da bochecha em oposição ao segundo molar superior
- A glândula submandibular, que está localizada no triângulo submandibular do pescoço. Seu ducto excretor, o ducto submandibular (de Wharton), abre-se em uma pequena proeminência carnuda (a carúncula sublingual) de cada lado do frênulo da língua, no assoalho da cavidade oral
- A glândula sublingual, situada inferiormente à língua, dentro das pregas sublinguais no assoalho da cavidade oral. Apresenta vários pequenos ductos excretores; alguns desembocam no ducto submandibular, enquanto outros entram individualmente na cavidade oral.

As glândulas parótidas e submandibulares apresentam ductos relativamente longos, que se estendem da porção secretora da glândula até a cavidade oral. Os ductos sublinguais são relativamente curtos.

As glândulas salivares menores estão localizadas na submucosa da cavidade oral. Essas glândulas desembocam diretamente na cavidade oral por meio de ductos curtos e são nomeadas de acordo com a sua localização (*i. e.*, glândulas da bochecha, labiais, linguais e palatinas).

As tonsilas consistem em agregações de nódulos linfáticos que estão agrupados ao redor da abertura posterior das cavidades oral e nasais.

O tecido linfoide está organizado em um anel tonsilar de Waldeyer de proteção imunológica, localizado na entrada compartilhada dos tratos digestivo e respiratório. Tal tecido linfoide circunda o orifício posterior das cavidades oral e nasais e contém agregados de nódulos linfáticos que incluem os seguintes:

- As tonsilas palatinas, ou simplesmente tonsilas, que estão localizadas em cada um dos lados da entrada da orofaringe, entre os arcos palatofaríngeo e palatoglosso
- As tonsilas tubárias, que estão localizadas nas paredes laterais da nasofaringe, posteriormente à abertura da tuba auditiva
- A tonsila faríngea ou adenoide, que está localizada no teto da nasofaringe
- A tonsila lingual, que está localizada na base da língua, em sua superfície superior.

A cavidade oral é revestida pela mucosa oral, que consiste em mucosa mastigatória, mucosa de revestimento e mucosa especializada.

A mucosa mastigatória é encontrada na gengiva e no palato duro (Figura 16.2). Apresenta um epitélio estratificado

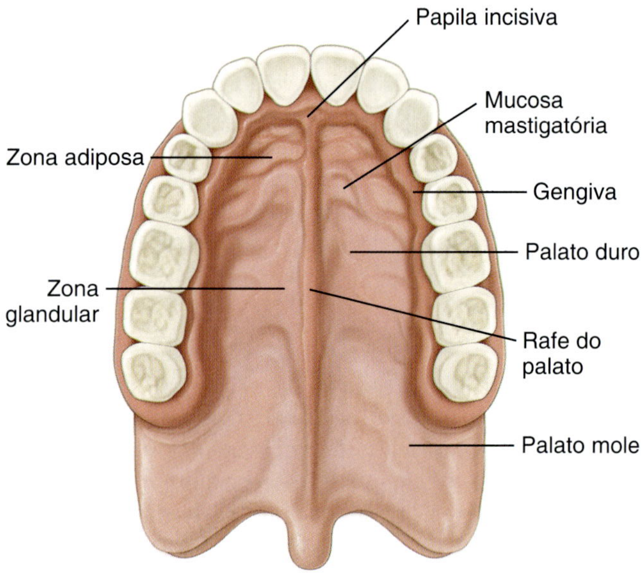

Figura 16.2 Teto da cavidade oral. O palato duro, que contém osso, é dividido em metades direita e esquerda por uma rafe. Anteriormente, na zona adiposa, a submucosa do palato duro contém tecido adiposo; posteriormente, na zona glandular, existem glândulas mucosas na submucosa. Nem a rafe do palato nem a gengiva apresentam uma submucosa; nessas estruturas, a mucosa é fixada diretamente ao osso. O palato mole contém músculo em vez de osso, e as suas glândulas são contínuas com as do palato duro na submucosa.

pavimentoso queratinizado e, em algumas áreas, paraqueratinizado. O epitélio paraqueratinizado assemelha-se ao epitélio queratinizado, exceto que as células superficiais não perdem seus núcleos, e o citoplasma não exibe coloração intensa com a eosina (Prancha 16.1). Os núcleos das células paraqueratinizadas são picnóticos (altamente condensados) e permanecem até que a célula seja esfoliada (Figura 16.3). O epitélio queratinizado da mucosa mastigatória assemelha-se ao da pele, mas

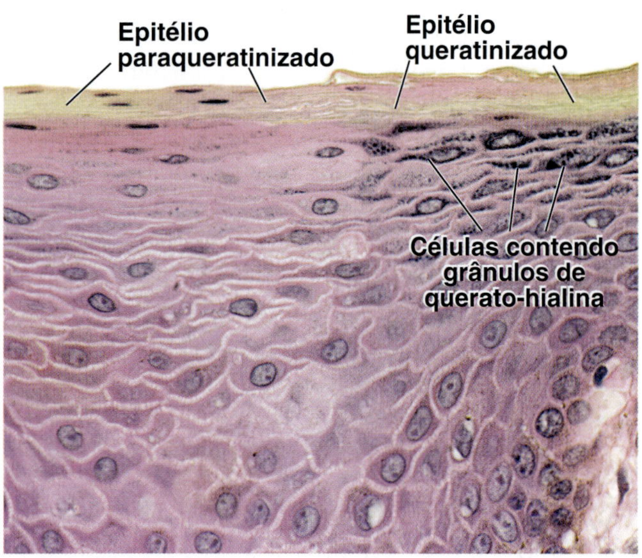

Figura 16.3 Epitélio estratificado pavimentoso na junção mucocutânea do lábio. Esta fotomicrografia mostra uma transição da mucosa oral de um epitélio estratificado pavimentoso (*à direita*) para um epitélio estratificado pavimentoso paraqueratinizado (*à esquerda*). As células superficiais planas do epitélio queratinizado são desprovidas de núcleos. A camada de células que contêm grânulos de querato-hialina está claramente visível nesse tipo de epitélio. As células superficiais planas do epitélio paraqueratinizado exibem as mesmas características das células queratinizadas, exceto que elas retêm seus núcleos, ou seja, são paraqueratinizadas. Além disso, observe a escassez de grânulos de querato-hialina presente nas células subjacentes às superficiais. 380×.

é desprovido de estrato lúcido. A lâmina própria subjacente consiste em uma camada papilar espessa de tecido conjuntivo frouxo que contém vasos sanguíneos e nervos, alguns dos quais enviam terminações axônicas desnudas até o epitélio que atuam como receptores sensitivos, enquanto outros terminam nos corpúsculos de Meissner. Abaixo da lâmina própria há uma camada reticular de tecido conjuntivo mais denso.

Assim como a pele, a profundidade e o número de papilas de tecido conjuntivo contribuem para a imobilidade relativa da mucosa mastigatória, protegendo-a, assim, do estresse de atrito e de cisalhamento. Na linha média do palato duro, na rafe do palato, a mucosa adere firmemente ao osso subjacente. A camada reticular da lâmina própria funde-se com o periósteo, de modo que não existe submucosa. O mesmo é observado na gengiva. No local em que há uma submucosa subjacente à lâmina própria no palato duro (ver Figura 16.2), ela contém tecido adiposo na porção anterior (zona adiposa) e glândulas mucosas na porção posterior (zona glandular), que são contínuas com as do palato mole. Nas regiões submucosas, feixes espessos de colágeno estendem-se da mucosa até o osso.

A mucosa de revestimento é encontrada nos lábios, nas bochechas, na superfície mucosa alveolar, no assoalho da boca, nas superfícies inferiores da língua e no palato mole. Nesses locais, a mucosa de revestimento cobre o músculo estriado (lábios, bochechas e língua), o osso (mucosa alveolar) e as glândulas (palato mole, bochechas, superfície inferior da língua). Essa mucosa apresenta papilas mais curtas e em menor quantidade, que possibilitam que ela se ajuste ao movimento dos músculos subjacentes.

Em geral, o epitélio da mucosa de revestimento não é queratinizado, embora, em alguns locais, possa ser paraqueratinizado (ver Figura 16.3). O epitélio do vermelhão do lábio (a parte avermelhada entre a superfície interna úmida e a pele da face) é queratinizado. O epitélio de revestimento não queratinizado é mais espesso que o epitélio queratinizado. Consiste em três camadas:

- O estrato basal, uma única camada de células que repousa sobre a lâmina basal
- O estrato espinhoso, cuja espessura é composta de várias células
- O estrato superficial, a camada mais superficial de células, também referido como *camada superficial da mucosa*.

As células do epitélio mucoso assemelham-se àquelas da epiderme da pele e incluem queratinócitos, células de Langerhans, melanócitos e células de Merkel.

A lâmina própria contém vasos sanguíneos, nervos que enviam terminações axônicas desnudas até as camadas basais do epitélio, e terminações sensitivas encapsuladas em algumas papilas. O contraste nítido entre as numerosas papilas profundas da mucosa alveolar e as papilas superficiais no restante da mucosa de revestimento possibilita a fácil identificação dessas duas diferentes regiões em um corte histológico.

Como é muito vascularizada, a absorção através da **mucosa oral** é usada com frequência como método alternativo de administração de fármacos sistêmicos. A **administração transmucosa oral** oferece várias vantagens, porque a substância absorvida entra diretamente na circulação sistêmica, evitando a passagem pelo tubo GI e pela circulação porta (e o metabolismo hepático). Vários fármacos de ação cardiovascular (p. ex., nitroglicerina), analgésicos, sedativos, antieméticos, fármacos para disfunção erétil e hormônios são comercializados para uso transmucosa oral. Alguns desses medicamentos são colocados sob a língua (**administração sublingual**), enquanto outros são colocados entre a bochecha e a gengiva (**administração bucal**).

Uma submucosa distinta é encontrada subjacente à mucosa de revestimento, exceto na superfície inferior da língua. Essa camada contém grandes faixas de fibras colágenas e elásticas, que ligam a mucosa ao músculo subjacente; além disso, contém numerosas glândulas salivares menores dos lábios, da língua e das bochechas. Em certas ocasiões, glândulas sebáceas não associadas a um folículo piloso são encontradas na submucosa, nas porções laterais ao canto da boca e nas bochechas em oposição aos dentes molares. Essas glândulas são visíveis a olho nu e são denominadas manchas de Fordyce. A submucosa contém grandes vasos sanguíneos, nervos e vasos linfáticos que suprem as redes neurovasculares subepiteliais na lâmina própria em toda a cavidade oral.

A mucosa especializada está associada à sensação do paladar e limita-se à superfície dorsal da língua. Contém papilas e botões gustativos, que são responsáveis pela produção da sensação química do paladar.

A **mucosa oral** forma uma importante **barreira protetora** entre o ambiente externo da cavidade oral e os ambientes internos dos tecidos circundantes. É resistente aos microrganismos patogênicos que entram na cavidade oral e aos microrganismos nativos que residem como flora microbiana. As células epiteliais, os neutrófilos migratórios e a saliva contribuem para manter a saúde da cavidade oral e para proteger a mucosa oral de infecções bacterianas, fúngicas e virais. Os mecanismos protetores incluem diversos **peptídios antimicrobianos salivares**, as β-defensinas expressas no epitélio, as α-defensinas expressas por neutrófilos e imunoglobulina A secretora (sIgA, do inglês *secretory immunoglobulin A*). No entanto, nos indivíduos com imunodeficiência ou naqueles que recebem antibioticoterapia, nos quais ocorre ruptura do equilíbrio entre microrganismos e mecanismos protetores, as infecções orais são bastante comuns.

LÍNGUA

A língua é um órgão muscular que se projeta para dentro da cavidade oral a partir de sua superfície inferior. Os músculos da língua são tanto extrínsecos (com inserção fora da língua) quanto intrínsecos (confinados inteiramente à língua, sem inserção externa). O músculo estriado da língua está disposto em feixes, que geralmente seguem o seu percurso em três planos. São divididos em músculos longitudinais, verticais e transversos, cada um deles disposto em ângulo reto aos outros dois. Esse arranjo dos músculos da língua pode ser visto mais claramente no corte frontal da cabeça fetal (Figura 16.4A) e confere enorme flexibilidade e precisão aos movimentos da língua, que são essenciais para a fala humana e para sua participação na digestão e deglutição. Essa forma singular de organização muscular é encontrada somente na língua, o que possibilita uma fácil identificação desse tecido como músculo da língua. Há quantidades variáveis de tecido adiposo entre os grupos de fibras musculares (Figura 16.4B).

Macroscopicamente, a superfície dorsal da língua é dividida em dois terços anteriores e em um terço posterior por uma depressão em formato de V, denominada sulco terminal da língua (Figura 16.5). O ápice do V aponta para a região posterior e constitui a localização do forame cego, o remanescente do ponto a partir do qual ocorreu uma evaginação do assoalho da faringe embrionária para formar a glândula tireoide.

A superfície dorsal da língua é coberta por papilas.

Numerosas irregularidades e elevações da mucosa, denominadas papilas linguais, cobrem a superfície dorsal da língua na porção anterior ao sulco terminal da língua. As papilas linguais e seus botões gustativos associados constituem a mucosa especializada da cavidade oral. São descritos quatro tipos de papilas: as papilas filiformes, fungiformes, circunvaladas e folhadas:

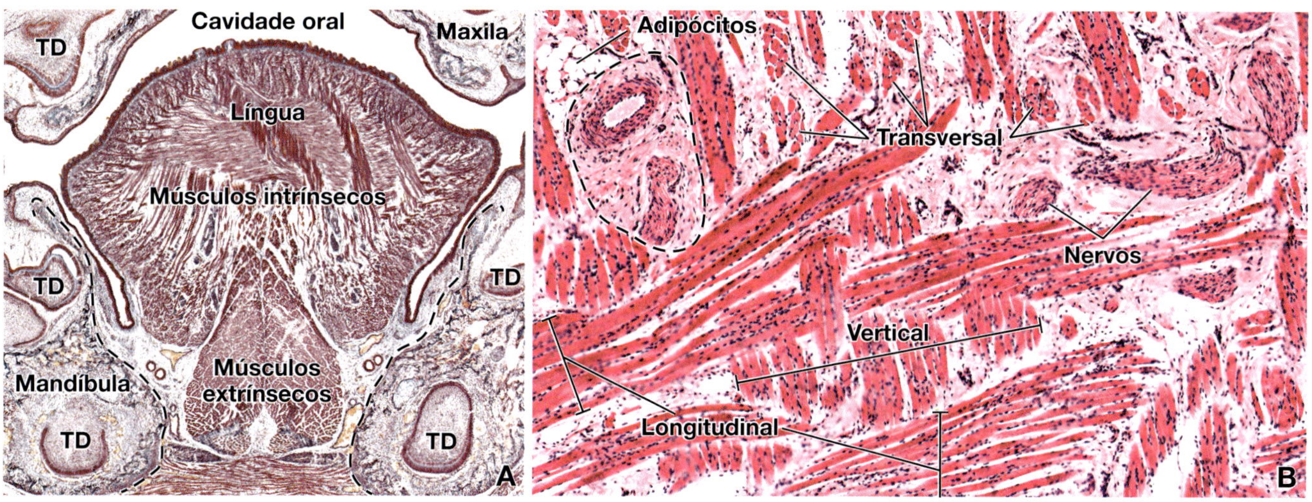

Figura 16.4 Organização muscular na língua humana em desenvolvimento e adulta. A. Esta fotomicrografia de amostra corada pelo tricrômico de Mallory mostra o corte frontal da cabeça fetal no nível da cavidade oral em desenvolvimento. O corte transversal da língua mostra a organização dos músculos intrínsecos em feixes longitudinais (imediatamente abaixo da superfície da língua), dos feixes transversais (que conectam as superfícies laterais da língua) e dos feixes verticais (que conectam a superfície superior [dorsal] com a base da língua). Os músculos extrínsecos fixam a língua no assoalho da boca. Observe a mandíbula em ambos os lados da língua e a maxila acima com dentes em desenvolvimento (*TD*). 40×. **B.** Este corte sagital da língua corada por hematoxilina e eosina (H-E) mostra a disposição peculiar do músculo estriado visceral no corpo da língua. Todas as três direções das fibras musculares são visíveis, incluindo perfis transversais dos músculos transversos e perfis longitudinais dos músculos verticais e longitudinais. No *quadrante superior à esquerda*, observe uma pequena artéria e um nervo (*circundados por uma linha tracejada*) próximo a acúmulos de adipócitos. Os feixes nervosos são frequentemente visíveis entre as fibras musculares. 380×. (Cortesia do Dr. Frank Daley, University of New England College of Osteopathic Medicine.)

- As papilas filiformes são as menores e as mais numerosas nos seres humanos. São projeções cônicas e alongadas de tecido conjuntivo, que são recobertas por epitélio estratificado pavimentoso altamente queratinizado (Figura 16.6A e Prancha 16.2). Esse epitélio é desprovido de botões gustativos. As papilas desempenham apenas um papel mecânico. As papilas filiformes estão distribuídas por toda a superfície dorsal anterior da língua, com suas extremidades apontando para trás. Formam fileiras que divergem para a esquerda e para a direita a partir da linha média e que seguem um curso paralelo aos braços do sulco terminal da língua
- As papilas fungiformes, como o próprio nome indica, são projeções em formato de cogumelo, localizadas na superfície dorsal da língua (Figura 16.6B). Projetam-se acima das papilas filiformes, entre as quais estão dispersas, e são visíveis a olho nu apenas como pequenos pontos (ver Figura 16.5 e Prancha 16.2). As papilas fungiformes tendem a ser mais numerosas nas proximidades da ponta da língua. Os botões gustativos são encontrados no epitélio estratificado pavimentoso da superfície dorsal dessas papilas
- As papilas circunvaladas são estruturas grandes em formato de cúpula que são encontradas na mucosa, imediatamente anterior ao sulco terminal da língua (ver Figura 16.5). A língua humana contém 8 a 12 dessas papilas. Cada papila é circundada por uma invaginação semelhante a uma vala revestida por epitélio estratificado pavimentoso, que contém numerosos botões gustativos (Figura 16.6D). Os ductos das glândulas salivares linguais (de von Ebner) liberam suas secreções serosas na base das valas. Essa secreção presumivelmente elimina o material da vala para possibilitar que os botões gustativos respondam rapidamente a mudanças de estímulos
- As papilas folhadas consistem em cristas baixas paralelas, intercaladas por fendas mucosas profundas (Figura 16.6C e Prancha 16.3), que estão alinhadas em ângulos retos ao eixo longo da língua. Ocorrem na margem lateral da língua. Nos indivíduos mais velhos, as papilas folhadas podem não ser identificadas; nos indivíduos mais jovens, são facilmente encontradas na superfície lateral posterior da língua e contêm numerosos botões gustativos no epitélio das paredes das papilas vizinhas (ver Figura 16.5). Pequenas glândulas serosas desembocam dentro das fendas. Em alguns animais, como o coelho, as papilas folhadas constituem o principal local de agregação dos botões gustativos.

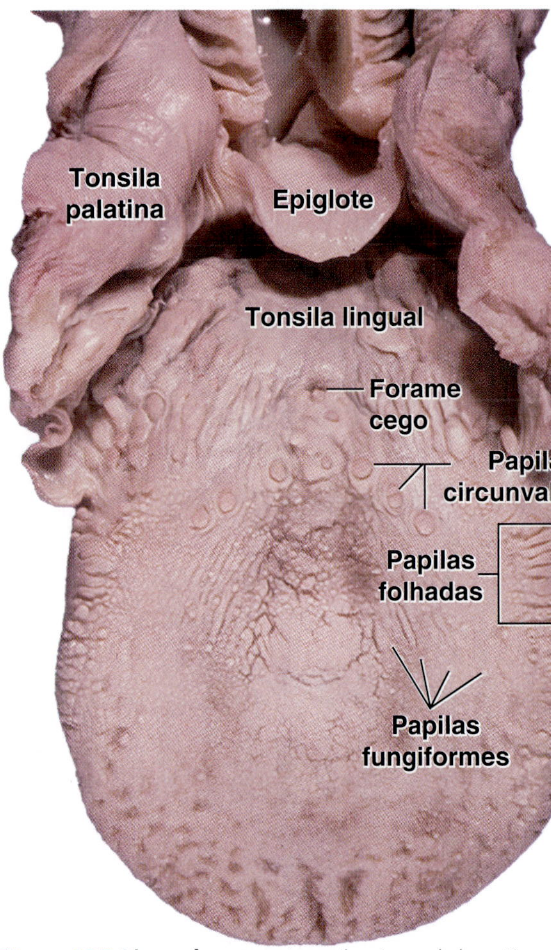

Figura 16.5 Língua humana. As papilas circunvaladas estão organizadas em uma configuração em V, limitando os dois terços anteriores da língua do terço posterior. As papilas fungiformes e filiformes estão localizadas na porção anterior da superfície dorsal da língua. O contorno irregular da superfície posterior da língua é atribuído às tonsilas linguais. A tonsila palatina localiza-se na junção entre a cavidade oral e a faringe.

A superfície dorsal da base da língua exibe protuberâncias lisas, que refletem a existência de tonsila lingual na lâmina própria (ver Figura 16.5).

Os botões gustativos são encontrados nas papilas fungiformes, folhadas e circunvaladas.

Os seres humanos têm aproximadamente 5.000 a 10.000 botões gustativos, dos quais cerca da metade está localizada nos lados das papilas circunvaladas. Em cortes histológicos, os botões gustativos são vistos como corpúsculos ovais de coloração pálida, que se estendem pela espessura do epitélio (Figura 16.7). Uma pequena abertura na superfície epitelial no ápice do botão gustativo é denominada poro gustativo.

São encontrados três tipos principais de células nos botões gustativos:

- As células neuroepiteliais (sensitivas) são as células mais numerosas no botão gustativo. Essas células alongadas estendem-se a partir da lâmina basal do epitélio até o poro gustativo, através do qual a superfície apical afunilada de cada célula emite microvilosidades (ver Figura 16.7). Próximo de sua superfície apical, essas células estão conectadas com células neuroepiteliais ou células de sustentação unidas por zônulas de oclusão. Em sua base, formam uma sinapse com os prolongamentos de neurônios sensitivos aferentes dos nervos facial (nervo craniano VII), glossofaríngeo (nervo craniano IX) ou vago (nervo craniano X). O tempo de renovação das células neuroepiteliais é de cerca de 10 a 14 dias
- As células de sustentação são menos numerosas. São também células alongadas que se estendem a partir da lâmina basal até o poro gustativo. Assim como as células neuroepiteliais, as células de sustentação apresentam microvilosidades em sua superfície apical e zônulas de oclusão, mas não fazem sinapse com outras células nervosas. O tempo de renovação das células de sustentação também é de aproximadamente 10 dias
- As células basais são pequenas células localizadas na porção basal do botão gustativo, próximo da lâmina basal. São as células-tronco para os outros dois tipos de células.

Além daqueles associados às papilas, os botões gustativos também são encontrados no arco palatoglosso, no palato mole, na superfície posterior da epiglote e na parede posterior da faringe até o nível da cartilagem cricóidea.

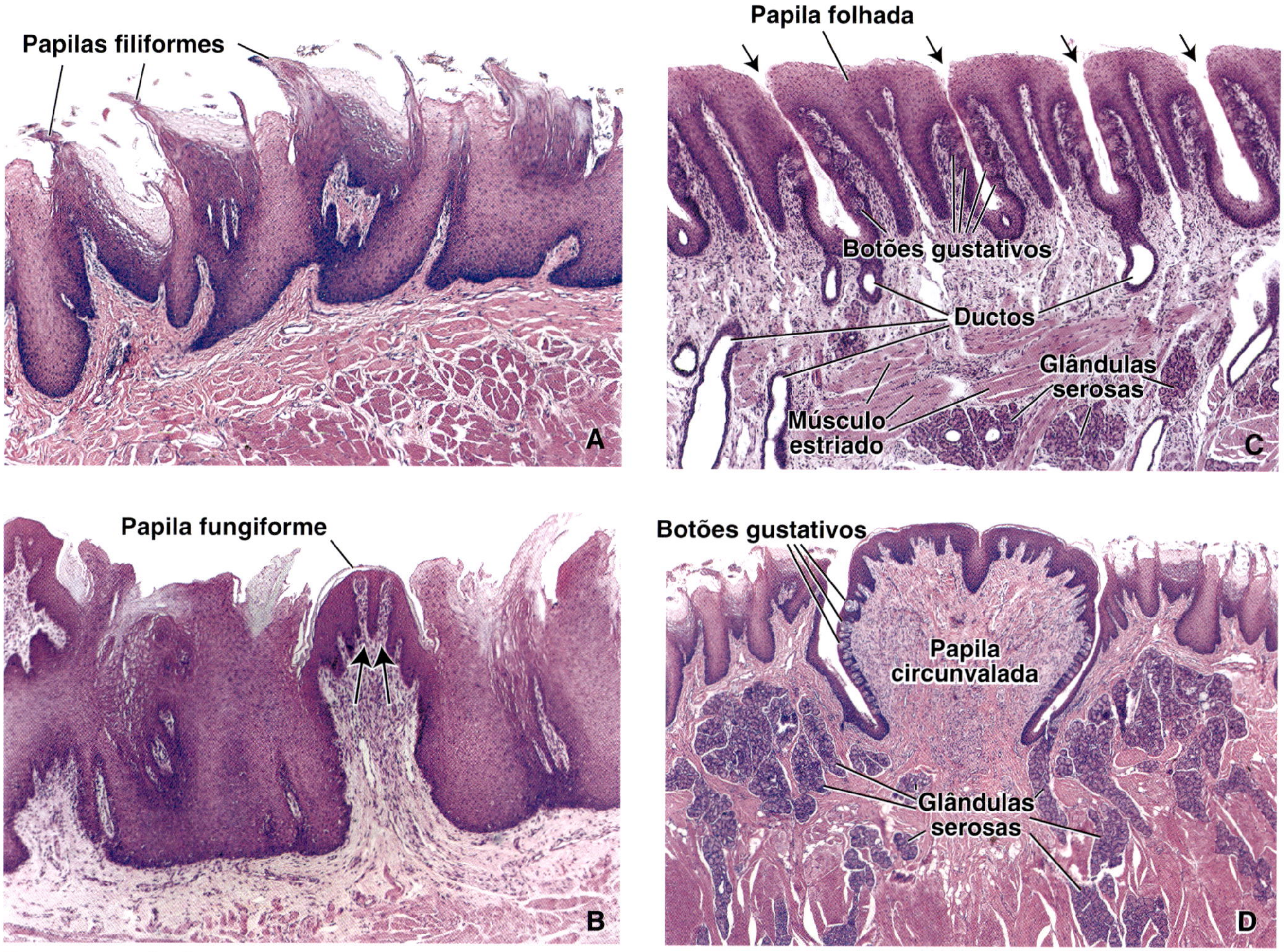

Figura 16.6 Papilas linguais. A. Do ponto de vista estrutural, as papilas filiformes consistem em projeções cônicas de epitélio inclinadas posteriormente. Essas papilas são desprovidas de botões gustativos e são compostas de epitélio estratificado pavimentoso queratinizado. 45×. **B.** As papilas fungiformes são estruturas elevadas e ligeiramente arredondadas, situadas entre as papilas filiformes. O centro da papila fungiforme é formado por um eixo de tecido conjuntivo altamente vascularizado, que se projeta na base do epitélio superficial. Devido à penetração profunda do tecido conjuntivo dentro do epitélio (*setas*), em associação a uma superfície queratinizada muito fina, as papilas fungiformes aparecem como pequenos pontos vermelhos quando a superfície dorsal da língua é examinada macroscopicamente. 45×. **C.** Em cortes histológicos, as papilas folhadas podem ser diferenciadas das papilas fungiformes, pela sua organização em fileiras intercaladas por fendas profundas (*setas*). As papilas folhadas são cobertas por epitélio estratificado pavimentoso não queratinizado, contendo numerosos botões gustativos em suas superfícies laterais. O epitélio superficial livre de cada papila é espesso e apresenta várias papilas secundárias de tecido conjuntivo que se projetam na sua face inferior. O tecido conjuntivo dentro e abaixo das papilas folhadas contém glândulas serosas (glândulas de von Ebner) que se abrem por meio de ductos dentro da fenda entre papilas vizinhas. 45×. **D.** As papilas circunvaladas são cobertas por epitélio estratificado pavimentoso, que pode ser ligeiramente queratinizado. Cada papila circunvalada é circundada por uma vala ou fenda. Numerosos botões gustativos são observados nas paredes laterais das papilas. A superfície dorsal da papila é lisa. A vala profunda que circunda as papilas circunvaladas e a existência de botões gustativos laterais, em vez da superfície livre, constituem características que diferenciam as papilas circunvaladas das papilas fungiformes. O tecido conjuntivo próximo das papilas circunvaladas também contém muitas glândulas de tipo seroso, que se abrem por meio de ductos na base da vala. 25×.

O paladar é uma sensação química, na qual diversas substâncias químicas desencadeiam estímulos das células neuroepiteliais dos botões gustativos.

O paladar caracteriza-se por uma sensação química em que vários saborizantes (substâncias estimuladoras do paladar) contidos no alimento ou em bebidas interagem com os receptores gustativos localizados na superfície apical das células neuroepiteliais. Existem três tipos de células neuroepiteliais que reagem a cinco estímulos básicos: o tipo I reage ao sabor salgado; o tipo II reage aos sabores doce, amargo e umami; e o tipo III detecta o sabor azedo. Todas os botões gustativos apresentam os mesmos três tipos de células neuroepiteliais; entretanto, suas proporções variam em diferentes regiões da língua. A ação molecular dos saborizantes pode envolver a abertura e a passagem através de canais iônicos (*i. e.*, salgado e azedo), o fechamento dos canais iônicos (azedo) ou a ação sobre um receptor gustativo específico acoplado à proteína G (*i. e.*, amargo, doce e umami).

A **perda ou alteração no paladar (ageusia ou disgeusia)** são sintomas clínicos únicos relatados por indivíduos infectados pelo **SARS-CoV-2 (covid-19)**. Essas anormalidades do paladar frequentemente coexistem com distúrbios do olfato (ver Capítulo 19, *Sistema Respiratório*). A expressão da **enzima conversora de angiotensina 2 (ECA2)** na superfície celular é responsável pela entrada do SARS-CoV-2 na célula. Após a ligação da proteína da espícula viral à ECA2, mais proteínas de espícula são ativadas pela **serina protease transmembrana 2 (TMPRSS2)**, facilitando, assim, a entrada dos vírus. Na língua, ambas as proteínas ECA2 e TMPRSS2 são coexpressadas nas papilas nos botões gustativos das papilas linguais. A expressão de ECA2 não foi encontrada nos neurônios ou gânglios dos nervos que inervam as células neuroepiteliais. Um estudo recente localizou a coexpressão das proteínas ECA2 e TMPRSS2 a **células neuroepiteliais do tipo II**, que contêm receptores de sabores **doce**, **amargo** e **umami**. Os receptores gustativos dos tipos I e II para os sabores salgado e azedo, respectivamente, não estão envolvidos na replicação do SARS-CoV-2. A lesão

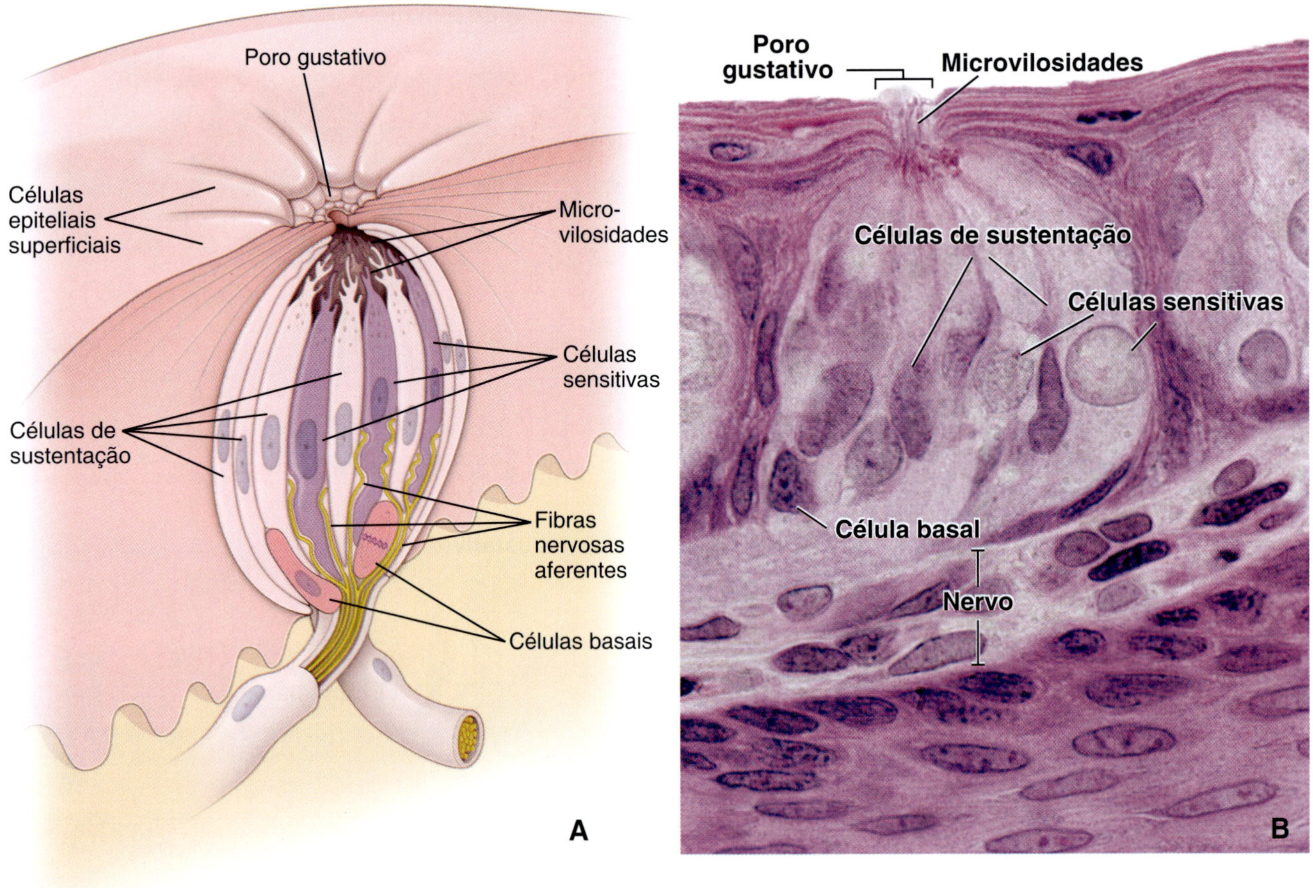

Figura 16.7 Diagrama e fotomicrografia de um botão gustativo. A. Este diagrama de um botão gustativo mostra células neuroepiteliais (sensitivas), células de sustentação e células basais. Uma célula basal é mostrada em processo de divisão. As fibras nervosas fazem sinapse com as células neuroepiteliais. (Com base em Warwick R, Williams PL, Eds. *Gray's Anatomy*. 35th ed. Churchill Livingstone; 1973.) **B.** Esta fotomicrografia em grande aumento mostra a organização das células no botão gustativo. As células sensitivas e de sustentação estendem-se por toda a extensão do botão gustativo. A superfície apical dessas células contém microvilosidades. As células basais estão localizadas na base do botão gustativo; observe que este se abre na superfície por meio de um poro gustativo. 1.100×.

direta das células neuroepiteliais do tipo II pode explicar a alta incidência de ageusia ou disgeusia em indivíduos infectados pelo SARS-CoV-2. Quase 90% dos pacientes recuperam a sua função gustativa em 4 a 15 dias, o que é compatível com o tempo de vida das células neuroepiteliais.

A estimulação dos receptores de sabor amargo, doce e umami ativa receptores gustativos acoplados à proteína G que pertencem às famílias dos receptores quimiossensitivos T1R e T2R.

Os sabores amargo, doce e umami em células neuroepiteliais do tipo II são detectados por uma variedade de proteínas receptoras codificadas por dois genes dos receptores gustativos (T1R e T2R). Seus produtos são caracterizados como receptores gustativos acoplados à proteína G:

- O sabor amargo é detectado por cerca de 30 tipos diferentes de receptores quimiossensoriais T2R. Cada receptor representa uma única proteína transmembrana acoplada à sua própria proteína G. Após a ativação do receptor pelo saborizante, a proteína G estimula a enzima fosfolipase C, levando à produção intracelular aumentada de inositol 1,4,5-trifosfato (IP_3, do inglês *inositol 1,4,5-trisphosphate*), uma molécula de segundo mensageiro. Por sua vez, o IP_3 ativa canais de Na^+ específicos do paladar, causando o influxo de íons Na^+, com consequente despolarização da célula neuroepitelial. A despolarização da membrana plasmática provoca a abertura dos canais de Ca^{2+} regulados por voltagem nas células neuroepiteliais. Um aumento dos níveis intracelulares de Ca^{2+}, seja pelo influxo de Ca^{2+} extracelular para dentro da célula (o efeito da despolarização), seja por sua liberação das reservas intracelulares (estimulação direta pelo IP_3), resulta na liberação de moléculas de neurotransmissores, que geram impulsos nervosos ao longo da fibra nervosa aferente gustativa (Figura 16.8A)
- Os receptores gustativos do sabor doce também são acoplados à proteína G. Diferentemente dos receptores gustativos do sabor amargo, eles apresentam duas subunidades proteicas, T1R2 e T1R3. Os saborizantes doces ligados a esses receptores ativam a mesma cascata de reações do sistema de segundo mensageiro dos receptores do sabor amargo (ver Figura 16.8A)
- O sabor umami está ligado a determinados aminoácidos (p. ex., L-glutamato, aspartato e compostos relacionados) e é comum nos aspargos, tomates, queijo e carne. Os receptores do sabor umami são muito semelhantes aos receptores do sabor doce; eles também são compostos de duas subunidades. Uma subunidade, T1R3 é idêntica à do receptor do sabor doce; no entanto, a segunda subunidade formada pela proteína T1R1 é exclusiva dos receptores de sabor umami (ver Figura 16.8A). O processo de transdução é idêntico ao descrito anteriormente para as vias do sabor amargo. O glutamato monossódico, adicionado a muitos alimentos para realçar o seu sabor (e o principal ingrediente do molho de soja), estimula receptores umami.

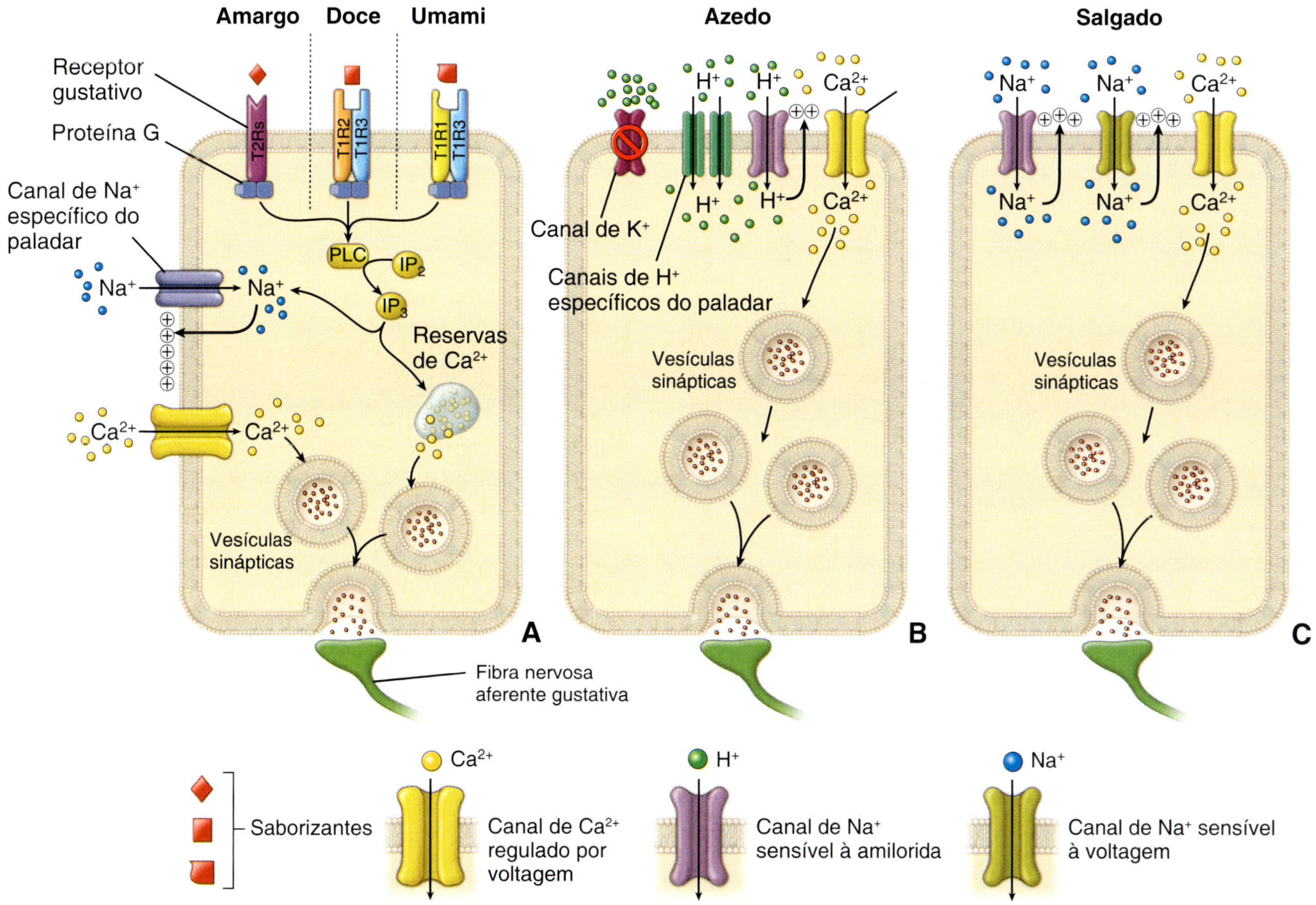

Figura 16.8 Diagrama dos receptores gustativos e seus mecanismos de sinalização. A. Este diagrama mostra o mecanismo de sinalização dos receptores de sabor amargo, doce e umami nas células neuroepiteliais. Essas células expressam seletivamente apenas uma classe de proteínas receptoras; para maior simplificação, todos os três receptores gustativos são mostrados na membrana celular apical. Ver texto para mais detalhes. **B.** O mecanismo de sinalização para a sensação gustativa de azedo é gerado por prótons H^+ que bloqueiam principalmente os canais de K^+. Os prótons H^+ entram na célula por meio de canais de Na^+ sensíveis à amilorida e por canais de H^+ específicos do paladar (PKD1L3 e PKD2L1) expressos exclusivamente nas células envolvidas na transdução do sabor azedo. **C.** A sensação do sabor salgado é gerada a partir dos íons Na^+ que entram nas células neuroepiteliais por meio de canais de Na^+ sensíveis à amilorida. O Na^+ intracelular causa despolarização da membrana e ativação de canais de Na^+ e Ca^+ sensíveis à voltagem adicionais. A liberação de neurotransmissores mediada por cálcio das vesículas sinápticas resulta na estimulação das fibras nervosas gustativas. IP_2, inositol-1,4-difosfato; IP_3, inositol 1,4,5-trifosfato; PLC, fosfolipase C (do inglês *phospholipase C*).

O mecanismo de transdução pode ser semelhante com relação a vários sabores (*i. e.*, amargo ou doce); no entanto, é importante lembrar que as células neuroepiteliais expressam seletivamente apenas uma classe de proteínas receptoras. Por conseguinte, as mensagens sobre os sabores amargo ou doce do alimento que está sendo ingerido são transferidas ao sistema nervoso central (SNC) ao longo de diferentes fibras nervosas.

Os íons sódio e os prótons hidrogênio, responsáveis pelos sabores salgado e azedo, respectivamente, atuam diretamente sobre canais iônicos.

No caso dos sabores azedo e salgado, os mecanismos de sinalização são semelhantes a outros mecanismos de sinalização encontrados nas sinapses e nas junções neuromusculares:

- O sabor azedo em células neuroepiteliais do tipo III é gerado por prótons H^+ que são formados pela hidrólise dos componentes ácidos. O próton primário H^+ bloqueia os canais de K^+, que são responsáveis pela geração do potencial de membrana da célula que causa despolarização da membrana celular. Além disso, os prótons H^+ entram na célula através dos canais de Na^+ sensíveis à amilorida e por meio de canais de especificação, denominados *PKD1L3* e *PKD2L1*, encontrados nas células neuroepiteliais envolvidas exclusivamente na transdução do sabor azedo. A entrada de H^+ na célula receptora ativa canais de Ca^{2+} sensíveis à voltagem. O influxo de Ca^{2+} desencadeia a migração das vesículas sinápticas, sua fusão e a liberação de transmissores, resultando na geração de potenciais de ação da fibra nervosa sensitiva aposta (Figura 16.8B)
- O sabor salgado, que é estimulado pelo sal de cozinha (NaCl), deriva essencialmente do sabor dos íons sódio. O Na^+ penetra nas células neuroepiteliais do tipo I por meio de canais de Na^+ sensíveis à amilorida específicos (os mesmos que estão envolvidos na transmissão do sabor azedo). Esses canais são diferentes dos canais de Na^+ sensíveis à voltagem que geram potenciais de ação nas células nervosas ou musculares. A entrada de Na^+ em uma célula receptora provoca despolarização de sua membrana e ativação de canais de Na^+ sensíveis à voltagem e de canais de Ca^{2+} sensíveis à voltagem adicionais. Conforme descrito anteriormente, o influxo de Ca^{2+} desencadeia a migração e a liberação do neurotransmissor das vesículas sinápticas, resultando em estimulação das fibras nervosas gustatórias (Figura 16.8C).

Algumas áreas da língua são mais responsivas a determinados sabores do que outras.

Em geral, os botões gustativos na ponta da língua detectam estímulos doces; aqueles de localização imediatamente posterolateral à ponta da língua detectam estímulos salgados; e aqueles de localização mais posterolateral detectam estímulos de sabor azedo. Os botões gustativos nas papilas circunvaladas detectam estímulos amargos e umami. Contudo, estudos com estimulação térmica da língua mostraram que os mapas clássicos do paladar, conforme descrito anteriormente, representam visão supersimplificada da distribuição dos receptores gustativos. A sensibilidade a todos os sabores está distribuída por toda a língua, mas algumas áreas são mais responsivas a determinados sabores do que outras.

A tonsila lingual consiste em acúmulos de tecido linfoide na base da língua.

A tonsila lingual está localizada na lâmina própria da raiz ou base da língua. É encontrada posteriormente ao sulco terminal (ver Figura 16.5). A tonsila lingual contém tecido linfoide difuso com nódulos linfáticos que apresentam centros germinativos. Essas estruturas são discutidas no Capítulo 14, *Sistema Imune e Órgãos e Tecidos Linfáticos*.

Em geral, as criptas epiteliais invaginam-se na tonsila lingual. No entanto, pode ser difícil distinguir a estrutura do epitélio, devido ao número extremamente grande de linfócitos que geralmente o invadem. Entre os nódulos, o epitélio lingual exibe as características do epitélio de revestimento. As glândulas salivares linguais mucosas podem ser observadas dentro da tonsila lingual e podem se estender até o músculo da base da língua.

O complexo suprimento nervoso da língua é fornecido pelos nervos cranianos e pelo sistema nervoso autônomo.

- A sensibilidade geral para os dois terços anteriores da língua (anteriormente ao sulco terminal) é transmitida na divisão mandibular do nervo trigêmeo (nervo craniano V). A sensibilidade geral para o terço posterior da língua é transmitida no nervo glossofaríngeo (nervo craniano IX) e no nervo vago (nervo craniano X)
- A sensação do paladar é transmitida pela corda do tímpano, um ramo do nervo facial (nervo craniano VII) localizado anteriormente ao sulco terminal da língua, e pelo nervo glossofaríngeo (nervo craniano IX) e nervo vago (nervo craniano X) posteriormente ao sulco
- A inervação motora para a musculatura da língua é suprida pelo nervo hipoglosso (nervo craniano XII)
- A inervação vascular e glandular é fornecida pelos nervos simpáticos e parassimpáticos. Esses nervos suprem os vasos sanguíneos e as pequenas glândulas salivares da língua. Com frequência, são observadas células ganglionares dentro da língua. Essas células pertencem aos neurônios parassimpáticos pós-sinápticos e são destinadas às glândulas salivares menores dentro da língua. Os corpos celulares dos neurônios simpáticos pós-sinápticos estão localizados no gânglio cervical superior.

DENTES E TECIDOS DE SUSTENTAÇÃO

Os dentes constituem o principal componente da cavidade oral e são essenciais para iniciar o processo digestivo. Os dentes são inseridos e fixados nos processos alveolares da maxila e da mandíbula. As crianças têm 10 dentes decíduos (primários, de leite) em cada maxila e mandíbula, de cada lado:

- Um incisivo medial (central), o primeiro dente a irromper (em geral, na mandíbula) com aproximadamente 6 meses (em alguns lactentes, os primeiros dentes podem não irromper até 12 ou 13 meses)
- Um incisivo lateral, que irrompe com aproximadamente 8 meses
- Um dente canino, que irrompe aproximadamente aos 15 meses
- Dois dentes molares, o primeiro dos quais irrompe dos 10 a 19 meses, e o segundo, dos 20 aos 31 meses.

Durante um período de vários anos, que geralmente começa em torno dos 6 anos e termina por volta de 12 ou 13 anos, os dentes decíduos são gradualmente substituídos por 16 dentes permanentes (secundários) em cada mandíbula (ver Boxe 16.2). Cada lado da maxila e da mandíbula apresenta os seguintes dentes:

- Um incisivo medial (central), que irrompe aos 7 ou 8 anos
- Um incisivo lateral, que irrompe aos 8 ou 9 anos

Boxe 16.1

Correlação clínica | Base genética do paladar

A capacidade geral do paladar, bem como a capacidade de sentir sabores específicos, é geneticamente determinada. Estudos conduzidos em grandes populações demonstram que a variação do paladar é comum. Cerca de 25% da população, designados como "**superdegustadores**", têm um número acima do normal de papilas linguais e uma elevada densidade de botões gustativos. Os raros indivíduos que pertencem a esse grupo, como os degustadores de vinho, conhaque, café ou chá, apresentam uma prodigiosa capacidade de discriminação e memória gustativa. Esses indivíduos caracterizam-se pela sua extrema sensibilidade à substância química feniltiocarbamida (PTC) e seu derivado 6-*N*-propiltiouracila (PROP) e, em geral, relatam um sabor intensamente amargo após a colocação de apenas uma gota de solução de PTC/PROP na ponta da língua. No outro extremo do espectro (aproximadamente 25% da população), estão os indivíduos conhecidos como "**não degustadores**", que apresentam um número menor que o normal de papilas linguais e menor densidade de botões gustativos. Quando testados com uma solução de PTC/PROP, esses indivíduos não percebem o seu sabor amargo.

Muitas condições clínicas podem afetar a percepção gustativa. Incluem lesões nos nervos que transmitem a sensação do paladar até o sistema nervoso central (*i. e.*, nervo facial, corda do tímpano e nervo lingual); inflamações da cavidade oral; distúrbios da mucosa, incluindo inflamação da mucosa lingual induzida por radiação; deficiências nutricionais; distúrbios endócrinos, como diabetes melito, hipogonadismo e pseudo-hipoparatireoidismo; e flutuações hormonais durante a menstruação e a gravidez. Alguns distúrbios genéticos raros também afetam a sensação gustativa. A **disautonomia familiar do tipo I (síndrome de Riley-Day)** provoca hipogeusia (diminuição da capacidade de detectar os sabores) grave, devido à ausência de desenvolvimento dos botões gustativos e das papilas fungiformes. Essa neuropatia sensitiva e autônoma é um distúrbio autossômico recessivo causado por mutação no gene *DYS* (também designado como gene *IKBKAP*), localizado no cromossomo 9. Além da hipogeusia, esses indivíduos apresentam outros sintomas relacionados com defeitos do desenvolvimento nos sistemas nervosos periférico e autônomo, incluindo diminuição do lacrimejamento, termorregulação defeituosa, hipotensão ortostática, sudorese excessiva, perda da sensibilidade à dor e à temperatura e reflexos ausentes. Um teste que detecte a mutação causadora no gene *DYS* pode ser usado para confirmar o diagnóstico de disautonomia familiar.

- Um dente canino, que irrompe dos 10 aos 12 anos
- Dois dentes pré-molares, que irrompem entre 10 e 12 anos
- Três dentes molares, que irrompem em diferentes épocas; o primeiro molar irrompe geralmente aos 6 anos; o segundo molar, no início da adolescência; e o terceiro molar (dente de siso), no fim da adolescência ou no início da segunda década de vida.

Os incisivos, os caninos e os pré-molares têm, cada um deles, uma raiz, exceto o primeiro pré-molar da maxila, que tem duas raízes. Os molares têm duas raízes (mandíbula) ou três (maxila) e, em raras ocasiões, quatro raízes. Contudo, todos os dentes apresentam a mesma estrutura básica.

Os dentes consistem em várias camadas de tecidos especializados.

Os dentes são formados por três tecidos especializados:

- O esmalte, uma camada dura, fina e transparente de tecido acelular mineralizado, que cobre a coroa do dente
- A dentina, o tecido dental mais abundante; localiza-se abaixo do esmalte na coroa e cemento da raiz. Sua estrutura tubular singular e composição bioquímica sustentam o esmalte mais rígido e o cemento, que estão suprajacentes à superfície do dente
- O cemento, uma camada fina e de tom amarelo-pálido de tecido calcificado, semelhante a osso, que cobre a dentina da raiz do dente. O cemento é mais mole e mais permeável que a dentina e é facilmente removido por abrasão quando a superfície da raiz é exposta ao ambiente oral.

Esmalte

O esmalte é a substância mais dura no corpo; consiste em 96 a 98% de cristais de hidroxiapatita (fosfato de cálcio).

O esmalte é um tecido acelular mineralizado que cobre a coroa do dente. Uma vez formado, não pode ser substituído. Diferentemente do osso, que é formado a partir do tecido conjuntivo, o esmalte é um tecido singular, pois consiste em material mineralizado derivado do epitélio. O esmalte é mais altamente mineralizado e mais duro que qualquer outro tecido mineralizado do corpo; consiste em 96 a 98% de cristais de hidroxiapatita. O esmalte que é exposto e visível acima da linha da gengiva é denominado coroa clínica; a coroa anatômica está relacionada com toda a parte do dente que é coberta pelo esmalte, parte do qual se encontra abaixo da linha da gengiva. O esmalte varia quanto à sua espessura sobre a coroa e pode ter espessura de até 2,5 mm nas cúspides (superfícies de mordida e trituração) de alguns dentes. A camada de esmalte termina no colo do dente, na junção amelocementária (Figura 16.9); a partir dessa junção, a raiz do dente passa a ser coberta por cemento, um material semelhante ao osso.

O esmalte é composto de bastões que se estendem por toda a espessura da camada de esmalte.

Os cristais não estequiométricos de hidroxiapatita de cálcio carbonatada que formam o esmalte estão dispostos na forma de bastões que medem 4 μm de largura e 8 μm de altura. Cada bastão de esmalte estende-se por toda a espessura da camada de esmalte a partir da junção amelodentinária até a superfície do esmalte. Quando examinados em corte transversal em maior aumento, os bastões revelam um formato em buraco de fechadura (Figura 16.10); a parte abaulada ou cabeça é orientada para a porção superior, enquanto a cauda é direcionada para a raiz do dente. Os cristais de esmalte apresentam predominantemente uma orientação paralela ao eixo longo

Boxe 16.2

Correlação clínica | Classificação da dentição permanente (secundária) e decídua (primária)

Atualmente, são utilizados três sistemas (notações dentárias) para classificar os dentes permanentes e os dentes decíduos (Figura B.16.2.1):

- O ***sistema de Palmer (sistema militar)***, que é utilizado principalmente no Reino Unido. Nesse sistema, são empregadas letras maiúsculas para os dentes decíduos, e são usados algarismos arábicos para os dentes permanentes. Cada quadrante neste sistema é designado por símbolos de linhas em ângulos (⌋, ⌊, ⌉, ⌈): ⌋ para o quadrante superior direito (SD), ⌊ para o quadrante superior esquerdo (SE), ⌉ para o quadrante inferior direito (ID) e ⌈ para o quadrante inferior esquerdo (IE). Por exemplo, os caninos permanentes são designados pelo número 3 em cada quadrante, e o quadrante é indicado pela sua linha em ângulo reto. Na era dos prontuários eletrônicos, os símbolos da notação Palmer são codificados no formato de transformação Unicode padrão (UTF-16), que tem sido empregado em sistemas operacionais e linguagens de programação modernos
- O ***sistema internacional (sistema World Dental Federation [FDI] ou ISO 3950)***, que é a notação mais comumente usada em todo o mundo, exceto nos EUA, que utiliza o sistema americano (universal), e no Reino Unido, onde a notação Palmer é frequentemente utilizada. O sistema internacional emprega dois algarismos arábicos para designar o dente individual. Neste sistema, o primeiro algarismo indica a localização do dente em um quadrante específico. Os quadrantes dos dentes permanentes são designados como QSD = 1; QSE = 2; QIE = 3 e QID = 4; os quadrantes dos dentes decíduos são designados como QSD = 5, QSE = 6, QIE = 7 e QID = 8. O segundo algarismo designa cada um dos dentes, que é numerado a partir da linha média dentária. Por exemplo, nesse sistema, os caninos permanentes são designados como 13, 23, 33 e 43, e os caninos decíduos, como 53, 63, 73 e 83
- ***Sistema americano (sistema universal, UNS)***, que é o método mais comumente utilizado na América do Norte. Neste sistema, a dentição permanente é designada por algarismos arábicos, enquanto a dentição decídua é designada por letras maiúsculas. Para a dentição permanente, a numeração começa no QSD, com o terceiro molar SD designado pelo número 1. A numeração continua pelo arco maxilar até o terceiro molar SE, designado como dente número 16. O dente número 17 é o terceiro molar localizado no QIE, inferiormente e em oposição ao dente número 16. Em seguida, a numeração prossegue pelo arco mandibular e termina com o dente número 32, o terceiro molar ID. *Nesse sistema, a soma dos números dos dentes*

(continua)

Boxe 16.2

Correlação clínica | Classificação da dentição permanente (secundária) e decídua (primária) (*continuação*)

opostos é igual a 33. Para a dentição decídua, segue-se o mesmo padrão, mas são utilizadas as letras A a T para designar cada um dos dentes. Por conseguinte, nesse sistema, os caninos permanentes são designados como 6, 11, 22 e 27, e os caninos decíduos, como C, H, M e R.

Observe também que, na Figura B.16.2.1, a coloração vermelha demonstra a relação entre as dentições decídua e permanente. O exame do quadro revela que os molares decíduos são substituídos por pré-molares permanentes após esfoliação, enquanto os molares permanentes não têm decíduos precursores.

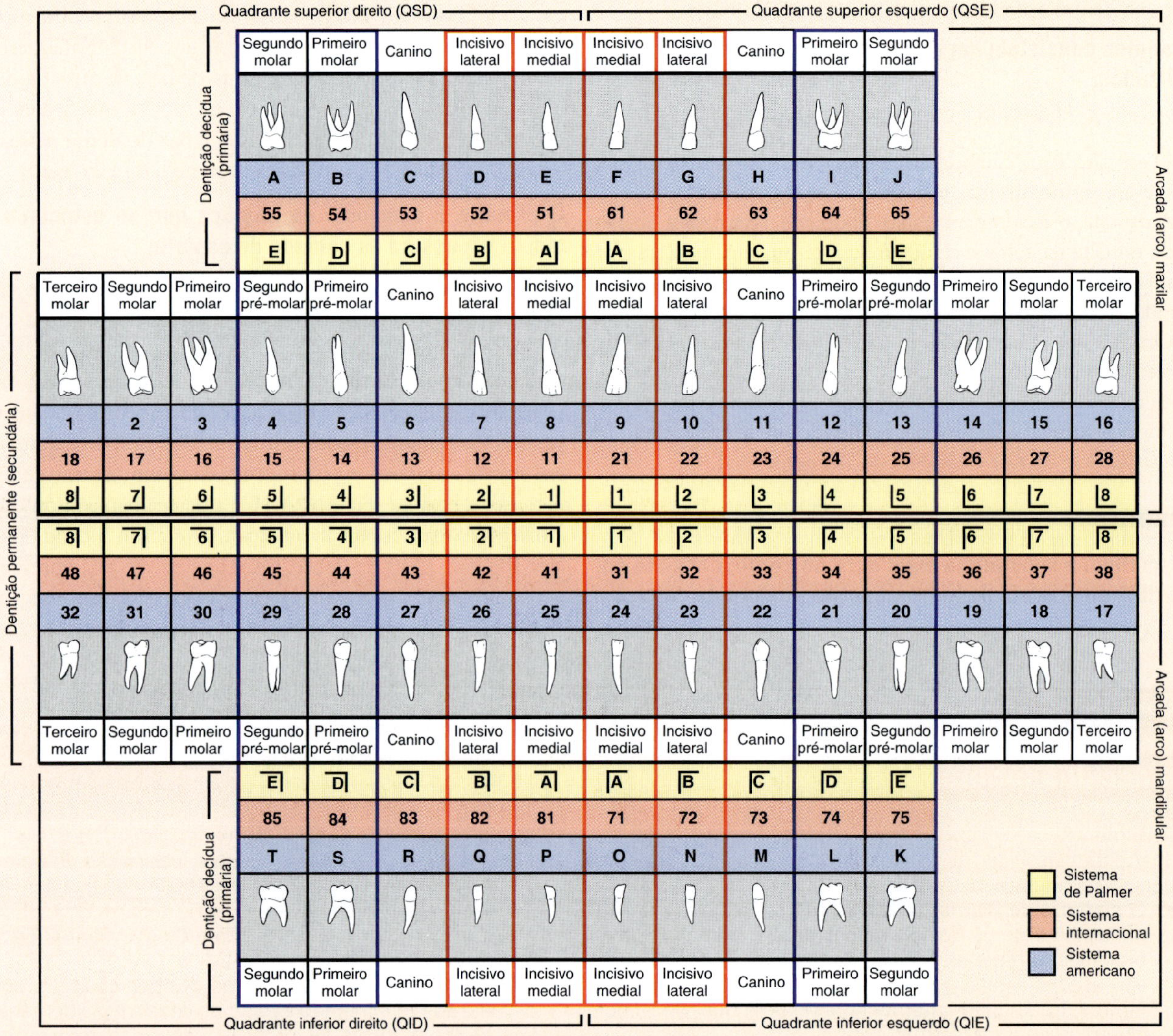

Figura B.16.2.1 Classificação dos dentes permanentes e decíduos. São utilizados três sistemas de classificação dos dentes. O *painel central* do diagrama mostra os dentes permanentes, enquanto os *painéis superior e inferior* mostram os dentes decíduos. A dentição é dividida em quatro quadrantes: superior esquerdo (QSE), superior direito (QSD), inferior esquerdo (QIE) e inferior direito (QID). Cada quadrante inclui 8 dentes permanentes ou 5 dentes decíduos. No sistema americano (universal) (*em azul*), os dentes permanentes são designados por algarismos arábicos. A numeração começa com o dente de siso no quadrante superior direito, designado como dente número 1, e prossegue ao longo de todos os dentes na maxila até o dente número 16, que designa o terceiro molar superior esquerdo. A numeração prossegue pela mandíbula, começando no terceiro molar inferior esquerdo, designado pelo número 17, até o terceiro molar inferior direito, designado pelo número 32. No sistema americano, os dentes decíduos são marcados com letras maiúsculas, designadas para cada dente. O padrão é o mesmo daquele utilizado para os dentes permanentes, de modo que a numeração começa a partir do segundo molar superior direito e termina com o segundo molar inferior direito. No sistema internacional (*em vermelho*), também denominado *sistema de dois dígitos*, cada dente é designado com dois algarismos: o primeiro algarismo indica o quadrante da dentição, que é marcado de 1 a 4 e de 5 a 8 em um sentido horário, começando a partir do quadrante superior direito para os dentes permanentes e decíduos, respectivamente. O segundo algarismo especifica cada um dos dentes em cada quadrante, começando a partir da linha média, onde os incisivos mediais são designados como número 1, e os terceiros molares, como número 8. No sistema de Palmer (*em amarelo*), a dentição é dividida em quatro quadrantes com linhas em ângulo reto. A *linha vertical* divide a dentição entre o lado direito e o lado esquerdo, começando na linha média. A *linha horizontal* divide a dentição nas partes superior e inferior para designar os dentes da maxila e da mandíbula. No sistema de Palmer, os dentes permanentes são numerados com algarismos arábicos, começando a partir da linha média. Os dentes decíduos são marcados com letras maiúsculas, que também começam a partir da linha média. Para marcar um dente específico com sistema de Palmer, são necessárias duas linhas (vertical e horizontal) e o número ou letra corretos do dente. (Desenho do quadro: cortesia do Dr. Wade T. Schultz.)

do bastão na porção de suas cabeças. Na sua porção caudal exibem orientação mais oblíqua (Figuras 16.10 e 16.11). Os espaços entre os bastões também são preenchidos com cristais de esmalte. As estriações observadas nos bastões de esmalte (linhas de contorno de Retzius) podem servir como evidência do crescimento rítmico do esmalte no dente em desenvolvimento. Observa-se uma linha mais larga de hipomineralização no esmalte dos dentes decíduos. Essa linha, denominada *linha neonatal*, marca as alterações nutricionais que ocorrem entre a vida pré-natal e pós-natal.

Embora o esmalte de um dente irrompido seja desprovido de células, ele não é um tecido estático. É influenciado pela secreção das glândulas salivares, que são essenciais para a sua manutenção. Os dentes são afetados pela composição química da saliva, que inclui enzimas digestivas, anticorpos e uma variedade de componentes inorgânicos (minerais).

O esmalte maduro contém uma quantidade muito pequena de material orgânico. Apesar de sua dureza, o esmalte pode ser descalcificado por bactérias produtoras de ácido que atuam sobre os produtos alimentares aprisionados na superfície do esmalte. Esta é a base da formação das cáries dentárias. O fluoreto adicionado ao complexo de hidroxiapatita torna o esmalte mais resistente à desmineralização ácida. O uso disseminado de fluoreto na água potável, nas pastas de dente, em suplementos vitamínicos pediátricos e nos colutórios reduz significativamente a incidência de **cáries dentárias**.

O esmalte é produzido pelos ameloblastos do órgão do esmalte, enquanto a dentina é produzida pelos odontoblastos derivados da crista neural do mesênquima adjacente.

O órgão do esmalte é uma formação epitelial que deriva das células epiteliais ectodérmicas da cavidade oral. O início do desenvolvimento do dente caracteriza-se pela proliferação do epitélio oral. Essa proliferação celular irá formar uma faixa de células em formato de ferradura, a lâmina dental, no mesênquima adjacente, em que irão se desenvolver a maxila e a mandíbula. No local de cada futuro dente, observa-se uma proliferação adicional de células originadas da lâmina dental, resultando em uma excrescência celular arredondada semelhante a um botão, uma para cada dente, que se projeta dentro do tecido mesenquimatoso subjacente. A formação dessa excrescência celular caracteriza o desenvolvimento inicial do órgão do esmalte e é denominada fase de botão (Figura 16.12A). Gradualmente, a massa celular arredondada aumenta e, em seguida, desenvolve uma concavidade na face

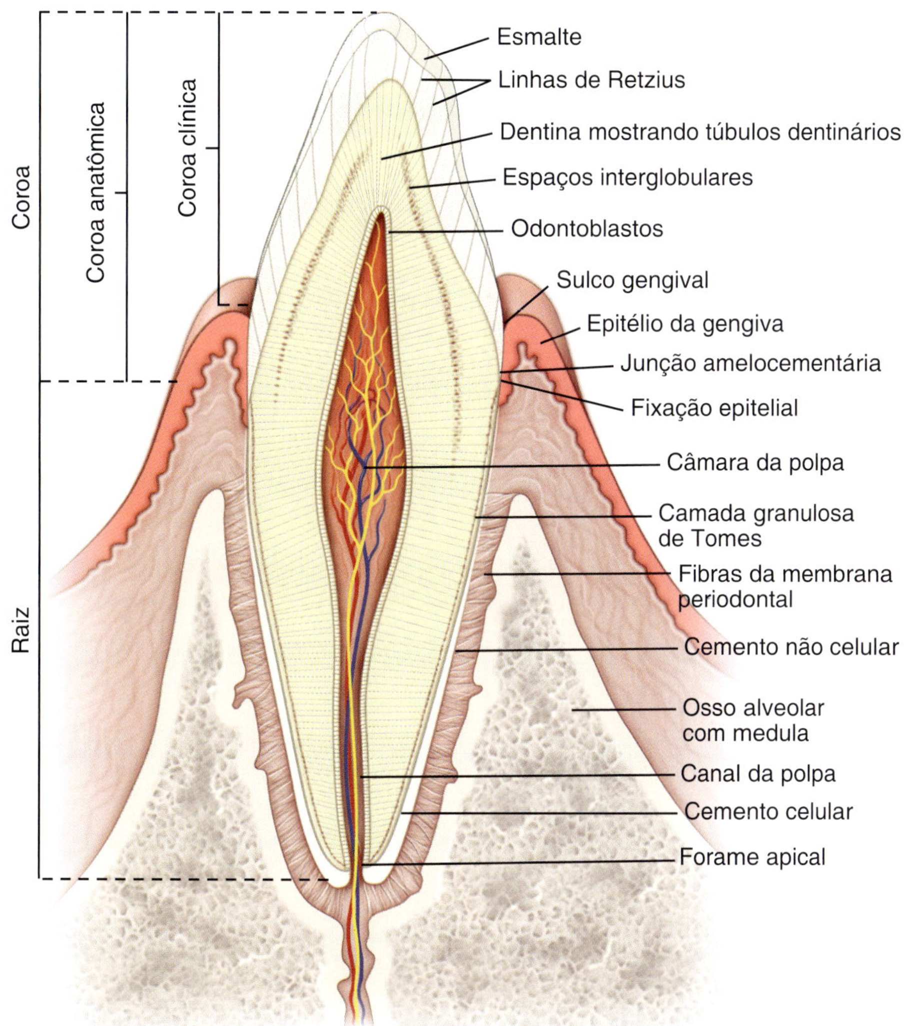

Figura 16.9 Diagrama de um corte de um dente incisivo e das estruturas ósseas e mucosas circundantes. Os três componentes mineralizados do dente são a dentina, o esmalte e o cemento. A polpa é o núcleo mole central do dente. O ligamento (membrana) periodontal contém feixes de fibras colágenas que ligam o dente ao osso alveolar circundante. A coroa clínica do dente é a porção que se projeta para dentro da cavidade oral. A coroa anatômica é toda porção do dente coberta por esmalte.

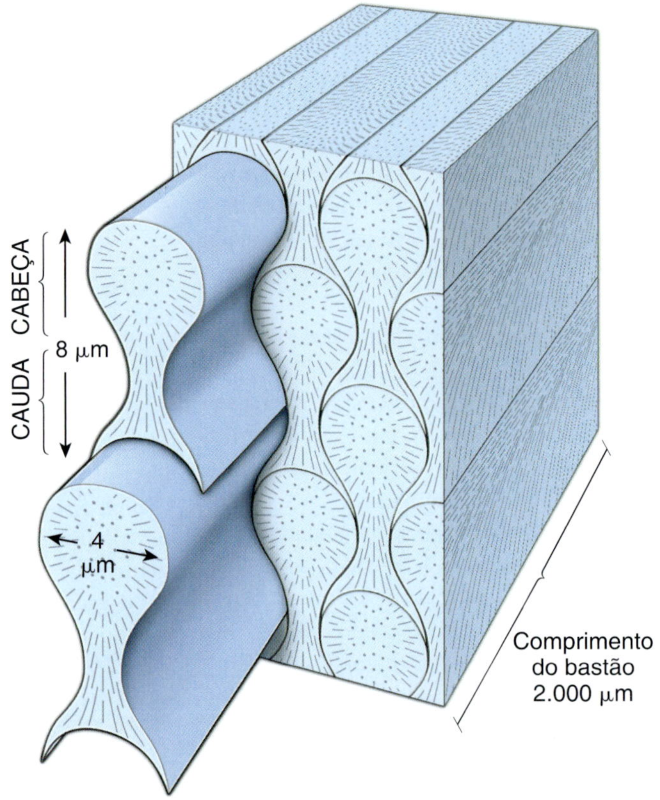

Figura 16.10 Diagrama mostrando a organização básica e a estrutura dos bastões de esmalte. Os bastões de esmalte consistem em uma estrutura fina que se estende da junção amelodentinária até a superfície do esmalte. No local em que o esmalte é mais espesso, no ápice da coroa, os bastões são mais longos e medem até 2.000 μm. Em corte transversal, os bastões revelam um formato em buraco de fechadura. A parte superior abaulada do bastão é denominada *cabeça*, enquanto a parte inferior do bastão é denominada *cauda*. Dentro da cabeça, a maior parte dos cristais de esmalte está orientada paralelamente ao eixo longo de cada bastão. Dentro da cauda, os cristais são orientados mais obliquamente.

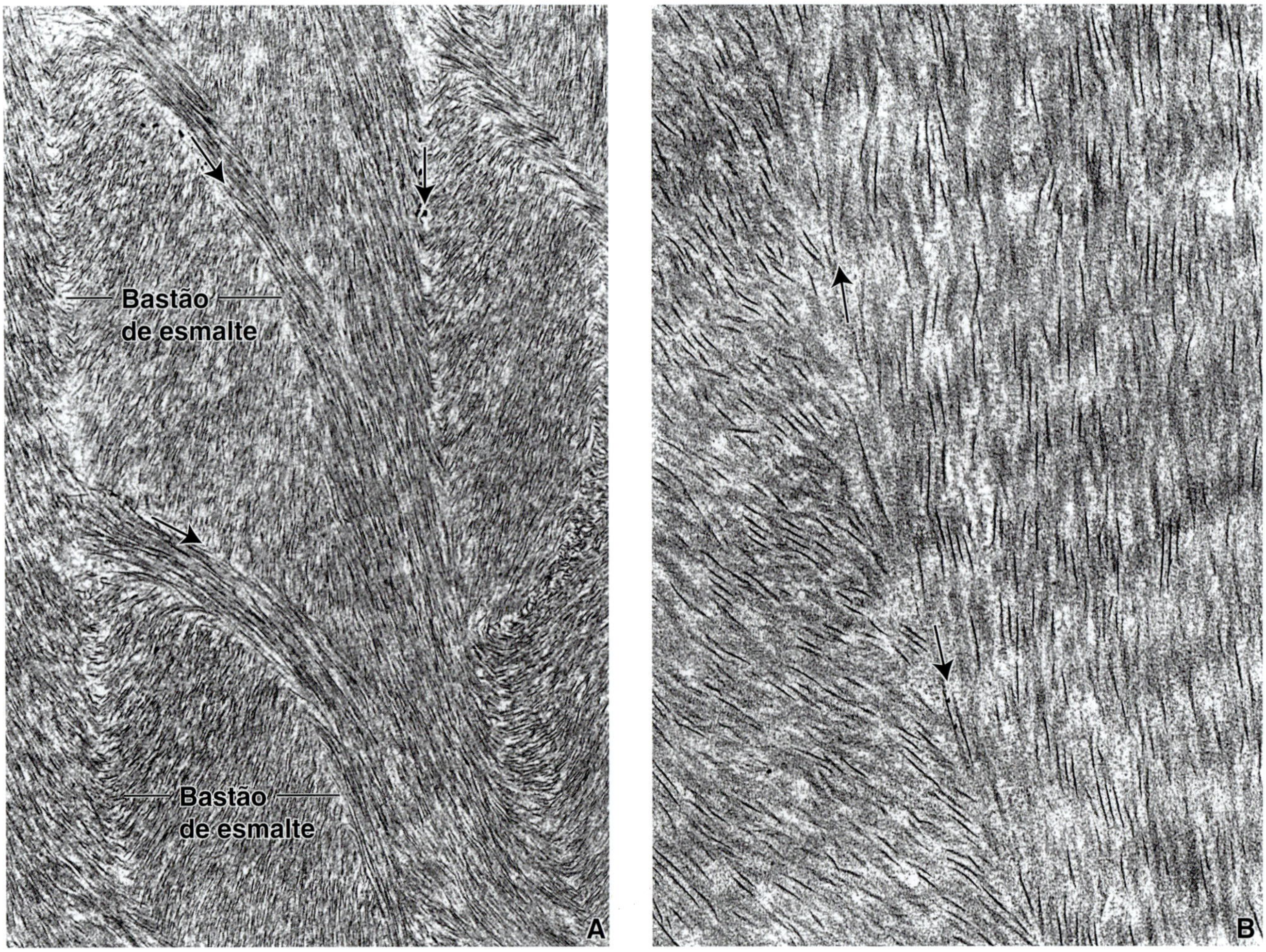

Figura 16.11 Estrutura do esmalte jovem. A. Esta eletromicrografia mostra os bastões de esmalte em corte oblíquo. As *setas* indicam os limites entre bastões adjacentes. 14.700×. **B.** São observadas partes de dois bastões adjacentes em maior aumento. As *setas* indicam o limite entre os dois bastões. As estruturas escuras semelhantes a agulhas são cristais de hidroxiapatita jovens; a substância entre os cristais de hidroxiapatita é a matriz orgânica do esmalte em desenvolvimento. À medida que o esmalte amadurece, os cristais de hidroxiapatita crescem, e a maior parte da matriz orgânica é removida. 60.000×.

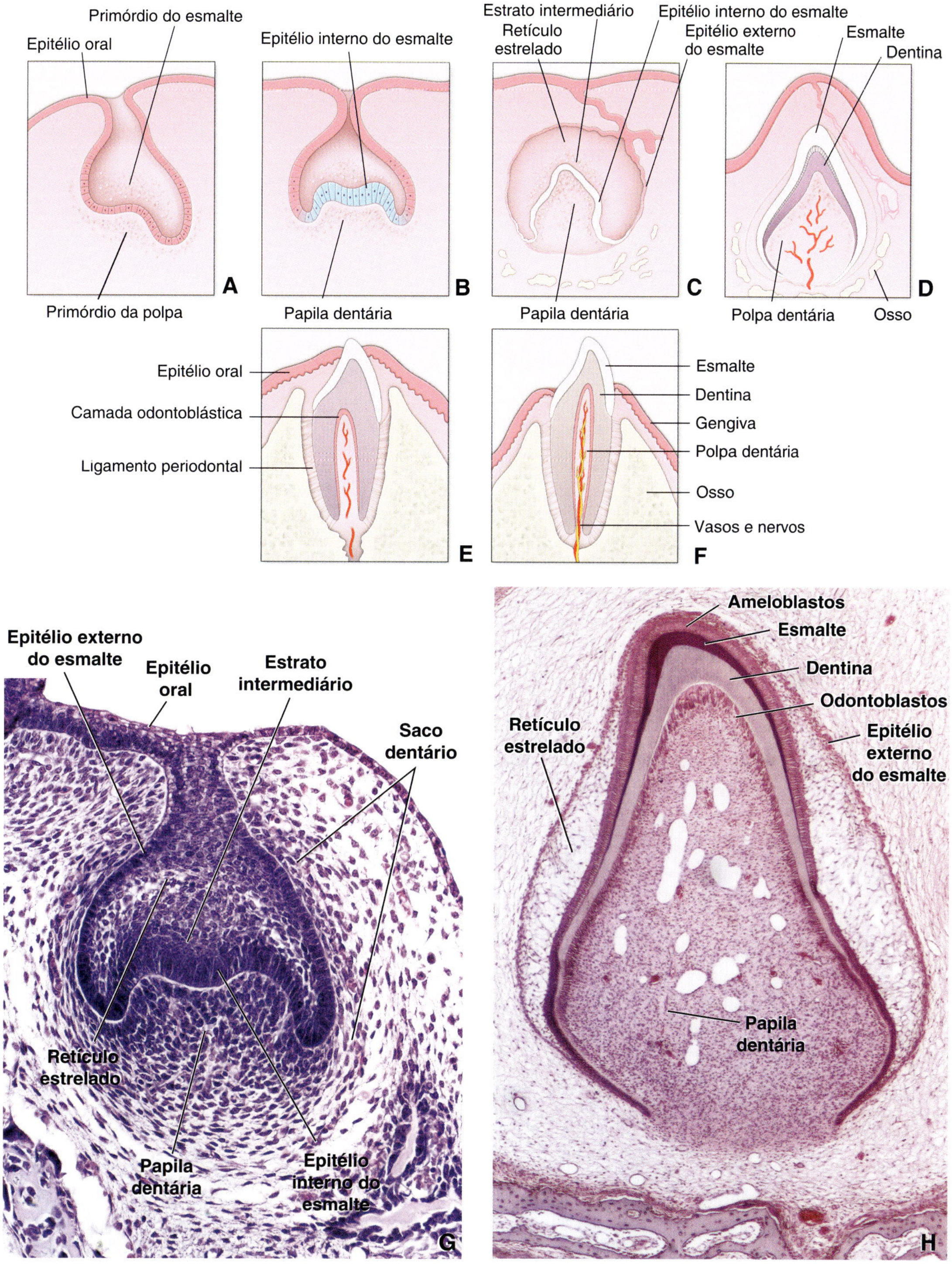

Figura 16.12 Diagramas e fotomicrografias de um dente em desenvolvimento. A. Na fase de botão, o epitélio oral sofre invaginação no mesênquima subjacente, dando origem ao órgão do esmalte (primórdio do esmalte). As células mesenquimatosas adjacentes ao botão dental começam a se diferenciar, formando a papila dental, que faz protrusão dentro do botão dental. **B.** Botão dental na fase de capuz. Nesse estágio, as células localizadas na concavidade do capuz diferenciam-se em células colunares altas (ameloblastos), formando o epitélio interno do esmalte. O mesênquima condensado sofre invaginação no epitélio interno do esmalte, formando a papila dentária, que dá origem à dentina e à polpa. **C.** Na fase de campânula, a conexão com o epitélio oral é quase interrompida. O órgão do esmalte consiste em uma linha estreita de epitélio externo do esmalte, um epitélio interno do esmalte formado por ameloblastos, diversas camadas condensadas de células que formam o estrato intermediário, e o retículo estrelado com amplos espaços. A papila dental é invaginada profundamente no órgão do esmalte. **D.** Nesta dentina em aposição e na fase de esmalte, o botão dental já está completamente diferenciado e independente do epitélio oral. A relação dos dois tecidos mineralizados da coroa do dente, o esmalte e a dentina, está claramente visível. O mesênquima circundante diferenciou-se em tecido ósseo. **E.** Neste estágio de erupção do dente, o ápice do dente emerge da superfície do epitélio oral. A cavidade da polpa é revestida pela camada odontoblástica. Observe os ligamentos periodontais desenvolvidos que fixam a raiz do dente ao osso circundante. O ápice da raiz ainda está aberto; no entanto, após ocorrer a erupção, ele se torna mais estreito. **F.** Fase funcional do dente. Observe a distribuição do esmalte e da dentina. O dente está inserido no osso circundante e na gengiva. **G.** Esta fotomicrografia do dente em desenvolvimento na fase de campânula (comparável a **B**) mostra a sua conexão com o epitélio oral. O órgão do esmalte consiste em uma única camada de células cuboides formando o epitélio externo do esmalte; o epitélio interno do esmalte diferenciou-se em ameloblastos colunares, e a camada de células adjacentes ao epitélio interno do esmalte formou o estrato intermediário. O restante da estrutura é ocupado pelo retículo estrelado. O mesênquima da papila dental proliferou e foi empurrado para dentro do órgão do esmalte. Nesse estágio, o dente em formação está circundado por um mesênquima condensado, denominado *saco dentário*, que dá origem a estruturas periodontais. 300×. **H.** Esta fotomicrografia mostra a coroa de um incisivo em desenvolvimento, circundada pelo epitélio externo do esmalte e remanescentes do retículo estrelado. É comparável a **D**. A camada de dentina subjacente de coloração mais clara é um produto dos odontoblastos. Os odontoblastos colunares altos diferenciam-se a partir de células da papila dentária. A cavidade da polpa é preenchida pela polpa dentária, e vasos sanguíneos irrigam o tecido da polpa. 40×.

oposta à que se originou da lâmina dental; isso é referido como fase de capuz (Figura 16.12B). O crescimento e o desenvolvimento adicionais do órgão do esmalte resultam na terceira fase de desenvolvimento, denominada fase de sino (Figura 16.12C e D). Nesse estágio, o órgão do esmalte consiste em quatro componentes celulares reconhecíveis:

- O epitélio externo do esmalte, composto de uma camada celular que forma a superfície convexa
- O epitélio interno do esmalte, composto de uma camada celular que forma a superfície côncava
- O estrato intermediário, uma camada celular que se desenvolve internamente ao epitélio interno do esmalte
- O retículo estrelado, formado por células que apresentam aparência estrelada e ocupam a porção interna do órgão do esmalte.

Os pré-odontoblastos derivados da crista neural, que revestem internamente a "campânula" adjacente às células do epitélio interno do esmalte, tornam-se colunares e exibem características epitelioides. Transformam-se em odontoblastos e formam a dentina do dente. As células do epitélio interno do órgão do esmalte irão se diferenciar em ameloblastos. Juntamente com as células do estrato intermediário, os ameloblastos são responsáveis pela produção do esmalte. No estágio inicial, imediatamente anterior à dentinogênese e à amelogênese, a lâmina dentária sofre degeneração, deixando o primórdio do dente em desenvolvimento deslocado de seu local de origem.

O esmalte do dente é formado por um processo de biomineralização mediado pela matriz, conhecido como amelogênese. Os principais estágios da amelogênese são descritos como:

- Produção da matriz ou estágio secretor. Na formação dos tecidos mineralizados do dente, a dentina é produzida em primeiro lugar. Em seguida, a matriz parcialmente mineralizada do esmalte (Figura 16.13) é depositada diretamente sobre a superfície da dentina previamente formada. As células que produzem essa matriz orgânica parcialmente mineralizada são denominadas ameloblastos de estágio secretor. Essas células produzem matriz proteinácea orgânica pela atividade conjunta do retículo endoplasmático rugoso (RER), do complexo de Golgi e dos grânulos secretores, de modo semelhante ao processo de produção de osso pelos osteoblastos. Os ameloblastos no estágio secretor continuam produzindo a matriz do esmalte até que a espessura final do futuro esmalte seja alcançada
- Maturação da matriz. A maturação da matriz do esmalte envolve a remoção do material orgânico, bem como o influxo continuado de cálcio e de fosfato no esmalte em processo de amadurecimento. As células envolvidas nesse segundo estágio de formação do esmalte são denominadas ameloblastos do estágio de maturação. Os ameloblastos no estágio de maturação diferenciam-se dos ameloblastos no estágio secretor e atuam principalmente como epitélio de transporte, movendo as substâncias para dentro e para fora do esmalte em processo de amadurecimento. Os ameloblastos em estágio de maturação sofrem alterações cíclicas em sua morfologia, que correspondem à entrada cíclica de cálcio no esmalte.

Os ameloblastos no estágio secretor são células colunares polarizadas que produzem o esmalte.

O ameloblasto no estágio secretor tem uma localização diretamente adjacente ao esmalte em desenvolvimento. No polo apical de cada ameloblasto existe um prolongamento, o prolongamento de Tomes, que é circundado pelo esmalte em desenvolvimento (Figura 16.14). Um grupo de mitocôndrias e um acúmulo de filamentos de actina na trama terminal proximal na base da célula

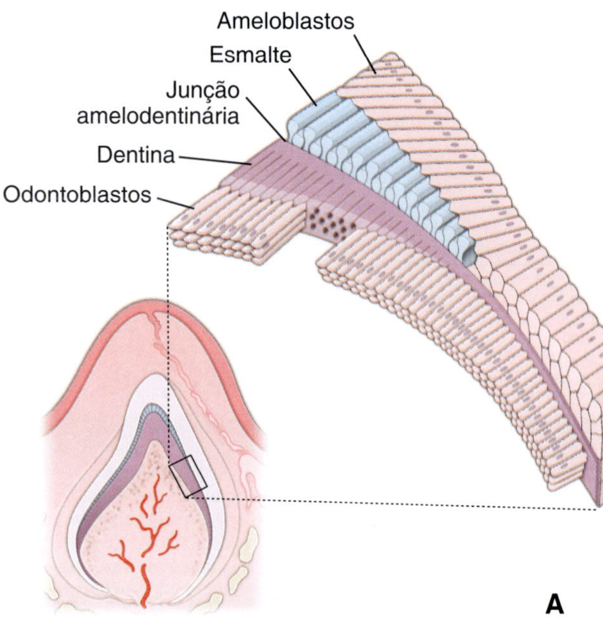

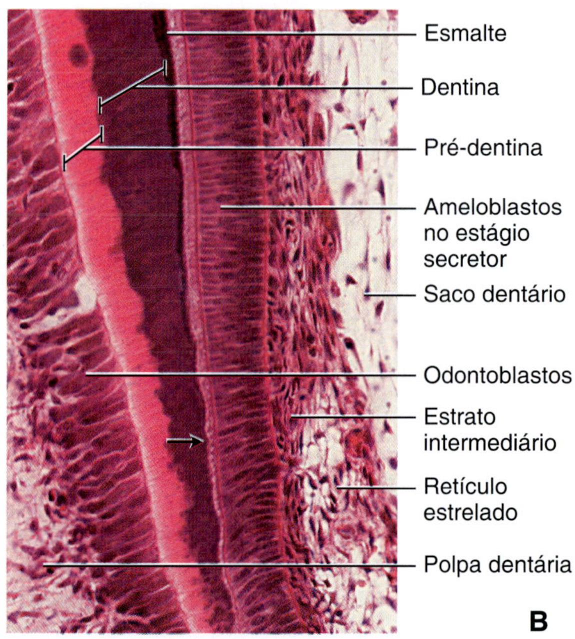

Figura 16.13 Diagrama e fotomicrografia mostrando as inter-relações celulares durante a formação do esmalte. A. No estágio secretor inicial, a dentina é produzida primeiramente pelos odontoblastos. Em seguida, a matriz do esmalte é depositada diretamente sobre a superfície da dentina previamente formada pelos ameloblastos no estágio secretor. Os ameloblastos continuam produzindo a matriz do esmalte até que toda a espessura do futuro esmalte seja completada. **B.** Esta fotomicrografia de um corte de um dente humano em desenvolvimento, corado pela hematoxilina e eosina (H-E), mostra um estágio inicial na formação do esmalte (amelogênese). Os ameloblastos no estágio secretor estão diretamente adjacentes ao esmalte em desenvolvimento, que está sendo depositado sobre a camada de dentina. O início da deposição do esmalte está indicado pela *seta*. Uma vez formado o primeiro incremento do esmalte, os ameloblastos afastam-se da superfície da dentina. Os domínios basais dos ameloblastos no estágio secretor estão adjacentes a células do estrato intermediário (uma parte do órgão do esmalte). A dentina é secretada pelos odontoblastos. Observe a *camada fracamente corada* de matriz orgânica recém-secretada (pré-dentina) justaposta às superfícies apicais dos odontoblastos. Posteriormente, a pré-dentina é mineralizada e torna-se dentina madura (*camada de coloração escura*). A camada de odontoblasto faz o limite entre o esmalte e a polpa dentária. 240×. (Cortesia do Dr. Arthur R. Hand.)

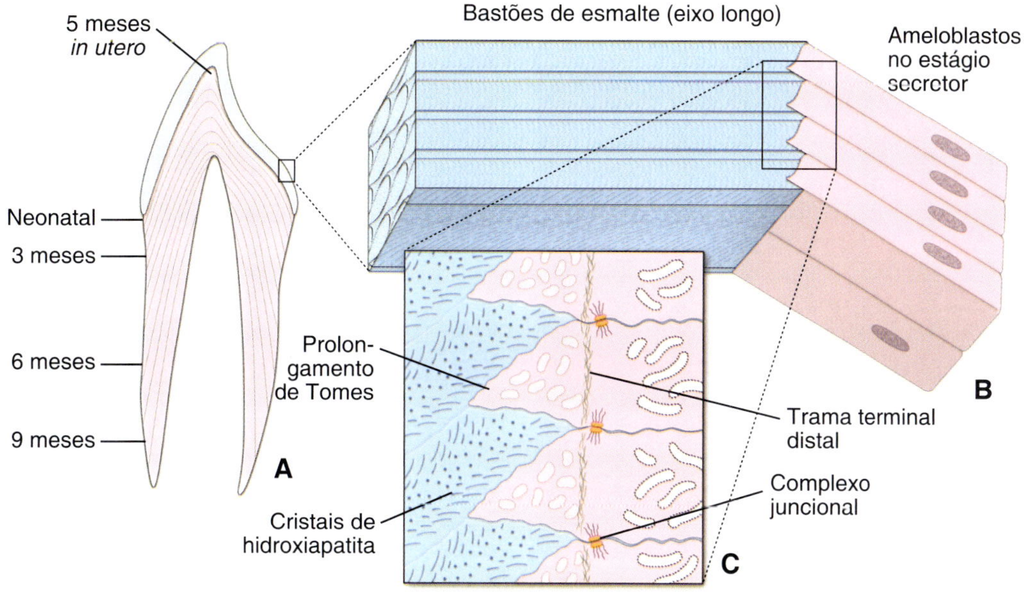

Figura 16.14 Diagramas esquemáticos de um dente parcialmente formado, mostrando detalhes da amelogênese. A. O esmalte foi retirado para mostrar os bastões de esmalte que se estendem da junção amelodentinária até a superfície do dente. Embora toda a espessura do esmalte esteja formada, a espessura completa da dentina ainda não está estabelecida. As linhas de contorno dentro da dentina mostram a extensão de seu desenvolvimento em determinado período, conforme indicado na ilustração. Observe que a cavidade da polpa no centro do dente torna-se menor com o desenvolvimento da dentina. (Com base em Schour I, Massler M. The neonatal line in the enamel and dentin of the human deciduous teeth and first permanent molar. *J Am Dent Assoc.* 1936; 23:1948.) **B.** Durante a amelogênese, a formação do esmalte é influenciada pelo percurso dos ameloblastos. O bastão produzido pelo ameloblasto forma-se no rastro da célula. Por conseguinte, no esmalte maduro, a direção do bastão de esmalte fornece um registro do trajeto seguido anteriormente pelo ameloblasto no estágio secretor. **C.** No polo apical dos ameloblastos no estágio secretor, estão os prolongamentos de Tomes, circundados pelo esmalte em desenvolvimento. São também mostrados os complexos juncionais no polo apical e na trama terminal distal. Observe as numerosas vesículas secretoras contendo matriz no citoplasma dos prolongamentos.

são responsáveis pela coloração eosinófila dessa região em cortes incluídos em parafina e corados pela hematoxilina e eosina (H-E) (Figuras 16.15 e 16.16A). O núcleo está adjacente às mitocôndrias; na coluna principal do citoplasma, são encontrados o RER, o complexo de Golgi, os grânulos secretores e outros elementos celulares. Verifica-se a existência de complexos juncionais nas porções apical e basal da célula. Esses complexos mantêm a integridade e a orientação dos ameloblastos à medida que se afastam da junção amelodentinária. Os filamentos de actina unidos a esses complexos juncionais estão envolvidos no movimento dos ameloblastos sobre o esmalte em desenvolvimento durante o estágio secretor. O bastão produzido pelo ameloblasto acompanha o rastro da célula. Por conseguinte, no esmalte maduro, a direção do bastão de esmalte fornece um registro da via seguida anteriormente pelo ameloblasto no estágio secretor.

No estágio secretor, a porção basal dos ameloblastos é adjacente a uma camada de células do órgão do esmalte, denominada estrato intermediário (ver Figuras 16.12B, C e G, e 16.13B). A porção basal da membrana plasmática dos ameloblastos contém fosfatase alcalina, uma enzima que participa ativamente na calcificação. As células estreladas do órgão do esmalte são externas ao estrato intermediário e são separadas dos vasos sanguíneos adjacentes pela lâmina basal.

Os ameloblastos no estágio de maturação transportam substâncias necessárias para a maturação do esmalte.

A característica histológica que identifica os ameloblastos no estágio de maturação é a borda estriada (ou pregueada) em sua superfície apical (ver Figura 16.16B). Nesse estágio os ameloblasto sofrem modulação, uma alteração cíclica na qual a borda estriada aparece, depois desaparece e, finalmente, reaparece. Durante a modulação os ameloblastos sofrem substancial remodelagem, apresentando alternadamente borda estriada e borda lisa. Os ameloblastos no estágio de maturação com bordas estriadas representam aproximadamente 70% de todas as células submetidas à modulação cíclica. Uma borda estriada bem desenvolvida é responsável pela secreção de íons bicarbonato (CHO_3^-); também contém Ca^{2+}-ATPases na membrana plasmática (PMCA) que expulsam íons cálcio (Ca^{2+}) para o esmalte em processo de

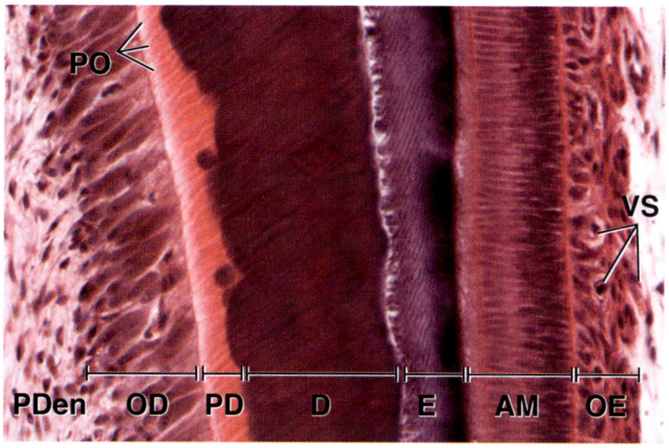

Figura 16.15 Células do órgão do esmalte e odontoblastos em um dente em desenvolvimento. Esta fotomicrografia de um corte de um dente humano em desenvolvimento corado pela hematoxilina e eosina (H-E) mostra os ameloblastos e os odontoblastos na fase inicial de produção do esmalte (*E*) e a dentina (*D*), respectivamente. O esmalte é depositado pelos ameloblastos (*AM*) no estágio secretor sobre a dentina previamente formada. O esmalte aparece na cor *púrpura-escura* nesta imagem e está adjacente à camada *púrpura-avermelhada* da dentina (*D*) madura. Os vasos sanguíneos (*VS*) à direita pertencem ao órgão do esmalte (*OE*), que é parcialmente formado a partir das células do estrato intermediário. Os domínios basais dos odontoblastos (*OD*) à *esquerda* estão em contato com a polpa do dente (*PDen*). O citoplasma dos odontoblastos está adjacente à pré-dentina (*PD*). Nesse ponto, prolongamentos citoplasmáticos dos odontoblastos (*PO*) estendem-se nos túbulos dentinários da pré-dentina. 280×. (Cortesia do Dr. Arthur R. Hand.)

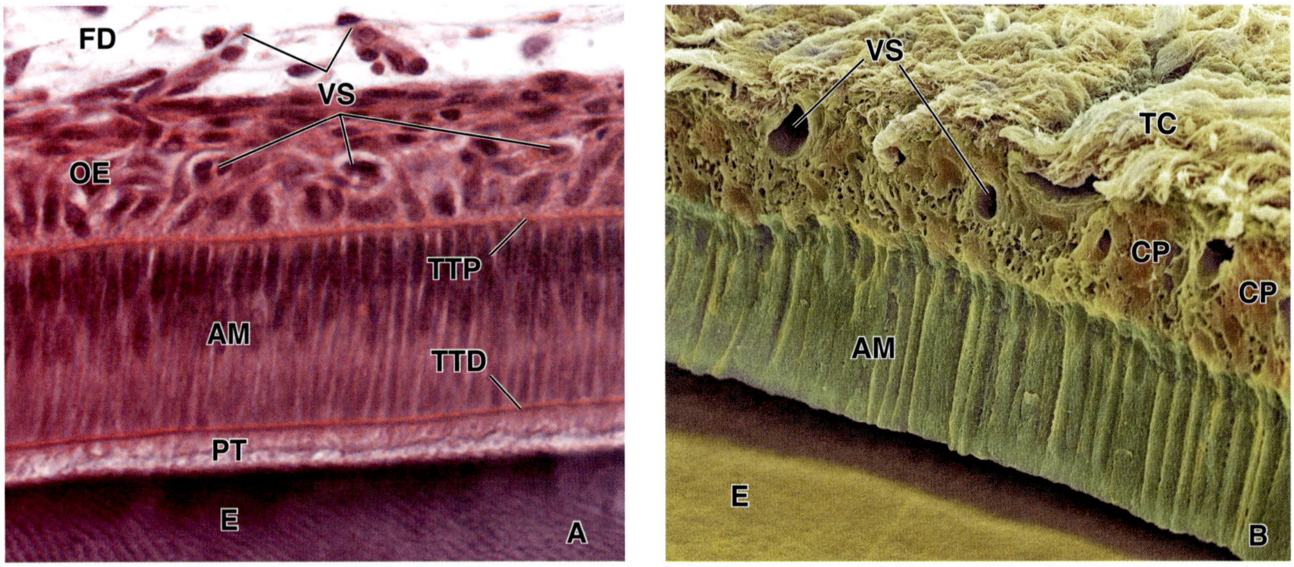

Figura 16.16 Ameloblastos nos estágios secretor e de maturação. A. Esta fotomicrografia em grande aumento de uma amostra corada por hematoxilina e eosina (H-E) mostra os ameloblastos (*AM*) no estágio secretor. Observe os prolongamentos de Tomes (*PT*) fracamente corados da parte apical dos ameloblastos e o esmalte densamente corado logo abaixo. As *linhas rosadas* distintas indicam o acúmulo de filamentos de actina nos ameloblastos. A *primeira linha* entre os prolongamentos de Tomes e o citoplasma dos ameloblastos representa a trama terminal distal (*TTD*), enquanto a *segunda linha* na base dos ameloblastos é a trama terminal proximal (*TTP*). O órgão do esmalte (*OE*) contendo vasos sanguíneos (*VS*) está adjacente à camada de ameloblastos. O estroma dos folículos dentários (*FD*) é visível na parte superior desta imagem. 480×. (Cortesia do Dr. Arthur R. Hand.) **B.** Eletromicrografia de varredura colorida de um corte por congelamento-fratura do dente, mostrando a camada de ameloblastos em estágio de maturação (*AM, em verde*) de extremidades lisas na superfície do esmalte (*E, em laranja*). No polo basal dos ameloblastos estão as células da camada papilar (*CP*), vasos sanguíneos (*VS*) e tecido conjuntivo (*TC*) frouxo. A camada de estrato intermediário não está mais presente nesse estágio de maturação dos ameloblastos. Durante a preparação da lâmina, as superfícies apicais dos ameloblastos foram destacadas do esmalte (*E*). 1.300×. (Cortesia de SPL/Photo Researchers, Inc., com autorização.)

amadurecimento. Os ameloblastos em estágio de maturação com bordas apicais lisas representam aproximadamente 30% dessa população celular. Embora não tenham atividade Ca^{2+}-ATPase detectada, produzem e secretam enzimas para degradar e reabsorver a matriz extracelular que não é mais necessária.

Nesse estágio, não existe estrato intermediário no órgão do esmalte durante a maturação do esmalte. Células do estrato intermediário subjacente, o retículo estriado, e do epitélio dental externo colapsam uma contra a outra e sofrem reorganização, tornando impossível a diferenciação de cada uma das camadas individualmente. Por fim, os vasos sanguíneos invaginam-se nessa camada recentemente reorganizada para formar a camada papilar contendo células papilares estreladas, que estão adjacentes aos ameloblastos no estágio de maturação.

Os ameloblastos no estágio de maturação e as células papilares adjacentes caracterizam-se pela existência de numerosas mitocôndrias. A existência de mitocôndrias indica atividade celular, que exige grande quantidade de energia e reflete a função dos ameloblastos no estágio de maturação e das células papilares adjacentes como epitélio de transporte.

Avanços recentes na biologia molecular dos produtos gênicos do ameloblasto revelaram que a matriz do esmalte é altamente heterogênea. Ela contém proteínas codificadas por vários genes diferentes. A seguir, são listadas as principais proteínas da matriz extracelular do esmalte em desenvolvimento:

- Amelogeninas, proteínas importantes para estabelecer e manter o espaço entre os bastões de esmalte nos estágios iniciais do desenvolvimento do esmalte
- Ameloblastinas, proteínas de sinalização produzidas pelos ameloblastos desde o estágio secretor inicial até o de maturação final. Embora sua função não esteja ainda bem elucidada, o seu padrão de desenvolvimento sugere que as ameloblastinas desempenham papel muito mais amplo na amelogênese em comparação com as outras proteínas. Acredita-se que as ameloblastinas orientem o processo de mineralização do esmalte pelo controle do alongamento dos cristais de esmalte e pela formação de complexos juncionais entre unidades de cristais de esmalte
- Enamelinas, proteínas distribuídas por toda a camada do esmalte e que sofrem clivagem proteolítica à medida que o esmalte amadurece. Os produtos de baixo peso molecular dessa clivagem são retidos no esmalte maduro, localizados frequentemente na superfície dos cristais de esmalte
- Tuftelinas, as primeiras proteínas detectadas, localizadas próximo da junção amelodentinária. Sua natureza ácida e insolúvel ajuda na nucleação dos cristais de esmalte. As tuftelinas são encontradas nos tufos do esmalte e são responsáveis pela hipomineralização, ou seja, os tufos de esmalte apresentam maior porcentagem de material orgânico que o restante do esmalte maduro.

A maturação do esmalte em desenvolvimento resulta em mineralização continuada, de modo que ele se torna a substância mais dura do corpo. As amelogeninas e as ameloblastinas são removidas durante a maturação do esmalte. Por conseguinte, o esmalte maduro contém apenas enamelinas e tuftelinas. Os ameloblastos degeneram após a formação completa do esmalte, aproximadamente na época de erupção dos dentes através da gengiva.

Cemento

O cemento cobre a raiz do dente.

A raiz é a parte do dente que se encaixa dentro do alvéolo na maxila ou na mandíbula. O cemento é uma fina camada de material semelhante ao osso, que cobre as raízes dos dentes, começando na porção cervical do dente, na junção amelocementária e prosseguindo até o ápice. O cemento é produzido pelos cementoblastos (grandes células cuboides que se assemelham aos osteoblastos da superfície do osso em crescimento). Os cementoblastos secretam matriz extracelular, denominada cementoide, que é mineralizada. Há uma camada de cementoblastos na superfície externa do cemento, adjacente ao ligamento periodontal. Durante a cementogênese, os cementoblastos são incorporados no cemento e transformam-se em cementócitos, células muito semelhantes aos osteócitos do osso. Assim como o osso, o cemento consiste em 65% de mineral e contém maior concentração de fluoreto que qualquer tecido mineralizado. As lacunas e os canalículos do cemento contêm os cementócitos e seus prolongamentos, respectivamente. Assemelham-se a estruturas do osso que contenham osteócitos e prolongamentos dos osteócitos. No entanto, diferentemente do osso, o cemento é avascular. Além disso, as lacunas encontram-se irregularmente distribuídas pelo cemento, e os canalículos não formam uma rede interconectante, como o que se observa no tecido ósseo.

As fibras colágenas que se projetam para fora da matriz do cemento e se inserem na matriz óssea da parede do alvéolo formam a maior parte do ligamento periodontal. Essas fibras fornecem outro exemplo das fibras de Sharpey (Figura 16.17). Além disso, as fibras elásticas também são um componente do ligamento periodontal. Esse tipo de fixação do dente em seu alvéolo possibilita um leve movimento do dente. Forma também a base dos procedimentos ortodônticos usados para retificar a posição dos dentes e reduzir a má oclusão das superfícies de mordida e trituração dos dentes da maxila e da mandíbula. Durante os movimentos corretivos dos dentes, o osso alveolar do alvéolo dental é reabsorvido e ressintetizado, mas isso não ocorre com o cemento.

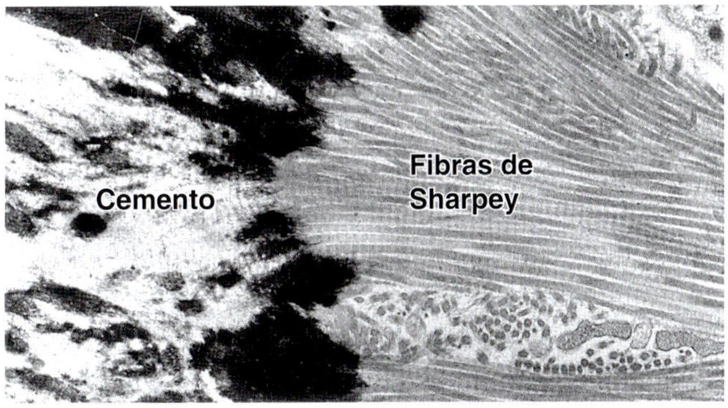

Figura 16.17 Eletromicrografia das fibras de Sharpey. As fibras de Sharpey estendem-se do ligamento periodontal (*à direita*) até o cemento. Consistem em fibras colágenas. As fibras de Sharpey do cemento estão mineralizadas, enquanto aquelas do ligamento periodontal não estão mineralizadas. 13.000×.

Dentina

A dentina é um material calcificado que forma a maior parte da matriz do dente.

A dentina fica abaixo do esmalte e do cemento. Contém menos hidroxiapatita que o esmalte, cerca de 70%, mas apresenta maior quantidade que aquela encontrada no osso e no cemento. A dentina é secretada pelos odontoblastos que formam uma camada epitelial sobre a superfície interna da dentina, ou seja, a superfície que está em contato com a polpa (Figura 16.18). Assim como os ameloblastos, os odontoblastos são células colunares que contêm um RER bem desenvolvido, um grande complexo de Golgi e outras organelas associadas à síntese e à secreção de grandes quantidades de proteína (Figura 16.19). A superfície apical do odontoblasto está em contato com a dentina em formação; os complexos juncionais entre os odontoblastos separam o compartimento dentinário da câmara da polpa.

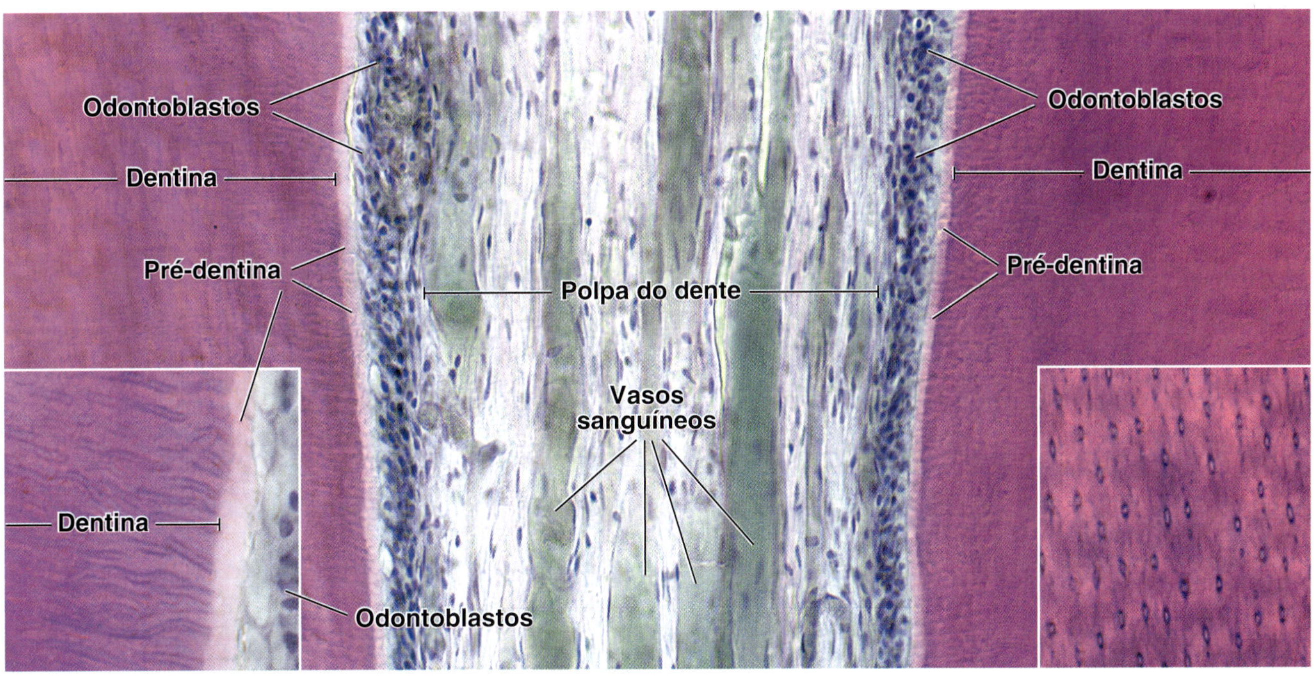

Figura 16.18 Polpa do dente e estrutura da dentina. Esta fotomicrografia de um dente descalcificado mostra a polpa de dente de localização central, circundada por dentina em ambos os lados. A polpa do dente é um núcleo de tecido mole do dente, que se assemelha ao tecido conjuntivo embrionário, até mesmo no adulto. Contém vasos sanguíneos e nervos. A dentina tem os prolongamentos citoplasmáticos dos odontoblastos dentro dos túbulos dentinários, que se estendem até a junção amelodentinária. Os corpos celulares dos odontoblastos são adjacentes à dentina não mineralizada, denominada *pré-dentina*. 120×. **Detalhe à esquerda.** Perfis longitudinais dos túbulos dentinários. 240×. **Detalhe à direita.** Perfis dos túbulos dentinários em corte transversal. O contorno escuro dos túbulos dentinários, conforme observado em ambos os detalhes, representa a dentina peritubular, que constitui a parte mais mineralizada da dentina. 240×.

A camada de odontoblastos retrocede à medida que a dentina é depositada, deixando os prolongamentos dos odontoblastos inseridos em canais estreitos na dentina, denominados túbulos dentinários (ver Figura 16.18). Os túbulos e os prolongamentos continuam se alongando à medida que a dentina se espessa por crescimento rítmico. Tal crescimento produz "linhas de crescimento" na dentina (linhas incrementais de von Ebner e linhas mais espessas de Owen) que marcam períodos significativos de desenvolvimento, como o nascimento (linha neonatal). Além disso, marcam a incorporação de substâncias incomuns, como o chumbo, ao dente em crescimento. O estudo das linhas de crescimento demonstrou-se útil em medicina forense.

A pré-dentina é a matriz orgânica recém-secretada, mais próxima do corpo celular do odontoblasto, que ainda não sofreu mineralização. Embora a maior parte das proteínas da matriz orgânica seja semelhante àquela do osso, a pré-dentina contém duas proteínas singulares:

- A fosfoproteína da dentina (DPP, do inglês *dentin phosphoprotein*), uma proteína fosforilada altamente ácida de 45 kDa, que é rica em ácido aspártico e fosfosserina. Essa proteína se liga a grandes quantidades de cálcio. A DPP está envolvida no início da mineralização e no controle do tamanho e do formato dos minerais
- A sialoproteína da dentina (DSP, do inglês *dentin sialoprotein*), um proteoglicano de 100 kDa rico em ácido aspártico, ácido glutâmico, serina, glicina e sulfato de condroitina 6. A DSP também está envolvida no processo de mineralização.

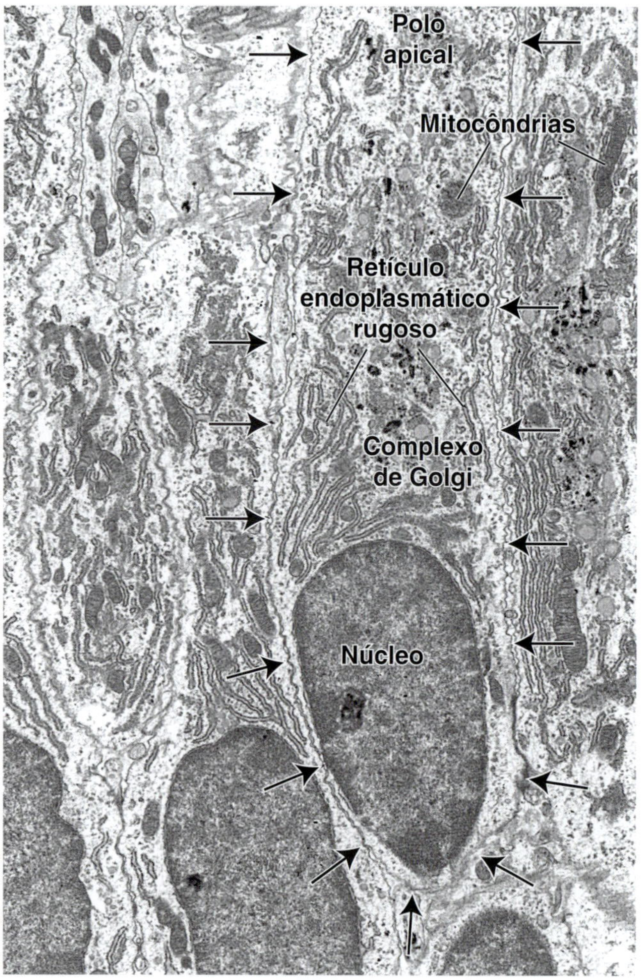

Figura 16.19 Eletromicrografia dos odontoblastos. A membrana plasmática de um odontoblasto foi marcada com *setas*. A célula contém uma grande quantidade de retículo endoplasmático rugoso e um grande complexo de Golgi. Os prolongamentos dos odontoblastos não estão incluídos nesta imagem; um prolongamento se estenderia a partir do polo apical de cada célula (*parte superior*). As *estruturas em preto* na região do complexo de Golgi consistem nos corpos de ábaco. O tecido foi tratado com piroantimonato, que forma um precipitado negro com o cálcio. 12.000×.

Uma característica incomum da secreção de colágeno e de hidroxiapatita pelos odontoblastos consiste na existência, nas vesículas de Golgi, de arranjos de um precursor formado de colágeno filamentoso. Acredita-se que os grânulos contenham cálcio e se liguem a esses precursores, dando origem a estruturas denominadas corpos de ábaco (Figuras 16.19 e 16.20). Os corpos de ábaco tornam-se mais condensados à medida que amadurecem em grânulos secretores.

A dentina é produzida pelos odontoblastos.

A dentina é o primeiro componente mineralizado do dente a ser depositado. A dentina mais externa, designada como dentina do manto, é formada por células subodontoblásticas que produzem pequenos feixes de fibras colágenas (fibras de von Korff). Os odontoblastos diferenciam-se a partir de células na periferia da papila dentária. As células progenitoras apresentam as características de células mesenquimatosas típicas, ou seja, contêm pouco citoplasma. Durante a sua diferenciação em odontoblastos, o volume citoplasmático e as organelas características das células produtoras de colágeno aumentam. As células formam uma camada na periferia da papila do dente e secretam a matriz orgânica da dentina ou pré-dentina em sua extremidade apical (afastando-se da papila do dente; Figura 16.21). Com o processo de espessamento da pré-dentina, os odontoblastos movem-se e são deslocados centralmente (ver Figura 16.14). Uma onda de mineralização acompanha a retração dos odontoblastos; esse produto mineralizado é a dentina. À medida que as células se movem para o centro, os prolongamentos odontoblásticos se alongam, e os mais longos são circundados pela dentina mineralizada. Na dentina recém-formada, a parede do túbulo dentinário é apenas a borda da dentina mineralizada. Com o passar do tempo,

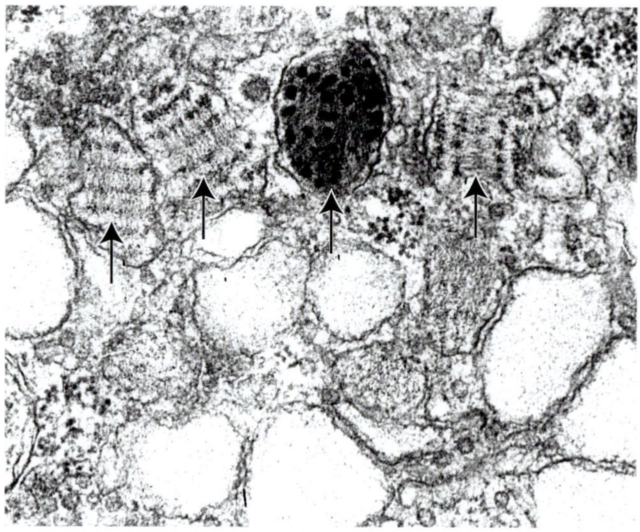

Figura 16.20 Complexo de Golgi em um odontoblasto. Esta eletromicrografia mostra uma região do complexo de Golgi contendo numerosas vesículas grandes. Observe os corpos de ábaco (*setas*) que contêm arranjos paralelos de filamentos repletos de grânulos. 52.000×.

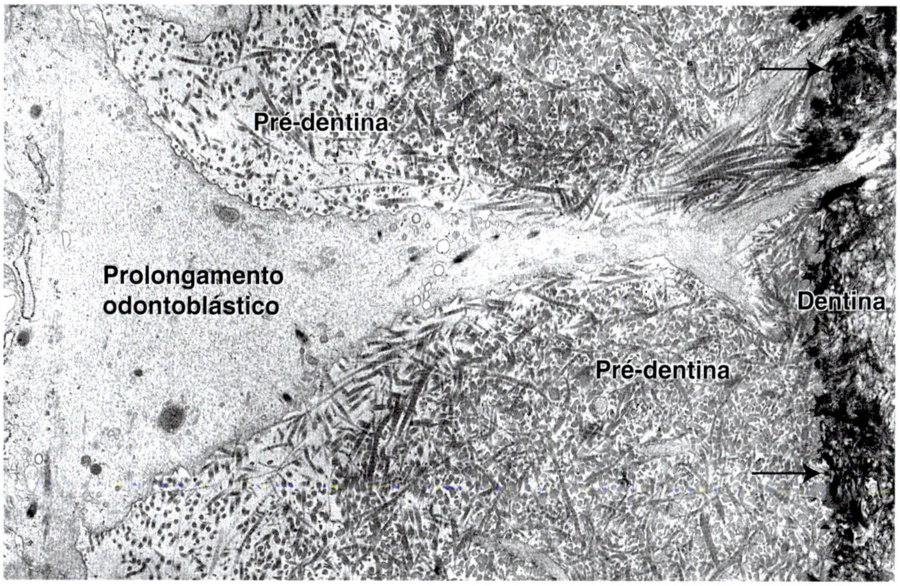

Figura 16.21 Prolongamento odontoblástico de um odontoblasto jovem. Esta eletromicrografia mostra um prolongamento do odontoblasto entrando em um túbulo dentinário. O prolongamento estende-se até a pré-dentina e, depois de passar pela frente de mineralização (*setas*), fica dentro da dentina. As fibrilas colágenas na pré-dentina são mais finas que as fibrilas mais maduras e mais grosseiras na frente de mineralização e além dela. 34.000×.

a dentina que circunda imediatamente o túbulo dentinário torna-se mais mineralizada e forma a denominada dentina peritubular. O restante da dentina é denominado dentina intertubular.

Polpa do dente e cavidade central da polpa

A cavidade da polpa do dente é um compartimento de tecido conjuntivo envolvido pela dentina.

A cavidade central da polpa (câmara pulpar) descreve o espaço ocupado pela polpa do dente, um tecido conjuntivo frouxo ricamente vascularizado e suprido por uma quantidade abundante de nervos. A cavidade da polpa assume o formato geral do dente. Os vasos sanguíneos e os nervos entram na cavidade da polpa no ápice da raiz, em um local denominado forame apical. (As designações *ápice* e *apical* nesse contexto referem-se apenas à extremidade estreitada da raiz do dente, e não a uma superfície luminal [apical], como é usada para descrever os epitélios secretores e absortivos.)

Os vasos sanguíneos e os nervos estendem-se até a coroa do dente, onde formam redes vasculares e neurais abaixo e dentro da camada de odontoblastos. Algumas fibras nervosas desnudas também entram nas porções proximais dos túbulos dentinários e fazem contato com os prolongamentos dos odontoblastos. Acredita-se que os prolongamentos dos odontoblastos desempenhem função transdutora na transmissão de estímulos da superfície do dente para os nervos na polpa do dente. Nos dentes com mais de uma cúspide, os cornos da polpa estendem-se dentro das cúspides e contêm grande número de fibras nervosas. Muitas dessas fibras estendem-se preferencialmente nos túbulos dentinários. Como a dentina continua sendo secretada durante toda a vida, a cavidade da polpa diminui de volume com a idade.

Tecidos de sustentação dos dentes

Os tecidos de sustentação dos dentes incluem o osso alveolar dos processos alveolares da maxila e da mandíbula, ligamentos periodontais e gengiva.

Os processos alveolares da maxila e da mandíbula contêm os alvéolos para as raízes dos dentes.

O osso alveolar propriamente dito, que consiste em uma fina camada de osso compacto, forma a parede dos alvéolos (ver Figura 16.9) e é o osso no qual se insere o ligamento periodontal. O restante do processo alveolar consiste em osso de sustentação.

A superfície do osso alveolar propriamente dito geralmente apresenta regiões de reabsorção e de depósito ósseo, particularmente quando um dente está sendo movido (Figura 16.22). A **doença periodontal** costuma levar à perda do osso alveolar, bem como à ausência de oclusão funcional de um dente com o dente oponente normal.

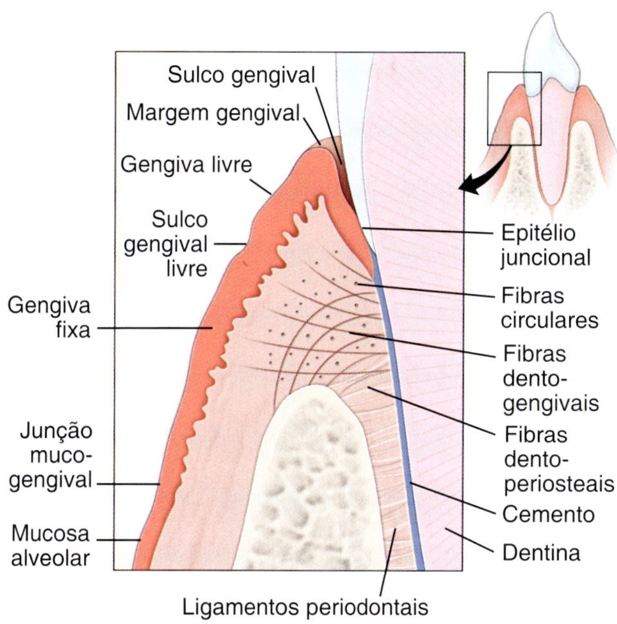

Figura 16.22 Diagrama esquemático da gengiva. Este diagrama esquemático da gengiva corresponde à *área retangular* do diagrama de orientação. O epitélio gengival está fixado ao esmalte do dente. Aqui, a junção entre o epitélio e o tecido conjuntivo é lisa. Nos outros locais, o epitélio gengival é profundamente endentado por papilas de tecido conjuntivo, e a junção entre os dois é irregular. As *linhas pretas* representam fibras colágenas do cemento do dente e da crista do osso alveolar, que se estendem para o epitélio gengival. Observe as papilas superficiais na mucosa de revestimento (mucosa alveolar), que contrastam nitidamente com as da gengiva.

O ligamento periodontal é o tecido conjuntivo fibroso que une o dente a seu osso circundante. Esse ligamento é também denominado membrana periodontal, mas nenhum dos termos descreve adequadamente a sua estrutura e a sua função. O ligamento periodontal desempenha as seguintes funções:

- Fixação do dente
- Suporte do dente
- Remodelação óssea (durante o movimento de um dente)
- Propriocepção
- Erupção do dente.

Um corte histológico do ligamento periodontal mostra que ele apresenta áreas de tecido conjuntivo tanto denso quanto frouxo. O tecido conjuntivo denso contém fibras colágenas e fibroblastos alongados paralelamente ao eixo longo das fibras colágenas. Acredita-se que os fibroblastos se movam para trás e para a frente, deixando atrás uma trilha de fibras colágenas. Os fibroblastos periodontais também contêm fibrilas colágenas internalizadas, que são digeridas pelas enzimas hidrolíticas dos lisossomos citoplasmáticos. Essas observações indicam que os fibroblastos não apenas produzem fibrilas colágenas, mas também as reabsorvem, ajustando-se continuamente às demandas do estresse e do movimento dos dentes.

O tecido conjuntivo frouxo no ligamento periodontal apresenta vasos sanguíneos e terminações nervosas. Além de fibroblastos e fibras colágenas finas, o ligamento periodontal também contém fibras de oxitalano finas de disposição longitudinal. Essas fibras estão inseridas ao osso ou ao cemento em ambas as extremidades. Algumas parecem estar associadas à túnica adventícia dos vasos sanguíneos.

A gengiva faz parte da membrana mucosa.

A gengiva é uma parte especializada da mucosa oral localizada ao redor do colo do dente. Está firmemente fixada aos dentes e ao tecido ósseo alveolar subjacente. A Figura 16.22 mostra um diagrama idealizado da gengiva. A gengiva é composta de duas partes:

- A mucosa gengival, que é sinônimo da mucosa mastigatória descrita anteriormente
- O epitélio juncional ou epitélio de fixação, que adere firmemente ao dente. O epitélio juncional secreta um material semelhante à lâmina basal, que adere firmemente à superfície do dente. As células fixam-se então a esse material por meio de hemidesmossomos. A lâmina basal e os hemidesmossomos são, em conjunto, denominados fixação epitelial. Nos indivíduos jovens, essa fixação é feita no esmalte; nos indivíduos idosos, em que a erupção passiva do dente e a recessão gengival expõem as raízes, a fixação ocorre no cemento.

Acima da fixação do epitélio ao dente, uma fenda superficial, denominada sulco gengival, é revestida por epitélio sulcular, que é contínuo com o epitélio de fixação.

O termo periodonto refere-se a todos os tecidos envolvidos na fixação de um dente à mandíbula e à maxila. Incluem o epitélio sulcular e o epitélio juncional, o cemento, o ligamento periodontal e o osso alveolar. **Periodontite** é uma doença oral inflamatória que resulta em destruição do tecido periodontal envolvido na inserção dos dentes. Embora existam terapias convencionais para controle do processo inflamatório, elas não conseguem restaurar as estruturas periodontais danificadas. A descoberta das **células-tronco multipotentes do ligamento periodontal**, tratamento regenerador periodontal que poderia restaurar a função fisiológica dos dentes ao restaurar os tecidos de suporte periodontal danificados, inclusive osso alveolar, gengiva, ligamentos periodontais e cemento, pode tornar isso possível. Nos seres humanos essas células-tronco multipotentes podem ser obtidas de dentes decíduos e permanentes saudáveis. Quando células-tronco multipotentes humanas isoladas foram transplantadas para animais de laboratório, elas se diferenciaram em ligamentos periodontais, osso alveolar, cemento, nervos periféricos e vasos sanguíneos.

■ GLÂNDULAS SALIVARES

As glândulas salivares maiores são glândulas em pares com ductos longos que desembocam na cavidade oral.

As glândulas salivares maiores, conforme assinalado anteriormente, consistem nas glândulas parótidas, submandibulares e sublinguais – todas elas em pares. Na verdade, as glândulas parótidas e submandibulares estão localizadas fora da cavidade oral; suas secreções alcançam a cavidade por meio dos ductos. A glândula parótida tem localização subcutânea, abaixo e em frente da orelha, no espaço entre o ramo da mandíbula e o processo estiloide do temporal. A glândula submandibular está localizada sob o assoalho da boca, no triângulo submandibular do pescoço. A glândula sublingual está localizada no assoalho da boca, anteriormente à glândula submandibular.

As glândulas salivares menores estão localizadas na submucosa de diferentes partes da cavidade oral. Incluem as glândulas linguais, labiais, da bochecha, molares e palatinas.

O desenvolvimento embriológico das glândulas salivares maiores é um processo complexo que exige sinalização multidirecional entre o epitélio invaginado e o mesênquima.

Cada glândula salivar origina-se do epitélio da cavidade oral em desenvolvimento. As glândulas parótidas desenvolvem-se inicialmente a partir da invaginação do ectoderma oral que reveste o estomodeu (cavidade oral primitiva), enquanto as glândulas submandibulares e sublinguais surgem posteriormente a partir do endoderma oral (próximo à junção entre o ectoderma do estomodeu e o endoderma do tubo intestinal). No início, a glândula assume a forma de um cordão sólido de células que penetra o mesênquima. O epitélio invaginado interage com o mesênquima adjacente e, por meio de redes de sinalização multidirecionais, essas interações influenciam o crescimento e a diferenciação do tecido glandular. Sob a influência do fator de crescimento de fibroblastos 10 (FGF10), a proliferação das células epiteliais finalmente produz cordões epiteliais altamente ramificados com extremidades bulbosas. A degeneração das células mais internas dos cordões e das extremidades bulbosas leva à sua canalização. Os cordões transformam-se em ductos, enquanto as extremidades bulbosas tornam-se os ácinos secretores. Por fim, as glândulas desenvolvem uma cápsula de tecido conjuntivo denso não modelado. Além disso, as inervações simpática e parassimpática são necessárias para o desenvolvimento, o crescimento e a manutenção adequados do tecido das glândulas salivares.

Qualquer ruptura nas redes de sinalização entre o epitélio glandular em desenvolvimento e o mesênquima, bem como a ruptura da inervação do sistema nervoso autônomo, pode levar à **aplasia das glândulas salivares** (ausência de desenvolvimento). As anormalidades craniofaciais, tais como fenda palatina, displasias esqueléticas e anomalias das fendas branquiais, também estão associadas à aplasia e hipoplasia unilaterais ou bilaterais das glândulas salivares (interrupção de seu desenvolvimento).

Ácinos glandulares secretores

Os ácinos secretores são organizados em lóbulos.

As glândulas salivares maiores são circundadas por uma cápsula de tecido conjuntivo moderadamente denso, a partir do qual septos dividem as porções secretoras da glândula em lobos e lóbulos. Os septos contêm os maiores vasos sanguíneos e ductos excretores. O tecido conjuntivo associado aos grupos de ácinos secretores funde-se de modo imperceptível com o tecido conjuntivo frouxo circundante. As glândulas salivares menores não têm cápsula.

O tecido conjuntivo que circunda os ácinos nas glândulas salivares tanto maiores quanto menores é povoado por numerosos linfócitos e plasmócitos. A sua importância na secreção dos anticorpos salivares é descrita adiante.

Os ácinos são de três tipos: serosos, mucosos ou mistos.

A unidade secretora básica das glândulas salivares, o salivon, é formada por ácino, ducto intercalar e ducto excretor (Figura 16.23). O ácino é um saco em fundo cego composto de células secretoras. O termo *ácino* refere-se à unidade secretora das glândulas salivares. Os ácinos das glândulas salivares contêm células serosas (secretoras de proteína), células mucosas (secretoras de mucina) ou ambas. As frequências relativas dos três tipos de ácino constituem a característica principal que distingue as glândulas salivares maiores. Por conseguinte, são descritos três tipos de ácinos:

- Os ácinos serosos, que contêm apenas células serosas e são geralmente esféricos
- Os ácinos mucosos, que contêm apenas células mucosas e costumam ser mais tubulares
- Os ácinos mistos, que contêm células tanto serosas quanto mucosas. Em preparações de rotina coradas pela H-E, os ácinos mucosos parecem ter um capuz de células serosas, em que o citoplasma se estende até o espaço intercelular estreitado e altamente contorcido entre as células mucosas. Em virtude de sua aparência nos cortes histológicos, esses capuzes são denominados meias-luas serosas ou crescentes serosos e representam um artefato de fixação.

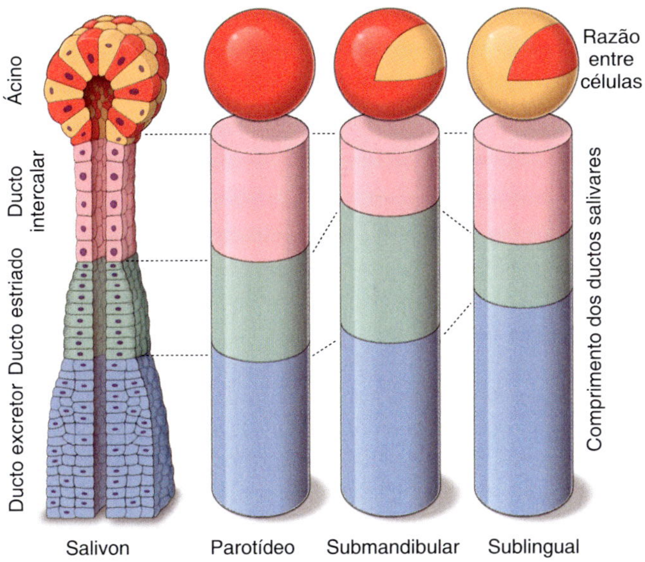

Figura 16.23 Diagrama comparando os componentes do salivon nas três glândulas salivares maiores. As quatro partes importantes do salivon – o ácino, o ducto intercalar, o ducto estriado e o ducto excretor – estão identificadas com cores. As três colunas *à direita* do salivon comparam o comprimento dos diferentes ductos nas três glândulas salivares. As células do ácino em *vermelho* representam células secretoras serosas, enquanto as células de *coloração amarela* representam células secretoras de muco. A razão entre células secretoras serosas e células secretoras de muco é mostrada nos ácinos das várias glândulas.

As meias-luas serosas são artefatos do método de fixação tradicional.

Conforme assinalado anteriormente, cada ácino misto, como aqueles encontrados nas glândulas sublinguais e submandibulares, contém tanto células serosas quanto produtoras de muco. Nas preparações de rotina para microscopia tanto óptica quanto eletrônica, as células serosas têm sido tradicionalmente consideradas como as estruturas que constituem a meia-lua. Estudos recentes com microscopia eletrônica desafiam agora essa interpretação clássica da meia-lua. O processo de congelamento do tecido em nitrogênio líquido, seguido de rápida substituição do congelamento com tetróxido de ósmio em acetona fria (método de congelamento rápido), revela que tanto as células mucosas quanto as células serosas estão alinhadas na mesma fileira, circundando o lúmen do ácino secretor. Não há nenhuma meia-lua serosa (Figura 16.24A). Os cortes preparados a partir da mesma amostra por métodos convencionais revelam células mucosas tumefeitas, com grânulos secretores aumentados. As células serosas foram espremidas por células mucosas intumescidas para formar meias-luas típicas. A maior parte do citoplasma celular é reposicionada na região periférica do ácino, com prolongamentos citoplasmáticos delgados interpostos às células mucosas (Figura 16.24B). Esses achados indicam que a meia-lua observada ao microscópio óptico ou eletrônico constitui um artefato do método de fixação de rotina (ver Figura 16.24). O processo de formação da meia-lua pode ser explicado pela expansão do mucinogênio, um importante componente dos grânulos secretores, durante a fixação de rotina. Essa expansão aumenta o volume das células mucosas e desloca as células de sua posição original, criando, dessa maneira,

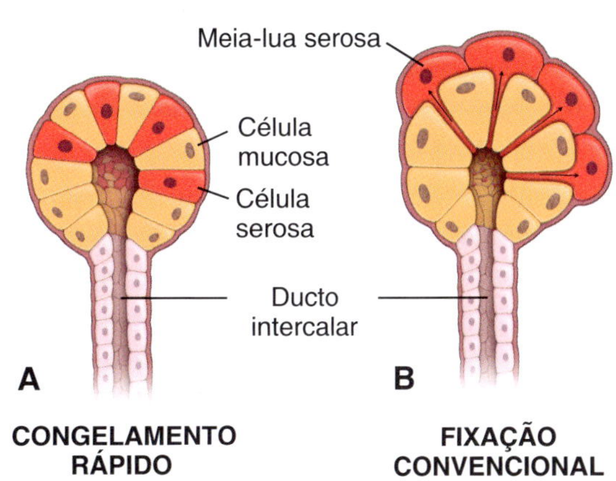

Figura 16.24 Relação entre as células secretoras serosas e as células secretoras de muco no ácino misto. A. Este desenho mostra a relação entre as células mucosas e serosas, conforme observado ao microscópio eletrônico após o método de congelamento rápido. As células serosas estendem-se da lâmina basal até o lúmen do ácino. **B.** Neste desenho, as células serosas ocupam a periferia do ácino e formam a denominada *meia-lua serosa*. Essa característica é visível nas preparações de rotina que usam a fixação por imersão. As células mucosas tumefeitas forçaram as células serosas para fora, deixando pequenos remanescentes de citoplasma entre as células mucosas.

Boxe 16.3

Correlação clínica | Cárie dentária

A **cárie dentária** é uma doença microbiana infecciosa dos dentes, que resulta em destruição dos tecidos calcificados afetados, isto é, esmalte, dentina e cemento. As lesões decorrentes de cáries ocorrem geralmente sob massas de colônias bacterianas, designadas como "placa dentária". O início da cárie dentária está principalmente associado a colônias de *Streptococcus mutans,* enquanto os lactobacilos estão associados à progressão ativa da doença. Essas colônias bacterianas metabolizam carboidratos, produzindo um ambiente ácido que desmineraliza a estrutura dentária subjacente. A ingestão frequente de sacarose está fortemente associada ao desenvolvimento dessas colônias bacterianas acidogênicas.

Quantidades muito pequenas de **fluoreto** – obtidas de fontes como suprimento de água (o nível ideal é 0,5 a 1,0 ppm), pasta de dente e até mesmo dieta – podem melhorar a resistência aos efeitos das bactérias cariogênicas. O fluoreto melhora a resistência ao ácido da estrutura dentária, atua como agente antimicrobiano e promove a remineralização de pequenas cáries. A resistência à deterioração do esmalte pelo ácido é facilitada pela substituição do íon hidroxila por íon fluoreto no cristal de hidroxiapatita. Isso diminui a solubilidade dos cristais do esmalte no ácido.

O tratamento das lesões cavitárias ou "cáries dentárias" (Figura B.16.3.1) inclui a escavação do tecido dentário infectado e a substituição com materiais dentários, como amálgama, compósito e cementos ionômeros de vidro. A invasão microbiana da estrutura do dente pode alcançar a "polpa" do dente e desencadear uma resposta inflamatória. Nesse caso, geralmente recomenda-se um tratamento endodôntico ou "tratamento de canal", com colocação subsequente de uma coroa para reforçar a estrutura comprometida da coroa do dente.

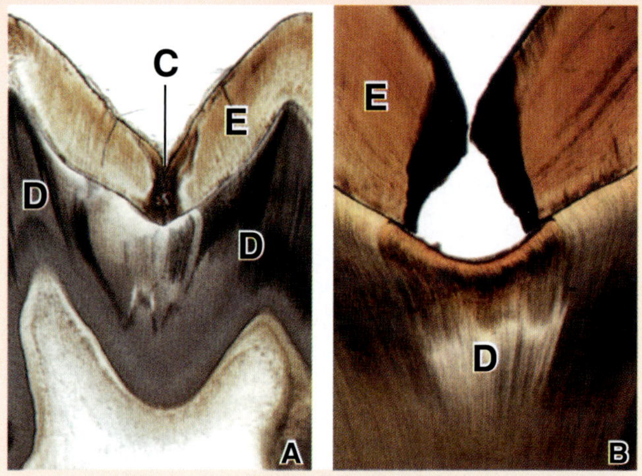

Figura B.16.3.1 Fotomicrografias de lesões de cáries. A. Fotomicrografia de um corte não corado de um dente, mostrando uma cárie (*C*) que penetrou toda a espessura do esmalte (*E*) e propagou-se lateralmente, na junção amelodentinária. D, dentina. **B.** A lesão aqui está mais avançada. O esmalte (*E*) foi solapado e enfraquecido, causando fratura e resultando em uma cavidade. Nesse ponto, as bactérias podem invadir e penetrar nos túbulos dentinários expostos, resultando em focos de liquefação destrutivos na dentina (*D*) e, por fim, exposição da polpa. 16×. (De Eveson JW, Scully C. *Color Atlas of Oral Pathology*. Times Mirror International Publishers; 1995.)

o efeito de meia-lua. Algumas vezes, observa-se um fenômeno semelhante na mucosa intestinal, em que as células caliciformes tumefeitas deslocam as células absortivas adjacentes.

As células serosas são células secretoras de proteína.

As células serosas exibem um formato piramidal, com uma superfície basal relativamente larga voltada para a lâmina basal e uma superfície apical mais estreita voltada para o lúmen do ácino. As células serosas contêm grandes quantidades de RER, ribossomos livres, um complexo de Golgi proeminente e numerosos grânulos secretores esféricos (Figura 16.25). Conforme observado na maioria das células secretoras de proteína que armazenam suas secreções em grânulos de zimogênio, os grânulos estão localizados no citoplasma apical. As outras organelas estão localizadas, em sua maioria, no citoplasma basal ou perinuclear. Nos cortes corados por H-E, o citoplasma basal da célula serosa cora-se com hematoxilina, por causa do RER e dos ribossomos livres, enquanto a região apical cora-se com eosina, em grande parte, por causa dos grânulos secretores.

Quando examinada ao microscópio eletrônico de transmissão (MET), a base da célula serosa pode exibir invaginações da membrana plasmática e pregas basolaterais na forma de prolongamentos que se interdigitam com prolongamentos semelhantes das células adjacentes. Próximo de sua superfície apical, as células serosas são unidas por complexos juncionais às células vizinhas do ácino (ver Figura 16.25).

As células mucosas são células secretoras de mucina.

Assim como em outros epitélios secretores de muco, as células mucosas dos ácinos salivares mucosos sofrem atividade cíclica. Durante parte do ciclo, o muco é sintetizado e armazenado dentro da célula na forma de grânulos de mucinogênio. Quando o produto é liberado após estimulação hormonal ou neural, a célula começa a ressintetizar o muco. Após a descarga da maior parte dos grânulos de mucinogênio, ou de todos eles, é difícil distinguir a célula de uma célula serosa inativa. No entanto, a maioria das células mucosas contêm grande número de grânulos de mucinogênio em seu citoplasma apical, e pelo fato de ocorrer perda do mucinogênio nos cortes incluídos em parafina e corados por H-E, a porção apical da célula geralmente aparece vazia. Nas preparações para MET, o RER, as mitocôndrias e outros componentes são observados principalmente na porção basal da célula; essa parte da célula também contém o núcleo, que costuma estar achatado contra a base da célula (Figura 16.26). Em preparações com congelamento rápido (Figura 16.27), as células se apresentam arredondadas e claramente isoladas umas das outras. Os núcleos são redondos e de localização central. A porção apical da célula mucosa contém numerosos grânulos de mucinogênio e um grande complexo de Golgi, no qual grandes quantidades de carboidratos são adicionadas a proteínas, resultando na síntese de glicoproteínas da mucina. As células mucosas contêm complexos juncionais apicais, idênticos aos observados entre as células serosas.

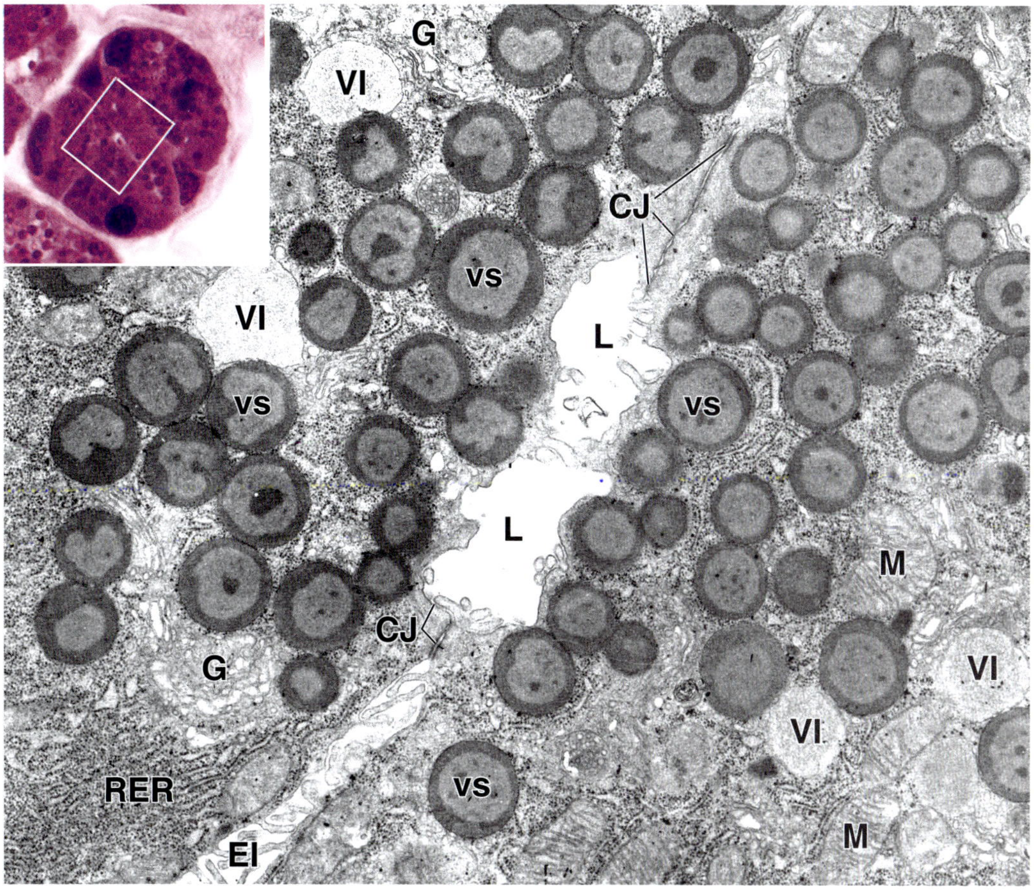

Figura 16.25 Eletromicrografia da porção apical das células serosas da glândula parótida. Conforme indicado pelo *retângulo* na fotomicrografia de orientação, apenas as porções apicais do ácino seroso da glândula parótida são mostradas nesta eletromicrografia. As células são polarizadas e seus produtos estão armazenados dentro das vesículas secretoras (*vs*) próximo do lúmen (*L*) do ácino. As células exibem retículo endoplasmático rugoso (*RER*) e vários perfis do complexo de Golgi (*G*). Observa-se a existência de vesículas secretoras imaturas (*VI*) próximo do complexo de Golgi. No polo apical das células, são encontrados complexos juncionais (*CJ*). O espaço intercelular (*EI*) está dilatado, e são observados perfis de pregas laterais em corte. M, mitocôndrias. 15.000×.

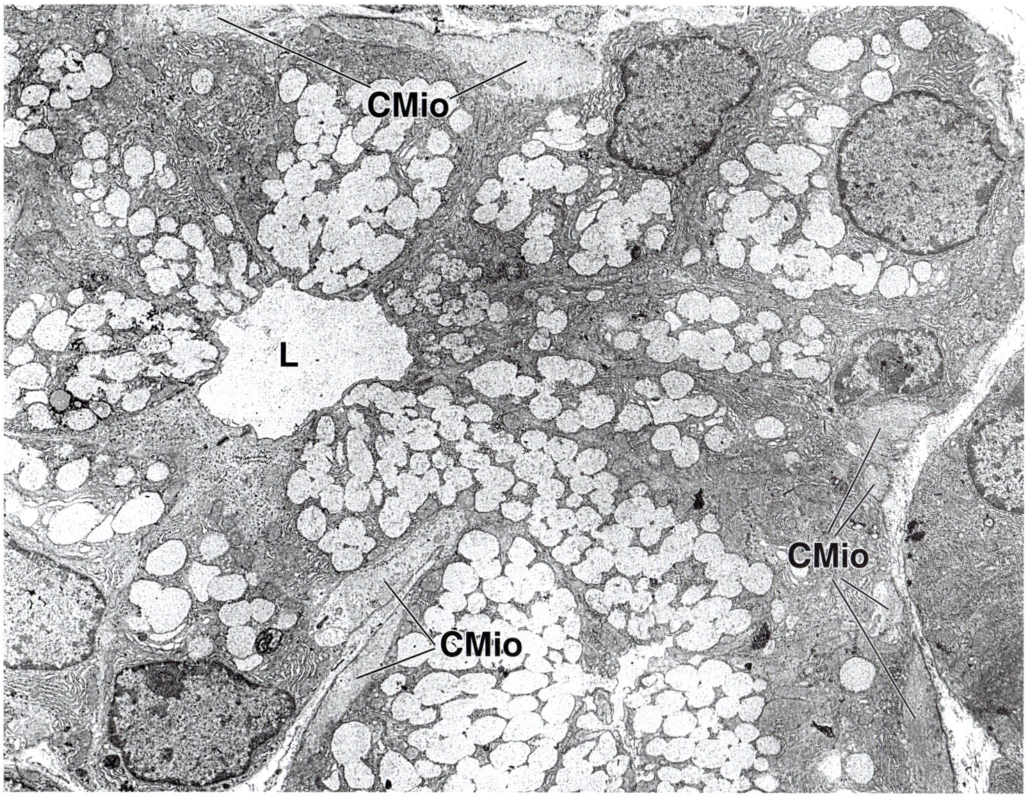

Figura 16.26 Eletromicrografia de ácino mucoso em pequeno aumento. As células mucosas contêm numerosos grânulos de mucinogênio. Muitos dos grânulos coalesceram e formaram massas irregulares maiores que finalmente serão liberadas no lúmen (*L*) do ácino. Os prolongamentos das células mioepiteliais (*CMio*) são evidentes na periferia do ácino. 5.000×.

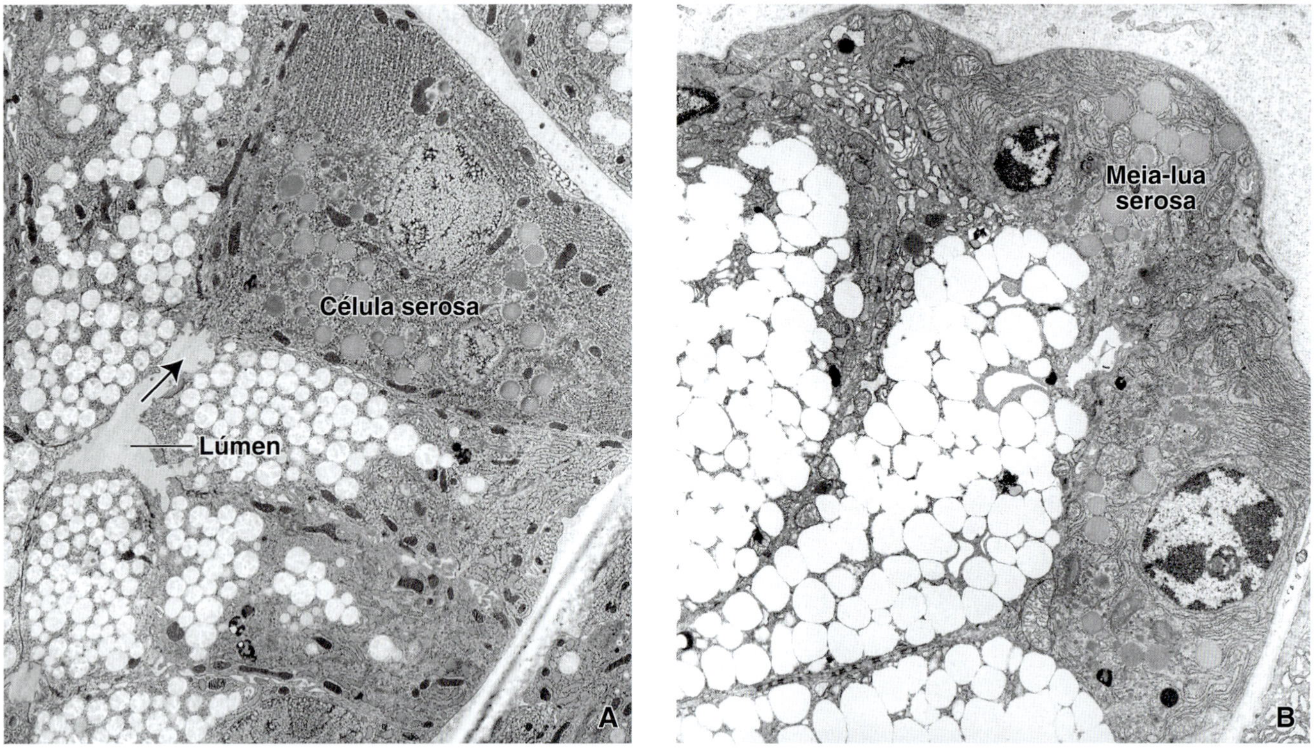

Figura 16.27 Eletromicrografias de ácinos mistos. A. Eletromicrografia da glândula sublingual em pequeno aumento, preparada pelo método de congelamento rápido e criossubstituição, mostrando a disposição das células dentro de um único ácino. As células mucosas apresentam grânulos de mucinogênio esféricos bem preservados. As células mucosas e serosas circundam o lúmen do ácino. As meias-luas serosas não estão evidentes. 6.000×. **B.** Eletromicrografia da glândula sublingual preparada por fixação tradicional em formaldeído. Observe a considerável expansão e a coalescência dos grânulos de mucinogênio, bem como a formação de uma meia-lua serosa. 15.000×. (Cortesia do Dr. Shohei Yamashina.)

A secreção das glândulas salivares depende, em grande parte, de sinais de nervos parassimpáticos. O conteúdo proteico da saliva é aumentado pela inervação simpática e modificado por neuropeptídios (*i. e.*, fator de crescimento do nervo [NGF, do inglês *nerve growth factor*], substância P).

As células mioepiteliais são células contráteis que abraçam a base das células secretoras acinosas.

As células mioepiteliais são células contráteis com numerosos prolongamentos. Devido ao seu formato e aos prolongamentos entrelaçados formando uma cesta ao redor do ácino, são comumente designadas como "células em cesto". Outras descrições as comparam com um "polvo repousando sobre uma rocha". Estão localizadas entre a membrana plasmática basal das células epiteliais e a lâmina basal do epitélio (Figura 16.28). Não são exclusivas da glândula salivar e podem ser encontradas na porção secretora da maioria das glândulas excretoras, como as glândulas mamárias, lacrimais e sudoríparas.

As células mioepiteliais também estão subjacentes às células da porção proximal do sistema ductal (ductos intercalados e estriados), onde estão orientadas ao longo dos eixos longitudinais dos ductos. Em ambos os locais, a contração das células mioepiteliais é fundamental para reduzir o volume luminal do ácino e para reduzir o comprimento do sistema ductal (efeito de bombeamento) na movimentação dos produtos secretores em direção ao ducto excretor.

Algumas vezes, é difícil identificar essas células em cortes corados por H-E. O núcleo da célula mioepitelial é frequentemente observado como pequeno perfil redondo próximo da membrana basal. Os filamentos contráteis coram-se pela eosina e, algumas vezes, são reconhecidos como uma fina faixa eosinofílica adjacente à membrana basal. Nas eletromicrografias, as células exibem densidade eletrônica, devido ao acúmulo de elementos contráteis com densidades citoplasmáticas visíveis (corpos densos) semelhantes àquelas encontradas nas células musculares (Figura 16.29). As células mioepiteliais produzem e mantêm uma membrana basal; por conseguinte, seu citoplasma contém organelas típicas, como mitocôndrias, RER, complexo de Golgi e coleções ocasionais de partículas de glicogênio. Secretam proteínas relacionadas com a membrana basal (colágeno do tipo IV e laminina) e outras proteínas da matriz intersticial. A característica que as distingue das células musculares lisas é que as células mioepiteliais estão ligadas às células acinares e ductais e umas às outras por desmossomos e junções comunicantes e à lâmina basal por hemidesmossomos.

A **síndrome de Sjögren primária** é uma doença inflamatória autoimune sistêmica que envolve as glândulas salivares e lacrimais, resultando em xeroftalmia e xerostomia. Um corte histológico da glândula salivar de um indivíduo afetado mostra **infiltração linfocítica** focal da glândula com número aumentado de macrófagos e plasmócitos. Nos estágios avançados, os ácinos secretores normais são substituídos por linfócitos. Estudos recentes também indicam a alteração das **células mioepiteliais**. A concentração de actina alfa do músculo liso que é responsável pelas propriedades contráteis das células mioepiteliais nas glândulas salivares está significativamente reduzida em pacientes com a síndrome de Sjögren primária em comparação com indivíduos saudáveis. Isso reduz o suporte mecânico para os ácinos e o sistema ductal e contribui para a redução do fluxo de saliva.

Ductos salivares

O lúmen do ácino salivar é contínuo com o do sistema ductal e pode apresentar até três segmentos sequenciais:

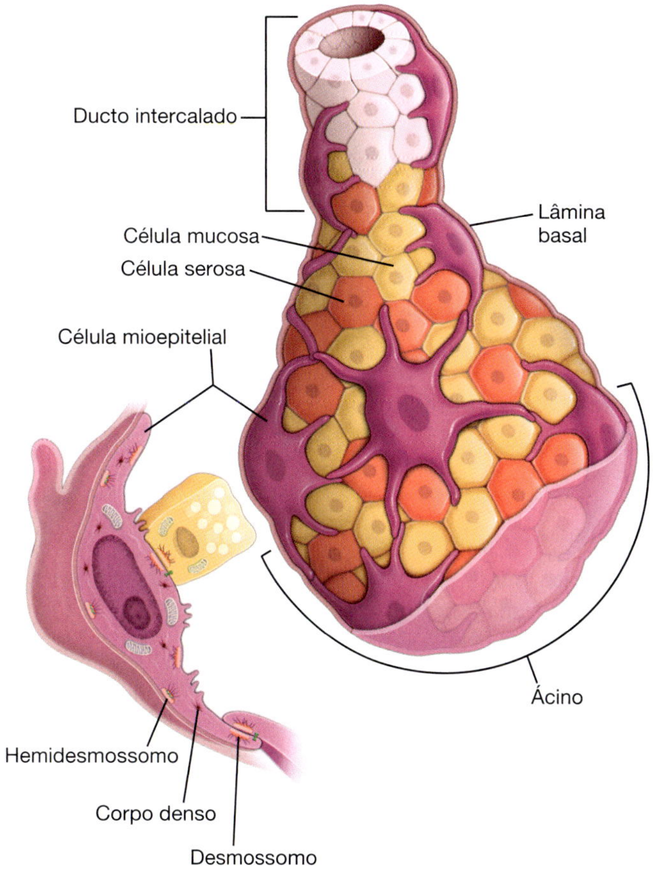

Figura 16.28 Ilustração esquemática de um ácino misto da glândula salivar com seu ducto intercalado. O ácino da glândula salivar representa um saco em fundo cego composto por células acinares secretoras, que são células serosas (secretoras de proteínas) ou mucosas (secretoras de mucina), ou ambas. Os ácinos serosos contêm apenas células serosas, os ácinos mucosos só contêm células mucosas e os ácinos mistos contêm células tanto serosas quanto mucosas. A ilustração mostra um ácino misto com células mucosas *amarelas* e células serosas *vermelhas* e seu ducto intercalado revestido por células ductais *rosa-claro*. Observe que as células mioepiteliais que envolvem o ácino (como um polvo repousando sobre uma rocha) estendem-se até o ducto intercalado. Este desenho mostra claramente a lâmina basal (*magenta*) como uma bainha semitransparente na parte inferior do ácino, cobrindo ambas as células acinares e recobrindo as células mioepiteliais. A lâmina basal também se estende sobre as células ductais e as células mioepiteliais no ducto intercalado. Assim, as células mioepiteliais situam-se entre a membrana plasmática basal das células acinares e células ductais e a lâmina basal do epitélio. O citoplasma das células mioepiteliais apresenta elementos contráteis (semelhantes aos dos músculos lisos), que podem ser visualizados na microscopia eletrônica (ME) como corpos densos. As células mioepiteliais e seus prolongamentos sobrepostos estão ligadas umas às outras e às células acinares e ductais por desmossomos e por junções comunicantes e à lâmina basal por hemidesmossomos. Durante a contração, as células mioepiteliais comprimem o ácino para auxiliar a expulsão da saliva e sua passagem pelo ducto intercalado.

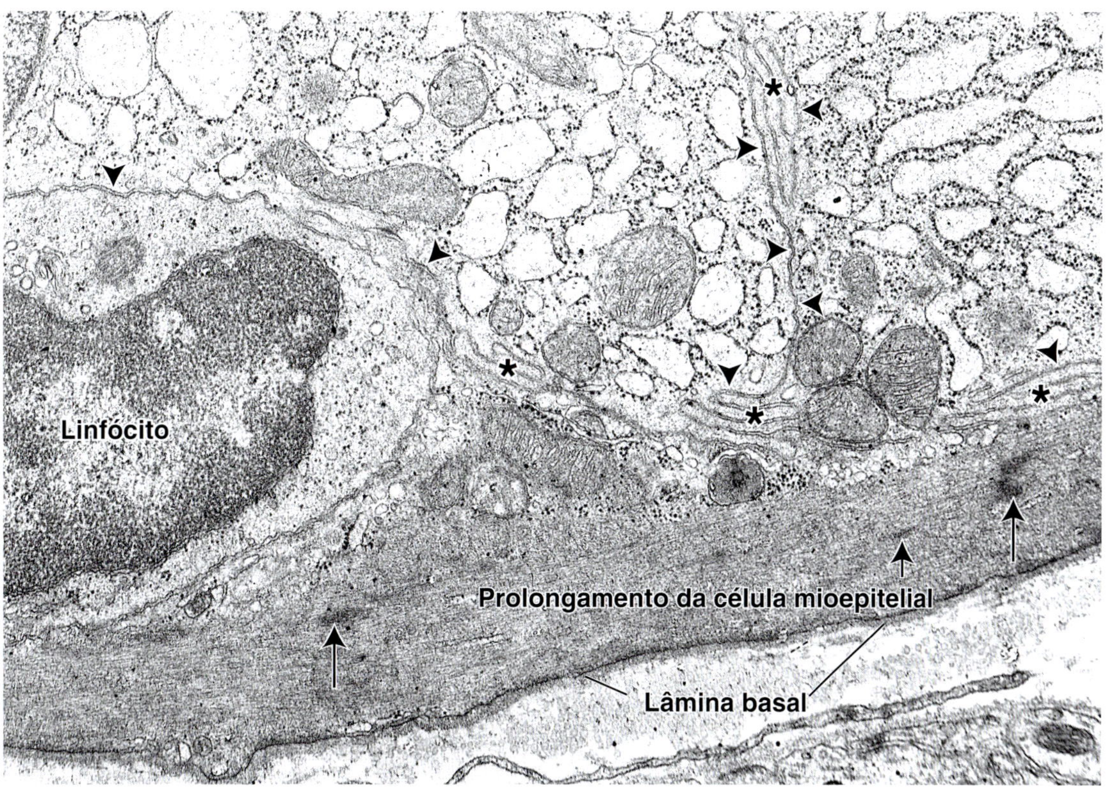

Figura 16.29 Eletromicrografia da porção basal de um ácino. Esta eletromicrografia mostra a porção basal de duas células secretoras de uma glândula submandibular. Observa-se também um prolongamento da célula mioepitelial. Observe a localização do prolongamento da célula mioepitelial sobre a face epitelial da lâmina basal. O citoplasma da célula mioepitelial contém filamentos contráteis e densidades citoplasmáticas ou corpos densos (*setas*) semelhantes àquelas observadas nas células musculares lisas. A célula *à esquerda* com o núcleo pequeno é um linfócito. Após a sua migração pela lâmina basal, o linfócito também está localizado no compartimento epitelial. *Pontas de seta*, limites da célula; *asteriscos*, pregas basolaterais. 15.000×.

- O ducto intercalar, que parte do ácino
- O ducto estriado, assim denominado em virtude da existência de "estriações", que correspondem a invaginações da membrana plasmática basal das células colunares que formam o ducto
- Os ductos excretores, que são os ductos maiores que desembocam na cavidade oral.

O grau de desenvolvimento dos ductos intercalares e dos ductos estriados varia dependendo da natureza da secreção acinosa (ver Figura 16.23). As glândulas serosas apresentam ductos intercalares e ductos estriados bem desenvolvidos, que modificam a secreção serosa por meio da absorção de componentes específicos da secreção e pela secreção de componentes adicionais, assim formando o produto final. As glândulas mucosas, cuja secreção não é modificada, apresentam ductos intercalares muito pouco desenvolvidos, que podem não ser reconhecíveis em cortes corados por H-E. Além disso, não exibem ductos estriados.

Os ductos intercalares estão localizados entre um ácino secretor e um ducto maior.

Os ductos intercalares são revestidos por células epiteliais cuboides baixas, que geralmente não apresentam qualquer característica distinta que possa sugerir outra função além de um conduto. No entanto, as células dos ductos intercalares apresentam atividade de anidrase carbônica. Nas glândulas secretoras serosas e nas glândulas mistas, os ductos intercalares:

- Secretam HCO_3^- no produto acinoso
- Absorvem Cl^- a partir do produto acinoso.

Conforme assinalado anteriormente, os ductos intercalares são mais proeminentes nas glândulas salivares que produzem uma secreção serosa aquosa. Nas glândulas salivares secretoras de muco, os ductos intercalares, quando presentes, são curtos e difíceis de serem identificados.

As células do ducto estriado apresentam numerosas invaginações da membrana plasmática basal.

Os ductos estriados são revestidos por um epitélio simples cuboide, que geralmente se torna colunar à medida que se aproxima do ducto excretor. As invaginações da membrana plasmática basal são vistas em cortes histológicos como "estriações". Mitocôndrias alongadas e de orientação longitudinal estão envolvidas por invaginações da membrana. As invaginações basais em associação a mitocôndrias alongadas constituem uma especialização morfológica associada à reabsorção de líquido e eletrólitos. As células dos ductos estriados também apresentam numerosas pregas basolaterais, que são interdigitadas com as das células adjacentes. Em geral, o núcleo ocupa uma localização central (e não basal) na célula. Os ductos estriados constituem locais de:

- Reabsorção de Na^+ a partir da secreção primária
- Secreção de K^+ e HCO_3^- na secreção.

Maior quantidade de Na^+ é reabsorvida em comparação com a secreção de K^+, de modo que a secreção torna-se hipotônica. Quando a secreção é muito rápida, mais Na^+ e menos K^+ aparecem na saliva final, visto que a reabsorção e os sistemas de secreção secundária não podem acompanhar a taxa de secreção primária. Em consequência, a saliva pode tornar-se isotônica a hipertônica.

O diâmetro dos ductos estriados frequentemente ultrapassa o do ácino secretor. Os ductos estriados estão localizados no parênquima das glândulas (são ductos intralobulares), mas podem ser circundados por pequenas quantidades de tecido conjuntivo no qual podem ser observados vasos sanguíneos e nervos que seguem um percurso paralelo com o ducto.

Os ductos excretores seguem o seu percurso no tecido conjuntivo interlobular.

Os ductos excretores constituem os principais ductos de cada uma das glândulas maiores. Esses ductos conectam-se finalmente com a cavidade oral. O epitélio dos pequenos ductos excretores é simples cuboide. Modifica-se gradualmente para um epitélio pseudoestratificado colunar ou estratificado cuboide. À medida que aumenta o diâmetro do ducto, o epitélio estratificado colunar é frequentemente observado e, à medida que os ductos se aproximam do epitélio oral, pode haver epitélio estratificado pavimentoso. O ducto parotídeo (ducto de Stensen) e o ducto submandibular (ducto de Wharton) seguem o seu trajeto no tecido conjuntivo da face e do pescoço, respectivamente, por uma pequena distância da glândula antes de penetrar na mucosa oral.

Glândulas salivares maiores

Glândula parótida

As glândulas parótidas são compostas por ácinos serosos puros.

As duas glândulas parótidas serosas são as glândulas salivares maiores. O ducto parotídeo segue o seu trajeto a partir da glândula, localizada abaixo e em frente da orelha, até entrar na cavidade oral, no lado oposto do segundo dente molar superior. As unidades secretoras na parótida são serosas e circundam numerosos ductos intercalares longos e estreitos. Os ductos estriados são grandes e evidentes (Figura 16.30A).

Com frequência, ocorrem grandes quantidades de tecido adiposo na glândula parótida, constituindo uma de suas características diferenciais (Prancha 16.5). O **nervo facial** (nervo craniano VII) atravessa a glândula parótida; grandes cortes transversais desse nervo podem ser encontrados em cortes de rotina da glândula corados por H-E, que são úteis na identificação da parótida. A **caxumba**, uma infecção viral da glândula parótida, pode danificar o nervo facial.

Glândula submandibular

As glândulas submandibulares são glândulas mistas, que são principalmente serosas nos seres humanos.

As duas glândulas submandibulares grandes e mistas estão localizadas sob cada um dos lados do assoalho da boca, próximo da mandíbula. Um ducto de cada uma das duas glândulas segue um trajeto para a frente e medialmente até uma papila localizada no assoalho da boca, imediatamente lateral ao frênulo da língua. Alguns ácinos mucosos cobertos por meias-luas serosas geralmente são encontrados entre os ácinos serosos predominantes. Os ductos intercalares são menos extensos que os da glândula parótida (Figura 16.30B e Prancha 16.4).

Glândula sublingual

As pequenas glândulas sublinguais são glândulas mistas que são principalmente secretoras de muco nos seres humanos.

As glândulas sublinguais, as menores das glândulas salivares maiores em pares, estão localizadas no assoalho da boca, anteriormente às glândulas submandibulares. Seus múltiplos ductos sublinguais pequenos desembocam no ducto submandibular, bem como diretamente no assoalho da boca. Alguns dos ácinos mucosos predominantes exibem meias-luas serosas, mas raramente observa-se a existência de ácinos puramente serosos (Figura 16.30C e Prancha 16.6). Os ductos intercalares e os ductos estriados são curtos, difíceis de localizar ou, às vezes, ausentes. As unidades secretoras mucosas são predominantemente tubulares.

Saliva

A saliva inclui as secreções combinadas de todas as glândulas salivares maiores e menores.

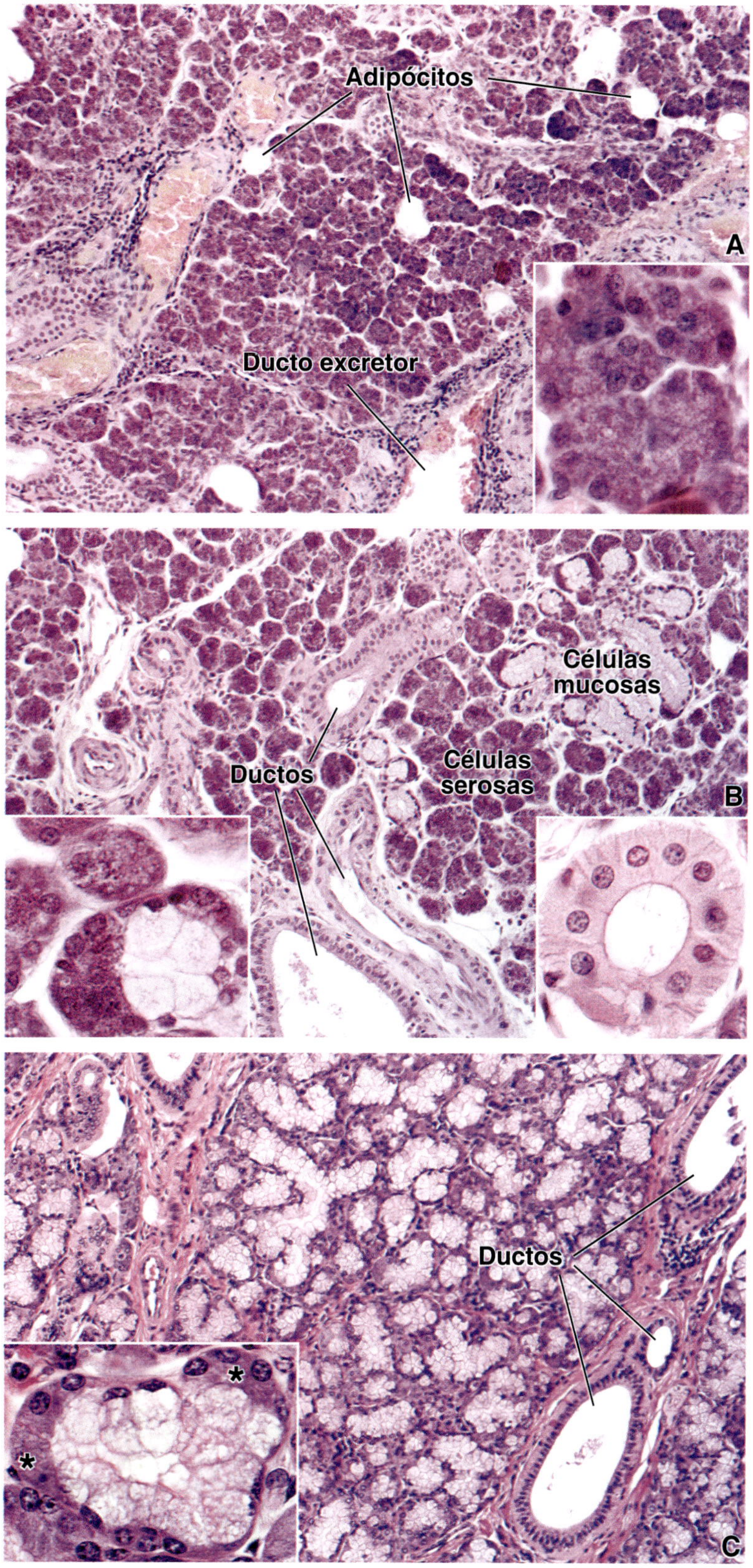

Figura 16.30 Fotomicrografias das três glândulas salivares maiores. A. A glândula parótida no ser humano é composta integralmente de ácinos serosos e seus ductos. Em geral, os adipócitos também estão distribuídos por toda a glândula. A *porção inferior* da figura revela um ducto excretor dentro de um septo de tecido conjuntivo. 120×. **Detalhe.** Maior aumento das células acinosas serosas. 320×. **B.** As glândulas submandibulares contêm ácinos tanto serosos quanto mucosos. Nos seres humanos, predominam os componentes serosos. Os ácinos secretores de muco são facilmente identificados neste pequeno aumento, em virtude de sua coloração clara. O restante do campo é composto, em grande parte, de ácinos serosos. Vários ductos – excretor, estriado e intercalar – são evidentes no campo. 120×. **Detalhe à esquerda.** Maior aumento de um ácino, revelando meia-lua serosa circundando células secretoras de muco. 360×. **Detalhe à direita.** Maior aumento de um ducto estriado. Esses ductos apresentam epitélio colunar com estriações basais visíveis. 320×. **C.** A glândula sublingual também contém elementos tanto serosos quanto mucosos. Aqui, os ácinos mucosos predominam. Os ácinos mucosos são evidentes, em virtude de sua coloração clara. O exame minucioso dos ácinos mucosos neste aumento relativamente pequeno revela que não são estruturas esféricas, mas estruturas alongadas ou tubulares, com evaginações ramificadas. Por conseguinte, embora o ácino seja bastante volumoso, a maior parte dele não costuma ser observada dentro do plano de um único corte. Os ductos da glândula sublingual, observados com maior frequência em um corte, são os ductos interlobulares. 120×. **Detalhe.** O componente seroso da glândula é formado, em grande parte, por meias-luas (*asteriscos*), que são artefatos da fixação convencional. 320×.

Boxe 16.4

Correlação clínica | Tumores das glândulas salivares

Os **tumores das glândulas salivares** ocorrem geralmente nas glândulas salivares maiores (parótida, submandibular e sublingual); no entanto, uma pequena porcentagem acomete as glândulas salivares menores localizadas dentro da mucosa oral, palato, úvula, assoalho da boca, língua, faringe, laringe e seios paranasais. Aproximadamente 80% dos tumores das glândulas salivares são benignos. A maioria origina-se na glândula parótida (Figura B.16.4.1A). O palato constitui o local mais comum dos tumores das glândulas salivares menores.

O tumor benigno mais comum é o **adenoma pleomórfico**, que representa 65% de todos os tumores das glândulas salivares. Caracteriza-se por tecido epitelial contendo células ductais e mioepiteliais intercaladas com áreas semelhantes à substância fundamental dos tecidos conjuntivos (p. ex., na cartilagem). Esses tecidos de tipo conjuntivo são produzidos pelas células mioepiteliais (Figura B.16.4.1B).

A maioria das pessoas com tumores benignos apresenta tumefação indolor da glândula acometida. Devido ao comprometimento neural, relata-se também a ocorrência de sinais como dormência ou fraqueza do músculo inervado. Por exemplo, pode haver paralisia dos músculos faciais ou dor facial persistente em alguns indivíduos com tumores da parótida.

O tratamento mais comum consiste na remoção cirúrgica do tumor. Para os tumores da glândula parótida, é frequentemente necessária uma parotidectomia total (excisão da glândula parótida). Utiliza-se também a radioterapia pós-operatória quando o tumor é canceroso. As complicações do tratamento cirúrgico dos tumores da glândula parótida incluem disfunção do nervo facial e **síndrome de Frey** (também conhecida como *sudorese gustatória*).

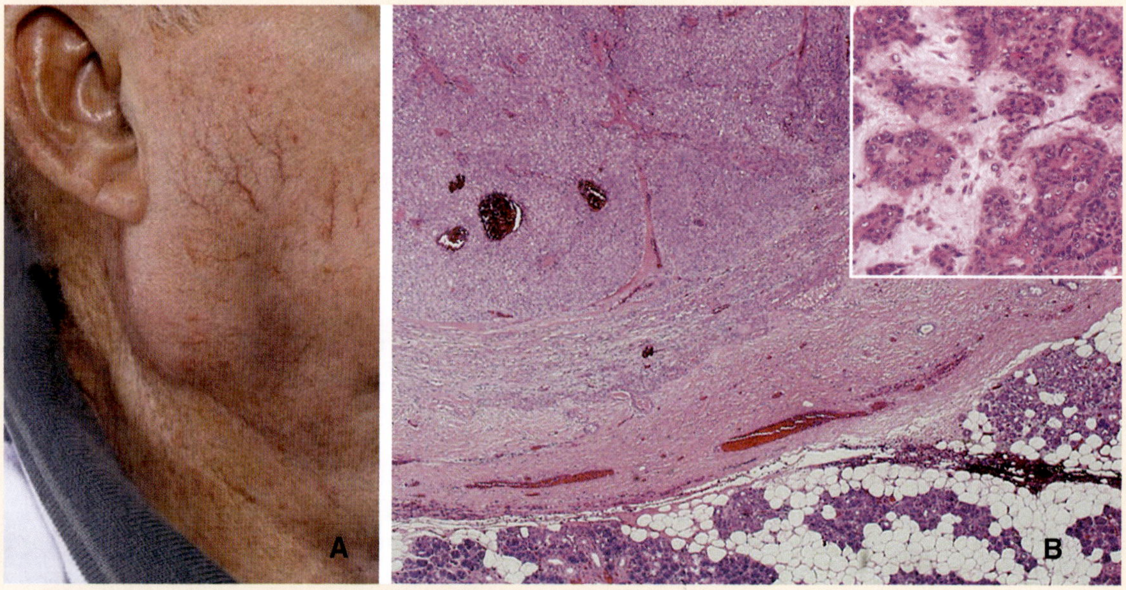

Figura B.16.4.1 Adenoma pleomórfico da glândula parótida. A. Esta fotografia mostra uma pessoa com massa parotídea localizada próximo do ângulo da mandíbula. **B.** Esta fotomicrografia em pequeno aumento mostra as características de um adenoma pleomórfico. (Cortesia do Dr. Kerry D. Olsen.) Observe que o tecido parotídeo normal (áreas basófilas na *parte inferior*) é separado pela cápsula fibrosa de um nódulo contendo tecido semelhante ao conjuntivo, que se assemelha à matriz extracelular da cartilagem. 40×. O detalhe em maior aumento mostra um nicho de células cancerosas separadas por estroma de coloração eosinofílica mais clara, que se assemelha à matriz extracelular da cartilagem hialina. 200×. (Cortesia do Dr. Joaquín J. Garcia.)

A maior parte da saliva é produzida pelas glândulas salivares. A composição da saliva produzida por cada uma das três glândulas salivares maiores é discretamente diferente. As glândulas parótidas produzem o líquido mais seroso; as glândulas sublinguais produzem um líquido ligeiramente mais viscoso; e as glândulas submandibulares produzem a saliva mais viscosa e mucinosa. Um volume menor de saliva é produzido por transudação geral do revestimento epitelial da cavidade oral; por glândulas salivares menores dispersas na cavidade mucosa; e pelo sulco gengival e pelas criptas das tonsilas. Uma das características singulares da saliva é o volume grande e variável produzido. O volume (por peso de tecido glandular) da saliva ultrapassa o das outras secreções digestivas em até 40 vezes. O grande volume de saliva produzida está, sem dúvida, relacionado com suas numerosas funções, das quais apenas algumas são associadas à digestão.

A saliva desempenha funções tanto protetoras quanto digestivas.

As glândulas salivares produzem cerca de 1.500 mℓ de saliva por dia. A saliva tem numerosas funções relacionadas com atividades metabólicas e não metabólicas:

- Umedecimento da mucosa oral, que ajuda a controlar o aporte de água. A ausência de saliva sinaliza sede
- Umedecimento dos alimentos secos para ajudar a mastigação e sua deglutição
- Fornecimento de um meio para os alimentos dissolvidos e em suspensão, que estimulam quimicamente os botões gustativos
- Tamponamento químico do conteúdo da cavidade oral, em virtude de sua alta concentração de íons bicarbonato
- Digestão de carboidratos com a enzima digestiva α-amilase, que decompõe ligações glicosídicas 1-4 e continua atuando no esôfago e no estômago

- Controle da flora bacteriana da cavidade oral por meio da lisozima (muramidase), uma enzima que lisa o ácido murâmico em determinadas bactérias (p. ex., estafilococos).

A composição única da saliva está resumida no Quadro 16.1.

A saliva contém água, várias proteínas e eletrólitos.

A saliva contém principalmente água, proteínas e glicoproteínas (enzimas e anticorpos) e eletrólitos. Apresenta alta concentração de potássio, que é aproximadamente sete vezes a do sangue; concentração de sódio de aproximadamente um décimo daquela do sangue; concentração de bicarbonato aproximadamente três vezes a do sangue; e quantidades significativas de cálcio, fósforo, cloreto, tiocianato e ureia. A lisozima e a α-amilase são as principais enzimas presentes (ver Quadro 16.1).

A saliva constitui uma fonte de íons cálcio e fosfato essenciais para o desenvolvimento e a manutenção normais dos dentes.

O cálcio e o fosfato na saliva são essenciais para a mineralização dos dentes recém-irrompidos, bem como para o reparo de pequenas lesões do esmalte nos dentes irrompidos. Além disso, a saliva desempenha vários outros papéis na proteção dos dentes.

Quadro 16.1 Composição da saliva não estimulada.

Constituintes orgânicos	Média (mg/mℓ)
Proteína	220,0
Amilase	38,0
Mucina	2,7
Muramidase (lisozima)	22,0
Lactoferrina	0,03
Marcadores de grupo ABO	0,005
EGF	3,4
sIgA	19,0
IgG	1,4
IgM	0,2
Glicose	1,0
Ureia	20,0
Ácido úrico	1,5
Creatinina	0,1
Colesterol	8,0
cAMP	7,0
Constituintes inorgânicos	
Sódio	15,0
Potássio	80,0
Tiocianato	
Fumantes	9,0
Não fumantes	2,0
Cálcio	5,8
Fosfato	16,8
Cloreto	5,0
Fluoreto	Traços (de acordo com a ingestão)

cAMP, monofosfato de adenosina cíclico; EGF, fator de crescimento epitelial (do inglês *epithelial growth factor*); Ig, imunoglobulina; sIgA, imunoglobulina A secretora.
Modificado de Jenkins GN. *The Physiology and Biochemistry of the Mouth*, 4th Ed. Oxford: Blackwell Scientific Publications; 1978.

As proteínas na saliva formam uma cobertura protetora sobre os dentes, denominada película adquirida. Os anticorpos e outros agentes antibacterianos retardam a ação bacteriana que de outro modo levaria ao apodrecimento do dente. Os pacientes cujas glândulas salivares são irradiadas, como no tratamento de tumores das glândulas salivares, não conseguem produzir quantidades normais de saliva; em geral, esses pacientes desenvolvem numerosas **cáries dentárias**. Os agentes anticolinérgicos usados no tratamento de algumas formas de doença cardíaca também reduzem significativamente a secreção salivar e induzem o desenvolvimento de cáries dentárias.

A saliva desempenha funções imunológicas.

Conforme assinalado anteriormente, a saliva contém anticorpos, a imunoglobulina A (IgA) salivar. A IgA é sintetizada pelos plasmócitos no tecido conjuntivo que circunda os ácinos secretores das glândulas salivares, e as formas tanto dimérica quanto monomérica são liberadas na matriz de tecido conjuntivo (Figura 16.31). Um receptor de imunoglobulina polimérica (pIgR, do inglês *polymeric immunoglobulin receptor*), uma proteína, é sintetizado pelas células das glândulas salivares e inserido na membrana plasmática basal, em que atua como receptor para a IgA dimérica.

Quando a IgA dimérica liga-se ao receptor, o complexo pIgR-dIgA é internalizado por endocitose mediada por receptor e transportado através da célula acinosa até a membrana plasmática apical. O pIgR nesse local sofre clivagem proteolítica, e a parte extracelular do receptor ligada à dIgA é liberada no lúmen como IgA secretora (sIgA). Esse processo de síntese e de secreção de IgA é essencialmente idêntico ao que ocorre nas porções mais distais do trato gastrintestinal, em que a sIgA é transportada através do epitélio colunar absortivo do intestino delgado e cólon (ver Capítulo 17, *Sistema Digestório 2 | Esôfago e Tubo Gastrintestinal*).

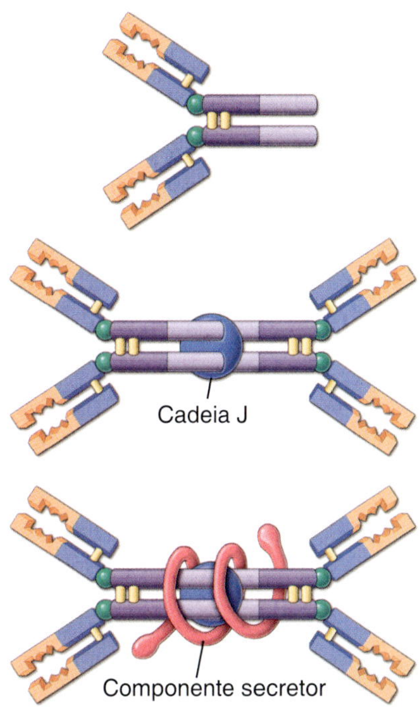

Figura 16.31 Diagrama de diferentes formas de imunoglobulina A (IgA). Este desenho mostra o monômero de IgA (*parte superior*). O dímero de IgA é um produto do plasmócito, que contém uma cadeia J que conecta dois monômeros (*no meio*). O componente secretor, um produto de pIgR clivado proteoliticamente, é adicionado ao dímero para formar a IgA secretora (sIgA; *parte inferior*).

RESUMO

Sistema digestório 1 | Cavidade oral e estruturas associadas

VISÃO GERAL DO SISTEMA DIGESTÓRIO

- O **sistema digestório** é formado pelo **tubo GI** e seus órgãos associados (língua e dentes) e glândulas exócrinas (glândulas salivares, fígado, pâncreas)
- As principais funções do sistema digestório incluem o transporte da água e dos alimentos ingeridos pelo tubo GI; a secreção de líquidos, eletrólitos e enzimas digestivas; a digestão e a absorção dos produtos digeridos; e a excreção dos remanescentes não digeridos
- Como o lúmen do tubo GI é física e funcionalmente externo ao corpo, a **mucosa** digestiva (revestimento do sistema digestório) confere proteção imunológica e atua como barreira entre o lúmen e o ambiente interno do corpo.

CAVIDADE ORAL

- A **cavidade oral** consiste na boca, que inclui a língua, os dentes e suas estruturas de sustentação, as glândulas salivares maiores e menores e as tonsilas
- A **mucosa oral** reveste a cavidade oral. Dependendo de sua localização, é classificada em **mucosa mastigatória** (gengiva e palato duro), com epitélio estratificado pavimentoso queratinizado ou paraqueratinizado; em **mucosa de revestimento** (partes remanescentes da cavidade oral, exceto o dorso da língua), com epitélio estratificado pavimentoso não queratinizado; e **mucosa especializada** (superfície dorsal da língua), que contém papilas linguais.

DENTES

- Os seres humanos têm 32 **dentes** permanentes; cada dente tem uma raiz inserida no osso alveolar e uma **coroa clínica** que se projeta na cavidade oral. A **cavidade da polpa** de localização central contém tecido conjuntivo frouxo, vasos sanguíneos e nervos
- Os dentes são compostos de três tecidos especializados: o **esmalte** visível, que cobre a coroa anatômica do dente; o **cemento**, encontrado na raiz para a inserção dos ligamentos periodontais; e a **dentina**, localizada abaixo do esmalte e do cemento
- O **esmalte** é produzido pelos **ameloblastos** (durante o **desenvolvimento** do dente embrionário no **órgão do esmalte**) e é composto de **bastões de esmalte** paralelos; produção de esmalte regulada por proteínas específicas (p. ex., amelogeninas, ameloblastinas, esmaltinas)
- O **cemento** é uma estrutura semelhante ao osso, que cobre a raiz do dente. Fibras de colágeno se projetam do cemento e formam os **ligamentos periodontais** que conectam o dente com o **alvéolo**
- A **dentina** é inicialmente depositada pelos odontoblastos na forma de **pré-dentina**, que, sob a influência da **fosfoproteína da dentina (DPP)** e da **sialoproteína da dentina (DSP)**, é mineralizada, formando a dentina. Dispõe de túbulos contendo prolongamentos alongados dos odontoblastos.

LÍNGUA

- A mucosa especializada na superfície dorsal da língua tem quatro tipos de **papilas linguais** que se projetam: as papilas **filiformes** (constituídas de epitélio estratificado pavimentoso queratinizado), **folhadas**, **fungiformes** e **circunvaladas** (revestidas de epitélio estratificado pavimentoso não queratinizado
- As papilas folhadas, fungiformes e circunvaladas contêm **botões gustativos** em sua superfície com células neuroepiteliais (sensoriais) para a detecção de cinco sabores básicos: doce, salgado, amargo, azedo e umami
- Os sabores **doce**, **amargo** e **umami** são detectados por receptores gustativos acoplados à proteína G, enquanto os **sabores azedo** e **doce** atuam sobre os canais de Na^+ e de K^+
- A **tonsila lingual** representa a agregação de tecido linfático difuso e nódulos linfáticos na base da língua.

GLÂNDULAS SALIVARES

- O **salivon** é a unidade secretora básica de qualquer glândula salivar e consiste no ácino, no ducto intercalar e no ducto excretor
- O **ácino** é a porção secretora do salivon. Os ácinos são esféricos e contêm **células serosas** (secretoras de proteína); podem ser mais tubulares e conter **células mucosas** (secretoras de mucina); ou são mistos, com ambos os tipos de células. Os ácinos mistos em preparações de rotina apresentam **meias-luas serosas** (artefatos de fixação). Observa-se a existência de células mioepiteliais na base das células secretoras
- A secreção do ácino é drenada pelo **ducto intercalar** (revestido por epitélio simples cuboide), que se une ao **ducto estriado** (epitélio simples colunar com estriações basais distintas) e, finalmente, ao **ducto excretor** (epitélio estratificado cuboide ou colunar), que é circundado por tecido conjuntivo
- As células dos ductos estriados apresentam numerosas invaginações da membrana plasmática basal que contêm mitocôndrias. As invaginações são especializadas para a reabsorção de eletrólitos da secreção
- As **glândulas salivares maiores** são as glândulas parótidas, submandibulares e sublinguais em pares
- As **glândulas parótidas** contêm apenas ácinos serosos, com tecido adiposo distribuído por toda a glândula
- As **glândulas submandibulares** contêm predominantemente ácinos serosos, mas também contêm ácinos mucosos
- As **glândulas sublinguais** também são mistas, mas contêm principalmente ácinos mucosos alongados. O componente seroso é visto na forma de **meias-luas**
- A **saliva** é produzida pelas glândulas salivares e tem funções digestivas; contém água, proteínas e glicoproteínas (enzimas e anticorpos) e eletrólitos.

PRANCHA 16.1 ■ Lábio e junção mucocutânea

Os **lábios** constituem o ponto de entrada do tubo GI. Nos lábios, o **epitélio queratinizado** fino da pele facial modifica-se no **epitélio paraqueratinizado** espesso da mucosa oral. Na junção mucocutânea, a porção vermelha dos lábios caracteriza-se pela penetração profunda de papilas de tecido conjuntivo na base do **epitélio estratificado pavimentoso queratinizado**. Os vasos sanguíneos e as terminações nervosas nessas papilas são responsáveis tanto pela cor quanto pela extrema sensibilidade dos lábios ao toque.

FOTOMICROGRAFIA DE ORIENTAÇÃO: um corte sagital corado por hematoxilina e eosina (H-E) através do lábio superior nesta fotomicrografia de orientação em pequeno aumento *à direita* (8×) mostra a pele da face, a zona vermelha do lábio e a transição da mucosa oral (*MO*). Os *retângulos marcados* indicam áreas representativas de cada um desses locais, mostrados em maior aumento nas *fileiras superior, média* e *inferior* de figuras, na prancha adjacente. Observe a mudança na espessura do epitélio a partir da porção externa ou facial do lábio (*superfície vertical à esquerda*) até a superfície da cavidade oral (a superfície que começa com o *retângulo marcado inferior* e que continua subindo ao longo da superfície direita do lábio) nesta fotomicrografia.

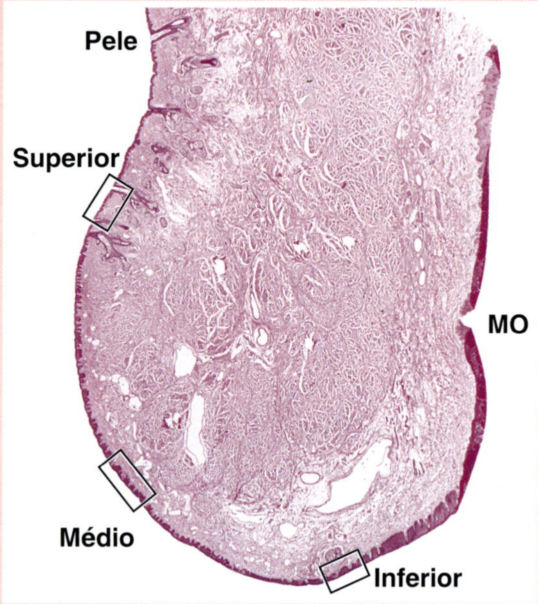

Epitélio queratinizado, lábio, ser humano, H-E, 120×.

O **epitélio** (*EP*) **queratinizado** da face é relativamente fino e apresenta as características gerais da pele fina encontrada em outros locais. Existem folículos pilosos (*FP*), glândulas sebáceas (*GSb*) e vasos sanguíneos (*VS*) associados a esse epitélio.

Epitélio queratinizado, lábio, ser humano, H-E, 380×.

A *área dentro do círculo* na figura *à esquerda* é mostrada em maior aumento. O material *marrom-avermelhado* nas células basais é o pigmento de melanina (*m*), enquanto o *azul-escuro* próximo da superfície é o estrato granuloso (*EG*) com seus grânulos de querato-hialina de coloração azul-escura.

Zona vermelha, lábio, ser humano, H-E, 120×.

O epitélio da **zona vermelha** do lábio é muito mais espesso que o da face. O estrato granuloso ainda está presente; por conseguinte, o epitélio é queratinizado. A coloração da zona vermelha é dada pela penetração profunda das papilas de tecido conjuntivo no epitélio (*pontas de seta*). A espessura fina do epitélio combinada com a extensa vascularização do tecido conjuntivo subjacente, particularmente dos vasos sanguíneos (*VS*) venosos extensos, possibilita ver a cor do sangue.

Zona vermelha, lábio, ser humano, H-E, 380×.

A sensibilidade da zona vermelha a estímulos, como toque leve, deve-se à existência de um grande número de receptores sensoriais. De fato, cada uma das duas papilas profundas observadas na figura *à esquerda* contém um corpúsculo de Meissner (*CM*), um dos quais está claramente visível nesta figura.

Junção mucocutânea, lábio, ser humano, H-E, 120×.

A transição da zona vermelha queratinizada para o epitélio estratificado pavimentoso paraqueratinizado bastante espesso da mucosa oral é evidente nesta figura. Observe como o estrato granuloso termina abruptamente. Isso é mais claramente observado em maior aumento na figura *à direita*.

Junção mucocutânea, lábio, ser humano, H-E, 380×.

Mais distante do local em que desaparecem as células do estrato granuloso até a superfície da pele, as células apresentam núcleos (*setas*). O epitélio também é muito mais espesso nesse ponto e assim permanece em toda a cavidade oral.

CM, Corpúsculo de Meissner
EG, Estrato granuloso
EP, Epitélio
FP, Folículo piloso
GSb, Glândula sebácea
m, Pigmento de melanina
MO, Mucosa oral
VS, Vasos sanguíneos venosos
Pontas de seta, Papilas de tecido conjuntivo
Setas, Núcleos das células superficiais até a superfície

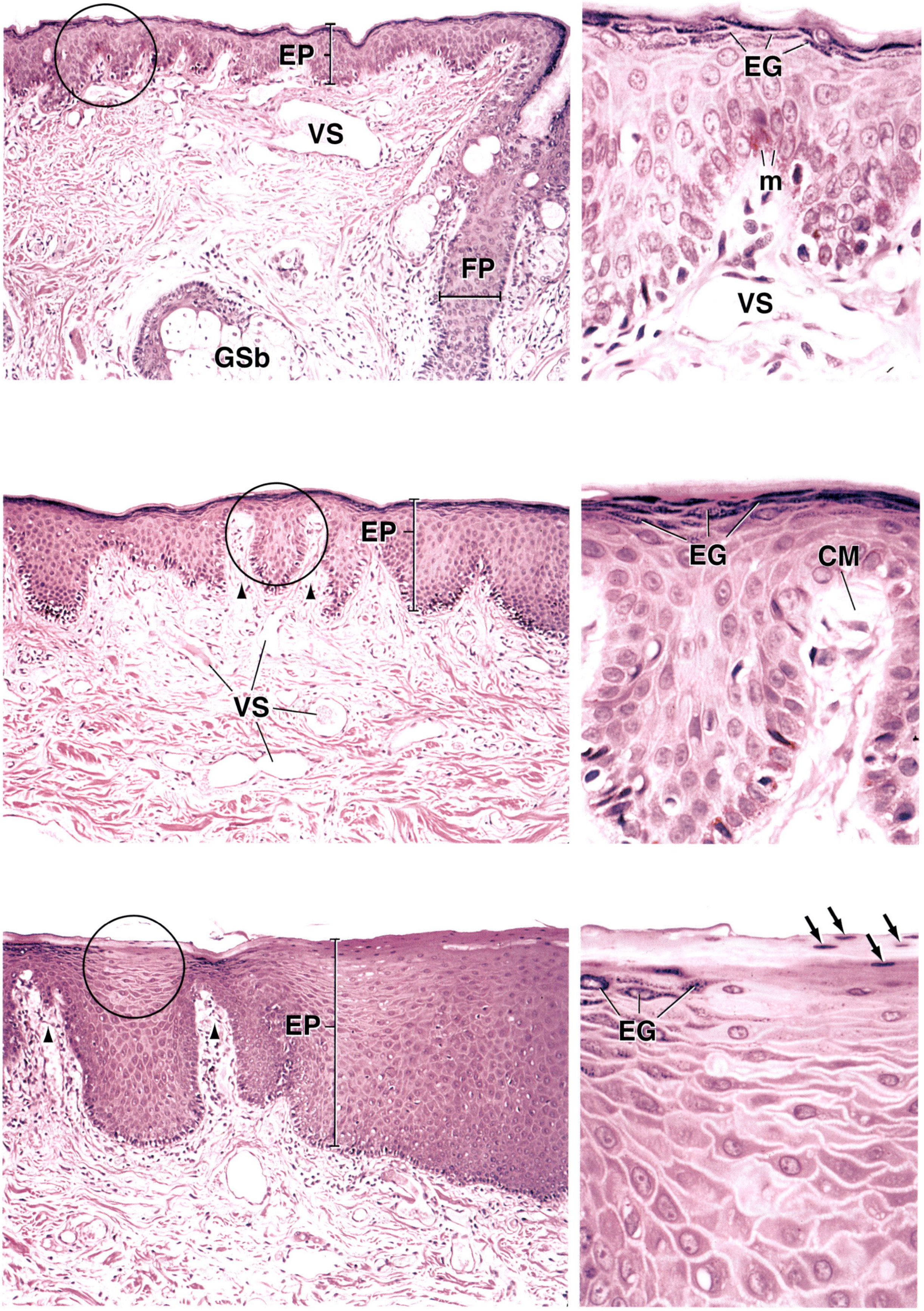
EP
VS
FP
GSb
EG
m
VS
EP
VS
EG
CM
EP
EG

PRANCHA 16.2 ■ Língua 1

A língua é um órgão muscular que se projeta para dentro da cavidade oral a partir de sua superfície inferior. É coberta por uma membrana mucosa que consiste em **epitélio estratificado pavimentoso**, queratinizado em algumas partes, que repousa sobre tecido conjuntivo frouxo. A superfície inferior da língua é relativamente simples. No entanto, a mucosa da superfície dorsal é modificada para formar três tipos de papilas: **filiformes, fungiformes** e **circunvaladas**. As papilas circunvaladas formam uma fileira em formato de V, que divide a língua em um corpo e uma raiz; a superfície dorsal do corpo, ou seja, a porção anterior até as papilas circunvaladas, contém papilas filiformes e fungiformes. Cristas paralelas que contêm botões gustativos são encontradas nas partes laterais da língua e são particularmente evidentes nos lactentes. Quando se efetua um corte em ângulos retos a seu eixo longo, as cristas aparecem como papilas e, apesar de não serem papilas verdadeiras, são denominadas **papilas folhadas**.

A língua contém músculo estriado voluntário tanto intrínseco quanto extrínseco. Os **músculos estriados** da língua estão alocados em três planos entremeados, dispostos, cada um deles, em ângulos retos aos outros dois. Esse arranjo é exclusivo da língua. Proporciona enorme flexibilidade e precisão aos movimentos da língua, que são essenciais para a fala humana, bem como para o seu papel na digestão e na deglutição. O arranjo também possibilita a sua fácil identificação como músculo lingual.

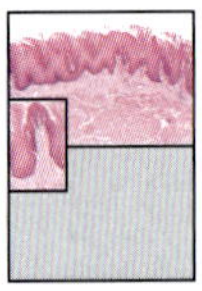

Superfície dorsal, língua, macaco, hematoxilina e eosina (H-E), 65×; detalhe, 130×.

Esta figura mostra a superfície dorsal da língua com as **papilas filiformes** (*P Fil*). Elas são as mais numerosas dos três tipos de papilas. Do ponto de vista estrutural, são projeções cônicas do epitélio inclinadas projetadas para a face posterior. Essas papilas são desprovidas de botões gustativos e são compostas de epitélio estratificado pavimentoso queratinizado.

As **papilas fungiformes** são estruturas elevadas dispersas, ligeiramente arredondas e isoladas, situadas entre as papilas filiformes. O *detalhe* mostra uma papila fungiforme. O centro da papila fungiforme é formado por um grande núcleo de tecido conjuntivo (papila de tecido conjuntivo primária), e papilas de tecido conjuntivo menores (papilas de tecido conjuntivo secundárias) projetam-se até a base do epitélio superficial (*ponta de seta*). O tecido conjuntivo das papilas é altamente vascularizado. Em virtude da penetração profunda do tecido conjuntivo dentro do epitélio, em combinação com uma superfície queratinizada muito fina, as papilas fungiformes aparecem como pequenos pontos vermelhos quando a superfície da língua é examinada macroscopicamente.

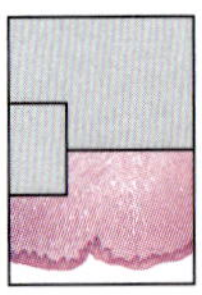

Superfície ventral, língua, macaco, H-E, 65×.

A superfície ventral da língua é mostrada nesta figura. A superfície lisa do **epitélio** (*EP*) **estratificado pavimentoso** contrasta com a superfície irregular do dorso da língua. Além disso, a superfície epitelial na face ventral da língua geralmente não é queratinizada. O tecido conjuntivo (*TC*) está situado imediatamente abaixo do epitélio; mais profundamente, encontra-se o músculo estriado (*ME*). As numerosas papilas de tecido conjuntivo que se projetam dentro da base do epitélio das superfícies tanto ventral quanto dorsal conferem à junção epitélio-tecido conjuntivo um perfil irregular. Com frequência, essas papilas de tecido conjuntivo são vistas em cortes oblíquos e, então, aparecem como pequenas ilhas de tecido conjuntivo dentro da camada de tecido epitelial (ver figura anterior).

O tecido conjuntivo estende-se até o músculo sem modificar a sua natureza, e não há nenhuma submucosa identificável. O músculo é estriado (*ME*) e é singular na sua organização, ou seja, as fibras seguem o seu percurso em três planos. Por conseguinte, a maioria dos cortes mostra feixes de fibras musculares em corte longitudinal, em ângulos retos entre si e em corte transversal. Os nervos (*N*) que inervam o músculo também são frequentemente observados nos septos de tecido conjuntivo entre os feixes musculares.

A superfície da língua atrás das papilas circunvaladas (raiz da língua) contém as tonsilas linguais (não mostradas). Essas tonsilas assemelham-se, na sua estrutura e aparência, às tonsilas palatinas ilustradas na Prancha 14.1.

EP, Epitélio
ME, Feixes de músculo estriado
N, Nervos
P Fil, Papilas filiformes
TC, Tecido conjuntivo
Ponta de seta (detalhe), Papila de tecido conjuntivo secundário

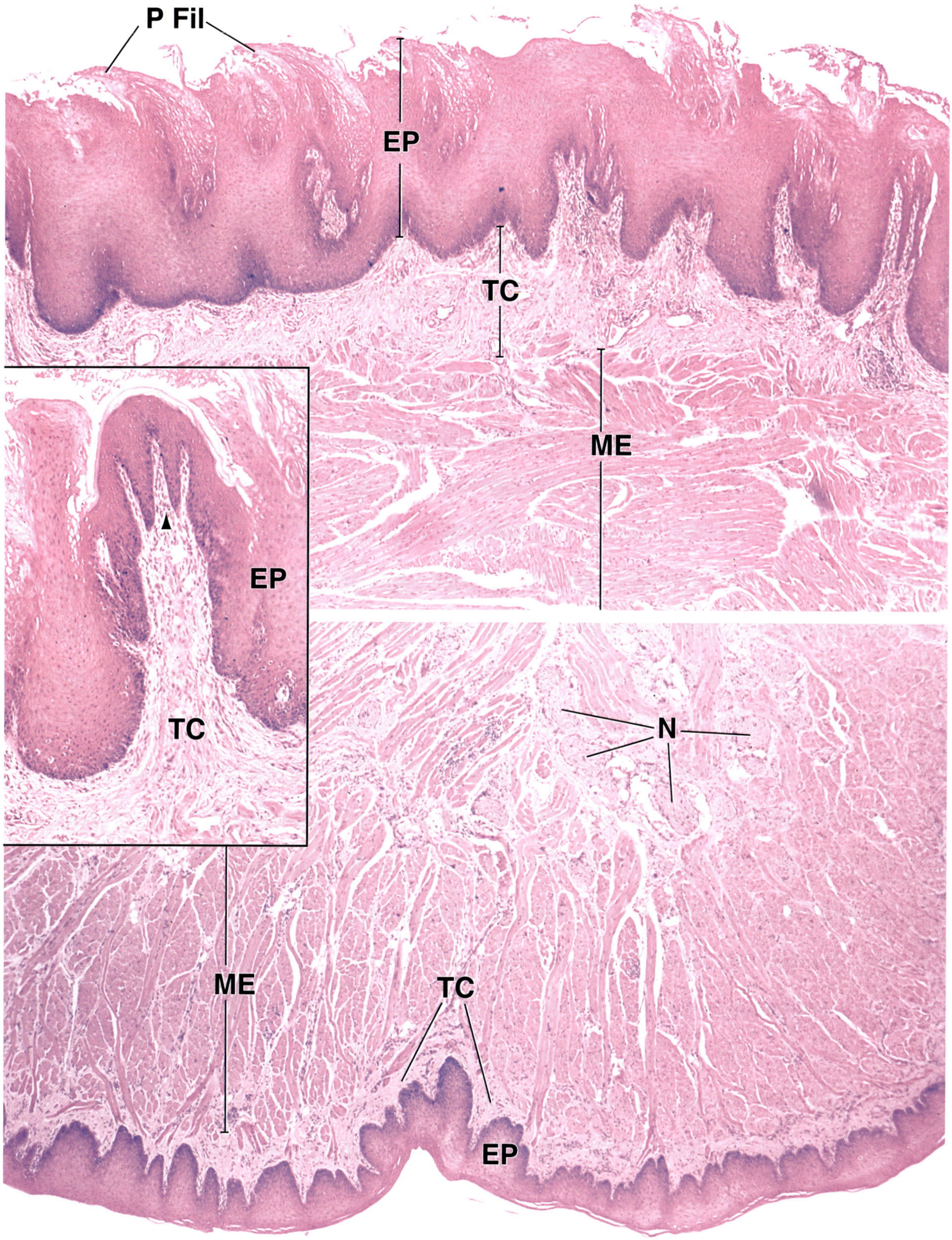
P Fil
EP
TC
ME
EP
TC
N
ME
TC
EP

PRANCHA 16.3 ■ Língua 2 | Papilas folhadas e botões gustativos

As papilas e seus **botões gustativos** associados constituem a mucosa especializada da cavidade oral. Embora as papilas filiformes sejam desprovidas de botões gustativos, os outros três tipos (*i. e.*, as papilas folhadas, fungiformes e circunvaladas) contêm botões gustativos em seu epitélio. As papilas fungiformes (*i. e.*, em formato de cogumelo) (ver *detalhe* na Prancha 16.2) são mais numerosas próximo da ponta da língua. Os botões gustativos estão presentes no epitélio, em sua superfície dorsal. Os botões gustativos do epitélio que recobre as papilas circunvaladas e folhadas estão localizados em fendas profundas que separam as papilas da mucosa adjacente ou entre si, respectivamente. Os **ductos das glândulas salivares linguais** (glândulas de Ebner; um componente das glândulas salivares menores) liberam suas secreções serosas na vala que circunda cada papila circunvalada. As secreções irrigam o material da vala para permitir que os botões gustativos respondam a novos estímulos. De modo semelhante, os ductos das pequenas glândulas serosas desembocam nas fendas entre as papilas folhadas. Os botões gustativos no corte aparecem como corpos ovais de coloração pálida, que se estendem pela espessura do epitélio. O **poro gustativo** é uma pequena abertura na superfície epitelial. Os botões gustativos reagem a apenas cinco estímulos: doce, salgado, amargo, azedo e umami. A sensibilidade a todos os sabores é distribuída em toda a língua; contudo, os receptores de sabor parecem estar mais concentrados em áreas específicas da língua – os botões gustativos na ponta da língua detectam os estímulos doces; aqueles imediatamente posterolaterais à ponta da língua detectam estímulos salgados; e aqueles nas papilas circunvaladas detectam os estímulos amargo e umami.

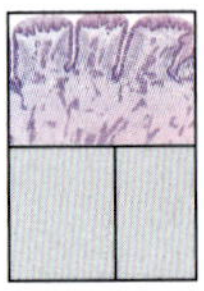

Papilas folhadas, língua, ser humano, hematoxilina e eosina (H-E), 50×.

As **papilas folhadas** consistem em uma série de cristas paralelas que são separadas por fendas mucosas profundas e estreitas (ver Figura 16.5). Estão alinhadas em ângulos retos ao eixo longo da língua, em sua borda lateral posterior. Nos indivíduos mais jovens, as papilas folhadas são facilmente observadas na inspeção macroscópica. No entanto, com a idade, as papilas folhadas podem não ser reconhecidas. Esta fotomicrografia mostra três papilas; cada uma delas é separada de sua vizinha por uma fenda (*F*) estreita. A superfície dessas papilas é coberta por um epitélio estratificado (*EE*) não queratinizado espesso. A superfície basal do epitélio é extremamente irregular, devido à existência de papilas de tecido conjuntivo (*PTC*) penetrantes profundas. Em contrapartida, o epitélio (*EP*) que reveste as fendas é relativamente fino e uniforme; contém numerosos botões gustativos. São as estruturas de coloração clara observadas no epitélio da fenda. Subjacentes ao epitélio, há uma camada de tecido conjuntivo frouxo (*TCF*) e um núcleo central de tecido conjuntivo denso. No interior desse núcleo e entre os feixes de fibras musculares abaixo das papilas estão as **glândulas serosas linguais** (*GSL*). Estas, assim como as glândulas serosas associadas às papilas circunvaladas, contêm ductos (*DC*) que desembocam na base das fendas, entre as papilas.

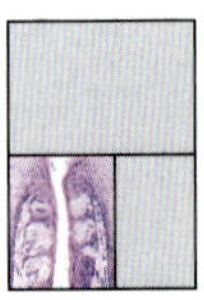

Botões gustativos, língua, ser humano, H-E, 500×.

Esta fotomicrografia em maior aumento mostra os **botões gustativos** localizados dentro do epitélio da fenda. Em geral, os botões gustativos aparecem como estruturas ovais de coloração pálida, que se estendem por grande parte da espessura do epitélio. Abaixo do botão gustativo, são observadas fibras nervosas (*FN*) que também exibem coloração clara. No ápice do botão gustativo, existe uma pequena abertura no epitélio, que é o poro gustativo (*PG*).

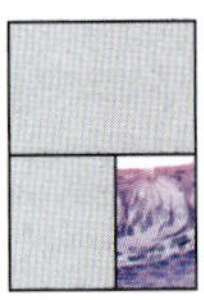

Botão gustativo, língua, ser humano, H-E, 1.100×.

Esta fotomicrografia mostra claramente o **poro gustativo** (*PG*), as células do botão gustativo e suas fibras nervosas (*FN*) associadas. As células com grandes núcleos redondos são **células sensoriais neuroepiteliais** (*CSN*); estas são as células mais numerosas do botão gustativo. Em sua superfície apical, contêm microvilosidades que se estendem até o poro gustativo. Em sua superfície basal, formam uma sinapse com as fibras sensitivas aferentes que constituem o nervo subjacente. Entre as células sensoriais estão as **células de sustentação** (*cs*). Essas células contêm microvilosidades em sua superfície apical. No botão gustativo, existem também, em sua base, pequenas células designadas como **células basais** (*CB*), uma das quais é identificada aqui. São as células-tronco para as células de sustentação e as células neuroepiteliais, cujo tempo de renovação é de cerca de 10 dias.

CB, Células basais
cs, Células de sustentação
CSN, Células sensoriais neuroepiteliais
DC, Ductos
EE, Epitélio estratificado não queratinizado
EP, Epitélio de revestimento das fendas
F, Fenda
FN, Fibras nervosas
GSL, Glândulas serosas linguais
PG, Poro gustativo
PTC, Papilas de tecido conjuntivo
TCF, Tecido conjuntivo frouxo

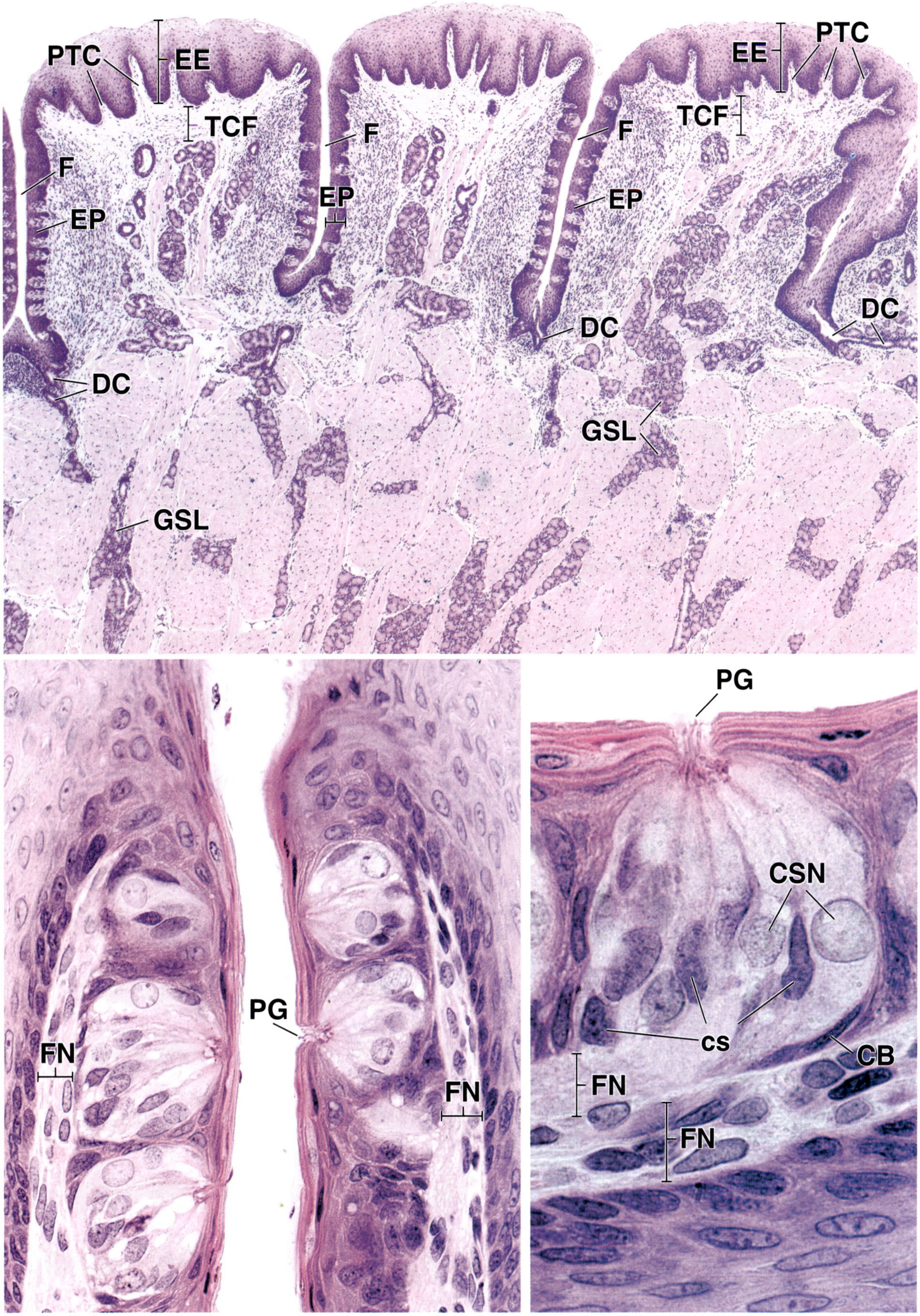
PTC
EE
TCF
F
EP
DC
GSL
EP
F
DC
EE
PTC
TCF
F
EP
DC
GSL
FN
PG
FN
PG
CSN
cs
CB
FN
FN

PRANCHA 16.4 ■ Glândula submandibular

Assim como as glândulas parótidas, as **glândulas submandibulares** estão localizadas fora da cavidade oral. Situam-se sob cada um dos lados do assoalho da boca, próximo da mandíbula. Cada uma das duas glândulas apresenta um ducto que segue um percurso para a frente e medialmente até uma papila localizada no assoalho da boca, imediatamente lateral ao frênulo da língua. Os componentes secretores das glândulas submandibulares consistem em ácinos, que são de três tipos: **ácinos serosos**, que são secretores de proteína, como os da glândula parótida; **ácinos mucosos**, que secretam mucina; e ácinos mistos, que contêm células secretoras tanto serosas quanto mucosas. No caso dos **ácinos mistos**, as células mucosas são recobertas por células serosas, que geralmente são descritas como meias-luas. Pesquisas sugerem que a meia-lua representa um artefato da preparação do tecido, e que, de fato, todas as células estão alinhadas para secretar no lúmen do ácino. A fixação tradicional em formaldeído parece expandir as células mucosas, espremendo consequentemente as células serosas, resultando em sua posição semelhante a um capuz.

FOTOMICROGRAFIA DE ORIENTAÇÃO: esta fotomicrografia revela uma parte da glândula submandibular. Observa-se um único lobo (*l*) bem-definido na *parte superior* da fotomicrografia. Dentro da porção central da glândula, existe um eixo de tecido conjuntivo denso (*TCD*) que contém as artérias (*A*), as veias (*V*) e os ductos excretores (*DE*) maiores da glândula. A glândula submandibular é uma glândula mista; as regiões que contêm ácinos serosos (*AS*) exibem coloração escura, enquanto as regiões que contêm ácinos mucosos (*am*) têm aparência mais clara.

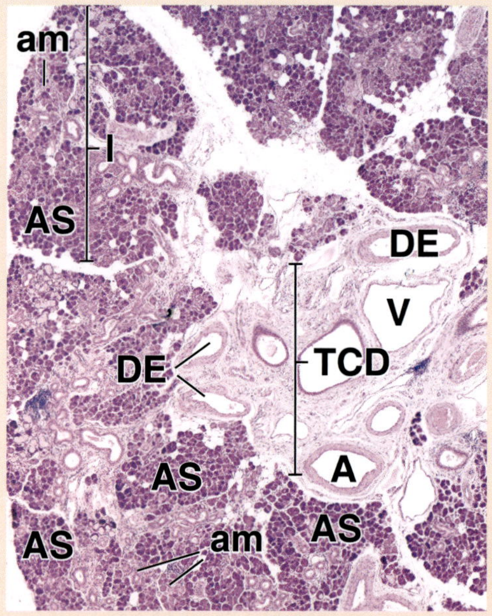

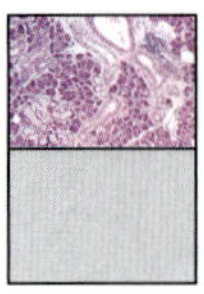

Glândula submandibular, ser humano, hematoxilina e eosina (H-E), 175×.

Esta fotomicrografia revela os vários componentes da glândula submandibular. Os **ácinos serosos** (*AS*) exibem coloração escura, em contraste com os **ácinos mucosos** (*am*) de coloração mais clara. Além disso, os ácinos serosos costumam ter formato esférico; os ácinos mucosos são mais tubulares ou alongados e, algumas vezes, podem ramificar-se. A secreção dos ácinos entra no ducto intercalar. São os menores ductos, cujo comprimento é relativamente curto. Residem dentro do lóbulo, mas, frequentemente, é difícil identificá-los, em virtude de seu comprimento curto. Por sua vez, esses ductos desembocam no **ducto estriado** (*DEt*) maior. Esse tipo de ducto é mais bem demonstrado na fotomicrografia a seguir. Seu conteúdo se esvazia no **ducto excretor** (*DE*), que é reconhecido por um epitélio estratificado ou pseudoestratificado. Outras características notáveis desta fotomicrografia incluem as artérias (*A*) e as veias (*V*), que são encontradas no tecido conjuntivo com os ductos maiores. Nesta fotomicrografia, observa-se também uma área contendo um acúmulo de linfócitos e plasmócitos (*LP*).

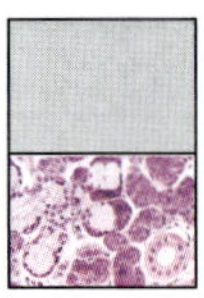

Glândula submandibular, ser humano, H-E, 725×.

A *área dentro do retângulo* na fotomicrografia anterior é mostrada aqui em maior aumento. Inclui vários **ácinos mucosos** (*am*) no *lado esquerdo* da fotomicrografia, vários **ácinos serosos** (*AS*) no *lado direito* da fotomicrografia e dois **ácinos mistos** (*AMx*) no centro, que consistem em células secretoras mucosas e células secretoras serosas. Em geral, as células secretoras de muco apresentam citoplasma de coloração pálida, com núcleos achatados na base da célula. Em contrapartida, as células secretoras serosas são densamente coradas e exibem núcleos arredondados. Além disso, o lúmen (*L*) dos ácinos associados às células secretoras de muco é relativamente amplo, enquanto o lúmen dos ácinos serosos é relativamente estreito e difícil de identificar. Um ponto adicional que deve ser ressaltado é o fato de que as células serosas dos ácinos mistos geralmente aparecem como um capuz em relação às células mucosas. Essas células são designadas como meias-luas. Ao avaliar alguns desses ácinos que parecem ser de natureza serosa, é possível que eles simplesmente representem um corte tangencial de uma meia-lua. Um **ducto estriado** (*DEt*) também está incluído na fotomicrografia, sendo assim designado em virtude das estriações tênues que podem ser observadas no citoplasma basal. Conforme assinalado, esses ductos recebem a secreção dos ductos intercalares e desembocam nos ductos excretores maiores.

A, Artérias
am, Ácinos mucosos
AMx, Ácinos mistos
AS, Ácinos serosos
DE, Ductos excretores
DEt, Ductos estriados
l, Lobo
L, Lúmen
LP, Linfócitos e plasmócitos
TCD, Núcleo de tecido conjuntivo denso
V, Veia

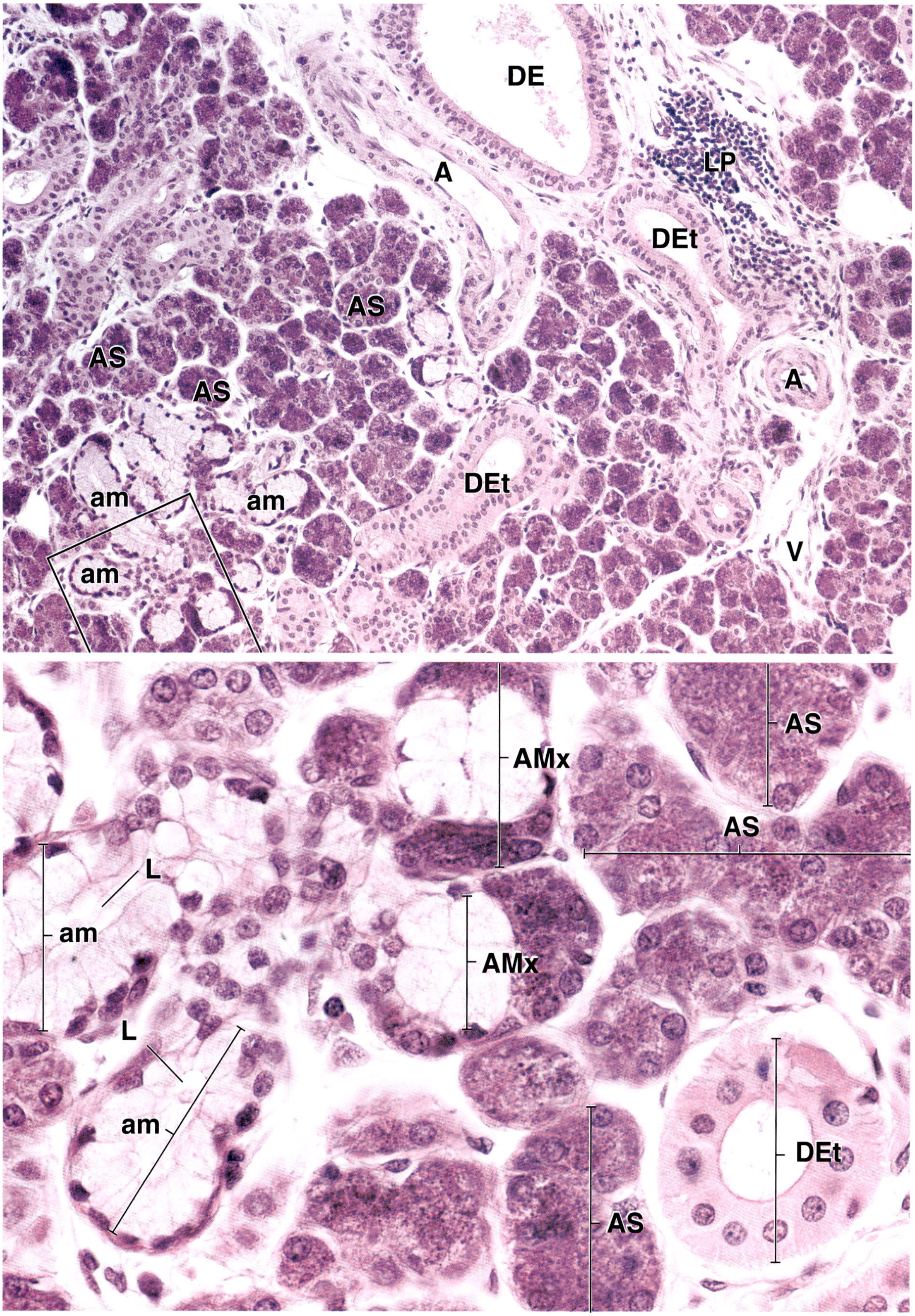
DE
A
LP
DEt
AS
AS
AS
A
am
am
DEt
am
V
AMx
AS
AS
L
am
AMx
L
am
DEt
AS

PRANCHA 16.5 ■ Glândula parótida

As **glândulas parótidas** são as que apresentam maior tamanho entre as glândulas salivares maiores. São compostas de alvéolos que contêm somente células secretoras serosas. Com frequência, ocorre tecido adiposo na glândula parótida, podendo constituir uma das características diferenciais. O nervo facial (nervo craniano VII) atravessa a glândula parótida; grandes cortes transversais desse nervo, frequentemente observados em cortes de rotina da glândula corados pela hematoxilina e eosina (H-E), também podem ajudar na identificação da parótida. A caxumba, uma infecção viral da glândula parótida, pode causar dano ao nervo facial.

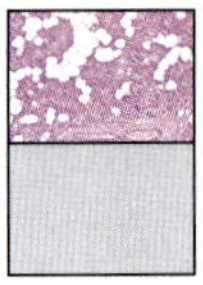

Glândula parótida, ser humano, H-E, 160×.

A **glândula parótida** nos seres humanos é composta inteiramente de **ácinos** (*Ac*) **serosos** e seus ductos. No entanto, numerosos **adipócitos** (*AD*) estão geralmente distribuídos por toda a glândula. Tanto os ácinos serosos quanto seu sistema ductal na glândula parótida são comparáveis, em sua estrutura e disposição, aos mesmos componentes observados na glândula submandibular. No lóbulo, os ductos estriados (*DEt*) são facilmente observados; exibem um epitélio simples colunar. Os ductos intercalares são menores; no pequeno aumento desta figura, é difícil reconhecê-los. Alguns **ductos intercalares** (*DI*) estão indicados. A *porção inferior* da figura revela um **ducto excretor** (*DE*) em um septo de tecido conjuntivo (*TC*). O epitélio desse ducto excretor exibe duas camadas de núcleos e é um epitélio pseudoestratificado ou, possivelmente, um epitélio estratificado verdadeiro.

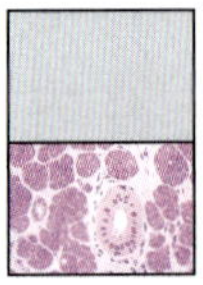

Glândula parótida, macaco, fixação em glutaraldeído-tetróxido de ósmio, H-E, 640×.

As **células serosas** estão perfeitamente preservadas nesta amostra e revelam seus grânulos secretores (de zimogênio). Os grânulos aparecem como finas estruturas semelhantes a pontos dentro do citoplasma. O ácino na *parte superior à direita* da figura está em corte transversal e revela o lúmen acinar (*LA*). O *pequeno retângulo* desenhado no ácino representa uma área comparável à eletromicrografia mostrada na Figura 16.25. O grande perfil de um ácino à *esquerda* do ducto estriado (*DEt*) mostra que os ácinos não são simples esferas, mas estruturas alongadas irregulares. Em virtude do pequeno tamanho do lúmen e da variabilidade na direção de um corte de um ácino, o lúmen dessa estrutura raramente é observado.

Um perfil de um ducto intercalar (*DI*) em corte transversal aparece *à esquerda* da fotomicrografia; observe o seu epitélio simples cuboide. Um único núcleo achatado aparece na parte superior do ducto e pode representar uma das células mioepiteliais que estão associadas à porção inicial do sistema ductal, bem como aos ácinos (*Ac*). O grande ducto que ocupa o *centro* da fotomicrografia é um **ducto estriado** (*DEt*); é composto de epitélio colunar. As estriações (*Es*) que conferem ao ducto o seu nome são evidentes. A existência de plasmócitos (*PC*) no tecido conjuntivo que circunda o ducto também é de importância. Essas células produzem as imunoglobulinas que são captadas e novamente secretadas pelas células acinosas, particularmente a IgA secretora (sIgA).

Ac, Ácino
AD, Adipócito
DE, Ducto excretor
DEt, Ducto estriado
DI, Ducto intercalar
Es, Estriações do ducto
LA, Lúmen acinar
PC, Plasmócitos
TC, Tecido conjuntivo

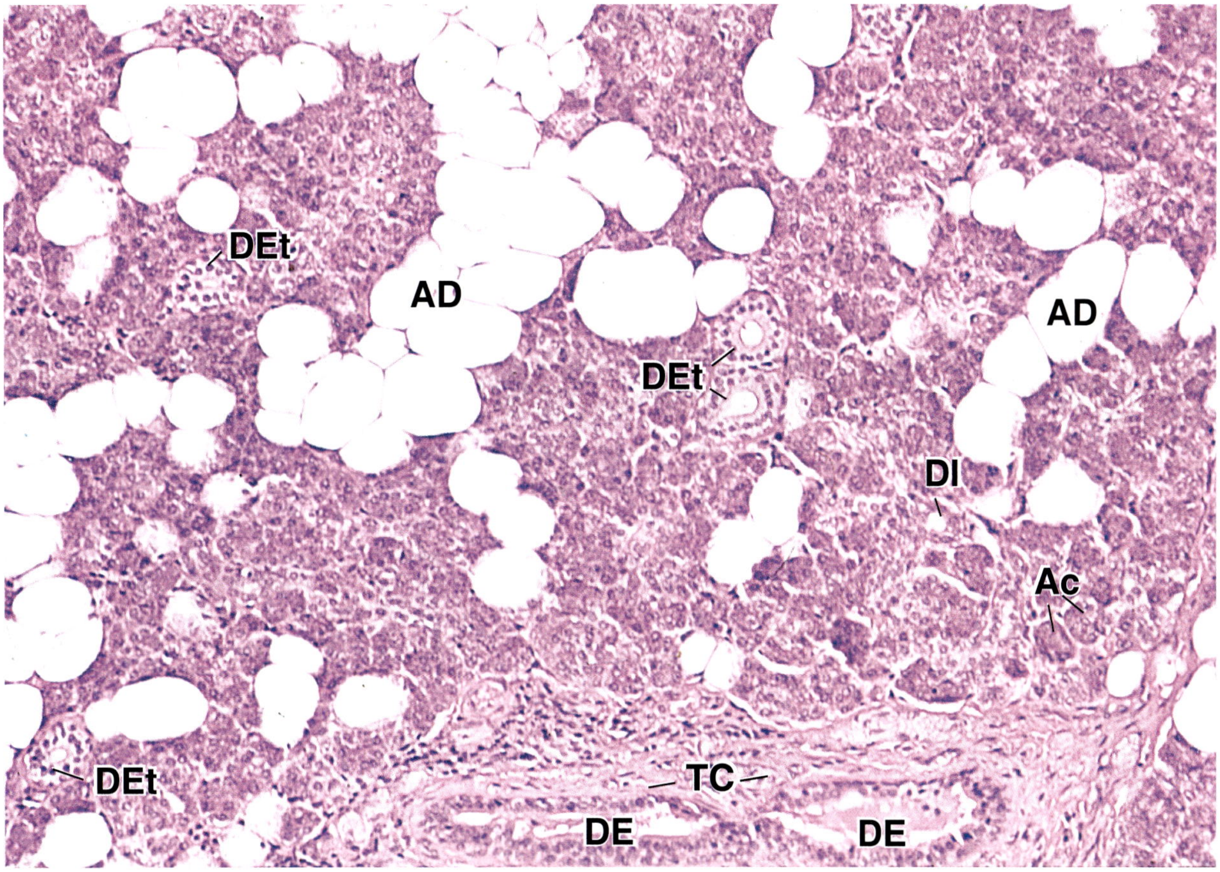
DEt
AD
AD
DEt
DI
Ac
DEt
TC
DE
DE

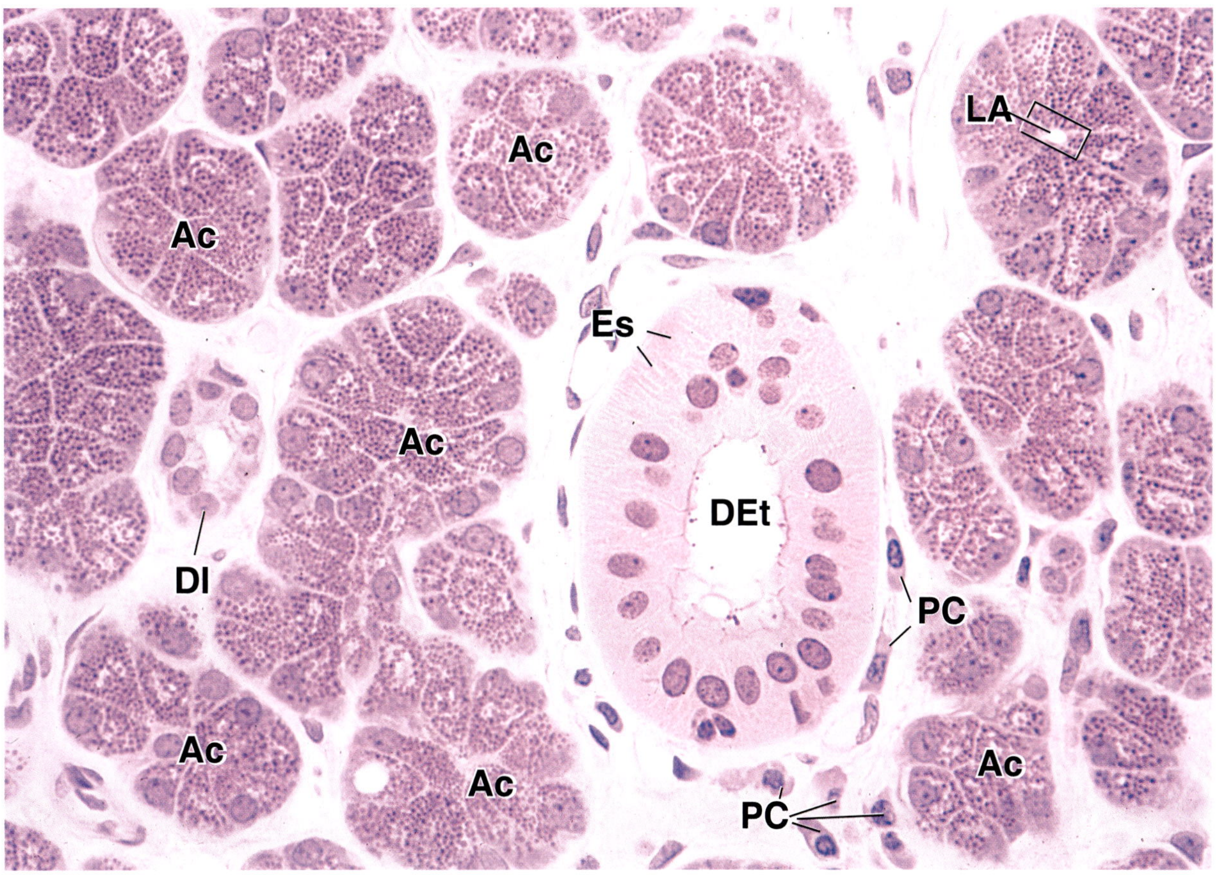
Ac
LA
Ac
Es
Ac
DEt
DI
PC
Ac
Ac
Ac
PC

PRANCHA 16.6 ■ Glândula sublingual

As **glândulas sublinguais** são as menores glândulas entre os pares de glândulas salivares maiores. Seus múltiplos ductos pequenos desembocam nos ductos submandibulares, bem como diretamente no assoalho da boca. A glândula sublingual assemelha-se à glândula submandibular, visto que contém elementos tanto serosos quanto mucosos. No entanto, na glândula sublingual, predominam os ácinos mucosos; alguns destes exibem meias-luas serosas, mas raramente se observa a existência de ácinos puramente serosos.

A **saliva** inclui as secreções combinadas de todas as glândulas salivares maiores e menores. As funções da saliva incluem *umedecimento* dos alimentos secos para ajudar na deglutição, *dissolução* e *suspensão* de materiais alimentares que estimulam quimicamente os *botões gustativos*, tamponamento do conteúdo da cavidade oral por meio de sua alta concentração de íons bicarbonato, digestão de carboidratos pela enzima digestiva α-amilase (que rompe as ligações glicosídicas 1-4 e continua atuando no esôfago e no estômago) e *controle da flora* bacteriana da cavidade oral, devido à existência da enzima antibacteriana, a *lisozima*.

A saliva constitui uma fonte de íons cálcio e fosfato essenciais para o desenvolvimento e a manutenção normal dos dentes. Ela também contém anticorpos, notavelmente imunoglobulina A secretora salivar (sIgA). A salivação faz parte de um arco reflexo, que geralmente é estimulado pela ingestão de alimentos, embora a visão, o odor ou até mesmo os pensamentos sobre comida também possam estimular a salivação.

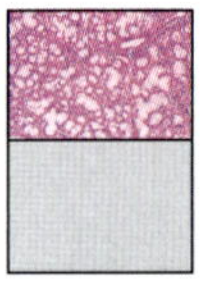

Glândula sublingual, ser humano, hematoxilina e eosina (H-E), 160×.

Esta figura mostra uma **glândula sublingual** em pequeno aumento. Os ácinos mucosos (*am*) são evidentes, em virtude de sua coloração clara. O exame minucioso dos ácinos mucosos neste aumento relativamente pequeno revela que não são estruturas esféricas, mas estruturas alongadas ou tubulares com evaginações ramificadas. Por conseguinte, o ácino é bastante grande, e a maior parte dele não costuma ser vista no plano de um único corte.

O componente seroso da glândula é constituído, em grande parte, de **meias-luas**; contudo, observa-se a existência de ácinos serosos ocasionais. Conforme assinalado anteriormente, algumas das meias-luas serosas podem aparecer em corte em um plano que não inclua o componente mucoso do ácino, conferindo, assim, a aparência de um ácino seroso.

Os ductos da glândula sublingual observados mais frequentemente em um corte são os ductos intralobulares. Representam o equivalente do ducto estriado das glândulas submandibulares e parótidas; no entanto, não apresentam invaginações basais extensas e estriações decorrentes da disposição das mitocôndrias. Um dos **ductos intralobulares** (*DIn*) é evidente nesta figura (*parte superior à direita*). A área dentro do *retângulo* inclui parte desse ducto e é mostrada em maior aumento na figura adiante.

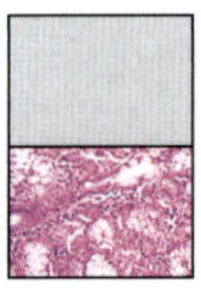

Glândula sublingual, ser humano, H-E, 400×.

Observe que, através de um plano fortuito de corte, o lúmen do **ácino mucoso** (*am*) (*parte superior à direita*) une-se a um ducto intercalar (*DI*). A junção entre o ácino e o início do **ducto intercalar** é marcada por uma *ponta de seta*. O ducto intercalar é composto de epitélio colunar plano ou baixo, semelhante ao observado nas outras glândulas salivares. No entanto, os ductos intercalares da glândula sublingual são extremamente curtos e, por conseguinte, costuma ser difícil identificá-los. O ducto intercalar observado nesta fotomicrografia une-se com um ou mais ductos intercalares para tornar-se o **ducto intralobular** (*DIn*), que é identificado pelo seu epitélio colunar e lúmen relativamente grande. Contudo, o ponto de transição entre o ducto intercalar e o ducto intralobular não é reconhecível na fotomicrografia, visto que a parede do ducto foi apenas cortada de raspão, e não é possível determinar o formato das células.

O exame dos ácinos neste aumento maior também revela as meias-luas serosas (*MS*). Observe como elas formam uma estrutura semelhante a um capuz sobre as células mucosas terminais. A aparência citológica das células mucosas (*cm*) e das células serosas é essencialmente igual àquela descrita para a glândula submandibular. A área selecionada para este maior aumento também revela agrupamentos celulares isolados, que exibem alguma semelhança com os ácinos serosos. No entanto, é provável que essas células sejam, na realidade, células mucosas que foram cortadas em um plano paralelo à sua base e que não incluíram as porções da célula contendo mucinogênio; ou, ainda, que as células estejam em um estado de atividade no qual, após a depleção de seus grânulos, a produção de novos grânulos de mucinogênio ainda não seja suficiente para conferir o aspecto de "vazio" característico da célula mucosa.

Outra característica importante do estroma de tecido conjuntivo é a existência de numerosos linfócitos e plasmócitos. Alguns dos plasmócitos estão indicados por *setas*. Os plasmócitos estão associados à produção de IgA salivar e também estão presentes nas outras glândulas salivares.

am, Ácino mucoso
cm, Células mucosas
DI, Ducto intercalar
DIn, Ducto intralobular
MS, Meia-lua serosa
Ponta de seta, Ácino mucoso unindo-se ao ducto intercalar
Setas, Plasmócitos

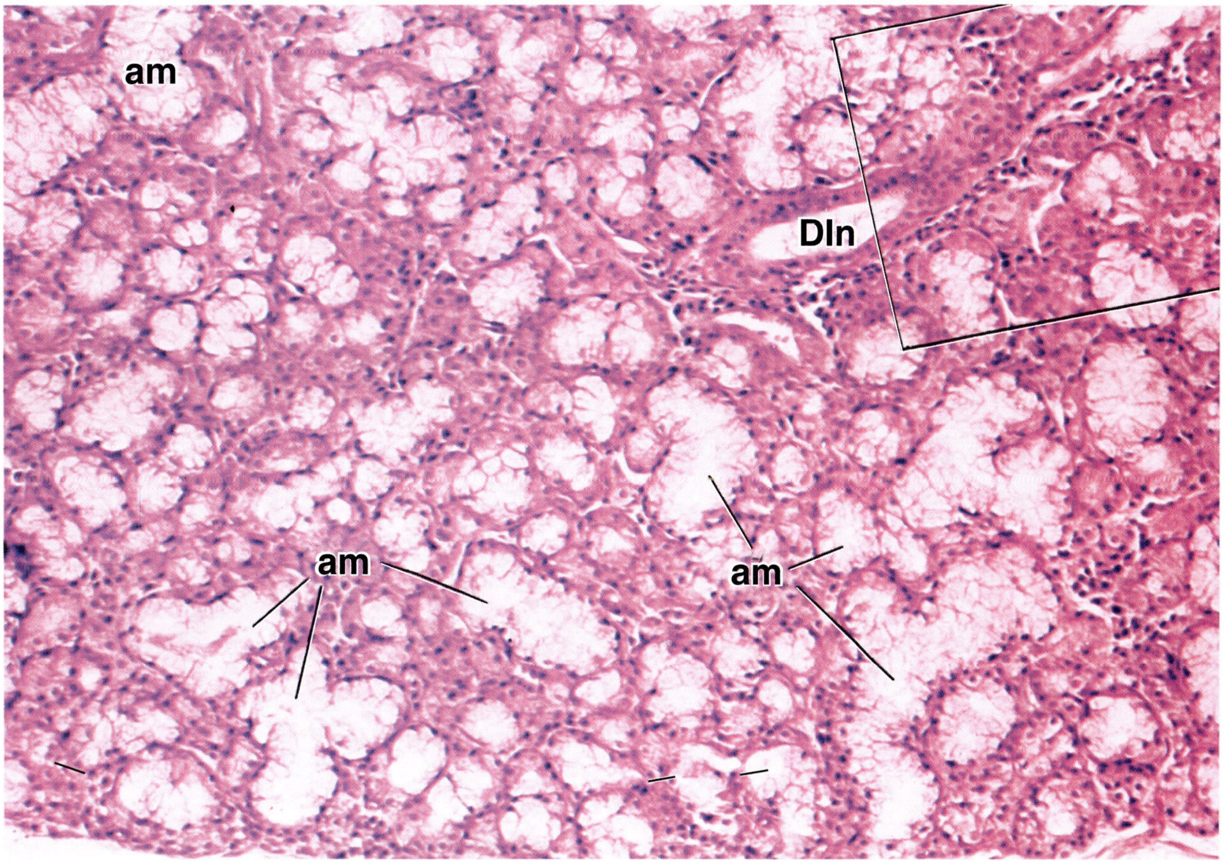
am
Dln
am
am

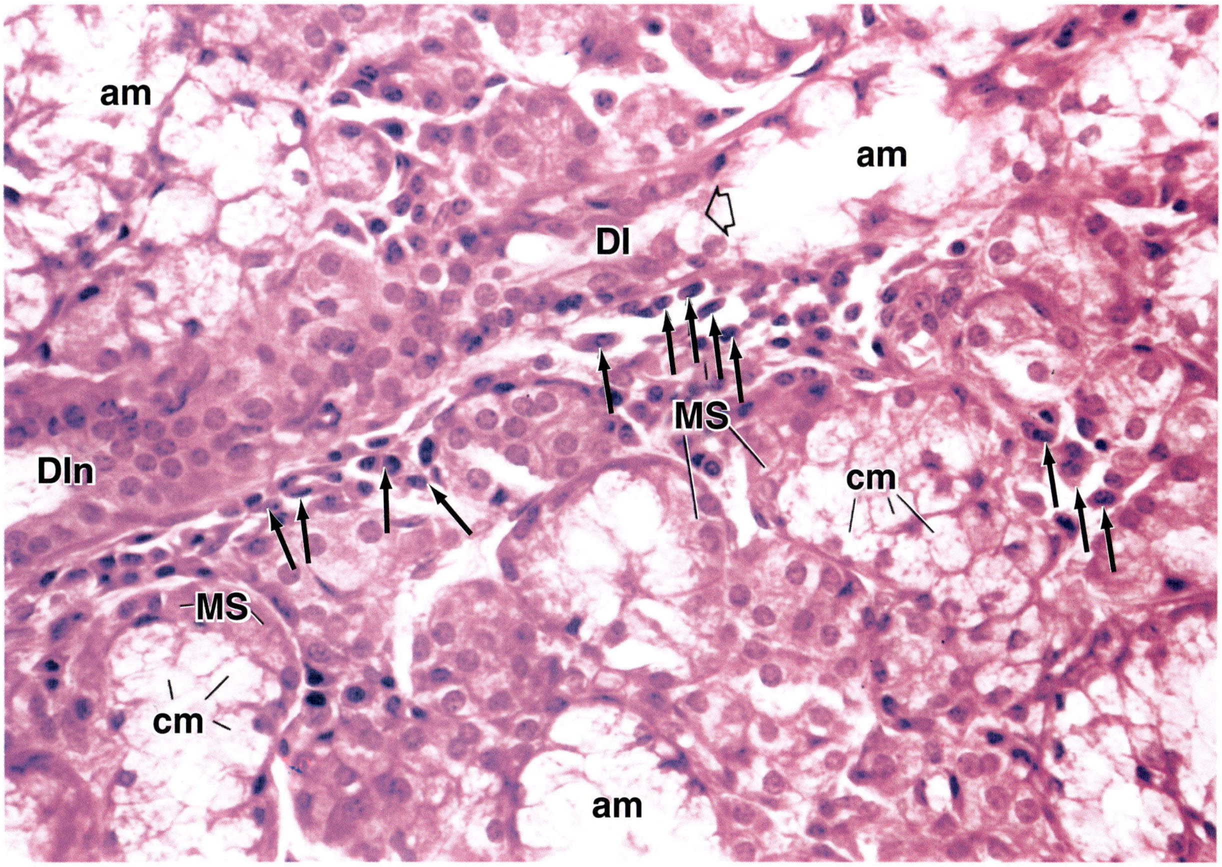
am
am
Dl
Dln
MS
cm
MS
cm
am

17 Sistema Digestório 2 | Esôfago e Tubo Gastrintestinal

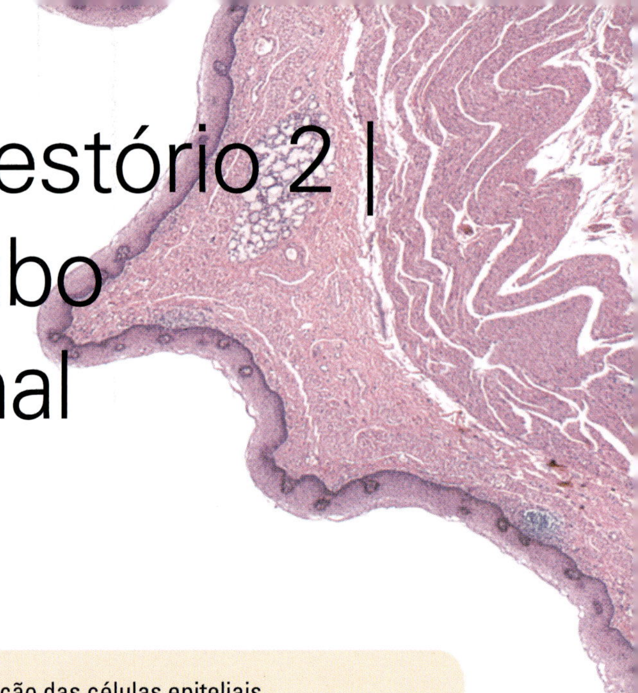

VISÃO GERAL DO ESÔFAGO E DO TUBO GASTRINTESTINAL

O tubo gastrintestinal (GI), que se estende da parte proximal do esôfago até a parte distal do canal anal, é uma estrutura oca de diâmetro variável, mas que apresenta a mesma organização estrutural básica em toda a sua extensão. Sua parede é formada por quatro camadas distintas, do lúmen para fora (Figura 17.1):

- Mucosa, que consiste em epitélio de revestimento, tecido conjuntivo subjacente, denominado lâmina própria, e muscular da mucosa, composta de músculo liso
- Submucosa, que consiste em tecido conjuntivo denso não modelado
- Muscular externa, que consiste, em sua maior parte, em duas camadas de músculo liso
- Serosa, uma membrana serosa que consiste em epitélio simples pavimentoso, mesotélio, e pequena quantidade de tecido conjuntivo subjacente. A adventícia, constituída apenas por tecido conjuntivo, é encontrada nos locais em que a parede do tubo está diretamente aderida a estruturas adjacentes (*i. e.*, parede corporal e certos órgãos retroperitoneais).

Mucosa

A estrutura do esôfago e do tubo GI varia de modo considerável de uma região para outra; a maior parte dessa variação ocorre na mucosa. O epitélio desses órgãos difere ao longo do tubo GI e está adaptado à função específica de cada porção

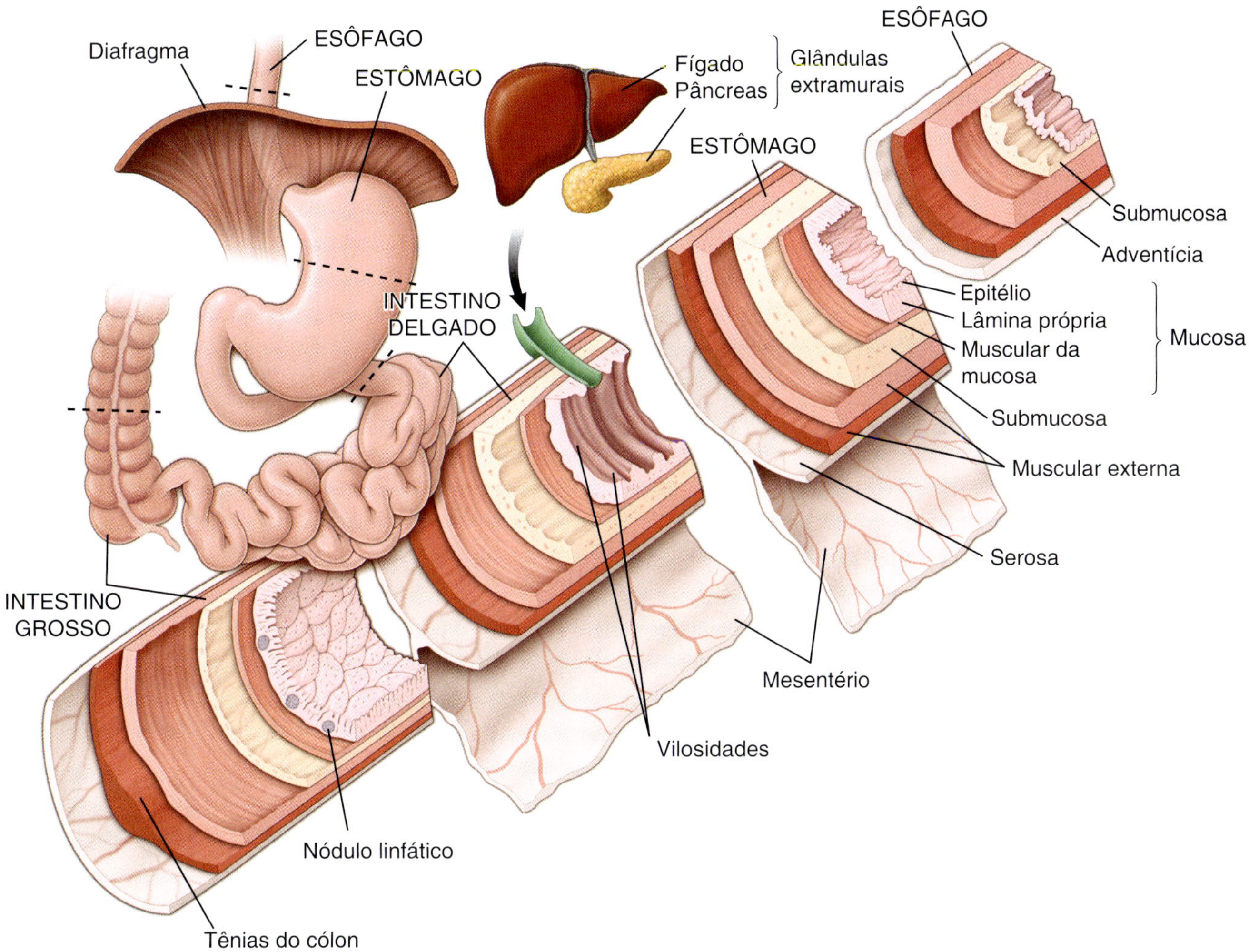

Figura 17.1 Organização geral do tubo GI. Este diagrama mostra a estrutura da parede do tubo GI em quatro órgãos representativos: esôfago, estômago, intestino delgado e intestino grosso. Observe que as vilosidades (uma característica do intestino delgado) não existem em outras partes do sistema digestório. As glândulas mucosas, embora distribuídas em toda a extensão do tubo GI, são escassas no esôfago e na cavidade oral. Glândulas submucosas são encontradas no esôfago e no duodeno. As glândulas extramurais (fígado e pâncreas) esvaziam o seu conteúdo no duodeno (a primeira porção do intestino delgado). Na lâmina própria (tecido conjuntivo), é possível encontrar tecido linfático difuso e nódulos linfáticos em toda a extensão do tubo GI (mostrados aqui apenas no intestino grosso). Os nervos, os vasos sanguíneos e os vasos linfáticos chegam ao tubo GI por meio do mesentério ou do tecido conjuntivo adjacente (túnica adventícia dos órgãos retroperitoneais).

do tubo GI. A mucosa desempenha três funções principais: proteção, absorção e secreção. As características histológicas dessas camadas e suas funções são descritas adiante, quando forem apresentadas as regiões específicas do tubo GI.

O epitélio da mucosa atua como barreira que isola o lúmen do tubo GI do restante do organismo.

A barreira epitelial isola o ambiente luminal do tubo GI dos demais tecidos e órgãos do corpo. A barreira ajuda na proteção do indivíduo contra a entrada de antígenos, patógenos e outras substâncias nocivas. No esôfago, um epitélio estratificado pavimentoso fornece proteção contra a abrasão física causada pela ingestão dos alimentos. No tubo GI, as zônulas de oclusão entre as células do epitélio simples colunar da mucosa atuam como barreira permeável seletiva. A maioria das células epiteliais transporta produtos da digestão e outras substâncias essenciais, como a água, através da célula e para o espaço extracelular sob as zônulas de oclusão.

A função absortiva da mucosa possibilita o movimento de nutrientes digeridos, água e eletrólitos para os vasos sanguíneos e linfáticos.

A absorção dos nutrientes digeridos, da água e dos eletrólitos é possível graças às projeções da mucosa e da submucosa para o lúmen do tubo GI. Essas projeções da membrana apical das células aumentam bastante a área de superfície disponível para a absorção e variam no tamanho e orientação. As especializações estruturais da membrana são as seguintes (ver Figura 17.1):

- As pregas circulares são pregas da submucosa, encontradas ao longo da maior parte da extensão do intestino delgado
- As vilosidades são projeções finas da mucosa que se lançam a partir da superfície do intestino delgado, principal local de absorção dos produtos da digestão
- As microvilosidades são projeções microscópicas densamente organizadas da superfície apical das células absortivas intestinais. As microvilosidades aumentam ainda mais a superfície disponível para a absorção.

Além disso, existe o glicocálice que consiste em glicoproteínas que se projetam da membrana plasmática apical das células absortivas epiteliais. O glicocálice cria superfície adicional para a adsorção e inclui enzimas secretadas pelas células absortivas, que são essenciais para as etapas finais da digestão de proteínas e açúcares. O epitélio absorve seletivamente os produtos da digestão tanto para as suas próprias células quanto para transporte via sistema circulatório para distribuição a outros tecidos.

A função secretora da mucosa lubrifica e fornece enzimas digestivas, hormônios e anticorpos para o lúmen do tubo GI.

A secreção é realizada, em grande parte, por glândulas distribuídas por toda a extensão do tubo GI. Os vários produtos secretores fornecem muco que atua como um lubrificante protetor, bem como tampão para o revestimento da superfície do tubo. Essas secreções – que incluem enzimas, ácido clorídrico, hormônios peptídicos e água – também têm papel importante na digestão (ver Figura 17.1). O epitélio da mucosa também secreta anticorpos que recebe do tecido conjuntivo subjacente.

As glândulas do tubo GI (ver Figura 17.1) desenvolvem-se a partir de invaginações do epitélio luminal e incluem:

- Glândulas mucosas, localizadas na lâmina própria
- Glândulas submucosas, que liberam suas secreções diretamente no lúmen das glândulas mucosas ou diretamente na superfície luminal por meio de ductos que atravessam a mucosa
- Glândulas extramurais, localizadas fora do tubo GI e que liberam suas secreções diretamente no lúmen intestinal por meio de ductos que atravessam a parede do intestino. O fígado e o pâncreas são glândulas digestivas extramurais (ver Capítulo 18, *Sistema Digestório 3 | Fígado, Vesícula Biliar e Pâncreas*), que aumentam acentuadamente a capacidade secretora do sistema digestório. Liberam suas secreções no duodeno, a primeira porção do intestino delgado.

A lâmina própria contém grânulos, vasos que transportam substâncias absorvidas e componentes do sistema imune.

Conforme já assinalado, as glândulas mucosas estendem-se até a lâmina própria por toda a extensão do tubo GI. Além disso, em várias partes do tubo GI (p. ex., no esôfago e no canal anal), a lâmina própria contém agregados de glândulas secretoras de muco. Em geral, elas lubrificam a superfície epitelial para proteger a mucosa contra a lesão mecânica e química. Essas glândulas e as regiões específicas do sistema digestório em que se encontram são descritas adiante.

Nos segmentos do tubo GI em que ocorre absorção, principalmente no intestino delgado e no intestino grosso, os produtos absorvidos da digestão sofrem difusão para os vasos sanguíneos e linfáticos da lâmina própria antes de serem distribuídos. Caracteristicamente, os capilares sanguíneos são do tipo fenestrado e coletam a maior parte dos metabólitos absorvidos. No intestino delgado, os capilares linfáticos são numerosos e recebem alguns lipídios e proteínas absorvidos.

Os tecidos linfáticos na lâmina própria atuam como uma barreira imunológica integrada, que protege contra patógenos e outras substâncias antigênicas que poderiam potencialmente entrar na mucosa a partir do lúmen do tubo GI. O tecido linfático é representado pelos seguintes componentes:

- Tecido linfático difuso, que consiste em numerosos linfócitos e plasmócitos localizados na lâmina própria, e em linfócitos que residem transitoriamente nos espaços intercelulares do epitélio
- Nódulos linfáticos, com centros germinativos bem desenvolvidos
- Eosinófilos, macrófagos e, às vezes, neutrófilos.

O tecido linfático difuso e os nódulos linfáticos são denominados tecido linfático associado ao intestino (GALT, do inglês *gut-associated lymphatic tissue*). Na porção distal do intestino delgado, o íleo, há agregados extensos de nódulos, denominados placas de Peyer, que ocupam grande parte da lâmina própria e da submucosa. Tendem a estar localizadas no lado do tubo oposto à inserção do mesentério. Há também agregados de nódulos linfáticos no apêndice.

A muscular da mucosa forma o limite entre a mucosa e a submucosa.

A muscular da mucosa – a porção mais profunda da mucosa – consiste em duas camadas de células musculares lisas: uma camada circular interna e uma camada longitudinal externa. A contração desses músculos altera a estrutura da mucosa, formando cristas e vales que facilitam a absorção e a secreção. Esse movimento localizado da mucosa não depende do movimento peristáltico de toda parede do tubo GI.

Submucosa

A submucosa consiste em uma camada de tecido conjuntivo denso não modelado, que contém vasos sanguíneos e linfáticos, um plexo nervoso e glândulas ocasionais.

A submucosa contém os vasos sanguíneos de maior calibre que emitem ramos para a mucosa, a muscular externa e a serosa. A submucosa também contém vasos linfáticos e um plexo nervoso. A extensa rede nervosa na submucosa contém fibras sensitivas viscerais principalmente de origem simpática, gânglios parassimpáticos (terminais) e fibras nervosas parassimpáticas pré-ganglionares e pós-ganglionares. Os corpos das células nervosas dos gânglios parassimpáticos e suas fibras nervosas pós-ganglionares representam o sistema nervoso entérico, a terceira divisão do sistema nervoso autônomo. Esse sistema é responsável principalmente pela inervação das camadas musculares lisas do tubo GI e pode funcionar de maneira independente do sistema nervoso central. Na submucosa, a rede de fibras nervosas não mielinizadas e de células ganglionares constitui o plexo submucoso (também denominado plexo de Meissner).

Conforme assinalado anteriormente, ocasionalmente, ocorrem glândulas em determinados locais da submucosa. Por exemplo, glândulas mucosas estão presentes no esôfago e na porção inicial do duodeno. Em cortes histológicos, a existência dessas glândulas frequentemente ajuda na identificação do segmento ou região específica do tubo GI.

Muscular externa

Na maioria das porções do tubo GI, a muscular externa consiste em duas camadas concêntricas e relativamente espessas de músculo liso. Na camada interna, as células musculares formam uma espiral compacta, descrita como camada circular; as células da camada externa formam uma espiral frouxa, descrita como camada longitudinal. Localizada entre as duas camadas musculares, há uma camada fina de tecido conjuntivo; no interior deste, está o plexo mioentérico (também denominado plexo de Auerbach), que contém corpos celulares (células ganglionares) de neurônios parassimpáticos pós-ganglionares, neurônios do sistema nervoso entérico e células-satélites, bem como vasos sanguíneos e vasos linfáticos.

As contrações da muscular externa misturam e impulsionam o conteúdo do tubo GI.

A contração da camada circular interna da muscular externa comprime o lúmen e, assim, mistura o conteúdo do órgão; a contração da camada longitudinal externa propele o conteúdo por meio do encurtamento do tubo. A contração rítmica e lenta dessas duas camadas, sob o controle do sistema nervoso entérico, produz peristaltismo (*i. e.*, ondas de contração). O peristaltismo caracteriza-se pela constrição e encurtamento do tubo, o que move o conteúdo pelos intestinos.

Alguns locais ao longo do tubo GI exibem variações na muscular externa. Por exemplo, na parede da porção proximal do esôfago (esfíncter faringoesofágico) e ao redor do canal anal (esfíncter externo do ânus), o músculo estriado constitui parte da muscular externa. No estômago, uma terceira camada de músculo liso de orientação oblíqua está presente na porção mais profunda da camada circular. Por fim, no intestino grosso, parte da camada longitudinal de músculo liso é mais espessada, formando três faixas distintas e igualmente espaçadas, denominadas tênias do cólon. Durante a contração, as tênias do cólon facilitam o encurtamento do tubo e, assim, promovem o movimento do seu conteúdo.

A camada circular de músculo liso forma esfíncteres em localizações específicas ao longo do tubo GI.

Em vários pontos ao longo do tubo GI, a camada circular de músculo está espessada e forma esfíncteres ou válvulas. A partir da parte oral da faringe (orofaringe) em direção distal, essas estruturas incluem as seguintes:

- Esfíncter faringoesofágico. Na realidade, a parte inferior do músculo cricofaríngeo é fisiologicamente designada como esfíncter esofágico superior. Esse esfíncter impede a entrada de ar no esôfago
- Esfíncter esofágico inferior. Como o próprio nome indica, esse esfíncter está localizado na extremidade inferior do esôfago; sua ação é reforçada pelo diafragma que circunda essa parte do esôfago quando ele passa para a cavidade abdominal. Tal esfíncter cria uma diferença de pressão entre o esôfago e o estômago, que impede o refluxo do conteúdo gástrico para dentro do esôfago. O relaxamento anormal desse esfíncter possibilita o retorno (refluxo) do conteúdo ácido do estômago para dentro do esôfago. Se não for tratada, essa condição pode evoluir para a **doença do refluxo gastresofágico (DRGE)**, que se caracteriza por inflamação da mucosa esofágica (esofagite de refluxo), estenose e dificuldade de deglutição (disfagia, acompanhada de dor torácica)
- Piloro. Esse esfíncter, localizado na junção do estômago com o duodeno (esfíncter gastroduodenal), controla a liberação do quimo, o conteúdo parcialmente digerido do estômago, para o duodeno. A enzima sintase do óxido nítrico (NOS), que **produz óxido nítrico (NO)**, é responsável pelo relaxamento fisiológico do piloro. A deficiência dessa enzima provoca espasmo da musculatura lisa do piloro e subsequente **estenose hipertrófica do piloro**. Essa condição ocorre mais frequentemente durante as primeiras 2 a 12 semanas de vida e resulta em obstrução do fluxo de quimo para o duodeno, provocando vômito em jato (sem bile) após a alimentação. Se essa condição não for tratada, pode evoluir com desidratação e alcalose metabólica hipopotassêmica e hipoclorêmica. Hipertrofia da musculatura do piloro pode ser diagnosticada por ultrassonografia e também é facilmente palpável (semelhante a um caroço de azeitona) no quadrante superior direito do abdome. O tratamento cirúrgico primário ainda é pilorotomia laparoscópica que consiste em transecção da musculatura do piloro sem comprometimento da mucosa subjacente
- Papila ileal. Localizada na junção do intestino delgado e intestino grosso, a papila ileal impede o refluxo do conteúdo do cólon com sua elevada quantidade de bactérias para dentro da parte distal do íleo, que geralmente apresenta um baixo número de bactérias
- Músculo esfíncter interno do ânus. Esse esfíncter, localizado mais distalmente, circunda o canal anal e impede a passagem de fezes provenientes do reto não distendido para dentro do canal anal.

Serosa e adventícia

A serosa ou adventícia constitui a camada mais externa do tubo GI.

A serosa é uma membrana que consiste em uma camada de epitélio simples pavimentoso, denominado mesotélio, e em uma pequena quantidade de tecido conjuntivo subjacente. É o equivalente do peritônio visceral descrito na anatomia macroscópica. A serosa é a camada mais superficial das partes do tubo GI que estão suspensas na cavidade peritoneal. Desse modo, a serosa é contínua tanto com o mesentério quanto com o revestimento da cavidade abdominal.

Grandes vasos sanguíneos e linfáticos e troncos nervosos seguem o seu percurso através da serosa (do mesentério e para ele) até alcançar a parede do tubo GI. É possível observar o desenvolvimento de muito tecido adiposo no tecido conjuntivo da serosa (e no mesentério).

Certas porções do tubo GI não contêm serosa. Essas porções incluem a parte torácica do esôfago e porções das estruturas nas cavidades abdominal e pélvica que estão fixadas à parede da cavidade – partes descendente, horizontal e ascendente do duodeno; cólon ascendente e descendente; reto e canal anal. Essas estruturas estão fixadas às paredes abdominal e pélvica por tecido conjuntivo, a adventícia, que se mescla com o tecido conjuntivo da parede.

ESÔFAGO

O esôfago é um tubo muscular fixo, que libera o alimento e os líquidos da faringe para o estômago.

O esôfago passa pelo pescoço e mediastino, em que está ancorado às estruturas adjacentes por tecido conjuntivo. Ao entrar na cavidade abdominal, permanece livre por uma curta distância, de aproximadamente 1 a 2 cm. O comprimento total do esôfago é de cerca de 25 cm. Em corte transversal (Figura 17.2), o lúmen em seu estado normalmente colabado exibe um aspecto ramificado, em virtude das pregas longitudinais. Quando um bolo alimentar atravessa o esôfago, o lúmen sofre expansão sem que haja lesão da mucosa.

A mucosa que reveste o comprimento do esôfago apresenta um epitélio estratificado pavimentoso não queratinizado (Figura 17.3 e Prancha 17.1). No entanto, em muitos animais, o epitélio é queratinizado, refletindo uma dieta alimentar grosseira. Em seres humanos, as células superficiais podem exibir alguns grânulos de querato-hialina, mas geralmente não ocorre queratinização. A lâmina própria subjacente é semelhante à lâmina própria das demais regiões do tubo GI; o tecido linfático

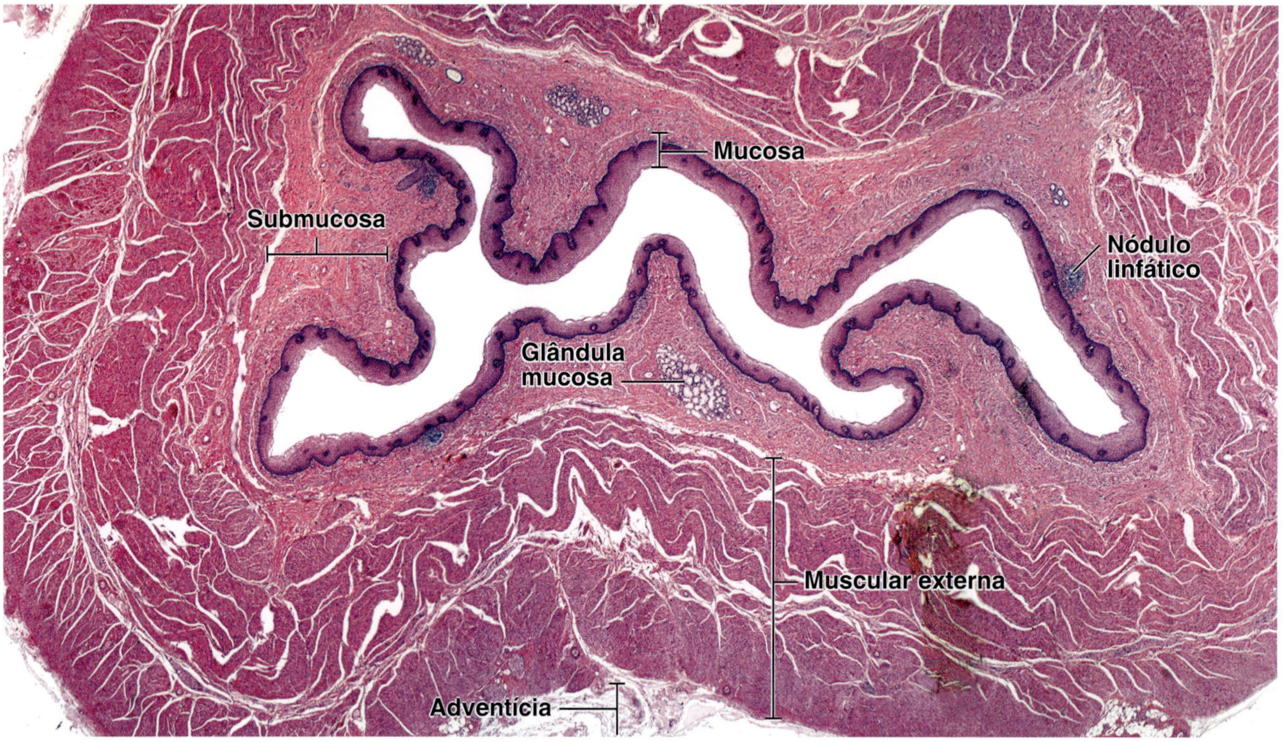

Figura 17.2 Fotomicrografia do esôfago. Esta fotomicrografia em pequeno aumento mostra um corte do esôfago corado por hematoxilina e eosina (H-E). Sua parede é geralmente pregueada, o que confere ao lúmen uma aparência irregular. A mucosa consiste em um epitélio estratificado pavimentoso relativamente espesso, uma camada fina de lâmina própria contendo alguns nódulos linfáticos e a muscular da mucosa. Existem glândulas mucosas na submucosa; seus ductos, que desembocam no lúmen do esôfago, não estão evidentes neste corte. Externamente à submucosa, nessa parte do esôfago, há uma muscular externa espessa, composta de uma camada interna de músculo liso de disposição circular e de uma camada externa de músculo liso de arranjo longitudinal. A adventícia é observada externamente à muscular externa. 8×.

difuso encontra-se disperso por todo o tubo, e observa-se a existência de nódulos linfáticos, frequentemente em proximidade aos ductos das glândulas mucosas esofágicas (ver adiante). A camada profunda da mucosa, a muscular da mucosa, é composta de músculo liso organizado longitudinalmente, que se inicia próximo ao nível da cartilagem cricóidea. Essa camada é muito espessa na porção proximal do esôfago e, presumivelmente, atua como auxiliar na deglutição.

A submucosa consiste em tecido conjuntivo denso não modelado, que contém grandes vasos sanguíneos e linfáticos, fibras nervosas e células ganglionares. As fibras nervosas e as células ganglionares constituem o plexo submucoso (plexo de Meissner). Observa-se também a existência de glândulas (ver anteriormente). Além disso, o tecido linfático difuso e os nódulos linfáticos são encontrados principalmente nas porções superior e inferior do esôfago, em que as glândulas submucosas são mais prevalentes.

A muscular externa tem duas camadas – uma circular interna e uma longitudinal externa (Prancha 17.1). Essa camada muscular externa difere daquela encontrada no restante do tubo GI, uma vez que o terço superior consiste em músculo estriado, uma continuação do músculo da faringe. Os feixes de músculo estriado e músculo liso estão misturados e entremeados na muscular externa do terço médio do esôfago; a muscular externa do terço distal consiste apenas em músculo liso, como no restante do tubo GI. Existe um plexo nervoso, o plexo mioentérico (Auerbach), entre as camadas muscular externa e interna. À semelhança do plexo submucoso (plexo de Meissner), existem aqui nervos e células ganglionares. Esse plexo inerva a muscular externa e produz atividade peristáltica.

Conforme já assinalado, o esôfago está fixado às estruturas adjacentes na maior parte de sua extensão por uma camada de tecido conjuntivo – a camada adventícia. Após entrar na cavidade abdominal, a parte restante curta do tubo passa a ser recoberta por serosa, o peritônio visceral.

As glândulas mucosas e submucosas do esôfago secretam muco, que lubrifica e protege a parede luminal.

As glândulas na parede do esôfago são de dois tipos; ambos secretam muco, mas diferem na sua localização:

- As glândulas esofágicas próprias ficam na submucosa. Essas glândulas estão dispersas ao longo de toda a extensão do esôfago, mas estão ligeiramente mais concentradas na sua metade superior. São pequenas glândulas tubuloalveolares compostas (Figura 17.4). O ducto excretor é composto de epitélio estratificado pavimentoso e, em geral, é evidente quando presente em um corte, em virtude de seu lúmen dilatado
- As glândulas cárdicas esofágicas são assim denominadas em virtude de sua semelhança com as glândulas cárdicas do estômago e são encontradas na lâmina própria da mucosa. Estão presentes na parte terminal do esôfago e, com frequência, também na porção inicial do esôfago.

O muco produzido pelas glândulas esofágicas próprias é ligeiramente ácido e serve para lubrificar a parede luminal. Como a secreção é relativamente viscosa, observa-se com frequência a ocorrência de cistos transitórios nos ductos. As glândulas cárdicas esofágicas produzem muco de pH neutro. As glândulas próximas do estômago tendem a proteger o esôfago do conteúdo gástrico regurgitado. No entanto, em certas circunstâncias, elas não

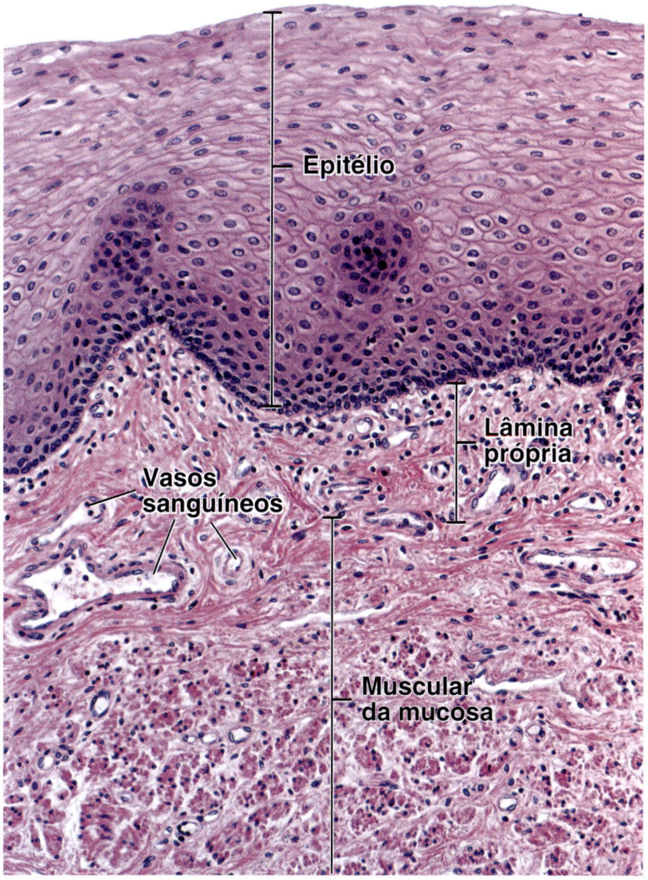

Figura 17.3 Fotomicrografia da mucosa esofágica. Esta fotomicrografia em maior aumento mostra a mucosa da parede do esôfago em uma preparação corada por hematoxilina e eosina (H-E). Consiste em epitélio estratificado pavimentoso, lâmina própria e muscular da mucosa. O limite entre o epitélio e a lâmina própria é nítido, embora não seja uniforme, devido às papilas de tecido conjuntivo. A camada basal do epitélio cora-se intensamente e é vista na forma de uma faixa escura, decorrente do pequeno tamanho basocelular e da elevada razão entre núcleo e citoplasma. Observe que o tecido conjuntivo frouxo da lâmina própria é muito celularizado e contém numerosos linfócitos. A parte mais profunda da mucosa é a muscular da mucosa, que está disposta em duas camadas (circular interna e longitudinal externa), com orientação semelhante à da muscular externa. 240×.

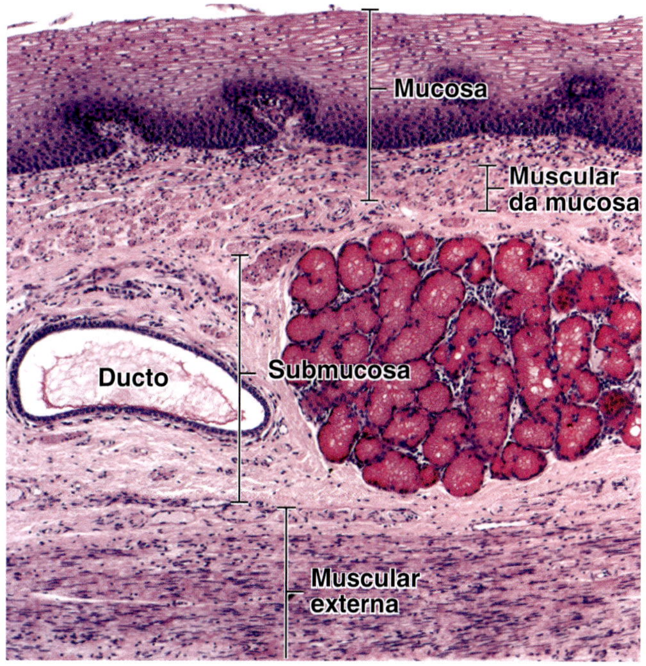

Figura 17.4 Fotomicrografia de uma glândula submucosa esofágica. Esta fotomicrografia mostra um corte do esôfago corado com mucicarmim. Uma glândula esofágica, intensamente corada em vermelho pelo carmim, e um ducto excretor adjacente são observados na submucosa. Essas pequenas glândulas tubuloalveolares compostas produzem muco que lubrifica a superfície epitelial do esôfago. Observe o muco corado dentro do ducto excretor. A submucosa remanescente consiste em tecido conjuntivo denso não modelado. A camada interna da muscular externa (*parte inferior*) é composta de músculo liso de disposição circular. 110×.

são totalmente efetivas, e o refluxo excessivo resulta em **pirose**, uma condição mais comumente conhecida como **azia**. Essa condição pode evoluir para a **doença por refluxo gastresofágico (DRGE)**.

O músculo da parede do esôfago é inervado tanto pelo sistema nervoso autônomo quanto pelo somático.

A musculatura estriada na parte superior do esôfago é inervada por neurônios motores somáticos do nervo vago, o nervo craniano X (ramos do núcleo ambíguo). O músculo liso da parte inferior do esôfago é inervado por neurônios motores viscerais do nervo vago (a partir do núcleo motor dorsal). Esses neurônios motores fazem sinapse com os neurônios pós-sinápticos, cujos corpos celulares estão localizados na parede do esôfago.

■ ESTÔMAGO

O estômago é uma parte expandida do tubo GI (localizada abaixo do diafragma) e recebe o bolo alimentar macerado do esôfago. A mistura e a digestão parcial do alimento no estômago pelas suas secreções gástricas produzem uma mistura líquida pastosa, denominada quimo. Em seguida, o quimo passa para o duodeno, uma etapa fundamental para a digestão e absorção posteriores no intestino delgado. A regulação da velocidade de esvaziamento gástrico é fornecida por retroalimentação dos intestinos por meio de vários hormônios gastrintestinais.

O estômago é dividido, histologicamente, em três regiões, de acordo com o tipo de glândula encontrado em cada uma delas.

A anatomia macroscópica subdivide o estômago em quatro regiões. A cárdia circunda o orifício esofágico; o fundo gástrico fica acima do nível de uma linha horizontal traçada através do óstio cárdico (orifício esofágico); o corpo gástrico fica abaixo dessa linha; e o antro pilórico, a região em formato de funil que leva ao piloro. A porção pilórica é uma região distal estreita de esfíncter entre o estômago e o duodeno. Os histologistas subdividem o estômago, mas em apenas três regiões (Figura 17.5). Essas subdivisões não consideram a localização, mas sim os tipos de glândulas que ocorrem na mucosa gástrica. As regiões histológicas são as seguintes:

- A região cárdica, a parte próxima ao óstio cárdico (orifício esofágico), que contém as glândulas cárdicas (Figura 17.6 e Prancha 17.2)
- A região pilórica, a parte proximal ao esfíncter pilórico, que contém as glândulas pilóricas
- A região fúndica, a maior parte do estômago, que está localizada entre a cárdia e o piloro e que contém as glândulas gástricas ou fúndicas (ver Figura 17.6).

Mucosa gástrica

As pregas submucosas longitudinais, denominadas pregas gástricas, possibilitam a distensão do estômago.

O estômago apresenta o mesmo plano estrutural geral em toda sua extensão e consiste em mucosa, submucosa, muscular

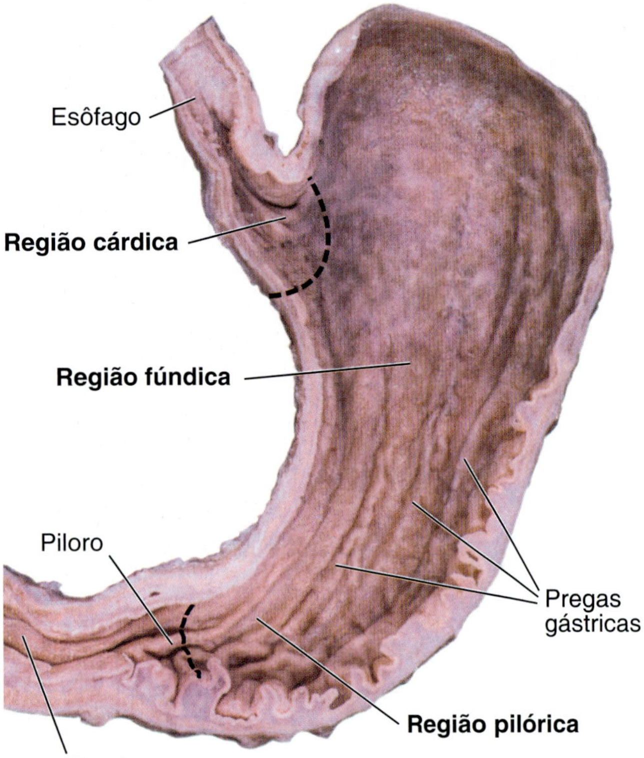

Figura 17.5 Fotografia de um estômago humano seccionado ao meio com suas divisões histológicas. Esta fotografia mostra a superfície mucosa da parede posterior do estômago. Numerosas pregas gástricas longitudinais são evidentes. Essas pregas gástricas possibilitam a distensão do estômago quando ele enche. As divisões histológicas do estômago diferem da divisão anatômica. As primeiras baseiam-se nos tipos de glândulas encontradas na mucosa. Histologicamente, a porção do estômago adjacente à entrada do esôfago é a *região cárdica*, na qual estão localizadas as glândulas cárdicas. Uma *linha tracejada* indica aproximadamente seus limites. Uma região ligeiramente maior, que leva em direção ao esfíncter pilórico – a *região pilórica* – contém as glândulas pilóricas. Outra *linha tracejada* indica aproximadamente os limites do piloro. O restante do estômago, a *região fúndica* (fundo gástrico), está localizado entre as duas *linhas tracejadas* e contém as glândulas fúndicas (gástricas).

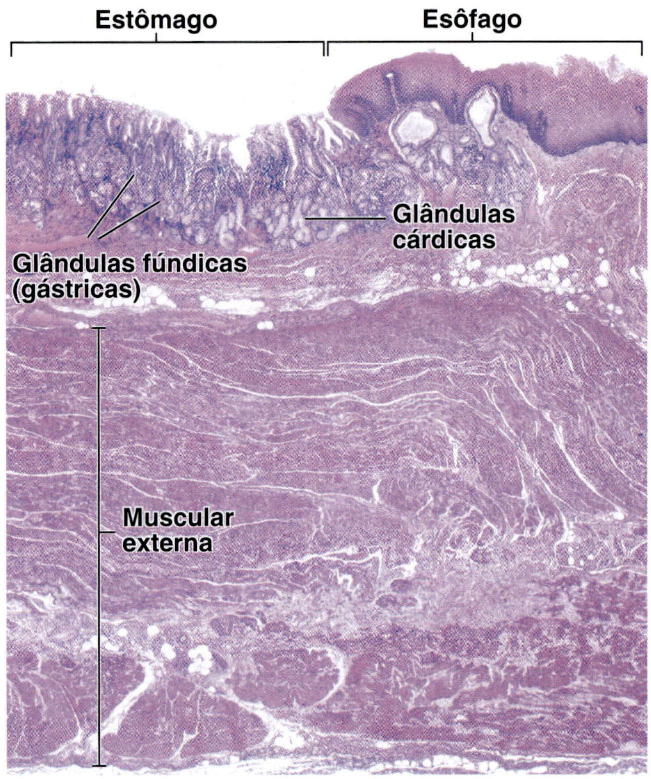

Figura 17.6 Fotomicrografia da junção esofagogástrica. Esta fotomicrografia em pequeno aumento mostra a junção entre o esôfago e o estômago. Na junção esofagogástrica, o epitélio estratificado pavimentoso do esôfago termina abruptamente e o revestimento da superfície continua com o epitélio simples colunar da mucosa gástrica. A superfície do estômago contém numerosas depressões relativamente profundas, denominadas *fovéolas gástricas*, que são formadas pelo epitélio superficial. As glândulas na vizinhança do esôfago, as glândulas cárdicas, estendem-se a partir da base dessas fovéolas ou criptas. De modo semelhante, as glândulas fúndicas (gástricas) surgem na base das fovéolas gástricas e são evidentes na parte remanescente da mucosa. Observe a muscular externa relativamente espessa. 40×.

externa e serosa. O exame da superfície interna do estômago vazio revela a existência de várias pregas ou cristas longitudinais, denominadas pregas gástricas. Estas são proeminentes nas regiões mais estreitas do estômago, mas pouco desenvolvidas na porção superior (ver Figura 17.5). Quando o estômago está totalmente distendido, as pregas gástricas, compostas de mucosa e submucosa subjacente, praticamente desaparecem. As pregas gástricas não alteram a área de superfície total; servem apenas para acomodar a expansão e o enchimento do estômago.

Uma vista da superfície do estômago com uma lupa mostra que pequenas regiões da mucosa são formadas por sulcos pouco profundos que dividem a superfície do estômago em áreas irregulares abauladas, denominadas áreas mamilares. Esses sulcos proporcionam uma área ligeiramente aumentada de superfície para a secreção.

Com aumento maior, é possível observar numerosas aberturas na superfície da mucosa – são as fovéolas gástricas ou criptas gástricas. As fovéolas gástricas podem ser bem demonstradas ao microscópio eletrônico de varredura (Figura 17.7). As glândulas gástricas abrem-se na base das fovéolas gástricas.

As células mucosas da superfície revestem a superfície interna do estômago e as fovéolas gástricas.

O epitélio que reveste a superfície e as fovéolas gástricas do estômago é do tipo colunar simples. As células colunares são as células mucosas da superfície. Cada célula apical apresenta um formato de um grande cálice preenchido com grânulos de mucinogênio, criando uma lâmina de células glandulares (Figura 17.8). O cálice mucoso ocupa a maior parte do volume da célula. Tipicamente, parece vazio em cortes de rotina corados por hematoxilina e eosina (H-E), visto que o mucinogênio é perdido durante a fixação e a desidratação. No entanto, quando o mucinogênio é preservado por meio de fixação apropriada, os grânulos coram-se intensamente com azul de toluidina e com reação do ácido periódico de Schiff (PAS, do inglês *periodic acid-Schiff*). A coloração com azul de toluidina reflete a existência de numerosos grupos fortemente aniônicos na glicoproteína da mucina, dentre os quais está o bicarbonato.

O núcleo e o complexo de Golgi das células mucosas da superfície estão localizados abaixo do cálice mucoso. A parte basal da célula contém pouco retículo endoplasmático rugoso (RER), que pode conferir discreta basofilia ao citoplasma quando observado em amostras bem preparadas.

Vários mecanismos ajudam a proteger a mucosa gástrica de agravo exógeno e contribuem para a recuperação de sua integridade funcional após dano.

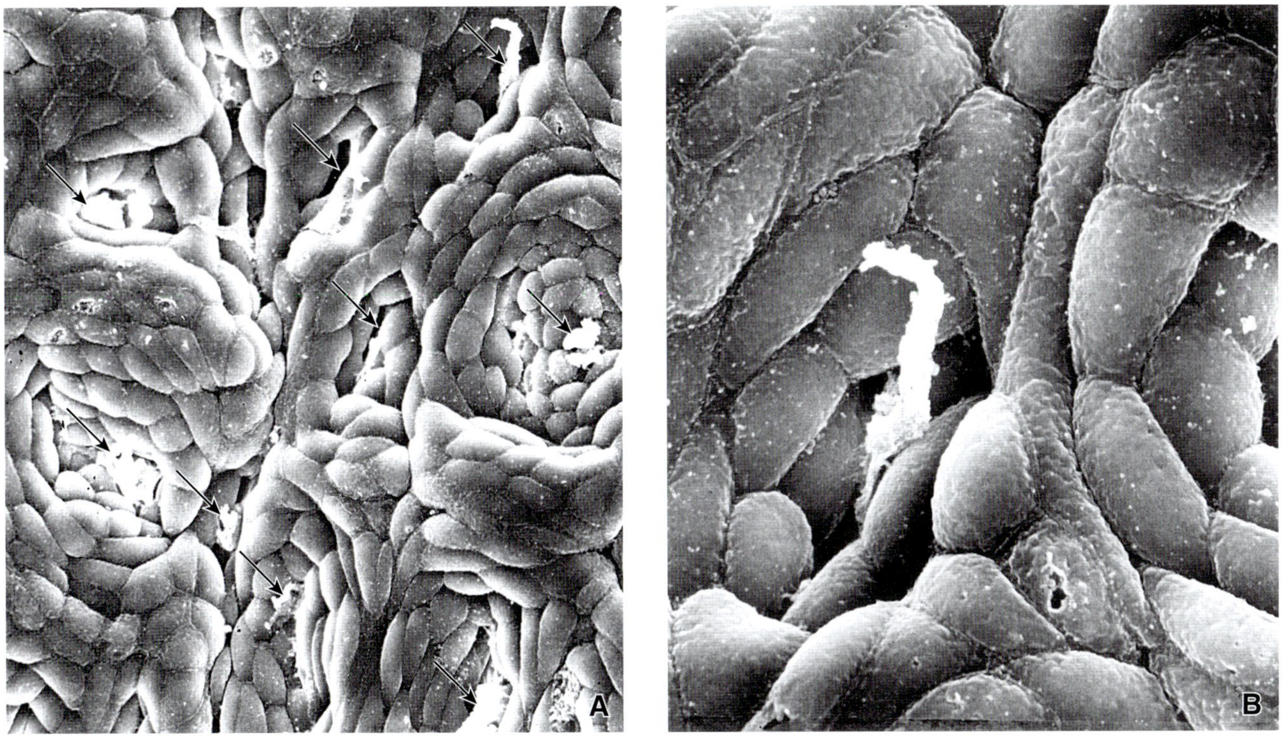

Figura 17.7 Superfície mucosa do estômago. A. Eletromicrografia de varredura mostrando a superfície mucosa do estômago. As fovéolas gástricas contêm produto de secreção, principalmente muco (*setas*). O muco superficial foi removido para revelar as células mucosas da superfície. 1.000×. **B.** Aumento maior mostrando a superfície apical das células mucosas da superfície que revestem o estômago e as fovéolas gástricas. Observe o formato poligonal alongado das células. 3.000×.

A primeira linha de proteção da mucosa gástrica contra agravos é a secreção mucosa das células mucosas da superfície. É descrita como muco, em virtude de sua aparência turva, e forma uma cobertura gelatinosa espessa e viscosa, que adere à superfície epitelial. Protege a célula contra a abrasão dos componentes mais ásperos do quimo. Além disso, a sua alta concentração de bicarbonato e de potássio protege o epitélio contra o conteúdo ácido do suco gástrico. O bicarbonato que forma o muco alcalino é secretado pelas células superficiais, mas não se mistura imediatamente com o conteúdo do lúmen gástrico, devido à sua contenção no revestimento mucoso.

A segunda linha de proteção está relacionada com a regulação do sangue da submucosa por vários mediadores, inclusive prostaglandinas (PGE_2), óxido nítrico (NO) e neuropeptídios sensoriais. As prostaglandinas (PGE_2) e o óxido nítrico (NO) parecem ter participação importante na proteção da mucosa gástrica. A PGE_2 estimula a secreção de bicarbonatos e aumenta a espessura da camada de muco, além de aumentar a vasodilatação na lâmina própria. O NO liberado pelo endotélio vascular, pelos nervos aferentes sensoriais e pelo epitélio gástrico aumenta o fluxo sanguíneo na mucosa gástrica, melhorando, assim, o aporte de nutrientes para as áreas danificadas da mucosa gástrica. Essa capacidade da mucosa gástrica de otimizar as condições para reparo tecidual após agravo (independentemente da inibição da secreção de ácido) é denominada citoproteção gástrica.

O revestimento do estômago não tem capacidade absortiva. No entanto, pode ocorrer absorção de parte da água, sais e fármacos lipossolúveis. Por exemplo, o álcool etílico e certos fármacos, como o ácido acetilsalicílico (AAS) ou agentes anti-inflamatórios não esteroides (AINEs), entram na lâmina própria após danificar o epitélio de superfície. Até mesmo pequenas doses de AAS suprimem a produção das prostaglandinas protetoras pela mucosa gástrica. Além disso, o contato direto do AAS com a parede do estômago interfere nas propriedades hidrofóbicas da mucosa gástrica.

Glândulas fúndicas da mucosa gástrica

As glândulas fúndicas produzem o suco gástrico.

As glândulas fúndicas, também denominadas glândulas gástricas, são encontradas em toda mucosa gástrica, exceto em uma pequena região ocupada pelas glândulas cárdicas e pilóricas. As glândulas fúndicas são glândulas tubulares simples e ramificadas, que se estendem da base das fovéolas gástricas até a muscular da mucosa (ver Figura 17.8). Entre a fovéola gástrica e a glândula subjacente, há um curto segmento, conhecido como istmo.

Em geral, várias glândulas abrem-se em uma única fovéola gástrica. Cada glândula apresenta um segmento estreito e relativamente longo, o colo, e uma base mais curta e mais larga, ou segmento fúndico. A base da glândula costuma se dividir em dois e, habitualmente, três ramos, que se tornam levemente espiralados próximo da muscular da mucosa. As células das glândulas gástricas produzem suco gástrico (em torno de 2 ℓ/dia), que contém vários tipos de substâncias. Além da água e dos eletrólitos, o suco gástrico contém quatro componentes principais:

- Ácido clorídrico (HCl), em uma concentração que varia de 150 a 160 mmol/ℓ. Confere ao suco gástrico um pH baixo (< 1,0 a 2,0). O ácido clorídrico é produzido pelas células parietais e inicia a digestão das proteínas da dieta (promove a hidrólise ácida dos substratos). Além disso, converte o pepsinogênio inativo na enzima ativa (pepsina). Como o HCl é bacteriostático, as bactérias que entram no estômago com alimento ingerido são, em sua maioria, destruídas. No entanto, algumas bactérias podem adaptar-se ao pH baixo do conteúdo gástrico. ***Helicobacter pylori*** contém grandes quantidades de urease, a enzima que hidrolisa

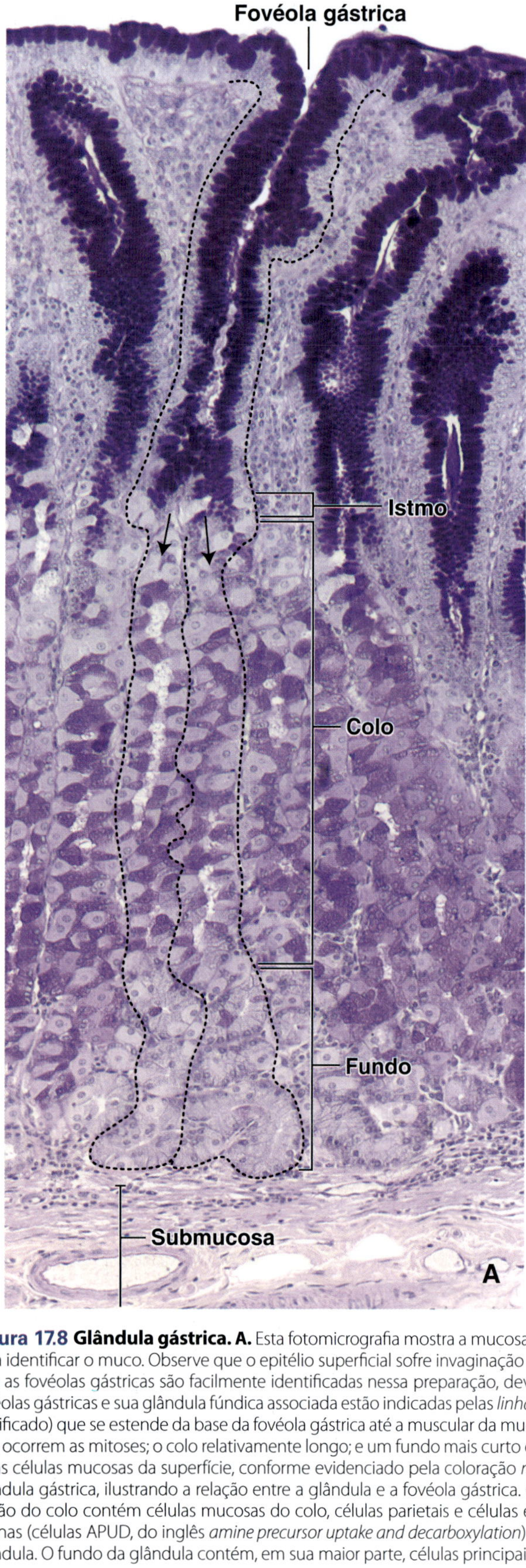

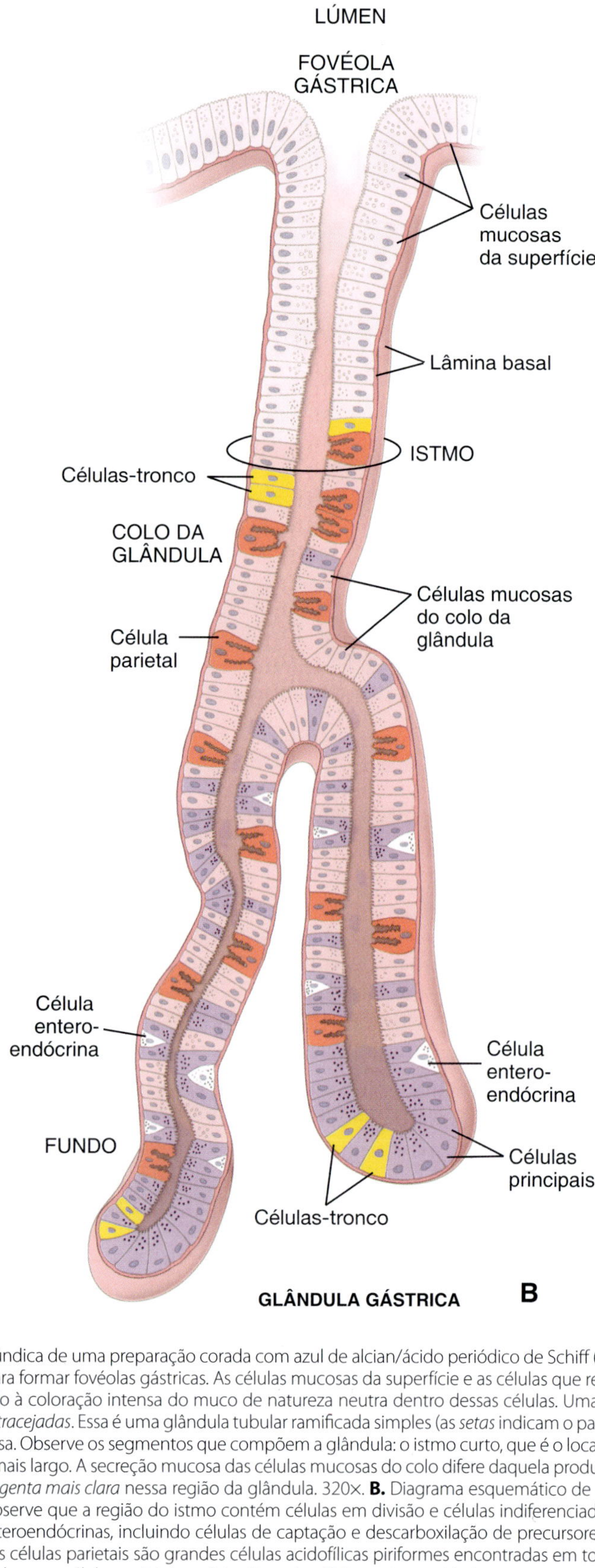

Figura 17.8 Glândula gástrica. A. Esta fotomicrografia mostra a mucosa fúndica de uma preparação corada com azul de alcian/ácido periódico de Schiff (PAS) para identificar o muco. Observe que o epitélio superficial sofre invaginação para formar fovéolas gástricas. As células mucosas da superfície e as células que revestem as fovéolas gástricas são facilmente identificadas nessa preparação, devido à coloração intensa do muco de natureza neutra dentro dessas células. Uma das fovéolas gástricas e sua glândula fúndica associada estão indicadas pelas *linhas tracejadas*. Essa é uma glândula tubular ramificada simples (as *setas* indicam o padrão ramificado) que se estende da base da fovéola gástrica até a muscular da mucosa. Observe os segmentos que compõem a glândula: o istmo curto, que é o local em que ocorrem as mitoses; o colo relativamente longo; e um fundo mais curto e mais largo. A secreção mucosa das células mucosas do colo difere daquela produzida pelas células mucosas da superfície, conforme evidenciado pela coloração *magenta mais clara* nessa região da glândula. 320×. **B.** Diagrama esquemático de uma glândula gástrica, ilustrando a relação entre a glândula e a fovéola gástrica. Observe que a região do istmo contém células em divisão e células indiferenciadas; a região do colo contém células mucosas do colo, células parietais e células enteroendócrinas, incluindo células de captação e descarboxilação de precursores de aminas (células APUD, do inglês *amine precursor uptake and decarboxylation*). As células parietais são grandes células acidofílicas piriformes encontradas em toda a glândula. O fundo da glândula contém, em sua maior parte, células principais, algumas células parietais e vários tipos de células enteroendócrinas.

a ureia, em seu citoplasma e na sua membrana plasmática. Essa enzima altamente ativa cria uma "nuvem de amônia" básica protetora ao redor da bactéria, possibilitando a sua sobrevida no ambiente ácido do estômago (Boxe 17.1)

- Pepsina, uma enzima proteolítica potente. A pepsina é formada a partir da conversão de pepsinogênio pelo ácido clorídrico. O pepsinogênio é produzido pelas células parietais, quando o pH é inferior a 5. A pepsina hidrolisa proteínas em pequenos peptídios, clivando as ligações peptídicas internas. Os peptídios são ainda digeridos em aminoácidos por enzimas presentes no intestino delgado

- Muco, um revestimento gástrico protetor contra o ácido, secretado por vários tipos de células produtoras de muco. O muco e os bicarbonatos retidos dentro da camada mucosa mantêm um pH neutro e contribuem para a denominada barreira fisiológica da mucosa gástrica. Além disso, o muco atua como barreira física entre as células da mucosa gástrica e o material ingerido no lúmen do estômago
- Fator intrínseco, uma glicoproteína secretada pelas células parietais, que se liga à vitamina B_{12}. O fator intrínseco é essencial para a absorção da vitamina, que ocorre na porção distal do íleo. A ausência de fator intrínseco leva ao desenvolvimento de **anemia perniciosa** e **deficiência de vitamina B_{12}** (ver Boxe 17.1).

Além disso, a gastrina e outros hormônios e secreções semelhantes a hormônios são produzidos pelas células enteroendócrinas nas glândulas fúndicas e secretados na lâmina própria, onde penetram na circulação ou atuam localmente sobre outras células epiteliais gástricas.

As glândulas fúndicas são compostas de quatro tipos de células funcionalmente diferentes.

As células que constituem as glândulas fúndicas são de quatro tipos funcionais. Cada uma delas tem uma aparência distinta. Além disso, observa-se também a existência de células indiferenciadas, que dão origem a essas células. As diversas células que constituem a glândula são as seguintes:

- Células mucosas do colo da glândula
- Células principais
- Células parietais, também denominadas *células oxínticas*
- Células enteroendócrinas
- Células-tronco.

As células mucosas do colo estão localizadas na região do colo da glândula e estão entremeadas com células parietais.

Como o próprio nome indica, as células mucosas do colo estão localizadas na região do colo da glândula fúndica. As células parietais estão geralmente entremeadas a grupos dessas células. A célula mucosa do colo da glândula é muito mais curta que a célula mucosa da superfície e contém uma quantidade de mucinogênio consideravelmente menor no citoplasma apical. Em consequência, essas células não exibem um cálice mucoso proeminente. Além disso, o núcleo tende a ser esférico, em comparação com o núcleo alongado e mais proeminente da célula mucosa da superfície.

As células mucosas do colo da glândula secretam um muco solúvel menos alcalino, em comparação com o muco insolúvel ou turvo altamente alcalino produzido pelas células

Boxe 17.1

Correlação clínica | Anemia perniciosa e doença ulcerosa péptica

A **acloridria** é uma doença autoimune crônica, caracterizada pela destruição da mucosa gástrica. Consequentemente, na ausência de células parietais, não há secreção de fator intrínseco, levando, assim, ao desenvolvimento de **anemia perniciosa**. A ausência de **fator intrínseco** constitui a causa mais comum de **deficiência de vitamina B_{12}**. No entanto, outros fatores, como proliferação de bactérias gram-negativas anaeróbicas no intestino delgado, estão associados à deficiência de vitamina B_{12}. Essas bactérias ligam-se ao complexo de vitamina B_{12}-fator intrínseco, impedindo a sua absorção. As infecções por tênias também produzem sintomas clínicos de anemia perniciosa. Como o fígado contém reservas extensas de vitamina B_{12}, a doença frequentemente somente é reconhecida muito tempo depois da ocorrência de alterações significativas na mucosa gástrica.

Outra causa de redução da secreção de fator intrínseco e desenvolvimento subsequente de anemia perniciosa é a perda de epitélio gástrico na gastrectomia parcial ou total. A perda de epitélio gástrico funcional também é observada na **úlcera péptica (UP)** crônica ou recorrente. Com frequência, até mesmo regiões ulceradas cicatrizadas produzem uma quantidade insuficiente de fator intrínseco. A perda repetida de epitélio e a consequente cicatrização da mucosa gástrica podem reduzir significativamente a mucosa funcional.

Os **medicamentos antagonistas dos receptores de histamina H_2** como a ranitidina e a cimetidina, que bloqueiam a ligação da histamina a seus receptores na mucosa gástrica, suprimem a produção tanto de ácido quanto de fator intrínseco, e têm sido usados extensamente no tratamento de úlceras pépticas e doença por refluxo gastresofágico (DRGE). Esses medicamentos impedem a erosão da mucosa e promovem a cicatrização da superfície previamente erodida. Seu uso a longo prazo, no entanto, pode provocar deficiência de vitamina B_{12}. Recentemente, foram desenvolvidos novos inibidores da bomba de prótons (p. ex., omeprazol e lansoprazol), que inibem H^+/K^+-ATPase. Esses fármacos suprimem a produção de ácido nas células parietais, mas não afetam a secreção do fator intrínseco.

Embora se acreditasse, de modo geral, que as células parietais constituíssem o alvo direto dos antagonistas dos receptores H_2, evidências obtidas de uma combinação de histoquímica com hibridização *in situ* e coloração com anticorpos (imuno-histoquímica) revelaram inesperadamente que os plasmócitos secretores de imunoglobulina A (IgA) e alguns dos macrófagos da lâmina própria, e não as células parietais, são os que exibem uma reação positiva para RNA mensageiro (mRNA) do receptor de gastrina. Esses achados indicam que os agentes usados no tratamento das úlceras pépticas podem atuar diretamente sobre os plasmócitos ou os macrófagos, e que essas células transmitem seus efeitos para as células parietais, inibindo, assim, a secreção de HCl. O fator que medeia a interação das células do tecido conjuntivo com as células epiteliais ainda não foi elucidado.

Atualmente, é fato conhecido que a maioria das úlceras pépticas (95%) é causada, na realidade, por infecção crônica da mucosa gástrica pela bactéria ***Helicobacter pylori***. Os antígenos lipopolissacarídeos são expressos em sua superfície e simulam os das células epiteliais gástricas humanas. Esse mimetismo parece causar tolerância imunológica inicial ao patógeno pelo sistema imune do hospedeiro, ajudando, assim, a aumentar a infecção e causando, por fim, a produção de anticorpos. Esses anticorpos dirigidos contra *H. pylori* ligam-se à mucosa gástrica e provocam danos às células mucosas. O tratamento consiste na erradicação das bactérias com antibióticos. Em virtude desses tratamentos para a doença ulcerativa, as intervenções cirúrgicas comumente realizadas no passado tornaram-se raras.

mucosas da superfície. A liberação de grânulos de mucinogênio é induzida por estimulação vagal; por conseguinte, a secreção dessas células não ocorre no estômago em repouso. Essas células mucosas do colo diferenciam-se a partir de células-tronco, que reside na região do colo ou na base da glândula fúndica. As células mucosas do colo são consideradas precursoras imaturas das células mucosas da superfície.

As células principais estão localizadas na parte mais profunda das glândulas.

As células principais são células típicas secretoras de proteínas (Figura 17.9 e Prancha 17.4). A abundância de RER no citoplasma basal confere a essa parte da célula um aspecto basofílico, enquanto o citoplasma apical é eosinofílico, devido à existência das vesículas secretoras, também denominadas *grânulos de zimogênio*, uma vez que contêm precursores enzimáticos. A basofilia, em particular, possibilita a identificação fácil dessas células em cortes corados por H-E. A eosinofilia pode ser fraca ou ausente quando as vesículas secretoras não são adequadamente preservadas. As células principais secretam pepsinogênio e uma lipase fraca. Em contato com o suco gástrico ácido, o pepsinogênio é convertido em pepsina, uma enzima proteolítica.

As células parietais secretam HCl e fator intrínseco.

As células parietais (oxínticas) são encontradas no colo das glândulas fúndicas, entre as células mucosas do colo e a parte mais profunda da glândula. Essas células tendem a ser mais numerosas nas porções superior e média do colo. Trata-se de células grandes, algumas vezes binucleadas, que aparecem ligeiramente triangulares nos cortes, com o ápice dirigido para o lúmen da glândula, e a base repousando sobre a lâmina basal. O núcleo é esférico e o citoplasma cora-se com eosina e outros corantes ácidos. Em virtude de seu tamanho e de suas características distintas de coloração, essas células são facilmente distinguidas de outras células presentes nas glândulas fúndicas.

Quando examinadas com o microscópio eletrônico de transmissão (MET), verifica-se que as células parietais (Figura 17.10) apresentam um sistema canalicular intracelular extenso, que se comunica com o lúmen da glândula. Numerosas microvilosidades projetam-se a partir da superfície dos canalículos, e observa-se a existência de um sistema de membranas tubulovesiculares elaborado no citoplasma adjacente aos canalículos. Em uma célula com secreção ativa, o número de microvilosidades nos canalículos aumenta, e o sistema tubulovesicular é significativamente reduzido ou desaparece. As membranas do sistema tubulovesicular atuam como reservatório da membrana plasmática contendo bombas de prótons ativas. Esse material de membrana pode ser inserido na membrana plasmática dos canalículos para aumentar a sua área de superfície e o número de bombas de prótons disponíveis para a produção de ácido. Numerosas mitocôndrias com cristas complexas e muitos grânulos da matriz fornecem os altos níveis de energia necessários para a secreção ácida.

O HCl é produzido no lúmen dos canalículos intracelulares.

As células parietais contêm três tipos diferentes de receptores de membrana para as substâncias que ativam a secreção de HCl: os receptores de gastrina, os receptores de histamina H_2 e os receptores de acetilcolina M_3. A ativação dos receptores de gastrina pela gastrina, um hormônio peptídico gastrintestinal, constitui a principal via para a estimulação das células parietais (Boxe 17.2). Após estimulação, ocorrem várias etapas na produção de HCl (Figura 17.11):

- Produção de íons H^+ no citoplasma das células parietais pela enzima anidrase carbônica. Essa enzima catalisa a

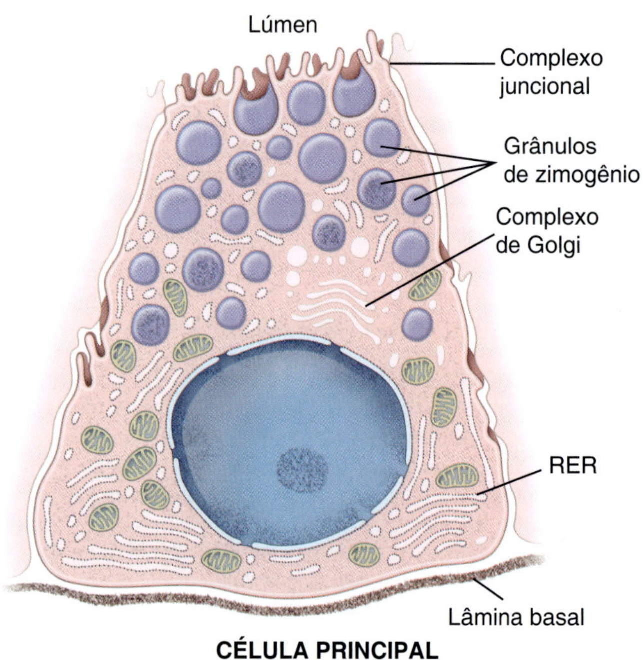

CÉLULA PRINCIPAL

Figura 17.9 Diagrama de uma célula principal. A abundância de retículo endoplasmático rugoso (*RER*) na porção basal da célula é responsável pela intensa coloração basofílica observada nessa região. As vesículas secretoras (grânulos de zimogênio) contendo pepsinogênio e uma lipase fraca nem sempre são adequadamente preservadas, motivo pela qual a coloração na região apical da célula é um tanto variável. Essa célula produz e secreta a enzima precursora da secreção gástrica.

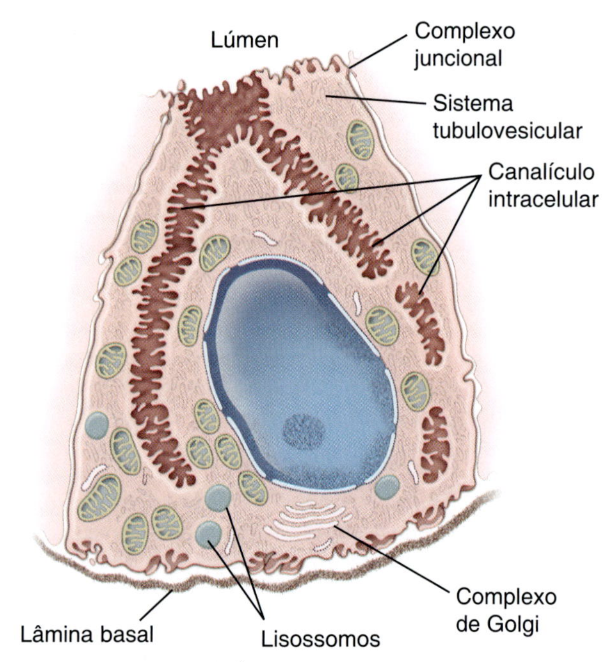

CÉLULA PARIETAL

Figura 17.10 Diagrama de uma célula parietal. O citoplasma da célula parietal cora-se com eosina, em grande parte devido à quantidade extensa de membrana, que compreende os canalículos intracelulares, o sistema tubulovesicular, as mitocôndrias e o número relativamente pequeno de ribossomos. Esta célula produz ácido clorídrico (HCl) e fator intrínseco.

Boxe 17.2

Correlação Clínica | Síndrome de Zollinger-Ellison

A secreção excessiva de **gastrina** é geralmente causada por um tumor de células enteroendócrinas produtor de gastrina, localizado no duodeno ou nas ilhotas pancreáticas. Essa condição, conhecida como **síndrome de Zollinger-Ellison** ou **gastrinoma**, caracteriza-se pela secreção excessiva de ácido clorídrico (HCl) pelas células parietais continuamente estimuladas. O ácido em excesso não pode ser adequadamente neutralizado no duodeno, levando, assim, ao desenvolvimento de úlceras gástricas e duodenais. Úlceras gástricas ocorrem em 95% dos pacientes com essa síndrome, e são seis vezes mais prevalentes que úlceras duodenais. Os pacientes com síndrome de Zollinger-Ellison podem apresentar dor abdominal intermitente, diarreia e esteatorreia (excreção de fezes contendo grande quantidade de gordura). Os pacientes assintomáticos que apresentam ulceração grave do estômago e do intestino delgado, particularmente quando não respondem ao tratamento convencional, também devem ser suspeitados como portadores de um tumor produtor de gastrina em excesso. No passado, o tratamento da síndrome de Zollinger-Ellison envolvia o bloqueio dos receptores de membrana das células epiteliais que estimulam a produção de HCl. Recentemente, os inibidores da bomba de prótons tornaram-se o tratamento de escolha no manejo da hipersecreção de HCl. Além disso, a excisão cirúrgica do tumor, quando possível, remove a fonte de produção de gastrina e alivia os sintomas.

combinação de H_2O e CO_2 para formar ácido carbônico (H_2CO_3), que depois se dissocia rapidamente em H^+ e HCO_3^-. O dióxido de carbono (CO_2), que é necessário para a síntese de ácido carbônico, difunde-se através da membrana basal para dentro da célula a partir dos capilares sanguíneos presentes na lâmina própria

- Transporte de íons H^+ a partir do citoplasma, através da membrana, para o lúmen dos canalículos pela bomba de prótons H^+/H^+-ATPase. Simultaneamente, o K^+ do canalículo é transportado para dentro do citoplasma da célula, em troca dos íons H^+
- Transporte de íons K^+ e Cl^- do citoplasma das células parietais para o lúmen dos canalículos por meio da ativação dos canais de K^+ e Cl^- (unitransportadores) na membrana plasmática
- Formação de HCl a partir de H^+ e Cl^- que foram transportados para dentro do lúmen do canalículo.

Nos seres humanos, o fator intrínseco é secretado pelas células parietais (as células principais também o fazem em algumas outras espécies). Sua secreção é estimulada pelos mesmos receptores que estimulam a secreção de ácido gástrico. O **fator intrínseco** é uma glicoproteína de 44 kDa, que forma um complexo com a **vitamina B_{12}**

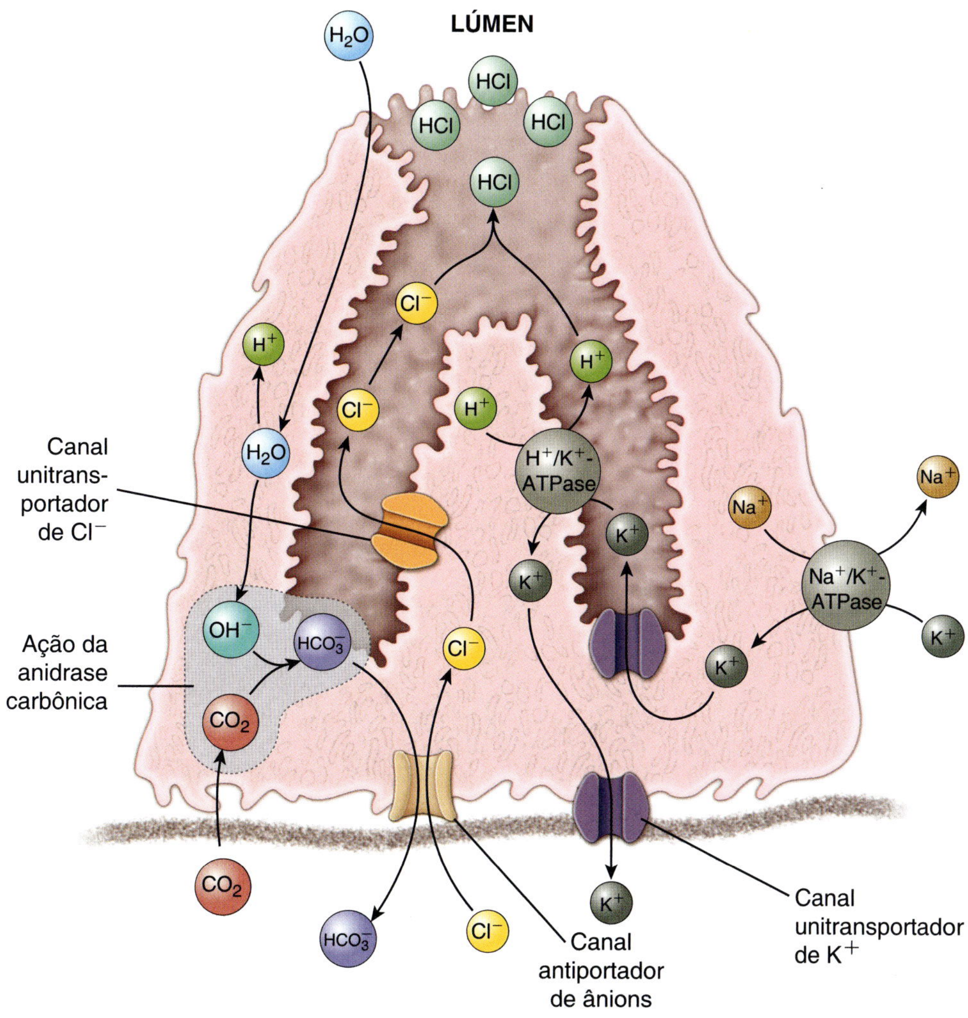

Figura 17.11 Diagrama da síntese de ácido clorídrico (HCl) pela célula parietal. Após estimulação da célula parietal, ocorrem várias etapas que levam à produção de HCl. O dióxido de carbono (CO_2) do sangue difunde-se através da membrana basal para dentro da célula para formar H_2CO_3. O H_2CO_3 dissocia-se em H^+ e HCO_3^-. A reação é catalisada pela anidrase carbônica, que leva à produção de íons H^+ no citoplasma, os quais são então transportados através da membrana para o lúmen do canalículo intracelular por uma bomba de prótons H^+/K^+-ATPase. Simultaneamente, o K^+ dentro do canalículo é transportado para dentro da célula em troca dos íons H^+. Os íons Cl^- também são transportados do citoplasma da célula parietal para o lúmen do canalículo por canais de Cl^- presentes na membrana. Em seguida, ocorre formação de HCl a partir de H^+ e Cl^-. Os canais iônicos de HCO_3^-/Cl^- mantêm a concentração normal de ambos os íons nas células, bem como a Na^+/K^+-ATPase na membrana celular basolateral.

no estômago e no duodeno, uma etapa necessária para a absorção subsequente da vitamina no íleo. Os autoanticorpos dirigidos contra o fator intrínseco ou contra as próprias células parietais levam à deficiência de fator intrínseco, resultando em má-absorção de vitamina B_{12} e desenvolvimento de **anemia perniciosa** (ver Boxe 17.1).

As células enteroendócrinas secretam seus produtos na lâmina própria ou nos vasos sanguíneos subjacentes.

As células enteroendócrinas são encontradas em todos os níveis da glândula fúndica, embora tenham tendência a ser ligeiramente mais prevalentes na base (Boxe 17.3). Em geral, podem ser distinguidos dois tipos de células enteroendócrinas em todo o tubo GI. A maioria representa pequenas células que repousam sobre a lâmina basal e que nem sempre alcançam o lúmen; são conhecidas como células enteroendócrinas "fechadas" (Figura 17.12A e B e Prancha 17.4). No entanto, algumas células exibem uma fina extensão citoplasmática contendo microvilosidades expostas ao lúmen da glândula (Figura 17.12C); essas células são designadas como células enteroendócrinas "abertas". As células abertas atuam como quimiorreceptores primários que coletam o conteúdo do lúmen da glândula e liberam hormônios com base nas informações obtidas a partir dessas amostras.

Boxe 17.3

Considerações funcionais | Sistema endócrino gastrintestinal

As **células enteroendócrinas** são células especializadas encontradas na mucosa do tubo GI, no qual representam menos de 1% de todas as células epiteliais. No entanto, como um todo, elas coletivamente constituem o maior "órgão" endócrino no corpo. As células enteroendócrinas também são encontradas nos ductos do pâncreas, no fígado e no sistema respiratório, outro derivado endodérmico que se origina por invaginação do epitélio do intestino anterior embrionário. Como as células enteroendócrinas assemelham-se bastante às células neurossecretoras do sistema nervoso central (SNC) – que secretam muitos dos mesmos hormônios, moléculas de sinalização e agentes reguladores –, elas também são denominadas **células neuroendócrinas**. Estas não estão, em sua maioria, agrupadas em nenhuma parte específica do tubo GI. Na verdade, as células enteroendócrinas estão distribuídas isoladamente por todo o epitélio gastrintestinal. Por esse motivo, são descritas como parte constituinte de um **sistema neuroendócrino difuso (SNED)**. A Figura 17.13 mostra as partes do tubo GI nas quais os peptídios gastrintestinais são produzidos. Uma exceção notável a esse padrão de distribuição é observada no pâncreas. As células enteroendócrinas no pâncreas, que se originam dos brotos pancreáticos que também derivam do intestino anterior embrionário, formam acúmulos especializados, denominados **ilhotas endócrinas de Langerhans** (ver Capítulo 18, *Sistema Digestório 3 | Fígado, Vesícula Biliar e Pâncreas*).

Na visão atual, o SNED inclui tanto neurônios quanto células endócrinas que compartilham características comuns, incluindo a expressão de marcadores específicos (p. ex., neuropeptídios, cromograninas e enzimas de processamento de neuropeptídios) e a existência de grânulos secretores de núcleo denso. Os produtos secretores das células enteroendócrinas derivam de vários genes; esses genes são expressos em diferentes formas, devido a *splicing* alternativo e processamento diferencial. A secreção das células enteroendócrinas é regulada por receptores acoplados à proteína G e pela atividade da tirosinoquinase. Há evidências de que a cromogranina A regule a biossíntese dos grânulos secretores de núcleo denso, enquanto a cromogranina B controla a distribuição e o acondicionamento dos peptídios produzidos nas vesículas secretoras. O Quadro 17.1 fornece uma lista dos hormônios gastrintestinais importantes, seus locais de origem e suas principais funções.

As transformações neoplásicas das células do SNED são responsáveis pelo desenvolvimento de **tumores neuroendócrinos gastroenteropancreáticos (GEP)**. Estes representam neoplasias raras do tubo GI e do pâncreas, que frequentemente secretam agentes hormonalmente ativos, causando síndromes clínicas distintas. O apêndice constitui o local do tubo GI mais comum em que se originam os tumores neuroendócrinos. O exemplo clássico é a **síndrome carcinoide** causada pela liberação de vários tipos de substâncias hormonalmente ativas pelas células tumorais. As manifestações clínicas consistem em diarreia (causada pela serotonina), rubor episódico, broncoconstrição e valvopatia cardíaca direita.

Algumas células enteroendócrinas podem ser funcionalmente classificadas como **células de captação e descarboxilação de precursores de aminas (APUD)**. No entanto, não devem ser confundidas com as células APUD que se originam da crista neural embrionária e que migram para outros locais do corpo. As células APUD secretam uma variedade de substâncias reguladoras nos tecidos e órgãos, incluindo o epitélio respiratório, a medula da suprarrenal, as ilhotas de Langerhans, a glândula tireoide (células parafoliculares) e a hipófise. As células enteroendócrinas diferenciam-se da progênie das mesmas células-tronco que todas as outras células epiteliais do tubo GI. O fato de que duas células diferentes possam produzir produtos semelhantes não deve implicar que elas tenham a mesma origem.

As células enteroendócrinas produzem não apenas hormônios gastrintestinais como gastrina, grelina, secretina, colecistocinina (CCK, do inglês *cholecystokinin*), peptídio inibidor gástrico (GIP, do inglês *gastric inhibitory peptide*) e motilina, mas também **hormônios parácrinos**. O hormônio parácrino difere do hormônio endócrino pela sua capacidade de sofrer difusão local até a sua célula-alvo, em vez de ser transportado pela corrente sanguínea até uma célula-alvo. Uma substância bem conhecida que parece atuar como hormônio parácrino no tubo GI e no pâncreas é a somatostatina, que inibe outras células endócrinas gastrintestinais e das ilhotas pancreáticas.

Além dos hormônios GI estabelecidos, vários peptídios GI ainda não foram definitivamente classificados como hormônios ou hormônios parácrinos. Esses peptídios são designados como **hormônios candidatos** ou **supostos**.

Outros agentes localmente ativos que foram isolados da mucosa gastrintestinal são os **neurotransmissores**. Esses agentes são liberados das terminações nervosas próximas da célula-alvo, geralmente o músculo liso da muscular da mucosa, a muscular externa ou a túnica média de um vaso sanguíneo. As células enteroendócrinas também podem secretar neurotransmissores que ativam neurônios aferentes, enviando sinais ao sistema nervoso central (SNC) e à divisão entérica do sistema nervoso autônomo. Além da acetilcolina (que não é um peptídio), os peptídios encontrados nas fibras nervosas do tubo GI incluem o peptídio intestinal vasoativo (VIP, do inglês *vasoactive intestinal peptide*), a bombesina e as encefalinas. Por conseguinte, determinado peptídio pode ser produzido por células endócrinas e parácrinas e também pode estar localizado nas fibras nervosas.

Os receptores do paladar, semelhantes aos encontrados nos botões gustativos da mucosa oral especializada (ver Capítulo 16, *Sistema Digestório 1 | Cavidade Oral e Estruturas Associadas*), detectam os sabores doce, amargo e umami e, atualmente, foram caracterizados na superfície livre das células enteroendócrinas abertas. Pertencem às famílias T1R e T2R de receptores acoplados à proteína G, descritos também no Capítulo 16. Contudo, a secreção das células fechadas é regulada pelo conteúdo luminal indiretamente por intermédio de mecanismos neurais e parácrinos.

As eletromicrografias revelam pequenas vesículas secretoras envolvidas por membrana em todo citoplasma; no entanto, essas vesículas são geralmente perdidas nas preparações coradas por H-E, e o citoplasma aparece claro, devido à ausência de material corável suficiente. Embora seja frequentemente difícil identificar as células enteroendócrinas, em virtude de seu pequeno tamanho e da falta de coloração distinta, seu citoplasma claro às vezes contrasta com as células principais e parietais adjacentes, possibilitando, assim, o seu fácil reconhecimento.

Os nomes dados às células enteroendócrinas na literatura mais antiga tiveram como base sua impregnação com sais de prata e cromo (*i. e.*, células enterocromafins, células argentafins e células argirofílicas). Atualmente, essas células são identificadas e caracterizadas pela sua coloração imunoquímica para mais de 20 hormônios peptídicos e polipeptídicos e agentes reguladores semelhantes a hormônios que elas secretam (a Figura 17.13 e os Quadros 17.1 e 17.2 fornecem uma lista de muitos desses agentes e suas ações). Com a ajuda do MET, pelo menos 17 tipos diferentes de células enteroendócrinas foram descritos, com base no tamanho, no formato e na densidade de suas vesículas secretoras.

Glândulas cárdicas da mucosa gástrica

As glândulas cárdicas são compostas de células secretoras de muco.

As glândulas cárdicas são limitadas a uma região estreita do estômago (a cárdia) que circunda o orifício esofágico. A sua secreção,

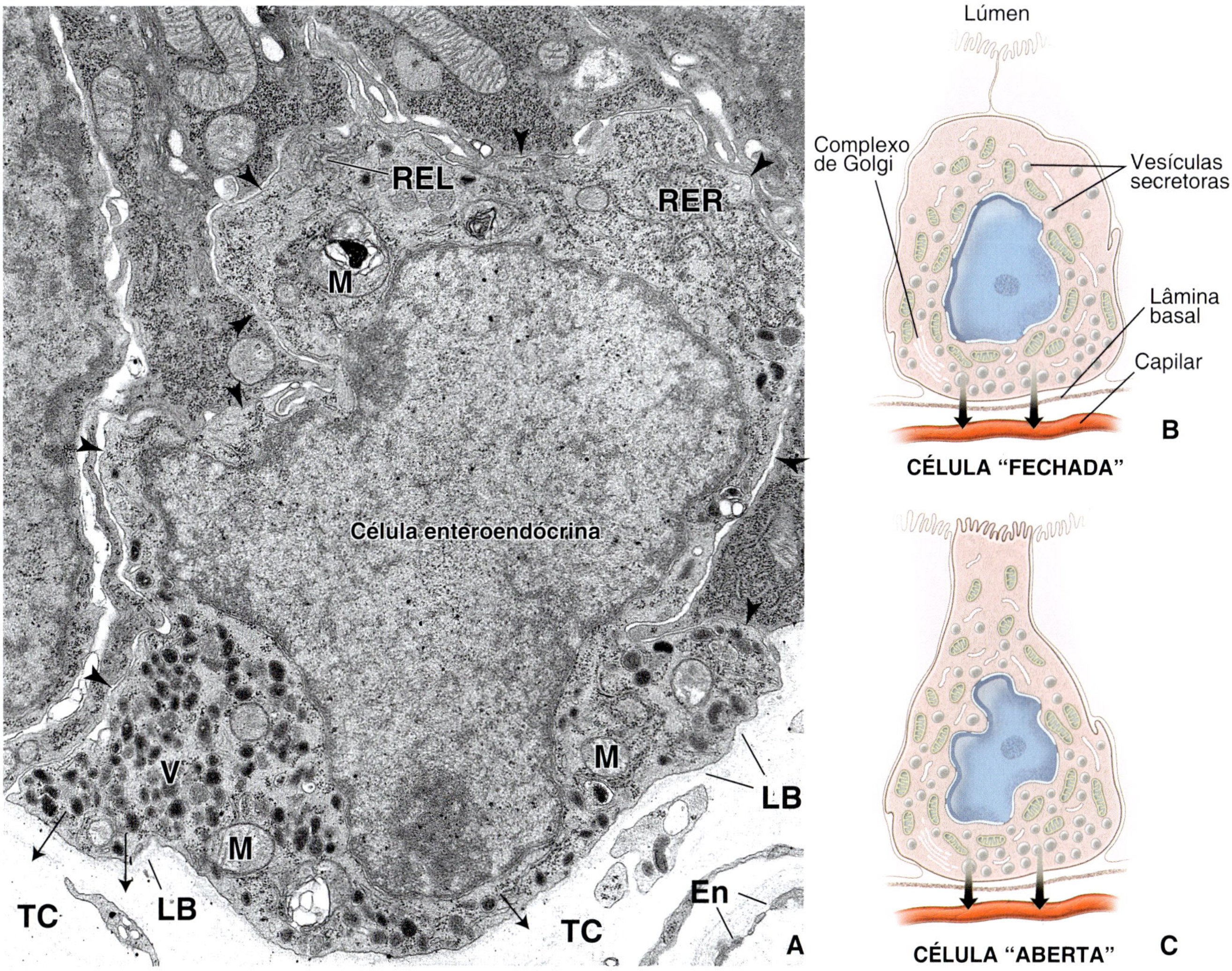

Figura 17.12 Eletromicrografia e diagramas das células enteroendócrinas. A. Esta eletromicrografia mostra um exemplo de uma célula enteroendócrina "fechada". As *pontas de seta* marcam o limite entre a célula enteroendócrina e as células epiteliais adjacentes. Em sua base, a célula enteroendócrina repousa sobre a lâmina basal (*LB*). Esta célula não se estende até a superfície epitelial ou luminal. Numerosas vesículas secretoras (*V*) na base da célula são secretadas na direção das *setas* através da lâmina basal e dentro do tecido conjuntivo (*TC*). **B.** Este diagrama de uma célula enteroendócrina "fechada" é um desenho para mostrar que ela não alcança a superfície epitelial. As vesículas secretoras são regularmente perdidas durante a preparação de rotina. Em virtude da ausência de outras organelas distintas, o núcleo aparece circundado por uma pequena quantidade de citoplasma claro nos cortes corados por hematoxilina e eosina (H-E). **C.** A célula enteroendócrina "aberta" estende-se até a superfície epitelial. As microvilosidades na superfície apical dessas células contêm receptores do paladar e são capazes de detectar os sabores doce, amargo e umami. Essas células atuam como células quimiorreceptoras, que monitoram o ambiente na superfície do epitélio. Estão envolvidas na regulação da secreção dos hormônios gastrintestinais. En, endotélio do capilar; M, mitocôndrias, REL, retículo endoplasmático liso; RER, retículo endoplasmático rugoso.

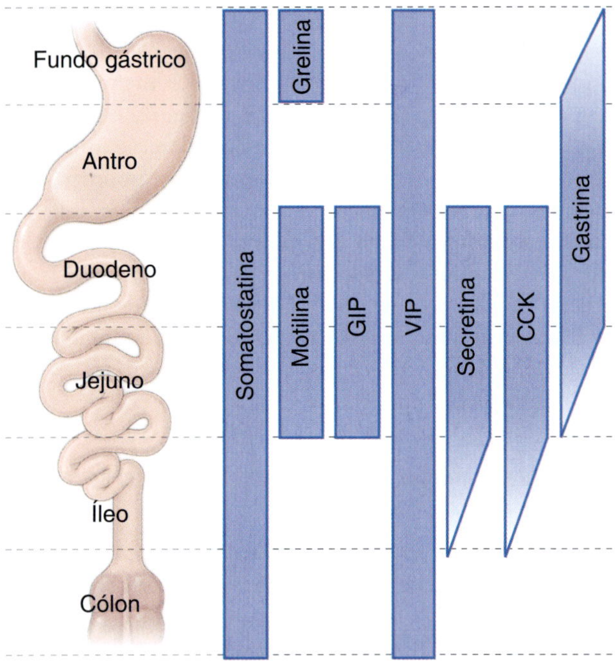

Figura 17.13 Hormônios gastrintestinais. Este diagrama esquemático mostra a distribuição dos hormônios peptídicos gastrintestinais produzidos pelas células enteroendócrinas do tubo GI. CCK, colecistocinina; GIP, peptídio inibidor gástrico; VIP, peptídio intestinal vasoativo.

em combinação com a das glândulas cárdicas esofágicas, contribui para a composição do suco gástrico e ajuda a proteger o epitélio esofágico contra o refluxo gástrico. As glândulas são tubulares, ligeiramente tortuosas e, em certas ocasiões, ramificadas (Figura 17.14 e Prancha 17.3). São compostas principalmente de células secretoras de muco, entremeadas ocasionalmente com células enteroendócrinas. A morfologia das células secretoras de muco assemelha-se à das células das glândulas cárdicas esofágicas. Apresentam um núcleo basal achatado e um citoplasma apical, que geralmente é preenchido com grânulos de mucina. Um segmento ductal curto contendo células colunares com núcleos alongados é interposto à porção secretora da glândula e às criptas superficiais dentro das quais as glândulas secretam o seu produto. O segmento ductal constitui o local em que as células mucosas da superfície e as células glandulares são produzidas.

Glândulas pilóricas da mucosa gástrica

As células das glândulas pilóricas assemelham-se às células mucosas da superfície e ajudam a proteger a mucosa pilórica.

As glândulas pilóricas estão localizadas no antro pilórico (a parte do estômago entre o fundo gástrico e o piloro); são glândulas tubulares espiraladas e ramificadas (Prancha 17.5). O lúmen é relativamente amplo, e as células secretoras são morfologicamente semelhantes às células mucosas da superfície, sugerindo uma secreção relativamente viscosa. As células enteroendócrinas são encontradas entremeadas no epitélio glandular, juntamente com algumas células parietais esparsas. As glândulas abrem-se nas fovéolas gástricas profundas que ocupam cerca da metade da espessura da mucosa (Figura 17.15).

Renovação das células epiteliais no estômago

As glândulas gástricas contêm nichos de células-tronco, que são responsáveis pela renovação das células epiteliais.

Estudos anteriores, utilizando ensaios de incorporação de nucleotídios e ME, mostraram que o istmo da glândula fúndica constitui um local de células-tronco (nicho de células-tronco), em que elas se replicam e se diferenciam. As células destinadas a se tornarem células mucosas da superfície migram para cima nas fovéolas gástricas até a superfície do estômago. Outras células migram para baixo, mantendo a população do epitélio das glândulas fúndicas. Entretanto, a diferenciação dessas células-tronco e suas vias de migração permanecem indefinidas.

Estudos experimentais, utilizando células-tronco infectadas por retrovírus contendo transgenes marcados (genes alterados por engenharia genética) e técnicas de hibridização *in situ* (para rastrear a progênie das células-tronco), mostram a localização dessas células-tronco em duas regiões diferentes da glândula gástrica. Esses estudos confirmam a existência de um nicho de células do istmo e identificaram uma segunda

Quadro 17.1 Ações fisiológicas dos hormônios gastrintestinais.

		Principal ação	
Hormônios	**Local de síntese**	**Estimula**	**Inibe**
Gastrina	Células G no estômago	Secreção de ácido gástrico	
Grelina	Células Gr no estômago	Secreção de GH Apetite e percepção da fome	Metabolismo dos lipídios Utilização da gordura no tecido adiposo
Colecistocinina (CCK)	Células I no duodeno e no jejuno	Contração da vesícula biliar Secreção de enzimas pancreáticas Secreção pancreática de íons bicarbonato Crescimento pancreático	Esvaziamento gástrico
Secretina	Células S no duodeno	Secreção de enzimas pancreáticas Secreção pancreática de íons bicarbonato Crescimento pancreático	Secreção de ácido gástrico
Peptídio inibidor gástrico (GIP)	Células K no duodeno e no jejuno	Liberação de insulina	Secreção de ácido gástrico
Motilina	Células Mo no duodeno e no jejuno	Motilidade gástrica Motilidade intestinal	

GH, hormônio do crescimento.
Modificado de Johnson LR, ed. *Essential Medical Physiology*. Lippincott-Raven; 1998.

Quadro 17.2 Ações fisiológicas de hormônios adicionais no sistema digestório.

Hormônio	Local de síntese	Principal ação: Estimula	Principal ação: Inibe
Hormônios candidatos			
Polipeptídio pancreático	Células PP no pâncreas	Esvaziamento gástrico e motilidade intestinal	Secreção de enzimas pancreáticas Secreção pancreática de bicarbonato
Peptídio YY	Células L no íleo e no cólon	Absorção de eletrólitos e de água no cólon	Secreção de ácido gástrico Esvaziamento gástrico Ingestão de alimentos
Peptídio semelhante ao glucagon 1 (GLP-1)	Células L no íleo e no cólon	Liberação de insulina	Secreção de ácido gástrico Esvaziamento gástrico
Hormônios parácrinos			
Somatostatina	Células D na mucosa de todo o tubo GI		Liberação de gastrina Secreção de ácido gástrico Liberação de outros hormônios GI
Histamina	Mucosa de todo o tubo GI	Secreção de ácido gástrico	
Hormônios neurócrinos			
Bombesina	Estômago	Liberação de gastrina	
Encefalinas	Mucosa e músculo liso de todo o tubo GI	Contração do músculo liso	Secreção intestinal
Peptídio intestinal vasoativo (VIP)	Mucosa e músculo liso de todo o tubo GI	Secreção de enzimas pancreáticas Secreção intestinal	Contração do músculo liso Contração de esfíncter

GI, gastrintestinal.
Modificado de Johnson LR, ed. *Essential Medical Physiology*. 2nd ed. Lippincott-Raven; 1998.

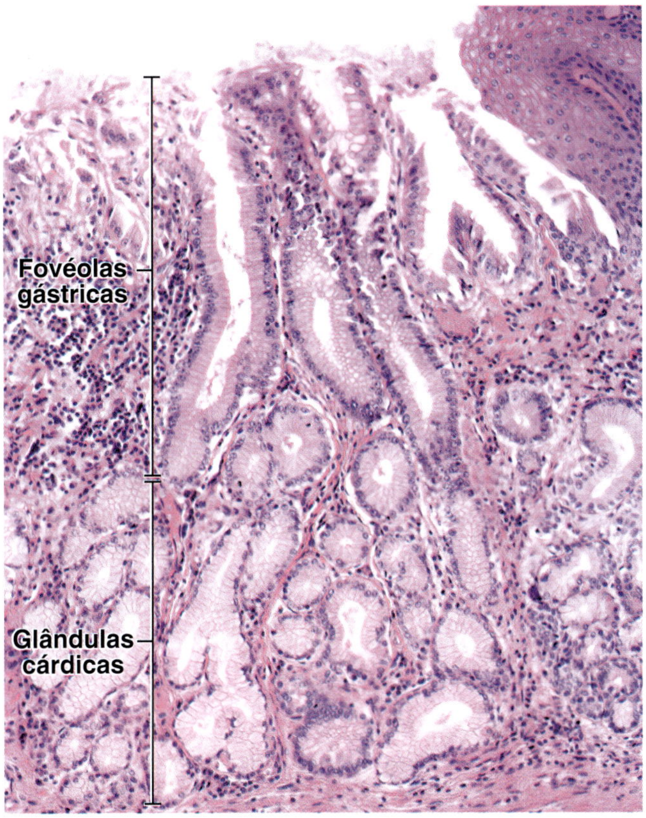

Figura 17.14 Fotomicrografia das glândulas cárdicas. Esta fotomicrografia mostra a junção esofagogástrica. Observe o epitélio estratificado pavimentoso do esôfago no *canto superior direito* da micrografia. As glândulas cárdicas são tubulares, ligeiramente tortuosas e, em certas ocasiões, ramificadas. São compostas principalmente de células secretoras de muco, com morfologia semelhante às células das glândulas esofágicas. A secreção de muco alcança o lúmen da fovéola gástrica por meio de um segmento ductal curto revestido por células colunares. 240×.

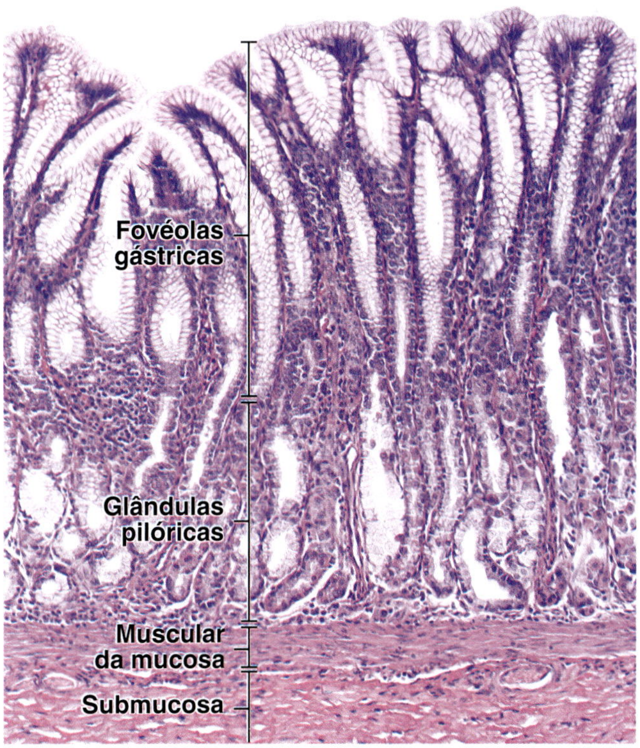

Figura 17.15 Fotomicrografia das glândulas pilóricas. Esta fotomicrografia mostra um corte da parede do piloro. As glândulas pilóricas são relativamente retas na maior parte de sua extensão, espiralando-se levemente, próximo da muscular da mucosa. O lúmen é relativamente amplo, e as células secretoras assemelham-se, morfologicamente, às células mucosas da superfície, sugerindo uma secreção relativamente viscosa. São restritas à mucosa e se esvaziam nas fovéolas gástricas. No entanto, o limite entre as fovéolas gástricas e as glândulas é difícil de ser estabelecido em preparações de rotina coradas por hematoxilina e eosina (H-E). 120×.

localização de células-tronco na base das glândulas gástricas. Essas células também foram capazes de autorrenovação e diferenciação em células mucosas da superfície, células mucosas do colo, células principais, células parietais e células enteroendócrinas. Observa-se distribuição semelhante de células-tronco em todas as regiões do estômago; todavia, em cada região, as células-tronco expressam diferentes marcadores moleculares e desempenham papéis distintos na renovação celular. Por exemplo, as células-tronco localizadas na base das glândulas pilóricas mantêm a renovação das células epiteliais em condições homeostáticas normais, ao passo que, na região fúndica, essas células permanecem quiescentes em condições homeostáticas normais.

As células mucosas da superfície sofrem renovação aproximadamente a cada 3 a 5 dias.

O tempo de vida relativamente curto das células mucosas da superfície, de 3 a 5 dias, é equilibrado pela atividade mitótica observada no istmo, o segmento estreito situado entre a fovéola gástrica e a glândula fúndica (Figura 17.16). O istmo da glândula fúndica contém um reservatório de células-tronco que apresentam atividade mitótica, proporcionando renovação celular contínua. As células produzidas nesse local tornam-se, em sua maioria, células mucosas da superfície. Migram ao longo da parede da fovéola até a superfície luminal do estômago, de onde são finalmente liberadas no lúmen do órgão.

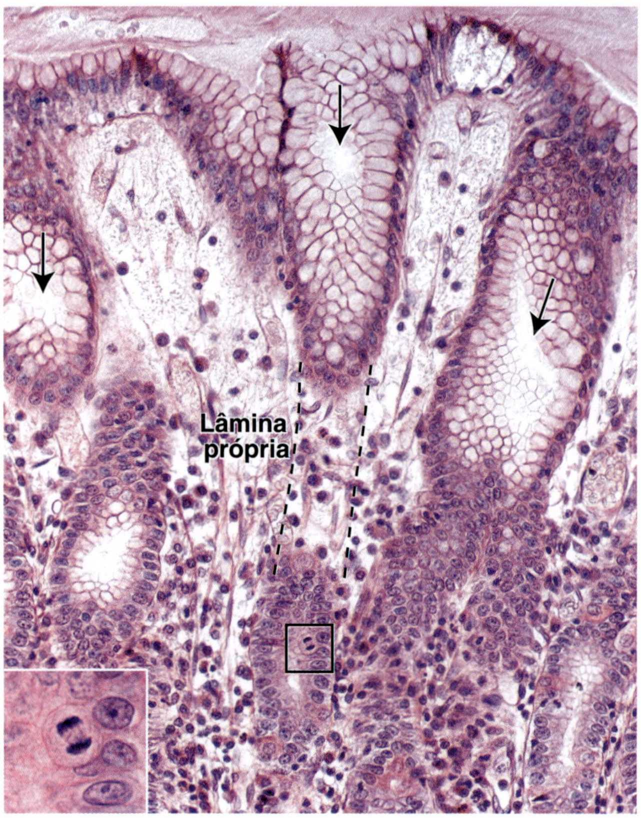

Figura 17.16 Fotomicrografia de uma célula em divisão no istmo de uma glândula pilórica. As fovéolas gástricas nesta fotomicrografia foram seccionadas em um plano oblíquo ao eixo da fovéola. Observe que, neste corte, as fovéolas gástricas (*setas*) podem ser identificadas como invaginações do epitélio superficial, que são circundadas pela lâmina própria. A lâmina própria é altamente celularizada, devido à existência de grande número de linfócitos. 240×. **Detalhe.** Este grande aumento da área indicada pelo *quadrado* mostra uma célula em divisão no istmo. 580×.

As células das glândulas fúndicas apresentam um ciclo de vida relativamente longo.

Outras células do istmo migram para a porção inferior das glândulas gástricas, dando origem às células parietais, às células principais, às células glandulares mucosas e às células enteroendócrinas que constituem o epitélio glandular. Como já mencionado, essas células também podem se diferenciar a partir de células-tronco localizadas na base da glândula. Essas células apresentam tempo de vida relativamente longo. As células parietais têm o maior tempo de sobrevida, de aproximadamente 150 a 200 dias. Embora as células parietais se desenvolvam a partir das mesmas células-tronco indiferenciadas, o seu tempo de vida é nitidamente diferente. Foi aventada a hipótese de que as células parietais podem ter sido originadas de um fungo denominado *Neurospora crassa*, que existia previamente em simbiose com as células do estômago humano. Os fundamentos para essa hipótese são de que a bomba de prótons humana (H^+/K^+-ATPase) encontrada nas células parietais exibe forte semelhança genética com as bombas de prótons encontradas nesse microrganismo. Acredita-se que o DNA fúngico tenha sido translocado e subsequentemente incorporado ao núcleo das células-tronco, provavelmente com a ajuda de um vírus.

As células principais e enteroendócrinas têm estimativa de vida de aproximadamente 60 a 90 dias. Após esse período, são substituídas por novas células que migram do istmo. Por outro lado, as células mucosas do colo apresentam um tempo de sobrevida muito mais curto, de aproximadamente 6 dias.

Lâmina própria e muscular da mucosa

A lâmina própria do estômago é relativamente escassa e restrita aos espaços que circundam as fovéolas gástricas e glândulas gástricas. O estroma é composto, em grande parte, de fibras reticulares, fibroblastos e células musculares lisas. Outros componentes incluem células do sistema imune, ou seja, linfócitos, plasmócitos, macrófagos e alguns eosinófilos. Durante os processos inflamatórios (que são frequentes), o número de neutrófilos também aumenta. Alguns nódulos linfáticos também estão presentes e, em geral, penetram apenas parcialmente na muscular da mucosa.

A muscular da mucosa é composta de duas camadas relativamente finas, geralmente dispostas em uma camada circular interna e uma camada longitudinal externa. Em algumas regiões, é possível observar uma terceira camada, cuja orientação tende a ser circular. Finos prolongamentos de células musculares lisas estendem-se na lâmina própria a partir da camada interna da muscular da mucosa, em direção à superfície. Acredita-se que essas células musculares lisas possam auxiliar no efluxo das secreções das glândulas gástricas.

Submucosa gástrica

A submucosa é composta de um tecido conjuntivo denso contendo quantidades variáveis de tecido adiposo e vasos sanguíneos, bem como fibras nervosas e células ganglionares que compõem o plexo submucoso (de Meissner). Este último inerva os vasos da submucosa e o músculo liso da muscular da mucosa.

Muscular externa gástrica

A muscular externa do estômago é tradicionalmente descrita como constituída de uma camada longitudinal externa, uma camada circular média e uma camada oblíqua interna. Essa descrição, no entanto, pode não ser precisa, uma vez que pode ser difícil discernir com precisão essas camadas. Assim como em outros órgãos esféricos ocos (p. ex., vesícula biliar, bexiga e útero), a orientação do músculo liso da muscular externa do estômago é mais aleatória e não forma propriamente uma *camada*. Além disso, a camada longitudinal é ausente em grande parte das superfícies anterior e posterior do estômago, e a camada circular é pouco desenvolvida na região periesofágica. O arranjo das camadas musculares é funcionalmente importante, uma vez que está relacionado com a sua atividade de misturar o quimo durante o processo digestivo, bem como com a sua capacidade de forçar o conteúdo parcialmente digerido para dentro do intestino delgado. Entre as camadas musculares, são vistos grupos de células ganglionares e feixes de fibras nervosas não mielinizadas. Em seu conjunto, constituem o plexo mioentérico (de Auerbach), que fornece inervação para as camadas musculares.

Serosa gástrica

A serosa do estômago é semelhante à descrita anteriormente para o tubo GI em geral. É contínua com o peritônio parietal da cavidade abdominal por meio do omento maior, e com o peritônio visceral do fígado, no omento menor. Nos demais aspectos, a serosa não exibe nenhuma característica especial.

■ INTESTINO DELGADO

O intestino delgado é o componente mais longo do tubo GI, que mede mais de 6 m e é dividido em três partes anatômicas:

- O duodeno (em torno de 25 cm de comprimento) é a porção inicial do intestino delgado; é também a mais curta e mais larga do intestino delgado. O duodeno tem início no piloro do estômago e termina na junção duodenojejunal (Prancha 17.6)
- O jejuno (em torno de 2,5 m de comprimento) inicia-se na junção duodenojejunal e constitui os dois quintos superiores do intestino delgado. Modifica gradualmente as suas características morfológicas até ser reconhecido como íleo (Prancha 17.7)
- O íleo (em torno de 3,5 m de comprimento) é uma continuação do jejuno e constitui os três quintos inferiores do intestino delgado. Termina na junção ileocecal, que é a junção do íleo distal com o ceco (Prancha 17.8).

Mucosa

O intestino delgado é o principal local para a digestão do alimento e a absorção dos produtos da digestão.

A continuação do processo de digestão é realizada pelo quimo proveniente do estômago. O quimo entra no duodeno, em que as enzimas do pâncreas e a bile do fígado também são liberadas. As enzimas, particularmente as dissacaridases e as dipeptidases, também estão localizadas no glicocálice das microvilosidades dos enterócitos, as células absortivas do intestino. Essas enzimas contribuem para o processo digestivo, completando a decomposição da maioria dos açúcares e proteínas em monossacarídeos e aminoácidos, respectivamente, que então são absorvidos (Boxe 17.4). A água e os eletrólitos que chegam ao intestino delgado com o quimo e as secreções pancreática e hepática também são reabsorvidos no intestino delgado, particularmente na porção distal.

As pregas circulares, as vilosidades e as microvilosidades aumentam a área de superfície absortiva do intestino delgado.

A área de superfície absortiva do intestino delgado é amplificada por especializações teciduais e celulares da submucosa e da mucosa:

- As pregas circulares, também conhecidas como *válvulas de Kerckring*, são pregas transversais permanentes que contêm um eixo de submucosa. Cada prega circular tem disposição circular e estende-se por cerca da metade a dois terços do caminho ao redor da circunferência do lúmen (Figura 17.17). As pregas se iniciam em torno de 5 a 6 cm depois do piloro. São mais numerosas na parte distal do duodeno e no início do jejuno, e seu tamanho e frequência diminuem na altura da porção medial do íleo
- As vilosidades são projeções digitiformes e semelhantes a folhas da mucosa, que se estendem para o lúmen por 0,5 a 1,5 mm, a partir da superfície mucosa teórica (Figura 17.18). Essas vilosidades intestinais cobrem por completo a superfície do intestino delgado, conferindo-lhe aparência aveludada quando visto a olho nu
- As microvilosidades dos enterócitos são as principais estruturas responsáveis pela amplificação da superfície luminal. Cada célula contém milhares de microvilosidades densamente compactadas. As microvilosidades são visíveis ao microscópio óptico e conferem à região apical da célula uma aparência estriada, denominada borda estriada. Os enterócitos e suas microvilosidades são descritos adiante.

As vilosidades e as glândulas intestinais, juntamente com a lâmina própria, o GALT e a muscular da mucosa, constituem as características essenciais da mucosa do intestino delgado.

Conforme já assinalado, as vilosidades são projeções da mucosa. Consistem em um eixo de tecido conjuntivo frouxo recoberto por epitélio simples colunar. O eixo da vilosidade é uma extensão da lâmina própria, que contém numerosos fibroblastos, células musculares lisas, linfócitos, plasmócitos, eosinófilos, macrófagos e uma rede de capilares sanguíneos fenestrados, localizados logo abaixo da lâmina basal epitelial. Além disso, a lâmina própria da vilosidade contém um capilar linfático central em fundo cego, o ducto galactóforo (Figura 17.19 e Prancha 17.7). As células musculares lisas derivadas da muscular da mucosa estendem-se para o interior da vilosidade e acompanham o ducto galactóforo. Essas células musculares lisas contribuem para a observação que as vilosidades se contraem e encurtam de modo intermitente, uma ação que impulsionaria a linfa do ducto galactóforo para a rede de vasos linfáticos que circundam a muscular da mucosa.

As glândulas intestinais ou criptas de Lieberkühn são estruturas tubulares simples, que se estendem da muscular da mucosa através da espessura da lâmina própria, em que se abrem na base das vilosidades intestinais (ver Figura 17.18). As glândulas são compostas de um epitélio simples colunar, que é contínuo com o epitélio das vilosidades.

Boxe 17.4

Considerações funcionais | Funções digestivas e absortivas dos enterócitos

A membrana plasmática das microvilosidades do enterócito atua tanto na digestão quanto na absorção. As enzimas digestivas estão ancoradas na membrana plasmática, e seus grupos funcionais estendem-se para fora da célula para se associar ao glicocálice. Esse arranjo possibilita que os produtos finais da digestão se aproximem de seu local de absorção. As peptidases e dissacaridases são as enzimas mais presentes. A membrana plasmática das microvilosidades apicais também contém a enzima **enteropeptidase (enteroquinase)**, que é particularmente importante no duodeno, onde converte tripsinogênio em tripsina. Em seguida, a tripsina pode continuar convertendo o tripsinogênio adicional em tripsina, e a tripsina converte vários outros zimogênios pancreáticos em enzimas ativas (Figura B.17.4.1). Os parágrafos que se seguem apresentam um resumo da digestão e da absorção dos três principais nutrientes.

A digestão final dos **carboidratos** é realizada por enzimas ligadas às microvilosidades dos enterócitos (Figura B.17.4.2). A galactose, a glicose e a frutose são absorvidas diretamente nos capilares venosos e transportadas até o fígado pelos vasos do sistema porta hepático. Alguns lactentes e uma porcentagem maior de adultos não podem tolerar o leite e seus derivados não fermentados, devido à ausência de lactase, a dissacaridase que cliva a lactose em galactose e glicose. Esses indivíduos não conseguem degradar leite nem laticínios, resultando em distensão abdominal em decorrência do acúmulo de gás, digestão bacteriana da lactose não processada e diarreia. A condição é totalmente aliviada se a lactose (açúcar do leite) for eliminada da dieta. Para alguns indivíduos, a intolerância ao leite também pode ser parcial ou completamente aliviada pelo uso de produtos lácteos com teor reduzido de lactose ou comprimidos de lactase (a enzima que digere a lactose), que estão disponíveis como medicamentos de venda livre.

Os **triglicerídios** são decompostos em glicerol, monoglicerídios e ácidos graxos de cadeias longa, média e curta. Essas substâncias são emulsificadas pelos sais biliares e entram na célula pela porção apical do enterócito. Nesse local, o glicerol e os ácidos graxos de cadeia longa são ressintetizados em triglicerídios. Os triglicerídios ressintetizados dirigem-se inicialmente às vesículas apicais do retículo endoplasmático liso (REL) (ver Figura 17.21), em seguida ao complexo de Golgi (em que são convertidos em **quilomícrons**, ou seja, pequenas gotículas de gordura

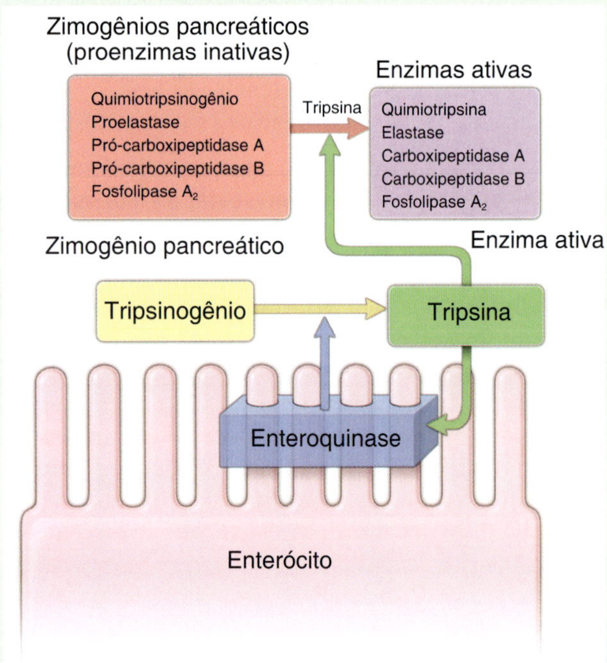

Figura B.17.4.1 Diagrama mostrando os eventos na ativação das enzimas proteolíticas do pâncreas. As enzimas pancreáticas (proteases) são secretadas, em sua maioria, na forma de proenzimas inativas. Sua ativação é desencadeada pela chegada do quimo ao duodeno. Isso estimula as células mucosas a liberar e ativar a enteroquinase (*boxe azul*) dentro do glicocálice. A enteroquinase ativa o tripsinogênio, convertendo-o em sua forma ativa, a tripsina (*boxe verde*). Por sua vez, a tripsina ativa outras proenzimas pancreáticas (*boxe vermelho*) em suas formas ativas (*boxe púrpura*). As proteases ativas hidrolisam as ligações peptídicas das proteínas ou polipeptídios, e os reduzem a pequenos peptídios e aminoácidos.

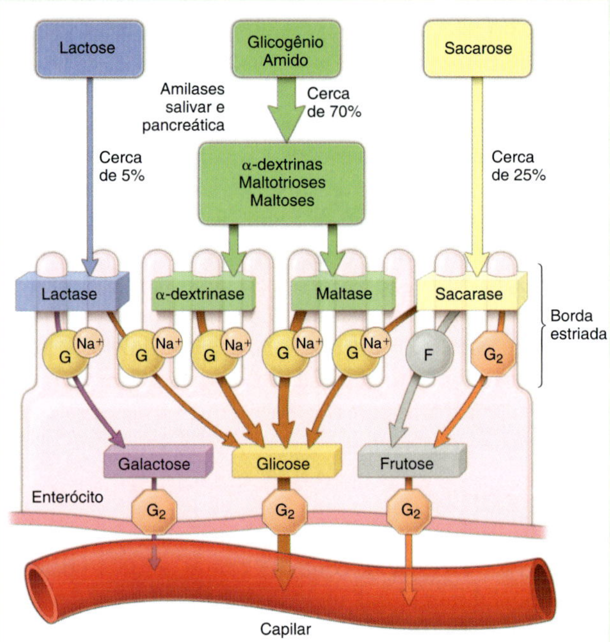

Figura B.17.4.2 Diagrama mostrando a digestão e a absorção dos carboidratos por um enterócito. Os carboidratos são liberados no tubo GI na forma de monossacarídeos (p. ex., glicose, frutose e galactose), dissacarídeos (p. ex., sacarose, lactose e maltose) e polissacarídeos (p. ex., glicogênio e amido). As enzimas envolvidas na digestão dos carboidratos são classificadas em amilases salivares e pancreáticas. A digestão adicional é realizada na borda estriada dos enterócitos por enzimas que decompõem os oligossacarídeos e os polissacarídeos em três monossacarídeos básicos (glicose, galactose e frutose). A frutose e a galactose são absorvidas pelo enterócito por meio de transporte ativo que utiliza transportadores de glicose dependentes de Na^+ (SGLT1). Esses transportadores estão localizados na membrana celular apical (*círculos identificados por G e Na^+*). A frutose entra na célula por meio de transporte facilitado independente de Na^+, utilizando os transportadores de glicose GLUT5 (*círculo cinza com a letra F*) e GLUT2 (*octógonos laranja identificados por G_2*). Em seguida, os três monossacarídeos absorvidos passam através da membrana basal do enterócito, utilizando transportadores de glicose GLUT2, e penetram nos capilares subjacentes da circulação porta para alcançar o seu destino final no fígado.

(*continua*)

Boxe 17.4

Considerações funcionais | Funções digestivas e absortivas dos enterócitos (*continuação*)

neutra) e, finalmente, são observados em vesículas que os descarregam no espaço intercelular. Antes de serem absorvidos diretamente nos capilares venosos, quilomícrons são transportados a partir do intestino por vasos linfáticos (ductos galactóforos) que penetram em cada uma das vilosidades. Em seguida, a linfa rica em quilomícrons drena para o ducto torácico e flui no sistema sanguíneo venoso. Quando estão na circulação sanguínea, os quilomícrons são rapidamente desmontados, e seus lipídios constituintes são utilizados pelas diversas partes do corpo. Os ácidos graxos de cadeias curta e média e o glicerol atravessam a membrana celular apical e entram e deixam o enterócito exclusivamente através dos capilares que levam à veia porta e ao fígado.

A digestão e a absorção das **proteínas** são mostradas na Figura B.17.4.3. Os principais produtos finais da digestão das proteínas consistem em aminoácidos (cerca de 30%) e oligopeptídios (cerca de 70%), que são absorvidos pelos enterócitos. O mecanismo de absorção dos aminoácidos é conceitualmente idêntico ao dos carboidratos. A membrana plasmática apical dos enterócitos apresenta pelo menos quatro cotransportadores de Na^+-aminoácidos. Os dipeptídios e os tripeptídios são transportados através da membrana apical para dentro do citoplasma da célula pelo cotransportador H^+-oligopeptídio (PepT1). Em seguida, os dipeptídios e tripeptídios são digeridos em aminoácidos livres, majoritariamente por peptidases citoplasmáticas. Os aminoácidos são subsequentemente transportados pela membrana basal (sem a necessidade de cotransportador) para dentro dos capilares subjacentes da circulação porta. No distúrbio de absorção dos aminoácidos (doença de Hartnup), surgem aminoácidos livres no sangue quando dipeptídios são fornecidos aos pacientes, mas não quando lhes são fornecidos aminoácidos livres. Isso apoia a conclusão de que os dipeptídios de certos aminoácidos são absorvidos por meio do cotransportador PepT1, que está envolvido em vias diferentes daquelas envolvidas na absorção de aminoácidos livres.

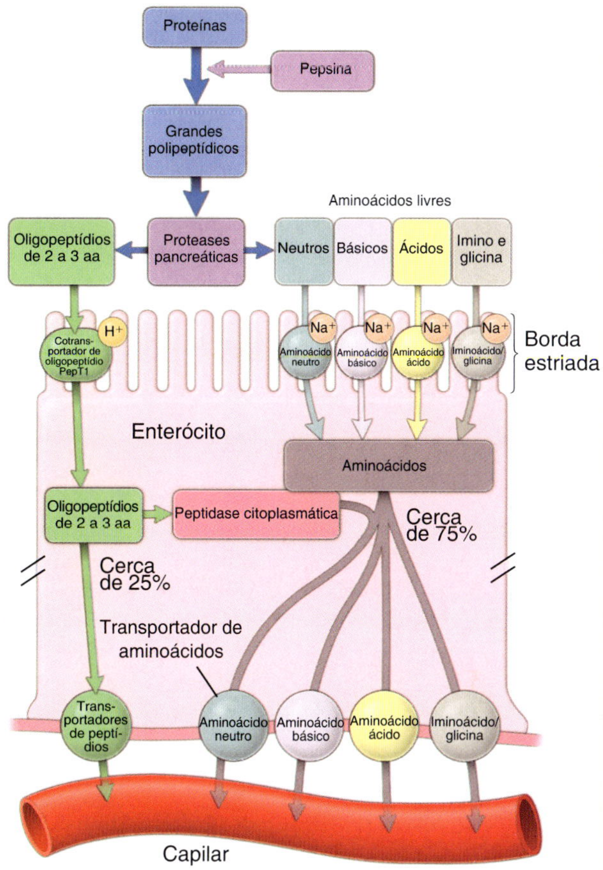

Figura B.17.4.3 Diagrama mostrando a digestão e a absorção de proteínas por um enterócito. As proteínas que entram no tubo GI são completamente degradadas em aminoácidos (*aa*) livres e pequenos fragmentos de dipeptídios e tripeptídios. A digestão das proteínas começa no estômago pela pepsina, que as hidrolisa em grandes polipeptídios. A etapa seguinte ocorre no intestino delgado pela ação das enzimas proteolíticas pancreáticas. O processo de ativação é mostrado na Figura B.17.4.1. Os aminoácidos livres são transportados por quatro cotransportadores diferentes de Na^+ e aminoácidos. Os dipeptídios e os tripeptídios são transportados através da membrana apical para dentro da célula por cotransportadores de H^+ oligopeptídios (PepT1). Em seguida, a maior parte dos dipeptídios e tripeptídios sofre degradação por peptidases citoplasmáticas. Os aminoácidos livres resultantes são transportados através da membrana basal para os capilares subjacentes da circulação porta.

Assim como no estômago, a lâmina própria circunda as glândulas intestinais e contém numerosas células do sistema imune (linfócitos, plasmócitos, mastócitos, macrófagos e eosinófilos), particularmente nas vilosidades. A lâmina própria também contém numerosos nódulos de tecido linfático, que atuam como um importante componente do GALT. Os nódulos são particularmente grandes e numerosos no íleo, em que se localizam preferencialmente no lado oposto ao mesentério (Figura 17.20). Esses agregados nodulares são conhecidos como nódulos agregados ou placas de Peyer. Em amostras macroscópicas, aparecem como agregados de manchas brancas.

A muscular da mucosa consiste em duas camadas finas de células musculares lisas: a camada circular interna e a camada longitudinal externa. Conforme mencionado anteriormente, projeções citoplasmáticas de células musculares lisas estendem-se da muscular da mucosa para o interior da lâmina própria das vilosidades.

São encontrados pelo menos cinco tipos de células no epitélio da mucosa intestinal.

Células do epitélio intestinal são encontradas tanto nas glândulas intestinais quanto na superfície das vilosidades, e são classificadas nos seguintes tipos:

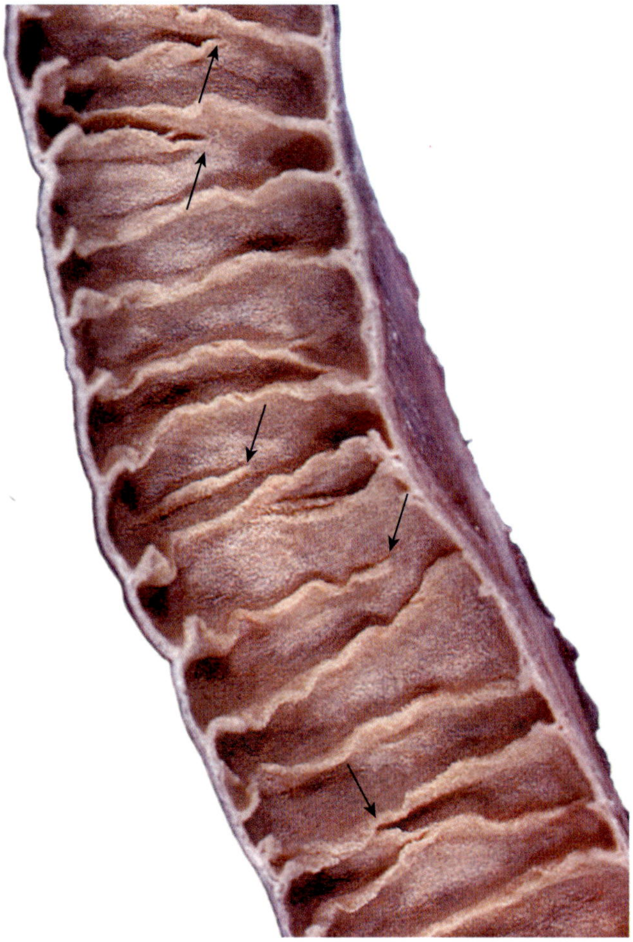

Figura 17.17 Fotografia da superfície mucosa do intestino delgado. Esta fotografia de um segmento do jejuno humano mostra a superfície mucosa. As pregas circulares aparecem como uma série de cristas orientadas transversalmente, que se estendem parcialmente ao redor do lúmen. Consequentemente, algumas das pregas circulares parecem terminar (ou começar) em vários locais ao longo da superfície luminal (*setas*). As vilosidades proporcionam aparência aveludada à superfície da mucosa.

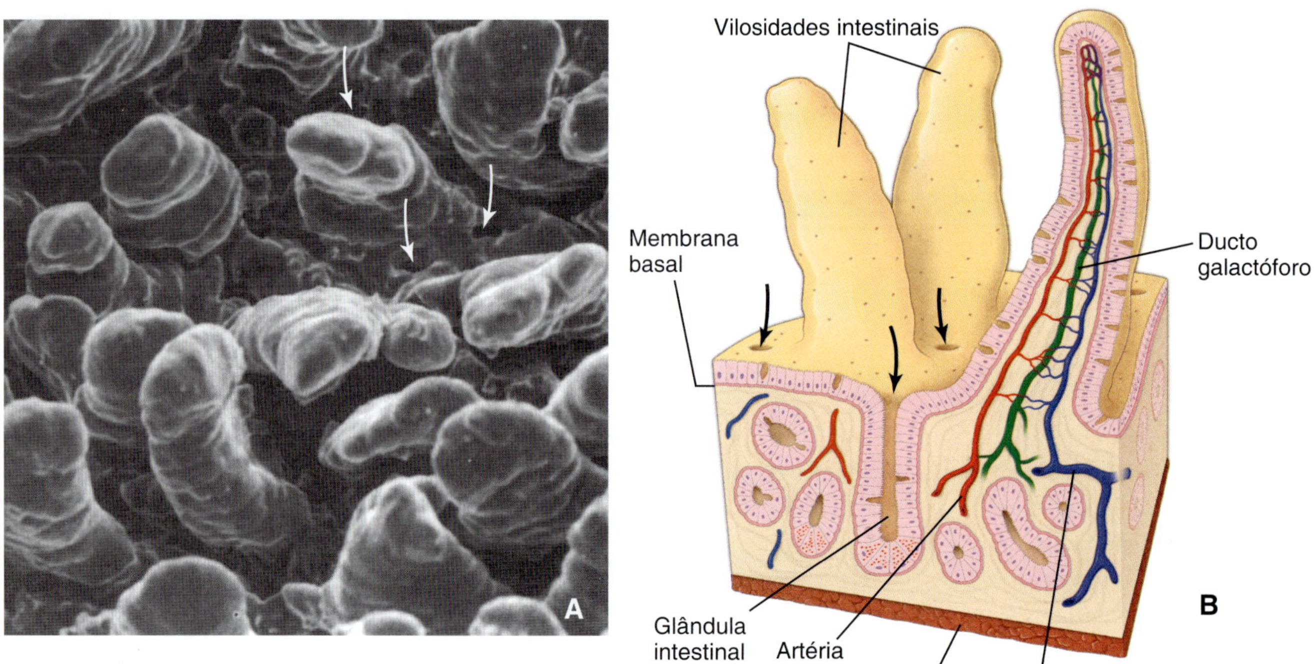

Figura 17.18 Vilosidades intestinais no intestino delgado. A. Eletromicrografia de varredura da mucosa intestinal, mostrando suas vilosidades. Observe as aberturas (*setas*) localizadas entre as bases das vilosidades, que se prolongam até as glândulas intestinais (criptas de Lieberkühn). 800×. **B.** Este diagrama tridimensional das vilosidades intestinais mostra a continuidade do epitélio de revestimento das vilosidades com o epitélio que reveste as glândulas intestinais. Observe, no centro da vilosidade, os vasos sanguíneos e o capilar linfático em fundo cego, denominado *ducto galactóforo*. Entre as porções basais das vilosidades, podem ser observadas as aberturas das glândulas intestinais (*setas*). As pequenas aberturas na superfície das vilosidades indicam a localização das células caliciformes vazias.

- Enterócitos, cuja principal função é a absorção
- Células caliciformes, que são glândulas unicelulares secretoras de mucina
- Células de Paneth, cuja principal função é manter a imunidade inata da mucosa por meio da secreção de substâncias antimicrobianas
- Células enteroendócrinas, que produzem vários hormônios parácrinos e endócrinos
- Células M (células das micropregas), que são as células especializadas localizadas no epitélio que cobre os nódulos linfáticos na lâmina própria.

Os enterócitos são células absortivas especializadas no transporte de substâncias do lúmen do intestino para o sistema circulatório.

Os enterócitos são células colunares altas com núcleos basais (Figura 17.21; ver Figura 17.18). As microvilosidades aumentam a área de superfície apical em até 600 vezes; na microscopia óptica, são reconhecidas por uma borda estriada na superfície luminal.

Cada microvilosidade tem um eixo vertical de microfilamentos de actina ancorados na extremidade da microvilosidade pela proteína vilina. Os microfilamentos também estão ancorados à membrana plasmática da microvilosidade por moléculas de miosina I. Os microfilamentos de actina estendem-se para o citoplasma apical, em que se inserem na trama terminal, uma rede de microfilamentos contráteis orientados horizontalmente. Esses filamentos formam uma rede no citoplasma mais apical, que se fixa em uma placa intracelular densa associada à zônula de adesão. A contração da trama terminal amplia os espaços entre as microvilosidades, propiciando, desse modo, a exposição de maior área de superfície para a absorção. Além disso, a retração da trama terminal pode ajudar no "fechamento" dos orifícios que permanecem no folheto epitelial pela esfoliação das células envelhecidas. Os enterócitos estão ligados entre si e a células caliciformes, células enteroendócrinas e outras células do epitélio por complexos juncionais.

As zônulas de oclusão estabelecem uma barreira entre o lúmen intestinal e o compartimento intercelular epitelial.

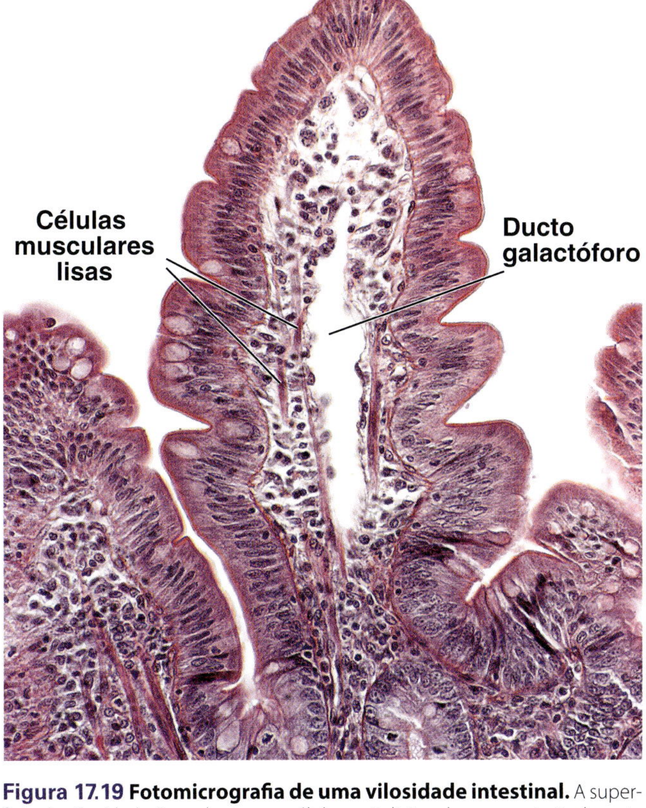

Figura 17.19 Fotomicrografia de uma vilosidade intestinal. A superfície da vilosidade é recoberta por células epiteliais colunares, principalmente enterócitos com uma borda estriada. São também evidentes as células caliciformes, que podem ser facilmente identificadas pela existência do cálice mucoso apical. A lâmina própria de tecido conjuntivo frouxo muito celularizado está localizada abaixo do epitélio. A lâmina própria contém grande número de células esféricas, principalmente linfócitos. Além disso, podem ser identificadas células musculares lisas. Um capilar linfático, denominado *ducto galactóforo*, ocupa o centro da vilosidade. Quando o ducto galactóforo está dilatado, conforme observado nesta amostra, ele é facilmente identificado. 160×.

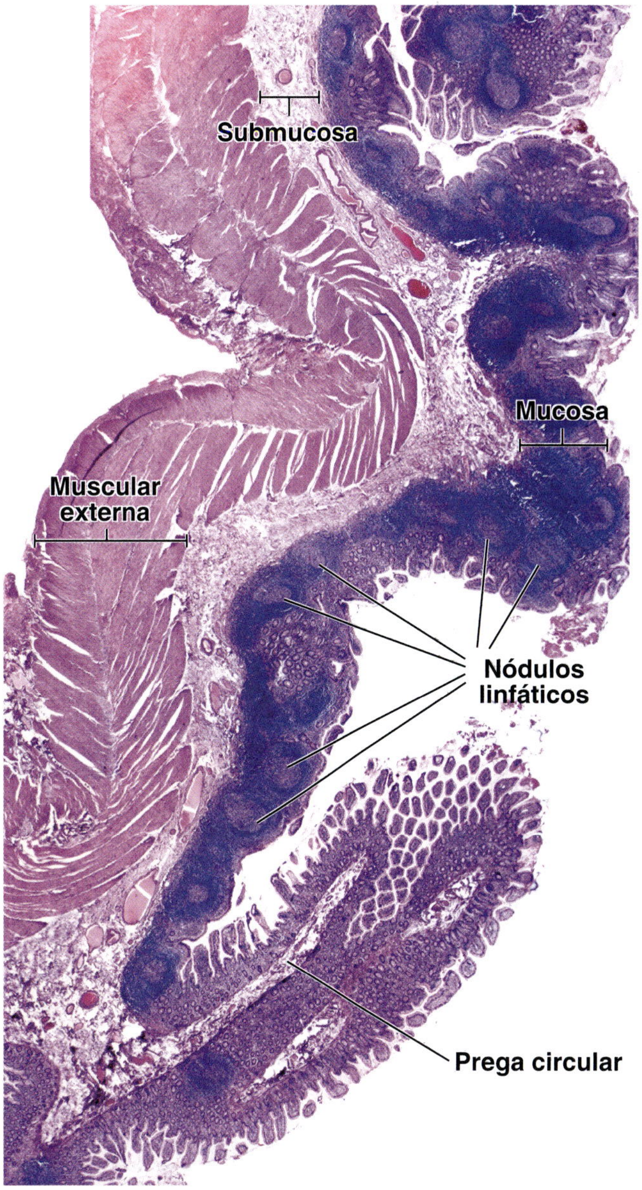

Figura 17.20 Fotomicrografia das placas de Peyer. Esta fotomicrografia mostra um corte longitudinal através da parede do íleo humano. Observe os nódulos linfáticos extensos localizados na mucosa e o corte de uma prega circular que se projeta dentro do lúmen do íleo. Os nódulos linfáticos da placa de Peyer estão localizados principalmente dentro da lâmina própria, embora muitos se estendam até a submucosa. São cobertos pelo epitélio intestinal, que contém enterócitos, células caliciformes ocasionais e células M especializadas transportadoras de antígeno. 40×.

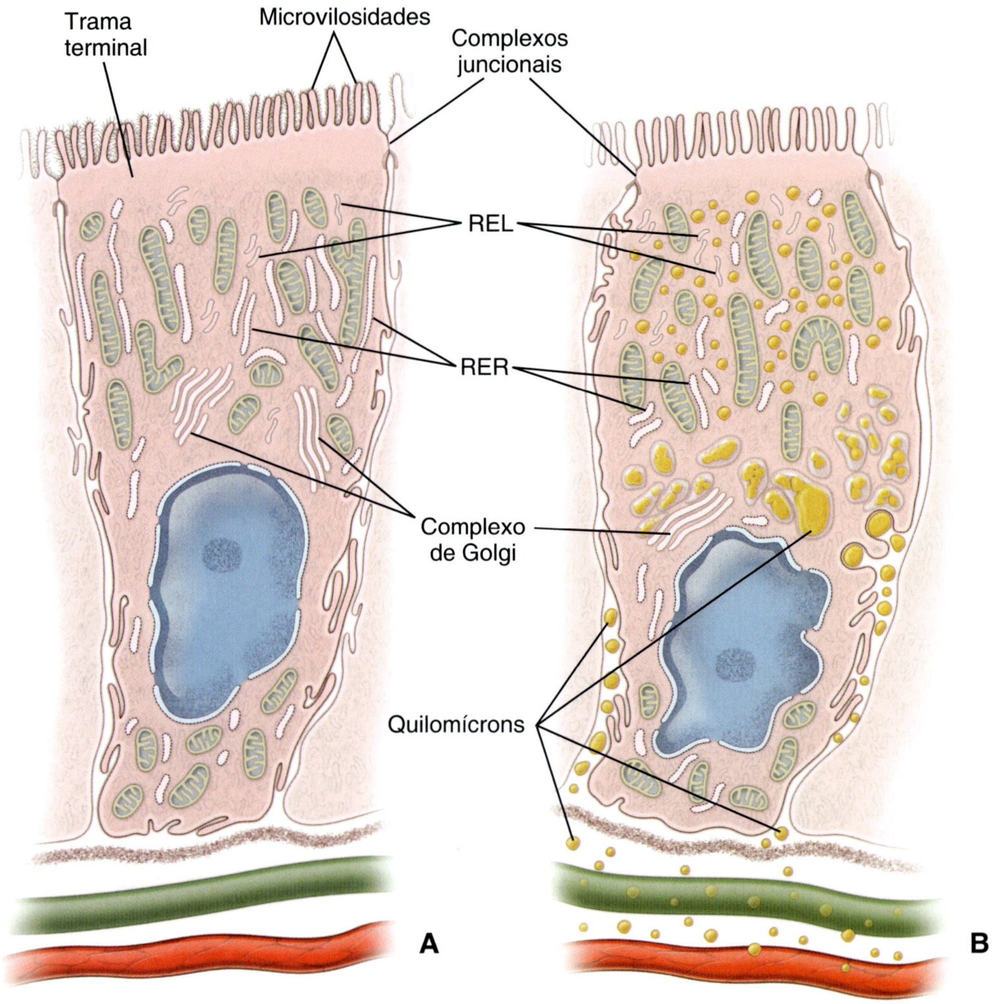

CÉLULAS ABSORTIVAS

Figura 17.21 Diagramas de um enterócito em diferentes fases de absorção. A. Esta célula apresenta uma borda estriada em sua superfície apical e complexos juncionais que vedam o lúmen do intestino do espaço intercelular lateral. As características complementares das principais organelas estão ilustradas no diagrama. **B.** Esta célula mostra a distribuição de lipídios durante a absorção de gordura, conforme observado ao microscópio eletrônico de transmissão (MET). No início, os lipídios são vistos em associação às microvilosidades da borda estriada. Os lipídios são internalizados e passam a ser observados nas vesículas do retículo endoplasmático liso (*REL*), na porção apical da célula. O lipídio envolvido por membrana pode ser seguido até a porção central da célula, onde muitas das vesículas contendo lipídios se fundem. Em seguida, o lipídio é liberado no espaço intercelular. Os lipídios extracelulares, reconhecidos como quilomícrons, atravessam a lâmina basal e são transportados para os vasos linfáticos (*verde*) e/ou sanguíneos (*vermelho*). RER, retículo endoplasmático rugoso.

As zônulas de oclusão entre o lúmen intestinal e o compartimento de tecido conjuntivo do corpo possibilitam a retenção seletiva de substâncias absorvidas pelos enterócitos. Conforme assinalado no Capítulo 5, *Tecido Epitelial*, a capacidade de "vedação" dessas junções pode variar.

Em zônulas de oclusão relativamente impermeáveis, como aquelas encontradas no íleo e no cólon, é necessário um transporte ativo para mover os solutos através da barreira. Em termos mais simples, os sistemas de transporte ativo como, por exemplo, as bombas de sódio (Na^+/K^+-ATPase), localizadas na membrana plasmática lateral, reduzem transitoriamente a concentração citoplasmática de Na^+, transportando íons sódio através da membrana plasmática lateral para o espaço extracelular abaixo da zônula de oclusão. Esse transporte de Na^+ cria alta concentração intercelular de Na^+, que promove a saída de água da célula para o espaço intercelular. Dessa maneira, a concentração de água e de Na^+ dentro da célula é reduzida. Nessa condição e enquanto a bomba de sódio continuar funcionando, tanto a água como o Na^+ entram na célula através de sua superfície apical, e saem pela membrana plasmática lateral. Em continuação, a osmolaridade aumentada no espaço intercelular drena a água para dentro desse espaço, estabelecendo uma pressão hidrostática que impulsiona o Na^+ e a água através da lâmina basal para dentro do tecido conjuntivo.

Nos epitélios ou zônulas de oclusão mais permeáveis, como aqueles no duodeno e no jejuno, uma bomba de sódio também cria uma baixa concentração intracelular de Na^+. No entanto, quando o conteúdo do duodeno e do jejuno torna-se hipotônico, ocorre absorção considerável de água e Na^+ e outros solutos pequenos para dentro dos espaços intercelulares, diretamente através das zônulas de oclusão dos enterócitos. Esse mecanismo de absorção é designado como dragagem do solvente.

Outros mecanismos de transporte também aumentam as concentrações de substâncias específicas, tais como açúcares, aminoácidos e outros solutos no espaço intercelular. Em seguida, essas substâncias difundem-se ou fluem ao longo de seus gradientes de concentração dentro do espaço intercelular de onde atravessam a lâmina basal epitelial e entram nos capilares fenestrados da lâmina própria localizada logo abaixo do epitélio. Compostos muito grandes para entrar nos vasos sanguíneos (p. ex., partículas de lipoproteínas) entram no ducto galactóforo.

A superfície celular lateral dos enterócitos exibe prolongamentos citoplasmáticos (pregas) achatados complexos, que se interdigitam com aqueles das células adjacentes (ver Figura 5.23, no Capítulo 5, *Tecido Epitelial*). Essas pregas aumentam a área de superfície lateral da célula, aumentando, assim, a quantidade de membrana plasmática contendo enzimas de transporte. Durante a absorção ativa, particularmente de solutos, água e lipídios, essas pregas laterais se afastam, aumentando o compartimento intercelular. A pressão hidrostática aumentada em consequência dos solutos e solventes acumulados provoca um fluxo direcional através da lâmina basal para a lâmina própria (ver Figura 5.1, no Capítulo 5, *Tecido Epitelial*).

Além das especializações da membrana associadas à absorção e ao transporte, o citoplasma dos enterócitos também é especializado para desempenhar essas funções. As mitocôndrias alongadas que fornecem a energia necessária para o transporte estão concentradas no citoplasma apical, entre a trama terminal e o núcleo. No citoplasma apical, sob a trama terminal, são encontrados túbulos e cisternas do retículo endoplasmático liso (REL), que realiza a absorção de ácidos graxos e glicerol e ressíntese de gordura neutra.

Os enterócitos também são células secretoras que produzem enzimas necessárias para a digestão terminal e a absorção, bem como para secreção de água e eletrólitos.

A função secretora dos enterócitos, principalmente a síntese de enzimas glicoproteicas que serão inseridas na membrana plasmática apical, é representada morfologicamente por pilhas alinhadas de cisternas de Golgi na região supranuclear e pela existência de ribossomos livres e RER lateralmente ao complexo de Golgi (ver Figura 17.21). Pequenas vesículas secretoras contendo glicoproteínas destinadas à superfície celular estão localizadas no citoplasma apical, logo abaixo da trama terminal, e ao longo da membrana plasmática lateral. Contudo, são necessários métodos histoquímicos e autorradiográficos para distinguir essas vesículas secretoras das vesículas endocitóticas ou dos pequenos lisossomos.

O intestino delgado também secreta água e eletrólitos. Essa atividade ocorre principalmente nas células localizadas nas glândulas intestinais. Acredita-se que a secreção que ocorre nessas glândulas ajude no processo de digestão e de absorção, mantendo um estado líquido apropriado do quimo intestinal. Em condições normais, a absorção de líquido pelos enterócitos das vilosidades é equilibrada pela secreção de líquido pelos enterócitos da glândula.

As células caliciformes são glândulas unicelulares que estão distribuídas entre outras células do epitélio intestinal.

Conforme ocorre em outros epitélios, no epitélio intestinal, as células caliciformes também produzem muco. No intestino delgado, o número de células caliciformes aumenta a partir do duodeno até a parte terminal do íleo. Além disso, assim como em outros epitélios, devido à perda do mucinogênio hidrossolúvel durante a preparação de cortes de rotina corados por H-E, a parte da célula que geralmente contém os grânulos de mucinogênio aparece vazia. O exame com MET revela um grande acúmulo de grânulos de mucinogênio no citoplasma apical, que distende o ápice da célula e distorce o formato das células vizinhas (Figura 17.22). O grande acúmulo de grânulos de mucinogênio no ápice da célula torna a porção basal da célula semelhante a uma haste fina. Essa porção basal é intensamente basófila nas preparações histológicas, em consequência da existência do núcleo heterocromático associado à extensão do RER e de ribossomos livres. As mitocôndrias também se concentram no citoplasma basal. Esse formato característico em cálice deu a essa célula a denominação de célula "caliciforme". Um extenso arranjo de cisternas de Golgi achatadas, localizado na porção basal da célula, envolve os grânulos de mucinogênios recém-formados (ver Figura 17.22A). As microvilosidades finas das células caliciformes circundam a porção apicolateral dos grânulos de mucinogênio. As microvilosidades são mais evidentes nas células caliciformes imaturas situadas na porção profunda da glândula intestinal.

As células de Paneth atuam na regulação da flora bacteriana normal do intestino delgado.

As células de Paneth são encontradas nas bases das glândulas intestinais (em certas ocasiões, são também encontradas no cólon em pequeno número; o número dessas células aumenta em determinadas condições patológicas). O citoplasma da porção basal das células de Paneth é basófilo. A região supranuclear é ocupada pelo complexo de Golgi e por grandes vesículas secretoras apicais intensamente acidofílicas e refringentes. Essas vesículas facilitam sua identificação em cortes histológicos de rotina (Figura 17.23). As vesículas secretoras contêm a enzima antibacteriana lisozima, α-defensinas, outras glicoproteínas, uma proteína rica em arginina (provavelmente responsável pela acidofilia intensa) e zinco. A **lisozima** digere as paredes celulares de certos grupos de bactérias. As **α-defensinas** são homólogas dos peptídios que atuam como mediadores nos linfócitos T CD8+ citotóxicos. A sua ação antibacteriana e a capacidade de fagocitar certas bactérias e protozoários sugerem que as células de Paneth participam na regulação da flora bacteriana do intestino delgado.

As células enteroendócrinas no intestino delgado produzem quase todos os hormônios peptídicos como fazem no estômago.

As células enteroendócrinas do intestino delgado assemelham-se àquelas que ocorrem no estômago (ver Figura 17.12). As "células fechadas" estão concentradas na porção inferior da glândula intestinal, enquanto as "células abertas" podem ser encontradas em todos os níveis das vilosidades. A ativação dos receptores do paladar encontrados na membrana celular apical das "células abertas" ativa a cascata de sinalização da proteína G, resultando na liberação de peptídios que regulam várias funções gastrintestinais. Incluem secreção pancreática, indução da digestão e absorção, e controle da homeostasia energética pela ação sobre vias neurais do eixo cérebro-intestino-tecido adiposo. Quase todos os mesmos hormônios peptídicos identificados nesse tipo celular no estômago podem ser demonstrados nas células enteroendócrinas do intestino (ver Quadro 17.1). A colecistocinina (CCK), a secretina, o polipeptídio inibidor gástrico (GIP) e a motilina são os reguladores mais ativos da fisiologia gastrintestinal, que são liberados nessa porção do intestino (ver Figura 17.13). A CCK e a secretina aumentam a atividade do pâncreas e da vesícula biliar e inibem a função secretora e a motilidade gástricas. O GIP estimula a liberação de insulina no pâncreas, enquanto a motilina inicia a motilidade gástrica e intestinal. Embora outros peptídios produzidos pelas células

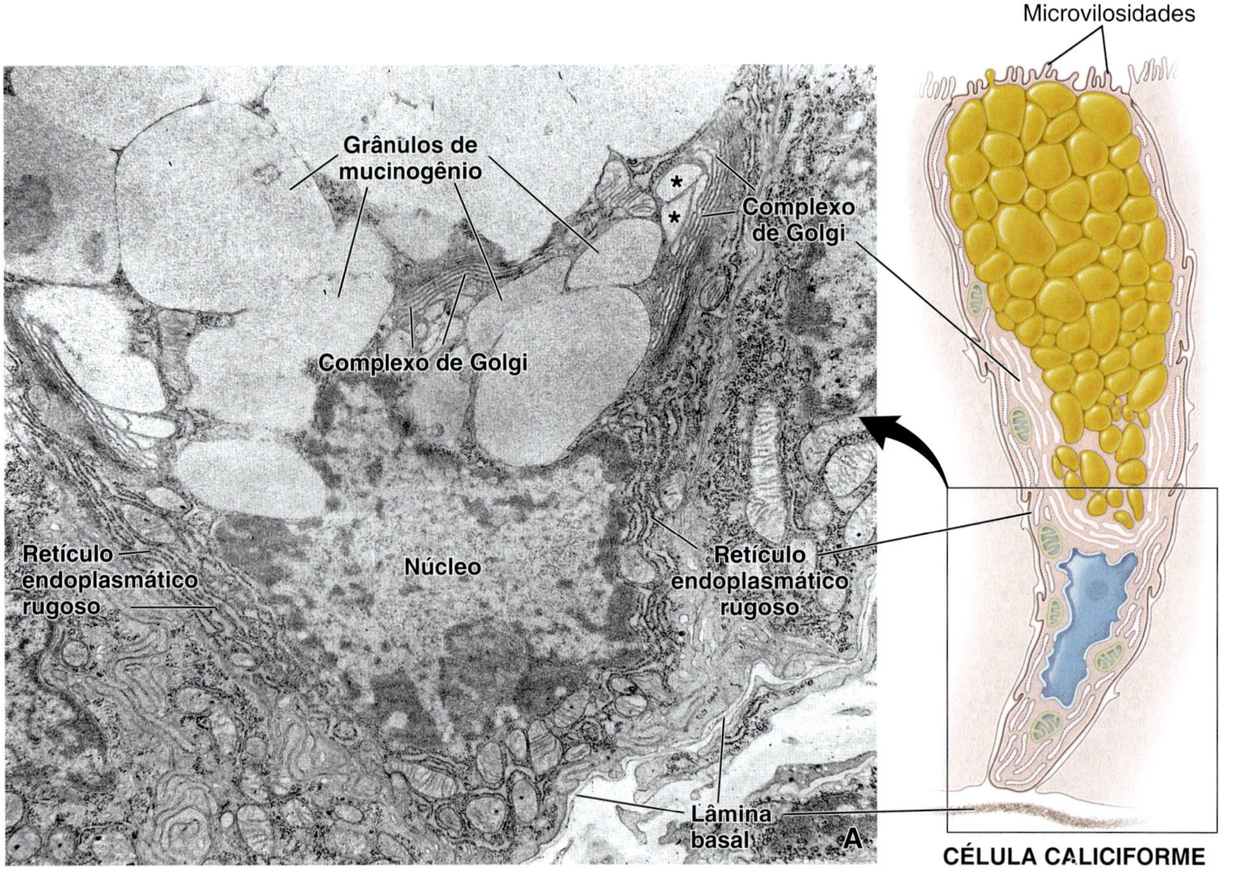

Figura 17.22 Eletromicrografia e diagrama de uma célula caliciforme. A. Esta eletromicrografia mostra a porção basal de uma célula caliciforme apresentada no diagrama adjacente. A célula repousa sobre a lâmina basal. A porção basal da célula contém núcleo, retículo endoplasmático rugoso e mitocôndrias. Na região supranuclear, há perfis extensos do complexo de Golgi. O acúmulo de secreção mucosa torna as cisternas de Golgi dilatadas (*asteriscos*). Volumosos grânulos de mucinogênio preenchem a maior parte da porção apical da célula e, em seu conjunto, constituem o "cálice mucoso" observado ao microscópio óptico. 15.000×. **B.** Este diagrama mostra a organização morfológica de uma célula caliciforme. A *região no retângulo* provavelmente representa uma área da qual a eletromicrografia adjacente foi obtida. O núcleo está localizado na porção basal da célula. A maior parte do citoplasma da célula está ocupada por grânulos de mucinogênio, formando o cálice mucoso que é evidente ao microscópio óptico. Na face basal e nas laterais da base do cálice mucoso, há sáculos achatados de um complexo de Golgi. Outras organelas estão distribuídas no citoplasma remanescente, particularmente no citoplasma perinuclear na porção basal da célula.

enteroendócrinas tenham sido isolados, eles não são considerados hormônios e, portanto, são denominados hormônios candidatos (Prancha 17.3). As células enteroendócrinas também produzem pelo menos dois hormônios – a somatostatina e a estatina – que atuam como hormônios parácrinos (Prancha 17.3) (*i. e.*, hormônios que exercem um efeito local, mas que não circulam na corrente sanguínea). Além disso, vários peptídios são secretados pelas células nervosas localizadas na submucosa e na muscular externa. Esses peptídios, denominados hormônios neurócrinos, são representados pelo peptídio intestinal vasoativo (VIP, do inglês *vasoactive intestinal peptide*), pela bombesina e pelas encefalinas. As funções desses peptídios estão relacionadas no Quadro 17.2.

As células M transportam microrganismos e outras macromoléculas do lúmen intestinal para as placas de Peyer.

As células M são células epiteliais que se localizam sobre as placas de Peyer e outros nódulos linfáticos grandes; diferem significativamente das células epiteliais intestinais circundantes (Boxe 17.5). As células M exibem um formato característico, pois cada célula desenvolve um recesso profundo semelhante a uma bolsa, que se conecta com o espaço extracelular. Nesse espaço, há células dendríticas, macrófagos e linfócitos T e B. Em virtude desse formato singular, alguns micrômetros da superfície celular basolateral da célula M residem na superfície apical. Essa localização reduz enormemente a distância que as vesículas endocíticas precisam atravessar para cruzar a barreira epitelial. Em sua superfície apical, as células M contêm micropregas em vez de microvilosidades, cobertas por uma fina camada de glicocálice. A superfície apical expressa uma quantidade abundante de receptores de glicoproteína 2 (GP2), que se ligam a macromoléculas específicas e bactérias gram-negativas (p. ex., *Escherichia coli*). As substâncias ligadas aos receptores GP2 são internalizadas em vesículas endocíticas e transportadas até a superfície celular basolateral do recesso com formato de uma bolsa. O conteúdo liberado no recesso é imediatamente transferido para as células imunes que residem nesse espaço. Por conseguinte, as células M atuam como células transportadoras de antígenos altamente especializadas, que transferem antígenos intactos do lúmen intestinal através da barreira epitelial. Os antígenos que alcançam as células imunes estimulam uma resposta no GALT, que é descrita adiante.

As células intermediárias constituem o compartimento de amplificação do nicho de células-tronco intestinais.

As células intermediárias constituem a maior parte das células encontradas dentro do nicho de células-tronco intestinais que está localizado na metade inferior da glândula intestinal. Essas células-tronco constituem o compartimento de reserva que irá

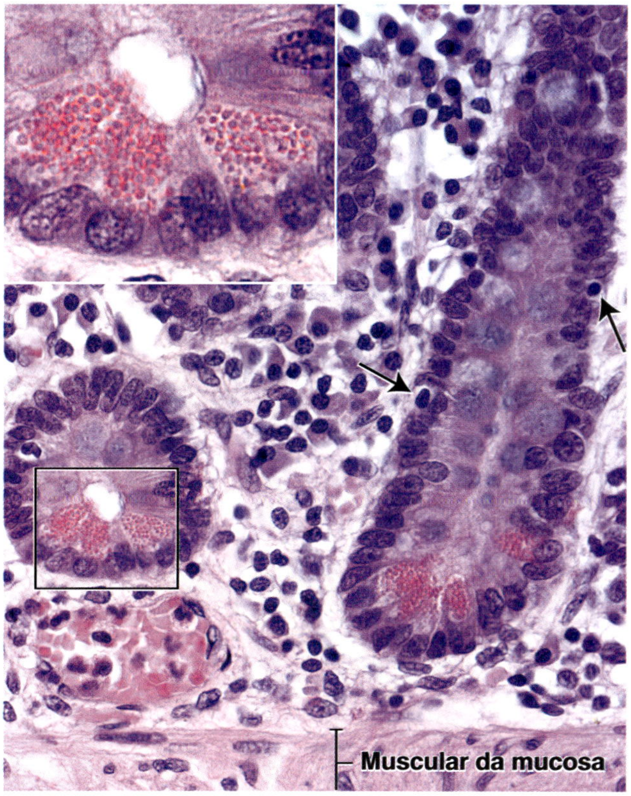

Figura 17.23 Fotomicrografia das glândulas intestinais, mostrando as células de Paneth. Esta fotomicrografia mostra a porção basal das glândulas intestinais (jejunais) em uma preparação corada por hematoxilina e eosina (H-E). A glândula *à direita* é vista em corte longitudinal; o perfil circular em corte transversal de outra glândula é observado *à esquerda*. As células de Paneth estão geralmente localizadas na base das glândulas intestinais e são facilmente vistas ao microscópio óptico, graças à intensa coloração de suas vesículas pela eosina. A lâmina própria contém quantidade abundante de plasmócitos, linfócitos e células do tecido conjuntivo. Observe vários linfócitos no epitélio da glândula (*setas*). 240×. **Detalhe.** Este grande aumento da área indicada pelo *retângulo* mostra o citoplasma basófilo característico na porção basal da célula, bem como grandes acúmulos de vesículas secretoras refráteis eosinofílicas, de coloração intensa, na porção apical da célula. Uma proteína rica em arginina encontrada nas vesículas é provavelmente responsável pela intensa coloração pela eosina. 680×.

substituir aquelas que, após uma ou duas divisões, irão se diferenciar em células absortivas ou caliciformes. Essas células-tronco apresentam microvilosidades curtas e irregulares, com filamentos centrais longos que se estendem profundamente no citoplasma apical, bem como numerosas junções maculares (desmossomos) com células adjacentes. Pequenos grânulos secretores semelhantes à mucina formam uma coluna no centro do citoplasma supranuclear. As células intermediárias que estão comprometidas com a diferenciação em células caliciformes desenvolvem uma pequena coleção arredondada de grânulos secretores logo abaixo da membrana plasmática apical. Aquelas que estão comprometidas com a diferenciação em células absortivas perdem os grânulos secretores e começam a exibir concentrações de mitocôndrias, RER e ribossomos no citoplasma apical.

O GALT é proeminente na lâmina própria do intestino delgado.

Conforme assinalado anteriormente, a lâmina própria do tubo GI é densamente povoada de elementos do sistema imune; aproximadamente um quarto da mucosa consiste em uma camada frouxamente organizada de nódulos linfáticos, linfócitos, macrófagos, plasmócitos e eosinófilos na lâmina própria (Prancha 17.2). Os linfócitos também estão localizados entre as células epiteliais. O GALT atua como barreira imunológica em toda a extensão do tubo GI. Em cooperação com as células epiteliais suprajacentes, particularmente as células M, o tecido linfático coleta os antígenos nos espaços intercelulares epiteliais. Os linfócitos, os macrófagos e outras células apresentadoras de antígeno processam os antígenos e migram para os nódulos linfáticos na lâmina própria, onde sofrem ativação (ver Capítulo 14), o que leva os plasmócitos recém-diferenciados a secretar anticorpos.

A superfície mucosa é protegida por respostas mediadas por imunoglobulinas.

A superfície mucosa do tubo intestinal é constantemente desafiada pela existência de microrganismos ingeridos (*i. e.*, vírus,

Boxe 17.5

Considerações funcionais | Funções imunes do tubo GI

Os imunologistas demostraram que o tecido linfático associado ao intestino (GALT) não apenas responde a estímulos antigênicos, mas também apresenta capacidade de monitoramento. Essa função foi parcialmente esclarecida nos nódulos linfáticos dos intestinos. As **células M**, que fazem parte do epitélio que cobre as placas de Peyer e os nódulos linfáticos, apresentam superfície irregular que, nos cortes, pode ser interpretada incorretamente como microvilosidades espessas. Essas células, no entanto, são facilmente identificadas na microscopia eletrônica de varredura. Sua superfície apresenta micropregas que diferem acentuadamente das microvilosidades que constituem a borda estriada dos enterócitos adjacentes.

Foi demonstrado, com o uso da **glicoproteína GP2** (marcador molecular das células M), que as células M realizam a endocitose de proteínas e bactérias do lúmen intestinal e as transportam em vesículas através da célula, descarregando o conteúdo por exocitose em recessos profundos contínuos com o espaço extracelular. No interior do recesso profundo do espaço extracelular, as células dendríticas e os linfócitos coletam amostras da proteína luminal, incluindo antígenos, e, dessa maneira, têm a oportunidade de estimular a produção de anticorpos específicos contra os antígenos. O destino desses linfócitos ainda não foi totalmente determinado. Alguns permanecem dentro do tecido linfático local, mas outros podem ser destinados a outros locais do corpo, como as glândulas salivares e as glândulas mamárias. Convém lembrar que, nas glândulas salivares, as células do sistema imune (plasmócitos) secretam imunoglobulina A (IgA), que é então convertida em IgA secretora (sIgA) pelo epitélio glandular. Algumas observações experimentais sugerem que o contato do antígeno específico para produção de IgA pelos plasmócitos ocorra nos nódulos linfáticos do intestino. Achados recentes utilizando camundongos deficientes em glicoproteína GP2 (GP2) mostram que a interação da GP2 com as bactérias desempenha importante papel nas respostas imunes específicas contra antígenos nas placas de Peyer. Essa descoberta pode levar ao desenvolvimento não apenas de novas vacinas orais para doenças infecciosas, mas também de tratamento inovador para tumores e doenças intestinais inflamatórias.

bactérias, parasitos) e toxinas, que, após comprometerem a barreira epitelial, podem causar infecções ou doenças. Um exemplo de um mecanismo de defesa específico é a resposta mediada por imunoglobulinas utilizando os anticorpos imunoglobulina A (IgA), IgM e IgE. A maioria dos plasmócitos na lâmina própria do intestino secreta anticorpos IgA diméricos (dIgA), em vez dos anticorpos IgG mais comuns; outros plasmócitos produzem IgM e IgE pentaméricas (ver Capítulo 16, *Sistema Digestório 1 | Cavidade Oral e Estruturas Associadas*). A dIgA dimérica é composta de duas subunidades de IgA monoméricas e uma cadeia J polipeptídica (ver Capítulo 16, Figura 16.31). As moléculas de dIgA secretadas ligam-se ao receptor de imunoglobulina polimérica (pIgR) localizado no domínio basal das células epiteliais (Figura 17.24). O pIgR é uma glicoproteína transmembrana (75 kDa) sintetizada pelos enterócitos e expressa na membrana plasmática basal. Em seguida, o complexo pIgR-dIgA sofre endocitose e é transportado através do epitélio para a superfície apical do enterócito (esse tipo de transporte é denominado *transcitose*). Quando o complexo pIgR-dIgA alcança a superfície apical, o pIgR sofre clivagem proteolítica, e a parte extracelular do receptor que está ligado à dIgA é liberada no lúmen intestinal (ver Figura 17.24). Esse domínio de ligação extracelular clivado do receptor é conhecido como componente secretor (CS); a dIgA secretada em associação ao CS é conhecida como IgA secretora (sIgA). A liberação de imunoglobulinas sIgA é de importância crítica para uma adequada **vigilância** imunológica pelo sistema imune da mucosa. No lúmen, a sIgA liga-se a antígenos, toxinas e microrganismos. A IgA secretora impede a fixação e a invasão de vírus e bactérias na mucosa inibindo a sua motilidade, causando agregação microbiana ou mascarando os sítios de adesão de patógenos na superfície epitelial. Por exemplo, a sIgA liga-se a uma glicoproteína no envelope do vírus **HIV**, impedindo assim sua fixação, internalização e replicação subsequente na célula.

A IgA secretora é a principal molécula da imunidade mucosa. No entanto, as moléculas de IgM utilizam vias semelhantes de transcitose mediada por receptor para alcançar a superfície mucosa. Parte da IgE liga-se às membranas plasmáticas dos mastócitos na lâmina própria (ver Capítulo 6, *Tecido Conjuntivo*), sensibilizando-os seletivamente a antígenos específicos provenientes do lúmen.

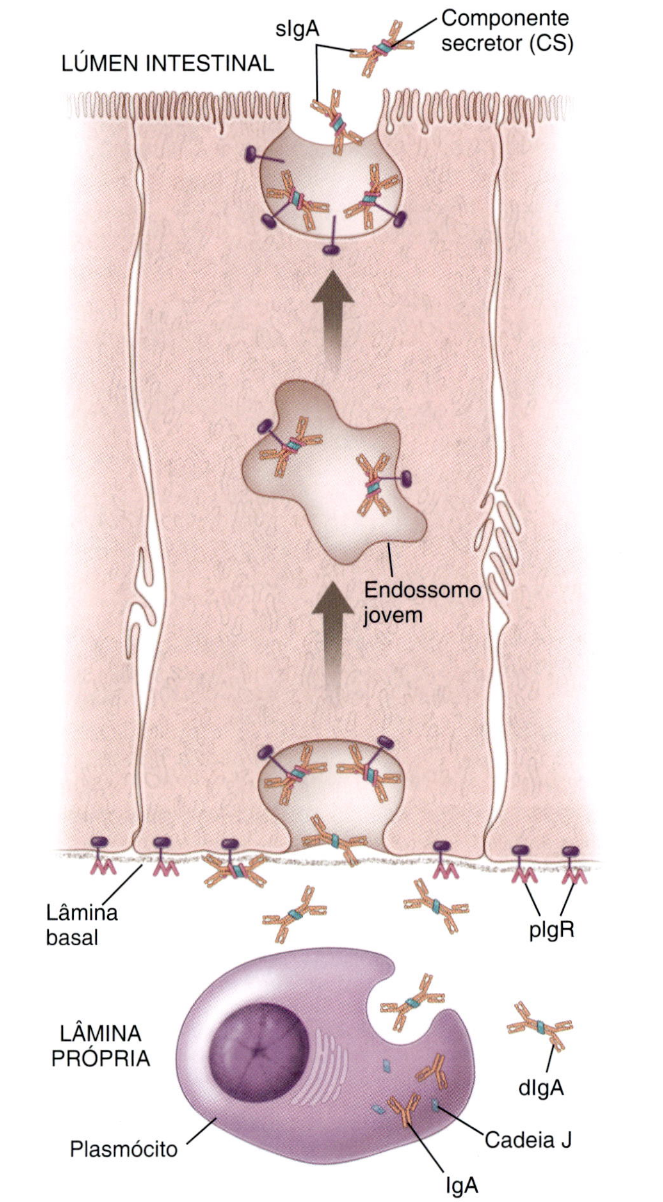

Figura 17.24 Diagrama da secreção e transporte da imunoglobulina A (IgA). Uma forma monomérica de imunoglobulina A (*IgA*) é sintetizada pelos plasmócitos. As *IgA* são secretadas na lâmina própria, como uma forma dimérica *dIgA*. A *dIgA* dimérica é composta de duas subunidades de *IgA* monoméricas e de uma cadeia J polipeptídica também produzida pelo plasmócito. Na lâmina própria, a *dIgA* liga-se ao receptor de imunoglobulina polimérica (*pIgR*) na membrana basal do enterócito. O complexo *pIgR-IgA* entra na célula por endocitose e é transportado dentro das vesículas endocitóticas para o compartimento endossômico jovem e, em seguida, para a superfície apical (um processo denominado *transcitose*). As vesículas endocíticas fundem-se com a membrana plasmática apical, o *pIgR* sofre clivagem proteolítica, e a *dIgA* é liberada com a porção extracelular do *pIgR*. Essa porção do *pIgR* permanece com o dímero de *IgA* e torna-se o componente secretor (*CS*) da IgA secretora (*sIgA*).

Renovação das células epiteliais no intestino delgado

As células maduras do epitélio intestinal provêm de uma única população de células-tronco.

As células-tronco estão localizadas na base da glândula intestinal. Esse nicho de células-tronco intestinais (zona de divisão celular) restringe-se à metade inferior da glândula e contém células com alta atividade proliferativa (como já explicado), bem como células em vários estágios de diferenciação. Uma célula destinada a se diferenciar em célula caliciforme ou em célula absortiva geralmente sofre várias divisões adicionais após deixar o reservatório de células-tronco. As células epiteliais migram para a porção apical da glândula intestinal até a vilosidade, em que sofrem apoptose e descamam no lúmen. Estudos radioautográficos mostraram que o tempo de renovação para as células absortivas e as células caliciformes no intestino delgado humano é de 4 a 6 dias.

As células enteroendócrinas e as células de Paneth também provêm das células-tronco na base da glândula intestinal. Aparentemente, as células enteroendócrinas dividem-se apenas uma vez antes de sua diferenciação. Migram com as células absortivas e as células caliciformes, mas em uma velocidade mais lenta. As células de Paneth migram para a porção inferior e residem na base da glândula intestinal. Apresentam um tempo de vida de aproximadamente 4 semanas; após esse período, são substituídas por células "comprometidas" com esse processo de diferenciação, localizadas próximo à glândula intestinal. As células identificadas como células de Paneth não se dividem mais. Conforme assinalado no Capítulo 5, *Tecido Epitelial*, a expressão de fator de transcrição Math1 possivelmente determina o destino das células em diferenciação no nicho de células-tronco intestinais. As células comprometidas com a linhagem secretora (*i. e.*, que irão se diferenciar em células caliciformes, células enteroendócrinas e células de Paneth) apresentam expressão aumentada de Math1. A inibição da expressão de Math1 caracteriza a via de desenvolvimento predeterminada nas células intestinais absortivas (enterócitos).

Submucosa

Uma característica distintiva do duodeno é a existência de glândulas submucosas.

A submucosa consiste em tecido conjuntivo denso e áreas localizadas que contêm agregados de adipócitos. Uma característica evidente do duodeno é a existência de glândulas submucosas, também denominadas glândulas de Brunner.

As glândulas submucosas tubulares e ramificadas do duodeno apresentam células secretoras com características mistas de células secretoras de zimogênio e secretoras de muco (Figura 17.25).

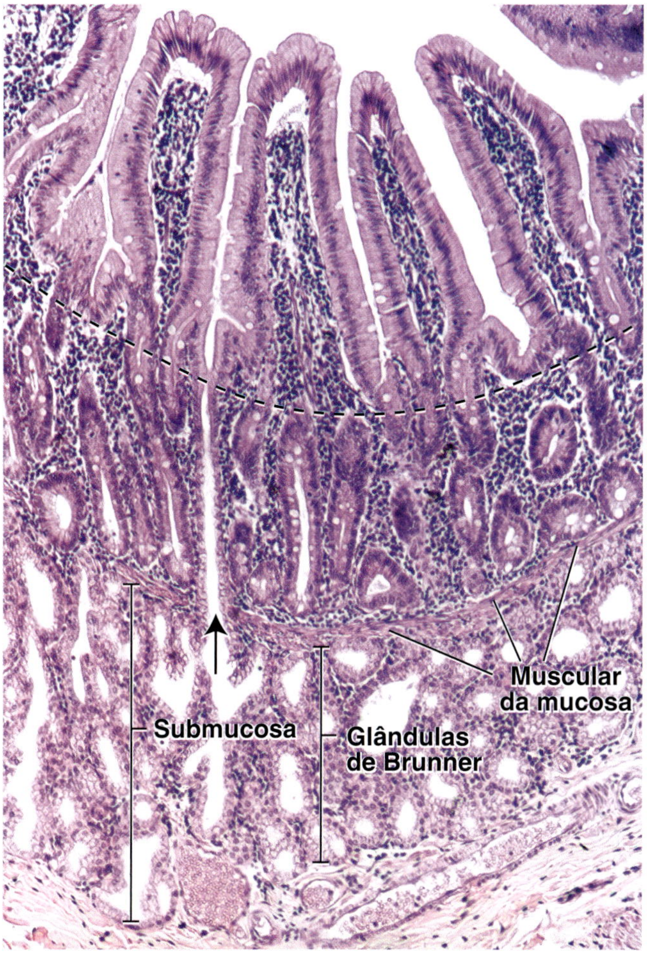

Figura 17.25 Fotomicrografia das glândulas de Brunner no duodeno. Esta fotomicrografia mostra parte da parede duodenal em uma preparação corada por hematoxilina e eosina (H-E). Uma característica que distingue o duodeno é a existência das glândulas de Brunner. A *linha tracejada* marca o limite entre as vilosidades e as glândulas intestinais típicas, as criptas de Lieberkühn, que se estendem até a muscular da mucosa. Abaixo da mucosa está a submucosa, que contém glândulas de Brunner. Trata-se de glândulas tubulares ramificadas constituídas por células colunares secretoras. O ducto da glândula de Brunner abre-se no interior do lúmen da glândula intestinal (*seta*). 120×.

A secreção dessas glândulas apresenta um pH de 8,1 a 9,3 e contém glicoproteínas neutras e alcalinas e íons bicarbonato. Essa secreção altamente alcalina protege a parte proximal do intestino delgado pela sua capacidade de neutralizar o quimo contendo ácido ali liberado. Além disso, aproxima o conteúdo intestinal do pH ideal para ativação de enzimas pancreáticas que também são lançadas no duodeno.

Muscular externa

A muscular externa consiste em uma camada interna de células musculares lisas de disposição circular e em uma camada externa de células musculares lisas dispostas longitudinalmente (Figura 17.26). Os principais componentes do plexo mioentérico (plexo de Auerbach) estão localizados entre essas duas camadas (ver Figura 17.26 para uma imagem à microscopia

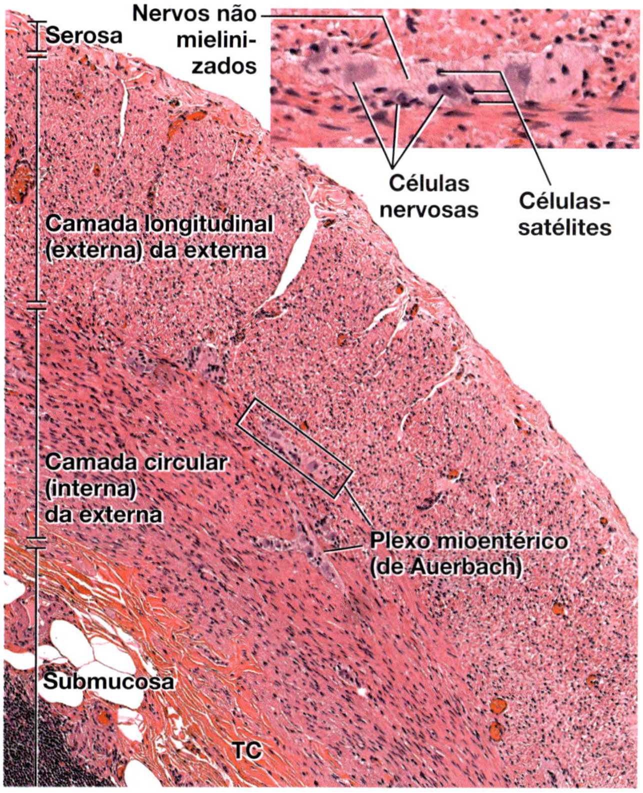

Figura 17.26 Fotomicrografia da muscular externa no íleo. Esta fotomicrografia de uma amostra corada por hematoxilina e eosina (H-E) mostra o corte transversal da parte externa da parede intestinal. Nesta imagem, a estrutura mais proeminente é a muscular externa, que consiste em duas camadas de músculo liso. A camada interna aparece como células musculares lisas de distribuição circular, que se distinguem nesta seção pelos perfis alongados de seus núcleos. Na camada externa, as células musculares lisas estão dispostas longitudinalmente e, nesta região, apresentam perfis transversais com pequenos núcleos redondos envolvidos por citoplasma. Devido ao plano de corte, muitos perfis citoplasmáticos de células musculares lisas na camada externa não apresentam núcleos visíveis. A disposição dos músculos lisos em ambas as camadas pode ser vista em maior aumento no *detalhe*. Entre essas duas camadas musculares, encontra-se o plexo mioentérico (de Auerbach). O plexo apresenta perfis irregulares de tecido de coloração mais clara, contendo células nervosas dispersas de coloração mais escura. Os principais componentes do plexo mioentérico mostrados no *detalhe* em maior aumento são corpos celulares de neurônios parassimpáticos pós-sinápticos, células satélites (células neurogliais periféricas) e fibras nervosas não mielinizadas com células de Schwann Remak não mielinizantes. As células nervosas podem ser distinguidas pelo seu citoplasma basofílico e pelo núcleo proeminente contendo um nucléolo mais escuro. A superfície livre do intestino é coberta pela serosa, que consiste em epitélio pavimentoso simples (mesotélio) e algum tecido conjuntivo (*TC*) subjacente. Abaixo da muscular externa, em direção ao lúmen do intestino, existe uma camada de tecido conjuntivo denso não modelado, conhecida como *submucosa*. Observe as fibras colágenas, os adipócitos e o acúmulo de linfócitos (*parte inferior à direita*) nessa camada. 180×; detalhe 450×.

óptica e Figura 17.27 para uma imagem à ME). Ocorrem dois tipos de contração muscular no intestino delgado. As contrações locais que deslocam o conteúdo intestinal tanto proximal quanto distalmente são denominadas segmentação. Essas contrações envolvem principalmente a camada de músculo circular; promovem a movimentação do quimo, possibilitando que este seja misturado com sucos digestivos. Além disso, promovem o movimento necessário para que o quimo entre em contato e, em seguida, seja absorvido pela mucosa. O peristaltismo, o segundo tipo de contração, move o conteúdo intestinal distalmente. Para isso, é necessária a ação coordenada de ambas as camadas musculares: circular e longitudinal.

Serosa

A serosa das porções do intestino delgado que estão localizadas intraperitonealmente na cavidade abdominal é similar àquela contida na descrição geral apresentada no início do capítulo. Partes do duodeno situadas no espaço retroperitoneal e que mantêm contato direto com estruturas e órgãos da parede posterior do abdome apresentam adventícia típica.

■ INTESTINO GROSSO

O intestino grosso compreende o ceco com o seu apêndice vermiforme, o cólon, o reto e o canal anal. O cólon é ainda subdividido, de acordo com suas localizações anatômicas, no cólon ascendente, cólon transverso, cólon descendente e cólon sigmoide. As quatro camadas características do tubo GI são encontradas em toda a sua extensão. No entanto, são observadas várias características macroscópicas distintas (Figura 17.28):

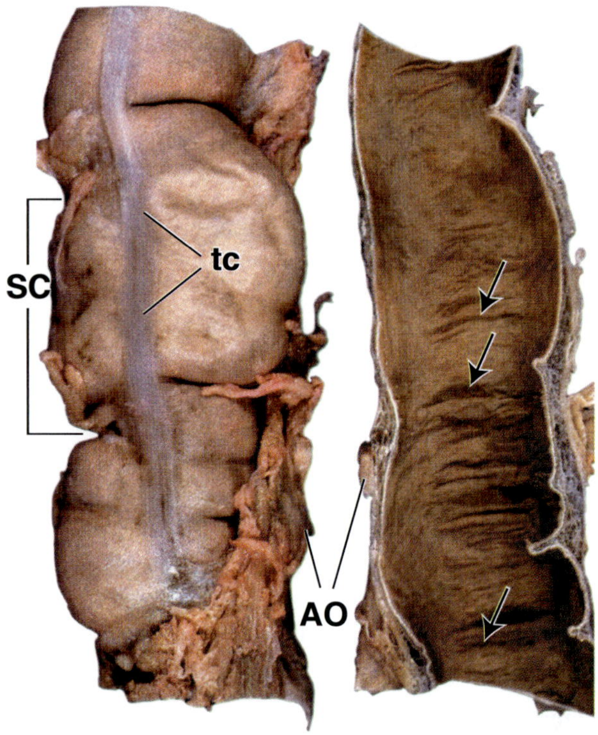

Figura 17.28 Fotografia do intestino grosso. Esta fotografia mostra a superfície externa (serosa) (*à esquerda*) e a superfície interna (mucosa) (*à direita*) do cólon transverso. Na superfície externa, observe os aspectos característicos do intestino grosso: uma faixa de músculo liso distinta, que representa uma das três tênias do cólon (*tc*); as saculações do cólon (*SC*), os sáculos do cólon localizados entre as tênias; e os apêndices omentais (*AO*), que consistem em pequenas projeções peritoneais repletas de gordura. A superfície mucosa lisa mostra as pregas semilunares (*setas*) formadas em resposta às contrações da muscular externa. Compare a superfície mucosa mostrada aqui com a do intestino delgado (ver Figura 17.17).

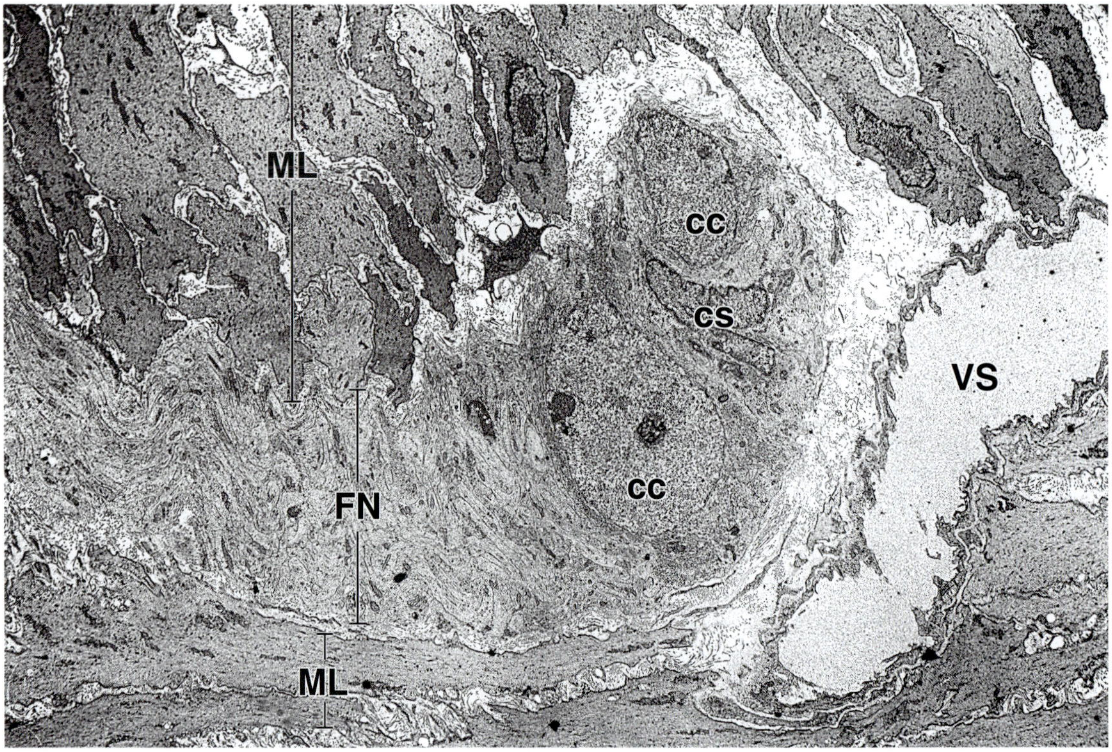

Figura 17.27 Eletromicrografia do plexo mioentérico (de Auerbach). O plexo está localizado entre as duas camadas de músculo liso (*ML*) da muscular externa. Consiste em corpos celulares (*cc*) de neurônios e em uma extensa rede de fibras nervosas (*FN*). Uma célula-satélite (*cs*), também denominada *célula glial entérica*, é observada próximo aos corpos celulares dos neurônios. Essas células exibem características estruturais e químicas similares àquelas das células gliais do SNC. VS, vaso sanguíneo. 3.800×.

- As tênias do cólon são vistas como três faixas igualmente espaçadas, espessas e estreitas na camada longitudinal externa da muscular externa. São particularmente visíveis no ceco e no cólon, mas não existem no reto, no canal anal e no apêndice vermiforme
- As saculações do cólon são dilatações visíveis entre as tênias na superfície externa do ceco e do cólon
- Os apêndices omentais do cólon consistem em pequenas projeções adiposas da serosa, observadas na superfície externa do cólon.

Mucosa

A mucosa do intestino grosso apresenta uma superfície "lisa" desprovida de pregas circulares e de vilosidades. Ela contém numerosas glândulas intestinais tubulares retas (criptas de Lieberkühn), que se estendem através de toda a espessura da mucosa. As glândulas consistem em epitélio simples colunar, assim como a superfície intestinal a partir da qual se invaginam. O exame da superfície luminal do intestino grosso ao microscópio revela as aberturas das glândulas, que estão dispostas de acordo com um padrão ordenado.

As principais funções do intestino grosso consistem na absorção de eletrólitos e água e na eliminação dos alimentos e resíduos não digeridos.

A principal função das células absortivas colunares consiste na reabsorção de água e eletrólitos. A morfologia das células absortivas do intestino grosso é essencialmente idêntica à dos enterócitos do intestino delgado. A reabsorção é realizada pelo mesmo sistema de transporte impulsionado pela bomba de Na^+/K^+ ativada por ATPase, conforme descrito para o intestino delgado.

A eliminação de resíduos semissólidos a sólidos é facilitada pela grande quantidade de muco secretada pelas numerosas células caliciformes das glândulas intestinais. As células caliciformes são mais numerosas no intestino grosso do que no intestino delgado (Prancha 17.9). Produzem mucina, que é secretada continuamente para lubrificar o intestino, facilitando, assim, a passagem do conteúdo cada vez mais sólido.

O epitélio da mucosa do intestino grosso contém os mesmos tipos de células que o intestino delgado, com exceção das células de Paneth, que geralmente estão ausentes em seres humanos.

As células absortivas colunares predominam (4:1) em relação às células caliciformes na maior parte do cólon, embora isso nem sempre seja aparente nos cortes histológicos. No entanto, essa razão diminui e aproxima-se de 1:1 próximo do reto, em que aumenta o número de células caliciformes. Embora as células absortivas secretem moléculas do glicocálice rapidamente (o tempo de renovação é de 16 a 24 horas em seres humanos), no cólon, não foi constatado que essa camada contenha enzimas digestivas. Contudo, assim como no intestino delgado, a Na^+/K^+- ATPase é abundante e está localizada nas membranas plasmáticas laterais das células absortivas. O espaço intercelular frequentemente está dilatado, indicando transporte ativo de líquido.

As células caliciformes podem se tornar maduras na glândula intestinal, mesmo aquelas situadas na zona de proliferação (Figura 17.29). Mesmo quando chegam à superfície luminal, as células caliciformes continuam secretando muco.

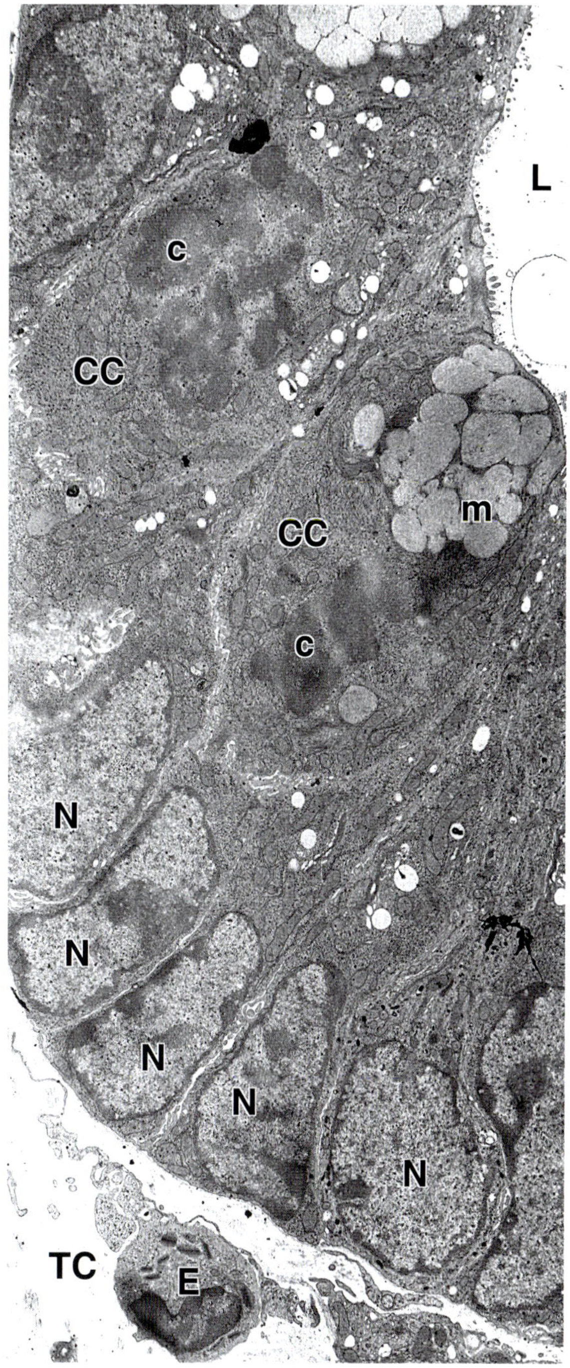

Figura 17.29 Eletromicrografia das células caliciformes em divisão. Esta eletromicrografia demonstra que certas células do intestino continuam sofrendo divisão, mesmo após a sua diferenciação. Aqui, são observadas duas células caliciformes (*CC*) em divisão. Caracteristicamente, as células em divisão afastam-se da lâmina basal e dirigem-se para o lúmen. Uma das células caliciformes apresenta grânulos de mucinogênio (*m*) em seu citoplasma apical. Observe que, como esperado, os cromossomos (*c*) das células em divisão não estão circundados pela membrana nuclear. Compare com os núcleos (*N*) das células epiteliais intestinais que não estão em mitose. O lúmen (*L*) da glândula encontra-se à direita. TC, tecido conjuntivo; E, eosinófilo. 5.000×.

No entanto, ao alcançar a superfície, a taxa de secreção excede a taxa de síntese, e células caliciformes "exauridas" são vistas no epitélio. Tais células são altas e delgadas e apresentam apenas um pequeno número de grânulos de mucinogênio no citoplasma apical central. Um tipo celular pouco frequente foi observado no epitélio colônico. Trata-se da célula em "tufo" caveolada que pode, no entanto, representar uma forma de célula caliciforme exaurida.

Renovação das células epiteliais no intestino grosso

Todas as células epiteliais intestinais no intestino grosso originam-se de uma única população de células-tronco.

Assim como no intestino delgado, todas as células epiteliais da mucosa do intestino grosso originam-se de células-tronco localizadas na base da glândula intestinal. O terço inferior da glândula constitui o nicho de células-tronco intestinais, em que células recém-produzidas sofrem duas a três divisões adicionais quando iniciam a sua migração para a superfície luminal, onde descamam cerca de 5 dias depois. Os tipos celulares intermediários encontrados no terço interior da glândula intestinal são idênticos aos observados no intestino delgado.

Os tempos de renovação das células epiteliais do intestino grosso assemelham-se aos do intestino delgado (*i. e.*, em torno de 6 dias para as células absortivas e as células caliciformes e até 4 semanas para as células enteroendócrinas). As células epiteliais senis que alcançam a superfície da mucosa sofrem apoptose e são descamadas no lúmen, nos intervalos entre duas glândulas intestinais adjacentes.

Lâmina própria

Embora a lâmina própria do intestino grosso contenha os mesmos componentes básicos do restante do tubo GI, ela exibe algumas características estruturais adicionais e maior desenvolvimento que as de outros locais. Tais características adicionais são as seguintes:

- A camada de colágeno, formada por uma camada espessa de colágeno e proteoglicanos situada entre a lâmina basal do epitélio e a dos capilares venosos absortivos fenestrados. No cólon humano normal, essa camada tem até 5 μm de espessura e pode ter até três vezes essa espessura nos pólipos colônicos hiperplásicos. A camada de colágeno participa na regulação do transporte de água e eletrólitos do compartimento intercelular do epitélio para o compartimento vascular
- A bainha de fibroblastos pericriptais constitui uma população de fibroblastos bem desenvolvidos. Essas células sofrem mitose imediatamente abaixo da base da glândula intestinal, adjacente às células-tronco encontradas no epitélio (tanto no intestino grosso quanto no delgado). Em seguida, esses fibroblastos diferenciam-se e migram em direção à superfície acima, paralelamente e em sincronia com as células epiteliais. Embora o destino final do fibroblasto pericriptal não seja conhecido, após alcançar o nível da superfície luminal, essas células assumem, em sua maioria, as características morfológicas e histoquímicas dos macrófagos. Algumas evidências sugerem que os macrófagos do centro da lâmina própria no intestino grosso podem se originar a partir da diferenciação terminal dos fibroblastos pericriptais
- O GALT é contínuo com o do íleo terminal e é mais desenvolvido no intestino grosso. Grandes nódulos linfáticos se interpõem às glândulas intestinais e estendem-se até a submucosa. O extenso desenvolvimento do sistema imune no cólon provavelmente reflete o grande número e a variedade de microrganismos e de produtos finais nocivos do metabolismo que geralmente são encontrados no lúmen desse segmento do intestino
- Vasos linfáticos. Em geral, não há vasos linfáticos no centro da lâmina própria, entre as glândulas intestinais, tampouco há vasos linfáticos que se estendam em direção à superfície luminal do intestino grosso. No entanto, usando um marcador seletivo para o epitélio linfático, os pesquisadores identificaram pequenos vasos linfáticos ocasionais na base das glândulas intestinais. Esses vasos linfáticos drenam para a rede linfática existente na muscular da mucosa. A etapa seguinte na drenagem linfática ocorre nos plexos linfáticos da submucosa e da muscular externa, antes de a linfa deixar a parede do intestino grosso e drenar nos linfonodos regionais. Para entender o significado clínico do padrão linfático no intestino grosso, ver Boxe 17.6.

Muscular externa

Conforme já assinalado, no ceco e no cólon (partes ascendente, transverso, descendente e sigmoide), a camada externa da muscular externa está parcialmente condensada em faixas longitudinais proeminentes de músculo, denominadas tênias do cólon, que podem ser observadas macroscopicamente (ver Figura 17.28). Entre essas faixas, a camada longitudinal forma um folheto extremamente fino. No reto, no canal anal e no apêndice vermiforme, a camada longitudinal externa consiste em uma camada de músculo liso uniformemente espessa, similar ao observado no intestino delgado.

Os feixes de músculo das tênias do cólon penetram na camada circular interna de músculo a intervalos irregulares ao longo da extensão e da circunferência do cólon. Essas descontinuidades na muscular externa possibilitam a contração independente de segmentos do cólon, que promovem a formação das saculações do cólon na parede colônica.

A muscular externa do intestino grosso produz dois tipos principais de contração: a segmentação e o peristaltismo. A segmentação ocorre localmente e, portanto, não promove a propulsão do conteúdo. O peristaltismo promove o movimento da massa distal do conteúdo colônico. Os movimentos peristálticos de massa ocorrem de modo infrequente; nos indivíduos saudáveis, eles costumam ocorrer 1 vez/dia para esvaziar a parte distal do cólon.

Submucosa e serosa

A submucosa do intestino grosso é similar à descrição geral já feita. Quando o intestino grosso está diretamente em contato com outras estruturas (como ocorre em grande parte de sua superfície posterior), a sua camada externa é formada por uma adventícia; nos demais locais, no entanto, a camada externa consiste em uma serosa típica.

Ceco e apêndice

O ceco forma uma bolsa em fundo cego em posição imediatamente distal à papila ileal; o apêndice é uma extensão digitiforme fina dessa bolsa. A histologia do ceco é muito semelhante àquela do restante do cólon. A diferença entre o apêndice e o cólon é a existência de uma camada uniforme de músculo na muscular externa (Figura 17.30 e Prancha 17.10). A característica mais proeminente do apêndice é o grande número de nódulos linfáticos que se estendem na submucosa. Em muitos adultos, a estrutura normal do apêndice é perdida, e o apêndice é preenchido com tecido cicatricial fibroso. O bloqueio da abertura entre o apêndice e o ceco – geralmente promovido por cicatrização, produção de muco espesso ou fezes que entram no lúmen do apêndice a partir do ceco – pode causar **apendicite** (inflamação do apêndice). O apêndice também

Boxe 17.6

Correlação clínica | Padrão de distribuição dos vasos linfáticos e doenças do intestino grosso

A normal **ausência de drenagem linfática** da lâmina própria do intestino grosso foi inicialmente descoberta com o uso de técnicas padronizadas para análise de amostras de tecido, obtidas de biopsias ao microscópio óptico e microscópio eletrônico. Um anticorpo monoclonal específico chamado de *D2-40* está sendo usado para estudar a distribuição dos vasos linfáticos na lâmina própria que pode estar associada a vários processos patológicos. D2-40 reage com uma sialoglicoproteína de ligação *O*, de 40 kDa, expressa no endotélio linfático. Por exemplo, na inflamação superficial crônica do cólon e do reto, conhecida como **colite ulcerativa**, a formação de tecido de granulação está associada à proliferação de vasos sanguíneos e linfáticos na lâmina própria. A linfangiogênese (o crescimento de vasos linfáticos) nessa doença está ligada à expressão dos fatores de crescimento endotelial vascular (VEGF, do inglês *vascular endothelial growth factors*). O progresso do tratamento na colite ulcerativa pode ser monitorado por biopsias, que mostram o desaparecimento dos vasos linfáticos da lâmina própria. Por outro lado, um número aumentado de vasos linfáticos na lâmina própria sinaliza a existência de inflamação ativa.

A descoberta da distribuição dos vasos linfáticos no intestino grosso estabeleceu a base para o tratamento atual de **adenomas** (pólipos adenomatosos do intestino grosso). Os adenomas consistem em neoplasias intraepiteliais localizadas na massa de tecido que faz protrusão no lúmen do intestino grosso (Figura B.17.6.1). A ausência de vasos linfáticos na lâmina própria foi importante para compreender a baixa velocidade de formação de metástases observada em certos cânceres de cólon. Os cânceres que se desenvolvem em grandes pólipos colônicos adenomatosos podem crescer extensamente no epitélio e na lâmina própria antes de conseguirem acesso aos vasos linfáticos da muscular da mucosa. Como quase 50% de todos os pólipos adenomatosos do intestino grosso estão localizados no reto e no cólon sigmoide, eles podem ser detectados por meio de retossigmoidoscopia. Enquanto a lesão estiver limitada à mucosa, a remoção endoscópica desses pólipos é considerada como tratamento clínico adequado. No entanto, a decisão terapêutica final precisa ser confirmada após cuidadoso exame microscópico da amostra ressecada.

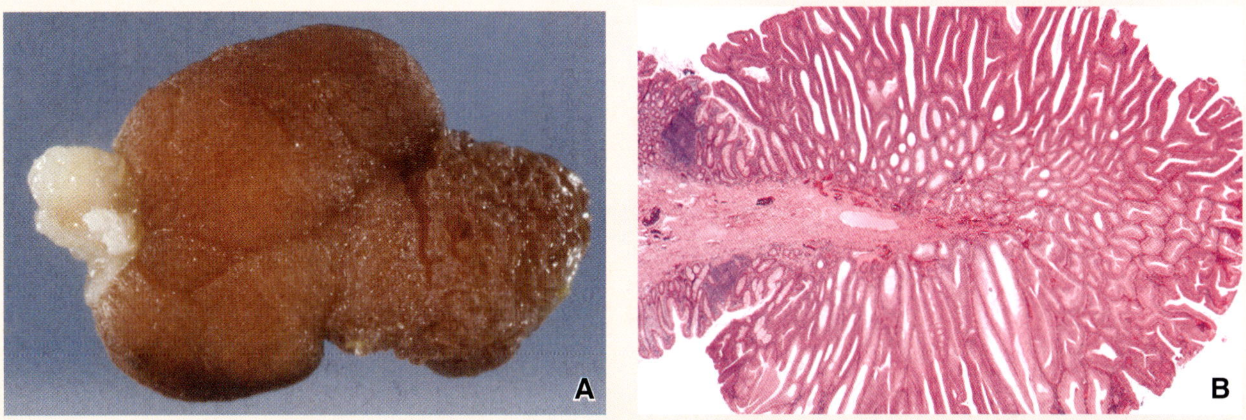

Figura B.17.6.1 Pólipo adenomatoso do intestino grosso. A. Esta imagem mostra uma vista macroscópica de um pólipo (cerca de 2 cm de diâmetro) removido cirurgicamente do intestino grosso durante a colonoscopia endoscópica. Este pólipo apresenta uma superfície característica com protuberâncias (tumefações arredondadas) e um pedículo por meio do qual se fixa à parede do cólon. **B.** Esta fotomicrografia foi obtida da porção central do pólipo. Na extremidade do pólipo, observe o padrão repetitivo de túbulos cobertos com células epiteliais neoplásicas que migraram e se acumularam na superfície intestinal. O pedículo visto no centro do pólipo é contínuo com a submucosa do cólon. Observe também um epitélio simples colunar do intestino grosso com características normais, na base do pedículo. (Reproduzida de Mitros FA, Rubin E. The gastrointestinal tract. In Rubin R, Strayer DS, eds. *Rubin's Pathology: Clinicopathologic Foundations of Medicine*. 5th ed. Lippincott Williams & Wilkins; 2008.)

constitui um local comum de desenvolvimento de **carcinoide**, um tipo de tumor que se origina a partir das células enteroendócrinas da mucosa de revestimento (ver Boxe 17.3).

Reto e canal anal

O reto é a porção distal dilatada do tubo GI. Sua porção superior distingue-se do restante do intestino grosso pela existência de pregas, denominadas pregas transversas do reto. A mucosa do reto é similar à do restante do cólon distal e apresenta glândulas intestinais tubulares retas com numerosas células caliciformes.

A porção mais distal do tubo GI é o canal anal. Apresenta um comprimento médio de 4 cm e estende-se da face superior do diafragma pélvico até o ânus (Figura 17.31). A parte superior do canal anal contém pregas longitudinais, denominadas colunas anais. As depressões entre as colunas anais são denominadas seios anais. O canal anal é dividido em três zonas, de acordo com as características do revestimento epitelial:

- A zona colorretal, encontrada no terço superior do canal anal, contém epitélio simples colunar, com características idênticas àquelas observadas no reto
- Zona anal de transição (ZAT), que ocupa o terço médio do canal anal. Representa uma transição entre o epitélio simples colunar da mucosa retal e o epitélio estratificado pavimentoso da pele perianal. A ZAT tem um epitélio estratificado colunar interposto ao epitélio simples colunar e ao epitélio estratificado pavimentoso, que se estende até a zona cutânea do canal anal (Figura 17.32 e Prancha 17.11)
- A zona pavimentosa, encontrada no terço inferior do canal anal. É revestida por epitélio estratificado pavimentoso, que é contínuo com o da pele perianal.

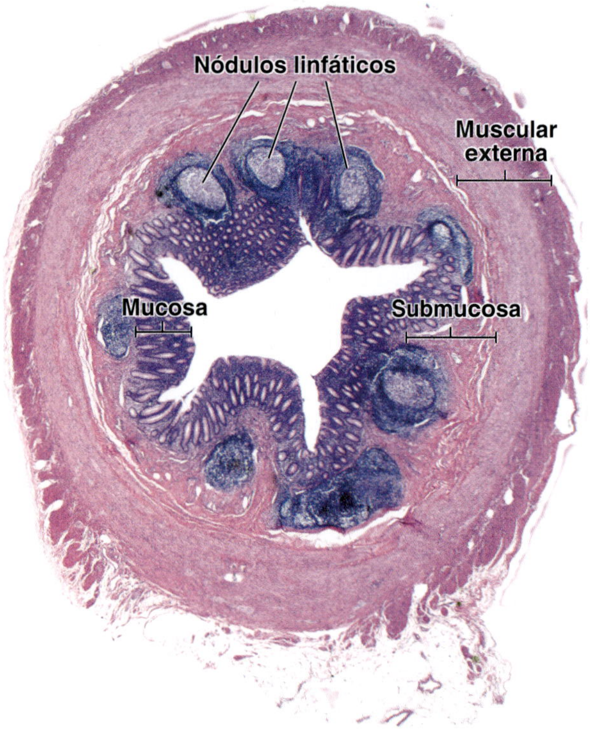

Figura 17.30 Fotomicrografia de um corte transversal do apêndice vermiforme. O apêndice vermiforme apresenta as mesmas quatro camadas encontradas no intestino grosso; no entanto, o seu diâmetro é menor. Em geral, são observados nódulos linfáticos dentro de toda a mucosa, que costumam se estender até a submucosa. Observe os nítidos centros germinativos dentro dos nódulos linfáticos. A muscular externa é composta de uma camada circular relativamente espessa e de uma camada longitudinal externa muito mais fina. O apêndice é recoberto por uma serosa, que é contínua com o mesentério do apêndice (*parte inferior, à direita*). 10×.

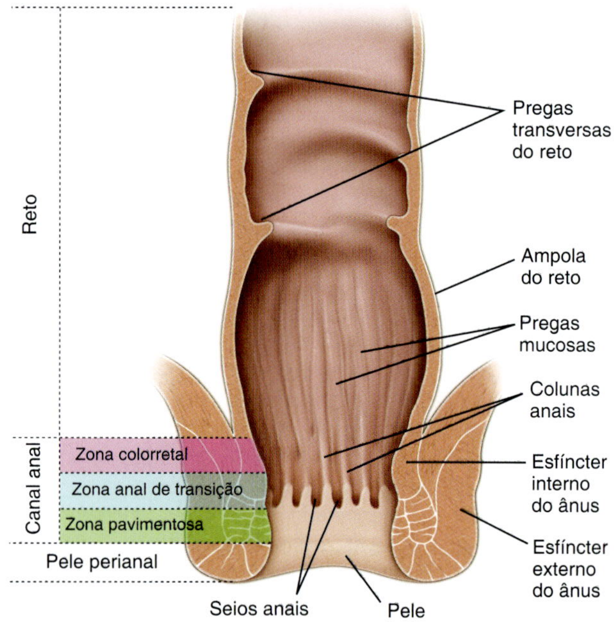

Figura 17.31 Desenho do reto e do canal anal. O reto e o canal anal são as porções terminais do intestino grosso. São revestidos pela mucosa colorretal que tem um epitélio simples colunar contendo principalmente células caliciformes e numerosas glândulas anais. No canal anal, o epitélio simples colunar sofre transição para um epitélio estratificado colunar (ou cuboide) e, em seguida, para um epitélio estratificado pavimentoso. Essa transição é observada na área designada como zona de transição anal, que ocupa o terço médio do canal anal entre a zona colorretal e a zona pavimentosa da pele perianal.

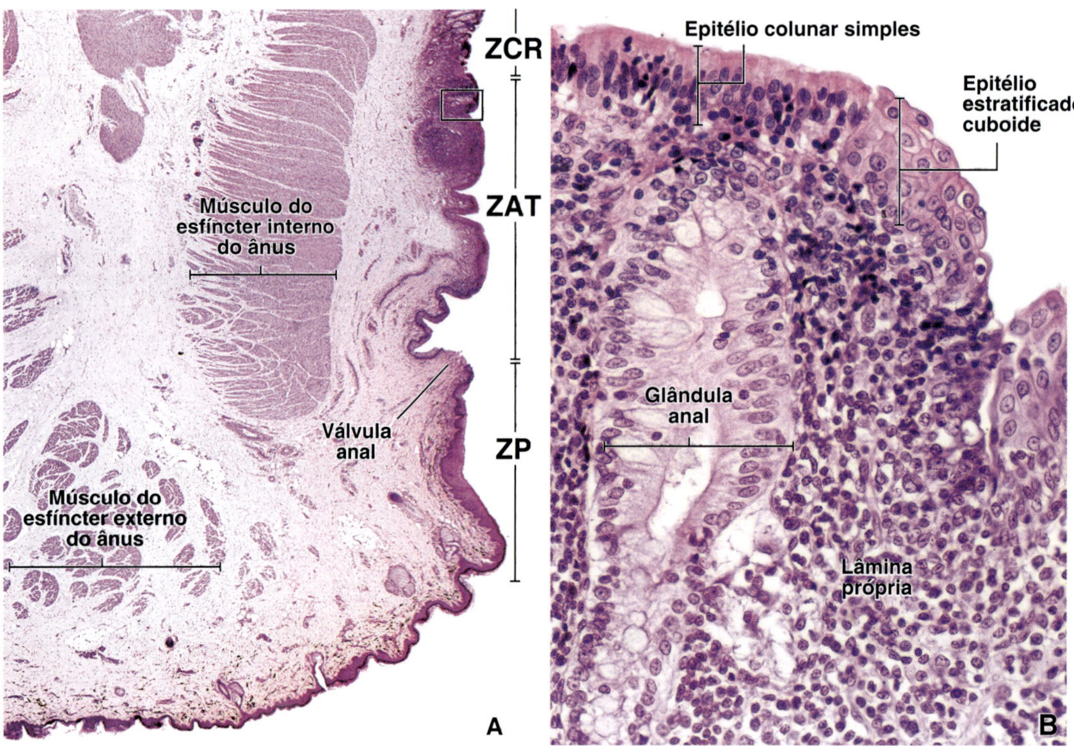

Figura 17.32 Fotomicrografias do canal anal. A. Esta fotomicrografia mostra um corte longitudinal através da parede do canal anal. Observe as três zonas no canal anal: a zona pavimentosa (*ZP*), que contém epitélio estratificado pavimentoso; a zona anal de transição (*ZAT*), que contém epitélio estratificado pavimentoso, estratificado cuboide ou colunar e epitélio simples colunar da mucosa retal; e a zona colorretal (*ZCR*), que, como o restante do colón, contém apenas epitélio simples colunar. Observe a válvula anal, que demarca a transição entre a *ZAT* e a *ZP*. O músculo do esfíncter interno do ânus deriva do espessamento da camada circular da muscular externa. Uma pequena parte do músculo do esfíncter externo do ânus é observada subcutaneamente. 10×. **B.** Este grande aumento da área indicada pelo *retângulo* em **A** mostra a área de transição da zona anal. Observe a transição abrupta entre o epitélio estratificado cuboide e o epitélio simples colunar. O epitélio simples colunar das glândulas anais estende-se para dentro da submucosa. Essas glândulas tubulares retas secretoras de muco são circundadas por tecido linfático difuso. 200×.

Boxe 17.7

Correlação clínica | Câncer colorretal

O **câncer colorretal** (câncer do cólon ou reto) constitui uma das principais causas de morte relacionadas com câncer nos EUA. Quase 100.000 casos de câncer de cólon e 40.000 casos de câncer retal foram diagnosticados por ano nos EUA, levando a mais de 50.000 mortes. O câncer colorretal ocorre comumente entre 60 e 79 anos em indivíduos com dieta pobre em fibras e rica em gordura. Na maioria dos casos (em torno de 98%), os cânceres colorretais consistem em adenocarcinomas, que começam na forma de pequenos agrupamentos benignos de células que surgem do epitélio glandular. Formam pólipos adenomatosos típicos, que podem ser detectados por sigmoidoscopia ou colonoscopia. Ao exame microscópico, as glândulas intestinais irregulares são revestidas por uma ou mais camadas de células cancerosas de coloração escura, com ou sem produção de muco (Figura B.17.7.1).

A distribuição do câncer de cólon varia ao longo do intestino grosso. Aproximadamente 38% dos cânceres são encontrados no ceco e no cólon ascendente, 38% no cólon transverso, 18% no cólon descendente e 8% no cólon sigmoide. Atualmente, acredita-se que a instabilidade cromossômica, associada ao acúmulo sequencial de mutações em proto-oncogenes e genes supressores, possa desempenhar papel vital no desenvolvimento do câncer colorretal. Inicialmente, ao perderem o **gene supressor tumoral APC**, as células epiteliais desenvolvem pólipos pequenos. Em seguida, a mutação no **proto-oncogene K-Ras** transforma o pólipo em um adenoma benigno. Essas células ainda sofrem mutação e/ou deleção do **gene supressor tumoral p53** e do **gene DCC**, levando, assim, ao desenvolvimento da forma invasiva do adenocarcinoma. A segunda via que leva ao desenvolvimento do câncer colorretal é causada por lesões genéticas em **genes de reparo de combinação imprópria do DNA** nas células epiteliais do cólon. Em geral, no estágio inicial, o câncer colorretal produz sintomas gerais, como alterações nas evacuações, constipação intestinal ou diarreia persistentes, cólica retal ou sangramento retal, que podem constituir uma indicação de neoplasia maligna em desenvolvimento. Quando a detecção é precoce, a cirurgia, a radioterapia e/ou a quimioterapia são opções efetivas.

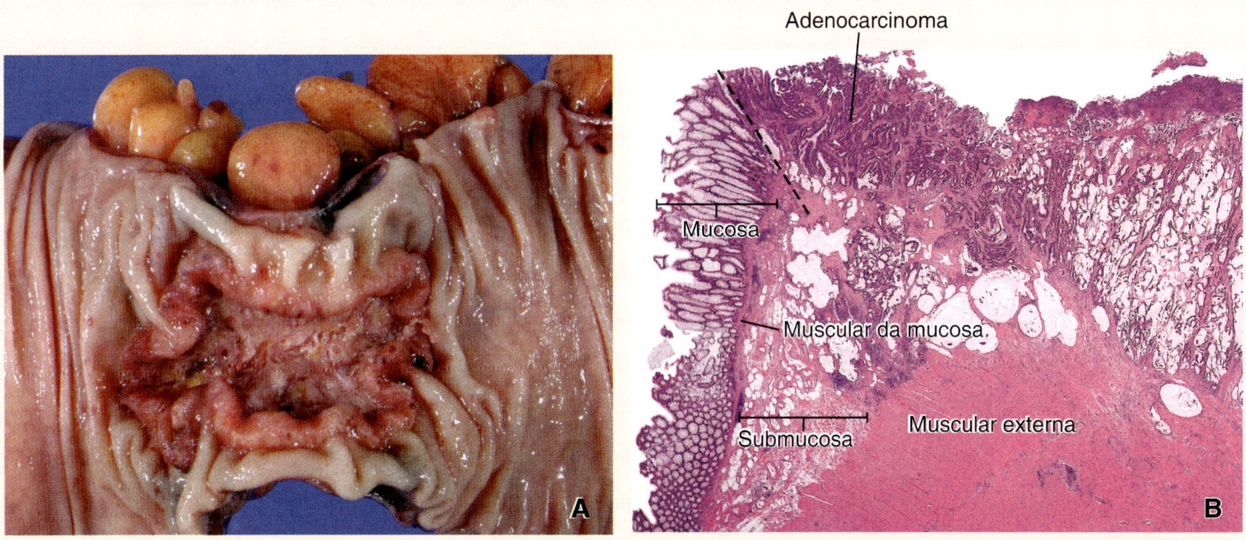

Figura B.17.7.1 Características macroscópicas e microscópicas do adenocarcinoma do cólon. A. Esta fotografia mostra um segmento cirurgicamente ressecado do cólon contendo massa elevada e com ulceração central. **B.** Esta fotomicrografia em pequeno aumento mostra o corte de um tumor realizado na margem livre da lesão para mostrar a mucosa típica do intestino grosso (*à esquerda*) e o adenocarcinoma invasivo (*parte superior à esquerda*). A transição abrupta para o adenocarcinoma é indicada por uma *linha tracejada*. As glândulas intestinais na parte normal do epitélio são revestidas por uma única camada de células caliciformes e células absortivas e ocupam toda a espessura da mucosa. Em contrapartida, o tecido invadido pelo adenocarcinoma exibe um padrão irregular de glândulas, sem a existência de produção de muco. As células e seus núcleos estão intensamente corados pela hematoxilina (hipercromáticos). Observe que as fibras musculares derivadas da muscular da mucosa seguem o seu trajeto entre as glândulas colônicas. 120×. (Ambas as imagens são cortesia do Dr. Thomas C. Smyrk.)

No canal anal, as glândulas anais estendem-se para dentro da submucosa e até mesmo na muscular externa. Essas glândulas tubulares retas e ramificadas secretam muco na superfície anal através de ductos revestidos por epitélio estratificado colunar. Às vezes, as glândulas anais são circundadas por tecido linfático difuso. Com frequência, levam à formação de **fístulas** (uma abertura entre o canal anal e a pele perianal) patológicas.

Na pele que circunda o ânus são encontradas glândulas apócrinas grandes – as glândulas circum-anais. Em alguns animais, a secreção dessas glândulas atua como atrativo sexual. Folículos pilosos e glândulas sebáceas também são encontrados nesse local.

A submucosa das colunas anais contém as ramificações terminais da artéria retal superior e do plexo venoso retal. Dilatações dessas veias submucosas constituem as **hemorroidas internas**, que estão relacionadas com a pressão venosa elevada na circulação porta (**hipertensão porta**). Não há tênias do cólon no reto; a camada longitudinal da muscular externa forma uma lâmina uniforme. A muscular da mucosa desaparece aproximadamente no nível da ZAT, em que a camada circular da muscular externa sofre espessamento, formando o músculo esfíncter interno do ânus. O músculo esfíncter externo do ânus é formado por músculo estriado do assoalho pélvico.

RESUMO

Sistema digestório 2 | Esôfago e tubo gastrintestinal

VISÃO GERAL DO ESÔFAGO E DO TUBO GASTRINTESTINAL

- O **tubo GI**, que se estende do **esôfago** até o **canal anal**, é oco e apresenta quatro camadas distintas (do lúmen para fora): a **mucosa**, a **submucosa**, a **muscular externa** e a **serosa** (quando o órgão é coberto por peritônio) ou **adventícia** (quando o órgão é circundado por tecido conjuntivo)
- A **mucosa** está sempre associada à **lâmina própria** (tecido conjuntivo frouxo) subjacente e à **muscular da mucosa** (camada de músculo liso). O tipo de epitélio da mucosa varia de uma região para outra, assim como a espessura da lâmina própria e da muscular da mucosa
- A **submucosa** consiste em tecido conjuntivo denso não modelado que contém vasos sanguíneos e linfáticos, um plexo nervoso e glândulas ocasionais
- A **muscular externa** mistura e propele o conteúdo do tubo GI. Consiste em duas camadas de músculo liso: a camada interna é circular e a camada externa é longitudinalmente orientada, com plexo nervoso mioentérico entre elas
- A **serosa** ou **adventícia** constitui a camada mais externa do tubo GI.

ESÔFAGO

- A **mucosa** do esôfago apresenta epitélio estratificado pavimentoso não queratinizado. A **submucosa** contém **glândulas esofágicas próprias** que lubrificam e protegem a superfície da mucosa. A **muscular externa** é estriada em sua porção superior e gradualmente substituída por uma camada de músculo liso na porção inferior
- Na **junção esofagogástrica**, o epitélio estratificado pavimentoso não queratinizado é substituído abruptamente pelo epitélio simples colunar da mucosa gástrica. Observa-se a existência de glândulas cárdicas esofágicas na lâmina própria nessa junção.

ESTÔMAGO

- O estômago apresenta três regiões histológicas: a **cárdia**, que circunda o orifício esofágico; a região **pilórica**, próxima da junção gastroduodenal; e a região **fúndica** (anatomicamente ocupada por **fundo** e **corpo gástricos**)
- A **mucosa** da região fúndica forma diversas pregas longitudinais (**pregas gástricas**). As **células mucosas da superfície** revestem a superfície interna do estômago e as **fovéolas gástricas**, que consistem em aberturas nas glândulas fúndicas ramificadas. As células mucosas da superfície produzem um revestimento viscoso insolúvel, semelhante a um gel, que contém íons bicarbonato que protegem a parede gástrica contra lesão física e química
- As **glândulas fúndicas** produzem o suco gástrico que apresenta quatro componentes principais: o ácido clorídrico (HCl), a pepsina (enzima proteolítica), o fator intrínseco (para a absorção de vitamina B_{12}) e o muco protetor contra o ácido
- O epitélio das glândulas fúndicas apresenta cinco tipos principais de células: as **células mucosas do colo**, que produzem secreções mucosas solúveis e pouco alcalinas; as **células parietais**, que são responsáveis pela produção de HCl no lúmen do sistema canalicular intracelular; as **células principais**, que secretam pepsinogênio; as **células enteroendócrinas**, que produzem pequenos hormônios gastrintestinais e parácrinos reguladores; e as **células-tronco**, que são precursoras de todas as células na glândula fúndica
- As **células mucosas do colo** produzem secreções de muco solúvel e de baixa alcalinidade
- As **células parietais** são células grandes encontradas na porção mediana da glândula, que são responsáveis pela produção de HCl no lúmen de seu sistema canalicular intracelular. Secretam também um fator intrínseco
- As **células principais** estão localizadas na base da glândula fúndica e secretam a proteína pepsinogênio. Em contato com o pH baixo do suco gástrico, o pepsinogênio é convertido em pepsina, uma enzima proteolítica ativa
- As **células enteroendócrinas** são encontradas em todos os níveis da glândula fúndica. Produzem pequenos hormônios gastrintestinais e parácrinos reguladores
- As **células-tronco** são precursoras de todas as células na glândula fúndica e estão localizadas na região do colo e base da glândula
- As **glândulas cárdicas** são compostas inteiramente de células secretoras de muco, com células enteroendócrinas ocasionais intercaladas
- As **glândulas pilóricas** são ramificadas e revestidas por células que se assemelham a células mucosas da superfície e células enteroendócrinas ocasionais.

INTESTINO DELGADO

- O **intestino delgado** é a porção mais longa do tubo GI e é dividido em três regiões anatômicas: o **duodeno** (com glândulas de Brunner secretoras de muco na submucosa), o **jejuno** e o **íleo** (com placas de Peyer na submucosa)
- A mucosa do intestino delgado é revestida por epitélio simples colunar, e a sua superfície absortiva é aumentada pelas **pregas circulares** e **vilosidades**. Glândulas intestinais tubulares simples (ou criptas) estendem-se a partir da muscular da mucosa e abrem-se no lúmen na base das vilosidades
- O epitélio da mucosa intestinal apresenta pelo menos cinco tipos de células: os **enterócitos**, que consistem em células absortivas especializadas para o transporte de substâncias do lúmen até os vasos sanguíneos ou linfáticos; as **células caliciformes**, que são glândulas unicelulares secretoras de mucina entremeadas em outras células do epitélio intestinal; as **células de Paneth**, que secretam substâncias antimicrobianas (p. ex., lisozima, α-defensinas); as **células enteroendócrinas**, que produzem vários hormônios parácrinos e endócrinos gastrintestinais; e as **células M**, que são especializadas no transporte de antígeno e que cobrem os nódulos linfáticos na lâmina própria
- As células do epitélio da mucosa intestinal são encontradas tanto nas glândulas intestinais quanto na superfície das vilosidades e, dependendo da região, a razão entre elas se modifica
- Os **enterócitos** são células absortivas especializadas para o transporte de substâncias do lúmen para os vasos sanguíneos ou linfáticos
- As **células caliciformes** são glândulas unicelulares secretoras de muco que estão entremeadas com outras células do epitélio intestinal
- As **células de Paneth** são encontradas nas bases das glândulas intestinais, e a sua principal função consiste em secretar substâncias antimicrobianas (p. ex., lisozima, α-defensinas)
- As **células enteroendócrinas** produzem vários hormônios gastrintestinais parácrinos e endócrinos
- As **células M** (células de micropregas) são especializadas no transporte de antígenos. Recobrem os nódulos linfáticos na lâmina própria
- As **células-tronco** são precursoras de todas as células nas glândulas intestinais e estão localizadas próximo da base da glândula
- A **muscular externa** coordena as contrações das camadas circular interna e longitudinal externa, produzindo o peristaltismo que move distalmente o conteúdo intestinal. O **plexo mioentérico** (plexo de Auerbach) autônomo inerva a muscular externa.

INTESTINO GROSSO

- O **intestino grosso** compreende o **ceco** (com seu **apêndice vermiforme** que se projeta), o **cólon**, o **reto** e o **canal anal**. O apêndice apresenta numerosos nódulos linfáticos que se estendem na submucosa
- A mucosa do intestino grosso contém numerosas **glândulas intestinais** tubulares retas (criptas de Lieberkühn), que se estendem através de toda a espessura dessa camada. As glândulas são revestidas por enterócitos (para a reabsorção de água) e por células caliciformes (para a lubrificação)
- A **muscular externa** do cólon apresenta uma camada externa condensada em três faixas longitudinais proeminentes, as **tênias do cólon**, que levam à formação de saculações na parede do intestino grosso (saculações do cólon)
- No **canal anal**, o epitélio simples colunar torna-se estratificado na **zona anal de transição** (terço médio do canal anal). A parte inferior do canal anal é recoberta por epitélio estratificado pavimentoso, que é contínuo com a pele perineal.

PRANCHA 17.1 ■ Esôfago

O **esôfago**, a primeira parte do tubo GI, é uma estrutura muscular que transporta o alimento e outras substâncias da parte oral da faringe para o estômago. A **mucosa** que reveste a extensão do esôfago apresenta epitélio estratificado pavimentoso não queratinizado. A **lâmina própria** subjacente assemelha-se à lâmina própria de todo o tubo GI; o tecido linfático difuso encontra-se espalhado por toda a extensão, e existem nódulos linfáticos. A camada profunda da mucosa, a **muscular da mucosa**, é composta de feixes de fibras musculares lisas de organização longitudinal. A **submucosa** consiste em tecido conjuntivo denso não modelado, que contém os vasos sanguíneos e linfáticos maiores, fibras nervosas e células ganglionares. As fibras nervosas e as células ganglionares constituem o plexo submucoso (plexo de Meissner). A **muscular externa** consiste em duas camadas musculares, uma camada circular interna e uma camada longitudinal externa. O terço superior da muscular externa consiste em músculo estriado, uma continuação do músculo da faringe. Os feixes de músculo estriado e de músculo liso estão misturados e entrelaçados na muscular externa do terço médio do esôfago. A muscular externa do terço distal consiste apenas em músculo liso, como no restante do tubo GI.

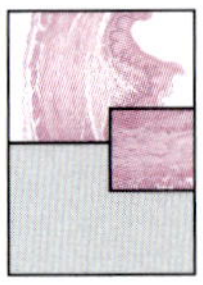

Esôfago, macaco, hematoxilina e eosina (H-E), 60×; detalhe, 400×.

Um corte transversal da parede do esôfago é mostrado aqui. A **mucosa** (*Muc*) consiste em epitélio (*Ep*) estratificado pavimentoso, uma **lâmina própria** (*LP*) e **a muscular da mucosa** (*MM*). O limite entre o epitélio e a lâmina própria é distinto, embora não seja uniforme, em consequência da existência de numerosas papilas de tecido conjuntivo profundo. A camada basal do epitélio cora-se intensamente e é vista como uma faixa escura que é apenas relativamente aparente neste pequeno aumento. A coloração intensa se deve, em parte, à basofilia citoplasmática basocelular. As pequenas dimensões basocelulares resultam em elevada razão nuclear:citoplasma, o que intensifica ainda mais a coloração dessa camada pela hematoxilina.

A **submucosa** consiste em tecido conjuntivo denso não modelado, que contém vasos sanguíneos de maior calibre e nervos. Nesta figura, não se observam glândulas na submucosa; no entanto, elas estão regularmente presentes em toda essa camada e provavelmente ficaram incluídas na parede da submucosa. Enquanto o limite entre o epitélio e a lâmina própria é marcante, o limite entre a mucosa (*Muc*) e a submucosa (*SubM*) é menos nítido, embora seja discernível.

A **muscular externa** (*ME*) mostrada aqui é constituída por duas camadas musculares, uma circular interna e uma longitudinal externa mais fina (*CL*). Nesta amostra, a muscular externa (*ME*) é composta, em grande parte, de músculo liso, mas também contém áreas de músculo estriado. Embora as estriações não sejam evidentes neste pequeno aumento, as áreas eosinofílicas mais densamente coradas (*asteriscos*) indicam ser músculo estriado quando examinadas em maior aumento. O *detalhe*, que provém de uma área na *metade inferior* da figura, confirma essa identificação.

O *detalhe* mostra o músculo estriado de orientação circular e músculo liso. O músculo estriado cora-se mais intensamente pela eosina, mas a distribuição e o número de núcleos são características mais importantes para a identificação. No centro do *detalhe*, há numerosos núcleos alongados orientados uniformemente; trata-se de músculo liso (*ML*). Acima e abaixo, verifica-se a existência de alguns núcleos alongados que estão localizados, em grande parte, na periferia dos feixes. Trata-se de músculo estriado (*MEst*); as estriações transversais são apenas perceptíveis em algumas áreas. A amostra apresentada aqui provém da porção média do esôfago, em que os músculos liso e estriado estão presentes. A muscular externa do terço distal do esôfago contém apenas músculo liso, enquanto o terço proximal consiste em músculo estriado. Externamente à muscular externa está a **adventícia** (*Adv*), que consiste em tecido conjuntivo denso.

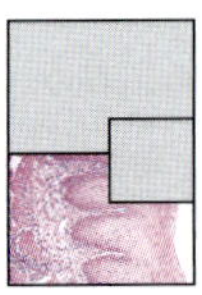

Mucosa, esôfago, macaco, H-E, 300×.

À semelhança de outros epitélios estratificados pavimentosos, novas células são produzidas na camada basal, a partir da qual migram para a superfície. Durante essa migração, o formato e a orientação das células se modificam, refletindo-se também no formato dos núcleos. Nas camadas mais profundas, os núcleos são esféricos; por outro lado, nas camadas mais superficiais, os núcleos estão alongados e orientados paralelamente à superfície. A existência de núcleos em toda a camada epitelial, particularmente nas células superficiais, indica que o epitélio não é queratinizado. Em alguns casos, o epitélio das regiões superiores do esôfago pode ser paraqueratinizado ou, mais raramente, queratinizado.

Como mostra esta figura, a **lâmina própria** (*LP*) é um tecido conjuntivo frouxo muito celularizado, que contém numerosos linfócitos (*Lin*), pequenos vasos sanguíneos e vasos linfáticos (*VL*). A parte mais profunda da mucosa é a muscular da mucosa (*MM*). Uma camada de músculo liso define o limite entre a mucosa e a submucosa. Os núcleos das células musculares lisas da muscular da mucosa aparecem esféricos, visto que as células estão em corte transversal.

Adv, Adventícia
Ep, Epitélio estratificado pavimentoso
CL, Camada longitudinal da muscular externa
Lin, Linfócitos
LP, Lâmina própria
ME, Muscular externa
MEst, Músculo estriado
ML, Músculo liso
MM, Muscular da mucosa
Muc, Mucosa
SubM, Submucosa
VL, Vasos linfáticos
Asteriscos, Figura superior, áreas que contêm músculo estriado na muscular externa
Setas, Figura inferior, linfócitos no epitélio

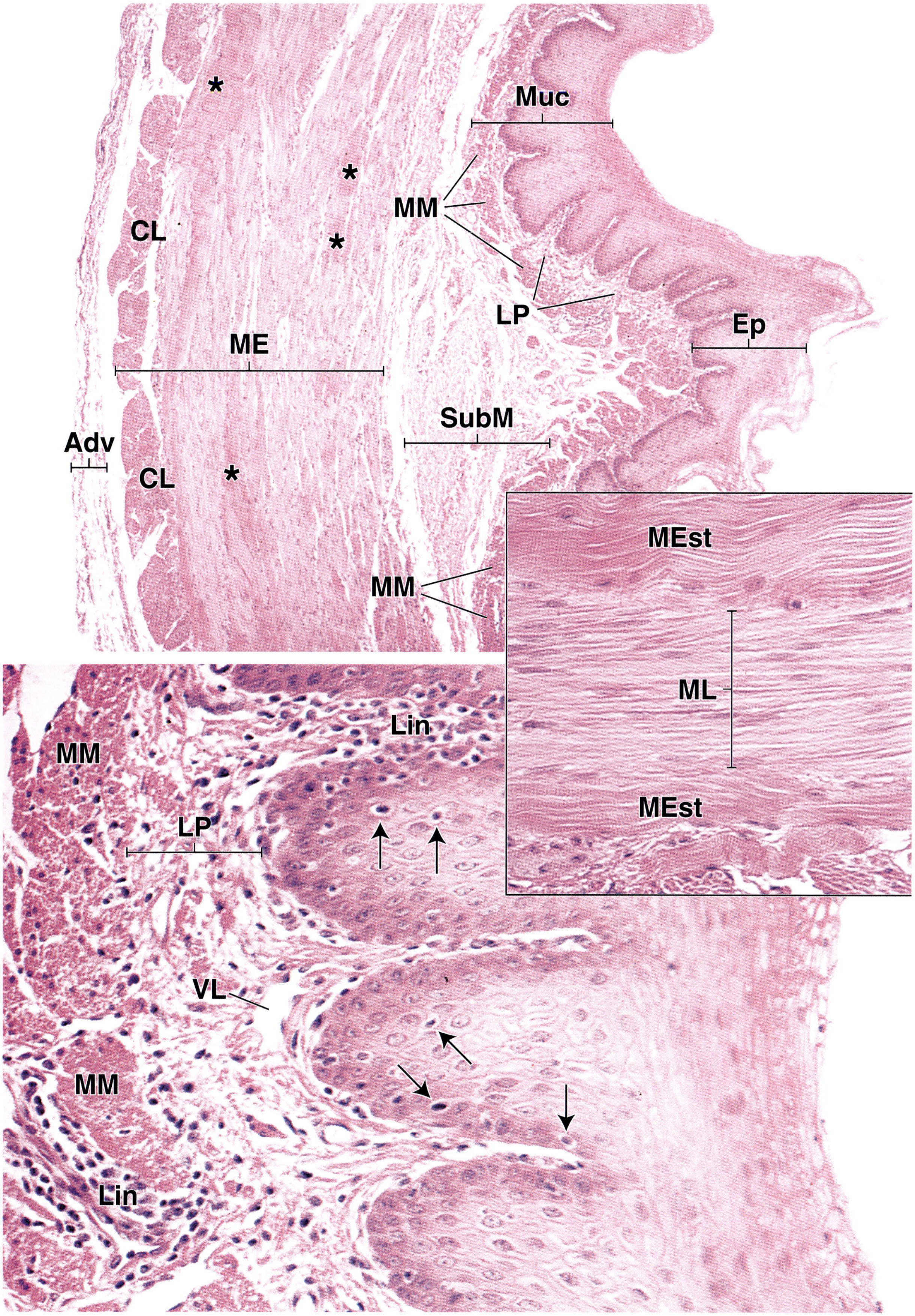
Muc
MM
LP
Ep
CL
ME
SubM
Adv
CL
MM
MEst
ML
MEst
MM
Lin
LP
VL
MM
Lin

PRANCHA 17.2 ■ Esôfago, estômago, região cárdica

A **junção esofagogástrica** marca uma mudança de função, de um conduto (esôfago) para um órgão de digestão (estômago). O epitélio da mucosa modifica-se, passando de um epitélio estratificado pavimentoso (protetor) para um epitélio simples colunar secretor, que forma as glândulas mucosas que secretam mucinogênio, enzimas digestivas e ácido clorídrico. A lâmina própria muito celularizada é rica em tecido linfático difuso, ressaltando o papel dessa camada no sistema imune.

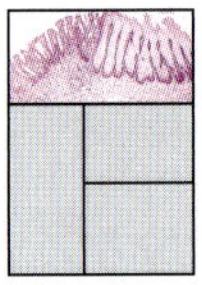

Junção esofagogástrica, esôfago-estômago, ser humano, hematoxilina e eosina (H-E), 100×.

A junção entre o esôfago e o estômago é mostrada aqui. O esôfago está *à direita*, enquanto a região cárdica do estômago encontra-se *à esquerda*. O *retângulo grande* marca uma área representativa da mucosa cárdica observada em maior aumento na figura adiante; o *retângulo menor* mostra parte da junção examinada em maior aumento na figura *à direita*.

Conforme observado na Prancha 17.1, o esôfago é revestido por **epitélio** (*Ep*) **estratificado pavimentoso**, que é endentado em sua superfície inferior por papilas profundas de tecido conjuntivo. Quando observadas em corte oblíquo (como ocorreu com cinco delas), aparecem como ilhotas de tecido conjuntivo imersas no epitélio espesso. Abaixo do epitélio, encontram-se a lâmina própria, frequentemente infiltrada por linfócitos (*Lin*), e a muscular da mucosa (*MM*). Na junção entre o esôfago e o estômago (ver também a *figura do meio, à direita*), o epitélio estratificado pavimentoso do estômago termina de maneira abrupta, enquanto começa o **epitélio simples colunar** da superfície do estômago.

A superfície do estômago contém numerosas depressões relativamente profundas, denominadas fovéolas gástricas (*FG*) ou criptas gástricas, que são formadas por epitélio semelhante ao da superfície com o qual são contínuas. As **glândulas** (*GC*) abrem-se na base das fovéolas gástricas e constituem as glândulas cárdicas. Toda mucosa gástrica contém glândulas. Existem três tipos de glândulas gástricas: cárdicas, fúndicas e pilóricas. As glândulas cárdicas estão na vizinhança imediata da abertura do esôfago; as glândulas pilóricas estão localizadas na porção afunilada do estômago que leva ao duodeno, e as glândulas fúndicas estão presentes em todo o restante do estômago.

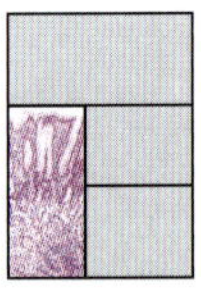

Região cárdica, estômago, ser humano, H-E, 260×.

As **glândulas cárdicas** e as fovéolas gástricas (*FG*) observadas na *figura anterior* são circundadas por uma lâmina própria muito celularizada. Neste maior aumento, é possível observar que muitas células da lâmina própria são linfócitos e outras células do sistema imune. Grande número de linfócitos (*Lin*) pode estar localizado entre as células musculares lisas da muscular da mucosa (*MM*), de modo que esta, nesses locais, parece estar rompida. Alguns linfócitos intraepiteliais estão indicados por *setas*.

As glândulas cárdicas (*GC*) estão limitadas a uma região estreita ao redor do orifício cárdico; drenam suas secreções por ductos (*D*) na parte inferior das fovéolas gástricas. Não estão nitidamente delimitadas na região fúndica do estômago que contém células parietais e células principais. Por conseguinte, nesse limite, são observadas células parietais ocasionais nas glândulas cárdicas.

Em certos animais (p. ex., ruminantes e porcos), a anatomia e a histologia do estômago são diferentes. Nesses animais, pelo menos uma parte do estômago é revestida por epitélio estratificado pavimentoso.

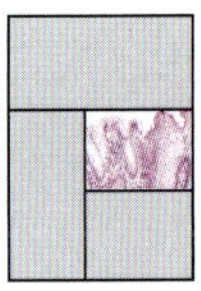

Junção esofagogástrica, esôfago-estômago, ser humano, H-E, 440×.

As células colunares da superfície do estômago e as **fovéolas gástricas** (*FG*) produzem muco. Cada célula da superfície e das fovéolas contém um cálice mucoso em seu citoplasma apical, formando, assim, um folheto glandular de células, denominadas **células mucosas da superfície** (*CMS*). Em geral, o conteúdo do cálice mucoso é perdido durante a preparação do tecido, razão pela qual a porção apical do cálice das células aparece vazia em cortes de rotina incluídos em parafina e corados pela H-E, como aqueles mostrados nesta prancha. Observe o aspecto de tecido conjuntivo frouxo da lâmina própria (*LP*) que separa as fovéolas gástricas (*FG*).

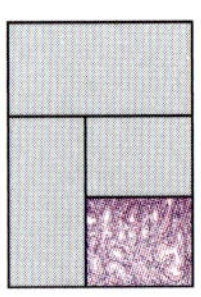

Região cárdica, estômago, ser humano, H-E, 440×.

O epitélio das glândulas cárdicas (*GC*) também consiste em **células glandulares mucosas** (*CGM*). Conforme observado na fotomicrografia, o núcleo da célula glandular é geralmente achatado; um lado é adjacente à base da célula, enquanto o outro lado é adjacente ao citoplasma de coloração pálida. Neste caso, também ocorre perda do muco durante o processamento do tecido, o que explica a aparência de coloração pálida do citoplasma. Embora as **glândulas cárdicas** sejam, em sua maioria, não ramificadas, observa-se, em certas ocasiões, alguma ramificação. As glândulas liberam suas secreções através de ductos (*D*) na base das fovéolas gástricas. As células que formam os ductos são colunares, e o citoplasma cora-se bem pela eosina. Isso facilita distinguir as células ductais das células glandulares mucosas. Entre as células que formam a porção ductal da glândula, estão aquelas que sofrem divisão mitótica para repor as células tanto mucosas da superfície quanto glandulares. As glândulas cárdicas também contêm células enteroendócrinas, mas a sua identificação é difícil em cortes incluídos em parafina e corados pela H-E. Feixes interrompidos de músculos lisos da muscular da mucosa (*MM*) são visíveis próximo à glândula.

CGM, Células glandulares mucosas
CMS, Células mucosas da superfície
D, Ductos das glândulas cárdicas
Ep, Epitélio
FG, Fovéolas gástricas
GC, Glândulas cárdicas
Lin, Linfócitos
LP, Lâmina própria
MM, Muscular da mucosa
Setas, Linfócitos intraepiteliais

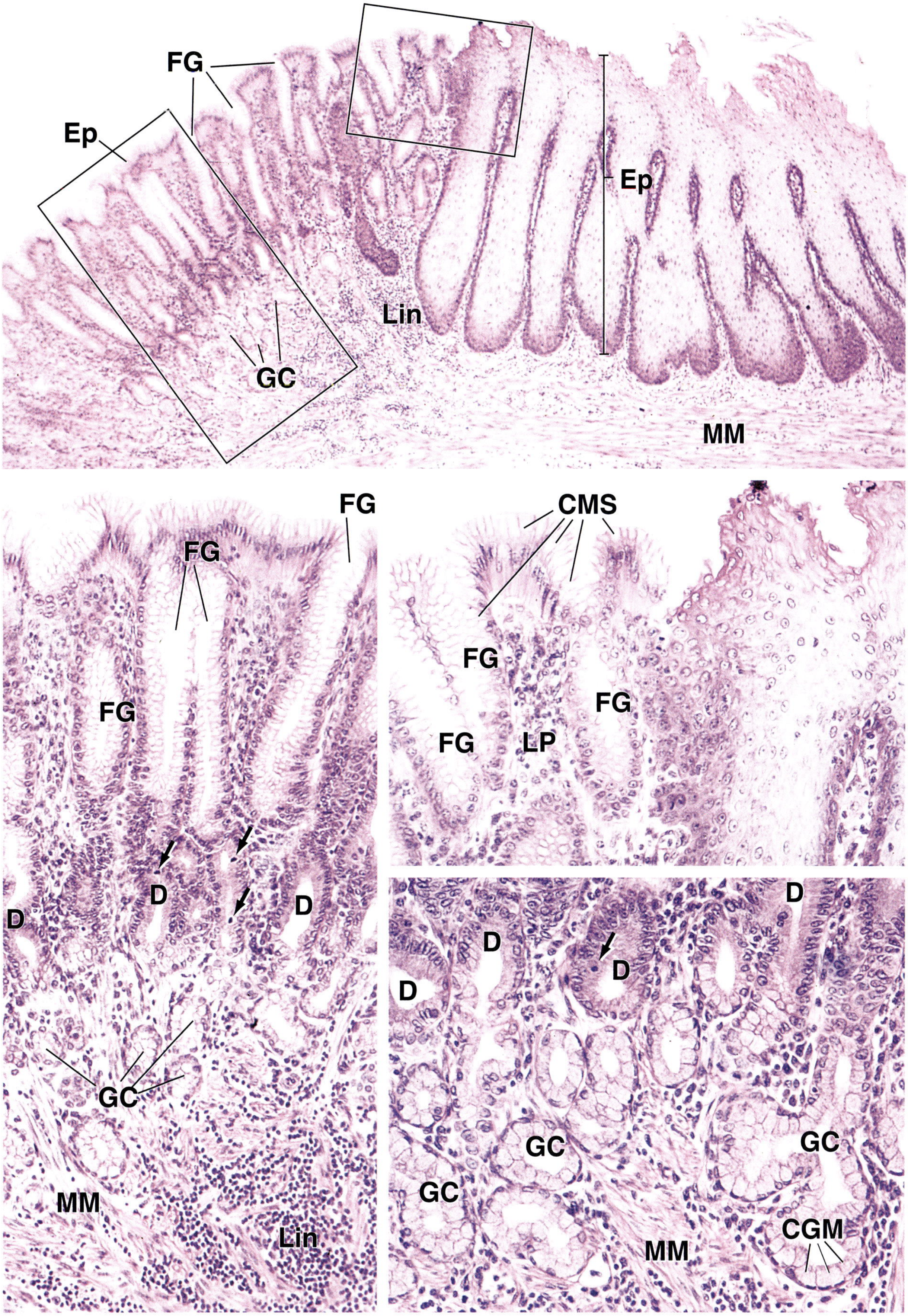
FG
Ep
Ep
Lin
GC
MM
FG
FG
FG
D
D
D
GC
MM
Lin
CMS
FG
FG
FG
LP
D
D
D
D
GC
GC
GC
CGM
MM

PRANCHA 17.3 ■ Estômago 1

Histologicamente, o **estômago** é dividido em três regiões: a **cárdia**, a região mais próxima do esôfago, que contém glândulas cárdicas que secretam principalmente mucinogênio; o **piloro**, de localização proximal ao esfíncter gastrintestinal (pilórico), que contém glândulas pilóricas que secretam um mucinogênio que se assemelha ao das *células mucosas da superfície*; e o **fundo gástrico**, o corpo ou maior parte do estômago, que contém as glândulas fúndicas (gástricas). As glândulas fúndicas contêm **células parietais (oxínticas)**; células acidofílicas, que secretam HCl 0,16 N; e **células principais**, células basofílicas que contêm grânulos secretores acidofílicos no citoplasma apical. Os grânulos contêm principalmente pepsinogênio. As glândulas em todas as partes do estômago contêm **células enteroendócrinas**.

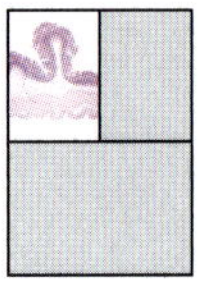

Estômago, ser humano, hematoxilina e eosina (H-E), 40×.

Assim como em outras partes do tubo GI, a parede do estômago consiste em quatro camadas: a mucosa (*Muc*), a submucosa (*SubM*), a muscular externa (*ME*) e a serosa. A **mucosa** é a camada mais interna, que apresenta três regiões distintas (*setas*). A região mais superficial contém as fovéolas gástricas; a região média encerra os colos das glândulas, que tendem a se corar pela eosina; e a parte mais profunda da mucosa cora-se mais intensamente pela hematoxilina. Os tipos de células da porção profunda (que se cora pela hematoxilina) da mucosa fúndica são considerados na *figura da parte inferior*. As células de todas as três regiões e suas características de coloração são consideradas na Prancha 17.4.

A superfície interna do estômago vazio apresenta pregas longas, denominadas **pregas gástricas** – uma destas é mostrada aqui em corte transversal. Consiste em mucosa e submucosa (*asteriscos*). As pregas gástricas não são pregas permanentes; de fato, elas desaparecem quando a parede do estômago é distendida, assim como no estômago distendido são também observadas áreas mamilares (*AM*), que consistem em pequenas elevações da mucosa que se assemelham a pedras de calçamento. As áreas mamilares consistem apenas em mucosa, sem submucosa.

A **submucosa** e a **muscular externa** coram-se predominantemente pela eosina, enquanto a muscular externa aparece mais escura. O músculo liso da muscular externa confere aparência homogênea e uniformemente sólida. Em contrapartida, a submucosa, por ser de tecido conjuntivo, pode conter áreas com adipócitos e apresenta numerosos perfis de vasos sanguíneos (*VS*). Por ser muito fina, a **serosa** não é distinguida neste pequeno aumento.

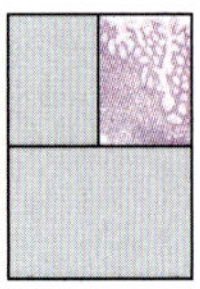

Junção fundocárdica, estômago, ser humano, H-E, 240×.

Esta figura e a figura adiante mostram a **junção fundocárdica** entre as regiões cárdica e fúndica do estômago. Essa junção pode ser identificada histologicamente com base na estrutura da mucosa. As fovéolas gástricas (*FG*), algumas das quais são vistas se abrindo na superfície (*setas*), assemelham-se em ambas as regiões, mas as glândulas são diferentes. São compostas principalmente de células secretoras de muco e células enteroendócrinas ocasionais. Em cada figura, o limite entre as glândulas cárdicas (*GC*) e as glândulas fúndicas (*GF*) é marcado pela *linha tracejada*.

A espessura total da mucosa gástrica é mostrada e, nela, identifica-se a existência da muscular da mucosa (*MM*) abaixo das glândulas fúndicas. A muscular da mucosa sob as glândulas cárdicas é obscurecida por uma grande infiltração de linfócitos que formam um nódulo linfático (*NL*).

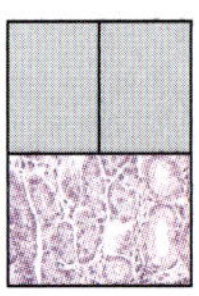

Junção fundocárdica, estômago, ser humano, H-E, 640×.

Esta figura em maior aumento possibilita a comparação entre as glândulas cárdicas e fúndicas. As **glândulas cárdicas** (*GC*) consistem em células glandulares mucosas dispostas como epitélio simples colunar; o núcleo está na parte mais basal da célula e é ligeiramente achatado. O citoplasma é visto como uma rede tênue de material levemente corado. O lúmen (*L*) das glândulas cárdicas é relativamente amplo. Por outro lado, as **glândulas fúndicas** (*GF*) (*à esquerda da linha tracejada*) são pequenas, e o lúmen é facilmente visto somente em alguns cortes fortuitos de glândulas. Consequentemente, as glândulas aparecem, em sua maioria, como cordões de células. Como se trata de uma região profunda da mucosa fúndica, a maioria das células consiste em células principais. A porção basal da célula principal contém o núcleo e o retículo endoplasmático rugoso (RER) substancial, que explica sua basofilia. O citoplasma apical, que geralmente é ocupado por grânulos secretores perdidos durante a preparação do tecido, cora-se fracamente. As células parietais (*CP*) estão intercaladas às células principais. Em geral, as células parietais apresentam núcleo esférico circundado por citoplasma eosinófilo. Entre as células da lâmina própria, algumas apresentam núcleos alongados pálidos. Trata-se de células musculares lisas (*ML*) que se estendem até a lâmina própria a partir da muscular da mucosa.

AM, Áreas mamilares
CP, Células parietais
FG, Fovéolas gástricas
GC, Glândulas cárdicas
GF, Glândulas fúndicas
L, Lúmen
ME, Muscular externa
ML, Células musculares lisas
MM, Muscular da mucosa
Muc, Mucosa
NL, Nódulo linfático
SubM, Submucosa
VS, Vasos sanguíneos
Asterisco, Submucosa nas pregas gástricas
Linha tracejada, Limite entre as glândulas cárdicas e fúndicas
Setas, Na figura superior, à esquerda, três regiões da mucosa fúndica de coloração diferente; na figura superior à direita, abertura das fovéolas gástricas

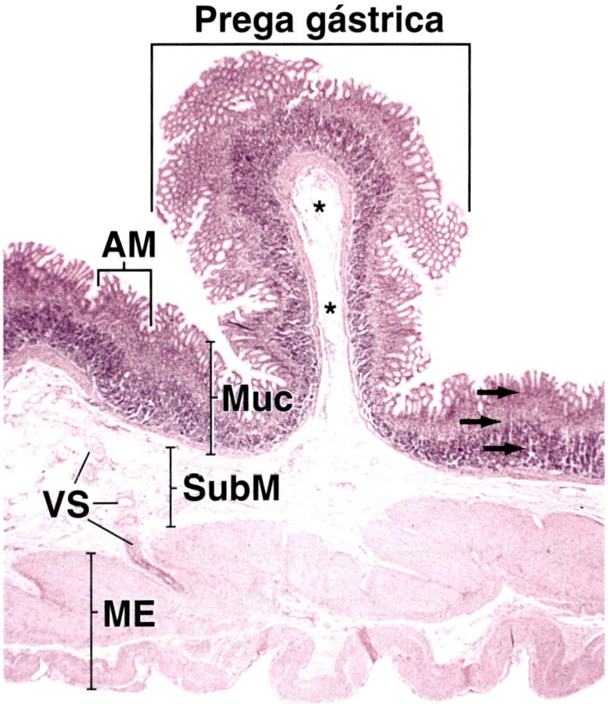
Prega gástrica
AM
Muc
SubM
VS
ME

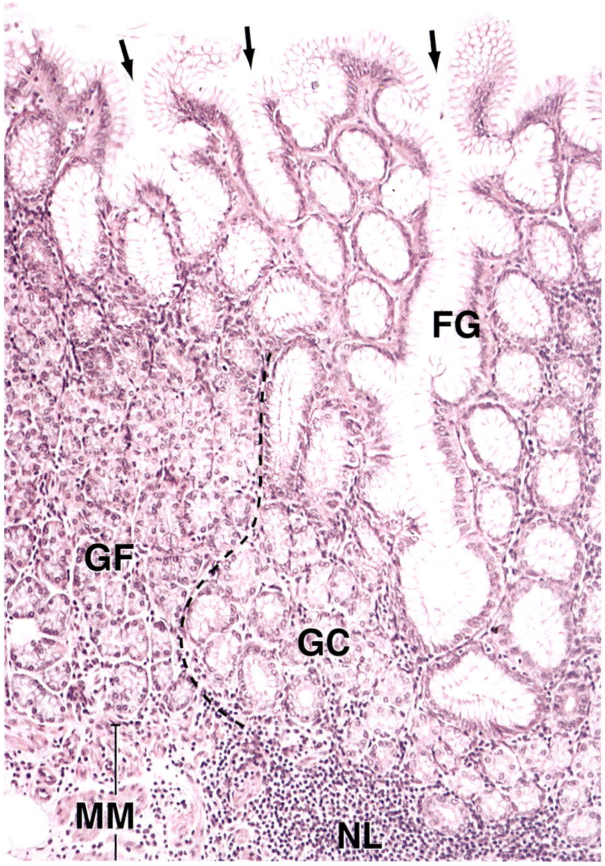
FG
GF
GC
MM
NL

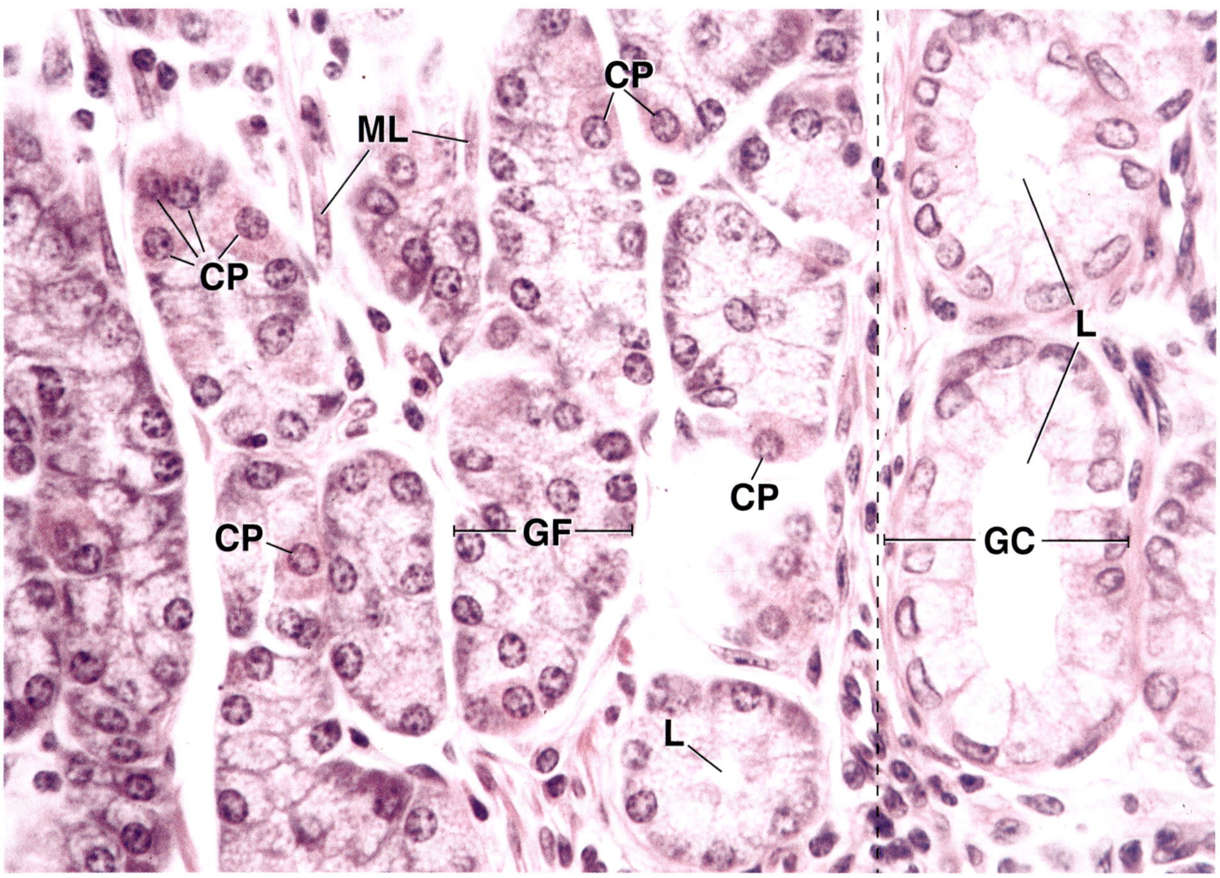
CP
ML
CP
CP
GF
CP
L
L
GC

PRANCHA 17.4 ■ Estômago 2

O tubo GI é revestido por um epitélio que sofre renovação regular; cada porção apresenta tempo de renovação e localização específicos das células-tronco. No estômago, as células-tronco estão localizadas no istmo (acima) das células mucosas do colo. As células que migram para cima para formar as células mucosas da fovéola gástrica e da superfície apresentam tempo de renovação de 3 a 5 dias; as células que migram para baixo para formar as células parietais, as células principais e as células enteroendócrinas das glândulas têm tempo de renovação de aproximadamente 1 ano. Outro nicho de células-tronco está localizado na base da glândula.

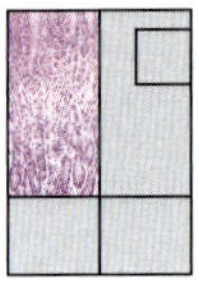

Glândulas fúndicas, estômago, macaco, hematoxilina e eosina (H-E), 320×.

Esta figura mostra uma área da **mucosa fúndica** que inclui a base das fovéolas gástricas e o colo e a parte mais profunda das glândulas fúndicas. Inclui as áreas indicadas pelas *setas* na *figura superior à esquerda* da Prancha 17.3. As **células mucosas da superfície** (*CMS*) das fovéolas gástricas são prontamente identificadas, visto que o cálice mucoso no polo apical de cada célula exibe uma aparência vazia. Logo abaixo das fovéolas gástricas estão os colos (*C*) das glândulas fúndicas, nos quais as **células mucosas do colo** (*CMC*) e as **células parietais** (*CP*) podem ser identificadas. As células mucosas do colo produzem uma secreção mucosa que difere daquela produzida pelas células mucosas da superfície. Conforme observado aqui, as células mucosas do colo exibem citoplasma levemente corado; não há áreas citoplasmáticas que se corem intensamente.

As **células parietais** são distintas, principalmente em virtude da coloração eosinofílica pronunciada de seu citoplasma. Seu núcleo é esférico, à semelhança dos núcleos das células principais, mas tende a estar localizado mais próximo da lâmina basal do epitélio do que do lúmen da glândula, devido ao formato piriforme da célula parietal.

Esta figura também revela as características distintivas das **células principais** (*CPr*), ou seja, o núcleo esférico de localização basal; o ergastoplasma, profundamente corado com hematoxilina (particularmente evidente em algumas células principais, em que o núcleo não foi incluído no plano do corte); e o citoplasma apical ligeiramente eosinofílico (ocupado normalmente pelos grânulos secretores).

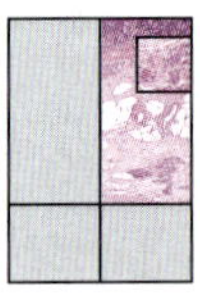

Submucosa, estômago, macaco, H-E, 320×.

Esta figura mostra a porção basal da mucosa do estômago, a **submucosa** (*SubM*) e a porção da muscular externa (*ME*). A muscular da mucosa (*MM*) é a região mais profunda da mucosa. Consiste em células musculares lisas dispostas em pelo menos duas camadas. Conforme observado na fotomicrografia, as células musculares lisas imediatamente adjacentes à submucosa são vistas em corte longitudinal e exibem perfis nucleares alongados. Logo acima dessa camada, as células musculares foram cortadas transversalmente e apresentam perfis nucleares arredondados.

A submucosa consiste em tecido conjuntivo de densidade moderada. Na submucosa, há adipócitos (*A*), vasos sanguíneos (*VS*) e um grupo de células ganglionares (*CG*). Essas células, em particular, pertencem ao **plexo submucoso** (*plexo de Meissner* [*PM*]). O *detalhe* mostra algumas das células ganglionares (*CG*) em maior aumento. Trata-se dos corpos celulares grandes dos neurônios entéricos. Cada corpo celular é circundado por células-satélites intimamente apostas ao corpo celular do neurônio. As *pontas de seta* apontam para os núcleos das células-satélites.

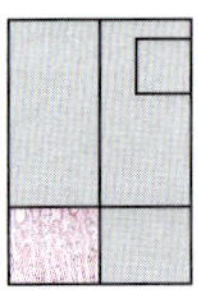

Glândulas gástricas, estômago, impregnação por prata, 160×.

As **células enteroendócrinas** constituem uma classe de células que podem ser demonstradas com métodos histoquímicos especiais ou pela impregnação por prata, mas que não são facilmente evidentes em cortes corados por H-E. A distribuição das células em uma preparação feita por impregnação por prata é mostrada aqui (*setas*). Por serem passíveis de impregnação por prata, essas células são apropriadamente designadas como **células argentafins.** As células mucosas da superfície (*CMS*) marcam a base das fovéolas gástricas e estabelecem o fato de que os colos das glândulas fúndicas estão presentes no corte. As células argentafins aparecem em *preto* nesta amostra. O aumento relativamente pequeno possibilita a avaliação da frequência de distribuição dessas células.

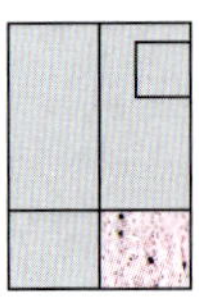

Glândulas gástricas, estômago, impregnação por prata, 640×.

Em maior aumento, as **células argentafins** (*setas*) estão quase totalmente enegrecidas pela impregnação por prata, embora se possa observar um núcleo tênue em algumas células. A prata impregna a secreção que é perdida durante a preparação rotineira dos cortes e, consequentemente, nos cortes incluídos em parafina e corados pela H-E, a célula argentafim aparece como uma célula clara. O procedimento especial de impregnação por prata como nesta figura e na figura *à esquerda* mostra que muitas das células argentafins tendem a estar próximas da lâmina basal e afastadas do lúmen da glândula.

A, Adipócitos
C, Colo das glândulas fúndicas
CG, Células ganglionares
CMC, Células mucosas do colo
CMS, Células mucosas da superfície
CP, Células parietais
CPr, Células principais
ME, Muscular externa
MM, Muscular da mucosa
PM, Plexo de Meissner
SubM, Submucosa
VS, Vasos sanguíneos
Pontas de seta, Núcleos das células-satélites
Setas, Células argentafins

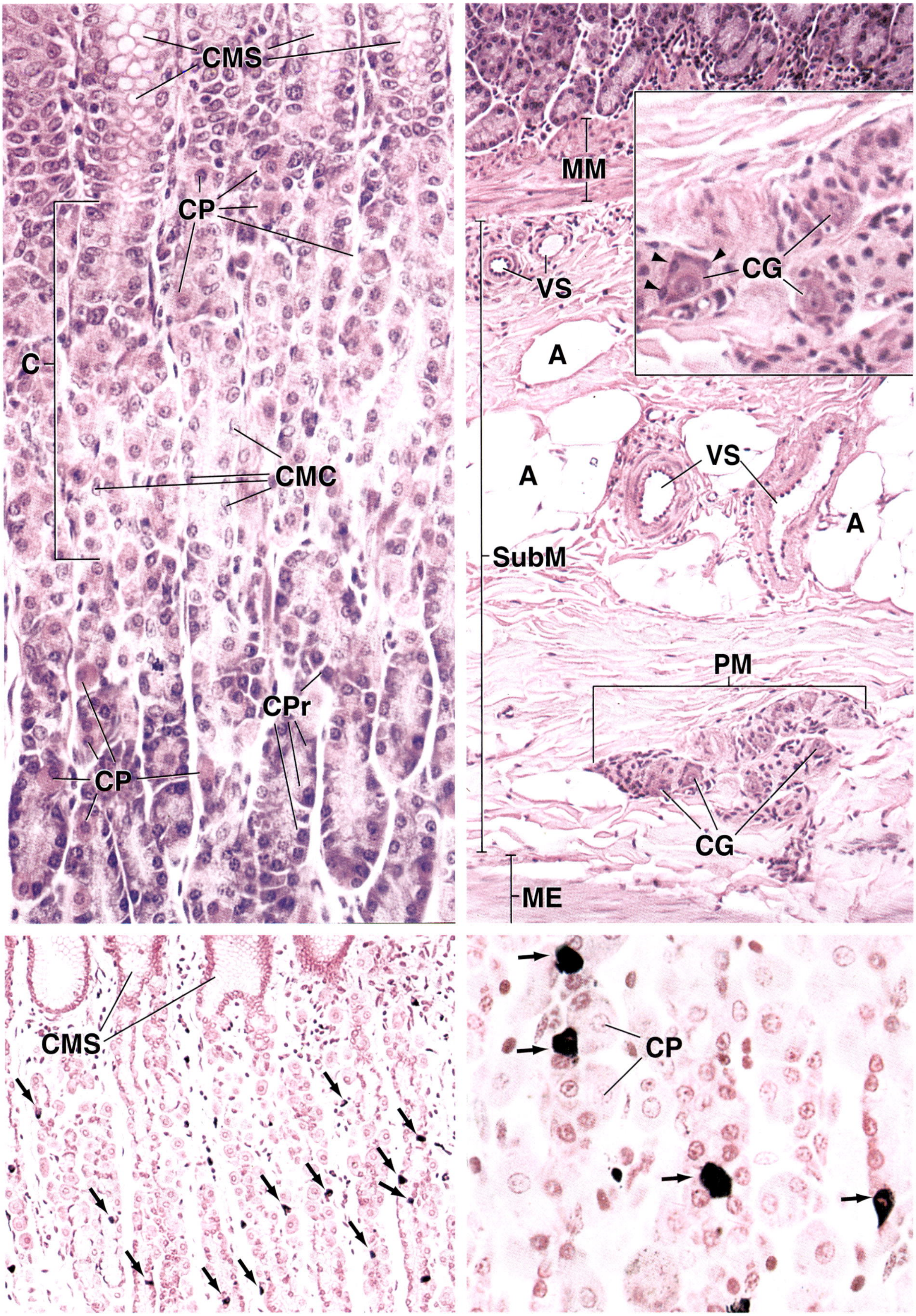
CMS
CP
C
CMC
CPr
CP
MM
VS
CG
A
A
VS
A
SubM
PM
CG
ME
CMS
CP

PRANCHA 17.5 ■ Junção gastroduodenal

A **junção gastroduodenal** marca a entrada na porção absortiva do tubo GI. O espessamento da camada circular da muscular externa nesse local forma o esfíncter pilórico, que regula a passagem do quimo do estômago para o intestino. A secreção mucosa das glândulas mucosas ajuda a neutralizar o quimo quando este entra no intestino.

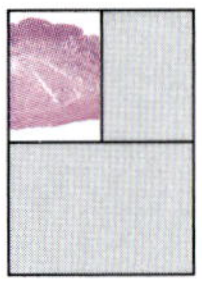

Junção gastroduodenal, estômago-duodeno, macaco, hematoxilina e eosina (H-E), 40×.

A **junção gastroduodenal** entre o estômago e o duodeno é mostrada aqui. A maior parte da mucosa na micrografia pertence ao estômago; trata-se da **mucosa pilórica** (*MP*). O esfíncter pilórico aparece como uma região espessada de músculo liso abaixo da mucosa pilórica. Na *extrema direita*, encontra-se a **mucosa duodenal**, a primeira parte da mucosa intestinal (*MI*). A área marcada pelo *retângulo* é mostrada em maior aumento na figura adiante. Fornece uma comparação das duas regiões de mucosa e também mostra as glândulas submucosas (glândulas de Brunner).

A submucosa do duodeno contém **glândulas submucosas (de Brunner)**. Essas glândulas estão localizadas abaixo da muscular da mucosa; por conseguinte, essa estrutura atua como marco útil de referência para a identificação das glândulas. No estômago, a **muscular da mucosa** (*MM*) é facilmente identificada como faixas estreitas de tecido muscular. Pode ser seguida para a direita até o duodeno; no entanto, em seguida, é interrompida na região entre os dois *asteriscos*.

Esta figura também mostra a região espessada da muscular externa gástrica, onde termina o estômago. Trata-se do esfíncter pilórico (*EP*). Sua espessura, principalmente devido à amplificação da camada circular de músculo liso da muscular externa, pode ser apreciada pela comparação com a muscular externa (*ME*) no duodeno.

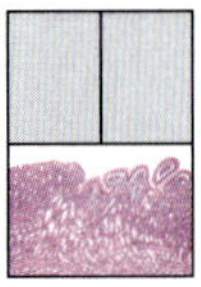

Junção gastroduodenal, estômago-duodeno, macaco, H-E, 120×.

O exame dessa região em maior aumento revela que, além das glândulas intestinais (*GII*) dentro da mucosa, existem glândulas na submucosa duodenal. Trata-se das **glândulas submucosas (de Brunner)** (*GIB*). Alguns dos elementos glandulares (*setas*) podem ser vistos passando da submucosa para a mucosa, interrompendo, assim, a **muscular da mucosa** (*MM*). As glândulas submucosas liberam suas secreções no lúmen duodenal por meio de ductos (*D*). Em contrapartida, as glândulas pilóricas (*GIP*) são relativamente retas na maior parte de sua extensão, mas são espiraladas na parte mais profunda da mucosa e, algumas vezes, são ramificadas. Limitam-se à mucosa e deságuam nas fovéolas gástricas profundas. No entanto, em cortes corados pela H-E, é difícil estabelecer o limite entre as fovéolas e as glândulas.

Conforme assinalado anteriormente, as glândulas do estômago desembocam nas fovéolas gástricas. As fovéolas são depressões; por conseguinte, quando são seccionadas em um plano oblíquo ou em ângulos retos ao eixo longo da fovéola, como nesta figura, elas são reconhecidas como depressões, visto que estão circundadas por lâmina própria. Por outro lado, a superfície interna do intestino delgado apresenta vilosidades (*V*). As vilosidades consistem em projeções, de altura variável, para dentro do lúmen. Quando a vilosidade é vista em corte transversal ou oblíquo, ela aparece circundada pelo espaço do lúmen, como uma das vilosidades mostradas aqui. Além disso, as vilosidades contêm lâmina própria (*LP*) em sua região central.

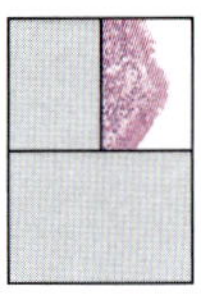

Junção gastroduodenal, estômago-duodeno, macaco, H-E, 640×.

A *área retangular* na figura adiante é descrita em maior aumento aqui. Mostra como o epitélio do estômago difere daquele do intestino. Em ambos os casos, o epitélio é colunar simples, e a lâmina própria (*LP*) subjacente é altamente celularizada, devido à existência de grande número de linfócitos. O limite entre o epitélio gástrico e o epitélio duodenal é marcado pela *seta*. No lado da *seta* correspondente ao estômago, o epitélio consiste em **células mucosas da superfície** (*CMS*). As células de superfície contêm um cálice apical de material mucoso, que caracteristicamente aparece vazio em um corte incluído em parafina corado por H-E. Em contraste, as **células absortivas** (*CA*) do intestino não apresentam muco em seu citoplasma. Embora células caliciformes sejam encontradas no epitélio intestinal e estejam dispersas entre as células absortivas, elas não formam um folheto mucoso completo. As células absortivas intestinais contêm uma borda estriada, que é mostrada na Prancha 17.7.

CA, Células absortivas
CMS, Células mucosas da superfície
D, Ductos
EP, Esfíncter pilórico
GIB, Glândulas de Brunner
GII, Glândulas intestinais
GIP, Glândulas pilóricas
LP, Lâmina própria
ME, Muscular externa
MI, Mucosa intestinal
MM, Muscular da mucosa
MP, Mucosa pilórica
V, Vilosidades
Asteriscos, Na figura superior, à esquerda, Interrupção na muscular da mucosa
Setas, Figura inferior, elemento da glândula de Brunner que passa da submucosa para a mucosa; na figura superior à direita, limite entre os epitélios gástrico e duodenal

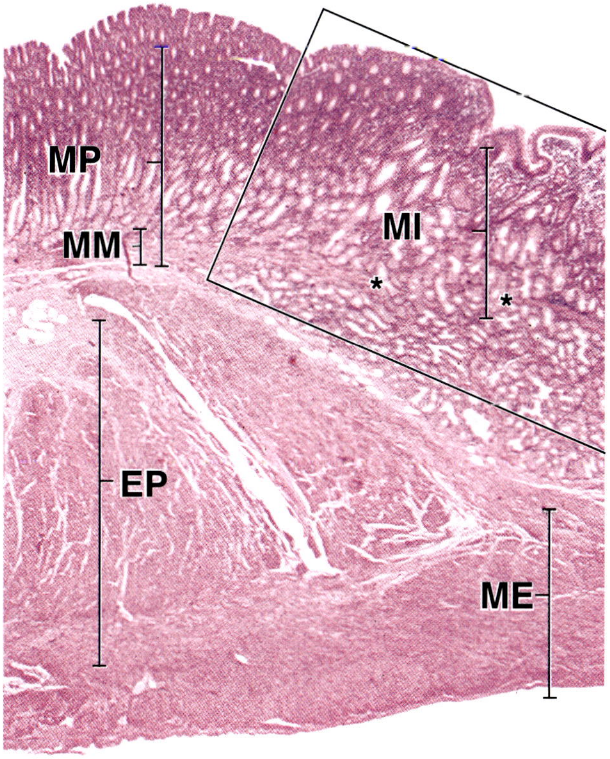
MP
MM
MI
*
*
EP
ME

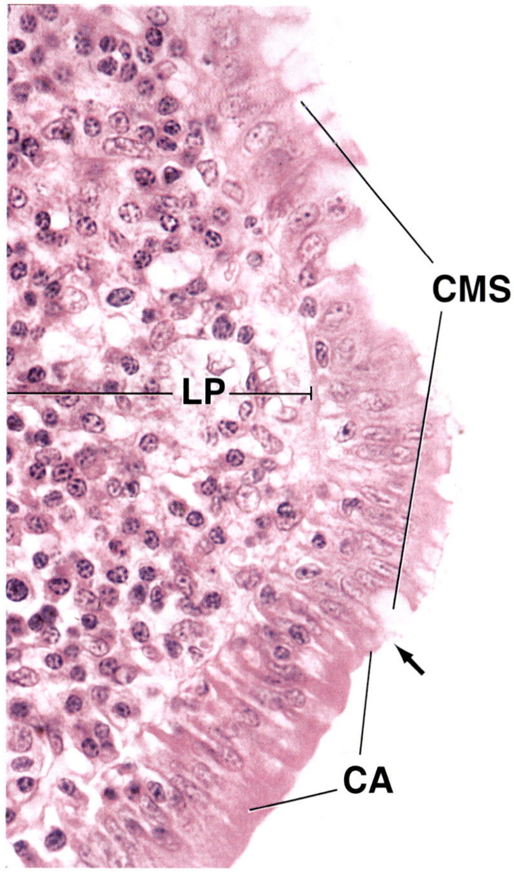
CMS
LP
CA

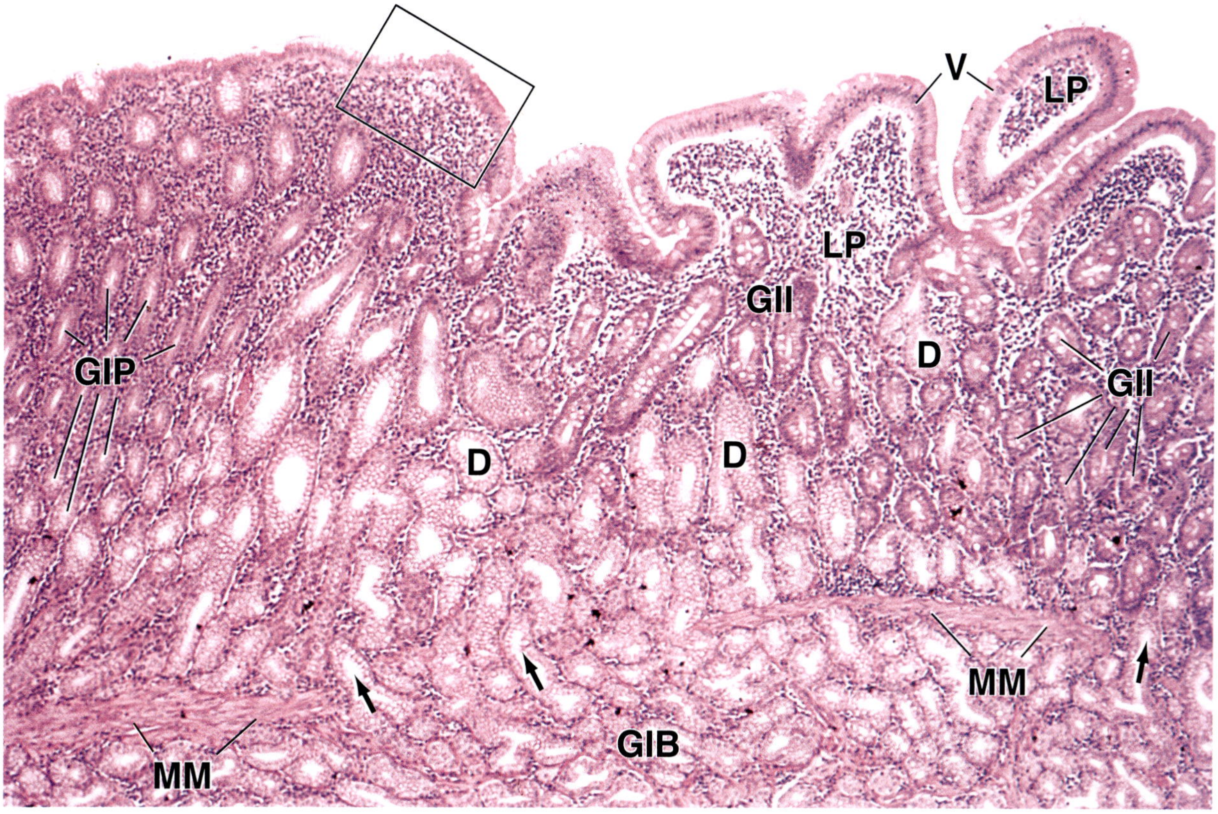
V
LP
LP
GII
GIP
D
D
D
GII
MM
MM
GIB

PRANCHA 17.6 ■ Duodeno

O **intestino delgado** constitui o principal local de digestão do alimento e de absorção dos produtos da digestão. Trata-se do componente mais longo do tubo GI, medindo mais de 6 m. É dividido em três segmentos: o **duodeno** (cerca de 25 cm), o **jejuno** (cerca de 2,5 m) e o **íleo** (cerca de 3,5 m). A primeira porção, o duodeno, recebe do estômago um bolo de alimento parcialmente digerido (quimo), bem como secreções do estômago, do pâncreas, do fígado e da vesícula biliar que contêm enzimas digestivas, precursores enzimáticos e outros produtos que auxiliam na digestão e na absorção.

O intestino delgado caracteriza-se por **pregas circulares** (*i. e.*, pregas transversas permanentes que contêm uma região central de submucosa) e por **vilosidades** (*i. e.*, projeções digitiformes da mucosa semelhantes a folhas, que se estendem para dentro do lúmen). As microvilosidades, que consistem em múltiplas extensões digitiformes da superfície apical de cada célula epitelial intestinal (enterócito), aumentam ainda mais a superfície para a absorção dos metabólitos.

As glândulas mucosas estendem-se dentro da lâmina própria. Essas glândulas contêm as células-tronco e as células em processo de diferenciação que finalmente irão migrar para a superfície das vilosidades. No duodeno, as **glândulas submucosas (glândulas de Brunner)** secretam um muco alcalino, que ajuda a neutralizar o quimo ácido. Os enterócitos não apenas absorvem os metabólitos digeridos no lúmen intestinal, como também sintetizam enzimas que são inseridas na membrana das microvilosidades e que atuam na digestão terminal dos dissacarídeos e dipeptídios.

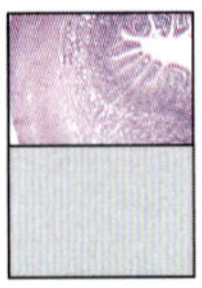

Duodeno, macaco, hematoxilina e eosina (H-E), 120×.

Esta figura mostra um segmento da parede duodenal. À semelhança do estômago, as camadas da parede, por ordem de sequência a partir do lúmen, são a **mucosa** (*Muc*), a **submucosa** (*SubM*), a **muscular externa** (*ME*) e a **serosa** (*S*). Tanto a camada longitudinal (*CL*) quanto a circular (*Cc*) da muscular externa podem ser distinguidas. Embora sejam encontradas pregas circulares na parede do intestino delgado, incluindo no duodeno, nenhuma dessas está incluída nesta fotomicrografia.

Uma característica distinta da mucosa intestinal consiste na existência de projeções digitiformes e semelhantes a folhas dentro do lúmen intestinal, denominadas **vilosidades**. A maioria das vilosidades (*V*) mostradas aqui exibe perfis que correspondem à sua descrição como projeções digitiformes. No entanto, de fato, uma vilosidade tem um formato semelhante a uma folha (*asterisco*). A *linha tracejada* marca o limite entre as vilosidades e as **glândulas intestinais** (também denominadas *criptas de Lieberkühn*). Essas glândulas estendem-se até a muscular da mucosa (*MM*).

Abaixo da mucosa encontra-se a submucosa, que contém as **glândulas de Brunner** (*GlB*). Essas glândulas são glândulas tubulares ou tubuloalveolares ramificadas, cujos componentes secretores, mostrados em maior aumento na figura adiante, consistem em epitélio colunar. Um ducto (*D*), através do qual a glândula se abre no lúmen do duodeno, é mostrado aqui e, em maior aumento, na figura adiante, em que está indicado por uma *seta*.

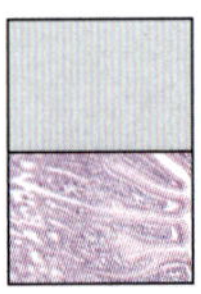

Mucosa, duodeno, macaco, H-E, 240×.

As características histológicas da mucosa duodenal são mostradas aqui em maior aumento. Podem ser identificados dois tipos de células na camada epitelial que forma a superfície da vilosidade: os **enterócitos** (**células absortivas**) e as **células caliciformes** (*CC*). As células predominantes são células absortivas. Apresentam uma borda estriada que é vista em maior aumento na Prancha 17.7; os núcleos alongados estão localizados na porção basal da célula. As células caliciformes são facilmente identificadas pela existência de cálice mucoso apical, que aparece vazio. A maioria dos núcleos esféricos e escuros pertence a linfócitos. São também observados na camada epitelial que cobre as vilosidades.

A **lâmina própria** (*LP*) constitui a região central da vilosidade. Contém grande número de células esféricas, cuja identidade não pode ser estabelecida neste aumento. No entanto, observe que se trata principalmente de linfócitos (e de outras células do sistema imune), razão pela qual a lâmina própria é designada como tecido linfático difuso. De maneira semelhante, a lâmina própria que circunda as glândulas intestinais (*GlI*) consiste, em grande parte, em linfócitos e células relacionadas. A lâmina própria também contém componentes de tecido conjuntivo frouxo e células musculares lisas isoladas.

As **glândulas intestinais** (*GlI*) são relativamente retas e tendem a ser dilatadas em sua base. As bases das criptas intestinais contêm as células-tronco, a partir das quais se originam todas as outras células do epitélio intestinal. Elas também contêm células de Paneth. Essas células contêm grânulos eosinófilos em seu citoplasma apical. Os grânulos contêm lisozima, uma enzima bacteriolítica que se acredita ser capaz de desempenhar um papel na regulação da flora microbiana intestinal. O principal tipo de célula na cripta intestinal é uma célula colunar relativamente indiferenciada. Essas células são mais curtas que os enterócitos da superfície da vilosidade; sofrem geralmente duas mitoses antes de sua diferenciação em células absortivas ou em células caliciformes. Nas criptas intestinais, também há algumas células caliciformes maduras e células enteroendócrinas.

Cc, Camada circular (interna da muscular externa)
CC, Células caliciformes
CL, Camada longitudinal (externa) da muscular externa
D, Ducto da glândula de Brunner
GlB, Glândulas de Brunner
GlI, Glândulas intestinais (criptas)
LP, Lâmina própria
ME, Muscular externa
MM, Muscular da mucosa
Muc, Mucosa
S, Serosa
SubM, Submucosa
V, Vilosidades
Asterisco, Vilosidade semelhante a folha
Linha tracejada, Figura superior, limite entre a base das vilosidades e as glândulas intestinais
Seta, Ducto da glândula de Brunner

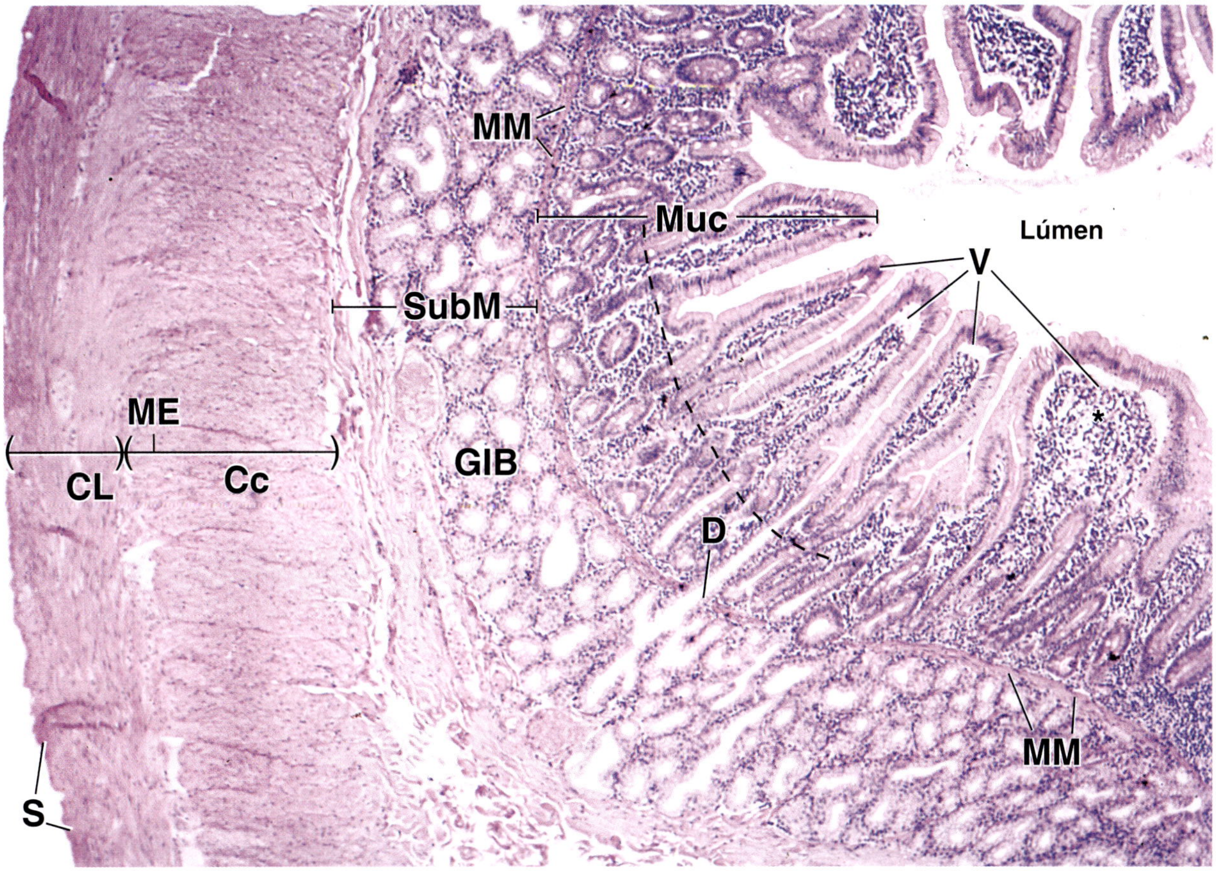
MM
Muc
Lúmen
V
SubM
ME
CL
Cc
GlB
D
MM
S

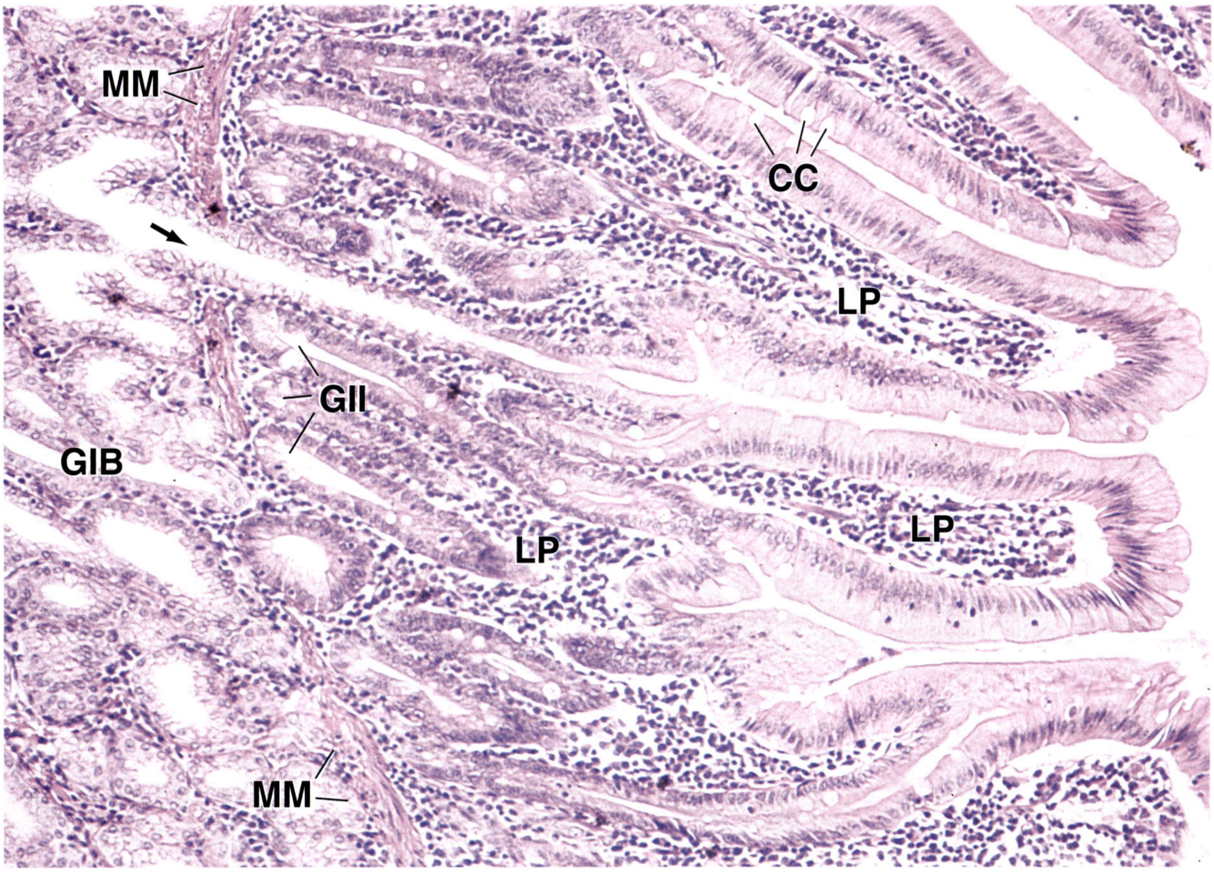
MM
CC
LP
Gll
GlB
LP
LP
MM

PRANCHA 17.7 ■ Jejuno

O **jejuno** é o principal local de absorção de nutrientes no intestino delgado. As vilosidades assemelham-se mais a dedos do que a folhas e são cobertas, em grande parte, por células epiteliais colunares absortivas (denominadas enterócitos), embora se observe também a existência de **células caliciformes** e **células enteroendócrinas**. As células-tronco de todas essas células e as **células de Paneth** que secretam a enzima antibacteriana lisozima são encontradas na região mais profunda da glândula intestinal. A metade inferior da glândula é revestida por células que se replicam.

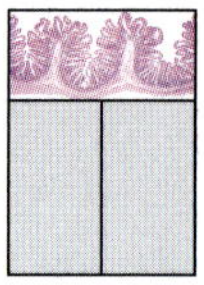

Jejuno, macaco, hematoxilina e eosina (H-E), 22×.

Trata-se de um corte longitudinal do jejuno, mostrando as pregas circulares permanentes do intestino delgado, denominadas **pregas circulares** (*PC*). Essas pregas ou cristas estão, em sua maior parte, dispostas com seus eixos longos em ângulos aproximadamente retos ao eixo longitudinal do intestino; por conseguinte, as pregas circulares mostradas aqui estão em corte transversal. As pregas circulares consistem em **mucosa** (*Muc*) e em **submucosa** (*SubM*). A faixa larga de tecido externamente à submucosa é a **muscular externa** (*ME*) e não está incluída nas pregas (a serosa não pode ser distinguida neste aumento). Nesta amostra, a maioria das **vilosidades** (*V*) aparece em corte longitudinal, revelando, assim, toda a sua extensão, bem como o fato de que algumas são ligeiramente mais curtas que outras. Acredita-se que o encurtamento seja devido à contração das células musculares lisas nas vilosidades. São também observados aqui os ductos galactóforos (*DL*), que estão dilatados na maioria das vilosidades. Os ductos galactóforos são capilares linfáticos que começam nas vilosidades e que transportam certos lipídios e proteínas da dieta absorvidos das vilosidades até os vasos linfáticos maiores da submucosa.

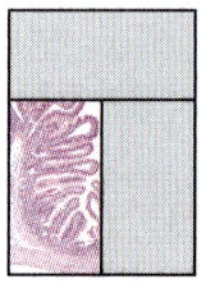

Prega circular, jejuno, macaco, H-E, 60×.

Parte da prega circular marcada pelo *colchete* na figura anterior é mostrada em maior aumento. Observe a muscular da mucosa (*MM*), as **glândulas intestinais** (*Gll*) e as **vilosidades** (*V*). O limite entre as glândulas e as vilosidades é marcado pela *linha tracejada*. Algumas das glândulas aparecem em corte longitudinal; outras estão em corte transversal; a maioria das vilosidades é vista em corte longitudinal. Na conceitualização da estrutura mucosa do intestino delgado, é importante reconhecer que as glândulas consistem em depressões epiteliais que se projetam para dentro da parede do intestino, enquanto as vilosidades são projeções que se estendem dentro do lúmen. As glândulas são circundadas por células da lâmina própria; as vilosidades são circundadas pelo espaço do lúmen intestinal. A lâmina própria com seu ducto galactóforo (*DL*) ocupa uma posição central na vilosidade; o lúmen ocupa a posição central da glândula. Observe também que o lúmen da glândula tende a ser dilatado em sua base. Estudos de preparações de mucosa isoladas enzimaticamente mostraram que as bases das glândulas frequentemente estão divididas em duas ou três extensões digitiformes que repousam sobre a muscular da mucosa. Neste pequeno aumento, é difícil discernir a serosa (*S*) e duas camadas musculares da muscular externa (*ME*).

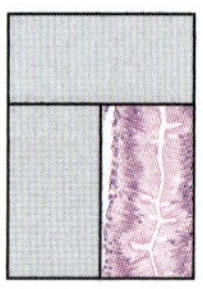

Vilosidades intestinais, jejuno, macaco, H-E, 500×.

Esta figura mostra porções de duas vilosidades adjacentes em maior aumento. O epitélio consiste principalmente em **enterócitos**. Trata-se de células colunares absortivas, que geralmente exibem uma **borda estriada** (*BE*), a representação, na microscopia óptica, das microvilosidades na superfície apical de cada enterócito. A faixa escura na base da borda estriada é consequência da trama terminal da célula, uma camada de filamentos de actina que se estende através do ápice da célula ao qual se fixam os filamentos de actina da parte central das microvilosidades. Os núcleos dos enterócitos apresentam essencialmente os mesmos formato, orientação e características de coloração. Mesmo se os limites citoplasmáticos não fossem evidentes, os núcleos seriam uma indicação do formato colunar e da orientação das células. Os enterócitos repousam sobre uma lâmina basal não evidente nos cortes incluídos em parafina e corados por H-E. A faixa eosinofílica (*seta*) na base da camada celular, em que se espera a existência de uma membrana basal, consiste, na realidade, em prolongamentos citoplasmáticos laterais planos dos enterócitos. Esses prolongamentos delimitam, em parte, os espaços intercelulares basolaterais (*asteriscos*) que são dilatados, conforme observado aqui, durante o transporte ativo dos substratos absortivos.

As células epiteliais com citoplasma apical expandido no formato de um cálice são as **células caliciformes** (*CC*). Nesta amostra, o núcleo de quase todas as células caliciformes está localizado imediatamente na base do cálice, e um filamento citoplasmático fino (nem sempre evidente) estende-se até o nível da membrana basal. Os núcleos esféricos dispersos dentro do epitélio pertencem a linfócitos (*Lin*).

A **lâmina própria** (*LP*) e o ducto galactóforo (*DL*) estão localizados sob o epitélio intestinal. As células que formam o ducto galactóforo consistem em epitélio simples pavimentoso (endotélio). Dois núcleos dessas células (*CE*) parecem estar expostos ao lúmen do ducto galactóforo; outro núcleo alongado ligeiramente afastado do lúmen pertence a uma célula muscular lisa (*CML*) lisa que acompanha os ductos galactóforos.

BE, Borda estriada
CC, Célula caliciforme
CE, Célula endotelial
CML, Célula muscular lisa
DL, Ducto galactóforo
Gll, Glândulas intestinais (criptas)
Lin, Linfócitos
LP, Lâmina própria
ME, Muscular externa
MM, Muscular da mucosa
Muc, Mucosa
PC, Pregas circulares
S, Serosa
SubM, Submucosa
V, Vilosidades
Asteriscos, Espaços intercelulares basolaterais
Linha tracejada, Limite entre as vilosidades e as glândulas intestinais
Seta, Prolongamentos basais dos enterócitos

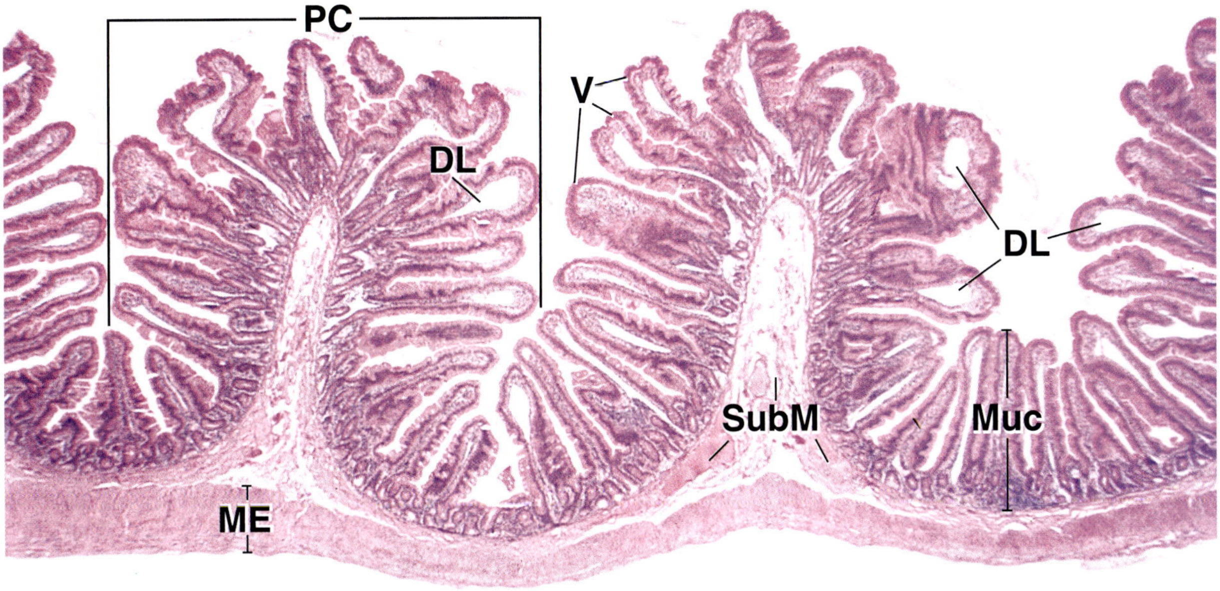
PC
V
DL
DL
SubM
Muc
ME

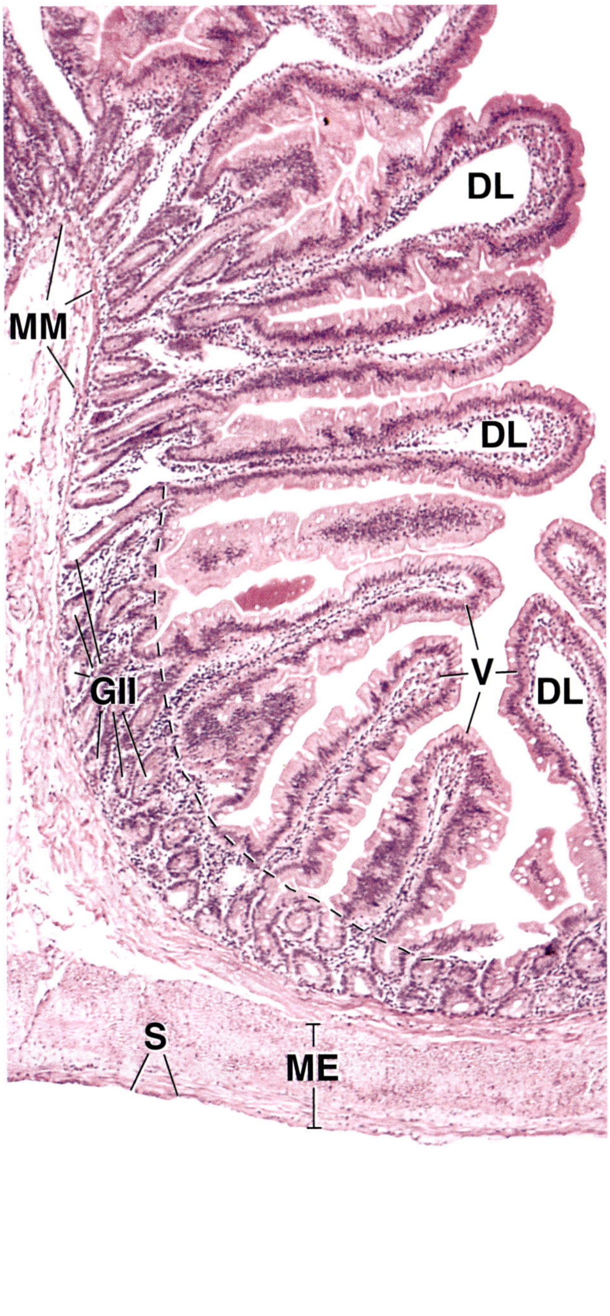
DL
MM
DL
GII
V
DL
S
ME

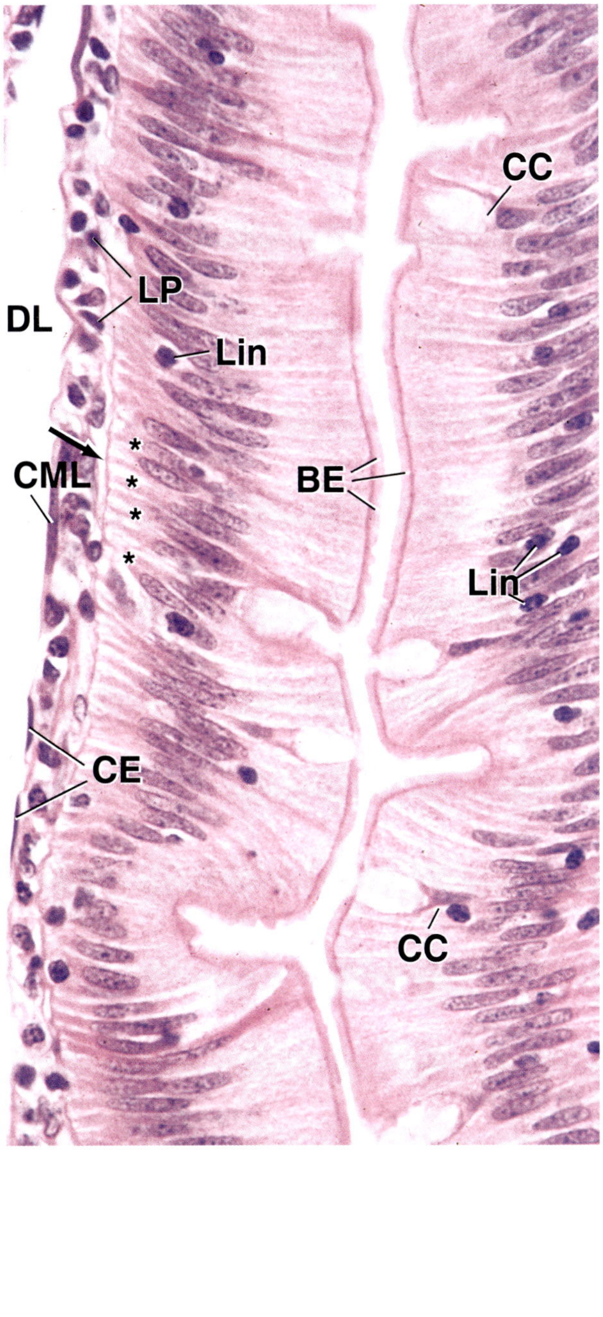
CC
LP
DL
Lin
CML
BE
Lin
CE
CC

PRANCHA 17.8 ■ Íleo

O **íleo** é o principal local de reabsorção de água e de eletrólitos no intestino delgado. Apresenta essencialmente as mesmas características histológicas do jejuno, com algumas diferenças características. As **vilosidades** no íleo exibem frequentemente um formato semelhante a uma folha, e o tecido linfático na lâmina própria é organizado em nódulos pequenos e grandes, que são encontrados em grande número no lado antimesentérico do íleo. Os nódulos fundem-se e formam grandes acúmulos de tecido linfático, denominados **placas de Peyer**.

O epitélio de superfície do intestino delgado sofre renovação a cada 5 ou 6 dias. As células-tronco estão restritas à parte inferior da glândula mucosa, e a zona de replicação celular fica restrita à metade inferior da glândula. As células migram para a vilosidade e são perdidas a partir de sua extremidade. Todas as células epiteliais, as células absortivas e as células caliciformes, bem como as células enteroendócrinas e as células de Paneth, derivam da mesma população de células-tronco, mas as células enteroendócrinas migram lentamente, e as células de Paneth não migram.

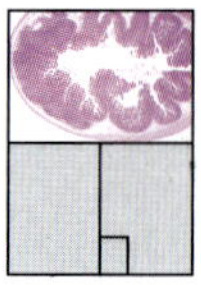

Íleo, macaco, hematoxilina e eosina (H-E), 20×.

Para fins de orientação, a **submucosa** (*SubM*) e a **muscular externa** (*ME*) foram marcadas no corte transversal feito através do íleo mostrado aqui. Internamente à submucosa encontra-se a mucosa, e externamente à muscular externa está a serosa. A mucosa revela diversas vilosidades (*V*) em corte longitudinal, que foram assinaladas. Outras vilosidades não assinaladas podem ser facilmente identificadas como ilhas de tecido totalmente circundadas pelo espaço do lúmen. Naturalmente, não se trata de ilhas, visto que essa aparência decorre do plano de corte que foi efetuado inteiramente através de algumas das vilosidades, obliquamente ou em corte transversal, isolando-as, assim, de sua base. Abaixo das vilosidades estão as glândulas intestinais, muitas das quais aparecem em corte oblíquo ou transversal, que podem ser facilmente identificadas, como já visto nas pranchas precedentes. Essas glândulas estão inteiramente circundadas por lâmina própria.

Existem cerca de 8 a 10 projeções de tecido dentro do lúmen intestinal, que são substancialmente maiores que as vilosidades. Trata-se das pregas circulares. Conforme assinalado anteriormente, as pregas em geral exibem uma orientação circular, mas podem seguir um trajeto longitudinal por uma curta distância e, em seguida, se ramificar. Além disso, se o corte for ligeiramente oblíquo, mesmo se todas as pregas estiverem dispostas de maneira circular, estarão cortadas em ângulo, como parece ser o caso das várias pregas observadas nesta figura. Uma das características distintas do intestino delgado é a existência de **nódulos linfáticos isolados ou agregados** na parede intestinal. Os nódulos isolados de tecido linfático são comuns na extremidade proximal do canal intestinal. No entanto, à medida que se prossegue distalmente pelo intestino, os nódulos linfáticos ocorrem em números cada vez maiores. No íleo, observa-se regularmente a existência de grandes agregados de nódulos linfáticos, que são designados como **placas de Peyer**. Nesta figura, são mostrados diversos nódulos linfáticos (*NL*) formando uma placa de Peyer. Os nódulos estão parcialmente localizados na mucosa do íleo e estendem-se até a submucosa. Embora não sejam evidentes na figura, caracteristicamente, os nódulos estão localizados no lado oposto ao que o mesentério se conecta com o tubo intestinal.

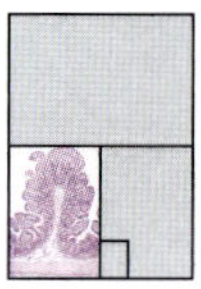

Prega circular, íleo, macaco, H-E, 40×.

Às vezes, em um corte transversal realizado através do intestino, observa-se um perfil transversal claro de uma prega, como este mostrado aqui. Mais uma vez, observe que a **submucosa** (*SubM*) se constitui do centro da prega circular até a camada muscular externa (*ME*). Embora muitas das **vilosidades** (*V*) nesta figura apresentem perfis de uma projeção digitiforme, outras claramente não o fazem. Em particular, uma vilosidade (indicada com três *asteriscos*) mostra o perfil largo de uma vilosidade semelhante a uma folha em corte longitudinal. Se essa mesma vilosidade fosse cortada em ângulo reto ao plano mostrado aqui, apareceria como uma vilosidade digitiforme.

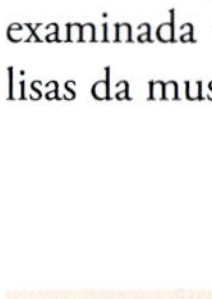

Nódulo linfático agregado, íleo, macaco, H-E, 100×; detalhe, 200×.

Parte de um **nódulo linfático** e parte do epitélio sobrejacente são mostradas aqui em maior aumento. Os linfócitos e as células relacionadas estão tão numerosos, que praticamente obscurecem as células da muscular da mucosa. No entanto, presume-se que a muscular da mucosa geralmente se localize adjacente (*MM??*) à base das glândulas intestinais (*GlI*). Além disso, quando essa área é examinada em maior aumento (*detalhe*), grupos de células musculares lisas da muscular da mucosa (*MM*) são vistos separados por numerosos linfócitos próximo das glândulas intestinais (*GlI*). Evidentemente, os linfócitos do nódulo estão em ambos os lados da muscular da mucosa e, por conseguinte, dentro da mucosa e da submucosa.

Em alguns locais, o nódulo linfático é coberto pelo epitélio intestinal. Embora as características do epitélio possam não ser totalmente apreciadas ao microscópio óptico, as eletromicrografias (tanto de varredura quanto de transmissão) mostraram que, entre as células epiteliais, há células especiais, denominadas células M, que coletam o conteúdo intestinal (à procura de antígeno) e transferem esse antígeno para as células dendríticas e os linfócitos na camada epitelial.

GlI, Glândulas intestinais
ME, Muscular externa
MM, Muscular da mucosa
MM??, Suposta localização da muscular da mucosa
NL, Nódulos linfáticos
SubM, Submucosa
V, Vilosidades
Asteriscos, Vilosidade semelhante a uma folha

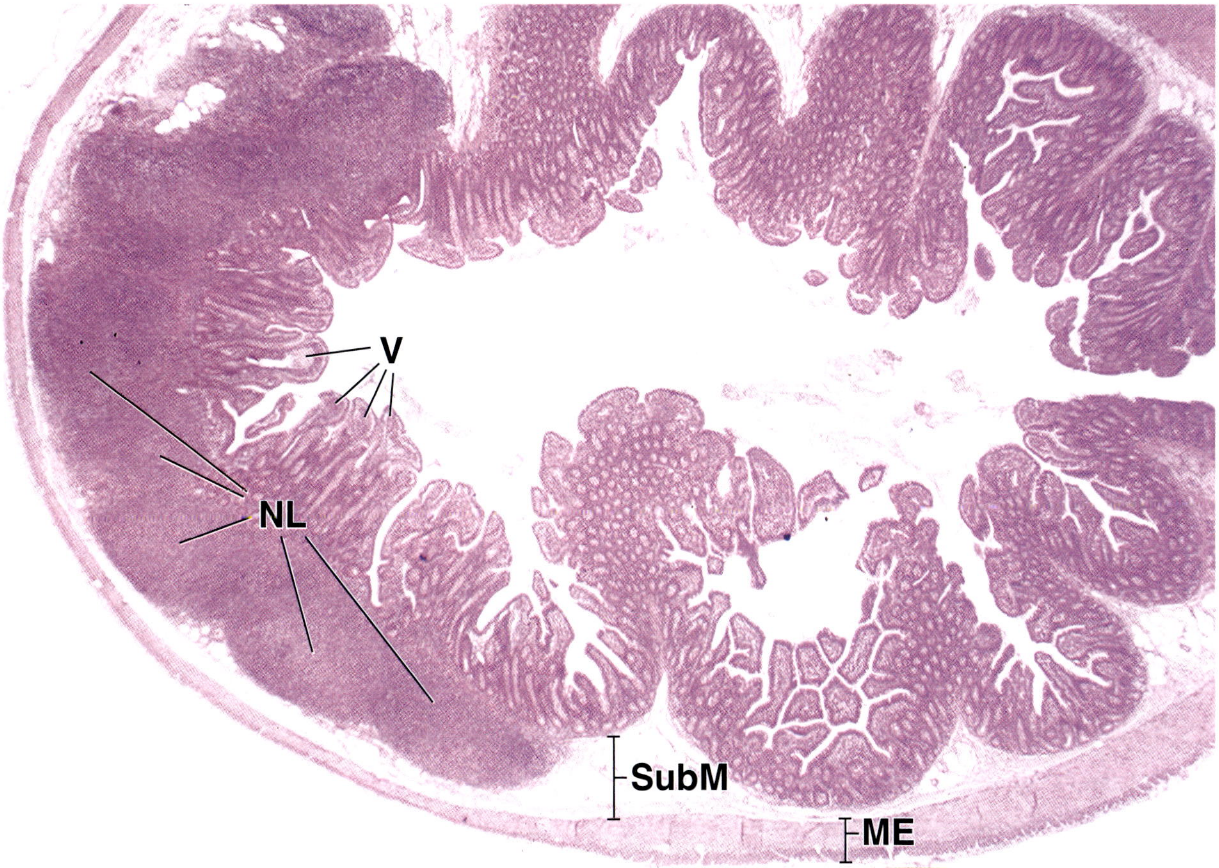
V
NL
SubM
ME

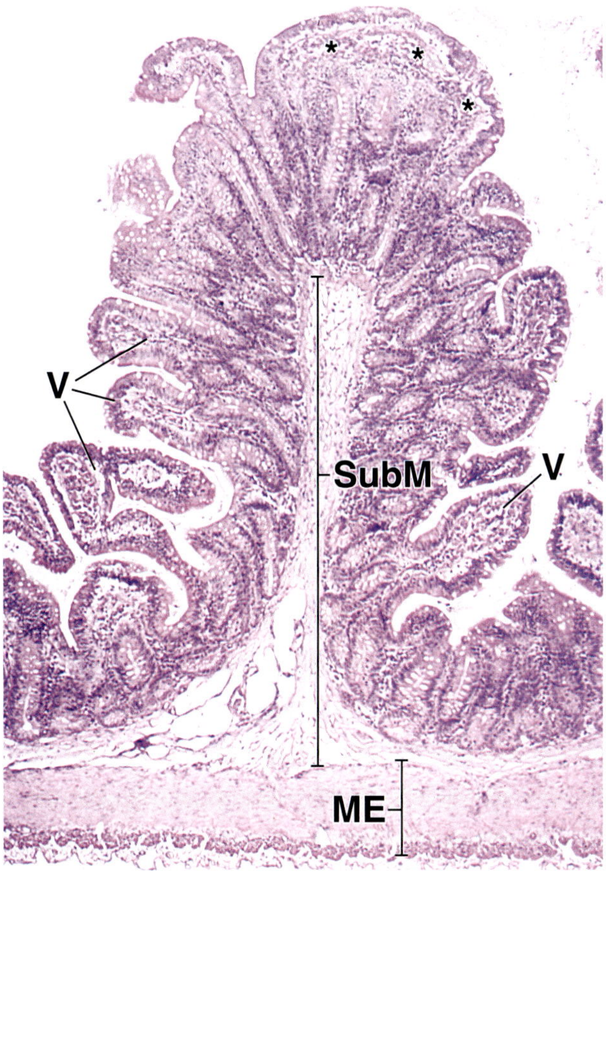
*
*
*
V
SubM
V
ME

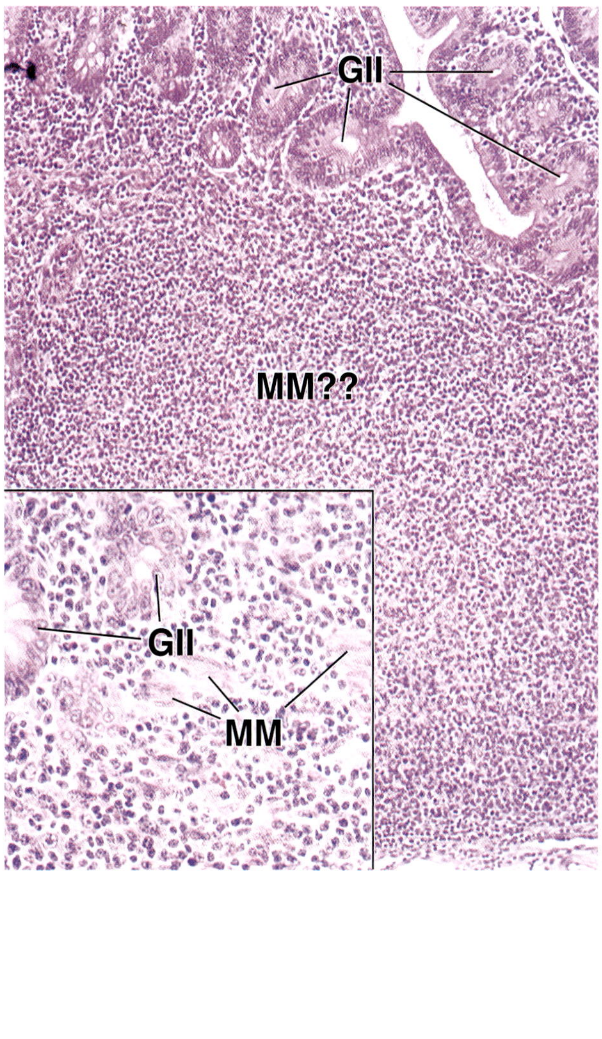
Gll
MM??
Gll
MM

PRANCHA 17.9 ■ Cólon

As principais funções do **cólon** consistem na reabsorção de eletrólitos e de água e na eliminação dos alimentos não digeridos e de outros resíduos. A mucosa apresenta superfície lisa, e não há pregas circulares nem vilosidades. Numerosas **glândulas simples** (criptas de Lieberkühn) estendem-se por toda a espessura da mucosa. As glândulas, bem como a superfície, são revestidas por epitélio simples colunar, que contém células caliciformes, células absortivas e células enteroendócrinas, mas que geralmente não contêm células de Paneth. Além disso, aqui, as células-tronco ficam restritas às partes inferiores das glândulas (criptas), enquanto a zona normal de replicação estende-se por cerca de um terço da altura da cripta.

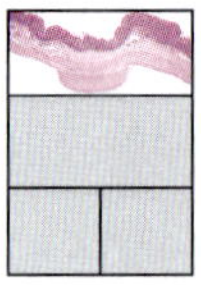

Cólon, macaco, hematoxilina e eosina (H-E), 30×.

Um corte transversal realizado através do intestino grosso é mostrado em pequeno aumento. Revela as quatro camadas que constituem a parede do cólon: a **mucosa** (*Muc*), a **submucosa** (*SubM*), a **muscular externa** (*ME*) e a **serosa** (*S*). Embora essas camadas sejam as mesmas daquelas do intestino delgado, devem ser observadas várias diferenças. O intestino grosso é desprovido de vilosidades e tampouco apresenta pregas circulares. Por outro lado, a mucosa externa está disposta de maneira distinta, o que é evidente nesta fotomicrografia. A camada longitudinal (*ME*[*l*]) é substancialmente mais fina que a camada circular (*ME*[*c*]), exceto em três locais em que a camada longitudinal de músculo liso está presente como uma faixa espessa. Uma dessas faixas espessas, denominadas **tênias do cólon** (*tc*), é mostrada nesta figura. Como o cólon está em corte transversal, a tênia do cólon também está em corte transversal. As três tênias do cólon estendem-se ao longo do intestino grosso até o reto, sem, contudo, penetrar nele.

A submucosa consiste em um tecido conjuntivo denso não modelado. Contém os vasos sanguíneos (*VS*) maiores e áreas de tecido adiposo (ver *TA* na figura adiante).

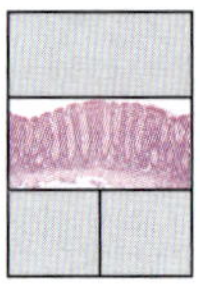

Mucosa, cólon, macaco, H-E, 140×.

A mucosa (*Muc*), mostrada em maior aumento, contém **glândulas tubulares** retas e não ramificadas **(criptas de Lieberkühn)**, que se estendem até a muscular da mucosa (*MM*). As *setas* identificam as aberturas de algumas das glândulas na superfície intestinal. Em geral, o lúmen das glândulas é estreito, exceto na parte mais profunda da glândula, em que, com frequência, está ligeiramente dilatado (*asteriscos, figura inferior à esquerda*). Entre as glândulas (*Gll*), encontra-se uma **lâmina própria** (*LP*) que contém número considerável de linfócitos e de outras células do sistema imune. Observe a submucosa (*SubM*) que contém tecido conjuntivo não modelado denso com áreas ocupadas por tecido adiposo (*TA*). Dois ***retângulos*** marcam as áreas da mucosa que são examinadas em maior aumento nas figuras adiante.

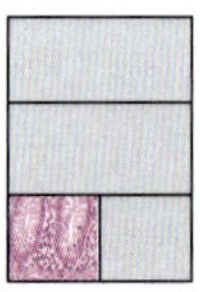

Lâmina própria, cólon, macaco, H-E, 525×.

Esta figura revela a **muscular da mucosa** (*MM*) e as células na **lâmina própria** (*LP*), muitas das quais podem ser reconhecidas como linfócitos e plasmócitos. As células musculares lisas da muscular da mucosa estão dispostas em duas camadas. Observe que as células musculares lisas marcadas por *pontas de seta* mostram núcleos arredondados; no entanto, outras células musculares lisas aparecem como áreas eosinofílicas mais ou menos arredondadas. Essas células musculares lisas estão em corte transversal. Logo acima dessas células musculares lisas em corte transversal estão outras células que foram cortadas longitudinalmente; exibem núcleos alongados e filamentos alongados de citoplasma eosinofílico. Observe também o revestimento da metade inferior das glândulas intestinais cujos lumens estão assinalados por *asteriscos*. A maioria das células é caliciforme (*CC*), entretanto, há algumas figuras mitóticas (*FM*). As figuras mitóticas representam células intermediárias (células-tronco) em processo de divisão e diferenciação em células absortivas ou caliciformes.

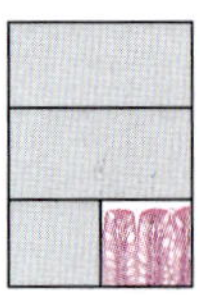

Glândulas intestinais, cólon, macaco, H-E, 525×.

As células que revestem a superfície do cólon e as glândulas são principalmente **células absortivas** (*CA*) e **células caliciformes** (*CC*). As células absortivas apresentam uma borda estriada fina que é evidente no local em que as *setas* mostram a abertura das glândulas. Entremeadas com as células absortivas estão as células caliciformes (*CC*). O número de células absortivas diminui em direção às partes mais profundas da glândula, enquanto aumenta o número de células caliciformes. Outras células na glândula são as células enteroendócrinas, que não são facilmente identificadas em cortes de rotina incluídos em parafina e corados por H-E. Na parte profunda da glândula, há células indiferenciadas da zona de replicação, derivadas das células-tronco na base da cripta. Se estiveram sofrendo mitose, as células indiferenciadas são prontamente identificadas, devido às figuras mitóticas (*FM*) apresentadas (ver figura *à esquerda*).

CA, Células absortivas
CC, Células caliciformes
FM, Figuras mitóticas
Gll, Glândulas intestinais
LP, Lâmina própria
ME, Muscular externa
ME(c), Camada circular da muscular externa
ME(l), Camada longitudinal da muscular externa
MM, Muscular da mucosa
Muc, Mucosa
S, Serosa
SubM, Submucosa
TA, Tecido adiposo
tc, Tênias do cólon
VS, Vasos sanguíneos
Asteriscos, Lúmen das glândulas intestinais
Pontas de seta, Células musculares lisas que apresentam núcleos arredondados
Setas, Abertura das glândulas intestinais

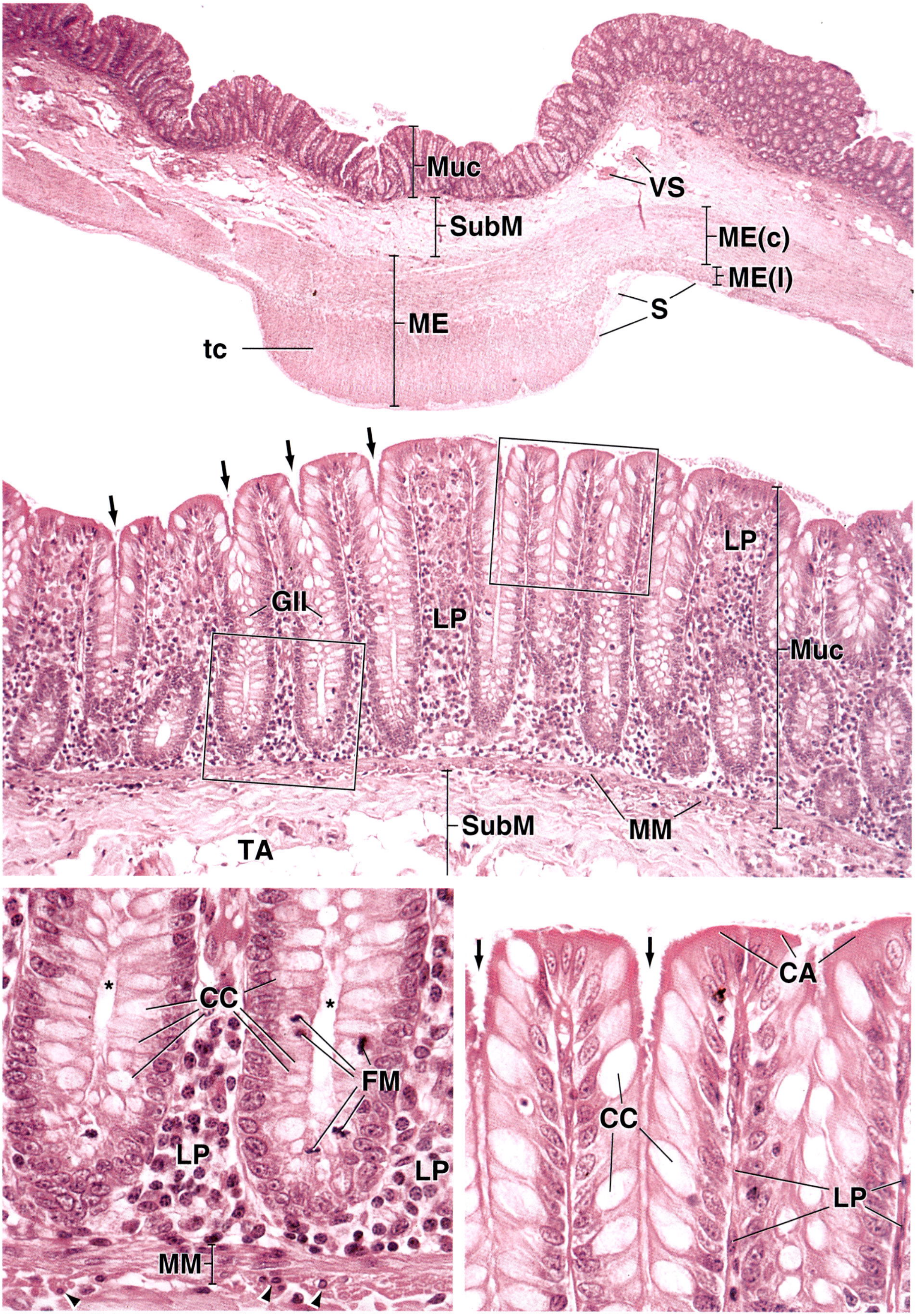
Muc
VS
SubM
ME(c)
ME(l)
S
ME
tc
LP
Gll
LP
Muc
SubM
MM
TA
CC
FM
LP
LP
MM
CA
CC
LP

PRANCHA 17.10 ■ Apêndice

O **apêndice (apêndice vermiforme)** é geralmente descrito como uma estrutura semelhante a um verme ou a um dedo. Origina-se do ceco (o primeiro segmento do intestino grosso; os outros, por ordem, são o cólon ascendente, o cólon transverso e o cólon descendente; o cólon sigmoide; o reto; e o canal anal) que forma um tubo cego, cujo comprimento varia de 2,5 cm até 13 cm (comprimento médio de aproximadamente 8 cm). Por ser uma bolsa em fundo cego, o conteúdo intestinal pode ficar aprisionado ou sequestrado no apêndice, levando frequentemente à ocorrência de inflamação e infecção. Nos lactentes e nas crianças, o apêndice é relativa e absolutamente mais longo que o dos adultos e contém numerosos **nódulos linfáticos**, sugerindo que ele desempenhe um papel imunológico. Evidências recentes indicam que o apêndice (e o ceco e o íleo terminal) pode ser o "equivalente da bursa" nos mamíferos, ou seja, a parte do sistema imune imaturo em que os linfócitos B potenciais alcançam a sua imunocompetência (equivalente da *bursa de Fabricius* nas aves).

A parede do apêndice assemelha-se muito à do intestino delgado e apresenta uma camada longitudinal completa de muscular externa, mas é desprovida de pregas circulares e de vilosidades. Por conseguinte, a mucosa assemelha-se àquela do cólon, com glândulas simples. No entanto, até mesmo essa semelhança frequentemente é obliterada pelo grande número e tamanho dos nódulos linfáticos, que geralmente se fundem e se estendem até a submucosa. Posteriormente, durante a vida, a quantidade de tecido linfático no apêndice regride, com consequente redução de seu tamanho. Em muitos adultos, a estrutura normal é perdida, e o apêndice é preenchido por tecido cicatricial fibroso.

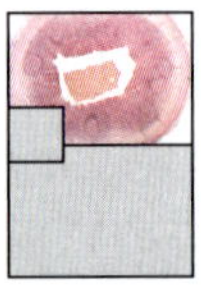

Apêndice, ser humano, hematoxilina e eosina (H-E), 25×.

Corte transversal de um apêndice de um pré-adolescente, mostrando as várias estruturas que compõem a sua parede. São identificados o lúmen (*L*), a mucosa (*Muc*), a submucosa (*SubM*), a muscular externa (*ME*) e a serosa (*S*).

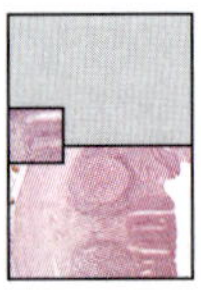

Apêndice, ser humano, H-E, 80×; detalhe, 200×.

Esta fotomicrografia é um aumento maior da *área retangular* da figura anterior. Revela as **glândulas** (*Gl*) tubulares retas que se estendem até a muscular da mucosa. Abaixo está a **submucosa** (*SubM*), na qual estão presentes os **nódulos linfáticos** (*NL*) e uma quantidade considerável de tecido linfático difuso. Observe os centros germinativos (*cg*) distintos dos nódulos linfáticos e a região de capuz (*Cap*) voltada para o lúmen. A parte mais superficial da submucosa mistura-se e funde-se com a lâmina própria da mucosa devido aos numerosos linfócitos nesses dois locais. A parte mais profunda da submucosa é relativamente desprovida de infiltração linfocítica e contém grandes vasos sanguíneos (*VS*) e nervos. A muscular externa (*ME*) é composta de uma camada circular relativamente espessa e de uma camada longitudinal externa muito mais fina. A serosa (*S*) está apenas parcialmente incluída nesta fotomicrografia.

O *detalhe* é um aumento maior da *área retangular* na *figura inferior*. Observe que o epitélio das glândulas no apêndice assemelha-se ao do intestino grosso. A maioria das células epiteliais contém mucina, o que explica a aparência clara do citoplasma apical. A lâmina própria, conforme observado, está intensamente infiltrada por linfócitos, e a muscular da mucosa, na base das glândulas, é de difícil reconhecimento (*setas*).

Cap, Capuz do nódulo linfático
cg, Centro germinativo
Gl, Glândula
L, Lúmen
ME, Muscular externa
Muc, Mucosa
NL, Nódulo linfático
S, Serosa
SubM, Submucosa
VS, Vaso sanguíneo
Setas, Muscular da mucosa na base das glândulas

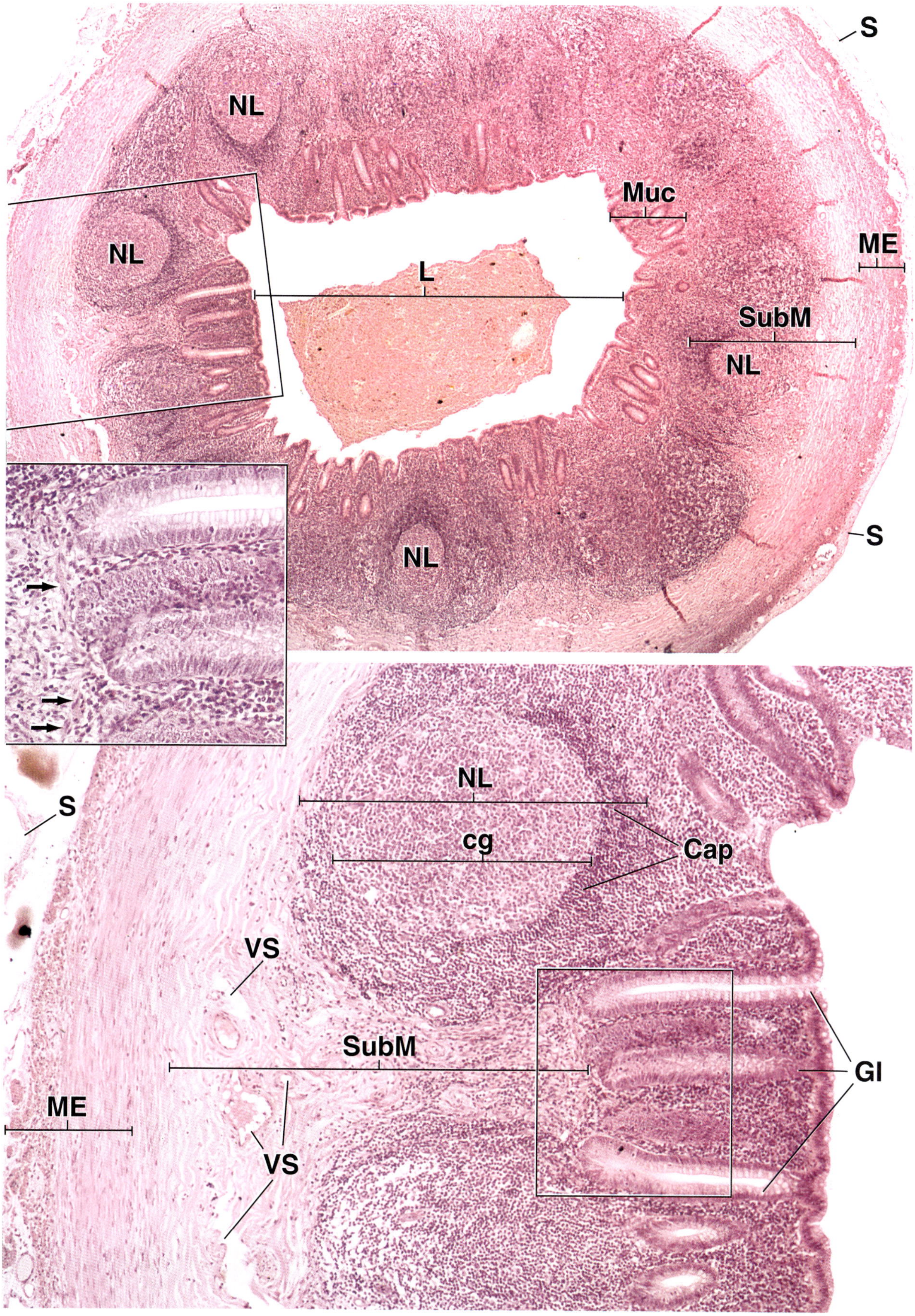
S
NL
NL
Muc
ME
L
SubM
NL
NL
S
S
NL
cg
Cap
VS
SubM
GI
ME
VS

PRANCHA 17.11 ■ Canal anal

No **canal anal**, observa-se uma transição do epitélio simples colunar da mucosa intestinal para o epitélio estratificado pavimentoso queratinizado da pele. Localizada entre esses dois epitélios nitidamente diferentes, está uma região estreita (zona anal de transição), em que o epitélio é inicialmente estratificado colunar (ou estratificado cuboide) e, em seguida, estratificado pavimentoso não queratinizado.

No canal anal, a muscular da mucosa desaparece. No mesmo nível, a camada circular da mucosa externa sofre espessamento, transformando-se no músculo esfíncter interno do ânus. O músculo esfíncter externo do ânus é formado pelos músculos estriados do assoalho pélvico.

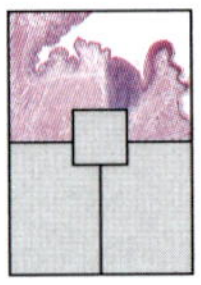

Canal anal, ser humano, hematoxilina e eosina (H-E), 40×.

Uma vista do canal anal é mostrada em pequeno aumento. A mucosa característica do intestino grosso (**zona colorretal**) é observada na parte *superior à esquerda* da fotomicrografia. Essa região é a parte superior do canal anal, e as glândulas intestinais são as mesmas daquelas encontradas no cólon. A muscular da mucosa (*MM*) é prontamente identificada como faixa estreita de tecido sob as glândulas. Tanto as glândulas intestinais quanto a muscular da mucosa terminam dentro da *área retangular esquerda* do campo e, neste local, no *losango*, observa-se a primeira modificação importante do epitélio. Essa área, denominada **zona anal de transição**, é examinada em maior aumento na *figura inferior da esquerda*. A *área retangular direita* inclui o epitélio estratificado pavimentoso (*EEP*) e sua transição para epitélio estratificado pavimentoso (queratinizado) [*EEP(q)*] da pele na **zona pavimentosa** do canal anal e é examinada em maior aumento na *figura inferior da direita*.

Entre os dois *losangos*, nas *áreas retangulares* encontra-se o epitélio da parte inferior do canal anal. Abaixo desse epitélio, existe um nódulo linfático que apresenta um centro germinativo bem formado. Os nódulos linfáticos (*NL*) isolados sob as mucosas não têm localizações fixas e podem ou não estar presentes, de acordo com as demandas locais.

Além disso, neste pequeno aumento, observe o músculo esfíncter interno do ânus (*EIA*), ou seja, a porção espessada mais distal da camada circular de músculo liso da muscular interna. Abaixo da pele *à direita*, está a parte subcutânea do músculo esfíncter externo do ânus (*EEA*). É composto de fibras musculares estriadas, que são vistas em corte transversal.

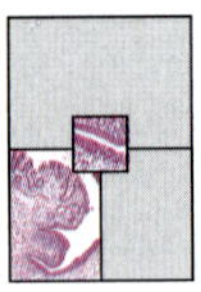

Zona anal de transição, canal anal, ser humano, H-E, 160×; detalhe, 300×.

A junção entre o epitélio simples colunar (*ESC*) e o epitélio estratificado (*ET*), denominada **zona anal de transição**, está indicada com um *losango*. O epitélio simples colunar da parte superior do canal anal contém numerosas células caliciformes e, assim como na mucosa do cólon, esse epitélio é contínuo com o epitélio das glândulas intestinais (*GlI*). Essas glândulas continuam até aproximadamente o mesmo ponto da muscular da mucosa (*MM*). Em geral, a lâmina própria contém grande número de linfócitos (*Lin*), particularmente na região assinalada. O *detalhe* mostra um aumento maior do epitélio estratificado colunar (*EEC*) e do epitélio estratificado cuboide (*EECb*) encontrado na zona de transição.

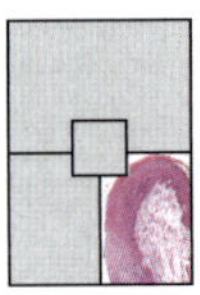

Zona pavimentosa, canal anal, ser humano, H-E, 160×.

A mudança final no tipo de epitélio ocorre na **zona pavimentosa do canal anal**, que é mostrada aqui. *À direita* está o epitélio estratificado pavimentoso (queratinizado) (*EEP[q]*). A natureza queratinizada da superfície é aparente. Por outro lado, o epitélio estratificado pavimentoso (*EEP*) abaixo do nível do *losango* não é queratinizado, e podem ser observadas células nucleadas em toda a extensão até a superfície. Mais uma vez, inúmeros linfócitos (*Lin*) encontram-se no tecido conjuntivo subjacente, muitos dos quais migraram para o epitélio na área não queratinizada.

EEA, Músculo esfíncter externo do ânus
EEC, Epitélio estratificado colunar
EECb, Epitélio estratificado cuboide
EEP, Epitélio estratificado pavimentoso
EEP(q), Epitélio estratificado pavimentoso (queratinizado)
EIA, Músculo esfíncter interno do ânus
ESC, Epitélio simples colunar
ET, Epitélio estratificado
GlI, Glândulas intestinais
Lin, Linfócitos
MM, Muscular da mucosa
NL, Nódulos linfáticos
Losangos, Junções entre tipos de epitélio
Seta, Término da muscular da mucosa

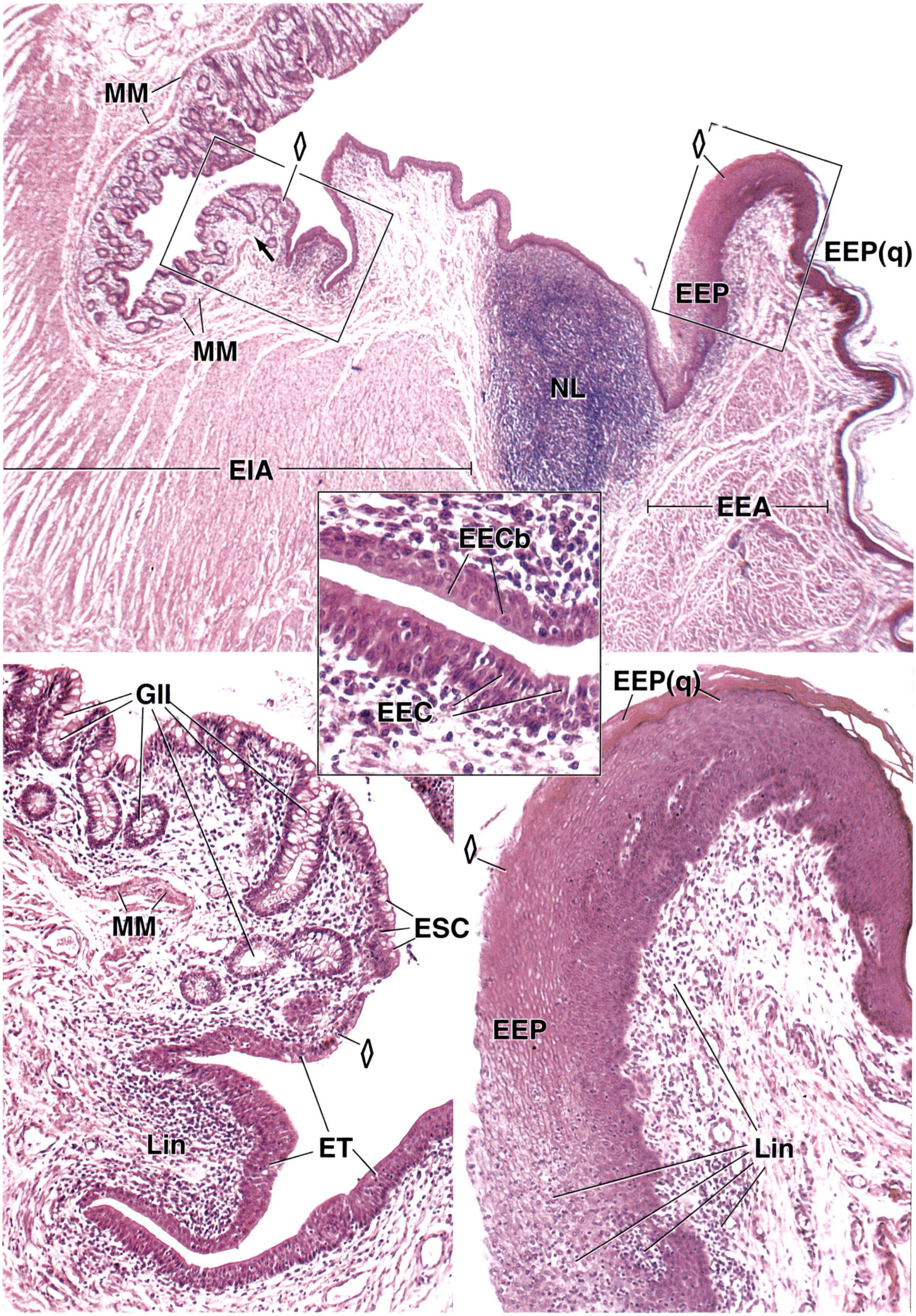
MM
MM
EIA
NL
EEP
EEP(q)
EEA
EECb
EEC
Gll
MM
ESC
ET
Lin
EEP(q)
EEP
Lin

18 Sistema Digestório 3 | Fígado, Vesícula Biliar e Pâncreas

FÍGADO

Visão geral

O fígado é a maior massa de tecido glandular do corpo e o maior órgão interno, com peso aproximado de 1.500 g, representando quase 2,5% do peso corporal do adulto. Localiza-se no quadrante superior direito e, parcialmente, no quadrante superior esquerdo da cavidade abdominal, protegido pela caixa torácica. O fígado é envolvido por uma cápsula de tecido conjuntivo fibroso (cápsula de Glisson). A cápsula é circundada por uma cobertura serosa (peritônio visceral), exceto no local em que o fígado adere diretamente ao diafragma ou a outros órgãos.

O fígado é anatomicamente dividido por sulcos profundos em dois grandes lobos (direito e esquerdo) e em dois lobos menores (quadrado e caudado; Figura 18.1). Essa divisão anatômica apenas relaciona os lobos do fígado com outros órgãos abdominais e apresenta apenas importância topográfica. Do ponto de vista clínico, é mais importante a divisão do fígado em segmentos funcionais ou cirúrgicos que correspondem ao suprimento sanguíneo e à drenagem biliar.

No embrião, o fígado desenvolve-se como uma evaginação endodérmica a partir da parede do intestino anterior (especificamente o local que irá se tornar o duodeno) para formar o divertículo hepático. O divertículo prolifera, dando origem aos hepatócitos, que se dispõem em cordões celulares (hepáticos), formando, assim, o parênquima do fígado. O pedículo original do divertículo hepático torna-se o ducto colédoco. Uma evaginação do ducto colédoco forma o divertículo cístico, que dá origem à vesícula biliar e ao ducto cístico.

Fisiologia do fígado

Muitas proteínas plasmáticas circulantes são produzidas e secretadas pelo fígado. O fígado desempenha importante papel na captação, no armazenamento e na distribuição de nutrientes e vitaminas a partir da corrente sanguínea. Ele também mantém o nível de glicemia e regula os níveis circulantes das lipoproteínas de densidade muito baixa (VLDLs). Além disso, o fígado degrada ou conjuga numerosas substâncias tóxicas e medicamentos, mas a exposição excessiva pode ser deletéria. O fígado também é um órgão exócrino; produz a secreção biliar que contém sais biliares, fosfolipídios e colesterol. Por fim, o fígado desempenha importantes funções de tipo endócrino.

O fígado produz a maior parte das proteínas plasmáticas circulantes do corpo.

As proteínas plasmáticas circulantes produzidas pelo fígado incluem as seguintes:

- Albuminas, que estão envolvidas na regulação do volume plasmático e do equilíbrio do líquido tecidual, mantendo a pressão coloidosmótica do plasma

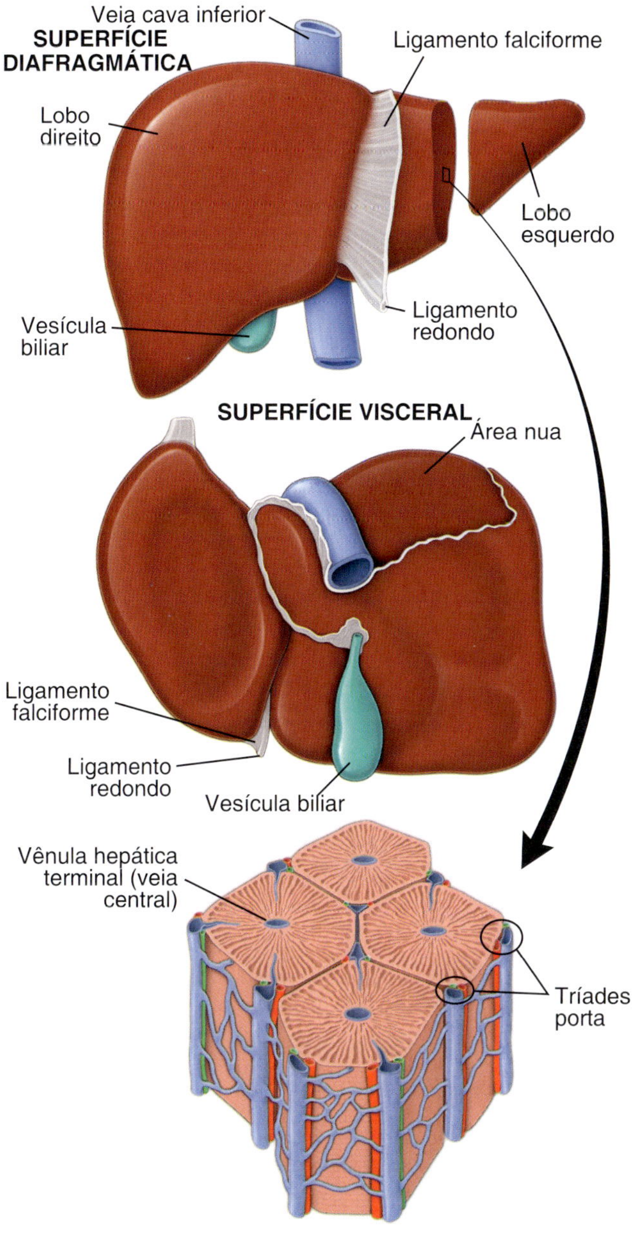

Figura 18.1 Estrutura anatômica do fígado. Este diagrama mostra uma visão macroscópica das superfícies diafragmática e visceral do fígado, com indicação de marcos de referência anatômicos, que são encontrados em ambas as superfícies. A grande área em corte transversal do fígado (*parte inferior*) mostra a organização microscópica do órgão em lóbulos. Na periferia de cada lóbulo, observe a existência das tríades no espaço porta-hepático. Note também a veia hepática terminal (veia central) no centro do lóbulo.

- Lipoproteínas, em particular as VLDLs. O fígado sintetiza a maioria das VLDLs, que participam no transporte de triglicerídios do fígado para outros órgãos. O fígado também produz pequenas quantidades de outras proteínas plasmáticas, como as lipoproteínas de baixa densidade (LDLs) e as lipoproteínas de alta densidade (HDLs). As LDLs transportam ésteres de colesterol do fígado para outros tecidos. As HDLs removem o colesterol dos tecidos periféricos e o transportam para o fígado (Boxe 18.1)
- Glicoproteínas, que incluem proteínas envolvidas no transporte do ferro, como a haptoglobina, a transferrina e a hemopexina
- Protrombina e fibrinogênio, que são componentes importantes da cascata da coagulação sanguínea
- Alfaglobulinas e betaglobulinas não imunes, que também ajudam a manter a pressão coloidosmótica do plasma e atuam como proteínas carreadoras para várias substâncias (ver Capítulo 10, *Sangue*).

O fígado armazena e converte vitaminas lipossolúveis.

Diversas vitaminas lipossolúveis são captadas da corrente sanguínea e, em seguida, armazenadas ou bioquimicamente modificadas pelo fígado. Incluem as seguintes:

- Vitamina A (retinol), uma importante vitamina para o sistema visual. A vitamina A é o precursor do retinol, que é necessário para a síntese de rodopsina no olho. O fígado desempenha importante papel na captação, no armazenamento e na manutenção de níveis circulantes de vitamina A. quando os níveis de vitamina A no sangue diminuem, o fígado mobiliza seus locais de armazenamento nas células estreladas hepáticas (ver adiante). A vitamina A é então liberada na circulação, na forma de retinol ligado à proteína de ligação do retinol (RBP). O fígado também sintetiza RBP. A síntese da RBP é regulada pelos níveis plasmáticos de **vitamina A**. **Cegueira noturna** e vários distúrbios da pele estão relacionados com a deficiência de vitamina A
- Vitamina D (colecalciferol), uma importante vitamina no metabolismo do cálcio e do fosfato. A vitamina D é obtida a partir da vitamina D_3 da dieta e também é produzida na pele durante a exposição à luz ultravioleta pela conversão do 7-desidrocolesterol. Diferentemente da vitamina A, a vitamina D não é armazenada no fígado, mas distribuída para os músculos esqueléticos e o tecido adiposo. O fígado desempenha importante papel no metabolismo da vitamina D ao converter a vitamina D_3 em 25-hidroxicolecalciferol, a forma predominante da vitamina D circulante. Ocorre conversão adicional no rim em 1,25-hidroxicolecalciferol, que é 10 vezes mais ativo que a vitamina D_3. A vitamina D é essencial para o desenvolvimento e o crescimento do sistema esquelético e dos dentes. A deficiência de vitamina D está associada ao **raquitismo** e a distúrbios da mineralização óssea
- Vitamina E, que representa um grupo de tocoferóis e tocotrienóis lipossolúveis. A maior parte da vitamina E no corpo se encontra na forma de alfatocoferol, um potente antioxidante que evita a propagação de radicais livres. A vitamina E é transportada para o fígado em quilomícrons e é ligada à proteína de transferência de alfatocoferol (α-TTP). A secreção de alfatocoferol pelos hepatócitos está relacionada com a montagem de VLDL. Os indivíduos com **esteatose hepática** e esteato-hepatite não alcoólica (EHNA) apresentam níveis diminuídos de vitamina E circulante
- Vitamina K, importante na síntese hepática da protrombina e de vários outros fatores da coagulação. Assim como a vitamina D, a vitamina K provém de duas fontes: a vitamina K da dieta e aquela originada no intestino delgado pela flora bacteriana intestinal. A vitamina K é transportada para o fígado com quilomícrons, em que é rapidamente absorvida, parcialmente utilizada e, em seguida, secretada juntamente com a fração VLDL. A deficiência de vitamina K está associada à **hipoprotrombinemia** e a distúrbios hemorrágicos.

O fígado é um órgão crucial para fornecimento, armazenamento, metabolismo e excreção de ferro e cobre.

O fígado atua no armazenamento, no metabolismo e na homeostasia do ferro e do cobre. Sintetiza quase todas as proteínas

Boxe 18.1

Correlação clínica | Lipoproteínas

As **lipoproteínas** são complexos multicomponentes de proteínas e lipídios, que estão envolvidas no transporte de colesterol e triglicerídios no sangue. O colesterol e os triglicerídios não circulam livremente no plasma, visto que os lipídios não conseguiriam permanecer em suspensão. Em virtude da associação da proteína com cerne contendo lipídio, o complexo torna-se hidrofílico o suficiente para permanecer em suspensão no plasma.

As lipoproteínas atuam em várias funções nas membranas celulares e no transporte e metabolismo dos lipídios. Os precursores das lipoproteínas são produzidos nos hepatócitos. O componente lipídico é produzido no retículo endoplasmático liso (REL), enquanto o componente proteico é produzido no retículo endoplasmático rugoso (RER). Os complexos lipoproteicos passam para o aparelho de Golgi, em que vesículas secretoras contendo partículas de lipoproteínas elétron-densas destacam-se e são então liberadas na superfície celular que margeia o espaço perissinusoidal para alcançar a corrente sanguínea. Diversos hormônios, como os estrogênios e os hormônios tireoidianos, regulam a secreção das lipoproteínas.

Em geral, quatro classes de lipoproteínas foram definidas segundo sua densidade, seu peso molecular, seu tamanho e sua composição química característicos: **quilomícrons**, **VLDLs**, **LDLs** e **HDLs**. Essas lipoproteínas diferem na sua composição química e podem ser isoladas do plasma de acordo com suas propriedades de flutuação, da maior e menos densa para a menor e mais densa.

Os **quilomícrons**, as mais leves de todas as lipoproteínas, são produzidos apenas no intestino delgado. Sua principal função consiste em transportar a grande quantidade de gordura absorvida para a corrente sanguínea.

As **VLDLs** são mais densas e menores que os quilomícrons. São sintetizadas predominantemente no fígado e, em menor grau, no intestino delgado. As lipoproteínas de densidade muito baixa (VLDLs) são ricas em triglicerídios. Sua função é transportar a maioria dos triglicerídios do fígado para outros órgãos. As VLDLs hepáticas estão associadas à **apoliproteína B-100** circulante, também sintetizada no fígado, que ajuda na secreção das VLDLs. Na doença hepática congênita, como a **abetalipoproteinemia**, e, em menor grau, nos distúrbios agudos e crônicos, o fígado é incapaz de sintetizar a apolipoproteína B-100, resultando em bloqueio na secreção das VLDLs. Em amostras de biopsia hepática desses indivíduos, grandes gotículas de lipídios ocupam a maior parte do citoplasma dos hepatócitos.

As **LDLs** e as **HDLs** são produzidas no plasma; no entanto, pequenas quantidades dessas frações também são sintetizadas pelo fígado. As lipoproteínas de baixa densidade (LDLs) são mais densas que as VLDLs, enquanto as lipoproteínas de alta densidade (HDLs) são mais densas que as LDLs. A função das LDLs é transportar ésteres de colesterol do fígado para os órgãos periféricos. As HDLs estão envolvidas no transporte de colesterol dos tecidos periféricos para o fígado. Níveis elevados de LDL estão relacionados com maior risco de doença cardiovascular; níveis elevados de HDL ou baixos níveis de LDL estão associados a menor risco.

envolvidas na recuperação do ferro dos eritrócitos danificados ou senescentes, incluindo a transferrina, a haptoglobina e a hemopexina. A transferrina é uma proteína plasmática de transporte do ferro. A haptoglobina liga-se com alta afinidade à hemoglobina livre no plasma; esse complexo é removido pelos macrófagos no fígado (e no baço) para preservar o ferro. A hemopexina está envolvida no transporte do heme livre no sangue. Os hepatócitos constituem os principais locais de armazenamento de ferro a longo prazo. Para detalhes relacionados com a recuperação do ferro e o seu armazenamento no fígado, ver adiante.

O fígado tem participação importante na disponibilização do cobre. O cobre é absorvido do tubo GI para a circulação porta onde se liga a albuminas e aminoácidos como a histidina. A seguir, atravessa o fígado, e os hepatócitos são local primário de captação e acúmulo de cobre no fígado. A excreção de cobre para a bile é regulada por uma enzima denominada cobre ATPase (ATPase de Wilson), que promove a incorporação de cobre à apoceruloplasmina (uma enzima instável quando não está ligada ao cobre) para formar ceruloplasmina, a principal proteína carreadora de cobre no sangue. A ceruloplasmina é uma glicoproteína (enzima) com 151 kDa que contém seis átomos de cobre em sua estrutura e contém mais de 95% do cobre encontrado no plasma. Mutações do **gene ATP7B** que codifica a cobre ATPase são responsáveis pela **doença de Wilson**, um distúrbio autossômico recessivo caracterizado por comprometimento da síntese de ceruloplasmina e da excreção biliar do cobre. O cobre se acumula no fígado e provoca dano hepático progressivo; acumula-se também no cérebro e em outros tecidos. Os indivíduos acometidos apresentam sinais/sintomas de **insuficiência hepática** e **manifestações neuropsiquiátricas**. O tratamento é vitalício com um agente quelante oral com capacidade de se ligar ao cobre ou sais de zinco. Transplante hepático é necessário para os pacientes que não respondem ao tratamento clínico.

O fígado degrada fármacos e toxinas.

Os hepatócitos estão envolvidos na degradação de fármacos, toxinas e outras proteínas estranhas ao corpo (xenobióticos). Muitos fármacos e toxinas não são hidrofílicos; por conseguinte, não podem ser eliminados de modo efetivo da circulação pelos rins. O fígado converte essas substâncias em formas mais solúveis. Esse processo é realizado pelos hepatócitos em duas fases:

- A fase I (oxidação) inclui a hidroxilação (adição de um grupo –OH) e a carboxilação (adição de um grupo –COOH) a um composto estranho. Essa fase é realizada no retículo endoplasmático liso (REL) e nas mitocôndrias dos hepatócitos. Envolve uma série de reações bioquímicas com proteínas, coletivamente denominadas citocromo P450
- A fase II (conjugação) inclui a conjugação com ácido glicurônico, glicina ou taurina. Esse processo torna o produto da fase I mais hidrossolúvel, de modo que possa ser facilmente removido pelos rins.

O fígado está envolvido em muitas outras vias metabólicas importantes relacionadas com carboidratos, lipídios e proteínas.

O fígado é importante no metabolismo dos carboidratos, pois mantém um suprimento adequado de nutrientes para todos os processos celulares. No metabolismo da glicose, o fígado fosforila a glicose absorvida a partir do tubo GI em glicose-6-fosfato. Dependendo das necessidades energéticas, a glicose-6-fosfato é armazenada no fígado, na forma de glicogênio, ou usada nas vias glicolíticas. Durante o jejum, o glicogênio é decomposto pelo processo de glicogenólise, e a glicose é liberada na corrente sanguínea.

Além disso, o fígado atua no metabolismo dos lipídios. Os ácidos graxos derivados do plasma são consumidos pelos hepatócitos usando a energia da β-oxidação. O fígado também produz corpos cetônicos, que são utilizados como fonte energética por outros órgãos (o fígado não pode utilizá-los como fonte de energia). A participação no metabolismo do colesterol (síntese e captação a partir do sangue) também representa uma importante função do fígado. O colesterol é usado na formação de sais biliares, na síntese de VLDLs e na biossíntese de organelas.

O fígado também está envolvido no metabolismo das proteínas – é o local de síntese de proteínas e captação e metabolismo de aminoácidos. O fígado também tem a capacidade de desaminar aminoácidos; portanto, sintetiza a maior parte da ureia do corpo a partir de íons amônio derivados da degradação de proteínas e ácidos nucleicos. Por fim, o fígado está envolvido na síntese e na conversão de aminoácidos não essenciais.

A produção de bile é uma função exócrina do fígado.

O fígado desempenha numerosas conversões metabólicas de substratos fornecidos pelo sangue a partir do tubo GI, do pâncreas e do baço. Alguns desses produtos estão envolvidos na produção de bile, uma secreção exócrina do fígado. A bile contém produtos residuais degradados e conjugados, que retornam ao intestino para eliminação, bem como substâncias que se ligam a metabólitos no intestino para ajudar na sua absorção (Quadro 18.1). A bile é transportada do parênquima hepático pelos ductos biliares, que se unem para formar o ducto hepático. Em seguida, o ducto cístico transporta bile para a vesícula biliar, em que é concentrada. A bile retorna, por meio do ducto cístico, até o ducto colédoco, que libera a bile do fígado e da vesícula biliar no duodeno (ver Figura 18.17).

As funções de tipo endócrino do fígado são representadas pela sua capacidade de modificar a estrutura e a função de numerosos hormônios.

O fígado modifica a ação de hormônios liberados por outros órgãos. A função endócrina do fígado envolve a modificação dos seguintes hormônios:

- A tiroxina, que é um hormônio secretado pela glândula tireoide na forma de tetraiodotironina (T_4), é convertida no fígado na forma biologicamente ativa, a tri-iodotironina (T_3), por desiodação
- O hormônio do crescimento (GH), que é um hormônio secretado pela hipófise. A ação do GH é amplificada pelo fator de crescimento semelhante à insulina 1 (IGF-1), que é produzido pelo fígado e inibido pela somatostatina, a qual é secretada pelas células enteroendócrinas do tubo GI. **Deficiências genéticas de IGF-1** são encontradas em determinados grupos étnicos cujos membros têm altura abaixo da média, como os pigmeus Bayaka na África Central. Estudos hormonais indicam que esses indivíduos têm níveis normais de GH; contudo, o nível de IGF-1 na população adolescente é reduzido a 1/3 do nível encontrado no grupo controle de adolescentes. Como o IGF-1 é o principal fator responsável pelo crescimento puberal normal, os membros desse grupo étnico não apresentam o estirão de crescimento típico da puberdade, resultando em baixa estatura (menos de 150 cm)
- A insulina e o glucagon, que são hormônios pancreáticos. Esses hormônios são degradados em muitos órgãos, mas o fígado e o rim representam os locais mais importantes para sua degradação
- A vitamina D_3 também é convertida pelo fígado em 25-hidroxicolecalciferol, um metabólito biologicamente ativo da vitamina D_3 e a forma predominante de vitamina D circulante (ver anteriormente).

Suprimento sanguíneo para o fígado

O fígado apresenta irrigação sanguínea dupla, que consiste em suprimento venoso (porta), pela veia porta do fígado, e suprimento arterial, pela artéria hepática. Ambos os vasos entram no fígado, no hilo hepático ou espaço porta do fígado. É também pelo espaço porta do fígado que o ducto colédoco, que transporta a bile secretada pelo fígado, e os vasos linfáticos deixam o fígado. Portanto, a bile flui em sentido oposto ao do sangue.

O fígado recebe sangue que inicialmente supriu os intestinos, o pâncreas e o baço.

O fígado é um exemplar ímpar entre os órgãos, visto que recebe o seu principal suprimento sanguíneo (cerca de 75%) da veia porta do fígado, que transporta sangue venoso em grande parte desprovido de oxigênio. O sangue liberado no fígado pela veia porta do fígado provém do tubo GI e dos principais órgãos abdominais, como o pâncreas e o baço.

Quadro 18.1 Composição da bile.

Componente	Função
Água	Serve de solvente no qual outros componentes são transportados
Fosfolipídios (*i. e.*, lecitina) e colesterol	Agem como substratos metabólicos para outras células do corpo; atuam como precursores dos componentes da membrana e esteroides; são reabsorvidos, em grande parte, no intestino e reciclados
Sais biliares (também denominados *ácidos biliares*) Primários (secretados pelo fígado): ácido cólico, ácido quenodesoxicólico Secundários (convertidos pela flora bacteriana no intestino): ácido desoxicólico, ácido litocólico	Atuam como agentes emulsificantes que auxiliam na digestão e na absorção dos lipídios do intestino e ajudam a manter o colesterol e os fosfolipídios em solução; são, em grande parte, reciclados entre o fígado e o intestino
Pigmentos biliares, principalmente o glicuronídio de bilirrubina produzido no baço, na medula óssea e no fígado por degradação da hemoglobina	Destoxificam a bilirrubina, o produto final da degradação da hemoglobina, e a transportam até o intestino para a sua eliminação
Eletrólitos: Na^+, K^+, Ca^{2+}, Mg^{2+}, Cl^- e HCO_3^-	Estabelecem e mantêm a bile como líquido isotônico; são também reabsorvidos, em grande parte, no intestino

O sangue transportado até o fígado contém as seguintes substâncias:

- Nutrientes e materiais tóxicos absorvidos no intestino
- Células sanguíneas e produtos de degradação das células sanguíneas pelo baço
- Secreções endócrinas do pâncreas e das células enteroendócrinas do tubo GI.

Por conseguinte, o fígado está localizado diretamente no caminho dos vasos sanguíneos que transportam substâncias absorvidas pelo tubo GI. Embora o fígado seja o primeiro órgão a receber substratos metabólitos e nutrientes, ele também é o primeiro a ficar exposto a substâncias tóxicas que foram absorvidas.

A artéria hepática, um ramo do tronco celíaco, transporta sangue oxigenado ao fígado, fornecendo os 25% restantes de seu suprimento sanguíneo. Como o sangue proveniente das duas fontes mistura-se pouco antes de perfundir os hepatócitos do parênquima hepático, as células hepáticas nunca são expostas a um sangue totalmente oxigenado.

No fígado, os ramos de distribuição da veia porta e da artéria hepática, os quais suprem os capilares sinusoidais (sinusoides) que banham os hepatócitos, e os ramos de drenagem do sistema de ductos biliares, que levam ao ducto hepático comum, constituem a tríade porta. Apesar de ser um termo conveniente, trata-se de uma designação incorreta, visto que um ou mais vasos do sistema de drenagem linfática do fígado sempre seguem o seu percurso com a veia, a artéria e o ducto biliar e, portanto, a tríade não existe de fato (Figura 18.2).

Os sinusoides estão em íntimo contato com os hepatócitos e proporcionam a troca de substâncias entre o sangue e as células hepáticas. Os sinusoides levam a uma vênula hepática terminal (veia central), que, por sua vez, desemboca nas veias sublobulares. O sangue deixa o fígado através das veias hepáticas, que desembocam na veia cava inferior.

Organização estrutural do fígado

Conforme assinalado anteriormente, o fígado é constituído pelas seguintes estruturas:

- O parênquima, que consiste em placas organizadas de hepatócitos que, no adulto, têm geralmente a espessura de uma célula e são limitados por capilares sinusoidais. Em indivíduos de até 6 anos, as células hepáticas estão dispostas em placas com espessura de duas células
- O estroma de tecido conjuntivo, que é contínuo com a cápsula fibrosa de Glisson. Vasos sanguíneos, nervos, vasos linfáticos e ductos biliares seguem o seu trajeto no estroma do tecido conjuntivo
- Os capilares sinusoidais (sinusoides), que são os canais vasculares entre as placas de hepatócitos
- Os espaços perissinusoidais (espaços de Disse), que se localizam entre o endotélio sinusoidal e os hepatócitos.

Lóbulos hepáticos

O fígado pode ser visto como uma unidade funcional composta de três elementos fundamentais: o lóbulo clássico, o lóbulo porta e o ácino hepático. O lóbulo clássico é a maneira tradicional de descrever a organização do parênquima hepático, sendo relativamente fácil de identificar. A organização morfofuncional do lobo fundamenta-se na distribuição dos ramos da veia porta e da artéria hepática no órgão e na via que o sangue proveniente de ambas segue até alcançar e perfundir as células hepáticas.

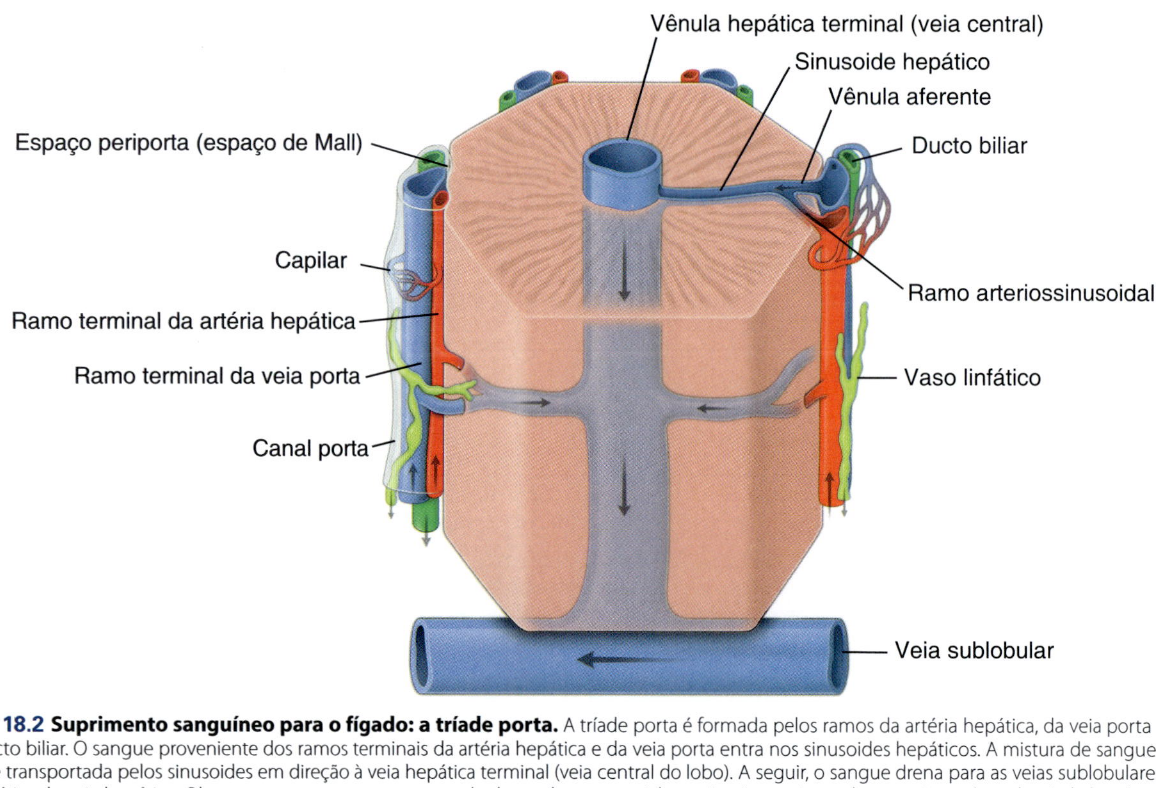

Figura 18.2 Suprimento sanguíneo para o fígado: a tríade porta. A tríade porta é formada pelos ramos da artéria hepática, da veia porta do fígado e do ducto biliar. O sangue proveniente dos ramos terminais da artéria hepática e da veia porta entra nos sinusoides hepáticos. A mistura de sangue venoso e arterial é transportada pelos sinusoides em direção à veia hepática terminal (veia central do lobo). A seguir, o sangue drena para as veias sublobulares, que são as tributárias da veia hepática. Observe os pequenos vasos e a rede de capilares no tecido conjuntivo perivascular que circunda cada tríade hepática no canal porta. Observe também o espaço periporta (de Mall), localizado entre o canal porta e os hepatócitos mais externos. Esse espaço também está ocupado por uma pequena quantidade de tecido conjuntivo em que os capilares linfáticos de fundo cego estão localizados; estes formam vasos linfáticos maiores que acompanham os ramos da artéria hepática.

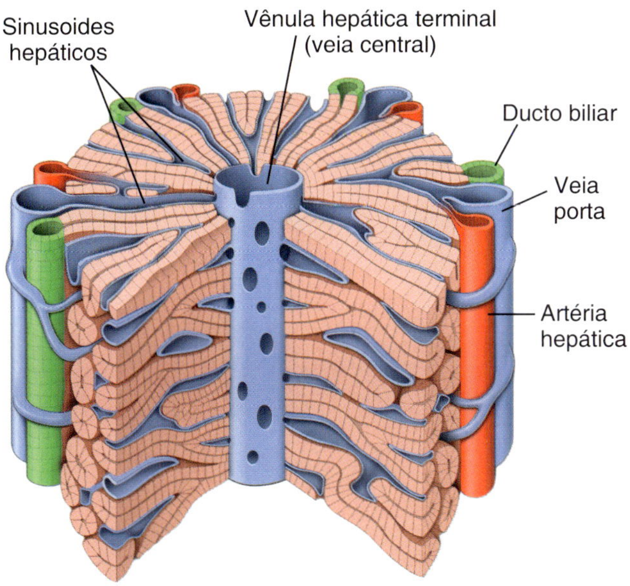

Figura 18.3 Diagrama de um lóbulo hepático clássico. Um lóbulo hepático clássico pode ser esquematicamente representado como um prisma poliédrico de seis lados, com tríades porta (artéria hepática, veia porta e ducto biliar) em cada canto. Os vasos sanguíneos das tríades porta emitem ramos distribuidores ao longo da face lateral do lóbulo, e esses ramos se abrem nos sinusoides hepáticos. O eixo longo do lóbulo é atravessado pela veia hepática terminal (veia central do lóbulo), que recebe sangue dos sinusoides hepáticos. Observe que uma cunha de tecido foi removida do lóbulo para possibilitar uma vista mais clara da vênula hepática terminal. Os folhetos ou placas interconectados de hepatócitos estão dispostos em um padrão radial a partir da veia central para a periferia do lóbulo.

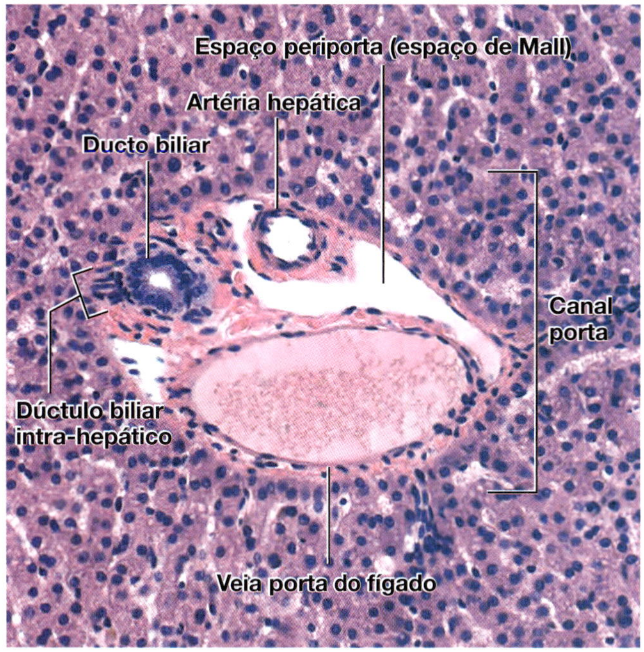

Figura 18.4 Fotomicrografia do canal porta no fígado do coelho. Esta fotomicrografia em grande aumento do fígado de coelho a partir de uma preparação de rotina corada por hematoxilina e eosina (H-E) mostra o canal porta localizado nos ângulos dos lóbulos hepáticos. O canal porta é delimitado por hepatócitos mais externos do lóbulo, dispostos linearmente. Cada canal porta é ocupado por uma tríade porta, que consiste na veia porta do fígado, na artéria hepática e no ducto biliar, todos circundados por tecido conjuntivo frouxo do estroma. Observe os núcleos seccionados longitudinalmente de colangiócitos do ducto biliar intra-hepático, que drena para o ducto biliar. Na periferia do canal porta, entre o estroma de tecido conjuntivo e os hepatócitos, existe um espaço denominado espaço *periporta* (espaço de Mall) que, nesta imagem, contém dois perfis irregulares de vasos linfáticos revestidos por células endoteliais. 320×. (Cortesia do Dr. Nathan Swailes, University of Iowa.)

O lóbulo hepático clássico é formado por massa de tecido com formato aproximadamente hexagonal.

O lóbulo clássico (Figura 18.3 e Prancha 18.1) consiste em pilhas de placas anastomosadas de hepatócitos, com uma célula de espessura, intercaladas por um sistema anastomosado de vasos sinusoides que perfundem as células com uma mistura de sangue porta e arterial. Cada lóbulo mede cerca de 2,00 mm × 0,7 mm. No centro do lóbulo, há uma vênula relativamente grande, a vênula hepática terminal (veia central do lóbulo), para a qual drenam os sinusoides. As placas de células, bem como os sinusoides, irradiam-se a partir da veia central para a periferia do lóbulo. Nos ângulos do hexágono, estão os canais porta, que consistem em um estroma de tecido conjuntivo frouxo caracterizado pela existência das tríades porta (artéria hepática, veia porta do fígado e ducto biliar). Esse tecido conjuntivo é contínuo com a cápsula fibrosa do fígado. O canal porta é margeado pelos hepatócitos mais externos do lóbulo. Nas margens do canal porta, entre o estroma de tecido conjuntivo e os hepatócitos, há um pequeno espaço denominado espaço periporta (espaço de Mall), que, em algumas espécies (p. ex., o coelho; Figura 18.4) é facilmente identificado. Esse espaço é um dos locais de origem da linfa no fígado.

Em algumas espécies (p. ex., no porco; Figura 18.5A), o lóbulo clássico é reconhecido com facilidade, visto que as áreas porta estão conectadas por camadas relativamente espessas de tecido conjuntivo. Nos seres humanos, contudo, há geralmente uma quantidade muito pequena de tecido conjuntivo interlobular. Por esse motivo, ao examinar cortes histológicos de fígado, é necessário traçar linhas imaginárias entre as áreas porta que circundam uma veia central para ter ideia sobre o tamanho do lóbulo clássico (Figura 18.5B).

O lóbulo porta enfatiza as funções exócrinas do fígado.

A principal função exócrina do pâncreas consiste na secreção biliar. Por conseguinte, o eixo morfológico do lóbulo porta é o ducto biliar interlobular da tríade porta do lóbulo clássico. Suas margens externas são linhas imaginárias traçadas entre as três veias centrais que estão mais próximas daquela tríade porta (Figura 18.6A). Essas linhas definem um bloco aproximadamente triangular de tecido, que inclui as porções dos três lóbulos clássicos que secretam a bile que drena para o seu ducto biliar axial. Esse conceito possibilita uma descrição da estrutura parenquimatosa hepática comparável com a de outras glândulas exócrinas.

O ácino hepático constitui a unidade estrutural que fornece a melhor correlação entre a perfusão sanguínea, a atividade metabólica e a existência de doença hepática.

O ácino hepático tem formato de um losango e representa a menor unidade funcional do parênquima hepático. O eixo curto do ácino é definido pelos ramos terminais da tríade porta que se situa ao longo da borda entre dois lóbulos clássicos. O eixo longo do ácino é uma linha traçada entre as duas veias centrais mais próximas do eixo curto. Por conseguinte, em uma vista bidimensional (Figura 18.6B), o ácino hepático ocupa partes de lóbulos clássicos adjacentes. Esse conceito possibilita uma descrição da função secretora exócrina do fígado comparável com a do lóbulo porta.

Os hepatócitos em cada ácino hepático são descritos como dispostos em três zonas elípticas concêntricas circundando o eixo curto (ver Figura 18.6B):

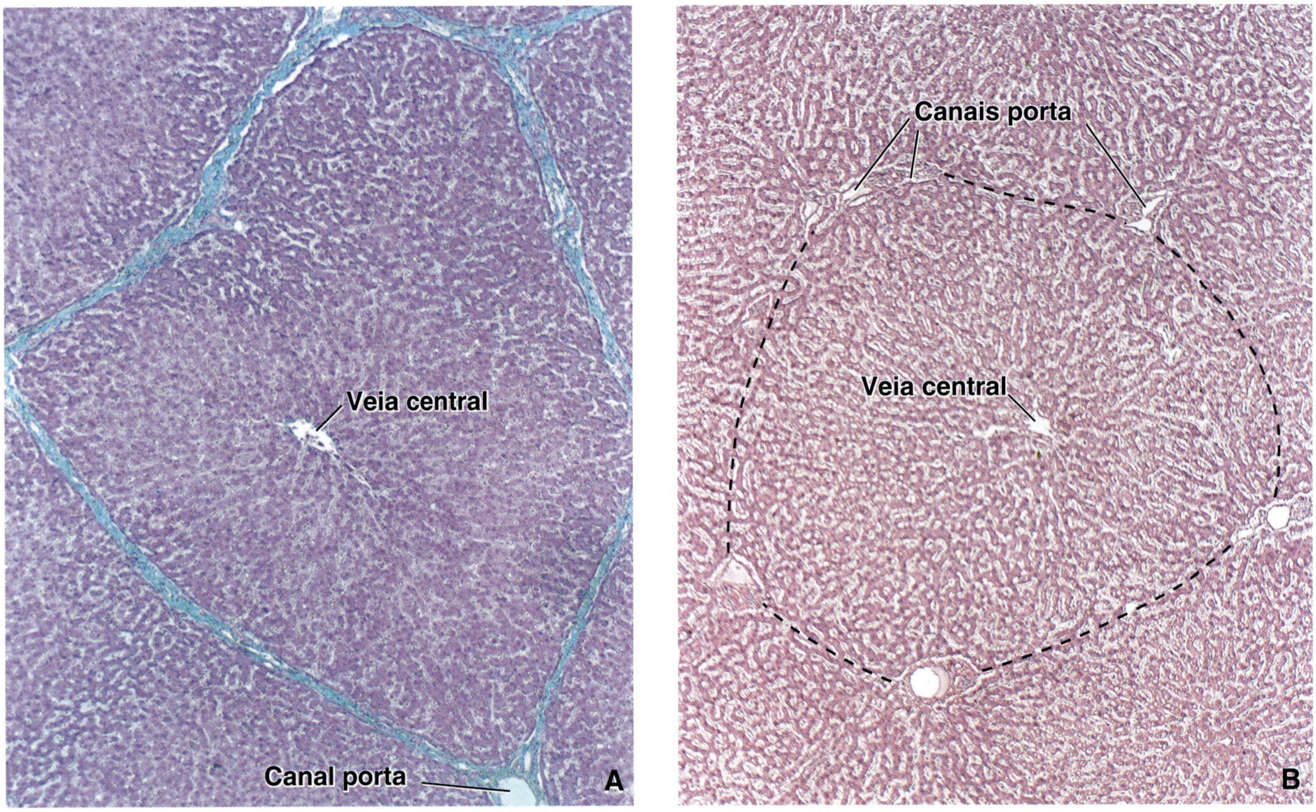

Figura 18.5 Fotomicrografias de fígado porcino e humano. A. Esta fotomicrografia mostra um corte transversal de um lóbulo hepático de porco corado pelo método de Mallory-Azan que distingue os componentes do tecido conjuntivo. Observe o tecido conjuntivo interlobular relativamente espesso (*corado em azul*) que circunda os lóbulos. A vênula hepática terminal (veia central) é visível no centro do lóbulo. 65×. **B.** Fotomicrografia do fígado humano de uma preparação de rotina corada por hematoxilina e eosina (H-E). Observe que, diferentemente do fígado de porco, os lóbulos do fígado humano não têm septos de tecido conjuntivo. As placas de hepatócitos de um lóbulo fundem-se com as dos lóbulos adjacentes. No entanto, é possível estabelecer os limites de um lóbulo traçando uma linha (*linha tracejada*) de um canal porta para o seguinte, circunscrevendo, assim, o lóbulo. 65×.

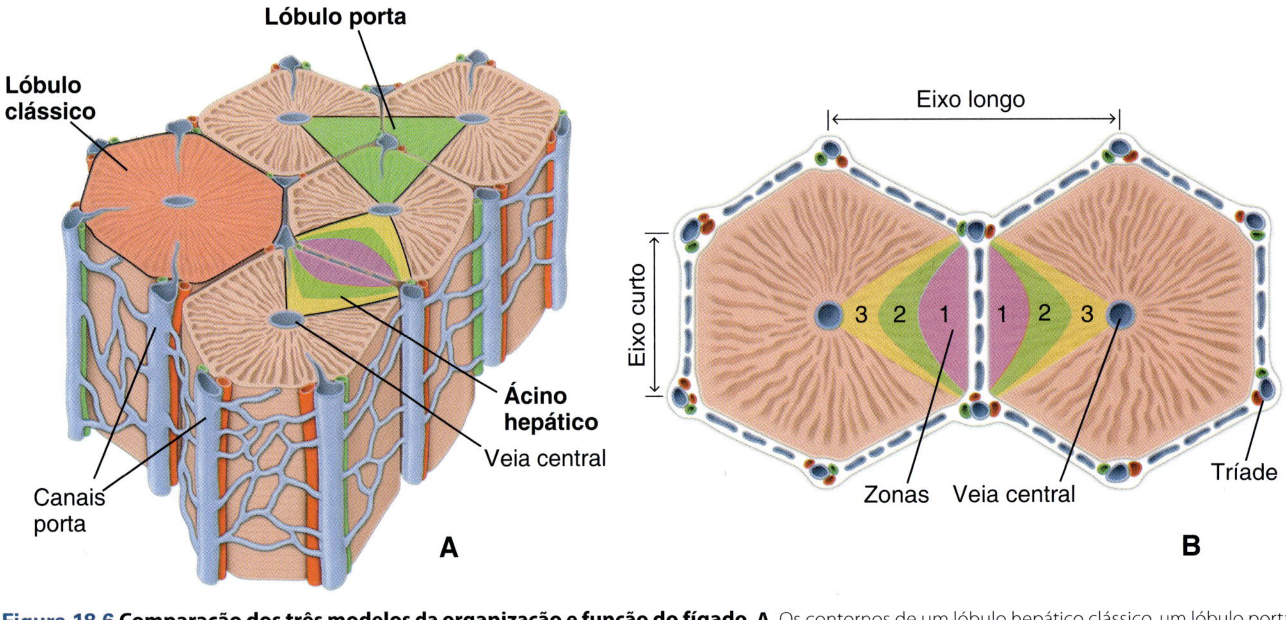

Figura 18.6 Comparação dos três modelos da organização e função do fígado. A. Os contornos de um lóbulo hepático clássico, um lóbulo porta e um ácino hepático são visíveis neste corte de tecido hepático. Observe que o lóbulo clássico em formato hexagonal (*vermelho*) tem a veia hepática terminal (veia central) no centro do lóbulo e os canais porta contendo as tríades porta nos ângulos periféricos do lóbulo. O lóbulo porta triangular (*verde*) tem um canal porta no centro do lóbulo e vênulas hepáticas terminais (veias centrais) nos ângulos periféricos do lóbulo. O ácino hepático em formato de losango (*várias cores*) tem vasos distribuidores no equador e vênulas hepáticas terminais (veias centrais) em cada polo. **B.** O ácino hepático é uma interpretação funcional da organização do fígado. Consiste em locais adjacentes de regiões hexagonais vizinhas de lóbulos clássicos parcialmente separados por vasos sanguíneos distribuidores. As zonas marcadas com 1, 2 e 3 designam as áreas que recebem, em ordem decrescente, aporte sanguíneo mais oxigenado e mais denso em nutrientes (zona 1) até as que recebem menor aporte (zona 3). As vênulas hepáticas terminais (veias centrais) nessa interpretação estão localizadas nas bordas pontiagudas do ácino, e não no centro, como no lóbulo clássico. As tríades porta (ramos terminais da veia porta e artéria hepática) e os ductos biliares menores são mostrados nos cantos do hexágono que delineia o perfil em corte transversal do lóbulo clássico.

- A zona 1 está mais próxima do eixo curto e do suprimento sanguíneo a partir dos ramos da veia porta e da artéria hepática; corresponde à periferia dos lóbulos clássicos
- A zona 3 é a mais distante do eixo curto e a mais próxima da veia hepática terminal (veia central); corresponde à parte mais central do lóbulo clássico que circunda a veia hepática terminal
- A zona 2 fica entre as zonas 1 e 3, mas não tem limites bem-definidos.

O zoneamento é importante na descrição e na interpretação dos padrões de degeneração, regeneração e efeitos tóxicos específicos no parênquima hepático com relação ao grau ou à qualidade da perfusão vascular das células hepáticas. Em consequência do **fluxo sanguíneo sinusoidal**, o gradiente de oxigênio, a atividade metabólica dos hepatócitos e a distribuição das enzimas hepáticas variam nas três zonas. A distribuição do dano hepático em consequência de isquemia e exposição a substâncias tóxicas pode ser explicada quando se utiliza essa interpretação zonal.

As células da **zona 1** são as primeiras a receber oxigênio, nutrientes e toxinas do sangue sinusoidal e as primeiras a sofrer alterações morfológicas após **oclusão do ducto biliar** (estase biliar). Essas células também são as últimas a morrer se a circulação estiver comprometida, e as primeiras a se regenerar. Por outro lado, as células da **zona 3** são as primeiras a exibir necrose isquêmica (**necrose centrolobular**) em situações de **perfusão reduzida** e as primeiras a apresentar acúmulo de gordura. São as últimas a responder a substâncias tóxicas e à estase biliar. Variações normais na atividade enzimática, no número e no tamanho das organelas citoplasmáticas e no tamanho dos depósitos de glicogênio citoplasmático também são observadas entre as zonas 1 e 3. As células na zona 2 apresentam características funcionais e morfológicas e respostas intermediárias entre as das zonas 1 e 3.

Vasos sanguíneos do parênquima

Os vasos sanguíneos que ocupam os canais porta são denominados vasos interlobulares. Apenas os vasos interlobulares que formam as menores tríades porta enviam sangue para os sinusoides. Os vasos interlobulares maiores ramificam-se em vasos distribuidores que estão localizados na periferia do lóbulo. Esses vasos distribuidores enviam vasos aferentes para os sinusoides (Figura 18.7). Nos sinusoides, o sangue flui centripetamente para a veia central. A veia central segue o seu trajeto através do eixo central do lóbulo hepático clássico, tornando-se maior à medida que avança pelo lóbulo e desemboca em uma veia sublobular. Várias veias sublobulares convergem para formar veias hepáticas maiores que desembocam na veia cava inferior.

A estrutura da veia porta do fígado e de seus ramos no fígado é típica das veias em geral. O lúmen é muito maior que o da artéria associada a ela. A estrutura da artéria hepática assemelha-se àquela de outras artérias (*i. e.*, contém uma parede muscular espessa). Além de fornecer sangue arterial diretamente aos sinusoides, a artéria hepática também fornece sangue arterial ao tecido conjuntivo e a outras estruturas dos canais porta maiores. Os capilares em tais canais porta maiores retornam o sangue às veias interlobulares antes de esvaziar no sinusoide.

A veia central é um vaso de parede fina que recebe sangue dos sinusoides hepáticos. O revestimento endotelial da veia central é circundado por pequenas quantidades de fibras de tecido conjuntivo dispostas em espiral. A veia central, assim designada em virtude de sua posição central no lóbulo clássico, constitui, na realidade, a vênula terminal do sistema de veias hepáticas e, portanto, é mais apropriadamente denominada vênula hepática terminal. A veia sublobular, o vaso

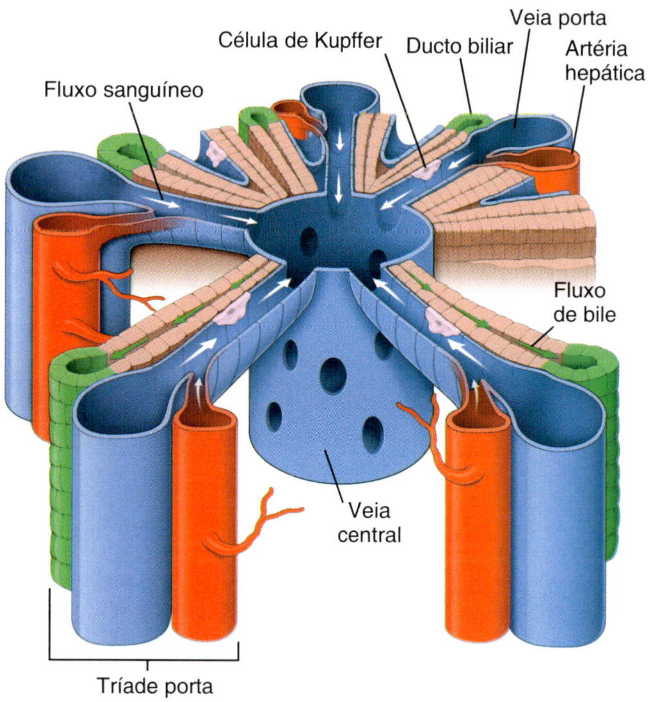

Figura 18.7 Diagrama do fluxo de sangue e bile no fígado. Este diagrama esquemático de parte de um lóbulo clássico mostra os componentes das tríades porta, sinusoides hepáticos, vênula hepática terminal (veia central) e placas associadas de hepatócitos. As *setas brancas* indicam o sentido do fluxo sanguíneo nos sinusoides. Observe que o sentido do fluxo de bile (*setas verdes*) é oposto ao do fluxo sanguíneo.

que recebe sangue das vênulas hepáticas terminais, tem uma camada distinta de fibras de tecido conjuntivo, tanto colágenas quanto elásticas, imediatamente externas ao endotélio. As veias sublobulares e as veias hepáticas, para as quais drenam, seguem o seu trajeto isoladamente. Por serem vasos solitários, essas veias podem ser facilmente distinguidas em um corte histológico das veias portas que são membros de uma tríade. As veias hepáticas são desprovidas de válvulas.

Os sinusoides hepáticos são revestidos por um endotélio descontínuo e fino.

O endotélio sinusoidal descontínuo contém uma lâmina basal também descontínua, que está ausente em grandes áreas. A descontinuidade do endotélio é evidente de duas maneiras:

- Existência de grandes janelas, sem diafragmas, nas células endoteliais
- Existência de grandes lacunas entre as células endoteliais vizinhas.

Os sinusoides hepáticos diferem de outros sinusoides pela existência de um segundo tipo de célula, o macrófago sinusoidal estrelado ou célula de Kupffer (Figura 18.8 e Prancha 18.2), que constitui uma parte regular do revestimento do vaso.

Macrófagos sinusoidais estrelados (células de Kupffer)

As células de Kupffer representam uma população mista de células de duas origens diferentes, com diferentes fenótipos e funcionalidade divergente.

A maioria dos tecidos tem populações mistas de macrófagos com diferentes origens embriológicas. A micróglia no cérebro, as células de Kupffer no fígado, as células de Langerhans na

Boxe 18.2

Correlação clínica | Insuficiência cardíaca congestiva, dose excessiva de paracetamol e necrose hepática

A **lesão hepática** pode ser desencadeada por alterações hemodinâmicas no sistema circulatório. Na insuficiência cardíaca congestiva, o coração é incapaz de fornecer sangue oxigenado suficiente para suprir as necessidades metabólicas de muitos tecidos e órgãos, incluindo o fígado, que é prontamente afetado pela hipoperfusão e hipoxia (baixo conteúdo de oxigênio no sangue). A zona 3 do ácino hepático é a primeira a ser afetada por essa condição. Os hepatócitos nessa zona são os últimos a receber o sangue que passa ao longo dos sinusoides; em consequência, essas células recebem um suprimento sanguíneo já depletado de oxigênio. O exame de uma amostra de biopsia hepática de um indivíduo com insuficiência cardíaca congestiva mostra um padrão distinto de necrose hepática. Os hepatócitos presentes na zona 3, localizada ao redor da veia central, sofrem necrose isquêmica. Em geral, não se observa alteração perceptível nas zonas 1 e 2, que representam a periferia de um lóbulo clássico. Esse tipo de necrose é designado como **necrose centrolobular**. A Figura B.18.2.1 mostra a porção centrolobular de um lóbulo clássico. Os múltiplos vacúolos redondos indicam acúmulo de lipídio, e as alterações atróficas resultam da morte dos hepatócitos que sofrem autofagocitose. A necrose centrolobular em consequência da hipoxia é denominada **cirrose cardíaca**; no entanto, diferentemente da cirrose verdadeira, a regeneração nodular dos hepatócitos é mínima.

Necrose centrolobular também pode ocorrer em indivíduos que ingerem altas doses de **paracetamol**, um dos analgésicos de venda livre mais comercializados no planeta. O consumo de dose excessiva de paracetamol, seja acidental ou intencional, é a principal causa de insuficiência hepática aguda nos EUA e provoca quase 500 mortes a cada ano. O paracetamol ingerido é transportado para o fígado pela circulação porta, em que é convertido nos hepatócitos com o auxílio dos citocromos P450 em um intermediário tóxico extremamente reativo conhecido como *N*-acetil-p-benzoquinona (NAPQI). Em doses terapêuticas, NAPQI é destoxificada eficientemente por glutationa, formando um conjugado inerte paracetamol-glutationa, que é excretado na urina. Todavia, no caso de altas doses de paracetamol, o excesso de NAPQI depleta a glutationa hepática. NAPQI não conjugada se liga de modo covalente às proteínas e organelas nos hepatócitos (sobretudo na zona 3), provocando morte celular rápida e necrose hepática centrolobular que podem evoluir para insuficiência hepática aguda e morte.

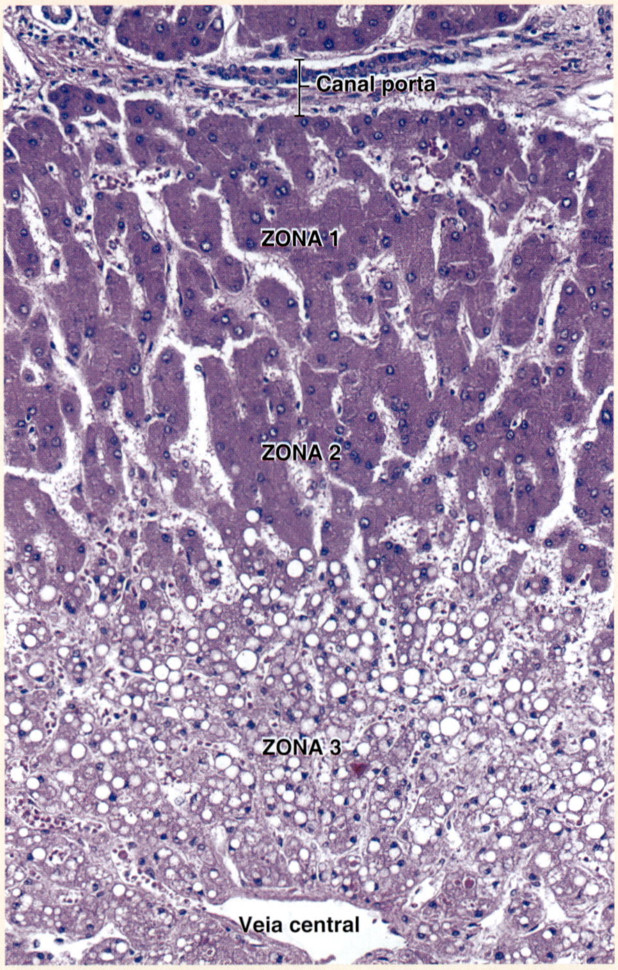

Figura B.18.2.1 Fotomicrografia de necrose centrolobular no fígado humano. Esta fotomicrografia exibe uma amostra de biopsia hepática de rotina corada pela hematoxilina e eosina (H-E) de um indivíduo com insuficiência cardíaca congestiva. As alterações patológicas (designadas como *necrose isquêmica*) são mais graves nos hepatócitos da zona 3. Essa zona circunda a vênula hepática terminal (veia central). Esse tipo de necrose é denominado *necrose centrolobular*. Há múltiplos vacúolos redondos, indicando substancial acúmulo de lipídios. Não há alteração notável na periferia do lóbulo, que constitui a zona 1 e grande parte da zona 2. 320×.

pele e as células mesangiais no rim são exemplos de macrófagos derivados do saco vitelino, que se originaram de células progenitoras eritromieloides no início do desenvolvimento. Em contrapartida, os macrófagos intestinais são, em sua maioria, macrófagos derivados da medula óssea. Esses macrófagos originam-se de células-tronco hematopoéticas, diferenciam-se em monócitos e entram na circulação sanguínea por meio da medula óssea. Seguem pela corrente sanguínea até alcançar tecidos designados e se diferenciam em macrófagos. Estudos recentes indicam que os macrófagos derivados do saco vitelino expressam de modo expressivo fatores pró-fibróticos, enquanto os macrófagos derivados da medula óssea estão envolvidos em reações do sistema imune.

As células de Kupffer no fígado adulto também representam uma população mista de células dessas duas origens diferentes. Ambas as populações de células de Kupffer são fagocíticas e demonstram diferentes fenótipos e funcionalidade divergente. Em condições experimentais, é possível avaliar a capacidade fagocítica das células de Kupffer pela medida da captação de diferentes moléculas, como carbono coloidal injetado na circulação (Figura 18.9).

As duas populações de células de Kupffer são descritas da seguinte maneira:

- Células derivadas do saco vitelino. Essas células migram a partir do saco vitelino durante o desenvolvimento inicial e colonizam o fígado em desenvolvimento. As células de Kupffer desenvolvidas a partir dessa linhagem são autossustentáveis e representam uma população fagocítica autorrenovável residente no fígado. São, em grande parte, independentes do desenvolvimento das células-tronco hematopoéticas da medula óssea e, em condições normais, não são substituídas por macrófagos derivados de monócitos

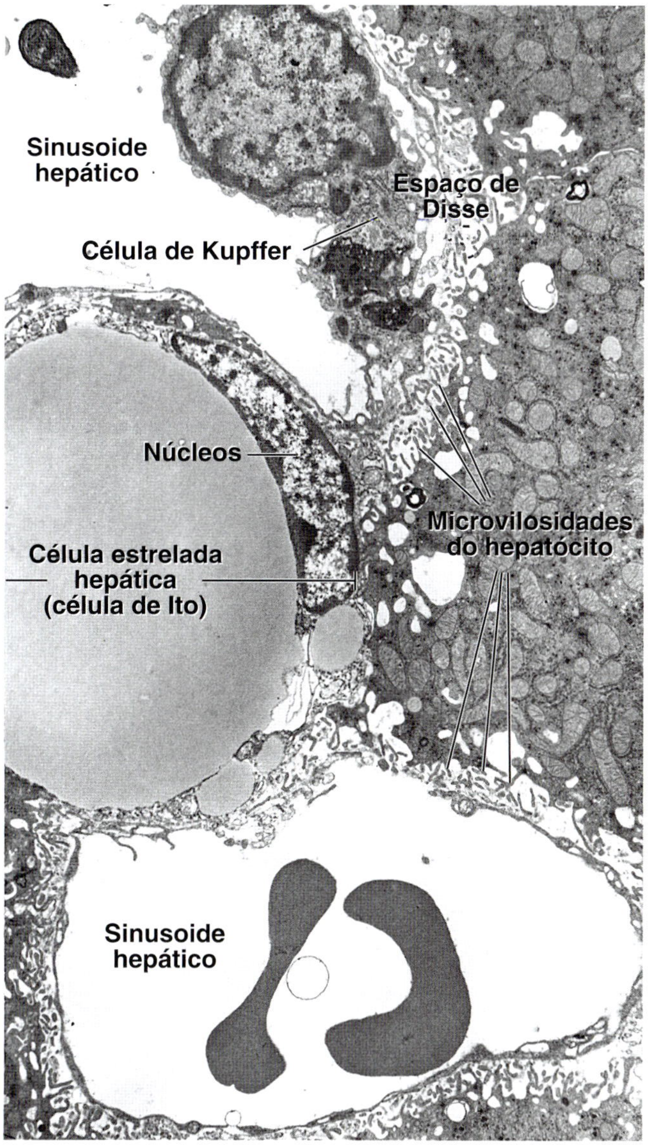

Figura 18.8 Eletromicrografia de dois sinusoides hepáticos. Um sinusoide hepático (*parte superior*) apresenta um macrófago sinusoidal estrelado (célula de Kupffer). O restante do sinusoide, bem como outro sinusoide, é revestido apenas pelo citoplasma fino da célula endotelial. Circundando cada sinusoide, encontra-se o espaço perissinusoidal (espaço de Disse), que contém numerosas *microvilosidades dos hepatócitos*. No espaço perissinusoidal, observa-se também a existência de uma célula estrelada hepática (célula de Ito), com uma grande gotícula lipídica e várias gotículas menores no seu citoplasma. Seu núcleo acompanha a curva da gotícula de lipídio. 6.600×.

- Células derivadas da medula óssea. Essas células representam monócitos que se originam da medula óssea. Quando as células de Kupffer derivadas do saco vitelino são danificadas (p. ex., na cirrose hepática, hemocromatose e hepatite), os monócitos que chegam sofrem alterações induzidas pelo ambiente e substituem as células de Kupffer. As células Kupffer derivadas de monócitos não se dividem e são reabastecidas por um influxo de monócitos circulantes que entram no fígado, provenientes da circulação.

O processo de ativação das células de Kupffer é semelhante ao de outras células apresentadoras de antígeno, conforme descrito no Capítulo 14, *Sistema Imune e Tecidos e Órgãos Linfáticos*. Seguem uma de duas vias de ativação, dando origem aos fenótipos de macrófagos M1 (ativados classicamente) ou M2 (ativados alternativamente). As células de Kupffer ativadas por M1 participam da resposta inflamatória, enquanto as células de Kupffer ativadas por M2 expressam propriedades imunomoduladoras. A manutenção do equilíbrio entre os dois fenótipos de células de Kupffer é importante quando ocorrem alterações patológicas no fígado. Por exemplo, a depleção das células de Kupffer ativadas por M1 e a expansão de células ativadas por M2 podem promover a cura e o reparo de tecidos durante a **hepatite** ativa (um processo inflamatório do fígado).

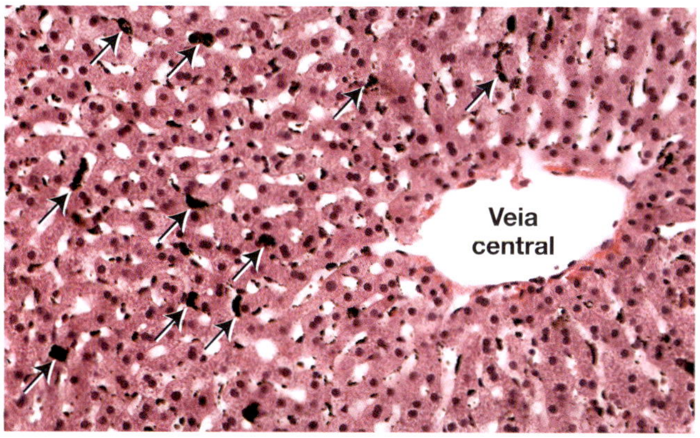

Figura 18.9 Fotomicrografia de fígado de coelho com células de Kupffer marcadas com carbono. Esta fotomicrografia de grande aumento da área centrilobular do fígado de coelho é corada rotineiramente por hematoxilina e eosina (H-E). Para visualizar as células de Kupffer e testar a sua capacidade fagocítica em condições experimentais, foi injetado carbono coloidal da veia porta do fígado 30 minutos antes da coleta de amostras de fígado para exame histológico. Observe a vênula hepática terminal (veia central) com lâminas de hepatócitos que se irradiam da veia central para a periferia do lóbulo hepático. As células marcadas com *setas* representam células de Kupffer, que acumularam partículas de carbono. Observe a distribuição das células de Kupffer nos sinusoides hepáticos. 300×. (Cortesia do Dr. Nathan Swailes, University of Iowa.)

As células de Kupffer são células apresentadoras de antígeno que estão envolvidas na resposta do sistema imune.

As células de Kupffer representam macrófagos residentes no fígado, que compreendem 15% das células no fígado e representam 80 a 90% dos macrófagos totais do corpo. Essas células apresentadoras de antígenos servem como primeira linha de defesa contra microrganismos e contra endotoxinas que entram no fígado através da circulação porta hepática proveniente dos intestinos. Iniciam uma resposta imune, recrutam células imunes adicionais e são essenciais na eliminação de vírus, como os vírus das hepatites B (HBV) e C (HCV). As células de Kupffer capturam patógenos por meio do reconhecimento de padrões moleculares associados a patógenos (PAMPs) por meio de receptores de reconhecimento de padrões (PRRs), como receptores *toll*-símiles (TLRs) ou receptores *nod*-símiles (NLRs) expressos em sua superfície (ver Capítulo 10, *Sangue*).

O microscópio eletrônico de varredura (MEV) e o microscópio eletrônico de transmissão (MET) mostram claramente que as células de Kupffer fazem parte da parede de revestimento do sinusoide. Antigamente, acreditava-se que essas células se localizassem sobre a superfície luminal das células endoteliais. Essa descrição histológica mais antiga provavelmente foi baseada no fato de que os prolongamentos das células de Kupffer sobrepõem-se ocasionalmente às células endoteliais no lado luminal. Com frequência, os prolongamentos celulares das células de Kupffer parecem se estender pelo lúmen sinusoidal, podendo até mesmo ocluí-lo parcialmente. As células de Kupffer não formam junções com células endoteliais vizinhas.

As células de Kupffer estão envolvidas na remoção de eritrócitos senescentes e na recuperação do ferro.

O achado de fragmentos de eritrócitos e de ferro (na forma de ferritina) no citoplasma das células de Kupffer sugere que essas células estão envolvidas na remoção dos eritrócitos danificados ou senescentes e na recuperação do ferro. Juntamente com os macrófagos da polpa vermelha no baço e os macrófagos da medula óssea, as células de Kupffer reciclam entre 90 e 95% do ferro corporal necessário para manter a eritropoese eficiente. O ferro recuperado dos eritrócitos fagocitados é armazenado nas células de Kupffer, incorporado a proteínas contendo ferro ou exportado da célula de volta para o sangue. Como o ferro livre é tóxico para a célula (a água e o oxigênio na célula convertem os íons Fe^{3+} em óxidos insolúveis semelhantes à ferrugem), o ferro armazenado precisa ser protegido do citoplasma. A ferritina, uma proteína multimérica de 474 kDa em formato de esfera oca (como uma bola de tênis), desempenha essa função e consegue proteger e armazenar até 4.500 íons ferro. Após a entrada dos íons Fe^{3+} na camada de ferritina, eles formam pequenos cristalitos juntamente com íons fosfato e hidróxido. Neste estado, os íons Fe^{3+} são armazenados com segurança e isolados do citoplasma dentro da camada da molécula de ferritina. A ferritina também regula os níveis intracelulares de ferro, liberando o ferro do núcleo da proteína no citoplasma. Em seguida, os íons Fe^{3+} são captados pela ferroportina (Fpn)-1, uma proteína transmembrana de 62,5 kDa que medeia a exportação de ferro da célula de Kupffer diretamente para o sangue dos sinusoides hepáticos. Nos sinusoides, os íons Fe^{3+} são carregados na transferrina, uma proteína de 79,5 kDa que medeia o transporte do ferro através do sangue. Cada molécula de transferrina flui no sangue, carregando dois íons Fe^{3+}, e os leva a um receptor de transferrina na superfície de uma célula-alvo.

Algumas moléculas de ferritina carregadas com ferro podem ser convertidas em complexos de deposição de ferro, conhecidos como grânulos de hemossiderina. Essas estruturas são circundadas por lisossomos e representam formas agregadas de moléculas de ferritina parcialmente digeridas (Figura 18.10). O ferro armazenado nas células de Kupffer aumenta após **esplenectomia**, quando o fígado se torna essencial para a eliminação dos eritrócitos. Além disso, múltiplas transfusões de sangue podem levar à **sobrecarga de ferro**. Os grânulos de hemossiderina em excesso, depositados nos macrófagos e em outras células do corpo, são detectáveis por técnicas de ressonância magnética (RM), devido ao seu núcleo de ferro superparamagnético cristalino sólido, que contribui para a diminuição da intensidade do sinal T2. Esse sinal pode ser distinguido de outras fontes de ferro paramagnético solúvel, como transferrina plasmática, ferritina e hemoglobina. Em indivíduos com distúrbio de sobrecarga de ferro, como a **hemossiderose** (deposição excessiva de ferro em macrófagos do baço, na medula óssea e nas células de Kupffer) ou **hemocromatose** (acúmulo de hemossiderina nas células parenquimatosas do fígado, pâncreas, coração e outros órgãos), a quantificação não invasiva do ferro por técnicas de RM tem sido implementada para substituir a biopsia de tecidos e órgãos. Atualmente, a RM é considerada o padrão de tratamento no diagnóstico e no monitoramento de doenças por sobrecarga de ferro.

Espaço perissinusoidal (espaço de Disse)

O espaço perissinusoidal é o local de troca de materiais entre o sangue e as células hepáticas.

O espaço perissinusoidal (espaço de Disse) fica entre as superfícies basais dos hepatócitos e as superfícies basais das células endoteliais e das células de Kupffer que revestem os sinusoides. Pequenas microvilosidades irregulares projetam-se para dentro desse espaço a partir da superfície basal dos hepatócitos (Figura 18.11).

As microvilosidades aumentam em até seis vezes a área de superfície disponível para a troca de materiais entre os hepatócitos e o plasma. Devido às grandes lacunas na camada

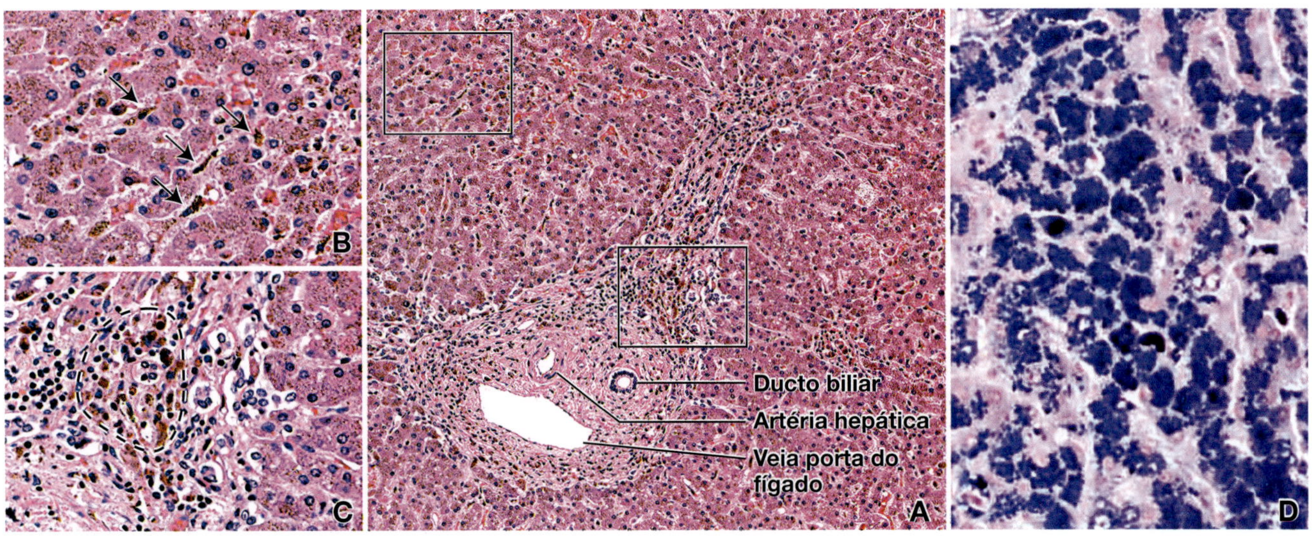

Figura 18.10 Hemocromatose do fígado. A. Esta fotomicrografia de uma amostra de biopsia hepática de um indivíduo com uma condição de sobrecarga de ferro, denominada *hemocromatose*, é rotineiramente corada por hematoxilina e eosina (H-E). Mostra o canal porta que contém uma tríade porta (veia porta do fígado, artéria hepática e ducto biliar), circundada por tecido fibroso substancial. Observe que, neste aumento menor, os hepatócitos apresentam grânulos grosseiros de hemossiderina marrom dourados visíveis dentro do citoplasma. 85×. (Cortesia do Dr. Nathan Swailes, University of Iowa.) **B.** O maior aumento da área indicada pelo retângulo superior mostra com resolução muito melhor o citoplasma dos hepatócitos preenchido com grânulos de hemossiderina. Além disso, múltiplos perfis alongados de células de Kupffer que acumularam hemossiderina também estão claramente visíveis ao longo dos sinusoides hepáticos. 220×. **C.** Este aumento maior da área indicada pelo *retângulo inferior* mostra aumento do tecido conjuntivo no canal porta. Observe que essa área está infiltrada por macrófagos derivados de monócitos contendo grânulos de hemossiderina (circulados por uma *linha tracejada*). Além disso, há infiltração de linfócitos, que indica uma fase crônica dessa doença. 220×. **D.** Fotomicrografia de grande aumento de uma amostra de biopsia hepática de um indivíduo com hemocromatose hereditária, corada pelo ferro azul da Prússia. A *cor azul* indica áreas de acúmulo considerável de hemossiderina nos hepatócitos. 320×. (Cortesia do Dr. Joseph Grande, Mayo Clinic.)

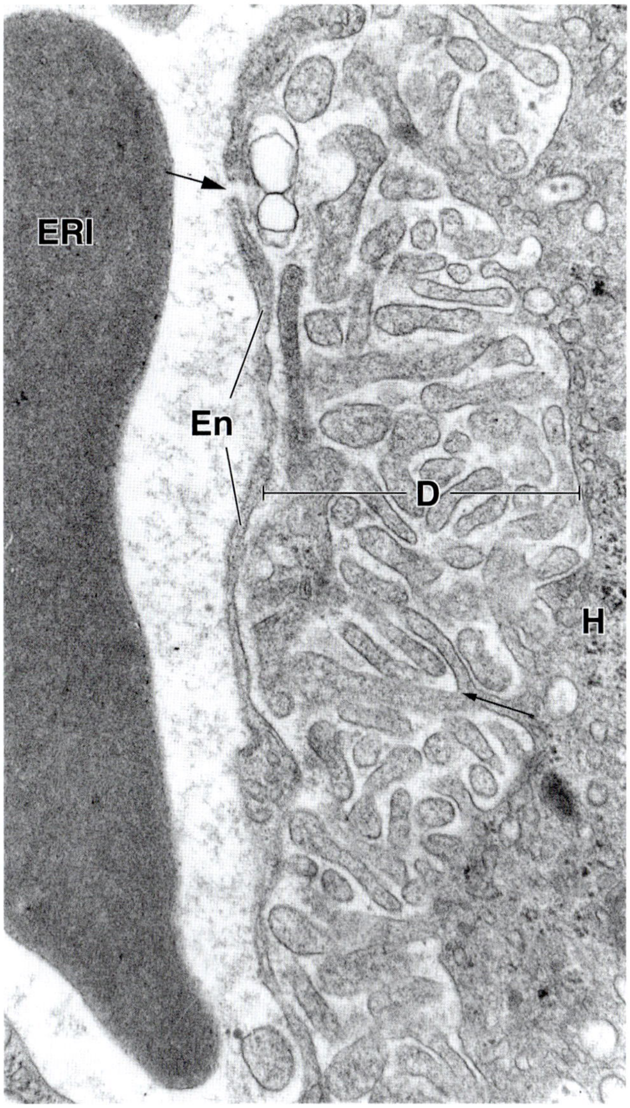

Figura 18.11 Eletromicrografia mostrando o espaço perissinusoidal (de Disse). O espaço perissinusoidal (*D*) localiza-se entre os hepatócitos (*H*) e o sinusoide. Uma lacuna (*seta grande*) separa as células endoteliais (*En*) que revestem o sinusoide. Essas lacunas possibilitam a fácil passagem de substâncias de pequeno tamanho entre o sinusoide e o espaço perissinusoidal. Numerosas microvilosidades estendem-se dos hepatócitos para dentro do espaço perissinusoidal. Esses prolongamentos são longos e, com frequência, ramificam-se (*seta pequena*). Existe um eritrócito (*ERI*) dentro do sinusoide. 18.000×.

endotelial e à ausência de uma lâmina basal contínua, não há barreira significativa entre o plasma sanguíneo no sinusoide e a membrana plasmática do hepatócito. As proteínas e lipoproteínas sintetizadas pelo hepatócito são transferidas para o sangue no espaço perissinusoidal; essa via é para outras secreções hepáticas além da bile.

No fígado fetal, o espaço entre os vasos sanguíneos e os hepatócitos contém **ilhotas de células formadoras de sangue**. Nos casos de anemia crônica no adulto, as células formadoras de sangue novamente podem aparecer no espaço perissinusoidal.

Células estreladas hepáticas (células de Ito)

As células estreladas hepáticas (células de Ito) armazenam vitamina A; no entanto, em condições patológicas, diferenciam-se em miofibroblastos e sintetizam colágeno.

O outro tipo de célula encontrado no espaço perissinusoidal é a célula estrelada hepática (comumente denominada célula de Ito). Essas células de origem mesenquimatosa constituem o principal local de armazenamento da vitamina A hepática na forma de ésteres de retinil nas gotículas lipídicas citoplasmáticas (ver Figura 18.8). A vitamina A é liberada da célula estrelada hepática na forma de retinol (forma de álcool) ligada à proteína de ligação do retinol (RBP). Em seguida, é transportado do fígado para a retina, em que o seu estereoisômero, o 11-*cis*-retinal, liga-se à proteína oxina para formar rodopsina, o pigmento visual dos bastonetes e dos cones da retina. Óleos de fígado de peixe (p. ex., óleo de fígado de bacalhau) são importantes fontes nutricionais de vitamina A. Atualmente são vendidos na forma de suplementos dietéticos.

Em determinadas condições patológicas, como **inflamação crônica** ou **cirrose hepática**, as células estreladas hepáticas perdem a sua capacidade de armazenamento de lipídios e de vitamina A e sofrem diferenciação em células que exibem características de miofibroblastos. Essas células parecem desempenhar papel significativo na **fibrogênese hepática**; sintetizam e depositam colágeno do tipo I e do tipo III no espaço perissinusoidal, resultando em fibrose hepática. Esse colágeno é contínuo com o tecido conjuntivo do espaço porta e o tecido conjuntivo que circunda a veia central. A observação de uma quantidade aumentada de estroma fibroso perissinusoidal constitui um sinal precoce de resposta hepática a substâncias tóxicas. O citoplasma das células estreladas hepáticas contém elementos contráteis, como a desmina e os filamentos de α-actina do músculo liso. Durante a contração celular, eles aumentam a resistência vascular nos sinusoides pela contração dos canais vasculares, resultando em **hipertensão porta**. Além disso, as células estreladas hepáticas desempenham papel na remodelação da matriz extracelular durante a recuperação da lesão hepática.

Via linfática

A linfa hepática origina-se no espaço perissinusoidal.

O plasma que permanece no espaço perissinusoidal drena para o tecido conjuntivo periporta, em que há um pequeno espaço, o espaço periporta (espaço de Mall) (Figura 18.12), entre o estroma do canal porta e os hepatócitos mais externos. A partir desse local, o líquido adentra nos capilares linfáticos que transitam com os outros componentes da tríade porta.

A linfa move-se em vasos progressivamente maiores, na mesma direção da bile (*i. e.*, do nível dos hepatócitos, em direção aos canais porta e, por fim, ao hilo do fígado). Cerca de 80% da linfa hepática segue esse trajeto e drena para o ducto torácico, formando a principal parte da linfa do ducto torácico.

Hepatócitos

Os hepatócitos constituem as placas celulares anastomosadas do lóbulo hepático.

Os hepatócitos são grandes células poligonais, que medem entre 20 e 30 μm em cada dimensão. Constituem cerca de 80% da população de células do fígado.

Os núcleos dos hepatócitos são grandes e esféricos e ocupam o centro da célula. Muitas células no fígado adulto são binucleadas, e a maioria é tetraploide (*i. e.*, contém uma quantidade 4*d* de DNA). A heterocromatina é vista como agregados dispersos no nucleoplasma e como faixa distinta sob o envoltório nuclear. Em cada núcleo, observa-se a existência de dois ou mais nucléolos bem desenvolvidos.

Os hepatócitos têm uma vida relativamente longa para células associadas ao sistema digestório; o seu tempo de sobrevida médio é de cerca de 5 meses. Além disso, as células hepáticas são capazes de regeneração apreciável quando a substância hepática é perdida, devido a processos hepatotóxicos, doença ou cirurgia.

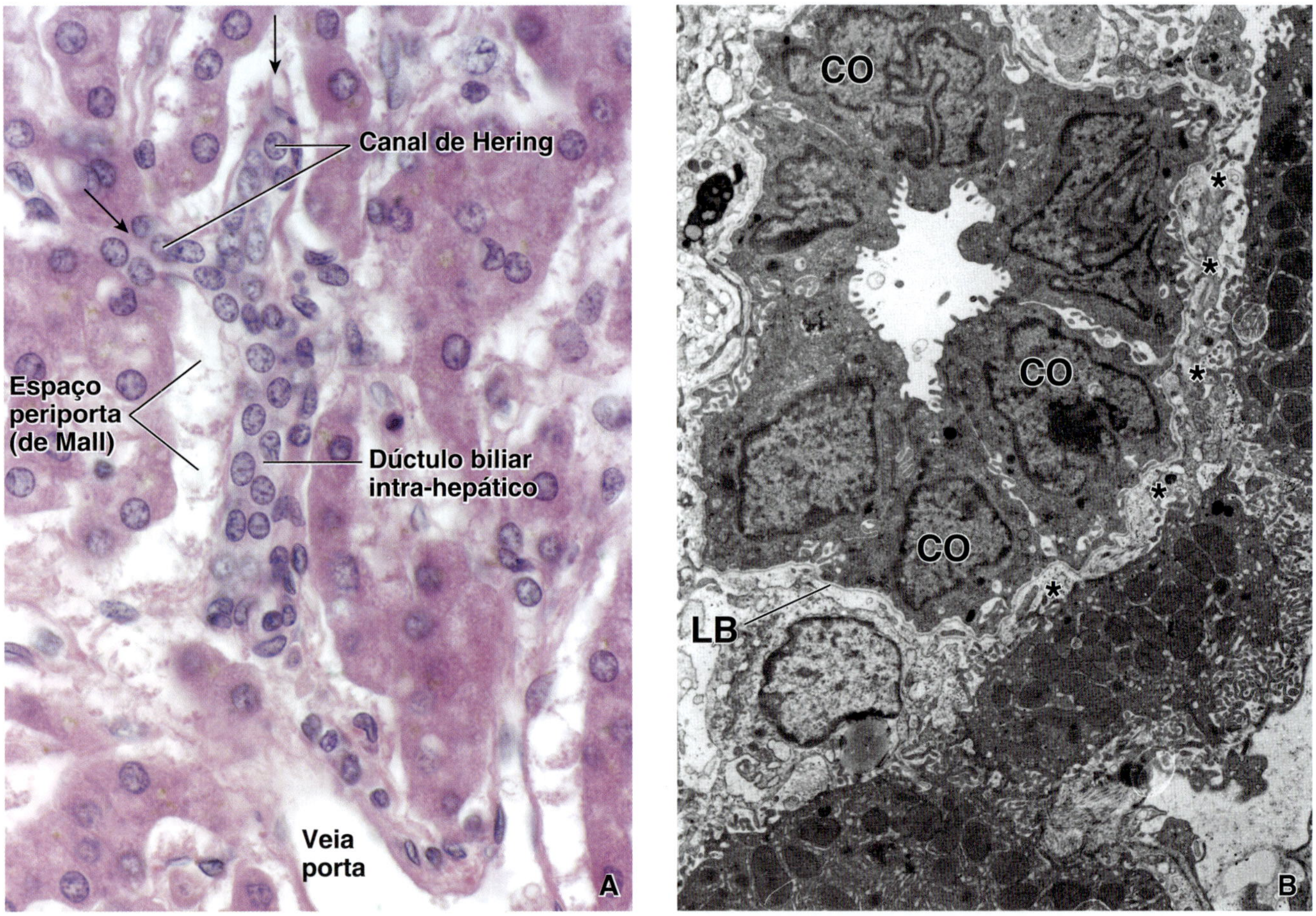

Figura 18.12 Canais de Hering e dúctulo intra-hepático. A. Fotomicrografia mostrando uma área próxima a um canal porta. As *setas* indicam regiões em que os canalículos biliares estão drenando nos *canais de Hering*. Observe que o canal de Hering está parcialmente revestido por hepatócitos e parcialmente por colangiócitos. Ele drena para dentro do *dúctulo biliar intra-hepático* circundado por hepatócitos, diferentemente do ducto biliar interlobular, que está inserido no tecido conjuntivo do canal porta. O ramo terminal de uma *veia porta* (*parte inferior à direita*), acompanhado de um pequeno dúctulo biliar, é evidente. 800×. **B.** Eletromicrografia mostrando um dúctulo biliar intra-hepático. O dúctulo coleta a bile a partir dos canais de Hering. Está localizado próximo aos hepatócitos, mas a sua conexão efetiva entre os canalículos biliares e o dúctulo intra-hepático não é evidente nesse plano do corte. O dúctulo é composto de colangiócitos (*CO*) circundados por uma lâmina basal (*LB*) completa. O espaço estreito (*asteriscos*) para o qual se projetam as microvilosidades dos hepatócitos é o espaço periporta (de Mall), e não o espaço perissinusoidal (de Disse). 6.000×.

O citoplasma do hepatócito é geralmente acidofílico. Os seguintes componentes citoplasmáticos específicos podem ser identificados por procedimentos de coloração de rotina e especiais:

- Regiões basófilas, que representam o retículo endoplasmático rugoso (RER) e ribossomos livres
- Numerosas mitocôndrias; até 800 a 1.000 mitocôndrias podem ser demonstradas por meio de coloração vital ou histoquímica enzimática
- Múltiplos complexos de Golgi pequenos visíveis em cada célula após coloração específica
- Numerosos peroxissomos demonstrados por imunocitoquímica
- Depósitos de glicogênio corados pelo ácido periódico de Schiff (PAS). Em uma preparação bem preservada corada por hematoxilina e eosina (H-E), o glicogênio também pode ser identificado como espaços irregulares, conferindo geralmente uma aparência espumosa fina ao citoplasma
- Gotículas lipídicas de vários tamanhos, observadas após fixação apropriada e coloração pelo Sudão ou azul de toluidina (Prancha 18.2). Em cortes histológicos preparados de rotina, são observados, eventualmente, espaços arredondados que representam os espaços deixados por gotículas lipídicas que foram dissolvidas. O número de gotículas lipídicas aumenta após a injeção ou a ingestão de certas hepatotoxinas, incluindo etanol
- Pigmento de lipofuscina nos lisossomos, observado em quantidades variáveis com coloração de rotina por H-E. Grânulos marrons bem delineados também podem ser identificados pelo PAS.

Conforme assinalado anteriormente, o hepatócito é uma célula poliédrica; para conveniência, são descritas seis superfícies, embora possa ter mais. A Figura 18.13 mostra um esquema de um corte de um hepatócito cuboide. Duas de suas superfícies estão voltadas para o espaço perissinusoidal. A membrana plasmática de duas superfícies está voltada para um hepatócito vizinho e um canalículo biliar. Pressupondo que a célula seja cuboide, as duas superfícies remanescentes, que não podem ser observadas no diagrama, também estariam voltadas para as células vizinhas e para os canalículos biliares. As superfícies voltadas para o espaço perissinusoidal correspondem à superfície basal de outras células epiteliais; as superfícies em frente das células vizinhas e dos canalículos biliares correspondem às superfícies lateral e apical, respectivamente, de outras células epiteliais.

Os peroxissomos são numerosos nos hepatócitos.

Os hepatócitos contêm até 200 a 300 peroxissomos por célula. São relativamente grandes e o seu diâmetro varia de 0,2 a 1,0 μm (Figura 18.14A). A principal função dos peroxissomos

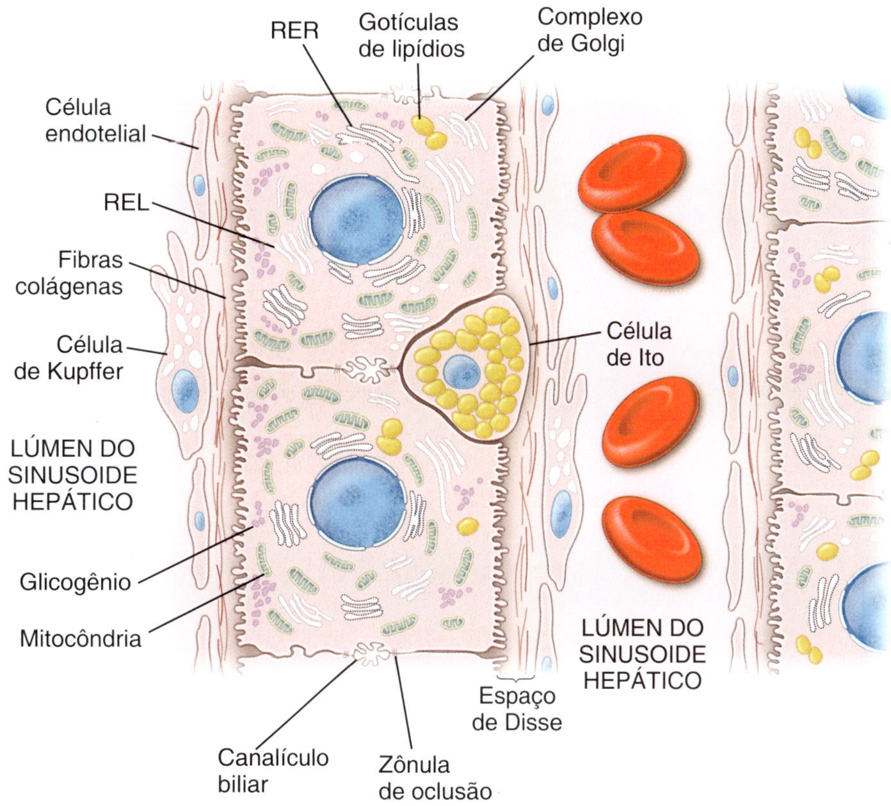

Figura 18.13 Diagrama esquemático de uma placa de hepatócitos interposta aos sinusoides hepáticos. Este diagrama mostra uma placa com espessura de uma célula de hepatócitos interposta a dois sinusoides. Se a célula for considerada cuboide, dois lados de cada célula (mostrados) estariam voltados para os sinusoides hepáticos, dois lados de cada célula (mostrados) estariam voltados para os canalículos biliares, e os outros dois lados (não mostrados) estariam voltados para os canalículos biliares. Observe a localização e as características da célula estrelada hepática (célula de Ito) cheia de vacúolos citoplasmáticos contendo vitamina A. As fibras colágenas esparsas encontradas no espaço perissinusoidal (de Disse) são produzidas pelas células estreladas hepáticas (células de Ito). Em determinadas condições patológicas, essas células perdem os seus vacúolos de armazenamento e diferenciam-se em miofibroblastos que produzem fibras colágenas, resultando em fibrose hepática. Observe que o macrófago sinusoidal estrelado (célula de Kupffer) forma uma parte integral do revestimento sinusoidal. REL, retículo endoplasmático liso; RER, retículo endoplasmático rugoso.

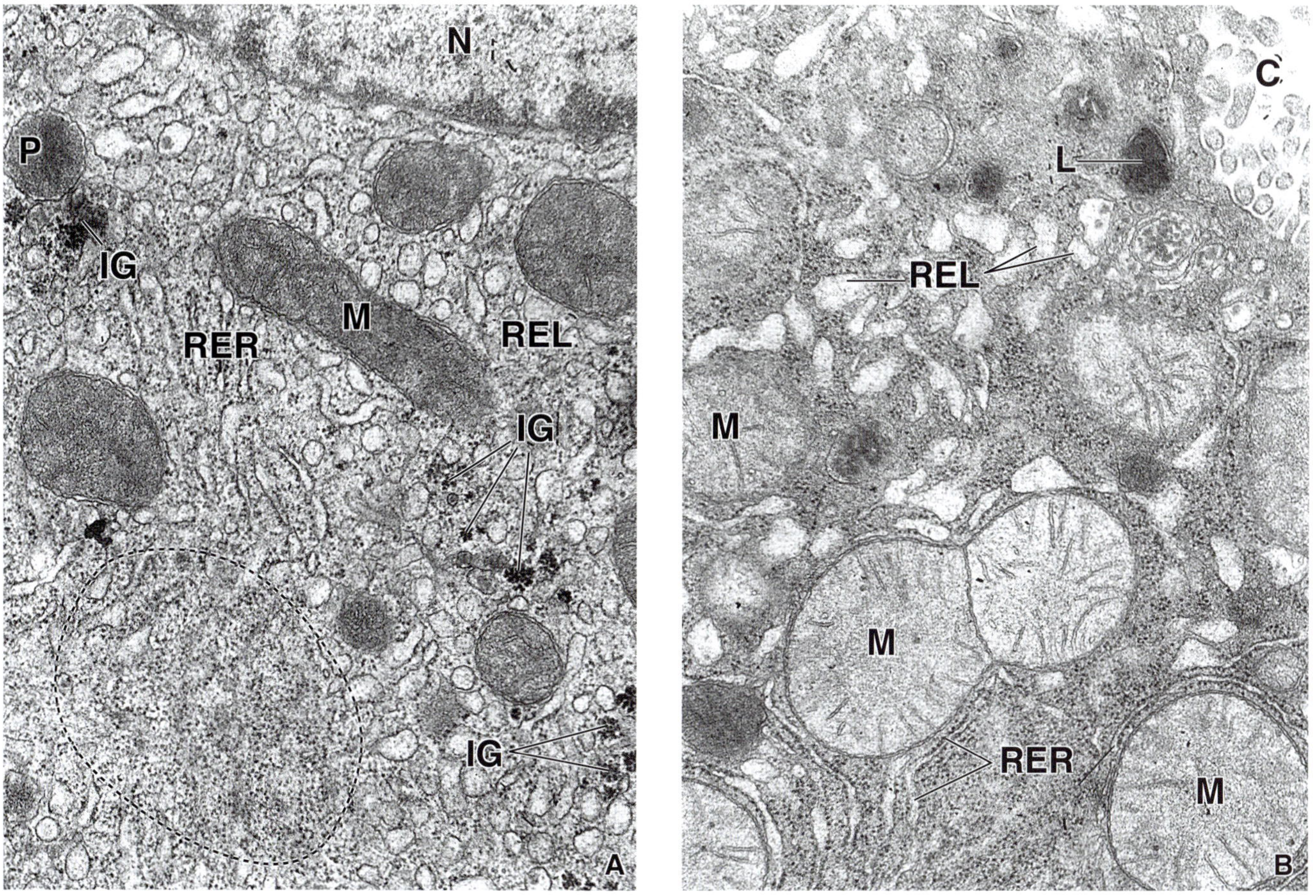

Figura 18.14 Eletromicrografias de um hepatócito. A. Esta eletromicrografia mostra organelas e outras estruturas citoplasmáticas próximas do núcleo (*N*). Incluem um peroxissomo (*P*), uma mitocôndria (*M*), inclusões de glicogênio (*IG*), retículo endoplasmático liso (*REL*) e retículo endoplasmático rugoso (*RER*). Na *parte inferior, à esquerda*, as membranas do *RER* foram cortadas em um plano tangencial mostrando os ribossomos (circulados por uma *linha tracejada*) na face citoplasmática da membrana. 12.000×. **B.** Esta micrografia mostra uma região do citoplasma próxima de um canalículo (*C*) biliar. Inclui um lisossomo (*L*), mitocôndrias (*M*), *REL* e *RER*. Observe as microvilosidades no canalículo biliar. 18.000×.

consiste no metabolismo dos lipídios, contribuindo para degradação e destoxificação de ácidos graxos. Os peroxissomos também constituem um importante local de metabolismo de intermediários reativos de oxigênio (ROIs). Contêm muitas enzimas oxidativas que geram peróxido de hidrogênio (H_2O_2) tóxico. A enzima catalase, que também está presente nos peroxissomos, degrada o peróxido de hidrogênio em oxigênio e água. Essas reações estão envolvidas em muitos processos de destoxificação que ocorrem no fígado (p. ex., destoxificação do álcool). Com efeito, cerca de 50% do etanol ingerido é convertido em acetaldeído por enzimas contidas nos peroxissomos hepáticos. Em seres humanos, a catalase e a D-aminoácido oxidase, bem como a álcool desidrogenase, são encontradas nos peroxissomos. Além disso, os peroxissomos metabolizam quase exclusivamente ácidos graxos de cadeia muito longa (β-oxidação de ácidos graxos de cadeia muito longa) e ácidos graxos de cadeia ramificada (α-oxidação de ácidos graxos de cadeia ramificada) e também estão envolvidos na gliconeogênese e na síntese de ácidos biliares, que são derivados do colesterol. Para uma descrição detalhada dos peroxissomos, ver Capítulo 2, *Citoplasma Celular*.

O retículo endoplasmático liso (REL) pode ser extenso nos hepatócitos.

O REL nos hepatócitos pode ser extenso, mas varia de acordo com a atividade metabólica (ver Figura 18.14B). O REL contém enzimas envolvidas na degradação e conjugação de toxinas e fármacos e síntese de colesterol e porção lipídica das lipoproteínas. Quando estimulado por substâncias, toxinas ou estimulantes metabólicos, o REL pode passar a constituir a organela predominante na célula. Além de estimular a atividade do REL, determinadas substâncias e hormônios induzem a síntese de novas membranas de REL e suas enzimas associadas. O REL sofre hipertrofia após a administração de álcool etílico, fármacos (*i. e.*, fenobarbital, esteroides anabólicos e progesterona) e certos agentes quimioterápicos usados no tratamento do câncer. A estimulação do REL pelo etanol aumenta sua capacidade de destoxificar outras substâncias, determinados carcinógenos e alguns pesticidas, mas potencializa os efeitos prejudiciais de alguns compostos tóxicos sobre os hepatócitos, como o tetracloreto de carbono (CCl_4) e o 3,4-benzopireno.

O grande complexo de Golgi nos hepatócitos consiste em até 50 unidades de Golgi.

O exame dos hepatócitos no MET mostra que o complexo de Golgi é muito mais elaborado que aquele observado em amostras histológicas de rotina. As preparações com metais pesados (corantes de Golgi) de cortes espessos de fígado indicam a extensão da rede de Golgi. Nos hepatócitos, são encontradas até 50 unidades de Golgi, consistindo, cada uma delas, em três a cinco cisternas estreitamente empilhadas, com numerosas vesículas grandes e pequenas. Na realidade, essas "unidades" representam ramos do complexo de Golgi tortuoso observado em preparações com metais pesados. Acredita-se que os elementos do complexo de Golgi concentrados próximo do canalículo biliar estejam associados à secreção exócrina de bile. No entanto, as cisternas e as vesículas de Golgi próximo das superfícies sinusoidais da célula contêm grânulos elétron-densos de 25 a 80 nm de diâmetro, que se acredita que sejam precursores das VLDLs e de outras lipoproteínas. Essas substâncias são liberadas subsequentemente na circulação como parte da função secretora endócrina dos hepatócitos. São observados glóbulos densos semelhantes nas porções dilatadas do REL e, em certas ocasiões, nas extremidades dilatadas das cisternas do RER, em que são sintetizados.

Os lisossomos concentrados próximo do canalículo biliar correspondem aos corpos densos peribiliares observados em cortes histológicos.

Os lisossomos dos hepatócitos são tão heterogêneos, que só podem ser identificados com certeza (até mesmo no MET) por meios histoquímicos. Além das enzimas lisossômicas usuais, o MET revela os seguintes componentes:

- Grânulos de pigmento (lipofuscina)
- Organelas citoplasmáticas parcialmente digeridas
- Figuras de mielina.

Os lisossomos dos hepatócitos também podem constituir um local de armazenamento normal para o ferro (na forma de complexo de ferritina) e também um local de acúmulo de ferro em certas doenças de armazenamento.

O número de lisossomos aumenta em uma variedade de condições patológicas, que incluem desde estase biliar obstrutiva simples até hepatite viral e anemia. No entanto, embora a faixa de função hepática normal (particularmente, a taxa de secreção biliar) seja muito ampla, não ocorrem alterações morfológicas estatisticamente significativas no complexo de Golgi ou nos lisossomos do citoplasma peribiliar para uma correlação com a taxa de secreção biliar.

Árvore biliar

A árvore biliar é um sistema tridimensional de canais de diâmetro crescente, na qual a bile flui através dos hepatócitos para a vesícula biliar e, em seguida, para o intestino. No fígado humano adulto, existem mais de 2 km de dúctulos biliares interconectados e ductos de diferentes tamanhos e formatos. Essas estruturas não apenas constituem condutos passivos; também são capazes de modificar o fluxo biliar e alterar a sua composição em resposta a uma estimulação hormonal e neural.

A árvore biliar é revestida por colangiócitos que monitoram o fluxo biliar e regulam o seu conteúdo.

Os colangiócitos são células epiteliais que revestem a árvore biliar. Os pequenos dúctulos biliares são revestidos por pequenos colangiócitos, predominantemente cuboides; no entanto, à medida que aumenta o diâmetro dos ductos biliares, eles se tornam progressivamente maiores e adquirem um formato mais colunar. Quando examinados no MET, os colangiócitos são identificados pelo seu citoplasma com escassez de organelas e pela existência de zônulas de oclusão entre as células adjacentes e de lâmina basal completa. O domínio apical dos colangiócitos é semelhante ao dos hepatócitos, com projeção das microvilosidades no lúmen. Além disso, cada colangiócito apresenta um cílio primário que identifica mudanças no fluxo de bile, resultando em alterações na secreção dos colangiócitos (Figura 18.15).

O canalículo biliar é uma estrutura tubular pequena formada por sulcos apostos na superfície dos hepatócitos adjacentes.

Os menores ramos da árvore biliar são os canalículos biliares, nos quais os hepatócitos secretam a bile. Formam uma alça completa ao redor dos quatro lados dos hepatócitos idealizados de seis lados (Figura 18.16 e Prancha 18.2). Medem aproximadamente 0,5 μm de diâmetro luminal e são isolados do resto do compartimento intercelular por zônulas de oclusão, que fazem parte de complexos juncionais, incluindo também zônulas de adesão e desmossomos. As microvilosidades de dois hepatócitos adjacentes estendem-se no lúmen canalicular. A adenosina trifosfatase (ATPase) e outras fosfatases alcalinas podem estar localizadas nas membranas plasmáticas dos canalículos, sugerindo

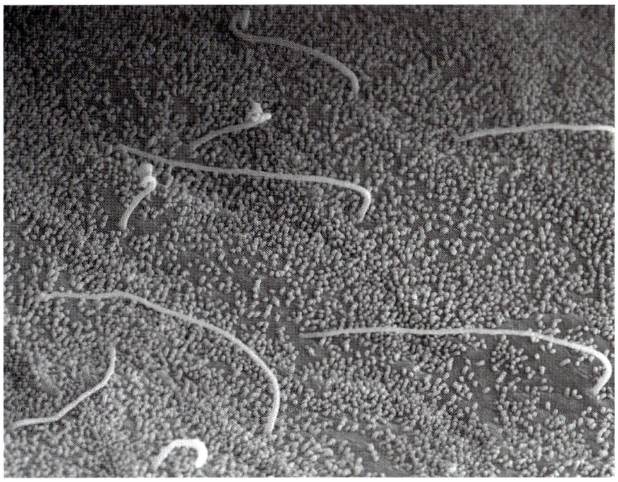

Figura 18.15 Eletromicrografia de varredura da superfície luminal do ducto biliar. O ducto biliar é revestido por células de revestimento epitelial, denominadas *colangiócitos*. Suas superfícies apicais exibem numerosas microvilosidades curtas que se projetam no lúmen do ducto biliar. Cada colangiócito contém um longo cílio primário, que identifica alterações no fluxo luminal de bile. Observe que todos os cílios estão inclinados na mesma direção do fluxo biliar. 3.600×. (Cortesia da Dra. Tetyana V. Masyuk.)

que a secreção biliar dentro desse espaço é um processo ativo. O fluxo biliar é centrífugo, ou seja, dirige-se da região da vênula hepática terminal (veia central) para o canal porta (sentido oposto ao do fluxo sanguíneo). Próximo ao canal porta, mas ainda no lóbulo, os canalículos biliares transformam-se nos canais de Hering curtos.

Um aspecto característico do canal de Hering é o seu revestimento constituído por dois tipos de células, os hepatócitos e os colangiócitos.

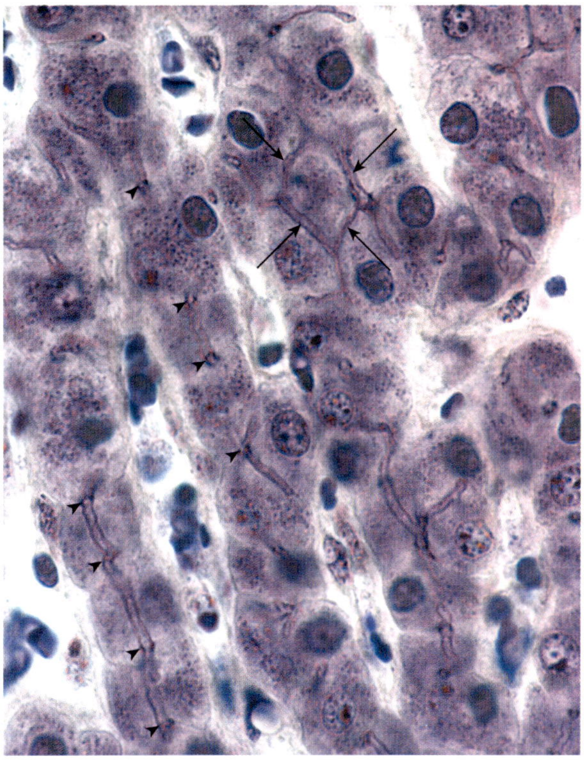

Figura 18.16 Fotomicrografia dos canalículos biliares. Esta fotomicrografia em grande aumento mostra várias placas de hepatócitos com uma célula de espessura, intercaladas por sinusoides hepáticos. O plano de corte em certas áreas é paralelo aos canalículos biliares. Este plano revela a disposição dos canalículos nos quatro lados dos hepatócitos (*setas*). As *pontas de seta* indicam perfis transversais de canalículos biliares. 1.240×.

O canal de Hering é um canal parcialmente revestido tanto por hepatócitos quanto por colangiócitos de formato cuboide. Como os colangiócitos, os hepatócitos apresentam microvilosidades em sua superfície apical e zônulas de oclusão e seu domínio basal está apoiado em uma lâmina basal, que é característica de todo o epitélio biliar distal. Do ponto de vista funcional, conforme demonstrado por videomicroscopia, o canal de Hering exibe atividade contrátil, que ajuda no fluxo biliar unidirecional para o canal porta. Pelo fato de o canal de Hering representar o tributário menor e mais proximal da árvore biliar contendo colangiócitos, ele frequentemente está envolvido nas mesmas doenças que afetam os pequenos ductos biliares. Distúrbios funcionais na atividade contrátil, bem como lesão ou destruição dos canais de Hering, podem contribuir para a **colestase intra-hepática** (obstrução do fluxo biliar).

O canal de Hering atua como reservatório para células progenitoras hepáticas.

Em virtude de sua localização crucial na interface entre hepatócitos e colangiócitos, foi proposto que existem células-tronco hepáticas nos canais de Hering ou em sua vizinhança. Essa hipótese foi apoiada pelo surgimento de precursores das células hepáticas próximo aos canais de Hering, na maioria das condições patológicas caracterizadas por extenso dano dos hepatócitos. Essas células migrariam e se diferenciariam em hepatócitos ou células dos ductos biliares. A reconstrução tridimensional das reações ductulares na necrose hepática sugere que os pequenos colangiócitos que revestem os canais de Hering proliferam extensamente e migram para o parênquima hepático. Reações imunocitoquímicas mostram que essas células expressam marcadores duplos de antígenos tanto biliares quanto de hepatócitos, e parecem estar envolvidas no reparo do tecido hepático danificado por processos patológicos crônicos. A existência de **células-tronco hepáticas** nessa localização tem várias implicações clínicas. Os exames laboratoriais, por exemplo, sugerem que, no futuro, as células-tronco hepáticas poderão ser usadas no tratamento de doenças hepáticas.

O ducto biliar é a parte da árvore biliar totalmente revestida por colangiócitos.

A bile proveniente do canal de Hering continua fluindo no ducto biliar intra-hepático (ver Figura 18.12), que é totalmente revestido por colangiócitos. A análise tridimensional de cortes seriados de fígado corados por métodos imunocitoquímicos revela que, com frequência, o canal de Hering cruza os limites do lóbulo e continua na forma de ducto biliar no espaço periporta (de Mall) (ver Figuras 18.4 e 18.12). A principal distinção entre o canal de Hering e o dúctulo biliar, no entanto, não é a sua localização no lóbulo, e sim o seu revestimento total ou parcial por colangiócitos.

Os dúctulos biliares intra-hepáticos transportam a bile para os ductos hepáticos.

Os dúctulos biliares intra-hepáticos apresentam um diâmetro de cerca de 1,0 a 1,5 μm e transportam bile para os ductos biliares interlobulares que fazem parte da tríade porta. Os ductos interlobulares variam de 15 a 40 μm de diâmetro e estão revestidos por colangiócitos, os quais são cuboides próximo aos lóbulos, mas que gradualmente se tornam colunares à medida que os ductos se aproximam da porta do fígado. As células colunares apresentam microvilosidades bem desenvolvidas, assim como as dos ductos biliares extra-hepáticos e da vesícula biliar. À medida que os ductos biliares aumentam de tamanho, eles gradualmente adquirem um tecido conjuntivo denso contendo numerosas fibras elásticas. Células musculares lisas aparecem nesse tecido conjuntivo à medida que os ductos se aproximam do hilo. Os ductos interlobulares unem-se para formar os ductos hepáticos direito e esquerdo, os quais, por sua vez, unem-se no hilo para formar o ducto hepático comum (Figura 18.17).

Em alguns indivíduos, os ductos de Luschka estão localizados no tecido conjuntivo entre o fígado e a vesícula biliar, próximo ao colo da vesícula biliar. Esses ductos conectam-se com o ducto cístico, e não com o lúmen da vesícula biliar. Assemelham-se histologicamente aos ductos biliares intra-hepáticos e podem representar remanescentes de ductos biliares embrionários aberrantes.

Os ductos biliares extra-hepáticos transportam bile para a vesícula biliar e o duodeno.

O ducto hepático comum tem aproximadamente 3 cm de comprimento e é revestido por células epiteliais colunares altas, que se assemelham muito àquelas da vesícula biliar. Todas as camadas do tubo GI (ver Capítulo 17, *Sistema Digestório 2 | Esôfago e Tubo Gastrintestinal*) estão representadas no ducto, exceto a muscular da mucosa. O ducto cístico conecta o ducto hepático comum à vesícula biliar; apresenta numerosas pregas espiraladas que formam a prega espiral de Heister da vesícula biliar. O ducto cístico leva bile para dentro e para fora da vesícula biliar. O ducto cístico e a prega espiral de Heister contêm fibras musculares lisas que respondem a estímulos farmacológicos, hormonais e neurais. Todavia, não há evidências histológicas da existência de um músculo esfíncter no ducto cístico, que funciona principalmente como conduto passivo de bile. Distalmente à junção do ducto

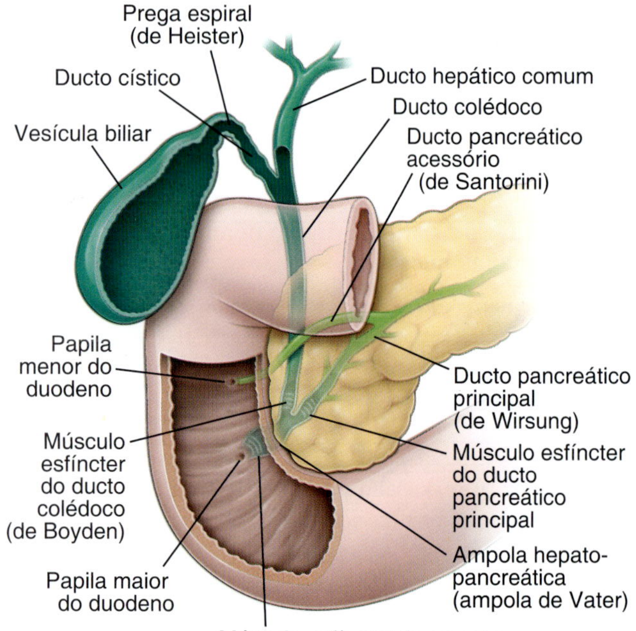

Figura 18.17 Diagrama mostrando a relação dos ductos hepático, pancreático e da vesícula biliar. A vesícula biliar é uma bolsa em fundo cego unida a um único ducto cístico, no qual numerosas pregas da mucosa formam a prega espiral (valva de Heister). O ducto cístico une-se ao ducto hepático comum e, juntos, formam o ducto colédoco que leva ao duodeno. Na entrada do duodeno, o ducto colédoco une-se ao ducto pancreático principal (de Wirsung) para formar a ampola hepatopancreática (ampola de Vater) e, juntos, entram na segunda porção do duodeno. Podem ser encontrados esfíncteres na parte distal desses ductos. Os músculos esfíncteres do ducto colédoco (de Boyden), do ducto pancreático principal e da ampola hepatopancreática (de Oddi) controlam o fluxo de secreção biliar e pancreática para dentro do duodeno. Quando o músculo esfíncter do ducto colédoco se contrai, a bile não pode entrar no duodeno; ela retorna e flui para dentro da vesícula biliar, na qual é concentrada e armazenada.

cístico, o ducto fundido é denominado ducto colédoco e estende-se por cerca de 7 cm até a parede do duodeno, na ampola hepatopancreática (ampola de Vater). Imediatamente proximal à ampola hepatopancreática, um espessamento na camada circular de fibras musculares lisas forma o esfíncter de Boyden (esfíncter do ducto colédoco) que controla o fluxo de bile para a ampola. Além disso, um espessamento da muscular externa do duodeno na ampola constitui o músculo esfíncter da ampola hepatopancreática (esfíncter de Oddi), que se projeta para o lúmen na forma da papila duodenal maior. Como a ampola hepatopancreática (de Vater) contém aberturas para o ducto biliar comum e para o ducto pancreático, atua como válvula para regular o fluxo de bile e de suco pancreático para o duodeno.

O fígado humano adulto secreta, em média, em torno de 1 ℓ de bile por dia.

A bile desempenha duas funções principais. Está envolvida na absorção de gordura e é utilizada pelo fígado como veículo para a excreção de colesterol, bilirrubina, ferro e cobre. A composição da bile e as funções específicas da maioria de seus componentes estão relacionadas no Quadro 18.1. Conforme assinalado no quadro, os seguintes componentes da bile são reciclados através da circulação porta:

- Cerca de 90% dos sais biliares, um componente da bile, são reabsorvidos pelo intestino e transportados de volta ao fígado no sangue porta. Os sais biliares são então reabsorvidos e secretados pelos hepatócitos. Os hepatócitos também sintetizam novos sais biliares para repor aqueles que são perdidos
- O colesterol e o fosfolipídio lecitina, bem como a maioria dos eletrólitos e água liberados no intestino com a bile, também são reabsorvidos e reciclados.

O **glicuronídio de bilirrubina**, o produto final destoxificado da degradação da hemoglobina, não é reciclado. É excretado com as fezes, conferindo-lhes a sua coloração. A incapacidade de absorver bilirrubina ou de conjugá-la ou de secretar glicuronídio pode provocar **icterícia**.

O fluxo biliar a partir do fígado é regulado por controle hormonal e neural. A velocidade do fluxo sanguíneo para o fígado e a concentração de sais biliares do sangue exercem efeitos reguladores sobre o fluxo biliar. O fluxo de bile aumenta quando hormônios, tais como colecistoquinina (CCK), gastrina e motilina, são liberados pelas células enteroendócrinas durante a digestão. Os hormônios esteroides (*i. e.*, o estrogênio durante a gravidez) diminuem a secreção de bile pelo fígado. Além disso, a estimulação parassimpática aumenta o fluxo biliar ao promover a contração da vesícula biliar e o relaxamento do músculo esfíncter da ampola hepatopancreática (esfíncter de Oddi). A bile que deixa o fígado pelo ducto hepático comum flui pelo ducto cístico para a vesícula biliar. Após estimulação, a vesícula biliar contrai-se continuamente e libera a bile para o duodeno através do ducto colédoco.

O fígado apresenta inervação tanto simpática quanto parassimpática.

O fígado (e a vesícula biliar) recebe nervos tanto da divisão simpática quanto da parassimpática do sistema nervoso autônomo. Os nervos entram no fígado pela porta do fígado e ramificam-se através do órgão nos canais porta, juntamente com os membros da tríade porta. As fibras simpáticas inervam os vasos sanguíneos, e a estimulação aumentada nesse sistema provoca aumento da resistência vascular, diminuição do volume sanguíneo hepático e rápida elevação nos níveis séricos de glicose. Acredita-se que as fibras parassimpáticas inervem os grandes ductos (os que contêm músculo liso em suas paredes) e, possivelmente, os vasos sanguíneos; a sua estimulação promove a captação e a utilização da glicose. Os corpos celulares dos neurônios parassimpáticos frequentemente estão presentes próximo da porta do fígado.

VESÍCULA BILIAR

A vesícula biliar é um saco piriforme distensível, com volume de cerca de 50 mℓ em seres humanos (ver Figura 18.17); está fixada à superfície visceral do fígado. A vesícula biliar é um derivado secundário do intestino anterior embrionário, que se origina como uma evaginação do ducto biliar primitivo que conecta o fígado embrionário ao intestino em desenvolvimento.

A vesícula biliar concentra e armazena a bile.

A vesícula biliar é uma bolsa em fundo cego que leva ao ducto cístico por meio de um colo. Por meio desse ducto, ela recebe bile diluída proveniente do ducto hepático. A vesícula biliar pode armazenar e remover cerca de 90% da água da bile, resultando em aumento de até 10 vezes nas concentrações de sais biliares, colesterol e bilirrubina. Os hormônios secretados pelas células enteroendócrinas do intestino delgado, em resposta à existência de gordura na porção proximal do duodeno, estimulam as contrações do músculo liso da vesícula biliar. Essas contrações ajudam a liberar a bile concentrada no ducto colédoco, que a transporta até o duodeno.

A mucosa da vesícula biliar exibe vários aspectos característicos.

A vesícula biliar vazia ou parcialmente cheia apresenta numerosas pregas mucosas profundas (Figura 18.18). A superfície mucosa consiste em epitélio simples colunar (Figura 18.19). As células epiteliais altas (colangiócitos) exibem as seguintes características:

- Numerosas microvilosidades apicais, mas curtas e pouco desenvolvidas
- Complexos juncionais apicais, que unem células adjacentes e formam uma barreira entre o lúmen e o compartimento intercelular
- Concentrações localizadas de mitocôndrias no citoplasma apical e basal
- Pregas laterais complexas.

Essas células são muito semelhantes às células absortivas do intestino. Além de compartilhar as características descritas anteriormente, as membranas plasmáticas laterais contêm Na^+/K^+-ATPase ativada e seus citoplasmas apicais exibem vesículas secretoras preenchidas com glicoproteínas.

A lâmina própria da mucosa é particularmente rica em capilares fenestrados e em pequenas vênulas, mas não há vasos linfáticos nessa camada. A lâmina própria também é muito celularizada e contém grande número de linfócitos e plasmócitos. As características da lâmina própria assemelham-se àquelas do cólon, outro órgão especializado na absorção de eletrólitos e água.

Algumas vezes, há glândulas secretoras de mucina na lâmina própria da vesícula biliar humana normal, particularmente próximo ao colo do órgão, embora sejam mais comumente encontradas na vesícula biliar inflamada. Nessas glândulas, são também encontradas células que parecem idênticas às células enteroendócrinas do intestino.

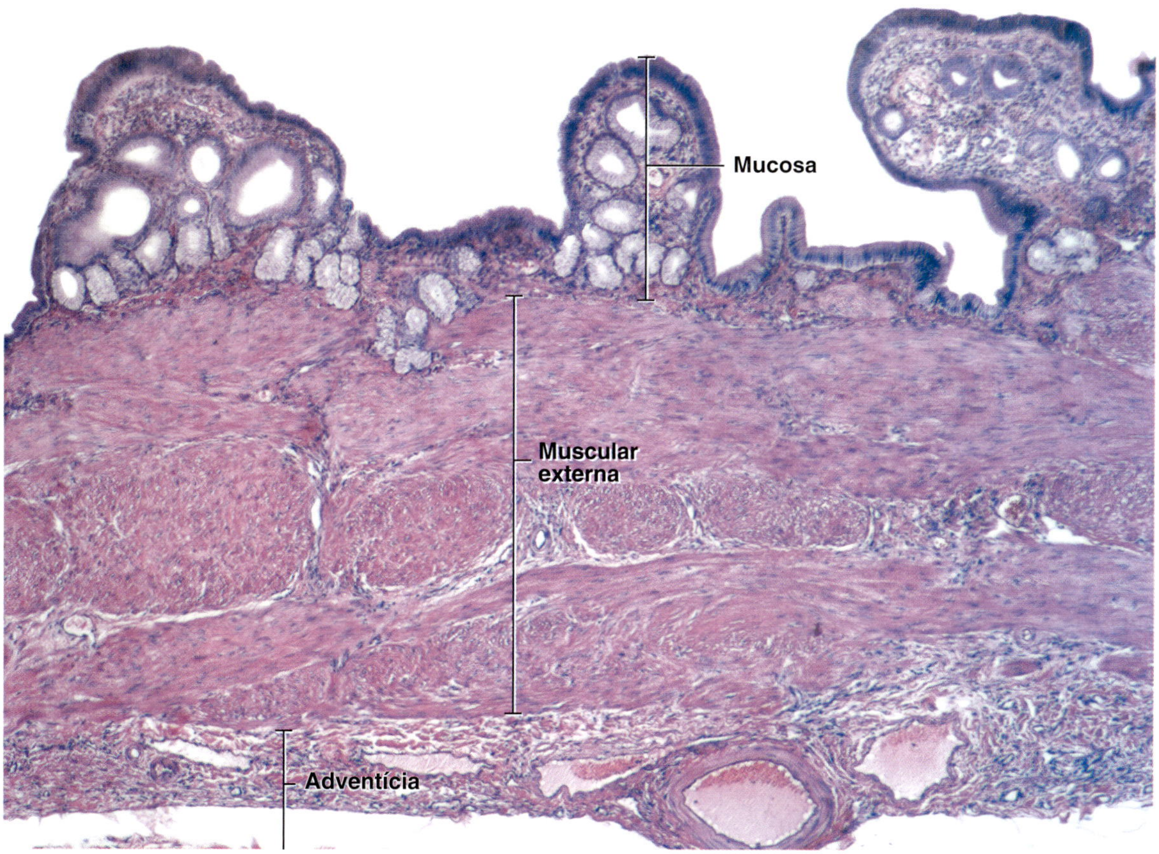

Figura 18.18 Fotomicrografia da parede da vesícula biliar. A mucosa da vesícula biliar consiste em um revestimento de células epiteliais simples colunares e em uma lâmina própria de tecido conjuntivo frouxo, que geralmente exibe numerosas pregas profundas na mucosa. Abaixo dessa camada está a muscular externa, uma camada relativamente espessa. Não há muscular da mucosa nem submucosa. Os feixes de músculo liso da muscular externa estão orientados de modo aleatório. Externamente ao músculo, há uma adventícia que contém tecido adiposo e vasos sanguíneos. A porção da vesícula biliar não fixada ao fígado apresenta uma serosa típica, em vez de uma adventícia. 175×.

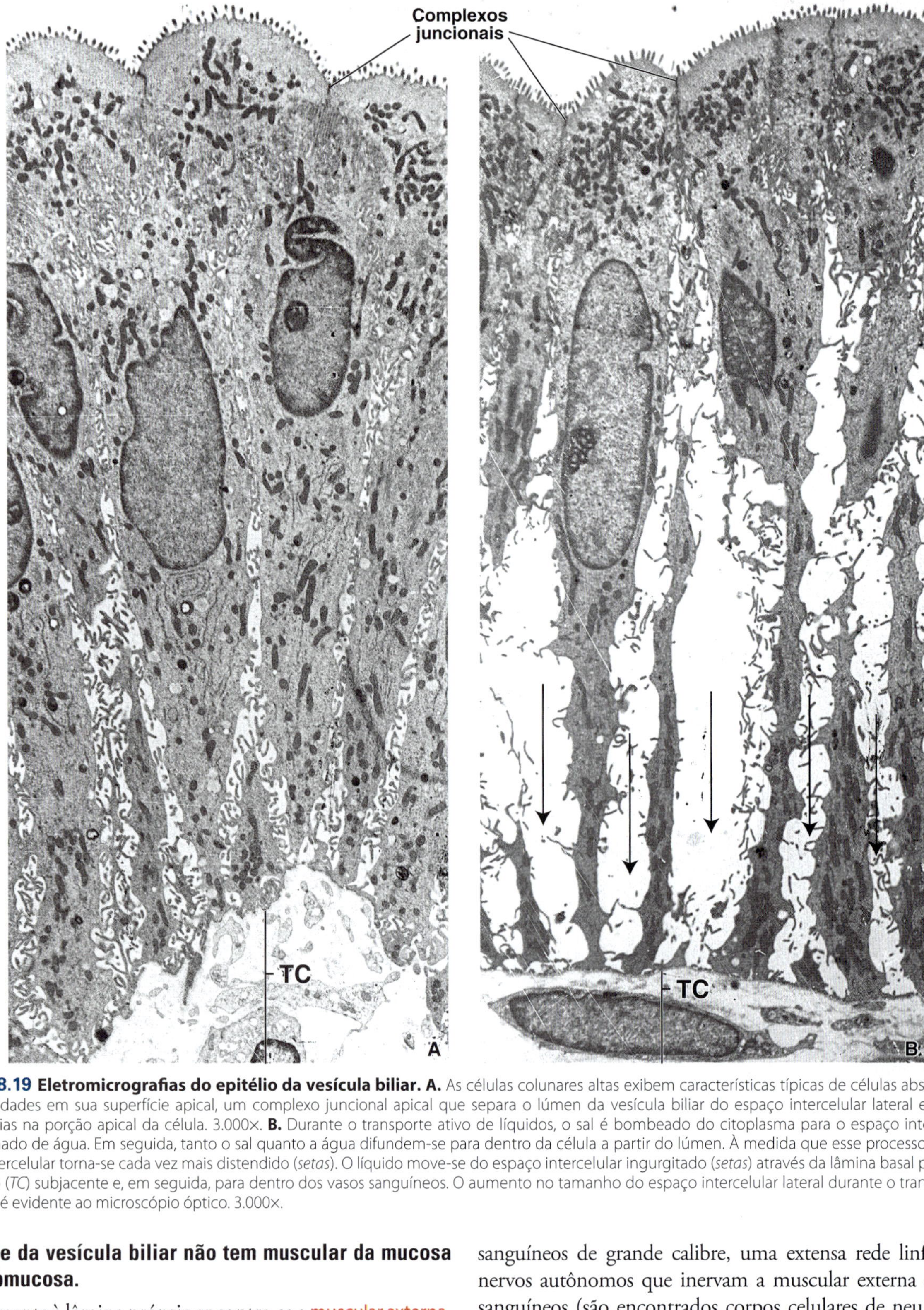

Figura 18.19 Eletromicrografias do epitélio da vesícula biliar. A. As células colunares altas exibem características típicas de células absortivas, com microvilosidades em sua superfície apical, um complexo juncional apical que separa o lúmen da vesícula biliar do espaço intercelular lateral e numerosas mitocôndrias na porção apical da célula. 3.000×. **B.** Durante o transporte ativo de líquidos, o sal é bombeado do citoplasma para o espaço intercelular e é acompanhado de água. Em seguida, tanto o sal quanto a água difundem-se para dentro da célula a partir do lúmen. À medida que esse processo continua, o espaço intercelular torna-se cada vez mais distendido (*setas*). O líquido move-se do espaço intercelular ingurgitado (*setas*) através da lâmina basal para o tecido conjuntivo (*TC*) subjacente e, em seguida, para dentro dos vasos sanguíneos. O aumento no tamanho do espaço intercelular lateral durante o transporte ativo de líquido é evidente ao microscópio óptico. 3.000×.

A parede da vesícula biliar não tem muscular da mucosa nem submucosa.

Externamente à lâmina própria encontra-se a muscular externa, que apresenta numerosas fibras colágenas e elásticas entre os feixes de células musculares lisas. Apesar de sua origem como um tubo derivado do intestino anterior, a vesícula biliar não apresenta muscular da mucosa nem submucosa. Os feixes de músculo liso estão orientados de modo aleatório, diferentemente da organização em camadas observada no intestino. A contração do músculo liso reduz o volume da vesícula biliar, expulsando seu conteúdo pelo ducto cístico.

Externamente à muscular externa, há uma camada espessa de tecido conjuntivo denso (ver Figura 18.18). Esta contém vasos sanguíneos de grande calibre, uma extensa rede linfática e os nervos autônomos que inervam a muscular externa e os vasos sanguíneos (são encontrados corpos celulares de neurônios parassimpáticos na parede do ducto cístico). O tecido conjuntivo também é rico em fibras elásticas e tecido adiposo. A camada de tecido em que a vesícula biliar se fixa à superfície do fígado é denominada adventícia. A superfície livre é coberta por uma serosa ou peritônio visceral, que consiste em uma camada de mesotélio suportada por uma camada fina de tecido conjuntivo frouxo.

Além disso, divertículos profundos da mucosa, denominados seios de Rokitansky-Aschoff, estendem-se algumas vezes através da muscular externa (Figura 18.20 e Prancha 18.3). Acredita-se que eles prenunciem alterações patológicas e se

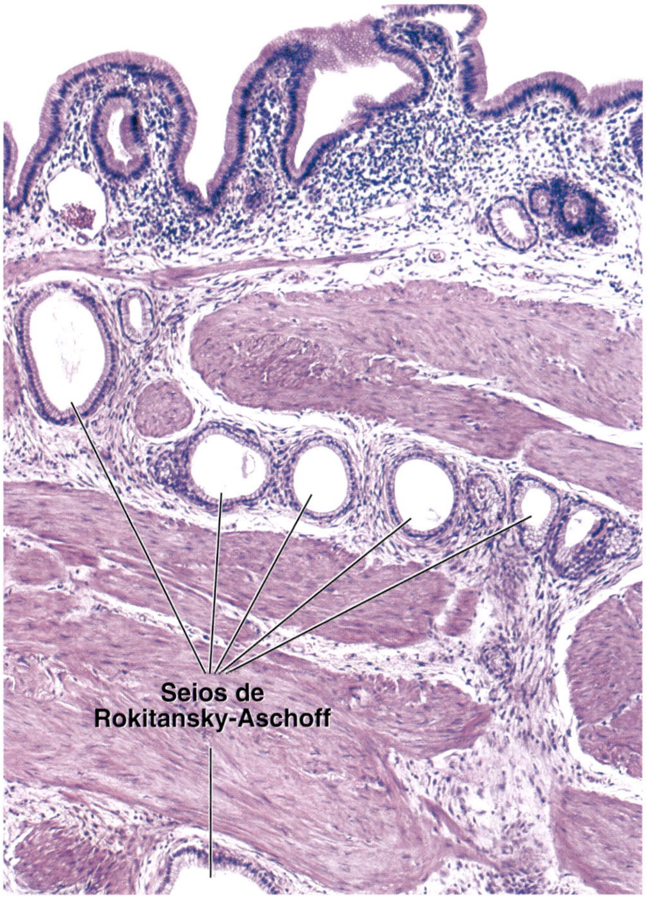

Figura 18.20 Fotomicrografia dos seios de Rokitansky-Aschoff na parede da vesícula biliar. Esta fotomicrografia mostra invaginações profundas da mucosa, que se estendem para dentro da muscular externa. Essas invaginações são designadas como *seios de Rokitansky-Aschoff.* 120×.

desenvolvam em consequência de hiperplasia (crescimento excessivo das células) e herniação das células epiteliais para dentro da muscular externa. Além disso, pode ocorrer acúmulo de bactérias nesses seios, provocando inflamação crônica que constitui um fator de risco para a formação de **cálculos biliares**.

A concentração da bile requer o transporte acoplado de sal e de água.

As células epiteliais da vesícula biliar transportam ativamente Na^+, Cl^- e HCO_3^- do citoplasma para o compartimento intercelular do epitélio. A enzima ATPase está localizada nas membranas plasmáticas laterais das células epiteliais. Esse mecanismo de transporte ativo é essencialmente idêntico ao descrito no Capítulo 17, *Sistema Digestório 2 | Esôfago e Tubo Gastrintestinal* (Boxe 17.4), para os enterócitos do intestino delgado e para as células absortivas do cólon. As células epiteliais da vesícula biliar também expressam dois tipos de canais de água de aquaporina (AQP1 e AQP8), proteínas integrais dos canais de membrana que facilitam o rápido movimento passivo de água (ver Capítulo 20, *Sistema Urinário*, Boxe 20.5). A existência de canais de água nas membranas plasmáticas apical e basolateral das células epiteliais da vesícula biliar sugere que elas podem estar envolvidas tanto na absorção quanto na secreção de água.

Eletrólitos são transportados ativamente através da membrana plasmática das células epiteliais da vesícula biliar

O transporte ativo de Na^+, Cl^- e HCO_3^- através da membrana plasmática lateral para dentro do compartimento intercelular (paracelular) leva a um aumento da concentração de eletrólitos no espaço intercelular. A concentração aumentada de eletrólitos cria um gradiente osmótico entre o espaço intercelular e o citoplasma e entre o espaço intercelular e o lúmen. A água move-se do citoplasma e do lúmen para dentro do espaço intercelular, devido ao gradiente osmótico (*i. e.*, move-se ao longo de seu gradiente de concentração; ver Figura 18.19B). Embora o espaço intercelular possa se distender até um grau frequentemente visível ao microscópio óptico, a sua capacidade é limitada. O movimento de eletrólitos e de água para dentro do espaço cria uma pressão hidrostática que força o líquido quase isotônico para fora do compartimento intercelular e para dentro do tecido conjuntivo subepitelial (a lâmina própria). O líquido que entra na lâmina própria passa rapidamente para dentro de numerosos capilares fenestrados e vênulas que estão imediatamente subjacentes ao epitélio.

Estudos do transporte de líquido na vesícula biliar constituíram a primeira demonstração do papel essencial do compartimento intercelular no transporte transepitelial de um líquido isotônico do lúmen para a rede vascular. A modificação final da bile resulta principalmente do transporte ativo de Na^+, Cl^- e HCO_3^- e do transporte passivo de água mediado por aquaporinas, através da membrana plasmática das células epiteliais da vesícula biliar.

■ PÂNCREAS

Visão geral

O pâncreas é uma glândula alongada que apresenta uma cabeça, um corpo e uma cauda. A cabeça é uma porção expandida situada na curva em formato de C do duodeno (Figura 18.21). Está ligado ao duodeno por tecido conjuntivo. O corpo do pâncreas,

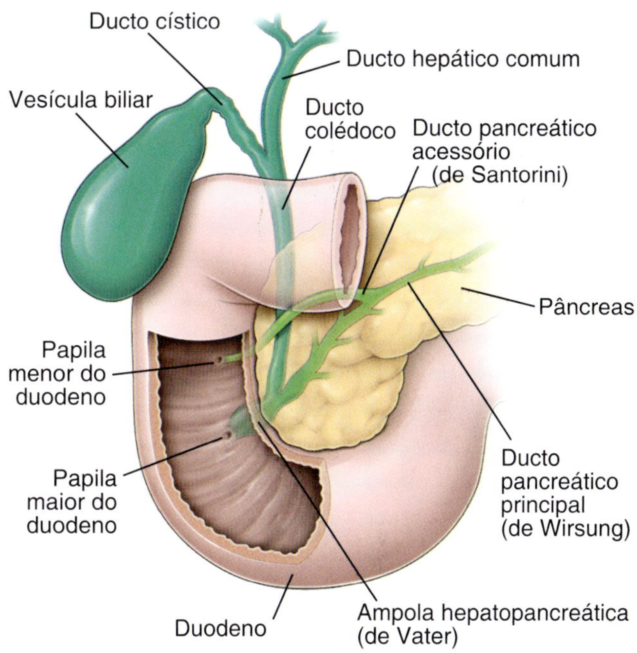

Figura 18.21 Diagrama do pâncreas, duodeno e ductos excretores associados. O ducto pancreático principal (de Wirsung) atravessa a extensão do pâncreas e entra no duodeno após unir-se ao ducto colédoco. É comum a existência de um ducto pancreático acessório (de Santorini), como mostra o diagrama, que deságua no duodeno, em uma papila menor do duodeno separada. O local de entrada do ducto colédoco e do ducto pancreático principal no duodeno geralmente é marcado por uma papila maior do duodeno visível na superfície interna do duodeno.

de localização central, cruza a linha média do corpo humano, e a cauda estende-se na direção do hilo do baço. O ducto pancreático (de Wirsung) estende-se através do comprimento da glândula e deságua no duodeno, na ampola hepatopancreática (de Vater), através da qual o ducto colédoco do fígado e da vesícula biliar também entra no duodeno. O esfíncter da ampola hepatopancreática (de Oddi) circunda a ampola e não apenas regula o fluxo de bile e do suco pancreático para dentro do duodeno, mas também impede o refluxo do conteúdo intestinal para dentro do ducto pancreático. Em alguns indivíduos, existe um ducto pancreático acessório (de Santorini), um vestígio da origem do pâncreas a partir de dois primórdios endodérmicos embrionários que se evaginam do intestino anterior.

Uma fina camada de tecido conjuntivo frouxo forma uma cápsula ao redor da glândula. A partir dessa cápsula, estendem-se septos até a glândula, dividindo-a em lóbulos mal definidos. Nos lóbulos, um estroma de tecido conjuntivo frouxo circunda as unidades parenquimatosas. Entre os lóbulos, quantidades maiores de tecido conjuntivo circundam os ductos maiores, vasos sanguíneos e nervos. No tecido conjuntivo que circunda o ducto pancreático existem pequenas glândulas mucosas que drenam para o ducto.

O pâncreas é uma glândula exócrina e endócrina.

Diferentemente do fígado, cujas funções exócrina e secretora (endócrina) ocorrem na mesma célula, a dupla função do pâncreas é exercida por dois componentes estruturalmente distintos:

- O componente exócrino sintetiza e secreta no duodeno enzimas essenciais para o processo de digestão no intestino
- O componente endócrino sintetiza e secreta os hormônios insulina e glucagon no sangue. Esses hormônios regulam o metabolismo da glicose, dos lipídios e das proteínas no corpo.

O pâncreas exócrino é encontrado em todo o órgão; em seu interior, massas celulares distintas, denominadas ilhotas de Langerhans, estão dispersas e constituem o pâncreas endócrino.

Pâncreas exócrino

O pâncreas exócrino é uma glândula serosa.

Do ponto de vista histológico, o pâncreas exócrino é morfologicamente semelhante à glândula parótida, com a qual pode ser confundido. As unidades secretoras apresentam formato acinoso ou tubuloacinoso e são formadas por uma camada de células serosas piramidais (Figura 18.22A e Prancha 18.4). As células têm formato piramidal, com uma superfície apical

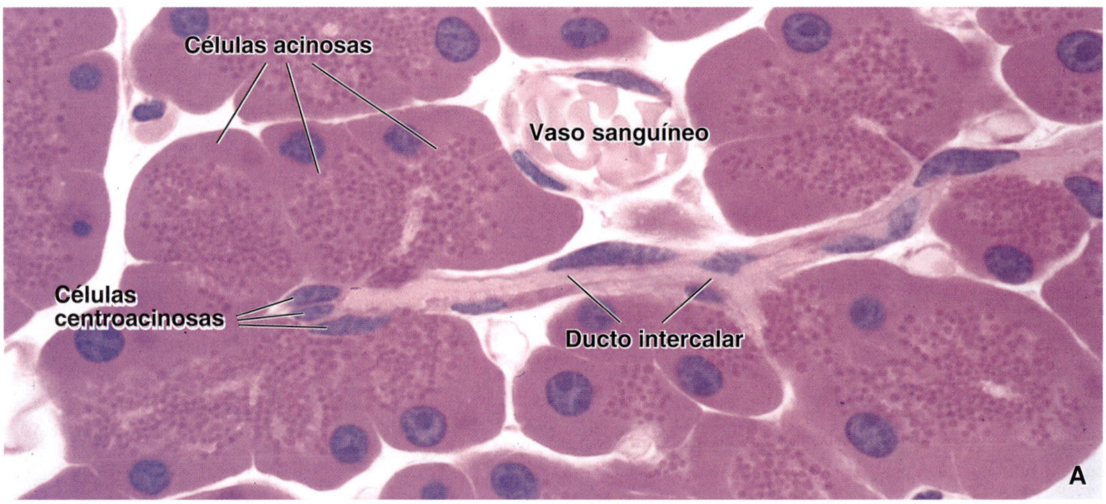

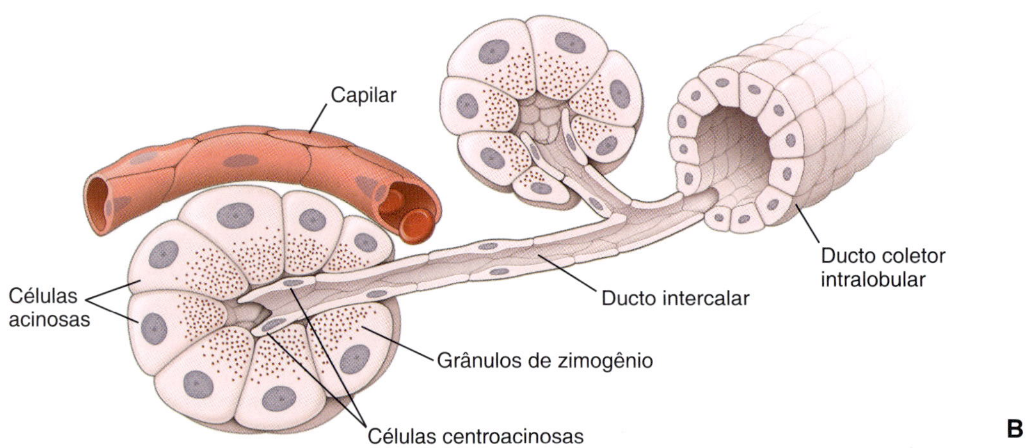

Figura 18.22 Ácino pancreático e seu sistema ductal. A. Nesta fotomicrografia de um corte fino incluído em resina, corado por hematoxilina e eosina (H-E), é possível observar um ducto intercalar que se origina no interior de um ácino pancreático. As células centroacinosas formam a porção intra-acinosa no ducto. Os grânulos de zimogênio eosinófilos são claramente visíveis no citoplasma apical das células parenquimatosas. 860×. **B.** Neste diagrama esquemático, observe a origem do ducto intercalar e também a localização e o formato das células centroacinosas no interior do ácino. Elas constituem a porção inicial do ducto intercalar, que drena para o ducto coletor intralobular.

(luminal) livre e estreita e uma superfície basal ampla. O tecido conjuntivo periacinoso é escasso.

As células secretoras serosas do ácino produzem os precursores das enzimas digestivas secretadas pelo pâncreas. Os ácinos pancreáticos apresentam características singulares entre os ácinos glandulares; o ducto intercalar é a porção inicial e se inicia dentro do ácino (Figura 18.22B e 18.23). No interior do ácino estão as células centroacinosas.

As células acinosas caracterizam-se por uma basofilia distinta no citoplasma basal e por grânulos de zimogênio acidofílicos no citoplasma apical (ver Figuras 18.22A e 18.23). Os grânulos de zimogênio são mais numerosos no pâncreas de indivíduos em jejum. As células centroacinosas são pavimentosas e não contêm ergastoplasma ou grânulos secretores (ver Figura 18.23); por conseguinte, coram-se muito fracamente pela eosina. Essa coloração tênue ajuda a identificá-las em cortes histológicos de rotina.

Os grânulos de zimogênio contêm várias enzimas digestivas armazenadas na forma inativa (proenzimas).

As enzimas pancreáticas são capazes de digerir a maioria dos compostos existentes nos alimentos. As enzimas inativas, ou proenzimas, contidas nos grânulos de zimogênio do pâncreas estão listadas a seguir, junto com os respectivos compostos que elas digerem quando ativadas.

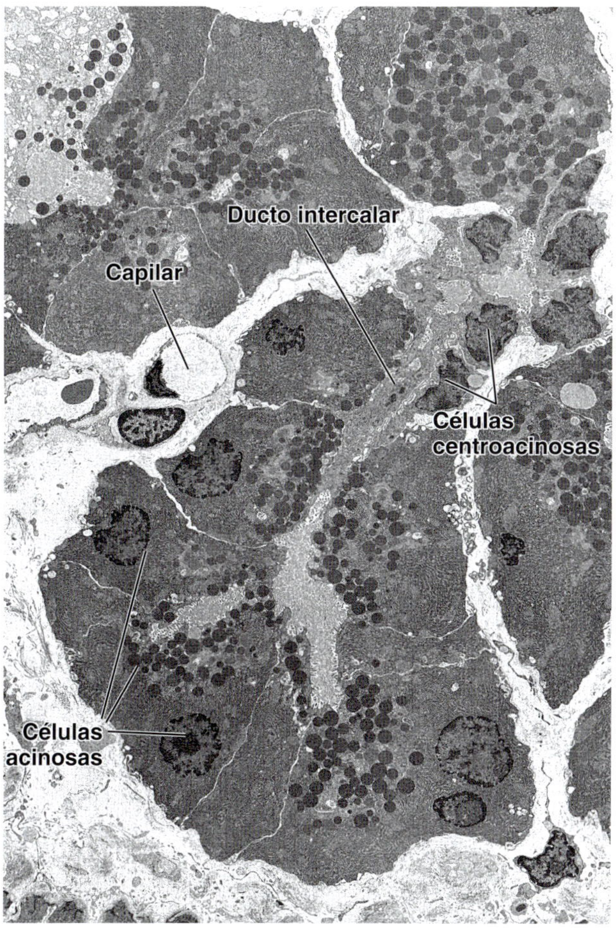

Figura 18.23 Eletromicrografia do ácino pancreático e do ducto intercalar. Observe que o ácino pancreático é formado por células acinosas piramidais. O núcleo da célula ocupa a posição basal e é circundado por um extenso retículo endoplasmático rugoso (*RER*) e complexo de Golgi. A porção apical contém grânulos de zimogênio bem preservados. O ducto intercalar revestido pelas células centroacinosas está bem visível nesta eletromicrografia. 5.800×. (Cortesia do Dr. Holger Jastrow.)

- As endopeptidases proteolíticas (tripsinogênio, quimiotripsinogênio) e as exopeptidases proteolíticas (procarboxipeptidase, proaminopeptidase) digerem proteínas por meio de clivagem de suas ligações peptídicas internas (endopeptidases) ou dos aminoácidos das extremidades carboxiterminal e aminoterminal do peptídio
- As enzimas amilolíticas (α-amilase) digerem os carboidratos por meio de clivagem das ligações glicosídicas dos polímeros de glicose
- As lipases digerem lipídios pela clivagem das ligações éster de triglicerídios, produzindo ácidos graxos livres
- As enzimas nucleolíticas (desoxirribonuclease e ribonuclease) digerem os ácidos nucleicos, produzindo mononucleotídios.

As enzimas digestivas pancreáticas são ativadas apenas quando alcançam o lúmen do intestino delgado. No início, a atividade proteolítica das enteroquinases no glicocálice das microvilosidades das células absortivas intestinais converte o tripsinogênio em tripsina, outra enzima proteolítica potente. Em seguida, a tripsina catalisa a conversão das outras enzimas inativas, bem como a digestão de proteínas no quimo.

A basofilia citoplasmática das células acinosas pancreáticas, quando observada no MET, corresponde a um extenso arranjo de RER e ribossomos livres. A numerosa quantidade dessas organelas correlaciona-se com a alta capacidade de atividade de síntese proteica das células acinosas (Figura 18.24). No citoplasma apical, observa-se a existência de um complexo de Golgi bem desenvolvido, envolvido na concentração e armazenamento dos produtos secretores. As mitocôndrias são pequenas e, embora sejam encontradas por toda a célula, estão concentradas entre as cisternas do RER. As células acinosas são unidas entre si por complexos juncionais presentes em seus polos apicais, formando, assim, um lúmen isolado. A superfície apical das células acinosas apresenta pequenas microvilosidades; em tal superfície, são liberados grânulos de zimogênio por exocitose.

Sistema ductal do pâncreas exócrino

As células centroacinosas (ver Figuras 18.22A e 18.23) são os locais de origem do sistema ductal do pâncreas exócrino. Apresentam um núcleo central e achatado e um citoplasma fino, típico de uma célula pavimentosa.

As células centroacinosas são células dos ductos intercalares localizadas no ácino.

As células centroacinosas são contínuas com as células do ducto intercalar curto. A unidade estrutural do ácino e as células centroacinosas assemelham-se a um pequeno balão (o ácino), dentro do qual foi introduzido um canudo (o ducto intercalar). Os ductos intercalares são curtos e drenam para os ductos coletores intralobulares. Não existem ductos estriados (secretores) no pâncreas.

A complexa rede ramificada de ductos intralobulares drena para os ductos interlobulares maiores, que são revestidos por um epitélio colunar baixo no qual podem ser encontradas células enteroendócrinas e células caliciformes ocasionais. Por sua vez, os ductos interlobulares drenam diretamente no ducto pancreático principal (de Wirsung), que percorre todo o comprimento da glândula paralelamente a seu eixo longo, conferindo a essa porção do sistema ductal um aspecto semelhante à espinha de arenque (ver Figura 18.21). Um segundo ducto grande, o ducto pancreático acessório (ducto de Santorini), origina-se na cabeça do pâncreas.

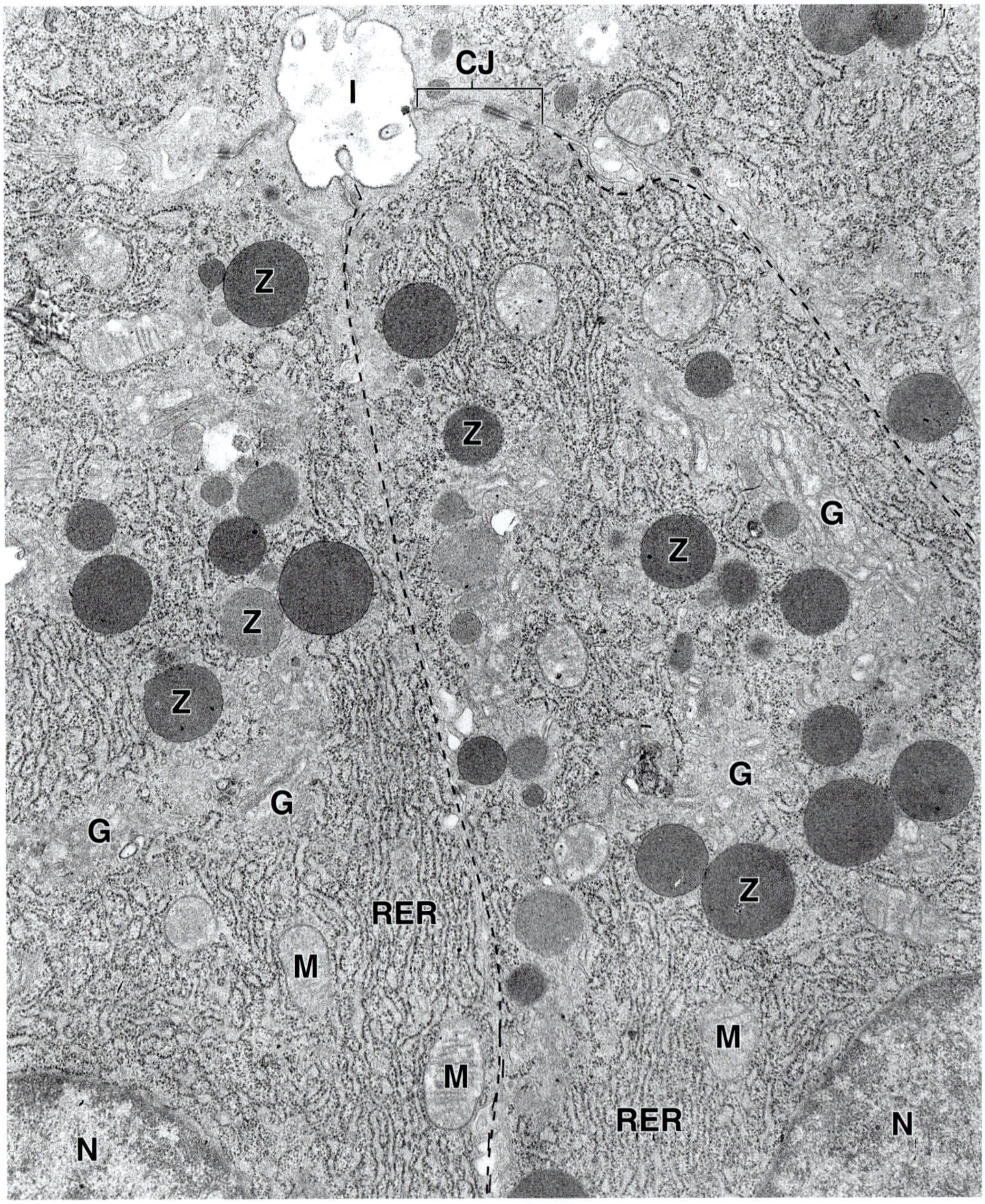

Figura 18.24 Eletromicrografia do citoplasma apical de diversas células acinosas pancreáticas. Uma célula acinosa pancreática é delineada pela *linha tracejada*. Os núcleos (*N*) das células adjacentes são evidentes na *parte inferior* à *esquerda* e à *direita* da eletromicrografia. O citoplasma apical contém retículo endoplasmático rugoso (*RER*), mitocôndrias (*M*), grânulos secretores contendo zimogênio (*Z*) e perfis de Golgi (*G*). No ápice dessas células, observa-se a existência do lúmen (*I*), no qual são descarregados os grânulos de zimogênio. Um complexo juncional (*CJ*) está indicado próximo ao lúmen. 20.000×.

Os ductos intercalares adicionam bicarbonato e água à secreção exócrina.

O pâncreas secreta cerca de 1 ℓ de líquido por dia, aproximadamente igual ao volume inicial da secreção biliar hepática. Enquanto a bile é concentrada na vesícula biliar, todo o volume da secreção pancreática é liberado no duodeno. Enquanto os ácinos secretam um pequeno volume de líquido rico em proteínas, as células dos ductos intercalares secretam um grande volume de líquido rico em sódio e bicarbonato. O bicarbonato serve para neutralizar a acidez do quimo que entra no duodeno a partir do estômago e também para estabelecer o pH ideal para a atividade das principais enzimas pancreáticas.

A secreção pancreática exócrina está sob controle hormonal e neural.

Dois hormônios secretados pelas células enteroendócrinas no duodeno, a secretina e a colecistoquinina (CCK), constituem os principais reguladores do pâncreas exócrino (ver Quadro 17.1, no Capítulo 17, *Sistema Digestório 2 | Esôfago e Tubo Gastrintestinal*). A entrada do quimo ácido no duodeno estimula a liberação dos seguintes hormônios no sangue:

- A secretina, um hormônio polipeptídico (27 resíduos de aminoácidos) que estimula as células ductais a secretar um grande volume de líquido com alta concentração de HCO_3^-, mas com pouco ou nenhum conteúdo enzimático
- A colecistoquinina (CCK), um hormônio polipeptídico (33 resíduos de aminoácidos) que induz a secreção de proenzimas pelas células acinosas.

A ação coordenada dos dois hormônios resulta na secreção de um grande volume de líquido alcalino e rico em enzimas no duodeno. Além das influências hormonais, o pâncreas também recebe inervação autônoma. As fibras nervosas simpáticas estão envolvidas na regulação do fluxo sanguíneo pancreático. As fibras parassimpáticas estimulam a atividade das células acinosas, bem como das células centroacinosas. Os corpos celulares dos neurônios ocasionalmente observados no pâncreas pertencem a neurônios parassimpáticos pós-ganglionares.

Pâncreas endócrino

O pâncreas endócrino é um órgão difuso que secreta hormônios que regulam os níveis de glicemia.

As ilhotas de Langerhans, o componente endócrino do pâncreas, estão dispersas por todo o órgão em agrupamentos de tamanho variável (Figura 18.25). Estima-se que 1 a 3 milhões de ilhotas constituam cerca de 1 a 2% do volume do pâncreas humano, embora sejam mais numerosas na cauda. Cada ilhota contém apenas algumas células ou muitas centenas delas (Prancha 18.4). Suas células poligonais estão dispostas em cordões irregulares e curtos, que são profusamente envolvidos por uma rede de capilares fenestrados. As células endócrinas definitivas das ilhotas desenvolvem-se entre 9 e 12 semanas de gestação.

Nos cortes corados por H-E, as ilhotas de Langerhans aparecem como agrupamentos de células de coloração pálida, circundadas por ácinos pancreáticos de coloração mais intensa. Não é conveniente tentar identificar os vários tipos celulares encontrados nas ilhotas em amostras preparadas de modo rotineiro (Figura 18.26). No entanto, após fixação com Zenker-formol e coloração pelo método de Mallory-Azan, é possível identificar três tipos principais de células, que são denominadas células A (α, alfa), B (β, beta) e D (δ, delta) (Quadro 18.2).

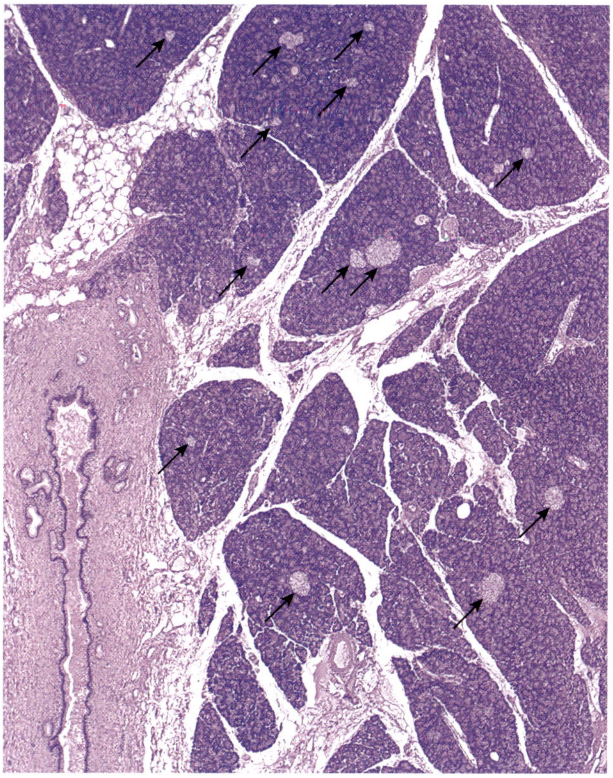

Figura 18.25 Fotomicrografia do pâncreas. Esta amostra corada por hematoxilina e eosina (H-E) mostra muitos lóbulos pancreáticos intercalados por septos de tecido conjuntivo que são contínuos com a fina cápsula circundante da glândula. Os lóbulos pancreáticos consistem, em grande parte, em ácinos exócrinos e seu sistema ductal intralobular. Os lóbulos exibem, em sua maioria, pequenos perfis arredondados de coloração mais pálida, que são as ilhotas de Langerhans (*setas*). Um grande ducto interlobular do pâncreas exócrino está localizado adjacente aos lóbulos, *na parte inferior, à esquerda*. 25×.

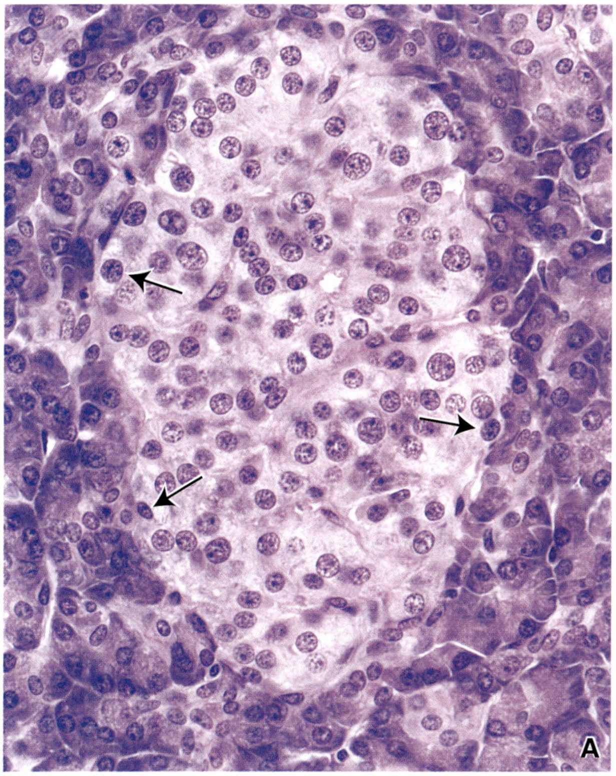

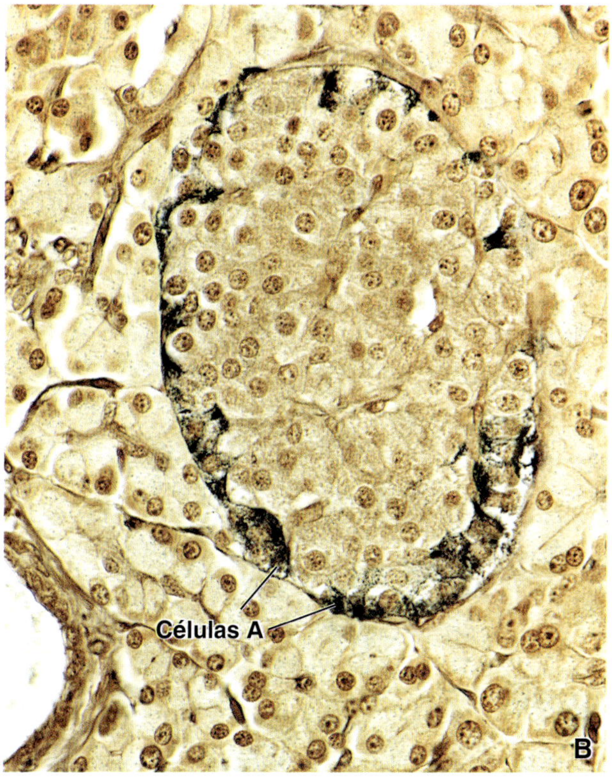

Figura 18.26 Fotomicrografias das ilhotas de Langerhans. A. Nesta preparação de rotina corada pela hematoxilina e eosina (H-E), torna-se difícil identificar tipos específicos de células das ilhotas. Na melhor das hipóteses, podem ser identificadas pequenas células (*setas*) na periferia da ilhota, que provavelmente são as células A. 360×. **B.** Esta fotomicrografia mostra uma ilhota de Langerhans obtida do pâncreas de rato, impregnada por corante de prata de Grimelius que reage com as células secretoras de glucagon. As células A impregnadas por prata estão dispostas ao redor da ilhota. Essa disposição não é observada no pâncreas humano. 360×.

Quadro 18.2 Tipos principais de células das ilhotas pancreáticas.

Tipo de célula	%	Coloração citoplasmática com Mallory-Azan	Produto	Grânulos (MET)
A	15 a 20	Vermelho	Glucagon	Cerca de 250 nm; cerne excêntrico denso circundado por uma substância clara
B	60 a 70	Laranja-acastanhado	Insulina	Cerca de 300 nm; muitos apresentam cerne cristalino (angular) denso circundado por uma substância clara
C	5 a 10	Azul	Somatostatina	Cerca de 325 nm; matriz homogênea

MET, microscópio eletrônico de transmissão.

Com esse método, as células A coram-se em vermelho, as células B em laranja-acastanhado, e as células D, em azul. Contudo, cerca de 5% das células não são coradas por esse procedimento. O MET possibilita a identificação dos tipos principais de células, com base no tamanho e na densidade de seus grânulos secretores. A identificação dos diferentes tipos de células presentes nas ilhotas de Langerhans pode ser feita por métodos de imunofluorescência (Figura 18.27).

Por meio de uma combinação de MET e imunocitoquímica, foi possível demonstrar que, além das três principais células das ilhotas, três tipos celulares menores estão presentes nas ilhotas (Quadro 18.3).

Com exceção das células B, as células das ilhotas são equivalentes das células enteroendócrinas da mucosa gastrintestinal.

Cada tipo de célula da ilhota pode ser correlacionado com um hormônio específico, e cada uma delas tem uma localização específica na ilhota.

As células B constituem cerca de 60 a 70% do total das células das ilhotas em seres humanos e, em geral, estão localizadas na sua porção central; secretam insulina (ver Quadro 18.2). As células B contêm numerosos grânulos secretores de cerca de 300 nm de diâmetro com um cerne poliédrico denso e matriz pálida. Acredita-se que o cerne poliédrico seja formado por insulina cristalizada.

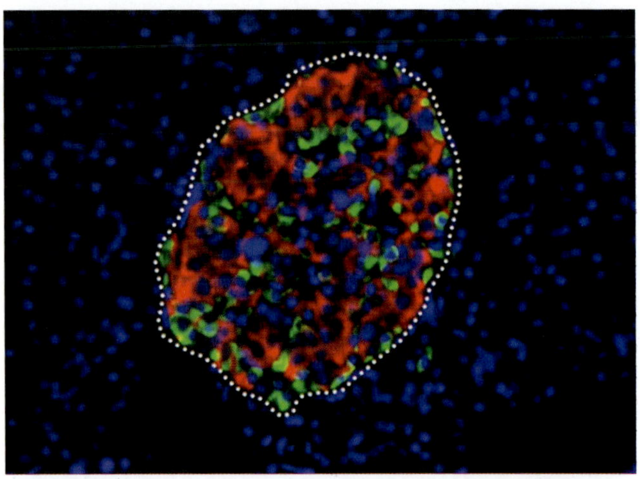

Figura 18.27 Ilhota de Langerhans no pâncreas humano adulto. Esta imagem de uma reação por imunofluorescência mostra a ilhota de Langerhans e a distribuição das células A (*verde*) secretoras de glucagon e as células B (*vermelho*) secretoras de insulina no pâncreas adulto. As células foram contracoradas com 4',6-diamidino-2-fenilindol (DAPI), que reage com o DNA nuclear e exibe fluorescência azul sobre os núcleos. Observe que as células B constituem a maioria das células das ilhotas, enquanto as células A são em menor número e estão dispersas por toda a ilhota. 280×. (De Scharfmann R, Xiao X, Heimberg H, et al. Beta cells within single human islets originate from multiple progenitors. *PLoS ONE*. 2008;2:e3559.)

As células A constituem em torno de 15 a 20% da população de células das ilhotas humanas e, em geral, estão localizadas perifericamente nas ilhotas; secretam glucagon (ver Quadro 18.2). As células A contêm grânulos secretores com cerca de 250 nm de diâmetro. São de tamanho mais uniforme e estão densamente organizadas no citoplasma, em comparação com os grânulos das células B. Os grânulos são os locais de armazenamento do glucagon (Figura 18.28).

As células D constituem em torno de 5 a 10% do tecido endócrino pancreático total e estão também localizadas perifericamente nas ilhotas. As células D secretam somatostatina, que está contida em grânulos secretores maiores que os das células A e B (300 a 350 nm) e que contêm material de elétron-densidade baixa a média (ver Figura 18.28).

As células menores das ilhotas representam cerca de 5% do tecido das ilhotas e podem ser representadas pelas células pálidas observadas após coloração de Mallory-Azan. Suas características e funções estão resumidas no Quadro 18.3.

Evidências sugerem que algumas células secretam mais de um hormônio. A coloração imunocitoquímica localizou diversos hormônios, além do glucagon, no citoplasma das células A, que incluem o peptídio inibidor gástrico (GIP, do inglês *gastric inhibitory peptide*), a colecistoquinina (CCK) e o hormônio adrenocorticotrófico (ACTH, do inglês *adrenocorticotropic hormone*) endorfina. Embora não haja evidências morfológicas claras da existência de células G (células de gastrina) nas ilhotas, a **gastrina** também pode ser secretada por uma ou mais das células da ilhota. Certos tumores de células das ilhotas pancreáticas secretam grandes quantidades de gastrina, produzindo, assim, uma secreção ácida excessiva no estômago (**síndrome de Zollinger-Ellison**).

Funções dos hormônios pancreáticos

Os hormônios secretados pelo pâncreas endócrino regulam as funções metabólicas de modo sistêmico, regional (no tubo GI) ou local (na própria ilhota).

A insulina, que é o principal hormônio secretado pelo tecido das ilhotas, diminui os níveis de glicemia.

A insulina é a secreção endócrina mais abundante. Seus principais efeitos são observados sobre o fígado, o músculo esquelético e o tecido adiposo. Exerce múltiplas ações individuais em cada um desses tecidos. Em geral, a insulina estimula:

- A captação de glicose a partir da circulação. Os transportadores de glicose específicos da membrana celular (GLUT4, do inglês *glucose transporters*) são suprarregulados e inseridos na membrana celular das células musculares esqueléticas e dos adipócitos
- O armazenamento de glicose pela ativação da enzima glicogênio sintase e inibição da enzima glicogênio fosforilase

Quadro 18.3 Tipos menores de células das ilhotas pancreáticas.

Tipo de célula	Secreção	Localização (além da ilhota)	Ações
Célula PP (célula F)	Polipeptídio pancreático		Estimula as células principais gástricas Inibe a secreção de bile e a motilidade intestinal Inibe as enzimas pancreáticas e a secreção de HCO_3^-
Célula D_1	Peptídio intestinal vasoativo	Também nos ácinos exócrinos e no epitélio ductal[a]	Semelhante às do glucagon (hiperglicemiante e glicogenolítica) Afeta a atividade secretora e a motilidade do intestino Estimula a secreção pancreática exócrina
Célula CE	Secretina, motilina, substância P	Também nos ácinos exócrinos e no epitélio ductal[a]	Secretina: atua localmente para estimular a secreção de HCO_3^- no suco pancreático e a secreção de enzimas pancreáticas Motilina: aumenta a motilidade gástrica e intestinal Substância P: apresenta propriedades neurotransmissoras
Célula épsilon	Grelina	Epitélio de revestimento do fundo do estômago[b]	Estimula o apetite

CE, célula enterocromafim; PP, polipeptídio proteico.
[a]Essa localização ressalta ainda mais a ontogenia do pâncreas a partir do intestino embrionário.
[b]A grelina é produzida no estômago pelas células P/D_1 (G_r).

nas células musculares e no fígado. Essas ações levam à síntese subsequente de glicogênio (glicogênese)

- A utilização da glicose pela promoção de glicólise nas células. Isso é obtido pela piruvato desidrogenase e fosfofrutoquinase nas células musculares esqueléticas e no fígado
- A degradação dos quilomícrons e de outras LDL em ácidos graxos livres pela ativação da lipoproteína lipase (LPL). O nível aumentado de ácidos graxos livres aumenta os triglicerídios, levando à formação de gotículas de lipídios (lipogênese)
- A síntese de proteínas nas células musculares esqueléticas e nos hepatócitos pelo aumento da captação celular de aminoácidos e ativação da via do alvo da rapamicina em mamíferos (mTOR) – que estimula a produção de ribossomos e diminui a proteólise celular.

A ausência de **insulina** (ou concentrações inadequadas) leva a níveis elevados de glicemia e ao aparecimento de glicose na urina, uma condição conhecida como **diabetes melito**. O diabetes melito constitui uma crise mundial de saúde pública, que acomete em torno de 8,3% da população norte-americana. As complicações do diabetes melito podem ser cardiovasculares (disfunção das células endoteliais com dano de sua membrana basal; por exemplo, hipertensão arterial, doença cardíaca e acidente vascular encefálico), renais, retinianas ou neuropáticas. A expressão reduzida da insulina e dos fatores de crescimento da insulina no sistema nervoso central (SNC) foi ligada à doença de Alzheimer (Boxe 18.3).

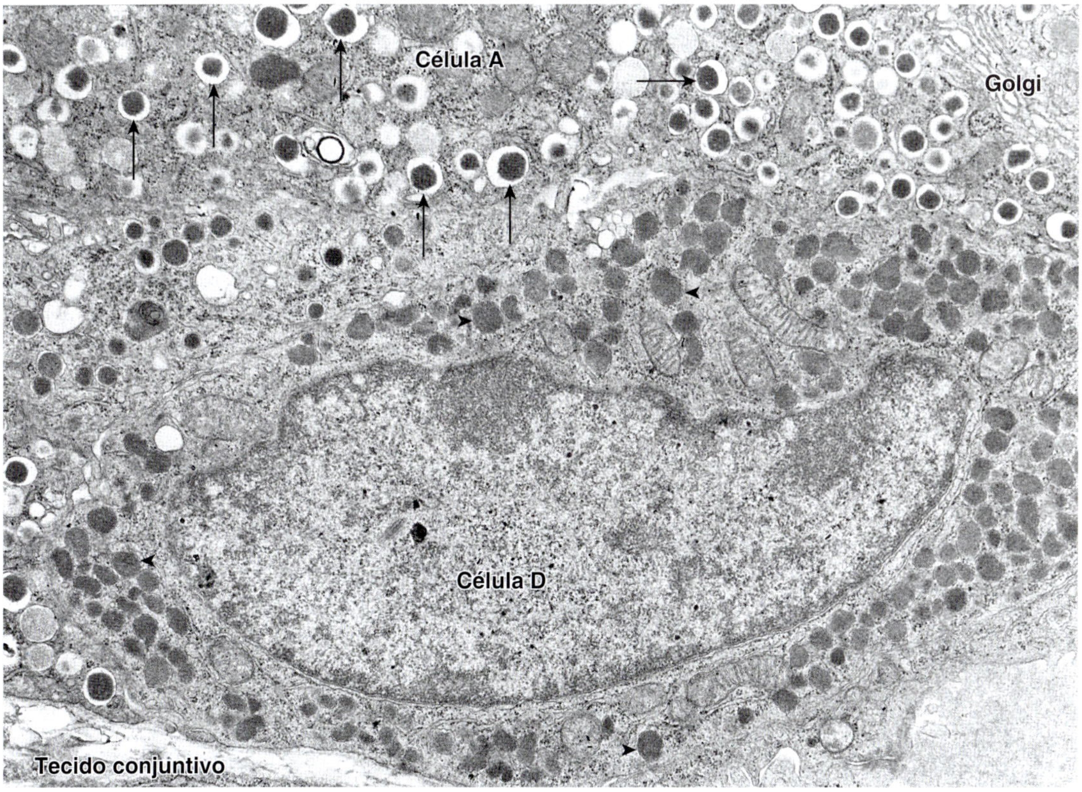

Figura 18.28 Eletromicrografia das células das ilhotas pancreáticas. Na *parte superior* da ilustração, observa-se uma porção de uma célula A. Esta contém grânulos característicos (*setas*), envolvidos por membrana mostrando um cerne esférico denso circundado por uma área clara. Além disso, essa célula exibe um complexo de Golgi bem desenvolvido. Na *parte inferior* da ilustração, trata-se de uma célula D, contendo numerosos grânulos, de densidade moderadamente baixa, envolvidos por membrana (*pontas de seta*). 15.000×.

Boxe 18.3

Correlação clínica | Produção de insulina e doença de Alzheimer

Insulina e **fatores de crescimento da insulina (IGF I e IGF II)** são expressados por células nervosas de várias regiões do cérebro. Sabe-se que a resistência à insulina, característica do diabetes melito, está ligada a degeneração neural, disfunção cognitiva e demência. A taxa reduzida de produção de insulina e de IGF no cérebro contribui para a degeneração das células cerebrais, um sinal inicial da **doença de Alzheimer (DA)**. O exame *post mortem* do tecido cerebral de indivíduos com diagnóstico de DA confirma que os níveis de insulina e de IGF estão significativamente diminuídos no hipocampo (a parte do cérebro responsável pela memória), nos lobos frontais e no hipotálamo, mas não no cerebelo (que geralmente não é afetado pela DA). Pesquisa adicional dessas anormalidades na produção de insulina pode resultar no desenvolvimento de novas terapias para a DA que focalizem a insulina e o IGF.

O glucagon, secretado em quantidades apenas menores que a insulina, aumenta os níveis de glicemia.

As ações do glucagon são essencialmente opostas àquelas da insulina. O glucagon estimula a liberação de glicose na corrente sanguínea e estimula a gliconeogênese (síntese de glicose a partir dos metabólitos dos aminoácidos) e a glicogenólise (degradação do glicogênio) no fígado. O glucagon também estimula a proteólise para promover a gliconeogênese, mobiliza a gordura das células adiposas (lipólise) e estimula a lipase hepática.

A somatostatina inibe a secreção de insulina e de glucagon.

A somatostatina é secretada pelas células D das ilhotas. É idêntica ao hormônio secretado pelo hipotálamo que regula a liberação de somatotropina (GH, hormônio do crescimento) pela adeno-hipófise. Embora o papel preciso da somatostatina nas ilhotas ainda não esteja esclarecido, esse hormônio demonstrou inibir a secreção tanto de insulina quanto de glucagon. Além disso, suprime a secreção exócrina do pâncreas.

As características moleculares dos principais hormônios das ilhotas e de alguns hormônios menores estão resumidas no Quadro 18.4.

Regulação da atividade das ilhotas

Um nível de glicemia acima do normal de 70 mg/100 mℓ (70 mg/dℓ) estimula a liberação de insulina pelas células beta, levando à captação e ao armazenamento de glicose pelo fígado e pelo músculo. A consequente redução do nível de glicemia interrompe a secreção de insulina. Alguns aminoácidos também estimulam a secreção de insulina, isoladamente ou em associação a níveis elevados de glicemia. Os níveis sanguíneos elevados de ácidos graxos também estimulam a liberação de insulina, assim como a gastrina, a CCK e a secretina circulantes. A CCK e o glucagon, que são liberados nas ilhotas pelas células A, atuam como secreções parácrinas estimulando a secreção de insulina pelas células B.

Os níveis de glicemia abaixo de 70 mg/100 mℓ estimulam a liberação de glucagon, enquanto níveis de glicemia significativamente acima de 70 mg/100 mℓ inibem a sua secreção. O glucagon também é liberado em resposta a baixos níveis de ácidos graxos no sangue. A insulina inibe a liberação de glucagon pelas células A; no entanto, em virtude da circulação em cascata nas ilhotas (explicada adiante), essa inibição é afetada por uma ação hormonal da insulina transportada na circulação geral.

As ilhotas apresentam tanto inervação simpática quanto parassimpática. Cerca de 10% das células das ilhotas dispõem de terminações nervosas diretamente na membrana plasmática. Existem junções comunicantes bem desenvolvidas entre as células das ilhotas. Eventos iônicos desencadeados por transmissores simpáticos nas terminações nervosas são transportados de uma célula para outra através dessas junções. Os nervos autônomos podem exercer efeitos diretos sobre a secreção hormonal pelas células A e B.

A estimulação parassimpática (colinérgica) aumenta a secreção tanto da insulina quanto do glucagon, enquanto a estimulação simpática (adrenérgica) aumenta a liberação do glucagon, mas inibe a da insulina. Esse controle neural da insulina e do glucagon pode contribuir para a disponibilidade de glicose circulante em reações ao estresse.

O suprimento sanguíneo para o pâncreas proporciona uma perfusão em cascata das ilhotas e dos ácinos.

Conforme assinalado anteriormente, as ilhotas de Langerhans compreendem apenas 1 a 2% da massa total do pâncreas; no entanto, recebem cerca de 10 a 15% do fluxo sanguíneo pancreático. Existem dois padrões predominantes de fluxo sanguíneo nas ilhotas de Langerhans. O padrão mais comum ocorre quando o sangue entra pelo centro das ilhotas, perfundindo inicialmente a sua porção central, e em seguida irriga a sua periferia. No segundo padrão, diversas arteríolas entram na periferia das ilhotas e ramificam-se em capilares fenestrados, os quais perfundem a porção central da ilhota. Em seres humanos, é provável que os capilares

Quadro 18.4 Características dos hormônios pancreáticos.

Hormônio	Peso molecular (dáltons)	Estrutura
Insulina	5.700 a 6.000	Duas cadeias de proteína ligadas por pontes de dissulfeto: cadeia α, 21 aminoácidos; cadeia β, 30 aminoácidos
Glucagon	3.500	Polipeptídio linear: 29 aminoácidos
Somatostatina	1.638	Polipeptídio cíclico: 14 aminoácidos
VIP	3.300	Polipeptídio linear: 28 aminoácidos
Polipeptídio pancreático	4.200	Polipeptídio linear: 36 aminoácidos

VIP, peptídio intestino vasoativo.

Boxe 18.4

Considerações funcionais | Síntese de insulina, um exemplo de processamento pós-tradução

A **insulina** é produzida em células B do pâncreas. Trata-se de uma pequena proteína, que consiste em duas cadeias polipeptídicas unidas por pontes de dissulfeto. Sua biossíntese fornece um exemplo claro da importância dos processos de pós-tradução na obtenção da estrutura ativa final de uma proteína.

A insulina é originalmente sintetizada como uma cadeia polipeptídica simples de 110 aminoácidos, com peso molecular de cerca de 12 kDa. Esse polipeptídio é denominado **pré-proinsulina**. A pré-proinsulina contém uma sequência sinal aminoterminal (com comprimento de 24 aminoácidos), necessária para a entrada do hormônio precursor no retículo endoplasmático rugoso (RER). À medida que a molécula é inserida nas cisternas do RER, a sequência sinal da pré-proinsulina é clivada proteoliticamente e forma a **proinsulina**. O processamento pós-tradução reduz a pré-proinsulina a um polipeptídio com peso molecular de cerca de 9.000 Da. A proinsulina é uma cadeia polipeptídica simples de 81 a 86 aminoácidos, com formato aproximado da letra G (Figura B.18.4.1). A barra do G é conectada à alça do topo por ligações de dissulfeto.

Durante o acondicionamento e o armazenamento da proinsulina no complexo de Golgi, uma enzima semelhante à catepsina cliva a maior parte do lado da alça, deixando a barra do G como uma **cadeia A** de 21 aminoácidos com ligação cruzada ao topo da alça por pontes de dissulfeto, produzindo a **cadeia B** de 30 aminoácidos. O peptídio de 35 aminoácidos removido da alça é denominado **peptídio C** (peptídio de conexão). É armazenado nas vesículas secretoras e liberado com a insulina em quantidades equimolares. Ainda não foi identificada função fisiológica para o peptídio C.

Como o peptídio C tem meia-vida mais longa que a da insulina, são detectadas concentrações mais altas de peptídios C no sangue periférico. Por esse motivo, a determinação dos níveis circulantes de peptídios C fornece uma importante informação clínica sobre a atividade secretora das células B. Como o peptídio C é depurado do corpo pelos rins, a determinação de sua excreção urinária fornece informações úteis sobre a secreção de insulina pelas células B. A medição do peptídio C é frequentemente usada para avaliar a função residual das células B em pacientes tratados com insulina, para diferenciar o diabetes melito do tipo 1 do diabetes melito do tipo 2 e para o diagnóstico e tratamento da terapia do **insulinoma (tumor de células B)**. Os níveis de peptídio C também podem ser usados para monitorar o progresso do transplante de pâncreas ou de células das ilhotas.

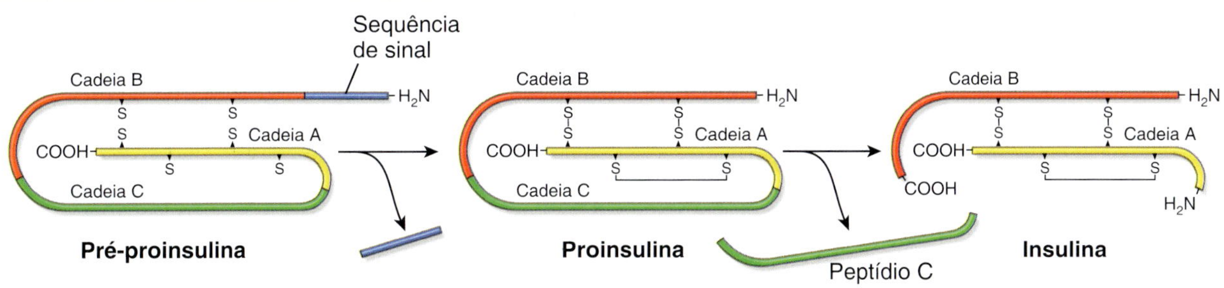

Figura B.18.4.1 Processamento pós-tradução da insulina. A insulina é sintetizada na forma de pré-proinsulina, uma cadeia polipeptídica simples que sofre modificações pós-tradução. Inicialmente, a sequência de sinal é removida das cisternas do retículo endoplasmático rugoso (*RER*). A cadeia polipeptídica encurtada resultante, que passa a se chamar *proinsulina*, é transportada até o complexo de Golgi. No complexo de Golgi, é modificada de novo pela formação de pontes de dissulfeto e remoção da cadeia C. Esse conjunto de processos produz a insulina biologicamente ativa.

perfundam primeiramente as células A e D situadas perifericamente, antes que o sangue alcance as células B na região central. Vasos maiores que seguem seu trajeto nos septos que penetram na porção central da ilhota também são acompanhados de células A e D, de modo que o sangue que alcança as células B sempre perfunde primeiro as células A e D. Estudos recentes *in vivo* de imagens com fluorescência mostram uma dinâmica diferente do fluxo sanguíneo nas ilhotas de Langerhans. Esses estudos sugerem que o fluxo sanguíneo é regulado por níveis de glicemia e também por interações complexas entre vasodilatadores e vasoconstritores, peptídios gastrintestinais e sistema nervoso autônomo.

Grandes capilares eferentes deixam a ilhota e ramificam-se em redes capilares que circundam os ácinos do pâncreas exócrino. Esse fluxo em cascata assemelha-se aos sistemas porta de outras glândulas endócrinas (hipófise, suprarrenais).

As secreções das células das ilhotas exercem efeitos reguladores sobre as células acinosas:

- A insulina, o peptídio intestinal vasoativo (VIP, do inglês *vasoactive intestinal peptide*) e a CCK estimulam a secreção exócrina
- O glucagon, o polipeptídio pancreático (PP) e a somatostatina inibem a secreção exócrina.

RESUMO

Sistema digestório 3 | Fígado, vesícula biliar e pâncreas

VISÃO GERAL DO FÍGADO

- O **fígado** é o maior órgão interno e a maior massa de tecido glandular no corpo
- O fígado desempenha importante papel na captação, no armazenamento e na distribuição dos nutrientes. Produz a maior parte das **proteínas plasmáticas** circulantes (p. ex., albuminas), armazena o ferro, converte as vitaminas e degrada fármacos e toxinas
- O fígado também atua como órgão exócrino (que produz **bile**) e desempenha funções de tipo endócrino
- O fígado tem um **suprimento sanguíneo duplo**: um suprimento venoso através da **veia porta do fígado** e um suprimento arterial através da **artéria hepática**.

ESTRUTURA DO FÍGADO

- Os componentes estruturais do **fígado** incluem o **parênquima** (placas de hepatócitos), o **estroma de tecido conjuntivo**, os **capilares sinusoidais** (sinusoides hepáticos) e os **espaços perissinusoidais** (de Disse)
- Existem três maneiras de descrever a estrutura do fígado em termos de unidade funcional: o **lóbulo clássico** (de formato poligonal), o **lóbulo porta** (de formato triangular) e o **ácino hepático** (uma área em formato de losango que contém três zonas e fornece melhor correlação entre perfusão sanguínea, atividade metabólica e patologia hepática)
- Os **hepatócitos** (quando observados no lóbulo clássico) estão organizados em placas anastomosadas irregulares, que se irradiam em direção a uma veia central. Os ângulos do lóbulo poligonal clássico são ocupados pela **tríade porta**, que contém ramos da veia porta, artéria hepática, ductos biliares e pequenos vasos linfáticos
- Os **sinusoides hepáticos** formam canais vasculares irregulares, que seguem paralelamente e entre as placas de hepatócitos. Recebem sangue misto (cerca de 75%) da circulação porta venosa e sangue arterial (cerca de 25%) da circulação sistêmica
- Os sinusoides hepáticos são revestidos por um endotélio descontínuo fino. O **espaço perissinusoidal (espaço de Disse)** situa-se entre os hepatócitos e o endotélio; é o local de troca de materiais entre o sangue e as células hepáticas
- O endotélio sinusoidal inclui **macrófagos sinusoidais estrelados (células de Kupffer)**, que fazem parte do sistema de defesa imune e removem eritrócitos senescentes e reciclam as moléculas de ferro
- As **células estreladas hepáticas (células de Ito)** residem nos espaços perissinusoidais e estão carregadas de gotículas de lipídios para armazenamento da vitamina A. Em condições patológicas, as células de Ito podem se diferenciar em miofibroblastos.

HEPATÓCITOS

- Os **hepatócitos** (que constituem 80% das células do fígado) são células poligonais grandes com núcleos esféricos (frequentemente binucladas) e citoplasma acidofílico contendo REL, RER, numerosas mitocôndrias e peroxissomos e múltiplos complexos de Golgi pequenos
- A **superfície basal** dos hepatócitos está em contato com o espaço perissinusoidal (espaço de Disse), enquanto a **superfície apical** está conectada com o hepatócito adjacente, formando um canalículo biliar
- Os **canalículos biliares** drenam nos **canais de Hering** curtos, que são parcialmente revestidos por hepatócitos e colangiócitos cuboides (células de revestimento da árvore biliar)
- Os canais de Hering abrigam **células-tronco hepáticas** específicas.

ÁRVORE BILIAR

- A **árvore biliar** é revestida por células epiteliais simples cuboides ou colunares, denominadas **colangiócitos**, que monitoram o fluxo biliar e regulam o seu conteúdo
- **Bile** (produzida pelos hepatócitos) é coletada pelos **canalículos biliares** e drena para os **canais de Hering**. A partir desses canais, continua fluindo nos **dúctulos biliares intra-hepáticos** e, em seguida, nos **ductos biliares interlobulares** (parte da tríade porta). Por fim, os ductos interlobulares unem-se para formar os **ductos hepáticos** direito e esquerdo, que deixam o fígado na porta do fígado
- Os **ductos biliares extra-hepáticos** transportam a bile para a vesícula biliar e, por fim, para o duodeno.

VISÃO GERAL DA VESÍCULA BILIAR

- A **vesícula biliar** é uma estrutura sacular, distensível e piriforme, que concentra (remove 90% de água) e armazena a bile
- A **mucosa** da vesícula biliar apresenta numerosas pregas profundas (para aumentar a área de superfície), uma **lâmina própria** rica em vasos sanguíneos e uma **muscular externa** bem desenvolvida (mas sem muscular da mucosa e submucosa)
- Os **colangiócitos** colunares altos são especializados na captação de água da bile. Essas células expressam aquaporinas (proteínas dos canais de água) que facilitam o movimento passivo rápido da água
- Divertículos profundos da mucosa, denominados **seios de Rokitansky-Aschoff**, estendem-se frequentemente através da muscular externa
- A contração da **muscular externa** reduz o volume da vesícula biliar, forçando a bile através do ducto cístico e do ducto colédoco para o duodeno.

VISÃO GERAL DO PÂNCREAS

- O **pâncreas** é uma glândula **exócrina** e **endócrina** localizada no espaço retroperitoneal do abdome
- O **componente exócrino** sintetiza e secreta para o duodeno enzimas digestivas hidrolíticas, essenciais para a digestão no intestino. Contém ácinos serosos, que compreendem a maior parte da massa do pâncreas
- Os **ácinos pancreáticos** são singulares porque seus ductos intercalares surgem no ácino; por conseguinte, núcleos de células ductais localizadas no ácino são denominados **células centroacinosas** (um aspecto característico do pâncreas)
- A célula acinosa do pâncreas tem formato piramidal, com **grânulos secretores (de zimogênio)** localizados no citoplasma apical. Os complexos de Golgi, o RER e um grande núcleo estão localizados no domínio basal da célula
- Os **ductos intercalares** secretam grandes quantidades de sódio e bicarbonato para neutralizar a acidez do quimo proveniente do estômago que entra no duodeno
- Os ductos intercalares drenam os ácinos pancreáticos para os **ductos intralobulares**, **ductos interlobulares** maiores e, por fim, **ducto pancreático**, que desemboca no duodeno
- O **componente endócrino** (ilhotas de Langerhans) sintetiza e secreta para o sangue os hormônios que regulam o metabolismo da glicose, dos lipídios e das proteínas
- As **ilhotas de Langerhans** estão dispersas no pâncreas e contêm três tipos principais de células: as **células A** (que produzem glucagon), as **células B** (que produzem insulina) e as **células D** (que produzem somatostatina).

PRANCHA 18.1 ■ Fígado 1

O **fígado** é a maior massa de tecido glandular do corpo e o maior órgão interno. É singular pelo fato de receber o seu principal suprimento sanguíneo da **veia porta do fígado**, que transporta sangue venoso proveniente do intestino delgado, do pâncreas e do baço. Por conseguinte, o fígado encontra-se diretamente na via que transporta materiais absorvidos no intestino. O fígado é o primeiro órgão a ser exposto aos substratos metabólicos e nutrientes, bem como às substâncias nocivas e tóxicas absorvidas pelo intestino. Um dos principais papéis do fígado consiste em degradar ou conjugar substâncias tóxicas para torná-las inócuas. No entanto, pode ser gravemente danificado por exposição excessiva a essas substâncias.

Cada célula hepática desempenha funções tanto exócrinas quanto endócrinas. A secreção exócrina do fígado, denominada **bile**, contém escórias metabólicas conjugadas e degradadas, que retornam ao intestino para a sua eliminação. A bile também contém substâncias que se ligam a metabólitos no intestino para auxiliar a absorção. A bile do fígado e da vesícula biliar é lançada no duodeno por meio de uma série de ductos de diâmetro e complexidade crescentes, que começam com os **canalículos biliares** entre hepatócitos e que terminam com o **ducto colédoco.**

As secreções endócrinas do fígado são liberadas diretamente no sangue que supre as células hepáticas; essas secreções incluem albumina, α e β-globulinas não imunes, protrombina e glicoproteínas, incluindo a fibronectina. A glicose, liberada do glicogênio armazenado, e a tri-iodotironina (T_3), o produto mais ativo da desiodação da tiroxina, também são liberadas diretamente no sangue.

As unidades funcionais do fígado, descritas como *lóbulos* ou *ácinos*, são compostas de folhetos interconectantes e irregulares de hepatócitos separados uns dos outros pelos sinusoides sanguíneos.

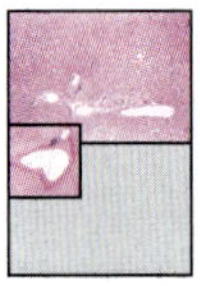

Fígado, ser humano, hematoxilina e eosina (H-E), 65×; detalhe, 65×.

Nesta imagem em pequeno aumento, numerosas células hepáticas estão uniformemente distribuídas por toda a amostra; estão organizadas em lóbulos bem-definidos (os limites de um lóbulo podem ser determinados pela *linha tracejada*) com a veia central (*VC*) aproximadamente no meio. Os **hepatócitos** estão dispostos em placas com uma célula de espessura; no entanto, quando vistas em cortes, aparecem como cordões interconectados com uma ou mais células de espessura, dependendo do plano de corte. Os **sinusoides** são vistos como áreas claras entre os cordões de células; estão mais claramente representados na figura adiante (*asteriscos*).

Esta figura também mostra um **canal porta**. Trata-se de um septo de tecido conjuntivo que transporta os ramos da artéria hepática (*AH*) e veia porta (*VP*), ductos biliares (*DB*) e vasos linfáticos e nervos. A artéria e a veia, juntamente com o ducto biliar, são coletivamente designados como **tríade porta**.

A artéria hepática e a veia porta são facilmente identificáveis, visto que ambas se encontram no tecido conjuntivo circundante do canal porta. Em geral, a veia tem parede fina, enquanto a artéria apresenta diâmetro menor e parede mais espessa. Os **ductos biliares** são compostos por epitélio simples cuboide ou colunar, dependendo do tamanho do ducto. Podem ser observados múltiplos perfis de vasos sanguíneos e ductos biliares no canal, devido à ramificação ou a frequentes saídas e retorno no plano de corte.

O vaso através do qual o sangue deixa o fígado é a veia hepática. Esta é facilmente identificada, visto que segue o seu trajeto isoladamente (*detalhe*) e é circundada por uma quantidade apreciável de tecido conjuntivo (*TC*) frequentemente contendo pequenos nódulos linfáticos (*NL*). Se houver mais de um perfil de uma veia no tecido conjuntivo – mas não for observada artéria ou ducto biliar –, o segundo vaso também será uma veia hepática. Este é o caso mostrado no *detalhe*, em que o perfil de uma pequena veia hepática é visto logo acima da veia hepática (*VH*) de maior calibre.

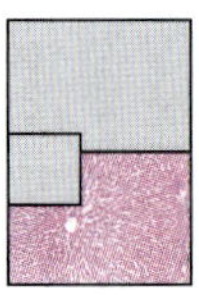

Lóbulo hepático, fígado, ser humano, H-E, 160×.

As **vênulas hepáticas terminais** ou **veias centrais** (*VC*) são os ramos mais distais da veia hepática e, assim como a veia hepática, também seguem o seu trajeto isoladamente. As características que distinguem as veias centrais são os sinusoides (indicados por *asteriscos*) que penetram em sua parede e a escassez de tecido conjuntivo circundante. Essas características são mostradas mais adequadamente na Prancha 18.2.

Os limites de um lóbulo são mais bem examinados quando as imagens do fígado são observadas em pequeno aumento. Além disso, o lóbulo é mais bem identificado quando visto em corte transversal. Nesse caso, a veia central aparece como um perfil circular, enquanto as células hepáticas aparecem como cordões que se irradiam a partir da veia central. Um desses lóbulos é contornado pela *linha tracejada* na figura anterior.

Os limites do lóbulo são definidos, em parte, pelo canal porta. Em outras direções, as placas do lóbulo não parecem ter um limite, ou seja, tornam-se contíguas com as placas de um lóbulo adjacente. No entanto, é possível estimar as dimensões do lóbulo ao traçar um círculo aproximado com a veia central no centro e incorporando as placas que exibem uma disposição radial até o ponto em que se encontra o canal porta. Se o lóbulo for visto em corte transversal, o limite radial é estabelecido pela localização de um ou mais canais porta, reconhecidos pela existência de ductos biliares (*DB*) nesta figura.

AH, Artéria hepática
DB, Ducto biliar
NL, Nódulo linfático
TC, Tecido conjuntivo
VC, Veia central (vênula hepática terminal)
VH, Veia hepática
VP, Veia porta
Asteriscos, Figura inferior, sinusoides sanguíneos
Linha tracejada, Figura superior, indica os limites de um lóbulo

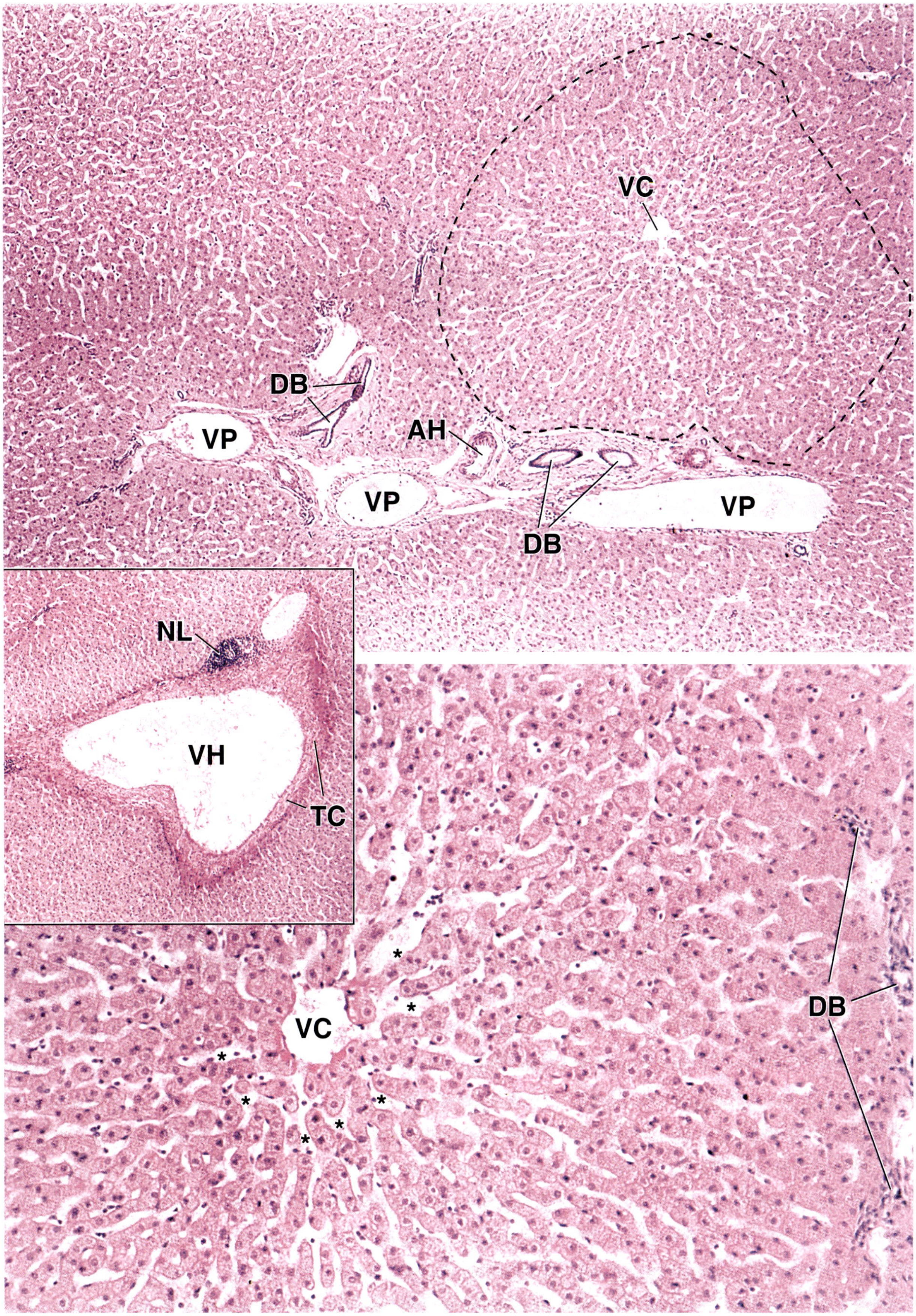
VC
DB
VP
AH
VP
DB
VP
NL
VH
TC
VC
DB

PRANCHA 18.2 ■ Fígado 2

Existem três maneiras de descrever o parênquima hepático em termos de uma unidade funcional: os *lóbulos "clássicos"*, os *lóbulos porta* ou os *ácinos*. O **lóbulo clássico** é um bloco de tecido aproximadamente hexagonal, que tem em seu centro a veia hepática terminal (veia central) e, em seus seis cantos, os **canais porta.** Cada canal porta contém uma **tríade porta**, que compreende um ramo da veia porta do fígado, artéria hepática e ducto biliar. O **lóbulo porta** é um construto triangular que ressalta a função secretora exócrina do fígado. Tem como eixo o ducto biliar da tríade porta do lóbulo clássico e, em suas margens externas, são traçadas linhas imaginárias entre as veias centrais mais próximas da tríade porta. O **ácino hepático** está mais correlacionado com perfusão sanguínea, atividade metabólica e patologia hepática. O ácino é uma pequena massa de tecido em formato de losango, que tem como eixo curto os ramos finos da tríade porta que se situam ao longo da borda de dois lóbulos clássicos; e, como eixo longo, uma linha traçada entre as duas veias centrais mais próximas do eixo curto. Os hepatócitos em cada ácino são descritos como tendo uma disposição em três zonas elípticas e concêntricas em torno do eixo curto; a zona 1 é a mais próxima do eixo, e a zona 3, a mais afastada.

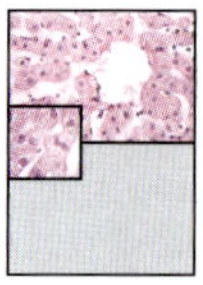

Veia central, fígado, ser humano, hematoxilina e eosina (H-E), 500×; detalhe, 800×.

A **veia central** e os hepatócitos circundantes da figura inferior da Prancha 18.1 são mostrados aqui em maior aumento. Nesta amostra, o citoplasma dos **hepatócitos** exibe aparência espumosa, devido à extração do glicogênio e dos lipídios durante a preparação do tecido. Os limites entre hepatócitos são discerníveis apenas em algumas localizações, mas não nos locais em que o tecido foi cortado obliquamente. Com frequência, quando os limites celulares são analisados em aumento ainda maior (*detalhe*), são observados perfis circulares ou ovais muito pequenos que representam os canalículos biliares (*CB*).

As células que revestem os **sinusoides** (*S*) não são muito evidentes nas preparações de rotina. Em geral, os **macrófagos perissinusoidais** (**células de Kupffer** [*CK*]) são reconhecidos por seus núcleos ovoides e pela projeção da célula dentro do lúmen do sinusoide. A célula endotelial é uma célula pavimentosa que apresenta um núcleo alongado e menor. Alguns núcleos descritos aqui são evidentes na fotomicrografia.

A porção terminal de dois dos sinusoides e a sua união com a veia central (*VC*) estão indicadas pelas *setas curvas*. Observe que a parede da veia é reforçada por tecido conjuntivo, principalmente colágeno, que aparece como material homogêneo corado pela eosina (*asteriscos*). Os fibroblastos (*F*) imersos nesse tecido conjuntivo podem ser identificados e bem diferenciados das células endoteliais (*En*) que revestem a veia.

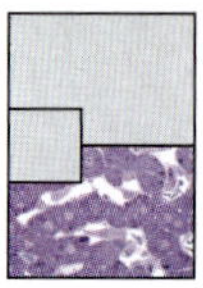

Sinusoides hepáticos, fígado, rato, fixação com glutaraldeído-ósmio, azul de toluidina, 900×.

Esta figura exibe uma amostra de fígado incluída em resina plástica e fixada pelo método geralmente usado para microscopia eletrônica. Diferentemente da preparação corada por H-E, esta amostra revela com vantagem os detalhes citológicos dos hepatócitos e dos sinusoides (*S*). Os **hepatócitos** estão intensamente corados com azul de toluidina. Observe que o citoplasma exibe massas de cor magenta (*setas*). Trata-se de glicogênio que foi retido pela fixação em glutaraldeído e corado metacromaticamente pelo azul de toluidina. São também observadas gotículas lipídicas (*GL*) de tamanho variável, que foram preservadas e coradas em negro pelo ósmio usado como fixador secundário. As quantidades de lipídio e de glicogênio são variáveis e, em condições normais, refletem o aporte dietético. O exame do citoplasma dos hepatócitos também revela pequenos corpos puntiformes em *azul-escuro* contra o fundo *azul mais claro* da célula. São as mitocôndrias. Outra característica desta amostra é a nítida visão dos **canalículos biliares** (*CB*) entre as células hepáticas. Aparecem como perfis circulares vazios quando estão em corte transversal e como canais alongados (*parte inferior, à direita*) quando estão em corte longitudinal.

As células de revestimento sinusoidais são de dois tipos. As **células de Kupffer** (*CK*) são as mais proeminentes. Exibem um grande núcleo e uma quantidade substancial de citoplasma; projetam-se para o lúmen e podem dar a impressão de ocluí-lo. No entanto, não bloqueiam o canal. A superfície da célula de Kupffer exibe um contorno muito irregular ou recortado, devido aos numerosos prolongamentos que proporcionam à célula uma área de superfície extensa. A **célula endotelial** (*En*) tem um núcleo menor, citoplasma atenuado e superfície lisa.

Um terceiro tipo de célula, o lipócito perissinusoidal, é menos frequentemente observado (célula de Ito) e não aparece nesta fotomicrografia. A célula de Ito apareceria como uma célula clara contendo numerosas gotículas de lipídios – estas contêm vitamina A armazenada.

CB, Canalículo biliar
CK, Célula de Kupffer
En, Célula endotelial
F, Fibroblasto
GL, Gotícula lipídica
S, Sinusoide
VC, Veia central
Asteriscos, Tecido conjuntivo da veia central
Setas, Glicogênio
Setas curvas, Abertura do sinusoide na veia central

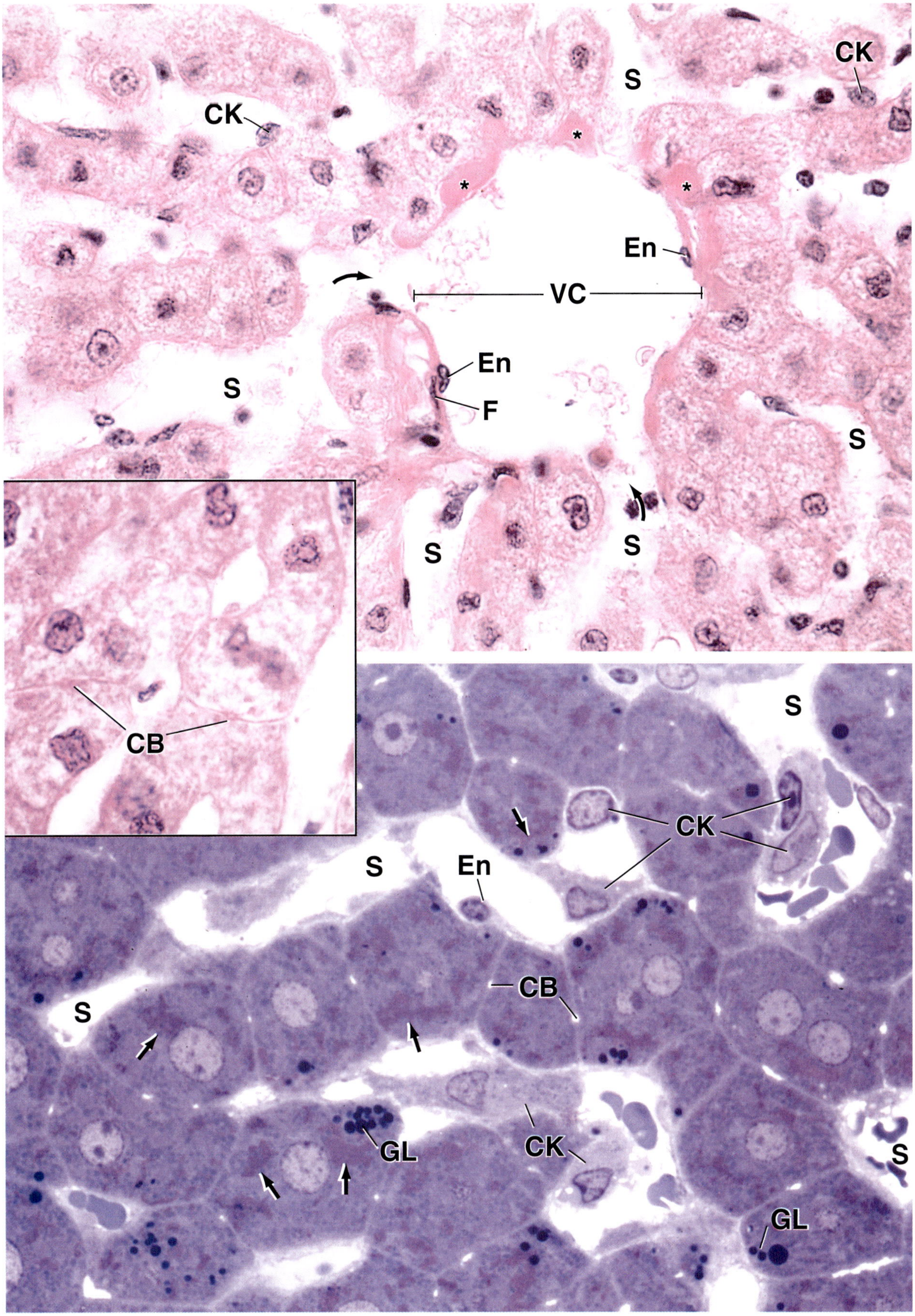
CK
S
CK
*
*
*
En
VC
En
F
S
S
S
S
CB
S
CK
S
En
CB
S
GL
CK
S
GL

PRANCHA 18.3 ■ Vesícula biliar

A **vesícula biliar** concentra e armazena bile para lançar no duodeno. A bile é concentrada pelo transporte ativo de sal e pelo movimento passivo de água em resposta ao transporte de sal. A mucosa caracteriza-se por um epitélio colunar alto absortivo, que se assemelha ao do intestino e do cólon, tanto na sua morfologia quanto na sua função. As células epiteliais caracterizam-se por numerosas vilosidades apicais curtas, complexos juncionais apicais, concentrações de mitocôndrias no citoplasma apical e basal e pregas laterais complexas. Além disso, a ATPase ativada por Na^+/K^+ está localizada na membrana plasmática lateral da célula epitelial.

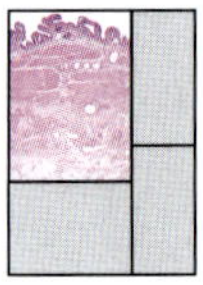

Vesícula biliar, ser humano, hematoxilina e eosina (H-E), 45×.

A vesícula biliar é um órgão piriforme oco, que concentra e armazena bile. A espessura total de sua parede é mostrada aqui. É composta de uma mucosa (*Muc*), muscular (*Mus*) e adventícia (*Adv*) e, em sua superfície livre (não mostrada), uma serosa. A **mucosa** é descrita em maior aumento na figura adiante. A **muscular** consiste em feixes entrelaçados de músculo liso (*ML*). A **adventícia** (*Adv*) consiste em tecido conjuntivo denso não modelado através do qual passam os vasos sanguíneos (*VS*) de maior calibre e, mais perifericamente, em quantidades variáveis de tecido adiposo (*TA*). A mucosa exibe numerosas pregas que são particularmente pronunciadas quando a muscular está muito contraída. Observar a existência de várias evaginações da mucosa conhecidas como seios de Rokitansky-Aschoff (*SRA*). Essas pregas são comuns nos cortes histológicos da vesícula biliar, a não ser que os procedimentos para sua fixação e preservação tenham sido realizados em um estado distendido. Em certas ocasiões, o corte é realizado por meio de um recesso em uma prega, podendo então assemelhar-se a uma glândula (*setas*). No entanto, a mucosa não contém glândulas, exceto na região do colo da vesícula biliar, em que são observadas algumas glândulas mucosas (ver *figura da parte inferior, à direita*).

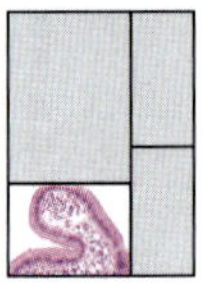

Mucosa, vesícula biliar, ser humano, H-E, 325×.

A **mucosa** consiste em epitélio (*Ep*) absortivo simples colunar alto, que repousa sobre uma lâmina própria de tecido conjuntivo (*TC*) frouxo contendo vasos sanguíneos (*VS*). O epitélio apresenta características que o distinguem do epitélio absortivo de outros órgãos, como o intestino. Apenas um tipo celular, a célula colunar alta, é encontrado na camada epitelial (ver *figura da parte superior, à direita*). Os núcleos encontram-se na porção basal da célula. As células apresentam uma borda estriada apical fina. Contudo, isso nem sempre é evidente nos cortes de rotina corados pela H-E. O citoplasma cora-se de maneira bastante uniforme pela eosina. Esse padrão de coloração reflete a função absortiva da célula e contrasta com a coloração das células que produzem proteínas. A função absortiva das células é ainda mais demonstrada por seus espaços intercelulares distendidos na face basal (ver *setas da figura da parte superior, à direita*). Esse aspecto se associa ao transporte de líquido através do epitélio e, conforme assinalado anteriormente, é comumente observado nas células absortivas intestinais.

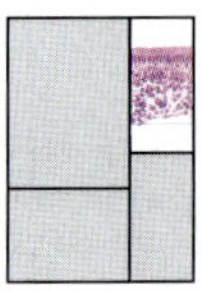

Mucosa, vesícula biliar, ser humano, H-E, 550×.

A **lâmina própria** subjacente ao epitélio é geralmente muito celularizada. Nesta amostra, além dos frequentes linfócitos (*Lin*), verifica-se também a existência de um grande número de plasmócitos (*PC*) na lâmina própria (a alta concentração de plasmócitos sugere inflamação crônica). Outra característica digna de nota na lâmina própria é a existência de várias evaginações da mucosa, com a denominação *seios de Rokitansky-Aschoff* (*SRA*), além daqueles observados na mucosa e anteriormente mencionados. Esses seios são facilmente observáveis na figura *à esquerda*, e parte da parede do seio de Rokitansky-Aschoff é mostrada em maior aumento na figura adiante.

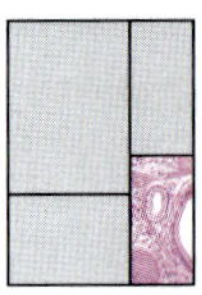

Mucosa, colo da vesícula biliar, ser humano, H-E, 550×.

A menor das duas estruturas semelhantes a glândulas visíveis no tecido conjuntivo (*TC*) da lâmina própria é composta de **células mucosas** (*CM*) e representa um corte feito através de uma **glândula mucosa** (*GM*). Esta amostra foi obtida de um local próximo ao colo da vesícula biliar, onde frequentemente são encontradas glândulas mucosas. Observe os núcleos achatados característicos na base da célula e a aparência levemente corada do citoplasma, que constituem aspectos característicos das células secretoras de mucina. Em contraste, o epitélio do perfil grande semelhante a uma glândula que está apenas parcialmente incluído na fotomicrografia apresenta núcleos arredondados ou ovoides. Essa estrutura revestida por epitélio não é uma glândula verdadeira, mas uma invaginação da membrana mucosa que se estende dentro da espessura da muscular e frequentemente através dela. Essas invaginações são conhecidas como **seios de Rokitansky-Aschoff** (*SRA*).

Adv, Adventícia
CM, Células mucosas
Ep, Epitélio
GM, Glândula mucosa
Lin, Linfócitos
ML, Músculo liso
Muc, Mucosa
Mus, Muscular
PC, Plasmócitos
SRA, Seios de Rokitansky-Aschoff
TA, Tecido adiposo
TC, Tecido conjuntivo, lâmina própria
VS, Vasos sanguíneos
Setas, Figura na parte superior à esquerda, recesso na superfície luminal; figura na parte superior à direita, espaços intercelulares

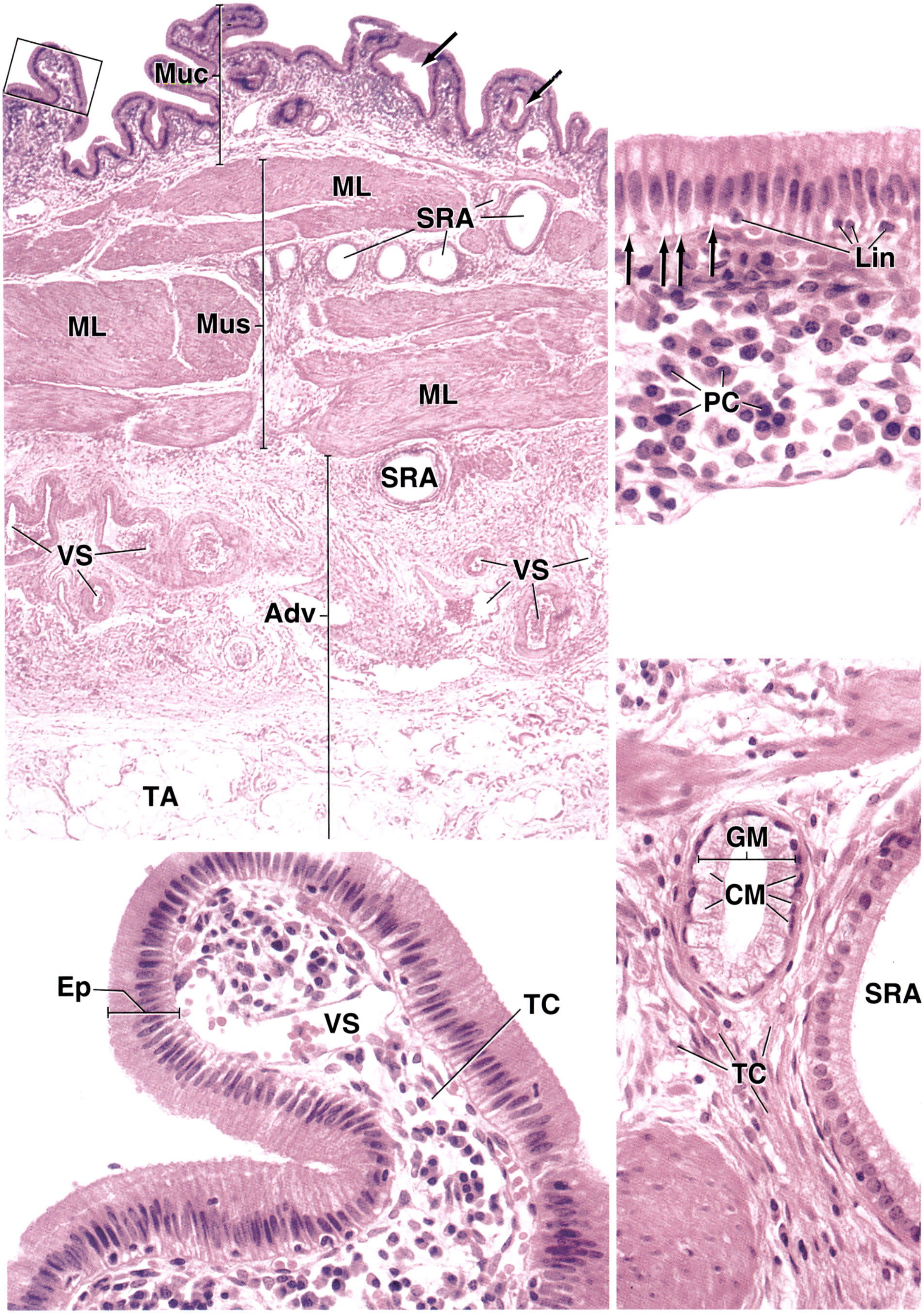
Muc
ML
SRA
ML
Mus
ML
SRA
VS
VS
Adv
TA
Lin
PC
Ep
VS
TC
GM
CM
TC
SRA

PRANCHA 18.4 ■ Pâncreas

O **pâncreas** é uma glândula digestiva extramural alongada, com uma cabeça situada na curva em formato de C do duodeno, um corpo que cruza a linha média do abdome e uma cauda que se estende através da parte posterior do abdome. Trata-se de uma glândula mista que contém tanto um componente exócrino quanto um componente endócrino, com características distintas. O **componente exócrino** é uma glândula tubuloacinosa composta, com uma rede ramificada de ductos que transportam as secreções exócrinas até o duodeno. Essas secreções consistem principalmente em formas inativas de enzimas proteolíticas potentes, bem como amilase, lipase, nucleases e eletrólitos, particularmente HCO_3^-.

O **componente endócrino** é isolado na forma de ilhotas altamente vascularizadas de tecido epitelioide (ilhotas de Langerhans). As células das ilhotas secretam uma variedade de hormônios polipeptídicos e proteicos, mais notavelmente a insulina e o glucagon, que regulam o metabolismo da glicose em todos os outros tecidos do corpo. Outros hormônios secretados pelas células das ilhotas incluem a somatostatina, o polipeptídio pancreático, o peptídio intestinal vasoativo, a secretina, a motilina e a substância P. Todas essas substâncias, com exceção da insulina, são também secretadas pela população de células enteroendócrinas do intestino, o órgão a partir do qual se origina o pâncreas durante o desenvolvimento embrionário. Enquanto a insulina e o glucagon atuam principalmente na regulação endócrina de células distantes, os outros hormônios (e o glucagon) desempenham papéis significativos na regulação parácrina das células B secretoras de insulina das ilhotas pancreáticas.

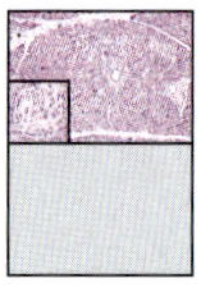

Pâncreas, ser humano, hematoxilina e eosina (H-E), 160×; detalhe, 360×.

O pâncreas é circundado por uma cápsula delicada de tecido conjuntivo moderadamente denso. Os septos que partem da cápsula dividem o pâncreas em lóbulos, um dos quais é mostrado aqui, delimitados por tecido conjuntivo (*TC*). Os vasos sanguíneos (*VS*) de maior calibre seguem o seu trajeto nos septos de tecido conjuntivo; os nervos também seguem o seu percurso nos septos, mas raramente são observados. No lóbulo, estão numerosos ácinos do componente exócrino, um **ducto intralobular** (*DIn*), ductos intercalares (que não são facilmente identificados neste pequeno aumento) e **ilhotas de Langerhans** (*IL* e *linha tracejada*). Também no lóbulo são encontrados pequenos vasos sanguíneos e tecido conjuntivo, que servem de estroma para os elementos parenquimatosos da glândula.

A ilhota de Langerhans (*IL*) nesta fotomicrografia é vista entre os ácinos muito mais numerosos (as ilhotas são mais numerosas na cauda do pâncreas e menos numerosas na cabeça). Nas ilhotas, as células estão dispostas em cordões irregulares. Nas preparações de rotina, não é possível identificar os vários tipos de células existentes nas ilhotas. No entanto, observe que as células B são as mais numerosas, que produzem insulina. O segundo tipo mais numeroso é composto de células A, que produzem glucagon. O *detalhe* também mostra numerosos capilares (*setas*). As letras *A* e *B* não pretendem identificar células específicas, mas mostrar as partes das ilhotas em que as células A e B são encontradas em maior número.

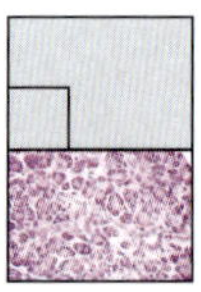

Pâncreas, ser humano, H-E, 600×.

Os **ácinos** do pâncreas são formados por células serosas. Nos cortes, os ácinos apresentam perfis circulares e irregulares. O lúmen do ácino é pequeno, e somente é incluído em cortes fortuitos através de um ácino (*asteriscos*). Em geral, o núcleo está localizado na base da célula acinosa. Existe uma região de basofilia intensa adjacente ao núcleo. Trata-se do ergastoplasma (*Er*), o qual reflete a existência do retículo endoplasmático rugoso (*RER*) que é ativo na síntese de enzimas pancreáticas. Alguns ácinos revelam uma célula de localização central, cujo citoplasma não exibe característica especial de coloração em cortes incluídos em parafina e corados por H-E. São as **células centroacinosas** (*CC*) que representam a origem dos ductos intercalares.

Esta figura demonstra particularmente bem a morfologia e as relações dos ductos intercalares. Observe, em primeiro lugar, o **ducto intralobular** (*DIn*) em corte transversal, que consiste em epitélio cuboide (não existem ductos estriados no pâncreas). Alcançando o ducto intralobular, está um **ducto intercalar** (*DI*), que é observado em corte transversal no ponto mais distante do ducto intralobular e, em seguida, em corte longitudinal, no *centro* da ilustração, à medida que segue o seu trajeto em direção ao ducto intralobular. O lúmen do ducto intercalar é evidente em cortes transversais, mas não é evidente em corte longitudinal devido ao plano de secção principalmente através das células, e não pelo lúmen. Em consequência, esta figura oferece boa imagem dos núcleos das células ductais. São alongados, com o seu eixo longo orientado na direção do ducto. Além disso, exibem um padrão de coloração semelhante ao das células centroacinosas e diferente daquele dos núcleos das células parenquimatosas.

Uma vez identificadas as células do ducto intercalar em uma parte do corte, suas características de coloração e a sua localização podem ser usadas para identificar os ductos intercalares em outras partes do lóbulo, vários dos quais estão assinalados (*DI*).

A, Região com a maioria das células A
B, Região com a maioria das células B
CC, Células centroacinosas
DI, Ductos intercalares
DIn, Ducto intralobular
Er, Ergastoplasma
IL, Ilhotas de Langerhans
RER, Retículo endoplasmático rugoso
TC, Tecido conjuntivo
VS, Vasos sanguíneos
Asteriscos, Lúmen dos ácinos
Setas, Capilares

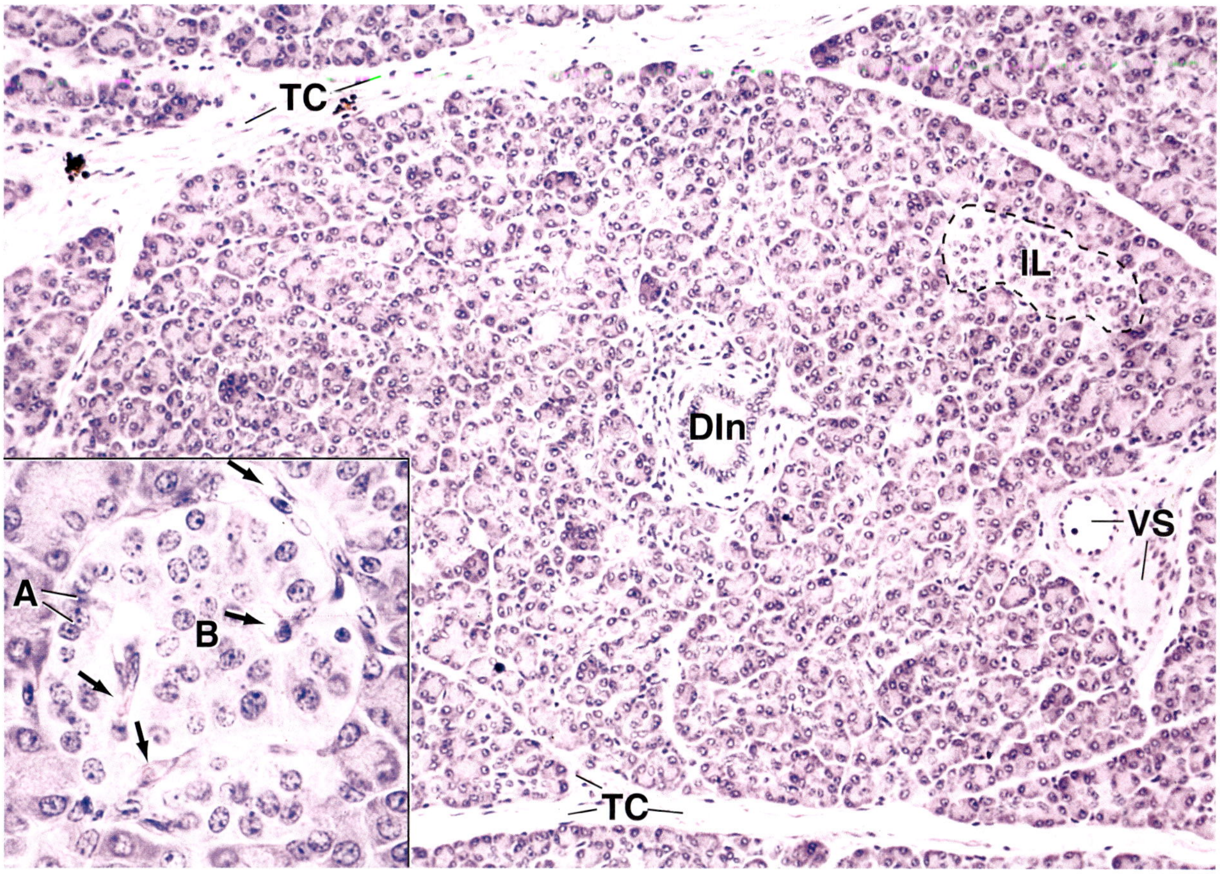
TC
IL
Dln
VS
TC
A
B

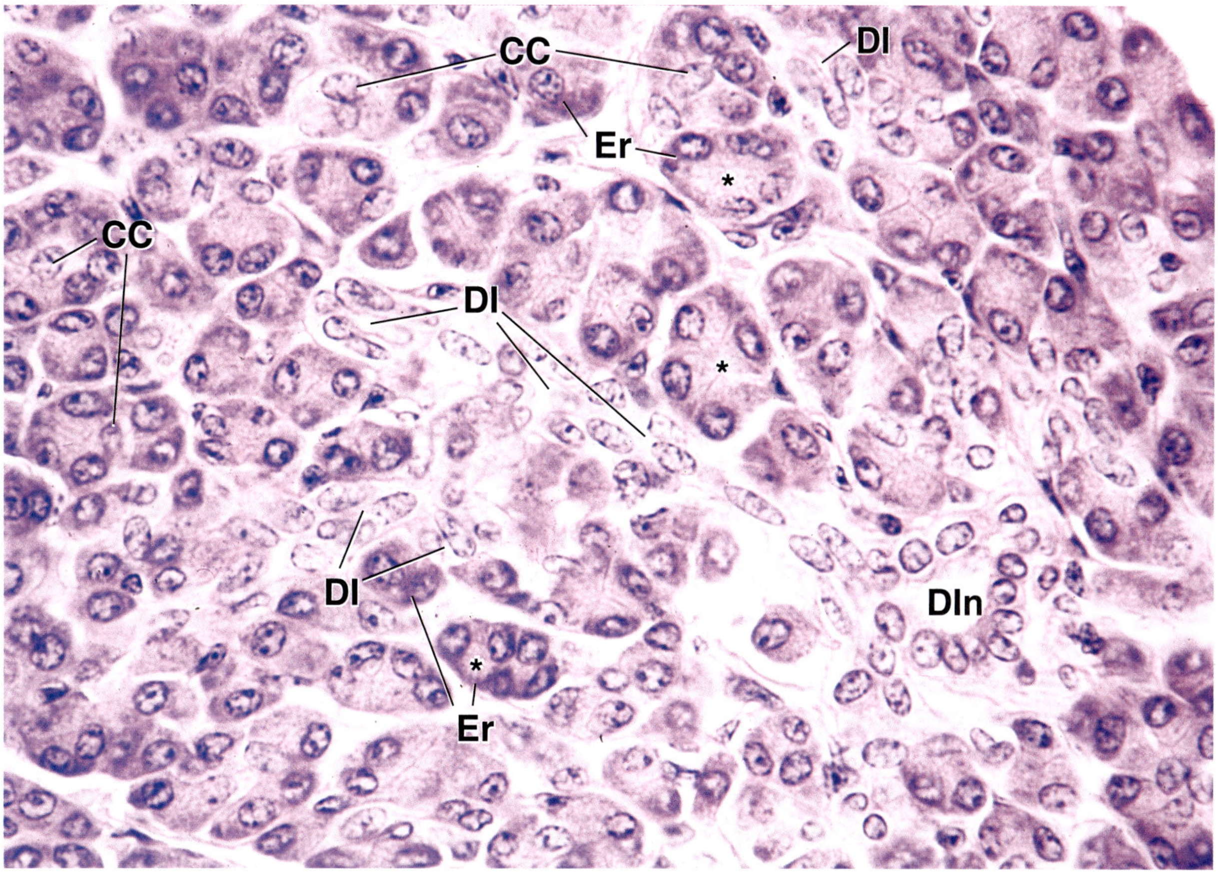
CC
Dl
Er
CC
Dl
Dl
Dln
Er

19 Sistema Respiratório

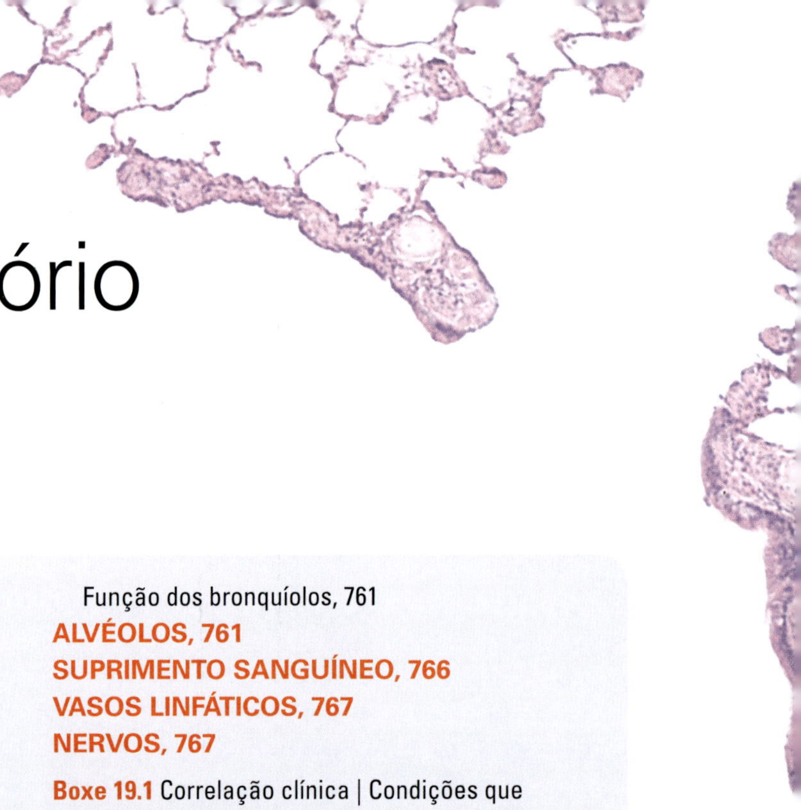

VISÃO GERAL DO SISTEMA RESPIRATÓRIO

O sistema respiratório consiste em um par de pulmões e em uma série de vias respiratórias que levam o ar para dentro e para fora dos pulmões. No pulmão, as vias respiratórias ramificam-se em tubos cada vez menores, até alcançar os menores espaços aéreos, denominados alvéolos (Figura 19.1).

Esse sistema desempenha três funções principais: (1) condução de ar, (2) filtração do ar; e (3) troca gasosa (respiração). A troca gasosa ocorre nos alvéolos. Além disso, o ar que passa pela laringe é usado para produzir a fala, enquanto o ar que passa sobre a mucosa olfatória nas cavidades nasais transporta estímulos para o olfato. O sistema respiratório também participa, em menor grau, de funções endócrinas (produção e secreção de hormônios), bem como da regulação das respostas imunes a antígenos inalados.

Os pulmões desenvolvem-se a partir do divertículo laringotraqueal do endoderma do intestino anterior e seu mesênquima esplâncnico torácico circundante.

O desenvolvimento embriológico da parte superior do sistema respiratório formada pelas cavidades nasais, pelos seios paranasais, pelas partes nasal e oral da faringe é concomitante ao da cavidade oral. A parte inferior do sistema respiratório, que consiste em laringe, traqueia, brônquios com suas divisões e pulmões surge como uma evaginação ventral do intestino anterior, denominada divertículo laringotraqueal (respiratório). Assim, o epitélio do sistema respiratório é de origem endodérmica. Esse divertículo inicial cresce no mesênquima esplâncnico torácico que circunda o intestino anterior. À medida que a sua extremidade distal se desenvolve, o divertículo forma um broto pulmonar em formato de ampola. Este se ramifica nos brotos brônquicos direito e esquerdo, os quais aumentam de tamanho e formam o primórdio dos brônquios principais direito e esquerdo. Os brotos brônquicos, juntamente com o mesênquima torácico circundante, diferenciam-se em brônquios lobares, os quais, após subdivisões progressivas subsequentes, formam os brônquios segmentares. Cada brônquio segmentar associado ao mesênquima que o envolve diferencia-se ainda mais e divide-se para formar os segmentos broncopulmonares do pulmão. As cartilagens brônquicas, o músculo liso e outros elementos do tecido conjuntivo originam-se do mesênquima torácico.

As vias respiratórias do sistema respiratório consistem em uma porção condutora e em uma porção respiratória.

A porção condutora do sistema respiratório é formada por vias respiratórias que levam ao interior do pulmão, em que ocorre a troca gasosa. As porções condutoras incluem aquelas localizadas fora e dentro dos pulmões.

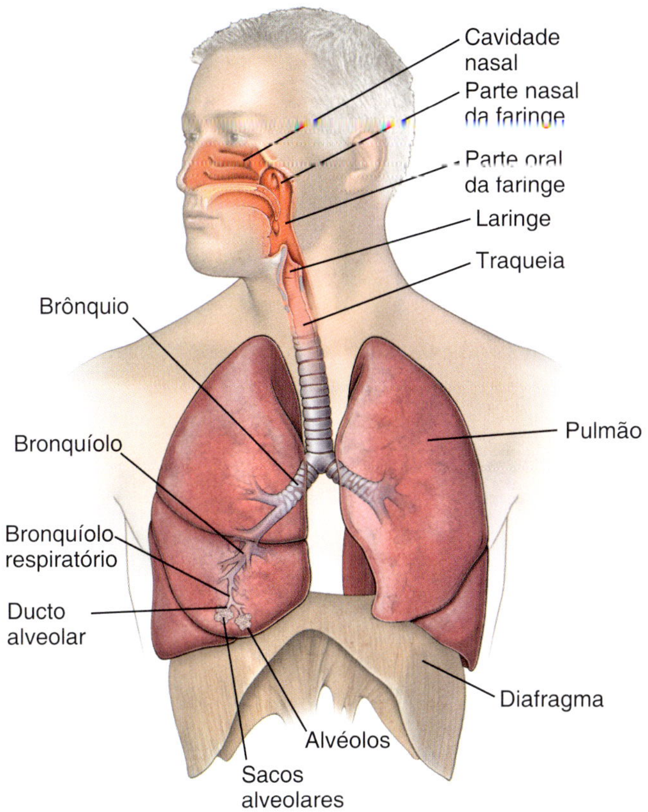

Figura 19.1 Diagrama das vias respiratórias. As cavidades nasais, a parte nasal da faringe, a parte oral da faringe, a laringe, a traqueia, os brônquios e os bronquíolos constituem a porção condutora do sistema respiratório. A porção respiratória do sistema, em que ocorre a troca gasosa, é formada pelos bronquíolos respiratórios, ductos alveolares, sacos alveolares e alvéolos.

As vias respiratórias externas aos pulmões consistem nas seguintes:

- Cavidades nasais, que representam dois grandes espaços preenchidos por ar na parte mais superior do sistema respiratório (e, durante a respiração forçada, a cavidade oral, localizada abaixo das cavidades nasais)
- Parte nasal da faringe, localizada atrás das cavidades nasais e acima do nível do palato mole; comunica-se por sua porção inferior com a parte oral da faringe, situada posteriormente à cavidade oral
- Laringe, um órgão tubular oco contendo um arcabouço cartilaginoso responsável pela produção de sons
- Traqueia, um tubo condutor de ar flexível estendendo-se da laringe até o tórax. Serve de conduto para o ar e, no mediastino, bifurca-se em um par de brônquios principais
- Par de brônquios principais (primários), que entra na raiz dos pulmões direito ou esquerdo.

Nos pulmões, os brônquios principais ramificam-se de modo significativo (aproximadamente 23 gerações) para, finalmente, dar origem aos bronquíolos. Os bronquíolos representam a parte terminal das vias condutoras. Em conjunto, os brônquios internos e os bronquíolos constituem a árvore bronquial.

A parte respiratória do sistema respiratório é onde ocorre a troca gasosa. Sequencialmente, inclui as seguintes estruturas:

- Bronquíolos respiratórios, que estão envolvidos tanto na condução de ar quanto na troca gasosa
- Ductos alveolares, que são vias respiratórias alongadas que conectam os bronquíolos respiratórios aos alvéolos
- Sacos alveolares, que representam espaços circundados por grupos de alvéolos
- Alvéolos, que são as unidades respiratórias terminais nas quais ocorre primariamente a troca gasosa.

Os vasos sanguíneos entram no pulmão juntamente com os brônquios. As artérias ramificam-se em vasos menores à medida que acompanham a árvore bronquial no interior do pulmão. Os capilares entram em contato com os alvéolos. Essa íntima relação entre os espaços aéreos alveolares e os capilares pulmonares constitui a base estrutural para a troca gasosa no parênquima pulmonar. As características essenciais do suprimento sanguíneo pulmonar são descritas adiante.

O ar que passa através das vias respiratórias precisa ser condicionado antes de alcançar as unidades respiratórias terminais.

O condicionamento ou climatização do ar ocorre na porção condutora do sistema respiratório, principalmente nas cavidades nasais; inclui aquecimento e umedecimento do ar inalado além da retirada de partículas. A temperatura do ar inalado que passa para a parte nasal da faringe atinge aproximadamente 31 a 34°C com umidade relativa de 90 a 95%. As partes inferiores do sistema respiratório participam minimamente na climatização. Durante a expiração, as vias nasais extraem parcialmente o calor e a umidade do ar exalado, reduzindo, assim, a perda de calor e umidade durante a respiração.

As secreções mucosas e serosas são importantes no processo de climatização. Elas umedecem o ar e também aprisionam as partículas que conseguiram passar por entre os pelos espessos e curtos especiais, denominados vibrissas, localizados nas cavidades nasais. Quase 95% das partículas com diâmetro superior a 15 μm são eliminadas do ar inspirado. O muco, aumentado por essas secreções serosas, também impede a desidratação do epitélio subjacente decorrente da movimentação do ar. O muco cobre quase toda a superfície luminal das vias condutoras, e é continuamente produzido por células caliciformes e por glândulas secretoras de muco localizadas nas paredes das vias respiratórias. O muco e outras secreções são movidos em direção à faringe por meio de movimentos coordenados de varredura promovidos pelos cílios e, em seguida, são normalmente deglutidos.

■ CAVIDADES NASAIS

As cavidades nasais são formadas por um par de câmaras entremeadas por um septo nasal ósseo e cartilaginoso; são espaços alongados com uma base larga que repousa sobre o palato duro e o palato mole. Seu ápice é estreito e aponta em direção à fossa anterior do crânio. O arcabouço esquelético das cavidades nasais é formado por ossos e cartilagens; a maioria desse arcabouço é localizada no crânio, exceto por uma pequena região anterior que está contida na parte externa do nariz. Cada cavidade ou câmara comunica-se por sua porção anterior com o ambiente externo por meio das narinas anteriores; posteriormente, com a parte nasal da faringe por meio dos cóanos; e lateralmente com os seios paranasais e o ducto lacrimonasal, que drena as lágrimas dos olhos para a cavidade nasal (Figura 19.2). As câmaras são divididas em três regiões:

- Vestíbulo do nariz, um espaço dilatado da cavidade nasal, imediatamente dentro das narinas e revestido por pele
- Região respiratória, a maior parte (os dois terços inferiores) das cavidades nasais e é revestida por mucosa respiratória

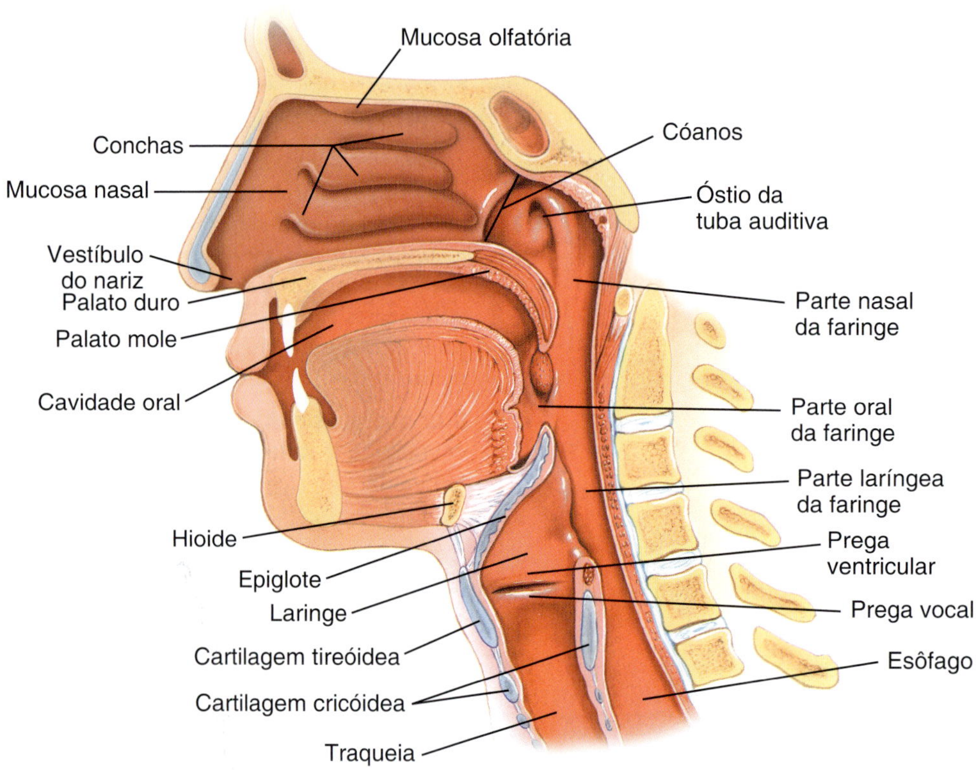

Figura 19.2 Diagrama da relação entre a faringe e os sistemas respiratório e digestório. A faringe é dividida em três partes: parte nasal (nasofaringe), parte oral (orofaringe) e parte laríngea (laringofaringe) da faringe. Está localizada posteriormente às cavidades nasais e oral e estende-se, inferiormente, além da laringe. A faringe serve tanto ao sistema respiratório quanto ao digestório. Esse corte sagital medial transecciona as cartilagens que formam o esqueleto da laringe (*i. e.*, epiglote, cartilagem tireóidea e cartilagem cricóidea). Observe as pregas ventriculares e vocais na porção mediana da laringe, aproximadamente no nível da cartilagem tireóidea. Essa parte da laringe representa a porção mais estreita do sistema respiratório e é responsável pela produção do som por meio da vibração das pregas vocais.

- Região olfatória, localizada no ápice (terço superior) de cada cavidade nasal e revestida por mucosa olfatória especializada.

Vestíbulo do nariz

O vestíbulo do nariz faz parte da parte externa do nariz e comunica-se, anteriormente, com o ambiente externo. É revestido por epitélio estratificado pavimentoso, uma continuação da pele da face, e contém um número variável de vibrissas, que aprisionam materiais particulados antes que sejam transportados na corrente de ar para o restante da cavidade. Observa-se também a existência de glândulas sebáceas, cujas secreções ajudam no aprisionamento do material particulado. Posteriormente, onde o vestíbulo termina, o epitélio estratificado pavimentoso torna-se mais fino e sofre uma transição para o epitélio pseudoestratificado, que caracteriza a região respiratória. Nesse local, não há glândulas sebáceas.

Região respiratória da cavidade nasal

A região respiratória constitui a maior parte do volume das cavidades nasais. É revestida pela mucosa respiratória, que contém um epitélio pseudoestratificado colunar ciliado em sua superfície. A área de superfície da mucosa respiratória é de aproximadamente 100 a 200 cm^2. A lâmina própria subjacente está firmemente aderida ao periósteo e ao pericôndrio do osso ou da cartilagem adjacente.

A parede medial da região respiratória, o septo nasal, é lisa, mas as paredes laterais são pregueadas devido à existência de três (em raros casos, quatro) projeções ósseas semelhantes a prateleiras, denominadas conchas. Estas dividem cada cavidade nasal em câmaras de ar separadas e têm dupla função: aumentam a área de superfície e provocam turbulência no fluxo de ar e, assim, possibilitam o condicionamento mais eficiente do ar inspirado.

O epitélio ciliado colunar pseudoestratificado da mucosa respiratória é composto por cinco tipos de células:

- Células ciliadas, que são células colunares altas com cílios que se projetam no muco que cobre a superfície do epitélio. Elas são as células mais abundantes (até 70%) no epitélio
- Células caliciformes, que sintetizam e secretam muco; elas representam 5 a 15% de todas as células no epitélio
- Células em escova, um termo geral para descrever as células no sistema respiratório que apresentam microvilosidades arredondadas e curtas; representam as células receptoras quimiossensitivas e estão intimamente conectadas às fibras nervosas sensitivas
- Células de grânulos pequenos (células de Kulchitsky), que se assemelham às células basais, mas que contêm grânulos secretores; são células endócrinas do sistema neuroendócrino difuso (SNED) (ver Boxe 17.4, no Capítulo 17, *Sistema Digestório 2 | Esôfago e Tubo Gastrintestinal*)
- Células basais, que se apoiam na membrana basal e não têm contato com a superfície epitelial; são células-tronco a partir das quais se originam outros tipos de células.

O epitélio da região respiratória da cavidade nasal é essencialmente igual ao epitélio que reveste a maioria das partes do sistema condutor. Como o epitélio respiratório da traqueia é estudado e examinado em relação ao da cavidade nasal, os tipos celulares citados anteriormente serão discutidos no tópico referente à traqueia (ver adiante).

A mucosa da região respiratória aquece, umedece e filtra o ar inspirado; também contém células que produzem uma resposta imune local contra antígenos estranhos inalados.

A lâmina própria da mucosa respiratória contém uma rica rede vascular, que inclui um conjunto complexo de alças capilares. O arranjo dos vasos possibilita o aquecimento pelo sangue do ar inalado que flui através da parte da alça mais próxima da superfície. Os capilares localizados próximo à superfície estão dispostos em fileiras; o sangue flui perpendicularmente ao fluxo de ar, de maneira semelhante ao que pode ser encontrado em um sistema mecânico de troca de calor. Esses mesmos vasos podem se tornar ingurgitados e permeáveis durante reações alérgicas ou infecções virais, como o **resfriado comum**. A lâmina própria torna-se então distendida pelo líquido, resultando em acentuado intumescimento da mucosa, com consequente restrição da passagem de ar, o que promove dificuldade na respiração.

A lâmina própria também contém glândulas mucosas, muitas das quais exibem meias-luas serosas. Essas glândulas têm ductos que se abrem em pequenas criptas na superfície epitelial. Os ductos são revestidos por duas camadas de epitélio cuboide estratificado. Suas secreções suplementam as das células caliciformes no epitélio respiratório.

Por aumentarem a área de superfície, as conchas aumentam a eficiência com que o ar inspirado é aquecido. As conchas também aumentam a eficiência de filtração do ar inspirado por um processo de precipitação por turbulência. A corrente de ar é dividida em turbilhões pelas conchas nasais. Partículas suspensas na corrente de ar são retiradas da corrente e aderem à parede da cavidade nasal revestida por muco. As partículas aprisionadas nessa camada de muco são transportadas até a faringe por meio de movimentos de varredura coordenados dos cílios e, em seguida, são deglutidas. Elas também são vigorosamente removidas da cavidade nasal por espirros. O reflexo do espirro é, em geral, provocado por partículas de material estranho retidas no muco da cavidade nasal. Essas partículas estimulam receptores sensitivos que transmitem impulsos para o centro do espirro no bulbo. Primeiro, uma inspiração rápida enche os pulmões com ar; então, as pregas (cordas) vocais, as pregas vestibulares e a epiglote da laringe se fecham, de modo a reter o ar inspirado nos pulmões. Isso é seguido por contração súbita e vigorosa do diafragma e de outros músculos respiratórios acessórios com aumento adicional da pressão nos pulmões. Quando pressão suficientemente alta for atingida, as pregas vocais, as pregas vestibulares e a epiglote se abrem abruptamente e o ar é expelido rapidamente dos pulmões através do nariz. Gotículas de líquido e partículas estranhas são projetadas do nariz em uma velocidade de aproximadamente 50 m/s (180 km/h).

A mucosa respiratória da cavidade nasal também contém células envolvidas na imunidade de mucosa, Essas células são representadas por várias populações de linfócitos localizadas no epitélio respiratório e na lâmina própria. A maioria das células encontradas nessas regiões consiste em linfócitos T gama/delta (γδ) que expressam receptor de linfócitos T (TCR), que têm participação importante na imunidade local contra antígenos estranhos inalados (ver Capítulo 14, *Sistema Imune e Órgãos e Tecidos Linfáticos*). Na lâmina própria, também são encontrados acúmulos de outros tipos de células, tais como linfócitos T auxiliares, linfócitos T reguladores (supressores), linfócitos B, neutrófilos, macrófagos e mastócitos.

Região olfatória da cavidade nasal

A região olfatória está localizada em parte da cúpula de cada cavidade nasal e, em grau variável, nas paredes nasais lateral e medial contíguas. Essa região é revestida por mucosa olfatória especializada. No tecido vivo, essa mucosa caracteriza-se pela sua ligeira coloração castanho-amarelada causada pelo pigmento do epitélio olfatório e glândulas olfatórias associadas. Nos seres humanos, a área de superfície total da mucosa olfatória é de apenas cerca de 10 cm^2; nos animais com sentido agudo do olfato, a área de superfície total da mucosa olfatória é consideravelmente mais extensa. Por exemplo, a área de superfície total da mucosa olfatória em certas espécies de cães é superior a 150 cm^2.

A lâmina própria da mucosa olfatória é diretamente contígua com o periósteo do osso subjacente (Prancha 19.1). Esse tecido conjuntivo contém numerosos vasos sanguíneos e linfáticos, nervos olfatórios não mielinizados, nervos mielinizados e glândulas olfatórias.

O epitélio olfatório, assim como o epitélio da região respiratória, também é pseudoestratificado, mas contém tipos de células muito diferentes. Além disso, carece de células caliciformes (Figura 19.3 e Prancha 19.1).

O epitélio olfatório é formado pelos seguintes tipos de células:

- As células receptoras olfatórias são neurônios olfatórios bipolares, que se estendem pela espessura do epitélio e entram no sistema nervoso central
- As células de sustentação (sustentaculares) são colunares e semelhantes às células neurogliais e fornecem suporte mecânico e metabólico às células receptoras olfatórias. Sintetizam e secretam proteínas de ligação de odores
- As células basais são células-tronco a partir das quais se diferenciam novas células receptoras olfatórias e células de sustentação
- As células em escova são o mesmo tipo celular que ocorre no epitélio respiratório.

As células receptoras olfatórias são neurônios bipolares que apresentam projeção apical com cílios.

O domínio apical de cada célula receptora olfatória apresenta um único prolongamento dendrítico, que se projeta acima da superfície epitelial como uma estrutura semelhante a uma maçaneta, denominado vesícula olfatória. Vários cílios finos e longos (10 a 23) com corpúsculos basais típicos originam-se da vesícula olfatória e estendem-se radialmente, em um plano paralelo à superfície epitelial (ver Figura 19.3). Os cílios costumam ter 200 μm de comprimento e podem sobrepor-se aos cílios das células receptoras olfatórias adjacentes. Esses cílios são considerados imóveis; algumas pesquisas, no entanto, sugerem que eles podem apresentar motilidade limitada. O domínio basal da célula dá origem a um prolongamento axônico não mielinizado, que deixa o compartimento epitelial. Coleções de axônios das células receptoras olfatórias não se reúnem em um único nervo; em vez disso, agrupam-se em feixes que atravessam a lâmina cribriforme delgada do etmoide, seguem o seu trajeto através da dura-máter e da aracnoide-máter e, por fim, são circundados pela pia-máter, entrando no bulbo olfatório do cérebro. As coleções de axônios das células receptoras olfatórias formam o nervo olfatório (nervo craniano I). Os axônios olfatórios são muito frágeis e podem ser danificados durante um traumatismo cranioencefálico. Podem ser permanentemente rompidos, resultando em **anosmia** (perda da olfação).

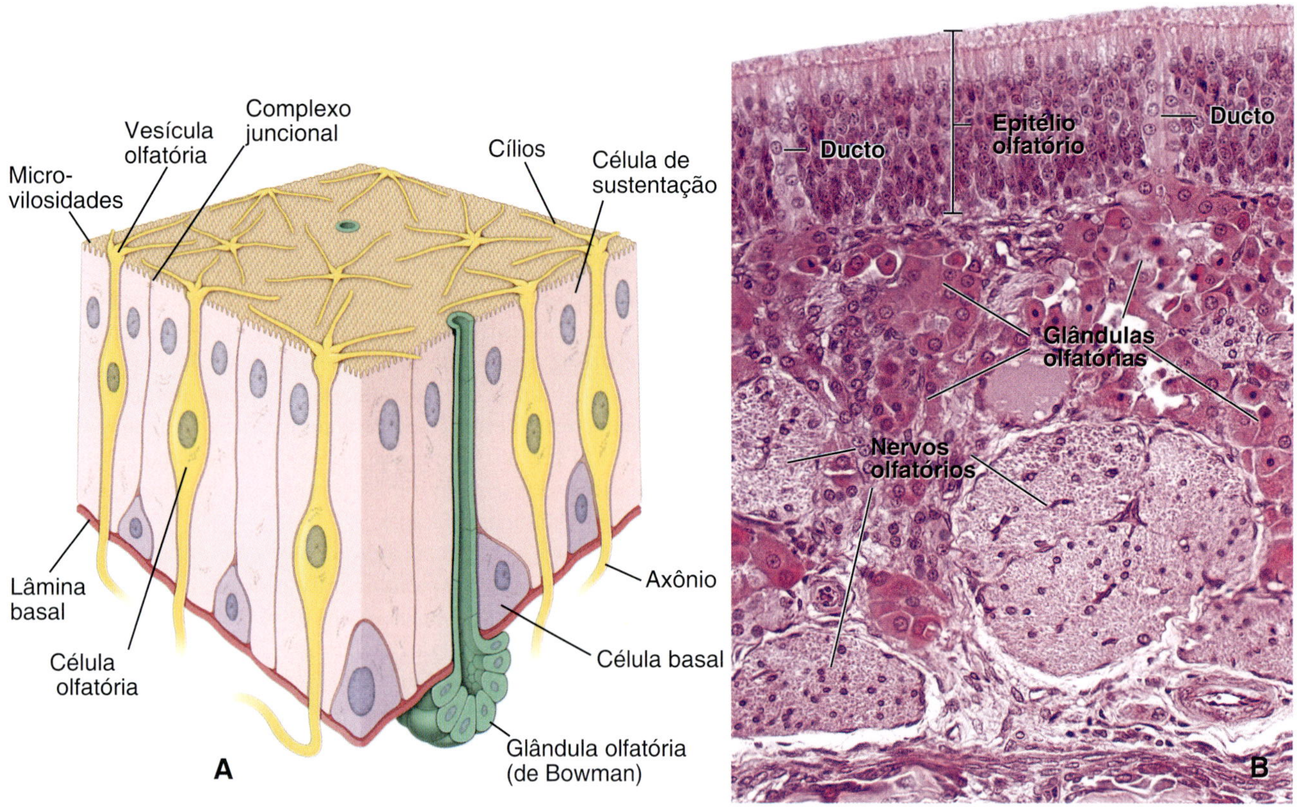

Figura 19.3 Mucosa olfatória da cavidade nasal. A. Este diagrama mostra os três tipos principais de células localizados no epitélio olfatório: a célula olfatória, a célula de sustentação e a célula basal. A célula olfatória é a célula receptora; apresenta expansão apical, a vesícula olfatória, a partir da qual se estendem cílios longos e imóveis. Em sua superfície basal, estende um axônio até o tecido, que se une aos axônios de outras células olfatórias para formar o nervo olfatório. As células basais são pequenas e cuboides e limitam-se à parte basal do epitélio. Em contrapartida, as células de sustentação são colunares e estendem-se por toda a espessura do epitélio; seus núcleos estão localizados na porção apical da célula. Observe a glândula olfatória (de Bowman) e seu ducto, que se esvazia na superfície da mucosa. **B.** Fotomicrografia da mucosa olfatória. O epitélio olfatório exibe núcleos distribuídos na maior parte de sua espessura; no entanto, os tipos específicos de células aos quais pertencem não são discerníveis. O tecido conjuntivo subjacente é ocupado, em grande parte, por numerosas glândulas olfatórias (de Bowman), nervos olfatórios e vasos sanguíneos. Observe que os ductos das glândulas olfatórias se estendem da porção secretora da glândula até a superfície epitelial. 240×.

Estudos autorradiográficos mostram que as células receptoras olfatórias apresentam tempo de sobrevida de cerca de 1 mês. Se forem lesadas, elas são rapidamente substituídas. As células receptoras olfatórias (e alguns neurônios da divisão entérica do sistema nervoso autônomo) parecem constituir os únicos neurônios do sistema nervoso que são prontamente substituídos durante a vida pós-natal.

Ocorrem vias inteiras de transdução olfatória nos cílios das células receptoras olfatórias.

As moléculas envolvidas na transdução olfatória estão localizadas nos longos cílios que se originam no bulbo olfatório. Inicialmente, moléculas de odorantes são solubilizadas no muco olfatório. Em seguida, odorantes ligam-se, seletivamente, a proteínas de ligação de odorantes (OBPs), que estão concentradas no muco olfatório (Figura 19.4). As OBPs são pequenas proteínas (10 a 30 kDa) hidrossolúveis, sintetizadas e secretadas pelas células de sustentação. Elas atuam como carreadores moleculares que transportam os odorantes e os entregam a receptores olfatórios (ROs) localizados na membrana plasmática dos cílios.

Até o momento já foram identificados mais de 350 ROs diferentes nos seres humanos. Os receptores olfatórios são específicos para as células receptoras olfatórias e pertencem à família dos receptores acoplados à proteína G (conhecidos como G_{olf}). Quando estimulados por moléculas de odorantes, os RO G_{olf} ativam a enzima adenilil ciclase e iniciam a cascata de eventos do monofosfato de adenosina cíclico (cAMP) (ver Figura 19.4). O processo de ativação inclui ligação do cAMP a proteínas específicas dos canais de Na^+ e Ca^{2+} e influxo de Na^+ e Ca^{2+} na célula, que é responsável pela despolarização da membrana plasmática que gera um potencial de ação.

Os 350 ROs diferentes conhecidos nos seres humanos conseguem detectar, de modo acurado, vários milhares de moléculas de odores conhecidos com o uso de um sistema de codificação especial para diferentes impulsos. Isso é obtido por um esquema de codificação de população, em que cada proteína RO liga-se a odorantes distintos com sensibilidade diferente. Por conseguinte, é necessário que o sistema olfatório decodifique os impulsos olfatórios não a partir de uma única célula, mas de toda a população de células que compõe o epitélio olfatório.

As células de sustentação proporcionam suporte mecânico e metabólico para as células receptoras olfatórias.

As células de sustentação (sustentaculares) são as células mais numerosas do epitélio olfatório. Os núcleos dessas células colunares ou de sustentação altas ocupam uma posição mais apical no epitélio do que os de outros tipos de células, ajudando, assim, na sua identificação ao microscópio óptico (ver Figura 19.3 e Prancha 19.1). Apresentam numerosas microvilosidades em sua superfície apical e abundante quantidade de mitocôndrias. No citoplasma, são observados numerosos perfis de retículo endoplasmático liso (REL) e, em grau mais limitado, de retículo endoplasmático rugoso (RER). Além disso, contêm grânulos de lipofuscina. Há junções de adesão entre essas células e as células receptoras olfatórias, mas não há junções comunicantes nem zônulas de oclusão. As células de sustentação atuam de maneira

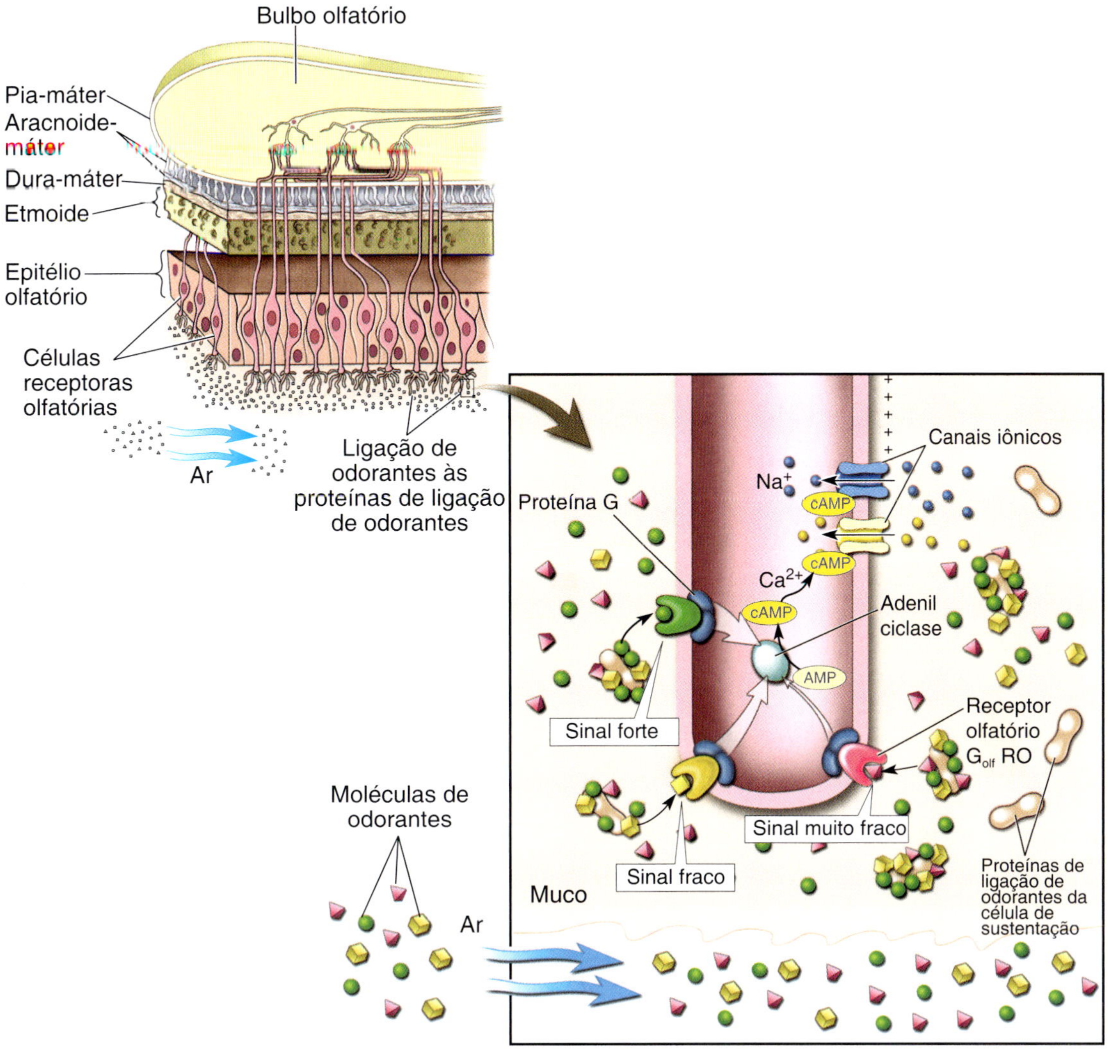

Figura 19.4 Diagrama da via de transdução olfatória. Este diagrama mostra as interações das moléculas de odorantes com proteínas associadas com receptores olfatórios (*RO*). As moléculas de odorantes que entram com o ar inalado são solubilizadas no muco olfatório e ligam-se às proteínas de ligação olfatórias, que as liberam para os *receptores olfatórios*. Observe que diferentes moléculas de odorantes ligam-se com diferentes afinidades aos receptores olfatórios. O sinal forte (ver receptor olfatório acoplado à proteína G *verde*) é produzido pela ligação de alta afinidade, por meio da qual a molécula do odorante (*em verde*) combina-se perfeitamente com o sítio de ligação do receptor. Outros receptores olfatórios (*em amarelo* e *rosa*) apresentam uma ligação de menor afinidade, produzindo, assim, sinais mais fracos. Os receptores olfatórios, estimulados pelas moléculas de odorantes, ativam a enzima adenilil ciclase e iniciam a cascata de eventos do monofosfato de adenosina cíclico (*cAMP*), levando à abertura de canais específicos de Na^+ e Ca^{2+}. O influxo de Na^+ e Ca^{2+} é responsável pela despolarização da célula. O potencial de ação gerado segue pelos axônios das células receptoras olfatórias da cavidade nasal, atravessa o osso etmoide e os revestimentos cerebrais circundantes e alcança o bulbo olfatório do cérebro.

similar àquela das células neurogliais, proporcionando tanto suporte metabólico (secreção de moléculas de OBP) quanto suporte físico às células receptoras olfatórias. O dano às células de sustentação está relacionado com **anosmia transitória** (perda temporária do sentido do olfato) em indivíduos infectados pelo **SARS-CoV-2**. A perda do olfato associada ou não a febre (> 37,5°C) é uma das manifestações clínicas relatadas com mais frequência e, talvez, a primeira e, muitas vezes, a única queixa de pacientes positivos para **covid-19**. O SARS-CoV-2 penetra nas células humanas graças a sua ligação à **enzima conversora de angiotensina 2 (ECA2)**, e a captação do vírus é ainda mais facilitada por uma **protease transmembrana, serina 2 (TmPRSS2)**, que ativa a proteína da espícula (*spike*) viral. As células com expressão significativa dessas proteínas de entrada têm afinidade aumentada para a ligação com o vírus e são especialmente suscetíveis à infecção. Um estudo recente revela que as células receptoras olfatórias na mucosa nasal não expressam ECA2 nem TmPRSS2 e, portanto, não são infectadas pelo SARS-CoV-2. Entretanto, ambas as enzimas são expressas de modo significativo nas **células de sustentação (sustentaculares)**, que fornecem suporte mecânico e metabólico às células receptoras olfatórias. O vírus liga-se às células de sustentação no epitélio olfatório e, subsequentemente, causa a sua depleção. Embora as células receptoras olfatórias não sejam diretamente infectadas, elas sofrem dano significativo em consequência da infecção das células de sustentação vizinhas. A depleção das células de sustentação é seguida de sua regeneração em cerca de 10 dias após a infecção, e, na maioria dos casos, o sentido do olfato é restaurado.

As células em escova participam na transdução da sensação geral e na sensibilidade a substâncias químicas a partir da mucosa da cavidade nasal.

O epitélio olfatório também contém células em escova, que são encontradas em número muito menor do que o de células ciliadas. Essas células colunares também são encontradas no epitélio de outras partes das vias respiratórias condutoras. Ao microscópio eletrônico, as células em escova exibem grandes microvilosidades rombas em sua superfície apical, uma característica que lhes confere o seu nome. Além disso, a membrana plasmática apical contém acúmulos de receptores de paladar T2R acoplados à proteína G para sabor amargo semelhantes aos encontrados nas células neuroepiteliais desses botões gustatórios na língua. Os diferentes receptores quimiossensitivos T2R nas células em escova respondem a vários ligantes (agentes irritativos) naturais que provavelmente penetram nas vias respiratórias na forma de aerossóis e partículas de pó. A superfície basal de uma célula em escova está em contato sináptico com fibras nervosas que penetram na lâmina basal. As fibras nervosas são ramos terminais do nervo trigêmeo (nervo craniano V), que atua na sensação e na mediação de reflexos, como espirros ou tosse em resposta a agentes irritativos patogênicos ou químicos inalados.

Além disso, a existência de uma borda com microvilosidades, vesículas próximas da membrana celular apical e um complexo de Golgi bem-definido sugere que as células em escova poderiam estar envolvidas em funções absortivas, bem como secretoras.

As células basais são progenitoras de todos os outros tipos celulares na mucosa olfatória.

As células basais são pequenas células arredondadas, localizadas próximo da lâmina basal. Seus núcleos são frequentemente invaginados e localizados em um nível abaixo dos núcleos das células receptoras olfatórias. O citoplasma contém poucas organelas, uma característica condizente com o seu papel como célula de reserva ou célula-tronco. Uma característica condizente com a sua diferenciação em células de sustentação é a observação de prolongamentos em algumas células basais que envolvem parcialmente a primeira porção do axônio da célula receptora olfatória. Por conseguinte, as células basais mantêm uma relação com a célula receptora olfatória, mesmo no seu estado indiferenciado.

As glândulas olfatórias constituem aspecto característico da mucosa olfatória.

O epitélio olfatório é potencialmente vulnerável à desidratação pelo ar que entra nas cavidades nasais. As glândulas olfatórias (glândulas de Bowman) e sua secreção serosa impedem a evaporação da água e o aumento subsequente da concentração de íons na superfície olfatória. A manutenção dos gradientes iônicos é necessária para o funcionamento adequado (despolarização) dos cílios das células receptoras olfatórias. As glândulas olfatórias (glândulas de Bowman), uma característica da mucosa olfatória, são glândulas serosas tubuloalveolares ramificadas, que lançam suas secreções proteicas através de ductos na superfície olfatória (ver Figura 19.3 e Prancha 19.1). Os grânulos de lipofuscina são prevalentes nas células glandulares e, em combinação com os grânulos de lipofuscina nas células de sustentação do epitélio olfatório, conferem à mucosa a sua coloração amarelo-acastanhada natural. Ductos curtos e compostos de células cuboides partem das glândulas, atravessam a lâmina basal e alcançam o epitélio olfatório, em que continuam até a superfície epitelial, na qual descarregam o seu conteúdo.

A perda de água por evaporação leva à formação de um gradiente osmótico pelos íons restantes. A restauração do equilíbrio da mucosa para proteger a função olfatória exige o rápido transporte de água, que é obtido pelos canais de água da via das aquaporinas. Esses canais transferem rapidamente a água das grandes vênulas superficiais através da matriz extracelular para o lúmen da glândula de Bowman. As moléculas de aquaporina são encontradas na membrana celular basolateral (AQP-3 e AQP-4) e apical (AQP-5) das células secretoras da glândula. Além disso, existe uma distribuição semelhante de aquaporinas nas células de sustentação (sustentaculares) e basais do epitélio olfatório.

A secreção serosa das glândulas olfatórias também atua como armadilha e solvente para as substâncias odoríferas. O fluxo constante das glândulas livra a mucosa dos remanescentes de substâncias odoríferas detectadas, de modo que novos odores possam ser continuamente detectados à medida que surgem.

A característica marcante da região olfatória da mucosa nasal em uma preparação histológica é a existência, na lâmina própria, dos nervos olfatórios em associação a glândulas olfatórias. Os nervos são particularmente nítidos, em virtude do diâmetro relativamente grande de cada fibra não mielinizada que eles contêm (ver Figuras 19.3 e 19.4).

Seios paranasais

Os seios paranasais são espaços preenchidos com ar, situados nos ossos das paredes da cavidade nasal.

Os seios paranasais são extensões da região respiratória da cavidade nasal e são revestidos por epitélio respiratório. Os seios são designados de acordo com o osso no qual se encontram (*i. e.*, células etmoidais e seios frontal, esfenoide e maxila). Os seios comunicam-se com as cavidades nasais por meio de aberturas estreitas na mucosa respiratória. Os seios paranasais, muito provavelmente, participam na ressonância da voz. A superfície mucosa dos seios consiste em um fino epitélio pseudoestratificado ciliado, com numerosas células caliciformes. A lâmina própria é delgada e contínua com o periósteo subjacente; contém apenas algumas glândulas pequenas. O muco produzido nos seios paranasais é deslocado para as cavidades nasais por movimentos ciliares coordenados. Com frequência, os seios paranasais se tornam o local de infecção bacteriana secundária (**sinusite**) após uma infecção viral das vias respiratórias superiores. As infecções graves podem exigir drenagem física.

Os seios paranasais são os principais locais de produção de óxido nítrico (NO) nas vias respiratórias.

As pesquisas realizadas na década anterior mostraram que o epitélio respiratório dos seios paranasais é rico em óxido nítrico sintase, enzima responsável pela produção de óxido nítrico (NO). NO é um potente neurotransmissor e mensageiro químico. A concentração de NO produzido continuamente nos seios paranasais é várias vezes maior que a produção em outras partes do sistema respiratório. Como o ar circula entre os seios paranasais e a cavidade nasal, níveis altos de NO penetram na cavidade nasal e têm papel importante no mecanismo de defesa nasal contra microrganismos invasores. Além disso, NO proveniente dos seios paranasais chega aos pulmões a cada inalação. Nos pulmões o NO viabiliza a troca gasosa e reduz a resistência vascular pulmonar ao relaxar os músculos lisos vasculares.

■ FARINGE

A faringe liga as cavidades nasais e oral à laringe e ao esôfago. Atua como passagem para o ar e para o alimento e também como câmara de ressonância para a fala. A faringe está localizada posteriormente às cavidades nasais e oral e é dividida regionalmente em duas partes: a parte nasal da faringe (nasofaringe) e a parte oral da faringe (orofaringe), respectivamente (ver Figura 19.2). As tubas auditivas (trompas de Eustáquio) ligam a parte nasal da faringe a cada orelha média.

Observa-se a existência de tecido linfático difuso e linfonodos na parede da parte nasal da faringe. O grupo de linfonodos concentrados na junção entre as paredes superior e posterior da faringe é denominado tonsila faríngea.

■ LARINGE

A laringe é a via respiratória para a passagem de ar entre a parte oral da faringe e a traqueia (ver Figura 19.2). Além de servir como conduto de ar, a laringe é órgão que produz sons. Essa região tubular complexa do sistema respiratório é formada por placas de cartilagens hialina e elástica de formato irregular (a epiglote e os processos vocais das cartilagens aritenóideas). As cartilagens da laringe são conectadas entre si por articulações, membranas e ligamentos e seus movimentos são controlados por músculos laríngeos intrínsecos. A mucosa da laringe forma dois pares de dobras semelhantes a prateleiras que se projetam bilateralmente para o lúmen da laringe. As pregas estão orientadas anteroposteriormente, portanto, no corte frontal da laringe elas são visíveis em corte transversal (corte perpendicular ao seu comprimento) separadas pela invaginação da mucosa laríngea denominada ventrículo (Figura 19.5). O par superior de pregas, as pregas vestibulares, são imóveis, mas o par inferior de pregas, as pregas vocais, são móveis e têm participação importante na produção de sons (fonação).

As pregas vocais controlam o fluxo de ar através da laringe e vibram para produzir som.

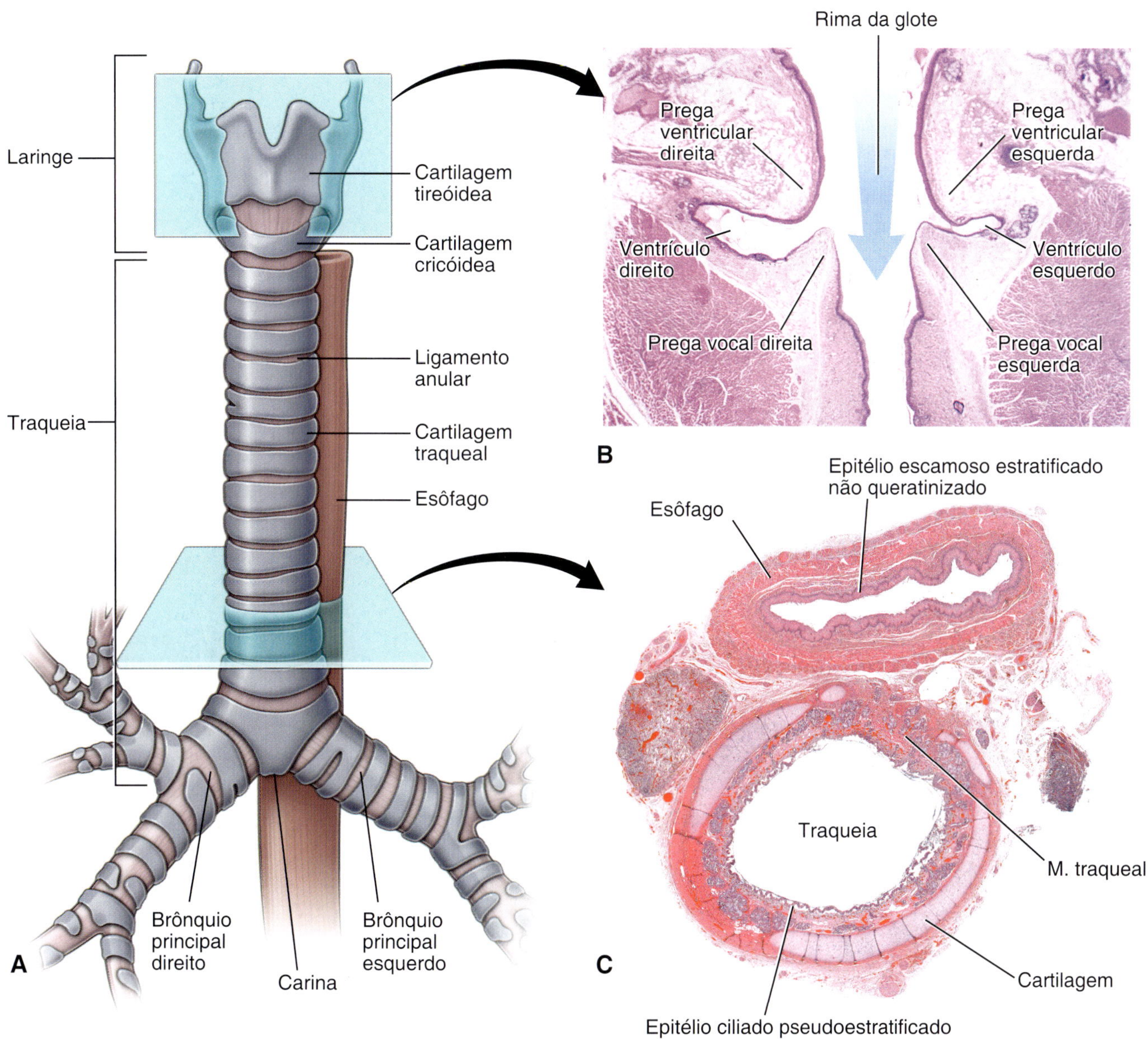

Figura 19.5 Topografia da laringe e da traqueia. A. A laringe é uma estrutura musculoligamentar reforçada por esqueleto cartilagíneo; está localizada na região do pescoço e sua cavidade é contínua inferiormente com a traqueia e posteriormente com a parte oral da faringe. A cavidade laríngea contém as pregas vestibulares e vocais orientadas anteroposteriormente. A traqueia se estende desde a laringe até o tórax e se divide em dois brônquios principais (primários) no nível das quarta e quinta vértebras torácicas. Imediatamente posterior à traqueia está o esôfago, que continua até o abdome. **B.** Esta amostra obtida de um corte frontal através da laringe mostra as pregas vocais e ventriculares em corte transversal. As pregas vocais e vestibulares estão separadas pelo ventrículo, uma invaginação da mucosa laríngea. 15×. **C.** Esta fotomicrografia mostra um corte horizontal da traqueia e do esôfago fetais e suas relações próximas no tórax. O músculo traqueal na parede posterior da traqueia está adjacente à parede anterior do esôfago. O lúmen da traqueia é redondo e permanece aberto graças ao arranjo dos anéis cartilagíneos. 10×.

As pregas vocais, também denominadas *cordas vocais* (Figura 19.6 e Prancha 19.2) definem os limites laterais da abertura da laringe, a rima da glote. Um ligamento de sustentação e músculo esquelético, o músculo vocal, é contido em cada prega vocal. Os ligamentos e os músculos laríngeos intrínsecos unem-se nas placas cartilaginosas adjacentes e são responsáveis pela geração de tensão nas pregas vocais e pela abertura e fechamento da rima da glote. Os músculos laríngeos extrínsecos inserem-se nas cartilagens da laringe, mas originam-se em estruturas extralaríngeas. Esses músculos movem a laringe para cima e para a frente durante a deglutição.

O ar expelido dos pulmões que atravessa um espaço estreito da rima da glote provoca vibração das pregas vocais uma contra a outra. As vibrações são alteradas pela modulação da tensão sobre as pregas vocais e pela mudança do grau de abertura da glote. Essa alteração das vibrações produz sons de diferentes tonalidades. As pregas vocais relaxadas produzem um tom mais profundo, enquanto pregas vocais tensas e tensionadas produzem tom mais alto. Os sons criados pela laringe durante o processo de fonação são modificados nas partes superiores do sistema respiratório (parte nasal da faringe, cavidades nasais e seios paranasais) e na cavidade oral (parte oral da faringe, palatos mole e duro, língua, dentes, lábios etc.), produzindo sons específicos da fala (as diferentes vogais e consoantes).

As pregas ventriculares localizadas acima das pregas vocais são denominadas "cordas vocais falsas".

Acima das pregas vocais há um recesso alongado na laringe, denominado ventrículo. Imediatamente acima do ventrículo está outro par de pregas mucosas, as pregas ventriculares ou cordas vocais falsas (ver Figura 19.6 e Prancha 19.2). Essas pregas não contêm o revestimento muscular intrínseco das

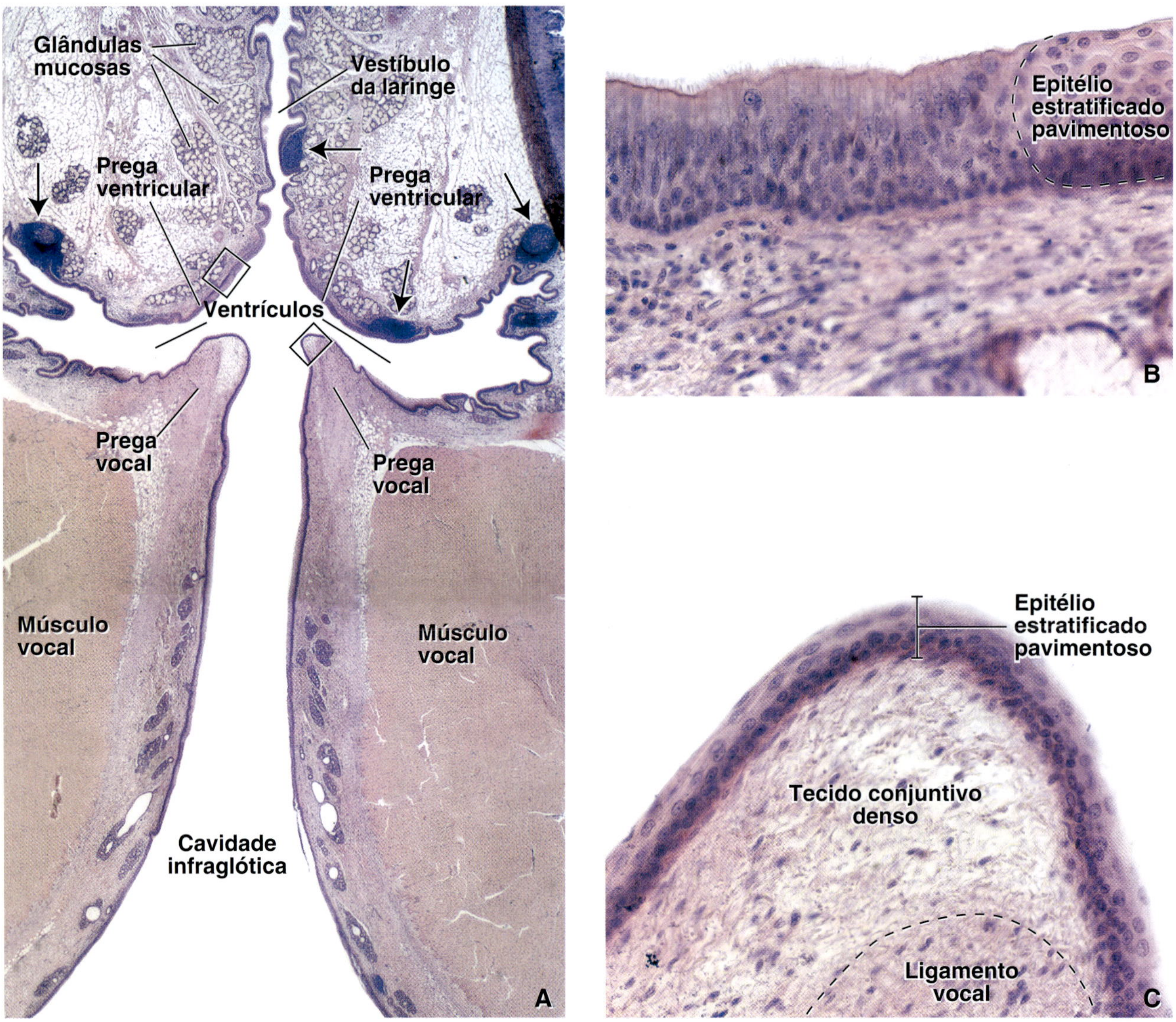

Figura 19.6 Fotomicrografia de corte frontal da laringe. A. Esta fotomicrografia mostra três partes da laringe: o vestíbulo acima das pregas ventriculares, os ventrículos entre as pregas ventriculares e superiormente às pregas vocais, e a cavidade infraglótica que se estende das pregas vocais até a cartilagem cricóidea. Observe que as glândulas mucosas predominam nas pregas ventriculares e são revestidas pelo epitélio pseudoestratificado ciliado típico. A prega vocal é composta de epitélio, ligamento vocal e músculo vocal subjacente. Observa-se também a existência de numerosos nódulos linfáticos na mucosa da laringe (*setas*). 10×. **B.** Grande aumento da área da prega ventricular indicada pelo *retângulo superior* em **A**, mostrando, *à esquerda*, o epitélio pseudoestratificado ciliado que reveste a maior parte da laringe. Muitos adultos não fumantes e praticamente todos os fumantes exibem placas de epitélio estratificado pavimentoso, conforme observado *à direita* da fotomicrografia. 240×. **C.** Grande aumento da área da prega vocal indicada pelo *retângulo inferior* em **A**, revelando o epitélio estratificado pavimentoso normal nesse local. Logo abaixo do epitélio, está o tecido conjuntivo conhecido como *espaço de Reinke*. Esse local, clinicamente importante, é desprovido de vasos linfáticos e é pouco vascularizado. O ligamento vocal, indicado pela *linha tracejada*, é observado na *parte inferior* da fotomicrografia. 240×.

cordas vocais verdadeiras e, portanto, não modulam a fonação. No entanto, tais pregas e o ventrículo são importantes para criar a ressonância sonora. A inflamação e o edema da laringe causados por vírus (como o vírus do resfriado comum) e por outros agentes microbianos são denominados *laringite aguda*. Os sintomas de **laringite aguda** podem incluir rouquidão ou, nos casos mais graves, perda total da voz, tosse e dificuldade na deglutição e na respiração. A **laringite crônica** é geralmente causada por exposição prolongada a agentes irritantes, tais como fumaça de tabaco, poeira e/ou ar poluído.

A laringe é revestida por epitélio estratificado pavimentoso e por epitélio pseudoestratificado colunar ciliado.

A superfície luminal das pregas vocais é revestida por epitélio estratificado pavimentoso, como na maior parte da epiglote (Prancha 19.2). O epitélio protege a mucosa da abrasão causada pela corrente de ar que se move rapidamente. O restante da laringe é revestido por epitélio pseudoestratificado colunar ciliado, que caracteriza o sistema respiratório (ver Figura 19.6 e Prancha 19.2). O tecido conjuntivo da laringe contém glândulas mistas mucosserosas que descarregam sua secreção através de ductos na superfície da laringe.

TRAQUEIA

A traqueia é um tubo curto e flexível de aproximadamente 2,5 cm de diâmetro e cerca de 10 a 12 cm de comprimento. Serve de conduto para o ar; além disso, a sua parede ajuda na climatização do ar inspirado. A traqueia estende-se da laringe até aproximadamente a metade do tórax e está posicionada à frente e adjacente ao esôfago (ver Figura 19.5). No tórax se divide nos dois brônquios principais (primários), que penetram nos pulmões direito e esquerdo. O lúmen da traqueia permanece aberto devido à existência da série de anéis cartilaginosos (ver adiante).

A parede da traqueia consiste em quatro camadas bem-definidas:

- A mucosa, composta de um epitélio pseudoestratificado ciliado e uma lâmina própria rica em fibras elásticas
- A submucosa, composta de tecido conjuntivo ligeiramente mais denso que o da lâmina própria
- A camada cartilaginosa, composta de cartilagens hialinas em formato de C
- A adventícia, composta de tecido conjuntivo que liga a traqueia às estruturas adjacentes.

Um aspecto característico da traqueia é a existência de uma série de cartilagens hialinas em formato de C, que estão empilhadas umas sobre as outras, formando uma estrutura de sustentação (Figura 19.7). Essas cartilagens, que podem ser descritas como um arcabouço esquelético, impedem o colapso do lúmen da traqueia, particularmente durante a expiração. O tecido fibroelástico e o músculo liso, o músculo traqueal, estabelecem uma ponte entre as extremidades livres das cartilagens em formato de C na borda posterior da traqueia, adjacente ao esôfago.

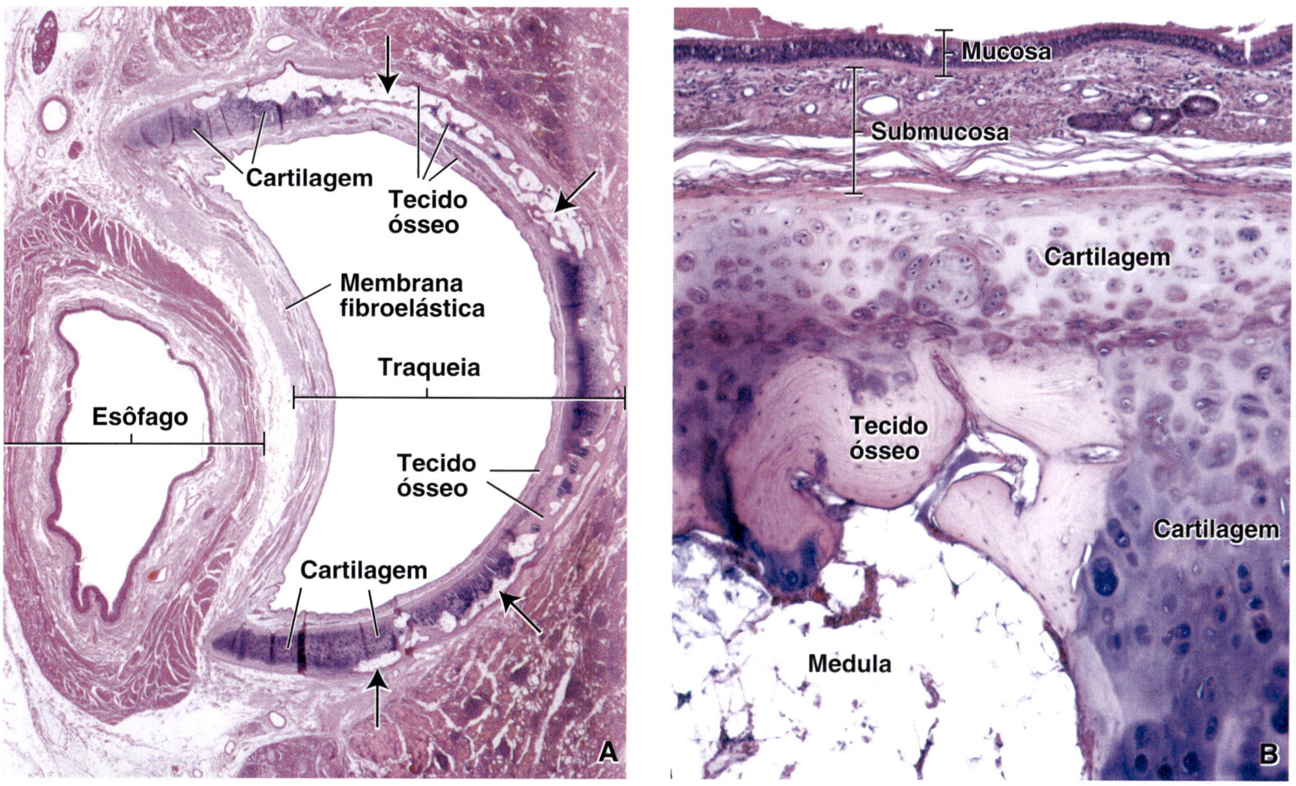

Figura 19.7 Fotomicrografia de um corte da traqueia e do esôfago. A. Esta amostra, obtida de um indivíduo idoso, mostra a relação entre a traqueia e o esôfago na base do pescoço. Os anéis traqueais cartilaginosos, que mantêm a traqueia aberta, exibem uma aparência em formato de C. A face da cartilagem adjacente à parede do esôfago é preenchida por membrana fibroelástica, que contém o músculo traqueal e numerosas glândulas seromucosas. Nesta amostra, o anel traqueal foi substituído, em parte, por tecido ósseo, um processo normal que ocorre com o envelhecimento. O material de coloração mais escura corresponde à cartilagem, enquanto o material de coloração mais clara corresponde ao tecido ósseo que substituiu a cartilagem. As áreas muito claras (*setas*) são os espaços medulares do tecido ósseo. 3,25×. **B.** Esta fotomicrografia em grande aumento mostra uma área do anel cartilaginoso traqueal que foi parcialmente substituída por tecido ósseo. A *parte superior* da fotomicrografia mostra a mucosa e a submucosa traqueais. Abaixo, encontra-se parte do anel traqueal. No entanto, nessa região específica, uma porção substancial da cartilagem foi substituída por tecido ósseo e medula. O tecido ósseo exibe lamelas e osteócitos típicos. Em contrapartida, o tecido cartilaginoso apresenta ninhos de condrócitos. 100×.

Epitélio da traqueia

O epitélio da traqueia assemelha-se ao epitélio respiratório em outras partes das vias respiratórias condutoras.

As células colunares ciliadas, as células mucosas (caliciformes) e as células basais constituem os principais tipos de células no epitélio ciliado colunar pseudoestratificado traqueal (Figuras 19.8 e 19.9). Observa-se também pequena quantidade de células em escova, bem como pequenas células granulares:

- As células ciliadas constituem o tipo mais numeroso de células da traqueia. Em cortes histológicos, os cílios aparecem como perfis piliformes curtos, que se projetam da superfície apical da célula (Prancha 19.3). Cada célula tem aproximadamente 250 cílios. Imediatamente abaixo dos cílios, observa-se uma linha escura formada por agregados de corpúsculos basais (Figura 19.10). Os cílios executam um movimento de varredura coordenado de toda a extensão da camada mucosa das vias respiratórias em direção à faringe. De fato, as células ciliadas atuam como "escada rolante mucociliar", que desempenha importante mecanismo protetor do pulmão pela remoção de pequenas partículas inaladas
- As células mucosas assemelham-se morfologicamente às células caliciformes intestinais e, portanto, são frequentemente designadas pelo mesmo nome. As células mucosas estão intercaladas entre as células ciliadas ao longo de toda a extensão do epitélio (ver Figura 19.10). São facilmente vistas ao microscópio óptico pela existência de grânulos de mucinogênio em seu citoplasma. Embora o mucinogênio seja eliminado nas preparações rotineiras, a identidade das células torna-se aparente em amostras coradas por hematoxilina e eosina (H-E), pela área clara remanescente no citoplasma e pela ausência de cílios na superfície apical. Diferentemente das células ciliadas, o número de células mucosas aumenta durante a irritação crônica das vias respiratórias

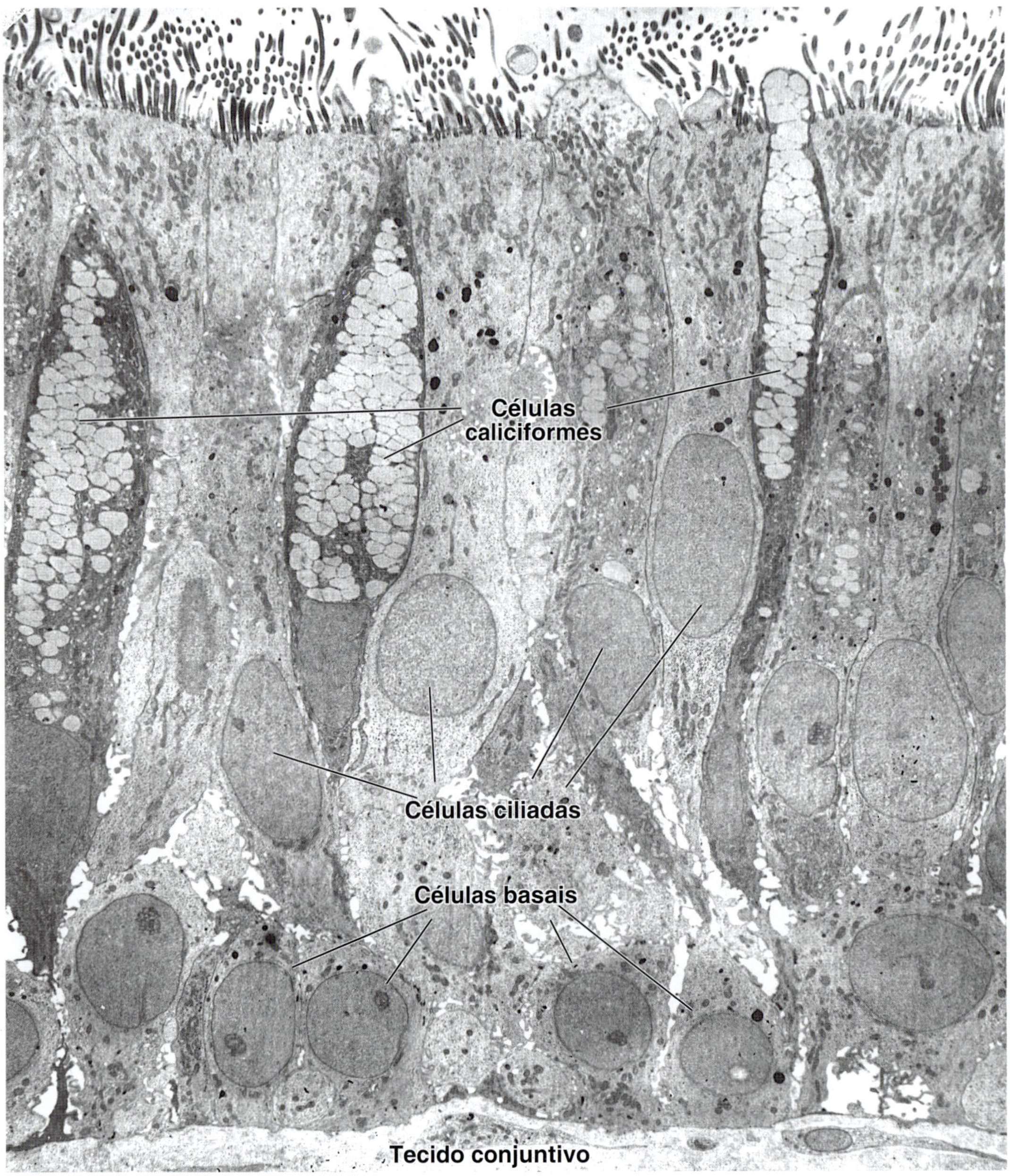

Figura 19.8 Eletromicrografia da traqueia humana. Esta eletromicrografia mostra os três tipos principais de células desse epitélio respiratório. São representados pelas células epiteliais ciliadas, que se estendem até a superfície; as células caliciformes, com grânulos de mucinogênio; e as células basais, que se limitam à porção basal da camada epitelial próximo ao tecido conjuntivo. 1.800×. (Cortesia do Dr. Johannes A. G. Rhodin.)

- As células em escova apresentam as mesmas características gerais daquelas descritas para o epitélio respiratório da cavidade nasal (Figura 19.11). Trata-se de células colunares que apresentam microvilosidades com extremidades arredondadas. A superfície basal das células faz contato sináptico com uma terminação nervosa aferente (sinapse epiteliodendrítica). Como já discutido, as células em escova são consideradas quimiorreceptoras e células sensitivas gerais
- As células de pequenos grânulos (células de Kulchitsky) são as representantes respiratórias de células enteroendócrinas do intestino e derivados do intestino (ver Figura 19.11). A sua existência nas vias respiratórias decorre do fato de que o desenvolvimento do sistema respiratório e dos pulmões ocorre a partir de uma evaginação do intestino anterior primitivo. As células de pequenos grânulos geralmente ocorrem na traqueia como unidades isoladas e estão dispersas entre os outros tipos de células. É difícil distingui-las das basocelulares na microscopia óptica sem o auxílio de técnicas especiais, como a impregnação por prata, que reage com os grânulos. Seu núcleo está localizado próximo da membrana basal; o citoplasma é um pouco mais extenso que o das basocelulares menores. Com o microscópio eletrônico de transmissão (MET), observa-se, algumas vezes, um prolongamento citoplasmático afilado que se estende até o lúmen da traqueia. Além disso, ao MET, o citoplasma exibe numerosos grânulos contendo um centro denso e envolvidos por membrana. Em um dos tipos de células de pequenos grânulos, a secreção é uma catecolamina; um segundo tipo produz hormônios polipeptídicos, tais como serotonina, calcitonina e peptídio de liberação da gastrina (bombesina). Algumas células de pequenos grânulos parecem ser inervadas. A função dessas células não está bem elucidada. Algumas são encontradas em grupos, em

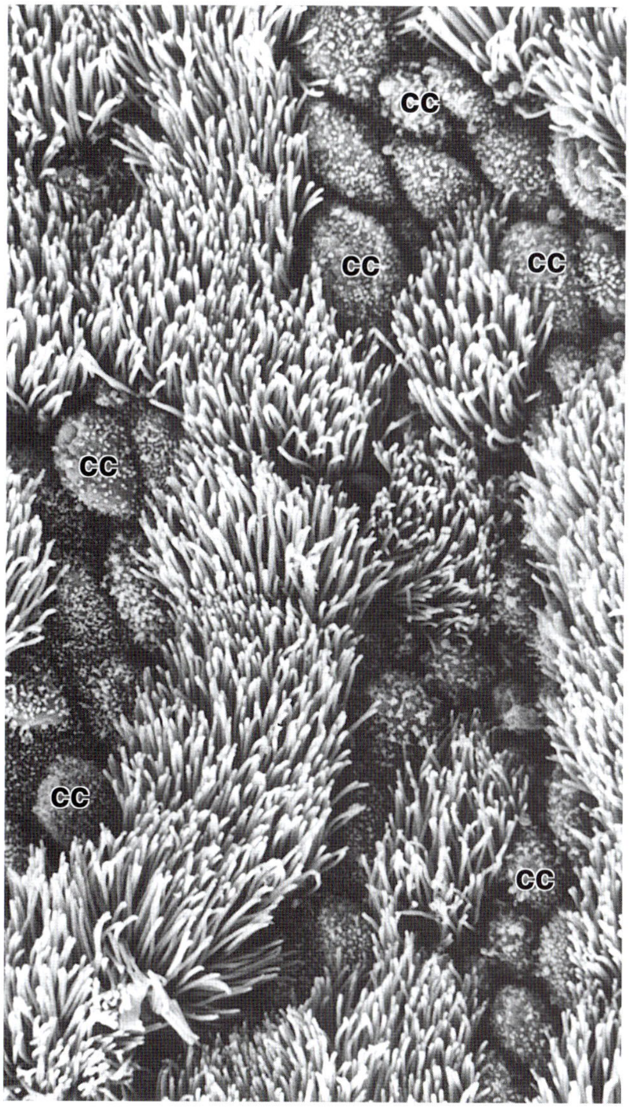

Figura 19.9 Eletromicrografia de varredura da superfície luminal de um brônquio. As células não ciliadas são as células caliciformes (*cc*). Sua superfície é caracterizada pela existência de pequenas microvilosidades, que conferem aparência pontilhada à célula neste pequeno aumento. O restante da micrografia é ocupado por cílios de células ciliadas. Observe como todas elas estão uniformemente inclinadas na mesma direção. Essa organização reflete o movimento sincronizado semelhante a ondas, sendo exatamente aquela em que os cílios se encontravam no momento da fixação da amostra. 1.200×.

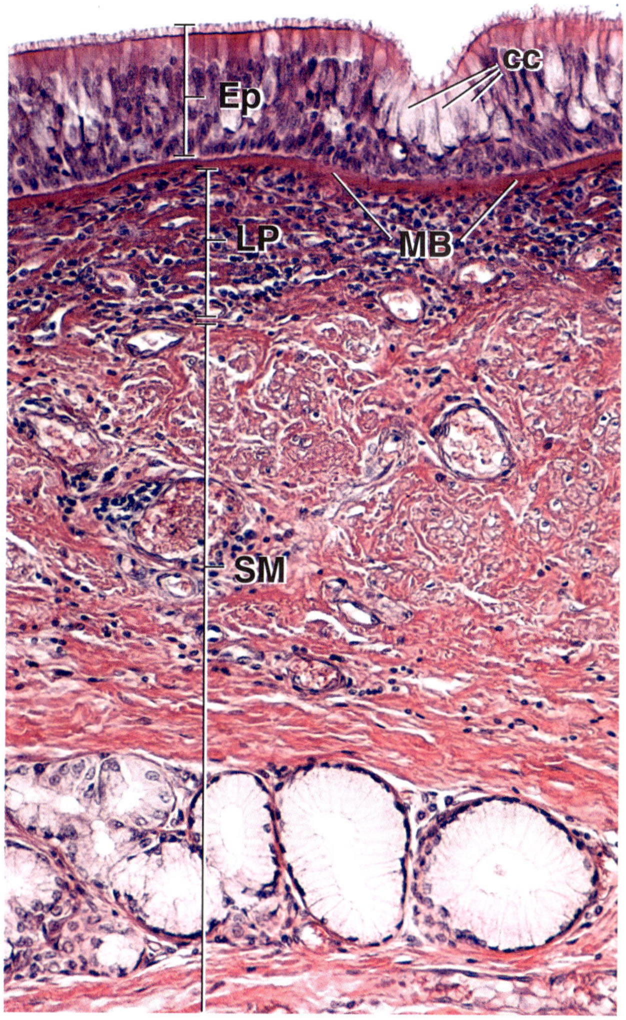

Figura 19.10 Fotomicrografia do epitélio da traqueia. Três tipos celulares principais são evidentes no epitélio (*Ep*) da traqueia: as células colunares ciliadas; as células caliciformes (*cc*) secretoras de muco intercaladas com as células ciliadas; e as células basais localizadas próximo da membrana basal (*MB*). As células colunares ciliadas estendem-se da membrana basal até a superfície. Em sua superfície livre, essas células apresentam numerosos cílios que, em seu conjunto, conferem à superfície uma aparência de escova. Na base dos cílios, observa-se uma linha eosinofílica densa. Tal linha é produzida pela distribuição linear de estruturas denominadas *corpúsculos basais*, localizados na extremidade proximal de cada cílio. Embora as membranas basais não sejam geralmente vistas em preparações coradas por hematoxilina e eosina (H-E), uma membrana basal é comumente observada sob o epitélio da traqueia humana. A lâmina própria (*LP*) subjacente consiste em tecido conjuntivo frouxo. A submucosa (*SM*) localiza-se mais profundamente e contém tecido conjuntivo denso não modelado com vasos sanguíneos e linfáticos, nervos e numerosas glândulas traqueais secretoras de muco. 400×.

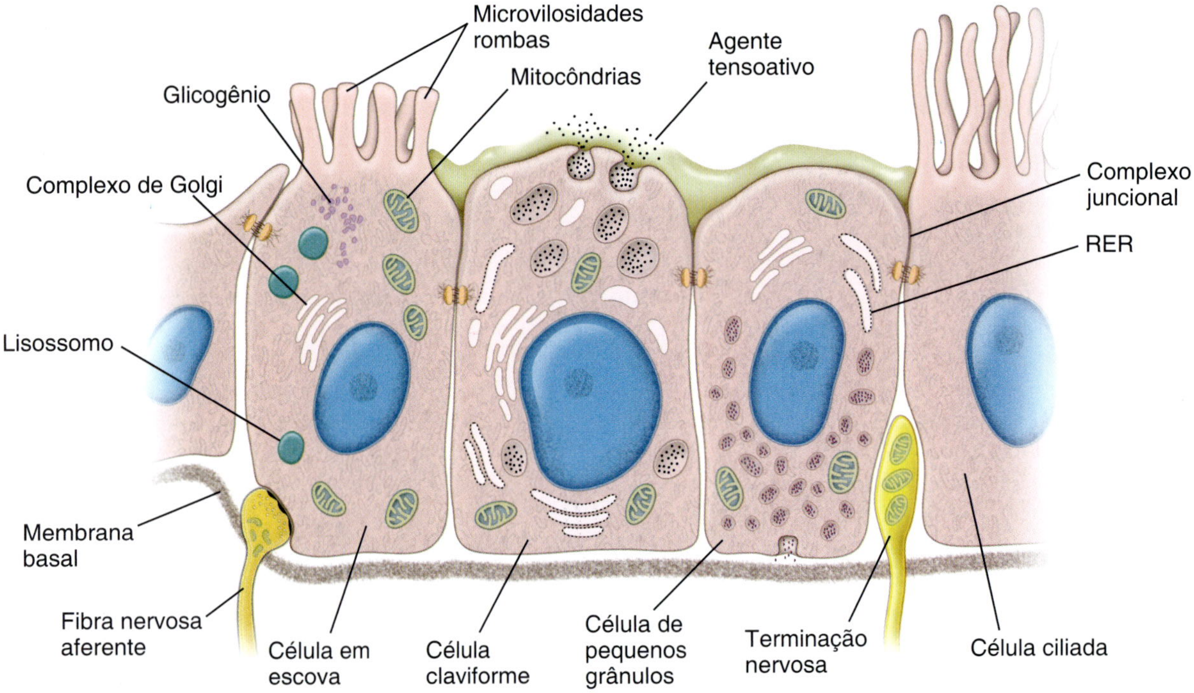

Figura 19.11 Diagrama do epitélio bronquiolar terminal. Este diagrama mostra várias células encontradas no epitélio respiratório. A célula claviforme, conforme ilustrado aqui, está interposta entre a célula em escova e a célula de pequenos grânulos. É uma célula não ciliada e apresenta uma superfície apical arredondada, retículo endoplasmático rugoso (*RER*) basal bem desenvolvido e complexo de Golgi, e contém vesículas secretoras preenchidas com um agente tensoativo. Adjacente se encontra a célula em escova que contém microvilosidades rombas e faz contato sináptico (sinapse epiteliodendrítica) com uma fibra nervosa aferente – características dessa célula. O citoplasma da célula em escova exibe um complexo de Golgi, lisossomos, mitocôndrias e inclusões de glicogênio. Entre a célula claviforme e a célula ciliada, observa-se uma célula contendo pequenas vesículas secretoras localizadas predominantemente na porção basal da célula. Além das vesículas, as organelas mais evidentes dessa célula são o RER, o aparelho de Golgi e as mitocôndrias. Uma terminação nervosa é mostrada no interior do epitélio.

associação a fibras nervosas, formando corpos neuroepiteliais, que se acredita que possam funcionar nos reflexos que regulam o calibre das vias respiratórias ou vasculares

- As células basais representam uma população de células-tronco que repõe as células do epitélio. As células basais se destacam por seus núcleos proeminentes, que formam uma fileira em íntima proximidade à lâmina basal. Embora os núcleos de outras células se localizem também na camada basal, eles estão relativamente esparsos. Desse modo, a maioria dos núcleos próximo à membrana basal pertence às células basais.

Membrana basal, lâmina própria e submucosa

Uma "membrana basal" espessa caracteriza o epitélio da traqueia.

Abaixo do epitélio da traqueia, há uma camada distinta típica de membrana basal (ver Figura 19.10) que, em geral, é vista como uma camada fracamente corada, homogênea ou vítrea, com espessura de aproximadamente 25 a 40 μm. A microscopia eletrônica revela que essa membrana consiste em fibras colágenas densamente compactadas, que se localizam imediatamente abaixo da lâmina basal epitelial. Do ponto de vista estrutural, pode ser considerada como uma lâmina reticular incomumente espessa e densa, que faz parte da lâmina própria. Nos fumantes, particularmente naqueles que apresentam **tosse crônica**, essa camada pode estar consideravelmente mais espessa em resposta à irritação da mucosa. Nos indivíduos com **asma**, a membrana basal também é mais espessa e mais pronunciada, particularmente nos bronquíolos.

O limite entre a mucosa e a submucosa é definido por uma membrana elástica.

A lâmina própria, excluindo a membrana basal, é formada por um tecido conjuntivo frouxo típico. É muito celularizada e contém numerosos linfócitos, muitos dos quais infiltram o epitélio. Os plasmócitos, os mastócitos, os eosinófilos e os fibroblastos são os outros tipos de células facilmente observados nessa camada. O tecido linfático, tanto o difuso quanto o nodular, é abundante na lâmina própria e na submucosa da parede traqueal. É também encontrado nas porções condutoras de ar do sistema respiratório. Esse sistema linfático é o equivalente, em termos de desenvolvimento e funcionalidade, ao tecido linfático associado aos brônquios (BALT). Intercaladas com as fibras colágenas, encontram-se numerosas fibras elásticas. Amostras coradas por corantes específicos (Weigerth) mostram a membrana de tecido elástico como uma faixa distinta. Essa membrana elástica marca o limite entre a lâmina própria e a submucosa. No entanto, em preparações coradas pela H-E, esse limite não é evidente.

A submucosa difere daquela observada na maioria dos outros órgãos, que é tipicamente um tecido conjuntivo denso. Na traqueia, a submucosa é constituída por tecido conjuntivo relativamente frouxo, semelhante à lâmina própria, o que dificulta a identificação de seus limites. O tecido linfático difuso e os nódulos linfáticos penetram na submucosa a partir da lâmina própria. A submucosa contém os maiores vasos distribuidores e linfáticos da parede traqueal. Na submucosa, também observa-se a existência de glândulas compostas de ácinos secretores de muco (predominantemente composto por glicoproteínas) com meias-luas serosas. Seus ductos são formados por epitélio simples cuboide. Os ductos estendem-se

Boxe 19.1

Correlação clínica | Condições que afetam frequentemente a mucosa nasal

A **inflamação da mucosa nasal** é denominada **rinite**. Esse processo inflamatório pode se propagar para os seios paranasais (**rinossinusite**) por causa da proximidade e das conexões com a cavidade nasal. Vírus, inclusive rinovírus, mixovírus, coronavírus e adenovírus, são a causa mais comum de inflamação da mucosa nasal, e a condição é denominada **rinite viral** ou **resfriado comum**. A rinite viral acomete mais frequentemente crianças do que adultos. O edema da mucosa, frequentemente denominado **inflamação da mucosa**, pode provocar congestão ou obstrução nasal com consequentes redução do fluxo de ar nasal e aumento da secreção nasal com estreitamento simultâneo das aberturas para os seios paranasais. Os achados microscópicos na inflamação da mucosa incluem tumefação tecidual acentuada e edema da mucosa respiratória com infiltração significativamente aumentada da lâmina própria por células inflamatórias, inclusive eosinófilos, neutrófilos, basófilos, mastócitos, plasmócitos e linfócitos (Figura B.19.1.1). A infecção viral pode levar à infecção bacteriana secundária (**rinossinusite bacteriana aguda** ou **rinossinusite bacteriana crônica**). O exame microscópico revelaria infiltração maciça da lâmina própria e do epitélio respiratório por células inflamatórias, inclusive neutrófilos e linfócitos T. De modo geral, a rinossinusite bacteriana aguda é tratada com antibióticos.

A **rinite alérgica**, frequentemente denominada **febre do feno** nos EUA, é causada por reações alérgicas a partículas transportadas pelo ar, tais como pólen de gramíneas, poeira, mofo ou alergênios de animais, que se depositam na mucosa nasal. Essas partículas deflagram reações imunes agudas ou crônicas. Os alergênios em combinação com **anticorpos IgE** (secretados pelos plasmócitos na lâmina própria) se ligam a receptores F_c de alta afinidade expressados na superfície dos mastócitos. Isso desencadeia a ativação dos **mastócitos** com liberação de agentes vasoativos e mediadores inflamatórios (p. ex., histamina e leucotrienos) dos grânulos celulares (ver Capítulo 6, *Tecido Conjuntivo*). A desgranulação dos mastócitos provoca rinorreia (coriza) e congestão nasal. Os achados microscópicos característicos da rinite alérgica incluem infiltração da mucosa nasal por numerosos eosinófilos, plasmócitos e mastócitos. Na rinite alérgica crônica, é frequente a observação de um número aumentado de mastócitos e espessamento da membrana basal. O tratamento da rinite alérgica inclui agentes anti-histamínicos para suprimir reações imunes e corticosteroides anti-inflamatórios para controlar os sinais/sintomas.

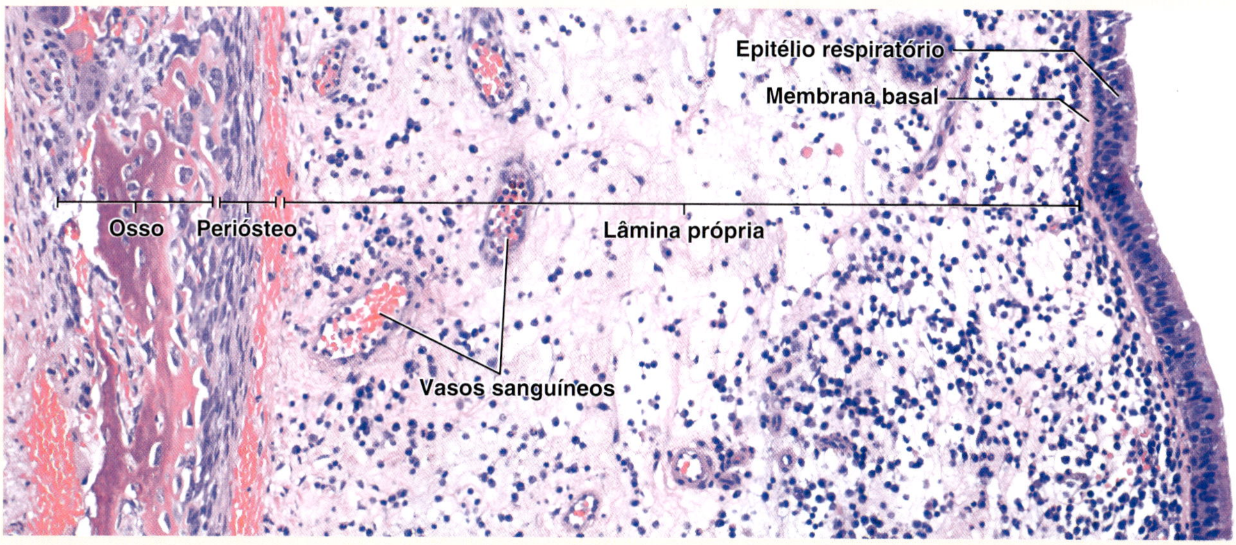

Figura B.19.1.1 Microfotografia de uma amostra (biopsia) da mucosa do seio maxilar de um paciente com rinossinusite. Os achados microscópicos na rinossinusite incluem inflamação da mucosa respiratória das vias nasais e dos seios paranasais. O epitélio respiratório está separado do osso do seio maxilar pela lâmina própria inflamada. Nesta microfotografia, a lâmina própria é flagrantemente espessada (edemaciada) com vasos sanguíneos dilatados e muito infiltrada por células do sistema imune, principalmente linfócitos, eosinófilos e plasmócitos. 480×. (Cortesia do Dr. Joaquin J. Garcia.)

pela lâmina própria e liberam seu produto na superfície epitelial. As glândulas são particularmente numerosas nos espaços intercartilaginosos na porção posterior da traqueia. Algumas glândulas penetram na camada muscular e chegam até a camada adventícia. A camada submucosa termina na região em que as fibras de tecido conjuntivo associam-se ao pericôndrio da camada cartilaginosa.

As cartilagens traqueais e o músculo traqueal separam a submucosa da adventícia.

As cartilagens traqueais, que são em número de aproximadamente 16 a 20 nos seres humanos, representam a próxima camada da parede traqueal. Conforme já assinalado, os anéis cartilaginosos têm formato em C. Algumas vezes, se anastomosam com as cartilagens adjacentes, mas o seu arranjo proporciona flexibilidade à traqueia e também mantém a abertura do lúmen. Com a idade, a cartilagem hialina pode ser parcialmente substituída por tecido ósseo (ver Figura 19.7), com consequente perda de grande parte de sua flexibilidade.

A adventícia, a camada externa, situa-se perifericamente aos anéis cartilaginosos e ao músculo traqueal. Liga a traqueia às estruturas adjacentes situadas no pescoço e no mediastino e contém vasos sanguíneos e nervos de maior calibre que suprem a parede traqueal. Vasos linfáticos de maior calibre também se situam na adventícia e drenam a parede da traqueia.

■ BRÔNQUIOS

A traqueia é dividida em dois ramos, que formam os brônquios principais (primários), os quais são anatomicamente denominados brônquios principais direito e esquerdo, termos mais adequados, em virtude da diferença física existente entre os dois. O brônquio direito é mais largo e significativamente mais curto que o esquerdo. Ao entrar no hilo do pulmão, cada brônquio principal divide-se em brônquios lobares (brônquios secundários). O pulmão esquerdo é dividido em dois lobos, enquanto o pulmão direito é dividido em três lobos. Por conseguinte, o brônquio direito divide-se em três ramos brônquicos lobares, e o esquerdo, em dois ramos brônquicos lobares, suprindo, cada brônquio, um lobo. O pulmão esquerdo é ainda dividido em oito segmentos broncopulmonares, e o pulmão direito, em 10 desses segmentos. Consequentemente, no pulmão direito, os brônquios lobares dão origem a 10 brônquios segmentares (brônquios terciários), enquanto os brônquios lobares do pulmão esquerdo dão origem a apenas oito brônquios segmentares.

Um brônquio segmentar e o parênquima pulmonar por ele suprido constituem um segmento broncopulmonar. O significado do segmento broncopulmonar no pulmão humano torna-se evidente quando se considera a necessidade de ressecção cirúrgica, que pode ser necessária em certos estados patológicos. Os segmentos, cada um deles com seu próprio suprimento sanguíneo e septos de tecido conjuntivo, constituem subunidades anatômicas, que facilitam a ressecção cirúrgica.

Na sua porção inicial, os brônquios apresentam a mesma estrutura histológica geral que a traqueia. A partir de sua entrada nos pulmões, onde irão constituir os brônquios intrapulmonares, a estrutura da parede brônquica se modifica. Os anéis cartilaginosos são substituídos por placas de cartilagem de formato irregular. As placas cartilaginosas formam um cilindro que envolve toda a circunferência da parede bronquiolar, conferindo-lhes um formato circular ou cilíndrico, que difere do formato ovoide com uma parede posterior achatada, observado na traqueia. À medida que os brônquios se ramificam, seu diâmetro diminui. Consequentemente, as placas de cartilagem tornam-se também menores e menos numerosas. Por fim, as placas desaparecem das regiões em que as vias respiratórias alcançam um diâmetro de aproximadamente 1 mm. Esses ramos menores são denominados bronquíolos.

Os brônquios podem ser identificados pelas suas placas de cartilagem e por uma camada circular de músculo liso.

A segunda mudança observada na parede do brônquio intrapulmonar é a adição de músculo liso, que forma uma camada circular completa em seu entorno. A camada de músculo liso torna-se cada vez mais evidente, à medida que a quantidade de cartilagem diminui. Na porção inicial dos brônquios, o músculo liso é disposto em feixes entrelaçados, formando uma camada contínua. Nos brônquios menores, a camada de músculo liso torna-se descontínua.

Como o músculo liso forma uma camada separada, ou seja, um músculo, a parede do brônquio é, portanto, composta de cinco camadas:

- A mucosa é composta de um epitélio pseudoestratificado similar ao da traqueia. A altura das células, no entanto, reduz à medida que os brônquios diminuem de diâmetro. Nas amostras coradas por H-E, a "membrana basal" é evidente nos brônquios principais, mas diminui abruptamente de espessura e não mais é distinguida nos brônquios secundários. A lâmina própria assemelha-se àquela da traqueia, mas sua espessura é reduzida proporcionalmente ao diâmetro dos brônquios
- A muscular é uma camada contínua de músculo liso nos brônquios maiores. Torna-se mais atenuada e frouxamente organizada nos brônquios menores, em que pode aparecer descontínua, em virtude de sua organização espiralada. A contração do músculo regula o diâmetro da via respiratória
- A submucosa permanece como tecido conjuntivo relativamente frouxo. Nos brônquios maiores, observa-se a existência de glândulas, bem como tecido adiposo
- A camada cartilaginosa consiste em placas de cartilagem descontínuas, que se tornam menores à medida que o diâmetro do brônquio diminui
- A adventícia consiste em tecido conjuntivo moderadamente denso, que é contínuo com o das estruturas adjacentes, tais como a artéria pulmonar e o parênquima pulmonar.

■ BRONQUÍOLOS

Os segmentos broncopulmonares são subdivididos em lóbulos pulmonares. Cada lóbulo é suprido por um bronquíolo. Septos delicados de tecido conjuntivo que separam parcialmente os lóbulos adjacentes podem estar presentes na superfície do pulmão como áreas poligonais de limites imprecisos. Os ácinos pulmonares são pequenas estruturas presentes nos lóbulos. Cada ácino consiste em um bronquíolo terminal, nos bronquíolos respiratórios e nos alvéolos (Figura 19.12 e Prancha 19.4). Por conseguinte, a unidade bronquiolar respiratória é a menor unidade funcional da estrutura pulmonar. Consiste em um único bronquíolo respiratório e nos alvéolos que ele supre.

Estrutura dos bronquíolos

Os bronquíolos são ductos condutores de ar, com 1 mm ou menos de diâmetro. Os bronquíolos maiores representam ramos dos brônquios segmentares. Esses ductos ramificam-se repetidamente, dando origem aos bronquíolos terminais menores, que também se ramificam. Por fim, os bronquíolos terminais dão origem aos bronquíolos respiratórios.

Não há placas de cartilagem nem glândulas nos bronquíolos.

Os bronquíolos de maior diâmetro têm inicialmente um epitélio pseudoestratificado colunar ciliado, que é gradualmente substituído por um epitélio simples colunar ciliado à medida que o ducto se estreita. As células caliciformes ainda estão presentes nos bronquíolos maiores, mas já não são encontradas nos bronquíolos terminais. Uma exceção ocorre nos fumantes e em outros indivíduos expostos a irritantes no ar. Não existem glândulas subepiteliais nos bronquíolos. As placas de cartilagem, que são características dos brônquios, estão ausentes nos bronquíolos. Na verdade, é possível observar pequenas porções de cartilagem, particularmente nos pontos de ramificação. A parede de todos os bronquíolos apresenta uma camada relativamente espessa de músculo liso.

Os bronquíolos pequenos exibem epitélio simples cuboide. Os bronquíolos condutores menores, os bronquíolos terminais, são revestidos por um epitélio simples cuboide, no qual são encontradas células claviformes intercaladas com células ciliadas (Figura 19.13 e Prancha 19.5). O número de células claviformes

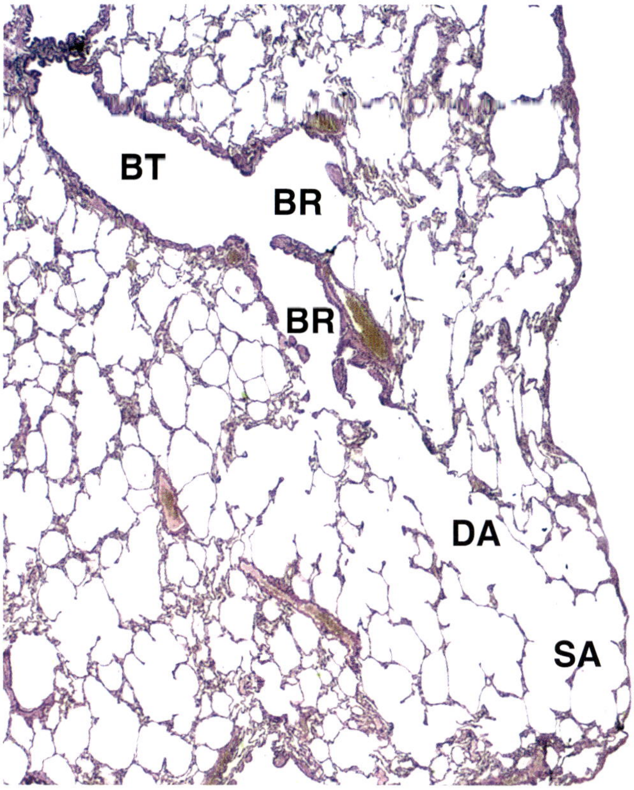

Figura 19.12 Fotomicrografia mostrando a porção respiratória da árvore bronquial. Nesta fotomicrografia, um bronquíolo terminal (*BT*) é mostrado em corte longitudinal, quando se ramifica em dois bronquíolos respiratórios (*BR*). O bronquíolo terminal é a parte mais distal da porção condutora do sistema respiratório e não participa da troca gasosa. O bronquíolo respiratório atua na troca gasosa e constitui o início da porção respiratória da árvore bronquial. Os bronquíolos respiratórios dão origem aos ductos alveolares (*DA*), que são vias respiratórias alongadas, cujas paredes são formadas predominantemente pelos próprios alvéolos que circundam o espaço ductal. Os sacos alveolares (*SA*) são espaços situados na terminação dos ductos alveolares que, de modo semelhante, são circundados por alvéolos. 120×.

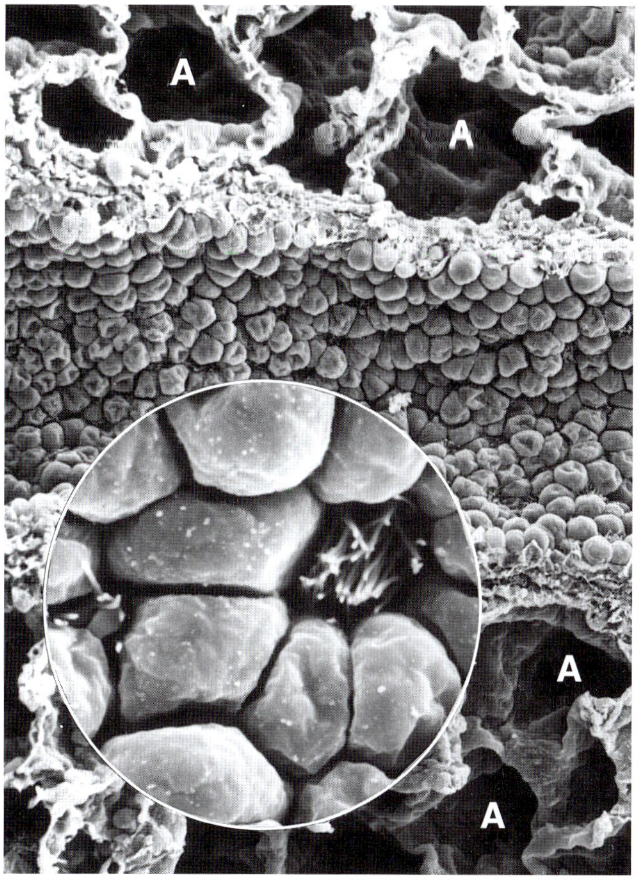

Figura 19.13 Eletromicrografia de varredura de um bronquíolo terminal. Esta fotomicrografia de varredura mostra um corte longitudinal realizado através do bronquíolo terminal e dos alvéolos (*A*) circundantes. Observe que as superfícies apicais das células claviformes não contêm cílios e exibem um aspecto característico em formato de cúpula. 150×. O *detalhe* mostra algumas células claviformes em maior aumento e os cílios de uma célula ciliada vizinha, que são pouco numerosas nesse nível da rede respiratória. Observe que há relativamente poucos cílios nessas pequenas células. 1.200×.

Boxe 19.2

Correlação clínica | Metaplasia escamosa no sistema respiratório

Na **mucosa respiratória** humana, o epitélio pseudoestratificado colunar ciliado pode sofrer transformação em epitélio estratificado pavimentoso. Essa alteração de epitélio colunar para pavimentoso é denominada **metaplasia pavimentosa** ou **escamosa**. Esses tipos de alterações epiteliais (metaplasias) são reversíveis e caracterizam-se por uma transformação de um tipo de célula adulta totalmente diferenciada em um tipo diferente de célula também adulta. Portanto, a proliferação basocelular dá origem a um novo tipo de célula diferenciada. Essas alterações celulares metaplásicas não são caracterizadas como neoplasia, e sim como alterações adaptativas.

A metaplasia escamosa é uma ocorrência normal das porções arredondas e mais expostas das conchas nasais, pregas vocais e em algumas outras regiões.

No entanto, mudanças no caráter do epitélio respiratório podem ocorrer em outros locais de epitélio ciliado, quando o padrão do fluxo de ar é alterado ou quando ocorre fluxo de ar forçado, como na tosse crônica. Em geral, na **bronquite crônica** e na **bronquiectasia**, o epitélio respiratório modifica-se em certas regiões para uma forma estratificada pavimentosa. O epitélio estratificado é mais resistente ao estresse físico e à agressão, mas é menos efetivo para a função das vias respiratórias. Nos fumantes, observa-se uma alteração epitelial semelhante. No início, os cílios das células ciliadas perdem o seu padrão de batimento sincrônico em consequência dos elementos nocivos presentes na fumaça. Em consequência, a remoção de muco fica comprometida. Para compensar, o indivíduo começa a tossir, facilitando, assim, a expulsão do muco acumulado nas vias respiratórias, particularmente na traqueia. Com o passar do tempo, o número de células ciliadas diminui, devido à tosse crônica. Essa redução nas células ciliadas compromete ainda mais o epitélio normal e resulta em sua substituição por epitélio estratificado pavimentoso nos locais afetados das vias respiratórias. Se os fatores (*i. e.*, fumaça de tabaco) que predispõem à metaplasia escamosa não forem eliminados, o epitélio metaplásico pode sofrer transformação maligna. Desse modo, uma das duas formas mais comuns de câncer do sistema respiratório, **carcinoma de células escamosas (espinocelular)**, origina-se de células metaplásicas escamosas.

Boxe 19.3

Correlação clínica | Asma

A **asma** é uma doença inflamatória crônica que acomete as vias respiratórias dos pulmões e é causada por uma combinação de fatores genéticos e ambientais. A doença afeta pessoas de todas as idades, raças e grupos étnicos no mundo inteiro. Caracteriza-se por **obstrução do fluxo de ar** recorrente, que resulta de **inflamação** dos bronquíolos e **constrição** de seus músculos lisos **(broncospasmo)**. Em consequência da obstrução das vias respiratórias, a entrada e a saída de ar dos alvéolos pulmonares são dificultadas, causando sintomas como sibilos, tosse, dispneia e constrição torácica. Nos pacientes com asma, ocorre inflamação da mucosa respiratória, do tecido conjuntivo subjacente e dos músculos lisos dos bronquíolos. Caracteriza-se por infiltração da parede bronquiolar por eosinófilos (em alguns casos, neutrófilos), linfócitos (principalmente células T auxiliares ativadas) e mastócitos. Nos indivíduos com asma, o epitélio bronquiolar é espesso, contém um número aumentado de células caliciformes (produzindo, portanto, mais muco) e apresenta membrana basal espessa, devido ao aumento de fibras colágenas na lâmina reticular (Figura B.19.3.1). A camada de músculo liso também é mais pronunciada e contém várias camadas de células musculares lisas hiperplásicas.

Medicamentos utilizados para o tratamento de pacientes com asma incluem **broncodilatadores** que provocam relaxamento do músculo liso ou **anti-inflamatórios** que suprimem as reações inflamatórias, e modificadores dos leucotrienos que inibem a produção de leucotrienos (mediadores lipídicos ligados à atividade aumentada do músculo liso e da secreção de muco). Os medicamentos para asma são classificados em duas categorias gerais de acordo com o seu tempo de ação no manejo global dessa doença: (1) **medicamentos de alívio rápido**, como os broncodilatadores agonistas beta-adrenérgicos, para reverter a constrição do músculo liso; ou (2) **medicamentos de controle prolongado**, como corticosteroides inalados, broncodilatadores agonistas beta de ação longa e modificadores dos leucotrienos.

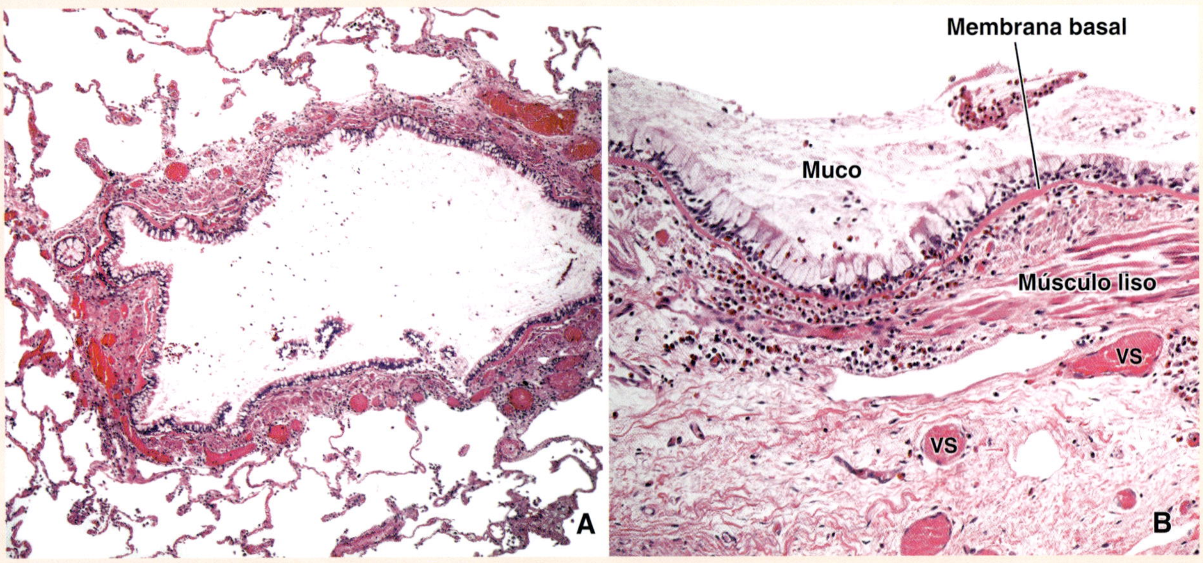

Figura B.19.3.1 Fotomicrografia do pulmão de um paciente com asma brônquica. A. Este corte de pulmão de um paciente com asma mostra um bronquíolo no *centro*, com alvéolos circundantes. A parede bronquiolar está espessa, inflamada e apresenta vasos sanguíneos dilatados. 100×. **B.** Esta fotomicrografia em grande aumento mostra a estrutura do epitélio pseudoestratificado colunar bronquiolar contendo numerosas células caliciformes. O muco presente no lúmen é um produto das células caliciformes. Observe o grande número de eosinófilos (células com citoplasma vermelho), linfócitos e outras células do tecido conjuntivo que infiltraram a lâmina própria e a submucosa do bronquíolo. A membrana basal é espessa e bem-definida. A camada de músculo liso também é espessa, e a adventícia subjacente contém vasos sanguíneos (*VS*) dilatados. 680×. (Cortesia do Dr. Joseph P. Grande.)

aumenta à medida que as células ciliadas diminuem ao longo da extensão do bronquíolo. Observa-se também a existência ocasional de células em escova e células de pequenos grânulos. Há pouco tecido conjuntivo subjacente ao epitélio, além de uma camada de músculo liso disposta circularmente, subjacente ao tecido conjuntivo nas porções condutoras.

As células claviformes são células não ciliadas, que exibem uma projeção característica arredondada ou em formato de cúpula na superfície apical. No MET, apresentam características de células secretoras de proteína (Figura 19.14 e Prancha 19.5). Contêm RER de localização basal bem desenvolvido, um complexo de Golgi lateral ou supranuclear, grânulos secretores de proteína e numerosas cisternas de REL no citoplasma apical. As células claviformes secretam um agente tensoativo, uma lipoproteína que impede a adesão luminal em caso de colapso das paredes das vias respiratórias, particularmente durante a expiração. Além disso, elas produzem uma proteína de 16 kDa, conhecida como proteína secretora das células claviformes (CC16), que é um componente abundante da secreção das vias respiratórias. As doenças pulmonares crônicas, como a **doença pulmonar obstrutiva crônica (DPOC)** e a **asma**, estão associadas a alterações dos níveis da CC16 no líquido das vias respiratórias e no soro. A secreção de CC16 na árvore bronquial diminui durante a lesão pulmonar (devido ao dano das células claviformes), enquanto os níveis séricos de CC16 podem aumentar, devido ao extravasamento através da barreira hematoaérea; portanto, a proteína CC16 pode ser usada como marcador pulmonar mensurável no lavado broncoalveolar e no soro.

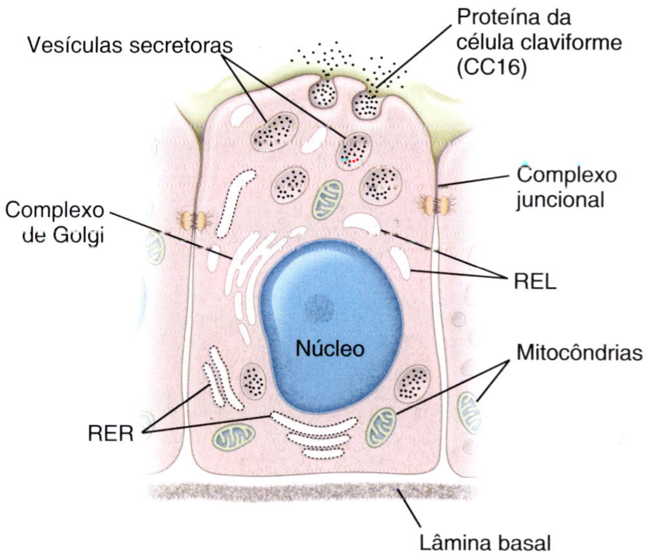

Figura 19.14 Diagrama de uma célula claviforme entre células epiteliais ciliadas bronquiolares. O núcleo é de localização basal. O retículo endoplasmático rugoso (*RER*), o complexo de Golgi e as mitocôndrias localizam-se principalmente na região basal e paranuclear na célula. O retículo endoplasmático liso (*REL*) e as vesículas secretoras situam-se principalmente no citoplasma apical. Duas das vesículas secretoras estão lançando o seu conteúdo na superfície da célula.

Função dos bronquíolos

Os bronquíolos respiratórios constituem a primeira porção da árvore bronquial que possibilita a troca gasosa.

Os bronquíolos respiratórios constituem uma zona de transição no sistema respiratório; eles estão envolvidos tanto na condução de ar quanto na troca gasosa. Apresentam um pequeno diâmetro e são revestidos por epitélio cuboide. O epitélio dos segmentos iniciais dos bronquíolos respiratórios contém tanto células ciliadas quanto células claviformes (ver Figura 19.13). Distalmente, há predomínio de células claviformes. Ocasionalmente, há também células em escova e células granulares de cerne denso ao longo da extensão do bronquíolo respiratório. Os alvéolos, que consistem em evaginações de paredes finas, estão dispersos e estendem-se a partir do lúmen dos bronquíolos respiratórios (ver Figura 19.12). Os alvéolos constituem os locais onde o ar entra e sai do bronquíolo para possibilitar a troca gasosa.

■ ALVÉOLOS

Os alvéolos constituem o local da troca gasosa.

A área de superfície disponível para a troca gasosa é aumentada pelos alvéolos pulmonares. Os alvéolos são os espaços aéreos terminais do sistema respiratório e constituem os verdadeiros locais de troca gasosa entre o ar e o sangue. Cada alvéolo é circundado por uma rede de capilares que coloca o sangue em grande proximidade com o ar inalado dentro do alvéolo. Existem cerca de 150 a 250 milhões de alvéolos em cada pulmão do adulto; sua área total de superfície interna é de aproximadamente 75 m^2, ou seja, aproximadamente o tamanho de uma quadra de tênis. Cada alvéolo tem uma câmara poliédrica de parede fina, de cerca de 0,2 mm de diâmetro, confluente com um saco alveolar (Figura 19.15 e Prancha 19.5):

- Os ductos alveolares são vias respiratórias alongadas, cujas paredes são formadas quase exclusivamente por alvéolos. Observa-se a existência de anéis de músculo liso nos septos interalveolares semelhantes a maçanetas (ver parágrafo seguinte)
- Os sacos alveolares são espaços circundados por grupos de alvéolos. Os alvéolos circundantes abrem-se nesses espaços.

Em geral, os sacos alveolares ocorrem na porção terminal de um ducto alveolar, mas podem, no entanto, ser observados em qualquer ponto ao longo de sua extensão. Os alvéolos são circundados e separados uns dos outros por uma camada de tecido conjuntivo extremamente fina, contendo capilares sanguíneos. O tecido entre os espaços aéreos alveolares adjacentes é denominado septo interalveolar ou parede septal (Figura 19.16).

O epitélio alveolar é composto de células alveolares dos tipos I e II e de raras células em escova.

A superfície alveolar forma uma interface biológica vulnerável, que está sujeita a muitas forças de superfície desestabilizantes e à exposição contínua a partículas, patógenos e toxinas inaladas. O epitélio alveolar é composto de várias células especializadas e seus produtos – algumas das quais desempenham papel defensivo e protetor:

- As células alveolares do tipo I, também conhecidas como *pneumócitos do tipo I*, compreendem apenas 40% das células de revestimento alveolar. Trata-se de células pavimentosas extremamente finas, que revestem a maior parte (95%) da superfície dos alvéolos (ver Figura 19.16). Essas células são unidas entre si e com outras células do epitélio alveolar por zônulas de oclusão (Figura 19.17). As junções formam uma barreira efetiva entre o espaço aéreo e os componentes da parede septal. As células alveolares do tipo I não têm capacidade proliferativa

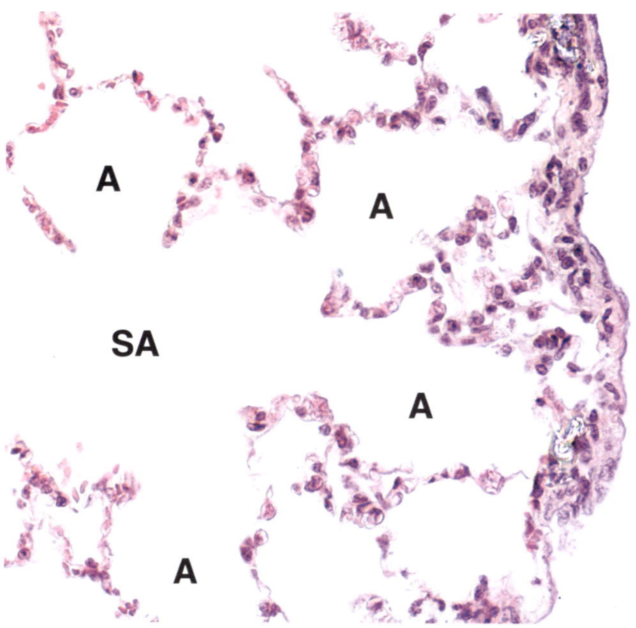

Figura 19.15 Fotomicrografia mostrando um saco alveolar com alvéolos adjacentes. Esta fotomicrografia mostra os componentes terminais do sistema respiratório, ou seja, o saco alveolar (*SA*) e os alvéolos (*A*) circundantes. Os *A* são circundados e separados uns dos outros por uma fina camada de tecido conjuntivo, os septos interalveolares, que contêm capilares sanguíneos. À *direita*, encontra-se a superfície do pulmão, que é coberta pela pleura visceral contendo epitélio simples pavimentoso e uma camada subjacente de tecido conjuntivo. 360×.

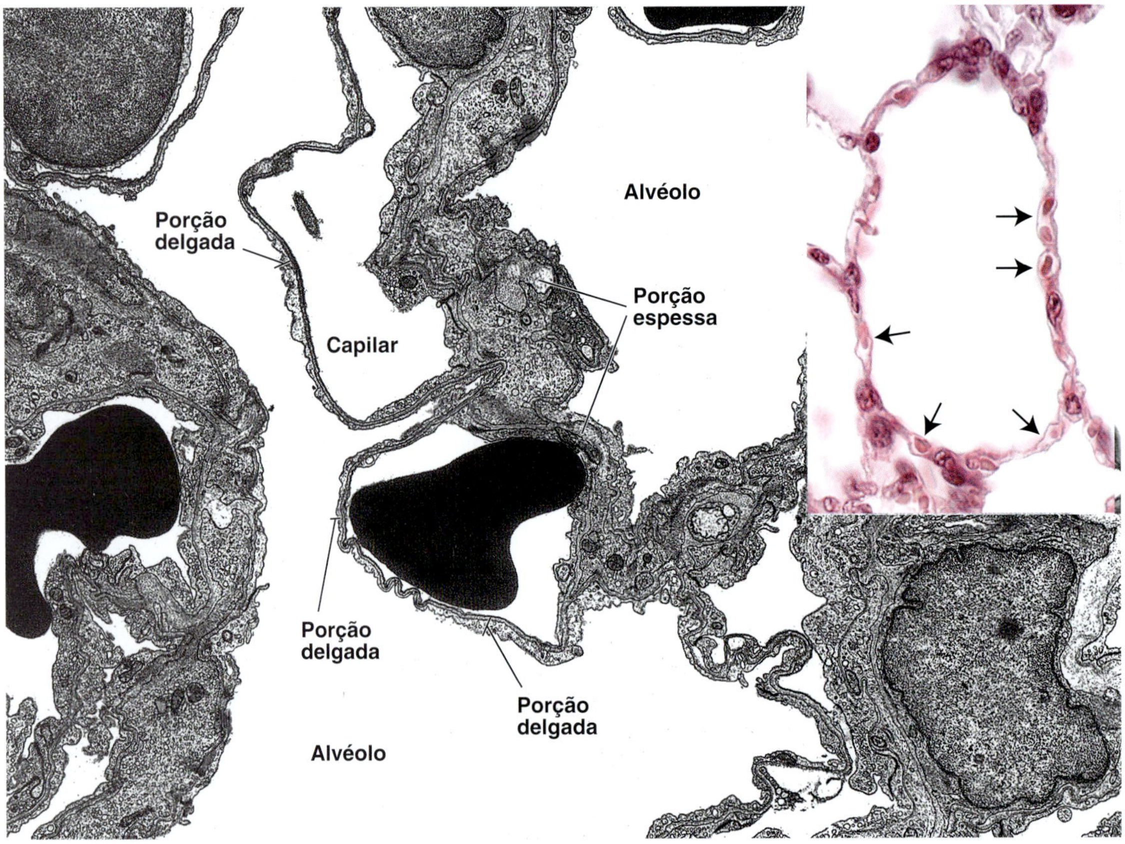

Figura 19.16 Eletromicrografia dos alvéolos pulmonares. Esta eletromicrografia mostra dois espaços alveolares, intercalados por um septo interalveolar contendo capilares, alguns dos quais apresentam eritrócitos. Observe as áreas das porções delgada e espessa do septo interalveolar. Essas áreas são mostradas em maior aumento na Figura 19.21. 5.800×. **Detalhe.** Fotomicrografia de um alvéolo para comparação com a parede alveolar vista em uma eletromicrografia. As *setas* indicam os capilares alveolares contendo eritrócitos. 480×.

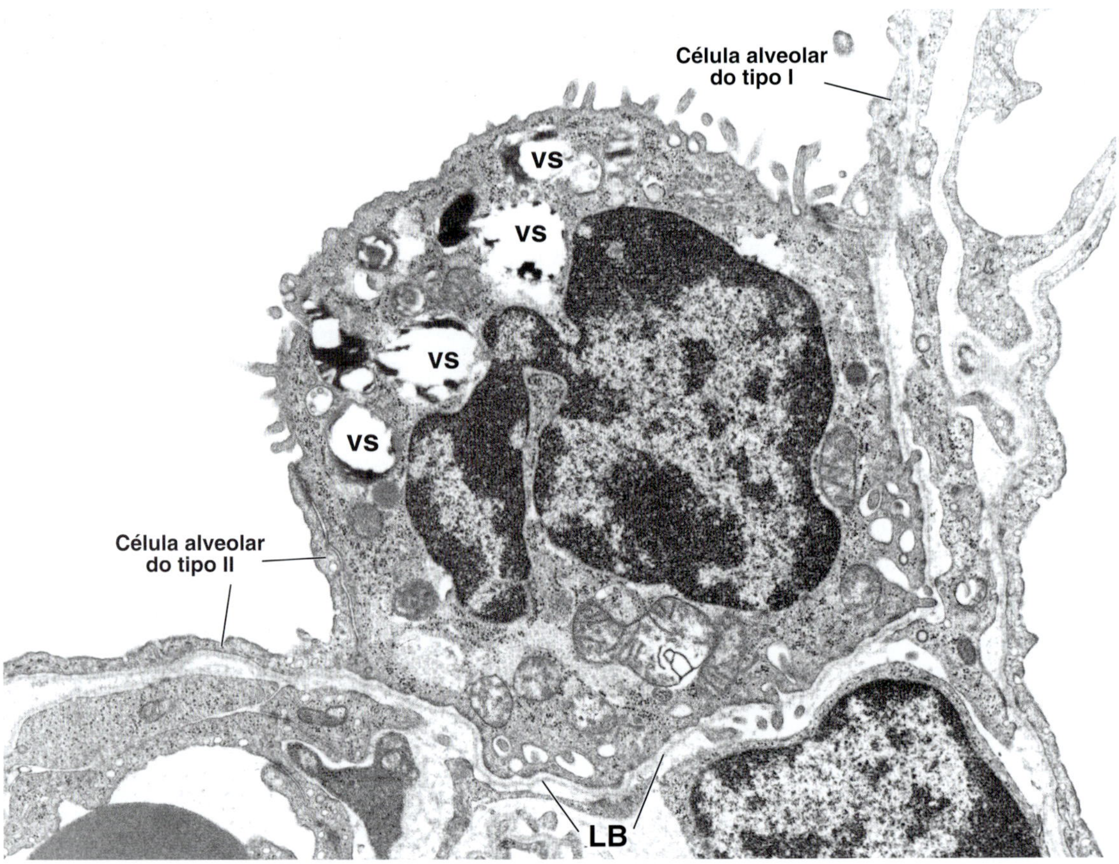

Figura 19.17 Eletromicrografia de uma célula alveolar do tipo II. A célula alveolar do tipo II tem uma superfície apical em formato de cúpula, com várias microvilosidades curtas em sua periferia e um centro apical de contorno relativamente liso. As margens laterais das células estão sobrepostas em grau variável pelas células alveolares do tipo I, que são unidas às células do tipo II por zônulas de oclusão. Ambos os tipos de células repousam sobre a lâmina basal (*LB*). As vesículas secretoras (*vs*) nesta amostra estão, em grande parte, dissolvidas, mas o seu caráter lamelar é mostrado mais adequadamente na Figura 19.18B. 24.000×.

- As células alveolares do tipo II, também denominadas *pneumócitos do tipo II* ou células septais, são células secretoras. Essas células têm formato cuboide e estão intercaladas com as células do tipo I, mas tendem a se concentrar nas junções septais. As células do tipo II representam 60% das células do revestimento alveolar; no entanto, em virtude de seu formato cuboide, cobrem apenas cerca de 5% da superfície aérea alveolar. Como as células claviformes, as células do tipo II tendem a se projetar para dentro dos alvéolos (ver Figura 19.17). Seu citoplasma apical é preenchido com grânulos, que podem ser vistos ao MET (Figura 19.18) como pilhas de lamelas de membrana paralelas, denominados corpos lamelares. São ricas em uma mistura de fosfolipídios, lipídios neutros e proteínas, que são secretados por exocitose, formando um agente tensoativo de revestimento alveolar, denominado surfactante. Além da secreção de surfactante, as células alveolares do tipo II são células progenitoras das células alveolares do tipo I. Com o uso de técnicas de imunofluorescência, é possível visualizar com facilidade a existência de diferenças marcantes na distribuição de ambos os tipos de células alveolares (Figura 19.19). Após lesão pulmonar, elas proliferam e restauram ambos os tipos de células alveolares. A hiperplasia das células alveolares do tipo II constitui um indicador de recuperação e lesão alveolar
- As células em escova também estão presentes na parede alveolar, mas em pequeno número. Atuam como quimiorreceptores que monitoram a qualidade do ar no pulmão.

O surfactante diminui a tensão superficial alveolar e participa ativamente na depuração de substâncias estranhas.

A camada de surfactante produzida pelas células alveolares do tipo II diminui a tensão superficial na interface ar-epitélio. O agente de maior importância para a estabilidade do espaço aéreo é um fosfolipídio específico, denominado dipalmitoilfosfatidilcolina (DPPC), responsável por quase todas as propriedades de redução da tensão superficial do surfactante. A síntese de surfactante no feto ocorre apenas após 35 semanas de gestação e é modulada por vários hormônios, incluindo cortisol, insulina, prolactina e tiroxina. Sem a secreção adequada de surfactante, os alvéolos iriam colapsar a cada expiração sucessiva. Esse colapso ocorre nos prematuros, cujos pulmões não tiveram tempo suficiente para se desenvolver adequadamente e produzir surfactante, podendo resultar em **síndrome de angústia respiratória (SAR) neonatal**. A administração de surfactante exógeno por ocasião do nascimento a prematuros diminui a incidência de SAR. Além disso, a administração pré-natal de corticosteroides a gestantes que correm risco de parto prematuro diminui a taxa de mortalidade neonatal.

As proteínas do surfactante ajudam a organizar a camada de surfactante e modulam as respostas imunes alveolares.

Além dos fosfolipídios, as proteínas hidrofóbicas são necessárias para a estrutura e a função do surfactante. Essas proteínas são as seguintes:

- Proteína do surfactante A (SP-A), a proteína mais abundante do surfactante. A SP-A é responsável pela homeostasia do surfactante (regulação da síntese e da secreção do surfactante pelas células alveolares do tipo II). Além disso, modula as respostas imunes a vírus, bactérias e fungos

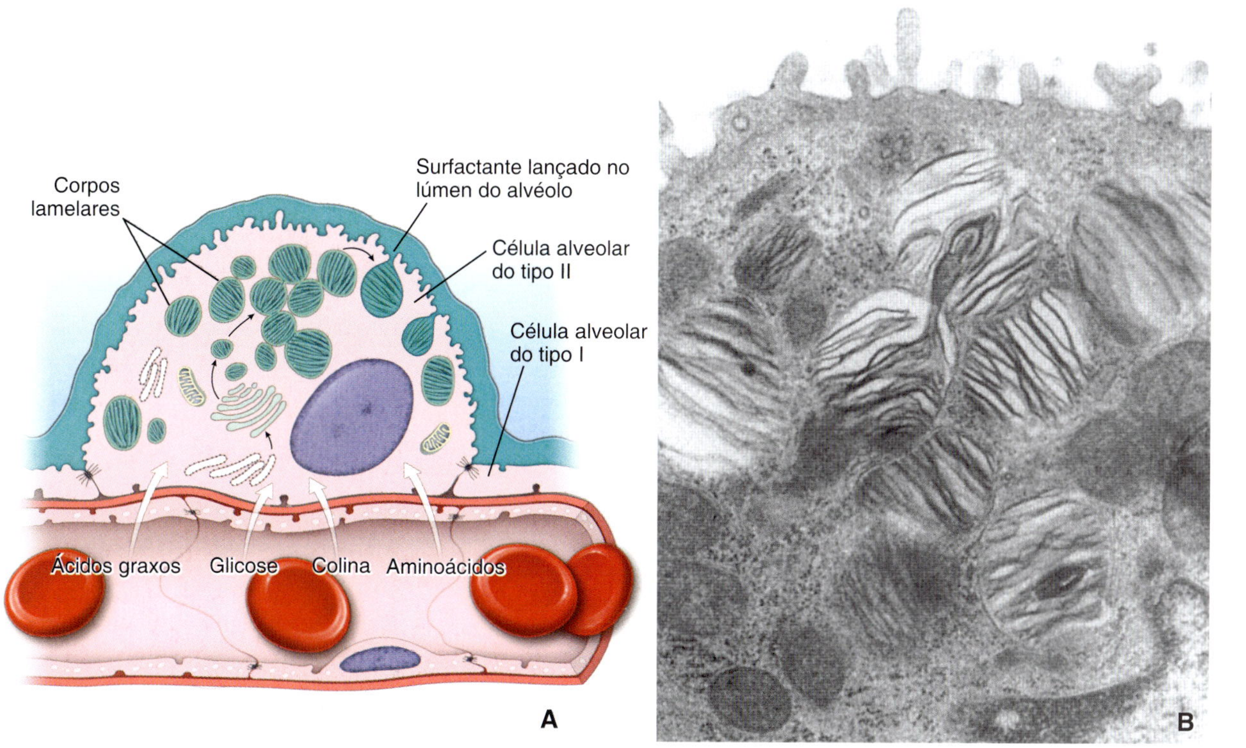

Figura 19.18 Diagrama de uma célula alveolar do tipo II e eletromicrografia dos corpos lamelares. A. O surfactante consiste em mistura oleosa de proteínas, fosfolipídios e lipídios neutros que são sintetizados no retículo endoplasmático rugoso (*RER*) a partir de precursores no sangue. Esses precursores incluem glicose, ácidos graxos, colina e aminoácidos. Os constituintes proteicos do surfactante são produzidos no *RER* e armazenados no citoplasma dentro dos corpos lamelares, que são descarregados no lúmen dos alvéolos. Com a ajuda da proteína do surfactante, o surfactante distribui-se pela superfície das células epiteliais que revestem o alvéolo, formando uma fina película que diminui a tensão superficial. **B.** Eletromicrografia em maior aumento mostrando o padrão lamelar típico das vesículas secretoras das células alveolares do tipo II. Essas vesículas contêm as proteínas precursoras do surfactante pulmonar. 38.000×.

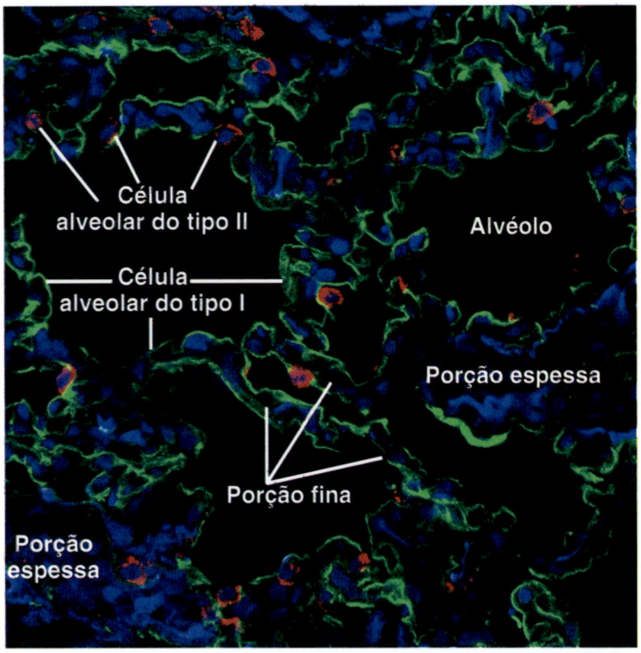

Figura 19.19 Imagem corada por imunofluorescência do corte congelado fixado em formol do pulmão de porco adulto. Esta imagem em grande aumento mostra a distribuição das células alveolares dos tipos I e II na parede alveolar. As células alveolares do tipo I (*verde*) são visualizadas graças a uma técnica de imunofluorescência indireta, que utiliza anticorpos (IgG) policlonais primários de cabra contra o receptor de membrana celular para produtos finais da glicação avançada (RAGE), seguidos por anticorpos secundários anticabra conjugados com o corante fluorescente Alexa Fluor 488. O receptor RAGE é uma proteína transmembrana usada como marcador molecular para as células alveolares do tipo I e está localizado na membrana celular apical. As células alveolares do tipo II (*vermelhas*) são visualizadas com o uso de anticorpos (IgG) policlonais primários de coelho contra a proteína C pró-surfactante, seguidos por anticorpos secundários anticoelho conjugados com corante fluorescente Alexa Fluor 555. A proteína C pró-surfactante é sintetizada pelas células alveolares do tipo II e posteriormente processada em proteína C secretada (SP-C) madura. Observe que 95% da superfície alveolar é coberta por células alveolares do tipo I. Os núcleos foram corados de azul pela coloração DAPI, que reage com o DNA nuclear e exibe fluorescência *azul* sobre o núcleo. Os núcleos nas porções finas dos septos interalveolares pertencem às células alveolares dos tipos I e II e às células endoteliais dos capilares sanguíneos. O acúmulo de macrófagos septais e de outras células do tecido conjuntivo é refletido pelo acúmulo de coloração nuclear nas porções espessas dos septos interalveolares. 840×. (Cortesia do Dr. Atta Behfar e Skylar A. Rizzo, Van Cleve Center for Regenerative Medicine, Mayo Clinic.)

- Proteína do surfactante B (SP-B), uma importante proteína para transformação do corpo lamelar no delgado filme de superfície do surfactante. A SP-B é uma proteína de importância crítica para a organização do surfactante, responsável pela sua adsorção e disseminação na superfície do epitélio alveolar
- Proteína do surfactante C (SP-C), que representa apenas 1% da massa total da proteína do surfactante. Juntamente com a SP-B, a SP-C ajuda na orientação da DPPC dentro do surfactante e na manutenção da película no interior dos alvéolos
- Proteína do surfactante D (SP-D), principal proteína envolvida na defesa do hospedeiro. Liga-se a vários microrganismos (p. ex., bactérias gram-negativas) e aos linfócitos. A SP-D participa na resposta inflamatória local à lesão pulmonar aguda e, juntamente com a SP-A, modula a resposta imune contra vários antígenos inalados.

O septo interalveolar constitui o local da barreira hematoaérea.

A barreira hematoaérea refere-se às células e a produtos celulares através dos quais os gases devem se difundir entre os compartimentos alveolares e capilares. A barreira hematoaérea mais delgada consiste em uma fina camada de surfactante, uma célula epitelial do tipo I e sua lâmina basal e uma célula endotelial capilar e sua lâmina basal. Com frequência, ocorre fusão dessas duas lâminas basais (Figura 19.20). As células e fibras do tecido conjuntivo que podem estar presentes entre as duas lâminas basais ampliam a barreira hematoaérea. Esses dois arranjos produzem uma porção delgada e uma porção espessa da barreira (Figura 19.21). Acredita-se que a maior parte da troca gasosa ocorra através da porção delgada da barreira e que a porção espessa constitua um local em que o líquido tecidual pode acumular-se e até mesmo atravessar o alvéolo. Os vasos linfáticos no tecido conjuntivo dos bronquíolos terminais drenam o líquido que se acumula na porção espessa do septo. Na **pneumonia intersticial** aguda, a ruptura da barreira hematoaérea causada pela lesão das células alveolares do tipo I ou do epitélio endotelial leva à exsudação de proteínas plasmáticas para o espaço alveolar. Em caso de **dano alveolar difuso**, as proteínas plasmáticas exsudadas misturam-se com lipídios e componentes do surfactante pulmonar para formar membranas hialinas, uma estrutura alongada, homogênea, amorfa e eosinofílica que reveste a parede alveolar e impede a troca gasosa normal.

Os macrófagos alveolares removem o material particulado inalado dos espaços aéreos e os eritrócitos do septo.

Os macrófagos alveolares são especiais, pois atuam no espaço aéreo do alvéolo (Figura 19.22). Nos espaços aéreos, "varrem" a superfície e removem o material particulado inalado (p. ex., poeira e pólen). Em decorrência dessa atividade, esses macrófagos são denominados células de poeira. Os macrófagos alveolares, assim como os demais do organismo, são derivados de monócitos sanguíneos e pertencem ao sistema mononuclear fagocítico (ver Capítulo 6, *Tecido Conjuntivo*). Fagocitam os eritrócitos que podem entrar nos alvéolos em situação de insuficiência cardíaca (ver Figura 19.22). Alguns macrófagos ingurgitados passam para a árvore bronquial e são eliminados por deglutição ou expectoração do muco. Macrófagos septais

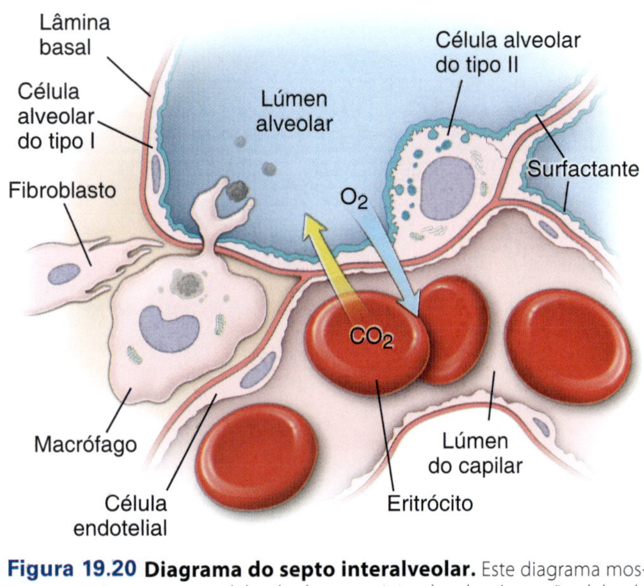

Figura 19.20 Diagrama do septo interalveolar. Este diagrama mostra as porções espessa e delgada do septo interalveolar. A porção delgada forma a barreira hematoaérea e é responsável pela maior parte da troca gasosa que ocorre no pulmão. As *setas* indicam a direção da troca de CO_2 e de O_2 entre o espaço aéreo alveolar e o sangue. A porção espessa do septo interalveolar desempenha importante papel na distribuição do líquido e sua dinâmica. Contém células do tecido conjuntivo. Observe, na porção espessa, um macrófago e seus prolongamentos que se estendem para dentro do lúmen do alvéolo.

estão localizados no tecido conjuntivo dos septos interalveolares; representam uma população de macrófagos alveolares que retornaram de espaços aéreos dos alvéolos ou permaneceram no tecido conjuntivo dos septos interalveolares. Esses macrófagos estão repletos de material fagocitado acumulado e podem permanecer nos septos durante grande parte da vida do indivíduo (Figura 19.23). Na necropsia, os pulmões de habitantes das grandes cidades e os fumantes geralmente apresentam numerosos **macrófagos alveolares** e **macrófagos septais** repletos de partículas de carbono, pigmento antracótico e partículas de sílica birrefringentes semelhantes a agulhas. Os macrófagos alveolares também fagocitam microrganismos infecciosos como *Mycobacterium tuberculosis*, que podem ser reconhecidos nas células em amostras adequadamente coradas. Esses bacilos não são digeridos

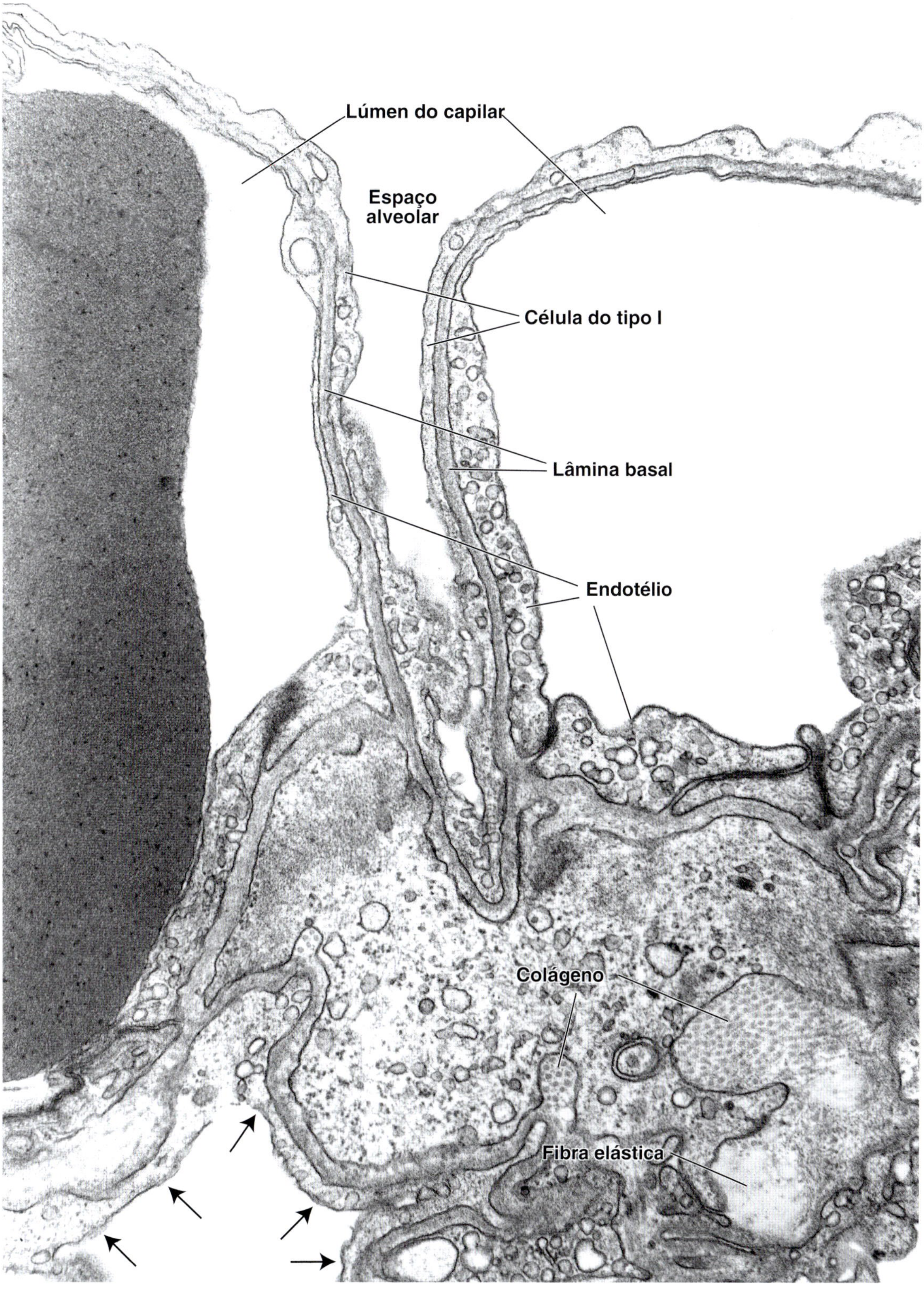

Figura 19.21 Eletromicrografia do septo interalveolar. Esta eletromicrografia em grande aumento mostra a porção delgada da barreira hematoaérea. Essa porção delgada consiste em células alveolares do tipo I, endotélio capilar e lâmina basal, que se fundem e são compartilhados por ambas as células. Na porção espessa, a célula alveolar do tipo I (*setas*) repousa sobre uma lâmina basal e, no lado oposto, sobre o tecido conjuntivo composto de fibrilas colágenas e fibras elásticas. 33.000×.

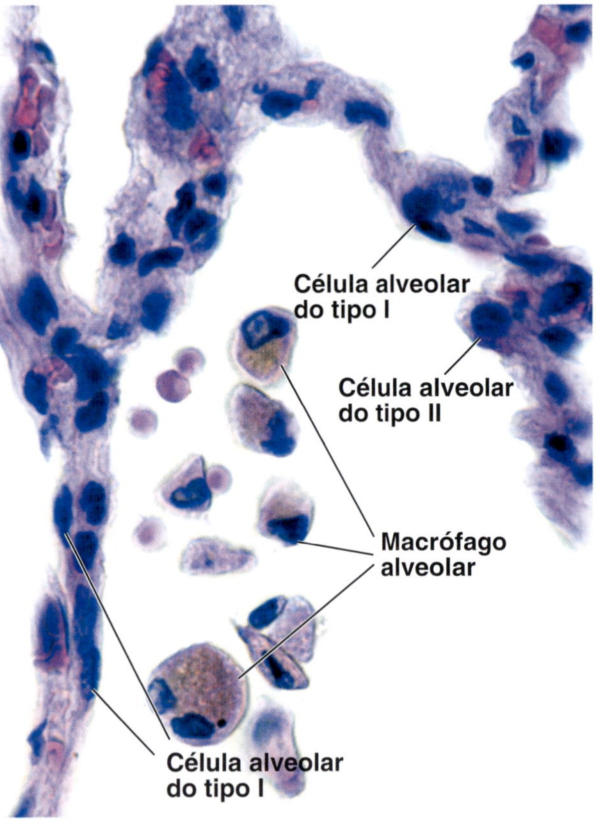

Figura 19.22 Fotomicrografia de alvéolos e macrófagos alveolares. Esta fotomicrografia em grande aumento mostra a estrutura do septo interalveolar e o lúmen de um alvéolo contendo macrófagos alveolares e eritrócitos. O citoplasma dos macrófagos alveolares frequentemente contém o pigmento marrom hemossiderina dos eritrócitos fagocitados. Esses macrófagos repletos de hemossiderina (frequentemente designados como "células da insuficiência cardíaca") são característicos de doenças cardíacas, principalmente da insuficiência ventricular esquerda, que provoca congestão e edema pulmonares. Essas situações patológicas resultam em aumento dos capilares alveolares e em pequenas hemorragias nos alvéolos. 560×.

pelos macrófagos; no entanto, outras infecções ou condições que danifiquem os macrófagos alveolares podem liberar bactérias e, assim, promover tuberculose recorrente. Além disso, evidências recentes sugerem que a apoptose dos macrófagos septais contribui para o desenvolvimento do enfisema.

A circulação de ar colateral através dos poros alveolares possibilita a passagem de ar entre os alvéolos.

Os estudos da estrutura alveolar com o microscópio eletrônico de varredura revelam aberturas nos septos interalveolares, que possibilitam a circulação de ar de um alvéolo para outro. Esses poros alveolares (de Kohn) podem ser de grande importância em algumas condições patológicas, nas quais a doença pulmonar obstrutiva bloqueia a via normal do ar para os alvéolos. Os alvéolos localizados distalmente ao bloqueio podem continuar a ser arejados através dos poros de um lóbulo ou ácino adjacente.

A Figura 19.24 fornece um resumo básico das informações relacionadas com o sistema respiratório.

■ SUPRIMENTO SANGUÍNEO

O pulmão apresenta circulações tanto pulmonar quanto brônquica.

A circulação pulmonar supre os capilares do septo interalveolar e provém da artéria pulmonar que deixa o ventrículo direito do coração. Os ramos da artéria pulmonar seguem o seu percurso juntamente com os brônquios e bronquíolos e transportam sangue até os capilares dos alvéolos. Nos alvéolos, esse sangue é oxigenado e, em seguida, coletado pelos capilares venosos pulmonares que se unem para formar vênulas. Por fim, formam as quatro veias pulmonares que retornam o sangue ao átrio esquerdo do coração. O sistema venoso pulmonar está localizado a certa distância das vias respiratórias na periferia dos segmentos broncopulmonares.

A circulação brônquica, por meio das artérias brônquicas que se ramificam a partir da aorta, supre todo o tecido pulmonar, exceto os alvéolos (*i. e.*, as paredes dos brônquios e bronquíolos e o tecido conjuntivo do pulmão, exceto o septo interalveolar). Os ramos mais finos da árvore arterial brônquica também se abrem nos capilares pulmonares. Por conseguinte, as circulações brônquica e pulmonar se anastomosam na junção entre as vias condutoras e respiratórias. As veias bronquiais drenam apenas o tecido conjuntivo da região hilar dos pulmões. A maior parte do sangue chega aos pulmões por meio das artérias brônquicas e o deixa através das artérias pulmonares.

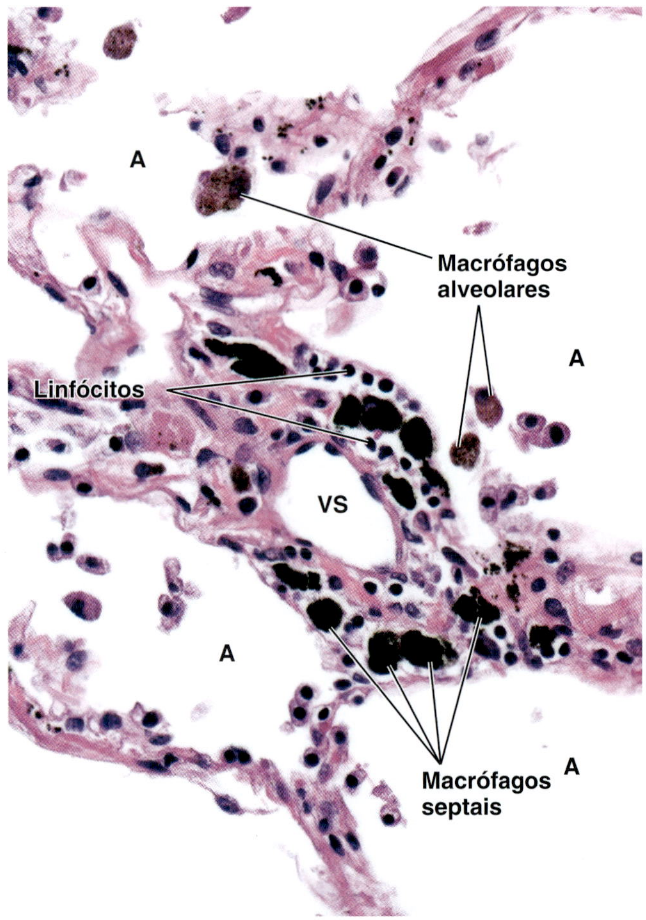

Figura 19.23 Fotomicrografia de macrófagos alveolares e septais. Esta fotomicrografia em grande aumento mostra espaços aéreos alveolares (*A*) circundados por septos interalveolares. O septo no *meio* da fotomicrografia contém um vaso sanguíneo (*VS*) de maior calibre. Os macrófagos que fagocitaram resíduos celulares e poluentes ambientais inalados (p. ex., partículas de poeira, sílica, alcatrão do cigarro e microrganismos) que chegam ao lúmen alveolar migram de volta aos septos interalveolares, onde permanecem durante toda a vida. Esses macrófagos septais são observados aqui como grandes células de formato irregular, repletas de inclusões citoplasmáticas pretas que impedem a identificação do núcleo. Observe que os macrófagos septais são circundados por linfócitos indicando a existência de resposta inflamatória. Os macrófagos alveolares que contêm o pigmento marrom hemossiderina proveniente dos eritrócitos fagocitados também são observados no lúmen dos alvéolos. 560×.

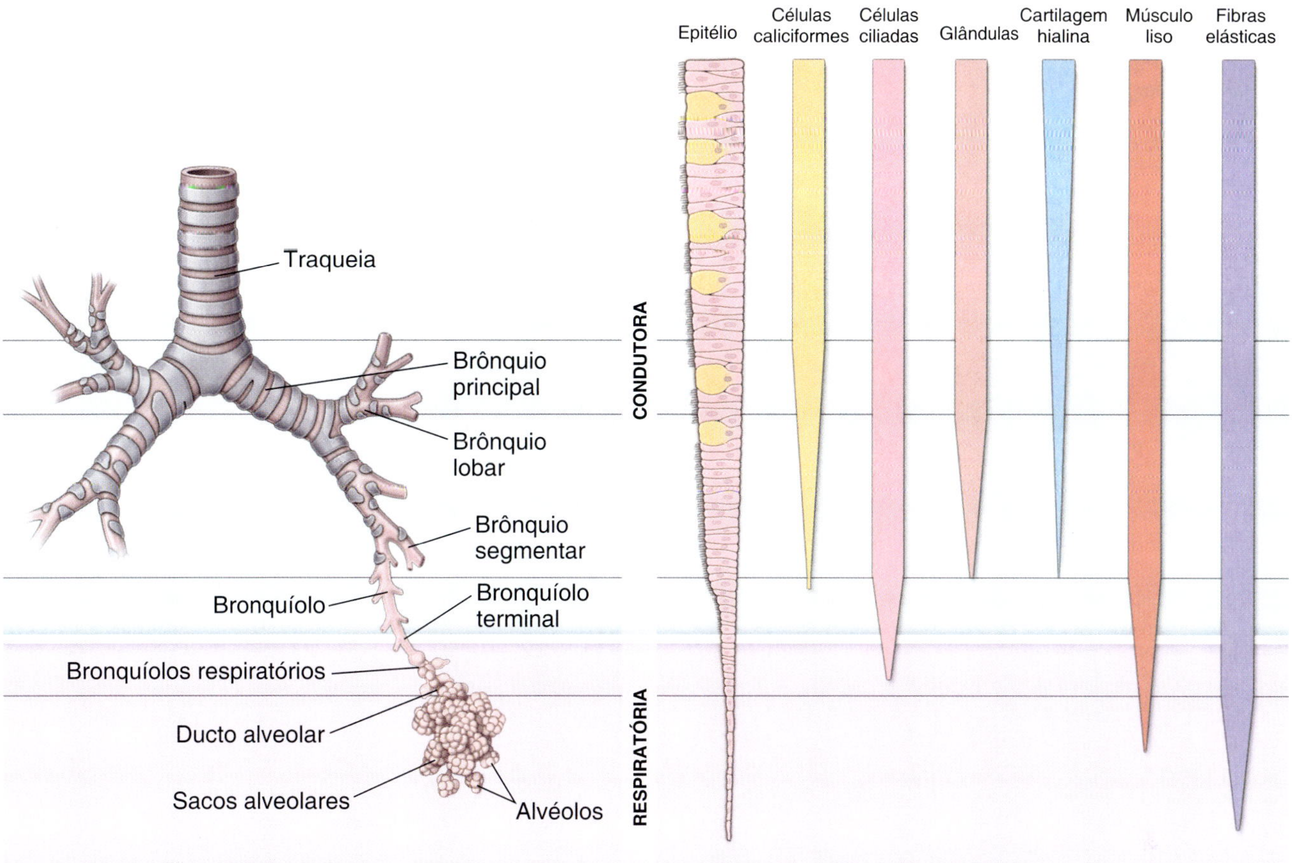

Figura 19.24 **Divisões da árvore bronquial e resumo de suas características histológicas.**

■ VASOS LINFÁTICOS

O duplo suprimento sanguíneo é acompanhado por drenagem linfática dupla dos pulmões. Um conjunto de vasos linfáticos drena o parênquima pulmonar e acompanha as vias respiratórias até o hilo. São encontrados linfonodos ao longo de todo o percurso dos vasos linfáticos maiores. Um segundo conjunto de vasos linfáticos drena a superfície do pulmão e segue o seu trajeto no tecido conjuntivo da pleura visceral, uma serosa de tecido conjuntivo revestido por mesotélio superficial. Ambos os sistemas convergem no hilo. A linfa atravessa vários grupos de linfonodos, incluindo broncopulmonares, traqueobrônquicos e paratraqueais, antes de drenar para o sistema venoso via ducto torácico no lado esquerdo ou tronco linfático direito no lado direito do corpo.

■ NERVOS

A maioria dos nervos que suprem os pulmões não é visível ao microscópio óptico. São componentes das divisões simpática e parassimpática do sistema nervoso autônomo e, por meio da contração do músculo liso em suas paredes, medeiam os reflexos que modificam as dimensões das vias respiratórias (e dos vasos sanguíneos). Além disso, o sistema nervoso autônomo controla a secreção glandular da mucosa respiratória.

Boxe 19.4

Correlação clínica | Fibrose cística

A **fibrose cística (FC, mucoviscidose)** é uma doença pulmonar obstrutiva crônica que acomete crianças e adultos jovens. Trata-se de um distúrbio autossômico recessivo causado por mutação em um gene denominado **regulador da condutância transmembrana da fibrose cística (CFTR)**, localizado no cromossomo 7. O produto desse gene, a **proteína do canal Cl^-**, está envolvido na alteração final do muco e das secreções digestivas, suor e lágrimas. Todas as mutações do gene CFTR resultam em transporte epitelial anormal do Cl^-, que afeta a viscosidade da secreção das glândulas exócrinas. Quase todas as glândulas exócrinas secretam um muco anormalmente viscoso, que provoca obstrução das glândulas e seus ductos excretores.

A evolução da doença é determinada, em grande parte, pelo grau de comprometimento pulmonar. Por ocasião do nascimento, os pulmões são normais. No entanto, a proteína defeituosa dos canais de Cl^- no epitélio brônquico provoca diminuição da secreção de Cl^- e aumento da reabsorção de Na^+ e de água a partir do lúmen (Figura B.19.4.1). Em consequência, a "escada rolante mucociliar" funciona inadequadamente, com consequente acúmulo de uma secreção mucosa viscosa e acentuadamente espessa. A lesão pulmonar é provavelmente iniciada pela obstrução dos bronquíolos. A obstrução bronquiolar bloqueia as vias respiratórias e leva ao espessamento das paredes bronquiolares e a outras alterações degenerativas nos alvéolos. Como os líquidos permanecem aprisionados nos pulmões, os indivíduos com fibrose cística apresentam infecções frequentes do sistema respiratório.

(continua)

Boxe 19.4

Correlação clínica | Fibrose cística (*continuação*)

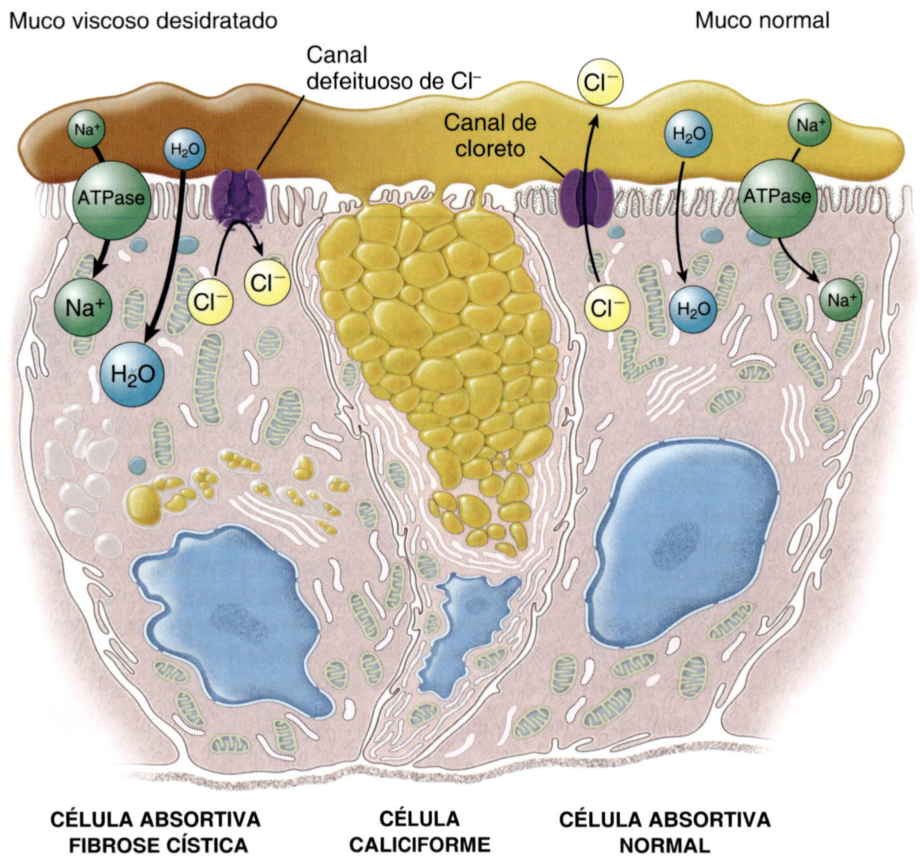

Figura B.19.4.1 Diagrama esquemático da patologia na fibrose cística. Na fibrose cística, as secreções de ânions Cl^- no lúmen da árvore bronquial estão acentuadamente diminuídas, em consequência de defeito ou ausência da proteína dos canais de cloreto. A reabsorção de Na^+ a partir do lúmen da árvore bronquial é então aumentada, causando movimento de água para dentro da célula. Assim, a camada mucosa da árvore bronquial torna-se desidratada e viscosa. A excessiva densidade desse muco dificulta sua remoção pelo mecanismo da "escada rolante" mucociliar, e seu acúmulo provoca obstrução do lúmen da árvore bronquial e, consequentemente, do fluxo de ar.

Boxe 19.5

Correlação clínica | Doença pulmonar obstrutiva crônica e pneumonia

A **doença pulmonar obstrutiva crônica (DPOC)** é uma condição pulmonar caracterizada por obstrução crônica ao fluxo de ar. Já foram reconhecidos vários tipos de DPOC, inclusive **bronquite crônica**, **asma obstrutiva crônica** e **enfisema**. Do ponto de vista clínico, entretanto, a gravidade da DPOC é mais importante que o reconhecimento do subtipo específico.

O **enfisema** é uma condição anormal do pulmão caracterizada por aumento permanente dos espaços aéreos distais ao bronquíolo terminal. Esse aumento é causado pela obstrução crônica do fluxo de ar, frequentemente promovido pelo estreitamento dos bronquíolos. É acompanhado por destruição da parede alveolar (Figura B.19.5.1A). Por conseguinte, há perda significativa da área de superfície para troca gasosa nessa condição. O enfisema é relativamente comum; é encontrado em cerca da metade de todas as necropsias e é facilmente reconhecido. Com frequência, o enfisema é provocado por inalações crônicas de material particulado estranho, como poeira de carvão, fibras têxteis e poeira de construção. Contudo, a causa mais comum é o tabagismo.

A destruição da parede alveolar pode estar associada a uma lise excessiva da elastina e de outras proteínas estruturais nos septos interalveolares. A elastase e outras proteases originam-se de neutrófilos, macrófagos e monócitos pulmonares. Uma doença genética específica, a **deficiência de alfa$_1$-antitripsina**, provoca um tipo particularmente grave de enfisema em indivíduos tanto heterozigotos quanto homozigotos. É geralmente fatal nos homozigotos se não for tratada, mas é possível reduzir a sua gravidade pelo suprimento exógeno do inibidor da enzima.

Pneumonia é um termo geral que descreve inflamação do parênquima pulmonar; é causada frequentemente por vírus ou bactérias e com menor frequência por outros microrganismos. Determinados fármacos (agentes imunossupressores) e doenças autoimunes aumentam o risco de determinados tipos de pneumonia. Apesar do impacto dos antibióticos, pneumonia por *Streptococcus pneumoniae* é muito comum (cerca de 50% dos casos), sobretudo em adultos jovens e de meia-idade. Outras bactérias que frequentemente provocam pneumonia incluem *Haemophilus influenzae*, *Chlamydophila pneumoniae*, *Mycoplasma pneumoniae*, *Staphylococcus aureus* e vários microrganismos gram-negativos.

Pneumonia é contraída mais frequentemente por indivíduos sem distúrbios primários do sistema imune em um ambiente comunitário (**pneumonia adquirida na comunidade** [PAC]). Todavia, pode ser contraída em ambiente hospitalar (**pneumonia nosocomial** ou **hospitalar**) ou pode ser uma infecção oportunista em indivíduos imunocomprometidos.

(*continua*)

Boxe 19.5

Correlação clínica | Doença pulmonar obstrutiva crônica e pneumonia (*continuação*)

No estágio inicial da **pneumonia bacteriana**, os alvéolos são preenchidos por líquido rico em proteína e contendo numerosos microrganismos. A dilatação acentuada dos capilares que circundam os alvéolos é seguida por migração maciça de neutrófilos e eritrócitos para o espaço alveolar (Figura B.19.5.1B). Nesse estágio, a consistência do pulmão se torna firme e sua coloração é vermelha e lembra o fígado; daí a ser, com frequência, denominado **estágio de hepatização vermelha** da pneumonia. No estágio seguinte, os macrófagos fagocitam os neutrófilos fragmentados e outros restos (*debris*) celulares e teciduais. Esse estágio é denominado **estágio de hepatização cinza** – a congestão diminuiu, mas a consistência do pulmão ainda é firme. A seguir, o exsudato alveolar é removido, os espaços alveolares são gradativamente preenchidos com ar e os pulmões recuperam sua função normal.

As infecções respiratórias causadas pelo **coronavírus 2 (SARS-CoV-2)** variam quanto à sua gravidade, de leves (semelhantes ao resfriado comum) a graves (síndrome respiratória aguda grave). O SARS-CoV-2 tem como alvo as células na mucosa nasal, o epitélio brônquico e as células alveolares. Exames de pulmão de necropsias de indivíduos que morreram de infecção por SARS-CoV-2 (covid-19) revelam **dano alveolar difuso** (caracterizado por edema intersticial e alveolar, membranas hialinas compostas por proteínas plasmáticas condensadas que revestem as paredes alveolares, proliferação das células alveolares do tipo II e fibrose intersticial progressiva), acompanhado de considerável **dano vascular** com trombose.

O mecanismo molecular da infecção pelo SARS-CoV-2 é iniciado pela proteína da espícula (*spike*) (S) do vírus, que se liga ao receptor da enzima conversora de angiotensina 2 (ECA2) expresso principalmente das células alveolares do tipo II. Essa ligação ativa a proteína da espícula (*spike*) S do vírus, mediando a entrada do vírus na célula alveolar. Nos estágios mais avançados da infecção pulmonar, o vírus propaga-se nas células endoteliais dos capilares pulmonares e pericitos. Em resposta, ocorre uma reação inflamatória envolvendo a infiltração de monócitos e neutrófilos, que acaba resultando em dano alveolar difuso. A ativação fulminante associada da cascata da coagulação resulta em trombose, embolia pulmonar e infartos pulmonares.

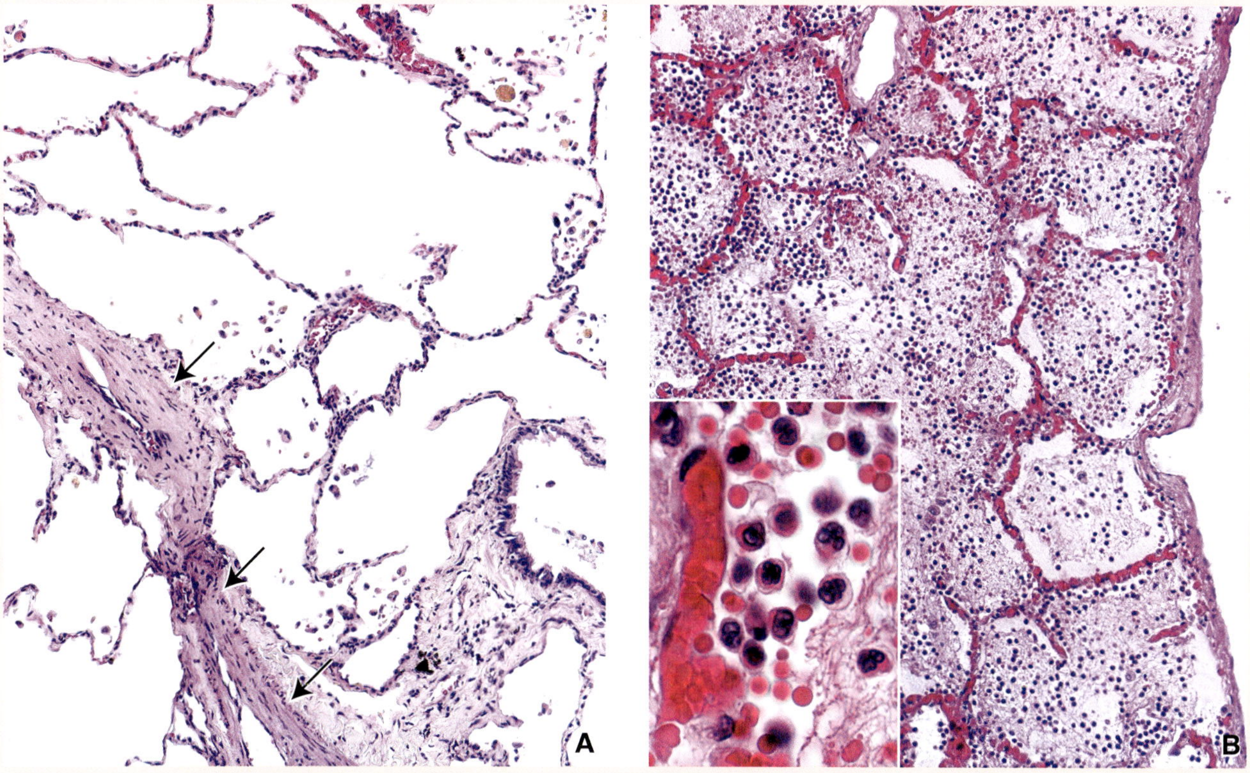

Figura B.19.5.1 Fotomicrografias de enfisema e pneumonia. A. Esta fotomicrografia do pulmão de um indivíduo com enfisema mostra a destruição parcial dos septos interalveolares, resultando em aumento permanente dos espaços aéreos. Observe que as alterações no parênquima pulmonar são acompanhadas de espessamento da parede dos vasos pulmonares (*setas*) e da existência de numerosas células nos espaços aéreos. Essas células são os macrófagos alveolares e são mostradas em maior aumento na Figura 19.22. 240×. **B.** Esta fotomicrografia é do pulmão de um indivíduo nos estágios iniciais da pneumonia aguda (inflamação do pulmão). Observe que os espaços aéreos estão preenchidos com exsudatos contendo leucócitos (principalmente neutrófilos), eritrócitos e fibrina. Os capilares no septo interalveolar estão aumentados e congestionados com eritrócitos. Os patologistas reconhecem esse estágio como estágio de hepatização vermelha da pneumonia. Nesse estágio, a parte afetada do pulmão ao exame macroscópico aparece vermelha (devido aos capilares dilatados), intensa (devido à ausência de espaços aéreos) e pesada (devido à existência de exsudato nos alvéolos). O termo *hepatização* deve-se à semelhança desse tecido com o fígado. 240×. **Detalhe.** Parte do alvéolo em maior aumento. Observe o capilar dilatado e congestionado no septo interalveolar. O espaço aéreo está repleto de neutrófilos e eritrócitos. O canto *inferior da direita* mostra a organização inicial do exsudato intra-alveolar. Observe que a rede de fibrina em desenvolvimento contém neutrófilos aprisionados e vários eritrócitos. 420×.

RESUMO

Sistema respiratório

VISÃO GERAL DO SISTEMA RESPIRATÓRIO

- O **sistema respiratório** consiste em um par de pulmões e em uma série de vias respiratórias que levam o ar para dentro e para fora dos pulmões
- O sistema respiratório desempenha três funções principais: **condução de ar**, **filtração de ar** e **troca gasosa (respiração)**
- A **parte superior do sistema respiratório** (cavidades nasais, seios paranasais, partes nasal e oral da faringe) desenvolve-se a partir da cavidade oral primitiva
- A **parte inferior do sistema respiratório** (laringe, traqueia, brônquios com seus ramos e os pulmões) desenvolve-se da evaginação ventral do endoderma do intestino anterior
- A **porção condutora** do sistema respiratório consiste na porção superior do sistema respiratório, laringe, traqueia, brônquios e a maior parte dos bronquíolos (incluindo os bronquíolos terminais)
- A **porção respiratória** contém os bronquíolos respiratórios, os ductos alveolares, os sacos alveolares e os alvéolos.

CAVIDADES NASAIS

- As duas câmaras das **cavidades nasais** são divididas em **vestíbulo** do nariz (entrada das cavidades nasais), **região respiratória** e **região olfatória**
- A **região respiratória** é revestida pela **mucosa respiratória**, que contém **epitélio pseudoestratificado colunar ciliado**
- O epitélio respiratório é composto de **células colunares** altas com cílios (que promovem o movimento da secreção e de outras partículas na superfície mucosa), **células caliciformes** (que secretam o muco), **células em escova** (que respondem pela inervação sensorial), **células de pequenos grânulos** (células enteroendócrinas que secretam hormônios e citocinas) e **células basais** (que são células-tronco)
- A **mucosa respiratória** aquece, umedece e filtra o ar inspirado. Apresenta uma rica rede vascular na lâmina própria, bem como numerosas glândulas secretoras de muco e glândulas serosas
- A **região olfatória** localizada no teto da cavidade nasal é revestida por um epitélio pseudoestratificado olfatório que não contém células caliciformes
- O **epitélio olfatório** é composto de **células receptoras olfatórias** (neurônios bipolares), **células de sustentação**, **células em escova** e **células basais**
- As **células receptoras olfatórias** contêm cílios apicais imóveis, que dispõem de receptores acoplados à proteína G envolvidos na via de transdução olfatória
- As **glândulas olfatórias (de Bowman)** são glândulas características da mucosa olfatória.

FARINGE E LARINGE

- A **faringe** é uma continuação posterior das cavidades nasais e oral. Atua como uma via de passagem para o alimento para dentro do esôfago e de entrada do ar para dentro da laringe
- A **laringe** é uma conexão entre a faringe e a traqueia. Contém **pregas vocais** que controlam o fluxo de ar através da laringe. Sua vibração produz o som
- A laringe é revestida por **mucosa respiratória**, exceto na superfície luminal das pregas vocais, que é coberta por **epitélio estratificado pavimentoso**.

TRAQUEIA

- A **traqueia** estende-se da laringe até o mediastino, no qual se divide nos dois brônquios principais (primários)
- A parede da traqueia consiste em quatro camadas: a **mucosa** (composta de um epitélio pseudoestratificado ciliado que repousa sobre uma membrana basal espessa), a **submucosa** (tecido conjuntivo denso não modelado), a **camada cartilaginosa** (composta de cartilagens hialinas em formato de C) e a **adventícia** (que une a traqueia às estruturas adjacentes).

BRÔNQUIOS E BRONQUÍOLOS

- A traqueia divide-se nos **brônquios principais (primários) direito e esquerdo**, que entram nos pulmões e ramificam-se extensamente até o nível dos bronquíolos
- Os brônquios são revestidos de **mucosa respiratória** com a mesma composição celular da traqueia. Contêm **placas de cartilagem** e uma camada de **músculo liso**
- Os **bronquíolos** são ramos dos brônquios segmentares com 1 mm ou menos de diâmetro e não contêm placas de cartilagem nem glândulas
- Os menores **bronquíolos terminais** condutores são revestidos de epitélio simples cuboide contendo **células claviformes**. Essas células produzem um agente tensoativo, que impede o colapso das vias respiratórias
- Os **bronquíolos respiratórios** constituem a primeira porção da árvore bronquial que possibilita a troca gasosa.

ALVÉOLOS

- O **bronquíolo respiratório** é um tubo curvo que se divide nos ductos alveolares que levam aos sacos alveolares circundados por grupos de alvéolos
- Os **alvéolos** constituem os espaços aéreos terminais do sistema respiratório. Seus septos são o local de troca gasosa entre o ar e o sangue
- O **epitélio alveolar** é composto de células alveolares (pneumócitos) dos tipos I e II com células em escova ocasionais
- As **células alveolares do tipo I** são células pavimentosas extremamente finas, que revestem 95% da superfície alveolar e que formam a barreira entre o espaço aéreo e a parede septal
- As **células alveolares do tipo II** são células secretoras que produzem e secretam o surfactante, que reduz a tensão superficial nos alvéolos. Contêm corpos lamelares característicos visíveis na microscopia eletrônica
- O **septo interalveolar** atua como uma **barreira hematoaérea**. Consiste em uma camada delgada de surfactante, uma célula epitelial do tipo I com sua lâmina basal e uma célula endotelial com sua lâmina basal. Com frequência, essas duas lâminas basais se fundem
- Existem **macrófagos alveolares** e **septais** nos espaços aéreos alveolares e no tecido conjuntivo septal, respectivamente.

SUPRIMENTO SANGUÍNEO, INERVAÇÃO E DRENAGEM LINFÁTICA

- O pulmão tem circulações tanto pulmonar quanto brônquica
- A **circulação pulmonar** fornece sangue por meio de ramos da artéria pulmonar até a rede de capilares que circunda os alvéolos para oxigenação. O sangue é coletado por capilares venosos pulmonares que finalmente formam as veias pulmonares
- A **circulação brônquica**, por meio das artérias brônquicas, supre as paredes dos brônquios, bronquíolos e tecido conjuntivo remanescente do pulmão
- Os **nervos autônomos** acompanham os ramos das artérias pulmonares e inervam o músculo liso dos vasos sanguíneos, a árvore bronquial e a mucosa respiratória
- Uma **drenagem linfática** dupla dos pulmões acompanha paralelamente o duplo suprimento sanguíneo. Com frequência, observa-se um acúmulo de tecido linfático associado aos brônquios (**BALT**) e linfonodos próximo dos grandes brônquios.

PRANCHA 19.1 ■ Mucosa olfatória

A **mucosa olfatória** está localizada no teto e parte das paredes da cavidade nasal. Seu epitélio pseudoestratificado é mais espesso que o epitélio não sensorial e atua como receptor para o olfato. O epitélio olfatório consiste em **células olfatórias, células de sustentação (sustentaculares), células basais** e **células em escova**.

As células olfatórias são neurônios bipolares. O ápice da célula é expandido dentro da vesícula olfatória, a partir da qual cílios imóveis, que são efetivamente receptores, estendem-se até a superfície. A base da célula afila-se em um prolongamento axônico, que penetra na lâmina própria e une-se a axônios de outras células receptoras, formando o nervo olfatório. A existência de grandes células de Schwann cuboides constitui uma característica proeminente desses axônios, conferindo ao nervo um aspecto incomum.

As células de sustentação são colunares e têm microvilosidades apicais. Fixam-se a células receptoras por meio de junções de adesão e fornecem suporte mecânico e metabólico às células olfatórias. As células basais são células-tronco a partir das quais as células olfatórias e de sustentação se diferenciam. As células em escova são do mesmo tipo encontrado no epitélio respiratório não sensitivo.

A lâmina própria é diretamente contígua com o periósteo. Contém numerosos vasos sanguíneos e linfáticos, nervos não mielinizados e mielinizados e **glândulas olfatórias (de Bowman)**. Trata-se de glândulas serosas tubuloalveolares, cuja secreção aquosa atua como armadilha e solvente para substâncias odorantes e que lava continuamente a superfície olfatória.

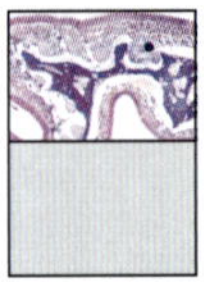

Mucosa olfatória, cavidade nasal, ser humano, Azan, 75×.

Esta fotomicrografia de orientação em pequeno aumento mostra parte da parede da cavidade nasal. A **mucosa olfatória** (*MO*), o etmoide (*ET*) adjacente e as células etmoidais (*CE*) estão indicados. A mucosa olfatória está diretamente fixada ao tecido ósseo; não há submucosa nessa região. No entanto, nesta amostra, a mucosa aparece separada do tecido ósseo, devido à retração, um artefato frequentemente observado em interfaces de tecidos duros e moles. O **epitélio olfatório** (*EpO*) é pseudoestratificado, à semelhança do epitélio respiratório; no entanto, é caracteristicamente mais espesso. Observe o **epitélio respiratório** (*EpR*) incluído na *parte inferior à direita* da fotomicrografia. A característica mais útil para a identificação da mucosa olfatória é a existência, no tecido conjuntivo da mucosa, de numerosos nervos (*n*) não mielinizados de grande calibre. Observe que a mucosa respiratória adjacente carece de nervos e exibe uma escassez relativa de glândulas. **Glândulas olfatórias (de Bowman)** (*GB*) são também características da mucosa olfatória. Também são visíveis alguns vasos sanguíneos (*i. e.*, artérias [*a*] e veias). Vale mencionar que a mucosa respiratória adjacente não tem nervos e existe escassez relativa de glândulas.

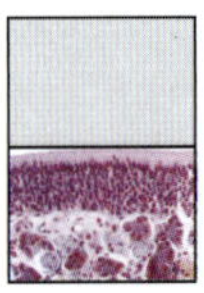

Mucosa olfatória, cavidade nasal, ser humano, Azan, 375×.

Neste maior aumento, com base na localização e aparência do núcleo, bem como em certas características do citoplasma, é possível distinguir os três principais tipos de células do epitélio olfatório. Observe que os núcleos das **células de sustentação** (*CS*) estão dispostos em uma única camada, são relativamente densos e estão localizados mais próximo da superfície epitelial. As células sustentaculares são cilíndricas e estendem-se da membrana basal até a superfície da camada epitelial. Os corpos celulares das **células receptoras olfatórias** (*CO*) localizam-se imediatamente abaixo dessa camada; ficam em diferentes níveis na espessura do epitélio. O exame cuidadoso dos núcleos dessas células neuronais bipolares revela que elas contêm mais eucromatina que os núcleos das células de sustentação e, com frequência, exibem vários nucléolos. Nesta preparação, os nucléolos são vistos como pequenos corpos arredondados de cor vermelha. Em alguns casos, particularmente quando ocorre retração do tecido, pode-se observar o fino prolongamento dendrítico afilado que se estende até a superfície olfatória. De modo semelhante, é possível observar, algumas vezes, um prolongamento axônico que se estende em direção basal. As **células basais** (*CB*) consistem no tipo menos numeroso de células principais. Caracterizam-se pelos seus pequenos núcleos esféricos e citoplasma escasso. Estão irregularmente espaçadas e próximas da membrana basal. Observe que a mucosa olfatória, diferentemente da mucosa respiratória, é desprovida de células caliciformes.

A **lâmina própria** contém numerosos vasos sanguíneos (capilares [*c*], veias [*v*]), vasos linfáticos, nervos olfatórios (*n*) e glândulas olfatórias (de Bowman) (*GB*). As **glândulas de Bowman** são do tipo tubuloalveolar ramificado e exibem um lúmen muito pequeno (*setas*). Os ductos glandulares emergem da porção secretora da glândula em grande proximidade com o epitélio suprajacente (*ponta de seta*), atravessam o epitélio e liberam suas secreções na superfície. Os ductos são muito curtos, o que dificulta a sua identificação. Os prolongamentos axônicos (*PA*) das células olfatórias são muito finos e só se tornam evidentes na lâmina própria. No entanto, após serem embainhados pelas células de Schwann, formam os nervos olfatórios proeminentes. Os núcleos nos nervos olfatórios representam núcleos das células de Schwann (*CSc*).

a, Artéria
c, Capilar
CB, Células basais
CE, células etmoidais
CO, Células olfatórias
CS, Núcleos das células de sustentação
CSc, Núcleos das células de Schwann
EpO, Epitélio olfatório
EpR, Epitélio respiratório
ET, Etmoide
GB, Glândulas de Bowman
MO, Mucosa olfatória
n, Nervos olfatórios
PA, Prolongamento axônico
v, Veia
Ponta de seta, Ducto de uma glândula de Bowman entrando no epitélio
Setas, Lúmen das glândulas de Bowman

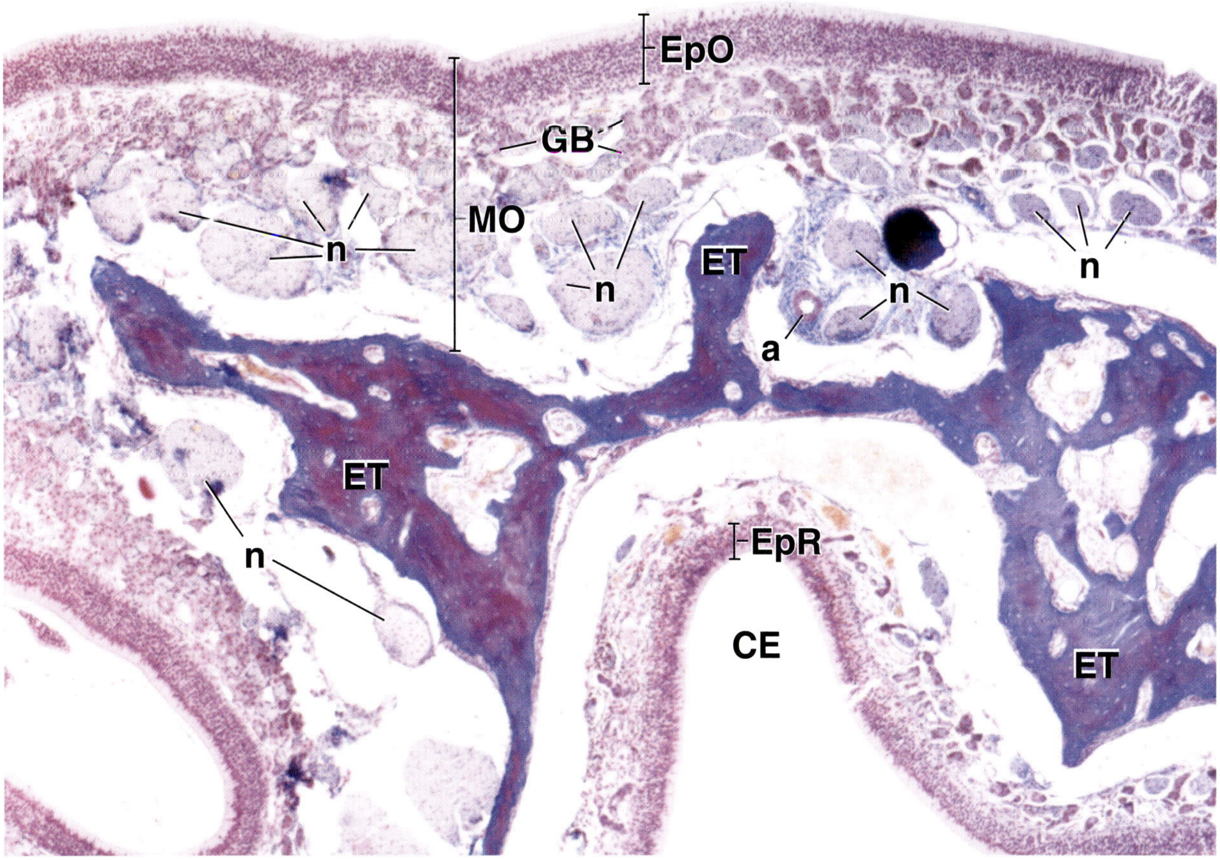
EpO
GB
MO
n
n
ET
n
n
a
ET
n
EpR
CE
ET

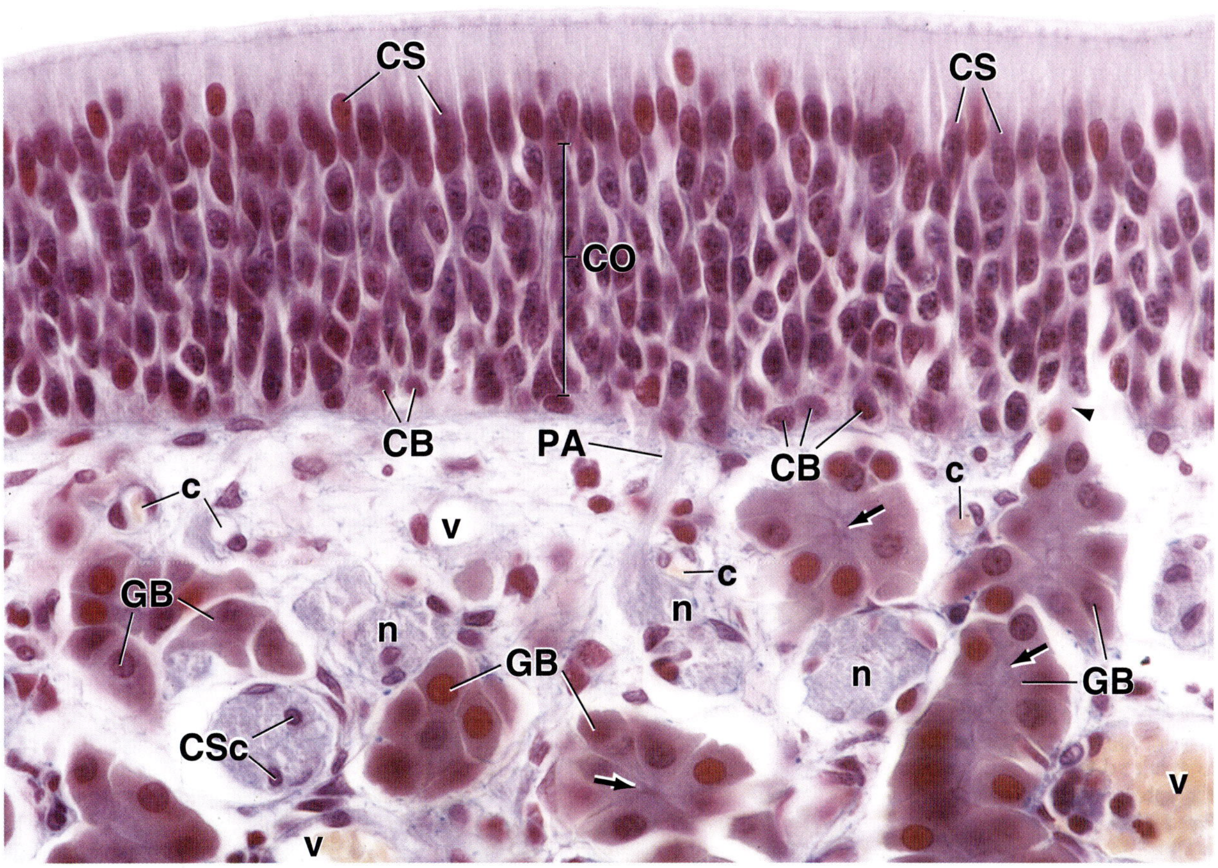
CS
CS
CO
CB
PA
CB
c
c
v
c
GB
n
n
n
GB
GB
CSc
v
v

PRANCHA 19.2 ■ Laringe

A **laringe** é a via de passagem para o ar entre a parte oral da faringe e a traqueia que funciona na produção do som. Consiste em um arcabouço cartilaginoso, no qual estão inseridos músculos tanto extrínsecos quanto intrínsecos. O epitélio da superfície mucosa varia de pseudoestratificado a estratificado pavimentoso em regiões sujeitas à abrasão pela corrente de ar. Os músculos movem as cartilagens umas em relação às outras, aumentando ou diminuindo, assim, a abertura da rima da glote e aumentando ou diminuindo a tensão nas pregas (cordas) vocais. Dessa maneira, são geradas vibrações de diferentes comprimentos de onda durante a passagem do ar que levam à produção de som.

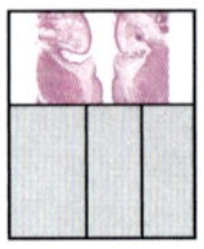

Laringe, macaco, hematoxilina e eosina (H-E), 15×.

As **pregas vocais** são estruturas semelhantes a cristas, orientadas em sentido anteroposterior (ventrodorsal). Em cortes frontais, as pregas vocais (*PV*) são vistas em corte transversal, como observado aqui. As duas pregas vocais e o espaço entre elas constituem a glote. Imediatamente acima de cada prega vocal há um recesso alongado, denominado **ventrículo** (*V*), e acima do ventrículo existe outra crista, denominada **prega ventricular** (*PVn*). Algumas vezes, observa-se a corda vocal falsa. Abaixo e lateralmente às pregas vocais estão os músculos vocais (*MV*). Na prega vocal há uma quantidade considerável de material elástico, embora ele não costume ser evidente nas preparações de rotina coradas por H-E. Esse material elástico faz parte do ligamento vocal e suas fibras estão orientadas anteroposteriormente na substância da prega vocal. O ligamento vocal desempenha importante papel na fonação.

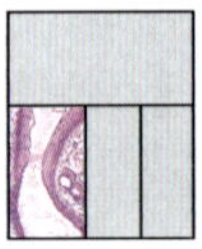

Pregas ventriculares e vocais, laringe, macaco, H-E, 160×.

As superfícies de uma **prega vocal** e a prega ventricular voltada para ela no *retângulo 1* na *figura superior* estão giradas em 90° no sentido horário e mostradas em maior aumento nesta figura. Em suas porções mediais, ambas são revestidas por **epitélio estratificado pavimentoso** (*EEP*). Nesta imagem, o contato entre as superfícies é considerável. Suas superfícies laterais são revestidas por **epitélio estratificado colunar** (*EEC*). O contato entre essas superfícies é menos resistente. Observa-se a existência de pequenas glândulas (*Gl*) na lâmina própria da mucosa laríngea.

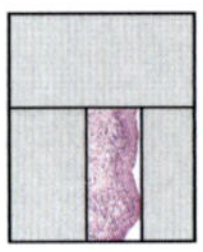

Cavidade infraglótica, laringe, macaco, H-E, 160×.

O *retângulo 2 na figura superior* é mostrado em maior aumento nesta figura. Essa área da laringe abaixo dos ventrículos e da rima da glote comunica-se com a traqueia e é denominada *cavidade infraglótica*. Mostra a junção entre o **epitélio estratificado pavimentoso** (*EEP*), com suas células superficiais planas, e o **epitélio estratificado colunar** (*EEC*), com suas células superficiais colunares. A lâmina própria consiste em tecido conjuntivo frouxo no qual são observadas glândulas (*Gl*).

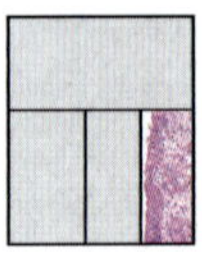

Cavidade infraglótica, laringe, macaco, H-E, 160×.

O epitélio da cavidade infraglótica da laringe logo abaixo da porção mostrada na *figura superior* modifica-se novamente, dando origem ao **epitélio pseudoestratificado colunar ciliado** (*EPEC*) mostrado aqui. Observe os cilindros de citoplasma que indicam claramente o formato colunar das células superficiais. Na *parte superior* da figura, o epitélio é estratificado colunar; na *parte inferior*, é pseudoestratificado colunar. Não é fácil a distinção entre esses dois epitélios a partir do exame de uma única amostra, como aquela mostrada aqui. Para um preciso diagnóstico, é necessária a observação de várias amostras cortadas em planos diferentes. Informações adicionais podem ser obtidas pela verificação da existência típica de cílios no epitélio pseudoestratificado colunar, que é ciliado. Embora não seja evidente nas fotomicrografias, observe que o epitélio estratificado colunar apresenta distribuição muito limitada, ocorrendo geralmente entre o epitélio estratificado pavimentoso e alguns outros tipos de epitélios (p. ex., pseudoestratificado colunar aqui ou simples colunar na junção anorretal; Prancha 17.11). A lâmina própria consiste em tecido conjuntivo frouxo muito celularizado e também apresenta algumas glândulas (*Gl*).

EEC, Epitélio estratificado colunar
EEP, Epitélio estratificado pavimentoso
EPEC, Epitélio pseudoestratificado colunar
Gl, Glândulas
MV, Músculos vocais
PV, Pregas vocais
PVn, Pregas ventriculares
V, Ventrículos

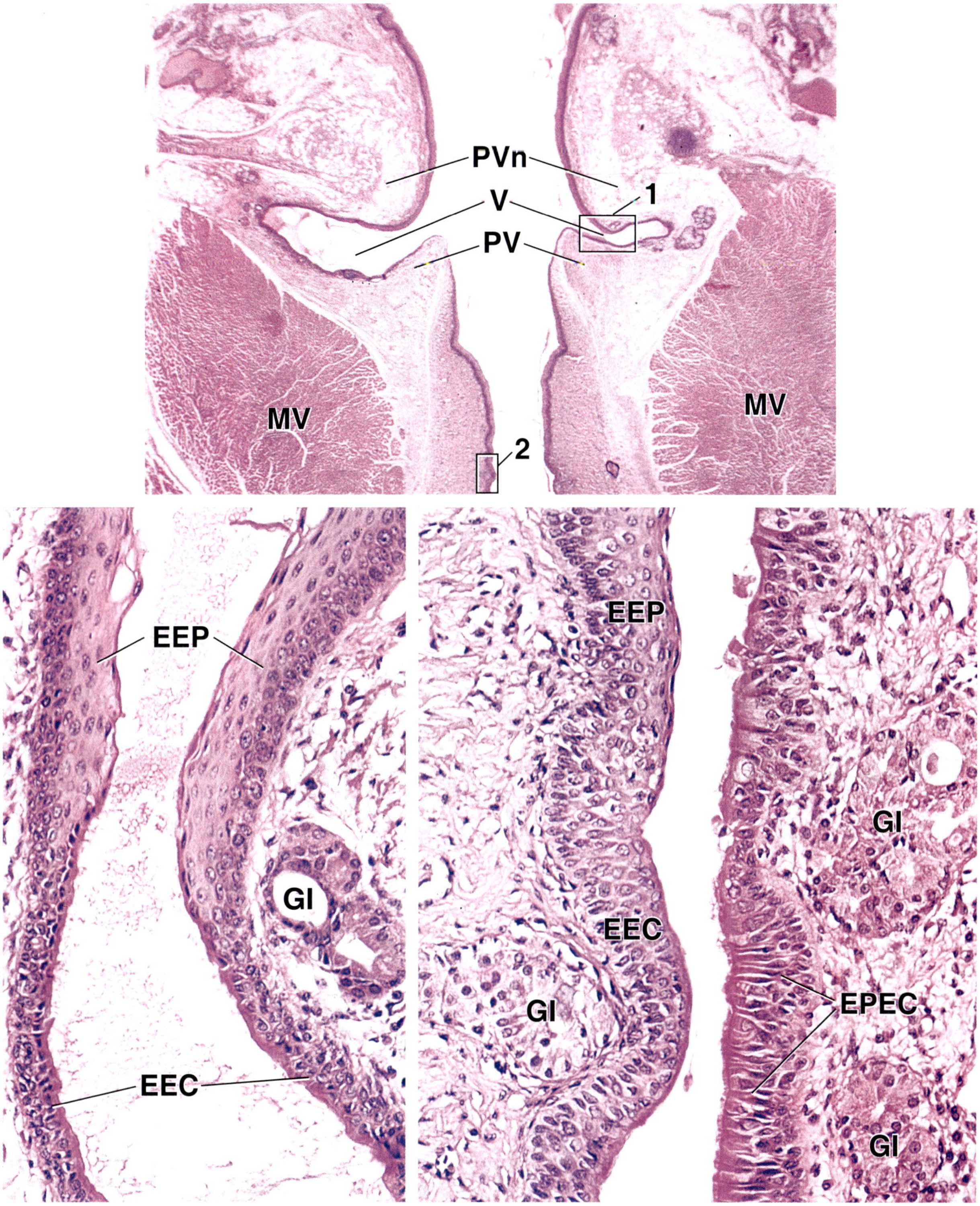
PVn
V
1
PV
MV
MV
2
EEP
EEC
GI
EEP
EEC
GI
GI
EPEC
GI

PRANCHA 19.3 ■ Traqueia

A **traqueia** é um tubo curto de cerca de 2,5 cm de diâmetro e aproximadamente 10 cm de comprimento. Estende-se a partir da laringe até aproximadamente metade do tórax, em que se divide nos dois brônquios principais (**brônquios primários**). Sua principal função consiste em servir de conduto para o ar. O lúmen da traqueia é mantido aberto por uma série de cartilagens hialinas em formato de C, que são empilhadas umas sobre as outras formando uma estrutura de sustentação. O tecido fibroelástico e o músculo liso (o **músculo traqueal**) fazem uma ponte entre as extremidades livres das cartilagens na borda posterior da traqueia, adjacente ao esôfago. A traqueia e os brônquios principais são revestidos por epitélio respiratório (pseudoestratificado colunar ciliado) típico.

Logo que entram nos pulmões, os brônquios principais ramificam-se, dando origem aos **brônquios lobares (brônquios secundários)**, que suprem os dois lobos do pulmão esquerdo e os três lobos do pulmão direito. No interior do pulmão, as peças de cartilagens em formato de C são substituídas por placas cartilaginosas que circundam totalmente os brônquios.

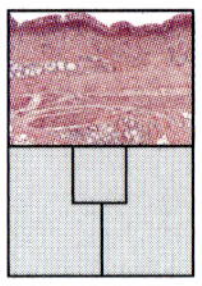

Traqueia, ser humano, hematoxilina e eosina (H-E), 90×.

Esta fotomicrografia em pequeno aumento da parede posterior da traqueia humana mostra o **epitélio** (*Ep*) **pseudoestratificado colunar ciliado** apoiado sobre uma **membrana basal** (*MB*) bem desenvolvida. Esta, no entanto, consiste em fibras colágenas densamente compactadas, o que, na realidade, a caracteriza como uma camada reticular acentuadamente espessa e densa e, portanto, é parte da lâmina própria. É particularmente distinta na traqueia humana e pode sofrer espessamento resultante de irritação crônica, como ocorre nos fumantes. Numerosas células caliciformes (*cc*) são evidentes como espaços ovoides claros no epitélio respiratório. Uma **lâmina própria** (*LP*) fina e uma submucosa (*SM*) espessa e densa estão localizadas subjacentes ao epitélio respiratório. São observadas glândulas (*Gl*) seromucosas em ambos os lados do **músculo traqueal** (*MT*). Este separa a traqueia do esôfago, é formado por fibras musculares lisas e preenche os intervalos entre as extremidades posteriores das cartilagens traqueais em formato de C (não mostradas). Também há tecido adiposo (*Ad*) na submucosa entre o esôfago e a traqueia.

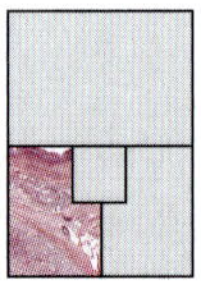

Traqueia, ser humano, H-E, 65×.

Esta fotomicrografia mostra a parede da traqueia em uma das extremidades da cartilagem traqueal (*CT*) em formato de C. Nessa região, o **epitélio** (*Ep*) **pseudoestratificado colunar ciliado** exibe menor quantidade de células caliciformes em comparação com a figura anterior. No entanto, a **membrana basal** (*MB*) é evidente, assim como a **lâmina própria** (*LP*) e a **submucosa** (*SM*) da traqueia. Mais uma vez, glândulas (*Gl*) seromucosas são evidentes abaixo da submucosa. As extremidades dos feixes do músculo traqueal (*MT*) estão orientadas na direção da linha média posterior das glândulas. Observa-se um pequeno nódulo linfático (*NL*) adjacente à extremidade de um dos feixes. O tecido adiposo (*Ad*) é abundante no tecido conjuntivo entre o músculo traqueal e a parede do esôfago (não mostrada nesta figura).

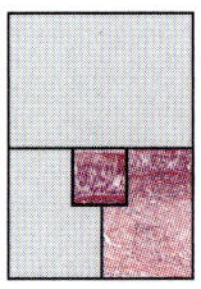

Traqueia, ser humano, H-E, 250×; detalhe, 500×.

Nesta fotomicrografia em maior aumento da parede traqueal e no *detalhe,* estão particularmente bem demonstrados os cílios do **epitélio** (*Ep*) **pseudoestratificado colunar**. No citoplasma apical das células epiteliais, vê-se também a linha densa formada pelos corpúsculos basais (*CB*) dos cílios (*Ci*). As células caliciformes (*cc*) são facilmente reconhecidas. Note o deslocamento do núcleo (*N*) achatado em direção à base da célula. Neste maior aumento, a espessura e a densidade da **membrana basal** (*MB*) são mais facilmente observadas. Observa-se uma vênula (*v*) contendo fantasmas de eritrócitos na submucosa. Algumas células inflamatórias (*CI*), provavelmente linfócitos, são observadas adjacentes à veia. Algumas dessas células estão dispersas ao longo da submucosa e em maior número na lâmina própria. Apenas porções das glândulas (*Gl*) seromucosas podem ser vistas na *borda inferior* da figura.

Ad, Tecido adiposo
CB, Corpúsculos basais
cc, Células caliciformes
Ci, Cílios
CI, Células inflamatórias
CT, Cartilagem traqueal
Ep, Epitélio
Gl, Glândulas
LP, Lâmina própria
MB, Membrana basal
MT, Músculo traqueal
N, Núcleos das células caliciformes
NL, Nódulo linfático
SM, Submucosa
v, Veia

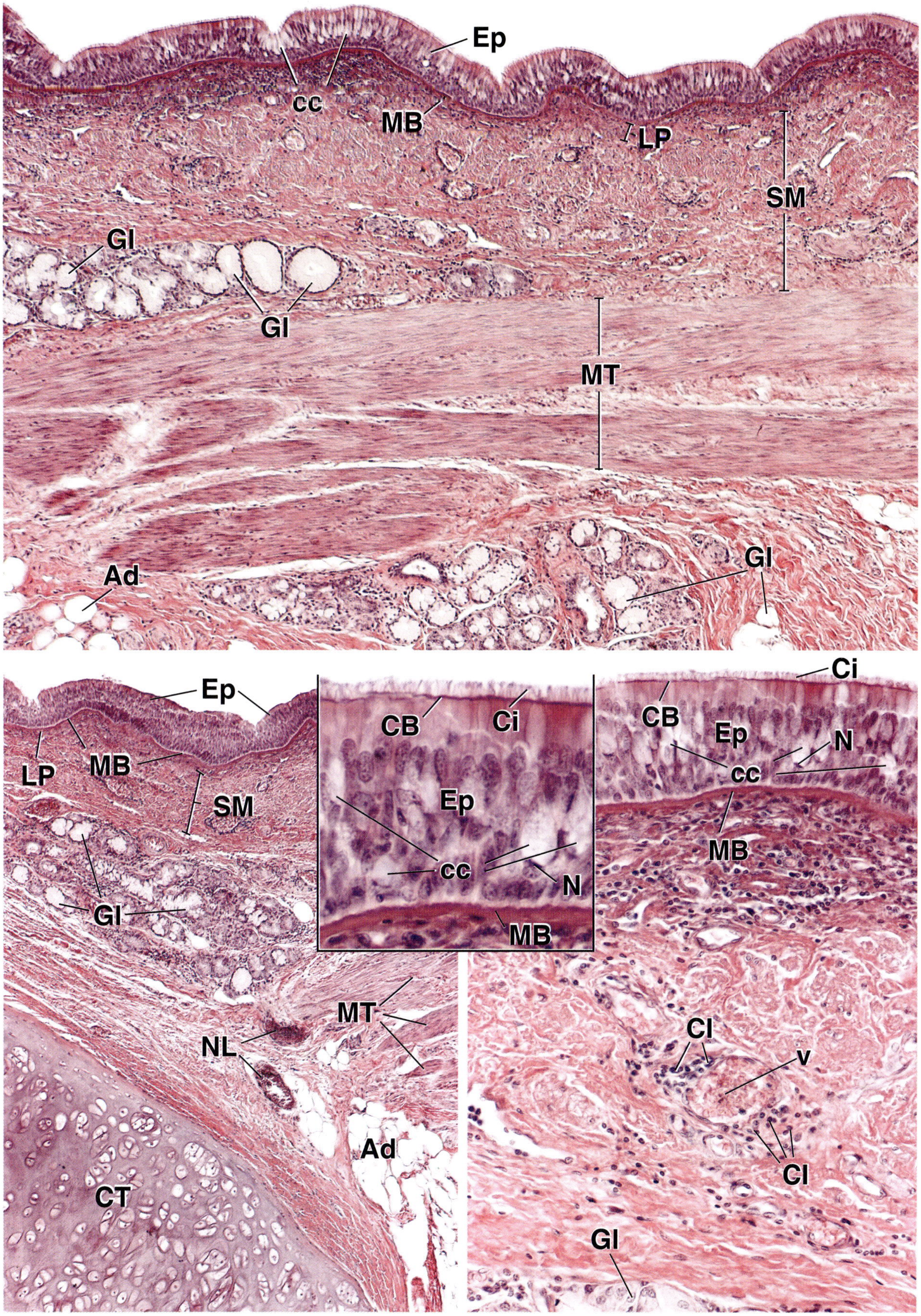
Ep
cc
MB
LP
SM
Gl
Gl
MT
Ad
Gl
Ep
LP
MB
SM
Gl
MT
NL
Ad
CT
CB
Ci
Ep
cc
N
MB
Ci
CB
Ep
N
cc
MB
Cl
v
Cl
Gl

PRANCHA 19.4 ■ Bronquíolos e vias respiratórias terminais

O **brônquio principal** que entra em cada pulmão divide-se em brônquios secundários e terciários menores. À medida que os brônquios se tornam menores, há perda ou redução na quantidade de alguns componentes da parede. Por fim, a via respiratória apresenta características nitidamente diferentes daquelas de um brônquio e passa a ser denominada **bronquíolo**. Os bronquíolos são caracterizados pela ausência de cartilagem, ausência de glândulas submucosas e, ainda, diminuição gradual de células caliciformes. O epitélio modifica-se de pseudoestratificado colunar para simples colunar ciliado e algumas células colunares não têm cílios. Além disso, o músculo liso ocupa uma porção relativamente maior da parede bronquiolar que da parede brônquica.

Os bronquíolos condutores de menor diâmetro, os **bronquíolos terminais**, são revestidos por epitélio simples cuboide ciliado, no qual são encontradas, entre as células ciliadas, células claviformes, que secretam um agente tensoativo que impede a adesão luminal das paredes bronquiolares durante a expiração. Os **bronquíolos respiratórios** constituem a primeira porção da árvore bronquial que possibilita a troca gasosa. Os bronquíolos respiratórios constituem uma zona de transição, na qual ocorrem tanto a condução de ar quanto a troca gasosa. Os **alvéolos** consistem em evaginações de paredes finas e estão dispersos no lúmen do bronquíolo respiratório. Os alvéolos são as únicas estruturas do sistema respiratório nas quais ocorre a troca gasosa entre as vias respiratórias e os capilares sanguíneos.

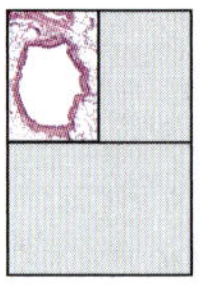

Bronquíolo, pulmões, ser humano, hematoxilina e eosina (H-E), 75×.

Esta figura mostra um **bronquíolo** (*B*) típico. Note os vasos sanguíneos (*VS*) adjacentes. As principais características da parede bronquiolar que estão evidentes na figura incluem os feixes de músculo liso (*ML*) e o epitélio de revestimento (mostrado em maior aumento na Prancha 19.5). Um aumento maior revelaria que o epitélio é ciliado. A quantidade de tecido conjuntivo é mínima e não é evidente neste pequeno aumento; no entanto, está presente e organiza o músculo em feixes (*i. e.*, a camada muscular não é estruturada em uma camada contínua única). O tecido conjuntivo contém fibras colágenas e algumas fibras elásticas. Não há glândulas na parede do bronquíolo. Os espaços aéreos ou alvéolos pulmonares circundam o bronquíolo, compreendendo a maior parte da estrutura pulmonar.

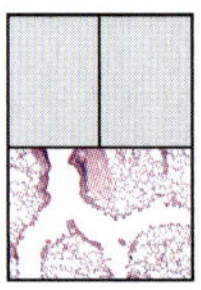

Bronquíolo e bronquíolos respiratórios, pulmões, ser humano, H-E, 75×.

Nesta figura, uma porção curta de um bronquíolo (*B*) é mostrada em corte longitudinal, o que possibilita observar a sua ramificação em dois **bronquíolos respiratórios** (*BR*). A última porção de um bronquíolo que leva aos bronquíolos respiratórios é denominada **bronquíolo terminal**. Este não está envolvido na troca gasosa; essa função é desempenhada pelo bronquíolo respiratório. As *setas* marcam o local em que o bronquíolo terminal termina. Com certa frequência, conforme mostrado aqui, cartilagem (*C*) é encontrada na parede bronquiolar na qual ocorre a ramificação. Vasos sanguíneos (*VS*) e um nódulo de linfócitos (*L*) estão adjacentes ao bronquíolo.

O bronquíolo respiratório apresenta uma parede muito fina, composta apenas de dois componentes: (i) recessos, cuja parede é semelhante à dos alvéolos e, portanto, com capacidade de realizar a troca gasosa; (ii) uma porção formada por pequenas células cuboides que repousam sobre um pequeno feixe de músculo liso de coloração rosada, circundado por uma delgada camada de tecido conjuntivo. Ambos os componentes são mostrados em maior aumento na Prancha 19.5.

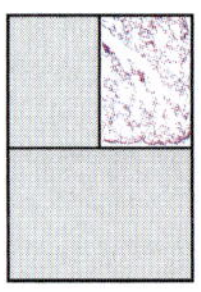

Alvéolos, pulmões, ser humano, H-E, 75×.

O alvéolo é o componente mais distal da via respiratória. Os grupos de alvéolos que compartilham uma abertura comum formam uma estrutura denominada **saco alveolar** (*SA*). Os alvéolos que formam um tubo são denominados **ductos alveolares** (*DA*). A superfície externa do tecido pulmonar é a serosa (*S*), que consiste em um revestimento de células mesoteliais que repousam sobre uma pequena quantidade de tecido conjuntivo. Essa camada é denominada **pleura visceral** pelos anatomistas.

B, Bronquíolo
BR, Bronquíolo respiratório
C, Cartilagem
DA, Ductos alveolares
L, Nódulo de linfócitos
ML, Músculo liso
S, Serosa
SA, Sacos alveolares
VS, Vasos sanguíneos
Setas, Término do bronquíolo terminal

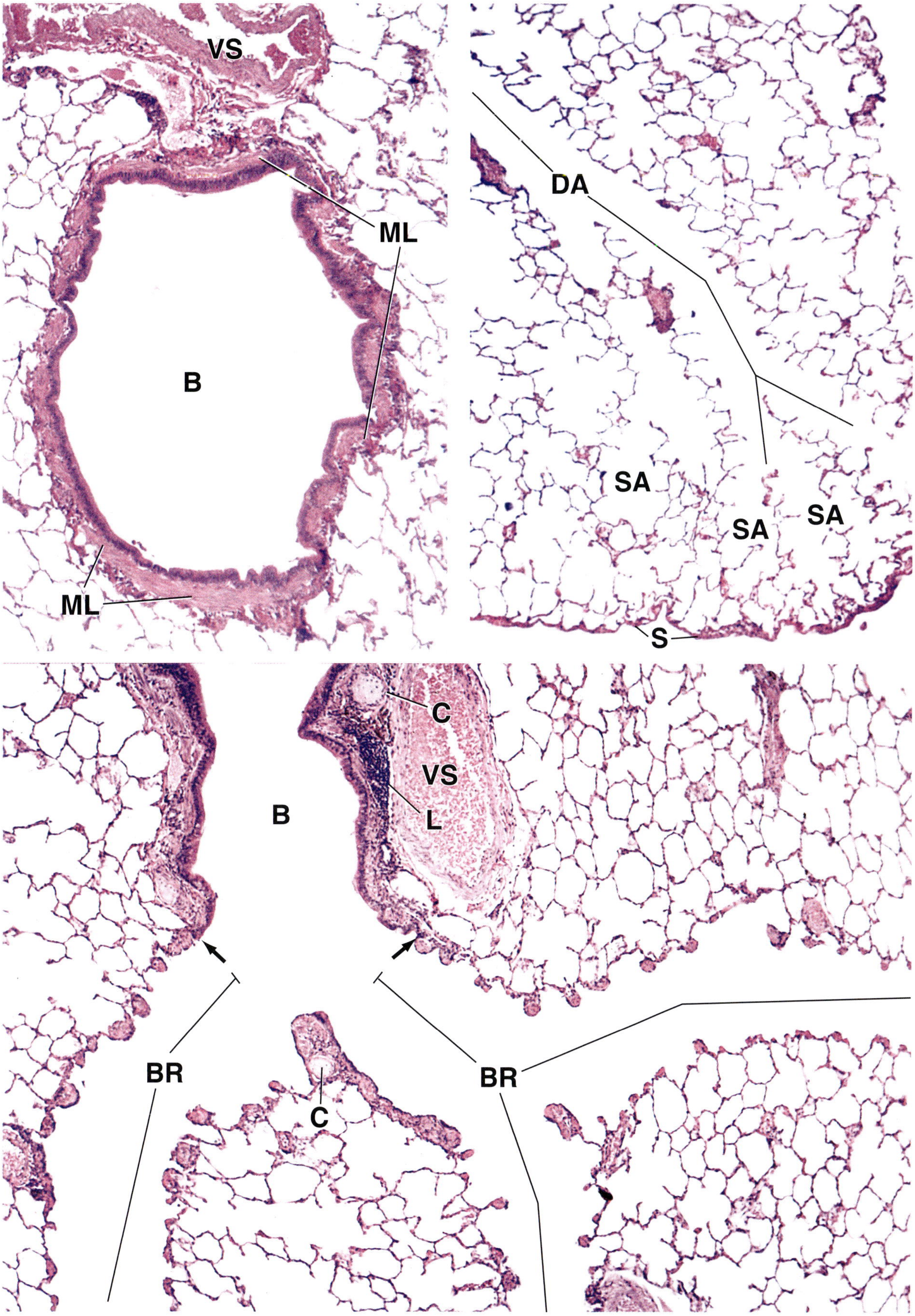
VS
ML
B
ML
DA
SA
SA
SA
S
C
VS
B
L
BR
BR
C

PRANCHA 19.5 ■ Bronquíolo terminal, bronquíolo respiratório e alvéolo

Os **bronquíolos respiratórios** continuam se ramificando, dando origem aos **ductos alveolares,** que são vias revestidas unicamente com fileiras de alvéolos. Os ductos alveolares apresentam septos interalveolares semelhantes a uma maçaneta, formados por anéis de músculo liso. Os ductos alveolares terminam nos **sacos alveolares,** que consistem em espaços dilatados circundados por grupos de alvéolos. Os alvéolos são revestidos por **células alveolares do tipo I,** ou seja, células pavimentosas extremamente finas, que cobrem cerca de 95% da superfície alveolar, e por **células alveolares do tipo II,** células cuboides que secretam **surfactante,** um agente tensoativo que reduz a tensão superficial na superfície ar-epitélio. O tecido entre alvéolos adjacentes é denominado **septo interalveolar.** Este consiste em células epiteliais alveolares e suas lâminas basais, a lâmina basal do endotélio capilar subjacente e as próprias células endoteliais, bem como qualquer outro elemento do tecido conjuntivo que possa estar situado entre as duas lâminas basais. O **septo interalveolar** atua como **barreira hematoaérea.**

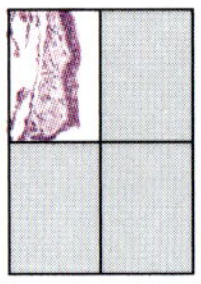

Bronquíolo terminal, pulmões, ser humano, hematoxilina e eosina (H-E), 550×.

As características histológicas da parede do bronquíolo terminal são mostradas aqui. Nesta imagem, o epitélio ciliado estende-se da *parte superior* da figura até o *losango*. Trata-se de um **epitélio pseudoestratificado colunar** (*EPEC*) ciliado, uma vez que ainda apresenta algumas células basais. Em alguns outros locais do bronquíolo terminal, o epitélio de revestimento pode ser um epitélio simples colunar ciliado. Além disso, imediatamente antes de se tornar um bronquíolo respiratório, o epitélio pode incluir células não ciliadas cuboides ou colunares baixas. Essas células não ciliadas são denominadas **células claviformes** (*CC*, além do *losango*). Células claviformes produzem um agente tensoativo fundamental na expansão dos pulmões. O músculo liso (*ML*) na parede bronquiolar é organizado em feixes; outras células sob o epitélio e ao redor do músculo liso pertencem ao tecido conjuntivo.

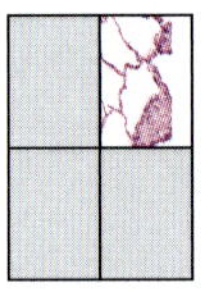

Bronquíolo respiratório, pulmões, ser humano, H-E, 550×.

A parede de um **bronquíolo respiratório** é mostrada aqui e na figura *inferior, à esquerda*. Os alvéolos (*A*) são espaços aéreos terminais à *esquerda* em cada uma das duas figuras. O lúmen do bronquíolo respiratório situa-se à *direita*. Caracteristicamente, a parede do bronquíolo respiratório é formada por regiões espessas e delgadas alternadas. As regiões espessas são semelhantes à parede do bronquíolo, exceto que são as células claviformes cuboides (e não um epitélio colunar) que formam a superfície. Por conseguinte, conforme observado aqui, as **células claviformes** (*CC*) são as células de revestimento da superfície das regiões espessas e **feixes de músculo liso** (*ML*) estão localizados sob essas células, com uma pequena quantidade de tecido conjuntivo interveniente. As regiões delgadas apresentam uma parede semelhante à parede alveolar, que será descrita na próxima figura.

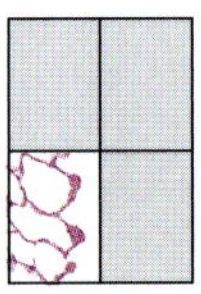

Bronquíolo respiratório, pulmões, ser humano, H-E, 550×.

O **bronquíolo respiratório** mostrado nesta figura é ligeiramente mais distal que a área observada na figura *superior à direita*. Do ponto de vista estrutural, a parede do bronquíolo respiratório é circundada por alvéolos (*A*) e mostra essencialmente as mesmas características daquelas observadas na figura *superior à direita*, exceto que há menos células claviformes e os feixes de músculo liso (*ML*) são ligeiramente mais finos.

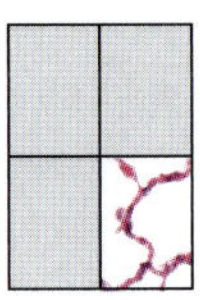

Alvéolo, pulmões, ser humano, H-E, 800×.

O componente central da parede alveolar é o **capilar** (*c*) e, em certos locais, o tecido conjuntivo associado. Em cada um dos lados voltados para o alvéolo (*A*), uma célula pavimentosa plana está interposta ao capilar e aos espaços aéreos. Trata-se da **célula alveolar do tipo I.** Em alguns locais, a célula do tipo I é separada da célula endotelial capilar apenas por uma lâmina basal, que é compartilhada por ambas as células. Trata-se da porção delgada do complexo alveolocapilar, facilmente observada na *parte superior* da figura (*setas*). A troca gasosa ocorre através da porção delgada do complexo alveolocapilar. Nos outros locais, o tecido conjuntivo se interpõe à célula do tipo I e à célula endotelial do capilar; cada uma dessas células epiteliais contém uma lâmina basal própria.

Um segundo tipo de célula, a **célula alveolar do tipo II** ou célula septal (*cs*), também reveste o espaço alveolar. Caracteristicamente, essa célula exibe formato arredondado (em vez de plano), e o núcleo é circundado por uma quantidade notável de citoplasma, parte do qual tem coloração muito clara. A célula septal produz um agente tensoativo diferente daquele da célula claviforme, mas que também atua na expansão do pulmão.

A, Alvéolo
c, Capilar
CC, células claviformes
cs, Célula septal
EPEC, Epitélio pseudoestratificado colunar
ML, Músculo liso
Losango, Junção entre o epitélio pseudoestratificado colunar e as células claviformes
Setas, Porção delgada do complexo alveolocapilar

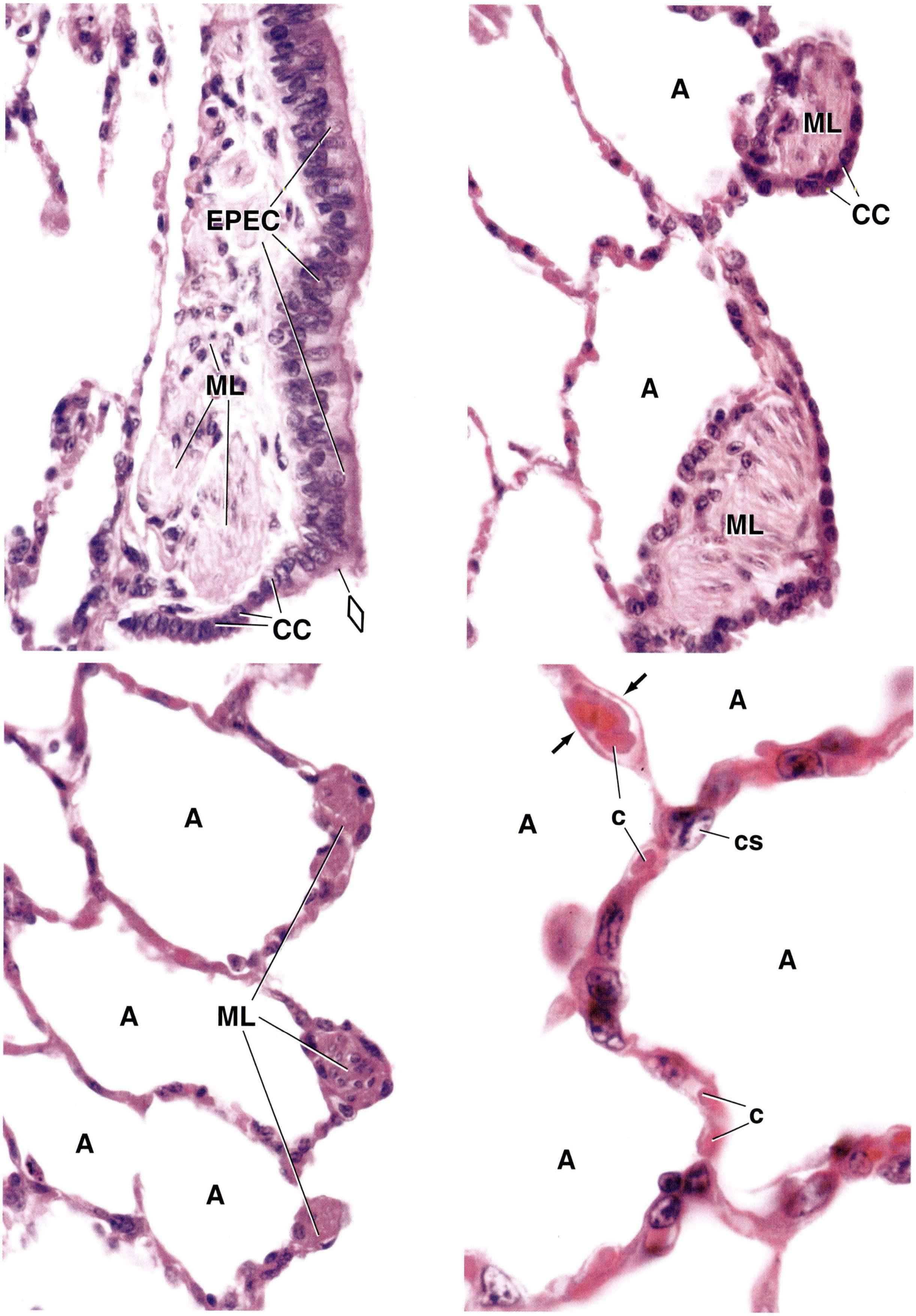
EPEC
ML
CC
A
ML
CC
A
ML
A
A
ML
A
A
A
c
cs
A
A
c

20 Sistema Urinário

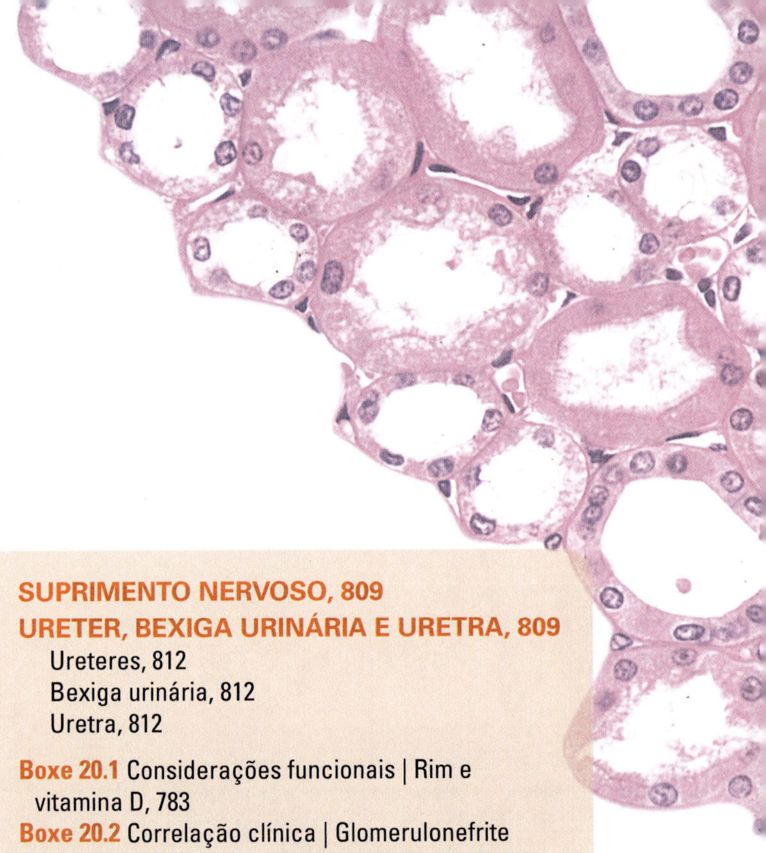

VISÃO GERAL DO SISTEMA URINÁRIO

O sistema urinário consiste em um par de rins; um par de ureteres, que se estendem dos rins até a bexiga urinária; e na uretra, que se estende da bexiga até o exterior do corpo.

Os rins desempenham importante papel na homeostasia do corpo, conservando os líquidos e eletrólitos e eliminando as escórias metabólicas.

Como os pulmões e o fígado, os rins recuperam as substâncias essenciais e, ao mesmo tempo, eliminam as escórias. Para manter a homeostasia, os rins conservam a água, os eletrólitos e certos metabólitos. Os rins são essenciais para a manutenção de um pH plasmático constante e para a regulação do equilíbrio ácido-básico. A manutenção desse pH ideal é obtida pela excreção de íons hidrogênio quando os líquidos corporais se tornam excessivamente ácidos, ou pela excreção de bicarbonatos, quando os líquidos corporais se tornam muito básicos. Os rins também desempenham importante papel na regulação e manutenção da composição e do volume do líquido extracelular. As escórias metabólicas são descarregadas pelas células na circulação; nos rins, essas escórias são removidas do sangue por filtração e, finalmente, excretadas na urina.

Os rins são órgãos altamente vascularizados; recebem aproximadamente 25% do débito cardíaco. As funções excretora e homeostática dos rins iniciam-se quando o sangue adentra o aparelho de filtração, nos glomérulos. Inicialmente, o plasma é separado das células e das grandes proteínas, resultando em um ultrafiltrado glomerular de sangue ou urina primária, a qual é ainda modificada por reabsorção seletiva e secreção específica pelas células do rim. A urina final é, então, transportada pelos ureteres até a bexiga, onde é armazenada até que seja eliminada por meio da uretra.

A urina final contém água e eletrólitos, bem como escórias resultantes de várias substâncias, tais como ureia, ácido úrico e creatinina.

Os rins também funcionam como órgão endócrino.

As atividades endócrinas dos rins incluem:

- Síntese e secreção do hormônio glicoproteico eritropoetina (EPO), que atua na medula óssea e que regula a formação dos eritrócitos, em resposta à diminuição na concentração de oxigênio do sangue. A EPO é sintetizada pelas células endoteliais dos capilares peritubulares no córtex renal e atua sobre receptores específicos, expressos na superfície das células progenitoras dos eritrócitos (ErP) na medula óssea. A forma **recombinante da eritropoetina (rhEPO)** é usada para o tratamento da **anemia** em pacientes com **doença renal em estágio terminal (DRET)**. É também usada no tratamento da anemia que resulta da **mielossupressão**, que, por sua vez, ocorre em pacientes com AIDS tratados com agentes antirretrovirais, como a azidotimidina (AZT)
- Síntese e secreção da protease ácida, a renina, uma enzima envolvida no controle da pressão arterial e no volume sanguíneo. A renina é produzida pelas células justaglomerulares e cliva o angiotensinogênio circulante em angiotensina I (ver adiante)
- Hidroxilação da 25-OH vitamina D_3, um precursor esteroide produzido no fígado, em 1,25-$(OH)_2$ vitamina D_3 hormonalmente ativa. Essa etapa é regulada principalmente pelo paratormônio (PTH), que estimula a atividade da enzima 1α-hidroxilase e aumenta a produção do hormônio ativo (Boxe 20.1).

■ ESTRUTURA GERAL DO RIM

Os rins são órgãos pareados grandes e avermelhados, em formato de feijão, localizados lateralmente à coluna vertebral, no espaço retroperitoneal da cavidade posterior do abdome. Cada um deles estende-se da 12ª vértebra torácica até a 3ª vértebra lombar; o rim direito ocupa uma posição ligeiramente mais inferior. Cada rim mede aproximadamente 10 cm de comprimento × 6,5 cm de largura (da borda côncava até a borda convexa) × 3 cm de espessura. No polo superior de cada rim, inserida na fáscia renal e em uma camada protetora espessa de tecido adiposo perirrenal, encontra-se uma glândula suprarrenal. A margem medial do rim é côncava e contém uma fissura vertical profunda, denominada hilo, através da qual os vasos e os nervos renais passam. Do hilo também emerge a pelve renal, que é a porção expandida, em formato de funil, do ureter. Um corte realizado através do rim mostra a relação anatômica dessas estruturas, que se localizam imediatamente no hilo do rim, em um espaço denominado seio renal (Figura 20.1). Embora não mostrado nessa ilustração, o espaço entre e ao redor dessas estruturas é preenchido, em grande parte, com tecido conjuntivo frouxo e tecido adiposo.

Cápsula

A superfície do rim é recoberta por uma cápsula de tecido conjuntivo. A cápsula consiste em duas camadas distintas: uma camada externa, composta de fibroblastos e fibras colágenas, e uma camada interna, que contém miofibroblastos (Figura 20.2). A contratilidade dos miofibroblastos pode ajudar na resistência do órgão às alternâncias de volume e de pressão que podem ocorrer durante as variações da função renal. Todavia, o papel específico desses miofibroblastos não é conhecido. A cápsula do rim penetra no hilo, no qual forma a cobertura de tecido conjuntivo do seio. A cápsula torna-se contínua com o tecido conjuntivo, formando as paredes dos cálices e da pelve renal (ver Figura 20.1).

Boxe 20.1

Considerações funcionais | Rim e vitamina D

Apesar de seu nome, a **vitamina D** é, na realidade, um precursor inativo que sofre várias modificações, antes de se tornar um hormônio ativo regulador dos níveis plasmáticos de cálcio. No corpo humano, a vitamina D origina-se de duas fontes:

- **Pele**, na qual a **vitamina D_3 (colecalciferol)** é rapidamente produzida pela ação da luz ultravioleta sobre o precursor 7-desidrocolesterol. A pele constitui a principal fonte de vitamina D_3, sobretudo nas regiões em que o alimento não é suplementado com vitamina D. Tipicamente, 30 minutos a 2 horas de exposição diária à luz solar proporcionam vitamina D suficiente para atender às demandas corporais diárias dessa vitamina
- **Dieta**, a partir da qual a vitamina D_3 é absorvida pelo intestino delgado em associação com os quilomícrons.

No sangue, a vitamina D_3 conecta-se à **proteína ligante da vitamina D_3** e é transportada até o fígado. Neste, se dá a primeira modificação, ocorrendo a hidroxilação da vitamina D_3 para formar a **25-OH vitamina D_3**. Esse composto é, então, liberado na corrente sanguínea e sofre uma segunda hidroxilação nos túbulos proximais do rim, produzindo a **1,25-$(OH)_2$ vitamina D_3 (calcitriol)**, altamente ativa. O processo é regulado indiretamente por uma diminuição na concentração plasmática de Ca^{2+}, que desencadeia a secreção de paratormônio (PTH); ou diretamente por uma diminuição dos fosfatos circulantes; o que, por sua vez, estimula a atividade da 1α-hidroxilase responsável pela conversão da 25-OH vitamina D_3 em 1,25-$(OH)_2$ vitamina D_3 ativa. A 1,25-$(OH)_2$ vitamina D_3 é liberada na circulação ativa estimula a absorção intestinal de Ca^{2+} e de fosfato, bem como a mobilização de Ca^{2+} dos ossos. Desse modo, a 1,25-$(OH)_2$ vitamina D_3 é necessária para o desenvolvimento e o crescimento normais dos ossos e dos dentes. Outro composto relacionado, a **vitamina D_2 (ergocalciferol)** passa pelas mesmas etapas de conversão descritas para o caso da vitamina D_3 e produz os efeitos biológicos iguais.

Os pacientes com **doença renal crônica** em estágio terminal (DRET) apresentam conversão inadequada de vitamina D em metabólitos ativos, com consequente deficiência de vitamina D_3. Nos adultos, a deficiência de vitamina D_3 manifesta-se por comprometimento da mineralização óssea e redução da densidade óssea. Pacientes com doença renal crônica, particularmente aqueles submetidos à hemodiálise renal prolongada, frequentemente necessitam de suplementos de cálcio e vitamina D_3 para evitar distúrbio da homeostasia do cálcio. Isso graças ao hiperparatireoidismo secundário, uma complicação comum nesses pacientes. A deficiência de vitamina D_3 na infância resulta em **raquitismo**, uma doença que provoca ossificação anormal, sobretudo nos ossos longos.

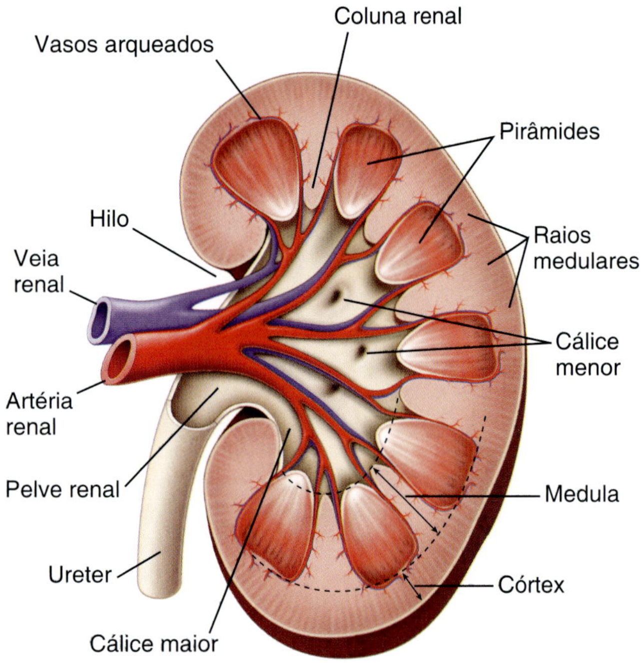

Figura 20.1 Diagrama da estrutura do rim. O diagrama representa uma hemissecção de um rim, revelando a sua organização estrutural.

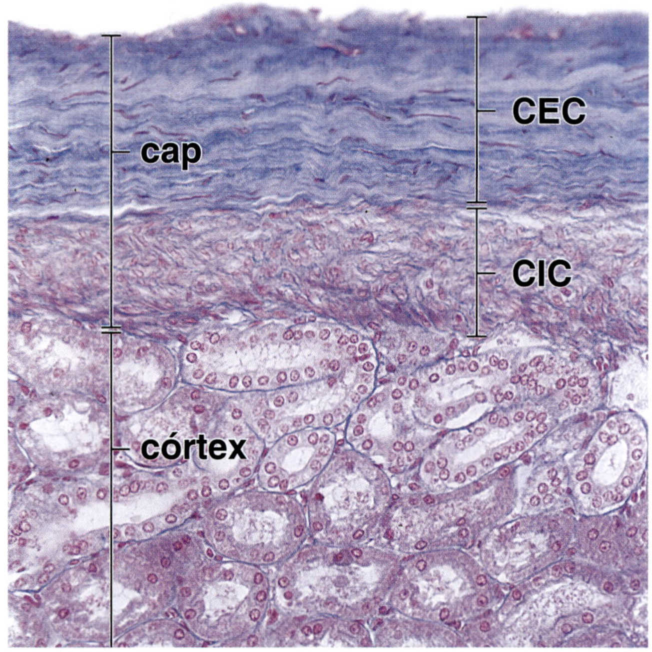

Figura 20.2 Fotomicrografia da cápsula do rim humano. Esta fotomicrografia de um corte corado com Mallory-Azan mostra a cápsula (*cap*) e parte do córtex subjacente. A camada externa da cápsula (*CEC*) é composta de tecido conjuntivo denso. Nessa porção da cápsula, o número de fibroblastos é relativamente pequeno; seus núcleos aparecem como perfis finos, alongados e de coloração avermelhada contra um fundo azul, que corresponde às fibras colágenas tingidas pelo corante de Mallory. Já a camada interna da cápsula (*CIC*) consiste em numerosos miofibroblastos, cujos núcleos aparecem como perfis esféricos ou alongados de coloração avermelhada, dependendo de sua orientação no corte. Observe que as fibras colágenas nessa camada são relativamente esparsas; na camada externa da cápsula, os núcleos dos miofibroblastos são mais abundantes que os dos fibroblastos. 180×.

Córtex e medula

O exame macroscópico da face de corte de um rim fresco hemisseccionado mostra que este é formado por duas regiões distintas:

- O córtex, a parte externa castanho-avermelhada
- A medula, a parte interna de coloração muito clara.

A coloração observada na porção mais externa do corte do rim não fixado reflete a distribuição do sangue no órgão. Aproximadamente 90 a 95% do sangue que passa pelos rins encontram-se no córtex, enquanto apenas 5 a 10% estão na medula.

O córtex caracteriza-se pela existência de corpúsculos renais e seus túbulos associados.

O córtex consiste em corpúsculos renais, juntamente com os túbulos contorcidos e túbulos retos do néfron, túbulos conectores, ductos coletores e um extenso suprimento vascular. O néfron é a unidade funcional básica do rim e será descrito a seguir. Os corpúsculos renais consistem em estruturas esféricas pouco visíveis a olho nu. Constituem o segmento inicial do néfron e contêm uma rede singular de capilares, denominada glomérulo.

O exame de um corte feito através do córtex em ângulo perpendicular à superfície do rim revela várias estriações verticais que parecem emanar da medula (ver Figura 20.1). Essas estriações são os raios medulares (de Ferrein). Seu nome reflete a sua organização, visto que as estriações parecem irradiar-se da medula. Aproximadamente 400 a 500 raios medulares projetam-se dentro do córtex a partir da medula.

Cada raio medular consiste em uma agregação de túbulos retos e ductos coletores.

Cada raio medular contém túbulos retos dos néfrons e ductos coletores. As regiões entre os raios medulares contêm os corpúsculos renais, os túbulos contorcidos dos néfrons e os túbulos conectores. Essas áreas são designadas como labirintos corticais. Cada néfron e seu túbulo conector (que se liga a um ducto coletor no raio medular) forma o túbulo urinífero.

A medula caracteriza-se por túbulos retos, ductos coletores e uma rede especial de capilares, os vasos retos.

Os túbulos retos dos néfrons e os ductos coletores partem do córtex para dentro da medula. Ambos são acompanhados de uma rede de capilares, os vasos retos, que seguem um percurso paralelo aos vários túbulos. Esses vasos representam a parte vascular do sistema de troca por contracorrente que regula a concentração da urina.

Os túbulos na medula, em virtude de suas disposições e das diferenças de comprimento, formam, em conjunto, estruturas cônicas, chamadas de pirâmides (Figura 20.3). Em geral, o rim humano apresenta 8 a 12 pirâmides, mas podem ser observadas até 18 delas. As bases das pirâmides estão voltadas para o córtex, enquanto os ápices estão voltados para o seio renal. A porção apical de cada pirâmide, que é conhecida como papila, projeta-se dentro de um cálice menor, uma estrutura em formato de taça que representa uma extensão da pelve renal. A extremidade da papila, também conhecida como área cribriforme, é perfurada pelas aberturas dos ductos coletores (Figura 20.4). Os cálices menores são ramos de dois ou três cálices maiores, os quais, por sua vez, são divisões principais da pelve renal (ver Figura 20.1).

Cada pirâmide é dividida em uma medula externa (adjacente ao córtex) e em uma medula interna. A medula externa é ainda subdividida em uma faixa interna e uma faixa externa.

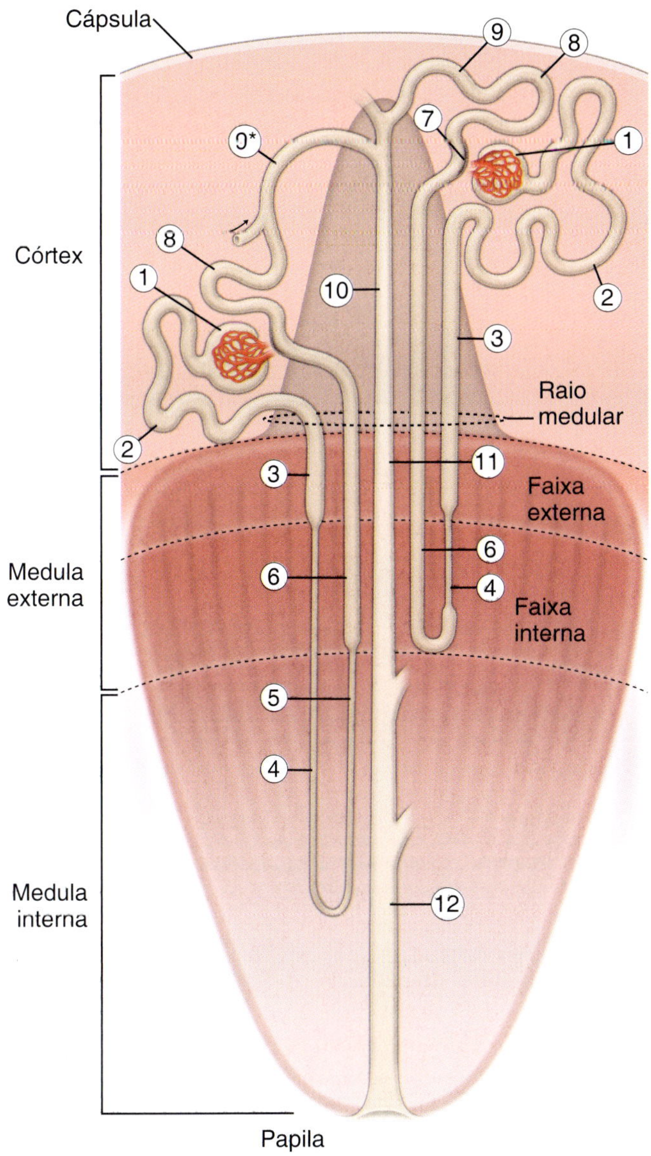

Figura 20.3 Diagrama mostrando a nomenclatura padrão das estruturas no rim. Os dois tipos de néfrons no rim são mostrados com seus sistemas de ductos associados. Um néfron de alça longa é mostrado *à esquerda*, enquanto um néfron de alça curta é mostrado *à direita*. As posições relativas do córtex, da medula, da papila e da cápsula estão indicadas (mas não estão desenhadas em escala). A área do córtex em formato de cone invertido representa um raio medular. Os elementos do néfron estão indicados por números: *1*, corpúsculo renal, incluindo o glomérulo e a cápsula de Bowman; *2*, túbulo contorcido proximal; *3*, túbulo reto proximal (ramo descendente espesso); *4*, ramo delgado descendente; *5*, ramo delgado ascendente; *6*, ramo ascendente espesso (túbulo reto distal); *7*, mácula densa localizada na porção final do ramo ascendente espesso; *8*, túbulo contorcido distal; *9*, túbulo conector; *9**, túbulo conector do néfron justamedular que forma um arco (túbulo conector arqueado); *10*, ducto coletor cortical; *11*, ducto coletor medular externo; e *12*, ducto coletor medular interno. (Modificada de Kriz W, Bankir L. A standard nomenclature for structures of the kidney. The Renal Commission of the International Union of Physiological Sciences. *Kidney Int.* 1988;33:1-7.)

O zoneamento e as faixas são facilmente reconhecidos em um corte sagital feito através da pirâmide de uma amostra não fixada. Além disso, refletem a localização de partes distintas do néfron em níveis específicos na pirâmide (ver Figura 20.3).

As colunas renais representam o tecido cortical contido na medula.

As coberturas de tecido cortical situadas sobre as pirâmides são extensas e se distendem em torno da porção lateral da pirâmide, formando as colunas renais (de Bertin). Embora as colunas renais contenham os mesmos componentes do tecido cortical, elas são consideradas como parte da medula. De fato, a quantidade de tecido cortical é tão extensa que ela se "derrama" sobre as faces da pirâmide, como uma grande bola de sorvete que sobrepassa as bordas da casquinha que a contém.

Lobos e lóbulos renais

O número de lobos em um rim é igual ao número de pirâmides medulares.

Cada pirâmide medular e o tecido cortical associado a sua base e lados (metade de cada coluna renal adjacente) constituem um lobo do rim. A organização lobar do rim é evidente no rim fetal em desenvolvimento (Figura 20.5). Cada lobo é visto como uma convexidade na superfície externa do órgão e, geralmente, desaparece depois do nascimento. Contudo, tais convexidades superficiais típicas do rim fetal podem persistir até a adolescência e, em alguns casos, na vida adulta. Cada rim humano contém 8 a 18 lobos. Os rins de alguns animais apresentam apenas uma pirâmide; esses rins são classificados como unilobares, em contraste com o rim multilobar do ser humano.

Um lóbulo consiste em um ducto coletor e no conjunto de néfrons drenados por ele.

Os lobos do rim são ainda subdivididos em lóbulos, que consistem em um raio medular central e o córtex circundante (Figura 20.6 e Prancha 20.2). Embora o centro ou eixo de um lóbulo seja prontamente identificável, os limites entre lóbulos adjacentes não são nitidamente demarcados por septos de tecido conjuntivo. O conceito de lóbulo apresenta uma importante base fisiológica; o raio medular, que contém o ducto coletor para um grupo de néfrons que drenam nesse ducto, constitui a unidade secretora renal. É equivalente a um lóbulo ou unidade secretora glandular.

Néfron

O néfron é a unidade estrutural e funcional do rim.

O néfron é a unidade fundamental do rim (ver Figura 20.3). Ambos os rins humanos contêm aproximadamente 2 milhões de néfrons. Estes são responsáveis pela produção de urina e correspondem à porção secretora das glândulas. Os ductos coletores são responsáveis pela concentração final da urina e são análogos aos ductos das glândulas exócrinas, que também modificam a concentração do produto secretor. Diferentemente da glândula exócrina típica, cujas porções secretoras e ductais se originam de um único broto epitelial, os néfrons e seus ductos coletores originam-se de primórdios separados e somente mais tarde se tornam conectados.

Organização geral do néfron

O néfron consiste no corpúsculo renal e em um sistema de túbulos.

Conforme assinalado anteriormente, o corpúsculo renal representa o início do néfron. É formado pelo glomérulo, um tufo de capilares composto de 10 a 20 alças capilares, circundado por um capuz epitelial de dupla camada, a cápsula renal ou de Bowman. A cápsula de Bowman é a porção inicial do néfron, na qual o sangue que flui por meio dos capilares glomerulares sofre filtração, produzindo o ultrafiltrado glomerular. Os capilares glomerulares são supridos por uma

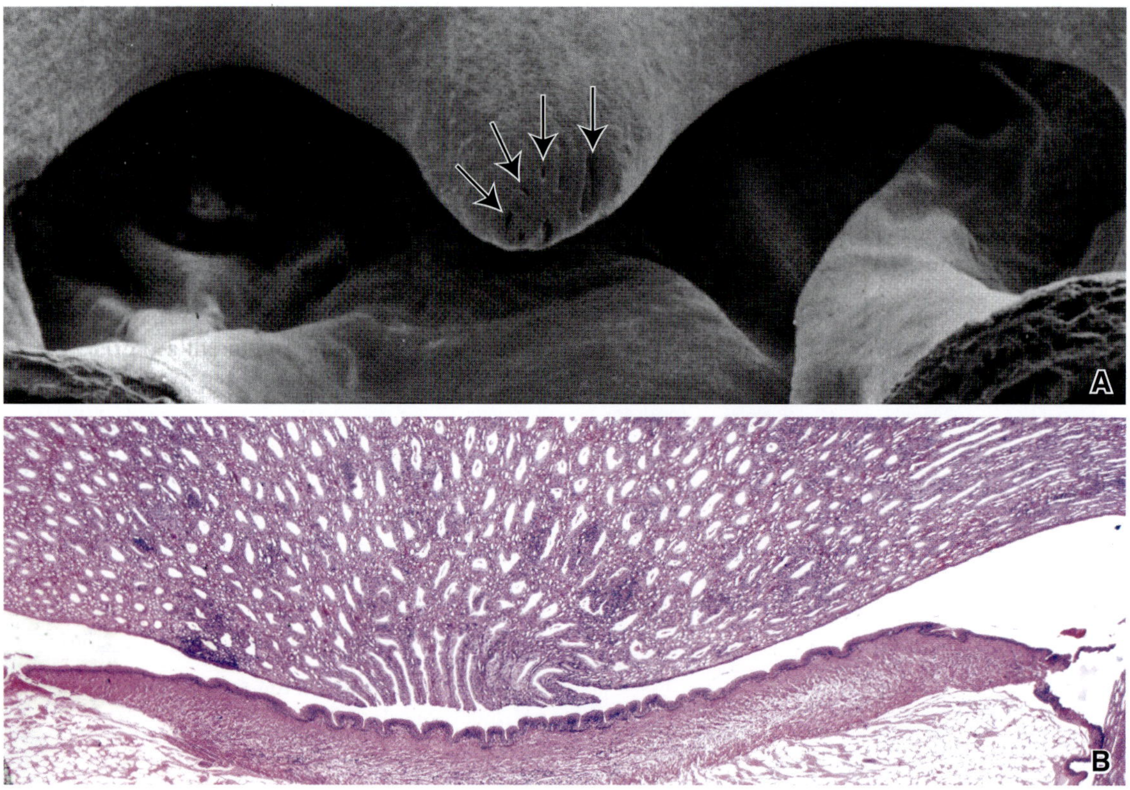

Figura 20.4 Papila e cálice renais. A. Esta eletromicrografia de varredura mostra uma estrutura cônica que corresponde à papila renal, projetando-se no cálice renal. O ápice da papila contém aberturas (*setas*) dos ductos coletores (de Bellini). Esses ductos lançam a urina contida nas pirâmides no cálice menor. A superfície da papila que contém as aberturas é denominada área cribriforme. 24×. **B.** Fotomicrografia de uma amostra da papila corada por hematoxilina e eosina (H-E), mostrando a porção distal dos ductos coletores que se abrem no cálice menor. 120×. (Cortesia do Dr. C. Craig Tisher.)

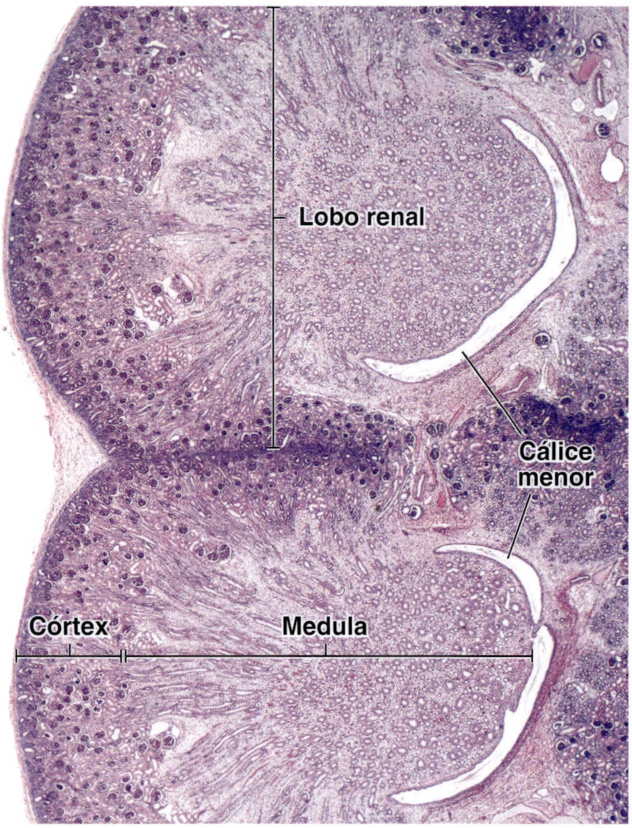

Figura 20.5 Fotomicrografia do rim fetal. Esta fotomicrografia de um rim fetal humano corado por hematoxilina e eosina (H-E) mostra o córtex, a medula e duas pirâmides associadas. Observe que cada convexidade da superfície corresponde a um lobo renal. Durante a vida pós-natal, as convexidades lobares desaparecem, e o rim passa a exibir uma superfície lisa. 30×.

arteríola aferente e drenados por uma arteríola eferente. Por sua vez, a arteríola aferente se ramifica, formando uma nova rede de capilares que irão suprir os túbulos renais. O local de entrada e saída das arteríolas aferente e eferente na camada parietal da cápsula de Bowman é denominado polo vascular. Em posição oposta ao polo vascular está o polo urinário do corpúsculo renal, local em que se inicia o túbulo contorcido proximal (Figura 20.7).

Continuando a partir da cápsula de Bowman, as porções remanescentes do néfron (as porções tubulares) são as seguintes:

- O segmento espesso proximal, que consiste no túbulo contorcido proximal e no túbulo reto proximal
- O segmento delgado, que constitui a parte delgada da alça de Henle
- O segmento espesso distal, que consiste no túbulo reto distal e no túbulo contorcido distal.

O túbulo contorcido distal frequentemente conecta-se com o ducto coletor cortical por meio de um túbulo conector, formando o túbulo urinífero (*i. e.*, o néfron mais o ducto coletor; ver Figura 20.3). O ducto coletor cortical continua dentro da medula como ducto coletor medular e desemboca na papila da pirâmide renal. Na nomenclatura clínica, o ducto coletor cortical, o ducto coletor medular e, por vezes, o túbulo conector são coletivamente designados como **túbulo coletor**, ressaltando o fato de que esse segmento emerge da confluência de muitos néfrons. Para maior clareza, o termo "túbulo coletor" não é usado neste capítulo, visto que é facilmente confundido com "túbulo conector" e não define precisamente a localização cortical *versus* medular do segmento descrito.

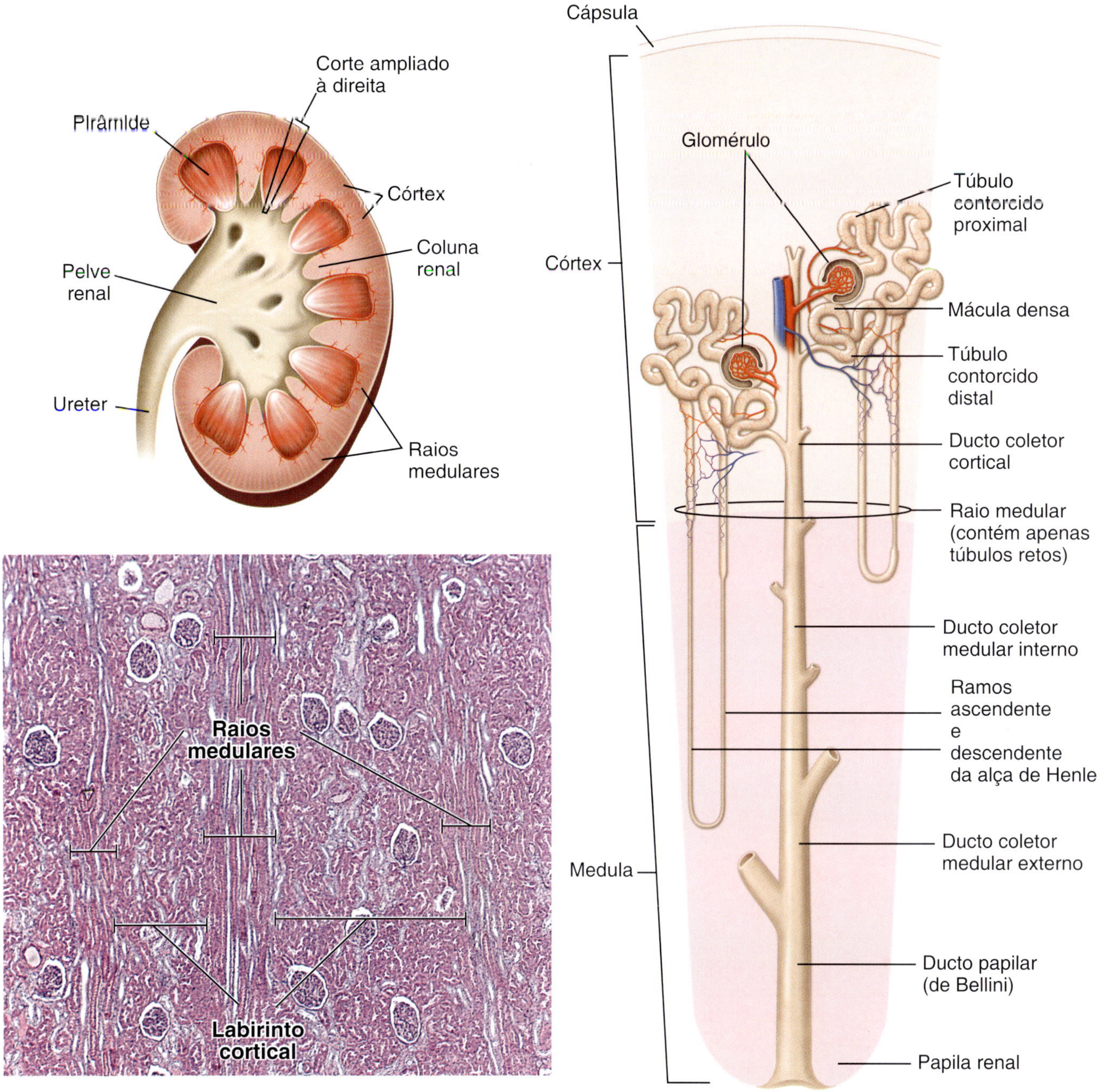

Figura 20.6 Diagramas e fotomicrografia de um rim humano adulto. O *diagrama* na parte superior, *à esquerda*, é uma hemissecção do rim humano adulto incluída para orientação. O *diagrama à direita* de uma porção ampliada do rim ressalta a relação entre dois néfrons e seus túbulos e ductos com o córtex e a medula. O néfron superior, um néfron mesocortical, estende-se apenas por uma curta distância dentro da medula e tem um curto segmento delgado da alça de Henle. O néfron inferior, o néfron justamedular, apresenta uma alça de Henle longa que se estende profundamente dentro da medula. Ambos os néfrons drenam nos ductos coletores corticais no raio medular. A fotomicrografia mostra um corte do córtex. Ele é organizado em vários raios medulares que contêm túbulos retos e ductos coletores corticais entre os labirintos corticais, contendo os corpúsculos renais e seus túbulos contorcidos proximais e distais associados. O lóbulo renal consiste em um raio medular central e metade do labirinto cortical adjacente em cada um de seus lados. 60×.

Túbulos do néfron

Os segmentos tubulares do néfron são denominados de acordo com o seu percurso (contorcido ou reto), a sua localização (proximal ou distal) e a espessura da parede (espesso ou delgado).

A partir da cápsula de Bowman, as porções sequenciais do néfron consistem nos seguintes túbulos:

- O túbulo contorcido proximal origina-se do polo urinário da cápsula de Bowman. Segue um percurso muito tortuoso ou contorcido e, em seguida, entra no raio medular para continuar como túbulo reto proximal
- O túbulo reto proximal, comumente denominado *ramo descendente espesso da alça de Henle*, desce até a medula
- O ramo descendente delgado é a continuação do túbulo reto proximal na medula. Faz uma volta semelhante a um grampo de cabelo e retorna em direção ao córtex
- O ramo ascendente delgado é a continuação do ramo descendente delgado após a sua volta em direção ao córtex
- O túbulo reto distal, também denominado *ramo ascendente espesso da alça de Henle*, é a continuação do ramo ascendente delgado. O túbulo reto distal ascende através da medula e entra no córtex no raio medular para alcançar a vizinhança do corpúsculo renal que lhe deu origem.

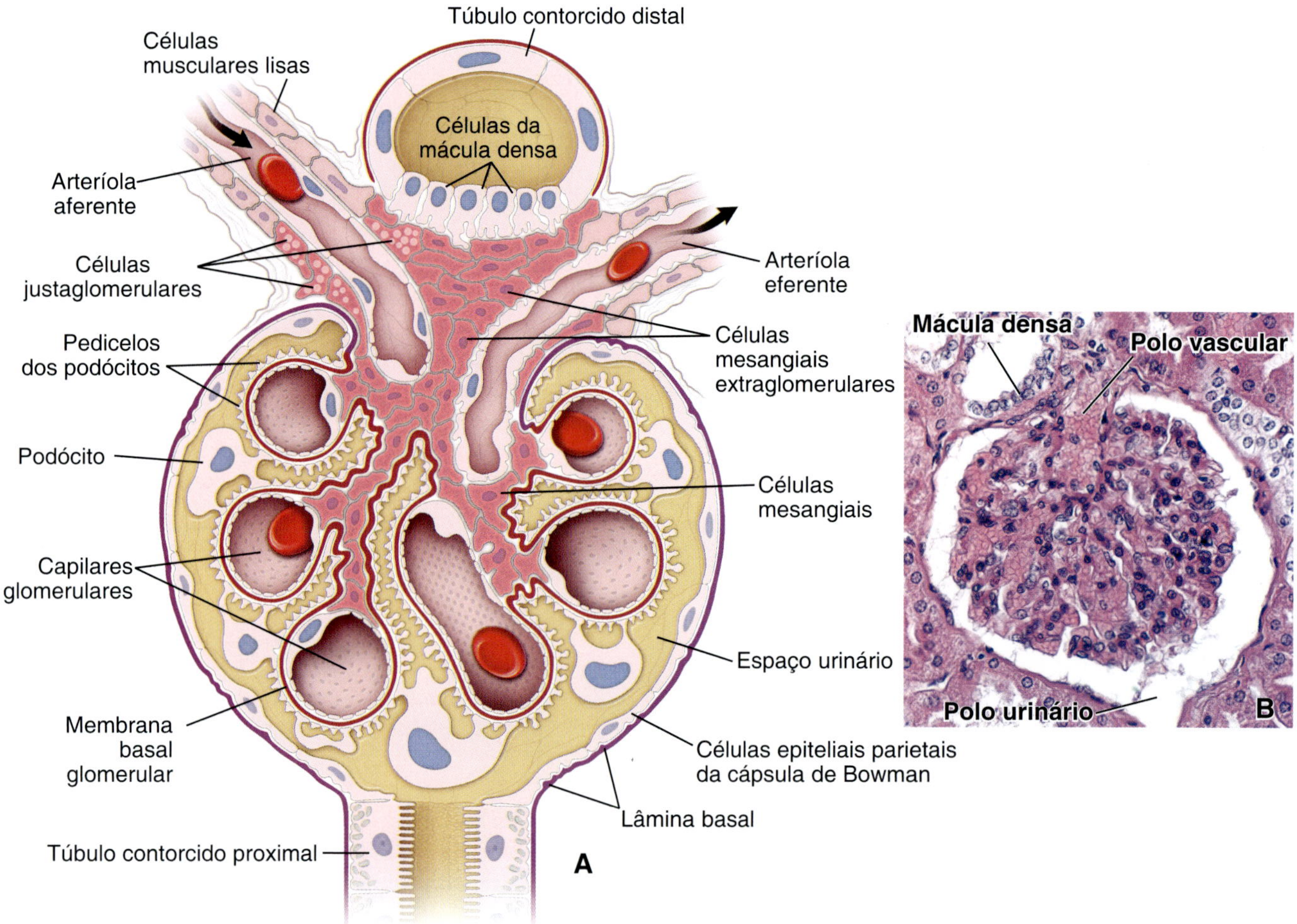

Figura 20.7 Estrutura do corpúsculo renal. A. Este diagrama esquemático mostra a organização do corpúsculo renal e as estruturas associadas a ele nos polos vascular e urinário. As células mesangiais estão associadas ao endotélio capilar do glomérulo e à membrana basal glomerular. As células da mácula densa no túbulo distal estão intimamente associadas às células justaglomerulares da arteríola aferente e às células mesangiais extraglomerulares. **B.** Fotomicrografia de uma amostra corada por hematoxilina e eosina (H-E), mostrando um corpúsculo renal. A mácula densa é observada em grande proximidade com o polo vascular. 160×. (Modificada de Kriz W, Sakai T. Morphological aspects of glomerular function. In: *Nephrology: Proceedings of the Tenth International Congress of Nephrology*. Bailliere-Tindall; 1987.)

Em seguida, o túbulo reto distal deixa o raio medular e faz contato com o polo vascular de seu corpúsculo renal original. Nesse ponto, as células epiteliais do túbulo adjacente à arteríola aferente do glomérulo são modificadas e formam uma estrutura denominada mácula densa. Em seguida, o túbulo distal deixa a região do corpúsculo e passa a constituir o túbulo contorcido distal

- O túbulo contorcido distal é menos tortuoso que o túbulo contorcido proximal; por conseguinte, em um corte mostrando o labirinto cortical, há menor quantidade de perfis de túbulos distais do que de perfis de túbulos proximais. A porção terminal do túbulo contorcido distal desemboca em um ducto coletor cortical, situado no raio medular, por intermédio de um túbulo conector arqueado ou um túbulo mais curto, chamado de túbulo conector.

A alça de Henle integra toda a porção em formato de U de um néfron.

O túbulo reto proximal, o ramo descendente delgado com a sua volta em formato de grampo de cabelo, o ramo ascendente delgado e o túbulo reto distal são, em conjunto, denominados alça de Henle. Em alguns néfrons, ambos os segmentos, descendente delgado e ascendente, são extremamente curtos; por conseguinte, a volta em formato de grampo de cabelo pode ser feita pelo túbulo reto distal.

Tipos de néfrons

Vários tipos de néfrons são identificados com base na localização de seus corpúsculos renais no córtex (ver Figura 20.3):

- Os néfrons subcapsulares ou néfrons corticais têm seus corpúsculos renais localizados na porção externa do córtex. Apresentam alças de Henle curtas, que se estendem apenas até a medula externa. Essas alças são típicas dos néfrons descritos previamente, em que a volta em formato de grampo de cabelo ocorre no túbulo reto distal
- Os néfrons justamedulares representam cerca de um oitavo do número total de néfrons. Seus corpúsculos renais situam-se próximo à base de uma pirâmide medular. Contêm alças de Henle longas e segmentos delgados ascendentes também longos, que se estendem no interior da pirâmide. Essas características estruturais são essenciais para o mecanismo de concentração da urina, descrito mais adiante
- Os néfrons intermediários ou néfrons mesocorticais apresentam seus corpúsculos renais na região média do córtex. Suas alças de Henle são de comprimento intermediário.

Ductos coletores

Os ductos coletores corticais começam no córtex, a partir da fusão dos túbulos conectores ou túbulos conectores arqueados de muitos néfrons, e prosseguem nos raios medulares em direção à medula. Quando os ductos coletores corticais alcançam a medula, são denominados ductos coletores medulares externos ou internos. Esses ductos seguem até o ápice da pirâmide, onde se fundem formando ductos coletores maiores (até 200 μm), os ductos papilares (ductos de Bellini), que, por sua vez, desembocam no cálice menor (ver Figura 20.4). A área da papila que contém as aberturas desses ductos coletores é denominada área cribriforme.

Em resumo, o aspecto macroscópico do parênquima renal reflete a estrutura do néfron. O corpúsculo renal e os túbulos contorcidos proximais e distais estão localizados nos labirintos corticais e constituem a sua substância. As porções dos túbulos retos proximais e retos distais, acompanhados pelos ductos coletores corticais no córtex, estão localizadas nos compreendem a maior parte dos raios medulares. Os ramos descendentes delgados e ascendentes delgados da alça de Henle estão sempre localizados na medula e são acompanhados por ductos coletores medulares. Por conseguinte, o arranjo dos néfrons (e dos ductos coletores) é responsável pelo aspecto característico da superfície de corte do rim, como é possível observar na Figura 20.6.

Aparelho de filtração do rim

O corpúsculo renal contém o aparelho de filtração do rim, que consiste no endotélio glomerular, na membrana basal glomerular subjacente e na camada visceral da cápsula de Bowman.

O corpúsculo renal é esférico e tem diâmetro médio de 200 μm. Consiste no tufo capilar glomerular e nas camadas epiteliais visceral e parietal circundantes da cápsula de Bowman (Figura 20.8). O aparelho de filtração, também denominado barreira de filtração glomerular, envolvido pela camada parietal da cápsula de Bowman, é composto de:

- Endotélio dos capilares glomerulares, com numerosas fenestrações (Figura 20.9). Tais fenestrações são maiores (70 a 90 nm de diâmetro), mais numerosas e de contorno mais irregular que as fenestrações presentes em outros capilares. Além disso, o diafragma, presente nas fenestrações em outros capilares, está ausente nos capilares glomerulares. As células endoteliais dos capilares glomerulares contêm um grande número de canais de água de aquaporina-1 (AQP-1), que possibilitam o movimento rápido da água através do epitélio. Os produtos secretores das células endoteliais, como o **óxido nítrico (NO)** ou as **prostaglandinas (PGE_2)**, desempenham importante papel na gênese de várias **doenças glomerulares trombóticas**
- Membrana basal glomerular (MBG), uma lâmina basal espessa (300 a 370 nm) que resulta da fusão das membranas basais do endotélio e dos podócitos – as células da camada visceral da cápsula de Bowman. Em virtude de sua espessura, a membrana basal glomerular é vista como uma estrutura proeminente em cortes histológicos corados com o ácido periódico de Schiff (PAS) (ver Figura 1.2, no Capítulo 1, *Métodos*). A MBG é composta de uma rede que consiste em colágeno do tipo IV (principalmente cadeias α3, α4 e α5), laminina, nidogênio e entactina, juntamente com proteoglicanos de sulfato de heparano, como a agrina e o perlecano, e glicoproteínas multiadesivas (ver Capítulo 6, *Tecido Conjuntivo*). A MBG também pode ser vista com o uso de técnicas de imunofluorescência que utilizam anticorpos dirigidos contra uma cadeia α específica do colágeno do tipo IV (Figura 20.10). A mutação nos genes que codificam as cadeias **α3, α4** e **α5 do colágeno do tipo IV** dá origem à **síndrome de Alport (glomerulonefrite hereditária)**, que se manifesta por hematúria (eritrócitos na urina); proteinúria (quantidade significativa de proteína na urina); e insuficiência renal progressiva. Na síndrome de Alport, a MBG sofre espessamento irregular com lâmina densa laminada e não consegue atuar como barreira de filtração efetiva. O colágeno do tipo IV também constitui um alvo em doenças autoimunes, como a **síndrome de Goodpasture** e a **doença pós-transplante de Alport**. Ambas as doenças

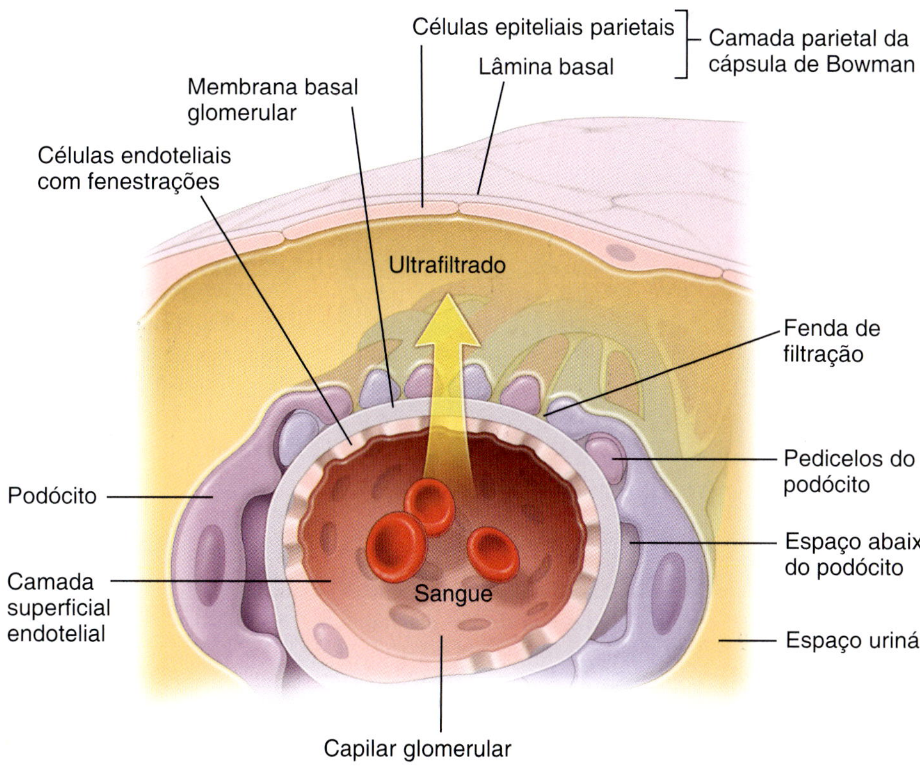

Figura 20.8 Diagrama esquemático da barreira de filtração. A *seta* indica o movimento do líquido plasmático através da barreira de filtração glomerular. Esse líquido forma o ultrafiltrado glomerular (urina primária), que se acumula no espaço urinário da cápsula de Bowman. Observe as camadas da barreira de filtração que incluem células endoteliais glomerulares fenestradas, membrana basal glomerular e podócitos com diafragmas de filtração em fenda espalhados entre os seus prolongamentos. A camada superficial endotelial de glicoproteínas e os espaços abaixo dos podócitos também são mostrados neste diagrama.

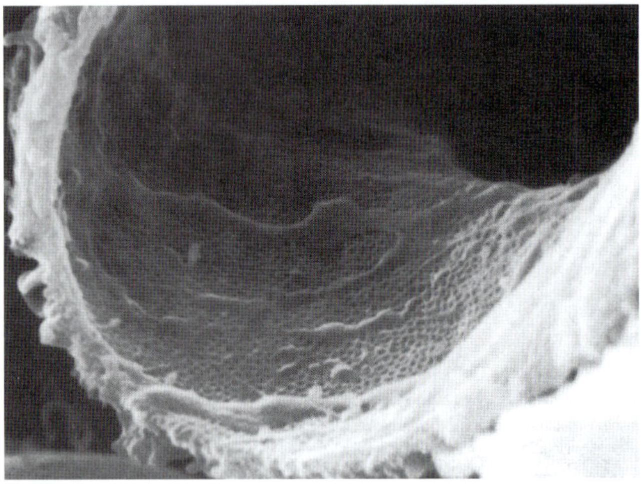

Figura 20.9 Eletromicrografia de varredura da superfície interna de um capilar glomerular. A parede do capilar mostra cristas horizontais formadas pelo citoplasma da célula endotelial. Em outros locais, as fenestrações são observadas como numerosos perfis ovais e circulares escuros. 5.600×. (Cortesia do Dr. C. Craig Tisher.)

caracterizam-se por autoanticorpos que atacam a MBG e causam **glomerulonefrite progressiva** (Boxe 20.2)

- Camada visceral da cápsula de Bowman, que contém células especializadas denominadas podócitos ou células epiteliais viscerais. Essas células emitem prolongamentos ao redor dos capilares glomerulares (Figura 20.11 e Prancha 20.3). Os podócitos surgem durante o desenvolvimento embrionário, a partir de uma das terminações cegas do néfron em desenvolvimento, por meio da invaginação da extremidade do túbulo, formando um capuz epitelial de dupla camada. A camada celular interna (*i. e.*, a camada celular visceral) encontra-se em aposição a uma rede de capilares, o glomérulo, que se forma nesse local. A camada externa dessas células, a camada parietal, forma as células pavimentosas da cápsula de Bowman. Por fim, o capuz se fecha, dando origem à estrutura esférica que contém o glomérulo. À medida que se diferenciam, os podócitos emitem prolongamentos ao redor dos capilares e desenvolvem numerosos prolongamentos primários e secundários, dando origem aos pedicelos, denominados prolongamentos dos podócitos. Os prolongamentos dos podócitos se interdigitam com os de podócitos vizinhos, uma característica que pode ser claramente identificada ao microscópio eletrônico de varredura (MEV; Figura 20.12). Os espaços alongados entre os pedicelos interdigitados, denominados fendas de filtração, medem cerca de 40 nm de largura e são recobertos por um diafragma da fenda de filtração ultrafino, que se estende pela fenda de filtração um pouco acima da MBG (Figura 20.13, *detalhe*).

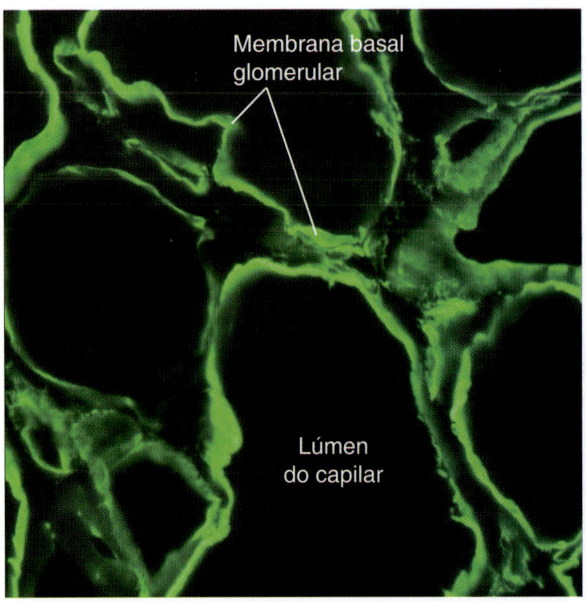

Figura 20.10 Membrana basal glomerular de um rim humano, corada por imunofluorescência. A membrana basal glomerular (MBG) é composta de cinco das seis cadeias (α1 a α5) do colágeno tipo IV. Esta fotomicrografia em grande aumento da MBG glomerular foi obtida usando anticorpos monoclonais primários contra a cadeia α1 das moléculas colágenas do tipo IV, que foram identificadas por anticorpo secundário conjugado com fluoresceína. 1.200×. (Cortesia da Dra. L. Barisoni.)

A nefrina é uma importante proteína estrutural do diafragma da fenda de filtração.

Estudos do diafragma da fenda de filtração revelam a sua estrutura proteica complexa como uma configuração em lâmina semelhante a um fecho-ecler com densidade central. Nefrina, uma proteína transmembrana de 185 kDa, é um componente estrutural e funcional essencial do diafragma da fenda. As moléculas de nefrina que emergem dos prolongamentos de podócitos opostos interagem no centro da fenda (interações homofílicas), formando uma densidade central com poros em ambos os lados. Essa lâmina de proteína intercelular também contém outras moléculas de adesão, tais como Neph-1, Neph-2, P-caderina, FAT1 e FAT2. O diafragma da fenda de filtração está firmemente ancorado a numerosos filamentos de actina nos pedicelos dos podócitos. A regulação e a manutenção do citoesqueleto de actina dos podócitos surgiram como processo crítico para regular o tamanho, a permeabilidade e a seletividade das fendas de filtração. As mutações no **gene da nefrina (NPHS1)** estão associadas à **síndrome nefrótica** congênita, uma doença caracterizada por proteinúria maciça e edema.

A carga elétrica negativa da podocalixina repele as membranas plasmáticas dos prolongamentos dos podócitos vizinhos e mantém o acesso aberto ao diafragma da fenda de filtração.

A podocalixina é uma sialoglicoproteína transmembrana (55 kDa) com carga elétrica negativa, que desempenha papel fundamental na manutenção da integridade estrutural do aparelho de filtração do rim. É sintetizada pelos podócitos e expressada no glicocálice que recobre a membrana celular apical dos prolongamentos dos podócitos voltados para o espaço urinário. Em virtude de sua carga elétrica altamente negativa e localização próxima às fendas de filtração, a podocalixina atua como molécula antiadesiva, que mantém os prolongamentos dos podócitos adjacentes separados uns dos outros e, assim, conserva as fendas de filtração abertas. A podocalixina atua sobre os filamentos de actina por meio de proteínas associadas à actina (*i. e.*, ezrina, que liga proteínas integrais de membrana aos filamentos de actina), o que modifica a arquitetura do citoesqueleto dos prolongamentos dos podócitos. Além disso, as cargas elétricas negativas parecem ser importantes na manutenção do espaço urinário entre os podócitos e a camada parietal da cápsula de Bowman. Camundongos de laboratório com deficiência de podocalixina morrem nas primeiras 24 horas de vida. Os rins desses animais apresentam graves malformações dos podócitos, que se caracterizam por comprometimento do

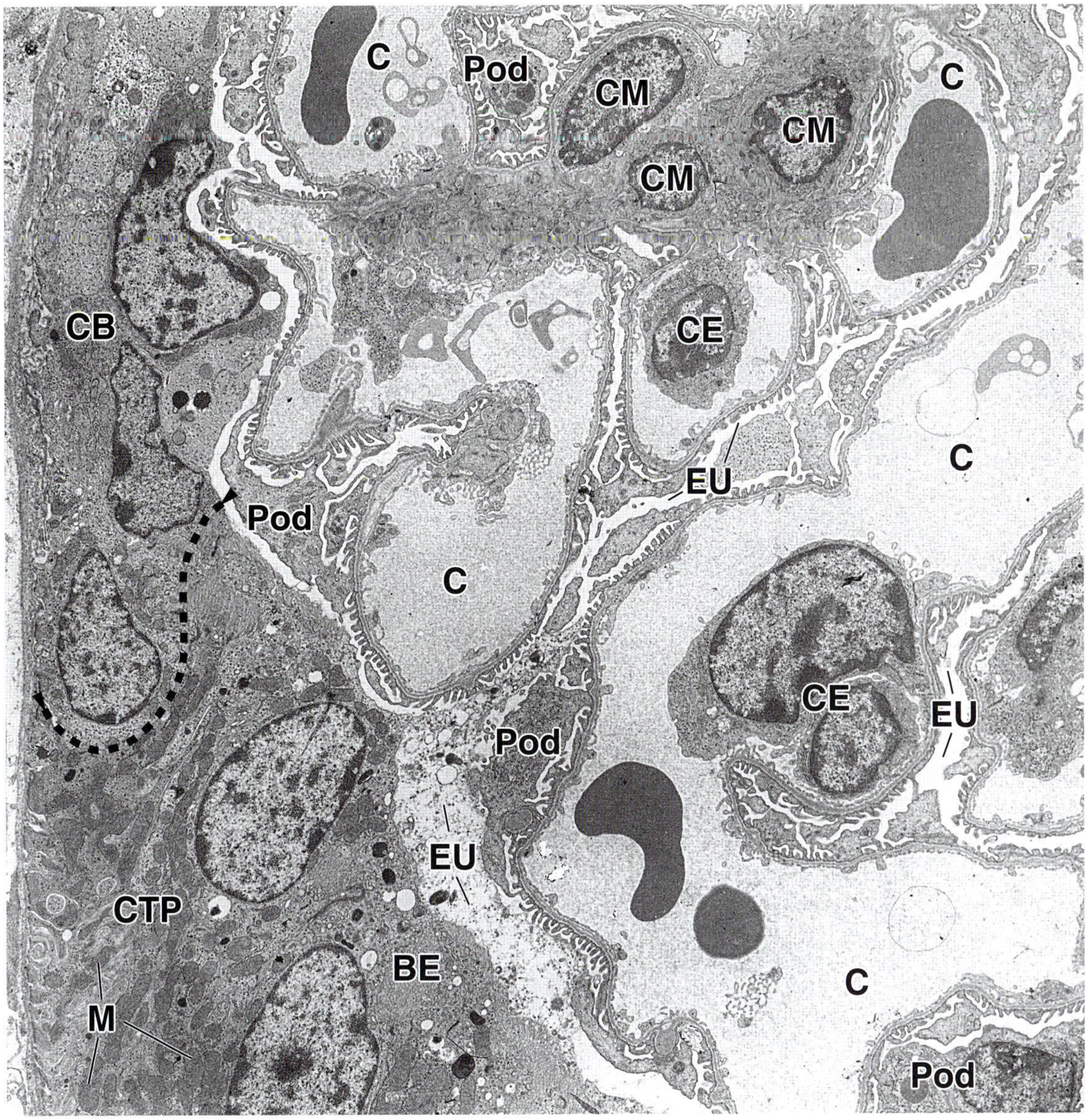

Figura 20.11 Eletromicrografia de transmissão da região do polo urinário de um glomérulo. As regiões nuclear e perinuclear das células endoteliais (*CE*) que revestem os capilares (*C*) glomerulares fazem protuberância no lúmen vascular. Na superfície externa dos capilares estão os prolongamentos dos podócitos (*Pod*). Externamente aos podócitos está o espaço urinário (*EU*). A cápsula de Bowman (*CB*) é mostrada à esquerda; ela é contínua na *linha tracejada* (marcada por *pontas de seta*) com as células tubulares do túbulo proximal (*CTP*). Observe as numerosas mitocôndrias (*M*) na base dessas células e a borda em escova (*BE*) no ápice, projetando-se no espaço urinário. Os núcleos de três células mesangiais (*CM*) adjacentes podem ser vistos na *parte superior à direita* da eletromicrografia. 4.700×.

desenvolvimento glomerular e ausência de prolongamentos dos podócitos e diafragmas das fendas. Essas alterações bloqueiam a passagem da urina, resultando em **falência renal**.

A camada endotelial superficial dos capilares glomerulares e o espaço abaixo dos podócitos também proporcionam importantes contribuições para a função glomerular geral.

O aparelho de filtração é uma barreira semipermeável complexa, com propriedades que possibilitam alta taxa de filtração de água, passagem irrestrita de moléculas de tamanho pequeno e médio, e exclusão quase total das albuminas séricas e de outras proteínas maiores. Por conseguinte, o aparelho de filtração pode ser descrito como uma barreira com duas camadas celulares descontínuas, o endotélio dos capilares glomerulares e a camada visceral da cápsula de Bowman, aplicada a cada lado de uma camada extracelular contínua da membrana basal glomerular. Essas três camadas foram tradicionalmente consideradas como barreira de filtração glomerular. No entanto, duas outras camadas fisiologicamente importantes, a camada superficial endotelial dos capilares glomerulares e o espaço abaixo dos podócitos, estão incluídas como parte do aparelho de filtração:

- A camada endotelial superficial dos capilares glomerulares consiste em uma rede espessa rica em carboidratos (200 a 400 nm) fixada à superfície luminal das células endoteliais glomerulares. Contém glicocálice, que se refere aos proteoglicanos de carga elétrica negativa ligados à membrana plasmática (tais como perlecano, sindecano e versicano) associados a cadeias laterais de glicosaminoglicanos (tais como sulfato de heparano e sulfato de condroitina) e proteínas periféricas da membrana. As proteínas plasmáticas (p. ex., albuminas) adsorvidas do sangue revestem a superfície luminal do glicocálice
- O espaço abaixo dos podócitos representa um espaço estreito entre os pedicelos com seus diafragmas de fenda de filtração em um dos lados e um corpo celular do podócito no outro lado (ver Figura 20.13). Uma reconstrução

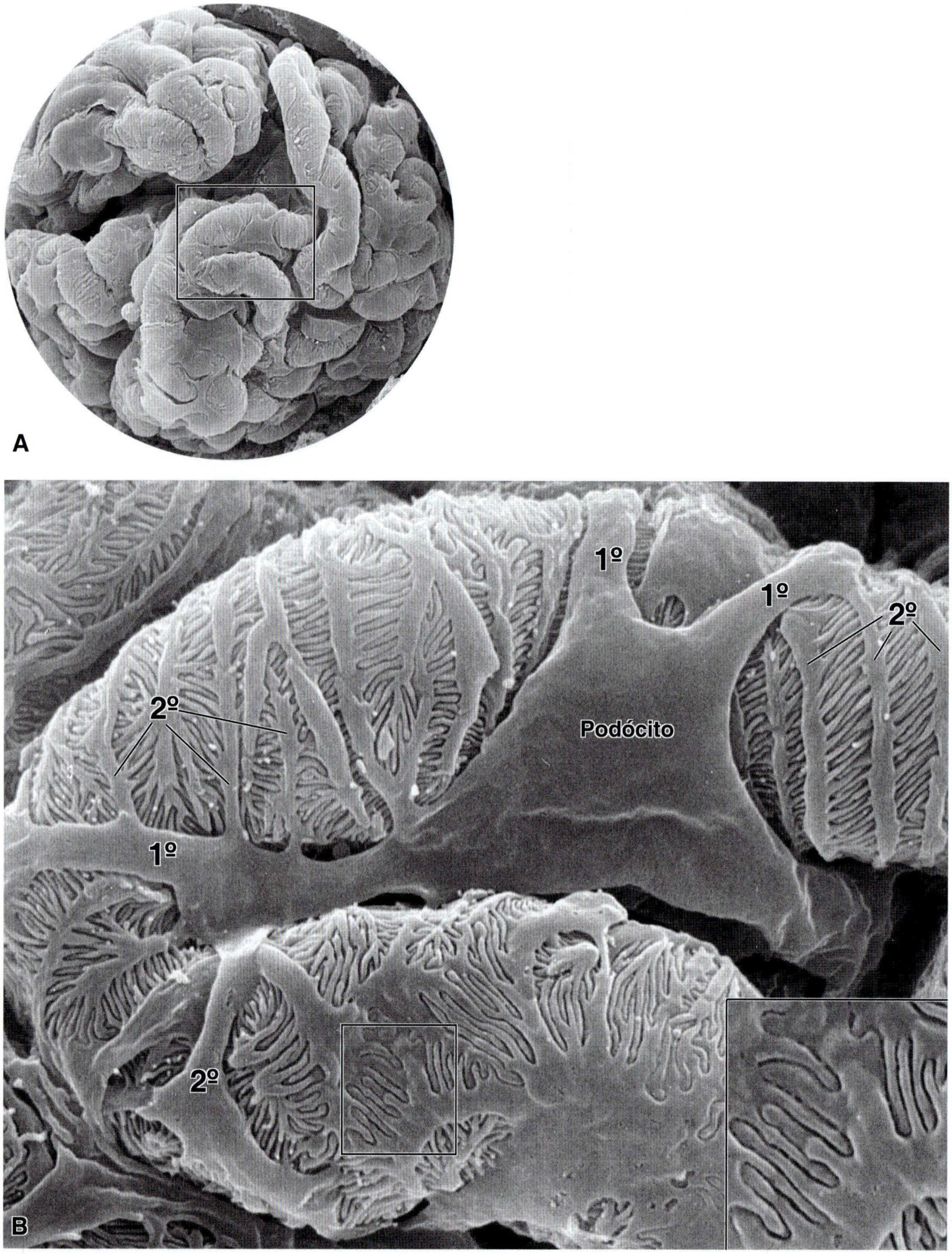

Figura 20.12 Eletromicrografia de varredura de um glomérulo. A. Imagem em pequeno aumento revelando o percurso tortuoso dos capilares glomerulares cobertos por podócitos. 700×. **B.** Aumento maior da área no *retângulo* em **A.** Observe o podócito e seus prolongamentos envolvendo a parede capilar. Os prolongamentos primários (*1º*) do podócito dão origem aos prolongamentos secundários (*2º*), os quais, por sua vez, dão origem aos pedicelos (prolongamentos). O espaço entre os pedicelos interdigitantes cria as fendas de filtração. 6.000×. **Detalhe.** Este maior aumento da área no *retângulo* revela as fendas de filtração e mostra claramente que os pedicelos alternados pertencem ao prolongamento secundário de uma célula; os pedicelos intervenientes pertencem à célula adjacente. 14.000×.

tridimensional recente desses espaços revelou o seu caráter interconectado, mas estruturalmente restritivo. Cobrem aproximadamente 60% de toda a área superficial da barreira de filtração glomerular e podem atuar na regulação do fluxo de líquido glomerular por meio do aparelho de filtração.

A MBG atua como barreira física e como filtro seletivo de íons.

Conforme discutido anteriormente, a MBG contém colágenos dos tipos IV e XVIII, sialoglicoproteínas e outras glicoproteínas não colágenas (p. ex., laminina, fibronectina, entactina), bem como proteoglicanos (p. ex., perlecano, agrina) e glicosaminoglicanos, particularmente sulfato de heparano

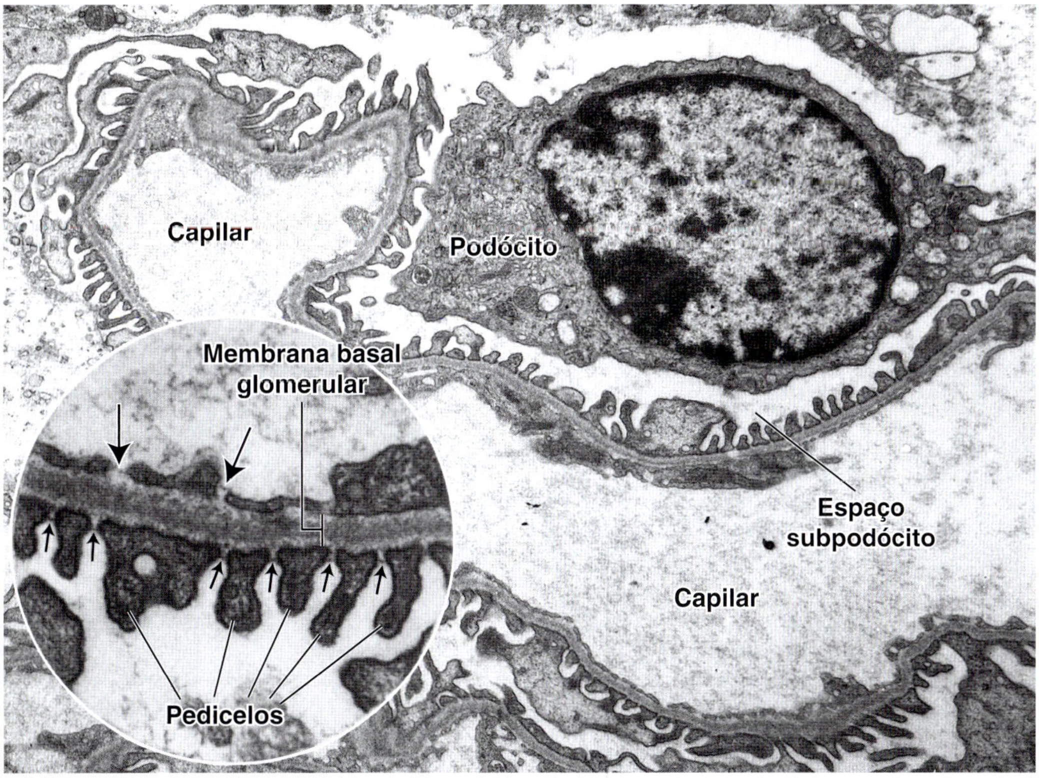

Figura 20.13 Eletromicrografia de transmissão de um capilar glomerular e do podócito adjacente. Os pedicelos dos podócitos repousam sobre a lâmina basal adjacente ao endotélio capilar e, em conjunto, os três componentes – endotélio capilar, lâmina basal e podócito – formam um aparelho de filtração. 5.600×. **Detalhe.** As *setas grandes* apontam para as fenestrações no endotélio. Do outro lado da lâmina basal estão os pedicelos dos podócitos. Observe o diafragma em fenda (*setas pequenas*) que se estende pelo espaço entre pedicelos adjacentes. 12.000×.

(Figura 20.14). Esses componentes estão localizados em determinadas partes da MBG:

- A lâmina rara externa – adjacente aos prolongamentos dos podócitos. É especialmente rica em poliânions, como sulfato de heparano, que impedem especificamente a passagem de moléculas com carga elétrica negativa
- A lâmina rara interna – adjacente ao endotélio capilar. Suas características moleculares assemelham-se àquelas da lâmina rara externa
- A lâmina densa – a porção sobreposta de duas lâminas basais, intercalada entre as lâminas raras. Contém colágeno do tipo IV, que está organizado em uma rede que atua como filtro físico. Colágeno do tipo XVIII, perlecano e agrina são responsáveis pela maior parte das cargas aniônicas encontradas na MBG. A laminina e outras proteínas presentes nas lâminas raras interna e externa estão envolvidas na fixação das células endoteliais e dos podócitos à MBG.

A MBG restringe o movimento das partículas, geralmente proteínas, com mais de 70 kDa aproximadamente, ou com um raio de 3,6 nm (p. ex., albumina ou hemoglobina). Embora a albumina não seja um constituinte habitual, ela pode ser eventualmente encontrada na urina, indicando que o tamanho da albumina está próximo do tamanho efetivo do poro da barreira de filtração. Os glicosaminoglicanos polianiônicos das lâminas raras apresentam cargas elétricas negativas fortes e restringem o movimento das partículas aniônicas e das moléculas através da MBG, mesmo aquelas com menos de 70 kDa. Apesar da capacidade da barreira de filtração de restringir a proteína, vários gramas desta atravessam efetivamente a barreira a cada dia. Essa proteína é reabsorvida por endocitose no túbulo contorcido proximal. A ocorrência de albuminúria (quantidades significativas de albumina na urina) ou de hematúria (quantidades significativas de eritrócitos na urina) indica dano físico ou funcional à MBG. Nesses casos (p. ex., nefropatia diabética), o número de locais aniônicos, particularmente na lâmina rara externa, é significativamente reduzido.

O diafragma em fenda de filtração atua como filtro seletivo de tamanho.

As fendas de filtração estreitas, formadas pelos prolongamentos dos podócitos e os diafragmas em fenda de filtração, atuam como barreiras físicas para restringir o movimento de solutos e solventes que atravessam a barreira de filtração. A descoberta de proteínas específicas que formam o diafragma em fenda levou a uma nova compreensão da função do aparelho de filtração no rim. As proteínas encontradas no diafragma são, em sua maioria, cruciais para o desenvolvimento e a função normais do rim. A arquitetura do diafragma em fenda é responsável pelas verdadeiras propriedades de filtração seletivas de tamanho, que determinam as características de filtração molecular do glomérulo. São diversos os mecanismos que impedem a obstrução dos diafragmas em fenda de filtração: as cargas elétricas negativas dos glicosaminoglicanos na MBG, as cargas elétricas negativas da membrana celular dos podócitos (devido a sialoglicoproteínas como a podocalixina), e a função fagocítica das células mesangiais no corpúsculo renal.

As alterações nos componentes individuais do aparelho de filtração influenciam as funções de outros componentes.

A estrutura e a composição moleculares de cada componente da barreira de filtração glomerular têm importantes

Boxe 20.2

Correlação clínica | Glomerulonefrite induzida por anticorpo antimembrana basal glomerular; síndrome de Goodpasture

Conforme discutido anteriormente na seção sobre a montagem da lâmina basal (ver Capítulo 5, *Tecido Epitelial*), o principal componente de qualquer membrana basal, incluindo a **membrana basal glomerular (MBG)**, é o **colágeno do tipo IV**. Sua estrutura central é composta de três monômeros de cadeia α, representando, cada um deles, um ou mais dos seis tipos de cadeias α (ver Quadro 6.2, no Capítulo 6, *Tecido Conjuntivo*). Cada molécula apresenta três domínios: um domínio aminoterminal 7S, um domínio mediano helicoidal colágeno e um domínio carboxiterminal NC1 não colágeno. A arquitetura molecular do colágeno do tipo IV é chave para compreender a fisiopatologia das doenças renais glomerulares. Por exemplo, uma resposta autoimune ao domínio NC1 não colágeno da cadeia α3 do colágeno do tipo IV (α3[IV]) na membrana basal glomerular (MBG) é responsável pelo desenvolvimento da **glomerulonefrite induzida por anticorpo anti-MBG**. Essa condição caracteriza-se pelo depósito linear de anticorpos IgG na MBG.

Em alguns indivíduos, os anticorpos anti-MBG apresentam reação cruzada com a membrana basal alveolar nos pulmões, provocando a **síndrome de Goodpasture**. Um quadro clínico característico da síndrome de Goodpasture consiste em glomerulonefrite rapidamente progressiva (inflamação dos glomérulos) e hemorragia pulmonar devido à ruptura da barreira hematoaérea. Em resposta ao depósito de IgG no glomérulo, o sistema do complemento é ativado, e os leucócitos circulantes elaboram várias proteases, resultando na ruptura da MBG e depósito de fibrina. Por sua vez, a fibrina estimula a proliferação das células parietais que revestem a cápsula de Bowman e provoca o influxo de monócitos a partir da circulação. O produto dessas reações frequentemente é observado no glomérulo na forma de um **crescente**, um aspecto microscópico característico da glomerulonefrite (Figura B.20.2.1). Os pacientes afetados pela síndrome de Goodpasture apresentam, em sua maioria, glomerulonefrite crescêntica grave com níveis transitoriamente elevados de anticorpos anti-MBG circulantes. A formação de anticorpos anti-MBG é provavelmente desencadeada por vírus, câncer, agentes farmacológicos e compostos químicos encontrados em uma variedade de tintas, solventes e corantes.

Os indivíduos com síndrome de Goodpasture apresentam sinais/sintomas tanto respiratórios quanto urinários. Esses sinais/sintomas consistem em dispneia, tosse e escarro sanguinolento, bem como hematúria (sangue na urina), proteinúria (proteínas na urina) e outras manifestações clínicas de insuficiência renal progressiva.

A principal meta terapêutica da síndrome de Goodpasture consiste em remover os anticorpos patogênicos circulantes do sangue. Isso é obtido por meio de plasmaférese: remoção do plasma sanguíneo da circulação e sua substituição por líquido, proteína ou plasma doado. Além disso, a administração de agentes imunossupressores e corticosteroides inibe a produção de autoanticorpos patogênicos.

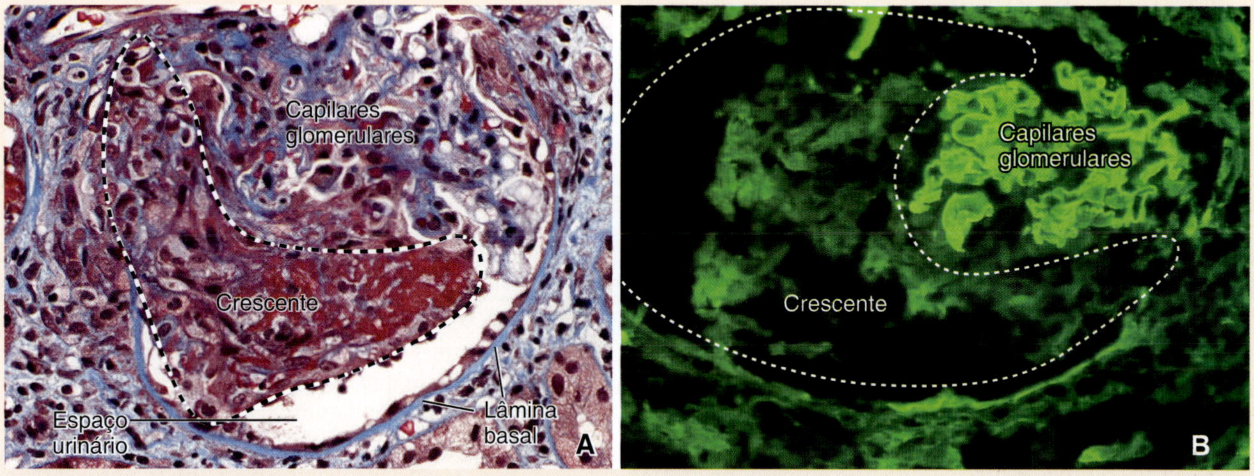

Figura B.20.2.1 Fotomicrografia de um glomérulo na síndrome de Goodpasture. A. Nesta amostra corada com tricrômico de Mallory, obtida de biopsia renal, as moléculas de colágeno na matriz mesangial e nos capilares glomerulares são coradas em *azul-escuro*. A coloração em *vermelho-brilhante* no corpúsculo renal representa a fibrina, que extravasou as alças capilares glomerulares para dentro do espaço urinário. Um crescente celular (delineado com *linha tracejada*) é formado pelo depósito de fibrina infiltrada por macrófagos e células parietais propagadas da cápsula de Bowman. A coloração em *azul-claro*, que circunda o glomérulo, reflete uma reação edematosa contendo células mediadoras de reações inflamatórias. Observe a lâmina basal da camada parietal da cápsula de Bowman. 320×. **B.** Esta imagem do corpúsculo renal por imunofluorescência mostra a membrana basal glomerular (MBG) marcada com anticorpos dirigidos contra a IgG humana, e revelada por anticorpos secundários conjugados com moléculas fluorescentes. Na síndrome de Goodpasture, as IgG ligam-se ao domínio NC1 do colágeno do tipo IV (cadeia α3) encontrado na MBG. Observe o padrão de espessura irregular da MBG que circunda as alças capilares. O espaço remanescente é ocupado pelo crescente celular. 360×. IgG, imunoglobulina G. (Cortesia do Dr. Joseph P. Grande.)

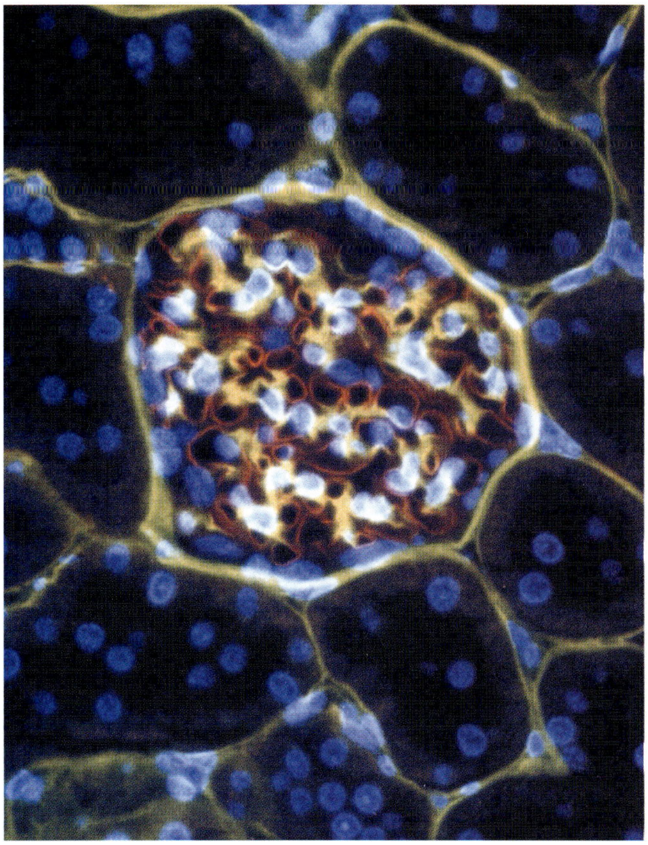

Figura 20.14 Glomérulo corado por imunofluorescência. Esta fotomicrografia de tripla exposição de um glomérulo de rato adulto normal é imunomarcada com dois anticorpos diferentes. Um anticorpo reconhece os componentes extracelulares específicos, isto é, o proteoglicano sulfato de heparano da membrana basal (BM-HSPG, marcador rodamina). O outro anticorpo reconhece o proteoglicano sulfato de condroitina da membrana basal (BM-CSPG, marcador fluoresceína). Por ser uma fotomicrografia de tripla exposição, há ocorrência de cor amarela onde os dois marcadores fluorescentes se codistribuem exatamente. A fluorescência azul é uma contracoloração nuclear com o corante nuclear de Hoechst. A fotomicrografia mostra a ocorrência de compartimentalização em relação às populações de proteoglicanos glomerulares. A membrana basal do capilar glomerular é composta exclusivamente de BM-HSPG, enquanto a matriz mesangial (*amarela*) contém tanto BM-HSPG quanto BM-CSPG. A cápsula de Bowman aparece intensamente corada apenas por anticorpos BM-CSPG. 360×. (Cortesia do Dr. Kevin H. McCarthy.)

consequências para os componentes adjacentes da barreira. Por exemplo, as alterações moleculares na MBG não apenas modificam a contribuição dessa camada, como também modificam a velocidade com que os solutos e solventes atravessam o endotélio dos capilares moleculares de um lado, e a camada visceral da cápsula de Bowman do outro lado. Além disso, é importante compreender que a barreira de filtração glomerular não é uma estrutura passiva, mas ativa, que pode se remodelar e modificar a sua própria permeabilidade.

A camada parietal da cápsula de Bowman é constituída por epitélio simples pavimentoso.

A camada parietal da cápsula de Bowman contém células epiteliais parietais e forma um epitélio simples pavimentoso. No polo urinário do corpúsculo renal, a camada parietal é contínua com o epitélio cuboide do túbulo contorcido proximal (ver Figuras 20.7 e 20.11). A proliferação das células epiteliais parietais constitui uma característica diagnóstica típica de certos tipos de glomerulonefrite (inflamação do glomérulo). Para um exemplo dessa doença, ver Boxe 20.2.

O espaço entre as camadas visceral e parietal da cápsula de Bowman é denominado espaço urinário ou espaço de Bowman (ver Figura 20.11). É o receptáculo do ultrafiltrado glomerular (urina primária) produzido pelo aparelho de filtração do corpúsculo renal. No polo urinário do corpúsculo renal, o espaço urinário é contínuo com o lúmen do túbulo contorcido proximal.

Mesângio

No corpúsculo renal, a MBG é compartilhada por vários capilares, criando um espaço que contém um grupo adicional de células, denominadas células mesangiais. Por conseguinte, as células mesangiais estão envolvidas pela MBG (Figura 20.15). Essas células e sua matriz extracelular constituem o mesângio. Este é mais evidente no pedículo vascular do glomérulo e nos interstícios de capilares glomerulares adjacentes. As células mesangiais não estão totalmente confinadas ao corpúsculo renal; algumas estão localizadas fora deste, ao longo do polo vascular. Nesse último caso, elas também são designadas células reticuladas e fazem parte do chamado aparelho justaglomerular (ver Figura 20.7).

As funções importantes das células mesangiais são as seguintes:

- Fagocitose e endocitose. As células mesangiais removem os resíduos aprisionados e as proteínas agregadas da MBG e do diafragma de filtração, mantendo, assim, o filtrado glomerular desprovido de resíduos. Além disso, realizam a endocitose e processam várias proteínas plasmáticas, incluindo imunocomplexos. A manutenção da estrutura e da função da barreira glomerular constitui a principal função das células mesangiais
- Suporte estrutural. As células mesangiais produzem componentes da matriz mesangial extracelular, que proporcionam suporte aos podócitos nas áreas onde não há membrana basal epitelial ou esta é incompleta (ver Figura 20.15). A matriz mesangial difere substancialmente da MBG quanto à sua composição e possibilita a passagem de moléculas maiores do lúmen dos capilares para o mesângio
- Secreção. As células mesangiais sintetizam e secretam uma variedade de moléculas – como a interleucina-1 (IL-1), a PGE_2 e o fator de crescimento derivado das plaquetas (PDGF) – que desempenham papel central na resposta à lesão glomerular
- Modulação da distensão glomerular. As células mesangiais exibem propriedades contráteis. No passado, foi sugerido que a contração das células mesangiais fosse capaz de aumentar o volume sanguíneo e a pressão de filtração intraglomerulares. Estudos mais recentes têm revelado que a contribuição mesangial para a taxa de filtração glomerular é mínima, e que as células mesangiais podem atuar na regulação da distensão glomerular em resposta à elevação da pressão arterial.

Clinicamente, foi observado que as **células mesangiais** proliferam em determinadas doenças renais, nas quais quantidades anormais de proteína e de complexos proteicos são aprisionadas na MBG. A proliferação das células mesangiais constitui uma característica proeminente da **nefropatia por imunoglobulina A (IgA) (doença de Berger), da glomerulonefrite membranoproliferativa, da nefrite lúpica** e **da nefropatia diabética**.

Do ponto de vista embriológico, as células mesangiais e justaglomerulares (discutidas mais adiante) originam-se de precursores das células musculares lisas a partir do mesênquima metanéfrico. Durante o desenvolvimento, essas células caracterizam-se

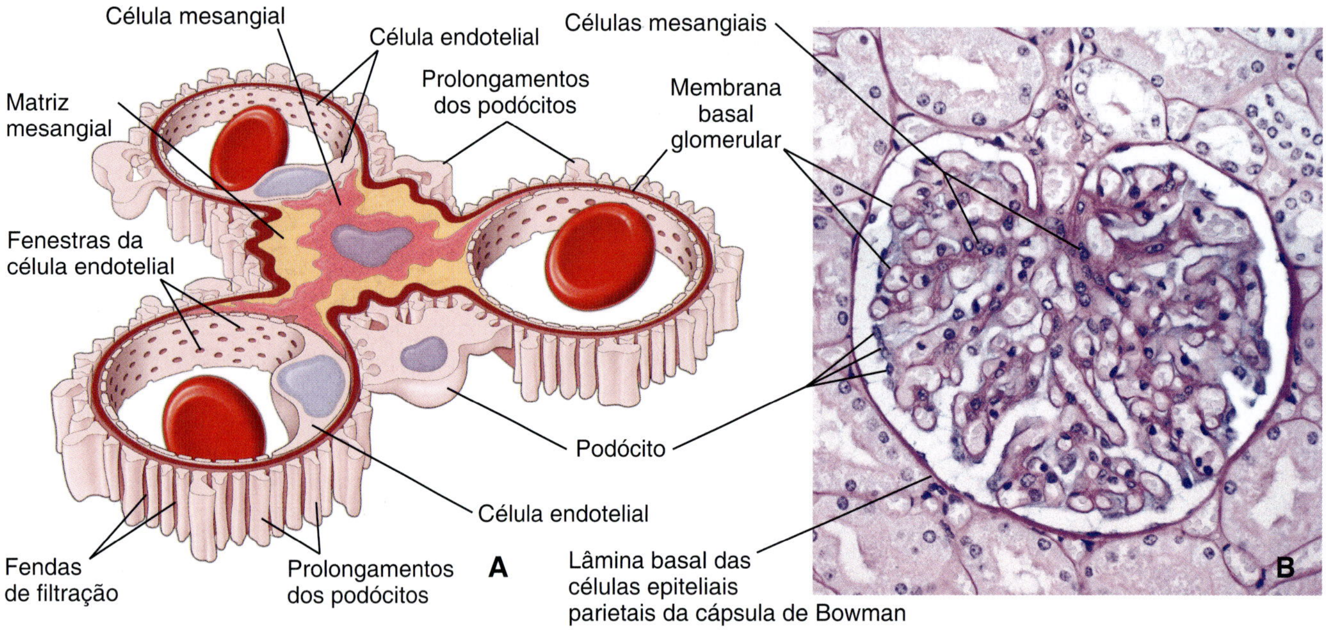

Figura 20.15 Diagrama e fotomicrografia mostrando a relação entre as células mesangiais intraglomerulares e os capilares glomerulares. **A.** A célula mesangial e a sua matriz circundante são envolvidas pela membrana basal glomerular (MBG) dos capilares glomerulares. As células mesangiais encontram-se no mesmo compartimento das células endoteliais e podem estar intimamente associadas à MBG, bem como às células endoteliais sem MBG interveniente. Observe que uma célula mesangial produz matriz mesangial extracelular, que proporciona sustentação para os capilares glomerulares. **B.** Fotomicrografia de um glomérulo corado pelo método do ácido periódico de Schiff (PAS). Observe que a MBG é bem visualizada no glomérulo e circunda os capilares glomerulares. A MBG reflete-se no polo vascular, transformando-se na lâmina basal das células epiteliais que formam a camada parietal da cápsula de Bowman. Os núcleos das células mesangiais PAS-positivas estão posicionados entre as alças de capilares em direção ao centro do glomérulo. A amostra foi contracorada com hematoxilina. 360×.

pela expressão de receptores para o fator de crescimento derivado das plaquetas (PDGFR). Sua migração para os glomérulos em desenvolvimento é guiada pelos efeitos quimiotáticos do fator de crescimento derivado das plaquetas β (PDGFβ) expresso nos podócitos em desenvolvimento. Embora as células mesangiais sejam claramente fagocíticas, elas são incomuns, visto que não derivam dos monócitos transportados pelo sangue, as células precursoras habituais do sistema fagocítico mononuclear.

Aparelho justaglomerular

O aparelho justaglomerular inclui a mácula densa, as células justaglomerulares e as células mesangiais extraglomerulares.

A porção terminal do túbulo reto distal do néfron situa-se diretamente adjacente às arteríolas aferentes e eferentes e adjacente a algumas células mesangiais extraglomerulares, no polo vascular do corpúsculo renal. Nesse local, a parede do túbulo contém células designadas coletivamente mácula densa. Quando observadas ao microscópio óptico, as células da mácula densa são distintas, visto que são mais estreitas e geralmente mais altas que as outras células do túbulo distal (ver Figura 20.7). Os núcleos dessas células formam aglomerados, ao ponto de aparecerem parcialmente sobrepostos uns aos outros. Dessa organização deriva a denominação mácula densa.

Nessa mesma região, as células musculares lisas da arteríola aferente adjacente (e, algumas vezes, da arteríola eferente) são modificadas. Essas células contêm grânulos secretores e seus núcleos são esféricos, ao contrário do núcleo alongado típico da célula muscular lisa. Essas células justaglomerulares (ver Figura 20.7) necessitam ser coradas de modo especial para que as vesículas secretoras sejam evidenciadas ao microscópio óptico.

O aparelho justaglomerular regula a pressão arterial por meio da ativação do sistema renina-angiotensina-aldosterona.

Em determinadas condições fisiológicas (baixa ingestão de sódio) ou patológicas (diminuição do volume de sangue circulante devido à ocorrência de hemorragia ou redução da perfusão renal em consequência de compressão das artérias renais), as células justaglomerulares são responsáveis pela ativação do sistema renina-angiotensina-aldosterona (SRAA). Esse sistema desempenha importante papel na manutenção da homeostasia do sódio e da hemodinâmica renal (Boxe 20.3). Os grânulos das células justaglomerulares contêm uma aspartil protease, denominada renina, que é sintetizada, armazenada e liberada na corrente sanguínea pelas células musculares lisas modificadas. No sangue, a renina catalisa a hidrólise de uma α_2-globulina circulante, o angiotensinogênio, produzindo o decapeptídio angiotensina I. A produção de angiotensina I desencadeia a seguinte sequência de eventos:

- A angiotensina I é convertida no octapeptídio ativo, a angiotensina II, pela enzima conversora de angiotensina (ECA) presente nas células endoteliais dos capilares pulmonares
- A angiotensina II estimula a síntese e a liberação do hormônio aldosterona pela zona glomerulosa da glândula suprarrenal (ver Capítulo 21, *Órgãos Endócrinos*)
- A aldosterona, por sua vez, atua sobre as células principais dos túbulos conectores e ductos coletores, aumentando a reabsorção de Na^+ e de água, bem como a secreção de K^+, com consequente elevação do volume sanguíneo e da pressão arterial
- A angiotensina II também é um poderoso vasoconstritor, que desempenha papel regulador no controle da resistência vascular renal e sistêmica.

O aparelho justaglomerular funciona não apenas como órgão endócrino que secreta a renina, mas também como sensor do volume sanguíneo e da composição do líquido tubular. As células

Boxe 20.3

Correlação clínica | Sistema renina-angiotensina-aldosterona e hipertensão arterial

O **sistema renina-angiotensina-aldosterona (SRAA)** desempenha papel essencial na homeostasia do Na^+ e do volume sanguíneo, bem como na regulação a longo prazo da pressão arterial. A renina secretada pelo aparelho justaglomerular do rim converte o angiotensinogênio em angiotensina I, que é então convertida nos pulmões pela enzima conversora de angiotensina (ECA) em **angiotensina II**, um dos vasoconstritores mais potentes do corpo humano. A angiotensina II desempenha importante função na estimulação da secreção de **aldosterona** pelo córtex da suprarrenal. A aldosterona reabsorve o Na^+ e excreta o K^+; por conseguinte, exerce um efeito sobre a retenção do volume de água extracelular (Figura B.20.3.1).

Durante anos, os cardiologistas e os nefrologistas acreditaram que a **hipertensão essencial crônica**, a forma mais comum de hipertensão, estivesse relacionada, de algum modo, com uma anormalidade do SRAA. No entanto, os níveis de renina na urina de 24 horas nesses pacientes estavam geralmente normais. Somente quando um fator no veneno de uma cobra sul-americana (a jararaca-da-mata *Bothrops jararaca*) demonstrou ser um potente inibidor da ECA no pulmão é que os pesquisadores obtiveram uma pista sobre a causa da hipertensão essencial crônica, e então desenvolveram uma nova série de medicamentos para o tratamento dessa doença.

Atualmente, acredita-se que a "lesão" na hipertensão essencial crônica seja a produção excessiva de **angiotensina II** no pulmão. O desenvolvimento dos assim chamados **inibidores da ECA** – captopril, enalapril e derivados correlatos do fator original do veneno da jararaca-da-mata – revolucionou o tratamento da hipertensão essencial crônica. Esses fármacos anti-hipertensivos não provocam os efeitos colaterais frequentemente perigosos dos diuréticos e dos betabloqueadores, que antigamente eram os medicamentos mais usados para o controle dessa condição.

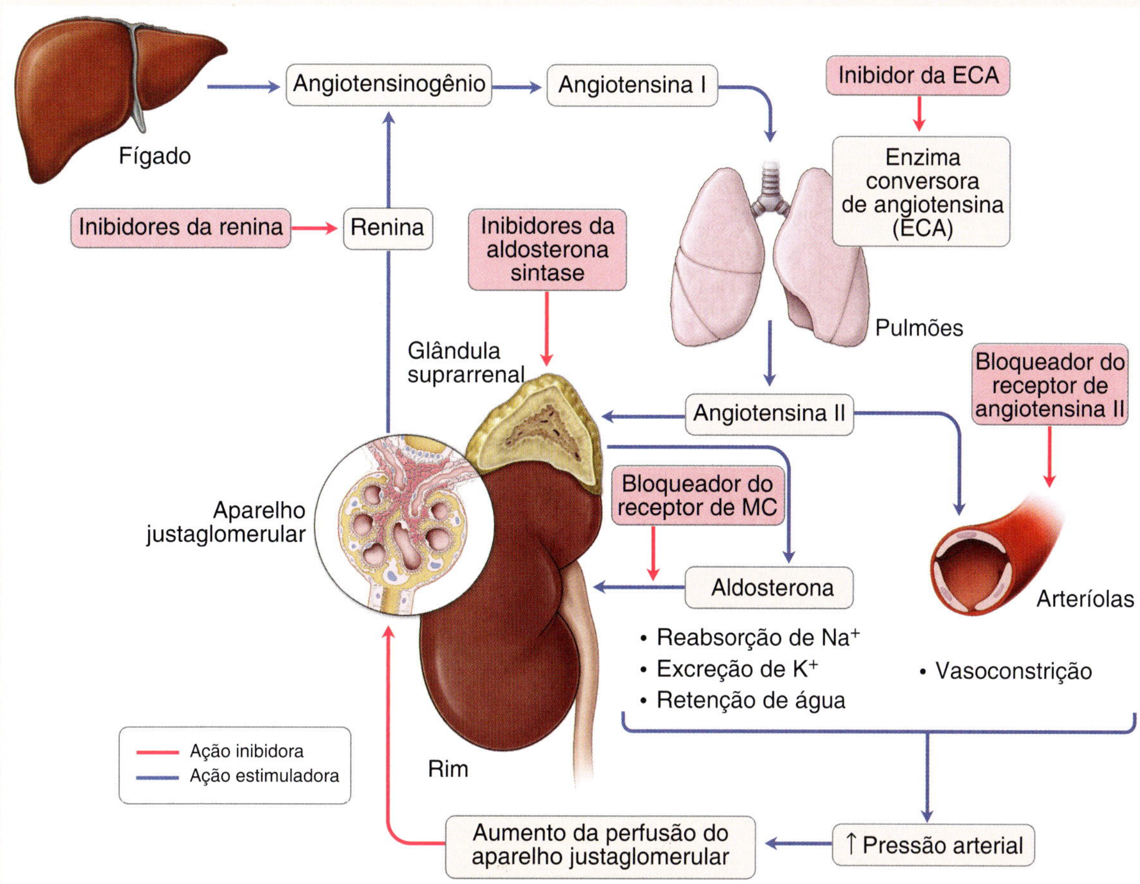

Figura B.20.3.1 Sistema renina-angiotensina-aldosterona (SRAA) e os locais de possível influência farmacológica. O SRAA é uma cascata endócrina multissistêmica, que regula a homeostasia dos eletrólitos, o equilíbrio hídrico e a pressão arterial por meio de sua ação nos rins e no sistema cardiovascular. A diminuição da pressão de perfusão no rim desestimula as células justaglomerulares a liberar renina na corrente sanguínea, dando início à cascata. As *setas azuis* indicam uma ação estimuladora sobre o sistema, enquanto as *setas vermelhas* indicam uma retroalimentação inibidora e a ação dos agentes farmacêuticos. Exemplos de agentes farmacêuticos frequentemente usados que influenciam o SRAA incluem: bloqueadores dos receptores de mineralocorticoides (MC) (p. ex., espironolactona, eplerenona), inibidores da ECA (p. ex., captopril, enalapril), inibidores da renina (p. ex., alisquireno) e bloqueadores do receptor de angiotensina II (p. ex., valsartana, losartana). Os inibidores da enzima aldosterona sintase ainda estão em fase experimental.

da mácula densa monitoram a concentração de Na^+ no líquido tubular e regulam tanto a taxa de filtração glomerular quanto a liberação de renina pelas células justaglomerulares. Acredita-se que a concentração diminuída de Na^+ no túbulo contorcido distal represente um estímulo para moléculas transportadoras de íons, expressas na membrana apical das células da mácula densa. Essas moléculas incluem cotransportadores de $Na^+/K^+/2Cl^-$ trocadores de Na^+/H^+ e canais de K^+ regulados por pH e cálcio. A ativação das vias de transporte da membrana modifica a concentração de íons intracelulares nas células da mácula densa e inicia mecanismos de sinalização por meio da liberação de vários mediadores, tais como adenosina trifosfato (ATP), adenosina, óxido nítrico (NO) e prostaglandinas (PGE_2). Essas moléculas atuam de maneira parácrina e sinalizam tanto para a secreção de renina por células justaglomerulares subjacentes da arteríola aferente, quanto para a contração das células musculares lisas. Um aumento do volume sanguíneo suficiente para promover o estiramento das células justaglomerulares na arteríola aferente pode constituir o estímulo que fecha a alça de retroalimentação e interrompe a secreção de renina.

■ FUNÇÃO DOS TÚBULOS RENAIS

À medida que o ultrafiltrado glomerular passa pelo túbulo urinífero e ductos coletores do rim, ele sofre alterações que incluem absorção ativa e passiva, bem como secreção:

- Certas substâncias contidas no ultrafiltrado são reabsorvidas, algumas parcialmente (p. ex., água, sódio e bicarbonato) e outras inteiramente (p. ex., glicose)
- Outras substâncias (p. ex., creatinina e ácidos e bases orgânicos) são adicionadas ao ultrafiltrado (*i. e.*, urina primária) pela atividade secretora das células tubulares.

Por conseguinte, o volume do ultrafiltrado é substancialmente reduzido, e a urina torna-se hiperosmótica. A alça de Henle longa e os túbulos conectores e ductos coletores trafegam paralelamente aos vasos sanguíneos, enquanto os vasos retos servem de base para o mecanismo multiplicador por contracorrente, que é fundamental na concentração da urina, tornando-a, assim, hiperosmótica.

Túbulo contorcido proximal

O túbulo contorcido proximal constitui o local inicial e principal de reabsorção.

O túbulo contorcido proximal recebe o ultrafiltrado do espaço urinário da cápsula de Bowman. As células cuboides do túbulo contorcido proximal exibem especializações elaboradas de superfície celular que caracterizam as células envolvidas na absorção e no transporte de líquidos. Apresentam as seguintes características:

- Uma borda (orla) em escova, composta de microvilosidades retas, relativamente longas e densamente compactadas (Figura 20.16)
- Um complexo juncional, que consiste em uma zônula de oclusão estreita, que veda o espaço intercelular do lúmen do túbulo; e uma zônula de adesão, que mantém a adesão entre as células vizinhas
- Pregas ou dobras localizadas nas superfícies laterais das células, que são grandes prolongamentos achatados, alternados com prolongamentos semelhantes de células adjacentes (ver Figura 20.15)
- Extensas interdigitações dos prolongamentos basais das células adjacentes (Figuras 20.17 e 20.18)
- Estrias basais, que consistem em mitocôndrias alongadas concentradas nos prolongamentos basais e orientadas verticalmente em relação à superfície basal (ver Figura 20.17).

Em preparações histológicas bem fixadas, as estriações basais e a borda em escova apical ajudam a distinguir as células do túbulo contorcido proximal daquelas de outros túbulos.

Na porção mais basal da célula do túbulo contorcido proximal, nos prolongamentos interdigitantes, observa-se a existência de feixes de microfilamentos de 6 nm (ver *setas*, Figuras 20.17 e 20.18). Esses filamentos de actina podem participar na regulação do movimento de líquido do espaço extracelular basolateral através da lâmina basal do túbulo, em direção ao capilar peritubular adjacente.

O túbulo contorcido proximal recupera a maior parte do líquido do ultrafiltrado. Dos 180 ℓ/dia de ultrafiltrado que entram nos néfrons, aproximadamente 120 ℓ/dia ou 65% do ultrafiltrado são reabsorvidos pelo túbulo contorcido proximal. Duas proteínas principais são responsáveis pela reabsorção de líquido nos túbulos contorcidos proximais:

- As bombas de Na^+/K^+-ATPase são proteínas transmembrana localizadas nas pregas laterais da membrana plasmática. São responsáveis pela *reabsorção de Na^+*, que constitui a principal força de impulsão para a reabsorção de água no túbulo contorcido proximal. Como nos epitélios do intestino e da vesícula biliar, esse processo é impulsionado pelo transporte ativo de Na^+ para dentro do espaço intercelular lateral. O transporte ativo de Na^+ é seguido pela difusão passiva de Cl^-, o que promove a manutenção da neutralidade eletroquímica. Além disso, o acúmulo de NaCl nos espaços intercelulares laterais cria um gradiente osmótico que atrai a água do lúmen para dentro do compartimento intercelular. Esse compartimento se distende à medida que aumenta o volume de líquido dentro dele; concomitantemente, as pregas laterais da membrana se afastam, possibilitando essa distensão

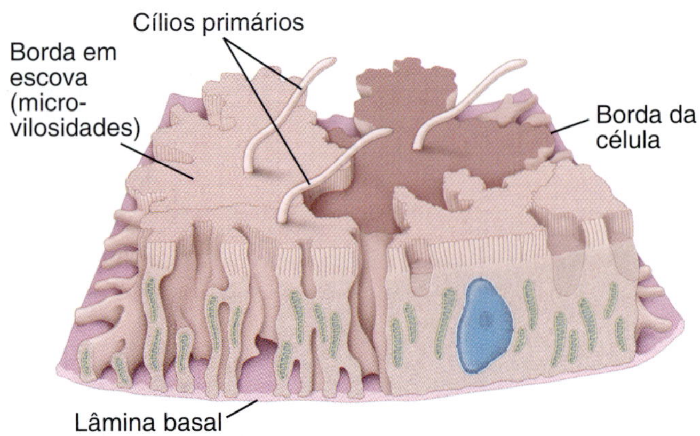

Figura 20.16 Diagrama das células do túbulo contorcido proximal. Esse diagrama se baseia em uma imagem obtida ao microscópio eletrônico e mostra a face seccionada *à direita* e uma vista tridimensional da superfície basolateral de uma célula do túbulo contorcido proximal com face em corte parcial *à esquerda*. Aqui, as interdigitações das células adjacentes foram removidas para ressaltar apenas as interdigitações basolaterais. Algumas interdigitações estendem-se por toda a altura da célula. Os prolongamentos são longos na região basal e criam um compartimento extracelular elaborado adjacente à lâmina basal. Na região apical, as microvilosidades constituem a borda em escova. Em alguns locais, as microvilosidades foram omitidas, revelando, assim, o aspecto contorcido da superfície apical da célula. (Com base em Bulger RE. The shape of rat kidney tubular cells. *Am J Anat*. 1965;116:253.)

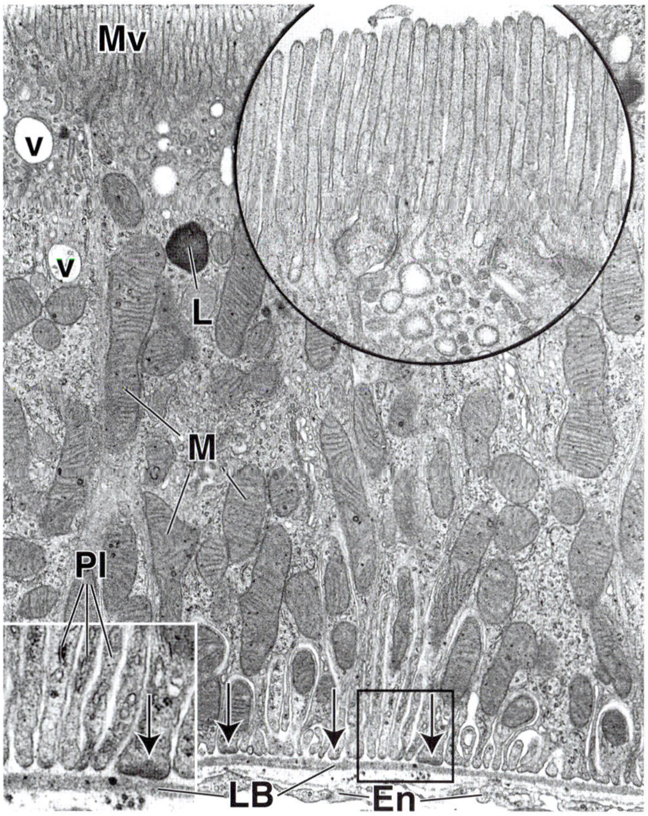

Figura 20.17 Eletromicrografia de uma célula do túbulo proximal. A superfície apical da célula mostra as microvilosidades (*Mv*) densamente compactadas que, em conjunto, são reconhecidas como borda ou orla em escova ao microscópio óptico. Muitas vesículas (*v*) são evidentes no citoplasma apical. Na região apical da célula, são também encontrados lisossomos (*L*). O núcleo da célula não foi incluído no plano de corte. Numerosas mitocôndrias (*M*) orientadas longitudinalmente estão presentes nos prolongamentos da célula. O acúmulo de mitocôndrias tem por consequência as estriações basais que são vistas ao microscópio óptico, principalmente quando o espaço extracelular está aumentado. A eletromicrografia também revela uma lâmina basal (*LB*) apoiada sobre uma pequena quantidade de tecido conjuntivo e o endotélio (*En*) fenestrado de um capilar peritubular adjacente. 15.000×. **Detalhe superior.** Este maior aumento das microvilosidades mostra as pequenas vesículas endocitóticas que se destacaram da membrana plasmática na base das microvilosidades. 32.000×. **Detalhe inferior.** Um maior aumento da porção basal dos prolongamentos interdigitantes (*PI*) abaixo das mitocôndrias. Na face mais basal desses prolongamentos, observa-se um material elétron-denso (*setas*) correspondente a feixes de filamentos de actina (ver Figura 20.15). 30.000×.

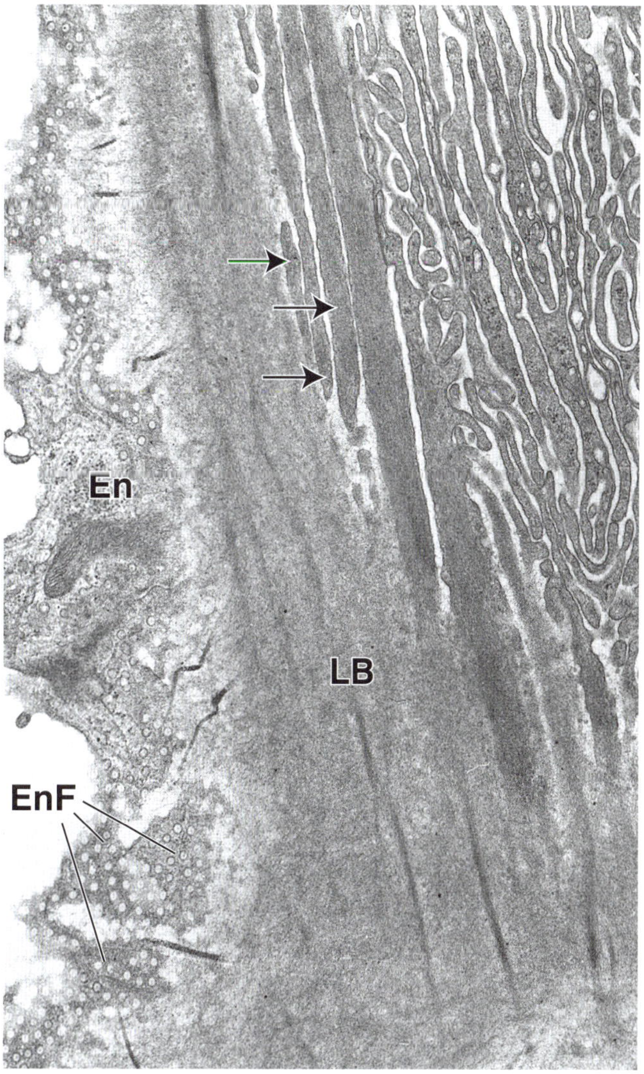

Figura 20.18 Eletromicrografia de uma célula do túbulo contorcido proximal. Este corte é aproximadamente tangencial e ligeiramente oblíquo à base de uma célula do túbulo contorcido proximal e da lâmina basal e capilar subjacentes. Na *parte esquerda* da fotomicrografia, há o endotélio (*En*) de um capilar. Caracteristicamente, esse endotélio contém numerosas fenestrações (*EnF*). Nesse plano do corte, as fenestrações são observadas de frente, exibindo perfis circulares. O plano de corte também faz com que a lâmina basal (*LB*) seja vista como uma ampla faixa de material homogêneo. *À direita* da lâmina basal, estão as interdigitações dos prolongamentos basais das membranas das células do túbulo proximal. Os prolongamentos retos e longos contêm filamentos de actina orientados longitudinalmente (*setas*). Nesse plano do corte, o espaço extracelular basal aparece com o aspecto de um labirinto entre os prolongamentos celulares. 32.000×.

- A aquaporina-1 (AQP-1) é uma pequena proteína (cerca de 30 kDa) transmembrana que atua como canal molecular de água na membrana celular dos túbulos contorcidos proximais. O movimento de água através desses canais de membrana não demanda a alta energia gerada pelas bombas de Na^+/K^+-ATPase. A existência dessas proteínas pode ser demonstrada por métodos imunocitoquímicos.

A pressão hidrostática que aumenta no compartimento intercelular distendido, presumivelmente auxiliada pela atividade contrátil dos filamentos de actina na base das células tubulares, impulsiona um líquido essencialmente isosmótico através da membrana basal dos túbulos para dentro do tecido conjuntivo renal. Nesse local, o líquido é reabsorvido pela rede de capilares peritubulares.

O túbulo contorcido proximal também reabsorve quase toda a glicose, aminoácidos e pequenos polipeptídios.

Como o intestino, as microvilosidades das células dos túbulos contorcidos proximais são revestidas por um glicocálice bem desenvolvido, que contém diversas ATPases, peptidases e altas concentrações de dissacaridases. O túbulo contorcido proximal recupera quase 100% da glicose, utilizando cotransportadores de Na^+ e glicose (SGLT2), que absorvem simultaneamente o Na^+ e a glicose do lúmen do túbulo. A captação de glicose pelas células epiteliais gera alta concentração intracelular de glicose, que ativa a família dos transportadores de glicose (GLUT2). O GLUT2 transporta a glicose através da membrana basolateral para dentro do tecido conjuntivo, no qual entra no lúmen dos vasos sanguíneos. O túbulo contorcido proximal também recupera aproximadamente 98% dos aminoácidos filtrados. Esses aminoácidos são absorvidos por vários transportadores de aminoácidos que efetuam a troca de íons Na^+, H^+ e K^+ (transportadores de aminoácidos ácidos) ou íons Na^+ e H^+ (transportadores de aminoácidos básicos e neutros). A borda em escova do túbulo contorcido proximal assemelha-se àquela estriada do intestino delgado, visto que contém numerosas peptidases que degradam grandes proteínas em proteínas menores e polipeptídios. Os polipeptídios pequenos, por sua vez, são recuperados por meio de um processo semelhante ao da recuperação da glicose, que emprega cotransportadores de H^+ e peptídios da superfície apical (PepT1 e PepT2). Uma vez dentro da célula, os polipeptídios são rapidamente degradados e transportados através da membrana basolateral na forma de aminoácidos livres.

As proteínas e os peptídios grandes são endocitados por células do túbulo contorcido proximal.

Existem invaginações tubulares profundas entre as microvilosidades das células dos túbulos contorcidos proximais. No lúmen do túbulo, as proteínas presentes no ultrafiltrado ligam-se a receptores endocíticos expressos na membrana plasmática. Quando as proteínas se ligam a receptores, o processo de endocitose é iniciado, e vesículas endocitóticas contendo a proteína ligada formam grandes endossomos jovens contendo proteína (ver Figura 20.17). Esses endossomos jovens amadurecem em lisossomos, e as proteínas endocitadas são então degradadas por hidrolases ácidas. Os aminoácidos resultantes da escória lisossômica são reciclados na circulação por meio do compartimento intercelular e do tecido conjuntivo intersticial.

Além disso, no túbulo contorcido proximal, o pH do ultrafiltrado é modificado pela reabsorção de bicarbonato e pela secreção específica no lúmen de ácidos orgânicos e bases orgânicas exógenos, derivados da circulação capilar peritubular.

Túbulo reto proximal

As células do túbulo reto proximal (*i. e.*, o ramo descendente espesso da alça de Henle) não são tão especializadas em termos da absorção quanto as do túbulo contorcido proximal. São mais curtas, com borda em escova menos desenvolvida e menor número de prolongamentos laterais e basolaterais que também são menos complexos. As mitocôndrias são menores que as das células do segmento contorcido e estão distribuídas de modo aleatório no citoplasma. Há menor número de invaginações apicais e vesículas endocitóticas, bem como de lisossomos. No túbulo reto proximal, as células estão estruturadas para recuperar a glicose remanescente que escapou nos túbulos contorcidos proximais antes de entrar no segmento delgado da alça de Henle. Essas células estão equipadas com cotransportadores de Na^+ e glicose (SGLT1) de alta afinidade, que absorvem simultaneamente o Na^+ e a glicose a partir do lúmen do túbulo. Apresentam também transportadores de glicose GLUT1 complementares em sua membrana basolateral para transportar a glicose da célula para dentro da matriz extracelular.

Ramo delgado da alça de Henle

Conforme assinalado anteriormente, o comprimento do ramo delgado varia de acordo com a localização do néfron no córtex. Os néfrons justamedulares apresentam ramos mais longos, enquanto os néfrons corticais têm os ramos mais curtos. Além disso, são encontrados vários tipos de células no segmento delgado. Ao microscópio óptico, é possível identificar pelo menos dois tipos de túbulos do ramo delgado, um dos quais contém epitélio mais pavimentoso que o outro. O exame ao microscópio eletrônico dos ramos delgados de vários néfrons revela a existência de quatro tipos de células epiteliais (Figura 20.19):

- O epitélio do tipo I é encontrado nos ramos descendente e ascendente delgados da alça de Henle dos néfrons de alça curta. Consiste em um epitélio simples e fino. As células quase não fazem interdigitações com as células vizinhas e apresentam poucas organelas
- O epitélio do tipo II é encontrado no ramo descendente delgado dos néfrons de alça longa no labirinto cortical. As células desse epitélio são mais altas e contêm abundantes organelas e numerosas microvilosidades pequenas e rombas. A extensão da interdigitação lateral com as células vizinhas varia de acordo com a espécie do animal
- O epitélio do tipo III é encontrado no ramo descendente delgado na medula interna. É um epitélio mais delgado, cujas células apresentam estrutura mais simples e menor quantidade de microvilosidades que as células epiteliais do tipo II. Não há interdigitações laterais
- O epitélio do tipo IV é encontrado na curva dos néfrons de alça longa e por todo o ramo ascendente delgado. Trata-se de um epitélio baixo e plano, sem microvilosidades, cujas células apresentam poucas organelas.

Os papéis funcionais específicos dos quatro tipos de células estão relacionados com suas funções no sistema de troca por contracorrente, que atua na concentração do líquido tubular. Diferenças morfológicas, como as microvilosidades, as mitocôndrias e o grau de interdigitação celular, provavelmente refletem os papéis ativos ou passivos específicos nesse processo.

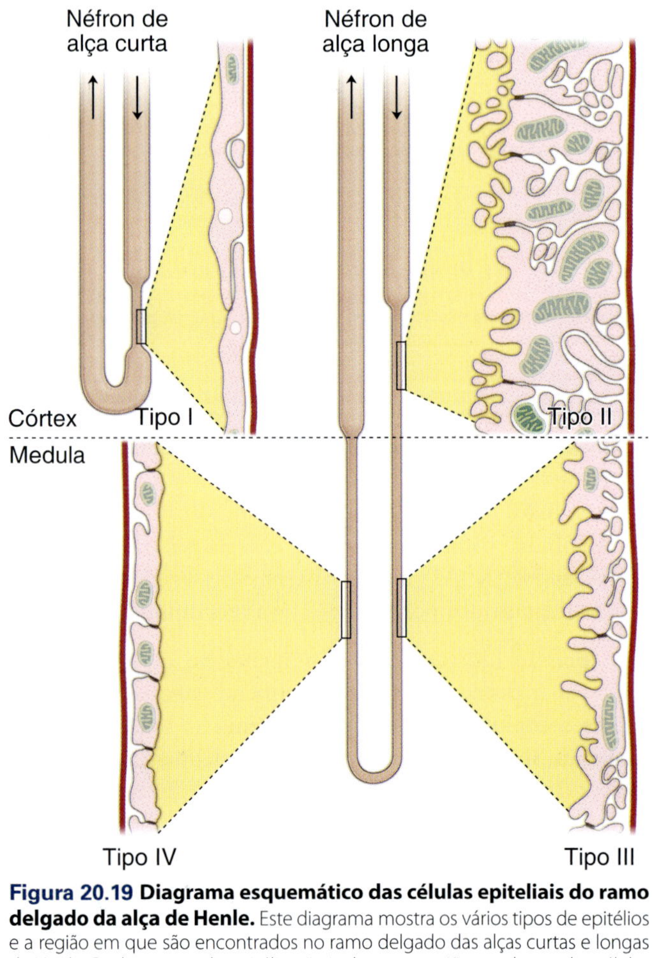

Figura 20.19 Diagrama esquemático das células epiteliais do ramo delgado da alça de Henle. Este diagrama mostra os vários tipos de epitélios e a região em que são encontrados no ramo delgado das alças curtas e longas de Henle. Os diagramas do epitélio não incluem as regiões nucleares das células epiteliais. (Modificada de Madsen KM, Tisher CC. Physiologic anatomy of the kidney. In: Fisher JW, ed. *Kidney Hormones*. Academic Press; 1986;3:45-100.)

Os ramos descendente e ascendente delgados da alça de Henle diferem nas suas propriedades estruturais e funcionais.

Estudos do ultrafiltrado que entra no ramo descendente delgado e deixa o ramo ascendente delgado da alça de Henle revelam alterações drásticas na osmolalidade do ultrafiltrado. O ultrafiltrado que entra no ramo descendente delgado é isosmótico, enquanto o ultrafiltrado que deixa o ramo ascendente delgado é hiposmótico em relação ao plasma. Essa modificação é obtida pela maior reabsorção de sais do que de água. Os dois ramos da alça de Henle apresentam diferentes permeabilidades e, por conseguinte, diferentes funções:

- O ramo descendente delgado da alça de Henle é altamente permeável à água, devido à existência de AQPs que possibilitam a livre passagem daquela. Embora esse ramo seja muito menos permeável ao Na^+ e à ureia, ele viabiliza a entrada de pequenas quantidades dessas substâncias no néfron. A ureia entra nesse segmento do néfron por meio do transportador de ureia A2 (UT-A2). Como o líquido intersticial na medula é hiperosmótico, a água sai desse segmento do néfron por osmose e, desse modo, o conteúdo luminal de Na^+ e Cl^- torna-se progressivamente mais concentrado. As células desse ramo não transportam íons ativamente; por conseguinte, a *osmolalidade aumentada do líquido tubular* que ocorre nesse segmento do néfron é causada, em grande parte, pelo movimento passivo de água para dentro do tecido conjuntivo peritubular
- O ramo ascendente delgado da alça de Henle é altamente permeável ao Na^+ e ao Cl^-, devido à existência de cotransportadores de $Na^+/K^+/2Cl^-$ nas membranas plasmáticas apicais. Em seguida, o Na^+ é bombeado para fora das células pela Na^+/K^+-ATPase, enquanto o K^+ e o Cl^- sofrem difusão passiva por meio de seus respectivos canais para dentro da medula, de acordo com seus gradientes de concentração. Embora a energia do ATP seja necessária para abrir esses canais, o movimento de Cl^- não é um exemplo de transporte ativo e não exige a atividade da ATPase estimulada por Cl^-. Nesse caso, contraíons, como Na^+ (a maioria) e K^+, acompanham passivamente o movimento do Cl^-, mantendo a neutralidade eletroquímica. A hiperosmolaridade do interstício está diretamente relacionada com a atividade de transporte das células nesse segmento do néfron. Além disso, o ramo ascendente delgado é, em grande parte, impermeável à água. Por conseguinte, a concentração de Na^+ e Cl^- aumenta no interstício, tornando-o hiperosmótico, enquanto o líquido no lúmen do néfron se torna hiposmótico. Por esse motivo, o ramo ascendente delgado é também denominado segmento diluidor do néfron.

Adicionalmente, as células epiteliais que revestem o ramo ascendente espesso produzem uma proteína de 85 kDa, denominada uromodulina (proteína de Tamm-Horsfall), que influencia a reabsorção de NaCl e a capacidade de concentração urinária. A **uromodulina** também modula a adesão celular e a transdução de sinal por meio de sua interação com várias citocinas. Além disso, ela inibe a agregação de cristais de oxalato de cálcio (evitando, assim, a formação de cálculos renais) e proporciona uma defesa contra a infecção urinária. Nos indivíduos com **doenças renais inflamatórias**, detecta-se a existência de precipitado de uromodulina na urina, na forma de **cilindros urinários** (Boxe 20.4).

Túbulo reto distal

A parte reta do túbulo distal é um segmento do ramo ascendente da alça de Henle.

O túbulo reto distal (ramo ascendente espesso), conforme assinalado anteriormente, faz parte do ramo ascendente da alça de Henle e inclui ambas as porções, medular e cortical, estando esta última localizada nos raios medulares. Como o ramo ascendente delgado, o túbulo reto distal transporta íons do lúmen tubular para o interstício. Nesse segmento, a membrana celular apical apresenta transportadores eletroneutros (simportadores), que possibilitam a entrada de Cl^-, Na^+ e K^+ do lúmen para a célula. O Na^+ é transportado ativamente através das extensas pregas basolaterais das membranas pelas bombas de Na^+/K^+-ATPase, enquanto o Cl^- e o K^+ difundem-se dos espaços extracelulares pelos canais de Cl^- e K^+. Alguns íons K^+ retornam ao líquido tubular por meio dos canais de K^+, fazendo com que o lúmen tubular tenha carga elétrica positiva em relação ao interstício. Esse gradiente de carga elétrica positiva proporciona a força propulsora para a reabsorção de muitos outros íons, tais como Ca^{2+} e Mg^{2+}. Por último, vale observar que esse movimento significativo de íons ocorre sem que haja movimento de água através da parede do túbulo reto distal, resultando na separação entre a água e seus solutos.

Nas preparações histológicas de rotina, as grandes células cuboides do túbulo reto distal coram-se apenas levemente pela eosina, de modo que as margens laterais das células são

Boxe 20.4

Correlação clínica | Exame de urina – Urinálise

O **exame de urina** constitui uma importante parte do exame de pacientes com suspeita de doença renal. Trata-se de um conjunto de aferições que inclui características físicas, bioquímicas e microscópicas da urina, como pH, densidade específica (medição indireta da concentração de íons), bilirrubina, concentração de compostos intermediários derivados do metabolismo dos ácidos graxos, conhecidos como *corpos cetônicos*, hemoglobina e concentração de proteínas. A excreção de quantidades excessivas de proteína na urina (**proteinúria** ou albuminúria) é um importante sinal diagnóstico de doença renal e parte essencial do exame de urina. Normalmente, são excretados menos de 150 mg de proteína na urina a cada dia. Embora a excreção excessiva de proteína quase sempre indique a existência de doença renal, exercício físico extremo, como corrida, ou a ocorrência de desidratação grave podem promover proteinúria aumentada em indivíduos sem doença renal. O exame microscópico da urina pode revelar eritrócitos e leucócitos, cristais minerais e agentes patogênicos, como bactérias ou fungos. Com frequência, esses elementos estão envolvidos dentro de estruturas cilíndricas, denominadas **cilindros urinários**. A matriz de um cilindro urinário é formada por uma proteína de 85 kDa, a **uromodulina (proteína de Tamm-Horsfall)**, que precipita no lúmen nos túbulos contorcidos distais e nos ductos coletores durante um processo patológico.

indistintas (Prancha 20.4). O núcleo localiza-se na porção apical da célula e, algumas vezes, particularmente no segmento reto, provoca abaulamento da célula para dentro do lúmen do túbulo. Conforme assinalado anteriormente, essas células exibem pregueamentos basolaterais extensos, aos quais estão associadas numerosas mitocôndrias (Figura 20.20). Elas também apresentam um número consideravelmente menor de microvilosidades, que são menos bem desenvolvidas do que as microvilosidades existentes nas células do túbulo reto proximal (comparar as Figuras 20.17 e 20.18).

Túbulo contorcido distal

A estrutura e a função do túbulo contorcido distal dependem da liberação e da captação de Na^+.

O túbulo contorcido distal está localizado no labirinto cortical e tem apenas cerca de um terço do comprimento (em torno de 5 mm) do túbulo contorcido proximal. O túbulo contorcido distal começa a uma distância variável depois da mácula densa e estende-se até o túbulo conector, que liga o néfron com o ducto coletor cortical. As células do túbulo contorcido distal assemelham-se àquelas do túbulo reto distal (ramo ascendente espesso). São, no entanto, consideravelmente mais altas e não têm borda em escova bem desenvolvida. Como o túbulo reto distal, o epitélio no túbulo contorcido distal é também relativamente impermeável à água. A parte inicial do túbulo contorcido distal constitui o principal local de reabsorção de Ca^{2+} regulada pelo paratormônio. As células no túbulo contorcido distal exibem a maior atividade de Na^+/K^+-ATPase nas membranas basolaterais, em comparação com qualquer outro segmento do néfron, proporcionando a força propulsora para o transporte de íons. Esse túbulo curto é responsável por:

- Reabsorção de Na^+ e secreção de K^+ no ultrafiltrado para conservar Na^+
- Reabsorção de íons bicarbonato, com secreção concomitante de íons H^+, resultando em maior acidificação da urina
- Reabsorção de cloreto (Cl^-), mediada por transportadores de Na^+/Cl^- sensíveis aos tiazídicos
- Secreção de amônia em resposta à necessidade dos rins de excretar ácido e gerar bicarbonato.

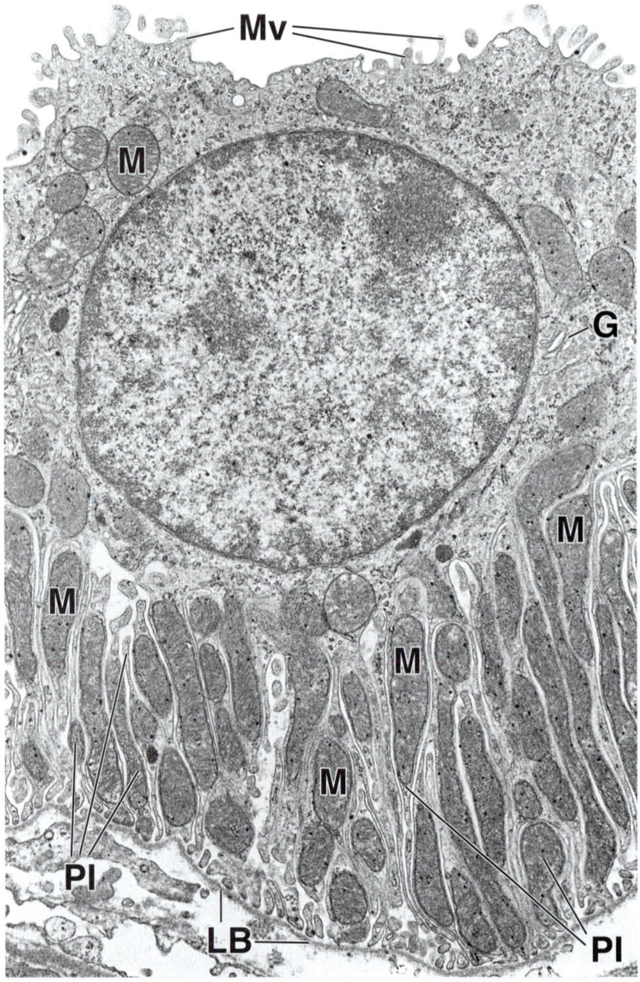

Figura 20.20 Eletromicrografia de uma célula do túbulo contorcido distal. Embora a superfície apical da célula exiba algumas microvilosidades (*Mv*), estas não são suficientemente longas ou numerosas para classificá-la como uma borda em escova (comparar com Figura 20.14). O núcleo e o complexo de Golgi (*G*) ficam na porção apical do citoplasma, enquanto as mitocôndrias ficam principalmente na região basal do citoplasma, no interior dos prolongamentos interdigitantes (*PI*). Como ocorre nas células do túbulo proximal, as mitocôndrias são responsáveis pela formação das estriações basais vistas ao microscópio óptico. Uma lâmina basal (*LB*) é observada adjacente à superfície basal da célula. 12.000×.

Túbulo conector

O túbulo conector representa uma região de transição entre o túbulo contorcido distal e o ducto coletor cortical.

Os túbulos conectores dos néfrons subcapsulares unem-se diretamente ao ducto coletor cortical, enquanto os túbulos conectores dos néfrons mesocorticais e justamedulares unem-se inicialmente com outros túbulos conectores para formar um túbulo conector arqueado, antes de o fazerem com o ducto coletor cortical. O epitélio desse segmento sofre uma transição gradual a partir do túbulo contorcido distal para o ducto coletor. Nesse epitélio estão presentes células de ambas as regiões (*i. e.*, células principais do ducto coletor cortical e células do túbulo contorcido distal). Estudos morfológicos e fisiológicos demonstraram que os túbulos conectores desempenham importante papel na secreção de K^+ (mais provavelmente atribuída à existência das células principais), que é regulada, em parte, pelos mineralocorticoides secretados pelo córtex da suprarrenal.

Ductos coletores corticais e medulares

Os ductos coletores corticais e medulares determinam a osmolalidade final da urina pela sua atividade na reabsorção de água. O ducto coletor medular externo também é o local de reabsorção da ureia por transporte facilitado, utilizando o transportador de ureia A1 (UT-A1). Os ductos coletores são compostos de epitélio simples. Os ductos coletores corticais apresentam células planas, que variam de formato pavimentoso a cuboide. Já os ductos coletores medulares apresentam células cuboides, com transição para células colunares, conforme os ductos aumentam de tamanho. Os ductos coletores são prontamente distinguidos dos túbulos proximais e distais em virtude da nitidez dos limites celulares que podem ser vistos ao microscópio óptico (Figura 20.21).

Os ductos coletores são cruciais na manutenção do equilíbrio de Na^+/Cl^- e na homeostasia ácido-básica.

O epitélio dos ductos coletores é composto de células claras (principais) e de dois tipos diferentes de células escuras (intercaladas).

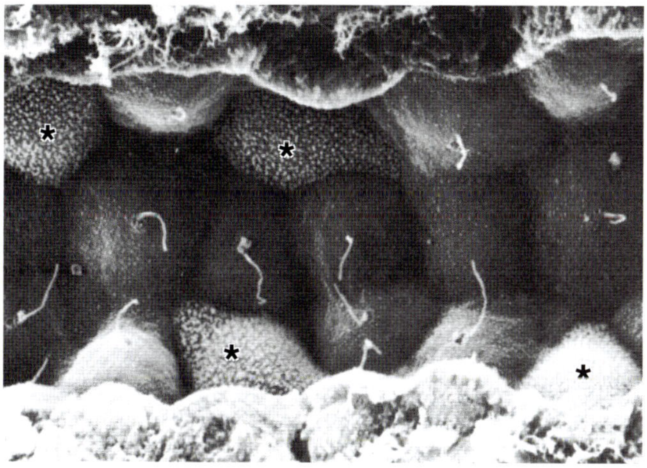

Figura 20.21 Eletromicrografia de varredura de um ducto coletor. Esta eletromicrografia de varredura mostra células escuras (*asteriscos*), com numerosos lamelipódios curtos ou microcristas em sua superfície, e células claras (principais), exibindo, cada uma, um cílio primário em sua superfície livre, juntamente com pequenas microvilosidades. Os termos *clara* e *escura* referem-se à coloração observada em cortes dessas células, e não a diferenças de densidade decorrentes das características de carga elétrica da superfície coberta da amostra. (Cortesia do Dr. C. Craig Tisher.)

- As células claras, também denominadas células principais ou células dos ductos coletores (DC), constituem o tipo celular predominante nos ductos coletores. São células de coloração pálida com pregas basais verdadeiras, em lugar de interdigitações com células adjacentes. Apresentam um único cílio primário e uma quantidade relativamente pequena de microvilosidades curtas (ver Figura 20.21). Contêm mitocôndrias pequenas e esféricas. As células principais expressam muitos receptores mineralocorticoides (MRs) citoplasmáticos; assim, constituem o principal alvo da ação da aldosterona (ver adiante). Sua principal função consiste em reabsorção de Na^+ a partir do lúmen do ducto coletor por meio dos canais epiteliais de sódio (ENaC) e secreção de K^+ por meio dos canais de potássio renais medulares externos (ROMK). Além disso, a membrana apical dessas células apresenta quantidade abundante de canais de água regulados pelo hormônio antidiurético (ADH), aquaporina-2 (AQP-2), que são responsáveis pela permeabilidade dos ductos coletores de água. As moléculas de aquaporinas AQP-3 e AQP-4 também estão localizadas na membrana basolateral dessas células (Figura 20.22)
- As células escuras, também denominadas células intercaladas (CI), são consideravelmente menos numerosas do que as células claras. Constituem um terço das células dos ductos coletores e medeiam o transporte ácido-básica. Apresentam muitas mitocôndrias e o seu citoplasma é mais denso. Observam-se micropregas, pregas citoplasmáticas e microvilosidades em sua superfície apical. As micropregas são facilmente observadas ao MEV, mas podem ser confundidas com microvilosidades ao microscópio eletrônico de transmissão (MET) (ver Figura 20.21). Não exibem pregas basais, mas apresentam interdigitações com as células vizinhas localizadas na região basal do citoplasma. Numerosas vesículas estão presentes no citoplasma apical. Foram identificados dois tipos funcionalmente distintos de células intercaladas nos ductos coletores.
- O primeiro tipo, as células intercaladas α, secreta ácido (prótons H^+) no lúmen dos ductos coletores por meio de bombas apicais dependentes de H^+-ATPase e dependentes de H^+/K^+-ATPase e libera HCO_3^- por meio de um trocador de Cl^-/HCO_3^- (AE1) localizado em sua membrana celular basolateral. Essa polaridade permite que as células intercaladas α bombeiem o H^+ para dentro do lúmen do ducto coletor, facilitando a excreção de ácido do corpo (ver Figura 20.22)
- O segundo tipo, as células intercaladas β, apresenta polaridades opostas de transportadores e secreta base (ânions bicarbonato HCO_3^-) no lúmen dos ductos coletores. Os transportadores assemelham-se aos das células intercaladas α, porém estão localizados em membranas celulares opostas.

Boxe 20.5

Considerações funcionais | Estrutura e função dos canais de água de aquaporina

As **aquaporinas (AQP)** são pequenas proteínas hidrofóbicas transmembrana que medeiam o transporte de água no rim e em outros órgãos (*i. e.*, fígado, vesícula biliar). Treze aquaporinas já foram caracterizadas e clonadas. O tamanho molecular das AQP varia de 26 a 34 kDa. Cada proteína consiste em seis domínios transmembrana dispostos de modo a formar um poro distinto. Os locais em que as AQP são expressas indicam o seu papel no transporte da água, como os túbulos renais (reabsorção de água), o cérebro e a medula espinal (reabsorção de líquido cerebrospinal), células acinosas do pâncreas (secreção de líquidos pancreáticos), aparelho lacrimal (secreção e reabsorção das lágrimas) e olho (secreção e reabsorção do humor aquoso). As AQP são, em sua maioria, seletivas para a passagem de água (AQP-1, AQP-2, AQP4, AQP-5, AQP-6 e AQP-8), enquanto outras, como as AQP-3, AQP-7 e AQP-9 – denominadas *aquagliceroporinas* –, também transportam glicerol e outras moléculas maiores, além de água. Os membros proeminentes da família das AQP incluem os seguintes:

- A **AQP-1**, expressa no rim (túbulos contorcidos proximais) e outros tipos de células, como os hepatócitos e os eritrócitos. A AQP-1 também é expressa nos linfonodos, nas células endoteliais que revestem os seios linfáticos e no endotélio das vênulas de endotélio alto, bem como nas células epiteliais dos ductos galactóforos intestinais
- A **AQP-2**, presente na porção terminal dos túbulos contorcidos distais, nos túbulos conectores e no epitélio dos ductos coletores. A AQP-2 é regulada pelo hormônio antidiurético (ADH), portanto, é conhecida como *canal de água regulado por ADH*. A mutação do gene AQP-2 tem sido ligada ao **diabetes insípido nefrogênico congênito**
- **AQP-3** e **AQP-4** também foram detectadas na superfície celular basolateral das células claras (principais) dos ductos contorcidos renais, bem como no epitélio gastrintestinal (AQP-3), nas células acinosas do pâncreas (AQP-12) e ainda no encéfalo e na medula espinal (AQP-4).

Pesquisas sobre a função e a estrutura das proteínas AQP podem levar ao desenvolvimento de bloqueadores dos canais de água passíveis de serem usados no tratamento da hipertensão essencial, da insuficiência cardíaca congestiva e do edema cerebral, bem como na regulação da pressão intracraniana ou intraocular.

Suas membranas apicais contêm um trocador de Cl^-/HCO_3^- (pendrina) e o trocador de Cl^-/HCO_3^- dependente de Na^+ (NDCBE), que facilitam a entrada de cloreto nas células em troca da excreção de bicarbonato no lúmen do ducto coletor (ver Figura 20.22)

- Dependendo da natureza da dieta e, por conseguinte, da necessidade de excretar ácido, o epitélio dos ductos coletores passa a conter mais células intercaladas α do que β.

Durante a acidose metabólica, o número de células intercaladas β é reduzido, enquanto o das células intercaladas α aumenta, e o número total de células intercaladas no ducto coletor permanece inalterado. Esse achado sugere uma **conversão de células intercaladas β em α**, dando ao rim maior capacidade de secretar prótons H^+ e fazer com que o pH retorne à faixa normal. Esse evento de conversão é regulado por uma molécula da matriz extracelular,

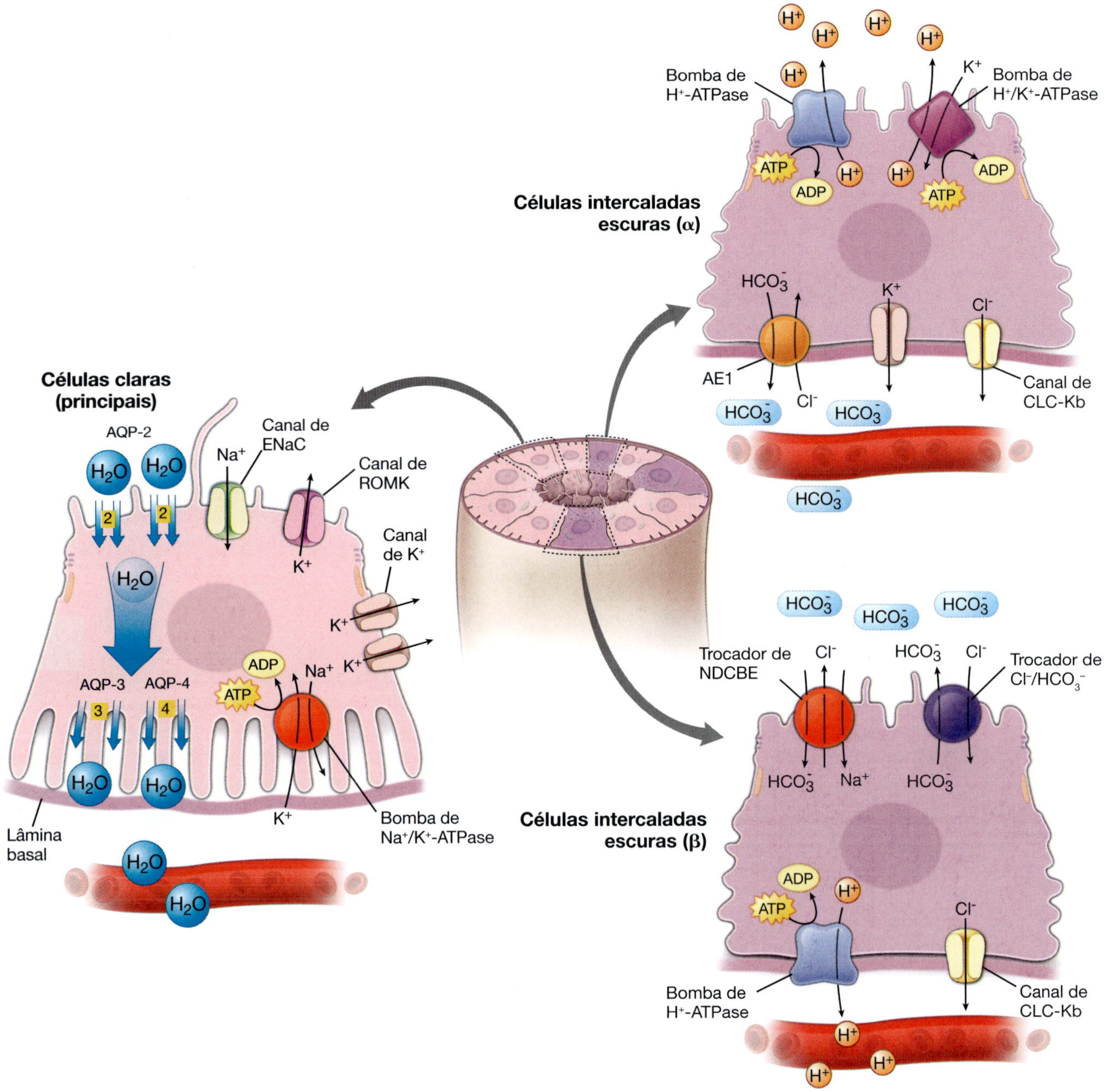

Figura 20.22 Representação esquemática das células do ducto coletor com distribuição de seus principais transportadores de íons. No *centro* desta ilustração, há um corte transversal do ducto coletor. Observe que a razão entre células claras (principais) e escuras (intercaladas) é de cerca de 3:1. A principal função das células claras (principais) consiste em reabsorver o sódio do lúmen do ducto coletor via canais de Na^+ epiteliais (ENaC) e em secretar potássio principalmente pelos canais de K^+ renais medulares externos (ROMK). Outros canais de K^+ localizados na membrana basolateral possibilitam a saída de potássio da célula. As bombas de Na^+/K^+-ATPase na membrana basolateral mantêm o gradiente de Na^+ necessário para o funcionamento da célula. A membrana apical tem numerosos canais de água regulados pelo hormônio antidiurético (HAD), a aquaporina-2 (AQP-2), que, em conjunto com AQP-3 e AQP-4 na membrana basolateral, são responsáveis pela remoção de água do lúmen do tubo coletor e pela concentração da urina. As células escuras (intercaladas α) facilitam a excreção de ácido do corpo pela secreção de prótons de hidrogênio por meio de bombas dependentes de H^+-ATPase e dependentes de H^+/K^+-ATPase. Na membrana basolateral, liberam HCO_3^- por meio de um trocador de Cl^-/HCO_3^- (AE1), eliminam o excesso de potássio por canais de K^+ e removem o cloreto por meio de canais de Cl^- (CLC-Kb). As células escuras (intercaladas β) apresentam polaridades de transportadores opostas às das células intercaladas α e secretam base (ânions de bicarbonato HCO_3^-) no lúmen dos ductos coletores. Suas membranas apicais contêm o trocador de Cl^-/HCO_3^- (pendrina) e o trocador de Na^+ dependente de Cl^-/HCO_3^- (NDCBE), que facilitam o movimento de cloreto e de bicarbonatos através da membrana apical. Os canais de Cl^- (CLC-Kb) e as H^+-ATPases estão localizados na membrana basolateral.)

denominada hensina (um membro de 230 kDa da família de proteínas ricas em cisteína do receptor de depuração [SRCR] de macrófagos), que é secretada pelas células intercaladas β.

As células dos ductos coletores tornam-se gradualmente mais altas à medida que os ductos passam da medula externa para a medula interna, tornando-se colunares na região da papila renal. Conforme se aproximam da papila, o número de células escuras diminui gradualmente até não haver nenhuma delas nos ductos.

A aldosterona não atua no túbulo contorcido distal, e sim nos túbulos conectores e ductos coletores.

Com base em experimentos mais antigos de micropunção, concluiu-se que os principais alvos da aldosterona consistiam em células do túbulo contorcido distal. No entanto, uma pesquisa molecular mais recente mostra que a aldosterona atua principalmente sobre as células principais (claras) dos ductos coletores. Conforme assinalado anteriormente, as células principais não são encontradas no túbulo contorcido distal, mas estão presentes de modo esparso nos túbulos conectores. Por conseguinte, a aldosterona – assim como o ADH – atua sobre os ductos coletores cortical e medular, que são revestidos primariamente pelas células principais. A razão dessa interpretação deve-se ao fato de que o líquido tubular, coletado durante experimentos de micropunção, frequentemente tem contato com células dos túbulos conectores e ductos coletores corticais, dando a impressão de que o tratamento experimental com aldosterona tem efeito sobre o túbulo contorcido distal. Estudos moleculares de expressão gênica proporcionam uma evidência clara da existência do receptor de mineralocorticoides (aldosterona) nas células principais.

A aldosterona ligada aos receptores de mineralocorticoides nas células principais atua como fator de transcrição para proteínas envolvidas na troca de Na^+ por K^+.

A aldosterona é secretada pelo córtex da glândula suprarrenal e liberada sob a estimulação da angiotensina II e por elevação da concentração sanguínea de K^+ (hiperpotassemia). Ela liga-se ao receptor de mineralocorticoides (MR) citoplasmático e, em seguida, é translocada para o núcleo. O complexo aldosterona-MR atua como fator de transcrição, suprarregulando a expressão gênica de várias proteínas que estão envolvidas na reabsorção de Na^+ e na secreção de K^+. Essas proteínas incluem proteínas do canal de sódio epitelial (ENaC), proteínas do canal de potássio medular externo do rim (ROMK) e Na^+/K^+-ATPase. A síntese de novas proteínas de canais e enzimas leva aproximadamente 6 horas. O resultado final da ação da aldosterona consiste em aumento da reabsorção de Na^+ e da secreção de K^+ pelas células principais. Isso aumenta a concentração sérica de Na^+, o que, por sua vez, aumenta o volume sanguíneo e a pressão arterial.

■ CÉLULAS INTERSTICIAIS

O tecido conjuntivo do parênquima renal, denominado tecido intersticial, circunda os néfrons, os ductos e os vasos sanguíneos e linfáticos. A quantidade desse tecido aumenta consideravelmente do córtex (em que constitui em torno de 7% do volume) para a região interna da medula e papila (em que pode constituir mais de 20% do volume).

No córtex, são identificados dois tipos de células intersticiais: as células que se assemelham a fibroblastos, encontradas entre a membrana basal dos túbulos e os capilares peritubulares adjacentes, e macrófagos ocasionais. Por sua estreita relação com a base das células epiteliais tubulares, os fibroblastos assemelham-se aos fibroblastos subepiteliais do intestino. Essas células sintetizam e secretam colágeno e glicosaminoglicanos da matriz extracelular do interstício.

Na medula, as principais células intersticiais assemelham-se a miofibroblastos. Essas células estão orientadas paralelamente ao eixo longo das estruturas tubulares e podem desempenhar papel na compressão dessas estruturas. As células contêm feixes proeminentes de filamentos de actina, retículo endoplasmático rugoso (RER) abundante, um complexo de Golgi bem desenvolvido e lisossomos. Gotículas lipídicas proeminentes encontradas no citoplasma parecem aumentar e diminuir em relação ao estado diurético.

Os fibroblastos originam-se, em sua maioria, no tecido intersticial por um mecanismo denominado **transição epitélio-mesênquima (TEM)**. Trata-se de um processo no qual as células epiteliais perdem as suas características e adquirem características de células mesenquimais. Durante essa transição, as células epiteliais perdem as junções intercelulares, a polaridade de domínio apical-basal e os marcadores de células epiteliais e adquirem motilidade celular, formato de célula fusiforme e marcadores de células mesenquimais. A reprogramação e a conversão das células epiteliais tubulares em um fenótipo mesenquimal são iniciadas por uma alteração no equilíbrio das concentrações locais de citocinas (*i. e.*, TGF-β, FGF, EGF), que suprarregulam fatores de transcrição específicos, denominados EMT-TFs. Durante uma lesão persistente e a ocorrência de inflamação crônica do parênquima renal, os fibroblastos aumentam em número e, por meio de secreção excessiva de matriz extracelular, destroem a arquitetura intersticial normal do rim. Pesquisas científicas sugerem que, na **fibrose renal**, mais de um terço de todos os fibroblastos relacionados com a doença origine-se das células epiteliais tubulares no local da lesão. A proliferação dos fibroblastos em resposta a mitógenos locais leva geralmente à insuficiência renal irreversível, caracterizada por **nefrite tubulointersticial**. As intervenções terapêuticas recentes na fibrose renal estão direcionadas para inibir a formação de fibroblastos por meio de desvio do equilíbrio local de citocinas que favoreça uma **transição mesênquima-epitélio reversa**.

■ HISTOFISIOLOGIA DO RIM

O sistema multiplicador por contracorrente cria uma urina hiperosmótica.

O termo *contracorrente* indica um fluxo de líquido em estruturas adjacentes em sentidos opostos. A capacidade de excretar urina hiperosmótica depende do sistema multiplicador por contracorrente, que envolve três estruturas:

- A alça de Henle atua como multiplicador por contracorrente. O ultrafiltrado move-se no ramo descendente do segmento delgado da alça em direção à papila renal e move-se de volta para a junção corticomedular no ramo ascendente do segmento delgado. Os gradientes osmóticos da medula são estabelecidos ao longo do eixo da alça de Henle
- Os vasos retos formam alças paralelas à alça de Henle. Atuam como trocadores por contracorrente de água e solutos entre a porção descendente (arteríolas retas) e a porção

ascendente (vênulas retas) dos vasos retos. Os vasos retos ajudam a manter o gradiente osmótico da medula

- O ducto coletor da medula atua como dispositivo de equilíbrio osmótico. O ultrafiltrado modificado nos ductos coletores pode ainda ser equilibrado com o interstício medular hiperosmótico. O nível de equilíbrio depende da ativação dos canais de água dependentes de ADH (AQP-2).

Um gradiente permanente de concentração de íons produz urina hiperosmótica por um efeito multiplicador por contracorrente.

A alça de Henle cria e mantém um gradiente de concentração de íons no interstício medular que aumenta desde a junção corticomedular até a papila renal. Conforme assinalado anteriormente, o ramo descendente delgado da alça de Henle é livremente permeável à água, ao passo que o ramo ascendente da alça de Henle é impermeável à água. Além disso, as células do ramo ascendente delgado acrescentam Na^+ e Cl^- ao interstício.

Como a água não pode deixar o ramo ascendente delgado, o interstício torna-se hiperosmótico em relação ao conteúdo luminal. Embora partes do Cl^- e do Na^+ do interstício sofram difusão de volta ao néfron no ramo descendente delgado, os íons são transportados novamente para fora no ramo ascendente delgado e no túbulo reto distal (ramo ascendente espesso). Isso produz o efeito multiplicador por contracorrente. Por conseguinte, a concentração de NaCl no interstício aumenta de modo gradual ao longo da extensão da alça de Henle e, consequentemente, através da espessura da medula, desde a junção corticomedular até a papila.

Os vasos retos que contêm arteríolas descendentes e vênulas ascendentes atuam como trocadores por contracorrente.

Para compreender o mecanismo de troca por contracorrente, é necessário resumir a descrição da circulação renal no ponto em que a arteríola eferente deixa o corpúsculo renal.

As arteríolas eferentes dos corpúsculos renais da maior parte do córtex ramificam-se profusamente e formam a rede de capilares que circunda as porções tubulares do néfron no córtex, a rede de capilares peritubulares. As arteríolas eferentes dos corpúsculos renais justamedulares formam várias arteríolas não ramificadas que penetram na pirâmide medular. Essas arteríolas retas fazem uma volta em U na porção mais profunda da pirâmide medular e, em seguida, ascendem como vênulas retas. Em conjunto, as arteríolas descendentes e as vênulas ascendentes são denominadas vasos retos. As arteríolas retas formam plexos capilares revestidos por endotélio fenestrado, que suprem as estruturas tubulares nos vários níveis da pirâmide medular.

A interação de ductos coletores, alças de Henle e vasos retos é necessária para a concentração da urina por meio do mecanismo de troca por contracorrente.

Como o ramo ascendente espesso da alça de Henle apresenta um alto nível de atividade de transporte, e como ele é impermeável à água, o ultrafiltrado modificado que finalmente alcança o túbulo contorcido distal *é hiposmótico.* Quando há ADH, os túbulos contorcidos distais e os ductos coletores são altamente permeáveis à água. Por conseguinte, no córtex, em que o interstício é isosmótico com relação ao sangue, o ultrafiltrado modificado no túbulo contorcido distal equilibra-se e torna-se isosmótico, em parte pela perda de água para o interstício e em parte pela adição de outros íons além do Na^+ e do Cl^- ao ultrafiltrado. Na medula, volumes crescentes de água deixam o ultrafiltrado conforme os ductos coletores passam pelo interstício cada vez mais hiposmótico em seu trajeto até as papilas.

Conforme assinalado anteriormente, os vasos retos também formam alças na medula, que seguem um percurso paralelo com a alça de Henle. Esse arranjo assegura que os vasos proporcionem uma circulação à medula, sem perturbar o gradiente osmótico estabelecido pelo transporte de Cl^- no epitélio do ramo ascendente da alça de Henle.

Os vasos retos formam um sistema de troca por contracorrente da seguinte maneira: tanto o lado arterial quanto o venoso da alça consistem em vasos de paredes finas, que formam plexos de capilares fenestrados em todos os níveis na medula. À medida que os vasos arteriais descem pela medula, o sangue perde água e ganha sal do interstício, de modo que, na extremidade da alça localizada profundamente na medula, o sangue está essencialmente em equilíbrio com o líquido intersticial hiposmótico.

À medida que os vasos venosos ascendem para a junção corticomedular, o processo é invertido (*i. e.*, no interstício, o sangue hiperosmótico perde sal e ganha água). Essa troca passiva de água e de sal por contracorrente entre o sangue e o interstício ocorre *sem gasto de energia* pelas células endoteliais. A energia que move esse sistema é a mesma que impulsiona o sistema multiplicador, isto é, o movimento do Na^+ e do Cl^- para fora das células do ramo ascendente impermeável à água da alça de Henle. A Figura 20.23 mostra o sistema de troca por contracorrente e outros movimentos de moléculas em diferentes partes do néfron.

■ SUPRIMENTO SANGUÍNEO

Alguns aspectos do suprimento sanguíneo do rim já foram descritos e relacionados com suas funções específicas (*i. e.*, filtração glomerular, controle da pressão arterial e troca por contracorrente). No entanto, resta ainda oferecer uma descrição global do suprimento sanguíneo do rim.

Cada rim recebe um ramo de grande calibre da parte abdominal da aorta, denominado artéria renal. A artéria renal ramifica-se no seio renal e envia artérias interlobares para dentro do rim (Figura 20.24). Essas artérias seguem o seu percurso entre as pirâmides até o córtex e, em seguida, curvam-se em formato de arco ao longo da base da pirâmide entre a medula e o córtex. Por esse motivo, essas artérias interlobares são denominadas artérias arqueadas.

As artérias interlobulares são ramos das artérias arqueadas e ascendem pelo córtex até a cápsula. Embora os limites entre os lóbulos não sejam distintos, as artérias interlobulares, quando incluídas em um corte realizado perpendicularmente ao vaso, estão localizadas no labirinto cortical entre raios medulares adjacentes. À medida que atravessam o córtex em direção à cápsula, as artérias interlobulares ramificam-se em arteríolas aferentes, uma para cada glomérulo. Uma única arteríola aferente pode originar-se diretamente da artéria interlobular, ou um tronco comum da artéria interlobular pode ramificar-se para formar várias arteríolas aferentes. Algumas artérias interlobulares terminam próximo da periferia do córtex, enquanto outras penetram e irrigam a cápsula renal.

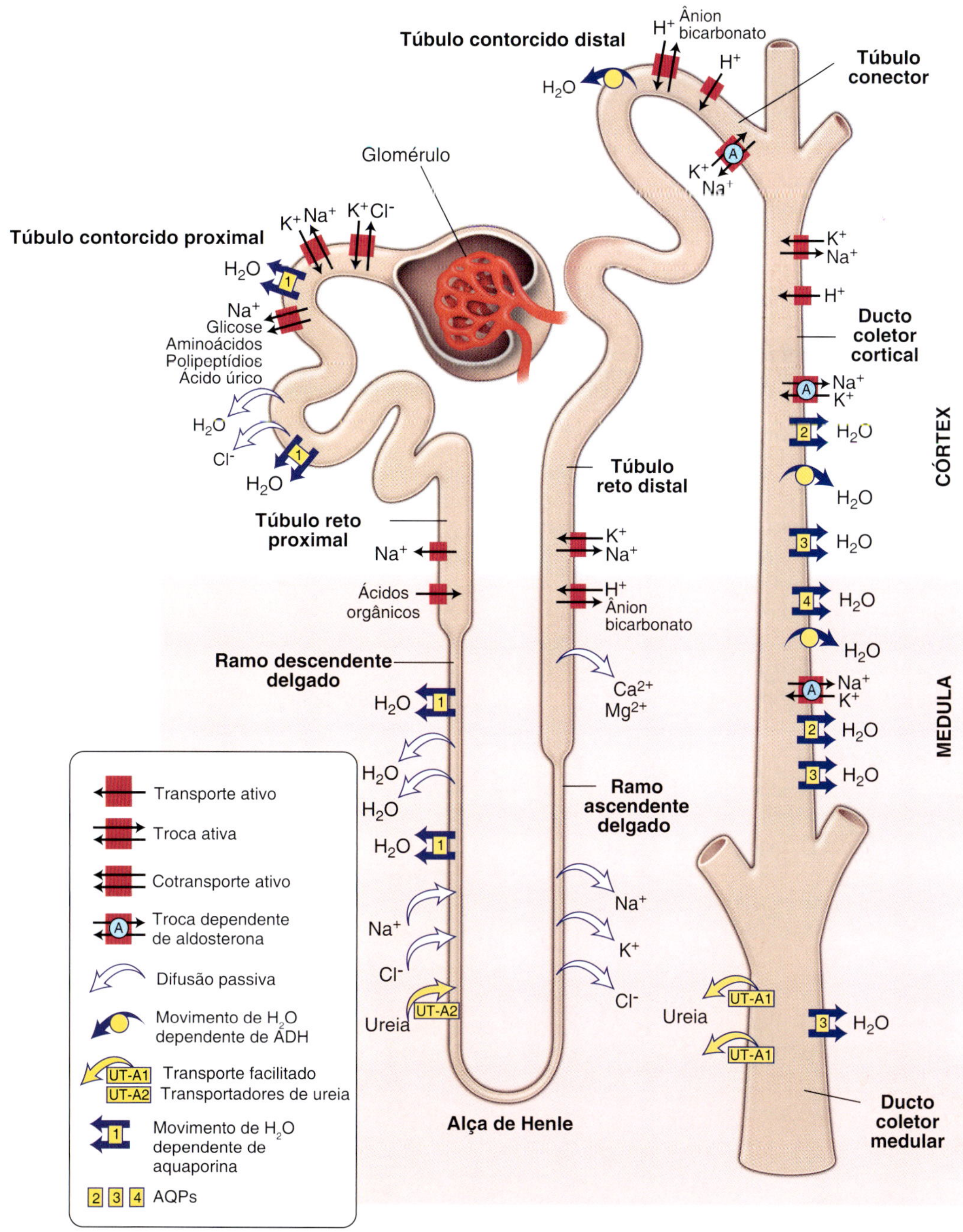

Figura 20.23 Diagrama mostrando o movimento de substâncias que entram e saem do néfron e do sistema coletor. Os *símbolos* indicam o modo de transporte, bem como os transportadores dependentes de moléculas específicas que atuam sobre o néfron e os ductos coletores (indicados na legenda).

As arteríolas aferentes originam os capilares que formam o glomérulo. Os capilares glomerulares reúnem-se para formar uma arteríola eferente que, por sua vez, dá origem a uma segunda rede de capilares, os capilares peritubulares. O arranjo desses capilares difere conforme são originados a partir dos glomérulos corticais ou dos glomérulos justamedulares.

- As arteríolas eferentes dos glomérulos corticais levam a uma rede de capilares peritubulares que circunda os túbulos uriníferos locais (ver Figura 20.24)
- As arteríolas eferentes dos glomérulos justamedulares descem na medula, ao longo da alça de Henle e dividem-se em vasos menores que continuam até o ápice da pirâmide. No entanto, em vários níveis, fazem uma volta em formato de U para retornar como vasos retos em direção à base da pirâmide (ver Figura 20.24). Por conseguinte, as arteríolas eferentes dos glomérulos justamedulares dão origem aos vasos retos descendentes, que, juntamente com os vasos retos ascendentes, estão envolvidos no sistema de troca por contracorrente. Esses vasos drenam nas veias arqueadas, por meio de uma rede de capilares medulares peritubulares. Esses vasos são descritos na explicação sobre o sistema de troca por contracorrente (ver anteriormente).

Em geral, o fluxo venoso no rim segue um percurso inverso ao fluxo arterial, com as veias seguindo um curso paralelo ao das artérias correspondentes (ver Figura 20.24). Por conseguinte, o fluxo venoso é o seguinte:

- Os capilares corticais peritubulares drenam para as veias interlobulares, as quais, por sua vez, drenam para as veias arqueadas, as veias interlobares e a veia renal

Boxe 20.6

Considerações funcionais | Regulação da função dos ductos coletores pelo hormônio antidiurético

A permeabilidade do epitélio dos ductos coletores à água é regulada pelo **hormônio antidiurético (ADH, vasopressina)**, produzido no **hipotálamo** e liberado pela neuro-hipófise (lobo posterior da hipófise). O ADH aumenta a permeabilidade do ducto coletor à água, produzindo, assim, urina mais concentrada. Em nível molecular, o ADH atua sobre os canais de água regulados por ADH, aquaporina-2 (AQP-2), que estão localizados no epitélio da porção terminal do túbulo contorcido distal, túbulos conectores e epitélio dos ductos coletores. No entanto, a ação do ADH é mais significativa nos ductos coletores. O ADH liga-se a receptores presentes nas células desses ductos e desencadeia as seguintes ações:

- A **translocação das vesículas intracitoplasmáticas contendo AQP-2** para a superfície celular apical – um efeito a curto prazo. Essa ação resulta em maior número de canais de AQP-2 disponíveis na superfície celular, aumentando, assim, a permeabilidade do epitélio à água
- A **síntese de AQP-2** e sua inserção na membrana celular apical – um efeito a longo prazo.

O aumento da osmolalidade plasmática ou a diminuição do volume sanguíneo estimulam a liberação de ADH, assim como a nicotina.

Na ausência de ADH, ocorre produção de grande volume de urina diluída. Essa condição é denominada **diabetes insípido central (DIC)**. A mutação de dois genes que codificam os receptores de AQP-2 e de ADH é responsável por uma forma de DIC denominada **diabetes insípido nefrogênico**. Por causa da perda da função normal das proteínas receptoras de AQP-2 e de ADH sintetizadas pelas células epiteliais do ducto coletor, os rins não respondem ao ADH. O consumo excessivo de água também pode inibir a liberação de ADH, promovendo, assim, a produção de um grande volume de urina hiposmótica.

Por último, a secreção aumentada de ADH pode produzir urina extremamente hiperosmótica, conservando, assim, a água no corpo. O consumo inadequado de água ou a perda de água devido à sudorese, a vômitos ou à diarreia estimulam a liberação de ADH. Isso resulta em aumento da permeabilidade do epitélio dos túbulos contorcidos distais e ductos coletores, além de promover a produção de um pequeno volume de urina hiperosmótica.

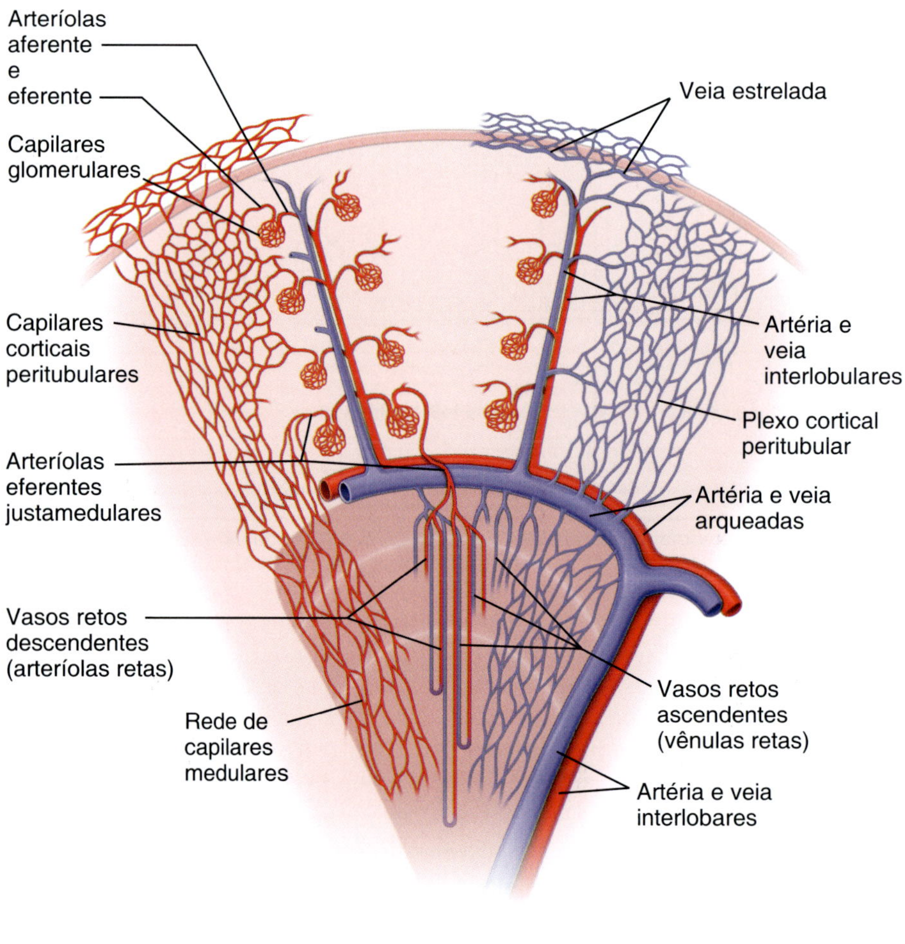

Figura 20.24 Diagrama esquemático do suprimento sanguíneo renal. A artéria renal dá origem às artérias interlobares, que se ramificam em artérias arqueadas no limite entre a medula e o córtex. As artérias interlobulares ramificam-se das artérias arqueadas e seguem em direção à cápsula renal, dando origem às arteríolas aferentes, que contribuem para a formação dos capilares glomerulares. Na parte externa do córtex, os glomérulos emitem arteríolas eferentes que irão formar os capilares corticais peritubulares que circundam os túbulos no córtex. Os glomérulos próximos da medula, os glomérulos justamedulares, enviam arteríolas eferentes quase inteiramente para a rede medular de capilares contendo os vasos retos descendentes. O sangue retorna da medula pelos vasos retos ascendentes e pela rede de capilares por meio das veias que entram nas veias arqueadas. As veias estreladas próximas da cápsula drenam para a rede capsular, enquanto o plexo cortical peritubular drena tanto para as veias interlobulares quanto para as veias arqueadas.

- A rede vascular medular drena nas veias arqueadas, e assim por diante
- Os capilares peritubulares próximos da superfície do rim e os capilares da cápsula drenam para as veias estreladas (assim denominadas em virtude de seu padrão de distribuição quando vistas da superfície do rim), que drenam para as veias interlobulares, e assim por diante.

■ VASOS LINFÁTICOS

Os rins contêm duas redes principais de vasos linfáticos. Em geral, tais redes não são visíveis nos cortes histológicos de rotina, mas podem ser demonstradas por métodos experimentais. Uma rede está localizada nas regiões externas do córtex e drena para vasos linfáticos maiores localizados na cápsula. A outra rede está localizada profundamente no parênquima do rim e drena para grandes vasos linfáticos no seio renal. Existem numerosas anastomoses entre as duas redes linfáticas.

■ SUPRIMENTO NERVOSO

As fibras que formam o plexo renal são amielínicas e derivam principalmente da divisão simpática do sistema nervoso autônomo. Não há evidências de inervação parassimpática do rim. Os nervos pós-sinápticos simpáticos que formam o plexo renal são adrenérgicos (suas terminações secretam norepinefrina); esses nervos acompanham a artéria e a veia renais e estão distribuídos para todos os segmentos da vasculatura renal. As concentrações mais elevadas de nervos são observadas ao longo das arteríolas eferentes, seguidas pelas arteríolas eferentes. Elas causam contração do músculo liso vascular e consequente vasoconstrição que regulam a produção de urina da seguinte maneira:

- A constrição das arteríolas aferentes dos glomérulos diminui a taxa de filtração e a produção de urina
- A constrição das arteríolas eferentes dos glomérulos aumenta a taxa de filtração e a produção de urina
- A perda da inervação simpática leva a aumento do débito urinário.

Já foi proposto que a hiperestimulação crônica dos nervos simpáticos no plexo renal é um fator importante na **hipertensão arterial resistente**. Portanto, estão sendo desenvolvidas progressivamente técnicas minimamente invasivas direcionadas para o plexo renal. Estas incluem denervação intraluminal por ablação por radiofrequência, denervação por ultrassom de alta intensidade focalizado ou injeção de agentes orientada por tomografia computadorizada (p. ex., etanol ou vincristina) que obliteram as fibras nervosas.

Com base nas evidências coletadas de pacientes que receberam **transplante renal**, é evidente que a inervação extrínseca não é necessária para a função renal normal, porque, embora as fibras nervosas aferentes do rim sejam seccionadas durante o transplante renal, os rins transplantados desempenham funções normais.

■ URETER, BEXIGA URINÁRIA E URETRA

Todas as vias excretoras, exceto a uretra, apresentam a mesma organização geral.

Ao deixar os ductos coletores na área cribriforme, a urina entra em várias estruturas que não modificam a sua composição, mas que são especializadas em armazená-la e transportá-la para o exterior do corpo. Para que isso aconteça, a urina flui sequencialmente para o cálice menor, o cálice maior e a pelve renal, a partir da qual deixa cada rim por meio do ureter que leva à bexiga urinária, onde a urina é armazenada. Finalmente, esta é eliminada por meio da uretra.

Todas essas vias excretoras, com exceção da uretra, apresentam as mesmas estruturas gerais – isto é, uma mucosa (revestida por epitélio de transição), uma muscular e uma adventícia (ou, em algumas regiões, uma serosa).

O epitélio de transição reveste os cálices, os ureteres, a bexiga e o segmento inicial da uretra.

O epitélio de transição (urotélio) reveste as vias excretoras que saem do rim e forma a interface entre o espaço urinário e os vasos sanguíneos, nervos, tecido conjuntivo e células musculares lisas subjacentes (Figuras 20.25 e 20.26). Esse epitélio estratificado é essencialmente impermeável aos sais e à água. O epitélio de transição é composto de pelo menos três camadas celulares:

- A camada superficial do epitélio contém células poliédricas grandes (25 a 250 μm de diâmetro) com um ou mais núcleos, que fazem protuberância no lúmen. Com frequência, essas células são descritas como células em formato de cúpula ou de guarda-chuva, em virtude da curvatura de sua superfície apical (ver Figura 20.26). O formato dessas células epiteliais depende do estado de enchimento da via excretora. Por exemplo, na bexiga urinária vazia, as células em formato de cúpula apresentam-se com formato aproximadamente cuboide; no entanto, quando a bexiga está cheia, elas se tornam altamente distendidas e aparecem como células planas e pavimentosas. As bordas das células exibem cristas, que são formadas pelas interdigitações das membranas da superfície apical de células adjacentes. Essas interdigitações assemelham-se a um zíper fechado e

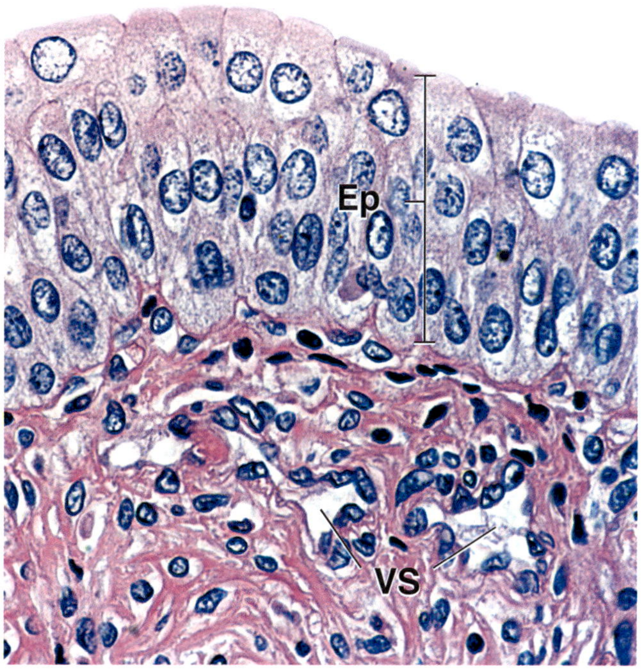

Figura 20.25 Fotomicrografia do epitélio de transição (urotélio). Esta amostra corada pela hematoxilina e eosina (H-E) mostra as quatro a cinco camadas de células do epitélio de um ureter relaxado. As células superficiais exibem perfil arredondado ou em formato de cúpula. O tecido conjuntivo (lâmina própria) abaixo do epitélio (*Ep*) é relativamente celularizado e contém vários linfócitos. Os vasos sanguíneos (*VS*) também são abundantes nessa área. 450×.

contribuem para a formação de uma barreira paracelular de alta resistência que reforça as zônulas de oclusão

- A camada celular intermediária contém células piriformes que estão conectadas entre si e com as células sobrejacentes em formato de cúpula por desmossomos. A estrutura dessa camada varia de acordo com o estado de expansão do sistema urinário que, em seres humanos, pode alcançar uma espessura de até cinco camadas celulares. Quando ocorre perda da célula em formato de cúpula sobrejacente, a população de células intermediárias diferencia-se rapidamente e substitui as células de superfície perdidas
- A camada celular basal consiste em pequenas células contendo um único núcleo, que repousa sobre a membrana basal. Essa camada contém células-tronco para o urotélio.

O epitélio inicia-se nos cálices menores como duas camadas celulares e aumenta para quatro a cinco camadas no ureter, e ainda para seis ou mais camadas na bexiga vazia. No entanto, quando a bexiga é distendida, são observadas apenas três camadas (ver Figura 20.26). Essa mudança estrutural reflete a capacidade dessas células de se acomodar à distensão. As células na bexiga distendida, sobretudo as grandes células superficiais em formato de cúpula, achatam-se, enquanto aquelas, presentes nas camadas intermediárias, deslizam uma sobre a outra para acomodar a distensão da área de superfície. A reorganização das células na bexiga distendida resulta em um epitélio no qual apenas três camadas "verdadeiras" de células são reconhecidas.

A superfície luminal do epitélio de transição é coberta por placas uroteliais rígidas contendo proteínas cristalinas, as uroplaquinas, que desempenham importante papel na barreira de permeabilidade.

Quando a parede da bexiga não distendida é examinada com o MET, a membrana plasmática apical das células em formato de cúpula exibe aspecto escalopado incomum. A maior parte da membrana plasmática apical é recoberta pelas placas uroteliais côncavas de aparência rígida, separadas por regiões em dobradiças estreitas (Figura 20.27). Em corte transversal, o folheto

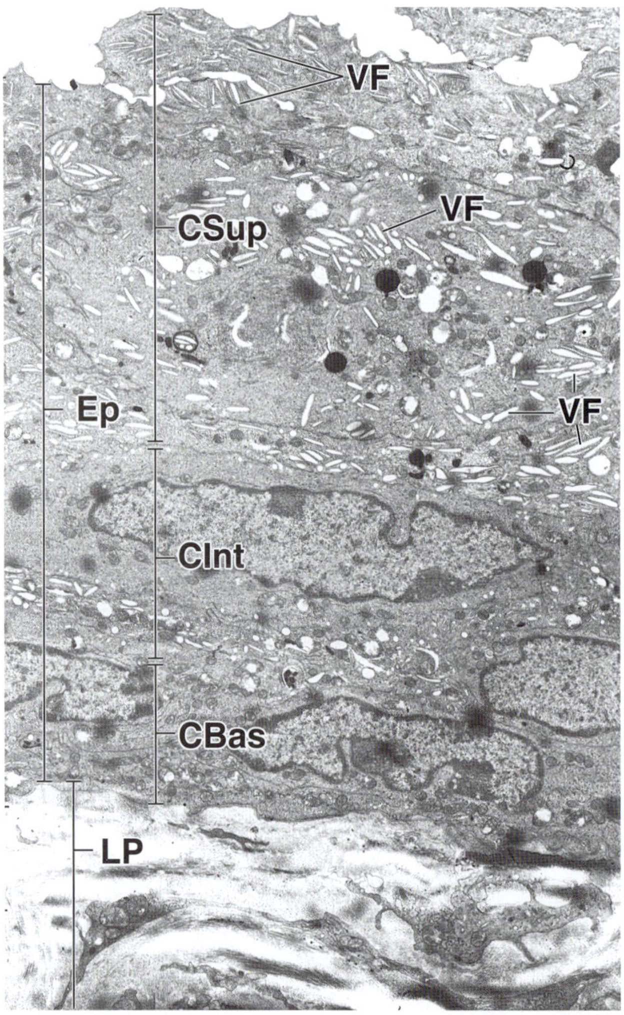

Figura 20.26 Eletromicrografia de transmissão do epitélio da bexiga. A mucosa da bexiga consiste em epitélio (*Ep*) de transição, com uma lâmina própria (*LP*) subjacente. A camada superficial (*CSup*) contém células em formato de cúpula com vesículas fusiformes (*VF*) singulares evidentes neste aumento relativamente pequeno. Essas células são vistas em maior aumento na Figura 20.27B. A camada intermediária (*CInt*) apresenta espessura variável e contém células que podem se diferenciar e substituir as células em formato de cúpula que foram perdidas. A camada basal (*CBas*) contém células-tronco do epitélio de transição. 5.000×.

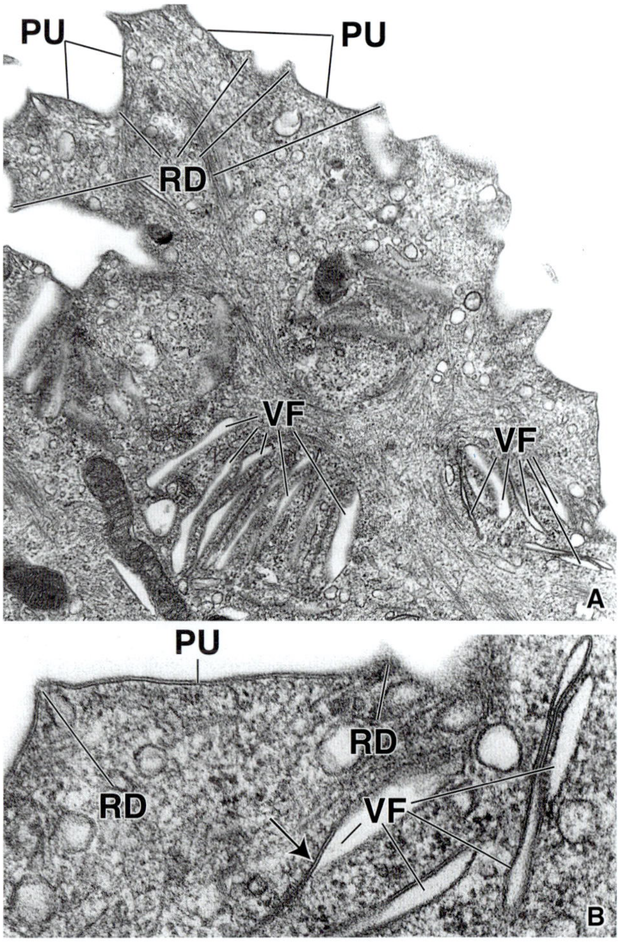

Figura 20.27 Eletromicrografia de transmissão da porção apical de uma célula em formato de cúpula. A. O citoplasma exibe pequenas vesículas, filamentos e mitocôndrias, mas o aspecto mais característico da célula é a existência de vesículas fusiformes (*VF*). Observe que a membrana plasmática apical é coberta pelas placas uroteliais (*PU*) côncavas de aparência rígida, separadas por estreitas regiões de dobradiça (*RD*). 27.000×. **B.** Aumento maior mostra que a membrana que forma as vesículas fusiformes (*seta*) assemelha-se à membrana plasmática apical da placa urotelial (*PU*). Ambas as membranas são espessadas e representam uma membrana unitária assimétrica (MUA), na qual o folheto externo da bicamada lipídica é duas vezes mais espesso que o folheto interno. As uroplaquinas, as proteínas específicas da placa urotelial, são produzidas no retículo endoplasmático rugoso (*RER*) e, em seguida, transportadas até o complexo de Golgi, no qual sofrem oligomerização em partículas de 16 nm, cuja montagem final forma um arranjo cristalino. A rede *trans*-Golgi acondiciona as *MUA* nas vesículas fusiformes para posterior liberação para a membrana celular apical. 60.000×.

externo da bicamada lipídica é duas vezes mais espesso que o folheto interno; por conseguinte, a região da placa urotelial aparece assimétrica e é denominada membrana unitária assimétrica (MUA). O folheto externo mais espesso da placa urotelial contém um arranjo hexagonal cristalino de partículas proteicas de 16 nm. Essas partículas são compostas por uma família de cinco proteínas transmembrana, denominadas uroplaquinas (UPIa, UPIb, UPII, UPIIIa e UPIIIb; Figura 20.28). O arranjo cristalino das placas de uroplaquina torna a placa impermeável a pequenas moléculas (água, ureia e prótons). Em conjunto, as zônulas de oclusão e as placas uroteliais desempenham importante papel na barreira de permeabilidade urotelial. As áreas em dobradiça da membrana plasmática contêm todas as demais proteínas da placa que são geralmente encontradas no domínio celular apical, tais como receptores e canais. Cerca de 85% das **infecções urinárias** são causadas por ***Escherichia coli*** **uropatogênicas**, que colonizam o epitélio de transição. A adesão inicial ao epitélio possibilita a fixação das bactérias à superfície epitelial, impedindo, assim, a sua eliminação durante a micção. Essa ligação é mediada por **adesinas FimH**, localizadas na extremidade de um aparelho de fixação filamentoso de *E. coli*, que interage com as **uroplaquinas** na membrana unitária assimétrica das placas uroteliais. Além disso, a interação com as uroplaquinas desencadeia uma cascata de eventos que levam à invasão das células do epitélio de transição pela bactéria.

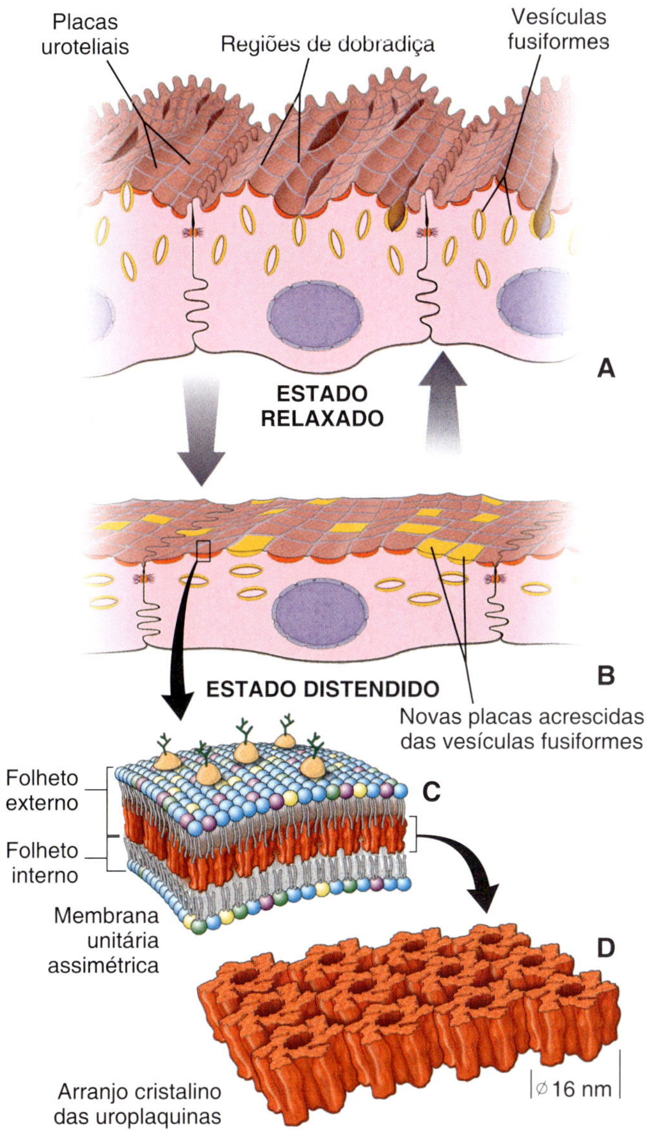

Figura 20.28 Diagramas da superfície luminal das células em formato de cúpula. A. Este desenho ilustra a superfície luminal das células em formato de cúpula na bexiga relaxada. Observe que a membrana plasmática apical de cada célula é coberta pelas placas uroteliais côncavas dotadas de cristas, separadas por regiões estreitas de dobradiça. As vesículas fusiformes (*desenhadas em cor diferente*) que contêm membranas adicionais da placa acumulam-se na parte superior da célula. As vesículas fusiformes estão, em sua maioria, orientadas verticalmente, e algumas estão fixadas às regiões de dobradiça da membrana celular apical. **B.** Este diagrama mostra a mesma célula ilustrada em **A**, como apareceria em uma bexiga distendida. Observe as placas adicionais acrescidas à superfície, provenientes das vesículas fusiformes. Nesse estágio, as vesículas remanescentes são visíveis em uma posição mais horizontal. **C.** Em corte transversal, a placa urotelial exibe características da membrana unitária assimétrica (*MUA*), na qual o folheto externo da bicamada lipídica é duas vezes mais espesso que o folheto interno. A *MUA* é encontrada nas placas uroteliais e nas vesículas fusiformes. **D.** O folheto externo mais espesso da placa urotelial contém um arranjo cristalino hexagonal com diâmetro de 16 nm, formado por proteínas transmembrana, denominadas uroplaquinas.

O epitélio de transição mantém uma barreira de permeabilidade urotelial, apesar das alterações dinâmicas que ocorrem na parede da bexiga e nos outros órgãos que contêm urina.

Conforme a bexiga ou outros órgãos que contêm urina se distendem, a superfície dobrada da mucosa é distendida e expandida. As células em formato de cúpula também sofrem alterações nas suas membranas apicais, que estão associadas à existência de vesículas fusiformes. Quando observadas com o MET, as vesículas fusiformes exibem orientação perpendicular e estão posicionadas em estreita proximidade com a membrana plasmática apical. Além disso, elas são formadas por membranas unitárias assimétricas semelhantes àquelas das placas uroteliais. Em resposta à distensão da bexiga, a membrana apical se expande como um resultado da exocitose das vesículas fusiformes, que passam a constituir parte da superfície celular (ver Figura 20.26). As vesículas fusiformes fundem-se com a superfície celular apical, principalmente nas regiões de dobradiça, enquanto as vesículas remanescentes assumem uma posição mais paralela em relação à membrana apical. Durante a micção, o processo é invertido – ou seja, a membrana apical é recuperada por endocitose e a membrana apical das células em formato de cúpula se encurta.

O urotélio é um participante ativo nos mecanismos de sinalização entre o ambiente externo e a urina, as fibras nervosas e os músculos lisos das vias urinárias.

Estudos experimentais mostraram que o urotélio não atua apenas como uma barreira passiva de permeabilidade, tendo um papel ativo nos mecanismos de sinalização do sistema urinário. O urotélio responde a estímulos químicos e mecânicos, além de participar na comunicação autócrina ou parácrina com as fibras nervosas e músculos lisos das vias urinárias. A expressão de vários receptores (ou seja, nicotínico, muscarínico e adrenérgico) e a existência de canais iônicos na superfície possibilitam que as células uroteliais respondam aos neurotransmissores liberados pelas fibras nervosas. Além disso, as células uroteliais conseguem produzir e secretar acetilcolina (ACh), óxido nítrico (NO) e fator de crescimento nervoso (NGF), que regulam a atividade dos músculos lisos e fibras nervosas subjacentes.

O músculo liso das vias urinárias é disposto em feixes.

Uma lâmina própria colágena densa situa-se abaixo do urotélio em todas as vias excretoras. Não há muscular da mucosa nem camada submucosa em suas paredes. Nas porções tubulares (ureteres e uretra), geralmente há duas camadas de músculo liso abaixo da lâmina própria:

- Uma camada longitudinal, a camada interna disposta em um padrão espiralado frouxo
- Uma camada circular, a camada externa disposta em um padrão espiralado compacto.

Observe que esse arranjo do músculo liso é oposto ao observado na muscular externa do sistema digestório. O músculo liso das vias urinárias não forma lâminas musculares puras, e sim feixes paralelos entremeados de tecido conjuntivo. As contrações peristálticas do músculo liso movimentam a urina dos cálices menores por meio do ureter até a bexiga.

Ureteres

Cada ureter conduz a urina da pelve renal até a bexiga e mede aproximadamente 24 a 34 cm de comprimento. A parte distal do ureter entra na bexiga e tramita obliquamente através da parede desta. O epitélio de transição (urotélio) reveste a superfície luminal da parede do ureter. O restante da parede é composto de músculo liso e tecido conjuntivo. O músculo liso está disposto em três camadas: uma camada longitudinal interna, uma camada circular média e uma camada longitudinal externa (Prancha 20.5). No entanto, a camada longitudinal externa apenas está presente na extremidade distal do ureter. Em geral, o ureter está inserido no tecido adiposo retroperitoneal. O tecido adiposo, os vasos e os nervos formam a adventícia do ureter.

Conforme a bexiga se distende com a urina, as aberturas dos ureteres são comprimidas, reduzindo a possibilidade de refluxo de urina para dentro dos ureteres. A contração do músculo liso da parede da bexiga também comprime as aberturas dos ureteres nesta. Essa ação ajuda a impedir a disseminação de infecção a partir da bexiga e da uretra, locais frequentes de infecção crônica (sobretudo nas mulheres), para o rim.

Na porção terminal dos ureteres, especialmente na porção do ureter que atravessa a parede da bexiga, há uma camada externa espessa de músculo orientado longitudinalmente, além das duas camadas já mencionadas. A maioria das descrições da musculatura da bexiga indica que essa camada longitudinal continua para o interior da parede da bexiga, formando o componente principal de sua parede. Contudo, na bexiga, o músculo liso não é tão claramente organizado em camadas distintas.

Bexiga urinária

A bexiga urinária é um reservatório distensível para a urina, que se localiza na pelve, posteriormente à sínfise púbica. Seu tamanho e seu formato modificam-se com o seu enchimento. A bexiga contém três aberturas, duas para os ureteres (óstios dos ureteres) e uma para a uretra (óstio interno da uretra). A região triangular definida por essas três aberturas, o trígono da bexiga, é relativamente lisa e de espessura constante, enquanto o restante da parede vesical é espesso e dobrado quando a bexiga está vazia e fino e liso quando esta está distendida. Essas diferenças refletem as origens embriológicas do trígono da bexiga e do restante da parede vesical. Como o trígono da bexiga origina-se dos ductos mesonéfricos embrionários, não há muscular da mucosa nem camada submucosa. Como a porção principal da parede vesical origina-se da cloaca (parte do intestino posterior), sua parede apresenta camadas comparáveis às encontradas no sistema digestório.

O músculo liso da parede vesical forma o músculo detrusor da bexiga. Em direção à abertura da uretra, as fibras musculares formam o esfíncter interno da uretra. Esse esfíncter é involuntário e composto de um arranjo anular de músculo situado ao redor do óstio interno da uretra. Os feixes de músculo liso do músculo detrusor estão dispostos de maneira menos regular do que os das porções tubulares das vias excretoras e, por conseguinte, os feixes musculares e colágenos estão misturados aleatoriamente (Prancha 20.6). A contração do músculo detrusor da bexiga comprime todo o órgão e força a urina para dentro da uretra.

A bexiga é inervada pelas divisões simpática e parassimpática do sistema nervoso autônomo:

- As fibras simpáticas formam um plexo na adventícia da parede da bexiga. Essas fibras pós-sinápticas simpáticas se originam no plexo hipogástrico e liberam norepinefrina (NE). A norepinefrina ativa receptores beta$_3$-adrenérgicos, que relaxam o músculo detrusor, e receptores alfa$_1$-adrenérgicos, que contraem as fibras musculares lisas do esfíncter interno da uretra. Assim, o sistema nervoso simpático relaxa a bexiga e contrai, ao mesmo tempo, o esfíncter interno da uretra
- As fibras parassimpáticas originam-se dos segmentos S2 a S4 na medula espinal e seguem com os nervos esplâncnicos pélvicos para os gânglios terminais localizados nos feixes musculares e na adventícia da bexiga urinária. A estimulação aumentada das fibras nervosas pós-sinápticas parassimpáticas libera acetilcolina (ACh), que provoca constrição vesical por estimulação de receptores muscarínicos M$_3$ nas fibras lisas do músculo detrusor. Esses nervos também liberam óxido nítrico (NO), que relaxa os músculos lisos do esfíncter interno da uretra. Portanto, o sistema parassimpático fornece as fibras eferentes para o reflexo da micção
- As fibras sensitivas da bexiga até a porção sacral da medula espinal são as fibras aferentes do reflexo da micção.

O controle voluntário da micção é conferido por fibras nervosas somáticas do nervo pudendo (S2 a S4), que supre o músculo esquelético (estriado) do esfíncter externo da uretra. Terminações axônicas somáticas nas junções neuromusculares liberam acetilcolina (ACh), que estimula a contração do músculo estriado do esfíncter externo por meio de ativação de receptores colinérgicos nicotínicos. Esse esfíncter circunda a parte membranácea da uretra quando atravessa o espaço perineal profundo. As fibras do nervo pudendo mantêm a contração tônica constante das fibras da musculatura esquelética do esfíncter externo da uretra. Durante a micção, essas fibras são inibidas com consequente relaxamento do esfíncter externo da uretra e eliminação de urina.

Uretra

A uretra é o tubo fibromuscular que transporta a urina da bexiga para o exterior do corpo por meio do óstio externo da uretra. O tamanho, a estrutura e as funções da uretra diferem nos homens e nas mulheres.

No homem, a uretra serve de ducto terminal para ambos os sistemas: urinário e genital; tem cerca de 20 cm de comprimento e apresenta três segmentos distintos:

- A parte prostática da uretra estende-se através da próstata (ver Capítulo 22, *Sistema Genital Masculino*) por 3 a 4 cm a partir do colo da bexiga. É revestida por epitélio de transição (urotélio). Os ductos ejaculatórios do sistema genital entram na parede posterior desse segmento, acompanhados por muitos ductos prostáticos pequenos

- A parte membranácea da uretra estende-se por cerca de 1 cm a partir do ápice da próstata até o bulbo do pênis. À medida que entra no períneo, passa pelo espaço profundo do períneo do assoalho pélvico. O músculo esquelético do espaço profundo do períneo que circunda a parte membranácea da uretra forma o esfíncter externo (voluntário) da uretra. O epitélio de transição termina na parte membranácea da uretra. Esse segmento é revestido por um epitélio estratificado ou pseudoestratificado colunar, que se assemelha mais ao epitélio do sistema ductal genital do que ao epitélio das partes mais proximais do sistema ductal urinário
- A parte esponjosa da uretra estende-se por aproximadamente 15 cm através do comprimento do pênis e abre-se na superfície do corpo na glande do pênis. A parte esponjosa da uretra é circundada pelo corpo esponjoso quando passa ao longo do comprimento do pênis. É revestida por epitélio pseudoestratificado colunar, exceto em sua extremidade distal, na qual é revestida por epitélio estratificado pavimentoso contínuo com o da pele do pênis. Os ductos das glândulas bulbouretrais (glândulas de Cowper) e das glândulas uretrais (glândulas de Littré) secretoras de muco desembocam na parte esponjosa da uretra.

Na mulher, a uretra é curta e mede 3 a 5 cm de comprimento da bexiga até o vestíbulo da vagina, onde costuma terminar imediatamente posterior ao clitóris (ver Capítulo 23, *Sistema Genital Feminino*). Tradicionalmente, a mucosa é reconhecida pela existência de pregas longitudinais. Como a uretra masculina, o revestimento consiste inicialmente em epitélio de transição, uma continuação do epitélio da bexiga, contudo, na sua porção terminal, torna-se epitélio estratificado pavimentoso. Alguns pesquisadores relataram a existência de epitélio estratificado colunar e pseudoestratificado colunar na porção média da uretra feminina.

Numerosas glândulas uretrais pequenas, principalmente na parte proximal da uretra, abrem-se em seu lúmen. Outras glândulas, as glândulas parauretrais (glândulas de Skene), que são homólogas à próstata no homem, secretam nos ductos parauretrais comuns. Esses ductos abrem-se de cada lado do óstio externo da uretra e produzem uma secreção alcalina. A lâmina própria é uma camada altamente vascularizada de tecido conjuntivo que se assemelha ao corpo esponjoso de indivíduos do sexo masculino. No local em que a uretra penetra no diafragma urogenital (parte membranácea da uretra), o músculo estriado dessa estrutura forma o esfíncter externo da uretra (voluntário).

RESUMO

Sistema urinário

VISÃO GERAL DO SISTEMA URINÁRIO

- O **sistema urinário** é formado pelos rins, ureteres, bexiga e uretra
- As funções essenciais dos rins incluem **homeostasia** por meio do controle do equilíbrio hidreletrolítico, do pH plasmático, da osmolalidade tecidual e da pressão arterial; **filtração** e **excreção** de escórias metabólicas; e **atividades endócrinas**, como a secreção de hormônios que regulam a eritropoese da medula óssea (eritropoetina), a pressão arterial (renina) e o metabolismo do Ca^{2+} (ativação da vitamina D).

ESTRUTURA GERAL DO RIM

- Cada rim é circundado por uma **cápsula** de tecido conjuntivo e contém um **córtex** e uma **medula**, que é dividida em 8 a 12 **pirâmides** renais. O córtex estende-se dentro da medula e forma as **colunas renais**, que separam as pirâmides renais umas das outras
- O **córtex** caracteriza-se por corpúsculos renais e seus **túbulos contorcidos** e **retos** associados. A agregação dos túbulos retos e ductos coletores no córtex forma os **raios medulares**
- O **lobo** renal é formado pela pirâmide renal e seu tecido cortical associado
- A base de cada **pirâmide** renal é voltada para o córtex, enquanto a porção apical (**papila**) projeta-se para o cálice menor, um ramo do **cálice maior** que, por sua vez, é uma divisão da pelve renal
- No **hilo**, a pelve renal estende-se para dentro do ureter, que transporta a urina até a bexiga
- Cada rim recebe sangue da **artéria renal**, que se ramifica nas **artérias interlobares** (que seguem o seu percurso entre as pirâmides) que, em seguida, transitam ao longo da base da pirâmide (**artérias arqueadas**) e ramificam-se ainda mais em **artérias interlobulares** menores que suprem o córtex
- No córtex, a artéria interlobular dá origem às **arteríolas aferentes** (uma para cada glomérulo), as quais dão origem aos capilares que formam o glomérulo. Os capilares glomerulares reúnem-se e formam uma única **arteríola eferente** que, por sua vez, dá origem a uma segunda rede de capilares, os **capilares peritubulares**
- Alguns dos capilares peritubulares formam alças longas, denominadas **vasos retos**, que acompanham os segmentos delgados dos néfrons
- Os capilares peritubulares drenam para as **veias interlobulares** que drenam para as **veias arqueadas**, as **veias interlobares** e as **veias renais.**

ESTRUTURA E FUNÇÃO DOS NÉFRONS

- O **néfron** é a unidade estrutural e funcional do rim
- O néfron consiste no **corpúsculo renal** e em um sistema tubular longo, que inclui um segmento espesso proximal (**túbulo contorcido proximal** e **túbulo reto proximal**), um segmento delgado (parte delgada da **alça de Henle**) e um segmento espesso distal (**túbulo reto distal** e **túbulo contorcido distal**). O túbulo contorcido distal conecta-se com o **túbulo coletor** que se abre na papila renal
- O **corpúsculo renal** contém o **glomérulo** circundado por uma dupla camada da **cápsula de Bowman**
- O **aparelho de filtração** do rim consiste no **endotélio glomerular**, na **membrana basal glomerular (MBG)** e nos **podócitos** da cápsula de Bowman
- A **MBG** de carga elétrica negativa – que contém colágenos dos tipos IV e XVIII, sialoglicoproteínas, glicoproteínas não colágenas, proteoglicanos e glicosaminoglicanos – atua como barreira física e como filtro seletivo de íons
- Os **podócitos** estendem seus prolongamentos ao redor dos capilares e desenvolvem prolongamentos primários e secundários, que dão origem aos **pedicelos (prolongamento dos podócitos)**, que se interdigitam com outros prolongamentos dos podócitos vizinhos. Os espaços entre os prolongamentos dos podócitos interdigitantes formam **fendas de filtração**, que são cobertas pelo **diafragma da fenda de filtração**
- A **podocalixina** e a **nefrina** são cruciais na manutenção da integridade estrutural e funcional do aparelho de filtração do rim
- A MBG no corpúsculo renal é compartilhada entre vários capilares, criando um espaço para as **células mesangiais** e sua matriz extracelular
- As **células mesangiais** estão envolvidas na fagocitose e endocitose de resíduos aprisionados nas fendas de filtração, na secreção de substâncias parácrinas, no suporte estrutural para os podócitos e na modulação da distensão glomerular
- O **aparelho justaglomerular** inclui a **mácula densa** (que monitora a concentração de Na^+ no líquido tubular), as **células justaglomerulares** (que secretam renina) e as **células mesangiais extraglomerulares.** O aparelho justaglomerular regula a pressão arterial pela ativação do **sistema de renina-angiotensina-aldosterona (SRAA).**

FUNÇÃO DOS TÚBULOS RENAIS

- O **ultrafiltrado glomerular** proveniente da cápsula de Bowman passa por vários túbulos e ductos coletores revestidos por células epiteliais que secretam e absorvem várias substâncias para produzir a urina final
- O **túbulo contorcido proximal** recebe o ultrafiltrado da cápsula de Bowman. Esse túbulo constitui o principal local inicial para a **reabsorção** de glicose, aminoácidos, polipeptídios, água e eletrólitos
- A reabsorção do ultrafiltrado continua à medida que flui do túbulo contorcido proximal para o **túbulo reto proximal** (o ramo descendente espesso da alça de Henle) e desce para a medula
- A **alça de Henle**, com o ramo descendente (altamente permeável à água) e o ramo ascendente (altamente permeável ao Na^+ e Cl^-), concentra o ultrafiltrado
- A **parte reta do túbulo distal** (ramo ascendente espesso) ascende de volta ao córtex até alcançar a vizinhança de seu corpúsculo renal, onde estabelece contato com a arteríola aferente. Nessa área, as células epiteliais do túbulo formam a **mácula densa**
- O **túbulo contorcido distal drena o ultrafiltrado** no **ducto coletor cortical** situado no raio medular, que depois ajusta a concentração de Na^+ e K^+ no ultrafiltrado
- O **ducto coletor** medular é revestido por células cuboides, com transição para células colunares à medida que o ducto aumenta de tamanho. Os ductos coletores contêm **aquaporinas** e **canais de água regulados pelo hormônio antidiurético (ADH)** que regulam a absorção de água
- Os **ductos coletores** abrem-se na papila renal, e o ultrafiltrado modificado, agora denominado **urina**, flui sequencialmente pelas vias excretoras.

URETER, BEXIGA URINÁRIA E URETRA

- Todas as vias excretoras para a urina, com exceção da uretra, apresentam a mesma organização geral: são revestidas por mucosa contendo **epitélio de transição (urotélio)** e apresentam uma camada de músculo liso e uma adventícia (ou serosa) de tecido conjuntivo
- O **epitélio de transição** é um epitélio estratificado especializado, com grandes **células em formato de cúpula (em guarda-chuva)** que se projetam para o lúmen
- As células em formato de cúpula apresentam membrana apical modificada contendo **placas** e **vesículas fusiformes**, que acomodam o excesso invaginado da membrana plasmática, necessário para a extensão da superfície apical quando o órgão é distendido
- O epitélio de transição cria uma **barreira de permeabilidade** e está envolvido ativamente nos mecanismos de sinalização molecular
- O **ureter** conduz a urina da pelve renal até a bexiga. É revestido por epitélio de transição, músculo liso subjacente disposto em três camadas distintas, e adventícia de tecido conjuntivo
- A **bexiga urinária** também é revestida por epitélio de transição e contém muitas pregas de mucosa, exceto na região do **trígono** da bexiga. Sua parede muscular é espessa, está bem desenvolvida e forma o **músculo detrusor**
- A **uretra** conduz a urina da bexiga até o **óstio externo da uretra**
- A **uretra feminina** é curta e revestida por epitélio de transição (metade superior), epitélio pseudoestratificado colunar (metade inferior) e epitélio estratificado pavimentoso (anterior à sua porção terminal)
- A **uretra masculina** é muito mais longa que a feminina e é dividida em três regiões: a **parte prostática da uretra** (revestida por epitélio de transição), a **parte membranácea** curta da **uretra**, que perfura o esfíncter externo da uretra (revestida por epitélio estratificado ou pseudoestratificado colunar) e a **parte esponjosa** (peniana) longa da **uretra** (revestida por epitélio pseudoestratificado colunar).

PRANCHA 20.1 ■ Rim 1

O sistema urinário consiste em um par de **rins**; um par de **ureteres**, que se estendem dos rins até a **bexiga urinária**; e na **uretra**, que se estende da bexiga até o exterior do corpo. Os rins conservam os líquidos corporais e eletrólitos e removem os resíduos metabólicos, tais como ureia, ácido úrico, creatinina e escórias de várias substâncias. Produzem **urina**, que consiste inicialmente em um ultrafiltrado do sangue modificado por reabsorção seletiva e secreção específica pelas células tubulares renais. Os rins também atuam como órgãos endócrinos, produzindo **eritropoetina**, um fator de crescimento que regula a formação dos eritrócitos, e a **renina**, um hormônio envolvido no controle da pressão arterial e do volume sanguíneo. Além disso, hidroxilam a vitamina D, um pró-hormônio esteroide, produzindo a sua forma ativa.

Cada rim é uma estrutura achatada, em formato de feijão, de aproximadamente 10 cm de comprimento, 6,5 cm de largura (da borda convexa para a borda côncava) e 3 cm de espessura. A borda medial côncava de cada rim contém um hilo, uma região endentada por meio da qual os vasos sanguíneos, os nervos e os vasos linfáticos entram e saem do rim. A origem do ureter em formato de funil, a **pelve renal**, também deixa o rim no hilo. Uma hemissecção de rim a fresco revela a existência de duas regiões distintas: o **córtex**, a região externa castanho-avermelhada, e a **medula**, uma parte interna muito mais clara, contínua com a pelve renal. O córtex caracteriza-se pelos **corpúsculos renais** e seus túbulos, incluindo os túbulos contorcidos e túbulos retos do **néfron**, os **ductos coletores corticais** e um extenso suprimento vascular.

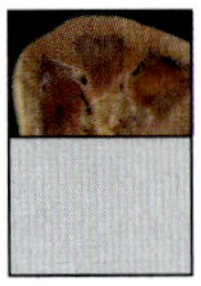

Rim, ser humano, amostra a fresco, 3×.

Um corte frontal feito através do córtex e da medula de um rim não fixado obtido de necropsia é mostrado aqui. A **região hilar** é visível e consiste em cálices menores (de cor cinza/branca) circundados por tecido adiposo de cor *amarelada*. A parte externa do rim apresenta cor *castanho-avermelhada*, que corresponde ao **córtex**. Distingue-se facilmente da porção interna, a medula, que é ainda subdividida em uma porção externa (*ME*), identificada aqui pela existência de vasos sanguíneos retos, os vasos retos (*VR*), e uma porção interna (*MI*) de cor mais clara e mais homogênea. A **medula** é formada por pirâmides renais, que têm a sua base voltada para o córtex, enquanto o ápice forma uma papila (*p*) direcionada para o hilo. As **pirâmides** são algumas vezes separadas apenas parcialmente, como nesta figura, por material cortical, denominado **colunas renais** (*ColR*). A maior parte da porção externa da pirâmide à *esquerda* não foi incluída no plano de corte. As papilas são extremidades livres das pirâmides que se projetam na primeira de uma série de grandes espaços coletores de urina, denominados **cálices menores** (*cm*); a superfície interna do cálice é branca. Os cálices menores drenam para os **cálices maiores**, os quais, por sua vez, abrem-se na **pelve renal**, que leva a urina para dentro do ureter.

Uma característica interessante nesta amostra é que o sangue foi retido em muitos dos vasos, possibilitando, assim, a observação de diversos vasos renais em sua topografia. Entre os vasos que podem ser identificados na face de corte do rim mostrada aqui estão os vasos interlobulares (*VI*) do córtex; as veias arqueadas (*VA*) e as artérias arqueadas (*AA*) na base das pirâmides; as artérias interlobares (*AIL*) e as veias interlobares (*VIL*) entre as pirâmides renais; e, na medula, os vasos que vão e vêm da rede de capilares da pirâmide. Tais vasos, tanto arteríolas quanto vênulas, são relativamente retos e são denominados coletivamente vasos retos (*VR*). (A amostra é uma cortesia do Dr. Eric A. Pfeifer.)

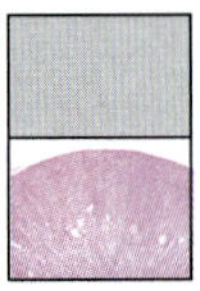

Córtex e medula, rim, ser humano, hematoxilina e eosina (H-E), 20×.

Um corte histológico incluindo o **córtex** e parte da **medula** é mostrado aqui. No limite entre os dois (parcialmente marcado pela *linha tracejada*), estão localizados numerosos perfis de artérias arqueadas (*AA*) e veias arqueadas (*VA*). A característica mais distinta do córtex renal, independentemente do plano de corte, consiste na existência dos corpúsculos renais (*CR*). Estas são estruturas esféricas compostas de um glomérulo (tufo vascular glomerular) circundado pelo epitélio visceral e parietal da cápsula de Bowman. No córtex, são também observados grupos de túbulos mais ou menos retos e dispostos radialmente a partir da base da medula (*setas*), constituindo os raios medulares. Em contraste, a medula apresenta perfis de estruturas tubulares dispostas em curvas suaves em sua porção externa. Em seguida, estas giram suavemente até tornarem-se retas, agora na parte interna da medula. A disposição dos túbulos (e dos vasos sanguíneos) confere à face de corte da pirâmide uma aparência ligeiramente estriada, que também é evidente na amostra macroscópica (ver figura anterior).

AA, Artérias arqueadas
AIL, Artéria interlobar
cm, Cálice menor
ColR, Coluna renal
CR, Corpúsculos renais
ME, Medula externa
MI, Medula interna
p, Papila
VA, Veias arqueadas
VI, Vasos interlobulares
VIL, Veia interlobar
VR, Vasos retos
Linha tracejada, Limite entre o córtex e a medula
Setas, Raios medulares

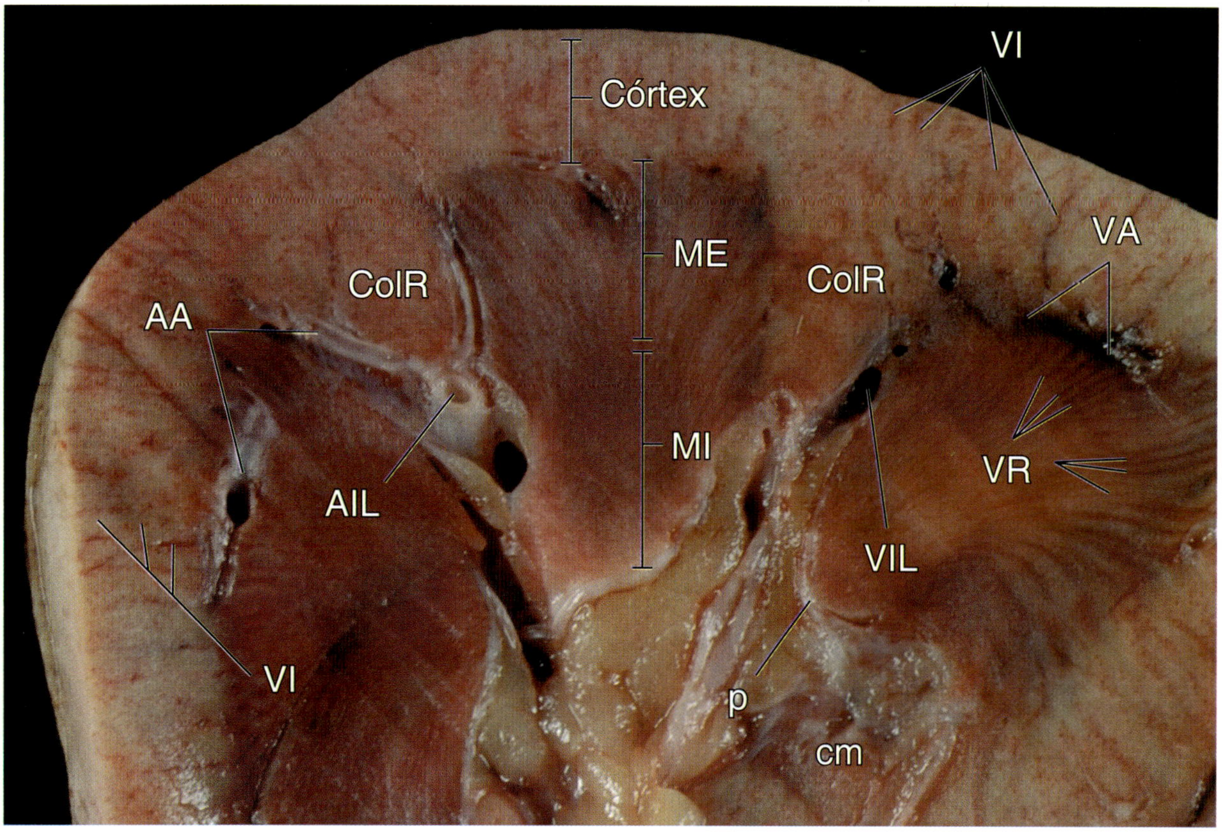
VI
Córtex
ME
ColR
ColR
VA
AA
MI
AIL
VR
VIL
VI
p
cm

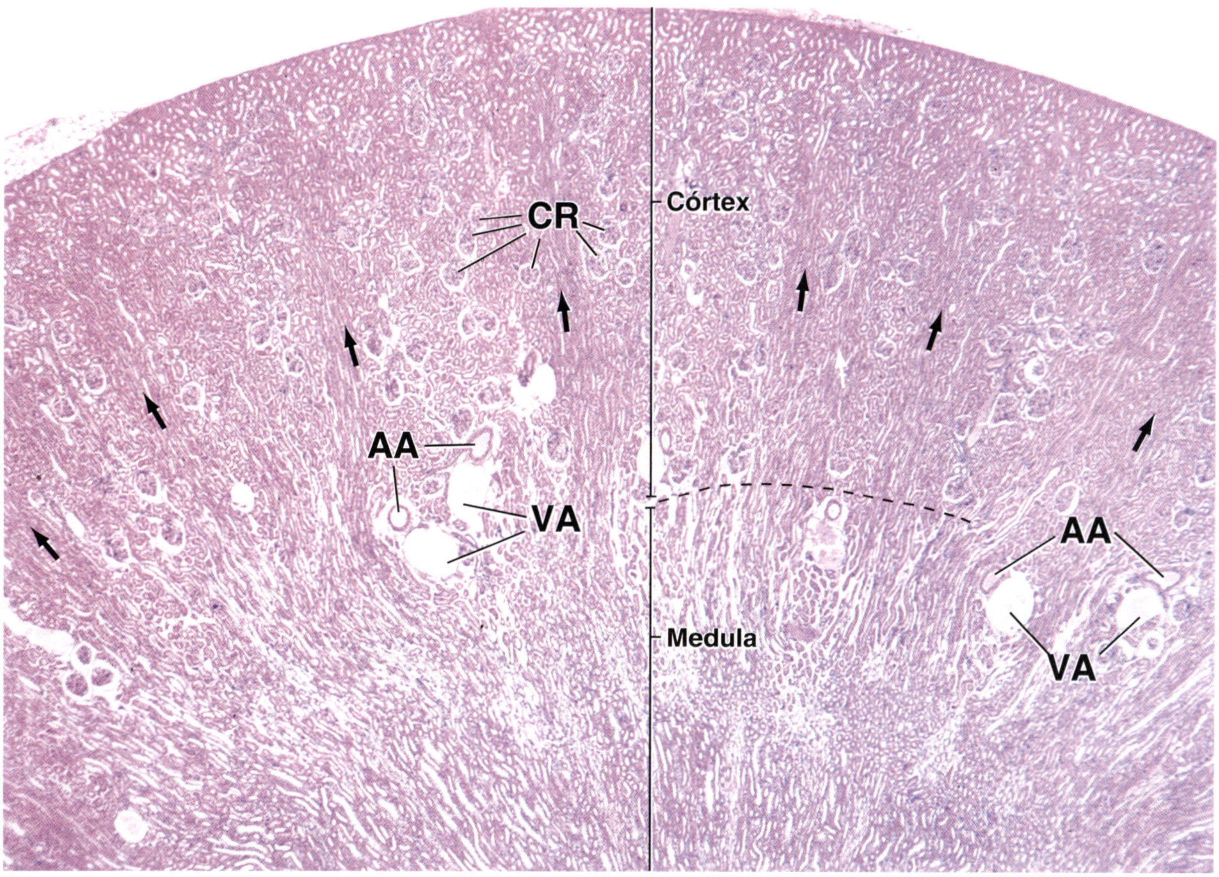
CR
Córtex
AA
VA
AA
VA
Medula

PRANCHA 20.2 ■ Rim 2

O **néfron** é a unidade funcional do rim. Há cerca de 2 milhões de néfrons em cada rim humano. São responsáveis pela produção da urina e correspondem à parte secretora de outras glândulas. Os **ductos coletores**, que são responsáveis pela concentração final da urina, são análogos aos ductos das glândulas exócrinas. O néfron é formado pelo **corpúsculo renal** e **túbulo renal**. O corpúsculo renal consiste no **glomérulo**, um tufo de 10 a 20 alças capilares, circundado por uma cobertura epitelial de dupla camada, a **cápsula renal ou cápsula de Bowman**. Os capilares glomerulares são supridos no polo vascular da cápsula de Bowman por uma **arteríola aferente** e drenados por uma **arteríola eferente**, que deixa a cápsula de Bowman no polo vascular e, em seguida, se ramifica, formando uma nova rede de capilares que suprem os túbulos renais. O polo oposto da cápsula de Bowman, o polo urinário, é o local em que o filtrado deixa a cápsula renal. As partes tubulares do néfron consistem no **segmento espesso proximal** (formado pelo **túbulo contorcido proximal** e **túbulo reto proximal**); no **segmento delgado**, que constitui o **ramo *delgado* da alça de Henle**; e no **segmento espesso distal**, formado pelo **túbulo reto distal** e pelo **túbulo contorcido distal**. A alça de Henle é a porção do néfron em formato de U, que consiste nas porções retas espessas dos túbulos proximal e distal e no segmento delgado entre eles. O túbulo contorcido distal une-se ao **ducto coletor cortical** pelo túbulo conector ou túbulo conector arqueado. O néfron e o túbulo conector constituem o **túbulo urinífero**.

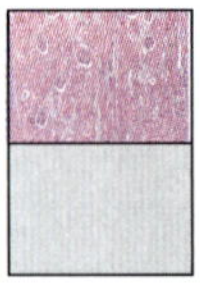

Córtex, rim, ser humano, hematoxilina e eosina (H-E), 60×.

O **córtex renal** pode ser dividido em regiões denominadas **labirinto cortical** (*LC*) e **raios medulares** (*RM*). O labirinto cortical contém os **corpúsculos renais** (*CR*), que são vistos como estruturas esféricas relativamente grandes. Os túbulos contorcidos proximal e distal circundam cada corpúsculo renal. Constituem também parte do labirinto cortical. Os túbulos contorcidos, particularmente o proximal, em virtude de sua tortuosidade, exibem perfis variáveis, cuja maioria é oval ou circular; outros, mais alongados, têm o formato da letra J, C ou até mesmo S. Os raios medulares são compostos de grupos de túbulos retos orientados na mesma direção e que parecem irradiar-se a partir da base da pirâmide. Quando os raios medulares aparecem em corte longitudinal, como nesta figura, os túbulos exibem perfis alongados. Os raios medulares contêm os túbulos retos proximais (segmentos espessos; ramo descendente da alça de Henle), túbulos retos distais (segmentos espessos; ramos ascendentes da alça de Henle) e ductos coletores corticais.

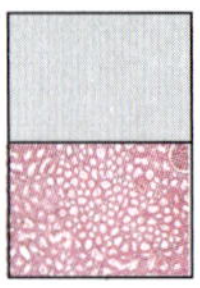

Córtex, rim, ser humano, H-E, 120×.

Esta figura apresenta outro perfil do **córtex renal**, em aumento um pouco maior, cortado em ângulo reto em relação ao corte da figura anterior. A parte periférica da fotomicrografia mostra o **labirinto cortical** no qual os túbulos exibem principalmente perfis esféricos e ovais, mas também alguns perfis mais alongados e curvos. O aspecto é idêntico ao das áreas do labirinto cortical da figura anterior. Observa-se também um **corpúsculo renal** (*CR*) no labirinto cortical. Em contraste, os perfis apresentados pelos túbulos do raio medular nesta figura são muito diferentes daqueles observados na figura anterior. Todos os túbulos delimitados pela *linha tracejada* pertencem ao raio medular (*RM*), e todos aparecem em corte transversal. Uma análise geral do raio medular revela vários tipos distintos de túbulos, de acordo com o seu tamanho, com o formato do lúmen e com o tamanho das células tubulares. Essas características, bem como as do labirinto cortical, são consideradas na Prancha 20.3.

CR, Corpúsculo renal
LC, Labirinto cortical
RM, Raio medular
Linha tracejada, Limite aproximado do raio medular

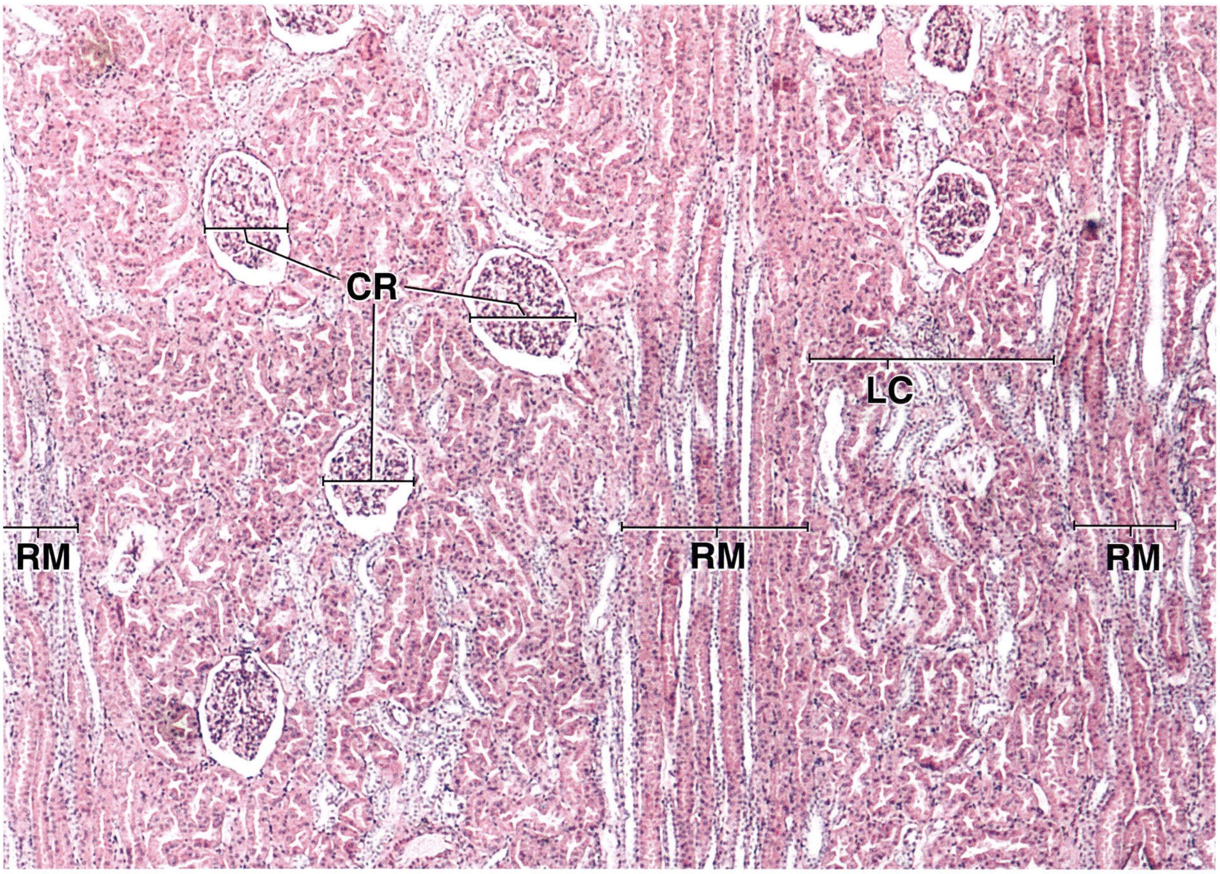
CR
LC
RM
RM
RM

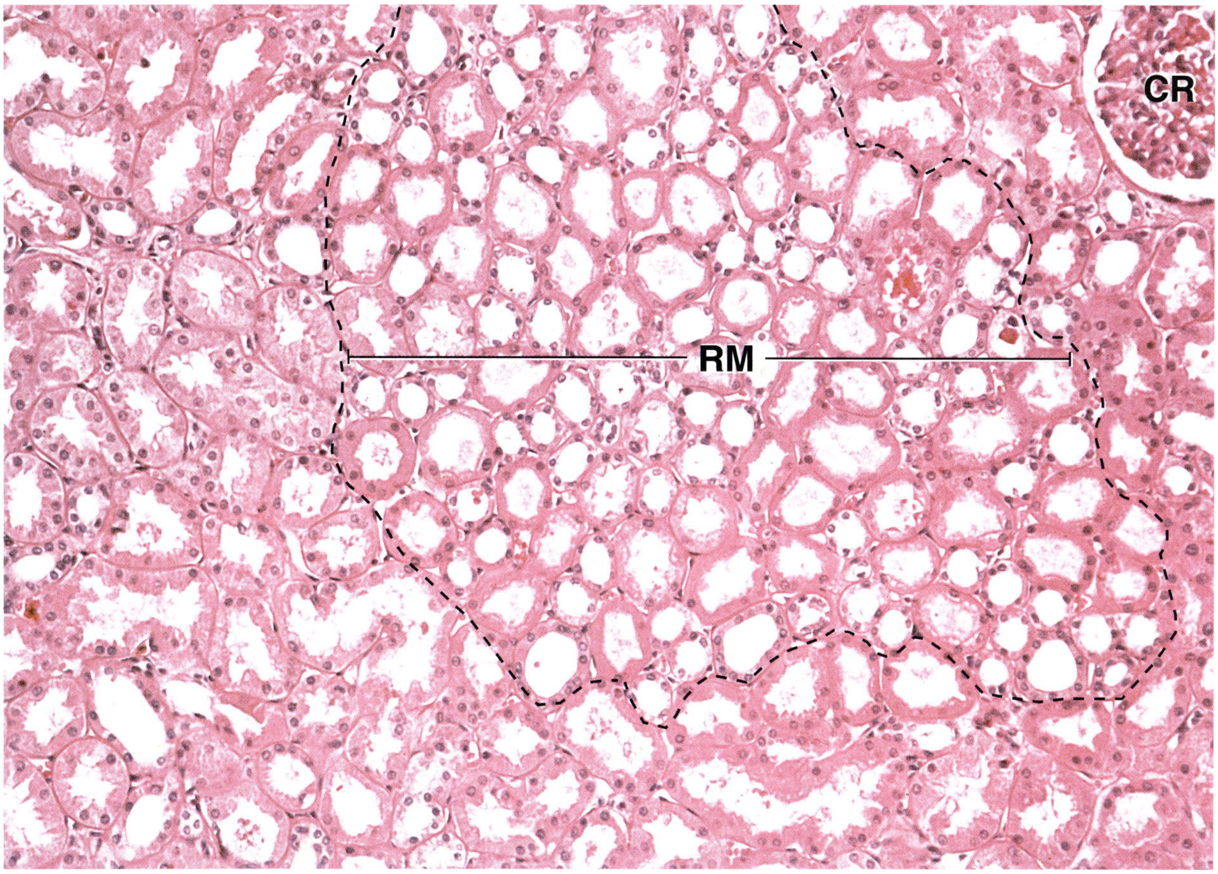
CR
RM

PRANCHA 20.3 ■ Rim 3

Os túbulos contorcidos proximal e distal exibem características que ajudam a sua identificação em cortes incluídos em parafina corados por hematoxilina e eosina (H-E). Em geral, os **túbulos contorcidos proximais** apresentam maior diâmetro que os túbulos distais; os cortes transversais do lúmen frequentemente aparecem estrelados. Com frequência, pode-se identificar uma borda em escova (microvilosidades apicais) nas células dos túbulos proximais. Além disso, o túbulo contorcido proximal é duas vezes mais longo que o **túbulo contorcido distal**; de acordo com essas características, a maioria dos perfis tubulares no labirinto cortical consiste em túbulos proximais.

As **células mesangiais** e sua matriz extracelular constituem o **mesângio** do corpúsculo renal. Estão situadas abaixo do endotélio dos capilares do glomerular e estendem-se até o polo vascular, no qual passam a fazer parte do **aparelho justaglomerular**. A porção terminal do segmento espesso distal do néfron situa-se próximo da arteríola aferente. As células epiteliais tubulares mais próximas da arteríola constituem a mácula densa. Essas células são mais delgadas, mais altas e mais densamente organizadas que outras células tubulares. As células do músculo liso arterial opostas à *mácula densa* são modificadas em **células justaglomerulares**, que secretam **renina** em resposta à concentração sanguínea diminuída de NaCl.

Túbulos contorcidos proximais e distais, rim, ser humano, H-E, 240×.

Nesta figura, uma área do **labirinto cortical**, são observados seis perfis de **túbulos contorcidos distais** (*CD*). Os **túbulos contorcidos proximais** (não marcados) apresentam um diâmetro externo ligeiramente maior que o dos túbulos distais. Os túbulos proximais exibem borda em escova, enquanto os túbulos distais apresentam uma superfície luminal mais nítida e bem delineada. Além disso, o lúmen dos túbulos proximais frequentemente tem formato estrelado, o que não ocorre com os túbulos distais. Em geral, aparece menor número de núcleos em um corte transversal de um túbulo proximal, em comparação com um segmento equivalente de um túbulo distal.

Os pontos anteriormente citados também podem ser utilizados, em sua maioria, para distinguir as porções retas dos segmentos espessos proximal e distal nos raios medulares, conforme ilustrado na figura *à direita.*

Túbulos retos proximais e distais, rim, ser humano, H-E, 240×.

Nesta figura, todos os perfis tubulares do raio medular são arredondados, exceto o **túbulo contorcido proximal** (*CP*) incluído no *canto inferior direito* da figura (que pertence ao labirinto cortical adjacente). Em segundo lugar, o número de perfis tubulares retos proximais (*P*) e distais (*D*) é aproximadamente igual no raio medular, conforme mostrado pela identificação de cada túbulo nesta figura. Observe que, diferentemente dos **túbulos retos distais**, os **túbulos retos proximais** exibem borda em escova e apresentam diâmetro externo maior, além de muitos deles exibirem lúmen estrelado. O raio medular também contém **ductos coletores corticais** (*DCC*).

Corpúsculos renais, rim, ser humano, H-E, 360×.

O **corpúsculo renal** é visto como uma estrutura esférica, cuja periferia é composta de uma cápsula fina que envolve um espaço estreito e claro, o **espaço urinário** (*asteriscos*), e um tufo capilar ou glomerular, visto como uma grande massa celular. A cápsula do corpúsculo renal, conhecida como **cápsula renal** ou de **Bowman**, é formada por duas partes: uma camada parietal, que está marcada (*CB*), e uma camada visceral. A **camada parietal** consiste em células epiteliais simples pavimentosas. A **camada visceral** consiste em células denominadas **podócitos** (*Pod*), que estão localizadas na superfície externa do capilar glomerular. Exceto nos locais onde revestem nitidamente o espaço urinário, como é o caso das células marcadas na figura *à esquerda*, pode ser difícil distinguir os podócitos das células endoteliais capilares. Para complicar a correta identificação, as células mesangiais também constituem um componente do glomérulo. Em geral, os núcleos dos podócitos são maiores e se coram menos intensamente que os núcleos das células endoteliais e mesangiais.

Um túbulo contorcido distal (*CD*) e dois túbulos contorcidos proximais (*CP*) estão marcados na figura *à esquerda*. As células do túbulo distal estão mais aglomeradas em um dos lados. Essas células aglomeradas constituem a **mácula densa** (*MD*), situada adjacente à arteríola aferente.

Na figura *à direita*, tanto o polo vascular quanto o polo urinário do corpúsculo renal estão evidentes. O **polo vascular** caracteriza-se pela existência de arteríolas (*a*), uma das quais está entrando ou deixando o corpúsculo (*seta de ponta dupla*). A arteríola aferente contém células musculares lisas modificadas com grânulos, as células justaglomerulares (não evidentes nesta figura). No **polo urinário**, a camada parietal da cápsula de Bowman é contínua com o túbulo contorcido proximal (*CP*). Aqui, o espaço urinário do corpúsculo renal é contínuo com o lúmen do túbulo proximal, e as células de revestimento modificam-se, passando de epitélio simples pavimentoso para simples cuboide ou baixo colunar, com uma borda em escova.

a, Arteríola
CB, Cápsula de Bowman (camada parietal)
CD, Túbulo contorcido distal
CP, Túbulo contorcido proximal
D, Túbulo reto distal
DCC, Ducto coletor cortical
MD, Mácula densa
P, Proximal (túbulo reto)
Pod, Podócito (camada visceral da cápsula de Bowman)
Asterisco, Espaço urinário
Seta de ponta dupla, Vaso sanguíneo no polo vascular do corpúsculo renal

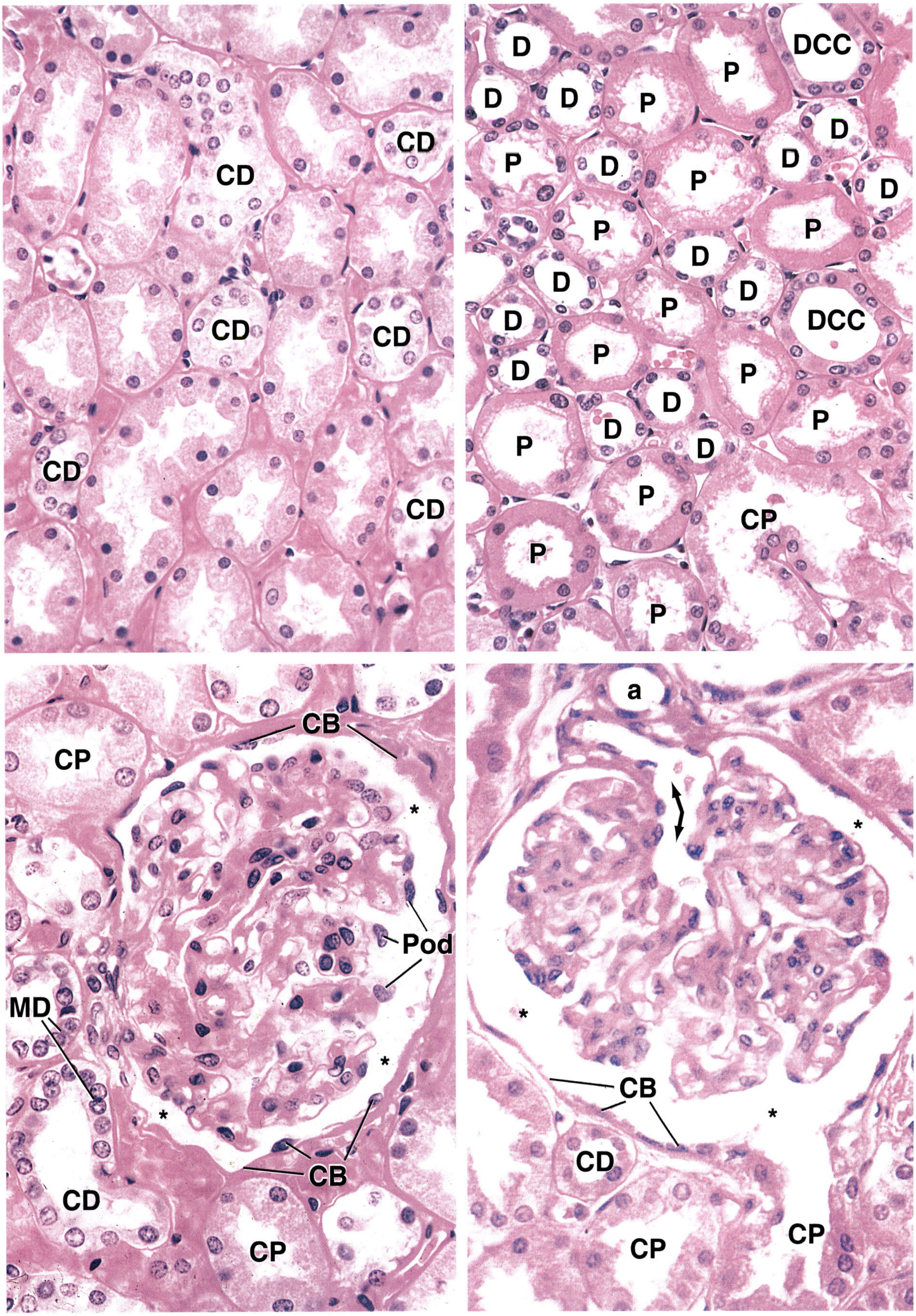
CD
CD
CD
CD
CD
CD
D
DCC
P
P
D
D
D
P
D
P
D
D
P
P
D
D
D
P
D
DCC
D
P
P
D
P
D
P
D
D
P
P
CP
P
P
CB
CP
Pod
MD
CB
CD
CP
a
CB
CD
CP
CP

PRANCHA 20.4 ■ Rim 4

Os corpúsculos renais limitam-se ao labirinto cortical. A **medula** contém os segmentos retos espessos dos túbulos proximais e distais, juntamente com seus segmentos delgados, os ductos coletores, e os vasos sanguíneos que seguem um percurso paralelamente a eles. Essas estruturas atuam como sistema *multiplicador por contracorrente* e sistema de *troca por contracorrente*, os quais finalmente produzem urina hipertônica. A urina final drena dos ductos papilares (de Bellini) para os cálices que, em seguida, desembocam na pelve renal.

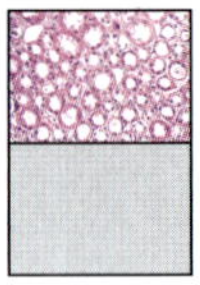

Medula, rim, ser humano, hematoxilina e eosina (H-E), 240×.

Esta figura mostra um corte realizado através da **porção externa da medula renal**. Esta região contém os segmentos espessos proximais e distais, segmentos delgados e ductos coletores medulares. Todos os túbulos são paralelos e aparecem em corte transversal; por conseguinte, apresentam perfis circulares. Os **túbulos retos proximais** (*P*) exibem lúmen estrelado típico e borda em escova (ou a superfície celular apical fragmentada a partir da qual a borda em escova foi parcialmente rompida). Esses túbulos apresentam diâmetros externos que, em geral, são maiores que os dos **túbulos retos distais** (*D*). Conforme assinalado anteriormente e mostrado aqui, os túbulos retos distais exibem maior número de núcleos que os segmentos comparáveis das células dos túbulos retos proximais. Observe também que o lúmen do túbulo distal é mais arredondado, e a superfície apical das células é mais nítida. Os **ductos coletores** (*DC*) têm diâmetros externos aproximadamente iguais aos dos túbulos proximais e maiores que os dos túbulos distais. As células que formam os ductos coletores são cuboides e menores que as dos túbulos proximais; por conseguinte, os segmentos de túbulos coletores exibem número relativamente maior de núcleos que os segmentos comparáveis das células dos túbulos proximais. É interessante contá-los. Por fim, os limites entre as células que constituem os túbulos coletores são geralmente evidentes (*asteriscos*); isso serve como um dos aspectos mais confiáveis para a identificação desses ductos.

Os segmentos delgados (*Del*) são os que apresentam paredes mais finas entre todos os túbulos renais encontrados na medula. São formados por um epitélio cuboide baixo ou simples pavimentoso, conforme mostrado aqui, e o lúmen é relativamente grande. Em certas ocasiões, um corte inclui a região de transição de um segmento espesso para um delgado que pode ser reconhecida até mesmo em um corte transversal feito através do túbulo. Uma dessas transições é evidente nesta figura (o túbulo com *duas setas* no lúmen). De um lado, a célula tubular (*seta apontando para a esquerda*) é característica do segmento proximal, pois apresenta uma borda em escova distinta. O outro lado do túbulo (*seta apontando para a direita*) é composto de células cuboides baixas, que se assemelham às células que formam os segmentos delgados. Além dos túbulos uriníferos e dos ductos coletores, há muitas outras estruturas tubulares pequenas nesta figura. Os vasos sanguíneos pequenos têm paredes finas e são revestidos por endotélio.

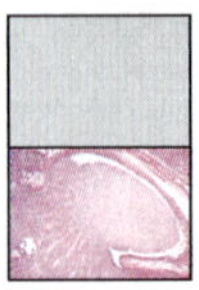

Pirâmide renal, rim, ser humano, H-E, 20×.

Esta figura mostra uma **pirâmide renal** em pequeno aumento. A pirâmide é uma estrutura cônica composta principalmente de túbulos retos medulares, ductos e vasos sanguíneos retos (vasos retos). A *linha tracejada à esquerda* da fotomicrografia está colocada na junção entre o córtex e a medula; por conseguinte, marca a base da pirâmide. Observe os **vasos arqueados** (*va*) que ficam no limite entre o córtex e a medula. Esses vasos definem a linha limítrofe. Os poucos corpúsculos renais (*CR*), na *parte superior à esquerda*, pertencem à coluna renal da medula. São denominados *corpúsculos justamedulares*.

A pirâmide está um tanto distorcida nesta amostra, conforme evidenciado pelas regiões de túbulos em corte longitudinal, na *parte inferior à esquerda*, e pelos túbulos em corte transversal e oblíquo em outras regiões. De fato, parte da pirâmide foi dobrada, o que explica a mudança no plano de corte dos túbulos.

A porção apical da pirâmide (*ponta de seta*), conhecida como **papila renal**, está alojada em uma estrutura semelhante a uma taça ou funil, denominada *cálice*. O cálice coleta a urina que deixa a extremidade da papila a partir dos ductos papilares (de Bellini). (A extremidade verdadeira da papila não é observada no plano de corte, nem as aberturas dos ductos neste pequeno aumento.) A superfície da papila, voltada para o lúmen do **cálice menor**, consiste em epitélio simples colunar (*EpSC*) ou cuboide (em alguns locais, esse epitélio foi separado da superfície da papila e aparece como uma delgada fita de tecido). O cálice é revestido por epitélio de transição (*EpT*). Embora não seja evidente no pequeno aumento mostrado aqui, o limite entre o epitélio colunar, que reveste a papila, e o epitélio de transição, que recobre a superfície interna do cálice, é marcado com *losangos*.

CR, Corpúsculo renal
D, Túbulo reto distal
DC, Ducto coletor
Del, Segmento delgado
EpSC, Epitélio simples colunar
EpT, Epitélio de transição
P, Túbulo reto proximal
va, Vasos arqueados
Asteriscos, Limites entre as células de um ducto coletor
Losangos, Limite entre o epitélio de transição e o epitélio colunar
Ponta de seta, Localização do ápice da pirâmide
Seta apontando para a direita, Célula do segmento delgado
Seta apontando para a esquerda, Célula do túbulo proximal

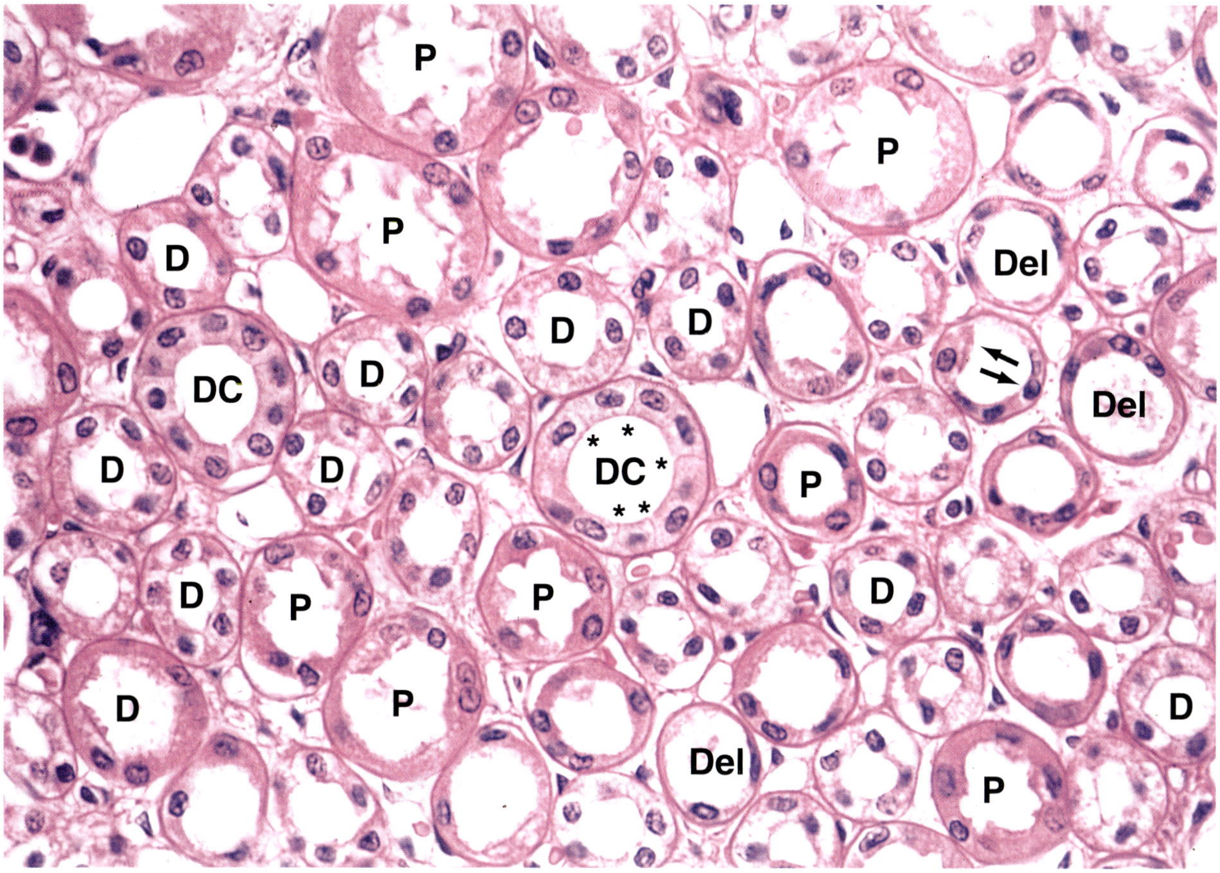
P
P
P
D
Del
D
D
DC
D
Del
D
DC
D
P
D
D
P
P
D
D
P
D
Del
P

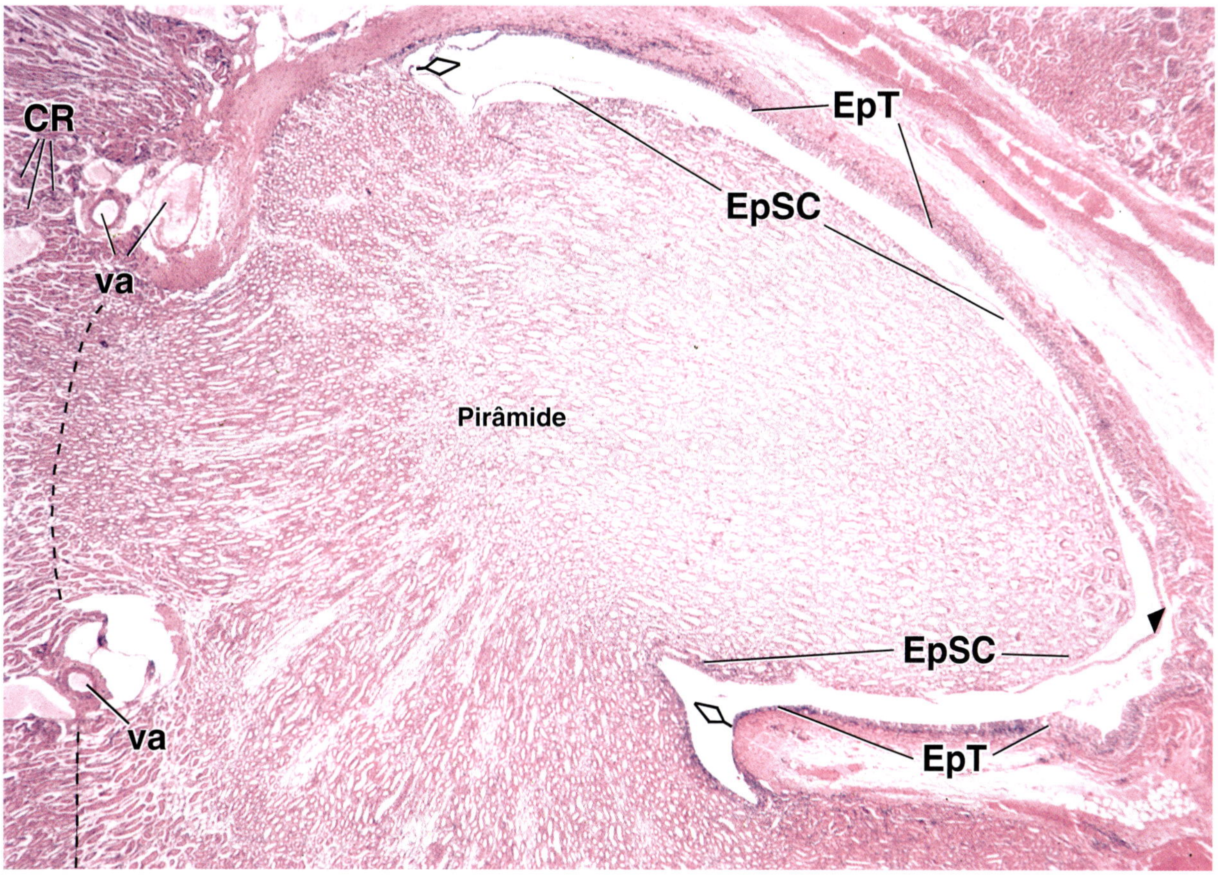
CR
EpT
EpSC
va
Pirâmide
EpSC
va
EpT

PRANCHA 20.5 ■ Ureter

Os **ureteres** são pares de estruturas tubulares que transportam a urina dos rins até a bexiga. São revestidos por **epitélio de transição (urotélio)**, uma camada impermeável que reveste as vias excretoras urinárias desde os cálices renais até a uretra. A capacidade desse epitélio de tornar-se mais delgado e mais achatado possibilita que todas essas vias urinárias se acomodem à distensão causada pela urina.

O epitélio repousa sobre uma lâmina própria colágena densa que, por sua vez, repousa sobre uma camada longitudinal interna e uma camada circular externa de músculo liso. As contrações peristálticas regulares desse músculo contribuem para o fluxo de urina do rim para a bexiga.

FOTOMICROGRAFIA DE ORIENTAÇÃO: Como mostra esta fotomicrografia de orientação em pequeno aumento, a parede do ureter consiste em uma **mucosa** (*Muc*), uma **muscular** (*Mus*) e uma **adventícia** (*Adv*). Observe que, em seu trajeto até a bexiga, os ureteres estão sempre localizados atrás do peritônio (retroperitonealmente) da cavidade abdominal. Por conseguinte, pode-se encontrar uma membrana **serosa** (*Ser*) revestindo parte da circunferência do tubo. Além disso, por causa da contração do músculo liso da camada muscular, a superfície luminal é caracteristicamente pregueada, criando, assim, um lúmen estrelado.

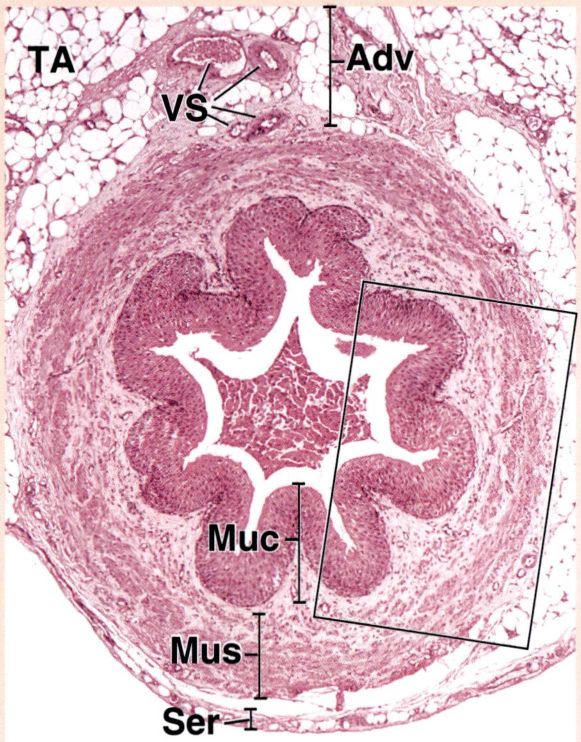

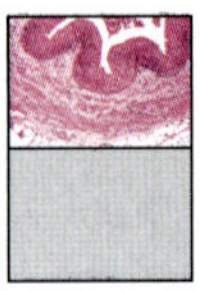

Ureter, macaco, hematoxilina e eosina (H-E), 160×.

A parede do ureter da *área retangular* na fotomicrografia de orientação é examinada em maior aumento nesta figura. É possível reconhecer imediatamente o revestimento epitelial espesso, o qual é distinto e nitidamente delimitado do restante da parede. Trata-se do **epitélio de transição (urotélio)** (*EpT*). O restante da parede é composto de tecido conjuntivo (*TC*) e músculo liso. Este último pode ser identificado como uma camada de coloração mais escura. O corte também mostra algum tecido adiposo (*TA*), um componente da camada adventícia.

O epitélio de transição e seu tecido conjuntivo de sustentação constituem a **mucosa** (*Muc*). Não existe uma submucosa distinta, embora o termo seja algumas vezes aplicado ao tecido conjuntivo que está mais próximo do músculo.

A **camada muscular** (*Mus*) é formada por uma camada longitudinal interna (*MLl*), uma camada circular média (*MLc*) e uma camada longitudinal externa (*MLl*). No entanto, a camada longitudinal externa é encontrada somente na extremidade inferior do ureter. Em um corte transversal realizado através deste, as camadas interna e externa de músculo liso são vistas em corte transversal, enquanto a camada circular média de células musculares aparece em corte longitudinal.

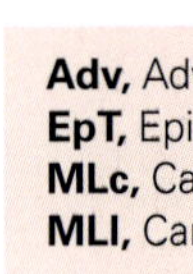

Epitélio de transição, ureter, macaco, H-E, 400×.

Esta figura mostra em maior aumento a camada de **músculo liso longitudinal interna** (*MLl*). Observe que os núcleos aparecem como perfis redondos, indicando que as células musculares foram cortadas transversalmente. Esta figura também mostra bem o **epitélio de transição** (*EpT*). As células superficiais do epitélio de transição (urotélio) são caracteristicamente maiores, e algumas delas são binucleadas (*seta*). As células basais são menores e, em geral, seus núcleos aparecem aglomerados devido à pequena quantidade de citoplasma presente em cada célula. As células intermediárias parecem consistir em várias camadas e são compostas de células maiores que as células basais, mas menores que as células superficiais.

Adv, Adventícia
EpT, Epitélio de transição
MLc, Camada circular de músculo liso
MLl, Camada longitudinal de músculo liso
Muc, Mucosa
Mus, Muscular
Ser, Serosa
TA, Tecido adiposo
TC, Tecido conjuntivo
VS, Vasos sanguíneos
Seta, Célula superficial binucleada

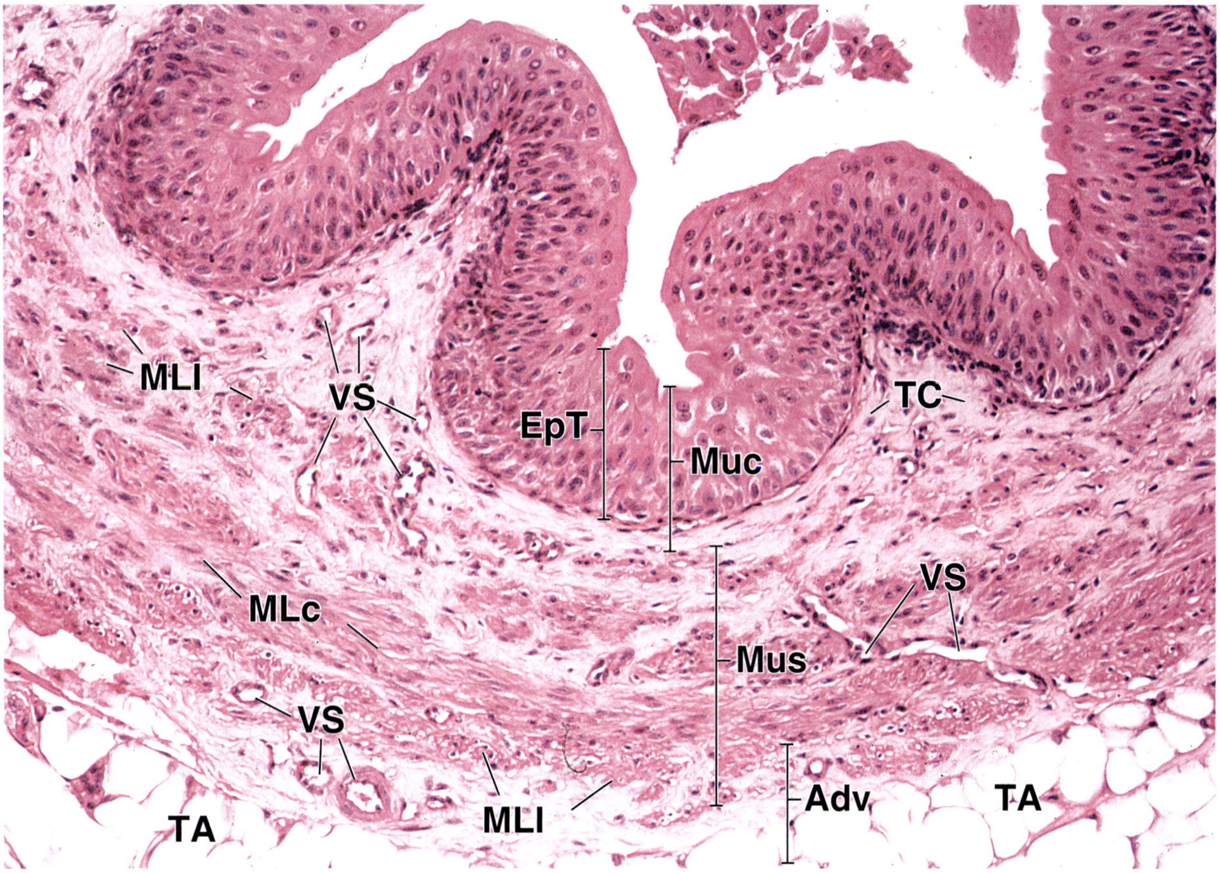
MLI
VS
EpT
Muc
TC
VS
MLc
Mus
VS
MLI
Adv
TA
TA

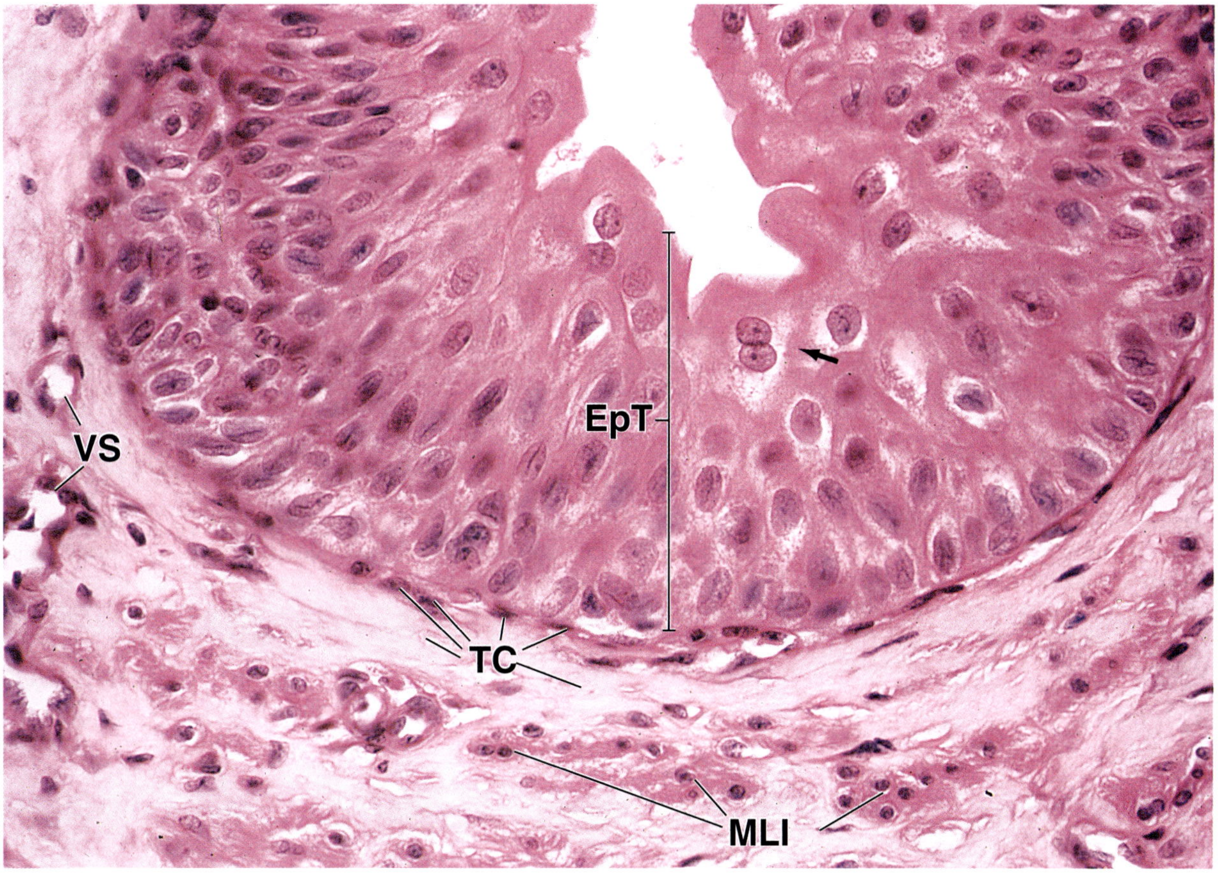
EpT
VS
TC
MLI

PRANCHA 20.6 ■ Bexiga urinária

A **bexiga urinária** recebe a urina dos dois ureteres e a armazena até que uma estimulação neural provoque a sua contração, expelindo a urina por meio da uretra. A bexiga também é revestida por **epitélio de transição (urotélio)**. Abaixo do epitélio e de seu tecido conjuntivo subjacente, a parede da bexiga contém **músculo liso**, que geralmente é descrito como disposto em uma camada longitudinal interna, uma camada circular média e uma camada longitudinal externa. Como a maioria das vísceras ocas distensíveis, que esvaziam o seu conteúdo por meio de uma abertura estreita, o músculo liso na parede da bexiga exibe um arranjo menos regular do que a descrição indica, possibilitando que a contração reduza o volume de modo relativamente uniforme por toda a bexiga.

FOTOMICROGRAFIA DE ORIENTAÇÃO: Esta fotomicrografia de orientação da bexiga revela a espessura total da parede vesical. O epitélio superficial luminal está na parte superior da fotomicrografia. Um dos ureteres pode ser visto passando através da parede da bexiga para esvaziar o seu conteúdo no lúmen vesical. A maior parte do tecido localizado nos lados e abaixo do perfil ureteral consiste em músculo liso.

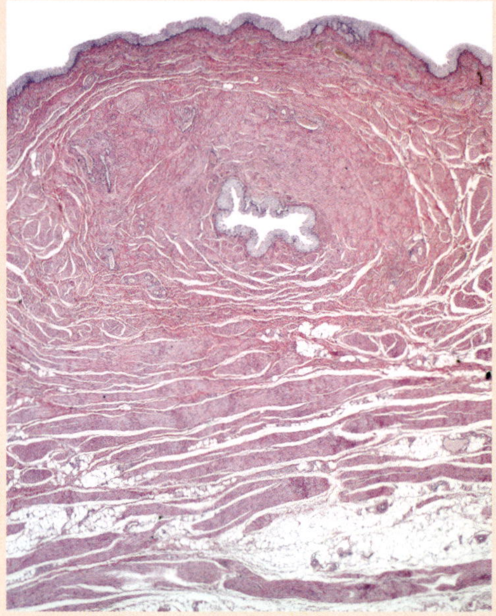

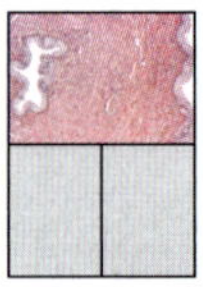

Bexiga, ser humano, hematoxilina e eosina (H-E), 60×.

Esta fotomicrografia mostra a maior parte de toda a espessura da bexiga. Uma característica incomum consiste na existência de um dos ureteres (*U*) atravessando a parede da bexiga em direção ao lúmen vesical, no qual esvazia o seu conteúdo. O **epitélio de transição** (*EpT*) que reveste a bexiga é visto *à direita*. Abaixo do epitélio há uma camada relativamente espessa de tecido conjuntivo (*TC*) contendo vasos sanguíneos (*VS*) de vários calibres. Observe que o tecido conjuntivo exibe uma coloração mais eosinófila que o músculo liso da **muscular** (*Mus*) subjacente. O conjunto de epitélio e tecido conjuntivo constitui a mucosa da bexiga. A muscular consiste em músculo liso disposto em três camadas indistintas. Deve-se assinalar que, à medida que o ureter atravessa a parede da bexiga, ele apresenta uma camada de músculo liso disposta longitudinalmente (*MLl*). De modo ocasional, são observadas artérias (*A*) e veias (*V*) de calibre médio na muscular.

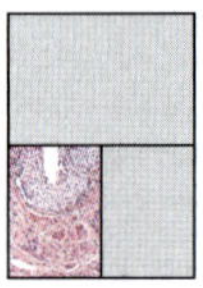

Epitélio de transição, bexiga, ser humano, H-E, 250×.

Este aumento maior do *retângulo à esquerda* da figura superior mostra o **epitélio de transição** (*EpT*) e o tecido conjuntivo (*TC*) subjacente, que formam a mucosa do ureter. Adjacentes à mucosa, são observados feixes de músculo liso em corte longitudinal (*MLl*), que pertencem ao ureter. Existe um pequeno vaso linfático (*Lin*) no tecido conjuntivo adjacente ao músculo liso. Observe os linfócitos, identificados por seus pequenos núcleos esféricos e densamente corados, no lúmen do vaso.

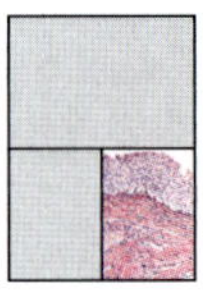

Epitélio de transição, bexiga, ser humano, H-E, 250×.

Este maior aumento do *retângulo à direita* da figura superior mostra o **epitélio de transição** (*EpT*) da bexiga e o tecido conjuntivo (*TC*) subjacente da parede vesical. Com frequência, o epitélio de transição caracteriza-se pela existência de células superficiais em formato de cúpula. Além disso, muitas dessas células são binucleadas (*setas*). A espessura do epitélio de transição é variável. Quando a bexiga urinária está totalmente distendida, são observadas apenas três camadas de células. Aqui, na bexiga contraída, a impressão é de que há até 10 camadas de células. Essa impressão decorre do dobramento das células umas sobre as outras à medida que o músculo liso se contrai, promovendo a redução da superfície de revestimento. O tecido conjuntivo consiste em feixes de fibras colágenas entremeados de um número variável de linfócitos, identificados pelos seus núcleos esféricos e intensamente corados. Observa-se também no tecido conjuntivo da mucosa uma veia (*V*) repleta de eritrócitos.

A, Artéria
EpT, Epitélio de transição
Lin, Vaso linfático
Mus, Muscular
MLl, Músculo liso em corte longitudinal
TC, Tecido conjuntivo
U, Ureter
V, Veia
VS, Vaso sanguíneo
Setas, Células binucleadas

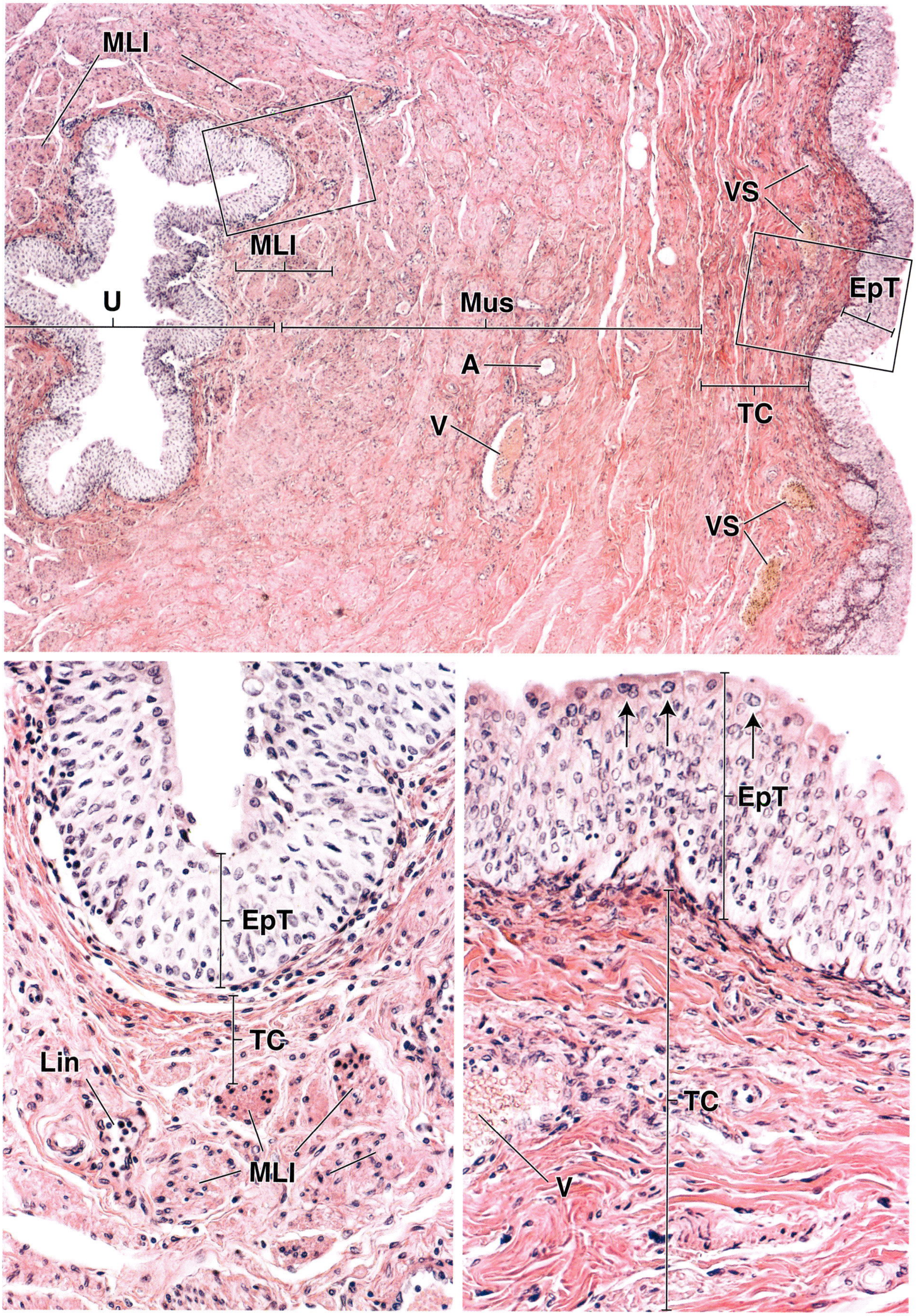
MLI
MLI
U
Mus
VS
EpT
A
V
TC
VS
EpT
TC
Lin
MLI
EpT
TC
V

21 Órgãos Endócrinos

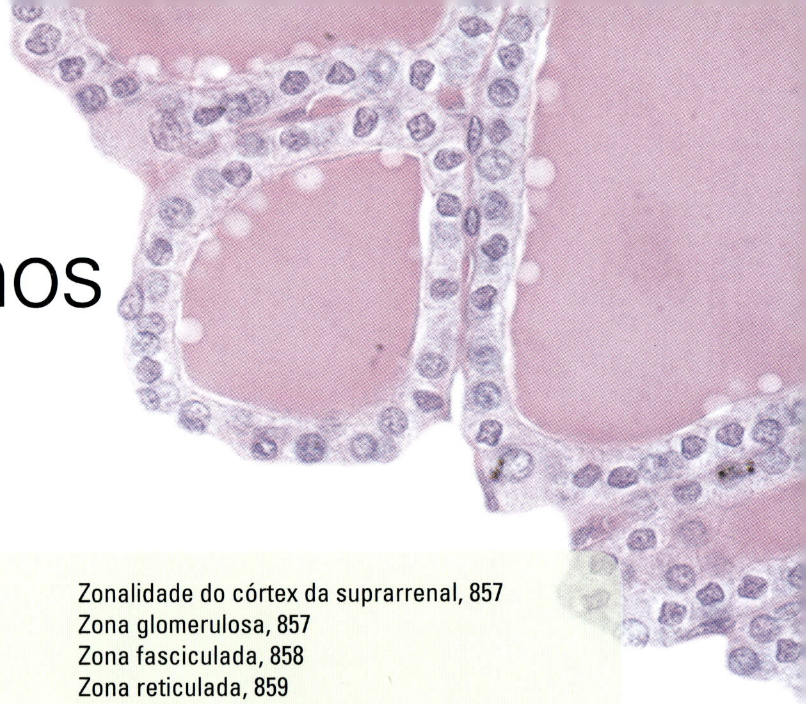

VISÃO GERAL DO SISTEMA ENDÓCRINO

O sistema endócrino produz e secreta várias substâncias denominadas hormônios, que regulam a atividade de diversas células, tecidos e órgãos do corpo. Suas funções são essenciais para a manutenção da homeostasia e para a coordenação do crescimento e desenvolvimento do corpo. Nesse sentido, se assemelham àquelas do sistema nervoso: ambas comunicam informações às células e aos órgãos periféricos. No sistema nervoso, a comunicação ocorre por meio da transmissão de impulsos neurais ao longo dos prolongamentos das células nervosas e da descarga de neurotransmissores. No sistema endócrino, a comunicação ocorre por meio dos hormônios, que são transportados até o seu destino por intermédio do tecido conjuntivo e do sistema circulatório. Esses dois sistemas estão funcionalmente inter-relacionados. No entanto, o sistema endócrino produz uma resposta mais lenta e mais prolongada que o sistema nervoso. Em todo caso, ambos os sistemas podem atuar de modo simultâneo sobre as mesmas células-alvo e tecidos-alvo. Por último, vale destacar que algumas células nervosas também secretam hormônios.

As glândulas endócrinas são desprovidas de ductos excretores, e suas secreções são transportadas até os destinos específicos por meio da matriz extracelular do tecido conjuntivo e por meio do sistema circulatório.

Em geral, as glândulas endócrinas são agregados de células epitelioides (células epiteliais sem superfície livre), que estão incorporadas no tecido conjuntivo. Embora as glândulas endócrinas variem quanto a seu tamanho, formato e localização no corpo (Figura 21.1), elas compartilham várias características morfológicas. As glândulas endócrinas não têm ductos excretores; por conseguinte, a sua secreção é descarregada na matriz extracelular do tecido conjuntivo situado próximo dos capilares. A partir desse local, os produtos secretores (*i. e.*, hormônios) são transportados ao longo do lúmen dos vasos sanguíneos (ou linfáticos) para a sua ampla distribuição pelo corpo. Esses produtos secretores influenciam órgãos ou tecidos-alvo localizados a certa distância da glândula. Por esse motivo, as glândulas endócrinas são circundadas por uma rica rede vascular. Excepcionalmente na placenta, os hormônios produzidos pelo sinciciotrofoblasto passam diretamente para o sangue materno que circunda as vilosidades placentárias (ver Capítulo 23, *Sistema Genital Feminino*).

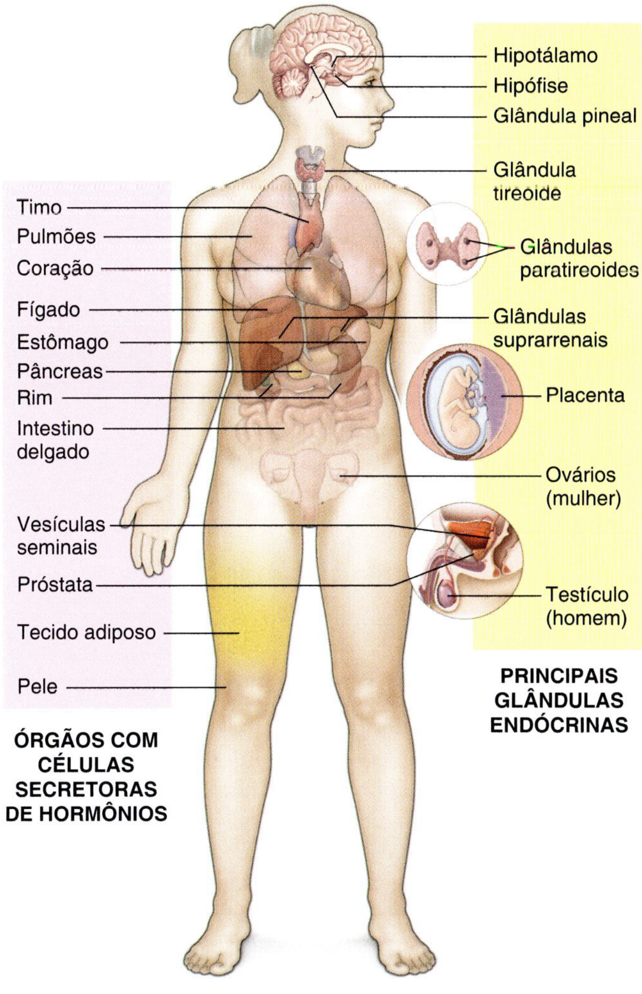

Figura 21.1 Localização das principais glândulas endócrinas e órgãos contendo células secretoras de hormônios. Este desenho mostra as principais glândulas endócrinas nas quais as células secretoras de hormônios constituem a maior parte do parênquima glandular. A placenta é um órgão temporário desenvolvido a partir dos tecidos materno e fetal, e também um importante órgão endócrino que secreta hormônios esteroides e proteicos durante a gravidez (ver Capítulo 23, *Sistema Genital Feminino*). As células secretoras de hormônios, comumente classificadas como parte do sistema neuroendócrino difuso (SNED), são encontradas em muitos órgãos, regulando suas atividades. O tecido adiposo é um importante tecido hormonalmente ativo, que secreta vários hormônios, fatores de crescimento e citocinas, coletivamente denominadas *adipocinas* (ver Capítulo 9, *Tecido Adiposo*).

Conforme mencionado anteriormente, a maioria das células produtoras de hormônios tem origem epitelial, quer seja a partir do sistema nervoso central (SNC) (*i. e.*, neuro-hipófise, glândula pineal), da crista neural (*i. e.*, medula da glândula suprarrenal) ou do revestimento epitelial do tubo digestivo em desenvolvimento (*i. e.*, adeno-hipófise, glândula tireoide e glândulas paratireoides). Apenas algumas glândulas/células endócrinas originam-se do mesênquima e derivam das cristas urogenitais (*i. e.*, córtex das glândulas suprarrenais, células de Leydig no testículo e células secretoras de esteroides dos folículos em desenvolvimento no ovário).

Este capítulo descreve fundamentalmente as principais glândulas endócrinas nas quais as células secretoras de hormônios constituem a maior parte do parênquima glandular. As células secretoras do parênquima glandular formam diversos arranjos, tais como: folículos (glândula tireoide), cordões anastomosados (glândulas suprarrenais) ou ninhos (glândulas paratireoides). Além disso, estão presentes em aglomerados (núcleos no hipotálamo) ou em camadas que circundam os elementos funcionais e estruturais do órgão (testículo, ovários ou placenta). Essas características são úteis à identificação microscópica de órgãos endócrinos específicos.

Células secretoras de hormônios são encontradas em muitos órgãos e regulam sua atividade.

O conjunto de unidades de células endócrinas em diversos órgãos constitui o sistema neuroendócrino difuso (SNED; ver Capítulo 17, *Sistema Digestório 2 | Esôfago e Tubo Gastrintestinal*). Além de sua função endócrina, as células do SNED exercem controle autócrino e parácrino sobre a atividade de suas próprias células ou de células epiteliais adjacentes, por meio de difusão das secreções peptídicas. Outros capítulos discutem a função endócrina do tecido adiposo e de unidades celulares em fígado, pâncreas, rim e sistemas digestório, cardiovascular, respiratório, genital, linfático e tegumentar (ver Figura 21.1).

Hormônios e seus receptores

Em geral, um hormônio é descrito como uma substância biológica que atua sobre células-alvo específicas.

A definição típica dirá que o hormônio é um produto de secreção das células e dos órgãos endócrinos, que passa para o sistema circulatório (corrente sanguínea) para ser transportado até as células-alvo. Durante anos, esse controle endócrino dos tecidos-alvo constituiu parte central da endocrinologia. No entanto, diversos hormônios e substâncias hormonalmente ativas nem sempre são lançados na corrente sanguínea, mas liberados nos espaços intercelulares do tecido conjuntivo. Essas moléculas podem atuar sobre células adjacentes ou se difundir para células-alvo próximas, que expressam receptores específicos para o hormônio em questão (Figura 21.2). Esse tipo de ação hormonal é denominado controle parácrino. Adicionalmente, algumas células expressam receptores para hormônios que elas próprias secretam. Esse tipo de ação hormonal é denominado controle autócrino, uma vez que esses hormônios regulam a atividade da própria célula que o produz. A Figura 21.2 disponibiliza um resumo dos vários mecanismos de controle hormonal.

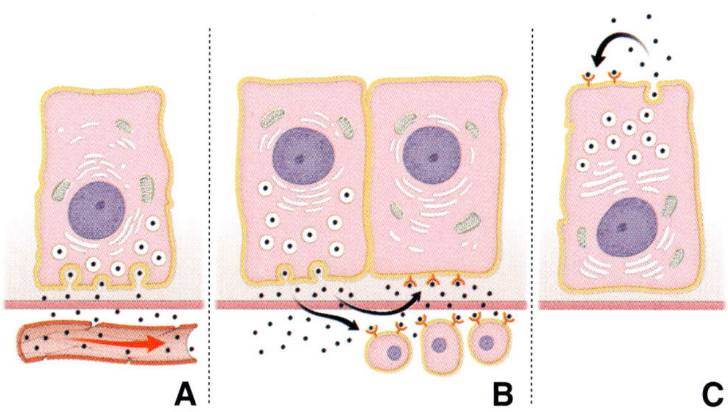

Figura 21.2 Mecanismos de controle hormonal. Este diagrama esquemático mostra três tipos básicos de mecanismos de controle. **A.** No controle endócrino, o hormônio é descarregado de uma célula para dentro da corrente sanguínea e transportado até as células efetoras. **B.** No controle parácrino, o hormônio é secretado a partir de uma célula e atua sobre células adjacentes que expressam receptores específicos. **C.** No controle autócrino, o hormônio responde aos receptores localizados na própria célula que o produz.

Novas pesquisas caracterizam os exossomos como componentes importantes do sistema endócrino, que fornecem sinais endócrinos, parácrinos e autócrinos às células-alvo do corpo.

Pesquisas realizadas ao longo dessa última década indicam que, além dos sistemas nervoso e endócrino, existe um terceiro sistema de comunicação intercelular ou interorgânica que envolve os exossomos. Conforme discutido no Capítulo 2, *Citoplasma Celular*, os exossomos consistem em pequenas vesículas de carreamento delimitadas por membrana e secretadas no espaço extracelular por praticamente todas as células do corpo. Os exossomos são liberados e detectados em todos os líquidos corporais, incluindo sangue, linfa, líquido cerebrospinal, corpo vítreo, líquidos intersticiais, saliva, leite materno, líquido amniótico, sêmen e urina. Os exossomos secretados são, em sua maioria, disseminados por meio da circulação sanguínea e seguem o seu trajeto até alvos específicos no corpo. Transferem mensagens e moléculas provenientes das células originais (parentais) para o destino-alvo. Os exossomos e as moléculas que carreiam fundem-se diretamente com a membrana plasmática das células-alvo, sofrem endocitose ou envolvem-se em interações mediadas por receptores-ligantes (Figura 21.3). Os exossomos podem transportar vários tipos de moléculas, que incluem fatores de crescimento; lipídios; proteínas; diversas formas de molécula de DNA, como DNA viral (vDNA), DNA mitocondrial (mtDNA) e fragmentos de DNA de fita dupla (dsDNA) ou DNA de fita simples (ssDNA); e vários tipos de moléculas de RNA, como RNA mensageiro (mRNA), RNA de transferência (tRNA), RNA nuclear pequeno (snRNA), RNA nucleolar pequeno (snoRNA), RNA mitocondrial (mtRNA), microRNA (miRNA), microRNA viral (vmiRNA), RNA circular (CircRNA), RNA pequeno não codificante (Y-RNA), RNA pequeno tóxico (tsRNA), RNA que interage com Piwi (piRNA) e outros. Para detalhes sobre o conteúdo dos exossomos, ver Figura 2.21 no Capítulo 2, *Citoplasma Celular*.

Durante as doenças, os exossomos também carregam vírus, como **SARS-CoV-2 (covid-19)** e **HIV-1 (AIDS)**. Essa carga pode ser transmitida de célula para célula (frequentemente em locais distantes) para alterar o metabolismo das células, influenciar as células imunes, promover a diferenciação e facilitar o desenvolvimento de doenças (p. ex., doenças virais e câncer). Por exemplo, a proteína de ligação à actina, a **gelsolina** (pGSN), transportada em exossomos, promove a sobrevida das células do câncer de ovário por meio de mecanismos autócrinos e parácrinos, que transformam as células cancerosas quimiossensíveis em formas resistentes. Assim, a pGSN exossômica é um determinante de **quimiorresistência** no **câncer de ovário**.

Os hormônios incluem três classes de compostos.

As células do sistema endócrino liberam mais de 100 hormônios e substâncias hormonalmente ativas, que são quimicamente divididos em três classes de compostos:

- Os peptídios (pequenos peptídios, polipeptídios e proteínas) formam o maior grupo de hormônios. São sintetizados e secretados por células do hipotálamo, da hipófise, da glândula tireoide, das glândulas paratireoides, do pâncreas e pelas células enteroendócrinas dispersas do sistema digestório e do sistema respiratório. Esse grupo de hormônios (insulina, glucagon, hormônio do crescimento [GH], hormônio adrenocorticotrófico [ACTH], hormônio foliculoestimulante [FSH], hormônio luteinizante [LH], hormônio antidiurético [ADH], ocitocina,

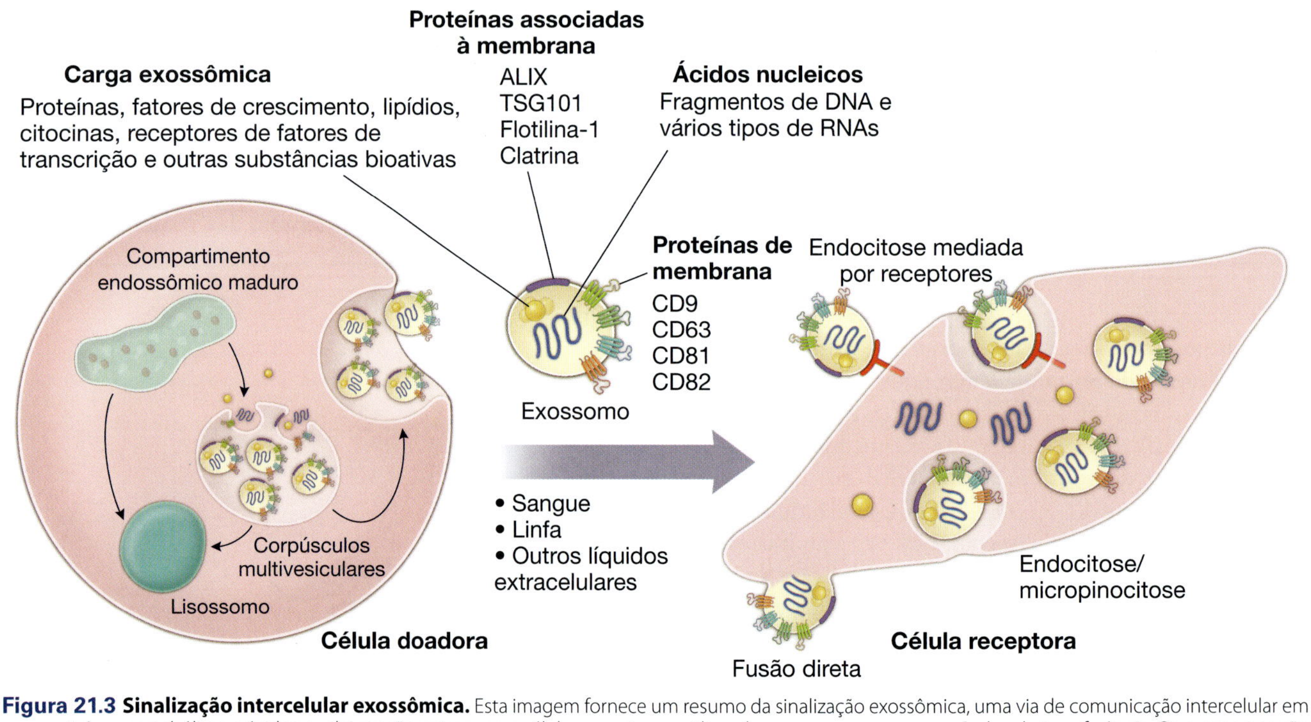

Figura 21.3 Sinalização intercelular exossômica. Esta imagem fornece um resumo da sinalização exossômica, uma via de comunicação intercelular em que proteínas, metabólitos e ácidos nucleicos são entregues a células receptoras, utilizando os exossomos como veículos de transferência. Os exossomos são vesículas de carreamento muito pequenas, envolvidas por membrana e derivadas de corpos multivesiculares (CMV) e secretadas para o espaço extracelular. Os exossomos, em sua maioria, utilizam a circulação sanguínea para alcançar células-alvo específicas no corpo. Os exossomos transferem mensagens na forma de moléculas carreadas, proteínas associadas à membrana e ácidos nucleicos de células doadoras para o destino alvo. Os exossomos e as moléculas carreadas por eles fundem-se diretamente com a membrana plasmática das células-alvo, sofrem endocitose ou envolvem-se em interações mediadas por receptores-ligantes. Em seguida, os exosssomos liberam seu conteúdo diretamente no citoplasma da célula receptora, iniciando cascatas de sinalização a jusante. Observe as proteínas transmembrana específicas (tetraspaninas), que servem como biomarcadores exossômicos.

interleucinas e vários fatores de crescimento), quando liberado na circulação, dissolve-se prontamente no sangue e, em geral, não necessita de proteínas transportadoras especiais. Contudo, a maioria dos peptídios e das proteínas – se não todos – tem proteínas carreadoras específicas (p. ex., proteína de ligação do fator de crescimento semelhante à insulina [IGFBP])

- Os esteroides são compostos derivados do colesterol, sintetizados e secretados por células dos ovários, testículos e córtex da suprarrenal. Esses hormônios (esteroides gonadais e adrenocorticais) são liberados na corrente sanguínea e transportados até as células-alvo com a ajuda de proteínas plasmáticas ou de proteínas carreadoras especializadas, como a proteína de ligação de androgênios. As proteínas carreadoras de ligação de hormônios protegem o hormônio contra a degradação durante o seu transporte até o tecido-alvo. Quando necessário, o hormônio é liberado da proteína carreadora, tornando-se ativo
- Os aminoácidos e os análogos do ácido araquidônico e seus derivados, incluindo as catecolaminas (norepinefrina e derivados da epinefrina-fenilalanina/tirosina) e prostaglandinas, prostaciclinas e leucotrienos (derivados do ácido araquidônico), são sintetizados e secretados por diversos neurônios, bem como por várias células, incluindo células da medula da suprarrenal. São também incluídos nesse grupo de compostos os hormônios tireoidianos, os derivados iodados do aminoácido tirosina que são sintetizados e secretados pela glândula tireoide. Quando liberadas na circulação, as catecolaminas dissolvem-se prontamente no sangue, em contraste com os hormônios tireoidianos, cuja maior parte está ligada a três proteínas carreadoras: uma globulina de ligação da tiroxina (TBG) especializada, a fração de pré-albumina das proteínas séricas (transtirretina) e uma fração inespecífica das albuminas.

Os hormônios interagem com receptores hormonais específicos para alterar a atividade biológica das células-alvo.

A primeira etapa na ação do hormônio sobre uma célula-alvo consiste em sua ligação com um receptor hormonal específico. Contudo, alguns estudos sugerem que certos hormônios estão envolvidos em respostas não mediadas por receptores. Os hormônios interagem com seus receptores expostos na superfície da célula-alvo ou situados no seu citoplasma ou núcleo. Dois grupos de receptores hormonais foram identificados:

- Os receptores de superfície celular interagem com hormônios peptídicos ou com catecolaminas, que são incapazes de penetrar na membrana celular. A ativação desses receptores pela ligação do hormônio gera rapidamente grandes quantidades de pequenas moléculas intracelulares, denominadas segundos mensageiros (Figura 21.4A). Essas moléculas amplificam o sinal iniciado pela interação hormônio-receptor e são produzidas pela ativação de proteínas G associadas à membrana (assim denominadas em virtude de sua capacidade de hidrolisar o trifosfato de guanosina [GTP]).

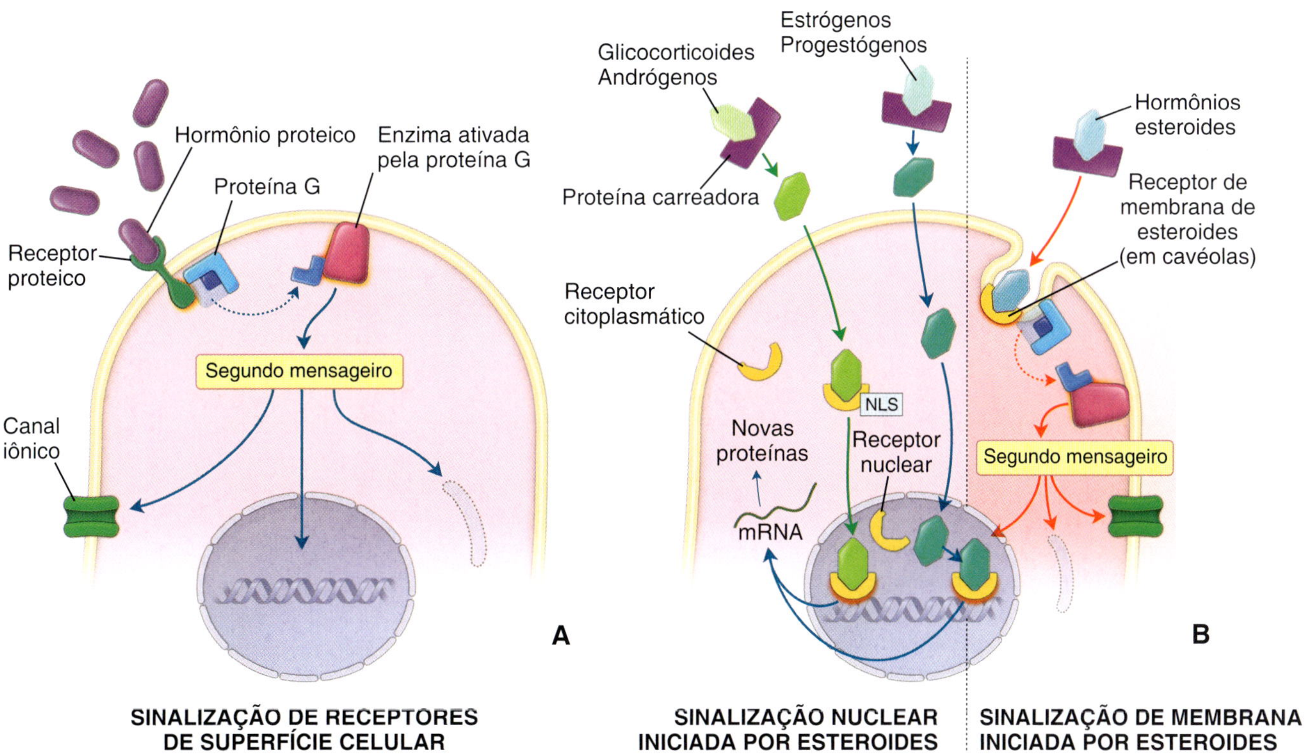

Figura 21.4 Mecanismos gerais de ações dos hormônios proteicos e esteroides. A. Este diagrama esquemático mostra os fundamentos da ação dos hormônios proteicos envolvendo receptores de superfície celular. As moléculas de hormônio ligam-se aos receptores de superfície celular (um *brilho laranja* indica um receptor ativado) e iniciam uma cascata de reações de sinalização intracelulares, que podem incluir a proteína G e várias proteinoquinases, implicando a síntese de moléculas de segundos mensageiros. Por sua vez, essas moléculas desencadeiam respostas específicas do hormônio na célula estimulada, que podem influenciar as proteínas de canais, a transcrição nuclear e a síntese ou degradação de proteínas. **B.** Este diagrama mostra dois mecanismos de ação dos hormônios esteroides, que incluem a sinalização nuclear (que envolve receptores intracelulares) e a sinalização de membrana – ambas iniciadas por esteroides. Na sinalização nuclear iniciada por esteroides (*setas verdes*), alguns hormônios esteroides (p. ex., glicocorticoides, androgênios) atravessam a membrana plasmática e ligam-se a receptores citoplasmáticos específicos, provocando transformação alostérica do receptor. O complexo resultante dirige-se até o núcleo guiado pelo sinal de localização nuclear (*NLS*), onde se liga ao DNA e regula a transcrição de genes específicos (*brilho laranja*). Outros hormônios esteroides (p. ex., estrógenos, progestógenos) ligam-se diretamente a seus receptores específicos no núcleo (*setas azuis*). Essa ligação do hormônio ao receptor nuclear transforma esse complexo no fator de transcrição do DNA (*brilho laranja*) e leva à transcrição do mRNA e à produção subsequente de novas proteínas responsáveis pelas respostas específicas do hormônio da célula estimulada. Na sinalização de membrana iniciada por esteroides (*setas vermelhas*), os receptores de esteroides estão expressos na membrana celular, geralmente nas cavéolas, e a sua via assemelha-se àquela do mecanismo de sinalização de receptores de superfície celular.

Exemplos desses sistemas incluem o sistema de adenilato ciclase/monofosfato de adenosina cíclico (cAMP) (para a maioria dos hormônios proteicos e catecolaminas), o sistema de guanilil ciclase/monofosfato de guanosina cíclico (cGMP) (um sistema antagonista para a ação do cAMP em alguns hormônios proteicos), o sistema de tirosinoquinase (para a insulina e o fator de crescimento epidérmico [EGF]), o sistema do fosfatilinositol (para determinados hormônios, tais como a ocitocina, o hormônio de liberação das gonadotropinas [GnRH], a angiotensina II e neurotransmissores como a epinefrina) e a ativação dos canais iônicos (como na maioria dos neurotransmissores). As moléculas de segundos mensageiros exercem, em sua maioria, uma função estimuladora sobre o metabolismo celular. Exemplos de moléculas de segundos mensageiros incluem o cAMP, o 1,2-diacilglicerol (DAG), o 1,4,5-trifosfato de inositol (IP_3) e o Ca^{2+}. Obtém-se principalmente uma resposta inibidora com o cGMP, que interfere na produção de cAMP. As moléculas de segundos mensageiros produzidas nas reações em cascata desses sistemas alteram o metabolismo da célula e produzem respostas específicas dos hormônios (ver Figura 21.4A)

- Os receptores intracelulares estão localizados na célula e são usados pelos hormônios esteroides, pelos hormônios tireoidianos e pelas vitaminas A e D (Figura 21.4B). Os hormônios esteroides e as vitaminas A e D conseguem penetrar facilmente tanto na membrana plasmática quanto na membrana nuclear. Na ausência de hormônio, os receptores esteroides para glicocorticoides e gonadocorticoides (androgênios suprarrenais) acham-se no citoplasma, enquanto os receptores de estrogênio e de progesterona estão localizados no núcleo. Os receptores inativos (não ocupados) para os hormônios tireoidianos e as vitaminas A e D também encontram-se no núcleo. Os receptores intracelulares consistem em grandes complexos multiproteicos contendo três domínios de ligação: uma região de ligação ao hormônio ou ligante na extremidade COOH-terminal, uma região de ligação ao DNA e a extremidade NH_2-terminal que contém a região reguladora gênica. Como o complexo receptor-ligante precisa entrar no núcleo para regular a transcrição, os receptores intracelulares contêm um sinal de localização nuclear (NLS) para o seu tráfego dentro do núcleo (ver Figura 21.4B). A ligação do hormônio ao receptor causa uma transformação alostérica deste em uma forma que se liga ao DNA cromossômico. A ligação ao DNA cromossômico promove a atividade da RNA polimerase que, por sua vez, aumenta a transcrição de mRNA, resultando na produção de novas proteínas que regulam o metabolismo celular. Desse modo, os hormônios que atuam sobre os receptores intracelulares influenciam diretamente a expressão gênica, sem que haja a participação de um segundo mensageiro (ver Figura 21.4B). Esse tipo de sinalização é frequentemente descrito como sinalização nuclear iniciada por esteroides.

A ação dos hormônios esteroides sobre o genoma da célula, para a indução de uma resposta biológica na forma de síntese de novas proteínas, não é imediata, podendo levar várias horas ou dias. Algumas células, no entanto, reagem mais rapidamente (em segundos ou minutos) à estimulação dos hormônios esteroides, aumentando a concentração intracelular de Ca^+ e ativando várias proteínas intracelulares. Essa observação levou à descoberta dos receptores de membrana de esteroides, os quais, embora apresentem estrutura semelhante à de receptores intracelulares, estão localizados na membrana plasmática, mais frequentemente dentro das cavéolas. A ligação com os receptores de membrana de esteroides ativa a cascata de sinalização da proteína G, o que, por sua vez, ativa proteinoquinases, produzindo uma rápida alteração na atividade celular (ver Figura 21.4B). Esse tipo de sinalização é conhecido como sinalização de membrana iniciada por esteroides. Tanto as vias de sinalização nuclear quanto as de membrana iniciada por esteroides convergem para induzir uma resposta biológica completa das células-alvo à estimulação dos hormônios esteroides.

Regulação de secreção hormonal e mecanismo de retroalimentação

A regulação da função hormonal é controlada por mecanismos de retroalimentação.

A produção hormonal é frequentemente controlada por meio de mecanismos de retroalimentação do órgão-alvo. Em geral, ocorre retroalimentação quando a resposta a um estímulo (ação de um hormônio) exerce um efeito sobre o estímulo original (célula secretora do hormônio). A natureza dessa resposta determina o tipo de retroalimentação. São reconhecidos dois tipos de retroalimentação: a retroalimentação negativa ocorre quando a resposta diminui o estímulo original, e esta é muito mais comum que a retroalimentação positiva, que por sua vez ocorre quando a resposta aumenta o estímulo original.

Para compreender melhor a função dos mecanismos de retroalimentação, pode-se usar como exemplo o sistema de ar condicionado, que também lança mão de um sistema de retroalimentação negativa simples. Quando o compressor produz ar frio suficiente para reduzir a temperatura abaixo do ponto de ajuste do termostato, este é acionado e, então, desliga o compressor. Nesse sistema de retroalimentação negativa, a temperatura mais baixa é, em seguida, retroalimentada para o compressor e diminui a sua resposta (interrompe a produção de ar frio). Quando a temperatura se eleva novamente acima do ponto de ajuste, a retroalimentação negativa é abolida, e o compressor volta a funcionar (para mais informações sobre a retroalimentação negativa, ver Boxe 21.1).

As atividades dos hormônios são constantemente monitoradas em muitos níveis, começando com os processos de biossíntese molecular, até os pontos terminais da ação hormonal. Vários exemplos de mecanismos de retroalimentação são discutidos nas seções sobre a hipófise, o hipotálamo e a glândula tireoide.

■ HIPÓFISE

A hipófise (glândula pituitária) e o hipotálamo, a porção do encéfalo à qual a hipófise está fixada, estão morfológica e funcionalmente conectados ao controle endócrino e neuroendócrino de outras glândulas endócrinas. Como ambos desempenham papéis centrais em vários sistemas de retroalimentação reguladores, eles são frequentemente conhecidos como os *órgãos mestres* do sistema endócrino. No passado, o controle da secreção dos hormônios hipofisários pelo hipotálamo era tipicamente considerado como a principal função do sistema neuroendócrino. No entanto, ao longo do tempo o campo da neuroendocrinologia se expandiu, e passou a englobar múltiplas interações recíprocas entre o sistema nervoso central (SNC), o sistema nervoso autônomo (SNA), o sistema endócrino e o sistema imune na regulação da homeostasia e das respostas comportamentais a

Boxe 21.1

Considerações funcionais | Regulação da secreção da hipófise

A **liberação dos hormônios da adeno-hipófise** é cuidadosamente regulada por três níveis de mecanismos de controle, quais sejam:

- **Nível I: secreção hipotalâmica dos hormônios reguladores hipotalâmicos.** A hipófise encontra-se sob controle significativo do hipotálamo, que regula a liberação dos hormônios hipotalâmicos nas veias porta-hipofisárias. Os hormônios reguladores hipotalâmicos são produzidos pelas células do hipotálamo em resposta aos níveis circulantes de hormônios sistêmicos e a impulsos do SNC. Esses hormônios atuam diretamente sobre os receptores altamente específicos ligados à proteína G na membrana plasmática das células que se encontram na adeno-hipófise. A ativação dos receptores desencadeia sinais positivos ou negativos que afetam a transcrição dos genes e levam à estimulação ou à inibição da secreção de hormônios hipofisários. Os hormônios tróficos produzidos pela adeno-hipófise são, em sua maioria, regulados por hormônios de liberação de polipeptídios, com a notável exceção da dopamina. A produção de prolactina (PRL) é regulada principalmente pelo efeito inibidor da dopamina (*i. e.*, a secreção de PRL é tonicamente inibida pela liberação de dopamina do hipotálamo
- **Nível II: secreções parácrinas e autócrinas das células hipofisárias.** A liberação de hormônios da hipófise também é regulada por fatores de crescimento solúveis e por citocinas produzidos pelas células que estão na hipófise
- **Nível III: efeito de retroalimentação dos hormônios circulantes.** O nível de hormônios na circulação sistêmica regula a secreção das células da adeno-hipófise. Isso é obtido principalmente pela regulação por retroalimentação negativa dos hormônios secretados da hipófise pelos hormônios-alvo. Por exemplo, a secreção de TSH é inibida pelos hormônios tireoidianos produzidos na glândula tireoide sob a influência do TSH.

Para compreender melhor o mecanismo de regulação negativa, consideremos um **sistema de retroalimentação negativa** simples, que controla a síntese e a liberação dos hormônios tireoidianos T_3 e T_4 (ver Figura 21.18). A secreção dos hormônios tireoidianos é controlada pela liberação de TSH da adeno-hipófise na corrente sanguínea. Se os níveis sanguíneos de T_3 e de T_4 estiverem altos, o TRH não será produzido nem liberado. Se os níveis de T_3 e de T_4 estiverem baixos, o hipotálamo liberará TRH no sistema porta-hipotalâmico-hipofisário. A liberação de TRH estimula células específicas na adeno-hipófise a produzir TSH, que, por sua vez, estimula a tireoide a sintetizar e a liberar mais hormônios tireoidianos. Com a elevação dos níveis de hormônios tireoidianos, o sistema de retroalimentação negativa interrompe a liberação de TRH pelo hipotálamo. Utilizando o mesmo mecanismo de regulação por retroalimentação negativa, os hormônios tireoidianos também atuam sobre os tireotropos na adeno-hipófise para inibir a secreção de TSH.

estímulos ambientais. Por exemplo, o papel dos eixos neuroendócrinos na manutenção da homeostasia da energia é discutido no Capítulo 9, *Tecido Adiposo*.

Estrutura macroscópica e desenvolvimento

A hipófise é composta de tecido epitelial glandular e tecido neural (secretor).

A hipófise é uma glândula endócrina composta, do tamanho de uma ervilha, que pesa 0,5 g nos homens e 1,5 g nas mulheres multíparas (*i. e.*, mulheres que tiveram dois ou mais partos). Localiza-se na base do encéfalo, onde se situa em uma depressão em formato de sela do osso esfenoide, denominada sela turca. A hipófise é conectada ao hipotálamo por meio de um pedículo curto, o infundíbulo, e por uma rede vascular.

A hipófise apresenta dois componentes funcionais (Figura 21.5):

- O lobo anterior (adeno-hipófise), constituído pelo tecido epitelial glandular
- O lobo posterior (neuro-hipófise), constituído pelo tecido secretor neural.

Essas duas porções apresentam origem embriológica diferente. A adeno-hipófise deriva de uma evaginação do ectoderma da orofaringe em direção ao encéfalo (bolsa de Rathke). Já a neuro-hipófise origina-se de uma invaginação (o futuro infundíbulo) do neuroectoderma do assoalho do terceiro ventrículo (o diencéfalo) do cérebro em desenvolvimento (Figura 21.6).

A adeno-hipófise consiste em três derivados da bolsa de Rathke:

- A parte distal, que compreende a maior parte do lobo anterior da hipófise e que se origina da parte espessada da parede anterior da bolsa
- A parte intermédia, uma delgada parte remanescente da parede posterior da bolsa, que está em contato com a parte distal
- A parte tuberal, que se desenvolve a partir das paredes laterais espessadas da bolsa e que forma um colar ou bainha em torno do infundíbulo.

O infundíbulo embrionário dá origem à neuro-hipófise. A neuro-hipófise é formada pelas seguintes partes:

- A parte nervosa, que contém os axônios neurossecretores e suas terminações
- O infundíbulo, que é contínuo com a eminência mediana e contém os axônios neurossecretores que formam o trato hipotálamo-hipofisário (ver Figura 21.5).

Suprimento sanguíneo

O conhecimento do suprimento sanguíneo incomum da hipófise é muito importante para que se compreendam suas funções. O suprimento sanguíneo da hipófise provém de dois conjuntos de vasos (Figura 21.7):

- As artérias hipofisárias superiores suprem a parte tuberal, a eminência mediana e o infundíbulo. Esses vasos originam-se das artérias carótidas internas e artéria comunicante posterior do círculo arterial do cérebro (círculo de Willis)
- As artérias hipofisárias inferiores suprem principalmente a parte nervosa. Esses vasos originam-se exclusivamente das artérias carótidas internas. Uma observação funcional importante é a de que a maior parte da adeno-hipófise não tem suprimento arterial direto.

O sistema porta-hipotálamo-hipofisário fornece a ligação crucial entre o hipotálamo e a hipófise.

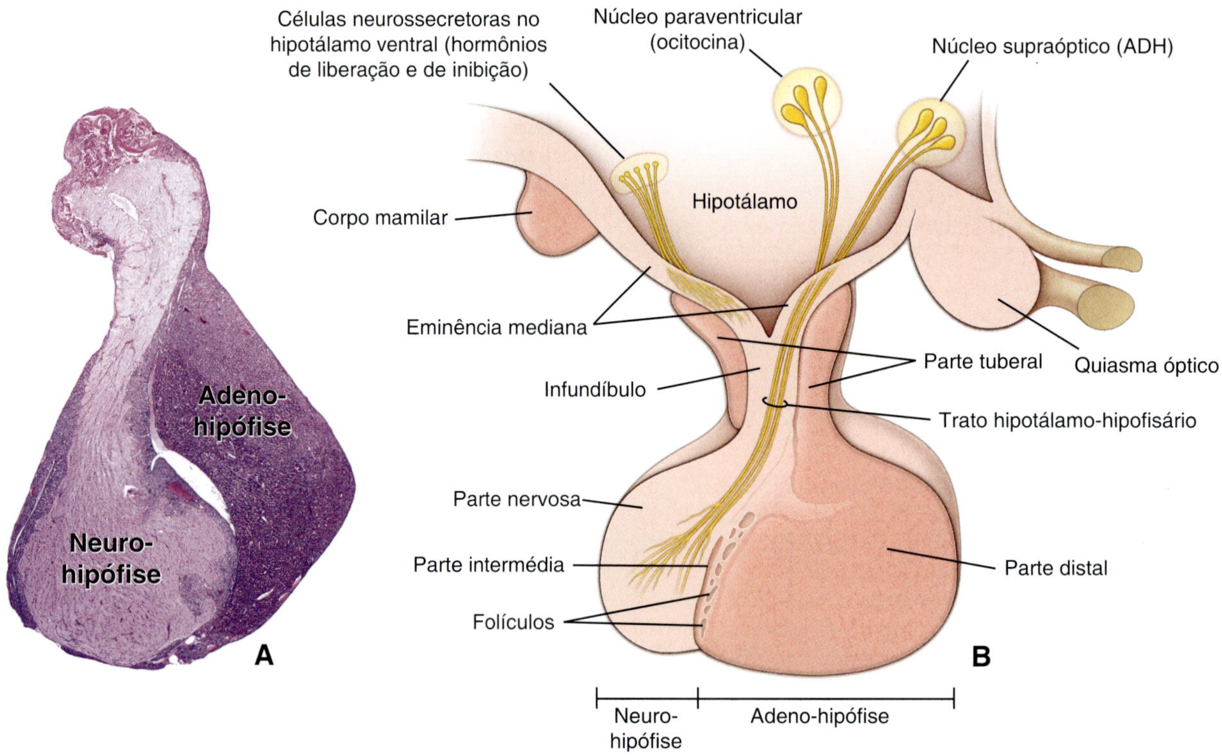

Figura 21.5 Hipófise. A. Fotomicrografia da hipófise. Os lobos da hipófise podem ser identificados com base no seu aspecto, localização e relação entre si. 7×. **B.** Este desenho mostra partes da hipófise e regiões relacionadas do hipotálamo. A adeno-hipófise consiste nas partes distal (*pars distalis*), tuberal (*pars tuberalis*) e intermédia (*pars intermedia*); a neuro-hipófise consiste no infundíbulo e na parte nervosa. Observe a distribuição dos núcleos neurossecretores no hipotálamo. Os núcleos paraventriculares produzem ocitocina, enquanto os núcleos supraópticos produzem hormônio antidiurético (*ADH*). Esses hormônios são liberados na parte nervosa da neuro-hipófise. As células neurossecretoras nos núcleos anteriores do hipotálamo secretam hormônios de liberação e de inibição que são descarregados nos capilares (localizados na eminência mediana e no infundíbulo) do sistema porta-hipofisário para alcançar a parte distal do lobo anterior.

As artérias que suprem a parte tuberal, a eminência mediana e o infundíbulo dão origem a capilares fenestrados (o plexo capilar primário). Esses capilares drenam nas veias porta-hipofisárias, que seguem o seu percurso ao longo da parte tuberal e dão origem a uma segunda rede de capilares sinusoidais fenestrados (o plexo capilar secundário). Esse sistema de vasos transporta as secreções neuroendócrinas dos neurônios hipotalâmicos de seus locais de liberação, na eminência mediana e no infundíbulo, diretamente para as células da parte distal.

A maior parte do sangue proveniente da hipófise drena no seio cavernoso, na base do diencéfalo, e, em seguida, na circulação sistêmica. No entanto, algumas evidências sugerem que o sangue possa fluir pelas veias porta curtas da parte distal até a parte nervosa, e que o sangue da parte nervosa possa fluir em direção ao hipotálamo. Essas vias curtas fornecem um trajeto pelo qual os hormônios da adeno-hipófise podem oferecer retroalimentação diretamente ao encéfalo, sem realizar o circuito completo da circulação sistêmica.

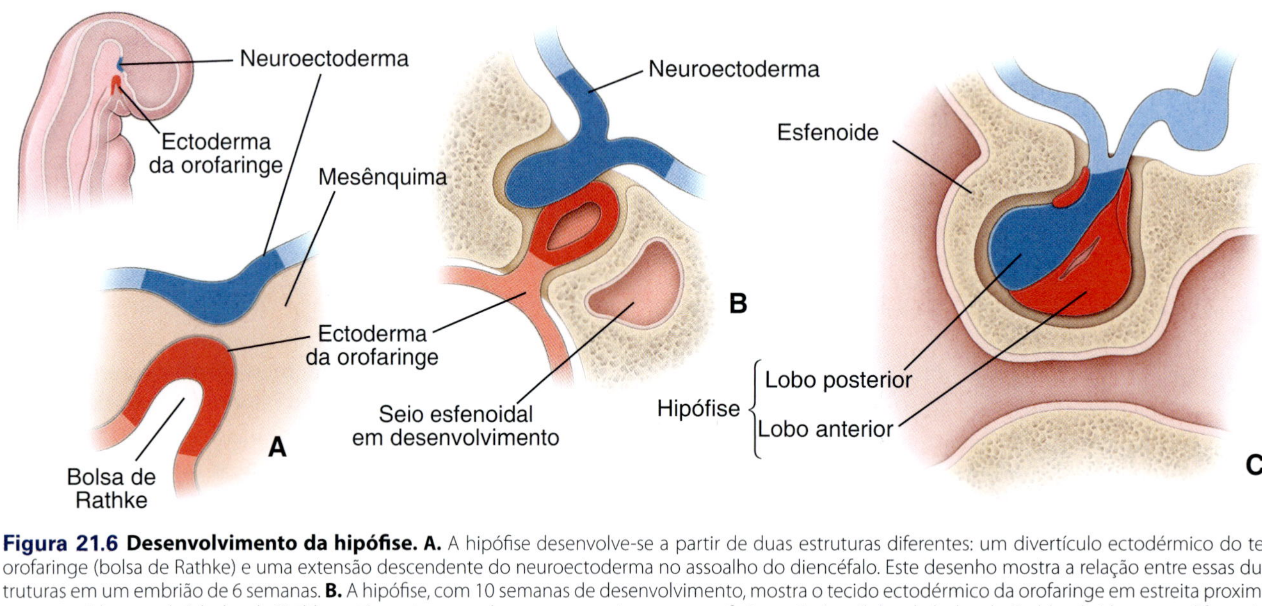

Figura 21.6 Desenvolvimento da hipófise. A. A hipófise desenvolve-se a partir de duas estruturas diferentes: um divertículo ectodérmico do teto da orofaringe (bolsa de Rathke) e uma extensão descendente do neuroectoderma no assoalho do diencéfalo. Este desenho mostra a relação entre essas duas estruturas em um embrião de 6 semanas. **B.** A hipófise, com 10 semanas de desenvolvimento, mostra o tecido ectodérmico da orofaringe em estreita proximidade com o tecido neural. A bolsa de Rathke está prestes a perder a sua conexão com a orofaringe. **C.** As células da bolsa de Rathke dividem-se e diferenciam-se rapidamente na parte distal, envolvendo o infundíbulo que, juntamente com a parte nervosa, forma o lobo posterior de origem neuroectodérmica da hipófise.

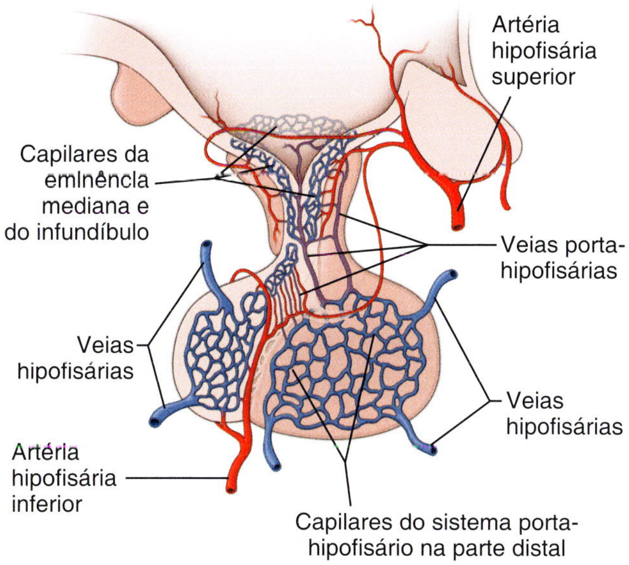

Figura 21.7 Diagrama do suprimento sanguíneo do sistema porta- hipotálamo-hipofisário da hipófise. As artérias hipofisárias superior e inferior originam-se de ramos das artérias carótidas internas. A artéria hipofisária superior irriga a parte tuberal, a eminência mediana e o infundíbulo do hipotálamo, no qual dá origem a uma rede de capilares que, por sua vez, drena nas veias porta-hipofisárias. Essas veias dão origem a uma segunda rede de capilares na parte distal, na qual as secreções neuroendócrinas produzidas no hipotálamo e coletadas na eminência mediana e no infundíbulo são liberadas. A artéria hipofisária inferior irriga a parte nervosa e apresenta um número muito pequeno de conexões (ou nenhuma) com o sistema porta-hipotálamo-hipofisário. O sangue da hipófise drena no seio cavernoso e deixa a cavidade craniana pelas veias jugulares internas.

Inervação

Os nervos que entram no infundíbulo e na parte nervosa, provenientes dos núcleos hipotalâmicos, são componentes da neuro-hipófise (ver seção adiante sobre a neuro-hipófise). Já os nervos que entram na adeno-hipófise consistem em fibras pós-sinápticas do sistema nervoso autônomo e desempenham função vasomotora.

Adeno-hipófise | Lobo anterior da hipófise

A adeno-hipófise regula outras glândulas endócrinas e alguns tecidos não endócrinos.

A maior parte da adeno-hipófise tem a organização típica de tecido endócrino. As células são organizadas em agregados e cordões intercalados por capilares sinusoidais fenestrados de diâmetro relativamente grande. Essas células, que respondem a sinais provenientes do hipotálamo, sintetizam e secretam diversos hormônios hipofisários. Quatro hormônios da adeno-hipófise – o hormônio adrenocorticotrófico (ACTH), o hormônio tireoestimulante (tireotrópico) (TSH; tireotropina), o hormônio foliculoestimulante (FSH) e o hormônio luteinizante (LH) – são denominados hormônios trópicos, uma vez que regulam a atividade de células em outras glândulas endócrinas distribuídas por todo o corpo. Os dois outros hormônios da adeno-hipófise, o hormônio do crescimento (GH) e a prolactina (PRL), não são considerados trópicos, já que atuam diretamente sobre órgãos-alvo que não são endócrinos. O caráter geral e o efeito dos hormônios da adeno-hipófise estão resumidos no Quadro 21.1.

Parte distal

As células na parte distal variam quanto ao tamanho, formato e propriedades de coloração.

As células na parte distal estão dispostas em cordões e nichos interpostos por capilares. As primeiras descrições das células da parte distal foram fundamentadas exclusivamente nas propriedades de coloração das vesículas secretoras presentes no interior das células. Utilizando misturas de corantes ácidos e básicos (Figura 21.8), os histologistas identificaram

Quadro 21.1 Hormônios da adeno-hipófise | Lobo anterior da hipófise.

Hormônio	Composição	PM (kDa)	Principais funções
Hormônio do crescimento (somatotropina, GH)	Proteína de cadeia simples (191 aa)	21.700	Estimula o fígado e outros órgãos a sintetizar e secretar o fator de crescimento semelhante à insulina I (IGF-I), que, por sua vez, estimula a divisão das células progenitoras localizadas nas placas de crescimento e nos músculos esqueléticos, resultando em crescimento do corpo
Prolactina (PRL)	Proteína de cadeia simples (198 aa)	22.500	Promove o desenvolvimento das glândulas mamárias; inicia a formação de leite; estimula e mantém a secreção de caseína, lactoalbumina, lipídios e carboidratos no leite
Hormônio adrenocorticotrófico (ACTH)	Pequeno polipeptídio (39 aa)	4.000	Mantém a estrutura e estimula a secreção de glicocorticoides e gonadocorticoides (androgênios suprarrenais) pela zona fasciculada e zona reticulada do córtex da suprarrenal
Hormônio foliculoestimulante (FSH)	Glicoproteína de 2 cadeias[a] (α, 92 aa; β, 111 aa)	28.000	Estimula o desenvolvimento folicular no ovário e a espermatogênese nos testículos
Hormônio luteinizante (LH)	Glicoproteína de 2 cadeias[a] (α, 92 aa; β, 116 aa)	28.300	Regula a maturação final do folículo ovariano, a ovulação e a formação do corpo-lúteo; estimula a secreção de esteroides pelo folículo e pelo corpo-lúteo; nos homens, é essencial para a manutenção da secreção de androgênios pelas células de Leydig (intersticiais) dos testículos
Hormônio tireoestimulante (TSH)	Glicoproteína de 2 cadeias[a] (α, 92 aa; β, 112 aa)	28.000	Estimula o crescimento das células epiteliais da tireoide; estimula a produção e a liberação da tireoglobulina e dos hormônios tireoidianos

[a]As cadeias α do FSH, do LH e do TSH são idênticas e codificadas por um único gene; as cadeias β são específicas de cada hormônio. aa, aminoácidos; PM, peso molecular.

três tipos de células, de acordo com a sua reação de coloração: as células basófilas (10%), acidófilas (40%) e cromófobas (50%). No entanto, essa classificação não proporciona informação sobre a atividade de secreção hormonal ou o papel funcional dessas células.

Com base nas reações imunocitoquímicas, são identificados cinco tipos funcionalmente diferentes de células na parte distal da adeno-hipófise.

Todos os hormônios conhecidos da adeno-hipófise consistem em proteínas ou glicoproteínas de pequeno peso molecular. Esse fato importante levou à identificação definitiva por imunocitoquímica de tipos celulares específicos (Quadro 21.2) e à classificação das células da adeno-hipófise em cinco tipos:

- Os somatotropos (células de GH) são as células mais comumente encontradas na parte distal. Constituem aproximadamente 50% das células parenquimatosas na adeno-hipófise. Essas células ovais, de tamanho médio, exibem núcleos esféricos de localização central e produzem o hormônio do crescimento (GH; somatotropina). A existência de vesículas eosinófilas em seu citoplasma as classifica como acidófilas. Três hormônios regulam a liberação de GH dos somatotropos. Dois desses consistem em hormônios de liberação hipotalâmicos de ação oposta: o hormônio de liberação do hormônio do crescimento (GHRH), que estimula a liberação de GH dos somatotropos; e a somatostatina, que a inibe. Um terceiro hormônio, chamado grelina, um peptídio de 28 aminoácidos, foi isolado do estômago em 1999. Trata-se de um potente estimulador da secreção de GH, que aparentemente coordena a ingestão de alimentos por meio da secreção de GH. Os tumores hormonalmente ativos que se originam de somatotropos estão associados a uma hipersecreção de GH e provocam gigantismo em crianças, além de acromegalia em adultos
- Os lactotropos (células de PRL ou mamotropos) constituem 15 a 20% das células parenquimatosas na adeno-hipófise. São grandes células poligonais com núcleos ovais. Elas produzem prolactina (PRL). Em sua fase de armazenamento, os lactotropos exibem numerosas vesículas acidofílicas (a característica histológica de uma célula acidófila). Quando o conteúdo dessas vesículas é liberado, o citoplasma do lactotropo não se cora (a característica histológica de uma célula cromófoba). A secreção de PRL está sob controle inibitório da dopamina, a catecolamina produzida pelo hipotálamo. No entanto, sabe-se que o hormônio de liberação da tireotropina (TRH) e o peptídio inibidor vasoativo (VIP) estimulam a síntese e a secreção de PRL. Durante a gravidez e a lactação, essas células sofrem hipertrofia e

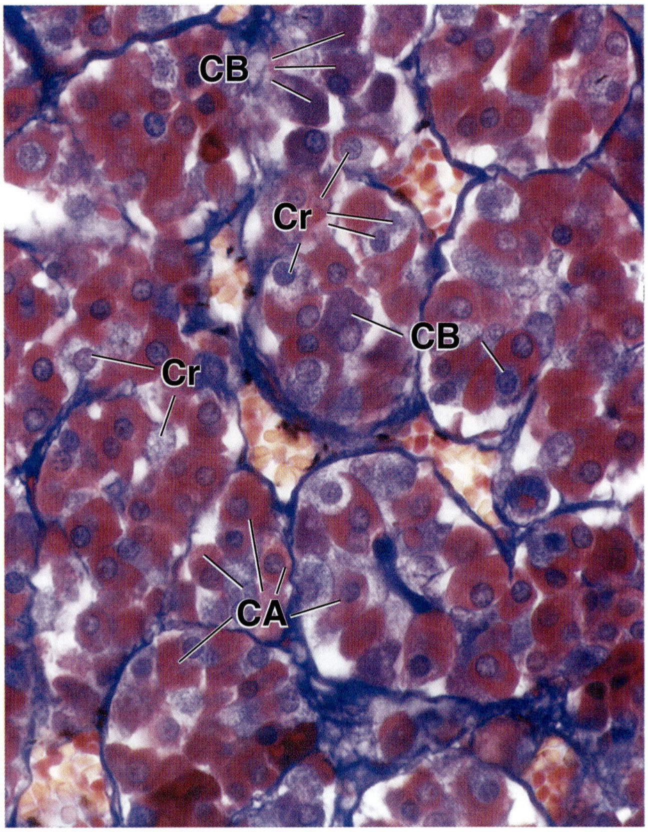

Figura 21.8 Parte distal. Esta amostra da parte distal é corada com vermelho cristal brilhante, azul de anilina e amarelo de Martius, a fim de que se possa distinguir os vários tipos de células e o estroma de tecido conjuntivo. Os cordões de células são circundados por um delicado estroma de tecido conjuntivo corado em *azul*. Os capilares sinusoidais são observados em estreita associação com o parênquima e contêm eritrócitos corados em *amarelo*. Na região mostrada aqui, as células acidófilas (*CA*) constituem o tipo celular mais numeroso. Seu citoplasma cora-se em *vermelho-cereja*. As células basófilas (*CB*) coram-se em *azul*. Já as células cromófobas (*Cr*), embora estejam em pequeno número nessa região específica, praticamente não estão coradas. 640×.

Quadro 21.2 Características de coloração das células encontradas da adeno-hipófise | Lobo anterior da hipófise.

Tipo celular	Porcentagem de células totais	Coloração geral	Coloração específica	Produto
Somatotropo (células de GH)	50	Acidófila	Orange G (PAS –)	Hormônio do crescimento (GH)
Lactotropo (célula de PRL)	15 a 20	Acidófila	Orange G (PAS –), eritrosina de Herlant, carmosina de Brooke	Prolactina (PRL)
Corticotropo (célula de ACTH)	15 a 20	Basófila	Hematoxilina plúmbica (PAS +)	Pró-opiomelanocortina (POMC), que é clivada nos seres humanos em hormônio adrenocorticotrófico (ACTH) e hormônio β-lipotrópico (β-LPH)
Gonadotropo (células de FSH e LH)	10	Basófila	Aldeído-fucsina Aldeído-tionina (PAS +)	Hormônio foliculoestimulante (FSH) e hormônio luteinizante (LH)
Tireotropo (célula de TSH)	≈5	Basófila	Aldeído-fucsina Aldeído-tionina (PAS +)	Hormônio tireoestimulante (TSH)

PAS, ácido periódico de Schiff.

hiperplasia, levando ao aumento de tamanho da hipófise. Esses processos são responsáveis pelo maior tamanho da hipófise nas mulheres multíparas

- Os corticotropos (células de ACTH) também constituem 15 a 20% das células parenquimatosas na adeno-hipófise. Essas células poligonais de tamanho médio, com núcleos esféricos e excêntricos, produzem uma molécula precursora do hormônio adrenocorticotrófico (ACTH), conhecida como pró-opiomelanocortina (POMC). Os corticotropos coram-se como células basófilas e também exibem uma forte reação positiva ao reagente ácido periódico de Schiff (PAS), devido aos componentes de carboidrato associados à POMC. A POMC é ainda clivada por enzimas proteolíticas dentro do corticotropo em vários fragmentos, que incluem ACTH, hormônio β-lipotrópico (β-LPH, do inglês *β-lipotropic hormone*), hormônio melanócito-estimulante (MSH, do inglês *melanocyte-stimulating hormone*), β-endorfina e encefalina. A liberação de ACTH é regulada pelo hormônio de liberação da corticotropina (CRH, do inglês *corticotropin-releasing hormone*) produzido pelo hipotálamo
- Os gonadotropos (células de FSH e LH) constituem cerca de 10% das células parenquimatosas na adeno-hipófise. Essas pequenas células ovais, com núcleos esféricos e excêntricos, produzem tanto o hormônio luteinizante (LH) quanto o hormônio foliculoestimulante (FSH). Estão dispersas por toda a parte distal e tingem-se intensamente com corantes básicos (classificando-as, portanto, como células de tipo basófilo) e reagente PAS. Muitos gonadotropos são capazes de produzir tanto FSH quanto LH. No entanto, estudos imunocitoquímicos realizados indicam que alguns gonadotropos podem produzir apenas um ou outro hormônio. A liberação de FSH e de LH é regulada pelo hormônio de liberação das gonadotropinas (GnRH), que é produzido pelo hipotálamo. Tanto o FSH quanto o LH desempenham importante papel na reprodução masculina e feminina, que é discutida nos Capítulos 22, *Sistema Genital Masculino* e 23, *Sistema Genital Feminino*
- Os tireotropos (células de TSH) constituem cerca de 5% das células parenquimatosas na adeno-hipófise. Essas grandes células poligonais, com núcleos esféricos e excêntricos, produzem o hormônio tireotrópico denominado hormônio tireoestimulante (TSH), que sobre as células foliculares da glândula tireoide atua para estimular a síntese de tireoglobulina e dos hormônios tireoidianos. Os tireotropos exibem basofilia citoplasmática (células basófilas) e coram-se positivamente com o reagente PAS. A liberação de TSH está sob o controle hipotalâmico do hormônio de liberação da tireotropina (TRH) que também estimula a secreção de PRL. A somatostatina tem efeito inibidor sobre os tireotropos e diminui a secreção de TSH.

As características diferenciais dos cinco tipos celulares da adeno-hipófise são prontamente identificadas na microscopia eletrônica de transmissão (MET). Tais características estão resumidas no Quadro 21.3.

Além dos cinco tipos de células produtoras de hormônios, a adeno-hipófise contém células foliculoestreladas.

As células foliculoestreladas presentes na adeno-hipófise caracterizam-se por seu formato estrelado, cujos prolongamentos citoplasmáticos envolvem as células produtoras de hormônios. Essas células são, primariamente, células não secretoras de hormônios que têm a capacidade de formar agrupamentos ou pequenos folículos, e constituem cerca de 5 a 10% das células da adeno-hipófise. As células foliculoestreladas estão interconectadas por junções comunicantes contendo a proteína conexina 43. Com base em estudos imunocitoquímicos e eletrofisiológicos, foi aventada a hipótese de que a rede de células foliculoestreladas, interconectadas por junções comunicantes, transmitisse sinais da parte tuberal para a parte distal. Esses sinais coordenam e modulam a liberação de hormônios pela adeno-hipófise. A descoberta de junções comunicantes que interconectam células foliculoestreladas com células produtoras de hormônios sustenta essa proposta de mecanismo de sinalização na adeno-hipófise. Portanto, a rede foliculoestrelada parece ter função reguladora além do sistema porta-hipofisário.

Parte intermédia

A parte intermédia circunda uma série de pequenas cavidades císticas que representam o lúmen residual da bolsa de Rathke.

As células parenquimatosas da parte intermédia circundam os folículos repletos de coloide. As células que revestem esses coloides parecem derivar das células foliculoestreladas ou de

Quadro 21.3 Características das células encontradas na adeno-hipófise | Lobo anterior da hipófise.*

Tipo celular	Tamanho/Formato	Núcleo/Localização	Tamanho/Características das vesículas secretoras	Outras características citoplasmáticas
Somatotropo	Médio/oval	Esférico/central, com nucléolos proeminentes	Densas: 350 nm, densamente compactadas	Nenhuma
Lactotropo	Grande/poligonal	Oval/central	Inativas: 200 nm, esparsas Ativas: densas, pleomórficas, 600 nm, esparsas	Aumento dos lisossomos após a lactação
Corticotropo	Médio/poligonal	Esférico/excêntrico	100 a 300 nm	Gotículas de lipídios, lisossomos grandes, feixes perinucleares de filamentos intermediários
Gonadotropo	Pequeno/oval	Esférico/excêntrico	Densas: 200 a 500 nm	Complexo de Golgi proeminente, cisternas distendidas do RER
Tireotropo	Grande/poligonal	Esférico/excêntrico	Densas: < 150 nm	Complexo de Golgi proeminente com numerosas vesículas

*Por meio de microscopia eletrônica. RER, retículo endoplasmático rugoso.

várias células secretoras de hormônios. O MET revela que essas células formam complexos juncionais apicais e apresentam vesículas maiores que aquelas encontradas na parte distal. A natureza desse coloide folicular ainda não foi determinada; no entanto, com frequência são encontrados resíduos celulares no seu interior. A parte intermédia contém células basófilas e células cromófobas (Figura 21.9). Por último, deve-se notar que, regularmente, as células basófilas e as cavidades císticas estendem-se até a parte nervosa.

Nos seres humanos, a função das células da parte intermédia ainda não está bem esclarecida. Apesar disso, com base em estudos realizados em outras espécies, sabe-se que as células basófilas apresentam vesículas dispersas no citoplasma, e que contêm α- ou β-endorfina (um composto relacionado com a morfina). Nos sapos, as células basófilas produzem o hormônio melanócito-estimulante (MSH), que estimula a produção de pigmento nos melanócitos e a dispersão de pigmentos nos melanóporos. Nos seres humanos, o MSH não é um hormônio funcional distinto, mas um subproduto do processamento pós-tradução do β-LPH. Como o MSH é encontrado em pequenas quantidades na parte intermédia de seres humanos, acredita-se que as células basófilas da parte intermédia dessa região sejam corticotropos.

Parte tuberal

A parte tuberal é uma extensão da adeno-hipófise ao longo do infundíbulo semelhante a um pedículo.

A parte tuberal é uma região altamente vascularizada que contém veias do sistema hipotálamo-hipofisário. As células parenquimatosas estão dispostas em pequenos agrupamentos ou cordões em associação com os vasos sanguíneos. Nichos de células pavimentosas e pequenos folículos revestidos de células cuboides estão dispersos nessa região. Com frequência, essas células exibem imunorreatividade para ACTH, FSH e LH.

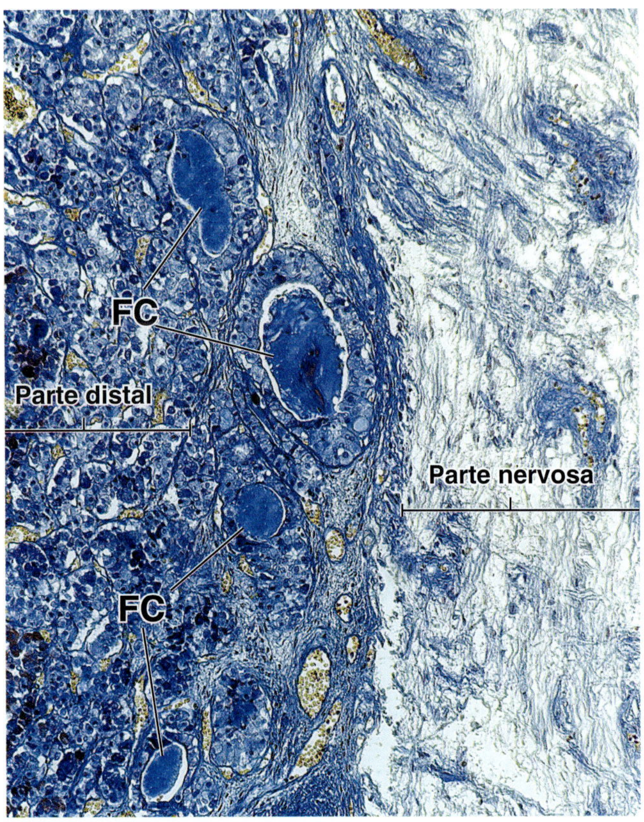

Figura 21.9 Fotomicrografia da parte intermédia da hipófise humana de adulto. Esta fotomicrografia de uma amostra corada pelo azul de toluidina mostra a parte intermédia localizada entre a parte distal (*à esquerda*) e a parte nervosa (*à direita*). Nos seres humanos, essa parte da glândula é ligeiramente rudimentar. Contudo, um aspecto característico da parte intermédia é a existência de folículos de diferentes tamanhos, repletos de coloide (*FC*) e pequenos grupos de células que consistem em células cromófobas e basófilas. 120×.

Neuro-hipófise | Lobo posterior da hipófise

A neuro-hipófise é uma extensão do sistema nervoso central (SNC) que armazena e libera produtos secretores do hipotálamo.

A *neuro-hipófise*, também conhecida como lobo posterior da hipófise, consiste na parte nervosa e no infundíbulo que a conecta ao hipotálamo. A parte nervosa, o lobo neural da hipófise, contém os axônios não mielinizados e suas terminações nervosas de aproximadamente 100.000 neurônios neurossecretores, cujos corpos celulares estão localizados nos núcleos supraópticos e nos núcleos paraventriculares do hipotálamo. Os axônios formam o trato hipotálamo-hipofisário e são singulares em dois aspectos. Em primeiro lugar, eles não terminam em outros neurônios ou em células-alvo, e sim em estreita proximidade com a rede de capilares fenestrados da parte nervosa. Em segundo lugar, contêm vesículas secretoras em todas as regiões das células (*i. e.*, no corpo celular, no axônio e na terminação axônica). Em virtude de sua intensa atividade secretora, os neurônios apresentam corpúsculos de Nissl bem desenvolvidos e, nesse aspecto, assemelham-se às células do corno anterior e às células ganglionares.

A neuro-hipófise *não é uma glândula endócrina*. Na verdade, trata-se de um local de armazenamento de neurossecreções dos neurônios dos núcleos supraópticos e paraventriculares do hipotálamo. Os axônios não mielinizados transportam os produtos neurossecretores para a parte nervosa. Outros neurônios dos núcleos hipotalâmicos (descritos adiante) também liberam seus produtos secretores na rede de capilares fenestrados do infundíbulo, o primeiro leito capilar do sistema porta-hipotálamo-hipofisário.

A microscopia eletrônica revela três tipos de vesículas neurossecretoras morfologicamente distintas nas terminações nervosas da parte nervosa.

Três tamanhos de vesículas envolvidas por membrana são encontrados na parte nervosa:

- As vesículas neurossecretoras, com diâmetros que variam entre 10 e 30 nm, acumulam-se nas terminações axônicas. Essas vesículas também formam acúmulos que dilatam porções do axônio situadas próximo das terminações (Figura 21.10). Essas dilatações, denominadas corpúsculos de Herring, são visíveis ao microscópio óptico (Prancha 21.1). Ao microscópio eletrônico, os corpúsculos de Herring, além das vesículas neurossecretoras abundantes, contêm mitocôndrias, alguns microtúbulos e perfis de retículo endoplasmático liso (REL) (Figura 21.11)
- As terminações nervosas também apresentam vesículas de 30 nm que contêm acetilcolina. Essas vesículas podem desempenhar um papel específico na liberação das vesículas neurossecretoras
- Vesículas maiores, de 50 a 80 nm, que se assemelham às vesículas de centro denso da medula da suprarrenal e das terminações nervosas adrenérgicas, são encontradas na mesma terminação que contém as outras vesículas envolvidas por membrana. As vesículas neurossecretoras envolvidas

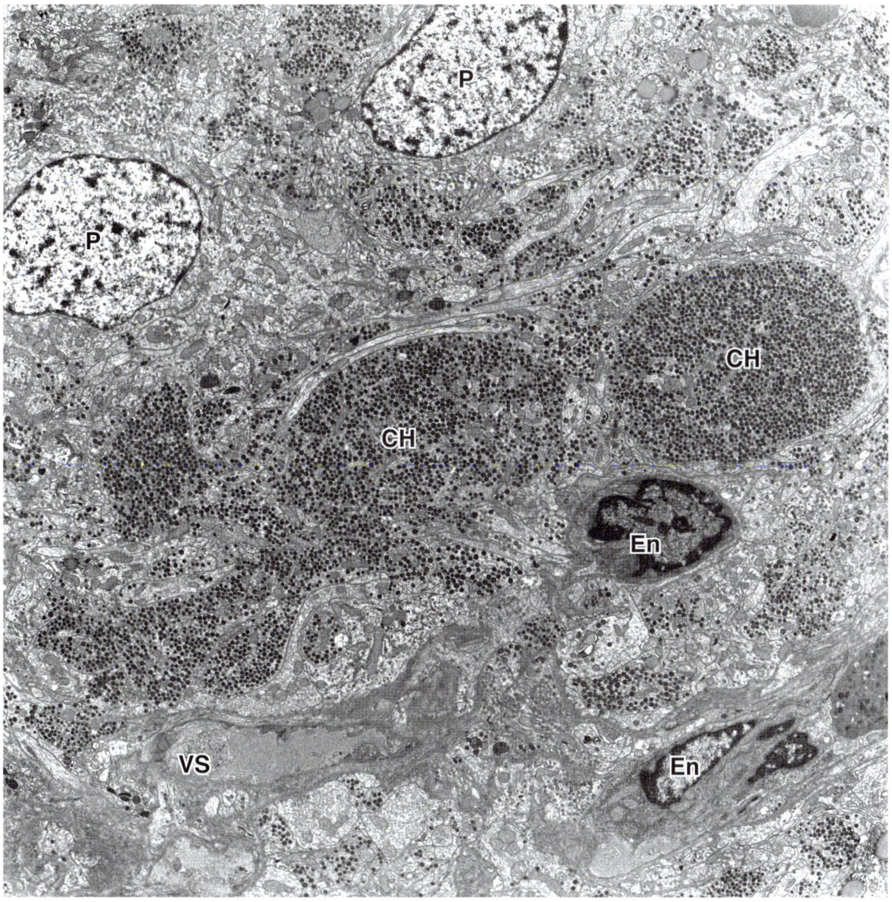

Figura 21.10 Eletromicrografia dos corpúsculos de Herring do lobo posterior de rato. As porções dilatadas dos axônios perto de suas terminações, denominadas corpúsculos de Herring (*CH*), contêm numerosas vesículas neurossecretoras repletas de ocitocina ou de hormônio antidiurético (*ADH*). São circundadas por células gliais especializadas, denominadas pituícitos (*P*). Observe que os corpúsculos de Herring acham-se em grande proximidade com os vasos sanguíneos (*VS*), principalmente capilares fenestrados revestidos de células endoteliais (*En*). 6.000×. (Cortesia do Dr. Holger Jastrow.)

por membrana, que se agregam para formar os corpúsculos de Herring, contêm ocitocina ou hormônio antidiurético (ADH, também denominado vasopressina; Quadro 21.4). Cada hormônio é um pequeno peptídio de nove aminoácidos. Os dois hormônios diferem em apenas dois desses resíduos. Cada vesícula também contém ATP e uma neurofisina, uma proteína que se conecta ao hormônio por ligações não covalentes. A ocitocina e o ADH são sintetizados como parte de uma grande molécula que inclui o hormônio e a sua neurofisina específica. À medida que segue o seu trajeto do corpo da célula nervosa para a terminação axônica, essa grande molécula é clivada proteoliticamente, gerando o hormônio e a neurofisina. A reação imunocitoquímica demonstra que a ocitocina e o ADH são secretados por diferentes células nos núcleos hipotalâmicos. Ao alterar a permeabilidade das células à água, o ADH ainda facilita a reabsorção de água pelos túbulos distais e pelos ductos coletores do rim.

O ADH facilita a reabsorção de água a partir dos túbulos distais e dos ductos coletores do rim, ao alterar a permeabilidade das células à água.

O nome original do ADH, vasopressina, origina-se da observação de que a administração de grandes doses não fisiológicas aumenta a pressão arterial, ao promover a contração do músculo liso nas pequenas artérias e arteríolas. No entanto, níveis fisiológicos de ADH exercem apenas efeitos mínimos sobre a pressão arterial. O ADH é o principal hormônio envolvido na regulação da homeostasia hídrica e osmolaridade dos líquidos corporais. O principal efeito fisiológico do ADH sobre os rins é a inserção de canais de água (aquaporinas) nas células dos túbulos contornados distais e ductos coletores, aumentando sua permeabilidade à água. A inserção da aquaporina 2 (AQP-2) no domínio apical e da aquaporina 3 (AQP-3) no domínio basolateral dessas células é responsável pela rápida reabsorção de água por intermédio do epitélio tubular. O ADH atua por meio de seu receptor V_2 específico no domínio basolateral das células que revestem os túbulos contornados distais e os ductos coletores; a ocorrência de mutação desse receptor é responsável pelo **diabetes insípido nefrogênico** (Boxe 21.3).

A **osmolalidade plasmática** e o volume sanguíneo são monitorados por receptores especializados do sistema cardiovascular (p. ex., glomos caróticos e aparelho justaglomerular). Aumento da osmolalidade ou diminuição do volume sanguíneo estimulam a liberação de ADH. Além disso, os corpos celulares dos neurônios secretores hipotalâmicos também podem atuar como osmorreceptores, iniciando a liberação de ADH. Liberação esta que também é estimulada por dor, traumatismo, estresse emocional e substâncias como a nicotina.

A ocitocina promove a contração do músculo liso do útero e das células mioepiteliais da mama.

A ocitocina é um promotor mais potente da contração do músculo liso do que o ADH. Seu principal efeito é a promoção da contração:

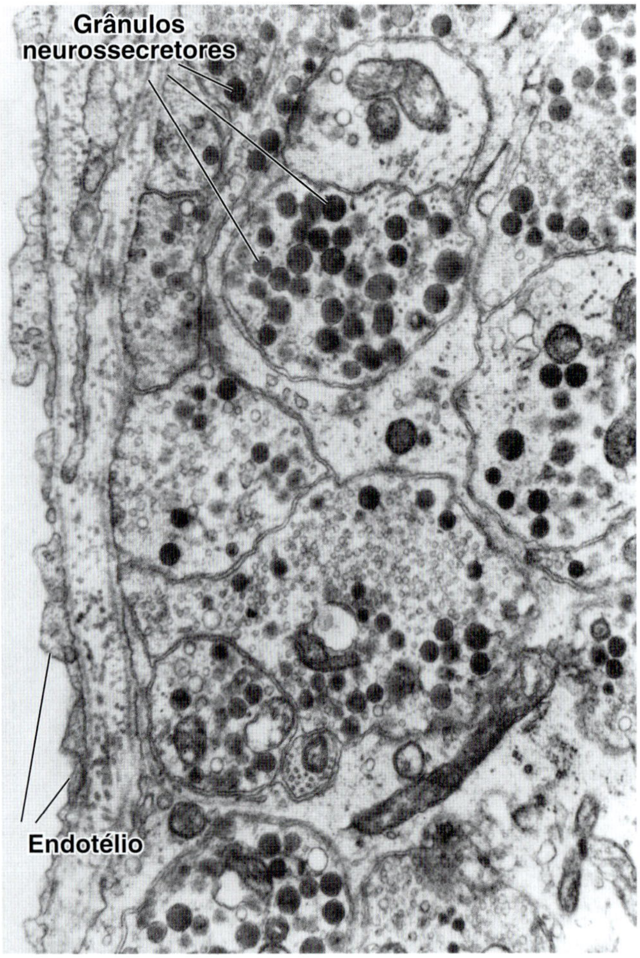

Figura 21.11 Eletromicrografia do lobo posterior de rato. Observam-se grânulos neurossecretores e pequenas vesículas nas porções terminais dos prolongamentos axônicos das fibras do trato hipotálamo-hipofisário. Capilares com endotélio fenestrado estão presentes em grande proximidade com as terminações nervosas. 20.000×. (Cortesia dos Drs. Sanford L. Palay e P. Orkland.)

- Do músculo liso uterino durante o orgasmo, a menstruação e o parto. À medida que o parto se aproxima, as células musculares lisas do útero exibem aumento de cerca de 200 vezes na responsividade à ocitocina. Essa resposta é acompanhada por aumento na formação das junções comunicantes entre as células musculares lisas e densidade aumentada de receptores de ocitocina
- Das células mioepiteliais dos alvéolos secretores e dos ductos alveolares da glândula mamária. A secreção de ocitocina é desencadeada por estímulos neurais que alcançam o hipotálamo. Esses estímulos iniciam um reflexo neuro-humoral, que se assemelha a um reflexo sensorimotor simples. No útero, o **reflexo neuro-humoral** é iniciado pela distensão da vagina e do colo uterino. Na mama, o reflexo é iniciado pela **amamentação (sucção)**. A contração das células mioepiteliais que circundam a base das células secretoras alveolares e das células dos ductos maiores provoca a liberação do leite e a sua passagem pelos ductos que se abrem na papila mamária (mamilo) (*i. e.*, ejeção de leite; ver Capítulo 23, *Sistema Genital Feminino*).

Os **análogos** sintéticos **da ocitocina** são frequentemente usados em bombas de infusão intravenosa para iniciar e fortalecer as contrações uterinas durante o **trabalho de parto** ativo.

O pituícito é a única célula específica da neuro-hipófise.

Além dos numerosos axônios e terminações dos neurônios neurossecretores hipotalâmicos, a neuro-hipófise contém fibroblastos, mastócitos e células gliais especializadas, denominadas pituícitos, que estão associadas aos capilares fenestrados (Prancha 21.2). Essas células têm formato irregular, com numerosas ramificações e assemelham-se às células astrogliais. Seus núcleos são esféricos ou ovais, e observa-se a existência de vesículas de pigmento no citoplasma. Como a astróglia, elas contêm filamentos intermediários específicos montados a partir de proteínas ácidas fibrilares gliais (GFAP). Com frequência, os pituícitos apresentam prolongamentos que terminam no espaço perivascular. Em virtude de seus numerosos prolongamentos e relações com o sangue, o pituícito desempenha um papel de sustentação semelhante ao dos astrócitos no restante do SNC (ver Capítulo 12, *Tecido Nervoso*).

■ HIPOTÁLAMO

O hipotálamo regula a atividade da hipófise.

O hipotálamo está localizado na porção mediana da base do encéfalo e encapsula a porção ventral do terceiro ventrículo. O hipotálamo coordena a maioria das funções endócrinas do corpo e atua como um dos principais centros de controle do sistema nervoso autônomo. Algumas das funções que ele regula incluem: pressão arterial, temperatura corporal, equilíbrio hidreletrolítico, peso corporal e apetite. Além disso, o hipotálamo

Quadro 21.4 Hormônios da neuro-hipófise | Lobo posterior da hipófise.

Hormônio	Composição	Fonte	Principais funções
Ocitocina	Polipeptídio contendo 9 aminoácidos	Corpos celulares dos neurônios localizados nos núcleos supraópticos e paraventriculares do hipotálamo[a]	Estimula a atividade das células contráteis em torno dos ductos das glândulas mamárias para a ejeção do leite das glândulas; estimula a contração das células musculares lisas no útero grávido
Hormônio antidiurético (ADH; vasopressina)	Polipeptídio contendo 9 aminoácidos; duas formas: arginina-ADH (mais comum nos seres humanos) e lisina-ADH	Corpos celulares dos neurônios localizados nos núcleos supraópticos e paraventriculares do hipotálamo[a]	Diminui o volume de urina ao aumentar a reabsorção de água pelos ductos coletores do rim; diminui a taxa de sudorese em resposta à desidratação; aumenta a pressão arterial ao estimular a contração das células musculares lisas na parede das arteríolas

[a]Estudos imunocitoquímicos indicam que a ocitocina e o ADH são produzidos por grupos separados de neurônios, dentro dos núcleos supraópticos e paraventriculares do hipotálamo. Estudos bioquímicos demonstraram que o núcleo supraóptico contém quantidades iguais de ambos os hormônios, enquanto o núcleo paraventricular contém mais ocitocina que ADH, embora em menor quantidade que aquela encontrada no núcleo supraóptico.

Boxe 21.2

Correlação clínica | Princípios das doenças endócrinas

A ocorrência de anormalidades nos mecanismos de sinalização que coordenam e controlam a função de múltiplos órgãos e processos biológicos constitui a base de muitas doenças endócrinas. A bioquímica clássica, a fisiologia e os avanços na biologia celular e molecular e na genética, combinados com observações clínicas, são capazes de explicar os mecanismos de ação hormonal e das doenças endócrinas. As doenças endócrinas podem ser classificadas em quatro categorias principais:

- **Produção excessiva de hormônios.** A causa mais comum de superprodução de hormônios consiste em aumento no número total de células que produzem um hormônio específico. Um exemplo desse mecanismo é o hipertireoidismo (doença de Graves; ver Boxe 21.4). Em resumo, a existência de anticorpos anormais, que simulam a ação do TSH, estimula um aumento pronunciado no número de células da tireoide. Em alguns casos, a secreção hormonal aumentada está relacionada com uma anormalidade genética que afeta a regulação da síntese e liberação de hormônio. Além disso, a ocorrência de mutação nos genes supressores tumorais e em proto-oncogenes pode levar à proliferação de células mutantes que produzem o hormônio específico. Isso ocorre comumente nas células da adeno-hipófise
- **Produção deficiente de hormônios.** A produção deficiente de hormônios pode resultar da destruição de um órgão endócrino por um processo patológico (p. ex., tuberculose das glândulas suprarrenais), ou de autoimunidade (p. ex., doença de Hashimoto, em que anticorpos anormais são dirigidos contra as células produtoras de hormônios tireoidianos, destruindo-as). Além disso, as anormalidades genéticas que levam ao desenvolvimento anormal das glândulas endócrinas (p. ex., hipogonadismo hipogonadotrópico), a síntese anormal de hormônios (p. ex., deleção do gene do GH) ou a regulação anormal da secreção hormonal (p. ex., hipoparatireoidismo associado à mutação do receptor sensor de cálcio expresso nas células das paratireoides) podem causar níveis séricos diminuídos ou ausência de hormônios ativos. A lesão iatrogênica das glândulas endócrinas, como a que ocorre quando a glândula paratireoide é removida durante a tireoidectomia (remoção da glândula tireoide), também pode ser responsável
- **Respostas teciduais alteradas aos hormônios.** Essa categoria de doença endócrina frequentemente é causada por uma variedade de mutação genética nos receptores hormonais (p. ex., TSH, LH e paratormônio [PTH]). Nos pacientes diabéticos, a resistência à insulina nos músculos e no fígado é causada principalmente por sinais que se originam do tecido adiposo (ver Capítulo 9, *Tecido Adiposo*)
- **Tumores das glândulas endócrinas.** Os tumores das glândulas endócrinas são, em sua maioria, hormonalmente ativos e responsáveis pela superprodução de hormônios. No entanto, alguns tumores de glândulas endócrinas não produzem hormônios, mas comprimem os órgãos vizinhos ou causam destruição de outros órgãos, em consequência de metástases. Um exemplo desse tipo de tumor é o câncer de tireoide, que pode metastatizar pelo corpo sem apresentar sinais de produção excessiva de hormônios tireoidianos (hipertireoidismo).

Os hormônios são utilizados no tratamento das doenças endócrinas. Um uso comum é a **terapia de reposição hormonal**, quando uma glândula endócrina específica não é desenvolvida ou deixa de produzir o hormônio necessário. Os hormônios e seus análogos sintéticos podem ser usados para suprimir os efeitos de outros hormônios. Em geral, os hormônios tireoidianos e esteroides podem ser administrados por via oral, enquanto os hormônios proteicos (p. ex., insulina, GH) precisam ser injetados. Algumas inovações tecnológicas, como minibombas computadorizadas e injeções intramusculares de depósito, tornaram a terapia mais viável para os pacientes.

Boxe 21.3

Correlação clínica | Patologias associadas à secreção de hormônio antidiurético

A ausência ou a produção diminuída de hormônio antidiurético (ADH) levam a uma condição conhecida como **diabetes insípido**, que se caracteriza por poliúria (produção de grandes volumes de urina diluída – até 20 ℓ por dia) com urina hipotônica e insípida. Os indivíduos com essa condição apresentam sede extrema, o que os permite compensar a perda de água ingerindo grandes quantidades de líquidos. Comumente, essa doença resulta de traumatismos cranioencefálicos, tumores ou outras lesões que podem danificar o hipotálamo ou a neuro-hipófise. Essa forma de doença é classificada como **diabetes insípido hipotalâmico**, em contraste com o **diabetes insípido nefrogênico**, no qual a secreção de ADH está normal ou elevada, mas não há resposta renal aos níveis circulantes de ADH. Em geral, o diabetes nefrogênico é um distúrbio congênito relacionado com a mutação dos canais de água de aquaporina 2 (AQP-2) ou diferentes mutações do receptor V_2 de ADH nos túbulos renais. O diabetes insípido hipotalâmico é normalmente tratado com a administração de análogos sintéticos de ADH (desmopressina), enquanto o tratamento do tipo nefrogênico dessa doença tem por objetivo reduzir o volume do débito urinário.

São encontrados níveis anormalmente elevados de ADH na **síndrome de secreção inapropriada de hormônio antidiurético (SIADH)**, que se caracteriza por hiponatremia (baixos níveis séricos de sódio), diminuição da osmolalidade sérica associada à excreção urinária excessiva de sódio e osmolalidade urinária elevada. Na SIADH, o nível elevado de ADH aumenta a absorção de água, levando, assim, a produção de urina concentrada, incapacidade de excretar água e hiponatremia, que resulta mais do excesso de água do que da deficiência de sódio. O aumento da secreção de ADH pode estar relacionado com distúrbios do SNC (tumores, lesões, infecções ou acidentes vasculares encefálicos), doenças pulmonares (pneumonia, doença pulmonar obstrutiva crônica, abscesso pulmonar ou tuberculose), tumores que secretam ADH (carcinoma de pequenas células do pulmão, tumores do pâncreas, timoma ou linfomas) e determinados fármacos (anti-inflamatórios, nicotina, diuréticos e muitos outros). O tratamento da SIADH depende da etiologia subjacente e inclui restrições hídricas, bem como tratamento farmacológico. Atualmente, dispõe-se de um antagonista do receptor V_2 de ADH (conivaptana) para melhorar a hiponatremia e aumentar a diurese de água livre, sem perda de outros íons na urina de pacientes com SIADH.

produz numerosos produtos neurossecretores. Além da ocitocina e do ADH, os neurônios hipotalâmicos secretam polipeptídios que promovem e inibem a secreção e a liberação dos hormônios da adeno-hipófise (Quadro 21.5). Esses polipeptídios hipotalâmicos também se acumulam nas terminações nervosas localizadas próximo da eminência mediana e do infundíbulo, e são liberados no leito capilar do sistema porta-hipotálamo-hipofisário para transporte até a parte distal da hipófise.

Um sistema de retroalimentação regula a função endócrina em dois níveis: a produção de hormônio na hipófise e a produção de hormônio de liberação hipotalâmica no hipotálamo.

O nível circulante de um produto secretor específico de um órgão-alvo, um hormônio ou seu metabólito, pode atuar diretamente sobre as células da adeno-hipófise ou sobre o hipotálamo para regular a secreção dos hormônios de liberação hipotalâmicos (ver na Figura 21.19, um diagrama da alça de retroalimentação hipotálamo-hipófise-tireoide). Os dois níveis de retroalimentação possibilitam uma notável sensibilidade no controle da função secretora. O próprio hormônio geralmente regula a atividade secretora das células no hipotálamo e na hipófise, regulando, assim, a sua própria secreção.

Além disso, as informações provenientes da maioria dos estímulos fisiológicos e psicológicos que alcançam o encéfalo também alcançam o hipotálamo. A alça de retroalimentação hipotálamo-hipofisária fornece uma via reguladora pela qual a informação geral proveniente do SNC contribui para a regulação da adeno-hipófise e, consequentemente, para a regulação de todo o sistema endócrino. A secreção de peptídios reguladores hipotalâmicos constitui o principal mecanismo pelo qual alterações no estado emocional são traduzidas em alterações no estado homeostático fisiológico.

■ GLÂNDULA PINEAL

A glândula pineal é uma glândula endócrina ou neuroendócrina que regula o ritmo corporal diariamente. Desenvolve-se a partir do neuroectoderma da porção posterior do teto do diencéfalo e permanece fixada ao cérebro por um curto pedículo. Nos seres humanos, está localizada na parede posterior do terceiro ventrículo, próximo do centro do encéfalo. A glândula pineal é uma estrutura em formato de pinha achatada, daí o seu nome (Figura 21.12); mede de 5 a 8 mm de altura e de 3 a 5 mm de diâmetro e pesa entre 100 e 200 mg.

A glândula pineal contém dois tipos de células parenquimatosas: os pinealócitos e as células intersticiais (gliais).

Os pinealócitos são as células principais da glândula pineal. Estão dispostos em agregados ou cordões nos lóbulos formados por septos de tecido conjuntivo, que se estendem dentro da glândula a partir da pia-máter que recobre a sua superfície. Essas células apresentam um grande núcleo profundamente invaginado, com um ou mais nucléolos proeminentes, e contêm gotículas de lipídios no citoplasma. Quando examinados com o MET, é possível observar que os pinealócitos contêm organelas citoplasmáticas típicas, juntamente com numerosas vesículas envolvidas por membrana e de centro denso, localizadas em seus prolongamentos citoplasmáticos elaborados e alongados. Os prolongamentos também apresentam numerosos feixes paralelos de microtúbulos. As terminações expandidas semelhantes a uma clava dos prolongamentos estão associadas a capilares sanguíneos. Essa característica sugere fortemente uma atividade neuroendócrina.

As células intersticiais (gliais) constituem cerca de 5% das células na glândula. Apresentam características de coloração

Quadro 21.5 Hormônios reguladores do hipotálamo.

Hormônio	Composição	Fonte	Principais funções
Hormônio de liberação do hormônio do crescimento (GHRH)	Duas formas nos seres humanos: polipeptídios contendo 40 e 44 aminoácidos	Corpos celulares dos neurônios localizados no núcleo arqueado do hipotálamo	Estimula a secreção e a expressão gênica do GH pelos somatotropos
Somatostatina	Duas formas nos seres humanos: polipeptídios contendo 14 e 28 aminoácidos	Corpos celulares dos neurônios localizados nos núcleos periventricular, paraventricular e arqueado do hipotálamo	Inibe a secreção de GH pelos somatotropos e de TSH pelos tireotropos; inibe a secreção de insulina pelas células B das ilhotas pancreáticas
Dopamina	Catecolamina (derivado de aminoácido)	Corpos celulares dos neurônios localizados no núcleo arqueado do hipotálamo	Inibe a secreção de PRL pelos lactotropos
Hormônio de liberação da corticotropina (CRH)	Polipeptídio contendo 41 aminoácidos	Corpos celulares dos neurônios localizados nos núcleos arqueado, periventricular e medial do hipotálamo	Estimula a secreção de ACHT pelos corticotropos; estimula a expressão gênica para a POMC nos corticotropos
Hormônio de liberação das gonadotropinas (GnRH)	Polipeptídio contendo 10 aminoácidos	Corpos celulares dos neurônios localizados nos núcleos arqueado, ventromedial, dorsal e paraventricular do hipotálamo	Estimula a secreção de LH e de FSH pelos gonadotropos
Hormônio de liberação da tireotropina (TRH)	Polipeptídio contendo 3 aminoácidos	Corpos celulares dos neurônios localizados nos núcleos ventromedial, dorsal e paraventricular do hipotálamo	Estimula a secreção e a expressão gênica do TSH pelos tireotropos; estimula a síntese e a secreção de PRL

ACTH, hormônio adrenocorticotrófico; FSH, hormônio foliculoestimulante; GH, hormônio do crescimento; LH, hormônio luteinizante; POMC, pró-opiomelanocortina; PRL, prolactina; TSH, hormônio tireoestimulante.

e ultraestruturais muito semelhantes àquelas dos astrócitos e lembram os pituícitos da neuro-hipófise.

Além dos dois tipos celulares, a glândula pineal humana caracteriza-se pela existência de concreções calcificadas, denominadas areia cerebral ou corpos arenáceos (Figura 21.13 e Prancha 21.3). Essas concreções parecem ser derivadas da precipitação de fosfatos e carbonatos de cálcio nas proteínas carreadoras, que são liberadas no citoplasma quando as secreções pineais sofrem exocitose. As **concreções** podem ser reconhecidas na infância, e o seu número aumenta com a idade. Por serem opacas aos raios X e localizadas na linha média do encéfalo, servem de **marcadores** convenientes nos exames radiográficos e de **tomografia computadorizada (TC)**.

A glândula pineal humana relaciona a intensidade e a duração da luz com a atividade endócrina.

A glândula pineal é um órgão fotossensível e um importante cronometrista e regulador do ciclo dia/noite (ritmo circadiano). Ela obtém informações sobre os ciclos de luz e escuridão a partir da retina por meio do trato retino-hipotalâmico, que se conecta no núcleo supraquiasmático com os tratos neurais simpáticos que, por sua vez, seguem o seu trajeto para dentro da glândula pineal. Durante o dia, os impulsos luminosos inibem a produção do principal hormônio da glândula pineal, a melatonina. Por conseguinte, a atividade pineal, medida por alterações no nível plasmático de melatonina, aumenta durante a escuridão e diminui durante o período de luz. Nos seres humanos, essas alterações circadianas na secreção de melatonina desempenham importante papel na regulação dos ritmos corporais diários (circadianos).

A melatonina é liberada durante o período de escuridão e regula a função reprodutiva nos mamíferos por inibição da atividade esteroidogênica das gônadas (Quadro 21.6). A produção de **esteroides gonadais** é diminuída pela ação inibidora da melatonina sobre os neurônios neurossecretores, localizados no hipotálamo (núcleo arqueado), que produzem o GnRH. A inibição do GnRH causa redução na liberação de FSH e de LH pela adeno-hipófise. Além da melatonina, extratos de glândulas pineais de muitos animais contêm numerosos neurotransmissores, tais como **serotonina**, **norepinefrina**, **dopamina** e **histamina**, bem como hormônios reguladores hipotalâmicos, como a **somatostatina** e o **TRH**. Clinicamente, os tumores que provocam destruição da glândula pineal estão associados à **puberdade precoce (de início precoce)**.

Estudos conduzidos em animais demonstraram que a informação relacionada com a duração da luz do dia alcança a glândula pineal a partir dos fotorreceptores na retina. Por conseguinte, a glândula pineal influencia a atividade sexual sazonal. A glândula pineal desempenha um papel no ajuste a mudanças súbitas na duração do dia, como aquelas experimentadas

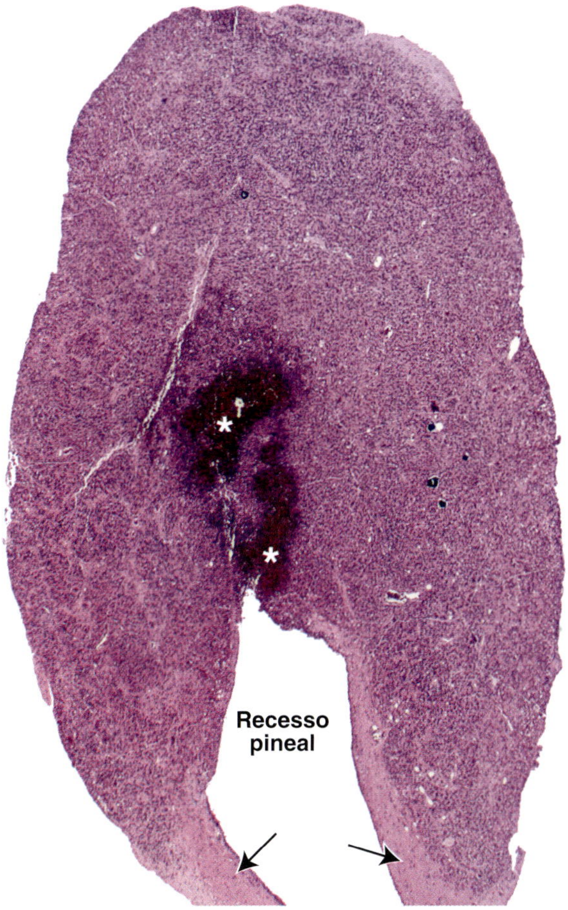

Figura 21.12 Fotomicrografia de glândula pineal de lactente. Este corte histológico corado por hematoxilina e eosina (H-E) provém de um corte mediano realizado através da glândula em formato de pinha. A extremidade anterior cônica da glândula está na parte *superior* da fotomicrografia. As *setas* indicam a parte da glândula que se conecta com a comissura posterior. A glândula é formada por uma evaginação da parte posterior do teto do terceiro ventrículo (diencéfalo). As áreas escuras indicadas por *asteriscos* resultam de sangramento na glândula. 25×.

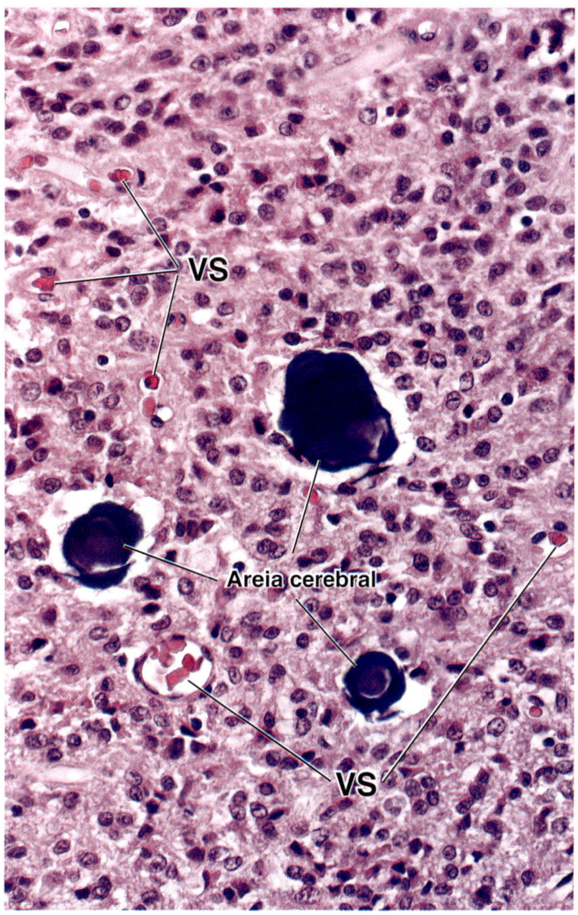

Figura 21.13 Fotomicrografia da glândula pineal humana. Esta fotomicrografia em maior aumento mostra as concreções características, denominadas *areia cerebral* ou *corpos arenáceos*. Os pinealócitos (células principais da glândula pineal) representam a maioria das células observadas na amostra. Essas células estão dispostas em agregados ou cordões. Os vasos sanguíneos (*VS*) que contêm eritrócitos são facilmente identificáveis; numerosos outros vasos sanguíneos também estão presentes, mas não são reconhecidos neste aumento sem a evidência das células sanguíneas. 250×.

Quadro 21.6 Hormônio da glândula pineal.

Hormônio	Composição	Fonte	Principais funções
Melatonina	Indolamina (*N*-acetil-5-metoxitriptamina)	Pinealócitos	Regula os ritmos corporais diariamente e o ciclo dia/noite (ritmos circadianos); inibe a secreção de GnRH e regula a atividade esteroidogênica das gônadas, particularmente quando relacionada com o ciclo menstrual; nos animais, influencia a atividade sexual sazonal

GnRH, hormônio de liberação das gonadotropinas.

por pessoas que viajam e sofrem de **dissincronose (*jet-lag*)**. Além disso, a glândula pineal desempenha um papel na **alteração das respostas emocionais** à duração reduzida do dia durante o inverno nas zonas temperadas e subárticas, conhecida como **transtorno afetivo sazonal (TAS)**.

■ GLÂNDULA TIREOIDE

A glândula tireoide está localizada na região anterior do pescoço, adjacente à laringe e à traqueia.

A glândula tireoide é uma glândula endócrina bilobada, localizada na região anterior do pescoço, que consiste em dois grandes lobos laterais conectados por um istmo, uma fina faixa de tecido tireoidiano. Os dois lobos, medindo, cada um deles, aproximadamente 5 cm de comprimento, 2,5 cm de largura e 20 a 30 g de peso, estão situados em cada lado da laringe e na parte superior da traqueia. O istmo cruza a superfície anterior da segunda e terceira cartilagens traqueais. Com frequência, um lobo piramidal estende-se superiormente a partir do istmo. A glândula é circundada por uma cápsula fina de tecido conjuntivo (Figura 21.14). A cápsula envia trabéculas para dentro do parênquima, que contornam parcialmente os lobos e lóbulos irregulares. Os folículos da tireoide constituem as unidades funcionais da glândula.

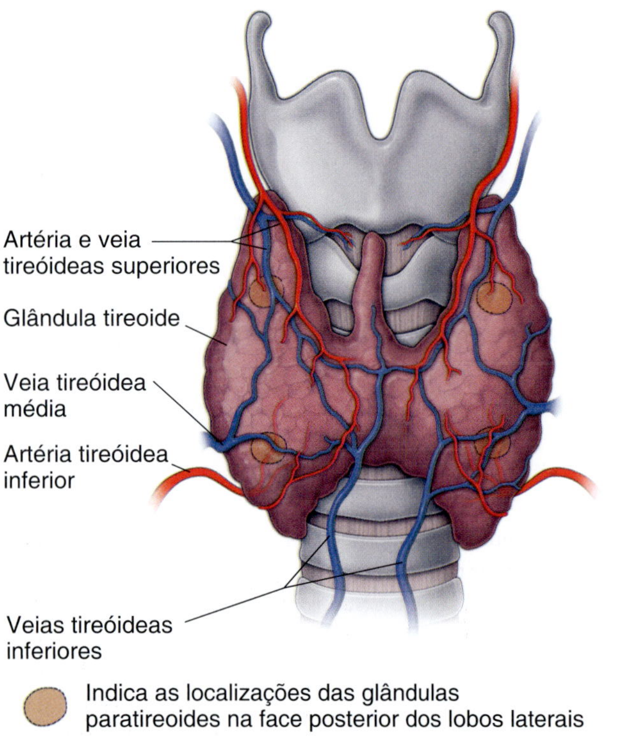

Figura 21.14 Topografia e suprimento sanguíneo da glândula tireoide. Este desenho mostra a localização da glândula tireoide na região anterior do pescoço, em estreita proximidade com a traqueia e as cartilagens laríngeas. A glândula consiste em dois lobos laterais, conectados por um istmo. Em cerca de 40% dos casos, a glândula tireoide exibe um lobo piramidal, que é remanescente do ducto tireoglosso, uma conexão de desenvolvimento com a base da língua. A glândula tireoide é irrigada pelas artérias tireóideas superior e inferior, e o sangue da glândula é drenado pelas veias tireóideas superiores, médias e inferiores. Na superfície posterior (profunda) dos lobos laterais, existem dois pares de pequenas estruturas ovoides, que são denominadas glândulas paratireoides superiores e inferiores. Observe as áreas delineadas da localização das glândulas paratireoides em uma vista anterior.

A glândula tireoide desenvolve-se a partir do revestimento endodérmico do assoalho da faringe primitiva.

A glândula tireoide começa a se desenvolver durante a quarta semana de gestação, a partir de um primórdio que se origina como um espessamento endodérmico do assoalho da faringe primitiva. O primórdio cresce no sentido caudal e forma uma invaginação semelhante a um ducto, conhecida como ducto tireoglosso. Este desce pelo tecido do pescoço até o seu destino final, em frente da traqueia, onde se divide em dois lobos. Durante essa migração descendente, o ducto tireoglosso sofre atrofia, deixando um remanescente embriológico, o lobo piramidal da tireoide, que está presente em cerca de 40% da população.

Por volta da nona semana de gestação, as células endodérmicas diferenciam-se em placas de células foliculares, que se dispõem em folículos. Em aproximadamente 14 semanas, os folículos bem desenvolvidos revestidos por células foliculares contêm coloide dentro do lúmen. Durante a sétima semana, em paralelo ao desenvolvimento dos folículos tireóideos, as células epiteliais que revestem a invaginação das quartas bolsas faríngeas (branquiais), conhecidas como corpos ultimobranquiais, começam a sua migração em direção à glândula tireoide em desenvolvimento e são incorporadas nos lobos laterais. Após a sua fusão com a tireoide, as células do corpo ultimobranquial se dispersam entre os folículos, dando origem às células parafoliculares, que se tornam incorporadas no epitélio folicular.

O folículo tireoidiano constitui a unidade estrutural e funcional da glândula tireoide.

O folículo tireoidiano é um compartimento aproximadamente esférico, semelhante a um cisto, com uma parede formada por epitélio simples cuboide ou colunar baixo, o epitélio folicular. Centenas de milhares de folículos, cujo diâmetro varia de cerca de 0,2 a 1,0 mm, constituem quase toda a massa da glândula tireoide humana. Os folículos contêm massa gelatinosa, denominada coloide (Figura 21.15 e Prancha 21.4). As superfícies apicais das células foliculares estão em contato com o coloide, enquanto as superfícies basais repousam sobre uma lâmina basal típica.

O epitélio folicular é composto de dois tipos de células: foliculares e parafoliculares.

O parênquima da glândula tireoide é composto de epitélio contendo dois tipos de células:

- As células foliculares (células principais) são responsáveis pela produção dos hormônios tireoidianos T_4 e T_3. Essas células variam quanto ao formato e tamanho, de acordo como o estado funcional da glândula. Em preparações de rotina

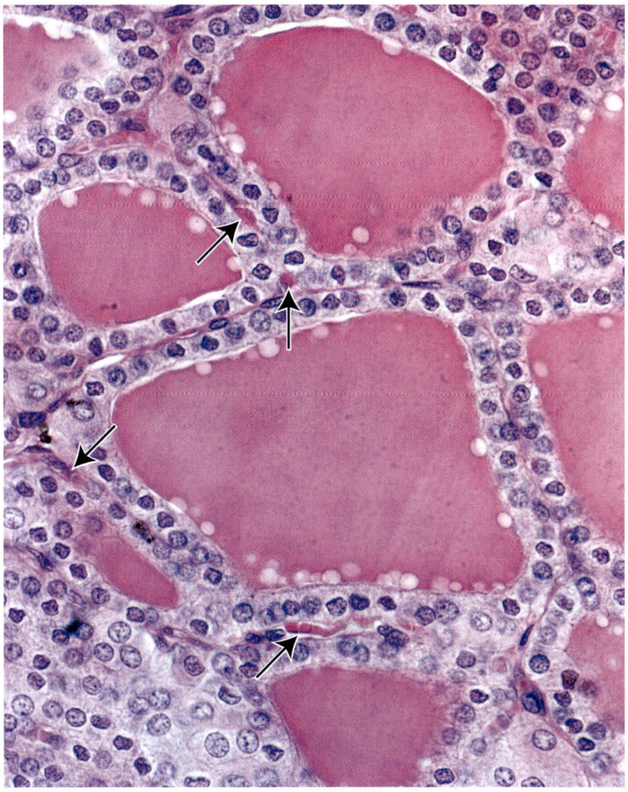

Figura 21.15 Glândula tireoide. Esta fotomicrografia de uma tireoide humana foi obtida de um corte corado por hematoxilina e eosina (H-E). Mostra os folículos da glândula que contêm coloide. Cada folículo consiste em uma única camada de células epiteliais circundando massa central de coloide. As *setas* indicam alguns dos capilares sanguíneos entre os folículos. 500×.

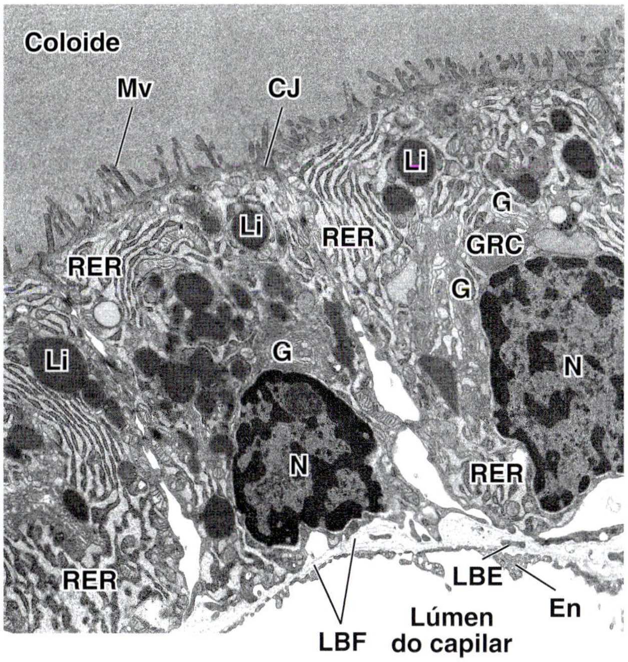

Figura 21.16 Eletromicrografia de células foliculares de uma glândula tireoide de rato. Esta eletromicrografia mostra uma única camada de epitélio contendo células foliculares colunares baixas. As superfícies apicais com microvilosidades (*Mv*) visíveis estão em contato com o coloide, enquanto as superfícies basais das células foliculares repousam sobre a lâmina basal (*LBF*). Uma porção estreita de tecido conjuntivo separa as células foliculares do lúmen do capilar. Observe que as células endoteliais (*En*) fenestradas, que revestem o lúmen do capilar, repousam sobre a lâmina basal (*LBE*). O acúmulo de lisossomos (*Li*) e gotículas de reabsorção de coloide (*GRC*), o complexo de Golgi (*G*) extenso, o retículo endoplasmático rugoso (*RER*) e a existência de espaços intercelulares aumentados são indicadores de intensa atividade das células foliculares. N, núcleo; CJ, complexo juncional. 14.000×. (Cortesia do Dr. Holger Jastrow.)

coradas por hematoxilina e eosina (H-E), as células foliculares exibem um citoplasma basal ligeiramente basófilo, com núcleos esféricos que contêm um ou mais nucléolos proeminentes. O complexo de Golgi exibe uma posição supranuclear. Podem ser identificadas gotículas de lipídios e gotículas PAS-positivas com coloração apropriada. Em nível ultraestrutural, as células foliculares revelam organelas comumente associadas a células tanto secretoras quanto absortivas (Figura 21.16), incluindo complexos juncionais típicos na extremidade apical da célula e microvilosidades curtas na superfície apical. Na região basal, observa-se a existência de numerosos perfis de retículo endoplasmático rugoso (RER). Pequenas vesículas presentes no citoplasma apical são morfologicamente semelhantes às vesículas associadas ao complexo de Golgi. No citoplasma apical, observa-se também a existência de numerosas vesículas endocitóticas, identificadas como gotículas de reabsorção coloidal, e lisossomos

- As células parafoliculares (células C) estão localizadas na periferia do epitélio folicular e situam-se dentro da lâmina basal dos folículos. Essas células não estão expostas ao lúmen do folículo. Secretam calcitonina, um hormônio que regula o metabolismo do cálcio. Em preparações de rotina coradas por H-E, as células C apresentam coloração pálida e ocorrem como células solitárias ou pequenos agrupamentos de células. É difícil identificar as células parafoliculares humanas à microscopia óptica. Ao microscópio eletrônico, as células parafoliculares revelam numerosas vesículas secretoras pequenas, cujo diâmetro varia de 60 a 550 nm, e um complexo de Golgi proeminente (Figura 21.17).

Uma extensa rede de capilares fenestrados, derivados das artérias tireóideas superior e inferior, circunda os folículos. Observa-se a existência de capilares linfáticos de extremidade cega no tecido conjuntivo interfolicular, que também podem proporcionar uma segunda via para o transporte dos hormônios a partir da glândula.

A função da glândula tireoide é essencial para o crescimento e o desenvolvimento normais.

A glândula tireoide produz três hormônios, que são essenciais para o metabolismo normal e a homeostasia (Quadro 21.7):

- A tiroxina (3,3′,5,5′-tetraiodotironina, T_4) e a 3,3′,5-tri-iodotironina (T_3) são sintetizadas e secretadas por células foliculares. Ambos os hormônios regulam o metabolismo basal celular e tecidual, a produção de calor, e além disso influenciam o crescimento e o desenvolvimento do corpo. A secreção desses hormônios é regulada pelo TSH liberado da adeno-hipófise
- A calcitonina (tireocalcitonina) é sintetizada pelas células parafoliculares (células C) e atua como antagonista fisiológico do paratormônio (PTH, do inglês *parathyroid hormone*). A calcitonina desempenha importante papel na regulação dos níveis séricos de cálcio nos animais inferiores; no entanto, o seu papel fisiológico nos seres humanos ainda não foi inteiramente definido. A calcitonina reduz os níveis sanguíneos de cálcio ao suprimir a ação reabsortiva dos osteoclastos. Adicionalmente, promove o depósito de cálcio no osso, aumentando a taxa de calcificação do osteoide. A secreção de calcitonina é diretamente regulada pelos níveis sanguíneos

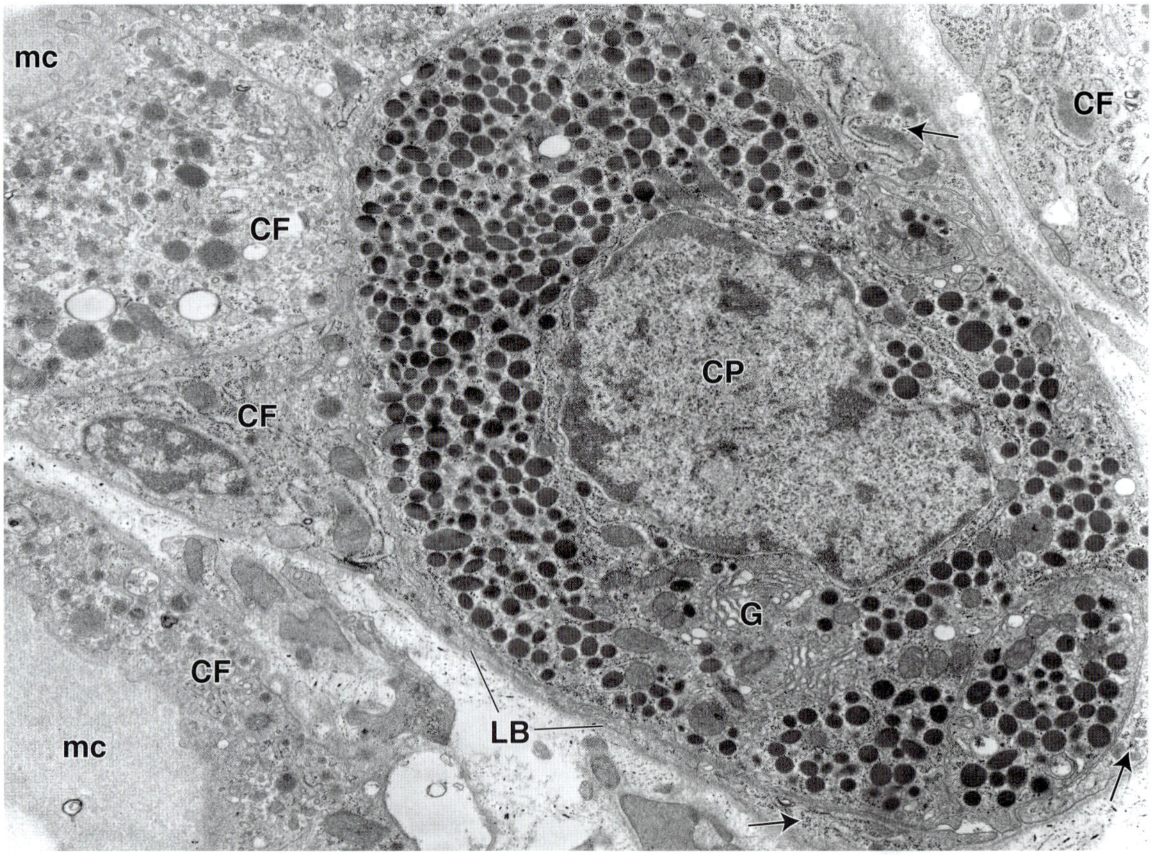

Figura 21.17 Eletromicrografia de uma célula parafolicular. Os prolongamentos citoplasmáticos das células foliculares (*setas*) circundam parcialmente a célula parafolicular (*CP*), que contém numerosos grânulos elétron-densos e um complexo de Golgi (*G*) proeminente. Uma lâmina basal (*LB*) está associada às células foliculares (*CF*). Nos *cantos esquerdos* da eletromicrografia, pode-se observar uma parte da massa central de material coloidal (*mc*) em dois folículos adjacentes. 12.000×. (Cortesia do Dr. Emmanuel-Adrien Nunez.)

Quadro 21.7 Hormônios da glândula tireoide.

Hormônio	Composição	Fonte	Principais funções
Tiroxina (tetraiodotironina, T_4) e tri-iodotironina (T_3)[a]	Derivados iodados da tirosina	Células foliculares (células principais)	Regulam o metabolismo basal dos tecidos (aumentam a taxa de utilização de carboidratos, a síntese e a degradação de proteínas e a síntese e degradação de gorduras); regulam a produção de calor; influenciam o crescimento corporal e tecidual e o desenvolvimento do sistema nervoso no feto e na criança pequena;[b] aumentam a absorção de carboidratos a partir do intestino
Calcitonina (tireocalcitonina)	Polipeptídio contendo 32 aminoácidos	Células parafoliculares (células C)	Diminui os níveis sanguíneos de cálcio ao inibir a reabsorção óssea e estimular a absorção de cálcio pelos ossos

[a]A glândula tireoide secreta uma quantidade substancialmente maior de T_4 que de T_3; no entanto, cerca de 40% da T_4 sofre conversão periférica em T_3, que é um hormônio mais potente e que atua mais rapidamente.
[b]A deficiência de T_3 e de T_4 durante o desenvolvimento tem como consequência neurônios em menor número e de menor tamanho, mielinização defeituosa e grave incapacidade intelectual.

de cálcio. Os níveis elevados de cálcio estimulam a secreção, enquanto baixos níveis a inibem. A secreção de calcitonina não é afetada pelo hipotálamo nem pela hipófise. A calcitonina é secretada por vários tumores endócrinos (p. ex., **carcinoma medular de tireoide**); por conseguinte, é usada como marcador tumoral para monitorar o progresso da recuperação após ressecção cirúrgica do tumor. Embora a calcitonina seja usada para tratar pacientes com vários distúrbios associados à reabsorção óssea excessiva (p. ex., **osteoporose** e **doença de Paget**), nenhuma doença clínica foi associada à sua deficiência ou até mesmo à sua ausência após tireoidectomia total.

O principal componente do coloide é a tireoglobulina, uma forma inativa de armazenamento dos hormônios tireoidianos.

O principal componente do coloide é uma grande glicoproteína (660 kDa) iodada, denominada tireoglobulina, que contém cerca de 120 resíduos de tirosina. O coloide também apresenta várias enzimas e outras glicoproteínas. Tinge-se com corantes tanto ácidos quanto básicos e é fortemente PAS-positivo. A tireoglobulina não é um hormônio, mas uma forma inativa de armazenamento dos hormônios tireoidianos. Os hormônios tireoidianos ativos são liberados da tireoglobulina e lançados nos capilares sanguíneos fenestrados que circundam os folículos somente após processamento celular adicional. A tireoide é singular entre as glândulas endócrinas, uma vez que ela armazena grandes quantidades de seu produto secretor no meio extracelular.

A síntese de hormônio tireoidiano envolve diversas etapas.

A síntese dos dois hormônios tireoidianos principais, a tiroxina (T_4) e a tri-iodotironina (T_3), ocorre no folículo tireóideo em várias etapas distintas (Figura 21.18):

1. Síntese de tireoglobulina. O precursor da tireoglobulina é sintetizado no RER das células epiteliais foliculares. A tireoglobulina é glicosilada no complexo de Golgi após tradução no RER, antes de ser acondicionada em vesículas e secretada por exocitose no lúmen do folículo.
2. Reabsorção, difusão e oxidação do iodeto. As células epiteliais foliculares transportam ativamente o iodeto do sangue para dentro de seu citoplasma, utilizando simportadores de sódio/iodeto (NIS, do inglês *sodium/iodide symporters*) dependentes de ATPase. O NIS é uma proteína transmembrana de 87 kDa que medeia a captação ativa de iodeto na membrana basolateral das células epiteliais foliculares. Essas células são capazes de estabelecer uma concentração intracelular de iodeto que é 30 a 40 vezes maior que a do plasma. Em seguida, os íons iodeto sofrem rápida difusão para a membrana celular apical. A partir desse local, os íons iodeto são transportados até o lúmen do folículo pelo transportador de iodeto/cloreto de 86 kDa, denominado pendrina, que se localiza na membrana apical da célula. Em seguida, o iodeto é imediatamente oxidado a iodo, a forma ativa do iodeto. Esse processo ocorre no coloide e é catalisado pela enzima tireoide peroxidase (TPO) ligada à membrana.
3. Iodação da tireoglobulina. Um ou dois átomos de iodo são então adicionados aos resíduos de tirosina específicos da tireoglobulina. Esse processo ocorre no coloide, na superfície microvilosa das células foliculares, e também é catalisado pela tireoide peroxidase (TPO). A adição de um átomo de iodo a um único resíduo de tirosina forma a monoidotirosina (MIT). A adição de um segundo átomo de iodo ao resíduo de MIT forma di-iodotirosina (DIT).
4. Formação da T_3 e da T_4 por reações de acoplamento oxidativas. Os hormônios tireoidianos são formados por reações de acoplamento oxidativas de dois resíduos de tirosina iodados próximos um do outro. Por exemplo, quando dois

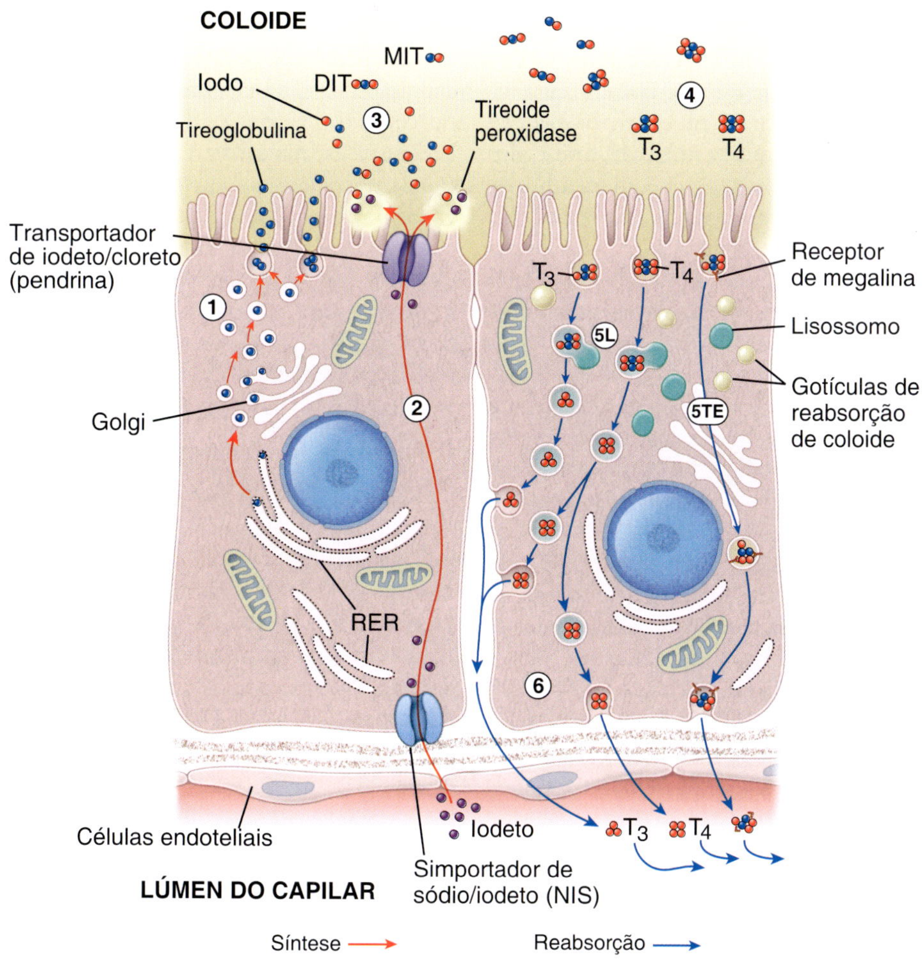

Figura 21.18 Diagrama das etapas na síntese dos hormônios tireoidianos. Este diagrama mostra duas células foliculares: uma no processo de síntese da tireoglobulina (*à esquerda com as vias em vermelho*) e a outra no processo de reabsorção da tireoglobulina (*à direita com as vias em azul*). Os *números*, que são descritos mais detalhadamente no texto, indicam as etapas sequenciais do processo: *1*, síntese e secreção de tireoglobulina; *2*, captação e concentração de iodeto a partir do sangue por simportadores de sódio/iodeto (*NIS*), liberação de iodeto no coloide por meio de transportadores de iodeto/cloreto (pendrina) e oxidação do iodeto a iodo pela tireoide peroxidase; *3*, iodação da tireoglobulina no coloide; *4*, formação dos hormônios T_3 e T_4 no coloide por reações de acoplamento oxidativas; *5L*, reabsorção de coloide pela via lisossômica (via principal); *5TE*, reabsorção de coloide pela via transepitelial mediada pelo receptor de megalina; e *6*, liberação de T_4 e de T_3 da célula na circulação. DIT, di-iodotirosina; MIT, monoiodotirosina; RER, retículo endoplasmático rugoso.

resíduos de DIT e MIT vizinhos sofrem uma reação de acoplamento, ocorre formação de T_3; quando dois resíduos de DIT reagem entre si, há formação de T_4. Após a iodação, a T_4 e a T_3, bem como os resíduos de DIT e MIT que ainda estão ligados a uma molécula de tireoglobulina, são armazenadas como coloide no lúmen do folículo.

5. Reabsorção de coloide. Em resposta ao TSH, as células foliculares captam a tireoglobulina a partir do coloide por um processo de endocitose mediada por receptor. Se os níveis de TSH permanecerem elevados, a quantidade de coloide no folículo será reduzida, uma vez que ele é sintetizado, secretado, iodado e reabsorvido com muita rapidez para se acumular. Após a endocitose, a tireoglobulina segue pelo menos duas vias intracelulares diferentes:
   - Na via lisossômica, a tireoglobulina é internalizada e transportada dentro de vesículas endocitóticas para os endossomos jovens. Essas vesículas finalmente amadurecem em lisossomos ou fundem-se com lisossomos existentes. A reabsorção da tireoglobulina nesse estágio pode ser confirmada pela existência de grandes vesículas endocíticas, denominadas gotículas de reabsorção de coloide, na região apical das células foliculares. Em seguida, a tireoglobulina é degradada por proteases lisossômicas em seus constituintes de aminoácidos e carboidratos, deixando livres as moléculas de T_4, T_3, DIT e MIT (ver via identificada com 5L na Figura 21.18). Em condições fisiológicas, é a principal via de reabsorção de coloide
   - Na via transepitelial, a tireoglobulina é transportada intacta da superfície apical para a superfície basolateral das células foliculares. Para entrar nessa via, a tireoglobulina liga-se a seu receptor, a megalina, um membro de 330 kDa da família dos receptores endocíticos de LDL. A megalina é uma proteína transmembrana expressa na superfície apical das células epiteliais foliculares voltadas diretamente para o coloide. A tireoglobulina internalizada pela megalina evita a via lisossômica, e as vesículas endocíticas são liberadas na membrana basolateral das células foliculares (ver a via identificada com 5TE na Figura 21.18). Em condições patológicas de alta estimulação de TSH ou de estimulação TSH-semelhante, a expressão da **megalina** aumenta, e grandes quantidades de tireoglobulina seguem a via transepitelial. Essa via pode reduzir o grau de liberação de T_4 e de T_3 pelo desvio da tireoglobulina da via lisossômica. Pessoas com **doença de Graves** ou outras doenças da tireoide apresentam quantidades detectáveis de tireoglobulina circulante que contém porções do receptor de megalina.
6. Liberação de T_4 e de T_3 das células foliculares na circulação. As células foliculares produzem predominantemente T_4, com uma razão entre T_4 e T_3 de 20:1. A maior parte de T_4 e T_3 produzida é desacoplada da tireoglobulina na via lisossômica, e apenas quantidades insignificantes de T_4 e T_3 são liberadas das células ligadas à tireoglobulina. Tanto a T_4 quanto a T_3 atravessam a membrana basal e entram nos capilares sanguíneos e linfáticos. A maior parte dos hormônios liberados liga-se imediatamente a uma proteína plasmática específica (54 kDa), a globulina de ligação da tiroxina (TBG) (cerca de 70%), ou a uma fração de pré-albumina da proteína sérica, denominada transtirretina (cerca de 20%). A T_4 tem uma ligação mais forte à TBG, enquanto a T_3 liga-se mais fortemente à transtirretina. Menos de 10% dos hormônios liberados estão ligados a uma fração inespecífica da albumina, deixando apenas quantidades pequenas (cerca de 1%) de hormônios circulantes livres que são metabolicamente ativos. Os hormônios circulantes livres também atuam no sistema de retroalimentação que regula a atividade secretora da tireoide (ver Figura 21.19). Um terço da T_4 circulante sofre conversão em T_3 em órgãos periféricos, como o rim, o fígado e o coração. A T_3 é cinco vezes mais potente que a T_4, e é a principal responsável pela atividade biológica, por meio de sua ligação aos receptores nucleares nas células-alvo.

O transporte através da membrana celular é essencial para a ação e o metabolismo dos hormônios tireoidianos.

Com base na estrutura bioquímica dos hormônios tireoidianos, acreditava-se, há muito tempo, que esses hormônios pudessem entrar na célula por difusão simples. No entanto, já está bem estabelecido que os hormônios tireoidianos são transportados através das membranas celulares por várias moléculas transportadoras de hormônios tireoidianos. No SNC, a T_3 e a T_4 são transportadas através da barreira hematencefálica até as células nervosas e gliais pelo transportador de monocarboxilato 8 (MCT8, do inglês *monocarboxylate transporter 8*) e MCT10, bem como por uma família de polipeptídios transportadores de ânions orgânicos (OATP). Por exemplo, o transportador OATP1C1 é exclusivamente expresso nas células endoteliais que formam a barreira hematencefálica e é responsável pela captação de T_4 no cérebro. O MCT8 também é encontrado no coração, no rim, no fígado e no músculo esquelético. A ocorrência de mutações no gene MCT8 provoca grave incapacidade psicomotora e intelectual associada a níveis séricos elevados de T_3 em homens acometidos, uma condição conhecida como **síndrome de Allan-Herndon-Dudley**. Os transportadores de MCT8 defeituosos são incapazes de transportar a T_3 nas células nervosas, o que interrompe o desenvolvimento normal do encéfalo. Como a T_3 não é utilizada pelas células nervosas, quantidades excessivas desse hormônio continuam circulando no sangue, causando sinais e sintomas de **toxicidade do hormônio tireoidiano**.

O hormônio tri-iodotironina (T_3) é biologicamente mais ativo que a tiroxina (T_4).

Após a sua entrada na célula, as moléculas de T_3 e de T_4 interagem com um receptor nuclear de tireoide específico, que se assemelha à via de sinalização nuclear iniciada por esteroides (ver Figura 21.4B). A T_3 liga-se a receptores nucleares muito mais rapidamente e com maior afinidade que a T_4, razão pela qual a T_3 é de ação mais rápida e biologicamente mais ativa que a T_4. Além disso, a T_3 liga-se às mitocôndrias, aumentando a produção de ATP. Por conseguinte, a atividade biológica e o efeito metabólico dos hormônios tireoidianos são determinados, em grande parte, pela concentração intracelular de T_3.

Diversos fatores têm impacto na concentração intracelular de T_3. Estes incluem a concentração sérica de T_3, que depende da taxa de conversão da T_4 em T_3 nos órgãos periféricos; o transporte dos hormônios tireoidianos através da membrana celular por transportadores especializados de hormônios da tireoide; e a existência de enzimas iodotironina desiodinases, que ativam ou inativam os hormônios tireoidianos. Por exemplo, duas desiodinases, denominadas D_1 e D_2, convertem a T_4 na T_3 mais ativa, enquanto a terceira enzima, denominada D_3, degrada a T_4 na forma inativa de

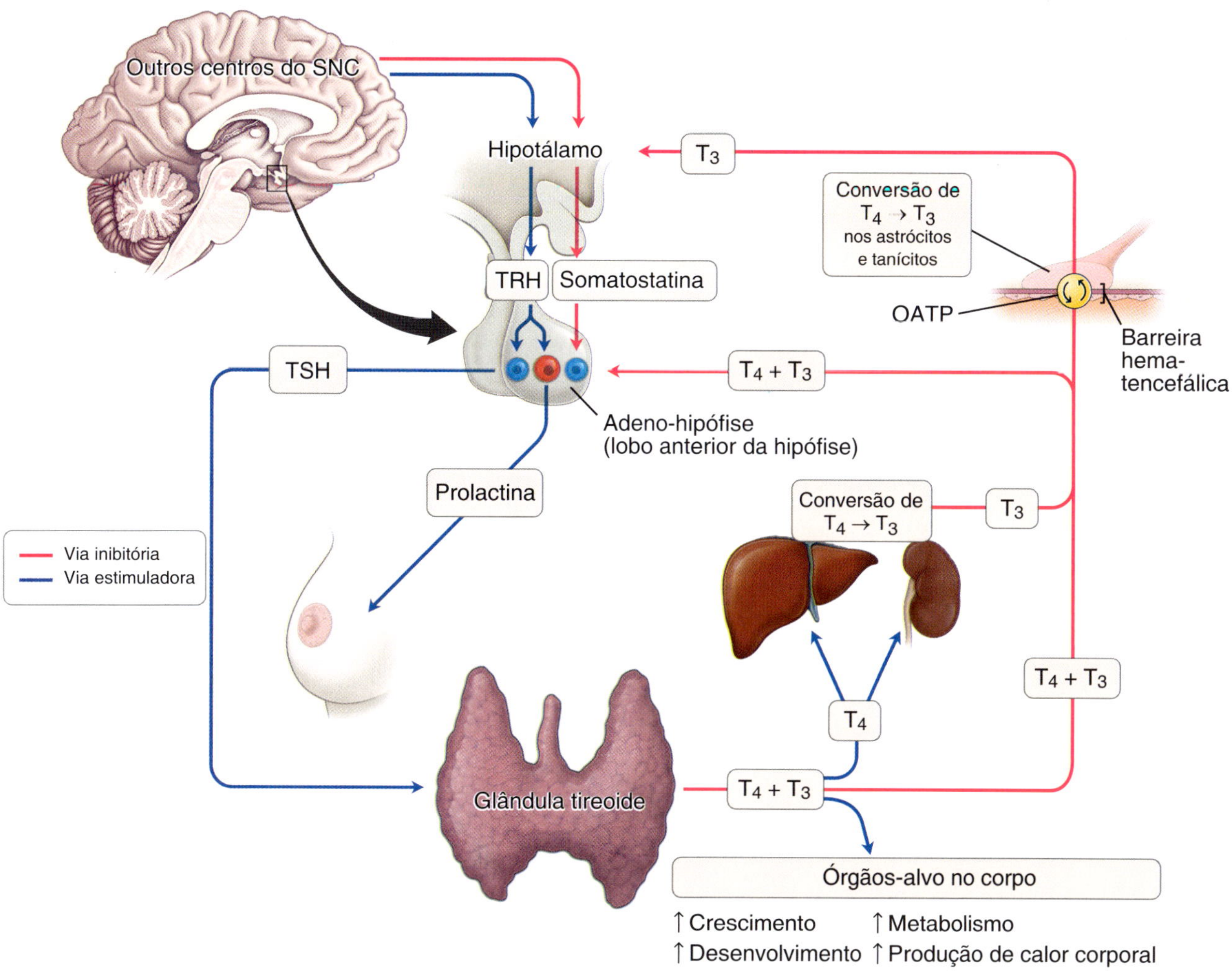

Figura 21.19 Produção, transporte e regulação dos hormônios tireoidianos. A produção de T_4 e de T_3 é regulada por um sistema de retroalimentação negativa. As células foliculares da glândula tireoide produzem cerca de 20 vezes mais T_4 do que T_3; no entanto, a T_4 é convertida em órgãos periféricos (p. ex., fígado, rim) em uma forma mais ativa de T_3. Aproximadamente 99% da T_4 e da T_3 liberadas pela glândula tireoide na circulação ligam-se a proteínas plasmáticas específicas. A T_4 e a T_3 livres (não ligadas) remanescentes exercem retroalimentação negativa sobre o sistema e inibem a liberação adicional de T_4 e T_3. Essa inibição ocorre na adeno-hipófise e no hipotálamo. Na hipófise, a T_4 e a T_3 inibem a secreção de TSH pelos tireotropos. Para exercer um efeito inibidor sobre o hipotálamo, tanto a T_4 quanto a T_3 precisam atravessar a barreira hematencefálica, utilizando o transportador de hormônio tireoidiano OATP, expresso na membrana das células endoteliais. A concentração aumentada de T_4 e T_3 reduz a expressão dos transportadores OATP como parte da alça de retroalimentação negativa, diminuindo, assim, a quantidade disponível de hormônios tireoidianos no encéfalo. Após atravessar a barreira hematencefálica, a T_4 e a T_3 são transferidas para os astrócitos vizinhos, nos quais a T_4 é convertida em T_3. Observe que a T_3 é a forma predominante do hormônio que entra nos neurônios. A T_4 e a T_3 também são secretadas no líquido cerebrospinal e são captadas pelos tanícitos (células ependimárias especializadas) e pelos astrócitos, nos quais, como já foi dito, a T_4 é convertida em T_3. Além do TRH, que também estimula a produção de prolactina nos lactotropos, o hipotálamo secreta a somatostatina, que exerce um efeito inibitório sobre a produção de TSH pelos tireotropos. O sistema de retroalimentação é ativado em resposta a baixos níveis de hormônios tireoidianos no sangue ou às necessidades metabólicas. Além dos mecanismos de controle químico, diversas terminações nervosas no hipotálamo regulam a secreção de TRH. Por exemplo, o estresse do frio aumenta a secreção de TRH, enquanto a elevação da temperatura corporal inibe a secreção de TRH. OATP, polipeptídios transportadores de ânions orgânicos; TRH, hormônio de liberação da tireotropina; TSH, hormônio tireoestimulante (tireotropina).

rT_3 (T_3 reversa) e DIT. Tanto a T_3 quanto a T_4 são desiodadas e desaminadas nos tecidos-alvo, conjugadas no fígado e, em seguida, transferidas para a bile, na qual são excretadas no intestino. Os hormônios conjugados e livres também são excretados pelos rins.

Os hormônios tireoidianos desempenham papel essencial no desenvolvimento normal do feto.

Nos seres humanos, os hormônios tireoidianos são essenciais para o crescimento e o desenvolvimento normais do feto. Durante a gravidez normal, tanto a T_3 quanto a T_4 atravessam a barreira placentária e são de importância crítica nos estágios iniciais de desenvolvimento do encéfalo. Além disso, a glândula tireoide fetal começa a funcionar com 14 semanas de gestação e também contribui com hormônios tireoidianos adicionais. A deficiência de hormônio tireoidiano durante o **desenvolvimento fetal** acarreta dano irreversível ao sistema nervoso central (SNC), causando redução do número de neurônios, mielinização defeituosa e incapacidade mental. Se a deficiência tireoidiana materna existir antes do desenvolvimento da glândula tireoide fetal, a deficiência mental poderá ser grave. Estudos revelaram que os hormônios tireoidianos também estimulam a expressão gênica para o GH nos somatotropos. Por conseguinte, além das anormalidades neurais, a interrupção generalizada do crescimento corporal é típica. A combinação dessas duas anormalidades é denominada **hipotireoidismo congênito**.

Boxe 21.4

Correlação clínica | Função anormal da tireoide

O sinal mais comum de doença da tireoide é o **bócio**, um aumento da glândula tireoide. A sua existência pode indicar hipotireoidismo ou hipertireoidismo.

O **hipotireoidismo** pode ser causado por aporte de iodo insuficiente na dieta (**bócio por deficiência de iodo, bócio endêmico**) ou por uma de várias doenças autoimunes hereditárias, como a **tireoidite autoimune (tireoidite de Hashimoto)**. A tireoidite autoimune caracteriza-se pela existência de autoimunoglobulinas anormais dirigidas contra a tireoglobulina (TgAb), a tireoide peroxidase (TPOAb) e o receptor de TSH (TSHAb). Os resultados consistem em apoptose das células da tireoide e destruição folicular. Os baixos níveis de hormônio tireoidiano circulante estimulam a liberação de quantidades excessivas de TSH, causando hipertrofia da tireoide por meio da síntese de mais tireoglobulina. O **hipotireoidismo** do adulto, antigamente denominado *mixedema* (em virtude da aparência edemaciada da pele), caracteriza-se por lentidão mental e física. O edema que ocorre nos estágios graves do hipotireoidismo é causado pelo acúmulo de grandes quantidades de ácido hialurônico (também conhecido como hialuronano) na matriz extracelular do tecido conjuntivo da derme.

No **hipertireoidismo (bócio tóxico ou doença de Graves)**, ocorre liberação de quantidades excessivas de hormônios tireoidianos na circulação. Os indivíduos com doença de Graves apresentam níveis detectáveis de autoanticorpos. Essas imunoglobulinas G (IgG) anormais ligam-se aos receptores de TSH nas células foliculares e estimulam a atividade da adenilato ciclase. Em consequência, o cAMP em níveis aumentados das células foliculares leva à estimulação contínua das células e à secreção aumentada de hormônio tireoidiano. Em virtude da retroalimentação negativa, os níveis de TSH na circulação estão geralmente normais. No entanto, com essa estimulação, a glândula tireoide sofre hipertrofia, e o hormônio tireoidiano é secretado em taxas anormalmente altas, causando aumento do metabolismo. A maioria das manifestações clínicas está associada a um aumento da taxa metabólica e da atividade nervosa simpática. Incluem perda de peso, sudorese excessiva, taquicardia e nervosismo. As manifestações visíveis incluem protrusão do bulbo do olho e retração das pálpebras, em consequência da atividade simpática aumentada e do maior depósito de matriz extracelular no tecido adiposo, localizado atrás do bulbo do olho (Figura B.21.4.1A). A glândula tireoide está aumentada. As características microscópicas consistem na existência de células foliculares colunares que revestem os folículos da tireoide. Em razão da alta utilização de coloide, observa-se uma tendência à depleção do folículo nas áreas de contato com a superfície apical das células foliculares (Figura B.21.4.1B). O tratamento da doença de Graves consiste em cirurgia para remoção da glândula tireoide ou em radioterapia, por meio da ingestão de iodo radioativo (I^{131}), que destrói a maior parte das células foliculares ativas.

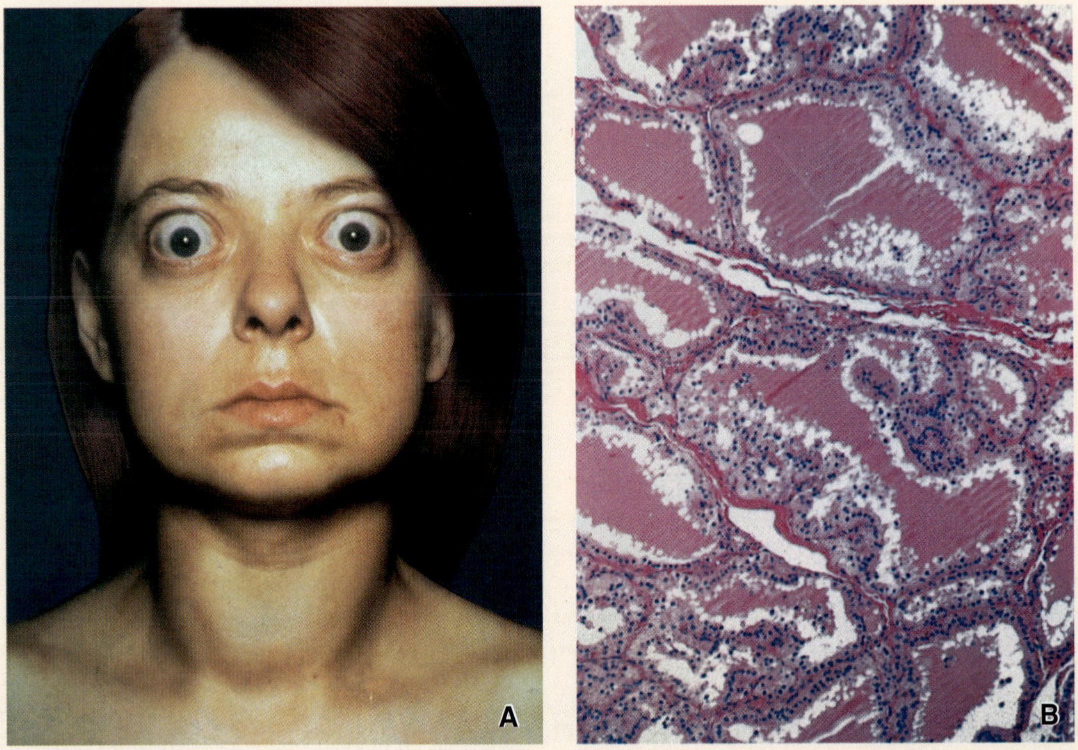

Figura B.21.4.1 Hipertireoidismo. A. Mulher jovem com sinais de hipertireoidismo. Observe a massa aumentada no pescoço e os sinais oculares típicos, conhecidos como *exoftalmia*. **B.** Fotomicrografia de uma amostra de glândula tireoide de um indivíduo com doença de Graves. Como consequência da utilização aumentada de coloide, observa-se ausência de coloração na periferia do coloide próximo da superfície apical da célula folicular. Observe também que as células são, em sua maioria, colunares. (Reproduzida, com autorização, de Rubin E, Gorstein F, Rubin R et al. *Rubin's Pathology, Clinocopathologic Foundations of Medicine*, 4th ed. Lippincott Williams & Wilkins, 2005.)

■ GLÂNDULAS PARATIREOIDES

As glândulas paratireoides são pequenas glândulas endócrinas intimamente associadas à tireoide. São ovoides, com alguns milímetros de diâmetro, e estão dispostas em dois pares, constituindo as glândulas paratireoides superiores e inferiores. Em geral, estão localizadas no tecido conjuntivo da superfície posterior dos lobos laterais da glândula tireoide (ver Figura 21.14 e Prancha 21.4). No entanto, o número e a sua localização podem variar. Em 2 a 10% dos indivíduos, glândulas adicionais estão associadas ao timo.

Do ponto de vista estrutural, cada glândula paratireoide é circundada por uma fina cápsula de tecido conjuntivo, que a separa da glândula tireoide. Os septos estendem-se da cápsula até dentro da glândula, dividindo-a em lóbulos mal definidos e separando os cordões de células densamente organizados. O tecido conjuntivo é mais evidente no adulto, com desenvolvimento de adipócitos que aumentam com a idade e que, por fim, passam a constituir até 60 a 70% da massa glandular.

As glândulas recebem o seu suprimento sanguíneo das artérias tireóideas inferiores ou por anastomoses entre as artérias tireóideas superiores e inferiores. Como é típico das células endócrinas, são observadas ricas redes de capilares sanguíneos fenestrados e de capilares linfáticos que circundam o parênquima das glândulas paratireoides.

As glândulas paratireoides desenvolvem-se a partir das células endodérmicas derivadas das terceira e quarta bolsas faríngeas.

Embriologicamente, as glândulas paratireoides inferiores (e o timo) originam-se da terceira bolsa faríngea (localizada superiormente); as glândulas paratireoides superiores (e o corpo ultimobranquial) derivam da quarta bolsa faríngea. Inicialmente, as glândulas paratireoides inferiores descem com o timo. Em uma etapa posterior, as glândulas paratireoides inferiores separam-se do timo e localizam-se abaixo das glândulas paratireoides superiores. A ausência de separação dessas estruturas resulta na associação atípica das glândulas paratireoides ao timo no adulto. As células principais diferenciam-se durante o desenvolvimento embrionário e são funcionalmente ativas na regulação do metabolismo de cálcio no feto. As células oxífilas diferenciam-se mais tardiamente, na puberdade.

As células principais e as células oxífilas constituem as células epiteliais da glândula paratireoide.

- As células principais, que são as células parenquimatosas mais numerosas das paratireoides (Figura 21.20), são responsáveis pela regulação da síntese, do armazenamento e da secreção de grandes quantidades de PTH. Trata-se de pequenas células poligonais, com diâmetro de 7 a 10 μm e um núcleo de localização central. O citoplasma de coloração pálida e ligeiramente acidofílico contém vesículas com lipofuscina, grandes acúmulos de glicogênio e gotículas lipídicas. Com MET ou após o uso de corantes especiais no microscópio óptico, são observadas pequenas vesículas densas e limitadas por membrana; acredita-se que essas vesículas sejam a forma de armazenamento do PTH. As células principais podem se replicar quando cronicamente estimuladas por alterações nos níveis sanguíneos de cálcio
- As células oxífilas constituem uma população menos numerosa das células parenquimatosas, e não apresentam papel secretor conhecido. São encontradas tanto isoladamente quanto em grupos; essas células são mais arredondadas, consideravelmente maiores que as células principais e apresentam citoplasma distintamente acidofílico (ver Figura 21.20). As mitocôndrias, frequentemente com formatos e tamanhos bizarros, quase preenchem o citoplasma e são responsáveis pela acentuada acidofilia dessas células. Não há vesículas secretoras e observa-se a existência de pouco, ou nenhum, RER. Os corpúsculos de inclusão citoplasmáticos consistem em raros lisossomos, gotículas lipídicas e glicogênio distribuídos entre as mitocôndrias.

O paratormônio regula os níveis de cálcio e de fosfato no sangue.

As glândulas paratireoides funcionam na regulação dos níveis de cálcio e de fosfato. O paratormônio (PTH) é essencial para a vida. Por conseguinte, é preciso ter cuidado durante a **tireoidectomia**, de modo a preservar algum tecido paratireoidiano funcionante. Se as glândulas forem totalmente removidas, ocorrerá morte, visto que os músculos, incluindo os músculos laríngeos e outros músculos respiratórios, entram em contração tetânica à medida que o nível sanguíneo de cálcio cai.

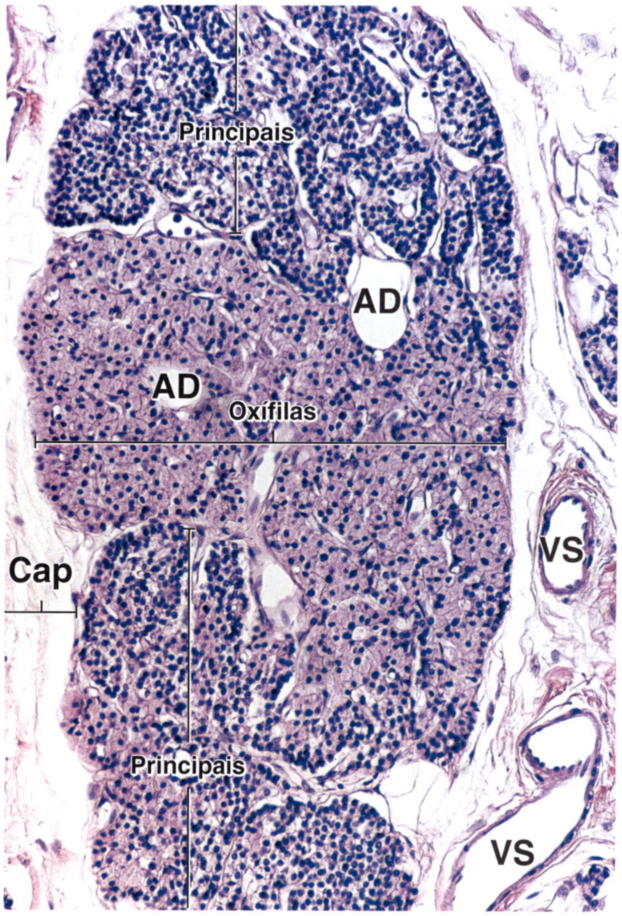

Figura 21.20 Fotomicrografia da glândula paratireoide humana. Esta amostra corada por H-E exibe a glândula com parte de sua cápsula (*Cap*) de tecido conjuntivo. Os vasos sanguíneos (*VS*) estão localizados no septo de tecido conjuntivo entre os lobos da glândula. As células principais estão dispostas em duas massas (*parte superior* e *parte inferior*) e são separadas por um grande agrupamento de células oxífilas (*centro*). As células oxífilas contêm citoplasma eosinófilo proeminente e constituem o tipo celular mais abundante. Podem ocorrer em pequenos grupos ou em massas maiores, conforme observado aqui. As células principais são mais numerosas. São menores, apresentam menos citoplasma e, consequentemente, seus núcleos estão mais próximos. Observam-se adipócitos (*AD*) em número variável, embora limitado. 175×.

Quadro 21.8 Paratormônio.

Hormônio	Composição	Fonte	Principais funções
Paratormônio (PTH)	Polipeptídio contendo 84 aminoácidos	Células principais[a]	Aumenta o nível sanguíneo de cálcio de três maneiras: (1) promove a liberação de cálcio do osso (atuando sobre os osteoblastos pelo sistema de sinalização RANK-RANKL, aumenta o número relativo de osteoclastos); (2) atua sobre os rins para estimular a reabsorção de cálcio pelo túbulo distal, enquanto inibe a reabsorção de fosfato no túbulo proximal; e (3) aumenta a formação do 1,25-di-hidroxicolecalciferol (1,25-$[OH]_2$ vitamina D_3) hormonalmente ativo nos rins, o que promove a reabsorção tubular de cálcio

[a]Algumas evidências sugerem que as células oxífilas – que aparecem em primeiro lugar na glândula paratireoide em indivíduos com cerca de 4 a 7 anos, e que aumentam em número depois da puberdade – também possam produzir PTH.
RANK-RANK-L, ativador do receptor NF-κB–ativador do receptor do ligante de NF-κB.

O PTH é um peptídio linear de 84 aminoácidos (Quadro 21.8). Liga-se a um receptor de PTH específico nas células-alvo, que interagem com a proteína G para ativar um sistema de segundos mensageiros. A liberação de PTH provoca elevação do nível de cálcio no sangue e, simultaneamente, reduz a concentração sérica de fosfato. A secreção de PTH é regulada pelo nível sérico de cálcio por meio de um sistema de retroalimentação simples. Quando os receptores sensores de cálcio das paratireoides nas células principais detectam baixos níveis séricos de cálcio, eles estimulam a secreção de PTH; já a existência de níveis séricos elevados de cálcio inibe a sua secreção.

O PTH atua em diversos locais:

- Ação sobre o tecido ósseo. Até recentemente, a reabsorção óssea foi considerada como o principal efeito da ação do PTH sobre o osso. No entanto, as ações do PTH sobre o osso são mais complexas. O hormônio atua direta e indiretamente em vários tipos celulares. São encontrados receptores de PTH nas células osteoprogenitoras, nos osteoblastos, nos osteócitos e nas células de revestimento do osso. Surpreendentemente, os osteoclastos, células que reabsorvem o tecido ósseo, não apresentam receptores de PTH; por conseguinte, são indiretamente ativados pelo mecanismo de sinalização RANK-RANK-L dos osteoblastos (ver Capítulo 8, *Osso*). A exposição contínua e prolongada de PTH aumenta a produção local de RANK nos osteoblastos e diminui a secreção de osteoprotegerina (OPG). Essas alterações estimulam, em seguida, a diferenciação dos osteoclastos, o que leva a um aumento da reabsorção óssea e liberação de cálcio e de fosfatos no líquido extracelular. A exposição intermitente e breve ao PTH aumenta a massa óssea por meio da via do cAMP/IGF-I nos osteócitos e osteoblastos. Esse efeito anabólico de aumento da massa óssea por doses intermitentes de PTH é utilizado no tratamento da osteoporose (ver Boxe 8.2 no Capítulo 8, *Osso*)
- A excreção renal de cálcio é diminuída pela estimulação da reabsorção tubular pelo PTH, com consequente conservação do cálcio
- A excreção urinária de fosfato é aumentada pela secreção de PTH, reduzindo, assim, a concentração de fosfato no sangue e nos líquidos extracelulares
- A conversão da 1,25-$(OH)_2$ vitamina D_3 na 1,25-$(OH)_2$ vitamina D_3 hormonalmente ativa nos rins é regulada principalmente pelo PTH, que estimula a atividade da 1α-hidroxilase e que aumenta a produção do hormônio ativo
- A absorção intestinal de cálcio é aumentada sob a influência do PTH. No entanto, a vitamina D_3 exerce maior efeito que o PTH sobre a absorção intestinal de cálcio.

O PTH e a calcitonina apresentam efeitos recíprocos na regulação dos níveis sanguíneos de cálcio.

Embora o PTH aumente os níveis sanguíneos de cálcio, a elevação máxima após a sua liberação é alcançada somente depois de várias horas. O PTH parece ter uma ação homeostática bastante lenta a longo prazo. No entanto, a calcitonina diminui rapidamente os níveis sanguíneos de cálcio, e o seu efeito máximo é observado em cerca de 1 hora; por conseguinte, ela apresenta uma ação homeostática aguda e rápida.

GLÂNDULAS SUPRARRENAIS

As glândulas suprarrenais (adrenais) são órgãos pares localizados no espaço retroperitoneal da cavidade abdominal. A glândula direita é achatada e triangular, enquanto a glândula esquerda tem formato semilunar. Ambas estão inseridas na gordura perirrenal, nos lobos superiores dos rins (Figura 21.21). As glândulas suprarrenais secretam hormônios esteroides e catecolaminas.

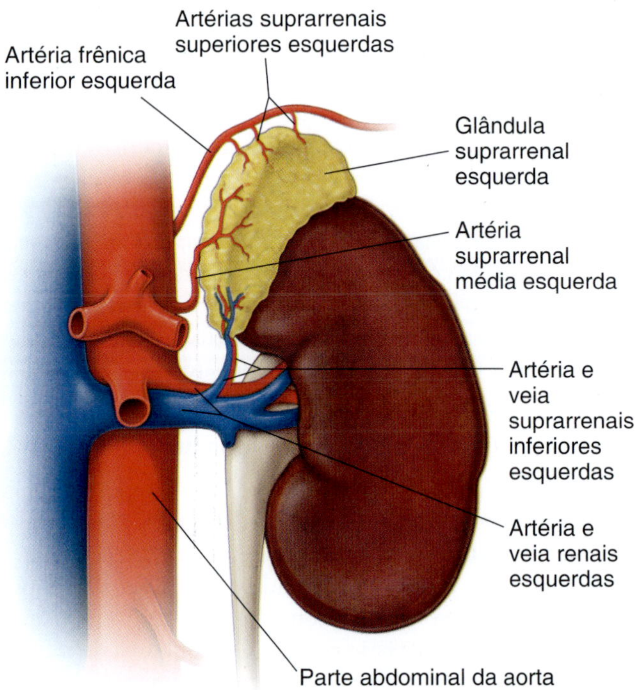

Figura 21.21 Topografia e suprimento sanguíneo da glândula suprarrenal. Este desenho mostra a localização da glândula suprarrenal esquerda no polo superior do rim esquerdo. A gordura perirrenal foi removida nesta imagem para mostrar o suprimento sanguíneo do órgão. Observe que a glândula suprarrenal é irrigada por três artérias. A artéria suprarrenal média origina-se diretamente da aorta, enquanto as artérias suprarrenais superior e inferior originam-se das artérias frênica inferior e renal esquerda, respectivamente. O sangue drena para a veia suprarrenal que, no lado esquerdo, desemboca na veia renal esquerda e, no lado direito, desemboca diretamente na veia cava inferior.

As glândulas suprarrenais são recobertas por uma cápsula espessa de tecido conjuntivo, a partir da qual trabéculas se estendem até o parênquima, transportando vasos sanguíneos e nervos. O tecido parenquimatoso secretor é organizado em duas regiões distintas (Figura 21.22 e Prancha 21.5):

- O córtex é a porção secretora de esteroides. Situa-se abaixo da cápsula e constitui quase 90% da glândula por peso
- A medula é a porção secretora de catecolaminas. Situa-se abaixo do córtex e forma o centro da glândula.

As células parenquimatosas do córtex e da medula são de origem embriológica diferente.

Embriologicamente, as células corticais provêm do mesênquima mesodérmico, enquanto a medula origina-se de células da crista neural que migram para a glândula em desenvolvimento (Figura 21.23). Apesar de serem embriologicamente distintas, as duas partes da glândula suprarrenal estão funcionalmente relacionadas (ver adiante). As células parenquimatosas do córtex da suprarrenal são controladas, em parte, pela adeno-hipófise, e atuam na regulação do metabolismo e manutenção do equilíbrio eletrolítico normal (Quadro 21.9).

Suprimento sanguíneo

Cada glândula suprarrenal é irrigada pelas artérias suprarrenais superior, média e inferior, e é drenada pelas veias suprarrenais

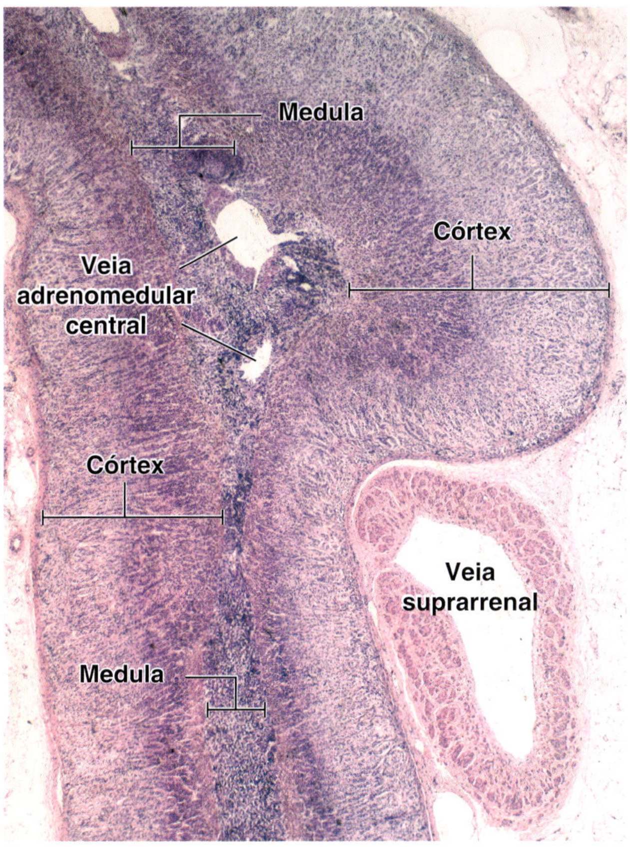

Figura 21.22 Fotomicrografia da glândula suprarrenal. Esta fotomicrografia em pequeno aumento de uma amostra corada por hematoxilina e eosina (H-E) exibe a espessura total da glândula suprarrenal. Vê-se ainda o córtex em ambas as superfícies e uma região central contendo a medula. Dentro da medula, são observados perfis da veia central. Observe que a porção mais profunda do córtex exibe coloração mais escura que a porção externa, um reflexo do lipídio eliminado na zona glomerulosa e região externa da zona fasciculada. Este corte também inclui um corte transversal da veia suprarrenal, que se caracteriza por feixes de músculo liso de disposição longitudinal em sua parede. 20×.

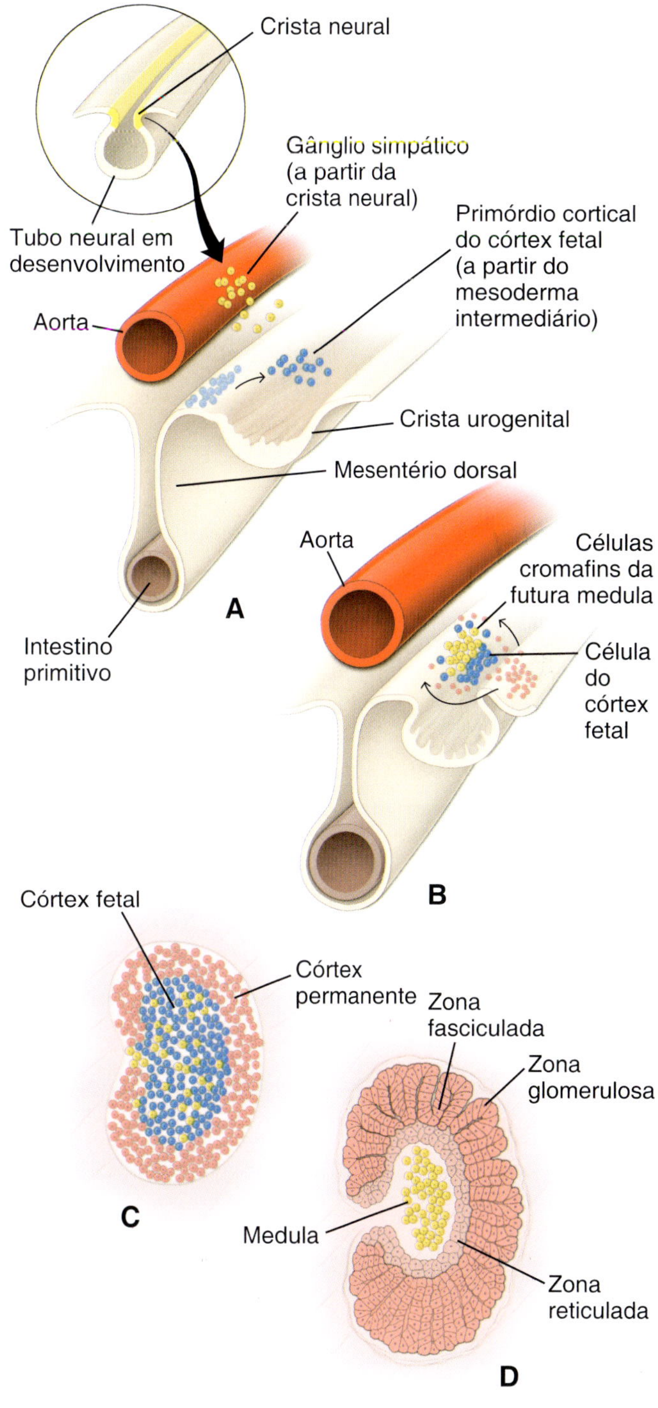

Figura 21.23 Desenvolvimento da glândula suprarrenal. A. Neste estágio inicial, o córtex está se desenvolvendo a partir de células do mesoderma intermediário, enquanto a medula se diferencia a partir de células da crista neural e migra a partir do gânglio simpático vizinho. As células que formam o córtex fetal originam-se das células mesoteliais localizadas entre a raiz do mesentério dorsal e as cristas urogenitais (futuras gônadas) em desenvolvimento. Dividem-se e diferenciam-se em células do córtex fetal. **B.** As células mesodérmicas do córtex fetal circundam as células da medula em desenvolvimento. Posteriormente, mais células mesenquimatosas originam-se do mesotélio da parede posterior do abdome. Circundam a massa original de células que contêm as células do córtex fetal e células cromafins. Posteriormente, essas células dão origem ao córtex permanente. **C.** Neste estágio (cerca de 7 meses de desenvolvimento), o córtex fetal ocupa aproximadamente 70% do córtex. O córtex permanente desenvolve-se fora do córtex fetal. **D.** O córtex da suprarrenal totalmente desenvolvido é visível com 4 meses. O córtex permanente substitui o córtex fetal que, nessa idade, já desapareceu por completo. Observe a zonalidade totalmente desenvolvida do córtex permanente.

Quadro 21.9 Hormônios das glândulas suprarrenais.

Hormônio	Composição	Fonte	Principais funções
Córtex da suprarrenal			
Mineralocorticoides: aldosterona (95% da atividade dos mineralocorticoides na aldosterona)	Hormônios esteroides (derivados do colesterol)	Células parenquimatosas da zona glomerulosa	Ajudam no controle da homeostasia eletrolítica (atuam sobre o túbulo distal do rim para aumentar a reabsorção de sódio e diminuir a de potássio); atuam na manutenção do equilíbrio osmótico na urina e na prevenção da acidose sérica
Glicocorticoides: corticosterona e cortisol (95% da atividade glicocorticoide está no cortisol)	Hormônios esteroides (derivados do colesterol)	Células parenquimatosas da zona fasciculada (e, em menor grau, da zona reticulada)	Promovem o metabolismo normal, particularmente o metabolismo dos carboidratos (aumentam a velocidade de transporte de aminoácidos para o fígado, promovem a remoção de proteínas do músculo esquelético e seu transporte até o fígado, reduzem a taxa de metabolismo da glicose pelas células e estimulam a síntese de glicogênio pelo fígado, estimulam a mobilização de gorduras dos depósitos de armazenamento para uso como energia); proporcionam resistência ao estresse; suprimem a resposta inflamatória e algumas reações alérgicas
Gonadocorticoides (androgênios suprarrenais): desidroepiandrosterona (DHEA, do inglês *dehydroepiandrosterone*), sulfato de desidroepiandrosterona (DHEAS) e androstenediona (produzidos tanto nos homens quanto nas mulheres)	Hormônios esteroides (derivados do colesterol)	Células parenquimatosas da zona reticulada (e, em menor grau, da zona fasciculada)	Como androgênios fracos, induzem o desenvolvimento dos pelos axilares e púbicos na puberdade em mulheres; causam efeito masculinizante; na existência de níveis séricos normais, a sua função é geralmente insignificante
Medula da suprarrenal			
Norepinefrina e epinefrina (nos seres humanos, 80% de epinefrina)	Catecolaminas (derivados de aminoácidos)	Células cromafins	Simpaticomiméticas (produzem efeitos semelhantes àqueles induzidos pela divisão simpática do sistema nervoso autônomo);[a] aumentam a frequência cardíaca e a pressão arterial, reduzem o fluxo sanguíneo para as vísceras e a pele; estimulam a conversão do glicogênio em glicose; aumentam a sudorese; induzem a dilatação dos bronquíolos; aumentam a frequência respiratória; diminuem a digestão e a produção de enzimas pelas glândulas do sistema digestório; diminuem a produção de urina

[a]As catecolaminas influenciam a atividade do epitélio glandular, do músculo cardíaco e do músculo liso localizado nas paredes dos vasos sanguíneos e das vísceras.

(ver Figura 21.21). No lado esquerdo, a veia suprarrenal drena na veia renal esquerda, ao passo que, no lado direito, a veia suprarrenal drena diretamente na veia cava inferior. Esses vasos ramificam-se antes de entrar na cápsula, produzindo numerosas artérias pequenas que penetram naquela. Ali, as artérias ramificam-se e dão origem a três padrões principais de distribuição do sangue (Figura 21.24). Os vasos formam um sistema que consiste no seguinte:

- Capilares capsulares, que suprem a cápsula
- Capilares sinusoidais corticais fenestrados, que suprem o córtex e, em seguida, drenam nos capilares sinusoides fenestrados medulares
- Arteríolas medulares, que atravessam o córtex, seguindo o seu percurso dentro das trabéculas e transportando sangue arterial para os sinusoides capilares medulares.

Por conseguinte, a medula apresenta um duplo suprimento sanguíneo: o sangue arterial proveniente das arteríolas medulares e o sangue venoso, proveniente dos capilares sinusoidais corticais que já supriram o córtex. As vênulas, que se originam dos sinusoides corticais e medulares, drenam nas pequenas veias coletoras adrenomedulares que se unem para formar a grande veia adrenomedular central, esta que, em seguida, drena diretamente como veia suprarrenal na veia cava inferior do lado direito e na veia renal esquerda do lado esquerdo (ver Figura 21.21). Nos seres humanos, a veia adrenomedular central e suas tributárias são incomuns, visto que elas apresentam uma túnica média contendo feixes de células musculares lisas evidentes, de orientação longitudinal (Figura 21.25). A contração sincronizada dos feixes longitudinais de músculo liso, ao longo da veia adrenomedular ventral e suas tributárias, provoca redução no volume da glândula suprarrenal. Essa diminuição de volume aumenta o efluxo de hormônios da medula da suprarrenal para a circulação, uma ação comparável a espremer uma esponja molhada.

São encontrados vasos linfáticos na cápsula e no tecido conjuntivo ao redor dos vasos sanguíneos maiores da glândula. Existem também vasos linfáticos no parênquima da medula da suprarrenal. Os vasos linfáticos desempenham importante papel na distribuição da cromogranina A, um produto de

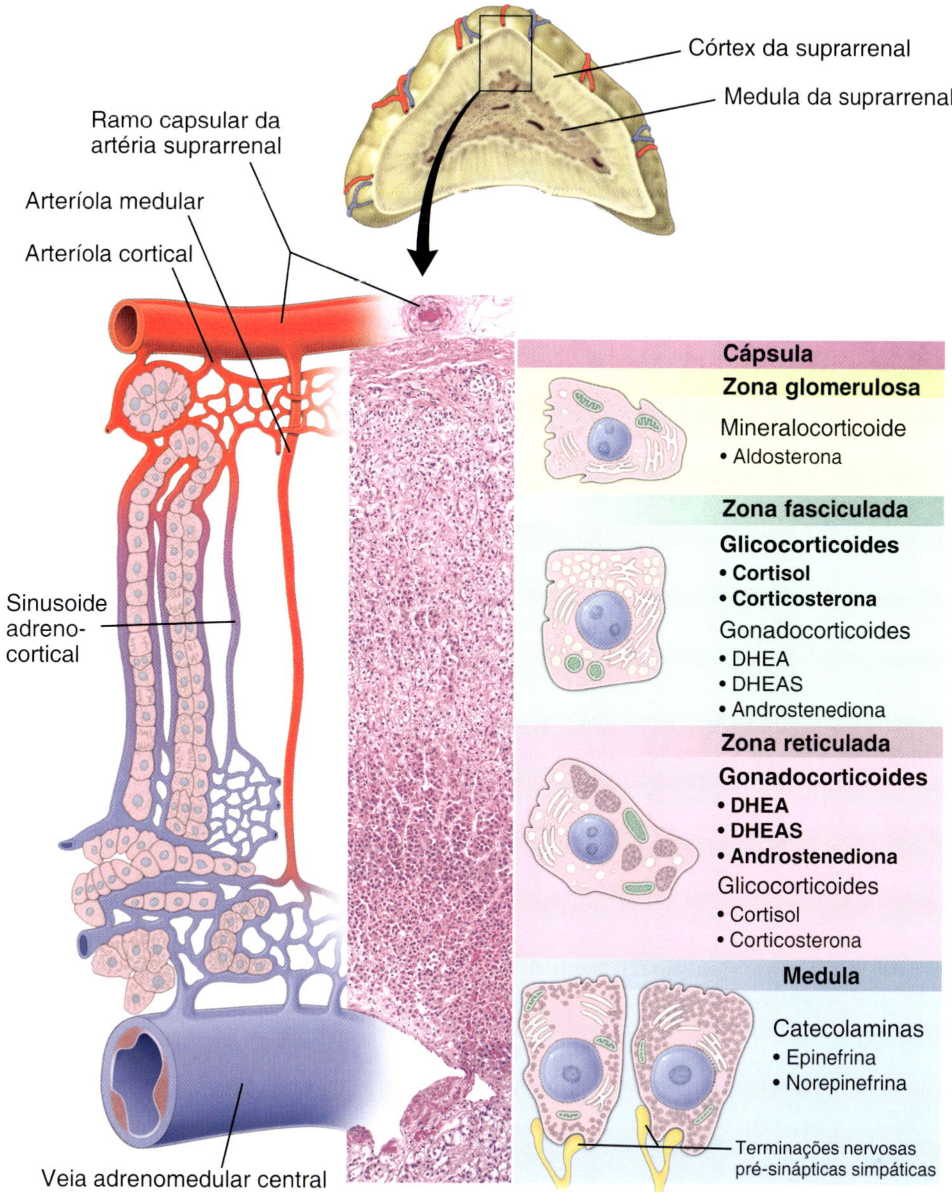

Figura 21.24 Organização e suprimento sanguíneo da glândula suprarrenal humana. Este diagrama mostra o suprimento sanguíneo para o córtex e a medula da suprarrenal. As arteríolas corticais formam uma rede cortical de capilares, que drenam em uma segunda rede de capilares na medula. A rede de capilares medular é formada principalmente pelas arteríolas medulares e drena na veia medular central. Esta figura mostra a medula da suprarrenal, as zonas do córtex e as características dos tipos celulares básicos e seus produtos secretores.

secreção das células cromafins. A cromogranina A é um complexo proteico de armazenamento intracelular de 48 kDa para a epinefrina e a norepinefrina e também constitui uma molécula precursora para vários peptídios reguladores, incluindo as vasostatinas 1 e 2 (VST I, VST II), a pancreastatina (PST), a catestatina (CST) e a parastatina (PARA). Esses peptídios modulam negativamente a função neuroendócrina das células cromafins (efeito autórino) e de outras células produtoras de hormônios em órgãos distantes.

Células da medula da suprarrenal

As células cromafins localizadas na medula da suprarrenal são inervadas por neurônios simpáticos pré-sinápticos.

A porção central da glândula suprarrenal, a medula, é composta de um parênquima com grandes células epitelioides, de coloração pálida, denominadas células cromafins (células medulares), tecido conjuntivo, numerosos capilares sanguíneos sinusoidais e

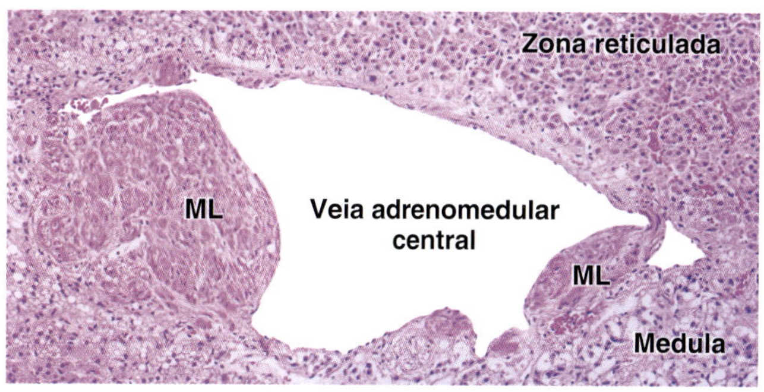

Figura 21.25 Fotomicrografia da veia adrenomedular central. Esta fotomicrografia mostra o centro da glândula suprarrenal com uma veia adrenomedular central. A parede da veia tem aparência altamente irregular, contendo várias projeções proeminentes de músculo liso (*ML*) (também denominadas *coxins musculares*) no lúmen. Essas projeções representam feixes longitudinais de músculo liso da túnica média. Nas áreas em que os feixes musculares estão ausentes, as células da medula da suprarrenal (*parte inferior da imagem*) ou, algumas vezes, do córtex da suprarrenal (*parte superior da imagem*) são separadas do lúmen apenas por uma fina camada de túnica íntima. Observe a grande proximidade da zona reticulada com o lúmen da veia. 180×.

nervos. As células cromafins são, de fato, neurônios modificados (Boxe 21.5). Numerosas fibras nervosas simpáticas pré-sinápticas mielinizadas passam diretamente até as células cromafins da medula (ver Capítulo 12, *Tecido Nervoso*). Quando impulsos nervosos transportados pelas fibras simpáticas alcançam as células cromafins secretoras de catecolaminas, elas liberam seus produtos secretores. Por essa razão, as células cromafins são consideradas o equivalente de neurônios pós-sinápticos. No entanto, elas não têm prolongamentos axônicos. Estudos experimentais revelaram que, quando células cromafins crescem em cultura, elas emitem prolongamentos semelhantes a axônios. Mas esse crescimento axônico pode ser inibido pelos glicocorticoides – hormônios secretados pelo córtex da suprarrenal. Dessa forma, os hormônios do córtex da suprarrenal exercem controle sobre a morfologia das células cromafins e impedem que estas formem prolongamentos neurais. A consequência disso é que as células cromafins assemelham-se muito mais a células endócrinas típicas, uma vez que seus produtos secretores entram na corrente sanguínea por meio dos capilares fenestrados.

Ocorrem também células ganglionares na medula da suprarrenal. Seus axônios estendem-se perifericamente até o parênquima do córtex da suprarrenal para modular sua atividade secretora e inervar os vasos sanguíneos; além disso, também se estendem fora da glândula até os nervos esplâncnicos que inervam os órgãos abdominais.

As células cromafins da medula da suprarrenal exercem função secretora.

As células cromafins estão organizadas em agrupamentos ovoides e em cordões interconectantes curtos (Prancha 21.6). Os capilares sanguíneos estão dispostos em íntima relação com o parênquima. Originam-se dos capilares corticais ou, na forma de ramos, das arteríolas corticais.

Em nível ultraestrutural, as células cromafins caracterizam-se por numerosas vesículas secretoras, com diâmetros de 100 a 300 nm, perfis de RER e um complexo de Golgi bem desenvolvido. O material secretor das vesículas pode ser corado histoquimicamente para demonstrar de modo específico que as catecolaminas, a epinefrina e a norepinefrina secretadas pelas células cromafins são produzidas por diferentes tipos de células (Figura 21.26). O MET também revela a existência de duas populações de células cromafins, que se distinguem pela natureza de suas vesículas envolvidas por membrana:

- Uma população de células contém apenas grandes vesículas com uma região central densa. Essas células secretam norepinefrina
- A outra população de células contém vesículas que são menores, mais homogêneas e menos densas. Essas células secretam epinefrina.

A exocitose das vesículas secretoras é desencadeada pela liberação de acetilcolina dos axônios simpáticos pré-sinápticos que fazem sinapse com cada célula cromafim.

A epinefrina e a norepinefrina representam menos de 20% do conteúdo das vesículas secretoras da medula. As vesículas também contêm grandes quantidades de proteínas solúveis de 48 kDa, denominadas cromograninas, que parecem conferir densidade ao conteúdo daquelas. Essas proteínas, juntamente com o ATP e o Ca^{2+}, podem ajudar a ligar as catecolaminas de baixo peso molecular e são liberadas com os hormônios durante a exocitose. As catecolaminas, sintetizadas no citosol, são transportadas dentro das vesículas por meio da ação de uma ATPase ativada por magnésio, na membrana da vesícula. Determinados fármacos, como a **reserpina**, que causam depleção das catecolaminas das vesículas, podem inibir esse mecanismo de transporte.

Boxe 21.5

Correlação clínica | Células cromafins e feocromocitoma

As **células cromafins** (assim denominadas por reagirem com sais de cromato) da medula da suprarrenal constituem parte do sistema de captação e descarboxilação de precursores amínicos (APUD) das células. Acredita-se que a reação cromafim envolva a oxidação e a polimerização das catecolaminas contidas nas vesículas secretoras dessas células. Tipicamente, as células cromafins foram definidas como derivadas do neuroectoderma, inervadas por fibras nervosas simpáticas pré-sinápticas e capazes de sintetizar e secretar catecolaminas.

O **feocromocitoma**, um raro tumor derivado de células cromafins, produz quantidades excessivas de catecolaminas. Como as células cromafins também são encontradas fora da medula da suprarrenal, nos gânglios simpáticos paravertebrais e pré-vertebrais, bem como em outros locais, os tumores podem se originar fora da glândula suprarrenal. Esses feocromocitomas extrassuprarrenais são denominados **paragangliomas**, visto que os grupos dispersos de células cromafins, que se localizam entre os componentes do sistema nervoso autônomo (SNA) ou próximo deles, são denominados paragânglios. Feocromocitomas podem causar sinais/sintomas episódicos relacionados com a secreção excessiva de catecolaminas e, com frequência, são descritos de acordo com a **"regra dos 10"**:

- 10% são extrassuprarrenais (paragangliomas) e, destes, 10% estão localizados fora do abdome
- 10% ocorrem em crianças
- 10% são múltiplos ou bilaterais
- 10% não estão associados à hipertensão arterial
- 10% são malignos
- 10% são familiares
- 10% sofrem recidiva após remoção cirúrgica
- 10% são encontrados de modo incidental durante exames de imagem não relacionados.

Os feocromocitomas podem precipitar hipertensão arterial potencialmente fatal, arritmias cardíacas, ansiedade e medo de morte iminente. Predominantemente, a maioria dos feocromocitomas contém células cromafins, que secretam norepinefrina em comparação com a medula normal da suprarrenal, que, por sua vez, compreende cerca de 85% de células secretoras de epinefrina. A estimulação dos receptores alfa-adrenérgicos resulta em elevação da pressão arterial, aumento da contratilidade cardíaca, glicogenólise, gliconeogênese e relaxamento intestinal. A estimulação dos receptores beta-adrenérgicos resulta em aumento da frequência e da contratilidade cardíacas. O tratamento de escolha consiste na ressecção cirúrgica do tumor. É necessário efetuar monitoramento cuidadoso com alfa e betabloqueadores durante a cirurgia para evitar a ocorrência de crises hipertensivas.

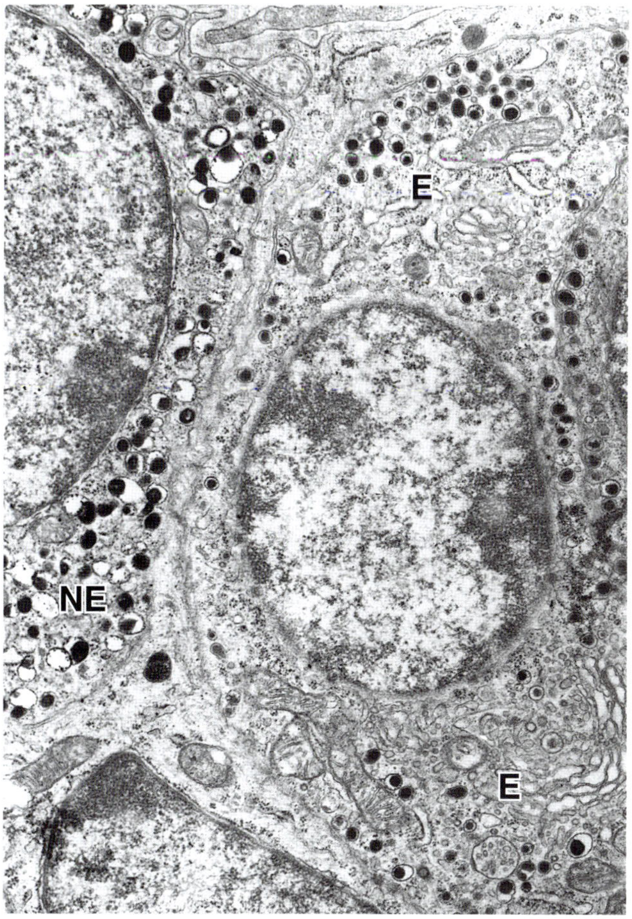

Figura 21.26 Eletromicrografia das células medulares. São observados dois tipos de células medulares. As células secretoras de norepinefrina (*NE*) são identificadas pelas suas vesículas, que contêm uma região central muito densa. As células secretoras de epinefrina (*E*) contêm vesículas com grânulos de coloração menos intensa. 15.000×.

Os glicocorticoides secretados no córtex induzem a conversão de norepinefrina em epinefrina nas células cromafins.

Os glicocorticoides produzidos no córtex da suprarrenal alcançam diretamente a medula por meio da continuidade dos capilares sinusoidais corticais e medulares. Eles induzem a enzima que catalisa a metilação da norepinefrina a produzir epinefrina. A natureza do fluxo sanguíneo correlaciona-se com diferenças regionais na distribuição das células cromafins que contêm norepinefrina e epinefrina. As células que contêm epinefrina são mais numerosas em áreas da medula irrigadas por sangue que já passou pelos sinusoides corticais e que, portanto, contêm glicocorticoides secretados. Em algumas espécies, as células que contêm norepinefrina são mais numerosas nas regiões da medula supridas por capilares derivados das arteríolas corticais.

As catecolaminas, juntamente com os glicocorticoides, preparam o corpo para a resposta de "luta ou fuga".

A súbita liberação de catecolaminas estabelece condições para o uso máximo de energia e, portanto, para o esforço físico máximo. Tanto a epinefrina quanto a norepinefrina estimulam a glicogenólise (liberação de glicose na corrente sanguínea) e a mobilização dos ácidos graxos livres do tecido adiposo. A liberação de catecolaminas também provoca elevação da pressão arterial, dilatação dos vasos sanguíneos coronários, vasodilatação dos vasos que suprem o músculo esquelético, vasoconstrição daqueles que transportam o sangue para a pele e o intestino, além de aumento da frequência e débito cardíacos e aumento na frequência e profundidade da respiração.

Zonalidade do córtex da suprarrenal

O córtex da suprarrenal é dividido em três zonas, de acordo com o arranjo de suas células (Figura 21.27):

- A zona glomerulosa, a zona externa mais delgada que constitui até 15% do volume cortical
- A zona fasciculada, a zona média espessa que constitui quase 80% do volume do córtex
- A zona reticulada, a zona interna que, embora represente apenas 5 a 7% do volume do córtex, é mais espessa que a zona glomerulosa, em virtude de sua localização mais central.

Zona glomerulosa

As células da zona glomerulosa estão dispostas em agrupamentos ovoides estreitamente acondicionados e em colunas encurvadas, que se continuam com os cordões celulares da zona fasciculada (Figura 21.27A). As células da zona glomerulosa são relativamente pequenas e colunares ou piramidais (ver Figura 21.24). Seus núcleos esféricos aparecem densamente compactados e exibem coloração densa. Nos seres humanos, algumas áreas do córtex não têm uma zona glomerulosa reconhecível. Cada agrupamento de células é circundado por uma rede rica de capilares sinusoidais fenestrados. As células apresentam quantidade abundante de retículo endoplasmático liso (REL), múltiplos complexos de Golgi, mitocôndrias grandes com cristas organizadas como prateleiras, ribossomos livres e algum RER. Gotículas lipídicas esparsas também são observadas.

A zona glomerulosa secreta aldosterona, que atua no controle da pressão arterial.

As células da zona glomerulosa secretam o principal mineralocorticoide, denominado aldosterona, um composto que funciona na regulação da homeostasia do sódio e do potássio, e no equilíbrio hídrico. A aldosterona atua sobre as células principais dos túbulos distais do néfron no rim, na mucosa gástrica e nas glândulas salivares e sudoríparas, estimulando a reabsorção de sódio nesses locais, bem como a excreção de potássio pelos rins. A aldosterona é produzida a partir do colesterol por várias reações enzimáticas controladas pela angiotensina II (ver adiante). A etapa final na biossíntese de aldosterona é facilitada pela enzima aldosterona sintase, que é exclusivamente expressa nas células da zona glomerulosa. As células da zona glomerulosa precisam da enzima 17α-hidroxilase e, portanto, são incapazes de produzir outros hormônios esteroides suprarrenais, como cortisol ou androgênios suprarrenais.

O sistema renina-angiotensina-aldosterona fornece o controle da zona glomerulosa por retroalimentação.

A zona glomerulosa está sob o controle do sistema renina-angiotensina-aldosterona (SRAA) por retroalimentação. As células justaglomerulares nos rins liberam renina, em resposta a uma diminuição da pressão arterial ou a um baixo nível sanguíneo de sódio. A renina circulante catalisa a conversão do angiotensinogênio circulante em angiotensina I, que, por sua vez, é convertida no pulmão pela enzima conversora de angiotensina (ECA) em angiotensina II. Em seguida, a angiotensina II

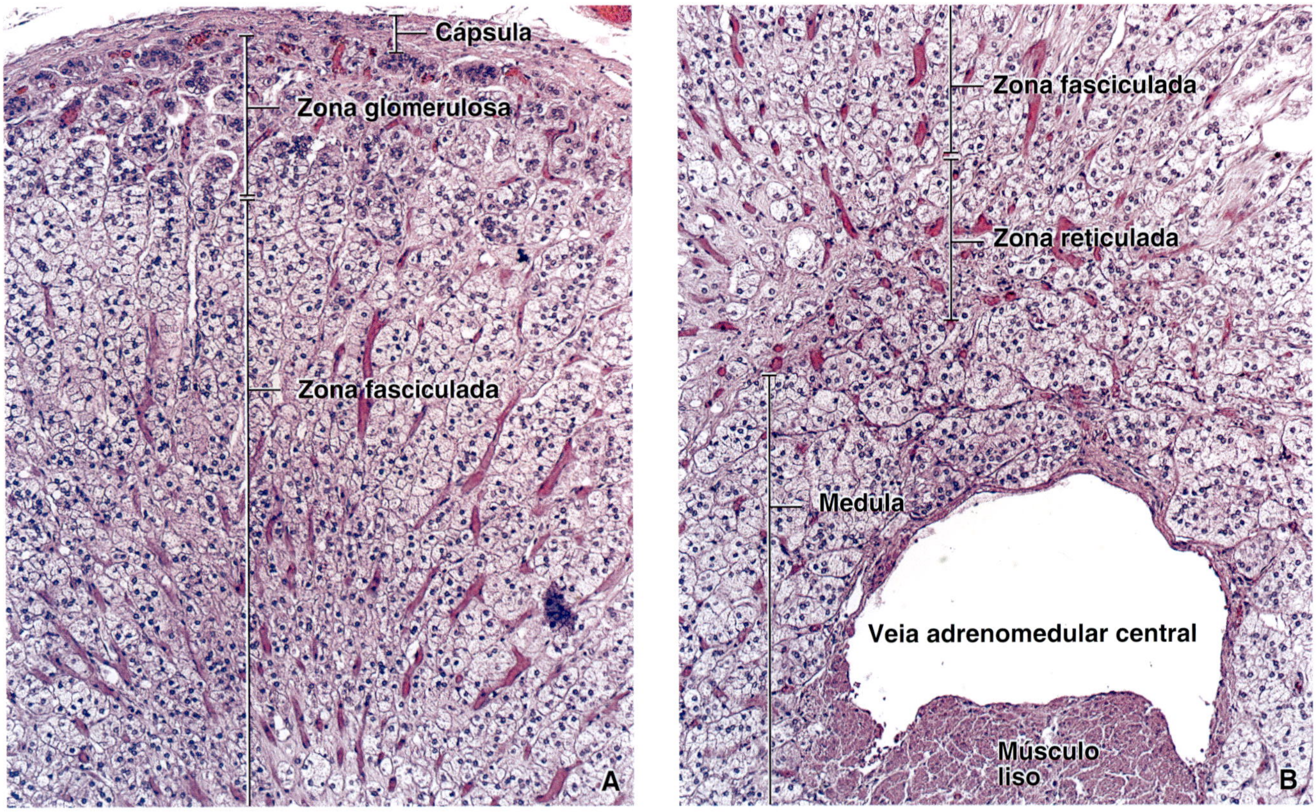

Figura 21.27 Fotomicrografias do córtex e da medula da glândula suprarrenal humana. A. Esta fotomicrografia mostra um corte histológico do córtex externo corado por hematoxilina e eosina (H-E). Inclui a cápsula de tecido conjuntivo, a zona glomerulosa e a zona fasciculada. Em continuação com a zona glomerulosa, são observados cordões retilíneos de células que caracterizam a zona fasciculada. Entre os cordões estão os capilares e as arteríolas menos numerosas. As faixas lineares *vermelhas* representam capilares ingurgitados com eritrócitos. 120×. **B.** As porções profundas da zona fasciculada, a zona reticulada e a medula são também mostradas aqui. Observe que as faixas lineares dos cordões na zona fasciculada são substituídas por grupos irregulares de células da zona reticulada. Em contrapartida, a medula consiste em grupos ovoides de células e em cordões interconectados curtos de células. Observa-se também uma veia adrenomedular central. Por último, note, em parte de sua parede, um corte transversal de um feixe espesso de músculo liso disposto longitudinalmente. 120×.

estimula as células da zona glomerulosa a produzir e a secretar aldosterona. À medida que a pressão arterial, a concentração de sódio e o volume sanguíneo aumentam em resposta à aldosterona, a liberação de renina pelas células justaglomerulares é inibida. Os fármacos que inibem a ECA nos pulmões são efetivos no tratamento da **hipertensão essencial crônica**.

Zona fasciculada

As células da zona fasciculada são grandes e poliédricas. Estão dispostas em longos cordões retilíneos, com espessura de uma ou duas células, entremeados por capilares sinusoidais (ver Figura 21.27A). As células da zona fasciculada apresentam um núcleo esférico de coloração clara. É comum observar células binucleadas nessa zona. Estudos realizados com o MET revelam características típicas das células secretoras de esteroides; isto é, um REL altamente desenvolvido (mais que aquele observado nas células da zona glomerulosa) e mitocôndrias com cristas tubulares. Essas células também exibem um complexo de Golgi bem desenvolvido e numerosos perfis de RER, que podem conferir uma ligeira basofilia a algumas partes do citoplasma (Figura 21.28). Embora, em geral, pareça estar vacuolado nos cortes histológicos de rotina, devido à extração do lipídio durante a desidratação, o citoplasma costuma ser acidofílico e contém numerosas gotículas lipídicas. Estas contêm gorduras neutras, ácidos graxos, colesterol e fosfolipídios que são precursores dos hormônios esteroides secretados por essas células.

A principal secreção da zona fasciculada consiste em glicocorticoides, que regulam o metabolismo da glicose e dos ácidos graxos.

As células na zona fasciculada não podem produzir aldosterona, porque não têm a enzima aldosterona sintase. No entanto, elas contêm duas outras enzimas importantes, a 17α-hidrolase e a 17,20-liase, para a produção de glicocorticoides e pequenas quantidades de gonadocorticoides (androgênios suprarrenais). Os glicocorticoides são assim denominados em virtude de seu papel na regulação da gliconeogênese (síntese de glicose) e da glicogênese (polimerização do glicogênio). Um dos principais glicocorticoides secretados pela zona fasciculada, o cortisol, atua sobre muitas células e tecidos diferentes a fim de aumentar a disponibilidade metabólica da glicose e dos ácidos graxos, ambos os quais constituem fontes imediatas de energia. O outro glicocorticoide, a corticosterona, é secretado e circula no sangue em níveis 10 a 20 vezes menores que o cortisol. Nessa ampla função, os glicocorticoides podem exercer efeitos distintos, e até mesmo opostos, em diferentes tecidos:

- No fígado, os glicocorticoides estimulam a conversão dos aminoácidos em glicose, estimulam a polimerização da glicose em glicogênio e promovem a captação de aminoácidos e ácidos graxos
- No tecido adiposo, os glicocorticoides estimulam a degradação dos lipídios em glicerol e ácidos graxos livres

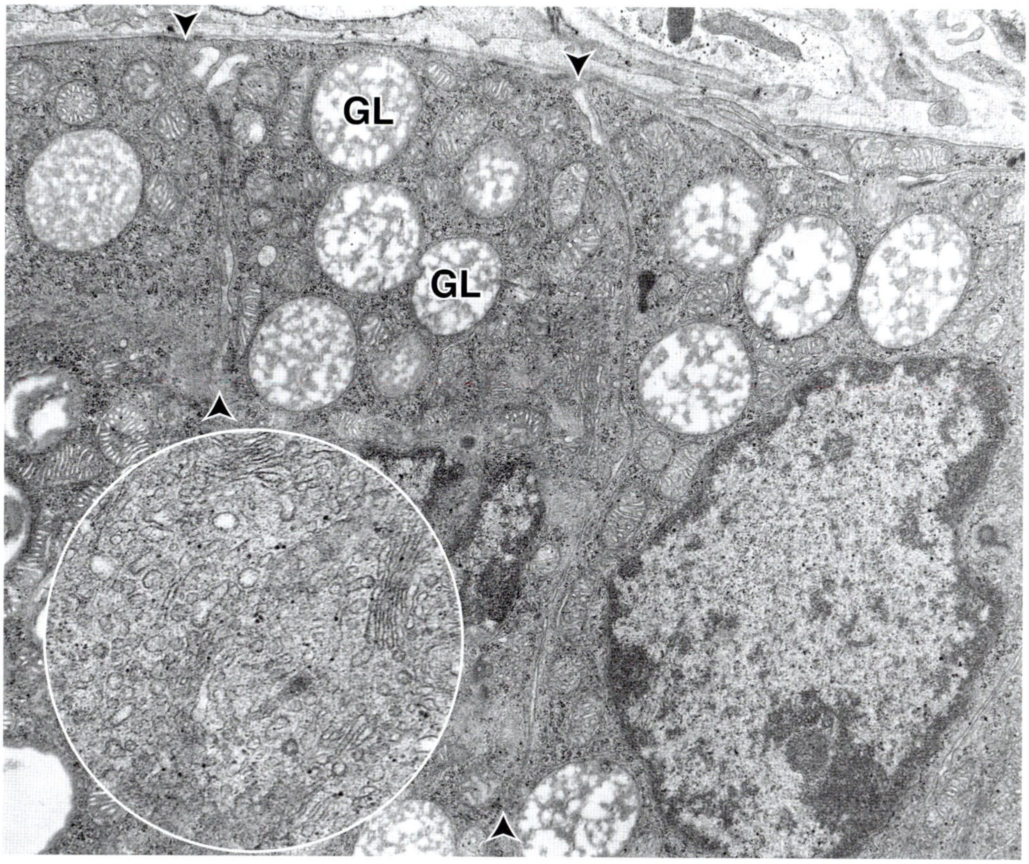

Figura 21.28 Eletromicrografia de células na zona fasciculada. O limite entre células adjacentes do cordão está indicado pelas *pontas de seta*. As gotículas lipídicas (*GL*) são numerosas (o lipídio foi parcialmente extraído). 15.000×. **Detalhe.** O maior aumento de uma área na célula, na parte superior da fotomicrografia, revela o REL extenso que é característico das células secretoras de esteroides. Partes do complexo de Golgi também são evidentes. REL, retículo endoplasmático liso.

- Em outros tecidos, reduzem a taxa de utilização da glicose e promovem a oxidação dos ácidos graxos
- Nas células, como os fibroblastos, inibem a síntese de proteína e até mesmo promovem o catabolismo desta, a fim de fornecer aminoácidos destinados à conversão em glicose no fígado.

Os **glicocorticoides** também deprimem as respostas imunes e inflamatórias e, em consequência destas, inibem a cicatrização das feridas. A **hidrocortisona**, uma forma sintética do cortisol, é usada no tratamento de **alergias** e **inflamação**. A hidrocortisona deprime a resposta inflamatória ao suprimir a produção de interleucinas 1 (IL-1) e de IL-2 pelos linfócitos e macrófagos. Os glicocorticoides também estimulam a destruição dos linfócitos nos linfonodos e inibem a mitose nos linfoblastos transformados.

O ACTH regula a secreção da zona fasciculada.

A secreção e a produção de glicocorticoides e de esteroides sexuais pela zona fasciculada está sob controle do sistema CRH-ACTH por retroalimentação. O ACTH é necessário para o crescimento e a manutenção das células e também estimula a síntese de esteroides, além de aumentar o fluxo sanguíneo por intermédio da glândula suprarrenal. Nos animais, a administração de ACTH provoca hipertrofia da zona fasciculada.

Os glicocorticoides circulantes podem atuar diretamente sobre a hipófise; no entanto, eles exercem mais comumente o seu controle por retroalimentação sobre os neurônios no núcleo arqueado do hipotálamo, causando a liberação de CRH na circulação porta-hipotálamo-hipofisária. Evidências também sugerem que os glicocorticoides circulantes e os efeitos fisiológicos que eles produzem estimulem os centros cerebrais superiores, os quais, por sua vez, promovem a liberação de CRH pelos neurônios hipotalâmicos.

Zona reticulada

As células da zona reticulada são notadamente menores que as da zona fasciculada, e seus núcleos exibem coloração mais intensa (ver Figura 21.24). Essas células estão dispostas em cordões anastomosados, separados por capilares fenestrados. As células apresentam um número relativamente pequeno de gotículas lipídicas. São observadas células tanto claras quanto escuras. As células escuras apresentam quantidades abundantes de grandes grânulos de pigmento de lipofuscina, e nelas são observados núcleos intensamente corados. As células dessa zona são pequenas, uma vez que dispõem de menos citoplasma que as células da zona fasciculada; por conseguinte, os núcleos aparecem mais densamente organizados. Além disso, exibem características de células secretoras de esteroides, isto é, um REL bem desenvolvido e numerosas mitocôndrias alongadas com cristas tubulares, apesar de apresentarem pouco RER.

A principal secreção da zona reticulada consiste em gonadocorticoides (androgênios suprarrenais).

A principal secreção das células da zona reticulada consiste em gonadocorticoides (androgênios suprarrenais), principalmente desidroepiandrosterona (DHEA), sulfato de desidroepiandrosterona (DHEAS) e androstenediona. As células também secretam alguns glicocorticoides, mas em quantidades muito menores que as células da zona fasciculada. Aqui, também, o principal glicocorticoide secretado é o cortisol.

A DHEA e o DHEAS são menos potentes que os androgênios produzidos pelas gônadas, mas exercem efeito sobre o desenvolvimento das características sexuais secundárias. Nos homens, os androgênios suprarrenais têm importância insignificante, visto que a testosterona produzida pelos testículos é um androgênio muito mais potente. No entanto, nas mulheres, os androgênios suprarrenais estimulam o crescimento dos pelos axilares e púbicos durante a puberdade e a adolescência. A DHEA pode ser convertida em androstenediona e, em seguida, em androgênios mais potentes, como a testosterona e estrogênios nos tecidos periféricos. A enzima fundamental que facilita a conversão da androstenediona em testosterona é a 17-cetosteroide redutase (17KSR), e essa reação representa uma importante via de produção de testosterona nas mulheres.

A zona reticulada também é regulada pelo controle do sistema CRH-ACTH por retroalimentação, e sofre atrofia após **hipofisectomia**. O ACTH exógeno mantém a estrutura e a função da zona reticulada após a realização de hipofisectomia.

Glândula suprarrenal fetal

A glândula suprarrenal fetal consiste em um córtex permanente estreito externo e um córtex fetal espesso interno ou zona fetal.

Uma vez totalmente estabelecida, a glândula suprarrenal fetal é incomum, em termos de sua organização e grande tamanho, se comparada a outros órgãos em desenvolvimento. A glândula provém das células mesoteliais de origem mesodérmica, localizadas entre a raiz do mesentério e as cristas urogenitais em desenvolvimento (ver Figura 21.23A). As células mesodérmicas penetram no mesênquima subjacente e dão origem a uma grande massa de células eosinófilas, que irá se diferenciar no córtex fetal funcional (ver Figura 21.23B). Posteriormente, a massa de células primárias é circundada por uma segunda onda de células derivadas do mesotélio da parede posterior do abdome (ver Figura 21.23B). No quarto mês de vida fetal, a glândula suprarrenal alcança a sua massa máxima em termos de peso corporal e é apenas ligeiramente menor que o rim adjacente (ver Figura 21.23C). No feto a termo, as glândulas suprarrenais são equivalentes, em seu tamanho e peso, àquelas do adulto, e produzem 100 a 200 mg de compostos esteroides por dia, ou seja, cerca de duas vezes a produção das glândulas suprarrenais adultas.

A aparência histológica da glândula suprarrenal fetal assemelha-se superficialmente àquela da glândula suprarrenal do adulto. No fim da vida fetal, a maior parte da glândula consiste em cordões de grandes células eosinófilas que constituem aproximadamente 80% de sua massa. Essa porção da glândula, denominada córtex fetal (também denominada zona fetal), origina-se a partir da migração inicial de células mesodérmicas. O restante da glândula é formado pela camada periférica de pequenas células com citoplasma escasso. Essa porção, denominada córtex permanente, origina-se por sua vez a partir da migração de células mesodérmicas secundárias. O córtex permanente estreito, quando totalmente estabelecido no embrião, parece similar à zona glomerulosa da glândula do adulto. As células estão dispostas em grupos arqueados, que se estendem em cordões curtos. Por sua vez, esses cordões tornam-se contínuos com aqueles da zona fetal subjacente (Figura 21.29). Em preparações coradas por H-E, o citoplasma das células do córtex permanente exibe alguma basofilia que, em combinação com os núcleos densamente compactados, confere coloração azulada a essa porção da glândula, em contraste com a coloração eosinófila da zona fetal.

Ao MET, as células do córtex permanente exibem mitocôndrias pequenas com cristas semelhantes a prateleiras, numerosos ribossomos e pequenos perfis de Golgi. Em contrapartida, as células da zona fetal são consideravelmente maiores e estão dispostas em cordões irregulares de largura variável. Essas células, ao MET, exibem mitocôndrias esféricas com cristas tubulares, pequenas gotículas lipídicas, REL extenso, que é responsável pela eosinofilia do citoplasma, e múltiplos perfis de Golgi. Em seu conjunto, esses aspectos são característicos das células secretoras de esteroides.

O desenvolvimento da glândula suprarrenal fetal constitui parte de um processo complexo de maturação e preparação do feto para a vida extrauterina.

A glândula suprarrenal fetal não tem medula definitiva. Existem células cromafins, mas elas estão dispersas entre as células da zona fetal e são difíceis de reconhecer em preparações coradas por H-E. As células cromafins originam-se da crista neural (ver Figura 21.23A) e invadem a zona fetal por ocasião de sua formação (ver Figura 21.23B). Durante a vida fetal, permanecem nessa localização, em pequenos agrupamentos dispersos de células (ver Figura 21.23C).

O suprimento sanguíneo para o córtex permanente e para a zona fetal é efetuado por meio de capilares sinusoidais que seguem o seu trajeto entre os cordões e se unem para formar canais venosos maiores no centro da glândula. Diferentemente da glândula suprarrenal pós-natal, não há arteríolas no parênquima da glândula suprarrenal fetal.

Do ponto de vista funcional, a glândula suprarrenal fetal está sob o controle do sistema de retroalimentação do CRH-ACTH por meio da hipófise fetal. Para funcionar como órgão secretor de esteroides, ela interage com a placenta, uma vez que é desprovida de certas enzimas necessárias para a síntese de esteroides que estão presentes na placenta. De modo semelhante, a placenta precisa de certas enzimas, necessárias à síntese de esteroides, que estão presentes na glândula suprarrenal fetal. Por conseguinte, a glândula suprarrenal fetal constitui parte da unidade fetoplacentária. As moléculas precursoras são transportadas bidirecionalmente entre os dois órgãos a fim de possibilitar a síntese de glicocorticoides, aldosterona, androgênios e estrogênios.

No nascimento, o córtex fetal sofre rápida involução, reduzindo a glândula ainda no primeiro mês de vida pós-natal para cerca de um quarto de seu tamanho original. O córtex permanente cresce e amadurece para então formar a zonalidade característica do córtex adulto. Com a involução e o desaparecimento das células da zona fetal, as células cromafins agregam-se para formar a medula. Se não houver desenvolvimento adequado das glândulas suprarrenais, pode ocorrer desenvolvimento de **hiperplasia suprarrenal congênita (HSRC)**. A HSRC representa um grupo de distúrbios autossômicos recessivos, caracterizados pela deficiência de uma enzima envolvida na síntese do cortisol e/ou da aldosterona. A deficiência da **enzima 21-hidroxilase** envolvida na via de síntese da aldosterona constitui a forma mais comum de HSRC, representando mais de 90% dos casos.

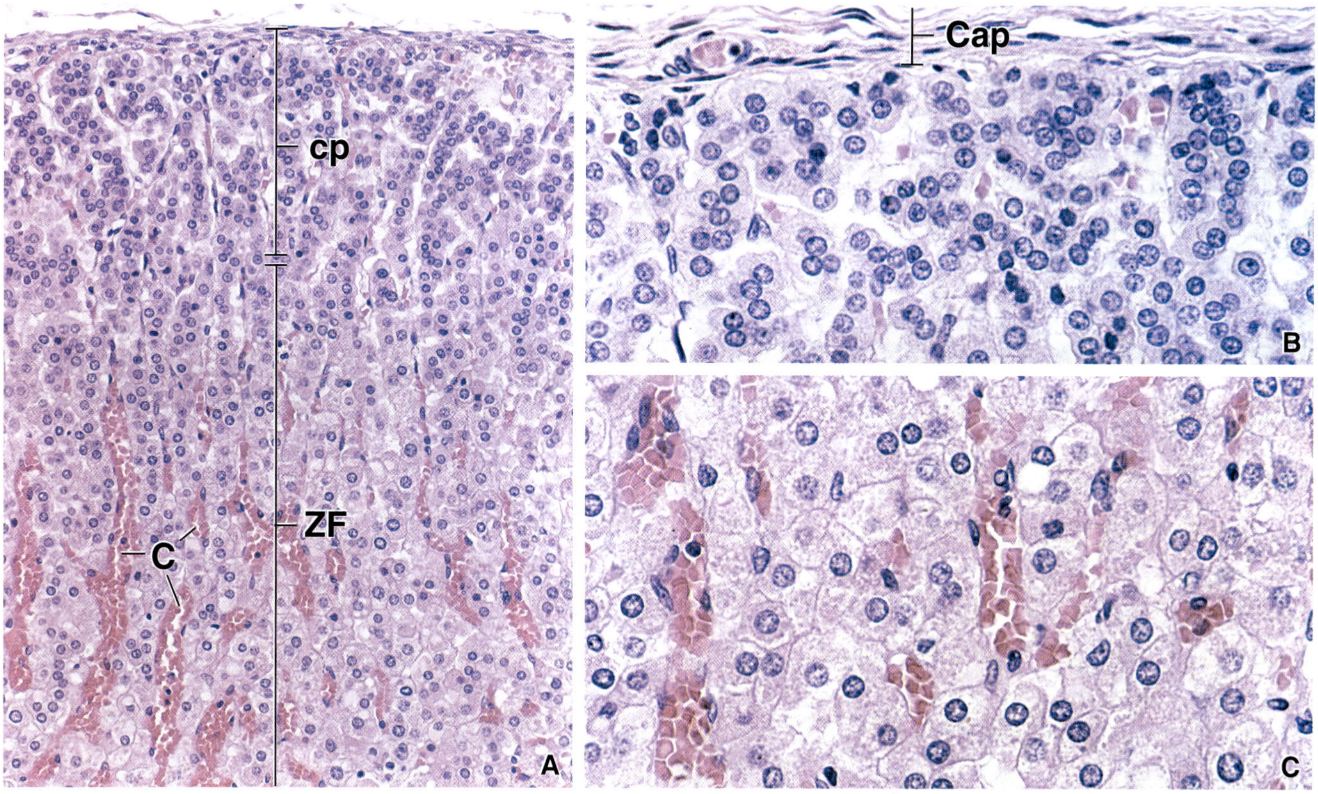

Figura 21.29 Fotomicrografias de uma glândula suprarrenal fetal humana. A. Fotomicrografia em pequeno aumento de um corte de glândula suprarrenal fetal corado por hematoxilina e eosina (H-E). O córtex permanente (*cp*) está indicado na *porção superior* da fotomicrografia. Abaixo está a zona fetal (*ZF*), na qual as células estão dispostas em cordões lineares anastomosados. Alguns dos capilares (*C*) estão ingurgitados com eritrócitos, tornando-os mais aparentes. 100×. **B.** Fotomicrografia em maior aumento da mesma amostra, exibindo a cápsula (*Cap*) e o córtex permanente subjacente. As células estão dispostas em grupos arqueados que se estendem em cordões curtos. Observe a grande proximidade dos núcleos e a pequena quantidade de citoplasma nessas células. 200×. **C.** Esta fotomicrografia mostra as células da zona fetal no mesmo aumento que em **B**. Observe o tamanho ligeiramente maior dos núcleos e a considerável quantidade de citoplasma em cada uma das células da zona fetal. Note também a eosinofilia do citoplasma, em comparação com o citoplasma mais biofílico das células do córtex permanente. 200×. (Amostra original cortesia do Dr. William H. Donnelly.)

Boxe 21.6

Considerações funcionais | Biossíntese dos hormônios suprarrenais

O **colesterol** é o precursor básico de vários hormônios esteroides, isto é, corticosteroides, hormônios sexuais, ácidos biliares e vitamina D. Cerca da metade do colesterol no organismo provém da dieta, e a outra metade deriva de sua biossíntese *de novo*. A síntese de colesterol ocorre no citoplasma e nas organelas a partir da acetil-CoA. A biossíntese no fígado responde por aproximadamente 10% e a que ocorre no intestino, por cerca de 15% da quantidade produzida a cada dia. Além disso, uma pequena parte do colesterol é sintetizada pelas células do córtex da suprarrenal. Tanto o colesterol da dieta quanto o colesterol sintetizado *de novo* são transportados nas **lipoproteínas de baixa densidade (LDL)**. O colesterol é armazenado em gotículas lipídicas dentro do citoplasma das células do córtex da suprarrenal, na forma de ésteres de colesterol.

Os hormônios esteroides nas glândulas suprarrenais são sintetizados a partir dos ésteres de colesterol pela remoção de parte da cadeia lateral e modificações em sítios específicos no restante da molécula. As enzimas que catalisam essas modificações estão localizadas em diferentes zonas do córtex, bem como em diferentes locais do citoplasma das células. Por exemplo, a clivagem da cadeia lateral do colesterol é catalisada pela **enzima de clivagem da cadeia lateral ligada ao P450 (P450scc)** ou desmolase, que é encontrada apenas nas mitocôndrias das células produtoras de esteroides. Essa enzima é induzida pela angiotensina II na zona glomerulosa e pelo ACTH na zona fasciculada e na zona reticulada. As outras enzimas necessárias para a produção de esteroides estão localizadas no REL, no citosol e nas mitocôndrias. Por conseguinte, uma molécula precursora pode migrar do REL para uma mitocôndria e retornar várias vezes antes de alcançar a estrutura molecular definitiva de determinado corticosteroide.

Os ésteres de colesterol, removidos das gotículas lipídicas no citoplasma e usados na síntese de hormônios esteroides, são rapidamente repostos pelos ésteres de colesterol contidos nas LDL transportadas na corrente sanguínea. Esses ésteres constituem a principal fonte do colesterol usado na síntese de corticosteroides. Em condições de estimulação a curto prazo ou prolongada pelo ACTH, as reservas lipídicas nas células do córtex da suprarrenal são recrutadas para a síntese de corticosteroides.

RESUMO

Órgãos endócrinos

VISÃO GERAL DO SISTEMA ENDÓCRINO

- O **sistema endócrino** produz e secreta várias moléculas denominadas **hormônios** e substâncias hormonalmente ativas, que entram no sistema circulatório para serem transportadas até as células-alvo
- Os hormônios e as substâncias hormonalmente ativas são classificados em três classes de compostos: os **peptídios** (p. ex., insulina, GH, ACTH), os **esteroides** (esteroides gonadais e adrenocorticais) e os **aminoácidos** e **análogos do ácido araquidônico** (catecolaminas, prostaglandinas)
- Os hormônios interagem com **receptores de superfície celular** específicos (hormônios peptídicos ou catecolaminas) ou com **receptores intracelulares** (esteroides e hormônios tireoidianos)
- A regulação da função hormonal é controlada por **mecanismos de retroalimentação** dos órgãos-alvo.

HIPÓFISE

- A **hipófise** é composta de duas porções: a **adeno-hipófise (lobo anterior)**, composta de tecido epitelial glandular, e a **neuro-hipófise (lobo posterior)**, composta de tecido secretor neural que se desenvolve a partir do neuroectoderma do SNC
- A **adeno-hipófise (lobo anterior)** consiste em três partes: a **parte distal**, a **parte intermédia** e a **parte tuberal**, que circunda o infundíbulo
- O **sistema porta-hipotálamo-hipofisário** fornece o suprimento sanguíneo para a hipófise e faz a conexão entre o hipotálamo e a hipófise
- A **circulação porta** envolve uma rede de capilares fenestrados no infundíbulo e na eminência mediana do hipotálamo, bem como veias porta-hipofisárias e uma segunda rede de capilares na parte distal. A circulação sanguínea transporta **hormônios de liberação** dos neurônios hipotalâmicos para as células da parte distal, onde a secreção celular é controlada
- De acordo com as reações de coloração dos grânulos secretores das células endócrinas, as células da parte distal são identificadas como células **basófilas** (10%), células **acidófilas** (40%) e células **cromófobas** (50%)
- De acordo com as reações imunocitoquímicas, são identificados cinco tipos de células funcionalmente diferentes na parte distal: os **somatotropos (células produtoras de GH)** sintetizam o **hormônio do crescimento (GH; somatotropina)**; os **lactotropos (células produtoras de PRL, mamotropos)** sintetizam a **prolactina (PRL)**; os **corticotropos (células produtoras de ACTH)** sintetizam a **pró-opiomelanocortina (POMC)**, uma molécula precursora do **hormônio adrenocorticotrófico (ACTH)**; os **gonadotropos (células produtoras de FSH e LH)** sintetizam o **hormônio luteinizante (LH)** e o **hormônio foliculoestimulante (FSH)**; e os **tireotropos (células produtoras de TSH)** sintetizam o **hormônio tireoestimulante (TSH)**
- A **neuro-hipófise (lobo posterior)** (parte nervosa e infundíbulo) é uma extensão do SNC. Libera hormônios produzidos nos **núcleos supraópticos (hormônio antidiurético [ADH]** ou **vasopressina)** e nos **núcleos paraventriculares (ocitocina)** do hipotálamo
- O **trato hipotálamo-hipofisário** libera ADH e ocitocina para a neuro-hipófise, onde ambos são armazenados em terminações axônicas (**corpúsculos de Herring**) e liberados na circulação.

GLÂNDULA PINEAL

- A **glândula pineal** é uma glândula neuroendócrina que se desenvolve a partir do neuroectoderma e que permanece fixada ao encéfalo. Como a glândula pineal tem conexões com os olhos por meio do trato retino-hipotalâmico, ela constitui um importante regulador do **ritmo circadiano**
- A glândula pineal é composta de dois tipos de células: os **pinealócitos**, que secretam a **melatonina**, e as **células intersticiais (gliais)**. Apresenta também concreções calcificadas características, denominadas **corpos arenáceos** ou **areia cerebral**.

GLÂNDULA TIREOIDE

- A **glândula tireoide** está localizada no pescoço e desenvolve-se a partir do revestimento endodérmico do assoalho da faringe primitiva
- A glândula tireoide consiste principalmente em **folículos tireoidianos**, que são geralmente formados de **epitélio folicular simples cuboide**. O lúmen dos folículos é preenchido por massa gelatinosa, denominada **coloide**, que contém tireoglobulina, uma forma inativa de armazenamento dos hormônios tireoidianos
- O epitélio folicular contém dois tipos de células: as **células foliculares**, que produzem os hormônios tireoidianos T_4 e T_3, e as **células parafoliculares**, que produzem calcitonina
- A **síntese** de T_4 e de T_3 ocorre nas células foliculares e no lúmen do folículo. Envolve uma série de etapas, desde a síntese de tireoglobulina, até a captação e a oxidação do iodeto e a iodação da tireoglobulina para formar T_4 e T_3
- Em resposta à **estimulação do TSH**, as células foliculares reabsorvem o coloide e transportam a T_4 e a T_3 para a circulação.

GLÂNDULAS PARATIREOIDES

- As **glândulas paratireoides** (dois pares) estão localizadas na superfície posterior da glândula tireoide. Desenvolvem-se a partir da terceira e da quarta bolsas faríngeas
- As glândulas paratireoides são constituídas por dois tipos principais de células epiteliais: as **células principais**, as mais numerosas e que secretam o **paratormônio (PTH)**, e as **células oxífilas**
- O **PTH** regula os níveis de cálcio e de fosfato no sangue. Liga-se aos receptores de PTH nas células-alvo e aumenta o nível sanguíneo de Ca^{2+}.

GLÂNDULAS SUPRARRENAIS

- As **glândulas suprarrenais** são dois órgãos triangulares inseridos na gordura perirrenal, situados nos polos superiores dos rins
- As glândulas suprarrenais estão organizadas em duas regiões distintas: o **córtex**, que constitui a porção secretora de esteroides desenvolvida a partir do mesoderma, e a **medula**, que é a porção secretora de catecolaminas desenvolvida a partir de células da crista neural
- Durante o desenvolvimento, a **glândula suprarrenal fetal** é composta do córtex fetal, mas não tem medula definitiva
- A **medula da suprarrenal** contém células cromafins, que sintetizam a epinefrina e a norepinefrina envolvidas na preparação do corpo para uma resposta de "luta ou fuga"
- O **córtex da suprarrenal** é dividido em três zonas: a **zona glomerulosa** (externa); a **zona fasciculada** (média espessa); e a **zona reticulada** (interna), que se comunica com a medula
- As células da zona glomerulosa formam agrupamentos ovoides e produzem mineralocorticoides (p. ex., aldosterona). O **sistema renina-angiotensina-aldosterona** fornece o mecanismo de retroalimentação para o controle da secreção das células da zona glomerulosa
- As células da **zona fasciculada** estão dispostas em cordões longos e retos e produzem **glicocorticoides** (p. ex., cortisol), que regulam a gliconeogênese (síntese de glicose) e a glicogênese (polimerização do glicogênio). O ACTH regula a secreção das células da zona fasciculada
- As células da **zona reticulada** estão dispostas em cordões anastomosados, intercalados por capilares fenestrados, e produzem **androgênios** fracos (principalmente DHEA). O ACTH regula a secreção das células da zona reticulada.

PRANCHA 21.1 ■ Hipófise 1

A **hipófise** está localizada na base do encéfalo e repousa em uma depressão do esfenoide denominada *sela turca*, no assoalho da fossa média do crânio. Está conectada ao hipotálamo por um pedículo curto. Embora unida ao encéfalo, apenas a **neuro-hipófise**, ou **lobo posterior** da glândula, desenvolve-se a partir do neuroectoderma. O **lobo anterior** (maior) da glândula, a **adeno-hipófise**, desenvolve-se a partir do ectoderma da orofaringe como divertículo do epitélio bucal, a chamada **bolsa de Rathke**.

A adeno-hipófise regula outras glândulas endócrinas. É composta de agrupamentos e cordões de células epitelioides, intercalados por capilares fenestrados de grande diâmetro. A neuro-hipófise é um trato nervoso, cujas terminações armazenam e liberam produtos secretores sintetizados por seus corpos celulares, localizados nos núcleos **supraópticos** e **paraventriculares**. Essas secreções contêm **ocitocina** ou **hormônio antidiurético** (**ADH**). Outros neurônios do hipotálamo liberam secreções nos capilares fenestrados do infundíbulo, o primeiro leito capilar do **sistema porta-hipofisário**, que transporta o sangue para os capilares fenestrados da adeno-hipófise. Essas secreções hipotalâmicas regulam a atividade da adeno-hipófise.

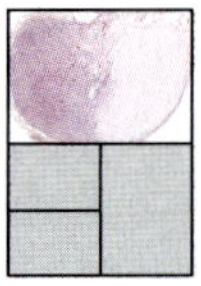

Hipófise, ser humano, hematoxilina e eosina (H-E), 50×.

Esta amostra é um corte sagital da hipófise. A **neuro-hipófise**, ou **lobo posterior** da glândula, é delineada pela *linha tracejada* (indicada por *setas*) que a separa da adeno-hipófise. A **parte nervosa** (*PN*) é a porção expandida da neuro-hipófise, que é contínua com o infundíbulo. A **parte tuberal** (*PT*) da **adeno-hipófise** está localizada ao redor do tronco infundibular, mas pode cobrir, em grau variável, a parte nervosa. A **parte intermédia** (*PI*) é uma estreita faixa de tecido que se localiza entre a **parte distal** (*PD*) e a parte nervosa. Margeia uma pequena fenda (*F*) que constitui o remanescente do lúmen da bolsa de Rathke. A parte distal, o lobo anterior da glândula, é a sua porção maior. Contém vários tipos de células que não exibem distribuição uniforme. Isso explica as diferenças na coloração (áreas de coloração clara e escura) observadas em toda a parte distal. A hipófise contém uma cápsula de tecido conjuntivo (*Cap*) que separa a glândula das meninges circundantes.

Cada um dos componentes da adeno-hipófise (*i. e.*, parte distal, parte tuberal e parte intermédia), quando examinados em maior aumento, exibe características celulares que ajudam na sua identificação. Essas características são descritas nas figuras a seguir, bem como naquelas na Prancha 21.2.

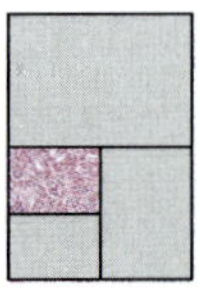

Parte distal, hipófise, ser humano, H-E, 375×.

Esta fotomicrografia mostra uma região da **parte distal** da adeno-hipófise, que é rica em células **acidófilas** (*CA*). As células **basófilas** (*CB*) estão presentes em menor número nessa área. As células acidófilas são prontamente identificadas pela coloração acidofílica de seu citoplasma, em contraste com as células basófilas, cujo citoplasma é claramente basófilo. As células **cromófobas** (*Cr*) também são muito numerosas nesse campo. O citoplasma dessas células cora-se de modo precário, diferentemente daquele das células acidófilas e basófilas. As células estão dispostas em cordões e agrupamentos entremeados por capilares (*C*), alguns dos quais podem ser reconhecidos; no entanto, a maioria dos capilares está colapsada, o que dificulta sua identificação neste aumento.

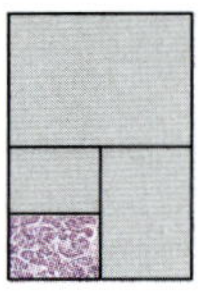

Parte distal, hipófise, ser humano, H-E, 375×.

Esta fotomicrografia mostra uma região da **parte distal** da adeno-hipófise, que é rica em células basófilas (*CB*). Nesse local específico, não há células acidófilas identificáveis (em outros locais, é possível encontrar distribuição mais uniforme de células acidófilas e basófilas, embora, caracteristicamente, um tipo celular supere o outro em número em uma determinada região). As células **cromófobas** (*Cr*) também são relativamente numerosas nesse local. Nessa região específica, embora os núcleos das células cromófobas sejam facilmente identificáveis, é difícil discernir o citoplasma das células.

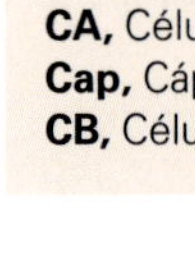

Parte intermédia, hipófise, ser humano, ácido periódico de Schiff (PAS)/anilina azul-preta, 80×.

Esta fotomicrografia mostra uma pequena região da **parte distal** (*PD*); o restante da imagem mostra a **parte intermédia** (*PI*) da adeno-hipófise. A parte distal mostrada aqui contém numerosos capilares repletos de eritrócitos, o que lhes confere uma cor vermelho-brilhante. A parte intermédia, que é relativamente pequena nos seres humanos, contém vários cistos (*Ci*) pequenos. Essa porção é composta de pequenas células basófilas e cromófobas. As células basófilas captaram o corante azul, o que as tornou proeminentes. Na extremidade *direita*, observa-se uma área menos celularizada, a **parte nervosa** (*PN*).

C, Capilares
CA, Células acidófilas
Cap, Cápsula
CB, Células basófilas
Ci, Cistos
Cr, Células cromófobas
F, Fenda
PD, Parte distal
PI, Parte intermédia
PN, Parte nervosa
PT, Parte tuberal

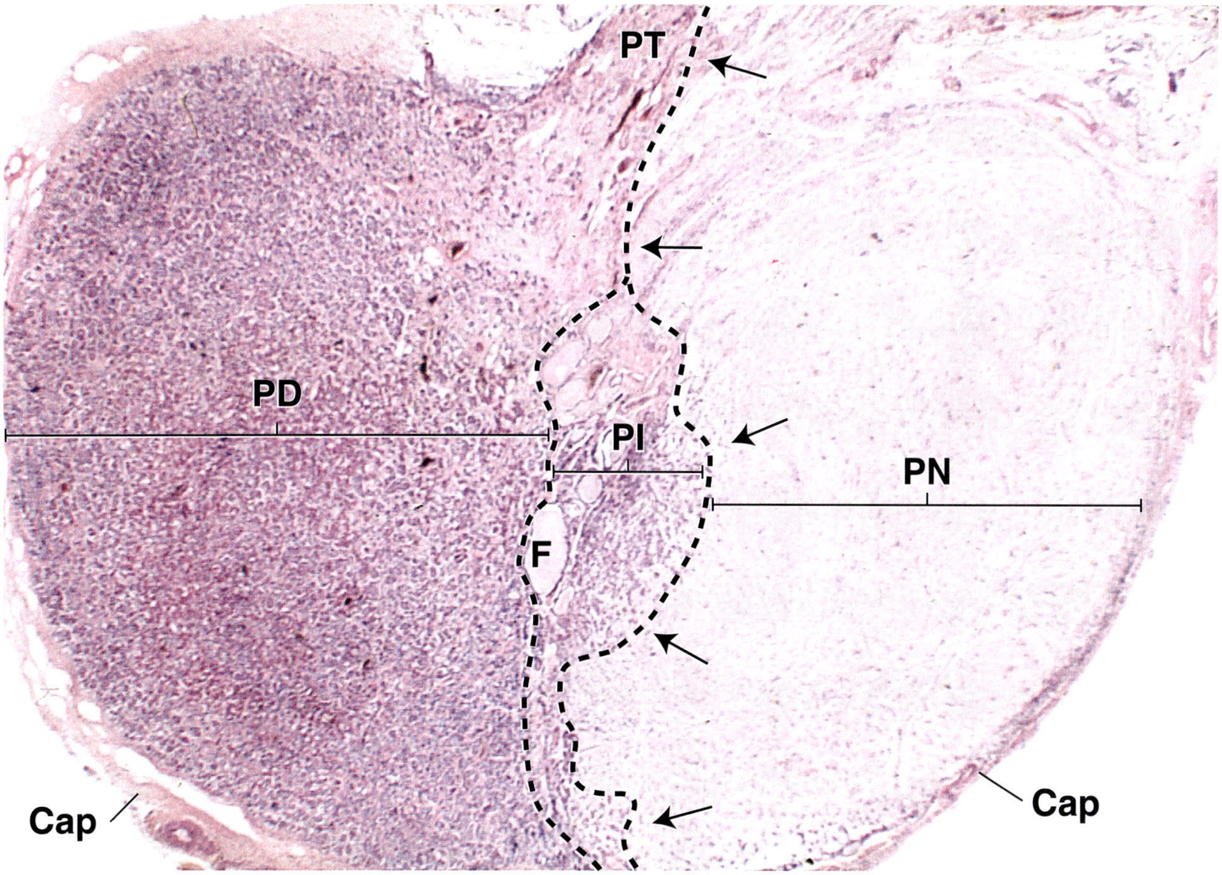
PT
PD
PI
PN
F
Cap
Cap

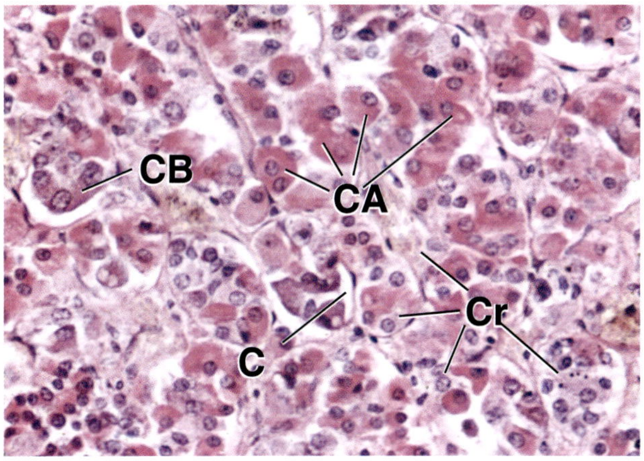
CB
CA
Cr
C

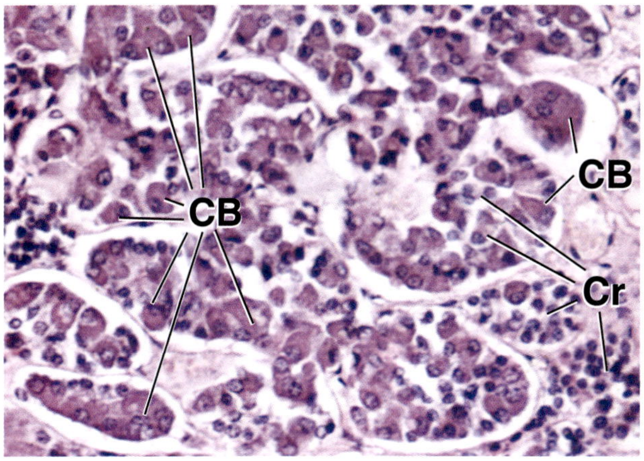
CB
CB
Cr

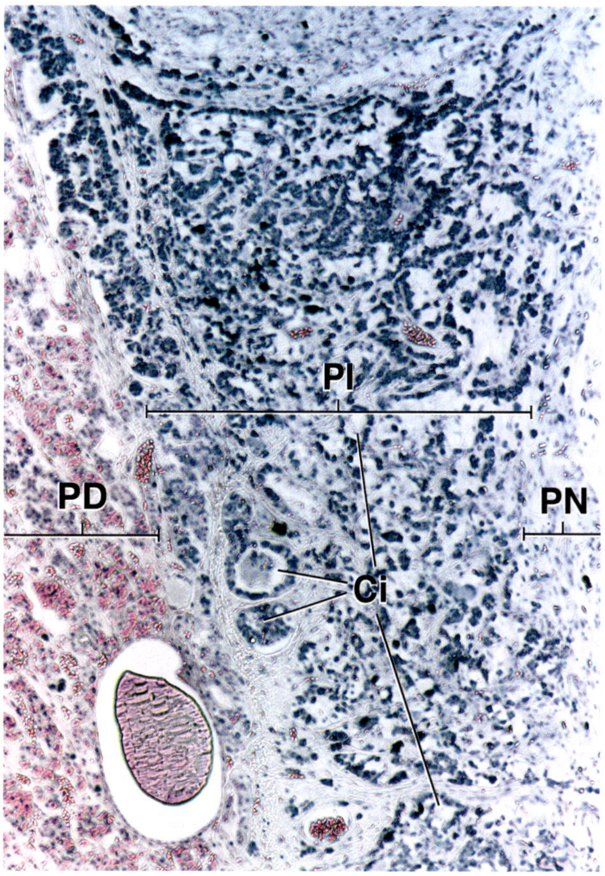
PI
PD
PN
Ci

PRANCHA 21.2 ■ Hipófise 2

O parênquima da **parte distal** consiste em dois tipos de células: as células **cromófobas** e as células **cromófilas**. As células cromófobas coram-se precariamente, enquanto as células cromófilas coram-se bem. As células cromófilas são ainda subdivididas em células **acidófilas** e células **basófilas**. As células basófilas tingem-se com corantes básicos como a hematoxilina, enquanto o citoplasma das células acidófilas tinge-se com corantes ácidos, como a eosina. O citoplasma das células basófilas também se cora com a reação do ácido periódico de Schiff (PAS), devido à existência de glicoproteínas em seus grânulos secretores.

As células acidófilas podem ser ainda subdivididas em dois grupos, com base nas características citoquímicas e ultraestruturais especiais. Um grupo, denominado **somatotropos**, produz o hormônio do crescimento, o *hormônio somatotrópico* (STH); o outro grupo de células acidófilas, denominadas **lactotropos**, produz *prolactina* (PRL).

Os grupos de células basófilas também podem ser distinguidos com o uso do microscópio eletrônico e com procedimentos citoquímicos especiais. Um grupo de **tireotropos** produz *hormônio tireoestimulante* (TSH); outro, de **gonadotropos**, produz os hormônios gonadotrópicos, *hormônio foliculoestimulante* (FSH) e *hormônio luteinizante* (LH); e ainda um terceiro grupo, de **corticotropos**, produz *hormônio adrenocorticotrófico* (ACTH) e *hormônio lipotrópico* (LPH).

As células cromófobas também constituem um grupo heterogêneo de células. Muitas são consideradas células acidófilas ou basófilas esvaziadas.

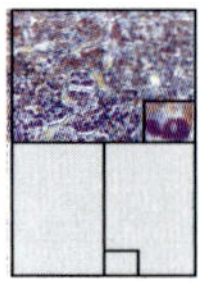

Parte distal, hipófise, ser humano, coloração tricrômica de Mallory, 360×; detalhe, 1.200×.

Esta fotomicrografia da parte distal provém de uma área em que há distribuição equilibrada de células **acidófilas** (*CA*) e de células **basófilas** (*CB*). Os agrupamentos e os cordões de células são delineados por faixas de tecido conjuntivo (*coradas em azul*) que os circundam. São também observados diversos capilares (*C*) ingurgitados contendo eritrócitos (*corados em amarelo*). Nessa preparação, o citoplasma das células acidófilas exibe coloração avermelhada ou cor de ferrugem. As células basófilas coram-se em *azul-avermelhado a azul intenso*, enquanto as células **cromófobas** (*Cr*) exibem coloração *azul-pálido*. O *detalhe* mostra os três tipos de células em maior aumento. Os grânulos secretores das células acidófilas (*CA*) e das células basófilas (*CB*) não são muito evidentes. Os grânulos se tingem e proporcionam a coloração global aos dois tipos de células. Em contrapartida, as células cromófobas (*Cr*) não têm grânulos e revelam apenas uma coloração de fundo *azul-pálido*.

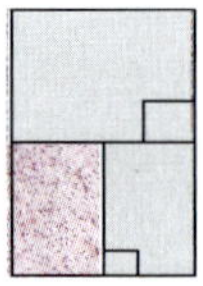

Parte nervosa, hipófise, ser humano, hematoxilina e eosina (H-E), 325×.

A **parte nervosa** da neuro-hipófise observada aqui contém células denominadas *pituícitos*, e fibras nervosas não mielinizadas que formam os núcleos supraópticos e paraventriculares do hipotálamo. Os **pituícitos** (*P*) são comparáveis às células neurogliais do sistema nervoso central. Os núcleos são esféricos ou ovais, e o citoplasma estende-se a partir da região nuclear da célula como prolongamentos longos. Em preparações coradas por H-E como esta, o citoplasma do pituícito não pode ser diferenciado das fibras nervosas não mielinizadas. Os hormônios da neuro-hipófise, a ocitocina e o hormônio antidiurético (ADH, também denominado *vasopressina*) são formados nos núcleos do hipotálamo e passam pelas fibras do trato hipotálamo-hipofisário até a neuro-hipófise, onde são armazenados na porção da terminação nervosa expandida das fibras nervosas. A neurossecreção armazenada é vista como **corpúsculos de Herring** (*CH*). Nas preparações coradas por H-E, os corpúsculos de Herring são simplesmente vistos como ilhotas de substância corada com eosina. São observados ainda capilares (*C*) intercalados nas fibras nervosas.

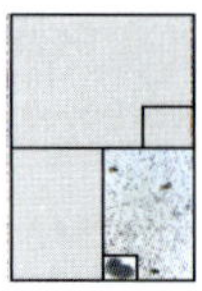

Parte nervosa, hipófise, ser humano, PAS/anilina azul-preta, 250×; detalhe, 700×.

Nesta amostra da parte nervosa, a *anilina azul* corou os núcleos dos **pituícitos** (*P*), e as fibras nervosas captaram parte do corante, produzindo um fundo *azul-claro*. Com essa técnica de coloração, os **corpúsculos de Herring** (*CH*) são vistos como *ilhas pretas escuras*. O *detalhe*, em grande aumento, mostra um corpúsculo de Herring próximo da porção *inferior* da fotomicrografia. A textura granular do corpúsculo de Herring, conforme observado aqui, é um reflexo dos grânulos secretores acumulados nas terminações nervosas. Nesta amostra, é também importante observar os capilares (*C*), que são proeminentes em consequência da coloração vermelha contrastante dos eritrócitos em seu interior.

C, Capilares
CA, Células acidófilas
CB, Células basófilas
CH, Corpúsculos de Herring
Cr, Células cromófobas
P, Pituícitos

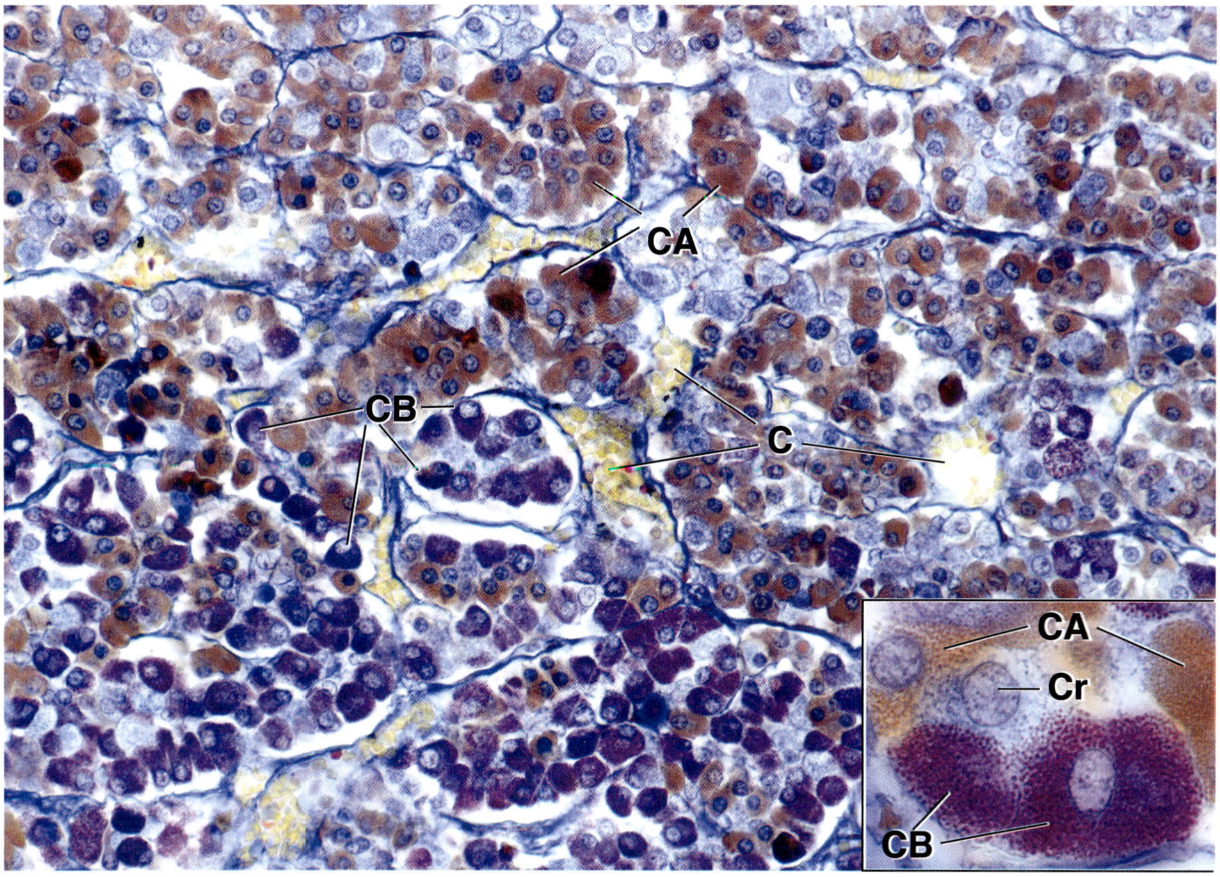
CA
CB
C
CA
Cr
CB

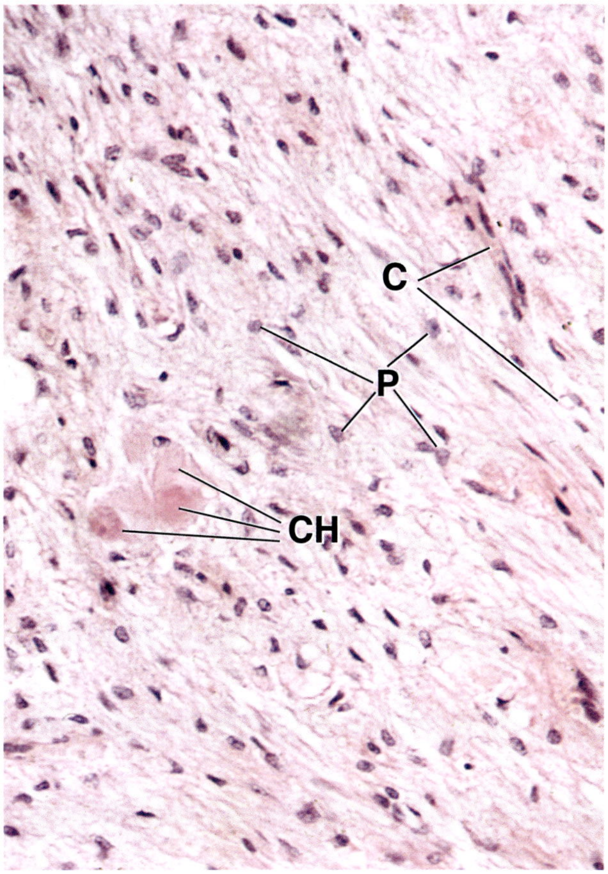
C
P
CH

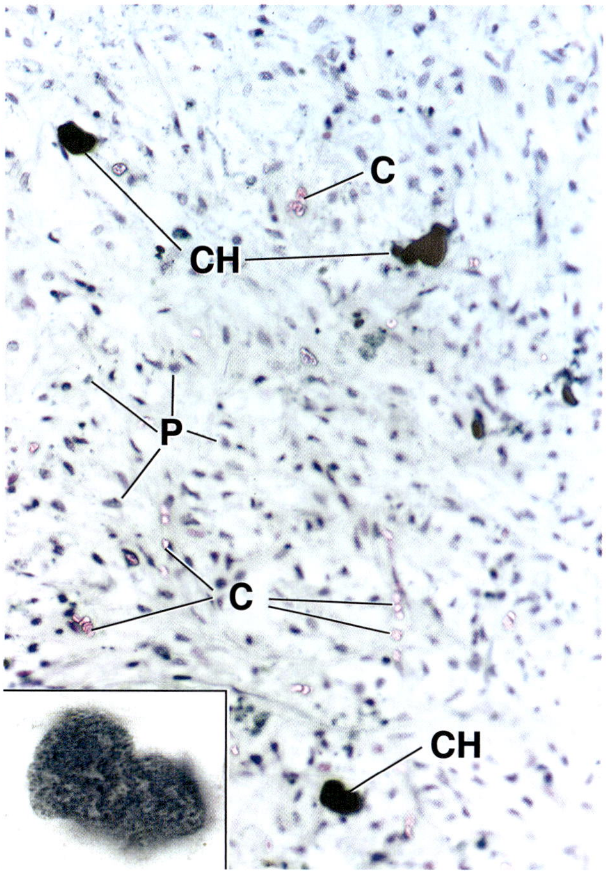
C
CH
P
C
CH

PRANCHA 21.3 ■ Glândula pineal

A **glândula pineal** está localizada no encéfalo, acima dos folículos superiores. Desenvolve-se a partir do neuroectoderma; contudo, no adulto tem pouca semelhança com o tecido nervoso.

Foram descritos dois tipos de células na glândula pineal: **pinealócitos (células parenquimatosas)** e **células gliais**. A extensão total dessas células não pode ser apreciada sem a aplicação de métodos especiais de coloração. Esses métodos mostrariam que as células gliais e os pinealócitos contêm prolongamentos que estão expandidos em sua periferia. Os pinealócitos são mais numerosos. Em uma preparação corada por hematoxilina e eosina (H-E), os núcleos dos pinealócitos exibem coloração pálida. Por outro lado, os núcleos das células gliais são menores e coram-se mais intensamente.

A secreção da glândula pineal exerce um efeito antigonádico: diminui a produção dos esteroides gonadais. Por exemplo, foi relatada a ocorrência de hipogenitalismo em tumores pineais que consistem principalmente em pinealócitos, enquanto a precocidade sexual (puberdade que ocorre em uma idade muito jovem) está associada a tumores de células gliais (presumivelmente, os pinealócitos foram destruídos). Além disso, experimentos realizados com animais indicam que a glândula pineal exerce função neuroendócrina, na qual a glândula atua como intermediário que relaciona a função endócrina (particularmente, a função gonadal) com os ciclos de luz e escuridão. Os estímulos luminosos externos alcançam a glândula pineal por meio de vias ópticas que se conectam com o gânglio cervical superior. Por sua vez, este envia fibras nervosas pós-ganglionares até a glândula pineal. Esta desempenha um papel na adaptação a mudanças súbitas na duração do dia, como aquelas experimentadas por viajantes que sofrem de dissincronose (*jet lag*), além de participar na regulação das respostas emocionais à redução do período diurno durante o inverno, nas zonas temperadas e subárticas (transtorno afetivo sazonal [TAS]).

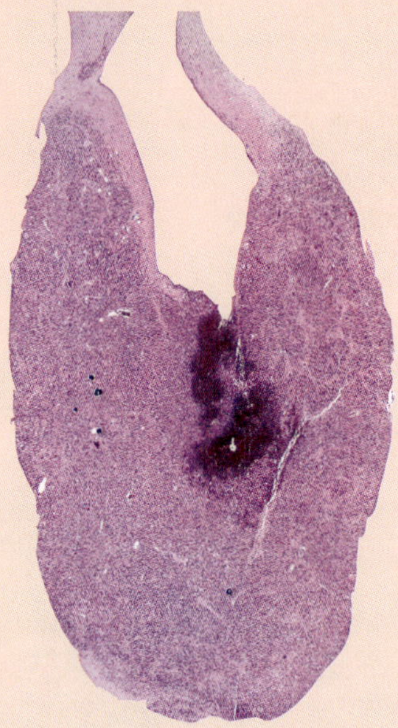

Glândula pineal, ser humano, H-E, 180×.

A glândula pineal é circundada por uma **cápsula** (*Cap*) muito fina, que é formada pela pia-máter. As trabéculas de tecido conjuntivo (*TC*) estendem-se da cápsula até o parênquima da glândula, dividindo-a em lóbulos. Os **lóbulos** (*L*) aparecem frequentemente como grupos indistintos de células de tamanho variado, circundados por tecido conjuntivo. Os vasos sanguíneos, geralmente pequenas artérias (*A*) e veias (*V*), seguem o seu percurso através do tecido conjuntivo. As artérias dão origem a capilares que circundam e penetram nos lóbulos para suprir o parênquima da glândula. Nesta amostra, e até mesmo neste pequeno aumento, os capilares (*C*) são bem visíveis em consequência dos eritrócitos presentes no lúmen.

Glândula pineal, ser humano, H-E, 360×; detalhe, 700×.

Esta fotomicrografia mostra em maior aumento o parênquima da glândula pineal, bem como um componente denominado **areia cerebral** (*AC*) ou **corpos arenáceos**. Quando observados em maior aumento, os corpos arenáceos apresentam uma estrutura lamelada indistinta. Em geral, coram-se intensamente pela hematoxilina. A existência dessas estruturas é uma característica que identifica a glândula pineal. Um exame cuidadoso dessa glândula ao microscópico óptico revela a existência de dois tipos específicos de células. Um dos tipos celulares é constituído pelos pinealócitos (ou células principais da glândula pineal), que são, sem dúvida alguma, os mais numerosos. Os pinealócitos são neurônios modificados. Seus núcleos são esféricos e de coloração relativamente clara, em virtude da quantidade de eucromatina que eles contêm. O segundo tipo celular é a célula intersticial ou célula glial, que constitui uma porcentagem relativamente pequena das células da glândula. Seus núcleos são menores e mais alongados que os dos pinealócitos. O *detalhe* revela diversas **células gliais** (*cg*), que podem ser identificadas pelos seus núcleos de coloração mais intensa. Os núcleos das outras células observadas aqui pertencem, em sua maioria, aos pinealócitos. Neste *detalhe*, são também observados vários **fibroblastos** (*f*) dentro de uma trabécula.

A, Artéria
AC, Areia cerebral
C, Capilar
Cap, Cápsula
cg, Célula glial
f, Fibroblasto
L, Lóbulo
TC, Tecido conjuntivo
V, Veia

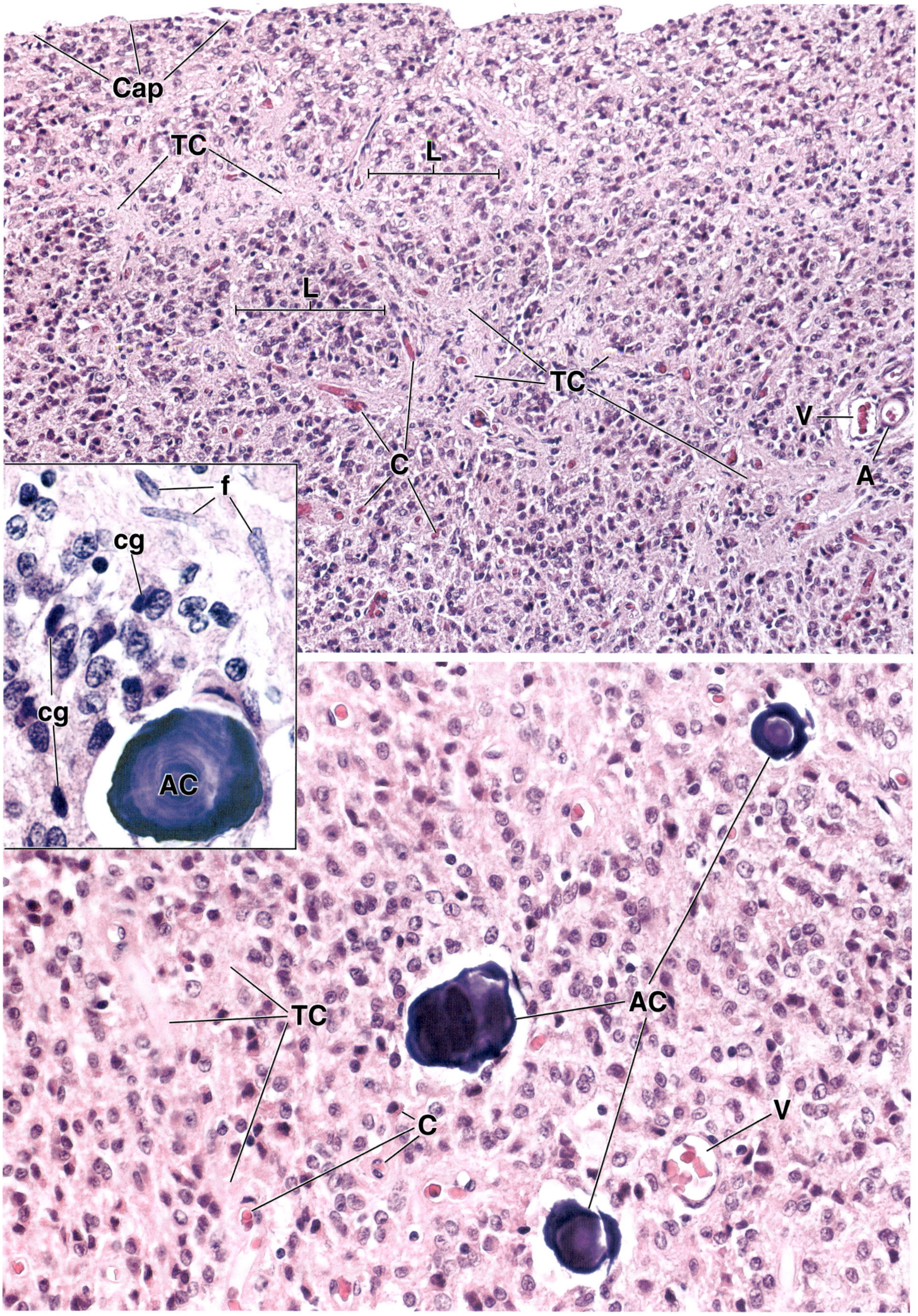
Cap
TC
L
L
TC
V
A
C
f
cg
cg
AC
AC
TC
C
V

PRANCHA 21.4 ■ Glândulas paratireoides e tireoide

As **glândulas paratireoides** são geralmente em número de quatro. Cada uma delas é circundada por uma cápsula e localiza-se sobre a glândula tireoide ou está parcialmente incluída nela. Trabéculas de tecido conjuntivo estendem-se a partir da cápsula até o parênquima da glândula.

As **glândulas paratireoides** elaboram um hormônio que influencia o metabolismo do cálcio e dos ossos. A injeção de paratormônio em animais de laboratório resulta na liberação de cálcio nos ossos pela ação dos osteócitos (osteólise osteocítica) e dos osteoclastos. A remoção das glândulas paratireoides resulta em rápida queda dos níveis sanguíneos de cálcio.

A **glândula tireoide** está localizada no pescoço, em grande proximidade com a porção superior da traqueia e a porção inferior da laringe. Consiste em dois lobos laterais, que são unidos por um istmo delgado. O folículo, que consiste em uma única camada de epitélio cuboide ou colunar baixo circundando um espaço preenchido de coloide, constitui a unidade funcional da glândula tireoide. Observa-se a existência de uma rica rede de capilares no tecido conjuntivo que interconecta os folículos. O tecido conjuntivo também contém capilares linfáticos.

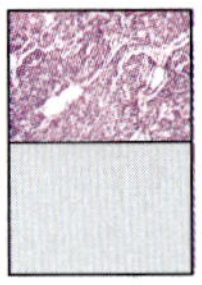

Glândula paratireoide, ser humano, hematoxilina e eosina (H-E), 320×.

Conforme observado aqui, os vasos sanguíneos (*VS*) maiores estão associados às trabéculas e, em certas ocasiões, aos adipócitos (*a*). O parênquima das glândulas paratireoides aparece como cordões ou folhetos de células intercalados por capilares e septos delicados de tecido conjuntivo.

Dois tipos de células parenquimatosas podem ser distinguidos em cortes de rotina corados pela H-E: as células principais e as células oxífilas. As **células principais** (*Cp*) são mais numerosas. Elas contêm um núcleo esférico circundado por uma pequena quantidade de citoplasma. Já as **células oxífilas** (*CO*) são menos numerosas. São visivelmente maiores que as células principais, mas apresentam um núcleo ligeiramente menor e de coloração mais intensa. O seu citoplasma cora-se com eosina, e os limites entre as células são geralmente bem demarcados. Além disso, as células oxífilas estão dispostas em grupos de tamanho variável que aparecem dispersos em um campo muito maior de células principais. Mesmo com pequeno aumento, é frequentemente possível identificar agrupamentos de células oxífilas, visto que uma unidade de sua área contém menor número de núcleos do que uma unidade de área comparável de células principais, como está claramente evidente nesta figura. As células oxífilas surgem durante o fim da primeira década de vida e tornam-se mais numerosas próximo à puberdade. Pode-se observar um aumento subsequente nos indivíduos idosos.

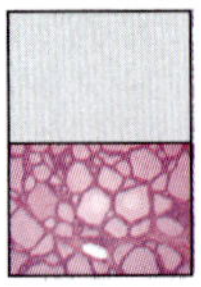

Glândula tireoide, ser humano, H-E, 240×.

Esta figura mostra um corte histológico da glândula tireoide. Os **folículos tireoidianos** (*FT*) variam ligeiramente quanto ao tamanho e formato e aparecem densamente organizados. A massa homogênea no centro de cada folículo é o coloide. As células foliculares da glândula parecem formar um epitélio simples cuboide em torno do coloide. O exame cuidadoso da superfície apical das células foliculares revela pequenos vacúolos, uma indicação de reabsorção do coloide. Embora seja difícil distinguir as células individualmente neste aumento, os seus núcleos servem de indicação para sua localização e organização. A tireoide é bem vascularizada: são encontrados **vasos sanguíneos** (*VS*) maiores no tecido conjuntivo (*TC*), enquanto os folículos são circundados por uma rede de capilares.

Esta amostra revela algumas áreas contendo grandes grupos de células com núcleos que exibem o mesmo tamanho, formato e características de coloração das células foliculares. Essas áreas representam **folículos em corte tangencial** (*Fct*).

a, Adipócitos
CO, Células oxífilas
Cp, Células principais
Fct, Folículo em corte tangencial
FT, Folículos tireoidianos
TC, Tecido conjuntivo
VS, Vasos sanguíneos

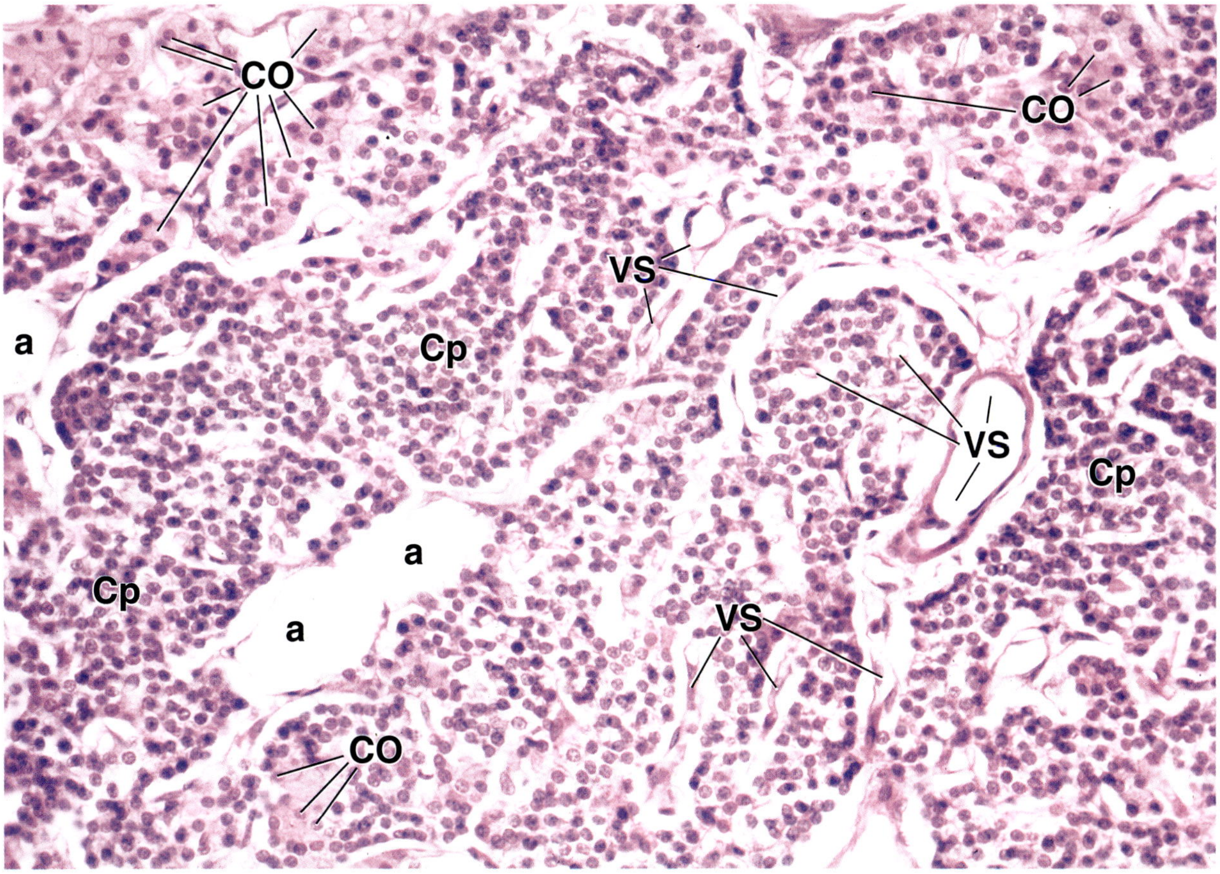
CO
CO
VS
a
Cp
VS
Cp
a
Cp
a
VS
CO

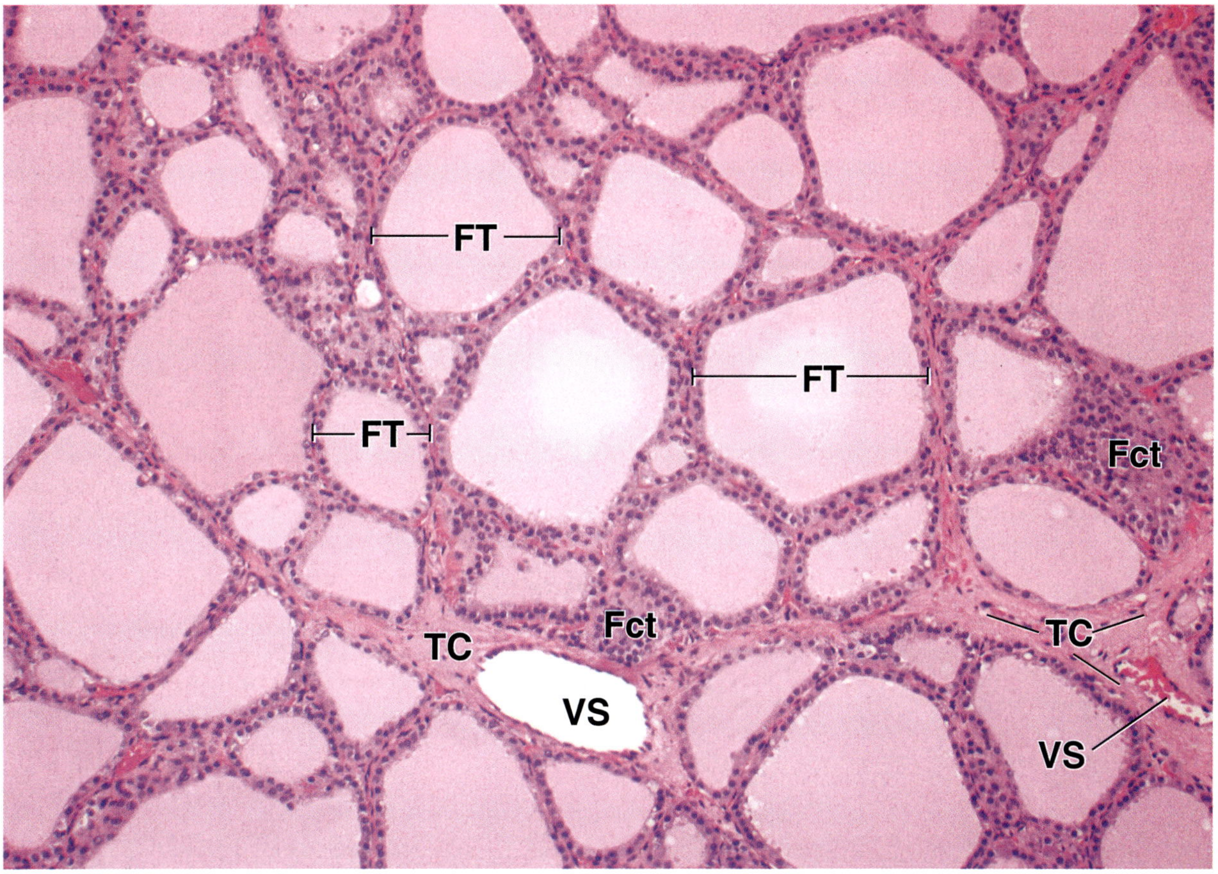
FT
FT
FT
Fct
TC
Fct
TC
VS
VS

PRANCHA 21.5 ■ Glândula suprarrenal 1

Existem duas **glândulas suprarrenais**, uma no polo superior de cada rim. A glândula é composta de dois componentes estruturais e funcionais distintos: o **córtex** e a **medula**. O córtex desenvolve-se a partir do mesoderma e secreta *hormônios esteroides*; a medula desenvolve-se a partir do neuroctoderma da crista neural e secreta *catecolaminas*.

O córtex da suprarrenal é dividido em três zonas, de acordo com o tipo e o arranjo das células parenquimatosas. Essas três zonas são denominadas **zona glomerulosa, zona fasciculada** e **zona reticulada.** A zona glomerulosa constitui 15% do volume cortical e secreta *mineralocorticoides* (*aldosterona*). A zona fasciculada representa quase 80% do volume cortical e secreta *glicocorticoides* (*cortisol* e *corticosterona*), além de uma pequena quantidade de androgênios suprarrenais. A zona reticulada (5 a 7% do volume do córtex) produz a maior parte dos androgênios suprarrenais.

A zona fasciculada e a zona reticulada são reguladas pelo *hormônio adrenocorticotrófico* (ACTH) secretado pela adeno-hipófise, em resposta ao *fator de liberação da corticotropina* (CRF) produzido pelo hipotálamo. A zona glomerulosa não é regulada pelo ACTH, mas pela angiotensina II, que faz parte do controle por retroalimentação do *sistema-angiotensina-aldosterona* que também regula a pressão arterial.

Glândula suprarrenal, ser humano, hematoxilina e eosina (H-E), 45×.

Esta fotomicrografia em pequeno aumento de um corte feito através da espessura parcial de uma glândula suprarrenal mostra a cápsula externa (*Cap*), o **córtex** (*Cort*) de uma superfície da glândula, a **medula** (*Med*) subjacente e uma porção muito pequena do córtex da outra superfície da glândula (*Cort, parte inferior, centro*). O córtex exibe morfologia claramente diferente tanto no que tange à sua organização estrutural quanto às suas características de coloração. A partir da porção interna, a medula, observe a coloração mais clara do tecido medular. Uma pequena quantidade de tecido adiposo (*TA*), no qual a glândula está parcialmente inserida, é observada no *centro superior* da fotomicrografia. O limite corticomedular (*linhas tracejadas*) exibe um contorno ondulado, que é um reflexo do formato irregular da glândula. Na medula, são observados alguns vasos sanguíneos (*VS*) relativamente grandes. Trata-se das veias coletoras adrenomedulares que drenam tanto o córtex quanto a medula.

Córtex, glândula suprarrenal, ser humano, H-E, 180×.

Esta figura fornece um aumento maior de parte da cápsula e da espessura total do **córtex** de uma área da figura anterior. A cápsula consiste em tecido conjuntivo denso no qual, ao longo de seu trajeto, as artérias (*A*) de maior calibre dão origem a vasos menores, que, por sua vez, irão suprir o córtex e a medula. A **zona glomerulosa** (*ZG*) está localizada na parte externa do córtex, imediatamente sob a cápsula. Nessa zona, o parênquima consiste em pequenas células que são vistas como cordões arqueados ou como grupos ovais de células.

A **zona fasciculada** (*zf*) consiste em cordões e folhetos de células orientadas radialmente, em geral com largura de duas células, que se estendem em direção à medula. As células da porção externa da zona fasciculada são geralmente maiores que aquelas da porção interna dessa zona e costumam se corar de modo precário, devido ao grande número de gotículas lipídicas que contêm. As células da **zona reticulada** (*ZR*) são relativamente pequenas e contêm poucas ou nenhuma gotícula de lipídios e, consequentemente, coram-se preferencialmente pela eosina. Em virtude de seu pequeno tamanho, os núcleos estão muito próximos uns dos outros, de modo muito semelhante às células da zona glomerulosa.

Córtex, glândula suprarrenal, ser humano, H-E, 245×.

Esta figura é um aumento maior da área delimitada pelo *retângulo à esquerda* na figura anterior. Mostra a **zona glomerulosa** (*ZG*) e a porção externa da **zona fasciculada** (*zf*). Observe o tamanho menor das células da zona glomerulosa em comparação com as da zona fasciculada. Além disso, as células da zona glomerulosa contêm menor número de gotículas de lipídio do que as da zona fasciculada. Em geral, as células dessa porção da zona fasciculada são preenchidas por gotículas de lipídios, resultando em uma coloração muito fraca de seu citoplasma, algo que lhe é típico. Trabéculas delicadas de tecido conjuntivo (*setas*) estendem-se a partir da cápsula e circundam os grupos glomerulares de células, além de estenderem-se entre os cordões de células na zona fasciculada. Nas trabéculas de tecido conjuntivo, são observados capilares e arteríolas. Em geral, os capilares estão colapsados e, portanto, não contêm eritrócitos em seu lúmen, de modo que é difícil identificá-los.

Córtex, glândula suprarrenal, ser humano, H-E, 245×.

Esta figura é um aumento maior da área delimitada pelo *retângulo à direita* na figura anterior. Essa porção profunda da **zona fasciculada** (*zf*) revela células menores, as quais ainda estão dispostas em cordões e contêm gotículas de lipídios, embora em quantidades menores. As células da **zona reticulada** (*ZR*) estão dispostas em cordões anastomosados irregulares e contêm, eventualmente, apenas uma pequena quantidade de lipídios, de modo que o seu citoplasma ainda se cora com eosina.

A, Artérias
Cap, Cápsula
Cort, Córtex
Med, Medula
TA, Tecido adiposo
VS, Vasos sanguíneos
zf, Zona fasciculada
ZG, Zona glomerulosa
ZR, Zona reticulada
Linha tracejada, Limite corticomedular
Setas, Trabéculas de tecido conjuntivo

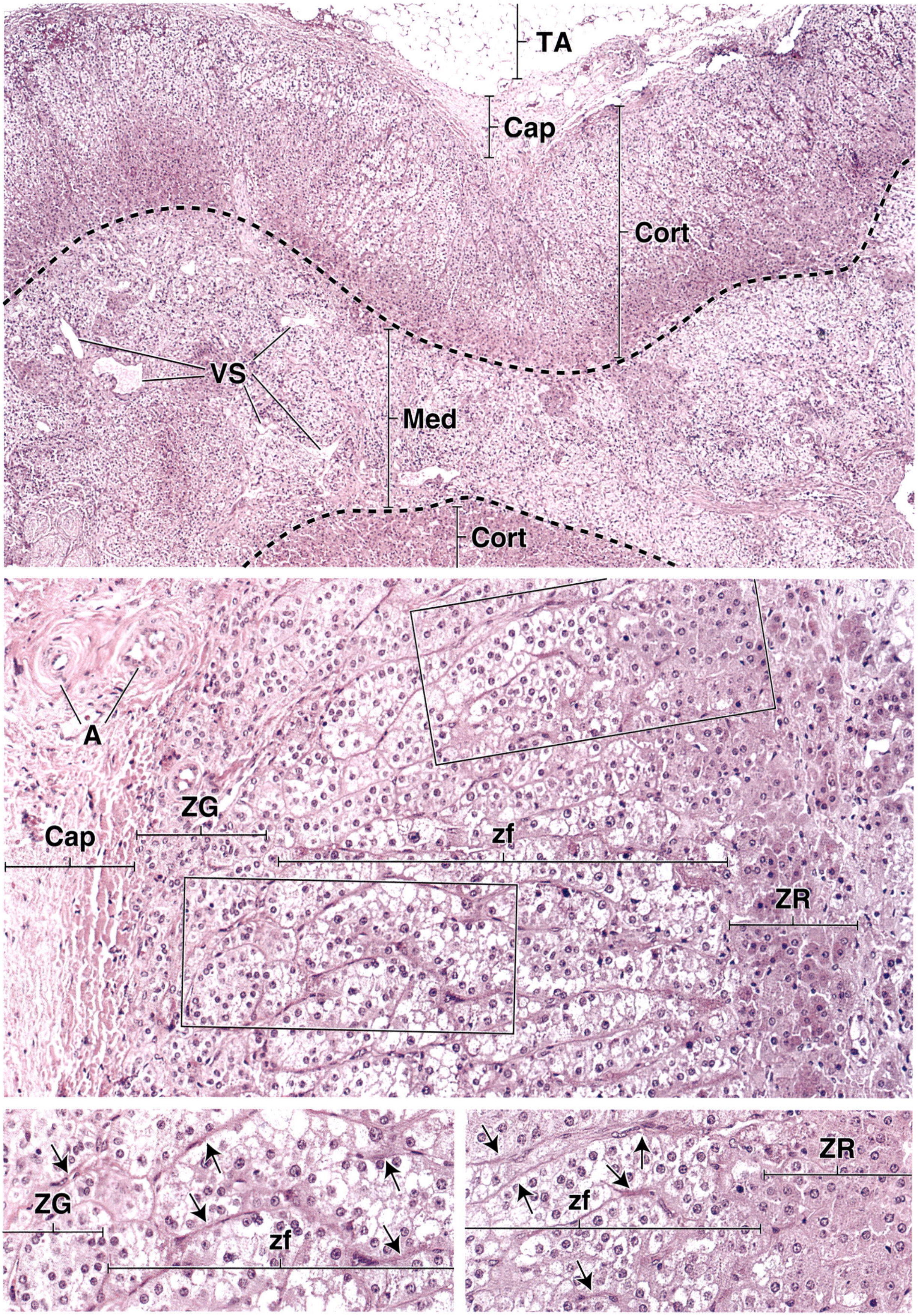
TA
Cap
Cort
VS
Med
Cort
A
ZG
Cap
zf
ZR
ZG
zf
ZR
zf

PRANCHA 21.6 ■ Glândula suprarrenal 2

As células da **medula da suprarrenal** desenvolvem-se a partir da mesma fonte das células pós-ganglionares do sistema nervoso simpático. São diretamente inervadas pelas células pré-ganglionares do sistema nervoso simpático e podem ser consideradas como células pós-ganglionares modificadas, especializadas na secreção. Essas células produzem as catecolaminas *epinefrina* e *norepinefrina*.

A medula da suprarrenal é irrigada por duas vias: pelas arteríolas que atravessam o córtex e pelos capilares que continuam, a partir do córtex, constituindo um tipo de circulação porta. Por conseguinte, parte do sangue que supre a medula contém secreções corticais que regulam a função medular. O sangue deixa a medula por meio da veia adrenomedular central. Sua estrutura é incomum, visto que a túnica média do vaso contém feixes proeminentes de músculo liso de orientação longitudinal, cuja contração facilita o rápido efluxo de sangue quando as catecolaminas medulares são liberadas.

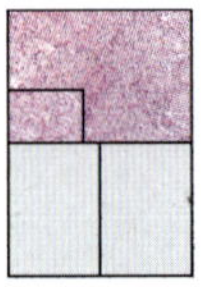

Medula, glândula suprarrenal, ser humano, hematoxilina e eosina (H-E), 175×; detalhe, 250×.

Esta fotomicrografia de aumento moderadamente pequeno mostra as células da **medula da suprarrenal**. As células medulares estão organizadas em grupos ovoides e em cordões interconectados curtos. O citoplasma das células medulares pode se corar com diferentes intensidades. O citoplasma de algumas células é muito pouco corado, aparecendo quase transparente, enquanto outras células exibem coloração mais intensa pela eosina. Nesta fotomicrografia, pode-se observar uma parte da parede, isto é, a túnica média (*TM*) da veia adrenomedular central. A estrutura da veia adrenomedular central é descrita na figura *inferior à esquerda.* O *detalhe* mostra os grupos ovoides de células medulares em maior aumento. Entre esses grupos de células, são observados capilares (*C*) que, como no córtex, podem ser identificados quando contêm eritrócitos, como aqui.

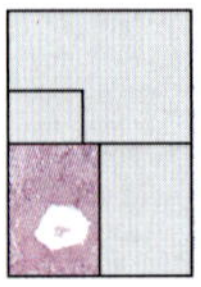

Medula, glândula suprarrenal, ser humano, H-E, 125×.

Esta fotomicrografia mostra uma **veia adrenomedular central** (*VAM*) que drena a medula da suprarrenal. A túnica média (*TM*) é excepcionalmente espessa. O músculo liso que constitui essa porção da parede do vaso está organizado em feixes dispostos longitudinalmente, isto é, na mesma direção do vaso. Por conseguinte, o músculo observado aqui foi cortado transversalmente, assim como a veia. A veia adrenomedular central ocupa a maior parte da fotomicrografia e as **células medulares** (*CM*) podem ser observadas em vários locais circundando aquela. A porção da figura contornada pelo *retângulo* é observada em maior aumento na *parte inferior* da figura *à direita.*

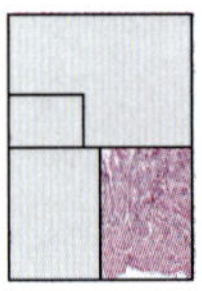

Veia adrenomedular central, glândula suprarrenal, ser humano, H-E, 350×.

Esta vista em maior aumento do *retângulo* da figura *inferior à esquerda* mostra parte do lúmen (*l*) da **veia adrenomedular central** (*VAM*) na parte inferior do campo. A túnica íntima (*TI*) do vaso é relativamente delgada, mas pode conter quantidade variável de tecido conjuntivo. Neste corte transversal, a disposição em feixes do músculo liso (*ML*) da túnica média (*TM*) é facilmente observada. Nesta veia, não há túnica adventícia distinta, uma vez que o seu tecido conjuntivo está misturado com as estruturas circundantes. As **células ganglionares** (*CG*) são frequentemente encontradas em proximidade com a parede da veia adrenomedular central. São células grandes, com citoplasma moderadamente basófilo. Em virtude do grande tamanho da célula, o núcleo é frequentemente omitido do corte histológico, de modo que apenas o citoplasma da célula é aqui observado.

C, Capilar
CG, Células ganglionares
CM, Células medulares
l, Lúmen da veia adrenomedular central
ML, Músculo liso
TI, Túnica íntima
TM, Túnica média
VAM, Veia adrenomedular central

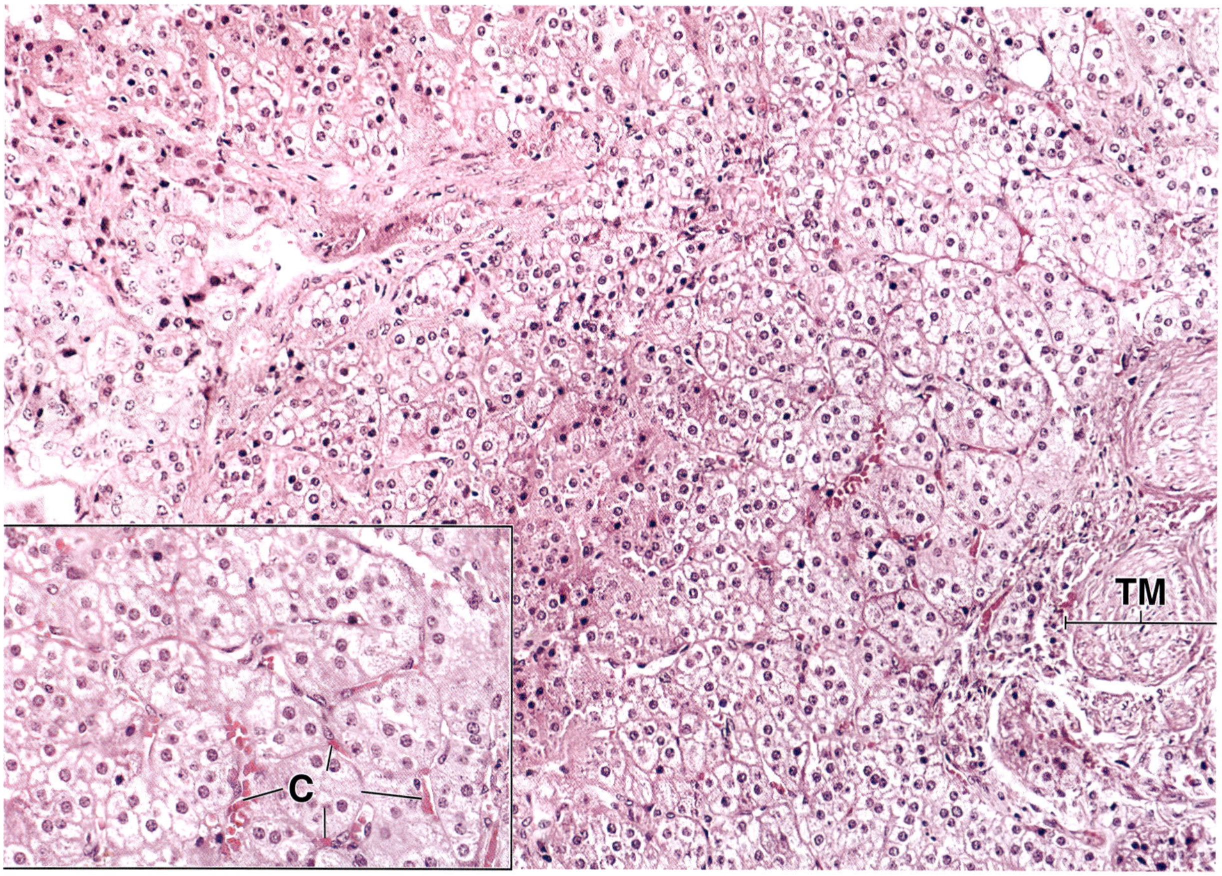
TM
C

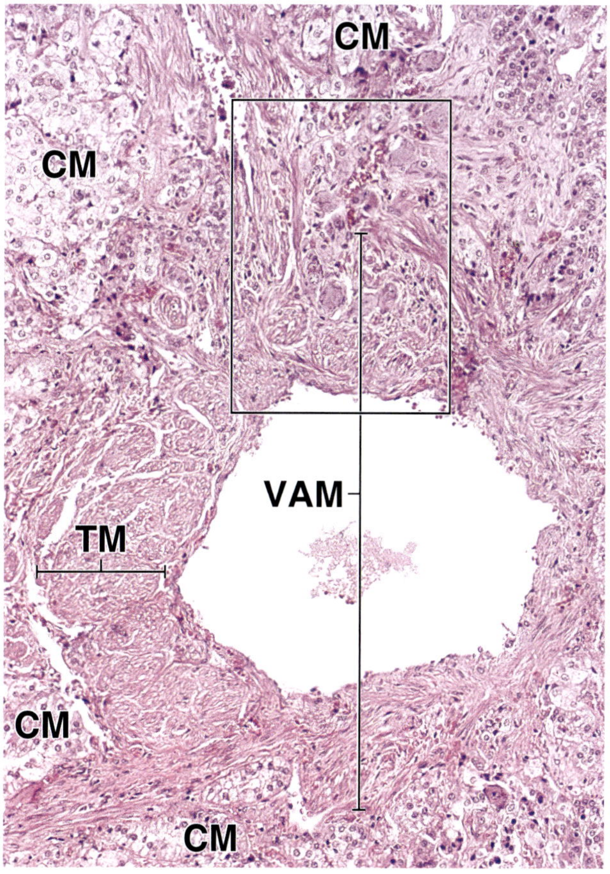
CM
CM
VAM
TM
CM
CM

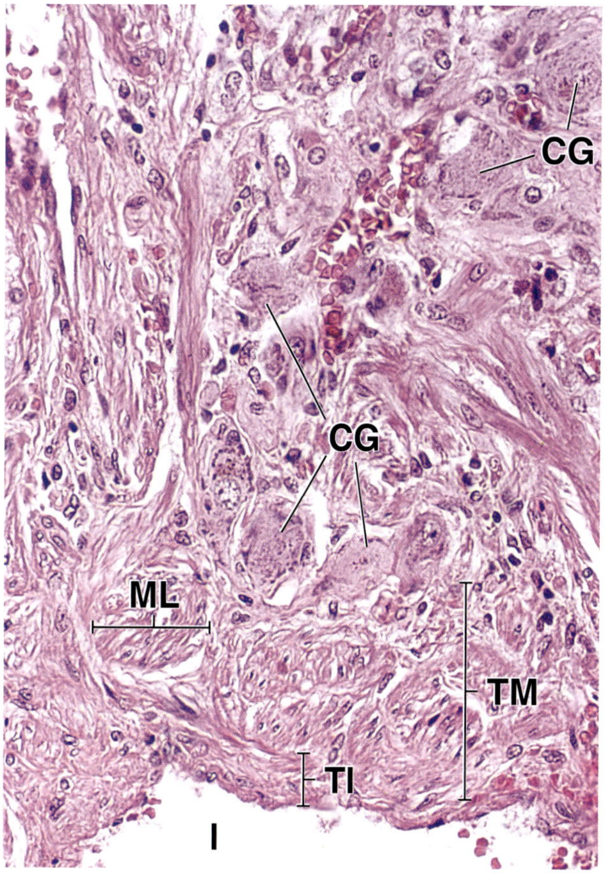
CG
CG
ML
TM
TI
I

22 Sistema Genital Masculino

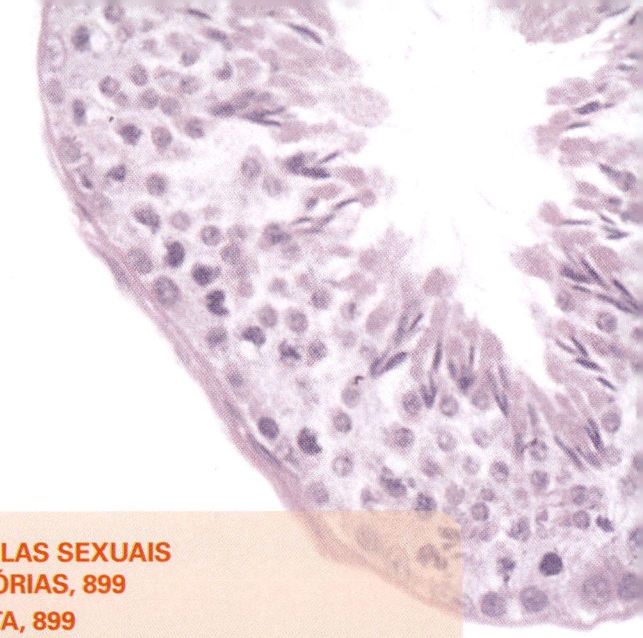

VISÃO GERAL DO SISTEMA GENITAL MASCULINO

O sistema genital masculino consiste em testículos, ductos excretores genitais, glândulas sexuais acessórias e genitália externa formada pelo pênis e escroto (Figura 22.1). As glândulas sexuais acessórias incluem as glândulas seminais, a próstata e as glândulas bulbouretrais. As duas funções principais dos testículos são: espermatogênese (produção de espermatozoides, denominados *gametas masculinos*) e esteroidogênese (síntese de andrógenos, também denominados *hormônios sexuais*). Os andrógenos, principalmente a testosterona, são essenciais para a espermatogênese. Além disso, desempenham importante papel no desenvolvimento primário do embrião masculino em fenótipo masculino do feto, e são também responsáveis pelo dimorfismo sexual (características físicas e comportamentais masculinas). Os eventos da divisão celular, que ocorrem durante a produção dos gametas masculinos (espermatozoides), bem como dos gametas femininos (óvulos), envolvem tanto uma divisão normal (mitose) quanto uma divisão reducional (meiose).

O Capítulo 3, *O Núcleo da Célula*, fornece uma breve descrição da mitose e da meiose. É essencial ter uma compreensão básica desses processos para entender a produção de gametas, tanto nos homens quanto nas mulheres.

TESTÍCULOS

Os testículos adultos são órgãos ovoides pareados, localizados no escroto, que, por sua vez, se situa fora do corpo. Cada testículo encontra-se suspenso na extremidade de uma bolsa musculofascial alongada, que é contínua com as camadas da parede anterior do abdome que se projeta para dentro do escroto. Os testículos estão conectados à parede do abdome pelos cordões espermáticos (funículos espermáticos, segundo a Terminologia Anatômica) e fixados ao escroto por ligamentos escrotais, os remanescentes do gubernáculo (ver discussão mais adiante, neste capítulo).

Determinação do sexo e desenvolvimento dos testículos

A diferenciação do sexo é realizada por meio de uma cascata de ativações de genes.

O sexo genético é determinado no momento da fertilização pela existência ou ausência do cromossomo Y. No entanto,

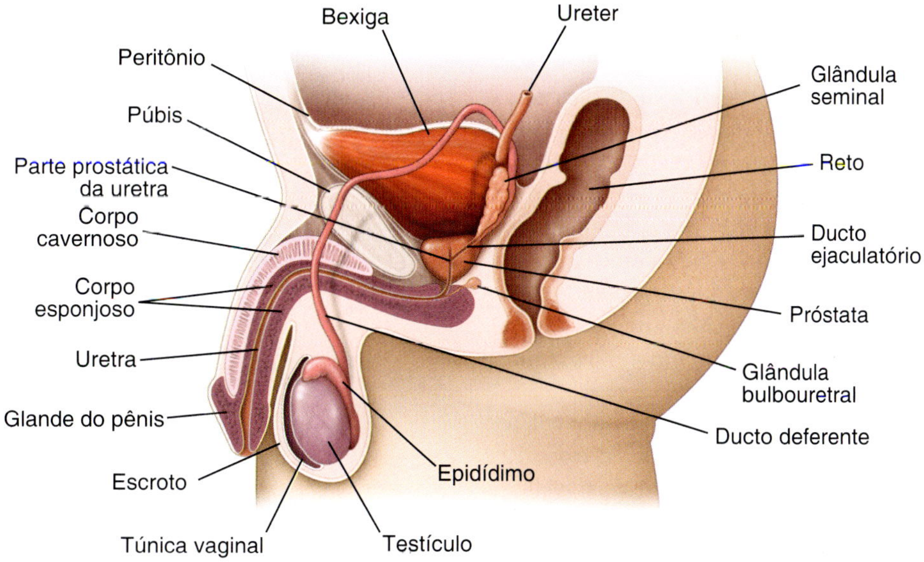

Figura 22.1 Diagrama esquemático mostrando os componentes do sistema genital masculino. As estruturas na linha média são mostradas em corte sagital; já as estruturas bilaterais, incluindo o testículo, o epidídimo, o ducto deferente e a glândula seminal, são mostradas inteiras.

os testículos só se formam a partir da sétima semana de desenvolvimento. O sexo gonadal é determinado pela existência do gene SRY, localizado na região de determinação do sexo Y no braço curto do cromossomo Y. A expressão do gene SRY no início do desenvolvimento embrionário desencadeia a diferenciação das gônadas nos testículos. Mutações nesse gene dão origem a **embrião do sexo feminino XY com disgenesia gonadal**, uma condição conhecida como **síndrome de Swyer**. Mulheres com essa síndrome apresentam um cromossomo X e um cromossomo Y associados à genitália feminina funcional, inclusive vagina, útero e tubas uterinas. Todavia, elas não têm gônadas sexuais femininas (ovários). As mulheres com essa síndrome não produzem hormônios sexuais. Desse modo, a hormonoterapia é necessária para induzir a puberdade.

A informação genética codificada no cromossomo Y por si só não é suficiente para orientar o desenvolvimento complexo das gônadas masculinas. Com efeito, o gene SRY opera como um disjuntor principal, que controla a cascata de ativações de vários genes nos autossomos 9, 11, 17 e 19 e no cromossomo X. Um fator de transcrição, denominado fator determinante dos testículos (TDF, do inglês *testis-determining factor*), codificado pelo gene SRY, contém um domínio molecular que se liga a uma região específica do DNA e altera a sua estrutura. O DNA afetado forma uma alça que possibilita a ligação de outros fatores de transcrição. Por sua vez, esses fatores promovem a expressão de outros genes que iniciam a determinação do sexo masculino (formação dos testículos e de outros órgãos sexuais masculinos). Esses genes incluem os seguintes:

- O gene WT-1 (gene do tumor de Wilms 1, do inglês *Wilms tumor 1 gene*), necessário para o desenvolvimento do sistema urogenital e para a regulação da transcrição do gene SRY. São encontradas mutações do gene WT-1 em crianças com **tumor de Wilms familiar** e em crianças com **malformações geniturinárias** associadas
- O gene SOX-9 (gene do boxe SRY [região determinadora do sexo Y] 9) ativa o gene AMH (gene anti-hormônio mülleriano, do inglês *anti-Müllerian hormone gene*), que é responsável pela síntese do fator inibidor mülleriano. A mutação do gene SOX9 está ligada à formação de órgãos genitais femininos ou ambíguos em um indivíduo geneticamente do sexo masculino (46, XY)
- O gene SF-1 (gene do fator de esteroidogênese 1, do inglês *steroidogenic factor-1 gene*), que regula a expressão de vários genes esteroidogênicos
- O gene DAX-1 (reversão do sexo sensível à dosagem, região crítica de hipoplasia suprarrenal no cromossomo X, gene 1), que codifica o receptor nuclear DAX-1. A ativação desse receptor suprime o gene SRY durante a diferenciação sexual gonadal, e a sua mutação é responsável pela **hipoplasia suprarrenal congênita**.

Os testículos desenvolvem-se na parte posterior do abdome e, posteriormente, descem para dentro do escroto.

Os testículos desenvolvem-se em íntima associação com o sistema urinário retroperitonealmente na parede posterior da cavidade abdominal. Os testículos (assim como os ovários) derivam de três fontes:

- O mesoderma intermediário, que forma as cristas urogenitais na parede posterior do abdome, dando origem às células de Leydig (células intersticiais) e às células mioides (células contráteis peritubulares)
- O epitélio mesodérmico (mesotélio celômico), que reveste as cristas urogenitais e dá origem a cordões epiteliais digitiformes, denominados *cordões sexuais primários*. Esses cordões crescem no mesoderma intermediário subjacente e tornam-se colonizados por células germinativas primordiais. Os cordões sexuais primários também dão origem às células de Sertoli
- As células germinativas primordiais, que migram a partir do saco vitelino para dentro das gônadas em desenvolvimento, onde são incorporadas nos cordões sexuais primários. Diferenciam-se em gonócitos, que são os precursores das células germinativas definitivas denominadas espermatogônias. Nesse estágio, os cordões são compostos de células germinativas primordiais, células pré-Sertoli e por uma camada circundante de células mioides. Posteriormente, os cordões sexuais primários diferenciam-se em cordões seminíferos, que dão origem aos túbulos seminíferos, túbulos retos e rede do testículo (Figura 22.2).

A expressão de SRY é responsável pelo desenvolvimento de órgãos genitais masculinos no embrião indiferente.

No primeiro estágio de desenvolvimento, os testículos desenvolvem-se na parede posterior do abdome a partir dos primórdios indiferenciados das cristas urogenitais, que são idênticas em ambos os sexos. Durante esse estágio indiferenciado, o embrião tem o potencial de se desenvolver em um indivíduo do sexo masculino ou do sexo feminino. No entanto, a expressão do gene SRY, que ocorre exclusivamente nas células pré-Sertoli, coordena o desenvolvimento masculino do embrião.

No início do desenvolvimento masculino, o mesênquima que separa os cordões seminíferos dá origem às células de Leydig (intersticiais), que produzem testosterona que, por sua vez, irá estimular o desenvolvimento do primórdio indiferenciado em um testículo. A testosterona também é responsável pelo crescimento e pela diferenciação dos ductos mesonéfricos (de Wolff) que se desenvolvem nos ductos excretores genitais masculinos. Também durante esse estágio inicial, as células de Sertoli (de sustentação), que se desenvolvem nos cordões seminíferos, produzem outra molécula de ação hormonal importante, denominada fator inibidor mülleriano (MIF, do inglês *Müllerian inhibiting factor*). A estrutura molecular do MIF assemelha-se àquela do fator de crescimento transformante β (TGF-β, do inglês *transforming growth factor*-β). Trata-se de uma grande glicoproteína que inibe a divisão celular dos ductos paramesonéfricos (de Müller), que, por sua vez, inibe o desenvolvimento dos órgãos genitais femininos (Figura 22.3).

O desenvolvimento e a diferenciação da genitália externa (também a partir do estágio sexualmente indiferenciado) ocorrem ao mesmo tempo e resultam da ação da di-hidrotestosterona (DHT), um produto da conversão da testosterona pela 5α-redutase. Na ausência de DHT, independentemente do sexo genético ou gonadal, a genitália externa se desenvolverá ao longo do modelo feminino. O aparecimento da testosterona, do MIF e da DHT é o deflagrador que determina o desenvolvimento de órgãos sexuais masculinos no embrião (Boxe 22.1).

Os testículos descem do abdome para o escroto, ao longo do canal inguinal, aproximadamente na 26ª semana de gestação.

Com aproximadamente 26 semanas de gestação, os testículos descem do abdome para dentro do escroto. Essa migração dos testículos é causada pelo crescimento da cavidade abdominal, combinado com a ação da testosterona, que provoca encurtamento do gubernáculo, ligamento sensível à testosterona e que conecta o polo inferior de cada testículo ao escroto em desenvolvimento. Os testículos descem para o escroto pelo canal inguinal, uma passagem estreita entre a cavidade do abdome e o escroto. Durante a sua descida, os testículos "carregam" consigo seus vasos sanguíneos, vasos linfáticos e nervos, bem como o seu principal sistema de ductos excretores, o ducto deferente. A descida dos testículos é, às vezes, obstruída, resultando em **criptorquidismo** ou **testículos não descidos**. Essa condição é comum (30%) nos recém-nascidos prematuros e em aproximadamente 1% dos recém-nascidos a termo. O criptorquidismo pode levar a alterações histológicas irreversíveis no testículo, e ainda aumenta o risco de câncer testicular. Um testículo não descido exige correção cirúrgica. Deve-se realizar uma **orquiopexia** (colocação do testículo no escroto), de preferência antes que as alterações histológicas se tornem irreversíveis, aproximadamente aos 2 anos.

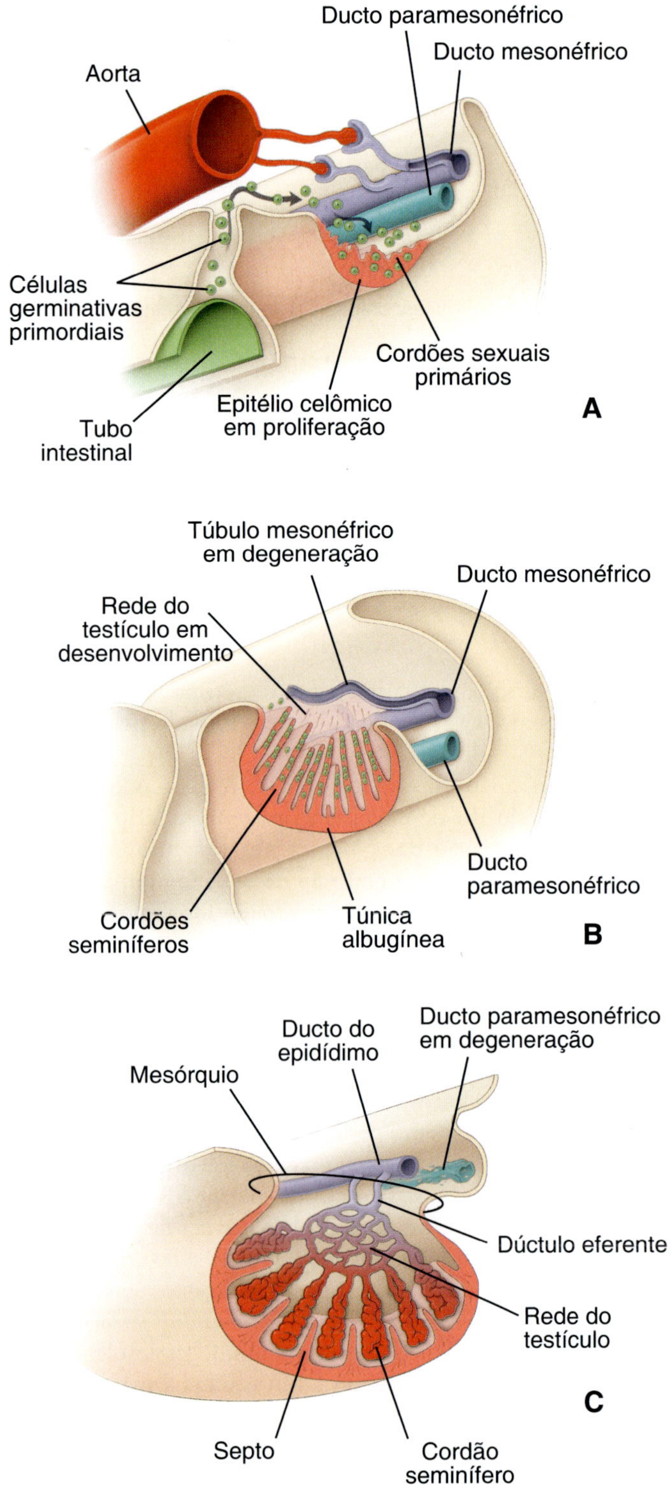

Figura 22.2 Diagrama esquemático dos estágios de desenvolvimento do testículo. A. Este diagrama mostra um embrião de 5 semanas no estágio de gônadas indiferenciadas. As cristas gonadais visíveis na parede posterior do abdome estão sendo infiltradas por células germinativas primordiais (*em verde*), que migram a partir do saco vitelino. A maior parte da gônada em desenvolvimento é formada por mesênquima derivado do epitélio celômico. As células germinativas primordiais são incorporadas nos cordões sexuais primários. **B.** Em um estágio mais avançado, sob a influência hormonal do fator determinante dos testículos (TDF), a gônada em desenvolvimento inicia a produção de testosterona. Segue-se a diferenciação dos cordões sexuais primários em cordões seminíferos. Ao mesmo tempo, a gônada em desenvolvimento produz o fator inibidor mülleriano (MIF), que promove a regressão do ducto paramesonéfrico e das estruturas derivadas dele. Observe que os túbulos mesonéfricos entram em contato íntimo com a rede do testículo em desenvolvimento. **C.** Estágios finais do desenvolvimento testicular. A túnica albugínea que circunda o testículo contribui para o desenvolvimento dos septos testiculares. A rede do testículo conecta-se com os cordões seminíferos e com o sistema de ductos excretores, que se desenvolve a partir do ducto e túbulos mesonéfricos.

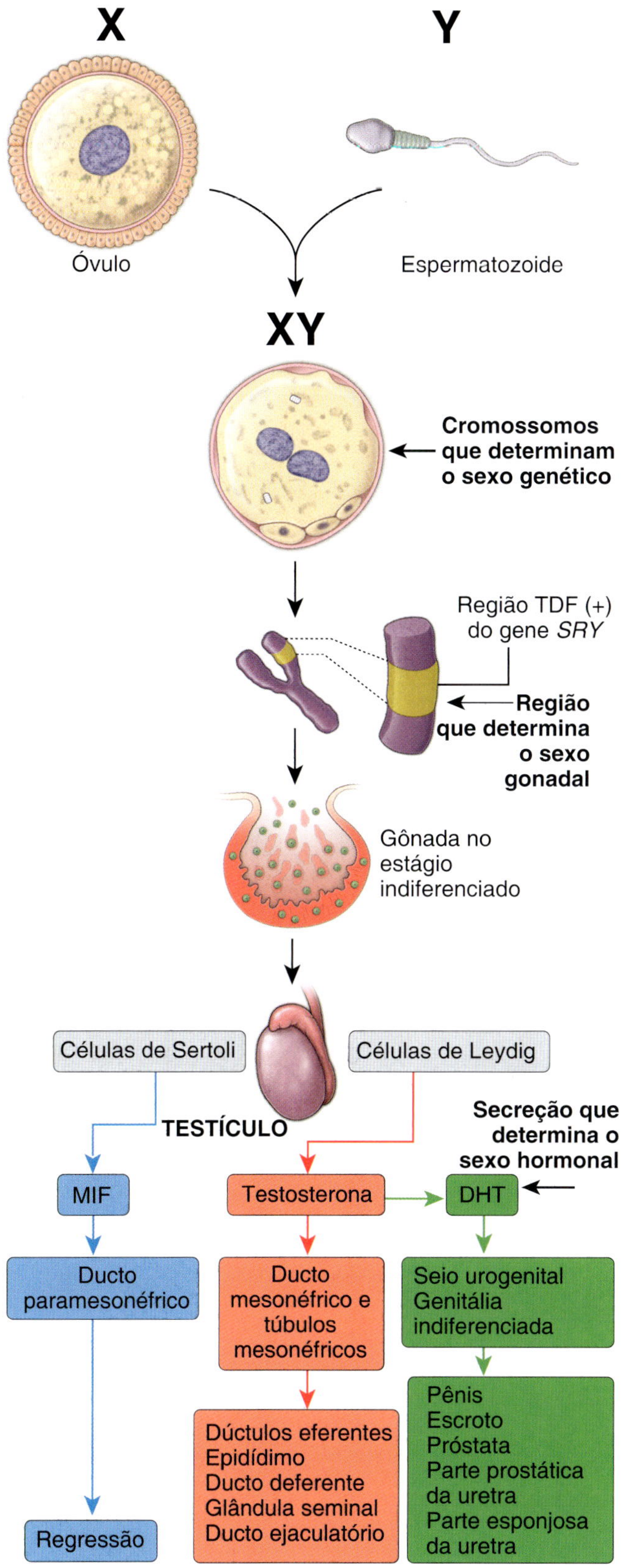

Figura 22.3 Diagrama esquemático do desenvolvimento sexual masculino, e influência hormonal sobre os órgãos genitais em desenvolvimento. Este diagrama ilustra três níveis nos quais o sexo do embrião em desenvolvimento é determinado. O sexo genético é determinado no momento da fertilização; o sexo gonadal é determinado pela ativação do gene da região determinadora do sexo Y (*SRY*), localizado no braço curto do cromossomo Y; e o sexo hormonal é determinado por um hormônio secretado pela gônada em desenvolvimento. O diagrama mostra a influência do fator inibidor mülleriano (*MIF*), da testosterona e da di-hidrotestosterona (*DHT*) sobre as estruturas em desenvolvimento. TDF, fator determinante de testículo.

Boxe 22.1

Considerações funcionais | Regulação hormonal da espermatogênese

A função normal dos testículos depende de hormônios que atuam por meio de vias endócrinas e parácrinas. A função endócrina do testículo reside principalmente na população de células de Leydig que sintetizam e secretam o principal andrógeno circulante, a **testosterona**. Quase toda testosterona é produzida pelos testículos; menos de 5% desta é produzida pelas glândulas suprarrenais. Nos seres humanos, estima-se que a população total de células de Leydig produza em torno de 7 mg de testosterona por dia. Quando a testosterona deixa as células de Leydig, ela cai na corrente sanguínea e nos capilares linfáticos, e então cruza o tecido peritubular a fim de alcançar o epitélio seminífero.

São necessários níveis locais elevados de testosterona nos testículos (estimados em até 200 vezes mais altos que os níveis circulantes) para que haja a proliferação e a diferenciação das células espermatogênicas. Esse nível testicular elevado de testosterona pode ser significativamente diminuído por meio de retroalimentação negativa da testosterona exógena. Pesquisas intensivas nessa área concentraram-se no desenvolvimento de contraceptivos masculinos à base de testosterona. Nos estudos clínicos iniciais, foi constatado que esses fármacos provocam diminuição significativa na concentração testicular de testosterona e inibição da espermatogênese. A recuperação da espermatogênese ocorre após a interrupção do uso do contraceptivo. No entanto, em alguns indivíduos, esse tipo de contracepção não causa supressão da espermatogênese, e ainda provoca efeitos colaterais importantes, inclusive acne e depressão.

A testosterona periférica tem os seguintes efeitos:

- Diferenciação do **sistema nervoso central** (SNC) e do aparelho genital e sistema de ductos excretores genitais
- Crescimento e manutenção das **características sexuais secundárias** (como barba, distribuição masculina dos pelos púbicos e voz de tom grave)
- Crescimento e manutenção das **glândulas sexuais acessórias** (glândulas seminais e próstata e glândulas bulbouretrais), sistema de ductos excretores genitais e genitália externa (principalmente subprodutos da conversão da testosterona em di-hidrotestosterona [DHT])
- **Processos metabólicos anabólicos e gerais**, incluindo crescimento dos ossos e da musculatura esquelética, distribuição da gordura subcutânea e função renal
- **Efeitos comportamentais**, incluindo a libido.

As atividades esteroidogênicas e espermatogênicas dos testículos são reguladas por interação hormonal entre o hipotálamo, a adeno-hipófise e as células gonadais (*i. e.*, células de Sertoli, células espermatogênicas e células de Leydig). A adeno-hipófise produz três hormônios envolvidos nesse processo: o hormônio luteinizante (LH, do inglês *luteinizing hormone*) que, no homem, é às vezes denominado *hormônio estimulante das células intersticiais* (ICSH, do inglês *interstitial cell-stimulating hormone*); o hormônio foliculoestimulante (FSH, do inglês *follicle-stimulating hormone*); e a prolactina (PRL). Em resposta à liberação de LH pela hipófise, as células de Leydig produzem quantidades crescentes de testosterona. A PRL atua em combinação com o LH para aumentar a atividade esteroidogênica das células de Leydig. Devido à existência de receptores de FSH e de testosterona nas células de Sertoli, essas células constituem os principais reguladores da espermatogênese.

A espermatogênese exige que os testículos sejam mantidos abaixo da temperatura corporal normal.

À medida que os testículos descem da cavidade do abdome para o escroto, eles "carregam" consigo os vasos sanguíneos, os vasos linfáticos, os nervos autônomos e uma extensão do peritônio abdominal, denominada túnica vaginal, que cobre a sua superfície anterolateral. No escroto, a temperatura dos testículos fica 2 a 3°C abaixo da temperatura corporal. Essa temperatura mais baixa é essencial à espermatogênese, mas não é necessária para a produção de hormônios (esteroidogênese), que pode ocorrer à temperatura corporal normal. A elevação da temperatura dos testículos acima de 37°C pode induzir estresse térmico testicular, que altera a espermatogênese, particularmente a diferenciação e a maturação dos espermatócitos e das espermátides. O estresse térmico diminui a sintase de DNA, provoca dano ao DNA e aumenta a degradação dos RNAs mensageiros (mRNAs) e a desnaturação de proteínas citoplasmáticas nos espermatócitos e nas espermátides, desencadeando sua apoptose e autofagia. Vários fatores que elevam a temperatura dos testículos, tais como febre, exposição prolongada a altas temperaturas (p. ex., em saunas), obesidade, varicocele (dilatação das veias no escroto) e criptorquidismo (ausência de descida do testículo para dentro do escroto) podem levar à infertilidade.

Cada testículo recebe sangue por meio de uma artéria testicular, um ramo direto da parte abdominal da aorta. A artéria testicular é altamente contorcida próximo do testículo, onde é circundada pelo plexo venoso pampiniforme, que transporta sangue dos testículos para as veias abdominais. Essa disposição possibilita a troca de calor entre os vasos sanguíneos e ajuda a manter os testículos em temperatura mais baixa. O sangue venoso mais frio, que retorna dos testículos, resfria o sangue arterial antes da entrada deste nos testículos, por meio de um mecanismo de troca de calor por contracorrente. Além disso, o músculo cremaster, cujas fibras se originam no músculo oblíquo interno do abdome da parede anterior do abdome, responde a mudanças da temperatura ambiente. Sua contração desloca os testículos para uma posição mais próxima da parede abdominal, enquanto o seu relaxamento abaixa os testículos para dentro do escroto. As temperaturas frias também causam contração de uma fina camada de músculo liso (músculo dartos) na fáscia superficial do escroto. Em outras palavras, a contração do músculo dartos provoca enrugamento do escroto no frio para ajudar a regular a perda de calor (Boxe 22.2).

Estrutura dos testículos

Os testículos contêm uma cápsula de tecido conjuntivo muito espessa, a túnica albugínea.

Cada testículo é coberto por uma cápsula de tecido conjuntivo denso muito espesso, a túnica albugínea (Figura 22.4). A parte interna dessa cápsula, a túnica vascular, consiste em uma camada de tecido conjuntivo frouxo que contém vasos sanguíneos e linfáticos. Cada testículo é dividido em aproximadamente

Boxe 22.2

Correlação clínica | Fatores que afetam a espermatogênese

As **células espermatogênicas** são sensíveis a agentes nocivos. Alterações degenerativas, tais como apoptose, descamação prematura das células ou formação de células gigantes multinucleadas são evidentes após exposição a esses agentes. Os fatores que afetam negativamente a espermatogênese incluem:

- **Deficiências nutricionais.** Sabe-se que uma redução do aporte dietético compromete a espermatogênese. As vitaminas, as coenzimas e os microelementos, como as vitaminas A, B_{12}, C e E, betacarotenos, zinco e selênio, afetam a formação dos espermatozoides
- **Fatores ambientais/do estilo de vida.** Um estudo conduzido na Dinamarca comparou a contagem de espermatozoides em dois grupos de homens jovens, de populações rural e urbana. Uma contagem mediana mais elevada de espermatozoides (24%) foi encontrada nos homens do grupo rural, em comparação com aqueles do grupo urbano
- **Distúrbios do desenvolvimento.** O criptorquidismo, as hipospadias e fatores como baixo peso ao nascer mostraram que são fatores de risco importantes para o desenvolvimento de câncer no testículo associados à redução da qualidade do sêmen e da fertilidade
- **Doenças sistêmicas ou infecções locais.** As infecções que acometem os testículos (orquite) podem ter um efeito sobre a espermatogênese. As doenças sistêmicas que podem comprometer a espermatogênese incluem: febre, doenças renais, HIV e outras infecções virais, bem como distúrbios metabólicos
- **Temperatura testicular elevada.** Sedentarismo pode comprometer a capacidade de manter a temperatura mais baixa no escroto, necessária à produção de espermatozoides. A temperatura escrotal acima da média tem sido ligada ao comprometimento da espermatogênese
- **Hormônios esteroides e medicamentos relacionados.** A exposição ao estrógeno sintético (dietilestilbestrol) e a outros esteroides sexuais pode exercer retroalimentação negativa sobre a secreção de FSH, resultando em diminuição da espermatogênese. A exposição pré-natal a estrógenos pode inibir potencialmente a secreção de gonadotropinas do feto, além de inibir a proliferação de células de Sertoli
- **Agentes tóxicos.** Os agentes mutagênicos, os antimetabólitos e alguns pesticidas como dibromocloropropano (DBCP) podem afetar drasticamente a espermatogênese e a produção de espermatozoides normais. O DBCP é um pesticida nematocida que ainda é utilizado em alguns países em desenvolvimento. Foi constatado que, em seres humanos, ele provoca importante redução na contagem de espermatozoides e infertilidade após exposição. Outros agentes passíveis de afetar a fertilidade incluem: substâncias químicas em plásticos (p. ex., ftalatos), pesticidas (p. ex., DDT), produtos de combustão (p. ex., dioxinas), bifenilos policlorados (PCB, do inglês *polychlorinated biphenyls*), entre outros. A maioria dessas substâncias químicas tem fracas propriedades estrogênicas e são conhecidas como **disruptores endócrinos** (**EDC**, do inglês *endocrine-disrupting chemicals*). A toxicidade que afeta diretamente as espermatogônias está associada a alterações na qualidade dos espermatozoides
- **Radiação ionizante e agentes alquilantes.** O gás mostarda nitrogenado e a procarbazina demonstraram ter efeitos tóxicos sobre as espermatogônias. A **radiação eletromagnética** e a **de micro-ondas** também afetam a contagem e a motilidade dos espermatozoides.

As células proliferativas são particularmente sensíveis a agentes mutagênicos e à ausência de metabólitos essenciais. Por conseguinte, as células de Sertoli, as células de Leydig e as células-tronco de reserva que não estão se dividindo, que exibem baixa atividade mitótica, são muito menos vulneráveis que as células espermatogênicas em diferenciação, que apresentam divisão ativa.

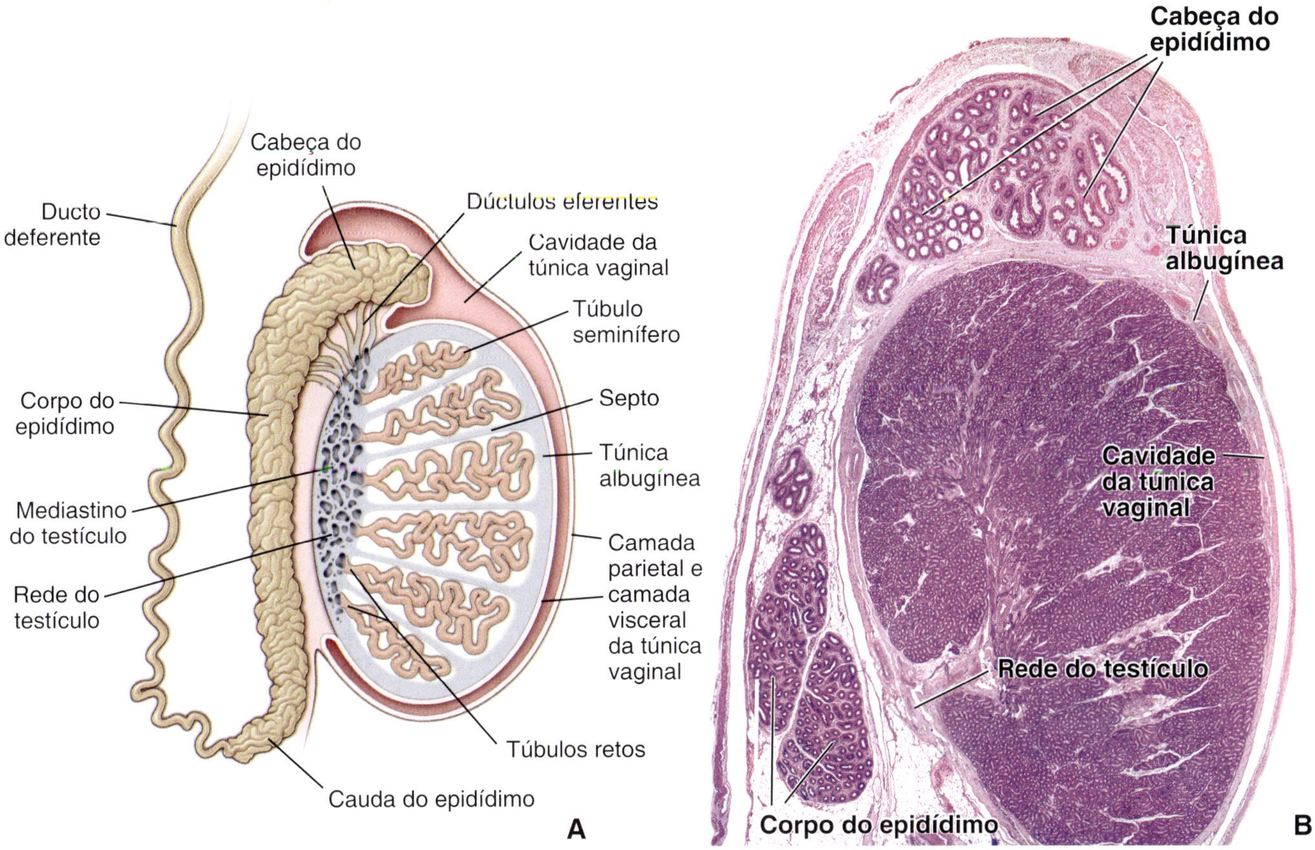

Figura 22.4 Corte sagital do testículo humano. A. Este diagrama esquemático mostra um corte sagital médio do testículo humano. O sistema de ductos genitais, que inclui os túbulos retos, a rede do testículo, os ductos eferentes, o ducto do epidídimo e o ducto deferente, também é mostrado. Observe o revestimento espesso de tecido conjuntivo, a túnica albugínea e a túnica vaginal circundante. (Modificada de Dym M. In: Weiss L, ed. *Cell and Tissue Biology: A Textbook of Histology*. 6th ed. Urban & Schwarzenberg, 1988.) **B.** Corte sagital de uma amostra de testículo e de cabeça e corpo do epidídimo corado por hematoxilina e eosina (H-E). Observe mais uma vez a túnica albugínea e a túnica vaginal circundantes. Apenas uma pequena parte da rede do testículo está visível neste corte. Sua conexão com o sistema de ductos excretores não é evidente no plano deste corte. 3×.

250 lóbulos por septos de tecido conjuntivo incompletos, que se projetam a partir da cápsula. Ao longo da superfície posterior do testículo, a túnica albugínea sofre espessamento e projeta-se para o interior do testículo como um mediastino. Os vasos sanguíneos, os vasos linfáticos e os ductos excretores genitais atravessam o mediastino quando entram nos testículos e saem deles.

Cada lóbulo consiste em vários túbulos seminíferos altamente contorcidos.

Cada lóbulo do testículo consiste em um a quatro túbulos seminíferos, nos quais os espermatozoides são produzidos, e em um estroma de tecido conjuntivo, no qual se encontram as células de Leydig (intersticiais) produtoras de testosterona (Figura 22.5 e Prancha 22.1). Cada túbulo no lóbulo forma uma alça e, em virtude de seu comprimento considerável, é altamente contorcido, dobrando-se sobre si no lóbulo. As extremidades da alça estão localizadas próximo do mediastino do testículo, onde assumem um trajeto reto e curto. Essa parte do túbulo seminífero é denominada túbulo reto. Este torna-se contínuo com a rede do testículo, um sistema de canais anastomosados no mediastino.

Os túbulos seminíferos consistem em um epitélio seminífero circundado por uma túnica própria.

Cada túbulo seminífero mede aproximadamente 50 cm de comprimento (faixa de 30 a 80 cm) e 150 a 250 μm de diâmetro. O epitélio seminífero é um epitélio estratificado complexo e incomum, formado por duas populações básicas de células:

- As células de Sertoli, também conhecidas como *células de suporte* ou *de sustentação*. Essas células não se replicam depois da puberdade. As células de Sertoli são células colunares, com extensos prolongamentos apicais e laterais que circundam as células espermatogênicas adjacentes e que ocupam os espaços entre elas. No entanto, essa elaborada configuração das células de Sertoli não pode ser claramente identificada em preparações de rotina coradas por hematoxilina e eosina (H-E). As células de Sertoli determinam a organização estrutural dos túbulos, uma vez que se estendem por toda a espessura do epitélio seminífero
- As células espermatogênicas, que se replicam e se diferenciam regularmente em espermatozoides maduros. Essas células derivam de células germinativas primordiais originadas do saco vitelino, que colonizam as cristas gonadais durante o desenvolvimento inicial do testículo. As células espermatogênicas apresentam-se em diferentes estágios de desenvolvimento e estão organizadas em camadas pouco definidas entre células de Sertoli adjacentes. As células espermatogênicas mais imaturas, denominadas espermatogônias, repousam sobre a lâmina basal. Já as células mais maduras, denominadas espermátides, estão inseridas na parte apical da célula de Sertoli, onde margeiam o lúmen do túbulo.

A túnica (lâmina) própria, também denominada *tecido peritubular*, é um tecido conjuntivo em múltiplas camadas, que não tem fibroblastos típicos. Em seres humanos, consiste em

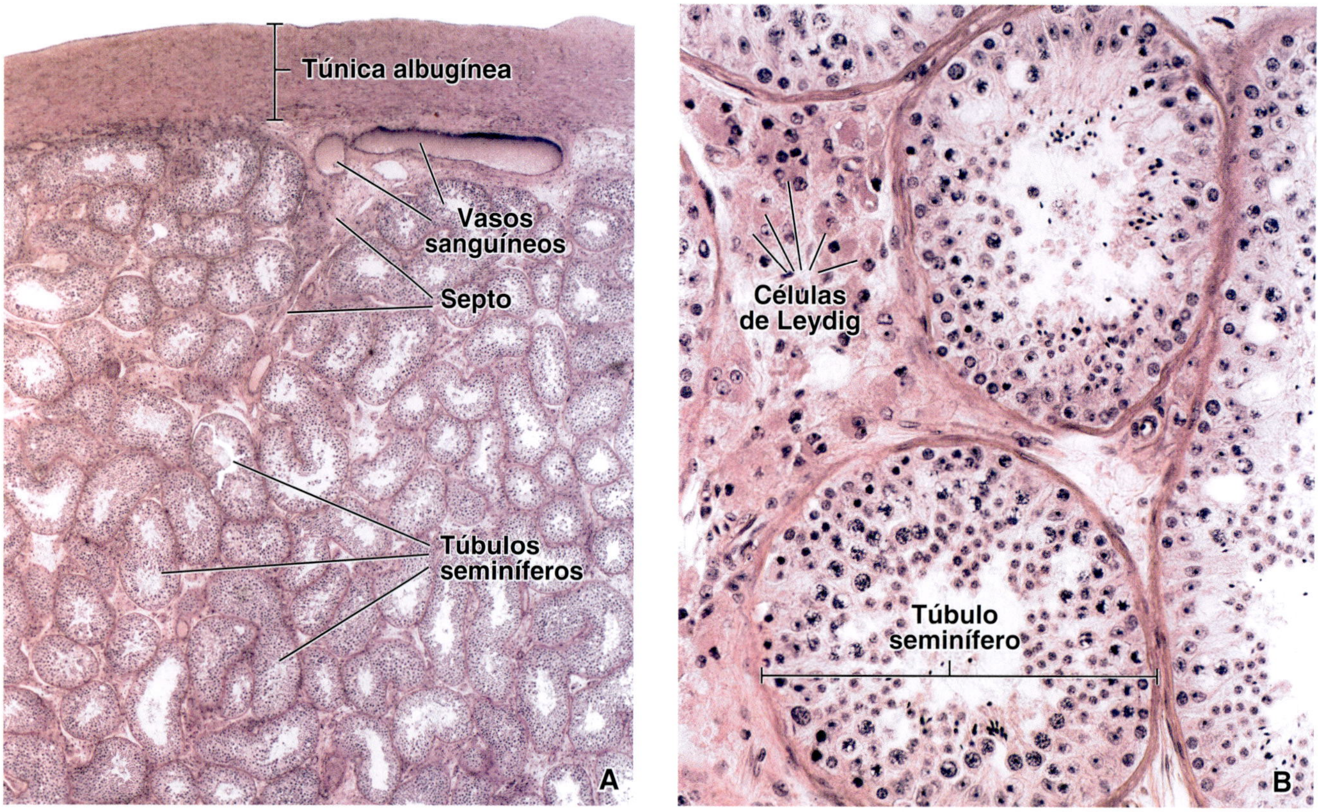

Figura 22.5 Fotomicrografias do testículo humano. A. Esta fotomicrografia em pequeno aumento de um corte de testículo humano, corado por hematoxilina e eosina (H-E), mostra os túbulos seminíferos e a túnica albugínea. Os vasos sanguíneos maiores encontram-se na face interna da túnica albugínea. Os túbulos seminíferos são altamente contorcidos; por conseguinte, os perfis presentes neste corte apresentam morfologia variável. 30×. **B.** Aumento maior da amostra anterior, expondo vários túbulos seminíferos. Observe a população de células de Leydig (intersticiais) que ocorrem em pequenos agrupamentos no espaço entre os túbulos adjacentes. 250×.

três a cinco camadas de células mioides (células contráteis peritubulares) e fibrilas colágenas, externas à lâmina basal do epitélio seminífero. Em nível ultraestrutural, as células mioides exibem características associadas às células musculares lisas, incluindo uma lâmina basal e grande número de filamentos de actina. Além disso, apresentam quantidade significativa de retículo endoplasmático rugoso (RER), uma característica que indica o seu papel na síntese de colágeno, quando da ausência de fibroblastos típicos. As contrações rítmicas das células mioides criam ondas peristálticas que ajudam a mover os espermatozoides e o líquido testicular através dos túbulos seminíferos até o sistema de ductos excretores. Os vasos sanguíneos e a extensa rede de vasos linfáticos, bem como as células de Leydig, estão presentes externamente à camada mioide.

Como consequência normal do envelhecimento, a espessura da túnica própria aumenta. Esse espessamento é acompanhado de redução na taxa de produção de espermatozoides e diminuição global no tamanho dos túbulos seminíferos. O espessamento excessivo da túnica própria em uma fase mais precoce da vida está associado à infertilidade.

Células de Leydig

As células de Leydig (células intersticiais) são grandes células poligonais eosinófilas, que geralmente contêm gotículas de lipídios (Figura 22.6). O pigmento lipofuscina frequentemente está presente nessas células, assim como cristais citoplasmáticos distintos em formato de bastões, os cristais de Reinke (Figura 22.7). Nas preparações histológicas de rotina, esses cristais são refringentes e medem aproximadamente 3 × 20 μm. Embora a sua natureza e função exatas permaneçam desconhecidas, eles provavelmente representam um produto proteico da célula.

Assim como outras células secretoras de esteroides, as células de Leydig contêm um retículo endoplasmático liso (REL) bem desenvolvido, uma característica responsável pela sua eosinofilia (ver Figura 22.6). As enzimas necessárias para síntese de testosterona a partir do colesterol estão associadas ao REL. Observa-se também, nas células de Leydig, a existência de mitocôndrias com cristas tubulovesiculares, outra característica das células secretoras de esteroides.

As células de Leydig diferenciam-se e secretam testosterona no início da vida fetal. A secreção de testosterona é necessária durante o desenvolvimento embrionário, a maturação sexual e a função reprodutiva:

- No embrião, a secreção de testosterona e de outros andrógenos é essencial para o desenvolvimento normal das gônadas no feto masculino. Além da testosterona, as células de Leydig secretam a proteína insulino-símile 3 (INSL3, do inglês *insulin-like protein 3*), que estimula a descida do testículo durante o desenvolvimento
- Na puberdade, a secreção de testosterona é responsável pelo início da produção de espermatozoides, secreção das glândulas sexuais acessórias e desenvolvimento das características sexuais secundárias. A secreção da INSL3 também promove divisões meióticas nos túbulos seminíferos

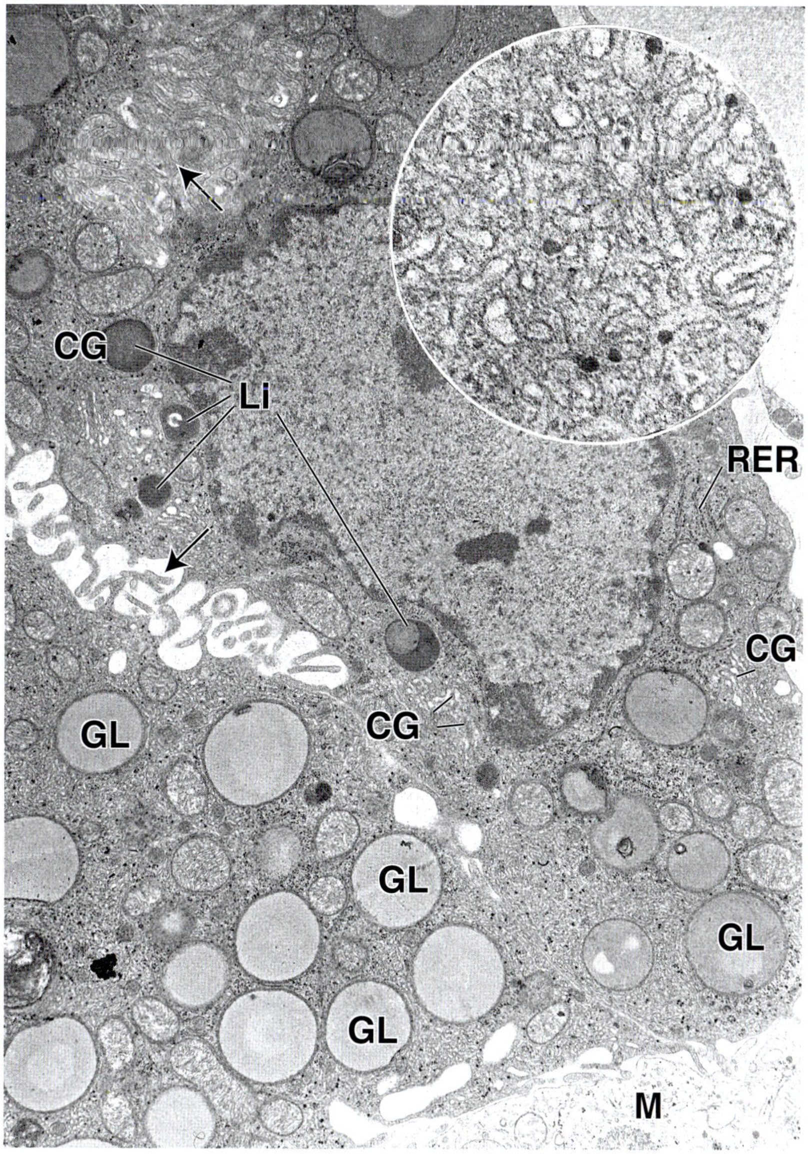

Figura 22.6 Eletromicrografia de células de Leydig. Esta eletromicrografia mostra porções de várias células de Leydig. O citoplasma contém quantidade abundante de retículo endoplasmático liso (REL), uma característica das células de Leydig. Outros aspectos característicos das células de Leydig, observados na eletromicrografia de menor aumento, incluem as numerosas gotículas lipídicas (*GL*), os perfis segmentados do complexo de Golgi (*CG*) e a existência de números variáveis de lisossomos (*Li*). São também observados perfis ocasionais de retículo endoplasmático rugoso (*RER*). Note, ademais, as microvilosidades ao longo da superfície celular (*setas*). M, citoplasma de um macrófago adjacente. 10.000×. **Detalhe.** REL em maior aumento. As partículas muito densas são grânulos de glicogênio. 60.000×.

- No adulto, a secreção de testosterona é essencial à manutenção da espermatogênese e das características sexuais secundárias, dos ductos excretores genitais e das glândulas sexuais acessórias. As **células de Leydig** no testículo adulto constituem a principal fonte da **proteína fator insulino-símile 3 (INSL3)** circulante. A determinação do nível de INSL é usada em exames clínicos para estabelecer o **índice de capacidade esteroidogênica** das células de Leydig. Além da secreção de INSL3, as células de Leydig produzem e secretam ocitocina. A ocitocina testicular estimula a contração das células mioides que circundam os túbulos seminíferos, movendo os espermatozoides em direção aos dúctulos eferentes.

As células de Leydig são ativas no início da diferenciação do feto masculino e, em seguida, sofrem um período de inatividade, que se inicia por volta dos 5 meses de vida fetal. As células de Leydig inativas são difíceis de ser distinguidas dos fibroblastos. Quando células de Leydig são expostas à estimulação gonadotrópica, por ocasião da puberdade, se rediferenciam em células secretoras de andrógeno e permanecem ativas por toda a vida.

Os **tumores de células de Leydig** são geralmente benignos e ocorrem durante dois períodos distintos da vida (na infância e em adultos entre 20 e 60 anos). São tumores hormonalmente ativos, que secretam andrógenos ou uma combinação de andrógenos e estrógenos. Em geral, são compostos de células similares que têm todas as características de células secretoras de hormônios esteroides, incluindo cristais de Reinke. Os sinais/sintomas iniciais desses tumores benignos, além do aumento dos testículos, estão comumente relacionados com o nível anormal de produção de hormônios. Em indivíduos na pré-puberdade, isso leva à **precocidade sexual** (alterações puberais inesperadas em uma idade precoce), ao passo que, nos adultos, pode ser observado como **feminização** (desenvolvimento de características sexuais femininas) e **ginecomastia** (desenvolvimento de mamas nos homens).

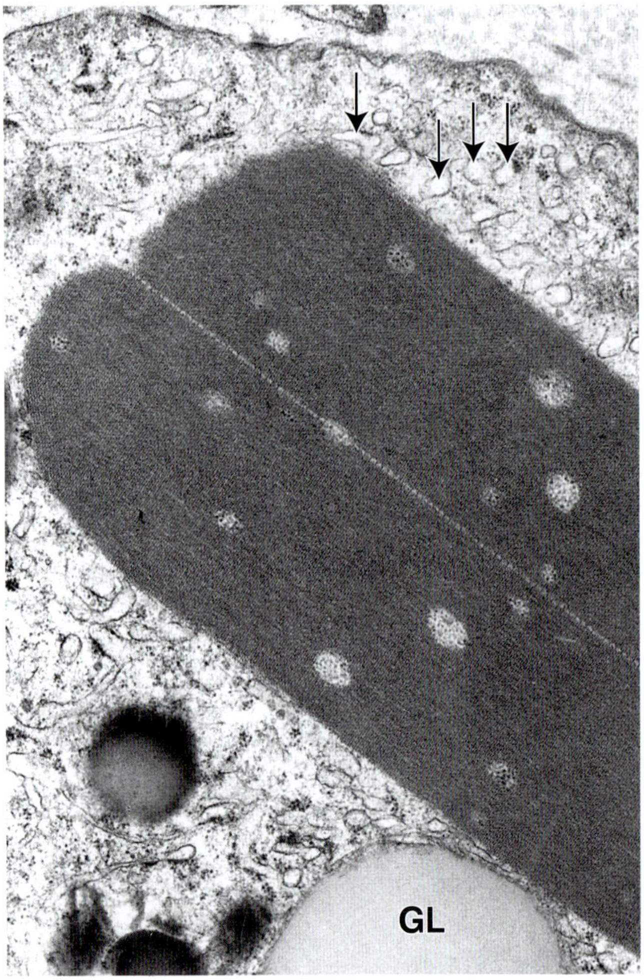

Figura 22.7 Eletromicrografia de um cristal de Reinke. Esta eletromicrografia mostra a estrutura interna de um cristal de Reinke no citoplasma de uma célula de Leydig humana. Observe também o retículo endoplasmático liso (REL) (*setas*) e uma gotícula lipídica (*GL*) no citoplasma. 16.000×. (Cortesia do Dr. Don F. Cameron.)

■ ESPERMATOGÊNESE

A espermatogênese é o processo pelo qual as espermatogônias desenvolvem-se em espermatozoides.

A espermatogênese – o processo pelo qual os espermatozoides são produzidos – envolve uma série complexa e singular de eventos. Inicia-se pouco antes da puberdade, sob a influência dos níveis crescentes de gonadotropinas hipofisárias, e prossegue durante toda a vida. Para fins descritivos, a espermatogênese é dividida em três fases distintas:

- A fase espermatogônica, em que as espermatogônias dividem-se por mitose para a sua própria reposição, bem como para fornecer uma população de espermatogônias comprometidas, que finalmente darão origem aos espermatócitos primários
- A fase espermatocítica (meiose), na qual os espermatócitos primários sofrem duas divisões meióticas que reduzem tanto o número de cromossomos quanto a quantidade de DNA, e que também produzem células haploides, denominadas *espermátides*
- A fase espermatídica (espermiogênese), em que as espermátides diferenciam-se em espermatozoides maduros.

Na conclusão da espermatogênese, as espermátides sofrem sua maturação final e são liberadas no lúmen do túbulo seminífero, durante um processo denominado espermiação, pelas células de Sertoli de sustentação.

Fase espermatogônica

Na fase espermatogônica, as células-tronco dividem-se para a sua própria reposição e também para fornecer uma população de espermatogônias comprometidas.

As células-tronco espermatogônicas sofrem múltiplas divisões e produzem espermatogônias que conseguem se diferenciar em três tipos, com base na morfologia de seus núcleos, em preparações com H-E de rotina:

- As espermatogônias do tipo A escuras (Ad, do inglês *A dark*) contêm núcleos ovoides, com cromatina finamente granular e intensamente basófila. Acredita-se que essas espermatogônias sejam as células-tronco do epitélio seminífero. Dividem-se a intervalos irregulares, dando origem a um par de espermatogônias do tipo Ad, que permanecem como células-tronco de reserva, ou a um par de espermatogônias do tipo Ap
- As espermatogônias do tipo A pálidas (Ap) contêm núcleos ovoides, com cromatina finamente granular e pouco corada. As espermatogônias Ap são comprometidas com o processo de diferenciação que produz os espermatozoides. Sofrem várias divisões mitóticas sucessivas, aumentando, assim, o seu número. As espermatogônias do tipo Ap são também denominadas células-tronco de renovação
- As espermatogônias do tipo B geralmente apresentam núcleos esféricos com cromatina condensada em grandes agregados, distribuídos ao longo do envoltório nuclear e ao redor de um nucléolo central.

Uma característica incomum da divisão das espermatogônias Ad em dois tipos de espermatogônias do tipo Ap é o fato de que as células-filhas permanecem conectadas por uma fina ponte citoplasmática. Esse mesmo fenômeno ocorre com cada divisão mitótica e meiótica subsequente da progênie do par original de espermatogônias Ap (Figura 22.8). Por conseguinte, toda a progênie de um par inicial de espermatogônias Ap está conectada, de maneira muito semelhante a um colar de pérolas. Essas conexões citoplasmáticas permanecem intactas até os últimos estágios de maturação das espermátides e são essenciais para o desenvolvimento sincrônico de cada clone, a partir de um par original de células Ap.

Depois de várias divisões, as espermatogônias do tipo A diferenciam-se em espermatogônias do tipo B. O aparecimento de espermatogônias do tipo B representa o último evento na fase espermatogônica.

Fase espermatocítica | Meiose

Na fase espermatocítica, os espermatócitos primários sofrem meiose para reduzir tanto o número de cromossomos quanto a quantidade de DNA.

A divisão mitótica das espermatogônias do tipo B produz espermatócitos primários. Esses espermatócitos replicam o seu DNA logo após a sua formação e antes do início da meiose, de modo que cada espermatócito primário contém o número cromossômico normal (2n). Como cada cromossomo é constituído por duas cromátides-irmãs, os espermatócitos primários contêm o dobro de DNA (4d).

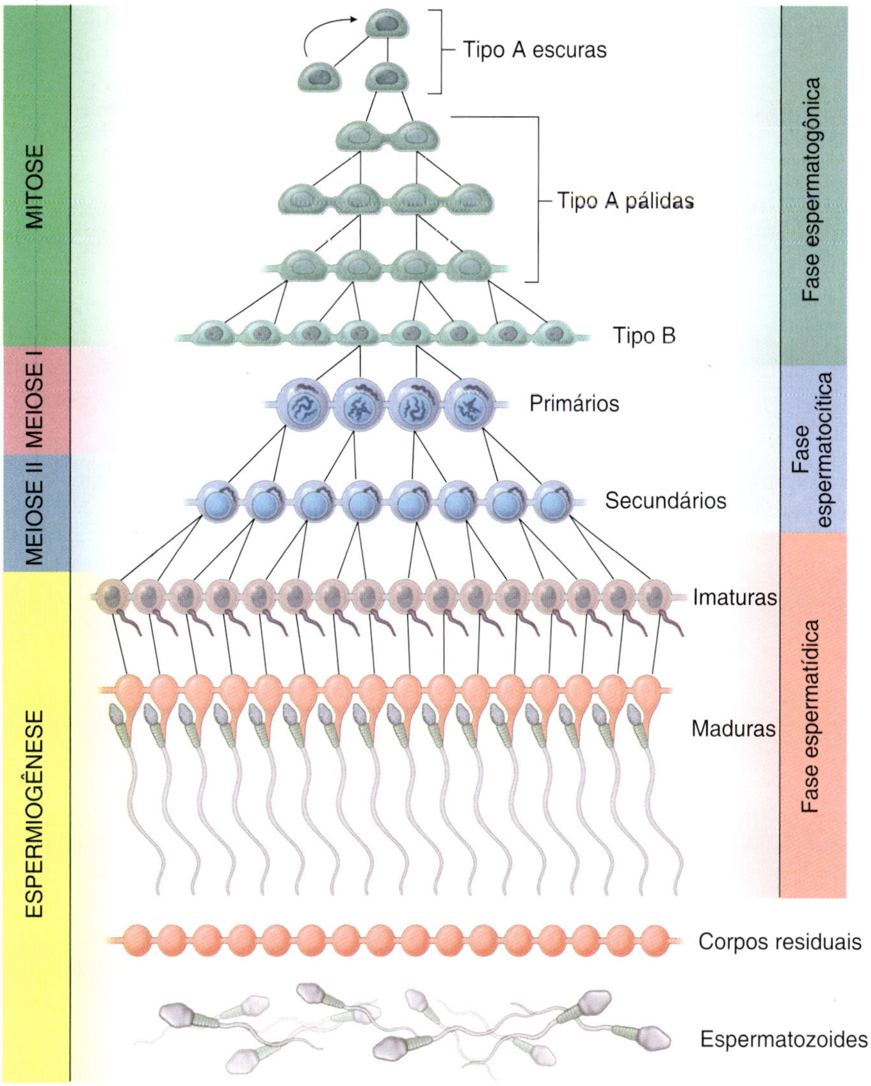

Figura 22.8 Diagrama esquemático ilustrando as gerações de células espermatogênicas. Este diagrama mostra a natureza clonal das gerações sucessivas de células espermatogênicas. Espermatogônias do tipo A escuras são reconhecidas como células-tronco de reserva nos testículos, enquanto espermatogônias do tipo A pálidas são as células-tronco de renovação. Espermatogônias do tipo A pálidas sofrem várias divisões celulares sincronizadas para que sejam produzidas novas células do tipo A pálidas, ou para que sejam formadas espermatogônias do tipo B mais diferenciadas, estas que, por sua vez, sofrem divisões adicionais para que então sejam produzidos os espermatócitos primários. Observe que a divisão citoplasmática é completa apenas nas espermatogônias do tipo A escuras. Todas as outras células espermatogênicas permanecem conectadas por pontes intercelulares, à medida que sofrem divisão mitótica e meiótica e diferenciação das espermátides. Observe também que os espermatócitos primários sofrem meiose I, enquanto os espermatócitos secundários sofrem meiose II. As células separam-se em espermatozoides individuais à medida que são liberadas do epitélio seminífero. Os corpos residuais permanecem conectados e são fagocitados pelas células de Sertoli. (Com base em Dym M, Fawcett DW. Further observations on the numbers of spermatogonia, spermatocytes, and spermatids connected by intercellular bridges in the mammalian testis. *Biol Reprod*. 1971;4:195-215.)

A meiose I resulta em redução tanto do número de cromossomos (de 2n para 1n) quanto da quantidade de DNA para um número haploide (de 4d para 2d); por conseguinte, espermatócitos secundários têm um número haploide de cromossomos (1n) e uma quantidade 2d de DNA. Como a meiose II não é precedida por replicação do DNA, as espermátides, que são formadas após essa divisão, também terão um número haploide (1n) de cromossomos, contendo, cada um deles, uma única cromátide (1d). A meiose é descrita de modo detalhado no Capítulo 3, *O Núcleo da Célula*; a seguir, há uma breve descrição da meiose dos espermatócitos.

Cada espermatócito se divide (meiose) e forma quatro espermátides haploides

A prófase da primeira divisão meiótica, durante a qual a cromatina se condensa em cromossomos visíveis, tem duração de até 22 dias nos espermatócitos primários humanos. No fim da prófase, podem ser identificados 44 autossomos e também um cromossomo X e um cromossomo Y, tendo, cada um deles, dois filamentos de cromatina (cromátides). Os cromossomos homólogos estão emparelhados quando se alinham na placa metafisária.

Os cromossomos homólogos emparelhados, denominados tétrades, por consistirem em quatro cromátides, trocam o seu material genético em um processo chamado de *crossing over*. Durante essa troca, as quatro cromátides se reorganizam em uma estrutura tripartida, denominada complexo sinaptonêmico. Esse processo assegura a diversidade genética. Por meio da troca genética, as quatro espermátides produzidas, a partir de cada espermatócito, diferem entre si e de todas as outras espermátides.

Uma vez concluído o *crossing over*, os cromossomos homólogos separam-se e se movem para os polos opostos do fuso meiótico. Por conseguinte, as tétrades, que foram modificadas pelo *crossing over*, separam-se e voltam a ser díades. As duas cromátides de cada cromossomo original (embora modificadas pelo *crossing over*) permanecem juntas.

O movimento de determinado cromossomo, de um par homólogo, para qualquer um dos polos do fuso, é aleatório (*i. e.*, os cromossomos de origem materna e os cromossomos de origem paterna não se separam na placa metafisária). Essa distribuição aleatória constitui outra fonte de diversidade genética nos espermatozoides resultantes.

As células derivadas da primeira divisão meiótica são denominadas espermatócitos secundários. Essas células entram imediatamente na prófase da segunda divisão meiótica *sem sintetizar um novo DNA* (*i. e.*, sem passar por uma fase S; ver Capítulo 3, *O Núcleo da Célula*). A segunda divisão meiótica é curta e dura apenas algumas horas. Cada espermatócito secundário contém um número reduzido de cromossomos (1n), representado por 22 autossomos e um cromossomo X ou Y. Cada um desses cromossomos consiste em duas cromátides-irmãs. O espermatócito secundário tem uma quantidade diploide (2d) de DNA. Durante a metáfase da segunda divisão meiótica, os cromossomos se alinham na placa metafisária, e as cromátides-irmãs se separam e também se movem para os polos opostos do fuso. Uma vez concluída a segunda divisão meiótica, e após a nova formação das membranas nucleares, duas espermátides haploides, contendo, cada uma, 23 cromossomos de filamento simples (1n) e uma quantidade 1d de DNA, são formadas a partir de cada espermatócito secundário (Figura 22.9).

Fase espermatídica | Espermiogênese

Na fase espermatídica, as espermátides sofrem substancial remodelação celular, à medida que se diferenciam em espermatozoides maduros.

Cada espermátide, que resulta da segunda divisão meiótica, apresenta um conteúdo de DNA haploide (1n) e um número de cromossomos (1d) representado por 22 autossomos e por um cromossomo X ou Y. Não ocorre outra divisão. As espermátides haploides sofrem um processo de diferenciação que produz espermatozoides maduros, que também são haploides. A condição diploide (2d) normal é restaurada, quando um espermatozoide fertiliza um oócito.

A remodelação celular extensa, que ocorre durante a diferenciação da população de espermátides em espermatozoides maduros (espermiogênese), consiste em quatro fases: a fase de Golgi, a fase de capuz, a fase acrossômica e a fase de maturação. Estas ocorrem enquanto as espermátides estão fisicamente fixadas à membrana plasmática das células de Sertoli por junções especializadas. As alterações morfológicas, que ocorrem em todas as quatro fases durante a espermiogênese, são descritas aqui e encontram-se resumidas na Figura 22.10.

Fase de Golgi

Caracteriza-se pela existência de grânulos positivos para ácido periódico de Schiff (PAS), que se acumulam nos numerosos complexos de Golgi das espermátides. Esses grânulos pró-acrossômicos, ricos em glicoproteínas, coalescem em uma vesícula envolvida por membrana, a vesícula acrossômica, adjacente ao envoltório nuclear. A vesícula aumenta de tamanho, e o seu conteúdo também aumenta durante essa fase. A posição da vesícula acrossômica determina o polo anterior do espermatozoide em desenvolvimento. Além disso, durante essa fase os centríolos migram da região justanuclear para o polo posterior da espermátide, onde o centríolo maduro se alinha em ângulos retos com a membrana plasmática. O centríolo, por sua vez, inicia a montagem das nove duplas de microtúbulos periféricos e dois microtúbulos centrais, que constituem o axonema da cauda do espermatozoide.

Fase de capuz

Nessa fase, a vesícula acrossômica espalha-se pela metade anterior do núcleo. Essa estrutura reformatada é denominada capuz acrossômico. A parte do envoltório nuclear abaixo do capuz acrossômico perde seus poros e torna-se mais espessa. O conteúdo nuclear também se condensa. O DNA na espermátide é cerca de seis vezes menor que o DNA nos cromossomos mitóticos. Essa alta condensação do DNA nuclear é obtida pela existência de pequenas proteínas altamente básicas, denominadas protaminas, que se incorporam à cromatina durante a espermiogênese, substituindo as histonas nucleares.

Fase acrossômica

Nessa fase, a espermátide se reorienta, de modo que a cabeça fica profundamente imersa na célula de Sertoli e aponta para a lâmina basal. O flagelo em desenvolvimento estende-se no lúmen do túbulo seminífero. O núcleo condensado das espermátides achata-se e se alonga; o núcleo e o seu acrossomo sobrejacente também migram para uma posição imediatamente adjacente à membrana plasmática anterior, e o citoplasma é deslocado posteriormente. Os microtúbulos citoplasmáticos tornam-se organizados em uma bainha cilíndrica, o manguito, que se estende da margem posterior do acrossomo em direção ao polo posterior da espermátide.

Os centríolos, que iniciaram anteriormente o desenvolvimento do flagelo, agora retornam à superfície posterior do núcleo, onde o centríolo imaturo se fixa a um sulco superficial no núcleo. Em seguida, são modificados para que formem a peça de conexão ou região do colo do espermatozoide em desenvolvimento. Nove fibras grosseiras desenvolvem-se a partir dos centríolos fixados ao núcleo e estendem-se na cauda, tornando-se fibras densas externas, periféricas aos microtúbulos do axonema. Essas fibras unem o núcleo ao flagelo, daí a designação de peça de conexão.

À medida que a membrana plasmática se move posteriormente, a fim de cobrir o flagelo em crescimento, o manguito desaparece, e as mitocôndrias migram do resto do citoplasma para então formarem uma bainha helicoidal apertada ao redor das fibras grosseiras, na região do colo e de sua extensão posterior imediata (Figura 22.11). Essa região é a peça intermediária da cauda do espermatozoide. Distalmente à peça intermediária, uma bainha fibrosa, que consiste em duas colunas longitudinais e numerosas pontes conectoras, circunda as nove fibras longitudinais da peça principal e estende-se quase até a extremidade do flagelo. Esse segmento curto da cauda, em posição distal com relação à bainha fibrosa, é denominado peça terminal.

Fase de maturação

Esta última fase da remodelação das espermátides reduz o excesso de citoplasma ao redor do flagelo para formar o espermatozoide maduro. As células de Sertoli fagocitam esse excesso de citoplasma, também chamado de corpos residuais. As pontes intercelulares, que caracterizaram os gametas em desenvolvimento desde os estágios de pré-espermatócitos, permanecem com os corpos residuais. As espermátides não estão mais ligadas entre si e são liberadas das células de Sertoli.

As espermátides são liberadas no lúmen dos túbulos seminíferos durante o processo denominado espermiação.

Aproximadamente no fim da fase de maturação da espermatogênese, as espermátides alongadas são liberadas das células de Sertoli no lúmen do túbulo seminífero. Esse processo complexo, denominado espermiação, envolve a remoção progressiva de complexos juncionais especializados entre as células de Sertoli e as espermátides, e o desprendimento destas da célula de Sertoli. A existência de β1-integrinas nas junções entre células de Sertoli e espermátides, bem como o aumento de atividade de quinase ligada à integrina no momento da

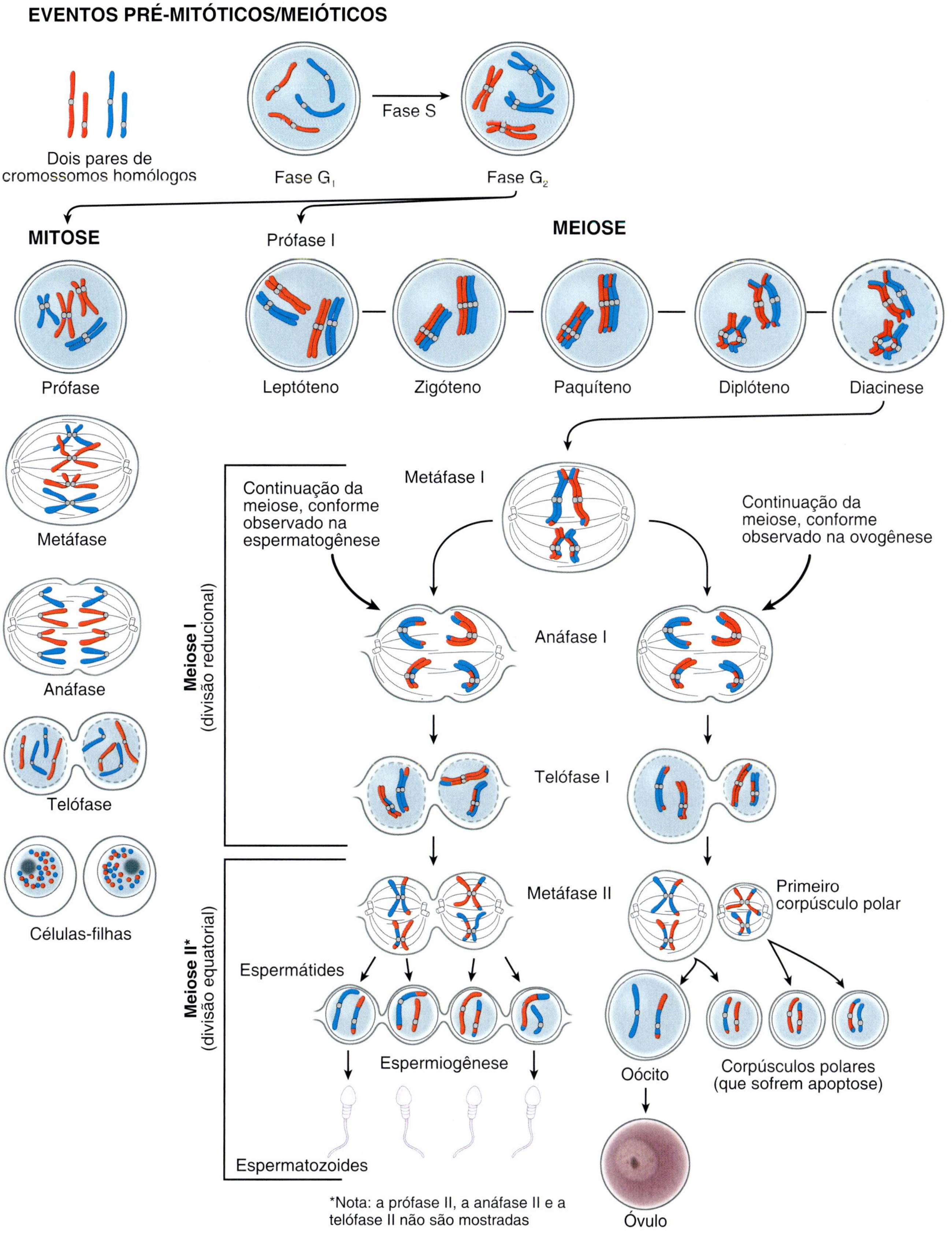

Figura 22.9 Comparação entre a mitose e a meiose na espermatogênese e na oogênese. Os dois pares de cromossomos (2n), de origens materna e paterna, estão ilustrados em *vermelho* e *azul*, respectivamente. A divisão mitótica produz células-filhas geneticamente idênticas à célula-mãe (2n). A divisão meiótica, que apresenta dois componentes, uma divisão reducional e uma divisão equatorial, produz uma célula que contém apenas metade do número de cromossomos (n). Além disso, durante o emparelhamento dos cromossomos na prófase I da meiose, ocorre troca dos segmentos cromossômicos, um processo denominado *crossing over*, criando diversidade genética. Nos seres humanos, o primeiro corpúsculo polar não se divide, mas isso ocorre em outras espécies.

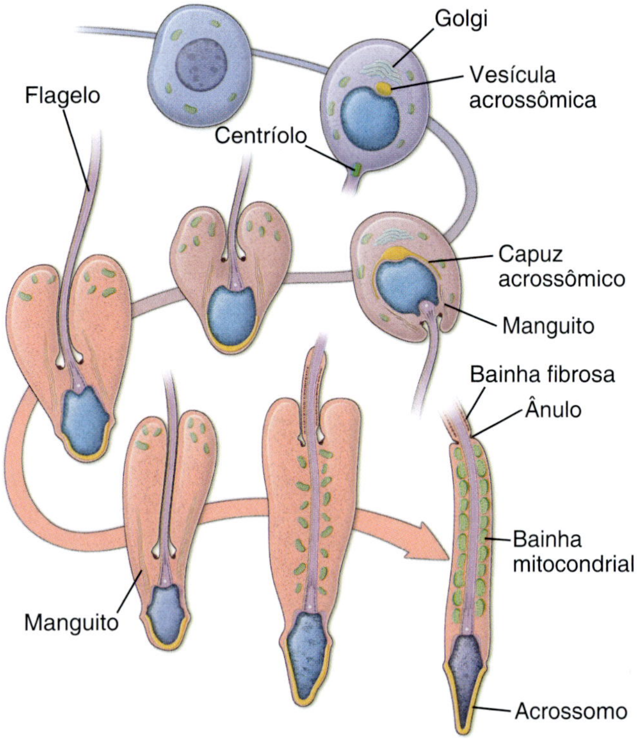

Figura 22.10 Diagrama esquemático da espermiogênese nos seres humanos. As alterações básicas na estrutura das organelas-chave das espermátides estão ilustradas (ver texto para uma explicação detalhada). (Modificada de Dym M. In: Weiss L, ed. *Cell and Tissue Biology: A Textbook of Histology*. 6th ed. Urban & Schwarzenberg, 1988.)

espermiação, sugere controle enzimático da liberação das espermátides. A taxa de espermiação no testículo determina o número de espermatozoides no ejaculado do sêmen. Vários tratamentos farmacológicos, agentes tóxicos e a supressão das gonadotropinas resultam em **falha da espermiação**, na qual as espermátides não são liberadas e, sim, retidas e fagocitadas pelas células de Sertoli.

Estrutura do espermatozoide maduro

Os eventos da espermiogênese resultam em uma célula estruturalmente singular

O espermatozoide humano maduro tem cerca de 60 μm de comprimento. A cabeça do espermatozoide é achatada e pontiaguda, ela mede 4,5 μm de comprimento por 3 μm de largura por 1 μm de espessura (ver Figura 22.11). O capuz acrossômico, que recobre os dois terços anteriores do núcleo, contém hialuronidase, neuraminidase, fosfatase ácida e uma proteína semelhante à tripsina, denominada acrosina. Essas enzimas acrossômicas são essenciais para a penetração do espermatozoide na zona pelúcida do óvulo. A liberação das enzimas acrossômicas, quando o espermatozoide entra em contato com o óvulo, constitui a primeira etapa na reação acrossômica. Esse processo complexo facilita a penetração do espermatozoide e a fertilização subsequente, além de impedir a entrada de espermatozoides adicionais no óvulo.

A cauda do espermatozoide é subdividida em colo, peça intermediária, peça principal e peça terminal. O colo curto contém os centríolos e a origem das fibras granulosas. A peça intermediária tem aproximadamente 7 μm de comprimento e contém mitocôndrias, helicoidalmente envolvidas ao redor das fibras granulosas e do complexo axonêmico.

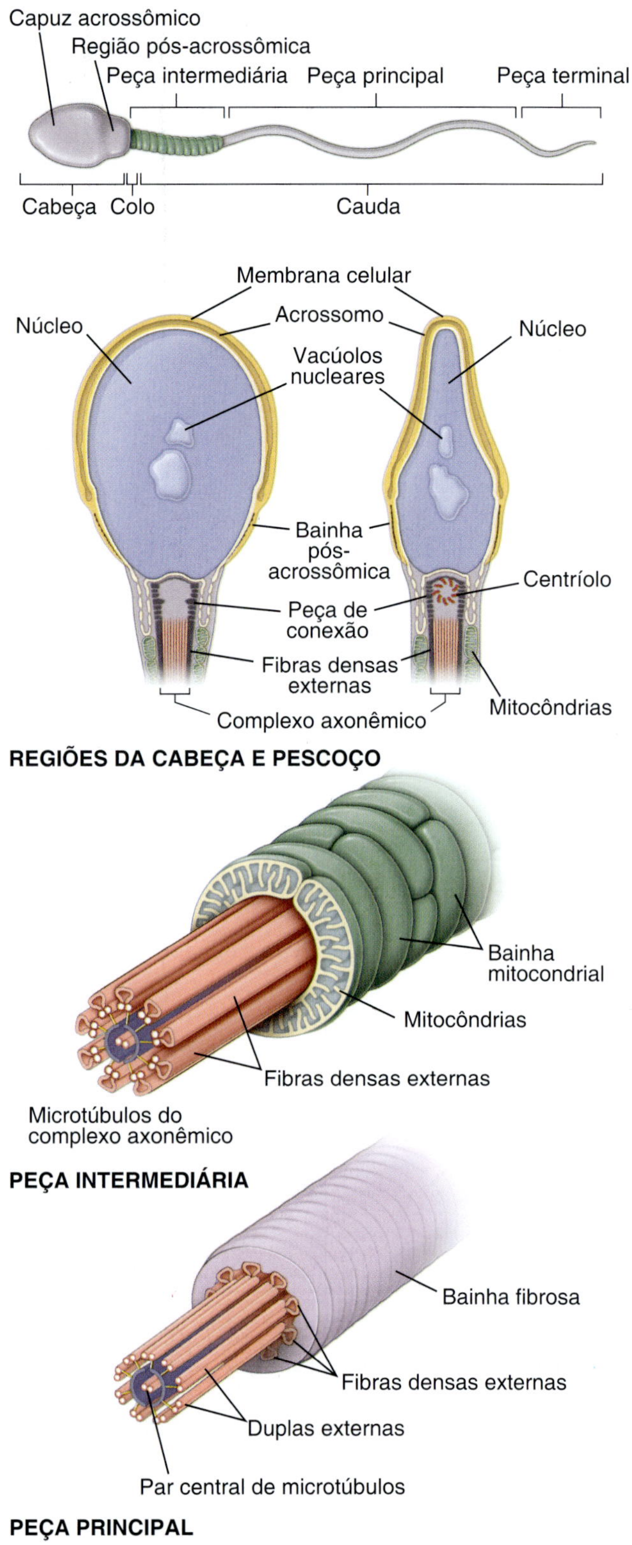

Figura 22.11 Diagrama de um espermatozoide humano. As regiões do espermatozoide estão indicadas *no alto*. As características estruturais essenciais da cabeça (vista nos planos frontal e sagital), da peça intermediária e da peça principal do espermatozoide estão ilustradas *abaixo*. (Modificada de Pederson PL, Fawcett DW. In: Hafez ESE, ed. *Human Semen and Fertility Regulation in the Male*. CV Mosby, 1976.)

Essas mitocôndrias fornecem a energia para o movimento da cauda e, portanto, são responsáveis pela motilidade dos espermatozoides. Por último, a peça principal mede aproximadamente 40 μm de comprimento e contém a bainha fibrosa, externa às fibras granulosas e ao complexo axonêmico.

Ela, que representa aproximadamente os últimos 5 μm do flagelo no espermatozoide maduro, contém apenas o complexo axonêmico.

Os espermatozoides recém-liberados são processados no epidídimo, onde adquirem motilidade e sofrem maturação adicional.

Os espermatozoides recém-liberados são imóveis, sendo transportados a partir dos túbulos seminíferos em um líquido secretado pelas células de Sertoli. O líquido e os espermatozoides fluem através dos túbulos seminíferos, facilitados pelas contrações peristálticas das células contráteis peritubulares da lâmina própria. Em seguida, entram nos túbulos retos, um segmento curto dos túbulos seminíferos, no qual o epitélio consiste apenas em células de Sertoli. No mediastino do testículo, o líquido e os espermatozoides entram na rede do testículo, um sistema de ductos anastomosados revestidos por epitélio simples cuboide (Prancha 22.2). A partir da rede do testículo, os espermatozoides então movem-se em direção à parte extratesticular dos dúctulos eferentes, esta que é a primeira parte do sistema de ductos excretores, para então, em seguida, alcançarem a parte proximal do ducto do epidídimo. À medida que os espermatozoides se movem através do ducto altamente espiralado do epidídimo de 4 a 5 m de comprimento, eles adquirem motilidade e sofrem várias alterações de maturação. Tais alterações incluem as seguintes:

- Condensação adicional do DNA nuclear, devido a vários eventos de remodelação da cromatina, levando à substituição das histonas por protaminas. A cabeça do espermatozoide diminui de tamanho
- Redução adicional do citoplasma. Os espermatozoides tornam-se mais delgados
- Alterações dos lipídios, proteínas e glicosilação da membrana plasmática
- Alterações na membrana acrossômica externa (descapacitação). O fator de descapacitação associado à superfície é adicionado, a fim de inibir a capacidade de fertilização dos espermatozoides (ver adiante).

A iniciação da motilidade dos espermatozoides, durante o trânsito celular pelo epidídimo, está mais provavelmente relacionada com alterações nos níveis intracelulares de monofosfato de adenosina cíclico (cAMP, do inglês *cyclic adenosine monophosphate*), íons cálcio (Ca^{2+}) e pH intracelular. Esses fatores regulam a atividade flagelar por meio das alterações na fosforilação das proteínas, que resultam das atividades de proteinoquinases e proteinofosfatases. Por exemplo, a estimulação farmacológica da atividade da **proteinoquinase A** aumenta a motilidade dos espermatozoides, enquanto a inibição da atividade da **fosfatase proteica** pode iniciar ou estimular essa motilidade. Isso sugere que as fosfatases sejam importantes na regulação da **atividade cinética dos espermatozoides**.

As contrações do músculo liso, que circunda os ductos progressivamente distais e maiores, continuam a mover os espermatozoides por ação peristáltica até que estes alcancem a parte distal do ducto do epidídimo, no qual são armazenados antes da ejaculação.

Os espermatozoides podem *viver* por várias semanas no sistema de ductos excretores masculinos, mas *sobreviverão* apenas 2 a 3 dias no sistema genital feminino. Uma vez neste, eles adquirem a capacidade de fertilizar o óvulo somente depois de algum tempo. Esse processo, que envolve a remoção e a reposição dos componentes do glicocálice (glicoconjugados) na membrana dos espermatozoides, é denominado capacitação. A capacitação dos espermatozoides é descrita de modo detalhado no Capítulo 23, *Sistema Genital Feminino*.

■ TÚBULOS SEMINÍFEROS

Ciclo do epitélio seminífero

As células espermatogênicas em diferenciação não estão dispostas de modo aleatório no epitélio seminífero; tipos celulares específicos são agrupados entre si. Esses agrupamentos ou associações ocorrem por causa da existência de pontes intercelulares entre a progênie de cada par de espermatogônias do tipo Ap, e também porque as células sincronizadas despendem períodos de tempo específicos em cada estágio de maturação. Todas as fases de diferenciação ocorrem de modo sequencial em determinado local de um túbulo seminífero, visto que a progênie de células-tronco permanece conectada por pontes citoplasmáticas e sofre divisões mitóticas e meióticas e maturação sincrônicas (ver Figura 22.9).

Cada grupamento identificável, ou associação celular, é considerado como um estágio do processo cíclico. A série de estágios que aparece entre duas ocorrências sucessivas do mesmo padrão de associação celular, em determinado local no túbulo seminífero, constitui um ciclo do epitélio seminífero. O ciclo do epitélio seminífero foi estudado mais detalhadamente em ratos, nos quais são observados 14 estágios sucessivos em sequência linear ao longo do túbulo. Em seres humanos, são definidos seis estágios ou associações celulares no ciclo do epitélio seminífero (Figura 22.12). Esses estágios não estão tão claramente delineados quanto aqueles observados em roedores, visto que, em seres humanos, as associações celulares ocorrem em placas irregulares, que formam um padrão em mosaico.

A duração da espermatogênese nos seres humanos é de aproximadamente 74 dias.

Após a injeção de um pulso de timidina tritiada, uma geração específica de células pode ser acompanhada em biopsias sequenciais dos túbulos seminíferos. Dessa maneira, é possível determinar o tempo necessário para que as células marcadas passem pelos vários estágios. Pode-se observar a existência de várias gerações de células em desenvolvimento na espessura do epitélio seminífero em certo local e em qualquer momento determinado, o que produz as associações celulares características. Estudos radioautográficos revelaram que a duração do ciclo do epitélio seminífero é constante, em torno de 16 dias nos seres humanos. Nestes, seriam necessários aproximadamente 4,6 ciclos (cada um com 16 dias de duração) ou cerca de 74 dias para que uma espermatogônia produzida por uma célula-tronco completasse o processo da espermatogênese. Desse modo, seriam necessários aproximadamente 12 dias para que o espermatozoide atravessasse o epidídimo. São produzidos cerca de 300 milhões de espermatozoides diariamente nos testículos humanos. A duração do ciclo e o tempo necessário para a espermatogênese são constantes e específicos em cada espécie. Por conseguinte, em qualquer intervenção farmacológica (p. ex., terapia para a infertilidade masculina), se um medicamento for administrado para afetar as fases iniciais da espermatogênese, serão necessários aproximadamente **86 dias** para que se observe o efeito do composto sobre a produção de espermatozoides.

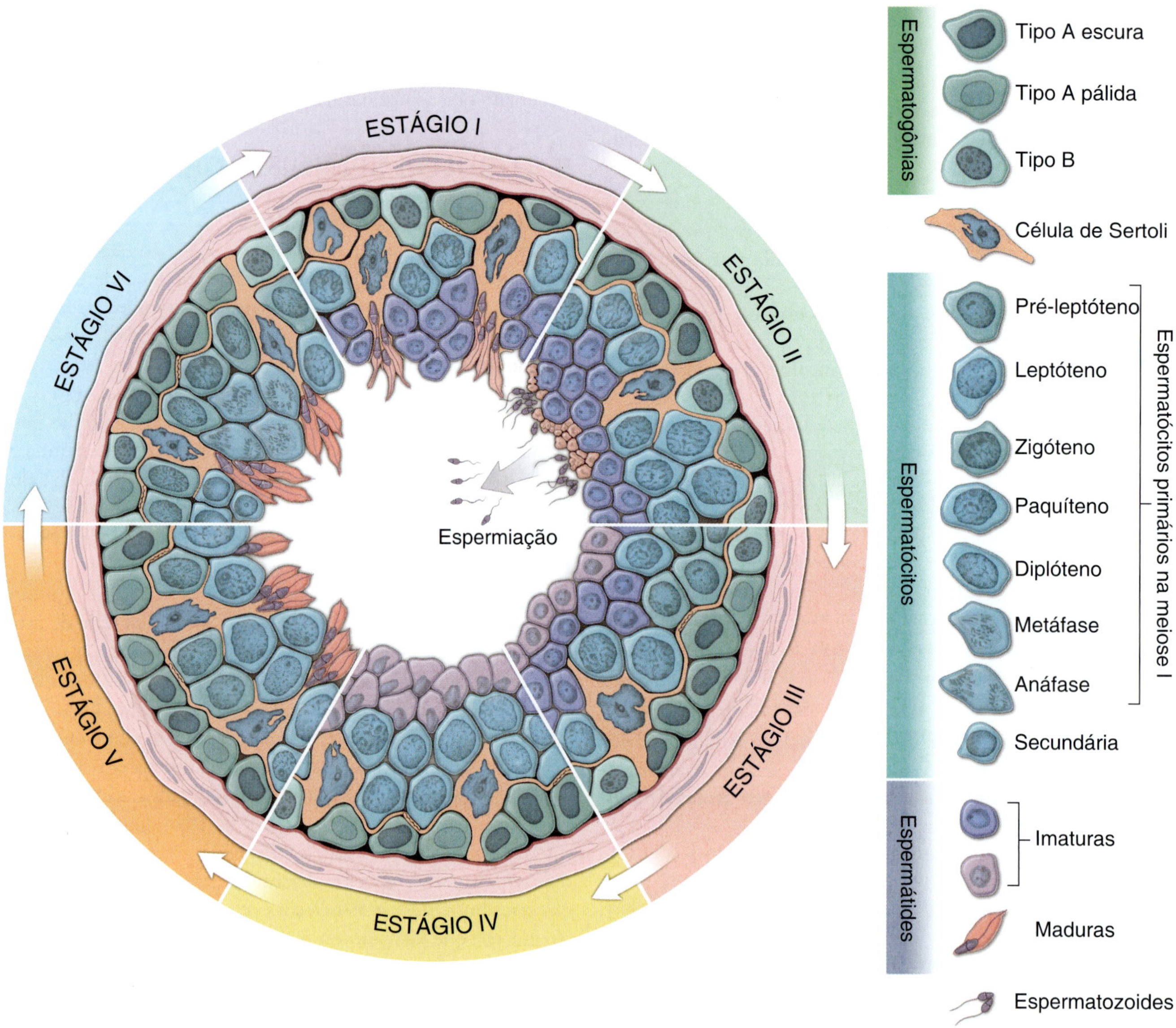

Figura 22.12 Desenho esquemático dos estágios do epitélio seminífero humano. Este diagrama mostra cada uma das seis associações celulares reconhecidas (estágios) que ocorrem no ciclo do epitélio seminífero humano. Esses estágios da espermatogênese são artificialmente definidos, de acordo com as alterações observadas nas espermátides durante suas várias etapas de diferenciação. Em 1952, seis estágios do epitélio seminífero humano foram descritos pela primeira vez por Leblond e Clermont e, desde então, foram adotados pela maioria dos pesquisadores. Os estágios são indicados por algarismos romanos de I a VI. (As associações celulares mostradas neste desenho baseiam-se em Clermont Y. The cycle of the seminiferous epithelium in man. *Am J Anat.* 1963;112:35-51.)

Ondas do epitélio seminífero

Conforme indicado anteriormente, o ciclo do epitélio seminífero descreve alterações que ocorrem com o passar do tempo em determinado local no túbulo. Além disso, a onda do epitélio seminífero descreve a distribuição dos padrões de associações celulares (estágios espermatogênicos) ao longo da extensão do túbulo. Nos roedores e em outros mamíferos que foram estudados, incluindo primatas sub-humanos, cada estágio ocupa uma extensão significativa do túbulo seminífero, e os estágios parecem ocorrer de modo sequencial ao longo da extensão do túbulo. No rato, há aproximadamente 12 ondas em cada túbulo. Um corte transversal realizado através do túbulo geralmente revela apenas um padrão de associação celular. Não existe nenhuma onda no epitélio seminífero humano, e a disposição dos estágios espermatogênicos ao longo do túbulo seminífero é aleatória. Cada padrão de associações celulares (estágio espermatogênico) apresenta uma distribuição em placas no túbulo seminífero humano (Figura 22.13). As placas não se estendem ao redor da circunferência do túbulo, nem estão dispostas em sequência. Por conseguinte, um corte transversal feito através de um túbulo seminífero humano pode revelar até seis estágios diferentes do ciclo, dispostos de maneira semelhante a fatias de uma torta ao redor da circunferência do túbulo.

Células de Sertoli

As células de Sertoli constituem as verdadeiras células epiteliais do epitélio seminífero.

As células de Sertoli (células de sustentação) são células epiteliais colunares altas, que não se replicam e que repousam sobre a lâmina basal espessa de múltiplas camadas do epitélio seminífero (Figura 22.14). São células de sustentação para os espermatozoides em desenvolvimento, que se fixam à sua superfície depois da meiose. As células de Sertoli contêm um REL extenso, um RER bem desenvolvido e pilhas de lamelas anulares.

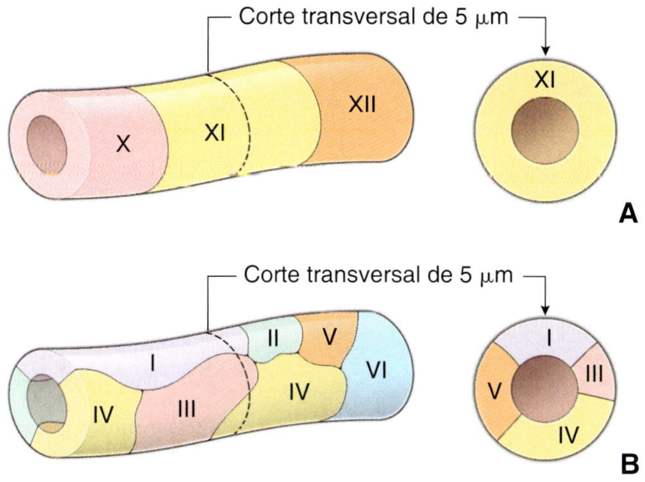

Figura 22.13 Diagrama da organização do epitélio seminífero nos seres humanos e em outras espécies. A. Nos camundongos e em outras espécies de roedores, uma associação celular específica ocupa um comprimento variável ao longo do túbulo. Por conseguinte, em um corte transversal típico, observa-se apenas uma única associação celular. **B.** Nos seres humanos, as associações celulares ocorrem em áreas de formato irregular ao longo do túbulo e, por conseguinte, um corte transversal típico revela duas ou mais associações celulares.

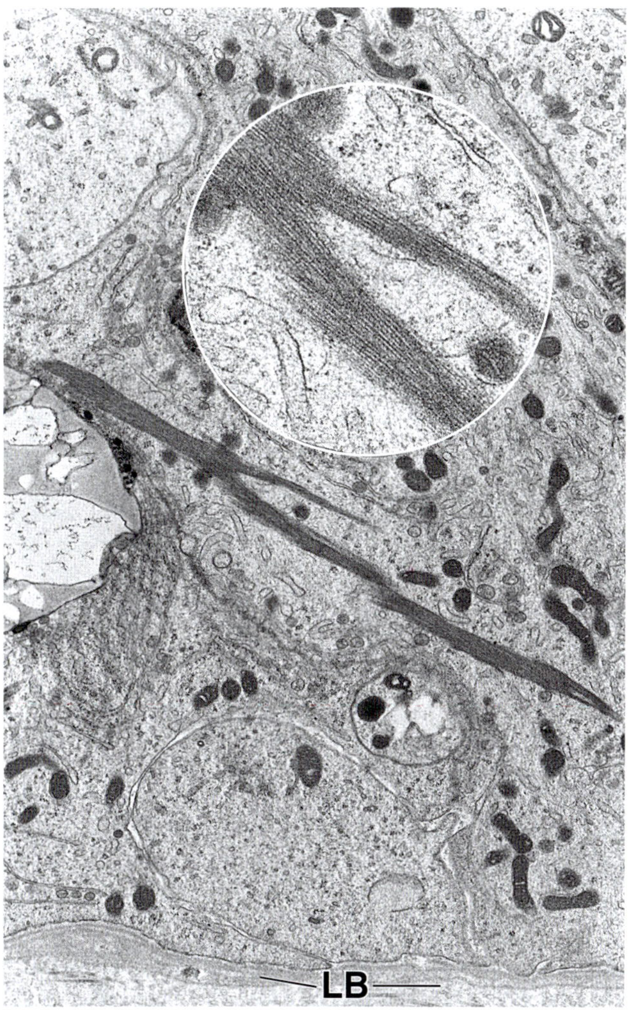

Figura 22.14 Eletromicrografia de uma célula de Sertoli humana. Esta eletromicrografia mostra corpúsculos de inclusão cristaloides característicos de Charcot-Böttcher no citoplasma basal da célula de Sertoli. A lâmina basal (*LB*) está indicada para orientação. 9.000×. **Detalhe.** Este aumento maior mostra os filamentos do cristaloide. 27.000×. (Cortesia do Dr. Don F. Cameron.)

Apresentam numerosas mitocôndrias esféricas e alongadas, um complexo de Golgi bem desenvolvido e números variáveis de lisossomos, gotículas lipídicas, vesículas e grânulos de glicogênio.

O citoesqueleto da célula de Sertoli é um dos mais elaborados no corpo humano e contém os seguintes elementos:

- Microtúbulos, que são abundantes e predominantemente orientados de modo paralelo ao eixo longitudinal da célula. Diferentemente do que se observa em muitas outras células, os microtúbulos são nucleados na periferia da célula de Sertoli, e não a partir do centro de organização do microtúbulo (MTOC, do inglês *microtubule organizing center*). Todos estão orientados com suas extremidades negativas (–) para o ápice, e suas extremidades positivas (+) para a base da célula. Além de seu papel no transporte vesicular, evidências sugerem que os microtúbulos e as proteínas motoras associadas aos microtúbulos sejam responsáveis pelo reposicionamento das espermátides alongadas inseridas no citoplasma da célula de Sertoli
- Filamentos intermediários, que constituem um importante componente do citoesqueleto das células de Sertoli e que consistem principalmente em vimentina (proteínas dos filamentos intermediários de classe III). Formam uma bainha perinuclear que circunda e separa o núcleo das outras organelas citoplasmáticas. Os filamentos intermediários estendem-se da bainha perinuclear até as junções semelhantes a desmossomos, entre as células de Sertoli adjacentes e os hemidesmossomos
- Filamentos de actina, que estão concentrados abaixo da membrana plasmática, próximo das junções intercelulares. Os filamentos de actina reforçam e estabilizam as especializações de junções intercelulares da membrana plasmática da célula de Sertoli.

O núcleo eucromático das células de Sertoli, um reflexo da atividade intensa dessas células, geralmente é ovoide ou triangular e pode exibir uma ou mais invaginações profundas. Seu formato e localização variam. Pode ser achatado, localizado na parte basal da célula próximo e paralelamente à sua base, ou pode ser triangular ou ovoide, localizado próximo ou a alguma distância da base da célula. Em algumas espécies, o núcleo da célula de Sertoli contém estrutura tripartida singular, que consiste em um nucléolo contendo RNA ladeado por um par de corpúsculos contendo DNA, denominados cariossomos (Figura 22.15).

Em seres humanos, são encontrados corpúsculos de inclusão característicos (corpúsculos de Charcot-Böttcher) no citoplasma basal. Esses cristaloides fusiformes delgados medem 10 a 25 μm de comprimento por 1 μm de largura e são visíveis em preparações histológicas de rotina. Com a microscopia eletrônica de transmissão (MET), eles são vistos como feixes de filamentos pouco ordenados, paralelos ou convergentes, retos e densos, com 15 nm de diâmetro (ver Figura 22.14). Sua composição química e função não são conhecidas; contudo, alguns estudos detectaram um acúmulo de proteínas do receptor de lipoproteína (CLA-1). Isso sugere que os corpúsculos de inclusão estejam envolvidos no transporte de lipídios e em sua utilização pelas células de Sertoli.

O complexo juncional entre as células de Sertoli consiste em uma combinação estruturalmente única de especializações da membrana e do citoplasma.

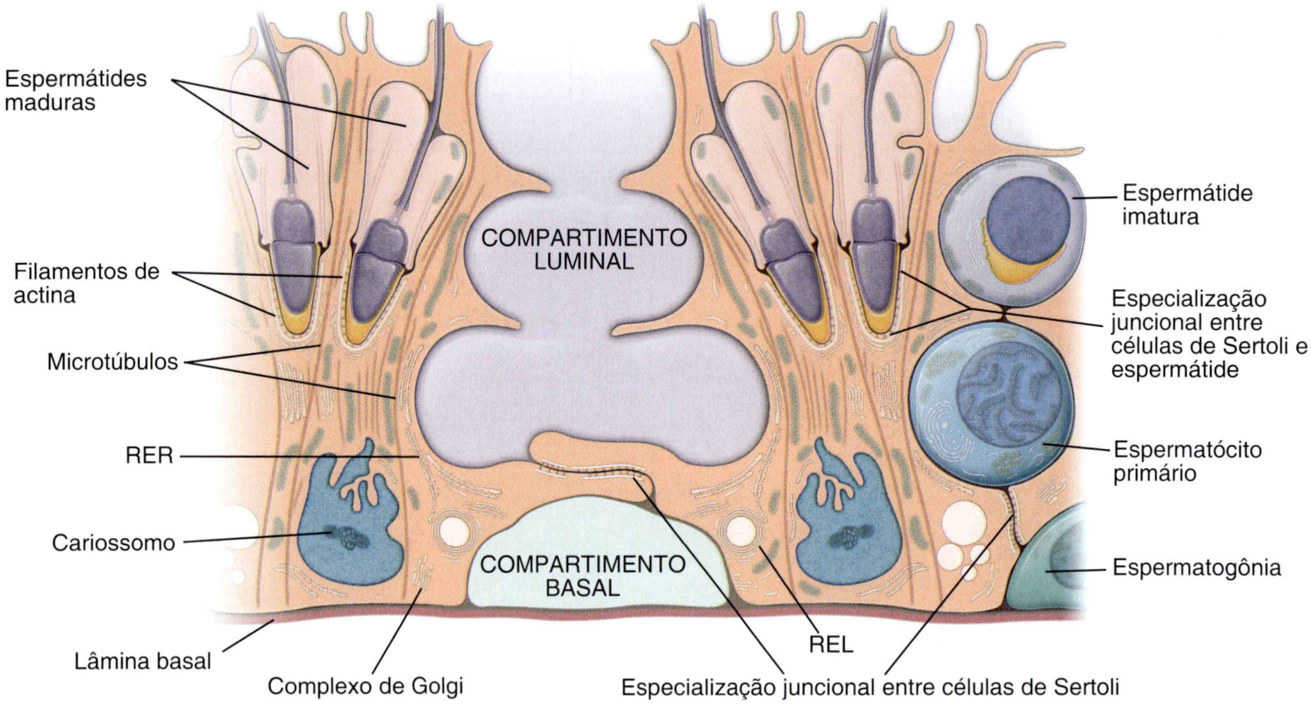

Figura 22.15 Desenho esquemático da célula de Sertoli e sua relação com as células espermatogênicas adjacentes. Este desenho mostra a especialização juncional entre células de Sertoli adjacentes e a especialização juncional entre as células de Sertoli e as espermátides maduras. O complexo juncional entre células de Sertoli é um dispositivo de adesão que inclui uma zônula de oclusão que, por sua vez, contribui para a barreira hematotesticular. A especialização juncional entre a célula de Sertoli e as espermátides maduras, que residem em recessos profundos no citoplasma apical, é um dispositivo de adesão apenas. Os prolongamentos laterais das células de Sertoli estendem-se sobre a superfície dos espermatócitos e das espermátides. Observe as características ultraestruturais das células de Sertoli, incluindo os arranjos de microtúbulos e o formato característico do núcleo e seu cariossomo. REL, retículo endoplasmático liso; RER, retículo endoplasmático rugoso. (Reimpressa, com autorização, de Bloom W, Fawcett DW. *A Textbook of Histology*. WB Saunders, 1975.)

As células de Sertoli estão ligadas entre si por um complexo juncional incomum entre células de Sertoli (Figura 22.16). Esse complexo caracteriza-se, em parte, por uma zônula de oclusão extremamente firme, que inclui mais de 50 linhas de fusão paralelas nas membranas adjacentes. Além disso, esse complexo juncional singular caracteriza-se por dois componentes citoplasmáticos:

- Uma cisterna achatada de REL situada paralelamente à membrana plasmática, na região da junção em cada célula
- Os feixes de filamento de actina, de disposição hexagonal, interpostos entre as cisternas do REL e as membranas plasmáticas.

Há também um complexo juncional de aspecto semelhante na célula de Sertoli, no local em que as espermátides estão fixadas. No entanto, não há zônula de oclusão, e a espermátide carece de cisternas achatadas de REL e de feixes de filamentos de actina (ver Figuras 22.15 e 22.16). Outras especializações juncionais das células de Sertoli incluem: as junções comunicantes entre células de Sertoli, junções semelhantes a desmossomos entre as células de Sertoli e células espermatogênicas de estágio inicial e hemidesmossomos na interface entre as células de Sertoli e a lâmina basal.

O complexo juncional entre células de Sertoli divide o epitélio seminífero em compartimentos basal e luminal, segregando o desenvolvimento e a diferenciação das células germinativas pós-meióticas da circulação sistêmica.

As junções entre as células de Sertoli estabelecem dois compartimentos epiteliais: um compartimento epitelial basal e um compartimento luminal (ver Figura 22.15). As espermatogônias e os espermatócitos primários imaturos estão restritos ao compartimento basal (*i. e.*, entre as junções entre células de Sertoli e a lâmina basal). Os espermatócitos mais maduros e as espermátides estão restritos ao lado luminal das junções entre as células de Sertoli. Os espermatócitos imaturos produzidos pela divisão mitótica das espermatogônias do tipo B precisam atravessar o complexo juncional para moverem-se do compartimento basal até o compartimento luminal. Esse movimento ocorre por meio da formação de um novo complexo juncional entre os prolongamentos das células de Sertoli que se estendem sob os espermatócitos recém-formados, seguidos de degradação da junção acima deles. Consequentemente, na diferenciação das células espermatogênicas, meiose e espermiogênese ocorrem no compartimento luminal.

Em ambos os compartimentos, as células espermatogênicas são circundadas por prolongamentos complexos das células de Sertoli. Em virtude das relações inusitadamente estreitas entre as células de Sertoli e as células espermatogênicas em diferenciação, insinuou-se que as células de Sertoli atuassem como células "cuidadoras" ou de sustentação (*i. e.*, funcionassem na troca de substratos metabólicos e produtos de degradação entre as células espermatogênicas em desenvolvimento e o sistema circulatório).

Além disso, as células de Sertoli fagocitam e degradam os corpos residuais formados no estágio final da espermiogênese, e também fagocitam quaisquer células espermatogênicas que não conseguiram alcançar a diferenciação completa.

O complexo juncional entre as células de Sertoli constitui o local da barreira hematotesticular.

Além da compartimentalização física descrita anteriormente, o complexo juncional entre as células de Sertoli também cria uma barreira de permeabilidade, denominada barreira hematotesticular. Essa barreira é essencial à criação de uma

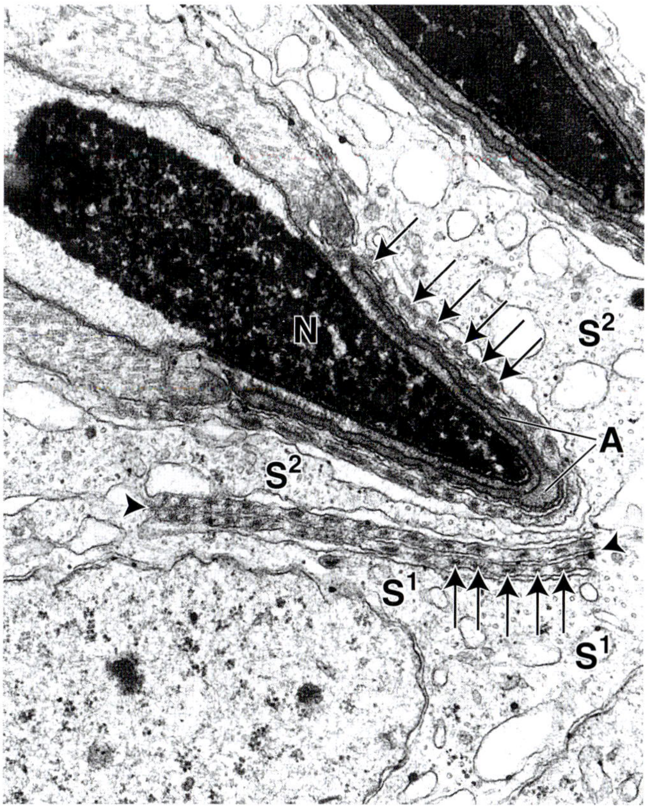

Figura 22.16 Eletromicrografia das junções entre as células de Sertoli. Esta eletromicrografia mostra um complexo juncional entre as células de Sertoli e, próximo deste, uma especialização juncional entre a célula de Sertoli e a espermátide. A condensação e o formato do núcleo (*N*) da espermátide estão bem avançados. O acrossomo (*A*) da espermátide aparece como um perfil em formato de V, e em estreita associação a ele vê-se a especialização juncional das células de Sertoli, caracterizada por feixes de microfilamentos em corte transversal (*setas*). Um perfil do retículo endoplasmático está localizado imediatamente adjacente aos feixes de microfilamentos. A junção entre as células de Sertoli situa-se abaixo, unindo uma célula de Sertoli (S^1) com a célula de Sertoli adjacente (S^2). As *pontas de seta* indicam os limites da junção. Observe que essa junção revela os mesmos elementos, os feixes de microfilamentos (*setas*) e um perfil de retículo endoplasmático, observados na especialização juncional entre células de Sertoli e espermátides. Neste aumento, a zônula de oclusão associada ao complexo juncional entre as células de Sertoli não está evidente. 30.000×.

compartimentalização fisiológica no epitélio seminífero, no que concerne à composição de íons, aminoácidos, carboidratos e proteínas. Por conseguinte, a composição do líquido nos túbulos seminíferos e nos ductos excretores difere de modo considerável da composição do plasma sanguíneo e da linfa testicular.

As proteínas plasmáticas e os anticorpos circulantes são excluídos do lúmen dos túbulos seminíferos. Os produtos secretores exócrinos das células de Sertoli (particularmente a proteína de ligação de andrógenos [ABP, do inglês *androgen-binding protein*], que apresenta alta afinidade de ligação pela testosterona e DHT) estão altamente concentrados no lúmen dos túbulos seminíferos e mantêm concentração elevada de testosterona, o que proporciona um microambiente favorável às células espermatogênicas em diferenciação.

Mais importante ainda, a barreira hematotesticular isola as células germinativas haploides, geneticamente diferentes, e portanto antigênicas (espermatócitos secundários, espermátides e espermatozoides), do sistema imune do homem adulto. Os antígenos produzidos pelos espermatozoides, ou que a eles são peculiares, são impedidos de alcançar a circulação sistêmica. Por outro lado, gamaglobulinas e anticorpos específicos contra espermatozoides, que são encontrados em alguns indivíduos, são impedidos de alcançar as células espermatogênicas em desenvolvimento no túbulo seminífero (Boxe 22.3). Assim sendo, em relação ao sistema imune, a **barreira hematotesticular** é essencial no isolamento das células espermatogênicas.

As células de Sertoli desempenham funções secretoras tanto exócrinas quanto endócrinas.

Além de secretar o líquido que facilita a passagem dos espermatozoides em fase de amadurecimento ao longo dos túbulos seminíferos até os ductos intratesticulares, as células de Sertoli produzem fatores de importância crítica, necessários à progressão bem-sucedida das espermatogônias em espermatozoides. Essas células secretam uma proteína de ligação de andrógenos (ABP) de 90 kDa. A ABP concentra a testosterona no compartimento luminal do túbulo seminífero, no qual as concentrações elevadas de testosterona são essenciais para a maturação normal dos espermatozoides em desenvolvimento.

Existem receptores de FSH e receptores de testosterona nas células de Sertoli; por conseguinte, a sua função secretora é regulada tanto pelo FSH quanto pela testosterona (Figura 22.17). As células de Sertoli secretam várias substâncias endócrinas, como a inibina, um hormônio glicoproteico de 32 kDa envolvido na alça de retroalimentação que inibe a liberação do hormônio foliculoestimulante (FSH) pela adeno-hipófise. Além disso, as células de Sertoli sintetizam o ativador do plasminogênio, que converte o plasminogênio no hormônio proteolítico ativo, a plasmina, bem como a transferrina (uma proteína transportadora de ferro) e a ceruloplasmina (uma proteína transportadora de cobre). As células de Sertoli também secretam outras glicoproteínas que funcionam como fatores de crescimento ou fatores parácrinos, como o fator inibidor mülleriano (MIF), o fator de células-tronco (SCF, do inglês *stem cell factor*) e o fator neurotrófico derivado de células gliais (GDNF, do inglês *glial cell line-derived neurotrophic factor*).

■ DUCTOS INTRATESTICULARES

Na extremidade de cada túbulo seminífero, observa-se uma transição abrupta para os túbulos retos. Essa parte terminal curta do túbulo seminífero é revestida apenas por células de Sertoli (Prancha 22.2). Próximo de seu término, os túbulos retos ficam estreitos, e o seu revestimento modifica-se para um epitélio simples cuboide.

Os túbulos retos desembocam na rede do testículo, uma série complexa de canais interconectados no tecido conjuntivo altamente vascularizado do mediastino do testículo (Figura 22.18). Os canais da rede do testículo são revestidos por um epitélio simples cuboide ou colunar baixo. Essas células apresentam um único cílio apical e uma quantidade relativamente pequena de microvilosidades apicais curtas.

■ SISTEMA DE DUCTOS EXCRETORES

O sistema de ductos excretores desenvolve-se a partir do ducto mesonéfrico (de Wolff) e dos túbulos mesonéfricos.

O desenvolvimento inicial das células de Leydig e o início da secreção de testosterona estimulam o ducto mesonéfrico (de Wolff) a se diferenciar no sistema de ductos excretores para o testículo em desenvolvimento (Figura 22.19). A parte do ducto mesonéfrico adjacente ao testículo em desenvolvimento torna-se contorcida e diferencia-se no ducto do epidídimo. Além disso,

Boxe 22.3

Correlação clínica | Antígenos específicos dos espermatozoides e resposta imune

Dois fatos básicos sobre a importância imunológica da **barreira hematotesticular** estão bem estabelecidos:

- Os espermatozoides e as células espermatogênicas contêm moléculas exclusivas dessas células, e que são reconhecidas como "estranhas" (não próprias) pelo sistema imune
- Os espermatozoides são produzidos pela primeira vez na puberdade, muito tempo depois de o indivíduo se tornar imunocompetente (*i. e.*, capaz de reconhecer moléculas estranhas e de produzir anticorpos contra elas).

A incapacidade das células espermatogênicas e dos espermatozoides de permanecer isolados resulta na produção de anticorpos específicos contra os espermatozoides. Essa resposta imune é algumas vezes observada após **vasectomia** e em alguns casos de **infertilidade**. Após a vasectomia, são produzidos anticorpos específicos contra os espermatozoides, à medida que as células do sistema imune são expostas aos espermatozoides que podem extravasar do ducto deferente seccionado. Por conseguinte, os espermatozoides não permanecem mais isolados do sistema imune no sistema genital. Em alguns casos de infertilidade, foram encontrados anticorpos específicos contra os espermatozoides no sêmen. Tais anticorpos causam aglutinação dos espermatozoides, impedindo o seu movimento e a interação com o óvulo.

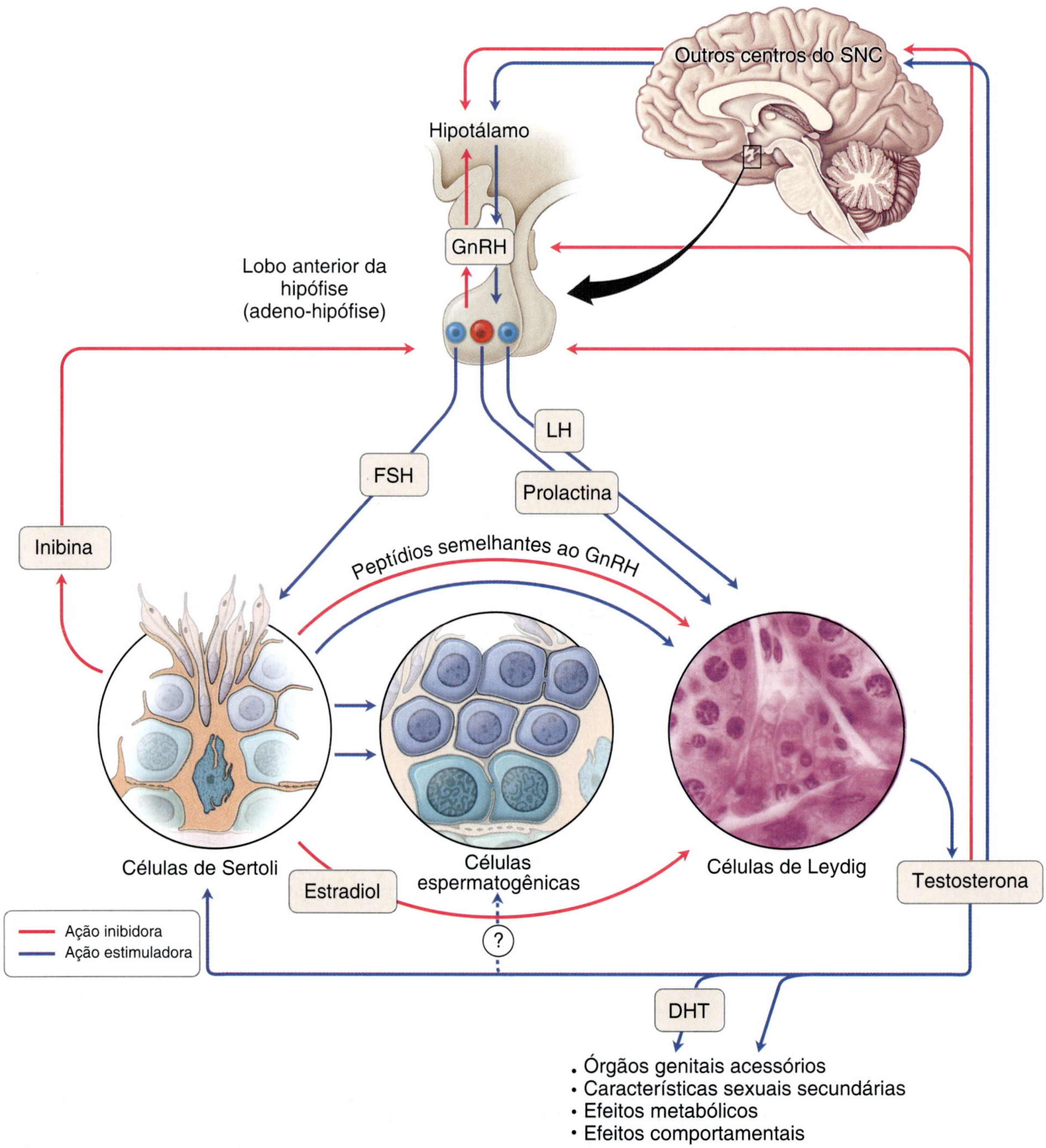

Figura 22.17 Diagrama mostrando a regulação hormonal da função reprodutora masculina. As *setas em azul* indicam a ação estimuladora sobre o sistema, enquanto as *setas em vermelho* indicam a retroalimentação inibidora. Ver texto para a explicação. DHT, di-hidrotestosterona; FSH, hormônio foliculoestimulante; GnRH, hormônio de liberação das gonadotropinas; LH, hormônio luteinizante; SNC, sistema nervoso central.

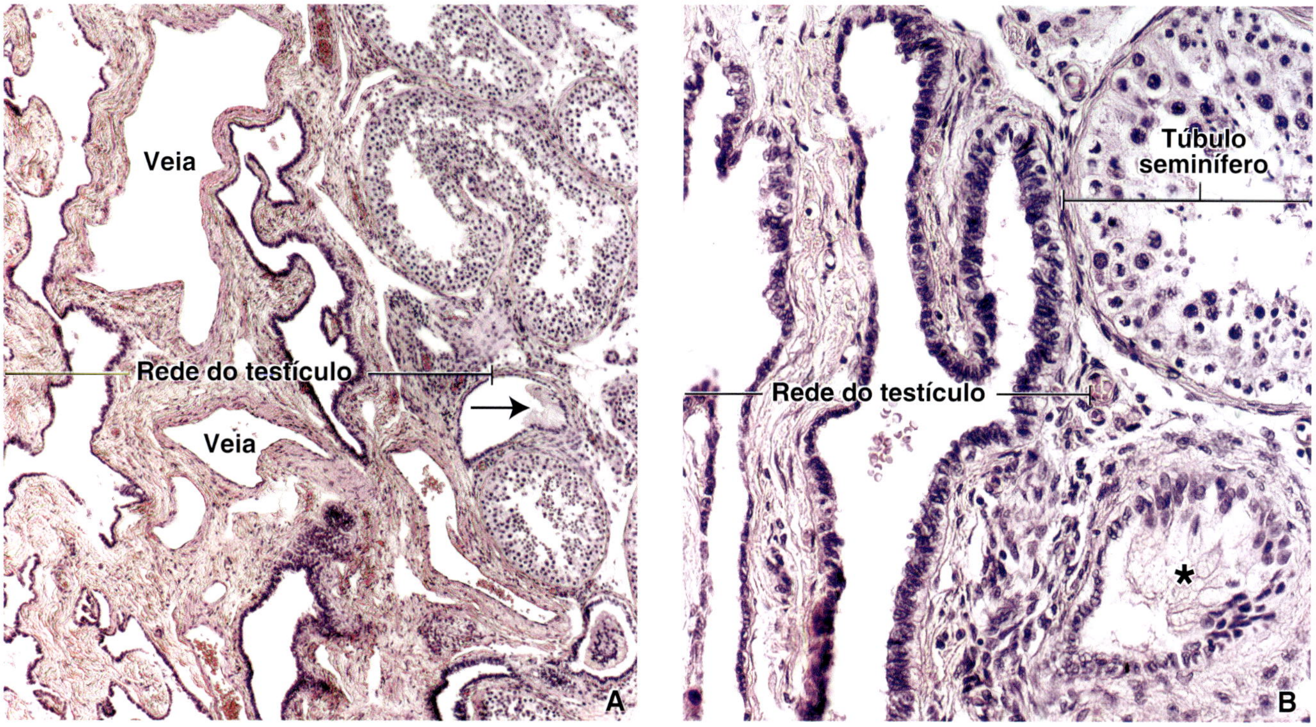

Figura 22.18 Fotomicrografia do testículo humano. A. Esta amostra corada por hematoxilina e eosina (H-E) mostra uma região que inclui o mediastino do testículo. *À direita* estão os túbulos seminíferos e, *à esquerda*, estão os canais anastomosados da rede do testículo. A *seta* indica o término do túbulo reto que é revestido apenas por células de Sertoli; nesse local, o conteúdo do túbulo entra na rede do testículo e os canais passam a ser revestidos por um epitélio simples cuboide. 70×. **B.** Este aumento maior de um corte ligeiramente mais profundo da mesma amostra revela a rede do testículo (*à esquerda*), um corte transversal de um túbulo seminífero (*parte superior, à direita*) e a parte terminal de um túbulo reto (*asterisco*) entrando na rede do testículo. Observe a mudança abrupta do revestimento epitelial nesse local. Conforme observado, o epitélio de revestimento da rede do testículo é cuboide simples. 275×.

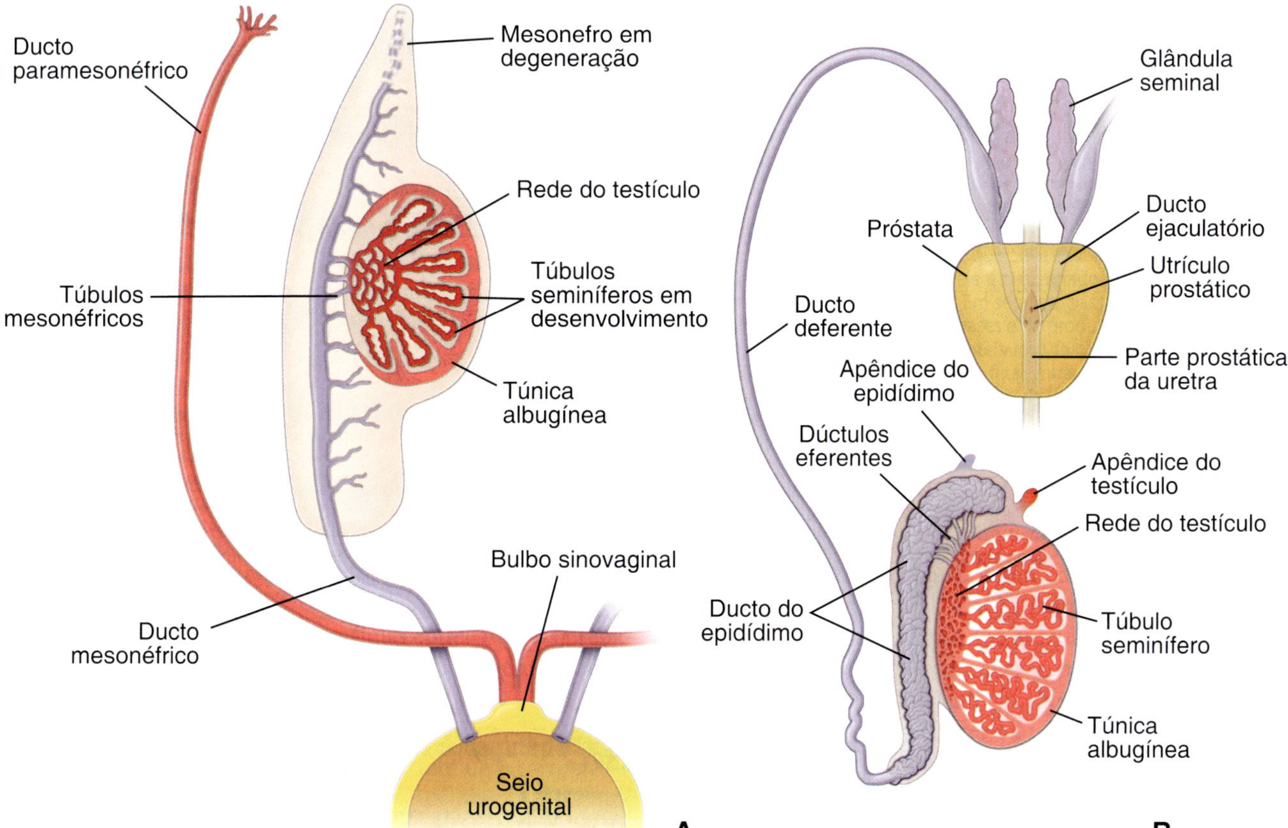

Figura 22.19 Diagrama esquemático do desenvolvimento dos sistemas de ductos intratesticulares e excretores. A. Este diagrama mostra o testículo com 7 semanas de desenvolvimento, antes de sua descida para o escroto. Observe que o ducto mesonéfrico e seus túbulos dão origem ao sistema de ductos excretores para o testículo em desenvolvimento. **B.** Corte sagital de um testículo totalmente desenvolvido, posicionado no escroto. Observe que as glândulas seminais, os ductos ejaculatórios, o ducto deferente e o epidídimo são todos desenvolvidos a partir do ducto mesonéfrico. Os dúctulos eferentes originam-se dos túbulos mesonéfricos. Os túbulos seminíferos, os túbulos retos e a rede do testículo desenvolvem-se a partir das gônadas indiferenciadas. Já a próstata desenvolve-se a partir das múltiplas evaginações que se originam da uretra pélvica (um derivado do seio urogenital).

nessa região, vários (cerca de 20) dos túbulos mesonéfricos remanescentes estabelecem contato com os cordões seminíferos em desenvolvimento e, por fim, desenvolvem-se nos dúctulos eferentes (Figura 22.20 e Prancha 22.3). Estes conectam a rede do testículo em desenvolvimento com o ducto do epidídimo. A parte distal do ducto mesonéfrico adquire um revestimento espesso de músculo liso e passa a constituir o ducto deferente. A extremidade do ducto mesonéfrico distal dá origem ao ducto ejaculatório e às glândulas seminais.

Os dúctulos eferentes são revestidos por epitélio pseudoestratificado colunar.

Em seres humanos, aproximadamente 20 dúctulos eferentes conectam os canais da rede do testículo, desde a extremidade superior do mediastino até a parte proximal do ducto do epidídimo. Quando os dúctulos eferentes deixam o testículo, tornam-se altamente espiralados e formam 6 a 10 massas cônicas, denominadas cones vasculares, cujas bases fazem parte da cabeça do epidídimo. Os cones vasculares, cada um com cerca de 10 mm de comprimento, contêm os ductos altamente contorcidos que medem 15 a 20 cm de comprimento. Na base dos cones, os dúctulos eferentes abrem-se em um único canal, o ducto do epidídimo (ver Figura 22.4).

Os dúctulos eferentes são revestidos por um epitélio pseudoestratificado colunar, que contém agrupamentos de células altas e células baixas, conferindo à superfície luminal uma aparência de dentes de serra (ver Figura 22.20). Entremeadas nas células colunares, ocasionalmente são encontradas células basais que atuam como células-tronco epiteliais. As células colunares altas são ciliadas. As células curtas não ciliadas apresentam numerosas microvilosidades e invaginações canaliculares da superfície apical, bem como numerosas vesículas pinocitóticas, corpúsculos densos envolvidos por membranas, lisossomos e outras estruturas citoplasmáticas associadas à atividade endocitótica. A maior parte do líquido secretado nos túbulos seminíferos sofre reabsorção nos dúctulos eferentes.

Nos ductos excretores, uma camada de músculo liso aparece em primeiro lugar na parte inicial dos dúctulos eferentes. As células musculares lisas formam uma camada com várias células de espessura, cuja disposição, por sua vez, forma uma bainha circular na parede do dúctulo. Intercaladas nas células musculares estão ainda as fibras elásticas. O transporte dos espermatozoides nos dúctulos eferentes é afetado, em grande parte, tanto pela ação ciliar quanto pela contração dessa camada fibromuscular.

Epidídimo

O epidídimo é um órgão que contém os dúctulos eferentes e o ducto do epidídimo.

O epidídimo é uma estrutura em formato de meia-lua, localizada ao longo das superfícies superior e posterior do testículo. Mede em torno de 7,5 cm de comprimento e consiste nos dúctulos eferentes e no ducto do epidídimo. Apresenta vasos, músculo liso e uma cobertura de tecido conjuntivo (Figura 22.21 e Prancha 22.3). O ducto do epidídimo é um tubo altamente espiralado,

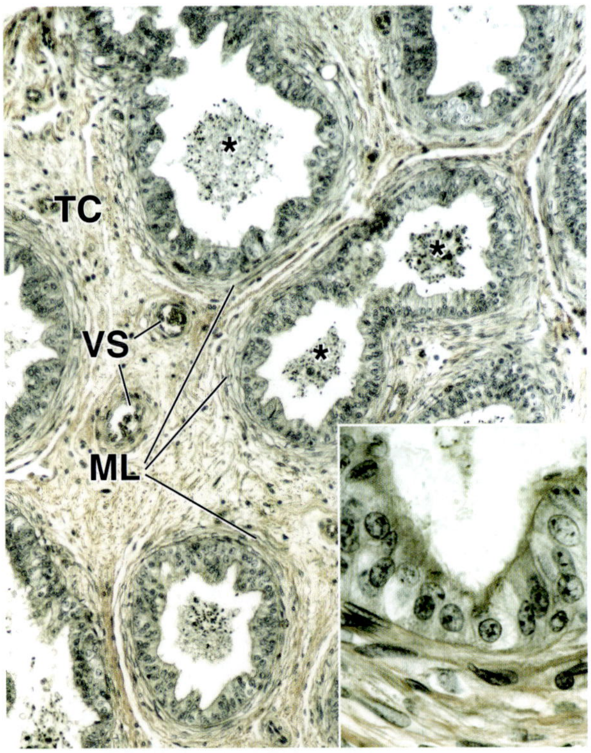

Figura 22.20 Fotomicrografia dos dúctulos eferentes. A amostra nesta fotomicrografia foi corada com ácido pícrico e hematoxilina para melhor observação dos componentes epiteliais dos dúctulos eferentes. Estes são revestidos por epitélio pseudoestratificado colunar. A superfície luminal exibe aspecto ondulado, devido à existência de grupos alternados de células colunares altas e células cuboides. Os dúctulos são circundados por várias camadas de músculo liso (*ML*) de disposição circular. No lúmen dos dúctulos, há agrupamentos de espermatozoides (*asteriscos*). O tecido conjuntivo (*TC*) compõe o estroma do órgão e contém vasos sanguíneos (*VS*) de vários calibres. 120×. **Detalhe.** Este maior aumento do epitélio pseudoestratificado mostra células colunares e cuboides que contêm cílios esparsos. 500×.

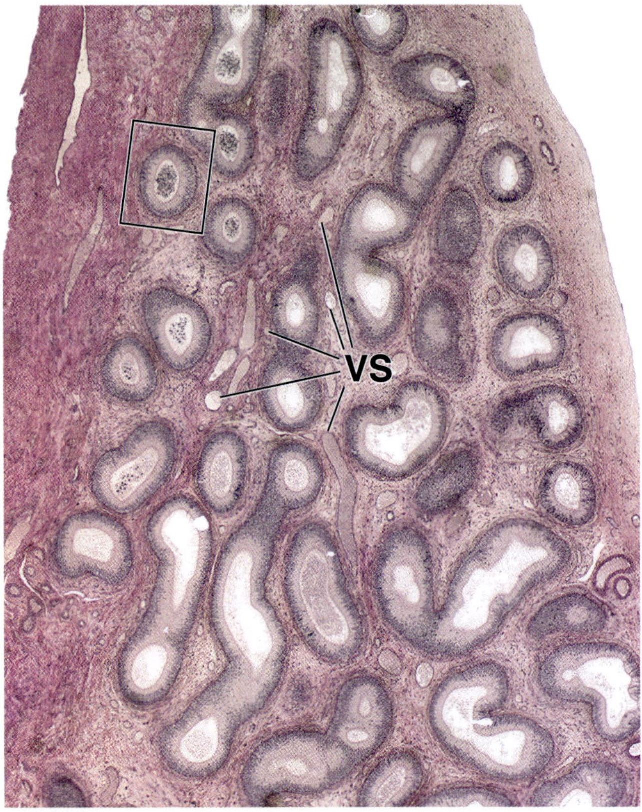

Figura 22.21 Fotomicrografia do epidídimo. Esta fotomicrografia de um corte corado por hematoxilina e eosina (H-E) mostra o ducto do epidídimo altamente espiralado. Sua natureza espiralada é refletida nos perfis de formatos variáveis do ducto. No tecido conjuntivo, são encontrados numerosos perfis de vasos sanguíneos (*VS*). Os vasos tendem a acompanhar o ducto; por conseguinte, é possível observar também os múltiplos perfis dos vários vasos. O corte do ducto delineado pelo *retângulo* é mostrado em maior aumento na Figura 22.22. 30×.

que mede 4 a 6 m de comprimento. O epidídimo é dividido em cabeça, corpo e cauda (ver Figura 22.4). Os dúctulos eferentes ocupam a cabeça, enquanto o ducto do epidídimo ocupa o corpo e a cauda. Os espermatozoides recém-produzidos, que entram no epidídimo provenientes dos testículos, amadurecem durante a sua passagem pelo ducto do epidídimo, adquirindo a sua motilidade e a capacidade de fertilizar um oócito. Durante esse processo de maturação dependente de andrógeno, a cabeça do espermatozoide é modificada pela adição do fator de descapacitação associado à superfície, que contém glicoconjugados do líquido do epidídimo. Esse processo, denominado descapacitação, inibe a capacidade de fertilização do espermatozoide de modo reversível. O fator de descapacitação associado à superfície é liberado posteriormente durante o processo de capacitação, que ocorre no sistema genital feminino, imediatamente antes da fertilização. Após a sua maturação no epidídimo, os espermatozoides tornam-se aptos para transportar o seu conteúdo haploide de DNA até o óvulo e, depois da capacitação, tornam-se capazes de se ligar a receptores de espermatozoides na zona pelúcida do óvulo. Essa ligação desencadeia a reação acrossômica, na qual os espermatozoides utilizam suas enzimas acrossômicas para penetrar na cobertura externa do oócito.

As principais células no epitélio pseudoestratificado do epidídimo caracterizam-se por apresentar estereocílios.

Assim como a maior parte do sistema de ductos excretores, o ducto do epidídimo também é revestido por um epitélio pseudoestratificado colunar (Figura 22.22). Em geral, ele contém dois tipos de células:

- As células principais, que variam de aproximadamente 80 μm de altura na cabeça do epidídimo até aproximadamente 40 μm de altura na cauda. Numerosas microvilosidades longas e modificadas, denominadas estereocílios, estendem-se a partir da superfície luminal das células principais (Prancha 22.3). Os estereocílios variam quanto à sua altura, de 25 μm na cabeça até aproximadamente 10 μm na cauda
- As células basais são pequenas células esféricas que repousam sobre a lâmina basal. Constituem as células-tronco do epitélio ductal.

Além disso, linfócitos migratórios, denominados células halo, são frequentemente encontrados no epitélio. Em condições normais, o epitélio do epidídimo representa o nível mais proximal do sistema de ductos excretores no qual estão presentes os linfócitos.

As células do epidídimo atuam tanto na absorção quanto na secreção.

A maior parte do líquido não reabsorvido pelos dúctulos eferentes sofre reabsorção na parte proximal do epidídimo. As células epiteliais também fagocitam quaisquer corpos residuais que não foram removidos pelas células de Sertoli, bem como os espermatozoides que degeneraram no ducto. O citoplasma apical das células principais contém numerosas invaginações nas bases dos estereocílios, juntamente com vesículas recobertas, corpos multivesiculares e lisossomos (Figura 22.23).

As células principais secretam glicerofosfocolina, ácido siálico e glicoproteínas, que, além do glicocálice e dos esteroides, ajudam na maturação dos espermatozoides. Essas células apresentam numerosas cisternas de RER que circundam o núcleo de localização basal, bem como um complexo de Golgi supranuclear notavelmente bem desenvolvido. Observa-se também a existência de perfis de REL e RER no citoplasma apical.

A camada de músculo liso do ducto do epidídimo aumenta gradualmente em espessura, adquirindo três camadas na região da cauda.

Na cabeça do epidídimo e na maior parte do corpo, a cobertura de músculo liso consiste em uma fina camada de músculo liso com disposição circular que se assemelha àquela dos dúctulos eferentes. Na cauda do epidídimo, são acrescentadas camadas longitudinais interna e externa. Em seguida, essas três camadas tornam-se contínuas com as três camadas de músculo liso do ducto deferente, o próximo componente do sistema de ductos excretores (Prancha 22.4).

Essas diferenças morfológicas são acompanhadas de diferenças na função do músculo liso. Na cabeça e no corpo de epidídimo, as contrações peristálticas rítmicas e espontâneas servem para mover os espermatozoides ao longo do ducto. Ocorrem também algumas contrações peristálticas na cauda do epidídimo, que atua como principal reservatório para os espermatozoides maduros. Esses espermatozoides são forçados para dentro do ducto deferente por intensas contrações das três camadas de músculo liso, após estimulação neural apropriada associada à ejaculação.

Ducto deferente

O ducto deferente constitui a parte mais longa do sistema de ductos excretores.

O ducto deferente é uma continuação direta da cauda do epidídimo (ver Figura 22.1). No escroto, o ducto deferente

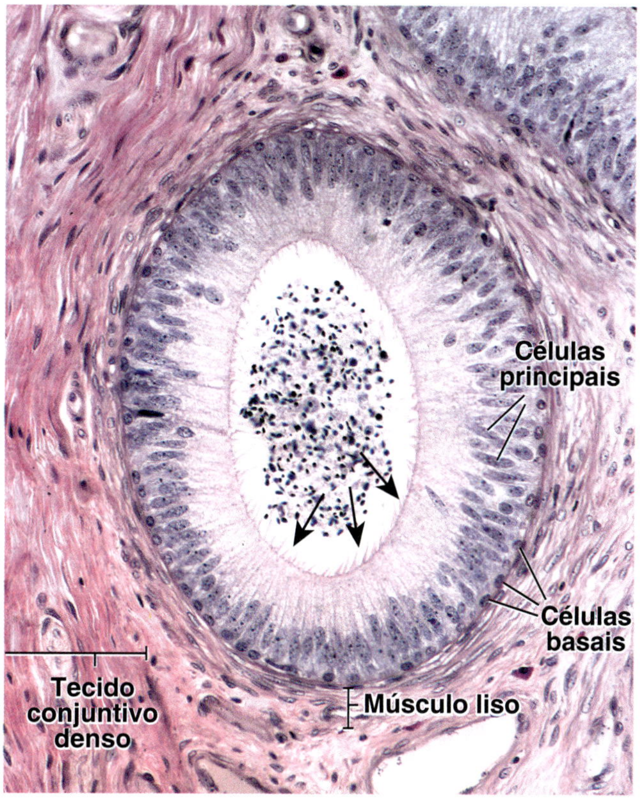

Figura 22.22 Fotomicrografia do ducto do epidídimo humano. Este maior aumento da *área retangular* da Figura 22.21 revela os dois tipos celulares do epitélio do epidídimo: as células principais e as células basais. São observados estereocílios (*setas*) que se estendem a partir da superfície apical das células principais. Os núcleos das células basais são esféricos e estão localizados em grande proximidade com a membrana basal, enquanto os núcleos das células principais são cilíndricos e acompanham o formato colunar da célula. O epitélio do ducto é circundado por uma camada de células musculares lisas de arranjo circular. O lúmen do ducto contém numerosos espermatozoides. 250×.

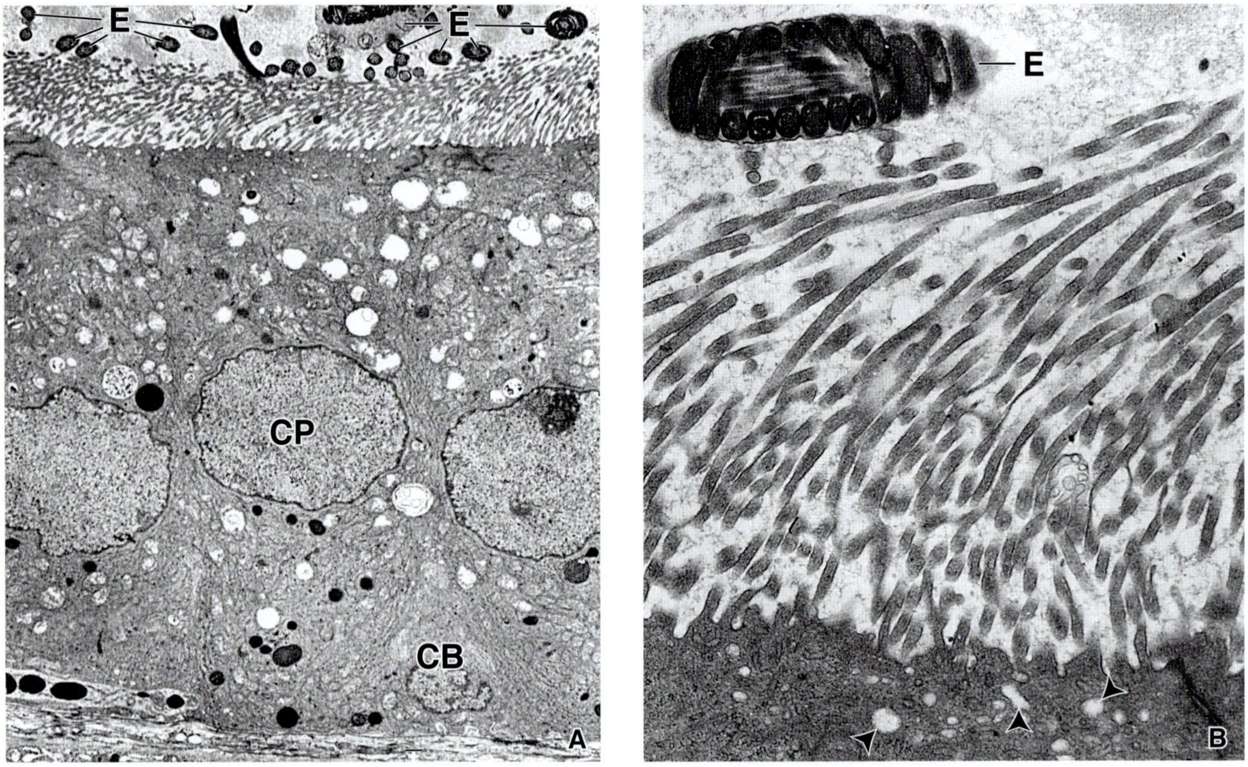

Figura 22.23 Eletromicrografia do epidídimo. A. Eletromicrografia do epitélio do epidídimo, mostrando as células principais (*CP*), que se estendem até o lúmen, e uma célula basal (*CB*) limitada à parte basal do epitélio. São observados perfis de espermatozoides (*E*) no lúmen. O citoplasma apical das células principais exibe numerosas microvilosidades longas (estereocílios). 3.000×. **B.** Superfície apical da célula epitelial com suas numerosas microvilosidades longas (estereocílios). A peça intermediária de um espermatozoide (*E*) está evidente no lúmen. Os pequenos perfis circulares claros (*pontas de seta*) são vesículas endocitóticas. 13.000×.

ascende ao longo da borda posterior dos testículos, próximo dos vasos e nervos testiculares. Em seguida, entra no abdome como componente do funículo espermático, atravessando o canal inguinal. O funículo espermático contém todas as estruturas que passam para dentro dos testículos e a partir deles. Além do ducto deferente, o funículo espermático contém a artéria testicular, pequenas artérias para o ducto deferente e músculo cremaster, o plexo pampiniforme, vasos linfáticos, fibras nervosas simpáticas e o ramo genital do nervo genitofemoral. Todas essas estruturas são circundadas por fáscias derivadas da parede anterior do abdome. Após deixar o funículo espermático, o ducto deferente desce para a pelve até o nível da bexiga, onde sua extremidade distal se amplia para formar a ampola do ducto deferente. Nesse local, a ampola se une ao ducto da glândula seminal e continua, através da próstata até a parte prostática da uretra, como ducto ejaculatório.

O ducto deferente é revestido por um epitélio pseudoestratificado colunar, muito semelhante ao do epidídimo (Prancha 22.4). As células colunares altas também contêm esterocílios, que se estendem dentro do lúmen. Já as células basais arredondadas repousam sobre a lâmina basal. No entanto, diferentemente do epidídimo, o lúmen do ducto não aparece liso em preparações histológicas (Figura 22.24). Nessas preparações, há pregas longitudinais profundas na maior parte de seu comprimento, provavelmente devido à contração, durante a fixação do tecido, do espesso revestimento muscular (1 a 1,5 mm) do ducto.

Como o **ducto deferente** atravessa o funículo espermático, pode ser facilmente palpado durante o exame físico do escroto. O fácil acesso a essa estrutura é vantajoso durante a **vasectomia**, uma opção de esterilização de homens. A vasectomia é um método seguro e relativamente simples de esterilização e suas taxas de morbidade e mortalidade são menores que as da esterilização feminina (oclusão das tubas uterinas). Durante a vasectomia são feitas pequenas incisões na pele do escroto e o ducto deferente de cada testículo é exposto, clampeado e seccionado para evitar a passagem de espermatozoides para o ducto ejaculatório e para a parte prostática da uretra. Após a vasectomia, os testículos continuam produzindo espermatozoides. Em 10 a 30% dos casos de vasectomia o aumento da pressão intraluminal provoca distensão do epidídimo e lesão (mediada por pressão) do epitélio seminífero, seguidas de formação de **granuloma espermático** no local da vasectomia, no epidídimo ou na rede do testículo. Um granuloma espermático é um local de fagocitose dos espermatozoides por grandes macrófagos ativados. Os produtos da degradação de macrófagos são absorvidos pelo epitélio epididimário. Raramente os granulomas espermáticos são sintomáticos. Além disso, devido ao extravasamento constante de antígenos de espermatozoides para os tecidos, mecanismos de imunidade humoral podem ser ativados, resultando na produção de **anticorpos IgA contra os espermatozoides**. Embora esses anticorpos ocorram em uma proporção significativa de pacientes vasectomizados, eles não aumentam o risco de doença por imunocomplexo ou cardiopatia aterosclerótica. Aproximadamente 500.000 vasectomias são realizadas anualmente nos EUA, com até 6% dos pacientes solicitando **reversão da vasectomia** (vasovasostomia ou vasoepididimostomia) por vários motivos. As pesquisas indicam que, após a microcirurgia de reversão da vasectomia, a perviedade do ducto deferente é alcançada em aproximadamente 89%, e as taxas de gravidez bem-sucedida após essa intervenção são de aproximadamente 73%.

A ampola do ducto deferente contém pregas ramificadas e mais altas da mucosa, que frequentemente apresentam divertículos glandulares. O revestimento muscular que circunda a ampola é mais fino que aquele do restante do ducto deferente, e as camadas longitudinais desaparecem próximo da origem do ducto ejaculatório. O epitélio da ampola e do ducto

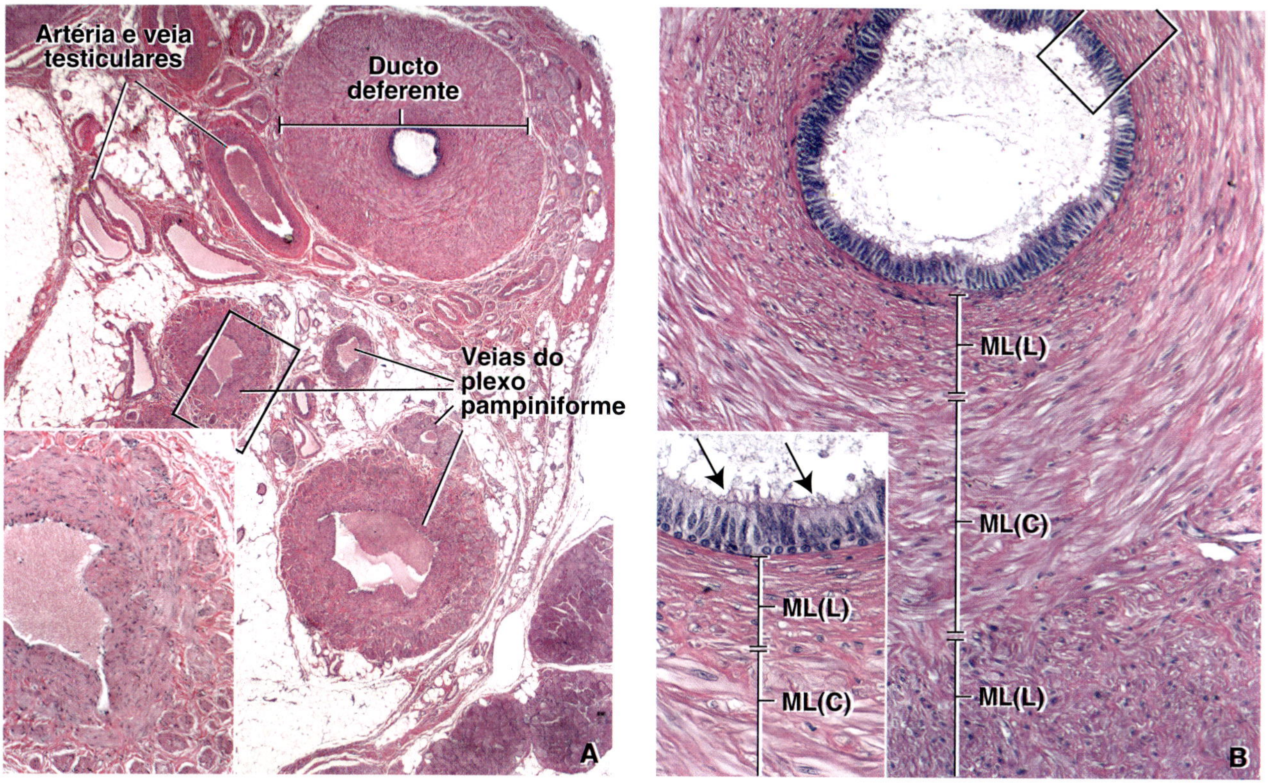

Figura 22.24 Fotomicrografia do funículo espermático humano. A. Esta fotomicrografia em pequeno aumento mostra um corte transversal do funículo espermático contendo diversas estruturas, que incluem ducto deferente, artéria e veia testiculares que o acompanham, e veias do plexo pampiniforme. 15×. **Detalhe.** Aumento maior da veia pampiniforme. Observe os feixes longitudinais de músculos lisos (em corte transversal) na túnica adventícia e túnica íntima. 55×. **B.** Este corte transversal do ducto deferente mostra a parede muscular espessa organizada em três camadas distintas de músculo liso: longitudinal interna (*ML[L]*), circular média (*ML[C]*) e longitudinal externa (*ML[L]*). 100×. **Detalhe.** Este maior aumento revela o epitélio pseudoestratificado que reveste o ducto deferente. As células principais altas contêm microvilosidades longas (estereocílios; *setas*). As células basais estão em grande proximidade com a membrana basal e apresentam núcleos esféricos. 215×.

ejaculatório parece desempenhar função secretora. As células contêm grande número de grânulos de pigmento amarelo. A parede do ducto ejaculatório não tem camada muscular; esta é substituída pelo tecido fibromuscular da próstata.

■ GLÂNDULAS SEXUAIS ACESSÓRIAS

O par de glândulas seminais secreta um líquido rico em frutose.

As glândulas seminais são glândulas tubulares muito pregueadas, alongadas e pareadas, localizadas na parede posterior da bexiga, paralelamente à ampola do ducto deferente. Um ducto excretor curto de cada glândula seminal combina-se com a ampola do ducto deferente, formando o ducto ejaculatório. As glândulas seminais desenvolvem-se como evaginações dos ductos mesonéfricos (de Wolff) na região das futuras ampolas. A parede das glândulas seminais contém uma mucosa, uma fina camada de músculo liso e um revestimento fibroso (Figura 22.25). A mucosa apresenta numerosas pregas primárias, secundárias e terciárias que aumentam a área de superfície secretora (Prancha 22.6). No entanto, todos os espaços irregulares assim formados comunicam-se com o lúmen.

O epitélio pseudoestratificado colunar contém células colunares altas não ciliadas e pequenas células esféricas que repousam sobre a lâmina basal. As células esféricas parecem ser idênticas àquelas do restante do sistema de ductos excretores. Elas constituem as células-tronco a partir das quais se originam as células colunares. Estas, por seu turno, apresentam a morfologia de células secretoras de proteínas, com um RER bem desenvolvido e grandes vacúolos secretores no citoplasma apical.

A secreção das glândulas seminais é um material viscoso amarelo-esbranquiçado. Contém frutose, que é o principal substrato metabólico dos espermatozoides, juntamente com outros açúcares simples, aminoácidos, ácido ascórbico e prostaglandinas. Embora as prostaglandinas tenham sido isoladas pela primeira vez a partir da próstata (o que explica o seu nome), elas são, na realidade, sintetizadas em grandes quantidades nas glândulas seminais. A contração do revestimento de músculo liso das glândulas seminais, durante a ejaculação, descarrega a sua secreção nos ductos ejaculatórios e ajuda a eliminar os espermatozoides da uretra. A função secretora e a morfologia das glândulas seminais estão sob o controle da testosterona.

■ PRÓSTATA

A próstata, a maior glândula sexual acessória, é dividida em várias zonas morfológicas e funcionais.

A próstata é a maior glândula sexual acessória do sistema genital masculino. Seu tamanho e formato são comumente comparados com os de uma noz. A principal função da próstata consiste em secretar um líquido claro e ligeiramente alcalino (pH de 7,29), que contribui para a formação do líquido seminal. A glândula está localizada na pelve, inferiormente à bexiga, onde circunda a parte prostática da uretra. É constituída por 30 a 50 glândulas tubuloalveolares dispostas em três camadas concêntricas: uma camada mucosa interna, uma camada submucosa intermediária e uma camada periférica contendo as glândulas prostáticas principais (Figura 22.26). As glândulas da camada mucosa secretam diretamente na uretra; as outras duas camadas

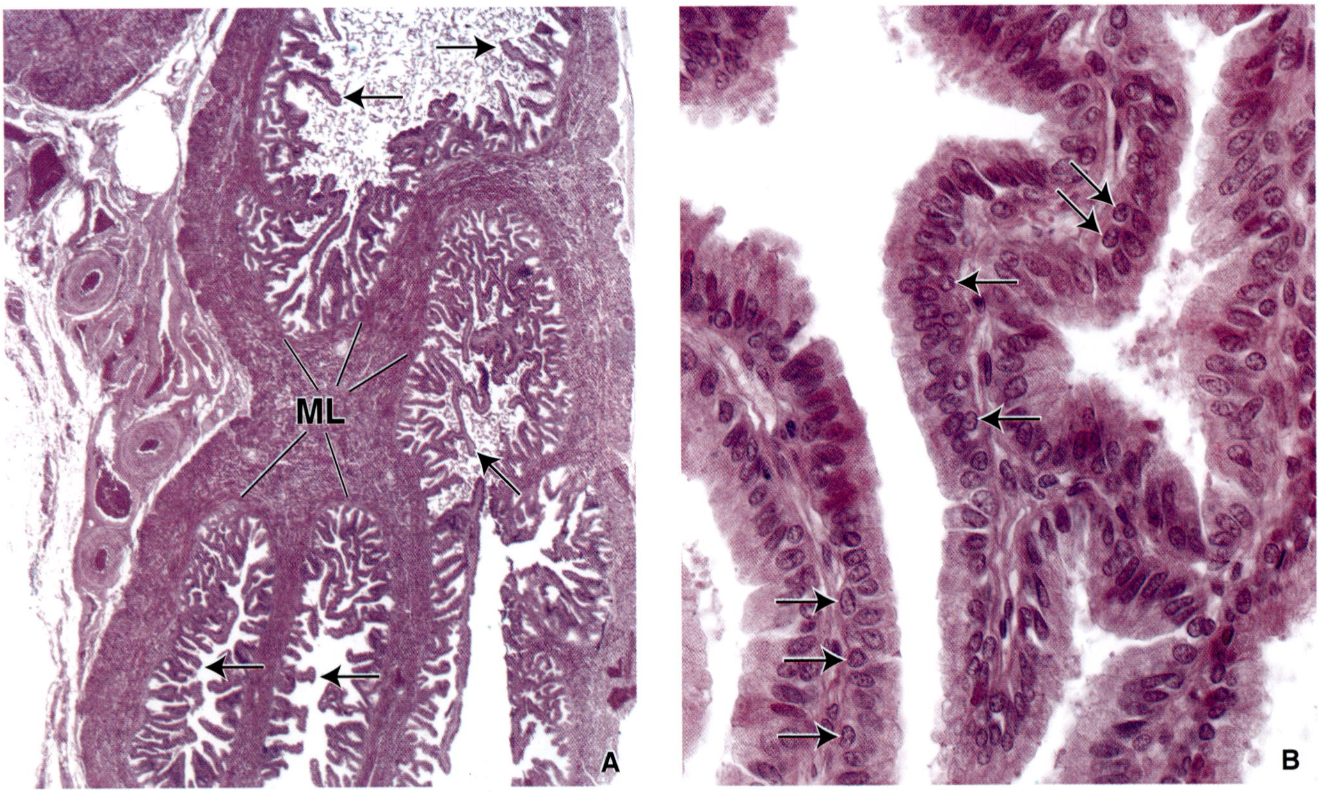

Figura 22.25 Fotomicrografia da glândula seminal humana. A. Esta fotomicrografia em pequeno aumento mostra parte de um corte de glândula seminal humana corada por hematoxilina e eosina (H-E). Esta glândula é uma estrutura tubular tortuosa que, em corte, exibe o que parecem ser vários lumens isolados. Na realidade, há apenas um lúmen. A mucosa caracteriza-se por pregas extensas (*setas*). Ela repousa sobre um revestimento de músculo liso (*ML*) espesso, organizado em duas camadas: uma camada circular interna e uma camada longitudinal externa. 20×. **B.** Este maior aumento mostra as pregas da mucosa revestidas por um epitélio pseudoestratificado. As *setas* indicam as células basais. 500×.

contêm ductos que se abrem nos seios prostáticos, localizados em cada lado da crista uretral, na parede posterior da uretra.

O parênquima prostático adulto é dividido em quatro zonas anatômica e clinicamente distintas:

- A zona central circunda os ductos ejaculatórios que atravessam a próstata. Essa zona representa aproximadamente 25% do tecido glandular da próstata e é resistente tanto ao carcinoma quanto à inflamação. Em comparação com as outras zonas, as células da zona central exibem características morfológicas distintas (um citoplasma mais proeminente e ligeiramente basófilo e núcleos maiores, deslocados em diferentes níveis nas células adjacentes). Algumas descobertas feitas sugerem que essa zona se origine embriologicamente da inclusão de células do ducto mesonéfrico na próstata em desenvolvimento
- A zona periférica representa 70% do tecido glandular da próstata. Esta circunda a zona central e ocupa as partes posterior e lateral da glândula. A maioria dos **carcinomas de próstata** origina-se da **zona periférica** da próstata. Tal zona é palpável durante o exame de toque retal, e também é mais suscetível à inflamação
- A zona de transição circunda a parte prostática da uretra; compreende cerca de 5% do tecido glandular prostático e contém as glândulas mucosas. Nos indivíduos idosos, as células parenquimatosas dessa zona frequentemente sofrem divisão extensa (hiperplasia) e formam massas nodulares de células epiteliais. Como a **zona de transição** está perto da parte prostática da uretra, esses nódulos podem comprimir essa parte da próstata, causando dificuldade na micção. Essa condição é conhecida como **hiperplasia prostática benigna (HPB)** e é discutida no Boxe 22.4
- A zona periuretral contém glândulas mucosas e submucosas. Nos estágios mais avançados da HPB, essa zona pode sofrer crescimento anormal, principalmente dos componentes do estroma. Juntamente com os nódulos glandulares da zona de transição, esse crescimento provoca **compressão uretral** e maior retenção de urina na bexiga.

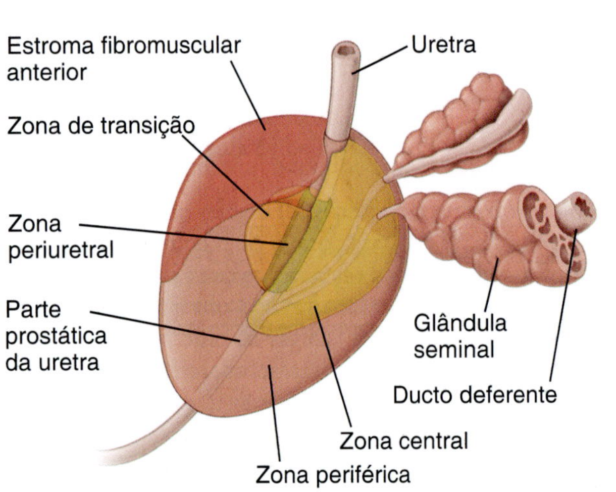

Figura 22.26 Desenho esquemático das zonas da próstata humana. Este desenho ilustra a localização relativa, com base nas cores, das quatro zonas da próstata e o estroma fibromuscular anterior da glândula.

O estroma fibromuscular também ocupa a superfície anterior da próstata, anteriormente à uretra, e é composto de tecido conjuntivo denso não modelado, com grandes quantidades de fibras musculares lisas.

O crescimento do epitélio glandular prostático é regulado pelo hormônio di-hidrotestosterona.

Boxe 22.4

Correlação clínica | Hipertrofia prostática benigna e câncer de próstata

A **hipertrofia prostática benigna (hiperplasia nodular, HPB)** ocorre quase exclusivamente nas zonas de transição e periuretral, levando a uma obstrução parcial ou total da uretra (Figura B.22.4.1A). Uma teoria amplamente aceita da patogenia da HPB está relacionada com a ação da di-hidrotestosterona (DHT). A DHT é sintetizada nas células do estroma por meio da conversão da testosterona circulante na existência de 5α-redutase. Uma vez sintetizada, a DHT atua como agente autócrino sobre as células do estroma e como secreção parácrina sobre as células epiteliais glandulares, promovendo a sua proliferaçao (Figura B.22.4.1B). Acredita-se que a HPB ocorra, em certo grau, em todos os indivíduos aos 80 anos.

Há várias opções para o tratamento da HPB. O **tratamento não invasivo** consiste em medicamentos (bloqueadores dos receptores α) para relaxar os músculos lisos da próstata e aliviar a pressão exercida sobre a uretra comprimida. Ensaios clínicos mostraram que os inibidores da 5α-redutase reduzem a concentração de DHT e, portanto, diminuem o tamanho da próstata e, consequentemente, a obstrução uretral.

As opções para **tratamento minimamente invasivo** utilizam *laser*, micro-ondas ou energia de radiofrequência para destruir o tecido prostático que estiver provocando a obstrução uretral. Incluem a coagulação intersticial com *laser* (ILC, do inglês *interstitial laser coagulation*), hipertermia por micro-ondas e a ablação transuretral com agulha (TUNA, do inglês *transurethral needle ablation*). Por fim, utiliza-se uma variedade de **procedimentos cirúrgicos** para remover as regiões hipertrofiadas da próstata. Estas incluem a incisão transuretral da próstata (TUIP, do inglês *transurethral incision of the prostate*), uma ressecção transuretral mais extensa da próstata (TURP, do inglês *transurethral resection of the prostate*) e, mais recentemente, uma modificação da TURP que usa a energia do *laser* para vaporizar o tecido prostático, denominada *Greenlight PVP*.

O **câncer de próstata** é um dos cânceres mais comuns no homem: o risco de desenvolver câncer de próstata durante a vida é de 16,7% (1 em cada 6 homens). A incidência do câncer de próstata aumenta com a idade, e estima-se que 70% dos homens entre 70 e 80 anos desenvolverão essa doença. Os tumores surgem habitualmente na zona periférica da glândula. No passado, a detecção precoce era incomum, visto que o crescimento anormal do tumor não causava compressão da uretra, a ponto de produzir sintomas que exigissem um atendimento imediato. Por conseguinte, o câncer de próstata frequentemente já era inoperável por ocasião de seu diagnóstico. No fim da década de 1980, foi iniciado o rastreamento universal de câncer de próstata pela determinação dos níveis de antígeno prostático específico (PSA). A associação desse exame laboratorial com o toque retal, nos programas de triagem para câncer de próstata, aumentou significativamente a detecção precoce da doença.

A **triagem com PSA para a detecção do câncer de próstata é questionável**. Estudos epidemiológicos de grande porte revelaram que a proporção de homens com diagnóstico de câncer de próstata, mas que nunca desenvolvem problemas clínicos associados, pode variar de 23 a 66%. O ponto de vista atual é que, na maioria dos casos, o valor da triagem para o câncer de próstata é baixo, visto que, para a maioria dos homens, as probabilidades de dano causado pela triagem (exames repetidos, terapia agressiva e ansiedade) superam as probabilidades de benefício. Por conseguinte, a triagem para câncer de próstata, que utiliza o teste do PSA, é **considerada controversa** entre os profissionais de saúde e as organizações que publicam diretrizes e recomendações de triagem para aqueles.

O sistema de classificação mais comum para o câncer de próstata, conhecido como **escore de Gleason**, é utilizado para prever o comportamento do tumor e a taxa de sobrevida do paciente. Uma amostra de tecido obtida de duas biopsias

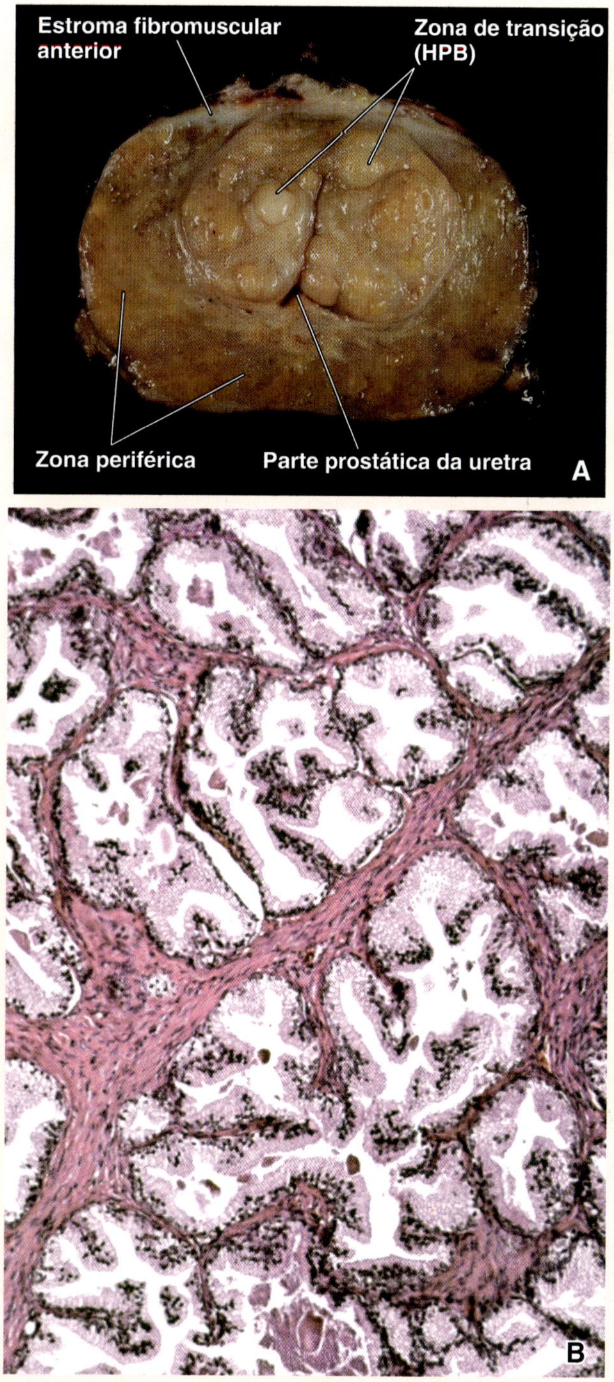

Figura B.22.4.1 Hiperplasia prostática benigna (HPB). A. Esta fotografia mostra um corte transversal da próstata cirurgicamente removida de um indivíduo com HPB. O corte mostra uma zona de transição aumentada, com numerosos nódulos hiperplásicos bem-definidos que comprimem a parte prostática da uretra. Observe as características normais do tecido na zona periférica. (Cortesia de Jodi L. Hilderbrand, PA.) **B.** Fotomicrografia das glândulas prostáticas mostrando a hipertrofia do epitélio que reveste as glândulas. Observe que as células formam pregas que se projetam para o lúmen das glândulas. 200×. (Reimpressa, com autorização, de Rubin E, Gorstein F, Schwarting R et al. *Rubin's Pathology*. 4th ed. Lippincott Williams & Wilkins, 2004; Fig. 17-40.)

(*continua*)

Boxe 22.4

Correlação clínica | Hipertrofia prostática benigna e câncer de próstata (*continuação*)

das áreas maiores do câncer de próstata é avaliada e recebe pontuação que varia de 1 a 5. Um valor de 1 indica células bem diferenciadas, que constituem o crescimento mais lento e a forma menos agressiva de câncer. Um valor de 5 é atribuído às células pouco diferenciadas que caracterizam os cânceres de crescimento mais rápido. Essas pontuações, quando somadas, representam um escore de Gleason ou soma entre 2 e 10. Quanto mais alto o escore, maior a probabilidade de que o câncer cresça e se dissemine rapidamente.

O tratamento do câncer consiste em cirurgia, radioterapia ou ambas, para pacientes com doença localizada. A terapia hormonal constitui o tratamento de escolha para o câncer avançado com metástases. Como as células do câncer de próstata dependem de andrógenos, a meta da terapia consiste em privar as células de testosterona, por meio de orquiectomia (remoção dos testículos) ou pela administração de estrógenos ou agonistas do hormônio de liberação das gonadotropinas (GnRH, do inglês *gonadotropin-releasing hormone*), para suprimir a produção de testosterona. Apesar do tratamento, os pacientes com metástases apresentam prognóstico sombrio.

Em cada zona da próstata, o epitélio glandular geralmente é simples colunar, mas podem ser observadas placas constituídas por epitélio simples cuboide, pavimentoso ou, em certas ocasiões, pseudoestratificado (Figura 22.27). Os alvéolos das glândulas prostáticas, particularmente em indivíduos idosos, contêm frequentemente concreções prostáticas (corpos amiláceos) de formato e tamanho variados, muitas vezes com até 2 mm de diâmetro (ver Figura 22.27 e Prancha 22.5). Nos cortes, aparecem como corpos lamelados concêntricos, e acredita-se que sejam formados pela precipitação de secreção ao redor de fragmentos celulares. Podem tornar-se parcialmente calcificados.

O epitélio glandular é influenciado pelos hormônios sexuais, como a testosterona e os andrógenos suprarrenais. Esses hormônios entram nas células secretoras do epitélio glandular e são convertidos em di-hidrotestosterona (DHT) pela enzima 5α-redutase. A DHT é aproximadamente 30 vezes mais potente que a testosterona. A ligação da DHT ao receptor de andrógeno (AR, do inglês *androgen receptor*) resulta em mudança na conformação

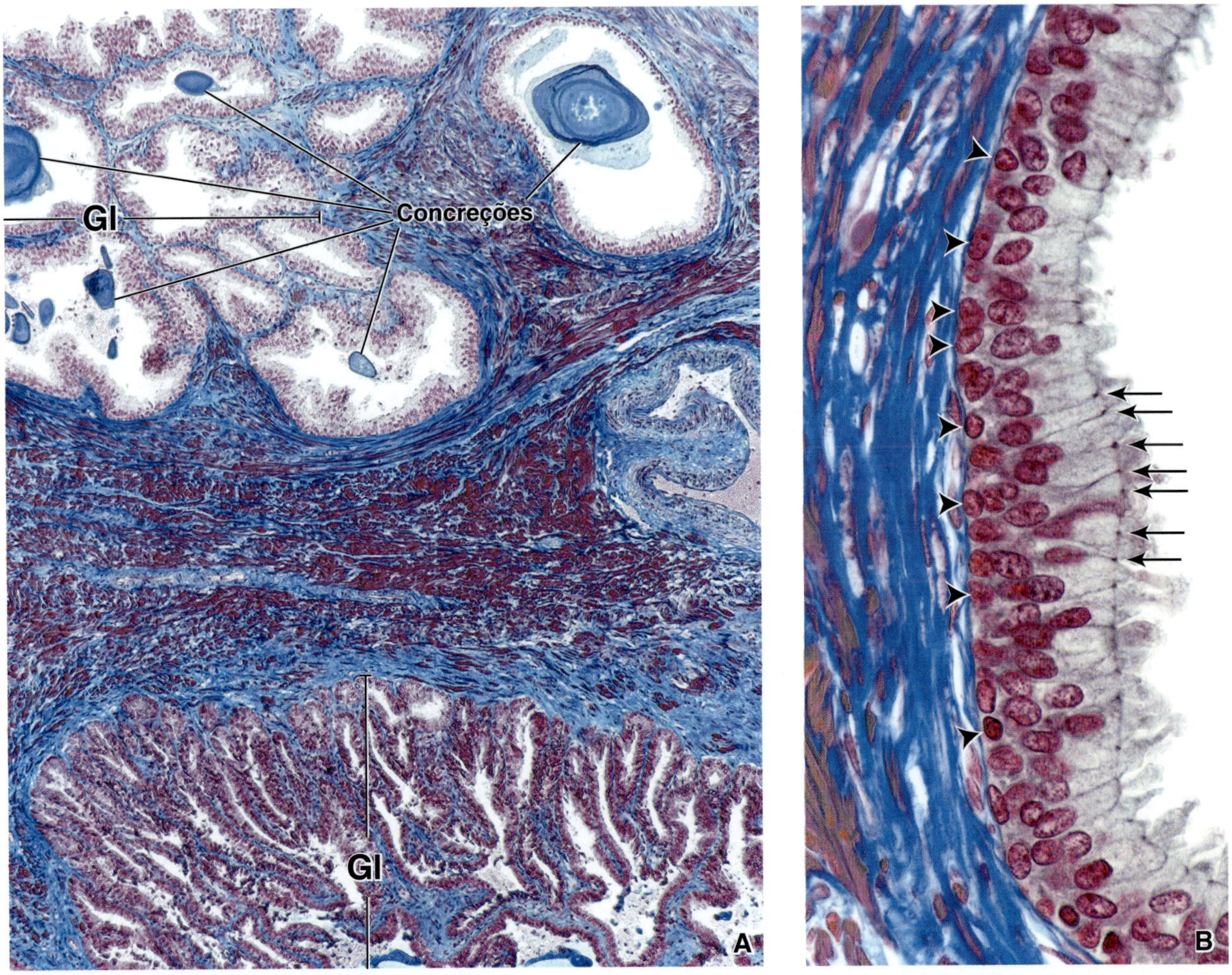

Figura 22.27 Fotomicrografia da próstata humana. A. Esta amostra corada com Mallory-Azan mostra as glândulas (*Gl*) tubuloalveolares e o tecido fibromuscular que forma os septos entre o tecido glandular. No lúmen, podem ser observadas concreções prostáticas de vários tamanhos. A coloração usada para esta amostra distingue facilmente o músculo liso (corado em *vermelho*) do tecido conjuntivo denso (corado em *azul*) do estroma. 60×. **B.** Este maior aumento mostra uma área em que o epitélio glandular é pseudoestratificado. Os núcleos redondos adjacentes ao tecido conjuntivo (*pontas de seta*) pertencem às células basais. Os núcleos mais alongados e mais distantes da base do epitélio pertencem às células secretoras. Observe as barras terminais (*setas*) que são evidentes na região apical dessas células. Os locais corados *em vermelho* no tecido conjuntivo denso representam células musculares lisas. 635×.

do receptor e sua relocação do citosol para o núcleo da célula. Nesse local, os dímeros fosforilados do complexo AR ligam-se a uma sequência específica do DNA, conhecida como elemento de resposta a hormônios, que reside nas regiões promotoras dos genes-alvo. A principal função do AR consiste em direcionar a suprarregulação ou a infrarregulação dos genes específicos. A estimulação por DHT é um fator na proliferação e no crescimento da HPB e do câncer de próstata dependente de andrógeno.

A próstata secreta fosfatase ácida prostática (PAP), fibrinolisina, ácido cítrico e antígeno prostático específico (PSA).

Na próstata, as células epiteliais produzem diversas enzimas, particularmente o antígeno prostático específico (PSA), a fosfatase ácida prostática (PAP, do inglês *prostatic acid phosphatase*), a fibrinolisina e o ácido cítrico

- O antígeno prostático específico (PSA), uma serina protease de 33 kDa, constitui um dos marcadores tumorais de maior importância clínica. Em condições normais, o PSA é secretado nos alvéolos da próstata e, por fim, é incorporado ao líquido seminal. A secreção alveolar da próstata é bombeada para a parte prostática da uretra durante a ejaculação, por meio da contração do tecido fibromuscular da próstata. Como o PSA é predominantemente liberado na secreção prostática, apenas uma quantidade muito pequena de PSA (em geral inferior a 4 ng/mℓ) normalmente circula no sangue de um indivíduo saudável. No entanto, no **câncer de próstata**, a concentração sérica de PSA aumenta; são produzidas grandes quantidades de PSA, que são inadequadamente direcionadas para a circulação pelo epitélio prostático transformado. O **nível sérico** aumentado **de PSA** é usado como **marcador clínico** da progressão da doença. Já é amplamente aceito que muitos tecidos não prostáticos também podem apresentar pequenas quantidades de PSA, incluindo as mamas, os ovários, as glândulas salivares e o tecido hepático, bem como vários tumores. Além disso, os níveis circulantes elevados de PSA também podem estar associados a condições benignas (não cancerosas), como prostatite (infecção da próstata), fluxo sanguíneo interrompido para a próstata ou HPB (ver Boxe 22.4 para mais detalhes sobre a triagem com PSA)
- A fosfatase ácida prostática (PAP) (100 kDa) regula o crescimento e o metabolismo celulares do epitélio glandular da próstata. Como são encontrados **níveis séricos** elevados **de PAP** em pacientes com câncer de próstata metastático, essa enzima é rotineiramente usada como **marcador alternativo** do PSA para **tumores de próstata**. As determinações da PAP e do PSA são úteis na avaliação do prognóstico do câncer de próstata
- A fibrinolisina, que é secretada pela próstata, liquefaz o sêmen.

Glândulas bulbouretrais

As glândulas bulbouretrais secretam líquido pré-seminal.

O par de glândulas bulbouretrais (glândulas de Cowper) consiste em estruturas do tamanho de uma ervilha, localizadas no diafragma urogenital (ver Figura 22.1). O ducto de cada glândula atravessa a fáscia inferior do diafragma urogenital e une-se à porção inicial da parte esponjosa da uretra. Essas glândulas são compostas de glândulas tubuloalveolares, que se assemelham estruturalmente às glândulas secretoras de muco (Figura 22.28). O epitélio simples colunar, cuja altura varia de modo considerável, dependendo do estado funcional da glândula, está sob o controle da testosterona.

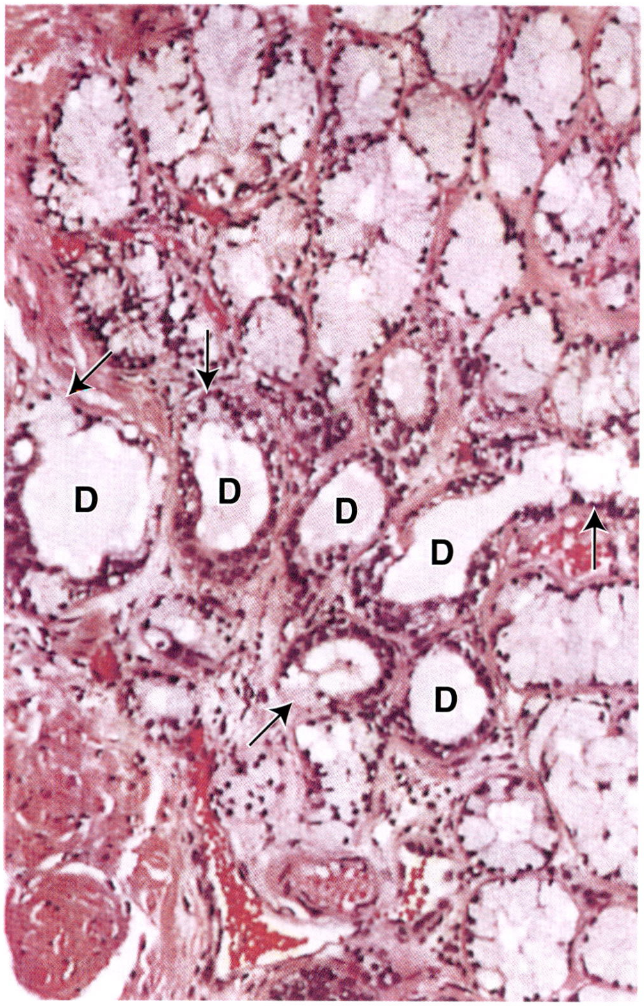

Figura 22.28 Fotomicrografia da glândula bulbouretral humana. Esta fotomicrografia mostra um corte da glândula bulbouretral tubuloalveolar composta, corada por hematoxilina e eosina (H-E). O epitélio consiste em células colunares secretoras de muco. Os núcleos estão deslocados para a base das células pelo acúmulo de material secretor. O citoplasma exibe um aspecto semelhante ao das células secretoras de muco típicas. Observe vários ductos (*D*) revestidos por epitélio simples colunar. Os ductos unem-se para formar um único ducto excretor. Em alguns locais, os ductos contêm células secretoras de muco (*setas*). 40×.

A secreção glandular clara semelhante a muco contém quantidades consideráveis de galactose, galactosamina, ácido galacturônico, ácido siálico e metilpentose. A estimulação sexual provoca a liberação dessa secreção, que constitui a principal parte do líquido pré-seminal e que, ademais, serve para lubrificar a parte esponjosa da uretra, neutralizando qualquer traço de urina ácida.

■ SÊMEN

O sêmen contém líquidos e espermatozoides dos testículos e produtos secretores do epidídimo, ducto deferente, próstata, glândulas seminais e glândulas bulbouretrais. O líquido seminal fornece nutrientes (p. ex., aminoácidos, citratos e frutose) e proteção para os espermatozoides, durante a sua passagem pelo sistema de ductos excretores. O sêmen é alcalino (pH de 7,7) e ajuda a neutralizar o ambiente ácido da uretra e da vagina. Os principais componentes do sêmen podem ser atribuídos à secreção das glândulas seminais (65 a 75%) e à próstata (25 a 30%). Outros componentes incluem líquido testicular (2 a 5%) que não foi totalmente absorvido nos túbulos retos, bem como secreções das glândulas bulbouretrais (de Cowper), que representam menos de 1%. O sêmen também contém prostaglandinas (produzidas pelas glândulas seminais), que podem influenciar o trânsito dos espermatozoides nos ductos do sistema genital tanto masculino quanto feminino, e que, além disso, podem desempenhar papel na implantação do óvulo fertilizado.

O **ejaculado** médio de sêmen tem um volume de cerca de 3 mℓ e, em geral, contém até 100 milhões de espermatozoides por mililitro. Estima-se que 20% dos espermatozoides em qualquer ejaculado sejam morfologicamente anormais, e que quase 25% sejam imóveis.

■ PÊNIS E ESCROTO

A ereção do pênis demanda enchimento dos espaços vasculares dos corpos cavernosos e do corpo esponjoso.

O pênis consiste principalmente em duas massas dorsais de tecido erétil, os corpos cavernosos, e uma massa ventral de tecido erétil, o corpo esponjoso, no interior do qual a parte esponjosa da uretra segue o seu trajeto. Uma camada fibroelástica densa, a túnica albugínea, liga os três corpos juntos e forma uma cápsula ao redor de cada um deles (Figura 22.29). Os corpos cavernosos contêm numerosos espaços vasculares amplos e de formato irregular, que são revestidos por endotélio. Esses espaços são circundados por uma camada fina de músculo liso, que forma trabéculas na túnica albugínea, interconectando e entrecruzando o corpo cavernoso. Feixes irregulares de músculo liso são frequentemente observados como "coxins subendoteliais", que circundam espaços vasculares irregulares (Figura 22.30).

O tecido conjuntivo intersticial contém numerosas terminações nervosas e vasos linfáticos. Os espaços vasculares aumentam de tamanho e de rigidez devido ao enchimento com sangue, que deriva principalmente da artéria profunda do pênis, a qual se divide em ramos denominados artérias helicinas. Tais artérias dilatam-se durante a ereção (Boxe 22.5) e, assim, aumentam o fluxo sanguíneo para o pênis. Há uma anastomose arteriovenosa (AV) entre a artéria profunda do pênis e o sistema venoso periférico (ver Boxe 22.5).

A pele do pênis apresenta epiderme fina com queratinização mínima.

A pele do pênis é fina e frouxamente aderida ao tecido conjuntivo frouxo subjacente, exceto na glande do pênis, onde é muito fina e firmemente aderida. A pele da glande é tão fina que o sangue em suas veias musculares de grande calibre, que drenam o corpo esponjoso, pode conferir-lhe uma coloração azulada. O epitélio da glande do pênis em indivíduos não circuncidados é pavimentoso estratificado não queratinizado; entretanto, após circuncisão, o epitélio torna-se queratinizado. Não há tecido adiposo no tecido subcutâneo; no entanto, existe uma fina camada de músculo liso que é contínua com a camada do dartos do escroto. A camada do músculo dartos na pele do pênis é composta por fibras musculares lisas dispostas em camadas superficial (longitudinal) e profunda (transversal). Essas duas camadas são separadas por tecido conjuntivo denso e não modelado e são comparáveis à hipoderme da pele, porém sem tecido adiposo. Em homens não circuncidados, a glande é coberta por uma dobra de pele, o prepúcio, que se assemelha a uma mucosa em sua face interna e a pele do pênis na face externa. Existem numerosas glândulas sebáceas não relacionadas com os folículos pilosos na pele do pênis, imediatamente proximal à glande. A fáscia profunda do pênis (fáscia de Buck) é visível abaixo da camada do músculo dartos. É composta por uma membrana fibroelástica contínua que envolve os corpos cavernosos e o corpo esponjoso.

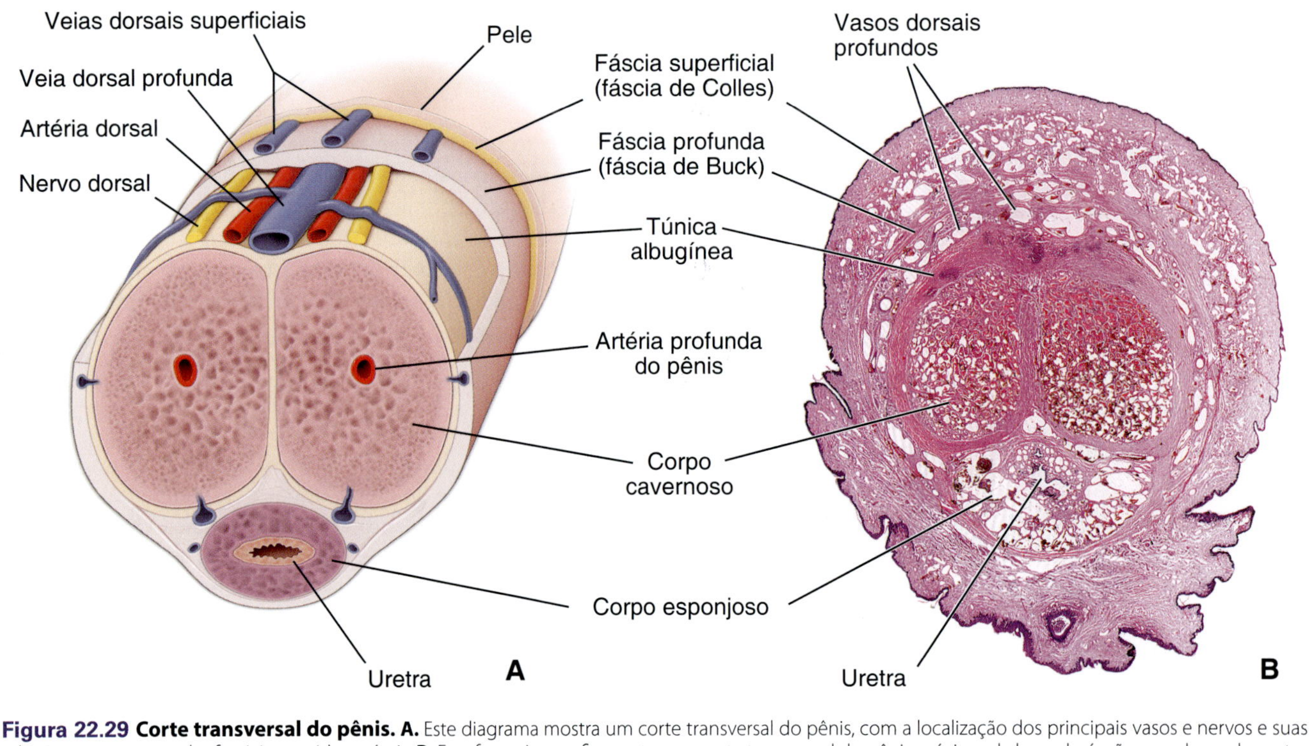

Figura 22.29 Corte transversal do pênis. A. Este diagrama mostra um corte transversal do pênis, com a localização dos principais vasos e nervos e suas relações com as camadas fasciais e tecidos eréteis. **B.** Esta fotomicrografia mostra um corte transversal do pênis próximo da base do órgão, corado por hematoxilina e eosina (H-E). Observe o arranjo dos corpos cavernosos e do corpo esponjoso; este último contém a uretra. 3×.

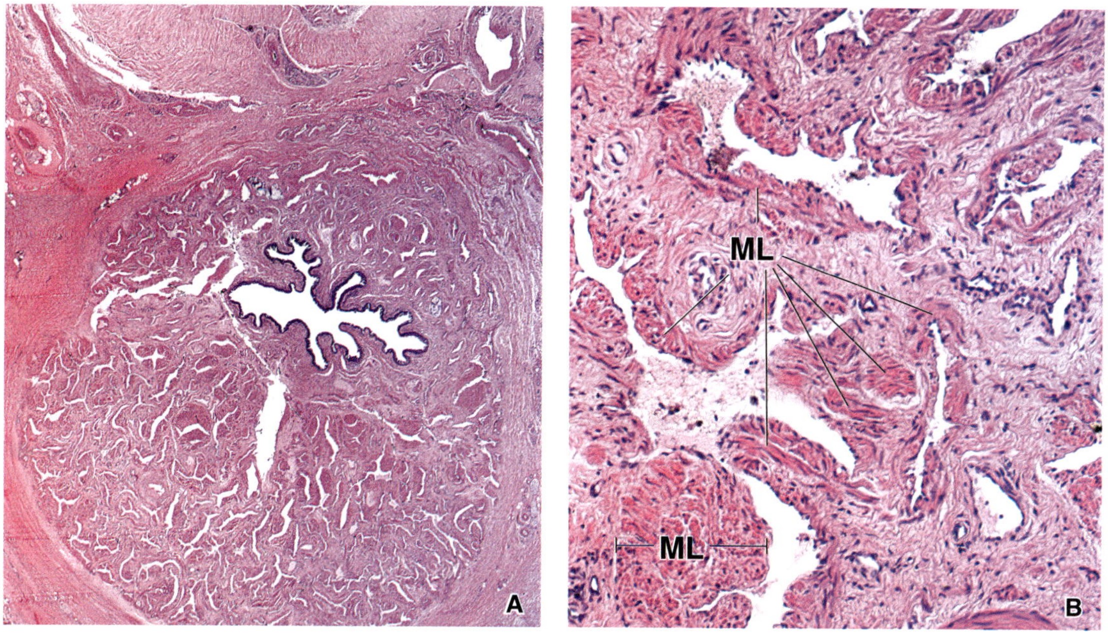

Figura 22.30 Fotomicrografia do corpo esponjoso. A. Esta fotomicrografia de um corte corado por hematoxilina e eosina (H-E) mostra o corpo esponjoso e a uretra. 20×. **B.** Aumento maior do corpo esponjoso mostrando os numerosos espaços vasculares de formato irregular. Observe a camada circundante de músculo liso (*ML*), formando os "coxins subendoteliais". 135×.

Boxe 22.5

Correlação clínica | Mecanismo de ereção e disfunção erétil

A **ereção do pênis** é um evento vascular, iniciado pelo SNC e mantido por complexas interações de eventos vasculares e neurológicos. O SNC responde a estímulos externos ou internos (impulsos sensoriais, percepção, desejo etc.) que envolvem a inervação simpática e parassimpática do pênis.

A **estimulação parassimpática** inicia a ereção, por meio do relaxamento das células musculares lisas trabeculares e da dilatação das artérias helicinas. Isso leva à expansão dos corpos cavernosos e, em menor grau, do corpo esponjoso. O sangue arterial acumula-se nesses tecidos eréteis por compressão das vênulas contra a túnica albugínea não distensível. Esse processo é denominado **mecanismo venoclusivo corporal**. A túnica albugínea também comprime as veias de maior calibre que drenam sangue dos corpos cavernosos, de modo que o efluxo venoso também é bloqueado, resultando em tumescência e rigidez do pênis.

Dois neuromediadores, a acetilcolina e o óxido nítrico, estão envolvidos no relaxamento do músculo liso durante o início e a manutenção da ereção do pênis.

- A **acetilcolina** é liberada pelas terminações nervosas parassimpáticas e atua principalmente sobre as células endoteliais, que revestem os espaços vasculares dos corpos cavernosos. Isso causa a liberação do peptídio intestinal vasoativo (VIP, do inglês *vasoactive intestinal peptide*) e, mais importante ainda, a liberação de óxido nítrico
- O **óxido nítrico (NO)** ativa a guanilato ciclase nas células musculares lisas trabeculares, a fim de produzir monofosfato de guanosina cíclico (cGMP), que, por sua vez, proporciona relaxamento das células musculares lisas.

A **estimulação simpática** termina a ereção peniana, por meio da contração das células musculares lisas trabeculares das artérias helicinas. Esses eventos diminuem o fluxo de sangue para os corpos cavernosos, reduzindo a pressão arterial no tecido erétil para a pressão venosa normal. A menor pressão no corpo cavernoso possibilita a abertura das veias dos corpos cavernosos e a drenagem do excesso de sangue.

A **disfunção erétil (DE)** refere-se à incapacidade do pênis de alcançar e manter a ereção suficiente para que se complete uma relação sexual satisfatória. O suprimento sanguíneo arterial adequado é de importância crítica para a ereção; por conseguinte, qualquer distúrbio capaz de diminuir o fluxo sanguíneo para os corpos cavernosos pode causar falha na ereção.

Muitos casos de disfunção erétil, que não envolvem a lesão dos nervos parassimpáticos, podem ser tratados de modo efetivo com fármacos conhecidos como inibidores da fosfodiesterase (ou seja, citrato de sildenafila, tadalafila, vardenafila e outros). Esses compostos intensificam o efeito relaxante do NO sobre as células musculares lisas dos corpos cavernosos, inibindo a fosfodiesterase, que é responsável pela degradação do cGMP. Conforme mencionado anteriormente, o cGMP provoca relaxamento do músculo liso, o que, por sua vez, possibilita o influxo de sangue nos corpos cavernosos para iniciar a ereção.

No entanto, se danificados os nervos parassimpáticos (p. ex., como complicação da cirurgia de próstata), os inibidores da fosfodiesterase não são efetivos, porque, à vista disso, não ocorre o evento envolvendo a estimulação parassimpática e a liberação de acetilcolina. Sem acetilcolina, o NO é incapaz de produzir cGMP, e, sem cGMP, as células musculares lisas não conseguem relaxar, possibilitando que o influxo de sangue preencha o tecido erétil. Nesses casos de disfunção erétil, a **prostaglandina E1 (PGE1)** (alprostadila) pode ser administrada na forma de injeção intracavernosa direta (ou supositório intrauretral). A PGE1 é produzida endogenamente para relaxar a musculatura lisa vascular e causar vasodilatação. Em homens adultos, após injeções no tecido erétil, a PGE1 provoca relaxamento dos músculos lisos das artérias helicinas e dos músculos lisos trabeculares, resultando em rápido influxo de sangue e em expansão dos espaços vasculares nos corpos cavernosos. À medida que a pressão nos corpos cavernosos aumenta, o fluxo venoso nos vasos subtunicais é comprimido (o mecanismo veno-oclusivo dos corpos cavernosos), e ocorre enrijecimento peniano. A opção terapêutica alternativa para a disfunção erétil consiste no uso de bombas especiais que puxam o sangue para dentro dos tecidos eréteis por meio de pressão negativa.

O pênis é inervado por fibras motoras somáticas e viscerais (simpáticas e parassimpáticas). Muitas terminações nervosas sensoriais estão distribuídas por todo o tecido do pênis. As fibras motoras viscerais inervam o músculo liso das trabéculas da túnica albugínea e os vasos sanguíneos. As fibras motoras, tanto sensoriais quanto viscerais, desempenham papéis essenciais nas respostas eréteis e ejaculatórias. A estimulação parassimpática inicia a ereção, enquanto a estimulação simpática a termina, além de causar a ejaculação, uma contração rítmica do músculo liso que ejeta o sêmen da parte esponjosa da uretra (ver Boxe 22.5).

A parede do escroto reflete as camadas da parede abdominal que foram tracionadas no escroto em desenvolvimento durante a descida do testículo.

O escroto representa uma bolsa pigmentada musculocutânea localizada inferiormente ao corpo do pênis e à sínfise púbica. Do ponto de vista embriológico, o escroto deriva da fusão das pregas labioescrotais e é homólogo aos lábios maiores do pudendo na mulher. A rafe média (e o septo no escroto) divide as partes direita e esquerda do escroto e estende-se da superfície ventral do pênis, anteriormente, até o ânus, posteriormente. Cada parte do escroto contém um testículo, um epidídimo e a parte proximal do funículo espermático.

A parede do escroto é complexa e contém várias camadas que constituem extensões das camadas da parede anterior do abdome. Essa disposição pode ser atribuída à descida dos testículos na vida fetal. Os testículos no seu processo de descida seguem o seu trajeto para dentro do escroto em desenvolvimento, levando com eles os vasos sanguíneos e linfáticos, os nervos, o peritônio fixado e as camadas muscular e aponeurótica da parede abdominal. Conforme já discutido, a temperatura no escroto é cerca de 2°C a 3°C inferior à temperatura corporal, criando um ambiente ideal para que os testículos termossensíveis mantenham a espermatogênese.

A parede do escroto consiste nas seguintes camadas, começando da mais superficial:

- Pele do escroto. A pele fina, ondulada (enrugada) e mais escura que a pele das regiões vizinhas. Consiste em uma epiderme composta por epitélio pavimentoso estratificado queratinizado. A camada basal da epiderme contém uma alta concentração de melanócitos (cerca de um melanócito para quatro células basais). A maior parte do pigmento encontra-se no estrato basal, porém também está presente em células que progridem em direção à superfície. A derme compreende uma camada papilar (tecido conjuntivo frouxo) e uma camada reticular (tecido conjuntivo denso não modelado). Contém pequenas fibras musculares lisas e miofibroblastos inseridos na matriz extracelular, que é rica em fibras elásticas. A derme também contém folículos pilosos, glândulas sudoríparas apócrinas e écrinas e glândulas sebáceas. Não há tecido adiposo subcutâneo na hipoderme e é substituído pela camada de músculos lisos dartos (Figura 22.31)

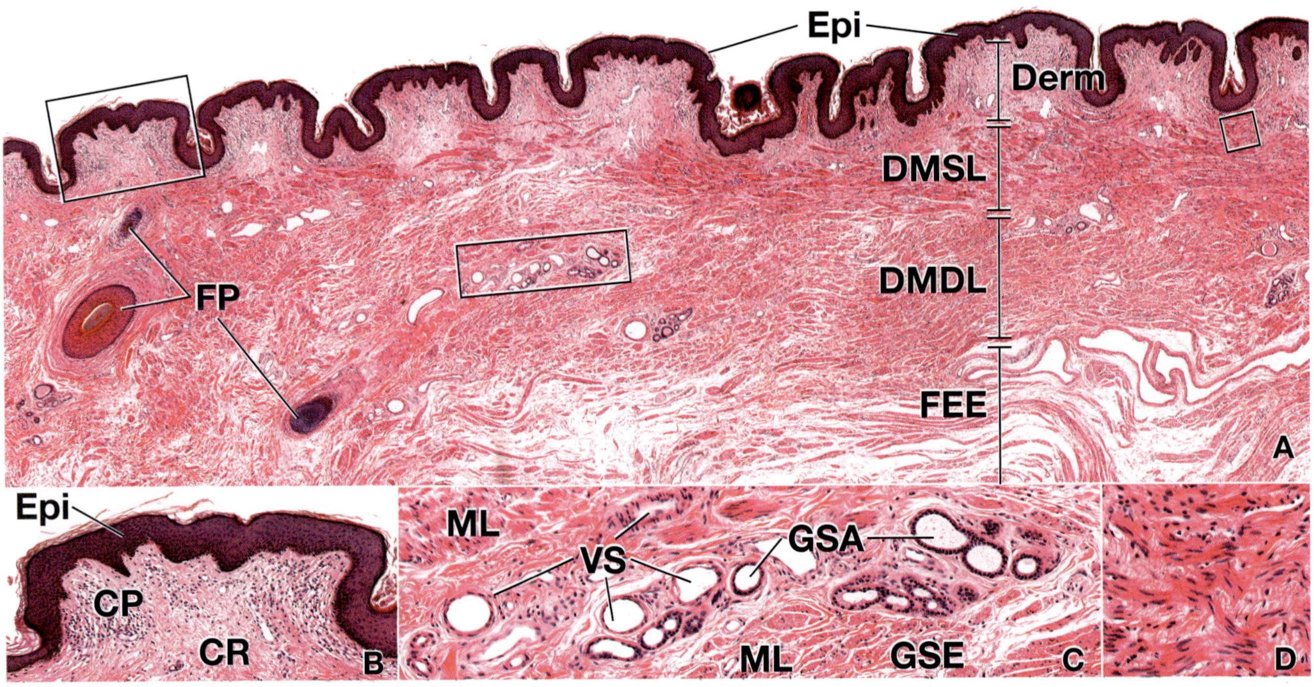

Figura 22.31 Fotomicrografia da parede do escroto. A. Esta fotomicrografia de uma amostra corada por hematoxilina e eosina (H-E) mostra as camadas superficiais do escroto. Observe o aspecto enrugado da pele que mostra o epitélio (*Epi*) pavimentoso estratificado queratinizado na superfície. A derme (*Derm*) subjacente contém algumas fibras musculares lisas pequenas e miofibroblastos incorporados na matriz extracelular rica em fibras elásticas. Essas estruturas não são visíveis nesse aumento. Não existe tecido adiposo subcutâneo na hipoderme e é substituído pelas duas camadas de músculo liso do dartos: a camada superficial (*DMSL*) e a camada profunda (*DMDL*). As glândulas sudoríparas apócrinas e écrinas, bem como as raízes dos folículos pilosos (*FP*) frequentemente estão visíveis entre essas duas camadas. Abaixo do músculo dartos existe uma camada de fáscia espermática externa (*FEE*), que é uma extensão da aponeurose do músculo oblíquo externo do abdome. 55×. **B.** Um aumento maior da epiderme (*Epi*) obtido da *área retangular esquerda* mostra o tecido conjuntivo frouxo na camada papilar (*CP*) e na camada reticular (*CR*) de tecido conjuntivo denso não modelado com rico conteúdo de fibras elásticas. Observe a aparência marrom-escura da camada basal do epitélio, que confere à pele do escroto a sua aparência escura. 150×. **C.** Vista do tecido glandular em maior aumento a partir do *retângulo central*. Observe as glândulas sudoríparas apócrinas (*GSA*) e écrinas (*GSE*) envolvidas por camadas de músculo liso (*ML*) do dartos. Grandes vasos sanguíneos (*VS*) também atravessam essas camadas. 220×. **D.** Fotomicrografia em maior aumento dos feixes de músculo liso da *área retangular direita*, que formam uma rede interligada da camada do dartos. 320×. (Cortesia do Dr. Robert A. Bloodgood, University of Virginia School of Medicine.)

- Dartos. Essa camada muscular lisa substitui a hipoderme e está firmemente ligada à derme. Existem duas camadas distintas do músculo dartos dispostas perpendicularmente, a superficial (longitudinal) e a profunda (transversal), conforme mostrado na Figura 22.31. À medida que as camadas se contraem, essa organização entrecruzada da camada do dartos é responsável pela redução da superfície da pele escrotal, conferindo ao escroto aparência enrugada. Glândulas sudoríparas apócrinas e écrinas, bem como as raízes dos folículos pilosos, frequentemente são visíveis entre essas duas camadas. O **músculo dartos** se contrai em resposta ao frio, ao exercício físico e à estimulação sexual. Em um ambiente frio, a contração do dartos provoca elevação (retração) dos testículos, deslocando-os em direção à parede do abdome. Em um ambiente quente, o dartos relaxa, proporcionando maior superfície cutânea para a dissipação de calor e prevenção de hipertermia testicular
- Fáscia espermática externa. Essa extensão da aponeurose do músculo oblíquo externo do abdome é fina e mais organizada que a camada típica de tecido conjuntivo não modelado. Feixes espessos de fibras colágenas, fibras nervosas e vasos sanguíneos são claramente visíveis; algumas fibras musculares lisas também são detectáveis na superfície externa
- Músculo cremaster e fáscia cremastérica. O músculo cremaster é um alongamento do músculo oblíquo interno na parede escrotal. Consiste em fascículos musculares estriados frouxamente dispostos, envolvidos por fáscia cremastérica. Trata-se predominantemente de fibras do tipo I (fibras oxidativas lentas), que se contraem lentamente, mas que são resistentes à fadiga. Diferem do músculo esquelético pela existência de múltiplas placas motoras e diversas terminações nervosas que terminam em uma única fibra muscular. Nessa camada, algumas fibras musculares lisas, células nervosas e plexos nervosos podem ser encontrados entre as fibras esqueléticas. Como o músculo apresenta inervação somática fraca (por meio do ramo genital do nervo genitofemoral), esses plexos fornecem inervação autônoma, levando à contração involuntária do músculo cremaster. O **reflexo do músculo cremaster** pode ser provocado para avaliar lesão da medula espinal nos níveis L1 e L2 e fornecer evidências de sucesso da anestesia espinal. É também utilizado para avaliar a dor escrotal na torção do testículo, que é unilateral e ausente no lado da torção
- Fáscia espermática interna. Essa camada está situada entre a camada parietal da túnica vaginal e o músculo cremaster. Origina-se e representa o alongamento da fáscia transversal, que está situada profundamente no músculo transverso do abdome. Essa camada é composta principalmente por tecido conjuntivo denso não modelado, contendo nervos e vasos sanguíneos e linfáticos
- Camada parietal da túnica vaginal. Essa camada da membrana serosa forma a superfície interna da parede escrotal. Representa a camada mesotelial que se originou do peritônio parietal da cavidade abdominal. Uma fina camada submesotelial de tecido conjuntivo sustenta o epitélio pavimentoso simples que reveste a sua superfície. A camada parietal, juntamente com a camada visceral (que está ligada ao testículo), define a cavidade da túnica vaginal. Na cavidade da túnica vaginal, encontra-se um pequeno volume de líquido lubrificante, que é essencial para o movimento uniforme do testículo. Uma coleção anormal de líquido peritoneal na cavidade da túnica vaginal é denominada hidrocele. A **hidrocele** pode ser congênita (o processo vaginal é pérvio e comunica-se com a cavidade peritoneal) ou adquirida (*i. e.*, infecções, lesões e neoplasia maligna). A hidrocele é causada por um desequilíbrio entre a secreção e a reabsorção de líquido peritoneal pela túnica vaginal.

O escroto é irrigado principalmente pelas artérias escrotais anteriores (ramos das artérias pudendas externas) e artérias escrotais posteriores (ramos das artérias pudendas internas). A irrigação sanguínea adicional do escroto provém de pequenos ramos das artérias cremastérica e testicular que atravessam o funículo espermático. A drenagem venosa acompanha as artérias. A drenagem linfática do escroto ocorre para os linfonodos inguinais superficiais. Os nervos ilioinguinal e genitofemoral suprem a pele da parte anterior do escroto. Os nervos escrotais posteriores (ramos do nervo pudendo) suprem a parte posterior do escroto.

RESUMO

Sistema genital masculino

VISÃO GERAL DO SISTEMA GENITAL MASCULINO

- O **sistema genital masculino** consiste em testículos, ductos excretores genitais, glândulas sexuais acessórias e genitália externa, constituída pelo pênis e o escroto
- Os testículos ficam no escroto e são responsáveis pela **espermatogênese** (a produção de espermatozoides) e pela **esteroidogênese** (síntese de hormônios esteroides, denominados *andrógenos*).

TESTÍCULOS

- O desenvolvimento do sistema genital masculino é orientado por uma cascata de ativações gênicas, desencadeada em resposta à existência do **cromossomo Y** (cromossomo determinador do sexo genético)
- A ativação do **gene SRY** na região determinadora do sexo do cromossomo Y resulta na produção de **fator determinante dos testículos (TDF)**, que ativa vários outros genes necessários para o desenvolvimento dos órgãos genitais masculinos (**região determinadora do sexo gonadal**)
- A secreção hormonal do testículo em desenvolvimento possibilita o crescimento e a diferenciação dos órgãos genitais masculinos (**secreção determinadora do sexo hormonal**)
- Os testículos desenvolvem-se na parede posterior do abdome, a partir de três fontes: o **mesoderma intermediário** (que forma as cristas urogenitais), o **epitélio mesodérmico** (que dá origem aos cordões sexuais primários) e as **células germinativas primordiais** (que migram a partir do saco vitelino)
- Sob a influência da **testosterona** e do **fator inibidor mülleriano (MIF)**, os testículos desenvolvem-se a partir de gônadas indiferenciadas até órgãos totalmente desenvolvidos, que descem para o escroto durante o desenvolvimento fetal
- A **di-hidrotestosterona (DHT)** é responsável pelo desenvolvimento da genitália externa e das glândulas sexuais acessórias
- A posição dos testículos no escroto possibilita a ocorrência da espermatogênese. Esse processo requer uma temperatura mais baixa que a temperatura corporal normal
- Cada testículo tem aproximadamente 250 lóbulos, que contêm um a quatro **túbulos seminíferos** altamente contorcidos, circundados por uma lâmina própria contendo sangue, vasos linfáticos e células de Leydig (intersticiais)
- As **células de Leydig (intersticiais)** produzem testosterona e outros hormônios (p. ex., andrógenos, proteína semelhante à insulina 3) que orientam o desenvolvimento e a descida dos testículos
- Os túbulos seminíferos são formados por um **epitélio seminífero** que contém **células de Sertoli** e **células espermatogênicas**. As paredes dos túbulos consistem em tecido conjuntivo contendo **células mioides** (células contráteis peritubulares).

ESPERMATOGÊNESE

- A **espermatogênese** é o processo pelo qual as espermatogônias desenvolvem-se em espermatozoides. Ela começa antes da puberdade e continua durante toda a vida
- A espermatogênese ocorre nos túbulos seminíferos, em dois compartimentos estabelecidos pelas células de Sertoli: um **compartimento basal**, contendo células diploides (2d) (*i. e.*, espermatogônias); e um **compartimento luminal**, contendo células haploides (1d) (*i. e.*, espermatócitos e espermátides)
- Esses compartimentos são separados por **complexos juncionais entre células de Sertoli**, que representam o local da barreira hematotesticular
- A espermatogênese nos seres humanos tem duração aproximada de 74 dias e é dividida em três fases distintas
- Durante a **fase espermatogônica**, as espermatogônias (células-tronco) sofrem mitose para a sua própria reposição e fornecem uma população de células comprometidas, que finalmente dão origem aos espermatócitos primários
- Durante a **fase espermatocítica**, os espermatócitos primários sofrem uma primeira divisão meiótica (com duração de até 22 dias) para que sejam produzidos espermatócitos secundários. Em seguida, sofrem uma segunda divisão meiótica (de apenas algumas horas de duração), para que então sejam produzidas células haploides, denominadas **espermátides**, que apresentam número reduzido de cromossomos (1n) e de quantidade de DNA (1d)
- Durante a **fase espermatídica** (espermiogênese), as espermátides sofrem substancial remodelação celular em associação com as células de Sertoli, incluindo condensação do conteúdo de DNA no núcleo, formação de um capuz acrossômico e desenvolvimento de um longo flagelo
- Em seguida, as espermátides diferenciam-se em **espermatozoides**, que são liberados durante a espermiação no lúmen do túbulo seminífero
- O espermatozoide maduro consiste em uma **cabeça** achatada coberta pelo **capuz acrossômico** (que contém enzimas hidrolíticas necessárias para a penetração do espermatozoide no óvulo), e um complexo axonêmico em sua **cauda**, envolvido por um arranjo helicoidal de mitocôndrias
- Os espermatozoides recém-liberados são imóveis. Seu percurso, a partir dos **túbulos seminíferos**, é facilitado pelas contrações das células mioides. Eles entram inicialmente nos túbulos retos curtos e, em seguida, na **rede do testículo (*rete testis*)**, que está conectada pelos **dúctulos eferentes** à cabeça do **epidídimo**.

SISTEMA DE DUCTOS EXCRETORES

- O **sistema de ductos excretores** desenvolve-se a partir do ducto mesonéfrico (de Wolff) (epidídimo, ducto deferente, ducto ejaculatório) e dos túbulos mesonéfricos (dúctulos eferentes)
- Os **dúctulos eferentes** conectam a rede do testículo com o **ducto do epidídimo**, que forma a cabeça, o corpo e a cauda do epidídimo. Os espermatozoides adquirem motilidade, sofrem maturação adicional e são armazenados no epidídimo, antes da ejaculação
- O **ducto do epidídimo** é revestido por um epitélio pseudoestratificado colunar contendo estereocílios, e é circundado por uma camada de músculo liso cuja espessura aumenta gradualmente
- O **ducto deferente** é uma continuação direta da cauda do epidídimo. É revestido por um epitélio pseudoestratificado colunar com estereocílios, que é circundado por um revestimento muscular espesso (1 a 1,5 mm)
- Durante a **ejaculação**, os espermatozoides são vigorosamente espremidos do epidídimo para o ducto deferente e, deste, são então propelidos no **ducto ejaculatório**.

GLÂNDULAS SEXUAIS ACESSÓRIAS

- As **glândulas seminais** são revestidas por mucosa que forma numerosas pregas finas. Elas produzem um líquido rico em frutose, que se torna um constituinte do sêmen
- O ducto excretor de cada glândula seminal une-se com a ampola do ducto deferente para formar o **ducto ejaculatório**, que atravessa a próstata e entra na parte prostática da uretra
- A **próstata** é uma glândula tubuloalveolar, localizada inferiormente à bexiga, que circunda a parte prostática da uretra. O parênquima da próstata é constituído por várias zonas anatômicas e clínicas distintas
- O **epitélio glandular** dos alvéolos prostáticos é simples colunar, com **concreções prostáticas** que frequentemente estão localizadas no lúmen da glândula
- A próstata secreta várias enzimas, incluindo a **fosfatase ácida prostática (PAP)** e o **antígeno prostático específico (PSA)**
- As **glândulas bulbouretrais (de Cowper)** estão localizadas no diafragma urogenital e liberam sua secreção diretamente na parte esponjosa da uretra. Elas lubrificam e protegem a uretra
- O **sêmen** contém líquidos e espermatozoides dos testículos e produtos secretores do epidídimo, ducto deferente, próstata, glândulas seminais e glândulas bulbouretrais.

PÊNIS E ESCROTO

- O pênis consiste em três tecidos eréteis: dois **corpos cavernosos** em seu dorso e um **corpo esponjoso** que contém a parte esponjosa da uretra
- Os **tecidos eréteis** contêm espaços vasculares que aumentam de tamanho e rigidez devido ao seu enchimento com sangue durante a ereção
- A parede do **escroto** reflete as camadas da parede do abdome que foram tracionadas para dentro do escroto em desenvolvimento durante a descida do testículo
- A **temperatura** intraescrotal é cerca de **2 a 3°C mais baixa** que a temperatura corporal, criando um ambiente ideal para a **espermatogênese**
- As camadas do escroto incluem a **pele** do escroto, a **camada do dartos**, a **fáscia espermática externa**, o **músculo cremaster** e as **fáscias cremastéricas**, a **fáscia espermática interna** e a **camada parietal da túnica vaginal**.

PRANCHA 22.1 ■ Testículos 1

O **sistema genital masculino** consiste em um par de **testículos**, **epidídimos** e **ductos genitais**, bem como glândulas reprodutivas acessórias e pênis. As funções dos testículos são a produção de **espermatozoides** e a síntese e secreção de **andrógenos**, particularmente **testosterona.** Os eventos da divisão celular que levam à produção de espermatozoides maduros envolvem tanto a divisão celular por **mitose** quanto a divisão reducional ou **meiose**, que produzirá um número haploide de cromossomos e um conteúdo haploide de DNA. A secreção de andrógenos pelos testículos começa no início do desenvolvimento fetal e é essencial para o desenvolvimento normal contínuo do feto masculino. Por ocasião da puberdade, a produção de andrógenos é reiniciada e responde pelo início e manutenção da produção de espermatozoides (**espermatogênese**), secreção pelas glândulas sexuais acessórias (p. ex., **próstata** e **glândulas seminais**), e pelo desenvolvimento das características sexuais secundárias.

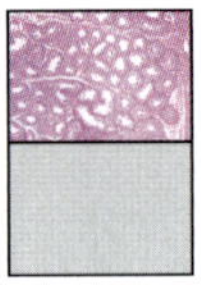

Testículo, macaco, hematoxilina e eosina (H-E), 65×.

Este corte do testículo mostra os **túbulos seminíferos** e a **túnica albugínea** (*TA*), que é a cápsula do órgão. O órgão é dividido em compartimentos por septos (*S*) de tecido conjuntivo que se estendem a partir da cápsula muito espessa. Cada compartimento contém vários túbulos seminíferos e representa um lóbulo (*L*). Há vasos sanguíneos (*VS*) na parte interna da cápsula, a parte do órgão denominada túnica vascular, bem como nos septos de tecido conjuntivo.

Os túbulos seminíferos são contorcidos; por conseguinte, os perfis observados em um corte apresentam morfologia variada. Não raramente, a parede de um túbulo é vista em corte tangencial. Esses cortes tangenciais não revelam o lúmen que é visto como massa sólida de células (*X*).

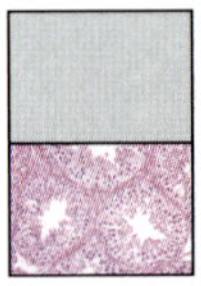

Túbulos seminíferos, testículo, macaco, H-E, 400×.

Um exame em maior aumento, como nesta figura, revela a população de células intersticiais que ocorrem em pequenos aglomerados e que se situam no espaço entre túbulos adjacentes. As células intersticiais consistem, em sua maioria, em **células de Leydig** (*CL*), que por sua vez constituem a principal fonte de testosterona no homem. Essas células são facilmente identificadas por sua localização e por apresentarem núcleo pequeno e esférico, além de citoplasma eosinófilo. São também encontrados macrófagos em associação com as células de Leydig, mas em menores quantidades. Em contrapartida, não é fácil a identificação dos macrófagos em cortes corados por H-E.

Uma camada compacta de células pavimentosas forma um revestimento semelhante a uma bainha em torno do **epitélio tubular** de cada túbulo seminífero. Em seres humanos, o epitélio tubular é revestido por várias camadas de células. As células desse revestimento peritubular exibem características de células mioides e são responsáveis pela atividade peristáltica lenta dos túbulos. Perifericamente à camada mioide, há um canal linfático amplo que ocupa um espaço extenso entre os túbulos. No entanto, nos cortes histológicos de rotina, os canais linfáticos estão geralmente colapsados e, portanto, não são reconhecíveis. Os elementos celulares que circundam o epitélio tubular costumam ser denominados **lâmina própria** (*LP*) ou *tecido limítrofe*. Trata-se de uma lâmina própria atípica, porque o tecido conjuntivo não é frouxo como ocorre geralmente em lâminas próprias. Em circunstâncias normais, não há linfócitos e outros tipos de células relacionados com o sistema imune.

O exame do epitélio tubular revela dois tipos de células: uma população proliferativa de células espermatogênicas e uma população não proliferativa, as células de Sertoli ou de sustentação. O número de células de Sertoli é consideravelmente menor, e essas células podem ser reconhecidas pelos seus núcleos (*NS*) alongados, de coloração pálida, e pelo nucléolo proeminente. O citoplasma das células de Sertoli estende-se da periferia do túbulo até o lúmen.

As **células espermatogênicas** constituem gerações sucessivas de células em diferentes estágios de maturação que estão dispostas em camadas concêntricas. Desse modo, as **espermatogônias** (*Eg*) são encontradas na periferia. Os **espermatócitos** (*Ec*), cuja maioria apresenta grandes núcleos esféricos com cromatina visível dispostos em um padrão distinto, situam-se acima das espermatogônias. A população de espermátides (*Es*) consiste em uma ou duas gerações de células mais próximo do lúmen. Nesta figura, os túbulos foram identificados de acordo com o seu estágio de desenvolvimento. O túbulo na parte *superior à direita* pode ser identificado como estágio *VI*. Nesse estágio, a população madura de **espermátides** (identificadas pelas suas cabeças de tom azul-escuro e flagelos filiformes eosinófilos que fazem protrusão dentro do lúmen) está no processo de liberação (espermiogênese). A geração mais jovem de espermátides é composta de células esféricas com núcleos também esféricos. Seguindo o sentido horário, o túbulo indicado como estágio *VII* está em uma fase ligeiramente mais avançada. As espermátides maduras já foram liberadas. Progredindo para o estágio *VIII*, o túbulo na *parte inferior* da fotomicrografia revela que a população de espermátides está sofrendo uma alteração no formato dos núcleos que, nesse estágio, são afilados (*setas*). Um estágio mais avançado de maturação das espermátides, estágio *XI*, pode ser observado no túbulo situado na *parte superior* da fotomicrografia. Por fim, *à esquerda*, o túbulo marcado como estágio *II* mostra um estágio de maturação ligeiramente mais avançado das espermátides luminais. Com o início do novo ciclo (estágio *I*), verifica-se agora a existência de uma população de espermátides recém-formadas. Ao examinar a população de espermátides e avaliar o número de gerações presentes (*i. e.*, uma ou duas), bem como o grau de maturação das células, é possível definir aproximadamente o estágio de maturação de um túbulo (ver Figura 22.13).

CL, Células de Leydig
Ec, Espermatócitos
Eg, Espermatogônias
Es, Espermátides
L, Lóbulo
LP, Lâmina própria
NS, Núcleos das células de Sertoli
S, Septos de tecido conjuntivo
TA, Túnica albugínea
VS, Vasos sanguíneos
X, Corte tangencial do túbulo, cujo lúmen não se encontra no corte
Algarismos romanos, estágios do epitélio do túbulo seminífero
Setas, Núcleos das espermátides exibindo alteração inicial em seu formato

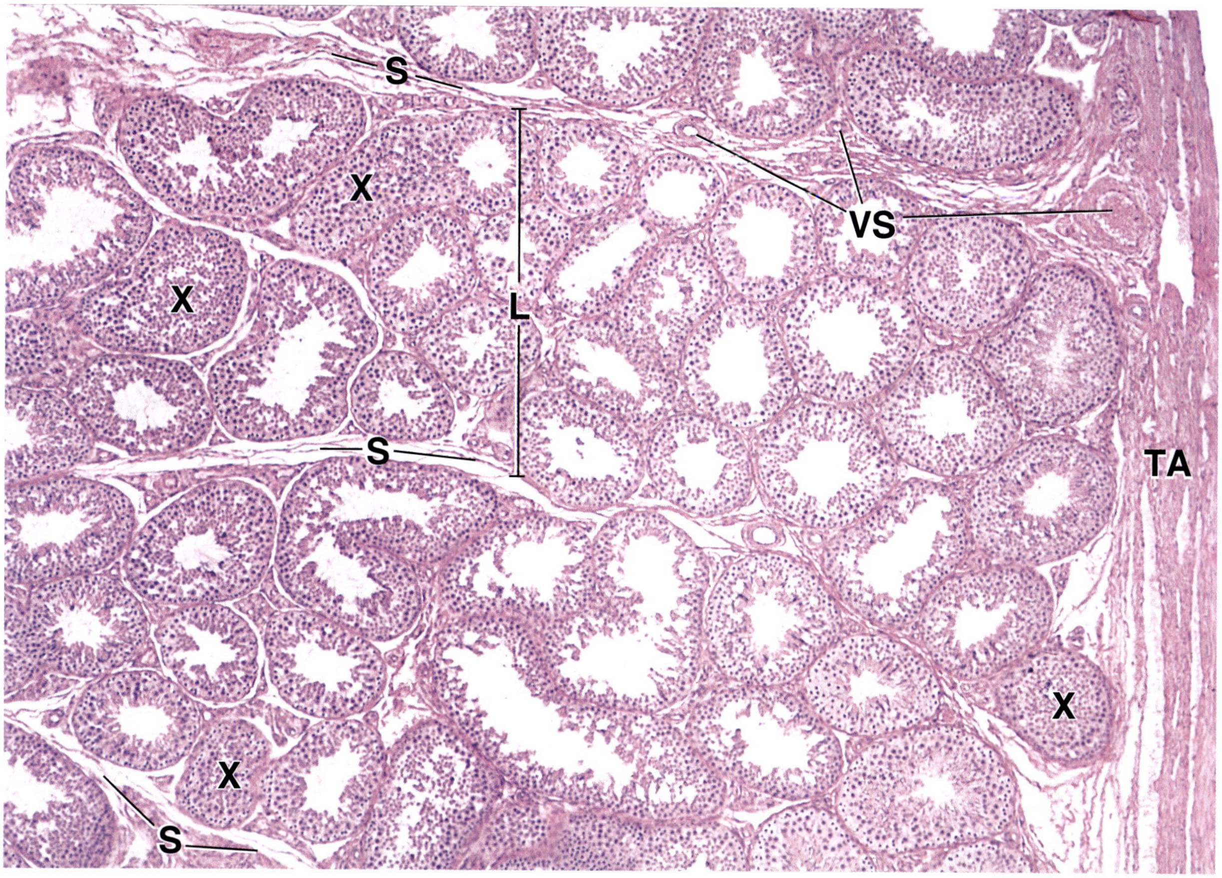
S
X
L
X
VS
S
TA
X
X
S

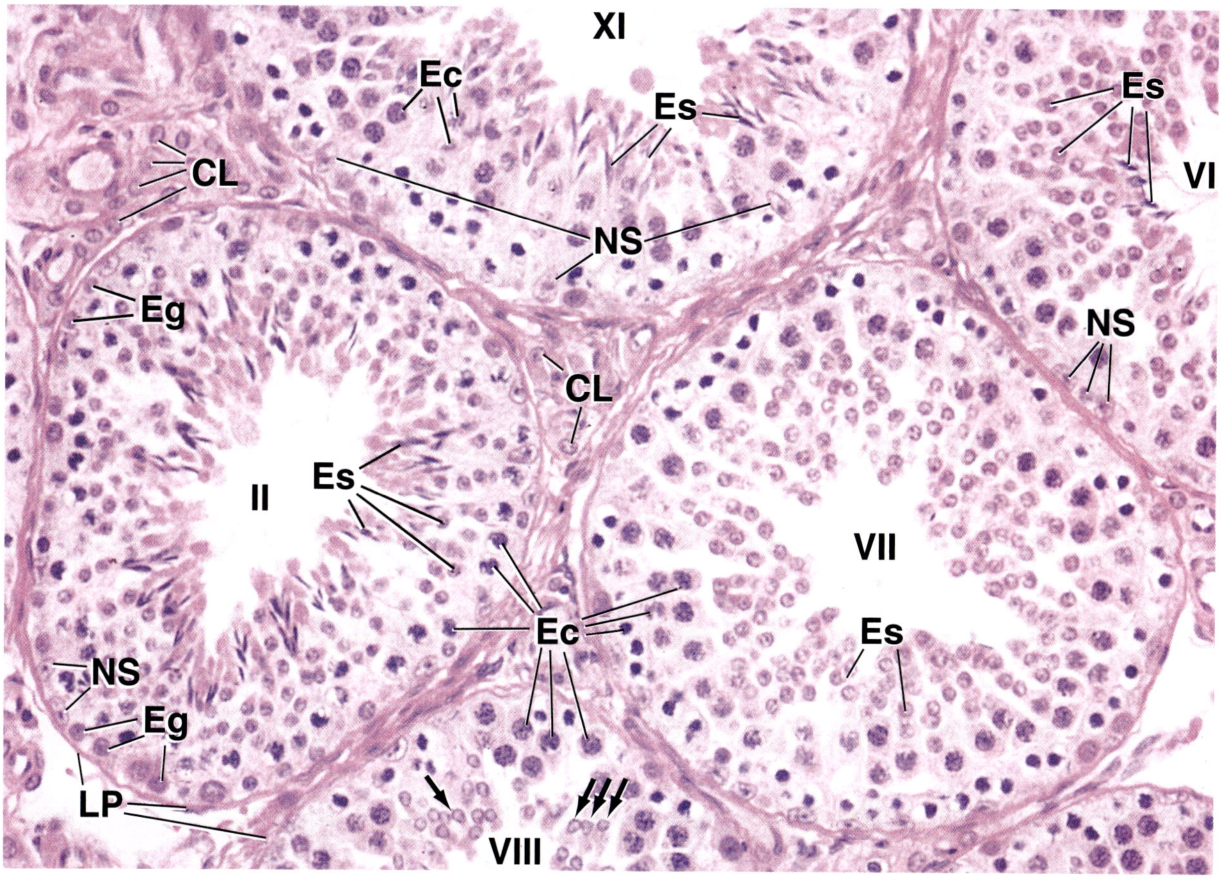
XI
Ec
Es
Es
CL
VI
NS
Eg
NS
CL
Es
II
VII
Ec
Es
NS
Eg
LP
VIII

PRANCHA 22.2 ■ Testículos 2

Enquanto o testículo maduro se caracteriza pelos túbulos seminíferos, o **testículo imaturo** é caracterizado por cordões de células, que consistem em um epitélio de **células de sustentação (de Sertoli)**. As células de Sertoli, por sua vez, circundam **gonócitos** ocasionais. Estes são precursores das espermatogônias, que se originam das células germinativas primordiais que invadiram a gônada em desenvolvimento no embrião. Por ocasião da puberdade, esses cordões tornam-se canalizados, e os gonócitos, que iniciam múltiplas divisões, dão origem às **espermatogônias**, as quais, por sua vez, dividem-se e se diferenciam nos espermatozoides maduros. Os **túbulos seminíferos** terminam como **túbulos retos**, revestidos apenas por células de Sertoli. São esses que levam à **rede do testículo**, uma complexa rede de canais anastomosados localizados no mediastino do testículo, que, finalmente, constitui a parte terminal do sistema tubular intratesticular.

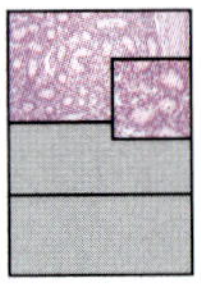

Testículo pré-puberal, recém-nascido, ser humano, hematoxilina e eosina (H-E), 180×; detalhe, 360×.

Os vários tipos de células germinativas, representativos do processo de espermatogênese nos túbulos seminíferos maduros, não estão presentes no testículo antes da puberdade, ou nos testículos não descidos após a puberdade. Nessas fases, os "túbulos" são constituídos por cordões maciços de células que não apresentam lúmen. Os **cordões seminíferos** exibem a mesma tortuosidade do adulto; a túnica albugínea (*TA*) do testículo, embora seja mais delgada, apresenta a mesma espessura relativa.

Os cordões seminíferos apresentam um diâmetro consideravelmente menor que o dos túbulos seminíferos no adulto e são formados por dois tipos de células: o gonócito ou espermatogônia de primeira geração, derivado da célula germinativa primordial, que migra a partir do saco vitelino para a gônada em desenvolvimento no embrião, e uma célula que se assemelha às células de Sertoli do adulto – tais células predominam e constituem a maior parte do cordão. São células colunares, e seus núcleos estão dispostos próximo da membrana basal. Os **gonócitos** (*G, detalhe*) são os precursores das células germinativas definitivas ou espermatogônias. São células esféricas, com núcleo também esférico localizado centralmente. O citoplasma cora-se pouco e é geralmente visto como um anel claro ao redor do núcleo – fato que confere ao gonócito um aspecto distinto nos cortes histológicos. Em geral, os gonócitos são encontrados na periferia do cordão, mas muitos também são encontrados em uma posição mais central. Os gonócitos dão origem às espermatogônias, que começam a proliferar entre 10 e 13 anos. Em seguida, o epitélio seminífero torna-se repleto de células em vários estágios de espermatogênese, assim como observado no adulto.

Os cordões seminíferos são circundados por uma ou duas camadas de células, com prolongamentos longos e núcleos achatados. Essas células dão origem às células peritubulares mioides do adulto e sua ultraestrutura é semelhante à dos fibroblastos.

As células intersticiais (de Leydig) são proeminentes no recém-nascido, em consequência dos efeitos residuais dos hormônios maternos. No entanto, as células de Leydig regridem e só se tornam novamente evidentes na puberdade. Nessa preparação, as **células de Leydig** (*CL, detalhe*) podem ser observadas entre os cordões. Elas são ovoides ou poligonais e se organizam de modo compacto, de maneira que as células adjacentes fiquem em contato entre si. Suas características morfológicas geralmente são similares àquelas das células de Leydig do adulto.

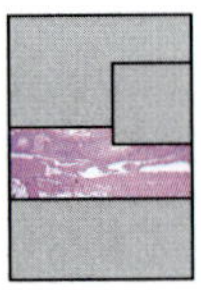

Mediastino do testículo, testículo, macaco, H-E, 65×.

Na parte posterior do testículo, o tecido conjuntivo da túnica albugínea penetra mais profundamente no interior do órgão. Essa extensão, para dentro do tecido conjuntivo, é denominada **mediastino do testículo**. Contém uma rede de canais anastomosados, denominada **rede do testículo**. Apenas uma pequena parte do mediastino do testículo (*MT*) é evidente nesta figura. No entanto, a área inclui alguns túbulos seminíferos (*TS*) na *parte superior* da fotomicrografia, fortuitamente, o local em que um dos túbulos seminíferos termina e une-se à rede do testículo (*RT*). Esta, por seu turno, pode ser reconhecida na área delineada pelo *retângulo*, que é mostrada em maior aumento na figura a seguir. Conforme assinalado anteriormente, os túbulos seminíferos estão dispostos no formato de uma alça, de maneira que cada uma das extremidades se une à rede do testículo. Os túbulos seminíferos abrem-se na rede do testículo por meio de um túbulo reto. Estes são muito curtos e revestidos por células semelhantes às de Sertoli; não há nenhum componente de células germinativas. O tecido conjuntivo do mediastino é muito denso e não exibe características especiais. No tecido conjuntivo, observa-se ainda a existência de adipócitos (*AD*) e vasos sanguíneos (*VS*), particularmente veias de calibre variável.

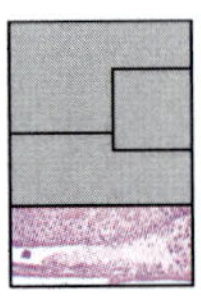

Túbulo reto, testículo, macaco, H-E, 400×.

Esta microfotografia é uma ampliação da área retangular assinalada na imagem imediatamente acima. O **túbulo seminífero** (*TS*) é observado em continuidade com um **túbulo reto** (*TR*). Este é relativamente curto e termina no ponto onde entra um canal da **rede do testículo** (*RT*). Esta, por sua vez, é identificada por seu epitélio cuboide simples. Por causa do ângulo de corte do túbulo reto, parece que o epitélio cuboide, que caracteriza a rede do testículo, começa no lado superior do túbulo. A rede do testículo (*RT*) é um sistema de canais anastomosados que levam aos dúctulos eferentes. As células epiteliais, que revestem a rede do testículo, são, às vezes, mais pavimentosas do que cuboides, ou, ocasionalmente, têm aspecto colunar baixo. Tipicamente, essas células contêm um cílio único, difícil de ser identificado nas preparações de rotina coradas por H-E.

AD, Adipócitos
CL, Células de Leydig
G, Gonócitos
MT, Mediastino do testículo
RT, Rede do testículo
TA, Túnica albugínea
TR, Túbulo reto
TS, Túbulos seminíferos
VS, Vasos sanguíneos

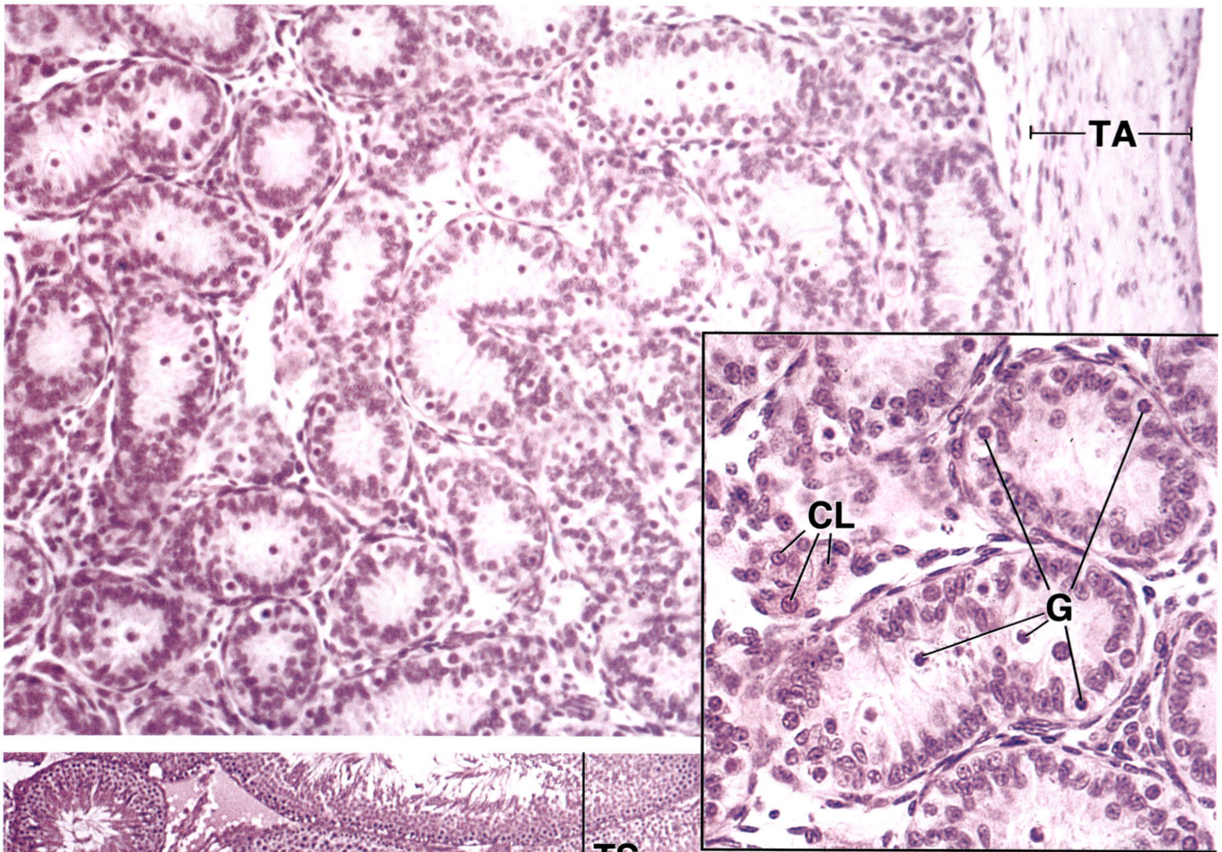
TA
CL
G

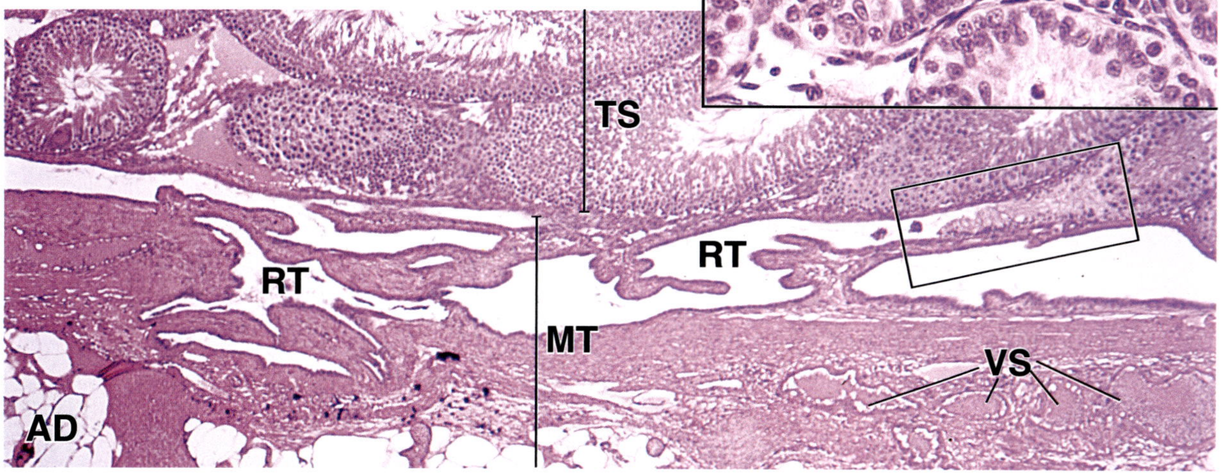
TS
RT
RT
MT
VS
AD

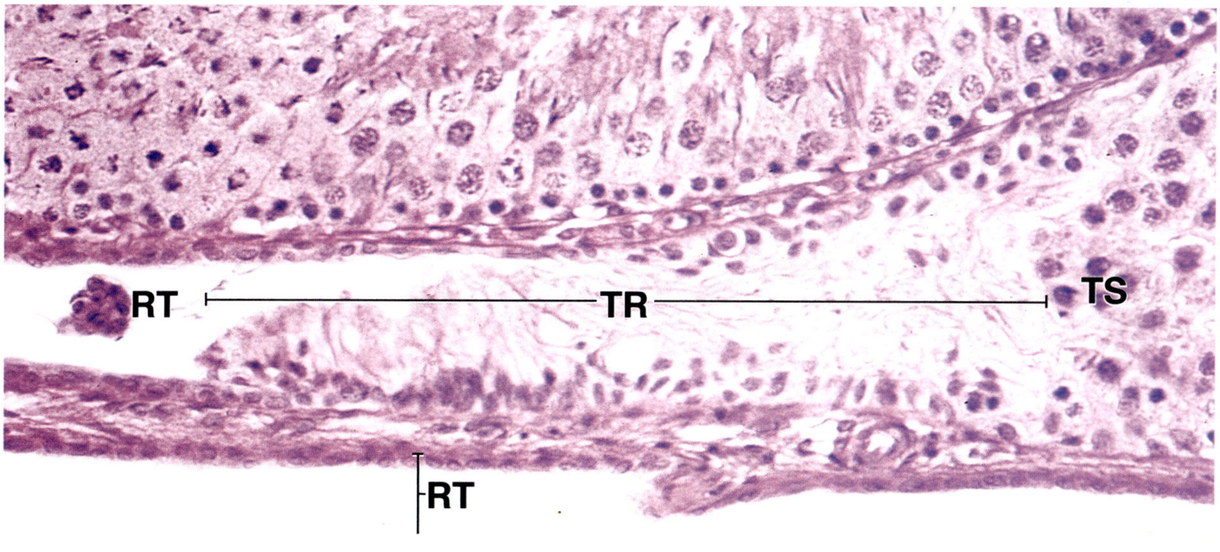
RT
TR
TS
RT

PRANCHA 22.3 ■ Dúctulos eferentes e epidídimo

A **rede do testículo** é conectada ao **ducto do epidídimo** por meio de aproximadamente 20 **dúctulos eferentes** (remanescentes dos néfrons do rim mesonéfrico fetal). Esses são os primeiros elementos do sistema de ductos excretores do sistema genital masculino. A maior parte do líquido secretado nos túbulos seminíferos é reabsorvida nos dúctulos eferentes. O revestimento muscular característico do sistema de ductos excretores aparece pela primeira vez na parte inicial dos dúctulos eferentes. O ducto do epidídimo é um tubo altamente espiralado, de 4 a 6 m de comprimento; durante a passagem ao longo de sua extensão, os espermatozoides maduros adquirem motilidade, bem como capacidade de fertilizar um óvulo. Essa maturação também é dependente de andrógeno e envolve alterações na membrana plasmática dos espermatozoides e adição ao glicocálice de glicoproteínas secretadas pelas células epiteliais do epidídimo.

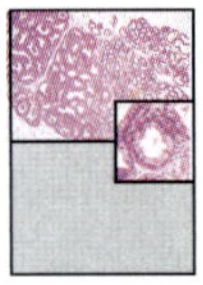

Dúctulos eferentes, testículo-epidídimo, macaco, hematoxilina e eosina (H-E), 60×; detalhe, 360×.

Em torno de 12 a 20 **dúctulos eferentes** deixam o testículo e formam canais que se estendem da rede do testículo até o ducto do epidídimo. Cada um dos dúctulos eferentes apresenta numerosas espirais e convoluções para formar um grupo de estruturas cônicas; em seu conjunto, estas constituem a parte inicial da cabeça do epidídimo. Quando examinados em corte de tecido, os dúctulos exibem variedade de perfis irregulares, em virtude de sua torção e giros. Isso é evidente no *lado direito* desta fotomicrografia.

O epitélio que reveste os dúctulos eferentes é incomum, visto que grupos de células colunares altas alternam-se com grupos de células cuboides, conferindo à superfície luminal um contorno irregular. Por conseguinte, são criadas pequenas depressões, semelhantes a cálices, nas quais o epitélio contém grupos de células cuboides ou colunares baixas. Em geral, essas células mais curtas exibem uma superfície apical semelhante à borda em escova, devido às microvilosidades que elas contêm (*ponta de seta, detalhe*). Em contrapartida, a superfície basal do dúctulo exibe um contorno liso (ver figura seguinte e *detalhe*). Algumas células, geralmente células colunares altas, contêm cílios (*C, detalhe*). Enquanto as células ciliadas auxiliam no movimento do conteúdo do túbulo em direção ao epidídimo, as células com microvilosidades são responsáveis, em grande parte, pela absorção de líquido do lúmen. Além das células colunares e cuboides, observa-se também a existência de células basais; por conseguinte, o epitélio é classificado como pseudoestratificado colunar. As células basais têm pouco citoplasma e supõe-se que atuem como células-tronco.

Os dúctulos eferentes apresentam uma fina camada de células musculares lisas (*ML, detalhe*) dispostas circularmente. O músculo está próximo da superfície basal das células epiteliais, estando separado dela apenas por uma pequena quantidade de tecido conjuntivo (*TC, detalhe*). Em virtude dessa proximidade, o músculo liso pode não ser percebido, ou pode ser identificado incorretamente como tecido conjuntivo. Finalmente, o músculo liso facilita o movimento luminal do dúctulo para o ducto do epidídimo.

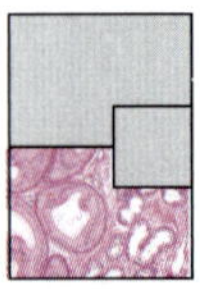

Epidídimo, macaco, H-E, 180×.

Em decorrência de seu formato, o **epidídimo** é dividido em cabeça, corpo e cauda. A parte inicial da cabeça contém o **ducto do epidídimo**, um único ducto contorcido no qual se abrem os dúctulos eferentes. Na sua parte inicial, o ducto é altamente contorcido, mas se torna menos tortuoso no corpo e na cauda. Um corte realizado através da **cabeça do epidídimo**, como mostra a figura anterior, corta o ducto do epidídimo em numerosos e diferentes locais; como visto nos dúctulos eferentes, são observados perfis de distintos formatos.

O epitélio contém dois tipos de células distinguíveis: as células colunares altas e as células basais semelhantes àquelas dos dúctulos eferentes. Por conseguinte, o epitélio também é classificado como pseudoestratificado colunar. As células colunares são mais altas na cabeça do epidídimo, e a sua altura diminui à medida que elas alcançam a cauda. A superfície livre da célula contém **estereocílios** (*EC*). Estes consistem em microvilosidades ramificadas extremamente longas. Aderem umas às outras durante a preparação do tecido, formando estruturas afiladas finas, as quais são geralmente observadas ao microscópio óptico. Os núcleos das **células colunares** são alongados e estão localizados a uma distância moderada da base da célula. São facilmente distinguidos dos núcleos esféricos das **células basais**, que se localizam próximo da membrana basal. Outras características proeminentes das células colunares incluem um complexo de Golgi supranuclear muito grande (que não é observado no aumento apresentado aqui), acúmulos de pigmento (*P*) e numerosos lisossomos, que podem ser demonstrados com técnicas apropriadas.

Devido à altura incomum das células colunares e à tortuosidade do ducto, o lúmen aparece irregular em alguns locais; de fato, até mesmo "ilhotas" de epitélio podem ser encontradas no lúmen (ver *setas*, figura anterior). Esses cortes de perfis são responsáveis pelos giros acentuados no ducto, cuja parede epitelial de um lado é parcialmente cortada. Por exemplo, um corte realizado no plano da *seta duas pontas* nesta figura criaria uma dessas ilhotas epiteliais isoladas.

O ducto é circunscrito por uma fina camada de músculo liso semelhante àquela associada aos dúctulos eferentes. No entanto, na parte terminal do epidídimo, o músculo liso adquire maior espessura, e observa-se também a existência de fibras longitudinais. Além da camada de músculo liso, há uma pequena quantidade de tecido conjuntivo (*TC*) que une as alças do ducto umas às outras e que transporta os vasos sanguíneos (*VS*) e nervos.

C, Cílios
EC, Estereocílios
ML, Músculo liso
P, Pigmento
ta, Tecido adiposo
TC, Tecido conjuntivo
VS, Vaso sanguíneo
Ponta de seta (***detalhe***), Borda em escova
Setas, "Ilhotas" de epitélio do lúmen

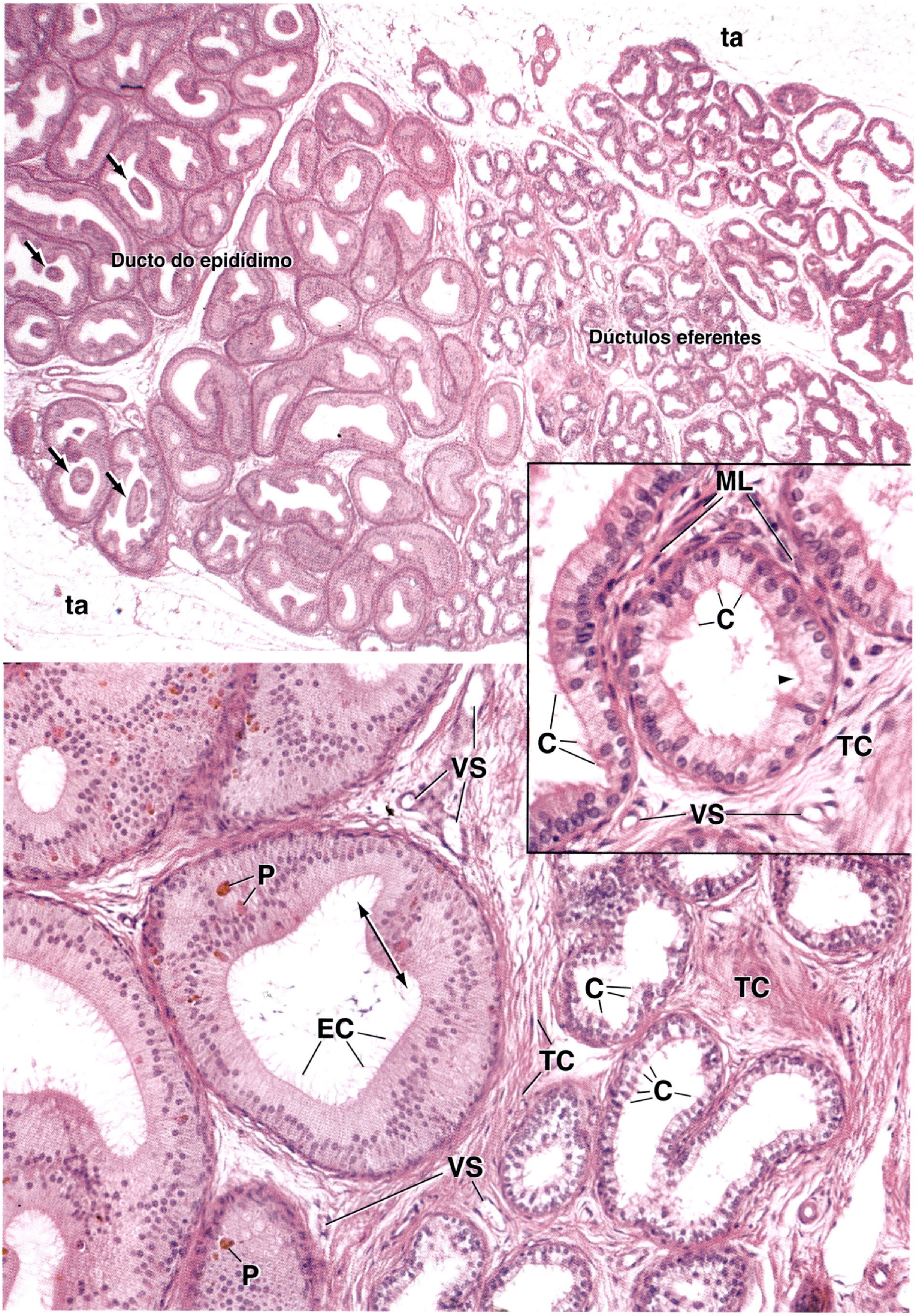
ta
Ducto do epidídimo
Dúctulos eferentes
ta
ML
C
C
TC
VS
VS
P
EC
C
TC
TC
C
VS
P

PRANCHA 22.4 ■ Funículo espermático e ducto deferente

O **ducto deferente** continua, a partir do ducto do epidídimo, na forma de tubo muscular de parede espessa, que deixa o escroto e atravessa o canal inguinal como componente do funículo espermático. No anel inguinal profundo, ele continua até dentro da pelve e, atrás da bexiga, une-se ao ducto excretor da glândula seminal para formar o **ducto ejaculatório**. Em seguida, o ducto ejaculatório penetra na próstata e abre-se na **uretra**.

Os espermatozoides maduros são armazenados na parte terminal (cauda) do ducto do epidídimo. Esses espermatozoides são forçados para dentro do ducto deferente pelas intensas contrações das três camadas de músculo liso do ducto deferente, após estimulação neural apropriada. A contração do músculo liso do ducto deferente dá continuidade ao movimento dos espermatozoides através do ducto ejaculatório até a uretra, durante o reflexo ejaculatório. As glândulas seminais (ver Prancha 22.6) não constituem locais de armazenamento para os espermatozoides, mas secretam um líquido rico em frutose, que se torna parte do sêmen ejaculado. A frutose é o principal substrato metabólico dos espermatozoides.

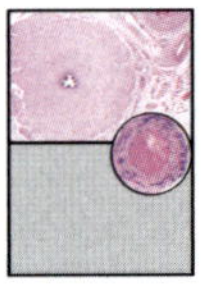

Funículo (ou cordão) espermático, ser humano, hematoxilina e eosina (H-E), 80×; detalhe, 250×.

Esta figura mostra um corte transversal realizado através do **ducto deferente** e de alguns dos vasos e nervos que acompanham o ducto no funículo espermático. A parede do ducto deferente é extremamente espessa, devido, em grande parte, à existência de uma grande quantidade de músculo liso. O músculo contrai quando o tecido é removido, fazendo com que a mucosa forme pregas longitudinais. Por esse motivo, nos cortes histológicos, o lúmen (*l*) geralmente aparece irregular em corte transversal.

O músculo liso do ducto deferente é disposto como uma camada longitudinal (*ML[L]*) externa espessa, uma camada circular (*ML[C]*) média espessa e uma camada longitudinal (*ML[L]*) interna mais delgada. Entre o epitélio e a camada de músculo liso longitudinal interna, há uma camada moderadamente espessa de tecido conjuntivo frouxo, a lâmina própria (*LP*). O tecido conjuntivo, que circunda imediatamente o ducto deferente, contém nervos e alguns vasos sanguíneos de menor calibre que suprem o ducto. Com efeito, alguns desses vasos podem ser observados penetrando na camada de músculo liso longitudinal externo (*asterisco*).

Uma característica singular do funículo espermático é a existência de um plexo de veias atípicas **(plexo pampiniforme)** que se origina das veias espermáticas. Esses vasos recebem sangue dos testículos (o plexo pampiniforme também recebe tributárias do epidídimo). O plexo é uma rede vascular anastomosada, que constitui a maior parte do funículo espermático. Porções de várias dessas veias (*VS*) são evidentes na parte *superior direita* da figura anterior, juntamente com diversos nervos (*n*). A característica incomum das veias reside na sua parede muscular espessa que, à primeira vista, lhe confere a aparência de uma artéria, e não de uma veia. O exame cuidadoso desses vasos (*detalhe*) mostra que a maior parte da parede do vaso é composta de duas camadas de músculo liso – uma camada circular externa *ML*(*C*) e uma camada longitudinal interna *ML*(*L*).

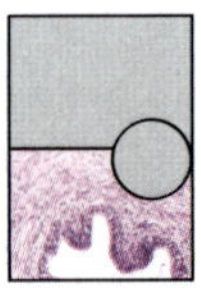

Ducto deferente, ser humano, H-E, 320×.

O revestimento epitelial do **ducto deferente** consiste em epitélio pseudoestratificado colunar com estereocílios (*pontas de setas*). Assemelha-se ao epitélio do epidídimo, mas as células não são tão altas. Os núcleos alongados das células colunares são facilmente distinguidos dos núcleos esféricos das **células basais** (*setas*). O epitélio repousa sobre um tecido conjuntivo frouxo, conhecido como lâmina própria (*LP*), que se estende até o músculo liso. Não há descrição de submucosa.

l, Lúmen do ducto deferente
LP, Lâmina própria
Lu, Lúmen do vaso sanguíneo
ML(C), Camada circular de músculo liso
ML(L), Camada longitudinal de músculo liso
n, Nervo
VS, Vasos sanguíneos
Asteriscos, Pequenas artérias que suprem o ducto deferente
Pontas de seta, Estereocílios
Setas, Núcleo das células basais

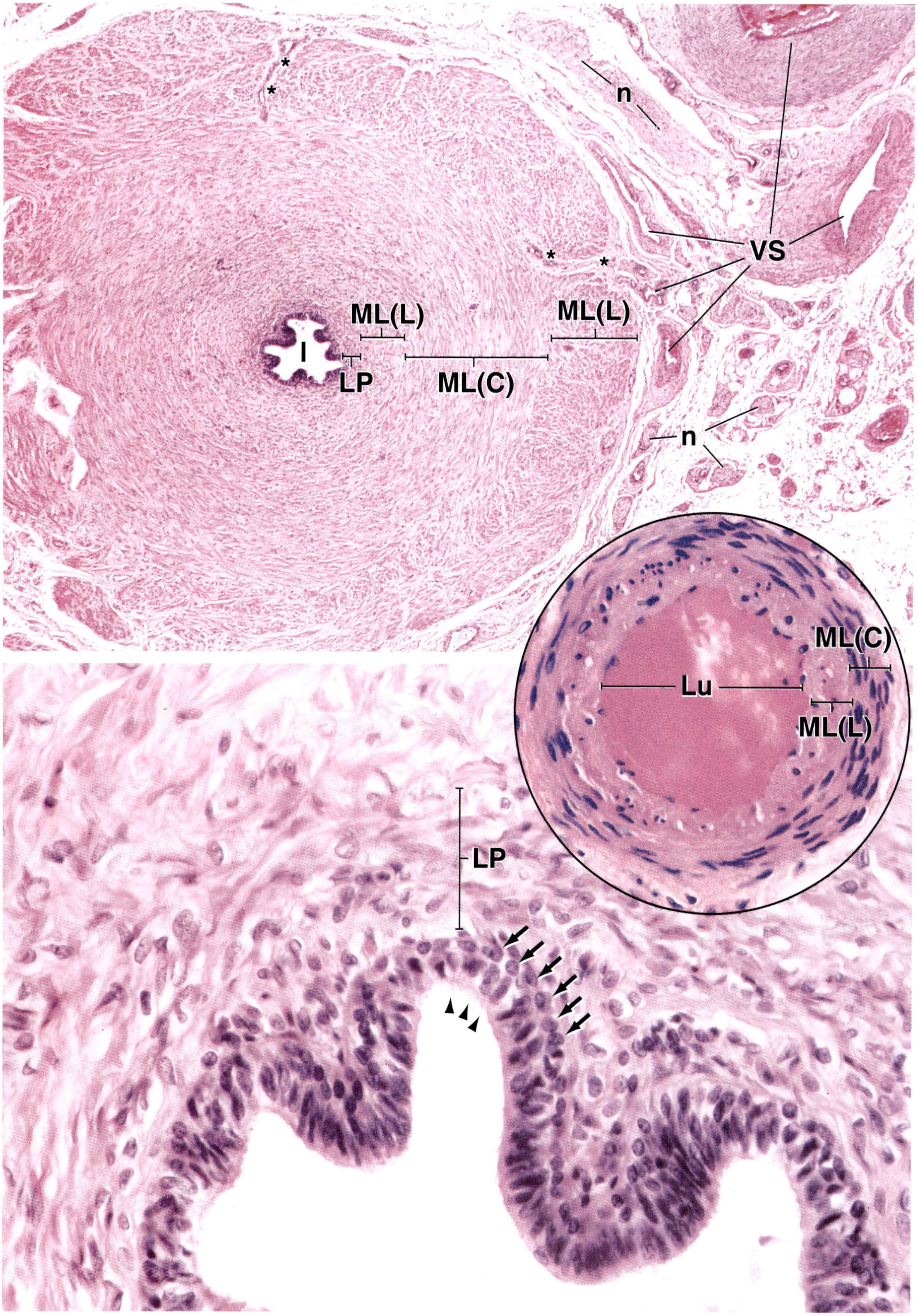
*
*
n
VS
*
*
ML(L)
ML(L)
l
LP
ML(C)
n
ML(C)
Lu
ML(L)
LP

PRANCHA 22.5 ■ Próstata

A **próstata** é a maior glândula sexual acessória. Consiste em 30 a 50 **glândulas tubuloalveolares** que circundam a parte proximal da uretra. Em virtude dessa relação, uma condição que ocorre posteriormente durante a vida – a hiperplasia prostática benigna – pode resultar em obstrução parcial ou total da uretra.

As glândulas prostáticas estão dispostas em três camadas concêntricas: uma camada mucosa, uma camada submucosa e uma camada periférica contendo as glândulas prostáticas principais. As glândulas mucosas secretam diretamente na uretra; os outros dois conjuntos de glândulas liberam suas secreções por meio de ductos que se abrem nos seios prostáticos, na parede posterior da uretra. Todas as glândulas são formadas por epitélio pseudoestratificado colunar, que secreta diversos componentes do sêmen, incluindo fosfatase ácida, ácido cítrico (um nutriente para os espermatozoides) e fibrinolisina (que mantém o sêmen liquefeito). As **concreções prostáticas** nos alvéolos das glândulas são compostas de agregados de células epiteliais mortas e produtos secretores precipitados; essas concreções constituem um aspecto característico que ajuda no reconhecimento da próstata.

Por último, o estroma caracteriza-se por numerosos feixes pequenos de músculo liso, de modo que ele também pode ser descrito como **estroma fibromuscular**. Ocorre contração desse músculo na ejaculação, forçando a secreção dentro da uretra. A glândula é circundada por uma cápsula fibroelástica, que também contém pequenos feixes de músculo liso.

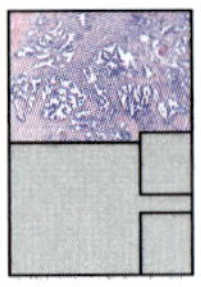

Próstata, ser humano, hematoxilina e eosina (H-E), 47×.

Esta fotomicrografia em pequeno aumento mostra uma parte da **próstata**. Um pequeno corte da cápsula (*Cap*) da glândula é observado no canto *superior esquerdo*. O restante do campo é preenchido pelos componentes glandulares e estromais da próstata. Os tubuloalvéolos secretores da próstata variam acentuadamente quanto a seu formato, conforme observado na figura. Podem aparecer como tubos, como alvéolos isolados, como alvéolos com ramos ou, ainda, como tubos com ramos. Cortes tangenciais através dos alvéolos podem até mesmo produzir imagens de "ilhotas epiteliais" (*pontas de seta*) no lúmen dos alvéolos. Isso se deve ao contorno extremamente irregular da superfície epitelial. Além disso, deve-se assinalar que muitos dos alvéolos podem exibir uma estrutura rudimentar (*setas*). Trata-se simplesmente de um estado inativo, que é cada vez mais observado em indivíduos idosos. Conforme assinalado anteriormente, as **concreções prostáticas** (*cp*) no lúmen dos alvéolos são constituídas por agregados de células epiteliais mortas e secreções precipitadas; essas concreções aumentam gradualmente em número e tamanho com a idade. As concreções coram-se pela eosina e podem exibir uma aparência lamelar concêntrica, conforme claramente mostrado na concreção situada na parte *inferior, à direita*. Com o passar do tempo, elas podem tornar-se impregnadas com sais de cálcio e, portanto, podem ser facilmente reconhecidas em radiografias da parte inferior do abdome.

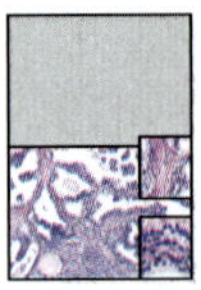

Glândulas e estroma fibromuscular, próstata, ser humano, H-E, 178×; detalhe superior, 350×; detalhe inferior, 650×.

Neste maior aumento de uma parte da próstata, o **estroma fibromuscular** é claramente observado tanto imediatamente abaixo do epitélio secretor dos túbulos alveolares, como em áreas não secretoras mais profundas. No *detalhe superior*, que corresponde ao *retângulo maior*, a intensidade da coloração do **músculo liso** (*ML*) o distingue claramente do tecido conjuntivo estromal fibroso, com o qual está intimamente entremeado. Não há feixes ou camadas de músculo liso nitidamente demarcados na próstata, porque o músculo liso está aleatoriamente distribuído por todo o estroma. As **concreções prostáticas** (*cp*) são mais uma vez evidentes no lúmen dos alvéolos, comprimindo o epitélio até torná-lo quase irreconhecível. O *detalhe inferior*, que corresponde ao *retângulo menor*, demonstra claramente a natureza pseudoestratificada colunar do epitélio (*Ep*) prostático. São observadas células basais (*pontas de seta*) bem delineadas, ao lado de células secretoras colunares mais altas. Um pequeno vaso sanguíneo (*VS*), imediatamente subjacente ao epitélio, é identificado pela existência de eritrócitos em seu lúmen. Uma infiltração de linfócitos (*Lin*) pode ser vista no estroma ao longo da *borda inferior* desta imagem, sugerindo a ocorrência de um processo inflamatório na próstata.

Cap, Cápsula
cp, Concreção prostática
Ep, Epitélio
Lin, Linfócitos
ML, Músculo liso
VS, Vaso sanguíneo
Pontas de seta, Figura superior "ilhotas epiteliais"; detalhe inferior, células basais
Setas, Alvéolos inativos

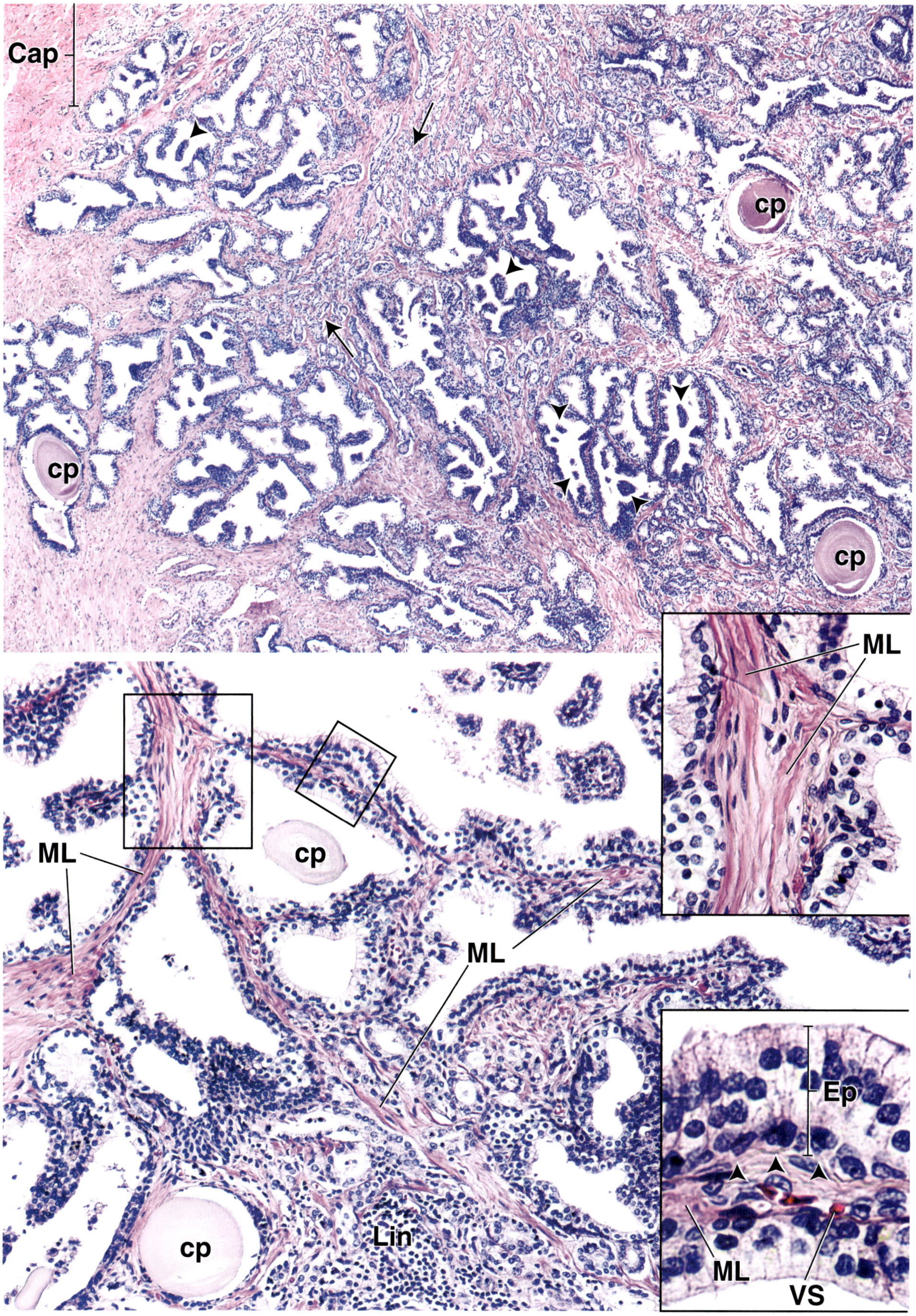
Cap
cp
cp
cp
cp
ML
ML
ML
cp
cp
Lin
Ep
ML
VS

PRANCHA 22.6 ■ Glândula seminal

As **glândulas seminais** são evaginações da extremidade de cada ducto deferente constituídas por tubos densamente espiralados. Embora os cortes feitos através dessa estrutura possam revelar numerosos lumens, todos são perfis de um único lúmen tubular contínuo. As glândulas seminais são revestidas por epitélio pseudoestratificado colunar muito semelhante ao da próstata.

A secreção das glândulas seminais consiste em um material viscoso amarelo-esbranquiçado que contém frutose, outros açúcares simples, aminoácidos, ácido ascórbico e prostaglandinas. Embora as prostaglandinas tenham sido isoladas pela primeira vez da próstata (daí a sua designação), essas moléculas são sintetizadas em grandes quantidades nas glândulas seminais. A frutose constitui a principal fonte nutritiva para os espermatozoides no sêmen.

A **mucosa** da glândula repousa sobre uma camada espessa de músculo liso, que é contínua com a camada muscular do ducto deferente, a partir do qual a glândula seminal se evagina. O músculo liso consiste em uma camada circular interna indistinta e uma camada longitudinal externa (compare com as três camadas do ducto do epidídimo e do ducto deferente, Prancha 22.3), que são difíceis de ser distinguidas uma da outra. A contração do músculo liso durante a ejaculação força as secreções das glândulas seminais para dentro dos dúctulos ejaculatórios. Externamente ao músculo liso está o tecido conjuntivo da camada adventícia.

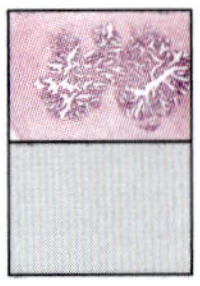

Glândula seminal, ser humano, H-E, 30×.

Esta figura mostra um corte transversal de uma **glândula seminal**. Note que, em virtude da natureza altamente espiralada da glândula, o corte mostra dois lumens quase distintos, situados lado a lado. No entanto, esta imagem resulta de uma configuração bidimensional da estrutura altamente espiralada da glândula. Na realidade, trata-se de um só tubo glandular, no qual todos os espaços internos são contínuos.

A **mucosa** das glândulas seminais caracteriza-se por extensas pregas ou cristas. As cristas variam de tamanho e, em geral, ramificam-se e se interconectam umas com as outras. As cristas maiores podem formar recessos que contêm cristas menores; ao efetuar um corte oblíquo, elas aparecem como arcos mucosos que envolvem as pregas menores (*setas*). Quando o plano de corte é paralelo à superfície, as cristas mucosas são vistas como "vilosidades". Em algumas áreas, particularmente na região periférica do lúmen, as pregas interconectantes da mucosa aparecem como alvéolos. Contudo, cada uma dessas câmaras constitui uma estrutura semelhante a uma bolsa, que é aberta e contínua com o lúmen. Abaixo da mucosa, há um tecido conjuntivo (*TC*) frouxo muito celularizado que, por sua vez, é circundado por músculo liso (*ML*).

Finalmente, as glândulas seminais são sacos alongados pareados. Cada glândula consiste em um único tubo dobrado e espiralado sobre si mesmo, com divertículos ocasionais em sua parede. A extremidade superior termina em fundo de saco; a extremidade inferior é constringida em um ducto excretor reto e fino, que se une e se esvazia em seu ducto deferente correspondente.

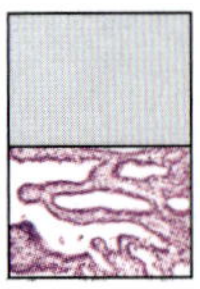

Pregas mucosas, glândula seminal, ser humano, H-E, 220×.

Este maior aumento das pregas mucosas revela o **epitélio** (*Ep*) e o tecido conjuntivo frouxo subjacente ou **lâmina própria** (*LP*). O epitélio é do tipo pseudoestratificado. É composto de células colunares baixas ou cuboides e pequenas células basais esféricas. As células basais são relativamente esparsas e estão aleatoriamente entremeadas nas células principais maiores; por estas serem relativamente esparsas, o epitélio pode não ser facilmente identificado como pseudoestratificado. Em algumas áreas, o epitélio aparece mais espesso (*ponta de seta*) e pode, portanto, dar a impressão de ser formado por múltiplas camadas. Estas imagens, no entanto, resultam de cortes tangenciais do epitélio. A lâmina própria da mucosa é composta de tecido conjuntivo muito celularizado, rico em fibras elásticas e, além disso, contém algumas células musculares lisas.

Ep, Epitélio
LP, Lâmina própria
ML, Músculo liso
TC, Tecido conjuntivo
Ponta de seta, Corte oblíquo do epitélio
Setas, Arcos mucosos

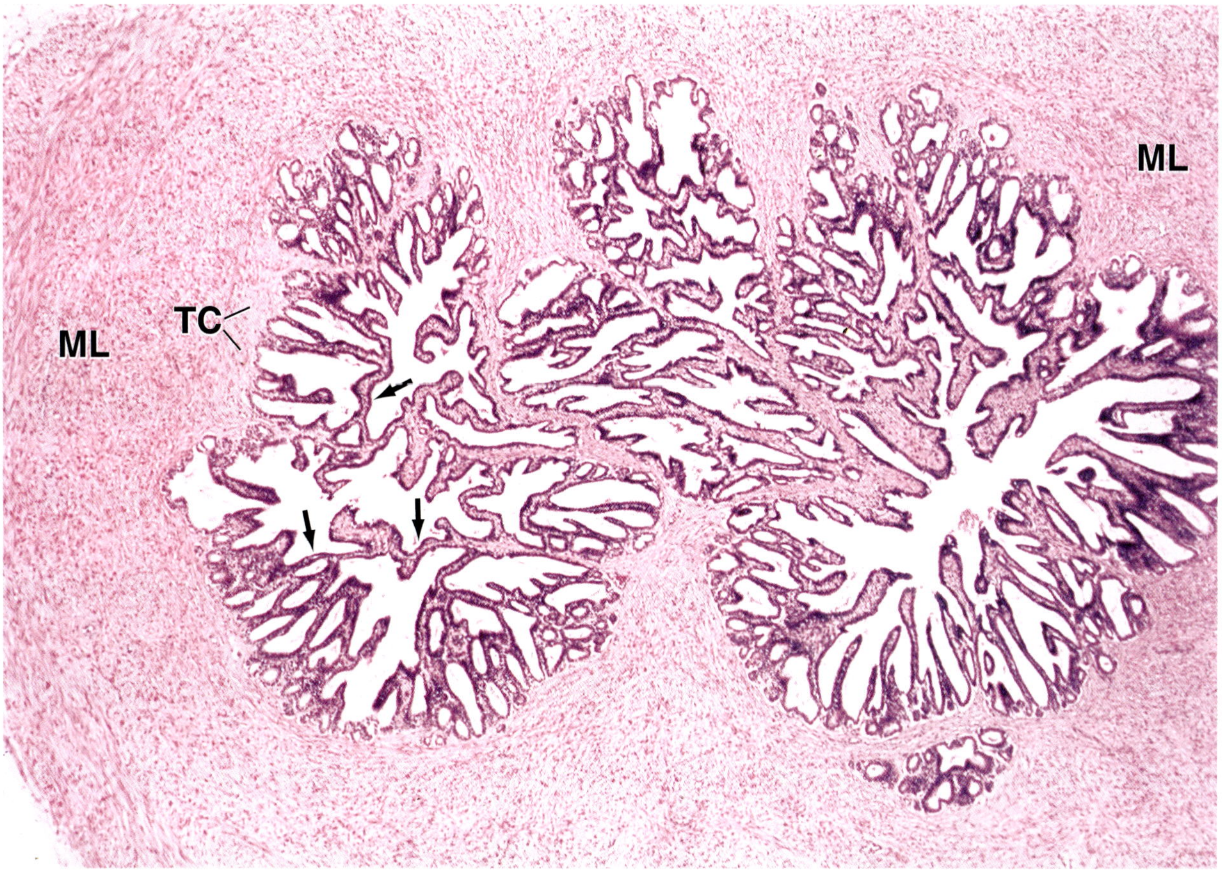
ML
TC
ML

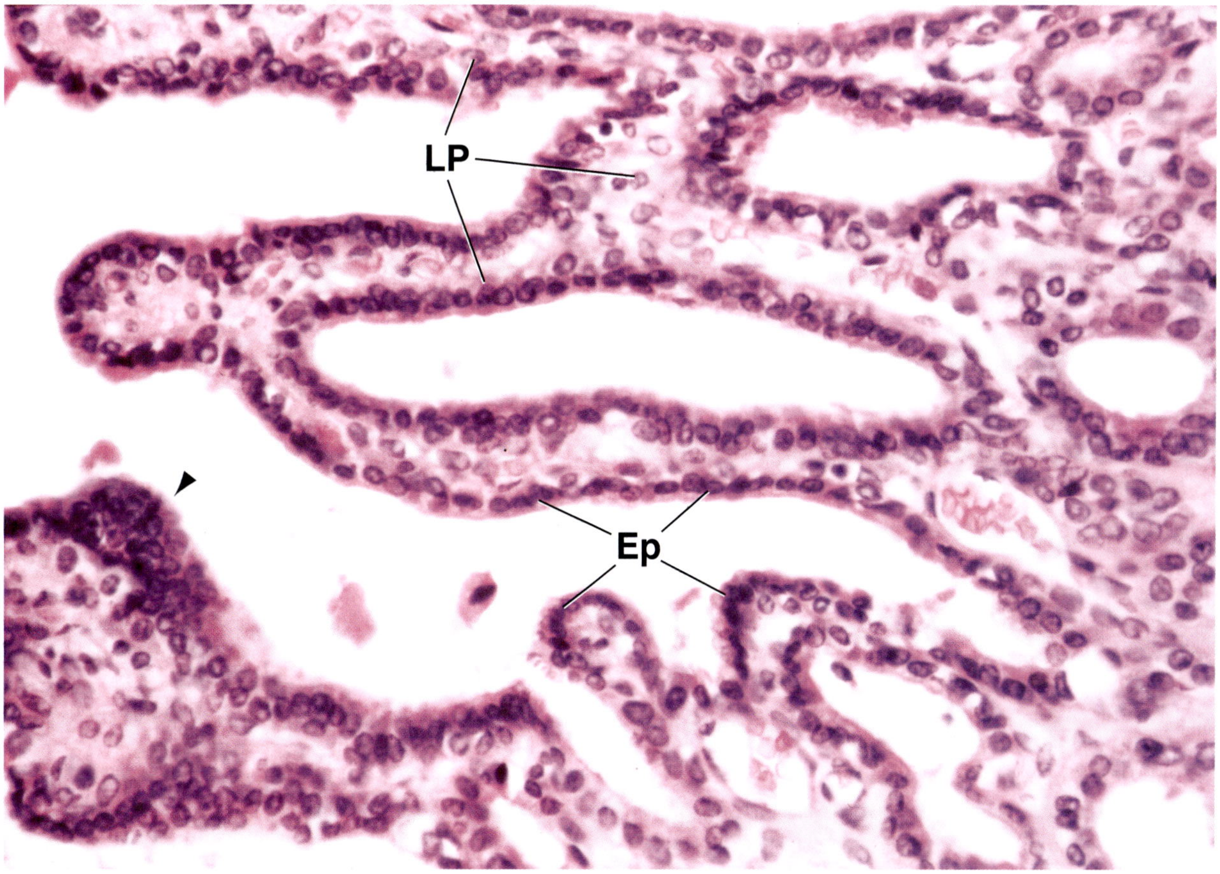
LP
Ep

23 Sistema Genital Feminino

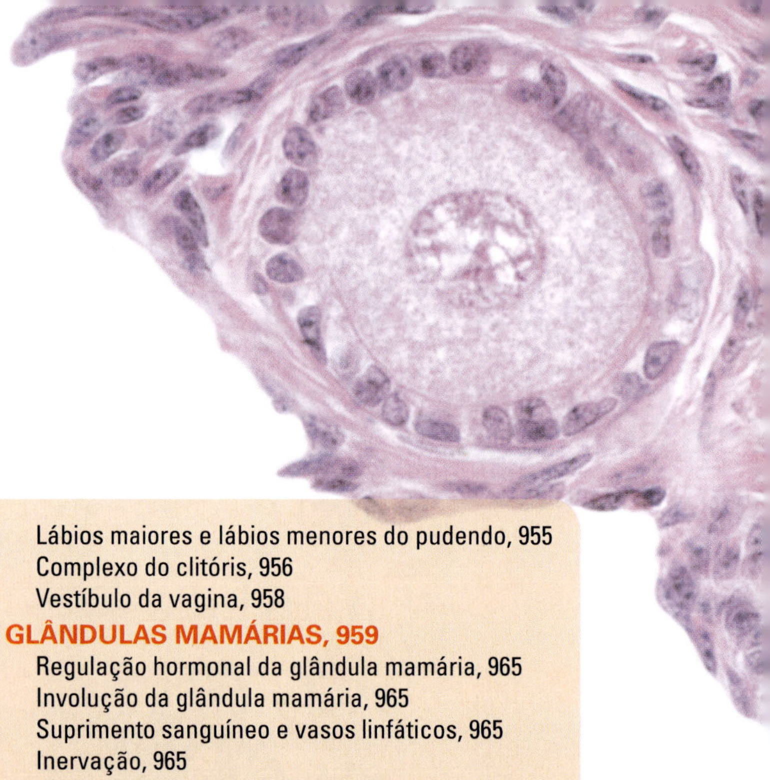

VISÃO GERAL DO SISTEMA GENITAL FEMININO

O sistema genital feminino consiste em órgãos sexuais internos e estruturas genitais externas.

Os órgãos genitais femininos internos estão localizados na pelve, enquanto as estruturas genitais externas (genitália externa) estão situadas na parte anterior do períneo, conhecida como pudendo feminino (vulva).

- Os órgãos genitais femininos internos são constituídos por: ovários, tubas uterinas, útero e vagina (Figura 23.1). Eles estão contidos principalmente na cavidade pélvica e no períneo
- A genitália externa inclui: monte do púbis, lábios maiores e menores do pudendo, clitóris, vestíbulo e abertura da vagina, hímen e óstio externo da uretra.

As glândulas mamárias estão incluídas neste capítulo, visto que seu desenvolvimento e estado funcional estão diretamente relacionados com a atividade hormonal do sistema genital feminino. De modo semelhante, a placenta é incluída, em virtude de sua relação funcional e física com o útero durante a gravidez.

Os órgãos genitais femininos sofrem alterações cíclicas regulares desde a puberdade até a menopausa.

Os ovários, as tubas uterinas e o útero de mulheres sexualmente maduras sofrem alterações estruturais e funcionais acentuadas, que estão relacionadas com a atividade neural e com alterações nos níveis hormonais durante cada ciclo menstrual, e durante a gravidez. Esses mecanismos também regulam o desenvolvimento inicial do sistema genital feminino. A primeira menstruação é denominada menarca. Ocorre em meninas entre 9 e 14 anos (a idade média da menarca é de 12,4 anos) e marca o início da vida reprodutiva. Durante essa fase da vida, o ciclo menstrual tem duração média de 21 a 34 dias. Entre 45 e 55 anos (em média, 51,4 anos), o ciclo menstrual torna-se irregular e, por fim, cessa. Essa alteração na função reprodutora se chama *climatério*. A última menstruação é denominada menopausa. Os ovários deixam de desempenhar sua função reprodutiva de produção de oócito, bem como a sua função endócrina de produção de hormônios que regulam a atividade reprodutiva. Outros órgãos (p. ex., a vagina e as glândulas mamárias) exibem graus variáveis de redução de suas funções, particularmente de suas atividades secretoras.

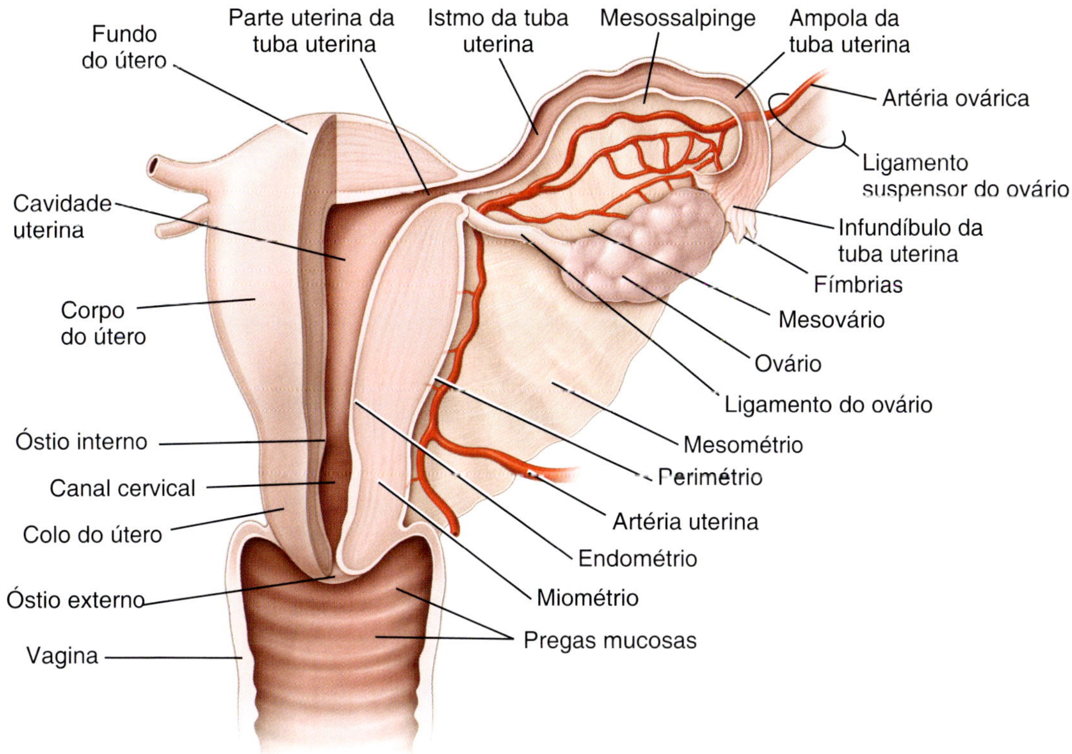

Figura 23.1 Desenho esquemático dos órgãos sexuais internos femininos. Este desenho mostra uma vista posterior dos órgãos sexuais internos femininos. Parte da parede do útero, da tuba uterina e da vagina foi removida para que fossem reveladas suas estruturas internas. Observe as três camadas distintas da parede do útero: a camada interna, o endométrio, que reveste a cavidade uterina; a camada média e mais espessa, o miométrio; e a camada externa, o perimétrio, que constitui o revestimento peritoneal do útero.

■ OVÁRIO

A produção de gametas e a de hormônios esteroides constituem as duas principais funções do ovário.

Os ovários apresentam duas funções inter-relacionadas: a gametogênese (produção de gametas; oócitos para fertilização e propagação bem-sucedida da espécie) e a esteroidogênese (produção de esteroides que possibilitam o desenvolvimento das características sexuais secundárias femininas e asseguram o desenvolvimento do oócito e a gravidez). A produção de gametas femininos é denominada oocitogênese. Os gametas em desenvolvimento são denominados oócitos, e os gametas maduros são conhecidos como óvulos.

Os dois principais grupos de hormônios esteroides – os estrogênios e os progestógenos – são secretados pelos ovários.

- Os estrogênios promovem o crescimento e a maturação dos órgãos sexuais internos e externos, além do que são responsáveis pelas características sexuais femininas que se desenvolvem na puberdade. Os estrogênios também atuam sobre as glândulas mamárias, a fim de promover o desenvolvimento das mamas por meio do estímulo do crescimento dos ductos e do estroma e do acúmulo de tecido adiposo
- Os progestógenos preparam os órgãos sexuais internos, principalmente o útero, para a gravidez, causando alterações secretoras no endométrio (discutidas na seção sobre alterações cíclicas no endométrio). Eles também preparam as adaptações das glândulas mamárias, por meio da promoção da proliferação lobular.

Ambos os hormônios desempenham importante papel no ciclo menstrual e preparam o útero para a implantação de um óvulo fertilizado. Se essa implantação não ocorre, o endométrio sofre degeneração, e então ocorre a menstruação.

Estrutura do ovário

Em nulíparas (mulheres que nunca tiveram filhos), os ovários consistem em um par de estruturas em formato de amêndoa, de coloração branco-rosada, com cerca de 3 cm de comprimento, 1,5 cm de largura e 1 cm de espessura. Cada ovário está fixado à superfície posterior do ligamento largo por uma prega peritoneal, o mesovário (ver Figura 23.1). O polo superior (ou tubário) do ovário está fixado à parede pélvica pelo ligamento suspensor do ovário, que transporta os vasos e nervos daquele. Já seu polo inferior (ou uterino) está fixado ao útero pelo ligamento útero-ovárico. Esse ligamento é um remanescente do gubernáculo, o cordão fibroso embrionário que fixa a gônada em desenvolvimento ao assoalho da pelve. Antes da puberdade, a superfície do ovário é lisa; no entanto, durante a vida reprodutiva, acumula progressivamente cicatrizes irregulares, consequentes de repetidas ovulações. Após a menopausa, os ovários apresentam apenas cerca de um quarto do tamanho observado durante o período fértil.

O ovário é composto de córtex e medula.

Um corte realizado através do ovário revela duas regiões distintas:

- A medula do ovário, ou região medular, está localizada na porção central do ovário e contém tecido conjuntivo frouxo, massa de vasos sanguíneos contorcidos de calibre relativamente grande, vasos linfáticos e nervos (Figura 23.2)

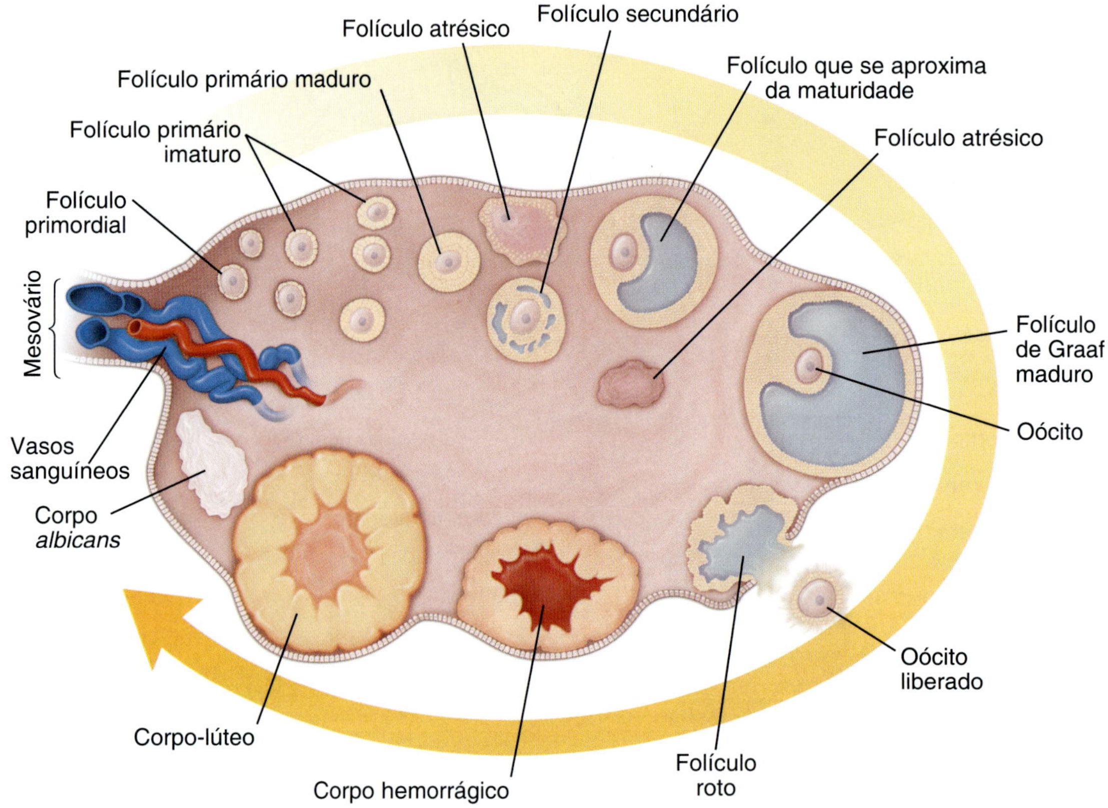

Figura 23.2 Desenho esquemático de um corte realizado através do ovário. Este desenho mostra os estágios do desenvolvimento folicular, desde o folículo primário até o folículo maduro (folículo de Graaf). A maturação dos folículos ocorre na direção da *seta*. Alterações no folículo após a ovulação levam ao desenvolvimento do corpo-lúteo e, por fim, do corpo *albicans*. Observe os vasos sanguíneos altamente espiralados no hilo e na medula do ovário.

- O córtex do ovário, ou região cortical, é encontrado na porção periférica do ovário, circundando a medula. O córtex contém os folículos ovarianos inseridos em tecido conjuntivo ricamente celularizado (Prancha 23.1). Existem ainda fibras musculares lisas dispersas no estroma, envolvendo os folículos. O limite entre a medula e o córtex do ovário é indistinto.

O ovário é recoberto por "epitélio germinativo", que substitui o mesotélio.

A superfície do ovário é recoberta por uma única camada de células cuboides que, em algumas partes, tornam-se quase pavimentosas. Essa camada celular, conhecida como epitélio germinativo, é contínua com o mesotélio que recobre o mesovário. O termo *epitélio germinativo* é uma denominação trazida do passado, quando se acreditava incorretamente que esse epitélio seria o local de formação das células germinativas durante o desenvolvimento embrionário. Posteriormente, soube-se que as células germinativas primordiais (tanto masculinas quanto femininas) são de origem extragonadal. Essas células migram do saco vitelino embrionário para o córtex da gônada embrionária, onde se diferenciam e induzem a diferenciação do ovário. Uma camada de tecido conjuntivo denso, a túnica albugínea, situa-se entre o epitélio germinativo e o córtex subjacente (Prancha 23.1). Os tumores que surgem a partir da superfície epitelial do ovário representam mais de 70% dos **cânceres de ovário**. A origem dos tumores epiteliais superficiais pode estar relacionada com a ruptura e a cicatrização recorrentes do epitélio germinativo durante as ovulações.

Os folículos ovarianos proporcionam o microambiente para o oócito em desenvolvimento.

Os folículos ovarianos de vários tamanhos, contendo, cada um deles, um único oócito, estão distribuídos no estroma do córtex. O tamanho de um folículo indica o estado de desenvolvimento do oócito. Os estágios iniciais da oocitogênese ocorrem durante a vida fetal, quando as divisões mitóticas aumentam maciçamente o número de oogônias (ver seção sobre oocitogênese). Os oócitos existentes por ocasião do nascimento permanecem parados em seu desenvolvimento no estágio diplóteno da prófase da primeira divisão meiótica. Durante a puberdade, pequenos grupos de folículos sofrem crescimento e maturação cíclicos. A ovulação ocorre de modo irregular durante a adolescência. De modo geral, no terceiro ano, após a menarca, um padrão cíclico regular de maturação folicular e ovulação é estabelecido.

Normalmente, apenas um oócito alcança a maturidade completa, e é liberado do ovário a cada ciclo menstrual. A maturação e a liberação de mais de um oócito na ovulação podem levar a múltiplos zigotos. Durante a vida reprodutiva, apenas cerca de 400 óvulos maduros são produzidos. A maioria dos 600.000 a 800.000 oócitos primários estimados ao nascimento não completa a maturação, e é gradualmente perdida por atresia – um processo de morte espontânea e reabsorção subsequente dos oócitos imaturos. A atresia folicular já se inicia no quinto mês de vida fetal e é mediada pela apoptose das células que circundam o oócito. A atresia reduz o número de oócitos primários de maneira logarítmica durante toda a vida, de 5 milhões no feto para menos de 20% desse número por ocasião do nascimento. Os oócitos que permanecem no período da menopausa sofrem degeneração no decorrer de alguns anos.

Desenvolvimento dos folículos

Histologicamente, podem ser identificados três tipos básicos de folículos ovarianos, fundamentado no estado de desenvolvimento:

- Os folículos primordiais
- Os folículos em crescimento, que ainda são subdivididos em folículos primários e secundários (ou antrais)
- Os folículos maduros ou folículos de Graaf.

Alguns histologistas e clínicos identificam estágios adicionais no *continuum* do desenvolvimento dos folículos. Durante o ciclo menstrual, são encontrados, no ovário, folículos em todos os estágios de desenvolvimento, mas com predomínio dos folículos primordiais. O destino de cada folículo é controlado por fatores endócrinos bem como parácrinos.

O folículo primordial constitui o estágio mais inicial do desenvolvimento folicular.

Os folículos primordiais surgem pela primeira vez nos ovários, durante o terceiro mês de desenvolvimento fetal. O crescimento inicial dos folículos primordiais é independente da estimulação das gonadotropinas. Os folículos primordiais não expressam receptores para o hormônio foliculoestimulante (FSH). No ovário maduro, são encontrados folículos primordiais no estroma do córtex, imediatamente abaixo da túnica albugínea. O oócito é circundado por uma camada única de células foliculares pavimentosas (Figura 23.3 e Prancha 23.1). A superfície externa das células foliculares é delimitada por uma lâmina basal. Nesse estágio, o oócito e as células foliculares circundantes estão intimamente apostos uns aos outros. O oócito tem cerca de 30 μm de diâmetro e um grande núcleo excêntrico que contém cromatina finamente dispersa, além de um ou mais nucléolos grandes. O citoplasma do oócito é denominado *ooplasma* e contém um corpúsculo de Balbiani (Figura 23.3A). Em nível ultraestrutural, o corpúsculo de Balbiani é visto como um acúmulo localizado de membranas e vesículas de Golgi, retículo endoplasmático, centríolos, numerosas mitocôndrias e lisossomos. Além disso, os oócitos humanos contêm lamelas anulares e numerosas vesículas pequenas dispersas por todo o citoplasma, juntamente com pequenas mitocôndrias esféricas. As lamelas anulares assemelham-se a uma pilha de perfis de envoltórios nucleares. Cada camada da pilha inclui estruturas porosas, que são morfologicamente idênticas aos poros nucleares.

O folículo primário constitui o primeiro estágio no desenvolvimento do folículo em crescimento.

À medida que o folículo primordial se desenvolve em um folículo em crescimento, ocorrem alterações no oócito, nas células foliculares e no estroma adjacente. Inicialmente, o oócito aumenta de tamanho e ocorre proliferação das células foliculares achatadas circundantes, que se tornam cuboides. Nesse estágio – isto é, quando as células foliculares se tornam cuboides –, o folículo é identificado como folículo primário. À medida que cresce, o oócito secreta proteínas específicas, que são organizadas em um revestimento extracelular denominado zona pelúcida.

A zona pelúcida é constituída por glicoproteínas que se ligam aos espermatozoides capacitados e induzem a reação acrossômica.

A zona pelúcida (ZP) se localiza entre o oócito e as células foliculares adjacentes (Figura 23.4). Em seres humanos, ela é composta de quatro classes de glicoproteínas ácidas sulfatadas da zona pelúcida (ZP), denominadas ZP-1 (638 aminoácidos), ZP-2 (745 aminoácidos), ZP-3 (424 aminoácidos) e ZP-4 (540 aminoácidos). As glicoproteínas ZP humanas são substancialmente glicosiladas. ZP-3 e ZP-4 atuam como receptores primários ligadores de espermatozoides. Sua ligação é detectada no capuz acrossômico do espermatozoide. ZP-1 e ZP-2 atuam como proteínas secundárias ligadoras de espermatozoides, que interagem principalmente com o segmento equatorial da cabeça do espermatozoide. Além disso, ZP-1, ZP-3 e ZP-4 são responsáveis pela indução da reação acrossômica nos espermatozoides capacitados (ver adiante). Após a fusão da membrana do espermatozoide com a membrana plasmática do oócito (oolema), as glicoproteínas ZP são clivadas por metaloendoproteases, que são liberadas de grânulos corticais,

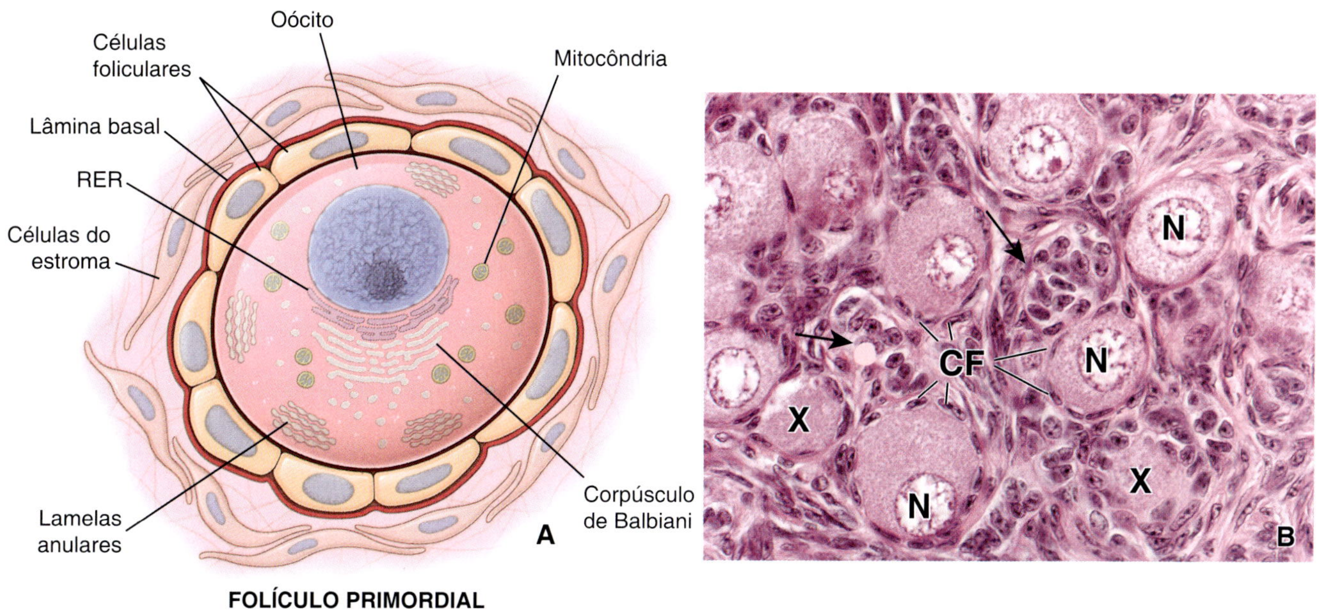

Figura 23.3 Folículo primordial. A. Desenho esquemático de um folículo primordial, mostrando o oócito detido na prófase da primeira divisão meiótica. O oócito está firmemente circundado por uma única camada de células foliculares pavimentosas. A superfície externa dessas células é separada do tecido conjuntivo por uma lâmina basal. O ooplasma contém organelas características, conforme observado ao microscópio eletrônico, incluindo um corpúsculo de Balbiani, lamelas anulares e pequenas mitocôndrias esféricas. RER, retículo endoplasmático rugoso. **B.** Esta fotomicrografia de folículos primordiais mostra os oócitos circundados por uma única camada de células foliculares (*CF*) achatadas. Em geral, o núcleo (*N*) do oócito ocupa uma posição excêntrica. Dois oócitos, cujos núcleos não estão incluídos no plano do corte, estão indicados (*X*). De modo semelhante, há dois folículos (*setas*) nos quais as células foliculares são vistas em cortes frontal ou tangencial. Os oócitos não aparecem no corte. 640×.

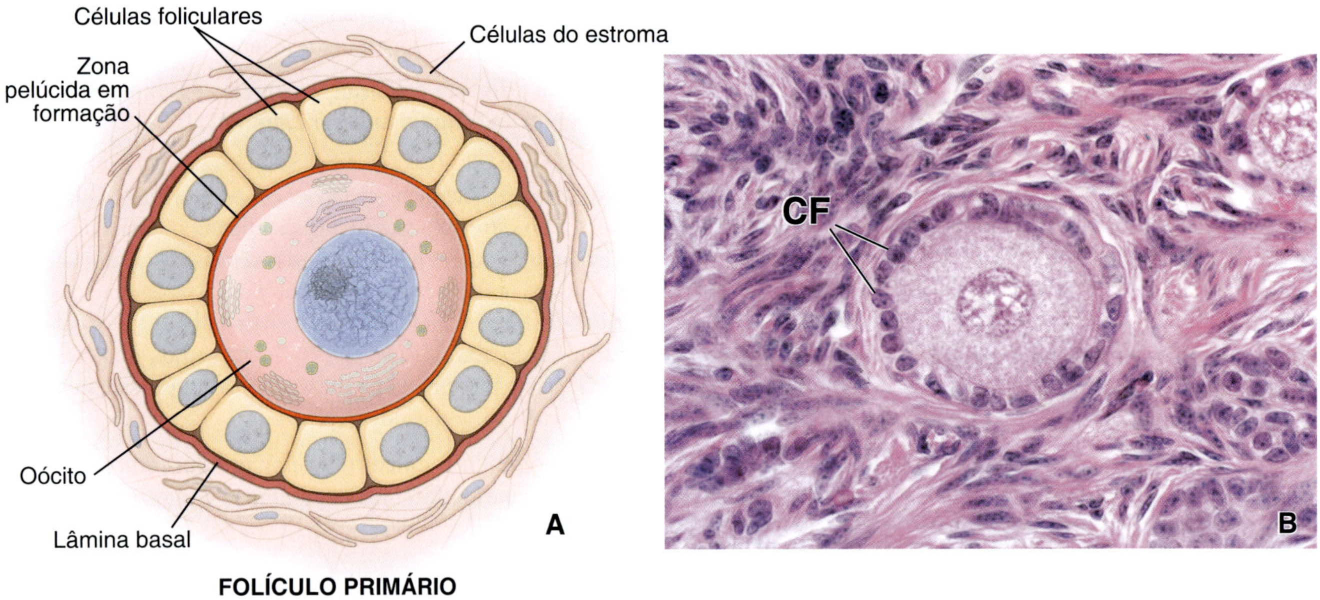

Figura 23.4 Folículo primário imaturo. A. Desenho esquemático de um folículo primário em um estágio inicial de desenvolvimento. Observe a formação da zona pelúcida entre o oócito e as células foliculares adjacentes. O oócito em crescimento é circundado por uma única camada de células foliculares cuboides. **B.** Fotomicrografia de um folículo primário. Observe a camada distinta de células foliculares (*CF*) que circunda o oócito. 640×.

assim fazendo com que as glicoproteínas ZP se tornem não reconhecíveis para ligação com outros espermatozoides.

Ao microscópio óptico, a zona pelúcida é claramente visível como uma camada homogênea e refringente, que se tinge intensamente com corantes acidófilos e com os reagentes ácido periódico de Schiff (PAS) (Prancha 23.1). A zona pelúcida torna-se aparente pela primeira vez quando o oócito, circundado por uma única camada de células foliculares, cuboides ou colunares, cresce e alcança diâmetro de 50 a 80 μm.

As células foliculares sofrem estratificação e formam a camada granulosa do folículo primário.

Por meio de sua rápida proliferação mitótica, a camada única de células foliculares dá origem a um epitélio estratificado, a membrana granulosa (estrato granuloso), que circunda o oócito. As células foliculares são agora identificadas como células da granulosa. A lâmina basal se mantém entre a camada mais externa de células foliculares, que se tornam colunares, e o estroma de tecido conjuntivo.

Durante o crescimento folicular, observa-se o desenvolvimento de extensas junções comunicantes entre as células da granulosa. No entanto, diferentemente das células de Sertoli nos testículos, a camada basal de células da granulosa não contém zônulas de oclusão elaboradas, indicando ausência de uma barreira hematofolicular. O movimento de nutrientes e de pequenas macromoléculas informacionais, do sangue para o líquido folicular, é essencial para o desenvolvimento normal do óvulo e do folículo.

As células do tecido conjuntivo formam as camadas da teca do folículo primário.

À medida que as células da granulosa proliferam, as células do estroma, que circundam imediatamente o folículo, formam uma bainha de células de tecido conjuntivo conhecida como teca folicular, cuja localização é imediatamente externa à lâmina basal (Figura 23.5). A teca folicular diferencia-se em duas camadas:

- A teca interna é a camada interna altamente vascularizada de células secretoras cuboides (Prancha 23.2). As células totalmente diferenciadas da teca interna apresentam características ultraestruturais de células produtoras de esteroides. Além disso, as células da teca interna apresentam um grande número de receptores de hormônio luteinizante (LH). Em resposta à estimulação do LH, essas células sintetizam e secretam os androgênios que são os precursores dos estrogênios. Além das células secretoras, a teca interna contém fibroblastos, feixes de colágeno e uma rede rica de pequenos vasos, típica dos órgãos endócrinos
- A teca externa é a camada externa e contém, principalmente, células musculares lisas e feixes de fibras colágenas.

Os limites entre as camadas da teca, e entre a teca externa e o estroma circundante, não são distintos. No entanto, a lâmina basal entre a camada granulosa e a teca interna estabelece um limite diferente entre essas camadas. Ela separa o rico leito capilar da teca interna da camada granulosa, que é avascular durante o período de crescimento folicular. A lâmina basal entre a camada granulosa e a teca interna restringe a entrada de leucócitos e substâncias de alto peso molecular (como as lipoproteínas de baixa densidade) no folículo.

A maturação do oócito ocorre no folículo primário.

A distribuição das organelas modifica-se com o amadurecimento do oócito. Múltiplos elementos dispersos do aparelho de Golgi, derivados do único corpúsculo de Balbiani do oócito primordial, tornam-se dispersos no citoplasma. Ocorre aumento do número de ribossomos livres, mitocôndrias, pequenas vesículas e corpúsculos multivesiculares, bem como da quantidade de retículo endoplasmático rugoso (RER). Além disso, podem ser observadas gotículas lipídicas ocasionais e massas de pigmento lipocromo. Os oócitos de muitas espécies, incluindo mamíferos, apresentam vesículas secretoras especializadas, conhecidas como grânulos corticais (ver Figura 23.5A). Esses grânulos estão localizados imediatamente abaixo do oolema. Os grânulos contêm proteases, que são liberadas por exocitose quando o óvulo é ativado pelo espermatozoide (discutido na seção sobre fertilização).

Numerosas microvilosidades irregulares projetam-se do oócito para dentro do espaço perivitelino, entre o oócito e as

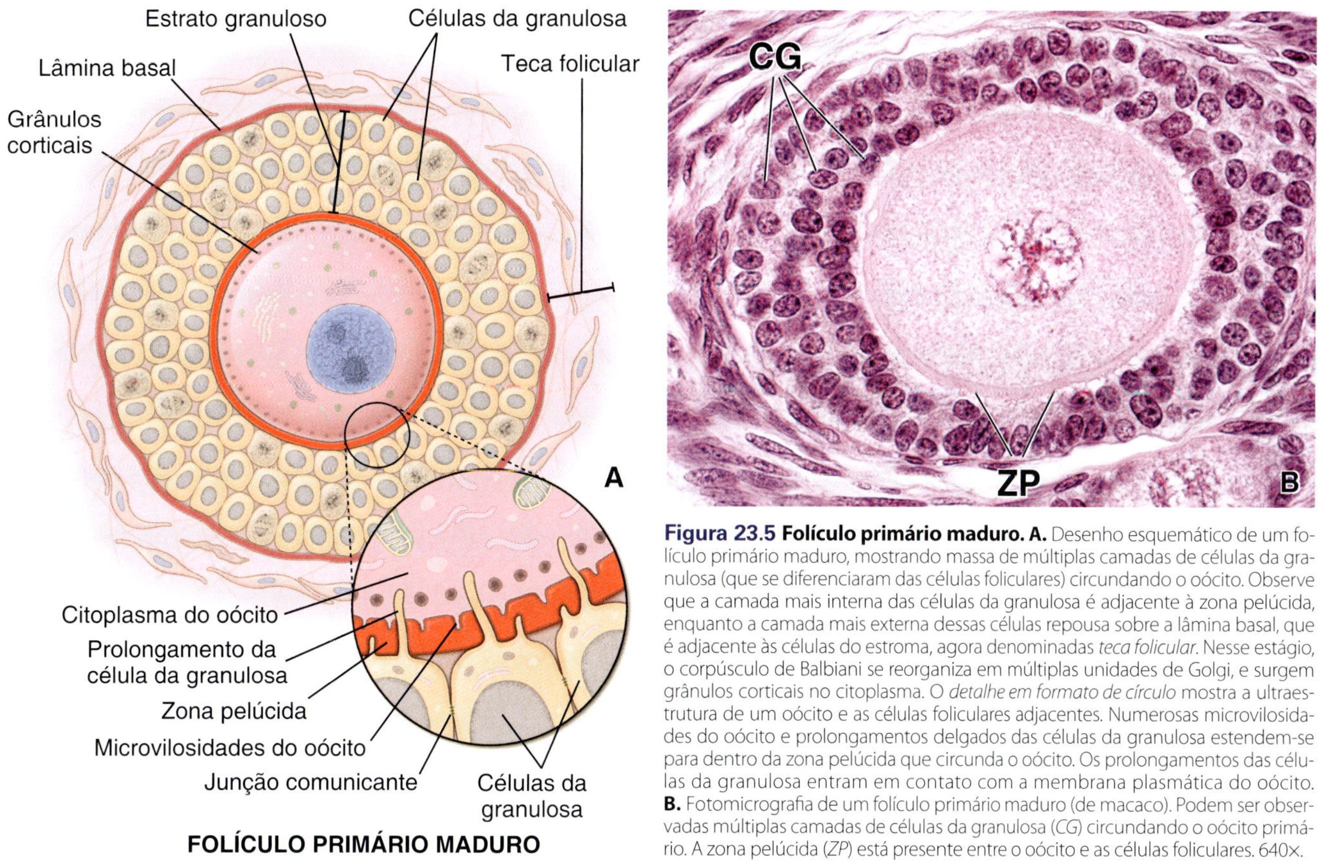

Figura 23.5 Folículo primário maduro. A. Desenho esquemático de um folículo primário maduro, mostrando massa de múltiplas camadas de células da granulosa (que se diferenciaram das células foliculares) circundando o oócito. Observe que a camada mais interna das células da granulosa é adjacente à zona pelúcida, enquanto a camada mais externa dessas células repousa sobre a lâmina basal, que é adjacente às células do estroma, agora denominadas *teca folicular*. Nesse estágio, o corpúsculo de Balbiani se reorganiza em múltiplas unidades de Golgi, e surgem grânulos corticais no citoplasma. O *detalhe em formato de círculo* mostra a ultraestrutura de um oócito e as células foliculares adjacentes. Numerosas microvilosidades do oócito e prolongamentos delgados das células da granulosa estendem-se para dentro da zona pelúcida que circunda o oócito. Os prolongamentos das células da granulosa entram em contato com a membrana plasmática do oócito. **B.** Fotomicrografia de um folículo primário maduro (de macaco). Podem ser observadas múltiplas camadas de células da granulosa (*CG*) circundando o oócito primário. A zona pelúcida (*ZP*) está presente entre o oócito e as células foliculares. 640×.

células da granulosa, à medida que a zona pelúcida é depositada (ver Figura 23.5). Ao mesmo tempo, ocorre desenvolvimento de prolongamentos delgados das células da granulosa, que se projetam em direção ao oócito, entremeando-se com suas microvilosidades e, em certas ocasiões, invaginando-se na sua membrana plasmática. Esses prolongamentos formam junções comunicantes com a membrana plasmática do oócito. O monofosfato cíclico de guanosina (cGMP), produzido pelas células da granulosa, penetra no oócito via junções comunicantes e, ao inibir a hidrólise do monofosfato cíclico de adenosina (cAMP) por fosfodiesterase (PDE3A), mantém a parada da maturação dos oócitos na primeira divisão da meiose. Essa inibição, por sua vez, mantém uma concentração elevada de cAMP no oócito e, assim, bloqueia a progressão da meiose.

O folículo secundário caracteriza-se por um antro que contém líquido.

Inicialmente, o folículo primário move-se mais profundamente no estroma cortical, à medida que aumenta de tamanho. Isso decorre, em grande parte, da proliferação das células da granulosa. Diversos fatores são necessários para que haja o crescimento dos oócitos e dos folículos:

- Hormônio foliculoestimulante (FSH)
- Fatores de crescimento (p. ex., fator de crescimento epidérmico [EGF], fator de crescimento semelhante à insulina I [IGF-I])
- Íons cálcio (Ca^{2+}).

Quando o estrato granuloso alcança espessura de 6 a 12 camadas de células, surgem cavidades repletas de líquido entre as células da granulosa (Figura 23.6). À medida que o líquido rico em ácido hialurônico (também conhecido como hialuronano), denominado líquido folicular, continua se acumulando entre as células da granulosa, as cavidades começam a coalescer, formando finalmente uma única cavidade em formato de meia-lua, denominada antro. O folículo é, nesse estágio, identificado como folículo secundário ou folículo antral (Prancha 23.2). O oócito de posição excêntrica, que alcançou um diâmetro de cerca de 125 μm, não sofre crescimento adicional. No estágio de folículo secundário, a maioria dos folículos sofre atresia, enquanto apenas alguns folículos, sob a estimulação cíclica das gonadotropinas, alcançam o estágio de prontidão para a ovulação.

Nucleotídeos cíclicos são cruciais na manutenção da parada da meiose do oócito, durante o crescimento e a maturação do folículo.

Os nucleotídeos cíclicos cGMP e cAMP, produzidos na camada granulosa e no oócito, são as principais moléculas responsáveis pela manutenção da parada do oócito na meiose. Além disso, a inibição do crescimento e da maturação do oócito também é controlada pela família de peptídios natriuréticos. Seu representante, um peptídio de baixo peso molecular denominado peptídio natriurético do tipo C (CNP), é secretado pelas células da camada granulosa para o líquido antral e atua como inibidor da maturação do oócito. Observa-se uma correlação direta entre o tamanho do folículo secundário e a concentração de CNP. A concentração é mais alta nos folículos pequenos e mais baixa nos folículos maduros. O folículo secundário imaturo, cujo diâmetro era de 0,2 mm no início da formação do líquido antral, continua crescendo e alcança um diâmetro de 10 mm ou mais.

As células do cúmulo oóforo formam uma coroa radiada (*corona radiata*) ao redor do oócito do folículo secretor.

À medida que o folículo secundário aumenta de tamanho, o antro, revestido por várias camadas de células da granulosa, também aumenta (Figura 23.7). O estrato granuloso tem espessura relativamente uniforme, exceto na região associada ao oócito.

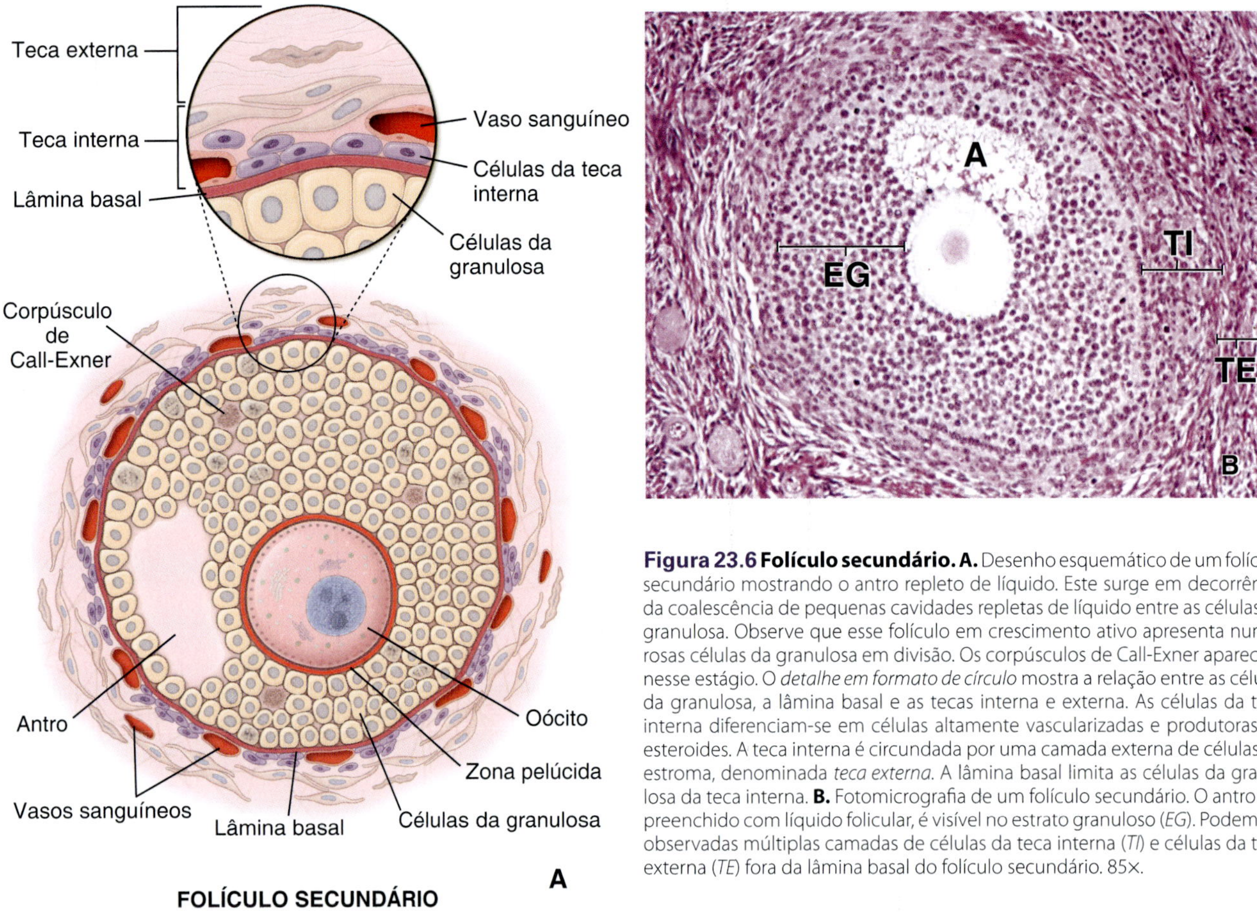

Figura 23.6 Folículo secundário. A. Desenho esquemático de um folículo secundário mostrando o antro repleto de líquido. Este surge em decorrência da coalescência de pequenas cavidades repletas de líquido entre as células da granulosa. Observe que esse folículo em crescimento ativo apresenta numerosas células da granulosa em divisão. Os corpúsculos de Call-Exner aparecem nesse estágio. O *detalhe em formato de círculo* mostra a relação entre as células da granulosa, a lâmina basal e as tecas interna e externa. As células da teca interna diferenciam-se em células altamente vascularizadas e produtoras de esteroides. A teca interna é circundada por uma camada externa de células do estroma, denominada *teca externa*. A lâmina basal limita as células da granulosa da teca interna. **B.** Fotomicrografia de um folículo secundário. O antro (*A*), preenchido com líquido folicular, é visível no estrato granuloso (*EG*). Podem ser observadas múltiplas camadas de células da teca interna (*TI*) e células da teca externa (*TE*) fora da lâmina basal do folículo secundário. 85×.

Nesse local, as células da granulosa formam uma região espessada, o cúmulo oóforo, que se projeta para dentro do antro. As células do cúmulo oóforo que circundam imediatamente o oócito, ao qual permanecem associadas na ovulação, são denominadas coroa radiada. Esta é composta de células do cúmulo que emitem microvilosidades que, por sua vez, penetram em toda a zona pelúcida e comunicam-se – por meio de junções comunicantes – com as microvilosidades do oócito. Durante a maturação folicular, o número de microvilosidades na superfície das células granulosas aumenta, fato que está correlacionado com o aumento no número de receptores de LH na superfície livre do antro. Entre as células da granulosa, é possível observar o material extracelular, densamente corado e PAS-positivo, denominado corpúsculo de Call-Exner (ver Figura 23.6A). Esses corpúsculos são secretados pelas células da granulosa e contêm ácido hialurônico e proteoglicanos.

O folículo maduro ou de Graaf contém o oócito secundário maduro.

O folículo maduro, também conhecido como folículo de Graaf, apresenta diâmetro de 10 mm ou mais. Em virtude de seu grande tamanho, ele se estende por toda a espessura do córtex do ovário e na superfície deste provoca abaulamento. À medida que o folículo se aproxima de seu tamanho máximo, a atividade mitótica das células da granulosa diminui. O estrato granuloso parece tornar-se mais fino à medida que o antro aumenta de tamanho. Conforme os espaços entre as células da granulosa continuam aumentando, o oócito e as células do cúmulo são gradualmente afastados do restante das células da granulosa, preparando-se para a ovulação. As células do cúmulo, que circundam o oócito, formam agora uma única camada de células da coroa radiada. Essas células, e também as células frouxamente aderidas do cúmulo, acompanham o oócito durante a ovulação.

Além disso, durante esse período de maturação folicular, as camadas da teca tornam-se mais proeminentes. Surgem gotículas lipídicas no citoplasma das células da teca interna, as quais exibem características ultraestruturais associadas a células produtoras de esteroides.

A síntese de estrógenos no ovário exige uma relação colaborativa entre as células da teca interna e da granulosa.

A interação cooperativa das células da teca interna e da granulosa é necessária à produção de estrógenos (ou seja, estrona, estradiol) nos folículos em desenvolvimento. Nem as células da granulosa, nem as da teca, expressam o complemento total de enzimas necessárias para a síntese de estradiol, o hormônio sexual feminino primário. As células da teca interna estão localizadas em uma camada extremamente vascularizada do folículo, e expressam receptores de LH e de lipoproteína de baixa densidade (LDL) em suas superfícies. Os receptores de LDL nessas células aceleram a captação de moléculas de LDL, das quais o colesterol é liberado tornando-se o principal substrato na síntese de hormônios esteroides (Figura 23.8).

Quando as células da teca interna são estimuladas pelo LH, elas facilitam a conversão de colesterol em pregnenolona e, depois, via intermediários, em androgênios (ou seja, desidroepiandrostenediona [DHEA], androstenediol, androstenediona, testosterona) (ver Figura 23.8). Devido à ausência da enzima P450 aromatase, as células da teca interna não conseguem produzir estrógenos. Em contrapartida, as células vizinhas da granulosa têm essa enzima. Assim, os androgênios secretados pelas células da teca interna penetram nas células da granulosa, onde são convertidos no retículo endoplasmático liso (REL)

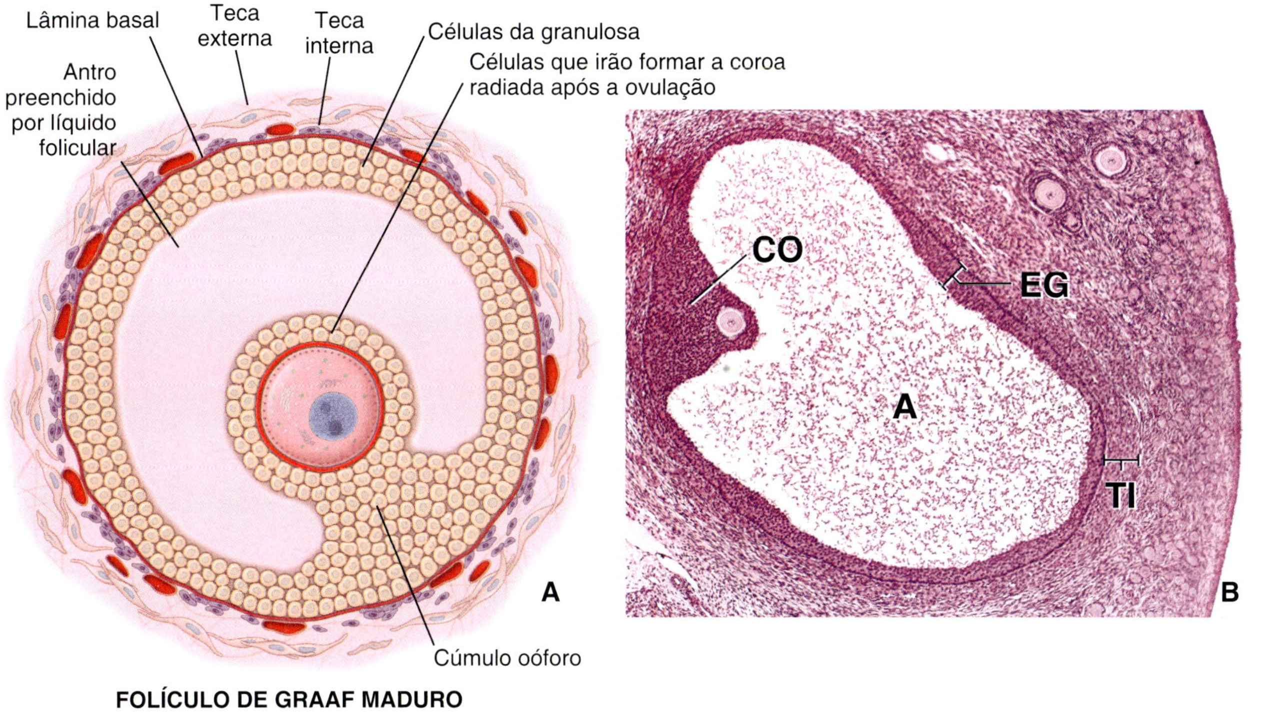

Figura 23.7 Folículo secundário em um estágio avançado de desenvolvimento. A. Desenho esquemático de um folículo maduro (de Graaf) com um grande antro contendo um oócito inserido no cúmulo oóforo. As células do cúmulo oóforo, que circundam imediatamente o oócito, permanecem com ele após a ovulação e são denominadas *coroa radiada*. **B.** Fotomicrografia de um folículo secundário maduro. Observe o grande antro (*A*) preenchido com líquido e o cúmulo oóforo (*CO*) contendo o oócito. As células remanescentes, que circundam o lúmen do antro, constituem a membrana granulosa (estrato granuloso, *EG*). A superfície do ovário é visível à *direita*. Observe também a existência de dois folículos primários (*parte superior, à direita*). TI, teca interna, 45×.

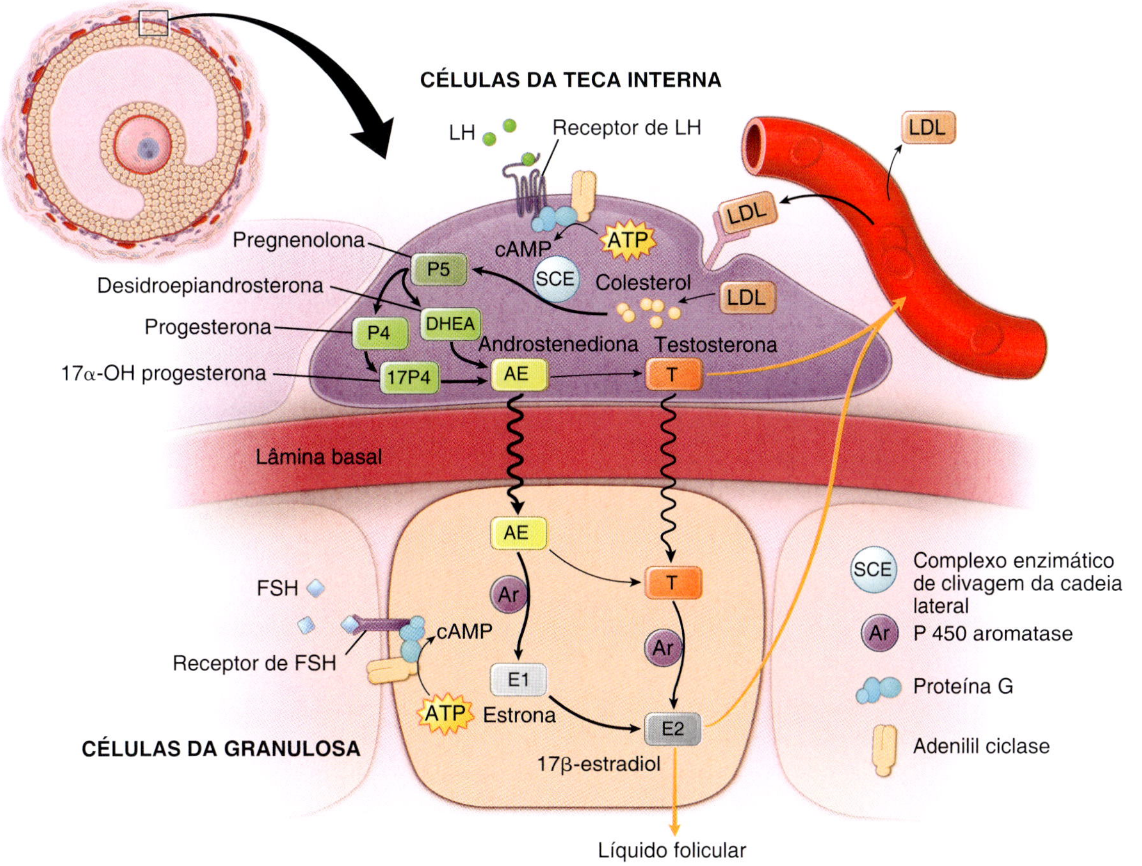

Figura 23.8 Síntese de estrógenos no folículo ovariano. A síntese de estrógenos no ovário demanda colaboração entre as células da granulosa e da teca interna. As células da teca interna expressam receptores de hormônio luteinizante (*LH*) e de lipoproteína de baixa densidade (*LDL*) em suas superfícies. A estimulação das células da teca interna pelo LH facilita a conversão de colesterol (liberado pela desidrogenase láctica [*LDH*]) em pregnenolona (*P5*) e, depois, via intermediários, em androgênios (androstenediona e testosterona). Esses androgênios se difundem para as células vizinhas, onde são convertidos em estrógenos pela enzima P450 aromatase. As células da granulosa expressam receptores de hormônio foliculoestimulante (*FSH*) e sua ativação por FSH é um estimulador primário da atividade da P450 aromatase. O FSH também promove a conversão de estrona em 17β-estradiol. ATP, trifosfato de adenosina; cAMP, monofosfato cíclico de adenosina.

da célula pela P450 aromatase em estrogênios, em resposta à estimulação do FSH (ver Figura 23.8).

O FSH é o estimulador primário da expressão do gene da P450 aromatase nas células da granulosa. Todavia, nem todas as células da granulosa têm a mesma capacidade de produzir estrógenos. Os níveis mais altos de atividade da aromatase são encontrados nas células periféricas, próximo da teca interna, enquanto os níveis mais baixos estão nas células que ladeiam o antro. Quase toda a capacidade (99%) de aromatização (conversão de androgênios em estrógenos) nos folículos em desenvolvimento ocorre nas células da granulosa, sendo esta, portanto, a única fonte de estradiol na fase folicular do ciclo ovariano. Os estrógenos secretados pelas células da granulosa estimulam sua própria proliferação e, assim, aumentam as dimensões do folículo.

Inibidores da aromatase (IAs) são uma classe de fármacos usados no tratamento de câncer de mama sensível a estrogênio. Esse tipo de câncer cresce em resposta ao estrogênio. Os inibidores da aromatase se ligam a locais diferentes na enzima aromatase e evitam a conversão de androgênios em estrógenos, reduzindo, assim, o nível de estrogênio no corpo, e também o crescimento das células cancerosas.

Os níveis elevados de estrogênios de fontes tanto folicular quanto sistêmica estão correlacionados com a sensibilização aumentada dos gonadotropos ao hormônio de liberação das gonadotropinas. A adeno-hipófise induz uma salva de LH (e uma salva menor de FSH) aproximadamente 24 horas antes da ovulação. Em resposta ao surto de LH, os receptores de LH são infrarregulados (dessensibilizados), e as células da granulosa param de produzir estrogênios. Desencadeada por esse surto de LH, a primeira divisão meiótica do oócito primário é reiniciada. Esse evento ocorre entre 12 e 24 horas após o surto de LH, resultando na formação do oócito secundário e do primeiro corpúsculo polar. As células, tanto da granulosa quanto da teca, sofrem então luteinização e passam a produzir progesterona (ver adiante, seção sobre o corpo-lúteo).

Ovulação

A ovulação é um processo mediado por hormônios, que resulta na liberação do oócito secundário.

A ovulação é o processo pelo qual um oócito secundário é liberado no folículo de Graaf. O folículo, destinado a ovular em qualquer ciclo menstrual, é recrutado a partir de uma coorte de diversos folículos primários nos primeiros dias do ciclo. Durante a ovulação, o oócito atravessa toda a parede do folículo, incluindo o epitélio germinativo.

Uma combinação de alterações hormonais e efeitos enzimáticos responde pela liberação do oócito secundário, que ocorre 14 dias antes do ciclo menstrual seguinte (*i. e.*, no 14º dia de um ciclo de 28 dias). Tais fatores incluem:

- Aumento no volume e na pressão do líquido folicular
- Proteólise enzimática da parede folicular pelo plasminogênio ativado
- Depósito de glicosaminoglicanos direcionado por hormônios entre o complexo oócito-cúmulo e o estrato granuloso
- Contração das fibras musculares lisas na camada externa da teca, desencadeada por prostaglandinas.

Imediatamente antes da ovulação, o fluxo sanguíneo é interrompido em uma pequena área da superfície do ovário suprajacente ao folículo maduro. Essa área do epitélio germinativo,

Boxe 23.1

Correlação clínica | Síndrome do ovário policístico

A **síndrome do ovário policístico** se caracteriza por vários sinais e sintomas, inclusive aumento bilateral dos ovários com numerosos cistos foliculares, ciclos menstruais irregulares, anovulação que pode resultar em infertilidade, obesidade, crescimento excessivo de pelos na face, acne e pele oleosa. Morfologicamente, os ovários assemelham-se a pequenos balões brancos, repletos de bolas de gude densamente agrupadas. Os ovários afetados, frequentemente denominados *ovários em ostra*, apresentam uma superfície lisa, branco-perolada; no entanto, não exibem fibrose superficial, visto que não ocorre ovulação. Esse aspecto é atribuído ao grande número de cistos foliculares repletos de líquido e aos folículos secundários atróficos, situados abaixo de uma túnica albugínea inusitadamente espessa.

Embora a patogenia da síndrome do ovário policístico (SOPC) ainda não esteja bem esclarecida, parece estar relacionada com um defeito na regulação da biossíntese de androgênios, causando a produção excessiva destes, com consequente inibição da ovulação e crescimento anormal de pelos e acne. Esta que, inclusive, é frequentemente associada à SOPC. Do mesmo modo, a resistência à insulina também parece ter participação na SOPC.

O tratamento da SOPC é individualizado, de acordo com o desejo da paciente de ter filhos. Quando a paciente deseja engravidar, fármacos que sensibilizam o corpo à insulina e promovem perda ponderal podem reduzir a resistência à insulina e resultar em retomada da ovulação. Se essa abordagem não for bem-sucedida, podem ser prescritos fármacos estimuladores da ovulação e procedimentos cirúrgicos também podem ser realizados. A fertilização *in vitro* é, igualmente, uma opção. Quando pacientes não desejam engravidar, anticonceptivos orais combinados (estrógeno + progesterona) podem regular o ciclo menstrual e reduzir a acne e o crescimento anormal dos pelos (Figura B.23.1.1).

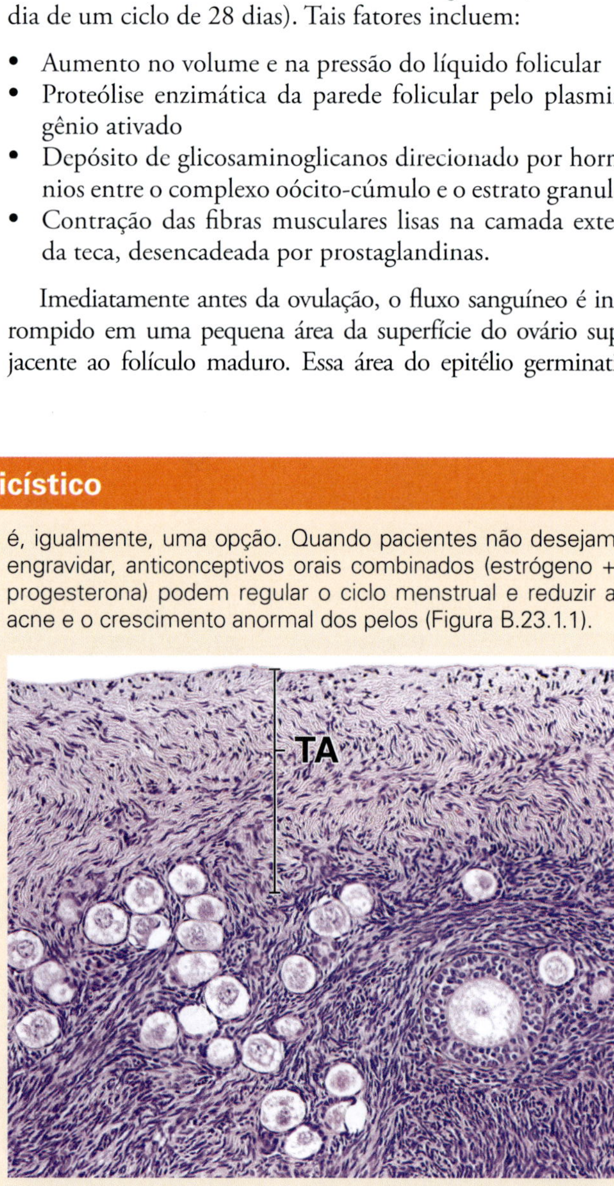

Figura B.23.1.1 Síndrome do ovário policístico. Esta fotomicrografia mostra um corte feito através do córtex do ovário de uma mulher com síndrome do ovário policístico. Observe o espessamento incomum da túnica albugínea (*TA*) acima de numerosos folículos. A espessura da túnica albugínea impede a ovulação dos folículos maduros (de Graaf). Observe também que um dos folículos se desenvolveu até o estágio de folículo primário. 45×.

conhecida como mácula pelúcida ou estigma folicular, torna-se elevada e, em seguida, se rompe (Figura 23.9A). O oócito, circundado pela coroa radiada e pelas células de cúmulo oóforo, é liberado do folículo roto. Por ocasião da ovulação, as fímbrias da tuba uterina tornam-se apostas à superfície do ovário, e a massa do cúmulo contendo o oócito é suavemente direcionada pelas fímbrias para o óstio abdominal da tuba uterina. A massa do cúmulo adere firmemente às fímbrias e é ativamente transportada pelas células ciliadas que revestem a tuba uterina, evitando a sua passagem para dentro da cavidade peritoneal. A tecnologia não cirúrgica com ultrassom pode ser usada para monitorar o desenvolvimento do folículo ovariano. Já a **ultrassonografia transvaginal** pode fornecer informações detalhadas sobre o número e o tamanho dos folículos em desenvolvimento, que são úteis durante a avaliação e o tratamento de infertilidade (Figura 23.9B). Após a ovulação, o oócito secundário permanece viável durante aproximadamente 24 horas. Se não ocorrer fertilização durante esse período, o oócito secundário sofrerá degeneração durante sua passagem através da tuba uterina.

Os oócitos que não conseguem entrar na tuba uterina geralmente degeneram na cavidade peritoneal. No entanto, em certas ocasiões, um deles pode ser fertilizado e implantar-se na cavidade peritoneal, sobre a superfície do ovário ou do intestino, ou ainda na escavação retouterina (fundo de saco de Douglas). Uma gravidez que se desenvolve em qualquer local que não seja o endométrio da cavidade uterina é denominada **gravidez ectópica**. A gravidez ectópica não é viável e tem de ser interrompida, cirurgicamente ou com o uso de determinados medicamentos (p. ex., metotrexato). A gravidez ectópica (aquela que, como dito anteriormente, se desenvolve em qualquer local que não seja o endométrio da cavidade uterina) continua sendo a causa mais comum de mortalidade materna na primeira metade da gravidez.

Normalmente, em cada ciclo, apenas um folículo completa a sua maturação e sofre ruptura, liberando o seu oócito secundário. Raramente, os oócitos são liberados de outros folículos que alcançaram a maturidade total durante o mesmo ciclo. Essa ocorrência leva à possibilidade de múltiplos zigotos. Por último, é preciso assinalar que certos fármacos, como o citrato de clomifeno ou gonadotropinas, que aumentam acentuadamente a possibilidade de múltiplos nascimentos, estimulam a atividade ovariana e, desse modo, provocam a maturação simultânea de vários folículos.

O oócito primário pode ter o seu desenvolvimento interrompido no estágio de diplóteno da prófase da primeira divisão meiótica, por um período de 12 a 50 anos.

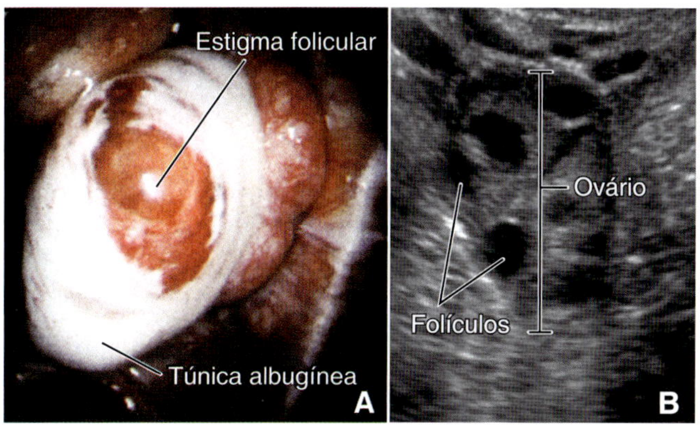

Figura 23.9 Exames endoscópico e ultrassonográfico do ovário. A. Esta fotografia mostra uma vista do ovário humano durante cirurgia endoscópica para coleta de oócitos. O ovário encontra-se no estágio imediatamente anterior à ovulação. Observe a área abaulada do folículo com o estigma folicular claramente visível. O epitélio germinativo, que recobre a túnica albugínea, sofreu ruptura na área em que ocorrerá a ovulação. **B.** O desenvolvimento de técnicas não cirúrgicas, como a ultrassonografia, ajuda a monitorar o crescimento folicular e mostra-se útil como método para determinar o momento de coleta de oócitos pré-ovulatórios. (Cortesia do Dr. Charles C. Coddington, III, Mayo Clinic.)

Os oócitos primários dos folículos primordiais começam a sua primeira divisão meiótica no embrião, mas o processo é interrompido no estágio de diplóteno da prófase meiótica (ver seção Meiose, no Capítulo 3, *O Núcleo da Célula*). A primeira prófase da meiose só é completada imediatamente antes da ovulação. Por conseguinte, os oócitos primários permanecem estacionários na primeira prófase meiótica por 12 a 50 anos. Esse longo período de **parada meiótica** expõe o oócito primário a influências ambientais adversas, o que pode contribuir com erros na divisão meiótica, como a não disjunção. Tais erros resultam em um número anormal de cromossomos (aneuploidias), como a **trissomia do cromossomo 21 (síndrome de Down)**.

Quando a primeira divisão meiótica (divisão reducional) é completada no folículo maduro (Figura 23.10), cada célula-filha do oócito primário recebe uma partilha igual de cromatina. No entanto, uma das células-filhas recebe parte maior de citoplasma e diferencia-se em um oócito secundário. Essa célula-filha tem 150 μm de diâmetro. A outra célula-filha, que recebe quantidade mínima de citoplasma, formará o primeiro corpúsculo polar.

O oócito secundário tem a sua divisão interrompida na metáfase da segunda divisão meiótica, pouco antes da ovulação.

Uma vez completada a primeira divisão meiótica, o oócito secundário começa a segunda divisão meiótica. À medida que o oócito secundário, circundado pelas células da coroa radiada, deixa o folículo para a ovulação, a segunda divisão meiótica (divisão equatorial) progride. Essa divisão é interrompida na metáfise e só é completada se o oócito secundário for fertilizado por um espermatozoide. Se a fertilização ocorrer, o oócito secundário completará a segunda divisão meiótica e formará um óvulo maduro, com um pronúcleo feminino (materno) contendo um conjunto de 23 cromossomos. A outra célula produzida nessa divisão é o segundo corpúsculo polar. Nos seres humanos, o primeiro corpúsculo polar persiste por mais de 20 horas após a ovulação e não se divide; assim, o óvulo fertilizado pode ser reconhecido pela existência de dois corpúsculos polares (primeiro corpúsculo polar diploide e segundo corpúsculo polar haploide). Em alguns mamíferos, o primeiro corpúsculo polar pode se dividir, de modo que o resultado final da meiose consiste em um oócito e três corpúsculos polares haploides (ver Figura 23.10). Os corpúsculos polares que não são capazes de desenvolvimento posterior sofrem apoptose.

Corpo-lúteo

O folículo colapsado sofre reorganização no corpo-lúteo após a ovulação.

Na ovulação, a parede folicular, composta das células da granulosa e tecais remanescentes, é dobrada em pregas profundas, à medida que o folículo colapsa e é transformado no corpo-lúteo (corpo-amarelo) ou glândula lútea (Figura 23.11A e Prancha 23.3). Inicialmente, o sangramento dos capilares na teca interna para dentro do lúmen folicular leva à formação do corpo hemorrágico com um coágulo central. Em seguida, o tecido conjuntivo do estroma invade a antiga cavidade folicular. As células da granulosa e da camada interna da teca diferenciam-se, então, em células lúteas granulosas e células lúteas tecais, por um processo denominado luteinização. Essas células lúteas sofrem alterações morfológicas drásticas, aumentando de tamanho e enchendo-se com gotículas lipídicas (Figura 23.11B). Um pigmento lipossolúvel, o lipocromo, presente no citoplasma das células, lhes confere uma aparência

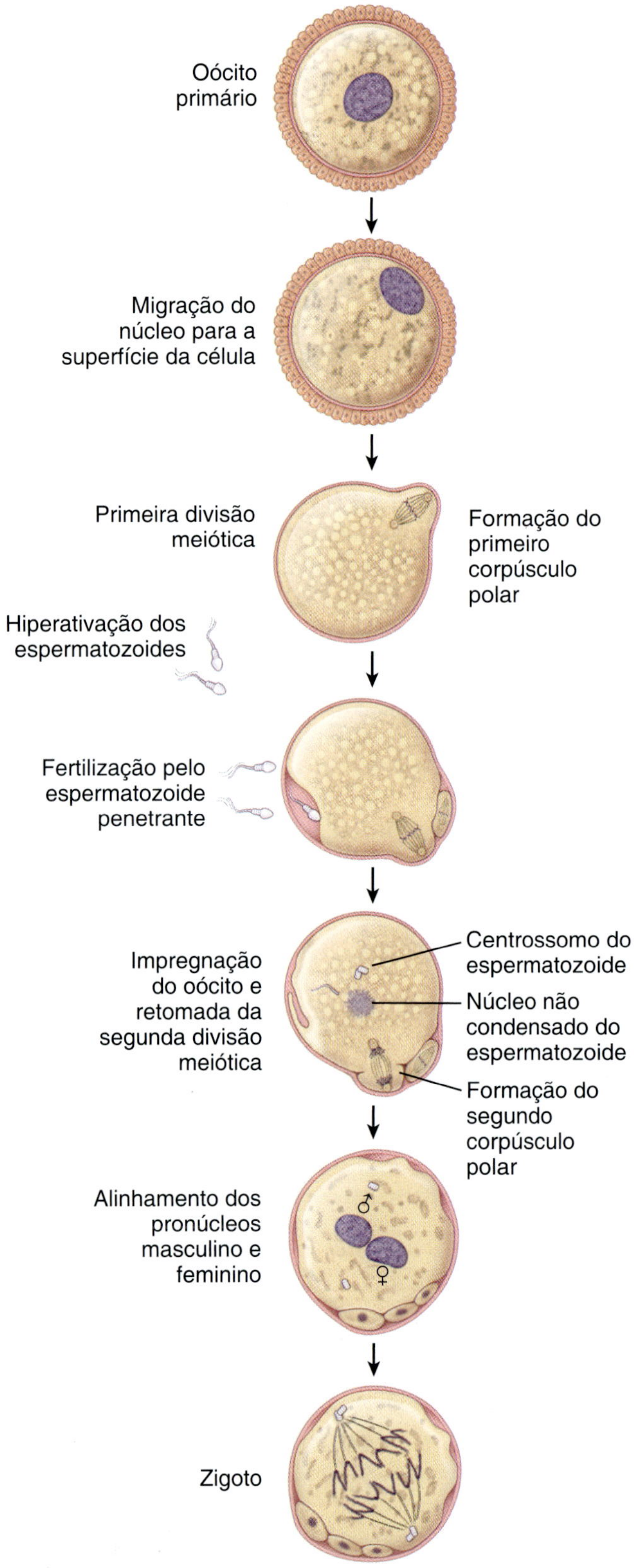

Figura 23.10 Diagrama ilustrando as alterações que ocorrem durante o crescimento, a maturação e a fertilização do oócito. O oócito primário permanece detido na prófase I da meiose. A primeira divisão meiótica ou reducional é completada somente após a progressão do oócito para a ovulação. A segunda divisão meiótica ou equatorial só é completada se o oócito secundário for penetrado por um espermatozoide. Observe a formação do primeiro e do segundo corpúsculos polares. Em alguns mamíferos, o primeiro corpúsculo polar divide-se (como mostra este desenho), de modo que existem quatro produtos meióticos totais. Contudo, nos seres humanos, o primeiro corpúsculo polar não se divide, mas persiste por cerca de 20 horas; consequentemente, o óvulo fertilizado pode ser reconhecido pela existência de dois corpúsculos polares.

amarelada em preparações a fresco (Figura 23.12). Em nível ultraestrutural, as células exibem características associadas a células secretoras de esteroides; isto é, quantidade abundante de REL e mitocôndrias com cristas tubulares (Figura 23.13).

São identificados dois tipos de células lúteas:

- As **células luteínicas da granulosa** são células grandes (cerca de 30 μm de diâmetro) e de localização central, derivadas das células da granulosa. Constituem cerca de 80% do corpo-lúteo e sintetizam **estrogênios**, **progesterona** e **inibina**. Esta última regula a produção e a secreção de FSH pela adeno-hipófise
- As **células luteínicas da teca** são células menores (em torno de 15 μm), mais intensamente coradas e de localização periférica, derivadas das células da camada interna da teca (Prancha 23.3). Elas representam os 20% restantes das células do corpo-lúteo e secretam **androgênios** e **progesterona**.

À medida que o **corpo-lúteo** começa a se formar, os vasos sanguíneos e linfáticos da teca interna crescem rapidamente dentro da camada granulosa e uma rica rede vascular é estabelecida no corpo-lúteo. Essa estrutura altamente vascularizada, localizada no córtex do ovário, secreta progesterona e estrogênios. Esses hormônios, por sua vez, estimulam o crescimento e a atividade secretora do revestimento do útero, o endométrio, preparando-o para a implantação do zigoto em desenvolvimento, caso haja fertilização.

O corpo-lúteo da menstruação é formado até mesmo na ausência de fertilização.

Mesmo não havendo fertilização e implantação, o corpo-lúteo – neste caso, denominado **corpo-lúteo da menstruação** – permanece ativo pelos 10 dias seguintes. Na ausência de gonadotropina coriônica humana (hCG, do inglês *human chorionic gonadotropin*) e de outras luteotropinas, a taxa de secreção de progestógenos e estrogênios declina, de modo que o corpo-lúteo começa a degenerar aproximadamente 10 dias após a ovulação.

O **corpo-lúteo degenera** e involui lentamente após a gravidez ou a menstruação. As células tornam-se carregadas de lipídios, diminuem de tamanho e sofrem autólise. Uma cicatriz branca, o **corpo *albicans***, é formada à medida que ocorre acúmulo de material hialino entre as células em degeneração do antigo corpo-lúteo (Figura 23.14). O corpo *albicans* aprofunda-se no córtex do ovário, à medida que involui lentamente no decorrer de vários meses.

Capacitação e fertilização

Durante a capacitação, os espermatozoides maduros adquirem a capacidade de fertilizar o oócito.

Após a sua maturação no epidídimo, os espermatozoides precisam ser ativados no interior do sistema genital feminino, para que possa ocorrer fertilização. Durante esse processo de ativação, denominado **capacitação**, ocorrem alterações estruturais e funcionais no espermatozoide, que resultam em sua maior afinidade de ligação aos receptores da zona pelúcida. Os processos que levam à reação acrossômica estão associados à cabeça do espermatozoide, enquanto os processos relacionados com a motilidade do espermatozoide ocorrem na cauda. A capacitação bem-sucedida é confirmada pela **hiperativação** dos espermatozoides, o que se manifesta por um padrão de batimento vigoroso e cadenciado de seus flagelos, semelhante a chicotadas.

A capacitação envolve várias alterações bioquímicas e modificações no espermatozoide e na sua membrana plasmática, que incluem:

- Aumento da atividade da adenilil ciclase que resulta em níveis crescentes de cAMP
- Taxa aumentada de fosforilação da tirosina pela família Src quinase (a determinação da fosforilaçao da tirosina é usada clinicamente como marcador bioquímico da capacitação)
- A atividade da serina/treonina (Ser/Thr) fosfatase é inibida
- O aumento do pH e a hiperpolarização da membrana plasmática ativam os canais de Ca^{2+}, resultando em níveis intracelulares elevados de Ca^{2+}, que são essenciais para a aquisição de motilidade hiperativa
- Glicoconjugados do líquido seminal são liberados pela superfície da cabeça do espermatozoide. Esses glicosídeos de superfície (também denominados *fatores de descapacitação*), que são acrescentados durante a maturação dos espermatozoides no epidídimo, inibem a ligação aos receptores da zona pelúcida
- A membrana plasmática do espermatozoide é substancialmente modificada pela remoção do colesterol, o inibidor predominante da capacitação, e pela redistribuição dos fosfolipídios e carboidratos.

A fertilização geralmente ocorre na ampola da tuba uterina.

Em geral, apenas algumas centenas dos milhões de espermatozoides em um ejaculado alcançam o local de fertilização, que ocorre

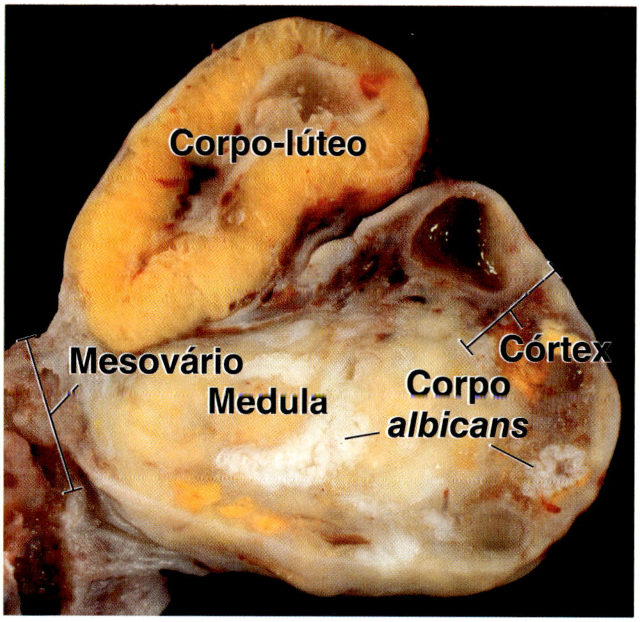

Figura 23.12 Corpo-lúteo da menstruação. Esta fotografia mostra um corte de um ovário humano normal, removido cirurgicamente durante uma ooforectomia. O corpo-lúteo está totalmente desenvolvido no córtex do ovário, indicando a fase lútea mediana do ciclo ovariano. O córtex do ovário contém folículos atrésicos, um pequeno cisto ovariano e alguns corpos *albicans*, que representam remanescentes de corpos-lúteos de ciclos ovarianos anteriores. Observe que a medula do ovário contém um corpo *albicans* maior, que provavelmente representa um remanescente do corpo-lúteo da gravidez. 2×. (Cortesia do Dr. Edward Uthman.)

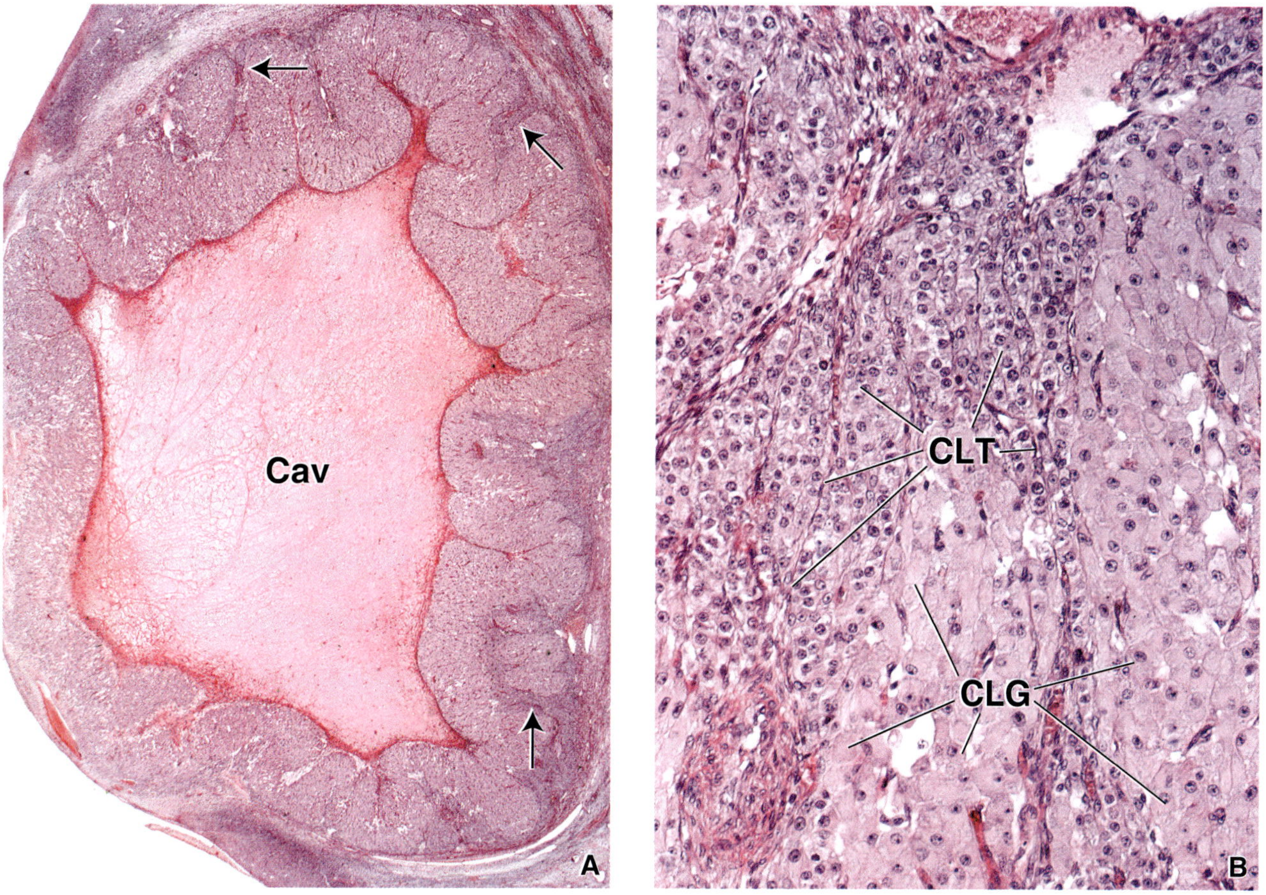

Figura 23.11 Fotomicrografia do corpo-lúteo humano. A. O corpo-lúteo é formado a partir da parede colapsada do folículo que contém as células da granulosa e da teca. As células luteínicas granulosas formam uma camada espessa, pregueada ao redor da antiga cavidade (*Cav*) folicular. Nas pregas estão as células da teca interna (*setas*). 12×. **B.** Esta fotomicrografia mostra parte do corpo-lúteo em maior aumento. A massa de células principal é composta de células luteínicas granulosas (*CLG*). Estas apresentam um volumoso núcleo esférico e uma grande quantidade de citoplasma. As células luteínicas tecais (*CLT*) também apresentam núcleo esférico, mas são consideravelmente menores que as células luteínicas granulosas. 240×.

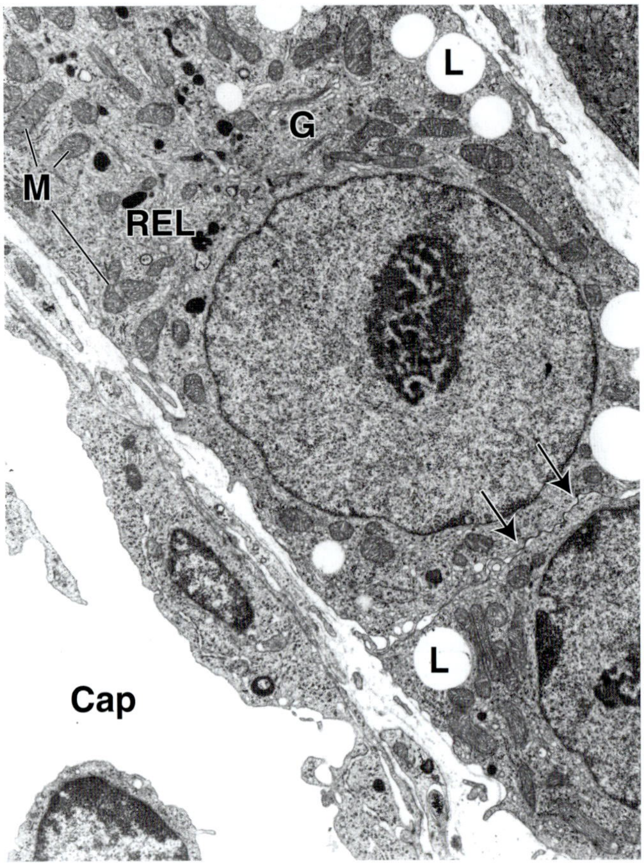

Figura 23.13 Eletromicrografia das células luteínicas tecais do corpo-lúteo de uma macaca. Neste estágio inicial de implantação (11 dias de gestação), são observados corpúsculos densos envolvidos por membrana agrupados próximo do complexo de Golgi (*G*); a maior parte do citoplasma está ocupada por túbulos do retículo endoplasmático liso (*REL*), gotículas de lipídios (*L*) e mitocôndrias (*M*). Observe o capilar (*Cap*) e as membranas celulares apostas das células luteínicas tecais (*setas*). 10.000×. (Cortesia da Dra. Carolynn B. Booher.)

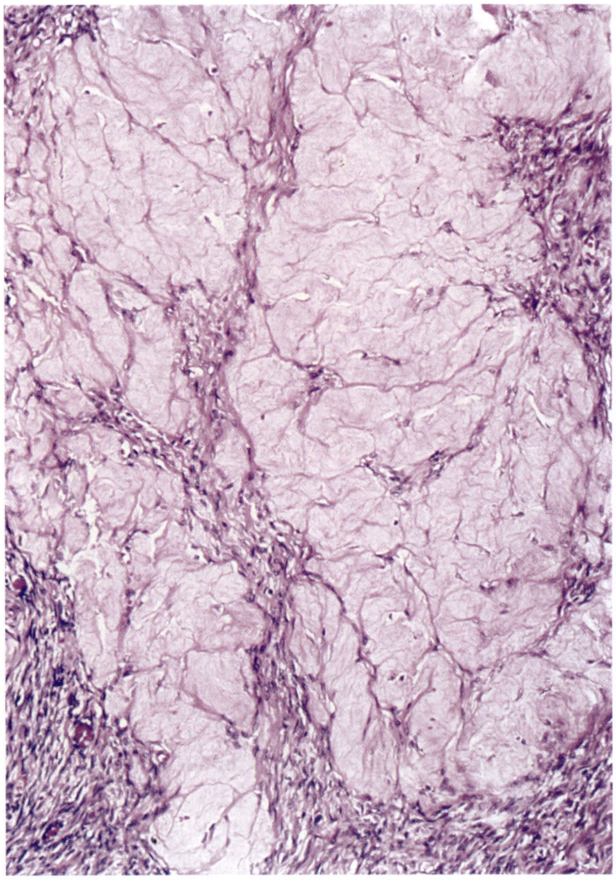

Figura 23.14 Fotomicrografia do corpo *albicans* de um ovário humano. É possível observar grande quantidade de material hialino entre as células em degeneração do corpo-lúteo antigo. O corpo *albicans* é circundado por estroma ovariano. 125×.

habitualmente na ampola da tuba uterina. Na sua chegada, os espermatozoides encontram o oócito secundário circundado pela coroa radiada. Os espermatozoides precisam penetrar na coroa radiada para que tenham acesso à zona pelúcida. Embora vários espermatozoides possam penetrar na zona pelúcida, apenas um deles completa o processo de fertilização. A capacitação é completada quando os espermatozoides são capazes de se ligar aos receptores da zona pelúcida. A ligação aos ZP-1, ZP-3 ou ZP-4 na zona pelúcida desencadeia a reação acrossômica, na qual enzimas (principalmente hialuronidases) liberadas pelo acrossomo possibilitam a penetração de apenas um único espermatozoide na zona pelúcida. A penetração é realizada por proteólise limitada da zona pelúcida, localizada à frente do espermatozoide hipermóvel que está avançando. Durante a penetração, o espermatozoide precisa manter sua aderência ao oócito via ligação secundária transitória, apoiada pelos receptores ZP-1 e ZP-2.

Após penetrar na zona pelúcida, o espermatozoide entra no espaço perivitelino, entre a zona pelúcida e a membrana plasmática do oócito (ou oolema). Nesse local, a membrana plasmática do espermatozoide se liga ao oolema via fertilina (PH-30) e, subsequentemente, funde-se ao oolema. A fusão das duas membranas ocorre pela combinação de lipídios que transforma as camadas bilipídicas dos dois gametas em uma única camada. Após essa fusão, o núcleo da cabeça do espermatozoide acaba sendo incorporado no oócito. Forma-se, então, o pronúcleo masculino (paterno), que contém 23 cromossomos paternos. Após o alinhamento e a dissolução das membranas nucleares dos dois pronúcleos, os cromossomos paternos e maternos unem-se no primeiro fuso mitótico. O zigoto resultante, com seu complemento diploide (2n) de 46 cromossomos, sofre uma divisão mitótica ou primeira clivagem. Esse estágio de duas células marca o início do desenvolvimento embrionário.

Antes que os espermatozoides possam fertilizar o oócito secundário, eles precisam adquirir mais impulso para penetrar na coroa radiada e na zona pelúcida.

Quando se aproxima de um oócito secundário, o espermatozoide torna-se hiperativado: ele nada mais rápido, e os movimentos de sua cauda tornam-se mais fortes e erráticos. Alguns estudos indicam que essa reação de hiperativação é promovida pelo súbito influxo de Ca^{2+} na cauda dos espermatozoides. A membrana plasmática da cauda do espermatozoide contém grande número de proteínas transmembrana de canais de Ca^{2+}, denominadas CatSpers (canais de cátions do espermatozoide). As proteínas CatSper são expressas exclusivamente nas membranas da cauda. O influxo de Ca^{2+} faz com que a cauda seja mais ativa e se dobre com mais vigor, resultando em um movimento mais rápido do espermatozoide através do ambiente viscoso da tuba uterina. Juntamente com a proteólise limitada da zona pelúcida, a hiperativação é responsável pela penetração física do oócito. A **hiperatividade dos espermatozoides** é necessária para que as barreiras físicas, que protegem o oócito secundário da fertilização, sejam rompidas. Por conseguinte, a **ativação das CatSpers** é necessária à fertilidade masculina.

A impregnação do oócito possibilita que as estruturas situadas dentro do espermatozoide entrem no citoplasma do oócito.

Após penetrar na zona pelúcida, o espermatozoide entra no espaço perivitelino, entre a zona pelúcida e o oolema. Nesse local, após a ligação ao oolema, a membrana plasmática do espermatozoide com este se funde. Esse processo, denominado impregnação do oócito, possibilita que o núcleo do espermatozoide (que contém DNA altamente concentrado), o centrossomo, a peça intermediária com as mitocôndrias e o quinocílio sejam todos incorporados ao citoplasma do oócito. A membrana plasmática da cauda permanece como apêndice do oolema.

Durante a impregnação, o espermatozoide gera um sinal molecular para a retomada e o término da segunda divisão meiótica. Tem-se que a difusão da fosfolipase C zeta 1 (PLCz1), derivada do espermatozoide para o citoplasma do oócito, é a candidata mais promissora para esse mecanismo de sinalização. Essa segunda divisão meiótica transforma o oócito secundário em um oócito maduro e desencadeia a expulsão do segundo corpúsculo polar no espaço perivitelino. O pronúcleo feminino reside no citoplasma adjacente ao segundo corpúsculo polar.

O material genético masculino, conduzido no núcleo da cabeça do espermatozoide incorporado, é liberado e usado para formar o pronúcleo masculino, que contém 23 cromossomos paternos. Os pronúcleos feminino e masculino migram em direção ao centro para unir os DNAs materno e paterno, bem como para o desenvolvimento do fuso mitótico. As membranas nucleares de ambos os pronúcleos, feminino e masculino, se dissolvem (sem fusão), e os cromossomos alinham-se no primeiro fuso mitótico. O zigoto resultante contém um complemento diploide (2n) de 46 cromossomos e, posteriormente, sofre a primeira divisão mitótica ou clivagem. O centrossomo masculino é essencial para o alinhamento do fuso mitótico que divide os cromossomos entre as duas primeiras células do embrião. Apenas os cromossomos do pai são usados para a formação do primeiro fuso mitótico e dos fusos mitóticos subsequentes. O quinocílio incorporado é finalmente dissolvido, e todas as mitocôndrias do espermatozoide são eliminadas do citoplasma do oócito. Note que todas as mitocôndrias existentes nas células humanas geralmente derivam do oócito da mãe, enquanto todos os centrossomos originam-se do espermatozoide do pai.

Vários espermatozoides podem penetrar na zona pelúcida, mas apenas um deles completa o processo de fertilização.

A prevenção da polispermia (fertilização de um oócito por mais de um espermatozoide) é essencial para o desenvolvimento embrionário normal. A polispermia provoca graves defeitos cromossômicos e morte embrionária. Quando o espermatozoide fecundante penetra no ooplasma, ocorrem pelo menos três tipos de reações pós-fusão para impedir a entrada de outros espermatozoides no oócito secundário. Esses eventos são os seguintes:

- Bloqueio rápido da polispermia. Uma despolarização intensa e prolongada (até 1 minuto) do oolema cria um bloqueio elétrico transitório da polispermia. Isso é, mais provavelmente, conseguido pela ativação evocada pela fertilização de proteínas do canal de Cl^- ativadas por Ca^{2+}
- Reação cortical. Em seguida, alterações na polaridade do oolema desencadeiam a liberação de Ca^{2+} de reservas ooplasmáticas. O Ca^{2+} propaga uma onda de reação cortical, na qual os grânulos corticais se movem para a superfície e fundem-se com o oolema, resultando em aumento transitório da área de superfície do óvulo e reorganização da membrana. O conteúdo dos grânulos corticais é liberado no espaço perivitelino
- Reação zonal. As enzimas (proteases) liberadas dos grânulos corticais não apenas degradam os receptores glicoproteicos da membrana plasmática do oócito para a ligação dos espermatozoides, como também formam a barreira perivitelínica por meio de proteínas de ligação cruzada na superfície da zona pelúcida. Esse evento cria o bloqueio final e permanente para a polispermia.

O corpo-lúteo da gravidez é formado após a fertilização e a implantação.

Se houver fertilização e implantação, o corpo-lúteo aumentará de tamanho e constituirá o corpo-lúteo da gravidez. A existência e a função do corpo-lúteo dependem de uma combinação de secreções parácrinas e endócrinas, coletivamente denominadas luteotropinas.

As luteotropinas parácrinas são localmente produzidas pelo ovário e incluem:

- Estrogênios
- IGF-I e IGF-II.

As luteotropinas endócrinas são produzidas a certa distância de seu órgão-alvo, o corpo-lúteo. Estas incluem:

- A hCG, uma glicoproteína de 37 kDa secretada pelo trofoblasto do cório, que estimula os receptores de LH no corpo-lúteo e impede a sua degeneração (ver anteriormente)
- O LH e a prolactina, ambos secretados pela hipófise
- A insulina, produzida pelo pâncreas.

A progesterona em altos níveis, produzida a partir do colesterol pelo corpo-lúteo, bloqueia o desenvolvimento cíclico dos folículos ovarianos. No início da gravidez, o corpo-lúteo mede 2 a 3 cm, preenchendo, assim, a maior parte do ovário. Sua função começa a declinar de modo gradual depois de 8 semanas de gestação, não obstante persista por toda a gravidez. Embora o corpo-lúteo permaneça ativo, a placenta produz quantidades suficientes de estrogênios e progestógenos a partir de precursores maternos e fetais, a fim de assumir a função do corpo-lúteo depois de 6 semanas de gestação. A **gonadotropina coriônica humana (hCG)** pode ser detectada no soro precocemente, até mesmo 6 dias após a fertilização, e na urina apenas 10 a 14 dias também após a fertilização. A detecção da hCG na urina por anticorpos específicos constitui a base dos **testes de gravidez**. Além disso, o rápido aumento dos níveis circulantes de hCG no início da gravidez é responsável pelo **"enjoo matinal"**, uma condição caracterizada por náuseas e vômitos. Em geral, as náuseas e os vômitos aparecem nas primeiras horas da manhã e frequentemente estão entre os primeiros sinais de gravidez.

Atresia

Os folículos ovarianos são perdidos, em sua maioria, por atresia mediada pela apoptose das células da granulosa.

Conforme referido anteriormente, apenas uma quantidade muito pequena dos folículos ovarianos que começam a sua diferenciação no ovário embrionário é destinada a completar a sua maturação. A maioria dos folículos degenera e desaparece por meio de um processo denominado atresia folicular ovariana. A atresia é mediada pela apoptose das células da granulosa. Um grande

Boxe 23.2

Correlação clínica | Fertilização *in vitro*

Existem várias indicações para a **fertilização *in vitro* (FIV)**, mas a principal consiste em infertilidade consequente a dano cirurgicamente não corrigível das tubas uterinas ou sua ausência. Indivíduos que optam por FIV precisam, primeiro, serem submetidos à hiperestimulação controlada dos ovários, a fim de induzir o desenvolvimento e a maturação de múltiplos folículos. A hiperestimulação para FIV é, geralmente, induzida por diferentes terapias hormonais, que usam gonadotropinas humanas com ou sem FSH.

Os oócitos pré-ovulatórios maduros são coletados dos folículos de Graaf por aspiração percutânea laparoscópica, guiada por ultrassom ou por aspiração transvaginal. Antes da inseminação, os oócitos são pré-incubados em um meio especializado com complementos do soro, por um período determinado pelo seu estágio de maturidade.

O sêmen coletado é igualmente colocado em um meio especial. Os oócitos são então adicionados a esse meio contendo sêmen coletado para fertilização. Entre 12 e 16 horas depois, os oócitos são examinados com o microscópio de contraste de interferência diferencial para determinar a existência de pronúcleos femininos e masculinos, que indicam fertilização bem-sucedida (Figura B.23.2.1A). Nesse estágio, um oócito fertilizado pode ser congelado para futura transferência de FIV.

Em geral, 80% dos oócitos maduros cultivados *in vitro* são fertilizados. Os embriões são transferidos para um meio de crescimento especial por 24 a 48 horas, até o estágio de quatro a seis células (Figura B.23.2.1B). Os embriões são transferidos sob orientação ultrassonográfica para dentro do útero através da vagina e do canal cervical, no terceiro ou quarto dia após a aspiração inicial do oócito. Antes da transferência dos embriões, o útero é preparado para recebê-los por meio da administração de hormônios apropriados. Por conseguinte, os embriões são colocados em um útero preparado hormonalmente, em condições equivalentes àquelas da implantação normal (ver anteriormente). O tratamento intensivo com progesterona é geralmente iniciado logo após a transferência, para simular a função do corpo-lúteo da gravidez.

Nesses últimos anos, os protocolos existentes de tratamento foram otimizados, a ponto de as taxas de sucesso de gravidez e parto com programas de FIV terem alcançado mais de 30% por transferência de embrião. Avanços adicionais nas taxas de gravidez podem ser obtidos pela introdução de novos fármacos, como o FSH recombinante ou os antagonistas do hormônio liberador de gonadotropinas (GnRH, do inglês *gonadotropin-releasing hormone*), que proporcionam tratamento hormonal individualizado. Além disso, a ocorrência de gestações múltiplas, que constitui a principal complicação da FIV, pode ser limitada pela adoção da redução do número de embriões transferidos.

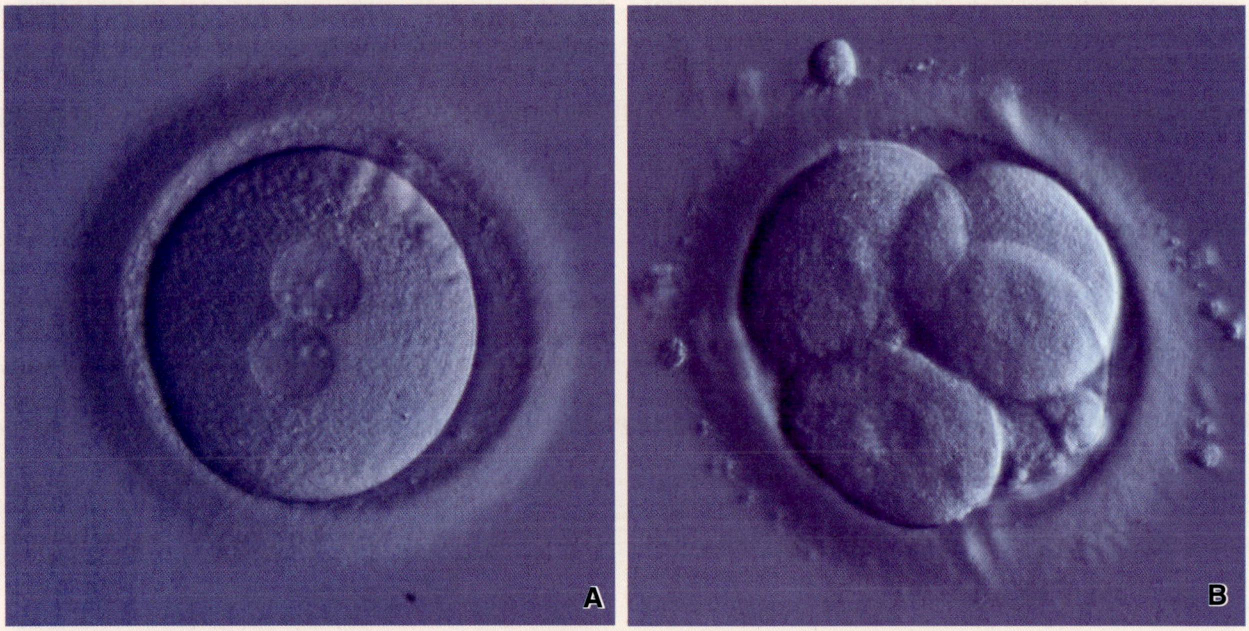

Figura B.23.2.1 Estágios iniciais de desenvolvimento do embrião humano. A. Esta imagem, obtida com um microscópio de contraste de interferência, equipado com óptica de Nomarski, mostra um oócito humano fertilizado com dois pronúcleos. O zigoto desenvolve-se após o alinhamento e a dissolução das membranas nucleares dos pronúcleos, tanto feminino quanto masculino. A célula resultante conterá um complemento diploide de 46 cromossomos. 400×. **B.** Esta imagem mostra um embrião humano de 48 horas de vida crescendo em um meio de crescimento especial. Nesse estágio, o embrião consiste em quatro células. Nos procedimentos de fertilização *in vitro* (FIV), é nesse estágio que o embrião é geralmente transferido para dentro da cavidade uterina. 400×. (Cortesia do Dr. Peter Fehr.)

número de folículos sofre atresia durante o desenvolvimento fetal, no início da vida pós-natal e na puberdade. Depois da puberdade, grupos de folículos começam a amadurecer durante cada ciclo menstrual; em geral, apenas um folículo completa a sua maturação. Acredita-se que a atresia seja um mecanismo pelo qual alguns folículos são estimulados a manter o seu desenvolvimento por meio da morte programada dos outros folículos. Por conseguinte, em qualquer estágio de sua maturação, um folículo pode sofrer atresia. O processo torna-se mais complexo à medida que o folículo progride para a maturação.

Na atresia dos folículos primordiais e folículos pequenos em crescimento, o oócito imaturo torna-se menor e degenera; são observadas alterações semelhantes nas células da granulosa. Os folículos atrésicos encolhem e, por fim, desaparecem do estroma do ovário, em consequência de apoptose e fagocitose repetidas pelas células da granulosa (Prancha 23.2). À medida que as células são reabsorvidas e desaparecem, as células do estroma circundantes migram para o espaço previamente ocupado pelo folículo, não deixando nenhum traço de sua existência.

Na atresia de grandes folículos em crescimento, a degeneração do oócito maduro é retardada e parece ocorrer secundariamente a alterações degenerativas na parede folicular (Prancha 23.2). Esse retardo indica que, quando o oócito alcança sua maturidade e competência, ele não é mais sensível aos mesmos estímulos que iniciam atresia nas células da granulosa. As alterações foliculares incluem os seguintes eventos sequenciais:

- Início da apoptose nas células da granulosa, indicado pela interrupção da mitose e pela expressão de endonucleases e de outras enzimas hidrolíticas nessas células
- Invasão da camada granulosa por neutrófilos e macrófagos
- Invasão da camada granulosa por filamentos de tecido conjuntivo vascularizado
- Descamação das células da granulosa no antro do folículo
- Hipertrofia das células da teca interna
- Colapso do folículo à medida que a degeneração continua
- Invasão do tecido conjuntivo na cavidade do folículo.

O processo de atresia folicular é regulado por diversos produtos gênicos. Um desses produtos é a proteína inibidora da apoptose neural (NAIP, do inglês *neural apoptosis inhibitory protein*) induzida por gonadotropina, que inibe e retarda as alterações apoptóticas nas células da granulosa. A expressão do gene da NAIP está presente em todos os estágios do folículo em crescimento, mas está ausente nos folículos que sofrem atresia. Níveis elevados de gonadotropinas inibem a apoptose nos folículos ovarianos ao aumentar a expressão da NAIP nos ovários.

O oócito sofre alterações típicas associadas à degeneração e à autólise, e os remanescentes são fagocitados pelos macrófagos invasores. A zona pelúcida, a qual é resistente às alterações autolíticas que ocorrem nas células associadas a ela, torna-se pregueada e colapsa, à medida que é lentamente degradada na cavidade do folículo. Os macrófagos do tecido conjuntivo estão envolvidos na fagocitose da zona pelúcida e dos remanescentes das células em degeneração. A membrana basal entre as células foliculares da teca interna pode separar-se das células foliculares e aumentar a sua espessura, formando uma camada hialina ondulada, denominada membrana vítrea. Essa estrutura é característica dos folículos nos estágios tardios de atresia.

O aumento das células da teca interna ocorre em alguns folículos atrésicos. Essas células assemelham-se às células luteínicas da teca, e tornam-se organizadas em filamentos dispostos radialmente e intercalados por tecido conjuntivo. Neste, observa-se o desenvolvimento de uma rica rede de capilares. Os folículos atrésicos, que se assemelham a um corpo-lúteo antigo, são denominados corpos-lúteos atrésicos.

A glândula intersticial origina-se da teca interna do folículo atrésico.

À medida que os folículos atrésicos continuam a degenerar, forma-se uma cicatriz com estrias hialinas no centro da massa de células, conferindo-lhe a aparência de um pequeno corpo *albicans*. Essa estrutura acaba desaparecendo à medida que o estroma ovariano invade o folículo em degeneração. Nos ovários de vários mamíferos, os cordões de células lúteas não sofrem degeneração imediata, mas são degradados e dispersos no estroma. Esses cordões de células contribuem para a formação da glândula intersticial do ovário e produzem hormônios esteroides. O desenvolvimento da glândula intersticial é mais extenso em espécies animais que geram grandes ninhadas.

No ovário humano, há uma quantidade relativamente pequena de células intersticiais. Elas ocorrem em maiores números no primeiro ano de vida e durante as fases iniciais da puberdade, que correspondem aos períodos de maior atresia folicular. Na menarca, ocorre involução das células intersticiais; por conseguinte, estas estão presentes em pequeno número durante a vida reprodutiva e na menopausa. Foi sugerido que, nos seres humanos, as células intersticiais constituam importante fonte dos estrogênios que influenciam o crescimento e o desenvolvimento dos órgãos sexuais secundários durante as fases iniciais da puberdade. Em outras espécies, foi constatado que as células intersticiais produzem progesterona.

Em seres humanos, células denominadas células hilares ovarianas são encontradas no hilo do ovário, em associação com espaços vasculares e fibras nervosas amielínicas. Essas células, que parecem estar estruturalmente relacionadas com as células intersticiais dos testículos, contêm cristaloides de Reinke. As células hilares parecem responder a alterações hormonais durante a gravidez e no início da menopausa. Pesquisas sugerem que essas células hilares secretem androgênios; a hiperplasia ou os tumores associados a elas geralmente levam à masculinização.

Suprimento sanguíneo e vasos linfáticos

O suprimento sanguíneo dos ovários provém de duas fontes diferentes: artérias ováricas e uterinas.

As artérias ováricas são ramos da parte abdominal da aorta, que passam para os ovários por meio dos ligamentos suspensores. Elas fornecem o principal suprimento arterial para os ovários e para as tubas uterinas. Essas artérias anastomosam-se com a segunda fonte de sangue do ovário, os ramos ováricos das artérias uterinas, que se originam das artérias ilíacas internas. Vasos relativamente grandes, que se originam dessa região de anastomose, atravessam o mesovário e entram no hilo do ovário. Essas artérias de grande calibre são denominadas artérias espiraladas, visto que elas se ramificam e tornam-se altamente espiraladas quando penetram na medula do ovário (ver Figura 23.2).

As veias acompanham as artérias e formam um plexo denominado plexo pampiniforme, quando emergem do íleo. A veia ovárica é formada a partir desse plexo.

Na região cortical do ovário, são observadas redes de vasos linfáticos nas camadas tecais, que circundam os grandes folículos em desenvolvimento, os folículos atrésicos e os corpos-lúteos. Os vasos linfáticos acompanham o curso das artérias ováricas, à medida que ascendem para os linfonodos paraórticos na região lombar.

Inervação

Os ovários são inervados pelo plexo ovárico autônomo.

As fibras nervosas autônomas que inervam o ovário são transportadas principalmente pelo plexo ovárico. Embora seja evidente que o ovário recebe fibras tanto simpáticas quanto parassimpáticas, pouco se sabe sobre sua distribuição efetiva. Existem grupos de células ganglionares parassimpáticas dispersos na medula. As fibras nervosas acompanham as artérias, inervando o músculo liso nas paredes desses vasos, à medida que passam para a medula e o córtex do ovário. As fibras nervosas associadas aos folículos não penetram na lâmina basal. Terminações nervosas sensoriais estão dispersas no estroma. As fibras sensoriais transportam impulsos por meio do plexo ovárico e alcançam os gânglios da raiz dorsal dos primeiros nervos espinais lombares. Por conseguinte, a dor no ovário é referida sobre a distribuição cutânea desses nervos espinais.

Na ovulação, cerca de 45% das mulheres sentem **dor na metade do ciclo** (*"mittelschmerz"*). Em geral, esta é descrita como uma dor aguda no abdome inferior, que dura desde alguns minutos até 24 horas e pode ser acompanhada de um discreto sangramento de origem uterina. Acredita-se que essa dor esteja relacionada com a contração das células musculares lisas do ovário, bem como de seus ligamentos. Essas contrações ocorrem em resposta a um nível aumentado de prostaglandina $F_{2\alpha}$ mediado pelo surto de LH.

■ TUBAS UTERINAS

As tubas uterinas são um par de tubos que se estendem bilateralmente do útero em direção aos ovários (ver Figura 23.1). As tubas uterinas (ovidutos, antigamente denominadas trompas de Falópio) transportam o óvulo do ovário até o útero e proporcionam o ambiente necessário para a fertilização e o desenvolvimento inicial do zigoto, até o estágio de mórula. Uma extremidade da tuba é adjacente ao ovário e abre-se na cavidade peritoneal; a outra extremidade comunica-se com a cavidade uterina.

Cada tuba uterina tem aproximadamente 10 a 12 cm de comprimento e pode ser dividida em quatro segmentos na inspeção macroscópica:

- O infundíbulo é o segmento em formato de funil da tuba uterina adjacente ao ovário. Na extremidade distal, o infundíbulo abre-se na cavidade peritoneal. A extremidade proximal comunica-se com a ampola da tuba uterina. Prolongamentos franjados ou fímbrias estendem-se do óstio do infundíbulo para o ovário
- A ampola é o segmento mais longo da tuba uterina, constituindo cerca de dois terços do comprimento total, além de constituir o local de fertilização
- O istmo é o segmento medial estreito da tuba uterina adjacente ao útero
- A parte uterina ou intramural, que mede cerca de 1 cm de comprimento, situa-se na parede do útero e abre-se na cavidade deste.

A parede da tuba uterina é composta de três camadas.

A parede da tuba uterina assemelha-se à parede de outras vísceras ocas e consiste em uma camada serosa externa, uma camada muscular intermediária e uma camada mucosa interna. No entanto, não há submucosa.

- A serosa ou peritônio é a camada mais externa da tuba uterina, composta de mesotélio e de uma camada fina do tecido conjuntivo
- A muscular, na maior parte de sua extensão, está organizada em uma camada circular interna, relativamente espessa, e uma camada longitudinal externa, mais delgada. O limite entre essas camadas é, com frequência, indistinto
- A mucosa, o revestimento interno da tuba uterina, exibe pregas longitudinais relativamente finas, que se projetam para dentro do lúmen da tuba uterina em toda sua extensão. As pregas são mais numerosas e complexas na ampola (Figura 23.15 e Prancha 23.4), além do que, tornam-se menores no istmo.

O revestimento mucoso consiste em epitélio simples colunar composto de dois tipos de células – ciliadas e não ciliadas (Figura 23.15B). Essas células representam diferentes estados funcionais de um único tipo celular.

- As células ciliadas são mais numerosas no infundíbulo e na ampola da tuba uterina. A onda dos cílios é direcionada para o útero

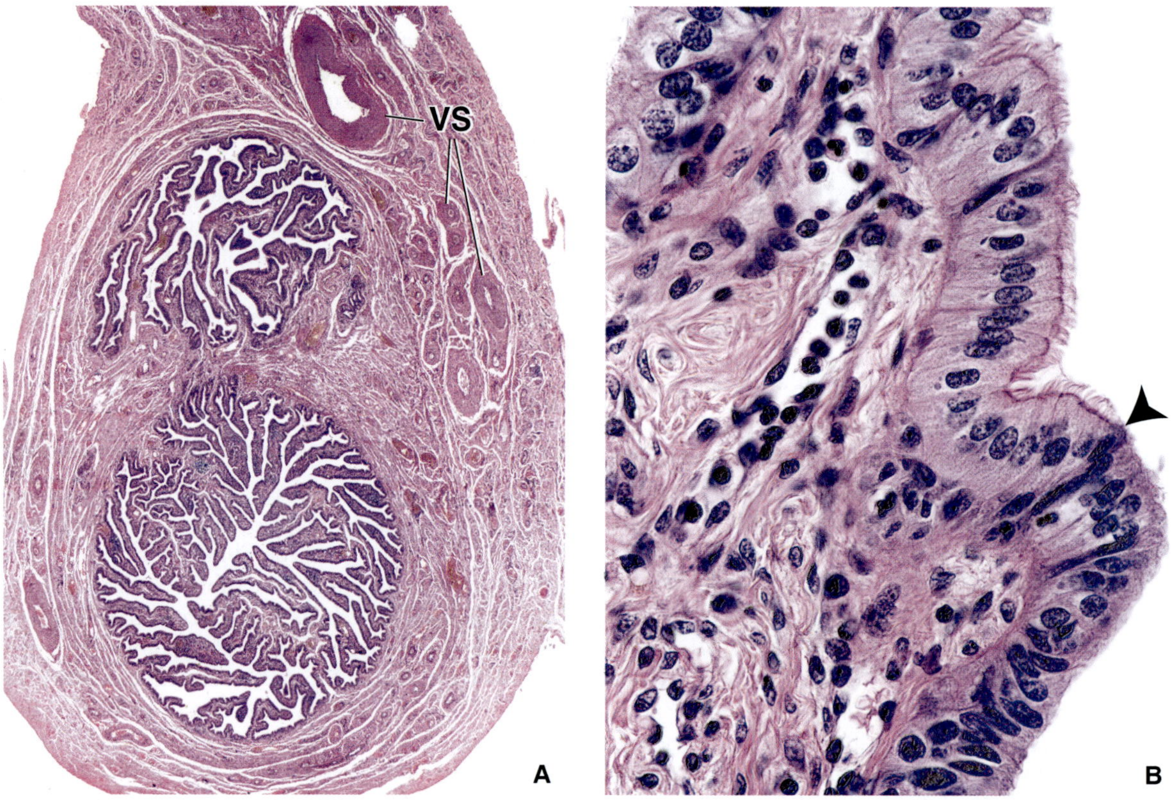

Figura 23.15 Fotomicrografia de uma tuba uterina humana. A. Este corte transversal foi feito próximo da região da ampola da tuba uterina. A mucosa apresenta pregas extensas que se projetam para dentro do lúmen. A muscular é formada por uma camada interna espessa de fibras de disposição circular, e por uma camada externa de fibras longitudinais. Observe vários ramos das artérias uterina e ovárica (*VS*) que seguem o seu trajeto ao longo da tuba uterina. 16×. **B.** O lúmen da tuba uterina é revestido por um epitélio simples colunar, composto de células ciliadas (acima da *ponta de seta*) e não ciliadas (abaixo da *ponta de seta*). 640×.

- As células em "cavilha" não ciliadas são células secretoras que produzem o líquido que, por sua vez, fornece material nutritivo ao óvulo.

As células epiteliais sofrem hipertrofia cíclica durante a fase folicular e atrofia durante a fase lútea, em resposta a alterações nos níveis hormonais, particularmente estrogênios. Além disso, a razão entre células ciliadas e células não ciliadas modifica-se durante o ciclo hormonal. O estrogênio estimula a ciliogênese, enquanto a progesterona aumenta o número de células secretoras. Aproximadamente na época da ovulação, o epitélio alcança altura de cerca de 30 μm e, em seguida, é reduzido por volta da metade dessa altura, imediatamente antes do início da menstruação.

Na tuba uterina ocorre transporte bidirecional.

A tuba uterina apresenta movimentos ativos imediatamente antes da ovulação, quando as fímbrias se tornam apostas sobre a superfície do ovário no qual ocorrerá ruptura. Essa proximidade favorece a captação do oócito que foi ovulado. Quando o oócito é liberado, as células ciliadas no infundíbulo o direcionam para o óstio da tuba uterina e, assim, impedem a sua entrada na cavidade peritoneal. O oócito é transportado ao longo da tuba uterina por contrações peristálticas. Os mecanismos pelos quais os espermatozoides e o oócito são transportados, a partir de extremidades opostas da tuba uterina, não estão totalmente elucidados. Pesquisas realizadas sugerem que tanto os movimentos ciliares quanto a atividade muscular peristáltica participem na movimentação do oócito. O movimento dos espermatozoides, no entanto, é muito mais rápido que aquele que poderia ser explicado apenas pela motilidade intrínseca da tuba. A fertilização geralmente ocorre na ampola, próximo de sua junção com o istmo da tuba uterina. O óvulo permanece na tuba uterina durante aproximadamente 3 dias, antes de entrar na cavidade uterina. Diversas condições que modificam a integridade do sistema de transporte tubário (p. ex., inflamação, uso de dispositivos intrauterinos, manipulação cirúrgica, laqueadura tubária) podem causar **gravidez ectópica** tubária. A maioria dessas gestações (98%) ocorre na **tuba uterina** (gestações tubárias). Uma gravidez ectópica localizada na tuba uterina pode resultar em hemorragia com risco à vida, caso a tuba se rompa. Nesse caso, é crucial a realização imediata de cirurgia para que a tuba seja removida, ou a administração de medicação para interromper o crescimento do oócito fertilizado.

■ ÚTERO

O útero recebe a mórula em processo de desenvolvimento rápido, a partir da tuba uterina. Todo o desenvolvimento embrionário e fetal subsequente ocorre no útero, que sofre aumentos drásticos no tamanho e no desenvolvimento. O útero humano é um órgão oco piriforme, que está localizado na pelve entre a bexiga e o reto. Na mulher nulípara, pesa 30 a 40 g e tem 7,5 cm de comprimento, 5 cm de largura em sua face superior e 2,5 cm de espessura. O lúmen, que também é achatado, é contínuo com as tubas uterinas e com a vagina.

Anatomicamente, o útero é dividido em duas regiões:

- O corpo é a porção superior grande do útero. A superfície anterior é quase plana, enquanto a superfície posterior é convexa. A parte superior arredondada do corpo do útero, que se expande acima da fixação das tubas uterinas, é denominada fundo do útero
- O colo é a parte inferior em formato de barril, separado do corpo pelo istmo (ver Figura 23.1). O lúmen do colo, o canal do colo do útero, apresenta uma abertura contraída em cada extremidade. O óstio interno do útero comunica-se com a cavidade do útero; já o óstio externo, com a vagina.

Organização da parede uterina

A parede uterina é composta de três camadas (Figura 23.16). Do lúmen para fora, tais camadas são as seguintes:

- O endométrio é a mucosa do útero
- O miométrio é a camada muscular espessa. Esta é contínua com a camada muscular da tuba uterina e da vagina. As fibras musculares lisas também se estendem nos ligamentos conectados ao útero
- O perimétrio, a camada serosa externa ou revestimento peritoneal visceral do útero, é contínuo com o peritônio pélvico e abdominal, além do que consiste em mesotélio e em uma camada fina de tecido conjuntivo frouxo. Abaixo do mesotélio, há uma camada de tecido elástico que costuma ser proeminente. O perimétrio cobre toda a superfície posterior do útero, mas apenas parte da superfície anterior.

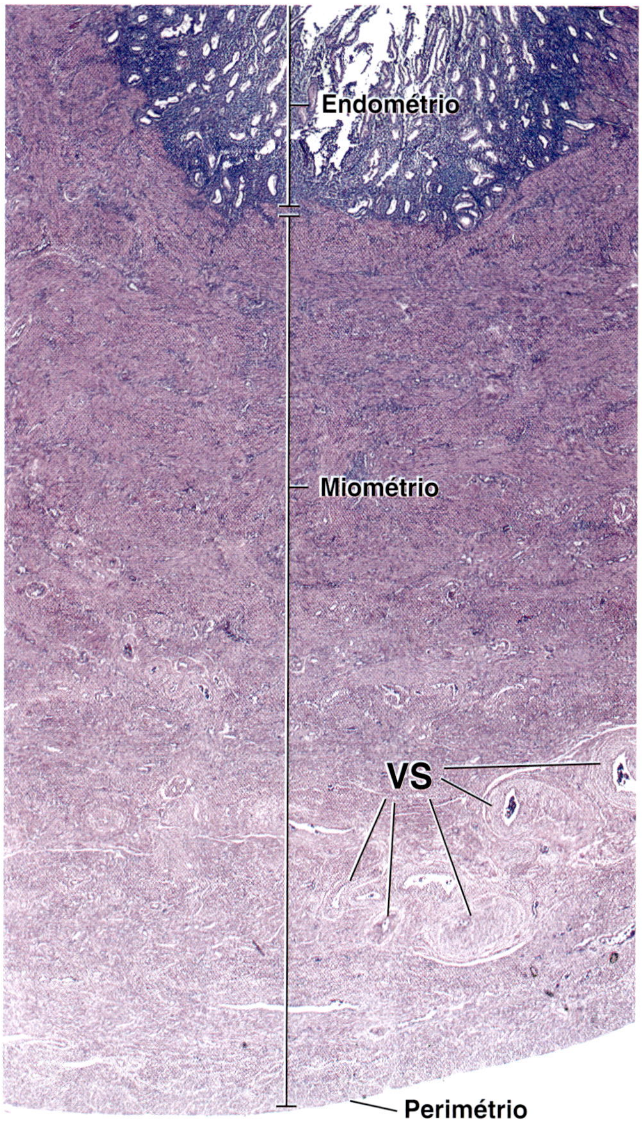

Figura 23.16 Fotomicrografia de um corte sagital de útero humano. Este corte mostra as três camadas da parede uterina: o endométrio, a camada mais interna que reveste a cavidade uterina; o miométrio, a camada média de músculo liso; e o perimétrio, a camada muito delgada de peritônio que cobre a superfície externa do útero. A porção profunda do miométrio contém vasos sanguíneos (*VS*) de maior calibre que irrigam o útero. 8×.

A parte remanescente da superfície anterior consiste em tecido conjuntivo ou adventícia.

Tanto o miométrio quanto o endométrio sofrem alterações cíclicas a cada mês, a fim de preparar o útero para a implantação de um embrião. Essas alterações constituem o ciclo menstrual. Se houver implantação de um embrião, o ciclo será interrompido, e ambas as camadas sofrerão crescimento e diferenciação consideráveis durante a gravidez (descrita na seção seguinte).

O miométrio forma um sincício estrutural e funcional.

O miométrio é a camada mais espessa da parede uterina. Ele é composto de três camadas pouco definidas de músculo liso:

- A camada muscular média, denominada estrato vascular, contém numerosos vasos sanguíneos de grande calibre (plexos venosos) e vasos linfáticos. Trata-se da camada mais espessa, a que apresenta feixes de músculo liso entrelaçados e orientados em um padrão circular ou espiral
- De modo predominante, os feixes de músculo liso nas camadas interna e externa estão orientados paralelamente ao eixo longo do útero.

Conforme observado na maioria dos órgãos ocos em formato de bulbo, como a vesícula biliar e a bexiga, a orientação muscular não é distinta. Os feixes musculares observados em cortes histológicos de rotina parecem estar dispostos de modo aleatório. Durante a contração do útero, todas as três camadas do miométrio atuam em conjunto como um sincício funcional, expelindo o conteúdo do lúmen por um orifício estreito.

No útero não grávido, as células musculares lisas medem cerca de 50 μm de comprimento. Durante a gravidez, o útero sofre aumento extraordinário. Esse crescimento deve-se principalmente à hipertrofia das células musculares lisas existentes, que podem alcançar mais de 500 μm de comprimento, e secundariamente é atribuível ao desenvolvimento de novas fibras por meio da divisão das células musculares existentes, além da diferenciação de células mesenquimais indiferenciadas. A quantidade de tecido conjuntivo também aumenta. À medida que a **gravidez** prossegue, a parede uterina torna-se progressivamente mais delgada, em decorrência da distensão promovida pelo crescimento do feto. Depois do parto, embora algumas fibras degenerem, o útero retorna a dimensões quase iguais às preconceptivas. O colágeno produzido durante a gravidez para fortalecer o miométrio é, então, degradado enzimaticamente pelas células que o secretaram. A cavidade uterina permanece maior, e a parede muscular fica mais espessa do que antes da gravidez.

Em comparação com o corpo do útero, o colo apresenta mais tecido conjuntivo e menos músculo liso. Nele, as fibras elásticas são abundantes, mas são encontradas em quantidades apreciáveis apenas na camada externa do miométrio do corpo do útero.

O endométrio prolifera e, em seguida, degenera durante o ciclo menstrual.

Durante toda a vida fértil, a cada mês o endométrio sofre alterações cíclicas que o preparam para a implantação do embrião e para os eventos subsequentes do desenvolvimento embrionário e fetal. As alterações na atividade secretora do endométrio durante o ciclo estão correlacionadas com a maturação dos folículos ovarianos (Boxe 23.3). O fim de cada ciclo caracteriza-se por destruição parcial e descamação do endométrio, acompanhadas de sangramento dos vasos da mucosa. A eliminação de tecido e de sangue pela vagina, que costuma ter duração de 3 a 5 dias, é denominada menstruação ou fluxo menstrual. O ciclo menstrual é definido pelo dia em que começa o fluxo menstrual. Durante a vida fértil, o endométrio consiste em duas camadas ou zonas, que diferem entre si quanto a estrutura e função (Figura 23.17 e Prancha 23.5):

- O estrato funcional, ou camada funcional, é a porção espessa do endométrio, que sofre descamação na menstruação
- O estrato basal, ou camada basal, é retido durante a menstruação e atua como fonte para a regeneração do estrato funcional.

O estrato funcional é a camada que prolifera e degenera durante o ciclo menstrual.

Durante as fases do ciclo menstrual, a espessura do endométrio varia de 1 a 6 mm. O endométrio é revestido por epitélio simples colunar que contém células secretoras e ciliadas. O epitélio de superfície sofre invaginação na lâmina própria subjacente, o estroma endometrial, formando as glândulas uterinas. Essas glândulas tubulares simples, que contêm menor número de células ciliadas, ramificam-se ocasionalmente na

Boxe 23.3

Considerações funcionais | Resumo da regulação hormonal do ciclo ovariano

Durante cada **ciclo menstrual**, o ovário sofre alterações cíclicas que envolvem duas fases:

- Fase folicular
- Fase lútea.

A ovulação ocorre entre essas duas fases (Figura B.23.3.1).

A **fase folicular** começa com o desenvolvimento de um pequeno número de folículos primários (10 a 20) sob a influência dos hormônios foliculoestimulante (FSH) e luteinizante (LH). A seleção dos folículos dominantes ocorre em torno dos dias 5 a 7 do ciclo menstrual. Durante os primeiros 8 a 10 dias do ciclo, o FSH é o principal hormônio que influencia o crescimento dos folículos. O FSH estimula as células da granulosa e as células tecais, que começam a secretar hormônios esteroides, principalmente estrogênios, no lúmen folicular. À medida que a produção de estrogênios pelo folículo dominante aumenta, a produção de FSH é inibida por uma alça de retroalimentação negativa da hipófise. Os estrogênios continuam a se acumular no lúmen folicular, alcançando finalmente um nível que possibilita ao folículo se tornar independente do FSH, para a continuação de seu crescimento e desenvolvimento.

Mais tarde, na fase folicular, antes da ovulação, os níveis de progesterona começam a aumentar sob a influência do LH. A quantidade de estrogênios no sangue circulante inibe a produção adicional de FSH pela adeno-hipófise. A ovulação é induzida por um surto no nível de LH, que ocorre concomitantemente com uma elevação menor dos níveis de FSH. Isso ocorre aproximadamente 34 a 36 horas após o início do surto do LH, ou cerca de 10 a 12 horas após o pico do surto de LH.

(continua)

Boxe 23.3

Considerações funcionais | Resumo da regulação hormonal do ciclo ovariano (*continuação*)

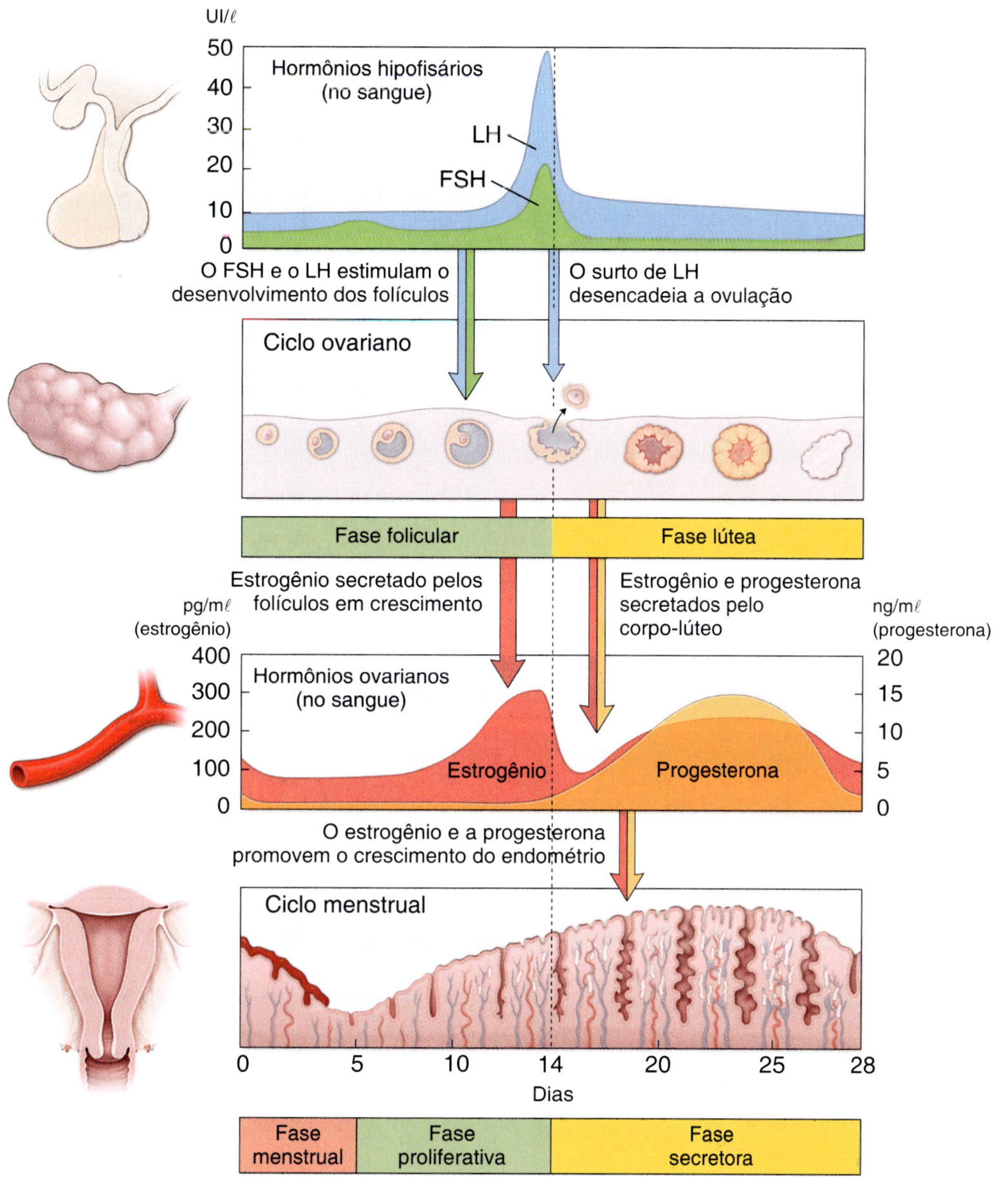

Figura B.23.3.1 Relação entre os eventos morfológicos e fisiológicos que ocorrem no ciclo menstrual. Este diagrama ilustra a relação das alterações morfológicas observadas no endométrio e no ovário, em resposta aos níveis hormonais hipofisários e ovarianos que ocorrem durante o ciclo menstrual. Os hormônios hipofisários e ovarianos e suas concentrações plasmáticas estão indicados em unidades arbitrárias. FSH, hormônio foliculoestimulante; LH, hormônio luteinizante.

A **fase lútea** começa imediatamente depois da ovulação, quando as células da granulosa e as células tecais do folículo roto sofrem rápida diferenciação morfológica para formar o corpo-lúteo. Este secreta estrogênios e grandes quantidades de progesterona. Sob a influência de ambos os hormônios, principalmente da progesterona, o endométrio inicia sua fase secretora, que é essencial à preparação do útero para a implantação, caso o óvulo seja fertilizado. O LH parece ser responsável pelo desenvolvimento e pela manutenção do corpo-lúteo durante o ciclo menstrual. Se não houver fertilização, o corpo-lúteo degenerará em poucos dias, quando os níveis hormonais caírem. Por outro lado, se ocorrer fertilização, o corpo-lúteo será mantido e continuará secretando progesterona e estrogênios. A gonadotropina coriônica humana (hCG), que é inicialmente produzida pelo embrião e, mais tarde, pela placenta, estimula o corpo-lúteo e é responsável pela sua manutenção durante a gravidez.

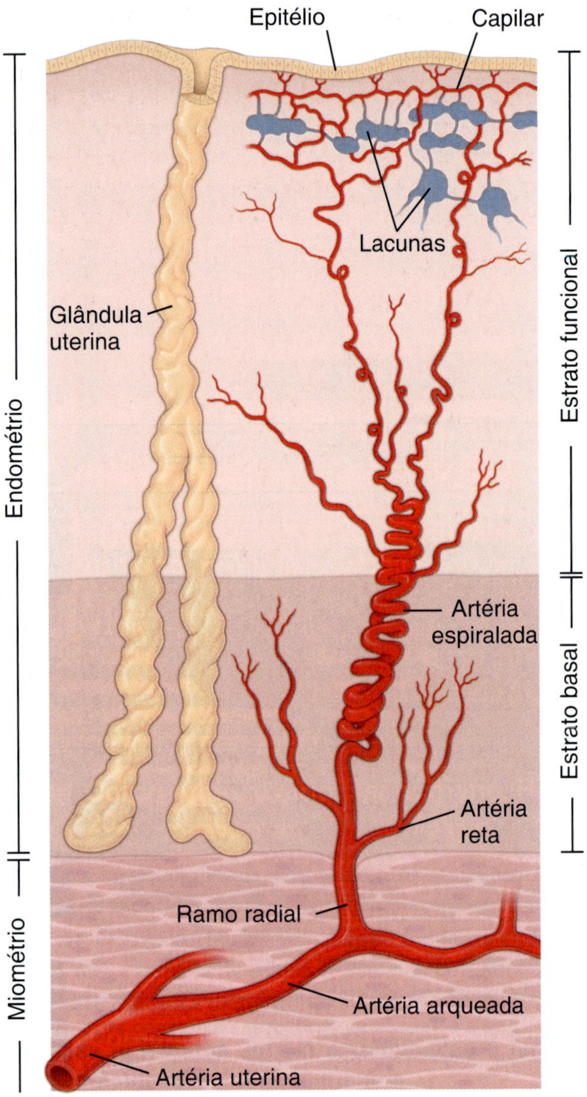

Figura 23.17 Diagrama esquemático ilustrando o suprimento sanguíneo arterial para o endométrio do útero. As duas camadas do endométrio, o estrato basal e o estrato funcional, são irrigadas por ramos da artéria uterina. As artérias espiraladas, localizadas na interface entre essas duas camadas, degeneram e sofrem regeneração durante o ciclo menstrual, sob a influência dos estrogênios e da progesterona. (Com base em Weiss L, ed. *Cell and Tissue Biology: A Textbook of Histology*. 6th ed. Urban & Schwarzenberg, 1988.)

face mais profunda do endométrio. O estroma endometrial, que se assemelha ao mesênquima, é altamente celularizado e apresenta quantidade abundante de matriz extracelular. Assim como no caso da tuba uterina, não há submucosa separando o endométrio do miométrio.

A vasculatura do endométrio também prolifera e degenera durante cada ciclo menstrual.

O endométrio contém um sistema único de vasos sanguíneos (ver Figura 23.17). A artéria uterina dá origem a 6 a 10 artérias arqueadas que se anastomosam no miométrio. Os ramos dessas artérias, as artérias radiais, penetram na camada basal do endométrio, onde dão origem a pequenas artérias retas que irrigam essa região do endométrio. O ramo principal da artéria radial continua para cima e torna-se altamente espiralado; por esse motivo, é denominado artéria espiralada. As artérias espiraladas dão origem a numerosas arteríolas, que frequentemente se anastomosam à medida que irrigam um rico leito capilar. Este inclui segmentos dilatados de paredes finas, denominados lacunas, as quais também podem ocorrer no sistema venoso que drena o endométrio. As artérias retas e a parte proximal das artérias espiraladas não se modificam durante o ciclo menstrual. A porção distal das artérias espiraladas, sob a influência dos estrogênios e da progesterona, sofre degeneração e regeneração a cada ciclo menstrual.

Alterações cíclicas durante o ciclo menstrual

As alterações cíclicas do endométrio, que ocorrem durante o ciclo menstrual, são representadas pelas fases proliferativa, secretora e menstrual.

O ciclo menstrual é um *continuum* de estágios de desenvolvimento, que ocorre na camada funcional do endométrio. É controlado, em última análise, pelas gonadotropinas secretadas pela parte distal da hipófise, que regulam as secreções esteroides do ovário. O ciclo geralmente se repete a cada 28 dias, durante o qual o endométrio passa por uma sequência de alterações morfológicas e funcionais. É conveniente descrever o ciclo em três fases sucessivas:

- A fase proliferativa ocorre concomitantemente com a maturação folicular e é influenciada pela secreção ovariana de estrogênios
- A fase secretora coincide com a atividade funcional do corpo-lúteo e é influenciada principalmente pela secreção de progesterona
- A fase menstrual começa quando a produção de hormônios pelo ovário declina com a degeneração do corpo-lúteo (ver Boxe 23.3).

As fases constituem parte de um processo contínuo; não ocorre alteração abrupta de uma fase para a seguinte.

A fase proliferativa do ciclo menstrual é regulada pelos estrogênios.

No fim da fase menstrual, o endométrio consiste em uma delgada faixa de tecido conjuntivo, de cerca de 1 mm de espessura, contendo apenas as porções basais das glândulas uterinas e as porções inferiores das artérias espiraladas (ver Figura 23.17). Essa camada constitui o estrato basal; a camada que foi descamada é o estrato funcional. Sob a influência dos estrogênios, a fase proliferativa é iniciada. As células estromais, endoteliais e epiteliais do estrato basal proliferam rapidamente, e são observadas as seguintes alterações:

- As células epiteliais da porção basal das glândulas as reconstituem e então migram, a fim de recobrir a superfície endometrial desnuda
- As células do estroma proliferam e secretam colágeno e substância fundamental
- As artérias espiraladas aumentam de comprimento à medida que o endométrio é restabelecido; essas artérias são apenas levemente espiraladas e não se estendem até o terço superior do endométrio.

A fase proliferativa continua até o primeiro dia depois da ovulação, que ocorre no dia 14 de um ciclo de 28 dias. No fim dessa fase, o endométrio alcançou uma espessura de cerca de 3 mm. As glândulas apresentam lúmen estreito e são relativamente retas, embora exibam aparência ligeiramente ondulada (Figura 23.18A). Observa-se a existência de acúmulos de

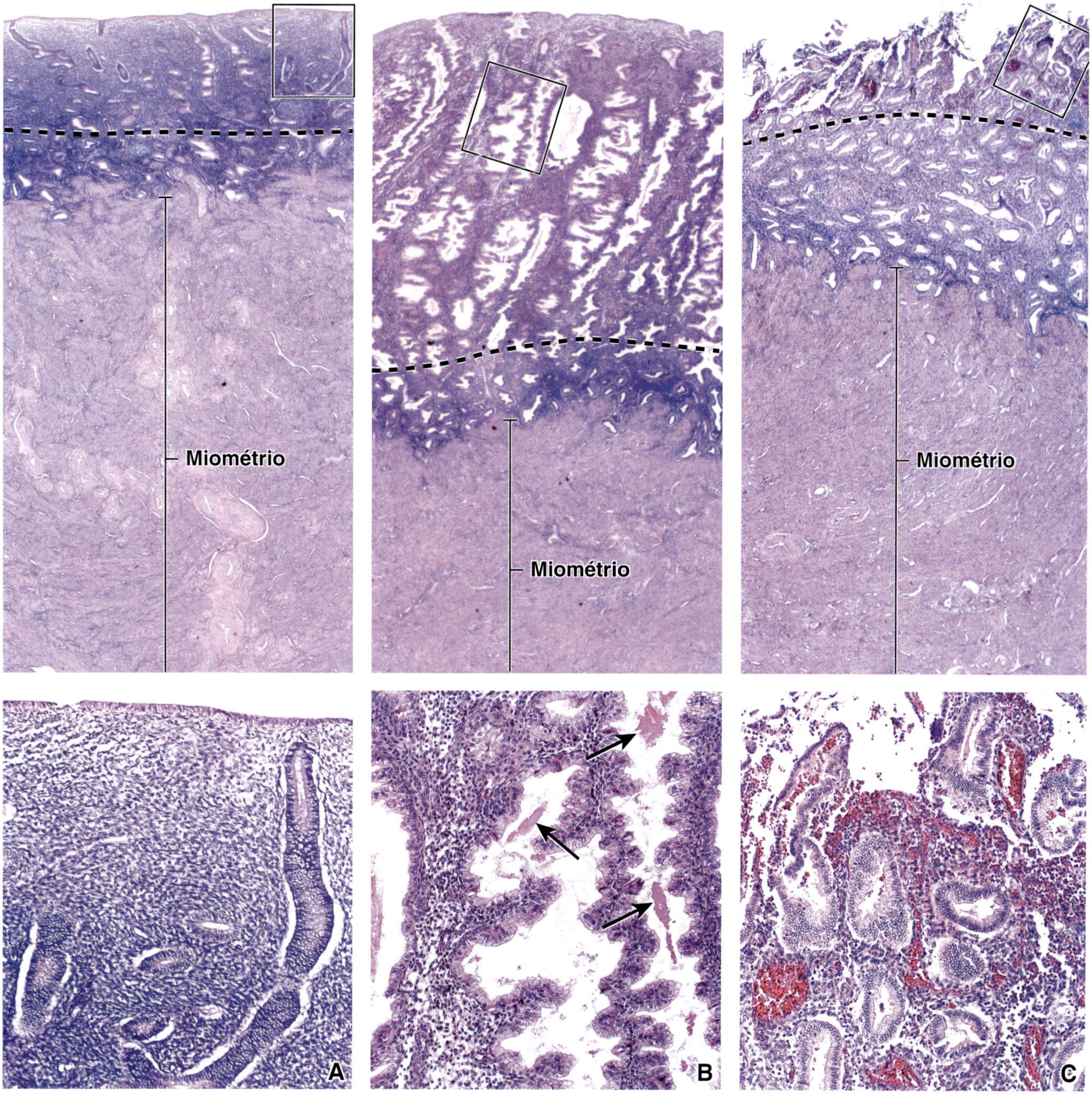

Figura 23.18 Fotomicrografias do revestimento uterino nas fases proliferativa, secretora e menstrual do ciclo menstrual. A. O *painel superior* mostra o endométrio na fase proliferativa do ciclo. Durante essa fase, o estrato funcional (separado do estrato basal pela *linha tracejada*) sofre acentuado espessamento. 15×. O *painel inferior* mostra em maior aumento as glândulas endometriais que se estendem do estrato basal até a superfície. 55×. **B.** O *painel superior* mostra o endométrio na fase secretora do ciclo. As glândulas tornam-se espiraladas à medida que a espessura do endométrio aumenta. O estrato basal (abaixo da *linha tracejada*) exibe alterações menos pronunciadas na sua morfologia. 20×. O *painel inferior* mostra glândulas uterinas que foram cortadas em um plano próximo de seus eixos longos. Observe o formato tortuoso das glândulas e a secreção de muco (*setas*). 60×. **C.** O *painel superior* mostra o estrato funcional (acima da *linha tracejada*). Grande parte desse estrato degenerou e foi descamada. 15×. O *painel inferior* mostra o sangue extravasado e a ocorrência de necrose do estrato funcional. 55×.

glicogênio nas porções basais das células epiteliais. Nas preparações histológicas de rotina, a extração do glicogênio confere aparência vazia ao citoplasma basal.

A fase secretora do ciclo menstrual é regulada pela progesterona.

Sob a influência da progesterona, ocorrem alterações pronunciadas no estrato funcional, que começam 1 ou 2 dias depois da ovulação. O endométrio torna-se edematoso e, por fim, pode alcançar espessura de 5 a 6 mm. As glândulas aumentam de tamanho, tornam-se tortuosas e os lumens são preenchidos por secreção (Figura 23.18B). O líquido mucoide produzido pelo epitélio glandular é rico em nutrientes (particularmente glicogênio), necessários para que se mantenha o desenvolvimento, caso ocorra implantação. Nesse estágio, as mitoses são raras, e o crescimento observado resulta de hipertrofia das células epiteliais, aumento da vascularização e edema do endométrio. As artérias espiraladas, no entanto, aumentam de comprimento e tornam-se mais espiraladas. Elas estendem-se quase até a superfície do endométrio (Prancha 23.6).

A influência sequencial dos estrogênios e da progesterona sobre as células do estroma possibilita a sua diferenciação em células grandes e pálidas, ricas em glicogênio, as células deciduais. O estímulo para a diferenciação decidual é a implantação do blastocisto. Essas células proporcionam ambiente favorável à nutrição do embrião e criam uma camada especializada, que facilita a separação da placenta da parede uterina após a expulsão do feto.

A fase menstrual resulta de um declínio na secreção ovariana de progesterona e estrogênio.

O corpo-lúteo produz ativamente hormônios durante cerca de 10 dias, caso não ocorra fertilização. À medida que os níveis de hormônios declinam rapidamente, ocorrem alterações do suprimento sanguíneo para o estrato funcional. Inicialmente, as contrações periódicas das paredes das artérias espiraladas, que duram várias horas, causam isquemia do estrato funcional. As glândulas interrompem a sua secreção, e a altura do endométrio diminui à medida que o estroma se torna menos edemaciado. Após cerca de 2 dias, períodos prolongados de contração arterial, juntamente com períodos apenas breves de fluxo sanguíneo, promovem a ruptura do epitélio superficial e dos vasos sanguíneos. Quando as artérias espiraladas se fecham, o sangue flui para dentro do estrato basal, mas não para o estrato funcional. O líquido eliminado na menstruação é constituído por sangue, líquido uterino e células estromais e epiteliais do estrato funcional. Ao passo que placas de tecido se separam do endométrio, as extremidades rotas das veias, das artérias e das glândulas ficam expostas (Figura 23.18C). A descamação do endométrio continua até que reste somente o estrato basal. A coagulação do sangue é inibida durante esse período de fluxo menstrual. O fluxo sanguíneo arterial é restrito, exceto por breves períodos de relaxamento das paredes das artérias espiraladas. Além disso, o sangue flui continuamente pelas extremidades abertas das veias. O período de fluxo menstrual geralmente dura cerca de 5 dias, e a perda média de sangue nessa fase é de 35 a 50 mℓ. O fluxo sanguíneo através das artérias retas mantém o estrato basal.

Por último, vale lembrar que, conforme assinalado anteriormente, esse processo é cíclico. A Figura B.23.3.1 no Boxe 23.3 mostra um único ciclo do endométrio e acompanha o crescimento e a maturação de novos folículos ovarianos. À medida que começa a fase proliferativa do ciclo seguinte, as células epiteliais rapidamente proliferam e migram, a fim de restaurar o epitélio superficial.

Na ausência de ovulação (ciclo denominado ciclo anovulatório), não há formação de um corpo-lúteo, e tampouco há produção de progesterona. Na ausência de progesterona, o endométrio não entra na fase secretora e continua na fase proliferativa até a menstruação. Nos casos de **infertilidade**, as biopsias do endométrio podem ser usadas para diagnosticar **ciclos anovulatórios**, bem como outros distúrbios do ovário e do endométrio.

Implantação

Se houver fertilização e implantação, a fase menstrual do ciclo será substituída por uma fase gravídica.

Se a fecundação e a implantação subsequente ocorrerem, o declínio do endométrio será retardado até depois do parto. Quando o blastocisto se fixa na mucosa uterina, no início da segunda semana, as células do cório da placenta em desenvolvimento começam a secretar hCG e outras luteotropinas. Esses hormônios mantêm o corpo-lúteo ativo e o estimulam a manter a produção de progesterona e estrogênios. A ação desses hormônios, além de evitar a involução do endométrio, estimula seu desenvolvimento durante as primeiras semanas de gravidez.

A implantação é o processo pelo qual o blastocisto torna-se inserido no endométrio.

O óvulo humano fertilizado (zigoto) sofre uma série de modificações morfofuncionais, à medida que se desloca através da tuba uterina até a cavidade uterina, preparando-se para sua fixação na mucosa uterina. O embrião em desenvolvimento inicia um diálogo molecular com o ambiente materno, que é de importância crítica para a sua implantação e desenvolvimento. Pouco depois da fertilização, o embrião viável secreta o fator de pré-implantação (PIF, do inglês *preimplantation factor*) específico. Trata-se de um peptídio de 15 aminoácidos (MVRIKPGSANKPSDD) que promove a adesão do embrião ao endométrio. No momento da implantação, o PIF estimula a proliferação e a invasão do trofoblasto na decídua basal (ver adiante).

O zigoto sofre clivagem, seguida de uma série de divisões mitóticas sem crescimento celular, resultando em rápido aumento do número de células no embrião. Inicialmente, este está sob o controle das macromoléculas de informação maternas, que se acumularam no citoplasma do óvulo durante a oocitogênese. O desenvolvimento posterior depende da ativação do genoma embrionário, que codifica vários fatores de crescimento, componentes de junção celular e outras macromoléculas necessárias para a sua progressão até o estágio de blastocisto. A massa de células que resulta da série de divisões mitóticas é conhecida como mórula, e as células que a compõem são denominadas blastômeros. Durante o terceiro dia após a fertilização, a mórula, contendo agora 12 a 16 células, e ainda circundada pela zona pelúcida, entra na cavidade uterina. A mórula permanece livre no útero por cerca de 1 dia, enquanto ocorrem divisão e desenvolvimento celulares, que levam à formação do blastocisto. Este se caracteriza por seu formato esférico e oco. A cavidade oca é denominada blastocele e contém líquido no seu interior. Em um dos polos da esfera, há um agrupamento de células: a massa celular interna, que dará origem a todos os tecidos do embrião propriamente dito; e a camada circundante de células, a massa celular externa, que formará o trofoblasto e, em seguida, a placenta (Figura 23.19).

Durante a formação do blastocisto há passagem de líquido para o interior da esfera através da zona pelúcida, formando uma cavidade repleta de líquido, a blastocele. Esse evento define o início do desenvolvimento do blastocisto. Enquanto o blastocisto permanece livre no lúmen uterino por 1 ou 2 dias, e sofre divisões mitóticas adicionais, a zona pelúcida desaparece. Nesse estágio, a massa celular externa é denominada trofoblasto, e a massa celular interna é denominada embrioblasto.

A implantação ocorre durante um curto período, conhecido como janela de implantação.

A fixação do blastocisto ao epitélio endometrial ocorre durante a janela de implantação, período durante o qual o útero está receptivo à implantação do blastocisto. Esse breve período resulta de uma série de ações programadas da progesterona e dos estrogênios sobre o endométrio. Os **fármacos antiprogesterona**, como a mifepristona (RU-486) e seus derivados, competem pelos receptores desses hormônios no epitélio endometrial, bloqueando, desse modo, a sua ligação. A incapacidade da progesterona de ter acesso a seus receptores impede a implantação, fechando assim efetivamente a

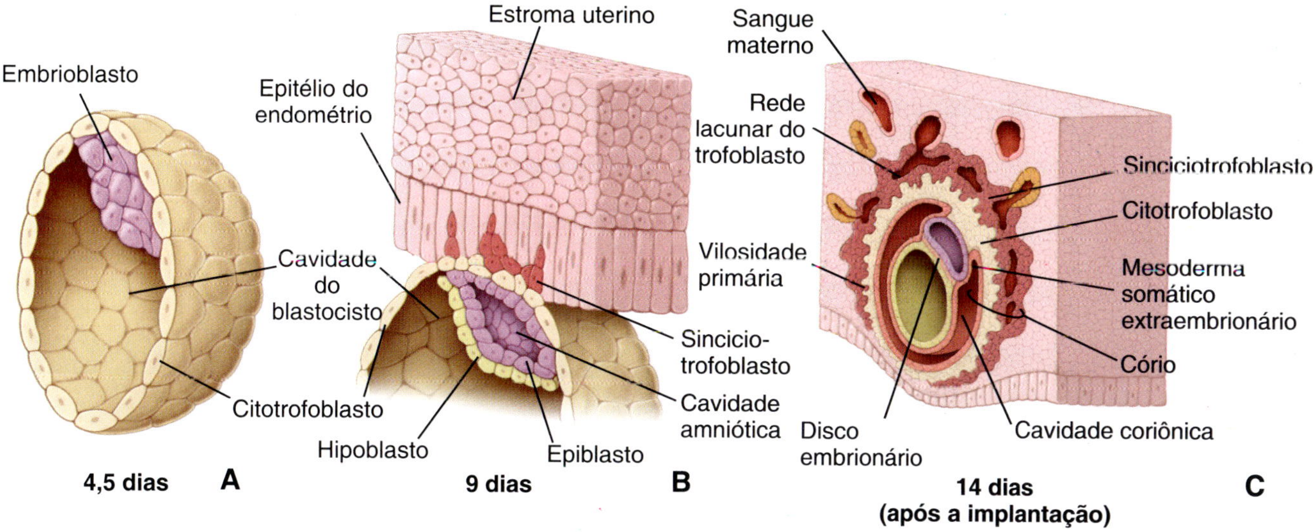

Figura 23.19 Diagramas esquemáticos de cortes de blastocistos. A. Um blastocisto humano de cerca de 4,5 dias de desenvolvimento, mostrando a formação da massa celular interna. **B.** Um blastocisto de macaco com aproximadamente 9 dias de desenvolvimento. As células trofoblásticas do blastocisto do macaco começaram a invadir as células epiteliais do endométrio. Nos seres humanos, o blastocisto começa a invadir o endométrio no quinto ou sexto dia de desenvolvimento. **C.** Um blastocisto humano de 14 dias após a implantação. Nesse estágio, as células trofoblásticas diferenciaram-se em sinciciotrofoblasto e citotrofoblasto.

janela. Em seres humanos, a janela de implantação começa no 6º dia após o surto de LH e termina em torno do 10º dia.

Quando as células trofoblásticas situadas sobre o polo do embrioblasto estabelecem contato com a parede uterina, proliferam rapidamente e o trofoblasto começa a invadir o endométrio. O trofoblasto invasivo diferencia-se no sinciciotrofoblasto e no citotrofoblasto.

- O citotrofoblasto é uma camada interna de células mitoticamente ativas, que produz células que por sua vez se fundem com o sinciciotrofoblasto, a camada invasiva externa. A fusão do citotrofoblasto com o sinciciotrofoblasto multinucleado sobrejacente pode ser desencadeada por morte celular programada (apoptose)
- O sinciciotrofoblasto não é mitoticamente ativo e consiste em massa citoplasmática multinucleada; ele invade ativamente o epitélio e o estroma subjacente do endométrio.

Por meio da atividade invasiva do trofoblasto, o blastocisto torna-se inteiramente inserido no endométrio com aproximadamente 11 dias de desenvolvimento. (O desenvolvimento posterior do sinciciotrofoblasto e do citotrofoblasto é descrito na seção sobre a placenta.)

O sinciciotrofoblasto apresenta complexos de Golgi bem desenvolvidos, quantidade abundante de REL e de RER, numerosas mitocôndrias e número relativamente grande de gotículas de lipídios. Essas características são compatíveis com a secreção de progesterona, estrogênios, hCG e lactogênios por essa camada. Evidências indicam que as células do citotrofoblasto também podem constituir uma fonte de hormônios esteroides e de hCG.

Após a implantação, o endométrio sofre decidualização.

Durante a gravidez, o endométrio sofre alterações morfológicas e funcionais decorrentes da formação de uma estrutura denominada decídua. Essa camada é eliminada com a placenta por ocasião do parto. A decidualização abrange a maior parte do endométrio, exceto a camada mais profunda, próxima ao miométrio. Durante o processo de decidualização, que leva pelo menos 8 a 10 dias, os fibroblastos do estroma endometrial diferenciam-se em células grandes e arredondas, com características epitelioides denominadas células deciduais. A decidualização ocorre em resposta aos níveis elevados de progesterona (ver anteriormente). As glândulas uterinas aumentam e tornam-se mais espiraladas durante o período inicial da gravidez e, em seguida, tornam-se finas e achatadas, à medida que o feto em crescimento preenche o lúmen do útero.

São identificadas três regiões diferentes na decídua, de acordo com a sua relação com o local de implantação (Figura 23.20):

- A decídua basal é a porção do endométrio subjacente ao local de implantação
- A decídua capsular é uma porção delgada do endométrio, que se situa entre o local de implantação e o lúmen do útero
- A decídua parietal inclui o endométrio remanescente do útero.

No fim do terceiro mês de gravidez, o feto cresce a ponto de a decídua capsular sobrejacente se fundir com a decídua parietal da parede oposta, obliterando, assim, a cavidade uterina.

Com aproximadamente 13 dias de desenvolvimento, já está estabelecido um espaço extraembrionário – a cavidade coriônica (ver Figura 23.19C). As camadas celulares que formam o limite externo dessa cavidade (*i. e.*, o sinciciotrofoblasto, o citotrofoblasto e o mesoderma somático extraembrionário) são coletivamente denominadas cório. Já as membranas mais internas que envolvem o embrião são denominadas âmnio (ver Figura 23.20).

Colo do útero

O endométrio do colo do útero (cérvice) difere do restante do útero.

A mucosa cervical tem aproximadamente 2 a 3 mm de espessura e difere acentuadamente do restante do endométrio uterino, visto que contém grandes glândulas ramificadas (Figura 23.21 e Prancha 23.7). Ela não apresenta artérias espiraladas. Durante o ciclo menstrual, a mucosa cervical sofre pouca alteração na sua espessura e não é descamada durante esse período. No entanto, durante cada ciclo menstrual, as glândulas

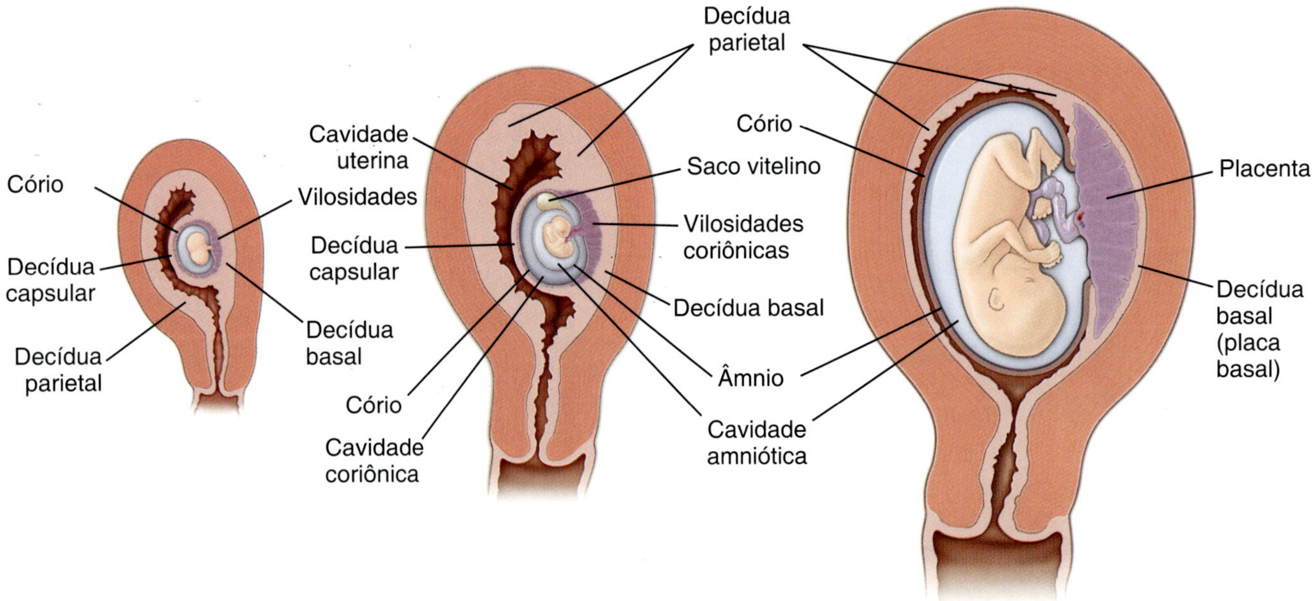

Figura 23.20 Desenvolvimento da placenta. Este desenho esquemático mostra o crescimento do útero durante a gravidez humana, e o desenvolvimento da placenta e suas membranas. Observe que há obliteração gradual do lúmen do útero e desaparecimento da decídua capsular, quando a placenta definitiva é estabelecida. (Modificada de Williams J. Placenta circumvallata. *Am J Obstet Gynecol.* 1927;13:1-16.)

cervicais sofrem alterações funcionais importantes, que estão relacionadas com o transporte dos espermatozoides no canal cervical. A quantidade e as propriedades do muco secretado pelas células glandulares variam durante o ciclo menstrual, sob a influência de hormônios ovarianos. Na metade do ciclo, a quantidade de muco produzida aumenta em 10 vezes. Esse muco é menos viscoso e parece proporcionar um ambiente mais favorável à migração dos espermatozoides. O muco cervical, nos outros períodos do ciclo, restringe a passagem dos espermatozoides para dentro do útero. Por conseguinte, os mecanismos hormonais asseguram que a ovulação e também as alterações no muco cervical sejam coordenadas, aumentando, assim, a possibilidade de ocorrência de fertilização, caso os espermatozoides e o óvulo cheguem simultaneamente ao local de fertilização, na tuba uterina.

O bloqueio das aberturas das glândulas mucosas resulta em retenção de suas secreções, levando à formação de cistos dilatados no colo do útero, denominado **cistos de Naboth**. Estes se desenvolvem com frequência, mas apenas serão clinicamente importantes caso haja história de um número grande de cistos provocando aumento acentuado do colo do útero.

A zona de transformação constitui o local de transição entre o epitélio estratificado pavimentoso da vagina e o epitélio simples colunar do colo do útero.

A porção do colo do útero que se projeta dentro da vagina, a porção vaginal do colo ou ectocérvice, é revestida por um epitélio estratificado pavimentoso (Figura 23.22). Uma transição abrupta entre esse epitélio estratificado pavimentoso e o epitélio simples colunar secretor de muco do canal cervical, a endocérvice, ocorre na zona de transformação que, durante a idade fértil, está localizada fora do óstio externo (ver Prancha 23.7). Antes da puberdade e depois da menopausa, a zona de transformação localiza-se no canal cervical (Figura 23.23). **Alterações metaplásicas** nessa zona de transformação constituem lesões pré-cancerosas do colo do útero. A metaplasia representa uma resposta adaptativa e reversível à lesão persistente do epitélio, promovida por infecção crônica. Ela resulta de uma reprogramação das células-tronco epiteliais, que começam a se diferenciar em uma nova linhagem celular. No canal cervical (endocérvice), manifesta-se como a substituição do epitélio simples colunar por um epitélio estratificado pavimentoso (Figura 23.24). As células epiteliais do colo do útero são constantemente esfoliadas na vagina. Amostras das células cervicais podem ser coradas e examinadas à procura de alterações morfológicas (**esfregaço de Papanicolaou**), ou de estirpes de alto risco de papilomavírus humano (HPV), a principal causa de câncer de colo do útero. Esses exames são realizados rotineiramente em busca de lesões cancerosas e pré-cancerosas do colo do útero.

■ PLACENTA

O feto em desenvolvimento é mantido pela placenta, que se desenvolve a partir dos tecidos fetais e maternos.

A placenta consiste em uma porção fetal, formada pelo cório, e em uma porção materna, formada pela decídua basal. As duas porções estão envolvidas na troca fisiológica de substâncias entre as circulações materna e fetal.

O sistema circulatório uteroplacentário começa a se desenvolver com aproximadamente 9 dias após a fertilização, com o crescimento de espaços vasculares denominados lacunas trofoblásticas no sinciciotrofoblasto. Os sinusoides maternos, que se desenvolvem a partir dos capilares presentes na porção materna, se anastomosam com as lacunas trofoblásticas (Figura 23.25). A pressão diferencial entre os canais arteriais e venosos, que se comunicam com as lacunas, estabelece o fluxo direcional das artérias para as veias, instituindo, assim, uma circulação uteroplacentária primitiva. Numerosas vesículas pinocitóticas, presentes no sinciciotrofoblasto, indicam a transferência de nutrientes dos vasos maternos para o embrião.

A proliferação do citotrofoblasto, o crescimento do mesoderma coriônico e o desenvolvimento dos vasos sanguíneos sucessivamente dão origem às vilosidades coriônicas (Figura 23.26). As vilosidades sofrem as seguintes modificações:

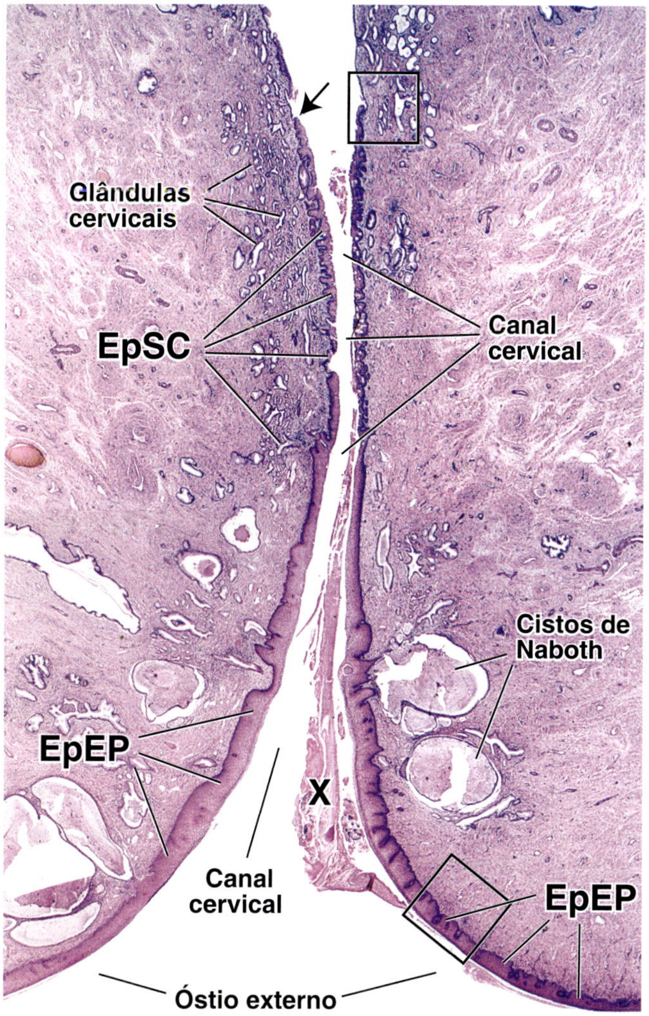

Figura 23.21 Fotomicrografia de colo do útero humano. Esta amostra corada por hematoxilina e eosina (H-E) é de uma mulher na pós-menopausa. A porção inferior projeta-se dentro da porção superior da vagina, onde uma abertura, o óstio externo, leva ao útero através do canal cervical. A superfície do colo do útero é coberta por epitélio estratificado pavimentoso (*EpEP*), que é contínuo com o revestimento epitelial da vagina. Na entrada do canal cervical ocorre uma transição abrupta do epitélio estratificado pavimentoso para o epitélio simples colunar (*EpSC*). Nesta amostra, o epitélio estratificado estendeu-se até o interior do canal, um evento observado por efeito do envelhecimento. Nota-se a existência de glândulas cervicais secretoras de muco ao longo do canal cervical. Tais glândulas são tubulares simples ramificadas, que surgem como invaginações do epitélio que reveste o canal. Com frequência, as glândulas desenvolvem-se em cistos de Naboth, em consequência da retenção da secreção de muco pelo bloqueio da abertura da glândula. O material assinalado com *X* é o muco secretado pelas glândulas cervicais. 10×.

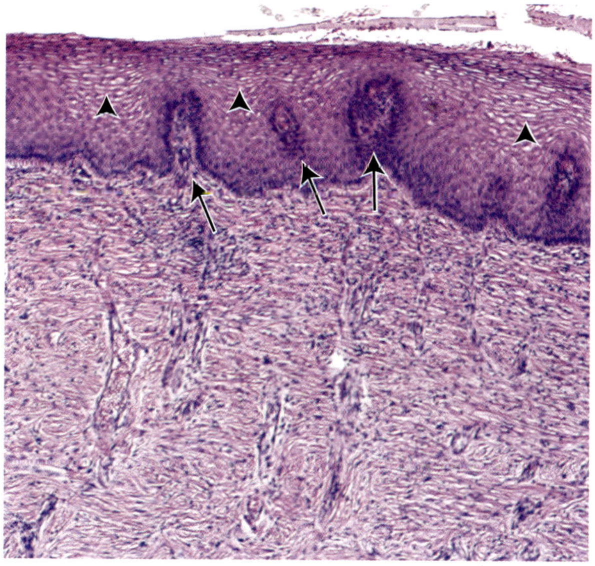

Figura 23.22 Epitélio estratificado pavimentoso da ectocérvice. O epitélio estratificado pavimentoso e o tecido conjuntivo fibroso subjacente, evidenciados no *retângulo inferior* na Figura 23.21, são mostrados aqui em maior aumento. As células epiteliais mais maduras apresentam citoplasma claro (*pontas de seta*), constituindo um reflexo de seu alto conteúdo de glicogênio. Além disso, observe as papilas de tecido conjuntivo que fazem protuberância dentro do epitélio (*setas*). A maior parte do colo do útero é composta de tecido conjuntivo fibroso denso, com quantidade relativamente pequena de músculo liso. 120×.

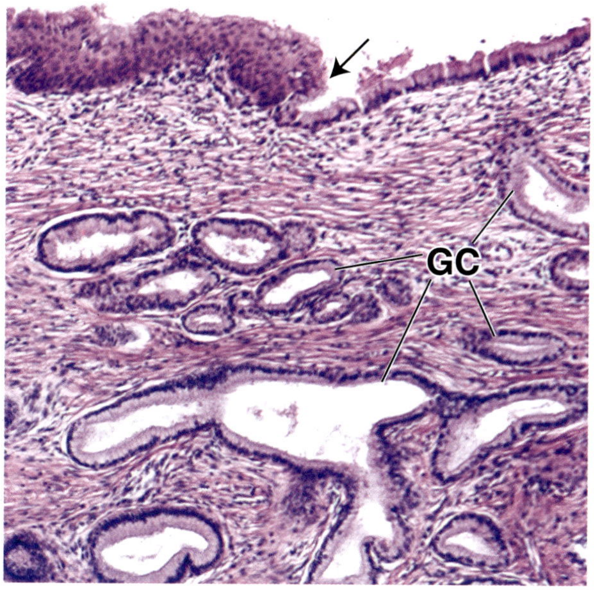

Figura 23.23 Zona de transformação do colo do útero. O local da junção com o epitélio pavimentoso colunar, mostrado no *retângulo superior* na Figura 23.21, é exibido aqui em maior aumento. Observe a alteração abrupta do epitélio estratificado pavimentoso para o epitélio simples colunar (*seta*). As alterações neoplásicas, que levam ao desenvolvimento de câncer de colo do útero, começam mais frequentemente nessa zona de transformação. No tecido conjuntivo, são encontradas glândulas cervicais (*GC*) ramificadas, secretoras de muco, compostas de um epitélio simples colunar, que é contínuo com o epitélio de revestimento do canal cervical. 120×.

- As vilosidades coriônicas primárias são formadas pela rápida proliferação do citotrofoblasto. As vilosidades enviam cordões ou massas de células para dentro das lacunas trofoblásticas preenchidas de sangue no sinciciotrofoblasto (Figuras 23.19B e 23.27). As vilosidades primárias surgem entre os dias 11 e 13 do desenvolvimento
- As vilosidades coriônicas secundárias são compostas de um núcleo central de mesênquima, circundado por uma camada interna de citotrofoblasto e por uma camada externa de sinciciotrofoblasto (ver Figura 23.26). Desenvolvem-se por volta do 16º dia, quando as vilosidades coriônicas primárias são invadidas por tecido conjuntivo frouxo do mesênquima coriônico. As vilosidades secundárias recobrem toda a superfície do saco coriônico
- As vilosidades coriônicas terciárias são formadas no fim da terceira semana, quando as vilosidades secundárias tornam-se vascularizadas, com vasos sanguíneos que se desenvolveram nos núcleos de tecido conjuntivo (ver Figura 23.25B e Prancha 23.9).

Durante o tempo que as vilosidades terciárias estão se formando, as células citotrofoblásticas continuam crescendo através do sinciciotrofoblasto. Quando encontram o endométrio materno, elas crescem lateralmente e encontram, dessa

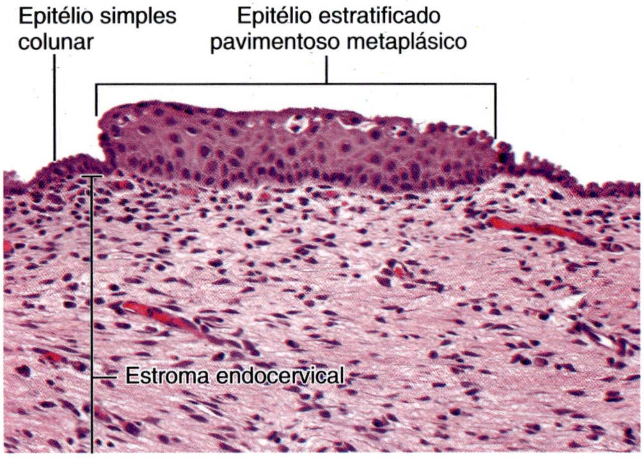

Figura 23.24 Epitélio estratificado pavimentoso metaplásico do canal cervical. Esta fotomicrografia mostra uma ilhota de epitélio estratificado pavimentoso maduro circundada pelo epitélio simples colunar, que geralmente é encontrado no canal cervical. 450×. (Cortesia da Dra. Fabiola Medeiros.)

vez, prolongamentos semelhantes que crescem a partir das vilosidades vizinhas. Assim, forma-se uma camada delgada de células citotrofoblásticas, denominada concha trofoblástica, ao redor do sinciciotrofoblasto. Essa concha trofoblástica é interrompida apenas nos locais em que os vasos maternos se comunicam com os espaços intervilosos.

Durante toda a gestação, as vilosidades coriônicas formam-se continuamente, a partir dos brotos trofoblásticos. Essas vilosidades coriônicas podem permanecer livres (vilosidades flutuantes) no espaço interviloso, ou podem crescer no lado materno da placenta (placa basal) para formar as vilosidades-tronco principais ou vilosidades de ancoragem. O futuro crescimento da placenta é realizado pelo crescimento intersticial da concha trofoblástica. Também durante a gravidez, as vilosidades amadurecem, e seu diâmetro torna-se menor. A camada de citotrofoblasto parece ser descontínua e, em algumas áreas, os núcleos do sinciciotrofoblasto reúnem-se em aglomerados, formando nós sinciciais irregularmente dispersos (ver Figura 23.26; Prancha 23.9). O número de nós sinciciais aumenta com a idade gestacional da placenta e pode ser utilizado para avaliar a **maturidade vilosa**. Um aumento do número de nós sinciciais também está associado a algumas condições patológicas, como a ocorrência de **perfusão uteroplacentária deficiente**.

Vários tipos de células são reconhecidos no estroma de tecido conjuntivo das vilosidades: células mesenquimatosas, células reticulares, fibroblastos, miofibroblastos, células musculares lisas e células apresentadoras de antígenos placentárias fetais (macrófagos placentários), historicamente também conhecidas como células de Hofbauer (Prancha 23.9). As células apresentadoras de antígeno placentárias fetais são os macrófagos vilosos específicos de origem fetal, que participam de reações imunes inatas placentárias. Em resposta à existência de um antígeno, elas proliferam e suprarregulam receptores de superfície específicos que reconhecem e se ligam a uma variedade de patógenos. Assim como outras células apresentadoras de antígenos placentárias fetais, quando estimuladas, elas aumentam o número de moléculas do complexo principal de histocompatibilidade II (MHC II, do inglês *major histocompatibility complex II*) em sua superfície. São mais comuns na placenta inicial. Os vacúolos nessas células contêm lipídios, glicosaminoglicanos e glicoproteínas. Por último, vale notar que estudos de **placentas infectadas pelo HIV** indicam que este se encontra principalmente localizado nas células apresentadoras de antígenos placentárias fetais e no sinciciotrofoblasto.

No início do desenvolvimento, os vasos sanguíneos das vilosidades tornam-se conectados com vasos do embrião.

Com aproximadamente 21 dias, o sangue começa a circular através do sistema cardiovascular embrionário e nas vilosidades. Os espaços intervilosos fornecem o local para a troca de nutrientes, produtos e intermediários metabólicos, além de resíduos entre os sistemas circulatórios materno e fetal.

Durante as primeiras 8 semanas, as vilosidades recobrem toda a superfície coriônica; no entanto, à medida que o crescimento prossegue, as vilosidades na decídua capsular começam a degenerar, produzindo uma superfície lisa e relativamente avascular, denominada cório liso. As vilosidades adjacentes à decídua basal aumentam rapidamente de tamanho e de número, tornando-se altamente ramificadas. Essa região do

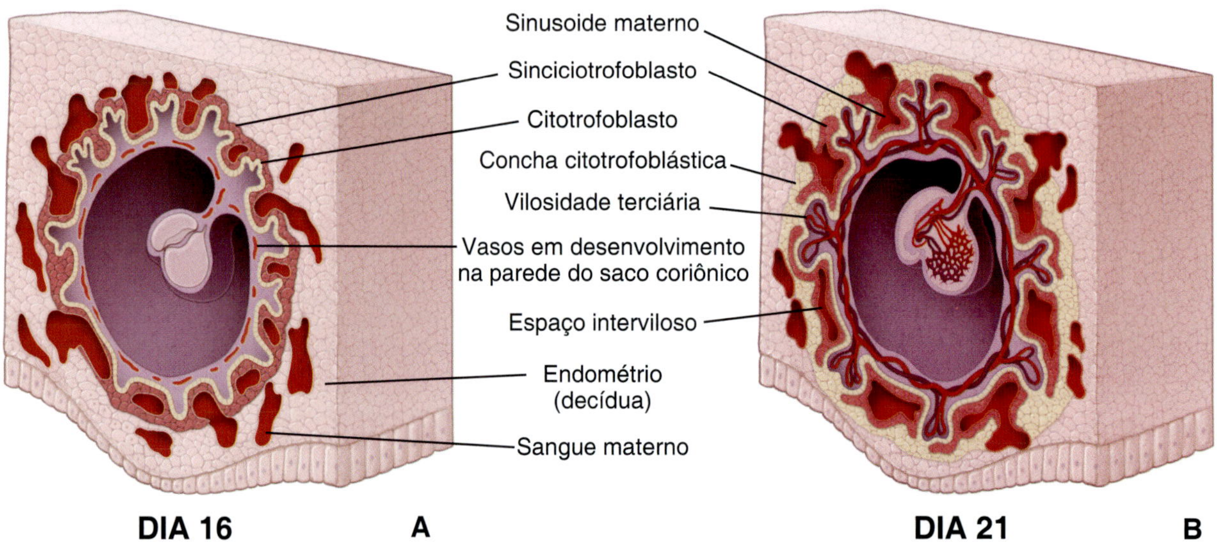

Figura 23.25 Diagramas esquemáticos de cortes através de um embrião humano em desenvolvimento. A. Este desenho mostra o saco coriônico e a placenta com 16 dias de desenvolvimento. **B.** O mesmo embrião com 21 dias de desenvolvimento. Os diagramas ilustram a delimitação dos vasos sanguíneos fetais e maternos pela membrana placentária, que é formada pelo endotélio dos capilares, mesênquima, citotrofoblasto e sinciciotrofoblasto.

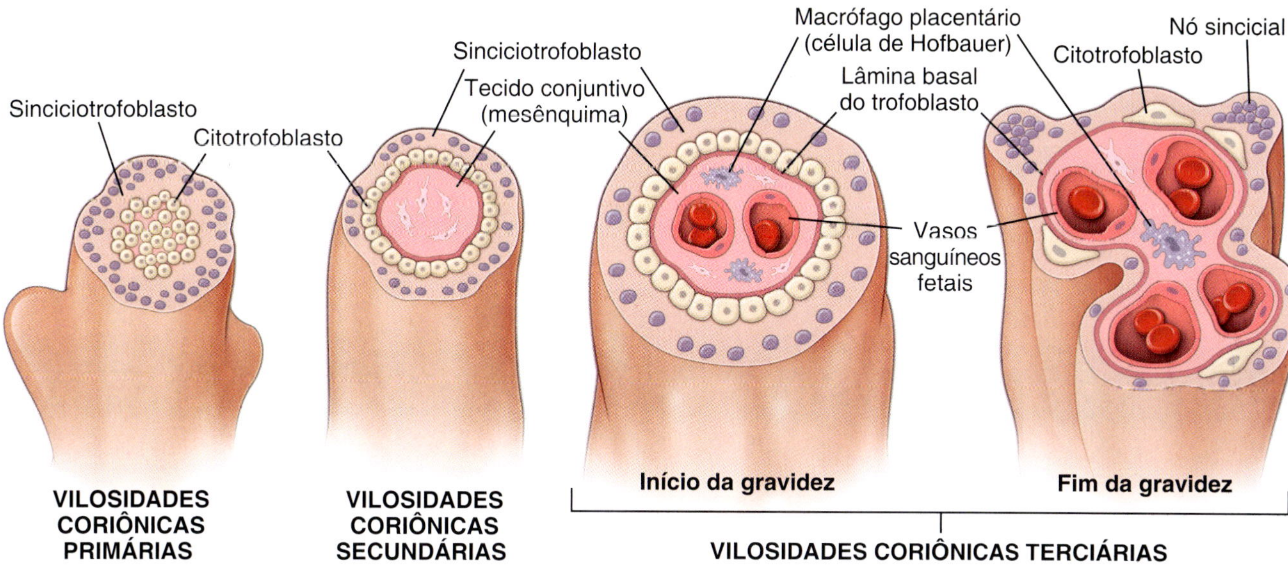

Figura 23.26 Diagrama esquemático das vilosidades coriônicas em vários estágios de desenvolvimento. Este desenho mostra os estágios de desenvolvimento das vilosidades coriônicas. As vilosidades primárias representam o primeiro estágio de desenvolvimento, durante o qual o sinciciotrofoblasto e o citotrofoblasto formam extensões digitiformes para dentro da decídua materna. Nas vilosidades coriônicas secundárias, o tecido conjuntivo (mesênquima) extraembrionário cresce dentro das vilosidades e é circundado por uma camada de citotrofoblasto. Já nas vilosidades coriônicas terciárias, os vasos sanguíneos e as células de sustentação diferenciam-se no interior do núcleo mesenquimatoso. No início da gravidez, as vilosidades são grandes e edemaciadas, com poucos vasos sanguíneos circundados por muitas células do tecido conjuntivo. São recobertas por uma camada espessa de sinciciotrofoblasto e uma camada contínua de células citotrofoblásticas. No fim da gestação, a camada de citotrofoblasto aparece descontínua, e os núcleos do sinciciotrofoblasto agregam-se e formam projeções irregularmente dispersas, denominadas *nós sinciciais*. Nessa ocasião, o número de vasos sanguíneos fetais aumenta no núcleo de tecido conjuntivo, que se torna menos celularizado e então contém menor número de macrófagos placentários.

cório constitui o componente fetal da placenta e é denominada cório frondoso ou cório viloso. Por sua vez, a camada da placenta a partir da qual as vilosidades se projetam é denominada placa coriônica (Prancha 23.8).

Durante o período de crescimento rápido do cório frondoso, aproximadamente no quarto ao quinto mês de gestação, a porção fetal da placenta é dividida pelos septos placentários (deciduais) em 15 a 25 áreas denominadas cotilédones. Os septos placentários, semelhantes a cunhas, formam os limites dos cotilédones e, como estes não se fundem com a placa coriônica, o sangue materno pode circular facilmente entre eles. Os cotilédones são visíveis como protuberâncias do lado materno da placa basal.

A decídua basal forma uma camada compacta, que é o componente materno da placenta (ver Figura 23.27). A placa basal, a parte externa da placenta que está em contato com a parede uterina, consiste em tecidos embrionários (concha trofoblástica contendo uma fina camada de sinciciotrofoblasto e citotrofoblasto) e tecidos maternos (decídua basal). Os vasos dessa porção do endométrio fornecem sangue aos espaços intervilosos. Com raras exceções, o sangue fetal e o sangue materno não se misturam.

O sangue fetal e o sangue materno são separados pela barreira placentária.

A separação entre sangue fetal e sangue materno, denominada barreira placentária, é mantida principalmente pelas camadas de tecido fetal (Figura 23.28). A formação dessas camadas inicia-se no quarto mês e sua espessura torna-se muito fina, a fim de facilitar a troca de produtos através da barreira placentária. O adelgaçamento da parede da vilosidade é promovido, em parte, pela expansão superficial e de volume das vilosidades, bem como pela degeneração da camada citotrofoblástica interna (ver Figura 23.27). Embora a camada citotrofoblástica de fato se torne muito mais fina, ela não chega a ser descontínua.

Em sua porção mais fina, a barreira placentária consiste em:

- Sinciciotrofoblasto
- Camada citotrofoblástica interna delgada (ou descontínua)
- Lâmina basal do trofoblasto
- Tecido conjuntivo (mesenquimatoso) da vilosidade
- Lâmina basal do endotélio
- Endotélio do capilar placentário fetal na vilosidade terciária.

Essa barreira exibe grande semelhança com a barreira hematoaérea do pulmão, com a qual tem uma importante função paralela, qual seja, a troca de oxigênio e de dióxido de carbono – nesse caso, entre o sangue materno e o sangue fetal. Assemelha-se também à barreira hematoaérea, devido à existência de um tipo particular de macrófago em seu tecido conjuntivo – nesse caso, as células apresentadoras de antígenos placentárias fetais (células de Hofbauer).

A placenta constitui o local de troca de gases e metabólitos entre a circulação materna e a fetal.

O sangue fetal entra na placenta por meio de um par de artérias umbilicais (Figura 23.29). Enquanto atravessam a placenta, essas artérias ramificam-se em diversos vasos de disposição radial, que dão origem a numerosos ramos na placa coriônica. Os ramos desses vasos penetram nas vilosidades, formando extensas redes de capilares em estreita associação com os espaços intervilosos. Os gases e produtos metabólicos são trocados através das finas camadas fetais que separam as duas correntes sanguíneas nesse nível. Os anticorpos também podem atravessar essa camada e entrar na circulação fetal, proporcionando imunidade passiva contra vários agentes infecciosos – por exemplo, os vírus da difteria, varíola e sarampo. O sangue fetal retorna por meio de um sistema de veias que seguem um curso paralelo ao das artérias, com a exceção de que aquelas convergem em uma única veia umbilical.

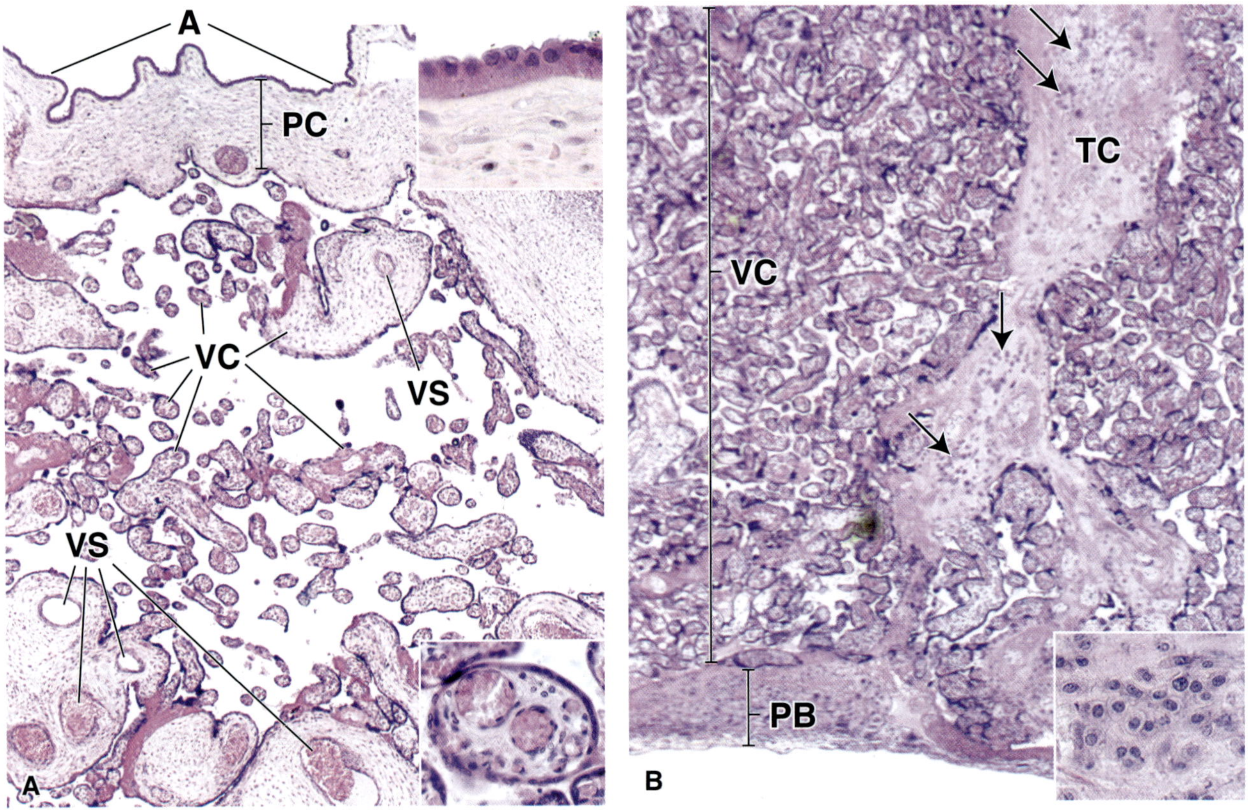

Figura 23.27 Fotomicrografias de uma placenta humana. A. Esta amostra corada por hematoxilina e eosina (H-E) mostra a superfície amniótica (*A*), a placa coriônica (*PC*) e, abaixo, os perfis das vilosidades coriônicas (*VC*) de vários tamanhos. Essas vilosidades emergem da placa coriônica como grandes vilosidades-tronco e ramificam-se em vilosidades cada vez menores. Os vasos sanguíneos (*VS*) são evidentes nas vilosidades maiores. Já as vilosidades menores contêm capilares, onde ocorrem as trocas. 60×. **Detalhe superior.** Este aumento maior mostra o epitélio simples cuboide do âmnio e o tecido conjuntivo subjacente. 200×. **Detalhe inferior.** Este aumento maior mostra uma vilosidade em corte transversal contendo diversos vasos sanguíneos de maior calibre, e sua camada superficial delgada de sinciciotrofoblasto. 200×. **B.** Esta amostra corada por H-E exibe o lado materno da placenta. A placa basal (*PB*), a porção do útero à qual se ancoram algumas das vilosidades coriônicas (*VC*), é observada na *parte inferior* da fotomicrografia. Observa-se também o estroma de tecido conjuntivo (*TC*), parte da placa basal, ao qual muitas das vilosidades coriônicas também estão fixadas. Na placa basal e no estroma de tecido conjuntivo são encontrados aglomerados de células – as células deciduais (*setas*) – que se originaram de células do tecido conjuntivo. 60×. **Detalhe.** Células deciduais observadas em maior aumento. 200×.

O sangue materno irriga a placenta por meio de 80 a 100 artérias espiraladas endometriais que penetram na placa basal. O sangue dessas artérias espiraladas flui até a base dos espaços intervilosos, que contêm cerca de 150 mℓ de sangue materno, trocado três a quatro vezes por minuto. A pressão arterial nas artérias espiraladas é muito mais alta que a dos espaços intervilosos. Desse modo, à medida que o sangue é injetado nesses espaços, a cada pulsação, ele é direcionado profundamente nos espaços. Quando a pressão diminui, o fluxo sanguíneo retorna à superfície das vilosidades e, por fim, entra nas veias endometriais, também localizadas na base dos espaços.

A troca de gases e de produtos metabólicos ocorre à medida que o sangue flui pelas vilosidades. Em geral, a água, o dióxido de carbono, os produtos de degradação metabólicos e os hormônios são transferidos do sangue fetal para o sangue materno; água, oxigênio, metabólitos, eletrólitos, vitaminas, hormônios e alguns anticorpos passam na direção oposta. A barreira placentária não exclui muitos agentes potencialmente perigosos, tais como álcool, nicotina, vírus, fármacos, hormônios exógenos e metais pesados. Por conseguinte, durante a gravidez, a exposição a esses agentes ou a sua ingestão devem ser evitadas, a fim de que se reduza o risco de lesão ao embrião ou feto.

Antes do estabelecimento do fluxo sanguíneo através da placenta, o crescimento do embrião é mantido, em parte, por produtos metabólicos que são sintetizados pelo trofoblasto ou transportados através dele. O sinciciotrofoblasto sintetiza glicogênio, colesterol e ácidos graxos, bem como outros nutrientes usados pelo embrião.

A placenta é um importante órgão endócrino que produz hormônios esteroides e proteicos.

A placenta também funciona como um órgão endócrino, produzindo esteroides e hormônios peptídicos, bem como prostaglandinas, que desempenham importante papel no início do trabalho de parto. Estudos imunocitoquímicos indicam que o sinciciotrofoblasto constitui o local de síntese desses hormônios. Os hormônios produzidos pelo sinciciotrofoblasto são secretados diretamente no sangue materno ao redor das vilosidades placentárias.

Os hormônios esteroides progesterona e estrogênio desempenham papéis essenciais na manutenção da gravidez. À medida que esta prossegue, a placenta assume papel principal na secreção desses esteroides do corpo-lúteo. No fim da oitava semana, a placenta produz progesterona suficiente para manter a gestação, caso o corpo-lúteo seja cirurgicamente removido ou deixe de funcionar. Na produção de estrogênios placentários, o córtex da suprarrenal fetal desempenha papel essencial, fornecendo os precursores necessários para a síntese de estrogênios. Como a placenta não apresenta as enzimas necessárias para a produção dos precursores dos estrogênios, uma unidade fetoplacentária (endócrina) cooperativa

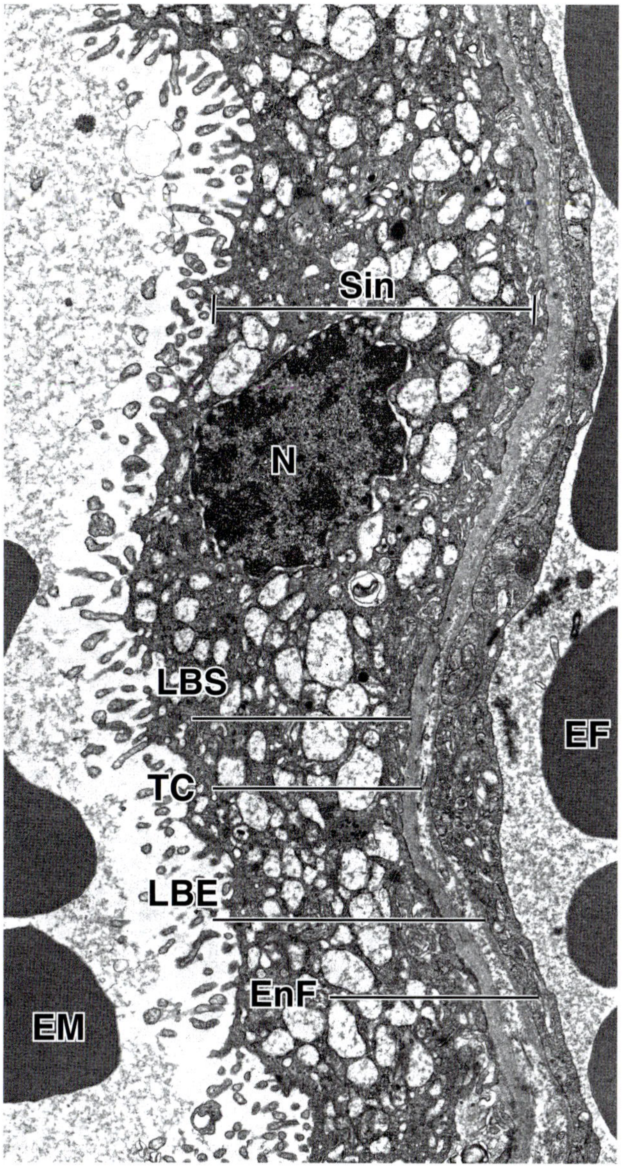

Figura 23.28 Barreira placentária humana no terceiro trimestre de gravidez. Esta eletromicrografia em grande aumento mostra a camada mais delgada de uma barreira placentária totalmente desenvolvida (o corte não inclui as células citotrofoblásticas que formam uma camada fina [ou descontínua] na placenta humana). O lúmen do espaço interviloso contendo eritrócitos maternos (*EM*) (*à esquerda*) é separado do espaço capilar fetal contendo eritrócitos fetais (*EF*) (*à direita*). O espaço interviloso é revestido pelo sinciciotrofoblasto (*Sin*) multinucleado. Sua superfície contém microvilosidades que se projetam para dentro do espaço sanguíneo materno. O citoplasma do sinciciotrofoblasto contém múltiplos núcleos (*N*) e apresenta quantidade abundante de vesículas transportadoras, RER, REL, mitocôndrias e algumas gotículas lipídicas. O sinciciotrofoblasto repousa sobre a lâmina basal (*LBS*), que é separada por uma fina camada de tecido conjuntivo (*TC*) da lâmina basal (*LBE*) das células endoteliais fetais (*EnF*). 11.000×. REL, retículo endoplasmático liso; RER, retículo endoplasmático rugoso. (Cortesia do Dr. Holger Jastrow.)

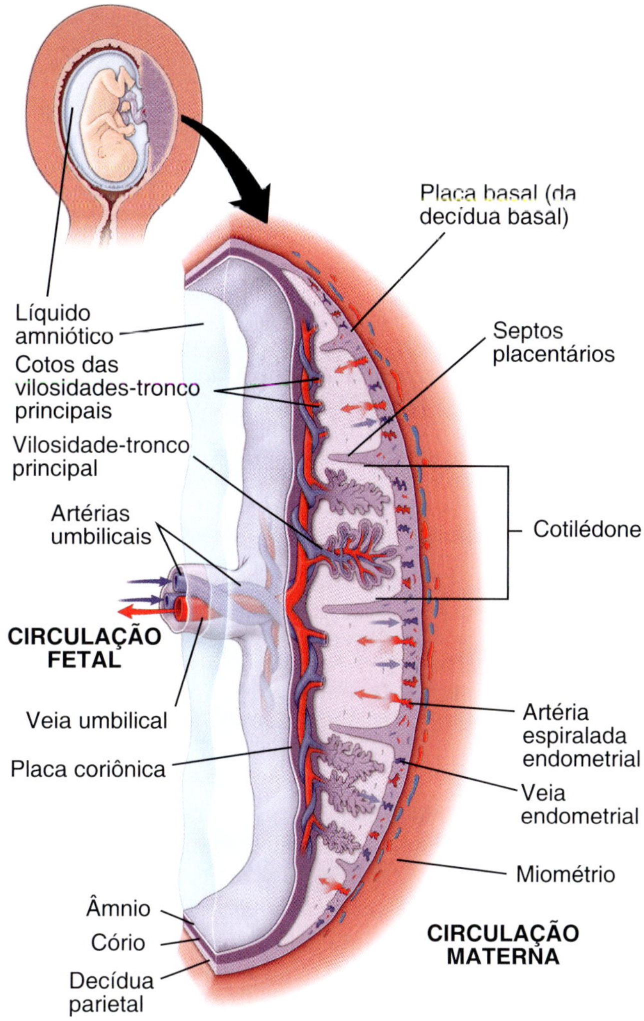

Figura 23.29 Diagrama esquemático da placenta humana madura. O corte sagital do útero (*acima*) com o embrião em desenvolvimento mostra a localização mais comum da placenta. A placenta madura (*abaixo*) é dividida em cotilédones pelos septos placentários, que são formados por evaginações da decídua basal. O sangue materno entra na placenta através de numerosas artérias espiraladas endometriais, que penetram na placa basal. À medida que o sangue entra no cotilédone, ele é direcionado profundamente nos espaços intervilosos (*setas vermelhas*). Em seguida, passa sobre a superfície das vilosidades, onde ocorre a troca de gases e de produtos metabólicos. Por fim, o sangue materno deixa o espaço interviloso (*setas azuis*) através das veias endometriais. Por outro lado, o sangue fetal entra na placenta através das artérias umbilicais, que se dividem em uma série de artérias de disposição radial dentro da placa coriônica. Ramos dos vasos passam por dentro das vilosidades-tronco principais e, nesse local, formam extensas redes de capilares. As veias nas vilosidades transportam o sangue de volta por meio de um sistema de veias, cujo trajeto é paralelo ao das artérias fetais.

é estabelecida. Clinicamente, monitoramento da produção de estrogênios durante a gravidez pode ser usado como **índice de desenvolvimento fetal** em determinadas situações.

Os seguintes hormônios peptídicos são secretados pela placenta:

- A gonadotropina coriônica humana (hCG) é necessária para a implantação e a manutenção da gravidez. Sua síntese começa em torno do dia 6 após a fertilização, antes mesmo da formação do sinciciotrofoblasto. A hCG exibe extensa homologia de sequência (cerca de 85%) com o LH, que é necessário para a ovulação e a manutenção do corpo-lúteo durante o ciclo menstrual. Assim como a ação do LH durante o ciclo menstrual, a hCG mantém o corpo-lúteo no início da gravidez. A hCG também apresenta acentuada homologia com o hormônio tireoestimulante (TSH), o que pode explicar o **hipertireoidismo na gravidez**, uma vez que ela estimula a glândula tireoide materna a aumentar a secreção de tetraiodotironina (T_4). A determinação da hCG é usada para detectar uma gravidez inicial e para avaliar a sua viabilidade. Duas outras condições clínicas, que aumentam os níveis sanguíneos de hCG, incluem **doenças trofoblásticas** e **gestações ectópicas**
- A somatomamotropina coriônica humana (hCS, do inglês *human chorionic somatomammotropin*), também conhecida como lactogênio placentário humano (hPL, do inglês *human placental lactogen*), está relacionada com o hormônio do

Boxe 23.4

Correlação clínica | Placenta

A placenta é um órgão temporário criado pelo corpo apenas durante a gravidez. A **placenta** madura mede em torno de 15 a 20 cm de diâmetro e 2 a 3 cm de espessura, cobre 25 a 30% da superfície uterina e pesa 500 a 600 g a termo. A área de superfície das vilosidades da placenta humana é estimada em cerca de 10 m^2. As microvilosidades no sinciciotrofoblasto aumentam a área efetiva para troca metabólica em mais de 90 m^2. Após a expulsão do feto, o útero continua a se contrair, reduzindo a superfície luminal e induzindo a separação da placenta da parede uterina. Toda a porção fetal da placenta, as membranas fetais e as projeções intervenientes do tecido decidual são liberadas. Durante o trabalho de parto não complicado, a placenta separa-se da parede uterina e é eliminada aproximadamente 30 minutos após o nascimento.

Uma das complicações mais graves do trabalho de parto resulta da **placentação anormal** (fixação anormal da placenta na parede do útero). Se durante a implantação o tecido decidual for rompido, a placenta invadirá profundamente a parede uterina. Isso pode causar uma das três condições clínicas conhecidas como placenta acreta, placenta increta ou placenta percreta. A classificação depende da gravidade e da profundidade de fixação da placenta. A **placenta acreta**, que responde por aproximadamente 75% de todos os casos, ocorre quando a placenta se fixa de maneira excessivamente profunda na parede uterina, mas não penetra no miométrio. A **placenta increta** (em torno de 15% de todos os casos), por sua vez, ocorre quando as vilosidades placentárias penetram profundamente na camada muscular do miométrio. Nos 10% restantes de todos os casos, a **placenta percreta** penetra através de toda a parede uterina e se fixa a outro órgão, como a bexiga, o reto, os intestinos ou vasos sanguíneos de grande calibre. Trata-se da complicação mais grave de placentação, e pode causar ruptura do útero, além de outras complicações relacionadas com a sua fixação. Uma placenta anormal retida ou fragmentos placentários podem causar hemorragia pós-parto maciça e exigir remoção manual. Além disso, as placentas increta e percreta podem exigir a realização de histerectomia de emergência.

Após o delivramento fisiológico da placenta, as glândulas endometriais e o estroma da decídua basal se regeneram. A regeneração endometrial é completada no fim da terceira semana pós-parto, exceto no local da placenta, onde a regeneração se estende geralmente por outras 3 semanas. Durante a primeira semana após o parto, os remanescentes da decídua são eliminados e constituem a secreção uterina castanho-avermelhada, conhecida como **lóquios rubros**.

crescimento humano. A hCS, que é sintetizada no sinciciotrofoblasto, promove o crescimento geral, regula o metabolismo da glicose e estimula a proliferação dos ductos mamários na mama materna. Os efeitos da hCS sobre o metabolismo materno são significativos, mas o papel desse hormônio no desenvolvimento fetal continua desconhecido

- O IGF-I e o IGF-II são produzidos pelo citotrofoblasto e estimulam a sua proliferação e diferenciação
- O fator de crescimento endotelial (EGF, do inglês *endothelial growth factor*) exerce dupla ação dependente da idade sobre a placenta inicial. Na placenta de 4 a 5 semanas, o EGF é sintetizado pelo citotrofoblasto e estimula a proliferação do trofoblasto. Na placenta de 6 a 12 semanas, a síntese do EGF é deslocada para o sinciciotrofoblasto, que estimula e mantém a função do trofoblasto diferenciado
- A relaxina é sintetizada pelas células deciduais e está envolvida no "amolecimento" do colo do útero e dos ligamentos pélvicos, na preparação para o parto
- A leptina é sintetizada pelo sinciciotrofoblasto, particularmente durante o último mês de gestação. Ela possivelmente regula a reserva de nutrientes maternos para as necessidades de nutrientes do feto. Também está envolvida no transporte de nutrientes da mãe para o feto, através da barreira placentária
- Outros fatores de crescimento estimulam o crescimento citotrofoblástico (p. ex., fator de crescimento dos fibroblastos, fator estimulador de colônias [CSF-1, do inglês *colony-stimulating factor*], fator de crescimento derivado de plaquetas e interleucinas [IL-1 e IL-3]), ou inibem o crescimento e a proliferação do trofoblasto (p. ex., fator de necrose tumoral).

■ VAGINA

A vagina é um tubo fibromuscular que liga os órgãos genitais internos ao ambiente externo.

A vagina é uma bainha fibromuscular que se estende do colo do útero até o vestíbulo, que corresponde à área entre os lábios menores do pudendo. A abertura da vagina pode ser circundada pelo hímen, que consiste em pregas da mucosa que se estendem para o lúmen vaginal. O hímen ou seus remanescentes são derivados da membrana endodérmica, que separou a vagina em desenvolvimento da cavidade do seio urogenital definitivo no embrião.

A parede vaginal (Figura 23.30) consiste nas seguintes estruturas:

- A camada mucosa interna, com numerosas pregas ou rugas transversais (ver Figura 23.1) e revestida por epitélio estratificado pavimentoso (Figura 23.31). Papilas de tecido conjuntivo da lâmina própria subjacente projetam-se dentro da camada epitelial. Nos seres humanos e em outros primatas, pode-se observar a existência de grânulos de querato-hialina nas células epiteliais; no entanto, em condições normais, não ocorre queratinização. Por conseguinte, podem ser observados núcleos nas células epiteliais em toda a espessura do epitélio
- Uma camada muscular intermediária organizada em duas camadas entremeadas de músculo liso, algumas vezes, indistintas: uma camada longitudinal externa e uma camada circular interna. A camada externa é contínua com a camada correspondente no útero e é muito mais espessa que a camada interna. Existem fibras musculares estriadas do músculo bulboesponjoso na abertura da vagina (Prancha 23.10)
- Uma camada adventícia externa, organizada em uma camada interna de tecido conjuntivo denso, adjacente à muscular, e uma camada externa de tecido conjuntivo frouxo, que se mistura com a adventícia das estruturas circundantes. A camada interna contém numerosas fibras elásticas que contribuem para a elasticidade e a força da parede vaginal. A camada externa contém numerosos vasos sanguíneos e linfáticos, além de nervos.

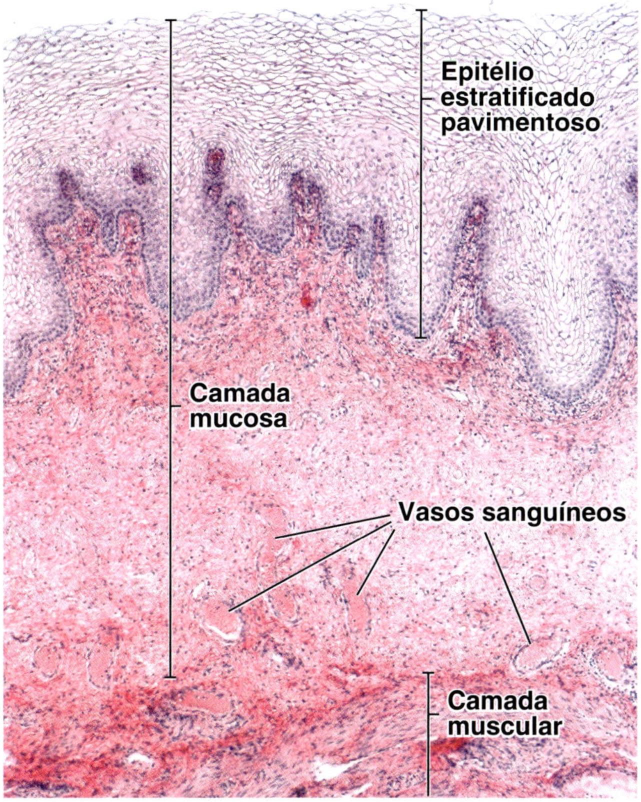

Figura 23.30 Fotomicrografia de uma vagina humana. Esta amostra da parede vaginal corada por hematoxilina e eosina (H-E) em pequeno aumento mostra duas das três camadas da vagina: a camada mucosa e a camada muscular (a camada externa, a adventícia, não está incluída). A camada mucosa consiste em um epitélio estratificado pavimentoso e tecido conjuntivo subjacente. Caracteristicamente, o limite entre tecido epitelial e tecido conjuntivo é muito irregular, com papilas proeminentes que se projetam na superfície inferior do epitélio. A camada muscular é observada apenas em parte; esta consiste em feixes de células musculares lisas de disposição irregular. Além disso, a região profunda do tecido conjuntivo dispõe de um rico suprimento de vasos sanguíneos que irrigam as várias camadas da parede vaginal. 40×.

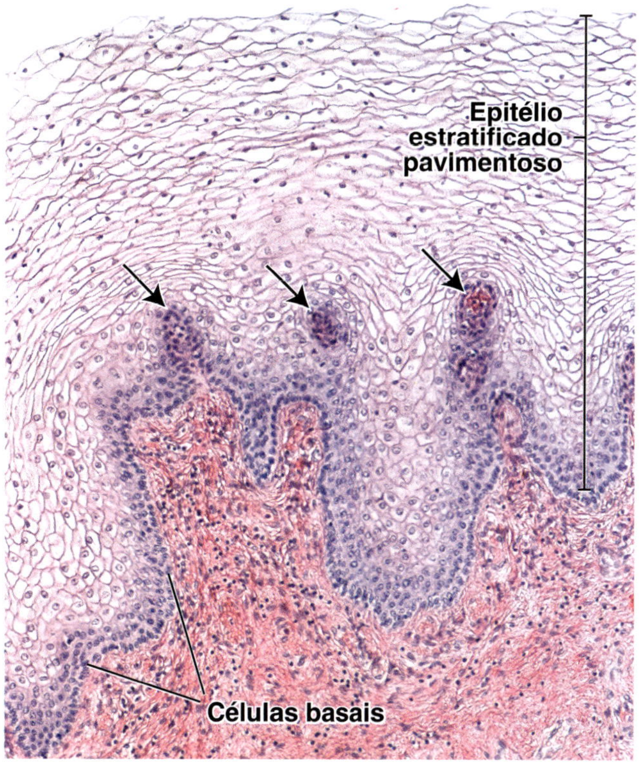

Figura 23.31 Fotomicrografia da mucosa vaginal. Esta fotomicrografia, um aumento maior da Figura 23.30, mostra o epitélio estratificado pavimentoso e as células maduras com pequenos núcleos picnóticos. Observe a camada única de células basais e duas a três camadas de células em processo de diferenciação (com citoplasma eosinófilo). Projeções das papilas de tecido conjuntivo no epitélio conferem aparência irregular à junção tecido conjuntivo-epitélio. As extremidades dessas projeções frequentemente aparecem como estruturas isoladas, circundadas por epitélio (*setas*). 180×.

A vagina contém um epitélio estratificado pavimentoso não queratinizado e é desprovida de glândulas.

O lúmen da vagina é revestido por epitélio estratificado pavimentoso não queratinizado. Sua superfície é lubrificada principalmente pelo muco produzido pelas glândulas cervicais. As glândulas vestibulares maiores e menores, localizadas na parede do vestíbulo da vagina, produzem muco adicional que lubrifica a vagina. Não há glândulas na parede desta. O epitélio da vagina sofre alterações cíclicas durante o ciclo menstrual. Sob a influência dos estrogênios, durante a fase folicular, as células epiteliais sintetizam e acumulam glicogênio, à medida que migram para a superfície. As células sofrem descamação contínua; no entanto, próximo da fase menstrual ou durante esta, a camada superficial do epitélio vaginal pode ser descamada.

A lâmina própria apresenta duas regiões distintas. A região externa, imediatamente abaixo do epitélio, é formada por um tecido conjuntivo frouxo muito celularizado. A região mais profunda, adjacente à camada muscular, é mais densa e pode ser considerada como submucosa. Essa região mais profunda contém numerosas veias de paredes finas, que simulam o tecido erétil durante a excitação sexual. Existem numerosas fibras elásticas imediatamente abaixo do epitélio, e algumas das fibras se estendem até a camada muscular. Na lâmina própria, são encontrados numerosos linfócitos e leucócitos (particularmente neutrófilos), que migram para o epitélio. Além disso, pode-se observar a existência de nódulos linfáticos solitários. O número de linfócitos e leucócitos na mucosa e no lúmen vaginal aumenta acentuadamente por ocasião do fluxo menstrual. A vagina tem poucas terminações nervosas sensoriais gerais; estas, que são mais abundantes no terço inferior da vagina, é provável que estejam associadas principalmente a sensações de dor e estiramento.

■ ÓRGÃOS GENITAIS FEMININOS EXTERNOS

Os órgãos genitais femininos externos consistem em estruturas localizadas no trígono anterior (urogenital) do períneo feminino. Essas estruturas são coletivamente denominadas pudendo feminino ou vulva. Essa região parece estar envolvida por pregas de pele. As estruturas incluídas na vulva são o monte do púbis, os lábios maiores do pudendo, os lábios menores do pudendo, o clitóris, o vestíbulo e o óstio da vagina, o hímen (ou carúnculas himenais após a sua ruptura) e o óstio externo da uretra (Figura 23.32). A vulva e seus componentes estendem-se do monte do púbis, anteriormente, até o corpo do períneo, posteriormente, que é uma estrutura fibromuscular localizada na linha mediana do períneo (anteriormente ao ânus).

Monte do púbis

O monte do púbis é a proeminência arredondada sobre a sínfise púbica.

O monte do púbis é a proeminência arredondada sobre a sínfise púbica formada por um acúmulo de tecido adiposo

Boxe 23.5

Correlação clínica | Citologia cervical: esfregaço de Papanicolaou

O exame das amostras de células do colo do útero é uma ferramenta diagnóstica valiosa, quando se avaliam as mucosas da vagina e do colo do útero (Figura B.23.5.1). Células epiteliais superficiais são retiradas da mucosa, colocadas em um meio líquido, e então enviadas para o laboratório para exame microscópico. Antes do advento da citologia de base líquida, as amostras de células do colo do útero eram espalhadas em lâminas de vidro e coradas pelo método de Papanicolaou (uma combinação de hematoxilina, Orange G e eosina Azure). O exame citológico fornece informações diagnósticas valiosas sobre o epitélio, tais como alterações patológicas, respostas às alterações hormonais durante o ciclo menstrual e ambiente microbiano da vagina.

Os resultados do exame citológico são descritos segundo o sistema Bethesda. Esse sistema estratifica os resultados em três categorias principais:

- **Negativo para lesões intraepiteliais ou malignidade**: essa categoria inclui resultados normais e resultados que indicam microrganismos infecciosos ou outras alterações não neoplásicas
- **Outros**: essa categoria é utilizada para relatar o achado de células endometriais de aspecto benigno em uma mulher de 45 anos ou mais. Esse achado pode indicar uma anormalidade endometrial
- **Anormalidades em células epiteliais**: essa categoria é usada para descrever anormalidades tanto glandulares quanto em células pavimentosas.

Alterações não neoplásicas

A síntese e a liberação de glicogênio pelas células epiteliais do útero e da vagina estão diretamente relacionadas com as alterações no pH do muco vaginal. O pH do muco, que geralmente é baixo, em torno de 4, torna-se mais ácido perto da metade do ciclo, quando o *Lactobacillus acidophilus*, uma bactéria formadora de ácido láctico na vagina, metaboliza o glicogênio secretado. Um ambiente alcalino pode favorecer o crescimento de agentes infecciosos, como estafilococos, *Corynebacterium vaginale*, *Trichomonas vaginalis* e *Candida albicans*, causando aumento anormal dos transudatos vaginais, além de inflamação da mucosa vaginal e da pele do pudendo, conhecida como **vulvovaginite**. Essas condições patológicas são facilmente diagnosticadas no exame citológico. Agentes antimicrobianos específicos (antibióticos, sulfonamidas e antifúngicos), juntamente com terapia inespecífica (gel de hexetidina a 0,1% acidificado), são usados para restaurar o pH baixo normal na vagina e, assim, evitar o crescimento desses microrganismos.

Anormalidades das células epiteliais

O exame citológico de amostras do colo do útero é amplamente utilizado no rastreamento de lesões pré-cancerosas. Visto que as lesões pré-cancerosas no colo do útero podem existir por até 20 anos, as células anormais coletadas do epitélio são facilmente detectadas no exame citológico. O exame microscópico possibilita a diferenciação entre células normais e anormais, determina seu local de origem e possibilita a classificação das alterações celulares em relação à propagação da doença.

No sistema Bethesda, as lesões epiteliais são diferenciadas em escamosas ou glandulares, em termos das seguintes categorias:

- Células escamosas
  - Células escamosas atípicas
  - Lesão intraepitelial escamosa de baixo grau (LSIL)
  - Lesão intraepitelial escamosa de alto grau (HSIL)
  - Carcinoma de células escamosas
- Células glandulares
  - Atípicas (células endocervicais, endometriais ou glandulares)
  - Adenocarcinoma endocervical *in situ*
  - Adenocarcinoma.

O esfregaço de Papanicolaou é um método de rastreamento barato e extremamente efetivo para prevenção do câncer de colo de útero. Visto que a maioria das anormalidades celulares detectadas pelo esfregaço de Papanicolaou se encontra no estágio pré-canceroso, há possibilidade de tratamento imediato seguido de acompanhamento, a fim de evitar o surgimento de câncer de colo de útero invasivo. Desde a década de 1950, quando o exame citológico de células do colo do útero foi implementado, as mortes em decorrência de câncer do colo do útero nos EUA declinaram aproximadamente 70%. Todavia, nas regiões onde o rastreamento do câncer do colo do útero não é amplamente realizado, as taxas de mortalidade por causa desse câncer ainda são elevadas.

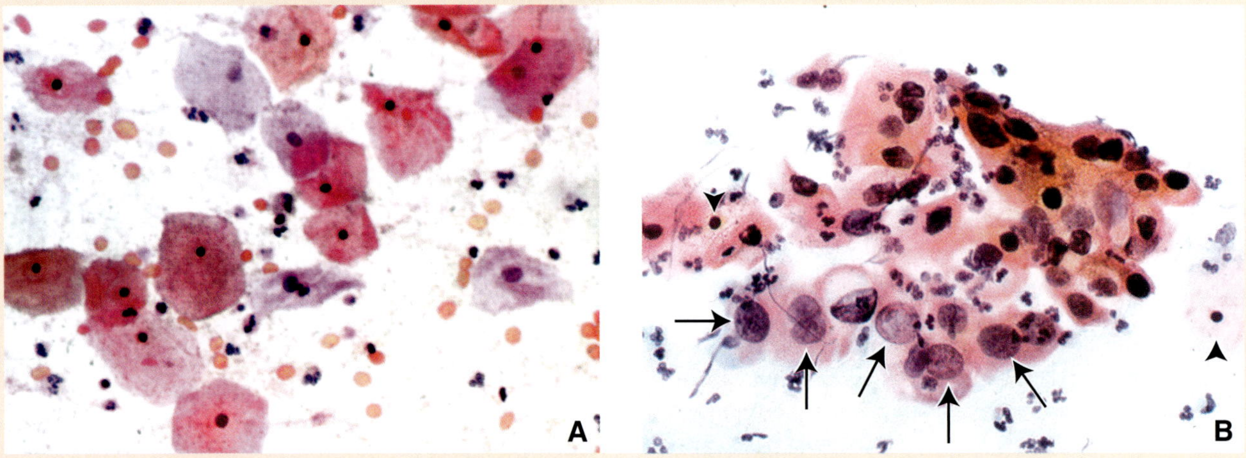

Figura B.23.5.1 Fotomicrografias de esfregaços cervicais. A. Esfregaço cervical negativo. As células pavimentosas da superfície revelam pequenos núcleos picnóticos com cromatina densa (indicando que se trata de células da camada mais superficial do epitélio) e citoplasma abundante. Outras células presentes na fotomicrografia incluem eritrócitos e neutrófilos. 600×. **B.** Esfregaço anormal. Muitas das células nesta amostra contêm grandes núcleos sem evidências de picnose (*setas*). Outras células exibem aparência anormal, com núcleos picnóticos e maior quantidade de citoplasma circundante (*pontas de seta*). Observa-se também a existência de neutrófilos. 600×.

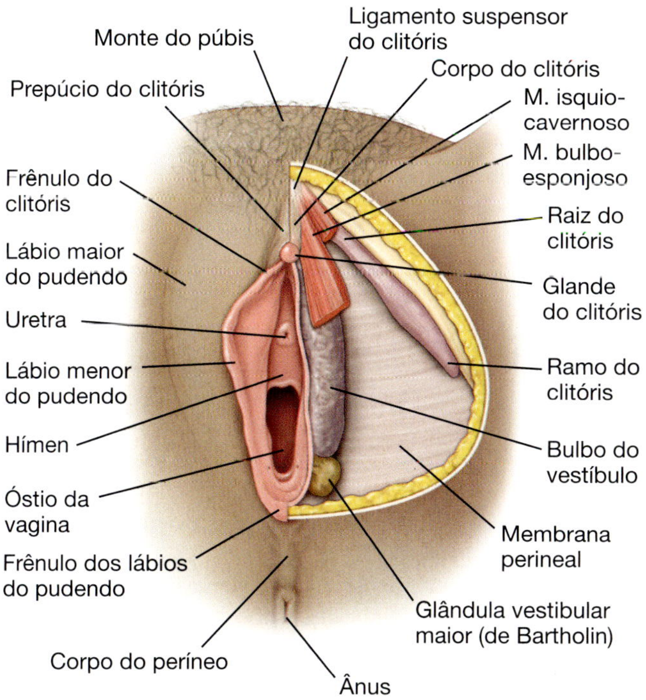

Figura 23.32 Diagrama esquemático ilustrando os componentes dos órgãos genitais femininos externos (pudendo feminino ou vulva). O lado esquerdo do pudendo feminino mostra estruturas intactas que consistem em monte do púbis, lábio maior do pudendo, lábio menor do pudendo, glande do clitóris com prepúcio e frênulo associados, vestíbulo e óstio da vagina, hímen e óstio externo da uretra. O lado direito do pudendo feminino está dissecado e mostra estruturas após a remoção da pele e da fáscia superficial. Observe as estruturas profundas do complexo do clitóris (corpo, ramo do clitóris e bulbo do vestíbulo). A glândula vestibular maior (de Bartholin) está muito próxima das extremidades distais dos bulbos do vestíbulo.

subcutâneo. O monte do púbis torna-se mais proeminente com o início da puberdade. Os pelos na região púbica exibem um padrão de crescimento característico durante a puberdade, que pode ser usado para avaliar os estágios de desenvolvimento dos órgãos genitais femininos externos. **O estadiamento de Tanner**, também conhecido como avaliação da maturidade sexual (SMR), é um sistema objetivo para acompanhar o desenvolvimento das características sexuais secundárias durante a puberdade. A profundidade do folículo piloso dos pelos púbicos do monte do púbis é maior em comparação com outras partes da vulva. A pele nesta região é rica em glândulas sebáceas e apócrinas que secretam substâncias químicas semelhantes a feromônios. Além disso, a pele do monte do púbis é rica em terminações nervosas, incluindo corpúsculos de Meissner e de Merkel, terminações nervosas livres e corpúsculos de Pacini.

Lábios maiores e lábios menores do pudendo

Os lábios maiores e os lábios menores do pudendo são duas pregas de pele que formam os limites laterais do vestíbulo da vagina.

Conforme mencionado anteriormente, durante o exame clínico, a vulva parece estar envolta por duas pregas de pele emparelhadas, denominadas lábios maiores e lábios menores do pudendo. Os lábios maiores e os lábios menores do pudendo desenvolvem-se ao redor da membrana cloacal a partir da proliferação do mesênquima que forma as pregas cloacais. Essas pregas unem-se na parte cranial e formam o tubérculo genital (futuro clitóris). Devido à divisão da cloaca em seio urogenital e canal anorretal, as pregas cloacais também são subdivididas em pregas urogenitais e pregas anais. Ao mesmo tempo, tumefações labioescrotais desenvolvem-se em ambos os lados das pregas urogenitais. As tumefações labioescrotais no embrião do sexo feminino desenvolvem-se nos lábios maiores do pudendo, e as pregas urogenitais não se fundem (como ocorre no embrião do sexo masculino) e, em vez disso, desenvolvem-se nos lábios menores do pudendo que acompanham a prega urogenital (a fissura vertical da vulva que se desenvolve no vestíbulo da vagina). O desenvolvimento dos órgãos genitais femininos externos é um processo complexo impulsionado pela expressão sequencial de genes Wnt reguladores, que codificam fatores de crescimento, especialmente o fator de crescimento do fibroblasto (FGF).

- Os lábios maiores do pudendo são duas pregas longitudinais proeminentes de pele, que se estendem do monte do púbis, anteriormente, até o corpo do períneo, posteriormente. As partes anteriores dos lábios maiores do pudendo unem-se abaixo do monte do púbis para formar a comissura anterior dos lábios. As partes posteriores dos lábios maiores do pudendo fundem-se gradualmente com a pele circundante do períneo na comissura posterior dos lábios (ver Figura 23.32). Os lábios maiores do pudendo formam os limites laterais externos da fenda urogenital e são separados pelos sulcos interlabiais dos lábios menores do pudendo. As dimensões e o contorno dos lábios do pudendo estão relacionados com o depósito subjacente de tecido adiposo. Durante a puberdade, os lábios maiores do pudendo aumentam de tamanho e, depois da menopausa, sofrem atrofia, devido à diminuição do estrogênio e à perda do tecido adiposo.

  A pele e os lábios maiores do pudendo são cobertos por epitélio pavimentoso estratificado queratinizado; existem glândulas sebáceas e sudoríparas écrinas e apócrinas em ambas as superfícies. A superfície externa do lábio maior do pudendo é mais escura que a superfície interna e, à semelhança do monte do púbis, apresenta folículos pilosos profundamente inseridos. As glândulas sebáceas associadas aos folículos são proeminentes e liberam sua secreção holócrina nos canais pilossebáceos. Numerosas glândulas sudoríparas apócrinas na pele dos lábios maiores do pudendo liberam sua secreção diretamente nos folículos pilosos. Além das glândulas sebáceas e das glândulas sudoríparas apócrinas, os lábios maiores do pudendo têm muitas glândulas sudoríparas écrinas. A pele fina da superfície interna é lisa e desprovida de pelos (glabra). Existem muitas glândulas sebáceas na superfície interna dos lábios maiores do pudendo; seus ductos abrem-se diretamente na superfície do epitélio (Figura 23.33). A pele dos lábios maiores do pudendo é rica em receptores sensoriais, incluindo corpúsculos de Merkel e Meissner, para toque; corpúsculos de Ruffini, para estiramento e torque; corpúsculos de Pacini, para pressão e terminações nervosas livres para dor. Abaixo da superfície da pele, os lábios maiores do pudendo contêm uma fina camada de músculo liso (túnica do dartos), que se assemelha ao músculo dartos do escroto, e muito tecido adiposo subcutâneo. Os bulbos do vestíbulo situam-se abaixo do tecido adiposo, abaixo dos lábios maiores do

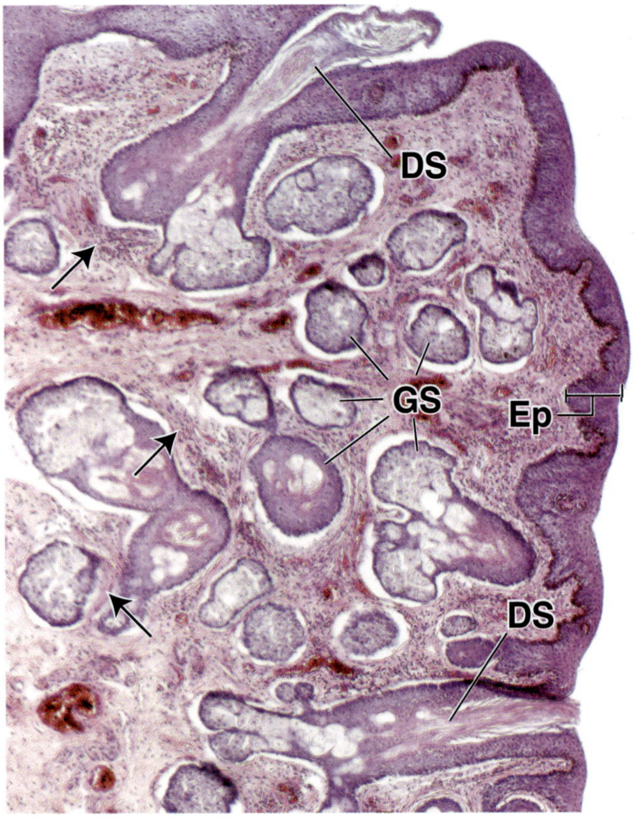

Figura 23.33 Fotomicrografia da superfície interna dos lábios maiores do pudendo. Esta amostra da superfície interna dos lábios maiores do pudendo de pequeno aumento e corada por hematoxilina e eosina (H-E) mostra o seu epitélio (*Ep*) pavimentoso estratificado sem sinais visíveis de queratinização e glândulas sebáceas (*GS*) abundantes. Dois ductos sebáceos (*DS*) também são evidentes. Observe a continuidade do epitélio ductal com o epitélio da pele e o epitélio das glândulas sebáceas. Neste aumento, vários feixes de músculo liso podem ser apenas discernidos (*setas*).

pudendo (ver adiante). São homólogos ao bulbo do pênis nos homens e representam tecido erétil. São cobertos pelo músculo bulboesponjoso, um músculo estriado que pertence aos músculos superficiais do períneo.

As glândulas vestibulares maiores (de Bartholin) ovais estão muito próximo das extremidades distais dos bulbos do vestíbulo. Essa glândula tubuloalveolar pareada corresponde às glândulas bulbouretrais (glândulas de Cowper) masculinas. Os ácinos secretores são revestidos por células colunares simples que produzem secreções mucosas para lubrificar o vestíbulo e a extremidade distal da vagina durante a relação sexual. O domínio basal dos ácinos secretores é envolvido por uma bainha de células mioepiteliais. A secreção da glândula é liberada no longo ducto (cerca de 2,5 cm) da glândula de Bartholin, que se abre nas posições de 4 e de 8 horas do relógio (face posterolateral) do vestíbulo da vagina. O epitélio do ducto passa por uma transição de epitélio cuboide simples (próximo aos ácinos) para epitélio cuboide estratificado e pavimentoso estratificado na abertura para o vestíbulo da vagina. **Bartolinite** é uma condição na qual as glândulas vestibulares maiores tornam-se infectadas e inflamadas, com desenvolvimento de cistos ou abscessos bacterianos. Se houver obstrução do ducto da glândula de Bartholin, ele geralmente se dilata e fica preenchido pela secreção produzida pela glândula, que pode formar um **cisto de Bartholin**. Os sinais/sintomas consistem em dor intensa, vermelhidão, edema do lábio maior do pudendo envolvido e, algumas vezes, febre. Ao exame físico, o lábio maior do pudendo afetado aparece avermelhado e aumentado. A existência de um abscesso volumoso exige incisão cirúrgica com drenagem ou excisão completa

- Os lábios menores do pudendo são pregas de pele pareadas e desprovidas de pelos que margeiam o vestíbulo da vagina. Estão localizados imediatamente lateral ao vestíbulo da vagina e medial aos lábios maiores do pudendo. Ao alcançar o clitóris, a extremidade anterior dos lábios menores do pudendo divide-se em duas partes. A parte mais anterior segue anteriormente ao corpo do clitóris, formando o prepúcio do clitóris, enquanto a parte posterior que cruza abaixo do clitóris forma o frênulo do clitóris. As extremidades posteriores dos lábios menores do pudendo terminam quando se fundem em uma prega de pele denominada frênulo dos lábios menores do pudendo. Na maioria das pessoas, os lábios menores não são simétricos e podem se projetar além dos lábios maiores
- A pele dos lábios menores do pudendo contém epitélio pavimentoso estratificado, que exibe discreto grau de queratinização. O epitélio é desprovido de anexos cutâneos; entretanto, a face lateral dos lábios menores do pudendo pode conter glândulas sudoríparas. Em algumas mulheres, são encontradas glândulas sebáceas grandes no estroma, e a sua secreção é liberada diretamente na superfície dos lábios menores do pudendo. O pigmento melanina é abundante nas células profundas do epitélio. O cerne de tecido conjuntivo em cada prega é desprovido de tecido adiposo, mas contém numerosos vasos sanguíneos e fibras elásticas finas. Os lábios menores do pudendo são estruturas muito inervadas e exibem conexão direta com a glande do clitóris e os tecidos eréteis do bulbo do vestíbulo da vagina localizados abaixo dos lábios maiores do pudendo. Os lábios menores do pudendo apresentam a maior concentração de corpúsculos de Meissner e de Merkel para sensibilidade ao toque leve em toda a vulva. Uma alta densidade de corpúsculos de Pacini para recepção de pressão e terminações nervosas livres também são encontradas nos lábios menores do pudendo. O aumento dos **lábios menores do pudendo** pode causar problemas funcionais relacionado com a higiene menstrual, bem como irritação causada pelas roupas. Em condições específicas, podem-se efetuar procedimentos de alteração dos lábios do pudendo (p. ex., **labioplastia**) para indicações clínicas (p. ex., tratamento de hipertrofia dos lábios do pudendo ou crescimento assimétrico dos lábios do pudendo ou irritação crônica). Esses procedimentos, algumas vezes, são realizados para fins cosméticos, apesar da falta de dados de alta qualidade sobre a sua segurança e os desfechos a longo prazo. As potenciais complicações da labioplastia incluem dor, infecção e formação de cicatrizes. Pacientes que não estão satisfeitas com a aparência dos lábios menores do pudendo podem ser orientadas sobre variações normais da cor, das dimensões e do formato dos órgãos genitais femininos externos.

Complexo do clitóris

O complexo do clitóris, composto por glande, corpo e ramo do clitóris e pelos bulbos do vestíbulo é um órgão erétil feminino que é sexualmente responsivo.

O complexo do clitóris é composto pela glande e pelo corpo do clitóris, pelos ramos direito e esquerdo do clitóris e pelos dois bulbos do vestíbulo. Em descrições recentes, o complexo do clitóris frequentemente é comparado com a "ponta do *iceberg*", visto que a glande do clitóris, a única parte visível desse complexo, representa apenas 10% do tamanho total do complexo, enquanto o restante está profundamente inserido no pudendo feminino (vulva). O complexo do clitóris é bem inervado e contém muitas terminações nervosas, especialmente corpúsculos de Pacini. Outros receptores de toque (corpúsculos de Meissner e de Merkel) estão em número reduzido em comparação com o monte do púbis e os lábios maiores do pudendo. Terminações nervosas livres (receptores para dor) são encontradas em concentrações relativamente altas. O complexo do clitóris compreende dois tipos histologicamente distintos de tecido vascular especializado, que consistem em:

- Tecido erétil, que é encontrado no corpo e nos ramos do clitóris e nos bulbos do vestíbulo. O corpo do clitóris (como visto em corte transversal na Figura 23.34) contém numerosos espaços vasculares largos e de formato irregular, que são revestidos por endotélio vascular. Esses espaços são circundados por trabéculas de tecido conjuntivo com uma fina camada de músculo liso. Com frequência, são observados feixes musculares lisos irregulares como "coxins subendoteliais" envolvendo os espaços vasculares irregulares. Durante a excitação sexual, o tecido erétil possibilita a distensão com sangue e expansão de volume. Os espaços vasculares aumentam de tamanho e rigidez ao serem preenchidos com sangue, proveniente principalmente das divisões das artérias pudendas internas. Incluem a artéria profunda dorsal do clitóris, que está localizada na face dorsal do corpo do clitóris, a artéria profunda do clitóris que segue seu trajeto no tecido erétil do corpo do clitóris e a artéria para o bulbo do vestíbulo, que penetra na face profunda do bulbo
- Tecido vascular não erétil, que é encontrado na glande do clitóris. Esse tecido caracteriza-se por uma alta densidade de vasos sanguíneos dispersos em um estroma de tecido conjuntivo denso não modelado que contém uma quantidade mínima de músculo liso. Durante a excitação sexual, observa-se aumento do fluxo sanguíneo; entretanto, o tecido não sofre expansão física. Esse tipo de tecido vascular não erétil e sexualmente responsivo também circunda o óstio da uretra e é encontrado nos lábios menores do pudendo e na adventícia da parede vaginal.

O corpo do clitóris é composto por pares de corpos eréteis unidos, que se originam de extensões dos ramos do clitóris. Esses corpos são circundados pela túnica albugínea, uma fina bainha de tecido conjuntivo fibroelástico (ver Figura 23.34). Existe um septo incompleto de tecido conjuntivo entre os pares de corpos eréteis, e os espaços vasculares comunicam-se entre si na face dorsal do clitóris. A adventícia das artérias profundas do clitóris se funde em ambos os lados com o tecido conjuntivo do septo. O corpo do clitóris com a túnica albugínea é circundado pela camada interna da fáscia, denominada fáscia do clitóris, que é contínua com a fáscia profunda

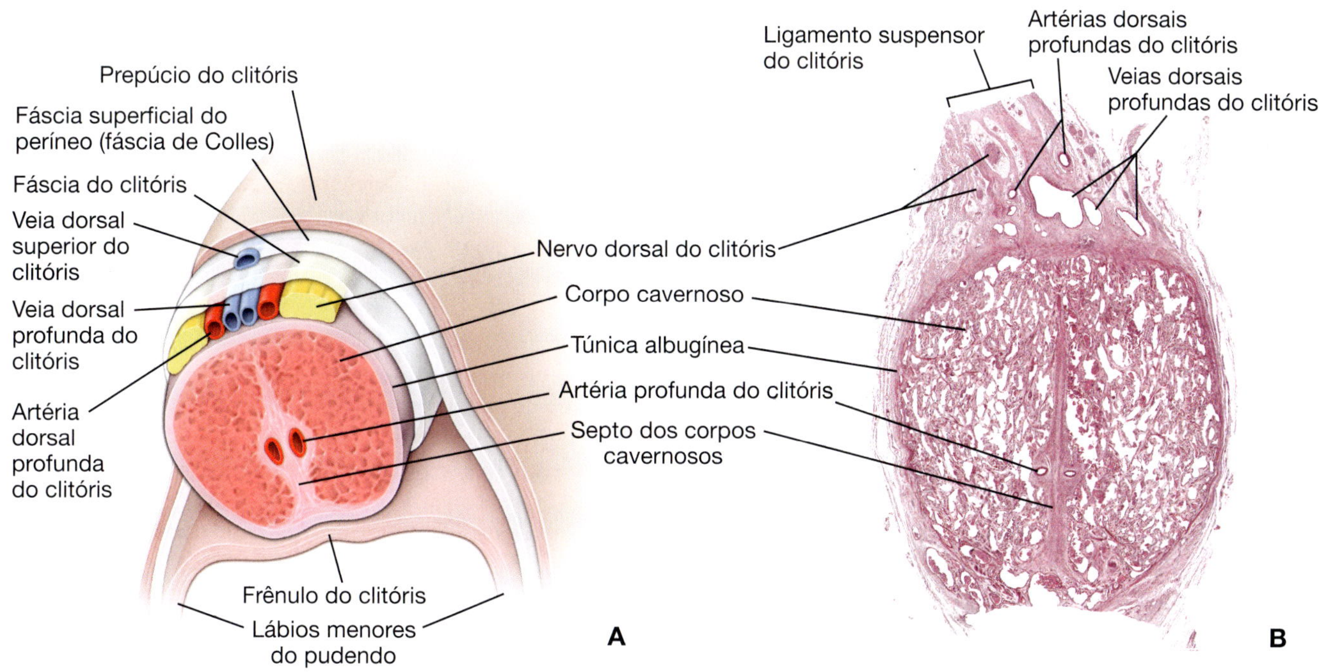

Figura 23.34 Diagrama esquemático e fotomicrografia do corpo do clitóris em corte transversal. A. O diagrama mostra um corte transversal através do corpo do clitóris. O corpo do clitóris não é totalmente circundado por pele; em vez disso, tem contato com divisões que surgem das extremidades proximais dos lábios menores do pudendo. Nas faces dorsal e laterais, o corpo do clitóris é coberto pelo prepúcio do clitóris, que emerge da divisão anterior dos lábios menores do pudendo. A parte anterior do corpo do clitóris está em estreita proximidade ao frênulo, que se origina da divisão posterior dos lábios menores do pudendo. Os corpos cavernosos, que constituem o tecido erétil do clitóris, são circundados por uma camada fibrosa espessa de túnica albugínea. Observe que os corpos cavernosos são separados pelo septo incompleto, que está estreitamente associado às artérias profundas do clitóris; são visíveis em ambos os lados do septo. A fáscia do clitóris envolve os corpos cavernosos e o feixe neurovascular localizado na face posterior do clitóris. Observe o arranjo das artérias dorsais profundas, das veias dorsais profundas e dos nervos dorsais do clitóris, que estão localizados entre a túnica albugínea e a fáscia do clitóris. A veia dorsal superficial do clitóris situa-se na fáscia superficial. **B.** Esta fotomicrografia de pequeno aumento de uma amostra corada por hematoxilina e eosina (H-E) mostra o corpo do clitóris que corresponde ao desenho. A amostra foi removida por meio de incisão do prepúcio e separada da pele e das camadas de fáscia. Observe a túnica albugínea bem-definida e os espaços vasculares eréteis separados incompletamente pelo septo. Os espaços vasculares contêm numerosos canais de formato irregular revestidos por endotélio vascular. Esses espaços são definidos pelas trabéculas de tecido conjuntivo com uma fina camada de músculo liso. O feixe neurovascular é visível na face posterior do corpo do clitóris. 10×. (Cortesia da Dra. Karen Pinder da University of British Columbia, Vancouver, Canadá.)

do períneo que reveste os músculos do períneo, o vestíbulo da vagina e os ramos do clitóris. As artérias dorsais profundas, as veias dorsais profundas e os nervos dorsais do clitóris seguem seus trajetos entre a túnica albugínea e a fáscia do clitóris (ver Figura 23.34). A camada externa faz parte da fáscia superficial (de Colles) do períneo e pode conter a veia dorsal superficial do clitóris. O corpo do clitóris está ligado à sínfise púbica por ligamentos suspensores de tecido conjuntivo. Ligam-se ao complexo do clitóris no ângulo do clitóris, um ponto de transição (> 90°) entre os ramos e o corpo do clitóris. Conforme assinalado na seção sobre os lábios menores do pudendo (ver anteriormente), o corpo do clitóris não tem uma cobertura de pele circunferencial; em vez disso, a pele do prepúcio e o frênulo do clitóris alargam-se lateralmente aos lábios menores do pudendo (ver Figura 23.34).

A glande do clitóris, um tubérculo oval na ponta dos corpos cavernosos (com comprimento médio de 8 mm e largura de 4 mm), é formada por tecido vascular não erétil. A pele sobre a glande é muito fina, forma o prepúcio do clitóris e, conforme discutido anteriormente, contém numerosas terminações nervosas sensitivas (ver anteriormente).

Os dois ramos do clitóris são extensões dos tecidos eréteis do corpo do clitóris, que ancoram firmemente o clitóris aos ramos do púbis. Medem cerca de 36 mm de comprimento e 7 mm de largura (conforme medido na ressonância magnética [RM]) e são compostos por tecido erétil circundado pela túnica albugínea, consistente com a do corpo do clitóris. No local de fixação óssea, a túnica albugínea funde-se com a camada fibrosa do periósteo dos ramos do púbis. A superfície não fixada dos ramos do clitóris é revestida por uma fina camada de músculo isquiocavernoso (músculo estriado superficial do períneo), que é coberto por uma camada profunda da fáscia do períneo.

Os bulbos do vestíbulo são estruturas pareadas formadas por tecido erétil semelhante ao descrito no corpo do clitóris, com algumas modificações. O tecido erétil do bulbo do vestíbulo apresenta trabéculas fibromusculares mais pronunciadas e feixes mais proeminentes de músculo liso localizados logo abaixo do epitélio dos espaços vasculares. Além disso, não há frequentemente uma túnica albugínea distinta nos bulbos. Apresentam uma única origem a partir da face inferior do corpo do clitóris. Após a sua divisão em estruturas direita e esquerda, seguem posteriormente na face lateral da uretra e vagina e medialmente aos ramos do clitóris. Estão firmemente ligados à membrana do períneo, imediatamente abaixo dos lábios maiores do pudendo, e são cobertos pela fina camada do músculo bulboesponjoso (um músculo estriado superficial do períneo). Durante a excitação sexual, o bulbo do vestíbulo torna-se ingurgitado por sangue. Esse aumento significativo dos bulbos do vestíbulo durante a excitação sexual resulta da ausência da túnica albugínea.

Vestíbulo da vagina

O vestíbulo da vagina é a parte média do pudendo feminino (vulva) que contém o óstio externo da uretra, o óstio da vagina e múltiplos óstios de várias glândulas secretoras.

O vestíbulo da vagina é um espaço um tanto côncavo, localizado na parte média da vulva que se estende desde o frênulo do clitóris, anteriormente, até o frênulo dos lábios menores do pudendo, posteriormente. Suas margens laterais são formadas pelos lábios menores e maiores do pudendo. O vestíbulo é revestido por epitélio pavimentoso estratificado não queratinizado derivado do endoderma, que, nas faces laterais, une-se com o epitélio pavimentoso estratificado queratinizado derivado do ectoderma dos lábios menores e maiores do pudendo, prepúcio do clitóris e frênulo dos lábios menores do pudendo. O epitélio do vestíbulo é rico em glicogênio e assemelha-se ao encontrado na vagina. O vestíbulo da vagina contém o óstio da vaginal, que pode ser parcialmente coberto pelo hímen, e o óstio externo da uretra. Numerosas glândulas mucosas pequenas, as glândulas vestibulares menores (com frequência denominadas incorretamente de glândulas de Skene), abrem-se diretamente na mucosa do vestíbulo. Trata-se de glândulas tubulares simples revestidas por células colunares secretoras de muco, que se fundem com o epitélio pavimentoso estratificado não queratinizado do vestíbulo. Além disso, conforme já discutido, os ductos das glândulas vestibulares maiores (de Bartholin) (ver anteriormente) e as glândulas que circundam a uretra com glândulas parauretrais (de Skene) proeminentes (ver adiante) liberam suas secreções no vestíbulo. A mucosa do vestíbulo apresenta múltiplos receptores sensoriais e de dor semelhantes aos encontrados em outras regiões do pudendo feminino. As **glândulas vestibulares menores** podem sofrer **metaplasia escamosa** semelhante àquela descrita para o colo do útero (ver Capítulo 5, *Tecido Epitelial*). O epitélio metaplásico pode substituir completamente o epitélio glandular, formando **fendas vestibulares**. A obstrução das glândulas também pode produzir um **cisto mucoso vulvar**, devido ao acúmulo de secreção mucosa.

O hímen é uma mucosa fina na entrada da vagina.

O hímen é a fina lâmina de tecido fibroso que circunda e cobre parcialmente a entrada da vagina, deixando uma abertura para a secreção vaginal e menstrual. Após sua ruptura, pequenas elevações, conhecidas como carúnculas himenais, são encontradas no óstio da vagina. Do ponto de vista embriológico, o hímen é derivado da membrana endodérmica que separa a vagina em desenvolvimento da cavidade do seio urogenital definitivo no embrião. Assim, marca o limite inferior da vagina e o limite superior do vestíbulo. As superfícies, tanto vaginal quanto vestibular, do hímen são cobertas por uma mucosa que contém epitélio pavimentoso estratificado não queratinizado, que é semelhante ao do epitélio vaginal. A coloração mais clara do epitélio na superfície vaginal reflete o maior teor de glicogênio armazenado nas células epiteliais. A margem entre o epitélio e a lâmina própria subjacente é claramente definida pelas pequenas células estreitamente compactadas do estrato basal. Papilas de tecido conjuntivo profundo são encontradas nas superfícies vaginal e vestibular e são formadas por invaginações da lâmina própria subjacente para o epitélio. A superfície vaginal aparece lisa; entretanto, a superfície vestibular pode conter pequenas projeções, conhecidas como *papilas vestibulares*. A parte central do hímen apresenta tecido conjuntivo denso não modelado que contém uma rica rede de vasos sanguíneos, com algumas fibras nervosas. O hímen tem um número limitado de receptores nervosos. Apenas corpúsculos de Merkel e terminações nervosas livres são encontrados no anel himenal. As dimensões, o formato e o grau de abertura do hímen variam acentuadamente entre as mulheres. O hímen pode ser imperfurado, redondo, anular, septado ou cribriforme. Nos casos de **hímen imperfurado**, o hímen não apresenta abertura entre a vagina e o vestíbulo. Se essa condição for diagnosticada durante a puberdade, pode levar ao acúmulo progressivo de sangue menstrual, resultando em distensão da vagina (**hematocolpos**).

O tecido glandular que envolve a uretra feminina compartilha características imuno-histoquímicas com a próstata nos homens.

O óstio externo da uretra faz parte do vestíbulo da vagina e está localizado entre a glande do clitóris e o óstio da vagina. Na maioria dos casos, o lúmen da uretra é revestido por epitélio de transição (urotélio), que se transforma, no óstio externo da uretra, em epitélio pavimentoso estratificado não queratinizado do vestíbulo da vagina. Entretanto, também foram descritos epitélio colunar estratificado e epitélio pseudoestratificado na uretra feminina.

O tecido glandular que circunda a uretra feminina é representado por pequenas glândulas periuretrais. Essas glândulas estão localizadas na parede da uretra e abrem-se com ductos curtos em toda a extensão do lúmen da uretra, sendo mais numerosas na metade distal da uretra. O tecido glandular associado à uretra recebeu vários nomes, como glândulas de Littré, glândulas de Huffman, glândulas de Morgani, glande intermural da uretra e glande periuretral ou parauretral. Esses termos são empregados de forma indistinta, refletindo a falta de consenso entre os pesquisadores. Entretanto, dois acúmulos maiores de tecido glandular são frequentemente descritos na literatura, conhecidos como glândulas parauretrais (de Skene). Essas glândulas estão localizadas próximo à extremidade distal da uretra; têm ductos mais longos e mais proeminentes (1,5 cm de comprimento), que desembocam na parte distal da uretra. Esses ductos são revestidos por epitélio cuboide estratificado (com duas camadas de espessura). Nas multíparas, cujo óstio da uretra pode estar consideravelmente distendido, o ducto das glândulas de Skene aparece visível lateralmente e abaixo do óstio da uretra.

Todo o complexo de tecido glandular que envolve a uretra tem aspecto histológico semelhante. Todas as glândulas são do tipo tubuloalveolar ramificado misto e são revestidas por epitélio colunar simples com ninhos ocasionais de epitélio pseudocolunar com células basais. Os perfis glandulares são separados por estroma fibromuscular proeminente. A análise imuno-histoquímica revela que todo o tecido glandular que envolve o lúmen da uretra cora-se positivamente para o antígeno prostático específico (PSA), a fosfatase ácida prostática (PAP), a fosfatase alcalina prostática específica (PSAkP) e o receptor de androgênio (AR), levando alguns pesquisadores a descrever o tecido glandular periuretral como próstata feminina. Além disso, estudos fisiológicos determinaram que a uretra é a fonte de secreções que podem ocorrer durante a excitação sexual. A análise bioquímica sugere que essa secreção é semelhante, em sua composição, à ejaculação masculina.

■ GLÂNDULAS MAMÁRIAS

As glândulas mamárias, ou mamas, constituem uma característica que distingue os mamíferos. São órgãos estruturalmente dinâmicos, que variam com a idade, o ciclo menstrual e a fertilidade da mulher. Durante o desenvolvimento embriológico, o crescimento e o desenvolvimento do tecido mamário ocorrem em ambos os sexos. Múltiplas glândulas desenvolvem-se ao longo de pares de espessamentos epidérmicos, denominados cristas mamárias (linhas mamárias), que se estendem desde a axila em desenvolvimento até a região inguinal, igualmente em desenvolvimento. Nos seres humanos, apenas um grupo de células desenvolve-se normalmente em uma mama de cada lado. Em cerca de 1% da população feminina, pode ocorrer, na forma de um distúrbio hereditário, uma mama extra (**polimastia**) ou um mamilo extra (**politelia**). Essas condições, relativamente raras, também podem ocorrer nos homens.

Nas mulheres, as glândulas mamárias desenvolvem-se sob a influência dos hormônios sexuais.

Até a puberdade, as glândulas mamárias tanto femininas quanto masculinas desenvolvem-se de modo semelhante. Nos homens, no início da puberdade, a testosterona atua sobre as células mesenquimatosas, inibindo o crescimento adicional da glândula mamária. Nessa mesma época, porém nas mulheres, as glândulas mamárias sofrem maior desenvolvimento, sob a influência hormonal do estrogênio e da progesterona. Aquele é o responsável por estimular o maior desenvolvimento das células mesenquimatosas. A glândula mamária aumenta de tamanho, principalmente devido ao crescimento do tecido adiposo interlobular. Os ductos se estendem e se ramificam dentro do estroma de tecido conjuntivo em expansão. A proliferação das células epiteliais é controlada por interações do epitélio com o estroma de tecido conjuntivo frouxo intralobular especializado, sensível a hormônios. Na vida adulta, a arquitetura ductal completa da glândula já está estabelecida.

As glândulas mamárias permanecem em um estado inativo até a gravidez, durante a qual elas assumem a sua maturação morfológica e funcional completa. Isso ocorre em resposta aos estrogênios e à progesterona, inicialmente secretados pelo corpo-lúteo e, mais tarde, pela placenta; à prolactina da hipófise; e também aos gonadocorticoides, produzidos pelo córtex da glândula suprarrenal. No fim da gravidez, são encontradas vesículas secretoras nas células epiteliais, mas a produção de leite é inibida pelos níveis elevados de progesterona. O início efetivo da secreção de leite ocorre imediatamente após o nascimento e é induzido pela prolactina (PRL) secretada pela adeno-hipófise. A ejeção do leite pelas mamas é estimulada pela ocitocina, que é liberada pela neuro-hipófise. Com a mudança do ambiente hormonal na menopausa, o componente glandular da mama regride ou involui, sendo substituído por gordura e tecido conjuntivo. Nos homens, geralmente ocorre algum desenvolvimento adicional das glândulas mamárias depois da puberdade, mas estas permanecem rudimentares.

Exposição hormonal e predisposição genética constituem os principais fatores de risco para o desenvolvimento de **câncer de mama**. Nos EUA, o câncer de mama é a neoplasia maligna mais comum em mulheres. A cada ano, estima-se que aproximadamente 270.000 mulheres (e também 2.500 homens) sejam diagnosticadas com câncer de mama. Os cânceres de mama estão ligados, em sua maioria, à exposição hormonal (que aumenta com a idade, a menarca precoce, a menopausa tardia e a idade mais avançada da primeira gestação a termo). Cerca de 5 a 10% de todos os cânceres de mama são atribuídos à mutação dos genes autossômicos dominantes do **câncer de mama** (**BRCA1 e BRCA2**, do inglês *breast cancer*) em mulheres.

As glândulas mamárias são glândulas sudoríparas apócrinas tubuloalveolares modificadas.

As glândulas mamárias tubuloalveolares, que derivam de glândulas sudoríparas modificadas na epiderme, estão localizadas no tecido subcutâneo. A glândula mamária adulta inativa é composta de 15 a 20 lobos irregulares, intercalados por faixas fibrosas de tecido conjuntivo. Os lobos irradiam-se a partir da papila mamária, ou mamilo, e são ainda subdivididos em numerosos lóbulos, conhecidos como unidades lobulares do ducto terminal (ULDT) (Figura 23.35). Algumas das faixas fibrosas, denominadas ligamentos suspensores ou ligamentos de Cooper, conectam-se com a derme. Observa-se ainda a existência de tecido adiposo em quantidade abundante no tecido conjuntivo denso dos espaços interlobulares.

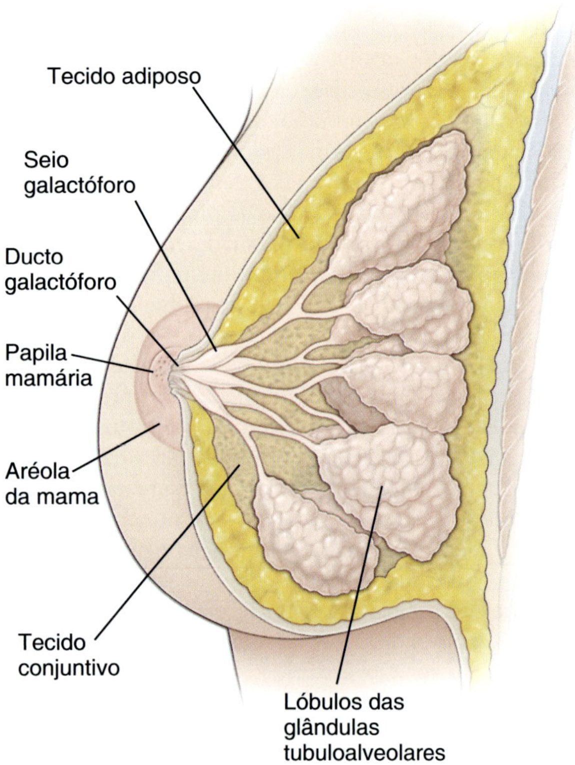

Figura 23.35 Desenho esquemático da mama humana, conforme observada durante a lactação. A mama é composta, em grande parte, de unidades lobulares do ducto terminal (ULDT) que contêm glândulas tubuloalveolares ramificadas. As ULDT estão contidas em um estroma extenso de tecido conjuntivo e quantidades variáveis de tecido adiposo.

Cada glândula termina em um ducto galactóforo que se abre por meio de um orifício contraído na papila mamária. Abaixo da aréola, área pigmentada que circunda a papila mamária, cada ducto apresenta uma porção dilatada, o seio galactóforo. Próximo de suas aberturas, os ductos galactóforos são revestidos por epitélio estratificado pavimentoso queratinizado. O revestimento epitelial do ducto exibe uma transição gradual do epitélio estratificado pavimentoso para duas camadas de células cuboides no seio galactóforo e, por fim, para uma única camada de células colunares ou cuboides em todo o restante do sistema ductal.

A epiderme da papila mamária e da aréola no adulto é altamente pigmentada e ligeiramente enrugada, além do que apresenta papilas dérmicas longas que invadem sua superfície profunda (Figura 23.36). Ela é coberta por epitélio estratificado pavimentoso queratinizado. A pigmentação da papila mamária aumenta na puberdade, e ela se torna mais proeminente. Durante a gravidez, a aréola torna-se maior, e o grau de pigmentação aumenta ainda mais. Abaixo da aréola e da papila mamária, feixes de fibras musculares lisas estão dispostos radialmente e também circunferencialmente no tecido conjuntivo denso, além de longitudinalmente ao longo dos ductos galactóforos. Essas fibras musculares possibilitam que a papila mamária se torne mais ereta em resposta a vários estímulos.

A aréola contém glândulas sebáceas, glândulas sudoríparas e glândulas mamárias modificadas (glândulas de Montgomery). Essas glândulas apresentam estrutura intermediária entre as glândulas sudoríparas e as glândulas mamárias verdadeiras, e ademais produzem pequenas elevações na superfície da aréola. Acredita-se que as glândulas de Montgomery produzam uma secreção lubrificante e protetora que modifica o pH da pele e inibe o crescimento microbiano. Existem numerosas terminações nervosas sensoriais na papila mamária; já a aréola contém menos terminações nervosas sensoriais.

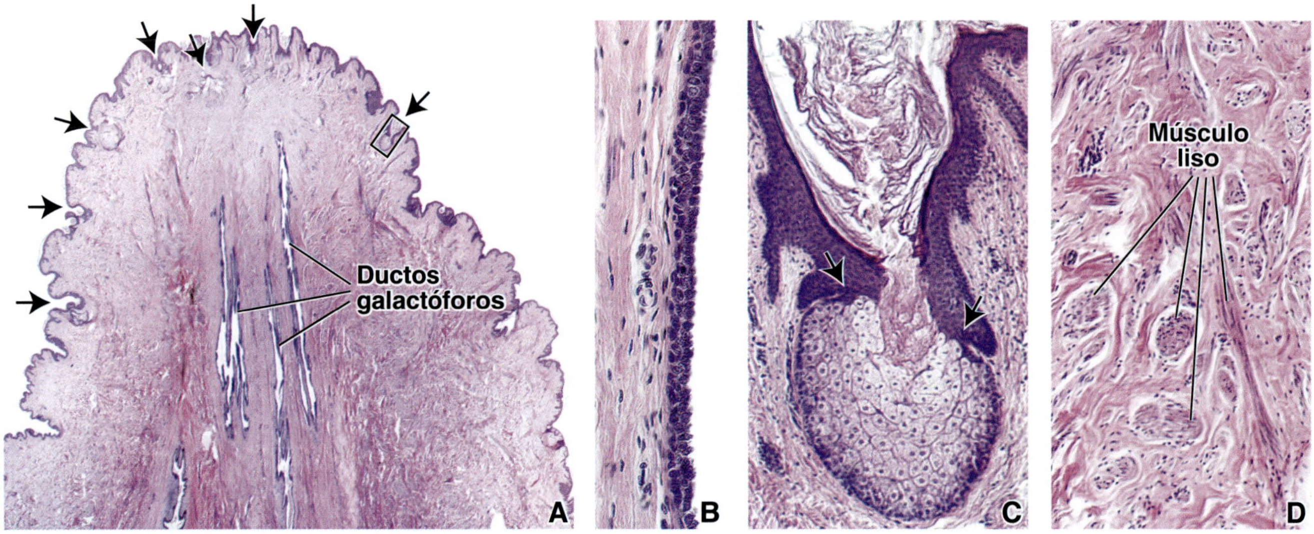

Figura 23.36 Fotomicrografias de um corte através da papila mamária feminina. A. Esta fotomicrografia em pequeno aumento de um corte sagital corado por hematoxilina e eosina (H-E), através da papila mamária, mostra o contorno enrugado da superfície, um epitélio estratificado pavimentoso fino e glândulas sebáceas associadas (*setas*). A parte central da papila mamária consiste em tecido conjuntivo denso, feixes de músculo liso e ductos galactóforos que se abrem na superfície da papila mamária. 6×. **B.** A parede de um dos ductos galactóforos é mostrada aqui em maior aumento. O epitélio é estratificado cuboide e consiste em camadas de duas células. À medida que se aproxima da extremidade da papila mamária, ele modifica-se em um epitélio estratificado pavimentoso e torna-se contínuo com a epiderme. 175×. **C.** Aumento maior da glândula sebácea do *retângulo* em **A**. Observe como o epitélio glandular é contínuo com a epiderme (*setas*), e o sebo está secretado sobre a superfície epidérmica. 90×. **D.** Maior aumento mostrando feixes de músculo liso em perfis longitudinais e em corte transversal. 350×.

A unidade lobular do ducto terminal (ULDT) da glândula mamária representa um aglomerado de pequenos alvéolos secretores (em uma glândula em lactação) ou dúctulos terminais (em uma glândula inativa), circundado por estroma intralobular.

A ramificação sucessiva dos ductos galactóforos leva à unidade lobular do ducto terminal (ULDT). Cada ULDT representa um agrupamento de pequenos alvéolos, semelhante a um cacho de uvas, que forma um lóbulo (Figura 23.37), consistindo nas seguintes estruturas:

- Os dúctulos terminais estão presentes na glândula inativa. Durante a gravidez e após o parto, os dúctulos terminais, que são revestidos por células epiteliais secretoras, diferenciam-se em alvéolos secretores totalmente funcionais que produzem leite
- O ducto coletor intralobular transporta secreções alveolares para dentro do ducto galactóforo
- O estroma intralobular é um tecido conjuntivo frouxo especializado, sensível a hormônios, que circunda os dúctulos terminais e os alvéolos. O tecido conjuntivo intralobular contém poucos adipócitos.

As células epiteliais glandulares e as células mioepiteliais constituem as células mais importantes associadas aos dúctulos e lóbulos mamários. As células epiteliais glandulares revestem o sistema ductal, enquanto as células mioepiteliais situam-se profundamente no epitélio, entre as células epiteliais e a lâmina basal. Essas células, que estão dispostas em uma rede semelhante a uma cesta, são encontradas nas porções secretoras da glândula. Em uma preparação de rotina corada por hematoxilina e eosina (H-E), as células mioepiteliais são mais distintas nos ductos maiores. No entanto, em uma preparação imunocitoquímica, seu arranjo descontínuo e semelhante a uma cesta é mais bem identificado nos alvéolos (Figura 23.38). A contração das células mioepiteliais ajuda na **ejeção do leite** durante a lactação. Estudos com imunofluorescência provaram que as células progenitoras da mama, encontradas no epitélio ductular, dão origem tanto às células glandulares dos alvéolos quanto às células mioepiteliais.

A morfologia da porção secretora da glândula mamária varia com o ciclo menstrual.

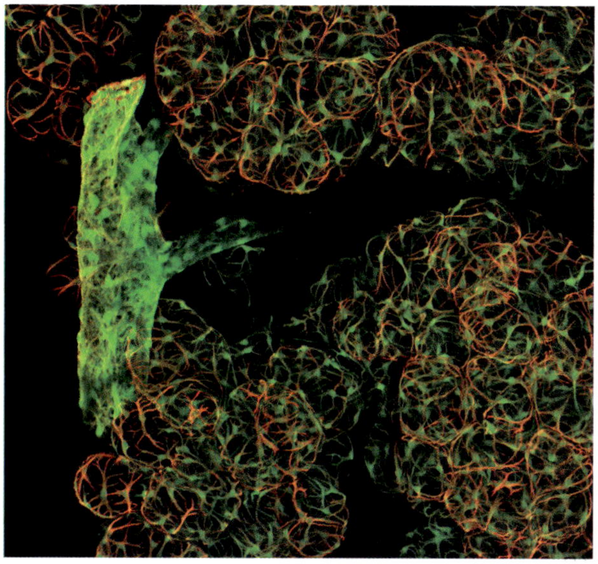

Figura 23.38 Células mioepiteliais na glândula mamária. Esta imagem por imunofluorescência foi obtida da glândula mamária de uma fêmea de camundongo em fase de lactação, 2 dias após o parto. A fêmea transporta um conjugado transgene composto do promotor da α-actina do músculo liso para intensificar a reação da proteína fluorescente verde (GFP, do inglês *green fluorescent protein*). A organização tridimensional das células mioepiteliais é vista na *cor verde*, devido à expressão do transgene do promotor nas células mioepiteliais. O tecido foi adicionalmente corado em *vermelho* com anticorpo dirigido contra a α-actina do músculo liso conjugado, diretamente com o corante fluorescente CY3. A coloração em *laranja* resulta da sobreposição das colorações *verde* e *vermelha*. As células da superfície da unidade lobular do ducto terminal estão coradas em *laranja*, enquanto aquelas mais profundas do tecido estão coradas apenas em *verde*, uma vez que o anticorpo não penetrou até a profundidade do tecido. Observe um pequeno ducto intralobular que se funde com o ducto galactóforo maior. 600×. (Cortesia do Dr. James J. Tomasek, University of Oklahoma Health Science Center.)

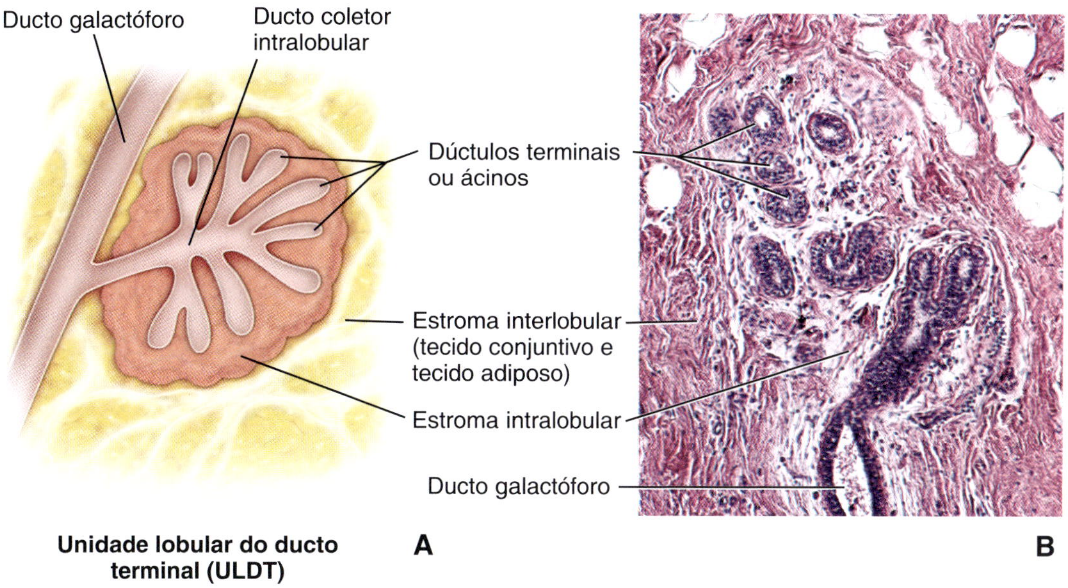

Figura 23.37 Unidade lobular do ducto terminal. A. Este diagrama esquemático mostra componentes da unidade lobular do ducto terminal (ULDT). Os dúctulos terminais e o ducto coletor intralobular são circundados por um tecido conjuntivo frouxo especializado e sensível a hormônios, denominado estroma intralobular. As ULDT estão separadas umas das outras por estroma interlobular contendo quantidades variáveis de tecido conjuntivo denso não modelado e tecido adiposo. Nas glândulas mamárias ativas, os dúctulos terminais diferenciam-se em alvéolos produtores de leite. **B.** Esta fotomicrografia mostra a ULDT de uma glândula mamária inativa. A área clara na *parte superior* da imagem é ocupada por adipócitos. 120×.

Na glândula inativa, o componente glandular é esparso e consiste principalmente em ductos (Figura 23.39 e Prancha 23.11). Durante o ciclo menstrual, a mama inativa sofre alterações cíclicas discretas. Inicialmente, na fase folicular, o estroma intralobular é menos denso, e os dúctulos terminais aparecem como cordões formados pelas células epiteliais de formato cuboide, com pouco ou nenhum lúmen. Durante a fase lútea, as células epiteliais tornam-se mais altas, e o lúmen pode ser visto nos ductos à medida que ocorre acúmulo de pequenas quantidades de secreções. Além disso, nessa fase há acúmulo de líquido no tecido conjuntivo. Segue-se uma fase de involução abrupta e apoptose, durante os últimos dias do ciclo menstrual, antes do início da menstruação.

As glândulas mamárias sofrem acentuada proliferação e desenvolvimento durante a gravidez.

As glândulas mamárias exibem várias alterações durante sua preparação para a lactação. Essas alterações ocorrem de acordo com o trimestre de gravidez.

- O primeiro trimestre caracteriza-se por alongamento e ramificação dos dúctulos terminais. As células epiteliais de revestimento e as células mioepiteliais proliferam e diferenciam-se a partir das células progenitoras da mama, encontradas no epitélio dos dúctulos terminais. As células mioepiteliais proliferam entre a base das células epiteliais e a lâmina basal nas porções tanto alveolares quanto ductais da glândula
- O segundo trimestre caracteriza-se pela diferenciação dos alvéolos a partir das extremidades em crescimento dos dúctulos terminais. O desenvolvimento do tecido glandular não é uniforme. Observa-se nessa ocasião variação no grau de desenvolvimento até mesmo em um único lóbulo. As células variam quanto a seu formato, de achatadas a colunares baixas. O estroma de tecido conjuntivo intralobular é infiltrado por plasmócitos, linfócitos e eosinófilos, à medida que a mama se desenvolve (Prancha 23.12). Nesse estágio, a quantidade de tecido glandular e a massa da mama aumentam principalmente devido ao crescimento dos alvéolos (Figura 23.40)
- O terceiro trimestre começa com a maturação dos alvéolos. As células glandulares epiteliais tornam-se cuboides, com núcleos localizados no citoplasma basal da célula. Essas células desenvolvem um RER extenso, e no citoplasma surgem vesículas secretoras e gotículas de lipídios. A proliferação efetiva das células estromais interlobulares declina, e ocorre aumento subsequente da mama, por meio de hipertrofia das células secretoras e do acúmulo de produto secretor nos alvéolos.

As alterações no tecido glandular durante a gravidez são acompanhadas de uma diminuição na quantidade de tecido conjuntivo e tecido adiposo.

Tanto a secreção merócrina quanto a apócrina estão envolvidas na produção de leite.

As células secretoras contêm retículo endoplasmático rugoso abundante, um número moderado de mitocôndrias grandes, um complexo de Golgi supranuclear e vários lisossomos densos (Figura 23.41). Dependendo do estado secretor, pode haver grandes gotículas de lipídios e vesículas secretoras no citoplasma apical. As células secretoras produzem dois produtos distintos, que são liberados por mecanismos diferentes.

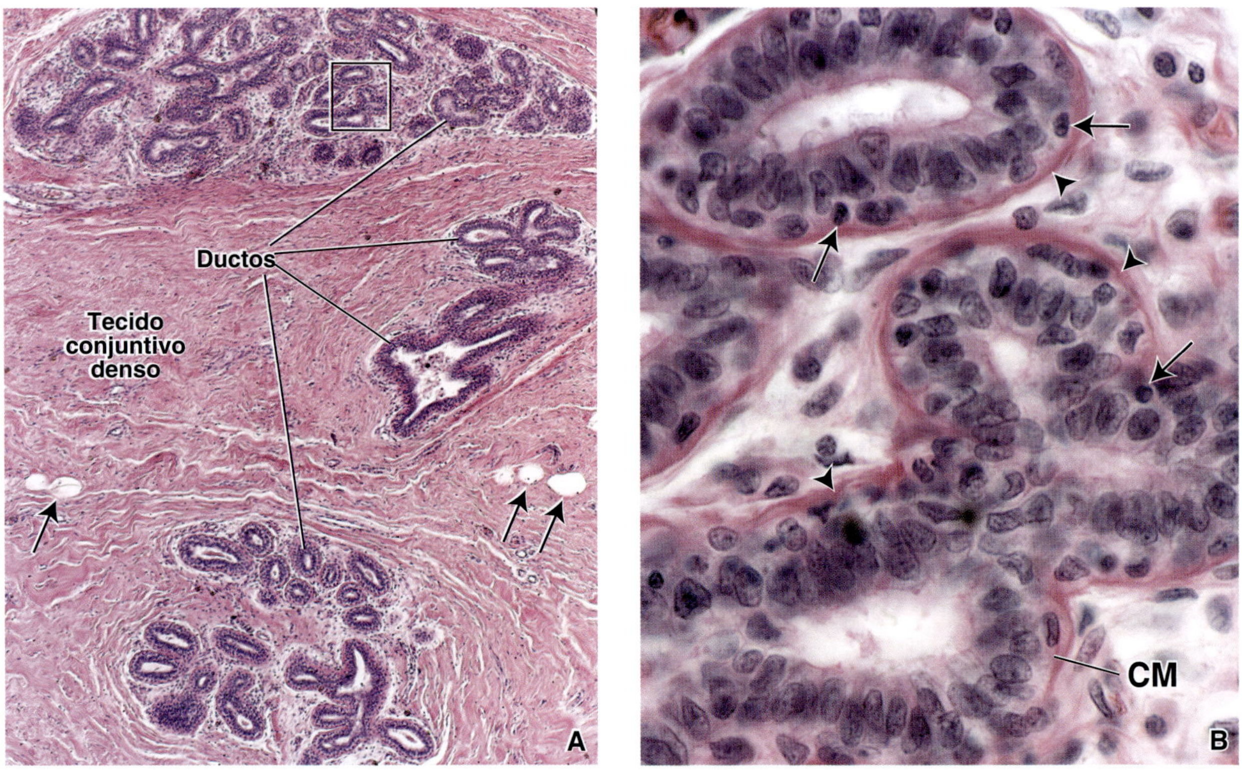

Figura 23.39 Fotomicrografia de uma glândula mamária inativa. A. Esta amostra em pequeno aumento corada por hematoxilina e eosina (H-E) mostra diversos lóbulos no tecido conjuntivo denso da mama. O componente epitelial consiste em um sistema de ductos ramificados, que constitui o lóbulo. As áreas claras (*setas*) são adipócitos. 60×. **B.** Aumento maior da área no *retângulo* de **A.** As células epiteliais dos ductos são colunares e intercaladas por linfócitos (*setas*) infiltrados no epitélio. O material corado circundante (*pontas de seta*) representa as células mioepiteliais (*CM*) e feixes de colágeno no tecido conjuntivo adjacente. 700×.

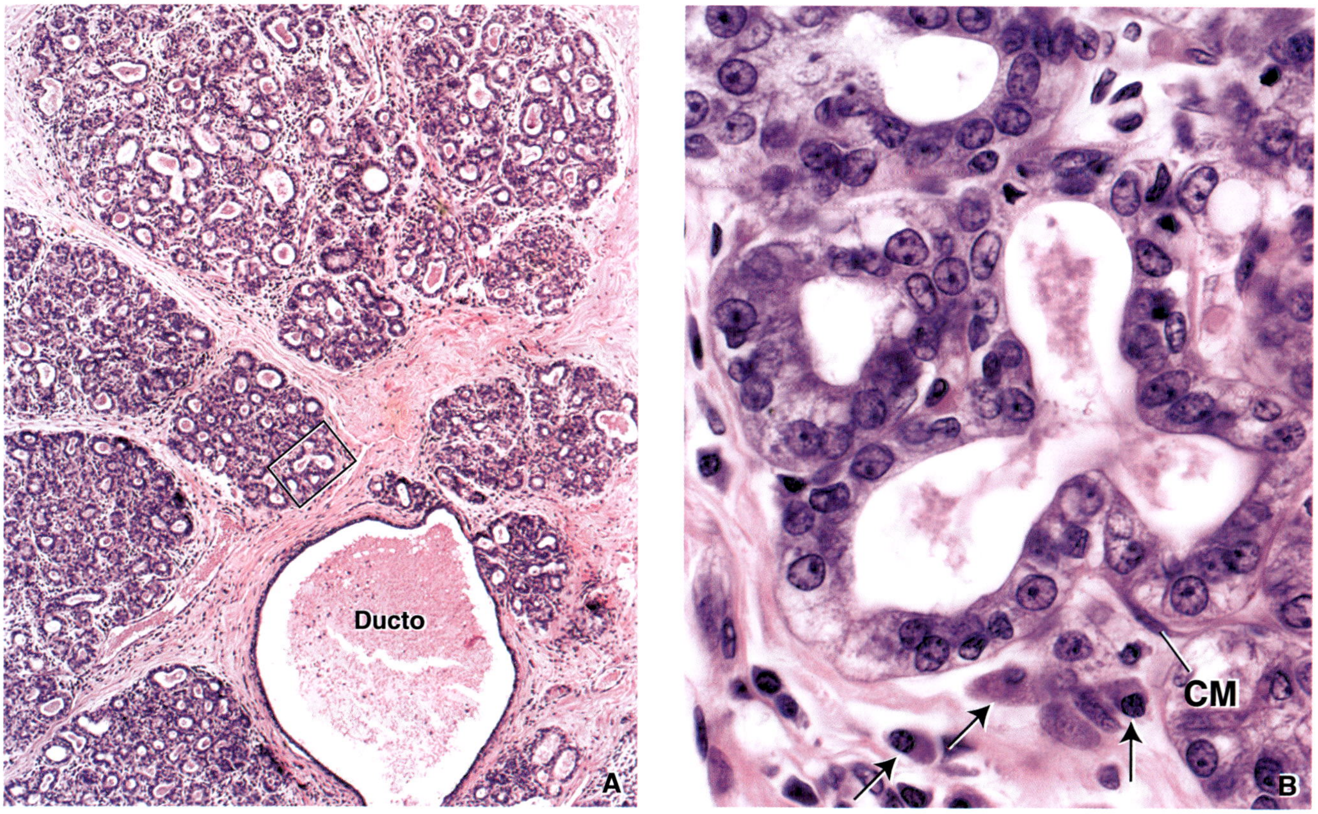

Figura 23.40 Fotomicrografia de uma glândula mamária ativa durante o fim da gravidez. A. Esta amostra em pequeno aumento corada por hematoxilina e eosina (H-E) mostra a acentuada proliferação do sistema ductal, que dá origem aos alvéolos secretores que, por sua vez, constituem a principal porção dos lóbulos. É difícil identificar os ductos intralobulares, devido à secreção de seu epitélio. Fora dos lóbulos, há um grande ducto excretor. 60×. **B.** Aumento maior de uma área em **A**. As células alveolares secretoras vistas na imagem são, em sua maior parte, cuboides. Pode-se identificar uma célula mioepitelial (*CM*), bem como vários plasmócitos (*setas*), no tecido frouxo adjacente. 700×.

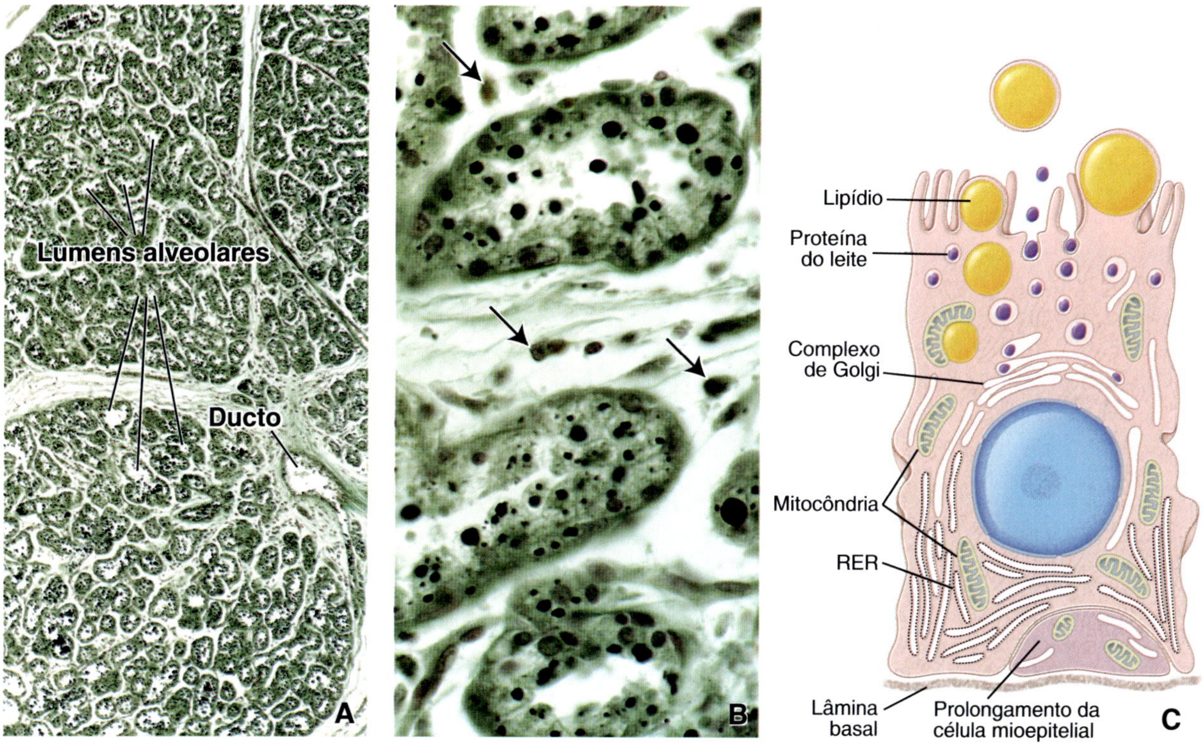

Figura 23.41 Fotomicrografias e diagrama de uma glândula mamária durante a lactação. A. Fotomicrografia em pequeno aumento de um corte de uma glândula mamária durante a lactação, corada com *fast green* ósmio. São observadas porções de vários lóbulos grandes, bem como um ducto excretor. Muitos dos alvéolos exibem um lúmen proeminente, mesmo neste aumento. 60×. **B.** Aumento maior de uma área em **A**, mostrando gotículas de lipídios (perfis circulares *pretos*) nas células secretoras dos alvéolos, bem como no lúmen alveolar. As *setas* indicam os plasmócitos existentes nos espaços intersticiais. 480×. **C.** Diagrama de uma célula epitelial da glândula mamária durante a lactação. RER, retículo endoplasmático rugoso. (Redesenhada de acordo com Bloom W, Fawcett DW. *A Textbook of Histology*. 10th ed. WB Saunders, 1975.)

Boxe 23.6

Correlação clínica | Câncer do colo do útero e infecções pelo papilomavírus humano

O **papilomavírus humano (HPV)** é o vírus sexualmente transmitido mais comum nos EUA. De fato, a maioria das pessoas será infectada pelo HPV ao longo de suas vidas. É sabido que mais de 30 tipos de HPV infectam as regiões urogenital e anal de ambos os sexos, e que o alvo desses vírus é o epitélio escamoso estratificado das mucosas ou da pele do períneo. Aproximadamente 12 tipos de HPV, denominados tipos de baixo risco, causam **verrugas genitais**. A maioria desses casos de verrugas genitais é causada por HPV dos tipos 6 e 11. Além disso, aproximadamente 13 tipos de HPV, denominados tipos de *alto risco*, podem causar câncer do colo do útero, do ânus, da vagina, do pudendo feminino, do pênis e também da cabeça e do pescoço. A maioria dos cânceres associados ao HPV é causada pelos tipos 16 e 18.

A infecção pelo HPV em geral desaparece espontaneamente. Apenas uma pequena porcentagem (5 a 10%) desenvolve infecção persistente. Os fatores de risco de infecção persistente incluem idade mais avançada e tabagismo. A infecção persistente, por tipos de alto risco de HPV, está associada a risco aumentado de câncer de colo do útero.

A maioria das lesões associadas ao HPV pode ser diagnosticada por citologia de material coletado do colo do útero. Nos casos difíceis, técnicas complementares, como hibridização *in situ*, podem ajudar a confirmar o diagnóstico (Figura B.23.6.1). Uma vacina contra o HPV, chamada *Gardasil 9®*, está disponível para prevenção do HPV. A Gardasil 9® protege contra os tipos 6, 11, 16 e 18, além de cinco outros tipos de HPV de alto risco. A vacinação contra o HPV é recomendada para ambos os sexos entre os 9 e 26 anos.

Nenhuma das vacinas é terapêutica (ou seja, não eliminam infecção prévia), mas estas resultam no desenvolvimento de imunidade específica contra infecções por HPV. As vacinas são mais efetivas em pessoas que nunca foram expostas ao HPV e que são imunizadas antes de iniciar atividades sexuais.

O rastreamento de câncer de colo do útero inclui testagem para HPV, além do exame citológico de amostras do colo do útero, para determinados grupos etários. Estas são as **recomendações de rastreamento de câncer de colo do útero** para pessoas sem outros fatores de risco para câncer de colo do útero (American College of Obstetricians and Gynecologists):

- 21 anos ou menos: sem rastreamento
- 21 a 29 anos: exame citológico colo do útero (esfregaço de Papanicolaou) a cada 3 anos
- 30 a 65 anos: teste primário para HPV isoladamente a cada 5 anos ou teste para HPV mais exame citológico do colo do útero a cada 5 anos OU exame citológico do colo do útero a cada 3 anos.

O aumento do intervalo entre os exames de rastreamento (em oposição a exames anuais) e a não realização de testagem de HPV em indivíduos mais jovens são preconizados, a fim de que sejam reduzidos o número de resultados falso-positivos e a realização de procedimentos diagnósticos desnecessários. De modo geral, a infecção por HPV em pacientes jovens desaparece espontaneamente. Quando a infecção persiste, geralmente muitos anos se passam até que sejam detectadas alterações pré-cancerosas.

O diagnóstico de lesão pré-cancerosa do colo do útero inclui **colposcopia**, procedimento no qual um colposcópio (um microscópio especialmente desenhado para amplificar o colo do útero) é usado para examinar o colo do útero, à procura de lesões, e para realizar biopsia cervical. O tratamento de lesões pré-cancerosas consiste na retirada das células pré-cancerosas por meio de **conização**, um procedimento no qual é excisado ou destruído um segmento cuneiforme do colo do útero contendo parte da ectocérvice, zona de transformação e canal do colo do útero. A conização pode ser feita com bisturi, *laser*, alça eletrocirúrgica ou congelamento (crioconização).

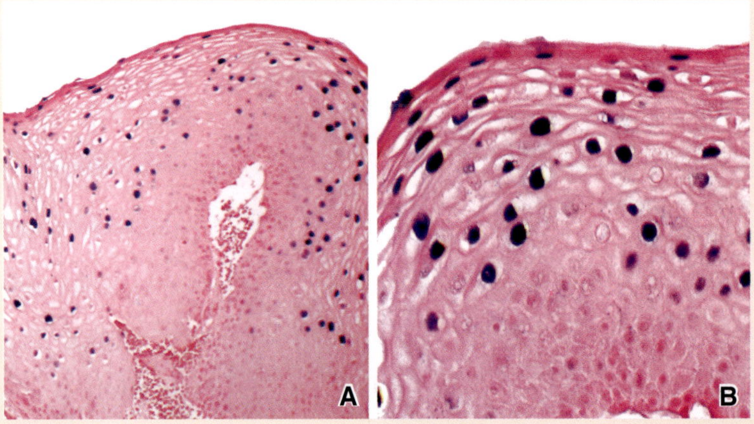

Figura B.23.6.1 Fotomicrografia de hibridização *in situ* de uma biopsia cervical humana, mostrando a infecção pelo papilomavírus humano (HPV). A. Esta fotomicrografia em pequeno aumento mostra o epitélio estratificado pavimentoso do colo do útero, hibridizado com sondas de DNA para o HPV dos tipos 6 e 11, e contracorado com *fast red* nuclear. Observe que as células infectadas consistem, em sua maioria, em células maduras, localizadas nas camadas superiores do epitélio estratificado pavimentoso da ectocérvice. 120×. **B.** Esta fotomicrografia em maior aumento mostra partículas virais coradas em *púrpura* nos núcleos das células infectadas. 225×. (Cortesia da Dra. Fabiola Medeiros.)

- Secreção merócrina. O componente proteico do leite é sintetizado no RER, acondicionado em vesículas secretoras limitadas por membrana para o seu transporte no complexo de Golgi, e liberado da célula por fusão da membrana da vesícula com a membrana plasmática
- Secreção apócrina. O componente de gordura ou lipídios do leite surge como gotículas de lipídios livres no citoplasma. O lipídio coalesce para formar grandes gotículas, que passam para a região apical da célula e projetam-se no lúmen do ácino. Essas gotículas são revestidas por um

envoltório de membrana plasmática quando são liberadas. Isto é, uma fina camada de citoplasma é retida entre a membrana plasmática e a gotícula de lipídio, e então liberada juntamente com este. Mesmo assim, a perda de citoplasma nesse processo é mínima.

A secreção liberada nos primeiros dias após o parto é conhecida como colostro. Esse pré-leite é uma secreção alcalina e amarelada, com maior conteúdo de proteína, vitamina A, sódio e cloreto; e menor conteúdo de lipídios, carboidratos e potássio do que o leite. O colostro contém também quantidades consideráveis de anticorpos (principalmente IgA secretora), que proporcionam ao recém-nascido algum grau de imunidade passiva. Acredita-se que os anticorpos do colostro sejam produzidos pelos linfócitos e plasmócitos, que infiltram o tecido conjuntivo frouxo da mama durante a sua proliferação e desenvolvimento, sendo estes secretados por células glandulares, como ocorre nas glândulas salivares e no intestino. À medida que essas células diminuem de número após o parto, a produção de colostro cessa, e ocorre produção de leite rico em lipídios.

Regulação hormonal da glândula mamária

O crescimento e o desenvolvimento iniciais da glândula mamária, na puberdade ocorrem sob a influência dos estrogênios e da progesterona produzidos pelo ovário em amadurecimento. Sob a influência hormonal, as ULDT se desenvolvem e diferenciam-se em unidades funcionais dinâmicas. Após esse desenvolvimento inicial, são observadas alterações discretas na morfologia do tecido glandular durante cada ciclo ovariano. No decurso da fase folicular do ciclo menstrual, o estrogênio circulante estimula a proliferação dos componentes dos ductos galactóforos. Depois da ovulação, na fase lútea, a progesterona estimula o crescimento dos alvéolos, quando o estroma intralobular torna-se edemaciado. Clinicamente, durante essa fase, percebem-se hipersensibilidade e aumento progressivo na massa de tecido mamário. No decorrer da gravidez, o corpo-lúteo e a placenta produzem continuamente estrogênios e progesterona, causando aumento maciço nas ULDT. Acredita-se que o crescimento das glândulas mamárias também dependa da existência de prolactina, que é produzida pela adeno-hipófise (lobo anterior da hipófise); de somatomamotropina coriônica humana (hCS), que é produzida pela placenta; e de glicocorticoides da suprarrenal.

A lactação encontra-se sob o controle neuro-hormonal da adeno-hipófise e do hipotálamo.

Embora o estrogênio e a progesterona sejam essenciais para o desenvolvimento físico da mama, durante a gravidez, ambos os hormônios também suprimem os efeitos da prolactina e da hCS, cujos níveis aumentam à medida que a gravidez progride. No entanto, imediatamente depois da expulsão do feto, a súbita perda da secreção de estrogênio e de progesterona, pela placenta e pelo corpo-lúteo, torna possível que a prolactina assuma o seu papel lactogênico. A produção de leite também exige secreção adequada de hormônio do crescimento, glicocorticoides suprarrenais e paratormônio.

O ato da sucção, durante a amamentação, inicia impulsos sensoriais dos receptores da papila mamária para o hipotálamo. Esses impulsos coíbem a liberação do fator inibidor da prolactina, e a prolactina é então liberada pela adeno-hipófise. Os impulsos sensoriais também causam a liberação de ocitocina na neuro-hipófise. A ocitocina estimula as células mioepiteliais que circundam a base das células secretoras alveolares e a base das células nos ductos maiores, causando a sua contração e a ejeção do leite dos alvéolos e dos ductos. Na **ausência de sucção**, a secreção de leite cessa, e as glândulas mamárias começam a regredir e a sofrer atrofia. Em seguida, o tecido glandular retorna a uma condição inativa.

Involução da glândula mamária

Após a menopausa, o estroma especializado da glândula mamária involui, resultando em atrofia da glândula. Na ausência de estimulação dos hormônios ovarianos, as células secretoras das ULDT degeneram e desaparecem, deixando apenas ductos para criar um padrão histológico que se assemelha ao da mama masculina. O tecido conjuntivo também mostra alterações degenerativas, caracterizadas por diminuição no número de fibroblastos e de fibras colágenas, além de perda das fibras elásticas.

Suprimento sanguíneo e vasos linfáticos

As artérias que irrigam a mama são derivadas dos ramos torácicos da artéria axilar, da artéria torácica interna e das artérias intercostais anteriores. Ramos dos vasos passam principalmente ao longo do trajeto dos ductos alveolares, à medida que alcançam os leitos capilares que circundam os alvéolos. De modo geral, as veias acompanham o trajeto das artérias em seu retorno para as veias axilares e torácicas internas.

Os capilares linfáticos estão localizados no tecido conjuntivo que circunda os alvéolos. Os vasos linfáticos maiores drenam nos linfonodos axilares, supraclaviculares ou paraesternais.

Inervação

Os nervos que suprem a mama são os ramos cutâneos anterior e lateral do segundo ao sexto nervos intercostais. Esses nervos transportam fibras aferentes e simpáticas para a mama e a partir dela. A função secretora está principalmente sob controle hormonal, embora impulsos aferentes, associados à sucção, estejam envolvidos na secreção reflexa da prolactina e da ocitocina.

Boxe 23.7

Considerações funcionais | Lactação e infertilidade

Quase 50% das mulheres que amamentam exclusivamente o filho exibem **amenorreia lactacional** (ausência de menstruação durante a lactação) e infertilidade. Esse efeito é causado pelos níveis séricos elevados de prolactina, que inibem a secreção pulsátil do hormônio de liberação das gonadotropinas (GnRH), suprimindo, assim, a secreção do hormônio luteinizante (LH). A ovulação geralmente recomeça após 6 meses ou até antes, com a diminuição na frequência de sucção.

RESUMO

Sistema genital feminino

VISÃO GERAL DO SISTEMA GENITAL FEMININO

- O sistema genital feminino consiste em **órgãos internos** (ovários, tubas uterinas, útero e vagina) e **genitália externa** (pudendo feminino)
- Os órgãos internos do sistema genital feminino sofrem alterações cíclicas regulares que refletem alterações nos níveis hormonais, durante cada **ciclo menstrual**, desde a **puberdade** até a **menopausa**.

OVÁRIO

- As principais funções dos ovários consistem na produção de gametas (**oocitogênese**) e na produção de hormônios esteroides (estrogênio e progesterona; **esteroidogênese**)
- Os ovários são compostos de uma **medula** em sua porção central, que contém tecido conjuntivo frouxo, nervos e vasos sanguíneos e linfáticos; e de um **córtex** em sua periferia, que contém numerosos **folículos ovarianos** que, por sua vez, proporcionam um microambiente para os oócitos em desenvolvimento
- A superfície do ovário é revestida por **epitélio germinativo**, um epitélio simples cuboide localizado sobre uma densa camada de tecido conjuntivo, denominada **túnica albugínea**.

DESENVOLVIMENTO DO FOLÍCULO OVARIANO

- São observados três estágios básicos de desenvolvimento de um **folículo ovariano**: o **folículo primordial**, o **folículo em crescimento** (tanto primário quanto secundário) e o **folículo maduro (de Graaf)**
- Antes da puberdade, o córtex do ovário é ocupado apenas por **folículos primordiais**. Estes contêm um único oócito primário, que está detido na prófase da primeira divisão meiótica e circundado por uma única camada de **células foliculares pavimentosas**
- Depois da puberdade, seguindo alterações hormonais cíclicas, um grupo selecionado de folículos primários desenvolve-se em **folículos em crescimento**. As células foliculares que circundam o oócito tornam-se cuboides e sofrem maior estratificação para formar o **folículo primário**
- As células do folículo em crescimento desenvolvem-se em **células da granulosa**; o tecido conjuntivo que circunda o folículo diferencia-se em **teca interna** e **teca externa**; e o oócito cresce e produz a **zona pelúcida** (ZP), que contém glicoproteínas específicas da ZP envolvidas no processo de fertilização
- À medida que proliferam, as **células da granulosa** tornam-se envolvidas no metabolismo dos hormônios esteroides (conversão dos androgênios produzidos pela teca interna em estrogênios) e secretam ativamente líquido folicular, que se acumula em cavidades existentes entre as células da granulosa
- O folículo em crescimento, que contém uma única cavidade preenchida por líquido (**antro**), é denominado **folículo secundário (antral)**. Ele contém ainda o oócito primário na primeira prófase da divisão meiótica
- À medida que o **folículo secundário** aumenta de tamanho e sofre maturação adicional, a fina camada de células da granulosa, associada ao oócito, forma o **cúmulo oóforo** e a **coroa radiada**
- O **folículo maduro (de Graaf)** apresenta um grande antro e uma camada proeminente de teca interna produtora de esteroides. Estimulado por um surto de hormônio luteinizante (LH), imediatamente antes da ovulação, o oócito retoma a sua primeira divisão meiótica e diferencia-se no **oócito secundário**.

OVULAÇÃO

- Durante o ciclo ovariano, geralmente apenas um único folículo de Graaf sofre **ovulação**. Todos os outros folículos no grupo em desenvolvimento sofrem **atresia folicular**, um processo de degeneração que envolve apoptose
- Durante a ovulação, ocorre liberação de um **oócito secundário** do folículo de Graaf roto. O oócito liberado é detido na metáfase da segunda divisão meiótica
- Na ovulação, a **parede folicular**, composta das células granulosas e tecais remanescentes, dá origem ao **corpo-lúteo**. Sob a influência do LH no processo de **luteinização**, ocorre formação das **células luteínicas granulosas** (que produzem estrogênio) e das **células luteínicas tecais** (que produzem progesterona)
- O **corpo-lúteo da menstruação** é formado quando não ocorre fertilização; ele degenera 10 a 12 dias após a ovulação, transformando-se no **corpo *albicans***
- O **corpo-lúteo da gravidez** é formado após a fertilização e implantação; constitui uma importante fonte de **progesterona** e **luteotropinas** (estrogênio, fatores de crescimento semelhantes à insulina [IGF]) durante as primeiras 8 semanas de gravidez, quando então degenera e deixa uma cicatriz permanente no ovário.

CAPACITAÇÃO E FERTILIZAÇÃO

- Durante a **capacitação**, os espermatozoides maduros adquirem a competência de fertilizar o oócito no sistema genital feminino
- A **fertilização** geralmente ocorre na ampola da tuba uterina; ela envolve a capacitação dos espermatozoides e a sua penetração na coroa radiada para alcançar o oócito
- Após a capacitação, os espermatozoides ligam-se aos **receptores da zona pelúcida**, que desencadeiam a **reação acrossômica**. As enzimas liberadas pelo acrossomo possibilitam a penetração de um único espermatozoide na zona pelúcida e a consequente **impregnação do oócito**
- Durante a impregnação, todo o espermatozoide, com exceção do citoplasma da cauda, torna-se incorporado no ooplasma, o que desencadeia a retomada da **segunda divisão meiótica** (esta que transforma o oócito secundário em um oócito maduro)
- Pelo menos três tipos de **reações pós-fusão** impedem a entrada de outros espermatozoides no oócito: a despolarização rápida do oolema, a reação cortical (alterações na polaridade do oolema) e a reação zonal (que forma uma **barreira perivitelínica**, por meio de proteínas de ligação cruzada na superfície do oócito, e degradação dos receptores da ZP)
- No citoplasma, a cabeça do espermatozoide do oócito sofre alterações para formar o **pronúcleo masculino**. As membranas nucleares dos **pronúcleos masculino e feminino** se rompem sem fusão para formar um **zigoto** diploide. Esse zigoto entra imediatamente na primeira divisão mitótica.

TUBAS UTERINAS

- As **tubas uterinas** são um par de estruturas bilaterais que conectam o útero com os ovários
- Cada tuba uterina apresenta quatro segmentos: o **infundíbulo** (extremidade em formato de funil circundada por **fímbrias**, adjacente ao ovário), a **ampola** (local comum de fertilização), o **istmo** (segmento estreito adjacente ao útero) e a parte uterina ou **intramural** (que atravessa a parede do útero)
- A parede da tuba uterina é composta de três camadas: **serosa** externa, **muscular** espessa e **mucosa** altamente pregueada
- O **revestimento mucoso** consiste em epitélio simples colunar composto de dois tipos de células: **células ciliadas** e **não ciliadas (em cavilha)**
- O oócito (e o zigoto após a fertilização) é propelido na cavidade uterina por um movimento coordenado dos cílios presentes na superfície da mucosa, e pelas contrações musculares peristálticas da tuba uterina.

ÚTERO

- O **útero** é dividido em **corpo do útero** (porção superior que contém o **fundo do útero**) e **colo do útero** (porção inferior que se projeta na vagina)
- A parede uterina é composta de **endométrio** (mucosa de revestimento do útero), **miométrio** (camada muscular lisa) e **perimétrio** (camada serosa de peritônio visceral)
- O **endométrio** é revestido por epitélio simples colunar que se invagina na lâmina própria subjacente (**estroma endometrial**), formando as **glândulas uterinas**
- O endométrio consiste em um **estrato basal** e um **estrato funcional**, que sofre alterações cíclicas devido aos níveis flutuantes de estrogênio e progesterona, ao longo do ciclo menstrual
- A espessura do endométrio, a sua atividade glandular e o seu padrão vascular são característicos em cada uma das três fases (**proliferativa**, **secretora** e **menstrual**) do **ciclo menstrual**, que tem uma duração média de 28 dias
- A **fase proliferativa** é influenciada pelos estrogênios produzidos pelos folículos em crescimento; a **fase secretora** é influenciada pela progesterona secretada pelo corpo-lúteo; e, caso não ocorra implantação, a **fase menstrual** representa a isquemia do estrato funcional que está sendo eliminado durante a menstruação
- Se houver implantação bem-sucedida de um embrião, então o **endométrio** sofrerá **decidualização** (processo de conversão em **decídua**) e, juntamente com as células trofoblásticas do embrião, iniciará o desenvolvimento da **placenta**
- O endométrio do **colo do útero** difere do restante do útero pelo fato de não descamar durante a menstruação. As **glândulas cervicais** modificam a viscosidade do muco secretado durante cada ciclo menstrual
- A parte do colo do útero que se projeta na vagina apresenta uma **zona de transformação**, na qual o epitélio simples colunar do colo do útero modifica-se abruptamente no epitélio estratificado pavimentoso da vagina.

PLACENTA

- A **placenta** possibilita a troca de gases e metabólitos entre a circulação materna e a circulação fetal; ela consiste em uma **porção fetal (cório)** e em uma **porção materna (decídua basal)**
- Depois da implantação, o **trofoblasto** invasor diferencia-se no **sinciciotrofoblato** (massa citoplasmática multinucleada que invade ativamente a decídua) e no **citotrofoblasto** (camada mitoticamente ativa que produz células que, por sua vez, se fundem com o sinciciotrofoblasto)
- O sangue fetal e o sangue materno permanecem separados pela **barreira placentária**, que se desenvolve nas **vilosidades coriônicas terciárias** (projeções do cório contendo sinciciotrofoblasto, células citotrofoblásticas ocasionais, tecido conjuntivo mesenquimatoso e vasos sanguíneos fetais)
- Vilosidades são imersas no sangue materno que preenche os espaços vasculares na placenta (**cotilédones**)
- A placenta é um importante **órgão endócrino**, que mantém o desenvolvimento do feto; ela produz tanto **hormônios esteroides** (principalmente progesterona) quanto **hormônios proteicos** (p. ex., hCG, hCS, relaxina e leptina).

VAGINA E GENITÁLIA EXTERNA

- A **vagina** estende-se do colo do útero até o vestíbulo; ela é revestida por **epitélio estratificado pavimentoso não queratinizado** e não contém glândulas
- A **genitália externa feminina** (**pudendo feminino** ou **vulva**) é constituída pelo **monte do púbis** (formado por tecido adiposo subjacente), **lábios maiores do pudendo** (pregas longitudinais de pele que contêm tecido adiposo, uma fina camada de músculo liso e glândulas sebáceas e sudoríparas), **lábios menores do pudendo** (núcleo de tecido conjuntivo sem tecido adiposo, mas que contém grandes glândulas sebáceas), **complexo do clitóris**, **vestíbulo** (revestido com epitélio pavimentoso estratificado com numerosas glândulas mucosas pequenas), **óstio da vagina**, **hímen** e **óstio externo da uretra**
- O **complexo do clitóris** é composto pela **glande** e pelo **corpo do clitóris**, pelos **ramos direito** e **esquerdo** do clitóris e pelos dois **bulbos do vestíbulo**. Os bulbos do vestíbulo apresentam tecido vascular erétil e não erétil homólogo ao pênis.

GLÂNDULAS MAMÁRIAS

- Em ambos os sexos, as **glândulas mamárias** desenvolvem-se no embrião a partir das **cristas mamárias**, muito embora sofram desenvolvimento posterior, após a puberdade, o que ocorre devido à influência hormonal do estrogênio e da progesterona
- As **glândulas mamárias** são glândulas sudoríparas apócrinas tubuloalveolares modificadas, que consistem em **unidades lobulares do ducto terminal (ULDT)**. Cada ULDT está conectada a sistemas de ductos coletores que formam os **ductos galactóforos**, que por sua vez se abrem na **papila mamária**
- A ULDT da glândula mamária representa um grupo de pequenos **alvéolos secretores** (na glândula ativa em lactação) ou **dúctulos terminais** (na glândula inativa), circundados por um **estroma intralobular** hormonalmente sensível
- A morfologia da porção secretora da **glândula mamária inativa** varia de acordo com o ciclo menstrual
- Ao longo da gravidez, as glândulas mamárias sofrem proliferação e desenvolvimento acentuados. Isso ocorre durante a sua preparação para a **lactação**, sob a influência do estrogênio (proliferação dos componentes ductais) e da progesterona (crescimento dos alvéolos)
- O componente proteico do leite é liberado por células alveolares utilizando a **secreção merócrina**, enquanto o componente lipídico do leite é liberado por **secreção apócrina**.

PRANCHA 23.1 ■ Ovário 1

Os **ovários** são pequenas estruturas ovoides pareadas que, quando seccionados, apresentam um **córtex** e uma **medula**. Em um dos lados, encontra-se o hilo que possibilita a passagem das estruturas neurovasculares; nesse mesmo lado está o mesovário, que por sua vez une o ovário ao ligamento largo. As funções do ovário consistem na produção de *óvulos* e na síntese e secreção de **estrogênios** e **progesterona**.

No córtex, já no momento do nascimento existem numerosos **folículos primordiais** que permanecem inalterados até a maturação sexual. As oogônias nesses folículos estão interrompidas na prófase da primeira divisão meiótica. Na puberdade, sob a influência das gonadotropinas hipofisárias, os ovários começam a sofrer alterações cíclicas, denominadas em conjunto **ciclo ovariano**. Durante cada ciclo, os ovários geralmente produzem um único oócito que está pronto para fertilização.

No início do ciclo ovariano, sob a influência do hormônio foliculoestimulante (FSH) da hipófise, alguns dos folículos primordiais começam a sofrer modificações que levam ao desenvolvimento de um **folículo maduro (de Graaf)**. Essas modificações incluem proliferação de células foliculares e aumento do folículo. Embora vários folículos primordiais iniciem o processo de desenvolvimento, em geral apenas um deles alcança a maturidade e produz um oócito. Em certas ocasiões, dois folículos amadurecerão e ovularão, ocasionando a possibilidade de desenvolvimento de gêmeos dizigóticos. A liberação do oócito e de suas células aderentes é denominada **ovulação**. Nesta, o oócito completa a primeira divisão meiótica. Somente se ocorrer fertilização o oócito completará a segunda divisão meiótica. Em todo caso, independentemente da ocorrência ou não de fertilização, os outros folículos, que iniciaram a proliferação no mesmo ciclo, degeneram por meio de um processo denominado **atresia**.

Córtex, ovário, macaca, hematoxilina e eosina (H-E), 120×.

O **córtex** do ovário de um indivíduo sexualmente maduro é mostrado aqui. Na superfície, observa-se uma única camada de células epiteliais, denominada **epitélio germinativo** (*EpG*). Esse epitélio é contínuo com a serosa (peritônio) do mesovário. Diferentemente do que o seu nome indica, o epitélio germinativo não dá origem às células germinativas; ele apenas recobre uma camada de tecido conjuntivo fibroso denso, a **túnica albugínea** (*TA*), sob a qual estão os **folículos primordiais** (*FP*). É comum observar folículos em vários estágios de desenvolvimento ou atresia no ovário. Nesta figura, juntamente com o grande número de folículos primordiais, são observados quatro **folículos em crescimento** (*FC*), com uma camada eosinofílica bem evidente da zona pelúcida (*ZP*), um folículo atrésico (*FA*) e parte de um grande folículo *à direita*. A região do grande folículo mostrado na figura inclui a teca interna (*TI*), células da granulosa (*CG*) e parte do antro (*A*).

Folículos primários iniciais, ovário, macaca, H-E, 450×.

Quando um **folículo primordial** começa a sofrer as modificações que levam à formação de um folículo maduro, a camada de células foliculares pavimentosas torna-se cuboide (*CF*), conforme observado nesta figura. Além disso, as células foliculares proliferam e passam a constituir múltiplas camadas. O folículo que sofre essas modificações iniciais é denominado **folículo primário**. Por conseguinte, um folículo primário inicial ainda pode ser unilaminar, mas é circundado por células cuboides, o que o distingue dos folículos primordiais unilaminares mais numerosos, que são circundados apenas por células pavimentosas. Observe o grande núcleo (*N*) do oócito no folículo primário. Alguns oócitos não têm núcleos visíveis (ver dísticos *X* na célula), em decorrência do plano de corte.

Folículos primordiais, ovário, macaca, H-E, 450×.

Esta figura mostra vários **folículos primordiais** em maior aumento. Cada folículo consiste em um oócito circundado por uma única camada de células foliculares (*F*) pavimentosas. O núcleo (*N*) do oócito é caracteristicamente volumoso, mas a dimensão do próprio oócito é tão grande que o núcleo frequentemente não é incluído no plano de corte, como é o caso do oócito indicado com *X*. O grupo de células de aspecto epitelioide (*ponta de seta*) é constituído por células foliculares de um folículo primordial que foi seccionado em um plano tangencial à superfície folicular. Consequentemente, as células foliculares são vistas de frente.

Folículo primário maduro, ovário, macaca, H-E, 450×.

Nesta figura, o **folículo primário** apresenta massa de múltiplas camadas de **células foliculares** (*CF*) circundando o oócito com um grande núcleo claramente visível (*N*). A camada mais interna de células foliculares é adjacente a uma camada eosinófila espessa, composta de material extracelular homogêneo, denominada **zona pelúcida** (*ZP*). Nesse estágio de desenvolvimento, o oócito também aumentou ligeiramente de tamanho. O oócito é toda a estrutura circundada pela zona pelúcida.

Os folículos são circundados por um tecido conjuntivo muito celularizado, cujas células alongadas são denominadas *células estromais*. As células estromais que circundam o folículo secundário estão, nessa fase, dispostas em duas camadas, denominadas teca interna e teca externa. Conforme observado na figura anterior, a teca interna (*TI*) é rica em células que se tornam epitelioides.

A, Antro
CF, Células foliculares
CG, Células da granulosa
EpG, Epitélio germinativo
F, Células foliculares, primordiais
FA, Folículo atrésico
FC, Folículos em crescimento
FP, Folículos primordiais
N, Núcleo do oócito
TA, Túnica albugínea
TI, Teca interna
X, Oócito exibindo apenas citoplasma
ZP, Zona pelúcida
Ponta de seta, Células foliculares observadas de frente

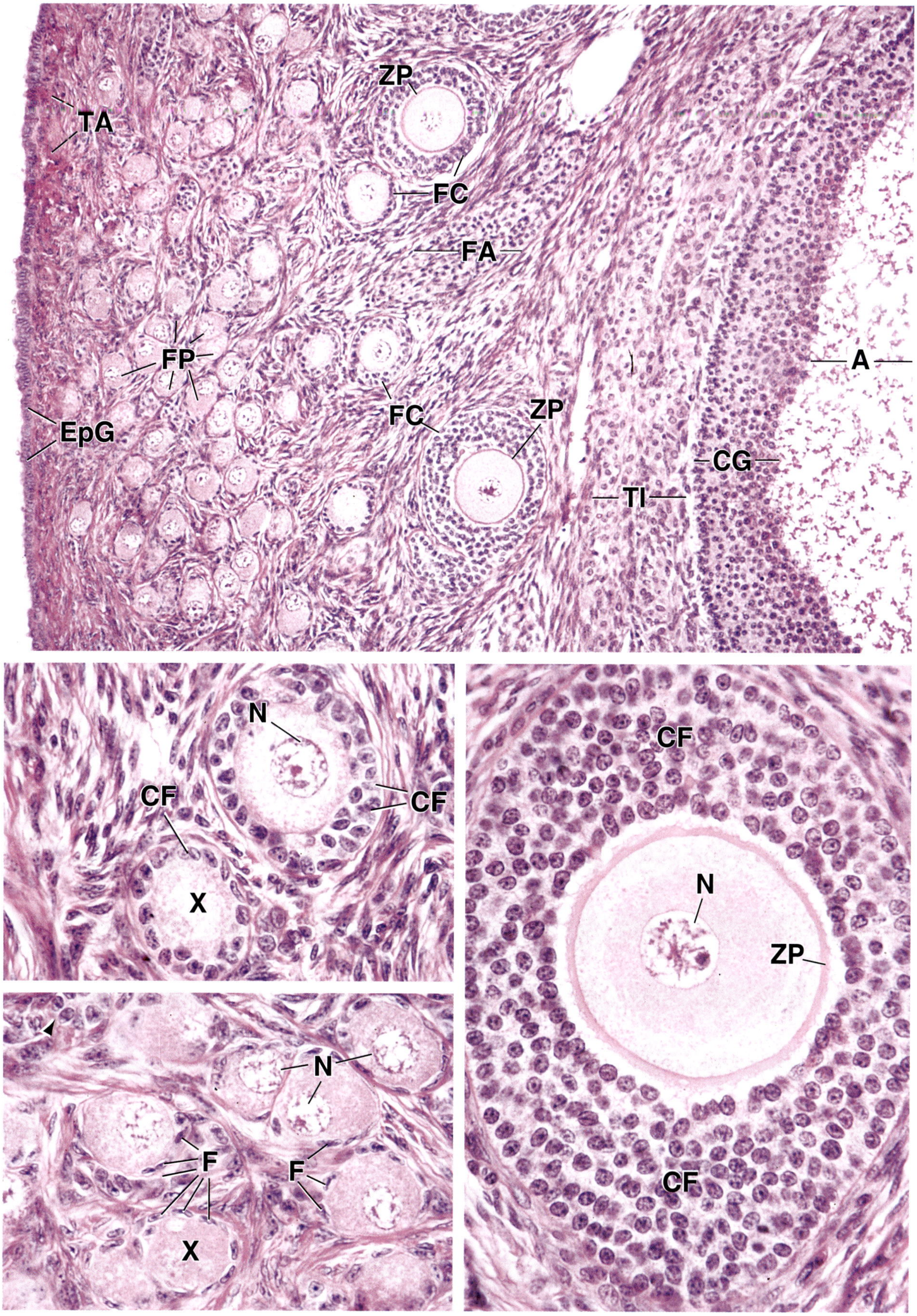
TA
ZP
FC
FA
FP
EpG
FC
ZP
A
CG
TI
N
CF
CF
X
N
F
F
X
CF
N
ZP
CF

PRANCHA 23.2 ■ Ovário 2

A **atresia** dos folículos começa na vida embrionária e representa um evento característico no ovário. Em qualquer corte realizado através de um ovário, após a puberdade, folículos em vários estágios podem ser vistos sofrendo atresia. Nesta, as alterações iniciais consistem em picnose dos núcleos das células foliculares e dissolução de seu citoplasma. Em seguida, o folículo é invadido por macrófagos e por outras células do tecido conjuntivo. O oócito degenera, deixando apenas uma zona pelúcida proeminente. A zona pelúcida pode se invaginar ou colapsar; no entanto, em geral, mantém a sua espessura e características de coloração. Quando incluída no plano de corte, a existência de uma zona pelúcida distorcida serve como característica diagnóstica confiável de **folículo atrésico**.

Na atresia de grandes folículos quase maduros, as células da teca interna permanecem e formam agrupamentos de células epitelioides no córtex do ovário. Esses agrupamentos são denominados coletivamente *glândulas intersticiais* e continuam secretando hormônios esteroides.

Folículos secundários, ovário, macaca, hematoxilina e eosina (H-E), 120×.

Dois folículos em crescimento sob a influência do FSH são mostrados na figura *à esquerda*. O folículo em estágio mais avançado de desenvolvimento é um **folículo secundário**. Neste, o oócito é circundado por várias camadas de **células foliculares** (*CF*) que, nesse estágio, são identificadas como células da granulosa. Em um momento ligeiramente anterior, houve formação de pequenos lagos de líquido entre as células foliculares, e esses lagos então se fundiram em uma cavidade maior e bem-definida, denominada **antro folicular** (*AF*), que é evidente na figura. O antro também é preenchido com líquido e cora-se levemente pela reação do ácido periódico de Schiff (PAS). A substância que se cora pelo PAS foi retida como precipitado eosinófilo nos antros dos folículos secundários mostrados aqui e na figura *à direita*. Imediatamente acima do folículo secundário, observa-se um folículo ligeiramente menor. A ausência de espaços antrais evidentes entre as células foliculares possibilita a sua classificação como **folículo primário**. Em ambos os folículos, mas particularmente no folículo com um antro mais amplo, as células estromais circundantes diferenciam-se em duas camadas distintas, denominadas **teca interna** (*TI*) e **teca externa** (*TE*). A teca interna é uma camada mais celularizada, formada por células epitelioides. Quando observadas ao microscópio eletrônico, elas exibem as características de células endócrinas, particularmente células secretoras de esteroides. Por outro lado, a teca externa é uma camada de tecido conjuntivo, cujas células apresentam um formato fusiforme.

Na figura *à direita*, observa-se um estágio mais avançado do crescimento do folículo secundário que contém um antro (*AF*) mais amplo. O oócito está deslocado para um dos lados e é circundado por um aglomerado de células foliculares, denominado cúmulo oóforo. As células foliculares remanescentes, que circundam a cavidade antral, são denominadas membrana granulosa (*MG*) ou, simplesmente, células da granulosa.

Folículo atrésico, ovário, macaca, H-E, 65×.

Os **folículos atrésicos** (*FA*) são mostrados aqui em maior aumento na figura adjacente *à direita*. Os dois folículos atrésicos menores podem ser identificados pela existência da zona pelúcida (*ZP*) retida, indicada na figura adjacente *à direita*. Os dois folículos maiores, em estágio mais avançado de desenvolvimento, não exibem os remanescentes de uma zona pelúcida, embora apresentem outras características de atresia folicular.

Folículos atrésicos, ovário, macaca, H-E, 120×.

Na atresia de um folículo mais avançado, as células foliculares tendem a sofrer degeneração mais rápida que as células da teca interna, e a membrana basal que delimita as duas torna-se espessada, além de formar uma membrana hialinizada, denominada membrana vítrea. Desse modo, a **membrana vítrea** (*setas*) separa a camada mais externa de células da teca interna remanescente das células foliculares internas em degeneração. As células remanescentes da teca interna (*RTI*) podem exibir integridade citológica; essas células intactas da teca interna permanecem temporariamente funcionais na secreção de esteroides.

Folículos atrésicos, ovário, macaca, H-E, 120×.

São mostrados aqui outros **folículos atrésicos** (*FA*). Mais uma vez, alguns apresentam remanescentes de uma zona pelúcida (*ZP*), e dois deles mostram membrana vítrea (*setas*). Observe que, embora a atresia nesses folículos esteja bem avançada, algumas das células externas a uma das membranas vítreas ainda mantêm características epitelioides (*ponta de seta*). Trata-se de células persistentes da teca interna.

AF, Antro folicular
CF, Células foliculares
FA, Folículo atrésico
MG, Membrana granulosa
RTI, Células remanescentes da teca interna
TE, Teca externa
TI, Teca interna
ZP, Zona pelúcida
Ponta de seta, Células persistentes da teca interna
Setas, Membrana vítrea

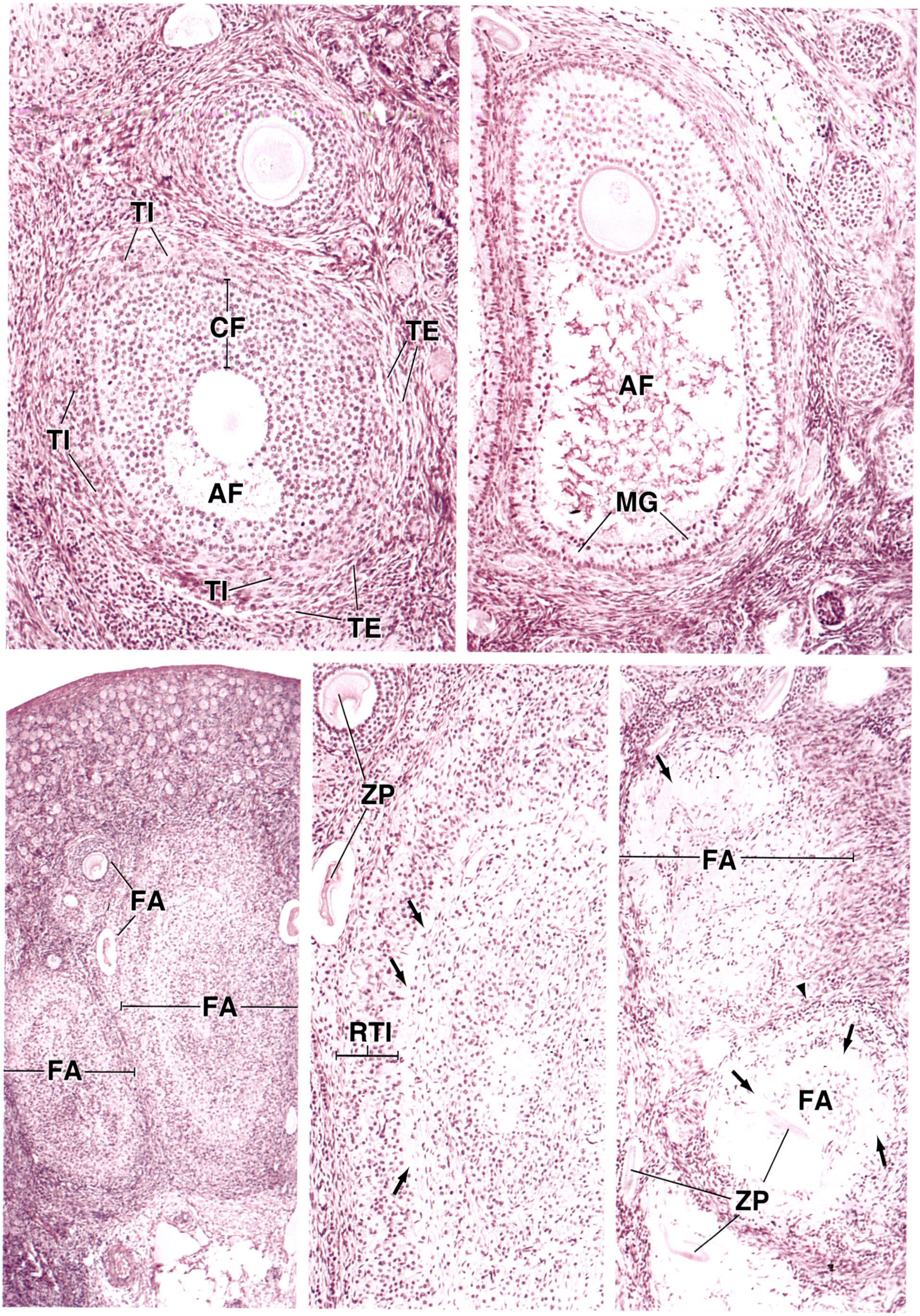
TI
CF
TE
TI
AF
TI
TE
AF
MG
FA
FA
FA
ZP
RTI
FA
FA
ZP

PRANCHA 23.3 ■ Corpo-lúteo

Após a liberação do oócito e de suas células circundantes (*i. e.*, as células do cúmulo oóforo) pelo folículo ovariano maduro (ovulação), as células foliculares remanescentes (membrana granulosa) e as células da teca interna adjacentes diferenciam-se em uma nova unidade funcional, o **corpo-lúteo**.

As células do corpo-lúteo (células lúteas) aumentam rapidamente de tamanho e convertem-se em células preenchidas com gotículas de lipídios. Um pigmento lipossolúvel presente no citoplasma dessas células, o lipocromo, lhes confere uma aparência amarelada em tecidos frescos. As eletromicrografias das células lúteas mostram que elas exibem características típicas de células secretoras de esteroides, isto é, retículo endoplasmático liso abundante e mitocôndrias com cristas tubulares. São identificados dois tipos de células lúteas: as **células luteínicas granulosas** grandes, de localização central e que derivam de células da granulosa; e as **células luteínicas tecais** menores, de localização periférica e que derivam da teca interna. Uma rede vascular rica, na qual a progesterona e o estrogênio são secretados pelas células luteínicas, é estabelecida no corpo-lúteo. Esses hormônios estimulam o crescimento e a diferenciação do endométrio uterino, a fim de prepará-lo para a implantação de um óvulo fertilizado.

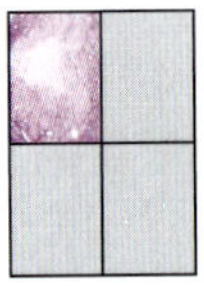

Corpo-lúteo, ovário, ser humano, hematoxilina e eosina (H-E), 20×.

Esta figura mostra o **córtex** do ovário logo após a ovulação. A *ponta de seta* aponta para a superfície do ovário, no local de ovulação. A cavidade (*cf*) do folículo antigo foi invadida por tecido conjuntivo (*TC*). A membrana granulosa tornou-se pregueada, e as células da granulosa, que agora se diferenciaram em células do corpo-lúteo, são denominadas **células luteínicas granulosas** (*CT*). O pregueamento da membrana granulosa começa imediatamente antes da ovulação e continua à medida que o corpo-lúteo se desenvolve. Conforme o corpo-lúteo se torna mais pregueado, a antiga cavidade folicular diminui de tamanho. Ao mesmo tempo, vasos sanguíneos (*VS*) da teca do folículo invadem a cavidade antiga e as células da membrana granulosa em formação. As células da teca interna acompanham os vasos sanguíneos até as depressões mais externas da estrutura pregueada. Essas células da teca interna diferenciam-se em células do corpo-lúteo, denominadas *células luteínicas tecais*.

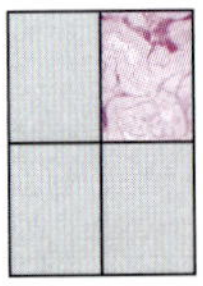

Corpo-lúteo, ovário, ser humano, H-E, 20×.

Esta figura mostra uma parte do **corpo-lúteo** totalmente formado. As células endócrinas são, em sua maioria, **células luteínicas granulosas** (*CLG*). Elas formam massa celular pregueada que circunda os remanescentes da antiga cavidade folicular (*cf*). Externamente ao corpo-lúteo, encontra-se o tecido conjuntivo (*TC*) do ovário, com numerosos vasos sanguíneos (*VS*). É preciso ter em mente que a teca interna se origina do estroma de tecido conjuntivo do ovário. A localização das **células luteínicas tecais** (*CLT*) reflete essa origem, e essas células podem ser encontradas nos recessos externos profundos da massa glandular, adjacentes ao tecido conjuntivo circundante.

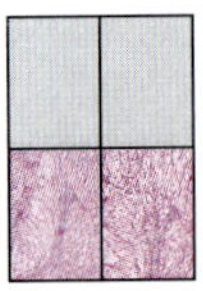

Corpo-lúteo, ovário, ser humano, H-E, 65× (à esquerda) e 240× (à direita).

A figura *à esquerda* mostra um segmento pregueado do **corpo-lúteo** em maior aumento. Conforme salientado anteriormente, a massa celular principal é composta de **células luteínicas granulosas** (*CLG*). Ao lado dessa massa celular, dentro da cavidade folicular antiga, encontra-se o tecido conjuntivo (*TC*); no lado oposto, estão as células luteínicas tecais. O mesmo arranjo de células é mostrado na figura *à direita*, porém em aumento muito maior. As células luteínicas granulosas contêm um núcleo grande e esférico (ver também *CLG*, na figura *à direita*) e um citoplasma abundante. O citoplasma contém um pigmento amarelo (que geralmente não é evidente em cortes de rotina corados pela H-E), daí o nome de corpo-lúteo. As **células luteínicas tecais** (*CLT*) também contêm um núcleo esférico, mas essas células são menores que as células luteínicas granulosas. Por conseguinte, ao identificar os dois tipos de células, além de sua localização, é necessário observar que os núcleos das células luteínicas tecais adjacentes geralmente parecem estar mais próximos entre si do que os núcleos das células luteínicas granulosas adjacentes. O tecido conjuntivo (*TC*) e os pequenos vasos sanguíneos, que invadiram a massa de células luteínicas granulosas, podem ser identificados como estruturas achatadas e alongadas interpostas entre as células luteínicas granulosas.

As alterações morfofuncionais, pelas quais o folículo ovariano roto dá origem a um corpo-lúteo, ocorrem sob a influência do hormônio luteinizante da hipófise. Por sua vez, o próprio corpo-lúteo secreta progesterona, que exerce um efeito profundo sobre o útero preparado pelo estrogênio. Caso ocorra gravidez, o corpo-lúteo permanece funcional; se não houver gravidez, o corpo-lúteo regredirá depois de ter alcançado um ponto de desenvolvimento máximo, aproximadamente 2 semanas após a ovulação. Os componentes celulares em regressão do corpo-lúteo são substituídos por tecido conjuntivo fibroso, e a estrutura é, então, denominada corpo *albicans*.

cf, Cavidade folicular antiga
CLG, Células luteínicas granulosas
CLT, Células luteínicas tecais
CT, Células da granulosa que se diferenciam em células do corpo-lúteo
TC, Tecido conjuntivo
VS, Vasos sanguíneos

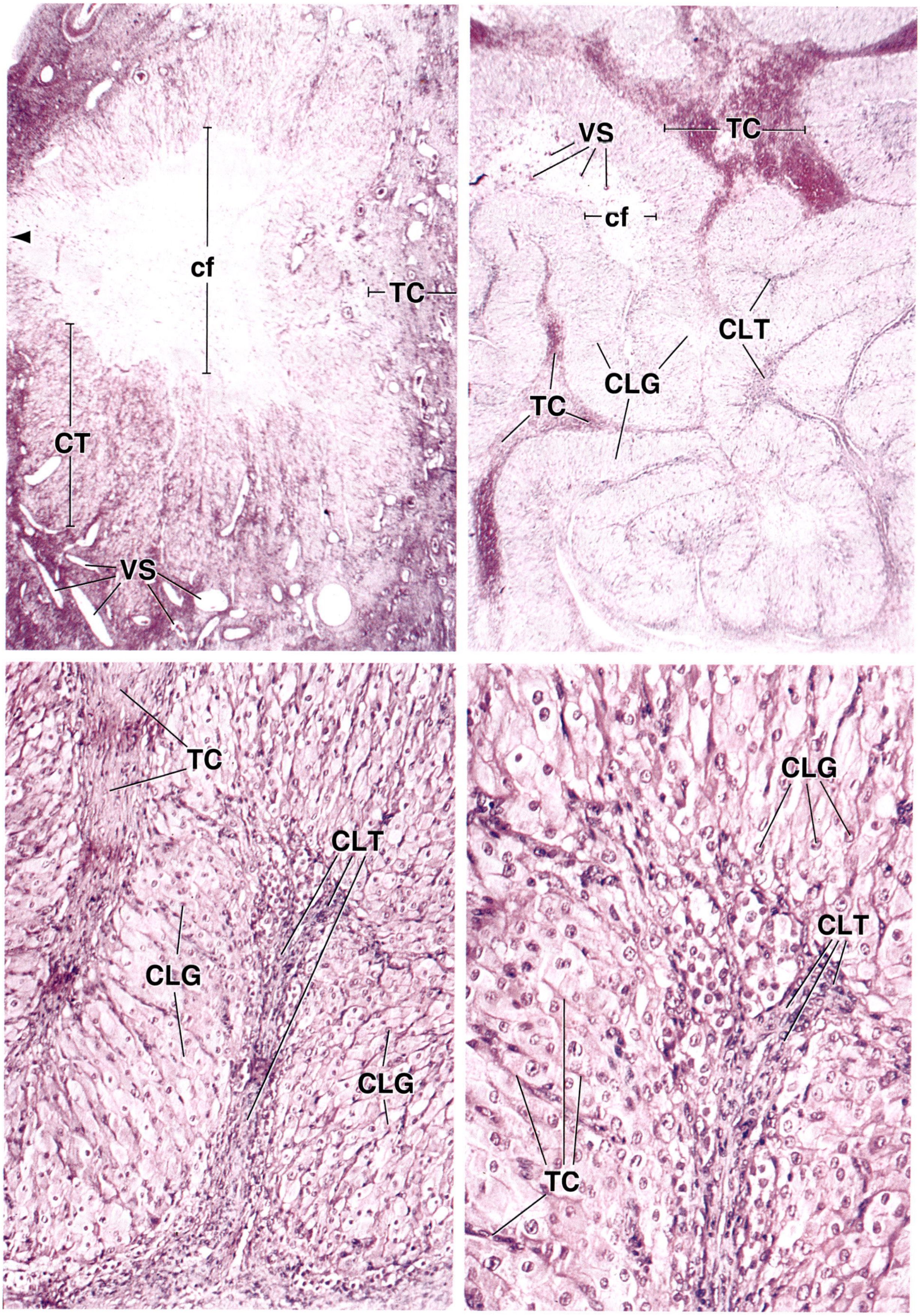
cf
TC
CT
VS
VS
TC
cf
CLT
CLG
TC
TC
CLT
CLG
CLG
CLG
CLT
TC

PRANCHA 23.4 ■ Tuba uterina

As **tubas uterinas** (ovidutos, trombas de Falópio) estão unidas ao útero e estendem-se até os ovários, onde apresentam uma extremidade aberta alargada (óstio abdominal da tuba uterina). O óstio permite a entrada do óvulo na tuba por ocasião da ovulação. A tuba uterina sofre alterações cíclicas paralelamente àquelas que ocorrem no útero, mas não tão pronunciadas. As células epiteliais aumentam de altura na metade do ciclo, aproximadamente na época em que o óvulo passa através da tuba, e retornam ao seu estado original no período pré-menstrual. Algumas das células epiteliais são ciliadas. As células epiteliais dependem dos ovários para a sua viabilidade. Não apenas o número de células ciliadas aumenta durante a fase folicular do ciclo ovariano, como também a remoção dos ovários leva à atrofia do epitélio e à perda das células ciliadas.

A tuba uterina varia quanto ao tamanho e ao grau de pregueamento da mucosa ao longo de sua extensão. As pregas de mucosa são evidentes em sua porção distal, o infundíbulo, à medida que se aproximam da extremidade aberta. Próximo da abertura, o lúmen do tubo alarga-se; essa região é denominada **infundíbulo**. Este, por sua vez, apresenta margens pregueadas franjadas, denominadas **fímbrias**. O infundíbulo leva até as proximidades da **ampola**, que constitui cerca de dois terços do comprimento da tuba uterina; além disso, ele apresenta pregas mucosas mais numerosas e complexas, ademais de constituir o local de fertilização. As pregas da mucosa são menos numerosas na extremidade proximal da tuba uterina, próximo do útero, região em que a tuba é estreita e chamada de **istmo**. A porção **uterina** ou **intramural** tem cerca de 1 cm de comprimento, atravessa a parede uterina e desemboca na cavidade uterina.

A fertilização do óvulo geralmente ocorre na porção distal da ampola. Nos primeiros dias de desenvolvimento, à medida que transita pelo complexo percurso criado pelas pregas mucosas da tuba, o embrião é transportado pelo movimento dos cílios das células epiteliais ciliadas, e por contrações peristálticas da camada muscular bem desenvolvida que está localizada abaixo da mucosa.

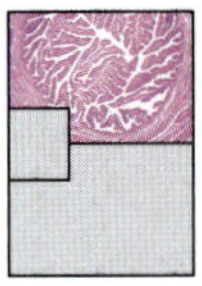

Tuba uterina, ser humano, hematoxilina e eosina (H-E), 40×.

Esta figura mostra um corte transversal da **ampola** da tuba uterina. Numerosas pregas mucosas projetam-se no lúmen (*l*), e a organização complexa dessas pregas pode ser bem identificada pela variedade de perfis observados. Além da **mucosa** (*Muc*), o restante da parede consiste em **muscular** (*Mus*) e em tecido conjuntivo.

A muscular consiste em músculo liso, que forma uma camada relativamente espessa de fibras circulares e uma camada externa mais delgada de fibras longitudinais. Essas camadas não estão claramente delimitadas.

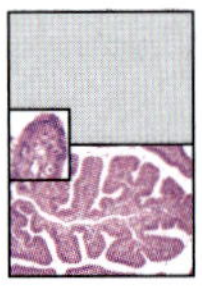

Prega mucosa, tuba uterina, ser humano, H-E, 160×; detalhe, 320×.

A área delimitada pelo *retângulo* na figura anterior é mostrada aqui em maior aumento. Esta amostra revela um corte longitudinal de um vaso linfático (*Lin*). Em outros planos de corte, é difícil identificar os vasos linfáticos. O vaso linfático seccionado fortuitamente é observado na porção central de uma **prega mucosa**, juntamente com tecido conjuntivo (*TC*) muito celularizado e vasos sanguíneos (*VS*). O epitélio (*Ep*) que reveste a mucosa é mostrado no *detalhe*. As células ciliadas são facilmente identificadas pela existência de cílios (*C*). Já as células não ciliadas, também denominadas *células em cavilha* (*CC*), são identificadas pela ausência daqueles; além disso, elas apresentam núcleos alongados e, algumas vezes, parecem estar espremidas entre as células ciliadas. Por sua parte, o tecido conjuntivo (*TC*) contém células cujos núcleos estão dispostos caracteristicamente de modo aleatório. Estes variam quanto ao tamanho e são alongados, ovais ou esféricos. O citoplasma não pode ser distinguido do componente intercelular (*detalhe*). As características do tecido conjuntivo são essencialmente as mesmas desde o epitélio até a muscular e, por esse motivo, não há nenhuma submucosa descrita.

C, Cílios
CC, Células em cavilha
Ep, Epitélio
l, Lúmen
Lin, Vaso linfático
Muc, Mucosa
Mus, Muscular
TC, Tecido conjuntivo
VS, Vasos sanguíneos

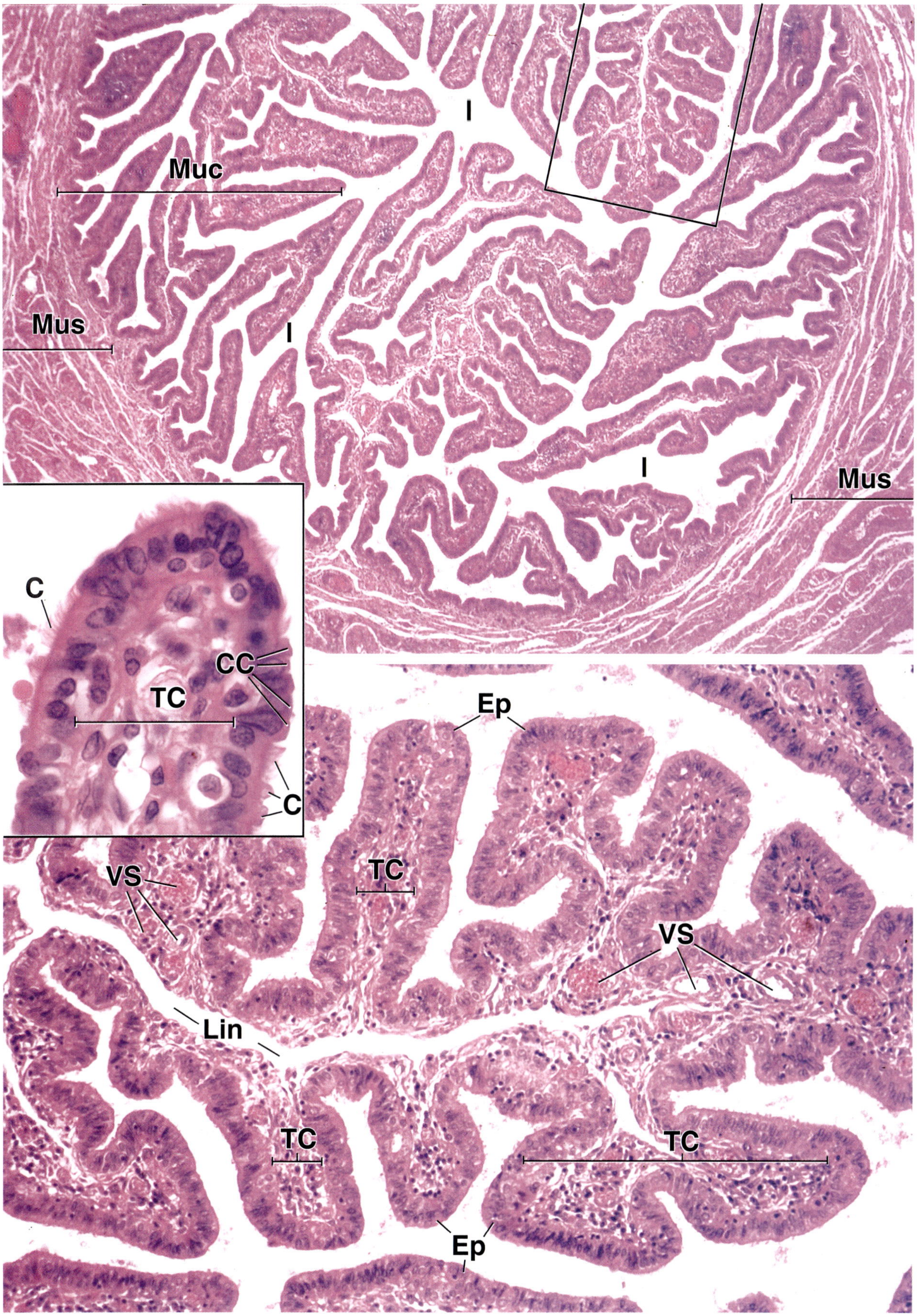
Muc
I
Mus
I
I
Mus
C
CC
TC
C
Ep
TC
VS
VS
Lin
TC
TC
Ep

PRANCHA 23.5 ■ Útero 1

O **útero** é um órgão oco, piriforme, com uma parede espessa, e, no estado não gravídico, apresenta uma cavidade estreita. A parede uterina é composta de uma mucosa, denominada **endométrio**; uma muscular, chamada de **miométrio**; e, externamente, um revestimento seroso, o **perimétrio**. O miométrio consiste em músculo liso e tecido conjuntivo; além disso, contém os grandes vasos sanguíneos que dão origem aos vasos que irrigam o endométrio.

O útero sofre alterações cíclicas que se manifestam, em grande parte, por alterações que ocorrem no endométrio. Se não houver implantação de um óvulo fertilizado, após a preparação para esse evento, o estado de prontidão não será mantido, e grande parte do endométrio degenerará e será descamada, constituindo, então, o fluxo menstrual. Essa porção perdida do endométrio é denominada **estrato funcional**; já a porção mantida é denominada **estrato basal**. O estrato basal é a porção mais profunda do endométrio e adere ao miométrio.

O miométrio também sofre alterações associadas à implantação de um zigoto. No útero não gravídico, as células musculares lisas medem cerca de 50 μm de comprimento; entretanto, durante a gravidez elas sofrem enorme hipertrofia, alcançando, com frequência, mais de 500 μm de comprimento. Além disso, observa-se o desenvolvimento de novas fibras musculares, após a divisão das células musculares existentes e a divisão e diferenciação das células mesenquimatosas indiferenciadas. O tecido conjuntivo também aumenta, a fim de fortalecer a parede uterina. O número de fibroblastos aumenta e, dessa maneira, quantidades adicionais de colágeno e fibras elásticas são secretadas. Depois do parto, o útero retorna quase ao seu tamanho normal. A maioria das fibras musculares readquire o seu tamanho normal, enquanto algumas degeneram. O colágeno, secretado durante a gravidez, é digerido pelas mesmas células que o secretaram, os fibroblastos. Em cada ciclo menstrual, ocorrem proliferação e degeneração semelhantes, ainda que menos pronunciadas, dos fibroblastos e do colágeno.

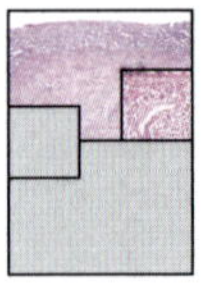

Útero, ser humano, hematoxilina e eosina (H-E), 25×; detalhe, 120×.

Após a descamação do **estrato funcional** (*ef*), ocorre regeneração do endométrio. A renovação epitelial provém das glândulas que permanecem no **estrato basal** (*EB*). O epitélio glandular prolifera e cresce sobre a superfície. Esta figura mostra o endométrio como ele é visto quando a renovação está completa. A área delimitada pelo *pequeno retângulo superior* é mostrada em maior aumento no *detalhe à direita*. Observe o epitélio simples (*EpS*) colunar que recobre a superfície endometrial e sua semelhança com o epitélio glandular (*Gl*). O endométrio é relativamente delgado nessa fase, e cerca da metade de sua espessura consiste no estrato basal. A área delimitada pelo *pequeno retângulo inferior*, localizada na região do estrato basal, é mostrada em maior aumento no *detalhe* da figura a seguir. O epitélio glandular da porção profunda das glândulas assemelha-se àquele da superfície endometrial. Abaixo do endométrio está o miométrio (*m*), no qual está presente determinado número de vasos sanguíneos (*VS*) de grande calibre.

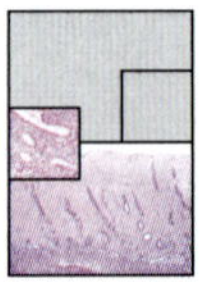

Endométrio, fase proliferativa, útero, ser humano, H-E, 25×; detalhe, 120×.

Sob a influência do estrogênio, os vários componentes do endométrio proliferam (fase proliferativa), de modo que a sua espessura total aumenta. Como mostra esta figura, as glândulas endometriais (*Gl*) tornam-se muito longas e seguem um percurso retilíneo no **estrato funcional** (*ef*), até a superfície. Vários perfis de vasos sanguíneos (*VS*), que representam artérias espiraladas, são visíveis nos dois terços inferiores do estrato funcional. Essencialmente, o **estrato basal** (*EB*) não é afetado pelo estrogênio e mantém, em grande parte, a mesma organização vista na figura anterior. Abaixo do estrato basal está o miométrio (*m*). Nesta figura, por outro lado, o estrato funcional (*ef*) é mais espesso e constitui cerca de quatro quintos da espessura endometrial.

EB, Estrato basal
ef, Estrato funcional
EpS, Epitélio de superfície
Gl, Glândulas endometriais
m, Miométrio
VS, Vasos sanguíneos

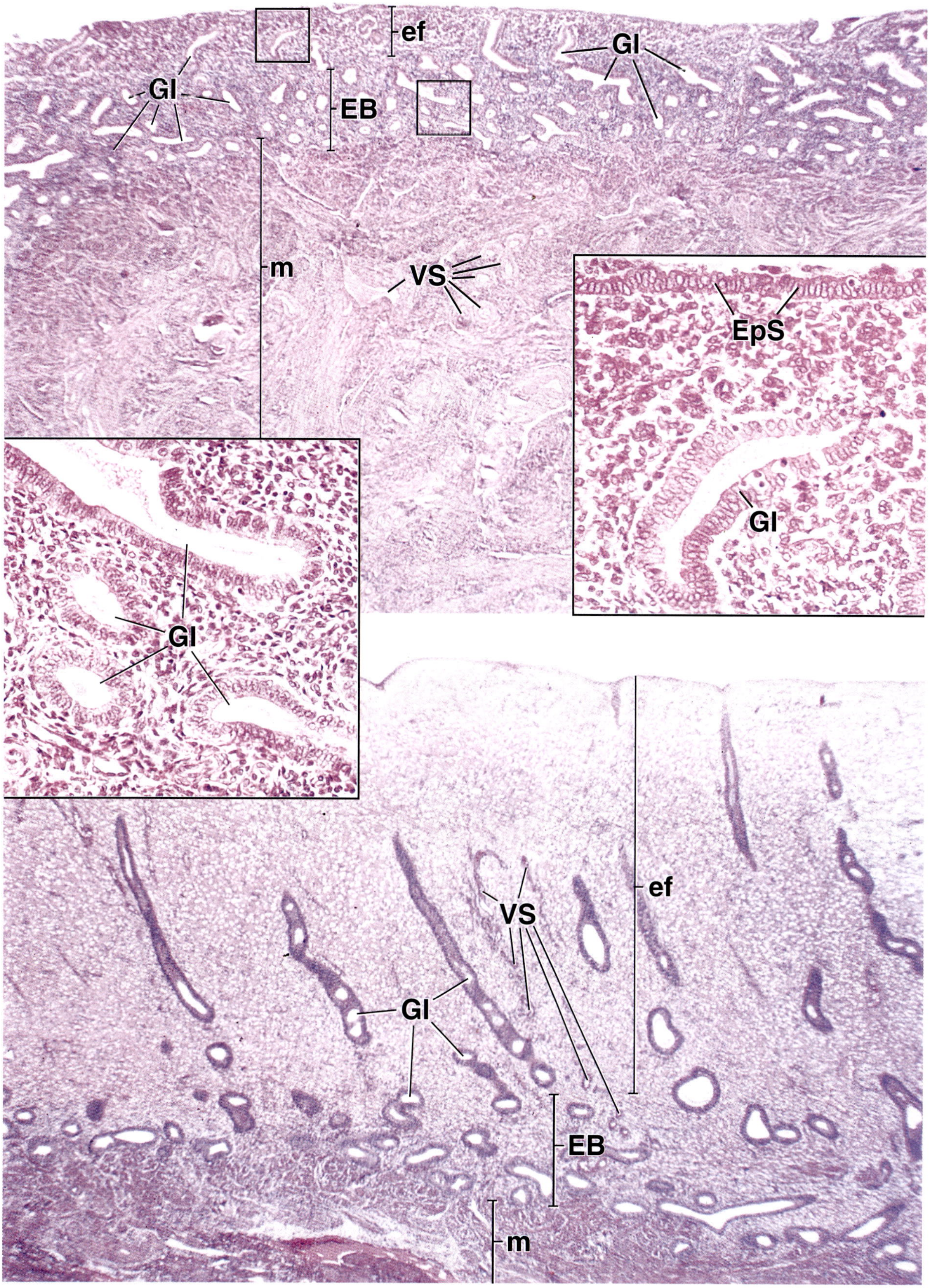
ef
Gl
Gl
EB
m
VS
EpS
Gl
Gl
VS
ef
Gl
EB
m

PRANCHA 23.6 ■ Útero 2

Após a ação do **estrogênio** ter produzido os eventos uterinos que caracterizam a fase proliferativa, a progesterona atua e promove alterações no útero. A ação da progesterona determina a fase secretora do ciclo uterino. Sob sua ação, a espessura do endométrio aumenta ainda mais e adquire um estado de prontidão para a implantação. São observadas alterações evidentes nas glândulas, principalmente no estrato funcional, onde aquelas adquirem um formato de saca-rolha mais pronunciado e secretam grande quantidade de muco, que se acumula nas saculações ao longo de sua extensão.

A **rede vascular** do endométrio também prolifera e degenera em cada ciclo menstrual. As **artérias radiais** penetram no estrato basal do endométrio, a partir do miométrio, e dão origem a pequenas artérias retas, que irrigam o estrato basal e continuam até o miométrio, onde então se tornam as **artérias espiraladas** altamente circinadas. As arteríolas derivadas das artérias espiraladas irrigam o estrato funcional. A parte distal das artérias espiraladas e as arteríolas são descamadas com o estrato funcional, durante a menstruação. A contração e o relaxamento alternados das porções basais das artérias espiraladas impedem a perda excessiva de sangue durante a menstruação.

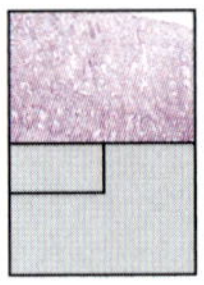

Útero, ser humano, hematoxilina e eosina (H-E), 25×.

Esta vista do endométrio na fase secretora mostra o **estrato funcional** (*ef*), o **estrato basal** (*EB*) e, na *parte inferior à esquerda* da fotomicrografia, uma pequena área do **miométrio** (*m*). As glândulas uterinas foram cortadas em um plano próximo de seus eixos longos, e é possível observar uma glândula (*seta*) desembocando na superfície uterina. Com exceção de algumas *perto do centro* da figura, que se assemelham àquelas da fase proliferativa, a maioria das glândulas (*Gl*) nesta figura, incluindo as que estão assinaladas, exibe numerosas protrusões superficiais que conferem aparência serrilhada ao perfil do epitélio glandular. Essas são algumas das características marcantes da fase secretora. Tais protrusões são mais evidentes em áreas em que o plano de corte esteja próximo do eixo mais longo da glândula. Diferentemente do trajeto sinuoso característico das glândulas do estrato funcional, as glândulas do estrato basal assemelham-se mais àquelas da fase proliferativa. A organização espacial das glândulas do estrato basal não apresenta relação notável com a superfície do útero, e muitos de seus perfis mais longos são paralelos ao plano da superfície.

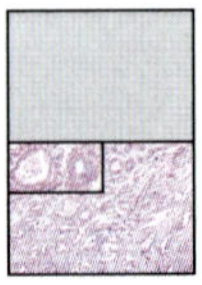

Endométrio, fase secretora, útero, ser humano, H-E, 30×; detalhe, 120×.

Esta vista em aumento ligeiramente maior do **estrato funcional** mostra essencialmente as mesmas características das **glândulas endometriais** (*Gl*), descritas anteriormente; mostra, também, outras modificações que ocorrem durante a fase secretora. Uma dessas modificações consiste no fato de o endométrio tornar-se mais espesso em consequência de edema, o qual promove a formação de espaços vazios entre as células e outros elementos figurados. Por conseguinte, muitas áreas desta figura, particularmente a área dentro do *retângulo* e perto dele, exibem sinais histológicos de edema. Além disso, nessa fase, as células epiteliais glandulares começam a secretar um líquido mucoide rico em glicogênio. Esse produto é secretado no lúmen das glândulas, promovendo a sua dilatação. Caracteristicamente, na fase secretora, as glândulas do endométrio secretor são mais dilatadas que aquelas do endométrio na fase proliferativa.

O *retângulo* nesta figura ressalta duas glândulas que são mostradas em maior aumento no *detalhe*. Cada uma dessas glândulas contém determinada quantidade de secreção no lúmen. O caráter mucoide da secreção, presente no interior de uma das glândulas, pode ser indicado pela sua coloração azul. Embora não sejam evidentes em cortes de rotina incluídos em parafina e corados por H-E, as células epiteliais contêm glicogênio durante a fase secretora, o qual torna-se parte da secreção. As *pontas de seta* indicam células do estroma, algumas das quais hipertrofiam-se tardiamente na fase secretora. Essas células estromais modificadas, denominadas células deciduais, desempenham papel funcional na implantação.

EB, Estrato basal
ef, Estrato funcional
Gl, Glândulas endometriais
m, Miométrio
Pontas de seta, Células estromais
Seta, Abertura glandular na superfície uterina

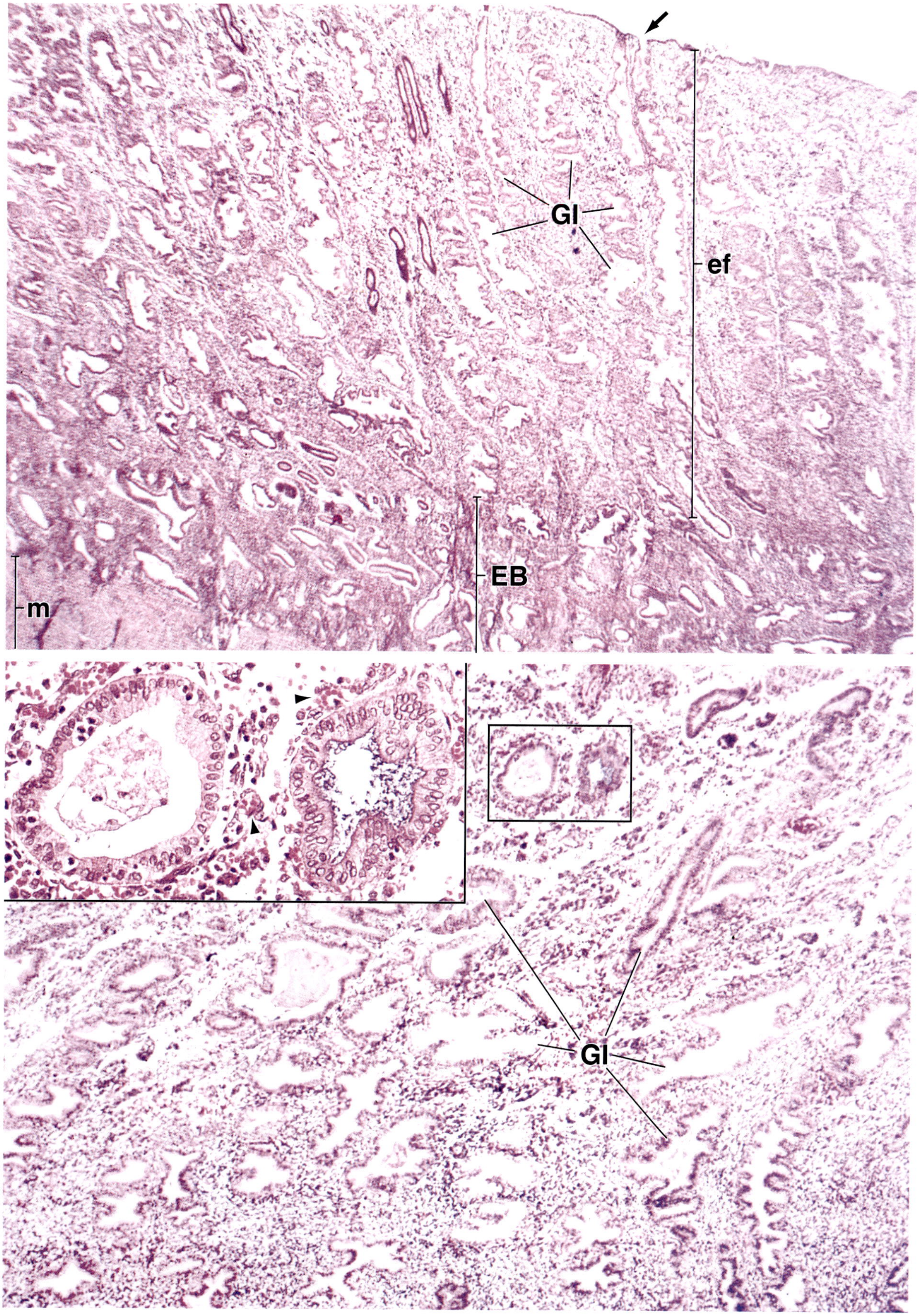
GI
ef
EB
m
GI

PRANCHA 23.7 ■ Colo do útero

O **colo do útero** ou cérvice uterina é a porção inferior mais estreita do útero, e dele uma parte se projeta na vagina. O canal do colo do útero conecta a vagina com a cavidade uterina. A estrutura do colo do útero assemelha-se àquela do restante do útero e consiste em mucosa (correspondente ao endométrio) e uma camada muscular (correspondente ao miométrio). Entretanto, há algumas diferenças importantes na mucosa.

Embora a mucosa do colo do útero (correspondente do **endométrio**) não sofra crescimento cíclico, nem a perda de tecido que caracteriza o corpo e o fundo do útero, a quantidade e a natureza da secreção mucosa de seu epitélio simples colunar variam em diferentes períodos do ciclo uterino, sob a influência de hormônios ovarianos. Na metade do ciclo, há um aumento de 10 vezes na quantidade de muco produzida; esse muco é pouco espesso e proporciona um ambiente favorável à migração dos espermatozoides. Em outros períodos do ciclo, a mucosa é espessa e restringe a passagem dos espermatozoides para dentro do útero.

Os feixes musculares (correspondentes ao **miométrio**) são os principais responsáveis pela espessura do colo do útero. Consistem em feixes entremeados de células musculares lisas, distribuídas em uma rede contínua e extensa de tecido conjuntivo fibroso.

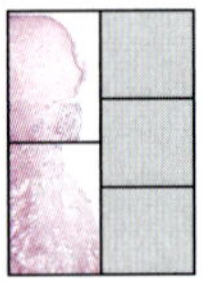

Colo do útero, ser humano, hematoxilina e eosina (H-E), 15×.

A parte do colo do útero que se projeta na vagina, a **porção vaginal** ou **ectocérvice**, é representada pelos dois terços superiores da *parte superior* da figura. O terço inferior da fotomicrografia mostra a porção do **canal do colo do útero** (*cc*). A figura *inferior* mostra a continuação do canal do colo do útero (*cc*). O plano de corte em ambas as figuras passa através do eixo longo do canal do colo do útero, que é estreitado e em formato de cone em suas duas extremidades. A extremidade superior, o **óstio interno** do útero, comunica-se com a cavidade uterina, enquanto a extremidade inferior, o **óstio externo** (*Os*), comunica-se com a vagina. Para fins de orientação, é preciso ter em mente que apenas um dos lados do corte longitudinal do colo do útero é mostrado nessas figuras, e que uma amostra de um colo inteiro, em um corte, apresentaria uma imagem correspondente semelhante no outro lado do canal do colo do útero.

A **mucosa** (*Muc*) do colo do útero difere de acordo com a cavidade com a qual se defronta. Os *dois retângulos* na figura *superior* mostram, em maior aumento, áreas representativas da mucosa vistas nas figuras *superior à direita* e do *meio à direita*, respectivamente.

A figura *inferior* ressalta as características das **glândulas cervicais** (*Gl*). Essas glândulas diferem daquelas do útero por apresentarem extensa ramificação. Elas secretam muco no canal do colo do útero que serve para lubrificar a vagina.

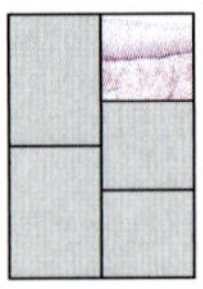

Ectocérvice, útero, ser humano, H-E, 240×.

A superfície da **porção vaginal do colo**, a **ectocérvice**, é coberta por epitélio estratificado pavimentoso (*EpEP*). A junção entre epitélio e tecido conjuntivo exibe um contorno relativamente uniforme, diferentemente do perfil irregular observado na vagina. Em outros aspectos, o epitélio exibe as mesmas características gerais do epitélio vaginal. Outra semelhança é o fato de que a superfície epitelial da ectocérvice sofre alterações cíclicas, semelhantes àquelas da vagina, em resposta aos hormônios ovarianos. A mucosa da ectocérvice, assim como a da vagina, é desprovida de glândulas.

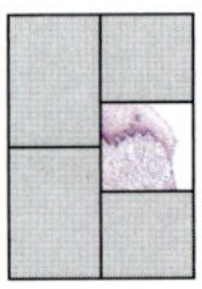

Zona de transformação, colo do útero, ser humano, H-E, 240×.

A mucosa do canal do colo do útero é revestida por epitélio colunar. Uma alteração abrupta do **epitélio estratificado pavimentoso** (*EpEP*) para o **epitélio simples colunar** (*EpC*) ocorre na **zona de transformação** (*ZT*), na abertura vaginal do canal do colo do útero (óstio externo). O *retângulo inferior* na figura *superior à esquerda* marca esse local, conhecido como *zona de transformação*, mostrada aqui em um aumento maior. Observe a alteração abrupta do epitélio nessa zona de transformação, bem como o grande número de linfócitos e vasos sanguíneos (*VS*) nessa região.

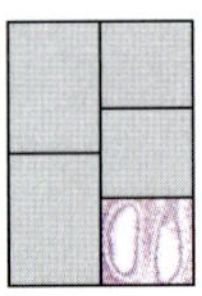

Glândulas cervicais, colo do útero, ser humano, H-E, 500×.

Esta figura mostra, em maior aumento, partes da **glândula cervical** identificadas no *retângulo* da figura *à esquerda*. Observe as células epiteliais altas e o citoplasma supranuclear apenas levemente corado, um reflexo da solubilização da mucina para fora da célula, durante a preparação do tecido. A aglomeração e a alteração na forma dos núcleos (*asterisco*), observadas na *parte superior* de uma das glândulas nesta figura, decorrem do efeito do corte tangencial através da parede de uma glândula que sai do plano de corte. (Não é raro que as glândulas cervicais se desenvolvam em cistos, devido à obstrução do ducto. Esses cistos são denominados **cistos de Naboth**.)

cc, Canal do colo do útero
EpC, Epitélio colunar
EpEP, Epitélio estratificado pavimentoso
Gl, Glândulas cervicais
Muc, Mucosa
Os, Óstio do útero
VS, Vasos sanguíneos
ZT, Zona de transformação
Asterisco, Corte tangencial da superfície epitelial

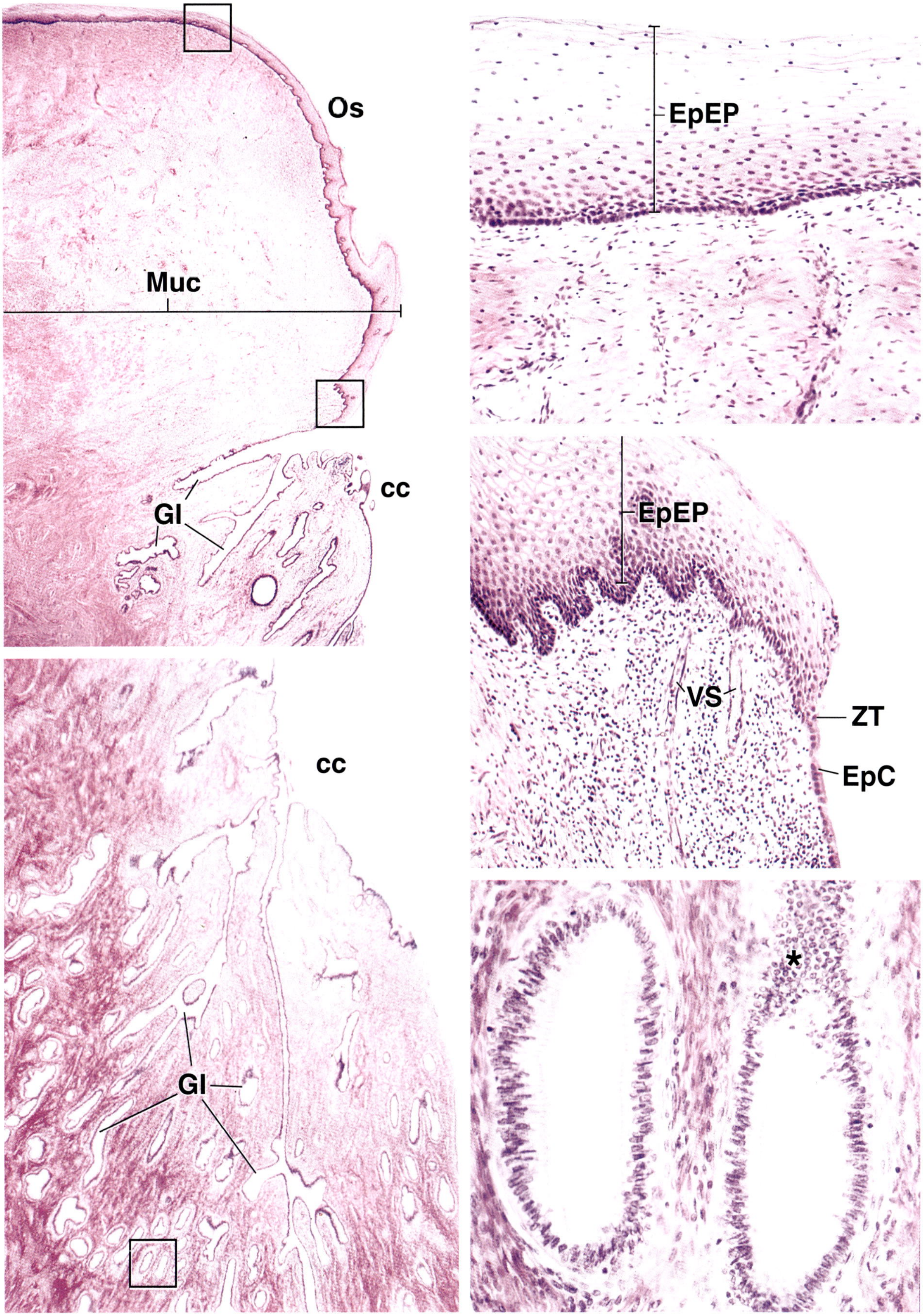
Os
Muc
cc
Gl
cc
Gl
EpEP
EpEP
VS
ZT
EpC
*

PRANCHA 23.8 ■ Placenta 1

A **placenta** é um órgão em formato de disco, que atua na troca de substâncias entre as circulações fetal e materna durante a gravidez. A placenta desenvolve-se principalmente a partir do tecido embrionário, o **cório frondoso**. Um dos lados da placenta está inserido na parede uterina, na placa basal. O outro lado está voltado para a cavidade amniótica, que contém o feto. Após a expulsão deste, a placenta separa-se da parede do útero e é eliminada, juntamente com as membranas contíguas da cavidade amniótica.

O **cordão umbilical** liga o feto à placenta. Ele contém duas artérias que transportam sangue do feto para a placenta, e uma veia que retorna o sangue da placenta para o feto. As artérias umbilicais têm paredes musculares espessas, dispostas como duas camadas: uma camada longitudinal interna e uma camada circular externa. As lamelas elásticas estão pouco desenvolvidas ou até mesmo ausentes nesses vasos. A veia umbilical assemelha-se às artérias e, assim como estas, dispõe de uma parede muscular espessa, organizada em camada longitudinal interna e camada circular externa.

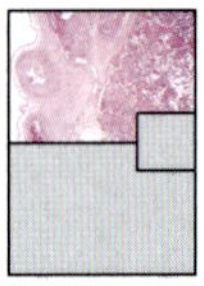

Placenta, ser humano, hematoxilina e eosina (H-E), 16×.

Esta figura mostra um corte que se estende da superfície amniótica até a substância da placenta. Inclui o **âmnio** (*a*), a **placa coriônica** (*PC*) e as **vilosidades coriônicas** (*VC*). O âmnio consiste em uma camada de epitélio simples cuboide e uma camada subjacente de tecido conjuntivo. O tecido conjuntivo do âmnio é contínuo com o tecido conjuntivo da placa coriônica, em consequência de sua fusão em um período anterior do desenvolvimento. No entanto, o plano de fusão não é evidente em cortes corados por H-E; a separação (*asteriscos*) em partes desta figura na vizinhança da fusão é um artefato.

A placa coriônica consiste em massa de tecido conjuntivo espesso, que contém as ramificações das artérias e da veia umbilicais. Esses vasos (*VSp*) não exibem as características distintas de organização típicas das artérias e das veias; com efeito, eles assemelham-se aos vasos do cordão umbilical. Embora a sua identificação como vasos sanguíneos seja relativamente simples, é difícil distinguir quais vasos são ramos de uma artéria umbilical e quais são tributários da veia.

Os principais constituintes da placenta são vilosidades coriônicas de diferentes tamanhos (ver Prancha 23.9). Tais vilosidades emergem da placa coriônica como grandes vilosidades-tronco que se ramificam em vilosidades cada vez menores. Os ramos das artérias e da veia umbilicais (*VSv*, na figura a seguir) entram nas vilosidades-tronco e ramificam-se através da rede vilosa ramificante. Algumas vilosidades estendem-se da placa coriônica até o lado materno da placenta, e fazem contato com o tecido materno; essas vilosidades são denominadas **vilosidades de ancoragem**. Outras, as **vilosidades livres**, não se ancoram ao lado materno e apenas arborizam-se para dentro da estrutura da placenta.

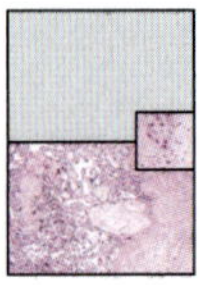

Placenta, ser humano, H-E, 70×; detalhe, 370×.

O lado materno da placenta é mostrado nesta figura. A **placa basal** (*PB*) está do *lado direito* da ilustração. Constitui a parte do útero na qual as vilosidades coriônicas se ancoram. Além dos elementos habituais do tecido conjuntivo, a placa basal contém células especializadas, denominadas **células deciduais** (*CD*), as quais são mostradas em maior aumento no *detalhe*. As células deciduais são geralmente encontradas em agrupamentos e exibem características morfológicas de células epiteliais que as tornam facilmente identificáveis.

Os septos que partem da placa basal estendem-se na porção da placenta que contém as vilosidades coriônicas. Os septos não contêm os ramos dos vasos umbilicais e, por essa característica, podem ser facilmente diferenciados das vilosidades-tronco ou de seus ramos.

a, âmnio
CD, Células deciduais
PB, Placa basal
PC, Placa coriônica
VC, Vilosidades coriônicas
VSp, Vasos sanguíneos da placa coriônica
VSv, Vasos sanguíneos das vilosidades coriônicas
Asteriscos, Espaços que representam artefato

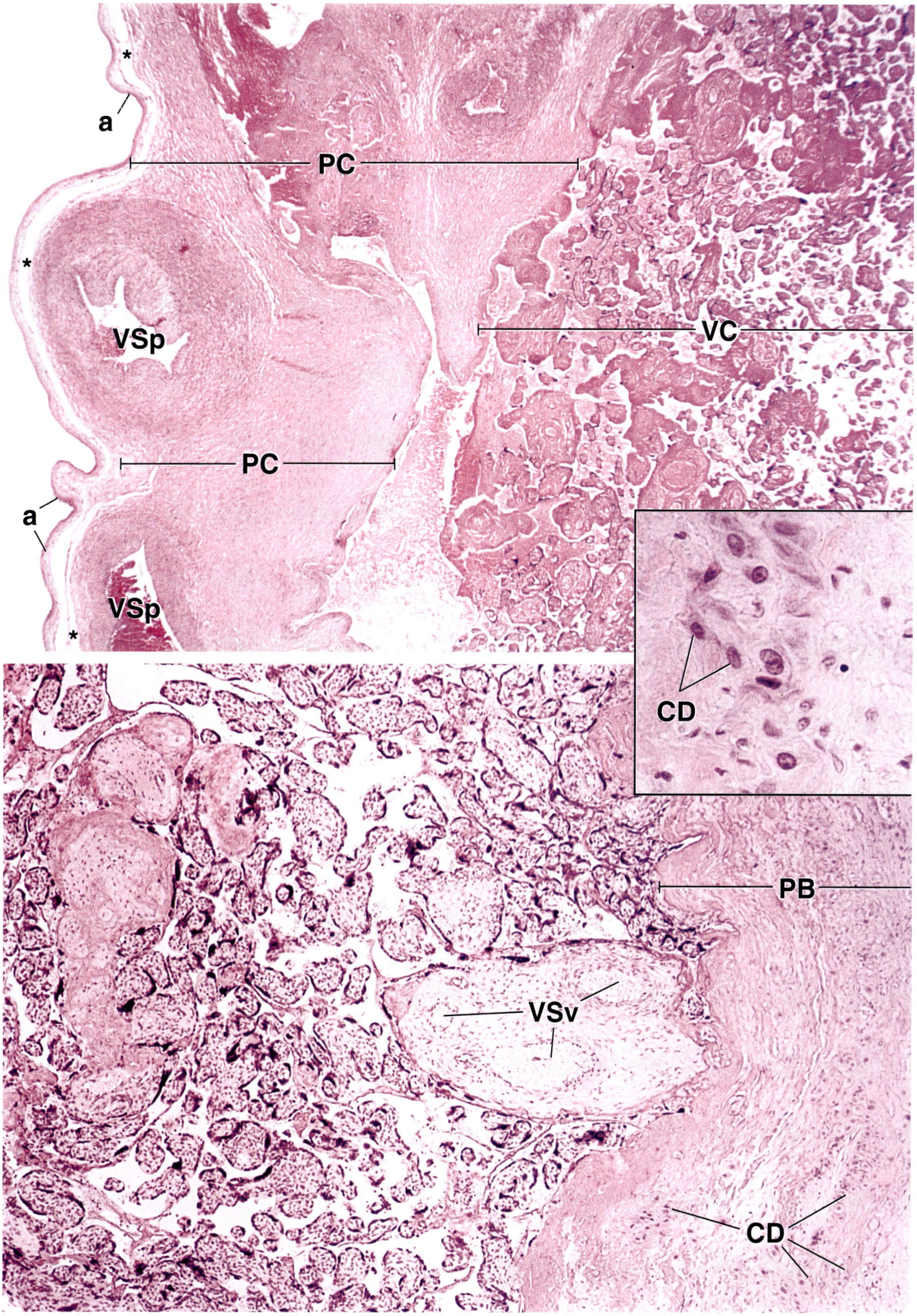
a
PC
VSp
VC
PC
a
VSp
CD
PB
VSv
CD

PRANCHA 23.9 ■ Placenta 2

À medida que o embrião se desenvolve, a atividade invasiva do sinciciotrofoblasto erode os capilares maternos e os anastomosa com as lacunas trofoblásticas, formando os sinusoides sanguíneos maternos. Esses sinusoides comunicam-se entre si e formam um único compartimento sanguíneo, revestido por sinciciotrofoblastos, denominado *espaço interviloso*. No fim da segunda semana de desenvolvimento, as células citotrofoblásticas formam as **vilosidades coriônicas primárias**. Essas vilosidades projetam-se para dentro do espaço sanguíneo materno. Na terceira semana de desenvolvimento, a invasão do mesênquima extraembrionário para dentro das vilosidades coriônicas primárias cria as **vilosidades coriônicas secundárias**. Já no fim da terceira semana, o mesênquima central diferencia-se em tecido conjuntivo e vasos sanguíneos que se conectam com a circulação embrionária. Essas **vilosidades coriônicas terciárias** constituem as unidades funcionais para a troca de gases, de nutrientes e de produtos de degradação entre a circulação materna e a circulação fetal, sem qualquer contato direto entre elas. Essa separação do sangue fetal e materno é denominada *barreira placentária*. Cada vilosidade terciária consiste em um eixo de tecido conjuntivo, circundado por duas camadas distintas de células derivadas do trofoblasto. A camada mais externa consiste em sinciciotrofoblasto; imediatamente abaixo dela, há uma camada de células citotrofoblásticas. A partir do quarto mês de gestação, essas camadas tornam-se muito finas, facilitando a troca de produtos através da barreira placentária. Esse adelgaçamento da parede da vilosidade decorre da perda da camada citotrofoblástica interna. Nesse estágio, o sinciciotrofoblasto forma numerosos brotos trofoblásticos que se assemelham às vilosidades coriônicas primárias. No entanto, o citotrofoblasto e o tecido conjuntivo crescem muito rapidamente nessas estruturas, transformando-as em vilosidades terciárias. A termo, a **barreira placentária** consiste nos sinciciotrofoblastos, em uma camada citotrofoblástica interna fina (ou descontínua), na lâmina basal do trofoblasto, no tecido conjuntivo da vilosidade, na lâmina basal do endotélio e no endotélio do capilar placentário fetal na vilosidade terciária.

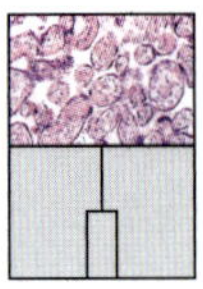

Vilosidades coriônicas terciárias, placenta, a termo, ser humano, hematoxilina e eosina (H-E), 280×.

Esta fotomicrografia mostra um corte realizado através do espaço interviloso da placenta a termo. Inclui as **vilosidades coriônicas** (*VC*) de diferentes tamanhos e o **espaço interviloso** (*EI*) circundante. O tecido conjuntivo das vilosidades contém ramos e tributárias da veia umbilical (*VU*) e artérias umbilicais. O espaço interviloso geralmente contém sangue materno (nesta figura, observam-se apenas algumas células sanguíneas maternas). A camada mais externa de cada vilosidade coriônica origina-se da fusão das células citotrofoblásticas. Essa camada, conhecida como **sinciciotrofoblasto** (*Sin*), não tem limites intercelulares, e seus núcleos estão distribuídos de modo bastante uniforme, conferindo a essa camada uma aparência semelhante àquela de um epitélio cuboide. Em algumas áreas, os núcleos são reunidos em agrupamentos, formando **nós sinciciais** (*NS*); em outras regiões, a camada sinciciotrofoblástica aparece como se fosse desprovida de núcleos (*setas*). Essas imagens decorrem do fato de que esses segmentos do sinciciotrofoblasto podem estar tão atenuados em determinados locais, que isso faz com que a superfície vilosa pareça estar desprovida de revestimento. O sinciciotrofoblasto contém microvilosidades que se projetam dentro do espaço interviloso. Em amostras bem conservadas, podem ser vistos como uma borda estriada (ver *detalhe adiante*). O citotrofoblasto consiste em uma camada irregular de células mononucleadas, situada abaixo do sinciciotrofoblasto. Na placenta imatura, os citotrofoblastos formam uma camada quase completa de células. Nessa placenta a termo, podem ser identificadas apenas **células citotrofoblásticas** (*Cc*) ocasionais. As células na porção central da vilosidade são, em sua maioria, fibroblastos típicos do tecido conjuntivo e células endoteliais. Outras células apresentam uma pequena quantidade de citoplasma circundando o núcleo. Essas células são consideradas células apresentadoras de antígenos placentárias fetais ou macrófagos placentários (*MP*), historicamente conhecidos como *células de Hofbauer*.

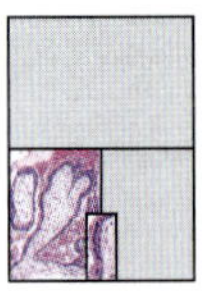

Vilosidades coriônicas secundárias, placenta, início da gestação, ser humano, H-E, 320×; detalhe, 640×.

Esta fotomicrografia mostra as **vilosidades coriônicas secundárias** na terceira semana de desenvolvimento embrionário. Essas vilosidades são compostas de um **núcleo mesenquimatoso** (*NM*), circundado por duas camadas distintas de trofoblasto. As vilosidades secundárias apresentam um número muito maior de **células citotrofoblásticas** (*Cc*), em comparação com as vilosidades terciárias maduras, e formam uma camada quase completa de células imediatamente abaixo do **sinciciotrofoblasto** (*Sin*) (ver *detalhe*). Este não apenas cobre a superfície das vilosidades coriônicas, mas também se estende dentro da placa coriônica. Observa-se a existência de eritrócitos maternos no espaço interviloso.

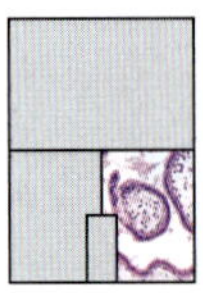

Vilosidades coriônicas terciárias, placenta, a termo, ser humano, H-E, 320×.

Esta fotomicrografia em maior aumento mostra um corte transversal realizado através das **vilosidades terciárias coriônicas imaturas**, circundadas pelo espaço interviloso (*EI*). Nesse estágio, as vilosidades coriônicas estão crescendo por meio da proliferação de seu mesênquima central, sinciciotrofoblasto (*Sin*), e de células endoteliais fetais. Observe a camada descontinuada de células citotrofoblásticas (*Cc*). O sinciciotrofoblasto, que circunda a vilosidade coriônica *(centro da imagem)*, forma **nós sinciciais** (*NS*) que estão presentes na placenta madura a termo. Estes representam a agregação dos núcleos do sinciciotrofoblasto na superfície das vilosidades terminais maduras. Além dos fibroblastos, podem ser identificadas, pela quantidade de citoplasma que circunda seus núcleos, várias **células apresentadoras de antígenos** placentários fetais **(macrófagos placentários)** (*MP*).

Cc, Células citotrofoblásticas
EI, Espaço interviloso
MP, Macrófagos placentários
NM, Núcleo mesenquimatoso
NS, Nó sincicial
Sin, Sinciciotrofoblasto
VC, Vilosidades coriônicas
VU, Veia umbilical

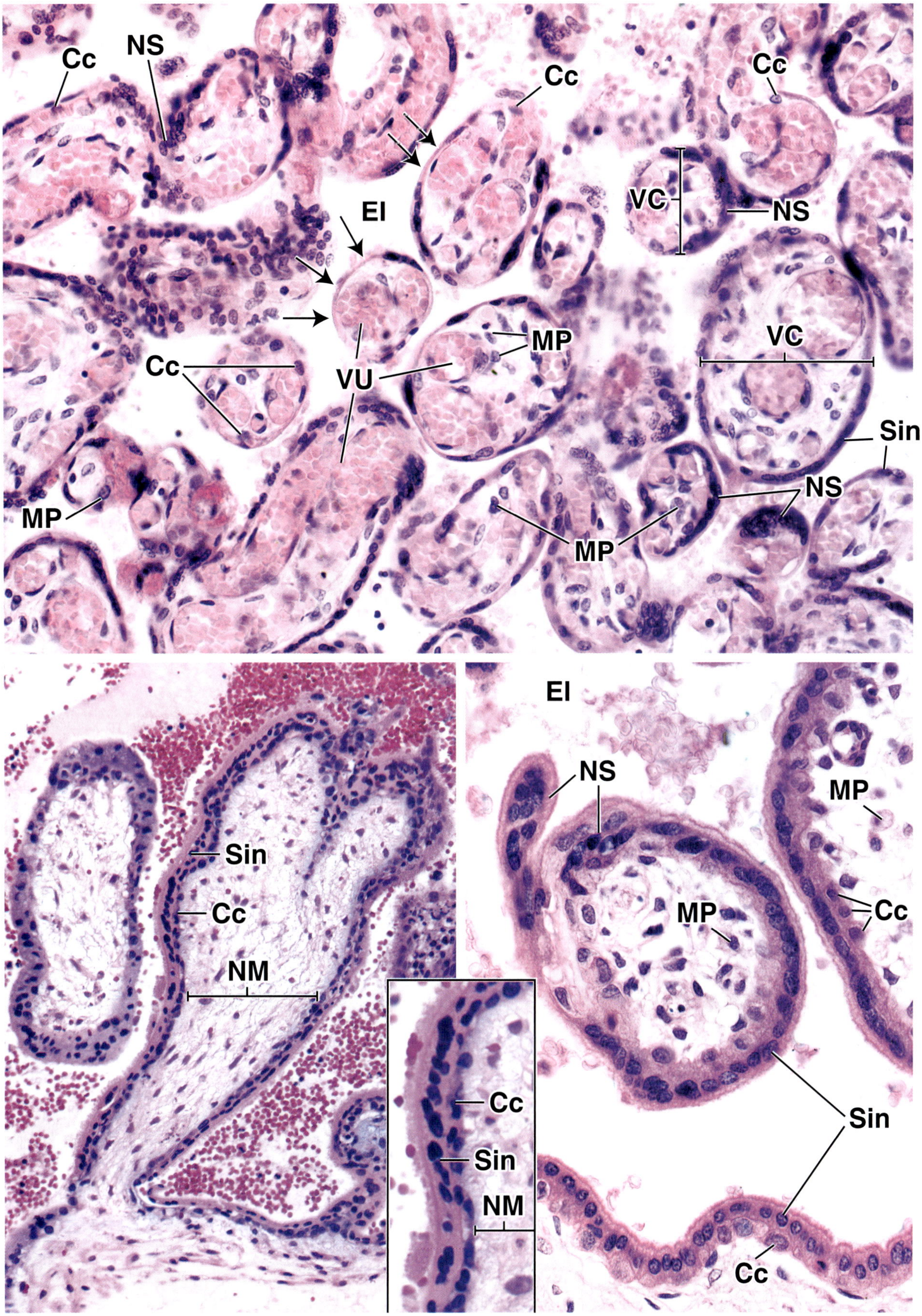
Cc
NS
Cc
Cc
VC
NS
EI
MP
VU
Cc
VC
Sin
NS
MP
MP
EI
NS
MP
Sin
Cc
NM
MP
Cc
Cc
Sin
NM
Sin
Cc

PRANCHA 23.10 ■ Vagina

A **vagina** é o tubo fibromuscular do sistema genital feminino que se comunica com o exterior do corpo. A parede da vagina consiste em três camadas: uma **mucosa**, uma **muscular** e uma **adventícia**. O epitélio da mucosa é estratificado pavimentoso não queratinizado. Ele sofre alterações que correspondem ao ciclo ovariano. A quantidade de glicogênio armazenada nas células epiteliais aumenta sob a influência do **estrogênio**, enquanto a taxa de descamação aumenta sob a influência da **progesterona**. O glicogênio liberado pelas células descamadas é fermentado por **lactobacilos vaginais**, produzindo ácido láctico que acidifica a superfície vaginal e, assim, inibe a colonização da vagina por leveduras e por bactérias potencialmente nocivas.

A vagina exibe certas semelhanças histológicas com a porção proximal do canal alimentar; no entanto, distingue-se pelas seguintes características: o epitélio não sofre queratinização e, exceto pelas camadas mais profundas, as células parecem estar vazias nos cortes de rotina corados por hematoxilina e eosina (H-E); a mucosa não contém glândulas nem muscular da mucosa; e o músculo é liso e não está bem ordenado. Essas características podem ser comparadas com aquelas da cavidade oral, da faringe e da parte superior do esôfago em que o músculo é estriado. A porção mais distal do esôfago, que contém músculo liso, pode ser facilmente diferenciada da vagina pela existência de muscular da mucosa.

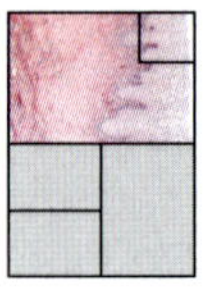

Vagina, ser humano, H-E, 90×.

A mucosa da vagina consiste em um **epitélio estratificado pavimentoso** (*Ep*) e um tecido conjuntivo (*TC*) fibroso subjacente, que frequentemente parece mais celularizado que outros tecidos conjuntivos fibrosos. O limite entre o epitélio e o tecido conjuntivo pode ser prontamente identificado graças à coloração proeminente das pequenas células densamente agrupadas da camada basal (*B*) do epitélio. As papilas do tecido conjuntivo projetam-se na porção inferior do epitélio, conferindo aparência irregular à junção epitélio-tecido conjuntivo. Dependendo da orientação do corte, oblíquo ou transversal, as papilas podem ser vistas como ilhotas de tecido conjuntivo (*setas*) na porção inferior do epitélio. Caracteristicamente, o epitélio vaginal é espesso e, embora possam ser encontrados grânulos de querato-hialina nas células superficiais, não ocorre queratinização no epitélio vaginal humano. Apesar do fato de o citoplasma da maioria das células acima das camadas basais parecer vazio, existem núcleos em toda a espessura do epitélio. Essas células geralmente são preenchidas com grandes depósitos de glicogênio, que são perdidos durante os processos de fixação e inclusão do tecido. O *retângulo* delimita uma porção do epitélio e das papilas de tecido conjuntivo, que é examinada em maior aumento a seguir. A camada muscular da parede vaginal consiste em músculo liso disposto em duas camadas pouco definidas. A camada externa geralmente tem uma disposição longitudinal (*MLL*), enquanto a camada interna costuma ter um arranjo circular (*MLC*), embora as fibras estejam geralmente mais organizadas em feixes entrelaçados, circundados por tecido conjuntivo. São observados muitos vasos sanguíneos (*VS*) no tecido conjuntivo.

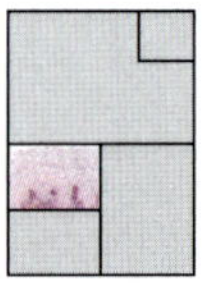

Mucosa, vagina, ser humano, H-E, 110×.

Este maior aumento do epitélio (*Ep*) inclui a área delimitada pelo *retângulo* na figura *superior* (com rotação de 90°). As porções das papilas de tecido conjuntivo em corte oblíquo e transversal, que aparecem como ilhotas de tecido conjuntivo no epitélio, são mais claramente observadas aqui (*setas*), em alguns casos, delineadas pelas células circundantes densamente agrupadas da camada basal de células epiteliais. Observe mais uma vez que as células epiteliais, mesmo na superfície, ainda retêm os núcleos, não havendo evidências de queratinização.

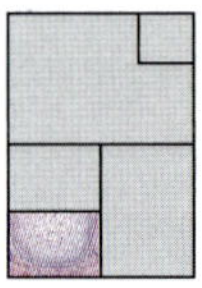

Mucosa, vagina, ser humano, H-E, 225×.

Fotomicrografia em maior aumento da porção basal do epitélio (*Ep*) entre as papilas de tecido conjuntivo. Observe a regularidade e o agrupamento denso das células epiteliais basais. Trata-se das células-tronco para o epitélio estratificado pavimentoso. As células-filhas dessas células migram para a superfície e começam a acumular glicogênio, tornando-se menos regularmente dispostas à medida que se movem em direção à superfície. O tecido conjuntivo (*TC*) altamente celularizado, que está imediatamente abaixo da camada basal (*B*) do epitélio, caracteristicamente contém numerosos linfócitos (*Lin*). O número de linfócitos varia de acordo com o estágio do ciclo ovariano. Os linfócitos invadem o epitélio aproximadamente na época da menstruação, e aparecem juntamente com as células epiteliais nos esfregaços vaginais.

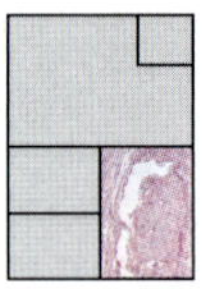

Muscular, vagina, ser humano, H-E, 125×.

Esta fotomicrografia em maior aumento do músculo liso da parede da vagina ressalta a irregularidade do arranjo dos feixes musculares. Na *margem da direita* da figura, observa-se um feixe de músculo liso em corte longitudinal (*MLL*). Adjacente a ele, encontra-se um feixe de músculo liso em corte transversal (*MLC*). Esse feixe está em contato com um vaso linfático (*VL*) em corte longitudinal. À esquerda do vaso linfático existe outro feixe longitudinal de músculo liso (*MLL*). Observa-se uma válvula (*Va*) no vaso linfático. Há uma pequena veia (*V*) no músculo liso circular próximo do vaso linfático.

B, Camada basal do epitélio vaginal
Ep, Epitélio
Lin, Linfócitos
MLC, Músculo liso, corte transversal
MLL, Músculo liso, corte longitudinal
TC, Tecido conjuntivo
V, Veia
Va, Válvula no vaso linfático
VL, Vaso linfático
VS, Vasos sanguíneos
Setas, Ilhotas de tecido conjuntivo no epitélio

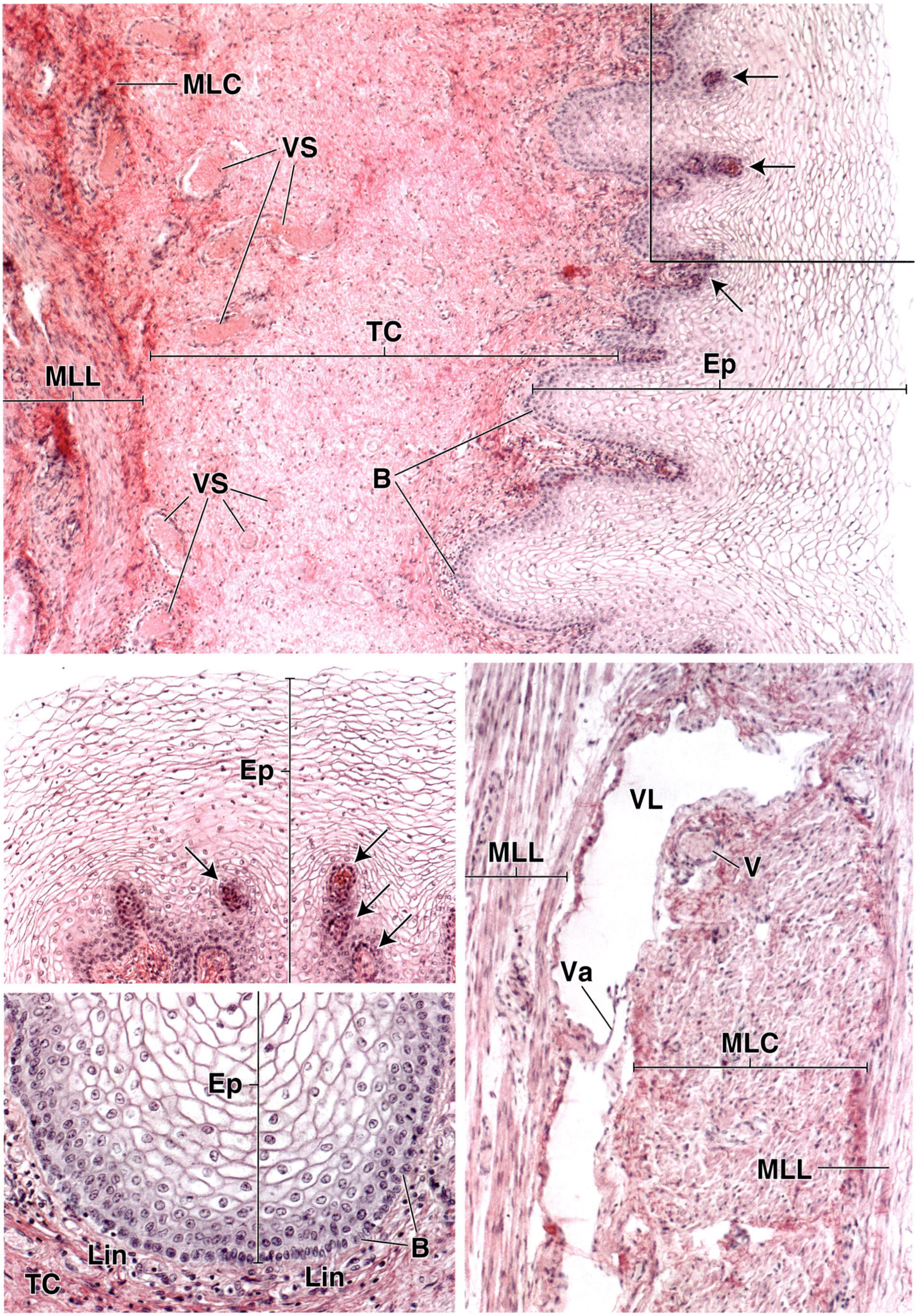
MLC
VS
TC
MLL
Ep
B
VS
Ep
Ep
Lin
TC
Lin
B
VL
MLL
V
Va
MLC
MLL

PRANCHA 23.11 ■ Glândula mamária no estágio inativo

As **glândulas mamárias** são glândulas tubuloalveolares ramificadas, que se desenvolvem a partir da epiderme e que estão localizadas no tecido subcutâneo (fáscia superficial). Nas mulheres, elas iniciam seu desenvolvimento na puberdade, mas só alcançam um estado funcional completo depois da gravidez. Essas glândulas também se desenvolvem nos homens por ocasião da puberdade; no entanto, neles, o desenvolvimento é limitado, e aquelas geralmente permanecem em um estado de repouso.

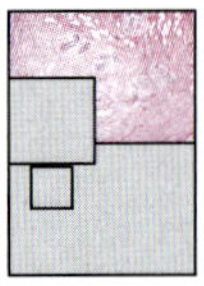

Glândula mamária, estágio inativo, ser humano, hematoxilina e eosina (H-E), 80×.

Esta figura mostra um corte através de uma **glândula inativa**. O parênquima é esparso e consiste principalmente em elementos ductais. Diversos ductos (*D*) são mostrados no *centro* do campo. Pode-se observar um pequeno lúmen em cada um deles. Os ductos são circundados por um tecido conjuntivo frouxo (ver *TC*[*F*], na figura a seguir) e, em conjunto, os ductos e o tecido conjuntivo circundantes constituem um lóbulo. Duas unidades lobulares do ducto terminal (*ULDT*) estão entre colchetes nesta figura. Além da **unidade lobular**, o tecido conjuntivo é mais denso (*TC*[*D*]) e contém adipócitos (*Ad*). Os dois tipos de tecido conjuntivo podem ser distinguidos no pequeno aumento desta figura.

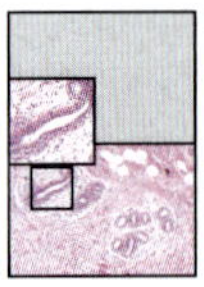

Glândula mamária, estágio inativo, ser humano, H-E, 200×; detalhe, 400×.

Os detalhes adicionais são evidentes em maior aumento. Há diferenças nas características, tanto extracelulares quanto celulares, que são evidentes na figura e também no *detalhe*. Observe as fibras colágenas mais espessas no tecido conjuntivo denso, em comparação com as fibras muito mais delgadas no tecido conjuntivo frouxo. O tecido conjuntivo frouxo (*TC*[*F*]) contém número muito maior de células por unidade de área e maior variedade de tipos celulares. Esta figura mostra um agrupamento de **linfócitos** (*Lin*) e, em aumento ainda maior (*detalhe*), **plasmócitos** (*P*) e linfócitos (*Lin*) individuais. Tanto os plasmócitos quanto os linfócitos são células arredondadas, mas os plasmócitos são maiores e apresentam maior quantidade de citoplasma. Além disso, as regiões mais basais do citoplasma dos plasmócitos exibem basofilia. Os núcleos alongados nas células fusiformes pertencem aos fibroblastos. Por outro lado, embora os tipos celulares no tecido conjuntivo denso também possam ser diversos, um exame simples de áreas similares de tecido conjuntivo frouxo e de tecido conjuntivo denso mostrará, sem dúvida alguma, menor número de células no tecido conjuntivo denso. Em geral, este contém numerosos agregados de adipócitos (*Ad*).

As células epiteliais nas unidades lobulares em repouso pertencem principalmente aos elementos ductais (*D*). Em geral, não são encontrados alvéolos; contudo, seus precursores são vistos como aglomerados celulares na parede ductal. O epitélio do lóbulo em repouso é cuboide; além disso, observa-se a existência de células mioepiteliais. Um reexame do *detalhe* mostra um espessamento do epitélio em um local que, presumivelmente, representa o precursor de um alvéolo, bem como **células mioepiteliais** (*CM*) na base do epitélio. Como em qualquer outro local, as células mioepiteliais estão localizadas no lado epitelial da membrana basal. Durante a gravidez, as glândulas começam a proliferar. Essa proliferação pode ser considerada um processo de mão dupla, em que os ductos proliferam e, a partir destes, os alvéolos crescem.

Ad, Adipócitos
CM, Células mioepiteliais
D, Ductos
Lin, Linfócitos
P, Plasmócitos
TC(D), Tecido conjuntivo denso
TC(F), Tecido conjuntivo frouxo
ULDT, Unidade lobular do ducto terminal

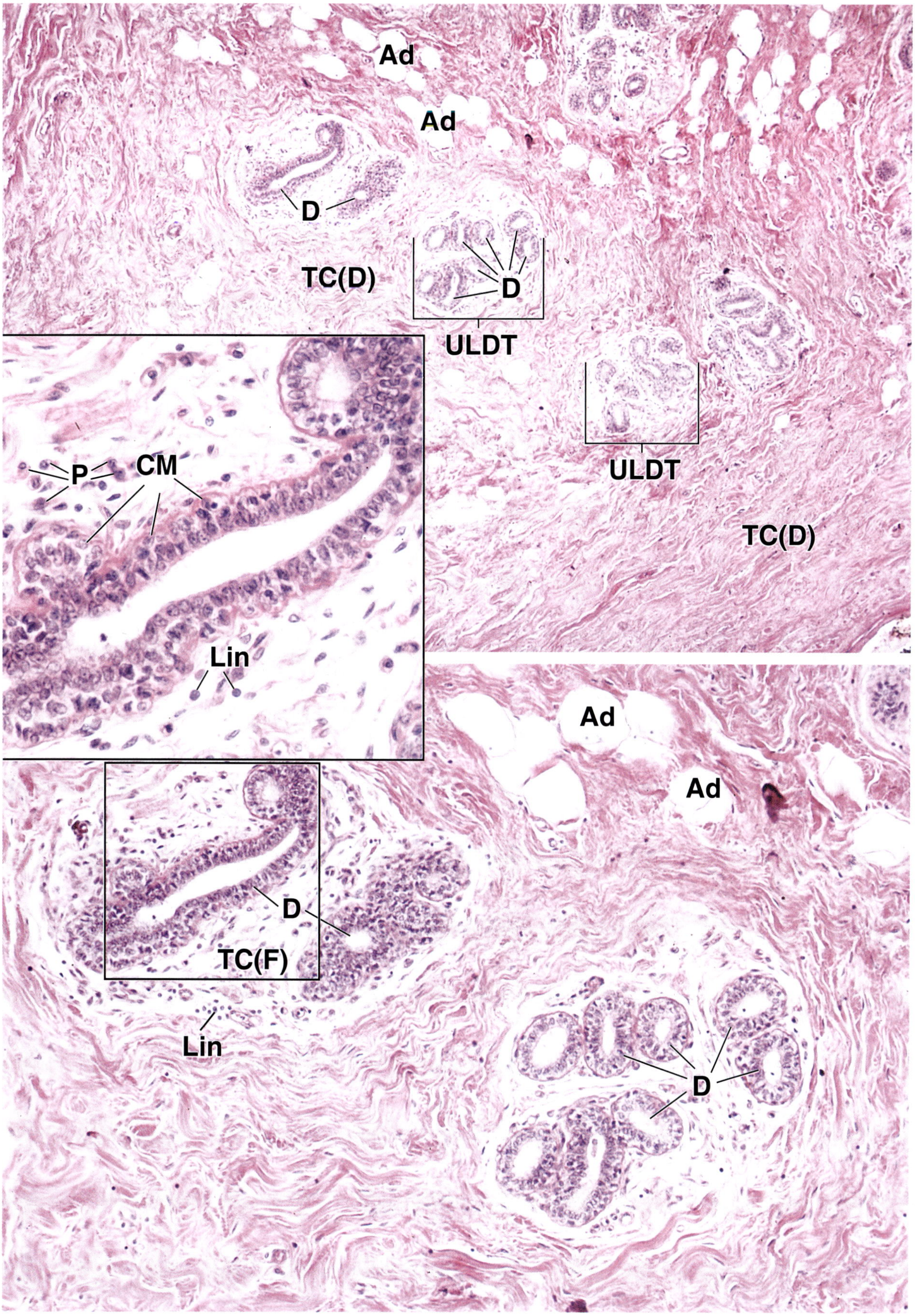
Ad
Ad
D
TC(D)
D
ULDT
ULDT
TC(D)
P
CM
Lin
Ad
Ad
D
TC(F)
Lin
D

PRANCHA 23.12 ■ Glândula mamária, estágios proliferativo avançado e de lactação

Em sua preparação para a lactação, as **glândulas mamárias** sofrem várias alterações durante a gravidez. Os linfócitos e os plasmócitos infiltram o tecido conjuntivo frouxo, à medida que o tecido glandular se desenvolve. Enquanto as células da porção glandular proliferam por divisão mitótica, os ductos ramificam-se, e os alvéolos começam a se desenvolver em suas extremidades em crescimento. O desenvolvimento alveolar torna-se mais proeminente nos estágios mais avançados da gravidez, quando ocorre acúmulo de produto secretor nos alvéolos. Ao mesmo tempo, os linfócitos e os plasmócitos tornam-se proeminentes no tecido conjuntivo frouxo dos lóbulos em desenvolvimento. As células mioepiteliais proliferam entre a base das células epiteliais e a lâmina basal, tanto nas porções alveolar quanto ductal das glândulas. Elas são mais proeminentes nos ductos maiores.

Tanto a **secreção merócrina** quanto a **apócrina** estão envolvidas na produção de leite. O componente proteico é sintetizado, concentrado e secretado por exocitose de maneira similar à de outra secreção proteica. O componente lipídico inicia-se como gotículas no citoplasma, que coalescem em grandes gotículas no citoplasma apical das células alveolares, e promovem protuberância da membrana plasmática apical para dentro do lúmen alveolar. As gotículas são circundadas por uma fina camada de citoplasma e são liberadas com um envoltório de membrana plasmática.

A secreção inicial nos primeiros dias após o parto é denominada **colostro**. Esse pré-leite consiste em uma secreção alcalina com maior teor de proteínas, vitamina A, sódio e cloreto em comparação com o leite, e menor teor de lipídios, carboidratos e potássio. No colostro são encontradas quantidades consideráveis de anticorpos, proporcionando ao recém-nascido uma imunidade passiva a muitos antígenos. Esses anticorpos, produzidos pelos plasmócitos no estroma da mama, são transportados através das células glandulares de maneira semelhante ao transporte da IgA secretora nas glândulas salivares e no intestino. Alguns dias depois do parto, a secreção de colostro cessa, e então ocorre produção de leite rico em lipídios.

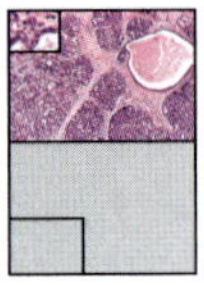

Glândula mamária, estágio proliferativo avançado, ser humano, hematoxilina e eosina (H-E), 90×; detalhe, 560×.

Enquanto o desenvolvimento dos elementos ductais na glândula mamária ocorre durante o **estágio proliferativo inicial**, o desenvolvimento dos elementos alveolares torna-se evidente no estágio proliferativo avançado. Esta figura mostra as **unidades lobulares do ducto terminal** (*ULDT*) no estágio proliferativo avançado. As unidades lobulares individuais são separadas por **septos** (*S*) **estreitos de tecido conjuntivo** denso. Nesse estágio, o tecido conjuntivo da unidade lobular é um típico tecido conjuntivo frouxo que agora está mais celularizado e contém principalmente plasmócitos e linfócitos. Os alvéolos estão bem desenvolvidos, e muitos exibem precipitados de secreção. Cada um dos alvéolos une-se a um ducto, embora possa ser difícil identificar essa relação em cortes histológicos. O epitélio dos ductos intralobulares assemelha-se morfologicamente ao epitélio alveolar. As células de ambos os componentes são secretoras. Os alvéolos, bem como os ductos intralobulares, consistem em uma única camada de células epiteliais cuboides com células mioepiteliais subjacentes. Com frequência, são observados vários alvéolos que se fundem entre si (*asteriscos*). Esses perfis representam unidades alveolares que se abrem em um ducto. Os **ductos interlobulares** (*D*) são facilmente identificáveis, pois são circundados por tecido conjuntivo denso. Em alguns casos, pode-se observar um ducto intralobular desembocando em um ducto interlobular (*seta*). O *detalhe* mostra o epitélio secretor em uma imagem ampliada. Observe que se trata de um epitélio simples colunar. O núcleo de uma **célula mioepitelial** (*CM*) é visto na base do epitélio. Em geral, não é fácil reconhecer essas células. Além disso, conforme assinalado anteriormente, existem numerosos plasmócitos (*P*) e linfócitos (*Lin*) no tecido conjuntivo frouxo do lóbulo.

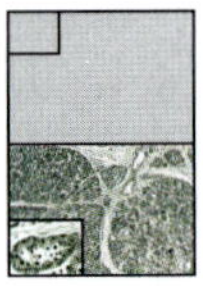

Glândula mamária, estágio de lactação, ser humano, verde metila-ósmio, 90×; detalhe, 700×.

A amostra apresentada aqui é de uma **glândula mamária em lactação**. Embora assemelhe-se à glândula no estágio proliferativo avançado, difere desta principalmente pelo fato de que os alvéolos são mais uniformes e seus lumens são maiores. Assim como ocorre no estágio proliferativo avançado, pode-se observar a fusão de vários alvéolos entre si (*asteriscos*). O uso de ósmio nesta amostra cora o componente lipídico da secreção. O *detalhe* revela as gotículas de lipídio no citoplasma das células epiteliais, bem como o lipídio que foi secretado no lúmen do alvéolo. O lipídio aparece inicialmente na forma de pequenas gotículas nas células epiteliais. Essas gotículas tornam-se maiores e, por fim, são secretadas por exocitose no lúmen alveolar, juntamente com as proteínas do leite. Estas estão presentes em pequenos vacúolos no citoplasma apical da célula, mas não podem ser vistas por métodos de microscopia óptica. As gotículas de lipídios, ao contrário, são grandes e circundadas pela membrana celular apical à medida que se desprendem para entrar no lúmen; por conseguinte, trata-se de uma secreção apócrina. Vários **ductos interlobulares** (*D*) são evidentes. Um desses ductos revela uma pequena ramificação, uma extremidade do ducto intralobular (*setas*) unindo-se ao ducto interlobular.

CM, Célula mioepitelial
D, Ducto interlobular
Lin, Linfócito
P, Plasmócito
S, Septos de tecido conjuntivo
ULDT, Unidade lobular do ducto terminal
Asteriscos, Locais de fusão dos alvéolos
Setas, União do ducto intralobular com o ducto interlobular

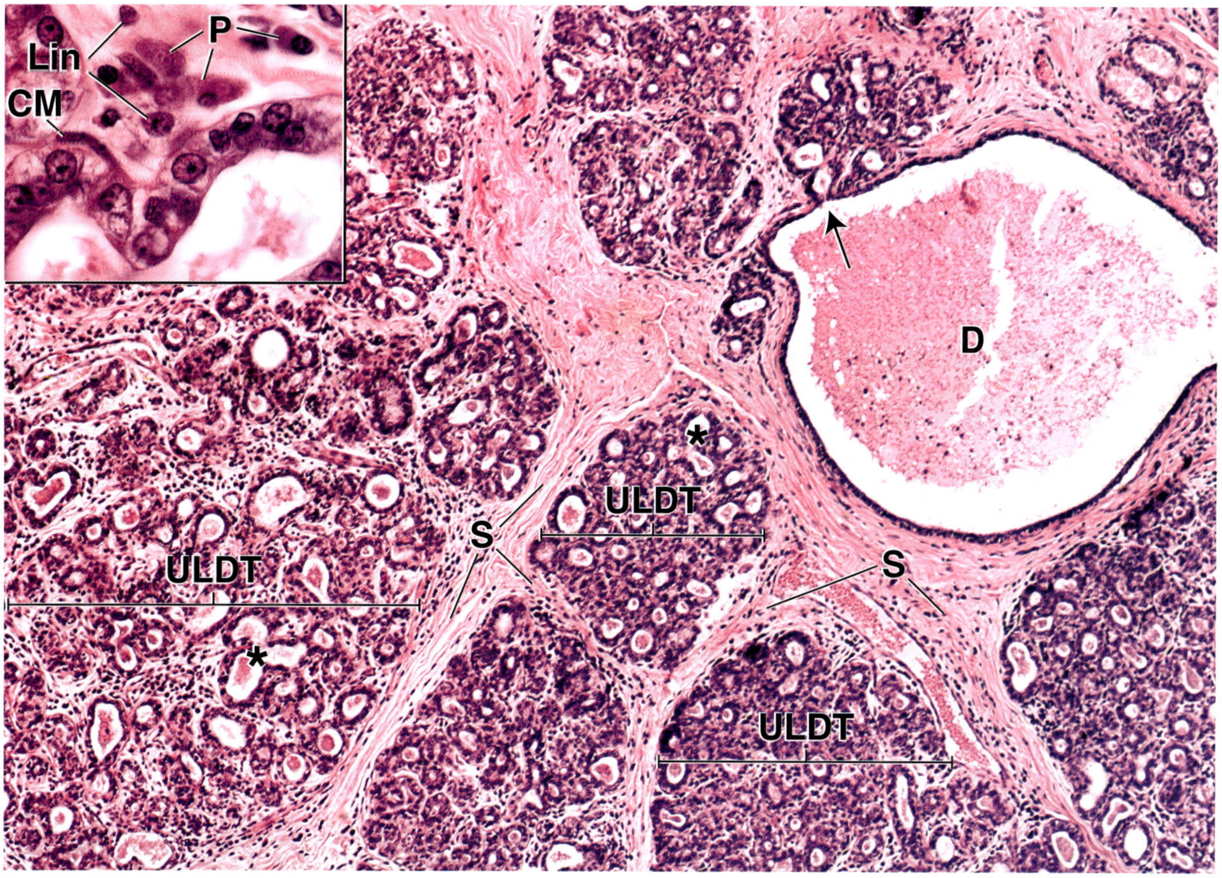
Lin
P
CM
D
ULDT
ULDT
ULDT
S
S
*
*

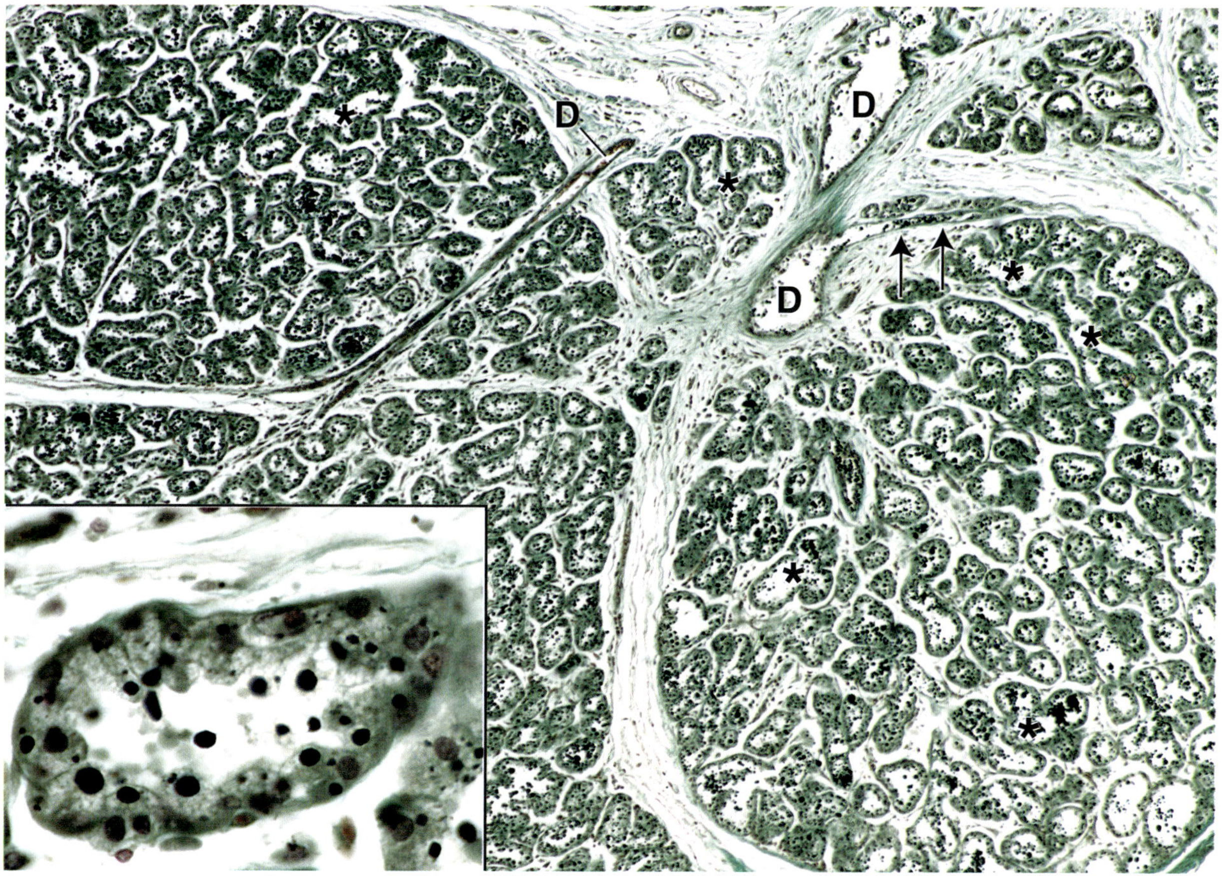
D
D
D
*
*
*
*
*
*

24 Olho

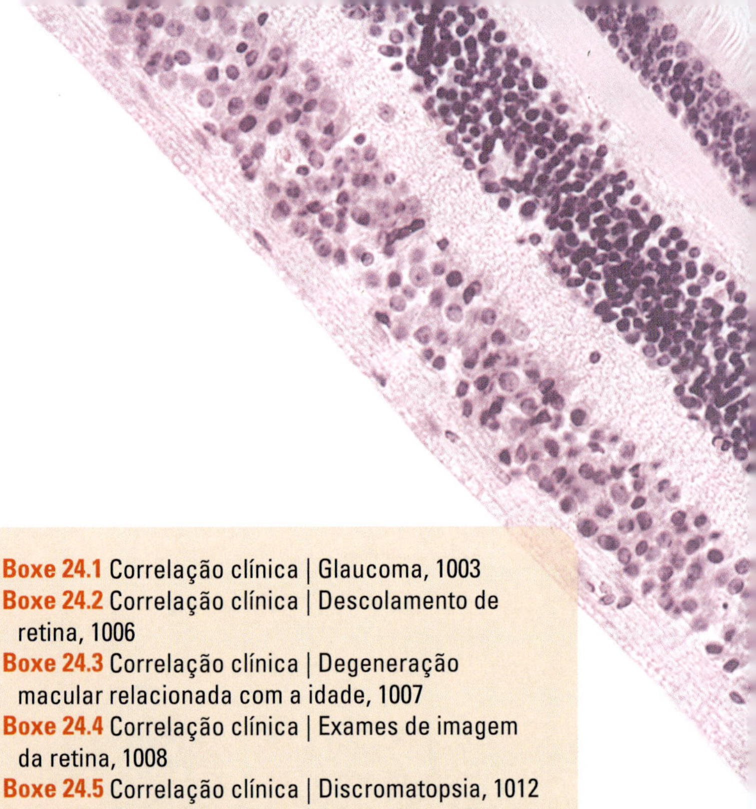

VISÃO GERAL DO OLHO

O olho é um órgão sensitivo complexo, responsável pelo sentido da visão. De muitas maneiras, assemelha-se a uma câmera digital. Assim como o sistema óptico de uma câmera, a córnea e o cristalino (lente, segundo a Terminologia Anatômica [TA]) capturam a luz e focalizam-na automaticamente, enquanto a íris ajusta, também de maneira automática, o diâmetro da pupila às diferenças na iluminação. O detector de luz de uma câmera digital, o dispositivo de carga acoplada (CCD, do inglês *charge-coupled device*), é composto de fotodiodos muito próximos que capturam, coletam e convertem a imagem luminosa em uma série de impulsos elétricos. Do mesmo modo, as células fotorreceptoras na retina detectam a intensidade da luz e a cor (comprimentos de onda de luz visível, refletidos por diferentes objetos) e codificam esses parâmetros em impulsos elétricos, que são transmitidos ao encéfalo pelo nervo óptico. Além daquelas de um CCD, a retina também tem outras capacidades: ela é capaz de extrair e modificar impulsos específicos da imagem visual, antes de enviá-los ao sistema nervoso central (SNC).

Em suma, o sistema óptico do olho é muito mais elaborado e complexo que uma câmera. Por exemplo, o olho consegue acompanhar objetos móveis, graças a seus movimentos coordenados. Além disso, o olho também protege, mantém, autorrepara e limpa seu sistema óptico transparente.

Por se tratar de estruturas pares e separadas no espaço, os olhos enviam ao encéfalo duas imagens discretamente diferentes e superpostas (campos visuais). O encéfalo, então, integra essas duas imagens diferentes, provenientes de cada olho, em uma imagem tridimensional (3D) única, por meio de um processo denominado estereopsia. O córtex visual primário, localizado nos lobos occipitais, processa as diferenças entre as duas imagens, a fim de criar a percepção de profundidade. Em seguida, a imagem final é projetada para o córtex visual. Além disso, outros mecanismos neurais complexos coordenam os movimentos oculares, possibilitando aprimoramentos na percepção da profundidade e da distância. Portanto, nossa percepção do mundo ao redor depende muito de impulsos processados na retina, e da análise e interpretação desses impulsos pelo SNC.

ESTRUTURA GERAL DO OLHO

O olho tem diâmetro aproximado de 25 mm. Seis músculos extrínsecos, que controlam seu movimento, o mantêm suspenso na cavidade orbital óssea. Durante sua movimentação nessa órbita, uma camada espessa de tecido adiposo envolve parcialmente o olho e também o protege. Os músculos extraoculares são coordenados de maneira que o movimento dos olhos seja simétrico ao redor dos próprios eixos centrais.

Camadas do olho

A parede do olho é composta de três túnicas ou camadas concêntricas.

O globo ocular (bulbo do olho, segundo a TA) é formado por três camadas estruturais concêntricas (Figura 24.1):

- A túnica corneoescleral, túnica fibrosa ou externa que compreende a esclera (parte branca) e a córnea (parte transparente)

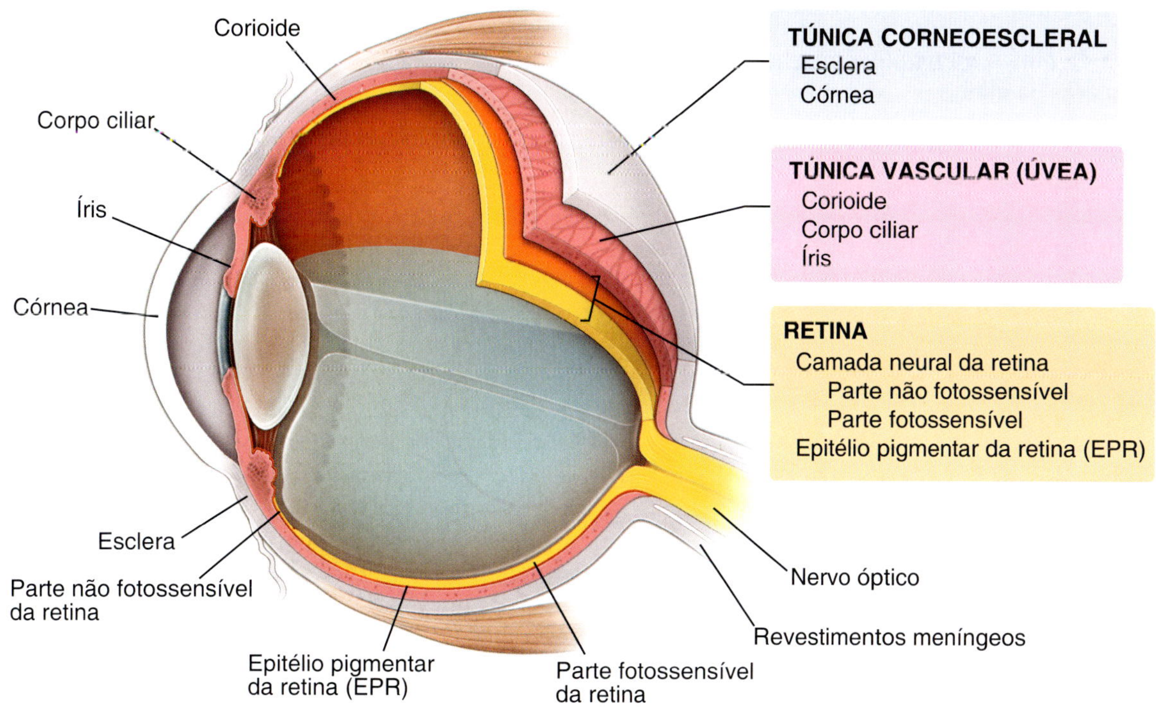

Figura 24.1 Esquema das túnicas do olho. A parede do globo ocular está organizada em três túnicas concêntricas: uma túnica fibrosa de sustentação externa, a túnica corneoescleral; uma túnica vascular intermediária, a úvea; e uma túnica interna formada pela retina. Observe que a retina tem duas camadas: a camada neural da retina (em *amarelo*) e o epitélio pigmentar da retina (em *laranja*). As partes fotossensível e não fotossensível da camada neural da retina ocupam diferentes regiões do olho. A região fotossensível da retina está localizada na parte posterior do olho e termina anteriormente, ao longo da *ora serrata*. Já a região não fotossensível da retina está localizada anteriormente à *ora serrata* e reveste tanto a face interna do corpo ciliar como a superfície posterior da íris. O corpo vítreo (*parcialmente removido*) ocupa considerável espaço no globo ocular.

- A túnica vascular, camada intermediária, ou úvea, que abrange a corioide e o estroma do corpo ciliar e da íris
- A retina, túnica interna que compreende um epitélio pigmentar (estrato pigmentoso, segundo a TA) externo, a camada neural (estrato nervoso, segundo a TA) interna da retina, e o epitélio do corpo ciliar e da íris. A camada neural da retina é contínua com o sistema nervoso central, por meio do nervo óptico.

A túnica corneoescleral é formada pela córnea transparente e a esclera branca opaca.

A córnea cobre o sexto anterior do olho (ver Figura 24.1). Nessa região, semelhante a uma janela, a superfície do olho é proeminente ou convexa. A córnea é contínua com a esclera. Esta, por sua vez, é composta de tecido conjuntivo fibroso denso, local de inserção dos músculos extraoculares. A camada corneoescleral circunda as duas camadas internas, exceto no local onde é penetrada pelo nervo óptico. A esclera constitui a região "branca" do olho. Em crianças, sua tonalidade é levemente azulada por ser delgada; já em idosos, torna-se amarelada, em consequência do acúmulo de **lipofuscina** nas células do estroma. Uma característica notável dos pacientes com **icterícia** é a coloração amarela das escleras, causada pelo nível elevado de bilirrubina circulante.

A úvea é formada predominantemente pela corioide, a túnica vascular que fornece nutrientes para a retina.

Os vasos sanguíneos e o pigmento melanina são responsáveis pelo tom castanho-escuro da corioide. Esse pigmento absorve a luz dispersa e refletida, a fim de minimizar a ocorrência de halos no olho e seu ofuscamento. A corioide contém numerosos plexos venosos e camadas de capilares, além de estar firmemente fixada na retina (ver Figura 24.1). A margem anterior da úvea segue para a frente, onde forma o estroma do corpo ciliar e da íris.

O corpo ciliar é um espessamento anular que se estende para dentro, imediatamente posterior ao nível da junção corneoescleral. Nele está o músculo ciliar, um músculo liso responsável pela acomodação do cristalino. A contração desse músculo ciliar modifica o formato do cristalino, o que possibilita a focalização na retina de raios luminosos, provenientes de diferentes distâncias.

A íris, por sua vez, é um diafragma contrátil que se estende sobre a superfície anterior do cristalino. Ela também contém músculo liso e células pigmentares com melanina, dispersas no tecido conjuntivo. Já a pupila é o orifício circular localizado no centro da íris. Ela parece negra porque o que se vê através do cristalino é a região posterior do olho, que é muito pigmentada. No processo de adaptação, a íris se contrai ou expande, modificando o tamanho da pupila, em resposta à luz que atravessa o cristalino e chega à retina.

A retina tem dois componentes: a camada neural e o epitélio pigmentar.

A retina é uma túnica delgada e delicada (ver Figura 24.1) formada por dois componentes:

- A camada neural da retina, camada interna que contém receptores fotossensíveis e redes neuronais complexas
- O epitélio pigmentar da retina (EPR), camada externa composta de células cuboides simples que contêm melanina.

Externamente, a retina está apoiada sobre a corioide; internamente, está associada ao corpo vítreo. A camada neural da retina é composta principalmente de células fotorreceptoras (bastonetes e cones) e interneurônios. Informações visuais, codificadas pelos bastonetes e cones, são enviadas ao encéfalo por impulsos conduzidos ao longo do nervo óptico.

Câmaras do olho

As camadas do olho e o cristalino constituem os limites das três câmaras do olho.

As câmaras do olho são as seguintes:

- A câmara anterior é o espaço entre a córnea e a íris
- A câmara posterior é o espaço entre a superfície posterior da íris e a superfície anterior do cristalino
- A câmara vítrea é o espaço entre a superfície posterior do cristalino e a camada neural da retina (Figura 24.2). A córnea, as câmaras anterior e posterior e seu conteúdo constituem o segmento anterior do olho. A câmara vítrea, a parte visual da retina, o EPR, a parte posterior da esclera e a úvea constituem o segmento posterior.

Os meios de refração do olho modificam o trajeto da luz para focalizá-lo sobre a retina.

Os raios luminosos sofrem refração ao atravessar os componentes do olho, que os focaliza sobre as células fotorreceptoras da retina. Quatro componentes transparentes do olho, denominados meios de refração (ou dióptricos), modificam o trajeto dos raios luminosos:

- A córnea é a janela anterior do olho
- O humor aquoso é o líquido existente nas câmaras anterior e posterior
- O cristalino é uma estrutura biconvexa cristalina e transparente, suspensa da superfície interna do corpo ciliar por um anel de fibras radiais, a zônula de Zinn
- O corpo vítreo é constituído por uma substância gelatinosa transparente que preenche a câmara vítrea. Ele absorve os choques, protege a frágil retina durante os movimentos oculares rápidos e ajuda a manter o formato do olho. É composto quase totalmente (próximo de 99%) de água com proteínas solúveis, ácido hialurônico (também conhecido como hialuronano), glicoproteínas, fibrilas colágenas muito dispersas e traços de outras proteínas insolúveis. O componente líquido do corpo vítreo é denominado humor vítreo.

A córnea é o principal elemento refrativo do olho. É o elemento de focalização isolado mais poderoso do olho e apresenta um índice de refração de 1,376 (o índice de refração do ar é de 1,0). A córnea é responsável por cerca de 80% do poder de refração do olho e é quase duas vezes mais potente que o cristalino. O cristalino ocupa o segundo lugar em importância depois da córnea na refração dos raios luminosos. É responsável pelo ajuste fino e pela focalização da luz na retina. Graças a sua elasticidade, o cristalino pode sofrer pequenas modificações de formato, em resposta à tensão do músculo ciliar. Essas alterações são importantes na acomodação, que possibilita a focalização apropriada de objetos próximos. Já o humor aquoso e o corpo vítreo têm papéis menores na refração. Em contrapartida, ao primeiro cabe a significativa função de levar nutrientes para duas estruturas avasculares, o cristalino e a córnea. Enquanto o último, além de transmitir a luz, ajuda a manter a posição do cristalino e a manter a camada neural da retina em contato com o EPR.

Desenvolvimento do olho

Para analisar as relações estruturais e funcionais incomuns do olho, convém compreender sua formação no embrião.

Os tecidos oculares são derivados do neuroectoderma, do ectoderma e do mesoderma.

No 22º dia de desenvolvimento, os olhos surgem como sulcos rasos – os sulcos ópticos – localizados nas pregas neurais

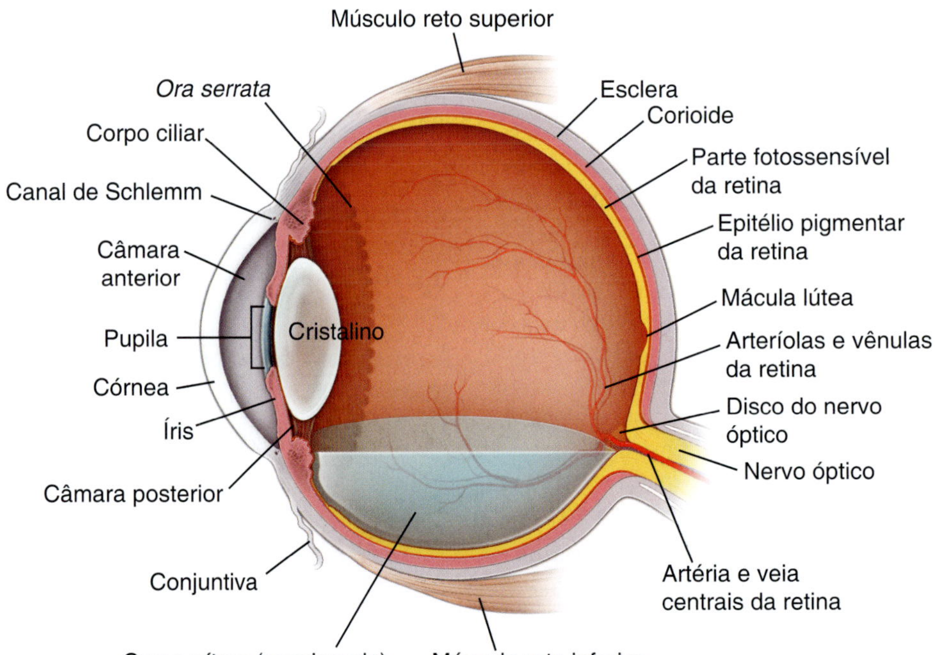

Figura 24.2 Diagrama esquemático das estruturas internas do olho humano. Este diagrama mostra a relação entre as camadas do olho e as estruturas internas. O cristalino está suspenso entre as margens do corpo ciliar. Observe a câmara posterior do olho, que é o espaço estreito entre a superfície anterior do cristalino e a superfície posterior da íris. Ela se comunica, através da pupila, com a câmara anterior maior, que é delimitada pela íris e pela córnea. Esses espaços estão preenchidos pelo humor aquoso produzido pelo corpo ciliar. A grande cavidade posterior ao cristalino, a câmara vítrea, é preenchida pelo corpo vítreo, uma substância gelatinosa transparente. Nesta figura, a maior parte do corpo vítreo foi removida para mostrar a distribuição dos vasos centrais na superfície da retina. Também são mostradas as outras camadas do globo ocular e a inserção de dois músculos extraoculares na esclera.

da extremidade craniana do embrião. Quando o tubo neural se fecha, esses dois sulcos formam saliências denominadas vesículas ópticas (Figura 24.3A). À medida que cada vesícula óptica cresce lateralmente, há constrição da conexão com o prosencéfalo, com formação de um pedúnculo óptico, e espessamento do ectoderma da superfície sobrejacente, com formação dos primórdios do olho, o placoide do cristalino.

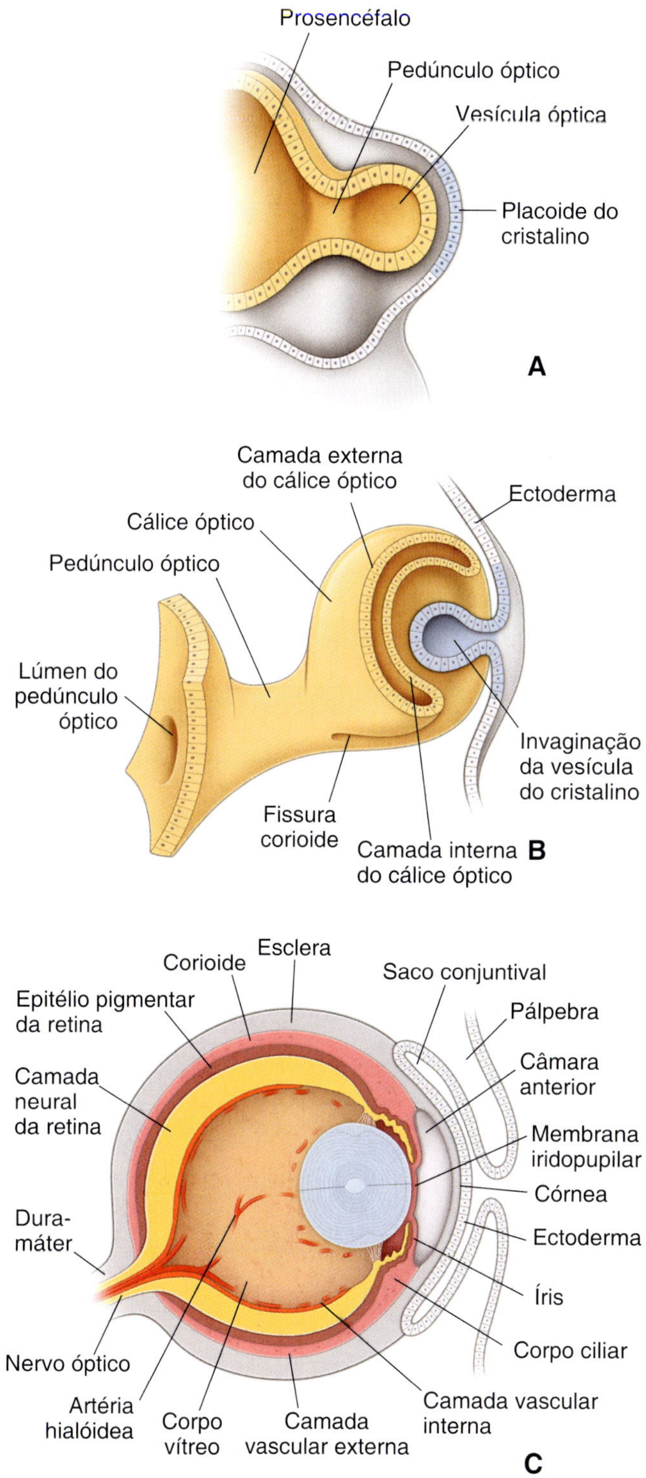

Figura 24.3 Desenhos esquemáticos que mostram o desenvolvimento do olho. A. Prosencéfalo e desenvolvimento das vesículas ópticas em embriões de 4 mm. **B.** Cálice óptico bilaminar e invaginação da vesícula do cristalino em embriões de 7,5 mm. O pedúnculo óptico conecta o olho em desenvolvimento ao encéfalo. **C.** Olho de um feto de 15 semanas. Todas as camadas já estão definidas e a artéria hialóidea atravessa o corpo vítreo, desde o disco do nervo óptico até a superfície posterior do cristalino.

Em seguida, ocorre invaginação concomitante das vesículas ópticas e dos placoides do cristalino. Essa invaginação da vesícula óptica acarreta o surgimento de um cálice óptico bilaminar (Figura 24.3B). A camada interna dá origem à camada neural da retina; e a camada externa forma o EPR. O mesênquima, que circunda o cálice óptico, origina a esclera.

A invaginação da região central de cada placoide do cristalino leva à formação da vesícula do cristalino. Esta, na quinta semana de desenvolvimento, perde contato com o ectoderma superficial e a abertura do cálice óptico. Depois disso, esse mesmo local volta a se espessar, a fim de formar o epitélio da córnea. Em seguida, as células mesenquimais da periferia dão origem ao endotélio e ao estroma da córnea.

Sulcos, que contêm vasos sanguíneos derivados do mesênquima, se desenvolvem ao longo da superfície inferior de cada cálice óptico e de cada pedúnculo óptico. Por meio desses sulcos, denominados fissuras corióideas, a artéria hialóidea chega à câmara interna do olho. Essa artéria e seus ramos irrigam a câmara interna do cálice óptico, a vesícula do cristalino e o mesênquima, no cálice óptico. A veia hialóidea conduz o sangue que sai dessas estruturas. As partes distais dos vasos hialóideos se degeneram, mas as partes proximais persistem e formam a artéria central da retina e a veia central da retina. No fim da sétima semana, ocorre a fusão das margens da fissura corióidea e uma abertura redonda, a futura pupila, se forma sobre a vesícula do cristalino.

A camada externa do cálice óptico forma uma camada única de células pigmentares (Figura 24.3C). A pigmentação começa no fim da quinta semana. A camada interna, por sua vez, sofre uma complexa diferenciação em nove lâminas da camada neural da retina. No sétimo mês, já estão presentes as células fotorreceptoras (bastonetes e cones), assim como as células bipolares, amácrinas e ganglionares, além das fibras nervosas. A depressão macular, futuro local da fóvea central, começa a se desenvolver durante o oitavo mês, e só se completa a partir de 6 meses depois do nascimento.

Durante o terceiro mês, o crescimento do cálice óptico dá origem ao corpo ciliar e à futura íris, que forma um epitélio biestratificado na frente do cristalino. O mesoderma localizado externamente a essa região torna-se o estroma do corpo ciliar e da íris. As duas camadas epiteliais da íris tornam-se pigmentadas. No corpo ciliar, no entanto, apenas a camada externa é pigmentada. Por ocasião do nascimento, a íris tem cor azul-clara em pessoas de pele clara, porque geralmente não há pigmento. Os músculos dilatador e esfíncter da pupila se desenvolvem durante o sexto mês, como derivados do neuroectoderma da camada externa do cálice óptico.

O Quadro 24.1 apresenta um resumo da origem embrionária de cada estrutura do olho.

■ ESTRUTURA MICROSCÓPICA DO OLHO

As três camadas do olho (corneoescleral, vascular e retina) são, por sua vez, constituídas por camadas moleculares complexas e estruturas que refletem suas várias funções.

Túnica corneoescleral

A córnea é um tecido singular e o elemento de focalização mais poderoso do olho; faz parte do segmento anterior do olho, protegendo as estruturas dentro do olho

Quadro 24.1 Origem embrionária das estruturas do olho.

Origem	Derivados
Ectoderma superficial	Cristalino Epitélio da córnea, conjuntiva e glândula lacrimal e seu sistema de drenagem
Ectoderma neural	Corpo vítreo (derivado, em parte, do ectoderma neural do cálice óptico e, em parte, do mesênquima) Epitélio da retina, da íris e do corpo ciliar Músculos esfíncter da pupila e dilatador da pupila Nervo óptico
Mesoderma	Esclera Estroma da córnea, corpo ciliar, íris e corioides Músculos extraoculares Pálpebras (exceto epitélio e conjuntiva) Sistema hialoide (a maior parte se degenera antes do nascimento) Revestimentos do nervo óptico Tecido conjuntivo e vasos sanguíneos do olho, da órbita óssea e do corpo vítreo

do ambiente externo. As características mais importantes da córnea consistem em sua resistência mecânica e transparência à luz que entra.

A córnea é composta de cinco camadas: três camadas celulares e duas acelulares.

A córnea transparente (ver Figuras 24.1 e 24.2) tem apenas 0,5 mm de espessura no centro e cerca de 1 mm de espessura na periferia. Ela é formada por três camadas celulares, com morfologia e origem distintas. Essas camadas são separadas por duas importantes membranas, que parecem homogêneas quando observadas ao microscópio óptico. As cinco camadas da córnea observadas em corte transversal são:

- Epitélio da córnea
- Membrana de Bowman (membrana basal [lâmina limitante, segundo a TA] anterior)
- Estroma da córnea
- Membrana de Descemet (membrana basal posterior)
- Endotélio da córnea.

O epitélio da córnea é um epitélio estratificado pavimentoso não queratinizado.

O epitélio da córnea (Figura 24.4) é um epitélio estratificado pavimentoso não queratinizado, formado por aproximadamente cinco camadas de células e com espessura média de cerca de 50 μm. Ele é contínuo com o epitélio conjuntival que cobre

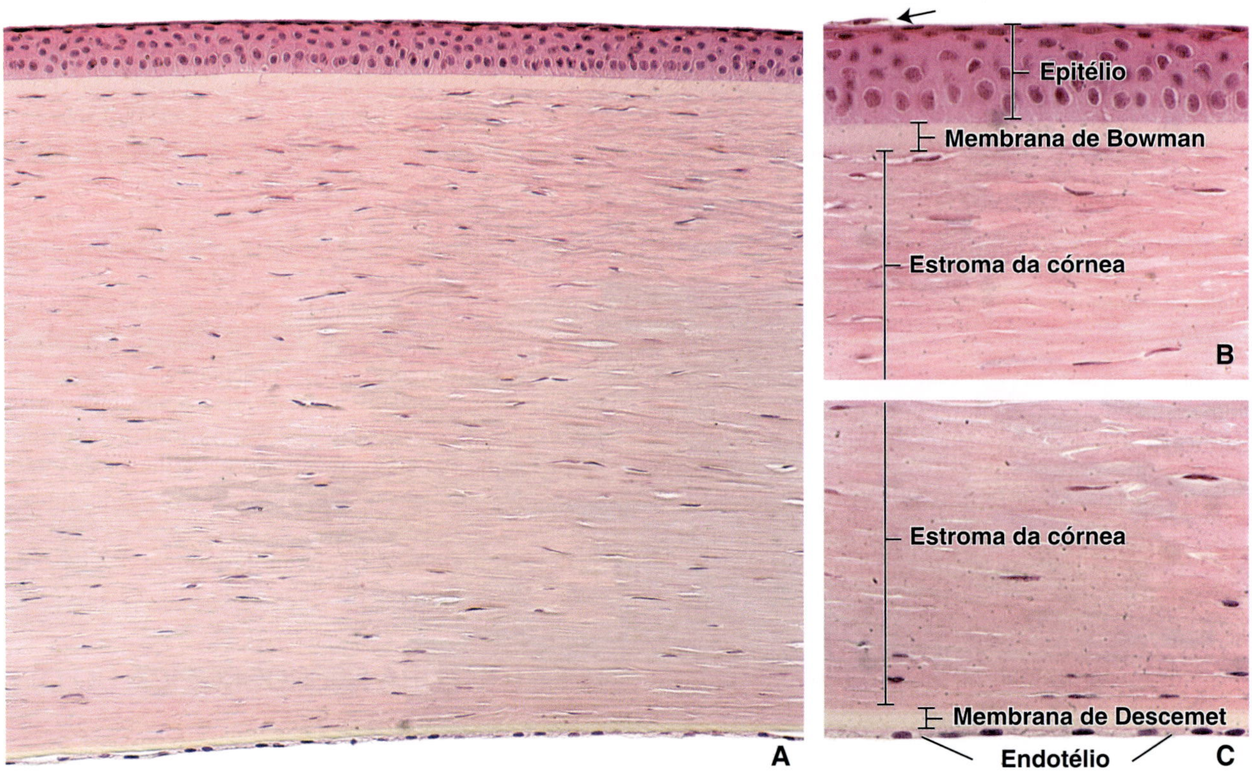

Figura 24.4 Fotomicrografia da córnea. A. Esta fotomicrografia de um corte através de toda a espessura da córnea mostra o estroma e as duas superfícies da córnea cobertas por diferentes tipos de epitélio. O estroma não contém sangue nem vasos linfáticos. 140×. **B.** Esta maior ampliação da superfície anterior da córnea mostra o *estroma* coberto por um *epitélio* estratificado pavimentoso. As células basais, apoiadas sobre a *membrana de Bowman*, que é uma camada homogênea condensada de estroma da córnea, são colunares baixas, em contraste com as células pavimentosas superficiais. Observe que uma das células superficiais está em processo de descamação (*seta*). 280×. **C.** Fotomicrografia em maior ampliação da superfície posterior da córnea, coberta por uma delgada camada de epitélio pavimentoso simples (*endotélio* da córnea). Essas células estão em contato direto com o humor aquoso da câmara anterior do olho. Observe a *membrana de Descemet* (lâmina basal) muito espessa das células endoteliais da córnea. 280×.

a esclera adjacente. As células epiteliais aderem às células vizinhas por desmossomos presentes em interdigitações curtas. A exemplo de outros epitélios estratificados, como na pele, as células proliferam na camada basal e se tornam pavimentosas na superfície. As células basais são colunares baixas, com núcleos esféricos ou ovais; já as células superficiais adquirem formato pavimentoso ou discoide, seus núcleos são planos e picnóticos (Figura 24.4B). À medida que as células migram para a superfície, as organelas citoplasmáticas desaparecem aos poucos, indicando declínio progressivo da atividade metabólica. O epitélio da córnea tem notável capacidade de regeneração, com um tempo de renovação aproximado de 7 dias.

As verdadeiras células-tronco do epitélio, denominadas células-tronco límbicas, localizam-se na junção corneoescleral, a junção da córnea com a esclera. O microambiente desse nicho de células-tronco, importante para a manutenção da população de células-tronco, também atua como barreira para evitar a migração das células epiteliais conjuntivais até a superfície da córnea. Doenças ou lesões extensas podem causar diminuição acentuada ou esgotamento total das **células-tronco límbicas**, o que provoca anormalidades da superfície da córnea, com consequente **conjuntivalização** desta, fenômeno caracterizado por vascularização, surgimento de células caliciformes e um epitélio irregular e instável. Essas alterações causam desconforto ocular e diminuição da visão. A cicatrização de lesões menores da superfície da córnea é rápida, o que acontece por indução da proliferação de células-tronco e migração de células da junção corneoescleral para preencher o defeito.

Numerosas terminações nervosas livres no epitélio da córnea são responsáveis por sua extrema sensibilidade tátil. A estimulação desses nervos (p. ex., por pequenos corpos estranhos) faz com que as pálpebras pisquem, provoca o fluxo de lágrimas e, às vezes, causa dor intensa. As microvilosidades das células epiteliais superficiais ajudam a preservar o filme lacrimal sobre toda a superfície da córnea. Entretanto, o ressecamento desta pode causar ulceração.

A ferritina nuclear protege o DNA das células epiteliais da córnea contra danos causados pela luz UV.

Apesar da constante exposição do epitélio da córnea à luz UV, o câncer do epitélio da córnea é raríssimo. Ao contrário da epiderme, que também é exposta à luz UV, o epitélio não contém melanina como mecanismo de defesa. A existência de melanina na córnea diminuiria a transmissão da luz. Em vez disso, os núcleos das células epiteliais da córnea contêm ferritina, uma proteína que armazena ferro. Estudos experimentais com córneas de aves mostraram que a **ferritina nuclear** protege o DNA nas células epiteliais da córnea contra danos causados por radicais livres, em consequência da exposição à luz UV.

A membrana de Bowman é uma camada de aparência homogênea sobre a qual está apoiado o epitélio da córnea.

A membrana de Bowman (membrana basal anterior) é uma lâmina homogênea, ligeiramente fibrilar, com espessura aproximada de 8 a 10 μm. Ela está situada entre o epitélio e o estroma subjacente, e termina bruscamente na junção corneoescleral. Suas fibrilas colágenas têm diâmetro aproximado de 18 nm e orientação aleatória. A membrana de Bowman confere certa resistência à córnea, mas o mais importante é que ela atua como barreira contra a disseminação de infecções. Contudo, como ela não se regenera, em caso de lesão forma-se uma cicatriz opaca que pode prejudicar a visão. Além disso, alterações na membrana de Bowman estão associadas a **erosões recorrentes da córnea**.

O estroma da córnea constitui 90% de sua espessura.

O estroma da córnea, também denominado substância própria, é composto de cerca de 60 delgadas lamelas. Cada lamela, por sua vez, é formada por feixes paralelos de fibrilas colágenas. Entre as lamelas há lâminas de fibroblastos planos e delgados. As fibrilas de colágeno têm em torno de 23 nm de diâmetro e até 1 cm de comprimento, e estão dispostas de modo aproximadamente perpendicular às fibrilas em lamelas adjacentes (Figura 24.5). A substância fundamental da córnea contém pequenos proteoglicanos ricos em leucina (SLRP), que consistem em glicosaminoglicanos sulfatados – em sua maioria, o proteoglicano sulfato de queratano (lumicano) e o proteoglicano sulfato de condroitina (decorino). São responsáveis pela organização tridimensional das fibrilas de colágeno. Destes, o primeiro regula a organização normal de fibrilas colágenas na córnea, além de ser decisivo para o desenvolvimento de uma matriz colágena excepcionalmente organizada.

A transparência da córnea é obtida pelo arranjo regular de pequenas fibrilas de colágeno e pelos espaços existentes entre elas, que são menores que metade do comprimento de onda da luz visível.

A transparência da córnea está diretamente relacionada com os espaços existentes entre as fibrilas colágenas que contêm glicosaminoglicanos e com o tamanho dessas fibrilas. Se esses espaços forem menores que metade do comprimento de onda da luz visível, a córnea é clara e transparente. O espaçamento uniforme das fibrilas de colágeno tipo I e lamelas, bem como o arranjo ortogonal das lamelas (camadas alternadas em ângulos retos), ajuda a manter a transparência da córnea. Os proteoglicanos (lumicano), juntamente com o colágeno do tipo V, regulam o diâmetro preciso e o espaçamento das fibrilas de colágeno do tipo I, mantendo a limpidez da córnea. A necessidade de uniformidade das fibrilas colágenas explica a razão

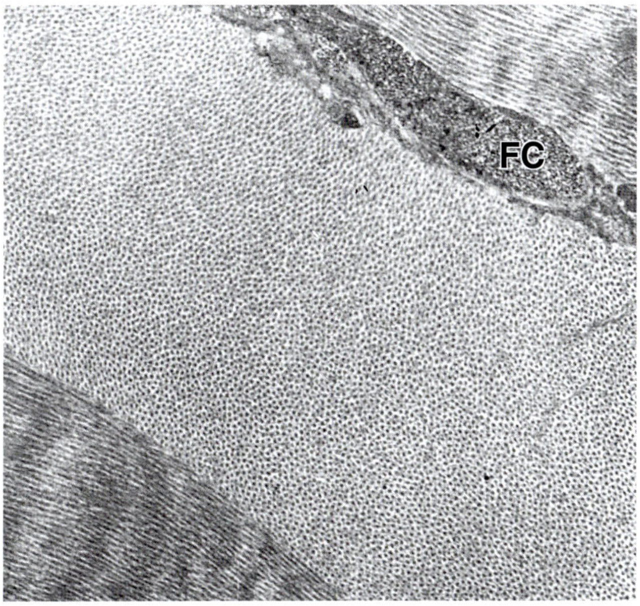

Figura 24.5 Eletromicrografia do estroma da córnea. Esta eletromicrografia mostra partes de três lamelas e parte de um fibroblasto da córnea (*FC*) entre duas delas. Observe que as fibrilas colágenas em lamelas adjacentes são perpendiculares entre si. 16.700×.

entre colágeno do tipo V e do tipo I, que é muito maior no estroma da córnea do que em outros tecidos. **Edema de córnea** após lesão do epitélio ou endotélio altera essa organização precisa e causa translucência, ou opacidade da córnea. O aspecto turvo da córnea esta relacionado com o aumento dos espaços entre as fibras colágenas. Durante o processo de cicatrização, apos lesão da córnea, há superexpressão de lumicam. Em geral, a córnea não contém vasos sanguíneos nem pigmentos. Durante uma resposta inflamatória na córnea, uma grande quantidade de neutrófilos e linfócitos migra dos vasos sanguíneos da junção corneoescleral e penetra nas lamelas do estroma.

A membrana de Descemet é uma lâmina basal muito espessa.

A membrana de Descemet (membrana basal posterior) é a lâmina basal das células do endotélio da córnea. A coloração pelo ácido periódico de Schiff (PAS) é fortemente positiva e sua espessura pode alcançar 10 μm. Essa camada da córnea tem aparência de feltro e é composta de uma rede entrelaçada de fibras e poros. Ela separa o endotélio da córnea do estroma adjacente. Ao contrário da membrana de Bowman, a membrana de Descemet se regenera com rapidez depois de lesão. Ela é renovada continuamente, embora sofra espessamento gradativo com o passar dos anos. A membrana de Descemet (lâmina limitante posterior da córnea, segundo a Terminologia Anatômica) também contribui para o diagnóstico da **doença de Wilson**, um distúrbio hereditário raro do metabolismo do cobre que causa deposição excessiva de cobre em órgãos e outros tecidos. Um achado oftalmológico comum em indivíduos com doença de Wilson consiste em **anéis de Kayser-Fleischer**. Esses anéis são produzidos pelo aumento da deposição de cobre na membrana de Descemet. Em geral, o anel de Kayser-Fleischer aparece como um anel marrom-dourado localizado na periferia da córnea.

Ademais, a membrana de Descemet se estende perifericamente sob a esclera, como a trama trabecular que forma o ligamento pectinado. Filamentos deste penetram no músculo ciliar e na esclera, além do que, ao tensionar a membrana de Descemet, podem ajudar a manter a curvatura normal da córnea.

O endotélio da córnea propicia a troca metabólica entre a própria córnea e o humor aquoso.

O endotélio da córnea é uma camada única de células pavimentosas que cobrem a superfície da córnea voltada para a câmara anterior (Figura 24.4C). Essas células são unidas por zônulas de adesão bem desenvolvidas, zônulas de oclusão relativamente permeáveis e desmossomos. Praticamente todas as trocas metabólicas da córnea ocorrem através do endotélio. As células do endotélio contêm muitas mitocôndrias e vesículas, além de um extenso retículo endoplasmático rugoso (RER) e complexo de Golgi. Elas realizam endocitose e transporte ativo. A membrana plasmática lateral contém ATPase ativada por Na^+/K^+.

A transparência da córnea exige regulação precisa do teor de água do estroma. A lesão física ou metabólica do endotélio causa rápido **edema** e, em caso de lesão grave, opacidade da córnea. De modo geral, a restauração da integridade do endotélio é seguida de turgescência (desidratação necessária para manter a transparência), embora o edema da córnea possa ultrapassar a capacidade de autorreparo. O edema pode, ainda, provocar opacidades focais permanentes por agregação de fibrilas colágenas na córnea. Os glicosaminoglicanos sulfatados essenciais, que geralmente envolvem as fibrilas colágenas na córnea, desaparecem da córnea edemaciada.

O **endotélio da córnea** humana tem **limitada capacidade de proliferação**. A única maneira de reparo, em caso de lesão grave do endotélio, é o transplante de córnea. Estudos indicam que a periferia da córnea é uma zona de regeneração das células do endotélio. No entanto, logo depois do **transplante de córnea**, as células do endotélio sofrem inibição por contato, quando expostas à matriz extracelular da membrana de Descemet. A descoberta de que fatores inibidores liberados pela membrana de Descemet evitam a proliferação das células do endotélio fez com que pesquisas sobre a córnea se concentrassem na reversão ou na prevenção dessa inibição com fatores de crescimento exógenos.

A esclera é uma camada opaca constituída principalmente por tecido conjuntivo denso.

A esclera é uma túnica fibrosa espessa, que contém feixes colágenos planos em várias orientações e em planos paralelos à superfície. Tanto os feixes colágenos quanto as fibrilas que os compõem têm diâmetro e disposição irregulares. Interpostas aos feixes colágenos estão delicadas redes de fibras elásticas e uma quantidade moderada de substância fundamental. Dispersos entre essas fibras, há fibroblastos (Prancha 24.4).

A opacidade da esclera, como a de outros tecidos conjuntivos densos, é atribuída, sobretudo, à irregularidade de sua estrutura. A esclera é perfurada por vasos sanguíneos, nervos e nervo óptico (ver Figura 24.2). Sua espessura é de 1 mm na parte posterior, de 0,3 a 0,4 mm no equador e de 0,7 mm na junção corneoescleral ou limbo.

A esclera é dividida em três camadas que não são bem-definidas:

- A lâmina episcleral, camada externa, é o tecido conjuntivo frouxo adjacente ao tecido adiposo periorbital
- A substância própria (esclera propriamente dita, também denominada cápsula de Tenon) é a fáscia que reveste o olho, composta de uma densa rede de fibras colágenas espessas
- A lâmina supracoróidea (lâmina fosca da esclera), face interna da esclera, está localizada adjacente à corioide, contém fibras colágenas mais finas e também fibras elásticas, além de fibroblastos, melanócitos, macrófagos e outras células do tecido conjuntivo.

Além disso, o espaço episcleral (espaço de Tenon) está localizado entre a lâmina episcleral e o estroma ou substância própria da esclera. Esse espaço e o tecido adiposo periorbital circundante possibilitam a livre rotação do olho dentro da órbita. Os tendões dos músculos extraoculares se inserem no estroma da esclera.

A junção corneoescleral é a zona de transição entre a córnea e a esclera que contém células-tronco límbicas.

A membrana de Bowman termina bruscamente na junção da córnea com a esclera (Figura 24.6 e Prancha 24.4). Nesse local, o epitélio se espessa e passa de cinco camadas celulares na córnea para 10 a 12 camadas celulares na conjuntiva. A superfície do limbo é composta de dois tipos diferentes de células epiteliais: células conjuntivais e células epiteliais da córnea. A lâmina basal do limbo contém as células-tronco límbicas que geram e mantêm o epitélio da córnea. Essas células proliferam, se diferenciam, migram para a superfície do

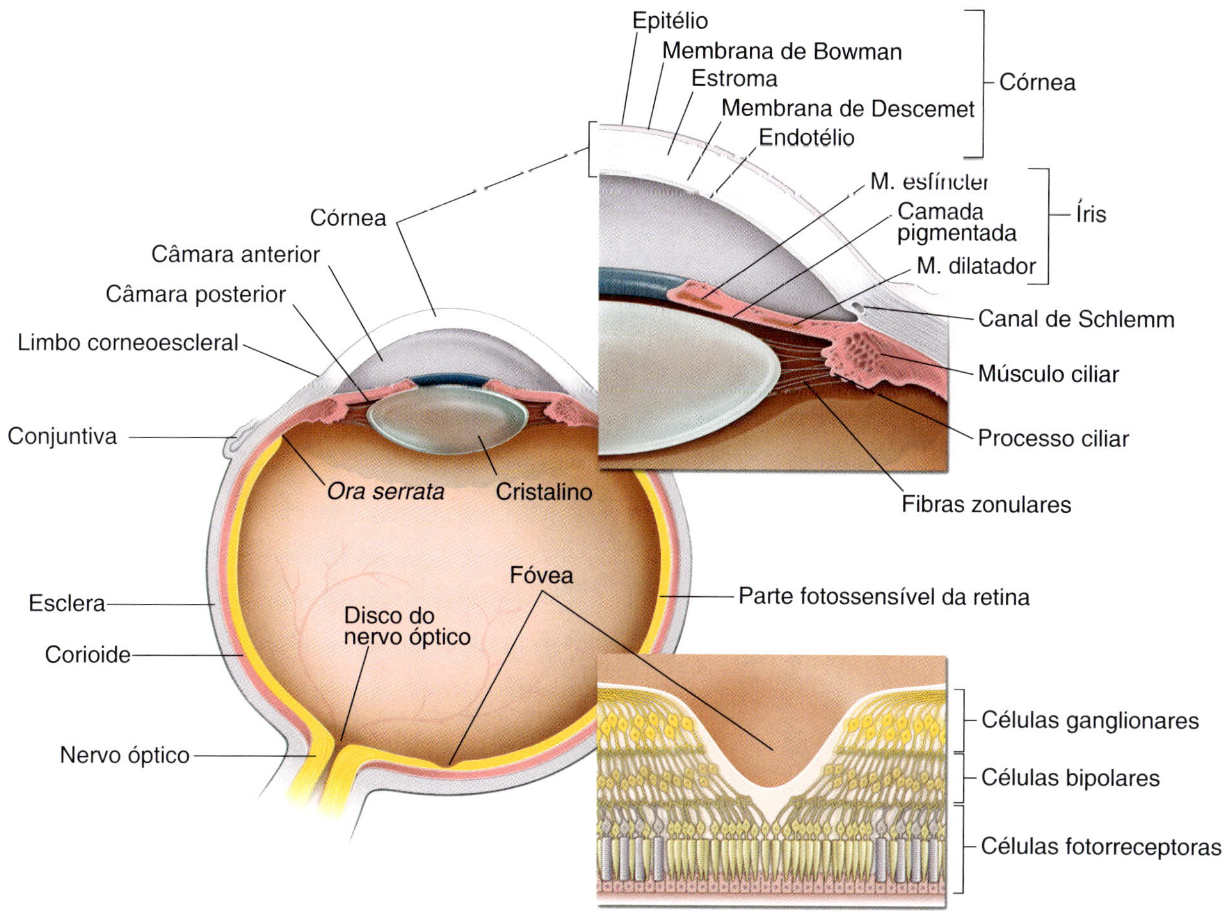

Figura 24.6 Diagrama esquemático da estrutura do olho. Este desenho mostra um corte horizontal do globo ocular, com as camadas da parede indicadas por diferentes cores. **Detalhe superior.** Ampliação das câmaras anterior e posterior para mostrar melhor os detalhes. Observe a localização do ângulo iridocorneal e do canal de Schlemm (seio venoso da esclera), que drena o humor aquoso da câmara anterior do olho. **Detalhe inferior.** Organização característica das células e fibras nervosas da fóvea.

limbo e, depois, para o centro da córnea, onde substituem células epiteliais danificadas. Como já foi mencionado, esse movimento das células no limbo corneoescleral também produz uma barreira que impede a migração do epitélio conjuntival para a córnea. Nessa junção, as lamelas da córnea se tornam menos regulares quando se fundem com os feixes oblíquos de fibras colágenas da esclera. Igualmente, ocorre uma transição abrupta da córnea avascular para a esclera bem vascularizada.

A região do limbo, especificamente o ângulo iridocorneal, contém o sistema de drenagem do humor aquoso (Figura 24.7). No estroma, canais revestidos de endotélio, denominados trama trabecular (ou espaços de Fontana), se fundem e formam o seio venoso da esclera (canal de Schlemm), que circunda o olho (ver Figuras 24.6 e 24.7). O humor aquoso é produzido pelos processos ciliares que margeiam o cristalino na câmara posterior do olho. Esse líquido passa da câmara posterior para a câmara anterior através da abertura virtual valvulada entre a íris e o cristalino. Em seguida, ele atravessa as aberturas da trama trabecular na região do limbo, e então chega ao seio venoso da esclera. Vasos coletores da esclera – denominados veias "aquosas" (de Ascher), pelo fato de conduzirem humor aquoso em vez de sangue – transportam o humor aquoso até veias (sanguíneas) na esclera. Alterações no **ângulo iridocorneal** podem obstruir a drenagem do humor aquoso, originando **glaucoma** (Boxe 24.1). O ângulo iridocorneal é observado com auxílio do **gonioscópio**, um dispositivo óptico especializado, que usa espelhos ou prismas para refletir a luz do ângulo iridocorneal na direção do observador. Com uma lâmpada de fenda ou um microscópio operatório, o oftalmologista examina essa região, a fim de monitorar várias condições oftálmicas associadas ao glaucoma. O ângulo iridocorneal também pode ser visualizado à **biomicroscopia ultrassônica** (**UBM**). Essa técnica de imagem de alta resolução utiliza um transdutor de ultrassom de alta frequência para visualizar o ângulo iridocorneal no glaucoma de ângulo fechado primário.

Túnica vascular | Úvea

A íris, a parte anterior da túnica vascular, forma um diafragma contrátil na frente do cristalino.

A íris se origina na margem anterior do corpo ciliar (ver Figura 24.7), e se insere na esclera cerca de 2 mm posteriormente à junção corneoescleral. A pupila é o orifício central nesse disco delgado. A íris é ligeiramente empurrada para a frente quando muda de tamanho, em resposta à intensidade luminosa. Ela é formada por estroma de tecido conjuntivo ricamente vascularizado e recoberto, na superfície posterior, por células muito pigmentadas, o epitélio pigmentar posterior (Figura 24.8). A lâmina basal dessas células está voltada para a câmara posterior do olho. O grau de pigmentação dessas células é de tal ordem, que torna impossível ver o núcleo, bem como as características do citoplasma, ao microscópio óptico. Subjacente a essa camada, há uma outra, de células mioepiteliais, o chamado mioepitélio pigmentar anterior. As porções apicais (posteriores)

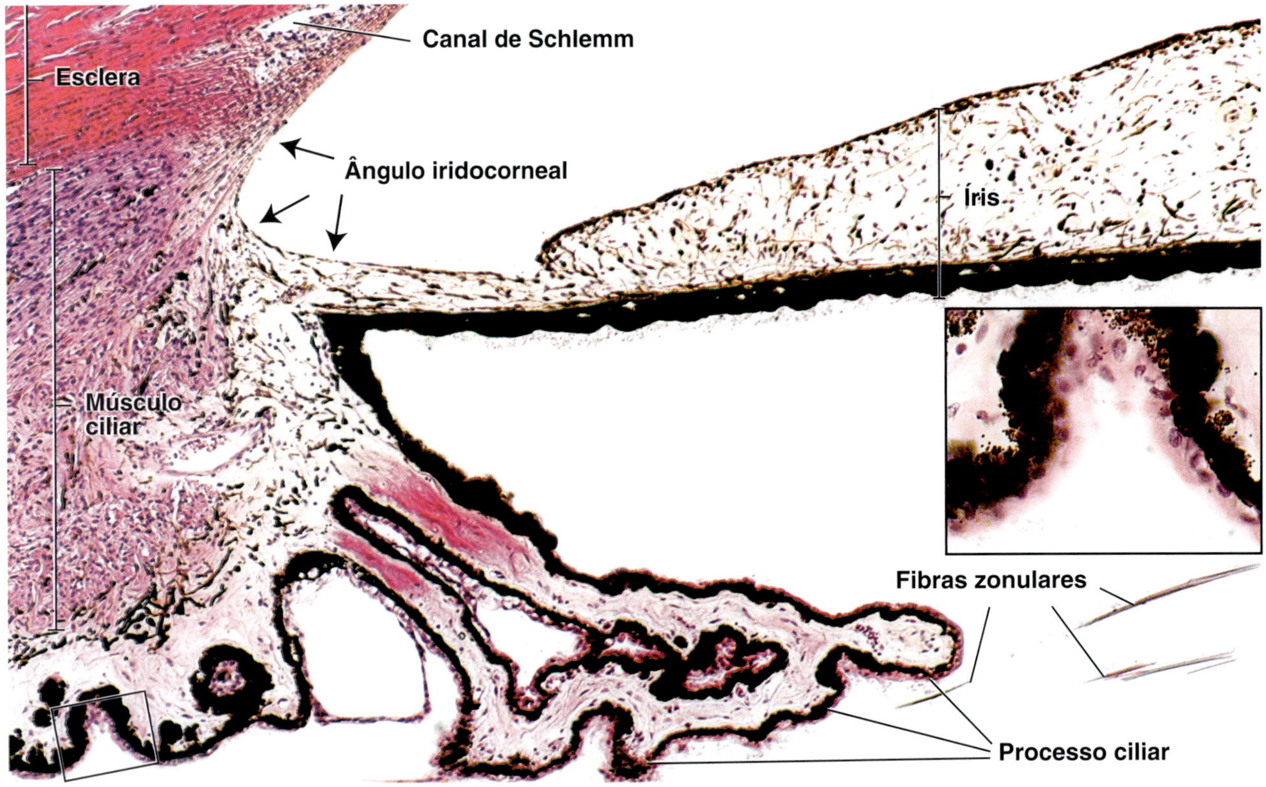

Figura 24.7 Fotomicrografia do corpo ciliar e do ângulo iridocorneal. Esta fotomicrografia do olho humano mostra a porção anterior do corpo ciliar e partes da *íris* e da *esclera*. A superfície interna do corpo ciliar forma elevações estriadas radiais, os *processos ciliares*, nos quais estão fixadas as *fibras zonulares*. O corpo ciliar contém o *músculo ciliar*, tecido conjuntivo com vasos sanguíneos da túnica vascular e o epitélio ciliar, responsável pela produção de humor aquoso. Anterior ao corpo ciliar, entre a íris e a córnea, está o *ângulo iridocorneal*. O seio venoso da esclera (*canal de Schlemm*) está localizado muito próximo desse ângulo e drena o humor aquoso, a fim de regular a pressão intraocular. 120×. O *detalhe* mostra que o epitélio ciliar tem duas camadas, a camada pigmentada externa e a camada não pigmentada interna. 480×.

dessas células mioepiteliais estão repletas de grânulos de melanina, que encobrem os limites com as células epiteliais pigmentares posteriores adjacentes. Já as porções basais (anteriores) das células mioepiteliais apresentam prolongamentos dotados de elementos contráteis que se estendem radialmente e, em conjunto, constituem o músculo dilatador da pupila da íris. Esses prolongamentos contráteis são envolvidos por uma lâmina basal que os separa do estroma adjacente.

A constrição pupilar é produzida por células musculares lisas localizadas no estroma da íris, perto da margem pupilar desta. Essas células musculares estão dispostas circularmente e seu conjunto compõe o músculo esfíncter da pupila.

A superfície anterior da íris contém muitos sulcos e estrias que podem ser observados em exame clínico com oftalmoscópio. Quando essa superfície é examinada ao microscópio óptico, ela apresenta-se como uma camada descontínua de fibroblastos e melanócitos. O número destes, no estroma, é responsável pela variação na cor dos olhos. A função dessas **células pigmentadas** na íris é absorver os raios luminosos. Se houver poucos melanócitos no estroma, a cor da íris será derivada da luz refletida pelo pigmento existente nas células de sua superfície posterior, o que produzirá cor azul. À medida que aumenta a concentração de pigmento no estroma, a cor da íris passa de azul a tons de azul-esverdeado, cinza e, por fim, castanho.

O músculo esfíncter da pupila é inervado por nervos parassimpáticos; o músculo dilatador da pupila é controlado por nervos simpáticos.

O tamanho da pupila é controlado por contração dos músculos esfíncter da pupila e dilatador da pupila. O processo de adaptação (aumento ou diminuição da pupila) garante que só entre no olho a quantidade adequada de luz. Dois músculos participam ativamente dessa adaptação:

- O músculo esfíncter da pupila, uma faixa circular de células musculares lisas (Prancha 24.3), é controlado por nervos parassimpáticos conduzidos pelo nervo oculomotor (nervo craniano III), e responde pela diminuição do tamanho da pupila em resposta à luz intensa. A ausência de resposta da pupila, quando estimulada pela luz – **"pupila fixa e dilatada"** –, é um sinal clínico importante de ausência de função nervosa ou encefálica
- O músculo dilatador da pupila é uma delgada lâmina de prolongamentos contráteis de células mioepiteliais pigmentadas, orientados radialmente e que constituem o epitélio pigmentar anterior da íris. Esse músculo é controlado por nervos simpáticos do gânglio cervical superior, e responde pelo aumento do tamanho da pupila em resposta à baixa iluminação.

Imediatamente antes do **exame oftalmoscópico**, administra-se um colírio de ação midriática, como a **atropina**, a fim de que se promova a dilatação da pupila. A acetilcolina (ACh) é o neurotransmissor do sistema nervoso parassimpático (inerva o músculo esfíncter da pupila); a adição de atropina bloqueia os receptores muscarínicos da acetilcolina, o que promove o bloqueio temporário da ação do músculo esfíncter e mantém a **pupila bem aberta** e sem capacidade de reação à luz do oftalmoscópio.

O corpo ciliar é a porção anterior espessada da túnica vascular e está localizado entre a íris e a corioide.

Boxe 24.1

Correlação clínica | Glaucoma

O **glaucoma** é uma condição clínica resultante da pressão intraocular aumentada durante um longo período. Pode ser causado por secreção excessiva de humor aquoso, ou por impedimento de sua drenagem da câmara anterior. Os tecidos internos do olho, sobretudo a retina, são nutridos por difusão de oxigênio e nutrientes dos vasos intraoculares. O sangue flui normalmente por esses vasos (inclusive capilares e veias) quando a pressão hidrostática intravascular é maior que a pressão intraocular. Se a drenagem de humor aquoso for impedida, a pressão intraocular aumentará, porque nesse caso as camadas do olho não permitirão a expansão da parede. Essa pressão aumentada afeta a nutrição e a função normais da retina, com consequente atrofia de sua camada de fibras nervosas (Figura B.24.1.1).

Existem dois tipos principais de glaucoma:

- O **glaucoma de ângulo aberto** é o tipo mais comum e a principal causa de cegueira em adultos. A drenagem de humor aquoso é obstruída pela diminuição do fluxo através da trama trabecular do ângulo iridocorneal para o seio venoso da esclera (canal de Schlemm)
- O **glaucoma de ângulo fechado (glaucoma agudo)** é menos comum e caracteriza-se por estreitamento do ângulo iridocorneal, que obstrui a entrada de humor aquoso no seio venoso da esclera. Em geral, está associado à obstrução completa súbita e dolorosa do seio venoso da esclera, e pode causar cegueira permanente se não houver tratamento imediato.

Os déficits visuais associados ao glaucoma incluem embaçamento visual e prejuízo da adaptação ao escuro (sintomas que indicam perda da função normal da retina), além do aparecimento de halos ao redor das lâmpadas (indicativo de lesão do endotélio da córnea). Caso não seja tratado, o glaucoma causa lesão permanente da retina e cegueira. O objetivo do tratamento é diminuir a pressão intraocular por redução da taxa de produção de humor aquoso, ou eliminar a causa de obstrução da drenagem normal. **Análogos de prostaglandina** tópicos (ou seja, latanoprosta, bimatoprosta, travoprosta) são a primeira linha de tratamento do glaucoma de ângulo aberto; estes são muito efetivos na redução da pressão intraocular porque aumentam a drenagem de humor aquoso para o canal de Schlemm. Os **inibidores da anidrase carbônica**, que já foram muito utilizados para reduzir a produção de humor aquoso, foram substituídos pelos análogos de prostaglandina, que provocam menos efeitos colaterais sistêmicos.

Além disso, existem dois tipos principais de cirurgia a *laser* para o tratamento de glaucoma; elas facilitam a drenagem de humor aquoso a partir do ângulo iridocorneal. Na **trabeculoplastia** a *laser*, um feixe de *laser* é utilizado para induzir fibrose focal da trama trabecular, com consequente distensão mecânica das regiões circundantes da trama e facilitação da drenagem do humor aquoso. Essa intervenção é, com frequência, realizada em pessoas com glaucoma de ângulo aberto, quando a abordagem farmacológica não é efetiva ou provoca efeitos colaterais intoleráveis. Já a **iridotomia** é realizada nos pacientes com glaucoma de ângulo fechado. Nesse caso, o feixe de *laser* faz uma pequena abertura na base da íris que aumenta o ângulo iridocorneal e possibilita melhor drenagem do humor aquoso.

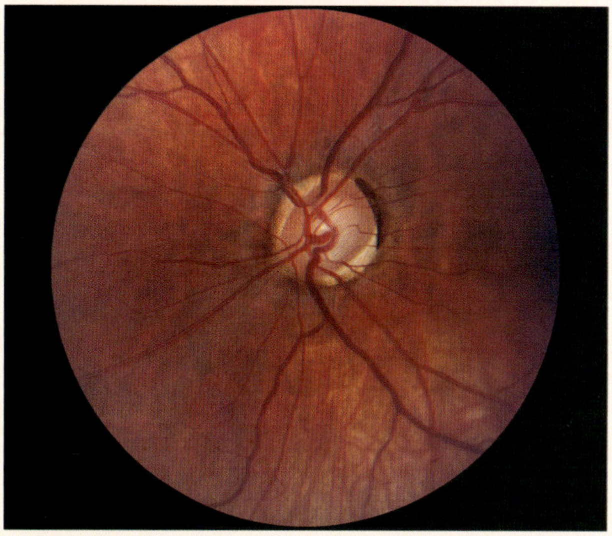

Figura B.24.1.1 Glaucoma. Esta imagem mostra uma vista do fundo do olho esquerdo de um paciente com glaucoma avançado. O aumento da pressão intraocular acarreta atrofia e diminuição do tamanho das fibras nervosas da retina. Observe a palidez do disco do nervo óptico no centro da imagem, com limites menos definidos em decorrência da atrofia das fibras nervosas. O aumento da escavação do disco (área central do disco do nervo óptico) também é visível e característico do glaucoma. Compare com a imagem da retina normal na Figura 24.15. (Cortesia de Dr. Renzo A. Zaldivar.)

O corpo ciliar se estende em sentido posterolateral por cerca de 6 mm, desde a raiz da íris até a *ora serrata* (ver Figura 24.2). Vista de trás, vê-se que a margem lateral da *ora serrata* tem 17 a 34 sulcos ou entalhes. Tais sulcos marcam o limite anterior entre a retina e a corioide. O terço anterior do corpo ciliar tem em torno de 75 estrias radiais ou processos ciliares (ver Figura 24.7). As fibras da zônula se originam dos sulcos entre os processos ciliares.

As camadas do corpo ciliar são semelhantes às da íris e consistem em estroma e epitélio. O estroma é dividido em duas camadas:

- Uma camada externa de músculo liso, o músculo ciliar, que forma a maior parte do corpo ciliar
- Uma região vascular interna que se estende até os processos ciliares.

A camada epitelial, que cobre a superfície interna do corpo ciliar, é contínua com as duas camadas do epitélio da retina (ver Figura 24.1).

O músculo ciliar está organizado em três porções ou grupos funcionais de fibras musculares lisas.

O músculo liso do corpo ciliar se origina no esporão da esclera, uma projeção em forma de crista existente na superfície anterior da esclera, na altura da junção corneoescleral. As fibras musculares se dispersam em várias direções e são, de acordo com a sua direção e inserção, classificadas em três grupos funcionais:

- A porção meridional (ou longitudinal) é formada pelas fibras musculares externas, que seguem em sentido posterior até o estroma da corioide. A principal função dessas fibras é

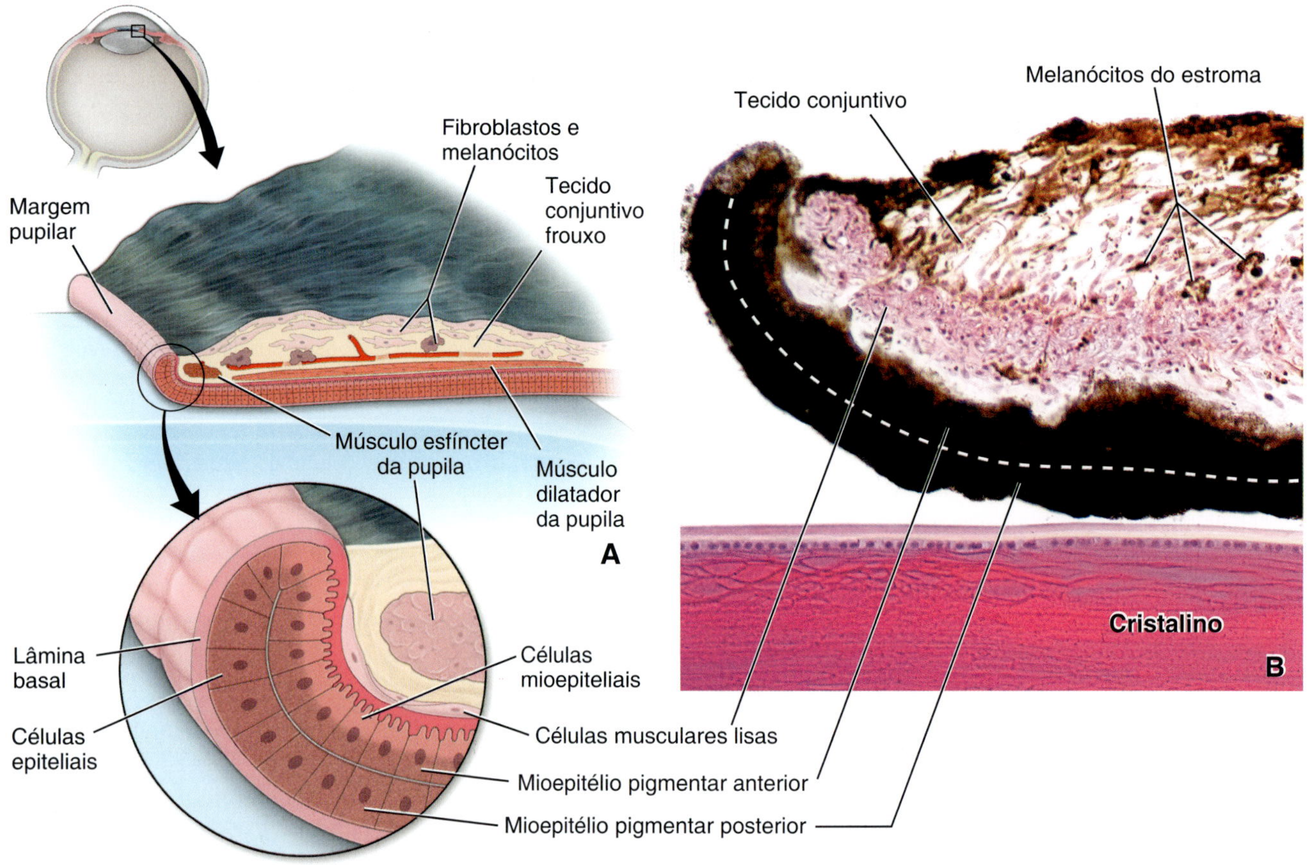

Figura 24.8 Estrutura da íris. A. Este diagrama mostra as camadas da íris. Observe que há reflexão das células epiteliais pigmentadas na margem pupilar da íris. As duas camadas de células epiteliais pigmentadas estão em contato com o músculo dilatador da pupila. A camada incompleta de fibroblastos e melanócitos do estroma é indicada na superfície anterior da íris. **B.** Fotomicrografia da íris mostrando as características histológicas dessa estrutura. O *cristalino*, situado posteriormente à íris, foi incluído para orientação. A íris é composta de estroma de *tecido conjuntivo*, recoberto na superfície posterior pelo epitélio pigmentar anterior. A lâmina basal (não visível) está voltada para a câmara posterior do olho. Devido à intensa pigmentação, não é possível distinguir as características histológicas dessas células. Em posição imediatamente anterior a essas células, vê-se a camada de mioepitélio pigmentar anterior (a *linha tracejada* separa as duas camadas). Observe que a porção posterior das células mioepiteliais contém melanina, enquanto a porção anterior contém elementos contráteis, que formam o músculo dilatador da pupila da íris. Além disso, o músculo esfíncter da pupila é evidente no estroma. A cor da íris depende do número de *melanócitos* que estão dispersos em todo o estroma de tecido conjuntivo. Por último, observe o cristalino na *parte inferior* da fotomicrografia. 570×.

estirar a corioide. Igualmente, elas ajudam a abrir o ângulo iridocorneal e facilitam a drenagem do humor aquoso

- A porção radial (ou oblíqua) é formada por feixes de fibras musculares mais profundas, que se irradiam como um leque e se inserem no corpo ciliar. Sua contração promove o aplanamento do cristalino e, portanto, a focalização de imagens distantes
- A porção circular (ou esfincteriana) é formada por feixes de fibras musculares internas com orientação circular, que constituem um esfíncter. Essa porção diminui a tensão sobre o cristalino, propiciando sua acomodação, a fim de que objetos próximos sejam enxergados.

O exame de um preparado histológico não mostra com clareza a disposição das fibras musculares. A classificação, de acordo com a organização, baseia-se em técnicas de microdissecção.

Os processos ciliares são prolongamentos do corpo ciliar, semelhantes a cristas, dos quais emergem as fibras zonulares que, por sua vez, se estendem até o cristalino.

Os processos ciliares são espessamentos da região vascular interna do corpo ciliar. Eles são contínuos com as camadas vasculares da corioide. Esses processos têm macrófagos dispersos contendo grânulos de melanina e fibras elásticas (Prancha 24.3). Os processos ciliares e o corpo ciliar são cobertos por uma dupla camada de células epiteliais colunares, o epitélio ciliar, originalmente derivado das duas camadas do cálice óptico. O epitélio ciliar apresenta três funções principais:

- Secreção de humor aquoso
- Participação na barreira hematoaquosa (parte da barreira hemato-ocular)
- Secreção e fixação das fibras zonulares que formam o ligamento suspensor do cristalino.

A camada celular interna do epitélio ciliar tem uma lâmina basal voltada para as câmaras posterior e vítrea. As células nessa camada não são pigmentadas. No entanto, a camada celular, que tem sua lâmina basal voltada para o estroma de tecido conjuntivo do corpo ciliar, contém intensa pigmentação e está em continuidade direta com a camada epitelial pigmentada da retina. O epitélio ciliar bilaminar continua sobre a íris, na qual se converte em epitélio pigmentar posterior e mioepitélio pigmentar anterior. As fibras zonulares, por sua vez, se estendem da lâmina basal das células epiteliais não pigmentadas dos processos ciliares, e se inserem na cápsula do cristalino (a lâmina basal espessada do cristalino).

A barreira hematoaquosa separa o ambiente interior do olho do sangue que penetra no corpo ciliar.

As células da camada não pigmentada têm todas as características de um epitélio transportador de líquido, inclusive complexas junções intercelulares com zônulas de oclusão bem desenvolvidas, pregas laterais e basais extensas, além de Na^+/K^+-ATPase na membrana plasmática lateral. Ademais, elas têm um RER e um complexo de Golgi de alta complexidade, o que é compatível com sua função na secreção das fibras zonulares. Zônulas de oclusão, entre as células epiteliais ciliares não pigmentadas, são responsáveis pela manutenção da barreira hematoaquosa. Essa barreira restringe a difusão livre através do epitélio ciliar e conserva o humor aquoso, um microambiente que é bastante diferente daquele dos vasos sanguíneos, e do estroma do corpo ciliar. A barreira hematoaquosa contribui para a nutrição e a função da córnea e do cristalino. A **ruptura da barreira hematoaquosa** pode ser observada na inflamação ocular, na cirurgia intraocular, nos traumatismos ou nas doenças vasculares. O humor aquoso, nesses casos, se torna turvo, devido ao extravasamento de proteínas plasmáticas (fibrinogênio) e migração de células inflamatórias, do estroma do corpo ciliar e da íris para as câmaras anterior e posterior do olho.

As células da camada pigmentada têm uma zona juncional menos desenvolvida, e os espaços intercelulares laterais com frequência são amplos e irregulares. As superfícies apicais das duas camadas celulares são unidas por desmossomos e junções comunicantes, que criam espaços "luminais" descontínuos denominados canais ciliares.

O humor aquoso é derivado do plasma e mantém a pressão intraocular.

A composição iônica do humor aquoso é secretada pelo epitélio ciliar (de dupla camada) e se origina de capilares sanguíneos. Ela é semelhante à do plasma, mas contém menos de 0,1% de proteínas (em comparação com 7% no plasma). As principais funções do humor aquoso são: manter a pressão intraocular, oferecer nutrientes e remover metabólitos dos tecidos avasculares da córnea e do cristalino. O humor aquoso segue do corpo ciliar em direção ao cristalino e, depois, entre este e a íris, até chegar à câmara anterior do olho (ver Figura 24.6). Nesta, ele segue lateralmente até o ângulo formado entre a córnea e a íris. Uma vez nesse local, o humor aquoso penetra nos tecidos do limbo, pelos espaços da trama trabecular do limbo, no ângulo iridocorneal. Por fim, chega ao canal de Schlemm, que se comunica com as veias da esclera (ver Boxe 24.1). A renovação normal do humor aquoso no olho humano ocorre uma vez a cada 1,5 a 2 horas.

A corioide é a porção da túnica vascular situada abaixo da retina.

A corioide é uma lâmina vascular em tom castanho-escuro, com espessura de apenas 0,25 mm na porção posterior, e de 0,1 mm na porção anterior. Ela está situada entre a esclera e a retina (ver Figura 24.1).

A corioide dispõe de duas camadas:

- Camada coriocapilar, uma camada vascular interna
- Membrana de Bruch, uma membrana hialina delgada e amorfa.

A corioide está firmemente aderida à esclera na margem do nervo óptico. Um espaço virtual, o espaço pericorióideo (entre a esclera e a retina), é atravessado por lamelas ou filamentos delgados e ramificados, semelhantes a fitas, e que vão da esclera até a corioide. Essas lamelas se originam na lâmina supracorioide (lâmina fosca) e são compostas de melanócitos planos e grandes, dispersos entre elementos de tecido conjuntivo, que inclui fibras colágenas e elásticas, fibroblastos, macrófagos, linfócitos, plasmócitos e mastócitos. As lamelas seguem internamente e circundam vasos do restante da camada da corioide. Esse tecido contém células musculares lisas, não associadas a vasos sanguíneos. A lâmina supracorióidea também contém canais linfáticos, denominados espaços linfáticos epicorióideos, vasos ciliares posteriores longos e curtos, além de nervos em seu trajeto até a região anterior do olho.

A maior parte dos vasos sanguíneos diminui de calibre à medida que se aproxima da retina. Já os vasos maiores prosseguem além da *ora serrata* e entram no corpo ciliar. É possível ver esses vasos em exame com oftalmoscópio. Os vasos maiores são, em sua maioria, veias com trajetória espiralada antes de atravessarem obliquamente a esclera como veias vorticosas. A camada interna de vasos, organizados em um só plano, é denominada camada coriocapilar. Os vasos dessa camada levam nutrientes para as células da retina. Os capilares fenestrados apresentam lumens grandes e de formato irregular. Na região da fóvea, a camada coriocapilar é mais espessa e a rede capilar é mais densa. Essa camada termina na *ora serrata*.

A membrana de Bruch, também conhecida como lâmina vítrea (lâmina basilar da corioide, segundo a TA), tem espessura de 1 a 4 μm e está situada entre a camada coriocapilar e o epitélio pigmentar da retina. Ela estende-se do nervo óptico até a *ora serrata*, onde sofre modificações antes de continuar até o corpo ciliar. A membrana de Bruch é uma camada delgada, amorfa e refringente. A microscopia eletrônica de transmissão (MET) mostra que ela é constituída por múltiplas lâminas, com uma camada central de fibras elásticas e colágenas. Cinco diferentes camadas são identificadas na membrana de Bruch:

- A lâmina basal das células endoteliais da camada coriocapilar
- Uma camada de fibras colágenas com espessura aproximada de 0,5 μm
- Uma camada de fibras elásticas com espessura aproximada de 2 μm
- Uma segunda camada de fibras colágenas (que forma um "sanduíche" ao redor da camada interposta de tecido elástico)
- A lâmina basal das células do epitélio pigmentar da retina.

Na *ora serrata*, as camadas de fibras colágena e elástica desaparecem do estroma ciliar, e a membrana de Bruch então se torna contínua com a lâmina basal do EPR do corpo ciliar.

Retina

A retina é a camada mais interna do olho.

A retina, derivada das camadas interna e externa do cálice óptico, é a mais interna das três camadas concêntricas do olho (ver Figura 24.1). Ela é formada por duas camadas básicas:

- A camada neural da retina, ou retina propriamente dita, é a camada interna que contém as células fotorreceptoras
- O epitélio pigmentar da retina (EPR) é a camada externa, localizada sobre a camada coriocapilar da corioide e aderida firmemente a ela por meio da membrana de Bruch.

Existe um espaço virtual entre as duas camadas da retina, as quais podem ser separadas mecanicamente durante a preparação de amostras histológicas. A separação dessas camadas, o **"descolamento de retina"** (Boxe 24.2), também ocorre em pessoas vivas em consequência de doenças ou traumatismos oculares.

Boxe 24.2

Correlação clínica | Descolamento de retina

Na retina, há um espaço virtual que é um vestígio do espaço preexistente entre as superfícies apicais das duas camadas epiteliais do cálice óptico. A expansão desse espaço faz com que a camada neural da retina se separe do epitélio pigmentar da retina (EPR), que continua aderido à corioide. Em consequência desse distúrbio, denominado **descolamento de retina**, as células fotorreceptoras deixam de receber nutrientes dos vasos do plexo coriocapilar da corioide subjacente.

Os sintomas clínicos do deslocamento de retina incluem sensações visuais que costumam ser descritas como "pontos pretos" ou "moscas volantes". Essa sensação é provocada por hemácias extravasadas dos vasos capilares lesados, durante a ruptura ou o descolamento da retina. Além disso, algumas pessoas descrevem clarões repentinos, bem como "teias" ou "véus" na frente do olho, junto com as "moscas volantes". É possível observar e diagnosticar o descolamento de retina no exame oftalmoscópico (Figura B.24.2.1).

Outra condição retiniana comum ocorre quando a pessoa envelhece. À medida que isso acontece (na sexta e sétima décadas de vida), o corpo vítreo tende a se retrair e se afastar da camada neural da retina, o que promove uma ou mais rupturas desta.

Caso não seja reposicionada com rapidez, a área descolada da retina sofre necrose, com consequente cegueira. É frequente o uso de *laser* de argônio para reparar o descolamento de retina por fotocoagulação nas margens do descolamento com produção de tecido cicatricial. Esse método evita que a retina continue a descolar e facilita o reposicionamento das células fotorreceptoras.

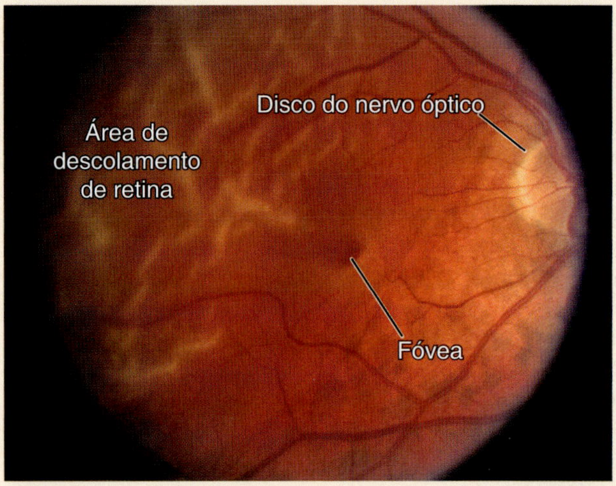

Figura B.24.2.1 Descolamento de retina. Esta figura mostra uma imagem do fundo do olho direito de um paciente com descolamento de retina. Os vasos centrais da retina que emergem do disco do nervo óptico estão nítidos, mas parecem estar desfocados na *área do descolamento de retina*. Visto que essa área é elevada (observar as múltiplas cristas e sombras), está localizada anteriormente ao plano de foco do oftalmoscópio. (Cortesia de Dr. Renzo A. Zaldivar.)

Duas regiões ou porções com funções diferentes são reconhecidas na camada neural da retina:

- A região não fotossensível (parte cega), localizada anteriormente à *ora serrata*, reveste a face interna do corpo ciliar e a superfície posterior da íris (essa porção da retina é descrita na seção sobre a íris e o corpo ciliar)
- A região fotossensível (parte óptica) reveste a superfície interna do olho, posterior à *ora serrata*, exceto no local em que é perfurada pelo nervo óptico (ver Figura 24.1).

O local de junção do nervo óptico à retina é denominado disco do nervo óptico ou papila óptica. Como o disco do nervo óptico não tem células fotorreceptoras, é um ponto cego no campo visual. A fóvea central é uma depressão superficial localizada cerca de 2,5 mm lateralmente ao disco do nervo óptico. Trata-se da área de máxima acuidade visual. O eixo visual do olho atravessa a fóvea, que é circundada por uma área de pigmentação amarela, denominada mácula lútea. Em termos relativos, a fóvea é a região da retina que contém a concentração máxima de elementos visuais, e onde estes estão organizados com maior precisão. A região da retina que circunda a mácula lútea pode ser afetada, em indivíduos mais velhos, pela **degeneração macular relacionada à idade** (Boxe 24.3).

Camadas da retina

Dez camadas de células e seus prolongamentos formam a retina.

Antes de descrever as dez camadas da retina, é importante identificar os tipos celulares encontrados – isso ajuda a compreender as relações funcionais das células. Estudos da retina realizados em primatas identificaram, no mínimo, 15 tipos de neurônios, que formam pelo menos 38 tipos diferentes de sinapses. Por questões de conveniência, os neurônios e as células de sustentação são classificados em quatro grupos de células (Figura 24.9):

- Células fotorreceptoras – bastonetes e cones da retina
- Neurônios condutores – neurônios bipolares e células ganglionares
- Neurônios de associação e outros – neurônios horizontais, centrífugos, interplexiformes e amácrinos
- Células de sustentação (neuróglia) – células de Müller, células da micróglia e astrócitos.

A disposição e as associações específicas dos núcleos e prolongamentos dessas células formam dez camadas retinianas, que podem ser observadas com o auxílio do microscópio óptico. As camadas da retina também podem ser visualizadas em indivíduos vivos, por meio da tomografia de coerência óptica (TCO) de domínio espectral (Boxe 24.4). As dez camadas da retina, de fora para dentro, são as seguintes (ver Figura 24.9):

1. Epitélio pigmentar da retina (EPR): camada externa da retina que, na verdade, não pertence à camada neural da retina, mas está associada a ela.
2. Camada de bastonetes e cones: contém os segmentos externo e interno das células fotorreceptoras.
3. Membrana limitante externa: limite apical das células de Müller.

Boxe 24.3

Correlação clínica | Degeneração macular relacionada com a idade

A **degeneração macular relacionada com a idade (DMRI)** é uma das causas mais comuns de cegueira em idosos. Embora a causa dessa doença ainda seja desconhecida, os dados disponíveis sugerem a participação de componentes genéticos e ambientais (radiação ultravioleta [UV], fármacos). A doença causa perda da visão central, apesar de a visão periférica não ser afetada. Existem duas formas de DMRI: seca (atrófica, não exsudativa) e úmida (exsudativa, neovascular). A última é considerada uma complicação da primeira. A **DMRI seca** é a forma mais comum (90% dos casos) e causa lesões degenerativas na área da mácula lútea. Essas lesões incluem: **drusas**, que são espessamentos focais da membrana de Bruch; atrofia; despigmentação do EPR; e obliteração de capilares na corioide subjacente. Essas alterações acarretam deterioração da retina fotossensível sobrejacente, com a consequente formação de pontos cegos no campo visual (Figura B.24.3.1). A **DMRI úmida** é uma complicação da DMRI seca causada por neovascularização de pontos cegos da retina nas drusas grandes. É frequente o extravasamento desses vasos neoformados finos e frágeis, com o surgimento de exsudatos e hemorragias no espaço logo abaixo da retina e consequente fibrose, além de produção de tecido cicatricial. Essas alterações são responsáveis pela perda progressiva da visão central durante um curto período. O tratamento da DMRI úmida abrange **fotocoagulação a *laser*** convencional e o uso de fármacos, como injeção intravítrea de ranibizumabe, um **inibidor do fator de crescimento do endotélio vascular (VEGF)**. Existem, também, outras técnicas cirúrgicas, como a **translocação macular**. Nesse procedimento, a retina é descolada, transferida e fixada em novo local, distante do tecido neovascular da corioide. Em seguida, aplica-se tratamento convencional com *laser*, a fim de que sejam destruídos os vasos acometidos sem que se destrua a visão central.

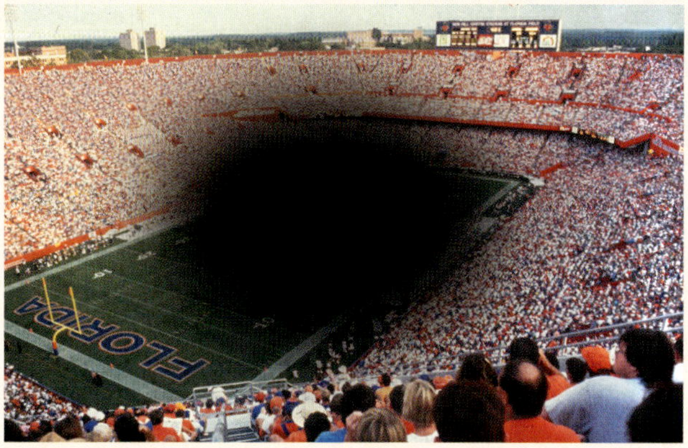

Figura B.24.3.1 Fotografia que mostra o campo visual de pessoas com degeneração macular relacionada com a idade. Observe a perda da visão central, causada por alterações na região da mácula da retina. Para maximizar a visão remanescente, as pessoas com essa condição são instruídas a usar a fixação excêntrica dos olhos.

4. Camada nuclear externa: contém os corpos celulares (núcleos) de bastonetes e cones da retina.
5. Camada plexiforme externa: contém os prolongamentos dos bastonetes e cones da retina, além dos prolongamentos das células horizontais, amácrinas e bipolares que os conectam.
6. Camada nuclear externa: contém os corpos celulares (núcleos) de células horizontais, amácrinas, bipolares e de Müller.
7. Camada plexiforme interna: contém os prolongamentos de células horizontais, amácrinas, bipolares e ganglionares que se interconectam.
8. Camada de células ganglionares: contém os corpos celulares (núcleos) de células ganglionares.
9. Camada de fibras do nervo óptico (neurofibras, segundo a TA): contém prolongamentos de células ganglionares que vão da retina ao encéfalo.
10. Membrana limitante interna: formada pela lâmina basal das células de Müller.

Cada camada é descrita com mais detalhes nas próximas seções (ver números correspondentes).

As células do epitélio pigmentado da retina (camada 1) têm extensões que circundam os prolongamentos dos bastonetes e cones.

O EPR é uma camada simples de células cuboides com aproximadamente 14 μm de largura e 10 a 14 μm de altura. Essas células estão apoiadas sobre a membrana de Bruch da corioide. As células pigmentares são mais altas na fóvea e nas regiões adjacentes, o que explica a cor mais escura dessa região.

As células adjacentes do EPR são conectadas por um complexo juncional, formado por junções comunicantes e complexas zônulas de oclusão e adesão. Esse complexo juncional é o local da barreira hematorretiniana, que torna os vasos retinianos impermeáveis a moléculas com mais de 20 a 30 kDa.

As células pigmentares contêm, na superfície apical, bainhas cilíndricas que estão associadas, mas sem contato direto, à extremidade dos processos fotorreceptores dos bastonetes e cones adjacentes. Prolongamentos citoplasmáticos complexos se projetam por uma curta distância entre as células fotorreceptoras dos bastonetes e cones. Muitos desses prolongamentos contêm numerosos grânulos de melanina alongados, diferentes daqueles encontrados em outras partes do corpo. Eles se aglomeram no lado da célula mais próximo dos cones e bastonetes, constituindo-se a característica mais importante dessas células. O núcleo, com suas muitas e intricadas invaginações, está localizado perto da membrana plasmática basal, adjacente à membrana de Bruch.

Essas células também contêm material fagocitado dos prolongamentos das células fotorreceptoras, na forma de resíduos lamelares (lipofuscina) contidos em corpúsculos residuais ou fagossomos. Esses grânulos de lipofuscina se localizam no citoplasma basal das células do EPR e são relativamente difíceis de detectar nas preparações rotineiras coradas por hematoxilina e eosina (H-E). Contudo, como o pigmento lipofuscina é fluorescente, pode ser facilmente observado na microscopia fluorescente ultravioleta. Um complexo de Golgi supranuclear e uma extensa rede de retículo endoplasmático liso (REL) circundam os grânulos de melanina e os corpos residuais existentes no citoplasma.

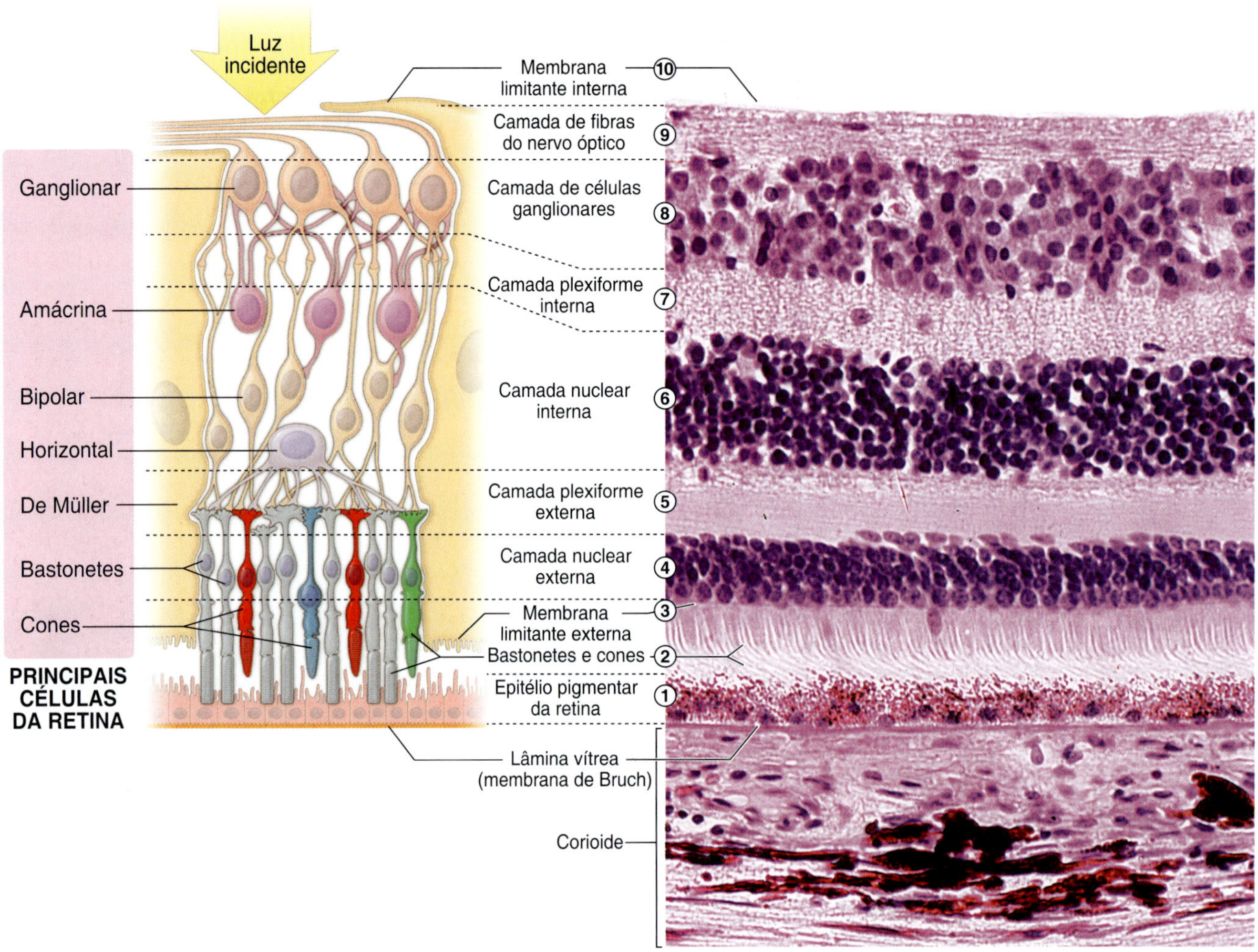

Figura 24.9 Desenho esquemático e fotomicrografia das camadas da retina. De acordo com as características histológicas evidentes na fotomicrografia *à direita*, a retina é subdividida em dez camadas. Essas camadas correspondem ao diagrama *à esquerda*, que mostra a distribuição de importantes células da retina. Observe que a luz entra na retina e atravessa suas camadas internas, antes de chegar aos fotorreceptores dos bastonetes e cones que estão intimamente associados ao epitélio pigmentar da retina. Além disso, é claramente visível a inter-relação de neurônios bipolares e células ganglionares, que conduzem impulsos elétricos da retina para o encéfalo. A membrana de Bruch (lâmina vítrea) separa a camada interna da túnica vascular (corioide) do epitélio pigmentar da retina. 440×.

Boxe 24.4

Correlação clínica | Exames de imagem da retina

O exame oftalmoscópico padrão foi suplementado por uma nova técnica de exame que utiliza a **tomografia de coerência óptica (TCO) de domínio espectral**. Esse exame, não invasivo e sem contato físico, é valioso porque possibilita a visualização da superfície retiniana, além de fornecer uma imagem transversal de alta resolução da retina *in vivo*. Graças à tomografia de coerência óptica (TCO) de domínio espectral, todas as camadas histológicas da retina podem ser facilmente diferenciadas (Figura B.24.4.1), e suas espessuras e alterações podem ser objetivamente determinadas. A tecnologia da tomografia de coerência óptica (TCO) de domínio espectral é baseada em comparações de características espectrais do feixe de luz refletido da retina com as do feixe de referência. Para esse propósito, um feixe de *laser* infravermelho (aproximadamente 840 nm de comprimento de onda e 50 nm de largura de banda) é utilizado, já que este consegue produzir imagens com resolução de 5 μm. Esse feixe de *laser* atravessa as estruturas do olho, sendo parcialmente absorvido e refletido, de acordo com as características dos tecidos. A luz refletida é detectada por um espectrômetro com múltiplos canais e o padrão de interferência é comparado com o feixe de referência, por meio de complexos algoritmos computadorizados. As diferenças espectrais são então utilizadas para construir varreduras transversais (linhas), como se vê na Figura B.24.4.1, ou em imagens tridimensionais da retina, como se vê na Figura B.24.4.2. Introduzida na década de 1990, a TCO de domínio espectral revolucionou o manejo e o diagnóstico de muitas doenças oculares. Essa TCO de domínio espectral se tornou a modalidade de imagem preferida para **glaucoma** (medida do nervo óptico e da camada de fibras nervosas da retina) e doenças retinianas; ela é realizada para detecção precoce e acurada de **degeneração macular**, **descolamento de retina**, **orifícios maculares**, **membranas epirretinianas** e **fossetas no disco óptico**. Também é usada na detecção de acúmulo de líquido na retina em condições como **retinopatia diabética**, **edema macular cistoide** e **corioidopatia serosa central**.

(*continua*)

Boxe 24.4

Correlação clínica | Exames de imagem da retina (*continuação*)

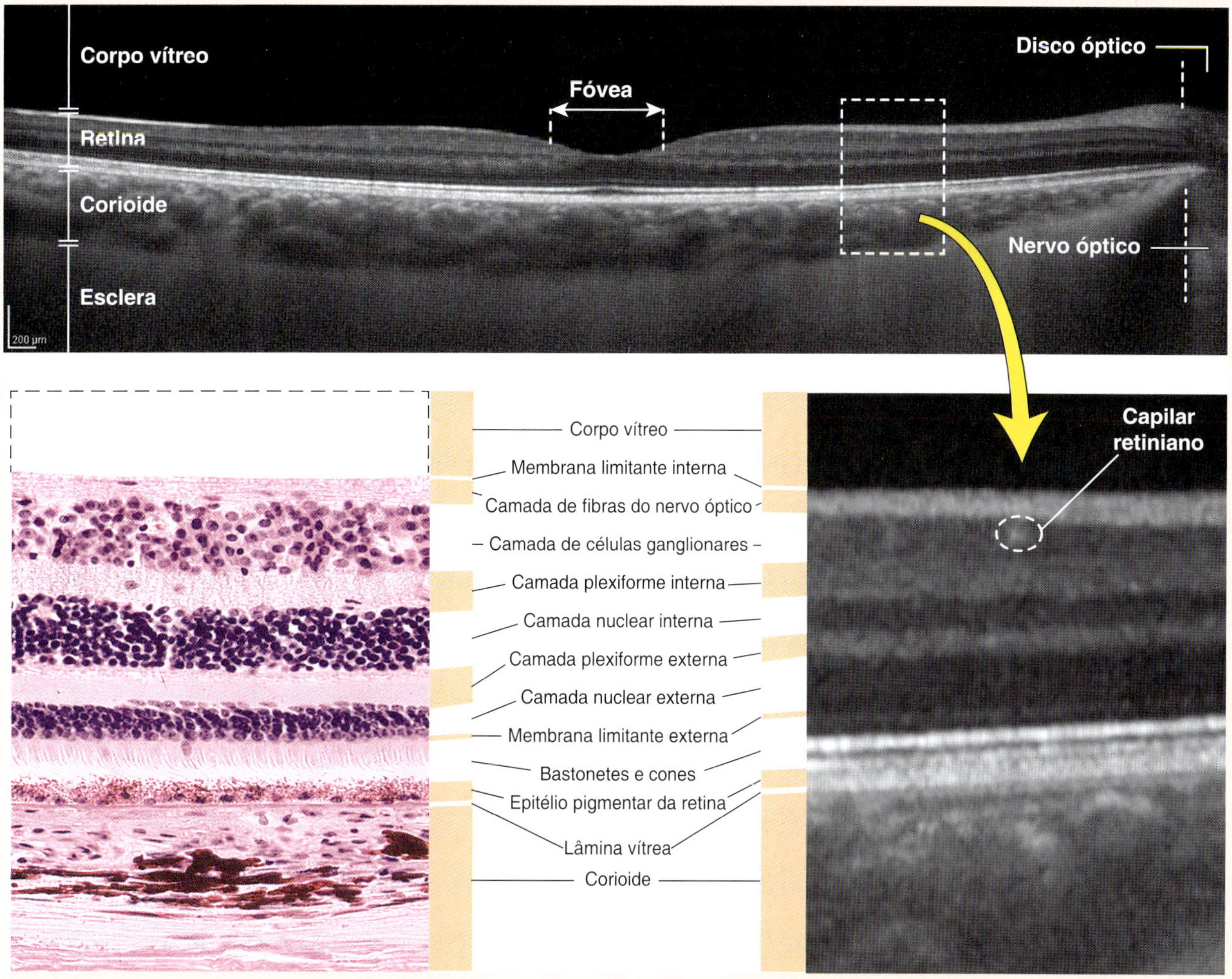

Figura B.24.4.1 Tomografia de coerência óptica (TCO) de domínio espectral, imagem transversal (linha) da retina em um olho saudável. A imagem *superior* representa uma imagem transversal da retina contendo fóvea e disco óptico no lado *direito* daquela. O corpo vítreo, opticamente transparente, é invisível e aparece como a região *preta* na parte superior da imagem. Faixas hiporrefletoras e hiper-refletoras de tecido retiniano correspondem às camadas histológicas da retina. Observe que a camada fotorreceptora contendo cones e bastonetes, bem como o epitélio pigmentar da retina, estão bem definidos e separados da camada corioidal contendo vasos sanguíneos. (Cortesia dos Drs. Andrew J. Barkmeier e Denise M. Lewison.)

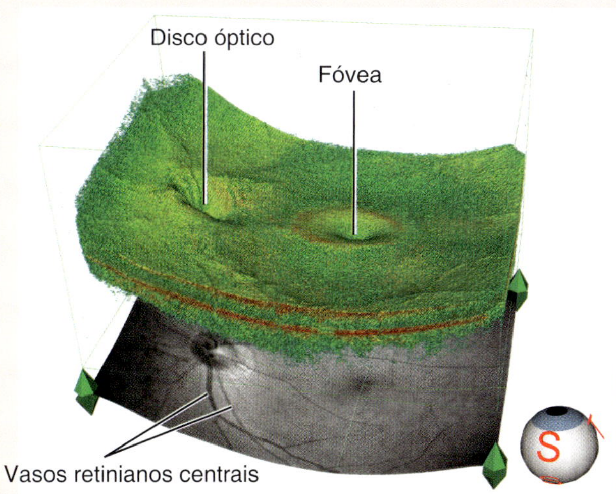

Figura B.24.4.2 Tomografia de coerência óptica (TCO) de domínio espectral, imagem tridimensional da retina de um olho direito saudável. A área examinada tem aproximadamente 12 × 9 mm e inclui uma parte do disco óptico (*à esquerda*) e a fóvea (*à direita*). Um conjunto de dados tridimensionais é adquirido a partir de quatro varreduras (duas verticais e duas horizontais), e depois processado com um algoritmo de tecnologia de correção de movimento (TCM). Esse algoritmo analisa e compara o padrão vascular de cada varredura e, além disso, reduz artefatos e distorções das imagens associados ao movimento dos olhos. Essa imagem tem duas partes. A imagem superior, de coloração falsa (as densidades ópticas são codificadas em cores diferentes), mostra a superfície e a espessura de todas as camadas da retina, e também representa uma renderização volumétrica tridimensional corrigida pelo movimento de todo o conjunto de dados. Já a imagem inferior mostra o mapa vascular em escala de cinza (densidades ópticas são codificadas em escala de cinza), é bidimensional e criada pela soma de todos os *pixels* em cada coluna; essa imagem é curva para que seja compatível com a curvatura do olho. As letras S (para superior) e T (para temporal), no ícone de orientação do olho no *canto direito inferior*, fazem referência ao posicionamento da varredura no olho do paciente. (A imagem é cortesia de Pravin Dugel, MD, Phoenix, Arizona.)

O EPR tem várias funções importantes, entre as quais:

- Absorve a luz que atravessa a camada neural da retina para evitar a reflexão e o consequente ofuscamento
- Isola as células retinianas de substâncias transportadas no sangue. Desse modo, atua como um importante componente da barreira hematorretiniana formada por zônulas de oclusão entre células do EPR
- Participa da restauração da fotossensibilidade dos pigmentos visuais dissociados em resposta à luz. As células do EPR contêm o aparelho metabólico de ressíntese dos pigmentos visuais
- Fagocita e elimina discos membranáceos dos bastonetes e cones das células fotorreceptoras da retina.

Os bastonetes e cones das células fotorreceptoras (camada 2) se estendem da camada externa da retina neural até o epitélio pigmentar.

Os bastonetes e cones são os segmentos externos das células fotorreceptoras, cujos núcleos formam a camada nuclear externa da retina (Figuras 24.9 e 24.10). A luz que alcança as células fotorreceptoras precisa, primeiro, atravessar todas as camadas internas da retina neural. Os bastonetes e cones estão dispostos em paliçada; portanto, ao microscópio óptico, são observados como estriações verticais.

A retina contém cerca de 120 milhões de bastonetes e 7 milhões de cones, que não estão distribuídos igualmente em toda a sua parte fotossensível. A densidade de cones mais elevada é detectada na fóvea central, que corresponde à acuidade visual máxima e à melhor visão das cores (Figura 24.11). Por outro lado, a maior densidade dos bastonetes está fora da fóvea central, e essa densidade diminui continuamente em direção à periferia da retina. Os bastonetes não estão presentes na fóvea central nem no disco do nervo óptico, que não contém fotorreceptores (ver Figura 24.11). Os bastonetes têm cerca de 2 μm de espessura e 50 μm de comprimento (com variação de 60 μm na fóvea a 40 μm na periferia). Já o comprimento dos cones varia de 85 μm na fóvea a 25 μm na periferia da retina.

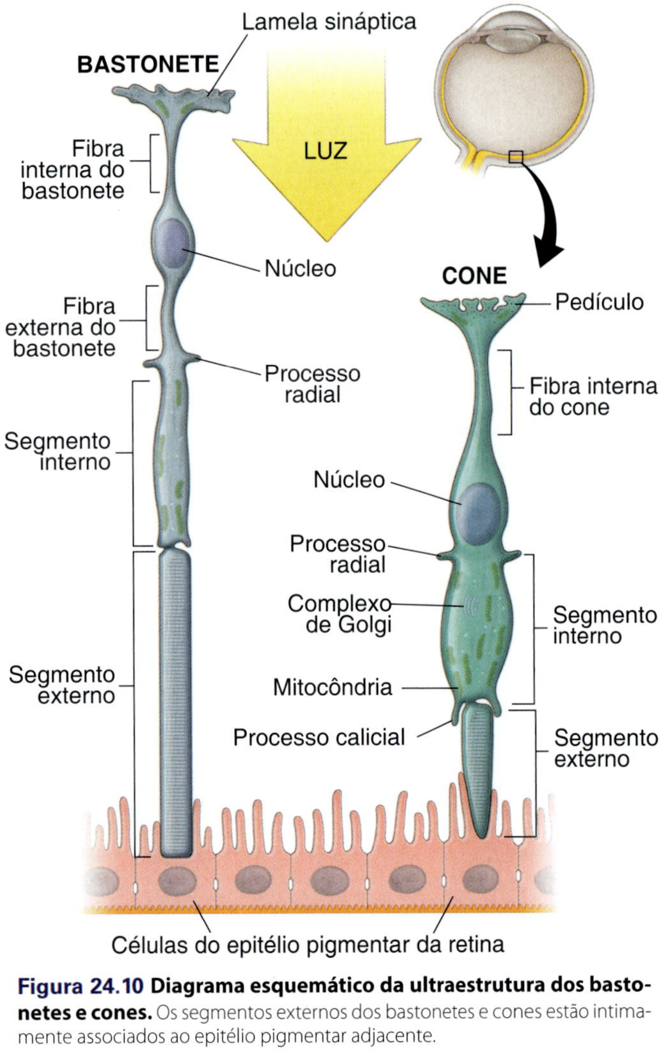

Figura 24.10 Diagrama esquemático da ultraestrutura dos bastonetes e cones. Os segmentos externos dos bastonetes e cones estão intimamente associados ao epitélio pigmentar adjacente.

Os bastonetes são sensíveis a pouca luz e produzem imagens em preto e branco, enquanto os cones são menos sensíveis quando há pouca luz e produzem imagens coloridas.

Do ponto de vista funcional, os bastonetes são mais sensíveis à luz e são os receptores usados durante períodos de baixa intensidade luminosa (p. ex., no crepúsculo ou à noite). A absorção máxima dos pigmentos dos bastonetes ocorre em 496 nm do espectro visual, e a imagem obtida é composta de tons de cinza (uma "fotografia em preto e branco"). Por outro lado, existem três classes de cones: L, M e S (respectivamente sensíveis a comprimentos de onda longos, médios e curtos [do inglês *long*, *middle* e *short*]) cuja distinção morfológica não é possível. Eles são menos sensíveis a baixas intensidades de luz, porém mais sensíveis às regiões vermelha, verde e azul do espectro visual. Cada classe de cones contém uma molécula diferente de pigmento visual, que é ativada pela absorção de luz nos comprimentos de onda do azul (420 nm), verde (531 nm) e vermelho (588 nm) do espectro de cores. Os cones produzem uma imagem colorida constituída pela mistura de adequadas proporções de vermelho, verde e azul. O Boxe 24.5 descreve os diferentes tipos de discromatopsia.

Cada fotorreceptor (cone e bastonete) é formado por três partes:

- O segmento externo do fotorreceptor tem formato aproximadamente cilíndrico ou cônico (daí as denominações descritivas bastonete ou cone). Essa parte do fotorreceptor está muito próxima das microvilosidades que se projetam das células do epitélio pigmentar adjacente
- O pedículo de conexão contém um cílio formado por nove pares de microtúbulos periféricos que se estendem a partir de um corpo basal. O pedículo de conexão é a região estreitada da célula que une o segmento interno ao segmento externo. Nessa região, um prolongamento delgado e afunilado, denominado processo calicial, se origina da extremidade distal do segmento interno para circundar a porção proximal do segmento externo (ver Figura 24.10)
- O segmento interno é dividido em uma porção elipsoide externa e uma porção mioide interna. Esse segmento contém um conjunto típico de organelas associadas a uma célula ativa na síntese de proteínas. Na região mioide, estão concentrados o proeminente complexo de Golgi, o RER e os ribossomos livres. As mitocôndrias são mais numerosas na região elipsoide. Os microtúbulos estão distribuídos em todo o segmento interno. Na porção elipsoide externa, radículas fibrosas, com estriações transversais e originadas do corpo basal, podem se estender entre as mitocôndrias.

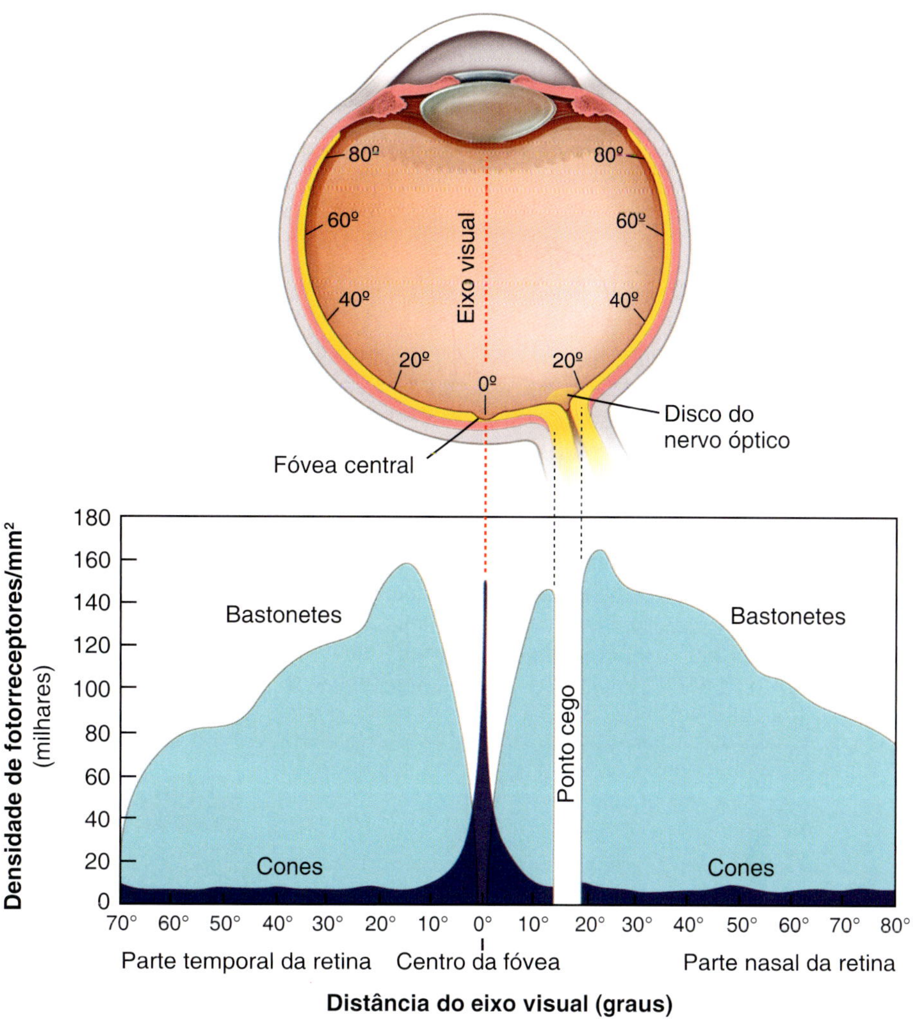

Figura 24.11 Distribuição de bastonetes e cones no olho humano. Este gráfico mostra a densidade de bastonetes e cones por mm^2 de retina. O número máximo de cones está na fóvea central, na qual alcança cerca de 150.000 cones/mm^2. A densidade de bastonetes é máxima a 20° do eixo visual e é aproximadamente igual à de cones; ela diminui em direção à periferia da retina. Observe que não há fotorreceptores no disco do nervo óptico.

O segmento externo é o local de fotossensibilidade, e o segmento interno contém o mecanismo metabólico que mantém a atividade das células fotorreceptoras. O segmento externo é considerado um cílio modificado porque está unido ao segmento interno por um curto pedículo de conexão que, por sua vez, contém um corpúsculo basal (Figura 24.12A).

À MET, observam-se 600 a 1.000 discos membranáceos horizontais, distribuídos a intervalos regulares no segmento externo (Figura 24.12). Nos bastonetes, esses discos são estruturas limitadas por membrana e medem cerca de 2 μm de diâmetro. Eles são envolvidos pela membrana plasmática do segmento externo (ver Figura 24.12A). As membranas paralelas dos discos têm cerca de 6 nm de espessura e são contínuas nas extremidades. O espaço central mede em torno de 8 nm no sentido transversal. Tanto nos cones quanto nos bastonetes, os discos membranáceos são formados por invaginações transversais da membrana plasmática, na região do segmento externo perto do cílio. Exames autorradiográficos demonstraram que, durante toda a vida, os bastonetes formam novos discos por invaginação da membrana plasmática. Nos cones, os discos são formados de maneira semelhante, mas não são substituídos com regularidade.

Os discos dos bastonetes perdem a continuidade com a membrana plasmática de origem logo depois de formados. Seguem, então, como uma pilha de pratos, da região proximal para a distal, ao longo da extensão da porção cilíndrica do segmento externo até serem, por fim, eliminados e fagocitados pelas células do epitélio pigmentar. Portanto, cada disco de um bastonete é um compartimento delimitado por membrana dentro do citoplasma. Dentro dos cones, os discos preservam a continuidade com a membrana plasmática (Figura 24.12B).

Os bastonetes contêm o pigmento visual rodopsina; os cones contêm o pigmento visual iodopsina.

A rodopsina (também conhecida como púrpura visual) é uma proteína com 39 kDa nos bastonetes que inicia o estímulo visual quando é descorada pela luz. A rodopsina é encontrada na forma globular sobre a superfície externa da dupla camada lipídica (na face citoplasmática) dos discos membranáceos. Nos cones, o pigmento visual (proteína) encontrado nos discos membranáceos é o fotopigmento iodopsina. Cada cone é especializado para produzir resposta máxima a uma destas três cores: vermelho, verde ou azul. Tanto a rodopsina quanto a iodopsina contêm uma subunidade ligada à membrana, denominada opsina, e um segundo pequeno componente, que absorve a luz, conhecido como cromóforo. A opsina dos bastonetes é a escotopsina; as opsinas dos cones são as fotopsinas. O cromóforo dos bastonetes é o retinal, um carotenoide derivado da vitamina A. Portanto, a ingestão satisfatória de **vitamina A** é essencial para a visão normal. Já a deficiência prolongada de vitamina A na dieta causa incapacidade de enxergar na penumbra (**cegueira noturna**).

O interior dos discos dos cones é contínuo com o espaço extracelular.

Boxe 24.5

Correlação clínica | Discromatopsia

Nos indivíduos com visão normal das cores, as três cores primárias (vermelho, verde e azul) são combinadas para formar o espectro completo da visão de cores. Essas pessoas são conhecidas como **tricromatas** e dispõem de três canais independentes para conduzir as informações sobre cores originadas nas três diferentes classes de cones (L – sensível ao vermelho; M – sensível ao verde; e S – sensível ao azul). Cerca de 90% dos tricromatas conseguem perceber qualquer cor pela mistura de impulsos gerados nessas três classes de cones. No entanto, algumas pessoas têm comprometimento da visão normal de cores, o que ocorre quando há alteração da sensibilidade espectral de um dos tipos de cone. Por exemplo, aproximadamente 6% dos tricromatas combina as cores com uma proporção diferente de vermelho e verde. Esses indivíduos são conhecidos como **tricromatas anômalos**.

A **discromatopsia** é uma condição na qual os indivíduos não têm uma classe específica de cones, ou apresentam defeito em uma classe específica deles. Os indivíduos com discromatopsia verdadeira são **dicromatas** e apresentam defeito nos cones L, M ou S. Nessa condição, há ausência total dos cones afetados. Os dicromatas somente conseguem distinguir as cores pela combinação de impulsos gerados pelas duas classes normais de cones remanescentes.

Identificaram-se três tipos principais de discromatopsia:

- A **protanopia** é caracterizada por um defeito que afeta os cones L, sensíveis ao comprimento de onda longo, responsáveis pela visão do vermelho. Os genes codificadores de proteínas fotorreceptoras no cone L estão no cromossomo X; portanto, a protanopia é um distúrbio ligado ao sexo que afeta principalmente os homens (1% da população masculina). Essas pessoas têm dificuldade para distinguir entre as cores azul e verde, bem como entre vermelho e verde; desse modo, tal deficiência de visão das cores torna-se um fator de risco grave na condução de veículos (Figura B.24.5.1)
- A **deuteranopia** é caracterizada por um defeito que afeta os cones M, sensíveis ao comprimento de onda médio, responsáveis pela visão do verde. É a forma mais comum de discromatopsia e afeta cerca de 5% da população masculina. Também é um distúrbio ligado ao cromossomo X, porque os genes codificadores das proteínas fotorreceptoras do cone M estão na mesma região desse cromossomo que os genes relacionados com os cones L. De maneira semelhante à que ocorre na protanopia, o vermelho e o verde são as cores que causam mais problema (ver Figura B.24.5.1)
- A **tritanopia** é caracterizada por um defeito que afeta os cones S, sensíveis ao comprimento de onda curto, responsáveis pela visão do azul (ver Figura B.24.5.1). Esse defeito é autossômico, causado pela mutação de um só gene, codificador de proteínas fotorreceptoras do cone S, localizado no cromossomo 7. Essa discromatopsia é muito rara (1 em 10.000) e afeta igualmente ambos os sexos.

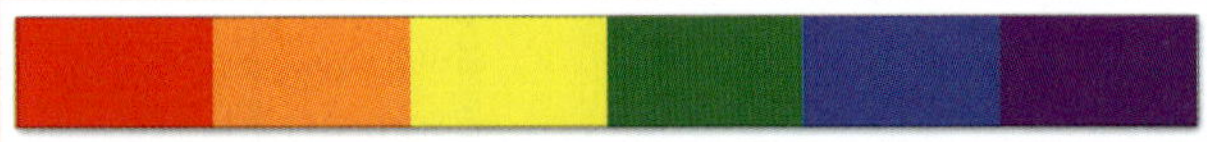

Visão **colorida normal** com os três cones: L, M e S

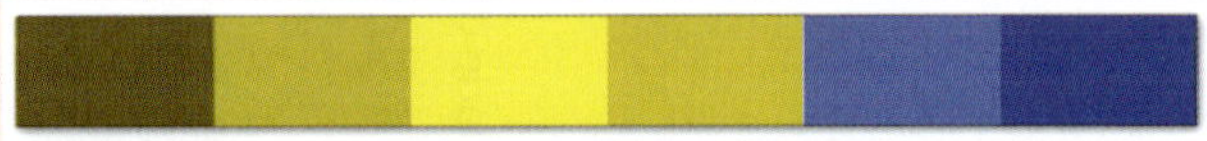

Protanopia, visão colorida com perda de cones L (perda da visão do vermelho)

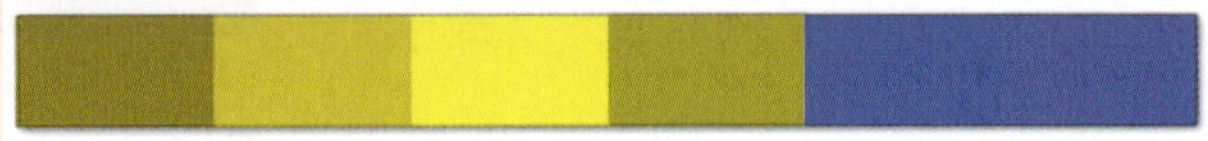

Deuteranopia, visão colorida com perda de cones M (perda da visão do verde)

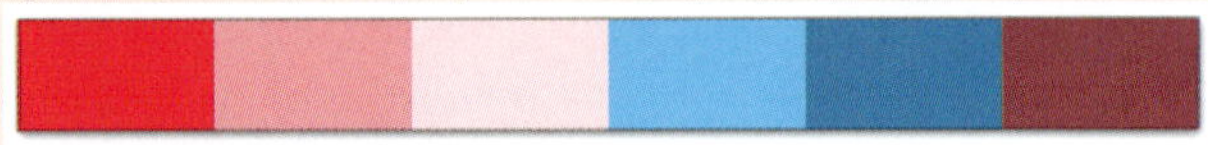

Tritanopia, visão colorida com perda de cones S (perda da visão do azul)

Figura B.24.5.1 Discromatopsia. Esta ilustração mostra o espectro de seis cores em pessoas com visão normal das cores e em pessoas com os três tipos de discromatopsia.

A diferença básica na estrutura dos discos de bastonetes e cones – isto é, a continuidade com a membrana plasmática – está relacionada com a ligeira diferença nos mecanismos de renovação dos pigmentos visuais nessas células. A rodopsina recém-sintetizada é incorporada à membrana do disco do bastonete, à medida que esse disco se forma na base do segmento externo, sendo necessários vários dias para que o disco chegue à extremidade do segmento externo. Já nos cones, embora a produção de proteínas visuais seja contínua, essas proteínas são incorporadas aos discos localizados em qualquer parte do segmento externo.

A visão é um processo pelo qual a luz que incide sobre a retina é convertida em impulsos elétricos transmitidos ao encéfalo.

Os impulsos produzidos pela luz que chega às células fotorreceptoras são conduzidos ao encéfalo por uma complexa rede de nervos. A conversão da luz incidente em impulsos nervosos elétricos é denominada processamento visual e ocorre em várias etapas:

- Uma reação fotoquímica que ocorre no segmento externo de cones e bastonetes. No escuro, as moléculas de rodopsina contêm um cromóforo denominado retinal em sua forma isomérica de 11-*cis*. Quando os bastonetes são expostos à luz, ocorre transformação de 11-*cis*-retinal, uma molécula angular, em *all-trans*-retinal, uma molécula mais linear. A conversão de 11-*cis*-retinal em *all-trans*-retinal ativa a opsina, com consequente liberação de *all-trans*-retinal no citoplasma do bastonete (reação denominada descoramento)
- A opsina ativada interage com a transducina, uma proteína G que, em seguida, ativa a fosfodiesterase, que decompõe o monofosfato de guanosina cíclico (GMPc). No escuro, altos níveis de moléculas de GMPc produzidos nas células fotorreceptoras pela guanilil ciclase estão ligados à superfície citoplasmática de canais de Na^+ controlados por GMPc, o que os mantém abertos. A entrada contínua de Na^+ nas células causa despolarização da membrana plasmática e liberação contínua do neurotransmissor (glutamato) na junção sináptica com os neurônios bipolares (Figura 24.13)

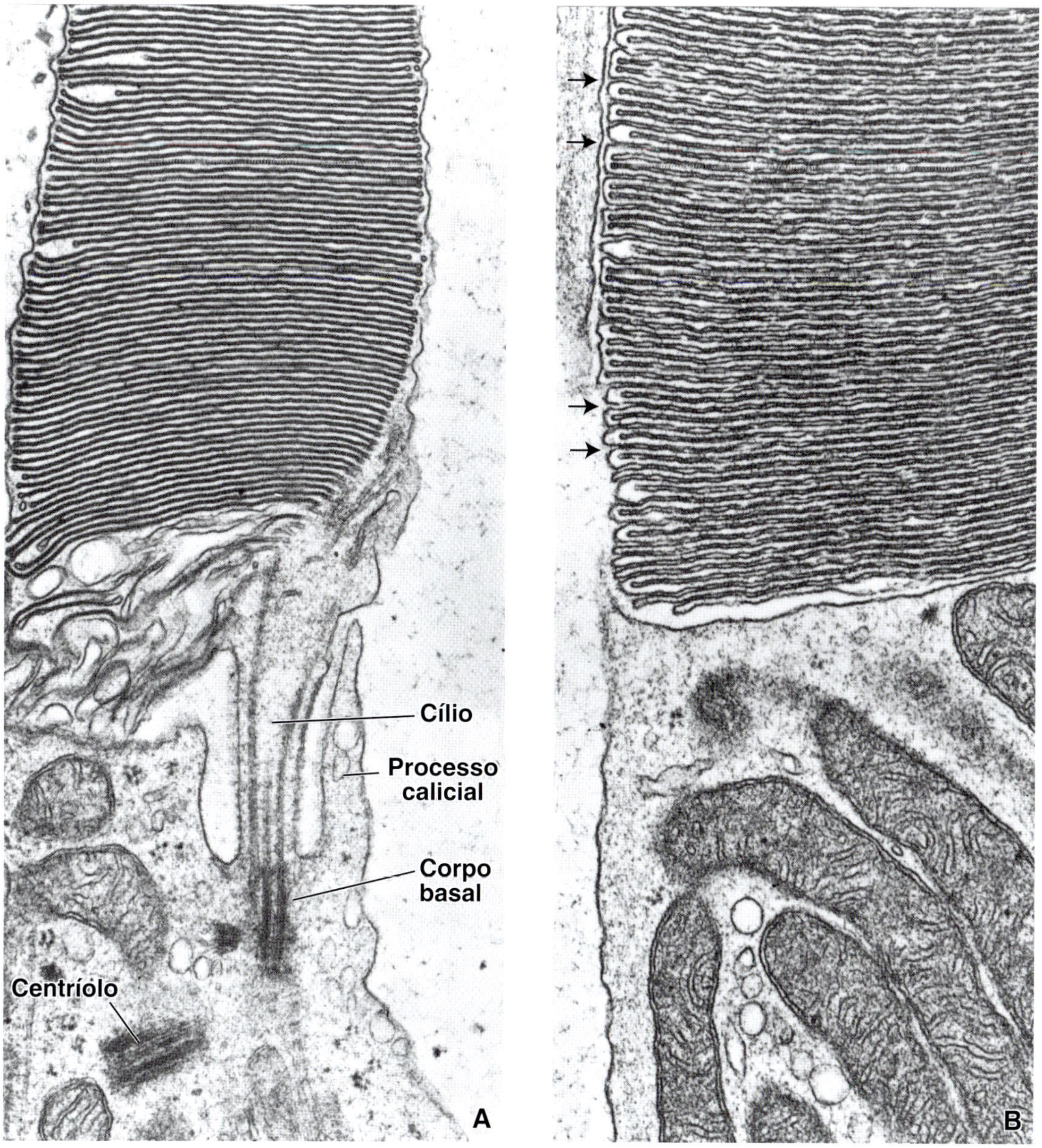

Figura 24.12 Eletromicrografias de porções dos segmentos internos e externos de cones e bastonetes. A. Esta eletromicrografia mostra a junção entre os segmentos interno e externo do bastonete. O segmento externo contém os discos achatados horizontais. O plano de corte atravessa o pedículo de conexão e o cílio. Identificam-se um centríolo, um cílio com seu corpo basal e um processo calicial. 32.000×. **B.** Outra eletromicrografia, mostrando um corte semelhante de um cone. O interior dos discos no segmento externo do cone é contínuo com o espaço extracelular (*setas*). 32.000×. (Cortesia de Dr. Toichiro Kuwabara.)

- A diminuição da concentração de GMPc no citoplasma do segmento interno das células fotorreceptoras é promovida pela ação da fosfodiesterase. A dissociação do GMPc dos canais de Na^+ fecha os canais e reduz a entrada de Na^+ na célula, com consequente hiperpolarização da membrana plasmática. A hiperpolarização diminui a secreção de glutamato nas sinapses que contêm células bipolares, o que é detectado e transmitido na forma de impulsos elétricos (ver Figura 24.13).

O retinal liberado da opsina é reconvertido à forma original nas células do EPR e nas células de Müller.

Depois da liberação, o *all-trans*-retinal é convertido em *all-trans*-retinol no citoplasma de bastonetes e cones e transportado para o citoplasma das células do EPR (dos bastonetes), ou das células do EPR e das células de Müller (dos cones). A energia para esse processo provém das mitocôndrias, localizadas no segmento interno desses fotorreceptores. Tanto as células de Müller quanto as células do EPR participam de uma conversão em múltiplas etapas do *all-trans*-retinal em 11-*cis*-retinal, que é transportado de volta até as células fotorreceptoras para ressíntese de rodopsina. A proteína específica do epitélio pigmentar da retina de 65 kDa (RPE65, do inglês *retinal pigment epithelium-specific protein 65 kDa*) participa dessa conversão; desse modo, o ciclo visual pode ser reiniciado.

Durante a função normal das células fotorreceptoras, os discos membranáceos do segmento externo são eliminados e fagocitados pelas células do epitélio pigmentar (Figura 24.14). Estima-se que cada uma dessas células seja capaz de fagocitar e descartar cerca de 7.500 discos por dia. A renovação dos discos é constante, e a produção de novos discos tem de ser igual ao ritmo de eliminação.

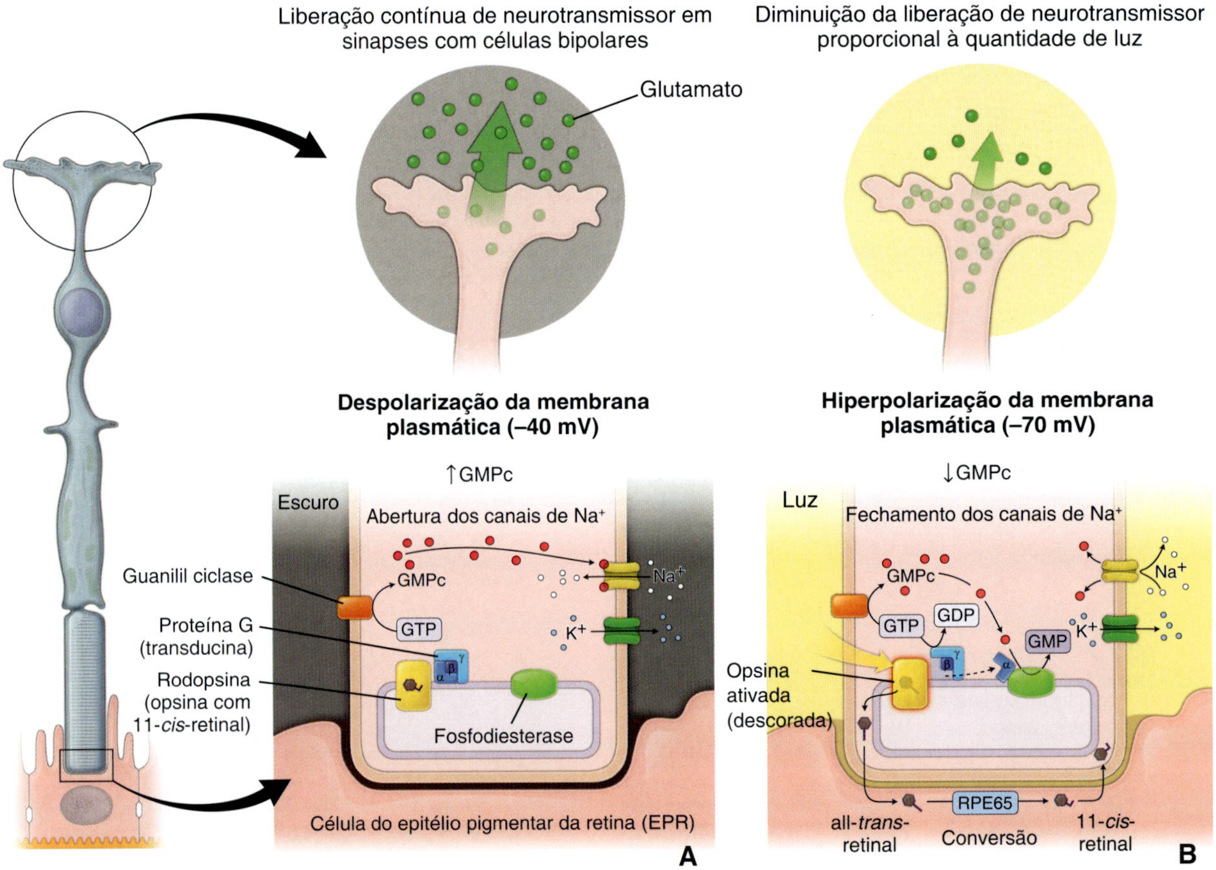

Figura 24.13 Diagrama esquemático do processamento visual na célula fotorreceptora. A. No escuro, o citoplasma do bastonete contém altos níveis de GMPc produzidos pela guanilil ciclase. Algumas das moléculas de GMPc ligadas à superfície citoplasmática de canais de Na^+, controlados por GMPc, fazem com que estes permaneçam abertos, com consequente entrada contínua de Na^+ e despolarização da membrana plasmática. Isso acarreta a liberação contínua do glutamato, um neurotransmissor, nas junções sinápticas com neurônios bipolares. Além disso, no escuro, as moléculas de rodopsina que contêm 11-*cis*-retinal são inativas. **B.** Após a exposição à luz, ocorrem mudanças na conformação de 11-*cis*-retinal para *all-trans*-retinal (ATR). Essa conversão ativa a opsina (reação denominada *descoramento*) e libera ATR para dentro do citoplasma do bastonete. A opsina ativada então interage com a proteína G. Em seguida, essa proteína G ativa a fosfodiesterase, que degrada o GMPc, promovendo efetiva diminuição da concentração de GMPc na célula. Nessa condição, as moléculas de GMPc se dissociam dos canais de Na^+, promovendo, consequentemente, o fechamento e a hiperpolarização da membrana plasmática. Essa hiperpolarização promove a diminuição da secreção de glutamato, a qual é detectada pelos neurônios bipolares e conduzida na forma de impulsos elétricos até o encéfalo. O retinal liberado da opsina é convertido à sua forma original nas células do epitélio pigmentado da retina (*EPR*) pelo complexo enzimático RPE65, e é reciclado para a célula fotorreceptora. GDP, difosfato de guanosina; GMP, monofosfato de guanosina; GMPc, monofosfato de guanosina cíclico; GTP, trifosfato de guanosina.

Os discos são eliminados de bastonetes e cones.

Nos bastonetes, depois de um período de sono, quando a luz entra no olho, ocorre eliminação de discos em grande quantidade. Já nos cones, o momento de eliminação dos discos é mais variável – aqui, a eliminação também possibilita que os receptores excluam a membrana supérflua. Embora não seja totalmente compreendido, o processo de eliminação dos cones também altera o tamanho dos discos. Desse modo, o formato cônico destes é mantido enquanto saem da extremidade distal do cone.

A membrana limitante externa (camada 3) é formada por uma fileira de zônulas de adesão entre as células de Müller.

A membrana limitante externa não é uma membrana verdadeira. Ela é formada por fileira de zônulas de adesão, que unem as extremidades apicais das células de Müller (*i. e.*, a extremidade voltada para o epitélio pigmentar) entre si e com os bastonetes e cones (ver Figura 24.9). Essas células de Müller terminam na base dos segmentos internos dos receptores e, assim, marcam a localização dessa camada. Portanto, os processos celulares de sustentação das células de Müller, sobre os quais estão apoiados os bastonetes e os cones, são perfurados pelos segmentos internos e externos das células fotorreceptoras. Acredita-se que essa camada seja uma barreira metabólica que restringe a entrada de grandes moléculas nas camadas internas da retina.

A camada nuclear externa (4) contém os núcleos dos cones e bastonetes da retina.

A região do citoplasma do bastonete que contém o núcleo é separada do segmento interno por um processo afunilado do citoplasma. Nos cones, os núcleos estão próximos dos segmentos externos e aí não se observa afilamento do citoplasma. Os núcleos dos cones são pouco corados, sendo maiores e mais ovalados que os núcleos dos bastonetes. Apenas uma delgada orla de citoplasma circunda os núcleos dos bastonetes, enquanto os núcleos dos cones são circundados por uma orla relativamente espessa de citoplasma (ver Figura 24.10).

A camada plexiforme externa (5) é formada pelos processos das células fotorreceptoras e dos neurônios.

A camada plexiforme externa é formada pelos prolongamentos dos bastonetes e cones da retina, e pelos prolongamentos das células horizontais, interplexiformes, amácrinas e bipolares. Esses prolongamentos possibilitam o acoplamento elétrico

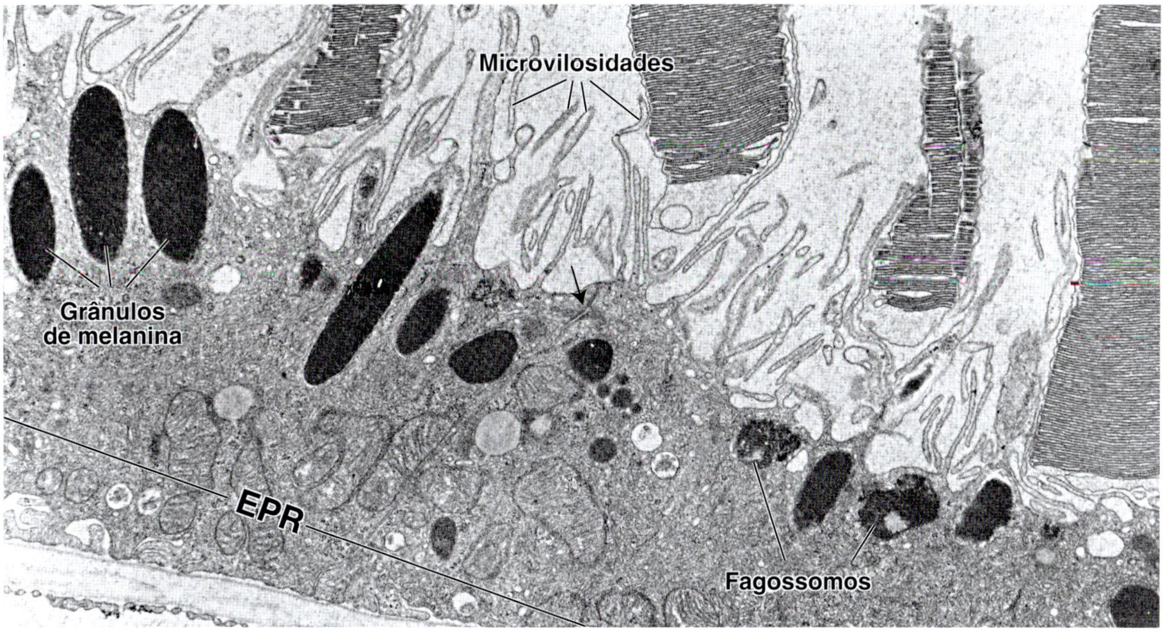

Figura 24.14 Eletromicrografia do epitélio pigmentar da retina em associação com os segmentos externos de cones e bastonetes. As células do epitélio pigmentar da retina (*EPR*) contêm numerosos *grânulos de melanina* alongados, que são reunidos na porção apical da célula, onde as *microvilosidades* se estendem da superfície em direção aos segmentos externos dos cones e bastonetes. As células do epitélio pigmentar da retina contêm numerosas mitocôndrias e fagossomos. A *seta* indica a localização do complexo juncional entre duas células adjacentes. 20.000×. (Cortesia de Dr. Toichiro Kuwabara.)

das células fotorreceptoras a essa especializada via sináptica interneuronal. Um prolongamento delgado se estende da região do núcleo de cada cone ou bastonete até uma porção interna expandida dessas células que apresentam vários prolongamentos laterais. No bastonete, essa porção expandida é denominada esférula; enquanto, no cone, é denominada pedículo. Em geral, muitas células fotorreceptoras convergem para uma célula bipolar e formam redes neurais interconectadas. No entanto, os cones localizados na fóvea fazem sinapse com uma única célula bipolar. Na fóvea, a compactação das camadas neurais internas da retina promove orientação oblíqua das células fotorreceptoras. Os prolongamentos dendríticos das células horizontais fazem sinapse com as células fotorreceptoras de toda a retina e contribuem, ainda mais, para a formação das complexas conexões neuronais nessa camada.

A camada nuclear interna (6) é formada pelos núcleos das células horizontais, amácrinas, bipolares, interplexiformes e de Müller.

As células de Müller formam o arcabouço de toda a retina. Seus prolongamentos revestem inteiramente as outras células da retina, de modo a preencher a maior parte do espaço extracelular. As extremidades basais e apicais das células de Müller formam, respectivamente, as membranas limitantes internas e externas. As microvilosidades apicais estão situadas entre as células fotorreceptoras dos cones e bastonetes. Os capilares dos vasos retinianos só chegam até essa camada. Os cones e os bastonetes realizam suas trocas metabólicas com os líquidos extracelulares transportados através da barreira hematorretiniana do EPR.

Os quatro tipos de células condutoras – bipolares, horizontais, interplexiformes e amácrinas – encontrados nessa camada têm orientações diferentes (ver Figura 24.9):

- As células bipolares e seus prolongamentos se estendem até as camadas plexiformes interna e externa. Nas regiões periféricas da retina, os axônios das células bipolares seguem até a camada plexiforme interna, onde fazem sinapse com várias células ganglionares. Graças a essas conexões, as células bipolares se comunicam com múltiplas células em cada camada, exceto na fóvea, na qual só podem fazer sinapse com uma célula ganglionar para garantir maior acuidade visual nessa região
- As células horizontais e seus prolongamentos se estendem até a camada plexiforme externa, onde se misturam aos prolongamentos das células bipolares. Essas células têm conexões sinápticas com as esférulas dos bastonetes, os pedículos dos cones e as células bipolares. Acredita-se que esse acoplamento das células afete o limiar funcional entre cones e bastonetes e células bipolares
- Os prolongamentos das células amácrinas seguem internamente, contribuindo para uma complexa interconexão celular. Há extensa ramificação de prolongamentos, a fim de garantir locais de conexão sináptica com terminações axonais de células bipolares e dendritos de células ganglionares. Além das células bipolares e ganglionares, as células amácrinas fazem sinapse na camada plexiforme interna com as células interplexiformes e outras células amácrinas (ver Figura 24.9)
- As células interplexiformes e seus prolongamentos fazem sinapses nas camadas plexiformes interna e externa. Essas células conduzem impulsos da camada plexiforme interna para a camada plexiforme externa.

A camada plexiforme interna (7) é formada por um complexo arranjo de prolongamentos neuronais misturados.

A camada plexiforme interna é formada por conexões sinápticas entre axônios de neurônios bipolares e dendritos de células ganglionares. Ela também contém sinapses entre prolongamentos misturados de células amácrinas e neurônios bipolares, células ganglionares e neurônios interplexiformes. O trajeto desses prolongamentos é paralelo à membrana limitante interna, o que confere a essa camada a aparência de estriações horizontais (ver Figura 24.9).

A camada de células ganglionares (8) é composta de corpos celulares de grandes neurônios multipolares.

Os corpos celulares de grandes neurônios multipolares, com até 30 μm de diâmetro, constituem a camada de células ganglionares. Essas células nervosas têm núcleos redondos de coloração pálida com nucléolos proeminentes e corpúsculos de Nissl no citoplasma. Um prolongamento axonal emerge do corpo celular arredondado, penetra na camada de fibras nervosas e no nervo óptico. Os dendritos se estendem a partir da extremidade oposta da célula e se ramificam na camada plexiforme interna. Nas regiões periféricas da retina, uma única célula ganglionar pode fazer sinapse com uma centena de células bipolares. Em nítido contraste, na região macular que circunda a fóvea, as células bipolares são menores (alguns autores as denominam *células bipolares anãs*) e geralmente há somente uma conexão entre cada uma delas e uma célula ganglionar. Na maior parte da retina, as células ganglionares formam apenas uma camada simples de células. Na mácula, no entanto, elas estão empilhadas em até oito camadas, embora estejam ausentes na fóvea. Dispersas entre as células ganglionares estão pequenas células da neuróglia com núcleos hipercromáticos (ver Figura 24.9).

A camada de fibras do nervo óptico (9) contém axônios das células ganglionares.

Os prolongamentos axonais das células ganglionares formam uma camada achatada paralela à superfície da retina. Essa camada aumenta de profundidade à medida que os axônios convergem no disco do nervo óptico (Figura 24.15). Os axônios são delgados prolongamentos amielínicos com diâmetro de até 5 μm (ver Figura 24.9). Os vasos retinianos, que incluem a rede capilar superficial, estão localizados principalmente nessa camada.

A membrana limitante interna (camada 10) é uma lâmina basal que separa a retina do corpo vítreo.

A membrana limitante interna constitui o limite interno da retina. Ela atua como lâmina basal das células de Müller (ver Figura 24.9). Em jovens, os reflexos da membrana limitante interna produzem um **brilho retiniano**, observado em exame oftalmoscópico do olho. Em idosos, por outro lado, pode haver formação de uma lâmina semitranslúcida de células e matriz extracelular na superfície interna da retina, em conjunto com a membrana limitante interna. Essa condição é denominada **membrana epirretiniana** (MER) ou **pregueamento macular** e ocasiona manifestações clínicas variáveis, dentre os quais, distorção óptica e embaçamento visual. A princípio, a MER é formada por células do interior da retina (células do EPR, células de Müller e astrócitos) que começam a proliferar e migrar para a superfície da membrana limitante interna. Mais tarde, há infiltração da membrana por macrófagos, fibroblastos e miofibroblastos. Para evitar a lesão da retina subjacente, pode-se proceder à remoção cirúrgica da MER.

Regiões especializadas da retina

A fóvea (fóvea central) é uma depressão pequena (1,5 mm de diâmetro) e rasa no polo posterior do eixo visual do olho. Sua região central, conhecida como fovéola, tem cerca de 200 μm de diâmetro (ver Figura 24.15). A maioria das camadas da retina está muito reduzida ou ausente nessa região, com exceção da camada de fotorreceptores (ver Figura 24.6), que aqui é constituída exclusivamente por cones (cerca de 4.000) mais longos e delgados (semelhantes a bastonetes), em comparação com qualquer outra parte. A fóvea é a área da retina especializada na discriminação de detalhes e visão de cores. A razão entre cones e células ganglionares é de cerca de 1:1. Além disso, a fóvea não tem vasos retinianos, o que possibilita a livre chegada da luz aos segmentos externos dos cones. Nessa região também há espessamento do epitélio pigmentar e da camada coriocapilar.

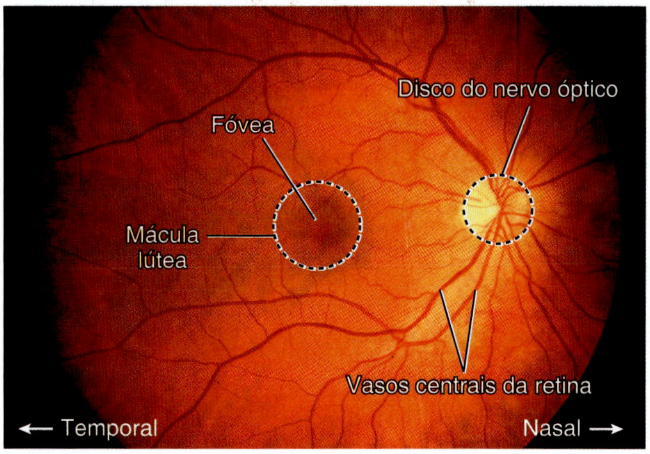

Figura 24.15 Fundo normal em exame oftalmoscópico do olho direito. O local de convergência dos axônios para formar o nervo óptico é o *disco do nervo óptico*. Como não dispõe de células fotorreceptoras, esse disco é um ponto cego no campo visual. Os *vasos centrais da retina* emergem do centro do nervo óptico (clinicamente conhecido como *escavação do disco*). A artéria divide-se em ramos superior e inferior, e cada um deles se subdivide em ramos nasais e temporais (observe as direções nasal e temporal na imagem). As veias têm um padrão semelhante de tributárias. A aproximadamente 17° ou 2,5 vezes o diâmetro do disco do nervo óptico lateral ao disco, a área levemente ovalada, sem vasos sanguíneos e pigmentada, corresponde à mácula lútea. Também é visível a *fóvea central*, uma depressão rasa no centro da *mácula lútea*. (Cortesia de Dr. Renzo A. Zaldivar.)

A mácula lútea é a área que circunda a fóvea, com diâmetro aproximado de 5,5 mm e que apresenta cor amarelada em decorrência do pigmento amarelo (xantofila). Ela contém cerca de 17.000 cones e ganha bastonetes na periferia. Essa região tampouco contém vasos retinianos. As células da retina e seus prolongamentos, sobretudo as células ganglionares, se empilham nos lados da fóvea de modo que não haja obstáculos à chegada da luz nessa área mais sensível da retina.

Vasos da retina

A artéria central da retina e a veia central da retina, os vasos que se podem ver e avaliar com auxílio do oftalmoscópio, atravessam o centro do nervo óptico e entram no globo ocular, no local do disco do nervo óptico (ver Figura 24.2 e anteriormente, seção sobre o desenvolvimento do olho). A artéria central da retina, que leva nutrientes às camadas internas desta, divide-se imediatamente em ramos superior e inferior, e cada um deles, por sua vez, se subdivide em ramos nasais e temporais (ver Figura 24.15). As veias têm um padrão semelhante a tributárias. A princípio, esses vasos estão localizados entre o corpo vítreo e a membrana limitante interna. Em seu trajeto lateral, eles se aprofundam nas camadas internas da retina. Os ramos desses vasos formam um plexo capilar que chega à camada nuclear interna e, portanto, nutre as camadas internas da retina (camadas 6 a 10; ver anteriormente). As demais camadas (1 a 5) são nutridas por difusão da camada coriocapilar vascular da corioide. Os ramos da **artéria central da retina** não se anastomosam e, portanto, elas são classificadas como **artérias terminais anatômicas**. A avaliação dos vasos retinianos e da aparência do disco do nervo óptico, durante a oftalmoscopia, não só oferece informações importantes sobre o estado do olho, como também pode revelar sinais clínicos iniciais de várias condições, tais como elevação da **pressão intracraniana**, **hipertensão arterial**, **glaucoma** e **diabetes melito**.

Cristalino

À semelhança da lente de uma câmera, a função básica do cristalino (lente) consiste em transmitir e focar a luz na retina.

O cristalino é uma estrutura biconvexa sem vasos ou nervos quase totalmente desprovida de tecido conjuntivo, com exceção de uma cápsula de lâmina basal. Ele está suspenso entre as margens do corpo ciliar pelas fibras zonulares. A tração das fibras zonulares mantém o cristalino achatado. Em contrapartida, a liberação da tensão promove a dilatação (acomodação) do cristalino para refratar os raios luminosos originados perto do olho, de modo que ocorra focalização na retina.

O cristalino tem três componentes principais (Figura 24.16):

- A cápsula do cristalino é uma lâmina basal espessa que circunda a superfície externa do cristalino; ela origina-se como lâmina basal da vesícula embrionária do cristalino. A parte anterior da cápsula é espessa, com cerca de 10 a 20 μm, e produzida pelas células anteriores do cristalino. Já a parte posterior da cápsula é bem mais delgada, com aproximadamente 5 a 10 μm. A cápsula do cristalino, sendo composta principalmente de colágeno tipo IV e proteoglicanos (*i. e.*, laminina, entactina, perlecano), é elástica. Igualmente, ela é mais espessa no equador, onde as fibras zonulares se inserem
- O epitélio subcapsular provém das células epiteliais da parte anterior da vesícula embrionária do cristalino; ele representa uma camada cuboide de células epiteliais que só existe na superfície anterior do cristalino. As células epiteliais da parte posterior da vesícula se alongam anteriormente e formam as fibras primárias do cristalino, que preenchem a cavidade da vesícula óptica
- As fibras secundárias do cristalino são formadas na periferia, próximo do equador do cristalino. Aqui, as células epiteliais proliferam e migram ao longo da região posterior da cápsula, a fim de se diferenciarem em fibras do cristalino maduro
- No centro do cristalino, as células epiteliais são quiescentes. As fibras do cristalino são derivadas das células epiteliais do cristalino. À medida que se diferenciam, elas sofrem alongamento substancial e perdem todas as organelas, inclusive os núcleos, ocorrendo a formação da zona sem organelas.

Junções comunicantes unem as células cuboides do epitélio subcapsular, que têm poucas organelas citoplasmáticas e coloração pálida. A região apical da célula está voltada para a face interna do cristalino e para as fibras do cristalino, com as quais formam os complexos juncionais. O cristalino aumenta de tamanho durante o crescimento normal e, depois, continua a produzir novas fibras, em ritmo cada vez menor durante toda a vida.

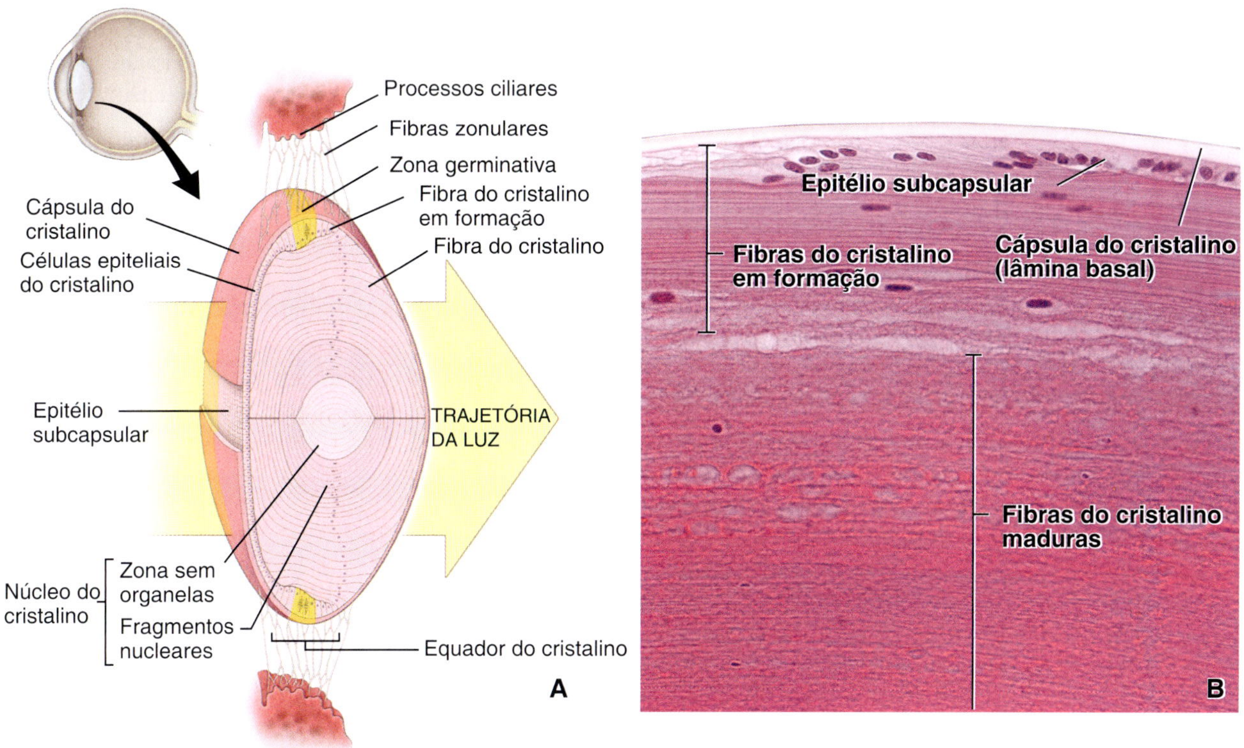

Figura 24.16 Estrutura do cristalino. A. Este desenho esquemático do cristalino suspenso dos processos ciliares por fibras zonulares mostra seus componentes estruturais. Observe que a cápsula do cristalino é formada pela lâmina basal das fibras do cristalino e pelo epitélio subcapsular, localizado na face anterior do cristalino. Neste desenho, uma tira da cápsula foi retirada para mostrar o epitélio subjacente. Observe também a localização da zona germinativa (*em amarelo*) no equador do cristalino, onde as células se dividem e diferenciam-se em fibras do cristalino. O centro do cristalino sem organelas é ocupado pelo núcleo. **B.** Esta fotomicrografia em grande aumento da zona germinativa (perto do equador do cristalino) mostra o processo ativo de formação da fibra do cristalino, a partir do *epitélio subcapsular*. Observe a *cápsula* espessa e a camada subjacente de núcleos de fibras do cristalino, durante sua diferenciação. As *fibras do cristalino maduras* não têm núcleos. 570×.

As fibras novas se desenvolvem a partir das células do epitélio subcapsular localizadas perto do equador (ver Figura 24.16), e são depositadas perifericamente como lamelas concêntricas (semelhantes às camadas de uma cebola). As células dessa região aumentam em altura e se diferenciam em fibras do cristalino.

À medida que se desenvolvem, as fibras do cristalino se alongam muito e são observadas como estruturas delgadas e achatadas. Elas perdem os núcleos e outras organelas conforme são preenchidas por proteínas denominadas cristalinas. As fibras do cristalino maduras alcançam 7 a 10 mm de comprimento, 8 a 10 μm de largura e 2 μm de espessura. No cristalino do adulto, apenas as fibras da região mais externa preservam seus núcleos e organelas. Perto do centro, no núcleo do cristalino, as fibras estão comprimidas e condensadas em grau tal que é impossível distingui-las individualmente. O núcleo do cristalino é uma zona sem organelas, composta de fibras primárias depositadas durante o desenvolvimento embrionário e fetal. Junções especializadas, denominadas suturas, unem as fibras do cristalino nas extremidades apicais e basais. Apesar de sua densidade e do teor de proteínas, o cristalino normal é transparente (ver Figura 24.16). Por último, vale notar que a alta densidade de fibras dificulta a obtenção de cortes histológicos de rotina do cristalino sem artefatos.

O envelhecimento causa alterações no cristalino.

O envelhecimento causa a perda gradual da elasticidade e da capacidade de acomodação do cristalino. Essa condição, conhecida como **presbiopia**, geralmente ocorre na quarta década de vida. Ela é corrigida com facilidade com o uso de óculos de leitura ou lupa.

A perda de transparência do cristalino ou de sua cápsula também é uma condição relativamente comum, associada ao envelhecimento. Essa condição, denominada **catarata**, pode ser causada por alterações da conformação ou por ligação cruzada das proteínas. O surgimento da catarata também pode estar relacionado com processos mórbidos, condições metabólicas ou hereditárias, traumatismo ou exposição a um agente nocivo (como a radiação ultravioleta). Em geral, a catarata que causa prejuízo significativo para a visão pode ser corrigida, cirurgicamente, por retirada do cristalino e substituição por uma lente de plástico implantada na câmara posterior.

Corpo vítreo

O corpo vítreo é a substância gelatinosa transparente que preenche a câmara vítrea no segmento posterior do olho.

O corpo vítreo está frouxamente fixado nas estruturas adjacentes, inclusive na membrana limitante interna da retina. A principal porção do corpo vítreo é um gel homogêneo que contém em torno de 99% de água (o humor vítreo), colágeno, glicosaminoglicanos (principalmente hialuronano) e uma pequena população de células denominadas hialócitos. Acredita-se que essas células sejam responsáveis pela síntese de fibrilas colágenas e glicosaminoglicanos. É difícil observar os hialócitos nas preparações de rotina coradas por hematoxilina e eosina (H-E). Com frequência, eles apresentam RER e complexo de Golgi bem desenvolvidos. Às vezes, os fibroblastos e os macrófagos teciduais são observados na periferia do corpo vítreo. O canal hialóideo (ou canal de Cloquet), que nem sempre é visível, atravessa o centro do corpo vítreo, desde o disco do nervo óptico até a parte posterior da cápsula do cristalino. Ele é o remanescente da via de passagem da artéria hialóidea durante o desenvolvimento do olho.

■ ESTRUTURAS ACESSÓRIAS DO OLHO

As funções primárias das pálpebras são cobertura, proteção e lubrificação dos olhos.

As pálpebras representam pregas de pele modificada que contêm apêndices epidérmicos bastante modificados, a fim de recobrir, proteger e lubrificar as partes anteriores dos olhos. A superfície anterior da pálpebra é recoberta por pele fina, e sua superfície posterior é revestida por uma mucosa especializada, a conjuntiva. A pele das pálpebras é frouxa e elástica, a fim de acomodar os movimentos. Cada pálpebra contém um suporte flexível, o tarso, formado por tecido fibroso denso e elástico. Na pálpebra superior, a borda livre inferior da lâmina tarsal se estende para a margem palpebral, e sua borda superior é o local de inserção das fibras de musculatura lisa do músculo tarsal superior (de Müller). A face inferior do tarso é coberta pela conjuntiva (Figura 24.17). O músculo orbicular do olho, um músculo estriado da expressão facial, forma uma delgada lâmina oval de fibras musculares esqueléticas circulares sobre o tarso. Além disso, o tecido conjuntivo da pálpebra superior contém fibras tendíneas do músculo levantador da pálpebra superior que abre a pálpebra (ver Figura 24.17). Próximo à margem palpebral, existe uma junção mucocutânea entre a pele e a conjuntiva da pálpebra. Os cílios emergem da borda mais anterior da margem palpebral. São pelos curvos, rígidos e curtos, e podem ocorrer em fileiras duplas ou triplas. Ademais, os cílios da mesma margem palpebral podem ter diâmetros e comprimentos diferentes.

A conjuntiva reveste o espaço entre a superfície interna das pálpebras e a superfície anterior do olho, sem cobrir a córnea.

A conjuntiva é uma mucosa delgada e transparente que se estende a partir da junção corneoescleral, na margem periférica da córnea, atravessa a esclera (túnica conjuntiva do bulbo) e cobre a superfície interna das pálpebras (túnica conjuntiva da pálpebra). A conjuntiva da pálpebra funde-se com a conjuntiva do bulbo nos fórnices do saco conjuntival; essa parte é denominada conjuntiva do fórnice (Figura 24.18). As conjuntivas do bulbo, da pálpebra e do fórnice formam um saco conjuntival, um espaço entre a pálpebra e o bulbo do olho que se abre anteriormente na fissura palpebral. O saco conjuntival pode conter até 30 $\mu\ell$ de líquido. Como um conta-gotas padrão dispensa cerca de 50 $\mu\ell$ de medicamento suspenso por gota, uma gota é mais que suficiente para encher o saco conjuntival.

A conjuntiva é formada por um epitélio estratificado colunar que contém numerosas células caliciformes, e apoia-se sobre uma lâmina própria composta de tecido conjuntivo frouxo. Essas células caliciformes secretam um componente das lágrimas que banham o olho. Melanócitos são encontrados na camada epitelial basal e, à semelhança dos melanócitos na pele, transferem melanossomas para as células epiteliais vizinhas. O acúmulo de tecido linfático difuso é evidente, particularmente abaixo da conjuntiva do fórnice (Figura 24.19). Essas coleções especializadas de linfócitos T e B subjacentes à conjuntiva são designadas como tecido linfático associado à conjuntiva (CALT, do inglês *conjunctiva-associated lymphatic tissue*) (Figura 24.20); esse tecido reconhece e processa antígenos e desencadeia uma resposta imune apropriada contra a invasão microbiana da superfície ocular. A conjuntiva é irrigada por ramos das artérias da pálpebra (arcadas tarsais marginais) e do bulbo do olho (artérias ciliares anteriores). A conjuntiva recebe inervação sensitiva dos

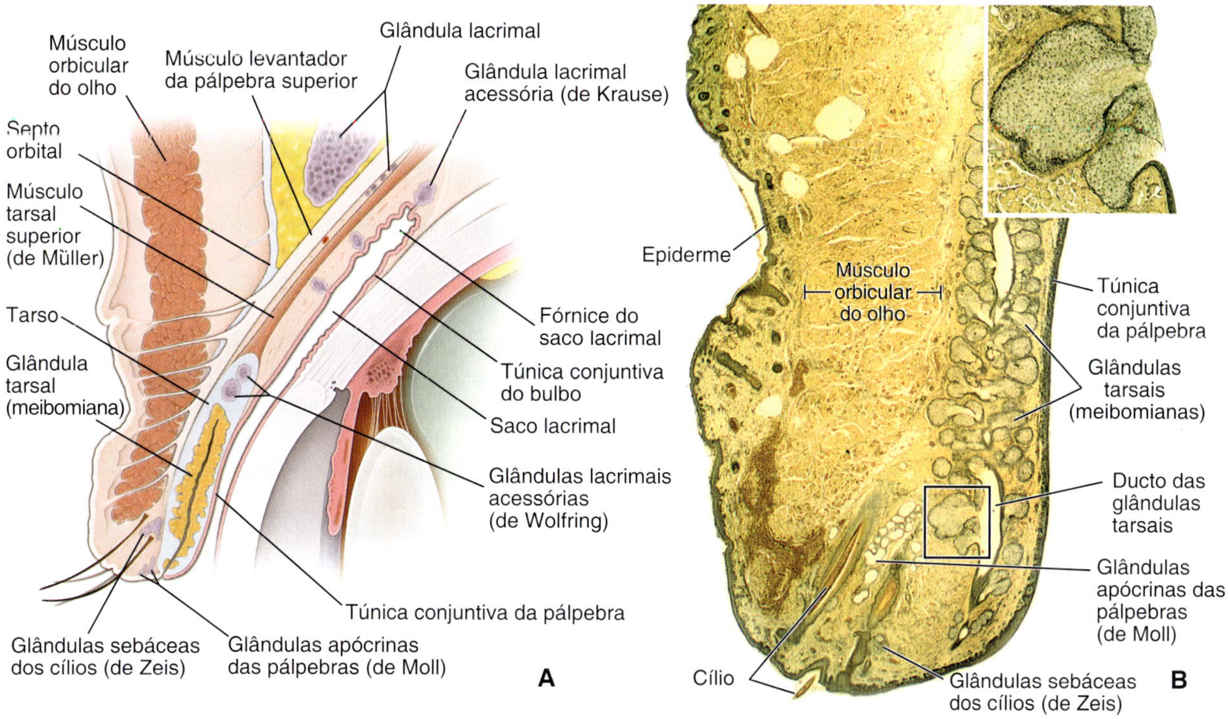

Figura 24.17 Estrutura da pálpebra. A. Este desenho esquemático da pálpebra mostra pele, anexos cutâneos, músculos, tendões, tecido conjuntivo e conjuntiva. Observe a distribuição de múltiplas glândulas pequenas associadas à pálpebra, e note também a reflexão da túnica conjuntiva da pálpebra no fórnice do saco lacrimal, onde aquela se torna a túnica conjuntiva do bulbo. **B.** Fotomicrografia de um corte sagital da pálpebra, corado com ácido pícrico para melhor observação de componentes epiteliais da pele e das numerosas glândulas. Nessa preparação, o tecido muscular (*i. e., o músculo orbicular do olho*) é corado de *amarelo*, e as células epiteliais da pele, da conjuntiva e do epitélio glandular são coradas de *verde*. Observe a existência das numerosas glândulas na pálpebra. A *glândula tarsal (meibomiana)* é a maior glândula e está localizada no tecido conjuntivo denso do tarso. Essa glândula sebácea libera sua secreção na abertura dos ductos palpebrais. 20×. **Detalhe.** A ampliação maior de uma glândula tarsal da *área delimitada pelo quadrado* mostra a estrutura típica de uma glândula holócrina. 60×.

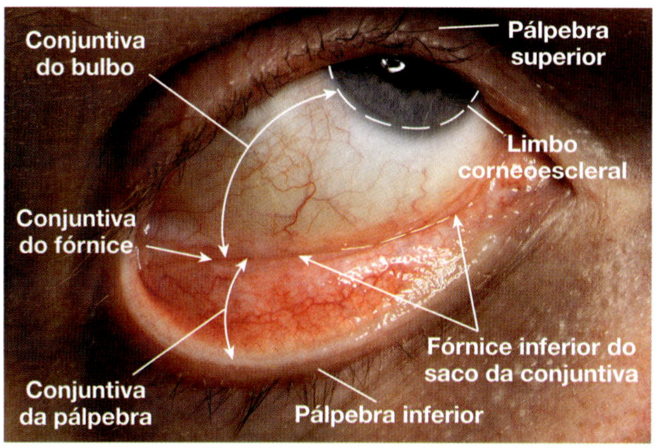

Figura 24.18 Conjuntiva e saco da conjuntiva. Esta fotografia da parte inferior do bulbo do olho com a pálpebra inferior rebatida mostra diferentes regiões da conjuntiva que revestem o saco conjuntival. A área mostrada está localizada entre a superfície interna da pálpebra e a superfície anterior do olho. A conjuntiva do bulbo estende-se desde o limbo corneoescleral que cobre a esclera do olho (mas que não cobre a córnea) até seus reflexos na superfície interna da pálpebra, ponto em que é denominada *conjuntiva da pálpebra*. Esta fotografia mostra o ponto inferior de reflexão da pálpebra inferior (denominado *fórnice inferior* do saco da conjuntiva). A conjuntiva nessas regiões é reconhecida como conjuntiva do fórnice.

ramos do nervo trigêmeo. A **conjuntivite**, uma inflamação da conjuntiva, é caracterizada por vermelhidão, irritação e lacrimejamento. O Boxe 24.6 contém mais informações clínicas sobre essa condição.

Secreções de glândulas modificadas nas pálpebras conferem proteção adicional aos olhos.

Além das glândulas sudoríparas écrinas, que liberam suas secreções diretamente sobre a pele, a pálpebra contém outros quatro tipos principais de glândulas (ver Figura 24.17):

- As glândulas tarsais (glândulas meibomianas), longas glândulas sebáceas alojadas no tarso, se apresentam como estriações amarelas verticais no tecido situado profundamente na conjuntiva. Seus ductos alongados se abrem na margem palpebral entre fileiras de cílios. A pálpebra superior tem cerca de 25 glândulas tarsais e a pálpebra inferior, cerca de 20. A secreção sebácea das glândulas tarsais produz uma camada oleosa na superfície do filme lacrimal, que retarda a evaporação da camada lacrimal normal. A obstrução da drenagem da secreção das glândulas tarsais causa o **calázio** (lipogranuloma da glândula tarsal), uma inflamação dessa glândula. Este se apresenta como um cisto indolor, geralmente localizado na pálpebra superior, que desaparece depois de alguns meses sem intervenção terapêutica
- As glândulas sebáceas dos cílios (glândulas de Zeis) são pequenas e modificadas, e estão conectadas com os folículos dos cílios, onde vertem sua secreção. A infecção bacteriana dessas glândulas sebáceas causa o **hordéolo** (também conhecido como **terçol**), com eritema e dor na área afetada da pálpebra
- As glândulas ciliares apócrinas (glândulas de Moll) são pequenas glândulas sudoríparas com túbulos sinuosos não ramificados que se iniciam como espirais simples
- As glândulas lacrimais acessórias são glândulas tubuloalveolares serosas compostas, cujos lumens são distendidos. Estão localizadas na face interna das pálpebras superiores (glândulas de Wolfring) e no fórnice do saco lacrimal (glândulas de Krause).

Todas as glândulas da pálpebra humana são inervadas por neurônios do sistema nervoso autônomo. Sua secreção é sincronizada com as glândulas lacrimais por um neurotransmissor comum, o polipeptídio intestinal vasoativo (VIP).

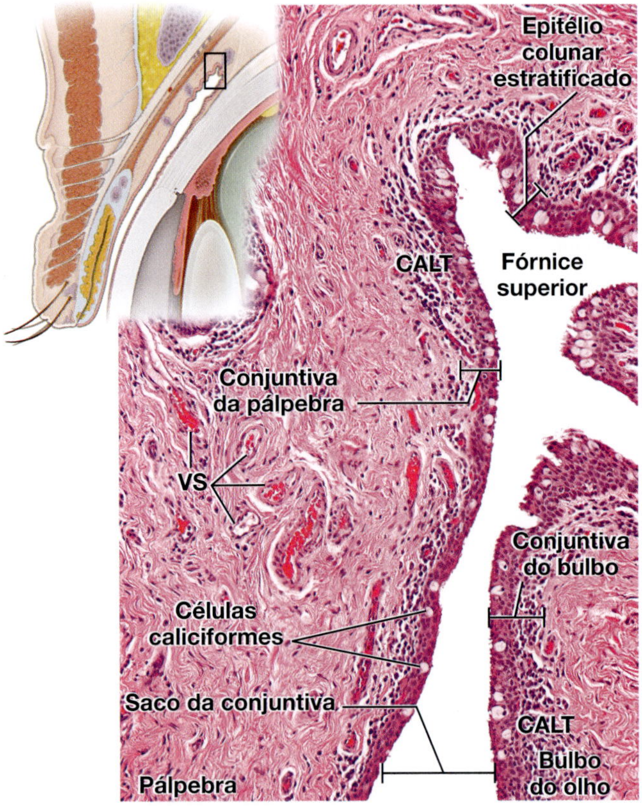

Figura 24.19 Fórnice superior do saco da conjuntiva. Esta amostra de baixo aumento corada por hematoxilina e eosina (H-E) foi obtida do fórnice superior do saco da conjuntiva, conforme indicado pelo *retângulo* no detalhe. A conjuntiva da pálpebra reveste a superfície interna da pálpebra e, no fórnice superior do saco da conjuntiva, reflete-se no bulbo do olho (conjuntiva do bulbo). Essa reflexão é identificada como conjuntiva do fórnice e consiste em epitélio colunar estratificado que contém numerosas células caliciformes. Acúmulos de tecido linfático denominado *tecido linfático associado à conjuntiva (CALT)* são claramente visíveis. Existem numerosos vasos sanguíneos (VS) subjacentes à conjuntiva da pálpebra. 120×. (Cortesia do Dr. Nick Mamalis, University of Utah, Moran Clinical Ophthalmology Resource for Education [CORE], Salt Lake City, Utah.)

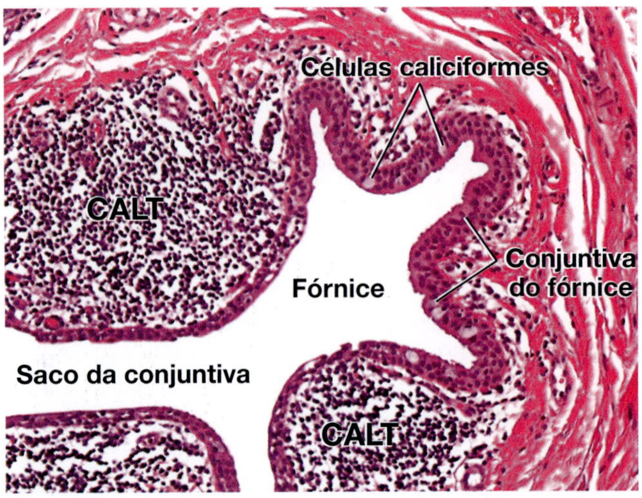

Figura 24.20 Conjuntiva do fórnice. Esta amostra de grande aumento corada por hematoxilina e eosina (H-E) mostra o fórnice do saco da conjuntiva. O fórnice da conjuntiva exibe um padrão típico de epitélio colunar estratificado contendo células caliciformes, que repousa sobre uma lâmina própria composta por tecido conjuntivo frouxo. O epitélio colunar estratificado mais distante do fórnice pode se transformar em epitélio estratificado colunar ou estratificado pavimentoso não queratinizado (*canto inferior à direita do saco da conjuntiva*). Observe o acúmulo de tecido linfático difuso abaixo da conjuntiva, conhecido como *tecido linfático associado à conjuntiva (CALT)*. 220×. (Cortesia do Dr. Nick Mamalis, University of Utah, Moran Clinical Ophthalmology Resource for Education [CORE], Salt Lake City, Utah.)

A glândula lacrimal produz lágrimas que umedecem a córnea e fluem para o ducto nasolacrimal (lacrimonasal, segundo a TA).

As lágrimas são produzidas pelas glândulas lacrimais e, em menor grau, pelas glândulas lacrimais acessórias. Cada glândula lacrimal está localizada sob a conjuntiva, na parte lateral superior da órbita (Figura 24.21), e é formada por vários lóbulos de glândulas serosas tubuloacinosas. Os ácinos contêm lumens amplos revestidos por células colunares. As células mioepiteliais, localizadas abaixo das células epiteliais na lâmina basal, auxiliam a liberação de lágrimas (Figura 24.22). Em torno de 12 ductos drenam da glândula lacrimal para a reflexão da conjuntiva logo abaixo da pálpebra superior, conhecida como fórnice do saco da conjuntiva.

As lágrimas drenam do olho através dos pontos lacrimais, pequenas aberturas dos canalículos lacrimais, localizados no ângulo medial. Os canalículos superior e inferior se unem e formam o canalículo comum, que se abre no saco lacrimal. Esse saco é contínuo com o ducto nasolacrimal, que se abre na cavidade nasal, abaixo da concha nasal inferior. Um epitélio ciliado pseudoestratificado reveste o saco lacrimal e o ducto nasolacrimal. **Dacriocistite** é uma inflamação do saco lacrimal frequentemente causada por obstrução do ducto nasolacrimal. Pode ser aguda, crônica ou congênita. Em geral, afeta idosos e, na maioria das vezes, é secundária à estenose (estreitamento) dos canalículos lacrimais.

As lágrimas protegem o epitélio da córnea e contêm agentes antibacterianos e de proteção contra a radiação UV.

As lágrimas mantêm a conjuntiva e o epitélio da córnea umidificados, e além disso removem corpos estranhos do olho ao fluírem na superfície da córnea em direção ao ângulo medial do olho (ver Figura 24.21). A delgada película de lágrimas, que cobre a superfície da córnea, não tem uma composição homogênea; é composta de uma mistura de produtos secretados pelas glândulas lacrimais, glândulas lacrimais acessórias, células caliciformes da conjuntiva e glândulas tarsais da pálpebra. O filme lacrimal contém proteínas (albuminas lacrimais e lactoferrina), enzimas (lisozima), lipídios, metabólitos e eletrólitos. Alguns medicamentos podem ser secretados na lágrima durante o tratamento.

A lactoferrina, proteína catiônica da lágrima, aumenta a atividade de vários agentes antimicrobianos naturais, como a lisozima.

O olho é movimentado dentro da órbita pela contração coordenada dos músculos extraoculares.

Há seis músculos do globo ocular (também denominados músculos extraoculares ou extrínsecos) fixados em cada olho. Estes são: reto medial, reto lateral, reto superior, reto inferior, oblíquo superior e oblíquo inferior. O músculo oblíquo superior é inervado pelo núcleo troclear (nervo craniano IV). O músculo reto lateral é inervado pelo núcleo abducente (nervo craniano VI). Todos os demais músculos extraoculares são supridos pelo nervo oculomotor (nervo craniano III). A ação combinada e precisamente controlada desses músculos possibilita o movimento vertical, lateral e rotatório do olho. Em geral, as ações dos músculos dos dois olhos são coordenadas, de maneira que os movimentos dos olhos sejam paralelos (o que é denominado **olhar conjugado**).

Boxe 24.6

Correlação clínica | Conjuntivite

A **conjuntivite** é a inflamação da conjuntiva. Pode estar localizada na túnica conjuntiva da pálpebra ou do bulbo. Os sinais e sintomas podem ser relativamente inespecíficos, com vermelhidão, irritação e secreção aquosa do olho (Figura B.24.6.1). Os sintomas também podem simular a sensação de corpo estranho. O uso prolongado de lentes de contato pode causar conjuntivite alérgica ou bacteriana, além do que pode ser o primeiro sinal de doença ocular mais grave (*i. e.*, úlcera da córnea). De modo geral, sintomas com duração inferior a 4 semanas são classificados como **conjuntivite aguda,** e aqueles que se estendem por maior período são denominados **conjuntivite crônica**.

Entre as causas mais comuns de conjuntivite aguda estão as bactérias; diversos vírus, entre os quais o HIV, o vírus varicela-zóster (VZV) e o herpes-vírus simples (HSV); e reações alérgicas. Com frequência, a conjuntivite bacteriana provoca secreção purulenta opaca que contém leucócitos e células epiteliais descamadas. Em um exame do olho, a secreção purulenta e as papilas conjuntivais ajudam a diferenciar entre a etiologia bacteriana e a viral. A conjuntivite viral é mais comum em adultos. O quadro clínico é de enantema difuso da conjuntiva, com folículos linfáticos muito numerosos na conjuntiva palpebral, com frequência acompanhado por aumento dos linfonodos pré-auriculares. A conjuntivite viral é muito contagiosa e geralmente está associada à infecção respiratória superior recente. Os pacientes precisam ser orientados para que evitem tocar os olhos, lavem as mãos com frequência e evitem compartilhar toalhas.

De modo geral, a conjuntivite bacteriana é tratada com pomadas ou colírios antibióticos. Não é necessária terapia antimicrobiana no caso de conjuntivite viral. No entanto, o tratamento conservador, com lágrimas artificiais para manter o olho lubrificado, pode aliviar os sintomas. Para os casos graves, é possível prescrever colírios de corticosteroides, a fim de reduzir o desconforto causado pela inflamação. O uso prolongado de corticosteroide, contudo, aumenta o risco de efeitos colaterais. Colírios contendo antibióticos também podem ser usados para tratamento de infecções secundárias. A conjuntivite viral geralmente se resolve em 3 semanas; casos mais graves, no entanto, podem levar mais de 1 mês.

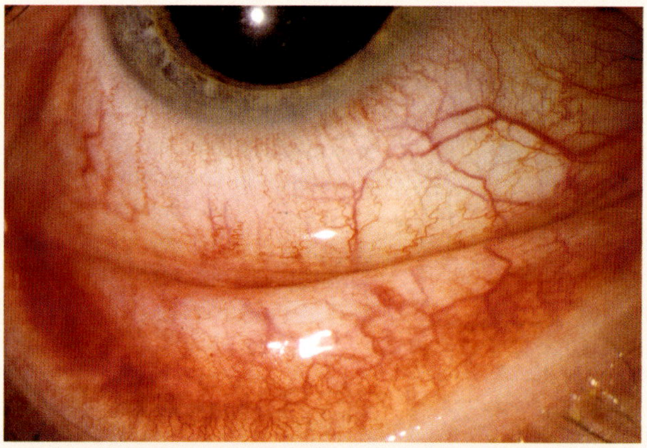

Figura B.24.6.1 Conjuntivite. Esta fotografia da parte inferior do globo ocular, com eversão da pálpebra inferior, mostra uma conjuntiva infectada. Os vasos sanguíneos aumentados na conjuntiva são responsáveis pela moderada vermelhidão do olho com edema conjuntival. É possível observar secreção transparente (na conjuntivite alérgica) ou purulenta (na conjuntivite bacteriana). (Cortesia de Dr. Renzo A. Zaldivar.)

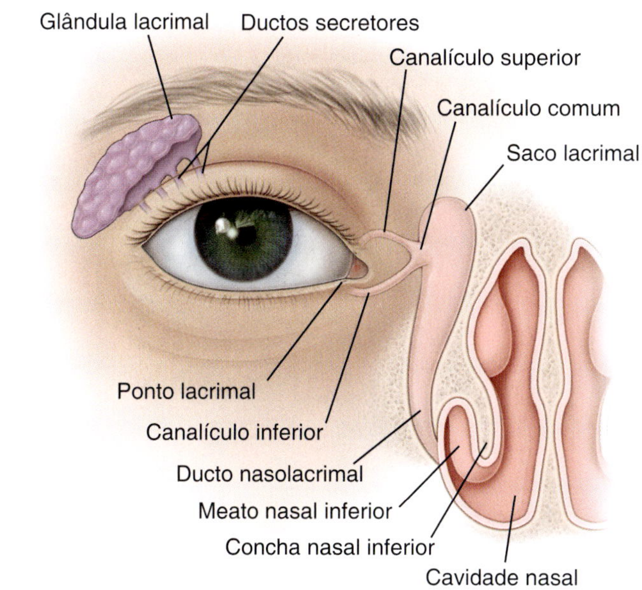

Figura 24.21 Diagrama esquemático do olho e do aparelho lacrimal. Este desenho mostra a localização da glândula lacrimal e dos componentes do aparelho lacrimal, que drena o líquido lacrimal para a cavidade nasal.

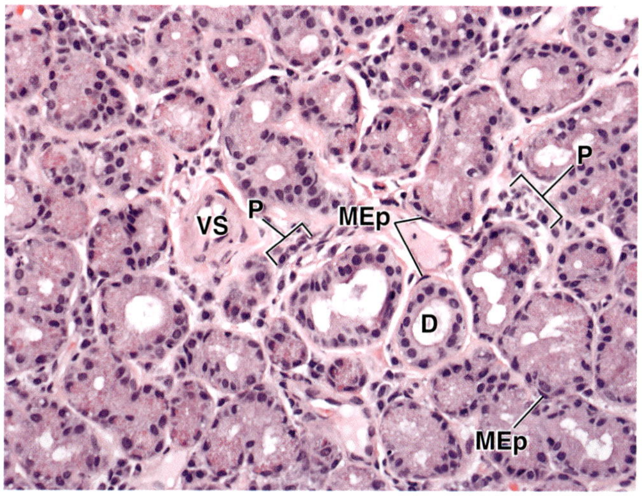

Figura 24.22 Microfotografia de glândula lacrimal. A glândula lacrimal é constituída por unidades secretoras serosas tubuloacinosas. Os ácinos são revestidos por células colunares secretoras serosas. Existem células mioepiteliais (*MEp*) sob as células epiteliais na lâmina basal. O citoplasma das células secretoras contém gotículas de lipídios e grânulos contendo mucina. Ductos (*D*) intralobulares revestidos por células serosas também contêm células mioepiteliais. Plasmócitos (*P*) e linfócitos ocasionais são observados entre os ácinos da glândula lacrimal. VS, vasos sanguíneos. 450×.

RESUMO

Olho

VISÃO GERAL DO OLHO

- O **olho** é um órgão sensitivo pareado, especializado, responsável pelo sentido da visão
- Os tecidos oculares são derivados do **neuroectoderma** (retina), do **ectoderma de superfície** (cristalino, epitélio da córnea) e do **mesoderma** (esclera, estroma da córnea, túnica vascular)
- O globo ocular é formado por três camadas estruturais: **túnica corneoescleral (fibrosa)** externa, composta de córnea transparente e esclera opaca branca; **túnica vascular** intermediária, composta de corioide, corpo ciliar e íris; e túnica interna, a **retina**
- As camadas do olho e do cristalino constituem os limites das três câmaras: **câmara anterior** e **câmara posterior**, preenchidas por **humor aquoso**; e **câmara vítrea**, ocupada por um gel transparente, o **corpo vítreo**
- O **humor aquoso** é secretado pelos processos ciliares para a câmara posterior. Atravessa a pupila e chega à câmara anterior, onde drena para o **seio venoso da esclera (canal de Schlemm)** no **ângulo iridocorneal.**

TÚNICAS NA PAREDE DO OLHO

- A **córnea** é transparente e formada por cinco camadas (a partir da face anterior): **epitélio da córnea** (epitélio estratificado pavimentoso), **membrana de Bowman** (membrana basal anterior do epitélio da córnea), um **estroma da córnea** avascular espesso, **membrana de Descemet** (membrana basal posterior do endotélio) e **endotélio da córnea**
- A **esclera** é opaca e constituída principalmente por tecido conjuntivo denso. Comunica-se com a córnea no **limbo corneoescleral**, que contém **células-tronco do limbo corneoescleral**
- A **íris** origina-se do corpo ciliar e o diâmetro de sua abertura (**pupila**) é controlado por fibras musculares lisas do **músculo esfíncter da pupila,** e também pela camada de células mioepiteliais do **músculo dilatador da pupila**. Sua face posterior é coberta por epitélio pigmentar e contém um estroma com abundantes melanócitos
- O **corpo ciliar** está localizado entre a íris e a corioide. Ele contém **processos ciliares** que secretam humor aquoso. É o local de fixação das **fibras zonulares,** que suspendem o cristalino, e contém **músculo ciliar** que altera o formato do **cristalino** durante a **acomodação**
- O cristalino é uma estrutura transparente, avascular e biconvexa. Ele está suspenso entre as margens do corpo ciliar e é composto de **cápsula do cristalino**, **epitélio subcapsular** e **fibras do cristalino**
- A **corioide** é parte da túnica vascular e tem uma **camada coriocapilar** interna, que contém vasos sanguíneos e fornece nutrientes para a retina; além de uma **membrana de Bruch** externa, que serve como lâmina basal das células do endotélio e do epitélio pigmentar da retina
- A **retina** é derivada das camadas interna e externa do cálice óptico. Ela é formada por duas camadas básicas: a camada **neural da retina** (a camada interna que contém células fotorreceptoras) e o **epitélio pigmentar da retina (EPR)**, a camada externa que se fixa na corioide.

RETINA

- A **retina** contém 10 camadas de células e seus prolongamentos. As principais células na retina são: **fotorreceptores** (cones e bastonetes), **neurônios condutores** (neurônios bipolares e células ganglionares), **neurônios de associação** e **células de sustentação** (p. ex., células de Müller)
- O **epitélio pigmentar da retina** (camada 1) é a camada mais externa da retina e **absorve a luz dispersa**. É um dos componentes da **barreira hematorretiniana, restaura a fotossensibilidade** dos pigmentos visuais e **fagocita discos membranáceos** dos cones e bastonetes
- Os **bastonetes** (camada 2) são mais numerosos (120 milhões) na retina e detectam a intensidade da luz, com seus segmentos externos cilíndricos. Os **cones** (camada 2) são menos numerosos (7 milhões) e, com seu segmento externo cônico, detectam três diferentes comprimentos de onda de luz, correspondentes às cores primárias: azul, verde e vermelho
- Os bastonetes contêm o pigmento visual **rodopsina**, composto de **opsina** e **retinal**, uma pequena molécula que absorve a luz. Os cones contêm o pigmento visual **iodopsina**
- A conversão de luz em impulsos nervosos nos fotorreceptores é denominada **processamento visual**. Neste, ocorre uma reação fotoquímica com base na conversão de **11-*cis*-retinal** em ***all-trans*-retinal** na rodopsina. A consequência dessa conversão é a ativação da opsina que, por sua vez, ativa a proteína G e inicia a hiperpolarização da membrana das células fotorreceptoras, o que é detectado pelos neurônios bipolares como impulso nervoso
- A **membrana limitante externa** (camada 3) é formada por uma fileira de zônulas de adesão entre células de Müller
- A **camada nuclear externa** (camada 4) contém os núcleos de cones e bastonetes, e a **camada plexiforme externa** (camada 5) contém seus prolongamentos, os quais fazem sinapse com as células horizontais, amácrinas e bipolares [cujos núcleos estão na **camada nuclear interna** (camada 6)]
- Os axônios das células da camada plexiforme externa fazem sinapse na **camada plexiforme interna** (camada 7) com células ganglionares, cujos corpos celulares estão na **camada de células ganglionares** (camada 8). Essas células enviam axônios para a **camada de fibras do nervo óptico** (camada 9), que forma o nervo óptico
- A **membrana limitante interna** (camada 10) é uma lâmina basal que separa a retina do corpo vítreo.

ESTRUTURAS ACESSÓRIAS DO OLHO

- As **pálpebras** são formadas por pele, tarso, parte do **músculo orbicular do olho**, fibras tendinosas do **músculo levantador da pálpebra superior** (na pálpebra superior) e túnica conjuntiva da pálpebra
- A **conjuntiva** é formada por **epitélio estratificado colunar** com **células caliciformes**. Ela reveste o espaço entre a superfície interna da pálpebra e a superfície anterior do olho lateral à córnea
- Um tecido linfático difuso, denominado **tecido linfático associado à conjuntiva (CALT)** está subjacente à conjuntiva nos fórnices superior e inferior do saco da conjuntiva
- As **glândulas tarsais (glândulas meibomianas)** são glândulas sebáceas longas alojadas no tarso das pálpebras superiores e inferiores
- A **glândula lacrimal** produz lágrimas que umidificam a córnea e fluem para o ducto nasolacrimal e a cavidade nasal.

PRANCHA 24.1 ■ Olho 1

O **olho** humano é um órgão sensitivo complexo, responsável pela visão. A parede do olho é constituída por **três túnicas ou camadas concêntricas:** a túnica interna, a **retina;** a túnica intermediária ou vascular, a **úvea;** e a túnica fibrosa externa, a **corneoesclera.** Com frequência, o olho é comparado a uma câmera simples com uma lente para capturar e focalizar a luz, um diafragma para controlar a luz e filme para registrar a imagem. No olho, a **córnea** e o **cristalino** concentram e focalizam a luz na **retina.** A **íris,** localizada entre a córnea e o cristalino, controla o tamanho da pupila, através da qual a luz entra no olho. As **células fotorreceptoras (bastonetes e cones)** na retina detectam a intensidade (bastonetes) e a cor (cones) da luz que a elas chega. Esses diversos parâmetros são codificados e transmitidos ao encéfalo por meio do nervo óptico (nervo craniano II).

O olho tem 25 mm de diâmetro. Está suspenso na cavidade orbital óssea por seis músculos estriados extraoculares, que controlam seu movimento. Os músculos extraoculares são coordenados de modo que o movimento dos olhos seja sincronizado e simétrico ao redor dos próprios eixos centrais. Uma camada espessa de tecido adiposo envolve parcialmente e protege o olho, durante sua movimentação na órbita.

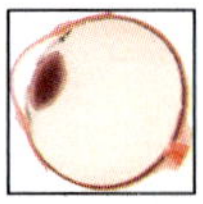

Desenho modificado do olho humano, perspectiva meridional, por E. Sobotta.

A **retina** (*R*) é a camada mais interna, constituída por várias camadas de células. Entre elas estão células receptoras (bastonetes e cones), neurônios (p. ex., células bipolares e ganglionares), células de sustentação e um epitélio pigmentar (Prancha 24.2). Os componentes receptores da retina estão situados nos três quintos posteriores do globo ocular. No limite anterior da camada receptora, a ***ora serrata*** (*OS*), a retina tem sua espessura reduzida. Seus componentes não receptores continuam para a frente e cobrem a face posterior ou interna do **corpo ciliar** (*CC*) e da **íris** (*I*). Essa extensão anterior não receptora da camada interna é muito pigmentada, e o pigmento (melanina) se evidencia como a margem interna negra dessas estruturas.

A **úvea**, a túnica intermediária do globo ocular, é formada por corioide, corpo ciliar e íris. A corioide é uma camada vascularizada. A úvea é relativamente delgada, o que dificulta sua distinção na figura, exceto por sua localização. A partir dessas informações, a **corioide** (*Co*) é identificada em posição imediatamente externa à camada pigmentar da retina. Ela também é muito pigmentada e seu pigmento é observado como uma camada bem-definida em várias regiões do corte.

Anterior à *ora serrata*, há espessamento da úvea que, nesse local, passa a ser denominada corpo ciliar (*CC*). Este contém o músculo ciliar (ver Prancha 24.3), responsável pelas adaptações do cristalino para focalização da luz. O corpo ciliar também contém processos nos quais estão fixadas as fibras zonulares. Tais fibras atuam como ligamentos suspensores do cristalino (*C*). A íris (*I*), por sua vez, é o componente anterior da úvea e contém uma abertura central, a pupila.

A camada externa do bulbo, a **túnica fibrosa**, é formada pela **esclera** (*E*) e pela **córnea** (*Cn*). Ambas contêm fibras colágenas como seu principal elemento estrutural; no entanto, a córnea é transparente e a esclera, opaca. Os músculos extraoculares se inserem na esclera e são responsáveis pelos movimentos do olho. Esses músculos não estão incluídos na preparação, exceto por duas pequenas regiões de uma inserção muscular (*setas*) na *parte inferior esquerda* e na *parte central superior* da ilustração. Posteriormente, a esclera é perfurada pelo **nervo óptico** (*NO*) emergente. Uma depressão profunda na camada neural da retina, lateral ao nervo óptico (acima do *NO* nesta figura), é a fóvea central (*FoC*), a parte mais delgada e mais sensível da camada neural da retina.

Já o cristalino é apresentado na Prancha 24.4. Imediatamente posterior a ele está a grande cavidade do olho, a **cavidade vítrea** (*V*), preenchida por um material gelatinoso espesso, o humor ou corpo vítreo. Anterior ao cristalino há outras duas câmaras preenchidas por líquido: a **câmara anterior** (*CA*) e a **câmara posterior** (*CP*), separadas pela íris.

C, Cristalino
CA, Câmara anterior
CC, Corpo ciliar
Cn, Córnea
Co, Corioide
CP, Câmara posterior
E, Esclera
FoC, Fóvea central
I, Íris
NO, Nervo óptico
OS, *Ora serrata*
R, Retina
V, Cavidade vítrea
Setas, Inserções musculares

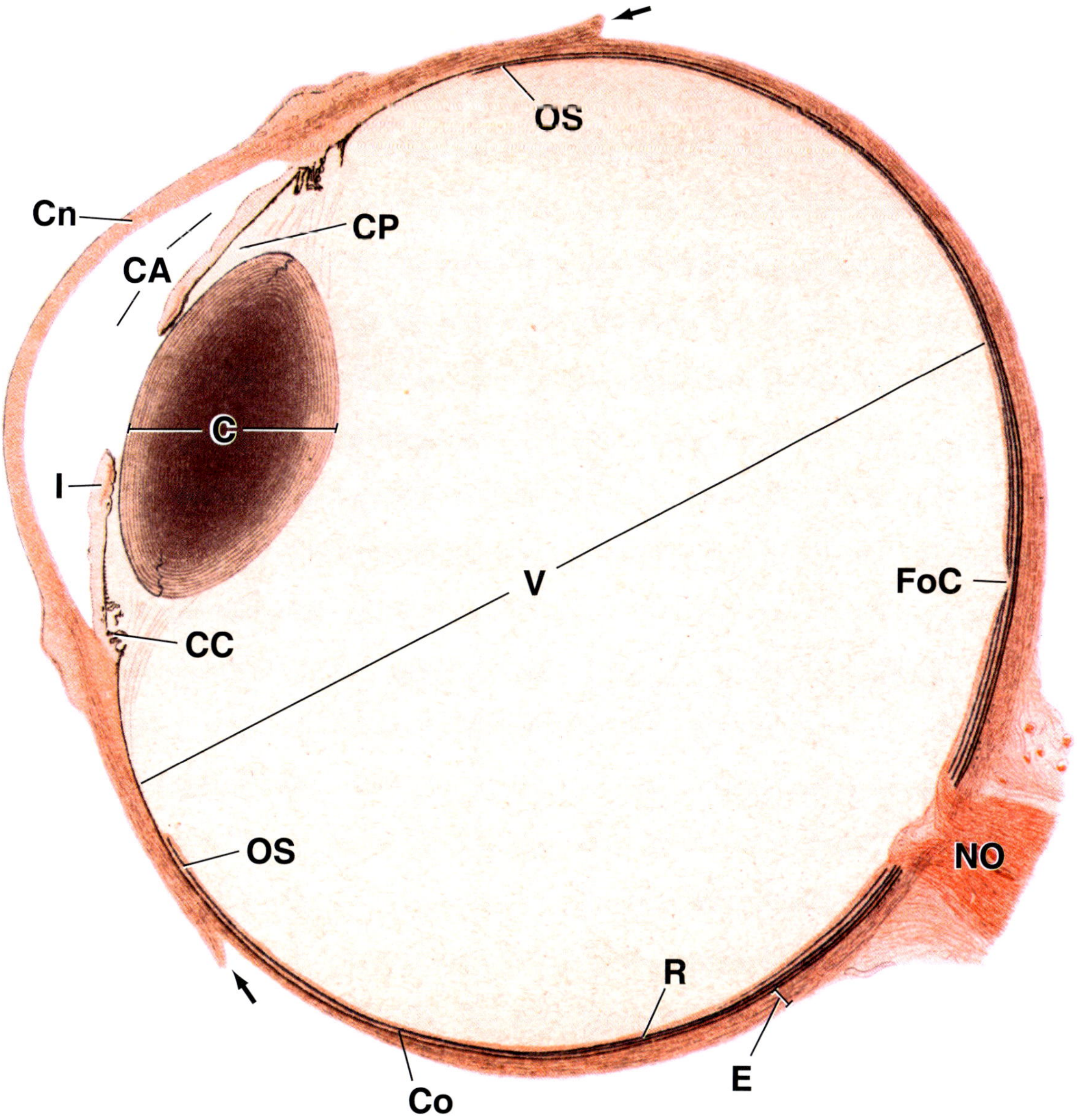
OS
Cn
CP
CA
C
I
V
FoC
CC
NO
OS
R
E
Co

PRANCHA 24.2 ■ Olho 2 | Retina

A **retina** e o **nervo óptico** são projeções do prosencéfalo. O revestimento fibroso do nervo óptico é uma extensão das meninges encefálicas. A camada neural da retina é uma estrutura com múltiplas camadas, composta de: fotorreceptores (cones e bastonetes); neurônios, alguns dos quais são especializados como neurônios de condução e associação; e células de sustentação (**células de Müller**). Externamente à camada neural da retina há uma camada de **epitélio pigmentar da retina (EPR)**, constituído por células colunares. As células de Müller são semelhantes à neuróglia do restante do sistema nervoso central. Os prolongamentos das células de Müller se ramificam por toda a espessura da retina. A membrana limitante interna é a lâmina basal dessas células; a membrana limitante externa é, na verdade, uma linha formada pelos complexos juncionais entre os prolongamentos dessas células e das **células fotorreceptoras**.

Os neurônios da retina estão organizados sequencialmente em três camadas: (1) uma camada profunda de cones e bastonetes; (2) uma camada intermediária de células **bipolares**, **horizontais** e **amácrinas**; e (3) uma camada superficial de células **ganglionares**. Impulsos nervosos originados nos cones e bastonetes são transmitidos para a camada intermediária e, depois, para as células ganglionares. As conexões sinápticas ocorrem na **camada plexiforme externa** (entre os cones e bastonetes e a camada neuronal intermediária) e na **camada plexiforme interna** (entre a camada intermediária e as células ganglionares), com consequente soma e integração neuronal. Por fim, as células ganglionares enviam seus axônios ao encéfalo como componentes do nervo óptico.

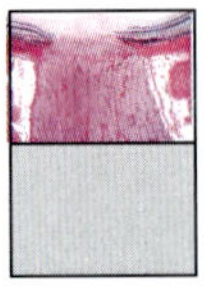

Disco e nervo ópticos, olho, ser humano, hematoxilina e eosina (H-E), 65×.

O **disco do nervo óptico** (*DO*) é o local de saída do nervo óptico do olho. Ele é caracterizado por uma depressão, evidente nesta imagem. Não há células receptoras no disco do nervo óptico que, às vezes, é denominado *ponto cego*, por ser insensível à estimulação luminosa.

As fibras que dão origem ao nervo óptico se originam na retina, mais especificamente, na camada de células ganglionares (ver adiante). Elas atravessam a esclera por meio de várias aberturas (*setas*) e formam o **nervo óptico** (*NO*). A região da esclera que contém essas aberturas é denominada **lâmina cribriforme** (*LC*) ou lâmina crivosa. O nervo óptico contém uma artéria e uma veia centrais (não mostradas aqui) que também atravessam a lâmina cribriforme. Ramos desses vasos sanguíneos (*VS*) irrigam a porção interna da retina.

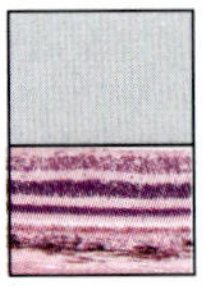

Retina, olho, ser humano, H-E, 325×.

De acordo com as características estruturais mostradas nos cortes histológicos, a retina é dividida em 10 camadas, da posterior para a anterior, citadas adiante e indicadas nesta figura:

1. **Epitélio pigmentar da retina** (*EPR*), a camada externa da retina
2. **Camada de cones e bastonetes** (*C&B*), a camada fotorreceptora
3. **Membrana limitante externa** (*MLE*), uma linha formada pelos complexos juncionais das células fotorreceptoras
4. **Camada nuclear externa** (*CNE*), que contém núcleos de cones e bastonetes
5. **Camada plexiforme externa** (*CPE*), que contém prolongamentos neurais e sinapses de cones e bastonetes com células bipolares, amácrinas, interplexiformes e horizontais.
6. **Camada nuclear interna** (*CNI*), que contém núcleos de células bipolares, horizontais, interplexiformes, amácrinas e de Müller
7. **Camada plexiforme interna** (*CPI*), que contém prolongamentos e sinapses de células bipolares, horizontais, interplexiformes, amácrinas e ganglionares
8. **Camada de células ganglionares** (*CCG*), que contém os corpos e os núcleos das células ganglionares
9. **Camada de fibras nervosas** (*CFN*), que contém axônios das células ganglionares
10. **Membrana limitante interna** (*MLI*), composta de lâmina (basal) externa das células de Müller.

Esta figura também mostra a camada interna da corioide (*Co*), uma membrana acelular, a lâmina vítrea (*LV*), também conhecida como membrana de Bruch. As eletromicrografias mostram que essa membrana corresponde à membrana basal do epitélio pigmentar. Imediatamente externa à lâmina vítrea está a camada capilar da corioide (camada coriocapilar). Esses vasos irrigam a parte externa da retina.

C&B, Camada de cones e bastonetes
CCG, Camada de células ganglionares
CFN, Camada de fibras nervosas
CNE, Camada nuclear externa (núcleos de cones e bastonetes)
CNI, Camada nuclear interna (núcleos de células bipolares, horizontais, amácrinas e de Müller)
Co, Corioide
CPE, Camada plexiforme externa
CPI, Camada plexiforme interna
DO, Disco do nervo óptico
EPR, Epitélio pigmentar da retina
LC, Lâmina cribriforme
LV, Lâmina vítrea
MLE, Membrana limitante externa
MLI, Membrana limitante interna
NO, Nervo óptico
VS, Vasos sanguíneos
Setas, Aberturas na esclera (lâmina cribriforme)

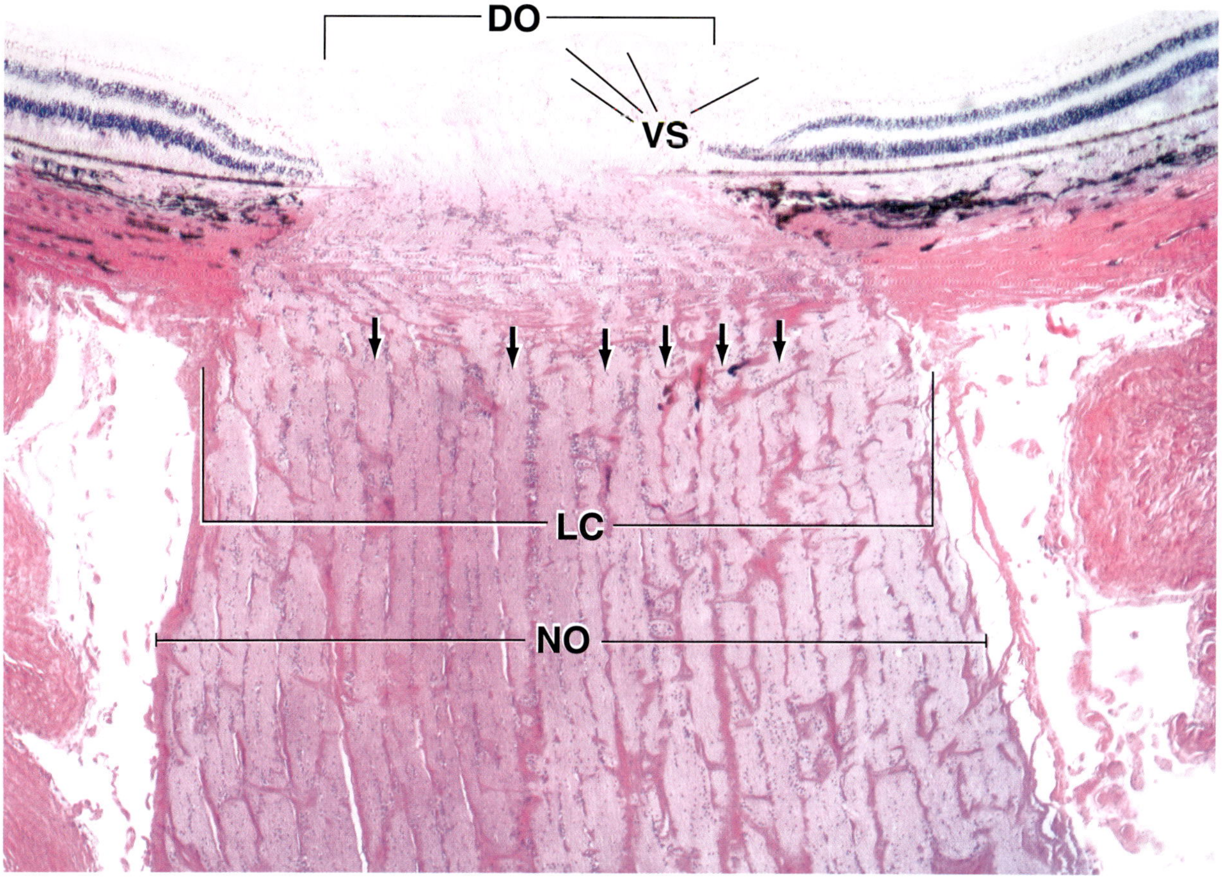
DO
VS
LC
NO

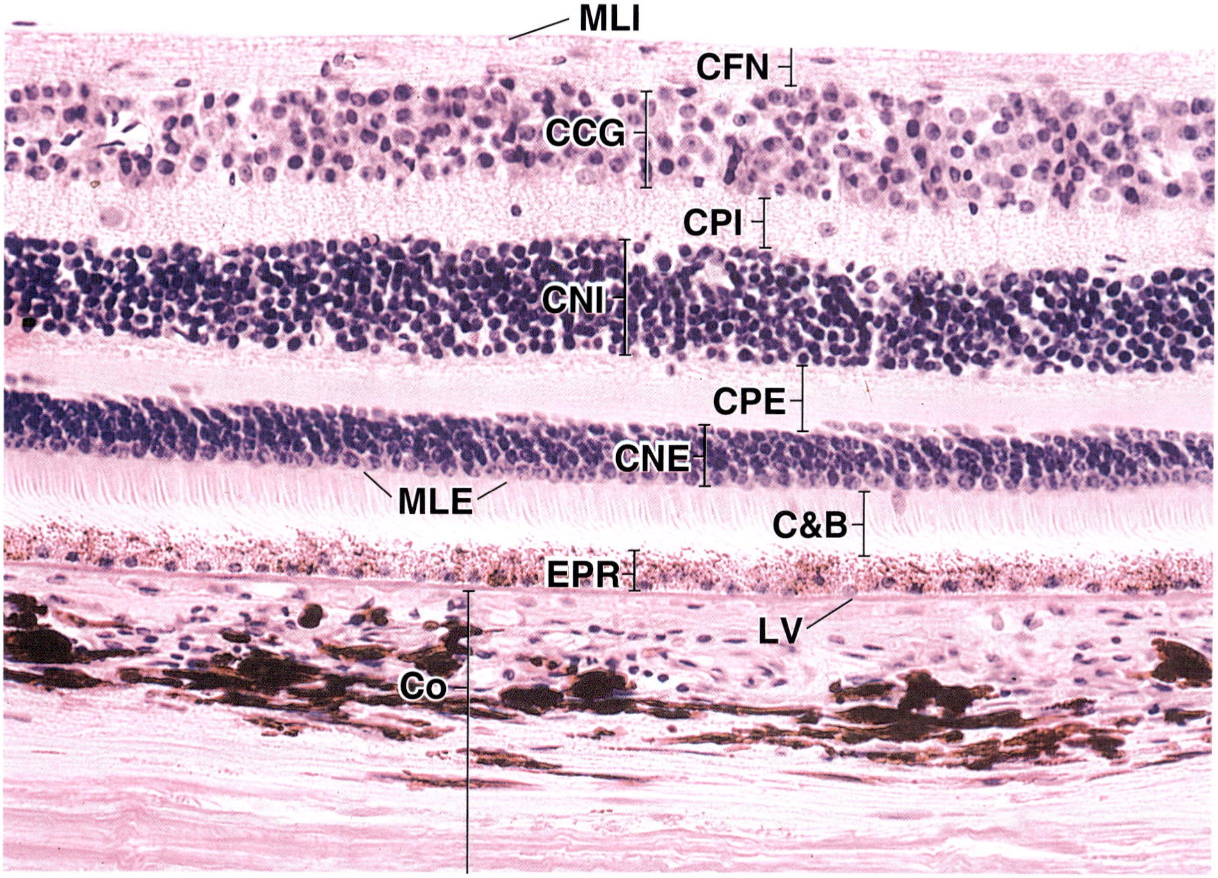
MLI
CFN
CCG
CPI
CNI
CPE
CNE
MLE
C&B
EPR
LV
Co

PRANCHA 24.3 ■ Olho 3 | Segmento anterior

O **segmento anterior** é a parte do olho anterior à ***ora serrata***, a extensão mais anterior da camada neural da retina, e inclui as **câmaras anterior** e **posterior** e as estruturas que as delimitam. Estas incluem: a córnea e a esclera, a íris, o cristalino, o corpo ciliar e as conexões entre a lâmina basal dos processos ciliares e a cápsula do cristalino (lâmina basal espessa do epitélio do cristalino), que forma o ligamento suspensor do cristalino, as **fibras zonulares**. A câmara posterior é o espaço que tem como limite posterior a face anterior do cristalino e, como limite anterior, a face posterior da íris. O corpo ciliar forma o limite lateral. O humor aquoso flui através da pupila para a câmara anterior, que ocupa o espaço entre a córnea e a íris, e drena para o **canal de Schlemm**.

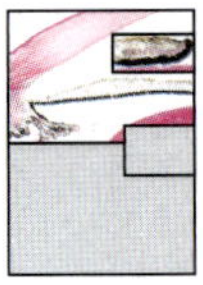

Segmento anterior, olho, ser humano, hematoxilina e eosina (H-E), 45×; detalhe, 75×.

Uma porção do **segmento anterior** do olho, mostrada nesta figura, inclui partes da córnea (*Cn*), esclera (*E*), íris (*I*), corpo ciliar (*CC*), câmara anterior (*CA*), câmara posterior (*CP*), cristalino (*C*) e fibras zonulares (*FZ*).

A relação entre a córnea e a esclera é ilustrada aqui da melhor maneira possível. A junção entre as duas (*setas*) é indicada por mudança da coloração; a substância da córnea é mais clara que a da esclera. O **epitélio da córnea** (*ECn*) é contínuo com o **epitélio da conjuntiva** (*ECj*), que cobre a esclera. Observe que o epitélio apresenta considerável espessamento na junção corneoescleral e se assemelha ao da mucosa oral. O epitélio da conjuntiva é separado do componente fibroso denso da esclera por tecido conjuntivo vascular frouxo. Juntos, esse tecido conjuntivo e o epitélio formam a conjuntiva (*Cj*). Essa junção epitélio-tecido conjuntivo da conjuntiva é irregular; já a face inferior do epitélio da córnea é uniforme.

Imediatamente lateral à junção da córnea e esclera está o **canal de Schlemm** (*CS*; ver também a figura adiante). Este tem um trajeto circular em torno do perímetro da córnea; comunica-se com a câmara anterior através de uma trama trabecular frouxa de tecido, os espaços de Fontana. O canal de Schlemm também se comunica com as veias episclerais. Por meio de suas comunicações, o canal de Schlemm é uma via que possibilita a chegada do líquido das câmaras anterior e posterior à corrente sanguínea.

O *detalhe* mostra a extremidade da íris. Observe a intensa pigmentação na face posterior desta, que é coberta pelo mesmo epitélio bilaminar que o corpo ciliar e os processos ciliares. No epitélio ciliar, a camada externa é pigmentada e a camada interna, não. Já as duas camadas do epitélio da íris (*EI*) são intensamente pigmentadas. É possível ver uma parte do músculo (*M*) esfíncter da pupila sob o epitélio.

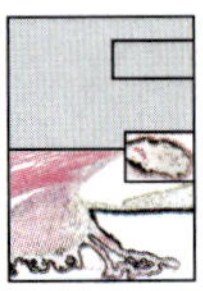

Segmento anterior, olho, ser humano, H-E, 90×; detalhe, 350×.

Em posição imediatamente interna à margem anterior da esclera (*E*) está o **corpo ciliar** (*CC*). A **íris** (*I*) se origina da margem anterior desse corpo ciliar, cuja superfície interna forma elevações estriadas radiais, os **processos ciliares** (*PC*), nos quais estão fixadas as fibras zonulares (*FZ*). De fora para dentro, os componentes do corpo ciliar são: o músculo ciliar (*MC*); a camada de tecido conjuntivo (vascular) (*CV*) que, contendo pequenas artérias (*A*, *detalhe*) e veias (*V*, *detalhe*), representa a túnica corioide no corpo ciliar; a lâmina vítrea (*LV*, *detalhe*); e o epitélio ciliar (*ECi*, *detalhe*). O epitélio ciliar é formado por duas camadas (*detalhe*), a camada pigmentada (*EP*) e a camada não pigmentada (*Enp*). Já a lâmina vítrea é uma continuação da mesma camada da corioide; ela é a membrana basal das células epiteliais ciliares pigmentadas.

O **músculo ciliar** está organizado em três camadas. A camada externa ocupa posição logo abaixo da esclera e contém as fibras meridionais de Brücke. A camada mais extensa dessas fibras continua em sentido posterior até a corioide, e é denominada *músculo tensor da corioide*. A camada média é o grupo radial, que se irradia da região da junção corneoescleral até o corpo ciliar. A camada interna tem células musculares com organização circular, observadas em corte transversal. A artéria circular (*AC*; quase indistinguível) e a veia circular (*VC*) da íris, também em corte transversal, estão situadas imediatamente anteriores ao grupo circular de células musculares.

A, Artéria
AC, Artéria circular
C, Cristalino
CA, Câmara anterior
CC, Corpo ciliar
Cj, Conjuntiva
Cn, Córnea
CP, Câmara posterior
CS, Canal de Schlemm
CV, Camada vascular (do corpo ciliar)
E, Esclera
ECi, Epitélio ciliar
ECj, Epitélio da conjuntiva
ECn, Epitélio da córnea
EI, Epitélio da íris
Enp, Camada não pigmentada de epitélio ciliar
EP, Camada pigmentada de epitélio ciliar
FZ, Fibras zonulares
I, Íris
LV, Lâmina vítrea
M, Músculo esfíncter da pupila
MC, Músculo ciliar
PC, Processos ciliares
V, Veia
VC, Veia circular
Setas, Junção entre córnea e esclera

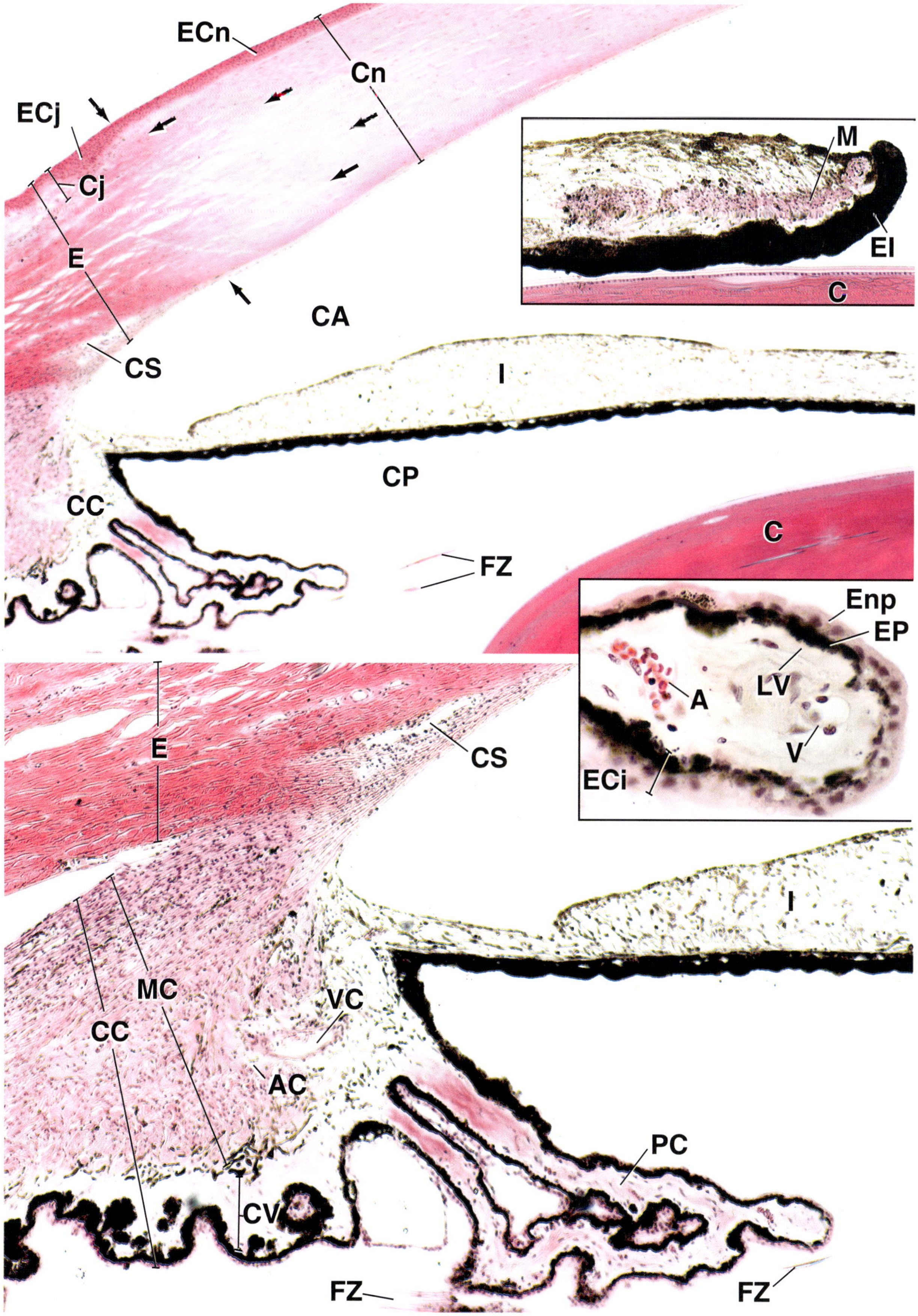
ECn
Cn
ECj
Cj
E
CA
CS
I
CP
CC
FZ
C
M
El
C
Enp
EP
LV
A
V
ECi
E
CS
I
MC
CC
VC
AC
PC
CV
FZ
FZ

PRANCHA 24.4 ■ Olho 4 | Esclera, córnea e cristalino

A **córnea** transparente é o principal elemento dióptrico (refrativo) do olho e é coberta por epitélio estratificado pavimentoso não queratinizado. Seu estroma é formado por lamelas alternadas de fibrilas colágenas e fibroblastos (**ceratócitos**). As fibrilas colágenas em cada lamela têm diâmetro e espaçamento muito uniformes; as fibrilas nas lamelas adjacentes estão organizadas perpendicularmente umas às outras. A organização ortogonal de fibrilas muito regulares é responsável pela transparência da córnea. A face posterior é coberta por uma camada única de células cuboides baixas, o **endotélio da córnea**, apoiado sobre uma lâmina basal espessada, a **membrana de Descemet**. Quase todas as trocas metabólicas da córnea avascular ocorrem através do endotélio. A lesão dessa camada causa edema da córnea e pode acarretar a perda temporária ou permanente da transparência.

O **cristalino**, por sua vez, é uma estrutura epitelial transparente, avascular e biconvexa, suspensa por fibras zonulares. A tensão dessas fibras o mantém achatado; em contrapartida, a diminuição da tensão torna o cristalino mais arredondado ou causa sua **acomodação** para refratar os raios luminosos originados perto do olho, a fim de que se obtenha focalização na retina.

Junção corneoescleral, olho, ser humano, hematoxilina e eosina (H-E), 130×.

Esta micrografia em pequeno aumento mostra a espessura total da esclera em uma região imediatamente lateral à **junção corneoescleral** ou limbo. À *esquerda* da *seta*, vê-se a esclera; à *direita*, vê-se uma pequena quantidade de tecido corneano. O **epitélio da conjuntiva** (*ECj*) tem espessura irregular e está apoiado sobre tecido conjuntivo frouxo bem vascularizado. Juntos, esse epitélio e o tecido conjuntivo subjacente representam a **conjuntiva** (*Cj*). A aparência opaca branca da esclera é decorrente da organização densa e irregular das fibras colágenas que constituem o estroma (*S*, do inglês *stroma*). O **canal de Schlemm** (*CS*) e pequenos vasos sanguíneos (*VS*) são observados à *esquerda*, próximo da face interna da esclera e perto da "fronteira" com a câmara anterior (*CA*) do olho.

Junção corneoescleral e canal de Schlemm, olho, ser humano, H-E, 360×.

A ilustração superior é uma fotomicrografia com maior aumento que mostra a transição do epitélio da córnea (*ECn*) para o epitélio da conjuntiva (*ECj*) irregular e mais espesso, este que recobre a esclera. Observe que a membrana de Bowman (*B*), situada sob o epitélio da córnea, é perceptível, embora desapareça sob o epitélio da conjuntiva. A figura, na parte inferior, mostra uma imagem amplificada do canal de Schlemm (*CS*) que é visto na figura *superior à esquerda*. As células endoteliais (*En*) do revestimento voltadas para o lúmen comprovam que o espaço mostrado não é um artefato.

Córnea, olho, ser humano, H-E, 175×.

Esta fotomicrografia em pequeno aumento mostra toda a espessura da **córnea** (*Cn*) e pode ser comparada com a esclera mostrada na figura à *esquerda*. O **epitélio da córnea** (*ECn*) tem espessura uniforme e o estroma (*S*) subjacente é mais homogêneo que o estroma da esclera (os espaços brancos observados aqui e na figura *à esquerda* são artefatos). Os núcleos (*N*) dos ceratócitos do estroma estão situados entre as lamelas. Já o epitélio da córnea está apoiado sobre uma membrana basal anterior espessada, a **membrana de Bowman** (*B*). A face posterior da córnea, voltada para a câmara anterior (*CA*), é revestida por um epitélio simples pavimentoso denominado **endotélio da córnea** (*EnCn*); sua membrana basal posterior espessa é conhecida como **membrana de Descemet** (*D*).

Epitélio e endotélio da córnea, olho, ser humano, H-E, 360×.

A ilustração superior é uma micrografia em maior aumento que mostra o **epitélio da córnea** (*ECn*) com suas células pavimentosas superficiais, a **membrana de Bowman** (*B*) muito espessa e homogênea, e o estroma (*S*) subjacente. Observe que o estroma tem aparência homogênea, um reflexo da organização compacta de suas fibrilas colágenas. Os núcleos, achatados, pertencem aos ceratócitos. Por sua vez, a figura inferior mostra a face posterior da córnea. Nela, observe a **membrana de Descemet** (*D*) homogênea e espessa, e o **endotélio da córnea** (*EnCn*) subjacente.

Cristalino, olho, ser humano, H-E, 360×.

Esta micrografia mostra uma porção do cristalino próxima a seu equador. O cristalino é totalmente constituído por células epiteliais, circundadas por uma **cápsula do cristalino** (*CaC*) de aspecto homogêneo, na qual se fixam as fibras zonulares. A cápsula do cristalino é a lâmina basal muito espessa das células epiteliais. As células epiteliais cuboides simples do cristalino são encontradas na face anterior do cristalino. Elas tornam-se alongadas na margem lateral e formam camadas que se estendem em direção ao centro daquele. Essas colunas alongadas de citoplasma epitelial são denominadas **fibras do cristalino** (*fc*). Novas células são produzidas na margem do cristalino e deslocam internamente as células antigas. Por fim, estas perdem seus núcleos, conforme evidenciado pela porção profunda da córnea nesta micrografia.

B, Membrana de Bowman
CA, Câmara anterior
CaC, Cápsula do cristalino
Cj, Conjuntiva
Cn, Córnea
CS, Canal de Schlemm
D, Membrana de Descemet
ECj, Epitélio da conjuntiva
ECn, Epitélio da córnea
En, Células do revestimento endotelial
EnCn, Endotélio da córnea
fc, Fibras do cristalino
N, Núcleos
S, Estroma
VS, Vasos sanguíneos

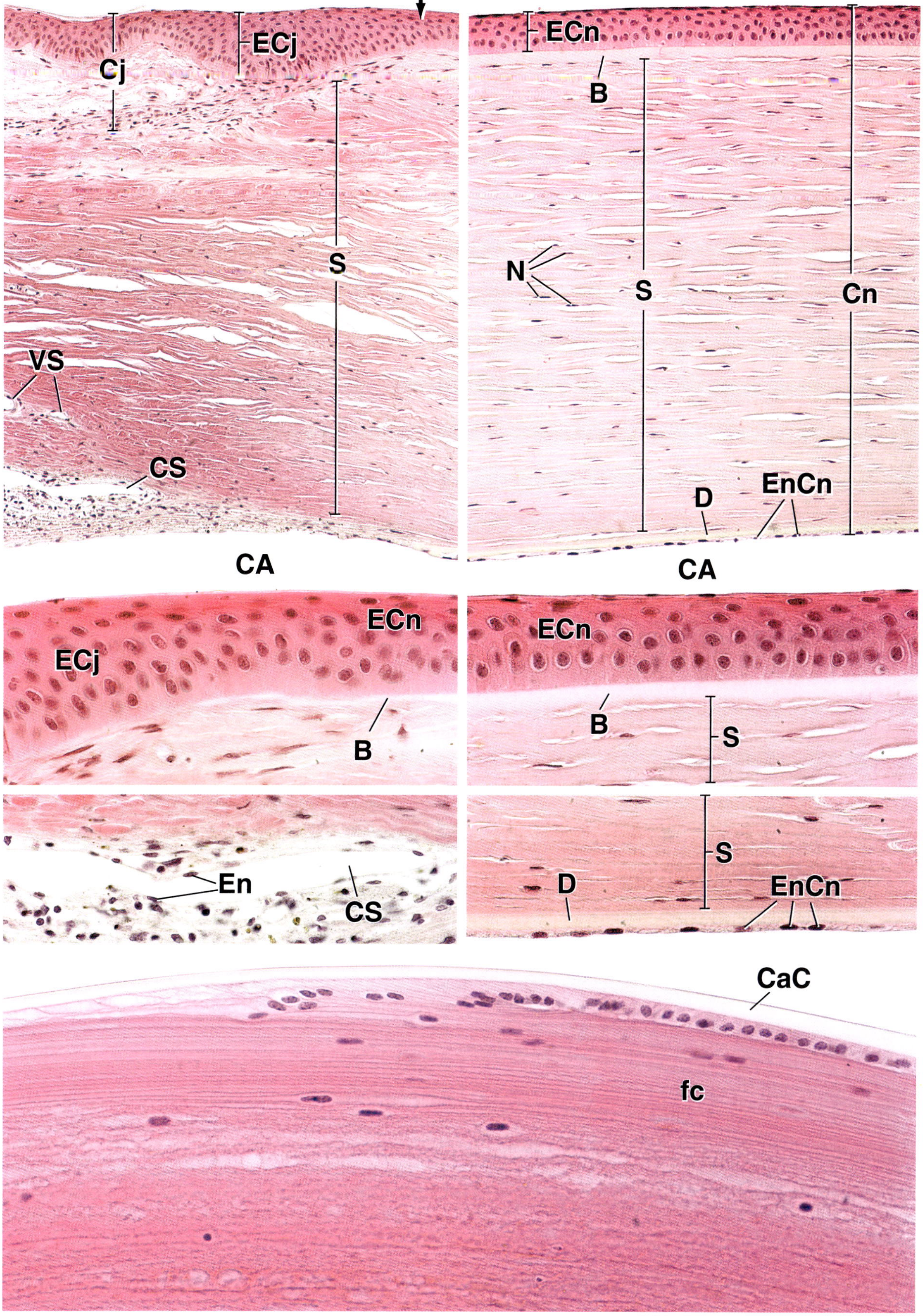
Cj
ECj
S
VS
CS
CA
ECn
B
N
S
Cn
D
EnCn
CA
ECj
ECn
B
ECn
B
S
En
CS
S
D
EnCn
CaC
fc

25 Orelha

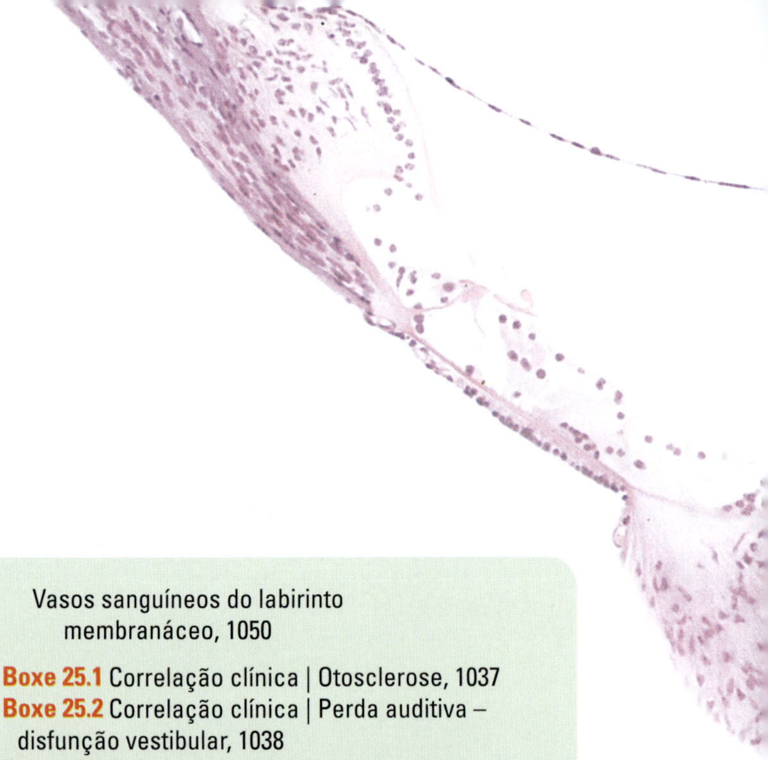

VISÃO GERAL DA ORELHA

A orelha é um órgão sensitivo de três câmaras que funciona como sistema auditivo para a percepção do som, e como sistema vestibular para o equilíbrio. Cada uma das três divisões da orelha – orelha externa, orelha média e orelha interna – é uma parte essencial de ambos os sistemas (Figura 25.1). A orelha externa e a orelha média captam e conduzem a energia sonora até a orelha interna, onde receptores sensitivos da audição convertem essa energia em impulsos elétricos. Já os receptores sensitivos do sistema vestibular respondem à gravidade e aos movimentos da cabeça. Eles são responsáveis pela estabilidade e pelo equilíbrio, além de ajudarem a coordenar os movimentos da cabeça e dos olhos.

A orelha se desenvolve a partir do ectoderma superficial e de componentes do primeiro e segundo arcos faríngeos.

A orelha interna é a primeira das três divisões da orelha a se desenvolver. Ao fim da terceira semana, um espessamento do ectoderma superficial, nos dois lados do mielencéfalo, se torna o placódio ótico. Este que, no início da quarta semana, invagina e, depois, pregueia, formando a vesícula ótica (otocisto), que por sua vez "mergulha" no ectoderma superficial, em direção ao mesênquima subjacente (Figura 25.2). A vesícula ótica conforma-se como um primórdio do desenvolvimento dos epitélios, que revestem o labirinto membranáceo da orelha interna. Mais tarde, o desenvolvimento do primeiro arco faríngeo, e de parte do segundo arco, garante estruturas que aumentam a audição. O componente endodérmico da primeira bolsa faríngea dá origem ao recesso tubotimpânico, que acaba por formar a tuba auditiva e a orelha média, além de seu revestimento epitelial. A evaginação ectodérmica correspondente ao primeiro sulco faríngeo dá origem ao meato acústico externo e a seu revestimento epitelial (ver Figura 25.2). O tecido conjuntivo dos arcos faríngeos, por sua vez, produz os ossículos da audição. Entre estes, o martelo e a bigorna derivam do primeiro arco faríngeo, e o estribo, do segundo. O epitélio sensitivo do labirinto membranáceo, originado da vesícula ótica, conecta-se ao nervo craniano VIII (nervo vestibulococlear), que é uma projeção do sistema nervoso central. A orelha desenvolve-se a partir de seis proeminências auriculares, localizadas nas extremidades dorsais do primeiro e do segundo arcos faríngeos, que circundam a primeira fenda faríngea. As estruturas cartilaginosas, ósseas e musculares da orelha se desenvolvem a partir do mesênquima, que circunda esses epitélios iniciais.

ORELHA EXTERNA

A orelha é o componente externo que capta e amplifica o som.

O pavilhão auricular é o apêndice oval que se projeta bilateralmente da superfície lateral da cabeça. Seu formato característico é determinado por uma estrutura de sustentação interna de cartilagem elástica. Ele é recoberto por pele delgada, com folículos pilosos, glândulas sudoríparas e glândulas sebáceas. A orelha é considerada uma estrutura quase vestigial em seres humanos, se comparada com seu desenvolvimento e função em outros animais. Entretanto, é essencial na captação do som e seu direcionamento para o meato acústico externo.

O meato acústico externo conduz e amplifica o som em seu trajeto até a membrana timpânica.

O meato acústico externo é um espaço aéreo tubular, com trajeto levemente sinuoso de cerca de 25 mm, que termina na membrana timpânica (tímpano). Em virtude de seu

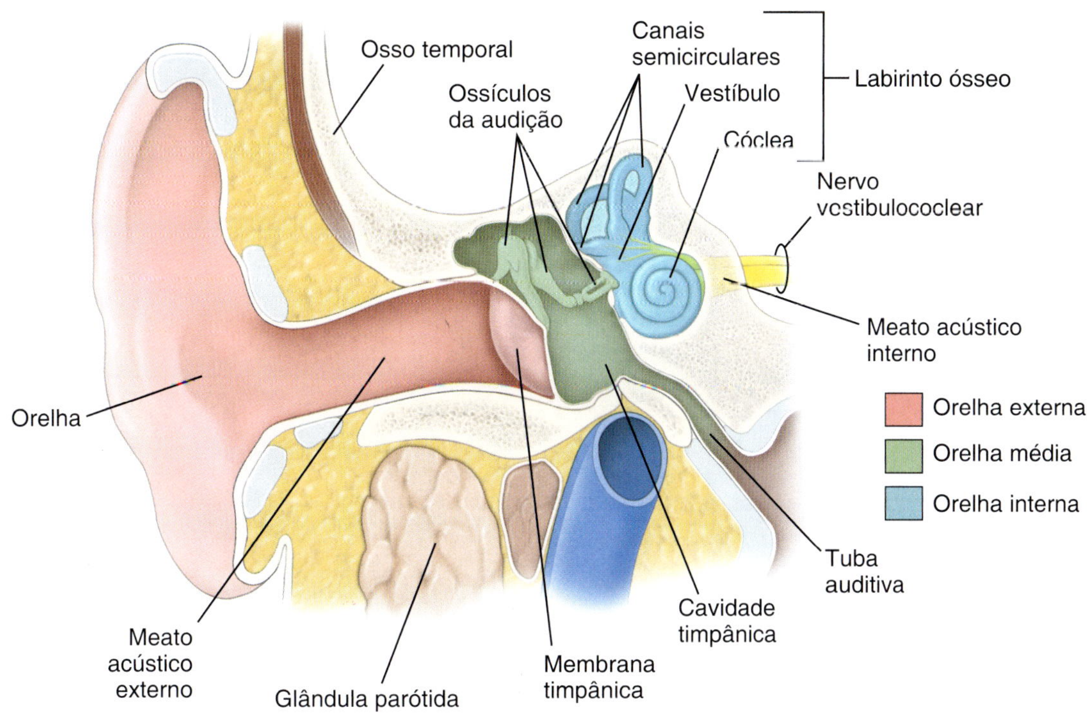

Figura 25.1 Três divisões da orelha. As três divisões da orelha, representadas por cores diferentes nesta imagem, são: orelha externa (orelha e meato acústico externo; *rosa*); orelha média (cavidade timpânica, ossículos da audição, membrana timpânica e tuba auditiva; *verde*); e orelha interna, que contém o labirinto ósseo (canais semicirculares, vestíbulo e cóclea; *azul*) e também o labirinto membranáceo (não visível).

comprimento, o meato acústico externo consegue amplificar sons com frequências de 2.000 a 5.000 Hz. Ao conduzir passivamente os sons nessa frequência e ao atuar como ressonador, o meato acústico externo aumenta a pressão sonora na membrana timpânica por aproximadamente um fator de 2.

A parede do meato é externamente contínua com a orelha, sendo que a parede do terço lateral do meato é cartilaginosa e contínua com a cartilagem elástica daquela. Os outros dois terços mediais do meato estão contidos no osso temporal. As duas partes do meato são revestidas por pele, que também é contínua com a pele da orelha.

A pele, na parte lateral do meato, contém folículos pilosos, glândulas sebáceas e glândulas ceruminosas; no entanto, não tem glândulas sudoríparas écrinas. Com respeito às glândulas ceruminosas tubulares e espiraladas, estas se assemelham muito às glândulas apócrinas da região axilar. Sua secreção é misturada à das glândulas sebáceas e às das células descamadas, para formar o cerume. Como o meato acústico externo é a única bolsa cutânea cega do corpo, o cerume é um mecanismo cujo objetivo consiste em eliminar células descamadas do estrato córneo e impedir que estas se acumulem no meato. Em suma, o **cerume** lubrifica a pele e reveste os pelos do meato, a fim de impedir a entrada de partículas estranhas na orelha. Ele também propicia alguma proteção antimicrobiana contra bactérias, fungos e insetos. Em contrapartida, o acúmulo excessivo de cerume (**impactação de cerume**) pode obstruir o meato e acarretar **perda auditiva de condução**. A porção mediana do meato, localizada no osso temporal, tem pele mais fina e apresenta menor quantidade de pelos e glândulas.

ORELHA MÉDIA

A orelha média é uma cavidade cheia de ar que contém três ossículos.

A orelha média está localizada em um espaço cheio de ar, a cavidade timpânica, no osso temporal (Figura 25.3). Ela é atravessada por três pequenos ossos, os ossículos da audição, que estão conectados por duas articulações móveis. A orelha média também contém a tuba auditiva, que se abre na parte nasal da faringe (nasofaringe), e os músculos que se inserem nos ossículos.

A cavidade timpânica tem teto, assoalho e quatro paredes: anterior, posterior, lateral e medial. Essa cavidade timpânica contém uma abertura da tuba auditiva e é limitada anteriormente por uma delgada lâmina de osso, que a separa da artéria carótida interna. A parede posterior da cavidade timpânica é formada pelo osso esponjoso do processo mastoide, que contém o antro mastóideo e outros espaços aéreos menores, denominados células aéreas mastóideas. O limite lateral da orelha média é a membrana timpânica, e o limite medial é a parede óssea da orelha interna. Tanto o assoalho quanto o teto da cavidade timpânica são formados por uma delgada lâmina de osso que os separa, respectivamente, da veia jugular interna e da fossa média do crânio.

Em síntese, a orelha média é um transformador de energia mecânica. Sua função primária é converter ondas sonoras (vibrações aéreas), oriundas do meato acústico externo, em vibrações mecânicas que são transmitidas à orelha interna. Nesse processo de conversão, duas aberturas na parede medial da orelha média são componentes essenciais: a janela oval (janela do vestíbulo) e a janela redonda (janela da cóclea).

A membrana timpânica separa o meato acústico externo da orelha média.

A membrana timpânica intacta é semitransparente, fina (cerca de 0,1 mm) com diâmetro de aproximadamente 1 cm e apresenta uma área de superfície média nos seres humanos de cerca de 65 mm^2. Seu formato é semelhante a um cone plano irregular, cujo ápice está localizado no umbo,

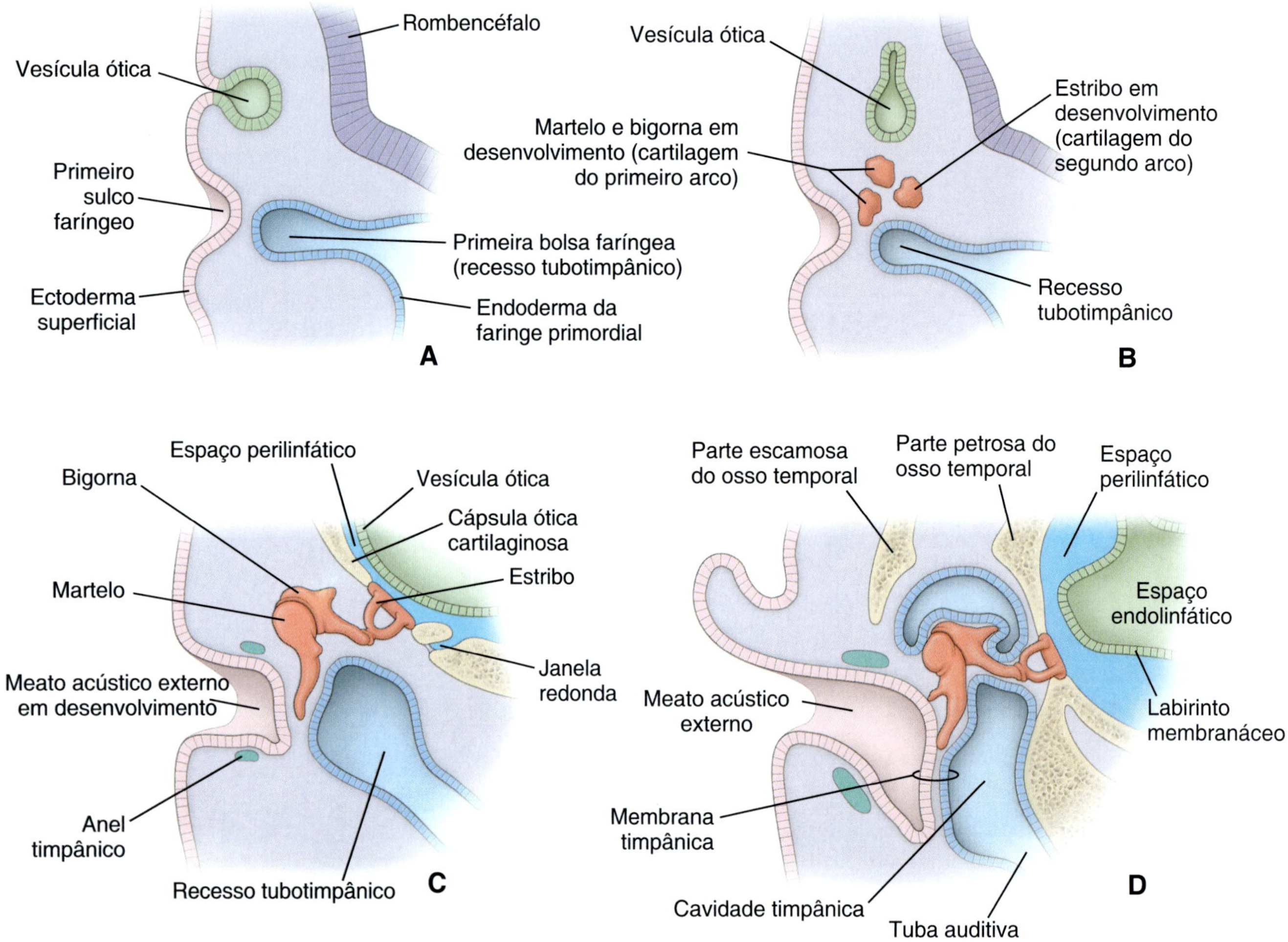

Figura 25.2 Desenhos esquemáticos que mostram o desenvolvimento da orelha. A. Este desenho mostra a relação entre a vesícula ótica, derivada do ectoderma superficial, e o primeiro arco faríngeo, durante a quarta semana do desenvolvimento. **B.** A vesícula ótica submerge no tecido mesenquimal e dá origem ao labirinto membranáceo. Observe a transformação do recesso tubotimpânico, revestido por endoderma, na futura cavidade da orelha média e tuba auditiva. Além disso, o acúmulo de mesênquima do primeiro e segundo arcos faríngeos dá origem aos ossículos da audição. **C.** Nesse estágio mais avançado do desenvolvimento, o primeiro sulco faríngeo cresce em direção ao recesso tubotimpânico em desenvolvimento. Os ossículos da audição se posicionam na cavidade timpânica. **D.** Esse estágio final do desenvolvimento mostra como a membrana timpânica se desenvolve a partir das três camadas germinativas: ectoderma superficial, mesoderma e endoderma. Observe que a parede da vesícula ótica dá origem ao labirinto membranáceo.

que corresponde à extremidade do manúbrio do martelo. Na extremidade do meato acústico externo, a membrana timpânica é inclinada anterior e inferiormente. Assim, a orientação da membrana timpânica tem sido comparada à posição de uma antena parabólica em miniatura sintonizada para receber sinais provenientes do solo na frente do corpo e na lateral da cabeça. Durante o exame otoscópico, a membrana timpânica de uma orelha normal é cinza-clara semitransparente, e tem concavidade visível voltada para o meato acústico externo. Devido à sua concavidade, a luz emitida pelo otoscópio é refletida pela membrana timpânica como um cone de luz (reflexo luminoso) de formato triangular, que se irradia anterior e inferiormente a partir do umbo (Figura 25.4). O martelo é um dos três pequenos ossículos da audição localizados na orelha média e é o único aderido à membrana timpânica (ver Figura 25.1).

A membrana timpânica é o limite medial do meato acústico externo e da parede lateral da orelha média (Figura 25.5). De fora para dentro, suas três camadas são:

- A pele do meato acústico externo (epiderme composta por epitélio estratificado pavimentoso queratinizado)
- Um cerne de tecido conjuntivo com uma camada externa de fibras colágenas dispostas radialmente e uma camada interna de fibras dispostas circularmente, e
- A mucosa da orelha média (composta por epitélio cuboide simples).

A parte maior e inferior da membrana timpânica (parte tensa) é muito distendida. Ela apresenta um núcleo intermediário espesso que contém fibras colágenas radiais e circulares, e que confere à membrana seu formato e sua aparência lisa. Já a porção menor e superior da membrana timpânica, em posição superior ao processo lateral do martelo, é frouxa (parte flácida) e não tem uma camada fibrosa intermediária proeminente (ver Figura 25.4). Ondas sonoras causam a vibração da membrana timpânica, e essas vibrações são transmitidas pela cadeia de ossículos dos três pequenos ossos que conectam a orelha externa à orelha interna.

As **perfurações da membrana timpânica** criam uma conexão entre o meato acústico externo e a orelha média. Essa ruptura pode ser atribuída a infecções, lesões mecânicas ou rápidas mudanças de pressão, levando a súbita dor (otalgia), secreção (otorreia), tinido e sensação de desequilíbrio (vertigem). A maioria

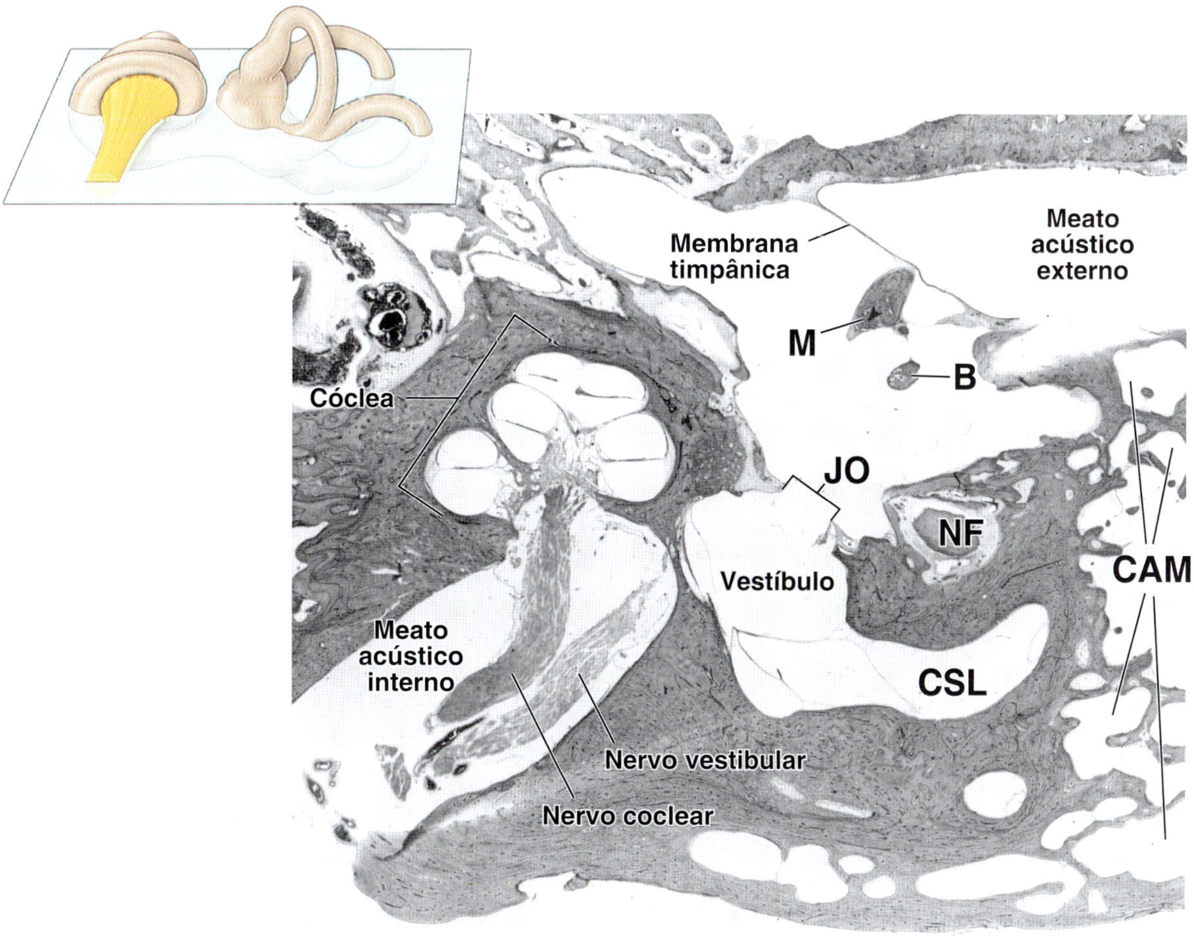

Figura 25.3 Corte horizontal de um osso temporal humano. A figura mostra as relações das três divisões da orelha, na parte petrosa do osso temporal. Observe o ícone de orientação que mostra o plano de corte. A *membrana timpânica* separa o *meato acústico externo* da cavidade timpânica. Na cavidade timpânica, é possível observar cortes do martelo (*M*) e da bigorna (*B*). A parede posterior da cavidade timpânica está associada às células aéreas mastóideas (*CAM*). Já a parede lateral da cavidade é formada, principalmente, pela membrana timpânica. A abertura da orelha interna ou da janela oval (*JO*) é observada na parede medial da cavidade (o estribo foi removido). O nervo facial *(NF)*, por sua vez, é observado perto da janela oval. É possível ainda identificar a *cóclea*, o vestíbulo e uma parte do canal semicircular lateral (*CSL*) do labirinto ósseo. Os *nervos coclear* e *vestibular* são divisões do nervo craniano VIII e também podem ser vistos no *meato acústico interno*. Por último, o *detalhe* na parte superior esquerda da fotomicrografia mostra o plano de corte através do labirinto ósseo. 65×.

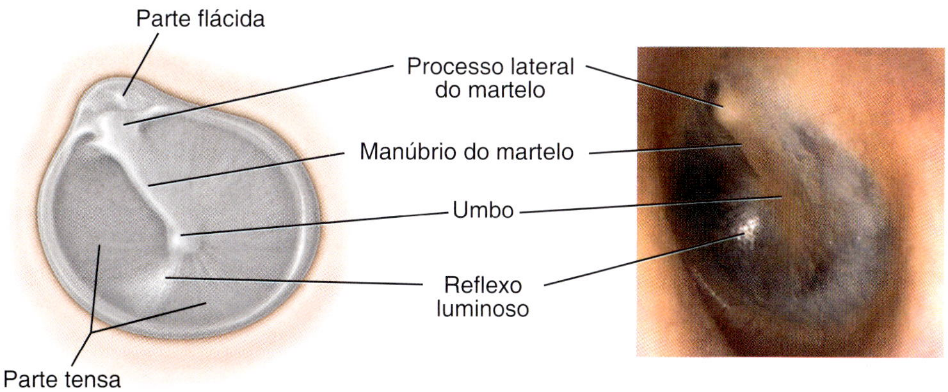

Figura 25.4 A membrana timpânica em exame otoscópico da orelha externa. Este diagrama e a fotografia mostram a membrana timpânica esquerda observada com um otoscópio, durante o exame do meato acústico externo. Os pontos de referência da membrana timpânica incluem o manúbrio do martelo, com sua fixação visível na parte tensa da membrana, o umbo, na extremidade do manúbrio, e o processo lateral do martelo. Uma porção pequena e flácida da membrana timpânica está localizada acima do processo lateral do martelo. Observe ainda o cone de luz (reflexo luminoso), que geralmente é visto se estendendo em sentido anteroinferior a partir do umbo da membrana timpânica. (Cortesia de Dr. Eric J. Moore.)

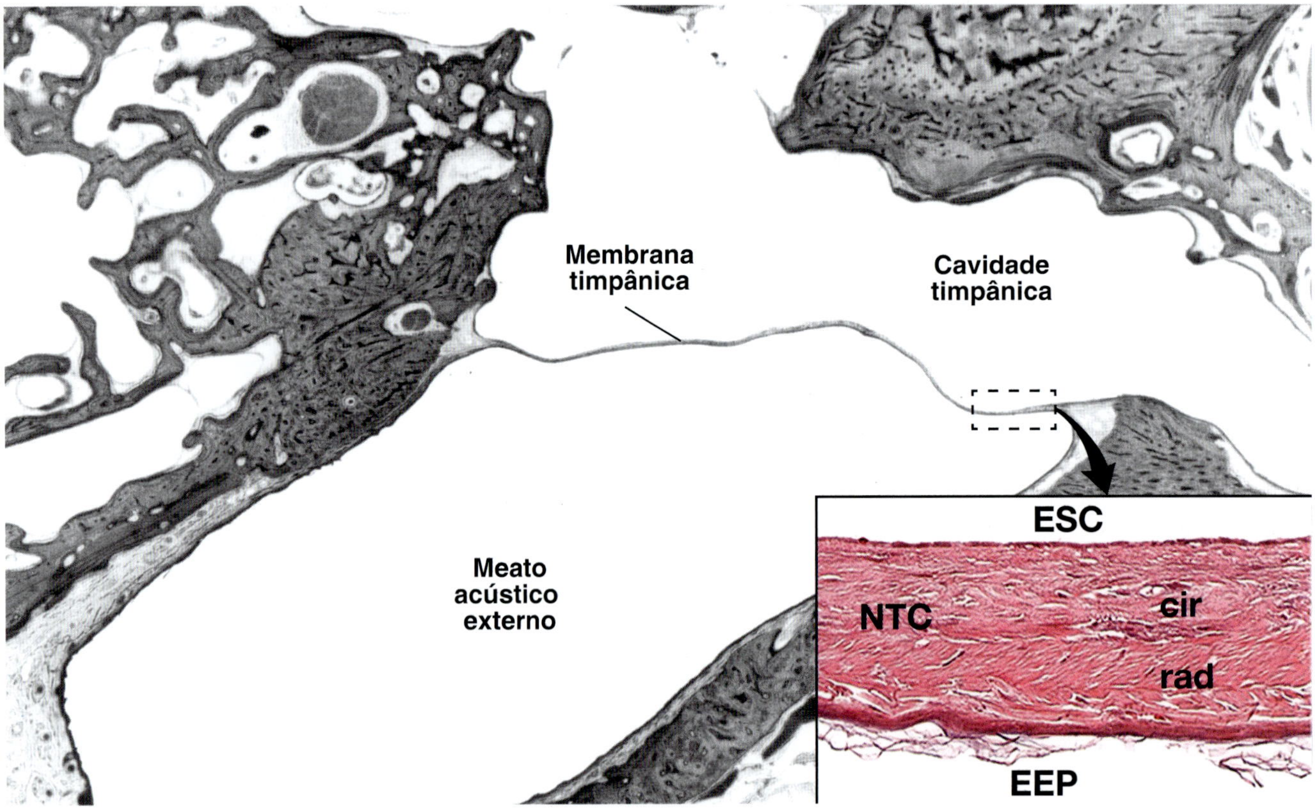

Figura 25.5 Corte transversal da membrana timpânica humana. Esta fotomicrografia mostra a *membrana timpânica*, o *meato acústico externo* e a *cavidade timpânica*. 9×. **Detalhe.** Maior ampliação da membrana timpânica. A camada epitelial externa da membrana consiste em epitélio estratificado pavimentoso (*EEP*) queratinizado, e a camada epitelial interna da mucosa consiste em epitélio simples cuboide (*ESC*). Uma camada média de cerne de tecido conjuntivo (*NTC*) está situada entre as duas camadas epiteliais. O cerne do tecido conjuntivo denso não modelado é formado por duas camadas: a camada externa cujas fibras estão dispostas radialmente (*rad*) e a camada interna com fibras de disposição circunferencial (*cir*). 190×.

das perfurações sofre resolução espontânea sem complicações; entretanto, algumas provocam **deficiência auditiva** transitória ou permanente.

Os ossículos da audição conectam a membrana timpânica à janela oval.

Os três ossículos da audição – martelo, bigorna e estribo – atravessam o espaço da orelha média em série e conectam a membrana timpânica à janela oval (Figura 25.6). Esses ossos atuam como um sistema de alavancas que aumenta a força transmitida da membrana timpânica em vibração para o estribo, via diminuição da razão das amplitudes de oscilação. Os ossículos ajudam a converter as ondas sonoras em vibrações mecânicas (ondas hidráulicas) nos tecidos e nas câmaras cheias de líquido. Articulações sinoviais móveis unem os ossos, que são nomeados de acordo com o seu formato aproximado:

- O martelo se fixa na membrana timpânica e se articula com a bigorna
- A bigorna é o maior dos ossículos e conecta o martelo ao estribo
- O estribo, cuja base se encaixa na janela oval. A base do estribo nos seres humanos mede aproximadamente 3 mm × 1 mm e tem uma área de superfície média de 3 mm^2. Atua como um pequeno pistão no líquido coclear, criando ondas hidráulicas para representar as flutuações da pressão do ar da onda sonora.

As doenças que afetam o meato acústico externo, a membrana timpânica ou os ossículos são responsáveis pela **perda auditiva de condução** (Boxes 25.1 e 25.2).

Dois músculos se inserem nos ossículos e afetam seu movimento.

O músculo tensor do tímpano está localizado em um canal ósseo acima da tuba auditiva; seu tendão se insere no martelo. A contração desse músculo aumenta a tensão da membrana timpânica. O músculo estapédio, por seu turno, está situado em uma eminência óssea na parede posterior da orelha média; seu tendão se insere no estribo. A contração do músculo estapédio tende a diminuir o movimento do estribo na janela oval. O estapédio tem apenas alguns milímetros de comprimento e é o menor músculo esquelético.

Os dois músculos da orelha média são responsáveis por um reflexo protetor conhecido como reflexo de atenuação ou reflexo acústico. Em resposta ao som intenso, a contração involuntária dos músculos torna a cadeia de ossículos mais rígida, reduzindo, assim, a transmissão das vibrações para a orelha interna. Os músculos contraem-se em ambos os lados, independentemente da orelha estimulada. Esse reflexo protege a orelha interna dos efeitos prejudiciais do som muito alto. Em determinadas condições, como ruído de impulso (*i. e.*, fogos de artifício ou tiros), o reflexo de atenuação não é efetivo.

A tuba auditiva conecta a orelha média à parte nasal da faringe.

A tuba auditiva é um conduto estreito e achatado, com comprimento aproximado de 3,5 cm. Ela é revestida por epitélio pseudoestratificado colunar ciliado, e cerca de um quinto desse epitélio é composto de células caliciformes. Ela ventila a orelha média para a nasofaringe, igualando a pressão da orelha média com a pressão atmosférica. Além disso, a tuba

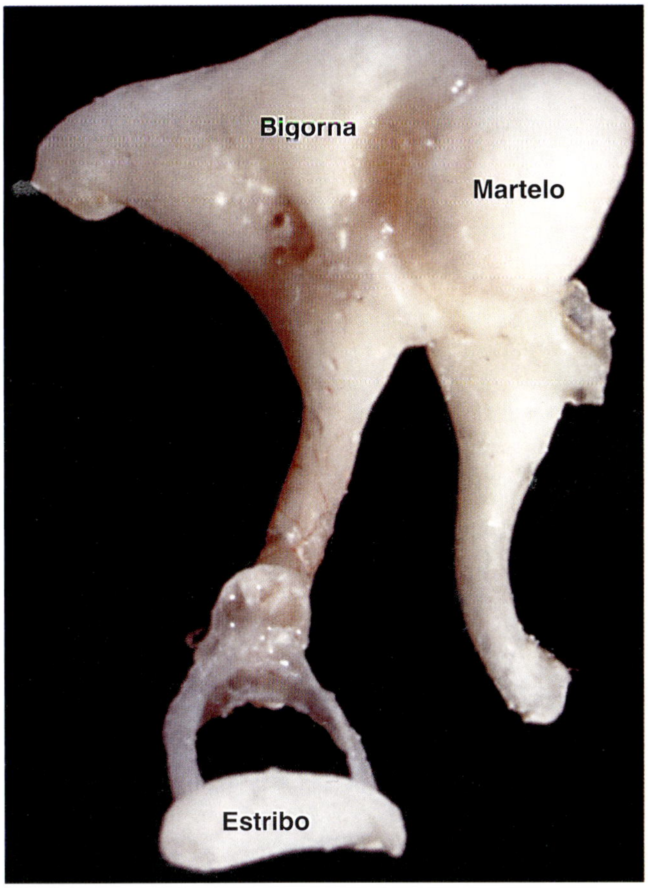

Figura 25.6 Fotografia dos três ossículos da audição humanos articulados. Os três ossículos são o martelo, a bigorna e o estribo. 30×.

auditiva é responsável por drenar a secreção produzida pela mucosa da orelha média em direção à nasofaringe com o auxílio do epitélio colunar pseudoestratificado ciliado. A tuba auditiva normalmente está fechada; suas paredes são pressionadas uma contra a outra, porém se separam durante o bocejo, a mastigação, a deglutição e quando o indivíduo segura o nariz e assoa. As crianças são mais vulneráveis às infecções da orelha média, devido ao desenvolvimento imaturo das tubas auditivas, que são mais curtas, mais estreitas e mais horizontais do que nos adultos. É comum a disseminação de infecções da faringe para a orelha média, através da tuba auditiva (com consequente **otite média**). Uma pequena massa de tecido linfático, a **tonsila tubária**, é encontrada com frequência no óstio faríngeo da tuba auditiva.

As células aéreas mastóideas se estendem da orelha média até o osso temporal.

Um sistema de células aéreas se estende da orelha média até o interior da porção mastóidea do osso temporal. O revestimento epitelial dessas células aéreas é contínuo com o da cavidade timpânica e está apoiado sobre o periósteo. Essa continuidade possibilita a disseminação de infecções na orelha média para as **células aéreas mastóideas**, com consequente **mastoidite**. Antes do surgimento dos antibióticos, episódios repetidos de otite média e mastoidite geralmente causavam surdez.

A orelha média contribui para a amplificação das forças mecânicas geradas pela vibração da membrana timpânica.

Os três ossículos na cavidade timpânica estão envolvidos na amplificação da força mecânica que vibra a membrana timpânica de duas maneiras:

- A principal amplificação provém de diferenças na área de superfície entre a membrana timpânica e a base do estribo. A membrana timpânica apresenta uma área de aproximadamente 65 mm², enquanto a base do estribo tem uma área de superfície de cerca de 3 mm². As ondas sonoras aplicam uma força a cada milímetro quadrado da membrana timpânica, e essa energia é transferida por meio da cadeia de ossículos para a área muito menor da base do estribo. Por conseguinte, a pressão aplicada sobre o líquido coclear pela base do estribo é cerca de 22 vezes a pressão aplicada à membrana timpânica (Figura 25.7)
- Uma amplificação adicional provém do arranjo dos ossículos auditivos que atuam como alavancas que multiplicam a força mecânica aplicada ao estribo. Como o ponto de articulação da cadeia de ossículos está localizado mais distante da membrana timpânica do que do estribo, a amplificação da força mecânica na janela oval é aumentada por um fator de aproximadamente 1,3. Esse sistema de

Boxe 25.1

Correlação clínica | Otosclerose

A **otosclerose** é uma das causas mais comuns de perda auditiva adquirida. Cerca de 13% da população dos EUA tem otosclerose não clínica (otosclerose histológica); no entanto, a incidência de doença clínica varia de 0,5 a 1,0%. As pessoas com otosclerose clínica apresentam perda auditiva progressiva. De modo geral, os sintomas surgem entre 20 e 45 anos. A otosclerose é caracterizada por crescimento ósseo excessivo e anormal, que afeta exclusivamente o osso temporal e os ossículos da audição. Embora não seja conhecida a causa do crescimento ósseo excessivo da otosclerose, estudos sugerem uma associação com a infecção pelo vírus do sarampo. Na otosclerose, o osso maduro na área da janela oval, na parede medial da cavidade timpânica, que separa a orelha média da orelha interna, é removido por osteoclastos e substituído por osso imaturo (entrelaçado), muito mais espesso. Como a base do estribo geralmente está localizada na janela oval, e vibra livremente para possibilitar a transmissão do som para a orelha interna, o remodelamento ósseo nessa área promove a fixação do estribo no osso adjacente. Uma vez que o estribo "congelado" não consegue vibrar, isso impede que as ondas sonoras alcancem o espaço de líquido perilinfático da orelha interna, causando perda auditiva. Existem várias opções de tratamento da otosclerose: tratamento farmacológico, para inibir o remodelamento ósseo com fluoretos e bifosfonatos; amplificação de sons com aparelhos auditivos; além de remoção cirúrgica do estribo (**estapedectomia**), com implantação subsequente de uma prótese entre a bigorna e a janela oval. Em geral, a cirurgia é o método mais efetivo de manejo da otosclerose; mais de 90% dos pacientes apresentam reversão completa da perda auditiva.

Boxe 25.2

Correlação clínica | Perda auditiva – disfunção vestibular

Vários tipos de distúrbios podem afetar o sistema auditivo e vestibular e provocar surdez, tontura (vertigem) ou ambos. Os distúrbios auditivos são classificados em neurossensoriais ou de condução. A **perda auditiva de condução** ocorre quando há impedimento mecânico à chegada das ondas sonoras aos receptores sensitivos auditivos na orelha interna. Esse tipo de perda auditiva inclui principalmente a orelha externa ou estruturas da orelha média. A perda auditiva de condução é o segundo tipo mais comum de perda auditiva, após a perda auditiva neurossensorial, e geralmente implica uma redução do nível do som ou incapacidade de ouvir sons baixos. A perda auditiva de condução pode ser causada por otite média (infecção do ouvido), sendo esta a causa mais comum de perda auditiva temporária em crianças. O líquido que se acumula na cavidade timpânica também pode causar problemas de audição importantes em crianças. Outras causas comuns de perda auditiva de condução são: excesso de cerume ou corpos estranhos no meato acústico externo, ou doenças que afetem os ossículos na orelha média (otosclerose; ver também Boxe 25.1). Em muitos casos, a perda auditiva de condução pode ser tratada por métodos clínicos ou cirúrgicos, podendo não ser permanente.

O **comprometimento auditivo neurossensorial** pode ocorrer após lesão das células ciliadas sensoriais auditivas na orelha interna, da divisão coclear do VIII nervo craniano, das vias nervosas no SNC ou do córtex auditivo. A perda auditiva neurossensorial é responsável por cerca de 90% da perda auditiva em geral. Ela pode ser congênita ou adquirida. As causas de perda auditiva neurossensorial adquirida incluem infecções do labirinto membranáceo (p. ex., meningite, otite média crônica), fraturas do osso temporal, traumatismo acústico (*i. e.*, exposição prolongada a ruído excessivo) e administração de algumas classes de antibióticos e diuréticos.

Outro exemplo de causa frequente de perda auditiva neurossensorial é o envelhecimento. A perda auditiva neurossensorial não só implica uma redução do nível de som, mas também afeta a capacidade de ouvir com clareza ou de distinguir a fala. A perda de células ciliadas sensoriais ou de fibras nervosas associadas começa na curva basal da cóclea e, com o tempo, progride em sentido apical. O comprometimento característico é a perda auditiva de alta frequência denominada **presbiacusia** (ver presbiopia, Capítulo 24, *Olho*).

Em alguns pacientes, o uso de um **implante coclear** restaura parcialmente a função auditiva. O implante coclear é um dispositivo eletrônico composto de microfone externo, amplificador e processador da fala ligado a um receptor implantado sob a pele da região mastóidea. O receptor é conectado ao implante intracoclear multieletrodo inserido ao longo da parede do canal coclear. Depois de considerável treinamento e ajuste do processador da fala, a audição do paciente pode ser parcialmente restaurada em diversos graus, que variam do reconhecimento de sons críticos até a capacidade de conversar.

alavanca é ajustável pela ação dos músculos na cavidade timpânica e pode atenuar sons altos para proteger a orelha (ver Figura 25.7).

Em condições normais, a energia acústica que entra na orelha é amplificada aproximadamente 60 vezes, o que possibilita aos seres humanos detectar frequências entre 2.000 e 5.000 Hz. O grau de amplificação é calculado multiplicando os fatores de amplificação contribuídos pelo meato acústico externo (cerca de 2 vezes), conforme descrito anteriormente, as diferenças de área de superfície entre a membrana timpânica e a base do estribo (cerca de 22 vezes), e a ação básica de alavanca dos ossículos (cerca de 1,3 vez). Entretanto, este cálculo ($2 \times 22 \times 1{,}3 = 57{,}2$) deve ser utilizado com cautela, devido à variabilidade da função mecânica da orelha média e seus componentes, como articulações dos ossículos, ligamentos, músculos e volumes de ar, bem como às frequências variáveis do som.

■ ORELHA INTERNA

A orelha interna é formada por dois compartimentos labirínticos, um contido dentro do outro.

O labirinto ósseo é um sistema complexo de cavidades e canais interconectados na parte petrosa do osso temporal. O labirinto membranáceo está contido no labirinto ósseo e é composto de um complexo sistema de pequenos sacos e túbulos, que também formam um espaço contínuo encerrado em uma parede de epitélio e tecido conjuntivo.

A orelha interna contém três espaços cheios de líquido:

- Os espaços endolinfáticos estão contidos no labirinto membranáceo. A composição da endolinfa do labirinto membranáceo é semelhante à do líquido intracelular (alta concentração de K^+ e baixa concentração de Na^+). A endolinfa é produzida na estria vascular, uma área especializada do ducto coclear (ver adiante); ela drena pelo ducto endolinfático para o saco endolinfático, que termina no espaço epidural da fossa posterior do crânio
- O espaço perilinfático está situado entre a parede do labirinto ósseo e a parede do labirinto membranáceo. A composição da perilinfa é semelhante à do líquido extracelular e à do líquido cerebrospinal (baixa concentração de K^+ e alta concentração de Na^+). A perilinfa é produzida como um ultrafiltrado a partir da microvasculatura periosteal no labirinto ósseo; ela drena por um canal estreito no osso temporal, denominado *aqueduto da cóclea*, diretamente para o líquido cerebrospinal contido no espaço subaracnóideo da cavidade craniana
- O espaço cortilinfático, nos túneis do órgão de Corti da cóclea, é um espaço intercelular verdadeiro. As células que circundam esse espaço se assemelham vagamente a um epitélio absortivo. O espaço cortilinfático é preenchido por cortilinfa, cuja composição é semelhante à do líquido extracelular.

Estruturas do labirinto ósseo

O labirinto ósseo contém três espaços conectados no osso temporal.

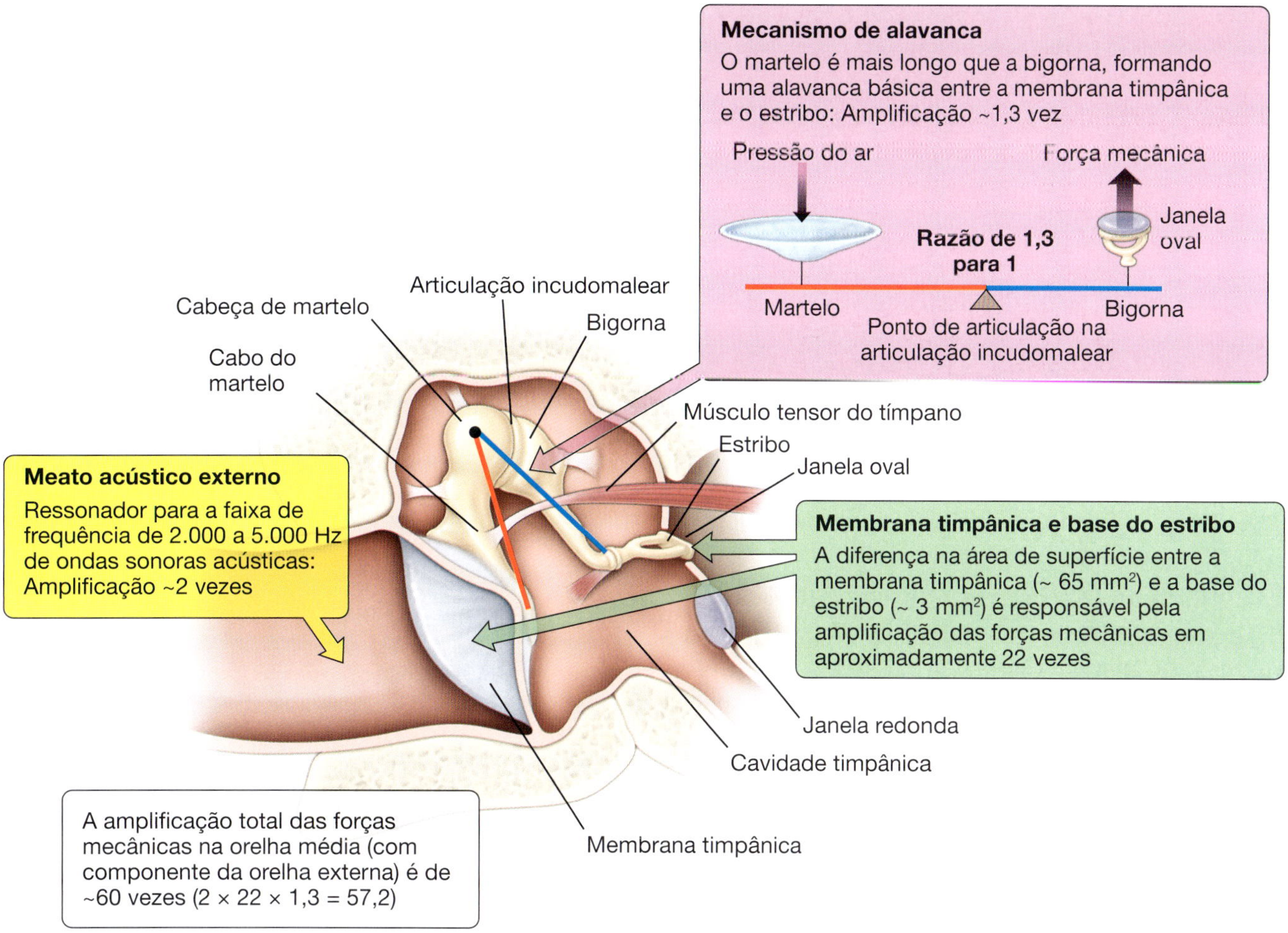

Figura 25.7 Resumo da amplificação do som que entra na orelha. Este desenho mostra as estruturas das orelhas externa e média e suas contribuições para a amplificação do som que entra na orelha. Observe que a maior amplificação provém da diferença na área da superfície entre a membrana timpânica (65 mm²) e a base do estribo (3 mm²). Essa diferença de área de superfície resulta em cerca de 22 vezes a amplificação da pressão aplicada pela base do estribo. Outra fonte de amplificação provém do meato acústico externo e da orelha média. O meato acústico externo atua como ressonador que aumenta a pressão do som que eleva em cerca de duas vezes a pressão do som que atua sobre a membrana timpânica. Por fim, o arranjo dos ossículos auditivos assemelha-se a uma alavanca básica, que multiplica a força mecânica aplicada que atua sobre a base do estribo em cerca de 1,3 vez. Ao multiplicar esses três fatores de amplificação, a energia acústica que entra na orelha é amplificada aproximadamente 60 vezes.

Os três espaços do labirinto ósseo, ilustrados na Figura 25.8, são:

- Canais semicirculares
- Vestíbulo
- Cóclea.

O vestíbulo é o espaço central que contém o utrículo e o sáculo do labirinto membranáceo.

O vestíbulo é a pequena câmara oval localizada no centro do labirinto ósseo. O utrículo e o sáculo do labirinto membranáceo estão localizados, respectivamente, nos recessos elíptico e esférico. Os canais semicirculares se estendem posteriormente a partir do vestíbulo, a partir de onde também se estende a cóclea, porém anteriormente. A janela oval, na qual está fixada a base do estribo, está situada na parede lateral do vestíbulo.

Os canais semicirculares são tubos perpendiculares entre si, localizados dentro do osso temporal.

Três canais semicirculares, cada um dos quais formando cerca de três quartos de um círculo, se originam da parede do vestíbulo e a ela retornam. Esses canais semicirculares são identificados como anterior, posterior e lateral, e estão localizados no osso temporal, sendo aproximadamente perpendiculares entre si. Eles ocupam três planos no espaço: sagital, frontal e horizontal. A extremidade de cada canal semicircular mais próximo do vestíbulo é expandida e forma a ampola (Figura 25.9A e B). Por meio de cinco orifícios, os três canais se abrem no

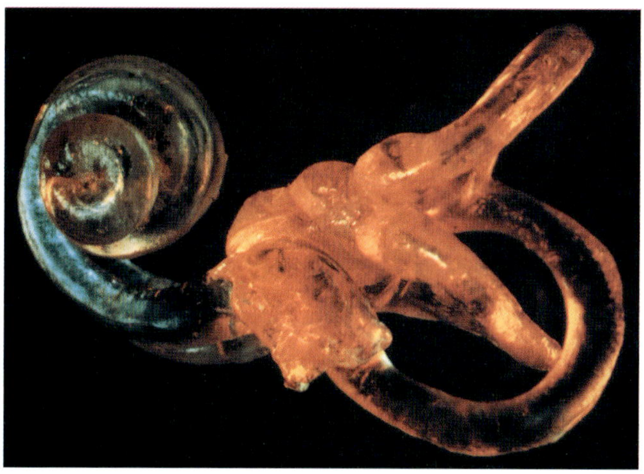

Figura 25.8 Fotografia de um molde do labirinto ósseo da orelha interna. A parte coclear do labirinto ósseo tem coloração *azul-esverdeada*; o vestíbulo e os canais semicirculares têm coloração *laranja-avermelhada*. (Cortesia de Dr. Merle Lawrence.)

vestíbulo, sendo que os canais semicirculares anterior e posterior se unem em uma das extremidades, formando o pilar ósseo comum (ver Figura 25.9A).

A cóclea é uma hélice cônica conectada ao vestíbulo.

O lúmen espiral da cóclea, denominado canal espiral da cóclea (como os canais semicirculares), é contínuo com o do vestíbulo. Ele conecta-se, por meio de duas aberturas, à janela redonda (janela da cóclea, segundo a Terminologia Anatômica) e à janela oval (janela do vestíbulo, segundo a Terminologia Anatômica), ambas localizadas no lado oposto às aberturas dos canais semicirculares. Entre a base e o ápice, o canal espiral da cóclea faz aproximadamente 2,75 voltas em torno de um centro de osso esponjoso, denominado modíolo (Prancha 25.1). Neste, está situado um gânglio sensitivo, o gânglio espiral. Uma membrana delgada (a membrana timpânica secundária) cobre a janela redonda, enquanto a base do estribo está posicionada na janela oval. Essas duas aberturas estão localizadas na base do canal espiral da cóclea.

Estruturas do labirinto membranáceo

O labirinto membranáceo contém a endolinfa e está suspenso no labirinto ósseo.

O labirinto membranáceo é formado por uma série de sacos e ductos comunicantes que contêm endolinfa. Ele está suspenso no labirinto ósseo (ver Figura 25.9C) e o espaço remanescente é preenchido por perilinfa. O labirinto membranáceo divide-se em duas porções: o labirinto coclear e o labirinto vestibular (ver Figura 25.9D).

O labirinto vestibular contém:

- Três ductos semicirculares que estão dentro dos canais semicirculares e são contínuos com o utrículo
- O utrículo e o sáculo, que estão contidos em recessos no vestíbulo e conectados pelo ducto utriculossacular membranáceo.

O labirinto coclear contém o ducto coclear, que está contido na cóclea e é contínuo com o sáculo (ver Figura 25.9C e D).

Células sensoriais do labirinto membranáceo

Seis regiões do labirinto membranáceo contêm células sensitivas especializadas.

Seis regiões sensoriais do labirinto membranáceo são compostas de células ciliadas sensitivas e células de sustentação acessórias. Essas regiões se projetam da parede do labirinto membranáceo para o espaço endolinfático de cada orelha interna (ver Figura 25.9D). São elas:

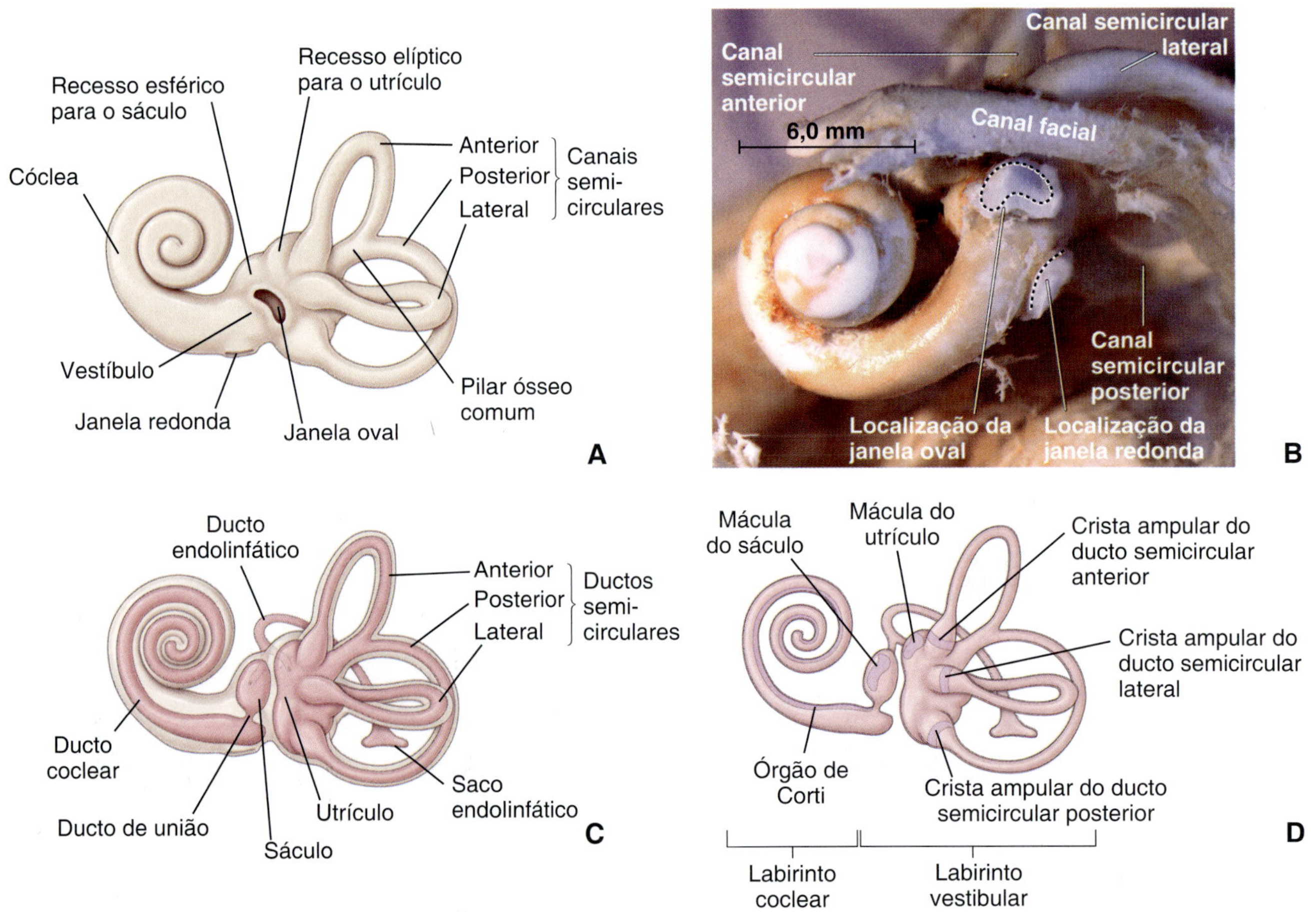

Figura 25.9 Diagramas e fotografia da orelha interna humana. A. Esta vista lateral do labirinto ósseo esquerdo mostra suas divisões: vestíbulo, cóclea e três canais semicirculares. É possível ver as aberturas da janela oval e da janela redonda. **B.** Esta fotografia de um molde obtido por injeção de resina de poliéster na orelha interna humana mostra o formato autêntico do labirinto ósseo. Observe que o material do molde sai da cóclea através das janelas oval e redonda. Além disso, nesta imagem, é visível o molde do canal facial que contém o nervo facial. 5×. (Cortesia de Dra. Elsa Erixon.) **C.** Diagrama de um labirinto membranáceo da orelha interna, dentro do labirinto ósseo. É possível ver o ducto coclear espiralado dentro da cóclea óssea. O sáculo e o utrículo estão dentro do vestíbulo, e os três ductos semicirculares estão dentro de seus respectivos canais. Esta vista do labirinto membranáceo esquerdo mostra o ducto e o saco endolinfáticos. **D.** Esta vista do labirinto membranáceo esquerdo mostra as regiões sensoriais da orelha interna para o equilíbrio e a audição. Essas regiões são a mácula do sáculo e a mácula do utrículo, as cristas ampulares dos três ductos semicirculares e o órgão espiral de Corti do ducto coclear.

- Três cristas ampulares, que estão localizadas nas ampolas membranáceas dos ductos semicirculares. Estas são sensíveis à aceleração angular da cabeça (*i. e.*, rotação da cabeça)
- Duas máculas, sendo uma no utrículo (mácula do utrículo) e a outra no sáculo (mácula do sáculo), que detectam a posição da cabeça e seu movimento linear
- E o órgão espiral de Corti, que se projeta na endolinfa do ducto coclear, e atua como receptor do som.

As células ciliadas são mecanorreceptores epiteliais do labirinto vestibular e coclear.

As células ciliadas dos labirintos vestibular e coclear atuam como transdutores mecanoelétricos; elas convertem energia mecânica em energia elétrica, que é transmitida ao encéfalo pelo nervo vestibulococlear. As células ciliadas têm esse nome em decorrência do feixe organizado de prolongamentos rígidos em sua superfície apical. Essa mesma superfície contém um feixe de cílios formado por fileiras de estereocílios denominados *cílios sensitivos*. As fileiras aumentam de altura em um sentido específico através do feixe (Figura 25.10). No sistema vestibular, cada célula ciliada tem um único cílio verdadeiro, o cinocílio, que está localizado atrás da fileira de estereocílios mais longos (Figura 25.11). Já no sistema auditivo, as células ciliadas perdem o cílio durante o desenvolvimento, mas preservam o corpúsculo basal. A posição do cinocílio (ou corpúsculo basal) atrás da fileira mais longa de estereocílios define a polaridade desse feixe ciliar assimétrico. Portanto, o movimento dos estereocílios, em direção ao cinocílio, é percebido de maneira diferente daquela do movimento na direção oposta (ver adiante).

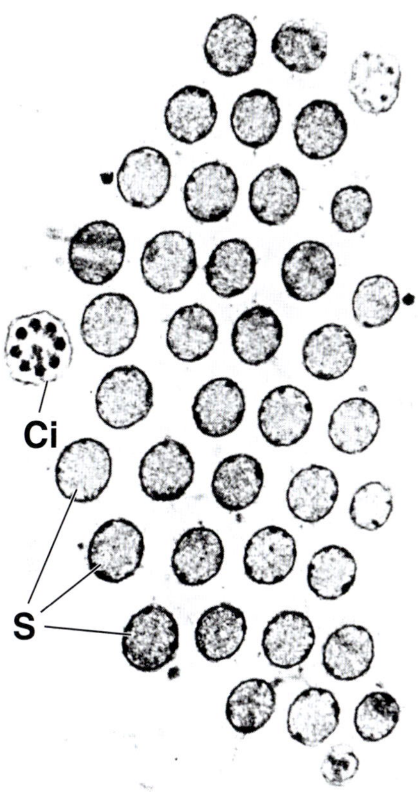

Figura 25.10 Eletromicrografia do cinocílio e dos estereocílios de uma célula ciliada sensitiva vestibular. Eletromicrografia de transmissão do cinocílio (*Ci*) e estereocílios (*S*) de uma célula ciliada vestibular, em corte transversal. O cinocílio tem diâmetro maior que os estereocílios. 47.500×. (Reproduzida, com autorização, de Hunter-Duvar IM, Hinojosa R. Vestibule: sensory epithelia. In: Friedmann I, Ballantyne J, eds. *Ultrastructural Atlas of the Inner Ear*. London: Butterworth, 1984.)

Os estereocílios das células ciliadas são estruturas rígidas que contêm proteínas do canal de transdução mecanoelétrica em suas extremidades distais.

Os estereocílios das células ciliadas têm estrutura molecular semelhante à daqueles descritos no Capítulo 5, *Tecido Epitelial*. Filamentos de actina, mantidos muito próximos por ligações cruzadas com fimbrina e espina (proteínas que formam feixes de actina), constituem a estrutura central. As espinas constituem a ligação cruzada mais rígida dos estereocílios, e as mutações que modificam sua estrutura provocam disfunção coclear e vestibular. A alta densidade de filamentos de actina e o padrão de ligações cruzadas extensas conferem rigidez à haste do estereocílio. Essa haste se afila na extremidade proximal, perto da superfície apical da célula, onde os filamentos centrais de cada estereocílio estão ancorados na trama terminal (placa cuticular). Quando defletidos, os estereocílios giram em suas extremidades proximais, como se fossem bastões rígidos (ver Figura 25.11).

O exame da extremidade distal livre do estereocílio com o microscópio eletrônico de transmissão mostra uma placa elétron-densa na face citoplasmática da membrana plasmática. Essa placa representa o complexo canal transdutor mecanoelétrico (TME). A ligação apical, uma ligação cruzada fibrilar, conecta a extremidade do estereocílio à haste de um estereocílio mais longo adjacente (ver Figura 25.11). Essas ligações apicais estão ancoradas mecanicamente a canais iônicos controlados mecanicamente nas duas extremidades. A inserção superior da ligação apical ao corpo do estereocílio vizinho contém um agrupamento de proteínas motoras (miosina não convencional VIIa), que mantém uma tensão de repouso na ligação apical. A inserção inferior à extremidade livre distal do estereocílio está conectada ao complexo canal TME. A ligação apical é composta por caderina-23 (CDH23) e protocaderina-15 (PCDH15), entretanto, ainda não foi esclarecida a composição molecular do complexo canal TME. Duas proteínas transmembrana canal-símiles, TMC1 e TMC2, foram identificadas nos canais TME que são expressos nas células ciliadas em desenvolvimento. Mutações nos genes codificadores de TMC1 provocam **surdez** nos seres humanos.

A ligação apical tem papel importante na ativação do complexo canal TME na extremidade dos estereocílios, e na abertura de canais transdutores de K^+ adicionais no local de sua fixação, na haste do estereocílio vizinho (ver Figura 25.11). Ainda não se conhece a estrutura molecular desses canais transdutores de K^+.

Experimentos mostram que uma mutação que codifica a **espina** (proteína que agrupa actina) causa sintomas cocleares e vestibulares em camundongos, que perdem a audição precocemente. Esses animais também passam a maior parte do tempo andando ou girando em círculos. Os estereocílios desses animais não mantêm a rigidez necessária para o funcionamento apropriado dos **canais TME**. Nos seres humanos, as mutações em um gene localizado no cromossomo 1, que codifica a proteína espina, estão associadas à surdez sem comprometimento vestibular.

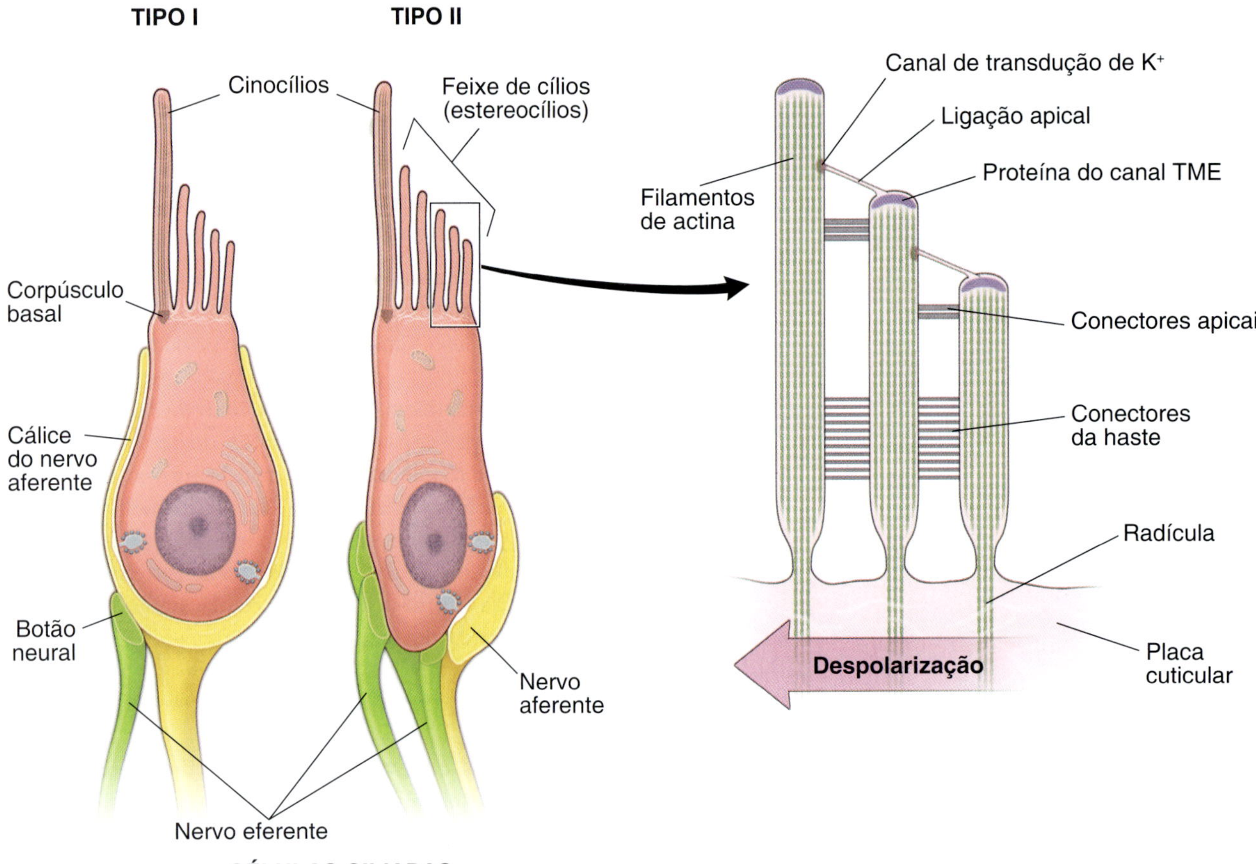

Figura 25.11 Diagrama de dois tipos de células ciliadas sensitivas nas áreas sensoriais do labirinto membranáceo. A célula ciliada tipo I é piriforme e tem a base arredondada. Essa base está dentro de uma terminação nervosa aferente, semelhante a um cálice, que contém várias sinapses em fita além de vários botões sinápticos para terminações nervosas eferentes. Observe as especializações da superfície apical dessa célula, que incluem um cinocílio e um feixe de cílios. O citoplasma apical das células ciliadas contém corpúsculos basais para fixação do cinocílio, e uma membrana terminal para a fixação de estereocílios. A célula ciliada tipo II é cilíndrica e tem várias terminações nervosas em sua base para fibras nervosas aferentes e eferentes. As especializações da superfície apical são idênticas às da célula tipo I. A organização molecular dos estereocílios é mostrada no diagrama *à direita.* A ligação apical conecta a membrana plasmática lateral da haste do estereocílio (onde estão os canais de transdução de K^+) com a extremidade do estereocílio mais curto (onde está a proteína do canal de transdução mecanoelétrica [*TME*]). O movimento dos estereocílios em direção ao cinocílio abre os canais *TME* e causa a despolarização da célula ciliada, enquanto o movimento na direção oposta (afastando-se do cinocílio) causa hiperpolarização. Observe que a extremidade proximal de cada estereocílio é afilada e suas estreitas radículas estão ancoradas na membrana terminal (placa cuticular) da célula ciliada. Também são mostradas várias outras ligações fibrilares entre estereocílios vizinhos.

Todas as células ciliadas usam canais iônicos controlados mecanicamente para gerar potenciais de ação.

Todas as células ciliadas da orelha interna parecem funcionar por movimento (deflexão) de seus estereocílios rígidos. A transdução mecanoelétrica ocorre em estereocílios defletidos em direção à margem mais alta (em direção ao cinocílio, se presente). Esse movimento tensiona as ligações apicais fibrilares, e a força gerada é usada para abrir canais iônicos controlados mecanicamente, localizados perto da extremidade do estereocílio. Assim, há entrada de K^+ e despolarização da célula receptora. As consequências dessa despolarização são a abertura de canais de Ca^{2+} controlados por voltagem na superfície basolateral das células ciliadas, e a secreção de um neurotransmissor que gera um potencial de ação nas terminações nervosas aferentes. O movimento na direção oposta (afastando-se do cinocílio) fecha os canais TME e causa hiperpolarização da célula receptora. O mecanismo de deflexão dos estereocílios varia de acordo com o receptor e é analisado nas seções que descrevem cada área receptora.

As células ciliadas comunicam-se com fibras nervosas aferentes por meio de sinapses em fita, um tipo especializado de sinapse química.

A deflexão dos estereocílios nas células ciliadas gera alta frequência de impulsos prolongados que são rapidamente transmitidos às fibras nervosas aferentes. Para assegurar a rápida liberação do neurotransmissor glutamato das vesículas sinápticas, as células ciliadas têm sinapses em fita especializadas, que contêm organelas exclusivas denominadas fitas. Na microscopia eletrônica, essas fitas são observadas como placas elétron-densas ovais, com espessura de 30 nm, ancoradas na membrana pré-sináptica por estruturas elétron-densas (Figura 25.12). Esse arranjo possibilita a flutuação das fitas logo acima da placa pré-sináptica, como balões presos por uma linha curta. As fitas fixam em sua superfície um grande número de vesículas sinápticas preparadas para a fusão com a membrana pré-sináptica, que contém alta densidade de canais de Ca^{2+} controlados por voltagem (ver Figura 25.12). Depois da ativação dos canais de Ca^{2+}, a fita atua como uma esteira rolante em movimento rápido, levando as vesículas até a membrana pré-sináptica para fusão. O grupo de vesículas sinápticas fixadas é cerca de cinco vezes maior que o conjunto das vesículas remanescentes. As fitas contêm várias proteínas, dentre as quais está a RIM, proteína da zona ativa que interage com rab3, uma enzima GTPase expressa na superfície de vesículas sinápticas. Outras proteínas do

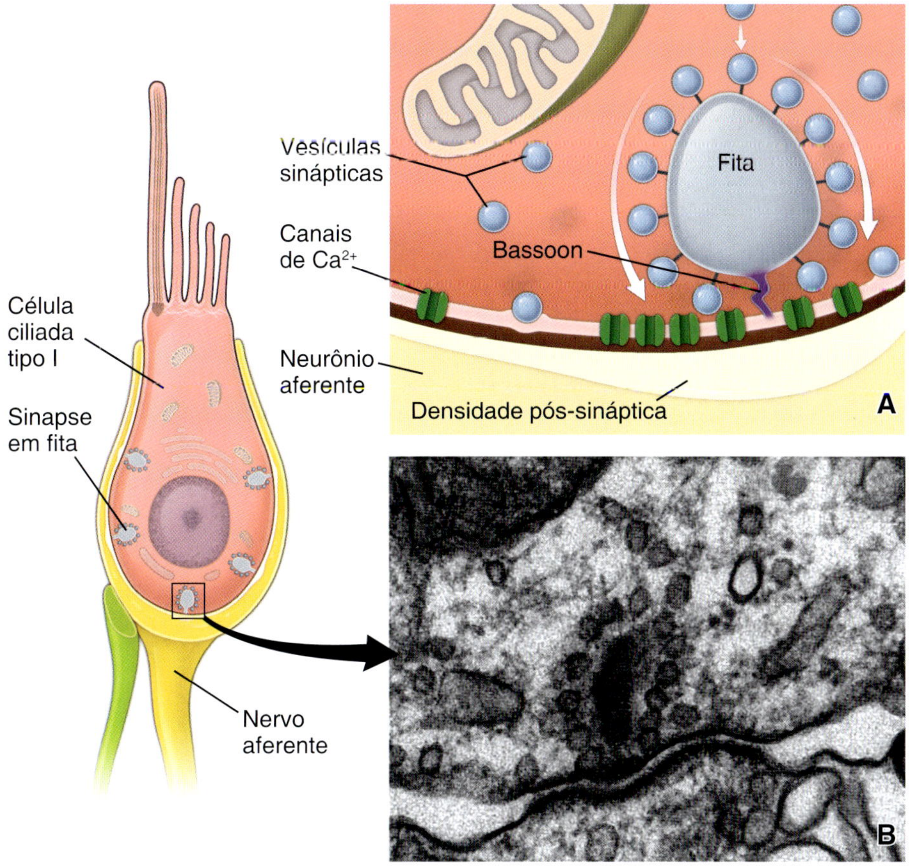

Figura 25.12 Diagrama e eletromicrografia de uma sinapse em fita na célula ciliada. O diagrama à *esquerda* mostra uma célula ciliada tipo I, com várias sinapses em fita especializadas para transmissão de grande quantidade de impulsos duradouros para as terminações da célula nervosa aferente (*amarela*). **A.** Este esquema de uma sinapse em fita mostra o complexo de proteínas em fita, que contém várias proteínas da matriz pré-sináptica (RIM, RIBEYE e Piccolo) e está ancorado na placa pré-sináptica por outra proteína denominada Bassoon. A superfície da fita atua como plataforma de fixação para múltiplas vesículas sinápticas. Observe a existência de canais de Ca^{2+} sensíveis à voltagem na membrana pré-sináptica, perto da fixação da fita. Depois da entrada de Ca^{2+}, a fita acelera o movimento das vesículas fixadas em direção à membrana pré-sináptica para fusão (semelhante à ação de uma esteira rolante em movimento rápido). **B.** Esta eletromicrografia de uma sinapse em fita de uma célula ciliada coclear de camundongo mostra o complexo de proteína da fita com vesículas sinápticas fixadas. 27.400×. (Reproduzida, com autorização, de Neef A, Khimich D, Pirih P, et al. Probing the mechanism of exocytosis at the hair cell ribbon synapse. *J Neurosci.* 2007;27:12933-12944.)

complexo da fita incluem proteínas da matriz pré-sináptica, como RIBEYE, Bassoon e Piccolo. Uma célula ciliada típica contém cerca de 10 a 20 fitas. Essas sinapses em fita também são encontradas nos fotorreceptores e nas células bipolares da retina.

O labirinto vestibular tem dois tipos de células ciliadas.

Ambos os tipos de células ciliadas estão associados a terminações nervosas aferentes e eferentes (ver Figura 25.11). As células ciliadas do tipo I são piriformes, com base arredondada e colo estreito, e circundadas por um cálice do nervo aferente e algumas fibras nervosas eferentes. As células ciliadas do tipo II são cilíndricas e têm terminações nervosas aferentes e eferentes, em botão, na base da célula (ver Figura 25.11).

Receptores sensitivos do labirinto membranáceo

A crista ampular detecta os movimentos angulares da cabeça.

Cada ampola do ducto semicircular contém uma crista ampular, que é um receptor sensitivo para movimentos angulares da cabeça (Figuras 25.13 e 25.14). A crista ampular é uma crista epitelial transversal espessa, perpendicular ao eixo longitudinal do canal semicircular, e composta de células epiteliais e células de sustentação (ver Prancha 25.1).

A massa gelatinosa de proteínas e polissacarídeos, conhecida como cúpula, está aderida às células ciliadas de cada crista (ver Figura 25.13). A cúpula se projeta para dentro do lúmen e é circundada por endolinfa. Durante o movimento de rotação da cabeça, as paredes do canal semicircular e dos ductos semicirculares membranáceos se movem, mas a endolinfa, contida nos ductos, tende a se atrasar em virtude da inércia. A cúpula, que se projeta para a endolinfa, é então balançada pela diferença de movimento entre a crista fixada na parede do ducto e a endolinfa. A deflexão dos estereocílios no espaço estreito entre as células ciliadas e a cúpula gera impulsos nervosos nas terminações nervosas associadas.

As máculas do sáculo e do utrículo são sensores da gravidade e da aceleração linear.

As máculas do sáculo e do utrículo são espessamentos sensitivos inervados do epitélio, voltados para a endolinfa do sáculo e do utrículo (Figuras 25.14 e 25.15). Assim como nas cristas, cada mácula é constituída por células ciliadas do tipo I e do tipo II, células de sustentação e terminações nervosas associadas às

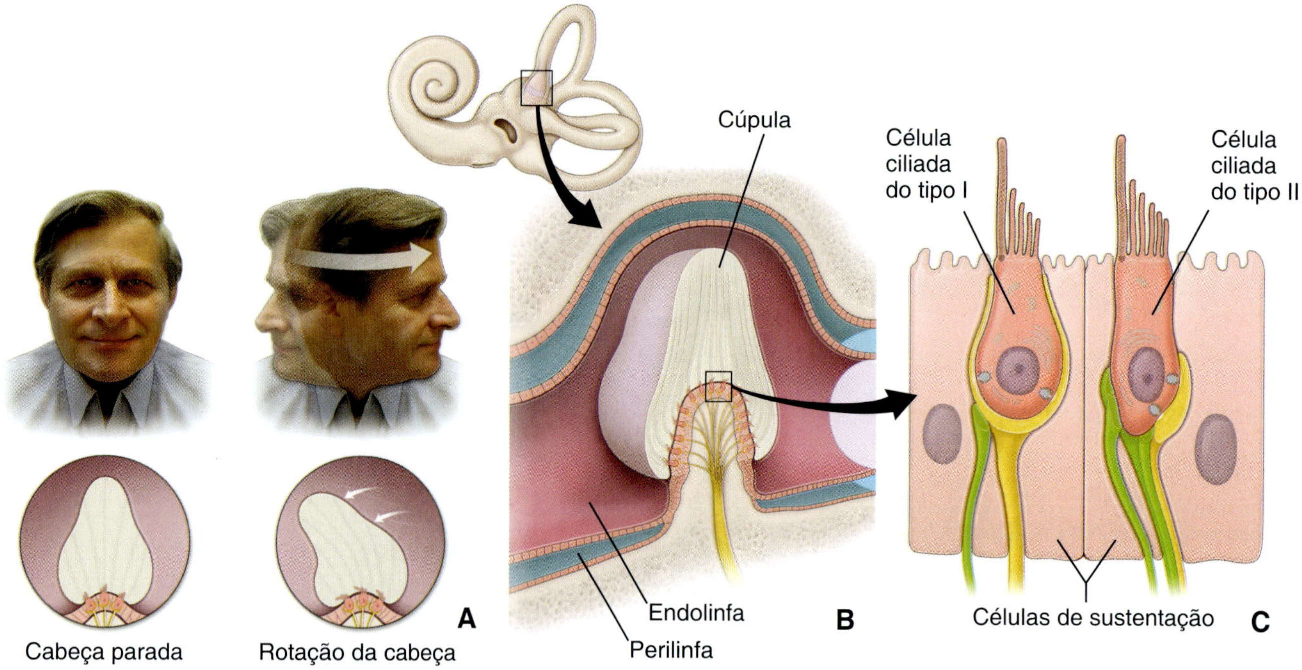

Figura 25.13 Diagrama da função e estrutura da crista ampular dentro de um ducto semicircular. A. Como mostra o desenho, a crista ampular atua como sensor do movimento angular da cabeça. Por exemplo, quando a cabeça do indivíduo mostrado neste diagrama é girada para o lado esquerdo, o labirinto ósseo gira na mesma velocidade com a cabeça. No entanto, a endolinfa fica para trás, devido à inércia do próprio líquido. Como está fixada na parede do labirinto ósseo, a crista ampular é então empurrada pela endolinfa no sentido oposto ao movimento da cabeça. **B.** A estrutura da crista ampular inclui epitélio sensitivo e a grande cúpula composta de massa gelatinosa de proteínas e polissacarídeos, que se projeta em direção à parede não sensitiva da ampola. Observe que a ampola membranácea está preenchida com endolinfa e é circundada por perilinfa. **C.** O epitélio sensitivo da crista ampular é composto de células ciliadas do tipo I e do tipo II, além de células de sustentação. Os estereocílios e o cinocílio de cada célula ciliada estão imersos na cúpula. Sua deflexão mecânica abre os canais de K^+ e promove a despolarização da célula.

células ciliadas. A mácula do utrículo é perpendicular à mácula do sáculo. Quando uma pessoa está de pé, a mácula do utrículo está no plano horizontal, enquanto a mácula do sáculo está no plano vertical.

As células ciliadas são polarizadas em relação à estríola, um plano imaginário curvo que atravessa o centro de cada mácula (ver Figura 25.15). De cada lado da estríola, os cinocílios das células ciliadas estão orientados em sentidos opostos, voltados em direção à estríola no utrículo, e contrários a ela no sáculo. Devido à polarização das células ciliadas, as máculas do sáculo e do utrículo são sensíveis a múltiplas orientações de aceleração linear.

O material polissacarídico gelatinoso sobre a mácula é a membrana otolítica (ver Figura 25.15). Sua superfície externa contém corpos cristalinos, que medem 3 a 5 μm, compostos de carbonato de cálcio e proteína (Figura 25.16). Os otólitos, também denominados estatocônios, são mais pesados que a endolinfa. A superfície externa da membrana otolítica é oposta à superfície na qual estão alojados os estereocílios das células ciliadas. Essa membrana otolítica se move sobre a mácula de maneira análoga ao movimento da cúpula sobre a crista. Por ação da gravidade, os estereocílios das células ciliadas são defletidos em indivíduos parados, quando a membrana otolítica e seus otólitos tracionam esses estereocílios. Eles também são deslocados durante o movimento linear, quando o indivíduo se move em linha reta e a membrana otolítica se arrasta sobre eles, como consequência da inércia. Nos dois casos, o movimento da membrana otolítica promove o movimento dos estereocílios em direção ao cinocílio, ativando, assim, os canais TME. Desse modo, há despolarização das células ciliadas e geração de um potencial de ação. De modo contrário, o deslocamento dos estereocílios em direção oposta ao cinocílio provoca hiperpolarização das células ciliadas, e inibe a geração do potencial de ação.

O órgão espiral de Corti é o sensor das vibrações sonoras.

O ducto coclear divide o canal coclear em três compartimentos paralelos ou rampas:

- Rampa média, o compartimento médio do canal coclear
- Rampa do vestíbulo
- Rampa do tímpano.

A rampa média é o próprio ducto coclear (Figura 25.17). A rampa do vestíbulo e a rampa do tímpano são os espaços acima e abaixo, respectivamente, da rampa média. Esta é um espaço que contém endolinfa. Ela é contínua com o lúmen do sáculo e contém o órgão espiral de Corti, que está apoiado sobre sua parede inferior (ver Figura 25.17).

A rampa do vestíbulo e a rampa do tímpano são espaços preenchidos por perilinfa que se intercomunicam no ápice da cóclea, através de um pequeno canal denominado helicotrema (ver Figura 25.17B). A rampa do vestíbulo começa na janela oval, e a rampa do tímpano termina na janela redonda.

A rampa média é um espaço triangular cujo ângulo agudo está aderido ao modíolo.

Em corte transversal, a rampa média é um espaço triangular com seu ângulo mais agudo aderido a uma extensão óssea do modíolo, a lâmina espiral óssea (ver Figura 25.17). A parede superior da rampa média, que a separa da rampa do vestíbulo,

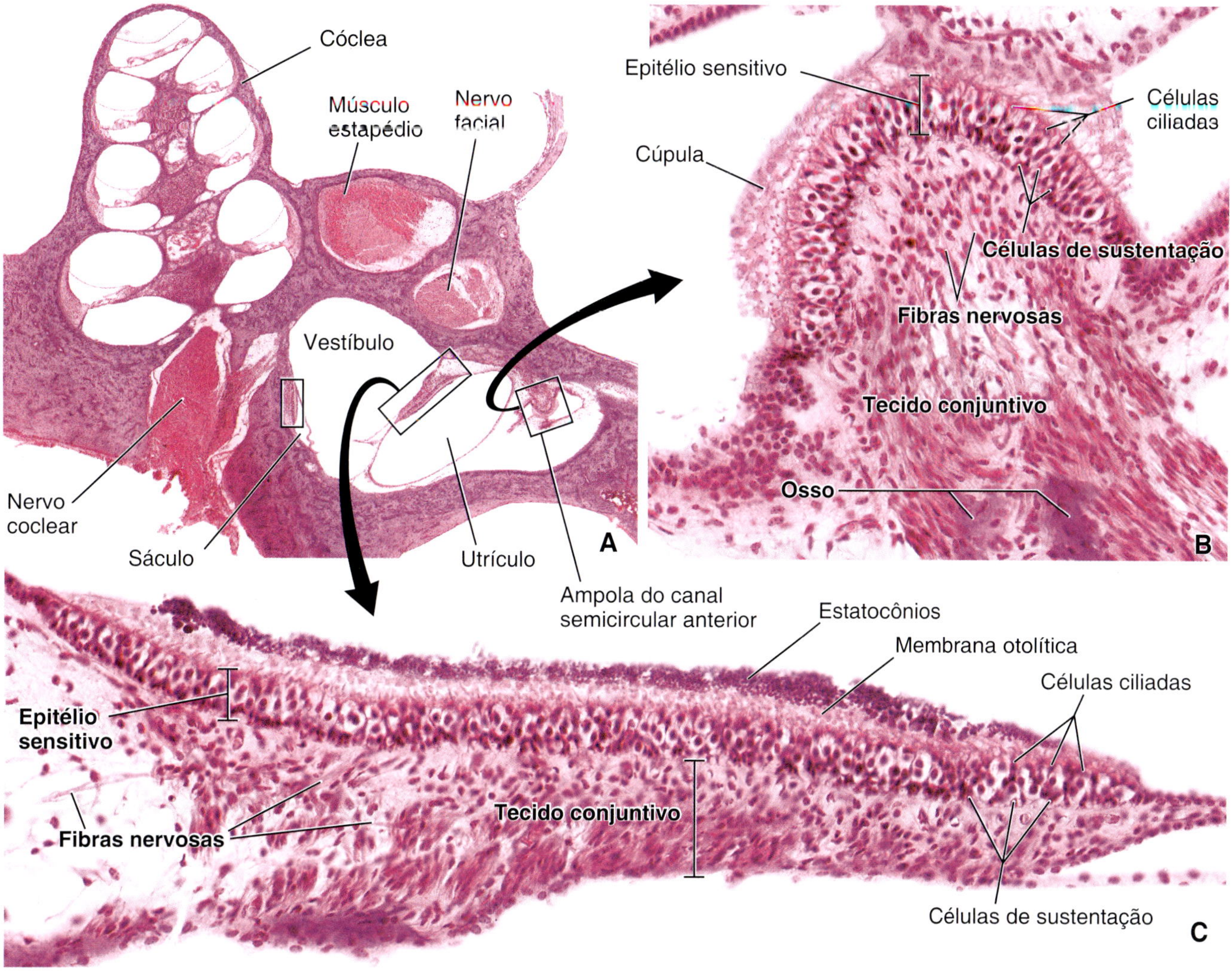

Figura 25.14 Fotomicrografia da crista ampular e da mácula do utrículo da orelha interna. A. Esta imagem em pequeno aumento de um corte horizontal do osso temporal mostra várias regiões da orelha interna. A proeminente *cóclea* contém um ducto coclear bem preservado, com um *nervo coclear* que emerge da base do modíolo. Observe o corte transversal do *músculo estapédio* e do *nervo facial*. A cavidade central da lâmina representa o vestíbulo que contém três partes do labirinto membranáceo: *utrículo, sáculo* e *ampola do canal semicircular anterior*. As localizações de receptores sensitivos (mácula do utrículo, mácula do sáculo e crista ampular) são indicadas por retângulos. 20×. **B.** Esta imagem em grande aumento da crista ampular do canal semicircular anterior mostra um *epitélio sensitivo* espesso que contém dois tipos de células: as *células ciliadas*, na camada superior, e as *células de sustentação*, na camada basal. Observe que os prolongamentos ciliados sensitivos das células mal são observados porque estão cobertos pela *cúpula*. O *tecido conjuntivo* frouxo subjacente se estende a partir da parede do labirinto ósseo, e contém fibras nervosas com células de Schwann, fibroblastos, capilares e outras células do tecido conjuntivo associadas. 380×. **C.** Esta imagem em grande aumento da mácula do utrículo mostra um *epitélio sensitivo* semelhante ao da crista ampular. O epitélio sensitivo é recoberto pela *membrana otolítica*, que contém uma camada mais escura de *estatocônios* (otólitos) em sua superfície. 380×. (Copyright © 2010 Regents of the University of Michigan. Reproduzida com autorização.)

é a membrana vestibular (de Reissner) (Figura 25.18). A parede lateral ou externa da rampa média é limitada por um epitélio exclusivo, a estria vascular, que é responsável pela produção e manutenção da endolinfa. Essa estria vascular encerra uma complexa rede capilar e contém três tipos de células (Figura 25.19). As células marginais, que participam principalmente do transporte de K^+, revestem o espaço endolinfático da rampa média. Células intermediárias, que contêm pigmento, estão dispersas entre os capilares. E as células basais separam a estria vascular do ligamento espiral subjacente. Já a parede inferior ou o assoalho da rampa média forma-se por uma membrana basilar relativamente flácida, que aumenta de largura e se torna menos rígida à medida que se espirala, da base até o ápice da cóclea. O órgão espiral de Corti está apoiado sobre a membrana basilar e é recoberto pela membrana tectória.

O órgão espiral de Corti é composto de células ciliadas, células falângicas e células pilares.

O órgão espiral de Corti é uma camada epitelial complexa no assoalho da rampa média (Figura 25.20 e Prancha 25.2). Ele é formado por:

- Células ciliadas internas (próximas à lâmina espiral) e células ciliadas externas (distantes da lâmina espiral)
- Células falângicas internas (de sustentação) e externas
- Células pilares.

O órgão espiral contém vários outros tipos celulares cujas funções são desconhecidas.

As células ciliadas estão organizadas em fileiras internas e externas de células.

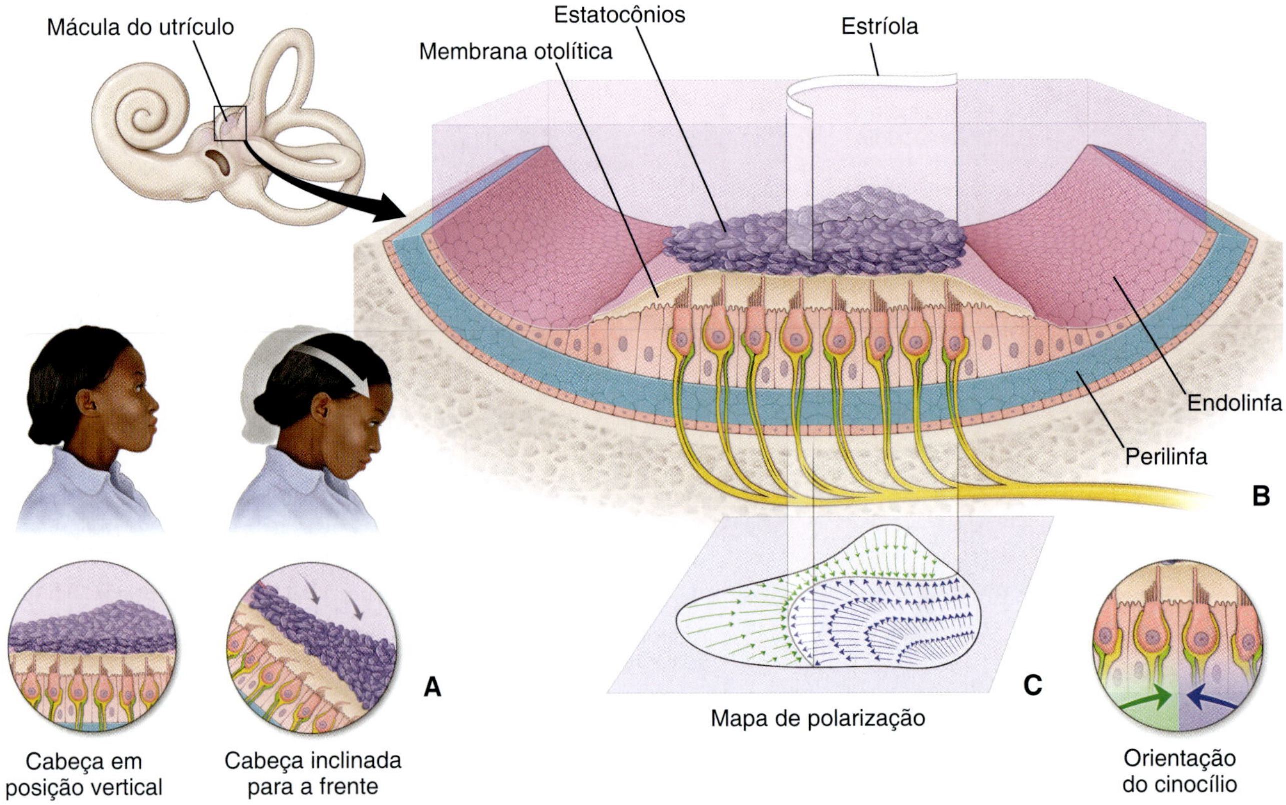

Figura 25.15 Diagrama da função e da estrutura da mácula no utrículo. A. Como mostra este desenho, a mácula do utrículo (assim como a mácula do sáculo) atua como um sensor da gravidade e da aceleração linear. Por exemplo, quando a cabeça do indivíduo mostrado neste diagrama é inclinada para a frente, os *estatocônios*, diminutos cristais de carbonato de cálcio, são deslocados sobre a superfície da membrana otolítica. Esse movimento é detectado pelas células ciliadas subjacentes. **B.** A mácula é composta de um epitélio sensitivo, que contém células ciliadas do tipo I e do tipo II. Os processos das células ciliadas estão alojados na membrana otolítica polissacarídica gelatinosa. A superfície luminal da membrana é coberta por estatocônios que são mais pesados que a endolinfa. **C.** Como se pode ver no mapa abaixo da mácula, as células ciliadas são polarizadas em relação à estríola, um plano imaginário curvo que atravessa o centro de cada mácula. Observe que, de cada lado da estríola, os cinocílios das células ciliadas estão orientados em sentidos opostos, voltados em direção à estríola (ver direção das *setas azuis* e *verdes* no mapa de polarização do utrículo). Essa organização é observada somente no utrículo, pois os cinocílios das células ciliadas na mácula do sáculo estão voltados em direção contrária à estríola.

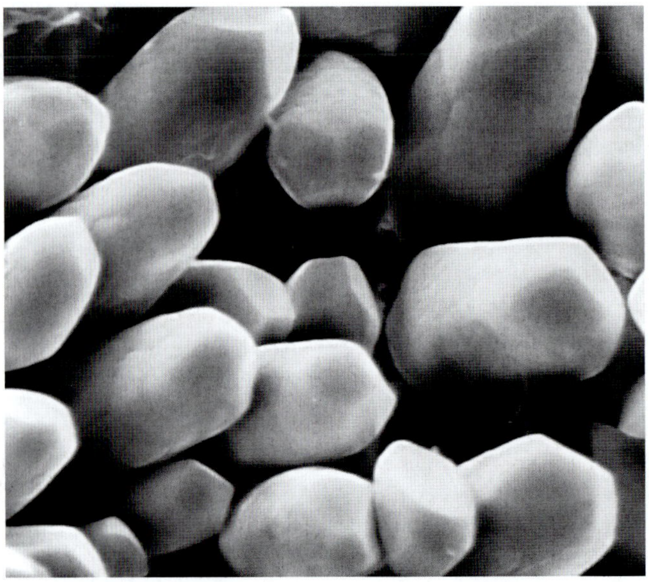

Figura 25.16 Eletromicrografia de varredura dos estatocônios humanos. Cada estatocônio tem um longo corpo cilíndrico com extremidades trifacetadas. 5.000×.

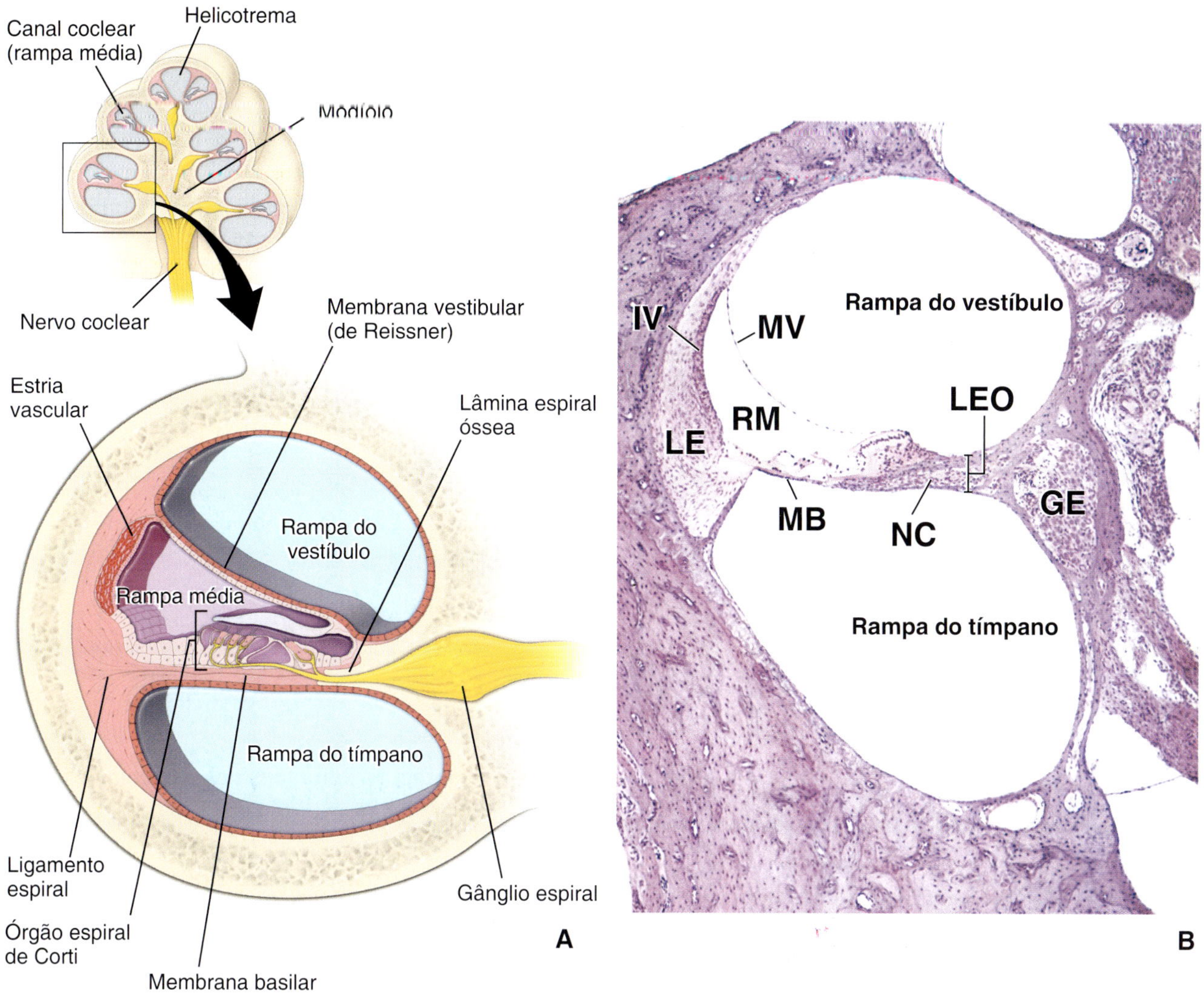

Figura 25.17 Diagrama esquemático e fotomicrografia do canal coclear. A. Um corte transversal da volta basal do ducto coclear é mostrado no *quadrado* da vista de orientação menor. Esta vista de um corte mediano do modíolo da cóclea ilustra a posição do ducto coclear dentro das 2,75 voltas da cóclea óssea. Observe que, no topo da cóclea, a rampa do vestíbulo e a rampa do tímpano se comunicam no helicotrema. A rampa média e a lâmina espiral óssea dividem a cóclea em rampa do vestíbulo e rampa do tímpano, que são preenchidas por perilinfa. A rampa média (o espaço no ducto coclear) é, por sua vez, preenchida por endolinfa e contém o órgão de Corti. **B.** Esta fotomicrografia mostra um corte da volta basal do canal coclear. É possível ver a lâmina espiral óssea *(LEO)* e sua continuação membranácea, a membrana basilar (*MB*), bem como a membrana vestibular (*MV*). Observe a localização da *rampa do vestíbulo*, da rampa média *(RM)* ou ducto coclear, e da *rampa do tímpano*. As três paredes da rampa média são formadas pela membrana basilar, inferiormente, pela estria vascular (*IV*) e pelo ligamento espiral (*LE*) subjacente, lateralmente, e pela membrana vestibular, superiormente. O órgão espiral de Corti está localizado sobre a parede inferior do ducto coclear. Dendritos do nervo coclear *(NC)* que se originam no gânglio espiral (*GE*) entram no órgão espiral de Corti. Os axônios das células do gânglio espiral formam a porção coclear do nervo vestibulococlear. 65×.

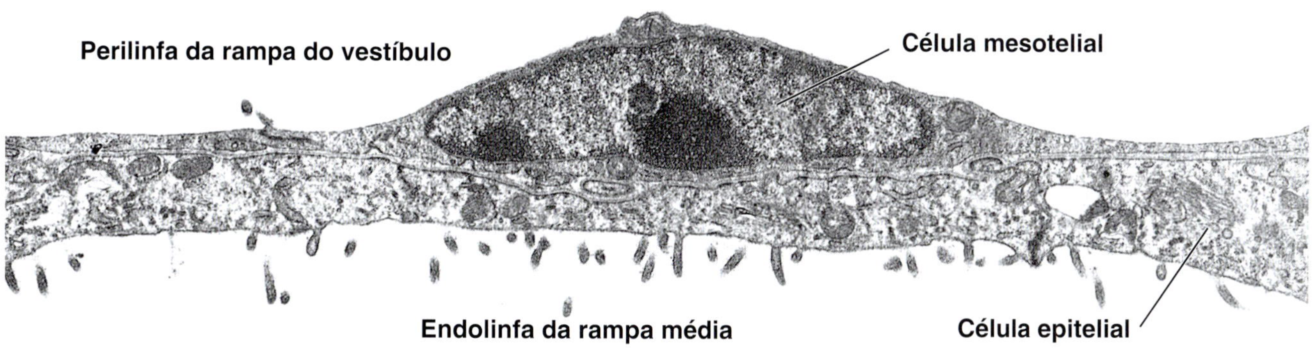

Figura 25.18 Eletromicrografia de transmissão da membrana vestibular (de Reissner). É possível ver dois tipos celulares: uma célula mesotelial, voltada para a rampa do vestíbulo e banhada por perilinfa, e uma célula epitelial, voltada para a rampa média e banhada por endolinfa. 8.400×.

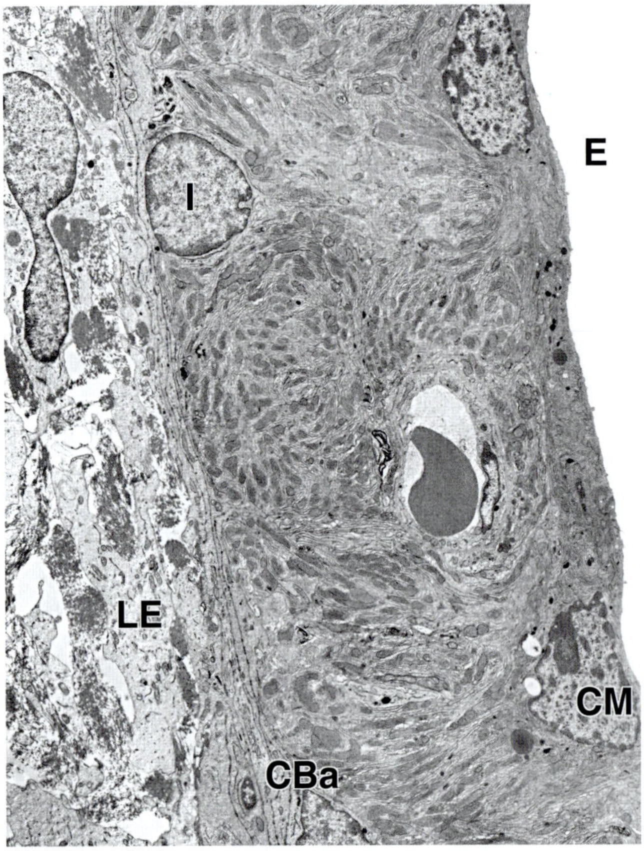

Figura 25.19 Eletromicrografia de transmissão da estria vascular. As superfícies apicais das células marginais (*CM*) da estria são banhadas por endolinfa (*E*) da rampa média. As células intermediárias (*I*) estão entre as células marginais e as células basais (*CBa*). Estas separam as outras células da estria vascular do ligamento espiral (*LE*). 4.700×.

As células ciliadas internas formam uma única fileira de células em toda a extensão das 2,75 voltas do ducto coclear. O número de células que formam a largura da fileira contínua de células ciliadas externas é variável. Por sua vez, a porção basal da espiral tem três fileiras de células ciliadas (Figura 25.21). A quantidade de fileiras aumenta gradualmente até cinco fileiras no ápice da cóclea.

As células falângicas e pilares sustentam as células ciliadas.

As células falângicas são células de sustentação para as duas fileiras de células ciliadas. As células falângicas associadas às células ciliadas internas circundam completamente as células (Figura 25.22A). Já as células falângicas associadas às células ciliadas externas circundam completamente apenas a parte basal da célula ciliada, e enviam prolongamentos apicais em direção ao espaço endolinfático (Figura 25.22B). Esses processos se achatam perto das extremidades apicais das células ciliadas, e seu conjunto forma uma placa que circunda inteiramente cada célula ciliada (Figura 25.23).

As extremidades apicais das células falângicas estão firmemente aderidas umas às outras e às células ciliadas por complexas zônulas de oclusão. Essas junções formam a lâmina reticular que separa o compartimento endolinfático dos espaços intercelulares verdadeiros do órgão de Corti (ver Figuras 25.20 e 25.22B). O líquido extracelular nesse espaço intercelular é a cortilinfa, cuja composição é semelhante à de outros líquidos extracelulares e à da perilinfa.

As células pilares têm superfícies apical e basal largas que formam placas e um citoplasma estreito. As células pilares internas estão apoiadas sobre o lábio timpânico da lâmina espiral; já as células pilares externas estão apoiadas sobre a membrana basilar. Entre elas se forma um túnel triangular, o túnel espiral interno (ver Figura 25.20).

A membrana tectória se estende sobre as células do órgão espiral de Corti desde o limbo espiral.

A membrana tectória está aderida medialmente ao modíolo. A margem livre lateral se projeta sobre o órgão de Corti e a ele se liga pelos estereocílios das células ciliadas. Ela é formada pelos feixes radiais de colágeno dos tipos II, V e IX inseridos em uma substância fundamental densa. Glicoproteínas exclusivas da orelha interna, denominadas otogelina e tectorina, estão associadas aos feixes de colágeno. Essas proteínas também estão presentes nas membranas otolíticas sobre as máculas do utrículo e do sáculo, e também nas cúpulas das cristas nos canais semicirculares.

Percepção do som

Como descrito anteriormente, as ondas sonoras que se chocam contra a membrana timpânica são traduzidas em vibrações mecânicas simples. Os ossículos da orelha média conduzem essas vibrações até a cóclea.

Na orelha interna, as vibrações dos ossículos são transformadas em ondas na perilinfa.

O movimento do estribo na janela oval do vestíbulo gera vibrações ou ondas que se propagam na perilinfa da rampa do vestíbulo. Essas vibrações são transmitidas através da membrana vestibular para a rampa média (ducto coclear), que contém endolinfa, e também são propagadas para a perilinfa da rampa do tímpano. As variações de pressão nesse sistema perilinfático-endolinfático fechado são refletidas por movimentos da membrana que cobre a janela redonda na base da cóclea.

As vibrações sonoras que entram na orelha interna produzem uma onda que se propaga na membrana basilar (Figura 25.24). Um som de frequência específica promove deslocamento de um segmento relativamente longo da membrana basilar; no entanto, a região de deslocamento máximo é estreita. O ponto de deslocamento máximo da membrana basilar é especificado para determinada frequência sonora e é a base morfológica da discriminação da frequência. Os sons de alta frequência promovem vibração máxima da membrana basilar, perto da base da cóclea, enquanto os sons de baixa frequência promovem deslocamento máximo mais perto do ápice. A discriminação da amplitude (*i. e.*, a percepção da intensidade sonora), independentemente de qual seja a frequência, depende do grau de deslocamento da lâmina basilar. Portanto, a codificação de informações acústicas em impulsos nervosos depende do padrão vibratório da membrana basilar.

O movimento dos estereocílios das células ciliadas na cóclea inicia a transdução neuronal.

As células ciliadas estão aderidas por células falângicas à membrana basilar, que vibra durante a recepção do som. Os estereocílios dessas células ciliadas estão, por sua vez, aderidos à membrana tectória, que também vibra. No entanto, a membrana tectória e a membrana basilar estão fixadas em pontos diferentes. Em consequência disso, ocorre um efeito de

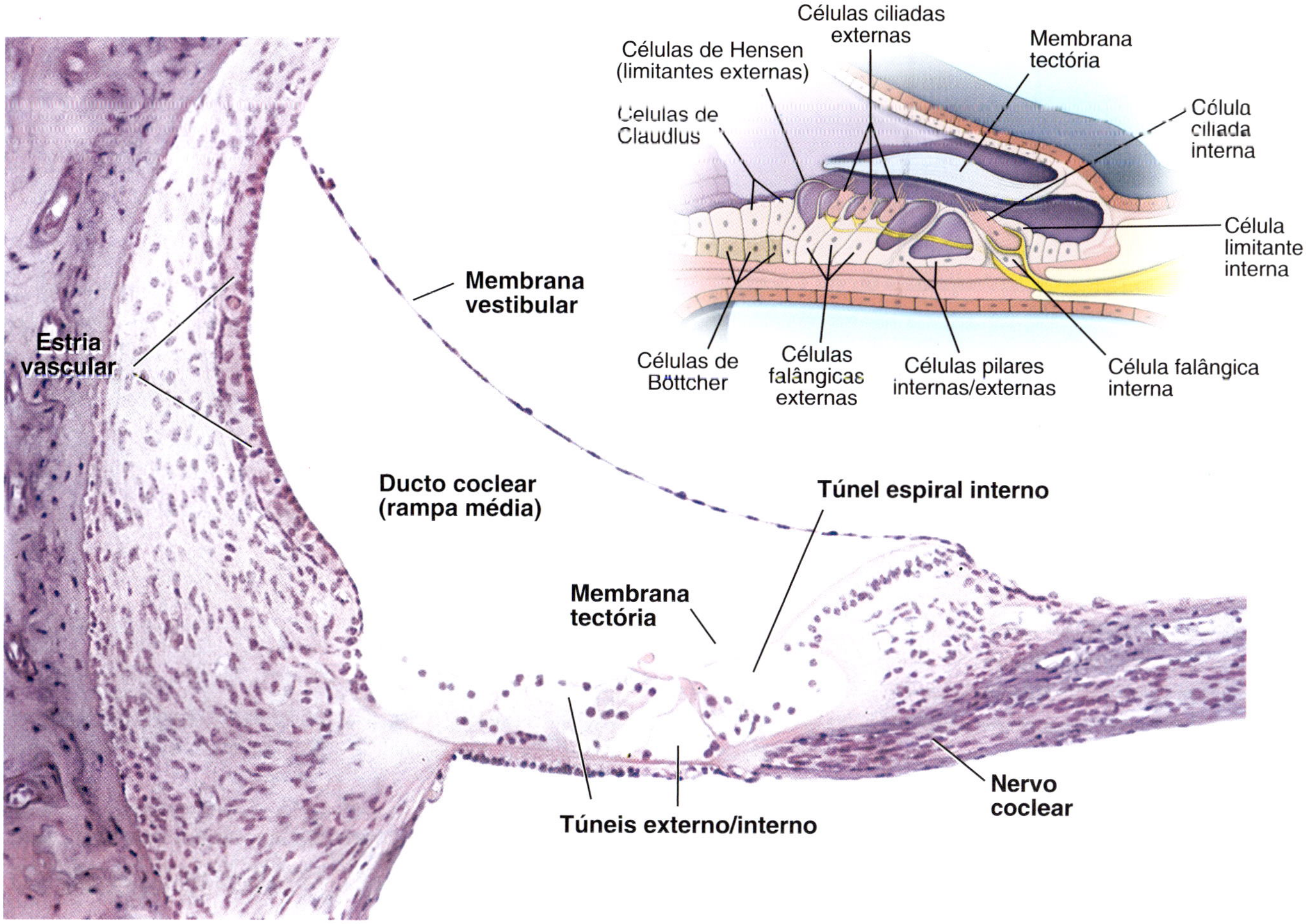

Figura 25.20 Fotomicrografia do ducto vestibular e do órgão espiral de Corti. Esta fotomicrografia em maior aumento do ducto coclear mostra a estrutura do órgão espiral de Corti. Relacione essa estrutura com o *detalhe*, que identifica as estruturas componentes do órgão espiral. 180×. **Detalhe.** Diagrama das células sensoriais e de sustentação do órgão espiral de Corti. As células sensoriais são divididas em uma fileira interna de células ciliadas sensoriais, e três fileiras de células ciliadas sensoriais externas. As células de sustentação são as células pilares internas e externas, as células falângicas internas e externas (de Deiters), as células limitantes externas (células de Hensen), as células limitantes internas, as células de Claudius e as células de Böttcher.

cisalhamento entre a membrana basilar (e as células aderidas a ela) e a membrana tectória, quando as vibrações sonoras se chocam com a orelha interna.

Em decorrência de sua inserção na membrana tectória, os estereocílios das células ciliadas são as únicas estruturas que conectam a membrana basilar e sua complexa camada epitelial à membrana tectória. O efeito de cisalhamento entre a membrana basilar e a membrana tectória provoca a deflexão dos estereocílios e, portanto, da porção apical das células ciliadas. Essa deflexão ativa canais TME, localizados nas extremidades dos estereocílios, e gera potenciais de ação que são transmitidos ao encéfalo pelo nervo coclear (divisão coclear do nervo vestibulococlear, nervo craniano VIII).

Inervação da orelha interna

O nervo vestibular se origina dos receptores sensitivos associados ao labirinto vestibular.

O nervo vestibulococlear (nervo craniano VIII) é um nervo sensitivo especial composto de duas divisões: uma divisão vestibular denominada *nervo vestibular*, e uma divisão coclear denominada *nervo coclear*. O nervo vestibular está associado ao equilíbrio e conduz impulsos dos receptores sensitivos localizados dentro do labirinto vestibular. Já o nervo coclear está associado à audição e conduz impulsos dos receptores sensitivos localizados dentro do labirinto coclear (Figura 25.25).

Os corpos celulares dos neurônios bipolares do nervo vestibular estão localizados no gânglio vestibular (de Scarpa) no meato acústico interno. Processos dendríticos das células ganglionares vestibulares se originam nas cristas ampulares dos três ductos semicirculares, na mácula do utrículo e na mácula do sáculo. Eles fazem sinapse na base das células ciliadas sensoriais vestibulares, seja na forma de um cálice ao redor de uma célula ciliada tipo I, ou na forma de um botão associado a uma célula ciliada tipo II. Os axônios do nervo vestibular se originam do gânglio vestibular, entram no tronco encefálico e terminam em quatro núcleos vestibulares. Algumas fibras neuronais secundárias seguem até o cerebelo e até os núcleos dos nervos cranianos III, IV e VI, que inervam os músculos do olho.

O nervo coclear se origina dos receptores sensitivos do órgão espiral de Corti.

Os neurônios do nervo coclear também são bipolares, e seus corpos celulares estão localizados no gânglio espiral de Corti, dentro do modíolo. Prolongamentos dendríticos das células do gânglio espiral saem do modíolo através das pequenas aberturas na lâmina espiral óssea e entram no órgão espiral.

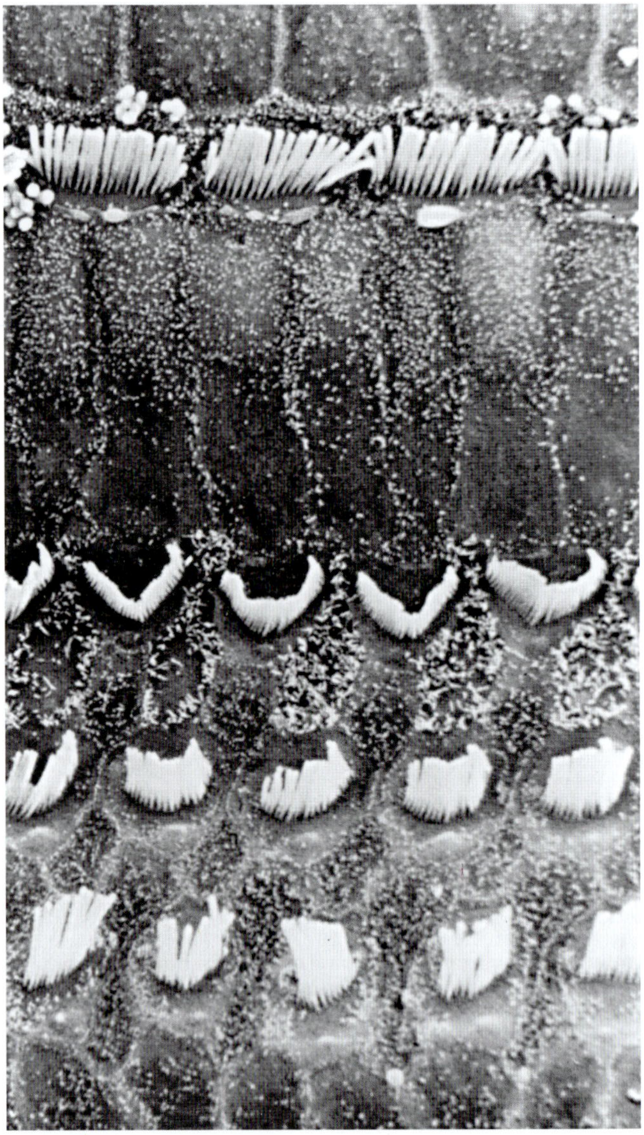

Figura 25.21 Eletromicrografia de varredura do órgão espiral de Corti. Esta eletromicrografia mostra a conformação dos estereocílios nas superfícies apicais da fileira interna e de três fileiras externas das células ciliadas sensoriais cocleares. 3.250×.

Cerca de 90% dos dendritos, originados das células ganglionares espirais, fazem sinapse com as células ciliadas internas; os 10% restantes fazem sinapse com as células ciliadas externas do gânglio espiral. Os axônios das células do gânglio espiral formam o nervo coclear, que entra na cóclea óssea através do modíolo e emerge no meato acústico interno (ver Figura 25.25). A partir deste, o nervo coclear entra no tronco encefálico e termina nos núcleos cocleares do bulbo. As fibras nervosas, originadas desses núcleos, seguem até o núcleo geniculado do tálamo e, depois, para o córtex auditivo do lobo temporal.

O órgão de Corti também recebe uma pequena quantidade de fibras eferentes condutoras de impulsos encefálicos, que seguem paralelas às fibras nervosas aferentes do nervo vestibulococlear (trato olivococlear, eferentes cocleares de Rasmussen). As fibras nervosas eferentes do tronco encefálico atravessam o nervo vestibular. Elas fazem sinapse com as terminações aferentes da célula ciliada interna, ou com a face basal de uma célula ciliada externa. Acredita-se que as fibras eferentes afetem o controle dos impulsos auditivos e vestibulares para o sistema nervoso central, provavelmente por estimulação de alguns sinais aferentes e inibição de outros sinais. A lesão do órgão de Corti, do nervo coclear, das vias neurais ou do córtex auditivo é responsável pela **perda auditiva neurossensorial** (Boxe 25.2).

Vasos sanguíneos do labirinto membranáceo

A artéria do labirinto conduz sangue arterial para o labirinto membranáceo; a drenagem do sangue venoso é feita para os seios venosos da dura-máter.

A irrigação sanguínea da orelha externa, da orelha média, e do labirinto ósseo da orelha interna provém de vasos associados às artérias carótidas externas. Já a irrigação arterial dos tecidos do labirinto membranáceo da orelha interna provém da artéria do labirinto intracraniana, um ramo comum da artéria cerebelar inferior anterior ou da artéria basilar. A artéria do labirinto é uma artéria terminal: não faz anastomoses com outras artérias adjacentes. Os ramos dessa artéria são exatamente paralelos à distribuição das porções superior e inferior do nervo vestibular.

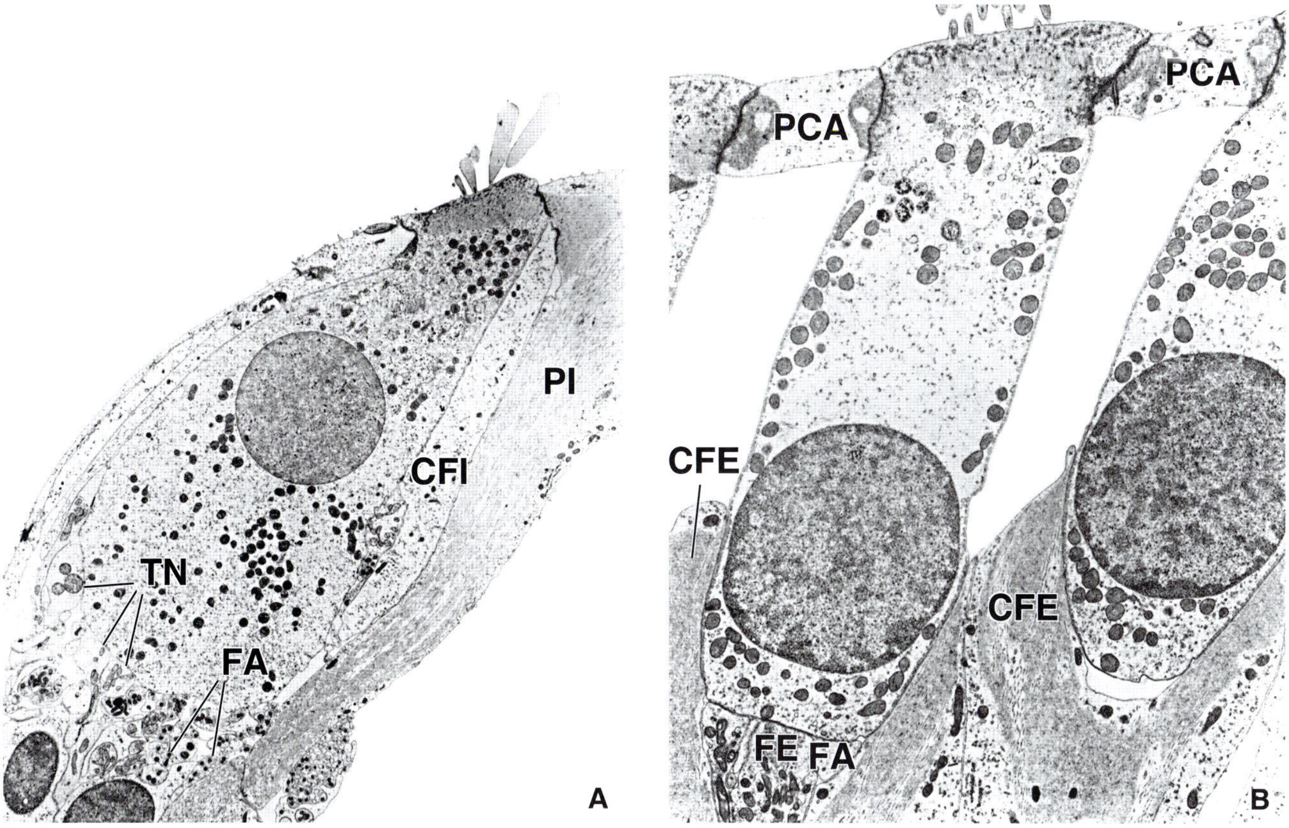

Figura 25.22 Eletromicrografia de uma célula ciliada interna e de uma célula ciliada externa. A. Observe a base arredondada e o colo estreitado da célula ciliada interna. As terminações nervosas (*TN*) das fibras nervosas aferentes (*FA*) das células ciliadas internas são observadas na porção basal. CFI, célula falângica interna; PI, célula pilar interna. 6.300×. **B.** As terminações das fibras nervosas aferente (*FA*) e eferente (*FE*) na base de uma célula ciliada sensitiva externa são evidentes. Células falângicas externas (*CFE*) circundam a região basal das células ciliadas externas. Suas projeções apicais formam a placa cuticular apical (*PCA*). Observe que os domínios laterais no terço médio das células ciliadas externas não são circundados por células de sustentação. 6.300×. (Reproduzida, com autorização, de Kimura RS. Sensory and accessory epithelia of the cochlea. In: Friedmann I, Ballantyne J, eds. *Ultrastructural Atlas of the Inner Ear*. Butterworth, 1984.)

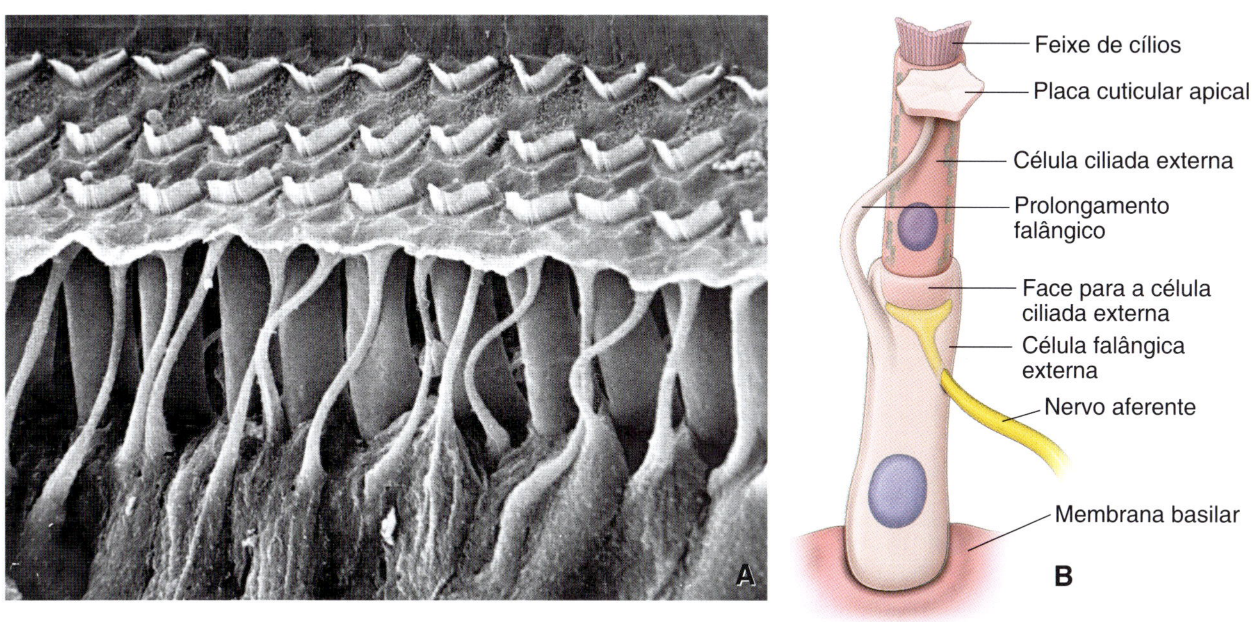

Figura 25.23 Estrutura da célula falângica externa. A. Esta eletromicrografia de varredura ilustra a arquitetura das células falângicas externas (de Deiters). Cada célula falângica forma um cálice que envolve a superfície basal de uma célula ciliada externa e estende seu prolongamento falângico em sentido apical para formar uma placa cuticular apical, que, por sua vez, sustenta as células ciliadas sensoriais externas. 2.400×. **B.** Desenho esquemático que mostra a relação entre uma célula falângica externa e uma célula ciliada externa.

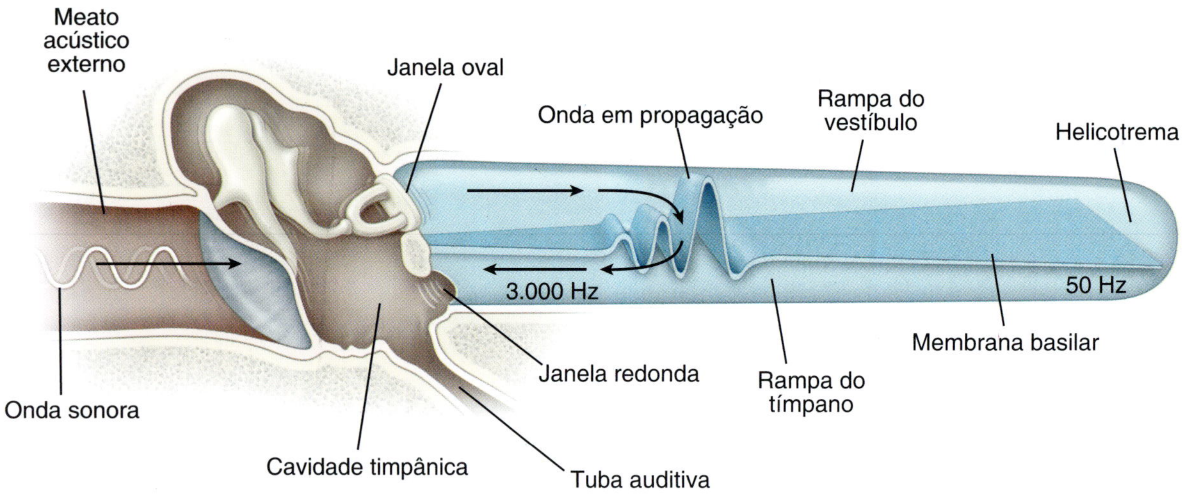

Figura 25.24 Diagrama esquemático que ilustra a dinâmica das três divisões da orelha. Aqui o ducto coclear é mostrado desenrolado. As ondas sonoras são coletadas e transmitidas da orelha externa para a orelha média, onde são convertidas em vibrações mecânicas. Em seguida, essas vibrações mecânicas são convertidas, na janela oval, em vibrações do líquido na orelha interna. Por seu turno, essas vibrações do líquido promovem deslocamento da membrana basilar (onda em propagação) sobre a qual estão apoiadas as células ciliadas sensoriais auditivas. Esse deslocamento promove a estimulação das células ciliadas e uma descarga de impulsos neurais. Observe que os sons de alta frequência promovem vibração da porção estreita e espessa da membrana basilar na base da cóclea, enquanto os sons de baixa frequência deslocam a membrana basilar em direção ao ápice daquela, perto de seu helicotrema.

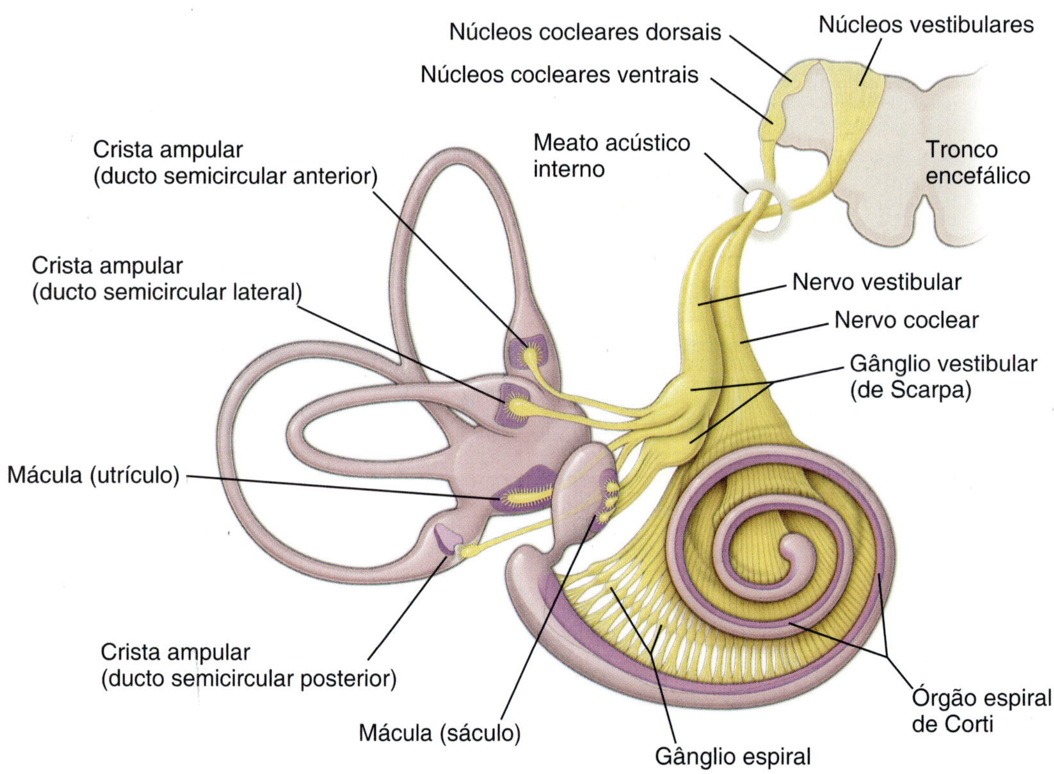

Figura 25.25 Diagrama que ilustra a inervação das regiões sensoriais do labirinto membranáceo. Observe que os nervos coclear e vestibular formam o nervo vestibulococlear (nervo craniano VIII). O nervo coclear conduz os impulsos sonoros do órgão espiral de Corti localizado no ducto coclear; e o nervo vestibular conduz informações sobre o equilíbrio das três cristas ampulares dos canais semicirculares, do utrículo e do sáculo. Os corpos celulares dessas fibras sensitivas estão localizados no gânglio espiral (para a audição) e no gânglio vestibular (para o equilíbrio).

A drenagem venosa do labirinto coclear é feita pelas veias modiolares espirais posterior e anterior que formam a veia modiolar comum. A veia modiolar comum e a veia vestibulococlear formam a veia do aqueduto da cóclea, que drena para o seio petroso inferior. A drenagem venosa do labirinto vestibular é feita pelas veias vestibulares que se unem à veia do aqueduto da cóclea, e pela veia do aqueduto vestibular, que drena para o seio sigmóideo.

Boxe 25.3

Correlação clínica | Vertigem

A sensação de rotação sem equilíbrio (**tontura**, **vertigem**) indica disfunção do sistema vestibular. Entre as causas de vertigem estão infecções virais, alguns fármacos e tumores como **neuroma do acústico.** Os neuromas do acústico surgem dentro ou perto do meato acústico interno e comprimem a divisão vestibular do nervo craniano VIII ou ramos da artéria do labirinto. Em geral, estimulação excessiva dos ductos semicirculares também pode provocar vertigem. Do mesmo modo, em algumas pessoas a estimulação excessiva do utrículo pode causar cinetose (enjoo em viagens por terra, ar e mar).

O distúrbio vestibular mais comum é a **vertigem posicional paroxística benigna** (**VPPB**). Nessa condição, os otocônios se destacam da mácula do utrículo e se alojam em uma das três cristas ampulares. A posição anatômica do canal semicircular posterior (ele apresenta uma abertura inferior à mácula) torna-o o local mais comum para os otocônios desprendidos penetrarem (81 a 90%). Os estatocônios permanecem flutuando livres no canal (**canalitíase**) ou aderem à cúpula (**cupulolitíase**), o que causa movimento impróprio dos estereocílios na superfície apical das células ciliadas do receptor. As pessoas com VPPB relatam episódios de uma sensação ilusória de rotação, provocada por determinados movimentos da cabeça. Os estatocônios podem se desprender após traumatismo ou infecções virais, mas, em muitos casos, a VPPB é idiopática.

Algumas doenças da orelha interna afetam a audição e o equilíbrio. Por exemplo, as pessoas com **doença de Ménière** têm queixas iniciais de tontura e zumbido (som de campainha nos ouvidos), e depois desenvolvem perda auditiva de baixa frequência. As causas da doença de Ménière estão relacionadas com o bloqueio do aqueduto coclear, que drena o excesso de endolinfa do labirinto membranáceo. O bloqueio desse ducto causa aumento da pressão endolinfática e distensão do labirinto membranáceo (hidropisia endolinfática).

RESUMO

Orelha

VISÃO GERAL DA ORELHA

- A orelha é um órgão par, sensitivo e especializado, responsável pela percepção do som e pelo equilíbrio
- Os tecidos da orelha são derivados do ectoderma superficial (epitélio de revestimento do labirinto membranáceo) e de componentes da primeira bolsa faríngea (tuba auditiva e cavidade da orelha média), primeiro sulco faríngeo (meato acústico externo), primeiro arco faríngeo (martelo, bigorna e parte anterior da orelha) e segundo arco faríngeo (estribo e parte posterior da orelha).

ORELHA EXTERNA

- A orelha é o componente externo que capta e amplifica o som
- O meato acústico externo se estende da orelha até a membrana timpânica. Ele é revestido por pele que contém células ciliadas e glândulas sebáceas, além de glândulas ceruminosas (que produzem cerume ou cera).

ORELHA MÉDIA

- A orelha média é uma cavidade cheia de ar e revestida por mucosa, que contém três ossículos da audição (martelo, bigorna e estribo). Ela é separada do meato acústico externo pela membrana timpânica e conectada à parte nasal da faringe pela tuba auditiva
- A orelha média **amplifica as forças mecânicas** geradas pela vibração da membrana timpânica
- A membrana timpânica é composta de pele do meato acústico externo, um delgado núcleo de tecido conjuntivo, e mucosa da orelha média
- Os ossículos da audição (martelo, bigorna e estribo) atravessam o espaço da orelha em série e conectam a membrana timpânica à janela oval. O movimento dos ossículos é modulado pelo músculo tensor do tímpano, que se insere no martelo, e pelo músculo estapédio, que se insere no estribo.

COMPARTIMENTOS DA ORELHA INTERNA

- A orelha interna é formada por dois compartimentos no osso temporal: labirinto ósseo e labirinto membranáceo, que está contido no primeiro
- A orelha interna tem três espaços preenchidos por líquido: o espaço endolinfático no labirinto membranáceo (que tem alta concentração de K^+ e baixa concentração de Na^+); o espaço perilinfático entre a parede dos labirintos ósseo e membranáceo (que tem baixa concentração de K^+ e alta concentração de Na^+); e o espaço cortilinfático, no interior dos túneis do órgão de Corti da cóclea
- O labirinto ósseo é formado por três espaços conectados: canais semicirculares, vestíbulo e cóclea, sendo que cada um deles contém diferentes partes do labirinto membranáceo
- O labirinto membranáceo é composto de uma série de sacos (utrículo, sáculo e saco endolinfático) e ductos comunicantes (três ductos semicirculares, ducto coclear, ducto utriculossacular, ducto endolinfático e ducto de união) que contêm endolinfa.

RECEPTORES SENSITIVOS DO LABIRINTO MEMBRANÁCEO

- Células sensoriais especializadas estão localizadas em seis regiões do labirinto membranáceo: três cristas ampulares nas ampolas dos ductos semicirculares (receptores para a aceleração angular da cabeça); duas máculas no utrículo e sáculo (receptores para a posição da cabeça e seus movimentos lineares); e o órgão espiral de Corti (receptores para o som)
- As máculas do utrículo e do sáculo contêm células ciliadas que são mecanorreceptores epiteliais. Essas células ciliadas contêm feixes de cílios em suas superfícies apicais (formados por fileiras de estereocílios com somente um cinocílio), e são cobertas por uma membrana otolítica gelatinosa que contém otólitos (estatocônios)
- O movimento dos otólitos é detectado por feixes de cílios, que ativam canais iônicos controlados mecanicamente para gerar um potencial de ação
- Receptores sensitivos na crista ampular também são cobertos por massa gelatinosa sem otólitos, denominada cúpula. Esta é defletida durante o fluxo da endolinfa, através do canal semicircular. Seu movimento estimula os canais iônicos controlados mecanicamente a gerar um potencial de ação
- O canal coclear é dividido em três compartimentos paralelos: rampa média ou ducto coclear (o compartimento médio preenchido por endolinfa que contém o órgão espiral de Corti), rampa do vestíbulo e rampa do tímpano (ambas contêm perilinfa)
- A rampa média é um espaço triangular e sua parede inferior forma a membrana basilar, sobre a qual está apoiado o órgão espiral de Corti. A parede superior (membrana vestibular) separa a rampa média da rampa do vestíbulo, e a parede lateral contém a estria vascular que produz endolinfa
- O órgão espiral de Corti é composto de células ciliadas (organizadas em fileiras internas e externas), células falângicas de sustentação e células pilares. O movimento dos estereocílios sobre as células ciliadas, durante a interação com a membrana tectória sobrejacente, gera impulsos elétricos que são transmitidos para o nervo coclear
- As ondas sonoras são transmitidas pelos ossículos desde a membrana timpânica em vibração até a janela oval, onde produzem movimento (ondas) da perilinfa na rampa do vestíbulo. Esse movimento promove deflexão da membrana basilar e do órgão espiral de Corti, com geração de impulsos nervosos elétricos que são percebidos como sons pelo encéfalo
- Os impulsos nervosos das cristas ampulares e das máculas são conduzidos pelo nervo vestibular, e os impulsos do órgão espiral de Corti são conduzidos pelo nervo coclear. Esses dois nervos se unem no meato acústico interno e formam o nervo vestibulococlear (nervo craniano VIII).

PRANCHA 25.1 ■ Orelha

A **orelha interna**, localizada no osso temporal, consiste em um sistema de câmaras que contêm uma rede de canais membranáceos. Estes são denominados, respectivamente, **labirinto ósseo** e **labirinto membranáceo**. Em algumas regiões, o labirinto membranáceo forma o revestimento do labirinto ósseo; em outras, eles estão separados. No espaço revestido pelo labirinto membranáceo há um líquido aquoso denominado **endolinfa**. Externamente ao labirinto membranáceo (ou seja, entre os labirintos membranáceo e ósseo), encontra-se a **perilinfa**, mais um constituinte líquido.

O labirinto ósseo é dividido em três partes: **cóclea**, **canais semicirculares** e **vestíbulo.** A cóclea e os canais semicirculares contêm equivalentes membranáceos de mesmo formato; no entanto, os componentes membranáceos do vestíbulo têm forma mais complexa e são compostos de ductos e duas cavidades, o **utrículo** e o **sáculo**. A cóclea contém os receptores para a audição (o **órgão de Corti**); os canais semicirculares contêm os receptores para o movimento da cabeça; e o utrículo e o sáculo contêm receptores para a posição da cabeça.

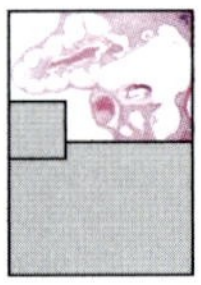

Orelha interna, orelha, cobaia, hematoxilina e eosina (H-E), 20×.

Neste corte, o osso circunda toda a cavidade da **orelha interna**. Em razão de sua natureza labiríntica, os cortes da orelha interna se apresentam como várias câmaras e ductos separados. Todavia, essas estruturas estão interconectadas (exceto pelos espaços perilinfático e endolinfático, que permanecem separados). A maior das cavidades é o **vestíbulo** (*V*). O lado esquerdo dessa cavidade (*seta preta*) leva à **cóclea** (*Co*). Logo abaixo e à direita da *seta preta* está o ligamento oval (*LO*), que circunda a base do estribo (*Est*). As duas estruturas foram seccionadas obliquamente e não são observadas no todo. O nervo facial (*NF*) localiza-se em um túnel ósseo, à esquerda do ligamento oval. A comunicação do vestíbulo com um dos canais semicirculares é indicada pela *seta branca.* Observe que a crista ampular (*CA*) está se projetando para o lúmen do canal semicircular. Na parte *superior direita*, são vistos cortes transversais do labirinto membranáceo atravessando componentes do sistema de ductos (*SD*) semicirculares.

A cóclea, por sua vez, é uma estrutura cônica espiralada. A amostra apresentada aqui faz 3½ voltas (em seres humanos, são 2¾ voltas). O corte atravessa o eixo central da cóclea, que consiste em uma haste óssea denominada **modíolo** (*Mo*). Este contém a porção inicial do nervo coclear (*NC*) e o gânglio espiral (*GE*). Devido ao plano de corte e à organização espiral do túnel coclear, o túnel é seccionado, em sentido transversal, em sete diferentes locais (observe 3½ voltas). A Prancha 25.2 mostra um exame mais detalhado da cóclea e do órgão de Corti.

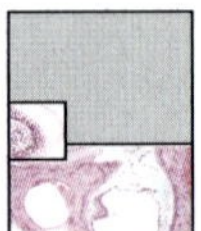

Canal semicircular, orelha, cobaia, H-E, 85×; detalhe, 380×.

Aqui é mostrada maior ampliação de um dos canais semicirculares e da **crista ampular** (*CA*), no canal localizado no ângulo *inferior direito* da figura anterior. O receptor para movimento, a crista ampular (observe suas relações na figura anterior), está presente em todos os canais semicirculares. A superfície epitelial (*EP*) da crista é composta de dois tipos celulares, células de sustentação e células ciliadas receptoras (dois tipos de células ciliadas são distinguidos ao microscópio eletrônico). É difícil identificar as células ciliadas e as células de sustentação, com base em características específicas; no entanto, é possível distingui-las com base na localização (ver *detalhe*), pois as **células ciliadas** (*CC*) estão localizadas mais superficialmente que as células de sustentação (*CS*). Massa gelatinosa, a cúpula (*Cp*), está localizada sobre o epitélio da crista ampular. Cada célula receptora envia uma projeção semelhante a um cílio até a parte profunda da substância da cúpula.

Por fim, o epitélio está apoiado sobre um tecido conjuntivo (*TC*) frouxo, que também contém as fibras nervosas associadas às células receptoras. É difícil identificar essas fibras nervosas pois elas não estão organizadas em um feixe bem-definido.

CA, Crista ampular
CC, Célula ciliada
Co, Cóclea
Cp, Cúpula
CS, Célula de sustentação
EP, Epitélio
Est, Estribo
GE, Gânglio espiral
LO, Ligamento oval
Mo, Modíolo
NC, Nervo coclear
NF, Nervo facial
SD, Sistema de ductos (do labirinto membranáceo)
TC, Tecido conjuntivo
V, Vestíbulo
Seta branca, Entrada do canal semicircular
Seta preta, Entrada da cóclea

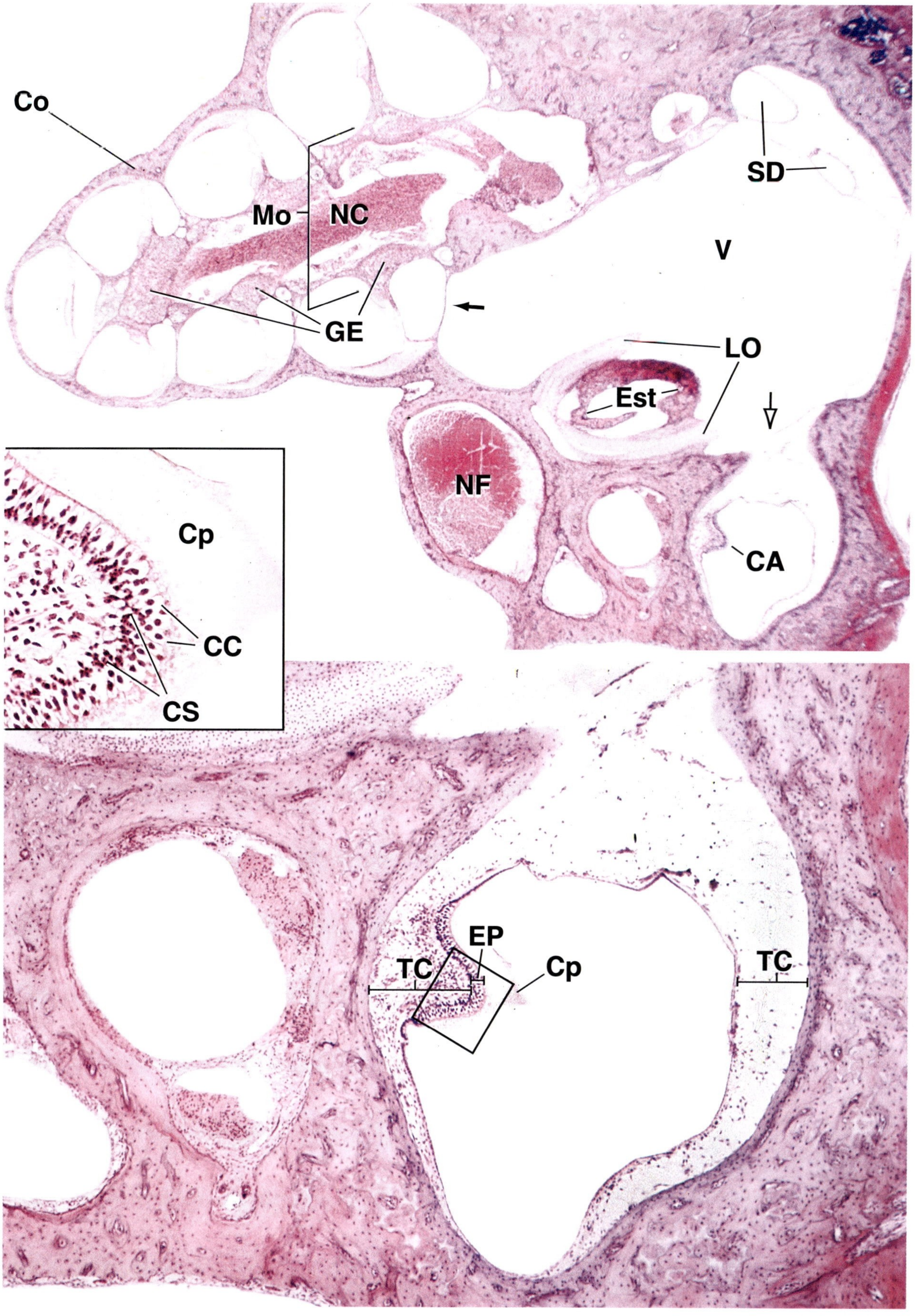

Co
Mo
NC
SD
V
GE
LO
Est
NF
CA
Cp
CC
CS
EP
TC
Cp
TC

PRANCHA 25.2 ■ Canal coclear e órgão de Corti

A **célula ciliada**, um mecanorreceptor não neural, é a célula receptora comum do sistema vestibulococlear. As células ciliadas são células epiteliais com numerosos **estereocílios**, microvilosidades modificadas que também são denominadas **cílios sensitivos**. Esses estereocílios convertem a energia mecânica em energia elétrica que é transmitida por meio do nervo vestibulococlear (nervo craniano VIII) até o encéfalo. As células ciliadas estão associadas a terminações nervosas aferentes e eferentes. Todas as células ciliadas têm a função básica comum de célula receptora que implica a curvatura ou flexão de seus estereocílios. A maneira específica de curvatura dos estereocílios varia de receptor para receptor, embora, em todos os casos, o estiramento da membrana plasmática, promovido pela curvatura dos estereocílios, gere variações de potencial transmembrana que são transmitidas para as terminações nervosas aferentes associadas a cada célula. Nas células ciliadas, as terminações nervosas eferentes regulam sua sensibilidade.

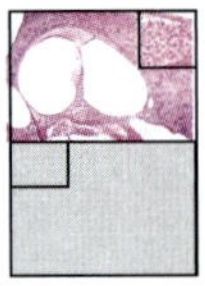

Canal coclear, orelha, cobaia, hematoxilina e eosina (H-E), 65×; detalhe, 380×.

A figura mostra um corte através de uma das voltas da cóclea. O componente funcional mais importante desta é o órgão de Corti, destacado no *retângulo* e mostrado em maior aumento na figura adiante. A figura inclui outras estruturas. O ligamento espiral (*LE*) é um espessamento do periósteo na parte externa do túnel. Duas membranas, a membrana basilar (*MB*) e a membrana vestibular (*MV*), se unem ao ligamento espiral e dividem o túnel coclear em três canais paralelos: a **rampa do vestíbulo** (*RV*), a **rampa do tímpano** (*RT*) e o **ducto coclear** (*DC*). Tanto a rampa do vestíbulo quanto a rampa do tímpano são espaços perilinfáticos que se comunicam no ápice da cóclea. Já o ducto coclear é o espaço do labirinto membranáceo e é preenchido por endolinfa. Acredita-se que a endolinfa seja formada pela porção do ligamento espiral voltada para o ducto coclear, a estria vascular (*IV*), que é muito vascularizada e contém células "secretoras" especializadas.

Uma prateleira de osso, a lâmina espiral óssea (*LEO*), se estende desde o modíolo até a membrana basilar. Ramos do nervo coclear (*NC*) seguem ao longo dessa lâmina espiral até o modíolo, onde é formado o principal tronco do nervo. Os componentes do nervo coclear são neurônios bipolares, cujos corpos celulares constituem o gânglio espiral (*GE*). Os corpos celulares são mostrados em maior aumento no *detalhe* (*parte superior direita*). A lâmina espiral ainda sustenta uma elevação de células, o limbo espiral (*LEsp*). A superfície deste é composta de células colunares.

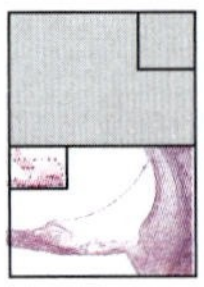

Órgão de Corti, orelha, cobaia, H-E, 180×; detalhe, 380×.

O corte transversal do **canal espiral da cóclea** (*DC*), visível nesta imagem, aparece como um espaço triangular. A parede superior (teto) desse canal é formada pela membrana vestibular (*MV*), que a separa da rampa do vestíbulo (*RV*). A parede lateral (externa) do canal espiral da cóclea é limitada pela estria vascular (*IV*) e pelo ligamento espiral (*LE*) subjacente. Enquanto a parede inferior (assoalho) é formada pela membrana basilar, uma extensão da lâmina espiral óssea com ramos visíveis do nervo coclear (*NC*). A membrana basilar sustenta o **órgão de Corti** (órgão espiral). Os componentes do órgão de Corti, a partir do limbo espiral (*LEsp*), são: células limitantes internas (*CLI*), células falângicas internas e ciliadas (*CFI&C*), e células pilares internas (*CPI*). A sequência continua, repetindo-se em reverso, da seguinte maneira: células pilares externas (*CPE*), células ciliadas (*CC*) e células falângicas externas (*CFE*), e células limitantes externas ou células de Hensen (*CH*). As células ciliadas são receptoras; as outras células são denominadas conjuntamente células de sustentação. As células ciliadas e falângicas externas são distinguidas nesta figura por sua localização (ver *detalhe*), e também pelo alinhamento de seus núcleos. Como as células ciliadas estão apoiadas sobre as células falângicas, pode-se concluir que os três núcleos superiores pertencem às células ciliadas externas, enquanto os três núcleos inferiores pertencem às células falângicas externas.

As células de sustentação se estendem desde a membrana basilar (*MB*) até a superfície do órgão de Corti (isso não é evidente aqui, mas pode ser observado no *detalhe*), onde formam uma membrana reticular (*MR*). A superfície livre das células receptoras se encaixa nas aberturas da membrana reticular, e os "cílios" dessas células se projetam em direção à membrana tectória (*MT*) e fazem contato com ela. Essa membrana é uma extensão cuticular das células colunares do limbo espiral. Em preparações ideais, o percurso das fibras nervosas pode ser traçado desde as células ciliadas até o nervo coclear (*NC*).

No trajeto desde a membrana basilar até a membrana reticular, grupos de células de sustentação são separados de outros grupos por espaços que formam túneis espirais. Esses túneis são denominados túnel interno (*TI*), túnel externo (*TE*) e túnel espiral interno (*TEI*). Além das células de sustentação, há outros dois grupos de células, as células de Claudius (*CCl*) e as células de Böttcher (*CBo*).

CBo, Células de Böttcher
CC, Células ciliadas
CCl, Células de Claudius
CFE, Células falângicas externas
CFI&C, Células falângicas internas e ciliadas
CH, Células de Hensen
CLI, Células limitantes internas
CPE, Células pilares externas
CPI, Células pilares internas
DC, Ducto coclear
IV, Estria vascular
GE, Gânglio espiral
LE, Ligamento espiral
LEO, Lâmina espiral óssea
LEsp, Limbo espiral
MB, Membrana basilar
MR, Membrana reticular
MT, Membrana tectória
MV, Membrana vestibular
NC, Nervo coclear
RT, Rampa do tímpano
RV, Rampa do vestíbulo
TE, Túnel externo
TEI, Túnel espiral interno
TI, Túnel interno

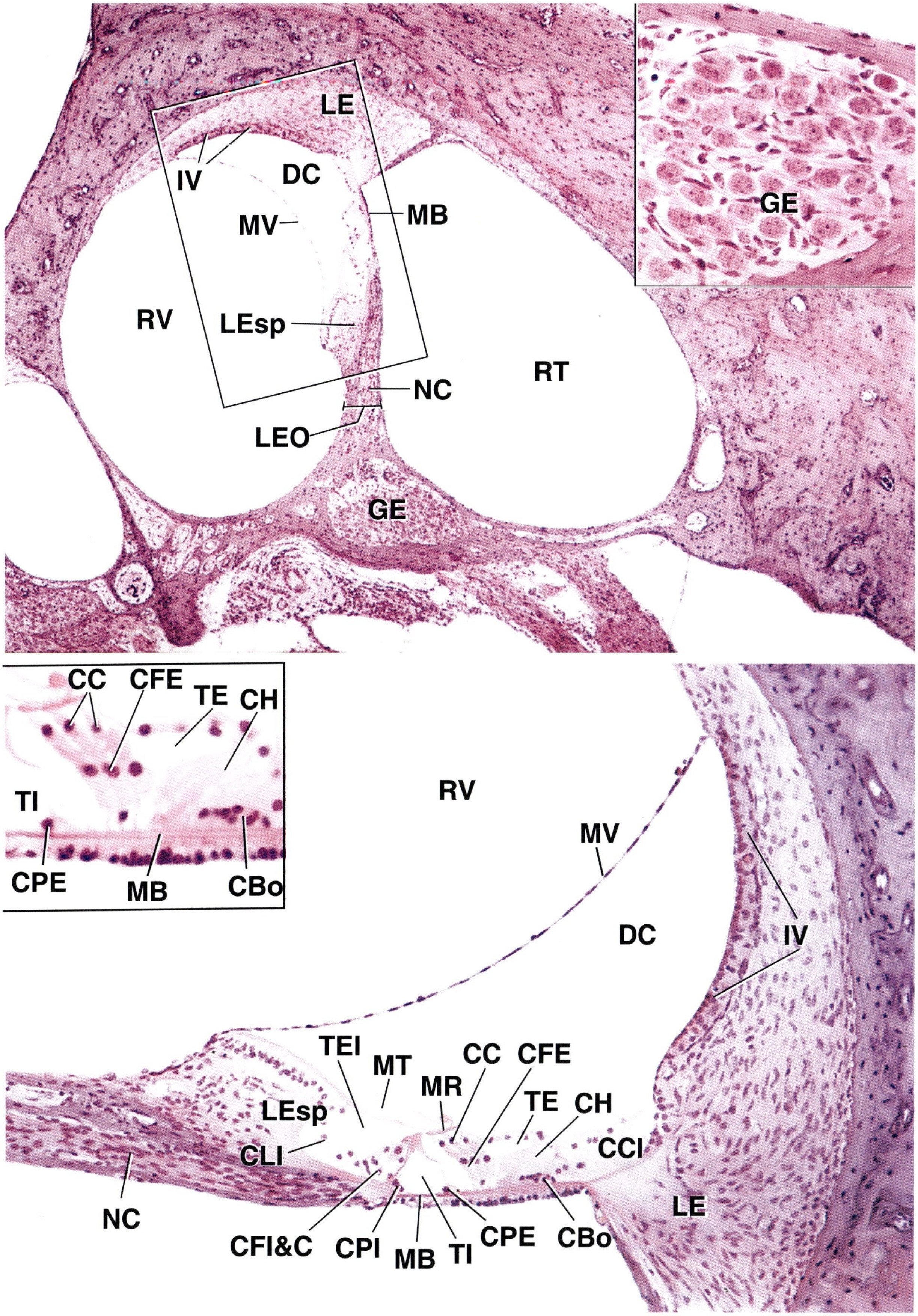
LE
IV
DC
MV
MB
RV
LEsp
RT
NC
LEO
GE
GE
CC
CFE
TE
CH
TI
CPE
MB
CBo
RV
MV
DC
IV
TEI
MT
CC
CFE
MR
TE
CH
LEsp
CLI
CCI
NC
CFI&C
CPI
MB
TI
CPE
CBo
LE

Índice Alfabético

D

E

F

G

H

I

J

K

L

M

N

O

Q

R

S

T

U

V

X

Z

1 2 3 4 5 6 7 8 9 10
2025